CB037267

Nefrologia Clínica

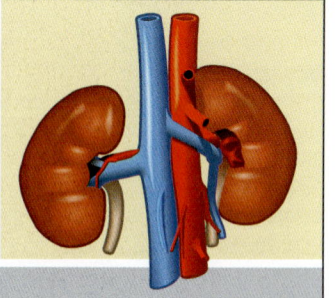

Abordagem Abrangente

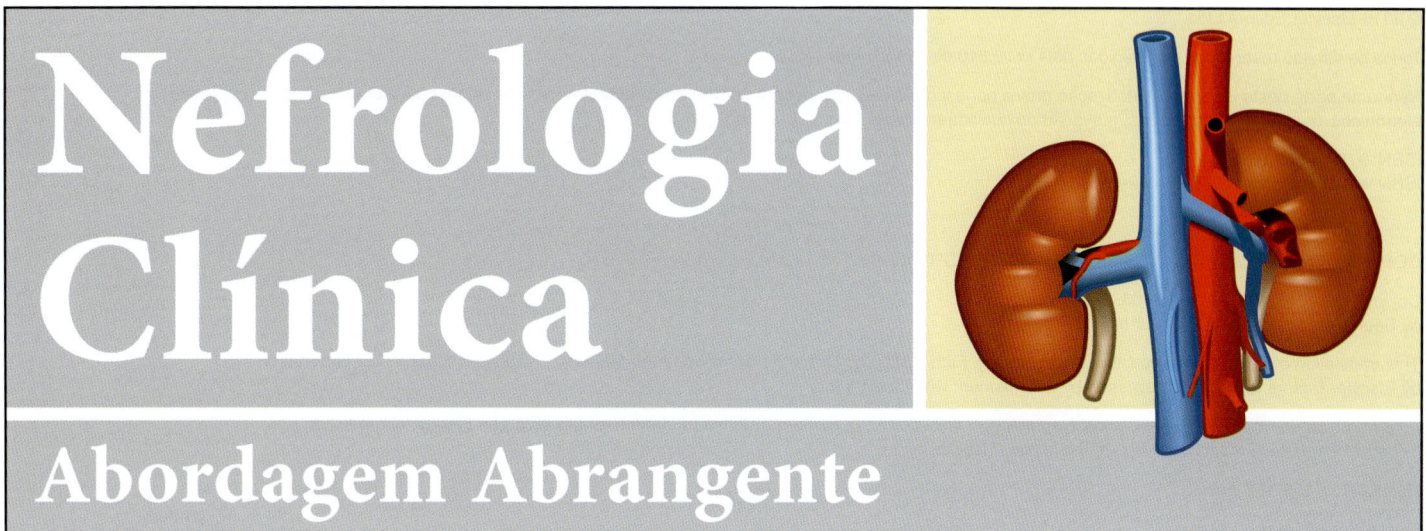

Nefrologia Clínica

Abordagem Abrangente

Quinta Edição

Richard J. Johnson, MD
Professor of Medicine
Division Chief
Tomas Berl Professor of Nephrology
University of Colorado–Denver
Denver, Colorado, USA

John Feehally, DM, FRCP
Professor of Renal Medicine
The John Walls Renal Unit
Leicester General Hospital
Leicester, United Kingdom

Jürgen Floege, MD, FERA
Professor of Medicine
Director
Division of Nephrology and Clinical Immunology
RWTH University of Aachen
Aachen, Germany

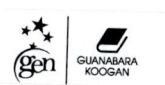

© 2016 Elsevier Editora Ltda.

Todos os direitos reservados e protegidos pela Lei 9.610 de 19/02/1998.

Nenhuma parte deste livro, sem autorização prévia por escrito da editora, poderá ser reproduzida ou transmitida sejam quais forem os meios empregados: eletrônicos, mecânicos, fotográficos, gravação ou quaisquer outros.

ISBN: 978-85-352-8398-3
ISBN versão eletrônica: 978-85-352-6608-5

COMPREHENSIVE CLINICAL NEPHROLOGY, FIFTH EDITION

Copyright © 2015, 2010, 2007, 2003, 2000
by Saunders, an imprint of Elsevier Inc.

This translation of Comprehensive Clinical Nephrology, Fifth Edition by Richard J. Johnson, John Feehally and Jürgen Floege was undertaken by Elsevier Editora Ltda and is published by arrangement with Elsevier Inc.

Esta tradução de Comprehensive Clinical Nephrology, Fifth Edition, de Richard J. Johnson, John Feehally e Jürgen Floege foi produzida por Elsevier Editora Ltda e publicada em conjunto com Elsevier Inc.

ISBN: 978-1-4557-5838-8

Capa: Studio Creamcrakers
Editoração Eletrônica: Estúdio Castellani

Elsevier Editora Ltda.
Conhecimento sem Fronteiras
Rua Sete de Setembro, nº 111 – 16º andar
20050-006 – Centro – Rio de Janeiro – RJ
Rua Quintana, nº 753 – 8º andar
04569-011 – Brooklin – São Paulo – SP

Serviço de Atendimento ao Cliente
0800 026 53 40
atendimento1@elsevier.com

Consulte nosso catálogo completo, os últimos lançamentos e os serviços exclusivos no site www.elsevier.com.br

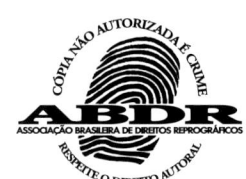

NOTA

Como as novas pesquisas e a experiência ampliam o nosso conhecimento, pode haver necessidade de alteração dos métodos de pesquisa, das práticas profissionais ou do tratamento médico. Tanto médicos quanto pesquisadores devem sempre basear-se em sua própria experiência e conhecimento para avaliar e empregar quaisquer informações, métodos, substâncias ou experimentos descritos neste texto. Ao utilizar qualquer informação ou método, devem ser criteriosos com relação a sua própria segurança ou a segurança de outras pessoas, incluindo aquelas sobre as quais tenham responsabilidade profissional.

Com relação a qualquer fármaco ou produto farmacêutico especificado, aconselha-se o leitor a cercar-se da mais atual informação fornecida (i) a respeito dos procedimentos descritos, ou (ii) pelo fabricante de cada produto a ser administrado, de modo a certificar-se sobre a dose recomendada ou a fórmula, o método e a duração da administração, e as contraindicações. É responsabilidade do médico, com base em sua experiência pessoal e no conhecimento de seus pacientes, determinar as posologias e o melhor tratamento para cada paciente individualmente, e adotar todas as precauções de segurança apropriadas.

Para todos os efeitos legais, nem a Editora, nem autores, nem editores, nem tradutores, nem revisores ou colaboradores, assumem qualquer responsabilidade por qualquer efeito danoso e/ou malefício a pessoas ou propriedades envolvendo responsabilidade, negligência etc. de produtos, ou advindos de qualquer uso ou emprego de quaisquer métodos, produtos, instruções ou ideias contidos no material aqui publicado.

O Editor

CIP-Brasil. Catalogação na Publicação
Sindicato Nacional dos Editores de Livros, RJ

J65n   Johnson, Richard J.
5. ed.   Nefrologia clínica: abordagem abrangente / Richard J. Johnson, John Feehally, Jürgen Floege;
        Revisão científica Alexandre Silvestre Cabral ... [et. al.]; tradução Ânderson Roberto Oliveira de
        Sousa ... [et. al.]; Colaboradores Ahmad Abou-Saleh ... [et. al.]. – 5. ed. – Rio de Janeiro:
        Elsevier, 2016.
           il. ; 28 cm.

        Tradução de: Comprehensive clinical nephrology
        Inclui bibliografia e índice
        ISBN 978-85-352-8398-3

        1. Nefrologia. 2. Rins – Doenças. I. Feehally, John. II. Floege, Jürgen. III. Título.

16-32921   CDD: 616.61
                                                      CDU: 616.61

Para nossos mentores em nefrologia — especialmente Bill Couser, Stewart Cameron e Karl M. Koch

Para nossos colegas e colaboradores, assim como para outras pessoas cujas pesquisas continuam a iluminar o caminho.

Para nossas esposas e nossos familiares, que, uma vez mais, apoiaram a elaboração dessa quinta edição com paciência e incentivo infinitos.

Para nossos pacientes com doença renal, de quem é um privilégio cuidar.

Richard J. Johnson
John Feehally
Jürgen Floege

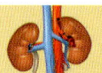

Alexandre Silvestre Cabral
(Caps. 54, 55, 57, 58, 62, 64 e 65)
Residência em Nefrologia no Hospital das Clínicas da Faculdade de
  Medicina de Ribeirão Preto da Universidade de São Paulo
  (HCFMRP-USP)
Vice-Presidente Centro-Oeste da Sociedade Brasileira de Nefrologia
  (SBN)

Ana Maria Misael da Silva
(Caps. 13, 14, 15, 16, 17, 18, 19, 20, 46, 47, 48, 80, 81, 83, 90, 91, 98,
  45, 52, 53, 56, 59, 60, 61, 63, 66, 67, 68, 74, 75, 76 e 77)
Doutora e Mestra em Nefrologia pela Faculdade de Medicina da
  Universidade de São Paulo (FMUSP)
Primeira Secretária da SBN – Biênio 2015/2017

Carmen Tzanno Branco Martins
(Caps. 1 a 12, 22, 23, 24, 26, 27, 28, 29, 30, 31, 32, 36, 37, 39 e 44)
Doutora em Nefrologia pela FMUSP
MBA em Gestão em Saúde pelo INSPER
Presidente da SBN – 2015/16

Dirceu Reis da Silva
(Caps. 43, 49, 50 e 51)
Nefrologista do Hospital de Clínicas de Porto Alegre (HCPA)
Mestre pela Pontifícia Universidade Católica do Rio Grande
  do Sul (PUCRS)

Kleyton de Andrade Bastos
(Caps. 21 e 25)
Professor Adjunto de Nefrologia do Departamento de Medicina
  da Universidade Federal de Sergipe (UFS)
Doutor em Medicina e Saúde pela Universidade Federal da
  Bahia (UFBA)
Mestre em Medicina pela USP
Especialista em Nefrologia pela SBN

Leda Aparecida Daud Lotaif
(Caps. 33, 34, 35, 38, 40, 41 e 42)
Doutora e Mestra em Nefrologia pela Escola Paulista de Medicina
  da Universidade Federal de São Paulo (EPM/UNIFESP)
Gestora de Nefrologia e Chefe da Diálise do HCor, São Paulo
Assistente de Nefrologia do Instituto Dante Pazzanese de
  Cardiologia de São Paulo

Marcelo Mazza do Nascimento
(Caps.100, 101, 102, 103, 104, 105, 106,107, 108, 110, 69, 70, 71, 72,
  73, 79, 78, 82, 84, 85, 86, 87, 88, 89, 92, 93, 94, 95, 96, 97, 99, 109,
  111, 112, 113 e 114)
Professor Adjunto da Disciplina de Nefrologia da Universidade
  Federal do Paraná (UFPR)
Chefe do Serviço de Nefrologia do Hospital das Clínicas da UFPR
Diretor Científico da SBN – 2015/2016

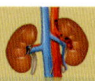

Ânderson Roberto Oliveira de Sousa
(Caps. 28, 29, 34, 35, 36, 37, 38, 39 e 40)
Clínica Médica pelo Hospital Lauro Wanderley da Universidade
    Federal da Paraíba (UFPB)
Nefrologia pelo Hospital Geral de Fortaleza
Transplante Renal pelo Hospital do Rim e Hipertensão de
    São Paulo

André Caires Alvino de Lima
(Caps. 1, 2, 3, 4, 5, 6, 43, 44, 45 e 68)
Especialista em Medicina Interna pela Escola Paulista de Medicina
    da Universidade Federal de São Paulo (EPM/UNIFESP)
Especialista em Nefrologia pela EPM/UNIFESP
Preceptor da Residência Médica de Nefrologia da EPM/UNIFESP

Cínthia Montenegro Teixeira
(Caps. 33 e 59)
Membro Titular da Sociedade Brasileira de Nefrologia (SBN)
Preceptora da Residência Médica em Nefrologia da
    UNIFESP/Hospital do Rim
Especialista em Clínica Médica no Hospital Universitário Walter
    Cantídio da Universidade Federal do Ceará (UFC) e em
    Nefrologia pela EPM/UNIFESP
Médica formada pela Universidade Federal do Ceará (UFC)

Igor Gouveia Pietrobom
(Caps. 90, 91, 92, 93, 94, 96, 97 e 99)
Especialista em Clínica Médica e Nefrologia pela EPM/UNIFESP
Preceptor da Residência em Clínica Médica e Nefrologia da
    EPM/UNIFESP

Isabelle Malbouisson Menezes
(Caps. 7, 8, 9, 10, 11, 12, 13, 14, 41 e 42)
Título de Nefrologista pela SBN
Mestra em Ciências pela Disciplina de Nefrologia pela EPM/
    UNIFESP
Residência em Clínica Médica e Nefrologia pela EPM/UNIFESP
Graduada em Medicina pela Universidade Federal da Bahia
    (UFBA)

Juliana Mansur Siliano
(Caps. 15, 16, 17, 18, 19, 20, 21, 22, 23, 24, 31 e 108)
Mestra em Nefrologia pela UNIFESP
Médica Nefrologista do Hospital do Rim

Laila Almeida Viana
(Caps. 26, 54, 56, 101, 103, 105, 107, 109 e 111)
Título de Nefrologista pela SBN
Médica Assistente na UNIFESP do Rim
Mestranda na Universidade Federal de São Paulo
Médica Nefrologista formada pela UNIFESP

Marcus Taver
(Caps. 79 a 89)
Tradutor

Maria Lúcia Buziqui Piruzeli
(Caps. 69 a 78)
Título de Especialista pela SBN
Médica do Ambulatório de Uremia e do Ambulatório de
    Pós-Transplante Renal do Hospital do Rim e Hipertensão
Mestranda na Disciplina de Nefrologia pela EPM/UNIFESP
Nefrologista pela EPM/UNIFESP
Graduada em Medicina pela Faculdade de Medicina de Ribeirão
    Preto da Universidade de São Paulo (FMRP-USP)

Marina Pontello Cristelli
(Caps. 25, 27, 53, 55, 57, 58, 60, 95, 98, 100, 102, 104, 106,
    110 e Índice)
Mestra em Nefrologia e Médica Nefrologista pela UNIFESP

Suelen Bianca Stopa Martins
(Caps. 46 a 52, 61 e 63)
Nefrologista Pediátrica Especialista em Transplante Renal Pediátrico
Médica Integrante do Corpo Clínico do Hospital do Rim

Vega Azevedo
(Caps. 30, 32, 62, 64, 65, 66 e 67)
Médica Nefrologista do Hospital do Rim

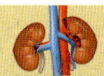

Ahmad Abou-Saleh, MBBS, BSc, MRCP (UK)
Specialist Registrar in Diabetes and Endocrinology, Guy's and St. Thomas' National Health Service Foundation Trust, London, England
32: Abordagem do Paciente Diabético com Doença Renal Crônica

Ala Abudayyeh, MD
Assistant Professor, Division of Medicine, Section of Nephrology, University of Texas, MD Anderson Cancer Center, Houston, Texas, USA
68: Onconefrologia: Doença Renal em Pacientes Oncológicos

Sharon Adler, MD
Professor of Medicine, Chief and Program Director, Division of Nephrology and Hypertension, Los Angeles Biomedical Research Institute at Harbor University of California–Los Angeles, David Geffen School of Medicine, Torrance, California, USA
31: Prevenção e Tratamento da Nefropatia Diabética

Horacio J. Adrogué, MD
Professor of Medicine, Baylor College of Medicine; Chief, Nephrology and Hypertension, Houston Methodist Hospital, Houston, Texas, USA
14: Acidose Respiratória, Alcalose Respiratória e Distúrbios Mistos

Anupam Agarwal, MD
Marie S. Ingalls Endowed Chair in Nephrology Leadership, Director, Division of Nephrology, Department of Medicine, University of Alabama–Birmingham, Birmingham, Alabama, USA
71: Diagnóstico e Avaliação Clínica da Injúria Renal Aguda

Venkatesh Aiyagari, MBBS, DM
Professor, Departments of Neurological Surgery and Neurology and Neurotherapeutics, University of Texas Southwestern School of Medicine, Dallas, Texas, USA
42: Hipertensão Neurogênica, Incluindo Hipertensão Associada a Acidente Vascular Cerebral e Lesão de Medula Espinhal

Charles E. Alpers, MD
Professor and Vice Chair, Department of Pathology, University of Washington Medical Center, Seattle, Washington, USA
21: Glomerulonefrite Membranoproliferativa e Glomerulonefrite Crioglobulinêmica

Gerald B. Appel, MD
Professor of Medicine, Department of Medicine, Columbia University Medical Center, New York, New York, USA
18: Causas Primárias e Secundárias (Não Genéticas) de Glomeruloesclerose Segmentar e Focal
26. Nefrite Lúpica

Fatiu A. Arogundade, MBBS, FMCP, FWACP
Associate Professor and Consultant Nephrologist, Department of Medicine, Obafemi Awolowo University and Teaching Hospitals Complex, Ile-Ife, Osun State, Nigeria
51: Anemia Falciforme

Vicente Arroyo, MD, PhD
Full Professor of Medicine, Head, Center Esther Koplowitz, Senior Consultant Hepatologist, Liver Unit, Hospital Clinic Barcelona, August Pi i Sunyer Biomedical Research Institute, and CIBERehd (Network of Biomedical Research Center on Digestive and Liver Diseases), University of Barcelona, Barcelona, Spain
76: Síndrome Hepatorrenal

Stephen R. Ash, MD, FACP
Director of Dialysis, Department of Nephrology, Indiana University Health Arnett; Chairman and Director, Research and Development, HemoCleanse, Inc. and Ash Access Technology, Inc., Lafayette, Indiana, USA
92: Nefrologia Intervencionista e Diagnóstica

Arif Asif, MD, FASN, FNKF
Thomas Ordway Professor and Chief, Department of Nephrology and Hypertension, Albany Medical College, Albany, New York, USA
92: Nefrologia Intervencionista e Diagnóstica

Pierre Aucouturier, PhD
Professor of Immunology at Pierre et Marie Curie University, Department of Biologic Immunology, Pôle de Biologie Médicale et Pathologie Hôpitaux Universitaires de l'Est Parisien, Paris, France
27: Amiloidose Renal e Doenças Glomerulares com Deposição de Imunoglobulinas Monoclonais

Matthew A. Bailey, PhD, BSc (Hons)
Senior Lecturer in Cardiovascular Biology, The British Heart Foundation Centre for Cardiovascular Science, The University of Edinburgh, Edinburgh, Scotland
2: Fisiologia Renal

Stephen C. Bain, MD, MA, FRCP
Professor of Medicine (Diabetes), Department of Diabetes, Institute of Life Sciences, Swansea University; Consultant Physician, Department of Diabetes and Endocrinology, Singleton Hospital, Abertawe Bro Morgannwg University Health Board, Swansea, Wales
32: Abordagem do Paciente Diabético com Doença Renal Crônica

George L. Bakris, MD
Professor and Director, American Society of Hypertension Comprehensive Hypertension Center, Department of Medicine, The University of Chicago, Chicago, Illinois, USA
34: Hipertensão Primária
37: Avaliação e Tratamento das Urgências e Emergências Hipertensivas

Adam D. Barlow, MD, MB, ChB, FRCS
Clinical Lecturer in Surgery, University of Cambridge, Cambridge, England
103: Cirurgia do Transplante Renal

Rashad S. Barsoum, MD, FRCP, FRCPE
Professor, Internal Medicine, Kasr-El-Aini Medical School, Cairo, Egypt
56: O Rim na Esquistossomose
57: Doenças Glomerulares Associadas a Infecção

Chris Baylis, PhD
Professor of Physiology and Medicine, Department of Physiology and Functional Genomics, University of Florida School of Medicine, Gainesville, Florida, USA
43: Fisiologia Renal na Gravidez Normal

Tomas Berl, MD
Professor of Medicine, Renal, Division of Renal Diseases and Hypertension, University of Colorado School of Medicine, Aurora, Colorado, USA
8: Distúrbios do Equilíbrio da Água

Suresh Bhat, MCh, DNB, PGDMLE
Professor and Head, Department of Urology, Government Medical College, Kottayam, Kerala, India
54: Tuberculose do Trato Urinário

Gemma Bircher, MSc, BSc (hons), RD
Dietetic Manager, Renal Dietitians, Leicester General Hospital, Leicester, England
87: Gastroenterologia e Nutrição na Doença Renal Crônica

Mabel A. Bodell, MD
Assistant Professor, Division of Nephrology, Department of Medicine, Johns Hopkins University, Baltimore, Maryland, USA
101: Drogas Imunossupressoras no Transplante Renal

Josée Bouchard, MD, FRCPC
Assistant Professor of Medicine, Department of Nephrology, Hôpital du Sacré-Coeur de Montréal, Université de Montréal, Montréal, Québec, Canada
73: Prevenção e Manejo Não Dialítico da Injúria Renal Aguda

Mark A. Brown, MD, MB, BS
Professor of Renal Medicine, St. George Hospital and University of New South Wales, Sydney, Australia
44: Complicações Renais na Gravidez Normal
45: Gestação em Mulheres com Doença Renal Preexistente

Emmanuel A. Burdmann, MD, PhD
Associate Professor, Division of Nephrology, University of São Paulo Medical School, São Paulo, Brazil
57: Doenças Glomerulares Associadas a Infecção
70: Injúria Renal Aguda nos Trópicos

David A. Bushinsky, MD
John J. Kuiper Distinguished Professor of Medicine and of Pharmacology and Physiology, University of Rochester School of Medicine; Chief, Nephrology Division, University of Rochester Medical Center, Rochester, New York, USA
59: Nefrolitíase e Nefrocalcinose

Daniel C. Cattran, MD, FRCPC
Professor of Medicine, University of Toronto; Senior Scientist, Toronto General Research Institute, University Health Network, Toronto General Hospital, Toronto, Ontario, Canada
20: Nefropatia Membranosa

Matthew J. Cervelli, BPharm
Clinical Pharmacist Specialist, Royal Adelaide Hospital, Adelaide, Australia
77: Princípios de Terapia com Drogas, Dose e Prescrição em Doença Renal Crônica e Terapia Renal Substitutiva

Steven J. Chadban, PhD, Bmed(Hons), FRACP
Clinical Professor, Nephrologist, and Transplant Physician, Royal Prince Alfred Hospital and University of Sydney, Sydney, Australia
108: Doenças Recorrentes no Transplante Renal

Jeremy R. Chapman, MD, FRACP, FRCP
Director of Renal Medicine, Centre for Transplant and Renal Research, Sydney University Westmead Hospital, Westmead, Australia
109: Desfechos do Transplante Renal

Karen E. Charlton, PhD, PG Dip. Diet, MSc, Mphil (Epi), APD, RPHNutr
Associate Professor, School of Medicine; Faculty of Science, Medicine and Health, University of Wollongong, Wollongong, Australia
35: Prevenção e Tratamento Não Farmacológico da Hipertensão Arterial

Yipu Chen, MD
Professor of Medicine, Division of Nephrology, Beijing Anzhen Hospital, Capital Medical University, Beijing, People s Republic of China
6: Biópsia Renal

John O. Connolly, PhD, FRCP
Consultant Nephrologist, University College London Centre for Nephrology, Royal Free London National Health Service Foundation Trust, London, England
52: Anormalidades Congênitas dos Rins e Vias Urinárias

H. Terence Cook, MB, BS, FRCPath
Professor of Renal Pathology, Centre for Complement and Inflammation Research, Imperial College, London, England
22: Glomerulonefrites Associadas às Anormalidades do Complemento

James E. Cooper, MD
Assistant Professor, Department of Medicine, Renal Division, University of Colorado, Aurora, Colorado, USA
104: Profilaxia e Tratamento da Rejeição ao Aloenxerto Renal

Vivette D. D'Agati, MD
Professor of Pathology, Department of Pathology, Columbia University College of Physicians and Surgeons; Director, Renal Pathology Laboratory, Department of Pathology, Columbia University Medical Center, New York, New York, USA
18: Causas Primárias e Secundárias (Não Genéticas) de Glomeruloesclerose Segmentar e Focal

Kevin Damman, MD, PhD
Physician, Department of Cardiology, University Medical Center Groningen, Groningen, The Netherlands
75: Manejo da Falência Cardíaca Refratária

Gabriel M. Danovitch, MD
Distinguished Professor of Medicine, David Geffen School of Medicine at University of California–Los Angeles; Medical Director, Kidney and Pancreas Transplant Program, Ronald Reagan Medical Center at University of California–Los Angeles, Los Angeles, California, USA
105: Manejo Clínico do Receptor de Transplante Renal: Infecções, Neoplasias Malignas e Doenças Gastrointestinais
106: Abordagem Clínica do Receptor de Transplante Renal: Doença Cardiovascular e Outras Condições

Simon J. Davies, MD, BSc, FRCP
Professor of Nephrology and Dialysis Medicine, Institute for Science and Technology in Medicine, Keele University; Consultant Nephrologist, Department of Nephrology, University Hospital of North Staffordshire, Staffordshire, England
97: Complicações da Diálise Peritoneal

John M. Davison, MD, MSc, FRCPE, FRCOG
Emeritus Professor of Obstetric Medicine and Consultant Obstetrician, Institute of Cellular Medicine, Medical School and Royal Victoria Infirmary, Newcastle University, Newcastle upon Tyne, England
43: Fisiologia Renal na Gravidez Normal

Gerald F. DiBona, MD
Professor Emeritus, Departments of Internal Medicine and Molecular Physiology and Biophysics, University of Iowa Carver College of Medicine, Iowa City, Iowa, USA; Guest Professor in Renal Physiology, Gothenburg University, Gothenburg, Sweden
33: Controle da Pressão Sanguínea Normal e Avaliação da Hipertensão

Tilman B. Drüeke, MD
Inserm Director Emeritus, Inserm Unit 1088, UFR Médecine/Pharmacie, Université de Picardie Jules Verne, Amiens, France
10: Distúrbios do Metabolismo do Cálcio, Magnésio e Fosfato

Jamie P. Dwyer, MD
Associate Professor of Medicine, Co-Director, Nephrology Clinical Trials Center, Vanderbilt Center for Kidney Disease, Nephrology and Hypertension, Vanderbilt University Medical Center, Nashville, Tennessee, USA
66: Doença Renovascular Tromboembólica

James E. Dyer, MBChB, BSc Hons
Clinical Research Fellow, Department of Urology, Leicester General Hospital, Leicester, England
61: Questões Urológicas para o Nefrologista

Kai-Uwe Eckardt, MD
Professor of Medicine, Department of Nephrology and Hypertension, University of Erlangen–Nürnberg, Erlangen, Germany
83: Anemia na Doença Renal Crônica

Frank Eitner, MD
Head, Kidney Diseases Research, Global Drug Discovery, Bayer Pharma AG, Wuppertal, Germany
89: Doença Renal Cística Adquirida e Neoplasias Malignas

Meguid El Nahas, MD, PhD
Professor of Nephrology, Sheffield Kidney Institute; Chairman, Global Kidney Academy, Sheffield, England
79: Epidemiologia, História Natural e Fisiopatologia da Doença Renal Crônica

Marlies Elger, PhD
Anatomy and Developmental Biology, Medical Faculty Mannheim, University of Heidelberg, Mannheim, Germany
1: Anatomia Renal

Elwaleed A. Elhassan, MD, FACP, FASN
Assistant Professor, Division of Nephrology, Wayne State University, Detroit, Michigan, USA
7: Distúrbios do Volume Extracelular

Pieter Evenepoel, MD, PhD
Professor, Nephrology and Renal Transplantation, University Hospital Leuven, Leuven, Belgium
88: Manifestações Dermatológicas da Doença Renal Crônica

Ronald J. Falk, MD
Allan Brewster Distinguished Professor, Director, University of North Carolina Kidney Center; Chief, Division of Nephrology and Hypertension, University of North Carolina, Chapel Hill, North Carolina, USA
25: Vasculites Renais e Sistêmicas

Li Fan, PhD
Department of Nephrology, Tufts Medical Center, Boston, Massachusetts, USA
3: Avaliação da Função Renal

John Feehally, DM, FRCP
Professor of Renal Medicine, The John Walls Renal Unit, Leicester General Hospital, Leicester, United Kingdom
15: Introdução à Doença Glomerular: Apresentações Clínicas
16: Introdução à Doença Glomerular: Classificação Histológica e Patogênese
23: Nefropatia por IgA e Nefrite de Henoch-Schönlein

Javier Fernández, MD, PhD
Consultant Hepatologist, Head, Liver Intensive Care Unit, Liver Unit, Hospital Clinic Barcelona, August Pi i Sunyer Biomedical Research Institute, and CIBERehd (Network of Biomedical Research Center on Digestive and Liver Diseases), University of Barcelona, Barcelona, Spain
76: Síndrome Hepatorrenal

Evelyne A. Fischer, MD, PhD
Senior Researcher, EGDM Team, Cochin Institute, Paris, France
62: Nefrite Intersticial Aguda

Jonathan S. Fisher, MD, FACS
Transplant Surgeon, Scripps Center for Organ Transplantation, Scripps Clinic and Green Hospital, La Jolla, California, USA
110: Transplante de Pâncreas e Ilhotas Pancreáticas

Jürgen Floege, MD, FERA
Professor of Medicine, Director, Division of Nephrology and Clinical Immunology, RWTH University of Aachen, Aachen, Germany
15: Introdução à Doença Glomerular: Apresentações Clínicas
16: Introdução à Doença Glomerular: Classificação Histológica e Patogênese
23: Nefropatia por IgA e Nefrite de Henoch-Schönlein
85: Metabolismo Mineral e Ósseo na Doença Renal Crônica

Giovanni B. Fogazzi, MD
Director, Clinical and Research Laboratory on Urinary Sediment, Unità Operativa di Nefrologia e Dialisi, Fondazione IRCCS Ca' Granda Ospedale Maggiore Policlinico, Milano, Italy
4: Exame de Urina

John W. Foreman, MD
Professor and Chief, Division of Pediatric Nephrology, Department of Pediatrics, Duke University Medical Center, Durham, North Carolina, USA
50: Síndrome de Fanconi e Outros Distúrbios do Túbulo Proximal

Giuseppe Garigali, ScD
Clinical and Research Laboratory on Urinary Sediment, Unità
  Operativa di Nefrologia e Dialisi, Fondazione IRCCS Ca' Granda
  Ospedale Maggiore Policlinico, Milano, Italy
4: Exame de Urina

F. John Gennari, MD
Professor Emeritus, Department of Medicine, University of
  Vermont College of Medicine; Attending Physician,
  Department of Medicine, Fletcher Allen Health Care, Burlington,
  Vermont, USA
13: Alcalose Metabólica

Evangelos G. Gkougkousis, MD
Department of Urology, Leicester General Hospital, Leicester, England
61: Questões Urológicas para o Nefrologista

Richard J. Glassock, MD
Emeritus Professor of Medicine, Department of Medicine, David
  Geffen School of Medicine at University of California–Los
  Angeles, Los Angeles, California, USA
28: Outras Glomerulopatias e Síndrome Antifosfolípide

**David J. A. Goldsmith, MA, MB Bchir, FRCP (Lond), FRCP (Ed),
FASN, FERA**
Consultant Nephrologist, Professor of Cardio-Renal Medicine,
  Member of the Faculty of Translational Medicine, King's Health
  Partners Academic Health Sciences Centre, London, England
32: Abordagem do Paciente Diabético com Doença Renal Crônica

Philip B. Gorelick, MD, MPH
Professor, Department of Translational Science and Molecular
  Medicine, Michigan State University College of Human Medicine;
  Medical Director, Mercy Health Hauenstein Neurosciences,
  Grand Rapids, Michigan, USA
*42: Hipertensão Neurogênica, Incluindo Hipertensão Associada a
  Acidente Vascular Cerebral e Lesão de Medula Espinhal*

Barbara A. Greco, MD
Associate Clinical Professor of Medicine, Department of Nephrology,
  Baystate Medical Center, Tufts; Western New England Renal and
  Transplant Associates, Springfield, Massachusetts, USA
39: Hipertensão Renovascular e Nefropatia Isquêmica
66: Doença Renovascular Tromboembólica

Peter Gross, MD
Professor of Medicine Emeritus, Department of Medicine III,
  Universitätskilinikum C.G. Carus, Dresden, Germany
49: Distúrbios Hereditários do Manejo do Sódio e da Água

Lisa M. Guay-Woodford, MD
Professor and Director, Center for Translational Science,
  Children's National Health System, Washington, District
  of Columbia, USA
47: Outras Doenças Renais Císticas

Nabil J. Haddad, MD
Associate Professor of Clinical Medicine, Division of Nephrology,
  Department of Internal Medicine, The Ohio State University
  Medical Center, Columbus, Ohio, USA
80: Retardando a Progressão da Doença Renal

Gentzon Hall, MD, PhD
Nephrology Fellow, Duke University Medical Center, Durham,
  North Carolina, USA
19: Causas Hereditárias de Síndrome Nefrótica

Peter C. Harris, PhD
Professor of Biochemistry/Molecular Biology and Medicine,
  Division of Nephrology and Hypertension, Mayo Clinic,
  Rochester, Minnesota, USA
46: Doença Policística Renal Autossômica Dominante

Lee A. Hebert, MD
Professor of Medicine, Department of Internal Medicine, Division
  of Nephrology, The Ohio State University Medical Center,
  Columbus, Ohio, USA
80: Retardando a Progressão da Doença Renal

Peter Heduschka, MD
Nephrologist, PHV-Dialysezentrum Dresden Friedrichstadt,
  Dresden, Germany
49: Distúrbios Hereditários do Manejo do Sódio e da Água

Charles A. Herzog, MD
Professor of Medicine, Division of Cardiology, Department of
  Medicine, Hennepin County Medical Center and University of
  Minnesota; Chronic Disease Research Group, Minneapolis
  Medical Research Foundation, Minneapolis, Minnesota, USA
82: Doença Cardiovascular na Doença Renal Crônica

Thomas Hooton, MD
Professor of Clinical Medicine, Division of Infectious Diseases,
  Department of Medicine, University of Miami Miller School of
  Medicine; Chief of Medicine, Miami Veterans Administration
  Healthcare System, Miami, Florida, USA
53: Infecções Bacterianas do Trato Urinário

† Walter H. Hörl, MD, PhD, FRCP†
Professor of Medicine, University of Vienna, Vienna, Austria
*84: Outros Distúrbios Hematológicos e Imunológicos na Doença Renal
  Crônica*

Peter F. Hoyer, MD
Director, University Children's Hospital Essen; Director and Chair,
  Pediatrics II, Pediatric Nephrology, Endocrinology,
  Gastroenterology, and Transplant Medicine, University
  Duisburg–Essen, Essen, Germany
17: Síndrome Nefrótica por Lesões Mínimas

Jeremy Hughes, MA, MB, BS, PhD, FRCPE
Professor of Experimental Nephrology, Medical Research Council
  Centre for Inflammation Research, University of Edinburgh;
  Honorary Consultant Physician, Edinburgh Royal Infirmary,
  Edinburgh, Scotland
60: Obstrução do Trato Urinário

Enyu Imai, MD, PhD
Lecturer, Department of Nephrology, Nagoya University Graduate
  School of Medicine, Nagoya, Aichi, Japan; Director, Department
  of Internal Medicine, Nakayamedera Imai Clinic, Takarazuka,
  Hyogo, Japan
90: Opções de Tratamento na Terapia Renal Substitutiva

Lesley A. Inker, MD, MS
Department of Medicine, Tufts University School of Medicine;
  William B. Schwartz Division of Nephrology, Tufts Medical
  Center, Boston, Massachusetts, USA
3: Avaliação da Função Renal

---

† *In memoriam.*

Ashley B. Irish, MBBS, FRACP
Consultant Nephrologist, Department of Nephrology and Renal
  Transplantation, Royal Perth Hospital, Perth, Australia
  65: Mieloma e o Rim

Sunjay Jain, MD
Department of Urology, St. James University Hospital, Leeds,
  England
  61: Questões Urológicas para o Nefrologista

David Jayne, MD, FRCP, FMedSci
Consultant in Nephrology and Vasculitis, Addenbrookes Hospital,
  Cambridge, England
  26: Nefrite Lúpica

J. Ashley Jefferson, MD, FRCP Associate Professor of Medicine,
Division of Nephrology, University of Washington, Seattle,
Washington, USA
  69: Fisiopatologia e Etiologia da Injúria Renal Aguda

J. Charles Jennette, MD
Brinkhous Distinguished Professor and Chair, Pathology and
  Laboratory Medicine, University of North Carolina, Chapel Hill,
  North Carolina, USA
  25: Vasculites Renais e Sistêmicas

Vivekanand Jha, MD, DM, FRCP
Professor, Department of Nephrology, Postgraduate Institute of
  Medical Education and Research, Chandigarh, India; Executive
  Director, George Institute for Global Health, New Delhi, India
  70: Injúria Renal Aguda nos Trópicos

Richard J. Johnson, MD
Professor of Medicine, Division Chief, Tomas Berl Professor of
  Nephrology, University of Colorado – Denver, Denver, Colorado,
  USA
  *16: Introdução à Doença Glomerular: Classificação Histológica e
    Patogênese*
  34: Hipertensão Primária

Eric Judd, MD
Postdoctoral Clinical Research Fellow, Department of Medicine,
  University of Alabama–Birmingham, Birmingham, Alabama,
  USA
  71: Diagnóstico e Avaliação Clínica da Injúria Renal Aguda

Luis A. Juncos, MD
Professor of Medicine, Physiology and Biophysics, John D. Bower
  Chief of Nephrology, Department of Internal Medicine,
  University of Mississippi Medical Center, Jackson, Mississippi,
  USA
  *74: Manejo Dialítico da Lesão Renal Aguda e Nefrologia na Unidade de
    Tratamento Intensivo*

Nigel S. Kanagasundaram, MD, MB ChB, FRCP
Honorary Clinical Senior Lecturer, Institute of Cellular Medicine,
  Newcastle University; Consultant Nephrologist, Renal Services,
  Newcastle upon Tyne Hospitals National Health Service
  Foundation Trust, Newcastle upon Tyne, England
  98: Terapias Dialíticas para Intoxicações e Envenenamentos

John Kanellis, PhD, MBBS(Hons), FRACP
Nephrologist, Department of Nephrology, Monash Medical Centre;
  Department of Medicine, Monash University, Clayton, Australia
  *102: Avaliação e Manejo Pré-Operatório dos Doadores e Receptores de
    Transplante Renal*

Clifford E. Kashtan, MD
Professor of Pediatrics, Department of Pediatrics, Division of
  Pediatric Nephrology, University of Minnesota Medical School,
  Minneapolis, Minnesota, USA
  48: Alport e Outras Síndromes Glomerulares Familiares

Carol A. Kauffman, MD
Professor of Internal Medicine, University of Michigan Medical
  School; Chief, Infectious Diseases, Veteran Affairs Ann Arbor
  Healthcare System, Ann Arbor, Michigan, USA
  55: Infecções Fúngicas do Trato Urinário

Peter G. Kerr, PhD, MB, BS, FRACP
Professor and Director, Department of Nephrology, Monash
  Medical Centre; Professor, Department of Medicine, Monash
  University, Clayton, Australia
  95: Complicações Agudas Durante a Hemodiálise

Bryan Kestenbaum, MD, MS
Associate Professor, Division of Nephrology, Department of
  Medicine, University of Washington, Seattle, Washington, USA
  10: Distúrbios do Metabolismo do Cálcio, Magnésio e Fosfato

Markus Ketteler, MD, FERA
Division of Nephrology, Klinikum Coburg GmbH, Coburg, Germany
  85: Metabolismo Mineral e Ósseo na Doença Renal Crônica

Arif Khwaja, MD, PhD, FRCP
Consultant Nephrologist, Sheffield Kidney Institute, Sheffield
  Teaching Hospitals Foundation Trust; Honorary Senior Lecturer,
  University of Sheffield, Sheffield, England
  *79: Epidemiologia, História Natural e Fisiopatologia da Doença Renal
    Crônica*

Jeffrey B. Kopp, MD
Senior Investigator, Kidney Disease Section, Kidney Diseases
  Branch, National Institute of Diabetes and Digestive and Kidney
  Diseases, National Institutes of Health, Bethesda, Maryland, USA
  58: Infecção pelo Vírus da Imunodeficiência Humana e os Rins

Ulla C. Kopp, PhD
Professor Emeritus, Department of Internal Medicine and
  Pharmacology, University of Iowa Carver College of Medicine,
  Iowa City, Iowa, USA
  33: Controle da Pressão Sanguínea Normal e Avaliação da Hipertensão

Peter Kotanko, MD
Research Director, Renal Research Institute, New York, New York, USA
  93: Hemodiálise: Princípios e Técnicas
  94: Hemodiálise: Desfechos e Adequação

Wilhelm Kriz, MD
Anatomy and Developmental Biology, Medical Faculty Mannheim,
  University of Heidelberg, Mannheim, Germany
  1: Anatomia Renal

Henry Krum, PhD, MBBS, FRACP, FCSANZ, FESC
Centre of Cardiovascular Research and Education in Therapeutics,
  Department of Epidemiology and Preventive Medicine, Monash
  University/Alfred Hospital, Melbourne, Australia
  38: Abordagem Intervencionista para Hipertensão Resistente

Martin K. Kuhlmann, MD
Director, Department of Internal Medicine, Nephrology, Vivantes
  Klinikum im Friedrichshain, Berlin, Germany
  93: Hemodiálise: Princípios e Técnicas
  94: Hemodiálise: Desfechos e Adequação

Dirk R. Kuypers, MD, PhD
Professor, Department of Nephrology and Renal Transplantation, University Hospitals Leuven, Leuven, Belgium
88: Manifestações Dermatológicas da Doença Renal Crônica

Tony Kwan, BSc(Med) Hons, MBBS, FRACP
PhD Fellow, Renal Medicine, Royal Prince Alfred Hospital; PhD Candidate, Collaborative Transplantation Group, University of Sydney, Sydney, Australia
108: Doenças Recorrentes no Transplante Renal

Jonathan R. T. Lakey, PhD, MSM
Director of Research and Associate Professor of Surgery and Biomedical Engineering, University of California–Irvine, Orange, California, USA
110: Transplante de Pâncreas e Ilhotas Pancreáticas

Estelle V. Lambert, PhD, MS, BS
Professor, University of Cape Town/Medical Research Council Research Unit for Exercise Science and Sports Medicine, Department of Human Biology, Faculty of Health Sciences, University of Cape Town, Cape Town, South Africa
35: Prevenção e Tratamento Não Farmacológico da Hipertensão Arterial

William J. Lawton, MD, FACP
Associate Professor Emeritus, Department of Internal Medicine, Nephrology-Hypertension Division, University of Iowa Carver College of Medicine, Iowa City, Iowa, USA
33: Controle da Pressão Sanguínea Normal e Avaliação da Hipertensão

Edgar V. Lerma, MD, FACP, FASN
Clinical Professor of Medicine, Section of Nephrology, University of Illinois at Chicago College of Medicine, Chicago, Illinois, USA; Educational Coordinator, Section of Nephrology, Advocate Christ Medical Center–University of Illinois at Chicago, Oak Lawn, Illinois, USA
67: Nefrologia Geriátrica

Andrew S. Levey, MD
Dr. Gerald J. and Dorothy R. Friedman Professor of Medicine, Tufts University School of Medicine; Chief, William B. Schwartz Division of Nephrology, Tufts Medical Center, Boston, Massachusetts, USA
3: Avaliação da Função Renal

Nathan W. Levin, MD
Chairman, Research Board, Renal Research Institute; Professor of Clinical Medicine, Albert Einstein College of Medicine, New York, New York, USA
93: Hemodiálise: Princípios e Técnicas
94: Hemodiálise: Desfechos e Adequação

Jeremy Levy, MD, PhD, FRCP
Consultant Nephrologist, Renal and Transplant Centre, Imperial College Healthcare National Health Service Trust, London, England
99: Plasmaférese

Andrew Lewington, MD, BSc Med, FRCP, FRCPE
Honorary Clinical Associate Professor, Department of Medicine, University of Leeds; Consultant, Renal Physician, Department of Renal Medicine, St. James's University Hospital, Leeds, England
98: Terapias Dialíticas para Intoxicações e Envenenamentos

Julia B. Lewis, MD
Professor of Medicine, Nephrology, and Hypertension, Vanderbilt University Medical School, Nashville, Tennessee, USA
66: Doença Renovascular Tromboembólica

Stuart L. Linas, MD
Professor of Medicine, Division of Renal Diseases and Hypertension, University of Colorado School of Medicine and Chief of Nephrology, Denver Health Medical Center, Denver, Colorado, USA
9: Desordens do Metabolismo do Potássio

Friedrich C. Luft, MD, FACP
Professor of Medicine, Charité Medical Faculty; Director of the Experimental and Clinical Research Center, Berlin, Germany
33: Controle da Pressão Sanguínea Normal e Avaliação da Hipertensão

Iain C. Macdougall, BSc, MD, FRCP
Consultant Nephrologist and Professor of Clinical Nephrology, Department of Renal Medicine, King's College Hospital, London, England
83: Anemia na Doença Renal Crônica

Etienne Macedo, MD, PhD
Assistant Professor of Nephrology, University of São Paulo, São Paulo, Brazil
73: Prevenção e Manejo Não Dialítico da Injúria Renal Aguda

Nicolaos E. Madias, MD, FASN
Chairman, Department of Medicine, St. Elizabeth's Medical Center; Maurice S. Segal, MD, Professor of Medicine, Tufts University School of Medicine, Boston, Massachusetts, USA
14: Acidose Respiratória, Alcalose Respiratória e Distúrbios Mistos

Colm C. Magee, MD, MPH
Consultant Nephrologist, Beaumont Hospital; Lecturer in Medicine, Royal College of Surgeons in Ireland, Dublin, Ireland
111: Doença Renal no Transplante de Fígado, Coração, Pulmão e Células Hematopoéticas

Christopher L. Marsh, MD, FACS
Division Chief, Scripps Center for Organ Transplantation, Scripps Clinic and Green Hospital, La Jolla, California, USA
110: Transplante de Pâncreas e Ilhotas Pancreáticas

Mark R. Marshall, MBChB, MPH(Hons), FRACP
Honorary Associate Professor, Faculty of Medical and Health Sciences, South Auckland Clinical School; Clinical Director, Department of Renal Medicine, Counties Manukau District Health Board, Auckland, New Zealand
74: Manejo Dialítico da Lesão Renal Aguda e Nefrologia na Unidade de Tratamento Intensivo

Annabel C. Martin, MBBS BmedSci, B Surg, FRACP
Consultant Nephrologist, Albury Wodonga Health, Victoria, Australia
44: Complicações Renais na Gravidez Normal

Kevin J. Martin, MB, BCH, FASN
Professor of Internal Medicine, Director, Division of Nephrology, Saint Louis University, Saint Louis, Missouri, USA
85: Metabolismo Mineral e Ósseo na Doença Renal Crônica

Philip D. Mason, PhD, MB BS, BSc, FRCP
Consultant Nephrologist, Oxford Kidney Unit, The Churchill Hospital; Honorary Senior Lecturer, Oxford University, Oxford, England
17: Síndrome Nefrótica por Lesões Mínimas

Ranjiv Mathews, MD
Clinical Adjunct Associate Professor, The Brady Urological
  Institute, Johns Hopkins School of Medicine, Baltimore,
  Maryland, USA; Clinical Associate Professor, Department of
  Pediatrics, University of Nevada, Las Vegas, Nevada, USA
63: Refluxo Vesicoureteral Primário e Nefropatia por Refluxo

Tej K. Mattoo, MD, DCH, FRCP(UK)
Professor, Department of Pediatrics, Wayne State University School
  of Medicine; Chief, Pediatric Nephrology, Children's Hospital of
  Michigan, Detroit, Michigan, USA
63: Refluxo Vesicoureteral Primário e Nefropatia por Refluxo

JulieAnne G. McGregor, MD
Assistant Professor, Department of Medicine, University of North
  Carolina, Chapel Hill, North Carolina, USA
25: Vasculites Renais e Sistêmicas

Ravindra L. Mehta, MBBS, MD, DM
Professor of Clinical Medicine, Department of Medicine, University
  of California–San Diego, San Diego, California, USA
73: Prevenção e Manejo Não Dialítico da Injúria Renal Aguda

J. Kilian Mellon, MD, FRCS (Urol)
Professor of Urology, Department of Urology, Leicester General
  Hospital, Leicester, England
61: Questões Urológicas para o Nefrologista

Rebeca D. Monk, MD
Professor of Medicine, University of Rochester School of Medicine;
  Program Director, Nephrology Fellowship, University of
  Rochester Medical Center, Rochester, New York, USA
59: Nefrolitíase e Nefrocalcinose

Christian Morath, MD
Division of Nephrology, Heidelberg University Hospital,
  Heidelberg, Germany
107: Nefropatia Crônica do Enxerto

Bruno Moulin, MD, PhD
Professor of Nephrology and Transplantation, Hôpitaux
  Universitaires de Strasbourg, Strasbourg, France
*27: Amiloidose Renal e Doenças Glomerulares com Deposição de
  Imunoglobulinas Monoclonais*

Anja S. Mühlfeld, MD
Consultant, Division of Nephrology and Immunology, Uniklinikum
  RWTH Aachen University, Aachen, Germany
89: Doença Renal Cística Adquirida e Neoplasias Malignas

William R. Mulley, PhD, B.Med(Hons), FRACP
Nephrologist, Department of Nephrology, Monash Medical Centre;
  Senior Lecturer, Department of Medicine, Monash University,
  Clayton, Australia
*102: Avaliação e Manejo Pré-Operatório dos Doadores e Receptores de
  Transplante Renal*

Saraladevi Naicker, MD, PhD
Professor of Nephrology, Division of Nephrology, Department of
  Internal Medicine, University of the Witwatersrand, Faculty of
  Health Sciences, Johannesburg, South Africa
58: Infecção pelo Vírus da Imunodeficiência Humana e os Rins

Masaomi Nangaku, MD, PhD
Professor and Head, Division of Nephrology and Endocrinology,
  The University of Tokyo School of Medicine, Tokyo, Japan
64: Nefrite Intersticial Crônica

Guy H. Neild, MD, FRCP, FRCPath
University College London Centre for Nephrology, Royal Free
  London National Health Service Foundation Trust, London,
  England
52: Anormalidades Congênitas dos Rins e Vias Urinárias

M. Gary Nicholls, MD
Christchurch School of Medicine and Health Sciences,
  Christchurch, New Zealand
41: Causas Endocrinológicas de Hipertensão

Michael L. Nicholson, MD DSc, MBBS, BMedSci, FRCS
Professor of Surgery, Leicester General Hospital, Leicester, England
103: Cirurgia do Transplante Renal

Marina Noris, PhD
Head, Laboratory of Immunology and Genetics of
  Transplantation and Rare Diseases, Department of Molecular
  Medicine, IRCSS–Istituto di Ricerche Farmacologiche "Mario
  Negri," Bergamo, Italy
*29: Microangiopatias Trombóticas, Incluindo Síndrome Hemolítico-
  Urêmica*

W. Charles O'Neill, MD
Professor of Medicine, Director of Ultrasonography, Renal Division,
  Department of Medicine, Emory University, Atlanta, Georgia,
  USA
92: Nefrologia Intervencionista e Diagnóstica

Biff F. Palmer, MD
Professor of Internal Medicine, Distinguished Teaching Professor,
  Department of Medicine, University of Texas Southwestern
  Medical Center, Dallas, Texas, USA
11: Equilíbrio Ácido-Base Normal
12: Acidose Metabólica

Neesh Pannu, MD, SM
Associate Professor, Department of Medicine, University of Alberta,
  Edmonton, Alberta, Canada
72: Epidemiologia e Impacto Prognóstico da Injúria Renal Aguda

Chirag Parikh, MD, PhD
Associate Professor of Medicine, Division of Renal Diseases, Yale
  University School of Medicine, New Haven, Connecticut, USA
8: Distúrbios do Equilíbrio da Água

Samir V. Parikh, MD
Assistant Professor of Medicine, Department of Internal Medicine,
  Division of Nephrology, The Ohio State University Wexner
  Medical Center, Columbus, Ohio, USA
80: Retardando a Progressão da Doença Renal

Phuong-Anh Pham, MD, FACC
Interventional Cardiologist, Department of Cardiology, Southern
  Arizona Veterans Affairs Health Care System, Tucson, Arizona,
  USA
*106: Abordagem Clínica do Receptor de Transplante Renal: Doença
  Cardiovascular e Outras Condições*

Phuong-Chi T. Pham, MD
Clinical Professor of Medicine, David Geffen School of Medicine at
  University of California–Los Angeles, Los Angeles, California,
  USA; Chief, Division of Nephrology and Hypertension, Olive
  View–UCLA Medical Center, Sylmar, California, USA
*105: Manejo Clínico do Receptor de Transplante Renal: Infecções,
  Neoplasias Malignas e Doenças Gastrointestinais*

Phuong-Thu Pham, MD
Clinical Professor of Medicine, David Geffen School of Medicine at University of California–Los Angeles, Division of Nephrology; Director, Outpatient Services, Kidney and Pancreas Transplant Program, Ronald Reagan Medical Center at University of California–Los Angeles, Los Angeles, California, USA
105: Manejo Clínico do Receptor de Transplante Renal: Infecções, Neoplasias Malignas e Doenças Gastrointestinais
106: Abordagem Clínica do Receptor de Transplante Renal: Doença Cardiovascular e Outras Condições

Son Pham, MD
Assistant Professor of Medicine, Department of Medicine/Cardiology, University of Texas Health Science Center; Chief, Cardiology, Audie L. Murphy Memorial Veterans Hospital, San Antonio, Texas, USA
106: Abordagem Clínica do Receptor de Transplante Renal: Doença Cardiovascular e Outras Condições

Richard G. Phelps, PhD, FRCP
Senior Lecturer in Nephrology, MRC Centre for Inflammation Research, University of Edinburgh; Honorary Consultant, Renal Medicine, Royal Infirmary of Edinburgh, Edinburgh, Scotland
24: Doença Antimembrana Basal Glomerular e Doença de Goodpasture

Matthew C. Pickering, PhD, MB, BS
Professor of Rheumatology, Centre for Complement and Inflammation Research, Imperial College, London, England
22: Glomerulonefrites Associadas às Desordens do Complemento

Kevan R. Polkinghorne, PhD, MBChB, M Clin Epi, BHB, FRACP
Associate Professor, Department of Nephrology, Monash Medical Centre; Associate Professor, Department of Medicine, Epidemiology and Preventative Medicine, Monash University, Melbourne, Australia
95: Complicações Agudas Durante a Hemodiálise

Hamid Rabb, MD
Professor, Department of Medicine, Johns Hopkins University, Baltimore, Maryland, USA
101: Drogas Imunossupressoras no Transplante Renal

Brian Rayner, MMed, MBChB, FCP(SA)
Head and Associate Professor, University Department of Nephrology and Hypertension, University of Cape Town, Cape Town, South Africa
35: Prevenção e Tratamento Não Farmacológico da Hipertensão Arterial

Hugh C. Rayner, MD, MA, DipMedEd, FRCP
Consultant Nephrologist, Department of Renal Medicine, Heart of England National Health Service Foundation Trust, Birmingham, England
90: Opções de Tratamento na Terapia Renal Substitutiva

Giuseppe Remuzzi, MD, FRCP
Director, Department of Medicine, Azienda Ospedaliera Papa Giovanni XXIII; Director, IRCCS–Istituto di Ricerche Farmacologiche "Mario Negri" Bergamo, Italy
29: Microangiopatias Trombóticas, Incluindo Síndrome Hemolítico-Urêmica

A. Mark Richards, MD, PhD, DSc, MB, ChB
Professor, Department of Medicine, University of Otago Christchurch, Christchurch, New Zealand; Director, Cardiovascular Research Institute, National University of Singapore, Singapore
41: Causas Endocrinológicas de Hipertensão

Bengt Rippe, MD, PhD
Professor, Department of Nephrology, University Hospital of Lund, Lund, Sweden
96: Diálise Peritoneal: Princípios, Técnicas e Adequação

Bernardo Rodriguez-Iturbe, MD
Professor of Medicine, Department of Nephrology, Hospital Universitario and Universidad del Zulia, Maracaibo, Zulia, Venezuela
34: Hipertensão Primária
57: Doenças Glomerulares Associadas a Infecção

Pierre M. Ronco, MD, PhD
Professor of Nephrology, Pierre et Marie Curie University; Department of Nephrology and Dialysis, Hôpital Tenon, Paris, France
27: Amiloidose Renal e Doenças Glomerulares com Deposição de Imunoglobulinas Monoclonais

Mitchell H. Rosner, MD
Professor of Medicine, Division of Nephrology, University of Virginia Health System, Charlottesville, Virginia, USA
67: Nefrologia Geriátrica

Edward A. Ross, MD
Chairman, Department of Medicine, University of Central Florida, Orlando, Florida, USA
75: Manejo da Falência Cardíaca Refratária

Jerome A. Rossert, MD, PhD
Chief Medical and Scientific Officer, Thrasos Therapeutics, Montréal, Québec, Canada
62: Nefrite Intersticial Aguda

Brad H. Rovin, MD
Professor and Director, Division of Nephrology, Department of Internal Medicine, The Wexner Medical Center at The Ohio State University, Columbus, Ohio, USA
26: Nefrite Lúpica

Piero L. Ruggenenti, MD
Assistant Professor, Unit of Nephrology, Azienda Ospedaliera Papa Giovanni; Head, Department of Renal Medicine, IRCSS–Instituto di Ricerche Farmacologiche "Mario Negri," Bergamo, Italy
29: Microangiopatias Trombóticas, Incluindo Síndrome Hemolítico-Urêmica

Sean Ruland, DO
Associate Professor, Department of Neurology, Stritch School of Medicine, Loyola University Health System, Maywood, Illinois, USA
42: Hipertensão Neurogênica, Incluindo Hipertensão Associada a Acidente Vascular Cerebral e Lesão de Medula Espinhal

Graeme R. Russ, PhD, MBBS, FRACP
Royal Adelaide Hospital, Adelaide, Australia
77: Princípios de Terapia com Drogas, Dose e Prescrição em Doença Renal Crônica e Terapia Renal Substitutiva

Abdulla Salahudeen, MD
Professor, Division of Medicine, Section of Nephrology, University of Texas MD Anderson Cancer Center, Houston, Texas, USA
68: Onconefrologia: Doença Renal em Pacientes Oncológicos

David J. Salant, MD, BCh
Professor of Medicine, Renal Section, Department of Medicine, Boston University School of Medicine, Boston, Massachusetts, USA
20: Nefropatia Membranosa

Martin A. Samuels, MD, DSc(hon), FAAN, MACP, FRCP
Miriam Sydney Joseph Professor of Neurology, Harvard Medical
School; Chair, Department of Neurology, Brigham and Women's
Hospital; Senior Consultant, Neurology, Massachusetts General
Hospital, Boston, Massachusetts
86: Complicações Neurológicas na Doença Renal Crônica

Paul W. Sanders, MD
Thomas E. Andreoli Professor in Nephrology; Director, Nephrology
Research and Training Center; Chief of the Section of
Nephrology at Birmingham Veterans Affairs Medical Center;
Department of Medicine, University of Alabama–Birmingham,
Birmingham, Alabama, USA
71: Diagnóstico e Avaliação Clínica da Injúria Renal Aguda

Pantelis A. Sarafidis, MD, MSc, PhD
Senior Lecturer in Nephrology, Department of Nephrology,
Hippokration Hospital, Aristotle University of Thessaloniki,
Thessaloniki, Greece
37: Avaliação e Tratamento das Urgências e Emergências Hipertensivas

Francesco P. Schena, MD
Professor of Nephrology, Department of Organ Transplantation,
University of Bari, Bari, Italy
*21: Glomerulonefrite Membranoproliferativa e Glomerulonefrite
Crioglobulinêmica*

Markus P. Schlaich, MD, PhD, FAHA
Professor, Neurovascular Hypertension and Kidney Disease
Laboratory, Baker IDI Heart and Diabetes Institute;
Cardiovascular Medicine, Alfred Hospital; Central Clinical
School, Faculty of Medicine, Nursing and Health Sciences,
Monash University, Melbourne, Australia
38: Abordagem Intervencionista para Hipertensão Resistente

Robert W. Schrier, MD, MACP
Professor Emeritus, Division of Renal Diseases and Hypertension,
University of Colorado, Denver, Colorado, USA
7: Distúrbios do Volume Extracelular
69: Fisiopatologia e Etiologia da Injúria Renal Aguda

Mark S. Segal, MD, PhD
Associate Professor and Chief, Division of Nephrology,
Hypertension, and Renal Transplantation, Department
of Medicine, University of Florida; Staff Physician, Renal Service,
Department of Veterans Affairs Medical Center,
North Florida/South Georgia Veterans Health System,
Gainesville, Florida, USA
78: Medicações Herbais e de Venda Livre e os Rins

Julian L. Seifter, MD
Brigham and Women's Hospital, Boston, Massachusetts, USA
86: Complicações Neurológicas na Doença Renal Crônica
Kumar Sharma, MD, FAHA
Professor of Medicine; Director, Center for Renal Translational
Medicine; Director, Institute of Metabolomic Medicine,
University of California–San Diego, La Jolla, California, USA
*30: Patogênese, Manifestações Clínicas e História Natural da Nefropatia
Diabética*

David G. Shirley, BSc, PhD
Reader in Renal Physiology, University College London Medical
School, Royal Free Hospital, London, England
2: Fisiologia Renal

Visith Sitprija, MD, PhD, FACP, FRCP, FRACP, FRCPE
Director, Queen Saovabha Memorial Institute, Bangkok,
Thailand
70: Injúria Renal Aguda nos Trópicos

Paul A. Sobotka, MD, FACC, FACP
Professor of Medicine, Affiliate, Department of Medicine, Division
of Cardiology, The Ohio State University, Columbus, Ohio, USA;
Staff Cardiologist, Division of Cardiology, Hennepin County
Medical Center, Minneapolis, Minnesota, USA; Chief Medical
Officer, Cibiem, Inc., New York, New York, USA
38: Abordagem Intervencionista para Hipertensão Resistente

Peter Stenvinkel, MD, PhD
Professor, Senior Lecturer, Department of Nephrology, Karolinska
Institute, Karolinska University Hospital at Huddinge, Stockholm,
Sweden
82: Doença Cardiovascular na Doença Renal Crônica

Sundararaman Swaminathan, MD
Associate Professor of Medicine, Division of Nephrology, University
of Virginia Health System, Charlottesville, Virginia, USA
67: Nefrologia Geriátrica

Jan C. ter Maaten, MD, PhD
Consultant, Acute Internal Medicine, Department of Internal
Medicine, University Medical Center Groningen, Groningen, The
Netherlands
51: Anemia Falciforme

Stephen C. Textor, MD
Professor of Medicine, Division of Nephrology and Hypertension,
Mayo Clinic, Rochester, Minnesota, USA
39: Hipertensão Renovascular e Nefropatia Isquêmica

Joshua M. Thurman, MD
Associate Professor of Medicine, Department of Medicine,
Division of Nephrology and Hypertension, University of
Colorado–Denver School of Medicine, Aurora, Colorado, USA
69: Fisiopatologia e Etiologia da Injúria Renal Aguda

Laurie A. Tomlinson, PhD, MBBS, MRCP
Department of Epidemiology and Population Health,
London School of Hygiene and Tropical Medicine, London,
England
81: Avaliação Clínica e Manejo da Doença Renal Crônica

Marcello Tonelli, MD, SM
Professor, Department of Medicine, University of Alberta,
Edmonton, Alberta, Canada
72: Epidemiologia e Impacto Prognóstico da Injúria Renal Aguda

Li-Li Tong, MD
Assistant Professor of Medicine, Division of Nephrology and
Hypertension, Los Angeles Biomedical Research Institute at
Harbor University of California–Los Angeles, David Geffen
School of Medicine, Torrance, California, USA
31: Prevenção e Tratamento da Nefropatia Diabética

Peter S. Topham, MD, MB, ChB
Consultant Nephrologist, The John Walls Renal Unit, University
Hospitals of Leicester; Honorary Senior Lecturer, Department of
Infection, Immunity and Inflammation, University of Leicester,
Leicester, England
6: Biópsia Renal

Jan H. M. Tordoir, PhD
Vascular Surgeon, Director of the Vascular Laboratory, Department of Surgery, Maastricht University Medical Center, Maastricht, The Netherlands
91: Acesso Vascular para Terapias Dialíticas

Vicente E. Torres, MD, PhD
Professor of Medicine, Division of Nephroogy and Hypertension, Mayo Clinic, Rochester, Minnesota, USA
46: Doença Policística Renal Autossômica Dominante

A. Neil Turner, PhD, FRCP
Professor of Nephrology, Department of Renal Medicine, Royal Infirmary; Centre for Inflammation, University of Edinburgh, Edinburgh, Scotland
24: Doença Antimembrana Basal Glomerular e Doença de Goodpasture

Robert J. Unwin, PhD, BM, FRCP, FSB
Professor of Nephrology and Physiology, Centre for Nephrology, University College London, London, England
2: Fisiologia Renal

Deepa Usulumarty, MD
Visiting Fellow, Centre for Transplantation and Renal Research, Sydney University, Westmead Hospital, Westmead, Australia
109: Desfechos do Transplante Renal

R. Kasi Visweswaran, MD, DM, FRCP (Edin)
Visiting Professor, Department of Nephrology, Pushpagiri Institute of Medical Sciences, Tiruvalla, Kerala, India; Senior Consultant in Nephrology, Ananthapuri Hospitals and Research Institute, Trivandrum, Kerala, India
54: Tuberculose do Trato Urinário

Haimanot Wasse, MD, MPH
Associate Professor and Director of Interventional Nephrology, Emory University School of Medicine, Atlanta, Georgia, USA
92: Nefrologia Intervencionista e Diagnóstica

I. David Weiner, MD
Professor of Medicine, Physiology, and Functional Genomics, Division of Nephrology, Hypertension, and Transplantation, University of Florida College of Medicine; Nephrology and Hypertension Section, North Florida/South Georgia Veterans Health System; Gainesville, Florida, USA
9: Desordens do Metabolismo do Potássio
40: Causas Endócrinas de Hipertensão: Aldosterona

David C. Wheeler, MD, FRCP
Professor of Kidney Medicine, Centre for Nephrology, University College London Medical School, London, England
81: Avaliação Clínica e Manejo da Doença Renal Crônica

Martin E. Wilkie, MD, FRCP
Consultant Renal Physician and Honorary Reader, Editor in Chief, Peritoneal Dialysis International, Sheffield Kidney Institute, Northern General Hospital, Sheffield, England
97: Complicações da Diálise Peritoneal

Bryan Williams, MD
Professor of Medicine, Institute of Cardiovascular Science, University College London, London, England
36: Terapia Farmacológica da Hipertensão

Charles S. Wingo, MD
Professor of Medicine and Physiology and Functional Genomics, Craig and Audrae Tisher Endowed Chair in Nephrology, Department of Medicine and Physiology and Functional Genomics, University of Florida Health System; Research Investigator, Nephrology Section, North Florida/South Georgia Veterans Health System, Gainesville, Florida, USA
9: Desordens do Metabolismo do Potássio
40: Causas Endócrinas de Hipertensão: Aldosterona

Michelle P. Winn, MD
Associate Professor of Medicine, Duke University Medical Center, Durham, North Carolina, USA
19: Causas Hereditárias de Síndrome Nefrótica

Alexander C. Wiseman, MD
Associate Professor, Division of Renal Diseases and Hypertension, University of Colorado; Medical Director, Kidney and Pancreas Transplant Programs, University of Colorado Hospital, Aurora, Colorado, USA
104: Profilaxia e Tratamento da Rejeição ao Aloenxerto Renal

Gunter Wolf, MD, MHBA
Professor and Department Head, Internal Medicine III, University of Jena, University Hospital, Jena, Germany
30: Patogênese, Manifestações Clínicas e História Natural da Nefropatia Diabética

Karl L. Womer, MD
Professor of Medicine, University of Florida, Gainesville, Florida, USA
100: Princípios Imunológicos do Transplante
101: Drogas Imunossupressoras no Transplante Renal

Graham Woodrow, MBChB, MD, FRCP
Consultant Nephrologist, Renal Unit, St. James's University Hospital, Leeds, England
87: Gastroenterologia e Nutrição na Doença Renal Crônica

David C. Wymer, MD, FACR, FACNM
Associate Chair, Department of Radiology, University of Florida; Chief of Service, Imaging Department of Radiology, Malcom Randall Veterans Affairs Medical Center, Gainesville, Florida, USA
5: Imagem

Xueqing Yu, MD, PhD
First Affiliated Hospital, Sun Yat-Sen University, Guangzhou, Guangdong, China
78: Medicações Herbais e de Venda Livre e os Rins

Martin Zeier, MD
Division of Nephrology, Heidelberg University Hospital, Heidelberg, Germany
107: Nefropatia Crônica do Enxerto

PREFÁCIO

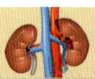

Nesta quinta edição do livro *Nefrologia Clínica – Abordagem Abrangente*, continuamos a oferecer um texto para residentes, nefrologistas e internistas que cobre todos os aspectos da prática clínica da nefrologia, incluindo equilíbrio hidroeletrolítico, hipertensão, diabetes, diálise e transplante renal. Seguimos reconhecendo que esse único volume não compete com textos de múltiplos volumes e altamente referenciados, mas também que nosso objetivo é fornecer uma cobertura "abrangente" da nefrologia clínica e garantir que os nefrologistas em busca de conhecimento possam encontrar as referências científicas e fisiopatológicas que consubstanciam seu trabalho prático.

Para esta edição todos os capítulos foram extensivamente revisados e atualizados em resposta a conselhos e comentários recebidos de muitos leitores e colegas. Nas revisões constam os últimos avanços publicados, incluindo o descobrimento dos principais autoantígenos envolvidos na nefropatia membranosa e os últimos dados disponíveis em terapia, como alvos pressóricos e o bloqueio do sistema renina-angiotensina-aldosterona (SRAA). Novas condições (p. ex., glomerulopatia por C3) e novas intervenções (incluindo denervação renal) entraram em cena desde o lançamento da quarta edição, e tais assuntos são abordados agora. Outra característica dessa quinta edição é a cobertura de um campo em expansão rápida, as nefropatias em pacientes oncológicos. Para essa edição, os algoritmos, característica muito popular desse livro, também foram refinados, utilizando cores para maior ênfase aos diferentes aspectos da informação fornecida. Assim, quadros amarelos são utilizados para informação geral, quadros verdes indicam intervenções terapêuticas e quadros azuis, investigações necessárias.

Devido à alta demanda, continuamos a oferecer aos leitores acesso às imagens desse livro, e ficamos satisfeitos em observar que essas imagens são utilizadas em palestras e seminários em diversas partes do mundo.

Esta é a segunda edição que conta com a parceria do *site* Expert Consult, com texto em inglês, completamente pesquisável, uma biblioteca de imagens e *links* ao PubMed. Uma novidade desta edição é um banco com mais de 400 questões (em inglês) de múltipla escolha.

Jürgen Floege
Richard J. Johnson
John Feehally

SUMÁRIO

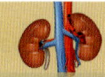

SEÇÃO I
Anatomia e Fisiologia Renal Essencial

SEÇÃO II
Investigação de Doenças Renais

SEÇÃO III
Distúrbios Hidroeletrolíticos

SEÇÃO IV
Doença Glomerular

SEÇÃO XVII
Terapias Dialíticas

SEÇÃO XVIII
Transplante

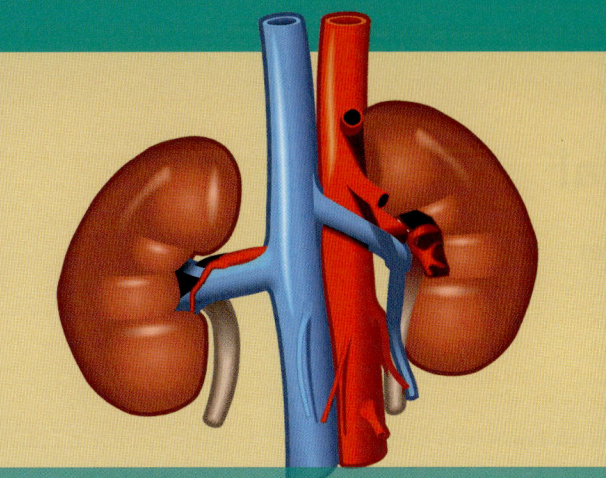

Anatomia e Fisiologia Renal Essencial

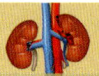

CAPÍTULO 1

Anatomia Renal

Wilhelm Kriz e Marlies Elger

A complexa estrutura do rim de mamíferos é mais bem compreendida na forma unipapilar, que é comum a todas as espécies pequenas. A Figura 1-1 é um corte coronal esquemático através de um rim unipapilar, com o córtex delimitando a medula em formato de pirâmide, cujo ápice se projeta para a pelve renal. A medula é dividida em medulas interna e externa, e a medula externa é ainda subdividida em zonas interna e externa.

ESTRUTURA DO RIM

Os componentes específicos do rim são: os néfrons, os túbulos coletores e uma microvasculatura exclusiva.[1] O rim humano, multipapilar, contém cerca de um milhão de néfrons, embora esse número varie consideravelmente. A quantidade de néfrons é estabelecida durante o desenvolvimento pré-natal. Após o nascimento, novos néfrons não podem ser desenvolvidos, e um néfron perdido não pode ser substituído.

Néfrons

O néfron consiste em um corpúsculo renal (*glomerulus*) conectado a um túbulo complexo e retorcido, que finalmente drena para um túbulo coletor (Fig. 1-2 e Tabela 1-1). Três tipos de néfrons podem ser diferenciados pela localização dos corpúsculos renais ao longo do córtex: néfrons superficiais, subcorticais e justamedulares. A porção tubular do néfron consiste no túbulo proximal e no túbulo distal, conectados pela alça de Henle[2] (discussão a seguir). Existem dois tipos de néfrons, aqueles com a alça de Henle longa e aqueles com a alça curta. As alças curtas retornam na medula externa, ou mesmo no córtex (alças corticais). As alças longas retornam em níveis sucessivos da medula interna.

Túbulos Coletores

O túbulo coletor é formado no córtex renal, quando vários néfrons se juntam. O túbulo conector se interpõe entre o néfron e o túbulo coletor cortical. Os túbulos coletores corticais descem através dos raios medulares do córtex. Esses túbulos atravessam a medula externa como tubos não ramificados. Na entrada da medula interna, os túbulos coletores corticais se fundem sucessivamente e finalmente se abrem como ductos papilares na pelve renal. (Fig. 1-2 e Tabela 1-1).

Microvasculatura

O padrão microvascular do rim é organizado de forma semelhante entre as espécies de mamíferos[1,3] (Fig. 1-3 e Fig. 1-1). Depois de entrar no seio renal, a artéria renal finalmente se divide em artérias interlobares, as quais se estendem para o córtex no espaço entre a parede da pelve (ou cálice) e o tecido cortical adjacente. Na junção entre o córtex e a medula, as artérias se dividem e passam para as artérias arqueadas, que também se ramificam. As artérias arqueadas dão origem às artérias corticais radiais (artérias interlobulares), as quais ascendem radialmente através do córtex. Nenhuma artéria penetra a medula.

As arteríolas aferentes suprem os tufos glomerulares e geralmente emergem das artérias corticais radiais. Tributárias *aglomerulares* para os plexos capilares são encontradas raramente. Como resultado, o suprimento sanguíneo dos capilares peritubulares do córtex e da medula é exclusivamente *pós-glomerular*.

Os glomérulos são drenados pelas arteríolas eferentes. Dois tipos básicos de arteríolas eferentes podem ser diferenciados, os corticais e os justaglomerulares. As arteríolas eferentes *corticais*, que derivam dos glomérulos superficiais e subcorticais, suprem o plexo capilar do córtex. As arteríolas eferentes dos glomérulos *justamedulares* representam o suprimento vascular da medula renal. Na zona externa da medula, esses vasos se dividem nos vasos retos *descendentes* e então penetram na zona interna em feixes cônicos. Em intervalos, vasos individuais partem desses feixes para suprir o plexo capilar no nível medular adjacente.

Os vasos retos *ascendentes* drenam a medula renal. Na medula interna, os vasos retos emergem a cada nível, ascendendo como vasos não ramificados, e atravessam a zona interna dentro dos feixes. Os vasos retos ascendentes que drenam a zona interna podem-se juntar aos feixes vasculares ou podem ascender diretamente à zona externa, entre os feixes. Todos os vasos retos ascendentes atravessam a zona externa da medula como vasos ondulados individuais com lúmen largo, intercalados entre os túbulos. Uma vez que os capilares verdadeiros, derivados dos ramos diretos das arteríolas eferentes são relativamente escassos, os vasos retos ascendentes formam o plexo capilar da zona externa. Os vasos retos ascendentes drenam para as veias arqueadas.

Os feixes vasculares representam a troca contracorrente entre o sangue que entra e o que deixa a medula. Além disso, a organização dos feixes vasculares resulta em uma separação do fluxo sanguíneo para a zona interna daquele para a medula interna. Os vasos retos descendentes, que suprem a medula interna, atravessam a zona interna dentro dos feixes vasculares. Portanto, o fluxo sanguíneo que se dirige para a medula interna não foi previamente exposto aos túbulos das zonas interna e externa. Todos os vasos retos ascendentes, que se originam na medula interna, atravessam a zona interna dentro dos feixes vasculares. Então, o sangue que perfundiu os túbulos da medula interna não perfundem subsequentemente os túbulos da zona interna. Entretanto, o sangue que retorna tanto da medula interna quanto da zona interna, perfunde os túbulos da zona externa na sequência. Esse arranjo na zona externa pode funcionar como estratégia final para prevenir a perda de soluto pela medula.

As veias intrarrenais acompanham as artérias. O centro da drenagem renal são as veias arqueadas, as quais, em contraste às artérias arqueadas, formam arcos anastomosados reais na borda corticomedular. As veias arqueadas recebem as veias do córtex e da medula renal. As veias arqueadas se juntam para formar as veias interlobares, que acompanham as artérias correspondentes.

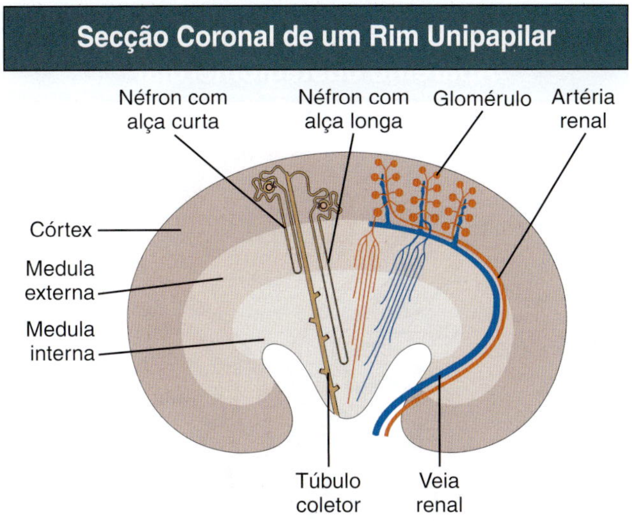

Secção Coronal de um Rim Unipapilar

Néfron com alça curta • Néfron com alça longa • Glomérulo • Artéria renal

Córtex

Medula externa

Medula interna

Túbulo coletor • Veia renal

Figura 1-1 Secção coronal de um rim unipapilar.

Néfrons e o Sistema Ductal Coletor

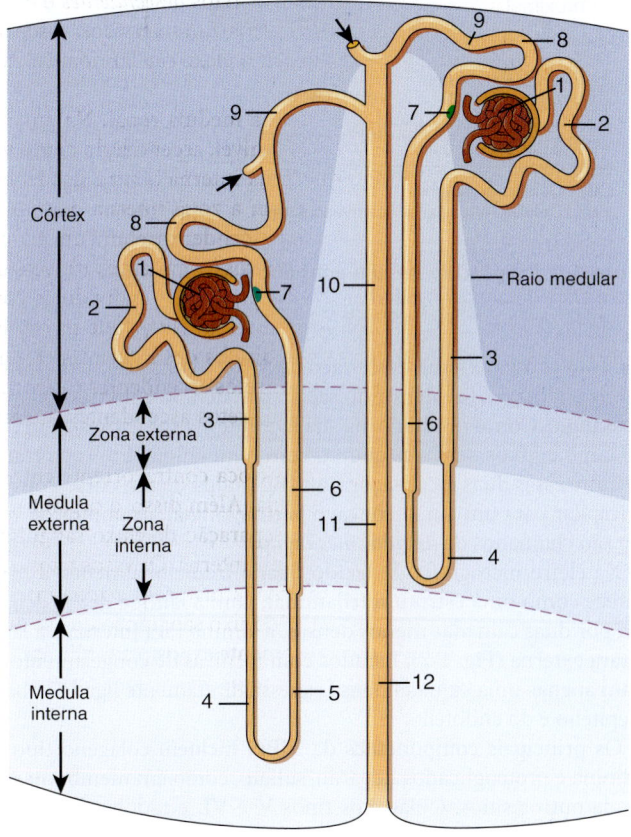

Córtex

Zona externa

Medula externa — Zona interna

Medula interna

Raio medular

1. Corpúsculo renal
2. Túbulo contorcido proximal
3. Túbulo reto proximal
4. Ramo descendente
5. Ramo ascendente
6. Túbulo reto distal
(ramo ascendente espesso)
7. Mácula densa
8. Túbulo contorcido distal
9. Túbulo conector
10. Túbulo coletor cortical
11. Túbulo coletor da medula externa
12. Túbulo coletor da medula interna

Figura 1-2 Néfrons e o sistema ductal coletor. Estão apresentados os néfrons com alça curta e com alça longa, juntamente com um túbulo coletor (não desenhado em escala). *Setas* indicam confluência de outros néfrons.

Subdivisões do Néfron e do Sistema Ductal Coletor

Seção	Subseções
Néfron	
Corpúsculo renal	*Glomérulo*: termo usado mais frequentemente para se referir ao corpúsculo renal como um todo Cápsula de Bowman
Túbulo proximal	Parte contorcida Parte reta (*pars recta*), ou ramo descendente espesso da alça de Henle
Túbulo intermédio	Parte descendente, ou ramo descendente fino da alça de Henle Parte ascendente, ou ramo ascendente fino da alça de Henle
Túbulo distal	Parte reta, ou ramo ascendente espesso da alça de Henle: subdividido em partes medular e cortical; a parte cortical contém a mácula densa em sua porção terminal
Sistema Ductal Coletor	
Túbulo conector	Inclui as arcadas na maioria das espécies
Túbulo coletor	Túbulo coletor cortical Túbulo coletor medular externo: subdividido em uma porção da zona externa e uma da zona interna Túbulo coletor medular interno: subdividido em porções basal, média e papilar

Tabela 1-1 Subdivisões do néfron e do sistema ductal coletor.

As artérias intrarrenais e as arteríolas glomerulares aferentes e eferentes são acompanhadas por fibras nervosas simpáticas e axônios terminais, representando os nervos eferentes do rim.[1] Os túbulos têm contato direto com os axônios terminais apenas quando estão localizados ao redor das artérias e das arteríolas. A inervação tubular consiste em "fibras ocasionais adjacentes aos túbulos perivasculares".[4] A densidade dos contatos nervosos nos túbulos contorcidos proximais é baixa; contatos nos túbulos retos proximais, ramos ascendentes espessos da alça de Henle e túbulos coletores (localizados nos raios medulares e na medula externa) nunca foram encontrados. A grande maioria das porções tubulares não tem relação direta com nervos terminais. Acredita-se que os nervos aferentes do rim sejam esparsos.[5]

NÉFRON

Glomérulos Renais (Corpúsculos Renais)

O glomérulo compreende um tufo de capilares especializados ancorados no mesângio, ambos envolvidos por uma extensão do túbulo em formato de bolsa, a cápsula glomerular ou cápsula de Bowman (Figs. 1-4 e 1-5). Os capilares e o mesângio são revestidos por células epiteliais (podócitos), formando o epitélio visceral da cápsula de Bowman. No polo vascular, essa estrutura se reflete para se tornar o epitélio parietal da cápsula de Bowman. Na interface entre os capilares glomerulares e o mesângio de um lado, e a camada de podócitos do outro lado, surge a membrana basal glomerular (MBG). O espaço entre ambas as camadas da cápsula de Bowman representa o espaço urinário, que continua como lúmen tubular no nível do polo urinário.

Na entrada do tufo, a arteríola aferente glomerular imediatamente se divide em até cinco ramos capilares primários, cada um dos quais origina uma rede de capilares anastomosados, representando o lóbulo glomerular. Em contraste à arteríola aferente, a arteríola glomerular eferente já é estabelecida dentro do tufo, pela confluência dos

Microvasculatura do Rim

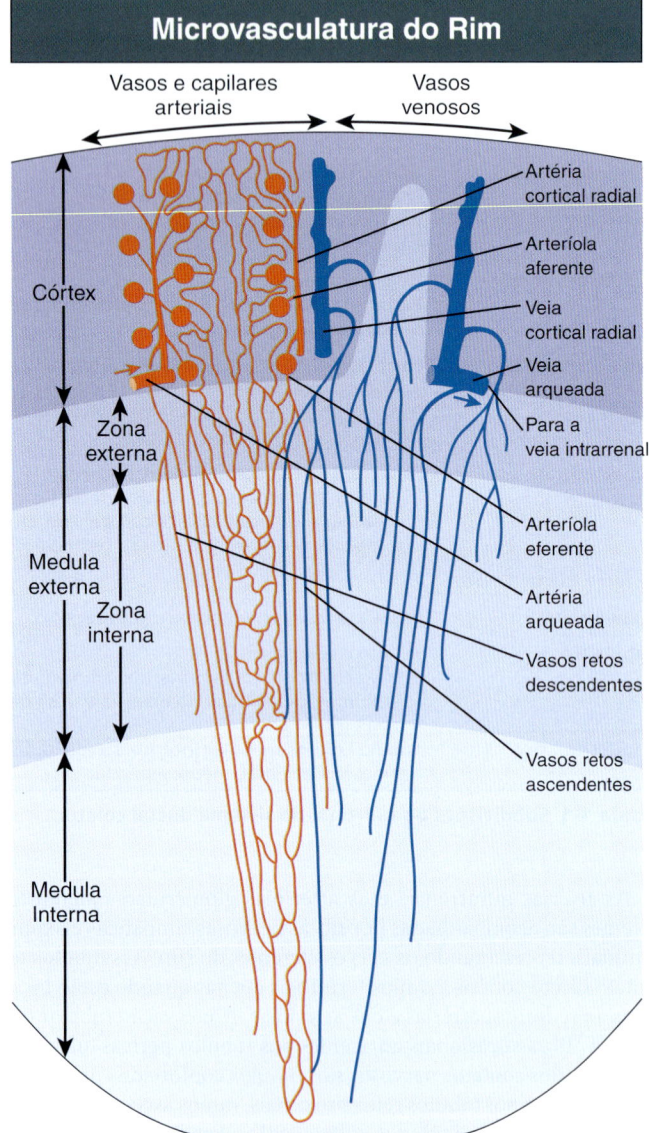

Figura 1-3 Microvasculatura do rim. As arteríolas aferentes suprem o glomérulo, e as arteríolas eferentes deixam o glomérulo e se dividem nos vasos retos, que juntamente com os vasos retos ascendentes formam os feixes vasculares da medula renal. Todos os vasos retos que ascendem da medula interna atravessam a zona interna dentro dos feixes vasculares, enquanto a maioria dos vasos retos da zona interna da medula externa ascende fora dos feixes. Ambos os tipos atravessam a zona externa como canais largos e tortuosos.

capilares de cada lóbulo.[6] Então, a arteríola eferente possui um segmento intraglomerular significativo, localizado dentro do tufo glomerular.

Os capilares glomerulares são um tipo específico de vasos sanguíneos, constituídos apenas por um tubo endotelial (Figs. 1-6 e 1-7). Uma pequena porção da face externa desse tubo encosta diretamente no mesângio; uma grande parte se insinua no espaço urinário e é coberta pela MBG e pela camada de podócitos. Essa porção periférica da parede capilar glomerular é a área de filtração. O mesângio glomerular representa o eixo do lóbulo glomerular, ao qual os capilares glomerulares estão conectados.

Membrana Basal Glomerular

A MBG funciona como esqueleto do tufo glomerular. Essa membrana é um complexo saco dobrado, com uma abertura no hilo glomerular

Corpúsculo Renal e Aparelho Justaglomerular

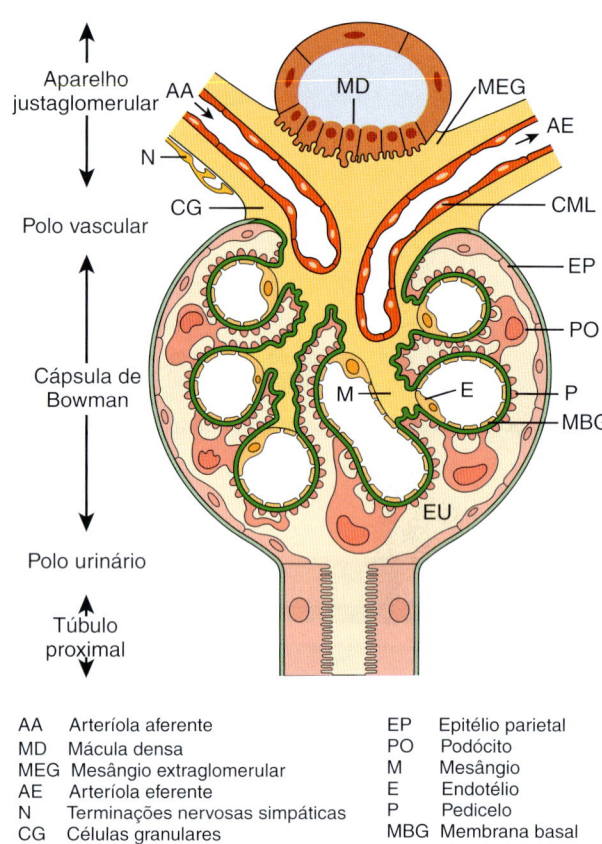

AA	Arteríola aferente	EP	Epitélio parietal
MD	Mácula densa	PO	Podócito
MEG	Mesângio extraglomerular	M	Mesângio
AE	Arteríola eferente	E	Endotélio
N	Terminações nervosas simpáticas	P	Pedicelo
CG	Células granulares	MBG	Membrana basal glomerular
CML	Células musculares lisas vasculares	EU	Espaço urinário

Figura 1-4 Corpúsculo renal e aparelho justaglomerular. *(Modificado da referência 1 com permissão.)*

(Fig. 1-4). A face externa desse saco de MBG é completamente coberta com podócitos. O interior do saco é preenchido com os capilares e o mesângio. Como resultado, na sua face interna, a MBG está em contato tanto com os capilares quanto com o mesângio. Em cada transição entre essas duas localizações, a MBG muda de um curso convexo pericapilar para um curso côncavo perimesangial; os pontos de viragem são chamados de *ângulos mesangiais*.

Na eletromicrografia de tecido fixado tradicionalmente, a MBG aparece como uma estrutura trilaminar, com a lâmina densa delimitada por duas camadas menos densas, a lâmina rara interna e a lâmina rara externa (Fig. 1-7). Estudos com técnicas de congelamento revelam apenas uma camada densa espessa diretamente ligada às bases do epitélio e do endotélio.[7]

Os principais componentes da MBG incluem colágeno tipo IV, laminina e proteoglicanos heparan-sulfato, como em membranas basais de outros sítios. Colágenos tipos V e VI, e nidogênio (entactina), também têm sido demonstrados. Entretanto, a MBG possui várias características próprias, especialmente um espectro peculiar de isoformas de colágeno tipo IV e laminina. A MBG madura consiste em colágeno tipo IV, composto de cadeias α3, α4 e α5 (em vez de cadeias α1 e α2, da maioria das outras membranas basais) e laminina 11, composta de cadeias α5, β2 e γ1.[8] O colágeno tipo IV é o alvo antigênico na doença de Goodpasture (Cap. 24); e mutações dos genes das cadeias α3, α4 e α5 do colágeno tipo IV são responsáveis pela síndrome de Alport (Cap. 48).

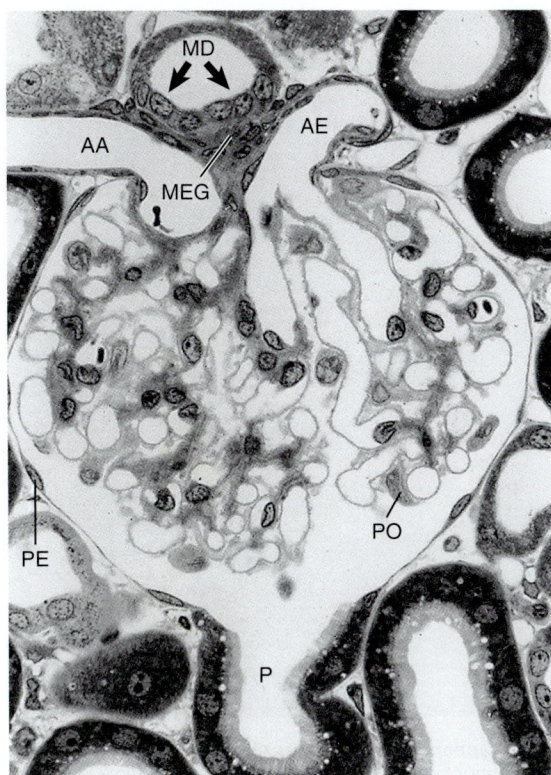

Figura 1-5 Secção longitudinal de um glomérulo (rato). No polo vascular, a arteríola aferente *(AA)*, a arteríola eferente *(AE)*, o mesângio extraglomerular *(MEG)* e a mácula densa *(MD)* são visualizados; *PO*, podócito. No polo urinário, o epitélio parietal *(PE)* se transforma em túbulo proximal *(P)*. (Microscopia óptica; aumento ×390.)

Porção Periférica de um Lóbulo Glomerular

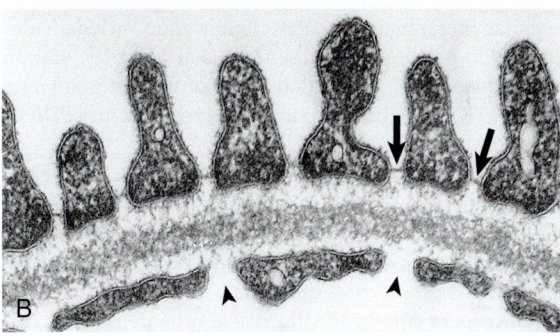

Figura 1-6 Porção periférica de um lóbulo glomerular. Essa parte mostra um capilar, a posição axial do mesângio e o epitélio visceral (podócitos). Na interface mesângio-capilar, o endotélio capilar se encosta diretamente no mesângio.

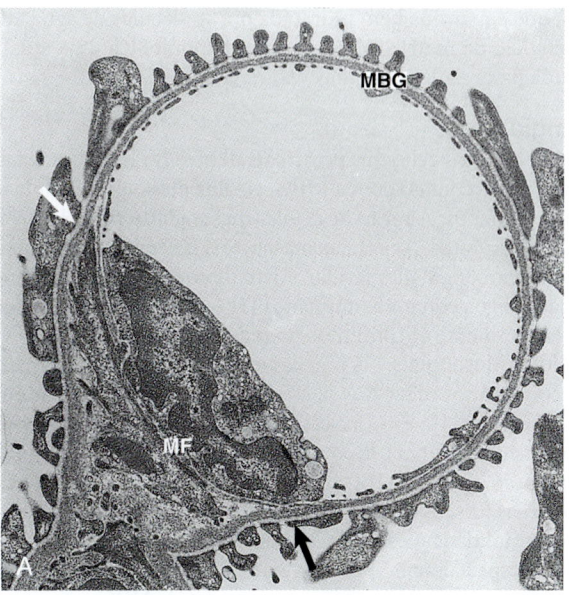

Figura 1-7 Capilar glomerular. A, A camada de prolongamentos podocitários interdigitados e a membrana basal glomerular *(MBG)* não circundam completamente o capilar. Nos ângulos mesangiais *(setas)*, ambos se desviam do curso pericapilar e revestem o mesângio. Os processos celulares mesangiais, contendo densos feixes de microfilamentos *(MF)*, interconectam a MBG e ligam a distância entre dois ângulos mesangiais. **B**, Barreira de filtração. A parte periférica da parede capilar glomerular compreende o endotélio com poros abertos *(cabeças de seta)*, a MBG e os prolongamentos podocitários interdigitados. A MBG apresenta a lâmina densa limitada pelas lâminas raras interna e externa. Os pedicelos estão separados pelas fendas de filtração, ligadas por estreitos diafragmas *(setas)*. (Microscopia eletrônica de transmissão [MET]; aumento: **A**, ×8.770; **B**, ×50.440.)

Os modelos atuais descrevem a estrutura básica da MBG como uma rede tridimensional de colágeno tipo IV.[7] O monômero de colágeno tipo IV consiste em uma tripla hélice com 400 nm de comprimento, com um grande domínio globular, não colágeno, na extremidade C-terminal, chamada a NC1. Na extremidade N, a hélice possui uma haste helicoidal tripla com 60 nm de comprimento: o domínio 7S. Interações entre os domínios 7S, de duas triplas hélices, ou os domínios NC1, de quatro triplas hélices, permitem que os monômeros de colágeno tipo IV formem dímeros e tetrâmeros. Além disso, fitas helicoidais triplas se interconectam por associações laterais, através de ligações dos domínios NC1 a sítios ao longo da região de colágeno. Essa rede é complementada por uma rede interconectada de laminina 11, resultando em uma composição poligonal, não fibrilar e flexível, que fornece força mecânica à membrana basal e serve como esqueleto para o alinhamento de outros componentes da matriz.

A carga eletronegativa da MBG resulta principalmente da presença de proteoglicanos polianiônicos. Os principais proteoglicanos da MBG são os proteoglicanos heparan-sulfato, incluindo perlecano e agrina. As moléculas de proteoglicanos se agregam para formar uma malha, que é mantida bem hidratada por moléculas de água aderidas ao interstício da matriz. Abrahamson[9] disponibiliza uma atualização resumida da organização molecular da MBG.

Mesângio

Existem três tipos celulares principais dentro do tufo glomerular, todos em íntimo contato com a MBG: células mesangiais, células endoteliais e podócitos. A razão de células mesangiais/endoteliais/podócitos é 2:3:1 em ratos. As células mesangiais e a matriz mesangial estabelecem o mesângio glomerular. Além disso, alguns estudos sugerem que macrófagos contendo antígenos HLA-DR/Ia-símile também podem ser raramente encontrados no mesângio normal.

Células Mesangiais As células mesangiais possuem formato irregular, com muitos processos se estendendo do corpo celular em direção à MBG (Figs. 1-6 e 1-7). Nesses processos, encontram-se conjuntos densos de microfilamentos, contendo actina, miosina e α-actinina.[10] Os processos são ligados à MBG diretamente ou através da interposição de microfibrilas (discussão a seguir). A MBG representa a estrutura efetora da contratilidade mesangial. As conexões da célula mesangial com a MBG são especialmente proeminentes ao lado dos capilares, interconectando os dois ângulos mesangiais opostos da MBG.

As células mesangiais possuem uma grande variedade de receptores, incluindo aqueles para angiotensina II (Ang II), vasopressina, fator natriurético atrial, prostaglandinas, fator de crescimento transformador β (*TGF*-β) e outros fatores de crescimento (*PDGFs, EGF, CTGF*)[11].

Matriz Mesangial A matriz mesangial preenche os espaços altamente irregulares entre as células mesangiais e a MBG perimesangial, ancorando as células mesangiais à MBG[6]. A organização ultraestrutural dessa matriz não é completamente compreendida. Em espécimes preparados pela técnica que evita o tetróxido de ósmio e utiliza o ácido tânico para coloração, observa-se uma densa rede de microfibrilas elásticas. Muitas proteínas comuns de matriz extracelular têm sido demonstradas dentro da matriz mesangial, incluindo colágenos tipos IV, V e VI, e componentes de proteínas microfibrilares, como fibrilina e a glicoproteína associada à microfibrila de 31-kilodaltons. A matriz também contém diversas glicoproteínas, mais abundantemente a fibronectina, bem como vários tipos de proteoglicanos.

Endotélio

As células endoteliais glomerulares consistem em corpos celulares e lâminas citoplasmáticas perifericamente localizadas, atenuadas e altamente fenestradas (Figs. 1-6 e 1-7). Os poros endoteliais glomerulares não possuem diafragmas, os quais são encontrados somente no endotélio das tributárias finais da arteríola eferente.[6] Os poros circulares ou ovais têm diâmetro de 50 a 100 nm. A membrana luminal das células endoteliais é carregada negativamente devido à presença de diversas glicoproteínas polianiônicas, incluindo a podocalixina revestindo as células. Além disso, os poros endoteliais são preenchidos com plugues fenestrados, predominantemente constituídos de sialoglicoproteínas.[12]

Epitélio Visceral (Podócitos)

O epitélio visceral da cápsula de Bowman compreende células altamente diferenciadas, os podócitos (Fig. 1-8 e Fig. 1-6). No glomérulo em desenvolvimento, os podócitos têm uma forma poligonal simples. Em ratos, a atividade mitótica dessas células é completada logo após o nascimento, juntamente com a cessação da formação de novos néfrons anlagens.* Em humanos, esse ponto já é atingido durante a vida pré-natal. Os podócitos diferenciados são incapazes de se diferenciar; portanto, podócitos degenerados não podem ser substituídos no

Nota da Revisão Científica: Grupo de células de origem mesodérmica, programadas para transformação em células funcionais renais durante a vida fetal e, possivelmente, pluripotentes na origem.

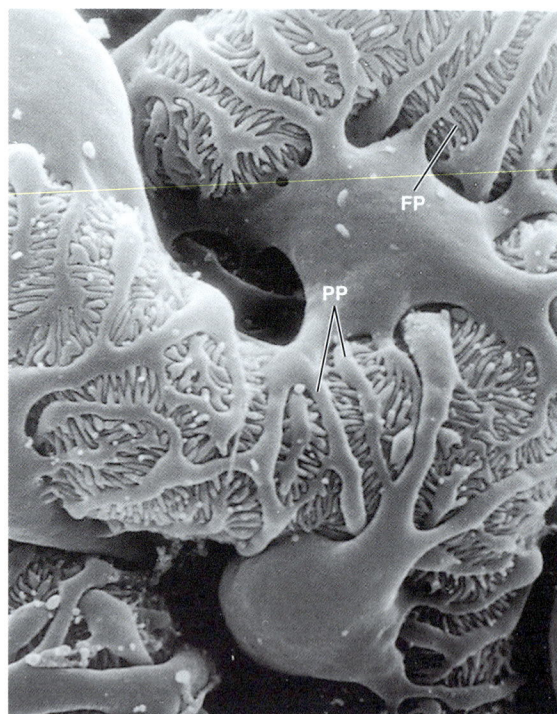

Figura 1-8 Capilares glomerulares no rato. O lado urinário do capilar é revestido por podócitos altamente ramificados. O sistema de interdigitação dos prolongamentos primários *(PP)* e dos pedicelos *(FP)* alinha toda a superfície do tufo, estendendo-se também sob os corpos celulares. Os pedicelos de células vizinhas se interdigitam, mas preservam as fendas de filtração entre eles. (Microscopia eletrônica de varredura; aumento ×2.200.)

adulto. Todos os esforços, da última década, para encontrar células progenitoras que pudessem migrar para o tufo e repor podócitos perdidos, falharam. Em resposta a um estímulo de crescimento extremo, como pelo básico fator de crescimento de fibroblasto 2 (FGF-2), os podócitos podem sofrer divisão nuclear mitótica. Entretanto, as células são incapazes de completar a divisão celular por citocinese, resultando em células binucleadas ou multinucleadas.[13]

Os podócitos têm um corpo celular volumoso que flutua dentro do espaço urinário, separado da MBG pelo espaço subpodocitário.[14] Os corpos celulares dão origem a prolongamentos primários longos, que se estendem em direção aos capilares e neles se fixam, pelas porções mais distais e por uma grande quantidade de prolongamentos, os pedicelos. Em virtude de a adesão dos podócitos à MBG depender apenas desses prolongamentos, resulta em uma vulnerabilidade única dos podócitos: desprendimento e perda na urina, como células viáveis.[15] Aparentemente, esse é o principal mecanismo de perda de podócitos ao longo da vida, sem nenhuma participação relevante da apoptose (morte celular).[16]

A característica estrutural mais específica dos podócitos é o padrão de revestimento da face externa dos capilares glomerulares pelos pedicelos. Os pedicelos de podócitos vizinhos interdigitam-se regularmente uns com os outros, deixando fendas sinuosas (fendas de filtração) entre as células, que são ligadas por uma estrutura extracelular, o *diafragma de fenda* (Fig. 1-9; Figs 1-6 a 1-8). Os podócitos são células epiteliais polarizadas, com um domínio luminal e um domínio basal da membrana celular; esse domínio basal corresponde à planta laminar de prolongamentos podocitários incorporada à MBG. A fronteira entre a membrana basal e a luminal é o diafragma de fenda.[17]

A membrana luminal e o diafragma de fenda são recobertos por um espesso revestimento de superfície, que é rico em sialoglicoproteínas, incluindo podocalixina e podoendina, e é responsável pela carga altamente negativa da superfície dos podócitos. Em comparação,

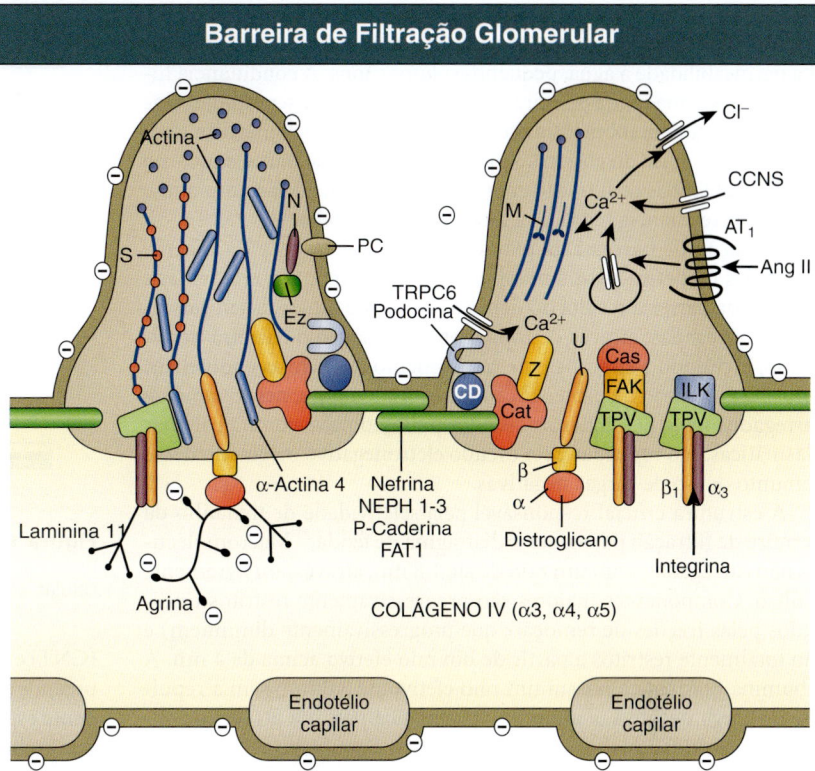

Figura 1-9 Barreira de filtração glomerular. Estão apresentados dois pedicelos, ligados pela membrana de fenda, a MBG e o poro no endotélio capilar. As superfícies dos podócitos e do endotélio são revestidas por um glicocálice contendo a sialoglicoproteína podocalixina *(PC)*. A MBG é principalmente composta por colágeno tipo IV ($\alpha3$, $\alpha4$ e $\alpha5$), laminina 11 (cadeias $\alpha5$, $\beta2$ e $\gamma1$) e o proteoglicano heparan--sulfato agrina. A membrana de fenda representa um poro proteináceo composto (até onde se sabe) por nefrina, *NEPH* 1-3, P-caderina e *FAT1*. O citoesqueleto de actina dos processos podocitários se conecta tanto com a MBG quanto com a membrana de fenda. Em relação às conexões com a MBG, dímeros de integrina $\beta_1\alpha_3$, especificamente, interconectam ao complexo TVP (talina, paxilina, vinculina) com a laminina 11; os distroglicanos β e α interconectam a utrofina com a agrina. As proteínas da membrana de fenda estão ligadas ao citoesqueleto por várias proteínas adaptadoras, incluindo podocina, proteína 1 da *zonula occludens (ZO-1; Z)*, proteína associada ao CD2 *(CD)* e cateninas *(Cat)*. Entre os canais catiônicos não seletivos *(CCNS)*, *TRPC6* se associa com a podocina (e nefrina, não mostrado) na membrana da fenda. Apenas o receptor da angiotensina II *(Ang II)* tipo 1 *(AT1)* é mostrado como exemplo dos muitos receptores de superfície. *Cas*, p130Cas; *Ez*, ezrina; *FAK*, quinase de adesão focal; *ILK*, quinase ligada à integrina; *M*, miosina; *N*, fator regulador do trocador Na$^+$-H$^+$ (NHERF2); *S*, sinaptopodina. *(Modificado da referência 41.)*

a membrana abluminal (i.e., as plantas dos prolongamentos podocitários) contém proteínas transmembrana específicas que conectam o citoesqueleto à MBG. Dois sistemas são conhecidos: (1) dímeros de integrina $\alpha_3\beta_1$ interconectam as proteínas citoplasmáticas de adesão focal vinculina, paxilina e talina com cadeias $\alpha3$, $\alpha4$ e $\alpha5$ do colágeno tipo IV e laminina 521; e (2) β-α-distroglicanos interconectam a proteína citoplasmática adaptadora utrofina com cadeias $\alpha5$ de agrina e laminina na MBG.[9]

Ao contrário do corpo celular, que abriga um retículo endoplasmático e um sistema de Golgi proeminentes, e possui uma estrutura autofágica bem desenvolvida, os prolongamentos celulares contêm apenas poucas organelas. O citoesqueleto sofisticado se responsabiliza pelo formato complexo das células. Microtúbulos e filamentos intermediários (vimentina e desmina) dominam no corpo celular e nos prolongamentos primários. Dentro dos pedicelos, os microfilamentos formam feixes proeminentes em formato de U, arranjados no eixo longitudinal de dois pedicelos sucessivos, num padrão de sobreposição. Centralmente, as curvaturas desses feixes são ligadas aos microtúbulos dos prolongamentos primários; perifericamente, os feixes são ligados à MBG por integrinas e distroglicanos. A α-Actina-4 e sinaptopodina promovem o envelopamento podócito-específico dos microfilamentos.

Os podócitos contêm uma grande variedade de receptores de superfície, incluindo aqueles para: a via de sinalização do monofosfato cíclico de guanosina *(GMPc)*, estimulados por peptídeos natriuréticos *(ANP, BNP* e *CNP)*, bem como pelo óxido nítrico (NO); a via de sinalização do monofosfato cíclico de adenosina *(AMPc)*, estimulados por prostaglandina E$_2$ (PGE$_2$), dopamina, isoproterenol, paratormônio *(PTH)* e peptídeo relacionado ao *PTH*; e a via de sinalização dos íons cálcio (Ca^{2+}), estimulados por diversos ligantes, incluindo Ang II, acetilcolina, PGF$_2$, arginina vasopressina (AVP), adenosina trifosfato (ATP), endotelina e histamina.[17] Entre os canais catiônicos receptores potenciais transitórios *(TRP)*, *TRPC5* e *TRPC6* têm recebido muita atenção recentemente.[18-20] O principal alvo dessa orquestra de sinalização é o citoesqueleto, embora os efeitos concretos sejam pouco esclarecidos. O envolvimento de outros receptores, tais como para C3b,

TGF-β, *FGF-2* e outras citocinas/quimiocinas no desenvolvimento de doenças podocitárias vem sendo demonstrado.[17] A megalina é um receptor endocitótico multiligante e é o principal antígeno da nefrite de Heymann em ratos,[21] mas não está presente em humanos.

As fendas de filtração são os locais de fluxo de fluido convectivo, através do epitélio visceral (Figs. 1-7 e 1-9). As fendas de filtração possuem largura constante de 30 a 40 nm e estão conectadas pelo diafragma de fenda, uma membrana proteinácea com composição molecular não definida completamente. Tecidos fixados quimicamente e tratados com ácido tânico revelam uma estrutura semelhante a um zíper, com poros enfileirados de aproximadamente 14 nm^2 em cada lado da barra central. Atualmente, as proteínas conhecidas que participam da membrana de fenda ou mediam suas conexões ao citoesqueleto de actina dos prolongamentos podocitários, incluem nefrina, P-caderina, *FAT1*, *NEPH* 1-3 e podocina.[17] Entretanto, ainda não está estabelecida a forma como essas moléculas interagem umas com as outras para estabelecer poros de membrana seletivos para tamanho. Além de sua função de barreira, a membrana de fenda é uma plataforma de sinalização para o citoesqueleto.[22]

Epitélio Parietal

O epitélio parietal da cápsula de Bowman consiste em células epiteliais escamosas repousando numa membrana basal (Figs 1-4 e 1-5). As células planas são preenchidas com feixes de filamentos de actina, alinhados em todas as direções. Em contraste à MBG, a membrana basal parietal compreende diversas camadas de proteoglicanos densos, que além do colágeno tipo IV, possuem também colágeno tipo XIV. O proteoglicano predominante na membrana basal parietal é o sulfato de condroitina.[23] Observações recentes sugerem que um nicho de células-tronco epiteliais glomerulares reside dentro do epitélio parietal, na transição com o túbulo proximal,[24] mas faltam evidências inequívocas.

Barreira de Filtração

A filtração através da parede capilar glomerular acontece através da via extracelular, incluindo os poros endoteliais, a MBG e o diafragma de fenda (Figs. 1-7 e 1-9). Todos esses componentes são bastante permeáveis à água. A ausência de membranas celulares interpostas resulta em alta permeabilidade à água, pequenos solutos e íons. A condutância hidráulica das camadas da barreira de filtração é difícil de ser estudada individualmente. Em modelos matemáticos de filtração glomerular, a resistência hidráulica do endotélio foi estabelecida como baixa, enquanto a MBG e as fendas de filtração contribuem, cada uma delas, com quase metade da resistência hidráulica total da parede capilar.[25]

A função de barreira da parede capilar glomerular para macromoléculas é seletiva para tamanho, formato e carga.[17] A seletividade de carga da barreira resulta do denso acúmulo de moléculas negativamente carregadas, através de toda a profundidade da barreira de filtração, incluindo a superfície de revestimento das células endoteliais; e do alto conteúdo de proteoglicanos heparan-sulfato, negativamente carregados na MBG. Macromoléculas polianiônicas, como proteínas plasmáticas, são repelidas pelo escudo eletronegativo originado desse conjunto denso de cargas negativas.

A estrutura crucial responsável pela seletividade de tamanho da barreira de filtração parece ser o diafragma de fenda.[25] Macromoléculas não carregadas, com um raio de até 1,8 nm, atravessam livremente o filtro. Componentes maiores são progressivamente restritos (indicados pelas frações de remoção, que progressivamente diminuem) e são totalmente restritos a partir de um raio efetivo acima de 4 nm. A albumina plasmática possui um raio efetivo de 3,6 nm; sem a repulsão da carga negativa, a albumina plasmática passaria através do filtro em quantidades consideráveis. Conforme proposto recentemente, um campo eletroquímico ou *streaming potential** pode ser gerado pela filtração através da parede capilar glomerular, o que por sua vez, pode prevenir a passagem de proteínas plasmáticas carregadas negativamente pela barreira, por eletroforese.[26]

Estabilidade do Tufo Glomerular

O principal desafio para os capilares glomerulares é associar permeabilidade seletiva com estabilidade. As paredes capilares são constantemente expostas a altos gradientes de pressão pela alta pressão de perfusão dos capilares glomerulares.

A MBG e o mesângio consistem no principal sistema de manutenção da complexa estrutura do tufo glomerular. De fato, os cilindros da MBG praticamente definem o formato dos capilares glomerulares. Entretanto, esses cilindros não circundam completamente o tubo capilar e são abertos na superfície mesangial. Mecanicamente, os processos celulares mesangiais contráteis completam os cilindros, que conectam os espaços da MBG entre dois ângulos mesangiais opostos, permitindo que essas duas estruturas juntas desenvolvam a tensão da parede.[27]

Tradicionalmente, interpreta-se que os podócitos são um tipo de pericito, contribuindo para a tensão da parede pela variação do tônus desse sistema contrátil. Num desafio recente, a esse ponto de vista,[16] entretanto, o único sistema remanescente capaz de criar a tensão da parede consiste nos cilindros abertos da MBG conectados às células mesangiais.

Além da necessidade de criar a tensão da parede para prevenir a dilatação dos capilares glomerulares, o padrão de dobra da MBG (i.e., arranjo dos capilares glomerulares) também deve ser estabilizado contra os gradientes de pressão centrífuga. Isso ocorre através da interconexão dos pontos de viragem da MBG pelas células mesangiais na face interna e pelos podócitos na face externa.[10]

Túbulo Renal

O túbulo renal é subdividido em diversos segmentos distintos: o túbulo proximal, o túbulo intermédio, o túbulo distal, o túbulo conector

---

* *Nota da Revisão Científica*: potencial elétrico que se origina quando um eletrólito é direcionado por um gradiente de pressão através de um canal ou tampão poroso com paredes carregadas eletricamente.

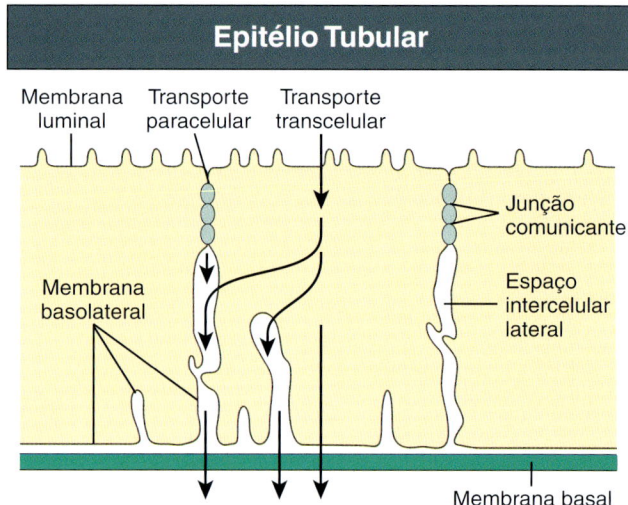

Figura 1-10 Epitélio tubular. O transporte através do epitélio pode seguir duas vias: transcelular, através das membranas luminal e basolateral, e paracelular, através das junções comunicantes e dos espaços intercelulares.

(CNT) e o túbulo coletor (Fig. 1-1 e Tabela 1-1).[1,2] A alça de Henle compreende a parte reta do túbulo proximal (representando o ramo descendente espesso), os ramos finos descendente e ascendente (representando o túbulo intermédio) e o ramo ascendente espesso (representando a porção reta do túbulo distal), que inclui a mácula densa. O CNT e os vários segmentos do túbulo coletor formam o sistema ductal coletor.

Os túbulos renais são formados por uma camada única de epitélio, ancorada à membrana basal. Este epitélio transportador consiste em células epiteliais planas ou cuboides, conectadas apicalmente por um complexo juncional compreendido por uma junção de oclusão (*tight junction* ou *zonula occludens*), uma junção de adesão e, raramente, um desmossomo. Como resultado dessa organização, existem duas vias diferentes através do epitélio (Fig. 1-10): a via *transcelular*, incluindo o transporte através das membranas celulares luminal e basolateral e pelo citoplasma; e a via *paracelular*, através do complexo juncional e dos espaços intercelulares laterais. As características funcionais do transporte paracelular são determinadas pelas junções de oclusão, cuja elaboração difere muito ao longo dos vários segmentos tubulares. O transporte transcelular é determinado por canais, carreadores e transportadores específicos incluídos nas membranas celulares apical e basolateral. Os vários segmentos do néfron diferem em função, distribuição de proteínas transportadoras e responsividade a hormônios e drogas, como os diuréticos.

Túbulo Proximal

O túbulo proximal reabsorve a maior parte da água e dos solutos filtrados (Fig. 1-11, *A*). O epitélio apresenta numerosas estruturas adaptadas para essa função. O túbulo proximal possui uma borda em escova proeminente (aumentando a área de superfície luminal da célula) e extensas interdigitações causadas pelos processos celulares basolaterais (aumentando a área de superfície basolateral da célula). Essas interdigitações celulares laterais se estendem até o orifício da junção de oclusão, aumentando assim o comprimento da zona de oclusão e permitindo uma maior passagem para o transporte passivo de íons. Os túbulos proximais possuem mitocôndrias grandes e proeminentes, intimamente associadas às membranas basolaterais das células, onde se localiza a sódio-potássio (Na^+,K^+)-adenosina trifosfatase (ATPase); esse mecanismo comanda o transporte transcelular. O transportador luminal específico para a entrada do Na^+ no túbulo proximal é o trocador sódio-íon hidrogênio (Na^+-H^+). A grande permeabilidade hidráulica à água se origina na presença abundante do canal de água,

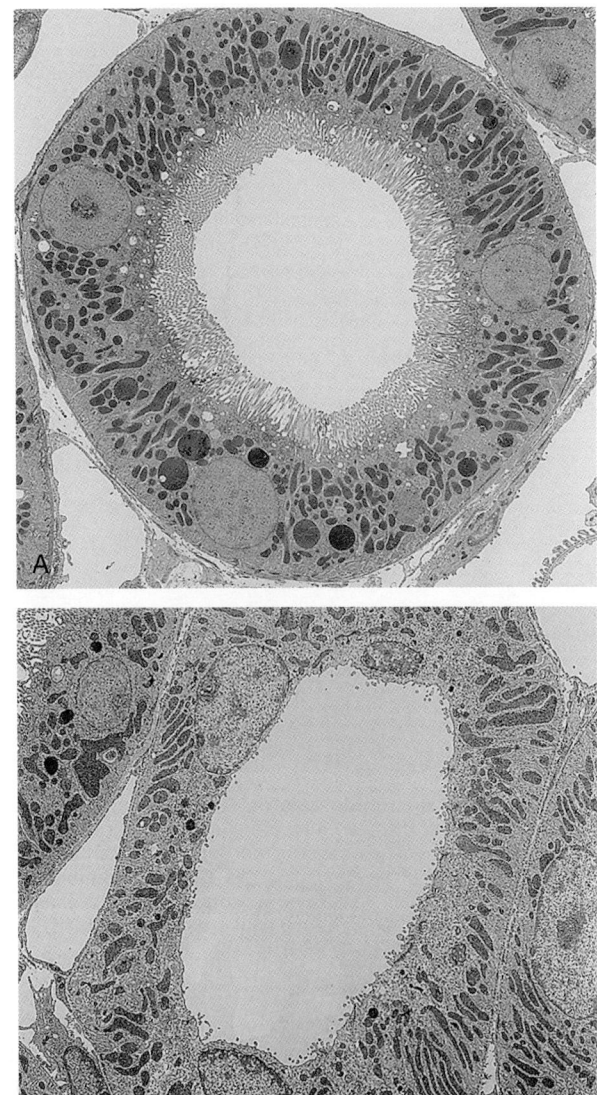

Figura 1-11 Túbulos do córtex renal. A, Túbulo contorcido proximal é equipado com uma borda em escova e um proeminente aparelho vacuolar no citoplasma apical. O restante do citoplasma é ocupado por um labirinto basal, que consiste em grandes mitocôndrias associadas à membrana celular basolateral. **B**, Túbulo contorcido distal também possui membranas celulares basolaterais interdigitadas, intimamente associadas com grandes mitocôndrias. Em contraste ao túbulo proximal, entretanto, a superfície apical é amplificada apenas por algumas pequenas microvilosidades. (MET; **A**, ×1.530; **B**, ×1.830.)

a proteína aquaporina 1 (AQP1). Um eminente sistema lisossomal é conhecido como o "aparato endocítico vacuolar apical" e é responsável pela reabsorção de macromoléculas (polipeptídeos e proteínas, como a albumina) que passaram através do filtro glomerular. O túbulo proximal é geralmente subdividido em três segmentos (conhecidos como: S_1, S_2 e S_3 ou P_1, P_2 e P_3), que diferem consideravelmente em organização celular e, portanto, em função.[28]

Alça de Henle

A alça de Henle é formada pela porção reta do túbulo proximal, o ramo descendente fino (em longas alças), o ramo ascendente fino e o ramo ascendente espesso (Fig. 1-12 e Fig. 1-2). O ramo descendente fino, assim como o túbulo proximal, é altamente permeável à agua

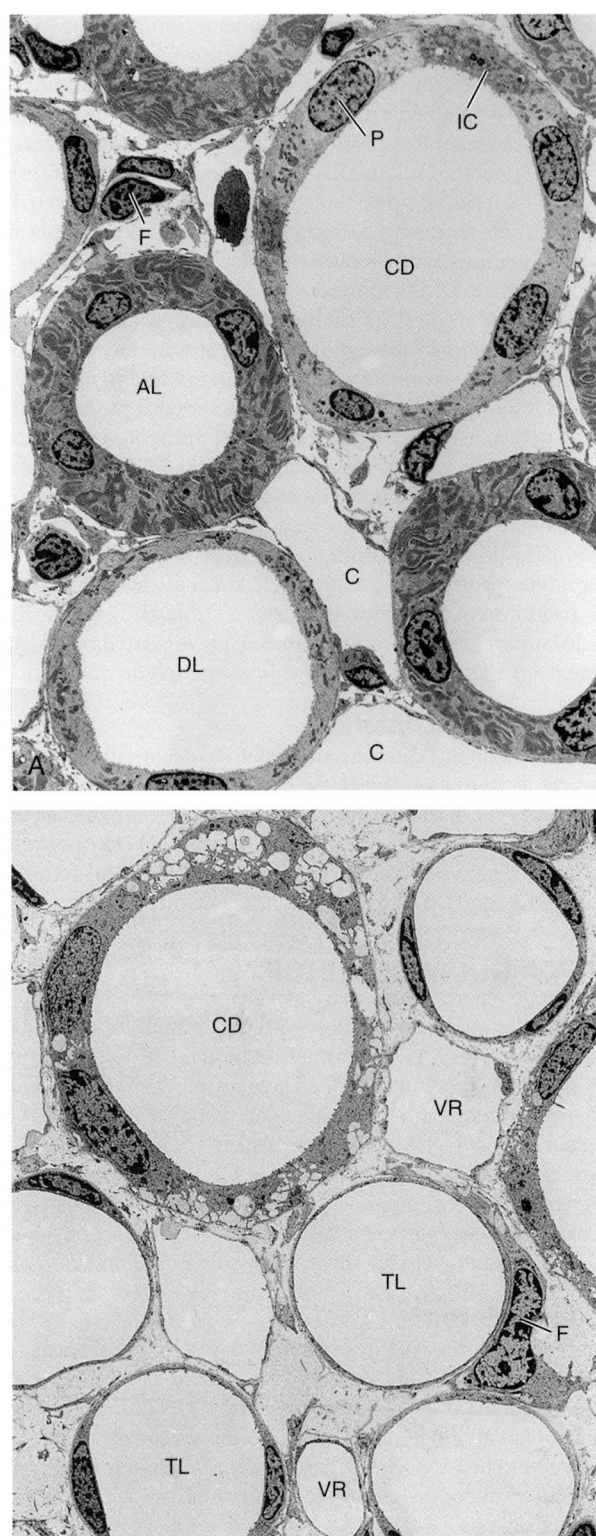

Figura 1-12 Túbulos na medula. A, Secção transversal através da zona interna da medula externa, mostra um ramo descendente fino de uma alça de Henle longa *(DL)*, os ramos ascendentes espessos medulares da alça de Henle *(AL)* e um túbulo coletor *(CD)* com células principais *(P)* e células intercaladas *(IC)*; *C*, capilares peritubulares; *F*, fibroblasto. **B**, Na secção transversal da medula interna, são visualizados os ramos ascendente e descendente *(TL)*, um túbulo coletor *(CD)* e vasos retos *(VR)*. (MET; A, ×990; B, ×1.120.)

(canais de AQP1), enquanto o ramo ascendente fino, que se inicia exatamente a partir do ponto de retorno, é impermeável à água. As funções de transporte específicas dos ramos finos da alça de Henle que contribuem para a geração do gradiente medular osmótico estão em discussão.

O ramo ascendente espesso da alça de Henle é comumente chamado de "segmento diluidor". Ele é impermeável à água, porém reabsorve uma quantidade considerável de cloreto de sódio (NaCl), resultando na sua separação da água. O cloreto de sódio é contido na medula, enquanto a água é levada ao córtex, onde pode retornar à circulação sistêmica. O transportador específico para a entrada do Na^+ nesse segmento é o cotransportador luminal Na^+-K^+-$2Cl^-$, que é o alvo de diuréticos, como a furosemida. Comparativamente, as junções de oclusão do ramo ascendente espesso possuem baixa permeabilidade. As células interdigitam-se maciçamente através dos processos celulares basolaterais, associados a um grande suprimento energético das mitocôndrias para o transporte transepitelial. As células sintetizam uma proteína específica, a proteína de Tamm-Horsfall, e a secretam no lúmen tubular. Acredita-se que essa proteína seja importante mais adiante, para prevenir a formação de cálculos renais. Em contraste com o túbulo proximal, a membrana luminal é amplificada esparsamente pelas microvilosidades. Imediatamente antes da transição para o túbulo contorcido distal, o ramo ascendente espesso da alça de Henle contém a mácula densa, que adere ao glomérulo do qual se origina.

Túbulo Contorcido Distal

O epitélio é altamente diferenciado, exibindo as interdigitações basolaterais celulares mais extensas, e a maior densidade de mitocôndrias de todas as porções do néfron (Fig. 1-11, B). Apicalmente, as células são equipadas com numerosas microvilosidades. O transportador de Na^+ específico para o túbulo contorcido distal é o cotransportador luminal Na^+-Cl^-, que é o alvo dos diuréticos tiazídicos.

SISTEMA DUCTAL COLETOR

O sistema ductal coletor inclui o CNT e os túbulos coletores corticais e medulares (Fig. 1-2). Dois néfrons podem-se juntar ao nível do CNT, formando uma arcada, que citologicamente é o CNT. Dois tipos celulares se alinham ao túbulo conector: a célula do CNT, que é específica aos CNTs; e a célula intercalada (IC), que também aparece adiante, no túbulo coletor. As células do CNT são similares às do túbulo coletor (TC) em organização celular. Ambos os tipos celulares compartilham sensibilidade à vasopressina (seção a seguir); a célula do CNT, entretanto, não possui sensibilidade a mineralocorticoides.

Túbulos Coletores

Os túbulos coletores podem ser subdivididos em túbulos corticais e medulares, e os túbulos medulares, em externos e internos; as transições são graduais (Fig. 1-12). Assim como o CNT, dois tipos celulares se alinham ao longo dos túbulos coletores: células do TC (células principais) e células IC. As células IC reduzem em número à medida que o túbulo coletor desce à medula, e estão ausentes nos túbulos coletores da papila.

As células do TC são simples, poligonais, que aumentam de tamanho em direção ao vértice da papila (Fig. 1-13, A). A superfície basal dessas células é caracterizada por invaginações da membrana basal celular (dobraduras internas). As junções de oclusão possuem uma grande profundidade do ápice à base, e a superfície apical da célula apresenta um glicocálice proeminente. Ao longo de todo o túbulo coletor, essas células contêm um sistema de transporte luminal para aquaporina 2, sob comando do hormônio antidiurético (*ADH*, vasopressina), promovendo o potencial de alterar a permeabilidade do túbulo coletor à água, de zero (ou pelo menos de baixa) a permeável.[29] O canal de sódio luminal, sensível à amilorida, está envolvido na

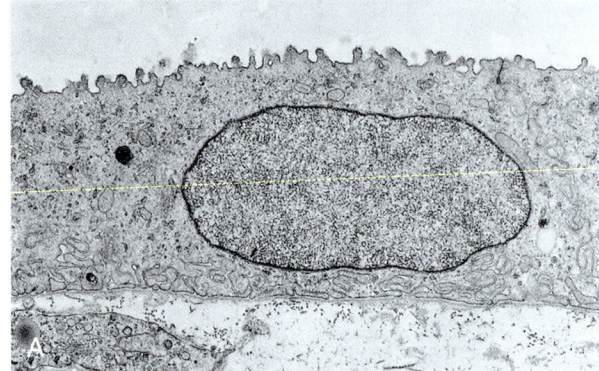

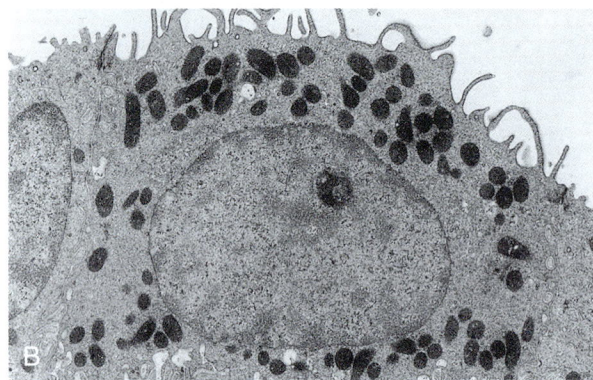

Figura 1-13 Células do túbulo coletor. A, Célula principal (célula do TC) de um túbulo coletor medular. A membrana celular apical carrega algumas pequenas microvilosidades cobertas por um glicocálice proeminente; a membrana celular basal forma invaginações. Observe a profunda junção comunicante. **B**, Células intercaladas tipo A. Note o citoplasma escuro (células escuras) com muitas mitocôndrias e pequenas pregas apicais; a membrana basal forma invaginações. (MET; **A**, ×8.720; **B**, ×6.970.)

responsividade dos túbulos coletores corticais à aldosterona. As porções terminais do túbulo coletor cortical na medula interna expressam o transportador de ureia *UTB*1, que de maneira dependente do *ADH*, é responsável pela recirculação da ureia; um processo crucial para o mecanismo de concentração urinária.[30]

O segundo tipo celular, a célula IC, está presente tanto no CNT quanto no túbulo coletor (Fig. 1-13, *B*). Existem pelo menos dois tipos, designadas células intercaladas A e B, diferentes por características estruturais, imunocitoquímicas e funcionais. As células tipo A, por definição, expressam H^+-ATPase na membrana luminal. Essas células IC secretam prótons. As células tipo B expressam H^+-ATPase na membrana basolateral; essas células secretam íons bicarbonato (HCO_3^-) e reabsorvem prótons.[31]

Com esses diferentes tipos celulares, os túbulos coletores são os reguladores finais do balanço de fluidos e eletrólitos, desenvolvendo um papel importante no controle de Na^+, Cl^- e K^+, bem como de ácidos e bases. A responsividade dos túbulos coletores à vasopressina possibilita que o organismo viva em condições áridas, permitindo a produção de urina concentrada e, caso necessário, de urina diluída.

APARELHO JUSTAGLOMERULAR

O aparelho justaglomerular compreende a mácula densa, o mesângio extraglomerular, a porção terminal da arteríola aferente, com suas células granulares produtoras de renina (também chamadas *células justaglomerulares*), e as porções iniciais da arteríola eferente (Fig. 1-4).

A mácula densa é uma placa de células especializadas na parede do ramo espesso ascendente da alça de Henle, no ponto em que o

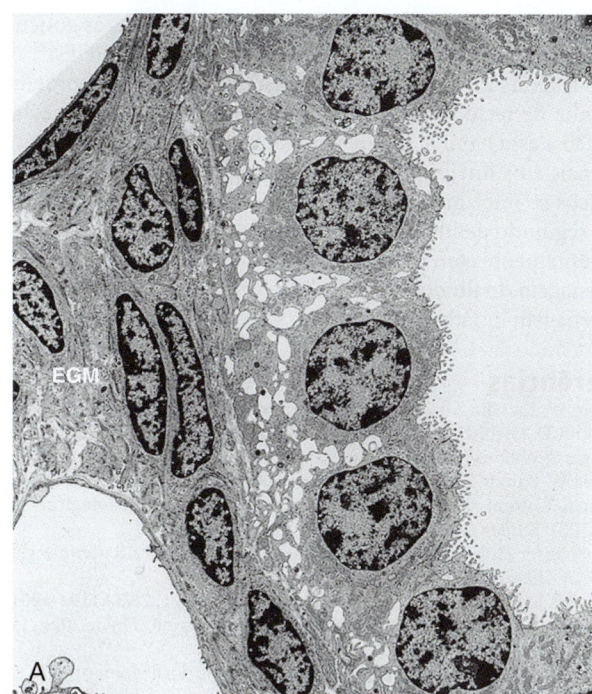

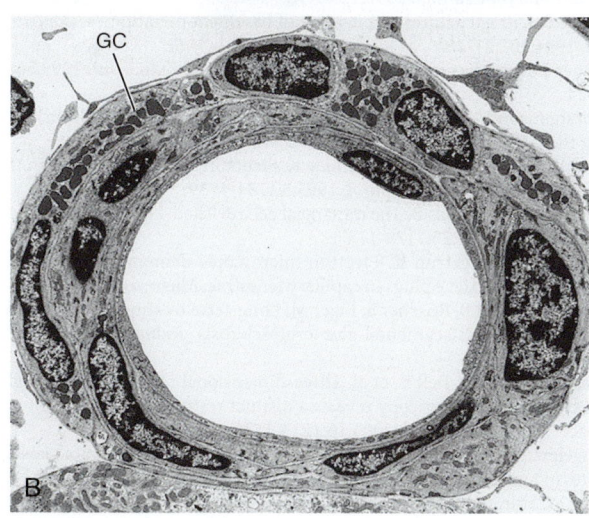

Figura 1-14 Aparelho justaglomerular. A, Mácula densa de um ramo ascendente espesso da alça de Henle. As células possuem núcleos proeminentes e espaços intercelulares laterais. Na superfície basal, eles se conectam no mesângio extraglomerular *(MEG).* **B**, Arteríola aferente próxima ao polo vascular. Diversas células musculares lisas são substituídas por células granulares *(GC)* contendo aglomerados de grânulos de renina. (MET; **A**, ×1.730; **B**, ×1.310.)

ramo se junta ao mesângio extraglomerular do glomérulo do qual se originou (Fig. 1-14, *A* e Fig. 1-5). A característica estrutural mais óbvia é a presença de células agrupadas e estreitas, com núcleos grandes, responsáveis pelo nome mácula *densa*. As células são ancoradas à membrana basal, que se mistura com a matriz do mesângio extraglomerular. As células são unidas pelas junções de oclusão, com permeabilidade muito baixa, e possuem espaços intercelulares laterais. A largura desses espaços varia sob diferentes condições funcionais.[1] A diferença imuno-histoquímica mais notável entre as células da mácula densa e as outras células epiteliais do néfron é o alto conteúdo de óxido nítrico sintase neuronal e ciclo-oxigenase-2 nas células da mácula densa.[32,33]

A face basal da mácula densa está firmemente ligada ao mesângio extraglomerular, um sólido complexo de células e matriz, não penetrado por vasos sanguíneos nem capilares linfáticos. Assim como é característico das células mesangiais, as células mesangiais extraglomerulares são extremamente ramificadas. Seus processos se interconectam através de junções comunicantes (*gap junctions*), contêm feixes de microfilamentos salientes e são conectadas à membrana basal da cápsula de Bowman e às arteríolas glomerulares. No conjunto, o mesângio extraglomerular interconecta todas as estruturas da entrada do glomérulo.[6]

As células granulares são arranjadas em aglomerados na porção terminal da arteríola glomerular aferente (Fig. 1-14, B), substituindo células musculares lisas normais. "Granular" se refere a grânulos citoplasmáticos específicos, nos quais a renina, o principal produto de secreção dessas células, é armazenada. As células granulares são o principal sítio corporal em que a renina é secretada. A liberação de renina ocorre por exocitose para o interstício ao redor. As células granulares são conectadas às células mesangiais extraglomerulares, às células musculares lisas adjacentes e às células endoteliais, através de junções comunicantes, e são densamente inervadas por terminações nervosas simpáticas. As células granulares são células musculares lisas modificadas; sob condições que requerem aumento da síntese de renina (p. ex. depleção de volume, estenose de artéria renal), células musculares lisas adicionais localizadas a montante na parede da arteríola aferente podem-se transformar em células granulares.

A organização estrutural do aparelho justaglomerular sugere uma função regulatória. Algum componente da urina distal, provavelmente o cloreto, é detectado pela mácula densa. Essa informação é utilizada inicialmente para ajustar o tônus das arteríolas glomerulares, produzindo alterações no fluxo glomerular e na taxa de filtração. Mesmo que muitos detalhes desse mecanismo permaneçam em discussão, estudos verificaram a essência desse sistema, conhecida como "mecanismo de retroalimentação (*feedback*) tubuloglomerular".[34] Em seguida, o sistema justaglomerular determina a quantidade de renina a ser liberada através do interstício, até a circulação, adquirindo assim uma grande relevância sistêmica.[35,36]

INTERSTÍCIO RENAL

O interstício renal é comparativamente esparso. Seu volume proporcional no córtex varia de 5% a 7%, tendendo a aumentar com a idade. Aumenta ao longo da medula do córtex até a papila. Na zona externa, corresponde de 3% a 4%, o menor valor de todas as zonas do rim; interpreta-se que isso funcione como uma barreira, prevenindo perdas de solutos da medula hiperosmolar para o córtex. O interstício renal corresponde a 10% na zona interna e até cerca de 30% na medula interna. Os constituintes celulares do interstício incluem fibroblastos residentes, que estabelecem a armação para os corpúsculos renais, túbulos e vasos sanguíneos, bem como uma variável quantidade de células migratórias do sistema imunológico, especialmente células dendríticas. O espaço entre as células é preenchido com matriz extracelular, ou seja, substâncias fundamentais (proteoglicanos, glicoproteínas), fibrilas e fluido intersticial.[37]

Morfologicamente, os fibroblastos são as células centrais do interstício renal. Os fibroblastos são interconectados por contatos especializados e aderem através de anexos específicos à membrana basal circunjacente aos túbulos, corpúsculos renais, capilares e linfáticos.

É difícil distinguir os fibroblastos renais das células dendríticas intersticiais com princípios morfológicos, uma vez que ambos podem apresentar formato celular estrelado e exibem quantidades substanciais de mitocôndrias e retículo endoplasmático. Entretanto, os fibroblastos renais podem ser facilmente diferenciados através de técnicas de imuno-histoquímica. Constitutivamente, as células dendríticas expressam os antígenos do complexo principal de histocompatibilidade (*major histocompatibility complex*) de classe II e podem apresentar

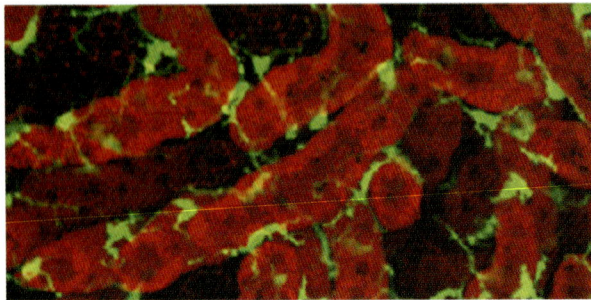

Figura 1-15 Células dendríticas renais. Células dendríticas (células CX_3CR1^+, *em verde*) em torno dos segmentos tubulares na medula de camundongo (reconstrução tridimensional). *(Reimpresso com permissão da referência 42.)*

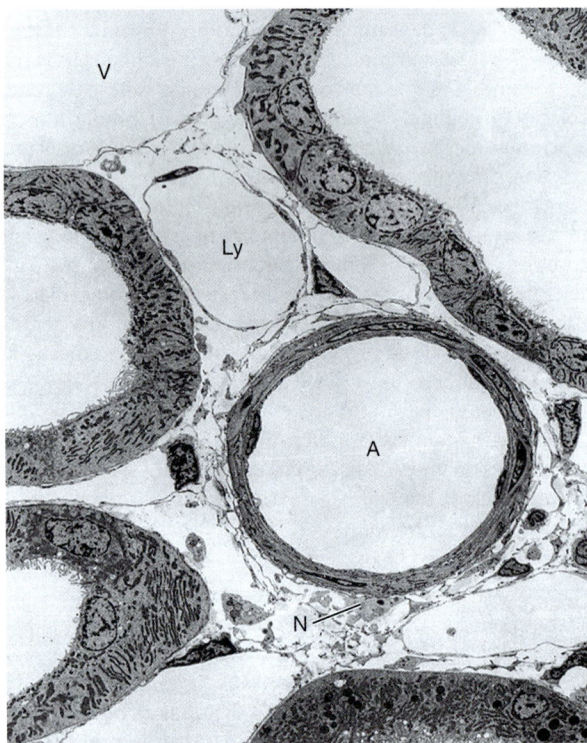

Figura 1-16 Artérias intrarrenais em uma bainha de tecido conjuntivo periarterial. Secção transversal de uma artéria radial cortical *(A)*, cercada pela bainha contendo nervos renais *(N)* e linfáticos *(Ly)*. A veia *(V)* repousa por fora da bainha. (MET; ×830.)

antígenos, como CD11c. As células dendríticas podem ter um papel importante na manutenção da tolerância periférica no rim (Fig. 1-15).[38] Em contraste, os fibroblastos do córtex renal (não os da medula) contêm a enzima ecto-5'-nucleotidase (5'-NT). O subconjunto de fibroblastos 5'-NT positivos do córtex renal sintetizam eritropoietina.[39] Em condições normais, esses fibroblastos são encontrados exclusivamente nas porções justamedulares do labirinto cortical. Quando existe aumento na demanda por eritropoietina, as células sintetizadoras se estendem às porções mais superficiais do labirinto cortical e, em menor proporção, aos raios medulares.[40]

Os fibroblastos dentro da medula, especialmente da medula interna, possuem um fenótipo conhecido como *células intersticiais carregadas de lipídios (lipid-laden)*. Essas células estão orientadas de forma estritamente perpendicular ao eixo longitudinal dos túbulos e vasos (correndo todos em paralelo) e contêm notáveis gotículas de gordura. Esses fibroblastos da medula interna produzem grande quantidade

de glicosaminoglicanos e, possivelmente, relacionados às gotículas de gordura, produzem lipídeos vasoativos, em particular PGE_2.[38]

As artérias intrarrenais são acompanhadas por uma proeminente bainha de tecido intersticial frouxo (Fig. 1-16); as veias estão em aposição a essa bainha, mas não incluídas nela. As fibras nervosas intrarrenais e os linfáticos correm dentro desse tecido periarterial. Os linfáticos se iniciam na vizinhança das arteríolas aferentes e deixam o rim seguindo dentro da bainha de tecido periarterial em direção ao hilo. Juntamente com os linfáticos, o tecido periarterial constitui a via de drenagem do fluido intersticial do córtex renal; a medula não possui drenagem linfática.

Referências

1. Kriz W, Kaissling B. Structural organization of the mammalian kidney. In: Seldin D, Giebisch G, eds. *The Kidney*. 3rd ed. Philadelphia: Lippincott Williams & Wilkins; 2000:587-654.
2. Kriz W, Bankir L. A standard nomenclature for structure of the kidney. The Renal Commission of the International Union of Physiological Sciences (IUPS). *Kidney Int*. 1988;33:1-7.
3. Rollhäuser H, Kriz W, Heinke W. Das Gefässsystem der Rattenniere. *Z Zellforsch Mikrosk Anat*. 1964;64:381-403.
4. Barajas L. Innervation of the renal cortex. *Fed Proc*. 1978;37:1192-1201.
5. DiBona G, Kopp U. Neural control of renal function. *Physiol Rev*. 1997;77:75-197.
6. Elger M, Sakai T, Kriz W. The vascular pole of the renal glomerulus of rat. *Adv Anat Embryol Cell Biol*. 1998;139:1-98.
7. Inoue S. Ultrastructural architecture of basement membranes. *Contrib Nephrol*. 1994;107:21-28.
8. Miner J. Renal basement membrane components. *Kidney Int*. 1999;56: 2016-2024.
9. Abrahamson D. Role of the podocyte (and glomerular epithelium) in building the GBM. *Semin Nephrol*. 2012;32:342-349.
10. Kriz W, Elger M, Mundel P, Lemley K. Structure-stabilizing forces in the glomerular tuft. *J Am Soc Nephrol*. 1995;5:1731-1739.
11. Schlöndorff D, Banas B. The mesangial cell revisited: No cell is an island. *J Am Soc Nephrol*. 2009;20:1179-1187.
12. Rostgaard J, Qvortrup K. Electron microscopic demonstrations of filamentous molecular sieve plugs in capillary fenestrae. *Microvasc Res*. 1997;53: 1-13.
13. Kriz W, Hähnel B, Rosener S, Elger M. Long-term treatment of rats with FGF-2 results in focal segmental glomerulosclerosis. *Kidney Int*. 1995;48: 1435-1450.
14. Neal C, Crook H, Bell E, et al. Three-dimensional reconstruction of glomeruli by electron microscopy reveals a distinct restrictive urinary subpodocyte space. *J Am Soc Nephrol*. 2005;16:1223-1235.
15. Vogelmann S, Nelson W, Myers B, Lemley K. Urinary excretion of viable podocytes in health and renal disease. *Am J Physiol Renal Physiol*. 2003;285: F40-F48.
16. Kriz W, Shirato I, Nagata M, et al. The podocyte's response to stress: The enigma of foot process effacement. *Am J Physiol Renal Physiol*. 2013;304: F333-F347.
17. Pavenstadt H, Kriz W, Kretzler M. Cell biology of the glomerular podocyte. *Physiol Rev*. 2003;83:253-307.
18. Reiser J, Polu K, Moller C, et al. TRPC6 is a glomerular slit diaphragm–associated channel required for normal renal function. *Nat Genet*. 2005;37: 739-744.
19. Winn M, Conlon P, Lynn K, et al. A mutation in the TRPC6 cation channel causes familial focal segmental glomerulosclerosis. *Science*. 2005;308: 1801-1804.
20. Greka A, Mundel P. Calcium regulates podocyte actin dynamics. *Semin Nephrol*. 2012;32:319-326.
21. Kerjaschki D, Farquhar M. Immunocytochemical localization of the Heymann antigen (gp 330) in glomerular epithelial cells of normal Lewis rats. *J Exp Med*. 1983;157:667-686.
22. George B, Holzman L. Signaling from the podocyte intercellular junction to the actin cytoskeleton. *Semin Nephrol*. 2012;32:307-318.
23. Kriz W, Kaissling B. Structural organization of the mammalian kidney. In: Alpern R, Caplan M, Moe O, eds. *Seldin and Giebisch's The Kidney: Physiology and Pathophysiology*. 5th ed. New York: Academic Press Elsevier; 2013: 595-691.
24. Appel D, Kershaw D, Smeets B, et al. Recruitment of podocytes from glomerular parietal epithelial cells. *J Am Soc Nephrol*. 2009;20:333-343.
25. Drumond M, Deen W. Structural determinants of glomerular hydraulic permeability. *Am J Physiol*. 1994;266:F1-F12.
26. Moeller M, Tenten V. Renal albumin filtration: Alternative models to the standard physical barriers. *Nat Rev Nephrol*. 2013;9:266-277.

27. Kriz W, Endlich K. Hypertrophy of podocytes: A mechanism to cope with increased glomerular capillary pressures? *Kidney Int*. 2005;607:373-374.

28. Maunsbach A. Functional ultrastructure of the proximal tubule. In: Windhager E, ed. *Handbook of Physiology*. 2nd ed. New York: Oxford University Press; 1992:41-108.

29. Sabolic I, Brown D. Water channels in renal and nonrenal tissues. *News Physiol Sci*. 1995;10:12-17.

30. Bankir L, Trinh-Trang-Tan M. Urea and the kidney. In: Brenner B, ed. *The Kidney*. 6th ed. Philadelphia: Saunders; 2000:637-679.

31. Madsen K, Verlander J, Kim J, Tisher C. Morphological adaptation of the collecting duct to acid-base disturbances. *Kidney Int*. 1991;40(suppl 33): S57-S63.

32. Mundel P, Bachmann S, Bader M, et al. Expression of nitric oxide synthase in kidney macula densa cells. *Kidney Int*. 1992;42:1017-1019.

33. Harris R, McKanna J, Akai Y, et al. Cyclooxygenase-2 is associated with the macula densa of rat kidney and increases with salt restriction. *J Clin Invest*. 1994;94:2504-2510.

34. Klamt B, Koziell A, Poulat F, et al. Frasier syndrome is caused by defective alternative splicing of WT1 leading to an altered ratio of WT1 +/− KTS splice isoforms. *Hum Mol Genet*. 1998;7:709-714.

35. Kurtz A. Renin release: sites, mechanisms, and control. *Annu Rev Physiol*. 2011;73:377-399.

36. Schnermann J, Briggs J. Tubular control of renin synthesis and secretion. *Pflugers Arch*. 2013;465:39-51.

37. Kaissling B, Hegyi I, Loffing J, Le Hir M. Morphology of interstitial cells in the healthy kidney. *Anat Embryol*. 1996;193:303-318.

38. Krüger T, Benke D, Eitner F, et al. Identification and functional characterization of dendritic cells in the healthy murine kidney and in experimental glomerulonephritis. *J Am Soc Nephrol*. 2004;15:613-621.

39. Bachmann S, Le Hir M, Eckardt K. Co-localization of erythropoietin mRNA and ecto-5′-nucleotidase immunoreactivity in peritubular cells of rat renal cortex indicates that fibroblasts produce erythropoietin. *J Histochem Cytochem*. 1993;41:335-341.

40. Kaissling B, Spiess S, Rinne B, Le Hir M. Effects of anemia on the morphology of the renal cortex of rats. *Am J Physiol*. 1993;264:F608-F617.

41. Endlich K, Kriz W, Witzgall R. Update in podocyte biology. *Curr Opin Nephrol Hypertens*. 2001;10:331-340.

42. Soos T, Sims T, Barisoni L, et al. CX$_3$CR1$^+$ interstitial dendritic cells form a contiguous network throughout the entire kidney. *Kidney Int*. 2006;70: 591-596.

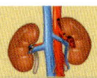

CAPÍTULO 2

Fisiologia Renal

Matthew A. Bailey, David G. Shirley e Robert J. Unwin

A função primordial do rim é manter o *milieu intérieur* (meio interno) estável, através da retenção ou eliminação seletiva de água, eletrólitos e outros solutos. Isso é alcançado através de três processos: (1) filtração do sangue circulante pelo glomérulo, para formar o ultrafiltrado do plasma no espaço urinário (cápsula de Bowman); (2) reabsorção seletiva (do fluido tubular para o sangue) através das células que revestem o túbulo renal; e (3) secreção seletiva (do sangue capilar peritubular para o fluido tubular).

ESTRUTURA GLOMERULAR E ULTRAESTRUTURA

O processo de formação da urina se inicia pela produção do ultrafiltrado do plasma. O Capítulo 1 descreve a anatomia glomerular e a ultraestrutura, de forma que essa discussão fornece apenas o essencial para a compreensão de como o ultrafiltrado é formado. A via para a ultrafiltração do plasma, desde o glomérulo até o espaço de Bowman, compreende o endotélio capilar fenestrado, a membrana basal capilar e a camada de células viscerais epiteliais (podócitos) da cápsula de Bowman; os podócitos possuem corpos celulares volumosos e fazem contato com a membrana basal apenas através dos prolongamentos podocitários (pedicelos). As células mesangiais, que preenchem os espaços entre os capilares, possuem propriedades contráteis e são capazes de alterar a área de superfície capilar disponível para filtração.

A filtração é determinada principalmente pelo tamanho molecular, pelo formato do soluto e, numa proporção muito inferior, pela carga elétrica. O ponto de corte para o tamanho não é absoluto; a resistência à filtração se inicia com um raio molecular discretamente inferior a 2 nm, enquanto substâncias cujo raio efetivo ultrapassa cerca de 4 nm, definitivamente não são filtradas. As fenestrações entre as células endoteliais capilares possuem diâmetro de 50 a 100 nm. Os pedicelos possuem lacunas com diâmetro de 30 a 40 nm, embora essas fendas de filtração sejam ligadas pelos diafragmas da fenda, que são perfurados por pequenos poros. Os diafragmas de fenda provavelmente constituem a principal barreira de filtração, apesar de tanto o endotélio (pela prevenção da passagem de células sanguíneas) quanto a membrana basal também contribuírem.[1] O "espaço subpodocitário" também proporciona uma resistência adicional e variável à filtração glomerular.[2] Além disso, os podócitos e as células endoteliais são cobertos por um glicocálice composto por glicoproteínas, glicosaminoglicanos e proteoglicanos carregados negativamente, e a membrana basal é rica em proteoglicanos heparan-sulfato. Esse acúmulo de cargas negativas fixas restringe ainda mais a filtração de íons grandes e negativamente carregados, principalmente proteínas (Fig. 2-1). Sendo assim, com um raio efetivo (3,6 nm) permitindo filtração significativa, a albumina é quase completamente retida em condições normais. Caso essas cargas negativas fixas sejam perdidas, como ocorre em algumas formas de doença glomerular precoce ou leve (p. ex., doença por lesões mínimas), a capacidade de filtração da albumina aumenta, resultando em proteinúria. Embora tenha sido proposto que a albumina seja normalmente filtrada e, em seguida, quase completamente reabsorvida pelo túbulo proximal, a evidência é controversa. A barreira glomerular é geralmente considerada um filtro passivo unidirecional. Entretanto, estudos recentes indicam que a pressão de filtração gera uma diferença de potencial entre os capilares glomerulares e o espaço de Bowman. Mesmo de pequena magnitude, essa diferença de potencial pode favorecer a limpeza contínua do filtro, removendo proteínas carregadas negativamente do diafragma de fenda, de volta para a corrente sanguínea.[3]

TAXA DE FILTRAÇÃO GLOMERULAR

Em um único glomérulo, a força motriz para a filtração glomerular (a *pressão de ultrafiltração*) é determinada pelo gradiente de pressão hidráulica e oncótica (coloidosmótica) entre o plasma glomerular e o filtrado no espaço de Bowman. A taxa de filtração glomerular de um único néfron (TFGUN) é determinada pelo produto da pressão de ultrafiltração pelo *coeficiente de ultrafiltração*; o último é determinado pela área de superfície disponível para filtração e pela condutividade hidráulica da membrana glomerular. Portanto, a taxa de filtração glomerular por néfron é:

$$K_f[(P_{cg} - P_{eb}) - (\pi_{cg} - \pi_{eb})]$$

em que K_f é o coeficiente de ultrafiltração, P_{cg} é a pressão hidrostática no capilar glomerular (~45 mmHg), P_{eb} é a pressão hidrostática no espaço de Bowman (~10 mmHg), π_{cg} é a pressão oncótica no capilar glomerular (~25 mmHg), e π_{eb} é a pressão oncótica no espaço de Bowman (0 mmHg).

A pressão de ultrafiltração é cerca de 10 mmHg na extremidade aferente do tufo capilar. Conforme a filtração do plasma sanguíneo prossegue ao longo dos capilares glomerulares, as proteínas são concentradas, e a pressão oncótica no capilar glomerular (π_{cg}) aumenta. Teoricamente, na extremidade eferente do capilar glomerular, a π_{cg} deve se igualar ao gradiente de pressão hidrostática, num ponto em que a ultrafiltração cairia a zero; o *equilíbrio de filtração* no rim humano é aproximado, mas raramente (ou nunca) é alcançado (Fig. 2-2).

A taxa de filtração glomerular (TFG) total é a soma das TFGUNs dos néfrons funcionantes em cada rim. A variação normal para a TFG é ampla, mas tipicamente é citada como superior a 120 mL/min por 1,73m^2 de área superfície. A TFG pode ser quantificada com técnicas de depuração (*clearance*) renal. A depuração renal de qualquer substância não metabolizada pelos rins é o volume de plasma necessário, por unidade de tempo, para que a quantidade de uma substância seja excretada na urina. Esse volume é virtual e pode ser expresso matematicamente:

$$C_y = U_y / P_y \times V$$

em que C_y é a depuração ou *clearence* renal de *y*; U_y e P_y representam a concentração de *y* na urina e no plasma, respectivamente; e *V* é a taxa de fluxo urinário. Se a substância é livremente filtrada pelo glomérulo e não reabsorvida nem secretada pelo túbulo, seu *clearance* renal é igual à TFG, ou seja, o *clearance* renal mede o volume de plasma filtrado através dos glomérulos, por unidade de tempo. Os diversos métodos para medida da TFG e suas falhas são discutidos no Capítulo 3.

Barreira de Tamanho e Carga

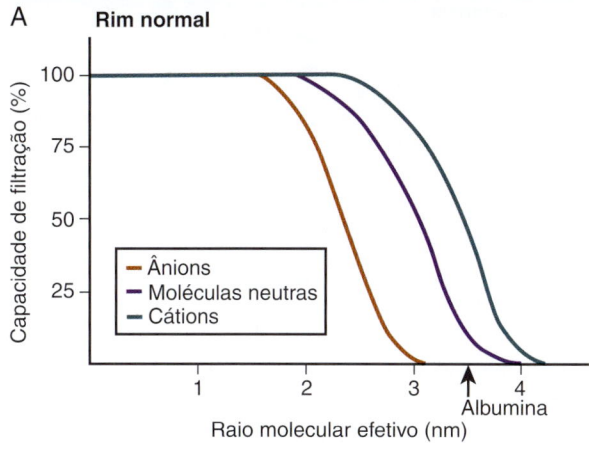

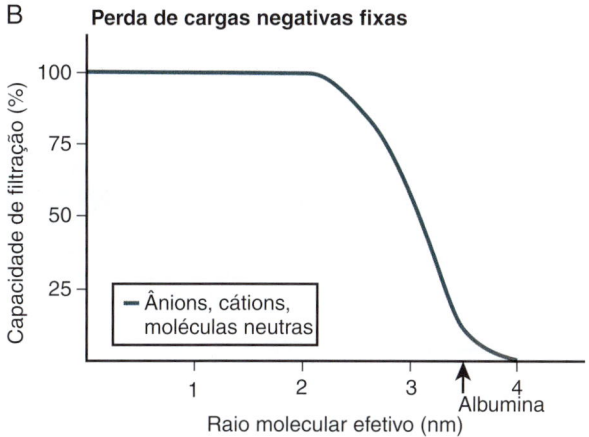

Figura 2-1 **Efeitos do tamanho e da carga elétrica na capacidade de filtração. A**, Rim normal. **B**, Perda das cargas fixas negativas. A capacidade de filtração de 100% indica que a substância é livremente filtrada, ou seja, sua concentração no espaço de Bowman se iguala à do plasma do capilar glomerular. Para moléculas e íons pequenos (p. ex., Na^+, Cl^-), a carga não possui efeito na capacidade de filtração; porém, para íons cujo raio molecular efetivo excede 1,6 nm, os ânions são filtrados mais dificilmente que as moléculas neutras ou os cátions. Assim, quantidades insignificantes de albumina (ânion) são filtradas normalmente. Se as cargas negativas fixas da membrana basal glomerular forem perdidas, como na nefropatia por lesões mínimas precoce, a carga passa a não influenciar na capacidade de filtração; consequentemente, ocorre filtração significativa de albumina.

MEDIDA DO FLUXO PLASMÁTICO RENAL

O uso de técnicas de depuração e a disponibilidade de substâncias que sofram tanto filtração glomerular quanto secreção tubular virtualmente total (ou *efetiva*) tornaram possível a medida do fluxo plasmático renal (FPR; tipicamente ~650 mL/min). O ácido para--amino-hipúrico (PAH, hipurato) é um ácido orgânico filtrado pelos glomérulos e ativamente secretado pelo túbulo proximal através de transportadores orgânicos aniônicos nas membranas celulares. A quantidade de PAH encontrada na urina é a soma do PAH filtrado com o secretado. O *clearence* de PAH é um potente marcador do FPR, quando a concentração plasmática é inferior a 10 mg/dL, uma vez que a maior parte do PAH que atinge os capilares peritubulares é removida pela secreção tubular. Nessas circunstâncias, pouco PAH aparece no plasma venoso renal, e a quantidade encontrada na urina se aproxima àquela entregue aos rins no plasma. Sendo assim:

Pressões de Filtração Glomerular

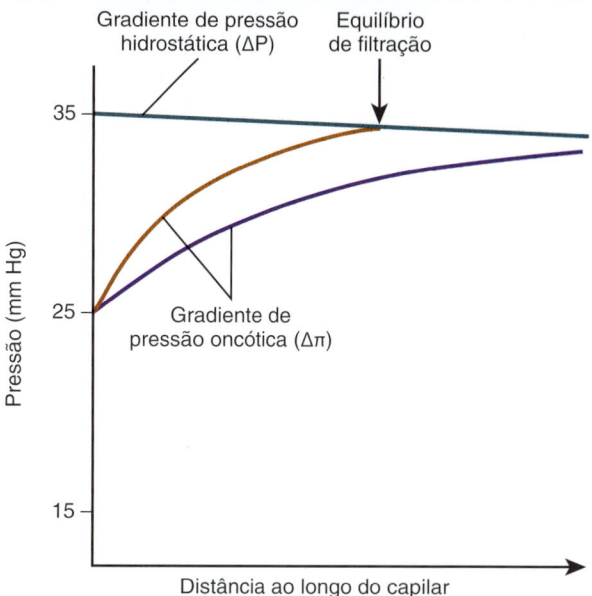

Figura 2-2 **Pressões de filtração glomerular ao longo do capilar glomerular.** O gradiente de pressão hidrostática ($\Delta P = P_{cg} - P_{eb}$) é relativamente constante ao longo da extensão do capilar, enquanto o gradiente de pressão oncótica ($\Delta\pi = \pi_{cg}$), que se opõe, aumenta à medida que o fluido sem proteína é filtrado, reduzindo assim a pressão de ultrafiltração. Duas curvas são mostradas, uma em que o equilíbrio de filtração é atingido e uma em que ele é simplesmente aproximado.s

$$FPR \times P_{PAH} = U_{PAH} \times V$$
$$ou \ FPR = (U_{PAH} \times V) / P_{PAH} = \textit{clearance de PAH}$$

em que U_{PAH} e P_{PAH} são as concentrações de PAH na urina e no plasma, respectivamente, e V é a taxa de fluxo urinário. O fluxo sanguíneo renal (FSR) pode assim ser calculado:

$$FSR = [FPR / (100 - Hematócrito)] \times 100$$

Tipicamente, FSR é em torno de 1.200 mL/min.

A limitação mais importante desse método é a remoção renal de PAH, que é sempre inferior a 100%. Em altas concentrações plasmáticas, acima de 10 a 15 mg/dL, as proteínas de transporte tubular se tornam saturadas, a secreção tubular proporcional reduz e quantidades consideráveis de PAH aparecem nas veias renais. Nessas circunstâncias, a depuração de PAH subestima, significativamente, o FPR. Em pacientes com insuficiência hepática ou renal, a produção de toxinas e ácidos orgânicos fracos pode interferir na secreção de PAH ou causar dano tubular, levando à inibição do transporte de PAH. Alguns fármacos, como a probenecida, são ácidos orgânicos e competem pela secreção tubular com o PAH, reduzindo assim o *clearance* de PAH. Além disso, a expressão de proteínas transportadoras que medeiam a secreção de PAH é regulada por hormônios, e o *clearance* de PAH pode alterar, independentemente do FPR real.

AUTORREGULAÇÃO DO FLUXO SANGUÍNEO RENAL E TAXA DE FILTRAÇÃO GLOMERULAR

Embora variações fisiológicas agudas da pressão arterial, inevitavelmente, causem alterações correspondentes no FSR e na TFG, elas possuem curta duração, devido aos mecanismos compensatórios que retornam o FSR e a TFG ao normal em poucos segundos.[4] Esse é o fenômeno da *autorregulação* (Fig. 2-3). A autorregulação é alcançada

Autorregulação Renal

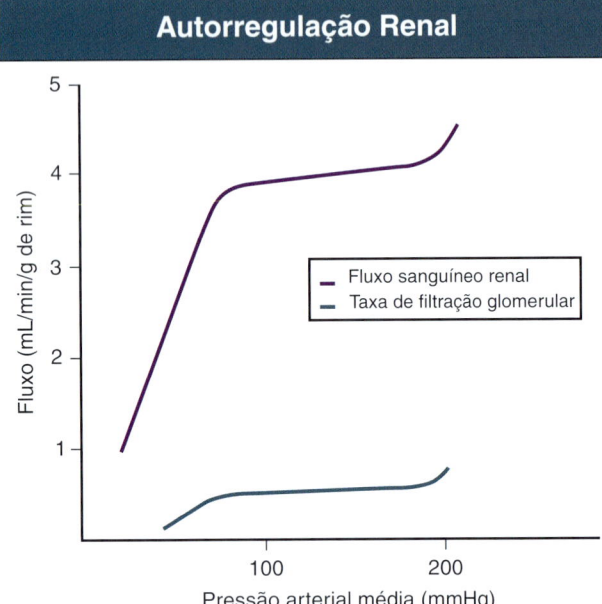

Figura 2-3 **Autorregulação renal do fluxo sanguíneo renal e taxa de filtração glomerular.** Se a pressão arterial média está na faixa de 80 a 180 mmHg, flutuações na pressão possuem apenas efeitos leves no fluxo sanguíneo renal e na taxa de filtração glomerular. Esse é um mecanismo intrínseco e pode ser modulado ou anulado por fatores extrínsecos.

Retroalimentação (*feedback*) tubuloglomerular

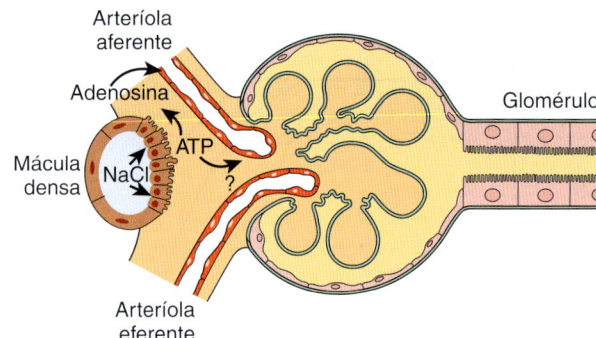

Figura 2-4 **Retroalimentação (*feedback*) tubuloglomerular.** Mudanças na oferta de NaCl à região da mácula densa do ramo ascendente espesso da alça de Henle causam alterações no calibre da arteríola aferente. A resposta é mediada pelo trifosfato de adenosina (*ATP*), tanto diretamente quanto após o metabolismo à adenosina, e modulada por outros agentes produzidos localmente, como angiotensina II e óxido nítrico. O aumento na oferta de NaCl à macula densa resulta na constrição da arteríola aferente, reduzindo assim a TFG.

Hemodinâmica Glomerular

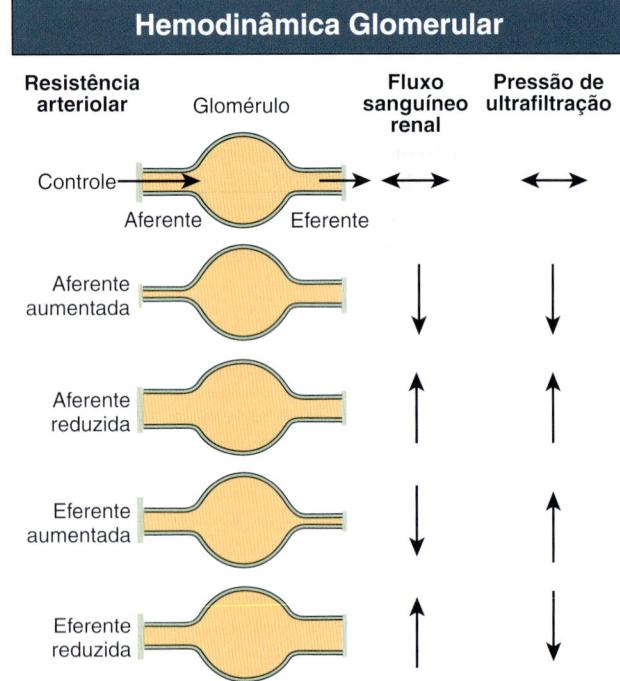

Figura 2-5 **Hemodinâmica glomerular.** Mudanças na resistência arteriolar aferente ou eferente irão alterar o fluxo sanguíneo renal e (geralmente) a pressão de ultrafiltração. Entretanto, o efeito na pressão de ultrafiltração depende das mudanças relativas nas resistências arteriolares aferente e eferente. O efeito final na taxa de filtração glomerular dependerá não apenas do fluxo sanguíneo renal e da taxa de filtração glomerular, mas também do coeficiente de ultrafiltração (K_f; Tab. 2-1).

primariamente nas arteríolas aferentes, e acredita-se que resulta da combinação dos dois mecanismos a seguir:

Reflexo miogênico. Constrição automática da parede do músculo liso da arteríola aferente quando a pressão de perfusão renal aumenta.

Retroalimentação (feedback) *tubuloglomerular* (RTG). O aumento da oferta de cloreto de sódio (NaCl) à região da mácula densa do néfron (conjunto de células especializadas na extremidade distal do ramo ascendente da alça de Henle) resulta do aumento da pressão de perfusão renal e causa vasoconstrição da arteríola aferente que supre o glomérulo daquele néfron.

Uma vez que esses mecanismos retornam tanto o FSR quanto a P_{cg} ao normal, a mudança inicial na TFG também é revertida. O sistema de RTG é possível graças ao aparelho justaglomerular (Cap. 1), que consiste na região da mácula densa de cada néfron, no glomérulo e nas arteríolas aferente e eferente (Fig. 2-4). O mediador primário da RTG é o trifosfato de adenosina (ATP). A oferta aumentada de NaCl à mácula densa leva ao aumento da captação de NaCl por essas células, ativando a liberação de ATP para o espaço extracelular circunjacente.[5] Acredita-se que o ATP possua um efeito vasoconstritor direto, atuando nos purinorreceptores P2X$_1$ das células da arteríola aferente; apesar disso, a evidência também indica que nucleotidases presentes nessa região degradam o ATP à adenosina, a qual, atuando em receptores A$_1$ na arteríola aferente, também pode causar vasoconstrição.[6] A sensibilidade da RTG é modulada pela angiotensina II, pelo óxido nítrico e por certos eicosanoides produzidos localmente (discussão a seguir).

A regulação da taxa de filtração pela RTG pode ser mais complexa do que tipicamente descrita, com evidência para o diálogo regulatório entre o néfron distal e a vasculatura em pontos além da mácula densa,[7] bem como para a sincronização do fluxo sanguíneo ao longo da rede de néfrons em resposta a alterações na oferta de sódio.[8]

Apesar da autorregulação renal, vários fatores extrínsecos (nervosos e humorais) podem alterar a hemodinâmica renal. Mudanças independentes ou desiguais na resistência das arteríolas aferentes e eferentes, junto com alterações no K_f (acredita-se que resulte em grande parte de contração/relaxamento da célula mesangial), podem levar a

mudanças desproporcionais, ou mesmo opostas, no FSR e na TFG. Além disso, alterações na resistência vascular regional podem modificar a distribuição do fluxo sanguíneo dentro do rim. Por exemplo, a vasoconstrição medular pode afetar o fluxo sanguíneo renal como um todo, uma vez que o sangue pode ser desviado através do córtex: mesmo assim, isso torna a medula hipoxêmica e vulnerável à injúria isquêmica.[9] A Figura 2-5 indica como, em princípio, alterações na

Influências Fisiológicas e Farmacológicas na Hemodinâmica Glomerular	Resistência Arteriolar					
	Aferente	*Eferente*	*Fluxo Sanguíneo Renal*	*Pressão de Ultrafiltração*	*Kf*	*TFG*
Nervos simpáticos renais	↑↑	↑	↓	↓	↓	↓
Epinefrina	↑	↑	↓	→	?	↓
Adenosina	↑	→	↓	↓	?	↓
Ciclosporina	↑	→	↓	↓	?	↓
AINEs	↑↑	↑	↓	↓	?	↓
Angiotensina II	↑	↑↑	↓	↑	↓	↓→
Endotelina-1	↑	↑↑	↓	↑	↓	↓
Dieta hiperproteica	↓	→	↑	↑	→	↑
Óxido nítrico	↓	↓	↑	?	↑	↑(?)
ANP (alta dose)	↓	→	↑	↑	↑	↑
PGE_2/PGI_2	↓	↓(?)	↑	↑	?	↑
Bloqueadores do canal de cálcio	↓	→	↑	↑	?	↑
Inibidores da ECA, BRAs	↓	↓↓	↑	↓	↑	?*

Tabela 2-1 Influências fisiológicas e farmacológicas na hemodinâmica glomerular. O efeito final na taxa de filtração glomerular (TFG) vai depender do fluxo sanguíneo renal, da pressão de ultrafiltração e do coeficiente de ultrafiltração (K_f), que é controlado pela contração e relaxamento da célula mesangial. Os efeitos mostrados são aqueles observados quando os agentes são aplicados (ou inibidos) isoladamente; as mudanças reais que ocorrem são dose dependente e são moduladas por outros agentes. *ECA*, Enzima conversora de angiotensina; *BRAs*, bloqueadores do receptor de angiotensina; *ANP*, peptídeo natriurético atrial; *AINEs*, anti-inflamatórios não esteroidais; *PGE_2/PGI_2*, prostaglandinas E_2 e I_2.

*Na prática clínica, a TFG está geralmente reduzida ou não afetada.

resistência das arteríolas aferente e eferente podem afetar a ultrafiltração. A Tabela 2-1 apresenta fatores vasoativos que alteram a hemodinâmica renal (seção C Integrado da Função Renal, a seguir). Além disso, dano à arteríola aferente renal, como em pacientes com hipertensão e doença renal progressiva, pode inclusive interferir nos mecanismos de autorregulação renal.

TRANSPORTE TUBULAR

O *transporte vetorial* é o movimento de substâncias do fluido tubular para o sangue (reabsorção), ou vice-versa (secreção). A membrana celular voltada para o fluido tubular (*luminal* ou *apical*) deve possuir propriedades diferentes da membrana voltada para o sangue (*peritubular* ou *basolateral*). Esses tipos de epitélio são ditos "polarizados", permitindo assim o movimento de substâncias através da célula (via transcelular). A junção de oclusão (*tight junction*), que é um ponto de contato próximo à porção apical da célula adjacente, controla o movimento de água e solutos entre as células (via paracelular).

O transporte de solutos através das membranas celulares utiliza tanto mecanismos passivos quanto ativos.

Transporte Passivo

A *difusão simples* sempre ocorre a favor do gradiente eletroquímico, que é a combinação do gradiente de concentração e do gradiente elétrico. Com uma molécula não dissociada, apenas o gradiente de concentração é relevante, enquanto para íons carregados, o gradiente elétrico também deve ser considerado. A difusão simples não requer uma fonte direta de energia, embora um processo de transporte ativo seja geralmente necessário para estabelecer os gradientes de concentração e elétrico iniciais.

A *difusão facilitada* (ou difusão mediada por carreador) depende da interação da molécula ou íon com proteínas carreadoras de membrana específicas, que facilitam sua passagem através da dupla camada de lipídios da membrana celular. Em quase todas as situações de transporte mediado por carreador no rim, dois ou mais íons ou moléculas compartilham o carreador; uma metade se move a favor do gradiente eletroquímico, enquanto a(s) outra(s) se move(m) contra o gradiente.

A difusão através de um canal (ou poro) na membrana, formado por proteínas de membrana integrais específicas, também é uma forma de difusão facilitada, uma vez que permite a passagem de moléculas carregadas e lipofóbicas através da membrana, com um ritmo elevado.

Transporte Ativo

O transporte de íon diretamente contra o gradiente eletroquímico ("montanha acima") requer uma fonte de energia e é conhecido como transporte ativo. Nas células, essa energia é proveniente da produção de ATP e sua hidrólise. O mecanismo de transporte ativo celular mais importante é a bomba de sódio, a qual expulsa íons sódio (Na^+) do interior da célula em troca da entrada de íons potássio (K^+) de fora da célula.[10] No rim, esse processo é confinado à membrana basolateral. A bomba de Na utiliza energia a partir da hidrólise enzimática de ATP, e, dessa forma, o termo mais preciso é Na^+,K^+-ATPase. Ela troca $3Na^+$ por $2K^+$ e é eletrogênica, porque expulsa carga positiva da célula; Na^+,K^+-ATPase é um exemplo do mecanismo de transporte ativo *primário*. Outros processos de transporte ativo primário bem definidos no rim são a H^+-ATPase, importante na secreção de íon hidrogênio no néfron distal, e a Ca^{2+}-ATPase, parcialmente responsável pela reabsorção de cálcio.

A atividade da Na^+,K^+-ATPase basolateral sustenta o funcionamento de todos os processos de transporte passivo descritos previamente. Garante a manutenção da baixa concentração intracelular de Na^+ (10 a 20 mmol/L) e da alta concentração de K^+ (~150 mmol/L), comparadas com suas concentrações extracelulares (~140 e 4 mmol/L, respectivamente). O modelo de canais de vazamento (*pump-leak*) de transporte de sódio utiliza o gradiente eletroquímico estabelecido e mantido pela bomba de Na para permitir o "vazamento" de Na^+ para dentro da célula, através de diversas proteínas transportadoras de membrana. Essas proteínas podem ser canais de Na^+ (no néfron distal) ou proteínas carreadoras específicas de membrana, que acoplam a entrada Na^+ com o influxo (*simporte* ou *cotransporte*) ou o efluxo (*antiporte* ou *contratransporte*) de outras moléculas ou íons. Em diversas partes do néfron, glicose, fosfato, aminoácidos, K^+ e íons cloreto (Cl) podem ser cotransportados com o Na^+; além disso, H^+ e Ca^{2+} podem ser contratransportados com a entrada do Na^+. Em cada situação, a molécula ou íon não $Na+$ é transportada contra seu gradiente eletroquímico, utilizando energia originada do movimento "montanha acima" do Na^+. A completa dependência da Na^+,K^+-ATPase os torna mecanismos de transporte ativo *secundário*.

TRANSPORTE EM SEGMENTOS ESPECÍFICOS DO NÉFRON

Considerando uma TFG típica, aproximadamente 180 litros de plasma (praticamente sem proteína) são filtrados a cada dia, requerendo uma reabsorção maciça por todo o néfron. A Figura 2-6 apresenta os principais mecanismos de transporte funcionando ao longo do néfron (exceto na alça de Henle, tratada separadamente).

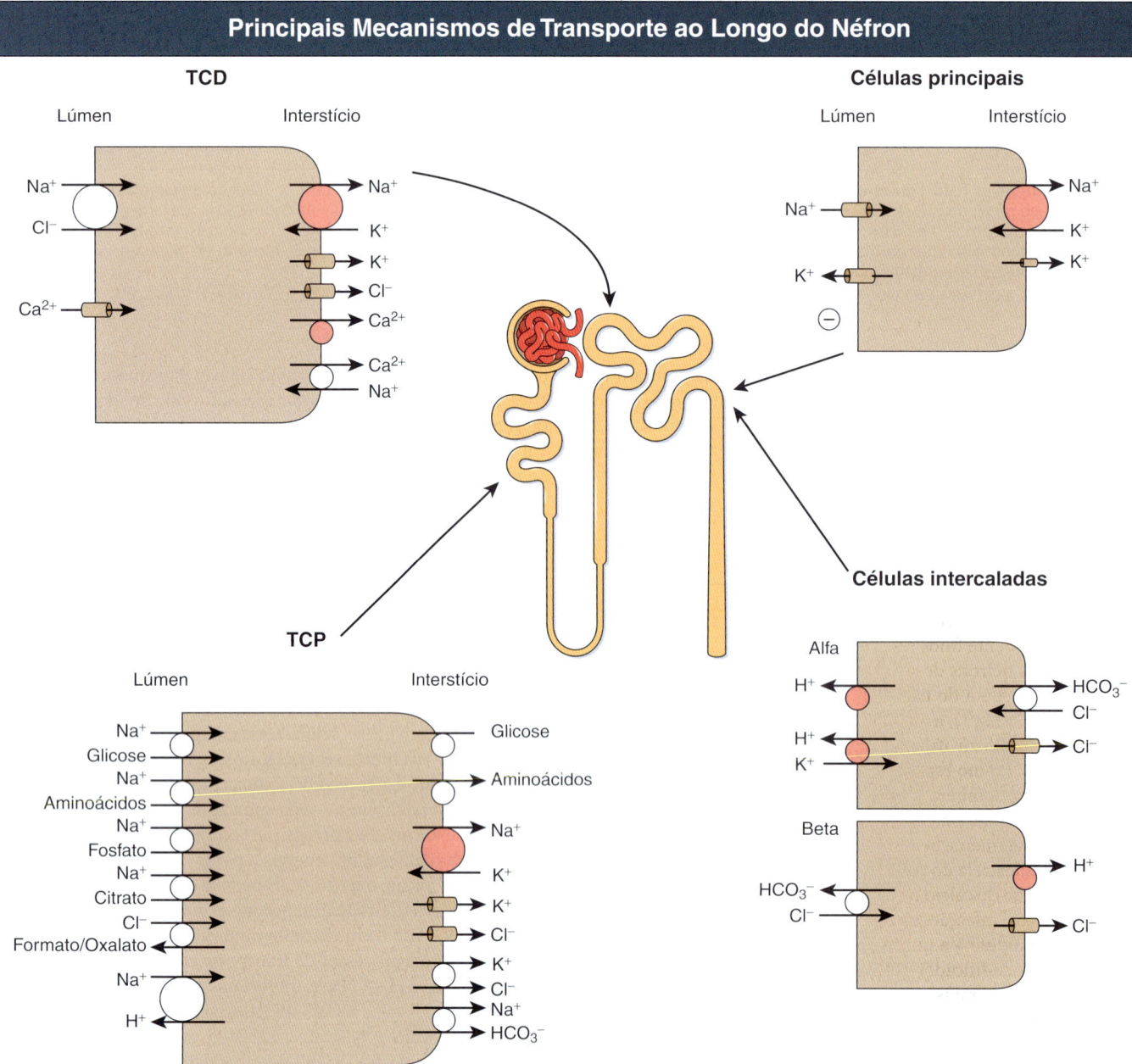

Figura 2-6 Principais mecanismos de transporte ao longo do néfron. Principais proteínas de transporte para solutos nas membranas apical e basolateral das células tubulares em regiões específicas do néfron. A estequiometria não está indicada; ela não é 1 : 1 em todos os casos. *Círculos vermelhos* representam transporte ativo primário; *círculos brancos* representam transporte mediado por carreador (ativo secundário); *cilindros* representam canais iônicos. No túbulo contorcido proximal (*TCP*), o Na^+ entra na célula através de um trocador Na^+-H^+ e uma série de cotransportadores. No túbulo contorcido distal (*TCD*), o Na^+ entra na célula através de cotransportadores de Na^+-Cl^- sensíveis a tiazídicos. Nas células principais do túbulo coletor cortical, o Na^+ entra através dos canais de sódio epiteliais (ENaC). Em todos os casos, o Na^+ é removido das células através da Na^+,K^+-ATPase basolateral. Transportadores no ramo ascendente espesso da alça de Henle são detalhados separadamente (Fig. 2-10).

Túbulo Proximal

O túbulo proximal está adaptado para reabsorção em massa do filtrado glomerular. As células epiteliais possuem microvilosidades (borda em escova) na superfície apical, que proporcionam uma grande área absortiva, e a membrana basolateral possui pregas, também aumentando a área de superfície. As células são ricas em mitocôndrias (concentradas próximo à membrana basolateral) e dependem predominantemente do metabolismo aeróbico, tornando assim o túbulo proximal susceptível à injúria hipóxica. O túbulo contorcido proximal (TCP, parte contorcida ou *pars convoluta*) compreende os primeiros dois terços do túbulo proximal; o terço final é o túbulo reto proximal (parte reta ou *pars recta*). Com base em diferenças estruturais e funcionais sutis, o epitélio do túbulo proximal é subdividido em três segmentos: S_1 corresponde ao curto segmento inicial do TCP; S_2, ao restante do TCP e ao segmento cortical da parte reta; e S_3, ao segmento medular da parte reta.

A isoforma NHE3 do trocador (contratransporte) Na^+-H^+ é a principal via de entrada de Na^+ nas células do túbulo proximal. Diversos outros transportadores especializados também são expressos na membrana apical, acoplando a entrada de Na^+ com a de outras moléculas. Assim, o túbulo proximal é responsável pela maior parte da reabsorção de Na^+, K^+, Cl^- e bicarbonato (HCO_3^-) e por quase toda a reabsorção de glicose, aminoácidos e proteínas de baixo peso molecular (p. ex., proteína ligadora do retinol, α- e β-microglobulina) que passaram pela barreira de filtração. A maioria dos outros solutos filtrados também é reabsorvida em alguma proporção no túbulo proximal (p. ex., ~60% do cálcio, 80% do fosfato, 50% da ureia). A expressão constitutiva dos canais de água aquaporina 1 (AQP1) em ambas as membranas confere uma grande permeabilidade hidráulica.[11] Cerca de 65% da água filtrada é reabsorvida no túbulo proximal e é isosmótica, porque as junções entre as células são permeáveis e incapazes de sustentar o grande gradiente osmótico transepitelial. Na porção final do túbulo proximal (fim do S_2 e S_3), ocorre a secreção de ácidos e bases orgânicos fracos, incluindo a maioria dos diuréticos e o PAH.

Alça de Henle

Define-se anatomicamente que a alça de Henle compreende a parte reta do túbulo proximal (ramo descendente espesso), os ramos ascendente e descendente finos (os ramos ascendentes finos estão presentes apenas nos néfrons de alça longa), o ramo ascendente espesso e a mácula densa. Além do papel de manter a reabsorção de solutos (Na^+, Cl^-, K^+, Ca^{2+}, Mg^{2+}), a alça de Henle é responsável pela capacidade do rim de produzir urina concentrada ou diluída, descrita em detalhes adiante. O ramo espesso da alça de Henle produz a proteína de Tamm-Horsfall, também chamada *uromodulina*, normalmente a proteína mais abundante na urina. Os papéis fisiológicos da uromodulina não são exatamente bem definidos. A uromodulina pode contribuir para a hemostasia do sódio, atuar como um inibidor constitutivo da cristalização do cálcio no fluido tubular e ainda proteger o rim contra inflamação e infecção. Estudos genéticos humanos associaram a expressão uromodulina a um risco maior de doença renal crônica; mutações do gene codificador estão relacionadas ao aparecimento de doenças autossômicas raras, injúria renal e formação de cistos, hiperuricemia e declínio progressivo da função renal.[12]

Néfron Distal

O túbulo distal compreende três segmentos: o túbulo contorcido distal (TCD), onde ocorre a reabsorção de NaCl sensível a tiazídicos, através de um cotransportador apical de NaCl (NCC);[13] o túbulo conector (CNT), cuja função é essencialmente intermediária entre a do TCP e a do próximo segmento; e o início do túbulo coletor, composto pelo mesmo tipo de célula epitelial que os túbulos coletores corticais

(Fig. 2-6). Dois tipos celulares compõem o túbulo coletor cortical. A célula predominante, a célula *principal* (ou célula do TC), é responsável pela reabsorção de Na^+ e pela secreção de K^+ (bem como pela reabsorção de água; discussão a seguir). O Na^+ passa do lúmen para a célula principal através de canais de sódio epiteliais apicais (ENaC) e deixa a célula pela Na^+, K^+-ATPase basolateral. Esse processo é eletrogênico e cria uma diferença de potencial transepitelial, com o lúmen negativo. O K^+ entra na célula principal pela mesma Na^+,K^+-ATPase e sai pelas vias de transporte de K^+ em ambas as membranas; entretanto, a relativa despolarização da membrana apical (causada pela entrada de Na^+) favorece a secreção de K^+ para o lúmen, e a principal via é através dos canais de potássio da medula externa renal (ROMK). O outro tipo celular no túbulo distal terminal e no túbulo coletor é a célula *intercalada* (IC), responsável pela secreção de H^+ (pelas células IC tipo A ou α) ou HCO_3^- (através das células IC tipo B ou β) na urina final (Fig. 2-6). No túbulo coletor medular, ocorre a transição gradual do epitélio. Existem cada vez menos células IC, enquanto as células principais símile são modificadas, uma vez que elas reabsorvem Na^+, mas não secretam K^+, pela ausência de canais apicais de K^+.

As Figuras 2-7 e 2-8 mostram os locais de reabsorção/secreção de Na^+ e K^+ ao longo do néfron. A Tabela 2-2 apresenta as consequências fisiopatológicas de defeitos genéticos conhecidos em alguns dos principais transportadores do néfron (Cap. 49 para detalhes).

Defeitos Genéticos nas Proteínas de Transporte Resultando em Doenças Renais	
Transportador	**Consequência da Mutação**
Túbulo Proximal	
Cotransportador apical Na^+-cistina	Cistinúria
Cotransportador apical Na^+-glicose (SGLT2)	Glicosúria renal
Cotransportador basolateral Na^+-HCO_3^-	Acidose tubular renal proximal
Trocador intracelular H^+-Cl^- (ClC5)	Doença de Dent
Ramo Ascendente Espesso	
Cotransportador apical Na^+-K^+-$2Cl^-$	Síndrome de Bartter tipo 1
Canal de K^+ apical	Síndrome de Bartter tipo 2
Canal de Cl^- basolateral	Síndrome de Bartter tipo 3
Proteína acessória do canal de Cl^- basolateral	Síndrome de Bartter tipo 4
Túbulo Contorcido Distal	
Cotransportador apical Na^+-Cl^-	Síndrome de Gitelman
Túbulo Coletor	
Canal de Na^+ apical (células principais)	Superexpressão: Síndrome de Liddle Subexpressão: pseudo-hipoaldosteronismo tipo 1b
Canal aquaporina 2 (células principais)	Diabetes *insipidus* nefrogênico
Trocador basolateral Cl^-/HCO_3^- (células intercaladas)	Acidose tubular renal distal
H^+-ATPase apical (células intercaladas)	Acidose tubular renal distal (com ou sem surdez)

Tabela 2-2 Defeitos genéticos nas proteínas transportadoras resultando em doença renal. Para abordagem mais detalhada dessas condições clínicas, Capítulo 49.

Controle Renal do Sódio

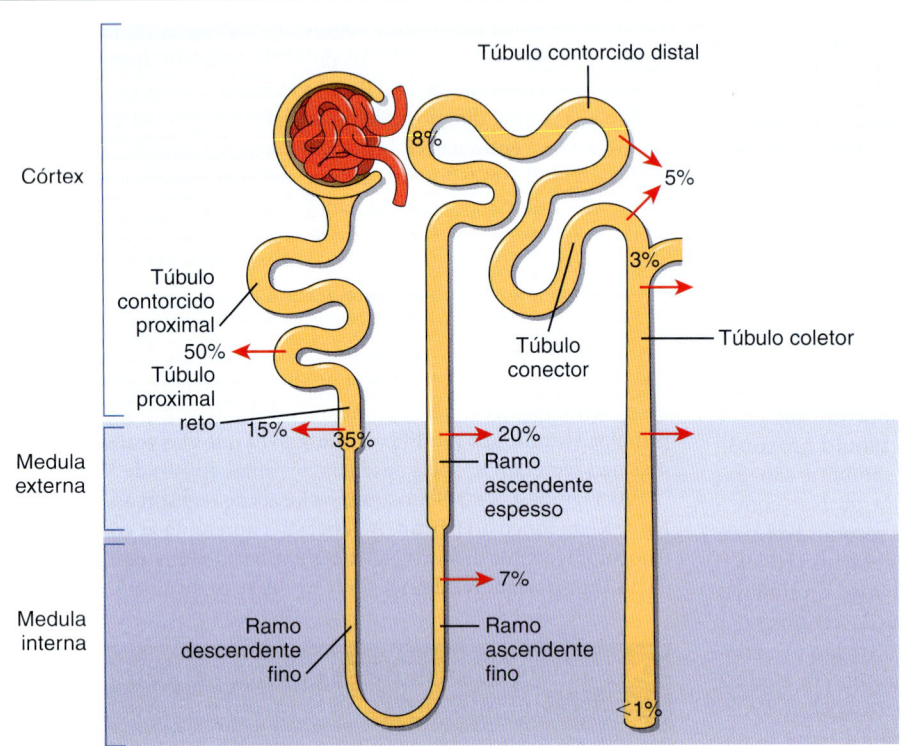

Figura 2-7 Controle renal do sódio ao longo do néfron. Os números localizados fora do néfron representam a porcentagem aproximada da carga filtrada reabsorvida em cada região. Os números dentro do néfron representam as porcentagens remanescentes. A maior parte do sódio filtrado é reabsorvida no túbulo proximal e na alça de Henle; o controle normal da excreção diária de sódio é exercido no néfron distal.

Controle Renal de Potássio

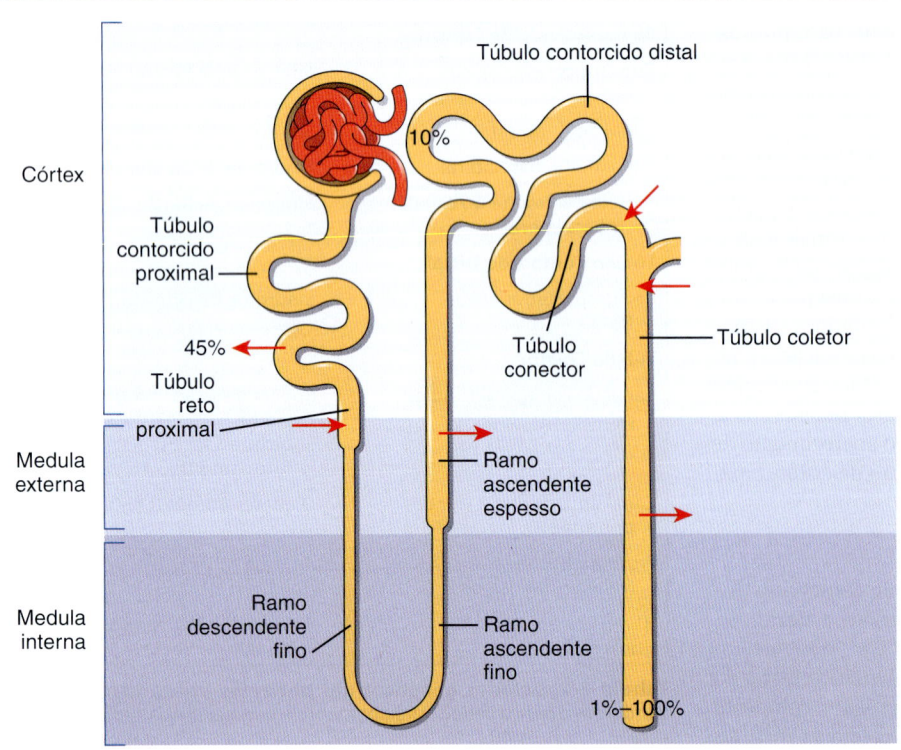

Figura 2-8 Controle renal de potássio ao longo do néfron. Não estão mostradas as porcentagens reabsorvidas ou remanescentes em todas as regiões, porque as informações quantitativas são incompletas, mas a maior parte do potássio filtrado é reabsorvida no túbulo contorcido proximal e no ramo ascendente espesso da alça de Henle; aproximadamente 10% da carga filtrada chega ao início do túbulo distal. A secreção pelas células do túbulo conector e pelas células principais no túbulo distal terminal e no túbulo coletor cortical é variável e é a principal determinante da excreção de potássio.

BALANÇO TUBULOGLOMERULAR

Uma vez que a proporção de excreção urinária do Na^+ filtrado é mínima (normalmente < 1%), conclui-se que, sem uma adaptação compensatória da reabsorção, pequenas mudanças na carga filtrada levariam a grandes alterações na quantidade excretada. Por exemplo, se a TFG aumentasse em 10%, e a taxa de reabsorção permanecesse inalterada, a excreção de Na^+ teria um aumento superior a 10 vezes. Entretanto, uma característica intrínseca da função tubular é que a quantidade de Na^+ reabsorvida em um segmento do néfron é quase proporcional à oferta de Na^+ àquele segmento. Esse processo é denominado *balanço tubuloglomerular*. Em um balanço perfeito, tanto a reabsorção quanto a excreção de Na^+ mudariam exatamente na mesma proporção que a mudança na TFG, porém o balanço tubuloglomerular não funciona perfeitamente. A maioria dos estudos tem focado no túbulo proximal, porque o balanço tubuloglomerular nesse segmento serve para estabilizar a oferta de Na^+ e fluido ao néfron distal, permitindo uma secreção eficiente de K^+ e H^+. Entretanto, a reabsorção de Na^+ pelo ramo espesso da alça de Henle e pelo túbulo distal também é dependente da oferta. Isso explica parcialmente o motivo de os diuréticos com ação no túbulo proximal serem relativamente não efetivos, comparados àqueles com ação mais distal. Com os diuréticos de ação distal, existe menor percurso adiante para reabsorção compensatória de Na^+. Isso também explica como a combinação de dois diuréticos (atuando em diferentes locais do néfron) causa diurese e natriurese mais exuberantes.

O mecanismo do balanço tubuloglomerular não está completamente compreendido. No túbulo proximal, fatores físicos (forças de Starling) exercidos através da parede capilar peritubular podem estar envolvidos. A filtração glomerular de um fluido essencialmente livre de proteínas significa que o plasma deixando os glomérulos nas arteríolas eferentes e suprindo os capilares peritubulares, possui uma pressão oncótica relativamente alta, favorecendo a reabsorção de fluido dos túbulos proximais. Se a TFG fosse reduzida na ausência de modificação no fluxo plasmático renal, a *fração de filtração* (razão TFG-FPR) cairia. A pressão oncótica no capilar peritubular também reduziria, e a tendência de captação do fluido reabsorvido no túbulo proximal pela vasculatura peritubular seria diminuída. Acredita-se que o retrofluxo desse fluido ocorra através das junções de oclusão (círculo), reduzindo a reabsorção (Fig. 2-9). Entretanto, esse mecanismo poderia funcionar apenas se a TFG fosse alterada na ausência de redução correspondente do FPR; caso ambos sofressem modificações paralelas, a fração de filtração permaneceria constante, sem mudança na pressão oncótica.

Um segundo fator que contribui para o balanço tubuloglomerular no túbulo proximal é a carga filtrada de glicose e aminoácidos; se as cargas aumentassem por elevação da TFG, as taxas de reabsorção de Na^+ acopladas à glicose e aos aminoácidos no túbulo proximal também aumentariam. Tem sido proposto ainda que as microvilosidades da borda em escova do túbulo proximal possuem funções "mecanorreceptoras", transmitindo mudanças no torque (causadas pela alteração no ritmo de fluxo) para o citoesqueleto de actina das células, modulando, dessa forma, a atividade transportadora.[14] Os mecanismos são desconhecidos, porém a liberação de mediadores parácrinos como ATP,[15] dopamina[16] ou angiotensina II[17] no lúmen pode contribuir.

Embora os nervos simpáticos renais e certos hormônios possam influenciar na reabsorção no túbulo proximal e na alça de Henle, em circunstâncias normais, os efeitos combinados da autorregulação e do balanço tubuloglomerular garantem uma oferta relativamente constante do filtrado glomerular para o túbulo distal. Os segmentos finais do néfron exercem controle da excreção renal normal diária de Na^+. A evidência aponta para um papel importante do TCD terminal[13] e do CNT,[18] além do túbulo coletor. A aldosterona, secretada pelo córtex

Capilares Peritubulares Modulam a Reabsorção de Fluidos

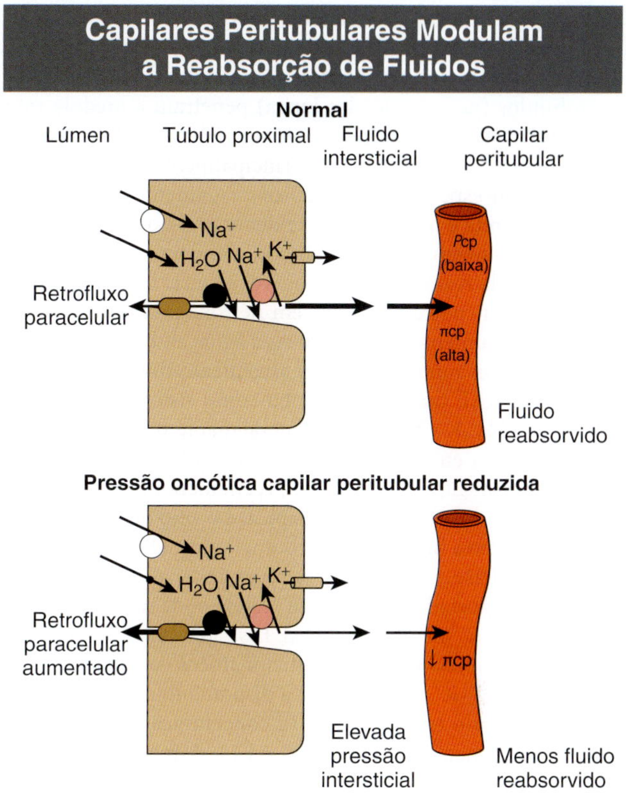

Figura 2-9 Fatores físicos e reabsorção tubular proximal. Influência da pressão oncótica capilar peritubular na reabsorção nos túbulos proximais. A captação do que foi reabsorvido para os capilares peritubulares é determinada pelo balanço das pressões hidrostática e oncótica ao longo da parede capilar. As pressões hidrostática (P_{cp}) e oncótica (π_{cp}) dos capilares peritubulares são baixa e alta, respectivamente, quando comparadas com aquelas dos capilares sistêmicos, de forma que a captação das substâncias reabsorvidas no túbulo proximal pelos capilares é favorecida. Se a pressão oncótica capilar peritubular cair (ou a pressão hidrostática aumentar), menos fluido é captado, a pressão intersticial se eleva e mais fluido pode retornar ao lúmen pela via paracelular; dessa forma, a reabsorção no túbulo proximal seria reduzida.

adrenal, estimula receptores mineralocorticoides nas células principais e do CNT, levando à geração de proteínas regulatórias quinase 1 induzidas por soro e por glicocorticoide (SGK1), que por sua vez aumentam a densidade de canais de Na^+ (ENaC) na membrana apical (Fig. 2-6). Isso estimula a captação de Na^+ e, em seguida, despolariza a membrana apical, facilitando assim a secreção de K^+ no túbulo distal terminal/túbulo coletor. A aldosterona também estimula a reabsorção de Na^+ e a secreção de K^+ através do aumento da regulação da Na^+, K^+-ATPase basolateral.

Os receptores mineralocorticoides possuem afinidade semelhante *in vitro* para a aldosterona e outros corticosteroides adrenais, como o cortisol. As concentrações circulantes de cortisol excedem, em muito, as da aldosterona, porém os receptores mineralocorticoides *in vivo* apresentam especificidade para a aldosterona, devido à presença da enzima 11β-hidroxiesteroide desidrogenase 2[20] ao longo do néfron distal, inativando o cortisol próximo ao receptor.[19] Mutações no gene que codifica 11β-hidroxiesteroide desidrogenase 2[20] ou inibição da enzima por derivados do ácido glicirretínico (encontrados no alcaçuz) podem causar hipertensão[21] pela estimulação excessiva ou desregulada do transporte de Na^+ pelo cortisol (Cap. 40).

SISTEMA CONTRACORRENTE

A principal função da alça de Henle é a geração e a manutenção do gradiente osmótico intersticial, que aumenta do córtex renal (~290 mOsm/kg) para a medula (~1.200 mOsm/kg). Como indicado no Capítulo 1, as alças de Henle dos néfrons superficiais retornam na junção entre as medulas interna e externa, enquanto aquelas dos néfrons mais profundos (néfrons de alça longa) penetram a medula interna em diversos níveis. As alças anatômicas de Henle reabsorvem aproximadamente 40% do Na^+ filtrado, principalmente na parte reta e no ramo ascendente espesso (RAE), e aproximadamente 25% da água filtrada, na parte reta e no ramo descendente fino dos néfrons profundos. Evidências sugerem que o ramo descendente fino dos néfrons superficiais é relativamente impermeável à água.[22] Tanto o ramo ascendente fino (encontrado apenas em néfrons profundos) quanto o RAE são essencialmente impermeáveis à água, embora o Na^+ seja reabsorvido – passivamente no ramo ascendente fino, mas ativamente no RAE. O RAE também funciona como sistema de vazamento (*pump-leak*); a Na^+,K^+-ATPase basolateral mantém a força motriz eletroquímica para a entrada passiva do Na^+ do lúmen através do cotransportador Na^+-$2Cl^-$-K^+ (NKCC-2) e, em menor escala, pelo trocador Na^+-H^+ (Fig. 2-10). O NKCC-2 apical é o sítio de ação dos diuréticos de alça, como a furosemida e a bumetanida. O Na^+ deixa a célula pela Na^+,K^+-ATPase, e o Cl^- e o K^+, através de canais iônicos basolaterais e do cotransportador K^+-Cl^-. O K^+ ainda pode retornar ao lúmen, através de canais na membrana apical. Essa "reciclagem" do K^+ para o lúmen tubular é necessária para o funcionamento normal do cotransportador Na^+-$2Cl^-$-K^+, uma vez que a disponibilidade de K^+ é um fator limitante para o transportador (a concentração de K^+ no fluido tubular é muito menor que a de Na^+ e Cl^-). A reciclagem do potássio também é parcialmente responsável pela criação da diferença de potencial transepitelial com lúmen positivo encontrada no RAE, que impulsiona a reabsorção adicional de Na^+ pela via paracelular; para cada Na^+ reabsorvido pela via transcelular, outro é reabsorvido pela paracelular (Fig. 2-10). Outros cátions (K^+, Ca^{2+}, Mg^{2+}) também são reabsorvidos por essa via. A reabsorção de NaCl ao longo do RAE, na ausência de reabsorção significativa de água, significa que o fluido tubular que deixa esse segmento está hipotônico; sendo assim, o RAE é conhecido como o *segmento diluidor*.

A reabsorção de soluto no RAE sem água cria um gradiente osmótico "horizontal" de aproximadamente 200 mOsm/kg entre o fluido tubular e o interstício. Essa separação é o *efeito osmótico único*. O formato em "U" da alça de Henle, em que o fluxo no ramo ascendente está na direção oposta ao do ramo descendente, multiplica o efeito único para criar um gradiente osmótico vertical (corticomedular) muito maior, pelo processo chamado *multiplicação contracorrente* (Fig. 2-11). O fluido que entra no ramo descendente do túbulo proximal é isotônico (~290 mOsm/kg). Ao encontrar a hipertonicidade

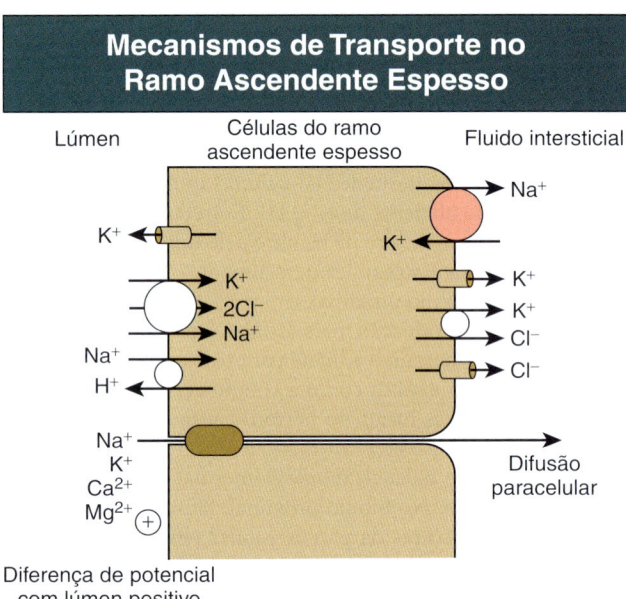

Figura 2-10 Mecanismos de transporte no ramo ascendente espesso da alça de Henle. O principal mecanismo celular de entrada é o cotransportador Na^+-K^+-$2Cl^-$. A diferença de potencial transepitelial impulsiona o transporte paracelular de Na^+, K^+, Ca^{2+} e Mg^{2+}.

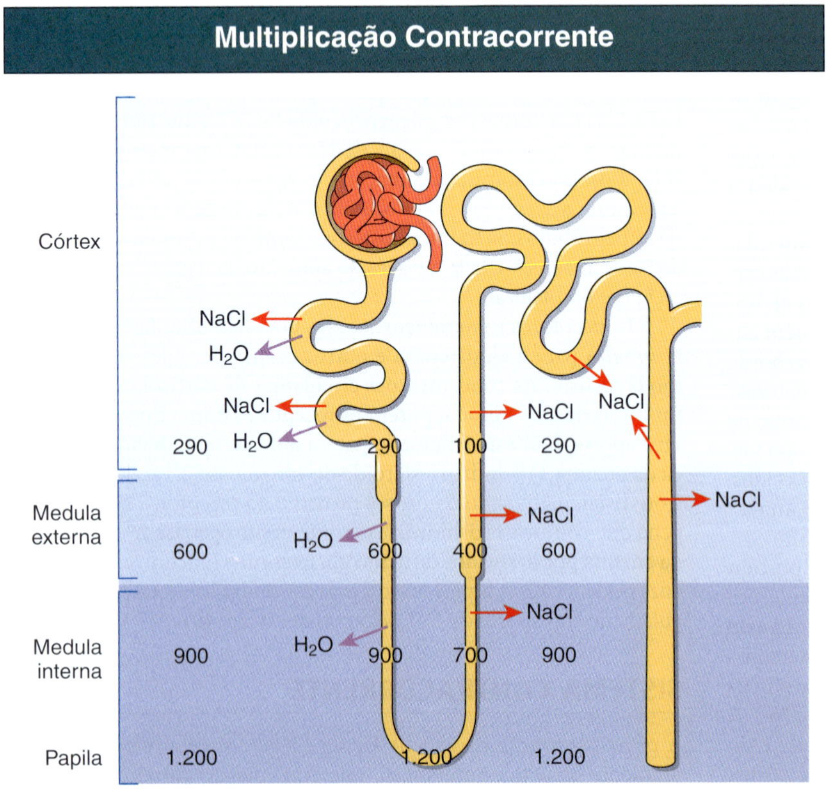

Multiplicação Contracorrente

Figura 2-11 Multiplicação contracorrente pela alça de Henle. O néfron desenhado representa um néfron profundo (com alça longa). Os números representam as osmolalidades aproximadas (mOsm/kg). O equilíbrio osmótico acontece no ramo descendente fino da alça de Henle, enquanto o NaCl é reabsorvido no ramo ascendente impermeável à água; o fluido hipotônico é entregue ao túbulo distal. Na ausência de vasopressina, esse fluido permanece hipotônico durante a sua passagem pelo túbulo distal e pelo túbulo coletor, apesar do enorme gradiente osmótico favorecendo a reabsorção de água. Um grande volume de urina diluída é então formado. Durante a secreção máxima de vasopressina, a água é reabsorvida a favor de um gradiente osmótico, de forma que o fluido tubular se torna isotônico no túbulo coletor cortical e hipertônico no túbulo coletor medular. Um pequeno volume de urina concentrada é formado.

do fluido intersticial medular (causado pela reabsorção de NaCl no ramo ascendente impermeável à água), o fluido no ramo descendente entra em equilíbrio osmótico com o meio, tanto pela entrada de soluto no ramo descendente (néfrons superficiais) quanto pela saída de água por osmose (néfrons profundos). Esses eventos, combinados com a contínua reabsorção de NaCl no ramo ascendente, resulta em um aumento progressivo da osmolalidade medular, da junção corticomedular até o vértice da papila. Um gradiente osmótico semelhante existe no ramo descendente fino, enquanto, em qualquer nível do ramo ascendente, a osmolalidade é inferior à do tecido ao redor. Assim, um fluido hipotônico (~100 mOsm/kg) é entregue ao túbulo distal. Finalmente, a fonte de energia para a multiplicação contracorrente é a reabsorção ativa de Na^+ no RAE. Como mencionado previamente, a reabsorção de Na^+ no ramo ascendente fino é passiva, embora os mecanismos ainda não estejam esclarecidos.

Papel da Ureia

Os ramos finos da alça de Henle são relativamente permeáveis à ureia (ascendente mais permeável que descendente), porém o RAE e os segmentos adiante são impermeáveis à ureia até a porção final dos túbulos coletores da medula interna. Durante a antidiurese, a reabsorção de água induzida pela vasopressina nos túbulos coletores concentra tanto a ureia dos túbulos coletores da medula interna como a que existe um enorme gradiente de concentração entre o fluido luminal e o interstício. Essa porção do túbulo coletor da medula interna expressa transportadores de ureia (UT-A1 e UT-A3), permitindo a reabsorção passiva de ureia para o interstício da medula interna. Esse processo também está sob comando da vasopressina (ADH).[23] A ureia intersticial é trocada com os capilares dos vasos retos (seção a seguir), e uma parte da ureia entra no segmento S_3 da parte reta e nos ramos descendente e ascendente, e retorna aos túbulos coletores da medula interna para ser reabsorvida. O resultado final desse processo de recirculação da ureia é o seu acréscimo ao interstício da medula interna, aumentando a osmolalidade intersticial. A concentração elevada de ureia no túbulo coletor medular é balanceada por uma concentração tão alta quanto no interstício medular, permitindo que grandes quantidades de ureia sejam excretadas sem incorrer no prejuízo de uma diurese osmótica, uma vez que a ureia no túbulo coletor se torna não efetiva osmoticamente. Além disso, a alta concentração de ureia no interstício medular também aumenta a retirada de água dos ramos descendentes dos néfrons profundos, elevando a concentração intraluminal de Na^+ dentro dos ramos descendentes finos.

Embora até recentemente se acreditasse que esse processo era pré-requisito para a reabsorção passiva de Na^+ pelos ramos ascendentes finos, camundongos com deleção genética de UT-A1 e UT-A3 possuem concentração bastante reduzida de ureia no interstício da medula interna, porém um gradiente normal de NaCl.[23] Dessa forma, os mecanismos responsáveis pelo gradiente eletrolítico na medula interna permanecem incertos. Vale enfatizar, entretanto, que a força motriz final para a multiplicação contracorrente é a reabsorção ativa de Na^+ no RAE. Por essa razão, os diuréticos de alça desfazem o gradiente osmótico, e mutações genéticas nas vias que contribuem para a eficiente reabsorção de Na^+ no RAE causam a síndrome de Bartter, perdedora de sal (Cap. 49).

Vasos Retos

Se os capilares que suprem a medula renal apresentassem um arranjo anatômico mais convencional, esses vasos rapidamente dissipariam o gradiente osmótico da medula, devido ao equilíbrio do interstício hipertônico com o sangue capilar isotônico. Isso não acontece em nenhuma medida apreciável, porque o formato em "U" garante que a entrada de soluto e a saída de água nos vasos retos descendentes sejam compensadas pela perda de soluto e pela entrada de água nos vasos

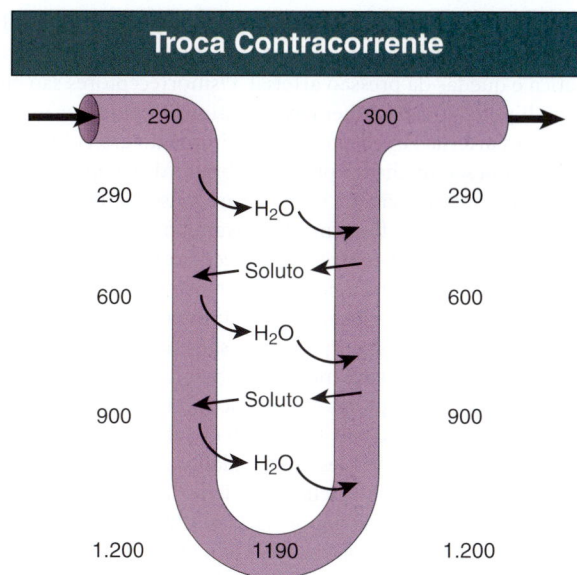

Figura 2-12   Troca contracorrente pelos vasos retos. Os números representam as osmolalidades aproximadas (mOsm/kg). As paredes capilares dos vasos retos são altamente permeáveis, mas o arranjo em "U" dos vasos minimiza a dispersão do gradiente osmótico medular. Entretanto, como o equilíbrio através das paredes capilares não é instantâneo, certa quantidade de soluto é removida do interstício.

retos ascendentes. Esse é o processo de *troca contracorrente*, e é completamente passivo (Fig. 2-12).

Hipóxia Medular Renal

A troca contracorrente pelos capilares medulares se aplica também ao oxigênio, que se difunde dos vasos retos descendentes para os ascendentes, desviando-se das regiões mais profundas. Esse fenômeno, combinado com o contínuo transporte de Na^+, dependente de energia no RAE (da medula externa), torna o tecido medular relativamente hipóxico. Dessa forma, a pressão parcial de oxigênio normalmente cai de cerca de 50 mmHg no córtex para 10 mmHg na medula interna.[24] De fato, a administração de furosemida, que inibe o consumo de oxigênio no RAE, aumenta a oxigenação da medula. Como parte da adaptação a esse ambiente relativamente hipóxico, as células medulares possuem maior capacidade de glicólise do que as células corticais. Além disso, diversas *proteínas de choque térmico* são expressas na medula renal, auxiliando na sobrevivência da célula através da reposição de proteínas danificadas e da inibição da apoptose.[24]

O grau de hipóxia medular depende do balanço entre o fluxo sanguíneo medular (influenciado pelas células contráteis chamadas *pericitos*) e o consumo de oxigênio no RAE. Em condições saudáveis, esse balanço é modulado por uma variedade de agentes autócrinos/parácrinos (p. ex., óxido nítrico, eicosanoides, ATP, adenosina; discussão a seguir), muitos dos quais podem aumentar a oxigenação medular através de redução simultânea da contração dos pericitos e do transporte no RAE. Alguns casos de nefropatia induzida por radiocontraste resultam do distúrbio no balanço entre a oferta e a demanda de oxigênio, com consequente injúria hipóxica medular, na qual as adaptações celulares normais são sobrecarregadas, levando a subsequente morte celular por apoptose e necrose.

VASOPRESSINA (HORMÔNIO ANTIDIURÉTICO) E REABSORÇÃO DE ÁGUA

A vasopressina ou hormônio antidiurético (ADH) é um nonapeptídeo sintetizado em neurônios especializados dos núcleos supraópticos e paravertebrais. O ADH é transportado desses núcleos para a hipófise posterior e secretado em resposta ao aumento da osmolalidade plasmática e quedas da pressão arterial. Osmorreceptores são encontrados no hipotálamo, e também existe estímulo a essa região por barorreceptores arteriais e receptores de estiramento arteriais. As ações da vasopressina são mediadas por três subtipos de receptores: V_{1a}, V_{1b} e V_2. Os receptores V_{1a} são encontrados na musculatura vascular lisa e são acoplados à via do fosfoinositol; levam ao aumento do Ca^{2+} intracelular, resultando em contração. Os receptores V_{1a} também foram identificados na membrana apical de diversos segmentos do néfron; a ativação pela vasopressina luminal pode influenciar no transporte de Na^+ nesses segmentos. Os receptores V_{1b} são encontrados na hipófise anterior, onde a vasopressina modula a liberação do hormônio adrenocorticotrófico. Os receptores V_2 são encontrados na membrana basolateral das células principais no túbulo distal terminal e em toda a extensão do túbulo coletor; eles são acoplados a uma proteína G_s para a geração de monofosfato cíclico de adenosina, que por fim, leva à inserção de canais de água aquaporina 2 (AQP2) na membrana apical desse segmento, outrora impermeável à água (Fig. 2-13). Na forma ligada ao X do diabetes *insipidus*, a forma hereditária mais comum, o receptor V_2 é defeituoso.[25]

Diversas aquaporinas têm sido identificadas no rim.[26] AQP1 é encontrada nas membranas apical e basolateral de todos os túbulos proximais e nos ramos descendentes finos dos néfrons de alça longa; é em grande parte responsável pela alta permeabilidade à água permanente desses segmentos. AQP3 é constitutivamente expressa na membrana basolateral das células do CNT e das células principais corticais e da medula externa. AQP4 é constitutivamente expressa na membrana basolateral das células principais da medula externa e das células do túbulo coletor da medula interna; entretanto, a AQP2 é responsável pela permeabilidade variável à água do túbulo distal terminal e do túbulo coletor. A liberação aguda de vasopressina

causa deslocamento da AQP2 das vesículas intracelulares para a membrana apical, enquanto níveis cronicamente elevados de vasopressina aumentam a transcrição e a translação de genes que codificam a AQP2. A inserção apical de AQP2 permite a reabsorção de água, movida pela alta osmolalidade intersticial que é alcançada e mantida pelo sistema contracorrente. A vasopressina também contribui para a efetividade desse sistema, através do estímulo à reabsorção de Na^+ no RAE e à reabsorção de ureia pelos transportadores UT-A1 e UT-A3 nos túbulos coletores da medula interna. Nas formas autossômica recessiva (rara) e autossômica dominante (ainda mais rara) de *diabetes insipidus* nefrogênico, a AQP2 é anormal e/ou falha na translocação para a membrana apical.[26]

Mais frequentemente, defeitos no deslocamento AQP2 contribuem para os problemas de concentração urinária associados tanto a hipocalemia quanto a hipercalcemia. Na hipocalemia crônica, a expressão de AQP2 nos túbulos coletores está reduzida,[27] refletindo possivelmente a supressão generalizada da produção de proteínas essenciais para a concentração urinária[28] e a redução do gradiente osmótico da medula. Em situações de hipercalcemia, a elevação intraluminal de Ca^{2+} ativa receptores sensíveis ao cálcio na membrana apical.[29] Além disso, o estímulo dos receptores de cálcio na membrana basolateral do RAE inibe o transporte de soluto nesse segmento do néfron, através da inibição do NKCC-2 e dos canais ROMK, reduzindo o gradiente osmótico medular.[30]

CONTROLE INTEGRADO DA FUNÇÃO RENAL

Uma das principais funções do rim é a regulação do volume sanguíneo, através da regulação do *volume circulante efetivo*, um volume conceitual que reflete o grau de preenchimento da vasculatura. Ele é alcançado, em grande parte, pelo controle do conteúdo corporal de sódio. O Capítulo 7 descreve os mecanismos envolvidos na regulação do volume circulante efetivo. Essa discussão introduz alguns dos mais importantes sistemas moduladores.

Pressão Hidrostática Intersticial Renal e Óxido Nítrico

Elevações agudas da pressão arterial levam à *natriurese pressórica*. Uma vez que a autorregulação não é perfeita, parte dessa resposta é mediada por aumento no FSR e na TFG (Fig. 2-3), porém o principal mecanismo é a redução da reabsorção tubular resultante do aumento da *pressão hidrostática intersticial renal* (PHIR). Uma PHIR elevada reduz a reabsorção líquida no túbulo proximal, por aumentar o retrofluxo paracelular através das junções de oclusão da parede tubular (Fig. 2-9). Acredita-se que o aumento da PHIR dependa do óxido nítrico (NO) produzido dentro do rim e modulado por espécies reativas de oxigênio.[31] Além disso, a produção aumentada de NO nas células da mácula densa, as quais contêm a isoforma neuronal (tipo I) do óxido nítrico sintetase (nNOS), reduz a sensibilidade da RTG, permitindo o aumento da oferta de NaCl ao néfron distal, sem a queda da TFG mediada pela RTG.[32]

Outra ação renal do NO resulta da presença de óxido nítrico sintetase induzível (iNOS) (tipo II) nas células mesangiais glomerulares. A produção local de NO contrabalanceia a resposta contrátil do mesângio a agonistas, como a angiotensina II e a endotelina (discussão a seguir). Além disso, o NO pode contribuir para a regulação do fluxo sanguíneo medular. Localmente, o NO sintetizado compensa os efeitos vasoconstritores de outros agentes nos pericitos dos vasos retos descendentes, além de reduzir a reabsorção de Na^+ no RAE; as duas ações ajudam a proteger a medula renal contra a hipóxia. O NO pode ainda promover natriurese e diurese através de ações diretas no túbulo renal. Sendo assim, além do seu efeito no RAE, o NO produzido localmente inibe a reabsorção de Na^+ e água nos túbulos coletores.[33]

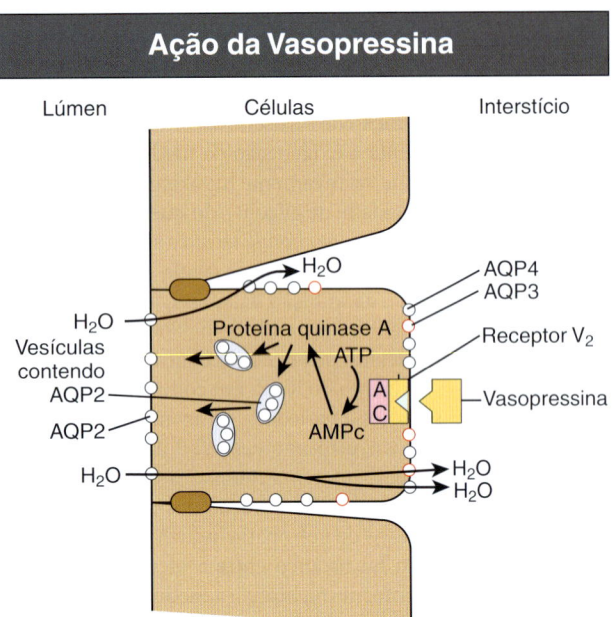

Ação da Vasopressina

Lúmen — Células — Interstício

Figura 2-13 Mecanismo de ação da vasopressina (hormônio antidiurético). A vasopressina se liga aos receptores V_2 na membrana basolateral das células do túbulo coletor e aumenta a produção intracelular de monofosfato cíclico de adenosina (*AMPc*), causando inserção dos canais de água aquaporina 2 (*AQP2*) pré-formados na membrana apical, através de reações intermediárias envolvendo a proteína quinase A. A permeabilidade à água da membrana basolateral, que contém aquaporina 3 e 4, é permanentemente alta. Sendo assim, a secreção de vasopressina permite o movimento transcelular de água do lúmen para o interstício. *AC*, Adenilato ciclase.

Nervos Simpáticos Renais

Reduções da pressão arterial e/ou da pressão venosa central resultam em diminuição da sinalização aferente dos barorreceptores arteriais e dos receptores atriais de volume, o que denota um aumento reflexo da descarga nervosa simpática renal. Isso pode reduzir a excreção urinária de Na^+ de pelo menos três maneiras: (1) constrição das arteríolas glomerulares aferentes e eferentes (predominantemente aferentes), reduzindo diretamente o FSR e a TFG e, indiretamente, a PHIR; (2) estímulo direto à reabsorção de Na^+ no túbulo proximal e no RAE da alça de Henle; e (3) estímulo à secreção de renina pelas células da arteríola aferente (discussão a seguir). Há muito se associa a hiperatividade simpática renal à retenção de Na^+ e à hipertensão experimental. Estudos clínicos recentes indicam que a desnervação simpática eferente bilateral tem como efeito reduções duradouras da pressão arterial em pacientes com hipertensão resistente[34] (Cap. 38).

Sistema Renina-Angiotensina-Aldosterona

O sistema renina-angiotensina-aldosterona (SRAA) é protagonista no controle do volume de fluido extracelular (VFEC) e da pressão arterial. A renina é sintetizada e armazenada em células especializadas da arteríola aferente que fazem parte do aparelho justaglomerular[35] e é secretada na circulação em resposta (1) à elevação da descarga nervosa simpática, (2) à redução do estiramento da arteríola aferente após diminuição da pressão de perfusão renal e (3) à redução da oferta de NaCl à região da mácula densa no néfron (Fig. 2-4).

A renina catalisa a produção do decapeptídeo angiotensina I (Ang I) a partir do angiotensinogênio (sintetizado no fígado). Ang I, por sua vez, é convertida pela enzima conversora de angiotensina (ECA) no octapeptídeo angiotensina II. Ang II influencia o controle do VFEC e da pressão arterial das seguintes formas:

- Causa vasoconstrição arteriolar generalizada, incluindo as arteríolas aferente e (particularmente) eferente, aumentando assim a pressão arterial, mas reduzindo o FSR. A tendência ao aumento da P_{cg} é compensada pela contração da célula mesangial induzida pela angiotensina II e pela redução do K_f; dessa forma, o efeito final na TFG é imprevisível.
- Estimula diretamente a reabsorção de sódio no túbulo proximal.
- Estimula diretamente o cotransportador de NaCl sensível a tiazídicos.[36]
- Estimula a secreção de aldosterona pela zona glomerulosa do córtex adrenal. Como descrito previamente, a aldosterona estimula a reabsorção de sódio no túbulo distal e no túbulo coletor.

Eicosanoides

Os eicosanoides são uma família de metabólitos do ácido araquidônico (AA) produzidos enzimaticamente por três sistemas: *ciclo-oxigenase*, com duas isoformas, COX-1 e COX-2, ambas expressas no rim; *citocromo P-450* (CYP-450); e *lipoxigenase*. Os principais eicosanoides renais produzidos pelo sistema COX são as prostaglandinas E_2 (PGE_2) e I_2 (PGI_2), ambas as quais são vasodilatadores renais e atuam atenuando os efeitos dos agentes vasoconstritores (p. ex., Ang II, norepinefrina), e o vasoconstritor tromboxano A_2. Em condições normais, PGE_2 e PGI_2 possuem efeitos mínimos na hemodinâmica renal, porém em situações de estresse, como hipovolemia, ajudam a proteger o rim contra alterações funcionais excessivas. Consequentemente, fármacos anti-inflamatórios não esteroidais (AINEs), inibidores da COX, podem causar quedas dramáticas da TFG. PGE_2 possui ainda efeitos tubulares, inibindo a reabsorção de Na^+ no RAE da alça de Henle, bem como a reabsorção de Na^+ e água no túbulo coletor.[37] A ação da PGE_2 no RAE, juntamente com o efeito dilatador dos pericitos dos vasos retos, é outro mecanismo regulatório parácrino que ajuda a proteger a medula renal contra a hipóxia. Isso pode explicar por

que a inibição da COX-2 pode reduzir o fluxo sanguíneo medular e causar apoptose das células intersticiais medulares.

O metabolismo do AA pelas enzimas do CYP-450 renal produzem ácidos epoxieicosatrienoicos (EETs), ácidos 20-hidroxieicosatetraenoicos (20-HETE) e ácidos diidroxieicosatrienoicos (DHETs). Parece que esses compostos possuem múltiplos efeitos autócrinos/parácrinos/segundos, mensageiros na vasculatura renal e nos túbulos ainda parcialmente desvendados.[38] Assim como as prostaglandinas, os EETs são agentes vasodilatadores, enquanto o 20-HETE é um potente constritor arteriolar renal e pode estar envolvido no efeito vasoconstritor da Ang II, bem como no mecanismo de RTG. O 20-HETE também contrai os pericitos dos vasos retos e pode estar envolvido no controle do fluxo sanguíneo medular. Algumas evidências sugerem que o 20-HETE e os EETs, produzidos localmente, podem inibir a reabsorção de sódio no túbulo proximal e no RAE.[39] Além disso, os metabólitos do AA pelo CYP-450 podem contribuir para a redução na reabsorção tubular encontrada na natriurese pressórica.

O terceiro sistema enzimático que metaboliza o AA, o sistema lipoxigenase, é ativado (nos leucócitos, mastócitos e macrófagos) durante inflamação e injúria, e não está considerado aqui.

A ciclo-oxigenase-2 está presente nas células da mácula densa e possui um papel crítico na liberação de renina pelas células do aparelho justaglomerular (células granulares) em resposta à redução da oferta de NaCl à mácula densa.[37] Uma dieta com pouco sódio aumenta a expressão da COX-2 na mácula densa e eleva simultaneamente a secreção de renina; em camundongos *knockout** para COX-2 ou durante inibição farmacológica da COX-2, a resposta da renina está virtualmente abolida. Assim, é provável que a hiporreninemia observada durante a administração de AINEs seja, em grande parte, consequência da inibição da COX-2. Além da COX-2, a enzima prostaglandina E sintetase é expressa nas células da mácula densa, e aparentemente, o principal produto da COX-2 responsável por aumentar a secreção de renina é a PGE_2, atuando em receptores específicos identificados nas células do aparelho justaglomerular; ainda não está claro se a PGI_2 também é sintetizada nas células da mácula densa. Como discutido anteriormente, a nNOS (isômero tipo I) também está presente nas células da mácula densa e produz NO, que atenua a RTG.[40] O NO possui ainda um papel permissivo para a secreção de renina, embora o mecanismo não seja compreendido. O aumento da expressão da COX-2 na mácula densa, induzido por uma dieta com pouco sódio, é atenuado pela administração seletiva de inibidores da nNOS, levando à especulação de que o NO seja responsável pelo aumento da atividade da COX-2 e pelo aumento resultante da secreção de renina justaglomerular.[35] A Figura 2-14 esquematiza os papéis estabelecidos e propostos da COX-2 e da nNOS na mácula densa.

Peptídeo Natriurético Atrial

Se o volume sanguíneo aumenta significativamente, o estiramento atrial resultante estimula a liberação de peptídeo natriurético atrial (*ANP*) pelos miócitos atriais. Esse hormônio aumenta a excreção de sódio, através da supressão da liberação de renina e aldosterona e de um efeito inibitório direto na reabsorção de sódio do túbulo coletor medular. O ANP pode ainda aumentar a TFG, uma vez que altos níveis causam vasodilatação arteriolar aferente e relaxamento mesangial (aumentando assim o K_f, Tab. 2-1).

Endotelinas

As endotelinas são potentes peptídeos vasoconstritores, aos quais a vasculatura renal é extraordinariamente sensível.[41] Elas funcionam primariamente como agentes parácrinos ou autócrinos. O rim é uma importante fonte de endotelina, e a endotelina-1 (ET-1) é a isoforma

---

* *Nota da Revisão Científica:* termo utilizado para camundongos nos quais um gene foi desativado

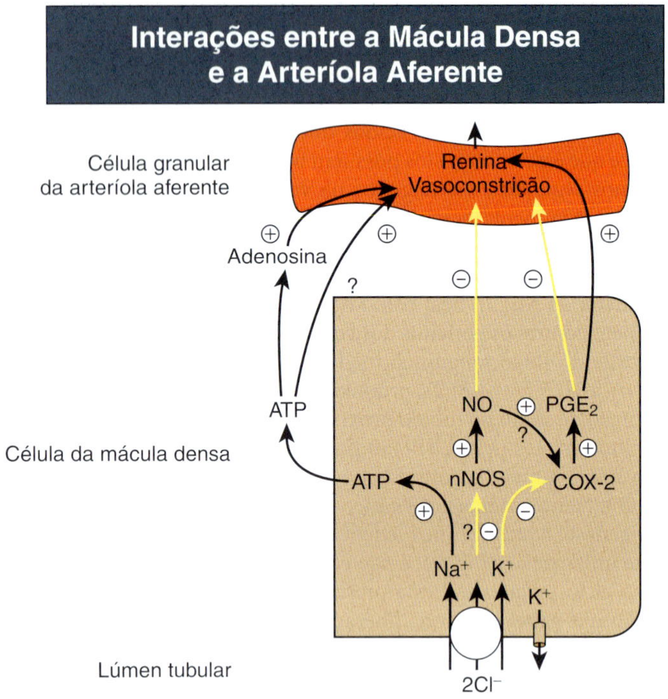

Figura 2-14 **Interações entre a mácula densa e a arteríola aferente: mediadores propostos para a secreção de renina e a retroalimentação (*feedback*) tubuloglomerular.** Tanto o sistema enzimático da ciclo-oxigenase-2 *(COX-2)* quanto o do óxido nítrico sintetase neuronal *(nNOS)* estão presentes nas células da mácula densa. Oferta aumentada de NaCl à mácula densa estimula a entrada de NaCl nas células através do cotransportador Na⁺-K⁺-2Cl⁻. Isso causa constrição arteriolar aferente através da adenosina ou do trifosfato de adenosina *(ATP)* e também inibe a atividade da COX-2; o efeito tardio pode ser mediado em parte pela inibição (mediada pela nNOS) da produção de óxido nítrico *(NO)*. A geração de prostaglandina E₂ *(PGE₂)* pela COX-2 estimula a liberação de renina. A PGE₂ também modula a vasoconstrição, assim como o NO.

predominante. A ET-1 é gerada ao longo da vasculatura renal, incluindo as arteríolas aferente e eferente, onde causa vasoconstrição possivelmente mediada pelo 20-HETE, e nas células mesangiais, onde causa contração (ou seja, diminui o K_f). Consequentemente, a ET-1 renal pode causar grandes reduções no FSR e na TFG (Tabela 2-1).

Em contraste ao seu efeito na TFG, a ET-1 pode atuar no túbulo renal para aumentar a excreção urinária de Na⁺ e água. Os níveis de ET-1 são maiores na medula renal – no RAE e, predominantemente, no túbulo coletor medular da medula interna. A distribuição dos receptores renais de endotelina (ET_A e ET_B) reflete os locais de produção; o receptor predominante na medula interna é o ET_B.[41] Camundongos com deleções específicas no túbulo coletor, tanto da ET-1 quanto dos receptores ET_B, exibem hipertensão sal-sensível, enquanto a deleção específica no túbulo coletor do ET_A não resulta em fenótipo renal evidente. Camundongos *knockout* para ET-1 também apresentam uma grande sensibilidade à vasopressina, comparados com aqueles não modificados. Existem evidências de que os efeitos natriuréticos e diuréticos da estimulação do ET_B medular são mediados pelo NO.[41] Em conjunto com a evidência de que o ET-1 pode inibir a reabsorção de Na⁺ no RAE medular (provavelmente mediado pelo NO),[33] esses achados ressaltam a importância potencial das interações ET-1/NO no controle da excreção de Na⁺ e água.

Purinas

Crescentes evidências indicam que purinas extracelulares, como o ATP, o difosfato de adenosina (*ADP*), a adenosina e o ácido úrico, podem atuar como agentes autócrinos e parácrinos dentro dos rins,

através da ativação de receptores celulares de superfície específicos.[42] Os *purinorreceptores* são subdivididos em receptores P1 e P2. Os receptores P1 são responsivos à adenosina e geralmente são mais conhecidos como *receptores de adenosina* (A_1, A_{2a}, A_{2b} e A_3). Os receptores P2 são responsivos aos nucleotídeos (p. ex., ATP, ADP) e são ainda subdivididos em receptores P2X (canal iônico regulado por ligante) e P2Y (metabotrópico), cada um possuindo diversos subtipos. Como indicado previamente, os receptores A_1 e $P2X_1$ são encontrados nas arteríolas aferentes e medeiam vasoconstrição. Os purinorreceptores também são encontrados nas membranas apicais e basolaterais das células do túbulo renal. A estimulação dos receptores A_1 aumenta a reabsorção tubular proximal de Na⁺ e inibe a reabsorção de Na⁺ no túbulo coletor, enquanto o estímulo dos receptores P2 geralmente possui efeitos inibitórios no transporte tubular.[42] Assim, os nucleotídeos encontrados no lúmen, atuando numa variedade de subtipos de receptores P2, podem inibir a reabsorção de Na⁺ no túbulo proximal, no túbulo distal e no túbulo coletor;[43] a estimulação dos receptores $P2Y_2$ no túbulo coletor inibe a reabsorção de água sensível à vasopressina.

Referências

1. Haraldsson B, Nystrom J, Deen WM. Properties of the glomerular barrier and mechanisms of proteinuria. *Physiol Rev.* 2008;88:451-487.
2. Neal CR, Muston PR, Njegovan D, et al. Glomerular filtration into the subpodocyte space is highly restricted under physiological perfusion conditions. *Am J Physiol Renal Physiol.* 2007;293:F1787-F1798.
3. Hausmann R, Kuppe C, Egger H, et al. Electrical forces determine glomerular permeability. *J Am Soc Nephrol.* 2010;21:2053-2058.
4. Cupples WA. Interactions contributing to kidney blood flow autoregulation. *Curr Opin Nephrol Hypertens.* 2007;16:39-45.
5. Bell PD, Komlosi P, Zhang ZR. ATP as a mediator of macula densa cell signalling. *Purinergic Signal.* 2009;5:461-471.
6. Inscho EW. ATP, P2 receptors and the renal microcirculation. *Purinergic Signal.* 2009;5:447-460.
7. Komlosi P, Bell PD, Zhang ZR. Tubuloglomerular feedback mechanisms in nephron segments beyond the macula densa. *Curr Opin Nephrol Hypertens.* 2009;18:57-62.
8. Holstein-Rathlou NH, Sosnovtseva OV, Pavlov AN, et al. Nephron blood flow dynamics measured by laser speckle contrast imaging. *Am J Physiol Renal Physiol.* 2011;300:F319-F329.
9. Regner KR, Roman RJ. Role of medullary blood flow in the pathogenesis of renal ischemia–reperfusion injury. *Curr Opin Nephrol Hypertens.* 2012;21: 33-38.
10. Rajasekaran SA, Barwe SP, Rajasekaran AK. Multiple functions of Na,K-ATPase in epithelial cells. *Semin Nephrol.* 2005;25:328-334.
11. Vallon V, Verkman AS, Schnermann J. Luminal hypotonicity in proximal tubules of aquaporin-1-knockout mice. *Am J Physiol Renal Physiol.* 2000; 278:F1030-F1033.
12. Rampoldi L, Scolari F, Amoroso A, et al. The rediscovery of uromodulin (Tamm-Horsfall protein): from tubulointerstitial nephropathy to chronic kidney disease. *Kidney Int.* 2011;80:338-347.
13. Gamba G. The thiazide-sensitive Na⁺-Cl⁻ cotransporter: molecular biology, functional properties, and regulation by WNKs. *Am J Physiol Renal Physiol.* 2009;297:F838-F848.
14. Weinbaum S, Duan Y, Satlin LM, et al. Mechanotransduction in the renal tubule. *Am J Physiol Renal Physiol.* 2010;299:F1220-F1236.
15. Bailey MA. Inhibition of bicarbonate reabsorption in the rat proximal tubule by activation of luminal P2Y1 receptors. *Am J Physiol Renal Physiol.* 2004;287: F789-F796.
16. Du Z, Yan Q, Wan L, et al. Regulation of glomerulotubular balance. I. Impact of dopamine on flow-dependent transport. *Am J Physiol Renal Physiol.* 2012; 303:F386-F395.
17. Du Z, Wan L, Yan Q, et al. Regulation of glomerulotubular balance. II. Impact of angiotensin II on flow-dependent transport. *Am J Physiol Renal Physiol.* 2012;303:F1507-F1516.
18. Loffing J, Korbmacher C. Regulated sodium transport in the renal connecting tubule (CNT) via the epithelial sodium channel (ENaC). *Pflugers Arch.* 2009; 458:111-135.
19. Mullins LJ, Bailey MA, Mullins JJ. Hypertension, kidney, and transgenics: a fresh perspective. *Physiol Rev.* 2006;86:709-746.
20. Bailey MA, Paterson JM, Hadoke PW, et al. A switch in the mechanism of hypertension in the syndrome of apparent mineralocorticoid excess. *J Am Soc Nephrol.* 2008;19:47-58.

21. Craigie E, Evans LC, Mullins JJ, Bailey MA. Failure to downregulate the epithelial sodium channel causes salt sensitivity in Hsd11b2 heterozygote mice. *Hypertension*. 2012;60:684-690.
22. Zhai XY, Fenton RA, Andreasen A, et al. Aquaporin-1 is not expressed in descending thin limbs of short-loop nephrons. *J Am Soc Nephrol*. 2007;18: 2937-2944.
23. Fenton RA, Knepper MA. Urea and renal function in the 21st century: insights from knockout mice. *J Am Soc Nephrol*. 2007;18:679-688.
24. Neuhofer W, Beck FX. Cell survival in the hostile environment of the renal medulla. *Annu Rev Physiol*. 2005;67:531-555.
25. Rosenthal W, Seibold A, Antaramian A, et al. Molecular identification of the gene responsible for congenital nephrogenic diabetes insipidus. *Nature*. 1992;359:233-235.
26. Noda Y, Sohara E, Ohta E, Sasaki S. Aquaporins in kidney pathophysiology. *Nat Rev Nephrol*. 2010;6:168-178.
27. Amlal H, Krane CM, Chen Q, Soleimani M. Early polyuria and urinary concentrating defect in potassium deprivation. *Am J Physiol Renal Physiol*. 2000;279:F655-F663.
28. Jeon US, Han KH, Park SH, et al. Downregulation of renal TonEBP in hypokalemic rats. *Am J Physiol Renal Physiol*. 2007;293:F408-F415.
29. Valenti G, Procino G, Tamma G, et al. Aquaporin 2 trafficking. *Endocrinology*. 2005;146:5063-5070.
30. Ward DT, Riccardi D. Renal physiology of the extracellular calcium-sensing receptor. *Pflugers Arch*. 2002;445:169-176.
31. O'Connor PM, Cowley AW Jr. Modulation of pressure-natriuresis by renal medullary reactive oxygen species and nitric oxide. *Curr Hypertens Rep*. 2010; 12:86-92.
32. Thorup C, Erik A, Persson G. Macula densa derived nitric oxide in regulation of glomerular capillary pressure. *Kidney Int*. 1996;49:430-436.
33. Garvin JL, Herrera M, Ortiz PA. Regulation of renal NaCl transport by nitric oxide, endothelin, and ATP: Clinical implications. *Annu Rev Physiol*. 2011; 73:359-376.
34. Esler MD, Krum H, Sobotka PA, et al. Renal sympathetic denervation in patients with treatment-resistant hypertension (The Symplicity HTN-2 Trial): a randomised controlled trial. *Lancet*. 2010;376:1903-1909.
35. Kurtz A. Renin release: sites, mechanisms, and control. *Annu Rev Physiol*. 2011;73:377-399.
36. Ashek A, Menzies RI, Mullins LJ, et al. Activation of thiazide-sensitive cotransport by angiotensin II in the cyp1a1-Ren2 hypertensive rat. *PLoS One*. 2012;7:e36311.
37. Hao CM, Breyer MD. Physiological regulation of prostaglandins in the kidney. *Annu Rev Physiol*. 2008;70:357-377.
38. Imig JD. Eicosanoids and renal vascular function in diseases. *Clin Sci (Lond)*. 2006;111:21-34.
39. Sarkis A, Lopez B, Roman RJ. Role of 20-hydroxyeicosatetraenoic acid and epoxyeicosatrienoic acids in hypertension. *Curr Opin Nephrol Hypertens*. 2004;13:205-214.
40. Vallon V. Tubuloglomerular feedback in the kidney: insights from gene-targeted mice. *Pflugers Arch*. 2003;445:470-476.
41. Kohan DE, Rossi NF, Inscho EW, Pollock DM. Regulation of blood pressure and salt homeostasis by endothelin. *Physiol Rev*. 2011;91:1-77.
42. Shirley DG, Bailey MA, Wildman SSP, et al. Extracellular nucleotides and renal function. In: Alpern RJ, Moe OW, Caplan M, eds. *Seldin & Giebisch's The Kidney: Physiology and Pathophysiology*. St Louis: Elsevier; 2013: 511-537.
43. Bailey MA, Shirley DG. Effects of extracellular nucleotides on renal tubular solute transport. *Purinergic Signal*. 2009;5:473-480.

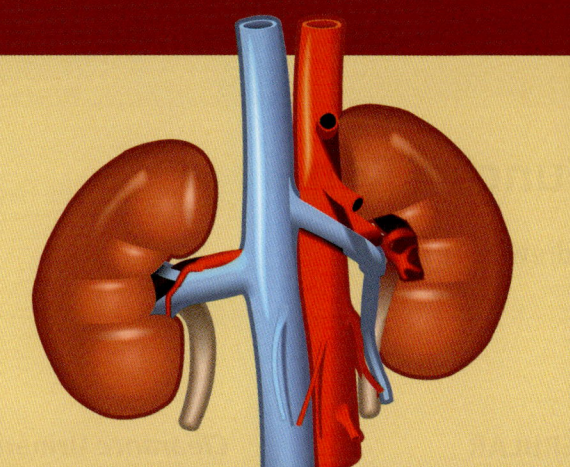

Investigação de Doenças Renais

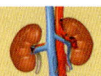

CAPÍTULO 3

Avaliação da Função Renal

Lesley A. Inker, Li Fan e Andrew S. Levey

TAXA DE FILTRAÇÃO GLOMERULAR

A taxa de filtração glomerular (TFG) é o produto da taxa média de filtração de cada néfron, a unidade filtradora dos rins, multiplicada pelo número de néfrons em ambos os rins. O valor normal da TFG é de aproximadamente 130 mL/min/1,73 m^2 para homens e 120 mL/min/1,73 m^2 para mulheres, com variação considerável entre os indivíduos, de acordo com idade, gênero, tamanho corporal, atividade física, dieta, terapia farmacológica e estados fisiológicos, como gravidez. A fim de uniformizar a função renal para diferenças no tamanho do rim, que é proporcional ao tamanho corporal, a TFG é ajustada à área de superfície corporal (ASC), calculada a partir da altura e do peso, e é expressa por 1,73 m^2 ASC, a ASC média para homens e mulheres jovens. Mesmo após o ajuste para a ASC, a TFG é aproximadamente 8% maior em homens jovens, comparados com as mulheres, e declina com a idade; a taxa média de declínio é de aproximadamente 0,75 mL/min/ano após os 40 anos, mas a variação é ampla, e a origem dessa variação é pouco compreendida. Durante a gestação, a TFG aumenta em cerca de 50% no primeiro trimestre e retorna ao normal imediatamente após o parto. A TFG varia ao longo do dia, sendo 10% menor à meia-noite, quando comparada com a tarde. Em um indivíduo, a TFG é relativamente constante ao longo do tempo, porém varia consideravelmente de pessoa para pessoa, mesmo após ajuste para as variáveis conhecidas.

Reduções da TFG podem resultar da diminuição do número de néfrons ou da queda da TFG por néfron, a partir de alterações fisiológicas ou hemodinâmicas. Um aumento da TFG por néfron causado pela elevação da pressão capilar glomerular ou por hipertrofia glomerular pode compensar a redução do número de néfrons; portanto, o valor da TFG pode não refletir a perda de néfrons. Dessa forma, pode haver dano renal considerável antes da queda da TFG.

MEDIDA DA TAXA DE FILTRAÇÃO GLOMERULAR

A TFG não pode ser medida diretamente. Em vez disso, ela é medida como a depuração (*clearance*) urinária de um marcador ideal de filtração.

Conceito de Depuração (*Clearance*)

O *clearance* de uma substância é definido como o volume de plasma "clareado" ou depurado de um marcador pela excreção, por unidade de tempo. O *clearance* de uma substância x (C_x) pode ser calculado como $C_x = A_x/P_x$, em que A_x é a quantidade de x eliminada do plasma, P_x é a concentração plasmática média e C_x é expresso em unidades de volume por tempo. O *clearance* não representa um volume real; na verdade, é um volume virtual do plasma que é completamente depurado da substância por unidade de tempo. O valor do *clearance* se relaciona com a eficiência da eliminação: quanto maior a taxa de eliminação, maior o *clearance*. O *clearance* de uma substância x é a soma do *clearance* renal e do extrarrenal; para substâncias eliminadas pelas vias renal e extrarrenal, o *clearance* plasmático excede o *clearance* urinário.

Clearance Urinário

A quantidade da substância x excretada na urina pode ser calculada pelo produto da taxa de fluxo urinário (V) pela concentração urinária de x (U_x). Assim, o *clearance* urinário é definido como:

$$C_x = (U_x \times V)/P_x$$

A excreção urinária de uma substância depende da filtração, da secreção tubular e da reabsorção tubular. Substâncias que são filtradas, porém não secretadas ou reabsorvidas pelos túbulos, são marcadores ideais de filtração, uma vez que o *clearance* urinário dessas substâncias pode ser utilizado como medida da TFG. Para substâncias filtradas e secretadas, o *clearance* urinário excede a TFG; e, para substâncias filtradas e reabsorvidas, o *clearance* urinário é menor que a TFG.

A medida do *clearance* urinário requer a coleta de urina em um período de tempo para a medida do volume urinário, bem como das concentrações urinária e plasmática do marcador de filtração. Um cuidado especial deve ser tomado para evitar coleta incompleta de urina, que pode limitar a precisão do cálculo do *clearance*.

Clearance Plasmático

Uma vez que o *clearance* plasmático não necessita da coleta de urina de um período determinado de tempo, o interesse em medi-lo permanece. A TFG é calculada a partir do *clearance* plasmático (C_x) após a infusão intravenosa em *bolus* de um marcador de filtração exógeno, com o *clearance* (Cx) computado através da divisão da quantidade do marcador administrada (A_x) pela concentração média (P_x), a qual pode ser obtida a partir da área sob a curva da concentração plasmática pelo tempo.

$$C_x = A_x/P_x$$

A queda dos níveis plasmáticos é secundária ao desaparecimento imediato do marcador do plasma para o seu volume de distribuição (componente rápido) e à excreção renal (componente lento). O *clearance* plasmático é mais bem estimado pelo uso de um modelo de dois compartimentos, que requer amostra de sangue precoce (geralmente duas a três coletas até 60 minutos) e tardia (uma a três vezes a partir de 120 minutos). Assim como o *clearance* urinário, o *clearance* plasmático de uma substância depende da filtração, da secreção tubular e da reabsorção, além da eliminação extrarrenal.

Marcadores de Filtração Exógenos

A *inulina*, um polímero de frutose não carregado, com peso molecular de aproximadamente 5.000 daltons (d), foi a primeira substância descrita como um marcador ideal de filtração e permanece a referência (padrão-ouro) para a avaliação dos outros marcadores. O protocolo clássico para o *clearance* de inulina requer a infusão intravenosa (IV) contínua para atingir um estado de equilíbrio e a cateterização vesical com coleta de urina em múltiplos momentos. Como essa técnica é incômoda, e a medida de inulina necessita de um ensaio químico difícil, esse método não é utilizado amplamente na prática clínica e permanece

Marcadores de Filtração Exógenos para Estimativa da Taxa de Filtração Glomerular

Marcador	Método de Administração	Comentários
Inulina	Infusão contínua IV	Padrão-ouro
Iotalamato	Injeção subcutânea ou injeção IV em *bolus*	Pode ser administrada na forma de composto radioativo com iodo 125 (^{125}I) como marcador ou na forma não radioativa, utilizando ensaios com o método HPLC. Na forma radioativa, risco potencial de captação do ^{125}I pela tireoide. O iotalamato é secretado, levando à superestimação da TFG
^{99m}Tc-DTPA	Injeção IV em *bolus*	A dissociação do ^{99m}Tc leva à ligação a proteínas plasmáticas e subestimação da TFG
^{51}Cr-EDTA	Injeção IV em *bolus*	*Clearance* 10% inferior ao da inulina
Iohexol	Injeção IV em *bolus*	Baixa incidência de efeitos adversos; comparável à inulina; ensaio mais caro e de difícil realização

Tabela 3-1 **Marcadores de filtração exógenos para estimativa da taxa de filtração glomerular.** ^{51}*Cr-EDTA*, ácido etilenodiaminotetracético marcado com cromo 51; *TFG*, taxa de filtração glomerular; *HPLC*, cromatografia líquida de alto desempenho; *IV*, intravenosa; ^{99m}*Tc-DTPA*, ácido dietilenotriaminopentacético marcado com tecnécio 99m.

como uma ferramenta de pesquisa. Substâncias exógenas alternativas incluem iotalamato, iohexol e ácido etilenodiaminotetracético, geralmente quelado com radioisótopos para facilitar a detecção (Tabela 3-1). Protocolos alternativos para avaliar o *clearance* também foram validados, incluindo injeção subcutânea e esvaziamento vesical espontâneo. Existem vantagens dos marcadores de filtração exógenos e dos protocolos alternativos, porém há também limitações. O entendimento das qualidades e limitações de cada marcador alternativo e de cada método de *clearance* facilitará a interpretação da TFG quantificada.[1]

Marcadores de Filtração Endógenos

Os marcadores de filtração endógenos são substâncias geradas no organismo a uma taxa relativamente constante e eliminadas predominantemente pela filtração glomerular. Dessa forma, a concentração sérica possui uma alta correlação com a TFG medida, mesmo quando considerados outros fatores que influenciam os determinantes da TFG. Atualmente, os marcadores de filtração endógenos identificados incluem metabólitos e proteínas séricas de baixo peso molecular. Os metabólitos filtrados podem sofrer reabsorção ou secreção, que contribuem para a excreção urinária. A comparação com o *clearance* urinário de marcadores de filtração exógenos permite inferir sobre o manejo renal dos marcadores de filtração endógenos. As proteínas séricas filtradas, por sua vez, são reabsorvidas e degradadas dentro do túbulo, com detecção mínima na urina. Para marcadores de filtração excretados na urina, o *clearance* urinário pode ser calculado a partir da coleta de urina em um período de tempo e de uma única medida da concentração sérica. Se a concentração sérica não for constante durante a coleta de urina, como em doenças renais agudas ou quando a função renal residual for avaliada em pacientes dialíticos, é necessário obter amostras de sangue adicionais durante a coleta de urina, a fim de estimar a concentração sérica média.

A creatinina é o marcador de filtração renal endógeno utilizado com mais frequência na prática clínica. A ureia foi amplamente utilizada no passado, e atualmente a cistatina C parece bastante promissora (Tabela 3-2).

Relação da TFG e dos Determinantes Não TFG com as Concentrações Séricas

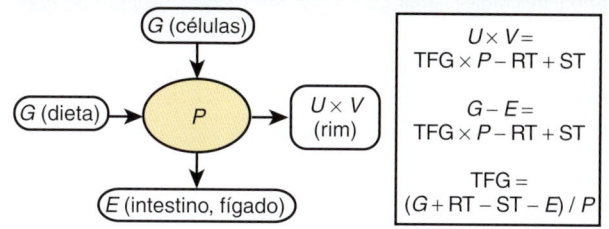

Figura 3-1 Relação da taxa de filtração glomerular e dos determinantes não relacionados à TFG com as concentrações séricas. *G*, geração; *E*, eliminação extrarrenal; *P*, plasma; *RT*, reabsorção tubular; *ST*, secreção tubular. *(Modificada da referência 1.)*

Taxa de Filtração Glomerular Estimada a partir da Concentração Plasmática

A Figura 3-1 apresenta a relação da concentração plasmática de uma substância *x* com a sua produção/geração (G_x) pelas células e pela ingestão dietética, com a excreção urinária ($U_x \times V$) e com a eliminação extrarrenal (E_x) pelo intestino e pelo fígado. A concentração plasmática se correlaciona de maneira análoga com a excreção urinária ou vazão. A carga excretada na urina é aproximadamente igual à carga filtrada. Entretanto, a concentração plasmática também é influenciada pela geração, secreção e reabsorção tubular e pela eliminação extrarrenal, denominados *determinantes não relacionados com a TFG* da concentração plasmática.[1]

No estado de equilíbrio, a concentração plasmática constante da substância *x* é mantida porque a produção é igual à soma da excreção urinária com a eliminação extrarrenal. As *equações de estimativa* incorporam variáveis demográficas e clínicas como substitutos dos determinantes não relacionados com a TFG e proporcionam uma estimativa mais precisa da TFG do que apenas a análoga da concentração plasmática. Se a produção dessa substância é constante, a concentração plasmática é uma função inversa da TFG, ou seja, quanto menor a TFG maior a concentração plasmática da substância. As equações do valor estimado de TFG são derivadas da regressão da TFG quantificada pelos valores medidos dos marcadores de filtração e pelos valores observados das variáveis demográficas e clínicas. A TFG *estimada* (TFGe) pode diferir da TFG medida em um paciente se houver discrepância entre os valores reais e a média que relaciona os substitutos dos determinantes não relacionados à TFG do marcador de filtração. Outras fontes de erros incluem erro de medida do marcador de filtração (p. ex., falha na calibração do ensaio para o marcador de filtração com o ensaio utilizado no desenvolvimento da equação), erro de medida da TFG durante o desenvolvimento da equação e regressão à média. Em princípio, a probabilidade de todos esses erros é maior para valores mais altos de TFG.[2]

CREATININA

Metabolismo e Excreção

A creatinina é um produto final do catabolismo muscular, contendo 113-d. As vantagens do uso da creatinina como marcador incluem a facilidade na mensuração, o baixo custo e a ampla disponibilidade do exame. As desvantagens incluem o grande número de fatores determinantes que interferem no resultado, além da TFG, levando a uma grande variação da TFG para um mesmo valor de creatinina sérica (Tabela 3-2). Por exemplo, um valor de creatinina sérica de 1,5 mg/dL (132 µmol/L) pode corresponder a uma TFG de aproximadamente 20 a 90 mL/min/1,73 m².

Comparação entre Creatinina, Ureia e Cistatina C como Marcadores de Filtração			
Variável	**Creatinina**	**Ureia**	**Cistatina C**
Propriedades Moleculares			
Peso (d)	113	60	13.000
Estrutura	Derivado aminoácido	Produto molecular orgânico do metabolismo proteico	Proteína alcalina não glicosilada
Determinantes Fisiológicos do Nível Sérico			
Produção	Variável, de acordo com massa muscular e ingestão proteica; menor em idosos, mulheres e brancos	Variável, de acordo com a ingestão proteica e catabolismo proteico	Parece ser predominantemente constante na maioria das células nucleadas; aumenta no hipertireoidismo com uso de esteroides; menor em idosos e mulheres
Controle Renal	Filtrada, secretada e excretada na urina	Filtrada, reabsorvida e excretada na urina	Filtrada, reabsorvida e catabolizada
Eliminação extrarrenal	Sim; aumenta se TFG for reduzida	Sim; aumenta se TFG for reduzida	Evidências preliminares de aumento se TFG for reduzida
Uso em Equações de Estimativa da TFG			
Variáveis clínicas e demográficas como substitutos dos determinantes fisiológicos	Idade, gênero e raça; relacionadas à massa muscular	Não se aplica	Idade, gênero
Acurácia	Precisa para TFG < 60 mL/min/1,73 m²	Não se aplica	Desconhecida
Ensaio			
Método	Colorimétrico ou enzimático	Medida direta, enzimático, colorimétrico e eletroquímico	PENIA, PETIA ou ELISA
Precisão do ensaio	Muito boa, exceto em concentrações baixas	Preciso em todas as concentrações	Preciso em todas as concentrações
Prática em laboratórios clínicos	Múltiplos ensaios; calibração não padronizada amplamente utilizada	Múltiplos ensaios; o enzimático e o colorimétrico são os mais comuns	Ausente na maioria dos analisadores automáticos; não padronizada
Material de recomendação padronizada (SRMs)	SRM 967	SRM 912a	ERM-DA471/IFCC
Ensaio de referência	IDMS	IDMS	PENIA, PETIA ou ELISA

Tabela 3-2 Comparação entre creatinina, ureia e cistatina C como marcadores de filtração. *ELISA*, imunoensaio enzimático *(enzyne-linked immunosorbent assay)*; *TFG*, taxa de filtração glomerular; *IDMS*, espectrometria de massa de diluição isotópica; *PENIA*, imunoensaio nefelométrico reforçado com partículas; *PETIA*, imunoensaio turbimétrico reforçado com partículas. *(Modificado com permissão da referência 2.)*

A creatinina deriva do metabolismo da fosfocreatina muscular, bem como da ingestão dietética de carne ou de suplementos de creatina. A produção de creatinina é proporcional à massa muscular, a qual pode ser estimada a partir de idade, gênero, raça e tamanho corporal. A Tabela 3-3 lista fatores que podem afetar a produção de creatinina.[3]

A creatinina é liberada na circulação numa taxa constante durante condições fisiológicas normais. A creatinina não se liga a proteínas e é livremente filtrada pelo glomérulo e secretada pelos túbulos. Diversas medicações, como cimetidina e trimetoprim, inibem competitivamente a secreção de creatinina e reduzem o *clearance* de creatinina. Essas medicações levam, então, a um aumento da concentração sérica de creatinina, sem efeito algum na TFG (Tabela 3-3).

Além disso, a creatinina compõe secreções intestinais e pode ser degradada por bactérias. Se a TFG está reduzida, a quantidade de creatinina eliminada através da via extrarrenal aumenta. Antibióticos podem aumentar a concentração sérica de creatinina, devido à destruição da flora intestinal, interferindo na eliminação extrarrenal da creatinina, além de reduzir a TFG. O aumento da concentração sérica de creatinina após a inibição da secreção tubular e da eliminação extrarrenal é maior em pacientes com TFG reduzida. Clinicamente, pode ser difícil distinguir o aumento da concentração sérica de creatinina causado pela inibição tubular ou pela inibição da eliminação extrarrenal daquele causado pela queda da TFG. Entretanto, deve-se suspeitar de outros mecanismos além da queda da TFG se a concentração sérica de ureia permanecer inalterada apesar da elevação significativa da concentração sérica de creatinina em um paciente com uma TFG previamente reduzida.

O *clearance* de creatinina geralmente é calculado a partir da excreção de creatinina em urina de 24 horas e da medida única de creatinina sérica em condições estáveis. A taxa de excreção de creatinina varia com idade, gênero e raça e corresponde aproximadamente a 20 a 25 mg/kg/dia e 15 a 20 mg/kg/dia em uma coleta completa de urina de homens e mulheres jovens, respectivamente. Equações para estimar a excreção de creatinina a partir de idade, gênero, peso e outras variáveis estão disponíveis.[4] Desvios em relação a esses valores esperados podem indicar erros na duração ou na precisão da coleta de urina. O *clearance* de creatinina superestima sistematicamente a TFG devido à secreção tubular de creatinina. No passado, acreditava-se que a quantidade de creatinina excretada pela secreção tubular em níveis normais de TFG fosse relativamente pequena (10% a 15%), porém, com ensaios novos e mais precisos para valores baixos de creatinina sérica, essa diferença pode ser substancialmente maior. Em valores baixos de TFG, a quantidade de creatinina excretada pela secreção tubular pode exceder a quantidade filtrada.[2]

Ensaio de Creatinina

Historicamente, o ensaio mais comum para a quantificação da creatinina sérica era o ensaio do picrato alcalino (*Jaffe*), que produz uma reação

Fatores que Afetam a Concentração Sérica de Creatinina		
Fatores	**Efeito na Creatinina**	**Mecanismo/Comentário**
Idade	Redução	Menor produção de creatinina causada pela redução da massa muscular relacionada à idade
Gênero feminino	Redução	Menor produção de creatinina devido à redução de massa muscular nas mulheres
Raça		
Afro-americano	Aumento	Maior produção de creatinina devido à maior massa muscular média em afro-americanos; não se sabe como a massa muscular em outras raças pode ser comparável à dos afro-americanos ou caucasianos
Dieta		
Vegetariana	Redução	Menor produção de creatinina
Ingestão de carnes cozidas e suplementos de creatina	Aumento	Maior produção de creatinina transitória, embora possa ser compensada pelo aumento transitório da TFG
Hábito Corporal		
Muscular	Aumento	Maior produção muscular devido ao aumento da massa muscular e/ou pela maior ingestão proteica
Desnutrição, perda muscular, amputação	Redução	Menor produção de creatinina causada pela redução da massa muscular e/ou menos ingestão proteica
Obesidade	Nenhum	Excesso de massa adiposa, não muscular, não contribui para o aumento da produção de creatinina
Medicações		
Trimetoprim, cimetidina, derivados do ácido fíbrico (exceto genfibrozila)	Aumento	Redução da secreção tubular de creatinina
Cetoácidos, algumas cefalosporinas	Aumento	Interferência com o ensaio picrato alcalino para detecção da creatinina

Tabela 3-3 Fatores que afetam a concentração sérica de creatinina. *(Modificado da referência 3.)*

colorida. São conhecidos outros cromógenos, além da creatinina, capazes de interferir no ensaio, dando origem a erros de até quase 20% em indivíduos normais. Ensaios enzimáticos modernos não detectam cromógenos que não sejam a creatinina e, portanto, levam a uma menor elevação da concentração sérica, quando comparados com o método do picrato alcalino. Até recentemente, a calibração desses ensaios, a fim de ajuste para essas interferências, não era padronizada nos laboratórios, limitando assim a estimativa da TFG a partir da concentração sérica de creatinina, especialmente em TFG mais elevadas.

Para resolver a heterogeneidade dos ensaios de creatinina, amostras de soro fresco congelado contendo quantidades preestabelecidas de creatinina detectáveis através de espectrometria de massa de diluição isotópica (IDMS) de referência estão disponíveis, para que os fabricantes de instrumentos de laboratório padronizem os métodos de medida de creatinina.[5] Recomenda-se a utilização de ensaios padronizados.[6] A padronização reduzirá, mas não eliminará por completo, o erro na estimativa em valores elevados da TFG (Tabela 3-3).

Taxa de Filtração Glomerular Estimada a partir da Creatinina Sérica

Mais uma vez, a TFG pode ser estimada a partir da creatinina sérica através de equações que utilizam idade, gênero, raça e superfície corporal como substitutos da produção/geração de creatinina.[1] Apesar dos avanços substanciais na acurácia das equações que estimam a TFG a partir da creatinina sérica ao longo dos últimos anos, a estimativa da TFG permanece imprecisa, e é provável que nenhuma equação será capaz de superar as limitações da creatinina como um marcador ideal de filtração. Não se espera que nenhuma equação funcione bem em pacientes com graus extremos de produção de creatinina, como amputados, indivíduos franzinos ou grandes, pacientes com condições de perda muscular ou pessoas com padrões alimentares de ingestão dietética de carne altos ou baixos (Tabela 3-3). Em razão destas diferenças entre grupos raciais e étnicos, conforme a massa muscular e a dieta, as equações desenvolvidas para um grupo racial ou étnico dificilmente serão precisas em populações multiétnicas. Como discutido adiante, melhorias futuras irão exigir marcadores de filtração adicionais.

Fórmula de Cockcroft-Gault

A fórmula de Cockcroft-Gault estima o *clearance* de creatinina a partir de idade, gênero e peso corporal, além da creatinina sérica (Quadro 3-1).[7] Um fator de ajuste para mulheres baseia-se em um pressuposto teórico de que a produção de creatinina é 15% menor, em razão da menor massa muscular. A comparação com valores normais de *clearance* de creatinina requer o cálculo da ASC e o ajuste para 1,73 m². Devido à inclusão da variável "peso" no numerador, essa fórmula sistematicamente superestima o *clearance* de creatinina em pacientes edemaciados ou obesos.

A fórmula de Cockcroft-Gault possui três grandes limitações. Primeira, ela não é precisa, particularmente em valores de TFG acima de 60 mL/min. Segunda, ela estima o *clearance* de creatinina em vez da TFG e, assim, espera-se que superestime a TFG, uma vez que os valores da secreção tubular de creatinina não são conhecidos. Terceira, a fórmula deriva de um método antigo de ensaio de creatinina sérica, o qual não pode ser calibrado para os novos métodos de ensaio disponíveis, podendo levar a vieses sistemáticos na estimativa do *clearance* de creatinina.

É importante saber que, antes da padronização dos ensaios de creatinina, a fórmula de Cockcroft-Gault era amplamente utilizada para avaliar as propriedades farmacocinéticas dos medicamentos em pacientes com insuficiência renal. A precisão das recomendações das doses de drogas baseadas na fórmula de Cockcroft-Gault, utilizando valores de creatinina a partir de ensaios modernos, permanece controversa. Na literatura, um estudo sugeriu que o ajuste na dose de drogas guiado pela fórmula de Cockcroft-Gault é discretamente menos preciso que o ajuste baseado nas equações mais acuradas de estimativa da TFG.[8]

Estudo MDRD (Modification of Diet in Renal Disease)

A equação do estudo MDRD (Modification of Diet in Renal Disease – Modificação da Dieta em Doença Renal) utiliza idade, gênero e raça

Equações para Estimar a Taxa de Filtração Glomerular

Fórmula de Cockcroft-Gault[6]

Sexo masculino

$$C_{cr} \, (mL/min) = \frac{(140 - Idade) \times Peso}{72 \times S_{cr} \, (mg/dL)}$$ ou $$C_{cr} \, (mL/min) = \frac{(140 - Idade) \times Peso}{0,814 \times S_{cr} \, (\mu g/dL)}$$

Sexo feminino

$$C_{cr} \, (mL/min) = \frac{(140 - Idade) \times Peso \times 0,85}{72 \times S_{cr} \, (mg/dL)}$$ ou $$C_{cr} \, (mL/min) = \frac{(140 - Idade) \times Peso \times 0,85}{0,814 \times S_{cr} \, (\mu g/dL)}$$

Equação do Estudo MDRD para Uso com Creatinina Sérica Padronizada (Equação com Quatro Variáveis)[8]

$$TFG \, (mL/min/1,73 \, m^2) = 175 \times S_{cr} \, Padronizada \, (mg/dL)^{-1,154} \times Idade^{-0,203} \times 0,742 \, (se \, mulher) \times 1,210 \, (se \, negro)$$

$$TFG \, (mL/min/1,73 \, m^2) = 30.849 \times S_{cr} \, Padronizada \, (\mu mol/L)^{-1,154} \times Idade^{-0,203} \times 0,742 \, (se \, mulher) \times 1,210 \, (se \, negro)$$

Equação da Colaboração *CKD-EPI* para Uso com Creatinina Sérica Padronizada[11]

$$(mL/min/1,73 \, m^2) = 141 \min (S_{cr} / \kappa, 1)\alpha \times \max(S_{cr} / \kappa, 1)^{1,209} \times 0,993^{Idade} \times 1,018 \, (se \, mulher) \times 1,157 \, (se \, negro)$$

em que κ é 0,7 para mulheres e 0,9 para homens, α é –0,329 para mulheres e –0,411 para homens, *min* indica o mínimo de S_{cr}/κ ou 1 e *max* indica o máximo de S_{cr}/κ ou 1.

Sexo feminino	$\leq 0,7 \rightarrow TFG = 144 \times (S_{cr}/0,7)^{-0,329}$	$\times (0,993)^{Idade}$	x 1,157 (se negro)
	$> 0,7 \rightarrow TFG = 144 \times (S_{cr}/0,7)^{-1,209}$		
Sexo masculino	$\leq 0,9 \rightarrow TFG = 141 \times (S_{cr}/0,9)^{-0,411}$		
	$0,9 \rightarrow TFG = 141 \times (S_{cr}/0,9)^{-1,209}$		

Equação da Colaboração *CKD-EPI* para Uso com Cistatina C Sérica Padronizada[19]

$$TFG \, (mL/min/1,73 \, m^2) = 133 \times \min(S_{cis}/0,8, 1)^{-0,499} \times \max(S_{cis}/0,8, 1)^{-1,328} \times 0,932 \, (se \, mulher)$$

em que *min* indica o mínimo de $S_{cis}/0,8$ ou 1 e *max* indica o máximo de $S_{cis}/0,8$ ou 1.

$\leq 0,8 \rightarrow TFG = 133 \times (S_{cis}/0,8)^{-0,499}$ × $0,996^{Idade}$ × 0,932 (se mulher)

$> 0,8 \rightarrow TFG = 133 \times (S_{cis}/0,8)^{-1,328}$

Equação da Colaboração *CKD-EPI* para Uso com Creatinina e Cistatina C Séricas Padronizadas[19]

$$TFG \, (mL/min/1,73 \, m^2) = 135 \times \min(S_{cr} / \kappa, 1)^{\alpha} \times \max(S_{cr} / \kappa, 1)^{-0,601} \times \min(S_{cis}/0,8, 1)^{-0,375} \times \max(S_{cis}/0,8, 1)^{-0,711} \times 0,995^{Idade}$$
$$\times 0,969 \, (se \, mulher) \times 1,08 \, (se \, negro)$$

em que κ é 0,7 para mulheres e 0,9 para homens; α é –0,248 para mulheres e –0,207 para homens; *min* indica o mínimo de S_{cr}/κ ou 1 ou de $S_{cis}/0,8$ ou 1 e *max* indica o máximo de S_{cr}/κ ou 1 ou de $S_{cis}/0,8$ ou 1.

Sexo feminino	$\leq 0,7$	$\leq 0,8 \rightarrow TFG = 130 \times (S_{cr}/0,7)^{-0,248} \times (S_{cis}/0,8)^{-0,375}$	× $(0,995)^{Idade}$	x 1,08 (se negro)
		$> 0,8 \rightarrow TFG = 130 \times (S_{cr}/0,7)^{-0,248} \times (S_{cis}/0,8)^{-0,711}$		
	$> 0,7$	$\leq 0,8 \rightarrow TFG = 130 \times (S_{cr}/0,7)^{-0,601} \times (S_{cis}/0,8)^{-0,375}$		
		$> 0,8 \rightarrow TFG = 130 \times (S_{cr}/0,7)^{-0,601} \times (S_{cis}/0,8)^{-0,711}$		
Sexo masculino	$\leq 0,9$	$\leq 0,8 \rightarrow TFG = 135 \times (S_{cr}/0,9)^{-0,207} \times (S_{cis}/0,8)^{-0,375}$		
		$> 0,8 \rightarrow TFG = 135 \times (S_{cr}/0,9)^{-0,207} \times (S_{cis}/0,8)^{-0,711}$		
	$> 0,9$	$\leq 0,8 \rightarrow TFG = 135 \times (S_{cr}/0,9)^{-0,601} \times (S_{cis}/0,8)^{-0,375}$		
		$> 0,8 \rightarrow TFG = 135 \times (S_{cr}/0,9)^{-0,601} \times (S_{cis}/0,8)^{-0,711}$		

Quadro 3-1 Equações para estimar a taxa de filtração glomerular. Idade em anos; peso em kg; S_{cr}, creatinina sérica; S_{cis}, cistatina C sérica. A calculadora para as equações do estudo Modification of Diet in Renal Disease (MDRD) e da colaboração Chronic Kidney Disease Epidemiology (CKD-EPI) também pode ser encontrada on-line em *http://www.kidney.org/professionals/kdoqi/gfr_calculator.cfm.*

(africana *versus* caucasiana ou outra) e padronizou a creatinina sérica para estimar a TFG[9] (Quadro 3-1). A equação deriva da população com doença renal crônica (DRC) estudada e subestima a TFG medida em populações com níveis elevados de TFG (Fig. 3-2). A equação não foi validada em crianças ou mulheres grávidas. A equação do estudo MDRD apresenta maior precisão e acurácia global que a fórmula de Cockcroft-Gault. Têm sido relatadas modificações da equação do MDRD em populações étnicas e raciais diversas das afro-americanas e caucasianas, incluindo aquelas da China, do Japão, da Tailândia e da África do Sul.[10,11] Em geral, essas modificações melhoram a acurácia da equação do MDRD na população estudada, porém não podem ser generalizadas para outras populações.

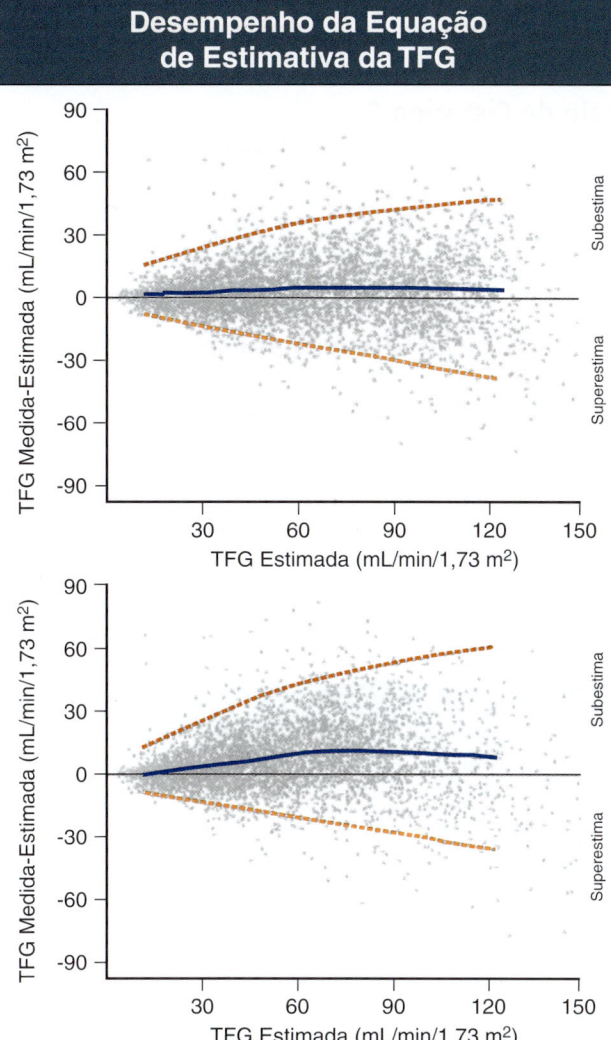

Desempenho da Equação de Estimativa da TFG

Figura 3-2 Comparação das performances das equações da colaboração Chronic Kidney Disease Epidemiology (CKD-EPI) e do estudo Modification of Diet in Renal Disease (MDRD). Diferença entre a TFG medida (TFGm) e a TFG estimada (TFGe) *versus* a TFGe para as equações da CKD-EPI (*gráfico superior*) e do MDRD (*gráfico inferior*), mostrando a regressão linear suavizada e o intervalo de confiança de 95% (IC, computado a partir da menor função suavizando em *R*) e utilizando uma regressão de quantis, excluindo os 2,5% menores e maiores valores da TFGe. Para as duas equações, as médias dos vieses (porcentagem de estimativas dentro de 30% da TFG medida, P_{30}) são 2,5 (84) e 5,5 (81), respectivamente. Para converter a TFG de mL/min/1,73 m² para mL/s/m², multiplique por 0,0167. *(Modificado da referência 12.)*

Atualmente, organizações de diversos países recomendam a TFG estimada (TFGe) como método inicial para avaliação clínica da função renal.[6] Devido às limitações da acurácia em TFG mais elevadas, as recomendações incluem estabelecer a TFGe como valor numérico apenas se a TFG estimada for inferior a 60 mL/min/1,73 m² e determinar a TFGe como "superior a 60 mL/min/1,73 m²" para valores maiores.[6]

Colaboração Chronic Kidney Disease Epidemiology (CKD-EPI)

A equação de creatinina da colaboração CKD-EPI (sigla para Chronic Kidney Disease Epidemiology) realizada em 2009 (Quadro 3-1) foi desenvolvida a partir de um grande banco de dados populacionais com diversas características, incluindo pacientes com e sem doença renal, diabetes melito e história de transplante de órgãos, a fim de superar as limitações da equação do estudo MDRD.[12] A equação da CKD-EPI baseia-se nas mesmas quatro variáveis da equação do MDRD, porém utiliza um cálculo estatístico diferente (*two-slope linear "spline"*) para estabelecer a relação entre a TFG e a creatinina sérica, o que corrige parcialmente a subestimação da TFG em níveis mais elevados, observada com a equação do estudo MDRD. A equação de creatinina da CKD-EPI também incorpora relações discretamente diferentes para idade, gênero e raça. Como resultado, a equação da CKD-EPI será precisa quanto à do MDRD se a TFGe for menor que 60 mL/min/1,73 m² e é mais acurada em taxas maiores (Fig. 3-2). A CKD-EPI também é mais precisa para uma vasta gama de características, incluindo idade, gênero, raça, índice de massa corporal e presença ou ausência de diabetes melito ou história de transplante de órgão. Assim como o MDRD, as equações da CKD-EPI foram modificadas no Japão, aumentando a acurácia nessa população de estudo.[11]

A equação da CKD-EPI agora permite relacionar a TFGe ao longo de toda a variação de valores, sem vieses substanciais. Atualmente, a TFGe é relatada pelos dois principais laboratórios dos Estados Unidos, bem como por laboratórios na França. As diretrizes de 2012 do Kidney Disease: Improving Global Outcomes (KDIGO) recomendam que os laboratórios clínicos divulguem a TFGe em todos os adultos utilizando as equações de creatinina da CKD-EPI, ou utilizando outras equações, caso se mostrem superiores à equação da CKD-EPI para essa população.[13]

UREIA

A concentração sérica de ureia possui valor limitado como um marcador da TFG, em virtude da ampla gama de variáveis, como a produção de ureia e a reabsorção tubular (Tabela 3-2).

A ureia é o produto final do catabolismo proteico pelo fígado, contendo 60-d. Os fatores associados à produção aumentada de ureia incluem a sobrecarga de proteína a partir do uso de dietas hiperproteicas e a absorção de sangue após hemorragia gastrointestinal. Estados catabólicos causados por infecção, administração de corticosteroides ou quimioterapia também aumentam a produção de ureia. Observa-se redução da produção de ureia em pacientes com desnutrição grave e doença hepática.

A ureia é livremente filtrada pelo glomérulo e então passivamente reabsorvida tanto nos néfrons proximais quanto nos distais. Como resultado da reabsorção tubular, o *clearance* urinário de ureia subestima a TFG. Redução da perfusão renal em pacientes com depleção volêmica e estados de antidiurese estão associados ao aumento da reabsorção de ureia. Isso leva a uma queda do *clearance* de ureia maior que a redução concomitante da TFG. Em uma TFG abaixo de 20 mL/min/1,73 m², a superestimação da TFG pelo *clearance* de creatinina resultante da secreção de creatinina se aproxima da subestimação da TFG pelo *clearance* de ureia devido à reabsorção de ureia; dessa forma, o *clearance* médio de creatinina e ureia se aproxima da TFG medida.

CISTATINA C

Metabolismo e Excreção

A cistatina C é uma proteína contendo 122 aminoácidos, com peso molecular de 13 kd (Tabela 3-2). Suas múltiplas funções biológicas incluem inibição extracelular de proteases cisteína, modulação do sistema imune, atividades antibacterianas e antivirais e modificação da resposta corporal à injúria cerebral. A concentração sérica de cistatina C permanece constante entre 1 e 50 anos de idade. Em análises da Third National Health and Nutrition Examination Survey (NHANES III), a mediana e as concentrações acima do percentil 99 da cistatina C para pessoas entre 20 e 39 anos de idade sem história de hipertensão e diabetes melito foram 0,85 mg/L e 1,12 mg/L, respectivamente, com concentrações mais baixas em mulheres do que em homens, maiores em brancos não hispânicos do que em negros e mexicanos, e progressivamente maior com a idade.[14]

Acredita-se que a cistatina C seja produzida em uma taxa constante por um gene constitutivo ("*housekeeping*") expresso em todas as células nucleadas. Ela é livremente filtrada pelo glomérulo, devido ao pequeno tamanho e ao pH alcalino. Cerca de 99% da cistatina C filtrada é reabsorvida pelas células do túbulo proximal, onde a cistatina-C é catabolizada quase por completo, e o restante é eliminado na urina predominantemente intacto.[15] Algumas evidências sugerem a existência de secreção tubular, além de eliminação extrarrenal, a última estimada em 15% a 21% do *clearance* renal.[16]

Uma vez que a cistatina C não é excretada na urina, é difícil estudar sua produção e o controle renal. Então, a compreensão dos determinantes não TFG da cistatina C recai em associações epidemiológicas. Algumas sugerem que inflamação, obesidade, doenças da tireoide, algumas neoplasias malignas e uso de glicocorticoides podem elevar os níveis de cistatina C. Dois estudos evidenciaram que os principais fatores responsáveis por altas concentrações de cistatina C, após ajuste para o *clearance* de creatinina ou para a TFG medida, foram idade avançada, gênero masculino, massa adiposa, raça branca, diabetes melito, níveis elevados de proteína C reativa, aumento na contagem de leucócitos e concentrações baixas de albumina.[17,18] Dessa forma, outros fatores além da TFG devem ser considerados durante a interpretação dos resultados de cistatina C.

Ensaio de Cistatina C

Os ensaios disponíveis para a quantificação da cistatina C podem resultar em valores não comparáveis. A International Federation of Clinical Chemists (IFCC) publicou um material de referência para a padronização da cistatina C, porém a uniformização internacional do ensaio ainda se encontra em processo.[19] Os ensaios são consideravelmente mais caros que aqueles para a determinação da creatinina.

Taxa de Filtração Glomerular Estimada a partir da Cistatina C

Diversos estudos concluíram que as concentrações séricas de cistatina C estimam melhor a TFG do que a concentração sérica de creatinina porque a cistatina C é menos afetada por idade, gênero ou raça, se comparada com a creatinina. Entretanto, a cistatina C ou as equações baseadas na cistatina C não são mais precisas do que as equações de estimativa baseadas em creatinina, devido à variação dos determinantes não relacionados à TFG da cistatina C.[20] Apesar disso, vários estudos demonstraram que equações que combinam os dois

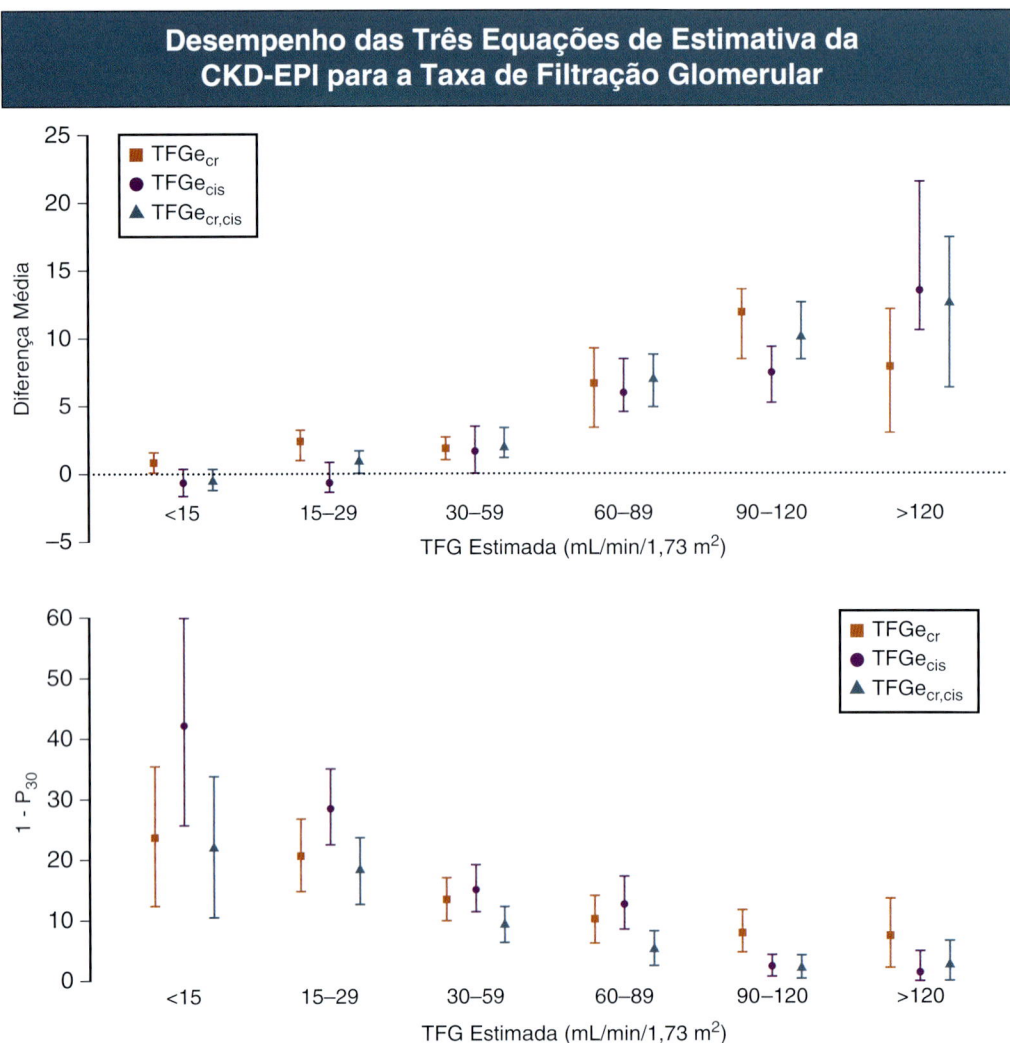

Figura 3-3 **Desempenho de três equações de estimativa da TFG.** A TFG foi estimada utilizando as equações de estimativa da colaboração Chronic Kidney Disease Epidemiology (CKD-EPI). *Acima*, Diferença média entre a TFG medida e a taxa de filtração glomerular estimada *(TFGe)*. O viés é similar à equação que utiliza a creatinina isolada *(TFGe_cr)*, à que utiliza a cistatina C isolada *(TFGe_cis)* e à que utiliza a creatinina e a cistatina C combinadas *(TFGe_cr,cis)*. *Abaixo*, Acurácia das três equações de acordo com a porcentagem de estimativas acima de 30% da TFG medida *(1 − P_30)*. *Barras em I* indicam o IC 95%. *(Modificado da referência 20.)*

marcadores de filtração com idade, gênero e raça parecem ser mais precisas do que as equações que utilizam cada marcador de maneira isolada, provavelmente devido ao menor efeito dos determinantes não relacionados diretamente à TFG de ambos os marcadores quando utilizados em combinação. As equações de cistatina C e creatinina com cistatina C da CKD-EPI de 2012 (Quadro 3-1) são expressas para uso com a creatinina sérica e a cistatina C padronizadas e são recomendadas pelas diretrizes do KDIGO de 2012 (Fig. 3-3).[20] A equação que utiliza a cistatina C sem a creatinina parece não necessitar da especificação da raça. Além disso, em pacientes com menor massa muscular (p. ex., doença neuromuscular ou hepática, baixo índice de massa corporal) ou em pacientes com diabetes melito, a cistatina C pode resultar em TFG estimada mais precisa do que a creatinina.

Alguns estudos mostram que uma TFGe baixa baseada em cistatina C sérica é um melhor preditor de risco de doença cardiovascular e mortalidade geral do que uma TFGe baixa baseada na concentração de creatinina sérica.[21] Ainda é preciso determinar se esse efeito é causado pela superioridade da cistatina C como marcador de filtração ou pelos determinantes não relacionados à TFG da cistatina C e da creatinina. Entretanto, isso será possível apenas após padronização, ampla disponibilidade e redução de custo dos ensaios de cistatina C, bem como depois da investigação adicional dos determinantes não relacionados à TFG da cistatina C sérica.

OUTROS MARCADORES DE FILTRAÇÃO

A β_2-microglobulina (β_2M) e proteína β-traço (βTP) são outras duas proteínas séricas de baixo peso molecular que vêm sendo avaliadas como marcadores de filtração para a estimativa da TFG e para seu valor prognóstico. Entretanto, a β_2M e a βTP não são recomendadas para uso atual. A β_2M é uma subunidade de 11,8-kd das moléculas do complexo principal de histocompatibilidade (MHC) de classe I, está presente em todas as células nucleadas e possui um papel central na imunologia celular. A βTP, também conhecida como prostaglandina D_2 sintetase tipo lipocalina, é uma glicoproteína que contém 168 aminoácidos de 23 a 29 kd. Assim como a cistatina C, a β_2M e a βTP são livremente filtradas pelo glomérulo e extensamente reabsorvidas pelo túbulo proximal, com pequenas quantidades excretadas na urina em condições normais.

Nas análises da NHANES-III, os valores da mediana (acima do percentil 99) da β_2M e da βTP séricas para pessoas com idade entre 20 e 39 anos sem história de hipertensão ou diabetes melito foram 0,52 mg/L (0,81 mg/L) e 1,59 mg/L (2,80 mg/L), respectivamente, com níveis menores em mulheres do que em homens e maiores em brancos não hispânicos do que em negros e mexicanos;[22] os níveis foram maiores em pessoas mais velhas. Diversos estudos encontraram correlação dos níveis séricos de β_2M e βTP com a TFG diretamente medida, que foi melhor ou igual àquela observada com a creatinina e similar à da cistatina C.[23-26] Além disso, estudos revelaram que a β_2M e a βTP são melhores preditores de desfecho adverso à saúde do que a creatinina e podem ser tão precisas quanto a cistatina C na população geral e em pacientes com DRC.[23,27,28] Entretanto, alguns fatores podem limitar sua utilização como marcador de filtração; a concentração sérica de β_2M pode estar aumentada em diversas neoplasias malignas e estados inflamatórios, e a administração de corticosteroides pode reduzir a concentração sérica de βTP.[28,29]

APLICAÇÃO CLÍNICA DA TAXA DE FILTRAÇÃO GLOMERULAR ESTIMADA

Doença Renal Crônica

A estimativa da TFG é necessária para a detecção, a avaliação e o seguimento de pacientes com DRC. As diretrizes atuais recomendam que pacientes com elevado risco de DRC ou com TFGe reduzida realizem a estimativa da TFG e o teste de albuminúria, como um marcador de dano renal, a fim de avaliar tanto a função renal quanto estadiar a gravidade da doença pelo grau da TFGe. O uso da creatinina sérica isolada como marcador da TFG é insatisfatório e pode levar a atrasos na detecção de DRC e à classificação errônea da gravidade da DRC. O uso das equações de estimativa permite o laudo direto da TFGe pelos laboratórios clínicos sempre que a creatinina for medida. As equações de estimativa atualmente utilizadas serão menos precisas em pessoas com outros fatores que afetem a creatinina sérica além da TFG (Tabela 3-3). Nesses pacientes, estimativas mais precisas da TFG requerem testes adicionais, como a medida com um marcador de filtração endógeno (p. ex., cistatina C, β_2M e βTP), a medida do *clearance* a partir de urina coletada em um período de tempo ou a medida do *clearance* utilizando um marcador exógeno.

Lesão Renal Aguda

Fora do estado de equilíbrio, há um atraso na elevação da concentração sérica, devido ao tempo necessário para a retenção do marcador de filtração endógeno (Fig. 3-4). De maneira análoga, após a recuperação da TFG, existe um atraso até a vazão ou excreção do marcador retido. Durante esse período, nem a concentração sérica nem a TFGe a partir da concentração sérica refletem com precisão a TFG medida. Entretanto, a mudança na TFGe fora do estado de equilíbrio pode ser um indicador útil da magnitude e da tendência da mudança na TFG medida. Se a TFGe se encontra em queda, o declínio da TFGe é menor que a redução da TFG medida. Por outro lado, caso a TFGe esteja aumentando, a elevação da TFGe é maior que o aumento da TFG medida. Quanto mais rápida for a mudança na TFGe, maior será a mudança na TFG medida. Quando a TFGe atinge um

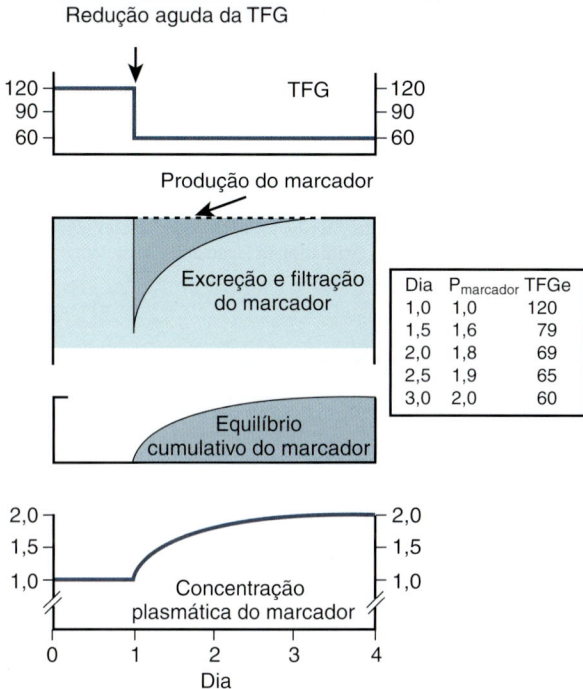

Figura 3-4 Redução súbita da taxa de filtração glomerular. Os gráficos mostram o efeito da redução súbita da TFG (*acima*) em produção, filtração/excreção e equilíbrio dos marcadores endógenos (*meio*) e concentração plasmática do marcador (*abaixo*). (*Modificado da referência 1.*)

novo estado de equilíbrio, reflete mais precisamente a TFG medida. Em pacientes com lesão renal aguda, a cistatina sérica parece elevar-se mais depressa que a creatinina sérica.[30] Todavia, são necessários mais dados para definir se as mudanças na cistatina C são indicadores mais sensíveis para rápidas alterações da função renal do que as mudanças na creatinina sérica.

MARCADORES DE DANO TUBULAR

A excreção urinária de proteínas séricas de baixo peso molecular pode aumentar quando a reabsorção no túbulo proximal estiver prejudicada, o que pode servir como marcador de dano tubular proximal. Os exemplos incluem cistatina C e β_2M, descritos previamente, bem como interleucina 18 (18.000 d), proteína ligadora do retinol (21.000 d) e alfa1-macroglobulina (33.000 d). Em contrapartida, outros marcadores de dano tubular são produzidos pelo rim em resposta à lesão, como a *N*-acetil-β-glucosaminidase (NAG) e a molécula urinária de injúria renal 1 (KIM-1). A excreção aumentada de lipocalina associada à gelatinase de neutrófilo (NGAL), uma proteína de 25.000 d, na doença renal, pode refletir prejuízo na reabsorção da NGAL filtrada ou produção aumentada pelo rim. Esses e outros marcadores urinários de dano tubular em investigação serão discutidos adiante, no Capítulo 71.

Referências

1. Stevens LA, Levey AS. Measured GFR as a confirmatory test for estimated GFR. *J Am Soc Nephrol.* 2009;20:2305-2313.
2. Stevens LA, Levey AS. Chronic kidney disease in the elderly: How to assess risk. *N Engl J Med.* 2005;352:2122-2124.
3. Stevens LA, Levey AS. Measurement of kidney function. *Med Clin North Am.* 2005;89:457-473.
4. Ix JH, Wassel CL, Stevens LA, et al. Equations to estimate creatinine excretion rate: The CKD Epidemiology Collaboration. *Clin J Am Soc Nephrol.* 2011;6:184-191.
5. Miller WG, Myers GL, Ashwood ER, et al. Creatinine measurement: State of the art in accuracy and interlaboratory harmonization. *Arch Pathol Lab Med.* 2005;129:297-304.
6. Myers GL, Miller WG, Coresh J, et al. Recommendations for improving serum creatinine measurement: A report from the Laboratory Working Group of the National Kidney Disease Education Program. *Clin Chem.* 2006;52:5-18.
7. Cockcroft DW, Gault MH. Prediction of creatinine clearance from serum creatinine. *Nephron.* 1976;16:31-41.
8. Stevens LA, Nolin TD, Richardson MM, et al. Comparison of drug dosing recommendations based on measured GFR and kidney function estimating equations. *Am J Kidney Dis.* 2009;54:33-42.
9. Levey AS, Coresh J, Greene T, et al. Using standardized serum creatinine values in the Modification of Diet in Renal Disease study equation for estimating glomerular filtration rate. *Ann Intern Med.* 2006;145:247-254.
10. Rule AD, Teo BW. GFR estimation in Japan and China: What accounts for the difference? *Am J Kidney Dis.* 2009;53:932-935.
11. Earley A, Miskulin D, Lamb EJ, et al. Estimating equations for glomerular filtration rate in the era of creatinine standardization: A systematic review. *Ann Intern Med.* 2012;156:785-795, W270, W1-W8.
12. Levey AS, Stevens LA, Schmid CH, et al. A new equation to estimate glomerular filtration rate. *Ann Intern Med.* 2009;150:604-612.
13. KDIGO 2012 clinical practice guideline for the evaluation and management of chronic kidney disease. *Kidney Int Suppl.* 2013;3.
14. Kottgen A, Selvin E, Stevens LA, et al. Serum cystatin C in the United States: The Third National Health and Nutrition Examination Survey (NHANES III). *Am J Kidney Dis.* 2008;51:385-394.
15. Tenstad O, Roald AB, Grubb A, Aukland K. Renal handling of radiolabelled human cystatin C in the rat. *Scand J Clin Lab Investig.* 1996;56:409-414.
16. Sjostrom P, Tidman M, Jones I. Determination of the production rate and non-renal clearance of cystatin C and estimation of the glomerular filtration rate from the serum concentration of cystatin C in humans. *Scand J Clin Lab Investig.* 2005;65:111-124.
17. Stevens LA, Schmid CH, Greene T, et al. Factors other than glomerular filtration rate affect serum cystatin C levels. *Kidney Int.* 2009;75:652-660.
18. Knight EL, Verhave JC, Spiegelman D, et al. Factors influencing serum cystatin C levels other than renal function and the impact on renal function measurement. *Kidney Int.* 2004;65:1416-1421.
19. Grubb A, Blirup-Jensen S, Lindstrom V, et al. First certified reference material for cystatin C in human serum ERM-DA471/IFCC. *Clin Chem Lab Med.* 2010;48:1619-1621.
20. Inker LA, Schmid CH, Tighiouart H, et al. Estimating glomerular filtration rate from serum creatinine and cystatin C. *N Engl J Med.* 2012;367:20-29.
21. Peralta CA, Shlipak MG, Judd S, et al. Detection of chronic kidney disease with creatinine, cystatin C, and urine albumin-to-creatinine ratio and association with progression to end-stage renal disease and mortality. *JAMA.* 2011;305:1545-1552.
22. Juraschek SP, Coresh J, Inker LA, et al. Comparison of serum concentrations of β-trace protein, β_2-microglobulin, cystatin C, and creatinine in the U.S. population. *Clin J Am Soc Nephrol.* 2013;8:584-592.
23. Tangri N, Inker LA, Tighiouart H, et al. Filtration markers may have prognostic value independent of glomerular filtration rate. *J Am Soc Nephrol.* 2012;23:351-359.
24. Woitas RP, Stoffel-Wagner B, Poege U, et al. Low-molecular weight proteins as markers for glomerular filtration rate. *Clin Chem.* 2001;47:2179-2180.
25. Filler G, Priem F, Lepage N, et al. Beta-trace protein, cystatin C, beta(2)-microglobulin, and creatinine compared for detecting impaired glomerular filtration rates in children. *Clin Chem.* 2002;48:729-736.
26. Bhavsar NA, Appel LJ, Kusek JW, et al. Comparison of measured GFR, serum creatinine, cystatin C, and beta-trace protein to predict ESRD in African Americans with hypertensive CKD. *Am J Kidney Dis.* 2011;58:886-893.
27. Astor BC, Shafi T, Hoogeveen RC, et al. Novel markers of kidney function as predictors of ESRD, cardiovascular disease, and mortality in the general population. *Am J Kidney Dis.* 2012;59:653-662.
28. Okuno S, Ishimura E, Kohno K, et al. Serum β_2-microglobulin level is a significant predictor of mortality in maintenance haemodialysis patients. *Nephrol Dial Transplant.* 2009;24:571-577.
29. Abbink FC, Laarman CA, Braam KI, et al. Beta-trace protein is not superior to cystatin C for the estimation of GFR in patients receiving corticosteroids. *Clin Biochem.* 2008;41:299-305.
30. Herget-Rosenthal S, Marggraf G, Husing J, et al. Early detection of acute renal failure by serum cystatin C. *Kidney Int.* 2004;66:1115-1122.

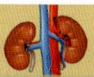

CAPÍTULO 4

Exame de Urina

Giovanni B. Fogazzi e Giuseppe Garigali

DEFINIÇÃO

O exame de urina é um dos testes fundamentais para avaliar as doenças dos rins e do trato urinário. Durante a primeira avaliação de um paciente por um nefrologista, o exame de urina deve ser sempre realizado. A tira reagente (*dipstick*) é o método de análise de urina mais amplamente utilizado, porém o nefrologista deve estar atento à sua limitação. O exame do sedimento urinário é uma parte integral do exame de urina, realizado rotineiramente nos laboratórios clínicos gerais. Idealmente, entretanto, a microscopia deveria ser realizada por nefrologistas treinados, em vez de por funcionários do laboratório clínico, os quais podem ser incapazes de identificar elementos importantes em algumas situações[1] e nem sempre estão cientes das correlações clínicas dos achados.[2]

Este capítulo descreve os principais aspectos do exame de urina, incluindo a coleta de urina, a avaliação dos aspectos físicos e químicos e sua microscopia.

COLETA DE URINA

A maneira como a urina é coletada e manuseada pode ter grande influência nos resultados (Quadro 4-1). Instruções escritas sobre como realizar a coleta devem ser entregues ao paciente. Primeiramente, exercícios físicos extenuantes (p. ex., corrida, futebol) devem ser evitados pelo menos 24 horas antes da coleta, a fim de evitar proteinúria induzida pelo exercício, hematúria ou cilindrúria. Em mulheres, o exame de urina também deve ser evitado durante o período menstrual, porque a contaminação com sangue pode ocorrer.

Se uma amostra do jato médio da primeira urina da manhã é utilizada, pode ocorrer lise celular e formação de cilindros na bexiga ao longo da noite, podendo levar a resultados falso-negativos do exame do sedimento urinário. Por essa razão, em pacientes com doenças renais, sugerimos a realização combinada da tira reagente e da microscopia urinária utilizando a segunda urina da manhã.

Para a medida da proteína excretada em 24 horas, é necessária a coleta da urina de 24 horas. Erros causados por tempo incorreto ou por amostras perdidas podem levar à coleta de mais ou menos urina. Os erros podem ser minimizados através de instruções simples escritas entregues ao paciente. Para outros tipos de coleta de urina, também devem ser oferecidas instruções escritas como aquelas necessárias para a avaliação de proteinúria ortostática, que implicam a coleta de uma amostra de urina após o paciente ter ficado deitado por algumas horas, seguida de outra amostra produzida após o paciente ter permanecido de pé.

Amostras de urina isolada são amplamente recomendadas[3], uma vez que são fáceis de obter, embora exames de urina coletada em um período de tempo ainda sejam recomendados por alguns autores (Cap. 80).

Após a lavagem das mãos, as mulheres devem afastar os lábios da vagina, e os homens devem separar o prepúcio da glande. A genitália externa é lavada e enxugada com papel-toalha, e a urina de jato médio é coletada após o descarte da primeira porção. Os mesmos procedimentos podem também ser orientados para a coleta em crianças. Para crianças pequenas, sacos coletores para urina costumam ser utilizados, apesar da grande probabilidade de contaminação. Uma punção vesical suprapúbica às vezes pode ser necessária. Em situações especiais, a urina ainda pode ser coletada através de um cateter vesical, embora a cateterização possa causar hematúria. Cateteres permanentes estão comumente associados a bacteriúria, leucocitúria, hematúria e candidúria.

O recipiente de urina deve ser fornecido pelo laboratório ou comprado na farmácia. O recipiente deve estar limpo, possuir capacidade para pelo menos 50 a 100 mL e ter um diâmetro de abertura de pelo menos 5 cm, de modo a permitir uma fácil coleta. A base deve ser larga, a fim de evitar derramamentos acidentais, e ter tampa. A etiqueta deve identificar o paciente, bem como o horário da coleta de urina.

Diversos elementos (especialmente os leucócitos) podem sofrer lise rapidamente após a coleta, então a amostra deve ser idealmente manuseada e examinada assim que possível. Na prática diária, sugerimos que as amostras sejam analisadas em até 3 horas após a coleta. Caso não seja possível, a refrigeração dos espécimes entre +4° e +8°C pode ajudar na preservação, mas pode causar a precipitação de fosfatos e uratos, capazes de dificultar o exame. Preservativos químicos, como formaldeído ou glutaraldeído, podem ser utilizados de forma alternativa.

CARACTERÍSTICAS FÍSICAS

Cor

A cor normal da urina varia entre amarelo-clara, amarelo-escura e âmbar, dependendo da concentração de urocromo. Alterações anormais da cor podem ser causadas por condições patológicas, medicamentos ou alimentos.

As condições patológicas que mais causam mudanças na coloração da urina são hematúria macroscópica, hemoglobinúria ou mioglobinúria (urina rosa, vermelha, marrom ou preta); bilirrubinúria (urina amarelo-escura a marrom); e cristalúria maciça por ácido úrico (urina rosa). Causas menos frequentes são infecção urinária, principalmente por *Klebsiella* spp., *Proteus mirabilis, Escherichia coli, Providencia stuartii* ou *Enterococcus* spp. em pacientes com cateter vesical de demora (urina roxa, às vezes chamada "síndrome da urina roxa na bolsa coletora");[4] quilúria (urina branco leitoso); e porfirinúria (associada à excreção urinária de porfobilinogênio) e alcaptonúria (urina vermelha que se torna preta se deixada em repouso).

Os principais medicamentos responsáveis por alterar a cor da urina são rifampicina (urina amarelo-alaranjada a vermelha); desferoxamina (urina rosada); fenitoína (urina vermelha); cloroquina e nitrofurantoína (urina marrom); triantereno, propofol, corantes azuis de alimentos (urina verde); azul de metileno (urina azul); e metronidazol, metildopa e imipenem-cilastatina (a urina escurece se deixada em repouso).

Entre os alimentos, destacam-se beterraba (urina vermelha), sene e ruibarbo (urina amarela a marrom ou vermelha) e caroteno (urina marrom).

Procedimentos para a Preparação e Avaliação do Sedimento Urinário

Instruções escritas aos pacientes para a coleta de urina.

Coleta em recipientes descartáveis da segunda urina da manhã, após descartar os primeiros mililitros de urina (ou seja, jato médio de urina).

Manuseio e exame da amostra dentro de 3 horas da coleta.

Centrifugação de uma alíquota de 10 mL de urina a 40 g por 10 minutos.

Remoção de 9,5 mL do sobrenadante da urina por sucção.

Nova suspensão gentil, mas completa, do sedimento com uma pipeta de Pasteur em 0,5 μL de urina restante.

Cobertura da amostra com uma lamínula de 24 × 32 mm.

Exame do sedimento urinário por um microscópio de contraste de fase a ×160 e ×400.

Utilização da luz polarizada para identificar lipídeos e cristais suspeitos.

Cruzamentos dos achados do microscópio com a tira reagente para pH, gravidade específica, hemoglobina, esterase leucocitária, nitritos e albumina (a presença de albumina orienta a avaliação da amostra em direção a uma doença glomerular).

Células expressas como maior/menor número observado por campo de grande aumento (cga), cilindros, como número por campo de pequeno aumento (cpa) e todos os outros elementos (p. ex., bactérias, cristais) em escala de 0 a ++++.

Quadro 4-1 Preparação e avaliação do sedimento urinário. Procedimentos utilizados no laboratório do autor.

Turvação

A urina normal é transparente. A urina pode estar turva devido à alta concentração de qualquer partícula urinária, especialmente células, cristais e bactérias. As causas mais frequentes de turvação são infecção do trato urinário, hematúria maciça e contaminação da urina por secreções genitais. A ausência de turvação não é um critério confiável para avaliar a amostra de urina, uma vez que a urina patológica pode ser transparente.

Odor

A mudança no odor da urina pode ser causada por ingestão de alguns alimentos, como aspargo. Um odor pungente, causado pela produção de amônia, é típico da maioria das infecções bacterianas do trato urinário, enquanto a presença de cetonas na urina costuma conferir um odor adocicado ou frutado. Algumas condições raras conferem odores característicos à urina. Elas incluem doença da urina do xarope de bordo (odor de xarope de bordo), acidemia isovalérica (odor de pé suado) e hipermetioninemia (odor de manteiga rançosa ou de peixe).

Densidade Relativa

O parâmetro densidade relativa pode ser medido pela gravidade específica ou pela osmolalidade. A *gravidade específica* (GE) se refere ao peso de um volume de urina comparado com o peso do mesmo volume de água destilada e depende da massa e do número de partículas dissolvidas. Em geral, a GE é avaliada pela tira reagente, que mede a concentração iônica da urina. Na presença de íons, os prótons são liberados por um agente complexante e produzem uma mudança na coloração do indicador azul de bromotimol, de azul para azul-esverdeado a amarelo. A subestimação acontece com pH urinário acima de 6,5, enquanto a superestimação é encontrada com concentração proteica maior que 7,0 g/L. Uma vez que moléculas não ionizadas, como glicose e ureia, não são detectadas pela tira reagente, esse método não se correlaciona estritamente com os resultados obtidos por refratometria e osmolalidade.

A refratometria mede a GE através da refração da luz enquanto atravessa uma gota de urina em uma lâmina de vidro. Ela mede o número de solutos por unidade de volume e também todos os solutos, em vez de apenas as substâncias iônicas. Assim, a refratometria é mais precisa que a tira reagente, apesar de ser influenciada pela temperatura da urina, embora refratômetros com compensação de temperatura estejam disponíveis. Refratômetros têm baixo custo, são fáceis de utilizar e apresentam a principal vantagem de necessitarem de apenas uma gota de urina. Por essas razões, sugerimos a utilização da refratometria na prática diária.

Uma GE entre 1.000 e 1.003 é consistente com acentuada diluição urinária, como observado em pacientes com diabetes *insipidus* ou intoxicação hídrica. Em geral, uma GE de 1.010 é chamada *isostenúria* devido à GE (e à osmolalidade) semelhante à do plasma, sendo então observada frequentemente em condições nas quais a contração urinária está prejudicada, como necrose tubular aguda (NTA) e doença renal crônica. Uma GE maior que 1.040 quase sempre indica a presença de um agente osmótico extrínseco, como radiocontraste.

A *osmolalidade* é medida pelo osmômetro, que avalia a redução do ponto de fusão de uma solução e fornece resultados em miliosmols por quilograma (mOsm/kg) de água. A osmolalidade depende apenas do número de partículas presentes e não é influenciada pela temperatura da urina ou pela concentração proteica. Entretanto, altas concentrações de glicose aumentam significativamente a osmolalidade (10 g/L de glicose = 55,5 mOsm/L). Para a avaliação da urina patológica, a medida da osmolalidade é mais confiável que a GE, tanto pela tira reagente quanto pela refratometria.

CARACTERÍSTICAS QUÍMICAS

Em geral, as características químicas da urina são avaliadas pela tira reagente. As tiras reagentes possuem como vantagens simplicidade, baixo custo e estabilidade. As desvantagens incluem resultados apenas qualitativos ou semiquantitativos, suscetibilidade a interferências por substâncias e descoloração da urina. Quando a leitura é visual, em vez de utilizar instrumentos automatizados, o intervalo indicado pelo fabricante entre a remoção da tira reagente da urina e a leitura dos resultados deve ser respeitado, para evitar resultados falsos.

A sensibilidade e a especificidade das tiras reagentes diferem bastante entre os estudos e dependem da marca utilizada e das diferentes condições clínicas e das populações de pacientes investigados. Resultados falsos também podem ser causados pelo uso de tiras reagentes com prazos de validade expirados. A Tabela 4-1 resume os principais resultados falso-negativos e falso-positivos que podem ocorrer com os testes de tira reagente.

pH

O pH é determinado pelas tiras reagentes, que cobrem a faixa de pH entre 5,0 e 8,5 ou 9,0. Com o uso das tiras reagentes, divergências significativas do pH real são observadas para valores abaixo de 5,5 e acima de 7,5. Assim, um medidor de pH com um eletrodo de vidro é mandatório se uma medida precisa for necessária.

O pH urinário reflete a presença de íons hidrogênio (H^+), mas não necessariamente reflete a carga total de ácidos da urina, uma vez que a maior parte dos ácidos é excretada como amônia. Um pH baixo é geralmente observado em acidose metabólica (na qual o ácido é secretado), em dietas ricas em proteína (as quais geram mais ácido e amônia) e em depleção volêmica (na qual a aldosterona é estimulada, resultando em urina ácida). De fato, um pH urinário baixo pode ajudar a distinguir entre lesão renal aguda (LRA) pré-renal e NTA, que tipicamente se associa a pH mais alto. Em geral, observa-se um pH alto em acidose tubular renal (especialmente distal, tipo 1; Cap. 12), em dietas vegetarianas (causado por geração mínima de nitrogênio e ácido) e em infecções por organismos produtores de urease (p. ex., *Proteus*), que geram amônia a partir da ureia.

Teste da Tira Reagente de Urina		
Constituinte	**Resultados Falso-negativos**	**Resultados Falso-positivos**
Gravidade específica (GE)	pH urinário > 6,5	Proteína urinária > 7,0 g/L
pH	Valores reduzidos na presença de formaldeído	–
Hemoglobina	Ácido ascórbico GE alta da urina Formaldeído (0,5 g/L) usado para preservar as amostras	Mioglobina Peroxidades de micróbios
Glicose	Ácido ascórbico Bactérias	Detergentes oxidantes
Albumina	Cadeias leves de imunoglobulinas Proteínas tubulares Globulinas	pH urinário ≥ 9,0 Detergentes à base de quaternário de amônio Clorexidina Polivinilpirrolidona
Esterase leucocitária	Glicose ≥ 20,0 g/L Proteína > 5,0 g/L Cefalotina (+++) Tetraciclina (+++) Cefalexina (++) Tobramicina (+) GE alta da urina	Formaldeído (0,4 g/L) Imipenem (?) Meropenem (?) Clavulonato (?) Urina anormalmente corada
Nitritos	Bactérias que não reduzem nitratos em nitritos Sem vegetais na dieta Curto tempo de incubação na bexiga	Urina anormalmente corada
Cetonas	Armazenamento impróprio	Grupamentos sulfidrila livres (p. ex., captopril) Levodopa Urina anormalmente corada

Tabela 4-1 Teste da tira reagente de urina. Principais resultados falso-negativos e falso-positivos das tiras reagentes de urina. Resultados falsos podem também ocorrer quando são utilizadas tiras fora do prazo de validade.

A medida do pH urinário também é necessária para a interpretação do exame de urina (seções Esterase Leucocitária e Microscopia Urinária adiante).

Hemoglobina

A hemoglobina é detectada pela tira reagente através da atividade da enzima pseudoperoxidase no grupamento heme da hemoglobina, que catalisa a reação de um peróxido e um cromógeno para formar um produto colorido. A presença de hemoglobina aparece como pontos verdes, os quais resultam dos eritrócitos intactos, ou como um verde homogêneo, padrão difuso. Isso pode resultar de hematúria maciça, devido ao grande número de eritrócitos, que cobrem toda a superfície; lise dos eritrócitos, favorecida pela demora no exame, em razão do pH alcalino da urina ou da GE baixa; ou hemoglobinúria secundária à hemólise intravascular.

Resultados falso-negativos são principalmente causados por (1) ácido ascórbico, um potente agente redutor, que pode resultar em hematúria microscópica completamente despercebida;[5] e (2) GE alta.

As causas mais importantes de resultados falso-positivos são mioglobinúria, resultante de rabdomiólise, e alta concentração de bactérias com atividade pseudoperoxidase (enterobactérias, estafilococos e estreptococos).[6]

Glicose

Em geral, a glicose é detectada pela tira reagente. Com a glicose oxidase como catalisador, a glicose é primeiramente oxidada a óxido glucônico e peróxido de hidrogênio. Através da atividade catalisadora de uma peroxidase, o peróxido de hidrogênio em seguida reage com um cromógeno incolor reduzido para formar um produto colorido. Esse teste detecta concentrações entre 0,5 e 20 g/L. Quando quantificações mais precisas da glicose urinária são necessárias, devem ser utilizados métodos enzimáticos, como hexoquinase.

Resultados falso-negativos para a detecção de glicose ocorrem na presença de ácido ascórbico e bactérias. Achados falso-positivos podem ser observados na presença de detergentes oxidantes.

Proteína

Embora não exista definição consistente para proteinúria,[7] aceita-se que proteinúria fisiológica não excede 150 mg/24 horas para adultos e 140 mg/m² para crianças. Três abordagens diferentes podem ser utilizadas para a avaliação de proteinúria, como descrito a seguir.

Tira Reagente de Albumina

O teste da tira reagente de albumina se baseia na presença de proteína em um tampão, causando uma mudança no pH proporcional à concentração de proteína. A tira reagente muda de cor, desde um verde-claro até verde e azul, de acordo com as mudanças do pH induzidas pela proteína. A tira reagente para proteína é sensível à albumina, mas possui sensibilidade muito baixa para outras proteínas, como proteínas tubulares e cadeias leves de imunoglobulinas; assim, a tira reagente não irá detectar a proteinúria abundante que pode ocorrer no mieloma. Além disso, o limite de detecção é 0,25 a 0,3 g/L, que pode ser alto demais para identificar fases precoces da doença renal (p. ex., microalbuminúria), e é influenciado pelo estado de hidratação (resultados falso-negativos podem ocorrer em urina com GE baixa e vice-versa) e pelo pH urinário (resultados falso-positivos se pH fortemente alcalino). Ainda, a tira reagente fornece apenas uma medida semiquantitativa da albumina urinária, que é expressa numa escala de 0 a +++ ou ++++.[7] Alguns fabricantes também fornecem resultados numéricos, embora representem apenas medidas quantitativas aproximadas. Então, para quantificação mais precisa, outros métodos são necessários. Recentemente, uma almofada para teste de creatinina foi adicionada a algumas tiras reagentes, o que fornece a relação proteína-creatinina (RPC) e reduz a variabilidade causada por mudanças na diurese e na diluição da urina.[8]

Excreção Proteica em 24 Horas

A coleta de urina de 24 horas para excreção proteica permanece o método de referência (padrão-ouro). Ele é baseado em ensaio químico (p. ex., reação de biureto ou de Folin-Lowry), método turbidimétrico (p. ex., ácido tricloroacético, cloreto de benzetônio, cloreto de amônio) ou métodos ligadores de corantes (p. ex., ponceau S, azul-brilhante de Cromassie G-250, molibdato de vermelho de pirogalol), que quantificam as proteínas totais, em vez de apenas albumina. A excreção proteica de 24 horas é a média da variação da proteinúria causada pelo ciclo circadiano e é mais precisa para monitorar a proteinúria durante o tratamento. Entretanto, pode ser impraticável em algumas situações (p. ex., em crianças, pacientes ambulatoriais, idosos) e está sujeita a erros de coleta. Por essa razão, entregamos por escrito instruções simples, mas precisas, sobre como coletar a urina dos pacientes (discussão anterior).

Relação Proteína-Creatinina em Amostra de Urina Isolada

Essa RPC é obtida pela razão entre a excreção proteica de urina (medida pelos métodos de Excreção Proteica em 24 Horas) e a excreção de creatinina, expressa em mg/mg ou mg/mmol. A RPC representa uma alternativa prática à coleta de urina de 24 horas, uma vez que é fácil de obter e não é influenciada pelas variações na ingestão de água ou pela taxa de diurese.[3] Além disso, a mesma amostra pode ser utilizada para a investigação microscópica.

Uma correlação próxima entre a RPC em uma amostra de urina isolada e a excreção proteica de 24 horas foi demonstrada em uma ampla gama de pacientes,[7,9] incluindo aqueles com diferentes tipos de glomerulonefrites (GN) avaliados longitudinalmente durante o tratamento.[10] Entretanto, os resultados podem ser influenciados por uma pequena excreção de creatinina devido à pouca massa muscular. Então, em pacientes idosos e mulheres, os valores da RPC podem ser maiores que em homens jovens. Outro fator a ser considerado é o horário da coleta, que pode ser influenciado pela flutuação da excreção proteica, causada pelo ciclo circadiano diário, na presença de mínimas variações correspondentes da excreção de creatinina. Assim, é provável que as melhores estimativas sejam obtidas com amostras matinais, mas não da primeira micção.[11]

Alguns consideram que uma RPC normal é suficiente para afastar proteinúria patológica, mas que uma RPC elevada deveria ser confirmada e quantificada com uma coleta de 24 horas.[12] Outros investigadores encontraram pouca correlação entre RCP e proteinúria de 24 horas quando existe proteinúria maçica,[10] ou que a RCP é um método pouco confiável para monitorizar alguns pacientes com nefrite lúpica[13,14] (Cap. 80).

Uma alternativa possível à RPC é a medida da relação albumina-creatinina (RAC), especialmente para rastrear e monitorizar pacientes diabéticos.[9] Entretanto, com a RAC, resultados falso-negativos podem ocorrer,[15] como consequência da proporção variável de albumina presente na urina, o que pode depender da doença renal de base. Uma RPC elevada com uma RAC negativa, por exemplo, sugere o diagnóstico de mieloma.

A razão entre a albumina urinária e a excreção proteica total (relação albumina/proteína urinária, RAPu) foi recentemente proposta como um método para diferenciar pacientes com proteinúria e doença glomerular pura daqueles com doença glomerular associada a dano tubulointersticial ou à nefropatia tubulointersticial. Entretanto, a RAPu ainda não é validada para a prática clínica de rotina.[16,17]

Proteínas Específicas
Microalbuminúria Definida como a presença de albumina na urina em uma faixa entre 30 e 299 mg/24 h, a microalbuminúria identifica pacientes diabéticos com risco aumentado de desenvolver nefropatia diabética evidente. Além disso, na população em geral, a microalbuminúria identifica pacientes com risco aumentado de doença renal crônica, morbidade cardiovascular e mortalidade geral. A coleta de urina de 24 horas, inicialmente considerada o método padrão-ouro para a detecção de microalbuminúria, tem sido substituída pelo uso da urina matinal, que minimiza as mudanças causadas pelas variações diurnas de volume. Diversos testes de tiras reagentes semiquantitativas estão disponíveis para rastreio de microalbuminúria.

Uma vez que a microalbuminúria é encontrada pela tira reagente, e então um método quantitativo padronizado é utilizado para a confirmação, geralmente o imunoensaio.[18] Devido a sua enorme simplicidade, a imunoturbidimetria é o método mais comumente utilizado.

Proteínas Tubulares Proteínas tubulares de baixo peso molecular, como a alfa$_1$-microglobulina, a proteína ligadora do retinol e a beta$_2$-microglobulina, são identificadas pela análise qualitativa das proteínas urinárias, utilizando eletroforese em acetato de celulose ou agarose depois da concentração de proteínas ou utilizando corantes muito sensíveis, como prata e ouro. Eletroforese em gel de poliacrilamida – dodecil sulfato de sódio (SDS-PAGE) pode ser utilizada para identificar proteínas tubulares na urina de pacientes com doenças glomerulares, que podem ter implicações terapêuticas e prognósticas.[19]

Proteinúria de Bence Jones A proteína de Bence Jones indica a presença de cadeias leves livres de imunoglobulinas na urina, como ocorre em pacientes com gamopatias monoclonais. A proteinúria de Bence Jones é revelada pela eletroforese de urina, enquanto a identificação de cadeias leves requer a imunofixação urinária.[20]

Seletividade da Proteinúria A seletividade pode ser avaliada em pacientes nefróticos pela relação do *clearance* de IgG (peso molecular de 160.000 d) e o *clearance* de transferrina (88.000 d).[21] Embora pouco utilizada atualmente, a proteinúria altamente seletiva (relação < 0,1) em crianças nefróticas sugere o diagnóstico de doença por lesões mínimas e prediz resposta a corticoides.

Esterase Leucocitária
O teste da fita reagente para esterase leucocitária avalia a presença de leucócitos com base na atividade de uma indoxil esterase secretada pelos granulócitos lisados. A esterase leucocitária pode ser positiva quando a microscopia for negativa e quando os leucócitos estiverem lisados, devido à baixa densidade relativa, ao pH alcalino ou à demora no manuseio e na análise da amostra.

Resultados falso-negativos provêm de concentrações elevadas de glicose (≥ 20 g/L) ou de proteína (≥ 5 g/L) ou da presença de antibióticos, como cefalotina e tetraciclina (forte inibição), cefalexina (moderada inibição) ou tobramicina (leve inibição). A sensibilidade também é reduzida pela GE alta por prevenir a lise dos leucócitos. Resultados falso-positivos podem ocorrer quando o formaldeído é utilizado como preservativo na urina e, de acordo com um relato, pela presença de imipenem, meropenem ou clavulonato na urina.[22]

Nitritos
O teste da tira reagente para nitritos detecta bactérias que reduzem o nitrato a nitrito pela atividade da nitrato redutase. Isso inclui a maioria das bactérias uropatogênicas Gram-negativas, exceto *Pseudomonas*, *Staphylococcus albus* ou *Enterococcus*. Um resultado positivo do teste também ocorre com uma dieta rica em nitratos (vegetais), que formam o substrato para a produção de nitrito, e um tempo suficiente de incubação na bexiga. Então, não é de surpreender que a sensibilidade do teste da tira reagente para o nitrito é baixa, porém com alta especificidade.[23]

Pigmentos de Bile
A medida das concentrações urinárias do urobilinogênio e da bilirrubina perdeu seu valor clínico na detecção de doença hepática depois da introdução dos testes séricos para função enzimática do fígado.

Cetonas
As tiras reagentes avaliam a presença de acetoacetato e acetona (mas não de beta-hidroxibutirato), que são excretados na urina durante a acidose diabética ou durante jejum, vômitos ou exercício extenuante. Baseia-se na reação das cetonas com o nitroprussiato.

MICROSCOPIA URINÁRIA

Métodos
A segunda amostra de urina da manhã deve ser coletada, uma vez que evita a lise de partículas que pode ocorrer na bexiga durante a noite (seção Coleta de Urina e Quadro 4-1). Centrifugamos uma alíquota da urina dentro de três horas da coleta e a concentramos através da remoção de uma alíquota fixa do sobrenadante da urina. Em seguida, o sedimento é novamente suspenso com uma pipeta de Pasteur, e uma alíquota fixa é transferida à lâmina e preparada utilizando uma lamínula com uma superfície fixa.

Recomenda-se a microscopia de contraste de fase, porque ela melhora a identificação de praticamente todas as partículas, enquanto a luz polarizada é mandatória para a correta identificação de alguns lipídeos e cristais.[24] Pelo menos 20 campos microscópicos, em diferentes áreas da amostra, devem ser examinados, tanto em pequeno aumento (p. ex., ×100 ou ×200) quanto em grande aumento (p. ex., ×400). Um exame mais ampliado pode ser necessário em algumas condições clínicas, como hematúria microscópica isolada de origem indeterminada, para a qual sugerimos o exame de 50 campos de pequeno aumento (cpa) a fim de pesquisar cilindros hemáticos.

Para um exame correto, tanto o pH quanto a GE da amostra devem ser conhecidos. O pH alcalino (≥ 7,0) e a GE baixa (principalmente < 1.010) favorecem a lise de eritrócitos e leucócitos, o que pode causar discrepâncias entre a leitura da tira reagente e a avaliação microscópica (discussão anterior). O pH alcalino também prejudica a formação de cristais e favorece a precipitação de fosfatos.

Os diversos elementos observados são quantificados em número por campo microscópico e, se câmaras de contagem forem utilizadas, os elementos são quantificados em número por mililitro. As câmaras de contagem facilitam a quantificação precisa, mas raramente são utilizadas na prática diária.

Células
Eritrócitos

Os eritrócitos urinários possuem um diâmetro de 4 a 10 μm. Na urina, existem dois tipos principais de eritrócitos: os *isomórficos*, com formas e contornos regulares, derivados do sistema excretor urinário; e os *dismórficos*, com formas e contornos irregulares, que são de origem glomerular (Fig. 4-1, *A* e *B*).[25] Então, de acordo com a proporção de hemácias isomórficas e dismórficas encontradas na amostra, a hematúria é definida como glomerular ou não glomerular. Infelizmente, não há consenso nos critérios utilizados para tal classificação. Alguns autores definem hematúria glomerular como mais de 80% de hemácias dismórficas; outros definem pontos de corte tão baixos quanto 10% ou 14%.[24] Ainda, outros definem a hematúria como glomerular quando pelo menos 5% dos eritrócitos examinados são *acantócitos*,[26] um subtipo de eritrócitos dismórficos com uma aparência distinta, facilmente identificável pela presença de uma ou mais bolhas de diferentes tamanhos e formatos que se projetam a partir de um corpo em forma de anel (Fig. 4-1, *B, inserção*).

Em nosso laboratório, a hematúria glomerular é diagnosticada quando existem 40% ou mais de hemácias dismórficas e/ou 5% ou mais são acantócitos e/ou um ou mais cilindros hemáticos/50 cpa (×160). Com esse critério, encontramos uma boa correlação entre o sedimento urinário e os achados de biópsia renal em 16 pacientes com hematúria microscópica isolada de longa duração.[27]

O dismorfismo eritrocitário parece resultar da deformação das hemácias durante a passagem através dos espaços na membrana basal glomerular, seguida por insultos físico-químicos que ocorrem enquanto os eritrócitos passam pelo sistema tubular.[28]

A distinção entre hematúria glomerular e não glomerular tem valor especial na avaliação de pacientes com hematúria microscópica isolada. Nesses pacientes, é importante definir desde o início da estratégia diagnóstica se será necessária investigação nefrológica ou urológica.

Leucócitos

Os *neutrófilos* urinários podem variar entre 7 e 15 μm de diâmetro e são os leucócitos mais encontrados na urina. Os neutrófilos são identificados pelo citoplasma granular e pelo núcleo lobulado (Fig. 4-1, *C*). Na maioria dos pacientes, a presença de neutrófilos na urina indica infecção do trato urinário alto ou baixo, mas pode também resultar de contaminação urinária causada por secreções genitais, principalmente em mulheres jovens. Em geral, mas nem sempre, quantidades variáveis de neutrófilos são encontradas em nefrite intersticial.

Os neutrófilos podem ser encontrados em pequena quantidade em nefrite intersticial crônica e GN proliferativa, entremeados com um grande número de eritrócitos.[29]

Os *eosinófilos*, que podem ser identificados apenas pelo uso de corantes (p. ex., Hansel), já foram considerados marcadores de nefrite intersticial aguda alérgica. Atualmente, entretanto, os eosinófilos são considerados inespecíficos, uma vez que podem estar presentes em diversos tipos de GN, prostatite, pielonefrite crônica, esquistossomose urinária e embolia por colesterol (Cap. 66).[30,31]

Os *linfócitos*, cuja identificação também requer coloração da amostra, podem indicar rejeição celular aguda em receptores de enxerto renal. Entretanto, o achado de linfócitos na urina não pode substituir as ferramentas diagnósticas mais confiáveis, como a biópsia renal. Os linfócitos também são achados típicos em pacientes com quilúria.

Os *macrófagos* são células mononucleadas ou multinucleadas, de tamanho variável (13 a 95 μm de diâmetro) e aspecto variável: granular (Fig. 4-1, *D*), vacuolar, fagocítico (quando o citoplasma contém debris de bactérias, fragmentos celulares, eritrócitos destruídos, cristais etc.) ou homogêneo (quando o citoplasma não contém grânulos nem outras partículas). Em pacientes com síndrome nefrótica, os macrófagos podem estar ingurgitados com gotículas de gordura, parecendo "corpos gordurosos ovais."[32] Os macrófagos têm sido encontrados em urina de pacientes com GN em atividade. Na nossa experiência, os macrófagos são vistos com frequência na urina de receptores de transplante de rim com infecção por vírus BK (discussão a seguir). Entretanto, os macrófagos urinários ainda não são considerados diagnósticos para qualquer condição específica.

Células do Epitélio Tubular Renal

As células do epitélio tubular renal (CETRs) derivam da esfoliação do epitélio tubular. Na urina, as CETRs podem diferir em tamanho (diâmetro ~ 9 a 25 μm) e formato, desde circular a retangular ou colunar, com núcleo grande, central ou periférico (Fig. 4-1, *E*). As CETRs não são encontradas em indivíduos normais, mas podem ser vistas em todos os pacientes com condições associadas a dano tubular agudo, como NTA,[33] nefrite intersticial aguda e rejeição aguda celular do enxerto renal. Em número menor, as CETRs também podem ser encontradas em doenças glomerulares.[29] Na NTA, essas células estão geralmente danificadas e necrosadas e podem estar presentes nos cilindros (chamados cilindros epiteliais).

Células do Epitélio de Transição

As células do epitélio de transição derivam da esfoliação do urotélio, que reveste o trato urinário, desde os cálices até a bexiga em mulheres e até a uretra proximal em homens. Esse epitélio multilaminado possui pequenas células nas camadas mais profundas e células maiores nas camadas superficiais. Quando presentes em grande quantidade (p. ex., ≥ 1/campo de grande aumento [cga]), as células das camadas epiteliais profundas (diâmetro ~10 a 38 μm; Fig. 4-1, *F*) sugerem dano grave ao urotélio, como o causado por neoplasia, cálculos, obstrução ou cateteres vesicais de demora ou *stents* uretrais.[24] As células transicionais das camadas superficiais (diâmetro ~ 17 a 43 μm; Fig. 4-1, *G*) são achados comuns, sendo associadas a dano urotelial leve, como o da cistite.

Células do Epitélio Escamoso

As células do epitélio escamoso (diâmetro de 17 a 118 μm; Fig. 4-1, *H*) derivam da uretra e genitália externa. Em pequena quantidade, as células escamosas são achados normais, mas, em grande número, indicam contaminação da urina por secreções genitais.

Lipídeos

Os lipídeos são encontrados na urina como *gotículas*, isto é, partículas esféricas, translúcidas e amareladas, de diferentes tamanhos, que podem estar isoladas ou agrupadas (Fig. 4-2, *A*); podem ser *corpos gordurosos ovais*, que são CETRs ou macrófagos ingurgitados com gotículas de gordura[32];

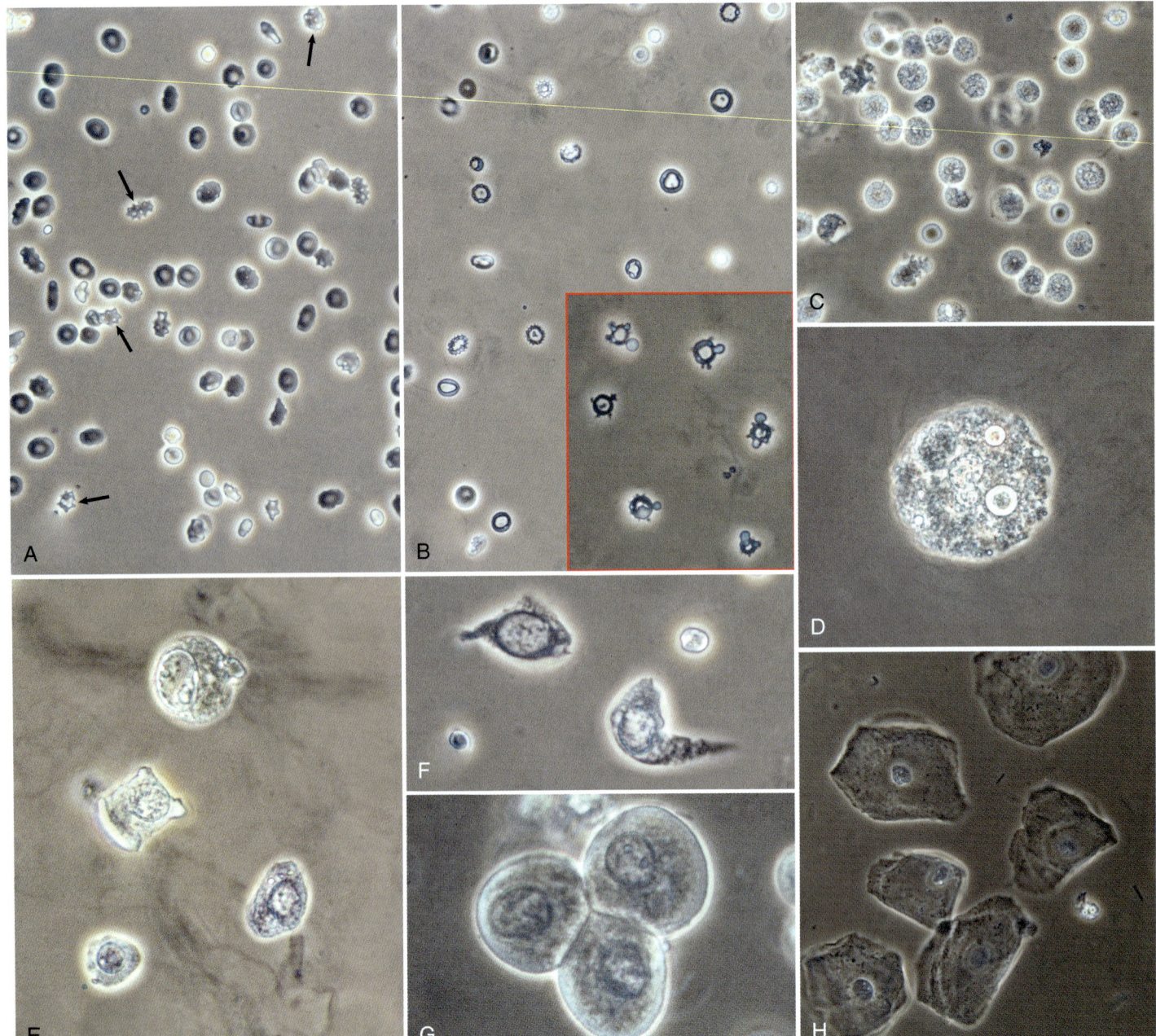

Figura 4-1 Células do sedimento urinário. A, Eritrócitos isomórficos não glomerulares. As *setas* indicam as chamadas hemácias crenadas, que são um achado da hematúria não glomerular. **B**, Eritrócitos glomerulares dismórficos. O dismorfismo consiste principalmente em irregularidades da membrana celular. *Inserção*, Acantócitos, com o típico corpo celular em formato de anel, com uma ou mais bolhas de diferentes formas e tamanhos. **C**, Neutrófilos. Note o típico núcleo lobulado e o citoplasma granular. **D**, Macrófagos fagocíticos granulares (diâmetro ~ 60 µm). **E**, Diferentes tipos de células do epitélio tubular renal. **F**, Duas células das camadas profundas do urotélio. **G**, Três células das camadas superficiais do urotélio. Perceba a diferença de forma, tamanho e relação núcleo-citoplasma entre os dois tipos de células uroteliais. **H**, Células do epitélio escamoso. (Todas as imagens por microscopia de contraste de fase; amplificação original ×400.)

cilindros gordurosos, estruturas cilíndricas que contêm quantidades variáveis de gotículas de gordura ou até corpos gordurosos ovais; e *cristais de colesterol* (seção Cristais, mais adiante). Todas essas partículas contêm principalmente ésteres de colesterol e colesterol livre e, sob luz polarizada, possuem aspecto de cruzes de Malta, com braços simétricos (Fig. 4-1, *B*).

Esses lipídeos são típicos de doenças glomerulares associadas a proteinúria intensa, geralmente, mas não invariavelmente, na faixa nefrótica.

Na doença de Fabry, o sedimento urinário contém partículas gordurosas mesmo na ausência de proteinúria (Cap. 48). Essas partículas

diferem daquelas previamente descritas por conterem *glicoesfingolipídeos* (principalmente globotriaosilceramida-3) e por possuírem formato e tamanho irregulares, protrusões variáveis ou uma estrutura lamelar interna e cruzes de Malta irregulares ou truncadas sob luz polarizada (Fig. 4-2, *C*). Recentemente, demonstrou-se que essas partículas gordurosas possuem importância diagnóstica.[34]

Cilindros

Os cilindros são estruturas cilíndricas que se formam no lúmen dos túbulos renais distais e túbulos coletores. A matriz é composta pela

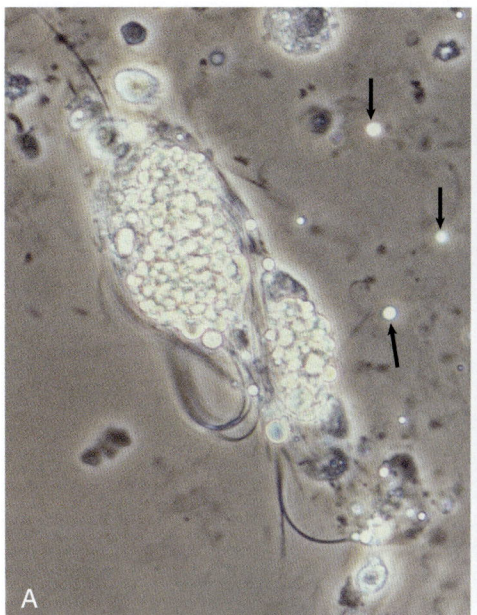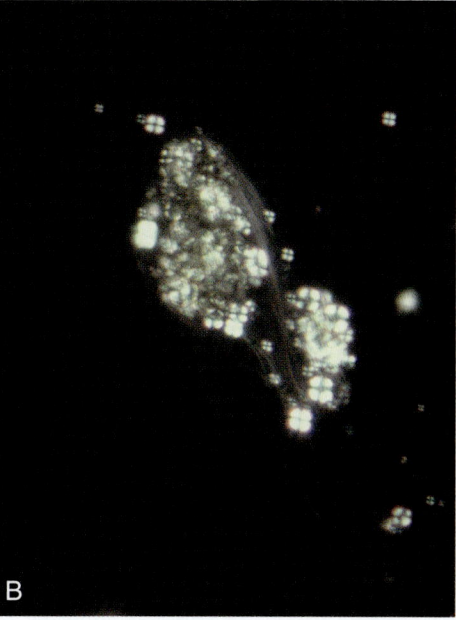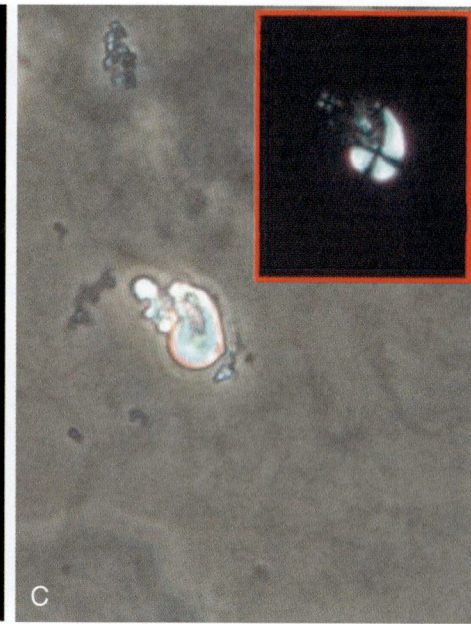

Figura 4-2 Partículas gordurosas. A, Gotículas arredondadas de gordura agregadas e isoladas *(setas)* pela microscopia de contraste de fase. **B**, As mesmas gotículas em **A** sob luz polarizada, mostrando as típicas cruzes de Malta com braços simétricos. **C**, Partículas de gordura com protrusões, como encontradas na doença de Fabry (microscopia de contraste de fase). *Inserção*, as mesmas partículas sob luz polarizada. Note as cruzes de Malta truncadas. (Amplificação original ×400.)

Significado Clínico dos Cilindros Urinários

Cilindro	Principais Associações Clínicas
Hialino	Indivíduo normal; doença renal
Hialino-granular	Indivíduo normal; doença renal
Granular	Doença renal; necrose tubular aguda
Céreo	Doença renal com disfunção
Gorduroso	Proteinúria; síndrome nefrótica
Hemático	Hematúria glomerular, GN proliferativa/necrotizante
Leucocitário	Nefrite intersticial aguda; pielonefrite aguda; GN proliferativa
Célula do epitélio tubular renal (chamados cilindros epiteliais)	Necrose tubular aguda; nefrite intersticial aguda; GN proliferativa; síndrome nefrótica
Hemoglobina	As mesmas dos cilindros hemáticos. hemoglobinúria causada por hemólise intravascular
Mioglobina	Rabdomiólise
Bilirrubina	Icterícia causada por elevação de bilirrubina direta
Bacteriano, fúngico	Infecção renal bacteriana ou fúngica
Contendo cristais	Indivíduo normal; nefrolitíase; LRA cristalúria
Mistos	De acordo com os componentes presentes no cilindro

Tabela 4-2 Tipos de cilindros e as principais associações clínicas. *GN,* Glomerulonefrite; *LRA,* lesão renal aguda.

glicoproteína de Tamm-Horsfall, também chamada uromodulina, que é secretada pelas células do ramo ascendente espesso da alça de Henle. Partículas aprisionadas dentro da matriz do cilindro resultam em cilindros de diferentes aspectos, cada um com significado clínico específico (Tabela 4-2). Uma vez que os cilindros se formam nos túbulos renais, qualquer partícula contida em um cilindro deriva dos rins. Os cilindros específicos incluem:

■ *Cilindros hialinos* são incolores, com baixo índice de refração (Fig. 4-3, *A*). São facilmente vistos à microscopia de contraste de fase, mas podem ser mais bem visualizados por meio de microscopia de campo claro. Os cilindros hialinos podem aparecer na urina normal, principalmente quando está concentrada e ácida (as duas condições favorecendo a precipitação da proteína de Tamm-Horsfall). Em pacientes com doença renal, os cilindros hialinos geralmente são associados a outros tipos de cilindros.

■ *Cilindros hialino-granulares* contêm quantidades variáveis de grânulos dentro da matriz hialina (Fig. 4-3, *B*) e são os cilindros mistos mais comuns (descritos a seguir). Os cilindros hialino-granulares são raros em indivíduos normais, mas comuns em pacientes com doenças renais, como GN[29] e nefrite intersticial aguda.[35]

■ *Cilindros granulares* podem ser finamente granulares (Fig. 4-3, *C*) ou grosseiramente granulares. Os dois tipos são típicos de doença renal. Estudos recentes demonstraram que os cilindros granulares, juntamente com CETRs[33,36] ou com cilindros epiteliais[37], são um marcador sensível para NTA.

■ *Cilindros céreos* têm seu nome derivado do aspecto, semelhante à cera derretida (Fig. 4-3, *D*). Eles são tipicamente encontrados em pacientes com doença renal associada à insuficiência renal, seja aguda, rapidamente progressiva ou crônica.

■ *Cilindros gordurosos* contêm quantidades variáveis de gotículas de gordura ou cristais de colesterol. Os cilindros gordurosos são típicos das doenças glomerulares associadas a proteinúria intensa ou síndrome nefrótica.

■ *Cilindros hemáticos (eritrocitários)* podem conter poucos eritrócitos (Fig. 4-3, *E*) ou tantos que a matriz do cilindro não pode ser identificada. Em geral, os cilindros hemáticos são considerados um marcador de sangramento glomerular, embora um relato recente tenha encontrado cilindros eritrocitários em 28% dos pacientes com nefrite intersticial aguda.[35]

■ *Cilindros de hemoglobina* possuem tonalidade amarronzada e aparência usual grosseiramente granular, que deriva da degradação dos eritrócitos aprisionados dentro da matriz do cilindro (Fig. 4-3, *F*). Assim, os cilindros de hemoglobina possuem o mesmo significado clínico dos cilindros eritrocitários. Os cilindros

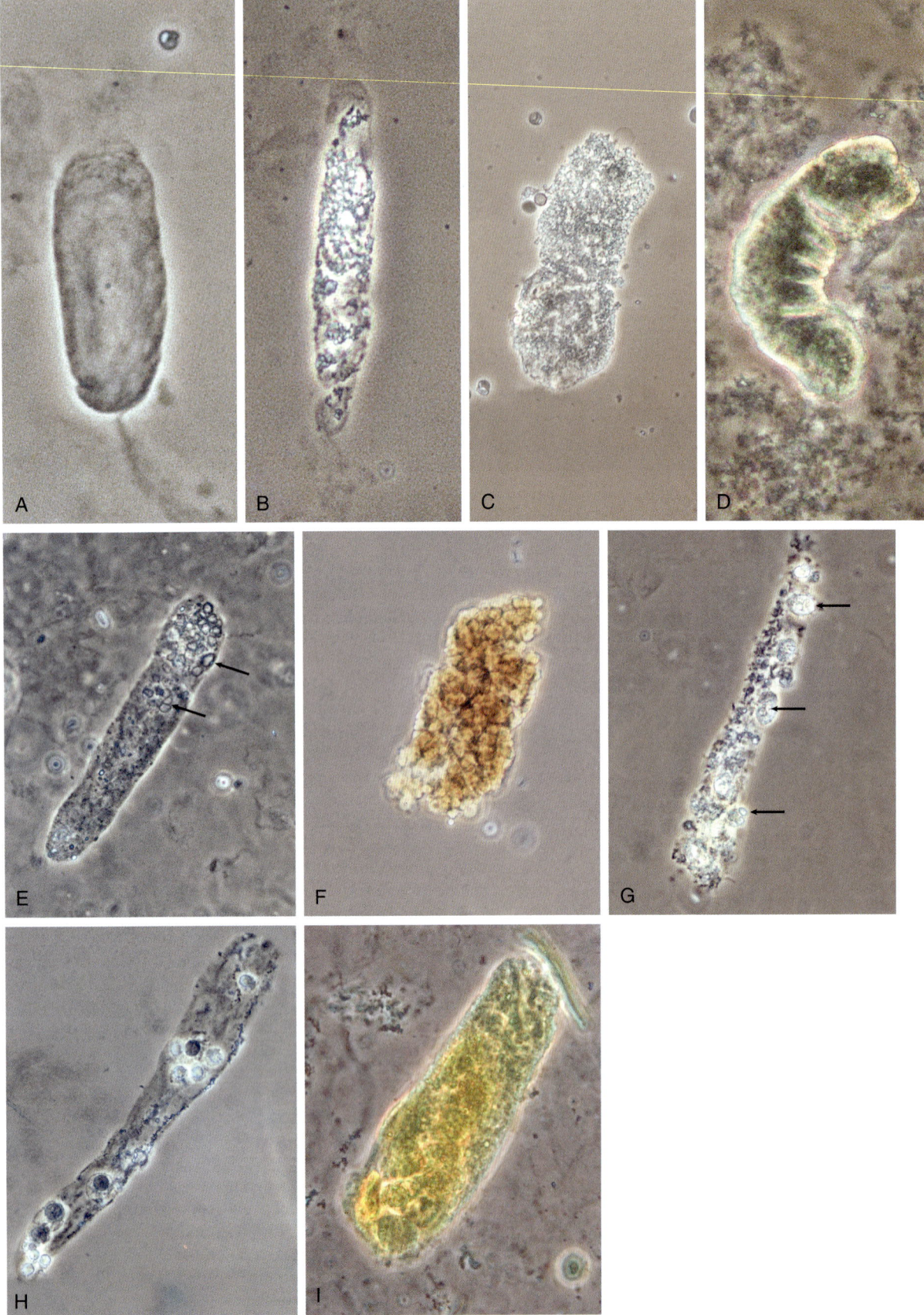

Figura 4-3 Cilindros. A, Cilindros hialinos. **B**, Cilindro hialino-granular. **C**, Cilindro finamente granular. **D**, Cilindro céreo. **E**, Cilindro hemático, com eritrócitos *(setas)* aderidos à matriz do cilindro. **F**, Cilindro de hemoglobina com aparência grosseiramente granular e tonalidade amarronzada típica. **G**, Cilindro leucocitário. Note os núcleos lobulados dos leucócitos polimorfonucleares *(setas)*. **H**, Cilindro de célula epitelial. Note os núcleos grandes das células do epitélio tubular renal. **I**, Cilindro de bilirrubina com aparência grosseiramente granular e cor amarela típica. (Todas as imagens por microscopia de contraste de fase; amplificação original ×400.)

de hemoglobina podem também derivar de hemoglobinúria, que pode ocorrer na hemólise intravascular de qualquer causa. Nesses pacientes, os cilindros de hemoglobina possuem uma superfície lisa.

- *Cilindros leucocitários* contêm quantidades variáveis de leucócitos polimorfonucleares (Fig. 4-3, *G*). Podem ser encontrados em pacientes com pielonefrite aguda e nefrite intersticial aguda, mas são raros em GN.[29]

- *Cilindros de células do epitélio tubular renal* (também chamados cilindros epiteliais) contêm quantidades variáveis de CETRs, que podem ser identificados pelo núcleo proeminente (Fig. 4-3, *H*). Os cilindros epiteliais indicam dano ao epitélio tubular renal e podem então ser encontrados na urina de pacientes com NTA,[37] nefrite intersticial aguda e até doenças glomerulares.[29]

- *Cilindros de mioglobina* são cilindros pigmentares, cuja cor é fornecida pela mioglobina. Podem ser semelhantes aos cilindros de hemoglobina (Fig. 4-3, *F*), dos quais podem ser diferenciados pelo contexto clínico. Os cilindros de mioglobina são observados na urina de pacientes com LRA associada à rabdomiólise.

- *Cilindros de bilirrubina* são cilindros pigmentares com bilirrubina, capaz de corar qualquer partícula contida no cilindro (Fig. 4-3, *I*). São observados na urina de pacientes com icterícia associada ao aumento de bilirrubina direta (conjugada).

- Cilindros contendo micro-organismos (bactérias e leveduras) indicam infecção renal.

- Cilindros contendo cristais indicam que os cristais derivam dos túbulos renais. Cilindros de cristais são um importante elemento diagnóstico em formas cristalúricas de LRA, como a nefropatia aguda por urato.

- *Cilindros mistos* contêm componentes de diferentes naturezas, como grânulos, células e lipídeos. Isso causa a aparência de cilindros pleomórficos, cujo significado clínico é o mesmo do tipo puro de cilindro de cada componente contido no cilindro misto.

Cristais

A correta identificação dos cristais urinários requer o conhecimento da morfologia do cristal, do pH urinário e da aparência do cristal sob luz polarizada. O exame da urina para a pesquisa de cristais fornece informações para a avaliação de pacientes com litíase, com desordens metabólicas hereditárias raras (p. ex., cistinúria, oxalose, deficiência de fosforibosiltransferase) e com suspeita de nefrotoxicidade por droga.[24] Os cristais podem ser classificados em quatro categorias: comuns, patológicos, causados por drogas e outros cristais.

Cristais Comuns

Cristais de Ácido Úrico e Uratos Amorfos Cristais de ácido úrico possuem uma coloração âmbar e um amplo espectro de formatos, incluindo romboide e em barril (Fig. 4-4, *A*). Esses cristais são encontrados apenas em urina ácida (pH 5,0 a 5,8) e são policromáticos sob luz polarizada.

Uratos amorfos são grânulos minúsculos de formato irregular que também precipitam em urina ácida. São idênticos aos fosfatos amorfos, que, entretanto, precipitam em urina alcalina. Além disso, enquanto os cristais de ácido úrico polarizam a luz, os de fosfato não a polarizam.

Cristais de Oxalato de Cálcio Existem dois tipos de cristais de oxalato de cálcio: cristais di-hidratados ($CaC_2O_4.2H_2O$) ou vedelita (*weddellite*), que geralmente possuem formato bipiramidal (Fig. 4-4, *B*), e cristais mono-hidratados ($CaC_2O_4.H_2O$) ou vevelita (*whewellite*), que são ovoides, em formato de halter ou discos bicôncavos (Fig. 4-4, *C*). Os dois tipos de cristais de oxalato de cálcio precipitam em pH entre 5,4 e 6,7. Os cristais mono-hidratados sempre polarizam a luz, enquanto os di-hidratados geralmente não a polarizam.

Bruchita (hidrogenofosfato de cálcio di-hidratado) Cristais de Fosfato de Cálcio e Fosfatos Amorfos Os cristais de Bruchita são pleomórficos, aparecendo como prismas, partículas semelhantes a estrelas ou agulhas de diversos tamanhos e formatos (Fig. 4-4, *D*). Os cristais de bruchita podem também aparecer como placas com superfície granular. Os cristais de fosfato de cálcio precipitam em urina alcalina (pH $\geq$ 7,0) e, com exceção das placas, polarizam intensamente a luz.

Os fosfatos amorfos são minúsculas partículas idênticas aos uratos amorfos, mas os fosfatos precipitam em um pH maior ou igual a 7,0 e não polarizam a luz.

Cristais de Estruvita (Fosfato Amoníaco-Magnesiano Hexa-Hidratado (Triplo (NH4)MgPO4.6H2O) Os cristais de estruvita (fosfato triplo) possuem fosfato de amônio magnésio e apresentam um formato típico de "tampas de caixão" (Fig. 4-4, *E*). Os cristais de fosfato triplo são encontrados na urina alcalina (pH $\geq$7,0) e quase sempre polarizam fortemente a luz.

Cristais Patológicos

Cristais de Colesterol Os cristais de colesterol são placas finas e transparentes, geralmente amontoadas, com extremidades afiadas (Fig. 4-4, *F*).

Cristais de Cistina ($C_6H_{12}N_2O_4S_2$) Os cristais de cistina ocorrem em pacientes com cistinúria e são placas hexagonais com bordas irregulares, que geralmente estão empilhadas umas sobre as outras (Fig. 4-4, *G*). Habitualmente precipitam em urina ácida. A avaliação do seu tamanho pode ser utilizada para prever a recorrência de cálculos de cistina.[38]

Cristais de 2,8-diidroxiadenina Esses cristais esféricos e amarronzados possuem uma umbilicação central e uma aparência birrefringente em formato de cruz sob luz polarizada (Fig. 4-4, *H*).[39] Os cristais de 2,8-diidroxiadenina são um marcador de deficiência em homozigose da enzima adenina fosforibosiltransferase. Essa condição rara causa cristalúria em quase 96% dos pacientes não tratados, os quais frequentemente também apresentam cálculos urinários radiolucentes, LRA ou doença renal crônica.[39,40]

Outros cristais patológicos raros são de *tirosina*, encontrados em pacientes com doença hepática aguda e na doença hereditária rara tirosinemia, e de *leucina*, encontrados em doença hepática aguda.

Cristais Decorrentes do Uso de Drogas

Muitas drogas causam cristalúria, principalmente em um contexto de *overdose*, desidratação ou hipoalbuminemia na presença de um pH urinário específico que favoreça a cristalização da droga. Os exemplos incluem os antibióticos sulfadiazina, amoxicilina (Fig. 4-4, *I*) e ciprofloxacino (Fig. 4-4, *J*)[24]; os agentes antivirais aciclovir e indinavir (Fig. 4-4, *K*); os vasodilatadores piridoxilato e oxalato de naftidrofuril; o barbitúrico primidona; o anticonvulsivante felbamato; o inibidor da lípase gastroentérica orlistat; e a vitamina C intravenosa.[24] A maioria dessas drogas dá origem a cristais que são compostos da droga em si, com morfologias não usuais que diferem daquelas dos cristais previamente descritos. Entretanto, o oxalato de naftidrofuril, o orlistat e a vitamina C levam à formação de cristais de oxalato de cálcio, indistinguíveis dos cristais de oxalato de cálcio resultantes de outras causas.

Outros Cristais

Cristais de ácido hipúrico, cristais de carbonato de cálcio e cristais de biurato de amônio são raros e desprovidos de significado clínico.

Significado Clínico dos Cristais

Os cristais de ácido úrico, oxalato de cálcio e fosfato de cálcio (bruchita) podem não ter significado clínico, uma vez que podem refletir supersaturação transitória da urina causada por ingestão de alguns alimentos (p. ex., carne para o ácido úrico, espinafre ou chocolate para o oxalato de cálcio, leite ou queijo para o fosfato de cálcio) ou desidratação leve. Entretanto, a persistência de cristalúria por oxalato de cálcio

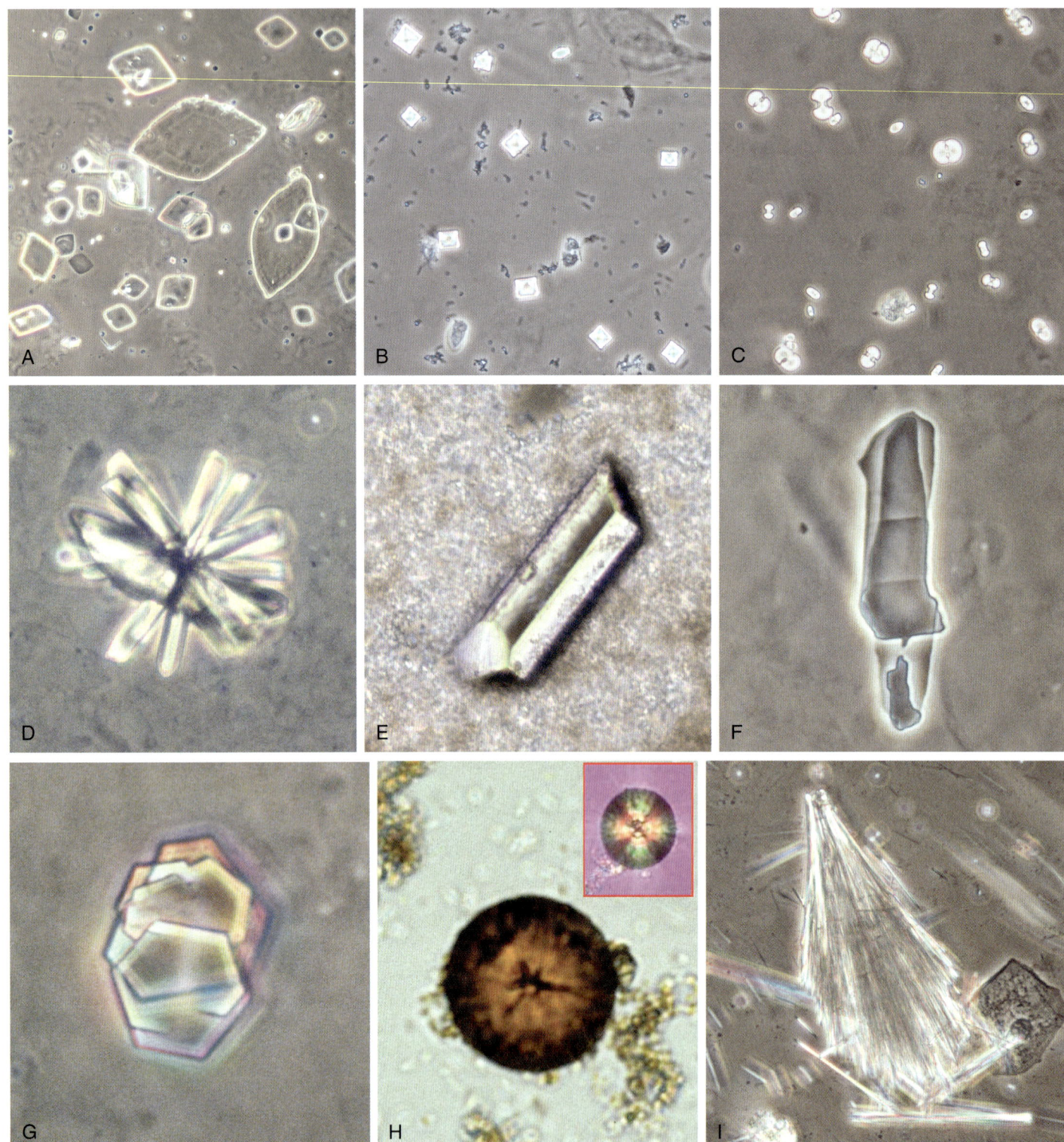

Figura 4-4 Cristais. A, Cristais de ácido úrico. Esse formato romboide é o mais comum. **B**, Cristais de oxalato de cálcio di-hidratado com aspecto típico de "envelope de carta". **C**, Diferentes tipos de cristais de oxalato de cálcio mono-hidratado. **D**, Cristal de bruchita em formato semelhante à estrela (fosfato de cálcio). **E**, Cristal de estruvita (fosfato triplo), em meio a uma enorme quantidade de partículas de fosfato amorfo. **F**, Cristal de colesterol. **G**, Cristais de cistina empilhados uns nos outros. **H**, Cristal de 2,8-diidroxiadenina pela microscopia de campo claro; *inserção*, pela luz polarizada. **I**, Cristal de amoxicilina, lembrando um feixe de cerdas de vassoura.

ou ácido úrico pode refletir hipercalciúria, hiperoxalúria ou hiperuricosúria. Em formadores de cálculos de cálcio, a avaliação da cristalúria pode ser utilizada para avaliar a atividade da doença que leva à formação de cálculos de cálcio.[41]

Uma grande quantidade de cristais de ácido úrico pode estar associada à LRA provocada pela nefropatia aguda pelo urato, enquanto uma grande quantidade de cristais de oxalato de cálcio mono-hidratado, principalmente com formato de fuso, pode estar associada à

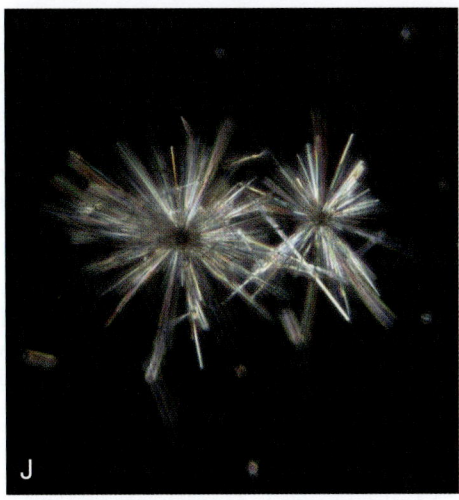
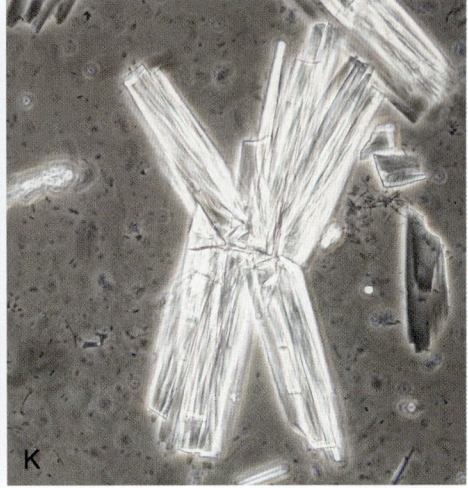

Figura 4-4, *continuação* **J, Cristais de ciprofloxacino semelhantes a estrelas vistos à luz polarizada. K,** Grande cristal de indinavir. (Todas as imagens, exceto a 4-4.H e a 4-4.J, pela microscopia de contraste de fase; amplificação original ×400.) (**H** é *cortesia do Prof. Michel Daudon, Paris.*)

LRA por intoxicação por etilenoglicol. Em geral, os cristais de estruvita estão associados à infecção do trato urinário por micro-organismos produtores de urease, como *Ureaplasma urealyticum* e *Corynebacterium urealyticum.*

Os cristais de colesterol são encontrados em associação a outras partículas de gordura em pacientes com proteinúria intensa. Mais uma vez, os cristais de cistina são marcadores de cistinúria, e os cristais de 2,8-diidroxiadenina estão associados à deficiência da enzima fosforibosiltransferase. Deve-se suspeitar de cristalúria resultante dos medicamentos sempre que cristais com morfologia não usual forem encontrados. Nesse contexto, a cristalúria pode ser isolada e assintomática ou associada à hematúria, uropatia obstrutiva ou LRA devido à precipitação dos cristais dentro dos túbulos renais.[24]

Organismos

Bactérias são achados frequentes porque a urina é coletada e manuseada em condições não estéreis, e a avaliação geralmente é tardia. Deve-se suspeitar de infecção urinária apenas se bactérias forem encontradas em urina de jato médio recém-coletada, não contaminada, especialmente na presença de leucócitos. Em geral, *Candida* (leveduras), *Trichomonas vaginalis* (protozoários) e *Enterobius vermicularis* (parasitas) estão presentes em amostras contaminadas por secreções genitais.

O parasita *Schistosoma haematobium* é responsável pela esquistossomose urinária (Cap. 56). A avaliação do sedimento urinário é o método mais utilizado para o diagnóstico de esquistossomose, que leva ao aparecimento de hematúria microscópica com episódios recorrentes de hematúria macroscópica e uropatia obstrutiva. O diagnóstico é baseado no achado de ovos do parasita, com sua típica espícula terminal (Fig. 4-5). Os ovos são especialmente encontrados entre 10 h e 14 h e após exercícios físicos, que favorecem o descolamento dos ovos da mucosa vesical.

Contaminantes

Um grande número de partículas pode contaminar a urina. Essas partículas podem vir do próprio paciente (p. ex., espermatozoides; hemácias da menstruação; leucócitos de vaginites, algodão ou fibras sintéticas, cremes ou talco), do laboratório (p. ex., partículas de amido, fragmentos de vidro das lamínulas) ou do ambiente (p. ex., polens, células de plantas, esporos de fungos).[24] A identificação correta dessas partículas é importante para evitar erros de interpretação e resultados falsos (p. ex., falso diagnóstico de hematúria devido à contaminação da urina por sangue menstrual).

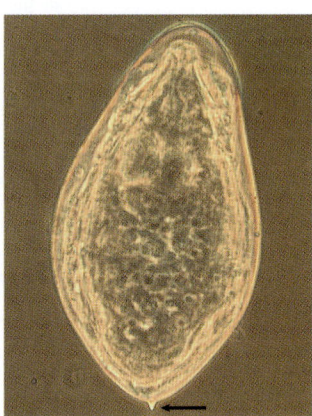

Figura 4-5 **Ovo de *Schistosoma haematobium.*** Observe a espícula terminal típica *(seta).* (Microscopia de contraste de fase; amplificação original ×400.)

INTERPRETAÇÃO DOS ACHADOS DO SEDIMENTO URINÁRIO

O exame do sedimento urinário, junto com a quantificação da proteinúria e outros achados na urina e no sangue, resulta nos perfis de sedimento urinário que auxiliam no diagnóstico de doenças do trato urinário (Tabela 4-3).

Síndrome Nefrótica

O sedimento nefrótico típico contém lipídeos, cilindros e células do epitélio tubular renal. Cilindros gordurosos, epiteliais, granulares, hialinos e hialino-granulares são observados, e cilindros hemáticos ou de hemoglobina, leucocitários e céreos são ausentes ou escassos. Eritrócitos podem estar ausentes, em especial na doença por lesões mínimas, ou podem estar presentes em quantidade pequena a moderada (p. ex., 3-5/cga a 20-30/cga), principalmente na nefropatia membranosa e na glomeruloesclerose focal e segmentar. Em geral, leucócitos não são encontrados.

Síndrome Nefrítica

Eritrócitos e cilindros hemáticos e de hemoglobina são a marca do sedimento nefrítico. Geralmente, o número de eritrócitos varia de 30 a 40 células/cga até mais de 100 células/cga, com quantidades maiores

Principais Perfis de Sedimento Urinário

Doença Renal	Marcador	Achados Associados
Síndrome nefrótica (proteinúria: ++++)	Partículas gordurosas	Células do epitélio tubular renal (CETRs) Cilindros de CETR Eritrócitos (quantidade ausente a moderada)
Síndrome nefrítica (proteinúria + → ++++)	Eritrócitos (em moderado a grande número) Cilindros hemáticos/de hemoglobina	Leucócitos (pequeno número) CETRs (pequeno número) Cilindros de CETR Cilindros céreos
Necrose tubular aguda (NTA; proteinúria: ausente a traços)	CETRs Cilindros de CETR Cilindros granulares	Variados, de acordo com a causa da NTA (p. ex., cilindros de mioglobina na rabdomiólise; cristais de ácido úrico na nefropatia aguda por urato; eritrócitos nas glomerulonefrite proliferativas/em atividade)
Infecção do trato urinário (proteinúria: ausente)	Bactérias Leucócitos	Eritrócitos isomórficos Células do epitélio de transição Cristais de estruvita (para infecções causadas por bactérias produtoras de uréase) Cilindros leucocitários (na infecção renal)
Doenças urológicas (proteinúria: ausente)	Eritrócitos isomórficos (em pequeno a grande número) Leucócitos	Células transicionais (profundas, superficiais, atípicas)
Infecção pelo poliomavírus BK (proteinúria: ausente)	Decoy cells	Cilindros de Decoy cells (na nefropatia por BK vírus)

Tabela 4-3 Principais perfis de sedimento urinário.

principalmente em pacientes com lesões glomerulares extracapilares ou necrotizantes. A leucocitúria também é comum e é leve (p. ex., 3-5/cga) na maioria dos pacientes, mas, naqueles com GN pós-infecciosa ou nefrite lúpica proliferativa em atividade, observamos amostras com até 30 a 40 leucócitos/cga. Os cilindros leucocitários e céreos também poder ser encontrados.

O sedimento nefrítico pode clarear com o tratamento, mas, em geral, o ressurgimento indica recaída da doença, como da nefrite lúpica[42] ou da vasculite sistêmica.[43] Raramente, pacientes podem ter uma GN proliferativa em atividade sem apresentar um sedimento nefrítico.

Necrose Tubular Aguda

As CETRs associadas a cilindros epiteliais e granulares são a marca do sedimento da NTA, mas não são encontrados na LRA pré-renal funcional.[33,36,37] Além das CETRs, dependendo da causa do dano tubular, outros elementos podem ser observados. Eles incluem cilindros pigmentares de mioglobina na rabdomiólise, cristais de ácido úrico (geralmente em grande quantidade) na nefropatia aguda por ácido úrico e hemácias (em grande número) e cilindros eritrocitários nas doenças glomerulares proliferativas em atividade.

Infecção do Trato Urinário

Bactérias e leucócitos são marcadores de infecção do trato urinário, em associação a células superficiais do epitélio transicional e eritrócitos isomórficos. Cristais de estruvita também podem estar presentes quando a infecção for causada por bactérias produtoras de uréase, como *U. urealyticum* e *C. urealyticum*. Em pacientes com infecção renal, cilindros leucocitários e cilindros contendo micro-organismos podem ser encontrados.

Em geral, a correlação entre os achados no sedimento urinário e a cultura de urina é boa. Resultados falso-positivos podem se dever à contaminação da urina por secreções genitais ou ao supercrescimento durante a espera. Resultados falso-negativos podem ser devidos à lise dos leucócitos ou erro de interpretação da bactéria, especialmente dos cocos.

Infecção pelo Vírus BK

A avaliação seriada do sedimento urinário, junto com a medida da viremia, é útil para diagnosticar e monitorar a reativação do vírus BK (BKV) em receptores de transplante de rim,[44] um evento que pode levar à nefropatia por BKV e perda do enxerto (Cap. 105). Na infecção por BKV, o sedimento urinário contém quantidades variáveis de "*decoy cells*", que são células epiteliais com alterações nucleares causadas pela invasão do vírus. Os quatro fenótipos de *decoy cells* identificados[45] são: (1) aspecto nuclear em vidro fosco ou gelatinoso; (2) inclusão intranuclear circundada por um halo claro (semelhante ao citomegalovírus); (3) células multinucleadas; e (4) núcleos vesiculares com aglomerados compactos de cromatina e nucléolos. Além disso, as células com núcleo excêntrico e aspecto de cometa são observadas com frequência na infecção por BKV, assim como formas híbridas que representam transições entre os diferentes fenótipos.

O corante do Papanicolau realizado em amostras centrifugadas ou esfregaços identificam melhor as *decoy cells*[45] (Fig. 4-6, *A*). Na nossa experiência, as *decoy cells* podem ser facilmente observadas também na microscopia de contraste de fase em amostras não coradas[46] (Fig. 4-6, *B*).

O achado de *decoy cells* pode indicar reativação do BKV apenas ou nefropatia por BKV. Suspeita-se de nefropatia quando o número de *decoy cells* for alto e persistente ao longo do tempo ou cilindros contendo *decoy cells* forem encontrados, na presença de viremia por BK e disfunção renal.[44,45,47] Entretanto, o diagnóstico definitivo da nefropatia por BKV pode ser realizado apenas com a biópsia renal.

Doenças Urológicas

Desordens do trato urinário, como câncer, urolitíase e hidronefrose, estão associadas a achados no sedimento de quantidades variáveis de eritrócitos isomórficos, que, em geral, estão associados a leucócitos ou células do epitélio transicional (das camadas profundas ou superficiais do urotélio). Além disso, no câncer urotelial, células transicionais malignas podem ser encontradas, com tamanhos e formas anormais, núcleos em grande número e tamanho e nucléolos aumentados. Essas células também podem ser identificadas em amostras não coradas, através da microscopia de contraste de fase.

Anormalidades Urinárias Inespecíficas

Alguns achados no sedimento urinário são inespecíficos. Isso ocorre quando quantidades variáveis de cilindros hialinos ou hialino-granulares forem encontradas com ou sem um pequeno número de eritrócitos, leucócitos, cristais comuns ou pequena quantidade de células superficiais do epitélio de transição. Em tais pacientes, principalmente se os achados persistirem ao longo do tempo, uma correta interpretação dos achados urinários requer informações clínicas adequadas e o conhecimento dos outros testes laboratoriais.

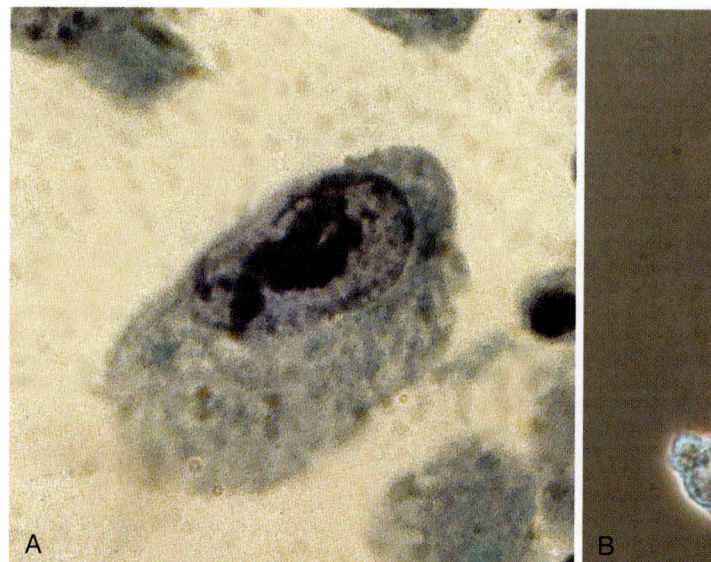
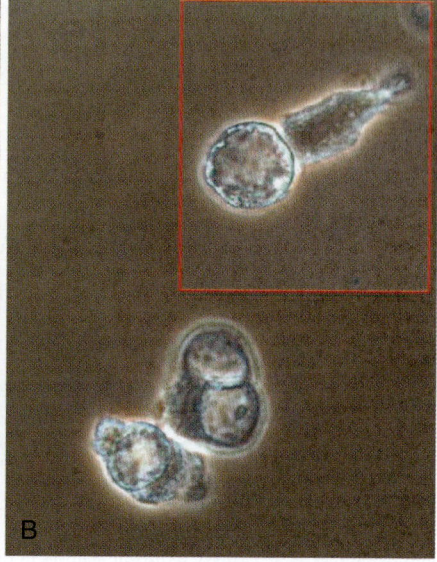

Figura 4-6 *Decoy cells* **resultantes da infecção pelo poliomavírus BK. A**, *Decoy cell* com cromatina grosseira e aglomerada, vista pela coloração do Papanicolau. B, *Decoy cells* com fenótipo nuclear em vidro-fosco, vistas por microscopia de contraste de fase. *Inserção, Decoy cell* com aparência semelhante a um cometa. (Amplificação original: **A**, ×1.000; **B**, ×400.)

ANÁLISE AUTOMATIZADA DO SEDIMENTO URINÁRIO

Instrumentos para a análise automatizada do sedimento urinário são baseados em citometria de fluxo ou imagens digitais. A citometria de fluxo utiliza colorações para ácido nucleico e membranas celulares em amostras não centrifugadas de urina para identificar células, bactérias e cilindros.[48] A acurácia é boa para leucócitos e eritrócitos, embora as hemácias possam ser superestimadas devido à interferência com bactérias, cristais e leveduras. Resultados falso-negativos para cilindros são comuns, variando de cerca de 13% a 43%.

Sistemas de imagens digitais fornecem resultados quantitativos e imagens em preto e branco de partículas urinárias, que podem ser utilizadas para revisão dos resultados. Atualmente, os dois instrumentos principais baseiam-se nessa tecnologia. O primeiro mostra as partículas identificadas na tela por categorias (p. ex., todas as células do epitélio escamoso, todos os cristais), com precisão e acurácia boas para eritrócitos e leucócitos, mas baixa sensibilidade para cilindros.[49] O outro instrumento fornece imagens completas do campo, semelhantes àquelas obtidas pela microscopia manual de campo claro, e possui boa sensibilidade para cilindros e células epiteliais.[50]

Os instrumentos automatizados atualmente são utilizados em grandes laboratórios para examinar grandes quantidades de amostras em um curto período de tempo e identificar as amostras normais ou que contêm apenas pequenas alterações. Essa abordagem reduz bastante o número de amostras que requerem microscopia manual. Apesar disso, esses instrumentos não reconhecem um grande número de partículas com importância clínica, como lipídeos, cilindros celulares, células profundas do epitélio de transição, CETRs e diversos tipos de cristais. Dessa forma, para a avaliação correta de pacientes renais, a microscopia manual de contraste de fase e dispositivos com luz polarizada permanecem a abordagem recomendada.

Referências

1. Tsai JJ, Yeun JY, Kumar VA, Don BR. Comparison and interpretation of urinalysis performed by a nephrologist versus a hospital-based clinical laboratory. *Am J Kidney Dis.* 2005;46:820-829.
2. Fogazzi GB, Secchiero S, Consonni D, et al. An Italian External Quality Assessment (EQA) program on urinary sediment. *Clin Chim Acta.* 2010; 411:859-867.
3. National Kidney Foundation. K/DOQI Clinical Practice Guidelines for Chronic Kidney Disease: Evaluation, classification, and stratification. *Am J Kidney Dis.* 2002;39(suppl 1):S93-S102.
4. Kang KH, Jeong KH, Baik SK, et al. Purple urine bag syndrome: case report and review of the literature. *Clin Nephrol.* 2011;75:557-559.
5. Bridgen ML, Edgell D, McPherson M, et al. High incidence of significant urinary ascorbic acid concentration in a West Coast population: Implication for routine analysis. *Clin Chem.* 1992;38:426-431.
6. Lam MO. False hematuria due to bacteriuria. *Arch Pathol.* 1995;119: 717-721.
7. Lamb EJ, MacKenzie F, Stevens PE. How should proteinuria be detected and measured? *Ann Clin Biochem.* 2009;46:205-217.
8. Guy M, Newall R, Borzomato J, et al. Use of a first-line urine proteinto-creatinine ratio strip test on random urines to rule out proteinuria in patients with chronic kidney disease. *Nephrol Dial Transplant.* 2009;24: 1189-1193.
9. McIntyre NJ, Taal MW. How to measure proteinuria? *Curr Opin Nephrol Hypertens.* 2008;17:600-603.
10. Antunes VVH, Veronese FJV, Morales JV. Diagnostic accuracy of the protein/creatinine ratio in urine samples to estimate 24-h proteinuria in patients with primary glomerulopathies: a longitudinal study. *Nephrol Dial Transplant.* 2008;23:2242-2246.
11. Caring for Australians with Renal Impairment (CARI). The CARI guidelines. Urine protein as diagnostic test: Performance characteristics of tests used in the initial evaluation of patients at risk of renal disease. *Nephrology.* 2004; 9:S8-S14.
12. Price CP, Newall R, Boyd JC. Use of protein/creatinine ratio measurements on random urine samples for prediction of significant proteinuria: A systematic review. *Clin Chem.* 2005;51:1577-1586.
13. Birmingham DJ, Rovin BH, Shidham G, et al. Spot urine protein/creatinine ratios are unreliable estimates of 24 h proteinuria in most systemic lupus erythematosus nephritis flares. *Kidney Int.* 2007;72:865-870.
14. Hebert LA, Birmingham DJ, Shidham G, et al. Random spot urine/protein/creatinine ratio is unreliable for estimating 24-hour proteinuria in individual systemic lupus erythematosus nephritis patients. *Nephron Clin Pract.* 2009; 113:c177-c182.
15. Atkins RC, Briganti EM, Zimmet PZ, et al. Association between albuminuria and proteinuria in the general population: The AusDiab Study. *Nephrol Dial Transplant.* 2003;18:2170-2174.
16. Smith ER, Cai MMX, McMahon LP, et al. The value of simultaneous measurements of urinary albumin and total protein in proteinuric patients. *Nephrol Dial Transplant.* 2012;27:1534-1541.
17. Methven S, Traynor JP, Reilly DStJ, et al. Urine albumin:protein ratio as a predictor of patient outcomes in CKD. *Nephrol Dial Transplant.* 2012;27: 3372-3373.
18. Comper WD, Osicka TM. Detection of urinary albumin. *Adv Chronic Kidney Dis.* 2005;12:170-176.
19. Bazzi C, Petrini C, Rizza V, et al. Characterization of proteinuria in primary glomerulonephritides. SDS-PAGE patterns: Clinical significance and prog-

nostic value of low molecular weight ("tubular") proteins. *Am J Kidney Dis.* 1997;29:27-35.

20. Graziani M, Merlini GP, Petrini C. IFCC Committee on Plasma Protein. Guidelines for the analysis of Bence Jones protein. *Clin Chem Lab Med.* 2003; 41:338-346.

21. Cameron JS, Blandford G. The simple assessment of selectivity in heavy proteinuria. *Lancet.* 1966;2:242-247.

22. Beer JH, Vogt A, Neftel K, et al. False positive results for leucocytes in urine dipstick test with common antibiotics. *BMJ.* 1996;313:25.

23. Ramlakhan SL, Burke DP, Goldman RS. Dipstick urinalysis for the emergency department evaluation of urinary tract infections in infants aged less than 2 years. *Eur J Emerg Med.* 2011;18:221-224.

24. Fogazzi GB. *The Urinary Sediment: An Integrated View.* 3rd ed. Milan: Elsevier; 2010.

25. Fairley K, Birch DF. Hematuria: A simple method for identifying glomerular bleeding. *Kidney Int.* 1982;21:105-108.

26. Köhler H, Wandel E, Brunck B. Acanthocyturia: A characteristic marker for glomerular bleeding. *Kidney Int.* 1991;40:115-120.

27. Fogazzi GB, Edefonti A, Garigali G, et al. Urine erythrocyte morphology in patients with microscopic haematuria caused by a glomerulopathy. *Pediatr Nephrol.* 2008;23:1093-1110.

28. Rath B, Turner C, Hartley B, Chantler C. What makes red cells dysmorphic in glomerular hematuria? *Paediatr Nephrol.* 1992;6:424-427.

29. Fogazzi GB, Saglimbeni L, Banfi G, et al. Urinary sediment features in proliferative and nonproliferative glomerular diseases. *J Nephrol.* 2005;18: 703-710.

30. Nolan CR, Kelleher SP. Eosinophiluria. *Clin Lab Med.* 1988;8:555-565.

31. Ruffing KA, Hoppes P, Blend D, et al. Eosinophils in urine revisited. *Clin Nephrol.* 1994;41:163-166.

32. Hotta O, Yusa N, Kitamura H, Taguma Y. Urinary macrophages as activity markers of renal injury. *Clin Chim Acta.* 2000;297:123-133.

33. Perazella MA, Coca SG, Kanbai M, et al. Diagnostic value of urine microscopy for differential diagnosis of acute kidney disease in hospitalized patients. *Clin J Am Soc Nephrol.* 2008;3:1615-1619.

34. Selvarajah M, Nicholls K, Hewitson TD, et al. Targeted urine microscopy in Anderson-Fabry disease: A cheap, sensitive and specific diagnostic technique. *Nephrol Dial Transplant.* 2011;26:3195-3202.

35. Fogazzi GB, Ferrari B, Garigali G, et al. Urinary sediment in acute interstitial nephritis. *Am J Kidney Dis.* 2012;60:330-332.

36. Perazella MA, Coca SG, Hall IE, et al. Urine microscopy is associated with severity and worsening of acute kidney injury in hospitalized patients. *Clin J Am Soc Nephrol.* 2010;5:402-408.

37. Chawla LS, Dommu A, Berger A, et al. Urinary sediment cast scoring index for acute kidney injury: a pilot study. *Nephron Clin Pract.* 2008;110: c145-c150.

38. Bouzidi H, Daudon M. Cystinurie: du diagnostic à la surveillance thérapeutique. *Ann Biol Clin.* 2007;65:473-481.

39. Bouzidi H, Lacour B, Daudon M. Lithiase de 2,8-dihydroxyadénine:du diagnostic à la prise en charge thérapeutique. *Ann Biol Clin.* 2007;65:585-592.

40. Stratta P, Fogazzi GB, Canavese C, et al. Decreased kidney function and crystal deposition in the tubules after kidney transplant. *Am J Kidney Dis.* 2010;56:585-590.

41. Daudon M, Jungers P. Clinical value of crystalluria and quantitative morphoconstitutional analysis of urinary calculi. *Nephron Physiol.* 2004;98:31-36.

42. Hebert LA, Dillon JJ, Middendorf DF, et al. Relationship between appearance of urinary red blood cell/white blood cell casts and the onset of renal relapse in systemic lupus erythematosus. *Am J Kidney Dis.* 1995;26:432-438.

43. Fujita T, Ohi H, Endo M, et al. Levels of red blood cells in the urinary sediment reflect the degree of renal activity in Wegener's granulomatosis. *Clin Nephrol.* 1998;50:284-288.

44. Chakera A, Dyar OJ, Hughes E, et al. Detection of polyomavirus BK reactivation after renal transplantation using an intensive decoy cell surveillance program is cost-effective. *Transplantation.* 2011;93:1018-1023.

45. Singh HK, Bubendorf l, Mihatsch MJ, et al. Urine cytology of polyomavirus infection. *Adv Exp Med Biol.* 2006;577:201-212.

46. Fogazzi GB, Cantù M, Saglimbeni L. "Decoy cells" in the urine due to polyomavirus BK infection: Easily seen by phase-contrast microscopy. *Nephrol Dial Transplant.* 2001;16:1496-1498.

47. Hirsch HH, Knowles W, Dickenmann M, et al. prospective study of polyomavirus type BK replication and nephropathy in renal transplant recipients. *N Engl J Med.* 2002;347:488-496.

48. Delanghe JR, Kouri TT, Huber AR, et al. The role of automated urine particles: flow cytometry in clinical practice. *Clin Chim Acta.* 2000;301:1-18.

49. Linko S, Kouri TT, Toivonen E, et al. Analytical performance of the Iris iQ200 automated urine microscopy analyzer. *Clin Chim Acta.* 2006;372:54-64.

50. Zaman Z, Fogazzi GB, Garigali G, et al. Urine sediment analysis: analytical and diagnostic performance of SediMAX: A new automated microscopy image-based urine sediment analyser. *Clin Chim Acta.* 2010;411:147-154.

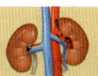

CAPÍTULO 5

Imagem

David C. Wymer

A avaliação por imagem dos pacientes com doença renal mudou bastante nos últimos anos. A urografia excretora tem sido utilizada com pouca frequência e foi praticamente substituída pela ultrassonografia, pela tomografia computadorizada (TC), pela ressonância magnética (RM) e pelo exame de medicina nuclear. A rápida mudança na informatização resultou em grandes avanços tecnológicos em cada uma dessas modalidades. Análises tridimensionais ou até mesmo em quatro dimensões (tempo-sensível) da imagem estão disponíveis hoje. A *imagem molecular*, que visualiza o funcionamento celular, utilizando biomarcadores, fornece informações funcionais, além das anatômicas.

O American College of Radiology (ACR) publicou o *Appropriateness Criteria* (Critérios de Adequação),[1] uma diretriz que sugere o exame de imagem de escolha para fornecer respostas rápidas aos questionamentos clínicos, minimizando custos e potenciais efeitos adversos ao paciente, como nefrotoxicidade induzida pelo contraste ou exposição radiológica. As Tabelas 5-1, 5-2 e 5-3 listam as exposições radiológicas relativas, as modalidades de exame de imagem de primeira escolha e as estimativas de risco, respectivamente. Os riscos do exame de imagem e o custo precisam ser ponderados em relação aos benefícios.

ULTRASSONOGRAFIA

A ultrassonografia possui um custo relativamente baixo e proporciona uma maneira rápida de avaliar a localização, o contorno e o tamanho do rim sem exposição radiológica. Cada vez mais, os nefrologistas estão realizando exames simples de ultrassonografia; as técnicas práticas e as ferramentas adequadas de interpretação são discutidas no Capítulo 92. O aparelho portátil de ultrassom está disponível e é essencial no contexto pediátrico e de emergência. Os cálculos renais obstrutivos podem ser prontamente detectados, e as massas renais podem ser diferenciadas entre císticas e sólidas. Em casos de suspeita de obstrução, a progressão ou a regressão da hidronefrose é facilmente avaliada. Imagens com Doppler colorido permitem avaliar a vasculatura e a perfusão renais. À dessemelhança de outras modalidades, o ultrassom é extremamente dependente das habilidades do operador. As limitações da ultrassonografia incluem ausência de janela acústica, características corporais e pouca cooperação do paciente.

Tamanho do Rim

O rim é visualizado nos planos transverso e sagital e apresenta normalmente 9 a 12 cm de comprimento em adultos. As diferenças no tamanho do rim podem ser detectadas por todas as modalidades de diagnóstico por imagem. A Figura 5-1 esquematiza as causas mais comuns de aumento ou redução do tamanho renal.

Padrão Ecográfico Renal

O córtex renal normal é hipoecogênico, em comparação com o seio renal ecogênico, contendo gordura (Fig. 5-2, *A*). A ecotextura cortical é definida como isoecogênica ou hipoecogênica, comparada com o fígado ou o baço. Em crianças, as pirâmides renais são hipoecogênicas (Fig. 5-2, *B*), e o córtex caracteristicamente é hiperecogênico, comparado com o fígado e o baço.[2] Em adultos, o aumento da ecogenicidade cortical é um marcador sensível para doença parenquimatosa renal, porém não é específico (Fig. 5-3). A ecogenicidade cortical reduzida pode ser encontrada na pielonefrite aguda e na trombose aguda da veia renal.

O contorno normal do rim é regular, e a espessura cortical deve ser uniforme e discretamente mais espessa em direção aos polos. A coluna de Bertin e a corcova de dromedário são duas pseudomassas benignas comuns que podem ser observadas ao ultrassom. A coluna de Bertin resulta do abaulamento do tecido cortical na medula, que é vista como uma massa com ecotextura similar à do córtex, mas se localiza dentro do seio renal central (Fig. 5-4). A corcova de dromedário é a impressão esplênica sobre o rim esquerdo, causando o abaulamento mesorrenal na sua face lateral. A pelve renal e o ureter proximal são anecoicos. A *pelve extrarrenal* se refere à localização da pelve renal fora do hilo renal. O ureter não é identificado além da pelve em pacientes não obstruídos.

A obstrução pode ser identificada pela presença de hidronefrose (Fig. 5-5). Cálculos renais parenquimatosos e pielocaliciais não obstrutivos e cálculos ureterais obstrutivos podem ser prontamente detectados (Fig. 5-6). O ureter proximal também se encontrará dilatado se a obstrução for distal à junção ureteropiélica (Fig. 5-5, *C*). Em geral, achados ultrassonográficos falso-negativos sem hidronefrose ocorrem na fase inicial da obstrução. Obstrução sem dilatação ureteral também pode ocorrer na fibrose retroperitoneal e em rins transplantados, como resultado da fibrose periureteral.

Cistos Renais

Os cistos podem ser identificados como imagens ovaladas anecoicas e, em geral, são achados coincidentes durante o exame de imagem renal. A ultrassonografia costuma identificar facilmente as massas renais como císticas ou sólidas (Figs. 5-7 e 5-8). Entretanto, os cistos hemorrágicos podem ser erroneamente considerados sólidos devido ao aumento da ecogenicidade. A diferenciação dos cistos em simples ou complexos é necessária para planejar a intervenção.

Cistos Simples

À ultrassonografia, o cisto simples é anecoico, possui uma parede fina ou imperceptível e apresenta reforço acústico posterior, devido à propagação relativamente rápida da onda sonora através do fluido, comparada com os tecidos moles adjacentes.

Cistos Complexos

Os cistos complexos contêm calcificações, septações e nódulos murais. Em vez de serem anecoicos, essas massas podem conter ecos internos, representando hemorragia, pus ou proteína. Os cistos complexos podem ser benignos ou malignos; nodulações da parede do cisto, septações e vascularização sugerem fortemente malignidade. A

Doses Relativas de Radiação dos Exames de Imagem

Exame	Dose Efetiva (mSv)
Tórax: Filme de radiografia PA	0,02
Coluna lombar	1,8
Abdome RUB	0,53
TC de abdome	10
TC de tórax	20-40
PET-TC	25
Ultrassom ou RM	0

Tabela 5-1 Doses relativas de radiação dos exames de imagem. *PA*, posteroanterior; *mSv*, milisieverts; *RUB*, rim, ureter, bexiga (imagem plana); *TC*, tomografia computadorizada; *PET*, tomografia por emissão de pósitron; *RM*, ressonância magnética.

Exame de Imagem Recomendado na Doença Renal

Patologia Renal	Exame de Imagem de Primeira Escolha
Injúria renal aguda, doença renal crônica	Ultrassonografia
Hematúria	Ultrassonografia ou TC
Proteinúria, síndrome nefrótica	Ultrassonografia Urotomografia
Hipertensão com função renal normal	Ultrassonografia Considerar TCA ou RMA
Hipertensão com disfunção renal	Ultrassonografia com Doppler
Infecção renal	TC com realce de contraste
Hidronefrose identificada pela ultrassonografia	Renograma nuclear
Fibrose retroperitoneal	TC com realce de contraste
Necrose cortical ou de papila	TC com realce de contraste
Trombose de veia renal	TC com realce de contraste
Infarto renal	TC com realce de contraste
Nefrocalcinose	TC

Tabela 5-2 Exame de imagem sugerido na doença renal. Essas recomendações presumem a disponibilidade de todas as modalidades comuns de exame de imagem. *TC*, Tomografia computadorizada; *TCA*, tomografia computadorizada com angiografia; *RMA*, ressonância magnética com angiografia; *(Modificado da referência 1.)*

Estimativas de Risco em Exames Diagnósticos por Imagem

Risco do Exame	Risco Estimado
Câncer a partir de 10 mSv de radiação (TC de 1 corpo)[3]	1 em 1.000
Nefropatia induzida por contraste em paciente com disfunção renal[4]	1 em 5
Fibrose nefrogênica sistêmica[5,6]	1 em 25.000 a 1 em 30.000 (depende do tipo de gadolínio) 1 em 5 se TFG < 30 mL/min
Morte por anafilaxia ao contraste iodado[7]	1 em 130.000
Morte por anafilaxia ao contraste de gadolínio[8]	1 em 280.000

Tabela 5-3 Estimativas de risco em exames diagnósticos por imagem.

classificação de Bosniak das massas renais císticas é amplamente utilizada (Tabela 61-5). Os cistos complexos identificados pela ultrassonografia requerem avaliação adicional por TC com contraste (ou RM) para identificar realces anormais do contraste na parede do cisto, no nódulo mural ou no septo.

Bexiga

A imagem em tempo real pode ser utilizada para avaliar a presença de tumores da parede da bexiga e cálculos vesicais. A avaliação com Doppler de fluxo colorido da bexiga em pacientes bem-hidratados pode ser utilizada para identificar o jato ureteral, produzido quando a peristalse do ureter propulsiona a urina para dentro da bexiga. A urina recém-chegada possui maior densidade específica em relação à urina presente na bexiga (Fig. 5-9). A ausência de jato ureteral pode indicar obstrução ureteral total.

Vasculatura Renal

A investigação com Doppler colorido dos rins fornece uma avaliação detalhada da anatomia da vasculatura renal. As principais artérias renais podem ser identificadas na maioria dos pacientes (Fig. 5-10). O Doppler de amplitude é um indicador mais sensível do fluxo, porém, ao contrário do Doppler colorido, não fornece informações acerca da direção do fluxo e não pode ser utilizado para avaliar o formato de onda vascular. Entretanto, o Doppler de amplitude é extremamente sensível para a detecção de fluxo parenquimatoso renal e tem sido utilizado para identificar infarto cortical.

Ultrassom Doppler da Artéria Renal

O papel da ultrassonografia em escala de cinza e com Doppler colorido no rastreio de estenose de artéria renal é controverso. O princípio é que um estreitamento na artéria renal causa na velocidade uma mudança proporcional ao grau de estenose, bem como uma alteração do formato de onda normal da artéria renal após a lesão. O formato de onda normal da artéria renal apresenta um movimento sistólico ascendente rápido e um pico protossistólico (Fig. 5-11, *A*). O formato de onda é atenuado a jusante de uma estenose. Isso consiste em uma aceleração sistólica lenta (*tardus*) e um pico sistólico reduzido e arredondado (*parvus*) (Fig. 5-11, *B*). Isso também resulta na redução do índice de resistividade, definido como a velocidade de pico sistólico (VPS) menos a velocidade diastólica final (VDF) divido pela VPS: (VPS – VDF)/VPS. O índice de resistividade normal é 0,7 a 0,72.

Toda a extensão da artéria renal deve ser examinada para o maior sinal de velocidade. É importante identificar a origem das artérias renais porque essa região geralmente é afetada pela aterosclerose; entretanto, costuma ser difícil observar as artérias pela sobreposição gasosa das alças intestinais. Dentro do rim, os ramos medulares e corticais nos terços superiores, médios e inferiores devem ser avaliados, na tentativa de detectar estenose em artérias renais acessórias e em seus ramos.

Existem critérios diagnósticos proximais e distais para estenose de artéria renal significativa, geralmente definida como estenose maior que 60%. Os critérios *proximais* detectam mudanças no sinal do Doppler no local da estenose e fornecem sensibilidade e especificidade variando de 0% a 98% e 37% a 98%, respectivamente.[9,10] As taxas de falha técnica tipicamente estão entre 10% e 20%.[11] A estenose da artéria renal também pode não ser detectada se a VPS for baixa, por baixo débito cardíaco ou estenose aórtica. Resultados falso-positivos podem ocorrer quando a velocidade da artéria renal estiver aumentada em estados de alto fluxo, como hipertireoidismo ou tortuosidade dos vasos.[12] Os critérios *distais* estão relacionados à detecção do formato de onda *tardus* e *parvus* distal à estenose; foram relatadas sensibilidade e especificidade de 66% a 100% e 67% a 94%, respectivamente.[13,14] Falhas técnicas com os critérios distais são mais baixas do que com a avaliação proximal (< 5%). Resultados falso-negativos podem

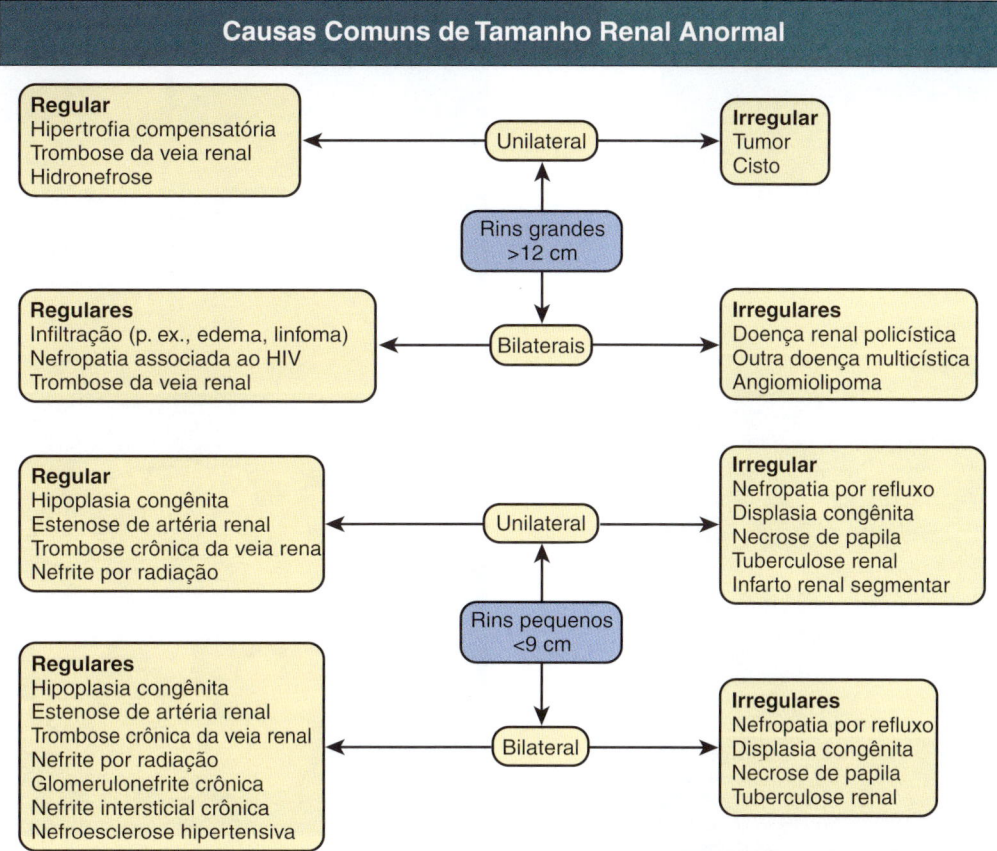

Causas Comuns de Tamanho Renal Anormal

Regular
Hipertrofia compensatória
Trombose da veia renal
Hidronefrose

Unilateral

Irregular
Tumor
Cisto

Rins grandes
>12 cm

Regulares
Infiltração (p. ex., edema, linfoma)
Nefropatia associada ao HIV
Trombose da veia renal

Bilaterais

Irregulares
Doença renal policística
Outra doença multicística
Angiomiolipoma

Regular
Hipoplasia congênita
Estenose de artéria renal
Trombose crônica da veia rena
Nefrite por radiação

Unilateral

Irregular
Nefropatia por refluxo
Displasia congênita
Necrose de papila
Tuberculose renal
Infarto renal segmentar

Rins pequenos
<9 cm

Regulares
Hipoplasia congênita
Estenose de artéria renal
Trombose crônica da veia renal
Nefrite por radiação
Glomerulonefrite crônica
Nefrite intersticial crônica
Nefroesclerose hipertensiva

Bilateral

Irregulares
Nefropatia por refluxo
Displasia congênita
Necrose de papila
Tuberculose renal

Figura 5-1 Causas comuns de tamanho renal anormal.

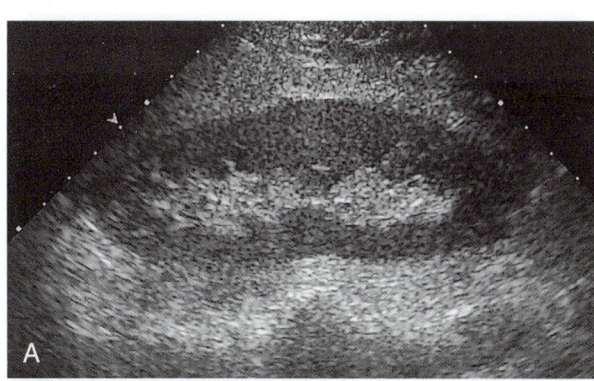

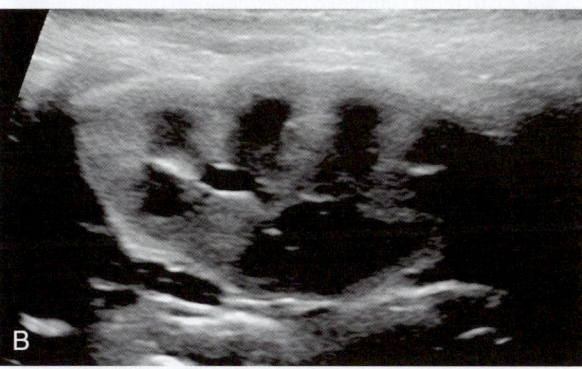

Figura 5-2 Ultrassonografia do rim. A, Imagem ultrassonográfica sagital de rim normal. O córtex é hipoecogênico em comparação com a gordura ecogênica contida no seio renal. **B**, Imagem ultrassonográfica de rim normal em uma criança. Observe as pirâmides hipoecogênicas.

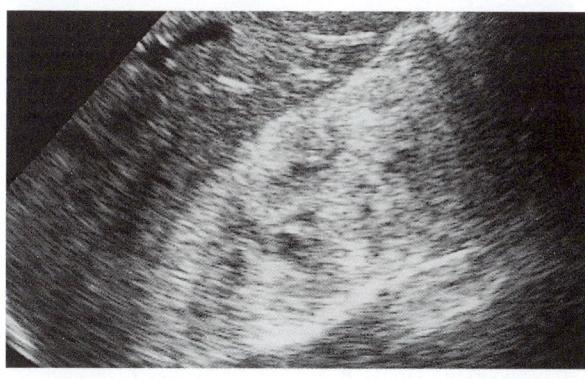

Figura 5-3 Nefropatia associada ao vírus da imunodeficiência humana (HIV). Rim ecogênico com tamanho aumentado e perda da diferenciação corticomedular. Comprimento bipolar do rim de 14,2 cm.

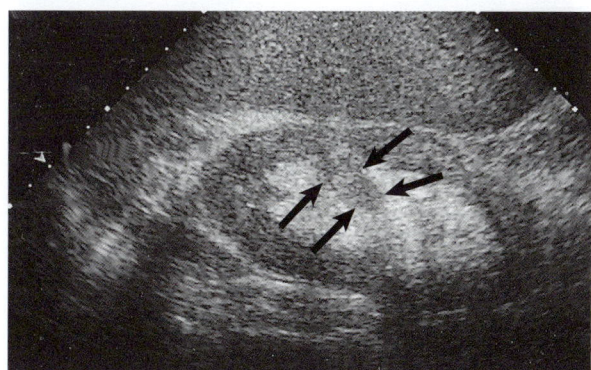

Figura 5-4 Imagem ultrassonográfica sagital do rim. A coluna de Bertin está mostrada *(setas)* e pode ser facilmente identificada devido à ecotextura similar à do córtex renal.

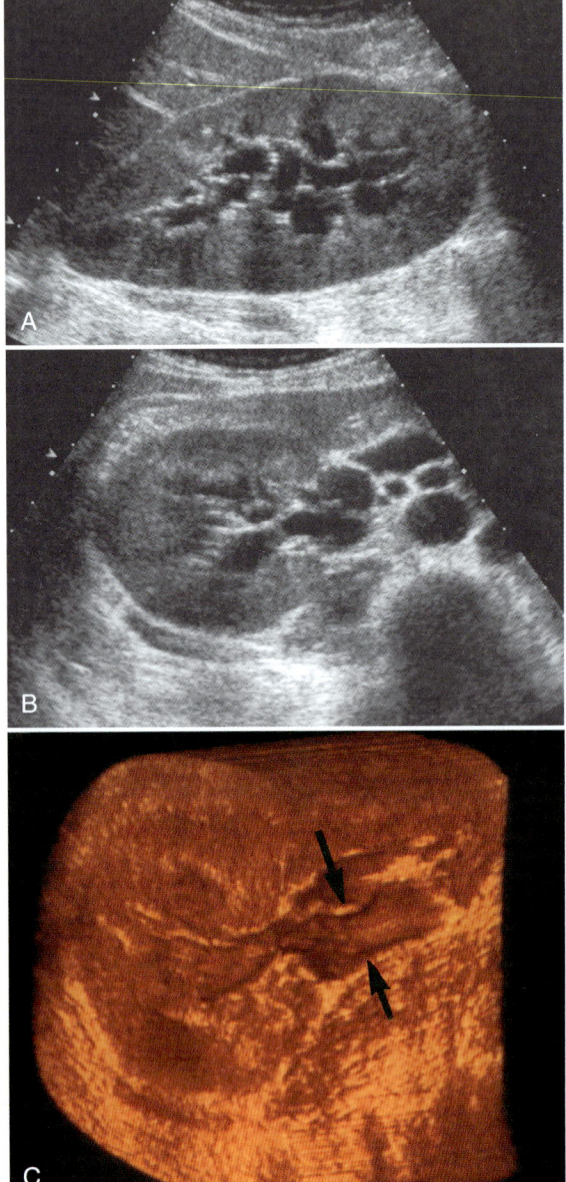

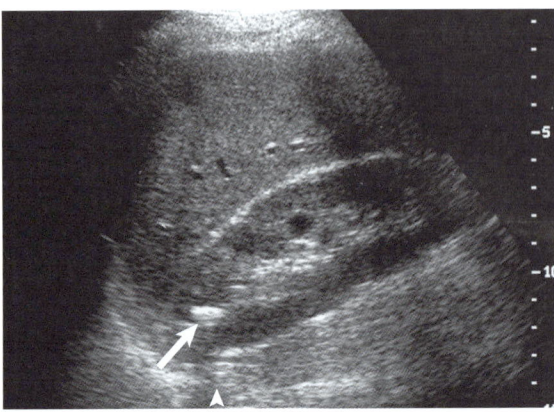

Figura 5-5 Ultrassonografia renal mostrando hidronefrose. A, Imagem ultrassonográfica sagital. **B,** Imagem transversal. **C,** Imagem transversal tridimensional com reconstrução de superfície; as *setas* indicam o ureter proximal dilatado.

Figura 5-6 Cálculo renal (*seta*) no polo superior. Perceba a sombra acústica *(cabeça de seta)* na imagem ultrassonográfica sagital.

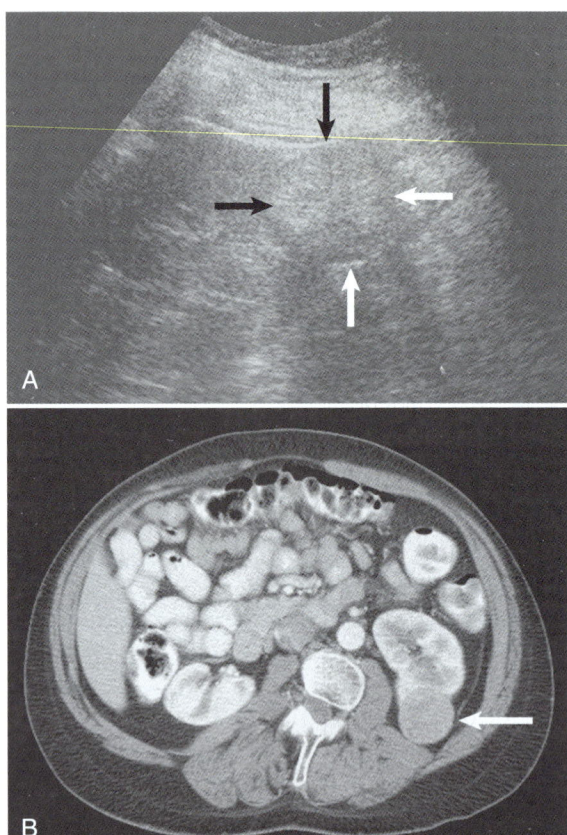

Figura 5-7 Avaliação de massa renal. A, Imagem ultrassonográfica sagital mostra grande massa hiperecogênica surgindo no polo inferior *(setas)*. **B,** A imagem de TC com realce de contraste correspondente mostra carcinoma de células renais *(seta)*.

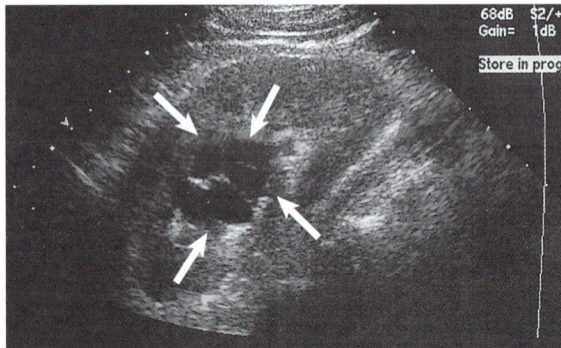

Figura 5-8 Cisto renal complexo *(setas)***.** Imagem ultrassonográfica sagital.

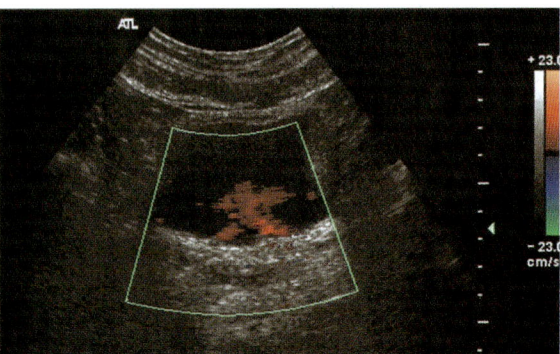

Figura 5-9 Jatos ureterais bilaterais na bexiga. O exame de ultrassom com Doppler colorido detecta aparência normal.

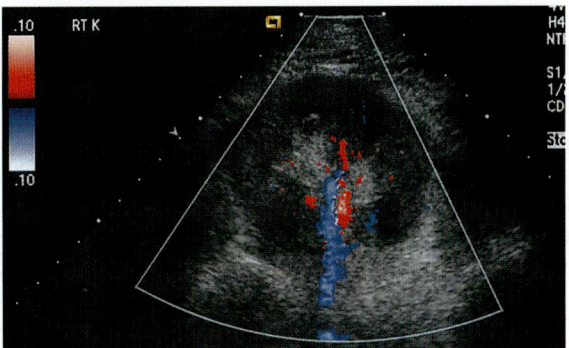

Figura 5-10 Avaliação ultrassonográfica do rim. A imagem transversal com Doppler colorido mostra a artéria em *vermelho* e a veia em *azul.*

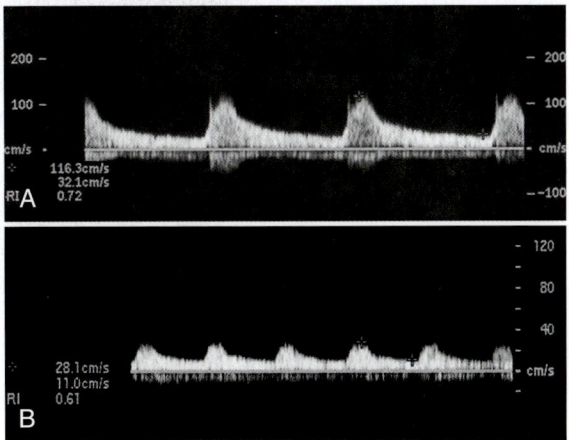

Figura 5-11 Imagem com Doppler colorido e traçado espectral da artéria renal. A, Traçado normal da artéria renal mostra o movimento sistólico ascendente rápido e a velocidade pico protossistólico (~ 100 cm/s). **B,** O formato de onda *tardus* e *parvus* demonstra o movimento sistólico ascendente (aceleração) lento e a velocidade de pico sistólico reduzida (~ 20 cm/s) associada à estenose da artéria renal. Observe as escalas diferentes no eixo vertical.

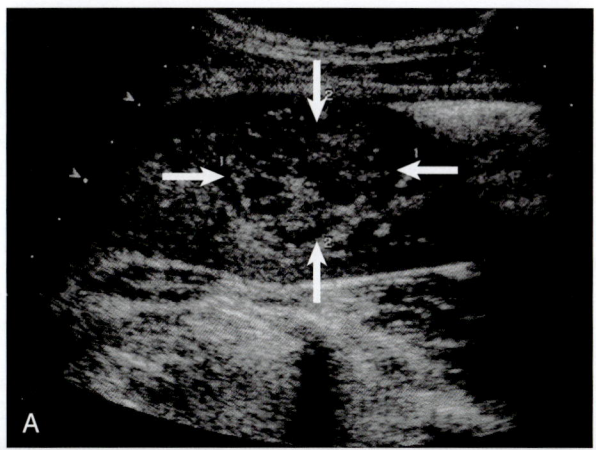

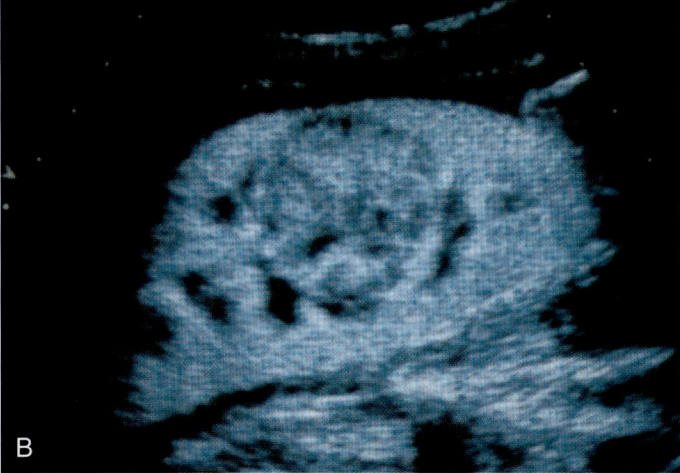

Figura 5-12 Ultrassonografia com contraste. A, Imagem ultrassonográfica sagital de rim com um câncer de células renais grande e central *(setas).* B, O câncer central com melhor visualização após injeção do meio de contraste. *(Cortesia do Dr. Christoph F. Dietrich.)*

ocorrer em vasos estenosados enrijecidos, que reduzem o efeito *tardus* e *parvus*.[15] O efeito *tardus* e *parvus* também pode ser resultante de estenose aórtica, baixo débito cardíaco ou colaterais na oclusão completa, fornecendo resultados falso-positivos.

A combinação dos critérios proximais e distais melhora a detecção de estenose. Podem-se alcançar sensibilidade de 97% e especificidade de 98% quando as artérias extrarrenais e intrarrenais forem examinadas.[16] Quando é tecnicamente bem-sucedido, o ultrassom Doppler possui valor preditivo negativo maior que 90%.[16] Entretanto, resultados confiáveis requerem um ultrassonografista habilidoso e experiente, além de um tempo de exame prolongado. Apesar dessas limitações, os estudos com Doppler também possuem diversas vantagens. Além de ser não invasivo, barato e amplamente disponível, o estudo com Doppler também permite avaliação estrutural e funcional das artérias renais, sem exposição à radiação ou a agentes nefrotóxicos.

Alguns médicos preferem a TC com angiografia (TCA) ou a RM com angiografia (RMA) como a forma mais rápida e confiável de rastreio do que a ultrassonografia, mas até o momento a escolha deve se basear em experiência e preferência locais. Para mais discussão sobre o diagnóstico e o manejo da doença renovascular, consulte os Capítulos 39 e 66.

Ultrassonografia com Realce de Contraste e Tridimensional

Os agentes de contraste ultrassonográfico, introduzidos inicialmente para avaliar a perfusão cardíaca, são utilizados para avaliar a perfusão de outros órgãos, como o rim. Esses agentes intravenosos são microbolhas de 1 a 4 µm de diâmetro (menores que as hemácias) que consistem em um escudo em torno de um núcleo gasoso produtor de eco. As microbolhas oscilam em resposta à frequência do feixe de ultrassom e produzem um aumento característico do sinal ecográfico na imagem. Estudos preliminares que avaliam a perfusão renal em rins com disfunção mostraram fluxo reduzido em comparação com rins normais e melhoraram a detecção da lesão (Fig. 5-12). Entretanto, a incorporação do estudo renal com microbolhas à prática clínica permanece incerta, particularmente com a disponibilidade geral e robustez da TC e da RM, e seu uso é *off-label* nos Estados Unidos e não é reembolsado até o momento.

Imagens ultrassonográficas bidimensionais podem ser reconstruídas em imagens tridimensionais (3D) através de um processo similar às reconstruções em 3D para RM e TC. Embora as técnicas atuais consumam tempo, melhorias técnicas devem reduzir o tempo de reconstrução em 3D. Aplicações potenciais incluem imagens vasculares e fusão com a RM ou tomografia com emissão de pósitrons (PET).

RADIOGRAFIA SIMPLES E UROGRAFIA EXCRETORA

O uso da urografia excretora (UGE) retrocedeu à medida que as imagens de corte transversal por TC ou RM se tornaram mais amplamente utilizadas para o trato urinário. Embora atualmente possua poucas indicações primárias em muitos centros, a urografia excretora ainda pode ser importante na investigação em locais ao redor do mundo onde as limitações econômicas não viabilizem imagens em cortes transversais. Entretanto, a radiografia simples, geralmente chamada RUB (rins, ureter, bexiga), ainda possui papel importante na identificação de massas em partes moles, padrão gasoso do intestino, calcificações e localização renal.

Calcificação Renal

A maioria dos cálculos é radiopaca, embora apenas cerca de 60% dos cálculos urinários detectados pela TC sejam visíveis à radiografia simples.[17] A TC mostra os cálculos radiotransparentes, que incluem os cálculos de ácido úrico, xantina e estruvita. Entretanto, nem a TC nem a radiografia simples são capazes de detectar cálculos associados aos inibidores de protease.[18] Incidências oblíquas algumas vezes são realizadas para confirmar se uma calcificação suspeita no quadrante superior tem origem renal. Em geral, os cálculos que são radiotransparentes à radiografia simples são detectados como falhas de preenchimento à UGE. A UGE possui mais sensibilidade que a radiografia, porém menos sensibilidade que a TC. Se disponível, a TC é a modalidade de imagem de escolha para a detecção de cálculos urinários.[19]

A nefrocalcinose pode ser medular (Fig. 5-13, *A* e *B*) ou cortical (*C*) e focal ou difusa. As causas comuns de nefrocalcinose estão discutidas no Capítulo 59 (Quadro 59-7).

Urografia Excretora

Antes da administração do contraste, um dispositivo de compressão abdominal pode ser colocado para comprimir os ureteres médios contra o arcabouço ósseo da pelve. Isso retém o contraste excretado no trato superior e distende a pelve renal e os cálices. Em geral, a primeira imagem é realizada 30 segundos após a injeção do contraste, quando o parênquima renal se encontra no pico do realce. Massas renais sutis são detectadas apenas nessas imagens iniciais. O dispositivo de compressão é então removido, e as imagens do abdome total são realizadas em cinco minutos, quando ocorre a excreção renal do contraste e os ureteres são mais bem avaliados. As imagens com o paciente em decúbito ventral podem ser necessárias para visualizar toda a extensão do ureter. Uma imagem com a bexiga repleta é realizada. Uma imagem pós-miccional da bexiga avalia a capacidade de esvaziamento e auxilia na avaliação dos ureteres distais, que podem estar escondidos pela bexiga preenchida com contraste. O volume habitual de contraste injetado para a UGE é semelhante àquele utilizado para a TC de abdome de rotina. A diferença primordial é o momento da

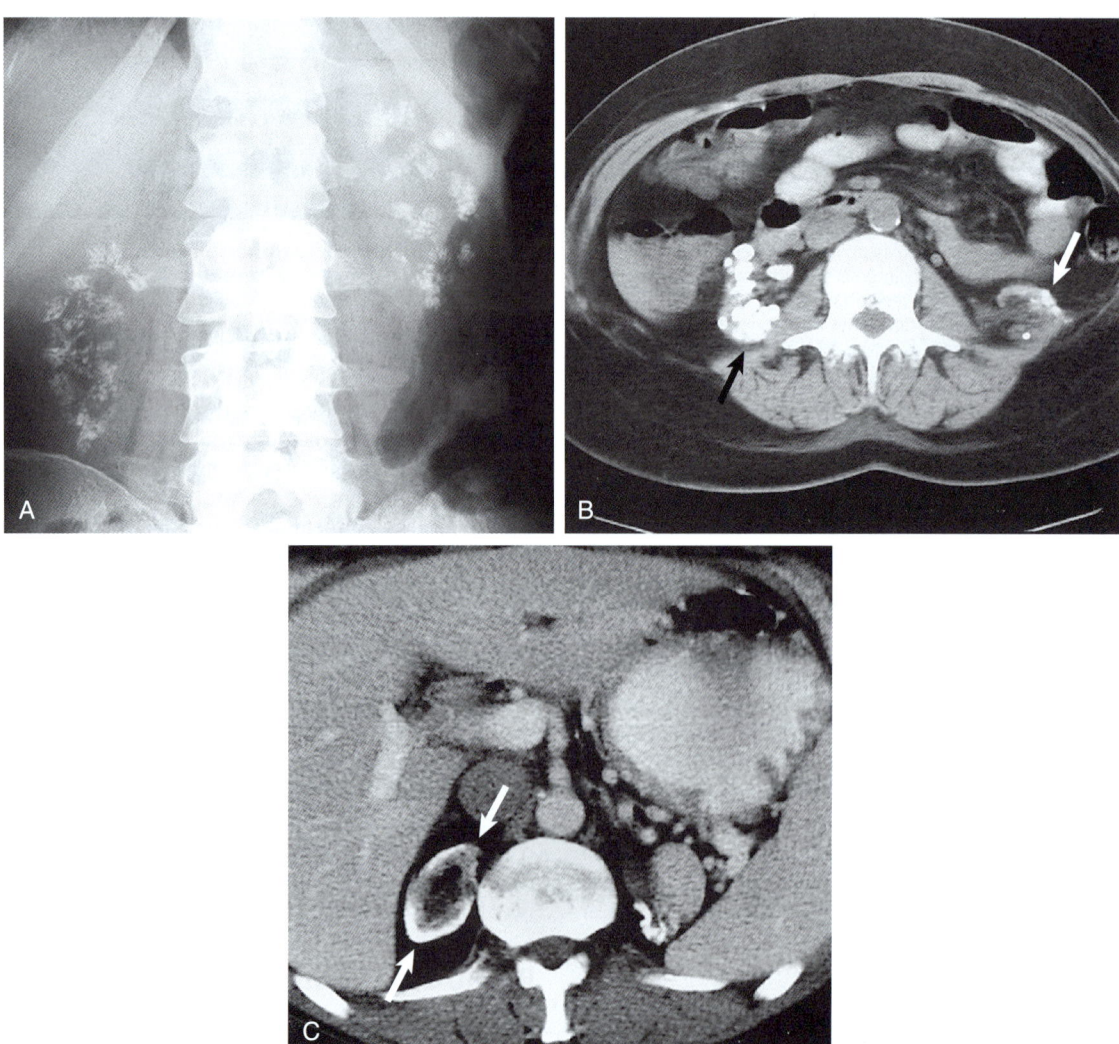

Figura 5-13 Nefrocalcinose. A, Radiografia simples mostra nefrocalcinose medular bilateral em um paciente com acidose tubular renal distal. **B,** TC sem contraste em um paciente com oxalose hereditária e calcificação renal bilateral densa *(setas)*. O rim esquerdo é atrófico. **C,** TC sem contraste mostra nefrocalcinose cortical no rim direito *(setas)* após necrose cortical.

imagem. A UGE é contraindicada em pacientes com história de reação alérgica aos agentes de radiocontraste. Quando a taxa de filtração glomerular (TFG) é inferior a 60 mL/min, a UGE produz imagens cada vez mais pobres, e o risco de nefrotoxicidade também aumenta.

Rins

A avaliação dos rins pela UGE (bem como por TC e RM) deve incluir o número, a localização, o eixo, o tamanho, o contorno e o grau de realce. O tamanho renal é variável, mas um rim normal deve possuir cerca de três a quatro corpos vertebrais lombares de comprimento. O contorno renal deve ser suave e bem demarcado da gordura retroperitoneal. O realce renal após a administração de contraste deve ser simétrico e progredir centralmente a partir do córtex, com excreção evidente nos ureteres por cinco minutos. Assimetria do realce renal pode indicar doença da artéria renal.

Sistema Pielocalicial

O sistema pielocalicial é mais bem avaliado nos filmes iniciais após o contraste. Normalmente, existem cerca de 10 a 12 cálices por rim. Os cálices drenam para o infundíbulo, que, por sua vez, se esvaziam na pelve renal (Fig. 5-14). O infundíbulo e a pelve renal devem ter contornos lisos, sem falhas de enchimento. Em uma variação comum, os vasos podem cruzar o sistema pielocalicial ou ureteres, causando defeitos de compressão extrínsecos que não devem ser confundidos com tumores ou outras lesões uroteliais. Quando mais de um cálice drena em um infundíbulo, chama-se de *cálice composto*, mais frequentemente observado nos polos. O cálice normal é delicadamente em concha. A distorção calicial ocorre na necrose papilar e na nefropatia por refluxo.

Ureteres

Em geral, os ureteres são vistos de forma segmentar devido ao peristaltismo ativo. Os ureteres devem estar sem falhas de preenchimento e lisos. No abdome, os ureteres repousam no retroperitônio, passando anteriormente aos processos transversos dos corpos vertebrais. Na pelve, os ureteres seguem lateralmente e posteriormente, por vezes drenando para a junção vesicoureteral localizada posteriormente. Na junção vesicoureteral, os ureteres se afunilam com suavidade. Curvatura medial ou deslocamento do ureter geralmente são anormais e podem ser secundários ao deslocamento do ureter por massas retroperitoneais, linfadenopatia e fibrose retroperitoneal.

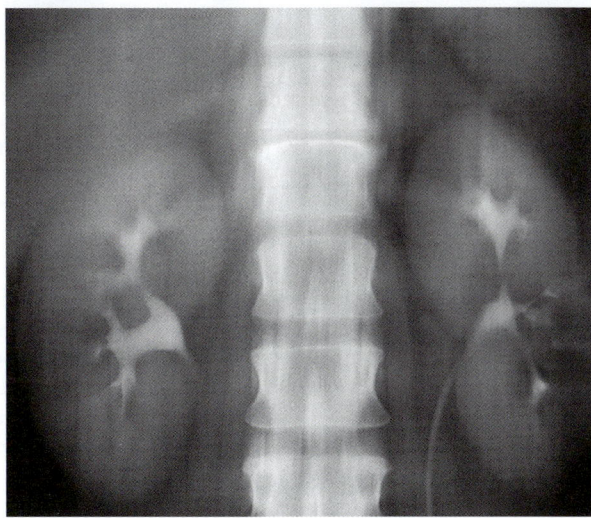

Figura 5-14 **Realce normal do parênquima normal e excreção renal normal.** Radiografia precoce após o contraste na urografia excretora.

Bexiga

A bexiga deve ser arredondada, e as paredes devem ser lisas. Endentações benignas na bexiga incluem o útero, a próstata e o intestino. Na obstrução crônica do esvaziamento vesical e na bexiga neurogênica, podem-se ver numerosos divertículos e trabéculas ao redor do contorno da bexiga.

PIELOGRAFIA RETRÓGRADA

A pielografia retrógrada é realizada quando os ureteres são mal visualizados em outros estudos de imagem ou quando as amostras de urina devem ser obtidas do rim para citologia ou cultura. Os pacientes que possuem alergia grave aos agentes de contraste ou disfunção renal podem ser avaliados com a pielografia retrógrada. O exame é realizado com a colocação de um cateter guiado por cistoscopia, através do orifício ureteral, avançando o cateter na pelve renal. Com o uso da fluoroscopia, o cateter é retirado devagar enquanto o radiocontraste é injetado (Figs. 60-2 e 60-11). Essa técnica proporciona excelente visualização da pelve renal e do ureter e também pode ser utilizada para coletar amostra de urina de regiões suspeitas para análise citológica.

PIELOGRAFIA ANTERÓGRADA

A pielografia anterógrada é realizada através de uma punção renal percutânea e é utilizada quando a pielografia retrógrada não for possível. As pressões ureterais podem ser medidas; a hidronefrose, avaliada; e as lesões ureterais, identificadas (Fig. 60-14). O exame frequentemente é realizado antes da colocação de nefrostomia. Tanto a pielografia anterógrada quanto a retrógrada são exames invasivos e devem ser realizados somente quando outras técnicas forem insuficientes.

CONDUTOS ILEAIS

Após cistectomia ou falência da bexiga, inúmeros tipos de desvios urinários, continentes ou incontinentes, podem ser criados cirurgicamente. Um dos desvios mais comuns é o conduto ileal; uma alça ileal é isolada a partir do intestino delgado, e os ureteres são implantados na alça. Uma extremidade da alça é fechada, e a outra extremidade sai através da parede abdominal anterior. Esse tipo de conduto pode ser avaliado por um estudo excretor ou retrógrado. O estudo de excreção ou *anterógrado* é efetuado e monitorizado da mesma maneira que uma UGE. O exame *retrógrado* é obtido quando os ureteres e conduto são avaliados insatisfatoriamente no estudo excretor. Um cateter Foley é colocado na abertura (ostomia), e o contraste é instilado lentamente. Os ureteres devem ser preenchidos por refluxo, porque as anastomoses ureterais não são do tipo antirrefluxo (Fig. 5-15).

CISTOGRAFIA

A cistografia é obtida quando for necessária a avaliação radiográfica mais detalhada da bexiga. A cistografia *miccional* é realizada para identificar refluxo uretral e para avaliar a função da bexiga e a anatomia da uretra. Um cateter uretral é colocado no interior da bexiga, a urina é drenada, o contraste é então infundido, e a bexiga é cheia com orientação fluoroscópica. Obtêm-se as imagens iniciais frontais e oblíquas com o paciente em decúbito dorsal, enquanto a bexiga está enchendo. As ureteroceles são mais bem identificadas nos filmes iniciais. Quando a bexiga estiver cheia, várias imagens são obtidas com diferentes graus de obliquidade. O refluxo pode ser visto nestas imagens. Para obter uma cistografia miccional, o cateter é removido, o paciente

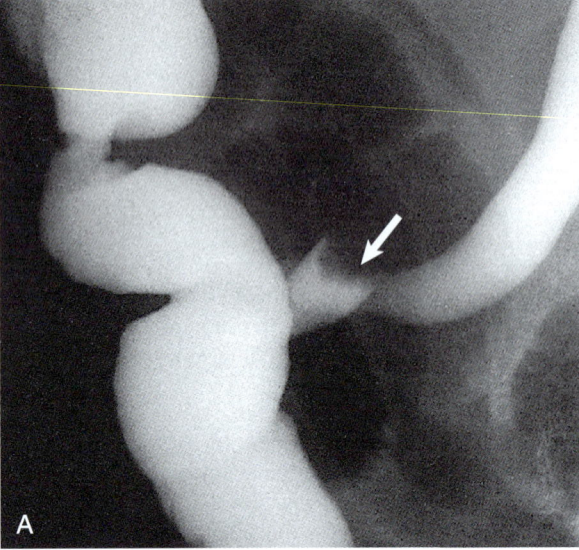

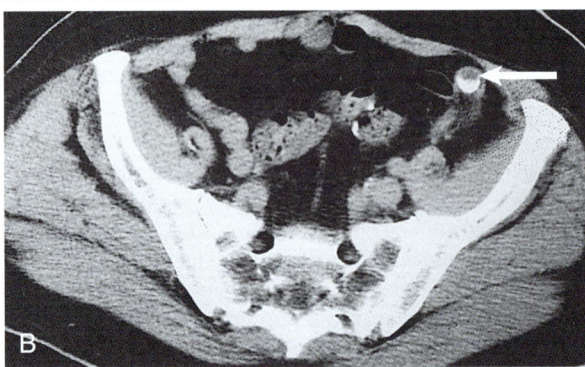

Figura 5-15 Imagem de um conduto ileal. A, Um carcinoma de célu-las transicionais recorrente está presente no ureter esquerdo reimplantado *(seta).* **B,** A TC claramente mostra o tumor como uma falha de preenchi-mento na face anterior do ureter opacificado *(seta).*

urina, e o contraste segue para a uretra. Ocasionalmente, divertículos vesicais são vistos apenas nos filmes da micção. Quando o paciente ti-ver terminado de urinar, uma imagem final é utilizada para avaliar a quantidade de urina residual, bem como o padrão da mucosa.

A cistografia com *radionuclídeos* é uma alternativa muito utiliza-da em crianças. É útil para o diagnóstico de refluxo, mas não forne-ce a anatomia detalhada que é vista com a cistografia com contraste.

TOMOGRAFIA COMPUTADORIZADA

Realiza-se o exame de tomografia computadorizada dos rins para avaliar massas renais suspeitas, localizar rins ectópicos (Figs. 5-16 e 5-17), investigar cálculos, avaliar massas retroperitoneais, e o grau de envolvimento do parênquima em pacientes com pielonefrite aguda (Figs. 5-18 e 5-19). Aparelhos de TC helicoidal permitem que o abdo-me e a pelve sejam digitalizados em intervalos de 3 mm a 5 mm com uma ou duas solicitações para que o paciente interrompa a respira-ção, o que elimina o artefato de movimento. A TC com multidetecto-res mais moderna resulta em vários cortes de informação (64-cortes e até mesmo máquinas de 320-cortes são comuns) obtidos simulta-neamente, permitindo que todo o abdome e a pelve sejam cobertos em uma única parada da respiração, usando intervalos mais submili-métricos. No entanto, a melhoria da imagem de TC apresenta o risco, para o paciente, de exposição significativa à radiação. Os dados da TC podem ser reconstruídos em múltiplos planos e até mesmo em 3D pa-ra visualização e localização anatômica melhores.

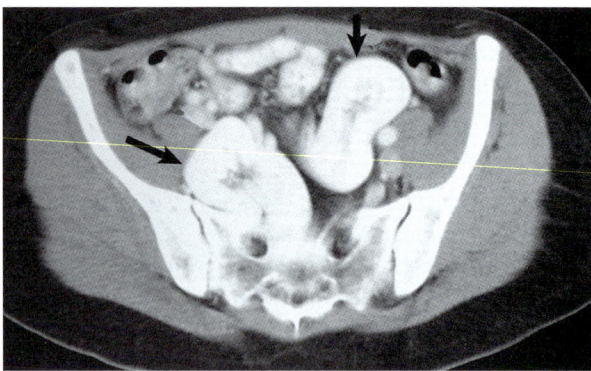

Figura 5-16 Rins pélvicos bilaterais *(setas)* **na TC.**

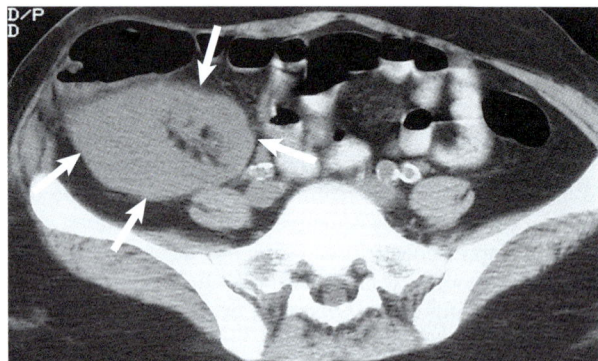

Figura 5-17 Rim transplantado normal *(setas)* **na TC.**

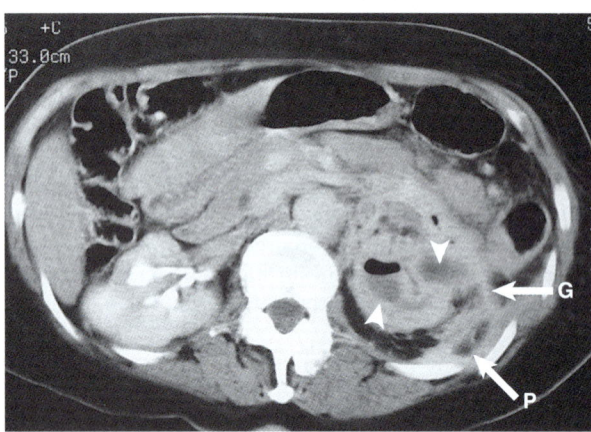

Figura 5-18 Pielonefrite enfisematosa. A TC com realce de contraste mostra gás *(cabeças de seta)* dentro do rim esquerdo com tamanho aumen-tado e notável realce da fáscia de Gerota *(G)* e do espaço perirrenal posterior *(P),* indicando envolvimento inflamatório.

Densidade Tecidual

A escala de unidades Hounsfield (UH) é uma medida de densidades relativas determinadas pela TC. A água destilada nas condições pa-drões de pressão e temperatura é definida como 0 UH; a radioden-sidade do ar é definida como –1.000 UH. Todas as outras densidades de tecido são derivadas disso (Tabela 5-4). Os tecidos podem variar em suas medidas exatas de UH, e elas também podem ser alteradas com realce de contraste. Água, gordura e tecidos moles muitas vezes podem parecer idênticos na imagem, dependendo da janela e das de-finições de nível da imagem, de forma que a medição de UH real é es-sencial para caracterizar os tecidos com precisão.

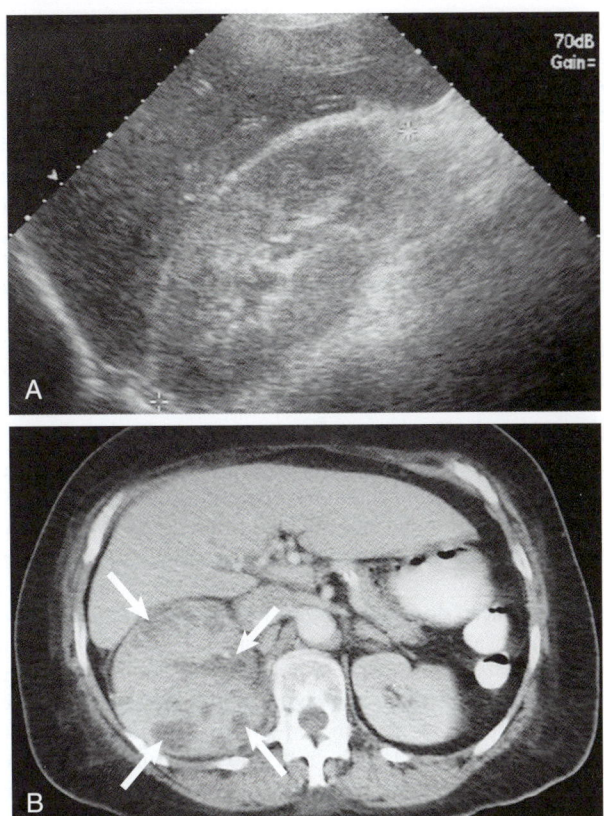

Figura 5-19 **Pielonefrite aguda. A**, A imagem ultrassonográfica mostra rim ecogênico aumentado de tamanho. O comprimento bipolar do rim é de 12,9 cm. **B**, A TC com realce de contraste obtida 24 horas após mostra múltiplos abscessos sem realce *(setas)*.

Densidade de Substâncias Comuns Determinadas pela Tomografia Computadorizada	
Substância	**UH**
Ar	−1.000
Gordura	−120
Água	0
Músculo	+40
Osso	+400 ou superior

Tabela 5-4 **Determinação da densidade de substâncias comuns à TC.** A escala de unidades Hounsfield (UH) é a medida das densidades relativas comparadas com a água destilada.

Tomografia Computadorizada com Realce de Contraste e Não Contrastada

O exame de tomografia computadorizada dos rins pode ser realizado com ou sem a administração intravenosa do meio de contraste. A imagem não contrastada permite que os rins sejam avaliados quanto à presença de deposição de cálcio e hemorragia, que são escurecidos após a administração do contraste.

A TC sem contraste (urotomografia, UTC) é o exame de escolha em pacientes com suspeita de litíase renal e substituiu o RUB e a UGE na maioria das situações.[20,21] O estudo consiste em imagens não realçadas dos rins até a bexiga para a detecção de cálculos (Fig. 5-20). A UTC tem a vantagem de ser, ao mesmo tempo, altamente sensível (97% a 100%) e específica (94% a 96%) para o diagnóstico de cálculos

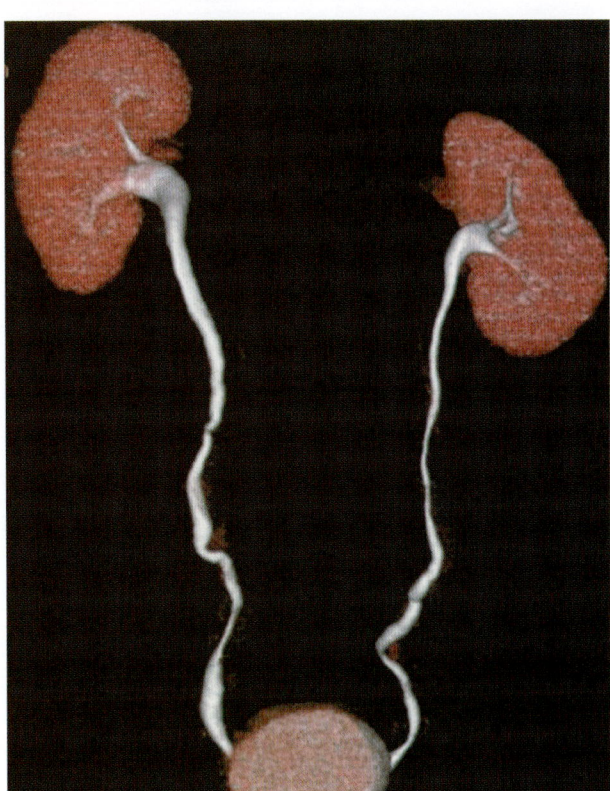

Figura 5-20 **TC sem contraste da bexiga e dos rins.** Urografia computadorizada com reconstrução volumétrica obtida a partir da aquisição axial da TC.

urinários.[19,22] A TC sem contraste pode identificar o possível cálculo obstrutivo, assim como o grau de envolvimento parenquimatoso e perinefrético.

Em outros casos além da avaliação de cálculos, as imagens dos rins são capturadas após a administração de contraste. As imagens são obtidas na fase corticomedular para a avaliação da vasculatura renal, bem como na fase nefrográfica para a avaliação do parênquima renal. O grau de realce pode ser avaliado tanto nas massas sólidas quanto nos cistos complexos (Fig. 60-10).

Um dispositivo de compressão pode ser usado como na UGE. Imagens tardias dos rins e da bexiga são realizadas para a avaliação do sistema coletor, dos ureteres e da bexiga, opacos e distendidos.[23,24] Após a obtenção, as imagens axiais podem ser reformatadas nos planos coronal ou sagital para otimizar a visualização de todo o sistema coletor. O estudo de TC pode ser adaptado para o cenário clínico particular. Por exemplo, a fase corticomedular pode ser eliminada para reduzir a dose de radiação, se não há preocupação sobre anormalidade vascular ou nenhuma necessidade de programação pré-operatória. Diurético ou soro fisiológico em *bolus* podem ser administrados após o contraste para distender melhor o sistema coletor e os ureteres durante a fase excretora.

Os rins devem ser semelhantes em tamanho e mostrar realce e excreção equivalentes. Durante a fase corticomedular, ocorre um rápido realce do córtex. O manto cortical deve estar intacto. Qualquer interrupção do realce cortical requer uma avaliação mais aprofundada; ela pode ser causada por pielonefrite aguda (Fig. 5-19), cicatriz, lesões de massa ou infarto (Fig. 5-21). Durante a fase excretora, todo o rim e a pelve renal realçam. Pode ocorrer atraso na excreção e no surgimento do contraste na região pielocalicial na obstrução (Fig. 5-22), mas também em doenças parenquimatosas renais, como a necrose tubular aguda.

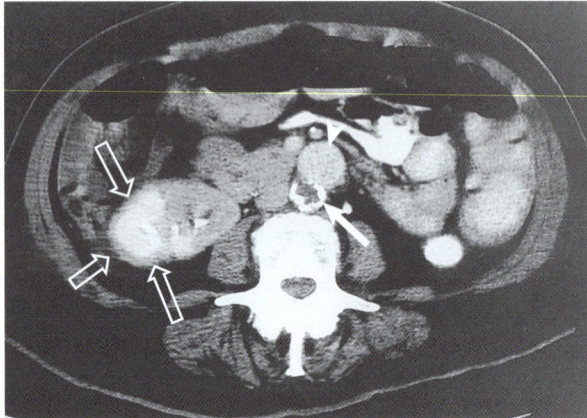

Figura 5-21 Infarto renal. TC mostrando infarto renal *(setas abertas)* envolvendo metade do rim direito após cirurgia de *bypass* aórtico. A aorta nativa possui uma parede densamente calcificada *(seta)*. O enxerto aórtico está anterior à aorta nativa *(cabeça de seta)*.

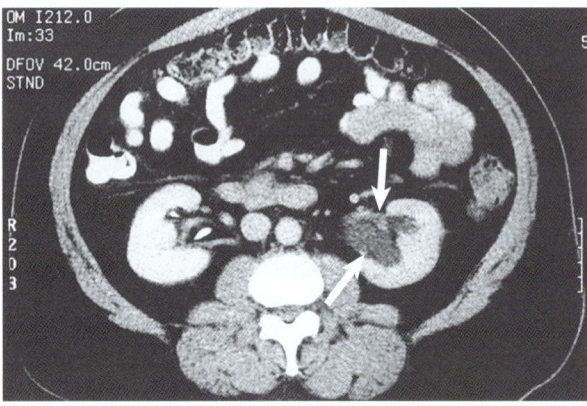

Figura 5-22 Retardo da excreção no rim esquerdo secundária a cálculo distal. A TC com realce de contraste mostra a pelve renal esquerda dilatada *(setas)*.

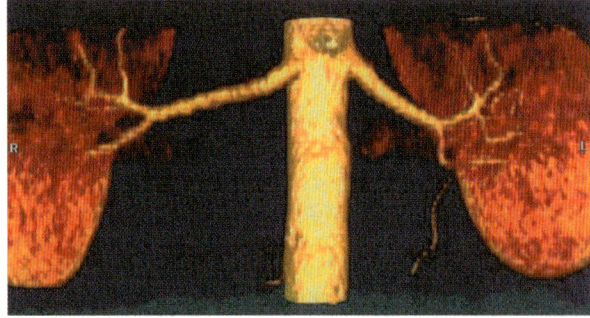

Figura 5-23 Artérias renais normais. Angiografia tridimensional reconstruída a partir da TC

Tomografia Computadorizada com Angiografia

A tomografia computadorizada helicoidal facilita a angiografia, que pode produzir imagens similares à angiografia convencional, porém é menos invasiva. Um *bolus* do meio de contraste é administrado, e as imagens são obtidas em intervalos consecutivos de 0,5 mm a 3 mm. O *bolus* de contraste é programado para o realce ideal da aorta. O feixe bem focado e estreito da TC permite maior resolução e melhores reconstruções subsequentes de múltiplos planos. A aorta e seus ramos são bem demonstrados (Fig. 5-23). Essa técnica é amplamente usada na avaliação do transplante de doador vivo (Fig. 103-2), fornecendo informações não só sobre a anatomia arterial e venosa, mas também

sobre tamanho, número e localização dos rins, bem como eventuais anomalias de número ou posição dos ureteres.

Além disso, a TCA pode ser utilizada para o rastreio de estenose ateromatosa da artéria renal, com sensibilidade de 96% e especificidade de 99% para a detecção de estenose hemodinamicamente significativa em comparação com a angiografia de subtração digital (ASD).[25] Além disso, a TCA permite a visualização tanto da parede arterial quanto do lúmen, o que ajuda no planejamento de procedimentos de revascularização da artéria renal. Outra vantagem da TCA é a detecção de artérias renais acessórias, bem como de causas não renais de hipertensão arterial sistêmica, como massas adrenais. A TCA pode ser utilizada para diagnosticar displasia fibromuscular, mas possui uma sensibilidade muito menor do que a ASD (87%).[26]

Limitações da Tomografia Computadorizada

A TC tem algumas limitações. Em geral, o leito em que o paciente se deita possui um limite superior de peso de 100 a 200 kg (300 a 400 lb), mas aparelhos mais modernos podem acomodar até 270 kg (600 lb). Os pacientes obesos geralmente têm imagens abaixo do ideal, devido ao artefato do peso, e precisam de exposição maior à radiação para ajustar a atenuação dos raios X. Os estudos de TC com contraste são contraindicados em pacientes com alergia ao contraste radiográfico e em pacientes com insuficiência renal. Para minimizar a nefropatia induzida por contraste, ele não deve ser administrado em pacientes com TFG inferior a 30 mL/min, sem avaliar com cuidado os riscos e benefícios. O contraste deve ser utilizado com cautela em pacientes com TFG de 30 a 60 mL/min por 1,73 m². Se o contraste for administrado, os pacientes devem ser hidratados com solução fisiológica e/ou de bicarbonato intravenosa. O valor adicional da profilaxia com N-acetilcisteína oral continua em discussão (seção Nefropatia Induzida por Contraste, mais adiante).

A tomografia computadorizada é muito sensível a artefatos de metal e à movimentação do paciente. Clipes retroperitoneais e hastes intramedulares causarão extensos raios de artefato, degradando gravemente as imagens. Os pacientes incapazes de permanecer imóveis também terão exames abaixo do ideal ou mesmo não diagnósticos, de modo que às vezes sedação ou anestesia geral podem ser necessárias para obter imagens diagnósticas, principalmente em crianças. Pacientes em unidade de terapia intensiva e em estado crítico podem realizar exames de TC enquanto estiverem estáveis o suficiente para serem transportados para a unidade de TC. O ultrassom deve ser considerado uma alternativa à TC no paciente grave que não puder ser transportado de forma segura.

RESSONÂNCIA MAGNÉTICA

Embora raramente deva ser o primeiro exame utilizado para avaliar os rins, a RM é tipicamente um adjuvante de outra técnica. A grande vantagem da ressonância magnética sobre as outras modalidades é a imagem direta em múltiplos planos. A TC é limitada à aquisição de cortes no plano axial do abdome, e os planos coronal e sagital são obtidos apenas pela reconstrução, podendo levar à perda de informação.

Os tecidos contêm hidrogênio em abundância, cujos núcleos são prótons carregados positivamente. Esses prótons giram ao redor do seu eixo, produzindo um campo magnético (momento magnético). Quando um paciente é colocado em um campo magnético forte de um aparelho de RM, alguns prótons se alinham com o campo. Quando um pulso de radiofrequência é aplicado, alguns dos prótons alinhados com o campo irão absorver energia e reverter a sua direção. Essa energia absorvida é emitida como um pulso de radiofrequência à medida que os prótons relaxam (retornam ao seu alinhamento original), produzindo uma tensão na bobina receptora. A bobina é o *hardware* que recobre a região de interesse. Para imagens renais, a bobina

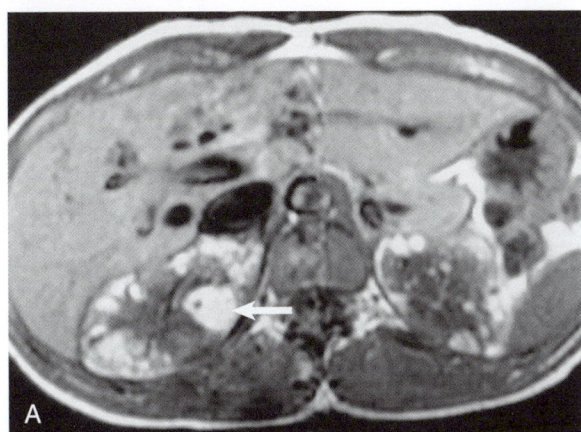

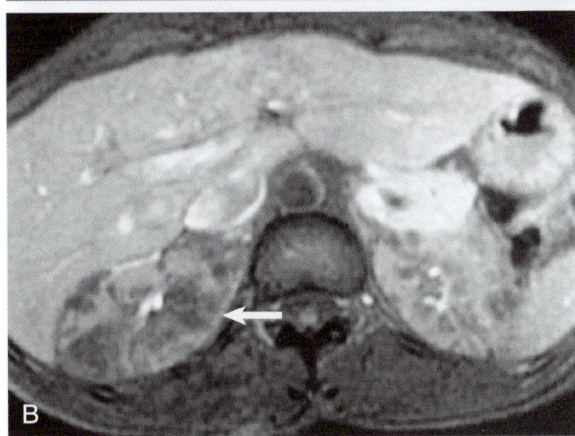

Figura 5-24 Esclerose tuberosa na RM. Múltiplos angiomiolipomas renais são observados. **A**, Imagem de RM ponderada em T1. Os tumores possuem hipersinal em T1 por causa da gordura; a *seta* mostra o maior tumor. **B**, RM ponderada em T1 com supressão de gordura. A gordura dentro dos tumores aparece com baixo sinal *(seta)*.

de corpo ou bobina torso é utilizada. O relaxamento é um evento em 3D que deu origem a dois parâmetros: o relaxamento T1 resulta na recuperação da magnetização no plano longitudinal (*spin-lattice* ou rotação-quadratura), enquanto o T2 resulta da perda da magnetização transversal (*spin-spin* ou rotação-rotação). Uma variante de sequência rápida de T2 em uso comum é o *fast spin echo* (FSE). Os íons de hidrogênio se movem em frequências ligeiramente diferentes nos diversos tecidos. Essa diferença é utilizada para selecionar os parâmetros de imagem que podem suprimir ou auxiliar a detecção de gordura e água. Os fluidos, como urina, são escuros ou hipointensos nas sequências ponderadas em T1 e brilhantes ou hiperintensos nas sequências em FSE. A gordura é brilhante em T1 e não tão brilhante nas sequências em FSE (Fig. 5-24). As sequências e os planos de imagem selecionados devem ser adaptados para o estudo de RM particular. A imagem ponderada em sequência de difusão avalia a liberdade das moléculas de água para difundir nos tecidos; a restrição à difusão é visualizada como áreas brilhantes na imagem e é observada em infecção, neoplasia, inflamação e isquemia.

O estudo padrão através da RM normalmente inclui sequências em T1, T2, ou FSE e geralmente as imagens adicionais em T1 com realce de contraste. O plano da imagem varia de acordo com o contexto clínico. Normalmente, pelo menos uma sequência é realizada no plano axial. As imagens nos planos sagital e coronal cobrem todo o comprimento do rim e podem detectar algumas alterações parenquimatosas renais sutis (Fig. 5-25).

Nas sequências ponderadas em T1, o córtex renal normal possui sinal mais intenso que a medula, produzindo uma diferenciação corticomedular distinta, que se torna imperceptível na doença renal parenquimatosa. É análogo ao rim ecogênico visualizado à ultrassonografia. Nas sequências em FSE, a diferenciação corticomedular não é tão acentuada, mas ainda deve estar presente.

Ressonância Magnética com Realce de Contraste

Assim como acontece com a TC, um meio de contraste pode ser administrado por via intravenosa para permitir a caracterização adicional das lesões renais. O gadolínio é um contraste *paramagnético* frequentemente utilizado em RM e é muito menos nefrotóxico que o contraste iodado.[27] As reações adversas ao gadolínio são discutidas adiante (seção Agentes de Contraste de Ressonância Magnética). Os contrastes paramagnéticos estão atualmente sendo avaliados para a medida da função glomerular.

Após a injeção de gadolínio, os vasos aparecem com sinal hiperintenso, ou branco, nas sequências ponderadas em T1. Várias imagens podem ser obtidas em uma única interrupção da respiração. Essa técnica é útil para a caracterização da lesão em pacientes que não podem utilizar contraste iodado. Assim como na TC com contraste, os rins inicialmente apresentam realce cortical simétrico, que progride até a excreção. Um atraso no realce pode ser visto na estenose da artéria renal.

Urografia com Ressonância Magnética

Existem duas técnicas para realizar a urografia com ressonância magnética (URM).[28,29] A primeira técnica algumas vezes é chamada URM *estática*. Uma vez que a urina contém bastante água, ela irá apresentar sinal hiperintenso na imagem ponderada em T2. Portanto, uma sequência fortemente ponderada em T2 acentua o fluido estático no sistema coletor e nos ureteres, que se destaca do fundo mais escuro das partes moles ao redor. A URM estática pode ser realizada rapidamente, o que é uma vantagem em exames de crianças. Uma desvantagem é que qualquer fluido no abdome ou na pelve, como coleções líquidas ou fluido no intestino delgado, apresentará sinal semelhante, podendo obscurecer estruturas sobrepostas. Além disso, o sistema coletor e os ureteres precisam estar distendidos para a obtenção de boas imagens de RM.

A segunda técnica, muitas vezes referida como URM *excretora*, é semelhante ao UTC. A administração intravenosa do gadolínio é seguida pela captura de imagens ponderadas em T1. Essa técnica permite certa avaliação da função renal, porque o contraste é filtrado pelo rim e excretado na urina (Fig. 60-10). O sistema coletor e os ureteres opacos são bem visualizados, e um diurético pode ser administrado para dilatar ainda mais a pelve renal e os ureteres, se necessário. Uma limitação da URM é na detecção de cálculos, porque a calcificação é mal visualizada pela RM.

Uma vez que a UTC e a URM são exames comparáveis na identificação da causa e da localização anatômica da obstrução urinária, a escolha da modalidade é uma questão de preferência local. A UTC é a melhor escolha na avaliação de cálculos do trato urinário. Em pacientes com disfunção renal causada pela obstrução, a URM é superior à UTC na identificação de causas não calculosas de obstrução, enquanto a UTC é superior em identificar as causas calculosas de obstrução.[30,31] A UTC também é mais amplamente disponível, mais rápida e menos custosa que a URM. A URM é mais adequada em pacientes com alergia a contraste iodado e, algumas vezes, em crianças, quando a radiação for um problema. A URM também é útil para descrever a anatomia em pacientes com derivação urinária para condutos intestinais.

Ressonância Magnética com Angiografia

Apesar de a RMA poder ser realizada com ou sem contraste intravenoso, o contraste proporciona imagens melhores. A aorta e os seus

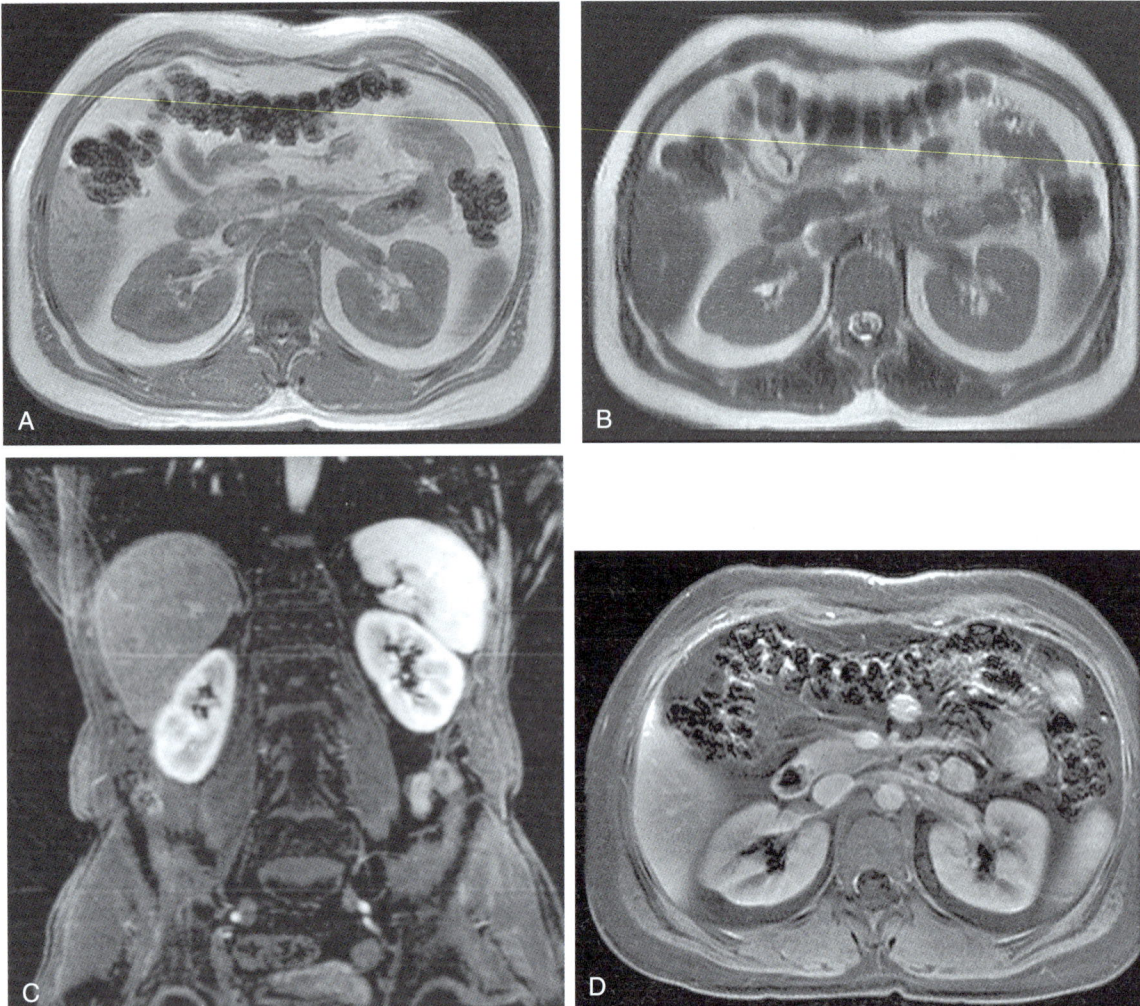

Figura 5-25 Imagens normais de RM dos rins. A, Imagem de RM ponderada em T1. Observe a distinta diferenciação corticomedular. **B**, Imagem de RM com *fast spin-echo*. A urina nos túbulos coletores causa hipersinal dentro da pelve nessa sequência. **C**, Imagem coronal de RM ponderada em T1 com supressão de gordura após a administração de contraste. **D**, Imagem axial ponderada em T1 com supressão de gordura após a administração de contraste.

ramos são muito bem demonstrados (Fig. 5-26). Através do ajuste do tempo e do tipo de sequência, as estruturas venosas abdominais podem ser visualizadas (Fig. 5-27). A RMA é realizada para avaliar estenose das artérias renais e é menos invasiva do que a angiografia com cateterismo (Fig. 5-28). Avanços técnicos, incluindo sequências mais rápidas, elevaram a sensibilidade da RMA com realce de contraste para 97% e a especificidade para 93% em comparação com a ASD, para a detecção de estenose da artéria renal.[32] A RMA sem gadolínio tem sensibilidade (53% a 100%) e especificidade (65% a 97%) mais baixas para a detecção de estenose da artéria renal.[33] A RMA tem poder limitado para avaliar artérias renais acessórias e, portanto, não é um estudo ideal para avaliar a displasia fibromuscular. Ela se tornou a modalidade primária de rastreio em pacientes com hipertensão, declínio da função renal ou alergia a agentes de contraste iodados.[34] Em locais onde a RMA não estiver disponível, o ultrassom Doppler pode ser utilizado.

Desvantagens da Ressonância Magnética

Assim como acontece com a TC, a RM possui algumas desvantagens. A mesa e o tubo são confinantes, de forma que pacientes claustrofóbicos podem ser incapazes de cooperar. Pacientes com alguns tipos de dispositivo metálico interno, como marca-passos ou clipes de aneurisma cerebral, não podem ser submetidos à ressonância magnética.

A determinação de estenose de *stent* é impossível, uma vez que os artefatos metálicos dos *stents* das artérias renais obscurecem completamente o lúmen. Mesmo com as técnicas modernas de imagens rápidas, os pacientes precisam cooperar com as instruções de interromper a respiração para minimizar os artefatos relacionados ao movimento. A RM com gadolínio até recentemente tem sido contraindicada em pacientes com TFG inferior a 30 mL/min/1,73 m^2 devido ao risco de fibrose nefrogênica sistêmica[35] (seção Agentes de Contraste de Ressonância Magnética, mais adiante).

A RM só pode ser utilizada em unidade de terapia intensiva e em pacientes críticos se estiverem estáveis o suficiente para serem transportados para a unidade de RM e não possuírem dispositivos metálicos implantados. Os pacientes em ventilação podem realizar ressonância magnética; no entanto, devem-se utilizar ventiladores e outros dispositivos de suporte à vida específicos, não ferromagnéticos, compatíveis com a RM. Devido à natureza confinada do tubo de RM, a visualização e a monitorização do paciente são comprometidas durante o exame.

Achados Incidentais

Com o crescimento das técnicas de imagem transversal, lesões renais incidentais estão sendo encontradas com frequência ascendente. Quase 70% dos carcinomas de células renais são descobertos

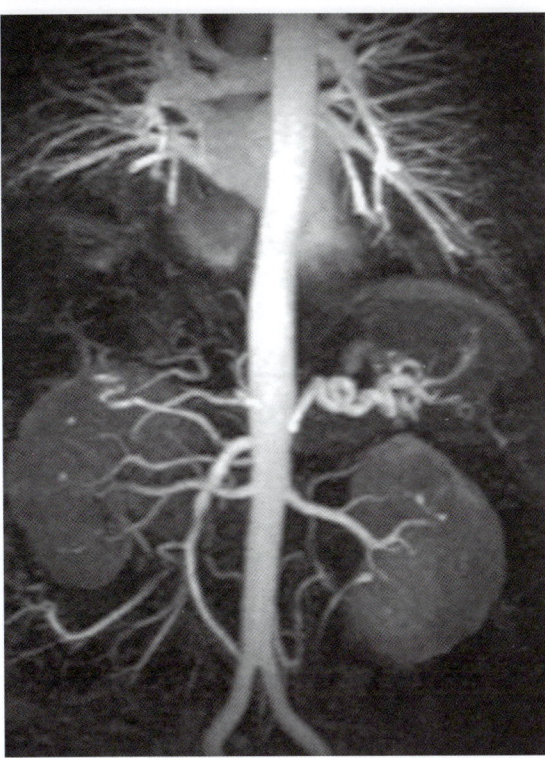

Figura 5-26 Ressonância magnética com angiografia. RM com angiografia coronal 3D após a administração de contraste mostra artérias renais normais.

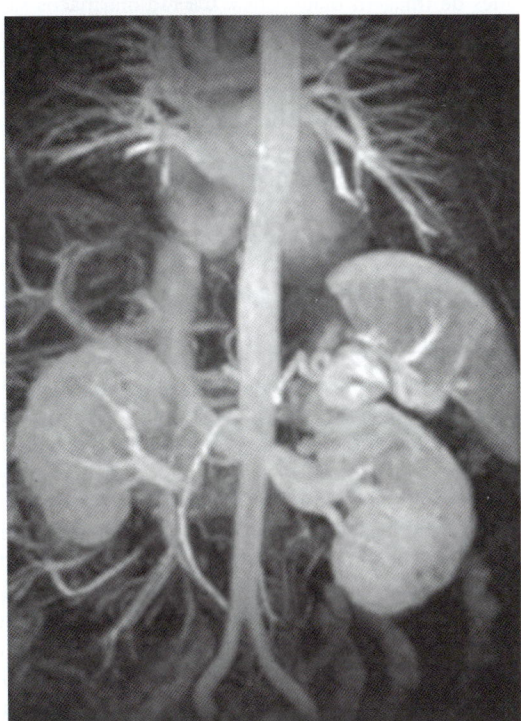

Figura 5-27 Ressonância magnética com venografia.

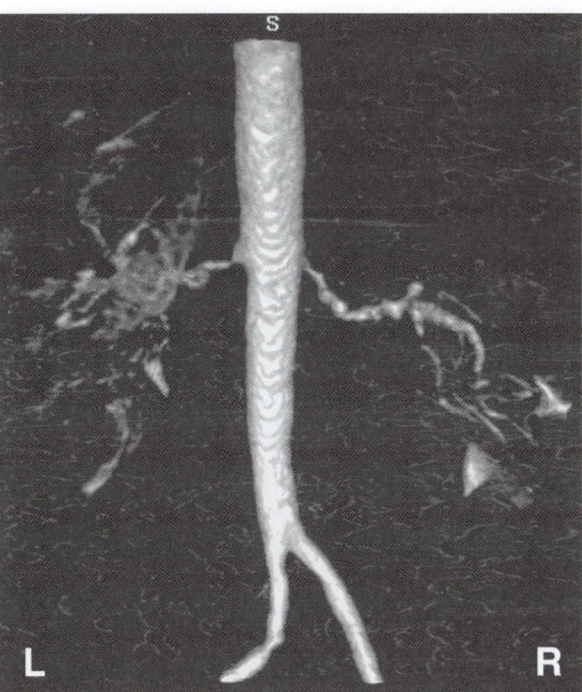

Figura 5-28 Displasia na RM com angiografia. RM com angiografia coronal 3D mostra displasia fibromuscular proximal da artéria renal direita.

geral, é melhor que a ultrassonografia, especialmente para lesões císticas complexas. Os parâmetros a serem caracterizados incluem sólido *versus* cístico, complexidade geral da lesão, realce da lesão, envolvimento da vasculatura renal e do sistema coletor e extensão para os tecidos e órgãos perirrenais. As sequências de RM ponderada em difusão também estão sendo estudadas como um meio de diferenciar ainda mais as lesões sólidas benignas e malignas.

MEDIDA DA TAXA DE FILTRAÇÃO GLOMERULAR

O fluxo sanguíneo renal e a função renal podem ser avaliados pela TC e pela RM.[38-40] A atenuação do meio de contraste acumulado dentro do rim é diretamente proporcional à TFG. Sabendo-se o volume renal, a função de cada rim pode ser determinada. Embora as duas modalidades forneçam informações semelhantes, a RM é usada mais em crianças e em pacientes com alergia a contraste. Essa técnica ainda não ganhou aceitação plena, e a cintilografia renal continua a ser um método amplamente utilizado para determinação da função renal, como discutido a seguir.

ANGIOGRAFIA

Atualmente, a angiografia tem sido realizada para a intervenção terapêutica, como terapia embólica ou angioplastia com colocação de *stent*, precedida pela angiografia diagnóstica para a avaliação das artérias renais para uma possível estenose (Fig. 5-29). Com as melhorias técnicas de resolução e de varredura, a TCA e a RMA têm substituído a angiografia convencional, até mesmo para a detecção de artérias renais acessórias, que costumam ser pequenas e bilaterais, mas uma possível causa de hipertensão arterial sistêmica. No entanto, a angiografia continua a ser o teste padrão-ouro (referência) para o diagnóstico de estenose da artéria renal e displasia fibromuscular. Ainda existe também um papel para o diagnóstico angiográfico na avaliação de vasculites de médios e grandes vasos e na detecção de infarto renal.

incidentalmente em exames de imagem realizados por outros motivos. Há uma incidência de cistos renais que dependem da idade, de cerca de 5% em pacientes com menos de 30 anos a quase um terço das pessoas com idade superior a 60 anos.[36] A diferenciação entre lesões sólidas e císticas é o primeiro passo, porque até dois terços das lesões sólidas são malignas.[37] A RM é ideal para a avaliação da lesão e, em

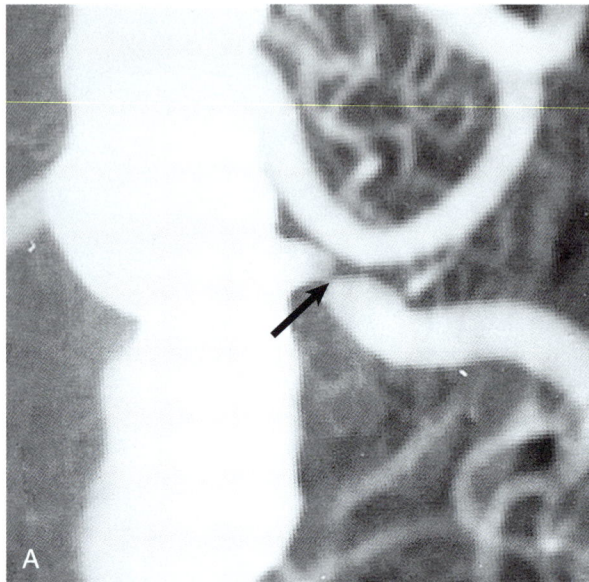

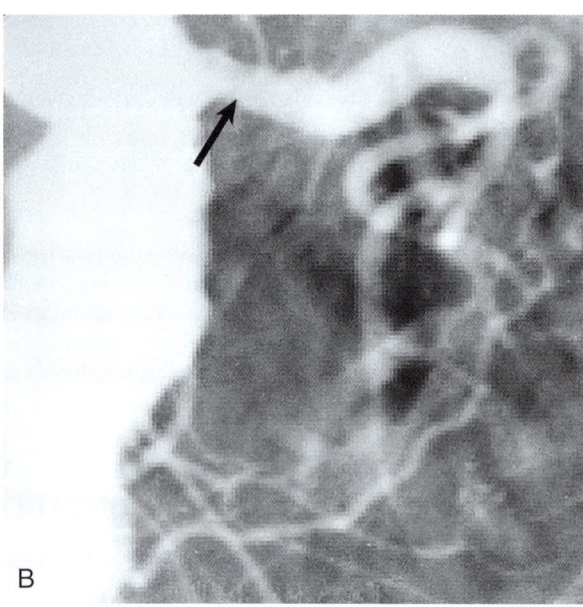

Figura 5-29 Estenose de artéria renal esquerda e angioplastia. A, Aortografia demonstrando uma estreita estenose de artéria renal esquerda *(seta)*. **B,** Imagem após a angioplastia com melhora importante da estenose *(seta)*. *(Cortesia do Dr. Harold Mitty.)*

Escolha do Radionuclídeo para Imagem Renal	
Imagem-Alvo	**Radiofármaco**
Taxa de filtração glomerular	99mTc-DTPA
Taxa de filtração glomerular com disfunção renal	99mTc-MAG3, 131I-OIH
Fluxo plasmático renal efetivo	99mTc-MAG3, 131I-OIH
Cicatrizes renais	99mTc-DMSA, 99Tc-GH
Pseudotumor renal	99mTc-DMSA
Obstrução do trato urinário superior	99mTc-DTPA
Obstrução do trato urinário superior com disfunção renal	99mTc-MAG3

Tabela 5-5 Escolha do radionuclídeo para imagem renal.

A angiografia convencional é realizada por meio de uma punção arterial, seguida pela colocação de um cateter na aorta. Uma aortografia abdominal é obtida para identificar as artérias renais. A cateterização seletiva da artéria renal pode ser realizada, se necessário. O contraste é administrado na artéria, e as imagens são obtidas com as sequências convencionais ou, mais comumente, com a ASD. As imagens da angiografia convencional são superiores, mas necessitam de doses maiores de contraste e muito mais exposição à radiação. A ASD utiliza a reconstrução e a manipulação com o computador para gerar as imagens, com a vantagem de que o contraste previamente administrado e excretado, e ossos podem ser removidos digitalmente, para melhor visualização da vasculatura renal. Assim como ao risco de nefropatia induzida por contraste, a angiografia está associada a um risco de embolização por colesterol (Cap. 66). Evidência patológica de embolização por colesterol é comum, mas sintomas clinicamente significativos ocorrem com pouca frequência (1% a 2%).[41]

VENOGRAFIA RENAL

A venografia com cateter já foi utilizada para avaliação de trombose da veia renal e da veia gonadal e para a coleta de amostra de sangue da veia renal para a dosagem renina, mas em grande parte foi substituída pela ultrassonografia com Doppler, seguida pela TC e pela RM com contraste (Fig. 5-27).

MEDICINA NUCLEAR

A cintilografia avalia a função e a anatomia, como visto com outras modalidades de imagem diagnóstica. Os radiofármacos são concebidos para serem acumulados nos tecidos ou órgãos com base em funções únicas subjacentes ao referido órgão. A câmara gama capta os fótons emitidos pelo radiofármaco dentro do paciente e gera uma imagem. A tomografia computadorizada por emissão de fóton único (SPECT) é um tipo especializado de imagem pelo qual os fótons emitidos são medidos em vários ângulos, semelhante à TC, e imagens em múltiplos planos ou mesmo em 3D podem ser criadas. Três categorias de radiofármacos que diferem entre si no modo de depuração renal são utilizadas em imagem renal: filtração glomerular, secreção tubular e retenção tubular de agentes (Tabela 5-5).

A cintilografia permanece superior às outras modalidades de imagem na avaliação do fluxo renal. Ela é o método de escolha na avaliação de transplantes renais e na avaliação da obstrução funcional, especialmente quando as evidências ultrassonográficas forem ambíguas. A cintilografia também é amplamente utilizada para medir a TFG, embora a TC ou a RM sejam preferidas em alguns centros.

A cintilografia também fornece uma avaliação precisa da função renal ao estimar a redução da função renal após uma nefrectomia parcial ou cirurgia poupadora de néfrons. Embora a TC, a RM e a ultrassonografia com realce de contraste sejam testadas para a avaliação da função renal, a cintilografia continua sendo a modalidade preferida. Tanto a TCA quanto a RMA têm substituído a cintilografia na avaliação de estenose da artéria renal e na avaliação de massas renais benignas, como a coluna de Bertin. A medicina nuclear ainda é utilizada para avaliar a significância funcional da estenose da artéria renal independentemente da anatomia.

Agentes de Filtração Glomerular

Os agentes de filtração glomerular são depurados pelos glomérulos e podem ser utilizados para medir a TFG. O ácido dietilenotriaminopentacético marcado com tecnécio-99m (99mTc-DTPA) é o agente glomerular mais comumente utilizado para imagem e também pode ser utilizado para o cálculo da TFG. Nos pacientes com disfunção renal, a imagem renal com agentes de secreção tubular, como a mercapto-acetiltriglicina (MAG3 marcada com ^{99m}Tc) é superior ao DTPA.[42,43]

Agentes de Secreção Tubular

A MAG3 marcada com tecnécio-99m é essencialmente manejada pela secreção tubular e pode ser utilizada para estimar o fluxo plasmático renal efetivo. A taxa de depuração para o ^{99m}Tc-MAG3 é de 340 mL/min.[44]

Agentes de Retenção Tubular

Os agentes de retenção tubular incluem o dimercaptossuccinato marcado com ^{99m}Tc (DMSA) e, menos frequentemente, o glicoheptonato (GH) marcado com ^{99m}Tc. Esses agentes proporcionam uma excelente imagem cortical e podem ser utilizados em suspeita de cicatriz renal ou infarto renal, em pielonefrite e para elucidação de pseudotumores renais. Esses agentes se ligam com alta afinidade aos grupamentos sulfidrila dos túbulos proximais.

Renograma

O renograma (ou cintilografia renal) é gerado pela cintilografia e fornece informações sobre o fluxo sanguíneo, a captação renal e a excreção. Gráficos de atividade e tempo são produzidos, utilizando o fluxo sanguíneo do radiofármaco em cada rim em relação à aorta. O pico de realce cortical e a depuração pielocalicial do fármaco também são utilizados. O DTPA ou a MAG3 podem ser utilizados para gerar o renograma. A captação relativa do radiofármaco pode ser medida e fornecer informações acerca da função renal dividida ou diferencial (Fig. 5-30).

As imagens da quantidade ou do fluxo de sangue são obtidas após a injeção em *bolus* dos radiofármacos. As imagens são capturadas com a câmara de raios gama com intervalo de poucos segundos durante o primeiro minuto. O segundo componente do renograma avalia a função renal, medindo a captação e a excreção do radiofármaco pelo rim. Em pacientes normais, o pico da concentração cortical renal ocorre entre três e cinco minutos após a injeção do fármaco. O atraso da passagem do isótopo secundário à insuficiência renal (p. ex., necrose tubular aguda ou rejeição) ou uropatias obstrutivas irão alterar a curva do renograma.

Em casos de suspeita de uropatia obstrutiva, um renograma com diurese pode ser obtido. Um diurético de alça é injetado por via intravenosa, quando a atividade do radiofármaco estiver presente na pelve renal; uma curva de remoção (*washout*) gerada por computador é obtida. Em pacientes com obstrução verdadeira, a atividade permanecerá na pelve renal, enquanto ela será removida rapidamente em pacientes sem obstrução (Fig. 5-31 e Fig. 60-12).

Imagem Cortical

A imagem do córtex renal é realizada com agentes de retenção tubulares, geralmente o ^{99m}Tc-DMSA. Informações sobre tamanho renal, localização e contorno podem ser obtidas (Fig. 5-32). O estudo cortical é mais usado para a avaliação de cicatrizes renais, principalmente em crianças com refluxo ou infecções crônicas (Cap. 63). Antigamente, era utilizado para esclarecimento de pseudotumores renais, como a suspeita de coluna de Bertin, mas isso agora é realizado com TC e RM. A função renal dividida também pode ser determinada a partir de imagem cortical. Foi descoberto que a imagem com *pinhole* (o colimador *pinhole* amplifica o rim para fornecer mais detalhes anatômicos que as imagens planas) e, mais recentemente, a SPECT são úteis para a detecção de defeitos corticais causadas por inflamação ou cicatriz. A imagem cortical pode ser melhor do que a ultrassonografia na avaliação de pacientes jovens com infecção do trato urinário.[45] Infecção, cicatriz ou lesão com efeito de massa (tumor ou cisto) vai criar

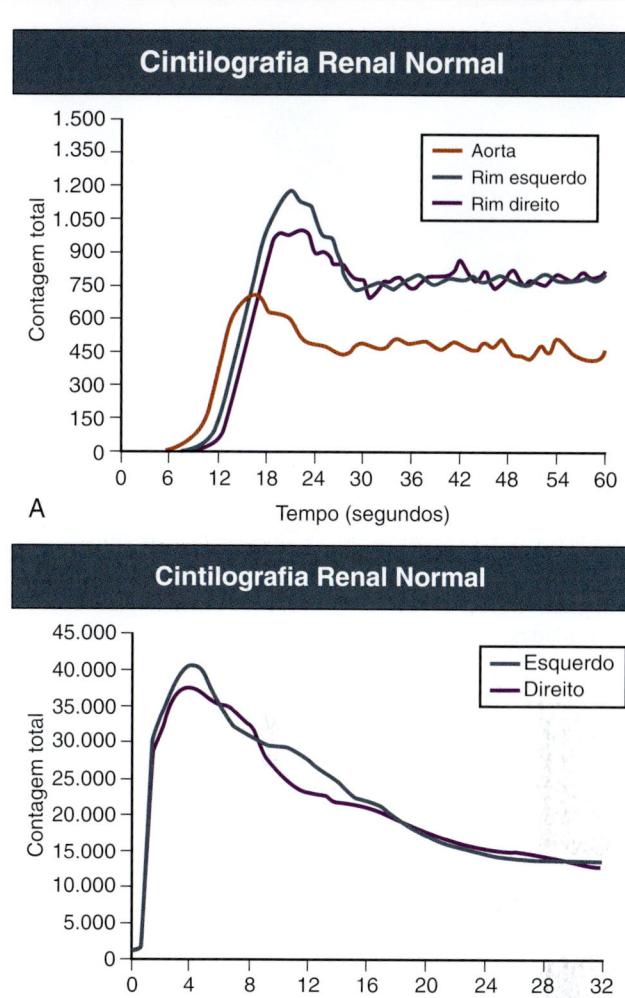

Figura 5-30 Estudo normal com DTPA marcado com ^{99m}Tc: curvas de tempo-atividade. **A**, Precoce (0-1 minuto), mostrando o fluxo sanguíneo renal. **B**, Tardio (0-30 minutos), mostrando a captação renal e a excreção do radiofármaco. (*Cortesia do Dr. Chun Kim.*)

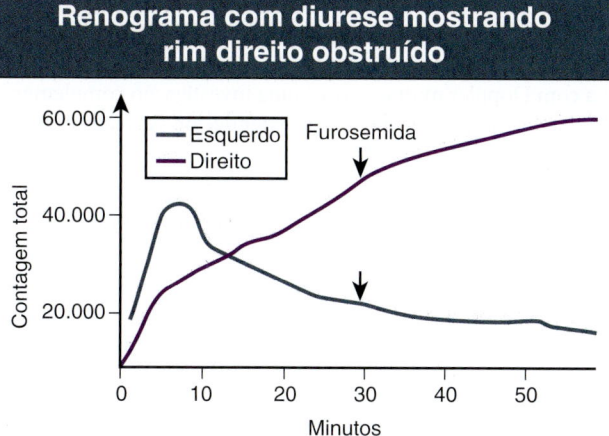

Figura 5-31 Renograma com diurese mostrando rim direito obstruído. O isótopo continua a acumular no rim direito apesar da furosemida intravenosa (administrada em ↓). A excreção do isótopo no rim esquerdo está normal.

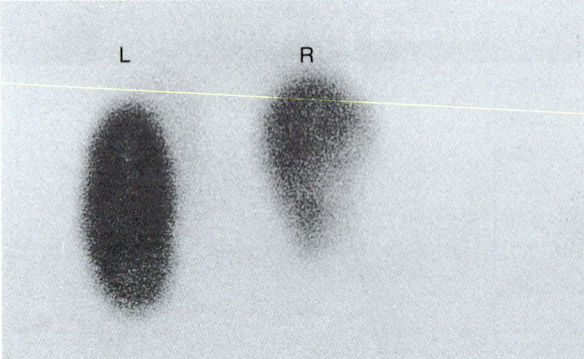

Figura 5-32 **Infarto renal.** Imagem com ^{99m}Tc-DMSA em um recém-nascido com infarto no polo superior do rim direito *(D)* secundário a êmbolo do cateter umbilical. *(Cortesia do Dr. Chun Kim.)*

uma falha cortical, e a correlação do local da falha cortical com exame de imagem de secção transversal deve ser realizada para diferenciar estas entidades.

Refluxo Vesicoureteral

Em crianças com suspeita de refluxo vesicoureteral, a cistografia padrão é obtida. Se o refluxo for encontrado, o acompanhamento é realizado com cistografia com radioisótopo, que expõe a criança a uma dose mais baixa de radiação e pode ser utilizada para quantificar a capacidade vesical quando ocorre o refluxo. O estudo é realizado após a instilação de pertecnetato de tecnécio através de um cateter na bexiga. As imagens são obtidas durante a micção.

Transplante Renal

Os transplantes renais são facilmente avaliados com cintilografia. O ^{99m}Tc-MAG3 é depurado através da secreção tubular, a qual é mantida na maioria dos rins em um grau melhor do que a filtração glomerular na insuficiência renal. Uma vez que muitos receptores de transplante apresentam redução da função renal, o ^{99m}Tc-MAG3 é o nuclídeo de primeira escolha.

Assim como acontece com os rins normais, informações sobre o fluxo sanguíneo e a função podem ser determinadas. As complicações pós-operatórias envolvendo a artéria, a veia ou o ureter também são bem delineadas. A imagem nuclear pode ajudar a diferenciar necrose tubular aguda e rejeição em pacientes transplantados com queda da função renal. A avaliação do índice de resistência à ultrassonografia com Doppler muitas vezes é uma investigação complementar, e a escolha de modalidade de exame depende, em parte, da experiência e da preferência locais.

TOMOGRAFIA POR EMISSÃO DE PÓSITRONS

A tomografia por emissão de pósitrons utiliza emissores de pósitrons radioativos, na maioria das vezes a fluorodesoxiglicose marcada com ^{18}F (FDG). A FDG é injetada via intravenosa e se distribui no corpo de acordo com a atividade metabólica. Qualquer processo, como tumor ou infecção, que cause um aumento da atividade metabólica resultará numa área de captação aumentada no exame. Essas regiões de anormalidade precisam ser diferenciadas de alguns tecidos normalmente hipermetabólicos, como o cérebro, o fígado, a medula óssea, e, em certa medida, o coração e o intestino (Fig. 5-33). Uma vez que a FDG é eliminada através dos rins e excretada na urina, a PET tem um papel limitado na imagem renal, mas é útil no estadiamento e no seguimento do câncer renal metastático.[46,47]

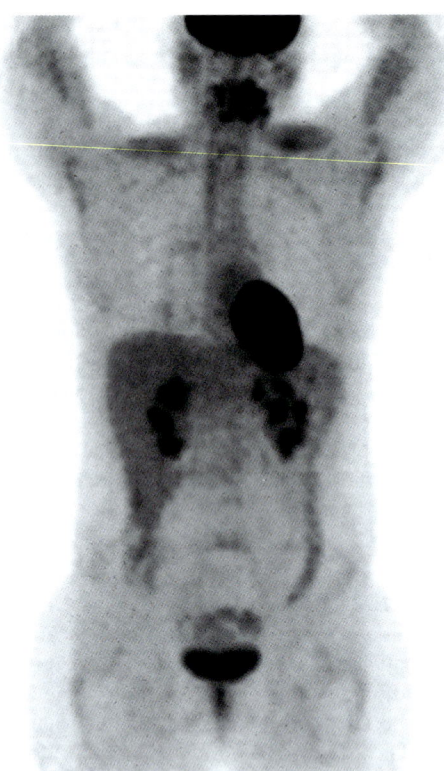

Figura 5-33 **PET** *scan* **normal.** Observe a captação do radiofármaco em cérebro, coração, intestinos e fígado, com excreção normal nos rins

IMAGEM MOLECULAR

Com imagem molecular, a radiologia está avançando da identificação da anatomia genérica e dos padrões inespecíficos de realce para a avaliação de diferenças moleculares específicas nos tecidos e de processos da doença. Atualmente, a imagem nuclear possui base molecular, mas ainda é inespecífica (p. ex., FDG-PET, DTPA renal). O foco mais recente da imagem molecular estuda os processos dinâmicos, como a atividade metabólica, a proliferação celular, a apoptose, o *status* de receptores e a modulação antigênica. Normalmente, isso envolve imagens de processos bioquímicos e fisiológicos. As técnicas estão sendo desenvolvidas com a exploração óptica, a RM e a ultrassonografia, bem como com radionuclídeos.

As aplicações estão estabelecidas na prática clínica, particularmente na oncologia (p. ex., a imagem do CD20 no linfoma), e o trabalho está em andamento para imagem molecular específica do rim. Por exemplo, a RM de células renais em breve poderá estar disponível para ajudar a diferenciar necrose tubular aguda de rejeição renal e câncer de células renais de tumores benignos.

AGENTES DE CONTRASTE RADIOLÓGICO

Agentes de Contraste de Raio-X

Os agentes de contraste ainda possuem um papel em muitas técnicas de imagem. Um anel de benzeno tri-iodado forma a base química para os agentes de contraste intravascular da TC. Os contrastes convencionais têm alta osmolalidade, cerca de cinco vezes maior que a osmolalidade do plasma. Eles fornecem excelente opacificação renal, mas isso contribui para a sua toxicidade. Modificações no anel benzênico levaram aos novos agentes de contraste, incluindo os agentes hipo-osmolares e, mais recentemente, os agentes iso-osmolares não iônicos, que são menos nefrotóxicos.

O meio de contraste iodado intravascular passa rapidamente através dos poros capilares para o interstício, o espaço extracelular e o interior dos túbulos renais por meio da filtração glomerular.[48] Em pacientes com função renal normal, os rins eliminam quase todo o agente de contraste. As vias extrarrenais de excreção incluem o fígado e a parede do intestino e representam menos de 1% da eliminação, mas a excreção extrarrenal pode aumentar quando a função renal estiver comprometida. A meia-vida em pacientes com função renal normal é de uma a duas horas, em comparação com duas a quatro horas em pacientes em diálise.[49]

A incidência global de reações ao contraste para os agentes iodados é de 3,1% a 4,7%.[50-52] Vinte por cento dos pacientes que têm uma reação ao contraste irão experimentar uma reação de reexposição, que pode ser semelhante ou pior. As reações ao contraste podem ser anafilactoides ou quimiotóxicas. As reações anafilactoides mimetizam uma resposta alérgica, ao passo que se acredita que as reações quimiotóxicas são mediadas por efeitos tóxicos diretos do meio de contraste. O mecanismo exato da reação ao contraste não é conhecido, mas é provável que seja multifatorial. A formação de complexos antígeno-anticorpo, a ativação do complemento, a ligação proteica e a liberação de histamina têm sido citadas como possíveis mecanismos.

As reações podem ser leves, moderadas ou graves. As reações leves incluem sensação de calor, náuseas e urticária leve. As reações moderadas incluem reação vasovagal, broncoespasmo e urticária generalizada. As reações graves incluem hipotensão grave, edema pulmonar e parada cardíaca. O uso de agentes de contraste hipo-osmolares ou iso-osmolares reduz a incidência de reações ao contraste leves e moderadas. A incidência de morte relacionada aos agentes de contraste hiperosmolares é de uma em 40.000. O tratamento imediato das reações deve ser dirigido para os sintomas. Em pacientes com história de alergia a contraste, em geral, recomenda-se o pré-tratamento na reexposição. Vários protocolos são utilizados, mas normalmente incluem anti-histamínicos e corticosteroides.

Nefropatia Induzida por Contraste

A injúria renal aguda (IRA) associada à administração de contraste tem sido relatada como a terceira causa mais comum de IRA hospitalar.[52] Pacientes com função renal normal raramente desenvolvem insuficiência renal induzida por contraste. Em pacientes com TFG inferior a 45 mL/min, os agentes de contraste iodados devem ser usados com cuidado, porque o risco da nefropatia induzida por contraste é elevado.[53] A nefrotoxicidade varia em gravidade desde uma redução transitória não oligúrica da TFG até a insuficiência renal grave, com necessidade de diálise. A combinação de insuficiência renal preexistente e diabetes é o principal fator de risco. Outros fatores de risco são diabetes, doença cardiovascular, uso de diuréticos, idade avançada (> 75 anos), mieloma múltiplo em pacientes desidratados, hipertensão, uricosúria e alta dose de contraste. Tanto os meios de contraste iônicos quanto os não iônicos podem induzir nefrotoxicidade, embora o contraste não iônico seja significativamente menos nefrotóxico. Na doença renal em estágio terminal, a administração de contraste pode resultar em sobrecarga hídrica devido à sede induzida pela carga osmótica.

As duas principais teorias para a patogênese da nefropatia induzida por contraste são vasoconstrição renal, talvez mediada por alterações no óxido nítrico, e nefrotoxicidade direta do agente de contraste. A maioria dos eventos celulares subjacentes ocorre dentro dos primeiros 60 minutos após a administração do agente de contraste, com o maior risco nos primeiros 10 minutos.

Algumas evidências sugerem que os pacientes com diabetes e insuficiência cardíaca alteram o metabolismo do óxido nítrico, podendo contribuir para o maior risco de nefrotoxicidade induzida por contraste. A lesão tubular produz radicais livres de oxigênio, possivelmente a partir da vasoconstrição. Em estudos em animais, a redução nas enzimas antioxidantes associada à hipovolemia contribui para a lesão.[54] A hidratação com soro fisiológico ou bicarbonato de sódio é o pilar da prevenção; nenhuma evidência forte mostra que bicarbonato de sódio oferece qualquer vantagem sobre a solução salina.[55] A N-acetilcisteína oral, um antioxidante contendo tiol, é frequentemente administrada junto com a hidratação, mas está provado que ela é uma proteção consistente.[56] Na maioria dos pacientes, a disfunção renal é transitória, e os pacientes se recuperam sem nenhum incidente.

Um diagnóstico diferencial importante da nefropatia induzida por contraste em pacientes com doença vascular submetidos à angiografia por cateter é a embolização por colesterol (Caps. 66 e 69).

Em pacientes com TFG inferior a 60 mL/min, os agentes de contraste hipo-osmolares ou iso-osmolares devem ser utilizados, e as doses, reduzidas. Estudos contrastados repetidos realizados com intervalo curto devem ser evitados. Em pacientes de alto risco, técnicas de imagem alternativas, ultrassonografia, RM ou TC sem contraste devem ser sempre consideradas. A prevenção e o manejo da nefropatia induzida por contraste estão discutidos em detalhes no Capítulo 73.

Agentes de Contraste de Ressonância Magnética

As duas classes de agentes de contraste de RM são os agentes de difusão e os de não difusão. Os agentes de difusão, com as sequências de imagem obtidas no momento adequado, podem delinear os vasos, bem como os tecidos do parênquima. Os agentes de não difusão permanecem na corrente sanguínea e são principalmente úteis para a RMA. Todos os agentes de contraste são baseados nas propriedades paramagnéticas de gadolínio. O gadolínio é altamente tóxico e utilizado apenas quando se encontra bem quelado (p. ex., Gd-DOTA, Gd-DTPA).

Reações leves, como cefaleia e náuseas ocorrem em 3% a 5% dos pacientes; mas reações que ameaçem a vida e reações nefrotóxicas são raras. Em pacientes com disfunção renal, tem sido descrita uma reação rara grave, a fibrose nefrogênica sistêmica (Cap. 88), e, portanto, o uso do gadolínio é contraindicado em pacientes com insuficiência renal grave. As diretrizes mais recentes confirmam que a RM com agentes de contraste contendo gadolínio de alto risco é contraindicada em pacientes com IRA e naqueles com DRC estágios 4 e 5 (ou seja, TFG < 30 mL/min/1,73 m²).[35] No entanto, os agentes de contraste contendo gadolínio cíclico de menor risco permitem a utilização da RM com contraste com cautela em pacientes com DRC estágios 4 e 5, com um intervalo mínimo de 7 dias entre estudos repetidos.

Referências

1. American College of Radiology. Appropriateness criteria. Available at: http://www.acr.org/ac.
2. O'Neill WC. Perianal anatomy. In: O'Neill WC, ed. *Atlas of Renal Ultrasonography*. Philadelphia: Saunders; 2001:3-10.
3. Committee on the Biological Effects of Ionizing Radiation, Board on Radiation Effects, Research Division on Earth and Life Studies, National Research Council. *Estimating cancer risk. Health effects of exposure to low levels of ionizing radiation. BEIR VII, Phase 2.* Washington, DC: National Academies Press; 2006:267-312.
4. Solomon R, Briguori C, Bettmann M. Selection of contrast media. *Kidney Int Suppl.* 2006;69:S39-S45.
5. Lauenstein TC, Salman K, Morreira R, et al. Nephrogenic systemic fibrosis: Center case review. *J Magn Reson Imaging.* 2007;26:1198-1203.
6. Wertman R, Altun E, Martin DR, et al. Risk of nephrogenic systemic fibrosis: Evaluation of gadolinium chelate contrast agents at four American universities. *Radiology.* 2008;248:799-806.
7. Bettman MA. Frequently asked questions: Iodinated contrast agents. *Radiographics.* 2004;24:S3-S10.
8. Murphy KJ, Brunberg JA, Cohan RH. Adverse reactions to gadolinium contrast media: A review of 36 cases. *AJR Am J Roentgenol.* 1996;167:847-849.

9. Berland LL, Koslin DB, Routh WD, Keller FS. Renal artery stenosis: Prospective evaluation of diagnosis with color duplex US compared with angiography. *Radiology*. 1990;174:421-423.

10. Olin JW, Piedmonte MR, Young JR, et al. The utility of ultrasound duplex scanning of the renal arteries for diagnosing significant renal artery stenosis. *Ann Intern Med*. 1995;122:833-838.

11. Spies KP, Fobbe F, El-Bedewi M, et al. Color-coded duplex sonography for noninvasive diagnosis and grading of renal artery stenosis. *Am J Hypertens*. 1995;8:1222-1231.

12. Lee HY, Grant EG. Sonography in renovascular hypertension. *J Ultrasound Med*. 2002;21:431-441.

13. Kliewer MA, Tupler RH, Carroll BA, et al. Renal artery stenosis: Analysis of Doppler waveform parameters and tardus-parvus pattern. *Radiology*. 1993;189:779-787.

14. Schwerk WB, Restrepo IK, Stellwaag M, et al. Renal artery stenosis: Grading with image-directed Doppler US evaluation of renal resistive index. *Radiology*. 1994;190:785-790.

15. Williams GJ, Macaskill P, Chan SF, et al. Comparative accuracy of renal duplex sonographic parameters in the diagnosis of renal artery stenosis: paired and unpaired analysis. *AJR Am J Roentgenol*. 2007;188:798-811.

16. Radermacher J, Chavan A, Schaffer J, et al. Detection of significant renal artery stenosis with color Doppler sonography: Combining extrarenal and intrarenal approaches to minimize technical failure. *Clin Nephrol*. 2000;53: 333-343.

17. Mutgi A, Williams JW, Nettleman M. Renal colic: Utility of the plain abdominal roentgenogram. *Arch Intern Med*. 1991;151:1589-1592.

18. Blake SP, McNicholas MM, Raptopoulos V. Nonopaque crystal deposition causing ureteric obstruction in patients with HIV undergoing indinavir therapy. *Am J Radiol*. 1998;171:717-720.

19. Niall O, Russell J, MacGregor R, et al. A comparison of noncontrast computerized tomography with excretory urography in the assessment of acute flank pain. *J Urol*. 1999;161:534-537.

20. Sommer FG, Jeffrey RB Jr, Rubin GD, et al. Detection of ureteral calculi in patients with suspected renal colic: Value of reformatted non-contrast helical CT. *Am J Radiol*. 1995;165:509-513.

21. Lanoue MZ, Mindell HJ. The use of unenhanced helical CT to evaluate suspected renal colic. *Am J Radiol*. 1997;169:1579-1584.

22. Smith RC, Verga M, McCarthy S, et al. Diagnosis of acute flank pain: Value of unenhanced helical CT. *AJR Am J Roentgenol*. 1996;166:97-101.

23. Joffe SA, Servaes S, Okon S, Horowitz M. Multi-detector row CT urography in the evaluation of hematuria. *Radiographics*. 2003;23:1441-1455.

24. Caoili EM, Cohan RH, Korobkin M, et al. Urinary tract abnormalities: Initial experience with CT urography. *Radiology*. 2002;222:353-360.

25. Wittenberg G, Kenn W, Tschammler A, et al. Spiral CT angiography of renal arteries: Comparison with angiography. *Eur Radiol*. 1999;9:546-551.

26. Beregi JP, Louvegny S, Gautier C, et al. Fibromuscular dysplasia of the renal arteries: Comparison of helical CT angiography and arteriography. *AJR Am J Roentgenol*. 1999;172:27-34.

27. Prince MR, Arnoldus C, Frisoli JK. Nephrotoxicity of high dose gadolinium compared with iodinated contrast. *J Magn Reson Imaging*. 1996;6:162-166.

28. Kawashima A, Glockner JF, King BF. CT urography and MR urography. *Radiol Clin North Am*. 2003;41:945-961.

29. Nolte-Ernsting CC, Staatz G, Tacke J, Gunther RW. MR urography today. *Abdom Imaging*. 2003;28:191-209.

30. Shokeir AA, El-Diasty T, Eassa W, et al. Diagnosis of noncalcareous hydronephrosis: Role of magnetic resonance urography and noncontrast computed tomography. *Urology*. 2004;63:225-229.

31. Shokeir AA, El-Diasty T, Eassa W, et al. Diagnosis of ureteral obstruction in patients with compromised renal function: The role of noninvasive imaging modalities. *J Urol*. 2004;171:2303-2306.

32. Tan KT, van Beek EJR, Brown PWG, et al. Magnetic resonance angiography for the diagnosis of renal artery stenosis: A meta-analysis. *Clin Radiol*. 2002; 51:617-624.

33. Grenier N, Trillaud H. Comparison of imaging methods for renal artery stenosis. *BJU Int*. 2000;86(suppl 1):84-94.

34. Marcos HB, Choyke PL. Magnetic resonance angiography of the kidney. *Semin Nephrol*. 2000;20:450-455.

35. Thomsen HS, Morcos SK, Almén T, et al. Nephrogenic systemic fibrosis and gadolinium-based contrast media: updated ESUR Contrast Medium Safety Committee guidelines. *Eur Radiol*. 2013;23:307-318.

36. Marumo K, Horiguchi Y, Nakagawa K, et al. Incidence and growth pattern of simple cysts of the kidney in patients with asymptomatic microscopic hematuria. *Int J Urol*. 2003;10:63-67.

37. Vasudevan A, Davies RJ, Shannon BA, Cohen RJ. Incidental renal tumours: The frequency of benign lesions and the role of preoperative core biopsy. *BJU Int*. 2006;97:946-949. [comment. *BJU Int*. 2006;98:465-466].

38. Krier JD, Ritman EL, Bajzer Z, et al. Noninvasive measurement of concurrent single-kidney perfusion, glomerular filtration and tubular function. *Am J Physiol Renal Physiol*. 2001;281:F630-F638.

39. Nilsson H, Wadstrom J, Andersson LG, et al. Measuring split renal function in renal donors: Can computed tomography replace renography? *Acta Radiol*. 2004;45:474-480.

40. Lee VS, Rusinek H, Noz ME, et al. Dynamic three-dimensional MR renography for the measurement of single kidney function: Initial experience. *Radiology*. 2003;227:289-294.

41. Fukumoto Y, Tsutsui H, Tsuchihashi M, et al. The incidence and risk factors of cholesterol embolization syndrome. *J Am Coll Cardiol*. 2003;42:211-216.

42. Taylor A, Nally JV. Clinical applications of renal scintigraphy. *Am J Radiol*. 1995;64:31-41.

43. Taylor A Jr, Ziffer JA, Echima D. Comparison of Tc-99m MAG3 and Tc-99m DTPA in renal transplant patients with impaired renal function. *Clin Nucl Med*. 1990;15:371-378.

44. Taylor A, Eshima D, Christian PE, et al. A technetium-99m MAG3 kit formulation: Preliminary results in normal volunteers and patients with renal failure. *J Nucl Med*. 1988;29:616-662.

45. Mastin ST, Drane WE, Iravani A. Tc 99m DMSA SPECT imaging in patients with acute symptoms or history of UTI: Comparison with ultrasonography. *Clin Nucl Med*. 1995;20:407-412.

46. Kayani I, Groves AM. ^{18}F-Fluorodeoxyglucose PET/CT in cancer imaging. *Clin Med*. 2006;6:240-244.

47. Majhail NS, Urbain JL, Albani JM, et al. F-18 fluorodeoxyglucose positron emission tomography in the evaluation of distant metastases from renal cell carcinoma. *J Clin Oncol*. 2003;21:3995-4000.

48. Morris TW, Fischer HW. The pharmacology of intravascular radiocontrast media. *Annu Rev Pharmacol Toxicol*. 1986;26:143-160.

49. Bahlmann J, Kruskemper HL. Elimination of iodine-containing contrast media by hemodialysis. *Nephron*. 1973;19:25-55.

50. Shehadi WH. Adverse reactions to intravascularly administered contrast media. *Am J Radiol*. 1975;124:145-152.

51. Katayama H, Yamaguchi K, Kozuka T, et al. Adverse reactions to ionic and nonionic contrast media: A report from the Japanese committee on the safety of contrast media. *Radiology*. 1990;175:616-618.

52. Cohan RH, Dunnick NR. Intravascular contrast media: Adverse reactions. *Am J Radiol*. 1987;149:665-670.

53. Stacul F, van der Molen AJ, Reimer P, et al. Contrast induced nephropathy: updated ESUR Contrast Media Safety Committee guidelines. *Eur Radiol*. 2011;21:2527-2541.

54. Yoshioka T, Fogo A, Beckman JK. Reduced activity of antioxidant enzymes underlies contrast media–induced renal injury in volume depletion. *Kidney Int*. 1992;41:1008.

55. Merten GJ, Burgess WP, Gray LV, et al. Prevention of contrast-induced nephropathy with sodium bicarbonate. *JAMA*. 2004;291:2328-2334.

56. Barrett BJ, Parfrey PS. Preventing nephropathy induced by contrast medium. *N Engl J Med*. 2006;354:379-386.

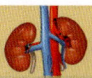

CAPÍTULO 6

Biópsia Renal

Peter S. Topham e Yipu Chen

DEFINIÇÃO

No início da década de 1950, Iversen e Brun[1] e Alwall[2] descreveram pela primeira vez a biópsia renal percutânea. As primeiras biópsias foram realizadas com o paciente sentado, utilizando uma agulha de sucção e a urografia intravenosa como guia. O diagnóstico histológico adequado foi alcançado em menos de 40% desses primeiros casos. Em 1954, Kark e Muehrcke[3] descreveram uma técnica modificada, utilizando uma agulha de Vim-Silverman modificada por Franklin, com o paciente em posição de decúbito ventral, e uma agulha de exploração para localizar o rim antes da inserção da agulha de biópsia. Essas modificações forneceram diagnóstico histológico em 96% dos casos, sem complicações relevantes relatadas. Desde então, o procedimento básico de biópsia renal permaneceu praticamente inalterado, embora o uso da ultrassonografia em tempo real e o refinamento do *design* da agulha de biópsia tenham sido aprimoramentos significativos. Atualmente, a biópsia renal é capaz de fornecer um diagnóstico histológico em mais de 95% dos pacientes, com uma taxa de complicação com risco de vida de menos 0,1%.

INDICAÇÕES DE BIÓPSIA RENAL

Idealmente, a análise de uma amostra de biópsia renal deveria identificar um diagnóstico específico, refletir o grau de atividade da doença e fornecer informações que permitissem decisões informadas acerca do tratamento planejado. Apesar de nem sempre ser capaz de preencher esses critérios, a biópsia renal permanece uma ferramenta clínica valiosa e possui benefício particular nas situações clínicas discutidas a seguir (Quadro 6-1).

Síndrome Nefrótica

Em geral, a avaliação clínica e sorológica rotineira de pacientes com síndrome nefrótica permite que o clínico determine se uma doença sistêmica está presente. Em adultos e adolescentes a partir da puberdade sem doença sistêmica, não existe maneira confiável de identificar o processo patológico glomerular apenas com critérios não invasivos; assim, a biópsia renal está indicada. Em crianças a partir de 1 ano até a puberdade, pode ser estabelecido, inicialmente, um diagnóstico presuntivo de doença por lesões mínimas (DLM). A biópsia renal é reservada para crianças nefróticas com características atípicas, incluindo a presença de hematúria microscópica associada, níveis séricos de complemento reduzidos, disfunção renal e falha na resposta à terapêutica com corticosteroides.

Lesão Renal Aguda

Na maioria dos pacientes com lesão renal aguda ou LRA num contexto de doença renal crônica (DRC), a causa pode ser determinada sem a biópsia renal. Obstrução, redução da perfusão renal e necrose tubular aguda (NTA) geralmente podem ser identificadas através de outras formas de investigação. Em uma minoria dos pacientes, entretanto, um diagnóstico confiável não pode ser feito, e uma biópsia renal deve ser realizada em caráter de urgência, para que um tratamento adequado seja iniciado antes da evolução para lesão renal irreversível. Particularmente, isso é relevante em pacientes com LRA acompanhada por um sedimento urinário ativo ou com suspeita de nefrite intersticial aguda fármaco-induzida ou relacionada à infecção.

Doença Sistêmica Associada à Disfunção Renal

Em geral, pacientes com diabetes melito e disfunção renal não necessitam de biópsia se a situação clínica estiver associada à nefropatia diabética, como proteinúria isolada, diabetes de longa duração ou evidência de outras complicações microvasculares. Entretanto, a biópsia renal deve ser realizada quando a apresentação é atípica, como proteinúria associada à hematúria glomerular (acantócitos), ausência de retinopatia ou neuropatia (em pacientes com diabetes tipo 1), instalação de proteinúria menos de cinco anos após o diagnóstico documentado de diabetes, alterações incaracterísticas da função renal ou doença renal de início agudo e presença de anormalidades imunológicas.

Testes sorológicos para anticorpo anticitoplasma de neutrófilos (ANCA) e para anticorpo antimembrana basal glomerular sugerem o diagnóstico confiável de vasculite de pequenos vasos e doença de Goodpasture sem medidas invasivas na maioria dos pacientes. Mesmo assim, a biópsia renal ainda deve ser realizada para confirmar o diagnóstico e esclarecer a extensão do processo inflamatório agudo e o grau de fibrose crônica, estimando, assim, o potencial de recuperação. Essa informação pode ser importante para auxiliar a decisão de iniciar ou continuar a terapia imunossupressora, particularmente em pacientes com baixa probabilidade de tolerância à imunossupressão.

A nefrite lúpica geralmente pode ser diagnosticada por critérios não invasivos, como autoanticorpos, excreção urinária de proteína, função renal e anormalidades do sedimento urinário. Alguns especialistas argumentam que essas informações podem ser utilizadas para avaliar a gravidade do envolvimento renal e possibilitar decisões acerca do tratamento imunossupressor inicial. Entretanto, a biópsia renal irá esclarecer o processo patológico subjacente, o grau de atividade aguda e a extensão da fibrose crônica, fornecendo orientação mais precisa para a terapia baseada em evidência.

A presença da lesão glomerular esperada em associação à evidência de infecção viral em atividade sugere o diagnóstico de nefropatia relacionada à infecção viral (p. ex., nefropatia membranosa associada à hepatite por vírus B). Entretanto, a identificação de proteínas ou DNA ou RNA específicos do vírus no tecido da biópsia renal através de técnicas de imunopatologia e patologia molecular (p. ex., hibridização *in situ*) pode reforçar o diagnóstico.

Outras doenças sistêmicas, como amiloidose, sarcoidose e mieloma, podem ser diagnosticadas pela biópsia renal. Entretanto, uma vez que esses diagnósticos, por vezes, podem ser feitos através de outras

Indicações de Biópsia Renal

Síndrome Nefrótica

Indicada rotineiramente em adultos

Em crianças pré-púberes, indicada apenas se características clínicas atípicas de doença por lesões mínimas estiverem presentes

Lesão Renal Aguda

Indicada se obstrução, redução da perfusão renal e necrose tubular aguda forem descartadas

Doença Sistêmica com Disfunção Renal

Indicada em pacientes com vasculite de pequenos vasos, doença do anticorpo antimembrana basal glomerular e lúpus eritematoso sistêmico

Indicada em pacientes com diabetes melito apenas se características atípicas estiverem presentes

Proteinúria Não Nefrótica

Pode ser indicada se proteinúria > 1 g/24 h

Hematúria Microscópica Isolada

Indicada apenas em circunstâncias incomuns

Doença Renal Crônica Indeterminada

Pode ser diagnóstica (p. ex., identificar nefropatia por IgA mesmo em "rim terminal")

Doença Renal Familiar

A biópsia de um membro afetado pode resultar no diagnóstico da doença e minimizar investigação subsequente de outros membros da família

Disfunção do Enxerto Renal

Indicada se obstrução ureteral, sepse de foco urinário, estenose de artéria renal e toxicidade por inibidores da calcineurina não estiverem presentes

Quadro 6-1 Indicações de biópsia renal.

abordagens de investigação, a biópsia renal é indicada apenas quando o diagnóstico permanecer incerto ou se o conhecimento do tipo de acometimento renal modificar a conduta.

Disfunção do Enxerto Renal

A disfunção do enxerto renal, na ausência de obstrução ureteral, sepse de foco urinário, estenose de artéria renal ou concentrações tóxicas dos inibidores de calcineurina, requer uma biópsia renal para determinar sua causa. No período recente após o transplante, a biópsia é mais útil para diferenciar rejeição aguda de NTA e da nefropatia pelo vírus BK, com prevalência crescente. Na fase tardia, a biópsia renal pode diferenciar rejeição aguda tardia de nefropatia crônica do enxerto, glomerulonefrite (GN) recorrente ou *de novo* e toxicidade pelo inibidor de calcineurina. A localização acessível do transplante de rim na fossa ilíaca facilita a biópsia do enxerto e permite biópsias repetidas quando indicadas. Isso encoraja muitos serviços a adotar políticas de biópsia protocolar (de vigilância), a fim de detectar rejeição aguda subclínica e cicatrizes renais e guiar a escolha da terapia imunossupressora (Cap. 104).

Proteinúria Não Nefrótica

O valor da biópsia renal em pacientes com proteinúria não nefrótica é discutível. Todas as condições que resultam em síndrome nefrótica podem causar proteinúria não nefrótica, exceto a DLM. Entretanto, o benefício do tratamento específico com corticosteroides e outros agentes imunossupressores nesses pacientes provavelmente não justifica o risco dos efeitos adversos significativos relacionados às drogas. Em pacientes com proteinúria acima de 1 g/dia, o tratamento genérico com controle estrito da pressão arterial e o uso de inibidores da enzima conversora da angiotensina (ECA) ou bloqueadores dos receptores da angiotensina (BRAs) isolados ou em combinação reduzem a proteinúria e o risco de progressão da disfunção renal (Cap. 80). Mesmo assim, embora a biópsia renal possa não conduzir a uma mudança imediata da conduta, ela pode ser justificada nessas circunstâncias por fornecer informações prognósticas, poder identificar uma doença para a qual uma abordagem terapêutica diferente é necessária e revelar informações clínicas relevantes acerca do risco futuro de recorrência da doença após o transplante renal.

Hematúria Microscópica Isolada

Pacientes com hematúria microscópica isolada devem ser inicialmente avaliados para identificar lesões estruturais, como cálculos renais ou neoplasias malignas renais ou uroteliais, caso sejam maiores de 40 anos. A ausência de lesões estruturais sugere que a hematúria pode ter origem glomerular. Estudos de biópsias identificaram lesões glomerulares em até 75% das biópsias.[4] Em todas as séries, a nefropatia por IgA é a lesão mais comum, seguida pela nefropatia por membrana basal fina. Na ausência de proteinúria nefrótica, disfunção renal ou hipertensão, o prognóstico para os pacientes com essas condições é excelente, e, como terapias específicas não estão disponíveis, a biópsia renal não é necessária, e os pacientes requerem apenas seguimento. A biópsia deve ser realizada apenas se o resultado for trazer tranquilidade ao paciente, evitar investigações urológicas repetidas, fornecer informações específicas, como na avaliação de potenciais doadores vivos de rim, em hematúria familiar, ou para fins de seguro de vida e empregatícios.

Doença Renal Crônica Indeterminada

A biópsia renal pode ser informativa no paciente com disfunção renal crônica de etiologia indeterminada e rins de tamanho normal, uma vez que, diferentemente da LRA, em geral é difícil determinar a causa subjacente apenas com critérios clínicos. Estudos mostraram que, nesses pacientes com DRC, a biópsia irá revelar uma doença que não havia sido suspeitada em quase metade dos casos.[5] Entretanto, se os dois rins forem pequenos (< 9 cm à ultrassonografia), os riscos da biópsia aumentam, e a informação diagnóstica pode ser limitada pela extensa glomeruloesclerose e pela fibrose intersticial. Nesse contexto, entretanto, os estudos de imunofluorescência ainda podem fornecer informações. Por exemplo, depósitos glomerulares de IgA podem ser identificados mesmo com dano estrutural avançado.

Doença Renal Familiar

A biópsia renal pode ser útil na investigação de pacientes com uma história familiar de doença renal. Uma biópsia realizada em um membro afetado da família pode assegurar o diagnóstico para a família inteira e evitar a necessidade de investigação repetida. Por outro lado, uma biópsia renal pode inesperadamente identificar uma doença com base hereditária, estimulando assim a avaliação de outros membros da família.

Papel da Biópsia Renal Repetida

Em alguns pacientes, a repetição de uma biópsia pode estar indicada. Por exemplo, as alterações patológicas na nefrite lúpica podem evoluir, necessitando de ajuste no tratamento. Além disso, a DLM corticorresistente/cortico dependente ou a DLM frequentemente recidivante podem, na verdade, representar uma glomeruloesclerose segmentar focal (GESF) não diagnosticada, que pode ser detectada numa biópsia repetida. Alguns nefrologistas acreditam que a repetição da biópsia em pacientes que receberam terapia imunossupressora agressiva para GN crescêntica pode ajudar a determinar a proposta terapêutica mais apropriada na sequência.

VALOR DA BIÓPSIA RENAL

Adequação da Biópsia

Na avaliação de uma biópsia renal, o número de glomérulos na amostra é o principal determinante para definir se a biópsia será informativa para o diagnóstico.

Para doenças focais, como a GESF, o diagnóstico pode ser feito a partir de uma amostra contendo um único glomérulo que apresente uma lesão esclerosante típica. Entretanto, a probabilidade de a GESF não estar presente em um paciente com síndrome nefrótica e mínimas alterações na biópsia depende da real proporção entre glomérulos anormais no rim e o número de glomérulos obtidos na biópsia. Por exemplo, se 20% dos glomérulos em um rim possuem lesões esclerosantes, e a amostra contiver cinco glomérulos, existe uma chance de 35% de que todos os glomérulos da amostra estejam normais e de que a biópsia não fará o diagnóstico. Por outro lado, no mesmo rim, se 10 ou 20 glomérulos forem amostrados, a chance de todos os glomérulos estarem normais é reduzida a 10% e menos de 1%, respectivamente, de modo que a biópsia será mais discriminativa. Esse argumento pressupõe que qualquer lesão segmentar presente na biópsia será realmente identificada; isso requer a secção da amostra em múltiplos níveis.

A menos que todos os glomérulos estejam igualmente afetados, a probabilidade de o envolvimento observado na biópsia refletir com precisão o real envolvimento no rim depende não somente do número de glomérulos amostrados, como também da proporção de glomérulos afetados. Por exemplo, em uma biópsia contendo 10 glomérulos, dos quais três são anormais (30%), existe 95% de probabilidade de o real acometimento glomerular estar entre 7% e 65%. No mesmo rim, se a amostra contiver 30 glomérulos, com 30% anormais, o intervalo de confiança de 95% é estreitado, entre 15% e 50%.

Portanto, a interpretação da biópsia precisa levar em consideração o número de glomérulos obtidos. Uma amostra típica de biópsia conterá 10 a 15 glomérulos e será útil para o diagnóstico. No entanto, é preciso salientar que, devido ao problema de amostragem, uma amostra desse tamanho pode ocasionalmente ser incapaz de diagnosticar doenças focais e, na melhor das hipóteses, irá fornecer orientação imprecisa sobre a extensão do envolvimento glomerular.

Uma biópsia adequada deve ainda fornecer amostras para imuno-histologia e microscopia eletrônica (ME). A imuno-histologia é possível tanto pela imunofluorescência do material congelado quanto pela imunoperoxidase em tecido fixado, de acordo com os protocolos locais e a experiência. É útil observar os fragmentos de biópsia através de um microscópio imediatamente após a retirada, a fim de garantir que a amostra contenha córtex e que, após a divisão, as amostras para imuno-histologia e ME contenham glomérulos.

Caso o material obtido para uma avaliação patológica completa for insuficiente, uma conversa com o patologista deve orientar a melhor forma de proceder antes do tecido ser fixado, para que o material seja processado de maneira a fornecer maiores informações para o cenário clínico específico. Por exemplo, em um paciente com proteinúria maciça, a ME irá fornecer as melhores informações, uma vez que é capaz de demonstrar fusão dos pedicelos podocitários, esclerose focal, depósitos eletrondensos de imunocomplexos e depósitos organizados de amiloide.

Se a amostra enviada para a imunofluorescência não contiver glomérulos, pode ser possível o reprocessamento do material embebido em parafina para identificar imunodepósitos pelas técnicas de imunoperoxidase ou imunofluorescência.

A Biópsia Renal é uma Investigação Necessária?

O papel da biópsia renal tem sido extremamente debatido. Estudos iniciais sugeriram que a biópsia renal foi capaz de esclarecer o diagnóstico na maioria dos pacientes, mas que essa informação não alterou a conduta, com exceção daqueles com proteinúria maciça ou doença sistêmica. Estudos prospectivos mais recentes sugeriram que a biópsia renal identifica um diagnóstico diferente do suspeitado pela equipe clínica em 50% a 60% dos pacientes e leva a mudança no tratamento em 20% a 50%.[6] Isso é particularmente aparente em pacientes com proteinúria maciça ou LRA, nos quais os achados da biópsia alteraram a conduta em mais de 80% dos casos.[7]

AVALIAÇÃO PRÉ-BIÓPSIA

A avaliação pré-biópsia identifica problemas que podem comprometer a segurança e o sucesso do procedimento (Fig. 6-1). Seu objetivo é determinar se o paciente possui dois rins de tamanho normal e não obstruídos, pressão arterial controlada e nenhuma diátese hemorrágica. Uma história minuciosa deve ser obtida, a fim de identificar evidência de diátese hemorrágica, como sangramento cirúrgico prolongado prévio, sangramento espontâneo, história familiar de sangramento e uso de medicações que aumentam o risco de sangramento, incluindo agentes antiplaquetários e varfarina.

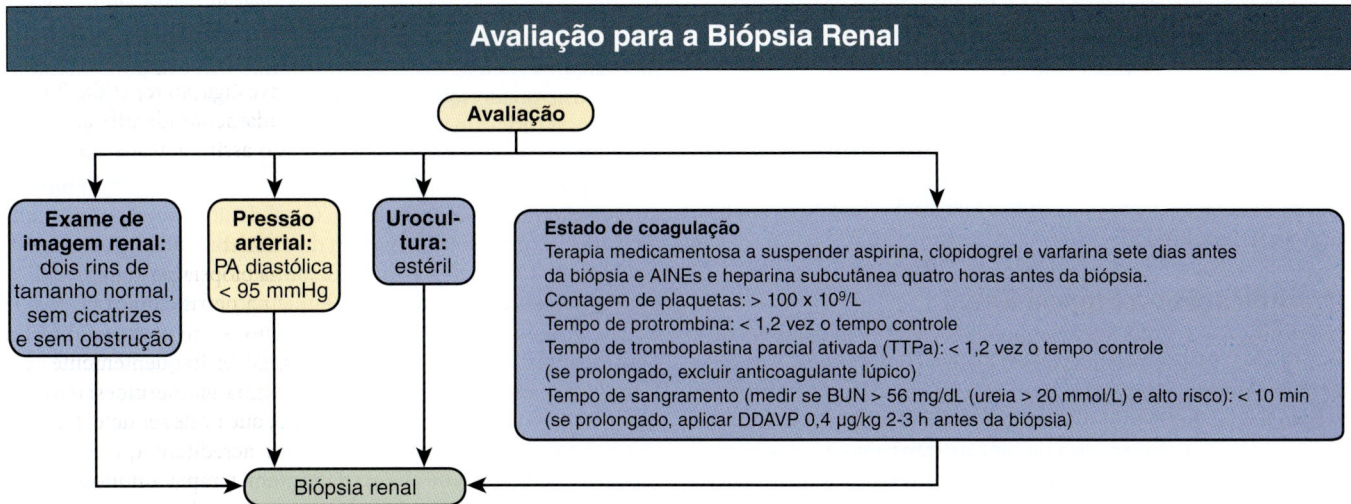

Avaliação para a Biópsia Renal

Avaliação

Exame de imagem renal: dois rins de tamanho normal, sem cicatrizes e sem obstrução

Pressão arterial: PA diastólica < 95 mmHg

Urocultura: estéril

Estado de coagulação
Terapia medicamentosa a suspender aspirina, clopidogrel e varfarina sete dias antes da biópsia e AINEs e heparina subcutânea quatro horas antes da biópsia.
Contagem de plaquetas: > 100 x 10^9/L
Tempo de protrombina: < 1,2 vez o tempo controle
Tempo de tromboplastina parcial ativada (TTPa): < 1,2 vez o tempo controle (se prolongado, excluir anticoagulante lúpico)
Tempo de sangramento (medir se BUN > 56 mg/dL (ureia > 20 mmol/L) e alto risco): < 10 min (se prolongado, aplicar DDAVP 0,4 µg/kg 2-3 h antes da biópsia)

Biópsia renal

Figura 6-1 Avaliação para a biópsia renal. *AINE,* Anti-inflamatório não esteroidal; *BUN,* nitrogênio ureico sanguíneo; *DDAVP,* desmopressina.

Uma ultrassonografia deve ser realizada, para avaliar o tamanho do rim e identificar anormalidades anatômicas significativas, como rim único, rins policísticos ou cistos renais simples, rins mal posicionados, rim em ferradura, rins pequenos e hidronefrose.

O valor do *tempo de sangramento* em pacientes submetidos à biópsia renal é controverso. O valor preditivo do tempo de sangramento para sangramento após a biópsia renal nunca foi avaliado de maneira prospectiva. Estudos retrospectivos, entretanto, demonstraram um aumento de três a cinco vezes nas complicações hemorrágicas após a biópsia renal em pacientes com tempo de sangramento prolongado. Estudos prospectivos de pacientes submetidos à biópsia percutânea de fígado revelaram um aumento de cinco vezes nas complicações hemorrágicas em pacientes com tempo de sangramento não controlado.[8] Um documento de consenso concluiu que o tempo de sangramento é um preditor fraco de sangramento pós-cirúrgico, mas se correlaciona com episódios de sangramento em pacientes urêmicos.[9]

Diversas abordagens para o manejo do risco de sangramento têm sido adotadas. Primeiramente, todos os pacientes submetidos à biópsia renal devem descontinuar qualquer agente capaz de prolongar o sangramento, incluindo aspirina (7 dias antes da biópsia), clopidogrel (7 dias), varfarina (7 dias), anti-inflamatórios não esteroidais (AINEs; 24 horas) e heparina subcutânea (24 horas). Muitos centros medem o tempo de sangramento pré-biópsia e administram 1-desamino-8-D-arginina vasopressina (desmopressina, DDAVP; 0,4 μg/kg, via intravenosa, 2 a 3 horas antes da biópsia) se o tempo de sangramento se prologar além de 10 minutos. Outra conduta é não avaliar o tempo de sangramento e administrar rotineiramente o DDAVP em pacientes com disfunção renal significativa (nitrogênio ureico sanguíneo > 56 mg/dL [ureia > 20 mmol/L] ou creatinina sérica > 3 mg/dL [250 μmol/L]). Transfusão de plaquetas também pode ser utilizada para reverter a disfunção plaquetária induzida pelo clopidogrel quando a biópsia renal é urgente.

O uso rotineiro de desmopressina em pacientes de baixo risco (TFG estimada > 60 mL/min; pressão arterial < 140/90 mmHg; parâmetros de coagulação normais) mostrou reduzir o risco de formação de hematoma após a biópsia renal em comparação com placebo (13,7% contra 30,5%, respectivamente.)[10] Entretanto, os hematomas foram clinicamente silenciosos, e nenhum paciente nos dois grupos apresentou hematúria macroscópica ou necessitou de transfusão. O estudo também foi incapaz de determinar os riscos relacionados ao DDAVP (trombose ou hiponatremia). Assim, o uso de profilaxia com DDAVP em todos os pacientes submetidos à biópsia renal não pode ser recomendado.

O uso da tromboelastografia (TEG) foi descrito em pacientes submetidos à biópsia do transplante renal.[11] A TEG fornece uma medida geral dos sistemas de coagulação, plaquetário e fibrinolítico em um ensaio e, então, pode ser mais preditiva de sangramento clínico. Neste estudo, a maioria dos episódios de sangramento estava associada a resultados normais dos testes de coagulação, mas a TEG foi o único ensaio associado a um risco aumentado de sangramento pós-biópsia. O papel da TEG no paciente submetido à biópsia de rim nativo requer avaliação mais aprofundada.

Contraindicações à Biópsia Renal

As contraindicações à biópsia renal percutânea estão listadas na Tabela 6-1. A principal contraindicação é diátese hemorrágica. Se a desordem não puder ser corrigida e a biópsia for considerada indispensável, estratégias alternativas podem ser utilizadas, como biópsia a céu aberto, biópsia laparoscópica ou biópsia transvenosa (geralmente transjugular). A incapacidade de o paciente obedecer às instruções durante a biópsia renal é outra contraindicação principal. Sedação ou, em casos extremos, anestesia geral podem ser necessárias.

Contraindicações à Biópsia Renal

Condições do Rim	Condições do Paciente
Cistos múltiplos	Diátese hemorrágica não controlada
Rim único	Pressão arterial não controlada
Pielonefrite aguda	Uremia
Abscesso perinefrético	Obesidade
Neoplasia renal	Paciente pouco colaborativo

Tabela 6-1 Contraindicações à biópsia renal. A maioria das contraindicações é relativa em vez de absoluta. Circunstâncias clínicas que necessitem de biópsia renal urgente podem ser reconsideradas, exceto diátese hemorrágica não controlada.

Hipertensão (> 160/95 mmHg), hipotensão, abscesso perinefrético, pielonefrite, anemia grave, grandes tumores renais e cistos são contraindicações relativas à biópsia renal. Quando possível, essas situações devem ser corrigidas antes da realização da biópsia.

A presença de um único rim funcionante é considerada contraindicação à biópsia percutânea, e alguns argumentam que o risco da biópsia é reduzido pela visualização direta a céu aberto. Entretanto, a taxa de nefrectomia pós-biópsia de 1/2.000 a 1/5.000 é comparável à taxa de mortalidade associada à anestesia geral necessária para o procedimento aberto. Assim, na ausência de fatores de risco para sangramento, a biópsia percutânea de um rim único funcionante pode ser justificada.

TÉCNICA DA BIÓPSIA RENAL

Biópsia Renal Percutânea

Biópsia de Rim Nativo

Nos nossos centros, a biópsia renal é realizada pelo nefrologista, guiada em tempo real por ultrassonografia, com agulha de biópsia automatizada e descartável. Utilizamos agulhas de calibre 16 (16-gauge) como um equilíbrio entre a maior quantidade de tecido obtida com agulhas maiores e a tendência a menos complicações hemorrágicas das agulhas menos calibrosas. Para a maioria dos pacientes, não é necessária pré-medicação nem sedação. O paciente fica na posição de decúbito ventral, e um travesseiro (coxim) é posicionado abaixo do abdome, na altura do umbigo, para retificar a coluna lombar e superficializar os rins. A Figura 6-2 mostra as relações anatômicas do rim esquerdo. O ultrassom é utilizado para localizar o polo inferior do rim em que a biópsia será realizada (geralmente o rim esquerdo). Uma marca com caneta permanente é usada para indicar o local de entrada da agulha de biópsia. A pele é esterilizada com iodo-povidine (Betadine®) ou solução de clorexidina. Um campo fenestrado estéril é posicionado sobre a área, para manter o campo estéril. O anestésico local (lidocaína 2%) é infiltrado na pele, no local previamente marcado.

Enquanto se espera o efeito anestésico, o transdutor do ultrassom é recoberto por uma capa estéril. O gel de ultrassom estéril é aplicado na pele, e, guiada pela imagem do ultrassom, uma agulha de 10 cm e calibre 21 (21-gauge) é introduzida até a cápsula renal, onde uma quantidade a mais de anestésico é injetado no tecido perirrenal e no trajeto da agulha durante a retirada. Uma incisão perfurante é feita na derme para facilitar a passagem da agulha de biópsia. A agulha é então introduzida guiada pelo ultrassom até a cápsula renal (Fig. 6-3). À medida que a agulha se aproxima da cápsula, o paciente é orientado a inspirar até que o rim se mova para uma posição onde o polo inferior repouse imediatamente abaixo da agulha de biópsia e, então, solicita-se que pare de respirar. Avança-se com a ponta da agulha de biópsia até a cápsula renal, e o gatilho é pressionado, disparando a agulha

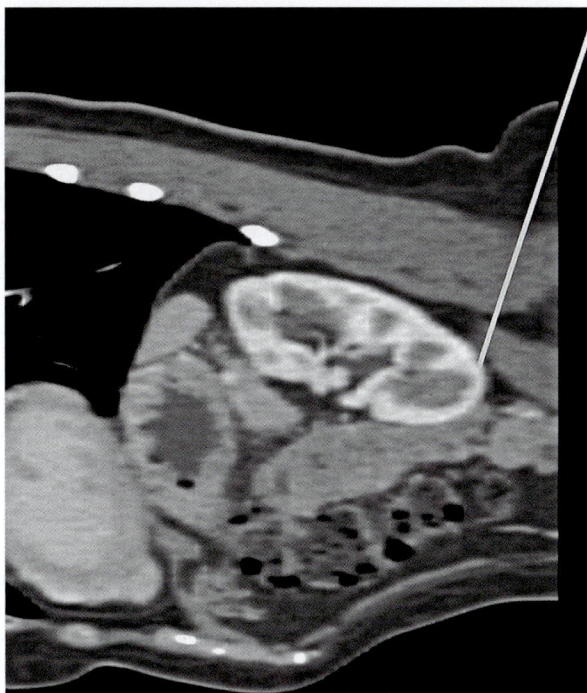

Figura 6-2 Tomografia computadorizada do rim esquerdo. Demonstra-se o ângulo de entrada da agulha. Observe a relação do polo inferior do rim com outras estruturas adjacentes, particularmente o intestino grosso.

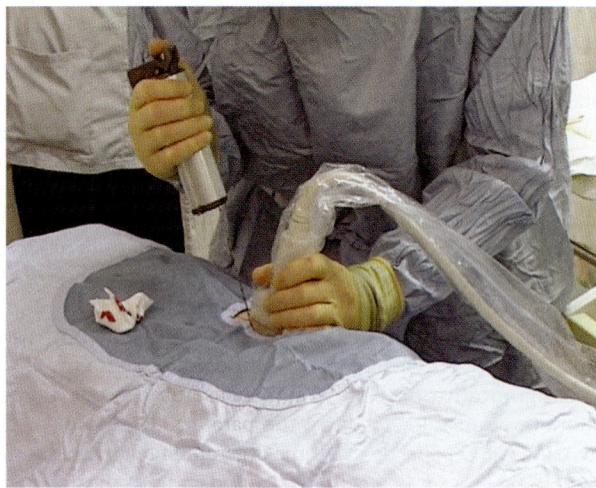

Figura 6-3 Procedimento de biópsia renal. A agulha de biópsia é introduzida em um ângulo de aproximadamente 70 graus com a pele e é guiada em tempo real pelo ultrassom. O operador está mostrado utilizando avental cirúrgico. Isso não é estritamente necessário; luvas estéreis e manutenção de um campo estéril são suficientes.

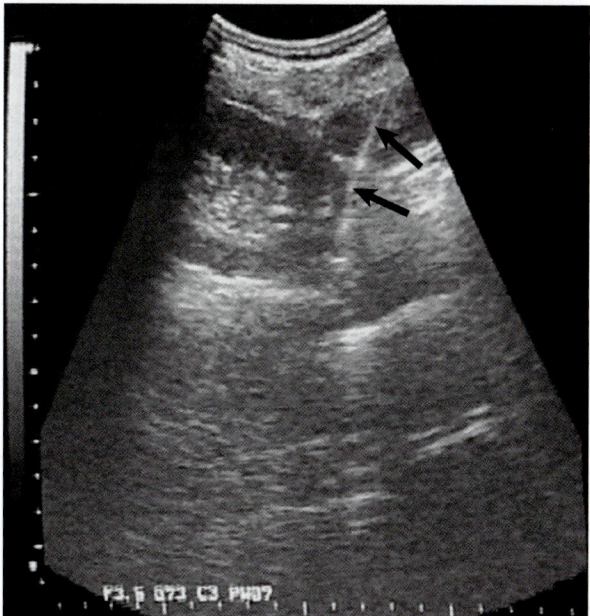

Figura 6-4 Imagem da biópsia renal. A imagem de ultrassonografia mostra a agulha entrando no polo inferior do rim esquerdo. *Setas* indicam o trajeto da agulha, que aparece como uma linha branca imprecisa.

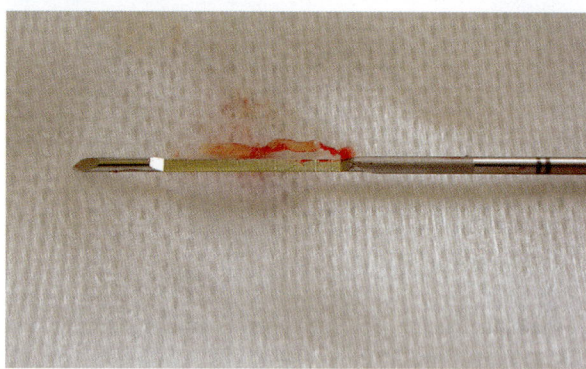

Figura 6-5 Amostra de biópsia renal. Um fragmento de tecido renal está demonstrado no entalhe para a amostra da agulha de biópsia.

dentro do rim (Fig. 6-4). A agulha é retirada imediatamente, pede-se que o paciente volte a respirar, e o conteúdo da agulha é examinado (Fig. 6-5). Nós examinamos o fragmento de biópsia no microscópio para garantir que o córtex renal foi retirado (Fig. 6-6). Em geral, um segundo fragmento é necessário para obter material adicional para imuno-histologia e ME. Caso seja obtido tecido insuficiente, realizam-se outras tentativas. Na nossa experiência, entretanto, mais de quatro tentativas estão associadas a um aumento modesto da taxa de complicação pós-biópsia.

Uma vez que tecido renal suficiente tiver sido obtido, é feito um curativo na incisão da pele, e o paciente é virado no leito para permanecer em observação.

Não foi desenvolvido nenhum fixador único, que permita a realização de microscopia óptica, imunofluorescência e ME de boa qualidade na mesma amostra. Portanto, o tecido renal geralmente é dividido em três amostras e colocado em formalina para a microscopia óptica, em solução salina normal para subsequente congelamento em nitrogênio líquido para a imunofluorescência e em glutaraldeído para a ME. Alguns centros são capazes de produzir microscopia óptica, imuno-histoquímica e ME satisfatórias em amostras fixadas em formalina, embora isso dependa da experiência individual de cada serviço.

A técnica de biópsia renal percutânea possui diversas variações. Enquanto a maioria das biópsias é guiada por ultrassom, alguns operadores escolhem usá-lo apenas para localizar o rim e determinar a profundidade e o ângulo de entrada da agulha, e em seguida realizar a biópsia sem imagem ultrassonográfica adicional. O sucesso e as taxas de complicação parecem não diferir daquelas observadas na técnica guiada por ultrassonografia em tempo real. Para biópsias tecnicamente desafiadoras, a tomografia computadorizada pode ser utilizada para guiar a agulha de biópsia.

Para pacientes obesos e pacientes com condições respiratórias que dificultem a posição de decúbito ventral, a abordagem supina anterolateral foi descrita recentemente.[12] O paciente deita em posição

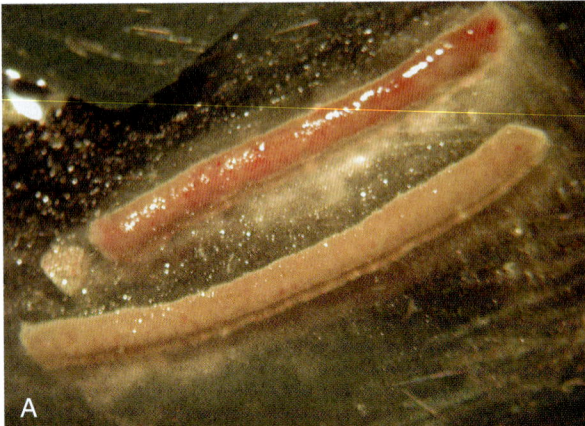

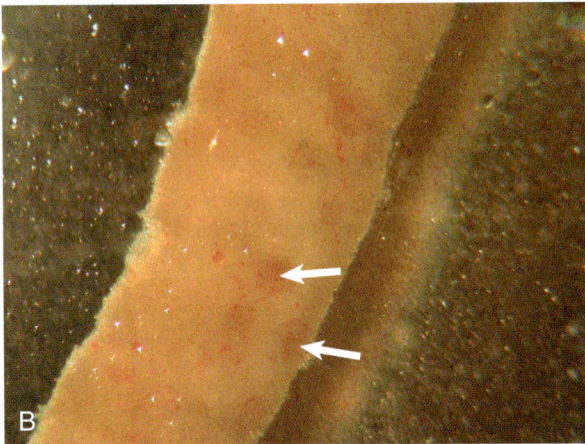

Figura 6-6 Microscopias de biópsia renal. Aspecto do material no microscópio. **A**, A imagem com pequeno aumento mostra dois fragmentos de bom tamanho. **B**, A imagem em maior aumento mostra a aparência típica dos glomérulos (*setas*).

supina, com elevação de 30 graus do flanco do lado em que será retirado o fragmento, colocando-se toalhas abaixo dos ombros e do quadril. A agulha de biópsia é inserida através do triângulo de Petit (lombar inferior), limitado pelo músculo latíssimo do dorso, pela 12ª costela e pela crista ilíaca. Essa técnica proporciona bom acesso ao polo inferior do rim, é mais tolerada pelos pacientes que a posição de decúbito ventral e possui rendimento diagnóstico e segurança comparáveis à técnica padrão para biópsia de rim nativo.

Biópsia de Rim Transplantado
A biópsia do rim transplantado é facilitada pela proximidade do rim à parede abdominal anterior e pela falta de movimentação à respiração. A agulha de biópsia automatizada é guiada em tempo real por ultrassonografia. Na maioria dos pacientes, a biópsia do rim transplantado é realizada para identificar a causa da disfunção aguda do enxerto. Nessas circunstâncias, o objetivo é identificar rejeição aguda; assim, o diagnóstico pode ser feito em um único fragmento fixado em formalina para a microscopia óptica. Caso a suspeita seja de rejeição vascular, uma amostra congelada para a imunomarcação de C4d também deve ser obtida (embora alguns laboratórios sejam capazes de detectar C4d em material fixado em formalina). Se a suspeita for GN recorrente ou *de novo* em pacientes com disfunção crônica do enxerto, amostras adicionais para ME e imuno-histologia devem ser coletadas.

Monitorização Pós-biópsia
Após a biópsia, o paciente é colocado em posição supina e permanece em repouso absoluto no leito por seis a oito horas. A pressão

sanguínea é monitorizada com frequência, a urina é observada à procura hematúria visível, e o local de incisão na pele é examinado para sangramento excessivo. Caso não haja evidência de sangramento após seis horas, o paciente é sentado no leito e autorizado a se mexer. Se surgir hematúria visível, o repouso no leito é mantido até a resolução do sangramento.

Por convenção, os pacientes são observados no hospital por 24 horas após a biópsia renal, para detectar possíveis complicações. Entretanto, a biópsia renal ambulatorial com alta no mesmo dia após seis a oito horas de observação tem se tornado cada vez mais popular, tanto em biópsias de rim nativo quanto de rim transplantado. Esta conduta tem-se justificado pela percepção de que as complicações mais relevantes da biópsia renal ocorrem durante este período mais breve de observação e com base nas implicações financeiras e operacionais da permanência noturna hospitalar. Por outro lado, um estudo de 750 biópsias de rim nativo, mostrou que apenas 67% das principais complicações, definidas como aquelas que necessitaram de transfusão sanguínea ou procedimentos invasivos ou resultaram em obstrução do trato urinário, septicemia ou morte, surgiram até oito horas após a biópsia.[13] Esses autores concluíram que a aplicação em larga escala de uma política de alta hospitalar precoce após a biópsia renal não favorece o interesse do paciente, e que a observação por um período de 24 horas é recomendável.

Em Leicester, aproximadamente metade das biópsias são procedimentos ambulatoriais. Os pacientes são selecionados a fim de evitar aqueles com maior risco de complicações, incluindo disfunção renal (TFG estimada < 30 mL/min), rins pequenos e hipertensão não controlada. Além disso, solicita-se que o paciente não fique sozinho em casa por pelo menos uma noite após a biópsia. Essa política de seleção tem se provado segura. Das 429 biópsias ambulatoriais realizadas em nossa unidade, 6% desenvolveram uma complicação pós-biópsia autolimitada em até seis horas, necessitando de uma curta admissão hospitalar. Cinco pacientes retornaram após a alta no mesmo dia com complicações relacionadas à biópsia, um com hematúria visível após 24 horas e quatro com dor lombar entre três e cinco dias após a biópsia. Todos os pacientes se recuperaram com tratamento conservador. Acreditamos que a biópsia renal ambulatorial é segura quando um grupo de pacientes de baixo risco for selecionado.

Um estudo investigou se o ultrassom realizado uma hora após a biópsia é capaz de predizer complicações hemorrágicas.[14] A ausência de hematoma foi capaz de prever um curso sem complicações, mas a identificação do hematoma não foi confiável para prever complicação significativa da biópsia; a identificação de hematoma em uma hora teve um valor preditivo negativo de 95% e valor preditivo positivo de 43%. O papel desse exame de imagem em um contexto clínico amplo precisa ser determinado, considerando o custo adicional da ultrassonografia de rotina pós-biópsia.

Alternativas à Abordagem Percutânea
Quando a abordagem percutânea é contraindicada, outros acessos à biópsia são descritos. A escolha da técnica depende de segurança, morbidade, período de recuperação e adequação da técnica e principalmente da *expertise* local disponível.

Biópsia Renal Transvenosa (Transjugular ou Transfemoral)
A retirada transvenosa de amostras de rim teoricamente é mais segura do que a abordagem percutânea, porque a agulha passa do sistema venoso para o parênquima renal e é direcionada para longe dos grandes vasos sanguíneos. Além disso, qualquer sangramento que ocorra irá drenar de volta para o sistema venoso e, caso haja perfuração da cápsula, os locais de sangramento abundante podem ser imediatamente identificados e controlados por embolização.

A biópsia renal transvenosa não pode ser considerada rotina porque envolve habilidade do especialista e tempo e custo adicionais, quando comparada com a abordagem percutânea. A principal indicação para esse método é diátese hemorrágica não controlada. A biópsia renal transvenosa também é indicada não só para pacientes que estão recebendo suporte ventilatório artificial na unidade de terapia intensiva, mas também para casos em que haja necessidade de obter-se tecido de mais de um órgão, incluindo rim, fígado ou coração; ascite de grande volume que impeça a posição de decúbito ventral; hipertensão não controlada; obesidade mórbida; insuficiência respiratória grave; rim único; falha da abordagem percutânea; e coma.

O paciente fica na posição supina, e a veia jugular interna direita é puncionada. Um fio-guia é inserido dentro da veia cava inferior (VCI), e um cateter é passado pelo fio-guia, seletivamente, até a veia renal direita, que é mais curta e entra na VCI com um ângulo mais favorável que a veia renal esquerda. Uma bainha é passada através do cateter até uma localização periférica adequada no rim, com o auxílio do realce de contraste. Por fim, o dispositivo de biópsia (geralmente um sistema de agulha de biópsia de corte lateral) é passado através da bainha, e os fragmentos são obtidos. Em seguida, injeta-se contraste no trajeto da biópsia, a fim de identificar perfuração capsular, e a embolização é realizada se for identificado sangramento ativo.

A qualidade do tecido renal obtido pela biópsia transjugular é variável, embora estudos relatem rendimentos diagnósticos de mais de 90%.[15] A taxa de complicação parece ser comparável àquela observada na biópsia renal percutânea, o que é tranquilizador, considerando o alto risco dos pacientes.

Biópsia Renal a Céu Aberto

A biópsia renal a céu aberto estabeleceu-se como uma alternativa segura à biópsia percutânea, quando contraindicações incorrigíveis estão presentes. Em uma série de 934 pacientes, a adequação do tecido foi de 100%, sem complicações importantes.[16] Essa é uma abordagem efetiva, com mínimas complicações após o procedimento, mas o risco da anestesia geral e a lenta recuperação impedem a adoção da técnica em larga escala. A biópsia aberta pode ainda ser realizada, entretanto, quando a biópsia renal for necessária em pacientes submetidos à cirurgia abdominal por outra razão.

Biópsia Renal Laparoscópica

A biópsia renal laparoscópica requer anestesia geral e duas incisões laparoscópicas, nas linhas axilares posterior e anterior, para obter acesso ao espaço retroperitoneal. Os fórcepse de biópsia laparoscópica são utilizados para obter amostras de biópsia cortical, e os locais de biópsia são coagulados com *laser* e cobertos para prevenir hemorragias. No maior estudo de biópsia renal laparoscópica, obteve-se tecido adequado em 96% de 74 pacientes.[17] Sangramento significativo foi observado em três pacientes, um paciente teve lesão colônica, e houve biópsia inadvertida no fígado e no baço em outros dois pacientes, respectivamente. Biópsia inadvertida foi evitada subsequentemente pelo uso de ultrassonografia intraoperatória, para definir a anatomia em casos difíceis.

COMPLICAÇÕES DA BIÓPSIA RENAL

As taxas de complicação compiladas de grandes séries de biópsias renais estão mostradas na Tabela 6-2.

Dor

Os pacientes devem ser informados sobre a dor incômoda inevitável em torno do sítio de entrada da agulha quando cessar o efeito da anestesia local após a biópsia renal. Em geral, analgesia simples com paracetamol ou combinações de paracetamol e codeína são suficientes. Dor mais intensa na região lombar ou no abdome do lado da biópsia sugere hemorragia perirrenal significativa. Opioides podem ser necessários para alívio da dor, com investigação apropriada para

Complicações da Biópsia Renal

Complicação	Porcentagem
Hematúria visível	3,5%
Necessidade de transfusão sanguínea	0,9%
Necessidade de intervenção para controle de sangramento	0,7% (0,6% angiográfica; 0,1% cirúrgica)
Óbito	0,02%

Tabela 6-2 Complicações em 9.474 biópsias de rim nativo. *(Dados da referência 19).*

esclarecer a gravidade do sangramento. Os pacientes com hematúria visível podem desenvolver cólica por coágulo e descrever a dor típica associada à obstrução ureteral.

Hemorragia

Certo grau de sangramento perirrenal acompanha todas as biópsias renais. A queda média de hemoglobina após a biópsia renal é de aproximadamente 1 g/dL.[18] Hematomas perirrenais significativos estão quase invariavelmente associados à dor lombar intensa. Tanto a hematúria visível quanto o hematoma doloroso são observados em 3% a 4% dos pacientes após a biópsia renal. O manejo inicial é repouso absoluto no leito e manutenção dos índices de coagulação em valores normais. Caso o sangramento seja abundante e esteja associado à hipotensão, ou seja prolongado e não se resolva, com repouso, uma angiografia renal deve ser realizada para identificar a origem do sangramento. A embolização pode ser realizada no mesmo procedimento e elimina a necessidade de intervenção cirúrgica aberta e nefrectomia na maioria dos casos.

Fístula Arteriovenosa

A maioria das fístulas arteriovenosas pós-biópsia são detectadas pelo ultrassom Doppler ou pela tomografia computadorizada com contraste e, quando são procuradas especificamente, podem ser encontradas em até 18% dos pacientes. Uma vez que a maioria é clinicamente irrelevante, e mais de 95% têm resolução espontânea em dois anos, as fístulas não devem ser pesquisadas como procedimento de rotina. Em uma pequena minoria dos pacientes, as fístulas arteriovenosas podem levar à hematúria visível (tipicamente recorrente, vermelho escuro e geralmente com coágulos), hipertensão e disfunção renal, necessitando de embolização.

Outras Complicações

Relatam-se diversas outras complicações raras da biópsia renal, incluindo biópsia realizada em outros órgãos (fígado, baço, pâncreas, intestino, vesícula biliar), pneumotórax, hemotórax, fístula cálice-peritoneal, dispersão de carcinoma e *rim de Page* (compressão do rim pelo hematoma perirrenal, levando à hipertensão mediada por renina).

Óbito

O óbito diretamente resultante de biópsia renal tornou-se muito menos comum, segundo a comparação de séries recentes de biópsia com relatos antigos. A maioria dos óbitos ocorreu por hemorragia não controlada em pacientes de alto risco, particularmente aqueles com disfunção renal grave.

Referências

1. Iversen P, Brun C. Aspiration biopsy of the kidney. 1951. *J Am Soc Nephrol.* 1997;8:1778-1787, discussion 1778-1786.

2. Alwall N. Aspiration biopsy of the kidney, including i.a. a report of a case of amyloidosis diagnosed through aspiration biopsy of the kidney in 1944 and investigated at an autopsy in 1950. *Acta Med Scand.* 1952;143:430-435.

3. Kark RM, Muehrcke RC. Biopsy of kidney in prone position. *Lancet.* 1954;266:1047-1049.

4. Topham PS, Harper SJ, Furness PN, et al. Glomerular disease as a cause of isolated microscopic haematuria. *Q J Med.* 1994;87:329-335.

5. Kropp KA, Shapiro RS, Jhunjhunwala JS. Role of renal biopsy in end stage renal failure. *Urology.* 1978;12:631-634.

6. Turner MW, Hutchinson TA, Barre PE, et al. A prospective study on the impact of the renal biopsy in clinical management. *Clin Nephrol.* 1986;26:217-221.

7. Richards NT, Darby S, Howie AJ, et al. Knowledge of renal histology alters patient management in over 40% of cases. *Nephrol Dial Transplant.* 1994; 9:1255-1259.

8. Boberg KM, Brosstad F, Egeland T, et al. Is a prolonged bleeding time associated with an increased risk of hemorrhage after liver biopsy? *Thromb Haemost.* 1999;81:378-381.

9. Peterson P, Hayes TE, Arkin CF, et al. The preoperative bleeding time test lacks clinical benefit: College of American Pathologists' and American Society of Clinical Pathologists' position article. *Arch Surg.* 1998;133:134-139.

10. Manno C, Bonifati C, Torres DD, et al. Desmopressin acetate in percutaneous ultrasound-guided kidney biopsy: A randomized control trial. *Am J Kidney Dis.* 2011;57:850-855.

11. Davis CL, Chandler WL. Thromboelastography for the prediction of bleeding after transplant renal biopsy. *J Am Soc Nephrol.* 1995;6:1250-1255.

12. Gesualdo L, Cormio L, Stallone G, et al. Percutaneous ultrasound-guided renal biopsy in supine antero-lateral position: A new approach for obese and non-obese patients. *Nephrol Dial Transplant.* 2008;23:971-976.

13. Whittier WL, Korbet SM. Timing of complications in percutaneous renal biopsy. *J Am Soc Nephrol.* 2004;15:142-147.

14. Waldo B, Korbet SM, Freimanis MG, Lewis EJ. The value of post-biopsy ultrasound in predicting complications after percutaneous renal biopsy of native kidneys. *Nephrol Dial Transplant.* 2009;24:2433-2439.

15. See TC, Thompson BC, Howie AJ, et al. Transjugular renal biopsy: Our experience and technical considerations. *Cardiovasc Intervent Radiol.* 2008;31: 906-918.

16. Nomoto Y, Tomino Y, Endoh M, et al. Modified open renal biopsy: Results in 934 patients. *Nephron.* 1987;45:224-228.

17. Shetye KR, Kavoussi LR, Ramakumar S, et al. Laparoscopic renal biopsy: A 9-year experience. *BJU Int.* 2003;91:817-820.

18. Burstein DM, Korbet SM, Schwartz MM. The use of the automatic core biopsy system in percutaneous renal biopsies: A comparative study. *Am J Kidney Dis.* 1993;22:545-552.

19. Corapi KM, Chen JL, Balk EM, et al. Bleeding complications of native kidney biopsy: A systematic review and meta-analysis. *Am J Kidney Dis.* 2012;60: 62-73.

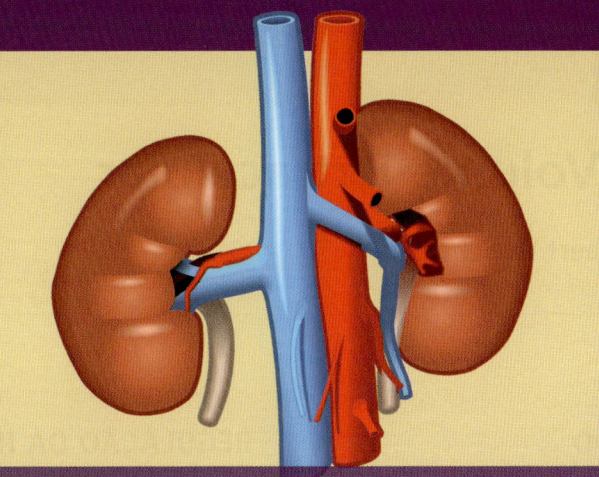

Distúrbios Hidroeletrolíticos

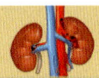

CAPÍTULO 7

Distúrbios do Volume Extracelular

Elwaleed A. Elhassan e Robert W. Schrier

COMPARTIMENTO DE FLUIDO EXTRACELULAR

A água é o constituinte predominante do corpo humano. Em indivíduos saudáveis, ela representa cerca de 60% do peso corporal do homem e 50% do peso corporal da mulher. A água corporal está distribuída em dois compartimentos: o compartimento de fluido intracelular (CFI), contendo 55% a 65% da água corporal; e o compartimento de fluido extracelular (CFE), contendo os 35% a 45% restantes. O CFE é ainda subdividido em dois espaços: o espaço *intersticial*, que representa cerca de três quartos do CFE; e o espaço *intravascular*, que representa o quarto restante (Tabela 7-1).

A água corporal total difunde-se livremente entre os espaços intracelular e extracelular em resposta aos gradientes de concentração de solutos. Portanto, a quantidade de água nos diferentes compartimentos depende inteiramente da quantidade de soluto naquele compartimento. O principal soluto no CFE é o íon sódio (Na^+), e o principal soluto intracelular é o íon potássio (K^+). A manutenção dessa distribuição é conseguida pelo transporte ativo através das bombas Na^+, K^+–dependentes de adenosina trifosfato (ATP) na membrana celular, e isso determina o volume relativo de diferentes compartimentos. Uma vez que o sódio é o soluto extracelular predominante, o CFE é determinado primariamente pelo conteúdo de sódio do corpo e pelos mecanismos responsáveis pela sua manutenção. A quantidade de sódio é, portanto, estreitamente regulada pela modulação da retenção e excreção renais em situações de déficit e excesso do CFE, respectivamente.

O movimento de fluido entre os espaços intravascular e intersticial do CFE ocorre através da parede capilar e é governado pelas forças de Starling, ou seja, a pressão hidrostática capilar e a pressão coloidosmótica. O gradiente de pressão hidrostática transcapilar excede o gradiente de pressão oncótica correspondente, favorecendo, desse modo, o movimento do ultrafiltrado do plasma para o compartimento extravascular. O retorno do fluido para o compartimento intravascular ocorre através do fluxo linfático.

A manutenção do volume do CFE determina a adequação da circulação e, consequentemente, a adequação do suprimento de oxigênio, nutrientes e outras substâncias necessárias para as funções orgânicas, assim como a remoção de produtos de excreção. Isso é conseguido apesar das variações diárias na ingesta de sódio e água, com o volume do CFE variando em apenas 1% a 2%.

O termo *volume sanguíneo arterial efetivo* é usado para descrever o volume sanguíneo detectado pelos barorreceptores arteriais sensitivos na circulação arterial. O volume sanguíneo arterial efetivo (VSAE) pode mudar independentemente do volume total do CFE. O VSAE pode explicar a retenção de sódio e água em diferentes situações clínicas (discussão posteriormente).

REGULAÇÃO DA HOMEOSTASE DO FLUIDO EXTRACELULAR

A estabilidade circulatória depende de um grau meticuloso de homeostase do CFE. Os mecanismos operacionais homeostáticos incluem uma via sensitiva *aferente*, compreendendo vários detectores de volume e estiramento distribuídos por todo o leito vascular, e uma via efetora *eferente*. Ajustes nos mecanismos efetores ocorrem em resposta aos estímulos aferentes, captados pelos detectores da via sensitiva, para modificar os parâmetros circulatórios. Desordens tanto dos mecanismos sensitivos como dos efetores podem levar à falência do ajuste do sódio realizado pelos rins, com hipertensão resultante ou formação de edema no paciente com balanço positivo de sódio, ou hipotensão e hipovolemia no paciente com balanço negativo de sódio.

Via Aferente (Sensitiva)

Os pontos da via aferente (sensitiva) incluem receptores cardiopulmonares de baixa pressão (receptores de estiramento atriais, ventriculares e pulmonares), barorreceptores arteriais de alta pressão (sensores carotídeos, do arco aórtico e renais), receptores do sistema nervoso central (SNC) e receptores hepáticos (Tabela 7-2). Os átrios cardíacos possuem a distensibilidade e a complacência necessárias para monitorar as alterações no volume venoso intratorácico. Um aumento na pressão atrial esquerda suprime a liberação do hormônio antidiurético (ADH, de *antidiuretic hormone*), também chamado de arginina vasopressina (AVP). A distensão atrial e uma sobrecarga de sódio causam a liberação para a circulação do peptídeo natriurético atrial (PNA), um polipeptídeo normalmente armazenado em grânulos secretores dentro dos miócitos atriais. O peptídeo natriurético cerebral (BNP, de *brain natriuretic peptide*), o qual é estreitamente relacionado com o PNA, é primariamente armazenado no miocárdio ventricular e é liberado quando a pressão ventricular diastólica se eleva. O reflexo atriorrenal reflete uma melhor excreção renal de sódio e água, ao sentir a distensão do átrio esquerdo.

Os receptores de estiramento sensitivos arteriais na artéria carótida, arco aórtico e arteríola aferente glomerular respondem à uma diminuição na pressão arterial. Informações dessas terminações nervosas são carreadas pelos nervos vago e glossofaríngeo para os centros vasomotores na medula e tronco encefálico. Em situações normais, a descarga prevalente a partir desses receptores exerce um efeito inibitório tônico sobre o coração e a circulação através da inibição do fluxo simpático e do aumento da atividade parassimpática. Além disso, mudanças na pressão transmural através dos vasos arteriais e dos átrios também influenciam a secreção de AVP e renina, bem como a liberação de PNA. A ativação dos receptores arteriais sinaliza os rins para reter sódio e água através de aumentos na atividade simpática e na liberação de vasopressina. A estimulação do sistema nervoso simpático

Água Corporal Total em Homem de 70 kg (60% ou 42 Litros)			
		Água extracelular (1/3 ou 14 l)	
Eletrólitos (mmol/L)	**Água intracelular (2/3 ou 28 L)**	**Intersticial (3/4 ou 10,5 L)**	**Sangue (1/4 ou 3,5 L)**
Na	25	140	
K	150	4,5	
Mg	0,5	1,0	
Ca	0,01	2,4	
Cl	2	100	
HCO_3	6	25	
Phos	1,4	1,2	

Tabela 7-1 **Composição dos compartimentos corporais de fluido.** A tabela indica o tamanho relativo dos compartimentos e seus volumes (em litros) absolutos aproximados em um adulto de 70 kg. As concentrações de eletrólitos são mostradas em milimoles por litro.

Principais Mecanismos da Homeostase do Fluido Extracelular	
Aferente (sensitivo)	**Eferente (efetor)**

Receptores cardiopulmonares
  Atrial
  Ventricular
  Pulmonar
Barorreceptores de alta pressão
  Carotídeo
  Aórtico
  Renal
    Aferente glomerular,
    Aparato justaglomerular
Receptores do sistema nervoso central
Receptores hepáticos
	Sistema renina-angiotensina-aldosterona (SRAA)
	Prostaglandinas
	Arginina vasopressina (AVP)
	Peptídeos natriuréticos
	  Atrial (PNA)
	  Cerebral (BNP)
	  Tipo C (CNP)
	Outros hormônios
	  Óxido nítrico (NO)
	  Endotelina
	  Sistema calicreína-cininas

Tabela 7-2 **Mecanismos homeostáticos do volume de fluido extracelular (FEC).** Ajustes nos mecanismos efetores ocorrem em resposta ao estímulo aferente através de detectores sensitivos dos membros.

também aciona o sistema renina-angiotensina-aldosterona (SRAA). Uma elevação da pressão arterial proporciona a resposta oposta, resultando em uma menor liberação de catecolaminas e, consequentemente, da natriurese.

Os mecanismos sensitivos renais incluem o aparato justaglomerular, o qual está envolvido na geração e liberação de renina a partir dos rins. A secreção de renina é inversamente relacionada com a pressão de perfusão e diretamente relacionada com a pressão do tecido intrarrenal. O suprimento de soluto à mácula densa também é um importante determinante da liberação de renina devido ao mecanismo de retroalimentação (*feedback*) tubuloglomerular (FTG); um aumento da passagem de cloreto através da mácula densa resulta na inibição da liberação de renina, enquanto uma redução na sua concentração resulta no aumento da secreção de renina. A estimulação nervosa renal através da ativação de receptores β-adrenérgicos das células do aparato justaglomerular estimula diretamente a liberação de renina. Outros receptores residem no SNC e na circulação hepática, mas não foram tão bem definidos.

Via Eferente (Efetora)

A estimulação da via eferente da homeostase do volume do CFE leva à ativação de mecanismos efetores (Tabela 7-2). Esses mecanismos efetores objetivam predominantemente a modulação da excreção renal de sódio e água, para preservar a estabilidade circulatória.

Sistema Nervoso Simpático

Os nervos simpáticos que se originam dos gânglios pré-vertebral celíaco e paravertebrais inervam as células das arteríolas aferente e eferente, o aparato justaglomerular e os túbulos renais. Os nervos simpáticos alteram o manejo renal de sódio e água através de mecanismos diretos e indiretos.[2] A estimulação nervosa aumentada estimula indiretamente a reabsorção tubular proximal de sódio ao alterar o tônus arteriolar pré-glomerular e pós-glomerular, influenciando, dessa forma, a sua fração de filtração. Os nervos renais estimulam diretamente a reabsorção proximal tubular de fluido através de receptores na membrana basolateral das células do túbulo contornado proximal. Esses efeitos sobre o controle do sódio são ainda mais amplificados pela habilidade dos nervos simpáticos em estimular a liberação de renina, a qual leva à formação da angiotensina II (Ang II) e aldosterona.

Sistema Renina-Angiotensina-Aldosterona

A formação de renina pelo aparato justaglomerular aumenta em resposta do supracitado estímulo da via aferente da homeostase do CFE. A renina converte o angiotensinogênio em angiotensina I, a qual é em seguida convertida em Ang II através da ação da enzima conversora de angiotensina (ECA); a Ang II pode subsequentemente afetar a estabilidade hemodinâmica e a homeostase de volume. Ela é um efetivo vasoconstritor e modulador dos mecanismos renais de controle do sódio em múltiplos locais do néfron. Preferencialmente, a Ang II aumenta o tônus arteriolar eferente e, assim, afeta a taxa de filtração glomerular (TFG) e a fração de filtração ao alterar as forças de Starling através do glomérulo, o que leva à retenção proximal aumentada de sódio e água. A Ang II também aumenta a neurotransmissão simpática e melhora o mecanismo de TFG. Além desses mecanismos indiretos, a Ang II aumenta diretamente a reabsorção de volume no túbulo proximal ao ativar os trocadores de sódio-hidrogênio (Na^+-H^+) da membrana apical. Além do efeito sobre o néfron, a Ang II aumenta a absorção de sódio ao estimular a glândula adrenal a secretar aldosterona, que, por sua vez, eleva a reabsorção de sódio no túbulo coletor cortical.

Prostaglandinas

As prostaglandinas são proteínas derivadas do ácido araquidônico que modulam o fluxo sanguíneo e o controle renal de sódio. Importantes prostaglandinas renais incluem a PGI_2, mediadora da estimulação de barorreceptores (mas não a beta-adrenérgica) para a liberação de renina. A PGE_2 é estimulada pela Ang II e possui propriedades vasodilatadoras. Níveis aumentados de Ang II, AVP e catecolaminas estimulam a síntese de prostaglandinas, que causam dilatação da vasculatura renal, inibem a reabsorção de sódio e água e estimulam ainda mais a liberação de renina. Ao fazer isso, as prostaglandinas renais servem para inundar e contrabalançar os efeitos fisiológicos dos hormônios que proporcionam a sua produção e, assim, mantêm a função renal. A inibição das prostaglandinas por drogas anti-inflamatórias não esteroidais (AINEs) leva à ampliação do efeito de hormônios vasoconstrictores e retenção não aferida de sódio e água.

Arginina Vasopressina

O polipeptídeo AVP é sintetizado nos núcleos supraóptico e paraventricular do hipotálamo e é secretado pela glândula hipófise posterior. Além do controle osmótico da liberação de AVP, existe também uma via regulatória não osmótica sensível ao VSAE.[3] A liberação de AVP é suprimida em resposta à sobrecarga do volume do CFE sentida por impulsos aferentes aumentados a partir de barorreceptores arteriais e receptores atriais, enquanto o volume reduzido do CFE tem o efeito oposto. A liberação de AVP tem um efeito antidiurético e, em altas doses, leva à vasoconstricção sistêmica através dos receptores V_1.[4] A ação antidiurética do AVP resulta do efeito sobre a célula principal do ducto coletor através da ativação do receptor V_2. O AVP aumenta a síntese e provoca a inserção dos canais de água aquaporina 2 na membrana luminal, permitindo, assim, que a água seja reabsorvida a favor do gradiente osmótico. O AVP também pode levar ao aumento da reabsorção de Na^+ e secreção do K^+. O AVP aparenta ter efeitos sinérgicos com a aldosterona no que tange ao transporte de sódio no ducto coletor cortical.[5] O AVP estimula a secreção de potássio pelo néfron distal, e isso serve para preservar o balanço de potássio durante a depleção do CFE, quando os níveis circulantes de vasopressina são altos e o aporte tubular de sódio e fluido é reduzido.

Peptídeos Natriuréticos

O peptídeo natriurético atrial é um hormônio polipeptídeo que estimula a diurese, natriurese e vasodilatação. O PNA é primariamente sintetizado nos átrios cardíacos e liberado em resposta ao aumento da distensão atrial. O PNA aumenta a excreção de sódio e água ao elevar a TFG, possivelmente através da dilatação da arteríola aferente e constrição da arteríola eferente. Além disso, ele inibe a reabsorção de sódio no tubo coletor cortical e no ducto coletor da medula interna, reduz a secreção de renina e aldosterona e opõe-se aos efeitos vasoconstritores da Ang II. O BNP é outro hormônio natriurético produzido nos ventrículos cardíacos. Ele induz respostas natriuréticas, endócrinas e hemodinâmicas similares àquelas induzidas pelo PNA.[6] Os níveis circulantes de PNA e BNP estão elevados na insuficiência cardíaca congestiva (ICC) e na cirrose com ascite, mas não são níveis suficientes para prevenir a formação de edema. Ademais, nesses estados edematosos, existe resistência às ações dos peptídeos natriuréticos.

O peptídeo natriurético do tipo C (CNP) é produzido pelas células endoteliais, acreditando-se que ele desempenha um papel na regulação local do tônus vascular e fluxo sanguíneo. Entretanto, sua significância fisiológica na regulação do balanço do sódio e da água em humanos não está bem definida.

Outros Hormônios

Outros hormônios que contribuem para o controle renal do sódio e homeostase do volume do CFE incluem o óxido nítrico (NO), a endotelina e o sistema calicreína-cinina. O NO é um mediador derivado do endotélio que participa das respostas natriuréticas aos aumentos da pressão arterial ou expansão do volume do CFE, a denominada natriurese pressórica. As endotelinas são fatores natriuréticos, e as cininas são potentes peptídeos vasodilatadores; seus papéis fisiológicos não estão ainda completamente definidos.

CONTRAÇÃO DO VOLUME DO FLUIDO EXTRACELULAR

A contração do volume do CFE refere-se ao decréscimo do volume extracelular causado pela perda de sódio e água que excede a ingesta. As perdas podem ser renais ou extrarrenais através do trato gastrointestinal, pele e pulmões ou pelo sequestro em espaços potenciais do corpo (p. ex., abdome, músculo) que não estão em equilíbrio hemodinâmico com o CFE (Tabela 7-3). A redução do volume do CFE ocorre simultaneamente nos compartimentos intersticial e intravascular e é determinada tanto se a perda de volume for de água sem solutos ou de uma combinação de sódio e água. A perda de água livre de solutos tem um menor efeito sobre o volume intravascular devido à menor quantidade de água presente no CFE comparada àquela do CFI e por conta da livre movimentação da água entre os compartimentos de fluidos.

Causas Extrarrenais

Perdas Gastrointestinais

Aproximadamente três a seis litros de fluidos e sucos digestivos são secretados diariamente por todo o trato gastrointestinal, e a maior parte desse fluido é reabsorvido. Vômitos ou a succão nasogástrica

Principais Causas de Depleção de Volume do Fluido Extracelular	
Renal	**Extrarrenal**
Uso de diurético	Perdas gastrointestinais
Desordens tubulares	Vômitos
Genética	Sucção gastrointestinal
Síndromes de Bartter e Gitelman	Diarreia
Pseudo-hipoaldosteronismo tipo 1	Secreções de ileostomia/colostomia.
Desordens tubulares adquiridas	Perdas cutâneas
Lesão renal aguda	Sudorese
Fase de recuperação da injúria renal oligúrica	Doença de pele exsudativa
Liberação de obstrução do trato urinário	Sequestro para o terceiro espaço
Distúrbios hormonais e metabólicos	Ascite
Deficiência ou resistência ao mineralocorticoide	Efusão pleural
Insuficiência adrenal primária (doença de Addison)	Hidrotórax
Hipoaldosteronismo hiporreninêmico	Obstrução intestinal
Diabetes melito	Coleção retroperitoneal
Doenças renais intersticiais crônicas	Hemorragia
Diurese por soluto	Interna
Perda renal de água	Externa
Diabetes insípido	

Tabela 7-3 Principais causas de depleção de volume do fluido extracelular

podem causar perda de volume que é usualmente acompanhada por alcalose metabólica, enquanto a diarreia pode resultar na depleção de volume que é acompanhada por acidose metabólica.

Perdas Cutâneas

O suor é tipicamente hipotônico, levando a uma maior perda de água que de sal. A produção de suor pode ser excessiva em temperatura ambiente alta ou com exercício prolongado no calor, climas úmidos, e pode levar à depleção de volume. A perda da barreira cutânea com queimaduras superficiais e lesões cutâneas exsudativas pode levar a uma depleção significativa do volume do CFE.

Sequestro para o Terceiro Espaço

O acúmulo de fluido corporal em espaços potenciais, que não estão em equilíbrio hemodinâmico com o compartimento de fluido extracelular, pode causar depleção de volume. Esse acúmulo patogênico, frequentemente chamado de sequestro do terceiro espaço, inclui ascite, hidrotórax e obstrução intestinal, com coleção de fluido na cavidade peritoneal, no espaço pleural e intestinos, respectivamente, levando a uma perda significante de volume do CFE. A pancreatite grave pode resultar em coleções retroperitoneais de fluido.

Hemorragia

Hemorragia ocorrendo internamente (p. ex., a partir do sangramento de varizes esofágicas) ou externamente (p. ex., trauma) pode levar à perda significante de volume.

Perdas Renais

No indivíduo normal, cerca de 25.000 mmol de sódio são filtrados diariamente, e uma pequena porção dessa quantidade é excretada na urina. As pequenas quantidades de sódio excretadas na urina em relação à carga filtrada dependem dos mecanismos intactos de reabsorção tubular para ajustar a excreção urinária de sódio de acordo com o grau necessário, a fim de manter a homeostase do CFE. O prejuízo da integridade desses mecanismos reabsortivos de sódio pode resultar em déficit significativo de sódio e depleção de volume.

Uso de Diurético

A maioria das medicações diuréticas vastamente utilizadas inibem sítios específicos de reabsorção de sódio em diferentes segmentos do néfron. Os diuréticos podem causar perda renal de sódio, contração de volume e distúrbios metabólicos ácido-base se seu uso for abusivo ou se forem inapropriadamente prescritos. A ingestão de diuréticos osmóticos resulta em perda obrigatória de sódio e água, como discutido em detalhes posteriormente.

Desordens Tubulares Genéticas ou Adquiridas

A reabsorção tubular de sódio pode estar prejudicada em várias desordens genéticas, que incluem a síndrome de Bartter e a síndrome de Gitelman (Cap. 49). Essas desordens autossômicas recessivas são causadas por mutações nos transportadores de sódio que são alvos dos diuréticos ou em outros transportadores que são seus parceiros celulares essenciais. Ambas as síndromes resultam em perda de sódio, contração de volume e alcalose metabólica hipocalêmica.[7] O defeito tubular na síndrome de Bartter assemelha-se àquele da ingestão crônica de diuréticos de alça. As cinco variantes resultam de um defeito em qualquer um dos vários genes que direcionam o funcionamento dos transportadores na porção espessa ascendente da alça de Henle. A síndrome de Gitelman, mais comum em adultos, é causada por um defeito na reabsorção de cloreto de sódio (NaCl, sal) no túbulo distal. Assemelha-se à ingestão crônica de diurético tiazídico. O pseudo-hipoaldosteronismo tipo 1 (PHA1) é uma desordem hereditária rara caracterizada por perda renal de sódio e acidose metabólica hipercalêmica. Desordens tubulares adquiridas que podem ser acompanhadas por perda de sal incluem a lesão renal aguda (LRA), durante a fase de recuperação de LRA oligúrica ou de obstrução urinária (Caps. 60 e 71).

Distúrbios Hormonais e Metabólicos

Frequentemente, a deficiência de mineralocorticoide e estados de resistência levam à perda de sódio. Isso pode ocorrer no cenário de insuficiência adrenal primária (doença de Addison) e PHA1. A perda de sal também pode ser observada em doenças renais crônicas tubulares e intersticiais. A hiperglicemia grave ou altos níveis sanguíneos de ureia durante a liberação da obstrução do trato urinário levam à perda renal obrigatória de sódio e água secundária à glicosúria ou diurese por ureia, respectivamente.

Perda Renal de Água

O diabetes insípido (DI) representa um espectro de doenças resultantes da deficiência de AVP, causando DI *central*, ou resistência tubular, causando DI *nefrogênico*, às ações do AVP. As causas mais comuns de poliúria por DI nefrogênico em adultos são ingestão crônica de lítio, hipercalcemia e, menos frequentemente, hipocalemia (Cap. 8). Nessas desordens, a reabsorção tubular de água livre de soluto está prejudicada. Isso geralmente resulta em um menor efeito sobre o volume do CFE uma vez que, em contraste ao sódio, existe uma quantidade relativamente menor de água corporal total no compartimento de fluido extracelular comparado ao compartimento de fluido intracelular.

Manifestações Clínicas

O espectro das manifestações clínicas da contração de volume depende da quantidade e velocidade da perda do volume do CFE, assim como das respostas vasculares e renais a essa perda. Uma história e exame físico adequados são cruciais para elucidar a causa da hipovolemia. Os sintomas são usualmente inespecíficos e podem ser observados desde sintomas posturais leves, sede, câimbras musculares e fraqueza, até sonolência e atividade mental prejudicada com perda de volume profunda. O exame físico pode revelar taquicardia, pele fria e

---

Avaliação Clínica de Depleção do Volume de Fluido Extracelular

Perda de volume leve a moderada
Sede
Retardo do enchimento capilar
Tontura postural, fraqueza
Membranas mucosas e axilas secas
Extremidades frias e pegajosas e veias periféricas colapsadas
Taquipneia
Taquicardia com frequência de pulso > 100 batimentos/min, ou incremento postural de pulso de 30 batimentos/min ou mais
Hipotensão postural (redução da pressão sistólica > 20 mmHg de pé)
Pulso venoso jugular baixo
Oligúria

Perda de volume grave ou choque hipovolêmico
Estado mental deprimido (ou perda de consciência)
Cianose periférica
Turgor cutâneo reduzido (em pacientes jovens)
Taquicardia marcada, volume de pulso baixo
Hipotensão supina (pressão sistólica < 100 mmHg)

Quadro 7-1 Avaliação clínica da depleção de volume do fluido extracelular

---

pegajosa, hipotensão postural ou de decúbito e débito urinário reduzido, dependendo do grau de perda de volume (Quadro 7-1). A pressão venosa jugular (PVJ) reduzida, notada na base do pescoço, é um parâmetro útil de depleção de volume e pode estimar grosseiramente a pressão venosa central (PVC). Entretanto, uma PVC elevada não exclui hipovolemia nos pacientes com insuficiência cardíaca ou hipertensão pulmonar subjacentes. A ausência de sintomas ou de achados físicos discerníveis não afastam a depleção de volume em um cenário clínico apropriado, e a monitorização hemodinâmica e administração de prova de volume podem ser necessárias.

Testes Laboratoriais

Os parâmetros laboratoriais podem ajudar na definição das causas subjacentes da depleção de volume. A hemoconcentração e concentração de albumina sérica aumentada podem ser vistas precocemente na hipovolemia, mas anemia ou hipoalbuminemia causadas por uma doença concomitante podem confundir a interpretação desses valores laboratoriais. Em indivíduos saudáveis, a razão de nitrogênio ureico sanguíneo (BUN, de *blood ureic nitrogen*)–creatinina sérica é de aproximadamente 10 mg/dL (40 mmol/L). Em estados de contração de volume, essa razão pode se elevar significativamente devido a um aumento diferencial associado na reabsorção de ureia no ducto coletor. Várias condições clínicas afetam essa razão. A hemorragia digestiva alta e a administração de corticosteroides aumentam a produção de ureia e, consequentemente, intensificam o aumento da razão BUN/creatinina. A desnutrição e a doença hepática subjacente diminuem a produção de ureia, e, portanto, essa razão é menos útil para sustentar o diagnóstico de depleção de volume nesses cenários clínicos.

A osmolalidade urinária e a densidade específica podem estar elevadas em estados hipovolêmicos, mas podem ser alteradas por uma doença renal subjacente que leve à perda renal de sódio, uso concomitante de diuréticos ou diurese por soluto. A hipovolemia normalmente promove ávida reabsorção renal de sódio, resultando em baixa concentração urinária de sódio e baixa fração de excreção de sódio. O cloreto urinário segue um padrão semelhante, uma vez que o sódio e o cloreto são geralmente reabsorvidos juntos. A depleção de volume associada à alcalose metabólica (p. ex., com vômitos) é uma exceção devido à necessidade de excreção do excesso de bicarbonato em conjunto com o sódio para manter a eletroneutralidade; nesse caso, a concentração urinária de cloreto é um índice melhor da avidez de sódio. A fração de excreção de sódio (FE_{Na}) é calculada pela seguinte fórmula:

$$FE_{Na} = [U_{Na} \times P_{creat} / U_{creat} \times P_{Na}] \times 100$$

Onde U_{Na} e U_{creat} são sódio urinário e concentração urinária de creatinina, respectivamente, e P_{Na} e P_{creat} são o sódio sérico e a concentração sérica de creatinina, respectivamente. Uma FE_{Na} elevada é muito útil no diagnóstico de LRA; Uma FE_{Na} menor que 1% é consistente com depleção de volume.

Terapia para a Contração de Volume Extracelular

O objetivo do tratamento da depleção de volume do CFE é repor o déficit de fluido e as perdas que ainda estão ocorrendo, em geral com um fluido que se assemelha ao fluido perdido. O primeiro passo é estimar a magnitude da perda de volume, usando ferramentas como os parâmetros clínicos para leve a moderada *versus* grave perda de volume (Quadro 7-1), os quais também podem ser acessados por monitorização invasiva quando necessário. O volume de reposição inicial é em seguida determinado e fornecido com uma taxa de administração que deve ser infundida ao paciente de forma titulada, conforme a monitorização frequente dos parâmetros clínicos. Contração de volume leve pode usualmente ser corrigida através da administração oral. Em pacientes com choque hipovolêmico e evidência de colapso circulatório ameaçador à vida ou disfunção orgânica, fluido intravenoso (IV) precisa ser administrado o mais rápido possível até a melhora dos parâmetros clínicos. Na maioria dos pacientes, entretanto, uma abordagem mais lenta e cuidadosa é almejada, particularmente nos pacientes idosos e naqueles com condições cardíacas subjacentes, para evitar correção exagerada com subsequente edema pulmonar e periférico.

As soluções cristaloides com sódio como principal cátion são efetivas, uma vez que elas se distribuem primariamente no CFE. Um terço da infusão de salina isotônica permanece dentro do compartimento intravascular, expandindo-o, enquanto dois terços distribuem-se pelo compartimento intersticial. As soluções coloides incluem a albumina humana (5% e 25%) e hetamido (hidroximetil amido a 6%, HES). Devido ao grande peso molecular, essas soluções permanecem dentro do compartimento vascular, se a barreira transcapilar estiver intacta e não destruída por estados de vazamento capilar, como frequentemente ocorre na falência de múltiplos órgãos e na síndrome de resposta inflamatória sistêmica. Essas soluções aumentam a pressão oncótica plasmática e, portanto, expandem o volume plasmático ao contrabalançar a pressão hidráulica do capilar.

As soluções coloides não mostraram uma vantagem no tratamento de estados hipovolêmicos. Uma metanálise de 55 estudos evidenciou ausência de diferença no desfecho entre pacientes críticos que receberam albumina e aqueles que receberam cristaloides.[8] Um ensaio clínico grande e multicêntrico que randomizou pacientes críticos clínicos e cirúrgicos para receber ressuscitação volêmica com albumina a 4% ou salina normal mostrou semelhança na mortalidade, parâmetros mensuráveis de morbidade e taxas de hospitalização nos dois grupos.[9] Contrariamente, um estudo recente incluiu randomicamente pacientes de unidade de terapia intensiva com sepse grave para a ressuscitação volêmica com hetamido a 6% ou Ringer acetato.[10] Os pacientes que receberam o hetamido tiveram risco de mortalidade maior e tiveram maior probabilidade de necessitar terapia de substituição renal, gerando preocupações sobre a segurança do seu uso nesses pacientes. Consequentemente, coloides artificiais devem ser evitados em pacientes com sepse grave ou sob risco de desenvolver LRA.[11]

A salina isotônica é geralmente a escolha inicial preferida em pacientes com depleção de volume com [Na^+] sérica normal e na maioria daqueles com baixa [Na^+] sérica. Além disso, a salina isotônica é o fluido preferido para restaurar o volume do CFE em pacientes hipovolêmicos com hipernatremia. Uma vez que a euvolemia é estabelecida, deve-se ainda realizar reposição volêmica com salina hipotônica (0,45%) para corrigir gradualmente a tonicidade. A administração de grandes volumes de salina isotônica pode resultar no desenvolvimento de acidose metabólica hiperclorêmica; a solução de Ringer lactato pode ser um substituto se isso ocorrer. A hipocalemia pode estar presente inicialmente ou desenvolver-se subsequentemente. Ela deve ser corrigida adicionando-se quantidades apropriadas de cloreto de potássio nas soluções de reposição.

O choque hipovolêmico pode ser acompanhado pela acidose lática resultante da hipoperfusão tecidual. A ressuscitação de fluido restaura a oxigenação dos tecidos e leva à redução da produção de lactato. A correção da acidose com bicarbonato de sódio ($NaHCO_3$) tem o potencial de aumentar a tonicidade, expandir o volume e piorar a acidose intracelular devido à produção aumentada de dióxido de carbono e não melhora a hemodinâmica comparada à salina isotônica. O uso de $NaHCO_3$ para correção da contratilidade cardíaca que coexiste com a acidose lática não foi bem documentada por estudos clínicos. Portanto, o $NaHCO_3$ para controlar a acidose lática no cenário de depleção de volume não está recomendado (a menos que o pH arterial seja < 7,1).

EXPANSÃO DO VOLUME DO FLUIDO EXTRACELULAR

A expansão do volume do fluido extracelular refere-se ao acúmulo de excesso de fluido no CFE, usualmente resultante da retenção de sódio e água pelos rins. O edema generalizado resulta de um aumento aparente do volume de fluido intersticial, mais frequentemente em resposta à insuficiência cardíaca, cirrose com ascite e síndrome nefrótica. O ganho de peso de vários litros em geral precede clinicamente o edema aparente. O excesso de fluido localizado pode acumular-se nas cavidades peritoneal e pleural, levando à ascite e efusão pleural, respectivamente.

Patogênese

A retenção renal de sódio e água secundária ao subenchimento (*underfilling*) arterial leva a uma alteração na hemodinâmica capilar que favorece o movimento do fluido do compartimento intravascular para o interstício. Em geral, esses dois processos contribuem para a formação de edema.

Distúrbios da Hemodinâmica Capilar

De acordo com a equação de Starling, a troca de fluido entre o plasma e o interstício é determinada pelas pressões hidrostática e oncótica em cada compartimento. O excesso de fluido intersticial resulta de uma redução da pressão oncótica do plasma ou de um aumento da pressão hidrostática capilar. Em outras palavras, o edema é o resultado de um aumento no movimento de fluido do compartimento intravascular para o espaço intersticial ou de uma redução do movimento do fluido do espaço intersticial para o compartimento intravascular, ou de ambos. Portanto, a taxa de remoção de fluido pelos vasos linfáticos é um fator determinante para o grau de acúmulo de fluido no interstício.

A pressão hidrostática capilar é relativamente insensível às alterações da pressão arterial. A estabilidade da pressão capilar é o resultado de variações no esfíncter pré-capilar, o qual governa quanto de pressão arterial é transmitida ao capilar, uma resposta controlada localmente chamada de *autorregulação*. Em contraste, a terminação venosa não é tão bem regulada. Consequentemente, quando o volume sanguíneo se expande, como na ICC e doença renal, a pressão capilar hidrostática aumenta e desenvolve-se edema. A obstrução venosa tem mecanismo similar para causar edema, como exemplificado, pelo menos parcialmente, pela formação de ascite na cirrose hepática e por edema pulmonar agudo após disfunção cardíaca súbita (p. ex., infarto do miocárdio). Na cirrose hepática e na síndrome nefrótica, outro fator na formação do edema é a redução da pressão oncótica plasmática, com uma tendência para a transudação de fluido para o espaço intersticial. O equilíbrio entre as forças de Starling atuantes sobre o capilar favorece a filtração final para o interstício, uma vez que a pressão hidrostática capilar excede a pressão oncótica plasmática em vários tecidos ao longo dos capilares. Nesses tecidos, uma quantidade substancial de fluido filtrado retorna à circulação através dos canais linfáticos, os quais servem como mecanismo protetor para minimização da formação de edema.

Retenção Renal de Sódio

O mecanismo para manutenção da expansão do volume do CFE e formação de edema é a retenção renal de sódio, a qual pode ser primária ou secundária em resposta à redução do VSAE (Tabela 7-4).

Retenção Renal de Sódio Primária Um defeito primário na excreção renal de sódio pode ocorrer tanto na falência renal aguda como crônica e na doença glomerular. Os pacientes com LRA têm uma capacidade limitada para excretar sódio e água. A doença renal crônica avançada pode levar à retenção de sódio e água devido à redução da TFG secundária à diminuição dos néfrons funcionantes. A retenção renal de sódio primária caracteriza algumas formas de glomerulonefrites e ocorre através de mecanismos não completamente entendidos na presença de um sistema renina-angiotensina (SRA) relativamente suprimido, mas frequentemente com TFG reduzida.

Estados de excesso de mineralocorticoides ou atividade mineralocorticoide aumentada estão associados a uma fase de retenção de

Principais Causas de Expansão de Volume do Fluido Extracelular	
Retenção Renal Primária de Sódio	**Retenção Renal Secundária* de Sódio**
Lesão renal aguda	Insuficiência cardíaca
Doença renal crônica avançada	Cirrose
Doenças glomerulares	Síndrome nefrótica
	Edema idiopático
	Edema induzido por droga
	Gravidez

Tabela 7-4 Principais causas de expansão de volume do fluido extracelular. *Secundária ao volume sanguíneo arterial efetivo reduzido (subenchimento arterial).

sódio. Entretanto, devido ao fenômeno de *escape mineralocorticoide*, a manifestação clínica é geralmente a hipertensão em vez de hipervolemia.

Em indivíduos normais, a administração de uma dose alta de mineralocorticoide inicialmente aumenta a retenção renal de sódio, aumentando dessa forma o volume do CFE. Todavia, a retenção renal de sódio cessa em seguida, desenvolvendo-se diurese espontânea, o balanço de sódio é reestabelecido, e não se detecta edema. Esse escape da retenção de sódio mediada por mineralocorticoide explica por que o edema não é uma manifestação característica do hiperaldosteronismo primário. O mecanismo fisiopatológico do escape mineralocorticoide envolve um aumento na TFG e uma redução da reabsorção tubular proximal de sódio e água. Isso leva a um aumento do fornecimento de sódio e água ao sítio de ação da aldosterona no néfron distal, o que suplanta a reabsorção de sódio mediada pela aldosterona. Outros mecanismos que provavelmente contribuem para esse fenômeno envolvem expressão reduzida dos cotransportadores de NaCl tubulares distais sensíveis a tiazídico,[12] secreção aumentada de PNA induzida por hipervolemia[13] e natriurese pressórica. A *natriurese pressórica* refere-se ao fenômeno no qual o aumento da pressão de perfusão renal (causado em parte por hipertensão sistêmica) eleva a excreção de sódio. Esses mecanismos agem ao reduzir a reabsorção tubular em outros locais além do ducto coletor cortical sensível à aldosterona.

Retenção Renal de Sódio como Resposta Compensatória à Depleção do Volume Arterial Efetivo

Fisiopatologia do Subenchimento Arterial Estimativas da distribuição do volume sanguíneo indicam que 85% do sangue circula do lado venoso de baixa pressão, enquanto 15% estimados de sangue circulam na circulação arterial de alta pressão. Portanto, um aumento no volume total de sangue pode ocorrer, mesmo quando existe subenchimento da circulação arterial, se o aumento do volume total de sangue for primariamente causado por expansão do compartimento venoso. O subenchimento da circulação arterial pode resultar de uma redução no débito cardíaco, como ocorre na insuficiência cardíaca de baixo débito, ou de uma vasodilatação arterial sistêmica, a qual ocorre precocemente na cirrose como resultado da resistência vascular sistêmica (RVS) reduzida na circulação esplâncnica.[14] Essa hipótese propõe que os eventos deflagrados pelo subenchimento arterial como resultado de débito cardíaco reduzido ou de vasodilatação arterial

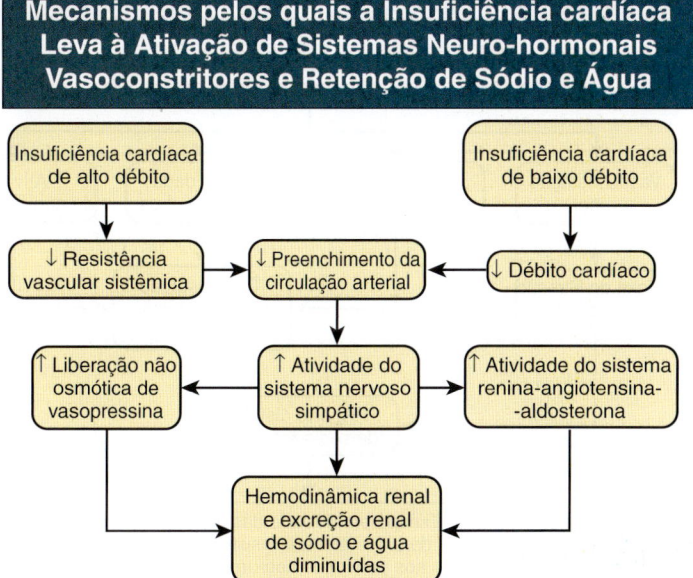

Figura 7-1 Mecanismos de insuficiência cardíaca. A insuficiência cardíaca resulta em ativação de sistemas neuro-hormonais vasoconstritores e retenção de sódio e água. *(Modificado a partir da referência 48.)*

sistêmica constituem respostas compensatórias necessárias para restaurar a integridade circulatória arterial (Fig. 7-1).

Resposta Renal ao Subenchimento Arterial Se existe um subenchimento arterial, tanto por diminuição do débito cardíaco como por vasodilatação arterial sistêmica, ele é sentido pelos receptores de estiramento arteriais. Isso leva à ativação da via eferente da homeostase do volume de fluido corporal. Especificamente, uma redução do tônus do glossofaríngeo e do vago, a partir dos receptores carotídeos e aórticos para o SNC, leva a um rápido aumento da atividade simpática com ativação associada do eixo do SRAA e liberação não osmótica de vasopressina. O aumento resultante na RVS e na retenção renal de sódio e água atenua o subenchimento arterial e a diminuição associada da perfusão arterial. O objetivo dessas ações orquestradas é manter a integridade circulatória arterial e restaurar a perfusão para os órgãos vitais, o que é mandatório para a sobrevivência.

Retenção de Sódio e Água na Insuficiência Cardíaca

A retenção renal de sódio e água que ocorre na ICC envolve vários mediadores.[15] O débito cardíaco reduzido, associado ao subenchimento arterial, leva à diminuição do estiramento dos barorreceptores arteriais. Isso resulta em aumento da descarga simpática a partir do SNC e ativação resultante do SRAA. A estimulação adrenérgica e a Ang II aumentada ativam receptores no epitélio do túbulo proximal que intensificam a reabsorção de sódio. A vasoconstrição renal da arteríola eferente glomerular pela Ang II na ICC também altera as forças finais de Starling sobre o capilar peritubular em uma direção que aumenta a reabsorção de sódio.[16] Portanto, a angiotensina e a estimulação α-adrenérgica aumentam a reabsorção de sódio no túbulo proximal por um efeito direto sobre o epitélio tubular proximal e secundariamente pela vasoconstrição renal. Isso, subsequentemente, leva a um aporte reduzido de sódio ao ducto coletor, o qual é o principal sítio de ação da aldosterona e dos peptídeos natriuréticos. Os pacientes com ICC experimentam resistência renal aos efeitos natriuréticos dos peptídeos atriais e ventriculares. O resultante aporte reduzido de sódio ao néfron distal inibe o mecanismo normal de escape a partir do efeito retentor de sódio da aldosterona e prejudica o efeito dos peptídeos natriuréticos. Esses efeitos ajudam a explicar por que a retenção de sódio e a expansão do CFE ocorrem na ICC (Fig. 7-2). Da mesma maneira, os pacientes com ICC apresentam natriurese substancial quando a espironolactona, um antagonista competitivo do receptor de mineralocorticoide, é dada em doses adequadas para competir com os níveis endógenos aumentados de aldosterona.[17]

Outro desfecho da ativação neuro-humoral que ocorre na insuficiência cardíaca é a liberação não osmótica de PNA mediada por barorreceptores.[18] Essa estimulação não osmótica de PNA suplanta a regulação osmótica do mesmo e é o principal fator que leva à hiponatremia associada à ICC.[19] O PNA inibe a diurese ao ativar os receptores V$_2$ na superfície basolateral das células principais do ducto coletor.[20] A ativação desses receptores inicia uma cascata de eventos de sinalização intracelular através da via da adenil ciclase-adenosina monofosfato cíclica (AMPc), levando a um aumento da expressão do canal proteico de água, aquaporina 2 (AQP2) e o seu transporte para a membrana apical do ducto coletor. Essa sequência de eventos leva ao aumento da reabsorção de água e pode causar hiponatremia, a qual constitui um indicador prognóstico nefasto nos pacientes com insuficiência cardíaca.[21]

Ao mesmo tempo, o aumento da liberação não osmótica de PNA estimula os receptores V$_1$ nas células musculares lisas vasculares e consequentemente pode elevar a RVS. Essa resposta adaptativa de vasoconstrição pode se tornar mal adaptativa e contribui para a disfunção cardíaca em paciente com insuficiência cardíaca grave.

Os reflexos atriorrenais, os quais normalmente intensificam a excreção renal de sódio, estão prejudicados na ICC, uma vez que a retenção renal de sódio e água ocorre apesar da pressão atrial elevada. Além disso, em contraste aos indivíduos normais, observou-se que os níveis plasmáticos de PNA não aumentam ainda mais na sobrecarga salina dos pacientes com cardiomiopatia dilatada e insuficiência cardíaca leve, e a resposta natriurética também está diminuída. A atenuação desses reflexos no lado de baixa pressão da circulação é atribuível não somente ao reflexo atriorrenal disfuncionante, mas também devido aos reflexos renais contrabalanceadores dos barorreceptores arteriais. A disfunção autônoma e a sensibilidade diminuída dos barorreceptores arteriais na ICC ocorrem e estão associadas a níveis circulantes aumentados de catecolaminas e atividade simpática renal também aumentada. Existe ainda evidência de suspensão da atividade parassimpática na ICC, além do aumento do impulso simpático.

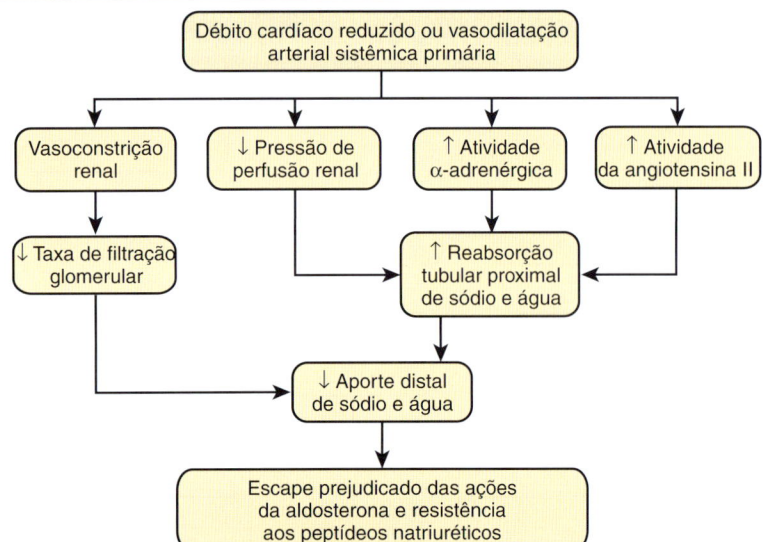

Figura 7-2 Mecanismos de subenchimento arterial. O subenchimento de artérias leva ao aporte tubular distal reduzido de sódio e água, escape de aldosterona prejudicado e resistência ao hormônio peptídico natriurético. *(Modificado a partir da referência 48.)*

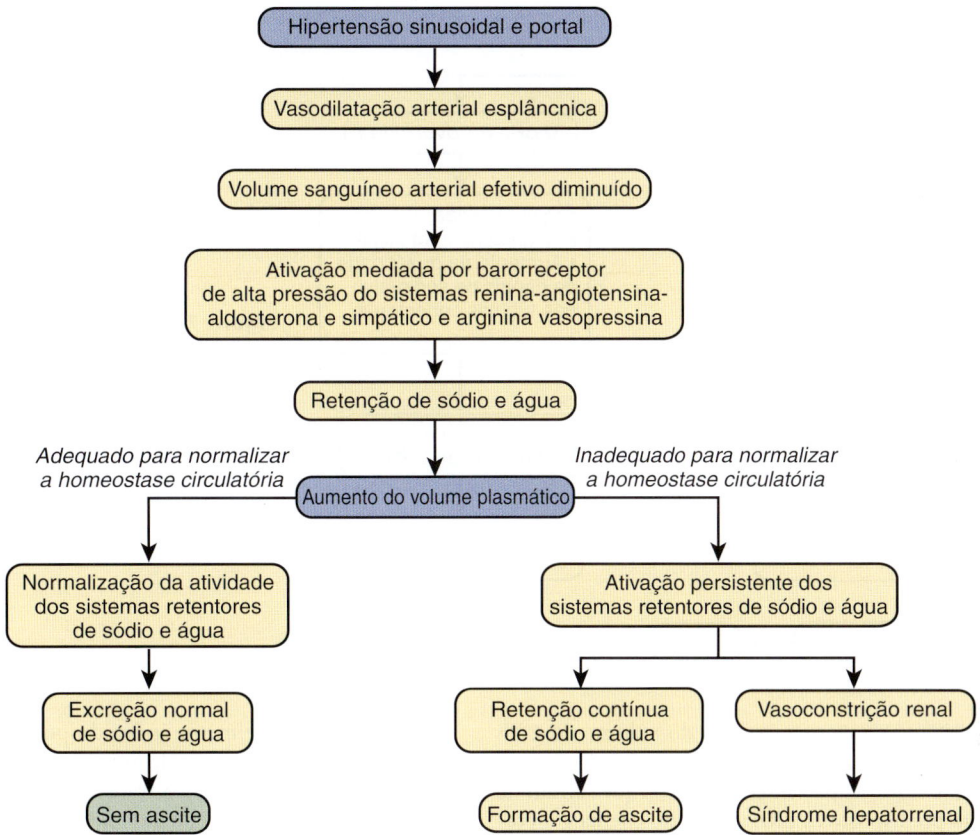

Figura 7-3 Cirrose hepática. Patogênese das anormalidades funcionais renais e formação de ascite. *(Modificação a partir da referência 27.)*

Retenção de Sódio e Água na Cirrose

Muitos aspectos patogênicos da retenção de sódio e água são semelhantes na cirrose e ICC (Fig. 7-3). O subenchimento arterial na cirrose, entretanto, ocorre secundariamente à vasodilatação arterial esplâncnica, com resultante retenção de sódio e água. O evento inicial na formação de ascite nos pacientes cirróticos é provavelmente a hipertensão sinusoidal e portal.[22] Nos pacientes cirróticos, isso é uma consequência da distorção da arquitetura hepática, tônus vascular hepático aumentado ou fluxo espleno-hepático elevado. A biodisponibilidade intra-hepática reduzida de NO e a produção aumentada de vasoconstritores (angiotensina, endotelina) também são responsáveis pela resistência elevada da vasculatura hepática.[23] A hipertensão portal causada por pressão sinusoidal aumentada ativa mecanismos vasodilatadores na circulação esplâncnica.[24] Esses mecanismos, mediados pelo menos em parte pela produção excessiva de NO e monóxido de carbono (CO), levam à vasodilatação arteriolar esplâncnica e periférica. Nos estados avançados da cirrose, a vasodilatação arteriolar causa o subenchimento do espaço vascular arterial sistêmico. Esse evento, através de uma redução do VSAE, leva a uma queda da pressão arterial. Consequentemente, a ativação do SRAA mediada por barorreceptores, a estimulação do sistema nervoso simpático, e a liberação não osmótica de ADH ocorrem para restaurar a homeostase do volume sanguíneo.[25] Isso envolve vasoconstrição compensatória assim como retenção renal de sódio e água. Porém, a vasodilatação esplâncnica também aumenta a produção esplâncnica de linfa, a qual excede a capacidade de transporte linfático, e, portanto, ocorre o vazamento de linfa para dentro da cavidade peritoneal, com o desenvolvimento de ascite.[26] A retenção renal de sódio e água persistente, associada à permeabilidade vascular esplâncnica aumentada e ao vazamento de linfa para a cavidade peritoneal, desempenha o principal papel na formação sustentada de ascite.

Retenção de Sódio e Água na Síndrome Nefrótica

Diferentemente da ICC e da cirrose hepática, nas quais os rins estão estruturalmente normais, a síndrome nefrótica é caracterizada por rins doentes que estão frequentemente com a função prejudicada. Tipicamente, pacientes nefróticos apresentam uma pressão sanguínea arterial mais alta, uma TFG mais elevada e menos deficiência na excreção de sódio e água que os pacientes com ICC e cirrose. Enquanto o edema é reconhecido como principal manifestação clínica da síndrome nefrótica, seu mecanismo patogênico permanece menos claramente definido. Duas possíveis explicações são as teorias de subenchimento (*underfilling*) e superenchimento (*overfilling*) (Fig. 7-4). A teoria de *underfilling* sugere que a pressão oncótica plasmática reduzida devido à proteinúria aumenta o movimento do fluido do compartimento vascular para o intersticial. O *underfilling* arterial resultante culmina com a ativação de mecanismos homeostáticos envolvendo o sistema nervoso simpático e o SRAA. A teoria de *overfilling*, por outro lado, implica retenção renal primária de sódio e água que se traduz em elevado volume plasmático total, hipertensão e supressão do SRAA. A distinção das duas situações é importante, uma vez que isso influencia a abordagem para uso de diurético nos pacientes nefróticos.

As seguintes observações sustentam a teoria de subenchimento para a formação de edema. O volume plasmático, a pressão sanguínea arterial sistêmica e o débito cardíaco estão reduzidos em alguns pacientes nefróticos, principalmente em crianças com MCD (Cap. 17), e podem ser corrigidos pela expansão de volume plasmático com infusão de albumina. As forças de Starling que governam o movimento de fluido através da parede capilar equivalem à diferença entre os gradientes de pressão hidrostática e pressão oncótica. A diminuição gradual da concentração plasmática de albumina e da pressão oncótica plasmática é mitigada pela entrada reduzida de albumina no espaço intersticial e um declínio simultâneo da pressão oncótica intersticial.

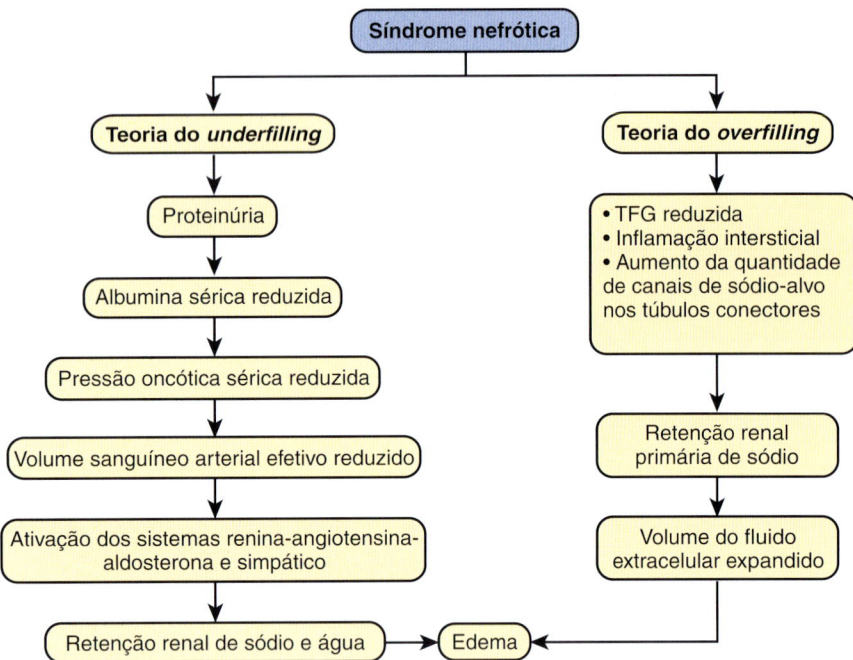

Figura 7-4 Síndrome nefrótica. Teorias de subenchimento (*underfilling*) e do superenchimento (*overfilling*) na patogênese do edema na síndrome nefrótica.

Consequentemente, notam-se menos expansão do volume do CFE e formação de edema, a menos que a hipoalbuminemia seja grave.[27] Portanto, na maioria das vezes, os pacientes nefróticos que sofrem de subenchimento e estão predispostos à LRA apesar do edema generalizado apresentam concentração de albumina sérica menor que 2 g/dL (20 g/L).

Observações que suportam a teoria de superenchimento incluem estudos de adultos com MCD que apresentam volume sanguíneo e pressão arterial aumentados. Depois da remissão induzida por prednisona (ou prednisolona), ocorrem reduções no volume plasmático e um declínio da pressão sanguínea, com um aumento da atividade plasmática de renina. Contudo, a avaliação do volume intravascular é de certa forma pouco confiável, uma vez que o estímulo aferente para a formação de edema parece ser um processo dinâmico, com diferentes resultados em fases distintas da formação do edema.[28] Também sustentando a retenção renal primária de sódio, estudos experimentais em animais com síndrome nefrótica unilateral demonstram que a retenção de sódio ocorre secundariamente ao aumento da reabsorção nos túbulos coletores.[29] A abundância de subunidades de canais epiteliais apicais de sódio (ENaC) no túbulo conector e ducto coletor desempenham um importante papel na patogênese da retenção de sódio na síndrome nefrótica em animais experimentais.[30]

Em suma, pacientes nefróticos com subenchimento arterial são mais predispostos a terem MCD com hipoalbuminemia grave, TFG preservada e pressão arterial baixa ou hipotensão postural. Outras doenças glomerulares estão mais frequentemente associadas a um quadro de superenchimento, com expansão de volume, pressão arterial elevada e um declínio da TFG. Já foi postulado que células inflamatórias intersticiais, uma característica de algumas doenças glomerulares além da MCD, podem facilitar um aumento da retenção de sódio e hipertensão ao liberarem mediadores que causam vasoconstrição.[31]

Edema Induzido por Drogas
A ingestão de vários tipos de drogas gera edema periférico. Vasodilatadores sistêmicos, como o minoxidil e o diazóxido, induzem o subenchimento arterial e subsequente retenção de sódio e água, através de mecanismos similares aos da ICC e cirrose. Bloqueadores do canal de cálcio di-hidropiridínicos podem causar edema periférico, o qual é relacionado com a redistribuição do fluido do espaço vascular para o interstício, possivelmente induzido por vasodilatação do esfíncter capilar aferente na ausência de um reflexo miogênico microcirculatório apropriado. Isso facilita a transmissão da pressão sistêmica à circulação capilar.[32] A retenção de fluido e a exacerbação da ICC podem ser observadas com a terapia com tiazolidinediona em pacientes com diabetes melito tipo 2, envolvendo a ativação do receptor γ ativado pelo peroxissomo proliferador (PPARγ) que leva à estimulação da reabsorção de sódio pelos canais de sódio nas células do túbulo coletor.[33] AINEs podem exacerbar a expansão de volume nos pacientes com ICC e cirrose ao reduzir as prostaglandinas vasodilatadoras na arteríola aferente do glomérulo.

Edema Idiopático
O edema idiopático é uma síndrome mal definida caracterizada por edema intermitente secundário à retenção de sódio e água e mais frequentemente notado em posição ortostática. Em geral, os pacientes queixam-se de edema em face e mãos, inchaço das pernas e ganho variável de peso.[34] O edema idiopático ocorre com mais frequência em mulheres que menstruam. Esses pacientes em geral também usam de forma incorreta diuréticos e laxativos, os quais podem estimular cronicamente o SRAA. O diagnóstico de edema idiopático é usualmente feito por exclusão de outras causas após história, exame físico e investigação.

Retenção de Sódio e Água na Gravidez
No primeiro trimestre de uma gestação normal, ocorrem vasodilatação arterial sistêmica e um declínio da pressão sanguínea em associação a um aumento compensatório do débito cardíaco.[35] Após esse estado de subenchimento arterial, ocorre a ativação do SRAA, com retenção renal de sódio e água precocemente na gestação normal. A osmolalidade plasmática reduzida, o estímulo à sede e a persistente liberação não osmótica de vasopressina constituem outras características da gravidez normal. Em contraste aos estados de enfermidade, como a ICC e a cirrose, a gestação está associada a um aumento da TFG e do fluxo sanguíneo renal. A TFG elevada, levando a carga filtrada mais alta e aporte distal aumentado de sódio na gravidez, sem dúvida contribui para o melhor escape do efeito retentor de sódio da aldosterona comparada aos pacientes com ICC. Isso atenua a formação de edema quando comparado a outras desordens edematosas.

Todavia, a causa de vasodilatação periférica na gravidez é multifatorial. O estrogênio suprarregula a síntese endotelial de NO durante a gestação, e inibidores da síntese de NO normalizam a hemodinâmica sistêmica e renal na gestação de ratos fêmeas.[36] A placenta cria uma fístula arteriovenosa na circulação materna, a qual contribui para a vasodilatação sistêmica. Altos níveis de prostaglandinas vasodilatadoras constituem outro fator contribuinte.[37] O nível de relaxina aumenta de modo precoce na gestação, o que também pode contribuir para as mudanças circulatórias nos rins e em outros órgãos maternos durante a gravidez.[38]

Manifestações Clínicas

Uma história e exame físico completos do paciente são importantes para identificar a etiologia da expansão do volume do CFE e do edema. Uma história conhecida de doença subjacente, como doença arterial coronariana, hipertensão ou cirrose hepática podem apontar o mecanismo subjacente de formação do edema. Pacientes com insuficiência cardíaca de lado esquerdo podem apresentar dispneia relacionada com o exercício, ortopneia e dispneia paroxística noturna. Os pacientes com insuficiência cardíaca de lado direito ou falência biventricular podem exibir ganho de peso e edema dos membros inferiores. O exame físico revela PVJ aumentada, estertores pulmonares, terceira bulha cardíaca ou edema periférico dependente da gravidade que podem aparecer nos tornozelos ou sacro.

Os pacientes nefróticos classicamente apresentam-se com edema periorbitário devido à sua capacidade de deitar-se durante o sono. No entanto, aqueles com doença grave podem exibir edema marcadamente generalizado com anasarca. Os pacientes cirróticos apresentam-se com ascite e edema de membros inferiores causados pela hipertensão portal e hipoalbuminemia. O exame físico pode revelar estigmas da doença hepática crônica e esplenomegalia.

Abordagem Diagnóstica e Terapêutica para a Expansão do Volume Extracelular

O tratamento da expansão do volume do CFE consiste em reconhecer e tratar a causa subjacente e tentar alcançar um balanço negativo de sódio através da restrição dietética de sódio e administração de diuréticos. Antes de iniciar a terapia diurética em um paciente congesto, é imperativo observar que a expansão de volume do CFE pode ter ocorrido como mecanismo compensatório do subenchimento arterial, como acontece na ICC e cirrose. Uma abordagem criteriosa é, portanto, necessária para evitar a precipitação de uma queda no débito cardíaco e na perfusão tecidual. A rápida remoção do excesso de fluido é geralmente necessária apenas em situações ameaçadoras à vida, como no edema pulmonar e hipertensão induzida por hipervolemia, enquanto uma abordagem mais gradual é objetivada nos pacientes menos comprometidos.

Uma restrição dietética de sódio moderada (2 a 3 g/dia; 86 a 130 mmol/dia) deve ser encorajada. Se substitutos do sal forem usados, é importante considerar que eles contêm cloreto de potássio e, portanto, não devem ser usados em pacientes com disfunção renal avançada ou naqueles em uso concomitante de diuréticos poupadores de potássio. A restrição da ingesta total de fluido geralmente é necessária apenas para os pacientes com hiponatremia. Qualquer medicação concomitante que promova restrição de sódio (p. ex., AINEs) deve ser descontinuada. Os diuréticos são a pedra angular da terapia para remoção do excesso de fluido. Outras medidas podem ser usadas nos pacientes com resposta inadequada ou ausência de resposta aos diuréticos. Naqueles com cirrose hepática, paracentese de grandes volumes associada a infusão de albumina pode ser usada para remover grandes volumes de líquido ascítico. Manobras intervencionistas para promover um desvio do líquido ascítico para uma veia central também podem ser consideradas em casos de ascite refratária e podem

melhorar a TFG e a excreção de sódio. A remoção extracorpórea de fluido por ultrafiltração pode ser usada em pacientes com insuficiência cardíaca descompensada agudamente acompanhada por insuficiência renal ou resistência diurética. Inibidores da ECA e bloqueadores do receptor de angiotensina (BRAs) são agentes adjuvantes modificadores da doença nos pacientes com ICC ou síndrome nefrótica. Terapias agressivas adicionais para a insuficiência cardíaca incluem agentes antiarrítmicos, inotrópicos positivos e dispositivos mecânicos, como o dispositivo de assistência do ventrículo esquerdo.

O tratamento do edema suspeito de ser induzido por diurético, o qual está associado ao hiperaldosteronismo secundário persistente, é a descontinuação do diurético por 3 a 4 semanas após informar ao paciente que o edema pode piorar inicialmente. Se o edema não melhorar após 4 semanas, pode-se instituir espironolactona na dose de 50 a 100 mg/dia e aumentá-la até um máximo de 200 mg/dia.

Diuréticos

Princípios de Ação

Os diuréticos constituem o suporte principal da terapia dos estados edematosos, com cinco classes baseadas nos locais predominantes de ação do diurético ao longo do néfron (Fig. 7-5). A maioria dos diuréticos alcançam seus sítios de transporte luminais através da secreção tubular de fluido. Todos os diuréticos, com exceção dos agentes osmóticos, apresentam um alto grau de ligação a proteínas, o que limita a filtração glomerular, mantém a droga nos espaços vasculares e permite que essas drogas sejam levadas até o túbulo contornado proximal para secreção.[39] Os diuréticos agem inibindo a reabsorção de sódio com o acompanhamento de um ânion, usualmente o cloreto. A natriurese resultante leva à redução do volume do CFE. Apesar da administração de um diurético causar um déficit final sustentado de sódio corporal total, o curso temporal da natriurese é limitado, uma vez que mecanismos renais atenuam a excreção de sódio. Esse fenômeno é conhecido como *escape do diurético*, e seu mecanismo inclui ativação do sistema nervoso simpático e do SRAA, redução da pressão arterial sistêmica e renal, hipertrofia das células do néfron distal com expressão aumentada de transportadores epiteliais e talvez alterações dos hormônios natriuréticos (p. ex., PNA).[41]

Efeitos Adversos

Muitos diuréticos comuns são derivados da sulfanilamida e podem, portanto, induzir alergia em pacientes suscetíveis, manifestada por reações de hipersensibilidade, geralmente como um *rash* ou raramente nefrite intersticial aguda. Os efeitos adversos dos diuréticos mais sérios são os distúrbios eletrolíticos. Ao bloquear a reabsorção de sódio na alça de Henle e no túbulo distal, os diuréticos de alça e os tiazídicos causam natriurese e aporte distal de sódio aumentado. O balanço negativo de sódio resultante ativa o SRAA. O efeito da aldosterona de intensificar a excreção distal de K^+ e H^+ pode levar à hipocalemia e alcalose metabólica. Os pacientes devem, portanto, ser monitorados, e a suplementação oral ou adição de um diurético poupador de potássio podem ser necessárias.

Os diuréticos de alça inibem a reabsorção tubular ao abolir o gradiente potencial transepitelial e, dessa forma, aumentar a excreção de magnésio e cálcio. Os diuréticos tiazídicos exercem o mesmo efeito sobre o magnésio, mas, diferentemente dos diuréticos de alça, os tiazídicos reduzem as perdas urinárias de cálcio e são, portanto, preferidos no tratamento de estados hipercalciúricos e em pacientes com osteoporose. Os diuréticos tiazídicos interferem nos mecanismos de diluição urinária ao bloquear a reabsorção de sódio no túbulo contornado distal, um efeito que pode levar à hiponatremia. Agudamente, os diuréticos de alça e os tiazídicos aumentam excreção de ácido úrico, enquanto a administração crônica resulta em excreção reduzida de ácido úrico. O efeito crônico pode ser devido ao transporte aumentado

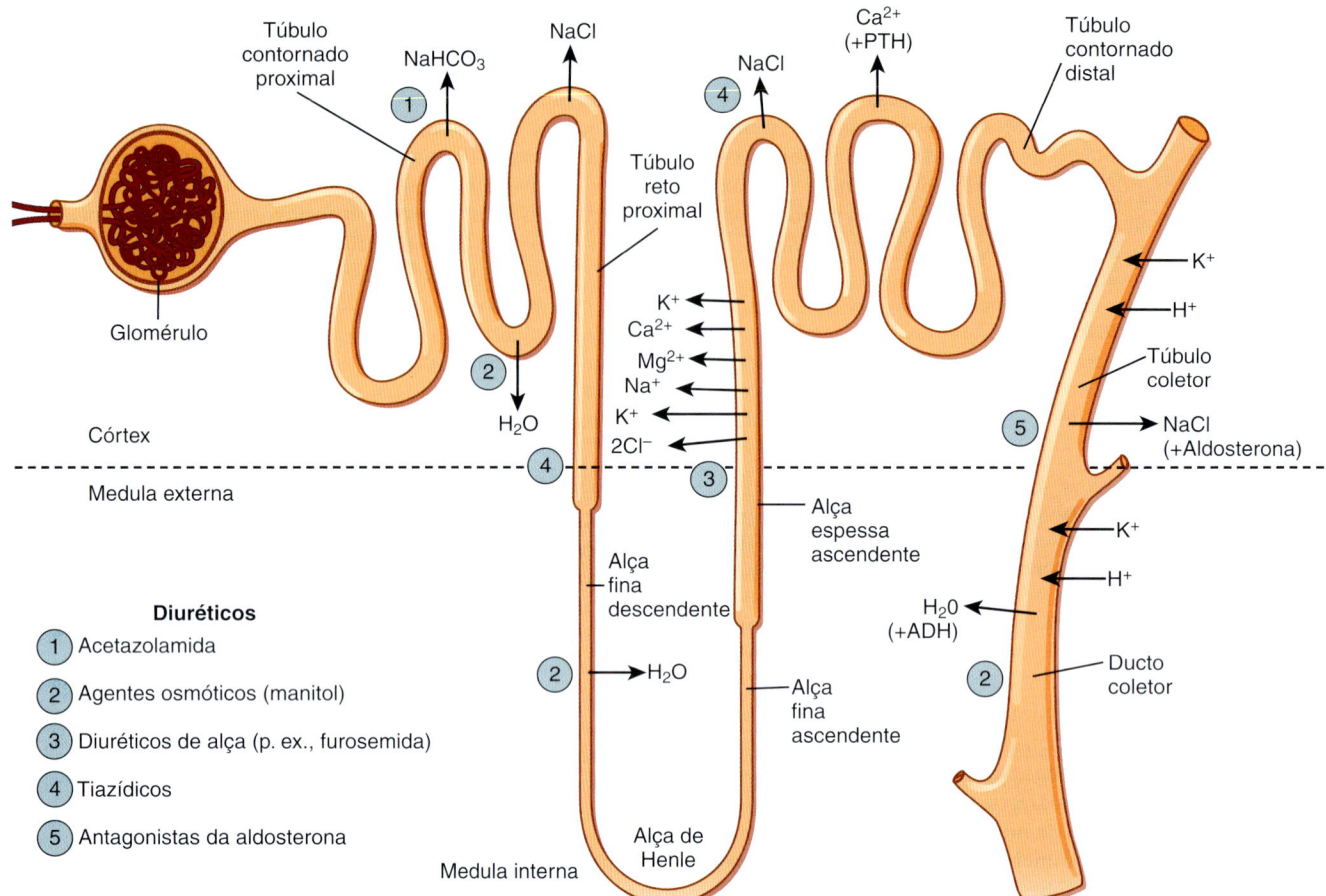

Figura 7-5 **Sistemas de transporte tubular e sítios de ação dos diuréticos.** *(Modificado a partir da referência 40.)*

no túbulo contornado proximal secundário à depleção de volume, levando ao aumento da reabsorção de ácido úrico, ou competição entre o diurético e o ácido úrico para secreção no túbulo proximal, resultando em secreção reduzida de ácido úrico. Outros efeitos adversos com altas doses incluem ototoxicidade com os diuréticos de alça, particularmente com a coadministração de aminoglicosídeo; e ginecomastia, a qual pode se desenvolver com o uso de espironolactona.

Tolerância e Resistência ao Diurético

A *tolerância* a longo-prazo ao diurético de alça refere-se à resistência à sua ação como resultado da hipertrofia do segmento distal do néfron e reabsorção aumentada de sódio que se segue à exposição aumentada aos solutos não absorvidos proximalmente.[39] Esse problema pode ser abordado ao combinar diuréticos de alça com tiazídicos, uma vez que os últimos bloqueiam os sítios responsáveis do néfron distal.

A *resistência* diurética refere-se ao edema que é ou tornou-se refratário a um dado diurético. A Figura 7-6 mostra um algoritmo para a terapia diurética em pacientes com edema causado por doença renal, hepática ou cardíaca. A resistência diurética pode resultar de diversas causas. A doença renal crônica está associada a um aporte tubular e secreção reduzidos de diuréticos, o que subsequentemente diminui a concentração da droga no sítio ativo no lúmen tubular. Nos pacientes com síndrome nefrótica, pensava-se previamente que o alto conteúdo de proteína no fluido tubular aumentaria a ligação proteica da furosemida e de outros diuréticos de alça e consequentemente inibiria sua ação. Entretanto, dados mais recentes sugerem que a ligação proteica na urina não afeta a resposta à furosemida.[42] Como explicado anteriormente, o subenchimento arterial na cirrose de ICC está associado a responsividade reduzida do néfron aos diuréticos devido à

reabsorção proximal tubular de sódio aumentada, levando a um menor aporte de sódio aos sítios segmentares de ação diurética no néfron distal. Os AINEs bloqueiam os aumentos do fluxo sanguíneo renal mediados por prostaglandinas e aumentam a expressão de cotransportadores Na^+-K^+-Cl^- na porção ascendente espessa (PAE).

A restrição de sal é a abordagem-chave para diminuir a retenção pós-diurética de sódio. O hiperaldosteronismo secundário também contribui para a resistência diurética. Outras abordagens para antagonizar a resistência aos diuréticos incluem o aumento da dose do diurético de alça, a administração de doses mais frequentes e o uso de terapia combinada para bloquear sequencialmente mais de um sítio do néfron, causando assim uma interação sinérgica entre os diuréticos. É razoável iniciar a terapia antagonista à aldosterona antes da adição de um diurético tiazídico nos pacientes com nível de potássio baixo ou no limite inferior da normalidade e que estão recebendo apenas terapia com diurético de alça, para aumentar a diurese e minimizar o grau de perda de potássio. Os pacientes edemaciados altamente resistentes podem ser tratados com ultrafiltração.

Diuréticos de Alça

Os diuréticos de alça – como a furosemida, bumetanida, torsemida e ácido atacrínico – agem bloqueando os cotransportadores Na^+-K^+-Cl^- da superfície apical das células da PAE, consequentemente diminuindo a reabsorção final. Os diuréticos de alça são os diuréticos mais potentes de todos devido à sua habilidade de inibir a reabsorção de 25% do sódio filtrado que normalmente ocorre na PAE. Além disso, o segmento do néfron posterior à PAE não possui a capacidade de reabsorver completamente o volume de fluido que deixa a PAE. A biodisponibilidade da furosemida oral varia entre 10% e 100%; aquela da

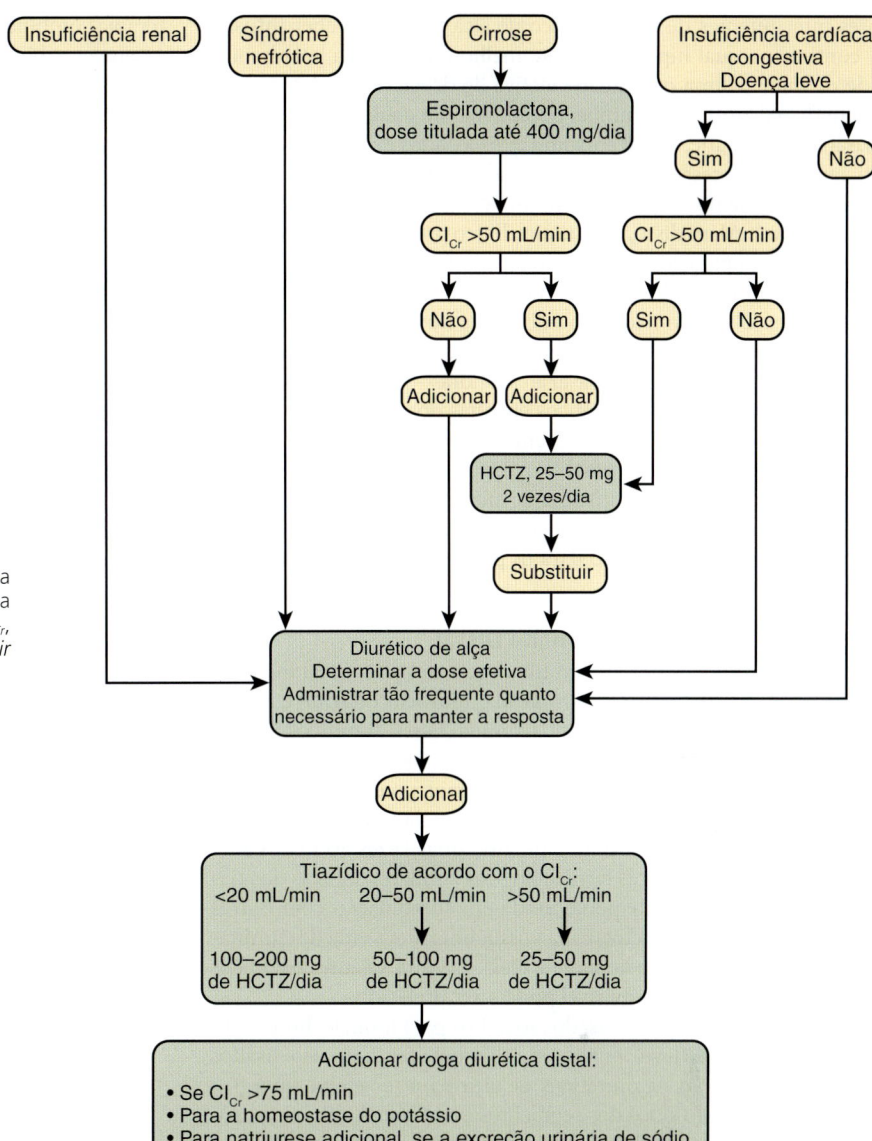

Figura 7-6 Terapia diurética. Algoritmo para a terapia diurética em pacientes com edema causado por doença renal, hepática ou cardíaca. *HCTZ*, Hidroclorotiazida; *Cl_{Cr}*, *clearance* (depuração) de creatinina. *(Modificado a partir da referência 39.)*

Regimes Terapêuticos para Diuréticos de Alça

| | Disfunção Renal | | | | | | Função Renal Preservada | | | |
| | Moderada | | Grave | | Síndrome Nefrótica | | Cirrose | | Insuficiência Cardíaca Congestiva | |
	VO	IV	VO	IV	VO	IV	VO	IV	VO	IV
Furosemida	80-160	80	240	200	240	120	80-160	40-80	160-240	40-80
Bumetanida	2-3	2-3	8-10	8-10	3	3	1-2	1	2-3	2-3
Torsemida	50	50	100	100	50	5	10-20	10-20	50	20-50

Tabela 7-5 Regimes terapêuticos para diuréticos de alça. (Modificado a partir da referência 46.)

bumetanida e torsemida é comparativamente maior. Como classe, os diuréticos de alça apresentam uma meia-vida de eliminação curta, de modo que os intervalos entre as doses precisam ser curtos para manter níveis adequados no lúmen. O prolongamento excessivo do intervalo entre as doses pode levar à ávida reabsorção de sódio pelo néfron, a qual pode resultar em retenção pós-diurética de sódio.

A potência intrínseca de um diurético é definida pela sua curva dose-resposta, a qual é geralmente sigmoide. A dose-resposta mais pronunciada é a razão para os diuréticos de alça serem frequentemente referidos como "drogas de limiar". Isso é exemplificado pela furosemida, a qual pode iniciar a diurese em uma pessoa com função renal normal com uma dose IV de 10 mg, e um efeito máximo é visto com 40 mg. Uma dose maior propicia mínimo ou ausência de benefício extra, e os efeitos colaterais podem aumentar. Além do mais, a dose efetiva de diurético é mais alta em pacientes com ICC, cirrose avançada e falência renal (Tabela 7-5), Os pacientes que respondem mal às doses intermitentes de um diurético de alça podem receber infusão IV contínua, a qual hipoteticamente melhora a resposta pela habilidade de manter uma quantidade efetiva de droga no sítio de ação.[43] O benefício da infusão contínua, porém, não foi confirmado em uma revisão da Cochrane, a qual concluiu que os dados disponíveis são insuficientes para acessar os méritos de cada abordagem (bolus ou contínua), apesar da maior diurese e perfil de segurança melhor da infusão contínua.[44] Além disso, um ensaio clínico prospectivo randomizado foi realizado para comparar a terapia em bolus versus a infusão IV contínua de furosemida, assim como terapia com altas doses versus baixas doses. O estudo não achou diferença nos desfechos primários – a avaliação global de sintomas durante o curso de 72 horas e a mudança da creatinina sérica do basal até 72 horas – entre a infusão contínua versus em bolus. Os diuréticos em altas doses foram mais efetivos que aqueles em baixas doses, sem efeitos negativos clinicamente importantes sobre a função renal.[45]

Apesar de terem características farmacológicas típicas de outros diuréticos de alça, o ácido etacrínico apresenta maior potencial ototóxico e, portanto, é reservado para os pacientes alérgicos aos outros diuréticos de alça.

Diuréticos do Túbulo Contornado Distal

O grupo de diuréticos de ação no túbulo contornado distal inclui os diuréticos tiazídicos, como a clorotiazida, hidroclorotiazida e a clortalidona, além da metolazona e indapamida. Esses diuréticos inibem a absorção de NaCl no túbulo distal, onde até 5% do sódio e cloreto filtrados são reabsorvidos, e são, então, menos potentes que os diuréticos de alça. Os tiazídicos possuem uma meia-vida relativamente longa e podem ser administrados uma ou duas vezes ao dia. A metolazona tem características farmacológicas similares àquelas dos tiazídicos e é mais frequentemente usada em combinação com outras classes de diuréticos. A metolazona possui uma meia-vida de eliminação mais longa (aproximadamente 2 dias), e, assim, agentes tiazídicos com ação mais rápida e previsível podem ser preferidos.

Os tiazídicos podem ser usados sozinhos para induzir diurese em pacientes com ICC leve, porém mais frequentemente são usados em combinação com os diuréticos de alça para ter efeito sinérgico ao bloquear múltiplo sítios dos segmentos do néfron. Uma vez que os diuréticos tiazídicos precisam alcançar o lúmen para serem efetivos, doses mais altas são necessárias nos pacientes com disfunção renal. Os tiazídicos (excluindo possivelmente a metolazona e a indapamida) são ineficazes em pacientes com disfunção renal avançada (TFG < 30 a 40 mL/min). Nesses pacientes, os tiazídicos podem aumentar o efeito diurético dos diuréticos de alça se forem coadministrados em doses suficientes para atingir concentração efetiva no lúmen do néfron. Se usada, essa terapia combinada deve ser iniciada sob monitorização estreita devido a um profundo risco de hipocalemia e depleção excessiva do CFE.

Diuréticos do Ducto Coletor

A amilorida, o triamtereno e os antagonistas da aldosterona e a eplerenona agem no ducto coletor. A amilorida e o triamtereno agem primariamente no túbulo coletor cortical ou no túbulo conector e ducto coletor cortical ao interferir na reabsorção de sódio através do ENaC apical. Esses agentes inibem a secreção de potássio indiretamente ao dissipar o gradiente de eletronegatividade normalmente criado pela reabsorção de sódio que favorece a secreção de potássio. A espironolactona e a eplerenona são antagonistas competitivos da aldosterona e causam natriurese e retenção de potássio. Os diuréticos poupadores de potássio são considerados diuréticos fracos, já que bloqueiam apenas cerca de 3% da carga de sódio filtrada que alcança o seu sítio de ação e, portanto, são mais frequentemente usados com outros diuréticos para aumentar a diurese ou para preservar o potássio. Se a

terapia combinada for usada, monitorização cuidadosa é essencial para prevenir hipercalemia perigosa. Os pacientes vulneráveis incluem aqueles com disfunção renal subjacente, aqueles com ICC, pacientes diabéticos e aqueles em uso simultâneo de inibidores da ECA, BRAs, AINEs ou β-bloqueadores. Os diuréticos com ação no túbulo coletor são considerados agentes de primeira linha em certas condições, como por exemplo, a espironolactona em pacientes com cirrose hepática e ascite e a amilorida no tratamento da síndrome de Liddle. A síndrome de Liddle é uma rara condição autossômica dominante caracterizada por um aumento primário da função do canal epitelial de sódio do túbulo coletor, levando à hipertensão e, em alguns pacientes, hipocalemia e alcalose metabólica (Cap. 49).

Diuréticos do Túbulo Proximal

A acetazolamida age ao bloquear a atividade do trocador Na^+-H^+, aumentando assim a excreção de bicarbonato de sódio. A acetazolamida é um diurético fraco, uma vez que a reabsorção proximal de sódio é mediada por outras vias e também porque o diurético de alça tem uma capacidade reabsortiva maior, capturando a maior parte do sódio e cloreto que escapam do túbulo proximal. A acetazolamida gera uma acidose metabólica hiperclorêmica, particularmente com uso prolongado. Ela também pode causar hipocalemia devido ao aporte distal de sódio aumentado; pode causar hipofosfatemia, mas o mecanismo disso não é bem compreendido. Raramente usada como agente único, a acetazolamida é mais frequentemente usada com outros diuréticos no tratamento da alcalose metabólica acompanhada por estados edematosos, e na doença pulmonar obstrutiva crônica (DPOC).

Diuréticos Osmóticos

Os diuréticos osmóticos são substâncias livremente filtradas no glomérulo, mas são pouco reabsorvidas. O manitol é o protótipo dos diuréticos osmóticos. O manitol produz diurese ao aumentar a pressão osmótica dentro do lúmen do túbulo proximal e alça de Henle. Isso causa diurese de água aumentada e, em menor grau, excreção de sódio e potássio.[47] Os pacientes com débito cardíaco reduzido podem desenvolver edema pulmonar quando recebem manitol devido a uma fase intravascular hipertônica inicial. Portanto, o manitol não é o agente preferido para o tratamento de estados edematosos, mas é preferencialmente usado para tratar edema cerebral induzido por trauma ou neoplasias e para reduzir a pressão intraocular. O manitol também é usado no tratamento da síndrome do desequilíbrio dialítico, aumentando a osmolalidade sérica e desse modo reduzindo a rápida taxa de remoção de soluto pela diálise, o fator aparentemente responsável pelos sintomas.

Referências

1. Verbalis JG. Body water osmolality. In: Wilkinson R, Jamison R, eds. *Textbook of Nephrology*. London: Chapman & Hall; 1997:89-94.
2. Palmer BF, Alpern RJ, Seldin DW. Physiology and pathophysiology of sodium and retention and wastage. In: Alpern RJ, Herbert SC, eds. *Seldin and Giebisch's the Kidney: Physiology and Pathophysiology*. 4th ed. Boston: Elsevier; 2008:1005-1049.
3. Schrier RW, Berl T, Anderson RJ. Osmotic and nonosmotic control of vasopressin release. *Am J Physiol*. 1979;236:F321-F332.
4. Goldsmith SR. Vasopressin as a vasopressor. *Am J Med*. 1987;82:1213.
5. Schafer JA, Hawk CT. Regulation of Na^+ channels in the cortical collecting duct by AVP and mineralocorticoids. *Kidney Int*. 1992;41:255-268.
6. Akabane S, Matsushima Y, Matsuo H, et al. Effects of brain natriuretic peptide on renin secretion in normal and hypertonic saline–infused kidney. *Eur J Pharmacol*. 1991;198:143-148.
7. O'Shaughnessy KM, Karet FE. Salt handling and hypertension. *J Clin Invest*. 2004;113:1075-1081.
8. Wilkes MM, Navickis RJ. Patient survival after human albumin administration. A meta-analysis of randomized, controlled trials. *Ann Intern Med*. 2001; 135:149-164.
9. Finfer S, Bellomo R, Boyce N, et al. A comparison of albumin and saline for fluid resuscitation in the intensive care unit. *N Engl J Med*. 2004;350:2247.

10. Perner A, Haase N, Guttormsen AB, et al. Hydroxyethyl starch 130/0.42 versus Ringer's acetate in severe sepsis. *N Engl J Med.* 2012;367:124-134.

11. Reinhart K, Perner A, Sprung CL, et al. Consensus statement of the ESICM task force on colloid volume therapy in critically ill patients. *Intensive Care Med.* 2012;38:368-383.

12. Wang XY, Masilamani S, Nielsen J, et al. The renal thiazide-sensitive Na-Cl cotransporter as mediator of the aldosterone-escape phenomenon. *J Clin Invest.* 2001;108:215-222.

13. Yokota N, Bruneau BG, Kuroski de Bold ML, de Bold AJ. Atrial natriuretic factor significantly contributes to the mineralocorticoid escape phenomenon: Evidence for a guanylate cyclase–mediated pathway. *J Clin Invest.* 1994;94: 1938-1946.

14. Schrier RW. Body fluid volume regulation in health and disease: A unifying hypothesis. *Ann Intern Med.* 1990;113:155-159.

15. Schrier RW. Role of diminished renal function in cardiovascular mortality: Marker or pathogenetic factor? *J Am Coll Cardiol.* 2006;47:1-8.

16. Schrier RW, deWardener HE. Tubular reabsorption of sodium ion: Influence of factors other than aldosterone and glomerular filtration rate. *N Engl J Med.* 1971;285:1231-1242.

17. Hensen J, Abraham WT, Dürr J, Schrier RW. Aldosterone in congestive heart failure: Analysis of determinants and role in sodium retention. *Am J Nephrol.* 1991;11:441-446.

18. Schrier RW, Berl T. Nonosmolar factors affecting renal water excretion (first of two parts). *N Engl J Med.* 1975;292:81-88.

19. Szatalowicz VL, Arnold PE, Chaimovitz C, et al. Radioimmunoassay of plasma arginine vasopressin in hyponatremic patients with congestive heart failure. *N Engl J Med.* 1981;305:263-266.

20. Seibold A, Rosenthal W, Barberis C, Birnbaumer M. Cloning of the human type-2 vasopressin receptor gene. *Ann NY Acad Sci.* 1993;689:570-572.

21. Lee WH, Packer M. Prognostic importance of serum sodium concentration and its modification by converting-enzyme inhibition in patients with severe chronic heart failure. *Circulation.* 1986;73:257-267.

22. Ginès P, Schrier RW. Renal failure in cirrhosis. *N Engl J Med.* 2009;361: 1279-1290.

23. Hernandez-Guerra M, Garcia-Pagan JC, Bosch J. Increased hepatic resistance: A new target in the pharmacologic therapy of portal hypertension. *J Clin Gastroenterol.* 2005;39:131-137.

24. Ginès P, Cardenas A, Arroyo V, Rodes J. Management of cirrhosis and ascites. *N Engl J Med.* 2004;350:1646-1654.

25. Schrier RW, Arroyo V, Bernardi M, et al. Peripheral arterial vasodilation hypothesis: A proposal for the initiation of renal sodium and water retention in cirrhosis. *Hepatology.* 1988;8:1151-1157.

26. Arroyo V, Ginès P, Gerbes AL, et al. Definition and diagnostic criteria of refractory ascites and hepatorenal syndrome in cirrhosis. International Ascites Club. *Hepatology.* 1996;23:164-176.

27. Ginès P, Cardenas A, Sola E, et al. Liver disease and the kidney. In: Coffman TM, Falk RJ, Molitoris BA, et al, eds. *Schrier's Diseases of the Kidney.* 9th ed. Philadelphia: Lippincott Williams & Wilkins; 2012:1966- 1996.

28. Koomans HA, Kortlandt W, Geers AB, et al. Lowered protein content of tissue fluid in patients with the nephrotic syndrome: Observations during disease and recovery. *Nephron.* 1985;40:391.

29. Ichikawa I, Rennke HG, Hoyer JR, et al. Role for intrarenal mechanisms in the impaired salt excretion of experimental nephrotic syndrome. *J Clin Invest.* 1983;71:91.

30. Kim SW, Frøkiaer J, Nielsen S. Pathogenesis of oedema in nephrotic syndrome: Role of epithelial sodium channel. *Nephrology (Carlton).* 2007;12 (suppl 3):S8-S10.

31. Rodriguez-Iturbe B, Herrera-Acosta J, Johnson RJ. Interstitial inflammation, sodium retention, and the pathogenesis of nephrotic edema: A unifying hypothesis. *Kidney Int.* 2002;62:1379.

32. Gustafsson DJ. Microvascular mechanisms involved in calcium antagonist edema formation. *Cardiovasc Pharmacol.* 1987;10(suppl 1):S121-S131.

33. Guan Y, Hao C, Cha DR, et al. Thiazolidinediones expand body fluid volume through PPARγ stimulation of ENaC-mediated renal salt absorption. *Nat Med.* 2005;11:861.

34. Streeten DH. Idiopathic edema: Pathogenesis, clinical features, and treatment. *Endocrinol Metab Clin North Am.* 1995;24:531-547.

35. Chapman AB, Abraham WT, Zamudio S, et al. Temporal relationships between hormonal and hemodynamic changes in early human pregnancy. *Kidney Int.* 1988;54:2056-2063.

36. Cadnapaphornchai MA, Ohara M, Morris KG, et al. Chronic nitric oxide synthase inhibition reverses systemic vasodilation and glomerular hyperfiltration in pregnancy. *Am J Physiol Renal Physiol.* 2001;280:F592-F598.

37. Whalen JB, Clancey CJ, Farley DB, van Orden DE. Plasma prostaglandins in pregnancy. *Obstet Gynecol.* 1978;51:52-55.

38. Conrad KP, Jeyabalan A, Danielson LA, et al. Role of relaxin in maternal renal vasodilation of pregnancy. *Ann NY Acad Sci.* 2005;1041:147-154.

39. Brater DC. Diuretic therapy. *N Engl J Med.* 1998;339:387-395.

40. Ives HE. Diuretic agents. In: Katzung BG, ed. *Basic and Clinical Pharmacology.* 10th ed. Columbus, Ohio: McGraw-Hill Medical; 2006:237.

41. Jackson EK. Diuretics. In: Brunton LL, ed. *Goodman & Gilman's the Pharmacological Basis of Therapeutics.* 11th ed. New York: McGraw-Hill; 2005.

42. Agarwal R, Gorski JC, Sundblad K, Brater DC. Urinary protein binding does not affect response to furosemide in patients with nephrotic syndrome. *J Am Soc Nephrol.* 2000;11:1100-1105.

43. Rudy DW, Voelker JR, Greene PK, et al. Loop diuretics for chronic renal insufficiency: A continuous infusion is more efficacious than bolus therapy. *Ann Intern Med.* 1991;115:360-366.

44. Salvador D, Rey N, Ramos G, Punzalan F. Continuous infusion versus bolus injection of loop diuretics in congestive heart failure. *Cochrane Database Syst Rev.* 2004;(1):CD003178.

45. Felker GM, Lee KL, Bull DA, et al. Diuretic strategies in patients with acute decompensated heart failure. *N Engl J Med.* 2011;364:797-805.

46. Ellison D, Schrier RW. The edematous patient, cardiac failure, cirrhosis, and nephrotic syndrome. In: Schrier RW, ed. *Manual of Nephrology.* 6th ed. Philadelphia: Lippincott Williams & Wilkins; 2005:8.

47. Seely JF, Dirks JH. Micropuncture study of hypertonic mannitol diuresis in the proximal and distal tubule of the dog kidney. *J Clin Invest.* 1969;48: 2330-2340.

48. Schrier RW, Abraham WT. Hormones and hemodynamics in heart failure. *N Engl J Med.* 1999;341:577-585.

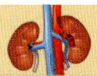

CAPÍTULO 8

Distúrbios do Equilíbrio da Água

Tomas Berl e Chirag Parikh

FISIOLOGIA DO EQUILÍBRIO DA ÁGUA

A manutenção da tonicidade dos fluidos corporais dentro de uma faixa estreita é possível devido aos mecanismos homeostáticos que controlam a ingesta e a excreção de água. A vasopressina, também conhecida como arginina vasopressina (AVP) ou hormônio antidiurético (ADH), governa a excreção de água mediante seus efeitos sobre o sistema coletor renal. Osmorreceptores localizados no hipotálamo controlam a secreção de vasopressina em resposta a alterações na tonicidade.

No estado de equilíbrio, a ingesta de água corresponde às suas perdas. Ela é regulada pela necessidade de manter uma osmolalidade sérica fisiológica de 285 a 290 mOsm/kg. Não obstante as grandes flutuações na ingesta de solutos e água, a concentração total de soluto (p. ex., a tonicidade) dos fluidos corporais é mantida virtualmente constante. A habilidade de diluir e concentrar a urina possibilita grande flexibilidade no fluxo urinário (Cap. 2). Durante a sobrecarga de água, os mecanismos diluidores tornam possível a excreção de 20 a 25 litros de urina diariamente, e, durante a privação de água, o volume urinário pode ser tão baixo quanto 0,5 L/dia.[1,2]

VASOPRESSINA

A vasopressina desempenha um papel crítico na determinação da concentração da urina. Ela é um peptídio cíclico de 1099-d e é sintetizada e secretada pelos núcleos magnocelulares especializados do hipotálamo, o supraóptico e o paraventricular. A vasopressina tem uma meia-vida de cerca de 15 a 20 minutos e é rapidamente metabolizada no fígado e nos rins.

Estímulo Osmótico para a Liberação de Vasopressina

Substâncias restritas ao fluido extracelular (FEC), como salina hipertônica e manitol, reduzem o volume celular ao agir como osmóis efetivos, aumentando o movimento osmótico da água a partir da célula. Isso estimula a liberação de vasopressina; em contraste, a ureia e a glicose cruzam prontamente as membranas celulares e, portanto, não causam alterações no volume celular. As células "osmorreceptoras", localizadas próximas ao núcleo supraóptico no hipotálamo anterior, são sensíveis às alterações da osmolalidade plasmática tão pequenas quanto 1% e acarretam a liberação de vasopressina por uma via que envolve a ativação dos canais TRPV4 (potencial transitório do receptor, de "*transient receptor potential*"). Em humanos, o patamar osmótico para a liberação de vasopressina é de 280 a 290 mOsm/kg[2,3] (Fig. 8-1). Esse sistema é tão eficiente que a osmolalidade plasmática não varia, em geral, em mais de 1% a 2%, apesar da grande flutuação na ingesta de água.

Estímulo não Osmótico para a Liberação de Vasopressina

Existem vários outros estímulos não osmóticos para a secreção de vasopressina. A redução do volume circulante efetivo (p. ex., insuficiência cardíaca, cirrose, vômitos) causa descarga de nervos parassimpáticos aferentes nos barorreceptores do seio carotídeo e aumenta a secreção de vasopressina. Outros estímulos não osmóticos incluem náusea, dor no pós-operatório e gravidez. Níveis muito mais altos de vasopressina podem ser alcançados mais com hipovolemia do que com hiperosmolalidade, embora grande (7%) diminuição do volume de sangue seja necessária antes de a resposta ser evocada.

Mecanismo de Ação da Vasopressina

A vasopressina se liga a três tipos de receptores acoplados às proteínas G: o V_{1a} (vascular e hepático), o V_{1b} (hipófise anterior) e os receptores renais V_2. O receptor V_2 está, a princípio, localizado no ducto coletor e leva a um aumento na permeabilidade da água pela aquaporina 2 (AQP2), que é um membro de uma família de transportadores celulares de água[4] (Fig. 8-2). A AQP1 está localizada nas regiões apical e basolateral das células epiteliais do túbulo proximal e da porção descendente da alça de Henle e é responsável pela alta permeabilidade à agua desses segmentos do néfron. Uma vez que a AQP1 é expressa constitutivamente, ela não é alvo de regulação pela vasopressina. Em contraste, a AQP2 é achada exclusivamente nas membranas plasmáticas apicais e vesículas intracelulares nas células principais do ducto coletor. A vasopressina afeta tanto a regulação de curto prazo como a de longo prazo da AQP2. A regulação de curto prazo, também descrita como a "hipótese de lançadeira" ("*shuttle hypotesis*"), explica o aumento rápido e reversível (dentro de minutos) da permeabilidade à agua do ducto coletor após a administração de vasopressina. Isso envolve a inserção de canais de água a partir das vesículas subapicais na membrana luminal. A regulação a longo prazo envolve o aumento mediado pela vasopressina da transcrição de genes envolvidos na produção de AQP2 e ocorre se os níveis circulantes de vasopressina estiverem elevados por 24 horas ou mais. A permeabilidade máxima à agua do epitélio do ducto coletor é aumentada como consequência do aumento no número total de canais AQP2 por célula. Esse processo não é prontamente reversível.

As aquaporinas 3 e 4 estão localizadas nas membranas basolaterais do ducto coletor (Fig. 8-2) e estão provavelmente envolvidas na saída de água da célula. Além disso, sob o estímulo da vasopressina, a AQP3 é permeável à ureia, aumentando a permeabilidade do ducto coletor em relação a ela, o que resulta no seu movimento para o interstício. A AQP4 também é encontrada no hipotálamo e é uma candidata a osmorreceptor para o controle da liberação de vasopressina.

SEDE E EQUILÍBRIO DA ÁGUA

A hipertonicidade é o estímulo mais potente para a sede; uma alteração de apenas 2% a 3% na osmolalidade plasmática é capaz de produzir um forte desejo de ingesta de líquidos. O patamar osmótico para a sede ocorre, na maioria das vezes, a 290 a 295 mOsm/kg de H_2O, e está acima do patamar para liberação de vasopressina (Fig. 8-1); aproxima-se estreitamente do nível no qual a máxima concentração de urina é alcançada. Hipovolemia, hipotensão e angiotensina II (Ang II) também são estímulos para a sede. Entre os limites impostos pelos patamares osmóticos para sede e liberação de vasopressina, a osmolalidade plasmática pode ser regulada mais precisamente por pequenos ajustes osmorregulados no fluxo urinário e ingesta hídrica. O nível exato no qual o equilíbrio ocorre depende de vários fatores, como perdas insensíveis através da pele e pulmões, os ganhos incorridos ao beber água e comer, e água produzida a partir do metabolismo.

QUANTIFICAÇÃO DA EXCREÇÃO RENAL DE ÁGUA

O volume urinário pode ser considerado como tendo dois componentes. O *clearance* (depuração) osmolar (C_{osm}) é o volume necessário para excretar solutos na concentração de solutos no plasma. O *clearance* (depuração) de água livre ($C_{água}$) é o volume de água que foi adicionado ($C_{água}$ positivo) ou subtraído ($C_{água}$ negativo) da urina isotônica (C_{osm}) para criar ou uma urina hipotônica ou uma hipertônica.

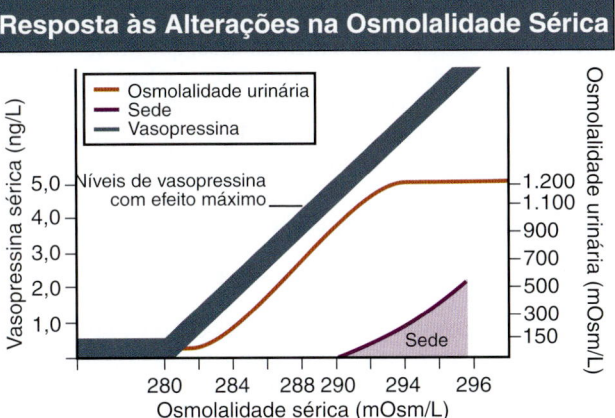

Figura 8-1 Mecanismos que mantêm a osmolalidade plasmática. Sede, níveis de vasopressina e osmolalidade urinária em resposta às alterações na osmolalidade sérica. *(Modificado a partir da referência 2.)*

O fluxo do volume urinário (*V*) compreende a porção isotônica da urina (C_{osm}) mais o *clearance* (depuração) de água livre ($C_{água}$).

$$V = C_{osm} + C_{água}$$

Portanto:

$$C_{água} = V - C_{osm}$$

O C_{osm}, *clearance* (depuração de soluto), é determinado pelo fluxo de urina, osmolalidade urinária e osmolalidade plasmática P_{osm}, como segue:

$$C_{osm} = \left(\frac{U_{osm} \times V}{P_{osm}} \right)$$

Portanto:

$$C_{água} = V - \left(\frac{U_{osm} \times V}{P_{osm}} \right)$$
$$= V \left(1 - \frac{U_{osm}}{P_{osm}} \right)$$

Essa relação reflete o seguinte:
1. Na urina hipotônica ($U_{osm} < P_{osm}$), o $C_{água}$ é positivo.
2. Na urina isotônica ($U_{osm} = P_{osm}$), o $C_{água}$ é de zero.
3. Na urina hipertônica ($U_{osm} > P_{osm}$), o $C_{água}$ é negativo (p. ex., a água é retida).

Se a excreção de água livre em um paciente poliúrico não for acompanhada pela ingesta de água, o paciente ficará hipernatrêmico. Contrariamente, a falência em excretar água livre com ingesta hídrica aumentada pode causar hiponatremia.

Uma limitação da equação prévia é que ela falha em predizer alterações clinicamente importantes na tonicidade do plasma e concentração sérica de sódio ([Na$^+$] sérica) porque ela interfere na ureia. A ureia é um importante componente da osmolalidade urinária; entretanto, já que cruza prontamente as membranas celulares, ela não estabelece um gradiente osmótico transcelular e não causa movimento

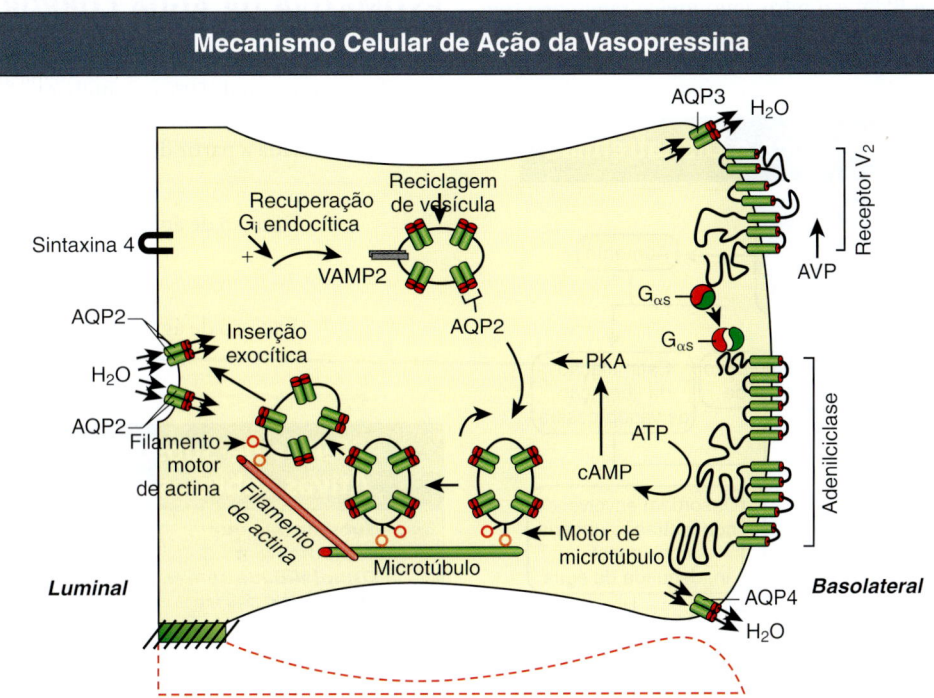

Figura 8-2 Mecanismo celular de ação da vasopressina. A vasopressina liga-se aos receptores V$_2$ na membrana basolateral e ativa proteínas G que iniciam uma cascata resultando na inserção de aquaporina (*AQP2*) na membrana luminal. Isso, em seguida, torna possível a captação de água para dentro da célula. *ATP*, Trifosfato de adenosina; *AVP*, arginina vasopressina; *AMPc*, monofosfato de adenosina cíclico; *PKA*, proteína quinase A; *VAMP2*, proteína 2 de membrana associada a vesículas. *(Modificado a partir da referência 3.)*

de água entre os compartimentos de fluidos. Portanto, a ureia não influencia a concentração sérica de Na^+ ou a liberação de vasopressina. Como resultado, alterações na ([Na^+] sérica) são mais bem preditas pelo *clearance* (depuração) de água livre de eletrólitos [$C_{água}(e)$]. A equação pode ser modificada substituindo P_{osm} pela [Na^+] plasmática e a osmolalidade urinária pela [Na^+] urinária e [K^+] urinária, concentração de potássio ($U_{Na} + U_K$):

$$C_{água}(e) = V\left(1 - \frac{U_{Na} + U_K}{P_{Na}}\right)$$

Se $U_{Na} + U_K$ for menor que P_{Na}, então $C_{água}(e)$ é positivo e a [Na^+] sérica aumenta. Se $U_{Na} + U_K$ é maior que P_{Na}, então $C_{água}(e)$ é negativo e a [Na^+] sérica diminui. No cenário clínico, é mais apropriado utilizar a equação para o *clearance* (depuração) livre de eletrólitos para predizer se a [Na^+] sérica vai aumentar ou diminuir devido à excreção de água prevalente. Por exemplo, em um paciente com alta excreção de ureia, a equação original iria predizer uma excreção negativa de água e uma diminuição na [Na^+] sérica, mas, na realidade, a [Na^+] sérica aumenta, o que é predito acuradamente pela última equação.

CONCENTRAÇÃO DE SÓDIO, OSMOLALIDADE E TONICIDADE SÉRICAS

O mecanismo de contracorrente dos rins, que torna possível a concentração e diluição urinárias, age em conjunto com os osmorreceptores hipotalâmicos por meio da secreção de vasopressina para manter a [Na^+] sérica e a tonicidade dentro de uma faixa muito estreita[5] (Fig. 8-3). Um defeito na capacidade de diluição urinária associado à ingesta hídrica excessiva leva à hiponatremia. Um defeito na habilidade de concentração urinária com ingesta hídrica inadequada leva à hipernatremia.

A [Na^+] sérica junto com seus ânions acompanhantes é responsável por quase toda a atividade osmótica do plasma. A osmolalidade sérica calculada é dada por $2[Na^+] + BUN\ (mg/dL)/2,8 + glicose\ (mg/dL)/18$, em que BUN é o nitrogênio ureico sanguíneo (de *blood urea nitrogen*). A adição de outros solutos no FEC resulta em um aumento na osmolalidade medida (Tabela 8-1). Solutos que são permeáveis através das membranas celulares não causam movimento de água e causam hipertonicidade sem desidratação celular, como na uremia ou na intoxicação por etanol. Em contraste, na cetoacidose diabética com aumento na glicose plasmática, que não pode se mover livremente através das membranas celulares na ausência de insulina, a água se movimenta das células para o FEC, levando à desidratação celular e à redução da [Na^+] sérica. Isso pode ser considerado *translocacional*, uma vez que a redução na [Na^+] sérica não reflete uma alteração na água corporal total, mas muito mais o movimento de água do espaço intracelular para o extracelular. Uma correção pela qual se obtém um decréscimo de 1,6 mmol/L na [Na^+] sérica para cada 100 mg/dL (5,6 mmol/L) de glicose é utilizada, mas isso pode subestimar o impacto da glicose em diminuir a [Na^+] sérica.

A *pseudo-hiponatremia* ocorre quando a fase sólida do plasma (em geral, 6% a 8%) está aumentada por grandes incrementos ou nos lipídios ou nas proteínas (p. ex., hipertrigliceridemia e paraproteinemias). A osmolalidade sérica é normal na pseudo-hiponatremia. Esse falso resultado ocorre porque o método usual que mede a concentração do sódio usa o plasma total e não somente a fase líquida, na qual a concentração de sódio é de 150 mmol/L. Muitos laboratórios estão agora mudando para a potenciometria direta íon-seletiva, que dará a verdadeira atividade aquosa do sódio. Na ausência de um potenciômetro de leitura direta, uma estimativa da água plasmática pode ser obtida a partir da seguinte fórmula bem validada:[6]

$$\text{Conteúdo plasmático de água (\%)} = 99,1 - (0,1 \times L) - (0,07 \times P)$$

Em que *L* e *P* referem-se às concentrações totais de lipídio e proteína (em g/L), respectivamente. Por exemplo, se a fórmula revela que a água plasmática é de 90% da amostra do plasma, em vez dos 93% normais (que produzem uma concentração sérica de sódio de 140 mmol/L já que 150 x 0,93 = 140), seria esperado que a concentração do sódio medido baixasse para 135 mmol/L (150 x 0,90).

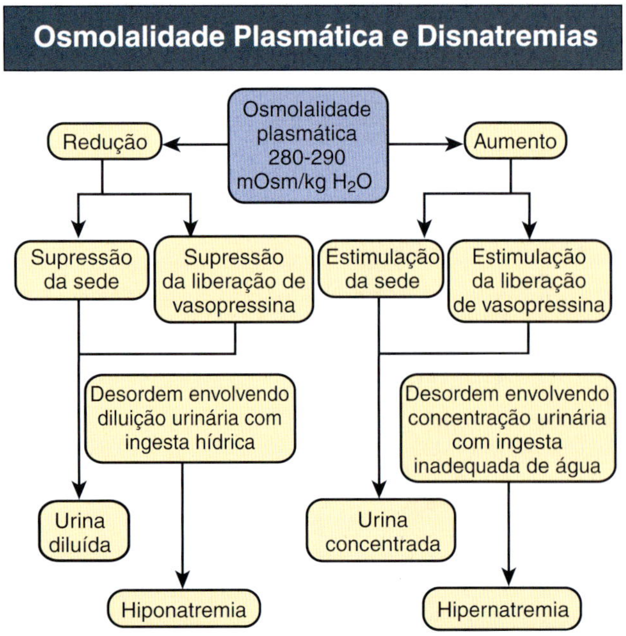

ESTIMATIVA DA ÁGUA CORPORAL TOTAL

Em indivíduos normais, a água corporal total é aproximadamente 60% do peso corporal (50% em mulheres e indivíduos obesos). Com hiponatremia ou hipernatremia, a alteração na água corporal total pode ser calculada a partir da [Na^+] sérica pela seguinte fórmula:

$$\text{Excesso de água} = 0,6P \times \left(1 - \frac{[Na^+]_{obs}}{140}\right)$$

$$\text{Excesso de água} = 0,6P \times \left(\frac{[Na^+]_{obs}}{140} - 1\right)$$

Figura 8-3 Manutenção da osmolalidade plasmática e patogênese das disnatremias. *(Modificado a partir da referência 5.)*

Efeitos de Substâncias Osmoticamente Ativas sobre os Níveis Séricos de Sódio

Substâncias que Aumentam a Osmolalidade sem Mudar o Na^+ Sérico	Substâncias que Aumentam a Osmolalidade e Reduzem o Na^+ Sérico (Hiponatremia Translocacional)
Ureia	Glicose
Etanol	Manitol
Etilenoglicol	Glicina
Álcool isopropílico	Maltose
Metanol	

Tabela 8-1 Efeitos de substâncias osmoticamente ativas sobre os níveis séricos do íon sódio (Na^+).

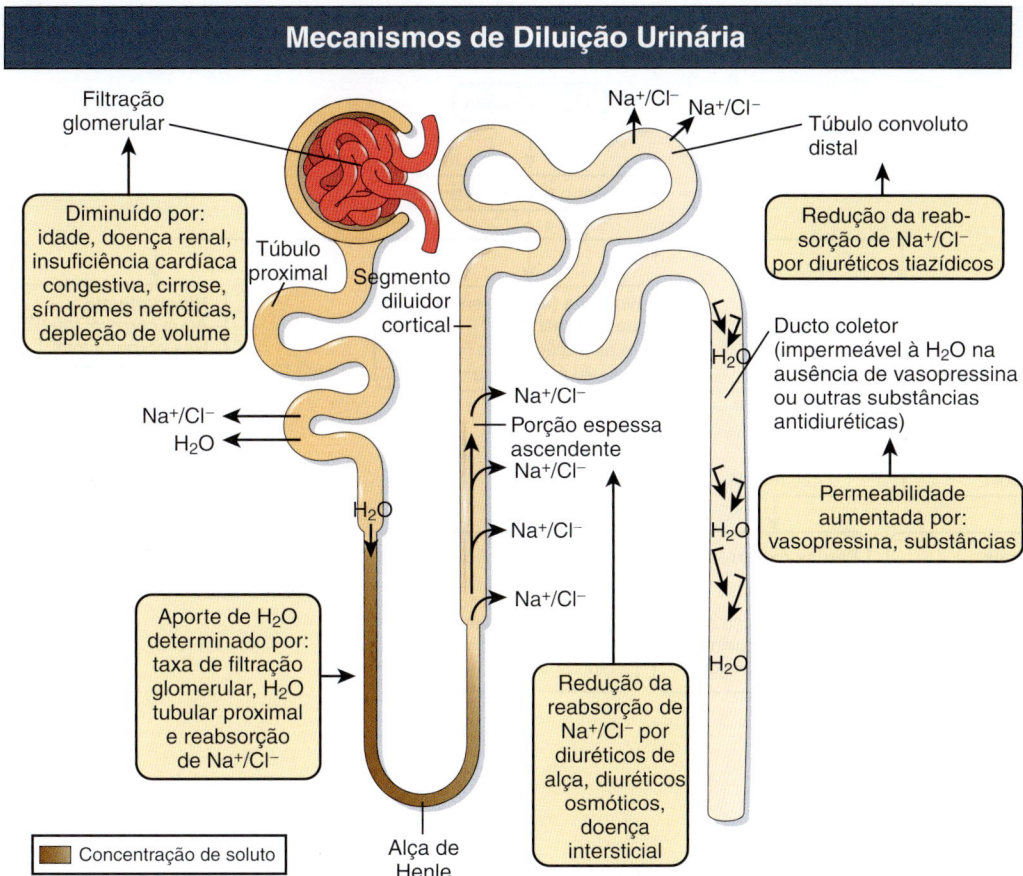

Figura 8-4 Mecanismos de diluição urinária. Determinantes normais de diluição urinária e desordens que causam hiponatremia. *(Modificado a partir da referência 7.)*

Em que $[Na^+]_{obs}$ é a concentração de sódio observada (em mmol/L) e *P* é o peso corporal (em quilogramas). Ao usar essa fórmula, uma alteração de 10 mmol/L na $[Na^+]$ sérica em um indivíduo de 70 kg é equivalente à alteração de 3 litros de água livre.

ANORMALIDADES HIPONATRÊMICAS

A hiponatremia é definida como uma $[Na^+]$ sérica de menos que 135 mmol/L e equipara-se à baixa osmolaridade sérica, uma vez que a hiponatremia translocacional e a pseudo-hiponatremia forem afastadas. A verdadeira hiponatremia desenvolve-se quando os mecanismos normais de diluição urinária estão prejudicados[7] (Fig. 8-4). A hiponatremia pode resultar de fatores intrarrenais, como taxa de filtração glomerular (TFG) reduzida e aumento do fluido tubular proximal e da reabsorção de Na^+, que diminuem o aporte distal de ultrafiltrado para os segmentos diluidores do néfron.

A hiponatremia também pode resultar de um defeito no transporte de Na^+-Cl^- fora dos segmentos dos néfrons impermeáveis à agua (porção ascendente espessa da alça de Henle [PAE] ou túbulo contorcido distal). Mais frequentemente, a hiponatremia resulta da secreção continuada de vasopressina por mecanismos não osmóticos, apesar da presença de hiposmolalidade sérica.

Etiologia e Classificação da Hiponatremia

Uma vez que a pseudo-hiponatremia e a hiponatremia translocacional tiverem sido afastadas e o paciente for considerado verdadeiramente hiposmolar, o próximo passo é classificar o paciente como hipovolêmico, euvolêmico ou hipervolêmico (Fig. 8-5).

Hipovolemia: Hiponatremia Associada à redução do Sódio Corporal Total

Um paciente com hiponatremia hipovolêmica tem um déficit tanto do Na^+ corporal total como de água, com o déficit de Na^+ excedendo o de água. Isso ocorre nos pacientes com perdas gastrointestinais altas e renais de água e soluto acompanhadas de ingesta de água livre ou de fluido hipotônico. O mecanismo subjacente é a liberação não osmótica de vasopressina estimulada pela contração de volume, que mantém a secreção de vasopressina, apesar do estado hipotônico. A medida da $[Na^+]$ urinária é uma ferramenta útil para ajudar a diagnosticar essas condições (Fig. 8-5).

Perdas Gastrointestinais e Sequestro para o Terceiro Espaço No paciente com diarreia ou vômitos, os rins respondem à contração de volume conservando Na^+ e Cl^-. Um padrão similar é observado em vítimas de queimaduras e em pacientes com sequestro de fluidos para o terceiro espaço, como na cavidade peritoneal com peritonite ou pancreatite ou no lúmen intestinal com o íleo. Em todos esses pacientes, a $[Na^+]$ urinária é quase sempre menor que 10 mmol/L, e a urina é hiperosmolar. A exceção ocorre em pacientes com vômitos; alcalose metabólica. Aqui, a excreção aumentada do íon bicarbonato (HCO_3^-) obriga a excreção simultânea de cátion; desse modo, a $[Na^+]$ urinária pode exceder 20 mmol/L, apesar da depleção grave de volume; porém, nesse cenário clínico, a $[Cl^-]$ urinária é menor que 10 mmol/L. Do mesmo modo, na doença renal crônica, a conservação renal de sal está prejudicada e a $[Na^+]$ urinária pode estar alta.

Diuréticos O uso de diuréticos é uma das causas mais comuns de hiponatremia hipovolêmica associada a $[Na^+]$ urinária alta. Os diuréticos de alça inibem a reabsorção de Na^+-Cl^- na PAE. Isso interfere na produção de um interstício medular hipertônico. Portanto, apesar de a contração de volume levar à secreção aumentada de vasopressina, a

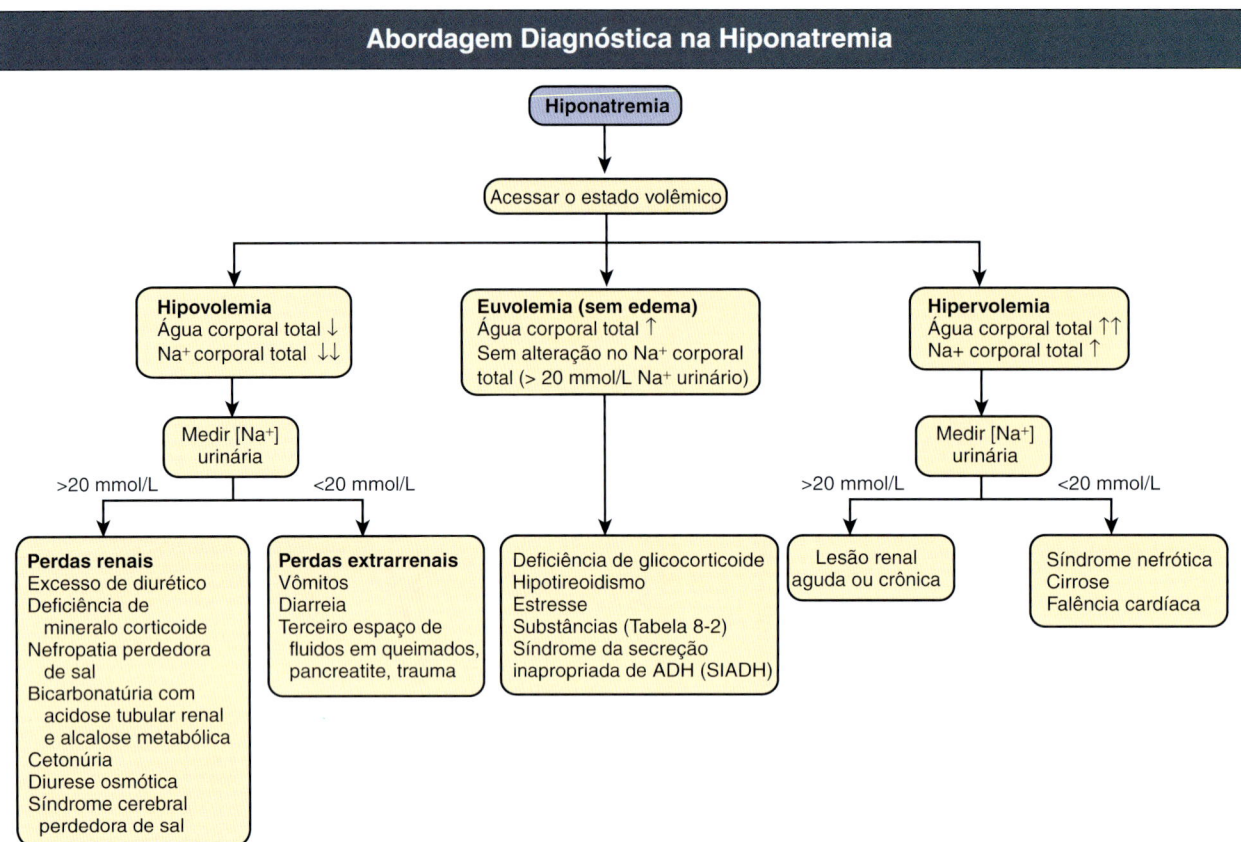

Figura 8-5 **Algoritmo para abordagem diagnóstica do paciente com hiponatremia.** *(Modificado a partir da referência 5.)*

responsividade à vasopressina está diminuída e a água livre é excretada. Em contraste, os diuréticos tiazídicos agem no túbulo distal ao interferir na diluição urinária em vez da concentração urinária, limitando a excreção de água livre. A hiponatremia ocorre, em geral, dentro de 14 dias após o início da terapia, apesar de um terço dos pacientes já a apresentarem em cinco dias. Mulheres de baixo peso e idosos parecem ser mais suscetíveis. Os mecanismos postulados para a hiponatremia induzida por diurético incluem os seguintes:

- Liberação de vasopressina estimulada por hipovolemia e aporte reduzido de fluido para o segmento diluidor
- Excreção de água prejudicada pela interferência na máxima diluição urinária no segmento diluidor cortical
- Depleção de K^+, estimulando diretamente a ingesta de água por meio de alterações na sensibilidade de osmorreceptores e aumento da sede

A retenção de água pode mascarar os achados físicos da hipovolemia, fazendo, portanto, os pacientes com hiponatremia induzida por diurético aparentarem ser euvolêmicos.

Nefropatia Perdedora de Sal Um estado de perda de sal pode ocorrer em pacientes com doença renal crônica avançada (TFG < 15 mL/min), sobretudo na doença instersticial, caracterizado por hiponatremia e hipovolemia. Na acidose tubular renal proximal tipo 2, ocorre perda renal de Na^+ e K^+, embora a doença renal seja apenas moderada, e a bicarbonatúria determina a excreção urinária de Na^+.

Deficiência de Mineralocorticoide A deficiência de mineralocorticoide é caracterizada por hiponatremia com contração do volume do FEC, $[Na^+]$ urinária acima de 20 mmol/L, e K^+, ureia e creatinina séricos elevados. A redução do volume do FEC fornece o estímulo não osmótico para a liberação de vasopressina.

Diurese Osmótica Um soluto osmoticamente ativo, não reabsorvível, causa excreção renal de Na^+ e resulta em depleção de volume.

Diante da ingesta contínua de água, o paciente diabético com glicosúria grave, o paciente com diurese por ureia após liberação de obstrução do trato urinário e o paciente com diurese por manitol apresentam perdas urinárias de Na^+ e água, levando à hipovolemia e hiponatremia. A $[Na^+]$ urinária está tipicamente acima de 20 mmol/L. Os corpos cetônicos b-hidroxibutirato e acetoacetato também causam perdas urinárias de eletrólitos, e agravam a perda renal de Na^+ observada na cetoacidose diabética, inanição e cetoacidose alcóolica.

Síndrome Cerebral Perdedora de Sal A síndrome cerebral perdedora de sal é uma síndrome descrita, a princípio, em pacientes com hemorragia subaracnoide. O defeito primário é a perda de sal pelos rins com subsequente contração de volume, que estimula a liberação de vasopressina. O mecanismo exato não é compreendido, mas é postulado que o peptídio natriurético cerebral aumenta o volume urinário e a excreção de Na^+. O diagnóstico requer evidência de perdas inapropriadas de sódio e volume sanguíneo efetivo reduzido. Esses critérios são raramente preenchidos, sugerindo que a síndrome cerebral perdedora de sal é diagnosticada em excesso.[8]

Hipervolemia: Hiponatremia Associada a Sódio Corporal Total Aumentado

Na hipervolemia, se a água corporal total estiver em quantidade maior que o Na^+ corporal total, ocorre hiponatremia, como na insuficiência cardíaca congestiva (ICC), síndrome nefrótica e cirrose, todas elas estão associadas à diminuição da excreção de água (Fig. 8-5 e Cap. 7).

Insuficiência Cardíaca Congestiva Pacientes edemaciados com ICC apresentam volume intravascular efetivo reduzido como resultado de uma pressão arterial média sistêmica e débito cardíaco diminuídos. Essa redução é sentida pelos barorreceptores aórticos e carotídeos que ativam vias não osmóticas, culminando com a liberação de vasopressina. Além disso, o estado "hipovolêmico" relativo estimula

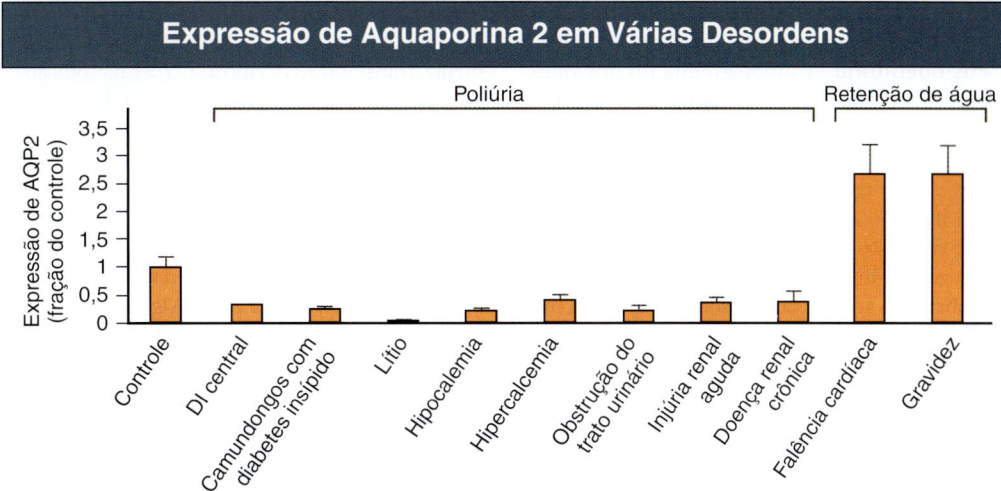

Figura 8-6 **Alterações na expressão de aquaporina 2 (AQP2) vistas em associação a diferentes desordens do balanço de água.** Os níveis estão expressos como uma fração (porcentagem) dos níveis controle. A expressão de AQP2 é reduzida, algumas vezes dramaticamente, em uma vasta gama de formas hereditárias e adquiridas de diabetes insípido (DI) caracterizadas por diferentes graus de poliúria. Contrariamente, a insuficiência cardíaca congestiva e gravidez são condições associadas à expressão aumentada dos níveis de AQP2 e retenção excessiva de água. *(Modificado a partir da referência 9.)*

o eixo renina-angiotensina e aumenta a produção de norepinefrina, o que, em seguida, reduz a TFG. A diminuição da TFG leva a um aumento na reabsorção tubular proximal e a um decréscimo no aporte de água ao túbulo distal.

A redução do aporte de fluido tubular ao néfron distal, mediada por mecanismos neuro-humorais e aumento na secreção de vasopressina, medeiam a hiponatremia ao limitar a excreção de Na⁺-Cl⁻ e água. Além disso, o baixo débito cardíaco e níveis altos de Ang II são estímulos potentes para a sede. Há, ainda, excesso de AQP2 em direção às membranas celulares apicais do ducto coletor (Fig. 8-6).[9] Esses efeitos muito provavelmente resultam de altos níveis circulantes de vasopressina.

À medida que a função cardíaca melhora com a redução da pós-carga, a vasopressina plasmática diminui, com intensificação concomitante da excreção de água. O grau de hiponatremia também já foi correlacionado à gravidade da doença cardíaca e à sobrevida do paciente; uma [Na⁺] sérica de menos de 125 mmol/L reflete ICC grave.

Falência Hepática Os pacientes com cirrose e insuficiência hepática também apresentam volume do FEC aumentado (ascite, edema). Devido à dilatação venosa esplâncnica, esses pacientes têm volume plasmático aumentado. Diferentemente dos pacientes com ICC, os pacientes cirróticos apresentam débito cardíaco aumentado devido às múltiplas fístulas arteriovenosas no seu trato alimentar e pele. A vasodilatação e as fístulas arteriovenosas levam à redução da pressão sanguínea arterial média. À medida que a gravidade da cirrose se intensifica, ocorrem aumentos progressivos na renina, norepinefrina, vasopressina e endotelina plasmáticas. Ocorre, ainda, declínio associado na pressão arterial média e [Na⁺] sérica. Em modelos experimentais de cirrose, há expressão aumentada de AQP2 regulada por vasopressina nos ductos coletores.[4]

Síndrome Nefrótica Em alguns pacientes com síndrome nefrótica, sobretudo crianças com doença por lesão mínima, a hipoalbuminemia e a pressão oncótica plasmática reduzida alteram as forças de Starling, levando à contração do volume intravascular. A maioria dos pacientes com síndrome nefrótica aparenta ter um defeito renal na excreção de sódio que resulta em volume circulante efetivo aumentado. Em modelos experimentais de síndrome nefrótica, a expressão de AQP2 e AQP3 nos ductos coletores renais está infrarregulada.[4]

Doença Renal Crônica Avançada Os pacientes com doença renal avançada, tanto aguda como crônica, apresentam, em função do número total reduzido de néfrons funcionantes, grande aumento da fração de excreção de Na⁺ para manter o balanço normal de sal. O edema geralmente aparece quando a ingesta de Na⁺ excede a capacidade dos rins em excretar essa sobrecarga. Desse modo, se a ingesta de água exceder o patamar, ocorre balanço positivo de água e hiponatremia. Em uma TFG de 5 mL/min, apenas 7,2 litros de ultrafiltrado é formado diariamente. Cerca de 30%, ou 2,2 litros, desse fluido filtrado vai alcançar o segmento diluidor do néfron, o que é, portanto, máximo de água livre de soluto que pode ser excretada diariamente.

Euvolemia: Hiponatremia Associada a Sódio Corporal Total Normal

A hiponatremia hipovolêmica é a disnatremia mais comum em pacientes hospitalizados. Nesses pacientes, nenhum sinal físico de aumento do Na⁺ corporal total é encontrado.

Deficiência de Glicocorticoide A deficiência de glicocorticoide causa redução na excreção de água em pacientes com insuficiência adrenal primária e secundária. A elevação da vasopressina acompanha o defeito na excreção de água, resultando da deficiência da hipófise anterior e do hormônio adrenocorticotrópico (ACTH, corticotropina). Isso pode ser corrigido com doses fisiológicas de corticosteroides. Além disso, fatores independentes da vasopressina implicados são a hemodinâmica renal prejudicada e o reduzido aporte de fluido distal aos segmentos diluidores do néfron.

Hipotireoidismo A hiponatremia ocorre em pacientes com hipotireoidismo grave, que quase sempre reúne critérios para mixedema e coma. Redução do débito cardíaco leva à liberação não osmótica de vasopressina. Redução na TFG leva à diminuição da excreção de água livre por meio de aporte distal diminuído ao néfron distal. Os mecanismos exatos não estão claros. Em pacientes com mixedema não tratado, um mecanismo independente da vasopressina é sugerido devido à supressão normal da vasopressina após carga hídrica, mas, em pacientes com hipotireoidismo avançado, níveis elevados de vasopressina são observados no estado basal e após carga hídrica. A hiponatremia é prontamente revertida pelo tratamento com levotiroxina sódica (tiroxina).

Psicose Pacientes com psicose aguda podem desenvolver hiponatremia. Algumas substâncias psicogênicas estão associadas à hiponatremia, mas a psicose pode causar hiponatremia independentemente. O processo patogênico envolve percepção de sede aumentada, defeito leve na osmorregulação, que leva à secreção de vasopressina com osmolalidade mais baixa, e resposta renal aumentada à vasopressina.

Indivíduos com intoxicação por água autoinduzida também podem ser mais susceptíveis ao desenvolvimento de rabdomiólise.[10]

Hiponatremia do Pós-operatório A hiponatremia do pós-operatório é principalmente resultado de infusão excessiva de água livre de eletrólitos (salina hipotônica ou dextrose a 5% em água) e da presença de vasopressina, que previne a excreção de água. A hiponatremia também pode ocorrer, apesar da infusão de salina quase isotônica, dentro de 24 horas da indução anestésica, sobretudo mediante a produção de água livre de eletrólitos pelos rins na presença de vasopressina.[11] Em mulheres jovens, a hiponatremia quase nunca é acompanhada por edema cerebral, levando a convulsões e hipóxia com eventos neurológicos catastróficos, particularmente após cirurgia ginecológica. O mecanismo ainda não foi completamente elucidado, e os pacientes sob risco mais alto não podem ser identificados prospectivamente. Entretanto, os fluidos hipotônicos devem ser evitados após cirurgia, os fluidos isotônicos minimizados e a [Na$^+$] sérica checada, se houver suspeita de hiponatremia.

Hiponatremia Induzida por Exercício A hiponatremia é cada vez mais vista em corredores de longas distâncias. Um estudo em uma corrida de maratona associou risco aumentado de hiponatremia ao índice de massa corpórea (IMC) menor que 20 kg/m^2, tempo de corrida excedendo quatro horas e grande ganho de peso.[12] Um estudo em corredores ultramaratonistas evidenciou vasopressina elevada, apesar de [Na$^+$] sérica normal ou baixa.[13]

Substâncias Causando Hiponatremia A hiponatremia induzida por substâncias está se tornando a causa mais comum de hiponatremia.[14] Os diuréticos tiazídicos são a causa mais comum, provavelmente seguidos pelos inibidores seletivos da receptação de serotonina (ISRSs). A hiponatremia pode ser mediada por análogos da vasopressina, como a desmopressina (nome comercial DDAVP, 1-desamino-D-arginina vasopressina), substâncias que aumentam a liberação de vasopressina e agentes que potencializam a ação da vasopressina.[15] Em outros casos, o mecanismo não é conhecido (Tabela 8-2). O uso aumentado de desmopressina para a noctúria, em pacientes idosos, e para a enurese, em pessoas jovens, resultou em aumento marcante de casos relatados de hiponatremia nesses pacientes.[16] Com o crescente uso de globulina imune intravenosa (IVIG, de *intravenous immune globulin*) como modalidade terapêutica em várias doenças, casos de hiponatremia associados a seu uso foram descritos.[17] O mecanismo da hiponatremia associada à IVIG é multifatorial, envolvendo pseudo-hiponatremia à medida que a concentração de proteína aumenta, translocação devido à sucrose na solução e hiponatremia diluicional verdadeira relacionada à retenção de água, sobretudo naqueles com lesão renal aguda associada.[17]

Síndrome da Secreção Inapropriada do Hormônio Antidiurético Embora seja a causa mais comum de hiponatremia em pacientes hospitalizados, a síndrome de secreção inapropriada de ADH (SIADH) é um diagnóstico de exclusão. Um defeito na osmorregulação causa a estimulação inapropriada da vasopressina, levando à concentração urinária (Tabela 8-3). Algumas causas merecem menção especial. Distúrbios do sistema nervoso central (SNC), como hemorragia, tumores, infecções e trauma, causam SIADH por excesso de

Substâncias Associadas à Hiponatremia*	
Análogos da Vasopressina	**Substâncias que Potencializam a Ação Renal da Vasopressina**
Desmopressina (DDAVP) Ocitocina	Clorpropamida Ciclofosfamida Anti-inflamatórios não esteroidais (AINEs) Acetominofeno
Substâncias que Aumentam a Liberação de Vasopressina	**Substâncias que Causam Hiponatremia por Mecanismos Desconhecidos**
Clorpropamida Clofibrato *Carbamazepina-oxicarbamazepina* Vincristina Nicotina Narcóticos *Antipsicóticos/antidepressivos (ISRSs)* Ifosfamida	Haloperidol Flufenazina Amitriptilina Tioridazina Fluoxetina *Metamfetamina* (MDMA, "ecstasy") Imunoglobulina intravenosa (IVIG)

Tabela 8-2 Substâncias associadas à hiponatremia. Termos em itálico são as causas mais comuns. *MDMA*, 3,4-Metilenodioximetamfetamina; *ISRSs*, inibidores seletivos de receptação de serotonina. *Não incluindo diuréticos. *(A partir da referência 15.)*

Causas da Síndrome de Secreção Inapropriada de ADH			
Carcinomas	**Desordens Pulmonares**	**Desordens do Sistema Nervoso**	**Outras**
Carcinoma broncogênico Carcinoma de duodeno Carcinoma de pâncreas Timoma Carcinoma de estômago Linfoma Sarcoma de Ewing Carcinoma de bexiga Carcinoma de próstata Tumor de orofaringe Carcinoma de ureter	*Pneumonia viral* *Pneumonia bacteriana* *Abscesso pulmonar* *Tuberculose* Aspergilose Ventilação de pressão positiva Asma Pneumotórax Mesotelioma Fibrose cística	*Encefalite (viral, bacteriana)* *Meningite (viral, bacteriana, por tuberculose, fúngica)* *Trauma craniano* *Abscesso cerebral* *Tumores cerebrais* Síndrome de Guillain-Barré Porfiria intermitente aguda Hemorragia subaracnoide ou hematoma subdural Atrofia cerebelar e cerebral Trombose de seio cavernoso Hipóxia neonatal Hidrocefalia Síndrome de Shy-Drager Febre das Montanhas Rochosas *Delirium tremens* Acidente cerebrovascular (derrame; trombose ou hemorragia cerebral) Psicose aguda Neuropatia periférica Esclerose múltipla	*Infecção pelo vírus da imunodeficiência adquirida (HIV); síndrome da imunodeficiência adquirida (AIDS)* *Idiopática (idosos)* Exercício prolongado

Tabela 8-3 Causas da síndrome de secreção inapropriada do hormônio antidiurético (SIADH). Os termos em itálico são as causas mais comuns. *(A partir da referência 15.)*

secreção de vasopressina. Cânceres de pulmão de pequenas células causam produção ectópica de vasopressina. Casos idiopáticos de SIADH não são usuais, exceto em pacientes idosos nos quais a hiponatremia é quase sempre multifatorial,[18] mas que até 10% apresentam secreção anormal de vasopressina sem causa conhecida.

Vários padrões de liberação anormal de vasopressina emergiram de estudos de pacientes com SIADH clínica.[19] Em um terço dos pacientes com SIADH, a liberação de vasopressina varia apropriadamente com a [Na$^+$] sérica, mas começa em um patamar mais baixo de osmolalidade sérica, implicando um "reajuste do osmotato". A ingestão de água livre leva, em seguida, à retenção de água para manter a [Na$^+$] sérica em um novo nível mais baixo, geralmente de 125 a 130 mmol/L. Em dois terços dos pacientes, a liberação de vasopressina não se correlaciona com a [Na$^+$] sérica, mas uma urina livre de solutos não pode ser excretada. Portanto, a água ingerida é retida, levando a uma expansão de volume moderada não edematosa e hiponatremia dilucional. Em cerca de 10% dos pacientes, os níveis de vasopressina não são mensuráveis, sugerindo o termo *síndrome da antidiurese inapropriada* (SIAD) como o mais acurado.[19] Esses pacientes podem ter uma síndrome de antidiurese nefrogênica, e um possível mecanismo pode ser uma mutação de ganho de função no receptor da vasopressina.[20]

Os critérios diagnósticos da SIADH estão sumarizados no Quadro 8-1.[21] A vasopressina plasmática pode estar na faixa "normal" (até 10 ng/L), mas isso é inapropriado em função do estado hiposmolar. Na prática clínica, a medida da vasopressina plasmática é raramente necessária, uma vez que a osmolalidade urinária fornece um excelente bioensaio substituto. Portanto, uma urina hipertônica (> 300 mOsm/kg) fornece forte evidência para a presença de vasopressina na circulação, já que essas tonicidades urinárias são inatingíveis na sua ausência. Da mesma maneira, uma osmolalidade urinária mais baixa que 100 mOsm/kg reflete a ausência virtual do hormônio. Osmolalidades urinárias na faixa de 100 a 300 mOsm/kg podem ocorrer na presença ou na ausência de vasopressina. Uma redução na concentração de ácido úrico é quase sempre encontrada no paciente com SIADH.

Manifestações Clínicas da Hiponatremia

A maioria dos pacientes com uma [Na$^+$] sérica acima de 125 mmol/L é assintomática. Abaixo de 125 mmol/L, cefaleia, bocejos, letargia, náusea, ataxia reversível, psicose, convulsões e coma podem ocorrer como resultado do edema cerebral. A hipotonicidade quase nunca

leva a edema cerebral tão grave que a pressão intracerebral se eleve, ocorrendo herniação tentorial, depressão respiratória e morte. O edema cerebral induzido pela hiponatremia usualmente ocorre com o desenvolvimento rápido de hiponatremia, tipicamente em pacientes hospitalizados no pós-operatório recebendo diuréticos e fluidos hipotônicos. Nos pacientes com hiponatremia grave não tratada, a mortalidade chega a 50%. Os sintomas neurológicos em um paciente hiponatrêmico são um alerta para atenção e tratamento imediatos.

Edema Cerebral

O desenvolvimento de edema cerebral depende muito da adaptação cerebral à hipotonicidade. Reduções na osmolalidade extracelular causa movimento de água para dentro das células, aumentando o volume intracelular e levando ao edema tecidual. O canal de água AQP4 parece desempenhar papel-chave no movimento da água através da barreira hematoencefálica. Camundongos *knockout* para a AQP4 estão protegidos do edema cerebral por hiponatremia,[22] enquanto animais que superexprimem os canais de água apresentam edema cerebral exagerado.[23] Edema celular dentro do confinamento fixo do crânio causa aumento da pressão intracraniana, levando a sintomas neurológicos. Na maioria dos pacientes hiponatrêmicos, mecanismos de regulação de volume previnem o edema cerebral.

Precocemente, no curso da hiponatremia, dentro de uma a três horas, uma redução do volume extracelular cerebral ocorre pelo movimento de fluido para o fluido cerebroespinhal, o qual é, em seguida, desviado de volta para a circulação sistêmica. A perda dos solutos extracelulares Na$^+$ e Cl$^-$ ocorre de modo precoce nos primeiros 30 minutos após o início da hiponatremia (Fig. 8-7). Se a hiponatremia persistir por mais de três horas, o cérebro adapta-se ao perder osmóis celulares, como K$^+$ e solutos orgânicos, o que tende a baixar a osmolalidade do cérebro, resultando em perdas concomitantes de água. Em seguida, se a hiponatremia persistir, outros osmóis orgânicos, como a fosfocreatinina, mioinositol e aminoácidos (p. ex., glutamina,

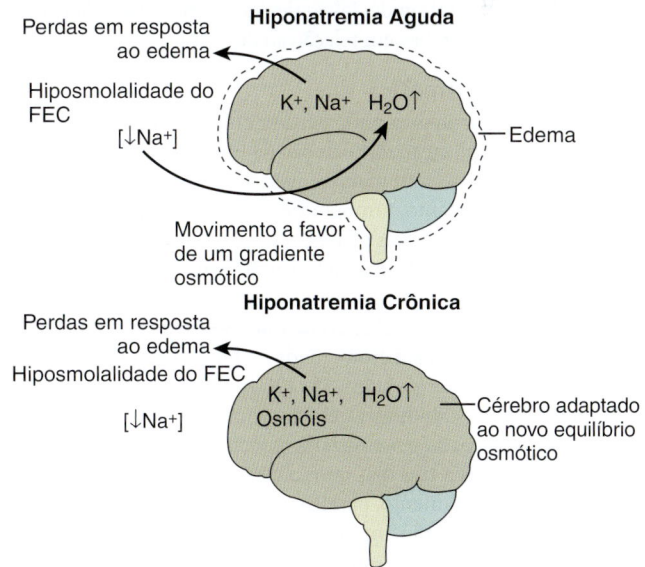

Adaptação do Volume do Cérebro à Hiponatremia

Figura 8-7 Adaptação do volume cerebral à hiponatremia. Durante a hiponatremia aguda, a água entra no cérebro para estabelecer um equilíbrio osmótico com o FCE. Como uma alteração adaptativa aguda, o NaCl sai do espaço intersticial do cérebro, seguido pelo potássio das células várias horas depois. Na hiponatremia crônica, o cérebro perde osmóis, o que leva a mais perdas de água do cérebro e uma quase completa restauração da água cerebral a níveis marginalmente maiores que os basais. *(Modificado a partir da referência 21.)*

Critérios para Síndrome da Liberação Inapropriada de ADH

Critérios Diagnósticos Essenciais

Osmolalidade efetiva reduzida do fluido extracelular (270 mOsm/kg H$_2$O)

Concentração inapropriada da urina (> 100 mOsm/kg H$_2$O)

Euvolemia clínica

Concentração urinária de Na$^+$ elevada sob condições de ingesta normal de sal e água

Ausência de insuficiência adrenal, tireoidiana, hipofisária ou renal ou de uso de diurético

Critérios Suplementares

Teste anormal de sobrecarga hídrica (inabilidade de excretar pelo menos 90% de uma carga de 20 mL/kg de água em 4 horas e/ou falência em diluir a osmolalidade urinária para < 100 mOsm/kg)

Nível de vasopressina plasmática inapropriadamente elevado em relação à osmolalidade plasmática

Ausência de correção significativa do nível plasmático de Na$^+$ com expansão de volume, mas melhora após restrição de fluido

Quadro 8-1 Critérios diagnósticos para a síndrome da secreção inapropriada do hormônio antidiurético (SIADH). *(Modificado a partir da referência 21.)*

Pacientes Hiponatrêmicos sob Risco de Complicações Neurológicas

Edema Cerebral Agudo	Síndrome de Desmielinização Osmótica (Mielinólise Pontina Central)
Mulheres em período menstrual no pós-operatório	Receptores de transplante de fígado
Mulheres idosas em uso de tiazídicos	Pacientes alcóolatras
Crianças	Pacientes desnutridos
Pacientes com polidipsia secundária a transtornos psiquiátricos	Pacientes hipocalêmicos
	Vítimas de queimaduras
	Mulheres idosas em uso de tiazídicos
Pacientes hipoxêmicos	Pacientes hipoxêmicos
Corredores de maratona	Hiponatremia grave ([Na$^+$] < 105 mmol/L)

Tabela 8-4 Riscos neurológicos em pacientes com hiponatremia. Grupos de pacientes sob risco de edema cerebral agudo e mielinólise pontina central (desmielinização osmótica). *(A partir da referência 24.)*

taurina), são perdidos, diminuindo bastante o edema cerebral. Como resultado dessas adaptações, alguns pacientes, sobretudo os idosos, podem apresentar mínimos sintomas, apesar da hiponatremia grave ([Na$^+$] < 125 mmol/L).

Certos pacientes estão sob risco aumentado de desenvolver edema cerebral agudo no curso da hiponatremia[24] (Tabela 8-4). Mulheres hospitalizadas em período pré-menstrual com hiponatremia são mais sintomáticas e mais susceptíveis às complicações da terapia que as mulheres na pós-menopausa e os homens. Esse risco aumentado de edema cerebral é independente da taxa de desenvolvimento ou da magnitude da hiponatremia. O melhor tratamento para esses pacientes é evitar a administração de fluidos hipotônicos no pós-operatório. A hiponatremia pode ocorrer no período pós-operatório até mesmo se foi utilizado fluido isotônico, caso as [Na$^+$] e [K$^+$] urinárias excedam as concentrações séricas; a hiponatremia tende a ser leve e não está associada à disfunção cerebral.[11] As crianças são particularmente vulneráveis ao desenvolvimento de edema cerebral agudo, talvez devido a uma razão relativamente alta do volume do cérebro em relação ao do crânio.

Desmielinização Osmótica

Outra síndrome neurológica pode ocorrer em pacientes hiponatrêmicos como uma complicação da correção da hiponatremia. A desmielinização osmótica afeta, com mais frequência, a ponte central do tronco encefálico e é, portanto, também denominada *mielinólise pontina central*. Ela ocorre em todas as idades; a Tabela 8-4 lista os pacientes de maior risco. A síndrome de desmielinização osmótica é especialmente comum após transplante de fígado, com uma incidência relatada em autópsia de 13% a 29%. O risco de mielinólise pontina central está relacionado à gravidade e cronicidade da hiponatremia. Raramente ela ocorre com [Na$^+$] sérica acima de 120 mmol/L ou instalação aguda de hiponatremia (< 48 horas). Os sintomas são bifásicos. A princípio, ocorre encefalopatia generalizada associada à rápida correção da [Na$^+$] sérica. Em dois a três dias após a correção, o paciente apresenta alterações de comportamento, paralisias de nervos cranianos e fraqueza progressiva, culminando em quadriplegia e uma síndrome de aprisionamento. As imagens de ressonância magnética com realce em T2 mostram lesões pontinas e extrapontinas sem realce e hiperintensas. Essas lesões podem não aparecer até duas semanas após o desenvolvimento da síndrome; portanto, um diagnóstico de mielinólise não deve ser excluído se a imagem for inicialmente normal.

A patogênese da síndrome de desmielinização osmótica é incerta; uma sugestão é que transportadores de sódio em conjunto com aminoácidos (p. ex., SNAT2) estão infrarregulados pela hipotonicidade, logo retardando o retorno dos osmóis ao cérebro, deixando-o mais sensível à correção da hiponatremia.[16] Não obstante as [Na$^+$] e [K$^+$] séricas retornarem ao normal em algumas horas, solutos osmoticamente ativos no cérebro requerem vários dias para alcançar níveis normais. Esse desequilíbrio temporário causa a desidratação cerebral e pode levar à potencial quebra da barreira hematoencefálica. Os astrócitos parecem ser um alvo precoce do processo da doença, levando à ativação das células da micróglia e à expressão de citocinas pró-inflamatórias.[25]

Enquanto a mielinólise pontina central foi originalmente considerada uniformemente fatal, evidências mostram hoje que um número substancial de pacientes pode ter alguma recuperação neurológica, até mesmo com sintomas graves na instalação, e que formas leves de desmielinização osmótica também ocorrem.[26]

Tratamento da Hiponatremia

Os sintomas e a duração da hiponatremia determinam o tratamento. Caso a hiponatremia permaneça não corrigida, pacientes agudamente hiponatrêmicos (hiponatremia desenvolvendo-se dento de 48 horas) estão sob maior risco de desenvolvimento de sequelas neurológicas permanentes devido ao edema cerebral. Os pacientes com hiponatremia crônica estão sob risco de desmielinização osmótica se a hiponatremia for corrigida muito rapidamente.

Hiponatremia Aguda Sintomática

A hiponatremia aguda sintomática quase sempre se desenvolve em pacientes hospitalizados recebendo fluidos hipotônicos, sobretudo quando associada a convulsões ou outras manifestações neurológicas (Fig. 8-8). O tratamento deve ser imediato, uma vez que o risco de edema cerebral agudo excede enormemente o risco de desmielinização osmótica. A [Na$^+$] sérica deve ser idealmente corrigida em 2 mmol/L/h até os sintomas desaparecerem. Não é necessário corrigir a [Na$^+$] sérica completamente, embora isso aparentemente não cause nenhum risco. A correção pode ser alcançada pela administração de salina hipertônica (NaCl a 3%) na taxa de 1 a 2 mL/h/kg.[24,27] A administração de um diurético de alça intensifica a excreção de água livre e apressa a normalização da [Na$^+$] sérica. Se o paciente apresentar sintomas neurológicos graves, como convulsões, obnubilação ou coma, o NaCl a 3% pode ser infundido em taxas mais altas (4 a 6 mL/h/kg). Várias fórmulas foram propostas para estimar um aumento na [Na$^+$] sérica após a administração de fluidos intravenosos,[19] mas essas tendem a subestimar a taxa de correção.[28] Portanto, durante o tratamento com salina hipertônica, o paciente deve ser monitorado cuidadosamente frente a alterações no estado neurológico e pulmonar, e os eletrólitos séricos devem ser checados repetidas vezes, a cada duas horas.

Hiponatremia Crônica Sintomática

Se a hiponatremia tiver duração maior que 48 horas de evolução ou se sua duração não for conhecida, a correção deve ser realizada com cautela (Fig. 8-8). Há controvérsia se a taxa de correção ou a magnitude de correção da hiponatremia predispõe às complicações neurológicas. Na prática clínica, é difícil desassociar essas duas variáveis, uma vez que uma rápida taxa de correção é quase sempre acompanhada por uma maior magnitude de correção durante um dado período. Três importantes princípios guiam o tratamento, como se segue:[26]

1. Uma vez que a água cerebral está aumentada em apenas cerca de 10% na hiponatremia crônica grave, o objetivo é aumentar o nível de Na$^+$ sérico em 10%, ou cerca de 10 mmol/L.
2. Não exceda uma taxa de correção de 1,0 a 1,5 mmol/L em qualquer hora.
3. O objetivo de tratamento é de 6 a 8 mmol/L, mas não aumente o sódio sérico em mais de 12 mmol/L/24 h.

É importante levar em consideração a taxa e o conteúdo de eletrólitos dos fluidos infundidos, e a taxa de produção e o conteúdo de

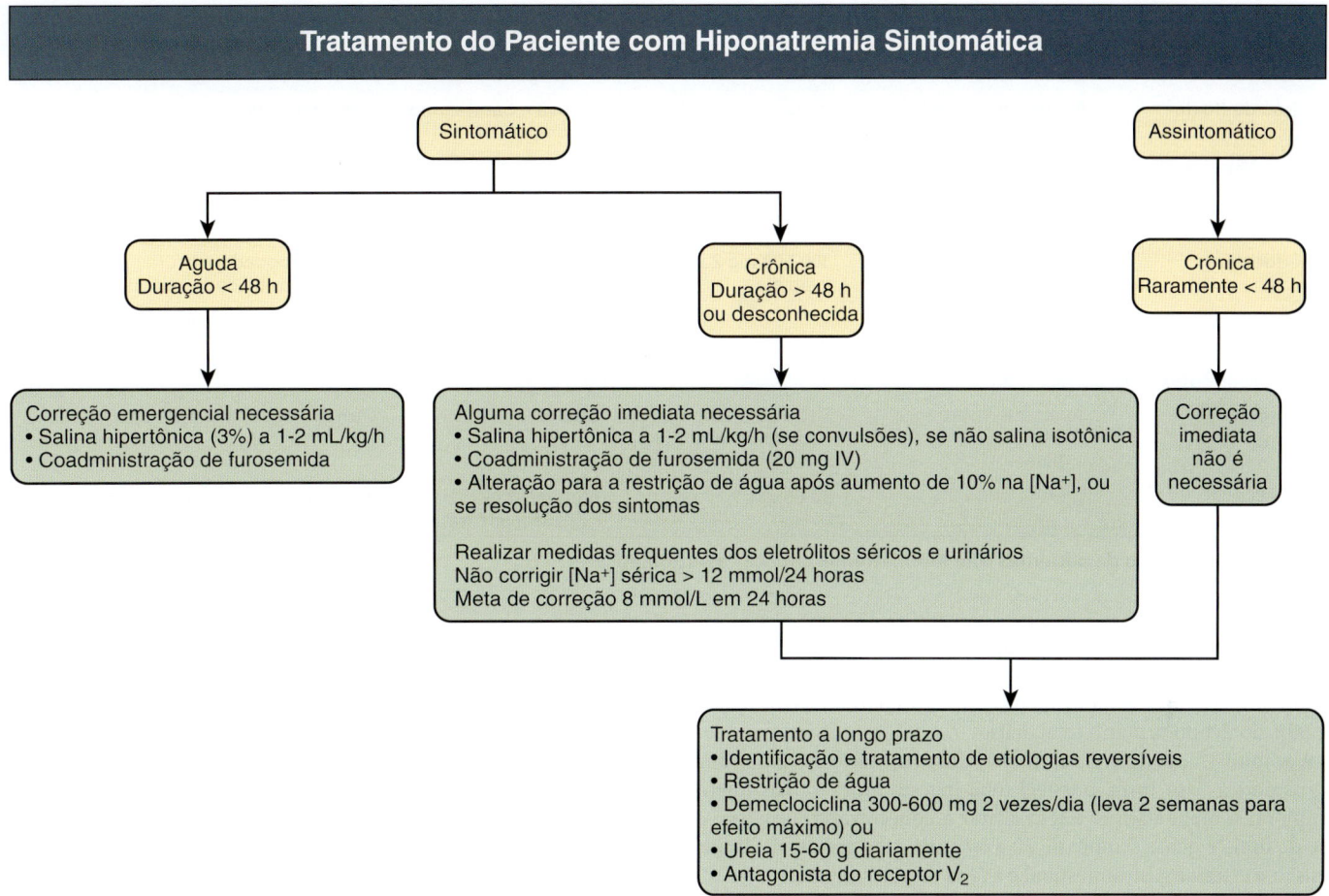

Figura 8-8 Algoritmo para tratamento do paciente com hiponatremia sintomática (e "assintomática"). *(Modificado a partir da referência 24).*

eletrólitos da urina. Uma vez que o incremento desejado na concentração sérica de Na⁺ é alcançado, o tratamento deve consistir em restrição de água.

Se a correção se procedeu mais rapidamente que o desejado, em geral devido à excreção de urina hipotônica, o risco de desmielinização osmótica pode ser reduzido ao diminuir novamente a concentração sérica de Na⁺ com o uso de desmopressina intravenosa ou subcutânea, ou administração de dextrose a 5%.[29]

Hiponatremia Crônica "Assintomática"

Embora muitos pacientes com hiponatremia crônica pareçam assintomáticos, testes neurológicos formais quase sempre revelam alterações sutis, como distúrbios da marcha comparáveis àqueles vistos em indivíduos com níveis tóxicos de álcool que se revertem com a correção da hiponatremia, o que acarreta um risco aumentado de quedas e fraturas.[30] Esse risco elevado foi observado até mesmo em pacientes com hiponatremia leve ou assintomática (sódio sérico médio, 131 mmol/L). Portanto, até pacientes "assintomáticos" devem ser tratados em uma tentativa de restaurar o sódio sérico para níveis próximos aos normais, sobretudo se eles apresentam instabilidade da marcha ou já tiveram uma queda. Além disso, eles devem ser avaliados para hipotireoidismo, insuficiência adrenal e SIADH, e devem ter seus medicamentos revisados.

Restrição de Fluido A restrição de fluido é a primeira linha de tratamento em pacientes com hiponatremia crônica assintomática (Tabela 8-5). Na maioria das vezes, essa abordagem é exitosa se os pacientes forem aderentes. Ela envolve um cálculo da restrição de fluido que irá manter uma [Na⁺] sérica específica. A carga osmolar diária

(OL, *osmolar load*) e a osmolalidade urinária mínima (U_{osm})$_{min}$ determinam o volume urinário máximo do paciente (V_{max}), como se segue:

$$V_{max} = \frac{OL}{(U_{osm})_{min}}$$

O valor da (U_{osm})$_{min}$ é uma função da gravidade do distúrbio de diluição. Na ausência de vasopressina circulante, esse valor pode ser tão baixo quanto 50 mOsm. Em uma dieta norte-americana normal, a carga osmolar diária é de cerca de 10 mOsm/kg (700 mOsm para uma pessoa de 70 kg). Assumindo que um paciente com SIADH tem uma U_{osm} que não pode ser reduzida para menos que 500 mOsm, a mesma carga osmolar de 700 mOsm torna possível apenas a excreção de 1,4 litro de urina diariamente. Portanto, se o paciente beber mais de 1,4 L/dia, a concentração sérica de Na⁺ vai decrescer. A medida das [Na⁺] e [K⁺] urinárias pode indicar o grau de restrição de água necessário para um dado paciente.[31] Se o defeito diluidor for tão grave a ponto de uma restrição de fluido inferior a um litro ser necessária, ou se a concentração sérica de Na⁺ do paciente permanecer baixa (< 130 mmol/L), uma abordagem alternativa ao tratamento, como o aumento da excreção de soluto ou a inibição farmacológica da vasopressina, deve ser considerada.

Manobras que Aumentam a Excreção de Soluto Se o paciente permanece não responsivo à restrição de fluido, a ingesta de soluto pode ser aumentada para facilitar um aumento obrigatório na excreção de soluto e água livre.[32] Isso pode ser conseguido ao elevar a ingesta oral de sal e proteína na dieta para aumentar o C_{osm} da urina. Diuréticos de alça combinados com alta ingesta de sódio (2 a 3 g adicionais

Tratamento de Hiponatremia Crônica Assintomática

Tratamento	Mecanismo de Ação	Dose	Vantagens	Limitações
Restrição de fluido	Reduz a disponibilidade de água livre	Variável	Efetiva e barata; não complicada	Não aderência
Inibição Farmacológica da Ação da Vasopressina				
Lítio	Inibe a resposta renal à vasopressina	900-1.200 mg/dia	Ingesta hídrica irrestrita	Poliúria, faixa terapêutica estreita, neurotoxicidade
Demeclociclina	Inibe a resposta renal à vasopressina	300-600 mg 2 vezes ao dia	Efetiva; ingesta hídrica irrestrita	Neurotoxocidade, poliúria, fotossensibilidade, nefrotoxicidade
Antagonista do receptor V_2	Antagoniza a ação da vasopressina	–	Expressa mecanismos subjacentes	Experiência clínica limitada
Ingesta Aumentada de Soluto (Sal)				
Com furosemida	Aumenta o *clearance* (depuração) de água livre	Titular até dose ótima; coadministrar 2-3 g NaCl	Efetiva	Ototoxicidade, depleção de K^+
Com ureia	Diurese osmótica	30-60 g/dia	Efetiva; ingesta de água irrestrita	Poliúria, não palatável, sintomas gastrointestinais

Tabela 8-5 Tratamento de pacientes com hiponatremia crônica "assintomática".

de sal) são efetivos no manejo da hiponatremia. Uma dose única de diurético (40 mg de furosemida) é quase sempre suficiente, mas deve ser dobrada se a diurese induzida nas primeiras oito horas for menor que 60% do débito urinário total diário.

A administração de ureia aumenta o fluxo urinário ao causar diurese osmótica. Isso torna possível uma ingesta hídrica mais liberal sem piorar a hiponatremia e sem alterar a concentração urinária. A dose de ureia é quase sempre de 30 a 60 g/dia, e as principais limitações são o estresse gastrointestinal e a falta de palatabilidade.

Inibição Farmacológica da Vasopressina

Os *vaptans* são novos antagonistas dos receptores V_2 que bloqueiam a ligação da vasopressina às células epiteliais tubulares do ducto coletor e aumentam a excreção de água livre sem alterar, de modo significativo, a excreção de eletrólitos. Eles são efetivos no tratamento da hiponatremia em pacientes euvolêmicos e hipervolêmicos.[33,34] O Conivaptan, um antagonista V_2 e V_{1a}, é o único vaptan disponível para uso intravenoso.[35] Ele é utilizado no tratamento da hiponatremia em pacientes hospitalizados com SIADH transitória, mas a terapia deve ser limitada a quatro dias por ele ser um potente inibidor do citocromo P-450 3 A4 (CYP3A4). O Tolvaptan, um antagonista oral de V_2, está disponível hoje em alguns países nas doses de 15 a 60 mg/dia. No ensaio clínico TEMPO (*the Tovaptan trials in patients with polycystic kidney disease*), doses mais altas foram utilizadas e alguns casos de toxicidade hepática, assim como de rabdomiólise, foram observados. Isso levou a uma advertência por parte da FDA (U.S. Food and Drug Administration) requerendo monitoração cuidadosa de testes de função hepática e dos níveis de creatinoquinase (CK, CPK).

Uma terapia farmacológica alternativa é a demeclociclina, 600 a 1.200 mg/dia, administrada uma a duas horas após as refeições; antiácidos contendo cálcio, alumínio e magnésio devem ser evitados. O início da ação é, em geral, em três a seis dias após instauração do tratamento. A dose deve ser titulada à mínima dose para manter a $[Na^+]$ sérica dentro da faixa desejada sem restrição da ingesta de água. Fotossensibilidade de pele pode desenvolver-se e anormalidades nos dentes ou ossos podem ocorrer em crianças. A poliúria leva à não aderência, e nefrotoxicidade pode ocorrer, sobretudo em pacientes com doença hepática subjacente. O lítio foi previamente utilizado para bloquear a ação da vasopressina no ducto coletor, mas foi suplantado pelos vaptans e pela demeclociclina.

Hiponatremia Hipovolêmica

Quando os tiazídicos são prescritos, de modo especial em mulheres idosas, a $[Na^+]$ sérica deve ser monitorada, e a restrição de água, instaurada. Se a hiponatremia desenvolve-se, o tiazídico precisa ser descontinuado.

Síndromes neurológicas diretamente relacionadas à hiponatremia são infrequentes na hiponatremia hipovolêmica, já que a perda tanto de Na^+ como de água limita qualquer desvio osmótico no cérebro. A restauração do volume do FEC com cristaloides ou coloides interrompe a liberação não osmótica de vasopressina. Os antagonistas da vasopressina não devem ser utilizados nesses pacientes.[34]

Hiponatremia Hipervolêmica

Insuficiência Cardíaca Congestiva Nos pacientes com ICC, a restrição de sódio e água é crítica. Os pacientes podem ser tratados com uma combinação de inibidores da enzima conversora de angiotensina (ECA) e diuréticos. O aumento resultante no débito cardíaco reduz os processos mediados neuro-humoralmente, que limitam a excreção de água. Os diuréticos de alça diminuem a ação da vasopressina nos túbulos coletores, logo reduzindo a reabsorção de água. Os tiazídicos devem ser evitados, uma vez que prejudicam a diluição urinária e podem piorar a hiponatremia. Os antagonistas de V_2 aumentam a $[Na^+]$ sérica nos pacientes com insuficiência cardíaca,[33,36] e a correção da $[Na^+]$ sérica está associada a melhores desfechos a longo prazo.[37] Entretanto, no maior ensaio clínico randomizado, EVEREST, nos pacientes com insuficiência cardíaca descompensada, o tratamento com tolvaptan não alterou nenhum desfecho clínico a longo prazo. Em princípio, um vaptan com atividade antagonista ao V_1 poderia trazer benefício adicional ao paciente com ICC, mas isso não está provado.

Cirrose Em pacientes com cirrose, a restrição de água e sódio é a pedra angular da terapia. Os diuréticos de alça aumentam o $C_{água}$, uma vez que é alcançado um balanço negativo de sódio. Os antagonistas de V_2 aumentam a excreção de água, acompanhada de um aumento na $[Na^+]$ sérica.[36] Em um estudo, o satavaptan levou a um aumento médio na $[Na^+]$ sérica de 6,6 mmol/L,[38] mas essa substância ainda não recebeu aprovação do FDA. A resposta aos vaptans na cirrose é mais atenuada que em pacientes com SIADH ou ICC, o que sugere que mecanismos independentes da vasopressina também podem contribuir para a hiponatremia desses pacientes. A administração de antagonistas de V_2 em pacientes com falência hepática não está associada a reduções da pressão sanguínea. Antagonistas combinados de V_1 e V_2 (p. ex., conivaptan) não devem ser utilizados nesses pacientes.

Mecanismos de Concentração Urinária

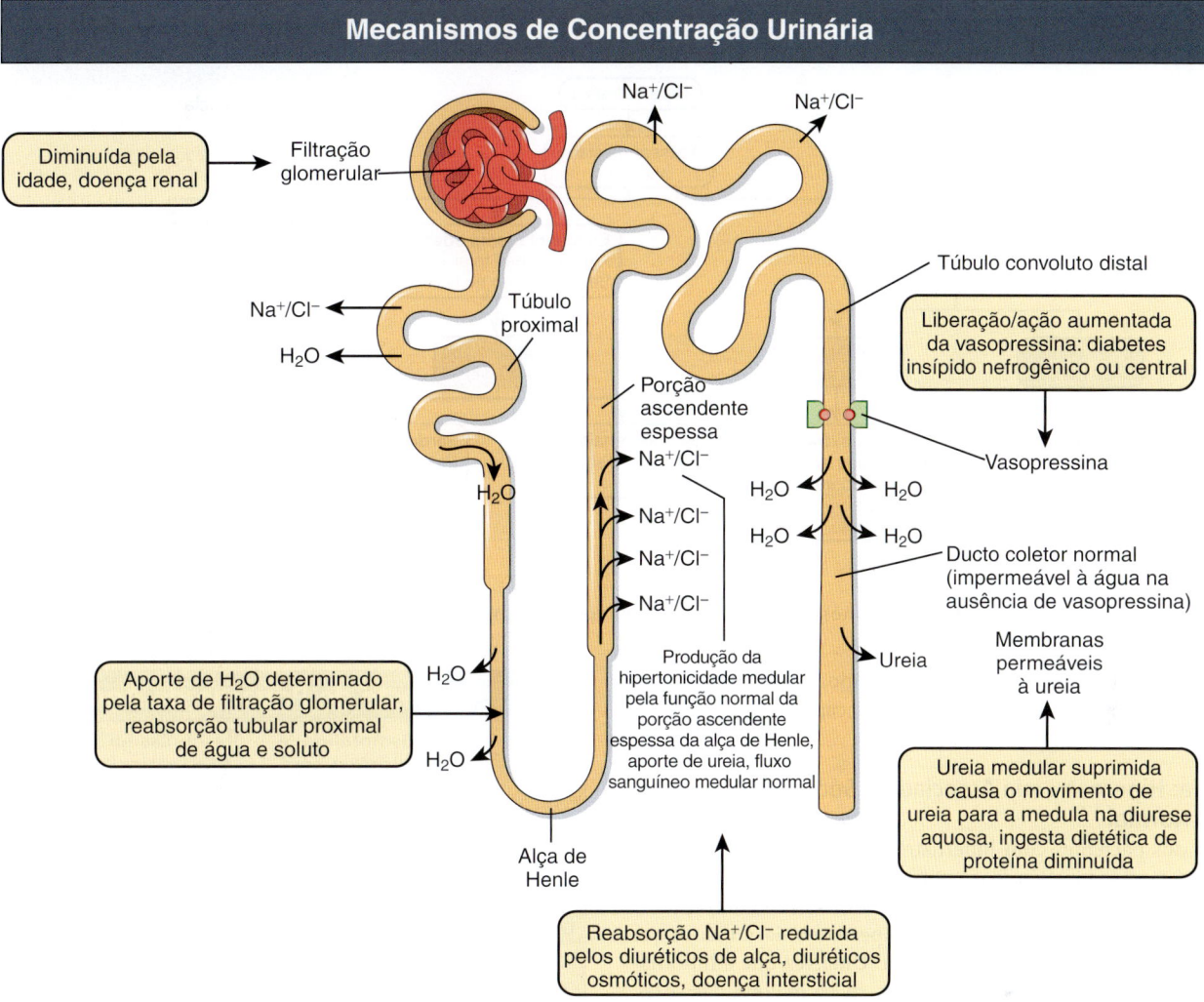

Figura 8-9 **Mecanismos de concentração urinária.** Determinantes da concentração urinária normal e anormalidades que causam hipernatremia. *(Modificado a partir da referência 7.)*

DESORDENS HIPERNATRÊMICAS

A hipernatremia é definida como [Na^+] sérica acima de 145 mmol/L e reflete hiperosmolaridade sérica. O mecanismo renal de concentração da urina fornece a primeira defesa contra a depleção de água e hiperosmolaridade. Os componentes do mecanismo normal de concentração são mostrados na Figura 8-9. Distúrbios da concentração urinária podem resultar de um aporte reduzido de soluto (com a decrescente TFG) ou da inabilidade de produzir hipertonicidade intersticial devido à diminuição da reabsorção de Na^+ e Cl^- na porção ascendente da alça de Henle (diuréticos de alça), redução do acúmulo de ureia na medula (baixa ingesta dietética) ou alterações no fluxo sanguíneo medular. A hipernatremia também pode resultar da falência da liberação ou resposta à AVP. A sede é o primeiro e mais importante mecanismo de defesa na prevenção da hipernatremia.

Etiologia e Classificação da Hipernatremia

Assim como na hiponatremia, os pacientes com hipernatremia caem em três grandes categorias baseadas no estado volêmico.[15] Um algoritmo diagnóstico é útil na avaliação desses pacientes (Fig. 8-10).

Hipovolemia: Hipernatremia Associada a Sódio Corporal Total Baixo

Os pacientes com hipernatremia hipovolêmica sustentam perdas tanto de Na^+ como de água, mas com uma perda relativamente maior de água. No exame físico, existem sinais de hipovolemia, como hipotensão ortostática, taquicardia, veias cervicais planas e turgor cutâneo reduzido; alguns pacientes apresentam alteração do estado mental. Os pacientes apresentam perda hipotônica de água pelos rins e trato gastrointestinal (GI); na perda pelo trato GI, a [Na^+] urinária será baixa.

Hipervolemia: Hipernatremia Associada a Sódio Corporal Total Aumentado

A hipernatremia com Na^+ corporal total aumentado é o tipo menos comum de hipernatremia. Ela resulta da administração de soluções hipertônicas como NaCl a 3% e $NaHCO_3$ para o tratamento de acidose metabólica, hipercalemia e parada cardiorrespiratória. Além disso, pode resultar de diálise inadvertida com dialisado com alta concentração de Na^+ ou de consumo de tabletes de sal. A hipernatremia terapêutica também está tornando-se comum, já que a salina hipertônica emergiu como uma alternativa ao manitol para tratamento de pressão intracraniana elevada.[39] A hipernatremia também é cada vez

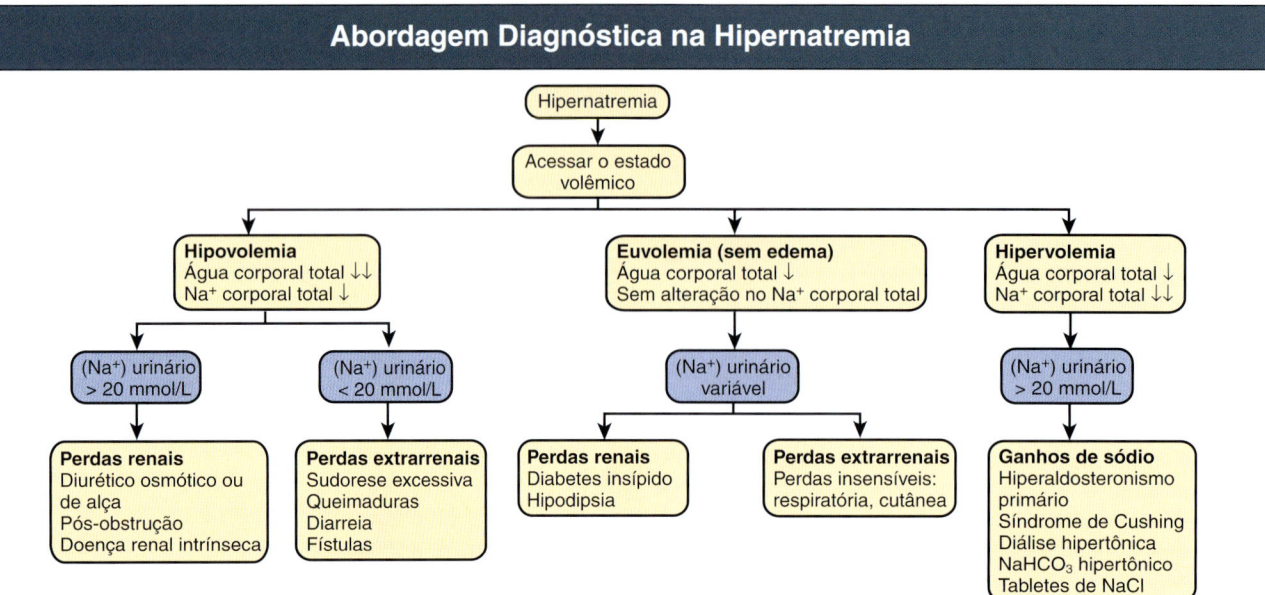

Figura 8-10 Algoritmo para abordagem diagnóstica do paciente com hipernatremia. *(Modificado a partir da referência 5.)*

mais observada em pacientes hospitalizados hipoalbuminêmicos com falência renal, que estão edemaciados e são incapazes de concentrar sua urina.

Euvolemia: Hipernatremia Associada a Sódio Corporal Normal

A maioria dos pacientes com hipernatremia secundária à perda de água apresentam-se euvolêmicos com sódio corporal total normal, uma vez que a perda de água sem Na^+ não leva à clara contração de volume. A perda de água não resulta em hipernatremia, a menos que não seja acompanhada por ingesta hídrica. Uma vez que a hipodipsia é incomum, a hipernatremia desenvolve-se, na maioria das vezes, apenas naqueles que não têm acesso à água e em crianças muito novas ou pessoas idosas que podem ter uma percepção alterada da sede. A perda extrarrenal de água ocorre a partir da pele e trato respiratório em estados febris ou outros estados hipermetabólicos, e está associada à alta osmolalidade urinária, já que a resposta osmorreceptora renal à vasopressina está intacta. A concentração urinária de Na^+ varia com a ingesta. A perda renal de água que leva à hipernatremia euvolêmica resulta ou de um defeito na produção ou liberação de vasopressina, ou a partir da falência do ducto coletor em responder ao hormônio (diabetes insípido nefrogênico). A defesa contra o desenvolvimento da hiperosmolalidade requer a estimulação apropriada à sede e a habilidade do paciente em responder bebendo água.

As desordens poliúricas podem resultar de um aumento no C_{osm} ou de um aumento no $C_{água}$. Aumento do C_{osm} ocorre com o uso de diurético, perda renal de sal, excesso de ingestão de sal, vômitos (bicarbonatúria), administração de álcali e administração de manitol (como diurético para lavagem vesical ou para o tratamento de edema cerebral). Aumento do $C_{água}$ ocorre com excesso de ingestão de água (polidipsia psicogênica) ou em anormalidades do mecanismo de concentração renal (diabetes insípido).

Diabetes Insípido

O diabetes insípido (DI) é caracterizado por poliúria e polidipsia e é causado por defeitos na ação da vasopressina. Os pacientes com DI central e nefrogênico e polidipsia primária apresentam-se com poliúria e polidipsia. Essas entidades podem ser diferenciadas por avaliação clínica, com medida dos níveis de vasopressina e resposta a um teste de privação hídrica, seguido de administração de vasopressina (Tabela 8-6).[40]

Teste de Privação de Água

Condição	Osmolalidade Urinária com Privação de Água (mOsm/ kg H₂O)	Vasopressina Plasmática após Desidratação (pg/mL)	Aumento da Osmolalidade Urinária com Vasopressina Exógena
Normal	> 800	> 2	Pequeno ou sem aumento
Diabetes insípido central completo	< 300	Indetectável	Substancialmente aumentado
Diabetes insípido central parcial	300-800	< 1,5	Aumento > 10% da osmolalidade urinária após privação de água
Diabetes insípido nefrogênico	< 300-500	> 5	Pouco ou sem aumento
Polidipsia primária	> 500	< 5	Pouco ou sem aumento

Tabela 8-6 Teste de privação de água. Procedimento do teste: a ingestão de água é restringida até o paciente perder 3% a 5% do peso corporal ou até três determinações consecutivas da osmolalidade urinária estarem dentro de 10% de cada uma. (Deve-se ter cautela para assegurar que o paciente não fique excessivamente desidratado.) A vasopressina aquosa é dada 5 U por via subcutânea, e a osmolalidade urinária é medida após 60 minutos. Respostas esperadas estão evidenciadas na tabela. *(A partir da referência 40.)*

Diabetes Insípido Central

Características Clínicas Na maioria das vezes, o DI central tem início abrupto. Os pacientes apresentam necessidade constante de beber líquido, com predileção por água fria, e tipicamente apresentam noctúria. Em contraste, o bebedor compulsivo de água pode contar uma vaga história do início e tem grandes variações na ingesta de água e no débito urinário. A noctúria não é frequente nos bebedores compulsivos de água. Osmolalidade plasmática maior que 295 mOsm/kg sugere DI central; menor que 270 mOsm/k, polidipsia primária.

Etiologia do Diabetes Insípido Central

Causas Congênitas

Autossômica dominante

Autossômica recessiva

Causas Adquiridas

Pós-traumática

Iatrogênica (pós-cirúrgica)

Tumores (metastáticos da mama, craniofaringioma, pinealoma)

Histiocitose

Granuloma (tuberculose, sarcoidose)

Aneurisma

Meningite

Encefalite

Síndrome de Guillain-Barré

Idiopática

Quadro 8-2 Causas de diabetes insípido central. Apontamentos em itálico são as causas mais comuns.

Tratamento do Diabetes Insípido Central

Doença	Substância	Dose	Intervalo
Diabetes insípido central completo	Desmopressina (DDAVP)	10-20 µg via intranasal	12-24 horas
	Desmopressina (DDAVP)	0,1-0,8 mg via oral	A cada 12 horas
Diabetes insípido central parcial	Desmopressina (DDAVP)	10-20 µg intranasal	12-24 horas
	Vasopressina aquosa	5-10 U via subcutânea	4-6 horas
	Clorpropamida	250-500 mg	24 horas
	Clofibrato	500 mg	6 ou 8 horas
	Carbamazepina	400-600 mg	24 horas

Tabela 8-7 Tratamento do diabetes insípido central

Causas DI central é causado por infecção, tumores, granuloma e trauma afetando o SNC em 50% dos pacientes; nos outros 50%, ele é idiopático (Quadro 8-2). Em um levantamento de 79 crianças e adultos jovens, o DI central foi idiopático em metade dos pacientes. A outra metade apresentava tumores e histiocitose das células de Langerhans; esses pacientes tiveram risco de 80% para o desenvolvimento de deficiência hormonal da hipófise anterior comparados aos pacientes com doença idiopática.[41]

DI autossômico dominante é causado por mutações pontuais em um gene precursor da vasopressina que causa o dobramento incorreto do peptídio provasopressina, evitando sua liberação do hipotálamo e neurônios da hipófise posterior.[42] Os pacientes apresentam-se com poliúria e polidipsia leves no primeiro ano de vida. Essas crianças têm desenvolvimento físico e mental normal. Existe um DI central autossômico recessivo raro associado a diabetes melito, atrofia óptica e surdez (síndrome de Wolfram).[43] O DI é geralmente parcial e gradual na instalação da síndrome de Wolfram. Está ligado ao cromossomo 4 e envolve anormalidades no DNA mitocondrial.

Uma rara entidade clínica envolvendo a combinação de DI central e sede deficiente já foi relatada em um total de 70 pacientes em 41 estudos.[44] Quando tanto a secreção de vasopressina como a sede estão prejudicadas, os pacientes afetados ficam vulneráveis a episódios recorrentes de hipernatremia. Formalmente denominada hipernatremia essencial, essa desordem é chamada hoje de DI central com sede deficiente, ou DI *adípsico*.

Diagnósticos Diferenciais A medida da vasopressina circulante por radioimunoensaio é preferida ao prolongado teste de privação de água. Sob condições basais, os níveis de vasopressina são inúteis porque há sobreposição significativa entre as desordens poliúricas. A medida após um teste de privação hídrica é mais útil (Tabela 8-6).

Tratamento O DI central é tratado com reposição hormonal ou agentes farmacológicos (Tabela 8-7). Em cenários agudos, quando as perdas renais de água são extensas, a vasopressina aquosa (Pitressina) é útil. Ela tem curta duração de ação, possibilita monitoração cuidadosa e evita complicações, como intoxicação hídrica. A vasopressina aquosa deve ser utilizada com cautela em pacientes com doença arterial coronariana subjacente e doença vascular periférica porque ela pode causar espasmo e vasoconstrição prolongada. Para o DI central crônico, o acetato de desmopressina é o agente de escolha. Ele tem uma meia-vida longa e nenhum dos efeitos vasoconstritores da vasopressina aquosa. A desmopressina é administrada na dose de 10 a 20 µg intranasal, a cada 12 a 24 horas. Ela é bem tolerada, segura para

uso na gravidez e resistente à degradação por vasopressinase circulante. A desmopressina oral (0,1 a 0,8 mg, a cada 12 horas) está disponível como terapia de segunda linha. Em pacientes com DI parcial, em adição à desmopressina propriamente dita, agentes que potencializam a liberação de vasopressina podem ser utilizados, como a clorpropamida, clofibrato e carbamazepina.

Diabetes Insípido Nefrogênico Congênito Tipos hereditários de DI são causados por mutações em genes para receptores de aquaporinas ou vasopressina. Os volumes urinários são tipicamente muito altos, e há risco de hipernatremia grave se os pacientes não tiverem livre acesso à água. Essas entidades são discutidas de modo mais aprofundado no Capítulo 49.

Diabetes Insípido Nefrogênico Adquirido DI nefrogênico adquirido é mais comum que DI nefrogênico congênito, mas raramente é tão grave. Nos pacientes com DI adquirido, a habilidade de se conseguir a concentração máxima da urina está prejudicada, mas os mecanismos concentradores da urina estão parcialmente preservados. Por essa razão, os volumes urinários são menores que 3 a 4 L/dia, o que contrasta com os volumes muito mais altos vistos em pacientes com DI congênito ou central ou polidipsia compulsiva. A Tabela 8-8 evidencia as causas e os mecanismos do DI nefrogênico adquirido.

Doença Renal Crônica Um defeito na habilidade de concentração urinária pode se desenvolver em pacientes com doença renal crônica de qualquer etiologia, mas esse defeito é mais proeminente nas doenças tubulointersticiais, sobretudo a doença cística medular. A quebra das estruturas da medula interna e a concentração medular reduzida desempenham um papel no desenvolvimento desse defeito; alterações na expressão do receptor de V_2 e de AQP2 também são fatores contribuintes (Fig. 8-6). Para alcançar o *clearance* (depuração) osmolar diário, uma quantidade de fluido proporcional à gravidade do defeito de concentração é necessária em pacientes que ainda produzem urina. Os pacientes devem ser advertidos a manter a ingesta de fluido que corresponda ao seu volume urinário.

Desordens Eletrolíticas Hipocalemia causa anormalidade reversível na habilidade de concentração urinária. Ela estimula a ingesta de água e reduz a tonicidade intersticial, o que se relaciona à reduzida reabsorção de Na^+-Cl^- na PAE. A hipocalemia resultante de diarreia, uso crônico de diurético e hiperaldosteronismo primário também diminui o acúmulo de monofosfato de adenosina cíclica intracelular e causa redução na expressão da AQP2 sensível à vasopressina (Fig. 8-6).

A hipercalcemia também prejudica a habilidade de concentração urinária, resultando em polidipsia leve. O mecanismo fisiopatológico é multifatorial e inclui redução na tonicidade medular intersticial causada por redução da adenilato ciclase estimulada por vasopressina na PAE e por um defeito na atividade da adenilato ciclase com expressão diminuída de AQP2 no ducto coletor.

Diabetes Insípido Nefrogênico Adquirido: Causas e Mecanismos

Estado da Doença	Defeito na Tonicidade Medular Intersticial	Defeito na Geração do AMPc	Infrarregulação da Aquaporina 2	Outros
Doença renal crônica	Sim	Sim	Sim	Infrarregulação da mensagem do receptor V_2
Hipocalemia	Sim	Sim	Sim	–
Hipercalcemia	Sim	Sim	–	–
Anemia falciforme	Sim	–	–	–
Desnutrição proteica	Sim	–	Sim	–
Terapia com demeclociclina	–	Sim	–	–
Terapia com lítio	–	Sim	Sim	–
Gravidez	–	–	–	Secreção placentária de vasopressina

Tabela 8-8 Diabetes insípido nefrogênico adquirido: causas e mecanismos. *AMPc*, Monofosfato de adenosina cíclico.

Agentes Farmacológicos O lítio é a causa mais comum de DI nefrogênico, com essa condição ocorrendo em até 50% dos pacientes que recebem terapia com lítio a longo prazo. Ele causa infrarregulação da AQP2 no ducto coletor; experimentalmente, também aumenta a expressão de ciclo-oxigenase-2 (COX-2) e prostaglandinas urinárias, o que pode contribuir para a poliúria.[45] O defeito de concentração relacionado ao lítio pode persistir até mesmo quando a substância é descontinuada. O canal epitelial de sódio (ENaC) é a via de entrada do lítio para as células principais do ducto coletor. A amilorida inibe a captação de lítio pelo ENaC e é utilizada clinicamente para tratar o DI nefrogênico causado pelo lítio. A administração de aldosterona aumentou dramaticamente a produção de urina no DI nefrogênico experimental causado pelo lítio[46] (um efeito associado à expressão reduzida de AQP2 nas membranas luminais do ducto coletor), enquanto a administração do bloqueador do receptor de mineralocorticoide, espironolactona, diminuiu o débito urinário e aumentou a expressão de AQP2.[47] Ainda não se sabe se a espironolactona é um tratamento útil para humanos com DI nefrogênico induzido por lítio.
Outras substâncias que prejudicam a habilidade de concentração urinária incluem a anfotericina, o foscarnet e a demeclociclina, que reduzem a atividade da adenilato ciclase renal medular, logo reduzindo o efeito da vasopressina nos ductos coletores.

Anemia Falciforme Os pacientes com doença e traço de anemia falciforme apresentam quase sempre um defeito na concentração urinária. No interstício medular hipertônico, as células vermelhas em foice (falcêmicas) causam oclusão da *vasa recta* e dano papilar. A isquemia medular resultante pode prejudicar o transporte de Na^+-Cl^- na alça ascendente e diminuir a tonicidade medular. Embora inicialmente reversível, os infartos medulares ocorrem na anemia falciforme de longa data, e os defeitos de concentração tornam-se irreversíveis.

Anormalidades Dietéticas Grande ingesta de água ou redução marcada na ingesta de sal e proteína levam ao prejuízo da habilidade de concentração máxima da urina pela redução na tonicidade intersticial medular. Em uma dieta com baixo teor de proteína com excesso de ingesta de água, ocorre diminuição da permeabilidade osmótica à água estimulada por vasopressina, que é revertida com a alimentação.

Diabetes Insípido Gestacional No DI gestacional, ocorre aumento da vasopressinase circulante, que é produzida pela placenta. As pacientes são tipicamente não responsivas à vasopressina, mas respondem à desmopressina, que é resistente à vasopressinase.

Manifestações Clínicas da Hipernatremia

Certos pacientes estão sob risco aumentado de desenvolvimento de hipernatremia grave (Quadro 8-3). Os sinais e sintomas estão, na

Pacientes sob Risco para Hipernatremia Grave

Pacientes idosos
Crianças
Pacientes hospitalizados
    Infusões hipertônicas
    Alimentação por sonda
    Diuréticos osmóticos
    Lactulose
    Ventilação mecânica
Grupos de pacientes de alto risco
    Nível de consciência alterado
    Diabetes melito descontrolado
    Desordens poliúricas subjacentes

Quadro 8-3 Grupos de pacientes sob risco de desenvolvimento de hipernatremia grave. *(A partir da referência 24.)*

maioria das vezes, relacionados ao SNC e incluem alteração do nível de consciência (estado mental), letargia, irritabilidade, inquietação, convulsões (geralmente em crianças), contração muscular, hiper-reflexia e espasticidade. Febre, náusea ou vômitos, respiração difícil ou trabalhosa e sede intensa também podem ocorrer. Em crianças, a mortalidade por hipernatremia aguda varia de 10% a 70%. Cerca de dois terços dos sobreviventes evoluem com sequelas neurológicas.

Em contraste, a mortalidade em pacientes com hipernatremia crônica é de 10%. Em adultos, a [Na^+] sérica acima de 160 mmol/L está associada a 75% de mortalidade, embora isso represente mais ser reflexo de comorbidades associadas do que da hiponatremia em si.

Tratamento da Hipernatremia

A hipernatremia ocorre em cenários clínicos previsíveis, dando oportunidades para sua prevenção. Os idosos e pacientes hospitalizados estão sob risco mais alto devido ao prejuízo da sede e incapacidade de acesso livre à água independentemente.[48] Determinadas situações clínicas, como a recuperação de lesão renal aguda, estados catabólicos, terapia com soluções hipertônicas, diabetes descontrolado e queimaduras devem despertar atenção mais acentuada em relação à concentração de sódio e administração aumentada de água livre.

A hipernatremia sempre reflete um estado hiperosmolar. O objetivo primário do tratamento desses pacientes é a restauração da tonicidade sérica. A Figura 8-11 evidencia opções específicas de controle.[24] Já que a restauração do volume precede a restauração da tonicidade em pacientes hipernatrêmicos hipovolêmicos, soluções contendo

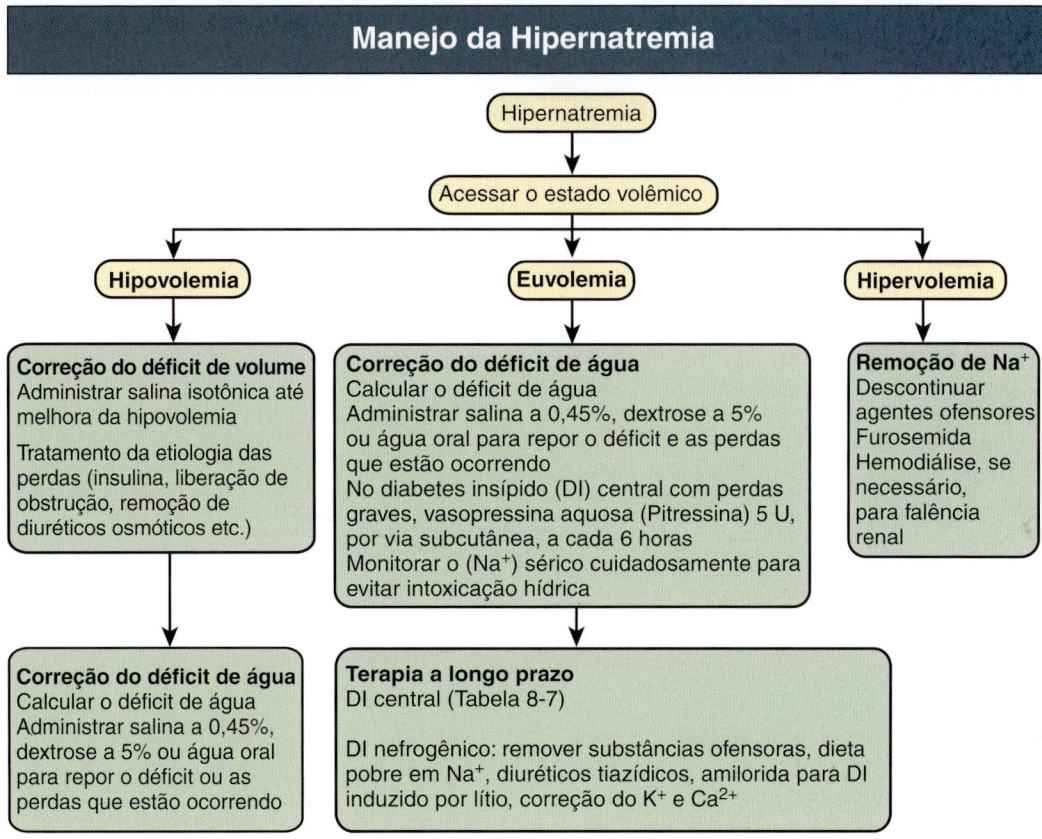

Manejo da Hipernatremia

Hipernatremia
↓
Acessar o estado volêmico

Hipovolemia — **Euvolemia** — **Hipervolemia**

Correção do déficit de volume
Administrar salina isotônica até melhora da hipovolemia

Tratamento da etiologia das perdas (insulina, liberação de obstrução, remoção de diuréticos osmóticos etc.)

Correção do déficit de água
Calcular o déficit de água
Administrar salina a 0,45%, dextrose a 5% ou água oral para repor o déficit e as perdas que estão ocorrendo
No diabetes insípido (DI) central com perdas graves, vasopressina aquosa (Pitressina) 5 U, por via subcutânea, a cada 6 horas
Monitorar o (Na⁺) sérico cuidadosamente para evitar intoxicação hídrica

Remoção de Na⁺
Descontinuar agentes ofensores
Furosemida
Hemodiálise, se necessário, para falência renal

Correção do déficit de água
Calcular o déficit de água
Administrar salina a 0,45%, dextrose a 5% ou água oral para repor o déficit ou as perdas que estão ocorrendo

Terapia a longo prazo
DI central (Tabela 8-7)

DI nefrogênico: remover substâncias ofensoras, dieta pobre em Na⁺, diuréticos tiazídicos, amilorida para DI induzido por lítio, correção do K⁺ e Ca²⁺

Figura 8-11 **Algoritmo para manejo do paciente com hipernatremia.** *(A partir da referência 24.)*

sódio devem ser utilizadas até a euvolemia ser alcançada. Posteriormente, a dextrose em água ou a ingesta oral de água devem ser iniciadas para reduzir a concentração sérica de sódio.

A rapidez em que a hipernatremia deve ser corrigida é controversa. Alguns estudos em animais e séries de casos em pacientes pediátricos sugerem que uma taxa de correção de mais de 0,5 mmol/L/h na [Na⁺] pode causar convulsões. Edema cerebral também pode ser causado por rápida correção da hipernatremia pelo movimento final de água para o cérebro. A maioria dos clínicos acreditam que, até mesmo em adultos, a correção deve ser alcançada durante 48 horas com uma taxa que não supere 2 mmol/L/h.

Referências

1. Verbalis J, Berl T. Disorders of water balance. In: Brenner BM, ed. *The Kidney.* 8th ed. Philadelphia: Saunders; 2008:459-504.
2. Narins RG, Krishna GC. Disorders of water balance. In: Stein JH, ed. *Internal Medicine.* Boston: Little, Brown; 1987:794.
3. Bichet D. Nephrogenic and central diabetes insipidus. In: Schrier R, ed. *Diseases of the Kidney and Urinary Tract.* 9th ed. Philadelphia: Lippincott Williams & Wilkins; 2013:2055-2081.
4. Nielsen S, Frøkiaer J, Marples D, et al. Aquaporins in the kidney: From molecules to medicine. *Physiol Rev.* 2002;82:205-244.
5. Halterman R, Berl T. Therapy of dysnatremic disorders. In: Brady H, Wilcox C, eds. *Therapy in Nephrology and Hypertension.* Philadelphia: Saunders; 1999:257-269.
6. Nguyen MK, Ornekian V, Butch AW, et al. A new method for determining plasma water content: Application in pseudohyponatremia. *Am J Physiol.* 2007;292:F1652-F1656.
7. Cogan M. Normal water homeostasis. In: Cogan M, ed. *Fluid and Electrolytes.* Norwalk, Conn: Lange; 1991:98-106.
8. Sterns RH, Silver SM. Cerebral salt wasting versus SIADH: What difference? *J Am Soc Nephrol.* 2008;19:194-196.
9. Neilsen S, Knepper M, Kwon T, et al. Regulation of water balance. Urine concentration and dilution. In: Schrier R, ed. *Diseases of the Kidney and Urinary Tract.* 8th ed. Philadelphia: Lippincott Williams & Wilkins; 2007:96-123.
10. Morita S, Inokuchi S, Yamamoto R, et al. Risk factors for rhabdomyolysis in self-induced water intoxication (SIWI) patients. *J Emerg Med.* 2010;38:293-296.
11. Steele A, Gowrishankar M, Abrahamson S, et al. Postoperative hyponatremia despite near-isotonic saline infusion: A phenomenon of desalination. *Ann Intern Med.* 1997;126:20-25.
12. Almond CS, Shin AY, Fortescue EB, et al. Hyponatremia among runners in the Boston Marathon. *N Engl J Med.* 2005;352:1550-1556.
13. Hew-Butler T, Jordaan E, Stuempfle KJ, et al. Osmotic and nonosmotic regulation of arginine vasopressin during prolonged endurance exercise. *J Clin Endocrinol Metab.* 2008;93:2072-2078.
14. Liamis G, Milionis H, Elisaf M. A review of drug-induced hyponatremia. *Am J Kidney Dis.* 2008;52:144-153.
15. Berl T, Schrier R. Disorders of water metabolism. In: Schrier R, ed. *Renal and Electrolyte Disorders.* 6th ed. Philadelphia: Lippincott Williams & Wilkins; 2010:1-44.
16. Palmer BF, Sterns RH. Fluid, electrolytes, and acid-base disturbances. *NephSAP.* 2009;8:70-167.
17. Daphnis E, Stylianou K, Alexandrakis M, et al. Acute renal failure, translocational hyponatremia and hyperkalemia following intravenous immunoglobulin therapy. *Nephron Clin Pract.* 2007;106:c143-c148.
18. Shapiro DS, Sonnenblick M, Galperin I, et al. Severe hyponatrameia in elderly hospitalized patients: prevalence, aetiology and outcome. *Intern Med J.* 2010;40:574-580.
19. Ellison DH, Berl T. Clinical practice. The syndrome of inappropriate antidiuresis. *N Engl J Med.* 2007;356:2064-2072.
20. Decaux G, Vandergheynst F, Bouko Y, et al. Nephrogenic syndrome of inappropriate antidiuresis in adults: High phenotypic variability in men and women from a large pedigree. *J Am Soc Nephrol.* 2007;18:606-612.
21. Verbalis J. The syndrome of inappropriate antidiuretic hormone secretion and other hypo-osmolar disorders. In: Schrier R, ed. *Diseases of the Kidney and Urinary Tract.* 9th ed. Philadelphia: Lippincott Williams & Wilkins; 2013:2012-2054.
22. Papadopoulos MC, Verkman AS. Aquaporin-4 and brain edema. *Pediatr Nephrol.* 2007;22:778-784.
23. Yang B, Zador Z, Verkman AS. Glial cell aquaporin-4 overexpression in transgenic mice accelerates cytotoxic brain swelling. *J Biol Chem.* 2008;283:15280-15286.

24. Thurman J, Berl T. Therapy of dysnatremic disorders. In: Wilcox C, ed. *Therapy in Nephrology and Hypertension*. 3rd ed. Philadelphia: Saunders; 2008:337-352.

25. Gankam-Kengne F, Nicaise C, Soupart A, et al. Astrocytes are an early target in osmotic demyelination syndrome. *J Am Soc Nephrol*. 2011;22:1834-1845.

26. Louis G, Megarbane B, Lavoue S, et al. Long-term outcome of patients hospitalized in intensive care units with central or extrapontine myelination. *Crit Care Med*. 2012;40:970-972.

27. Hew-Butler T, Ayus JC, Kipps C, et al. Statement of the Second International Exercise-Associated Hyponatremia Consensus Development Conference, New Zealand, 2007. *Clin J Sport Med*. 2008;18:111-121.

28. Mohmand HK, Issa D, Ahmad Z, et al. Hypertonic saline for hyponatremia: Risk of inadvertent overcorrection. *Clin J Am Soc Nephrol*. 2007;2:1110-1117.

29. Perianayagam A, Sterns RH, Silver SM, et al. DDAVP is effective in preventing and reversing inadvertent overcorrection of hyponatremia. *Clin J Am Soc Nephrol*. 2008;3:331-336.

30. Gankam Kengne F, Andres C, Sattar L, et al. Mild hyponatremia and risk of fracture in the ambulatory elderly. *QJM*. 2008;101:583-588.

31. Furst H, Hallows KR, Post J, et al. The urine/plasma electrolyte ratio: A predictive guide to water restriction. *Am J Med Sci*. 2000;319:240-244.

32. Berl T. Impact of solute intake on urine flow and water excretion. *J Am Soc Nephrol*. 2008;19:1076-1078.

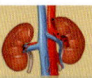

CAPÍTULO 9

Desordens do Metabolismo do Potássio

I. David Weiner, Stuart L. Linas e Charles S. Wingo

As desordens do potássio são algumas das anormalidades de fluido e eletrólitos mais frequentemente encontradas na medicina clínica. Os pacientes com desordens do metabolismo do potássio podem ser assintomáticos ou podem apresentar sintomas que variam desde fraqueza leve a morte súbita. Quando o nível sérico de potássio é verificado como anormal, a sua correção é essencial, porém, o tratamento inapropriado pode piorar os sintomas e até mesmo levar ao óbito.

FISIOLOGIA NORMAL DO METABOLISMO DO POTÁSSIO

Ingesta de Potássio

O potássio é essencial para muitas funções celulares, está presente na maioria dos alimentos e é excretado primariamente pelos rins. A típica dieta ocidental contém cerca de 70 a 150 mmol de potássio por dia. O trato gastrointestinal (GI) absorve eficientemente o potássio, e a ingesta dietética total de potássio varia com a composição da dieta. A Tabela 9-1 mostra o conteúdo de potássio de vários alimentos ricos nesse íon.[1]

Distribuição de Potássio

Após a absorção no trato GI, o potássio distribui-se entre os compartimentos de fluido extracelular (FEC) e de fluido intracelular (FIC). O potássio é o principal cátion intracelular, e suas concentrações variam de cerca de 100 a 120 mmol/l no citosol. O conteúdo intracelular total de potássio é de 3.000 a 3.500 mmol em adultos saudáveis, achado primariamente nos músculos (70%), com uma menor quantidade nos ossos, hemácias, fígado e pele (Tabela 9-2). Apenas 1% a 2% do potássio corporal total está presente no FEC. A bomba de sódio eletrogênica, Na^+-K^+-ATPase, virtualmente presente em todas as células, afeta essa distribuição assimétrica de potássio por meio da captação celular ativa de K^+. Em troca da extrusão de três íons de sódio, a Na^+-K^+-ATPase transporta dois íons de potássio para dentro da célula, o que resulta em alta concentração intracelular de potássio ($[K^+]$ alta) e baixa concentração intracelular de sódio ($[Na^+]$ baixa). Os canais seletivos de íons de potássio constituem o determinante predominante do potencial de repouso de membrana. Portanto, a razão intracelular/extracelular da $[K^+]$ determina preponderantemente o potencial de repouso de membrana e a eletronegatividade intracelular. A manutenção normal dessa razão e do potencial de membrana é crítica para a condução nervosa normal e contração muscular.

O potássio sérico é regulado estreitamente através de múltiplos mecanismos. Estudos recentes sustentam a existência de um sistema regulatório de anteroalimentação envolvendo sensores de potássio intestinais e portais. Esse sistema regula a excreção renal de potássio por meio de mecanismos independentes do potássio sérico e da aldosterona.[2,3] Esse sistema de reflexo, que ainda não é completamente compreendido, permite aos rins "sentirem" a ingesta dietética e alterarem a excreção renal de potássio apesar da ausência de mudanças discerníveis no potássio sérico ou na concentração de aldosterona.

Além disso, vários hormônios e fatores podem induzir o desvio de potássio entre os reservatórios (*pools*) extracelular e intracelular de potássio (Fig. 9-1). As causas mais comuns incluem desordens ácido-base, hormônios específicos, osmolalidade plasmática e exercício.

A acidose causada por ânions inorgânicos (p. ex., NH_4Cl, HCl) pode provocar hipercalemia, mas o mecanismo implicado não é completamente entendido. Em contraste, os ácidos orgânicos (p. ex., ácido lático) geralmente não causam desvios transcelulares de potássio. A insulina e a ativação do receptor β_2-adrenérgico induzem a captação celular de potássio ao estimularem a Na^+-K^+-ATPase. A estimulação da Na^+-K^+-ATPase pela insulina ocorre por meio de um mecanismo separado da sua estimulação da entrada de glicose. A ativação do β_2-adrenorreceptor aumenta a produção intracelular de AMPc, o que estimula a captação de potássio mediada pela Na^+-K^+-ATPase, enquanto a ativação do receptor α-adrenérgico tem o efeito oposto. Os efeitos da insulina e da ativação do β_2-adrenorreceptor são sinérgicos, como esperado em função dos diferentes mecanismos celulares.

A aldosterona diminui o potássio sérico por dois mecanismos principais. Primeiro, a aldosterona estimula o movimento de potássio para dentro das células através da estimulação da Na^+-K^+-ATPase (p. ex., redistribuição). Segundo, ela pode aumentar a excreção de potássio pelos rins e, em menor extensão, pelo trato GI. Nos rins, a aldosterona estimula a reabsorção de sódio tanto no túbulo contornado distal como no ducto coletor, e, se há aporte suficiente de sódio ao ducto coletor, essa reabsorção aumentada de sódio promove a secreção de potássio. Os mineralocorticoides podem também estimular as bombas de absorção de potássio, o que pode explicar os efeitos equivocados dos mineralocorticoides sobre a excreção de potássio apesar do seu efeito consistente sobre a absorção de sódio.[4,5]

Outro importante fator que altera a captação celular de potássio é a osmolalidade plasmática. A osmolalidade plasmática aumentada, ou hiperosmolalidade, quando resultante de "osmóis efetivos", pode causar hipercalemia. O mecanismo provável é que a osmolalidade do plasma elevada induz o movimento de água para fora das células, o que reduz o volume celular e aumenta a $[K^+]$ intracelular. Isso em seguida resulta em inibição por *feedback* da Na^+-K^+-ATPase, diminuindo a captação celular de potássio e normalizando a $[K^+]$ intracelular. O clínico deve lembrar que isso ocorre apenas com osmóis efetivos, como o manitol, ou com hiperglicemia nos pacientes diabéticos. Tanto a glicose em pacientes com secreção de insulina intacta como a ureia são "osmóis inefetivos", porque elas atravessam rapidamente as membranas plasmáticas e, portanto, não alteram o volume celular. Importantemente, a administração de uma carga de glicose a um paciente não diabético, por meio da estimulação da secreção endógena de insulina, pode causar captação celular de potássio induzida por insulina e resultar em hipocalemia.

O exercício pode resultar em hipercalemia devido à ativação do receptor α-adrenérgico que desvia o potássio para fora das células musculares esqueléticas. A elevação do potássio sérico induz a dilatação arterial, o que aumenta o fluxo sanguíneo nos músculos

Conteúdo de Potássio de Alimentos Selecionados Ricos em Potássio

Alimento	Porção Comum	Tamanho da Porção (g)	K⁺ por Porção (mg)	K⁺ por Porção (mmol)	mmol K⁺/100 g
Pêssegos, secos	10 bandas	35	407	10	30
Banana	1 banana	118	422	11	9
Couve, Chinesa (*pak-choi*)	1 xícara	170	631	16	10
Grão de bico	1 xícara	164	477	12	7
Chocolate, meio amargo	1 xícara	168	613	16	9
Tâmara	~5 tâmaras	42	272	7	17
Batata frita	1 grande	169	979	25	15
Lentilhas, fervidas sem sal	1 xícara	198	731	19	9
Feijão-de-lima, fervido sem sal	1 xícara	188	955	24	13
Papaia	1 papaia	304	553	14	5
Banana comprida, crua	1 média	179	893	23	13
Batatas, assadas	1 batata média	202	1081	28	14
Uva passa, sem sementes	1 xícara	145	1086	28	19
Feijão frito, estilo tradicional	1 xícara	252	847	22	9
Molho, macarrão, espaguete/marinara, pronto para servir	1 xícara	250	798	20	8
Soja, verde, cozinhada, fervida, seca	1 xícara	180	970	25	14
Batata doce, enlatada	1 xícara	255	796	20	8
Molho de tomate, enlatado	1 xícara	245	811	21	8
Iogurte, natural, desnatado	8 onças	277	579	15	7

Tabela 9-1 Quantidade de potássio (K⁺) em alimentos selecionados com alto conteúdo de potássio. *(Dados da referência 1.)*

Distribuição do Potássio Corporal Total em Órgãos e Compartimentos Corporais

Órgão/Fluido	Quantidade total de K⁺	Compartimento corporal	Concentração de K⁺
Músculo	2.650 mmol	Fluido intracelular (FIC)	100-120 mmol/L
Fígado	250 mmol	Fluido extracelular (FEC)	~4 mmol/L
Fluido intersticial	35 mmol		
Hemácias	350 mmol		
Plasma	15 mmol		

Tabela 9-2 Distribuição do potássio corporal total em órgãos e compartimentos corporais.

esqueléticos e age como um mecanismo adaptativo durante o exercício. A ativação simultânea do β_2-adrenorreceptor estimula a captação celular de potássio pelo músculo esquelético e minimiza a gravidade da hipercalemia induzida pelo exercício, mas isso pode levar à hipocalemia após a cessação do exercício. Em pacientes com depleção preexistente de potássio, a hipocalemia pós-exercício pode ser grave e pode causar rabdomiólise.[6]

Controle Renal do Potássio com Função Renal Normal

A homeostase a longo-prazo do potássio é alcançada primariamente por meio de mudanças na excreção renal desse íon, quase que inteiramente através do transporte regulado de potássio no ducto coletor. O potássio sérico é quase completamente ionizado, não está ligado a proteínas plasmáticas e é filtrado eficientemente pelo glomérulo (Fig.

Desvios do Potássio Celular

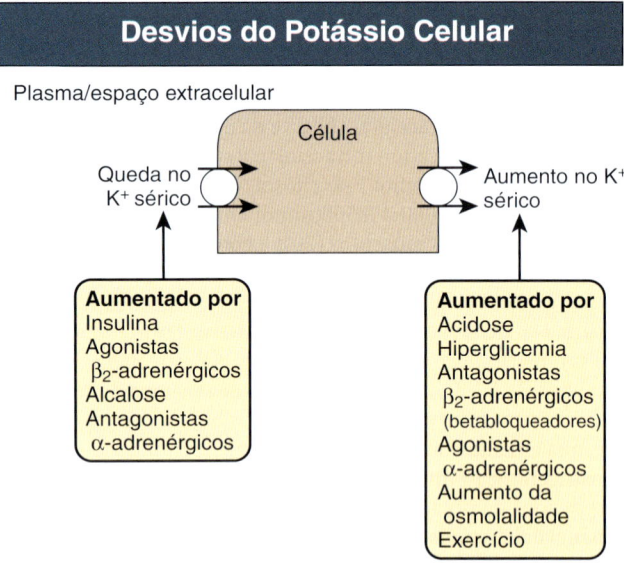

Figura 9-1 Regulação do desvio de potássio extracelular/intracelular.

9-2). O túbulo proximal reabsorve a maioria (~65% a 70%) do potássio filtrado, mas existe uma variação relativamente pequena da reabsorção tubular proximal em resposta à hipocalemia ou hipercalemia. Na alça de Henle, o potássio é secretado na porção descendente, pelo menos nos néfrons profundos, e é reabsorvido na porção ascendente através da ação do cotransportador Na^+-K^+-$2Cl^-$ (Fig. 9-3, *A*). Entretanto, a maior parte do K⁺ transportado por essa proteína é reciclado de volta para o lúmen tubular através de um canal de K⁺ apical. Como resultado, ocorre apenas uma modesta reabsorção final de potássio na alça de Henle. Essa absorção pode ser revertida em secreção,

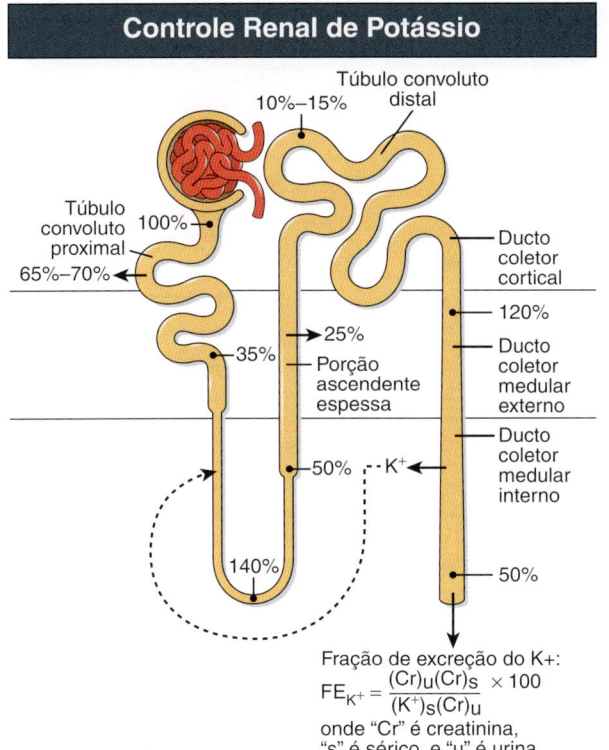

Controle Renal de Potássio

Túbulo convoluto distal

Túbulo convoluto proximal

10%–15%

100%

65%–70%

35%

25%

Porção ascendente espessa

50% - - K⁺

140%

Ducto coletor cortical

120%

Ducto coletor medular externo

Ducto coletor medular interno

50%

Fração de excreção do K+:

$$FE_{K^+} = \frac{(Cr)_U (Cr)_S}{(K^+)_S (Cr)_U} \times 100$$

onde "Cr" é creatinina, "s" é sérico, e "u" é urina

Figura 9-2 Controle renal de potássio.

todavia, pela administração de um diurético de alça ou por uma sobrecarga substancial de potássio. Contudo, a magnitude da mudança do transporte de potássio na alça de Henle em várias condições fisiológicas geralmente é pequena. Consequentemente, a excreção de potássio é regulada sob a maioria das condições por variações do transporte desse íon no túbulo contornado distal e ducto coletor.

O ducto coletor consiste em dois tipos fundamentais de célula com papéis nitidamente diferentes no transporte de potássio. A célula principal no ducto coletor cortical secreta potássio, enquanto as células intercaladas (IC) parecem reabsorver o potássio. Na célula principal, o sódio é reabsorvido através do canal epitelial apical de sódio (ENaC), que estimula a Na⁺-K⁺-ATPase basolateral (Fig. 9-3, *B*); a captação ativa de potássio por essa proteína mantém uma [K⁺] intracelular alta. Subsequente à captação basolateral do potássio, o K⁺ é secretado pela membrana plasmática apical das células principais para o fluido luminal através de canais apicais de potássio e cotransportadores de KCl. As células IC, em contraste, reabsorvem o potássio através de uma H⁺-K⁺-ATPase apical[7] (Fig. 9-3, *C*); essa proteína secreta ativamente o H⁺ para o lúmen em troca da reabsorção do potássio luminal. A presença de dois processos separados de transporte do potássio, secreção pelas células principais e reabsorção pelas células IC, possibilita uma regulação efetiva e rápida da excreção renal de potássio.

Vários fatores regulam a secreção de potássio pelas células principais e, em ordem relativa de importância, incluem a taxa de fluxo luminal, o aporte distal de sódio, a aldosterona, o potássio extracelular e o pH extracelular. Um aumento da taxa de fluido luminal reduz a [K⁺] luminal, aumentando, desse modo, o gradiente de concentração através da membrana apical, o que estimula a secreção de potássio. Além disso, a taxa de fluxo influencia diretamente a secreção celular de potássio, possivelmente por modular a atividade dos canais de potássio. Inversamente, a taxa de fluxo reduzida, como ocorre na azotemia pré-renal e obstrução, pode resultar em hipercalemia. A reabsorção de sódio reduzida, tanto pelo aporte luminal de sódio reduzido quanto por inibidores dos canais de sódio, diminui a secreção de K⁺ ao alterar as

forças eletromecânicas relacionadas com a sua secreção. Os "diuréticos poupadores de potássio" funcionam ao bloquear a reabsorção de sódio mediada pelo ENaC nas células principais, o que inibe a secreção de potássio nessas células. De forma contrária, o aporte aumentado de sódio ao ducto coletor, como pode ocorrer com o uso de diuréticos de alça ou tiazídicos, aumenta a reabsorção de sódio pelas células principais e causa um aumento secundário na secreção de potássio. A aldosterona possui vários efeitos que aumentam a secreção de potássio pelas células principais, incluindo aumento da expressão da Na⁺-K⁺-ATPase e da expressão apical do ENaC. O efeito final é a secreção aumentada de K⁺. A elevação do potássio extracelular estimula diretamente a atividade da Na⁺-K⁺-ATPase, levando à secreção aumentada de K⁺. A acidose metabólica diminui a secreção de K⁺, tanto por efeitos diretos sobre os canais de potássio, como por mudanças na concentração intersticial de amônia, o que reduz a secreção de K⁺.[8] A acidose respiratória possui mínimo efeito sobre a secreção de K⁺, enquanto a alcalose respiratória crônica causa aumentos marcados na excreção de K⁺ devido à elevação da excreção urinária de bicarbonato.

A reabsorção de potássio, que ocorre em paralelo à secreção de potássio, reduz a excreção renal final de K⁺ e ocorre por meio da ação da proteína de reabsorção do potássio, a H⁺-K⁺-ATPase. Os principais fatores que regulam a expressão e a atividade da H⁺-K⁺-ATPase incluem o balanço de potássio, a aldosterona e o *status* ácido-base. A depleção de potássio aumenta a expressão da H⁺-K⁺-ATPase, resultando em reabsorção ativa de potássio aumentada e excreção de potássio reduzida. A aldosterona também aumenta a expressão e a atividade da H⁺-K⁺-ATPase e, ao reduzir a excreção final de potássio, pode funcionar para minimizar a hipocalemia que de outra forma resulta do efeito da aldosterona sobre a redistribuição do potássio e a secreção de K⁺ mediada pelas células principais. A acidose metabólica possui efeitos tanto diretos como indiretos, mediados por alterações no metabolismo da amônia, que aumentam o transporte de potássio pela H⁺-K⁺-ATPase. Em alguns pacientes, isso pode contribuir para a hipercalemia que pode ocorrer em associação à acidose metabólica.

Uma importante classe de proteínas intracelulares sinalizadoras foi identificada como fundamental na regulação do transporte renal de K⁺ no néfron distal. As quinases "sem lisina" ou "WNK" (*with no lysine*) constituem uma família de proteínas expressas em várias células do corpo incluindo nos rins. Sob condições basais, as quinases WNK inibem a reabsorção de Na⁺, assim como reduz a secreção de potássio, em parte por inibirem o canal retificador de potássio da medula renal externa (ROMK). Defeitos genéticos que inativam as quinases WNK resultam em reabsorção intensificada de Na⁺ e secreção reduzida de K⁺.

Controle Renal de Potássio na Doença Renal Crônica

A homeostase do potássio mantém-se relativamente bem preservada e o potássio sérico em geral permanece na faixa normal até a taxa de filtração glomerular estar substancialmente reduzida. Essa adaptação é devida em grande parte às taxas aumentadas de excreção de potássio por néfron no segmento conector e no ducto coletor. Tanto a aldosterona como um aumento do potássio sérico podem contribuir para essa adaptação. A secreção intestinal de potássio também se eleva, embora isso seja quantitativamente menos importante.

Os pacientes com doença renal crônica (DRC) tem mais dificuldade para manejar uma sobrecarga aguda de potássio, até mesmo quando eles possuem uma [K⁺] sérica normal. Uma vez que esses pacientes apresentam um número reduzido de néfrons, sua capacidade máxima para a secreção de K⁺ é limitada.

Os pacientes com DRC também são rotineiramente tratados com medicações que alteram o controle renal de potássio, como os inibidores da enzima conversora de angiotensina (ECA), os bloqueadores do receptor de angiotensina (BRAs) e os betabloqueadores. Elas

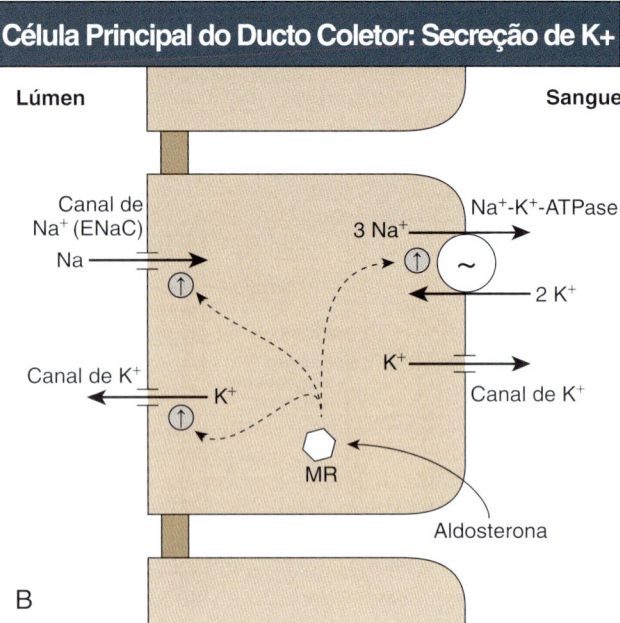

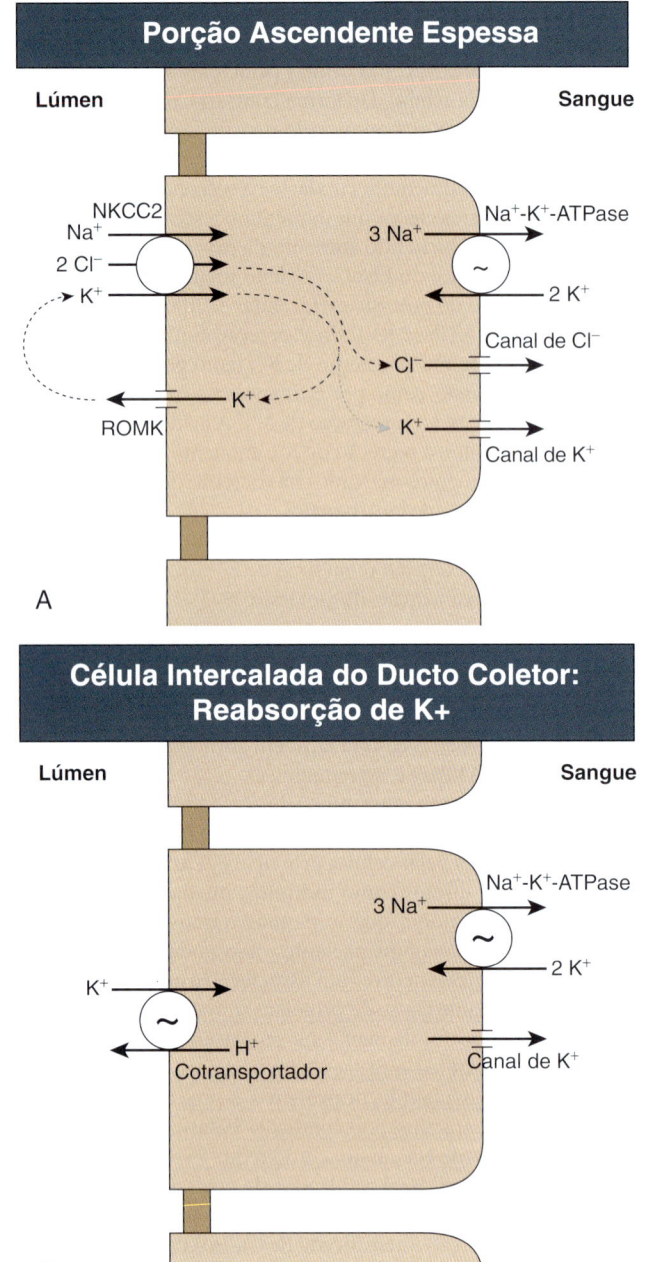

Figura 9-3 Mecanismos de reabsorção e secreção de potássio. Transporte de potássio na porção ascendente espessa da alça de Henle (PAE) e nas células principais e intercaladas no túbulo coletor. **A**, Na PAE, a maioria do K^+ reabsorvido pelo cotransportador apical Na^+-K^+-$2Cl^-$ (*NKCC2*) recicla-se através da membrana apical por meio do canal de K^+ renal apical medular externo (*ROMK*). **B**, Na célula principal do ducto coletor cortical, a secreção de K^+ envolve funções integradas da Na^+-K^+-ATPase basolateral, o canal de Na^+ apical (*ENaC*), e o canal de K^+ apical. A aldosterona estimula esse processo por meio da interação com o receptor de mineralocorticoide (*MR*), resultando em expressão e atividade aumentadas de cada um desses processos. Apesar de o cortisol também poder ativar o MR, a enzima 11β-hidroxiesteroide deidrogenase tipo 2, que está presente nas células principais, converte cortisol em cortisona, um hormônio esteroide que não ativa o MR. **C**, As células intercaladas do ducto coletor podem reabsorver K^+ através das ações da H^+-K^+-ATPase apical.

podem diminuir a sensibilidade renal ao potássio, resultando em concentrações séricas de potássio mais altas.

Os pacientes com DRC geralmente toleram a hipercalemia com poucas anormalidades cardíacas e eletrocardiográficas (ECG) em relação aos pacientes com função renal normal. O mecanismo dessa adaptação não é completamente compreendido. Em particular, os pacientes com DRC parecem tolerar uma [K^+] sérica de 5,0 a 5,5 mmol/L sem efeito adverso significativo, e níveis de 5,5 a 6,0 mmol/L estão associados à menor mortalidade que uma [K^+] sérica de 3,5 a 3,9 mmol/L.[9] Entretanto, a hipercalemia grave (> 6,0 mmol/L ou a presença de alterações no ECG) pode ter efeitos letais e deve ser agressivamente tratada.

HIPOCALEMIA

Epidemiologia

A incidência das desordens do potássio depende em grande parte da população de pacientes. Menos de 1% dos adultos com função renal

normal que não estão recebendo medicamentos desenvolvem hipocalemia ou hipercalemia; todavia, dietas com alto teor de sódio e baixo de potássio podem levar à depleção de potássio. Portanto, a identificação de hipocalemia ou hipercalemia sugere que uma doença subjacente está presente ou que o indivíduo está fazendo uso de medicações que alteram o manejo do potássio. Por exemplo, a hipocalemia pode estar presente em até metade dos pacientes em uso de diuréticos[10] e está frequentemente presente nos pacientes com hiperaldosteronismo primário ou secundário.

Manifestações Clínicas

A deficiência de potássio, uma vez que altera a razão intracelular-extracelular de potássio, altera o potencial de repouso de membrana, o que pode prejudicar o funcionamento normal de praticamente todas as células do corpo. Isso é particularmente verdade para as células no coração e vasos sanguíneos, nervos, músculos, intestino e rins. De uma forma geral, crianças e adultos jovens toleram a hipocalemia melhor que as pessoas idosas. A correção imediata é necessária em pacientes com doença arterial coronariana ou em pacientes recebendo glicosídeos digitálicos, devido ao risco aumentado de arritmias cardíacas letais.

Cardiovascular

Estudos epidemiológicos associam a hipocalemia e uma dieta pobre em potássio a uma prevalência aumentada de hipertensão. Estudos experimentais mostram que a hipocalemia aumenta a pressão arterial em 5 a 10 mmHg, e a suplementação de potássio pode baixar a pressão em uma proporção semelhante.[11] A deficiência de potássio aumenta a pressão sanguínea por meio de múltiplos mecanismos, incluindo a estimulação da retenção de sódio e a expansão de volume intravascular, e sensibilizando a vasculatura aos vasoconstritores endógenos.[11] Em parte, a retenção de sódio está relacionada com a expressão reduzida da isoforma específica do rim da WNK1, que leva à reabsorção aumentada de sódio mediada pelo cotransportador de NaCl (NCC) no túbulo convoluto distal e ducto coletor cortical, respectivamente.[12]

A hipocalemia aumenta o risco de uma variedade de arritmias ventriculares, incluindo a taquicardia ventricular e a fibrilação ventricular.[13] A hipocalemia induzida por diurético é de interesse particular, uma vez que a morte súbita cardíaca pode ocorrer com mais frequência nos pacientes tratados com diuréticos tiazídicos.[13] As arritmias ventriculares também são mais comuns em pacientes recebendo digoxina.

Hormonal

A hipocalemia prejudica tanto a liberação de insulina como induz a resistência insulínica, resultando em pior controle glicêmico em pacientes diabéticos.[14] A resistência insulínica que usualmente ocorre com a terapia com diurético tiazídico é causada por disfunção endotelial mediada por hipocalemia e hiperuricemia causadas pelo tiazídico.[15,16]

Muscular

A hipocalemia hiperpolariza as células musculares esqueléticas, dessa forma prejudicando a contração muscular. A hipocalemia também reduz o fluxo sanguíneo muscular esquelético, possivelmente por prejudicar a liberação local de óxido nítrico; esse efeito pode predispor pacientes à rabdomiólise durante exercício vigoroso.[17]

Renal

A hipocalemia leva a vários distúrbios importantes da função renal. O fluxo sanguíneo medular reduzido e a resistência vascular renal aumentada podem predispor à hipertensão, mudanças tubulointersticiais e císticas, alterações no balanço ácido-base e prejuízo dos mecanismos renais de concentração da urina.

A depleção de potássio causa fibrose tubulointersticial, que é geralmente maior na medula externa. O grau de reversibilidade está relacionado com a duração da hipocalemia e, se prolongada, esta pode resultar em falência renal. Estudos experimentais sugerem risco aumentado de injúria renal irreversível quando a hipocalemia está presente durante o período neonatal.[18] A depleção duradoura de potássio também causa hipertrofia renal e predispõe à formação de cistos renais, particularmente quando há atividade mineralocorticoide aumentada.

A *alcalose metabólica* é uma consequência ácido-base comum da depleção de potássio e resulta a partir da excreção renal final de ácido aumentada causada pela excreção renal de amônia elevada.[19] De forma contrária, a *alcalose metabólica* pode aumentar a excreção renal de potássio e causa a depleção de potássio. A hipocalemia grave pode levar à fraqueza muscular respiratória e ao desenvolvimento de acidose respiratória.

A hipocalemia grave também prejudica a habilidade de concentração, causando poliúria leve, tipicamente 2 a 3 L/dia. Tanto a sede aumentada, como o diabetes insípido nefrogênico contribuem para a poliúria.[20] O diabetes insípido nefrogênico é causado pela expressão reduzida de várias proteínas, como o transportador de água aquaporina 2 (AQP2) e os transportadores de ureia UT-A1, UT-A3 e UT-B que estão envolvidos na concentração urinária e na reabsorção de água.

A hipocalemia possui efeitos substanciais para aumentar a produção renal de amônia. Certa quantidade de amônia é excretada na urina, aumentando a excreção final de ácido e levando ao desenvolvimento de alcalose metabólica. Além disso, aproximadamente metade desse aumento retorna à circulação sistêmica pelas veias renais. Em pacientes com doença hepática aguda ou crônica, esse aporte aumentado de amônia pode exceder a capacidade de *clearance* (depuração) hepática de amônia, aumentar os níveis plasmáticos de amônia e ou precipitar ou piorar a encefalopatia hepática.[21]

Etiologia

A hipocalemia resulta tipicamente a partir de uma de quatro etiologias: pseudo-hipocalemia, redistribuição, perda extrarrenal de potássio ou perda renal de potássio. Entretanto, múltiplas etiologias podem coexistir em um paciente específico.

Pseudo-hipocalemia

A pseudo-hipocalemia refere-se à condição em que o potássio sérico diminui de forma artificial, seguindo-se à flebotomia. A causa mais comum é a leucemia aguda; o grande número de leucócitos anormais absorve o potássio quando o sangue está estocado em um frasco coletor por períodos prolongados em temperatura ambiente. A separação rápida do plasma e o armazenamento a 4ºC são usados para confirmar esse diagnóstico e devem ser utilizados para teste subsequentemente, uma vez que a pseudo-hipocalemia é diagnosticada, para evitar esse artifício que leva ao tratamento inapropriado.

Redistribuição

Visto que menos de 2% do potássio corporal total está no compartimento de FEC, quantitativamente pequenos desvios de potássio do compartimento de FEC para o de FIC podem resultar em hipocalemia substancial. Como previamente discutido, vários hormônios — em particular a insulina, aldosterona e os agonistas β_2-adrenérgicos — estimulam a captação transcelular de potássio.

Uma rara, mas importante, causa de hipocalemia induzida por redistribuição é a *paralisia periódica hipocalêmica*.[22] Nessa condição, ataques caracterizados por paralisia flácida ou fraqueza muscular grave tipicamente ocorrem durante a noite e início da manhã, ou após uma refeição rica em carboidrato, e persiste por 6 a 24 horas. Um defeito genético em um canal de cálcio sensível às di-hidropiridinas foi identificado em alguns pacientes,[23] enquanto outros casos estão associados ao hipertireoidismo.

Perda Extrarrenal de Potássio

A pele e o trato GI excretam pequenas quantidades de potássio sob circunstâncias normais. Ocasionalmente, sudorese excessiva ou diarreia crônica resultam em perda substancial de potássio e levam à hipocalemia.[24] Vômitos ou sucção nasogástrica também podem resultar em perda de potássio, apesar dos fluidos gástricos normalmente conterem apenas 5 a 8 mmol/L de potássio. Entretanto, a alcalose metabólica concomitante e a depleção do volume intravascular resultam em hiperaldosteronismo secundário que pode aumentar a perda urinária de potássio e contribuir para o desenvolvimento de hipocalemia.[24]

Perda Renal de Potássio

A causa mais comum de hipocalemia é a perda renal de potássio, resultando de medicações, produção endógena de hormônio ou raramente defeitos renais intrínsecos.

Medicações Tanto os tiazídicos como os diuréticos de alça aumentam a excreção urinária de potássio, e a incidência de hipocalemia induzida por diurético está relacionada tanto com a dose quanto com a duração. Se o efeito dos diuréticos tiazídicos e de alça sobre a excreção de sódio for comparado e ajustado, os diuréticos tiazídicos na realidade causam maior perda urinária de potássio que os diuréticos de alça. Certos antibióticos aumentam a excreção urinária de potássio. Alguns análogos da penicilina, como piperacilina/tazobactam, aumentam o aporte tubular distal de um ânion não reabsorvível, que obriga a presença de um cátion como o potássio, dessa forma aumentando a excreção urinária de potássio.[25] O agente antifúngico anfotericina B aumenta diretamente a secreção de potássio no ducto coletor.[26] Os aminoglicosídeos podem causar hipocalemia com ou sem nefrotoxicidade simultânea. O mecanismo não é completamente entendido, mas pode estar relacionado com a depleção de magnésio (discussão posteriormente). A cisplatina é um agente antineoplásico comum que induz hipocalemia. A exposição ao tolueno, a partir de certas colas de sapateiro (cola de cheirar), também pode causar acidose tubular renal com perda renal de potássio, levando à hipocalemia.[27] Além disso, determinados produtos herbais, incluindo misturas herbais para tosse, chá de alcaçuz, raiz de alcaçuz e a erva chinesa *gan cao* contêm ácidos glicirrízicos e glicirréticos, os quais possuem efeitos semelhantes aos dos mineralocorticoides.[28]

Hormônios Endógenos Hormônios endógenos são causas importantes e comuns de hipocalemia. A aldosterona é o hormônio mais importante que regula a homeostase do potássio corporal total. A aldosterona causa hipocalemia tanto por estimular a captação celular de potássio como por estimular a excreção renal de potássio. O hiperaldosteronismo primário é uma etiologia comum de hipocalemia (Cap. 40).

Causas Genéticas Defeitos genéticos que levam à produção excessiva de aldosterona são ocasionalmente vistos como causas de perda renal de potássio (Cap. 49). O hiperaldosteronismo remediável por glicocorticoides *(GRA, de glucocorticoidremediable aldosteronism)* é uma condição em que um promotor regulado pela corticotropina (ACTH) está ligado ao gene da enzima aldosterona sintase, a enzima limitadora da taxa de síntese desse hormônio.[29] Como resultado, a expressão da aldosterona sintase é regulada pelo ACTH, levando à expressão excessiva da aldosterona sintase e ao desenvolvimento de hiperaldosteronismo grave. Na *hiperplasia adrenal congênita*, existe uma síntese adrenal persistente de 11-deoxicorticosterona, um potente mineralocorticoide.[30] Essa condição pode ser reconhecida pelos efeitos associados na produção de esteroides sexuais.

Defeitos genéticos também podem levar à ativação anormal do receptor de mineralocorticoide, resultando em manifestações clínicas como a produção excessiva de aldosterona. O cortisol, hormônio glicocorticoide, pode ativar o receptor mineralocorticoide. Sob condições normais, a enzima 11β-hidroxiesteroide deidrogenase, tipo 2 (11β-HSDH-2), rapidamente metaboliza o cortisol em cortisona, prevenindo, assim, a ativação inapropriada do receptor mineralocorticoide.[31] Se isso não ocorrer, os hormônios glicocorticoides são capazes de ativar os receptores de mineralocorticoide. A deficiência genética de 11β-HSDH-2 é rara, mas leva à hipertensão grave e hipocalemia. Alguns compostos, como o ácido glicirrético, achados em alguns tabacos de mascar e preparações com alcaçuz, inibem a 11β-HSDH-2, permitindo que o cortisol exerça efeitos semelhantes aos dos mineralocorticoides.[32] Além disso, na síndrome de Cushing grave, os níveis circulantes de cortisol podem exceder a capacidade metabólica da 11β-HSDH-2, resultando em ativação do receptor de mineralocorticoide e hipocalemia.[33]

Depleção de Magnésio A deficiência de magnésio inibe a retenção renal de potássio e causa excreção renal de potássio inapropriadamente alta apesar da hipocalemia.[34] Isso ocorre mais frequentemente como uma complicação do uso prolongado de diurético e também pode resultar a partir da toxicidade renal induzida por aminoglicosídeo e cisplatina. A deficiência de magnésio deve ser suspeitada quando a reposição de potássio não corrige a hipocalemia; o tratamento com reposição de magnésio geralmente reverte a perda de potássio.

Defeito Renal Intrínseco Defeitos renais intrínsecos do transporte de potássio que levam à hipocalemia são raros, mas proporcionaram importantes avanços no nosso entendimento sobre o transporte renal de soluto. A *síndrome de Bartter* é caracterizada por hipocalemia, pressão arterial reduzida, hiperreninemia, alcalose metabólica e hipercalciúria. Os pacientes com síndrome de Bartter tipicamente desenvolvem manifestações clínicas em idade jovem, as quais incluem depleção grave de volume e retardo do crescimento. A síndrome de Bartter resulta de anormalidades genéticas em qualquer uma de várias proteínas envolvidas no transporte de sódio e potássio na porção ascendente espessa da alça de Henle.[35] A *síndrome de Gitelman* é semelhante à síndrome de Bartter, exceto pelo fato de os pacientes apresentarem hipocalciúria e manifestações clínicas mais leves e serem usualmente diagnosticados mais tarde durante a vida. A síndrome de Gitelman resulta de anormalidades genéticas nas proteínas envolvidas no transporte de sódio e potássio no túbulo convoluto distal.[36] Quando se suspeita de síndrome de Bartter ou Gitelman, é crítico avaliar o paciente para o uso sub-reptício de diurético, na medida em que os diuréticos de alça e os tiazídicos são responsáveis pelo mesmo fenótipo clínico da síndrome de Bartter e de Gitelman, respectivamente. A *síndrome de Liddle* é caracterizada por hipertensão grave, hipocalemia e níveis suprimidos de renina e aldosterona. A síndrome de Liddle é causada por uma mutação que aumenta a expressão e atividade do ENaC no ducto coletor, levando à reabsorção excessiva de sódio, excreção de potássio, expansão de volume e hipertensão.[37] (Cap. 49.)

Bicarbonatúria A bicarbonatúria pode resultar da alcalose metabólica, da acidose tubular renal distal ou do tratamento da acidose tubular renal proximal. Em cada caso, o aporte aumentado de bicarbonato ao túbulo distal aumenta a secreção de potássio.

Avaliação Diagnóstica

A avaliação da hipocalemia está sumarizada na Figura 9-4. O nefrologista deve primeiro considerar a possibilidade de pseudo-hipocalemia ou de redistribuição de potássio do espaço extracelular para o intracelular. Insulina, aldosterona e seu análogo sintético, fludrocortisona — bem como agentes simpatomiméticos como a teofilina e agonistas β₂-adrenérgicos — são causas comuns de redistribuição de potássio. No paciente hipertenso, a hipocalemia franca na ausência de uso de diurético ou a hipocalemia substancial com o uso de diurético sugerem hiperaldosteronismo primário.

Se nem a pseudo-hipocalemia, nem a redistribuição de potássio estão presentes, a hipocalemia representa uma depleção do potássio corporal total causada por perdas renais, GI ou cutâneas. A perda renal de potássio é mais frequentemente causada por diuréticos ou alcalose metabólica. A hipocalemia induzida por hipomagnesemia causa perda renal de potássio e é com frequência uma complicação do uso de diurético. Causas raras de perda renal de potássio incluem a acidose tubular renal, cetoacidose diabética e ureterosigmoidostomia. O hiperaldosteronismo primário, o uso sub-reptício de diurético ou vômitos, a depleção concomitante de magnésio e as síndromes de Bartter ou Gitelman devem ser considerados quando a causa da hipocalemia não for óbvia. Finalmente, a perda excessiva de potássio pode vir a partir da pele através de sudorese excessiva ou a partir de diarreia, vômitos, sucção nasogástrica ou fístula GI. Ocasionalmente, os pacientes são relutantes para admitir a diarreia autoinduzida, e pode ser necessário sigmoidoscopia ou teste direto das fezes para agentes catárticos, a fim de confirmar o diagnóstico.

Tratamento

Como em qualquer condição, os riscos associados à hipocalemia não tratada ou tratada lentamente precisam ser balanceados contra os

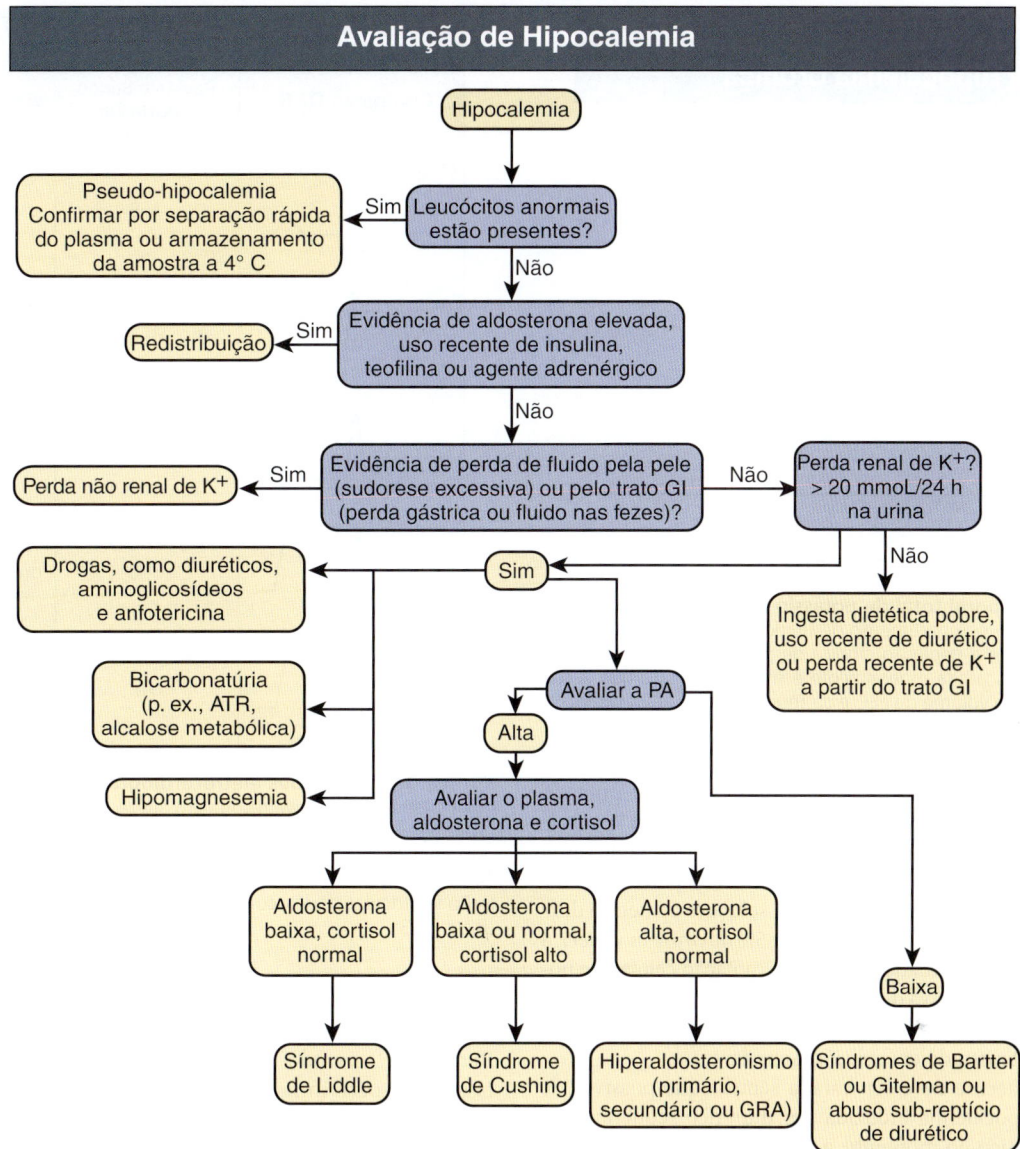

Figura 9-4 Avaliação diagnóstica de hipocalemia. PA, pressão arterial; GI, gastrointestinal; GRA, aldosteronismo remediável por glicorticoide; ATR, acidose tubular renal.

riscos da terapia. Usualmente, os riscos primários a curto prazo são as arritmias cardiovasculares e a fraqueza neuromuscular. A terapia excessivamente agressiva pode causar hipercalemia aguda, que pode provocar fibrilação ventricular e morte súbita.

As condições que requerem terapia urgente são raras. As indicações mais claras são a paralisia hipocalêmica periódica, a hipocalemia grave em um paciente que precisa de cirurgia, e o paciente com infarto agudo do miocárdio e significante ectopia ventricular. Nesses pacientes, o cloreto de potássio (KCl) pode ser administrado por via intravenosa na dose de 5 a 10 mmol a cada 15 a 20 minutos. Essa dose pode ser repetida se necessário. A monitoração estreita e contínua da [K$^+$] sérica e o eletrocardiograma são necessários para reduzir o risco de hipercalemia aguda potencialmente letal.

Na grande maioria dos pacientes hipocalêmicos, a terapia de emergência não é necessária, e, em seu lugar, uma abordagem mais lenta para repor o déficit de potássio é apropriada. Fazendo isso, é importante reconhecer que a quantidade de potássio necessária pode ser muito maior que a prevista a partir do déficit da concentração sérica de potássio. Isso ocorre porque o corpo responde à hipocalemia crônica resultante de perdas de potássio desviando o potássio do compartimento de FIC para o FEC, minimizando, dessa maneira, a mudança na [K$^+$] extracelular. Consequentemente, a quantidade de reposição de potássio necessária é muito maior que a prevista pela alteração na [K$^+$] extracelular e no volume de FEC (Fig. 9-5).

A reposição de potássio pode ser feita através da via intravenosa (IV) ou oral (VO). A administração oral ou enteral é preferida se o paciente pode receber medicações via oral e possui função normal do trato GI. A hipercalemia aguda é altamente incomum quando o potássio é dado oralmente. Isso reflete vários fatores, principalmente os sensores intestinais que minimizam mudanças nos níveis séricos de potássio. Quando o potássio é dado por via intravenosa, pode ocorrer hipercalemia aguda se a taxa IV for muito rápida, podendo causar morte cardíaca súbita. A reposição IV pode ser realizada de forma segura em uma taxa de 10 mmol KCl/h. Apesar da possibilidade de variações significantes entre os pacientes, a administração IV de 20 mmol de KCl tipicamente aumenta o potássio sérico em cerca de 0,25 mmol/L.[38] Se uma reposição mais rápida for necessária, 20 ou 40 mmol/h podem ser administrados por acesso venoso central, mas monitoração contínua com ECG deve ser utilizada sob essas circunstâncias.

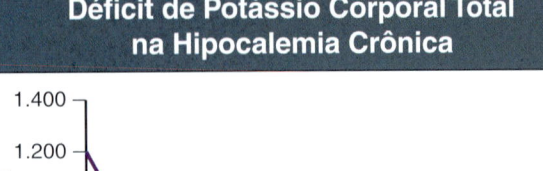

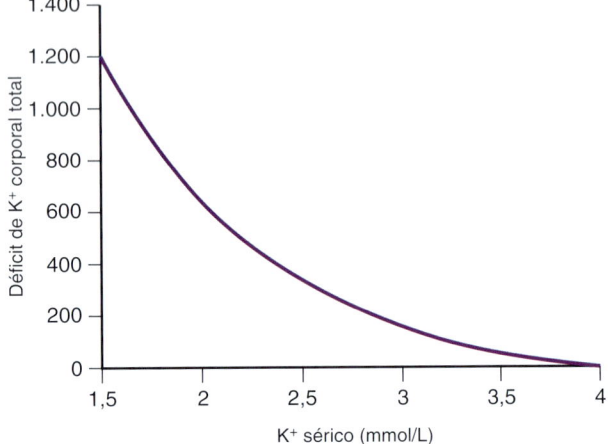

Figura 9-5 Déficit corporal total de potássio na hipocalemia. Devido ao desvio de potássio do compartimento de fluido intracelular (FIC) para o extracelular (FEC) durante a depleção crônica de potássio, a magnitude da deficiência pode ser mascarada e geralmente é muito maior do que a calculada apenas a partir do volume de FEC e da mudança no potássio sérico.

Os fluidos parenterais utilizados para administração de potássio podem afetar a resposta. Nos pacientes sem diabetes melito, a administração de dextrose aumenta os níveis séricos de insulina, o que causa a redistribuição de potássio do compartimento de FEC para o de FIC. Como resultado, se o KCl for administrado em soluções contendo dextrose, como a dextrose a 5% em água (D5W, de 5% *dextrose in water*), a carga de dextrose pode na verdade estimular a captação celular de potássio ao ponto de exceder a taxa de reposição de KCl, resultando, paradoxalmente, na piora da hipocalemia.[39] Consequentemente, o KCl parenteral deve ser administrado em soluções sem dextrose.

A condição subjacente deve ser tratada sempre que possível. Se os pacientes com hipocalemia induzida por diurético requerem administração de diurético no momento, a adição de diuréticos poupadores de potássio pode ser considerada. Quando a terapia de reposição oral é requerida, o KCl é a droga preferida em todos os pacientes, exceto naqueles com acidose metabólica, em que o citrato de potássio pode ser considerado como uma fonte concomitante de álcali. Se clinicamente indicado por outras razões, o uso de betabloqueadores, inibidores da ECA ou BRAs podem ajudar na manutenção dos níveis séricos de potássio.

A hipomagnesemia pode levar à refratariedade à reposição de potássio devido à inabilidade dos rins em diminuir a excreção de potássio.[34] A correção da hipocalemia pode não ocorrer até que a hipomagnesemia seja corrigida. Deve-se checar o magnésio sérico nos pacientes com hipocalemia não explicada ou hipocalemia induzida por diurético e, se indicado, a terapia de reposição de magnésio deve ser instituída, geralmente com $MgSO_4$, e a medida periódica da $[Mg^{2+}]$ deve ser realizada.

HIPERCALEMIA

Epidemiologia

A hipercalemia é claramente incomum em indivíduos saudáveis, com menos de 1% dos adultos saudáveis normais desenvolvendo hipercalemia na ausência de uma doença significante subjacente ou uso de medicação. Essa baixa frequência é uma comprovação dos mecanismos

Figura 9-6 Alterações eletrocardiográficas (ECG) na hipercalemia. A hipercalemia progressiva resulta em alterações identificáveis no eletrocardiograma. Essas incluem onda T apiculada, onda P aplainada, prolongamento do intervalo PR, depressão do segmento ST, prolongamento do complexo QRS e, eventualmente, progressão para um padrão em onda de sino. A fibrilação ventricular pode ocorrer em qualquer momento durante a progressão desse ECG.

renais potentes para a excreção de potássio. Por conseguinte, a hipercalemia sugere um prejuízo subjacente da excreção renal de potássio. Raramente, a pseudo-hipercalemia ou uma condição que desvia o potássio do espaço intracelular para o extracelular está presente.

Manifestações Clínicas

A hipercalemia pode ser assintomática, pode causar sintomas leves, ou pode ser ameaçadora à vida. De forma importante, o risco de mortalidade da hipercalemia é independente dos sintomas clínicos do paciente e reflete os efeitos agudos da hipercalemia sobre a condução cardíaca. Isso é demonstrável no eletrocardiograma (Fig. 9-6). O efeito inicial da hipercalemia é um aumento generalizado na altura das ondas T, mais evidente nas derivações precordiais, mas tipicamente presente em todas as derivações, o que é conhecido como ondas T "em tenda". A hipercalemia mais grave está associada ao retardo da condução elétrica, resultando em um intervalo PR aumentado e um complexo QRS alargado. Seguem-se o achatamento progressivo e a eventual ausência das ondas P. Sob condições extremas, o complexo QRS alarga-se suficientemente a ponto de fundir-se com a onda T, resultando em um padrão de onda de sino. Finalmente, a fibrilação ventricular se desenvolve. Em geral, apesar de os achados de ECG correlacionarem-se com o grau de hipercalemia, a taxa de progressão dos efeitos cardíacos de leve para grave pode ser imprevisível e pode não se correlacionar com as alterações na concentração sérica de potássio.

A hipercalemia também afeta a contração muscular. As células musculares esqueléticas são particularmente sensíveis à hipercalemia, causando fraqueza ("pernas de borracha" ou "pernas de espaguete"). Em pacientes com hipercalemia grave, pode ocorrer falência respiratória a partir da paralisia do diafragma.

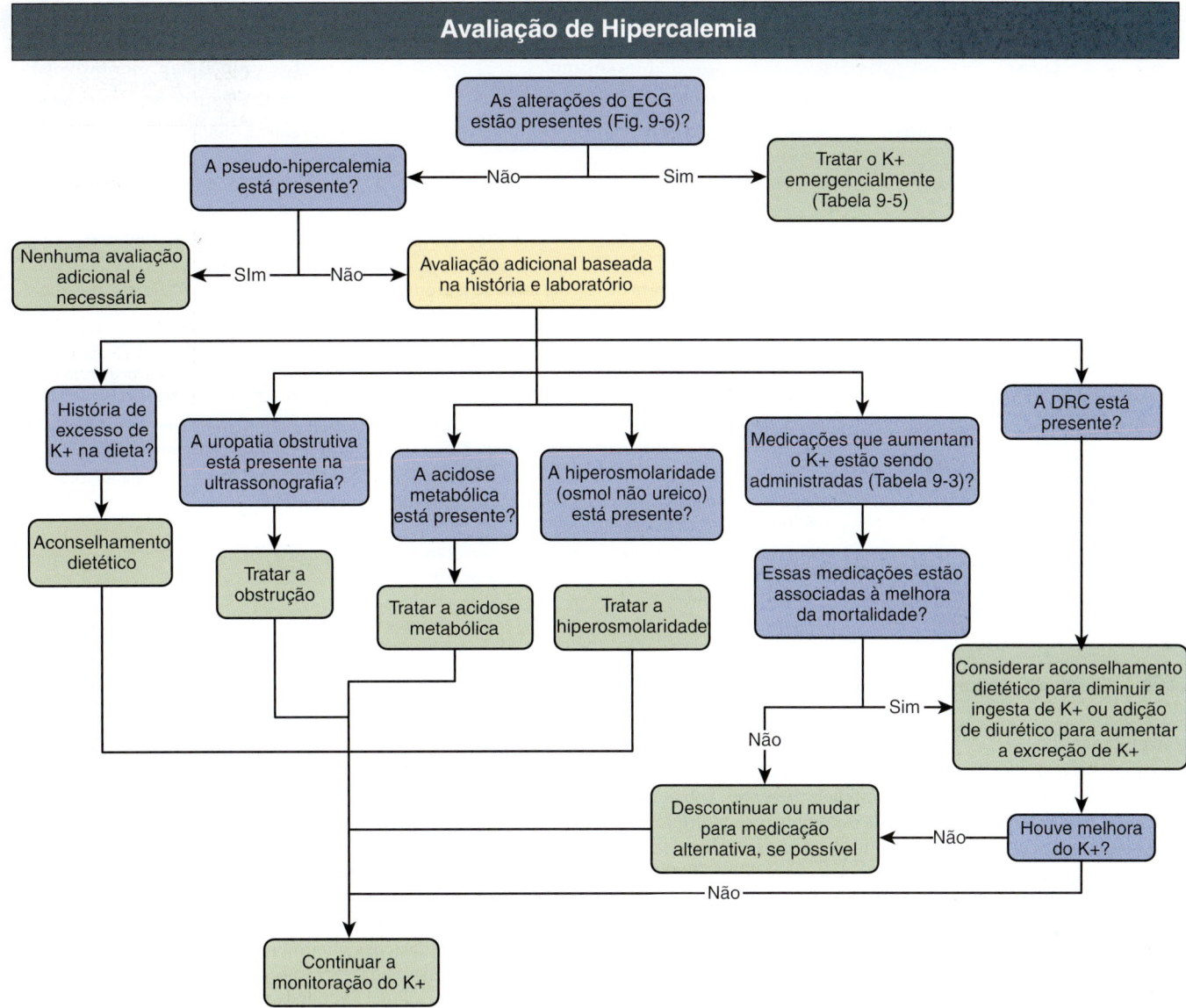

Figura 9-7 Abordagem da hipercalemia. DRC, Doença renal crônica.

Etiologia

A hipercalemia pode resultar da pseudo-hipercalemia, redistribuição do potássio do espaço intracelular para o espaço extracelular ou desequilíbrios entre a ingesta de potássio e a excreção renal desse íon. Uma abordagem diagnóstica é mostrada na Figura 9-7.

Pseudo-hipercalemia

A pseudo-hipercalemia refere-se à condição de liberação do potássio dos elementos celulares no sangue, ocorrendo após o procedimento de flebotomia. A causa mais comum de pseudo-hipercalemia é a liberação de potássio de eritrócitos danificados. Isso é identificado clinicamente pela presença de hemoglobina livre no plasma, reportada como "hemólise" pela maioria dos laboratórios clínicos. Se a hemólise estiver presente, a [K⁺] sérica não pode ser acessada de forma acurada, e uma nova medida é necessária. A isquemia a partir de um tempo prolongado com torniquete ou do exercício do membro na presença de um torniquete também podem levar a valores anormalmente aumentados dos níveis de potássio. A pseudo-hipercalemia também pode ocorrer com a hemólise em pacientes com artrite reumatoide ou mononucleose infecciosa, assim como em famílias que apresentam permeabilidade da membrana de hemácias ao potássio anormal. O potássio também pode ser liberado a partir dos outros elementos celulares presentes no sangue durante a coagulação. Isso pode ocorrer em pacientes com leucocitose grave (> 70.000/cm³) ou trombocitose. Cerca de um terço dos pacientes com contagem de plaquetas de 500 a 1.000×10^9/L exibem pseudo-hipercalemia.

A pseudo-hipercalemia é diagnosticada ao mostrar que a [K⁺] sérica é mais que 0,3 mmol/L mais alta que em uma amostra simultânea de plasma. Se não for causada por hemólise, pode-se necessitar de medidas futuras dos níveis de potássio em amostras de plasma, com a finalidade de permitir uma medida acurada da [K⁺] extracelular.

Redistribuição

A redistribuição do potássio do compartimento de FIC para o de FEC pode resultar em desenvolvimento rápido de hipercalemia. Isso pode ocorrer com hiperglicemia grave (devido ao desenvolvimento de hiperosmolaridade), em associação à acidose não orgânica grave e raramente com o uso de betabloqueadores. Os pacientes que receberam manitol também podem desenvolver hipercalemia induzida por hiperosmolaridade. Uma dose exagerada (*overdose*) de digoxina pode bloquear a captação celular de potássio e levar à hipercalemia que requer tratamento rápido.

Medicações Associadas à Hipercalemia

Classe	Mecanismo	Exemplo(s) Representativo(s)
Drogas contendo potássio	Ingesta aumentada de potássio	KCl, PCN G, citrato de Na, citrato de K
Bloqueadores do receptor β-adrenérgico (betabloqueadores)	Inibem a liberação de renina	Propranolol, metoprolol, atenolol
Inibidores da enzima conversora de angiotensina (ECA)	Inibem a conversão da angiotensina I em angiotensina II	Captopril, lisinopril
Bloqueadores do receptor de angiotensina (BRAs)	Inibem a ativação do AT_1 receptor da angiotensina II	Losartana, valsartana, irbesartan
Inibidores diretos da renina	Inibem a atividade direta da renina, levando à produção reduzida de angiotensina II	Alisquireno
Heparina	Inibe a aldosterona sintase, enzima limitadora da taxa da síntese de aldosterona	Heparina sódica
Antagonistas do receptor de aldosterona	Bloqueiam a ativação do receptor de aldosterona	Espironolactona, eplerenona
Diuréticos poupadores de potássio	Bloqueiam o canal de Na^+ ENaC apical do ducto coletor, reduzindo o gradiente para a secreção de K^+	Amilorida, triamtereno; certos antibióticos, especificamente trimetoprima e pentamidina
AINEs e inibidores da COX-2	Inibem a estimulação da prostaglandina para secreção de K^+ no ducto coletor; inibem a liberação de renina	Ibuprofeno
Digitálicos glicosídicos	Inibem a Na^+-K^+-ATPase necessária para a secreção de K^+ no ducto coletor e regulação da distribuição de K^+ para dentro das células	Digoxina
Inibidores de calcineurina	Inibem a Na^+-K^+-ATPase necessária para a secreção de K^+ no ducto coletor	Ciclosporina, tacrolimus

Tabela 9-3 Classes de medicações associadas à hipercalemia. AINEs, drogas anti-inflamatórias não esteroidais, COX-2, ciclo-oxigenase-2.

Ingesta Excessiva

A ingesta excessiva de potássio geralmente não leva à hipercalemia a menos que outros fatores contribuintes estejam presentes. Sob condições normais, os rins têm a capacidade de excretar vários múltiplos da média da ingesta diária de potássio. Contudo, se a excreção renal de potássio estiver prejudicada por medicações, lesão renal aguda (LRA) ou DRC, a ingesta excessiva de potássio poderá contribuir para o desenvolvimento de hipercalemia.

Fontes comuns de ingesta excessiva de potássio são os suplementos de potássio, substitutos de sal, produtos de nutrição enteral e vários alimentos comuns. Até 4% dos pacientes que recebem suplementos de potássio desenvolvem hipercalemia. Os "substitutos de sal" contêm, em média, 10 a 13 mmol K/g. Muitos produtos de nutrição enteral contém 40 mmol/L ou mais de KCl; a administração de 100 mL/h desses produtos pode resultar em um aporte de potássio de cerca de 100 mmol/dia. Além disso, vários produtos alimentares contêm alto teor de potássio (Tabela 9-1). Em alguns países, as farmácias rotineiramente marcam os rótulos de medicações contendo diuréticos com recomendações para aumentar a ingesta de fontes dietéticas com alto teor de potássio como bananas.

Secreção Renal de Potássio Prejudicada

O rim normal possui uma habilidade notável para excretar potássio, portanto é difícil a hipercalemia crônica se desenvolver, a menos que a secreção renal de potássio esteja prejudicada. Fatores que afetam a excreção renal de potássio são classificados entre aqueles que resultam do número reduzido de néfrons e aqueles a partir do prejuízo intrínseco do controle renal de potássio.

Como o rim é o órgão primário que regula a excreção de potássio, a função renal diminuída reduz a excreção máxima de potássio. Na ausência de outros fatores contribuintes, a excreção renal de potássio fica moderadamente bem preservada até a taxa de filtração glomerular (TFG) reduzir-se a 10 a 20 mL/min. Porém, tanto a DRC como a LRA limitam a excreção renal máxima de potássio. É particularmente importante considerar esse fator nos pacientes idosos, caquéticos ou amputados, em que a baixa taxa de produção de creatinina sérica leva à subestimação do grau de disfunção renal.

A uropatia obstrutiva leva frequentemente à hipercalemia,[40] pelo menos em parte devido à expressão e atividade reduzida da Na^+-K^+-ATPase.[41] Em muitos pacientes, a hipercalemia pode persistir por semanas após o alívio da obstrução.

Medicação Específica O sistema renina-angiotensina (SRA) é o sistema hormonal primário que regula a excreção renal de potássio. Dessa forma, medicações que interferem no SRA ou que inibem os mecanismos celulares da excreção renal de potássio são causas frequentes de hipercalemia. A Tabela 9-3 sumariza as classes de medicações que inibem a secreção de potássio e seus mecanismos de ação.

Defeito Renal Intrínseco Uma desordem genética rara, o pseudo-hipoaldosteronismo tipo 2 (PHA2), também conhecida como a *síndrome de Gordon*, é caracterizada por hipertensão, hipercalemia, acidose metabólica de ânion *gap* normal e TFG normal.[42] Mutações em uma das duas proteínas, WNK1 ou WNK4, aumentam a absorção de sódio e inibem a secreção de potássio no túbulo convoluto distal e no ducto coletor, levando a esse fenótipo.[12,43] O reconhecimento desse diagnóstico pode ser particularmente benéfico, já que os pacientes tipicamente respondem a baixas doses de diuréticos tiazídicos, com uma melhora clínica dramática tanto na hipercalemia como na hipertensão.

Distinção entre os Mecanismos Renais e Não Renais de Hipercalemia

Na maioria dos pacientes, uma história cuidadosa e a medida da taxa de excreção de K^+ em urina de 24 horas distinguirá causas renais ($K^+ < 20$ a 30 mmol/dia) de extrarrenais ($K^+ > 40$ mmol/dia) de hipercalemia. Em pacientes selecionados, a avaliação da razão urinária de potássio-creatinina em uma amostra aleatória de urina pode ser utilizada, com a excreção de potássio menor que 20 a 30 mmol/g de creatinina sugerindo excreção renal inadequada no paciente com hipercalemia. Entretanto, as medidas urinárias de K^+ podem ser difíceis de serem interpretadas, já que a excreção de K^+ depende de múltiplos fatores, incluindo a TFG, o fluxo luminal tubular e a reabsorção de água no túbulo distal e ducto coletor. Quando o K$^+$ urinário for ambíguo, o gradiente transtubular de K$^+$ (GTTK) pode ser informativo (Tabela 9-4).

Tratamento
Terapia Aguda
Terapias agudas para hipercalemia são divididas entre aquelas que minimizam os efeitos cardíacos da hipercalemia, aquelas que induzem a captação celular de potássio resultando em redução do potássio sérico, e aquelas que removem o potássio do corpo (Tabela 9-5). O tratamento da hipercalemia não deve incluir terapia com bicarbonato de sódio (NaHCO$_3$) a menos que o paciente esteja em franca acidose (pH < 7,2) ou a menos que uma função renal endógena substancial esteja presente. A administração de NaHCO$_3$ hipertônico (p. ex., 50 mmol em 50 mL de água destilada) pode piorar a sobrecarga do volume intravascular, como frequentemente visto nos pacientes com LRA oligúrica; pode causar hipernatremia; e, em geral, tem mínimo efeito sobre o potássio sérico.[44]

Bloqueio dos Efeitos Cardíacos A administração intravenosa de cálcio especificamente antagoniza os efeitos da hipercalemia sobre o sistema de condução do miocárdio e sobre a repolarização miocárdica. A administração de cálcio é a forma mais rápida de estabilizar a voltagem da membrana e tratar os efeitos cardíacos da hipercalemia. O cálcio deve ser dado por via intravenosa se alterações inequívocas do ECG relacionadas com a hipercalemia estiverem presentes. Se o eletrocardiograma for ambíguo, a comparação com um ECG prévio pode ser útil. Os pacientes com um intervalo PR prolongado, um complexo QRS alargado, ou a ausência de ondas P devem receber cálcio IV sem demora. As respostas podem ocorrer dentro de 1 a 3 minutos, mas tipicamente duram apenas 30 a 60 minutos. A dose pode ser repetida se as alterações do ECG persistirem ou recorrerem.

Se demora de uma terapia mais definitiva, como a instituição de diálise, for antecipada, uma infusão contínua de cálcio pode ser utilizada, já que o efeito do cálcio em *bolus* é transitório.

O cálcio intravenoso é relativamente seguro se determinadas precauções forem tomadas. O cálcio IV não deve ser administrado em soluções contendo NaHCO$_3$, porque pode ocorrer precipitação de carbonato de cálcio (CaCO$_3$). A hipercalcemia, que ocorre durante a infusão rápida de cálcio, pode potencializar a toxicidade miocárdica da digoxina. Os pacientes em uso de digoxina, particularmente se apresentarem evidência de toxicidade por digoxina como causa contribuinte da hipercalemia, devem receber cálcio em uma infusão lenta em 20 a 30 minutos. O cálcio deve ser administrado com cautela nos pacientes com DRC avançada ou doença renal de estágio final, visto que esses pacientes frequentemente têm hiperfosfatemia, e aumentos dos níveis de cálcio podem resultar em deposição de fosfato de cálcio em vários tecidos, incluindo o sistema de condução cardíaca. A preparação preferida de cálcio é o gluconato de cálcio. Entretanto, o cloreto de cálcio (CaCl$_2$) deve ser utilizado nos pacientes que já tiveram parada cardíaca devido à hipercalemia, porque o cálcio ativo é imediatamente liberado na infusão, diferentemente do gluconato de cálcio, que requer metabolismo hepático para liberar o cálcio.

Captação Celular de Potássio A segunda forma mais rápida de tratar a hipercalemia é estimular a captação celular de potássio, com administração de insulina ou agonista β$_2$-adrenérgico. A insulina rapidamente estimula a captação celular de potássio e deve ser administrada através da via IV e não subcutânea (SC), para assegurar biodisponibilidade rápida e previsível. Os efeitos da insulina sobre a [K$^+$] sérica são geralmente observados dentro de 10 a 20 minutos e podem durar de 4 a 6 horas. A glicose é coadministrada para evitar hipoglicemia mas pode não ser necessária se a hiperglicemia já coexiste. Isso é particularmente importante porque a glicose extracelular em pacientes com diabetes melito pode funcionar como um "osmol inefetivo" e pode aumentar o potássio sérico. De forma contrária, em pacientes

Gradiente Transtubular de Potássio

GTTK é uma medida da secreção final de K$^+$ pelo néfron distal após correção para mudanças na osmolalidade urinária e é frequentemente utilizado para determinar se a hipercalemia é causada por deficiência/resistência à aldosterona ou se a hipercalemia é secundária a causas não renais. Como com todas as ferramentas diagnósticas, a correlação clínica é indicada, e a ingesta de potássio deve ser avaliada. GTTK = (K$_u$/K$_s$) × (S$_{osm}$/U$_{osm}$), onde K$_u$ e K$_s$ são as concentrações do K$^+$ na urina e no soro, respectivamente; e U$_{osm}$ e S$_{osm}$ são as osmolalidades da urina e do soro, respectivamente.

Valor do GTTK2		Indicação
6 a 12		Normal
> 10		Sugere ação normal da aldosterona e causa extrarrenal de hipercalemia
< 5 a 7		Sugere deficiência ou resistência à aldosterona
Após 0,05 mg de 9α-fludrocortisona	> 10	O hipoaldosteronismo é provável.
	Sem alteração	Sugere um defeito tubular renal a partir de diuréticos poupadores de K$^+$ (amilorida, triamtereno, espironolactona), resistência à aldosterona (doença intersticial renal, anemia falciforme, obstrução do trato urinário, PHA1), ou reabsorção distal de K$^+$ aumentada (PHA2, obstrução do trato urinário)

Tabela 9-4 Gradiente transtubular de potássio. *PHA1*, *PHA2*, Pseudo-hiperaldosteronismo tipos 1 e 2.

Tratamento da Hipercalemia

Mecanismo	Terapia	Dose	Início da Ação	Duração
Antagoniza os efeitos de membrana	Cálcio	Gluconato de cálcio, solução a 10%, 10 mL IV por 10 minutos	1–3 min	30–60 min
Captação celular de potássio	Insulina	Insulina regular, 10 U IV, com dextrose a 50%, 50 mL, se a glicose plasmática < 250 mg/dL	30 min	4–6 h
	Agonista β$_2$-adrenérgico	Nebulização de albuterol, 10 mg	30 min	2–4 h
Remoção de potássio	Sulfato de poliestireno de sódio ou sulfato de poliestireno de cálcio (Sorcal)	30-60 g VO em sorbitol a 20% ou 30–60 g em água, por enema de retenção	1–2 h	4–6h
	Hemodiálise	–	Imediata	Até a diálise ser completada

Tabela 9-5 Tratamento da Hipercalemia.

com disfunção renal, existe um retardo no *clearance* (depuração) de insulina, e a hipoglicemia pode resultar da administração IV de insulina, até mesmo se a glicose for coadministrada, já que a captação de glicose pode ocorrer mais rapidamente que o *clearance* de insulina. Por conseguinte, os pacientes que recebem insulina IV para o tratamento de hipercalemia devem ser estreitamente monitorados para o desenvolvimento de hipoglicemia. Se a diálise for indicada e um retardo no seu início for antecipado, a administração de uma infusão contínua de insulina, 4 a 10 U/h (com dextrose a 10% em água, D10W) pode ser benéfica; a monitoração periódica dos níveis séricos de glicose e potássio é necessária.

Os agonistas dos adrenorreceptores β_2 estimulam diretamente a captação celular de potássio e podem ser administrados através da via IV, inalatória ou SC. Porém, a terapia β_2-agonista frequentemente induz taquicardia substancial, e até 25% dos pacientes não respondem ao β-agonista por nebulização.[45] Um erro frequente quando se administra nebulização com agonistas β_2-adrenérgicos é a subdose; a dose requerida é de duas a oito vezes daquela usualmente dada por nebulização para broncodilatação e é 50 a 100 vezes maior que a dose administrada por inaladores dosimetrados.

Remoção do Potássio A maioria dos pacientes com hipercalemia grave apresenta conteúdo aumentado de potássio corporal total. O tratamento definitivo desses pacientes requer a eliminação de potássio, através dos rins, via GI ou diálise.

Em pacientes selecionados, o tratamento que foca o aumento da eliminação renal de potássio pode ser adequado. Com a hipercalemia crônica ou leve, os diuréticos de alça ou tiazídicos aumentam a excreção renal de potássio; os diuréticos de alça podem ser a terapia de escolha para os pacientes com acidose tubular renal hipercalêmica.[46] Com hipercalemia ameaçadora à vida, os diuréticos devem ser evitados, porque a taxa de excreção renal de potássio geralmente não será adequada, e a maioria dos pacientes apresentarão disfunção renal, que reduz a resposta à terapia diurética. Apesar de mineralocorticoides sintéticos como a fludrocortisona aumentarem a excreção renal de potássio, a retenção renal de sódio acompanhante, a expansão do volume intravascular e o aumento da pressão arterial são contraindicações relativas ao seu uso. Além disso, os mineralocorticoides podem aumentar a taxa de progressão da DRC. Se uma causa rapidamente reversível de falência renal for identificada, como a uropatia obstrutiva ou a falência pré-renal devido à depleção de volume, o tratamento da condição subjacente, associado à observação estreita do potássio sérico e observação contínua do ECG, podem ser suficientes.

Um segundo modo de eliminação de potássio é com resinas de troca de cátions como o sulfonato de poliestireno de sódio (Kayexalato) ou sulfonato de poliestireno de cálcio (Sorcal). Essas resinas trocam o sódio ou o cálcio, respectivamente, pelo potássio no trato GI, permitindo a eliminação de potássio. Elas podem ser administradas por via oral ou retal como um enema de retenção. A taxa de remoção de potássio é relativamente lenta, necessitando de cerca de 4 horas para o efeito completo, apesar da administração da resina como um enema de retenção resultar em um início de ação mais rápido. Quando dadas por via oral, as resinas de troca de cátions são em geral administradas com sorbitol a 20%, para evitar constipação. Se dadas como um enema, o sorbitol deve ser evitado, uma vez que a administração retal de resinas de troca de cátions com sorbitol podem causar perfuração colônica.[47] Recentemente, questões foram levantadas a respeito da eficácia desses compostos e se o risco de perfuração de cólon excede seus benefícios.[48]

A hemodiálise aguda é o método primário de remoção de potássio quando há disfunção renal significativa, tanto por LRA como por DRC avançada, e a hipercalemia é grave. O potássio sérico pode reduzir até 1,2 a 1,5 mmol/h com um dialisato pobre em potássio (1 mmol/L). Em geral, quanto mais grave a hipercalemia, mais rápida

deve ser a redução do potássio sérico e mais baixa a concentração de potássio do dialisato. No entanto, deve-se ter cuidado para evitar redução rápida do potássio sérico em pacientes com doença arterial coronariana ou arritmias cardíacas graves. Nesses pacientes, pode ser necessário dialisar por um período mais longo com o potássio do dialisato de 3 mmol/L, porque o potássio sérico pode equilibrar-se com esses níveis durante a diálise. As modalidades de diálise contínua, como a diálise peritoneal e a hemodiálise venovenosa contínua, geralmente não removem o potássio suficientemente rápido para uso em pacientes com hipercalemia ameaçadora à vida.

Se a diálise for retardada — como quando o acesso ao equipamento ou ao suporte de enfermagem não é imediato, ou enquanto o acesso vascular não está estabelecido —, outras terapias devem ser instituídas e continuadas até o início da hemodiálise.

Terapias específicas estão disponíveis para certas causas de hipercalemia. Por exemplo, fragmentos Fab específicos para digoxina são benéficos em pacientes com toxicidade grave aos glicosídeos digitálicos.[49] Os pacientes com obstrução aguda do trato urinário e hipercalemia podem ser tratados com alívio da obstrução, mas a taxa de excreção de potássio posteriormente é variável, e mensuração frequente do potássio sérico é necessária.

Tratamento Crônico

O controle da hipercalemia crônica é um problema comum e frequentemente desafiador, em particular no paciente com DRC. Os pacientes com DRC têm capacidade prejudicada para excretarem o potássio e são com frequência tratados com várias medicações, incluindo inibidores da ECS, BRAs, betabloqueadores e antagonistas do receptor de mineralocorticoide. Todas essas medicações levam, como um efeito colateral bem reconhecido, ao aumento da concentração sérica de potássio.

O nível sérico de potássio ótimo para pacientes com DRC e nível sérico de potássio que requer controle pode ser diferente daquele reportado pelo laboratório como faixa normal de potássio sérico. Como notado previamente, os pacientes com DRC toleram a hipercalemia com menos efeitos colaterais cardíacos que a maioria dos pacientes com função renal normal. Estudos recentes sugeriram que os níveis séricos de potássio de até 5,5 mmol/L estão associados à redução ótima do risco cardiovascular, e que níveis entre 5,5 e 6,0 mmol/L estão associados a apenas risco mínimo.[9]

Apesar de a maioria dos pacientes com hipercalemia crônica estarem recebendo medicações associadas ao desenvolvimento de hipercalemia, a descontinuação de todas as medicações que podem causar hipercalemia pode não ser uma abordagem correta. Muitos medicamentos, como os inibidores da ECA, BRAs, betabloqueadores e bloqueadores do receptor de mineralocorticoide possuem benefícios significantes renoprotetores e cardioprotetores. A descontinuação dessas medicações simplesmente por conta da hipercalemia evita que o paciente receba esses importantes benefícios, e isso não é recomendado na primeira linha de manejo desses pacientes. Contudo, se o paciente estiver recebendo terapia combinada com inibidor de ECA e BRA, a descontinuação de uma dessas medicações pode reduzir o risco de piora da hipercalemia, e isso não parece estar associado a efeitos adversos renais. De forma similar, se o paciente estiver recebendo uma terapia combinada de um inibidor de ECA ou um BRA com um inibidor direto de renina, como o alisquireno, o inibidor direto de renina pode ser descontinuado.

Em vez de descontinuar essas drogas benéficas sem crítica, deve-se acessar cuidadosamente as medicações que causam hipercalemia, mas não são necessárias para benefícios renoprotetores ou cardioprotetores e, portanto, podem ser descontinuadas, como agentes anti-inflamatórios não esteroides (AINEs), inibidores da COX-2, diuréticos poupadores de potássio (p. ex., amilorida, triantereno) e suplementação com KCl oral ou citrato de potássio. Se a hipercalemia persistir, a adição de diuréticos para aumentar a excreção renal de potássio deve ser considerada. Os diuréticos tiazídicos podem ser preferidos, porque quando ajustados para o seu efeito sobre a excreção de sódio, os diuréticos tiazídicos são associados a um maior aumento na excreção renal de potássio que os diuréticos de alça. No paciente com DRC, o diurético tiazídico metolazona pode ser efetivo.[50]

Uma história sobre a dieta do paciente deve ser obtida, e se o paciente estiver ingerindo uma dieta com alimentos ricos em potássio, deve ser instruído a evitar esses alimentos. Entretanto, a instrução rotineira para uma dieta pobre em potássio para pacientes com DRC não está recomendada. Estudos recentes sugeriram que uma dieta com alimentos ricos em potássio pode estar associada à progressão mais lenta da DRC.[51]

Finalmente, a administração intermitente de resinas de troca pode ser necessária para pacientes com hipercalemia persistente. Isso deve ser limitado ao uso intermitente devido ao risco de infarto intestinal.

REFERÊNCIAS

1. U.S. Department of Agriculture. National nutrient database for standard reference. Release 25. https://www.ars.usda.gov/SP2UserFiles/Place/12354500/Data/SR25/nutrlist/sr25w306.pdf.Last. Accessed May 6, 2013.
2. Youn JH, McDonough AA. Recent advances in understanding integrative control of potassium homeostasis. *Annu Rev Physiol*. 2008;71:381-401.
3. Rabinowitz L, Aizman RI. The central nervous system in potassium homeostasis. *Front Neuroendocrinol*. 1993;14:1-26.
4. Greenlee MM, Lynch IJ, Gumz ML, et al. Mineralocorticoids stimulate the activity and expression of renal H+,K+-ATPases. *J Am Soc Nephrol*. 2011;22:49-58.
5. Gumz ML, Lynch IJ, Greenlee MM, et al. The renal H+-K+-ATPases: Physiology, regulation, and structure. *Am J Physiol Renal Physiol*. 2010;298: F12-F21.
6. Aizawa H, Morita K, Minami H, et al. Exertional rhabdomyolysis as a result of strenuous military training. *J Neurol Sci*. 1995;132:239-240.
7. Milton AE, Weiner ID. Intracellular pH regulation in the rabbit cortical collecting duct A-type intercalated cell. *Am J Physiol*. 1997;273:F340-F347.
8. Hamm LL, Gillespie C, Klahr S. NH4Cl inhibition of transport in the rabbit cortical collecting tubule. *Am J Physiol*. 1985;248:F631-F637.
9. Korgaonkar S, Tilea A, Gillespie BW, et al. Serum potassium and outcomes in CKD: Insights from the RRI-CKD cohort study. *Clin J Am Soc Nephrol*. 2010;5:762-769.
10. Bloomfield RL, Wilson DJ, Buckalew VM Jr. The incidence of diuretic-induced hypokalemia in two distinct clinic settings. *J Clin Hypertens*. 1986;2:331-338.
11. Barri YM, Wingo CS. The effects of potassium depletion and supplementation on blood pressure: A clinical review. *Am J Med Sci*. 1997;314:37-40.
12. Huang CL, Kuo E. Mechanisms of disease: WNK-ing at the mechanism of salt-sensitive hypertension. *Nat Clin Pract Nephrol*. 2007;3:623-630.
13. Siscovick DS, Raghunathan TE, Psaty BM, et al. Diuretic therapy for hypertension and the risk of primary cardiac arrest. *N Engl J Med*. 1994;330: 1852-1857.
14. Knochel JP. Diuretic-induced hypokalemia. *Am J Med*. 1984;77:18-27.
15. Reungjui S, Pratipanawatr T, Johnson RJ, et al. Do thiazides worsen metabolic syndrome and renal disease? The pivotal roles for hyperuricemia and hypokalemia. *Curr Opin Nephrol Hypertens*. 2008;17:470-476.
16. Shafi T, Appel LJ, Miller ER III, et al. Changes in serum potassium mediate thiazide-induced diabetes. *Hypertension*. 2008;52:1022-1029.
17. Singhal PC, Abramovici M, Venkatesan J, et al. Hypokalemia and rhabdomyolysis. *Miner Electrolyte Metab*. 1991;17:335-339.
18. Ray PE, Suga S, Liu XH, et al. Chronic potassium depletion induces renal injury, salt sensitivity, and hypertension in young rats. *Kidney Int*. 2001; 59:1850-1858.
19. Tizianello A, Garibotto G, Robaudo C, et al. Renal ammoniagenesis in humans with chronic potassium depletion. *Kidney Int*. 1991;40:772-778.
20. Berl T, Linas SL, Alisenbrye GA, et al. On the mechanism of polyuria in potassium depletion: The role of polydipsia. *J Clin Invest*. 1977;60:620.

21. Gabuzda GJ, Hall II. Relation of potassium depletion to renal ammonium metabolism and hepatic coma. *Medicine (Baltimore)*. 1966;45:481-489.
22. Ahlawat SK, Sachdev A. Hypokalaemic paralysis. *Postgrad Med J*. 1999;75: 193-197.
23. Antes LM, Kujubu DA, Fernandez PC. Hypokalemia and the pathology of ion transport molecules. *Semin Nephrol*. 1998;18:31-45.
24. Knochel JP, Dotin LN, Hamburger RJ. Pathophysiology of intense physical conditioning in a hot climate. I. Mechanisms of potassium depletion. *J Clin Invest*. 1972;51:242-255.
25. Gill MA, DuBe JE, Young WW. Hypokalemic, metabolic alkalosis induced by high-dose ampicillin sodium. *Am J Hosp Pharm*. 1977;34:528-531.
26. O'Regan S, Carson S, Chesney RW, et al. Electrolyte and acid-base disturbances in the management of leukemia. *Blood*. 1977;49:345-353.
27. Taher SM, Anderson RJ, McCartney R, et al. Renal tubular acidosis associated with toluene "sniffing." *N Engl J Med*. 1974;290:765-768.
28. Isnard Bagnis C, Deray G, Baumelou A, et al. Herbs and the kidney. *Am J Kidney Dis*. 2004;44:1-11.
29. Lifton RP, Dluhy RG, Powers M, et al. A chimaeric 11β-hydroxylase/aldosterone synthase gene causes glucocorticoid-remediable aldosteronism and human hypertension. *Nature*. 1992;355:262-265.
30. White PC, New MI, Dupont B. Congenital adrenal hyperplasia. II. *N Engl J Med*. 1987;316:1580-1586.
31. Funder JW, Pearce PT, Smith R, et al. Mineralocorticoid action: Target tissue specificity is enzyme, not receptor, mediated. *Science*. 1988;242:583-585.
32. Farese RV Jr, Biglieri EG, Shackleton CH, et al. Licorice-induced hypermineralocorticoidism. *N Engl J Med*. 1991;325:1223-1227.
33. Ulick S, Wang JZ, Blumenfeld JD, et al. Cortisol inactivation overload: a mechanism of mineralocorticoid hypertension in the ectopic adrenocorticotropin syndrome. *J Clin Endocrinol Metab*. 1992;74:963-967.
34. Whang R. Magnesium deficiency: pathogenesis, prevalence, and clinical implications. *Am J Med*. 1987;82:24-29.
35. Seyberth HW. An improved terminology and classification of Bartter-like syndromes. *Nat Clin Pract Nephrol*. 2008;4:560-567.
36. Riveira-Munoz E, Chang Q, Bindels RJ, et al. Gitelman's syndrome: Towards genotype-phenotype correlations? *Pediatr Nephrol*. 2007;22:326-332.
37. Schild L, Canessa CM, Shimkets RA, et al. A mutation in the epithelial sodium channel causing Liddle disease increases channel activity in the *Xenopus laevis* oocyte expression system. *Proc Natl Acad Sci USA*. 1995;92: 5699-5703.
38. Kruse JA, Carlson RW. Rapid correction of hypokalemia using concentrated intravenous potassium chloride infusions. *Arch Intern Med*. 1990;150: 613-617.
39. Kunin AS, Surawicz B, Sims EA. Decrease in serum potassium concentration and appearance of cardiac arrhythmias during infusion of potassium with glucose in potassium-depleted patients. *N Engl J Med*. 1962; 266:288.
40. Batlle DC, Arruda JA, Kurtzman NA. Hyperkalemic distal renal tubular acidosis associated with obstructive uropathy. *N Engl J Med*. 1981;304: 373-380.
41. Kimura H, Mujais SK. Cortical collecting duct Na-K pump in obstructive nephropathy. *Am J Physiol*. 1990;258:F1320-F1327.
42. Gordon RD. Syndrome of hypertension and hyperkalemia with normal glomerular filtration rate. *Hypertension*. 1986;8:93-102.
43. Wilson FH, Disse-Nicodème S, Choate KA, et al. Human hypertension caused by mutations in WNK kinases. *Science*. 2001;293:1107-1112.
44. Allon M. Hyperkalemia in end-stage renal disease: mechanisms and management. *J Am Soc Nephrol*. 1995;6:1134-1142.
45. Allon M, Dunlay R, Copkney C. Nebulized albuterol for acute hyperkalemia in patients on hemodialysis. *Ann Intern Med*. 1989;110:426-429.
46. Sebastian A, Schambelan M, Sutton JM. Amelioration of hyperchloremic acidosis with furosemide therapy in patients with chronic renal insufficiency and type 4 renal tubular acidosis. *Am J Nephrol*. 1984;4:287-300.
47. Gerstman BB, Kirkman R, Platt R. Intestinal necrosis associated with postoperative orally administered sodium polystyrene sulfonate in sorbitol. *Am J Kidney Dis*. 1992;20:159-161.
48. Sterns RH, Rojas M, Bernstein P, et al. Ion-exchange resins for the treatment of hyperkalemia: Are they safe and effective? *J Am Soc Nephrol*. 2010;21: 733-735.
49. Smith TW, Butler VP Jr, Haber E, et al. Treatment of life-threatening digitalis intoxication with digoxin-specific Fab antibody fragments: Experience in 26 cases. *N Engl J Med*. 1982;307:1357-1362.
50. Paton RR, Kane RE. Long-term diuretic therapy with metolazone of renal failure and the nephrotic syndrome. *J Clin Pharmacol*. 1977;17:243-251.
51. Scialla JJ, Appel LJ, Astor BC, et al. Estimated net endogenous acid production and serum bicarbonate in African Americans with chronic kidney disease. *Clin J Am Soc Nephrol*. 2011;6:1526-1532.

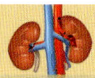

Distúrbios do Metabolismo do Cálcio, Magnésio e Fosfato

Bryan Kestenbaum e Tilman B. Drüeke

HOMEOSTASE DO CÁLCIO E DESORDENS DO METABOLISMO DO CÁLCIO

Distribuição do Cálcio no Organismo

A maior parte do cálcio está ligada e associada às estruturas ósseas (99%). A maioria do cálcio livre, tanto na forma difusível (ultrafiltrável) não ionizada, como na forma ionizada (Ca^{2+}), é encontrada nos compartimentos de fluido intracelular (FIC) e extracelular (FEC). De forma similar ao potássio, existe um grande gradiente de concentração entre o Ca^{2+} do meio FIC *versus* o FEC (Fig. 10-1).

A concentração sérica de Ca^{2+} é firmemente regulada dentro de uma faixa estreita pelas ações do hormônio paratireóideo (PTH, paratormônio) e calcitriol (1,25-di-hidroxicolecalciferol). O papel fisiológico de outros hormônios reguladores do cálcio – como a calcitonina, estrógenos e a prolactina – é menos claro. A Figura 10-2 demonstra os mecanismos fisiológicos de defesa utilizados para se contrapor às mudanças nos níveis séricos de Ca^{2+}.[1] Os níveis séricos de Ca^{2+} também são influenciados pelo *status* ácido-base, com a alcalose causando uma redução no Ca^{2+} e a acidose um aumento no Ca^{2+}. A manutenção a longo prazo da homeostase do cálcio depende (1) da adaptação da absorção intestinal de Ca^{2+} às necessidades do organismo, (2) do balanço entre a formação e reabsorção óssea e (3) da excreção urinária de cálcio (Fig. 10-3).

Controle Intestinal, Esquelético e Renal do Cálcio

A absorção gastrointestinal (GI) do cálcio é um processo seletivo; apenas cerca de 25% do cálcio dietético total é absorvido. O transporte de Ca^{2+} através da parede intestinal ocorre em duas direções: absorção e secreção. A absorção pode ser subdividida entre o fluxo transcelular e o paracelular (Fig. 10-4). O fluxo transcelular de cálcio ocorre através do canal de cálcio potencial receptor transitório TRPV6.[2] O calcitriol é o mais importante fator regulador hormonal do cálcio. Após ligar-se e ativar o receptor de vitamina D (VDR), o calcitriol aumenta o transporte ativo ao induzir a expressão de TRPV6, calbindin-D_{9k}, e Ca^{2+}-ATPase (PMCA1b).[3] Outros hormônios, incluindo estrógenos, prolactina, hormônio do crescimento e PTH também estimulam a absorção de Ca^{2+} direta ou indiretamente. A quantidade de ingesta dietética de cálcio também regula a proporção do cálcio absorvido pelo trato GI (Fig. 10-5).[4]

A síntese cutânea durante a exposição à luz ultravioleta (UV) converte a 7-deidroxicolesterol em substrato de vitamina D (colecalciferol). O substrato de vitamina D também é obtido por dieta e suplementação. O colecalciferol (e ergocalciferol) têm mínima atividade biológica inerente e requerem dois passos de hidroxilação para alcançarem a atividade hormonal completa. A 25-hidroxilação ocorre no fígado e acredita-se não ser taxa-limitante, e é largamente aceita como uma medida sumária dos estoques de vitamina D. A hidroxilação adicional para 1,25-diidroxivitamina D (calcitriol) ocorre predominantemente nos rins; entretanto, outros tecidos também podem realizar esse passo de hidroxilação, particularmente macrófagos e as paratireoides.

A absorção aumentada de cálcio é necessária durante a puberdade, gravidez e lactação. Em cada um desses estados, a síntese de calcitriol é elevada para melhorar a absorção GI de cálcio. A absorção intestinal de Ca^{2+} também é aumentada nos estados de excesso de vitamina D e acromegalia. Raramente, a ingestão de cálcio e álcali em grandes quantidades pode sobrepor a verificação GI sobre a absorção de cálcio, resultando em hipercalcemia (síndrome de leite-álcali). Entretanto, limitações inatas da absorção GI de cálcio previnem que essa condição ocorra na maioria dos indivíduos. Uma redução no transporte intestinal de Ca^{2+} ocorre em idades avançadas, doença renal crônica (DRC), gastrectomia, síndromes de má absorção intestinal, diabetes melito, tratamento com corticosteroide e deficiência de estrógeno; também com fatores dietéticos, tais como grande conteúdo de fibras vegetais e gordura, baixa razão de Ca^{2+}-fosfato nos alimentos e ingestão de frutose. A diminuição da absorção de Ca^{2+} em adultos mais idosos provavelmente resulta de múltiplos fatores em adição aos baixos níveis séricos de calcitriol e intestinais de VDR.[5]

O balanço final entre os fluxos de entrada e saída de Ca^{2+} é positivo durante o período de crescimento esquelético em crianças, zero em adultos jovens e negativo em idosos. O Ca^{2+} esquelético intercambiável contribui para a manutenção da homeostase do Ca^{2+} extracelular. Vários fatores de crescimento, hormônios e fatores genéticos participam da diferenciação da célula precursora mesenquimal em osteoblasto e da maturação do osteoclasto a partir da célula precursora granulocítica, o macrófago (Fig. 10-6). A regulação da formação e reabsorção óssea envolve vários hormônios, fatores de crescimento e fatores mecânicos[6,7] (Fig.10-7).

Os rins desempenham papel principal na regulação minuto a minuto do cálcio, e o intestino e o esqueleto asseguram a homeostase a médio e longo prazo. Para realizarem sua tarefa, os rins usam um sistema complexo de filtração e reabsorção (Fig. 10-8).[8] Além disso, os rins controlam a conversão do substrato 25-hidroxivitamina D em calcitriol, o qual, então, regula a absorção GI de cálcio através do canal TRPV6. A produção renal de calcitriol é estimulada pelo PTH e inibida pela hiperfosfatemia e fator de crescimento do fibroblasto 23 (FGF-23). O ajuste do Ca^{2+} sanguíneo é principalmente alcançado pela modulação da reabsorção tubular de Ca^{2+} em resposta às necessidades corporais, compensando perfeitamente pequenos aumentos ou reduções na carga de cálcio filtrada ao nível glomerular, normalmente cerca de 220 mmol (8.800 mg) em 24 horas (Fig. 10-3). No túbulo proximal, a reabsorção de Ca^{2+} segue o fluxo convectivo de sal e água, enquanto os mecanismos de transporte são mais complexos nos segmentos distais.

Estados de excesso de aporte de volume aos rins, como uma dieta rica em sódio, diminuem o gradiente de concentração entre o túbulo proximal e o capilar peritubular, reduzindo a absorção de cálcio e aumentando o cálcio na urina. Esse mecanismo provavelmente desempenha um papel na patogênese dos cálculos renais baseados em cálcio. Por outro lado, a depleção de volume aumenta a reabsorção de sal, água e cálcio (por convexão) no túbulo proximal, exacerbando os estados de hipercalcemia. Por essa razão, a reposição do volume intravascular é um componente essencial do tratamento da hipercalcemia. Na porção ascendente espessa da alça de Henle (PAE), o transporte de Ca^{2+} está ligado à atividade do transportador Na^+-K^+-$2Cl^-$. A estimulação do receptor sensível ao Ca^{2+} (CaR_G) na membrana basolateral diminui a atividade dos canais de potássio da medula externa retificada (ROMK) localizados nas superfícies apicais das células,

impedindo a atividade do cotransportador Na^+-K^+-$2Cl^-$. O resultado é a dissipação do gradiente eletroquímico e reabsorção diminuída de cálcio através do claudin-16 na junção celular. Em contraste, a menor estimulação do CaR_G devido aos baixos níveis de cálcio aumenta a atividade do ROMK, resultando em maior reabsorção de cálcio. No túbulo distal, o transporte ativo de Ca^{2+} ocorre pela via transcelular

Distribuição do Cálcio nos Espaços Intracelular e Extracelular

```
                    Cálcio
           ┌──────────┴──────────┐
    Extracelular.            Intracelular
   Total: 2,25 –2,65 mmol/L  (livre no citoplasma)
     (9-10,6 mg/dL)           50-100 mmol/L
   ┌───────┴───────┐
Ligado a proteínas 45%    Difusível
                       (não filtrável) 55%
                    ┌──────┴──────┐
            Ionizado – livre 45%   Complexado 10%
```

Figura 10-1 Distribuição do cálcio nos espaços intracelular e extracelular.

Homeostase do Cálcio no Adulto Sadio

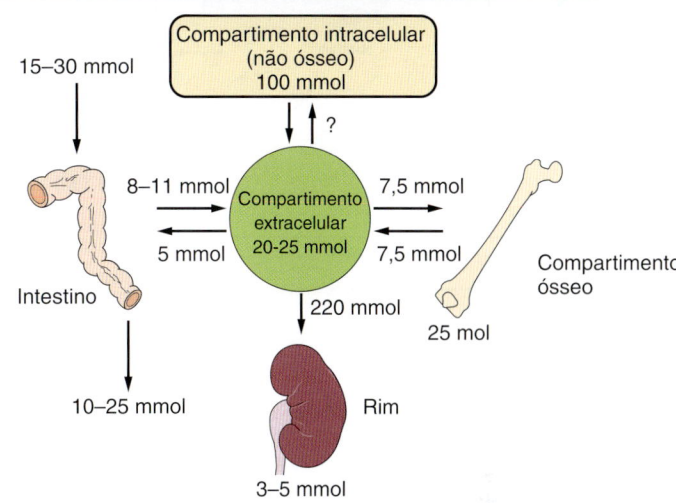

Figura 10-3 **Homeostase de cálcio em adultos sadios.** Balanço zero de Ca^{2+} é resultado da absorção líquida intestinal (absorção menos secreção) e excreção urinária, que por definição são as mesmas. Após sua passagem para o fluido extracelular, Ca^{2+} entra o espaço extracelular, é depositado no osso ou eliminado pelos rins. Os fluxos de entrada e saída entre os espaços intracelular e extracelular (compartimentos esquelético e não esquelético) também são de magnitude idêntica em condições de equilíbrio.

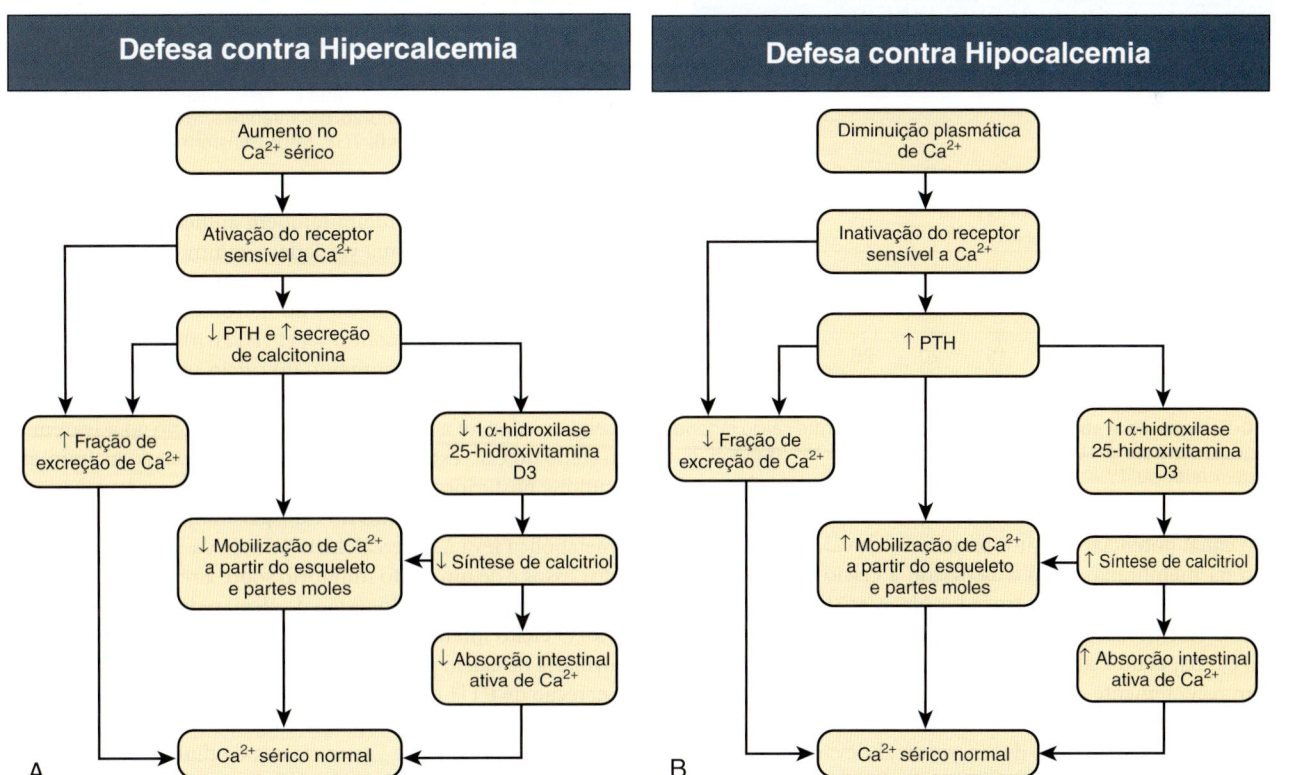

Figura 10-2 **Regulação do Cálcio.** Mecanismos fisiozlógicos de defesa contra aumentos ou diminuições dos níveis séricos de cálcio. **A**, Hipercalcemia; **B**, Hipocalcemia. *(Adaptado da referência 1.)*

Transporte Transepitelial de Cálcio

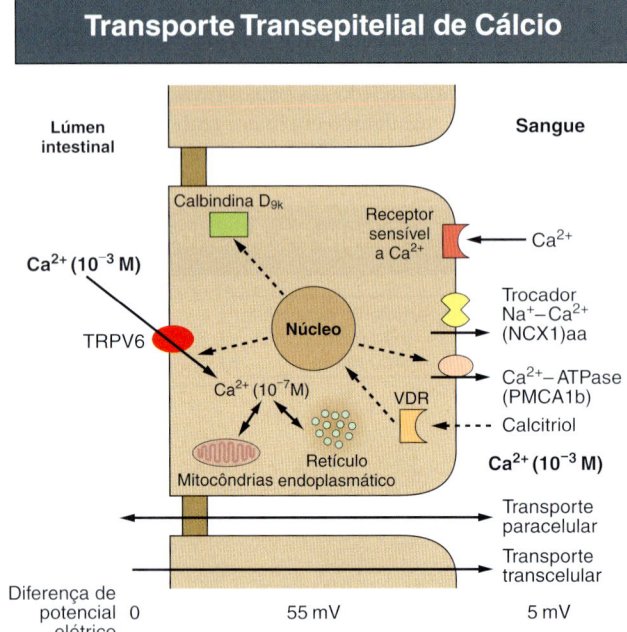

Figura 10-4. **Transporte transepitelial de cálcio no intestino delgado.** O cálcio penetra nos canais do enterócito via canal receptor transitório de potencial de cálcio (TRPV6) através da borda em escova da membrana, mediante um gradiente eletroquímico favorável. Em condições fisiológicas, o cátion é bombeado para fora da célula no lado basolateral contra um gradiente eletroquímico agudo pela bomba Ca^{2+}-ATPase consumidora de trifosfato de adenosina. Quando há uma elevação significativa do Ca^{2+} intracitoplasmático, o cátion sai da célula utilizando o trocador Na^+-Ca^{2+}. Influxo passivo e efluxo de Ca^{2+} é sensível ao calcitriol, que se liga ao receptor de vitamina D (VDR).

Cálcio Ingerido e sua Absorção Intestinal Líquida

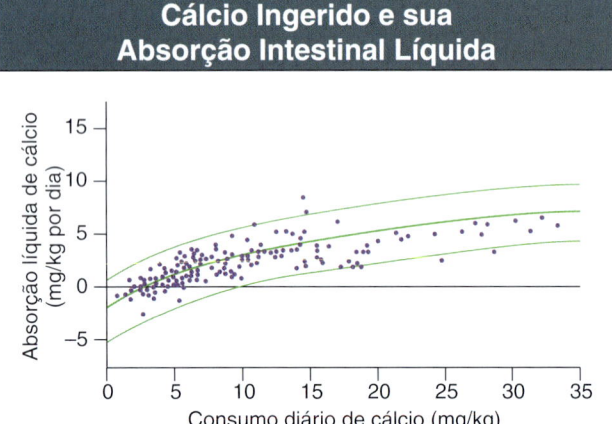

Figura 10-5 **Ingestão e absorção de cálcio.** Relação entre cálcio ingerido e sua absorção no trato gastrointestinal (líquido) em adultos jovens sadios. *(Retirado da referência 4.)*

através do canal potencial receptor transitório de cálcio V5 (TRPV5) localizado na membrana apical e associado à cálcio-ATPase específica basolateral (PMCa1b) e ao trocador Na^+-Ca^{2+} (NCX1). Tanto o PTH como o calcitriol regulam o transporte tubular distal do Ca^{2+}. A expressão e o papel do CaR_G em outros segmentos tubulares além da PAE foram recentemente questionados.[9]

Numerosos fatores controlam a filtração glomerular e a reabsorção tubular de Ca^{2+}.[2,10,11] O fluxo de sangue renal elevado e a pressão de filtração glomerular (durante a expansão do volume do FEC) levam a um aumento na carga filtrada, assim como fazem as alterações no coeficiente de ultrafiltração K_f e o aumento da superfície glomerular.

Mecanismos de Diferenciação Osteoblástica

Mecanismos de Diferenciação Osteoclástica

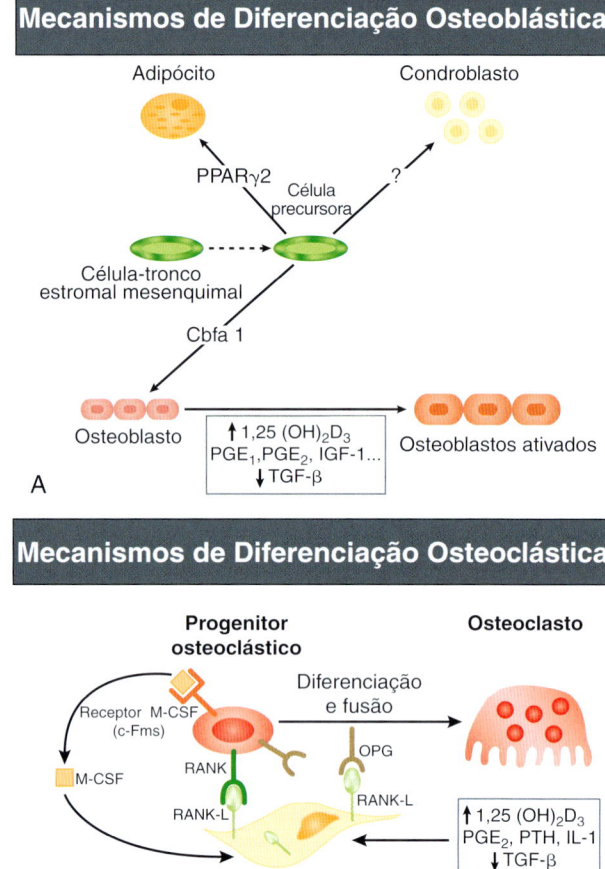

Figura 10-6 **Mecanismos de diferenciação osteoblástica. A**, Principais fatores de crescimento e hormônios controlando a diferenciação da célula precursor mesenquimal ao osteoblasto. **B**, Os principais fatores de crescimento, citocinas e hormônios controlando a atividade osteoblástica e osteoclástica. *IGF*, fator de crescimento relacionado com a insulina; *IL*, interleucina; *M-CSF*, fator estimulador de colônia de macrófagos; *OPG*, osteoprotegerina; *PGE₂*, prostaglandina E₂; *PPAR*, receptor proliferação-ativado de peroxissomos; *PTH*, hormônio paratireóideo; *RANK-L*, receptor ativado do ligante do fator nuclear-κβ; *TGF*, fator transformador de crescimento.

A hipercalcemia verdadeira também aumenta o cálcio ultrafiltrável; enquanto a hipocalcemia verdadeira o diminui. O PTH diminui o K_f glomerular e, portanto, reduz a carga ultrafiltrada de cálcio; o PTH aumenta a reabsorção de Ca^{2+} no néfron distal. Contudo, o PTH e o peptídeo relacionado com o PTH (PTHrp) também induzem hipercalcemia e, devido ao aumento do cálcio sérico, a excreção do cálcio filtrado também está elevada. Tanto o Ca^{2+} extracelular como o intracelular reduzem a reabsorção tubular de cálcio ao ativarem o CaR_G, e o efeito do Ca^{2+} extracelular é intensificado pelos calcimiméticos (discutidos posteriormente). A acidose respiratória leva à hipercalciúria por meio de um aumento no Ca^{2+} plasmático, ao passo que a acidose metabólica leva à hipercalciúria através da liberação de Ca^{2+} a partir dos ossos e de um efeito inibitório sobre a reabsorção tubular de Ca^{2+}. De forma contrária, a ingestão de álcali reduz a excreção renal de cálcio. O efeito intensificado da depleção de fosfato sobre a eliminação urinária de cálcio pode ocorrer parcialmente através de mudanças na secreção de PTH e calcitriol. Fatores dietéticos modificam a excreção urinária de cálcio principalmente pelos seus efeitos sobre a absorção intestinal de Ca^{2+}. Várias classes de diuréticos agem diretamente nos túbulos. Os diuréticos de alça e o manitol favorecem a hipercalciúria, com um impacto principal na PAE, enquanto os diuréticos tiazídicos e a amilorida induzem hipocalciúria.

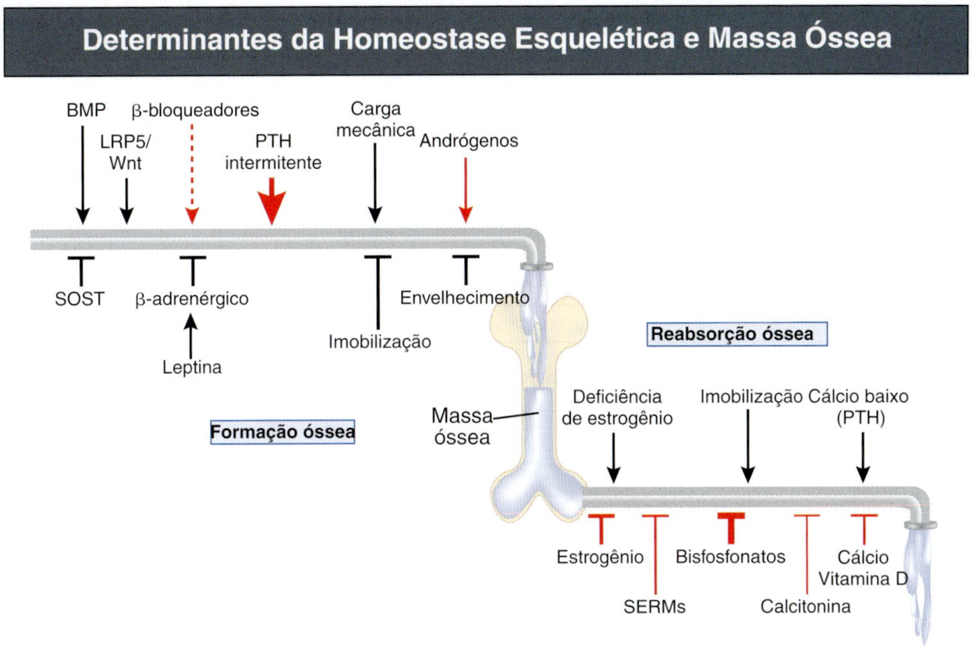

Determinantes da Homeostase Esquelética e Massa Óssea

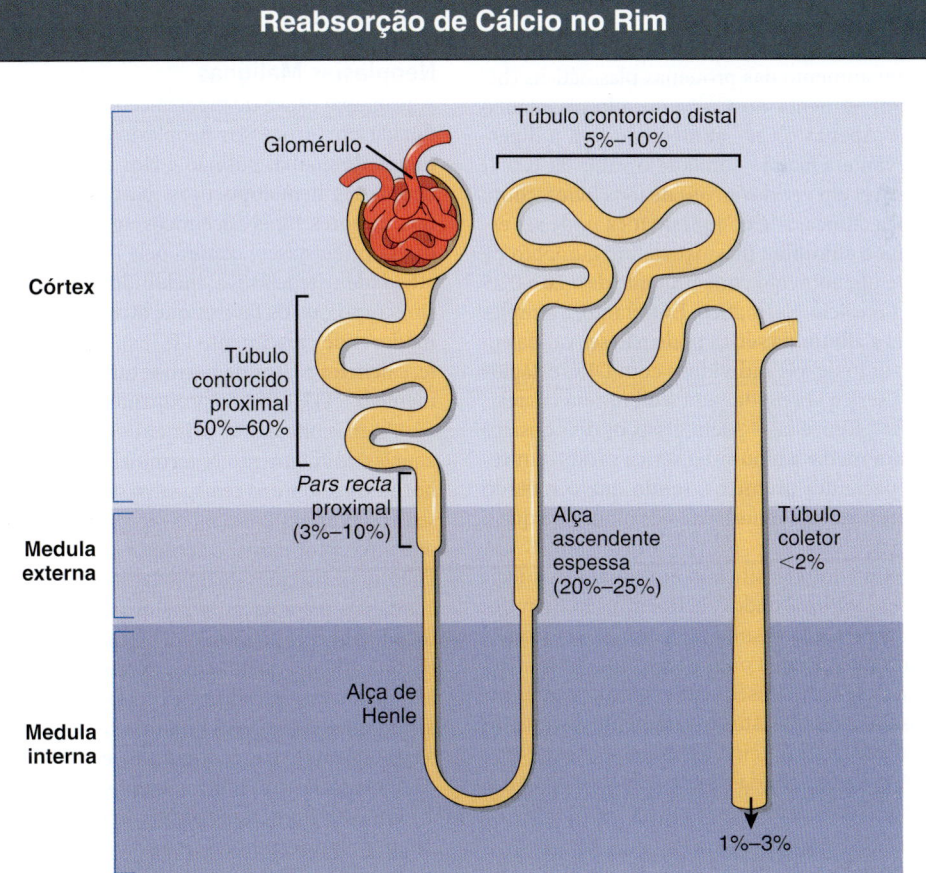

Figura 10-7 Determinantes da homeostase esquelética e massa óssea. Estimuladores e inibidores fisiológicos *(preto)* e farmacológicos *(vermelho)* da formação e reabsorção estão listadas com seu relativo impacto (representado por espessura das *flechas*). *BMP*, proteína morfogenética óssea; *LRP5*, proteína relacionada com o receptor de lipoproteína de baixa densidade; *PTH*, hormônio paratireóideo; *SERMs*, moduladores seletivos do receptor de estrogênio; *SOS*, esclerostina *(Adaptado da referência 6.)*

Reabsorção de Cálcio no Rim

Figura 10-8 Locais de reabsorção de cálcio. Porcentagem de Ca^{2+} absorvido em vários segmentos do túbulo renal após ultrafiltração glomerular. *(Redesenhado da referência 8.)*

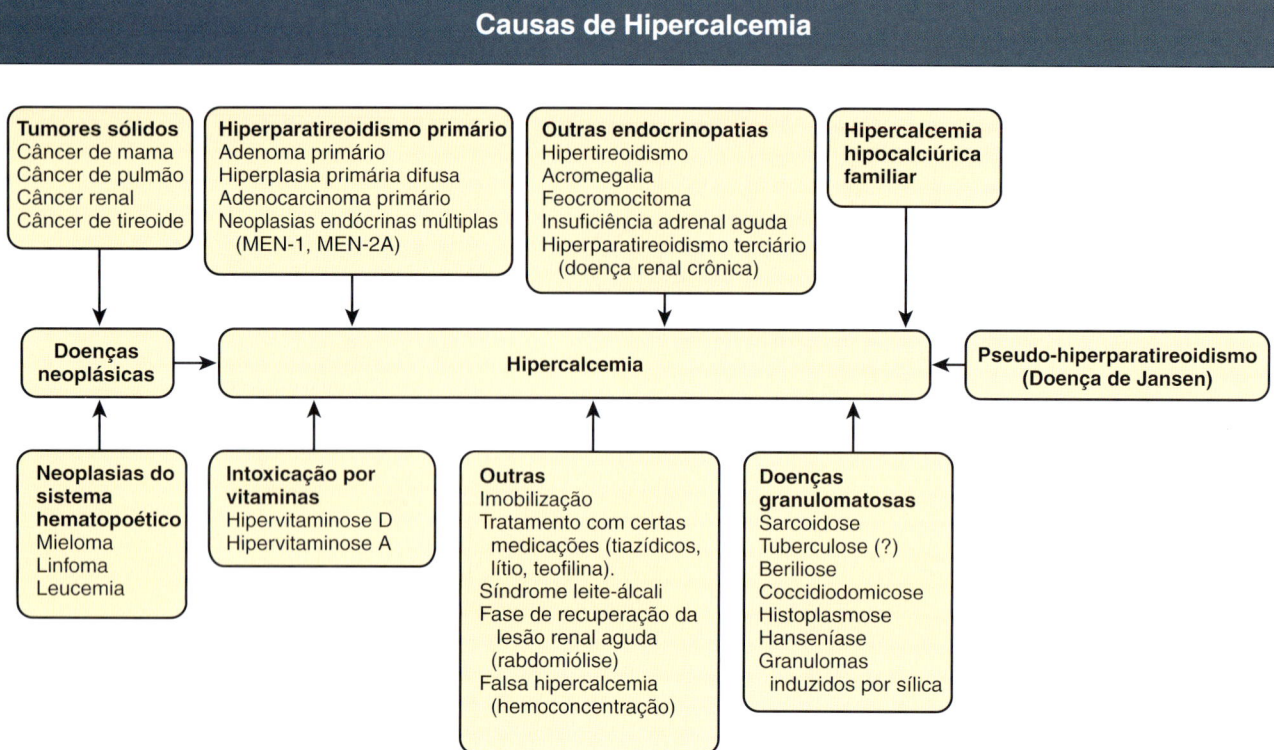

Figura 10-9 Causas de Hipercalcemia. Doenças neoplásicas e hiperparatireoidismo primário são as causas mais comuns de hipercalcemia. *(Adaptado da referência 8.)*

HIPERCALCEMIA

A concentração total aumentada de cálcio plasmático ($[Ca^{2+}]$ plasmática) pode resultar de um aumento das proteínas plasmáticas (hipercalcemia falsa) ou de um aumento no Ca^{2+} ionizado plasmático (hipercalcemia verdadeira). Apenas o Ca^{2+} aumentado leva à hipercalcemia clinicamente relevante. Quando somente o valor da $[Ca^{2+}]$ plasmática total está disponível em vez dos níveis de íons livres, como geralmente ocorre na prática clínica, a $[Ca^{2+}]$ plasmática pode ser estimada levando-se em conta a albumina plasmática; um aumento de 1,0 g/dL na albumina reflete um aumento concomitante de 0,20 a 0,25 mmol/L (0,8 a 1,0 mg/dL) no cálcio plasmático. Entretanto, a simples correção do cálcio total para a albumina sérica pode não ser válida em pacientes com DRC. Um estudo de 691 indivíduos com DRC estágios 3 a 5 mostrou que a $[Ca^{2+}]$ sérica corrigida para a albumina correlacionou-se pouco com a $[Ca^{2+}]$ ionizada.[11a] Além disso, os dois ensaios mais comuns utilizados para medir a albumina sérica produzem resultados discordantes em pacientes urêmicos, sendo que o método de bromocresol roxo forneceu valores mais baixos de albumina que o método de bromocresol verde.

O receptor sensível ao Ca^{2+} foi identificado em numerosos tecidos, e sua função e papel em vários estados de doença são bem definidos.[12] As mutações do gene CaR_G resultam em várias síndromes clínicas caracterizadas por hipercalcemia ou hipocalcemia (discussão posterior). Outros receptores de Ca^{2+} subsequentemente clonados incluem o GPRC6A, expresso nos osteoblastos e claramente distinto do CaR_G.[13] Apesar de suas propriedades funcionais terem sido caracterizadas, o papel do GPRC6A na regulação da função osteoblástica e nas doenças humanas ainda é desconhecido.

Causas de Hipercalcemia

A hipercalcemia verdadeira resulta de um aumento na absorção intestinal de Ca^{2+}, da estimulação da reabsorção óssea ou de uma diminuição na excreção urinária de Ca^{2+}. A reabsorção óssea aumentada é o mecanismo predominante na maioria dos casos de hipercalcemia (Fig. 10-9).

Neoplasias Malignas

A principal causa de hipercalcemia é a reabsorção óssea excessiva induzida por processos neoplásicos, geralmente tumores sólidos. Tumores de mama, pulmão e rim são os mais comuns, seguidos pelas neoplasias hematopoéticas, particularmente o mieloma. A maioria dos tumores hipercalcêmicos agem no esqueleto tanto por invasão direta (metástases) quanto pela produção de fatores que estimulam a atividade osteoclástica, incluindo mais frequentemente o PTHrp; assim como outros fatores que ativam os osteoclastos, fatores transformadores de crescimento (TGFs), prostaglandina E (PGE) e, raramente, calcitriol e fator de necrose tumoral α (TNF-α); e ainda mais raramente o PTH, quando produzido pelo câncer da paratireoide.

Apenas oito dos 13 primeiros aminoácidos do PTHrp são idênticos àqueles do fragmento N-terminal do PTH, mas os efeitos de ambos os hormônios sobre as células-alvo são praticamente os mesmos. Além do seu receptor em comum, o receptor do PTH/PTHrp, pelo menos um outro receptor existe, o receptor do PTH_2, o qual reconhece apenas o PTH, com sistemas de transdução de sinais similares ou idênticos. Em condições patológicas, a maior parte do PTHrp corporal é sintetizado por tumores sólidos. O PTHrp estimula a atividade osteoclástica e, portanto, libera quantidades excessivas de cálcio a partir do esqueleto.

Os fatores ativadores do osteoclasto secretados pelos plasmócitos do mieloma e pelos linfoblastos de linfomas malignos incluem interleucinas (IL-1α, IL-1β, IL-6) e o TNF-α, que estimulam a atividade osteoclástica. Outros fatores ativadores do osteoclasto incluem a PGE_1 e a PGE_2, que podem ser secretadas em grandes quantidades por alguns tumores, especialmente massas renais. Alguns tumores linfoides sintetizam quantidades em excesso de calcitriol. Essa capacidade já foi descrita na doença de Hodgkin, linfoma de células T e liomioblastoma.

Hiperparatireoidismo Primário

A segunda causa mais comum de hipercalcemia é o hiperparatireoidismo primário. O diagnóstico precoce é alcançado através do uso generalizado da determinação rotineira do cálcio plasmático. Em mais de 80% dos pacientes, a doença é causada por um adenoma de uma única glândula paratireoide; 10% a 15% apresentam hiperplasia difusa de todas as glândulas; e menos de 5% têm um câncer da paratireoide. O hiperparatireoidismo primário pode ser herdado tanto como hiperplasia difusa das glândulas paratireoides isoladamente ou como um componente das desordens endócrinas hereditárias glandulares múltiplas. Os pacientes com neoplasia endócrina múltipla tipo 1 (NEM-1) apresentam várias combinações de tumores da paratireoide, hipófise anterior, enteropancreático e outros tumores endócrinos, resultando em hipersecreção de prolactina e gastrina em adição ao paratormônio. A NEM-1 é causada por mutações inativadores da linha germinativa de um agente supressor tumoral (*NEM-1*) que é herdado como um traço autossômico dominante. Na NEM-2A, a medula tireoide e a medula adrenal estão envolvidas com a paratireoide, resultando na hipersecreção de calcitonina e catecolaminas. A NEM-2A é causada por mutações ativadoras do proto-oncogene *RET*. Também é herdada como um traço autossômico dominante. Nem todos os pacientes com níveis levemente elevados de PTH desenvolvem hipercalcemia. O desenvolvimento dessa última pode depender da elevação concomitante do calcitriol plasmático.

Doença de Jansen

A doença de Jansen é uma forma hereditária rara de nanismo com membros curtos, caracterizada por hipercalcemia grave, hipofosfatemia e condrodisplasia metafisária. É resultado de mutações ativadoras do gene codificador do receptor de PTH/PTHrp, uma forma particular de pseudo-hiperparatireoidismo.

Hipercalcemia Hipocalciúrica Familiar

A hipercalcemia hipocalciúrica familiar (HHF) é uma doença hereditária rara causada por mutações que inativam o gene para CaR_G, com transmissão autossômica dominante.[14] O achado clínico-chave na HHF é uma excreção urinária de cálcio inapropriadamente baixa no cenário de cálcio sérico normal a alto. Outras características incluem hipofosfatemia, hipercloremia e hipermagnesemia. A concentração plasmática de PTH é normal ou moderadamente elevada, e a fração de excreção de cálcio é mais baixa que aquela observada no hiperparatireoidismo. A fração de excreção de cálcio é mais bem mensurada calculando-se a razão de *clearance* (depuração) de cálcio para creatinina a partir da coleta da urina de 24 horas, como se segue:

Razão do *clearance* (depuração) de cálcio-creatinina

$$= \frac{(\text{Cálcio na urina de 24 h}) \times (\text{Creatinina sérica})/}{(\text{Creatinina da urina de 24 h}) \times (\text{Cálcio sérico})}$$

Na HHF, a razão do *clearance* (depuração) urinário de cálcio-creatinina (calculado usando miligramas) é usualmente menor que 0,01. A razão do *clearance* (depuração) urinário de cálcio-creatinina é mais frequentemente menor que 0,07 mg/mg (0,2 mmol/mmol). Em pacientes com HHF, a hipercalcemia nunca leva a sinais clínicos graves, exceto no período neonatal, quando a hipercalcemia maligna pode ser observada no paciente com hiperparatireoidismo grave.

Outras Causas Endócrinas

Outras desordens endócrinas associadas à hipercalcemia moderada incluem o hiperparatireoidismo, a acromegalia e o feocromocitoma. Além disso, a insuficiência adrenal aguda também deve ser considerada no diagnóstico diferencial, apesar de nesses pacientes a hipercalcemia ser usualmente falsa e resultar da hemoconcentração. A hipercalcemia também pode ocorrer em formas graves de hiperparatireoidismo secundário da DRC, que também já foi chamado de "hiperparatireoidismo terciário". Entretanto, isso é relativamente incomum até hoje, uma vez que as baixas concentrações circulantes de calcitriol nos pacientes com DRC limitam a absorção GI de cálcio e, dessa forma, as glândulas paratireoides com função excessiva podem ser controladas mais facilmente.

Outras Causas

Várias outras desordens induzem às vezes hipercalcemia. Dentre as doenças granulomatosas, a sarcoidose resulta em Ca^{2+} plasmático aumentado, particularmente em pacientes expostos à luz do sol. A causa é a produção descontrolada de calcitriol pelos macrófagos, um resultado da presença da 1α-hidroxilase nos macrófagos dentro dos granulomas. A tuberculose, hanseníase, beriliose e outras doenças granulomatosas são ocasionalmente (mas raramente quando comparadas à sarcoidose) a origem da hipercalcemia, provavelmente através do mesmo mecanismo.

A hipercalcemia também pode resultar de repouso no leito prolongado (imobilização prolongada), especialmente em pacientes com taxas preexistentes altas de *turnover* ósseo, como crianças, adolescentes e pacientes com doença de Paget. A recuperação da falência renal aguda secundária à rabdomiólise foi associada à hipercalcemia em 25% dos casos e provavelmente resulta da mobilização dos depósitos de cálcio dos tecidos moles e por meio de aumentos no PTH e calcitriol. Outras causas incluem a intoxicação por vitamina D ou seus derivados, sobrecarga de vitamina A e diuréticos tiazídicos. Grandes doses de cálcio (5 a 10 g/dia), sobretudo quando ingeridas com álcali (antiácidos), também podem levar à hipercalcemia e nefrocalcinose (síndrome de leite-álcali).

Manifestações Clínicas

A gravidade dos sinais e sintomas clínicos causados pela hipercalcemia depende não apenas do grau, mas também da velocidade da hipercalcemia. A hipercalcemia grave pode ser acompanhada por poucas manifestações em alguns pacientes devido ao seu desenvolvimento lento e progressivo, enquanto uma hipercalcemia muito menos grave pode levar a desordens maiores se ela se desenvolver rapidamente.

Em geral, os primeiros sintomas são fadiga progressiva, fraqueza muscular, incapacidade de concentração, nervosismo, sonolência aumentada e depressão. Subsequentemente, os sinais GI podem ocorrer, como constipação, náuseas e vômitos e, raramente, doença ulcerosa péptica ou pancreatite. Os sinais relacionados com os rins incluem poliúria (secundária ao diabetes insípido nefrogênico), cálculos do trato urinário e suas complicações, e, ocasionalmente, doença tubulointersticial com deposição de cálcio medular e em menor extensão cortical (nefrocalcinose). As manifestações neuropsiquiátricas incluem cefaleia, perda de memória, sonolência, estupor e, raramente, coma. Sintomas oculares incluem conjuntivite devido à deposição de cristal e raramente ceratopatia de banda. A dor osteoarticular no hiperparatireoidismo primário tornou-se rara nos países ocidentais devido ao diagnóstico mais precoce de hipercalcemia. Pressão arterial alta pode ser induzida pela hipercalcemia, mas é mais frequentemente uma associação ao acaso. Calcificações dos tecidos moles podem ocorrer com hipercalcemia de longa data. O eletrocardiograma (ECG) pode mostrar encurtamento do intervalo QT e arqueamento da onda ST. A hipercalcemia também pode aumentar a contratilidade cardíaca e amplificar a toxicidade dos digitálicos.

Diagnóstico

Quando a história e o exame clínico não são úteis, deve-se investigar primeiro o hiperparatireoidismo primário. Embora ele seja apenas a segunda causa mais frequente, seu diagnóstico laboratorial é, no momento, mais fácil que aquele relacionado com o envolvimento tumoral. O passo inicial deve ser a medida plasmática do PTH e a [Ca^{2+}] total ou ionizada, de acordo com a disponibilidade. Quando o valor do PTH é normal-alto ou alto na presença de uma $[Ca^{2+}]$ normal-alta ou alta, o diagnóstico de hiperparatireoidismo primário é provável (apesar de a HHF não ser excluída). Outros testes laboratoriais úteis podem incluir dosagem de fosfato, creatinina, fosfatases alcalinas totais e cálcio e creatinina na urina. Deve-se notar que a hipercalcemia prolongada está frequentemente associada à creatinina sérica aumentada (de forma reversível). A ultrassonografia cervical e a cintilografia das paratireoides com isótopo de sestamibi podem ser realizadas para localizar um adenoma de paratireoide, apesar de alguns cirurgiões ainda considerarem essas investigações desnecessárias antes de uma exploração cervical inicial. Entretanto, a obtenção de imagens é indispensável em pacientes com hiperparatireoidismo recorrente e naqueles que serão submetidos à cirurgia cervical unilateral sob anestesia local. Se o nível de PTH plasmático for normal-baixo ou baixo, a possibilidade de uma desordem neoplásica deve ser seriamente considerada. Um ânion *gap* sérico baixo pode ser causado por mieloma múltiplo, uma vez que, ocasionalmente, a IgG monoclonal é positivamente carregada. Além dos exames usuais, como a eletroforese de proteínas séricas, a medida do nível de PTHrp plasmático pode agora ser realizada em laboratórios especializados. A sobrecarga de vitamina D exógena está associada a níveis séricos aumentados de 25-hidroxivitamina D, e doenças granulomatosas, como a sarcoidose, estão associadas a níveis elevados de calcitriol e atividade sérica aumentada da enzima conversora de angiotensina (ECA).

Tratamento

O tratamento do paciente com hipercalcemia objetiva resolução da causa subjacente. Entretanto, a hipercalcemia grave e sintomática requer rápida correção, independentemente da causa. No início, o paciente precisa ser rapidamente reidratado com salina isotônica, para corrigir a frequente depleção de volume, para reduzir a reabsorção tubular proximal de cálcio e aumentar a excreção de cálcio. Apenas quando a euvolemia é estabelecida, os diuréticos de alça devem ser usados (p. ex., furosemida IV, 100 a 200 mg a cada hora) para facilitar a excreção urinária de cálcio; entretanto, deve-se continuar a infusão de salina intravenosa para prevenir hipovolemia. A ingesta oral e a administração IV de fluidos e eletrólitos devem ser cuidadosamente monitoradas, e as excreções urinária e gástrica devem ser medidas se forem excessivas, especialmente de potássio, magnésio e fosfato. O balanço ácido-base também deve ser cuidadosamente monitorado. Insuficiência cardíaca grave e DRC são contraindicações à expansão de volume maciça em associação aos diuréticos.

Os bisfosfonatos são o tratamento de primeira escolha, principalmente em pacientes com hipercalcemia associada ao câncer.[15] Esses agentes inibem a reabsorção óssea, assim como a síntese de calcitriol. Os bisfosfonatos podem ser administrados oralmente (VO) em caso de doença menos grave ou por via intravenosa (IV) na hipercalcemia grave. Bisfosfonatos comuns incluem o clodronato (1.600 a 3.200 mg/dia), o pamidronato (15 a 90 mg IV em 1 a 3 dias, uma vez por mês) e o alendronato (10 mg/dia VO). As doses IV devem ser infundidas em 500 mL de salina isotônica ou dextrose em pelo menos duas horas e até 24 horas. Apesar de as advertências nos rótulos declararem que os bisfosfonatos devem ser usados com cautela em pacientes com DRC, virtualmente nenhum dado de segurança suporta essas advertências. Os bisfosfonatos já foram utilizados de forma segura em pacientes com DRC para a correção da hipercalcemia. Uma estratégia sensata é primeiro tentar corrigir a lesão renal aguda antes de administrar um bisfosfonato, e evitar doses repetidas; uma dose única de 60 mg de pamidronato pode manter a $[Ca^+]$ normal por semanas. A calcitonina age dentro de horas, especialmente após administração IV. A calcitonina humana, de origem suína ou de salmão, pode ser utilizada. Entretanto, a calcitonina em geral não tem nenhum efeito ou apenas um efeito a curto prazo, devido ao rápido desenvolvimento de taquifilaxia.

A mitramicina é uma droga citostática com notável poder de inibir a reabsorção óssea. A administração de uma dose única IV é geralmente seguida de um rápido declínio no cálcio plasmático dentro de algumas horas, e esse efeito dura vários dias. Entretanto, a mitramicina é reservada para a hipercalcemia maligna, e seu efeito citotóxico e efeitos colaterais (trombocitopenia, anormalidades da função hepática) impossibilitam administração prolongada. A dose máxima diária de mitramicina é de 25 µg/kg.

Os corticosteroides como a prednisona (ou prednisolona), 0,5 a 1,0 mg/kg diariamente, estão principalmente indicados na hipervitaminose D de origem endógena, assim como em pacientes com sarcoidose ou tuberculose, para reduzir a síntese macrofágica de calcitriol. O cetoconazol, um agente antifúngico que pode inibir a síntese renal e extrarrenal de calcitriol, também já foi proposto na hipervitaminose D. Os corticosteroides também podem ser utilizados em pacientes com hipercalcemia associada a alguns tumores hematopoéticos (p. ex., mieloma, linfoma) e até mesmo para alguns tumores sólidos como o câncer de mama.

Em casos raros de hipercalcemia maligna, o tratamento com antagonistas de prostaglandinas como a indometacina ou aspirina pode ser exitoso. A hipercalemia e a disfunção renal podem ocorrer com a indometacina. A hipercalcemia causada por tireotoxicose pode se resolver rapidamente com a administração IV de propranolol ou menos rapidamente com a administração oral.

Na hipercalcemia moderada e assintomática do hiperparatireoidismo primário, o tratamento com estrógenos já foi tentado, pelo menos em pacientes do sexo feminino. Em pacientes com hiperparatireoidismo primário, o cinacalcete, o primeiro de uma nova classe terapêutica de agonistas do CaR_G, os *calcimiméticos*, pode conseguir a normalização do Ca^{2+} sérico na maioria dos casos, junto com a redução do PTH sérico.[16] Entretanto, a remoção cirúrgica de adenomas benignos da paratireoide permanece a primeira escolha em pacientes sem contraindicações claras, já que esse procedimento permite a cura definitiva na maioria dos pacientes; a cirurgia também é menos cara que a terapia com cinacalcete por toda a vida. Nos pacientes dialíticos com hiperparatireoidismo urêmico secundário (em muitos casos chamado de terciário), a administração a longo prazo de cinacalcete é superior à terapia padrão no controle do PTH, cálcio e fosfato séricos, e em evitar a paratireoidectomia cirúrgica[17] (Cap. 85). A paratireoidectomia cirúrgica permanece sendo uma solução alternativa nos pacientes dialíticos que não respondem ao tratamento médico. De maneira relevante, o cinacalcete também pode ser efetivo em pacientes com carcinoma de paratireoide.

HIPOCALCEMIA

Assim como na hipercalcemia, a hipocalcemia pode ser secundária à albumina plasmática reduzida (hipocalcemia falsa), ou a uma alteração na $[Ca^{2+}]$ ionizada (hipocalcemia verdadeira). A hipocalcemia falsa pode ser excluída pela medida direta da $[Ca^{2+}]$ plasmática, pela determinação dos níveis plasmáticos de proteínas totais ou albumina, pelo contexto clínico, ou por outros resultados laboratoriais (Fig. 10-10). A hipocalcemia aguda é frequentemente observada durante a hiperventilação aguda e a alcalose respiratória que se segue, independentemente da causa da hiperventilação. A hiperventilação pode resultar de doenças cardiopulmonares ou cerebrais. Após excluir a hipocalcemia falsa ligada à hipoalbuminemia, a hipocalcemia pode ser dividida entre aquela associada à concentração plasmática de fosfato elevada e aquela associada à baixa concentração plasmática de fosfato.

Hipocalcemia Associada à Hiperfosfatemia

A doença renal crônica leva à produção diminuída de calcitriol e subsequentemente a uma $[Ca^+]$ sérica normal a baixa. Em paralelo, o declínio da ultrafiltração glomerular de fosfato leva a uma elevação

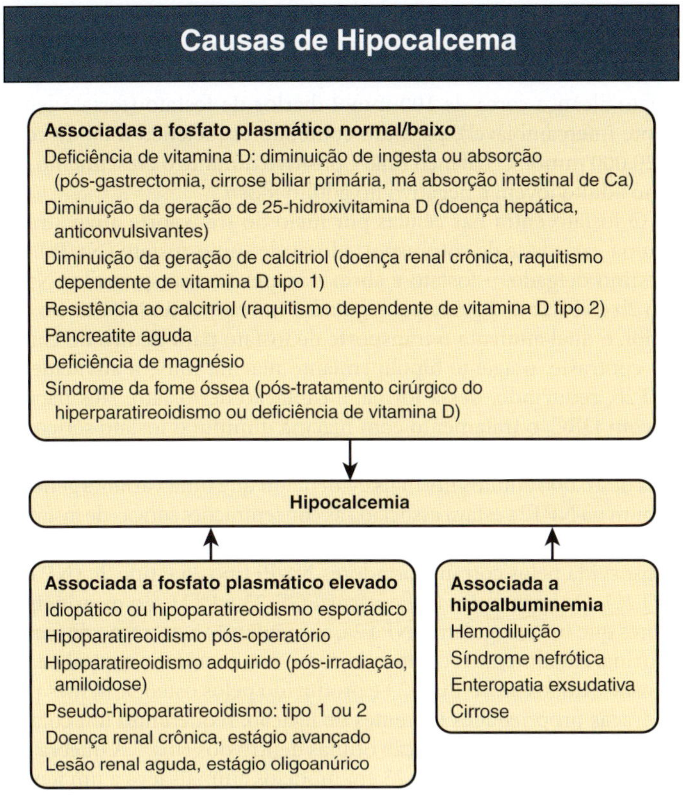

Causas de Hipocalcemia

Associadas a fosfato plasmático normal/baixo

Deficiência de vitamina D: diminuição de ingesta ou absorção (pós-gastrectomia, cirrose biliar primária, má absorção intestinal de Ca)

Diminuição da geração de 25-hidroxivitamina D (doença hepática, anticonvulsivantes)

Diminuição da geração de calcitriol (doença renal crônica, raquitismo dependente de vitamina D tipo 1)

Resistência ao calcitriol (raquitismo dependente de vitamina D tipo 2)

Pancreatite aguda

Deficiência de magnésio

Síndrome da fome óssea (pós-tratamento cirúrgico do hiperparatireoidismo ou deficiência de vitamina D)

↓

Hipocalcemia

Associada a fosfato plasmático elevado

Idiopático ou hipoparatireoidismo esporádico

Hipoparatireoidismo pós-operatório

Hipoparatireoidismo adquirido (pós-irradiação, amiloidose)

Pseudo-hipoparatireoidismo: tipo 1 ou 2

Doença renal crônica, estágio avançado

Lesão renal aguda, estágio oligoanúrico

Associada a hipoalbuminemia

Hemodiluição

Síndrome nefrótica

Enteropatia exsudativa

Cirrose

Figura 10-10 Causas de hipocalcemia.

progressiva nos níveis séricos de fosfato visto que a taxa de filtração glomerular (TFG) cai abaixo de cerca de 35 mL/min/1,73 m². A lesão renal aguda (LRA) também pode causar hipocalcemia e hiperfosfatemia por meio desses mecanismos em combinação à hipocalcemia da doença crítica. Esse achado pode ser particularmente pronunciado na LRA causada por rabdomiólise ou pancreatite.

O hipoparatireoidismo pode ser causado pela remoção cirúrgica das glândulas paratireoides (pós-tiroidectomia ou paratireoidectomia), radiação, destruição autoimune do tecido paratireóideo ou por doenças infiltrativas. Casos esporádicos de hipoparatireoidismo são ocasionalmente vistos em pacientes com anemia perniciosa ou insuficiência adrenal. O pseudo-hipoparatireoidismo (osteodistrofia hereditária de Albright) é caracterizado por um fenótipo particular incluindo pescoço curto, face arredondada e metacarpos curtos, com resistência de órgão-alvo ao PTH.

Além disso, a administração maciça de fosfato, como aquela utilizada em preparações intestinais, também pode levar à hipocalcemia com hiperfosfatemia, frequentemente com LRA.[18]

Hipocalcemia Associada à Hipofosfatemia

A hipocalcemia com hipofosfatemia pode ocorrer em estados de deficiência de vitamina D. Isso pode resultar da exposição insuficiente à luz do sol, deficiência dietética de vitamina D, absorção reduzida após cirurgia gastrointestinal, síndromes de má absorção intestinal (esteatorreia) ou doença hepatobiliar (cirrose biliar primária). A hiperuricemia ou gota também podem estar associadas a níveis baixos de 1,25-di-hidroxivitamina D. A hipocalcemia também pode ser causada pela deficiência de magnésio, frequentemente em conjunto com a hipocalemia, que pode ser consequência de caliurese inapropriada ou diarreia. O mecanismo para a hipocalcemia nesse cenário parece ser a liberação diminuída de PTH e a resistência dos órgãos-alvo. A fase poliúrica da LRA, especialmente seguindo a rabdomiólise, também pode estar associada à hipocalcemia e hipofosfatemia.

Manifestações Clínicas

Assim como com a hipercalcemia, os sintomas de hipocalcemia dependem da taxa de desenvolvimento e gravidade do distúrbio. As manifestações mais comuns, além da fadiga e fraqueza muscular, são irritabilidade aumentada, perda de memória, um estado de confusão, alucinações, paranoia e depressão. Os sinais clínicos mais conhecidos são o sinal de Chvostek (a percussão dos ramos do nervo facial levando à contração do músculo facial) e o sinal de Trousseau (espasmo carpal em resposta à isquemia do antebraço causada pela insuflação da braçadeira do esfigmomanômetro). Os pacientes com hipocalcemia aguda podem apresentar parestesia dos lábios e das extremidades, câimbras musculares, e ocasionalmente tetania franca, estridor laríngeo ou convulsões. A hipocalcemia crônica pode estar associada a catarata, unhas quebradiças com estrias transversais, pele seca e pelos axilares e pubianos diminuídos ou até mesmo ausentes, especialmente no hipoparatireoidismo idiopático, o qual é, com frequência, de origem autoimune.

Alterações Laboratoriais e Sinais Radiológicos

O fosfato plasmático está elevado no hipoparatireoidismo, pseudo-hipoparatireoidismo e DRC, enquanto está diminuído na esteatorreia, deficiência de vitamina D, pancreatite aguda e fase poliúrica de recuperação da LRA. O PTH plasmático está reduzido no hipoparatireoidismo e também durante a deficiência crônica de magnésio, ao passo que está normal ou aumentado no pseudo-hipoparatireoidismo e na DRC. A excreção urinária de cálcio está aumentada apenas em pacientes com hipoparatireoidismo que recebem cálcio ou derivados da vitamina D, os quais, nesses pacientes, podem levar à nefrocalcinose; a excreção está baixa em todos os outros pacientes com hipocalcemia. A *fração* de excreção urinária de cálcio, entretanto, é alta no hipoparatireoidismo, na fase poliúrica durante a recuperação da LRA e na DRC grave; ela é baixa em todos os outros pacientes hipocalcêmicos. A excreção urinária de fosfato é baixa no hipoparatireoidismo, pseudo-hipoparatireoidismo e deficiência de magnésio; e é alta na deficiência de vitamina D, esteatorreia, DRC e durante a administração de fosfato. A determinação dos níveis séricos de 25-hidroxivitamina D e calcitriol também pode ser útil.

No ECG, o intervalo QT corrigido é frequentemente prolongado, e podem ocorrer arritmias. O eletroencefalograma (EEG) evidencia sinais inespecíficos como um aumento das ondas lentas de alta voltagem. Calcificações intracranianas, notavelmente dos núcleos da base, são observadas radiograficamente em 20% dos pacientes com hipoparatireoidismo idiopático, mas menos frequentemente em pacientes com hipoparatireoidismo pós-cirúrgico ou pseudo-hipoparatireoidismo.

Tratamento

A terapia para o paciente com hipocalcemia é direcionada para a causa subjacente. A hipocalcemia grave e sintomática (tetania) requer tratamento rápido. A alcalose respiratória aguda, se presente, deve ser corrigida se possível. Quando a causa é funcional, a simples retenção de CO_2, pela respiração em um saco de papel, pode ser suficiente. Em outros pacientes, e para se obter um efeito prolongado, a infusão IV de sais de cálcio é mais frequentemente requerida. No paciente com convulsões ou tetania, o gluconato de cálcio deve ser administrado como um *bolus* IV (p. ex., 10 mL de solução a 10% g/v [2,2 mmol de cálcio], diluídos em 50 mL de dextrose a 5% em água [D5W] ou salina isotônica), seguido de 12 a 24 g em 24 horas (em D5W ou salina isotônica). O gluconato de cálcio é preferido ao cloreto de cálcio, o qual pode levar à extensa necrose de pele em extravasamentos acidentais.

O tratamento da hipocalcemia crônica inclui a administração oral de sais de cálcio, diuréticos tiazídicos ou vitamina D. Várias apresentações orais de cálcio estão disponíveis, cada uma com suas vantagens e desvantagens. Deve-se lembrar que a quantidade de cálcio elementar dos vários sais difere enormemente. Por exemplo, o conteúdo de cálcio é de 40% no carbonato, 36% no cloreto, 12% no lactato e apenas de 8% nos sais de gluconato. A quantidade diária prescrita pode ser de 2 a 4 g de Ca elementar. A deficiência concomitante de magnésio ($[Mg^{2+}]$ sérica < 0,75 mmol/L) deve ser tratada com óxido de magnésio oral (250 a 500 mg a cada 6 dias) ou com sulfato de magnésio: intramuscular (IM, 4 a 8 mmol/dia) ou IV (p. ex., 12 mL de sulfato de magnésio a 50% em 1.000 mL de D5W em 3 a 4 horas).

O tratamento da hipocalcemia secundária ao hipoparatireoidismo é difícil, já que a excreção urinária de cálcio aumenta marcadamente com a suplementação de cálcio e pode levar à nefrocalcinose e perda da função renal. Para reduzir a concentração urinária de cálcio, os diuréticos tiazídicos podem ser utilizados em associação à ingesta restrita de sal e ingesta hídrica alta.

A terapia com formas ativas de vitamina D – calcitriol ou seu análogo 1α-hidroxicolecalciferol (alfacaldiol), 0,25 a 1,0 µg/dia – é o tratamento de escolha para o hipoparatireoidismo idiopático ou adquirido, porque esses compostos são mais bem tolerados que doses maciças de sais de cálcio. A administração de derivados da vitamina D geralmente leva à hipercalciúria e raramente à nefrocalcinose. O paciente requer monitoração regular para evitar hipercalcemia.

HOMEOSTASE DO FOSFATO

Distribuição do Fosfato no Organismo

O fosfato desempenha um papel crucial na estrutura, sinalização e metabolismo das células. O fosfato é encontrado no organismo como fosfato mineral e como fosfato orgânico (ésteres fosfóricos). Assim como com o cálcio, a grande maioria do fosfato do corpo reside nos ossos, dentes e dentro das células, com menos de 1% circulando no soro. A concentração sérica de fósforo é mantida dentro de uma faixa estreita sob a direção dos reguladores hormonais FGF-23, PTH e calcitriol. O fosfato circula como HPO_4^{2-} e $H_2PO_4^-$, em uma razão de 4:1 em um pH normal. Os níveis séricos normais de fosfato de 2,8 a 4,5 mg/dL (0,9 a 1,5 mmol/L) flutuam em um ritmo circadiano, com níveis aproximadamente 0,6 mg/dL mais altos à tarde, comparados ao nadir de 11 horas da manhã. A Figura 10-12 mostra o balanço da ingestão, distribuição corporal e excreção do fosfato em um ser humano saudável. Um adulto jovem requer cerca de 0,5 mmol/kg de fosfato diariamente. Essas necessidades são muito maiores na criança durante a fase de crescimento. O fosfato é largamente encontrado em

produtos do leite, carne, ovos, e cereais e é utilizado extensivamente como aditivos alimentares. Os ossos trocam permanentemente fosfato com o ambiente circundante. A quantidade de entrada e saída de fosfato alcança cerca de 100 mmol diários de fosfato (fosfato lentamente intercambiável), para um conteúdo esquelético total de cerca de 20.000 mmol. O balanço final é positivo durante o crescimento, zero no adulto jovem e negativo no adulto idoso.

O fosfato entra nas células por meio do transporte ativo através de uma variedade de cotransportadores de sódio-fosfato (Na-Pi). No intestino delgado, o fosfato é absorvido pelo cotransportador Na-Pi tipo 2b (NPT2b). O principal regulador hormonal do NPT2b é o calcitriol, o qual aumenta o transporte de fosfato para dentro do corpo. Em contraste, o agente hipolipemiante niacina inibe a atividade do NPT2b, reduzindo, dessa forma, a captação de fosfato. Nos pacientes com DRC, o tratamento com niacina diminui o fosfato sérico em aproximadamente 0,4 mg/dL. Um estudo de associação ao genoma de mais de 16.000 adultos normais evidenciou que uma variante genética comum na NPT2a estava associada às concentrações séricas de fosfato.[19] No túbulo proximal renal, a maior parte da carga filtrada de fosfato é reabsorvida pelos cotransportadores Na-Pi tipo 2a e tipo 2c (NPT2a, NPT2c). Os hormônios fosfatúricos FGF-23 e PTH são os principais fatores que infrarregulam a NPT2a, aumentando a excreção de fosfato na urina. Atualmente reconhecido como um hormônio central na homeostase do fosfato, o FGF-23 é produzido pelos osteócitos, mas possui fracas propriedades inerentes de ligação, requerendo um cofator, o Klotho, para ligação e função ótimas dentro dos rins.[20] A quebra dos genes de Klotho ou de FGF-23 em modelos animais leva a um fenótipo hiperfosfatêmico similar. Além de promover a excreção de fosfato, o FGF-23 potencialmente suprime o calcitriol ao inibir o CYP27B1 e estimular o CYP24A1. Outros hormônios que podem influenciar o transporte de fosfato dentro dos rins incluem o hormônio do crescimento, o fator de crescimento semelhante à insulina 1 (IGF-1, de *insulin-like growth factor*), a insulina, o hormônio tireoidiano, a proteína *frizzled-related* secretada 4 (sFRP-4) e o FGF-7.

O transporte de fosfato através da parede intestinal ocorre tanto pela via transepitelial como pela via paracelular (Fig. 10-13). A

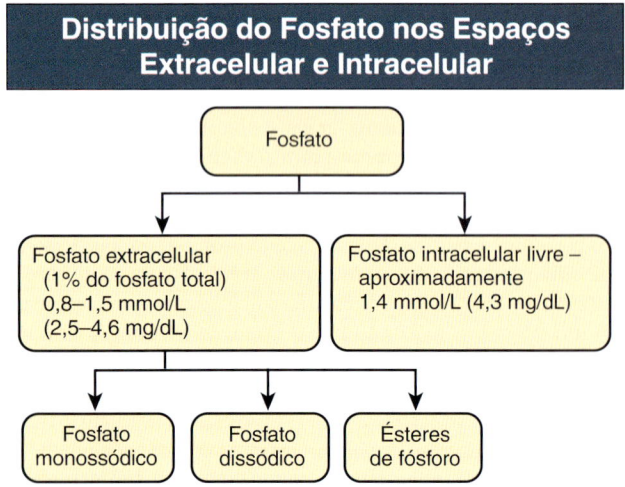

Figura 10-11 Distribuição do fosfato nos espaços extracelular e intracelular.

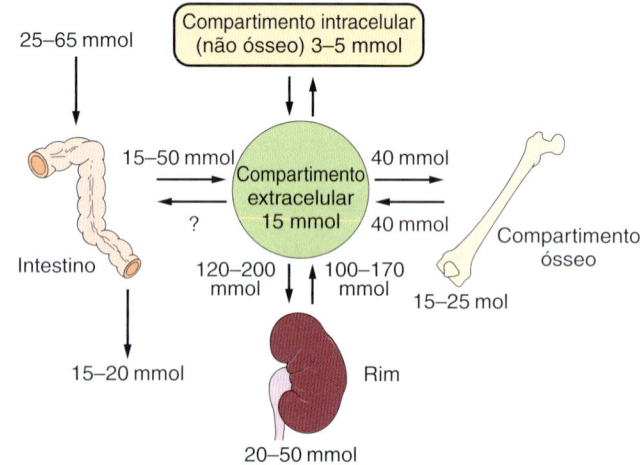

Figura 10-12 Homeostase de fosfato em adultos jovens sadios. No balanço líquido zerado, a reabsorção intestinal líquida (absorção menos secreção) e a perda urinária ocorrem de forma idêntica. Após sua passagem no fluido extracelular, o fosfato entra o espaço intracelular e é depositado no osso ou em partes moles ou é eliminado pelos rins. Fluxos de entrada e saída entre os espaços intracelular e extracelular (compartimentos esqueléticos e não esqueléticos) estão também no mesmo estado de equilíbrio.

Transporte Transepitelial de Fosfato

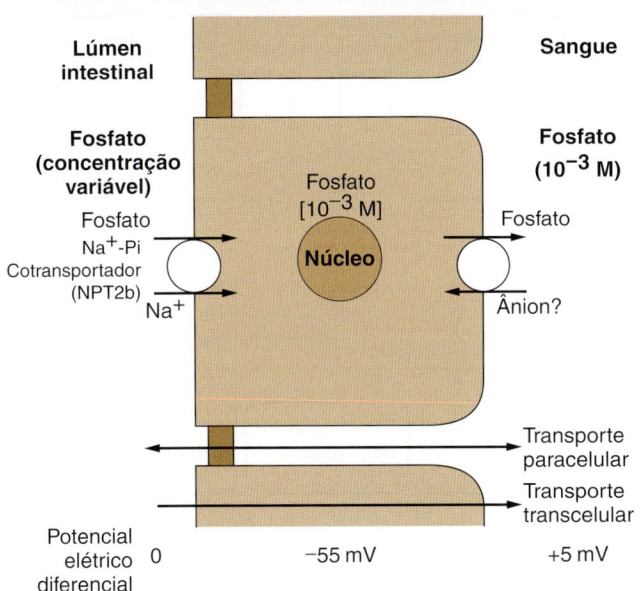

Figura 10-13 Transporte transepitelial de fosfato no intestino delgado. O fosfato entra no enterócito (influxo) pela borda em escova da membrana, utilizando o sistema de cotransporte Na⁺/Pi, com uma estequiometria de 2 : 1, operando contra um gradiente eletroquímico. A saída de fosfato pela membrana basolateral possivelmente ocorre por difusão passiva, mais provavelmente por troca aniônica.

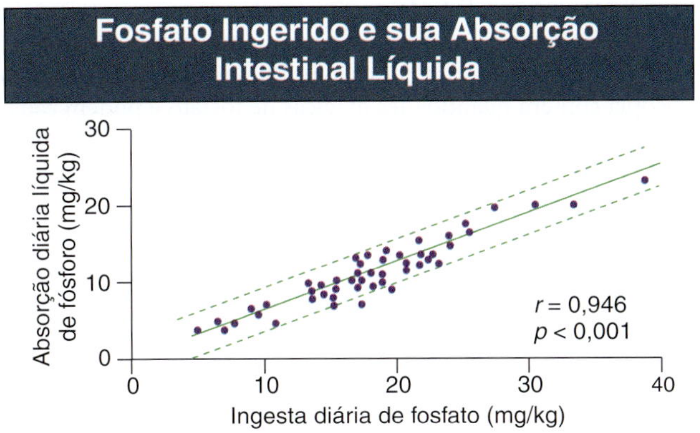

Fosfato Ingerido e sua Absorção Intestinal Líquida

$r = 0,946$
$p < 0,001$

Figura 10-14 Ingestão e absorção de fosfato. Relacionamento entre fosfato ingerido e fósforo absorvido no trato digestivo (absorção líquida) em jovens sadios *(Adaptado da referência 4.)*

absorção é uma função linear e não saturável da ingesta de fosfato (Fig. 10-14). A absorção chega a 60% a 75% da quantidade total de fosfato ingerida (15 a 50 mmol/dia). O calcitriol, o qual estimula o cotransportador NP2b, é o principal determinante hormonal da absorção intestinal de fosfato. Cátions – como o cálcio, magnésio ou alumínio – ligam-se ao fosfato no trato GI, limitando sua absorção. Tanto em animais, como em humanos, a ingestão de uma refeição com alto teor de fosfato resulta na rápida excreção de fosfato na urina, sem mudanças detectáveis nos níveis séricos de fosfato.

Os rins desempenham um papel central no controle da homeostase do fosfato extracelular.[21,22] O fosfato está minimamente ligado a proteínas, é livremente filtrado pelo glomérulo e reabsorvido primariamente pelo túbulo proximal. Para manter a homeostase do estado de equilíbrio, a quantidade diária de fosfato excretado na urina precisa ser igual àquela absorvida pelo intestino. Normalmente, os rins

Nomograma para Estimação do Limite de Concentração Renal de Fosfato

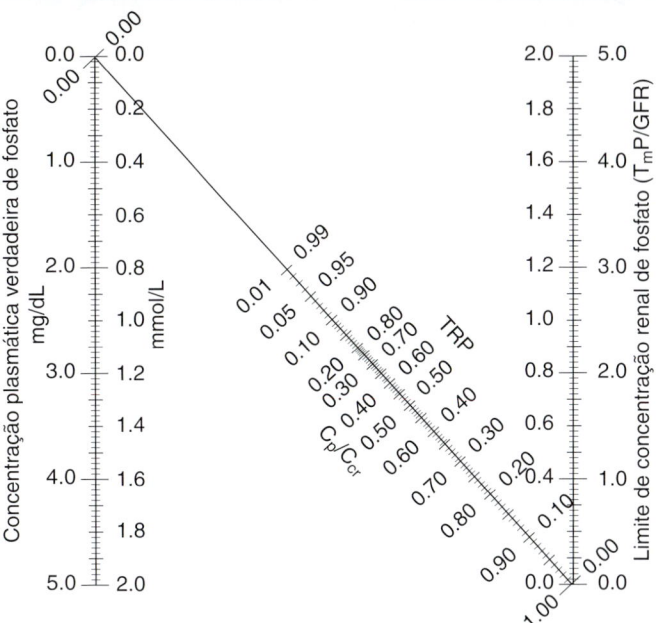

Figura 10-15 Nomograma para estimação do limite para concentração renal de fosfato. Uma linha reta cortando os valores apropriados da concentração de fosfato e de TRP (quantidade de fosfato reabsorvida, ou C_P/C_{Cr}, onde C é o *clearance* para fosfato ou creatinina) passa pelo valor correspondente de T_mP/GFR (Adaptado da referência 23.)

excretam 5% a 20% da carga filtrada de fosfato, para manter o balanço deste. Na DRC, entretanto, menos néfrons funcionantes necessitam excretar uma maior proporção da carga filtrada de fosfato por néfron, a fim de manter a homeostase do fosfato. Por essa razão, a fração de excreção do fosfato pode exceder 50% nos estágios finais da DRC.

A quantidade de fosfato reabsorvido pode ser expressa em relação à quantidade filtrada como a fração de excreção de fosfato (FE-$_{PO4}$), como segue:

$$FE_{Po4} = (U_{Po4} \times S_{cr})/(S_{Po4} \times U_{cr})$$

onde U_{PO4}, S_{PO4}, U_{Cr} e S_{Cr} são as concentrações urinárias e séricas do fosfato e creatinina, respectivamente. Idealmente, a FE_{PO4} deve ser calculada a partir da urina de 24 horas para incorporar o consumo dietético de fosfato e as mudanças circadianas do fosfato sérico durante todo o dia. Na prática, a FE_{PO4} é tipicamente calculada usando uma amostra isolada de urina; a validade e precisão dessa medida não são conhecidas (Fig. 10-15).[23]

HIPERFOSFATEMIA

Causas de Hiperfosfatemia

A causa mais comum de níveis séricos aumentados de fosfato é a excreção urinária reduzida causada por doenças renais agudas e crônicas.[24] Apesar de vista particularmente em pacientes com excreção urinária reduzida de fosfato, a hiperfosfatemia também pode ser originada por suprimento aumentado de fosfato exógeno ou endógeno (Fig. 10-16).

Lesão Renal Aguda

Os rins são a via principal para a excreção de fosfato. Uma redução aguda na TFG leva diretamente à elevação da concentração sérica de fosfato, frequentemente em paralelo à creatinina sérica.

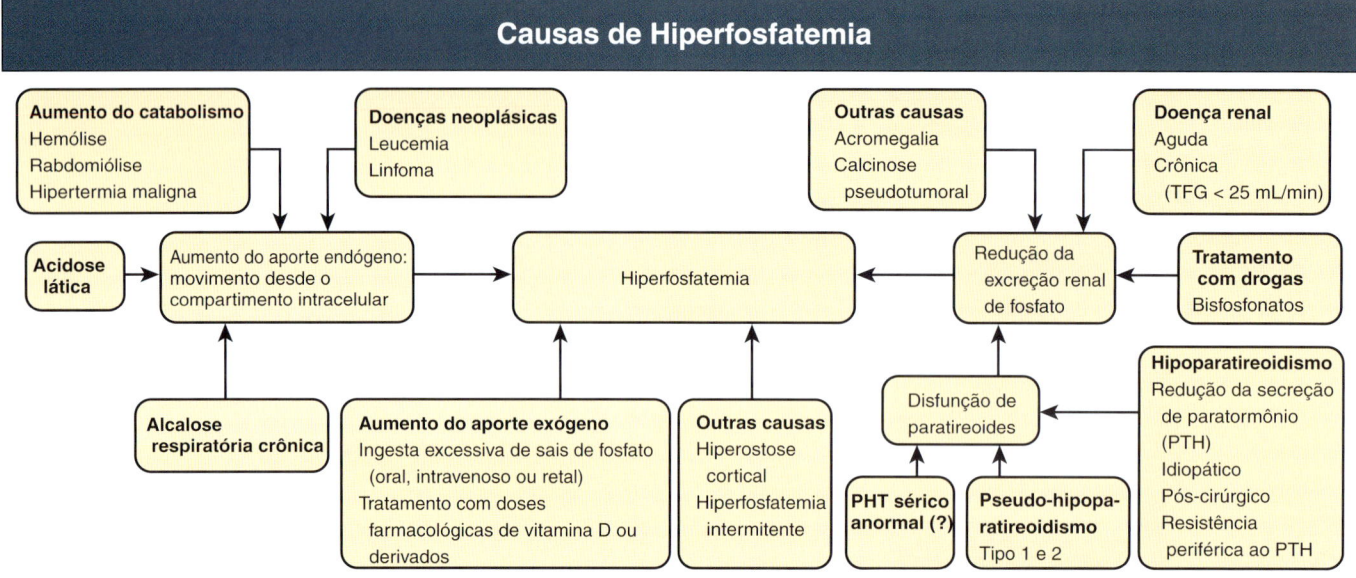

Figura 10-16 Causas de hiperfosfatemia.

Doença Renal Crônica

Ao longo do tempo, o organismo é capaz de responder a uma perda de néfrons filtrantes aumentando a proporção de excreção de fosfato nos néfrons remanescentes, com o objetivo de preservar as concentrações séricas de fosfato. À medida que a função renal declina lentamente durante a DRC, os níveis de hormônios fosfatúricos, FGF-23 e PTH, aumentam para intensificar a fração de excreção do fosfato nos néfrons sobreviventes e preservar a homeostase do fosfato. Esse sistema é capaz de manter o balanço de fosfato até a perda de cerca de 75% da função renal normal. Uma vez que a TFG cai abaixo de 35 mL/min/1,73 m², a massa inadequada de néfrons resulta em uma elevação constante do fosfato sérico. De forma similar à acidose e anemia, a presença de hiperfosfatemia em pacientes com DRC geralmente sugere doença mais avançada.

O ônus da preservação do fosfato sérico na DRC é a presença de altos níveis circulantes de FGF-23 e PTH. O FGF-23 suprime potentemente o calcitriol, inibindo a absorção intestinal de fosfato através do NPT2b e adicionalmente defendendo o organismo contra o excesso de fosfato. Entretanto, a supressão do calcitriol pode ter um impacto adverso sobre a saúde cardiovascular e renal devido às atividades biológicas do calcitriol na infrarregulação da expressão de renina, reduzindo citocinas inflamatórias e moderando a hipertrofia ventricular. O excesso de FGF-23 pode ter toxicidade cardiovascular direta por meio da estimulação da hipertrofia cardíaca, como observado em modelos animais. Um ensaio clínico randomizado e controlado de quelantes de fosfato em 148 pacientes com DRC não dialítica recentemente avaliou o impacto hormonal do excesso de fosfato.[25] Comparado ao placebo, a terapia intensiva com quelantes de fosfato por uma média de 8 meses de seguimento evitou o aumento do PTH, diminuiu o fosfato sérico em 0,3 mg/dL e reduziu a média de fosfato em urina de 24 horas em 22%, mas não baixou significativamente os níveis de FGF-23.

Estados Líticos

A perda exagerada de fosfato por tecidos é observada em estados de lise extrema de células, particularmente a rabdomiólise (injúria por trauma), e em pacientes com malignidades, especialmente linfoma e leucemia, e associadas a seus tratamentos. A hiperfosfatemia da rabdomiólise é tipicamente acompanhada por hipocalcemia, mioglobinúria e LRA. Estados hipercatabólicos graves durante infecção grave ou na cetoacidose diabética também podem causar hiperfosfatemia por meio da liberação aumentada de fosfato, usualmente acompanhada por uma redução aguda na TFG.

Hiperfosfatemia Induzida por Tratamento

O suprimento maciço de fosfato, como pode ocorrer com o uso de laxativos ou enemas baseados em fosfato, pode levar à hiperfosfatemia. As soluções orais de fosfato de sódio utilizadas para o preparo de colonoscopia contêm quantidades maciças de fosfato e podem causar a precipitação de cristais de fosfato de cálcio dentro dos túbulos renais e LRA. A recuperação dessa condição é lenta e frequentemente incompleta, com alguns casos resultando em necessidade de diálise permanente. Por essas razões, os pacientes com DRC devem receber outras preparações intestinais diferentes daquelas baseadas em sais de fosfato de sódio. Os bisfosfonatos, em particular o etidronato utilizado na doença de Paget, pode aumentar os níveis séricos de fosfato, possivelmente por meio da liberação aumentada de fosfato tecidual ou de uma elevação na reabsorção tubular renal desse íon.

Hipoparatireoidismo

O paratormônio (PTH) é o principal hormônio fosfatúrico. Em estados de secreção reduzida de PTH (hipoparatireoidismo idiopático ou pós-cirúrgico) ou de resistência à sua ação periférica (pseudo-hipoparatireoidismo), a excreção tubular de fosfato está diminuída. A elevação resultante no fosfato plasmático leva a um aumento da carga ultrafiltrada. Isso resulta na regulação do fosfato plasmático em um novo nível de estado de equilíbrio.

Hipocalcemia Crônica

A hiperfosfatemia pode ser observada em associação à hipocalcemia crônica com níveis normais ou altos de PTH plasmático. Na ausência de anormalidades características do pseudo-hipoparatireoidismo, a existência de uma forma anormal de PTH plasmático foi sugerida, talvez causada por conversão anormal do pró-hormônio para sua forma secretora.

Acromegalia

Na acromegalia, a hiperfosfatemia resulta de um aumento na reabsorção tubular de fosfato devido a estimulação pelo hormônio do crescimento e pelo IGF-1.

Calcinose Tumoral Familiar

Essa rara desordem autossômica recessiva, vista primariamente em pessoas do Oriente Médio ou de ancestralidade africana, é causada por uma mutação que inativa os genes *GALNT3*, *FGF23* ou Klotho. A glicosiltransferase codificada pelo *GALNT3* é necessária para a atividade do FGF-23, resultando, portanto, em um fenótipo compartilhado.[26] A ausência de FGF-23 funcional tem como consequência uma reabsorção tubular de fosfato exagerada e na ativação não inibida da vitamina D, levando à hiperfosfatemia e hipercalcemia, altos níveis circulantes de calcitriol e calcificações metastáticas de tecidos moles. O achado mais comum é a presença de massas densamente calcificadas circundando importantes articulações que recorrem após sua remoção. O PTH circulante não está diminuído.

Alcalose Respiratória com Hiperventilação Prolongada

A alcalose respiratória resultante da hiperventilação prolongada é caracterizada pela resistência à ação renal do PTH, hiperfosfatemia e hipocalcemia. Pode também estar presente o pseudo-hipoparatireoidismo funcional, uma vez que o *clearance* (depuração) renal de fosfato está diminuído, enquanto o PTH plasmático está normal, apesar da hipocalcemia. Não existe redução na excreção urinária de cálcio.

Manifestações Clínicas

A principal implicação clínica da hiperfosfatemia é a deposição de fosfato e cálcio em tecidos moles. Suspeita-se que a hiperfosfatemia crônica desempenha um papel causal na patogênese da calcificação vascular, particularmente na DRC (Cap. 82). Em casos extremos, a hiperfosfatemia pode induzir depósitos de fosfato de cálcio em tecidos moles semelhantes a tumores (Figura 10-17) ou calcificação vascular extensa de artérias da pele (calcifilaxia ou arteriolopatia urêmica calcífica; Cap. 88). A hiperfosfatemia também bloqueia a conversão de 25-hidroxivitamina D em calcitriol, levando à hipocalcemia concomitante e à estimulação do PTH.

Tratamento

O tratamento da hiperfosfatemia aguda geralmente objetiva a melhora da excreção de fosfato por meio de fluidos IV ou terapia de substituição renal em pacientes com LRA grave. A dextrose e insulina IV também podem desviar o fosfato para dentro das células, de forma similar ao seu uso no tratamento da hipercalemia.

O tratamento da hiperfosfatemia crônica na DRC e em pacientes dialíticos permanece um componente de grande importância no cuidado clínico da DRC. Concentrações mais altas de fosfato sérico estão *associadas* a calcificação vascular, eventos cardiovasculares e mortalidade na DRC.[27] Contudo, nenhum tratamento disponível para hiperfosfatemia provou ter benefício clínico, definido por ensaios clínicos placebo-controlados com desfechos de grande impacto (*hard outcomes*). Em pacientes em diálise crônica, a restrição dietética de fosfato e o uso de quelantes de fosfato reduzem a concentração sérica do mesmo. Alternativas para os quelantes de fosfato incluem acetato de cálcio, carbonato de cálcio, sevelamer, carbonato de lantânio e sais contendo magnésio, que devem ser administrados várias vezes ao dia junto com as refeições, a fim de formar um complexo com o fosfato no trato GI e limitar sua absorção (Cap. 85). A niacina é uma possível alternativa intrigante para os agentes quelantes de fosfato devido à facilidade de administração (uma vez ao dia) e novo mecanismo de ação (inibição da NPT2b no intestino delgado, bloqueando a absorção de fosfato).[28]

HIPOFOSFATEMIA

Níveis plasmáticos de fosfato reduzidos podem refletir uma deficiência de fosfato. Isso pode ser teoricamente observado durante uma diminuição prolongada da ingesta de fosfato. Entretanto, vários mecanismos de defesa contrapõem-se à diminuição do fosfato plasmático resultante de uma baixa ingesta (Fig. 10-18). Níveis plasmáticos de fosfato moderadamente reduzidos também podem acompanhar a má distribuição entre os compartimentos de FIC e FEC durante a alcalose respiratória aguda.

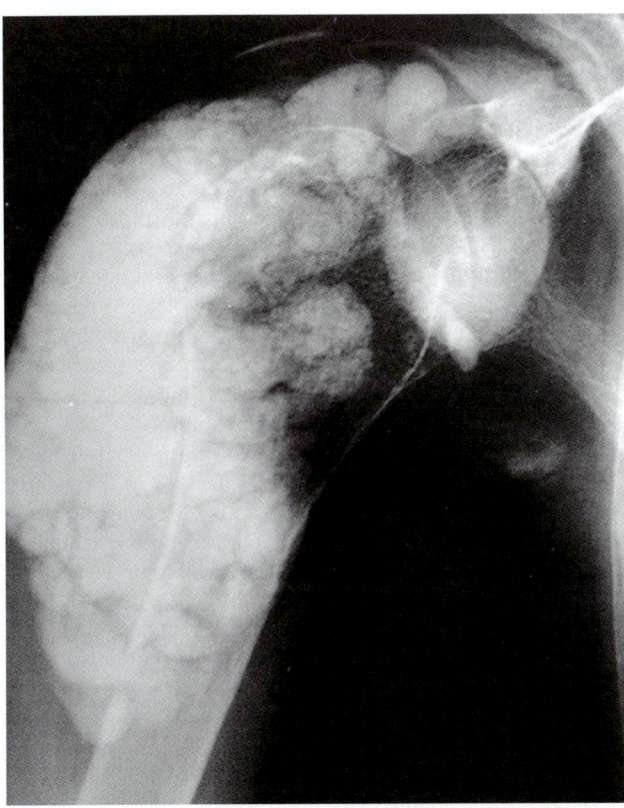

Figura 10-17 Calcificação extraesquelética tipo tumor no ombro.

Prevenção de Hipofosfatemia com uma Dieta Pobre em Fosfato

```
Ingesta prolongada
de uma dieta pobre
em fosfato
        │
        ▼
↓ Fosfato sérico
        │
   ┌────┼────────────┐
   ▼    ▼            ▼
↑ fração    ↑ α-hidroxilase    ↑ Reabsorção
intestinal de   25-hidroxivitamina   fracional tubular
absorção de     D₃ tubular          de fosfato
fosfato
   ▲         │              ▲
   │         ▼              │
   └──  ↑ Calcitriol ──→ ↓ PTH sérico
        plasmático           │
             │               │
             ▼               │
        Concentração ◄───────┘
        plasmática normal
        de fosfato
```

Figura 10-18 Prevenção de hipofosfatemia. Mecanismos compensatórios durante ingesta prolongada de uma dieta pobre em fosfato ajudam a prevenir a hipofosfatemia.

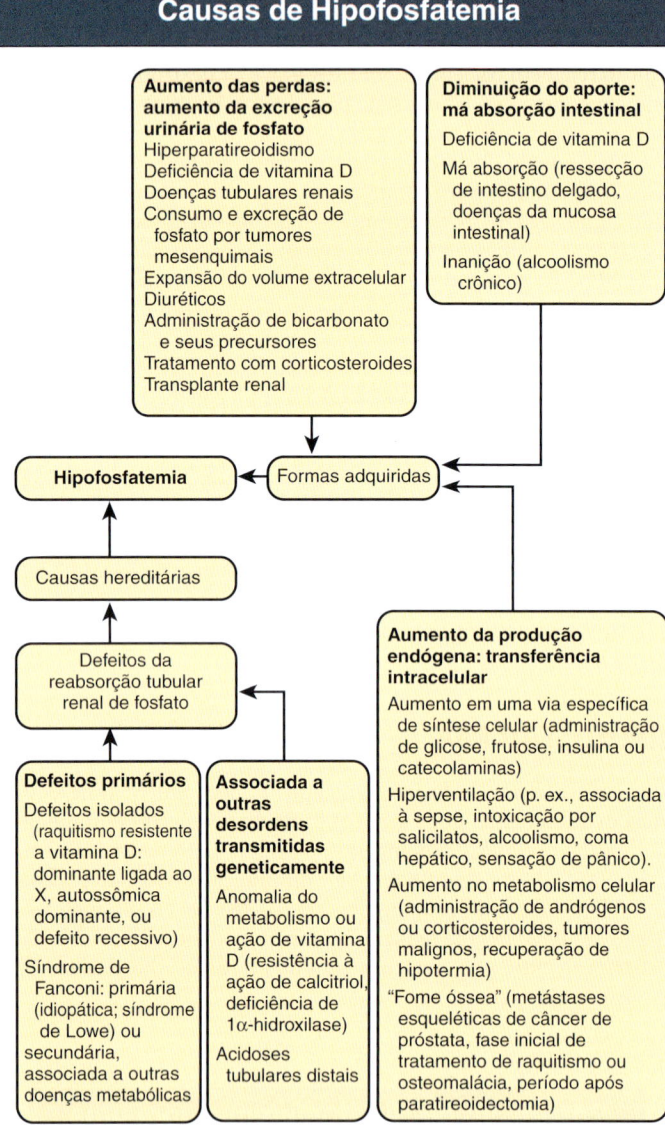

Figura 10-19 Causas de hipofosfatemia.

Causas de Hipofosfatemia

A hipofosfatemia moderada pode ser causada por doenças genéticas ou condições adquiridas (Fig. 10-19). A principal condição adquirida é a desnutrição devido à baixa ingesta de alimentos ou anorexia durante doença grave ou alcoolismo. Outra causa é um desvio de fosfato para dentro das células, o qual pode ocorrer por meio de vários mecanismos, mas especialmente com a administração de insulina. Apesar da existência de várias doenças e síndromes genéticas, elas são raras como um todo, e as formas graves de hipofosfatemia são todas por condições adquiridas.

Formas Hereditárias de Hipofosfatemia

Doenças hereditárias associadas à hipofosfatemia crônica são geralmente diagnosticadas durante a infância.[29] Em geral, fosfato plasmático persistentemente baixo leva ao raquitismo ou osteomalácia. A hipofosfatemia hereditária resulta de defeitos primários, que são isolados ou associados a desordens tubulares (síndrome de Fanconi) ou defeitos secundários a outra doença geneticamente transmitida, sobretudo desordens metabólicas ou distúrbios da atividade da vitamina D.

Raquitismo Hipofosfatêmico Autossômico Dominante As crianças com essa desordem perdedora de fosfato apresentam-se com defeitos esqueléticos, incluindo arqueamento dos ossos longos e alargamento das articulações costocondrais. O raquitismo hipofosfatêmico autossômico dominante está ligado a mutações no *FGF23*, no qual uma forma aberrante da molécula é resistente à clivagem proteolítica.[30] O excesso de FGF-23 causa perda de fosfato ao infrarregular o NPT2a no túbulo renal proximal.

Raquitismo Hipofosfatêmico Ligado ao X Essa rara síndrome perdedora de fosfato é caracterizada por deformidades esqueléticas, baixa estatura e osteomalácia. O raquitismo hipofosfatêmico ligado ao X já foi associado a várias mutações no gene *PHEX* (endopeptidase reguladora de fosfato no cromossomo X). O *PHEX* provavelmente desempenha um papel na proteólise do FGF-23.[31] As mutações do *PHEX* resultam em altas concentrações circulantes de FGF-23, perda renal de fosfato e hipofosfatemia. Os níveis plasmáticos de cálcio, calcitriol e PTH estão normais, e o nível de fosfatase alcalina está elevado.

Raquitismo Hipofosfatêmico Autossômico Recessivo Essa desordem hereditária de raquitismo é causada por mutações no gene da proteína da matriz dentinária 1 (*DMP1*), o qual acredita-se que suprime a secreção de FGF-23 pelos ossos.

Síndrome de Fanconi e Acidose Tubular Renal Proximal A síndrome de Fanconi é caracterizada por um complexo defeito de transporte do túbulo proximal que resulta na redução da reabsorção de glicose, aminoácidos, bicarbonato e fosfato (Cap. 50). Uma vez que 70% da carga filtrada de fosfato é tipicamente reabsorvida no túbulo proximal, a síndrome de Fanconi pode levar à perda de fosfato e hipofosfatemia. As causas da síndrome de Fanconi podem ser classificadas em primárias (p. ex., idiopática, síndrome de Lowe, doença de Dent) ou associadas a outras doenças metabólicas (p. ex., cistinose, doença de Wilson). Na doença de Dent e na síndrome de Lowe, uma reciclagem defectiva da megalina para a superfície celular apical do túbulo proximal desempenha um papel na função tubular endocítica anormal.[32]

A síndrome de Fanconi com perda de fosfato também pode ocorrer como uma desordem adquirida em adultos. Causas comuns são o mieloma múltiplo e medicações específicas, incluindo tenofovir, ifosfamida e inibidores da anidrase carbônica.

Em adição a um defeito tubular causando perda de fosfato, a atividade da 1α-25-OH-vitamina D hidroxilase renal pode ser insuficiente, resultando em níveis circulantes reduzidos de calcitriol e doença óssea como o raquitismo e a osteomalácia. Desordens funcionais associadas à síndrome de Fanconi, como a poliúria e a contração do volume do FEC, levam ao hiperaldosteronismo com hipocalemia e eventualmente à falência renal.

Raquitismo Dependente da Vitamina D Várias doenças hereditárias raras são associadas à hipofosfatemia e incluem o raquitismo dependente de vitamina D tipo 1, causado por um defeito na 1α-25-OH-vitamina D hidroxilase renal; e tipo 2, causado por uma resistência periférica à ação do calcitriol. Os sinais clínicos são semelhantes àqueles do raquitismo por deficiência de vitamina D, mas também ocorre alopecia em 50% dos pacientes. No tipo 1, os níveis de calcitriol estão baixos, ao passo que no tipo 2 há 1α-25-OH-vitamina D circulante normal e altos níveis de calcitriol. O tratamento com baixas doses de calcitriol é suficiente para tratar o tipo 1, enquanto doses extremamente altas de calcitriol ou alfacalcidol são necessárias para o raquitismo dependente de vitamina D tipo 2.

Acidose Tubular Renal Distal (Tipo 1) A acidose tubular renal distal (ATR tipo 1) é associada à hipercalciúria e algumas vezes nefrocalcinose. A acidose crônica intensifica a reabsorção de citrato no túbulo proximal, prevenindo que o mesmo forme complexos solúveis de cálcio-citrato na urina (Cap. 12). A acidose crônica também causa liberação aumentada de cálcio e fosfato dos ossos. A hipofosfatemia é inconstante, possivelmente aparecendo apenas com a deficiência concomitante de vitamina D.

Formas Adquiridas de Hipofosfatemia

O número de doenças adquiridas que podem estar associadas à hipofosfatemia é ainda maior que o de doenças hereditárias e inclui hiperparatireoidismo e deficiência de vitamina D (Fig. 10-19). A deficiência verdadeira de fosfato associada à depleção corporal total precisa ser diferenciada do influxo aumentado do fosfato do espaço extracelular para o intracelular ou da mineralização esquelética aumentada.

Alcoolismo O alcoolismo é a causa mais comum de hipofosfatemia grave nos países ocidentais. As múltiplas causas incluem ingesta prolongada pobre de alimentos, perda excessiva de fosfato na urina secundária à hipomagnesemia, e transferência do fosfato do compartimento de FEC para o de FIC causada por hiperventilação ou infusão de glicose em pacientes com cirrose alcóolica ou em abstinência aguda.

Hiperparatireoidismo O paratormônio aumenta a excreção urinária de fosfato ao infrarregular o cotransportador NPT2a. Os pacientes com hiperparatireoidismo primário tipicamente se apresentam com hipercalcemia e hipofosfatemia leves.

Hipofosfatemia do Pós-transplante A perda renal de fosfato é excessivamente comum tanto em receptores de transplante renal de doadores falecidos, como de doadores vivos relacionados. Em algum ponto do curso do pós-transplante, a maioria dos pacientes transplantados renais desenvolvem hipofosfatemia, que pode ser prolongada. Explicações propostas incluem a presença de hiperparatireoidismo residual a partir da DRC, mas a melhor evidência implica os níveis circulantes persistentemente altos de FGF-23 como fator-chave responsável pela perda urinária de fosfato no pós-transplante.

Alcalose Respiratória Aguda Na hiperventilação intensa e a curto prazo, o fosfato plasmático pode diminuir para valores tão baixos quanto 0,1 mmol/L (0,3 mg/dL). Esse decréscimo nunca é observado na alcalose metabólica aguda. A hipofosfatemia que se segue à hiperventilação aguda e intensa é provavelmente o resultado do sequestro muscular do fosfato extracelular. Entretanto, deve-se lembrar que a hiperventilação crônica prolongada leva à hiperfosfatemia (discussão anteriormente).

Cetoacidose Diabética Durante o diabetes descompensado associado à acidose provocada pelo acúmulo de corpos cetônicos, glicosúria e poliúria, o fosfato plasmático pode ser normal ou alto, até mesmo na presença de hiperfosfatúria. A correção dessa complicação pela administração de insulina e *refilling* (preenchimento) do compartimento de FEC leva à transferência maciça de fosfato para o compartimento intracelular, hipofosfatemia e subsequentemente à menor perda urinária de fosfato. Em geral, o fosfato plasmático não diminui para menos que 0,3 mmol/L (0,9 mg/dL), exceto quando existe deficiência prévia de fosfato.

Nutrição Parenteral Total A hiperalimentação também pode ser associada à hipofosfatemia grave por meio do desvio mediado por insulina do fosfato para dentro das células, particularmente se o fosfato for omitido da solução de nutrição parenteral. A hipofosfatemia grave também pode ocorrer com a realimentação aguda após inanição.

Osteomalácia Hipofosfatêmica Oncogênica A hipofosfatemia associada à osteomalácia induzida por tumor resulta da perda renal de fosfato em pacientes com tumores mesenquimais (hemangiopericitoma, fibroma, angiossarcoma). O mecanismo da hipofosfatemia é a secreção tumoral de fosfatoninas (FGF-23, sFRP-4, MEPE, FGF-7).[33] A condição resolve-se após a ressecção do tumor.

Hipofosfatemia Induzida por Droga O mesilato de imatinibe, um inibidor da tirosina-quinase, já foi reportado como causa de hipofosfatemia e níveis elevados de PTH. O mecanismo de ação ainda não está claro.

Manifestações Clínicas

As manifestações clínicas dependem mais da velocidade de instalação da hipofosfatemia que da sua gravidade ou do déficit corporal total de fosfato. Na prática, a hipofosfatemia não é clinicamente evidente quando o fosfato sérico é maior que 0,65 mmol/L (2,0 mg/dL). As manifestações incluem encefalopatia metabólica, disfunção de hemácias e leucócitos, algumas vezes hemólise e trombocitopenia. Força muscular reduzida (p. ex., força diafragmática) e contratilidade miocárdica diminuída, com rabdomiólise e cardiomiopatia ocasionais, respectivamente, podem ocorrer.

Tratamento

Em geral, a deficiência de fosfato não é uma emergência. Primeiro, o mecanismo envolvido deve ser definido para determinar o tratamento mais apropriado. Quando a deficiência de fosfato é diagnosticada, o tratamento oral com produtos de leite ou sais de fosfato deve ser tentado primeiramente sempre que possível, exceto na presença de nefrocalcinose ou nefrolitíase com perda urinária de fosfato. Na deficiência grave e sintomática, o fosfato também pode ser infundido por via intravenosa, em doses divididas durante 24 horas. Em pacientes sob nutrição parenteral, 10 a 25 mmol de fosfato de potássio devem ser dados para cada 1.000 kcal, tomando-se cuidado para evitar a hiperfosfatemia devido ao risco de indução de calcificações de tecidos moles. O dipiridamol reduz a excreção urinária de fosfato em pacientes com um baixo patamar renal de fosfato.

HOMEOSTASE DO MAGNÉSIO E DESORDENS DO METABOLISMO DO MAGNÉSIO

Distribuição do Magnésio no Organismo

Magnésio (Mg^{2+}) é o segundo cátion mais abundante no FIC nos organismos vivos, e o quarto cátion mais abundante no corpo humano. Mg^{2+} está envolvido na maioria dos processos metabólicos. Além disso, participa em importante parte na composição do DNA e da síntese proteica. Magnésio está envolvido na regulação da função mitocondrial, processos inflamatórios e na imunidade, alergias, crescimento, e estresse, além do controle da atividade neuronal, excitabilidade cardíaca, transmissão neuromuscular, tônus vasomotor e pressão arterial. A Figura 10-20 demonstra a distribuição do Mg^{2+} nos espaços intracelular e extracelular. A Figura 10-21 demonstra o equilíbrio entre ingestão, distribuição corpórea e excreção de Mg^{2+} em humanos sadios. O influxo e efluxo celulares estão ligados a sistemas de transporte ativos, dependentes de carboidrato; a estimulação de receptores β-adrenérgicos favorece a saída do Mg^{2+}, enquanto insulina, calcitriol e vitamina B_6 favorecem a entrada do Mg^{2+} nas células.

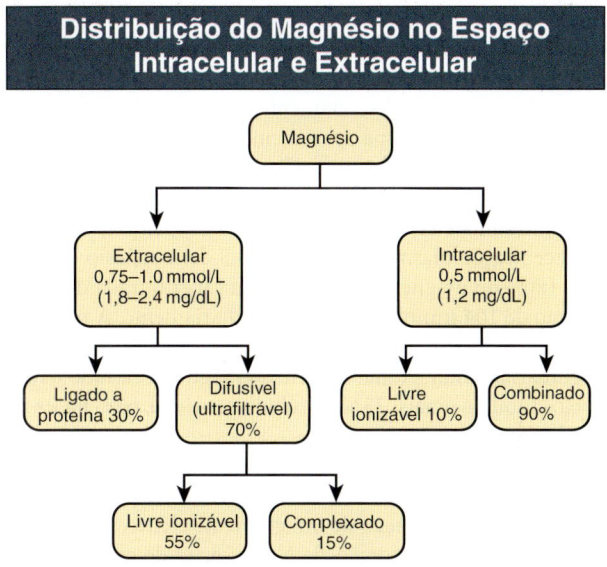

Figura 10-20 Distribuição de magnésio nos espaços extracelular e intracelular.

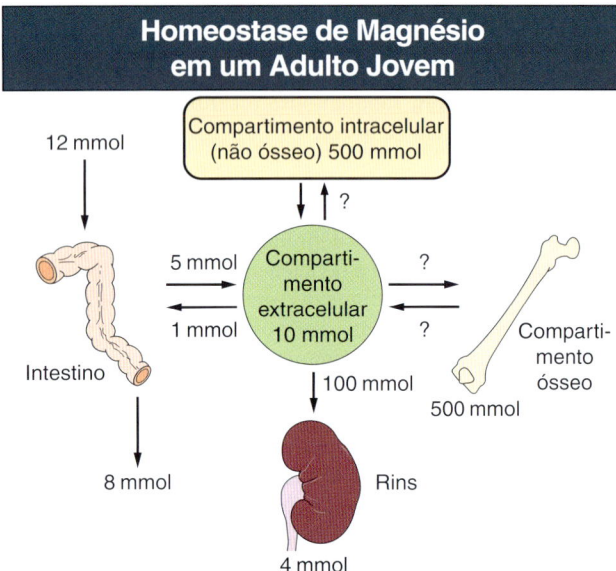

Figura 10-21 Homeostase do magnésio em pacientes jovens sadios. Balanço líquido zero da reabsorção intestinal líquida (absorção menos secreção) equalizando perda urinária. Após sua passagem para o fluido extracelular, Mg^{2+} adentra o espaço intracelular, é depositado no osso e em partes moles, ou eliminado pelos rins. Fluxos de entrada e saída entre os espaços intracelular e extracelular (esquelético e não esquelético) também são de magnitude idêntica; contudo, os valores precisos ainda estão em debate.

Controle Intestinal e Renal do Magnésio

A absorção intestinal do Mg^{2+} ingerido ocorre por processos de transporte saturáveis e passivos, a maior parte sendo absorvido na porção distal do intestino delgado e no cólon. A absorção de Mg^{2+} paracelular é responsável por 80 a 90% da captação intestinal de Mg^{2+}. Esse processo parece ser restrito a áreas que não apresentam claudinas juncionais. O transporte transcelular de Mg^{2+} é mediado pelos canais de potenciais transitórios denominados melastatina membro 6 (TRPM6) e TRPM7.[5] A absorção de Mg^{2+} pode variar desde 25% até a 60%, sobretudo dependendo da ingesta de magnésio, com uma absorção média de 30%. Quando a ingesta é baixa, o transporte intestinal pode chegar até 80%.[34]

Vários fatores modificam a absorção de Mg^{2+}. Além do aumento da ingesta de magnésio, aumento da ingesta dietética de fosfato é inibitória assim como alto consumo de fitatos. O efeito do cálcio dietético é complexo, e o calcitriol exerce um reforço positivo. O hormônio de crescimento aumenta discretamente a absorção de Mg^{2+}, enquanto a aldosterona e a calcitonina aparentemente a reduzem. Foi demonstrado recentemente que a vitamina B_6 aumenta a absorção.

O magnésio é majoritariamente eliminado pelo rim. Perdas pela secreção intestinal e suor são irrisórias em condições normais. Com uma concentração plasmática ultrafiltrável de magnésio de 0,5 a 0,7 mmol/L (80% do magnésio plasmático), a carga filtrada de magnésio é em torno de 104 mmol (ou 2.500 mg), diariamente. A perda urinária representa aproximadamente 5% da carga filtrada (4 a 5 mmol, ou 100 mg, diariamente). A maior parte do magnésio filtrado é reabsorvida pelos túbulos renais: 25% no túbulo proximal, 67% na PAE e 5% no túbulo distal (Fig. 10-22).[35]

O transporte de Mg^{2+} na PAE é primariamente passivo por via paracelular. Contudo, duas condições são necessárias para a reabsorção normal de Mg^{2+}: (1) geração de um gradiente elétrico positivo no lúmen induzido pela reabsorção de NaCl, capaz de criar a força motriz necessária para a reabsorção de cátions divalentes; e (2) expressão das claudinas 16 e 19, que formam uma junção celular seletiva para cátions, facilitando o transporte paracelular de Mg^{2+}. Diferentes anomalias se associam seja com a reabsorção de NaCl ou com a expressão das claudinas 16/19, resultando em hipermagnesúria, como a síndrome de Bartter, que é definida por defeitos genéticos relacionados com o transporte de NaCl na PAE.[36]

No néfron distal (p. ex., túbulo contornado distal e túbulo conectivo), Mg^{2+} é reabsorvido pela via transcelular contra um elevado gradiente eletroquímico. A identidade molecular do canal permissivo que controla a entrada de Mg^{2+} no epitélio tubular através da borda em escova é o TRPM6.[5] Sua atividade é regulada pelo fator de crescimento epidérmico (EGF) e pelo estrogênio, mas não por calcitriol ou PTH.

O transporte de Mg^{2+} tubular é modulado pelos níveis séricos de Mg^{2+} e Ca^{2+}, além do volume do fluido extracelular. Um aumento na concentração sérica de Mg^{2+} ou no Ca^{2+} resulta em prejuízo no transporte de magnésio. Expansão do volume extracelular produz um decréscimo na reabsorção tubular proximal de Mg^{2+}, em paralelo com a reabsorção de Na^+ e Ca^{2+}. A restrição de fosfato na dieta resulta em importante hipercalciúria e hipermagnesúria, levando, portanto, a evidente hipomagnesemia. PTH, vasopressina, calcitonina e glucagon aumentam a reabsorção tubular de Mg^{2+}, provavelmente pela via paracelular, enquanto acetilcolina, bradicinina e o peptídeo natriurético atrial estimulam a excreção urinária de Mg^{2+}.

Muitas drogas também são capazes de aumentar a excreção renal de Mg^{2+}, incluindo diuréticos de alça (furosemida, ácido etacrínico), diuréticos distais (tiazídicos) e diuréticos osmóticos (manitol, ureia).

Os diuréticos tiazídicos aumentam o aporte de sódio para o ducto coletor cortical, dissipando o gradiente eletroquímico favorável para a entrada de magnésio neste local. Tiazídicos também reduzem a expressão de TRPM6 no túbulo contorcido distal. Ademais, síndromes de perda renal de Mg^{2+} foram observadas em pacientes tratados com antibióticos como gentamicina, antineoplásicos como cisplatina e os inibidores de calcineurina ciclosporina e tacrolimus. Os mecanismos precisos de ação da maioria desses agentes não estão bem compreendidos.

HIPERMAGNESEMIA

A elevação plasmática de Mg^{2+} é observada em pacientes com LRA e DRC, sobretudo durante a administração de doses farmacológicas de magnésio; também é visto em neonatos nascidos de mães que receberam magnésio para eclâmpsia, e com o uso de laxativos orais ou retais contendo magnésio (Fig. 10-23). Hipermagnesemia moderada também pode estar presente em pacientes com insuficiência adrenal, acromegalia ou HHF.

Manifestações Clínicas

Os sinais e sintomas são resultado dos efeitos farmacológicos da elevação de $[Mg^{2+}]$ nos sistemas nervoso e cardiovascular. Com $[Mg^{2+}]$ até 1,5 mmol/L (3,6 mg/dL), hipermagnesemia é assintomática. Reflexos osteotendíneos profundos geralmente são perdidos quando o $[Mg^{2+}]$ sérico é maior que 3 mmol/L (7,2 mg/dL). Paralisia respiratória, hipotensão, anormalidades na condução cardíaca e perda na consciência podem ocorrer quando os níveis se aproximam de 5 mmol/L (12 mg/dL).

Tratamento

O tratamento consiste na cessação da administração de magnésio e infusão IV de sais de cálcio, o que se acredita com a finalidade de neutralizar o bloqueio dos canais de cálcio pelo magnésio nas junções neuromusculares. Para o controle de hipermagnesemia sintomática, gluconato de cálcio pode ser administrado, 1 g em 10 mL IV em 5 a 10 minutos (cada grama de gluconato de cálcio corresponde a aproximadamente 90 mg de cálcio elementar).

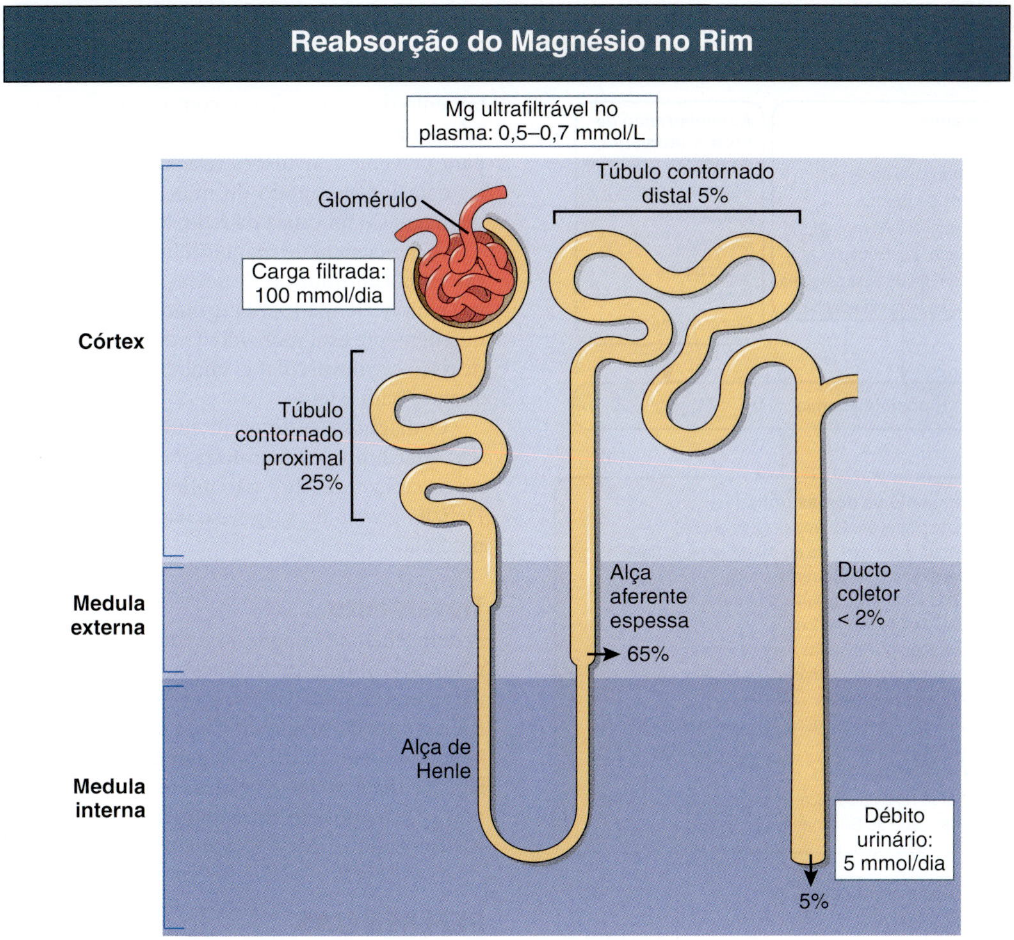

Reabsorção do Magnésio no Rim

Mg ultrafiltrável no plasma: 0,5–0,7 mmol/L

Túbulo contornado distal 5%

Glomérulo

Carga filtrada: 100 mmol/dia

Córtex

Túbulo contornado proximal 25%

Medula externa

Alça aferente espessa 65%

Ducto coletor < 2%

Alça de Henle

Medula interna

Débito urinário: 5 mmol/dia

5%

Figura 10-22 Locais de reabsorção do magnésio em vários segmentos. Percentagem de absorção em vários segmentos do túbulo renal a partir do ultrafiltrado glomerular. *(Redesenhado da referência 35.)*

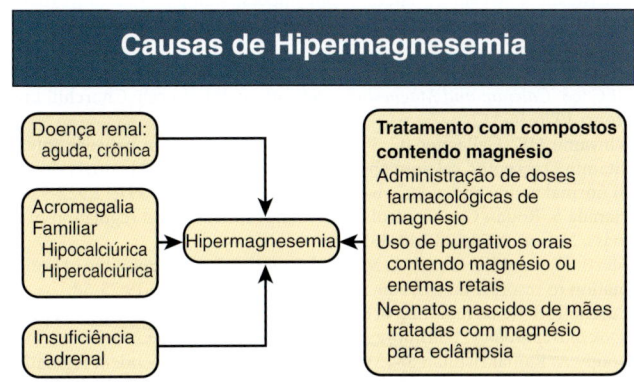

Causas de Hipermagnesemia

Doença renal: aguda, crônica

Acromegalia Familiar Hipocalciúrica Hipercalciúrica

Hipermagnesemia

Insuficiência adrenal

Tratamento com compostos contendo magnésio
Administração de doses farmacológicas de magnésio
Uso de purgativos orais contendo magnésio ou enemas retais
Neonatos nascidos de mães tratadas com magnésio para eclâmpsia

Figura 10-23 Causas de hipermagnesemia.

HIPOMAGNESEMIA E DEFICIÊNCIA DE MAGNÉSIO

A deficiência de magnésio é definida como uma queda no conteúdo corporal de magnésio. Em geral, baixa ingesta de magnésio não é associada a deficiência significativa devido à habilidade do intestino em aumentar a absorção de Mg^{2+} e pela capacidade dos rins de conservar Mg^{2+}. Contudo, restrição grave e prolongada de ingesta dietética de magnésio para cerca de menos de 0,5 mmol/L/dia pode produzir deficiência sintomática de magnésio. Hipomagnesemia grave geralmente está associada a deficiência de magnésio. Aproximadamente 10%

dos pacientes admitidos em um grande hospital nos EUA estavam hipomagnesêmicos. A incidência pode ser até de 65% em unidades de terapia intensiva.

As principais causas de base são doenças do trato GI, sobretudo síndromes de má absorção como doença celíaca (espru não tropical) e extensas ressecções do intestino delgado. Hipomagnesemia também pode ser induzida por nutrição enteral prolongada sem suplementos orais de magnésio e uso excessivo de laxativos que não contêm magnésio (Fig. 10-24).

A hipomagnesemia ocorre em 25 a 35% dos pacientes com pancreatite aguda, frequentemente é observada no etilismo crônico, e pode ocorrer em pacientes com diabetes melito mal controlado. Hipomagnesemia também pode ser observada em pacientes com distúrbios relacionados com hipercalcemia e aldosteronismo primário, e estar relacionada com síndrome metabólica.[37]

Perda urinária excessiva de magnésio leva a hipomagnesemia e deficiência de magnésio, mesmo com ingesta oral normal. Pode ser resultado de uso indiscriminado de diuréticos, e, portanto, torna-se importante monitorizar os níveis séricos de Mg^{2+} em pacientes com insuficiência cardíaca congestiva tratados com diuréticos. Outras drogas que podem causar hipomagnesemia, como descrito previamente, incluem gentamicina, cisplatina, ciclosporina e tacrolimus.

Diversas doenças familiares e genéticas estão associadas a hipermagnesúria, com ou sem hipomagnesemia. Estas são causadas por mutações de inativação em genes cujos produtos anormais são responsáveis por problemas na reabsorção de Mg^{2+} na PAE ou néfron distal. Mutações que inativam os genes do cotransportador Na^+-K^+-$2Cl^-$,

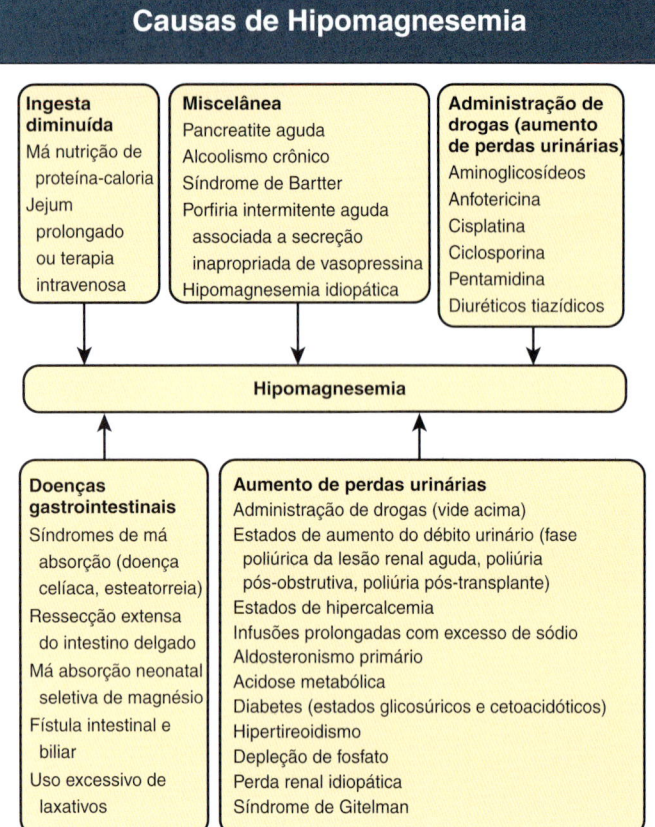

Causas de Hipomagnesemia

Ingesta diminuída
Má nutrição de proteína-caloria
Jejum prolongado ou terapia intravenosa

Miscelânea
Pancreatite aguda
Alcoolismo crônico
Síndrome de Bartter
Porfiria intermitente aguda associada a secreção inapropriada de vasopressina
Hipomagnesemia idiopática

Administração de drogas (aumento de perdas urinárias)
Aminoglicosídeos
Anfotericina
Cisplatina
Ciclosporina
Pentamidina
Diuréticos tiazídicos

Hipomagnesemia

Doenças gastrointestinais
Síndromes de má absorção (doença celíaca, esteatorreia)
Ressecção extensa do intestino delgado
Má absorção neonatal seletiva de magnésio
Fístula intestinal e biliar
Uso excessivo de laxativos

Aumento de perdas urinárias
Administração de drogas (vide acima)
Estados de aumento do débito urinário (fase poliúrica da lesão renal aguda, poliúria pós-obstrutiva, poliúria pós-transplante)
Estados de hipercalcemia
Infusões prolongadas com excesso de sódio
Aldosteronismo primário
Acidose metabólica
Diabetes (estados glicosúricos e cetoacidóticos)
Hipertireoidismo
Depleção de fosfato
Perda renal idiopática
Síndrome de Gitelman

Figura 10-24 Causas de hipomagnesemia.

do canal retificador de potássio (ROMK) ou canal de Cl⁻ basolateral na síndrome de Bartter são responsáveis pela abolição da força motriz associada à reabsorção de Mg^{2+}. Isso resulta em hipermagnesúria, o que, no entanto, não está sempre associado a hipomagnesemia. Mutações inativadoras do gene CaR_G, cujo produto de transcrição é um regulador chave da reabsorção de NaCl na PAE por meio do $[Ca^{2+}]$ extracelular, levam a hipermagnesúria e hipomagnesemia. Mutação no gene da claudina-16 induz, como já descrito, doenças recessivas caracterizadas por hipomagnesemia, hipermagnesúria, hipercalciúria e nefrocalcinose. Mutações no gene TRPM6 induz hipomagnesemia pronunciada pelo comprometimento da absorção intestinal e perda renal de Mg^{2+}, com hipocalcemia secundária.[38]

No túbulo contornado distal, mutações que inativam o gene cotransportador eletroneural NaCl (*electroneural NaCl cotransporter Gene* – NCCT) – sensível a tiazídicos, que ocorre na síndrome de Gitelman – são também responsáveis pela perda seletiva renal de magnésio e hipomagnesemia.

Hipomagnesemia associada a magnesúria inapropriada já foi descrita numa síndrome isolada familiar autossômica dominante de hipomagnesemia, aparentemente causada por problemas no transporte da subunidade γ da Na^+,K^+-ATPase.

Manifestações Clínicas

Manifestações clínicas inespecíficas podem ser difíceis de se identificar, porque normalmente coexistem hipocalcemia e hipocalemia. As principais manifestações clínicas da depleção moderada a grave de magnésio incluem fraqueza generalizada, hiperexcitabilidade neuromuscular com hiperreflexia, espasmo carpopedal, convulsões, tremores e raramente tetania. Achados cardiológicos incluem prolongamento do intervalo QT e depressão do segmento ST. Há uma predisposição a arritmias ventriculares e potencialização de toxicidade à digoxina. O papel da deficiência de magnésio no desenvolvimento clínico de convulsões e arritmias cardíacas é demonstrado pelo tratamento dessas condições com magnésio. Em mães com hipertensão relacionada com a gestação, magnésio IV é mais efetivo que fenitoína para prevenir convulsões relacionadas com a eclâmpsia. Em pacientes com infarto agudo do miocárdio e hipomagnesemia, a repleção de magnésio foi capaz de reduzir a incidência de arritmias cardíacas.

A deficiência de magnésio também pode estar associada a hipocalcemia (diminuição de secreção de PTH e resposta em órgãos-alvo) e hipocalemia (perda urinária). Além disso, o K^+ intracelular frequentemente está reduzido. O déficit de magnésio constitui um fator de risco cardiovascular e, também, um fator de risco na gestação para a mãe e para o feto.

O diagnóstico de graus moderados de deficiência de magnésio não é fácil, pois as manifestações clínicas podem estar ausentes e os níveis séricos de Mg^{2+} não refletirem o estado do magnésio corporal. Déficits graves de magnésio, contudo, estão associados a hipomagnesemia.

Tratamento

A deficiência de magnésio é tratada com a administração de sais de magnésio. Sulfato de magnésio é geralmente utilizado para a terapia parenteral, 1.500 a 3.000 mg (140 a 300 mg de Mg elementar) diários. Muitos sais de magnésio estão disponíveis para administração oral, incluindo óxido, hidróxido, sulfato, lactato, cloreto, carbonato e pidolato. Na maioria das vezes, sais orais de magnésio não são bem tolerados, pelo menos em altas dosagens. Todos podem levar à intolerância gastrointestinal, particularmente diarreia.

REFERÊNCIAS

1. Kumar R. Vitamin D and calcium transport. *Kidney Int.* 1991;40:1177-1189.
2. Hoenderop JG, Bindels RJ. Epithelial Ca^{2+} and Mg^{2+} channels in health and disease. *J Am Soc Nephrol.* 2005;16:15-26.
3. Christakos S. Recent advances in our understanding of 1,25-dihydroxyvitamin D(3) regulation of intestinal calcium absorption. *Arch Biochem Biophys.* 2012;523:73-76.
4. Wilkinson R. Absorption of calcium, phosphate, and magnesium. In: Nordin BEC, ed. *Calcium and Magnesium Metabolism.* Edinburgh: Churchill Livingstone; 1976:36-112.
5. Kinyamu HK, Gallagher JC, Prahl JM, et al. Association between intestinal vitamin D receptor, calcium absorption, and serum 1,25 dihydroxyvitamin D in normal young and elderly women. *J Bone Miner Res.* 1997;12:922-928.
6. Harada S, Rodan GA. Control of osteoblast function and regulation of bone mass. *Nature.* 2003;423:349-355.
7. Martin T, Gooi JH, Sims NA. Molecular mechanisms in coupling of bone formation to resorption. *Crit Rev Eukaryot Gene Expr.* 2009;19:73-88.
8. Puschett JB. Renal handling of calcium. In: Massry SG, Glassock RJ, eds. *Textbook of Nephrology.* Baltimore: Williams & Wilkins; 1989:293-299.
9. Loupy A, Ramakrishnan SK, Wootla B, et al. PTH-independent regulation of blood calcium concentration by the calcium-sensing receptor. *J Clin Invest.* 2012;122:3355-3367.
10. Boros S, Bindels RJ, Hoenderop JG. Active Ca^{2+} reabsorption in the connecting tubule. *Pflugers Arch.* 2009;458:99-109.
11. Mensenkamp AR, Hoenderop JG, Bindels RJ. Recent advances in renal tubular calcium reabsorption. *Curr Opin Nephrol Hypertens.* 2006;15:524-529.
11a. Gauci C, Moranne O, Fouqueray B, et al; NephroTest Study Group. Pitfalls of measuring total blood calcium in patients with CKD. *J Am Soc Nephrol.* 2008;19:1592-1598.
12. Magno AL, Ward BK, Ratajczak T. The calcium-sensing receptor: A molecular perspective. *Endocr Rev.* 2011;32:3-30.
13. Pi M, Faber P, Ekema G, et al. Identification of a novel extracellular cation-sensing G-protein–coupled receptor. *J Biol Chem.* 2005;280:40201-40209.
14. Thakker RV. Diseases associated with the extracellular calcium–sensing receptor. *Cell Calcium.* 2004;35:275-282.
15. Stewart AF. Clinical practice. Hypercalcemia associated with cancer. *N Engl J Med.* 2005;27(352):373-379.

16. Peacock M, Bilezikian JP, Klassen PS, et al. Cinacalcet hydrochloride maintains long-term normocalcemia in patients with primary hyperparathyroidism. *J Clin Endocrinol Metab.* 2005;90:135-141.

17. Block GA, Martin KJ, de Francisco AL, et al. Cinacalcet for secondary hyperparathyroidism in patients receiving hemodialysis. *N Engl J Med.* 2004;350: 1516-1525.

18. Markowitz GS, Stokes MB, Radhakrishnan J, D'Agati VD. Acute phosphate nephropathy following oral sodium phosphate bowel purgative: An underrecognized cause of chronic renal failure. *J Am Soc Nephrol.* 2005;16: 3389-3396.

19. Kestenbaum B, Glazer NL, Kottgen A, et al. Common genetic variants associate with serum phosphorus concentration. *J Am Soc Nephrol.* 2010;21: 1223-1232.

20. Wolf M. Update on fibroblast growth factor 23 in chronic kidney disease. *Kidney Int.* 2012;82:737-747.

21. Murer H, Hernando N, Forster L, Biber J. Molecular mechanisms in proximal tubular and small intestinal phosphate reabsorption (plenary lecture). *Mol Membr Biol.* 2001;18:3-11.

22. Friedlander G. Autocrine/paracrine control of renal phosphate transport. *Kidney Int Suppl.* 1998;65:S18-S23.

23. Bijvoet OL. Relation of plasma phosphate concentration to renal tubular reabsorption of phosphate. *Clin Sci.* 1969;37:23-36.

24. Slatopolsky E, Brown A, Dusso A. Calcium, phosphorus and vitamin D disorders in uremia. *Contrib Nephrol.* 2005;149:261-271.

25. Block GA, Wheeler DC, Persky MS, et al. Effects of phosphate binders in moderate CKD. *J Am Soc Nephrol.* 2012;23:1407-1415.

26. Prie D, Beck L, Urena P, Friedlander G. Recent findings in phosphate homeostasis. *Curr Opin Nephrol Hypertens.* 2005;14:318-324.

27. Kestenbaum B, Sampson JN, Rudser KD, et al. Serum phosphate levels and mortality risk among people with chronic kidney disease. *J Am Soc Nephrol.* 2005;16:520-528.

28. Ix JH, Ganjoo P, Tipping D, et al. Sustained hypophosphatemic effect of once-daily niacin/laropiprant in dyslipidemic CKD stage 3 patients. *Am J Kidney Dis.* 2011;57:963-965.

29. Prie D, Friedlander G. Genetic disorders of renal phosphate transport. *N Engl J Med.* 2010;362:2399-2409.

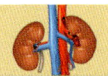

CAPÍTULO 11

Equilíbrio Ácido-Base Normal

Biff F. Palmer

DEFINIÇÃO

O estado ácido-base corporal é cuidadosamente regulado para manter o pH arterial entre 7,35 e 7,45 e o pH intracelular entre 7,0 e 7,3. Essa regulação depende da produção contínua de metabólitos ácidos e é alcançada através de mecanismos de sistemas tampão intracelulares e extracelulares, em conjunto com mecanismos regulatórios respiratórios e renais. Este capítulo revisa a fisiologia normal da homeostase ácido-base.

PRODUÇÃO DE ÁCIDO

Tanto ácidos quanto bases são produzidos a partir da dieta. O metabolismo de lipídeos e carboidratos resulta na produção de dióxido de carbono (CO_2), um ácido volátil, numa taxa de aproximadamente de 15.000 mmol/dia. O metabolismo de proteínas, por sua vez, produz aminoácidos, que podem ser metabolizados em ácidos e bases não voláteis. Aminoácidos como a lisina e a arginina, por meio de seu metabolismo, produzem ácidos, enquanto aminoácidos como o glutamato e o aspartato, assim como os ânions orgânicos, a exemplo do acetato e do citrato, produzem álcalis. Aminoácidos contendo enxofre (metionina, cisteína) são metabolizados em ácido sulfúrico (H_2SO_4), e organosfofatos são metabolizados em ácido fosfórico (H_3PO_4). Geralmente, alimentos de origem animal contêm muitas proteínas e organosfatos em sua composição, consequentemente garantem uma dieta rica em ácidos; enquanto os alimentos de origem vegetal contêm muitos ânions orgânicos em sua composição e, dessa forma, proporcionam uma dieta rica em bases. Além do ácido e base gerados a partir da dieta, existe uma pequena produção diária de ácidos orgânicos, incluindo ácido acético, ácido lático e ácido pirúvico. Também, uma pequena porção de ácido é obtida através da excreção de base nas fezes. Sob circunstâncias normais, a produção seca diária de ácido não volátil é aproximadamente de um milimol (mmol) de íons hidrogênio (H^+) por kilograma (kg) de peso corpóreo (Fig. 11-1).

SISTEMAS TAMPÃO NA REGULAÇÃO DO PH

Sistemas tampão intracelulares e extracelulares não retiram ácidos ou bases, mas reduzem as mudanças de pH corporal após a adição de ácido ou base equivalentes. O sistema tampão mais importante é o do íon bicarbonato e dióxido de carbono (HCO_3^--CO_2). Nesse sistema, a concentração de dióxido de carbono, $[CO_2]$, é controlada pela via respiratória para se manter constante.. A adição de ácido (HA) leva à conversão de HCO_3^- em CO_2 conforme a reação $HA + NaHCO_3 \rightarrow NaA + H_2O + CO_2$. O HCO_3^- é consumido, mas a $[CO_2]$ não sofre variação, uma vez que é mantida pela respiração. O resultado é que a carga de ácido é tamponada e as alterações do pH são mínimas.

O sistema tampão HCO_3^--CO_2 é o mais relevante no fluido extracelular (FEC); entretanto, outros tampões, como proteínas plasmáticas e íons fosfato também participam da manutenção de um pH estável. Na acidose metabólica, o tecido ósseo se torna uma fonte

importante de substâncias tampão, uma vez que ocorrem a dissolução da hidroxiapatita óssea e a liberação de sais de Ca^{2+} alcalinos e HCO_3^- para o FEC induzida pela acidose. Esta perda mineral óssea que ocorre na acidose metabólica crônica pode resultar em osteomalácia e osteoporose. O aumento na liberação do cálcio do tecido ósseo pode causar hipercalciúria e consequentemente uma maior probabilidade de formação de cálculos urinários. Dentro do compartimento do fluido intracelular (FIC), o pH é mantido por sistemas tampão intracelulares como a hemoglobina, proteínas celulares, complexos de organofosfatos e HCO_3^-, assim como por mecanismos de troca da H^+-HCO_3^-, que transporta ácido e base para dentro e para fora da célula.

SISTEMA RESPIRATÓRIO NA REGULAÇÃO DO PH

A remoção de ácido e base corporais é realizada pelos pulmões e rins. Os pulmões regulam a tensão de CO_2 (PCO_2), e os rins regulam a concentração sérica de bicarbonato, $[HCO_3^-]$. Apesar de o sistema tampão HCO_3^- – CO_2 não ser único, todos os sistemas tampão extracelulares estão em equilíbrio. Já que a $[HCO_3^-]$ é muito maior que a de outros tampões, mudanças no sistema HCO_3^--CO_2 podem facilmente titular os demais sistemas tampão e consequentemente determinar o pH. A equação de Henderson-Hasselbalch esclarece o trabalho conjunto realizado pelos pulmões e rins:

$$pH = 6,1 + \log\left[\frac{HCO_3^-}{(0,03 \times PaCO_2)}\right]$$

Como pode ser observado, o pH é determinado pela razão de HCO_3^- para CO_2. Condições associadas a mudanças fracionais similares na $[HCO_3^-]$ e na $[CO_2]$, como quando ambas estão reduzidas pela metade, não alterarão o pH sanguíneo.

Os pulmões mantêm o pH alterando a ventilação alveolar, que aumenta ou diminui a taxa de excreção de CO_2 e consequentemente controla a tensão arterial de CO_2 ($PaCO_2$) dos fluidos corporais. A acidose sistêmica estimula o centro respiratório, levando ao aumento da ventilação respiratória e consequentemente à redução da PCO_2. Como resultado, a queda do pH sanguíneo é menos intensa do que seria observado na ausência da compensação respiratória. Se a mudança fracional da PCO_2 for similar àquela da $[HCO_3^-]$ sérica, o pH sanguíneo não se altera. Entretanto, a compensação respiratória raramente normaliza o pH sanguíneo e, portanto, a mudança fracional da $PaCO_2$ é menor que a alteração na $[HCO_3^-]$ sérica. Quantitativamente, a resposta respiratória normal na acidose metabólica é uma redução de 1,2 mmHg na $PaCO_2$ para cada 1 mmol/L de queda do HCO_3^-; o aumento da $PaCO_2$ em resposta à alcalose metabólica é em média de 0,7 mmHg para cada 1 mmol/L de aumento do HCO_3^- acima do basal.[1]

REGULAÇÃO RENAL DO PH

Os sistemas tampão e a excreção respiratória de CO_2 são auxiliares na manutenção do equilíbrio ácido-base, porém são os rins que possuem

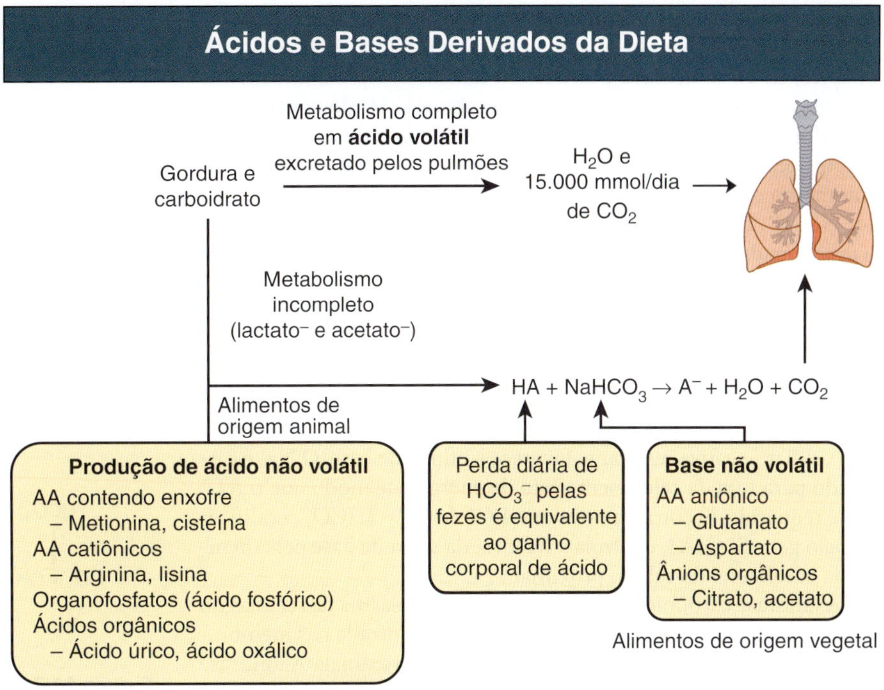

Ácidos e Bases Derivados da Dieta

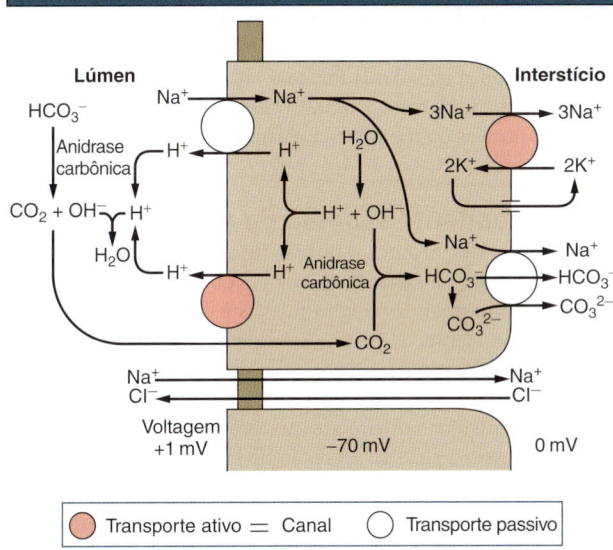

Figura 11-1 Ácidos e bases gerados a partir da dieta. Um ácido não volátil é um ácido produzido a partir de outras fontes além do CO_2 e não é excretado pelos pulmões. Os ácidos não voláteis são produzidos a partir do metabolismo incompleto de carboidratos, gorduras e proteínas oriundos de alimentos animais. Alimentos de origem vegetal tendem a produzir uma carga alcalina. *AA*, aminoácidos.

um papel crítico na homeostase ácido-base. Os rins normalmente regulam a excreção de carga seca de ácido (ESA) em quantidade suficiente para balancear a produção de ácido não volátil pelo metabolismo orgânico normal. A ESA possui três componentes, ácidos tituláveis, amônia (NH_4^+) e bicarbonato, e é calculada pela seguinte fórmula:

$$ESA = U_{Am}V + U_{AT}V - U_{HCO_3^-}V$$

em que $U_{Am}V$ é a taxa de excreção de NH_4^+, $U_{AT}V$ é a taxa de excreção de ácido titulável e $U_{HCO_3^-}V$ é a taxa de excreção de HCO_3^-. Sob condições basais, aproximadamente 40% ESA ocorre sob a forma de ácido titulável e 60% sob a forma de amônia (NH_3); a concentração e excreção do bicarbonato urinário são praticamente zero em condições normais. Quando a produção de ácido aumenta, o aumento da excreção de ácido é quase inteiramente secundária ao aumento na excreção de NH_4^+.

MECANISMOS DE TRANSPORTE RENAL DE ÍONS DE HIDROGÊNIO E DE BICARBONATO

Glomérulo

O glomérulo não participa normalmente da regulação ácido-base. Entretanto, filtra parte do HCO_3^- equivalente à concentração de bicarbonato multiplicada pela taxa de filtração glomerular (TFG). Em condições normais, a carga filtrada de HCO_3^- é em média aproximadamente 4.000 mmol/dia. A homeostase ácido-base normal requer tanto a reabsorção do bicarbonato filtrado, como a produção de bicarbonato "novo", sendo que este último repõe o bicarbonato e outros tampões alcalinos consumidos durante o processo de titulação do ácido produzido endogenamente. Conforme a perspectiva da prevenção ou correção da acidose, a TFG não é regulada por alterações no ácido ou base e consequentemente não contribui para homeostase ácido-base.

Túbulo Proximal

O túbulo proximal reabsorve aproximadamente 80% da carga filtrada de HCO_3^-. Além disso, através da titulação do pH luminal de 7,4 para aproximadamente 6,7, a maior parte do fosfato, a principal forma de

Figura 11-2 Reabsorção de bicarbonato de sódio ($NaHCO_3$) pelo túbulo proximal. A secreção de H^+ para dentro do lúmen do túbulo proximal envolve um contratransportador Na^+-H^+ e uma H^+-ATPase. A secreção de H^+ pela membrana apical gera OH^-, que reage com CO_2 para formar HCO_3^- e CO_3^{2-}, e esses saem com um Na^+ pelo cotransportador Na^+-HCO_3^--CO_3^{2-} da membrana basolateral. O Na^+ absorvido pelo contratransportador Na^+-H^+ sai da célula pela Na^+, K^+-ATPase e pelo cotransportador Na^+-HCO_3^--CO_3^{2-} da membrana basolateral. O K^+ que entra a célula pela Na^+, K^+-ATPase sai pelo canal de K^+ da membrana basolateral. A anidrase carbônica catalisa a conversão de HCO_3^- em CO_2 e OH^- no lúmen e a reação reversa dentro da célula. A secreção eletrogênica de H^+ gera uma pequena voltagem positiva no lúmen, que gera um fluxo de corrente através da via paracelular.

ácido titulável, é convertida em sua forma ácida. Por fim, a síntese de amônia ocorre no túbulo proximal.

A Figura 11-2 revela os mecanismos de transporte ácido-base das células tubulares proximais. A absorção de HCO_3^- a partir do lúmen tubular é mediada pela secreção de H^+ através da membrana.[2] Essa secreção de H+ é ativa, no contexto em que o gradiente eletroquímico favorece o movimento de H+ do lúmen para a célula. A secreção ativa apical de H+ é mediada por dois mecanismos. Aproximadamente dois terços são secretados através da bomba Na+-H+ do contratransportador NHE3.[3] Essa proteína usa o gradiente de influxo do Na+ para propulsionar a secreção de H+. O trocador Na+-H+ possui uma estequiometria de 1:1 e é eletroneutro. Em paralelo ao contratransportador Na+-H+, existe na membrana apical uma H+-ATPase que controla aproximadamente um terço da absorção tubular proximal basal de HCO_3^-.

Esses transportadores de H+ produzem bases dentro da célula, que devem sair através da membrana basolateral para efetivar o transporte transepitelial. Isso ocorre primariamente através do cotransportador basolateral Na^+-HCO_3^--CO_3^{2-}. Uma vez que a Na+, K+-ATPase basolateral transporta o equivalente a duas cargas negativas, a voltagem celular negativa resultante favorece o efluxo de base. O Na+ é carregado para fora da célula sem gasto de energia, de modo que o ATB não é requerido. O cotransportador NBC1 de Na^+– $3HCO_3^-$, codificado pelo gene SLC4A4, controla a maioria da saída de base pela membrana basolateral do túbulo proximal.[4]

A anidrase carbônica II está presente no citoplasma das células do túbulo proximal e a anidrase carbônica IV é encontrada nas membranas apicais e basolaterais das células do túbulo proximal.. A anidrase carbônica IV da membrana apical permite que os íons H+ secretados reajam com o HCO_3^- luminal, formando H_2CO_3, que se dissocia em CO_2 + H_2O. O CO_2 se difunde através da membrana apical plasmática para o meio intracelular. A seguir, no meio intracelular, o processo é revertido, via anidrase carbônica II (citoplasmática), gerando H+ e HCO_3^-. O H+ produzido por essa reação substitui o H+ secretado através da membrana apical, dessa forma o HCO_3^- da solução luminal se transfere para o citoplasma celular. O HCO_3^- intracelular é em seguida secretado através da membrana plasmática basolateral, como descrito previamente.

Porção Ascendente Espessa da Alça de Henle

O fluido tubular que alcança a porção inicial do túbulo distal tem o pH e a [HCO_3^-] sérica similar aos valores encontrados na porção final do túbulo proximal. Uma vez que existe extração significativa de água na alça de Henle, a manutenção de uma concentração sérica de HCO_3^- constante requer a reabsorção de HCO_3^-. A maior parte da absorção desse HCO_3^- ocorre na porção ascendente espessa (PAE) através de mecanismos semelhantes aos presentes no túbulo proximal (Fig. 11-3). A maior parte da secreção de H+ pela membrana apical é mediada pelo contratransportador NHE3 de Na+-H+. Assim como no túbulo proximal, a Na+, K+-ATPase basolateral mantém a baixa concentração intracelular de Na+, que, por sua vez, estimula o contratransportador. O efluxo de base através da membrana basolateral é mediado pelo trocador de Cl--HCO_3^- e pelo cotransportador de Na^+-$HCO_3^-CO_3^2$. Essas células também possuem uma H+-ATPase, cuja contribuição para a acidificação nesse segmento ainda não está esclarecida.

Néfron Distal

Aproximadamente 80% do HCO_3^- filtrado é reabsorvido no túbulo proximal, e a maior parte do restante é reabsorvida na PAE; entretanto, ainda sobra um pouco do bicarbonato filtrado. Assim, uma função do néfron distal é reabsorver os 5% restantes do HCO_3^- filtrado. Além disso, o néfron distal precisa secretar uma quantidade de H+ igual àquela gerada pelo metabolismo sistêmico para manter o equilíbrio ácido-base.

O néfron distal é subdividido em várias porções distintas que se diferenciam em suas propriedades anatômicas e de secreção de ácido. A maioria desses segmentos transportam H+ e HCO_3^- para dentro do

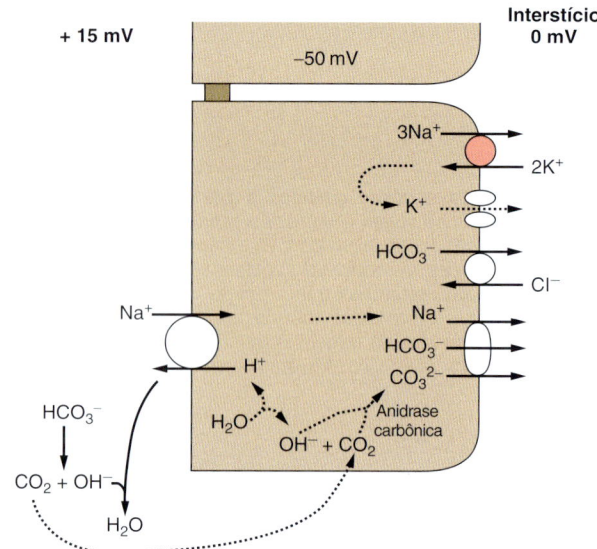

Figura 11-3 Transporte do íon hidrogênio (H+) e bicarbonato (HCO_3^-) na porção espessa ascendente da alça de Henle. A secreção apical de H+ é mediada por um contratransportador de Na+-H+. A baixa concentração intracelular de Na+, mantida pela Na+, K+-ATPase basolateral, proporciona a força propulsora para o contratransportador. Tanto o trocador Cl--HCO_3^- quanto o contratransportador Na+-HCO_3^--CO_3^{2-} regulam a saída de base através da membrana basolateral.

fluido luminal, mas os principais segmentos parecem estar no ducto coletor.[5] Os segmentos do ducto coletor incluem o ducto coletor cortical (DCC), o ducto coletor medular externo e o ducto coletor medular interno. Existem dois tipos celulares distintos no DCC que podem ser diferenciados histologicamente: as células *principais* e as células *intercaladas* (CI). As células principais reabsorvem Na+ e secretam K+ e serão discutidas posteriormente. Dependendo do estado ácido-base crônico, o DCC é capaz de secretar tanto H+ quanto HCO_3^-. Essas funções são mediadas por dois tipos de células intercaladas: as células intercaladas-alfa secretoras de ácido e as células intercaladas-beta secretoras de base. Ambos os tipos de células intercaladas são ricas em anidrase carbônica II.

A reabsorção de HCO_3^- no néfron distal é mediada pela secreção apical de H+ pela célula intercalada-alfa. Dois transportadores secretam H+: uma H+-ATPase vacuolar e uma H+K+-ATPase (Fig.11-4). A H+-ATPase vacuolar é uma bomba eletrogênica relacionada à bomba de H+ presente nos lisossomos, no aparelho de Golgi e endossomos. A H+, K+-ATPase usa a energia derivada da hidrólise da adenosina trifosfato para secretar H+ para dentro do lúmen e para reabsorver K+ de forma eletroneutra. A atividade da H+, K+-ATPase está aumentada quando ocorre depleção de K+ e consequentemente ativa tanto a secreção de H+ pelo ducto coletor quanto a absorção de K+.

A secreção ativa de H+ pela membrana apical produz base no meio intracelular que, por sua vez, é secretada pela membrana basolateral através do trocador Cl--HCO_3^- basolateral. A seguir, o Cl- que entra na célula em troca da saída do HCO_3^- deixa a célula através de um canal condutor de Cl- na membrana basolateral (Fig. 11-4).

A célula intercalada-beta secretora de HCO_3^- é uma imagem em espelho da célula intercalada-alfa (Fig. 11-5). Essa célula possui uma H+-ATPase na membrana basolateral, que é responsável pela saída ativa de H+. O álcali que é produzido no intracelular posteriormente sai pelo trocador Cl--HCO_3^- presente na membrana apical. Esse trocador Cl--HCO_3^- funciona como um trocador de ânion ou um canal de Cl- na

Secreção de H⁺ pela Célula Intercalada-alfa no Ducto Coletor Cortical

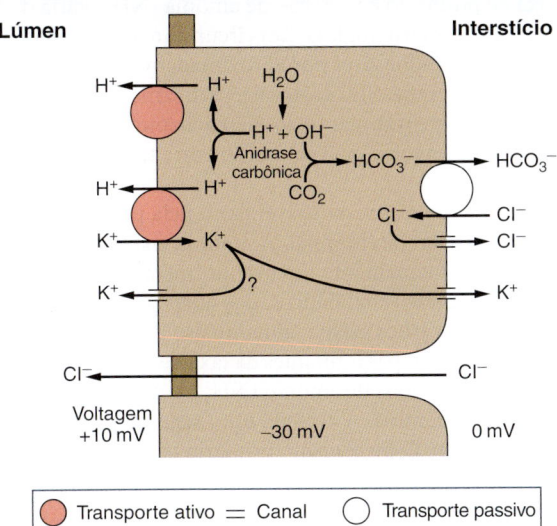

Figura 11-4 Secreção de H⁺ pela célula intercalada-alfa no ducto coletor cortical. A secreção de íons hidrogênio para o espaço interno do lúmen por uma H⁺-ATPase e por uma H⁺, K⁺-ATPase. A secreção de H⁺ pela membrana apical, gera OH⁻, que reage com CO_2 para formar HCO_3^-. Esse bicarbonato sai através da membrana basolateral em um trocador $Cl^- -HCO_3^-$, um membro da família do trocador 1 de ânion (AE1) e uma forma truncada do trocador AE1 $Cl^- -HCO_3^-$ da hemácia. O Cl^- que entra na célula pelo trocador se recicla através de um canal de Cl^- da membrana basolateral. O K^+ que entra na célula pela H⁺, K⁺-ATPase parece ser capaz tanto de se reciclar através da membrana apical quando de sair através da membrana basolateral, dependendo do balanço de potássio do indivíduo. A anidrase carbônica catalisa a conversão de CO_2 e OH^- em HCO_3^- dentro da célula. A secreção eletrogênica de H^+ gera uma voltagem positiva no lúmen, que gera um fluxo de corrente através da via paracelular.

Secreção de HCO₃⁻ pela Célula Intercalada-beta do Ducto Coletor Cortical

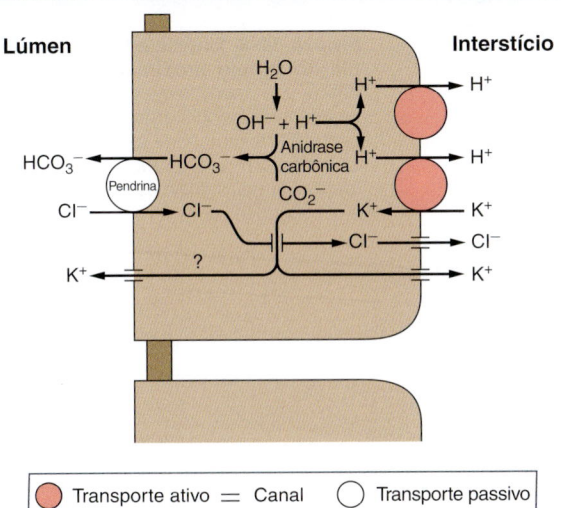

Figura 11-5 Secreção de bicarbonato pela célula intercalada-beta do ducto coletor cortical. O H^+ é secretado para o interstício por uma H⁺-ATPase. O OH^- gerado pela secreção de H^+ da membrana basolateral reage com CO_2 para formar HCO_3^-, que sai através da membrana apical por um trocador $Cl^- -HCO_3^-$. O Cl^- que entra na célula pelo trocador sai através da membrana basolateral pelo canal de Cl^-. A anidrase carbônica catalisa a conversão de CO_2 e OH^- em HCO_3^- dentro da célula.

Transporte de Na⁺ pela Célula Principal do Ducto Coletor Cortical

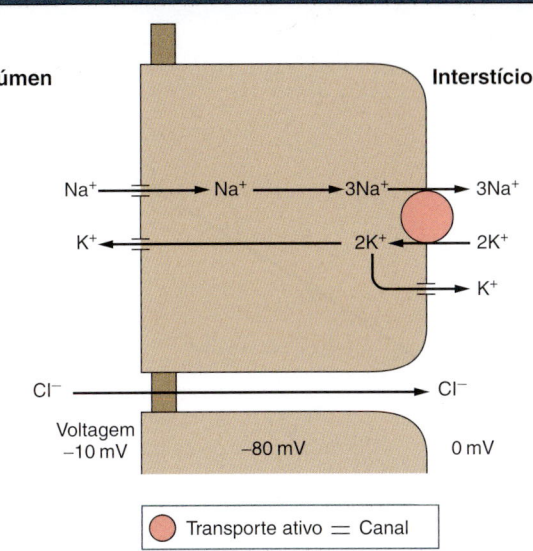

Figura 11-6 Transporte de sódio pela célula principal no ducto coletor cortical. A absorção eletrogênica de Na^+ é mediada por um canal de Na^+. O Na^+ entra na célula através do canal da membrana apical e sai da célula pela Na⁺, K⁺-ATPase da membrana basolateral. O K^+ que entra na célula pela Na⁺, K⁺-ATPase basolateral pode ser secretado para o fluido luminal por um canal de K^+ da membrana apical. A absorção eletrogênica de Na^+ estabelece uma voltagem negativa no lúmen que proporciona uma corrente paracelular.

membrana luminal das células epiteliais e é diferente do trocador $Cl^- -HCO_3^-$ basolateral presente na célula intercalada-alfa.[6] A proteína SL-C26A4 (pendrina) é um dos membros da família que regulam a troca de $Cl^- -HCO_3^-$ apical nas células intercaladas-beta do rim.

O outro tipo de células tubulares corticais é a célula principal, que regula, indiretamente, o transporte ácido-base. As células principais regulam a reabsorção eletrogênica de Na^+, o que resulta em uma carga luminal negativa (Fig.11-6). Quanto maior a carga negativa, menor é o gradiente eletroquímico para a secreção eletrogênica de próton e consequentemente maior é a quantidade de secreção de próton. Portanto, fatores que estimulam a reabsorção de Na^+ indiretamente regulam a taxa de secreção de H^+.

O ducto coletor medular possui mecanismos apenas para a secreção de H^+. Essa secreção de H^+ é regulada pelas células intercaladas-alfa, mas também por células aparentemente distintas das células intercaladas, porém funcionalmente semelhantes.

Excreção Urinária de Ácido Fixo (EAF)

Para os rins realizarem a excreção urinária de ácido fixo (EAF) eles precisam tanto reabsorver o HCO_3^- filtrado quanto excretar os ácidos tituláveis e a amônia. Vários ácidos fracos, como fosfato, creatinina e ácido úrico, são filtrados no glomérulo e podem tamponar os prótons secretados. Desses, o fosfato é o mais importante devido ao seu pK_a favorável de 6,80 e devido a sua taxa relativamente alta de excreção urinária (~25 a 30 mmol/dia). Entretanto, a capacidade do fosfato de tamponar os prótons é maximizada em um pH urinário de 5,8, e distúrbios ácido-base em geral não induzem mudanças substanciais na excreção urinária de fosfato. Outros ácidos tituláveis, como a creatinina e o ácido úrico, são limitados pela sua baixa taxa de excreção, que não é alterada de forma dramática em resposta aos distúrbios ácido-base. A excreção de ácidos tituláveis é um componente menos importante do aumento da EAF em resposta à acidose metabólica (Fig. 11-7).

Mudanças na Excreção da Carga Ácida em Resposta à Acidose Metabólica Crônica

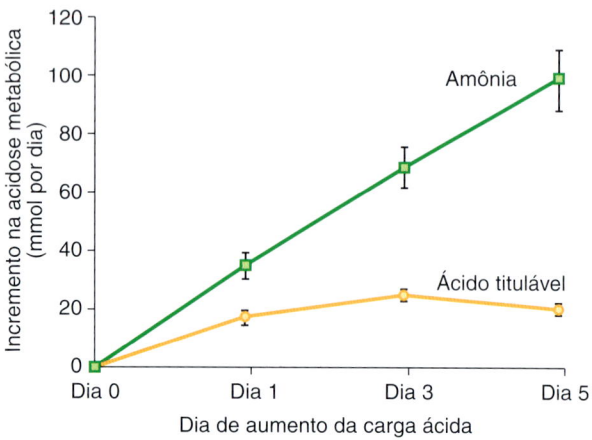

Figura 11-7 Mudanças na excreção da carga ácida. A acidose metabólica crônica aumenta dramaticamente a excreção da carga ácida durante vários dias. Estão evidenciados quantitativamente os aumentos nos dois principais componentes da excreção da carga ácida, ácidos tituláveis e amônia. A excreção de ácidos tituláveis aumenta discretamente e predominantemente nas primeiras 24 a 48 horas. Em contraste, a excreção urinária de amônia aumenta progressivamente dentro de sete dias e é responsável pela maior parte do acréscimo da excreção da carga ácida na acidose metabólica crônica. (*Informação exposta redesenhada a partir da informação original contida na referência 10.*)

Metabolismo da Amônia

Quantitativamente, o componente mais importante da EAF é o sistema NH_3/NH_4^+.[7] Diferentemente do que ocorre com os ácidos tituláveis, a taxa de produção e excreção de amônia (NH_3) varia de acordo com as necessidades fisiológicas. Em circunstâncias normais, a excreção de amônia é responsável por aproximadamente 60% do total de EAF e na acidose metabólica crônica, e praticamente todo o aumento na EAF é causado pelo aumento do metabolismo da NH_3. O metabolismo da amônia envolve uma interação entre túbulo proximal, PAE e ducto coletor.

O túbulo proximal é responsável tanto pela produção de amônia quanto pela sua secreção luminal. A amônia é sintetizada no túbulo proximal predominantemente a partir do metabolismo da glutamina através de processos enzimáticos, dos quais participam as enzimas fosfoenolpiruvato carboxinase e glutaminase dependente de fosfato, que representam as etapas limitantes da taxa de produção. Isso resulta na produção de dois íons de amônio (NH_4^+) e dois de HCO_3^- a partir de cada íon de glutamina. A amônia é em seguida preferencialmente secretada no lúmen. O mecanismo primário para essa secreção luminal parece ser o transporte de NH_4^+ pelo contratransportador apical NHE3 de Na^+-H^+ (Fig. 11-8).

A acidose metabólica aumenta a mobilização de glutamina do músculo esquelético e das células intestinais. A glutamina é preferencialmente usada pelas células tubulares proximais através do transportador de glutamina dependente de Na^+ e H^+, *SNAT3*. Esse transportador é um membro da família de genes *SCL38* que codificam transportadores de Na^+ associados a aminoácidos neutros. A expressão de

Síntese e Transporte de Amônia no Túbulo Proximal

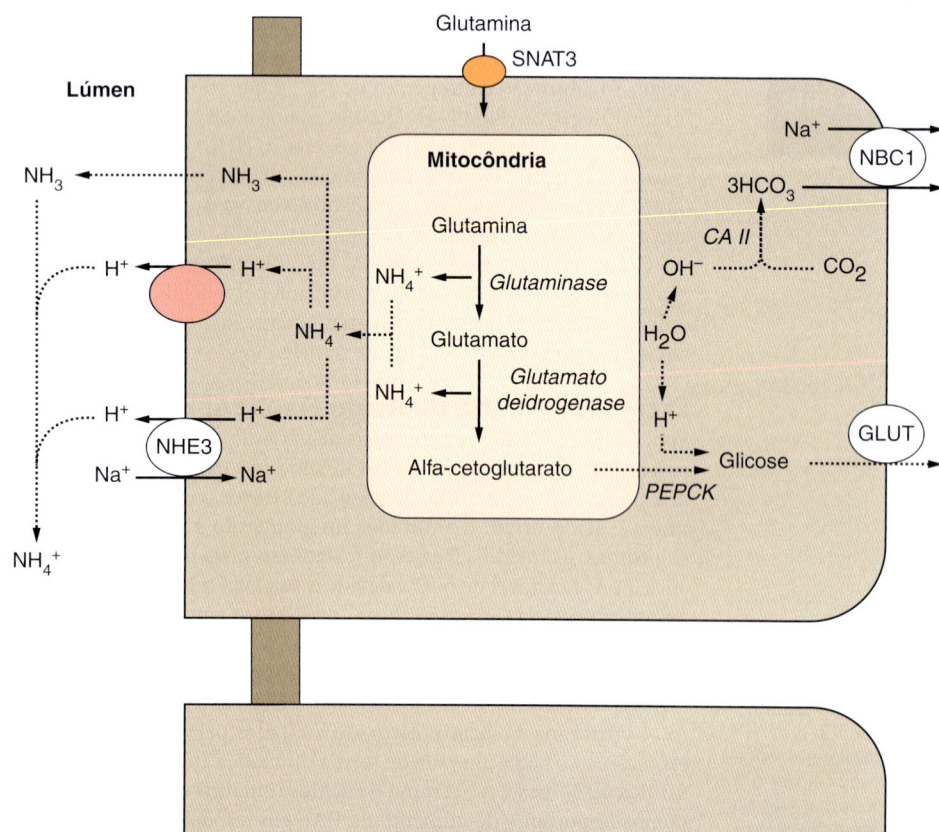

Figura 11-8 Síntese e transporte de amônia no túbulo proximal. A acidose metabólica e a hipocalemia estimulam a síntese proximal de amônia através da estimulação da captação de glutamina pelo SNAT3. A geração de amônia é o resultado do metabolismo da glutamina pelas enzimas estreitamente ligadas à gliconeogênese.

Transporte de Amônio na Porção Espessa Ascendente da Alça de Henle

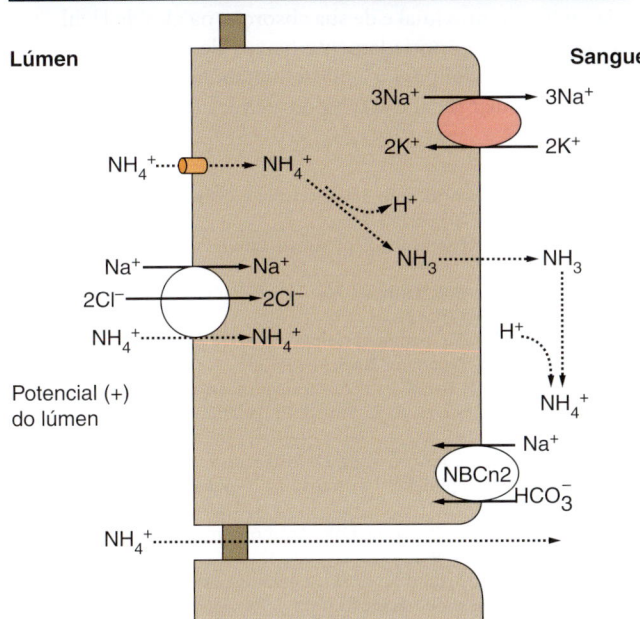

Figura 11-9 **Transporte de amônio na porção espessa ascendente da alça de Henle.** Além da reabsorção através da via paracelular proporcionada pelo potencial positivo do lúmen, o amônio pode substituir o K^+ no transportador Na^+-K^+-$2Cl^-$ e no canal de K^+ (ROMK) da membrana apical. Acredita-se que o cotransportador Na^+-HCO_3^- (NBCn2) da membrana basolateral desempenha um papel de manter o pH celular, dado o grande fluxo transcelular de amônio.

SNAT3 aumenta várias vezes na acidose metabólica e ocorre preferencialmente na superfície basolateral das células, onde é balanceada pela captação de glutamina.[8] O aumento do cortisol plasmático que tipicamente acompanha a acidose metabólica desempenha um papel na suprarregulação desse transportador.[9] A acidose metabólica também causa aumento da expressão e atividade da glutaminase ativada por fosfato e da glutamato deidrogenase.

A maior parte da amônia que deixa o túbulo proximal não retorna ao túbulo distal. Portanto, existe transporte de amônia fora da alça de Henle. Esse transporte de amônia parece ocorrer predominantemente na PEA e é mediado por pelo menos três mecanismos (Fig 11-9). Primeiro, a voltagem positiva do lúmen proporciona uma força propulsora para o transporte passivo paracelular de NH_4^+ para fora da PEA. Segundo, o NH_4^+ pode ser transportado para fora do lúmen pelo transportador sensível a furosemida Na^+-K^+-$2Cl^-$. Terceiro, o NH_4^+ pode deixar o lúmen através do canal de K^+ da membrana apical da célula da PEA. Ainda não se sabe como o NH_4^+ deixaria a célula através da membrana basolateral.

Além disso, a amônia é secretada pelo ducto coletor. Apesar de o pensamento tradicional ser de que NH_3/NH_4^+ depois entra no ducto coletor através de difusão não iônica proporcionada pelo pH ácido luminal, evidências crescentes sugerem que as glicoproteínas não retinoides Rhbg e Rhcg podem estar envolvidas na secreção de amônia pelo ducto coletor.[11,12]

Com base na discussão precedente, a excreção de amônia pode ser regulada por três mecanismos. Primeiro, a síntese de amônia no túbulo proximal pode ser regulada. A acidose crônica e a hipocalemia aumentam a síntese de amônia, enquanto a hipercalemia a suprime. Segundo, o aporte de amônia proveniente do túbulo proximal para o interstício medular pode ser regulado. Particularmente, a acidose metabólica

crônica amenta a expressão tanto de NHE3 quanto do cotransportador Na^+-K^+-$2Cl^-$ da alça de Henle. A hipercalemia pode inibir a reabsorção de NH_4^+ da PEA. Isso pode explicar a baixa $[NH_4^+]$ urinária encontrada na acidose tubular renal distal hipercalêmica (associada à síntese diminuída de NH_3 devido à hipercalemia). Ademais, qualquer doença intersticial renal que destrói a anatomia medular renal pode reduzir a $[NH_3$/$NH_4^+]$ do interstício medular. Terceiro, os mecanismos que regulam a secreção de H^+ ou a expressão do transportador de amônia pelo ducto coletor podem regular a entrada de amônia no ducto coletor e sua excreção. Os mecanismos primários requerem, de maneira importante, a síntese de novas proteínas para aumentar tanto a produção de amônia quanto seu transporte. Da mesma forma, alterações na excreção de amônia podem ser retardadas e a resposta renal máxima à acidose metabólica crônica pode levar de quatro a sete dias.

REGULAÇÃO DA ACIDIFICAÇÃO RENAL

A regulação do equilíbrio ácido-base requer um sistema integrado que regule precisamente o transporte de H^+-HCO_3^- no túbulo proximal, o transporte de H^+-HCO_3^- no néfron distal e a síntese e o transporte de amônia.

O pH Sanguíneo

A regulação do equilíbrio ácido-base requer que a excreção de carga fixa de H^+ aumente em estados de acidose e diminua em estados de alcalose. Essa forma de regulação envolve tanto mecanismos agudos quanto crônicos. No túbulo proximal, a redução aguda do pH sanguíneo aumenta a taxa de absorção de HCO_3^-, e o aumento agudo do pH sanguíneo inibe a absorção de HCO_3^-. Essas alterações na taxa de absorção do HCO_3^- ocorrem independentemente de a mudança no pH ser resultado de alterações na $PaCO_2$ ou na $[HCO_3^-]$ sérica. De forma similar, no ducto coletor, mudanças agudas na $[HCO_3^-]$ do soro peritubular e no pH regulam a taxa de secreção de H^+.

Além da regulação aguda, existem mecanismos para a regulação crônica. A acidose ou alcalose crônica levam a alterações paralelas na atividade do contratransportador Na^+-H^+ da membrana apical e do cotransportador Na^+-HCO_3^--CO_3^{2-} da membrana basolateral do túbulo proximal. A acidose metabólica aumenta agudamente a atividade cinética do NHE3 através de efeitos diretos do pH e através de fosforilação; a acidose crônica aumenta o número de transportadores NHE3.[13,14] Além disso, a acidose crônica leva a um aumento da síntese de amônia pelo túbulo proximal através de um acréscimo da atividade das enzimas envolvidas no metabolismo da amônia.

O DCC também é modificado pelas alterações ácido-base crônicas. Aumentos de longo prazo na carga ácida da dieta levam a um aumento da secreção de H^+, enquanto aumentos de longo prazo na carga básica da dieta levam a um aumento na capacidade de secreção de HCO_3^-.[15] Esse efeito é mediado por mudanças no número relativo de células intercaladas alfa e beta. Por exemplo, durante a acidose metabólica, o número de células intercaladas-alfa aumenta, enquanto o número de células intercaladas-beta diminui, sem haver uma mudança no número total de células intercaladas. Evidências recentes sugerem que a proteína extracelular hensina pode estar envolvida na mudança do tipo predominante de células intercaladas.[16]

Mineralocorticoides, Aporte Distal de Sódio e Volume do Fluido Extracelular

Os hormônios mineralocorticoides são reguladores-chave da secreção de H^+ pelo néfron distal e ducto coletor. Dois mecanismos parecem estar envolvidos. Primeiro, o hormônio mineralocorticoide estimula a absorção de Na^+ pelas células principais do DCC (Fig.11-6). Isso leva a uma voltagem luminal mais negativa, o que estimula a secreção de H^+. Esse mecanismo é indireto, uma vez que requer a presença de Na^+ e do transporte de Na^+. O segundo mecanismo é a ativação direta da secreção de H^+ pelos mineralocorticoides. Esse efeito é crônico, requer longa exposição e envolve aumentos paralelos na atividade da H^+-ATPase da membrana apical e do trocador Cl^--HCO_3^- da membrana basolateral.

Volume Plasmático

Mudanças no volume plasmático geram efeitos importantes na homeostase ácido-base. Esse efeito parece estar relacionado a alguns fatores. Primeiro, a contração de volume está associada a uma redução na TFG, o que diminui a carga filtrada de HCO_3^- e a carga tubular para manter a EAF. A contração de volume também reduz agudamente a permeabilidade paracelular do túbulo proximal. Isso vai diminuir o vazamento retrógrado de HCO_3^- ao redor das células, consequentemente aumentando a reabsorção da carga de bicarbonato pelo túbulo proximal. Por fim, a contração crônica do volume está associada a um aumento adaptativo na atividade do contratransportador NHE3 de Na^+-H^+ da membrana apical do túbulo proximal. Uma vez que esse transportador contribui para absorção tanto de $NaHCO_2$ quanto de NaCl, ambas essas capacidades vão estar aumentadas com a contração crônica do volume plasmático. Além disso, a contração de volume limita o aporte distal de cloreto. Na presença de alcalose metabólica crônica, a secreção de HCO_3^- é favorecida no DCC. Entretanto, a secreção de HCO_3^- pelo ducto coletor demanda a presença de Cl^- no lúmen e é inibida pela deficiência de Cl^-.

Potássio

A deficiência de potássio está associada a um aumento da EAF renal. Esse efeito é multifatorial. Primeiro, a deficiência crônica de K^+ aumenta a atividade do contratransportador Na^+-H^+ da membrana apical e do cotransportador Na^+-HCO_3^--CO_3^{2-} da membrana basolateral do túbulo proximal. Esse efeito é similar ao observado na acidose crônica e pode ser causado pela acidose intracelular. A deficiência crônica de K^+ também aumenta a produção tubular proximal de amônia. Finalmente, a deficiência crônica de K^+ leva a um aumento da secreção de H^+ no ducto coletor. Isso parece estar relacionado à atividade aumentada da H^+, K^+-ATPase da membrana apical. Tal efeito aumenta a taxa de secreção de H^+ e a taxa de reabsorção de K^+ no ducto coletor. Além disso, a amônia, cuja produção é estimulada pela hipocalemia, tem efeitos diretos que estimulam a secreção de H^+ pelo ducto coletor. Contrabalançando esses efeitos, a deficiência de K^+ reduz a secreção de aldosterona, o que pode inibir a acidificação distal. Portanto, em indivíduos normais, o efeito final da deficiência de K^+ no equilíbrio ácido-base é tipicamente mínimo. Entretanto, nos pacientes com secreção de mineralocorticoide não suprimível (p. ex., hiperaldosteronismo, síndrome de Cushing), a deficiência de K^+ pode gerar grande estímulo à acidificação renal e causar alcalose metabólica grave.

A hipercalemia parece ter os efeitos opostos sobre a acidificação renal. O efeito mais notável da hipercalemia é a inibição da síntese de amônia no túbulo proximal e de sua absorção na alça de Henle, resultando em níveis inapropriadamente baixos de excreção urinária de amônia. Isso contribui para a acidose metabólica vista em pacientes com acidose tubular renal distal hipercalêmica (tipo 4).

Referências

1. Palmer BF. Approach to fluid and electrolyte disorders and acid-base problems. *Prim Care*. 2008;35:195-213.
2. Alpern RJ. Cell mechanisms of proximal tubule acidification. *Physiol Rev*. 1990;70:79-114.
3. Bobulescu A, Moe OW. Luminal Na^+/H^+ exchange in the proximal tubule. *Pflugers Arch*. 2009;458:5-21.
4. Romero M. Molecular pathophysiology of SLC4 bicarbonate transporters. *Curr Opin Nephrol Hypertens*. 2005;14:495-501.
5. Alpern RJ, Preisig P. Renal acid base transport. In: Schrier RW, ed. *Diseases of the Kidney and Urinary Tract*. 8th ed. Philadelphia: Lippincott Williams & Wilkins; 2007:183-195.
6. Dorwart M, Shcheynikov N, Yang D, Muallem S. The solute carrier 26 family of proteins in epithelial ion transport. *Physiology (Bethesda)*. 2008;23: 104-114.
7. Knepper MA, Packer R, Good DW. Ammonium transport in the kidney. *Physiol Rev*. 1989;69:179-249.
8. Moret C, Dave M, Schulz N, et al. Regulation of renal amino acid transporters during metabolic acidosis. *Am J Physiol Renal Physiol*. 2007;292: F555-F566.
9. Karinch A, Lin C, Meng Q, et al. Glucocorticoids have a role in renal cortical expression of the SNAT3 glutamine transporter during chronic metabolic acidosis. *Am J Physiol Renal Physiol*. 2007;292:F448-F455.
10. Elkinton JR, Huth EJ, Webster GD Jr, McCance RA. The renal excretion of hydrogen ion in renal tubular acidosis. I. Quantitative assessment of the response to ammonium chloride as an acid load. *Am J Med*. 1960;36: 554-575.
11. Weiner ID, Verlander J. Role of NH3 and NH4 transporters in renal acid-base transport. *Am J Physiol Renal Physiol*. 2011;300:F11-F23.
12. Kim H, Verlander J, Bishop J, et al. Basolateral expression of the ammonia transporter family member Rh C glycoprotein in the mouse kidney. *Am J Physiol Renal Physiol*. 2009;296:F543-F555.
13. Moe OW. Acute regulation of proximal tubule apical membrane Na/H exchanger NHE-3: Role of phosphorylation, protein trafficking, and regulatory factors. *J Am Soc Nephrol*. 1999;10:2412-2425.
14. Ambuhl P, Amemiya M, Danczkay M, et al. Chronic metabolic acidosis increases NHE3 protein abundance in rat kidney. *Am J Physiol*. 1996; 271:F917-F925.
15. McKinney TD, Burg MB. Bicarbonate transport by rabbit cortical collecting tubules: Effect of acid and alkaline loads in vivo on transport in vitro. *J Clin Invest*. 1977;60:766-768.
16. Vijayakumar S, Erdjument-Bromage H, Tempst P, Al-Awqati Q. Role of integrins in the assembly and function of hensin in intercalated cells. *J Am Soc Nephrol*. 2008;19:1079-1091.

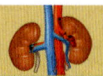

CAPÍTULO 12

Acidose Metabólica

Biff F. Palmer

DEFINIÇÃO

A acidose metabólica é definida por pH sanguíneo arterial baixo associado a uma concentração reduzida de bicarbonato, [HCO_3^-]. A compensação respiratória resulta em uma diminuição da pressão do gás carbônico (Pco_2) arterial. Uma baixa concentração de bicarbonato [HCO_3^-] por si só não é diagnóstica de acidose metabólica, pois também pode resultar da compensação renal à alcalose respiratória crônica. A medida do pH arterial diferencia essas duas possibilidades. O Quadro 12-1 mostra as respostas compensatórias esperadas para os distúrbios ácido-base metabólicos e respiratórios.[1]

Após a confirmação do diagnóstico de acidose metabólica, o primeiro passo na investigação do paciente é calcular o ânion *gap* sérico. O ânion *gap* equivale à diferença entre a concentração plasmática do principal cátion, sódio ([Na^+]), e dos principais ânions mensurados, cloreto e bicarbonato ([Cl^-]) e [HCO_3^-]), e é dada pela seguinte fórmula:

$$\text{Ânion } gap = [Na^+] - ([Cl^-] + [HCO_3^-])$$

Em indivíduos sadios, o valor normal do ânion *gap* é de aproximadamente 12 ± 2 mmol/L. Uma vez que muitos dos ânions não mensurados consistem em albumina, o ânion *gap* normal é reduzido em aproximadamente 4 mmol/L para cada 1 g/dL de decréscimo da concentração de albumina sérica abaixo do normal. O número total de cátions precisa equivaler ao número total de ânions, portanto uma diminuição na concentração do HCO_3^- sérico necessita ser contrabalançada por um aumento da concentração dos outros ânions. Se o ânion que acompanha o excesso de H^+ é o Cl^-, a redução da [HCO_3^-] sérica corresponderá a um aumento equivalente na [Cl^-] sérica. Essa acidose é classificada como de "ânion *gap* normal" ou "sem ânion *gap*" ou acidose metabólica hiperclorêmica. Em contraste, se o excesso de H^+ for acompanhado por outro ânion que não o Cl^-, a redução da [HCO_3^-] é balanceada por um aumento na concentração dos ânions não mensurados. A [Cl^-] permanece a mesma. Nesse cenário, a acidose é dita de "ânion *gap* aumentado" ou acidose metabólica "com ânion *gap*".

O valor normal para o ânion *gap* vem tendendo à queda com o passar do tempo devido a mudanças na quantificação do Na^+ e do Cl^- séricos.[2] A fotometria de chama usada para quantificar o Na^+ e o ensaio colorimétrico para quantificar o Cl^- vêm sendo substituídos pelo uso de eletrodos íon-seletivos, com os quais os valores de Na^+ sérico se mantiveram na maioria das vezes os mesmos, enquanto os valores de Cl^- sérico tenderam a ficar mais elevados. Como resultado, o ânion *gap* normal diminuiu para valores tão baixos quanto 6 mmol/L em alguns relatos. Reconhecendo essa mudança, alguns laboratórios ajustaram o ponto de calibração para o Cl^- para retornar o valor normal do ânion *gap* para a faixa de 12 ± 2 mmol/L. O clínico precisa estar ciente de que a média de ânion *gap* e o intervalo de valores normais vai variar conforme o método utilizado.

A Figura 12-1 mostra uma abordagem recomendada para um paciente com acidose metabólica e lista as causas mais comuns de acidose metabólica de acordo com o ânion *gap*.

ACIDOSE METABÓLICA SEM ÂNION *GAP* (DE ÂNION *GAP* NORMAL)

Uma acidose metabólica sem ânion *gap* pode resultar tanto de causas renais quanto de extrarrenais. As causas renais de acidose metabólica ocorrem quando a produção de bicarbonato pelo rim, resultante da excreção da carga ácida, não equilibra a perda de bicarbonato e de outros tampões alcalinos consumidos no tamponamento da produção endógena normal de ácido. Essa falência de excreção da carga ácida é denominada *acidose tubular renal* (ATR). Causas extrarrenais ocorrem quando a carga ácida exógena, a produção endógena de ácido ou a perda de bicarbonato endógeno são elevadas e ultrapassam a excreção renal da carga ácida. A causa mais comum de acidose metabólica sem ânion *gap* intrarrenal é a diarreia crônica.

As causas renais e extrarrenais de acidose metabólica podem ser diferenciadas pela medida da excreção urinária de amônia.[3] A resposta primária do rim à acidose metabólica é aumentar a excreção urinária de amônia, sendo que cada milimol de amônia excretada na urina resulta na produção de 1 mmol de bicarbonato "novo". Portanto, causas renais de acidose metabólica são caracterizadas por baixas taxas de excreção urinária de amônia. Por outro lado, na acidose metabólica intrarrenal, a excreção urinária de amônia está elevada. Já que a maioria dos laboratórios não mede a concentração de amônia urinária, pode-se calcular a excreção de amônia indiretamente usando-se o ânion *gap* urinário (AGU):

$$\text{AGU} = (U_{Na^+} + U_{K^+}) - U_{Cl^-}$$

O AGU é normalmente um valor positivo, que varia de +30 a +50 mmol/L. Um valor negativo para o AGU sugere excreção renal aumentada de um cátion não quantificado (p. ex., outro cátion além do Na^+ ou K^+). Um exemplo é o NH_4^+. Na acidose metabólica crônica por causas extrarrenais, as concentrações urinárias de amônia, sob a forma de NH_4Cl, podem alcançar 200 a 300 mmol/L. Como consequência, a concentração de cátion quantificado será menor que a concentração de ânion quantificado, o que inclui o Cl^- urinário aumentado e o AGU será menor que zero e frequentemente menor que -20 mmol/L.

O AGU reflete apenas indiretamente a concentração urinária de amônia e, se outros íons não quantificados forem excretados, pode levar a resultados falsos. Alguns exemplos incluem a cetoacidose diabética, associada à excreção urinária substancial de sais de cetoácido de sódio, e a exposição a tolueno (discutido posteriormente), associada à excreção urinária aumentada de hipurato de sódio e benzoato de sódio. Nesses cenários, o valor de AGU pode permanecer positivo apesar de um aumento apropriado na excreção urinária de amônia devido ao aumento da excreção urinária de sais de Na^+ com outros ânions ácidos. Na maioria dos pacientes, essas condições estão associadas a uma acidose metabólica de ânion *gap* elevado e, portanto, são facilmente diferenciadas da acidose metabólica induzida por diarreia, que representa uma acidose sem ânion *gap*.

Compensação nas Desordens Ácido-Base

Acidose respiratória aguda

Para cada 10 mmHg de aumento na P_{CO_2}, o HCO_3^- aumenta em 1 mmol/L

Acidose respiratória crônica

Para cada 10 mmHg de aumento na P_{CO_2}, o HCO_3^- aumenta em 3,5 mmol/L

Alcalose respiratória aguda

Para cada 10 mmHg de queda na P_{CO_2}, o HCO_3^- diminui em 2 mmol/L

Alcalose respiratória crônica

Para cada 10 mmHg de queda na P_{CO_2}, o HCO_3^- diminui em 5 mmol/L

Acidose metabólica

1,2 mmHg de redução na P_{CO_2} para cada 1 mmol/L de queda no HCO_3^-

$P_{CO_2} = HCO_3^- + 15$

P_{CO_2} = últimos dígitos do pH

Alcalose metabólica

A P_{CO_2} aumenta em 0,7 para cada mmol/L de HCO_3^-

Quadro 12-1 Respostas compensatórias esperadas às desordens ácido-base. *P_{CO_2}*, tensão do dióxido de carbono; *HCO_3^-*, íons de bicarbonato.

O pH urinário, diferentemente do AGU, não é útil para diferenciar a acidose de origem renal daquela de origem intrarrenal. Por exemplo, um pH urinário ácido não indica, necessariamente, um aumento na excreção de carga ácida. Na hipercalemia crônica, o metabolismo renal de amônia está inibido; assim, há menos amônia disponível no néfron distal para servir como tampão, e uma secreção distal de H^+ em pequena quantidade pode levar a uma acidificação urinária significante. Nesse cenário, o pH urinário é ácido, mas a excreção da carga ácida é baixa devido à baixa excreção de amônia. De forma similar, a urina alcalina não implica necessariamente um defeito da acidificação renal. Em condições nas quais o metabolismo da amônia estiver aumentado, a secreção distal de H^+ pode ser elevada e, ainda assim, a urina permanece relativamente alcalina devido ao efeito tampão da amônia.

Acidose Metabólica de Origem Renal

Observa-se na Figura 12-2 uma abordagem geral para investigar a acidose metabólica de origem renal.

Acidose Tubular Renal Proximal (Tipo 2)

Normalmente, 80% a 90% da carga filtrada de HCO_3^- é reabsorvida no túbulo proximal. Na ATR proximal (tipo 2), o túbulo proximal tem uma capacidade reduzida de reabsorver o bicarbonato filtrado. Quando a concentração do bicarbonato sérico é normal ou próxima do normal, a quantidade de bicarbonato filtrado pelo glomérulo excede a capacidade reabsortiva de bicarbonato do túbulo proximal. Quando isso acontece, implica um aporte aumentado de bicarbonato para a alça de Henle e néfron distal excedendo a sua capacidade de reabsorver todo o bicarbonato presente. Desse modo, parte do bicarbonato filtrado aparece na urina. O resultado final é a diminuição da concentração sérica de bicarbonato. Por fim, a carga de bicarbonato filtrado diminui até a concentração na qual o túbulo proximal seja capaz de reabsorver a quantidade suficiente de bicarbonato filtrado para que a carga de bicarbonato aportada à alça de Henle e ao néfron distal fique dentro de sua capacidade reabsortiva. Quando isso ocorre, nenhum bicarbonato adicional é eliminado na urina, a excreção da carga ácida se normaliza e se estabelece um novo ponto de equilíbrio da concentração sérica de bicarbonato, em um nível inferior ao normal.

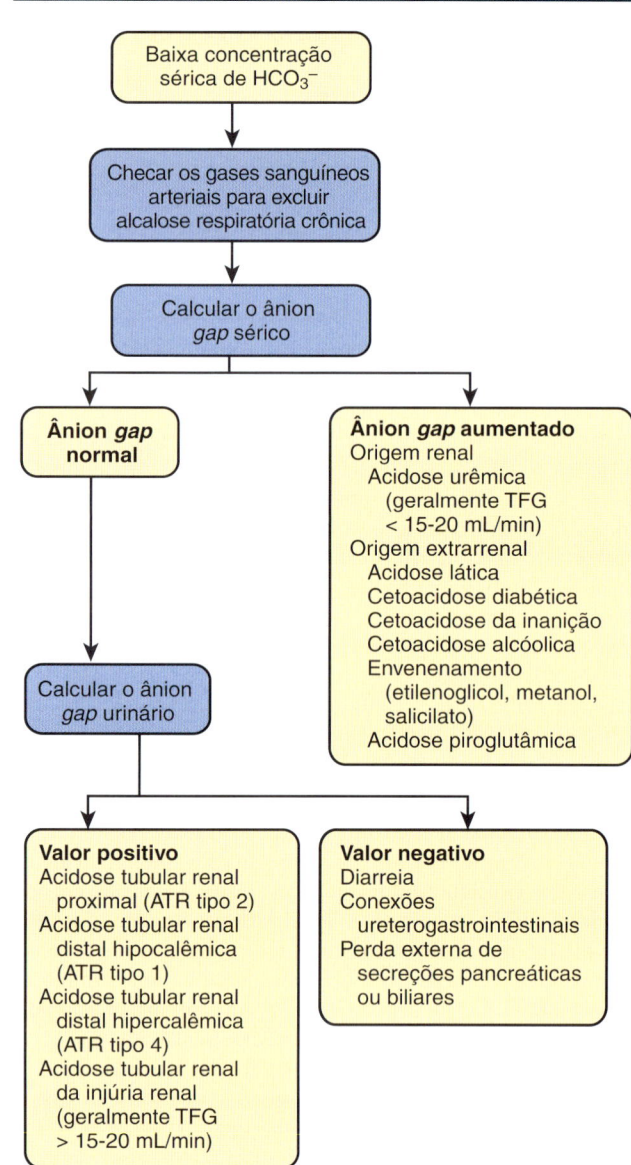

Figura 12-1 Abordagem do paciente com baixa concentração sérica de HCO_3^-

A hipocalemia está presente na ATR proximal. A perda renal de $NaHCO_3$ leva à depleção do volume intravascular, a qual, por sua vez, ativa o sistema renina-angiotensina-aldosterona. O aporte distal de Na^+ se eleva como resultado da redução da reabsorção proximal de $NaHCO_3$. A presença do hiperaldosteronismo e o aumento da reabsorção de Na^+ no néfron distal acarretam o aumento na secreção de K^+ e consequente hipocalemia. No ponto de equilíbrio, quando virtualmente todo o HCO_3^- filtrado é reabsorvido no néfron proximal e distal, a perda renal de potássio é menor e o grau de hipocalemia tende a ser leve.

A ATR proximal pode aparecer como um defeito isolado da acidificação urinária, mas é encontrada de forma mais típica nos quadros de disfunção geral do túbulo proximal, como a síndrome de Fanconi. Além da reabsorção reduzida de HCO_3^-, os pacientes com síndrome de Fanconi apresentam redução da reabsorção de glicose, fosfato, ácido úrico, aminoácidos e proteínas de baixo peso molecular. Várias

Abordagem do Paciente com Acidose Tubular Renal

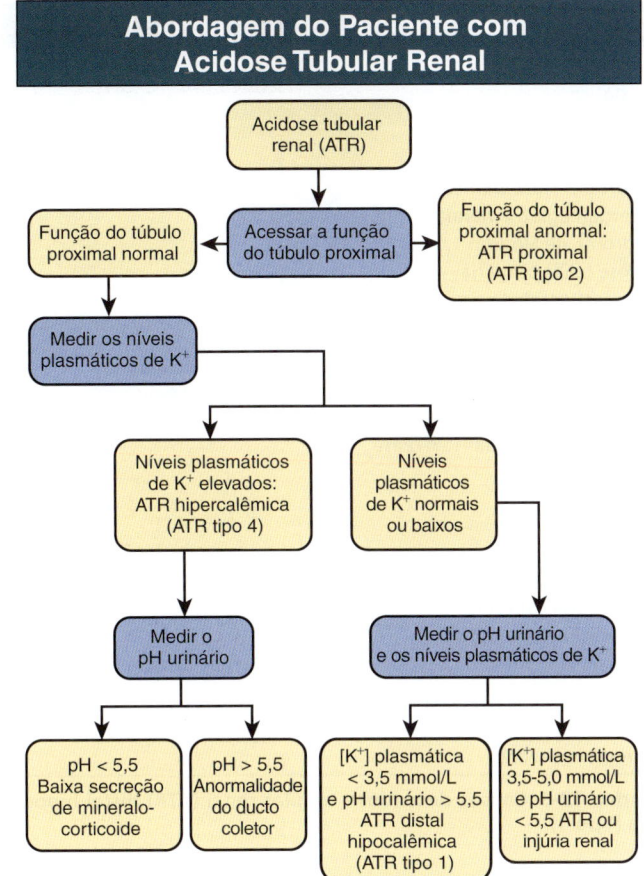

Figura 12-2 Abordagem do paciente com acidose tubular renal.

Causas de Acidose Tubular Renal Tipo 2

Não Associadas à Síndrome de Fanconi
Esporádica
Familiar

Defeito da Anidrase Carbônica
   Drogas: acetazolamida, sulfanilamida, topiramato
   Deficiência da anidrase carbônica tipo II

Associada à Síndrome de Fanconi
Seletiva (sem doença sistêmica presente)
Esporádica

Familiar
ATR proximal autossômica recessiva com anormalidades oculares:
   defeito no cotransportador Na^+-HCO_3^- (NBCe1)
ATR proximal autossômica recessiva com osteoporose e calcificação
   cerebral: defeito da anidrase carbônica II
   Generalizada (doença sistêmica presente)
   Desordens genéticas
   • Cistinose
   • Doença de Wilson
   • Intolerância à frutose hereditária
   • Síndrome de Lowe
   • Leucodistrofia metacromática

Estados disproteinêmicos
Rim do mieloma
Doença de deposição de cadeias leves

Hiperparatireoidismo
Primário
Secundário

Drogas e toxinas
Tetraciclina obsoleta
Ifosfamida
Gentamicina
Streptozocina
Chumbo
Cádmio
Mercúrio

Doença tubulointersticial
Rejeição pós-transplante
Nefropatia de Balkan
Doença cística medular

Outros
Fibroma ósseo
Osteopetrose
Hemoglobinúria paroxística noturna

Quadro 12-2 Causas de acidose tubular renal (ATR) proximal (tipo 2).

desordens hereditárias e adquiridas já foram associadas ao desenvolvimento da síndrome de Fanconi e da ATR proximal (Quadro 12-2). A causa hereditária mais comum em crianças é a cistinose (Cap. 50). A maioria dos adultos com síndrome de Fanconi possui uma condição adquirida que está relacionada a uma disproteinemia subjacente, como o mieloma múltiplo.

Anormalidades esqueléticas são comuns nesses pacientes. A hipofosfatemia crônica devido à perda renal de fosfato pode levar à osteomalácia. Ademais, pode ocorrer deficiência da forma ativa da vitamina D devido a uma incapacidade do túbulo proximal em converter a 25-hidroxivitamina D_3 em 1,25-dihidroxivitamina D.

Em contraste à ATR distal, a ATR proximal não está associada a nefrolitíase ou nefrocalcinose. Uma exceção é observada com o uso de topiramato,[4,5] uma droga antiepiléptica cada vez mais usada no tratamento de diversas desordens neurológicas e metabólicas. A droga exerce um efeito inibitório sobre a atividade da anidrase carbônica renal, resultando em um defeito da acidificação proximal similar ao observado com a acetazolamida. O topiramato também está associado a hipocitratúria, hipercalciúria e pH urinário elevado, aumentando o risco de doença litiásica renal.

A ATR proximal deve ser suspeitada em um paciente com acidose com ânion *gap* normal e hipocalemia, que apresenta uma habilidade intacta de acidificar a urina para um pH abaixo de 5,5 enquanto está no estado de equilíbrio.[6] A disfunção tubular proximal, com a presença de glicosúria euglicêmica, hipofosfatemia, hipouricemia e proteinúria leve, sugere fortemente esse diagnóstico. O AGU é maior que zero, indicando a falta de aumento da excreção de carga ácida.

O tratamento da ATR proximal é difícil. A administração de álcali aumenta a concentração sérica de bicarbonato, que, por sua vez, eleva a perda urinária de bicarbonato e, consequentemente, minimiza os aumentos subsequentes da concentração sérica de bicarbonato. Além disso, o aumento da carga distal de sódio, combinada com o aumento da aldosterona circulante plasmática, resulta em maior perda renal de potássio e piora da hipocalemia. Para prevenir a piora da hipocalemia, devem ser administradas quantidades substanciais de álcali, geralmente, sob a forma de sal de potássio, como o citrato de potássio. As crianças com ATR proximal devem ser tratadas de forma intensiva com o objetivo de normalizar a concentração sérica de bicarbonato e minimizar o retardo do crescimento. Essas crianças podem demandar grandes quantidades de terapia alcalina, comumente 5 a 15 mmol/kg/dia.

Os adultos com ATR proximal, em geral, não são tratados de forma tão agressiva quanto as crianças, devido à ausência de anormalidades metabólicas sistêmicas ou doença óssea. Muitos clínicos administram a terapia alcalina se a concentração de bicarbonato sérica for menor que 18 mmol/L com o intuito de prevenir acidose grave. Ainda não está bem estabelecido se a terapia mais agressiva para normalizar a concentração sérica de bicarbonato é benéfica. Entretanto, as grandes quantidades de base necessárias, cerca de 700 a 1.000 mmol/dia para um indivíduo de 70 kg, dificultam essa abordagem.

Acidose Tubular Renal Distal Hipocalêmica (Tipo 1)

Em contraste com a ATR proximal, os pacientes com ATR distal são incapazes de acidificar a urina, tanto sob condições basais quanto em resposta à acidose metabólica.[7,8] A ATR tipo 1 resulta de uma redução na secreção da carga de H^+ pelo néfron distal, o que acarreta uma perda contínua de bicarbonato pela urina e impede a acidificação urinária, reduzindo, dessa forma, a excreção de ácido titulável e a excreção urinária de amônia. Como resultado, esses pacientes são incapazes de igualar a excreção de carga ácida à produção endógena de ácido, com consequente acúmulo de ácido. A acidose metabólica instalada acarreta o aumento da reabsorção da matriz óssea com o intuito de liberar os sais alcalinos de cálcio presentes no osso. Ao longo de um período de tempo prolongado, pode resultar em osteopenia progressiva nos adultos e osteomalácia nas crianças.

A causa da ATR distal pode ser tanto pela redução da secreção de H^+ (defeito secretório) quanto pelo aumento da permeabilidade do túbulo distal, que resulta no vazamento retrógrado (*backleak*) aumentado do H^+ secretado normalmente (defeito de gradiente); esse distúrbio pode ser genético ou adquirido. Algumas medicações, especialmente a anfotericina, podem causar o vazamento retrógrado (*backleak*) aumentado de prótons através da membrana plasmática apical, resultando em uma forma de defeito de gradiente da ATR distal.

Nos pacientes com defeito secretório, a incapacidade de acidificação urinária a um pH abaixo de 5,5 é secundária a alterações em qualquer uma das proteínas envolvidas na secreção de H^+ pelo ducto coletor. Alguns pacientes podem apresentar um defeito isolado na H^+, K^+-ATPase que prejudica a secreção de H^+ e a reabsorção de K^+.[9] Um defeito restrito à H^+-ATPase vacuolar também resulta em perda renal de potássio.[10] A presença de acidose sistêmica tende a diminuir a reabsorção proximal de fluido tubular com um aumento do seu aporte distal, resultando em contração de volume e ativação do sistema renina-aldosterona (SRA). O aumento do aporte distal de Na^+ associado a concentrações circulantes aumentadas de aldosterona consequentemente leva ao aumento da secreção renal de K^+. Defeitos no trocador basolateral de ânions (AE1) também pode causar ATR distal. Nesse caso, a ausência de vazão basolateral de HCO_3^- leva à alcalinização intracelular, o que resulta na inibição da secreção apical de próton.

Pacientes com ATR distal apresentam baixas taxas de secreção de amônia. A secreção reduzida é causada pela falência em manter a amônia no lúmen tubular do ducto coletor como consequência da incapacidade para reduzir o pH do fluido luminal. Além disso, geralmente a transferência medular de amônia está prejudicada devido ao distúrbio intersticial. O distúrbio intersticial está frequentemente presente nesses pacientes devido a uma doença subjacente associada ou como resultado de nefrocalcinose ou fibrose intersticial induzida pela hipocalemia.

Em contraste à ATR proximal, na ATR distal a nefrolitíase e nefrocalcinose são comuns.[11] A excreção urinária de Ca^{2+} é alta secundariamente à reabsorção mineral óssea induzida pela acidose. A alcalinização luminal também inibe a reabsorção de cálcio, aumentando sua excreção urinária.[12] A solubilidade do fosfato de cálcio também é bastante reduzida em pH alcalino, o que acelera a formação de cálculos de fosfato de cálcio. A baixa excreção urinária de citrato observada aumenta ainda mais a formação de cálculos. O citrato é metabolizado em HCO_3^-, e sua reabsorção é estimulada pela acidose metabólica, minimizando assim a gravidade da acidose metabólica. O citrato urinário também quela o cálcio urinário, diminuindo as concentrações de cálcio ionizado. Dessa forma, a excreção reduzida de citrato

Causas de Acidose Tubular Renal Tipo 1

Primária
Idiopática
Familiar

Secundária
Desordens Autoimunes
Hipergamaglobulinemia
Síndrome de Sjögren
Cirrose biliar primária
Lupus eritematoso sistêmico

Doenças Genéticas
ATR autossômica dominante: defeito no trocador de ânion
ATR autossômica recessiva: subunidade A4 da H^+-ATPase
Autossômica recessiva com progressiva surdez de origem neurológica: subunidade B1 da H^+-ATPase

Drogas e Toxinas
Anfotericina B
Tolueno

Defeitos Associados a Nefrocalcinose
Hiperparatireoidismo
Intoxicação por vitamina D
Hipercalciúria idiopática

Doença Tubulointersticial
Uropatia obstrutiva
Transplante renal

Quadro 12-3 Causas de acidose tubular renal (ATR) distal hipocalêmica (tipo 1).

que ocorre na acidose metabólica crônica devido à ATR distal contribui ainda mais tanto para a nefrolitíase quanto para a nefrocalcinose.

A ATR distal pode ser uma desordem primária, idiopática ou hereditária, mas é mais frequentemente associada a uma doença sistêmica, sendo a mais comum delas a síndrome de Sjögren (Quadro 12-3). Estados hipergamaglobulinêmicos, assim como drogas e toxinas, também podem causar essa desordem.

Outra causa comum de ATR distal adquirida é a inalação de cola. A inalação de tolueno oriundo dos fumos de cola, *spray* de tinta e solventes de tinta podem levar a acidose hipocalêmica de ânion *gap* normal através de múltiplos mecanismos. Primeiro, o tolueno inibe a secreção de próton pelo ducto coletor. Segundo, o metabolismo do tolueno produz os ácidos orgânicos hipúrico e benzoico. Esses são tamponados pelo bicarbonato de sódio, resultando em acidose metabólica e na produção de hipurato de sódio e benzoato de sódio. Se o volume plasmático estiver normal, esses sais são rapidamente excretados na urina e uma acidose metabólica sem ânion *gap* se instala. Se o volume plasmático estiver reduzido, a excreção urinária é limitada, ocorre acúmulo desses sais e uma acidose metabólica com ânion *gap* aumentado se instala.

A ATR distal deve ser considerada em todos os pacientes com acidose metabólica sem ânion *gap* e hipocalemia e que têm uma inabilidade para baixar ao máximo o pH urinário. Um pH urinário acima de 5,5 no paciente com acidose sistêmica sugere ATR distal e um valor de AGU maior que zero é confirmatório. Dependendo da duração da ATR distal, a acidose metabólica pode ser leve ou muito grave, com uma $[HCO_3^-]$ sérica tão baixa quanto 10 mmol/L. As perdas urinárias de potássio levam ao desenvolvimento de hipocalemia. Hipocalemia grave (< 2,5 mmol/L) pode resultar em fraqueza musculoesquelética e diabetes insípido nefrogênico. O último distúrbio ocorre porque a hipocalemia reduz a expressão de aquaporina 2 (AQP2) no ducto coletor, minimizando assim a capacidade de concentração urinária. Uma ultrassonografia abdominal pode revelar a nefrocalcinose.

Em pacientes com distúrbios mínimos do pH sanguíneo e da $[HCO_3^-]$ plasmática, é necessário realizar um teste de acidificação urinária. Tradicionalmente, esse teste envolve administração oral de NH_4Cl para induzir acidose metabólica com averiguação da resposta renal através de medidas seriadas do pH urinário. Muitos pacientes toleram mal a ingestão de NH_4Cl devido a irritação gástrica, náusea e vômitos. Uma forma alternativa de testar a capacidade de acidificação distal é a administração de furosemida e o mineralocorticoide fludrocortisona simultaneamente.[13] A combinação dos dois aumenta o aporte distal de Na^+, e o efeito mineralocorticoide estimula a secreção distal de H^+ tanto por um aumento da eletronegatividade luminal quanto por um efeito estimulatório direto sobre a secreção de H^+. Indivíduos normais conseguem baixar o pH urinário para valores abaixo de 5,5 com essa manobra.

A correção da acidose metabólica na ATR distal pode ser alcançada através da administração de álcali em quantidade apenas um pouco acima da produção diária de ácido, geralmente 1 a 2 mmol/kg/dia. Em pacientes com deficiência importante de K^+, a correção da acidose com HCO_3^-, particularmente se feita com sais de sódio alcalinos como o $NaHCO_3$, pode causar hipocalemia grave. Assim, é recomendável que a reposição de potássio seja iniciada antes da correção da acidose. Geralmente, a combinação de álcali de sódio e álcali de potássio é necessária para o tratamento de longo prazo da ATR distal. Nos pacientes com doença calculosa renal recorrente causada pela ATR distal, o tratamento da acidose aumenta a excreção urinária de citrato, o que desacelera a taxa de formação de cálculos e pode até mesmo levar à dissolução de cálculos.

Acidose Tubular Renal Distal Hipercalêmica (Tipo 4)

A ATR tipo 4 é caracterizada por disfunção do néfron distal, resultando em excreção renal reduzida tanto de H^+ quanto de K^+ e causando uma acidose metabólica hiperclorêmica de ânion *gap* normal e hipercalemia.[14] A síndrome é mais frequentemente associada à disfunção renal leve a moderada; entretanto, a magnitude da hipercalemia e da acidose é desproporcionalmente grave para a taxa de filtração glomerular (TFG) observada. A ATR tipo 4, assim como a ATR distal (tipo 1) hipocalêmica são afecções caracterizadas por defeitos da acidificação do nefron distal; entretanto, a tipo 4 é diferenciada da tipo 1 tendo como base muitas características importantes (Tabela 12-1). A ATR tipo 4 também é uma forma muito mais comum de ATR, particularmente em adultos.

Fatores Diferenciadores da Acidose Tubular Renal Tipos 1, 2 e 4

Fator	Tipo 1	Tipo 2	Tipo 4
K^+ sérico	Baixo	Baixo	Alto
Função renal	Normal ou próxima do normal	Normal ou próxima do normal	Estágio 3,4 ou 5 da doença renal crônica
pH urinário durante a acidose	Alto	Baixo	Baixo ou alto
HCO_3^- sérico (mmol/L)	10-20	16-18	16-22
Pco_2 urinária (mmHg)	< 40	< 40	> 70
Citrato urinário	Baixo	Alto	Baixo
Síndrome de Fanconi	Não	Pode estar presente	Não

Tabela 12-1 Diferenciação dos tipos de ATR. Fatores que diferenciam a acidose tubular renal distal hipocalêmica (tipo 1), a proximal (tipo 2) e a distal hipercalêmica (tipo 4).

A ATR distal hipercalêmica resulta da deficiência de aldosterona circulante ou função anormal do ducto coletor cortical (DCC), ou pode estar relacionada à hipercalemia. Em qualquer um dos casos, desenvolve-se um defeito na secreção distal de H^+. A reabsorção reduzida de Na^+ pelas células principais leva a uma diminuição da eletronegatividade luminal do DCC, o que interfere na acidificação distal devido à redução da força propulsora da secreção de H^+ para dentro do lúmen tubular. A secreção de H^+ é muito prejudicada nesse segmento, assim como no ducto coletor medular, como resultado da perda do efeito estimulatório direto da aldosterona sobre a secreção de H^+ ou de uma anormalidade na célula secretora de H^+.

Uma consequência da redução da eletronegatividade luminal no DCC é a diminuição da excreção renal de K^+. Além disso, um defeito primário no transporte do DCC também pode dificultar a secreção de K^+. A hipercalemia diminui a quantidade de amônia disponível para agir como tampão urinário, contribuindo para o defeito na acidificação distal. Alguns estudos sugerem que a hipercalemia, por si só, através de seus efeitos sobre o metabolismo da amônia, é o mecanismo primário pelo qual a acidose metabólica se desenvolve na ATR tipo 4.

A etiologia da ATR tipo 4 inclui desordens associadas a níveis circulantes reduzidos de aldosterona e condições associadas à disfunção do DCC. A doença mais comumente associada a ATR tipo 4 em adultos é o diabetes melito. Nesses pacientes, a retenção primária de NaCl leva à expansão do volume e supressão e atrofia do aparato justaglomerular secretor de renina. Muitas drogas populares, como os anti-inflamatórios não esteroidais (AINEs), inibidores da enzima conversora de angiotensina (ECA) e heparina em altas doses, como as usadas para anticoagulação sistêmica, podem levar a uma síntese reduzida de mineralocorticoides. A disfunção do DCC pode ser um sinal de dano estrutural do rim, como ocorre em doenças renais intersticiais como a nefropatia da anemia falciforme, obstrução do trato urinário e lúpus. A função do DCC também pode estar prejudicada devido ao uso de drogas como amilorida, triantereno e espironolactona.[15]

ATR tipo 4 deve ser suspeitada no paciente com uma acidose metabólica de ânion *gap* normal associada à hipercalemia. O paciente típico encontra-se entre a quinta e sétima década de vida e tem uma história de diabetes melito de longa data, com uma redução moderada na TFG. Em geral, a $[HCO_3^-]$ plasmática é de 18 a 22 mmol/L e a $[K^+]$ sérica está entre 5,5 e 6,5 mmol/L. A maioria dos pacientes são assintomáticos; entretanto, a hipercalemia pode ser grave o suficiente para causar fraqueza muscular ou arritmias cardíacas. O valor do AGU é levemente positivo, indicando excreção mínima de amônia na urina. Quando a desordem for causada por um defeito na atividade mineralocorticoide, os pacientes costumam apresentar um pH urinário abaixo de 5,5, refletindo um defeito mais grave na disponibilidade de amônia do que na secreção de H^+ (Fig.12-3). Nos pacientes com danos estruturais do ducto coletor, o pH urinário pode ser alcalino, refletindo tanto a diminuição da secreção de H^+ quanto a redução da excreção urinária de amônia.

O tratamento dos pacientes com ATR tipo 4 é direcionado tanto para a hipercalemia quanto para a acidose metabólica. Em muitos pacientes, a redução da $[K^+]$ sérica corrige simultaneamente a acidose.[16] A correção da hipercalemia permite que a produção renal de amônia aumente, aumentando assim o fornecimento de tampão para a acidificação distal. A primeira consideração do tratamento é a descontinuação de qualquer medicamento não essencial que pode interferir na síntese ou atividade da aldosterona ou na capacidade dos rins de excretar potássio (Quadro 12-4). O uso dos inibidores da ECA e dos bloqueadores do receptor de angiotensina (BRAs) deve usualmente ser continuado devido aos efeitos benéficos sobre a doença cardiovascular e seus benefícios de renoproteção nos pacientes com doença renal crônica (DRC). Nos pacientes com deficiência de aldosterona

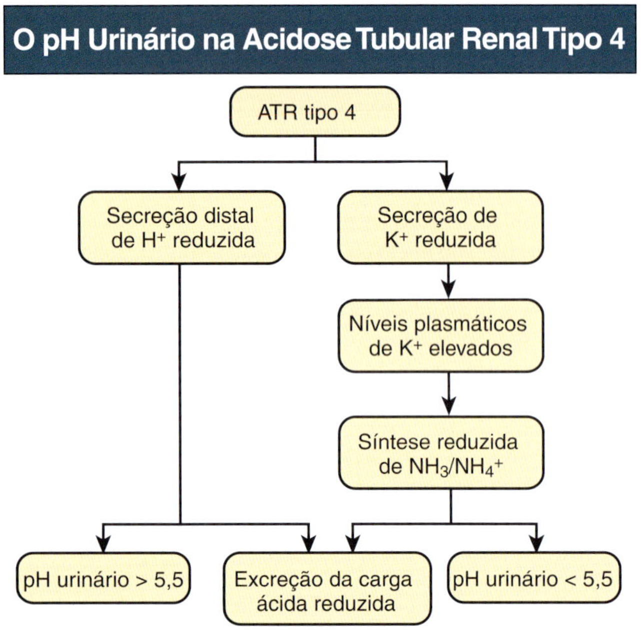

O pH Urinário na Acidose Tubular Renal Tipo 4

Figura 12-3 O pH urinário na acidose tubular renal distal hipercalêmica (tipo 4). A excreção da carga ácida sempre está diminuída; entretanto, o pH urinário pode ser variável. Na doença estrutural do rim, em geral, o defeito predominante é a secreção distal reduzida de H^+, e o pH urinário está acima de 5,5. Nas desordens associadas à atividade de mineralocorticoide reduzida, o pH urinário está geralmente abaixo de 5,5.

Causas de Acidose Tubular Renal Ripo 4

Deficiência de Mineralocorticoide

Baixa Renina, Baixa Aldosterona
Diabetes melito
Drogas
  Anti-inflamatórias não esteroidais (AINEs)
  Ciclosporina, tacrolimus
  β-bloqueadores

Renina alta, aldosterona baixa
Destruição adrenal
Defeitos enzimáticos congênitos
Drogas
Inibidores da enzima conversora de angiotensina (ECA)
Bloqueadores do receptor de angiotensina II (BRAs)
Heparina
Cetoconazol

Ducto coletor cortical anormal
Receptor de mineralocorticoide ausente ou defeituoso
Drogas
  Espironolactona, eplerenona
  Triantereno
  Amilorida
  Trimetoprim
  Pentamidina
Doença tubulointersticial crônica

Quadro 12-4 Causas de acidose tubular renal distal hipercalêmica (tipo 4).

que não são hipertensos nem apresentam sobrecarga de fluido, a administração de um mineralocorticoide sintético como a fludrocortisona (0,1 mg/dia) pode ser efetiva. Nos pacientes com hipertensão ou sobrecarga de volume, particularmente em associação à DRC, a administração de tiazídico ou de um diurético de alça é frequentemente efetiva. Os diuréticos de alça são necessários nos pacientes com uma TFG estimada abaixo de 30 mL/min. Os diuréticos tiazídicos e de alça aumentam o aporte distal de Na^+ e consequentemente estimulam a secreção de K^+ e H^+ no ducto coletor. A terapia alcalina (p. ex., $NaHCO_3$) também pode ser usada para tratar a acidose e a hipercalemia, mas o paciente deve ser estreitamente monitorado para evitar sobrecarga de volume e piora da hipertensão.

Acidose Tubular Renal da Doença Renal Crônica

A acidose metabólica na DRC avançada é causada pela falência do mecanismo de acidificação tubular para excretar a carga de ácido normal produzida diariamente. À medida que a massa renal funcionante for reduzida pela doença, ocorre um aumento adaptativo da produção de amônia e secreção de H^+ pelos néfrons remanescentes. Apesar da produção aumentada de amônia em cada néfron remanescente, a produção total está reduzida secundariamente à diminuição da massa renal total. Além disso, menos amônia chega ao interstício medular devido à alteração da anatomia medular.[17] A capacidade de baixar o pH urinário permanece intacta, refletindo o fato de que a incapacidade de secreção de H^+ pelo néfron distal é menor que a da secreção de amônia. Quantitativamente, entretanto, o total de secreção de H^+ é pequeno e o pH urinário ácido é consequência de pequena quantidade de tampão na urina. A falta de amônia na urina é refletida por um valor positivo do AGU. A diferenciação entre a ATR e a ATR tipo 4 pode ser difícil, uma vez que é baseada na determinação clínica de que a gravidade da acidose metabólica é desproporcional ao grau de disfunção renal.

Pacientes com DRC podem desenvolver acidose metabólica de ânion *gap* normal hiperclorêmica associada à normocalemia ou leve hipercalemia à medida que a TFG se reduz para menos de 30 mL/min. Com a DRC mais avançada (TFG < 15 mL/min), a acidose pode mudar para uma acidose metabólica com ânion *gap* aumentado, refletindo uma incapacidade progressiva de excretar fosfato, sulfato e vários ácidos orgânicos. Nesse estágio, a acidose é comumente referida como "acidose urêmica".

A correção da acidose metabólica nos pacientes com DRC é alcançada através do tratamento com $NaHCO_3$, 0,5 a 1,5 mmol/kg/dia, começando quando a concentração de HCO_3^- é menor que 22 mmol/L. Em alguns pacientes, formulações de citrato sem sódio podem ser usadas. Os diuréticos de alça são frequentemente usados em conjunto com a terapia alcalina para prevenir a sobrecarga de volume. Se a acidose se tornar refratária à terapia medicamentosa, é necessário iniciar a diálise. Evidências recentes sugerem que a acidose metabólica no paciente com DRC precisa ser tratada de forma agressiva, já que a acidose crônica está associada à doença metabólica óssea e pode levar a um estado de catabolismo acelerado.[18,19]

Acidose Metabólica de Origem Extrarrenal

Diarreia

As secreções intestinais de localizações distais ao estômago são ricas em HCO_3^-. A perda acelerada dessa solução rica em HCO_3^- pode resultar em acidose metabólica. A perda resultante de volume sinaliza ao rim aumento da reabsorção de NaCl; isso, combinado às perdas intestinais de $NaHCO_3$, gera uma acidose metabólica de ânion *gap* normal. A resposta renal é aumentar a excreção de carga ácida através do aumento da excreção urinária de amônia.[20] A hipocalemia, como resultado das perdas gastrointestinais, e o baixo pH sérico estimulam a síntese de amônia no túbulo proximal. O aumento da disponibilidade de amônia para agir como tampão urinário permite o aumento máximo na secreção de H^+ pelo néfron distal.

O aumento da excreção urinária de amônia, associado a uma acidose de ânion *gap* normal de origem extrarrenal, resulta em um valor negativo do AGU. O pH urinário pode ser fator de confundimento na diarreia crônica, pois pode estar acima de 6,0 devido aos aumentos substanciais no metabolismo renal da amônia que resultam em pH urinário maior devido à habilidade de tampão da amônia. Apesar de a história clínica poder diferenciar essas duas possibilidades, no paciente com abuso de laxantes a história clínica pode não ser útil, já que a diarreia pode não ser relatada por esses pacientes. Uma colonoscopia pode ser indicada para revelar os achados característicos do abuso de laxantes (p. ex., cólon melanótico) caso o diagnóstico seja considerado.

O tratamento da acidose metabólica associada à diarreia é baseado no tratamento da diarreia subjacente. Se isso não for possível, indica-se o tratamento alcalino, possivelmente incluindo álcali de potássio para tratar a hipocalemia e a acidose metabólica simultaneamente.

Condutos Ileais

O desvio cirúrgico do ureter para uma bolsa ileal é usado no tratamento do paciente com bexiga neurogênica ou após cistectomia. O procedimento pode se associar raramente ao desenvolvimento da uma acidose metabólica de ânion *gap* normal hiperclorêmica. A acidose é em parte causada pela reabsorção do NH_4Cl urinário pelo intestino. A amônia é transportada pela circulação portal ao fígado ou é metabolizada em ureia para prevenir a encefalopatia hiperamoninêmica. Esse processo metabólico consome quantidades equimolares de bicarbonato e consequentemente pode resultar no desenvolvimento de acidose metabólica. A acidose metabólica também pode se desenvolver já que o Cl^- urinário pode ser trocado por HCO_3^- através da ativação do trocador Cl^--HCO_3^- no lúmen intestinal. Em alguns pacientes, pode-se desenvolver um defeito renal na acidificação, exacerbando o grau de acidose. Esse defeito pode resultar de um dano tubular causado pelas pielonefrites ou pelas altas pressões colônicas, causando secundariamente obstrução urinária.

A gravidade da acidose relaciona-se ao período de tempo em que a urina está em contato com o intestino e à área superficial total de intestino exposto à urina. Em pacientes com uma anastomose ureterorretossigmoidal, esses fatores estão aumentados e a acidose tende a ser mais comum e mais grave que em pacientes com um conduto ileal. O conduto ileal foi desenhado para minimizar o tempo e a área de contato entre a urina e a superfície intestinal. Pacientes com desvio cirúrgico do ureter que desenvolvem acidose metabólica devem ser investigados para uma obstrução da alça ileal, uma vez que isso levaria a um aumento do tempo de contato entre a urina e a superfície intestinal.

ACIDOSE METABÓLICA COM ÂNION *GAP* AUMENTADO

Acidose Lática

O ácido lático é o produto final do metabolismo anaeróbico da glicose e é gerado pela redução reversível do ácido pirúvico através da ácido lático desidrogenase e NADH (dinucleotídeo reduzido de nicotinamida e adenina), como mostrado pela seguinte fórmula:

$$Piruvato + NADH + H^+ \leftrightarrow Lactato + NAD^+$$

Em condições normais, a reação é desviada para a direita, e a razão normal de lactato para piruvato é de aproximadamente 10:1. Os reagentes nessa via são interrelacionados, como mostrado pela seguinte equação:

$$Lactato = K[(piruvato)(NADH)(H^+)]/(NAD^+)$$

em que K é a constante de equilíbrio.

Baseando-se nessa relação, fica evidente que o lactato pode aumentar por três razões.[21] Primeiro, o lactato pode aumentar devido à produção aumentada de piruvato. Nessa situação, a razão normal de lactato-piruvato de 10:1 será mantida. Um aumento isolado da produção de piruvato pode ser visto no caso de infusões intravenosas (IV) de glicose, administração IV de epinefrina e alcalose respiratória. Os níveis de lactato nessas condições são minimamente elevados, raramente excedendo 5 mmol/L. Segundo, o lactato pode aumentar como resultado de um aumento na razão de NADH-NAD$^+$. Nessas condições, a razão de lactato-piruvato pode aumentar para valores muito altos. Terceiro, o lactato pode aumentar por uma combinação de produção aumentada de piruvato e razão aumentada de NADH-NAD$^+$. Isso é comum na acidose lática grave.

A acidose lática ocorre sempre que existir um desbalanço entre a produção e o consumo do ácido lático. O resultado final é um acúmulo do lactato sérico e o desenvolvimento de acidose metabólica. O acúmulo de ânions de lactato não cloridricos é responsável pelo aumento do ânion *gap*. Exercício intenso e convulsões do tipo grande mal são exemplos de acidose lática que se desenvolve como resultado da produção aumentada. A natureza de curta duração da acidose nessas condições sugere que um defeito concomitante no consumo do ácido lático está presente na maioria das situações de acidose lática grave sustentada.

Algumas das desordens associadas ao desenvolvimento de acidose lática estão listadas no Quadro 12-5. A acidose lática tipo A é caracterizada por baixa perfusão tecidual ou hipóxia aguda, como na hipotensão, sepse, hipoperfusão tecidual aguda, falência cardiopulmonar, anemia grave, hemorragia e intoxicação por monóxido de carbono. A acidose lática tipo B ocorre na ausência de clara hipoperfusão ou hipóxia, como nos defeitos congênitos do metabolismo da glicose ou lacto, diabetes melito, doença hepática, efeitos de drogas e toxinas e doenças neoplásicas.[22-27] Na prática clínica, muitos pacientes com frequência exibem características da acidose tipo A e tipo B simultaneamente.

A terapia objetiva a correção da desordem subjacente. A restauração da perfusão tecidual e da oxigenação deve ser tentada se estas estiverem comprometidas. O papel do álcali no tratamento dos pacientes com acidose lática é controverso; alguns modelos experimentais e observações clínicas sugerem que a administração de HCO_3^- pode

---

Causas de Acidose Lática

Tipo A (Hipoperfusão Tecidual ou Hipóxia)
Choque cardiogênico
Choque séptico
Choque hemorrágico
Hipóxia aguda
Intoxicação por monóxido de carbono
Anemia

Tipo B (Ausência de Hipotensão e Hipóxia)
Deficiência enzimática hereditária (glicose 6-fosfato)
Drogas ou toxinas
    Fenformina, metformina
    Cianeto
    Salicilato, etilenoglicol, metanol
    Propilenoglicol[25]
    Linezolida[22]
    Propofol[24]
    Inibidores nucleosídicos da transcriptase reversa: estavudina, didanosina[23]
    Clenbuterol[26]
    Isoniazida
Doença sistêmica
    Falência hepática
    Malignidade

Quadro 12-5 Causas de acidose lática.

deprimir a função cardíaca e exacerbar a acidemia. Além disso, essa terapia pode ser complicada por sobrecarga de volume, hipernatremia e alcalose de rebote após a acidose ter sido resolvida. Em geral, o HCO_3^- deve ser dado quando o pH sistêmico descrescer para valores abaixo de 7,1, porque a instabilidade hemodinâmica torna-se muito mais provável com acidemia grave. Nesses pacientes, a terapia alcalina deve ser direcionada para aumentar o pH para valores acima de 7,1; tentativas de normalizar o pH ou a $[HCO_3^-]$ devem ser evitadas. A hemodiálise aguda é raramente benéfica para a acidose lática induzida por hipoperfusão tecidual. A instabilidade hemodinâmica que pode ocorrer com a hemodiálise nesses pacientes críticos pode agravar a dificuldade de oxigenação tecidual subjacente.

Cetoacidose Diabética

A cetoacidose diabética resulta do acúmulo de ácido acetoacético e ácido beta-hidroxibutírico. O desenvolvimento de cetoacidose é o resultado da deficiência de insulina e de um aumento absoluto ou relativo de glucagon.[28] Essas alterações hormonais levam à mobilização aumentada de ácidos graxos a partir do tecido adiposo e alteram o mecanismo oxidativo hepático, uma vez que os ácidos graxos que chegam ao tecido hepático são primariamente metabolizados em cetoácidos. Além disso, o uso da glicose periférica está prejudicado e a via gliconeogênica no fígado está maximamente estimulada. A hiperglicemia resultante causa uma diurese osmótica e depleção de volume.

A cetoacidose ocorre quando a taxa de produção hepática de cetoácidos excede a taxa de excreção renal, causando aumento da concentração sanguínea de cetoácidos. O acúmulo de H^+ no fluido extracelular (FEC) diminui a concentração de HCO_3^-, enquanto aumenta a concentração de ânions cetoácidos. A acidose metabólica de ânion *gap* aumentado é o achado mais comum no paciente com cetoacidose diabética, mas a acidose metabólica de ânion *gap* normal também pode ser vista. Nos estágios iniciais da cetoacidose, quando o volume de FEC é praticamente normal, os ânions de cetoácidos produzidos são rapidamente excretados pelos rins sob a forma de sais de Na^+ e K^+. A excreção desses sais é equivalente à perda de HCO_3^- potencial. Essa perda de HCO_3^- potencial na urina, no mesmo momento em que os rins estão retendo NaCl, resulta em uma acidose de ânion *gap* normal. À medida que se desenvolve a depleção de volume, a excreção renal de cetoácidos não consegue parear sua taxa de produção e os ânions de cetoácidos são retidos no corpo, aumentado assim o ânion *gap*.

Durante o tratamento, a acidose metabólica de ânion *gap* aumentado transforma-se em uma acidose de ânion *gap* normal. O tratamento leva ao término da produção de cetoácidos. À medida que o volume do FEC for restaurado, ocorre uma excreção renal aumentada de sais de Na^+ dos ânions de cetoácidos. A perda de HCO_3^- potencial, combinado com a retenção do NaCl administrado, é responsável pelo redesenvolvimento da acidose hiperclorêmica de ânion *gap* normal. Além disso, o K^+ e o Na^+ administrado nas soluções contendo NaCl e KCl entram nas células em troca de H^+. O efeito final é a infusão de HCl no LEC. A reversão da acidose hiperclorêmica leva vários dias, já que o déficit de HCO_3^- é corrigido pelos rins.

A cetoacidose diabética pode resultar em uma acidose metabólica grave com concentrações de bicarbonato sérico abaixo de 5 mmol/L. Esse diagnóstico deve ser considerado em pacientes com acidose metabólica e hiperglicemia simultaneamente. O diagnóstico é confirmado pela demonstração de cetoácidos retidos através de pastilhas de nitroprussiato ou tiras reagentes. Entretanto, esses testes detectam apenas acetona e acetoacetato, mas não beta-hidroxibutirato. No paciente com acidose lática ou cetoacidose alcóolica, o acetoacetato pode ser convertido em beta-hidroxibutirato a uma concentração que depende da razão de $NADH-NAD^+$. Com o tratamento da cetoacidose diabética, o acetoacetato é produzido, enquanto essa razão cai, e o resultado do teste de nitroprussiato pode subitamente se tornar fortemente positivo.

As limitações do teste de nitroprussiato podem ser prevenidas pelas medidas diretas de beta-hidroxibutirato. No diabetes sem controle, um nível sérico de beta-hidroxibutirato acima de 3,0 mmol/L em adultos e acima de 3,8 mmol/L em crianças confirma a cetoacidose diabética.[29] Comparadas às medidas de cetona urinária, as concentrações de beta-hidroxibutirato nos capilares sanguíneos se correlacionam melhor tanto com o grau de acidose quanto com a resposta ao tratamento.[30]

O tratamento consiste na administração de insulina e fluidos IV para corrigir a depleção de volume. As deficiências de K^+, Mg^{2+} e fosfato são comuns; portanto, esses eletrólitos são, geralmente, adicionados às soluções IV. Entretanto, a cetoacidose diabética comumente se apresenta com hipercalemia devido à deficiência de insulina. O potássio deve ser administrado somente à medida que a hipocalemia se desenvolver, geralmente durante a insulinoterapia da cetoacidose diabética. Se existe hipocalemia significativa na apresentação, a suplementação de potássio pode ser indicada antes da administração de insulina para evitar hipocalemia grave com risco de vida. Em geral, a terapia alcalina não está indicada, uma vez que a administração de insulina leva à conversão metabólica de ânions de cetoácidos em HCO_3^- e permite a correção parcial da acidose. Contudo, a terapia com HCO_3^- pode estar indicada naqueles pacientes que apresentam acidemia grave (pH < 7,1).[31]

Acidose Lática-D

A acidose lática-D é uma forma única de acidose metabólica que pode ser observada no paciente com ressecções do intestino delgado ou em pacientes com um *bypas* jejuno ileal. Essas síndromes do intestino delgado criam uma situação em que os carboidratos, que, em condições normais, são reabsorvidos intensamente no intestino delgado, chegam ao cólon em grandes quantidades. Na presença de hiperproliferação bacteriana colônica, esses substratos são metabolizados em lactato-D e absorvidos pela circulação sistêmica. O acúmulo de lactato-D produz uma acidose metabólica de ânion *gap* aumentado, na qual a concentração sérica de lactato é normal, uma vez que o teste padronizado para o lactato é específico para a forma lactato-L. Esses pacientes apresentam, em geral, anormalidades neurológicas incluindo confusão, fala empastada e ataxia após ingestão de refeições com alto teor de carboidrato. Os principais tratamentos consistem na ingestão de refeições com baixo teor de carboidratos e o uso de agentes antimicrobianos para diminuir o grau de hiperproliferação bacteriana intestinal.

Cetose da Inanição

A abstinência de comida pode levar a uma leve acidose metabólica de ânion *gap* aumentado secundária à produção aumentada de cetoácidos. A patogênese dessa desordem é similar à da cetoacidose diabética, já que a inanição leva a uma deficiência relativa de insulina e ao excesso de glucagon. Como resultado, ocorre uma mobilização aumentada de ácidos graxos, enquanto o fígado é colocado para oxidar ácidos graxos em cetoácidos. Com inanição prolongada, o nível sanguíneo de cetoácidos pode chegar a 5 ou 6 mmol/L. A $[HCO_3^-]$ sérica raramente é menor que 18 mmol/L. Uma cetoacidose mais fulminante é abortada uma vez que os corpos cetônicos estimularem as ilhotas pancreáticas a liberar insulina, e a lipólise é inibida. Essa pausa no processo cetogênico é notavelmente ausente nos pacientes com diabetes insulinodependente. Nenhuma terapia específica está indicada para a cetoacidose da inanição.

Cetoacidose Alcóolica

A cetoacidose desenvolve-se em pacientes com uma história de abuso crônico de etanol, redução da ingestão alimentar e frequentemente uma história de náuseas e vômitos. Assim como na cetose da inanição, uma redução da razão de insulina para glucagon leva à mobilização acelerada de ácidos graxos e altera os mecanismos enzimáticos do fígado em favor da produção de cetoácidos. Entretanto, características únicas dessa desordem diferenciam a cetoacidose alcóolica da cetose simples da inanição. Primeiro, a suspensão do álcool associada à depleção de volume e inanição aumenta enormemente os níveis circulantes de catecolaminas. Como resultado, a mobilização periférica de ácidos graxos fica muito maior do que costuma ocorrer na inanição isolada. Às vezes, a mobilização maciça de ácidos graxos pode levar à produção marcadamente alta de cetoácidos e acidose metabólica grave. Segundo, o metabolismo do etanol leva ao acúmulo de NADH. O aumento da relação de $NADH/NAD^+$ é refletida por uma razão mais alta de beta-hidroxibutirato – acetato. Como mencionado, a reação do nitroprussiato pode estar diminuída por esse desvio redox, apesar da presença de cetoacidose grave. O tratamento de pacientes com cetoacidose alcóolica foca a administração de glicose, a qual leva à rápida resolução da acidose, na estimulação da liberação de insulina, que leva à redução da mobilização de ácidos graxos a partir do tecido adiposo, assim como à redução da liberação hepática de cetoácidos.

Intoxicações por Etilenoglicol e Metanol

As intoxicações por etilenoglicol e metanol são caracteristicamente associadas ao desenvolvimento de uma grave acidose metabólica de ânion *gap* aumentado. O metabolismo do etilenoglicol pela enzima álcool desidrogenase gera vários ácidos, incluindo o glicólico, o oxálico e o fórmico. O etilenoglicol está presente em anticongelantes e solventes e pode ser ingerido por acidente ou tentativa de suicídio. Os efeitos iniciais da intoxicação são neurológicos e começam com um estado de alcoolismo, mas pode rapidamente progredir para convulsões e coma. Se não tratada, sintomas cardiopulmonares como taquipneia, edema pulmonar não cardiogênico e colapso cardiovascular podem aparecer. Após 24 a 48 horas desde a ingestão, os pacientes podem desenvolver dor em flanco e lesão renal aguda, frequentemente acompanhada por quantidade abundante de cristais de oxalato de cálcio na urina (Quadro 12-6). A dose fatal de etilenoglicol é aproximadamente de 100 mL.

O metanol também é metabolizado pela enzima álcool desidrogenase e forma formaldeído, o qual é em seguida convertido em ácido fórmico. O metanol é encontrado em uma variedade de preparações comerciais, como goma-laca, verniz e soluções de descongelamento e também é conhecido como álcool da madeira. Assim como o etilenoglicol, o metanol pode ser ingerido tanto por acidente quanto por tentativa de suicídio. Clinicamente, a ingestão de metanol está associada a uma inebriação aguda seguida de um período assintomático que dura 24 a 36 horas. Dor abdominal causada por pancreatite, convulsões, cegueira e coma podem se desenvolver. A cegueira é causada pela toxicidade direta do ácido fórmico sobre a retina. A intoxicação por metanol também está associada à hemorragia na substância branca e putâmen, a qual pode levar ao início retardado de uma síndrome Parkinson-*like* (Quadro 12-6). A dose letal de metanol é de 60 a 250 mL.

A acidose lática também é uma característica do envenenamento por metanol e etilenoglicol e contribui para o ânion *gap* elevado. Junto com o ânion *gap* elevado, um *gap* osmolar é uma pista importante para o diagnóstico de intoxicação por metanol e etilenoglicol. O *gap* osmolar é a diferença entre a osmolalidade medida e a calculada. A fórmula para a osmolalidade calculada é a seguinte:

$$\text{Osmolalidade calculada}$$
$$22 \times Na^+ + BUN/2,8 + \text{glicose}/18 + EtOH/4,6$$

em que as concentrações de nitrogênio ureico sanguíneo (BUN, sigla para *blood urea nitrogen*), glicose e etanol estão em miligramas por decilitro. A inclusão da concentração de etanol nesse cálculo é importante porque muitos pacientes ingerem etilenoglicol ou metanol enquanto estão inebriados por ingestão de etanol. O valor normal para o *gap* osmolar é de menos de 10 mOsm/kg. Cada 100 mg/dL (161 mmol/L) de etilenoglicol aumentará o *gap* osmolar em 16 mOsm/kg. O metanol contribui com 32 mOsm/kg para cada 100 mg/dL (312 mmol/L).

Além das medidas de suporte, o paciente com envenenamento por etilenoglicol e metanol é tratado com fomepizol (4-metilpirazol), o qual inibe a desidrogenase alcóolica e previne a formação de metabólitos tóxicos.[32] (Quadro 12-6). Se o fomepizol não estiver disponível, etanol IV pode ser usado para prevenir a formação de metabólitos tóxicos. O etanol tem uma afinidade 10 vezes maior pela desidrogenase alcóolica do que outros álcoois. O etanol tem sua maior eficácia quando níveis de 100 a 200 mg/dL são obtidos. Além da terapia com fomepizol e etanol, o paciente deve fazer hemodiálise para remover tanto o composto original quanto seus metabólitos. A correção da acidose é conseguida com um dialisato contendo HCO_3^- ou por infusão IV de $NaHCO_3$.

Salicilato

A aspirina (ácido acetilsalicílico) é associada a um grande número de envenenamentos acidentais ou intencionais. Em concentrações tóxicas, o salicilato desengata a fosforilação oxidativa e, como resultado, leva à produção aumentada de ácido lático. O acúmulo de ácido lático, ácido salicílico, cetoácidos e outros ácidos orgânicos leva ao desenvolvimento de uma acidose metabólica de ânion *gap* aumentado. Ao mesmo tempo, o salicilato tem um efeito estimulatório direto sobre o centro respiratório. A hiperventilação reduz a tensão de dióxido de carbono (P_{CO_2}), contribuindo para o desenvolvimento de alcalose respiratória. As crianças manifestam primariamente uma acidose metabólica de ânion *gap* aumentado com níveis tóxicos de salicilato; enquanto a alcalose respiratória é mais evidente em adultos.

Além do tratamento conservador, os alvos iniciais da terapia para o envenenamento por salicilato são corrigir a acidemia sistêmica e aumentar o pH urinário. Aumentando o pH urinário, a fração ionizada de ácido salicílico vai se elevar, resultando em menos acúmulo da

---

Envenenamento por Etilenoglicol e Metanol

Curso de tempo de apresentação dos sinais e sintomas clínicos após ingestão

Etilenoglicol
- 0-12 horas: inebriação progressiva até coma
- 12-24 horas: taquipneia, edema pulmonar não cardiogênico
- 24-36 horas: dor em flanco, falência renal, cristais de oxalato de cálcio na urina

Metanol
- 0-12 horas: inebriação seguida de período assintomático
- 24-36 horas: pancreatite, edema de retina que progride para cegueira, convulsões
- > 48 horas: hemorragia de putâmen e substância branca levando a estado Parkinson-*like*

Acidose metabólica de ânion *gap* aumentado

Gap osmolar aumentado

Tratamento

Cuidados de suporte

Fomepizol (4-metilpirazol) é o agente de escolha (competidor da enzima álcool desidrogenase): dose de ataque de 15 mg/kg IV, em seguida 10 mg/kg a cada 12 horas por 48 horas. Depois de 48 horas, aumentar a dose para 15 mg/kg a cada 12 horas; aumentar a frequência da dose para cada quatro horas durante a hemodiálise.

Etanol intravenoso (solução a 5% ou 10%) se fomepizol indisponível: dose de ataque de 0,6 g/kg, seguida de dose de manutenção horária de 66 mg/kg. Aumentar a dose de manutenção quando o paciente tem história de uso crônico de álcool e durante hemodiálise.

Hemodiálise para acelerar a remoção dos compostos de origem e metabólitos

Terapia com bicarbonato para tratar acidose

Quadro 12-6 Envenenamento por etilenoglicol e metanol.

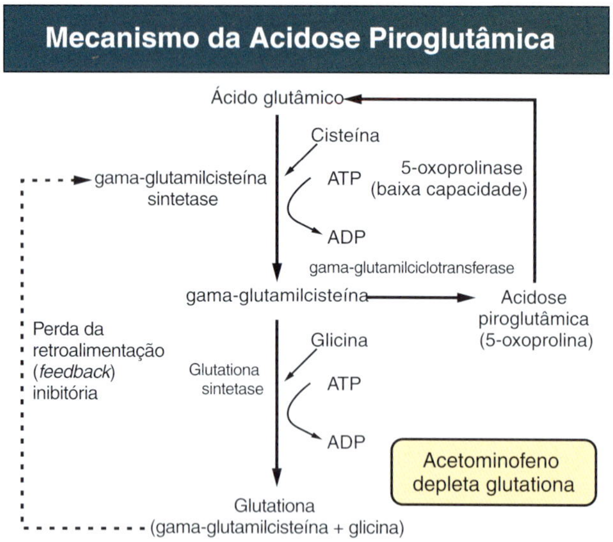

Mecanismo da Acidose Piroglutâmica

Figura 12-4 Mecanismo da acidose piroglutâmica. A glutationa é formada a partir da gama-glutamilcisteína e glicina na presença da glutationa sintetase. A glutationa normalmente regula a atividade da gama-glutamilcisteína sintetase através de retroalimentação (*feedback*) inibitória. A depleção de glutationa resulta em formação aumentada de γ-glutamilcisteína, que é metabolizada em ácido piroglutâmico (5-oxoprolina) e cistina através da gama-glutamilciclotransferase. O ácido piroglutâmico acumula-se porque a enzima responsável por seu metabolismo (5-oxoprolinase) tem baixa capacidade. *ADP*, adenosina difosfato; *ATP*, adenosina trifosfato.

droga no sistema nervoso central. De forma similar, um pH urinário alcalino favorece o aumento da excreção urinária, já que a fração ionizada da droga é pouco reabsorvida pelo túbulo. Em concentrações séricas acima de 80 mg/dL ou no cenário de toxicidade grave, pode-se usar hemodiálise para acelerar a eliminação da droga.

Acidose Piroglutâmica

O ácido piroglutâmico, também conhecido como 5-oxoprolina, é um intermediário do metabolismo da glutationa. Uma acidose de ânion *gap* aumentado causada pelo ácido piroglutâmico já foi descrita raramente em pacientes críticos que estavam recebendo doses terapêuticas de acetominofeno[33,34] (Fig.12-4). Os pacientes se apresentam com uma grave acidose metabólica de ânion gap aumentado acompanhada por alterações do estado mental que vai desde confusão até coma. Altas concentrações de ácido piroglutâmico são encontradas no sangue e na urina. Nesse cenário, os níveis de glutationa estão reduzidos devido ao estresse oxidativo associado às doenças críticas e devido ao metabolismo do acetominofeno. A redução da glutationa leva secundariamente à produção aumentada de ácido piroglutâmico. O diagnóstico de acidose piroglutâmica deve ser considerado em pacientes com inexplicável acidose metabólica de ânion *gap* aumentado e ingestão recente de acetominofeno.

TRATAMENTO ALCALINO DA ACIDOSE METABÓLICA

Em geral, o tratamento da acidose metabólica envolve bicarbonato ou citrato[31] (Tabela 12-2). O $NaHCO_3$ pode ser administrado oralmente como tabletes ou pó ou dado intravenosamente na forma de *bolus* ou infusão isotônica, a qual pode ser obtida adicionando-se 150 mmol de $NaHCO_3$ em um litro de dextrose a 5% em água (D5W, 5% dextrose *in water*). Essa solução é útil se o tratamento requerer expansão de volume em conjunto com administração Hidróxido de álcali.

O citrato pode ser administrado oralmente sob a forma de líquido, como citrato de sódio, citrato de potássio, ou ácido cítrico, ou ainda

Opções de Tratamento Alcalino

Terapia	Via	Dose Usual por Unidade	Comentários
Tablete de bicarbonato de sódio	VO	650 mg = 8 mmol	Pode causar gás gástrico
Bicarbonato de sódio	IV	50 mmol em 50 mL	Hipertônica, pode causar hipernatremia
D5W com $NaHCO_3$	IV	150 mmol/L	Útil para expansão de volume e administração de álcali simultâneas
Citrato de sódio/ ácido cítrico (líquido)	VO	1 mmol de Na^+ e citrato por mililitro	1 mmol de citrato equivale a 1 mmol de HCO_3^-. Evitar medicações que contêm alumínio concomitantemente como antiácidos e sucralfato
Citrato de potássio (tablete)	VO	5 e 10 mmol por tablete	Útil para terapia com K^+ e álcali simultânea
Ácido cítrico/ citrato de potássio/ citrato de sódio (líquido)	VO	1 mmol de Na^+ e K^+ e 2 mmol de citrato por mililitro	Evitar medicações que contêm alumínio concomitantemente
Citrato de potássio (líquido)	VO	2 mmol de K^+ e 2 mmol de citrato por mililitro	Evitar medicações que contêm alumínio concomitantemente

Tabela 12-2 Opções de tratamento alcalino. *D5W*, Dextrose a 5% em água, (de 5% dextrose *in water*); *IV*, intravenosa; *VO*, via oral

uma combinação deles. Muitos pacientes acham as soluções contendo citrato mais palatáveis que o $NaHCO_3$ oral, como fonte de terapia alcalina oral. A terapia com citrato oral não deve ser combinada com medicações que incluam alumínio. O citrato, que tem uma carga de -3 sob condições normais, pode se ligar ao alumínio (Al^{3+}) no trato intestinal, resultando em uma metade sem carga que é logo absorvida através do trato intestinal e em seguida pode se dissociar para liberar alumínio livre. Isso pode aumentar dramaticamente a taxa de absorção de alumínio e alguns pacientes, em particular aqueles com DRC grave, acabam apresentando encefalopatia por alumínio aguda.

A dose da terapia alcalina administrada é baseada tanto no déficit de bicarbonato corporal total quanto na rapidez desejada do tratamento. Em circunstâncias normais, o volume de distribuição (V_D) do bicarbonato é de aproximadamente 0,5 L/kg de peso corpóreo total. Portanto, o déficit de bicarbonato, em milimoles, pode ser estimado a partir da seguinte fórmula:

$$\text{Déficit de bicarbonato} = (0,5 \times PS_{kg}) \times (24 - HCO_3^-)$$

em que PS_{kg} é o peso seco em quilogramas e 24 é a concentração de bicarbonato almejada.

Várias advertências em relação a essa equação devem ser compreendidas. Primeiro, o fluido de edema contribui para o volume de distribuição do bicarbonato. De acordo com isso, uma estimativa da quantidade de fluido de edema deve ser incluída nesse cálculo. Segundo, o volume de distribuição do bicarbonato aumenta à medida que a gravidade da acidose metabólica piorar. Quando a $[HCO_3^-]$ sérica é de 5 mmol/L ou menos, o volume de distribuição pode aumentar para 1 L/kg ou mais.

Quando o tratamento agudo for desejado, 50% do déficit de bicarbonato deve ser reposto durante as primeiras 24 horas. Se uma solução hipertônica de NaHCO$_3$ for administrada, a elevação da [HCO$_3^-$] sérica será espelhada por um aumento na [Na$^+$] sérica. Após as 24 horas iniciais da terapia, a resposta ao tratamento e a condição atual do paciente deverão ser reavaliadas antes de a terapia futura ser decidida. A hemodiálise aguda somente para o tratamento da acidose metabólica não associada à falência renal raramente é benéfica.

Referências

1. Palmer BF. Approach to fluid and electrolyte disorders and acid-base problems. *Prim Care*. 2008;35:195-213.
2. Kraut J, Madias N. Serum anion gap: Its uses and limitations in clinical medicine. *Clin J Am Soc Nephrol*. 2007;2:162-174.
3. Halperin ML, Richardson RM, Bear R, et al. Urine ammonium: The key to the diagnosis of distal renal tubular acidosis. *Nephron*. 1988;50:1-4.
4. Vega D, Maalouf N, Sakhaee K. Increased propensity for calcium phosphate kidney stones with topiramate use. *Expert Opin Drug Saf*. 2007;6:547-557.
5. Welch B, Graybeal D, Moe O, et al. Biochemical and stone-risk profiles with topiramate treatment. *Am J Kidney Dis*. 2006;48:555-563.
6. Rodriguez S. Renal tubular acidosis: The clinical entity. *J Am Soc Nephrol*. 2002;13:2160-2170.
7. Kim S, Lee J, Park J, et al. The urine-blood Pco$_2$ gradient as a diagnostic index of H$^+$-ATPase defect distal renal tubular acidosis. *Kidney Int*. 2004;66: 761-767.
8. Nicoletta J, Schwartz G. Distal renal tubular acidosis. *Curr Opin Pediatr*. 2004;16:194-198.
9. Codina J, DuBose T. Molecular regulation and physiology of the H$^+$,K$^+$-ATPases in kidney. *Semin Nephrol*. 2006;26:345-351.
10. Jefferies K, Cipriano D, Forgac M. Function, structure and regulation of the vacuolar H$^+$-ATPases. *Arch Biochem Biophys*. 2008;476:33-42.
11. Evan A, Lingeman J, Coe F, et al. Renal histopathology of stone-forming patients with distal renal tubular acidosis. *Kidney Int*. 2007;71:795-801.
12. Bonny O, Rubin A, Huang C, et al. Mechanism of urinary calcium regulation by urinary magnesium and pH. *J Am Soc Nephrol*. 2008;19:1530-1537.
13. Walsh S, Shirley D, Wrong O, Unwin R. Urinary acidification assessed by furosemide and fludrocortisone treatment: An alternative to ammonium chloride. *Kidney Int*. 2007;71:1310-1316.
14. DuBose TD. Hyperkalemic hyperchloremic metabolic acidosis: Pathophysiologic insights. *Kidney Int*. 1997;51:591-602.
15. Palmer BF. Managing hyperkalemia caused by inhibitors of the renin-angiotensin-aldosterone system. *N Engl J Med*. 2004;351:585-592.
16. Sebastian A, Schambelan M, Lindenfeld S, Morris RC. Amelioration of metabolic acidosis with fludrocortisone therapy in hyporeninemic hypoaldosteronism. *N Engl J Med*. 1977;297:576-583.
17. Buerkert J, Martin D, Trigg D, Simon E. Effect of reduced renal mass on ammonium handling and net acid formation by the superficial and juxtamedullary nephron of the rat. *J Clin Invest*. 1983;71:1661-1675.
18. Krieger N, Frick K, Bushinsky D. Mechanism of acid-induced bone resorption. *Curr Opin Nephrol Hypertens*. 2004;13:423-436.
19. Alpern RJ, Sakhaee K. The clinical spectrum of chronic metabolic acidosis: Homeostatic mechanisms produce significant morbidity. *Am J Kidney Dis*. 1997;29:291-302.
20. Garibotto G, Sofia A, Robaudo C, et al. Kidney protein dynamics and ammonia genesis in humans with chronic metabolic acidosis. *J Am Soc Nephrol*. 2004;15:1606-1615.
21. Madias N. Lactic acidosis. *Kidney Int*. 1986;29:752-774.
22. Palenzuela L, Hahn N, Nelson R, et al. Does linezolid cause lactic acidosis by inhibiting mitochondrial protein synthesis? *Clin Infect Dis*. 2005;40: e113-e116.
23. Thoden J, Lebrecht D. Highly active antiretroviral HIV therapy–associated fatal lactic acidosis: Quantitative and qualitative mitochondrial DNA lesions with mitochondrial dysfunction in multiple organs. *AIDS*. 2008;22: 1093-1094.
24. Fodale V, La Monaca E. Propofol infusion syndrome: An overview of a perplexing disease. *Drug Saf*. 2008;31:293-303.
25. Zar T, Yusufzai I, Sullivan A, Graeber C. Acute kidney injury, hyperosmolality and metabolic acidosis associated with lorazepam. *Nat Clin Pract Nephrol*. 2007;3:515-520.
26. Hoffman R, Kirrane B, Marcus S. A descriptive study of an outbreak of clenbuterol-containing heroin. *Ann Emerg Med*. 2008;52:548-553.
27. Creagh-Brown B, Ball J. An under-recognized complication of treatment of acute severe asthma. *Am J Emerg Med*. 2008;26:514.e1-514.e3.
28. Foster DW, McGarry JD. The metabolic derangements and treatment of diabetic ketoacidosis. *N Engl J Med*. 1983;309:159-169.
29. Sheikh-Ali M, Karon BS, Basu A, et al. Can serum beta-hydroxybutyrate be used to diagnose diabetic ketoacidosis? *Diabetes Care*. 2008;31:643-647.
30. Turan S, Omar A, Bereket A. Comparison of capillary blood ketone measurement by electrochemical method and urinary ketone in treatment of diabetic ketosis and ketoacidosis in children. *Acta Diabetol*. 2008;45:83-85.
31. Sabatini S, Kurtzman N. Bicarbonate therapy in severe metabolic acidosis. *J Am Soc Nephrol*. 2009;20:692-695.
32. Kraut J, Kurtz I. Toxic alcohol ingestions: Clinical features, diagnosis, and management. *Clin J Am Soc Nephrol*. 2008;3:208-225.
33. Brooker G, Jeffery J, Nataraj T, et al. High anion gap metabolic acidosis secondary to pyroglutamic aciduria (5-oxoprolinuria): Association with prescription drugs and malnutrition. *Ann Clin Biochem*. 2007;44:406-409.
34. Fenves A, Kirkpatrick H, Patel V, et al. Increased anion gap metabolic acidosis as a result of 5-oxoproline (pyroglutamic acid): A role for acetaminophen. *Clin J Am Soc Nephrol*. 2006;1:441-447.

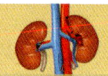

CAPÍTULO 13

Alcalose Metabólica

F. John Gennari

DEFINIÇÃO

A alcalose metabólica é causada pela retenção de álcalis em excesso e é definida por uma concentração de dióxido de carbono total ([CO_2 total]) venosa maior que 30 mmol/L ou por uma concentração de bicarbonato arterial ([HCO_3^-]) maior que 28 mmol/L. A elevação na concentração de [HCO_3^-] resulta no aumento do Ph, que secundariamente induz hipoventilação, aumentando, assim, a tensão de CO_2 ($Paco_2$) arterial. Portanto, a alcalose metabólica é caracterizada por elevações coexistentes na [HCO_3^-] sérica, no pH arterial e na $Paco_2$. Como os rins respondem normalmente a um aumento na [HCO_3^-] através de rápida excreção do excesso de álcalis, a alcalose metabólica sustentada ocorre apenas quando um fator adicional prejudica a excreção de bicarbonato. Esse capítulo revisa o processo de reabsorção normal de íons bicarbonato pelos rins, como esse processo é danificado na alcalose metabólica, os vários cenários clínicos nos quais essa desordem ocorre, o diagnóstico e o seu manejo.

TRANSPORTE DE BICARBONATO NO RIM

Os íons de bicarbonato são livremente filtrados através dos glomérulos, e em condições normais devem ser completamente reabsorvidos a partir do fluido tubular para conservar os estoques corporais de álcalis. Além disso, a excreção de ácidos tem de ocorrer para regenerar qualquer íon HCO_3^- consumido no tamponamento de ácidos endogenamente produzidos.

Ambas as tarefas são realizadas através da secreção de íons de hidrogênio (H^+) para os túbulos renais.[1] Os íons de bicarbonato são recapturados quando o H^+ secretado combina-se com o HCO_3^- filtrado para produzir CO_2 e água, removendo o HCO_3^- da urina. A excreção de ácido ocorre no ducto coletor quando o H^+ secretado combina-se com o fosfato filtrado, convertendo HPO_4^{2-} em $H_2PO_4^-$, ou com amônia (NH_3) para formar amônio (NH_4^+), e esses íons são excretados. Toda vez que um excesso de álcali é ingerido ou administrado, o HCO_3^- é secretado para o túbulo renal à medida que vai sendo filtrado, a excreção de ácido diminui, sendo que todas essas mudanças resultam em rápida excreção de bicarbonato.

A Figura 13-1 ilustra o controle dos transportadores e dos canais epiteliais que participam da reabsorção e da secreção de HCO_3

No túbulo proximal, onde a maior parte do HCO_3^- filtrado é reabsorvido, o H^+ é secretado para túbulo renal através de um transportador ligado ao Na^+ (trocador Na^+-H^+, NHE3), e também por uma H^+-ATPase (não mostrada na figura). Na porção espessa ascendente da alça de Henle (ALT), o H^+ é secretado via NHE3, e a secreção de H^+ é realizada principalmente por uma H^+-ATPase da membrana apical. A atividade do transportador de próton no ducto coletor é regulada pela aldosterona e pela taxa de aporte e de reabsorção de Na^+ nesse local do néfron. Quando os estoques corporais de K^+ estão baixos, uma H^+,K^+-ATPase da membrana apical do ducto coletor cortical é ativada, promovendo ainda a secreção de íons H^+ ligada à reabsorção de

K^+.[2] A excreção do excesso de bicarbonato é facilitada pela secreção de HCO_3^- para o fluido tubular no ducto coletor cortical através de um trocador Cl^--HCO_3^- da membrana apical (pendrina).[3] Esse transportador é ativado pela alcalemia e requer reabsorção de Cl^- em troca do HCO_3^- secretado. O HCO_3^- secretado para o fluido tubular por esse transportador pode ser recapturado novamente através da secreção de H^+ ao longo do ducto coletor, portanto a excreção do excesso de álcali requer tanto a estimulação do trocador Cl^--HCO_3^- quanto a supressão da H^+-ATPase normalmente ativa do ducto coletor.

FISIOPATOLOGIA DA ALCALOSE METABÓLICA

Com a exceção da administração de álcali no cenário de disfunção renal grave (TFG < 30 ml/min), a alcalose metabólica sustentada é invariavelmente o resultado da não regulação dos transportadores que controlam a reabsorção de bicarbonato e a excreção de ácido pelos rins. Uma característica principal dessa não regulação é a estimulação anormal do transporte de íons no ducto coletor[4] (Quadro 13-1). Em geral, essa estimulação é secundária a anormalidades na reabsorção de Na^+ e Cl^- que ocorrem antes que a urina alcance o ducto coletor. Raramente, a alcalose metabólica resulta na estimulação primária do transporte de íons no ducto coletor decorrente de sinalização anormal ou de anormalidades genéticas.

Estimulação Secundária do Transporte de Íon no Ducto Coletor
Depleção de Cloro
A apresentação clínica mais comum da alcalose metabólica é caracterizada pela depleção de Cl^-. Apesar de às vezes o termo *alcalose de contração* ser usado como um sinônimo da alcalose por depleção de Cl^-, esse termo é confuso porque implica que a contração de volume é responsável por essa desordem. O termo refere-se especificamente ao aumento da concentração sérica de [HCO_3^-] que se segue a *apenas um tipo* de contração de volume do fluido extracelular (FEC), que é causado por perdas seletivas de íons Cl^-. Além disso, a contração de volume não é necessária para que se instale essa alteração na concentração de [HCO_3^-] sérica.[5]

A depleção seletiva de Cl^-, induzida por vômitos ou sucção nasogástrica, aumenta a concentração de [HCO_3^-] sérica.[6] O grau de alcalose gerada é maior quando a perda de H^+ também ocorrer, como mostrado na Figura 13-2, mas isso pode ocorrer mesmo quando a perda de H^+ for minimizada pela administração de um inibidor de bomba de próton. Em qualquer um dos cenários, a manutenção da alcalose metabólica depende da depleção sustentada dos estoques corporais de Cl^-. A concentração de [HCO_3^-] sérica retorna ao normal quando se dá quantidade suficiente de Cl para repor as perdas. A alcalose metabólica por depleção de Cl^- constantemente causa depleção de K^+ através das perdas renais de K^+, mas a administração de Cl^- pode corrigir a alcalose mesmo se o déficit de K^+ for deliberadamente mantido.[7] Apesar desse achado experimental, a depleção de K^+ secundária

Transportadores-chave de Íons da Membrana Apical ao Longo do Néfron

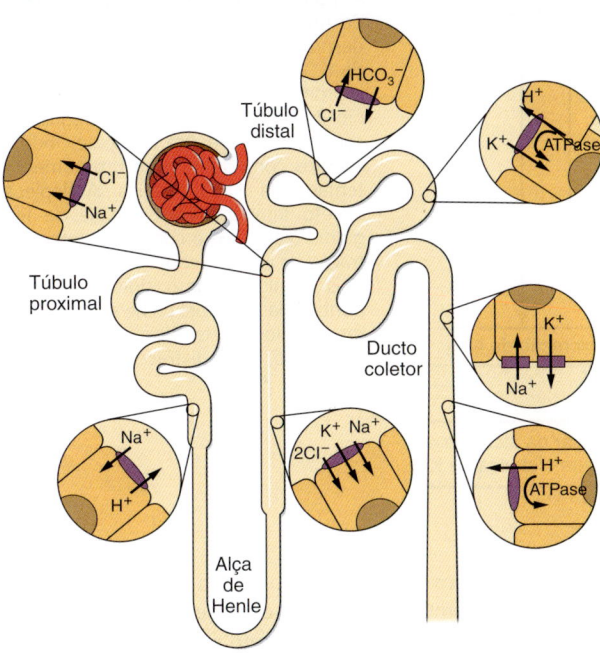

Figura 13-1 Transportadores-chave de íons da membrana apical ao longo do néfron. Íons de bicarbonato (HCO_3^-) são recapturados através da secreção de H^+ pelos túbulos renais. No túbulo proximal e alça de Henle, a secreção de H^+ é diretamente ligada à reabsorção de Na+ através do trocador Na^+/H^+. Além disso, a secreção de H^+ ocorre no túbulo proximal através de uma H^+-ATPase da membrana apical (não mostrada). No ducto coletor, a secreção de H^+ é indiretamente combinada à reabsorção de Na^+ através de um canal de Na^+ e uma H^+-ATPase paralela. A reabsorção de Cl^- ligada ao Na^+ na alça de Henle e à porção proximal do túbulo distal afeta a secreção de H^+ ao determinar o aporte de Na^+ ao ducto coletor. A secreção de bicarbonato ocorre no túbulo distal e no ducto coletor cortical em condições de alcalemia através de um trocador ligado ao Cl^- (pendrina). A reabsorção de potássio em estados de depleção de K^+ é ligada à secreção de H^+ através de uma H^+/K^+-ATPase.

tem um papel vital na manutenção da alcalose. Quando a depleção de K^+ for mantida, maiores quantidades de Cl^- são necessárias para corrigir completamente a desordem.[8] A alcalose metabólica induzida por perdas gastrointestinais de Cl^-, pode ser muito severa quando a concentração de [HCO_3^-] sérica for maior que 60 mmol/L.[9,10] A

Classificação Fisiopatológica das Causas de Alcalose Metabólica

Estimulação primária do transporte de íon do ducto coletor (reabsorção de Na^+ e secreção de H^+ e K^+)

Induzida por mineralocorticoide

Mutações genéticas ativadoras do CENa ou da sua via de sinalização

Estimulação secundária do transporte de íon do ducto coletor (reabsorção de Na+ e secreção de H^+ e K^+)

Perdas extrarrenais de Cl^- e perdas secundárias de K^+

Perdas renais de Cl^- e perdas secundárias de K^+

- Farmacológicas (diuréticos)
- Mutações de genes inativadores de cotransportadores de Cl^- e Na^+

Administração de álcali em cenários nos quais a excreção de HCO_3^- estiver prejudicada (p. ex., falência renal)

Quadro 13-1 Classificação fisiopatológica das causas de alcalose metabólica. *CENa*, canal epitelial de sódio no ducto coletor.

Efeitos da Drenagem Gástrica com Dieta Restrita em NaCl

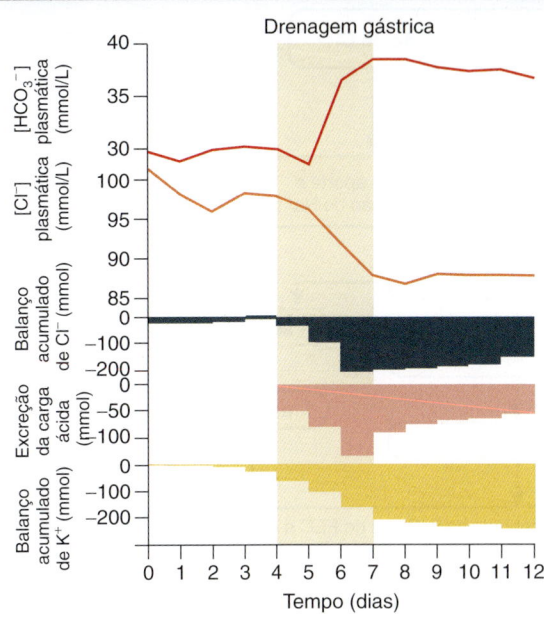

Figura 13-2 Efeito da drenagem gástrica com dieta restrita em sal. Efeito sobre a [HCO_3^-] e [Cl^-] do plasma e sobre o balanço final da [Cl^-] e [K^+] no corpo em um indivíduo normal ingerindo uma dieta restrita em NaCl. Mudanças na excreção da carga de ácido também são mostradas. A drenagem gástrica em três noites consecutivas nesse paciente aumentou a [HCO_3^-] plasmática em 9 mmol/L, uma mudança que persistiu após a suspensão da drenagem gástrica. A depleção de potássio resulta de perdas renais de K^+ durante o período de drenagem gástrica. Entretanto, essas perdas não são recuperadas após a drenagem ser descontinuada, apesar da ingesta diária continuada de 70 mmol de K^+. A excreção da carga ácida diminui transitoriamente durante a drenagem, mas depois retorna aos níveis de controle apesar da alcalose metabólica sustentada. A depleção de cloreto é mantida pela baixa ingesta dietética desse íon.

alcalose metabólica dependente de Cl^-, sem perda evidente de H^+, é menos severa e é causada geralmente por administração de tiazídicos ou diuréticos de alça e por duas síndromes, de Bartter e de Gitelman, que cursam com anormalidades genéticas na reabsorção de Cl^-, a serem discutidas posteriormente.

Quando a alcalose metabólica for induzida pela depleção de Cl^- e a ingesta dietética de Cl^- for restrita, ocorre uma sequência de alterações características na excreção de eletrólitos (Fig. 13-2).[6] A excreção de Na^+ e HCO_3^- aumenta transitoriamente e em seguida decresce rapidamente a níveis baixos, acompanhada por um aumento anormal da excreção de K^+. O aumento da excreção de K^+ também é transitório, mas ainda assim induz significante depleção de K^+. No novo estado de equilíbrio, apesar da depleção nos estoques corporais de K^+ a excreção urinária de K^+ compensa a ingesta (Fig. 13-2). Como resultado, a hipocalemia é uma característica principal da alcalose por depleção de Cl^-. A depleção de K^+ estimula a secreção de H^+ no ducto coletor (através da H^+, K^+-ATPase; Fig.13-1) e a reabsorção de HCO_3^- na porção ascendente da alça de Henle.[11] A depleção de K^+ também infrarregula o cotransportador Na^+- K^+- $2Cl^-$, bem como o cotransportador Na^+- Cl^-,[11] aumentando o aporte de Na^+ para o ducto coletor e estimulando ainda mais a secreção de H^+ no ducto coletor (Fig. 13-3). Quando a deficiência de K^+ for grave, esse efeito resulta em excreção mensurável de Cl^- apesar da depleção de Cl^- e da alcalose metabólica sustentada, mesmo quando NaCl for administrado.[12] Finalmente, a depleção de K^+ estimula a produção renal de NH_4^+, facilitando a excreção de ácido necessária para manter a alcalose

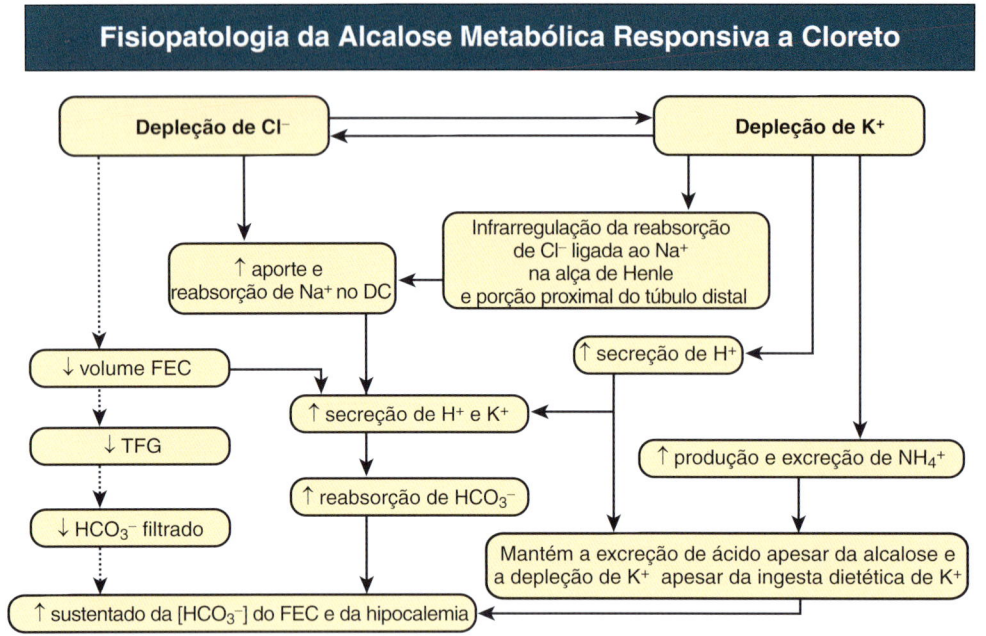

Fisiopatologia da Alcalose Metabólica Responsiva a Cloreto

Figura 13-3 Fisiopatologia da alcalose metabólica causada pela depleção dos estoques corporais de cloreto. A depleção de cloreto estimula a secreção de H+ e K+ para o ducto coletor (*DC*), como resultado de um aporte e reabsorção distais de Na+ desproporcionado. A depleção resultante de K+ estimula ainda mais a secreção de H+ e promove a produção e excreção de amônio (NH4+), assim como infrarregula a reabsorção de Na+ na alça de Henle. Todos esses eventos contribuem para um aumento sustentado da [HCO3−] sérica. A depleção de cloreto também reduz a taxa de filtração glomerular (*TFG*) e consequentemente a filtração de HCO3−, reduzindo as perdas potenciais de álcali. Como indicado pelas linhas pontilhadas, o papel desse efeito em sustentar a alcalose metabólica permanece controverso. *FEC*, Fluido extracelular.

metabólica. Apesar de o trocador Cl−-HCO3− ser ativado pela alcalose metabólica, sua ativação estimula, em troca, a secreção de H+ no ducto coletor, resultando na reabsorção de todo o HCO3− secretado e na excreção continuada de ácido.[13] No estado de equilíbrio, a excreção de ácido se iguala à produção de carga ácida apesar da alcalemia sistêmica, indicando uma falência na infrarregulação do transporte de íon do ducto coletor. A contribuição da depleção de Cl− e K+ para a manutenção da alcalose metabólica é de pequena importância na clínica porque o tratamento é ditado pelo cenário particular; alguns pacientes precisam de NaCl para repor o volume do FEC e a maioria precisa de KCl para tratar a depleção de K+

Depleção de Potássio

A indução da perda da carga de K+ por grande restrição da ingesta dietética de K+ produz um pequeno mas significativo aumento na [HCO3−] sérica.[8] Quando a ingesta dietética de Cl− for concomitantemente restringida, entretanto, a alcalose resultante é quatro vezes maior, ilustrando os papéis complementares do Cl− e do K+ na regulação da reabsorção renal de HCO3−. A depleção dos estoques corporais de K+ é provavelmente o fator mais importante na produção e sustentação das formas raras de alcalose metabólica induzidas por excesso ou aparente excesso de mineralocorticoide (discussão posterior).

Estimulação Primária do Transporte de Íon do Ducto Coletor

A alcalose metabólica produzida pela estimulação primária do transporte de íon no ducto coletor é responsável por menos de 1% da incidência clínica dessa desordem, e a causa mais comum é o hiperaldosteronismo primário.[14] O hiperaldosteronismo primário é caracterizado por secreção persistentemente alta e desregulada de aldosterona, a qual ativa tanto o canal epitelial de sódio (CENa) quanto a H+-ATPase, independentemente do volume de fluido corporal e do estado ácido-base (Fig. 13-4; Fig. 13-1). Desse modo, a reabsorção de Na+ e a secreção de H+ são aumentadas diretamente e a secreção de K+ é aumentada secundariamente, depletando os estoques corporais de K+. A depleção de K+ resultante promove a produção de NH4+ e ativa a H+, K+-ATPase, facilitando ainda mais a excreção de ácido. A retenção de Na+ leva à hipertensão e também garante um aporte contínuo de Na+ ao ducto coletor, sustentando o ciclo de reabsorção aumentada de Na+ e secreção aumentada de K+ e H+. Como resultado desses eventos,

a alcalose metabólica é sustentada apesar da ingesta normal de Cl−. Não surpreendentemente, o grau de alcalose induzida pelo hiperaldosteronismo primário é modulado tanto pela ingesta de Cl− quanto pela de K+. Muito raramente, a alcalose metabólica é causada por mutações genéticas na regulação e função do CENa no ducto coletor (seção Etiologia e Cap. 49).

Álcali Exógeno

Os rins respondem rapidamente ao excesso de álcali, aumentando a excreção de HCO3−, e a alcalose metabólica sustentada não ocorre a menos que quantidades maciças de álcali sejam administradas a indivíduos com função renal normal. Quando quantidades menores de NaHCO3 são ingeridas diariamente, a [HCO3−] sérica não aumenta, a menos que a ingesta dietética de Cl− seja extremamente restrita.[15] Se a excreção de HCO3− estiver prejudicada como resultado de falência renal, até mínima administração diária de álcali pode causar uma alcalose metabólica sustentada, independentemente da ingesta de Cl−.[16] A doença renal de estágio terminal é o modelo definitivo da excreção prejudicada de HCO3−, e qualquer álcali adicional permanece no organismo até ser consumido através do tamponamento de ácidos fortes produzidos pelo metabolismo de proteínas (produção endógena de ácido).

Resposta Secundária à Alcalemia Induzida por Retenção de Bicarbonato

Independentemente da causa, o pH sanguíneo aumenta em pacientes com alcalose metabólica e leva à hipoventilação secundária, aumentando assim a Paco2. Essa resposta é potente e ocorre apesar do desenvolvimento concomitante de hipoxemia. Em geral, a Paco2 aumenta em 0,7 mmHg (0,1 kP) para cada 1 mmol/L de aumento de [HCO3−] sérica. Assumindo uma [HCO3] normal de 24 mmol/L e uma Paco2 de 40 mmHg, a Pco2 esperada para qualquer [HCO3−] sérica na alcalose metabólica pode ser calculada como se segue:

$$P_{CO_2}\ (mmHg) = 40 + 0,7 \times ([HCO_3^-]\ (mmol/L) - 24)$$

Embora essa fórmula seja útil em determinar se a resposta ventilatória à alcalose metabólica é apropriada, isso implica uma precisão que não existe na natureza. Podem ocorrer variações de mais de 5 a 7 mmHg entre a Pco2 observada e a calculada. Quando a [HCO3−] sérica exceder 60 mmol/L, a fórmula não é um preditor confiável da resposta

Desarranjos no Transporte Renal de Íons que Levam à Alcalose Metabólica Sustentada

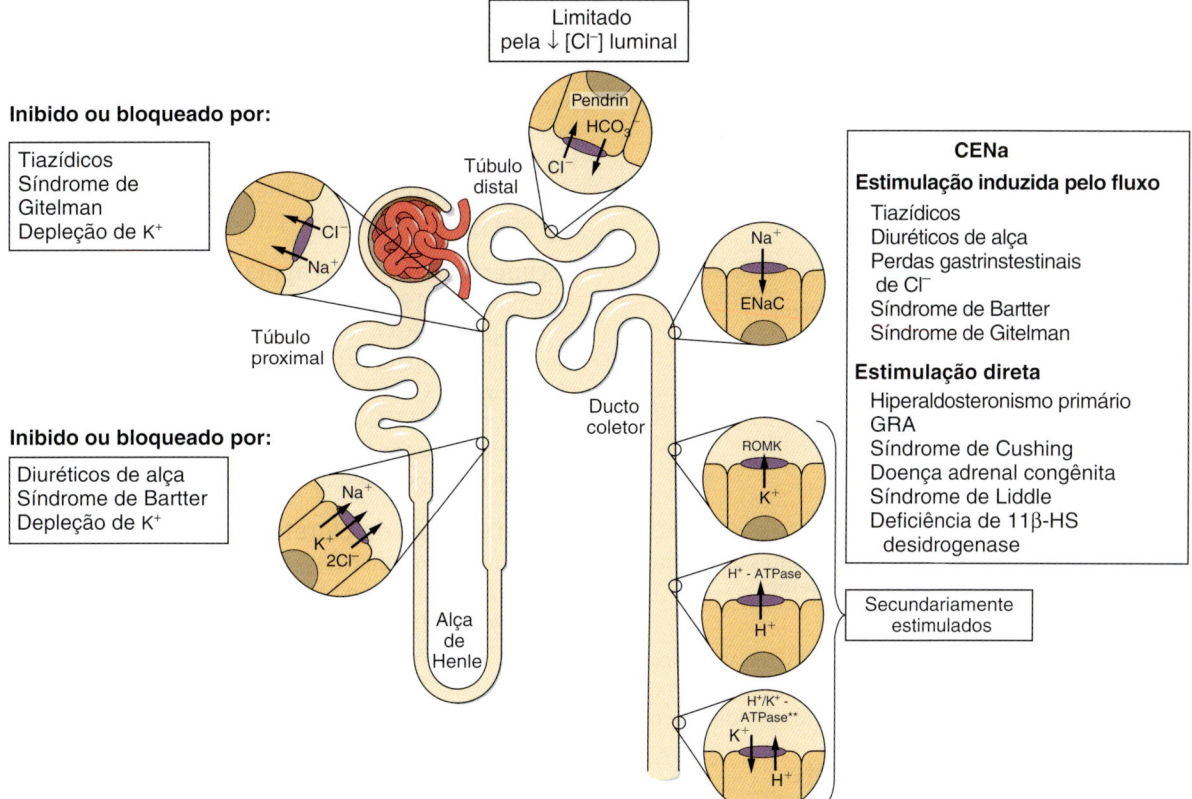

Suprarregulado na alcalose da depleção de Cl⁻

Limitado
pela ↓ [Cl⁻] luminal

Pendrin
HCO₃⁻

Túbulo distal
Cl⁻

Inibido ou bloqueado por:

Tiazídicos
Síndrome de Gitelman
Depleção de K⁺

Cl⁻
Na⁺

Túbulo proximal

Na⁺
ENaC

CENa

Estimulação induzida pelo fluxo

Tiazídicos
Diuréticos de alça
Perdas gastrinstestinais de Cl⁻
Síndrome de Bartter
Síndrome de Gitelman

Estimulação direta

Hiperaldosteronismo primário
GRA
Síndrome de Cushing
Doença adrenal congênita
Síndrome de Liddle
Deficiência de 11β-HS desidrogenase

Inibido ou bloqueado por:

Diuréticos de alça
Síndrome de Bartter
Depleção de K⁺

Ducto coletor

ROMK
K⁺

Na⁺
K⁺
2Cl⁻

Alça de Henle

H⁺ - ATPase
H⁺

Secundariamente estimulados

H⁺/K⁺ - ATPase**
K⁺
H⁺

Figura 13-4 Alcalose metabólica sustentada a partir de desarranjos no transporte renal de íons. Esquema das proteínas transportadoras-chave da membrana apical na alça de Henle e no néfron distal e as formas como suas funções são alteradas para prejudicar a excreção renal de HCO_3^- e manter a excreção de K⁺ em face à depleção de K⁺. As síndromes de Bartter e Gitelman são causadas por anormalidades genéticas que impedem ou inativam a reabsorção de Cl⁻ ligada ao Na⁺ na alça de Henle e à porção proximal do túbulo distal, respectivamente. O canal epitelial de Na⁺ (CENa) no ducto coletor é estimulado diretamente no hiperaldosteronismo primário e em várias anormalidades genéticas. O aldosteronismo remediável por glicocorticoide (GRA, sigla para *glucocorticoid-remediable aldosteronism*) leva a secreção de aldosterona a responder a corticotropina (ACTH) em vez da angiotensina II; a síndrome de Liddle bloqueia a infrarregulação do canal, e a deficiência da 11beta-hidroxiesteróide (HS) desidrogenase permite que o cortisol aja como um mineralocorticoide. *ROMK* (sigla para *renal outer medula channel*), canal renal da medula externa.

Melhora da Alcalemia pela Resposta Ventilatória na Alcalose Metabólica

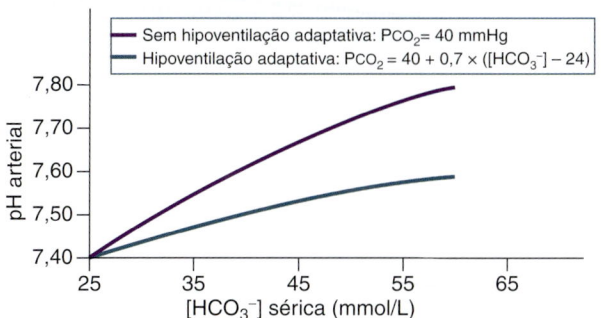

— Sem hipoventilação adaptativa: PCO_2 = 40 mmHg
— Hipoventilação adaptativa: PCO_2 = 40 + 0,7 × ([HCO_3^-] – 24)

pH arterial: 7,80 / 7,70 / 7,60 / 7,50 / 7,40

[HCO_3^-] sérica (mmol/L): 25 / 35 / 45 / 55 / 65

Figura 13-5 Alcalemia na alcalose metabólica. Melhora da alcalemia pela resposta ventilatória normal à [HCO_3^-] aumentada. A linha mais alta no gráfico ilustra a relação entre o pH arterial e a [HCO_3^-] sérica na ausência da hipoventilação adaptativa (PCO_2 mantida em 40 mmHg). *A linha mais baixa mostra* a relação quando a PCO_2 é aumentada pelo nível esperado de hipoventilação.

respiratória. Mesmo quando a alcalose metabólica for grave ([HCO_3^-] sérica > 50 mmol/L), entretanto, a PCO_2 (em mmHg) virtualmente sempre excede o valor da [HCO_3^-] sérica (em mmol/L).[10] A Figura 13-5 ilustra o efeito atenuador do aumento da PCO_2 sobre o pH na alcalose metabólica. Enquanto atenua a alcalemia, o aumento da PCO_2, quando sustentado, também estimula diretamente a reabsorção renal de HCO_3^-, aumentando ainda mais a [HCO_3^-] sérica.[17] Esse efeito é pequeno e sem importância no cenário clínico.

ETIOLOGIA

As principais causas de alcalose metabólica são subdivididas em três grupos baseados na fisiopatologia[4] (Quadro 13-1). As causas mais comuns são induzidas e sustentadas pela depleção de cloreto resultante de perdas anormais a partir do intestino ou dos rins. O segundo subgrupo, muito mais raro, inclui a alcalose metabólica induzida e sustentada por excesso de corticosteroides, ou por anormalidades no transporte do ducto coletor que mimetizam um excesso de atividade mineralocorticoide. O terceiro subgrupo inclui as causas de alcalose metabólica por administração ou ingestão de álcali. Essa nova classificação substitui a separação tradicional das causas baseada na resposta ao tratamento (responsiva ao cloreto e resistente ao cloreto) com um agrupamento

Alcalose Metabólica a Partir da Estimulação Secundária do Transporte de Íon

Perda de cloreto a partir do estômago (comum)
Vômitos
Succção nasogástrica

Diarreias depletoras de cloreto (raro)
Cloretorreia congênita
Alguns adenomas vilosos do cólon
Perdas de grande volume por ileostomias

Administração de diurético (comum)
Tiazídicos
Metolazona
Diuréticos de alça: furosemida, bumetanida, torsemida, ácido etacrínico

Transporte de cloreto ligado ao sódio prejudicado (raro)
Síndrome de Bartter
Síndrome de Gitelman

Causas raras
Recuperação de hipercapnia crônica
Gastrocistoplastia
Fibrose cística
Deficiência grave de potássio

Quadro 13-2 Causas de alcalose metabólica resultantes da estimulação secundária do transporte de íons do ducto coletor.

mais direto e inclusivo que combina de forma lógica as causas de alcalose metabólica que possuem a mesma fisiopatologia (p. ex., as síndromes de Bartter e Gitelman e a alcalose metabólica induzida por diurético).

Estimulação Secundária do Transporte de Íon do Ducto Coletor

O Quadro 13-2 lista as causas de alcalose metabólica resultantes da estimulação do transporte de íon do ducto coletor por eventos anormais de transporte ocorridos anteriormente no néfron. Exemplos específicos são discutidos a seguir.

Vômitos e Drenagem Nasogástrica

A perda de cloreto a partir do trato gastrointestinal (TGI), frequentemente acompanhada por perdas concomitantes de H^+, produz uma alcalose metabólica que é sustentada até os estoques corporais de Cl^- serem restaurados (Fig. 13-2). Com êmese ou succção nasogástrica continuada e na ausência de reposição das perdas de Cl^-, a $[HCO_3^-]$ sérica pode alcançar níveis extremamente altos.[9,10]

Administração de Diurético

Os diuréticos que inibem as proteínas que transportam o Cl^- nos rins são as causas mais comuns de alcalose metabólica (Quadro 13-2). Os tiazídicos e a metolazona inibem o cotransportador Na^+-Cl^- no segmento inicial do túbulo distal e os diuréticos de alça inibem o cotransportador Na^+-K^+-$2Cl^-$ na porção espessa ascendente da alça de Henle (Fig. 13-1). Todos esses agentes dificultam a reabsorção de Cl^-, causando depleção seletiva de Cl^-, e estimulam a excreção de K^+ por aumentarem o aporte de Na^+ ao ducto coletor. A alcalose produzida é tipicamente leve ($[HCO_3^-]$ sérica < 38 mmol/L), exceto em pacientes que continuam a ingerir excesso de sal e possuem extrema avidez renal por Na^+. A hipocalemia causada pela depleção de K^+ é mais proeminente e constitui o principal problema a ser administrado.[18]

Defeito Genético do Transporte Combinado de Cl^- e Na^+

As síndromes de Bartter e Gitelman são duas desordens hereditárias que se manifestam com alcalose metabólica e hipocalemia, na ausência de hipertensão (Cap. 49). A síndrome de Bartter é causada por várias mutações, todas elas tendo o efeito de impedir a reabsorção combinada de Cl^- e Na^+ na porção espessa ascendente da alça de Henle[19] (através do cotransportador Na^+-K^+-$2Cl^-$; Fig. 13-4). Em geral, os pacientes com a síndrome de Bartter manifestam a doença precocemente na vida, apresentando alcalose metabólica e depleção de volume, um quadro clinico similar àquele visto em indivíduos que abusam de diuréticos de alça. A síndrome de Gitelman é causada por mutações genéticas que inativam o cotransportador Na^+- Cl^- sensível a tiazídico na primeira porção do túbulo distal (Fig. 13-3), levando à hipocalemia e alcalose metabólica de forma similar àquela causada por diuréticos tiazídicos. A síndrome de Gitelman torna-se aparente mais tardiamente na vida e, ao contrário da síndrome de Bartter, apresenta hipomagnesemia e hipocalciúria como características proeminentes.[20]

Recuperação da Hipercapnia Crônica

A resposta renal à hipercapnia sustentada resulta em um aumento da reabsorção de HCO_3^- e redução da reabsorção de Cl^- (Cap. 14). Como resultado, a $[HCO_3^-]$ sérica aumenta e os estoques corporais de Cl^- são reduzidos. Quando a PCO_2 é restaurada ao normal, a excreção renal do excesso de HCO_3^- requer a repleção das perdas de Cl^- ocorridas durante a adaptação. Se essas perdas não forem repostas, a recuperação da hipercapnia pode resultar em uma alcalose metabólica persistente.

Perda Diarreica de Cloreto Congênita

Essa forma rara de diarreia é causada por uma mutação inativadora no gene "infrarregulador no adenoma" (DRA, sigla para *downregulated in adenoma*), um trocador Cl^--HCO_3^- da membrana apical do instestino delgado.[21] O resultado é uma diarreia de grande volume e rica em Cl^-, causando uma perda seletiva desse íon, assim como de H^+ e K^+. A alcalose metabólica resultante é atenuada pela administração de K^+ e Cl^-, mas sua correção é dificultada devido às perdas contínuas. É interessante notar que o volume da diarreia é reduzido dramaticamente por inibição da bomba de próton, a qual reduz a secreção gástrica de Cl^- e presumivelmente reduz o aporte de Cl^- ao intestino delgado.[22]

Outras Causas de Perdas Excessivas de Cloreto

Adenomas vilosos ocorrem no cólon distal e tipicamente secretam 1 a 3 L/dia de fluido rico em Na^+, Cl^- e K^+. Uma vez que o volume do fluido secretado é relativamente baixo, esses tumores são apenas ocasionalmente associados a alcalose metabólica, a qual em geral é leve, quando presente.[23] A fibrose cística é caracterizada por suor com alta $[Cl^-]$ e, com a sudorese excessiva, as perdas de Cl^- podem ser grandes o suficiente para causar alcalose metabólica. Em crianças e adolescentes, esse distúrbio ácido-base pode ser o sintoma de apresentação.[24] Os pacientes com perdas de alto volume por ileostomia podem às vezes desenvolver alcalose metabólica grave,[25] e seus fluidos contêm concentrações anormalmente altas de Na^+ e Cl^-. O uso de tecido gástrico para aumentar o tamanho da bexiga (gastrocistoplastia) pode às vezes levar à alcalose metabólica transitória como resultado da secreção de Cl^- induzida por gastrina para a urina.[26]

Deficiência Grave de Potássio

Em pacientes com depleção grave de K^+ ($[K^+]$ sérica < 2 mmol/L), a alcalose metabólica pode ser sustentada apesar da administração de Cl^-. A resistência ao cloreto nesse cenário é provavelmente causada por prejuízo na reabsorção renal de Cl^- induzida pela depleção de K^+ (discussão anteriormente). Até mesmo a reposição parcial dos estoques de K^+ logo reverte esse problema e torna a alcalose responsiva ao Cl^-.

Estimulação Primária do Transporte de Íon do Ducto Coletor

O Quadro 13-3 lista as causas da alcalose metabólica relacionadas à estimulação primária do transporte de íon do ducto coletor. Exemplos específicos são discutidos a seguir.

Alcalose Metabólica a Partir da Estimulação Primária do Transporte de Íon
Excesso de mineralocorticoide
Hiperaldosteronismo primário: adenoma, hiperplasia
Síndrome de Cushing
Tumor secretor de corticotropina
Tumor secretor de renina
Aldosteronismo remediável por glicocorticoide
Síndromes adrenogenitais
Tratamento com fludrocortisona
9alfa-Fluoroprednisolona (inalada)
Excesso aparente de mineralocorticoide
Alcaçuz
Carbenoxolona
Síndrome de Liddle
Deficiência de 11beta-Hidroxiesteroide desidrogenase
Glicocorticoides (altas doses)
Metilprednisolona

Quadro 13-3 Causas de alcalose metabólica resultantes de estimulação primária do transporte de íon do ducto coletor.

Excesso de Mineralocorticoide

A aldosterona e outros mineralocorticoides causam alcalose metabólica por estimular diretamente tanto a H^+-ATPase, quanto o CENa no ducto coletor, promovendo retenção de Na^+, perda de K^+ e alcalose metabólica (Figs. 13-1 e 13-4). A alcalose metabólica é tipicamente leve ([HCO_3^-] sérica de 30 a 35 mmol/L) e é associada à hipocalemia mais grave (K^+ geralmente < 3 mmol/L) que a observada com a alcalose por depleção de Cl^-.[11,14] O hiperaldosteronismo primário é a causa mais comum dessa forma de alcalose metabólica (Cap. 40), mas a mesma também pode ocorrer em razão de raros defeitos hereditários na síntese de cortisol ou na regulação da secreção de aldosterona (Quadro 13-3). O aldosteronismo corrigível com glicocorticoide (ARG) é causado por uma mutação na qual a estimulação da secreção de aldosterona é feita pelo hormônio adrenocorticotrópico (ACTH) e não pela angiotensina.[27] O mineralocorticoide oral, fludrocortisona (Floninefe), assim como a 9alfa-fluoroprednisolona inalável, pode induzir a alcalose metabólica se usada de forma inapropriada. Os corticosteroides, quando administrados em altas doses, aumentam a excreção renal de K^+ não especificada e produzem um leve aumento da [HCO_3^-] sérica.

Síndromes de Aparente Excesso de Mineralocorticoides

Várias anormalidades hereditárias produzem uma alcalose metabólica que é clinicamente indistinguível do hiperaldosteronismo, porém sem aldosterona mensurável (Cap. 49). A síndrome de Liddle resulta de uma mutação genética que previne a remoção dos CENa da membrana das células epiteliais do ducto coletor[28] (Fig.13-3). Como resultado, a reabsorção de Na^+ não pode ser infrarregulada, causando a mesma cascata de eventos vista no hiperaldosteronismo. Uma vez que a contínua estimulação da reabsorção de Na^+ expande o volume do fluido extracelular (FEC), entretanto, os níveis de aldosterona ficam extremamente baixos. Em outra desordem familiar rara, nomeada de forma confusa de "síndrome de aparente excesso de mineralocorticoide", uma mutação inativa a 11beta-hidroxiesteroide desidrogenase, uma enzima adjacente ao receptor de mineralocorticoide, que rapidamente converte cortisol em cortisona, minimizando a ligação do cortisol a esse receptor.[29] Quando essa enzima é inativada, o cortisol ativa o receptor, estimulando a reabsorção de Na^+ e a secreção de K^+ e produzindo alcalose metabólica e hipertensão associadas a baixos níveis de aldosterona. O ácido glicirrízico (um componente do alcaçuz

Alcalose Metabólica a Partir da Administração de Álcali	
Estado Renal	**Causas**
Função renal normal (apenas em associação à depleção de K^+ ou baixa ingesta de NaCl)	Ingesta de álcali: $NaHCO_3$, citrato, lactato, acetato, ânions de aminoácidos
Falência renal	Síndrome *milk*-álcali Ingesta de álcali Hidróxido de alumínio com resina de troca de K^+

Tabela 13-1 Causas de alcalose metabólica associadas à administração de álcali.

Fontes Potenciais de Álcali	
Álcali ou Precursores de Álcali	**Fonte**
Bicarbonato	$NaHCO_3$: comprimidos, soluções intravenosas Preparações domésticas (p. ex., Alka-Setzer), soda assada $KHCO_3$: comprimidos, soluções orais
Lactato	Soluções de Ringer Soluções de diálise peritoneal
Acetato Glutamato Propionato	Soluções de nutrição parenteral
Citrato	Produtos/derivados sanguíneos Troca de plasma, suplementos de K^+ Agentes alcalinizadores
Compostos de cálcio*	Suplementos de cálcio e ligadores de fosfato ($CaCO_3$, acetato de cálcio, citrato de cálcio)

Tabela 13-2 Fontes potenciais de álcali. *Mínimo efeito alcalinizador quando dado por via oral.

natural), a carbenoxolona e o gossipol (um agente que inibe a espermatogênese) inibem a atividade da 11beta- hidroxiesteroide desidrogenase e podem causar o mesmo quadro clínico.[11]

Administração de Álcali

A Tabela 13-1 lista as causas de alcalose metabólica induzida por administração de álcali. O álcali exógeno produz alcalose metabólica em indivíduos com função renal normal apenas quando os estoques corporais de K^+ e Cl^- estiverem deficientes, uma vez que essas deficiências prejudicam a excreção de HCO_3^- pelos rins[15] (Fig. 13-3). Na doença renal aguda ou crônica, a administração ou ingestão de álcali pode produzir alcalose metabólica independentemente dos estoques de K^+ e Cl^- se o dano for suficientemente grave para prejudicar a excreção do excesso de álcali.[16] A *síndrome de milk-álcali* é caracterizada pela presença concomitante de alcalose metabólica e dano renal, iniciada pela ingestão de $NaHCO_3$ em combinação com excesso de cálcio (do leite ou como $CaCO_3$).[30,31] Nessa desordem, o dano renal é causado pela deposição de cálcio facilitada por uma urina alcalina. A lesão renal, por sua vez, facilita a manutenção da alcalose metabólica por limitar a excreção de HCO_3^- em face à ingestão contínua. A alcalose metabólica é em geral relativamente leve nesses pacientes, a menos que eles apresentem vômitos concomitantes. Em pacientes hospitalizados com falência renal, uma grande variedade de fontes de álcali ou precursores de álcali podem causar alcalose metabólica (Tabela 13-2). Hoje, apesar de o hidróxido de alumínio ser administrado apenas raramente, seu uso em combinação com sulfonato poliestireno de sódio (Kayexalato) pode causar alcalose metabólica, uma vez que o alumínio liga-se à resina em troca do Na⁺. Desse modo, o HCO₃⁻ normalmente secretado no duodeno não é titulado pelo H⁺, o qual foi neutralizado pelo hidróxido de alumínio, nem o bicarbonato forma um sal insolúvel com o alumínio. Por sua vez, o bicarbonato é completamente reabsorvido do intestino, aumentando a [HCO₃] sérica.[32]

Outras Causas

A realimentação após inanição causa um aumento abrupto na [HCO₃⁻] sérica em relação às baixas concentrações características do estado de jejum. Em alguns pacientes, a [HCO₃⁻] sérica aumenta transitoriamente para valores acima do normal, causando uma alcalose metabólica leve. As causas são múltiplas, incluindo a geração de HCO₃⁻ a partir do metabolismo de ânions orgânicos acumulados e da depleção de K⁺ e Cl⁻. A administração de vitamina D ou paratormônio causa um aumento pequeno, porém significante, da [HCO₃⁻] sérica.[33,34] Apesar desse achado experimental, o hiperparatireoidismo não está associado à alcalose metabólica clinicamente significativo. A hipercalcemia e a intoxicação por vitamina D já foram associadas à alcalose metabólica, mas, na maioria dos casos, a alcalose pode ser explicada pelos vômitos que caracteristicamente acompanham essas desordens. Níveis altos de aldosterona induzidos por hiperreninemia na hipertensão renovascular ou maligna são associados à hipocalemia e ocasionalmente a pequenos aumentos na [HCO₃⁻] sérica.

MANIFESTAÇÕES CLÍNICAS

A alcalose metabólica leve a moderada é bem tolerada, com poucos efeitos adversos clinicamente importantes. Pacientes com [HCO₃⁻] sérica com valor na faixa de 40 mmol/L são usualmente assintomáticos.

O efeito adverso de maior importância é a hipocalemia, a qual aumenta a probabilidade de arritmias cardíacas em pacientes com doença coronariana.[33] Com alcalose metabólica mais grave ([HCO₃⁻] sérica > 45 mmol/L), a tensão arterial de oxigênio (Pao₂) frequentemente cai para menos que 50 mmHg (< 6,6 kP), secundariamente à hipoventilação e o cálcio ionizado diminui (devido à alcalemia). Os pacientes com [HCO₃⁻] sérica acima de 50 mmol/L podem desenvolver convulsões, tetania, *delirium* ou estupor. Essas alterações no estado mental são provavelmente de origem multifatorial, resultando da alcalemia, hipocalemia, hipocalcemia e hipoxemia.

DIAGNÓSTICO

O diagnóstico de alcalose metabólica envolve três passos (Fig.13-6). O primeiro, a detecção, é mais frequentemente baseado no achado de uma [CO₂ total] venosa elevada. O segundo passo é a avaliação da resposta secundária (hipoventilação), excluindo a possibilidade de que uma anormalidade ácido-base de origem respiratória também esteja presente. Esse passo requer a mensuração do pH arterial e da Paco₂. O terceiro passo é a determinação da causa.

Uma [CO₂ total] sérica maior que 30 mmol/L em associação com hipocalemia é virtualmente patognomônica de alcalose metabólica. A única outra causa de um valor elevado é a acidose respiratória crônica, e a hipocalemia não é uma característica nesse caso (Cap. 14). Uma vez que o diagnóstico é geralmente evidente e a alcalose metabólica é quase sempre não complicada, a mensuração do pH arterial e da Paco₂ é desnecessária na maioria dos pacientes. Se a alcalose for grave ((([HCO₃⁻] sérica > 38 mmol/L), se a causa da [HCO₃⁻] elevada não estiver clara, ou caso se suspeite de um distúrbio ácido-base

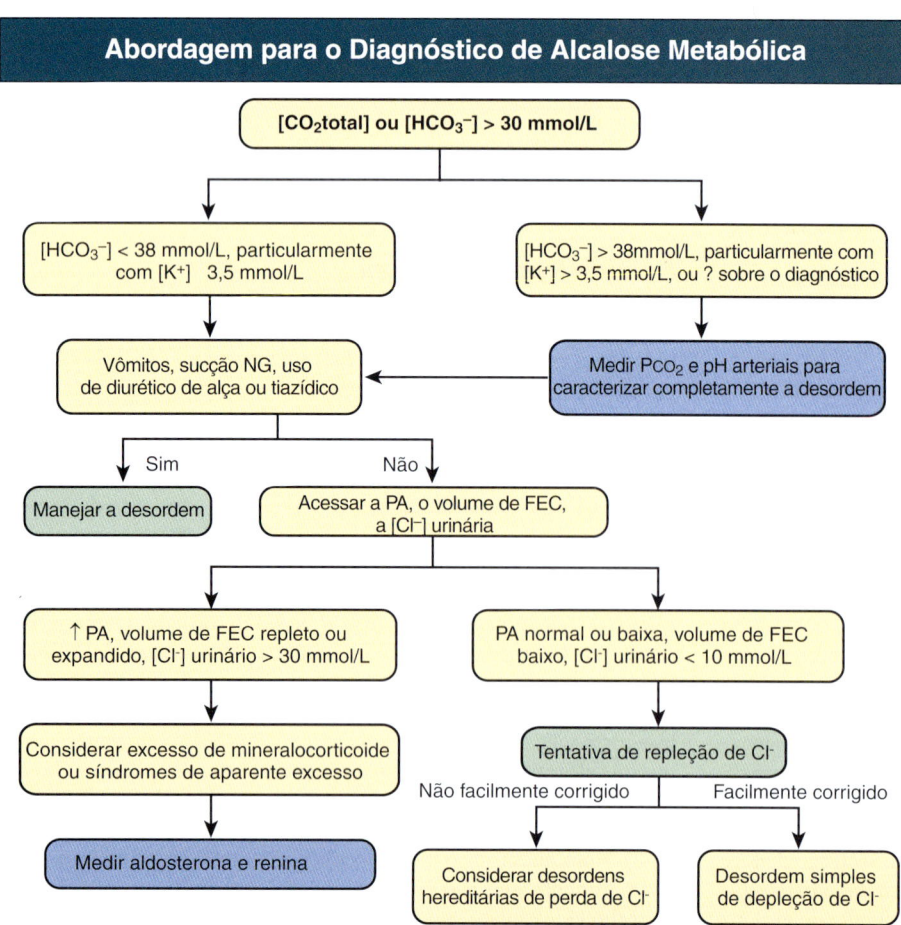

Figura 13-6 Abordagem para o diagnóstico de alcalose metabólica. Se o aumento na [CO₂ total] (ou [HCO₃⁻] sérica) for leve e a hipocalemia estiver presente, mensurações dos gases arteriais não são geralmente necessárias, e um algoritmo simples pode ser usado para diagnosticar a causa da alcalose metabólica. Se a hipocalemia não estiver presente, se o aumento na [CO₂ total] sérica for grave, ou se existe um questionamento sobre o diagnóstico, a mensuração arterial do pH e da PCO₂ é recomendável para determinar se a condição é causada por alcalose metabólica ou acidose respiratória, ou um distúrbio misto. *PA,* Pressão arterial; *FEC,* fluido extracelular; *NG,* nasogástrica.

misto, entretanto, o clínico deve sempre medir o pH e a $Paco_2$ para caracterizar a desordem (Fig.13-6). Essas medidas confirmam a presença de alcalose e permitem uma estimativa se o grau de hipoventilação for apropriado para a $[HCO_3^-]$ sérica (equação anteriormente). Um maior desvio da $Paco_2$ do valor esperado indica a presença de um distúrbio ácido-base respiratório complicando o quadro, tanto acidose respiratória quanto alcalose respiratória (Cap. 14). O ânion *gap*, $[Na^+] - ([Cl^-] + [HCO_3^-])$, não está aumentado na alcalose metabólica leve a moderada, mas pode estar aumentado em 3 a 5 mmol/L quando a alcalose for grave. Se o ânion *gap* for maior que 20 mmol/L, é provável que a alcalose metabólica seja complicada por uma acidose metabólica superposta (Cap. 12).

O terceiro passo, a elucidação da etiologia, é direto na maioria dos pacientes. Em mais de 95% dos casos, a alcalose metabólica é causada ou pelo uso de diurético ou por perdas de Cl^- a partir do trato gastrointestinal. Em geral, essa informação é facilmente obtida a partir da história do paciente, e maior atenção pode ser direcionada para o tratamento apropriado. Se a causa não estiver clara a partir da história, a mensuração da $[Cl^-]$ urinária pode ajudar. A menos que o paciente tenha feito uso recente de um diurético, a $[Cl^-]$ urinária deve ser menor que 10 mmol/L se a alcalose metabólica for causada por depleção de Cl^-. Um problema que pode causar dificuldades é o vômito autoinduzido (bulimia) ou o uso repetido de diurético, o qual representa o maior dilema diagnóstico, uma vez que a excreção continuada de Cl^- induzida por diurético pode levar o clínico a iniciar uma investigação extensa de formas raras de alcalose metabólica. A triagem urinária para componentes específicos de diuréticos pode ser necessária para estabelecer o diagnóstico correto. Em pacientes com bulimia, a excreção urinária de Cl^- deve ser baixa ($[Cl^-]$ em amostra isolada de urina < 10 mmol/L). Se a causa não ficar aparente a partir dessa análise, formas raras de alcalose metabólica causadas por anormalidades no transporte tubular devem ser consideradas. Nessas formas de alcalose metabólica a $[Cl^-]$ urinária costuma ser maior que 30 mmol/L.

No paciente com hipertensão e ingesta adequada de cloreto e sem uso de diurético, a causa mais comum de alcalose metabólica é o hiperaldosteronismo primário. A mensuração dos níveis de renina sérica e dos níveis séricos ou urinários de aldosterona pode distinguir as síndromes de excesso de mineralocorticoide das síndromes raras de aparente excesso de mineralocorticoide (Quadro 13-3). Os detalhes dessa investigação são apresentados no Capítulo 40. No paciente normotenso ou hipotenso que não faz uso de diurético e que apresenta alcalose metabólica apesar da ingesta adequada de cloreto, o diagnóstico de síndrome de Bartter ou Gitelman deve ser considerado. Os níveis de aldosterona e renina não são úteis na realização desses diagnósticos, já que os níveis podem ser baixos ou altos, dependendo do volume do FEC do paciente no momento da mensuração. Estudos familiares genéticos podem estabelecer esses diagnósticos com alta especificidade.

TRATAMENTO

Alcalose por Depleção de Cloreto

No paciente com alcalose metabólica causada por drenagem nasogástrica ou vômitos, a depleção do FEC é virtualmente uma característica concomitante, e o tratamento deve ser direcionado. A administração de NaCl por via intravenosa corrige tanto a alcalose quanto a depleção de volume. As perdas de potássio também devem ser repostas com KCl por via oral ou intravenosa. Tipicamente, o déficit de K^+ é de 200 a 400 mmol nos pacientes com alcalose metabólica leve a moderada induzida por perdas de Cl^- pelo trato gastrointestinal alto. Quando a drenagem nasogástrica precisa ser continuada, as perdas de H^+ e Cl^- podem ser reduzidas por drogas que inibem a secreção gástrica ácida. Em contraste aos pacientes com perdas gastrointestinais, a administração de NaCl não é geralmente necessária nos pacientes com alcalose metabólica causada por diuréticos, a menos que os sinais clínicos de depleção de volume estejam presentes. Suplementos de cloreto de potássio devem ser dados para minimizar a depleção de K^+ e atenuar a gravidade da alcalose metabólica. A adição de um diurético poupador de potássio, como amilorida, triantereno, espironolactona e eplerenona, pode ajudar na minimização dessas anormalidades. Em geral, a completa resolução da alcalose metabólica induzida por diurético é difícil devido às perdas continuadas de Cl^- e K^+. Felizmente, esse alvo terapêutico não é necessário na maioria dos pacientes. Uma alcalose metabólica leve é bem tolerada, sem efeitos adversos clinicamente significantes. Se possível, o diurético deve ser descontinuado; a desordem se resolverá em seguida se a dieta contiver quantidades adequadas de K^+ e Cl^-.

A alcalose metabólica e a hipocalemia vistas nas síndromes de Bartter e Gitelman são as mais difíceis de manejar. Além dos suplementos orais de KCl (e suplementos de magnésio na síndrome de Gitelman), drogas anti-inflamatórias não esteroidais têm sido usadas com sucesso moderado. Os AINEs minimizam as perdas renais de Cl^-.

Alcalose Metabólica Induzida por Corticosteroide e Excesso Aparente de Corticosteroide

O manejo de pacientes com alcalose metabólica causada por corticosteroides ou anormalidades do transporte tubular que mimetizam excesso de mineralocorticoide depende da causa subjacente. Se a alcalose for causada por um adenoma adrenal, a desordem é corrigida por remoção cirúrgica do tumor (Cap. 40). Em outras formas de hiperaldosteronismo primário, a alcalose pode ser minimizada por restrição dietética de NaCl e por reposição agressiva dos estoques corporais de K^+ com suplementação de KCl. A espironolactona e a eplerenona, inibidores competitivos da aldosterona, também podem corrigir a desordem. Em pacientes com aldosteronismo corrigível por glicocorticoide, a desordem é corrigida com a administração de dexametasona, a qual suprime a secreção de ACTH e consequentemente reduz a secreção de aldosterona. Nas formas hereditárias de excesso aparente de mineralocorticoide (síndrome de Liddle e deficiência de 11beta-hidroxiesteroide deidrogenase), a amilorida é o tratamento mais efetivo.

Ingestão de Álcali

O tratamento do paciente que ingere álcali é direcionado para a identificação e descontinuação do álcali em questão (Tabela 13-2). Na unidade de terapia intensiva, fontes de álcali exógenos devem ser cuidadosamente procuradas. Um ácali comumente agressor é o acetato usado como um substituto do Cl^- nas soluções de nutrição parenteral.

PROBLEMAS ESPECIAIS DE MANEJO

O manejo da alcalose metabólica é mais difícil nos pacientes com insuficiência cardíaca congestiva grave ou falência renal. Em pacientes com insuficiência cardíaca congestiva e sobrecarga de volume, mas com função renal adequada, a acetazolamida pode ser usada para reduzir a $[HCO_3^-]$ sérica. Esse inibidor da anidrase carbônica bloqueia a reabsorção de Na^+ ligada ao H^+, levando à excreção tanto de Na^+ quanto de HCO_3^-. A acetazolamida diminui o volume de FEC e reduz a $[HCO_3^-]$ sérica, mas estimula a excreção de K^+, exacerbando a hipocalemia. A terapia com acetazolamida deve ser acompanhada de reposição agressiva de K^+.

Em pacientes com falência renal, a $[HCO_3^-]$ sérica pode ser reduzida através da terapia renal substitutiva apropriada. A hemofiltração venovenosa contínua pode remover até 20 a 30 L/dia de ultrafiltrado do plasma e uma solução de reposição sem bicarbonato pode ser usada para reduzir a $[HCO_3^-]$ sérica e aumentar a $[Cl^-]$ sérica. A $[HCO_3^-]$ sérica também pode ser reduzida por diálise contínua e de baixa eficiência, com a $[HCO_3^-]$ do dialisato ajustada para 23 mmol/L. A hemodiálise padrão ou a diálise peritoneal são menos úteis, uma vez que esses tratamentos são designados para adicionar álcali ao sangue e a concentração de álcali do dialisato é ajustada em 35 a 40 mmol/L. Entretanto, as novas máquinas permitem o ajuste da $[HCO_3^-]$ do dialisato para valores tão baixos quanto 30 mmol/L, e essa forma de tratamento vem sendo usada com êxito para tratar pacientes com alcalose metabólica grave.[10]

Se a terapia renal substitutiva não puder ser instituída, a titulação com cloreto de hidrogênio constitui uma terapia alternativa. Essa abordagem é limitada pela concentração de HCL que pode ser administrada sem produzir hemólise ou coagulação venosa. Apesar do uso prévio de concentrações mais altas, o nível seguramente recomendável de H^+ é de 100 mmol/L (0,1N HCL). Até mesmo nessa concentração, o HCl precisa ser administrado por veia central. Já que o aparente espaço de distribuição de HCO_3^- é aproximadamente 50% do peso corporal, 350 mmol de H^+ é necessário para reduzir a $[HCO_3^-]$ sérica em 10 mmol/L em um paciente de 70 Kg. O volume de fluido necessário para essa titulação usando HCl, infelizmente, é de 3,5 litros.

O cloreto de amônio (NH_4Cl) e o mono-hidrocloreto de arginina não são recomendados para o tratamento de alcalose metabólica devido às suas complicações ameaçadoras à vida como intoxicação por NH_3 e hipercalemia grave, respectivamente.[35]

Referências

1. Gennari FJ. Regulation of acid-base balance. In: Gennari FJ, Adrogue HJ, Galla JH, et al, eds. *Acid-Base Disorders and Their Treatment*. Boca Raton, Fla: Taylor & Francis; 2005:177–208.
2. Ahn KY, Park KY, Kim KK, et al. Chronic hypokalemia enhances expression of the H^+-K^+-ATPase α_2-subunit gene in renal medulla. *Am J Physiol.* 1996;271:F314-F321.
3. Royaux IE, Wall SM, Karniski LP, et al. Pendrin, encoded by the Pendred syndrome gene, resides in the apical region of renal intercalated cells and mediates bicarbonate secretion. *Proc Natl Acad Sci USA.* 2001;98:4221-4226.
4. Gennari FJ. Pathophysiology of metabolic alkalosis: A new classification based on the centrality of stimulated collecting duct ion transport. *Am J Kidney Dis.* 2011;58:626-636.
5. Luke RG, Galla JH. It is chloride depletion alkalosis, not contraction alkalosis. *J Am Soc Nephrol.* 2012;23:204-207.
6. Kassirer JP, Schwartz WB. The response of normal man to selective depletion of hydrochloric acid: Factors in the genesis of persistent gastric alkalosis. *Am J Med.* 1966;40:10-18.
7. Kassirer JP, Schwartz WB. Correction of metabolic alkalosis in man without repair of potassium deficiency: A re-evaluation of the role of potassium. *Am J Med.* 1966;40:19-26.
8. Hernandez RE, Schambelan M, Cogan MG, et al. Dietary NaCl determines severity of potassium depletion–induced metabolic alkalosis. *Kidney Int.* 1987;31:1356-1367.
9. Javaheri S, Nardell EA. Severe metabolic alkalosis: A case report. *BMJ.* 1981;283:1016-1017.
10. Huber L, Gennari FJ. Severe metabolic alkalosis in a hemodialysis patient. *Am J Kidney Dis.* 2011;58:144-149.
11. Soleimani M. Potassium-depletion metabolic alkalosis. In: Gennari FJ, Adrogue HJ, Galla JH, et al, eds. *Acid-Base Disorders and Their Treatment.* Boca Raton, Fla: Taylor & Francis; 2005:553–584.
12. Garella S, Chazan JA, Cohen JJ. Saline-resistant metabolic alkalosis or "chloride-wasting nephropathy": Report of four patients with severe potassium depletion. *Ann Intern Med.* 1970;73:31-38.
13. Pech V, Pham TD, Hong S, et al. Pendrin modulates ENaC function by changing luminal HCO_3. *J Am Soc Nephrol.* 2010;21:1928-1941.
14. Holland OB. Primary hyperaldosteronism. *Semin Nephrol.* 1995;15:116-125.
15. Cogan MG, Carneiro AV, Tatsuno J, et al. Normal diet NaCl variation can affect the renal set-point for plasma pH-$[HCO_3^-]$ maintenance. *J Am Soc Nephrol.* 1990;1:193-199.
16. Gennari FJ, Rimmer JM. Acid-base disorders in end-stage renal disease. Part II. *Semin Dial.* 1990;3:161-165.
17. Madias NE, Adrogue HJ, Cohen JJ. Maladaptive renal response to secondary hypercapnia in chronic metabolic alkalosis. *Am J Physiol.* 1980;238:F283-F289.
18. Gennari FJ. Hypokalemia. *N Engl J Med.* 1998;339:451-458.
19. Simon DB, Lifton RP. The molecular basis of inherited hypokalemic alkalosis: Bartter's and Gitelman's syndromes. *Am J Physiol.* 1996;271:F961-F966.
20. Guay-Woodford LM. Bartter syndrome: unraveling the pathophysiologic enigma. *Am J Med.* 1998;105:151-161.
21. Höglund P, Haila S, Socha J, et al. Mutations of the Down-regulated in adenoma (DRA) gene cause congenital chloride diarrhoea. *Nat Genet.* 1996;14:316-319.
22. Aichbichler BW, Zerr CH, Santa Ana CA, et al. Proton-pump inhibition of gastric chloride secretion in congenital chloridorrhea. *N Engl J Med.* 1997;336:106-109.
23. Babior BM. Villous adenoma of the colon: Study of a patient with severe fluid and electrolyte disturbances. *Am J Med.* 1966;41:615-621.
24. Bates CM, Baum M, Quigley R. Cystic fibrosis presenting with hypokalemia and metabolic alkalosis in a previously healthy adolescent. *J Am Soc Nephrol.* 1997;8:352-355.
25. Weise WJ, Serrano FA, Fought J, et al. Acute electrolyte and acid-base disorders in patients with ileostomies: a case series. *Am J Kidney Dis.* 2008;52:494-500.
26. DeFoor W, Minevich E, Reeves D, et al. Gastrocystoplasty: Long-term followup. *J Urol.* 2003;170:1647-1649, discussion 1649-1650.
27. Lifton RP, Dluhy RG, Powers M, et al. A chimaeric 11 β-hydroxylase/aldosterone synthase gene causes glucocorticoid-remediable aldosteronism and human hypertension. *Nature.* 1992;355:262-265.
28. Tamura H, Schild L, Enomoto N, et al. Liddle disease caused by a missense mutation of β subunit of the epithelial sodium channel gene. *J Clin Invest.* 1996;97:1780-1784.
29. Whorwood CB, Stewart PM. Human hypertension caused by mutations in the 11β-hydroxysteroid dehydrogenase gene: A molecular analysis of apparent mineralocorticoid excess. *J Hypertens Suppl.* 1996;14:S19-S24.
30. Orwoll ES. The milk-alkali syndrome: Current concepts. *Ann Intern Med.* 1982;97:242-248.
31. Beall DP, Scofield RH. Milk-alkali syndrome associated with calcium carbonate consumption: Report of 7 patients with parathyroid hormone levels and an estimate of prevalence among patients hospitalized with hypercalcemia. *Medicine (Baltimore).* 1995;74:89-96.
32. Madias NE, Levey AS. Metabolic alkalosis due to absorption of "nonabsorbable" antacids. *Am J Med.* 1983;74:155-158.
33. Hulter HN, Sebastian A, Toto RD, et al. Renal and systemic acid-base effects of the chronic administration of hypercalcemia-producing agents: calcitriol, PTH, and intravenous calcium. *Kidney Int.* 1982;21:445-458.
34. Hulter HN, Peterson JC. Acid-base homeostasis during chronic PTH excess in humans. *Kidney Int.* 1985;28:187-192.
35. Bushinsky DA, Gennari FJ. Life-threatening hyperkalemia induced by arginine. *Ann Intern Med.* 1978;89:632-634.

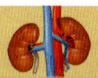

CAPÍTULO 14

Acidose Respiratória, Alcalose Respiratória e Distúrbios Mistos

Horacio J. Androgué e Nicolas E. Madias

Desvios da acidez sistêmica em qualquer direção podem ter consequências adversas e, quando graves, trazer risco à vida do paciente. Portanto, é essencial ao clínico reconhecer e diagnosticar apropriadamente as desordens ácido-base, para entender o seu impacto na função orgânica e se familiarizar ao seu tratamento e às potenciais complicações da terapia.[1,2]

ACIDOSE RESPIRATÓRIA (HIPERCAPNIA PRIMÁRIA)

Definição

A acidose respiratória é o distúrbio ácido-base iniciado por um aumento da tensão de dióxido de carbono (Pco_2) dos fluidos corporais e de todos os estoques corporais de CO_2. O incremento secundário na concentração plasmática do íon bicarbonato ($[HCO_3^-]$ sérica) observado na hipercapnia aguda e crônica é uma parte integrante da acidose respiratória.[3] O nível da tensão arterial de CO_2 ($Paco_2$) é maior que 45 mmHg em pacientes com acidose respiratória simples, quando medida em repouso e no nível do mar. (Para converter valores a partir de milímetros de Hg para kilopascais [kP], multiplique por 0,1333.) Um elemento da acidose respiratória ainda pode ocorrer com $Paco_2$ mais baixa em pacientes que residem em altitudes mais altas (p. ex., 4.000 m ou 13.000 pés) ou associada à acidose metabólica, quando uma $Paco_2$ normal for inapropriadamente alta para essa condição.[4] Outro caso especial de acidose respiratória é a presença de eucapnia arterial, ou até hipocapnia, ocorrendo juntamente com hipercapnia venosa grave, em pacientes que apresentam uma redução aguda e profunda do débito cardíaco, mas preservação relativa da função respiratória.[5,6] Essa desordem é conhecida como alcalose pseudorrespiratória e será discutida na parte de alcalose respiratória.

Etiologia e Patogênese

O sistema ventilatório é responsável pela eucapnia através do ajuste da ventilação minuto alveolar (V_A) para compensar a taxa de produção de CO_2. Seus principais elementos são a bomba respiratória, a qual gera o gradiente de pressão responsável pelo fluxo de ar e a carga que se opõe a essa ação.

A retenção de dióxido de carbono pode ocorrer a partir de um desequilíbrio entre a força da bomba respiratória e a extensão da carga respiratória (Fig. 14-1). Quando a bomba respiratória for incapaz de balancear a carga opositora, desenvolve-se a acidose respiratória. A acidose respiratória pode ser aguda ou crônica (Tabelas 14-1 e 14-2). A acidemia ameaçadora à vida de origem respiratória pode ocorrer durante acidose respiratória aguda e grave ou durante descompensação respiratória em pacientes com hipercapnia crônica.

Uma forma simplificada da equação de gás alveolar ao nível do ar e ao respirar ar ambiente (Fio_2, 21%) é a seguinte:

$$PaO_2 = 150 - 1,25\, PaCO_2$$

em que PaO_2 é a tensão alveolar de O_2 (mmHg). Essa equação demonstra que pacientes respirando ar ambiente não conseguem alcançar níveis de $Paco_2$ muito maiores que 80 mmHg (10,6 kP), já que a hipoxemia que ocorreria com esses valores mais altos seria incompatível com a vida. Portanto, a hipercapnia extrema ocorre somente durante a terapia de O_2, e em geral a retenção grave de CO_2 é resultado de administração não controlada de O_2.

Resposta Secundária Fisiológica

A adaptação à hipercapnia aguda leva a um incremento imediato na $[HCO_3^-]$ plasmática devido à titulação de tampões corporais outros que não o HCO_3^-; esses tampões geram HCO_3^- pela combinação com H^+ derivado da dissociação do ácido carbônico, como segue:

$$CO_2 + H_2O \leftrightarrow H_2CO_3 \leftrightarrow HCO_3^- + H^+ \text{ e } H^+ + B^- \leftrightarrow HB$$

em que B^- refere-se ao componente básico e HB refere-se ao componente ácido dos tampões que não são HCO_3^-. Essa adaptação é completada dentro de cinco a 10 minutos a partir do aumento na $Paco_2$, e, assumindo um nível estável de hipercapnia, nenhuma outra mudança no equilíbrio ácido-base é detectável por algumas horas.[7] A hipoxemia moderada não altera a resposta adaptativa à acidose respiratória aguda. Entretanto, hipobicarbonatemia preexistente (ou causada por acidose metabólica ou por alcalose respiratória crônica) aumenta a magnitude da resposta do HCO_3^- à hipercapnia aguda; essa resposta é reduzida em estados de hiperbicarbonatemia, ou causados por alcalose metabólica ou por acidose respiratória crônica.[8,9]

Esse aumento adaptativo na $[HCO_3^-]$ plasmática observado na hipercapnia aguda é bastante amplificado durante a hipercapnia crônica como resultado da geração de HCO_3^- pelos rins.[10] Além disso, a resposta renal à hipercapnia crônica inclui uma redução na taxa de reabsorção de Cl^-, resultando na depleção dos estoques corporais de Cl^-. A completa adaptação à hipercapnia crônica requer de três a cinco dias.[7] A Tabela 14-3 mostra os aspectos quantitativos das respostas secundárias fisiológicas à hipercapnia aguda e crônica. Mais recentemente, foi relatada uma inclinação substancialmente mais acentuada para a mudança da $[HCO_3^-]$ plasmática na acidose respiratória crônica (0,51 mmol/L para cada 1 mmHg aumento crônico da $Paco_2$), mas o pequeno número de medidas de gasometria arterial (ABG), uma para cada 18 pacientes, leva ao questionamento da validade da conclusão alcançada.[11] A resposta renal à hipercapnia crônica não é alterada de forma apreciável pela restrição dietética de Na^+ ou de Cl^-, depleção moderada de K^+, carga alcalina ou hipoxemia moderada. Entretanto, a recuperação de uma hipercapnia crônica é prejudicada por uma dieta deficiente em Cl^-; nessa circunstância, apesar da correção do nível de $Paco_2$, a $[HCO_3^-]$ plasmática permanece elevada ao passo que o estado de privação de Cl^- persiste, levando à alcalose metabólica pós-hipercapnia.

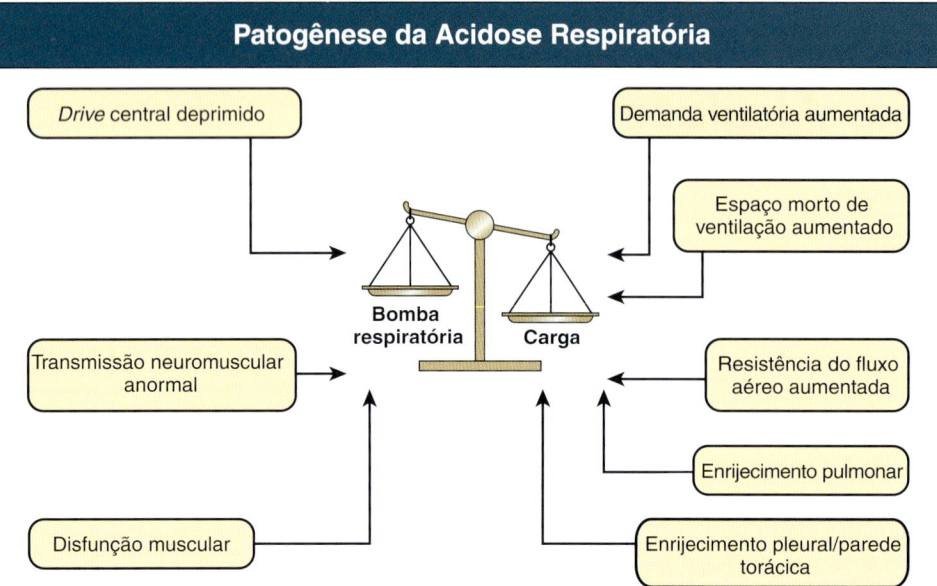

Figura 14-1 Patogênese da acidose respiratória.

Manifestações Clínicas

Uma vez que a hipercapnia clínica quase sempre ocorre em associação à hipoxemia, é geralmente difícil determinar se uma manifestação específica é consequência da $Paco_2$ elevada ou da Pao_2 reduzida. Contudo, o clínico deve ter em mente várias manifestações características de disfunção neurológica ou cardiovascular para diagnosticar a condição de forma acurada e tratá-la efetivamente.[4,7]

Sintomas Neurológicos

Em geral, a hipercapnia aguda associa-se a ansiedade, falta de ar grave, desorientação, confusão, incoerência e comportamento combativo. Pode ocorrer um efeito narcótico-*like* em pacientes com hipercapnia crônica, e podem-se observar rebaixamento do nível de consciência, diminuição do estado de alerta, desatenção, esquecimento, perda de memória, irritabilidade, confusão e sonolência. Distúrbios motores, incluindo tremor, mioclonia e *asterixis*, são frequentemente observados na hipercapnia tanto aguda quanto crônica. Uma atividade mioclônica ou convulsiva sustentada também pode se desenvolver. Sinais e sintomas de pressão intracraniana (PIC) aumentada, como pseudotumor cerebral, são às vezes evidentes em pacientes com hipercapnia aguda ou crônica e aparentam estar relacionados aos efeitos vasodilatadores do CO_2 sobre os vasos sanguíneos cerebrais. Cefaleia é uma queixa frequente. Borramento do disco óptico e papiledema franco podem aparecer quando a hipercapnia for grave. O coma hipercápnico ocorre caracteristicamente em pacientes com exacerbação aguda de uma insuficiência respiratória crônica, a qual é tratada de forma não criteriosa com alto fluxo de O_2.[12]

Sintomas Cardiovasculares

A hipercapnia aguda de grau leve a moderado costuma ser caracterizada por pele quente e ruborizada, pulso em ricochete, sudorese, débito cardíaco aumentado e pressão arterial normal ou aumentada. Por comparação, a hipercapnia grave pode se apresentar por decréscimos tanto no débito cardíaco quanto na pressão arterial. Arritmias cardíacas ocorrem com frequência em pacientes com hipercapnia aguda ou crônica, especialmente naqueles recebendo digoxina.

Sintomas Renais

A hipercapnia leve a moderada resulta em vasodilatação renal, mas incrementos agudos na $Paco_2$ a níveis acima de 70 mmHg (9,3 kP) podem induzir vasoconstricção e hipoperfusão renal. A retenção de sal e água costuma ocorrer na hipercapnia sustentada, especialmente na presença de cor pulmonar. Além dos efeitos de insuficiência cardíaca sobre os rins, múltiplos outros fatores podem agir, prevalecendo a estimulação do sistema nervoso simpático e do eixo renina-angiotensina-aldosterona, a resistência vascular renal aumentada e os níveis elevados de hormônio antidiurético (ADH, sigla para *antidiuretic hormone*) e de cortisol.[12]

Diagnóstico

Sempre que se suspeita de retenção de CO_2, os valores dos gases sanguíneos arteriais devem ser obtidos.[12] Se o perfil ácido-base do paciente revelar hipercapnia em associação à acidemia, pelo menos um elemento de acidose respiratória precisa estar presente. Entretanto, a hipercapnia pode estar associada a um pH normal ou até mesmo alcalino se determinados distúrbios ácido-base adicionais também estiverem presentes. As informações a partir da história do paciente, do exame físico e dos exames laboratoriais complementares devem ser usadas para acessar se parte ou todo o aumento da $Paco_2$ reflete uma resposta adaptativa à alcalose metabólica em vez de ter origem primária.

Tratamento

Como previamente notado, a retenção de CO_2, se aguda ou crônica, está sempre associada à hipoxemia nos pacientes que estão respirando ar ambiente. Por consequência, a administração de O_2 representa um elemento crítico no manejo da acidose respiratória.[1,13] Entretanto, a suplementação de O_2 pode levar à piora da hipercapnia, especialmente em pacientes com doença pulmonar obstrutiva crônica (DPOC). Embora um movimento respiratório deprimido pareça ter papel na retenção de CO_2, outros fatores podem contribuir para a piora da hipercapnia em resposta à terapia de suplementação de O_2. Estes incluem um aumento do espaço morto de ventilação e um descompasso ventilação/perfusão (V/Q) causado pela perda da vasoconstricção pulmonar por hipóxia e pelo efeito Haldane (afinidade reduzida da hemoglobina pelo CO_2 na presença de saturação de O_2 aumentada), o qual estimula um aumento na ventilação para eliminar o excesso de CO_2.[7]

As Figuras 14-2 e 14-3 evidenciam o manejo da acidose respiratória aguda e crônica. Sempre que possível, o tratamento deve se voltar para a remoção ou amenização da causa subjacente. Esforços terapêuticos imediatos devem focar assegurar uma via aérea patente para o paciente e restaurar a oxigenação adequada através do fornecimento de mistura inalatória rica em O_2. Oxigênio suplementar pode ser

Causas de Acidose Respiratória Aguda

Carga Aumentada	Bomba Deprimida
Demanda ventilatória aumentada	***Drive* central deprimido**
Dieta rica em carboidrato Dialisato rico em carboidrato (diálise peritoneal) Hemodiálise com regeneração de solvente	Anestesia geral Sedação excessiva Trauma craniano Acidente cerebrovascular Síndrome da hipoventilação associada à obesidade Edema cerebral Tumor cerebral Encefalite Lesão de tronco encefálico
Espaço morto da ventilação aumentado	**Transmissão neuromuscular anormal**
Injúria pulmonar aguda Pneumonia multilobar Edema pulmonar cardiogênico Embolia pulmonar Ventilação de pressão positiva Oxigênio suplementar	Injúria de coluna espinhal alta Síndrome de Guillain-Barré *Status* epilético Botulismo, tétano Crise de miastenia *gravis* Paralisia familiar periódica Drogas ou agentes tóxicos (p. ex., curare, succinilco-lina, aminoglicosídeos, envenenamento por organofosfato)
Resistência ao fluxo aéreo aumentado	
Obstrução de via aérea superior	**Disfunção muscular**
Obstrução de hipofaringe induzida por coma Aspiração de corpo estranho ou vômito Laringoespasmo Angioedema Intubação laríngea inadequada Obstrução laríngea após intubação	Fadiga Hipercalemia Hipocalemia
Obstrução de via aérea inferior	
Status asmático Exacerbação da doença pulmonar obstrutiva crônica	
Enrijecimento pulmonar	
Atelectasia	
Enrijecimento pleural/parede torácica	
Pneumotórax Hemotórax Tórax instável Distensão abdominal Diálise peritoneal	

Tabela 14-1 Causas de acidose respiratória aguda.

Causas de Acidose Respiratória Crônica

Carga Aumentada	Bomba deprimida
Espaço morto para ventilação aumentado	***Drive* central deprimido**
Enfisema Fibrose pulmonar Doença vascular pulmonar	Apneia do sono central Síndrome da hipoventilação associada à obesidade Vício por metadona/heroína Tumor cerebral Poliomielite bulbar Hipotireoidismo
	Transmissão neuromuscular anormal
Resistência ao fluxo aéreo aumentada	
Obstrução de via aérea superior	
Hipertrofia tonsilar e peritonsilar Paralisia de cordas vocais Tumor de cordas vocais ou laringe Estenose de via aérea após intubação prolongada Timoma, aneurisma aórtico	Injúria de coluna espinhal alta Poliomielite Esclerose múltipla Distrofia muscular Esclerose lateral amiotrófica Paralisia diafragmática
Obstrução de via aérea inferior	
Doença pulmonar obstrutiva crônica	
Enrijecimento pulmonar	**Disfunção muscular**
Doença pulmonar intersticial crônica grave	Doença miopática (p. ex., polimiosite)
Enrijecimento pleural/parede torácica	
Cifoescoliose Doença da caixa torácica Toracoplastia Obesidade	

Tabela 14-2 Causas de acidose respiratória crônica

Resposta secundária às alterações no *status* ácido-base

Condição	Mecanismo Iniciante	Resposta Esperada: Mudança (Δ) na [HCO_3^-] ou na $PaCO_2$	Nível Máximo de Resposta
Acidose respiratória	Aumento da $PaCO_2$		
Aguda		Aumento na [HCO_3^-] ≈ 0,1 ΔPaCO$_2$	30 mmol/L
Crônica		Aumento na [HCO_3^-] ≈ 0,35 ΔPaCO$_2$	45 mmol/L
Alcalose respiratória	Redução da $PaCO_2$		
Aguda		Redução na [HCO_3^-] ≈ 0,2 ΔPaCO$_2$	16-18 mmol/L
Crônica		Redução na [HCO_3^-] ≈ 0,4 ΔPaCO$_2$	12-15 mmol/L
Acidose metabólica	Redução na [HCO_3^-]	Redução na PaCO$_2$ ≈ 1,2 Δ[HCO_3^-]	10 mmHg (1,3 kP)
Alcalose metabólica	Aumento da [HCO_3^-]	Aumento na PaCO$_2$ ≈ 0,7 Δ[HCO_3^-]	65 mmHg (8,7 kP)

Tabela 14-3 **Resposta secundária às alterações do *status* ácido-base.**
[HCO_3^-], HCO_3^- plasmático; *PaCO$_2$*, tensão arterial do dióxido de carbono

administrado para o paciente em respiração espontânea por cânulas nasais, máscaras de Venturi ou máscaras não reinalantes. Uma taxa de fluxo de O_2 até 5 L/min pode ser usada em cânulas nasais; cada incremento de 1 L/min aumenta a concentração da fração inspirada de O_2 (FiO_2) em aproximadamente 4%. As máscaras de Venturi, calibradas para fornecer uma FiO_2 entre 24% e 50%, são mais úteis nos pacientes com DPOC, uma vez que a PO_2 pode ser titulada, minimizando assim o risco de retenção de CO_2. A saturação de O_2 da hemoglobina de aproximadamente 80% a 90% pode ser alcançada com máscaras não reinalantes.

Se o alvo de PO_2 não for alcançado com essas medidas e o paciente estiver consciente, cooperativo, estável hemodinamicamente e capaz de proteger as vias aéreas inferiores, pode-se usar um método de ventilação não invasiva através de uma máscara, incluindo pressão aérea

positiva de dois níveis (BiPAP). Com a BiPAP, o suporte da pressão inspiratória diminui o trabalho da respiração, e o suporte da pressão expiratória melhora a troca gasosa ao prevenir o colapso alveolar.

A intubação endotraqueal e o suporte ventilatório mecânico devem ser iniciados se a oxigenação adequada não puder ser assegurada

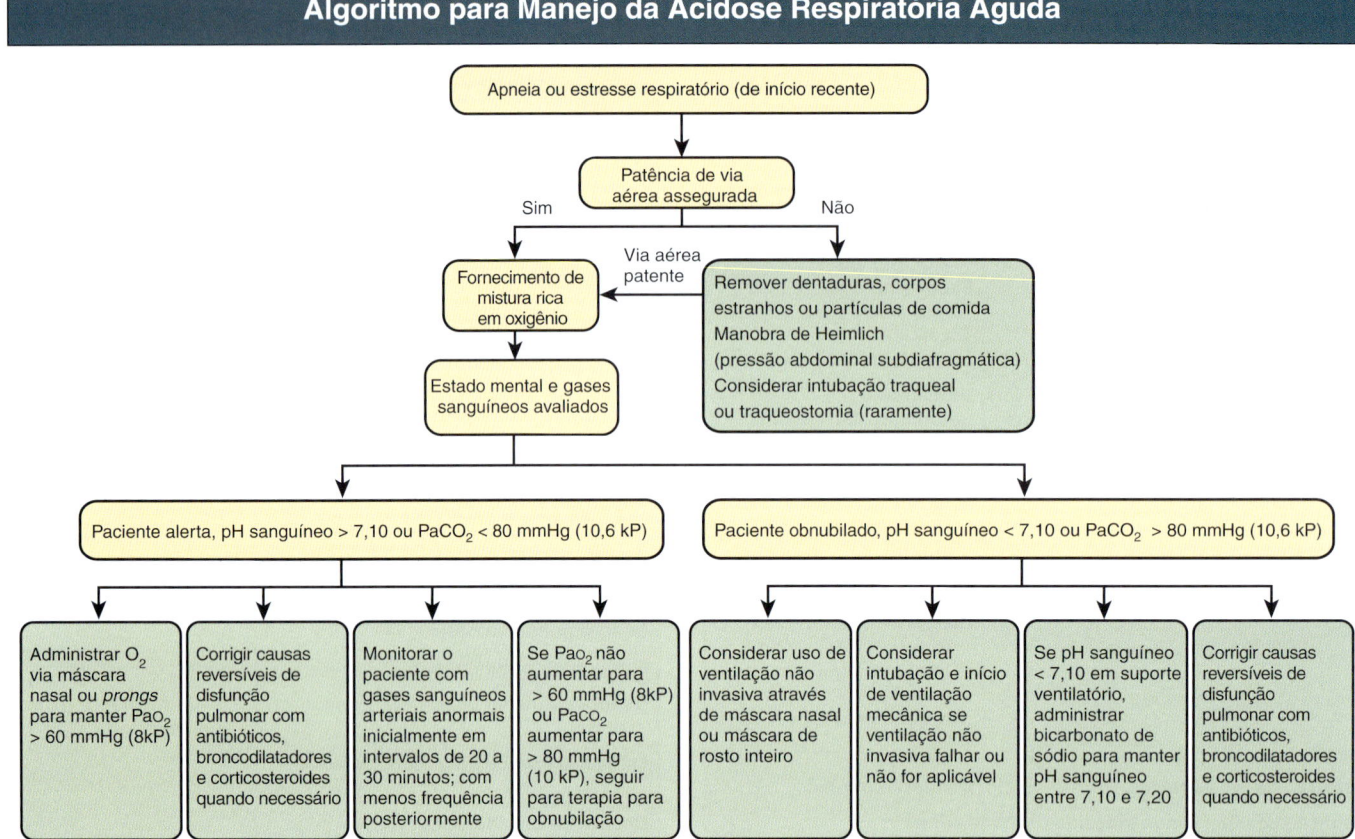

Figura 14-2 Algoritmo para manejo do paciente com acidose respiratória aguda

pelas medidas não invasivas, se houver o desenvolvimento de hipercapnia progressiva ou obnubilação, ou se o paciente for incapaz de tossir e eliminar secreções. A razão de ventilação por minuto deve ser aumentada para que a $PaCO_2$ retorne aos poucos para valores próximos ao seu basal de longo prazo e a excreção do excesso de HCO_3^- pelos rins seja realizada (presumindo que o Cl^- é fornecido). Em contraste, a redução exageradamente rápida da $PaCO_2$ leva ao risco de desenvolvimento de alcalose pós-hipercapnia, com consequências sérias potenciais. Se a alcalose pós-hipercapnia desenvolver-se, ela pode ser amenizada pelo fornecimento de Cl^-, geralmente na forma de sal de potássio e pela administração do diurético espoliador de HCO_3^-, acetazolamida, nas doses de 250 a 500 mg uma ou duas vezes ao dia. O tratamento agressivo de infecções pulmonares, a terapia broncodilatadora e a remoção de secreções podem oferecer benefício considerável. O naloxone reverte o efeito inibidor de agentes narcóticos sobre a ventilação. Evitar tranquilizantes e sedativos, reduzir gradualmente a suplementação de oxigênio, almejando uma PaO_2 de aproximadamente 60 mmHg (8 kP) e tratar uma alcalose metabólica superposta otimizarão o *drive* ventilatório.

A ventilação mecânica com volumes por minuto (*tidal volume*) de 10 a 15 mL/kg de peso corporal frequentemente leva à distensão alveolar e trauma por volume. Portanto, uma abordagem alternativa chamada de *hipercapnia permissiva* (ou hipoventilação mecânica controlada) vem sendo aplicada de forma exitosa para prevenir barotrauma e colapso cardiovascular.[4,14] Nessa forma de tratamento, são usados volumes por minuto menores que 6 mL/kg e pressões de pico inspiratório mais baixas. Além disso, permite-se que a $PaCO_2$ aumente, mas raramente excedendo 80 mmHg, e o pH sanguíneo pode reduzir-se para valores tão baixos quanto 7,0 a 7,1, enquanto mantém-se uma oxigenação adequada. Uma vez que, em geral, o paciente precisa de

bloqueio neuromuscular, a desconexão acidental do ventilador pode causar morte súbita. As contraindicações para a hipercapnia permissiva incluem doença cerebrovascular, edema cerebral, PIC aumentada, convulsões, função cardíaca deprimida, arritmias e hipertensão pulmonar grave. A correção da acidemia atenua os efeitos hemodinâmicos adversos da hipercapnia permissiva.[15] Parece prudente, embora ainda controverso, manter o pH sanguíneo em aproximadamente 7,3 através da administração de álcali intravenoso quando se prescreve hipoventilação controlada.[1,16]

ALCALOSE RESPIRATÓRIA (HIPOCAPNIA PRIMÁRIA)

Definição

A alcalose respiratória é o distúrbio ácido-base iniciado por uma redução na tensão de CO_2 dos fluidos corporais. A diminuição secundária na $[HCO_3^-]$ plasmática observada na hipocapnia aguda e crônica é parte integral da alcalose respiratória. Os estoques corporais de CO_2 estão reduzidos, e a $PaCO_2$ é menor que 35 mmHg (4,7 kP) nos pacientes com alcalose respiratória simples (em repouso e ao nível do mar). Um elemento de alcalose respiratória ainda pode ocorrer com níveis mais altos de $PaCO_2$ em pacientes com alcalose metabólica, nos qual uma $PaCO_2$ normal é inapropriadamente baixa para esse distúrbio metabólico primário.

Etiologia e Patogênese

A alcalose respiratória é o distúrbio ácido-base mais encontrado, uma vez que ocorre na gestação normal e ao residir em grandes altitudes.[2,17,18] Também é a anormalidade ácido-base mais comum em

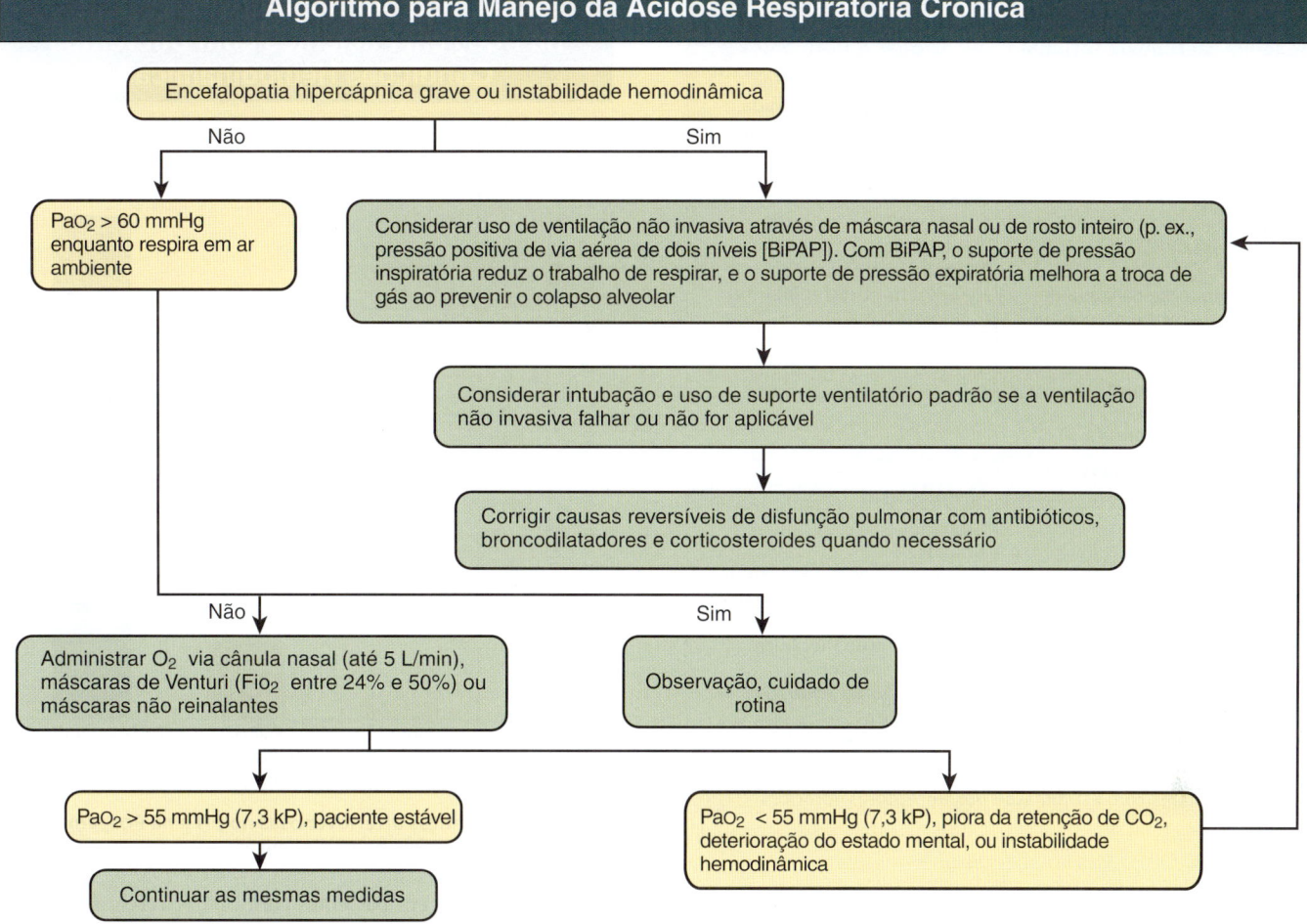

Figura 14-3 Algoritmo para manejo do paciente com acidose respiratória crônica.

pacientes críticos, ocorrendo tanto como a desordem simples quanto como um componente de distúrbios mistos; de fato, nesses pacientes, sua presença pode constituir um sinal prognóstico sério, especialmente se o nível de $PaCO_2$ estiver abaixo de 20 a 25 mmHg (2,7 a 3,3 kP). A presença de hipocapnia significa hiperventilação alveolar transitória ou persistente em relação à produção prevalente de CO_2, levando assim a um balanço negativo de CO_2. A hipocapnia primária também pode se originar da eliminação extrapulmonar de CO_2 através de diálise ou outra circulação extracorpórea (p. ex., máquina coração-pulmão).

A Tabela 14-4 mostra as principais causas de alcalose respiratória.[12]. Na maioria dos pacientes, a hipocapnia primária reflete uma hiperventilação alveolar causada por um *drive* ventilatório aumentado. Esse é o resultado de sinais provenientes dos pulmões, dos quimiorreceptores periféricos (carotídeos e aórticos) ou dos quimiorreceptores do tronco encefálico, ou ainda de sinais originados em outros centros cerebrais.

A resposta dos quimiorreceptores do tronco encefálico ao CO_2 pode ser aumentada por doenças sistêmicas (p. ex., doença hepática, sepse), agentes farmacológicos e determinação (volition). A hipoxemia é um dos maiores estimulantes da ventilação alveolar, mas valores de PaO_2 abaixo de 60 mmHg (8 kP) são necessários para provocar esse efeito consistentemente. A hiperventilação alveolar pode ser o resultado de ventiladores mecânicos mal ajustados, hiperventilação psicogênica e lesões envolvendo o sistema nervoso central.

Em estados de falência circulatória grave, a hipocapnia arterial pode coexistir com a venosa e consequentemente hipercapnia tecidual; nessas condições, os estoques corporais de CO_2 são enriquecidos, havendo desse modo acidose respiratória em vez de alcalose respiratória. Essa entidade, a qual nós denominamos de *alcalose pseudorrespiratória*, desenvolve-se em pacientes com depressão profunda da função cardíaca e da perfusão pulmonar, mas com relativa preservação da ventilação alveolar, incluindo pacientes com falência circulatória avançada e aqueles passando por ressuscitação cardiopulmonar (RCP). O fluxo sanguíneo pulmonar gravemente reduzido limita o aporte de CO_2 aos pulmões para excreção, aumentando dessa forma a PCO_2 venosa. Entretanto, a razão entre ventilação e perfusão aumentada causa uma maior remoção de CO_2 por unidade de sangue atravessando a circulação pulmonar, levando à eucapnia arterial ou hipocapnia franca. Um aumento progressivo da diferença arteriovenosa do pH e da PCO_2 desenvolve-se em dois cenários de disfunção cardíaca: a falência circulatória e a parada cardíaca (Fig. 14-4). Em ambas as situações, ocorre uma privação tecidual de O_2 grave e pode ser camuflada por valores de O_2 arterial razoavelmente preservados. A monitoração apropriada da composição ácido-base e da oxigenação em pacientes com disfunção cardíaca avançada requer amostras de sangue venoso misto (ou central) além das amostras de sangue arterial.

Resposta Fisiológica Secundária

A adaptação à hipocapnia aguda é caracterizada por uma redução imediata da $[HCO_3^-]$ plasmática que resulta totalmente de mecanismos não renais e é explicada principalmente pela titulação alcalina dos tampões corporais não HCO_3^- (segunda equação na seção Acidose Respiratória). Essa adaptação é completada dentro de 5 a 10

Causas de Alcalose Respiratória

Hipoxemia ou Hipóxia tecidual	Drogas e Hormônios
Tensão inspirada de O_2 reduzida Grande altitude Pneumonia bacteriana ou viral Aspiração de comida, corpo estranho, ou vômito Laringoespasmo Afogamento Doença cardíaca cianótica Anemia grave Desvio para esquerda da curva de dissociação da oxi-hemoglobina (HbO_2) Hipotensão Falência circulatória grave Edema pulmonar Alcalose pseudorrespiratória	Estimulantes respiratórios (doxapram, niquetamida, etamivan, progesterona, medroxiprogesterona) Salicilatos Nicotina Xantinas Dinitrofenol Hormônios pressóricos (epinefrina, norepinefrina, angiotensina II)
Estimulação do Sistema nervoso Central	**Miscelânea**
Voluntária Dor Síndrome da hiperventilação por ansiedade Psicose Febre Hemorragia subaracnoide Acidente cerebrovascular Meningoencefalite Tumor Trauma	Exercício Gravidez Septicemia por Gram-positivo Septicemia por Gram-negativo Falência hepática Hiperventilação mecânica Exposição ao calor Recuperação de acidose metabólica Hemodiálise com dialisato com acetato
Doenças Pulmonares com Estimulação dos Receptores Torácicos	
Pneumonia Asma Pneumotórax Hemotórax Tórax instável Síndrome aguda do estresse respiratório Edema pulmonar cardiogênico e não cardiogênico Embolia pulmonar Fibrose pulmonar	

Tabela 14-4 Causas de alcalose respiratória.

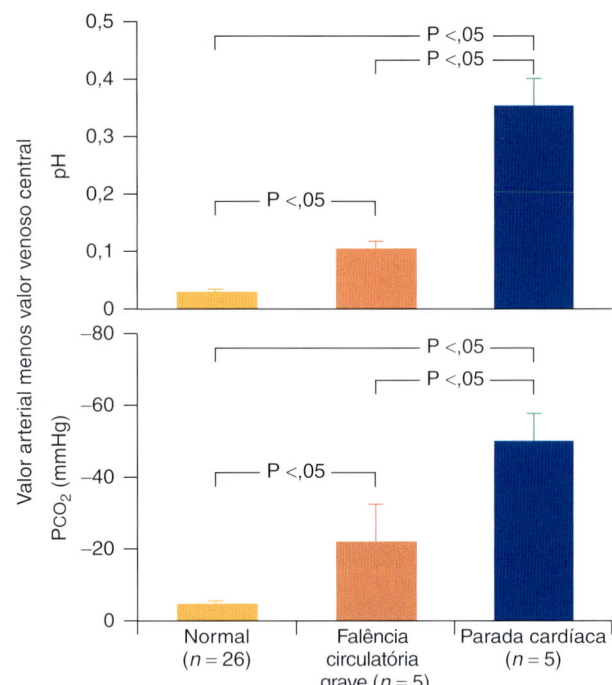

Figura 14-4 Diferenças arteriovenosas no pH e na P_{CO_2} em pacientes com diferentes condições hemodinâmicas.

minutos do início da hipocapnia, e, se não houver mais mudanças na $Paco_2$, não ocorrerão outras alterações adicionais detectáveis no equilíbrio ácido-base por várias horas.

A adaptação à hipocapnia crônica implica decréscimos maiores e adicionais na [HCO_3^-] plasmática, como consequência de ajustes renais que refletem uma inundação de secreção de H^+ pelos túbulos renais.[10] Cerca de dois a três dias são necessários para completar a adaptação à hipocapnia crônica. Observam-se na Tabela 14-3 os aspectos quantitativos das respostas fisiológicas secundárias à hipocapnia aguda e crônica.

Manifestações Clínicas

Uma rápida redução da $Paco_2$ a valores parcialmente normais ou mais baixos costuma ser acompanhada de dormência e parestesias nas extremidades, desconforto torácico (especialmente em pacientes que manifestem resistência aumentada de via aérea), dormência perioral, sensação de cabeça leve e confusão mental. Câimbras musculares, reflexos tendinosos profundos aumentados, espasmo carpopedal e convulsões generalizadas ocorrem com pouca frequência. Vasoconstricção cerebral e fluxo sanguíneo cerebral reduzido já foram bem documentados durante a hipocapnia aguda; em casos graves, o fluxo sanguíneo cerebral pode reduzir para valores abaixo de 50% do normal. A hipocapnia pode ter efeitos deletérios sobre o cérebro de

crianças prematuras; em pacientes com injúria cerebral traumática, acidente vascular encefálico agudo, ou anestesia geral; e após exposição súbita a altitudes muito grandes.[19] Sequelas neurológicas de longo prazo podem se desenvolver quando cérebros imaturos são expostos a níveis de $Paco_2$ abaixo de 15 mmHg (2 kP) mesmo por períodos curtos. Além disso, a correção abrupta da hipocapnia nesses pacientes leva à vasodilatação cerebral, a qual pode causar injúria de reperfusão ou hemorragia intraventricular.

A lesão cerebral causada por hipocapnia provavelmente resulta de isquemia cerebral. Outros fatores incluem a própria hipocapnia, a alcalemia, o desvio da curva de dissociação de oxi-hemoglobina (HbO_2) induzido pelo pH, os níveis reduzidos de cálcio ionizado e potássio, a depleção do antioxidante glutationa pelos aminoácidos excitatórios citotóxicos, aumentos no metabolismo anaeróbico, demanda cerebral de oxigênio, dopamina neural e atividade convulsiva. Se a sepse estiver presente, o dano cerebral piora com a liberação de lipopolisacarídeos, interleucina -1beta e fator de necrose tumoral alfa.[19]

As manifestações cardiovasculares da alcalose respiratória diferem na hiperventilação passiva e ativa. A indução de hipocapnia aguda em pacientes anestesiados (p. ex., hiperventilação passiva) resulta em um decréscimo do débito cardíaco, um aumento da resistência periférica e uma redução da pressão sanguínea sistêmica. Em contraste, a hiperventilação ativa não altera ou pode até mesmo aumentar o débito cardíaco e deixa a pressão sanguínea sistêmica virtualmente inalterada. A resposta discrepante do débito cardíaco durante a hiperventilação provavelmente reflete a redução no retorno venoso causado pela ventilação mecânica na hiperventilação passiva e a taquicardia reflexa consistentemente observada na hiperventilação ativa. A hipocapnia sustentada induzida por exposição a grandes altitudes por várias semanas resulta em um débito cardíaco dentro dos valores de controle ou maiores. Apesar de não levar a arritmias cardíacas em indivíduos normais, a hipocapnia

Tratamento Recomendado da Alcalose Respiratória

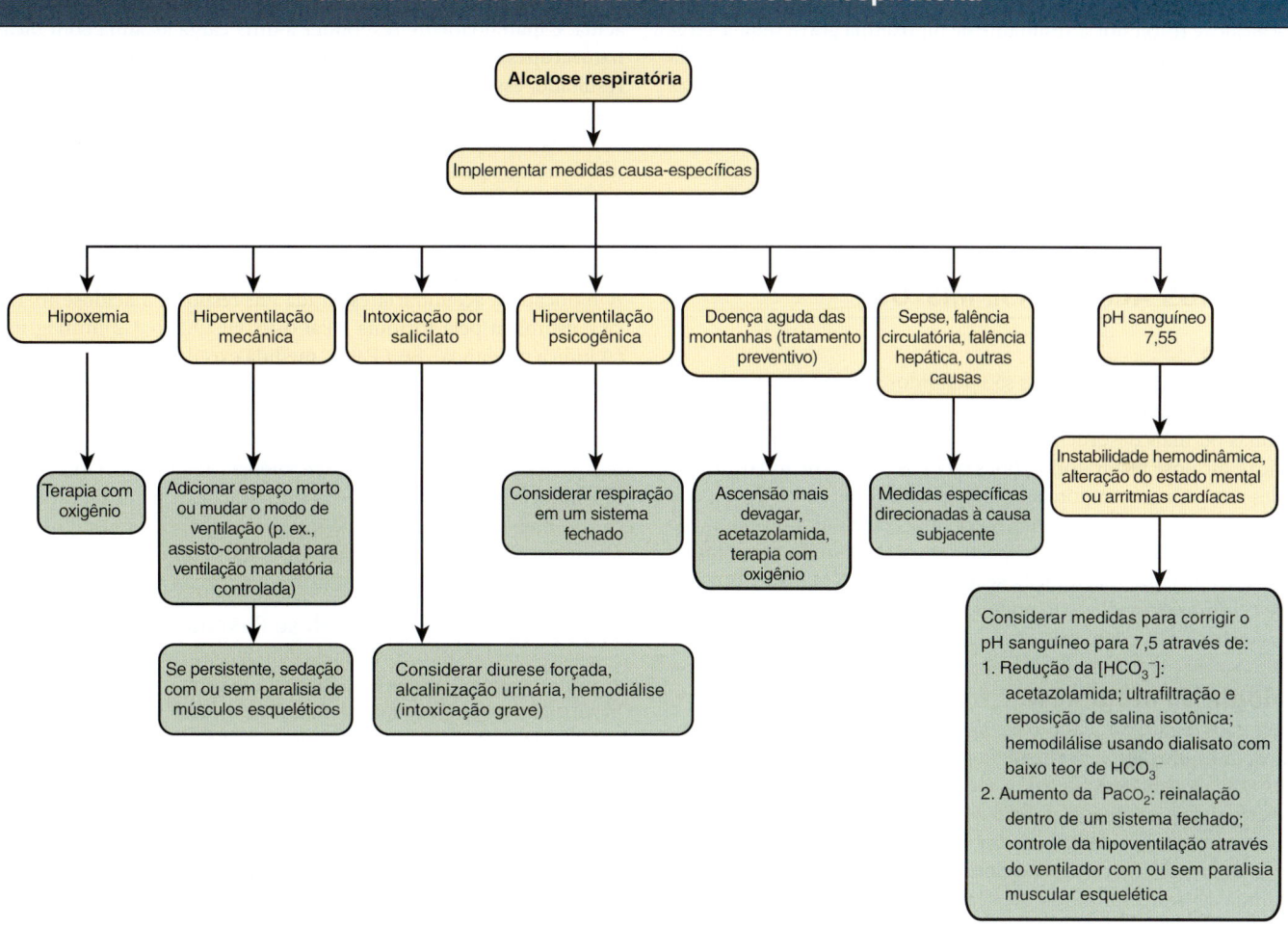

Figura 14-5 Manejo recomendado do paciente com alcalose respiratória.

aguda parece contribuir para a geração de taquiarritmias tanto atriais quanto ventriculares em pacientes com doença cardíaca isquêmica; com frequência, essas arritmias são resistentes às formas padronizadas de terapia. Dor torácica e alterações isquêmicas da onda ST-T já foram observadas em pacientes com hiperventilação aguda sem evidência de lesões fixas na angiografia coronariana.

Diagnóstico

A avaliação da história do paciente, o exame físico e exames laboratoriais complementares são necessários para estabelecer o diagnóstico da alcalose respiratória.[12,17] Uma observação cuidadosa pode detectar padrões anormais de respiração em alguns pacientes, embora a hipocapnia marcada possa ocorrer sem um aumento clinicamente evidente do esforço respiratório. É necessário determinar os gases sanguíneos arteriais para confirmar a presença de hiperventilação.

O diagnóstico de alcalose respiratória, especialmente em sua forma crônica, é frequentemente perdido; médicos muitas vezes interpretam de forma errônea o padrão eletrolítico de hipobicarbonatemia hiperclorêmica como indicativo de acidose metabólica de ânion *gap* normal. Se o perfil ácido-base do paciente revelar hipocapnia em associação à alcalemia, pelo menos um elemento de alcalose respiratória está presente. Entretanto, a hipocapnia pode estar associada a um pH normal ou ácido devido à presença concomitante de distúrbios ácido-base adicionais. O clínico também deve notar que graus leves de hipocapnia crônica deixam o pH sanguíneo dentro da faixa de normalidade. O diagnóstico de alcalose respiratória pode ter importantes

implicações clínicas; costuma proporcionr uma pista para a presença de uma desordem séria e não reconhecida ou sinaliza a ameaça de uma doença subjacente conhecida.

Tratamento

A Figura 14-5 fornece uma sinopse do manejo de pacientes com alcalose respiratória. A visão de que a hipocapnia implica um risco mínimo à saúde na maioria das condições não é acurada. A hipocapnia substancial em pacientes hospitalizados, espontânea ou deliberadamente induzida, pode resultar em dano transitório ou permanente ao cérebro, assim como aos sistemas respiratório e cardiovascular.[19] Além disso, a rápida correção de hipocapnia grave leva à vasodilatação de áreas isquêmicas, resultando em injúria de reperfusão no cérebro e nos pulmões. Por consequência, a hipocapnia grave em pacientes hospitalizados precisa ser prevenida sempre que possível, e, se presente, a correção abrupta deve ser evitada. A alcalemia grave causada por hipocapnia primária aguda requer medidas corretivas que dependem da presença de manifestações clínicas sérias. Essas medidas podem ser direcionadas em reduzir a [HCO$_3^-$] plasmática, aumentar a Paco$_2$, ou ambas. Até mesmo se a [HCO$_3^-$] plasmática basal estiver moderadamente reduzida, sua diminuição adicional pode ser particularmente recompensadora nesses pacientes, uma vez que essa manobra combina efetividade com risco relativamente pequeno. Para pacientes com a síndrome de hiperventilação por ansiedade, além de tranquilização ou sedação, reinalar em um sistema fechado (p. ex., um saco de papel) pode ser útil ao interromper o ciclo vicioso que resulta dos efeitos que reforçam os sintomas de hipocapnia.

A alcalose respiratória resultante de hipoxemia grave requer terapia com O_2. A administração oral de 250 a 500 mg de acetazolamida duas vezes ao dia pode ser benéfica no manejo dos sinais e sintomas de indisposição relacionados a grandes altitudes, uma síndrome caracterizada por hipoxemia e alcalose respiratória.[17] Os pacientes em ventilação mecânica podem ter a correção efetiva da hipocapnia, originada da ventilação mal ajustada ou de outros fatores, facilitada através da reprogramação do aparelho.

DISTÚRBIOS ÁCIDO-BASE MISTOS

Definição

Os distúrbios ácido-base mistos são definidos pela presença simultânea de duas ou mais desordens ácido-base. Essa associação pode incluir duas ou mais desordens ácido-base simples (p. ex., acidose metabólica e alcalose respiratória), duas ou mais formas de um distúrbio simples com cursos temporais ou patogêneses diferentes (p. ex., acidose respiratória aguda e crônica ou acidose metabólica de ânion *gap* aumentado e hiperclorêmica, respectivamente), ou uma combinação dessas duas formas.[20] A resposta secundária ou adaptativa a um distúrbio ácido-base simples não pode ser tomada como um dos componentes de uma desordem mista.

Etiologia e Patogênese

Em geral, os distúrbios ácido-base mistos são observados em pacientes hospitalizados, especialmente aqueles em unidades de cuidados intensivos.[21] A caracterização dessas desordens e a identificação apropriada de suas patogêneses podem ser desafiadoras e são um pré-requisito para tomar as ações corretas. Determinados cenários clínicos estão geralmente associados a desordens ácido-base mistas, incluindo parada cardiorrespiratória, sepse, intoxicações por drogas, diabetes melito e falência orgânica (especialmente renal, hepática e pulmonar). Pacientes com injúria renal grave ou doença renal crônica de estágio terminal (DRCET) são propícios a desenvolver distúrbios ácido-base mistos de grande complexidade e gravidade.[22] Nessas condições, a acidose metabólica do tipo de ânion *gap* aumentado é muitas vezes acompanhada por um componente de acidose hiperclorêmica, inabilidade de montar uma resposta secundária apropriada à acidose ou alcalose respiratória crônica, incapacidade de responder a uma carga de ácidos fixos (p. ex., ácido lático) ou a uma perda primária de álcali (p. ex., diarreia) com o aumento esperado da excreção da carga ácida, e inabilidade de responder a uma carga alcalina com bicarbonatúria apesar da presença de $[HCO_3^-]$ plasmática aumentada. Como resultado, esses pacientes são particularmente vulneráveis ao desenvolvimento tanto de acidemia extrema quanto de alcalemia extrema.

Uma classificação prática das desordens ácido-base mistas reconhece três grupos principais de distúrbios de acordo com a definição prévia (Fig. 14-6). Exemplos representativos são mostrados na Tabela 14-5, e algumas dessas desordens mistas serão revisadas adiante.

Acidose Metabólica e Acidose Respiratória

A hipocapnia secundária esperada em resposta à acidose metabólica é estimada pela fórmula $\Delta PaCO_2/\Delta[HCO_3^-] = 1,2$ mmHg/mEq/L (Δ indica mudança). Se a $PaCO_2$ medida exceder 5 mmHg do valor estimado, uma acidose respiratória também estará presente. Exemplos clínicos de acidose metabólica combinada com acidose respiratória incluem parada cardiorrespiratória não tratada, falência circulatória em pacientes com DPOC, grave falência renal associada à falência respiratória hipercápnica, várias intoxicações e paralisia hipocalêmica (ou menos frequentemente hipercalêmica) dos músculos respiratórios em pacientes com diarreia ou acidose tubular renal (ATR) (Fig. 14-7 e Tabela 14-5, exemplo 4).

Alcalose Metabólica e Alcalose Respiratória

A alcalose metabólica combinada com a alcalose respiratória pode ser encontrada em pacientes com hipocapnia primária associada à doença hepática crônica, que desenvolve alcalose metabólica a partir de uma variedade de causas, incluindo vômitos, drenagem nasogástrica, diuréticos, hipocalemia profunda e administração de álcali (p. ex., absorção de antiácidos, infusão de solução de Ringer lactato, soluções de alimentação, produtos sanguíneos citratados), especialmente no paciente com injúria renal. A alcalose mista metabólica/respiratória também ocorre em pacientes críticos, em particular aqueles em ventilação mecânica, e em pacientes com alcalose respiratória causada ou por gestação ou por falência cardíaca, os quais experimentam uma alcalose metabólica atribuível aos diuréticos ou vômitos (Fig. 14-8 e Tabela 14-5, exemplo 6).

Alcalose Metabólica e Acidose Respiratória

A alcalose metabólica, combinada com acidose respiratória, é uma das desordens ácido-base mistas mais encontradas. O cenário clínico usual envolve DPOC em conjunção com terapia diurética, mas também pode ocorrer com outras causas de alcalose metabólica (p. ex.,

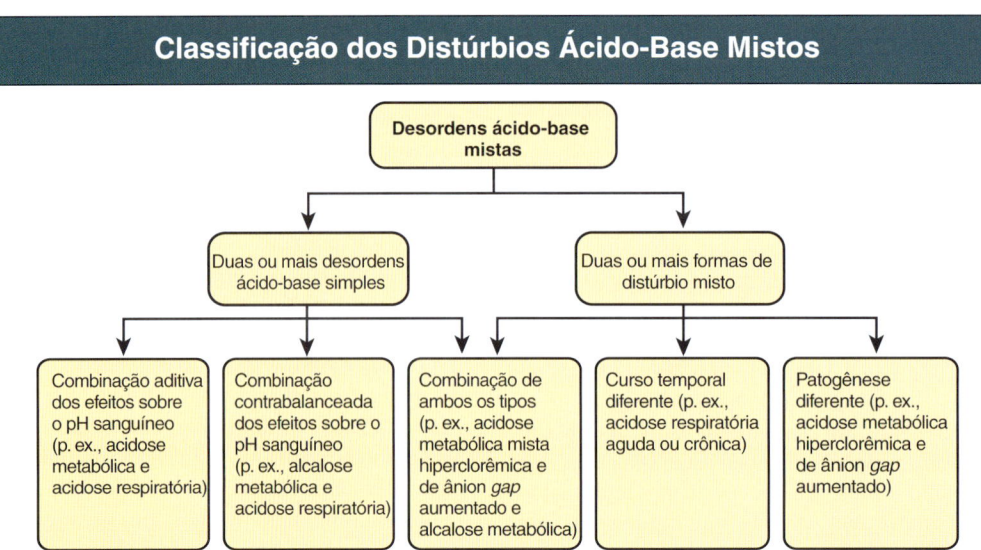

Figura 14-6 Classificação dos distúrbios ácido-base mistos.

Exemplos Representativos de Desordens Ácido-Base Mistas

Tipo de Desordem Mista	N°*	pH	Paco$_2$† (mmHg)	HCO$_3^-$ (mmol/L)	Na$^+$ (mmol/L)	K$^+$ (mmol/L)	Cl$^-$ (mmol/L)	Ânion Gap (mmol/L)	Circunstâncias Clínicas
Acidose metabólica hiperclorêmica e de ânion gap aumentado	1	7,12	16	5	137	3,6	114	18	Cetoacidose diabética com balanço adequado de sal e água
Distúrbio misto de acidose metabólica de ânion gap aumentado e alcalose metabólica	2	7,36	31	17	132	4,0	89	26	Doença hepática alcóolica, vômitos e acidose lática
	3	7,40	40	24	143	5,5	95	24	Cetoacidose diabética e acidose lática após terapia com bicarbonato
Distúrbio misto de acidose metabólica de ânion gap aumentado e acidose respiratória	4	7,18	44	16	133	5,7	100	17	Falência hepática, renal e pulmonar
Alcalose metabólica e acidose respiratória	5	7,44	55	36	135	3,8	84	15	DPOC e diuréticos
Alcalose metabólica e alcalose respiratória	6	7,60	40	38	131	3,6	77	16	Insuficiência cardíaca congestiva e diuréticos
Acidose respiratória aguda e crônica	7	7,22	80	32	141	4,3	99	10	DPOC e terapia com misturas ricas em O$_2$

Tabela 14-5 Exemplos representativos de desordens ácido-base mistas. O ânion gap é calculado pela seguinte fórmula [Na$^+$] – ([Cl$^-$] + [HCO$_3^-$]). DPOC, doença pulmonar obstrutiva crônica. *Número do exemplo representativo como citado no texto. † Para converter em kP, multiplicar por 0,1333.

Figura 14-7 Manejo recomendado do paciente com acidose metabólica e acidose respiratória.

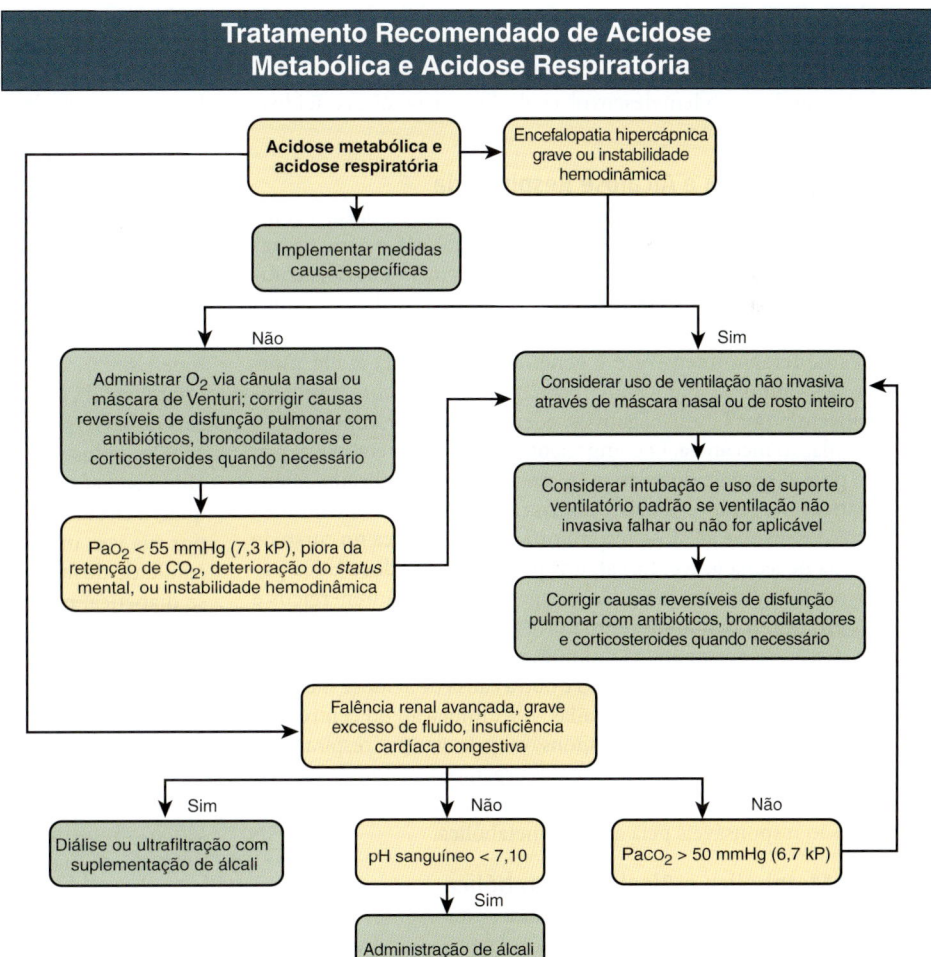

Tratamento Recomendado de Acidose Metabólica e Acidose Respiratória

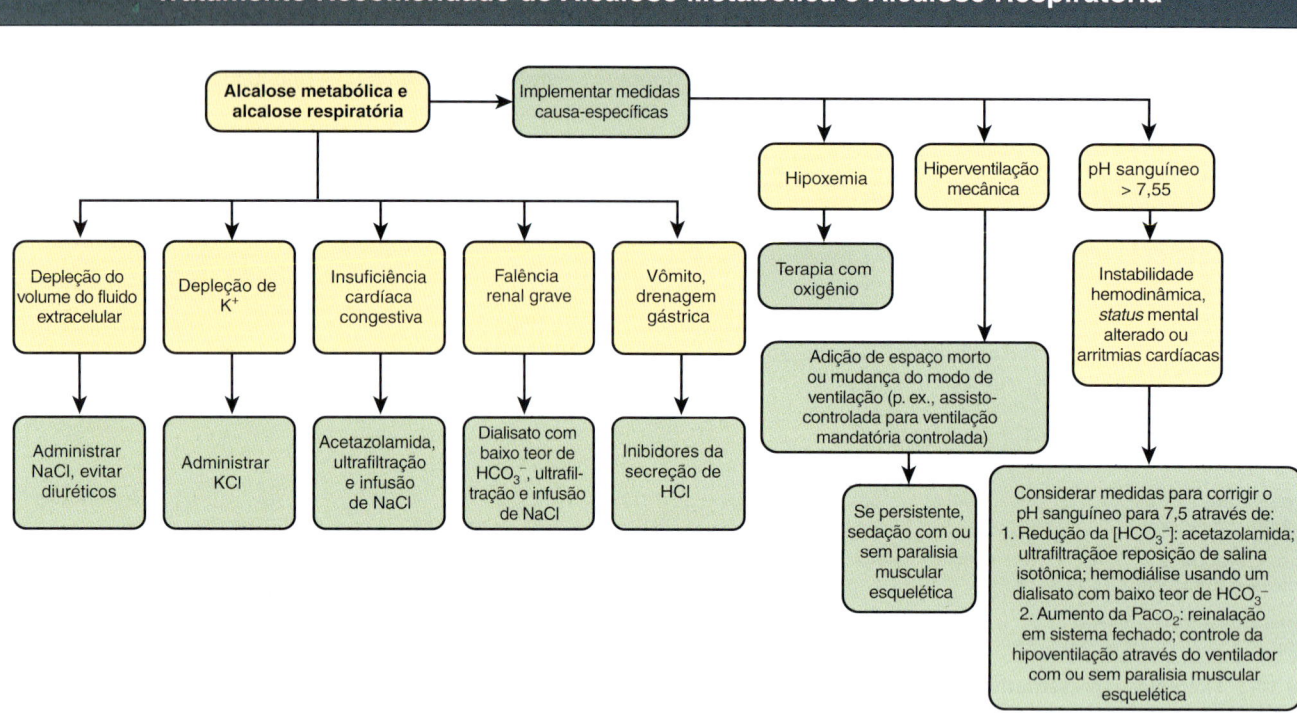

Figura 14-8 Manejo recomendado do paciente com alcalose metabólica e alcalose respiratória.

vômitos, administração de corticosteroides) (Fig. 14-9 e Tabela 14-5, exemplo 5). Pacientes criticamente enfermos com falência respiratória causada pela síndrome aguda do estresse respiratório e ocasionalmente aqueles com hipocalemia profunda e fraqueza do músculo diafragmático também podem desenvolver alcalose metabólica e acidose respiratória em conjunto.

Acidose Metabólica e Alcalose Respiratória

Assim como com a acidose respiratória e alcalose metabólica, a combinação de acidose metabólica e alcalose respiratória é caracterizada por pH sanguíneo normal ou próximo do normal; seus dois componentes exercem efeitos compensatórios sobre a acidez sistêmica (Fig. 14-10). Essa desordem é comum em pacientes internados em unidades de terapia intensiva e é geralmente associada à alta mortalidade. As causas da hipocapnia primária incluem febre, hipotensão, septicemia por Gram-negativos, edema pulmonar, hipoxemia e hiperventilação mecânica. O componente de acidose metabólica, por sua vez, parece ser a acidose lática (p. ex., choque complicado, falência hepática) ou acidose renal. Uma fração considerável de adultos e crianças desenvolve alcalose respiratória e acidose lática no curso de crise aguda de asma grave. Em alguns pacientes, a acidose lática parece ser causada por uso excessivo de agonistas beta$_2$-adrenérgicos e corticosteroides. A demanda ventilatória aumentada resultante pode piorar a mecânica anormal dos pulmões e precipitar falência ventilatória.[23,24] A intoxicação por salicilato é outra causa de acidose metabólica e alcalose respiratória combinadas. A estimulação do centro respiratório no tronco encefálico é responsável pela alcalose respiratória, enquanto a produção acelerada de ácidos orgânicos, incluindo pirúvico, lático e cetoácidos, e, em menor grau, o acúmulo do próprio ácido salicílico são responsáveis pela acidose metabólica.

Acidose Metabólica e Alcalose Metabólica

A acidose metabólica e a alcalose metabólica costumam ser observadas em pacientes com doença hepática por álcool que desenvolvem cetoacidose de jejum ou acidose lática em conjunto com a alcalose metabólica

causada por vômitos, diuréticos, ou outras causas (Tabela 14-5, exemplos 2 e 3). Vômitos prolongados ou sucção nasogástrica superposta à acidose urêmica, cetoacidose diabética ou acidose metabólica causada por diarreia também podem gerar essa combinação metabólica compensatória. Um quadro semelhante pode se desenvolver após a administração de álcali durante a RCP ou como terapia para a cetoacidose diabética.

Acidose Metabólica Mista

A acidose metabólica mista com ânion *gap* aumentado em pacientes com cetoacidose diabética ou alcóolica pode ser combinada à acidose lática resultante de falência circulatória. Pacientes urêmicos com acidose lática associada ou cetoacidose fornecem outro exemplo de acidose mista de ânion *gap* aumentado. A acidose metabólica mista hiperclorêmica é vista em paciente com ATR ou naqueles recebendo inibidores da anidrase carbônica que também apresentam perdas fecais de HCO_3^- substanciais causadas por diarreia grave. A combinação de acidose metabólica hiperclorêmica com acidose metabólica de ânion *gap* aumentado ocorre em pacientes com diarreia profusa, nos quais a circulação torna-se suficientemente comprometida para gerar, por sua vez, uma acidose metabólica de ânion *gap* aumentado, como resultado de falência renal ou acidose lática. Pacientes com cetoacidose diabética, nos quais a função renal é mantida em níveis razoáveis por ingesta adequada de sal e água, podem desenvolver um elemento de acidose metabólica hiperclorêmica devido à excreção preferencial de cetoânions e conservação do Cl^- (Tabela 14-5, exemplo 1).[25]

Alcalose Metabólica Mista

A coexistência de processos graves com cada um contribuindo para um aumento primário na $[HCO_3^-]$ plasmática, incluindo terapia diurética, vômitos, excesso de mineralocorticoides e grave depleção de potássio, dá lugar à alcalose metabólica mista.

Desordens Triplas

As desordens triplas mais frequentes compreendem dois distúrbios metabólicos cardinais em conjunto com acidose respiratória ou

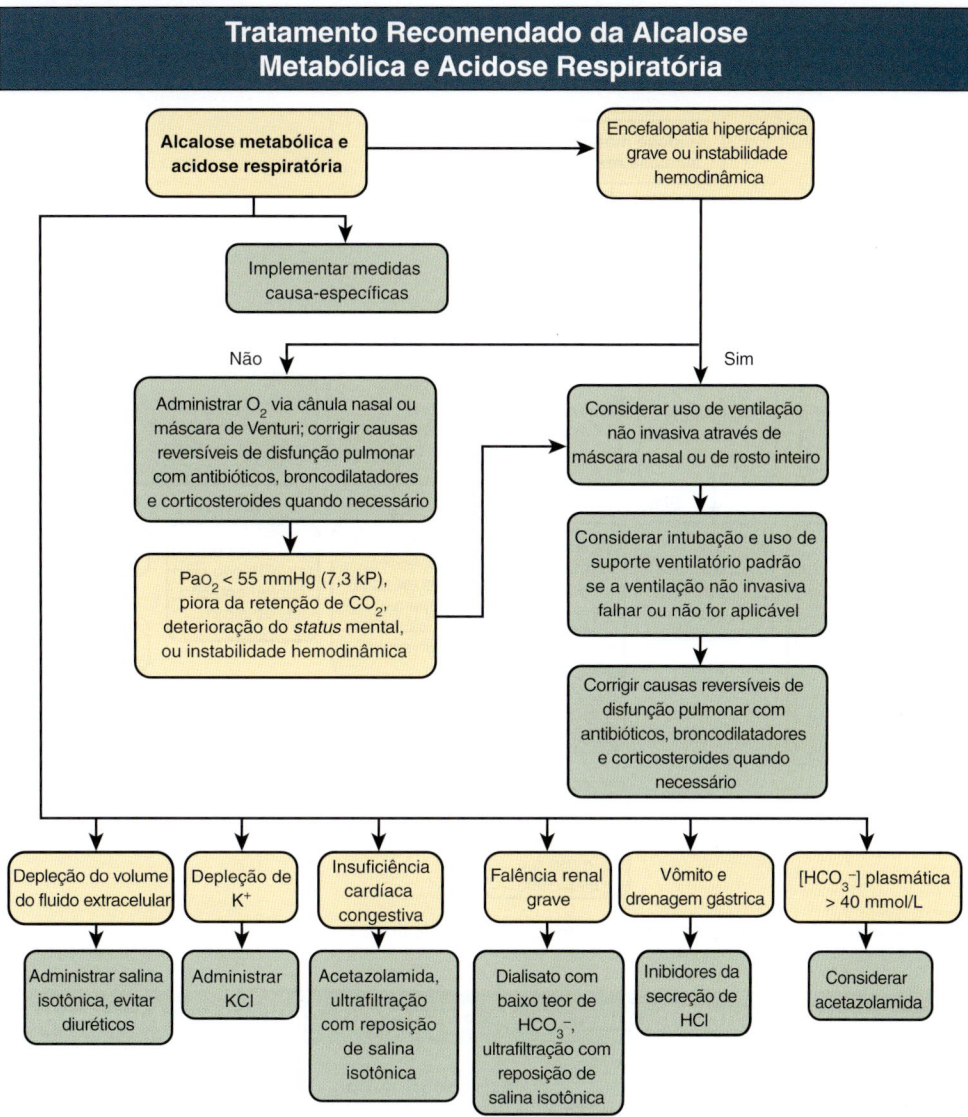

Figura 14-9 Manejo recomendado do paciente com alcalose metabólica e acidose respiratória.

alcalose respiratória, como em pacientes criticamente enfermos com DPOC e retenção de CO_2 que desenvolvem, ao mesmo tempo, alcalose metabólica (usualmente causada por diuréticos e dieta restrita em Cl^-) e acidose metabólica (usualmente acidose lática causada por hipoxemia, hipotensão ou sepse). Esse tipo de desordem tripla também pode ser encontrada durante a RCP, quando um elemento de alcalose metabólica causado por administração de álcali é superposto à acidose respiratória preexistente e à acidose metabólica (lática). Pacientes com alcalose respiratória causada por insuficiência cardíaca congestiva avançada também podem apresentar alcalose metabólica induzida por diuréticos e acidose lática a partir da hipoperfusão tecidual. Essas desordens ácido-base triplas também podem ser vistas em pacientes com alcoolismo crônico que desenvolvem alcalose metabólica a partir de vômitos, acidose lática a partir da depleção de volume ou intoxicação por etanol e alcalose respiratória a partir de encefalopatia hepática ou sepse.

Desordens triplas menos comuns abrangem dois distúrbios respiratórios cardinais em combinação com acidose metabólica ou alcalose metabólica. A apresentação típica envolve pacientes criticamente enfermos com acidose respiratória crônica que experimentam uma redução abrupta da PaCO$_2$ devido à ventilação mecânica e acidose metabólica superposta (usualmente acidose lática, refletindo uma falência

circulatória) ou alcalose metabólica (p. ex., a partir da perda de fluido gástrico ou diuréticos). Com a alcalose metabólica superposta, pode suceder-se alcalemia extrema devido à presença concomitante de hipocapnia e hiperbicarbonatemia. Com ainda menos frequência, esse mesmo cenário clínico pode levar a uma desordem ácido-base quádrupla, na qual os quatro distúrbios ácido-base cardinais coexistem.

Manifestações Clínicas

Os sinais e sintomas da doença subjacente que dá lugar à desordem ácido-base mista observada dominam o quadro clínico, mas o desenvolvimento de anormalidades graves tanto na PaCO$_2$ (hipocapnia ou hipercapnia grave) quanto na acidez sistêmica (acidemia ou alcalemia profunda) pode ser responsável por manifestações clínicas adicionais superpostas. Por outro lado, a hipocapnia profunda pode induzir obnubilação, convulsões generalizadas e ocasionalmente até coma ou morte, como resultado de uma redução crítica no fluxo sanguíneo cerebral e outros mecanismos. Raramente, *angina pectoris* também pode ocorrer. Por outro lado, a hipercapnia grave pode gerar uma encefalopatia profunda com as características clássicas de pseudotumor cerebral, incluindo cefaleia, obnubilação, vômitos e papiledema bilateral, causada por PIC aumentada. A acidemia extrema resulta em depressão do sistema nervoso central, assim como do sistema

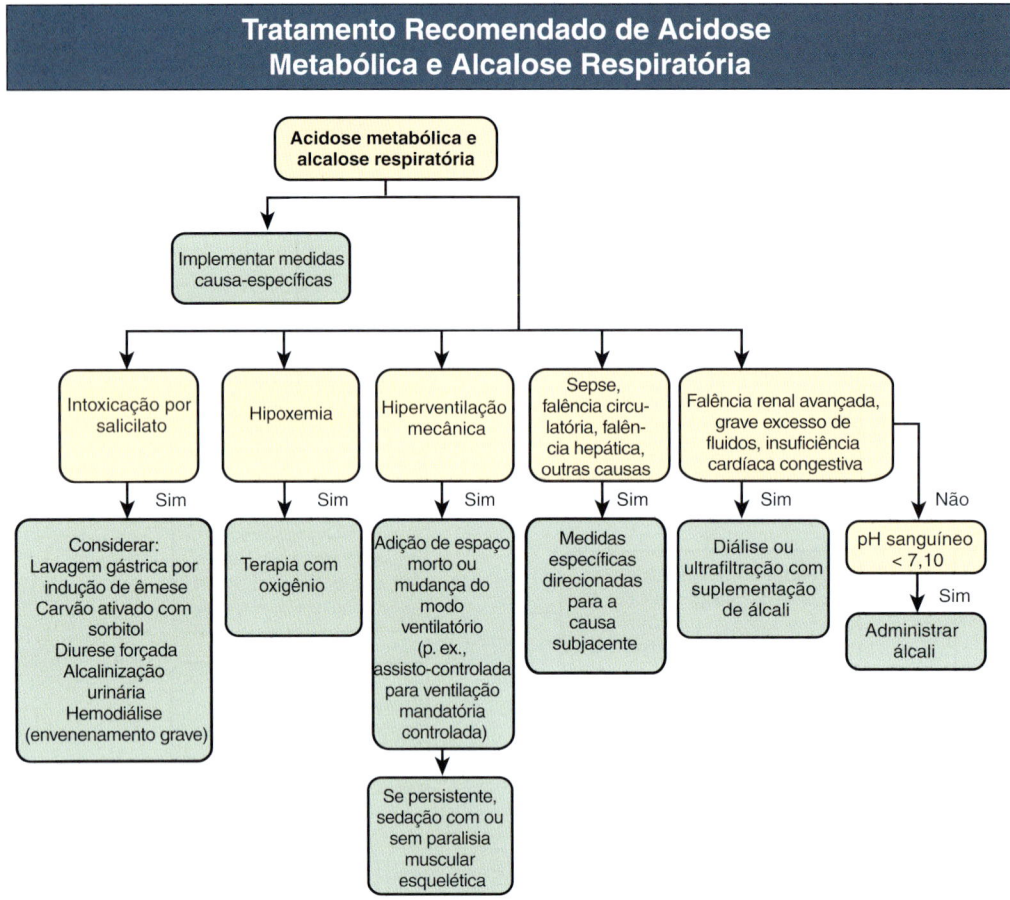

Figura 14-10 Manejo recomendado do paciente com acidose metabólica e alcalose respiratória.

Composição Sanguínea	Normal	Acidose de Ânion *Gap* Aumentado	Acidose de Ânion *Gap* Aumentado e Normal	Alcalose Metabólica	Acidose Metabólica de Ânion *Gap* Aumentado e Alcalose Metabólica
pH	7,40	7,29	7,10	7,50	7,38
Paco$_2$ (mmHg)	40	30	20	45	35
Bicarbonato (mmol/L)	24	14	6	34	20
Ânion *gap* (mmol/L)	10	20	20	12	26
ΔBicarbonato	0	−10	−18	+10	−4
ΔÂnion *gap*	0	+10	+10	+2	+16

Parâmetros Sanguíneos no Diagnóstico de Desordens Ácido-Base Metabólicas Mistas

Tabela 14-6 Parâmetros sanguíneos no diagnóstico de pacientes com desordens ácido-base metabólicas mistas

cardiovascular.[7] A redução na contratilidade miocárdica e a resistência vascular periférica ativada pela acidemia podem resultar em hipotensão grave. A alcalemia profunda pode provocar parestesias, tetania, arritmias cardíacas ou convulsões generalizadas.

Diagnóstico

Os princípios básicos que fundamentam o diagnóstico das desordens ácido-base mistas são idênticos àqueles necessários para a identificação dos distúrbios ácido-base simples. Estes incluem a abordagem da acurácia dos dados sobre o equilíbrio ácido-base, assegurando que os valores disponíveis para pH, Paco$_2$ e [HCO$_3^-$] plasmática satisfaçam as restrições matemáticas da equação de Henderson-Hasselbalch; uma história cuidadosa e a realização de um exame físico completo; a análise do ânion *gap* plasmático e de outros dados laboratoriais

complementares; e o conhecimento dos aspectos quantitativos da resposta adaptativa a cada um dos quatro distúrbios ácido-base simples. A aderência a esses princípios não pode ser enfatizada em excesso. Até mesmo clínicos experientes apresentam risco de diagnosticar erroneamente o *status* ácido-base prevalente ao afastar-se dessa abordagem sistemática.[3]

A normalidade dos parâmetros ácido-base não é por si só suficiente para diagnosticar um *status* ácido-base normal; de fato, valores ácido-base normais podem ser o resultado fortuito de desordens ácido-base mistas (p. ex., acidose de ânion *gap* aumentado tratada com infusão de álcali, acidose metabólica induzida por diarreia em conjunção com alcalose metabólica induzida por vômitos). Um dado conjunto de parâmetros ácido-base nunca é diagnóstico de uma desordem ácido-base particular, se simples ou mista em natureza; é muito mais consistente com uma gama de anormalidades ácido-base. O que na superfície aparenta ser uma desordem ácido-base simples e bem definida pode, na verdade, refletir a interface de um número de distúrbios ácido-base coexistentes. Com frequência, a história do paciente e o exame físico fornecem percepções importantes em relação ao *status* ácido-base prevalente, assim como pistas úteis para o diagnóstico diferencial.

Um componente crítico do processo diagnóstico é a averiguação do ânion *gap* do plasma (Tabela 14-6). Esse parâmetro derivado fornece importantes informações a respeito da natureza das mudanças prevalentes da $[HCO_3^-]$ plasmática. Um ânion *gap* plasmático elevado pode oferecer a primeira pista para a presença de uma disfunção ácido-base apesar dos parâmetros ácido-base normais. Com um déficit de concentração do HCO_3^- no plasma $(\Delta [HCO_3]_p)$, um valor normal ou subnormal para o ânion *gap* plasmático denota que todo o decréscimo do HCO_3^- pode ser atribuível aos processos de acidificação resultando na perda de álcali (p. ex., diarreia, ATR) ou na alcalose respiratória. Por comparação, com uma acidose metabólica de ânion *gap* aumentado, existe, em geral, uma estreita estequiometria recíproca entre o decréscimo do HCO_3^- sérico e o aumento do ânion *gap*, denominada Δ(ânion *gap*). Uma redução do HCO_3^- sérico de 10 mmol/L é consequentemente associada a Δ(ânion *gap*) de 10 mmol/L. A adição do valor do Δ(ânion *gap*) ao nível prevalente de HCO_3^- sérico permite a derivação do valor basal de HCO_3^- existente antes do desenvolvimento da acidose metabólica de ânion *gap* aumentado. A apreciação dessa relação recíproca entre o $\Delta[HCO_3]_p$ e o Δ(ânion *gap*) é importante não só para distinguir uma acidose metabólica de ânion *gap* aumentado pura de uma acidose metabólica de ânion *gap* aumentado mista, mas também para detectar uma combinação de acidose metabólica de ânion *gap* aumentado com alcalose metabólica. Informações diagnósticas adicionais são frequentemente obtidas pela investigação de outros dados laboratoriais, incluindo potássio sérico, glicemia, compostos nitrogenados de ureia e concentrações de creatinina; medidas semiquantitativas de cetonemia e cetonúria; triagem para toxinas no sangue ou na urina; e estimativa do *gap* osmolar sérico.

Desordens ácido-base leves impõem uma dificuldade diagnóstica particular devido à sobreposição de valores para os distúrbios simples próxima à faixa normal. Nesses pacientes, qualquer uma das várias desordens simples ou uma variedade de distúrbios mistos podem ser totalmente responsáveis pelas informações sobre o *status* ácido-base em avaliação. Mais uma vez, uma correlação cuidadosa de todas as informações clínicas deve guiar o processo diagnóstico.

Tratamento

O manejo dos distúrbios ácido-base mistos objetiva a restauração do *status* ácido-base alterado através do tratamento de cada desordem ácido-base simples envolvida.[1,2,20,26] As Figuras 14-7 a 14-10 fornecem as recomendações para o tratamento dos pacientes com alguns distúrbios ácido-base mistos comuns.

Dado o tempo variável de resposta à terapia dos componentes individuais, é crucial estar atento ao efeito que a correção gradual pode ter sobre a acidez sistêmica. A reversão assincrônica dos componentes individuais pode ser usada às vezes para uma vantagem terapêutica; em outras ocasiões, essa prática pode se mostrar catastrófica. Por exemplo, a acidemia extrema causada pela acidose metabólica e acidose respiratória juntas, ou a alcalemia extrema causada pela alcalose metabólica e alcalose respiratória podem ser seguramente corrigidas por um rápido retorno da $Paco_2$ em direção à faixa normal. Em comparação, um retorno assincrônico da $Paco_2$ a valores normais em um paciente com acidose metabólica profunda superposta à alcalose respiratória pode ser desastroso. De forma similar, excessiva cautela deve ser exercida no tratamento da acidose respiratória e alcalose

metabólica em conjunto, um dos distúrbios ácido-base mistos mais comuns. Apesar de as medidas terapêuticas direcionadas à melhora da ventilação alveolar deverem ser instituídas, um decréscimo abrupto na $Paco_2$ leva ao risco de desenvolvimento de alcalemia grave. Portanto, medidas agressivas devem ser tomadas para tratar a alcalose metabólica, assegurando-se que a reversão do componente metabólico não demore mais para ocorrer que o tratamento do elemento respiratório. Na verdade, uma vez que o *drive* ventilatório em pacientes com acidose respiratória crônica depende em parte da acidemia prevalente, a reversão de um elemento complicador da alcalose metabólica, em geral, resulta em melhora na ventilação alveolar, assim alcançando uma redução da $Paco_2$ e um aumento da Pao_2.

Referências

1. Adrogué HJ, Madias NE. Management of life-threatening acid-base disorders. Part I. *N Engl J Med*. 1998;338:26-34.
2. Adrogué HJ, Madias NE. Management of life-threatening acid-base disorders. Part II. *N Engl J Med*. 1998;338:107-111.
3. Adrogué HJ, Gennari FJ, Galla JH, Madias NE. Assessing acid-base disorders. *Kidney Int*. 2009;76:1239-1247.
4. Epstein SK, Singh N. Respiratory acidosis. *Respir Care*. 2001;46:366-383.
5. Adrogué HJ, Rashad MN, Gorin AB, et al. Assessing acid-base status in circulatory failure: Differences between arterial and central venous blood. *N Engl J Med*. 1989;320:1312-1316.
6. Adrogué HJ, Rashad MN, Gorin AB, et al. Arteriovenous acid-base disparity in circulatory failure: Studies on mechanism. *Am J Physiol*. 1989;257: F1087-F1093.
7. Madias NE, Adrogué HJ. Respiratory acidosis and alkalosis. In: Greenberg A, ed. *Primer on Kidney Diseases*. 5th ed. Philadelphia: Saunders Elsevier; 2009: 91–97.
8. Madias NE, Adrogué HJ. Influence of chronic metabolic acid-base disorders on the acute CO_2 titration curve. *J Appl Physiol*. 1983;55:1187-1195.
9. Adrogué HJ, Madias NE. Influence of chronic respiratory acid-base disorders on acute CO_2 titration curve. *J Appl Physiol*. 1985;58:1231-1238.
10. Adrogué HJ, Madias NE. Secondary responses to altered acid-base status: The rules of engagement. *J Am Soc Nephrol*. 2010;2:920-923.
11. Martinu T, Menzies D, Dial S. Re-evaluation of acid-base prediction rules in patients with chronic respiratory acidosis. *Can Respir J*. 2003;10:311-315.
12. Madias NE, Adrogué HJ. Respiratory acid-base disorders. In: *Seldin and Giebisch's The Kidney*. 5th ed. Amsterdam: Elsevier; 2013:2113–2138.
13. Putensen C, Theuerkauf N, Zinserling J, et al. Meta-analysis: Ventilation strategies and outcomes of the acute respiratory distress syndrome and acute lung injury. *Ann Intern Med*. 2009;151:566-576.
14. Malhotra A. Low-tidal-volume ventilation in the acute respiratory distress syndrome. *N Engl J Med*. 2007;357:1113-1120.
15. Cardenas VJ, Zwischenberger JB, Tao W, et al. Correction of blood pH attenuates changes in hemodynamics and organ blood flow during permissive hypercapnia. *Crit Care Med*. 1996;24:827-834.
16. Adrogué HJ, Brensilver J, Cohen JJ, Madias NE. Influence of steady-state alterations in acid-base equilibrium on the fate of administered bicarbonate in the dog. *J Clin Invest*. 1983;71:867-883.
17. Palmer BF. Evaluation and treatment of respiratory alkalosis. *Am J Kidney Dis*. 2012;60:834-838.
18. Grocott MPW, Martin DS, Levett DZH, et al. Arterial blood gases and oxygen content in climbers on Mount Everest. *N Engl J Med*. 2009;360:140-149.
19. Laffey JG, Kavanagh BP. Hypocapnia. *N Engl J Med*. 2002;347:43-53.
20. Adrogué HJ, Madias NE. Mixed acid-base disorders. In: Jacobson HR, Striker GE, Klahr S, eds. *The Principles and Practice of Nephrology*. 2nd ed. Philadelphia: Decker; 1995:953–962.
21. Anderson LE, Henrich WL. Alkalemia-associated morbidity and mortality in medical and surgical patients. *South Med J*. 1987;80:729-733.
22. Madias NE, Perrone RD. Acid-base disorders in association with renal disease. In: Schrier SW, Gottschaid CW, eds. *Diseases of the Kidney*. 5th ed. Boston: Little, Brown; 1993:2669–2699.
23. Tobin AE, Pellizzer AM, Santamaria JD. Mechanisms by which systemic salbutamol increases ventilation. *Respirology*. 2006;11:182-187.
24. Meert KL, McCaulley L, Sarnaik AP. Mechanism of lactic acidosis in children with acute severe asthma. *Pediatr Crit Care Med*. 2012;13:28-31.
25. Adrogué HJ, Wilson H, Boyd AE, et al. Plasma acid-base patterns in diabetic ketoacidosis. *N Engl J Med*. 1982;307:1603-1610.
26. Leung JM, Landow L, Franks M, et al. Safety and efficacy of intravenous Carbicarb in patients undergoing surgery: Comparison with sodium bicarbonate in the treatment of mild metabolic acidosis. *Crit Care Med*. 1994; 22:1540-1549. [erratum in *Crit Care Med* 1995;23:420].

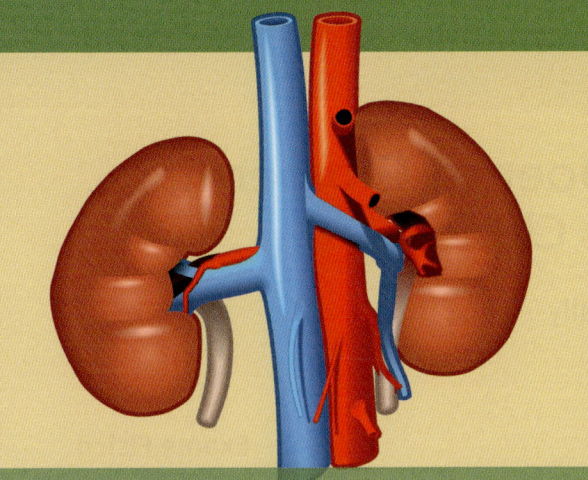

Doença Glomerular

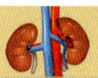

CAPÍTULO 15

Introdução à Doença Glomerular: Apresentações Clínicas

Jürgen Floege e John Feehally

DEFINIÇÃO

A doença glomerular tem apresentações clínicas que variam desde um indivíduo assintomático que descobre ter hipertensão arterial, edema, hematúria ou proteinúria em uma avaliação médica de rotina, até um paciente com doença fulminante com injúria renal aguda possivelmente associada a doença extrarrenal com risco de vida (Fig. 15-1). As apresentações sintomáticas mais dramáticas são incomuns. Anormalidades urinárias assintomáticas são muito mais comuns, mas menos específicas, e também podem indicar uma ampla gama de doenças não glomerulares do trato urinário.

AVALIAÇÃO CLÍNICA DA DOENÇA GLOMERULAR

A história clínica, o exame físico e a investigação laboratorial visam excluir doenças não glomerulares, encontrar evidências de doenças multissistêmicas associadas e estabelecer a função renal.

História

A maioria das doenças glomerulares não leva a sintomas perceptíveis ao paciente. No entanto, um questionamento específico pode revelar edema, hipertensão arterial, urina espumosa ou anormalidades urinárias durante exames de rotina (p. ex., durante exames médicos regulares). Doenças multissistêmicas associadas à doença glomerular incluem diabetes, hipertensão, amiloidose, lúpus e vasculites. Além da história individual sugestiva destas doenças, uma história familiar positiva pode ser obtida em alguns casos. Outras causas de doença renal familiar incluem síndrome de Alport, especialmente se associada à perda auditiva (Cap. 48); formas familiares incomuns de nefropatia por IgA (Cap. 23); glomeruloesclerose segmentar e focal (GESF, Caps. 18 e 19); glomerulonefrite mediada por complemento (Cap. 22); síndrome hemolítico-urêmica (SHU; Cap. 29); e outras condições raras (Cap. 28). A obesidade mórbida pode ser associada à GESF. Certos medicamentos e toxinas podem causar doença glomerular, incluindo anti-inflamatórios não esteroidais (AINEs) e interferon na doença por lesões mínimas (DLM); penicilamina, AINEs e mercúrio (p. ex., em cremes para clareamento da pele) na nefropatia membranosa; pamidronato e heroína na GESF; e ciclosporina, tacrolimus, mitomicina C e contraceptivos orais na SHU. Infecções recentes ou persistentes, especialmente infecção por estreptococos, endocardite infecciosa e certas infecções virais (Caps. 21, 57 e 58) podem ser associadas a várias doenças glomerulares.

As neoplasias malignas associadas a doenças glomerulares incluem carcinomas de pulmão, mama e gastrointestinal (GI) na nefropatia membranosa; doença de Hodgkin na DLM; linfoma não Hodgkin na glomerulonefrite membranoproliferativa; e carcinoma de rins e doença amiloidótica (Cap. 27). Por vezes, a doença renal será a primeira manifestação da doença neoplásica.

Exame Físico

A presença de edema depressível sugere síndrome nefrótica, insuficiência cardíaca ou cirrose. No paciente nefrótico, o edema é frequentemente periorbital pela manhã (Fig. 15-2), enquanto a face não fica edemaciada durante a noite no edema associado à insuficiência cardíaca (o edema se distribui por gravidade e o paciente com insuficiência cardíaca não pode se deitar devido à ortopneia resultante da congestão pulmonar) ou na cirrose (paciente não pode se deitar devido à pressão sobre o diafragma pela ascite). Com a progressão da síndrome nefrótica, o edema dos órgãos genitais e da parede abdominal torna-se aparente, e o acúmulo de fluidos leva a ascite e derrame pleural. O edema é desagradável e leva a sensação de tensão nos membros e abdome globoso. Surpreendentemente, entretanto, o edema pode tornar-se maciço na síndrome nefrótica, e é comum o ganho de peso de 20 kg ou mais (Fig. 15-3). O edema torna-se firme e não depressível, somente quando estiver presente por um tempo prolongado. A retenção de líquidos na criança pode também estar relacionada com a síndrome nefrítica. A hipoalbuminemia crônica também está associada à perda de cor rosada normal abaixo das unhas, resultando em unhas brancas ou bandas brancas se a síndrome nefrótica for transitória (linhas de Muehrcke, Fig. 15-4). Xantelasmas também podem estar presentes como resultado da hiperlipidemia associada à síndrome nefrótica de longa data (Fig. 15-5).

A presença de sinais pulmonares pode sugerir uma das síndromes pulmão-rim (Quadros 24-3 e 24-4). Púrpura palpável pode ser vista em vasculites, lúpus eritematoso sistêmico, crioglobulinemia ou endocardite.

Avaliação Laboratorial

A avaliação da função renal e um exame cuidadoso de urina são críticos (Caps. 3 e 4). A quantidade de proteína na urina e a presença ou ausência de dismorfismo eritrocitário e cilindros vão ajudar a classificar a apresentação clínica (Fig. 15-1).

Certos testes sorológicos também são úteis. Estes incluem anticorpos antinucleares e anti-DNA para o lúpus; crioglobulinas e fator reumatoide sugerem crioglobulinemia; anticorpo antimembrana basal glomerular (anti-MBG) sugere doença de Goodpasture; anticorpo anticitoplasma de neutrófilo (ANCA) para vasculite e antiestreptolisina O ou teste da estreptozima para glomerulonefrite pós-estreptocócica. A eletroforese sérica e urinária pode detectar cadeias leves monoclonais ou cadeias pesadas, e ensaios para cadeias leves livres no soro ou na urina podem ajudar na sua quantificação, como na amiloidose associada ao mieloma ou doença de depósito de cadeia leve.

Os testes para a detecção de infecções bacterianas ou virais em curso também são úteis. Eles incluem hemoculturas e testes para hepatite B, hepatite C e infecção pelo vírus da imunodeficiência (HIV).

Mensurar a ativação da cascata do complemento através das dosagens séricas de C3, C4 e CH50 (50% da dose hemolisada do complemento) costuma ser útil para limitar os diagnósticos diferenciais (Tabela 15-1).

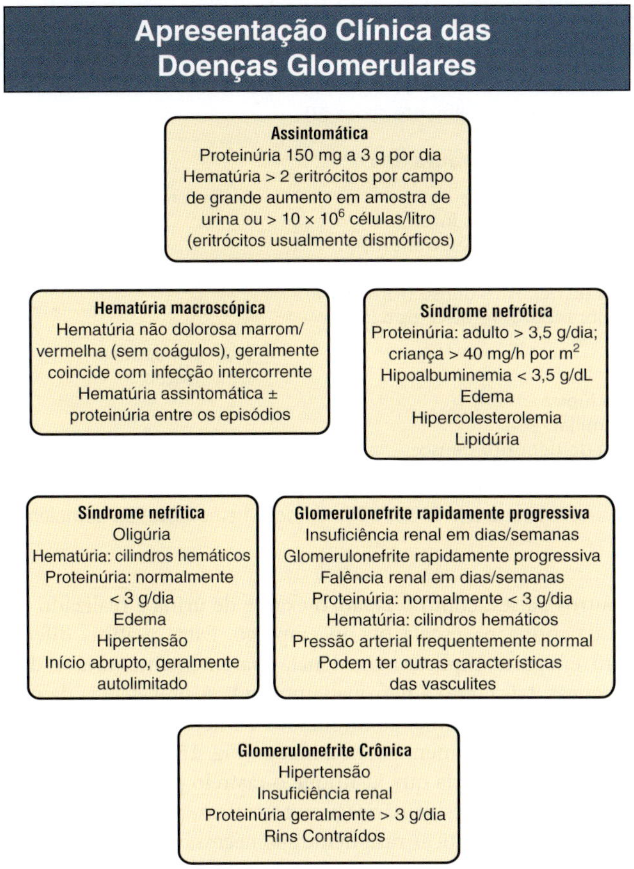

Apresentação Clínica das Doenças Glomerulares

Assintomática
Proteinúria 150 mg a 3 g por dia
Hematúria > 2 eritrócitos por campo
de grande aumento em amostra de
urina ou > 10×10^6 células/litro
(eritrócitos usualmente dismórficos)

Hematúria macroscópica
Hematúria não dolorosa marrom/
vermelha (sem coágulos), geralmente
coincide com infecção intercorrente
Hematúria assintomática ±
proteinúria entre os episódios

Síndrome nefrótica
Proteinúria: adulto > 3,5 g/dia;
criança > 40 mg/h por m²
Hipoalbuminemia < 3,5 g/dL
Edema
Hipercolesterolemia
Lipidúria

Síndrome nefrítica
Oligúria
Hematúria: cilindros hemáticos
Proteinúria: normalmente
< 3 g/dia
Edema
Hipertensão
Início abrupto, geralmente
autolimitado

Glomerulonefrite rapidamente progressiva
Insuficiência renal em dias/semanas
Glomerulonefrite rapidamente progressiva
Falência renal em dias/semanas
Proteinúria: normalmente < 3 g/dia
Hematúria: cilindros hemáticos
Pressão arterial frequentemente normal
Podem ter outras características
das vasculites

Glomerulonefrite Crônica
Hipertensão
Insuficiência renal
Proteinúria geralmente > 3 g/dia
Rins Contraídos

Figura 15-1 Apresentação clínica das diversas doenças glomerulares.

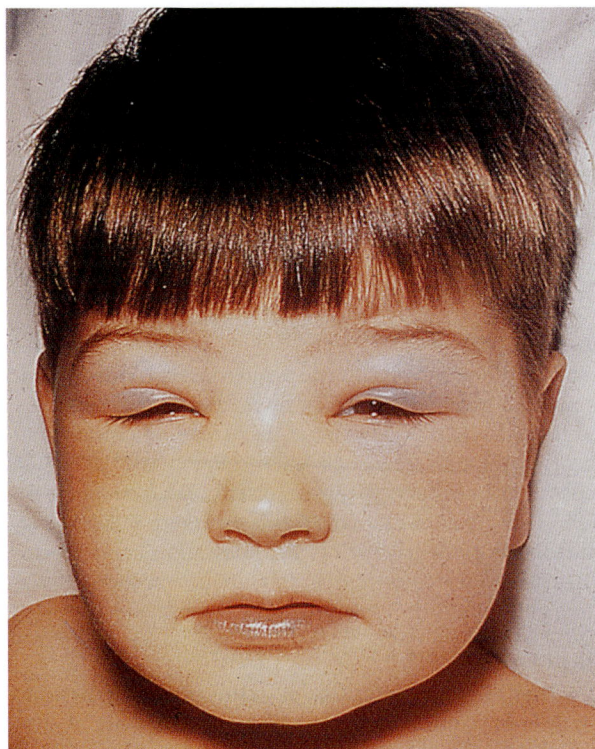

Figura 15-2 Edema nefrótico. Edema periorbital matutino em uma criança nefrótica. O edema se resolve durante o dia pela influência da gravidade.

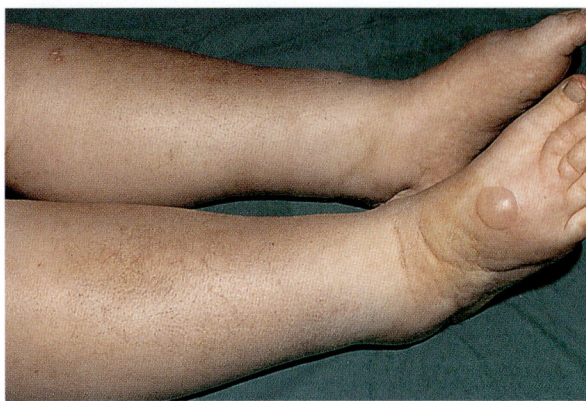

Figura 15-3 Edema nefrótico. Grave edema periférico na síndrome nefrótica; notar as bolhas causadas pelo líquido intradérmico.

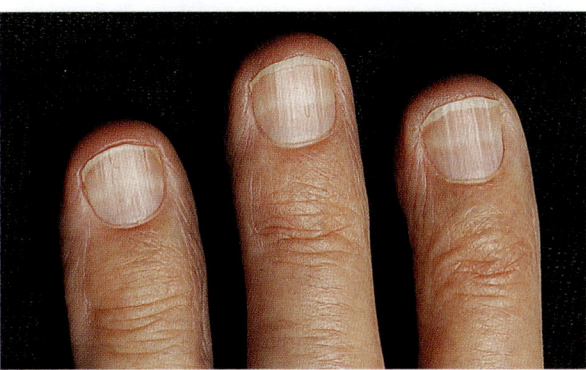

Figura 15-4 Linhas de Muehrcke (bandas) na síndrome nefrótica. A linha branca cresce durante o período de hipoalbuminemia transitória causada pela síndrome nefrótica.

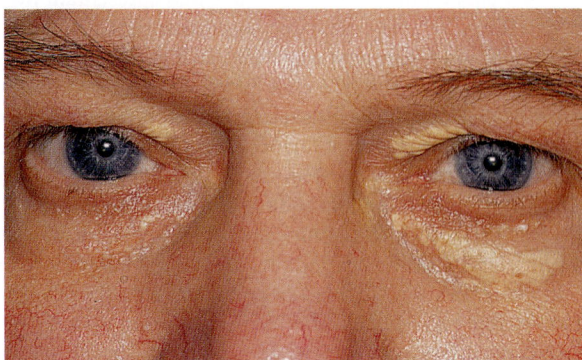

Figura 15-5 Xantelasmas na síndrome nefrótica. Este xantelasma proeminente desenvolveu-se em dois meses em uma paciente com início recente de síndrome nefrótica grave e nível de colesterol sérico acima de 550 mg/dL (14,2 mmol/L).

Discute-se, nos Capítulos 19 e 22, o papel atual da avaliação genética em pacientes com glomerulonefrites (GN).

Imagem

A ultrassonografia é recomendada para verificar a presença de dois rins, descartar obstrução ou anormalidades anatômicas e para avaliar o tamanho renal. O tamanho dos rins é frequentemente normal nas GN, apesar de rins grandes (> 14 cm) serem observados nas síndromes nefróticas associadas a diabetes, amiloidose ou infecção por HIV. Rins grandes podem ocasionalmente ser vistos em qualquer GN aguda severa. A visualização de rins de tamanho pequeno (< 9

Hipocomplementemia na Doença Glomerular			
Vias Afetadas	**Mudanças no Complemento**	**Doença Glomerular**	**Doença Não Glomerular**
Ativação da via clássica	C3 ↓, C 4 ↓, CH50 ↓	Nefrite lúpica (especialmente classe IV) Crioglobulinemia GN membranoproliferativa tipo I	
Ativação da via alternativa	C3 ↓, C4 normal, CH50 ↓	GN pós-estreptocócica GN associada a outras infecções* (p. ex., endocardite, nefrite do *shunt*) SHU	Doença renal ateroembólica
	mais fator nefrítico C3	Doença de depósito denso (forma GN membranoproliferativa tipo II)	
Redução na síntese do complemento	Adquirida		Doença hepática Desnutrição
	Hereditária Deficiência de C2 ou C4 Deficiência do fator H	Nefrite lúpica SHU familiar Doença do depósito denso	

Tabela 15-1 Hipocomplementemia na doença renal.* Em geral, a glomerulonefrite (GN) com abscesso visceral é associada ao complemento normal ou aumentado (elevações que ocorrem porque os fatores do complemento são reagentes na fase aguda). *CH50*, 50% da dose hemolizável do complemento; *SHU*, síndrome hemolítico-urêmica.

cm) sugere doença renal crônica avançada (DRC) e deve limitar a indicação e a de realização biópsia renal ou terapias imunossupressoras agressivas.

Biópsia Renal

A biópsia renal é normalmente solicitada para estabelecer o tipo de doença glomerular e para guiar decisões terapêuticas (Cap. 6). Em alguns pacientes, entretanto, a biópsia renal não é realizada. Se uma criança nefrótica não apresentar características clínicas atípicas, a probabilidade de ser DLM é tão grande que a corticoterapia pode ser iniciada sem a realização da biópsia renal (Cap. 17). Em pacientes com síndrome nefrítica aguda, se todas as evidências apontarem para GN pós-estreptocócica, especialmente em epidemias, a biópsia pode ser reservada para a minoria dos casos que não apresentam melhora espontânea (Cap. 57). Na doença de Goodpasture (Cap. 24), a presença de hemorragia pulmonar e falência renal rapidamente progressiva, com cilindros hemáticos e altos níveis de anticorpo anti-MBG circulante estabelecem o diagnóstico sem a necessidade de biópsia, apesar de esta poder fornecer informações prognósticas valiosas. Em pacientes com características sistêmicas de vasculite, ANCA positivo, hemoculturas negativas e biópsia de tecido de outro sítio demonstrando vasculite são evidências suficientes para o diagnóstico seguro de vasculite renal. Novamente, todavia, a biópsia renal pode fornecer dados importantes sobre atividade e cronicidade da doença. Em geral, a biópsia renal não é realizada em pacientes com diabetes de longa data e características sugestivas de nefropatia diabética, além de outras evidências de complicações microvasculares do diabetes (Cap. 30). A biópsia pode também não ser indicada em muitos pacientes que apresentam doença glomerular assintomática com mínimas alterações urinárias e função renal preservada devido ao prognóstico excelente, e os achados histológicos não irão alterar a conduta.

ALTERAÇÕES URINÁRIAS ASSINTOMÁTICAS

O exame de urina demonstrando proteinúria ou micro-hematúria é muitas vezes a primeira evidência de doença glomerular. Em muitas comunidades, as doenças glomerulares menos graves, inevitavelmente, podem não ser detectadas, uma vez que os exames de urina são realizados aleatoriamente. Em alguns países, os indivíduos assintomáticos só farão exame de urina solicitado por um médico caso necessitem de aprovação em algumas situações tais como a obtenção de seguro de vida, participação nas forças armadas ou para fins de emprego.

Em outros países, como o Japão, o exame de urina é realizado como parte da rotina na escola ou no emprego. Estas práticas diferentes podem, em parte, explicar a incidência aparentemente variável de certas doenças, tais como a nefropatia por IgA. A prevalência da proteinúria de pequena monta, assintomática e micro-hematúria e a combinação das duas, aumenta com a idade[1] (Fig. 15-6). No entanto, não há nenhuma evidência que justifique o rastreio populacional de rotina nas anormalidades urinárias assintomáticas, pois a biópsia renal e intervenções terapêuticas raramente são necessárias quando a função renal está preservada. Em particular, deve-se indicar pesquisa de microalbuminúria em populações de alto risco, como pacientes diabéticos, hipertensos ou com doença cardiovascular e aqueles com história familiar de doença renal.

Micro-hematúria Assintomática

A micro-hematúria é definida pela presença de mais de dois eritrócitos por campo de grande aumento em sedimento urinário (3.000 rpm por 5 minutos) ou mais de 10×10^6 eritrócitos/L. A micro-hematúria é comum em muitas doenças glomerulares, especialmente na nefropatia por IgA e na nefropatia membrana basal fina, apesar de haver muitas outras causas de hematúria (Cap. 48). A origem glomerular deve ser considerada especialmente se mais de 5% dos eritrócitos forem acantócitos (Cap. 4) ou se a hematúria for acompanhada de cilindros hemáticos ou proteinúria (Fig. 15-7).

Patogênese

A hematúria glomerular resulta de pequenas falhas na membrana basal glomerular que permitem o extravasamento de eritrócitos para o espaço urinário. Isso pode ocorrer na parede do capilar periférico, mas ocorre com mais frequência na membrana basal paramesangial, particularmente em doenças que envolvem a lesão do mesângio (mesangiólise). Enquanto os túbulos renais estiverem intactos, pequenas quantidades de proteínas séricas perdidas junto com os eritrócitos nos glomérulos lesados podem ser totalmente reabsorvidas, resultando em micro-hematúria "isolada".

Avaliação

A avaliação da micro-hematúria, discutida posteriormente nos Capítulos 48 e 61, começa com uma história minuciosa. A urocultura deve excluir infecção urinária ou prostática. Nos casos de micro-hematúria persistente, deve ser feita pesquisa de dismorfismo eritrocitário e cilindros hemáticos. Na ausência de infecção urinária ou de sondagem vesical, qualquer proteinúria detectável no

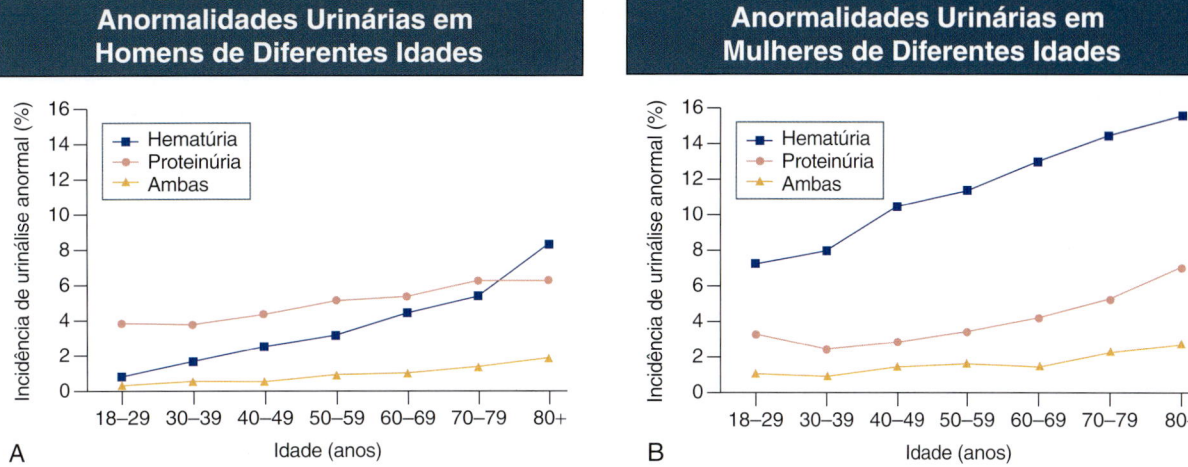

Figura 15-6 **Prevalência de proteinúria e hematúria assintomáticas com a idade.** Rastreamento populacional de 107.192 homens (**A**) e mulheres (**B**) adultos em Okinawa, Japão. A hematúria é mais comum em mulheres. *(Modificado da referência 1.)*

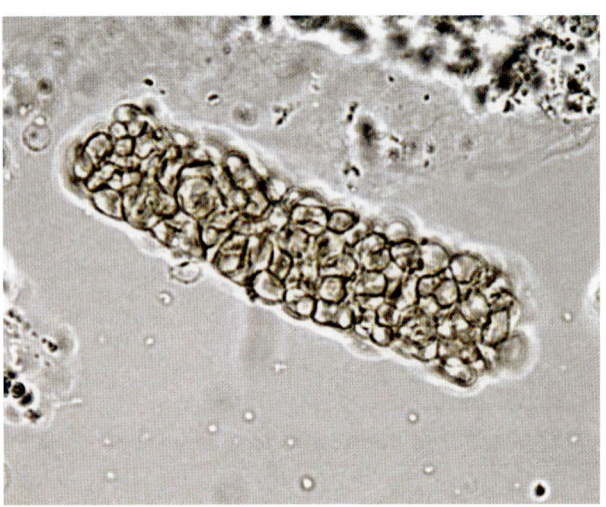

Figura 15-7 **Cilindro hemático.** Um cilindro hemático típico de hematúria glomerular.

paciente com micro-hematúria assintomática praticamente exclui sangramento "urológico" e sugere fortemente origem glomerular. Se essa avaliação não for diagnóstica, realiza-se um exame de imagem realizado para excluir lesões anatômicas tais como cálculos, tumores, rins policísticos ou malformações arteriovenosas.

Em pacientes acima de 40 anos que têm micro-hematúria persistente isolada, sem evidência de origem glomerular (discussão anteriormente), a cistoscopia é mandatória para excluir doenças malignas uroepiteliais. Em pessoas com menos de 40 anos, tal doença maligna é tão rara que a cistoscopia não é recomendada. Se todos os resultados dos estudos anteriores forem normais, uma etiologia glomerular é provável.[2] A etiologia glomerular pode ser determinada somente por biópsia renal, mas raramente é realizada, porque o prognóstico é excelente em pacientes com função renal normal, pressão arterial normal e proteinúria de pequena monta (< 0,5 g/dia). No entanto, avaliações frequentes e seguimento prolongado são obrigatórios.

Proteinúria Não Nefrótica Assintomática

A característica da doença glomerular é a excreção urinária de proteínas. A excreção normal de proteínas na urina é inferior a 150 mg/24 h, composta por 20 a 30 mg de albumina, 10 a 20 mg de proteínas de baixo peso molecular que passam pela filtração glomerular e 40 a 60 mg de proteínas secretadas (p. ex., Tamm-Horsfall, IgA). A proteinúria é identificada e quantificada por teste de fita urinária ou por ensaio em coleta de urina em períodos determinados de tempo. O Capítulo 4 discute a interpretação do teste.

A microalbuminúria é definida pela excreção de 30 a 300 mg de albumina por dia, equivalente à relação albumina creatinina/urinária (g/g) de 0,03 a 0,3, e é detectada por imunoensaio quantitativo ou por testes de fita urinária especial, pois está abaixo da sensibilidade do teste da fita urinária normal (Cap. 30). Esta medida é principalmente utilizada para identificar diabéticos com risco de desenvolver nefropatia e para avaliar o risco cardiovascular, por exemplo, em pacientes com hipertensão.

Em geral, a proteinúria não nefrótica é definida como uma excreção urinária de proteína abaixo de 3,5 g/24 h ou uma relação proteína-creatinina urinária menor que 3 g/g. Considerando que a proteinúria nefrótica é absolutamente característica da doença glomerular, a proteinúria assintomática (< 3,5 g/24 h) é muito menos específica e pode ocorrer em uma ampla gama de doenças parenquimatosas não glomerulares, assim como em doenças renais não parenquimatosas e condições do trato urinário que devem ser excluídas pela avaliação clínica e investigação.

O aumento da excreção de proteínas na urina pode resultar de alterações na permeabilidade glomerular ou doença tubulointersticial, embora apenas a doença glomerular possa estar na faixa nefrótica. A excreção de proteínas pode aumentar devido ao aumento da filtração através dos glomérulos normais (proteinúria por transbordamento).

Proteinúria por Transbordamento

A proteinúria por transbordamento é típica na excreção urinária de cadeias leves. É vista no mieloma, mas pode ocorrer em outras situações (p. ex., liberação de lizozima pelas células leucêmicas) e deve ser suspeitada quando a fita urinária for negativa para albumina apesar da detecção de grandes quantidades de proteínas por outros testes.

Proteinúria Tubular

A doença tubulointersticial pode estar associada à proteinúria de pequena monta (normalmente < 2 g/dia). Somada à perda de proteínas tubulares tais como alfa$_1$- ou beta$_2$-microglobulina, haverá também albuminúria devido à falência na reabsorção tubular da albumina filtrada. A proteinúria tubular acompanhada de proteinúria glomerular é um sinal de pior prognóstico em várias doenças glomerulares, porque normalmente indica dano tubulointersticial avançado.

Proteinúria Glomerular

A proteinúria glomerular é classificada em transitória ou hemodinâmica (funcional), que se apresenta somente durante o dia (ortostática), e persistente ou permanente.

Proteinúria Funcional   A proteinúria funcional refere-se à proteinúria transitória não nefrótica que pode ocorrer associada a febre, exercício, insuficiência cardíaca e estados hiperadrenérgicos ou hiperreninêmicos. A proteinúria funcional é benigna, usualmente caracterizada como de origem hemodinâmica e resultante do aumento do fluxo ou pressão em um néfron único.

Proteinúria Ortostática   Em crianças e adultos jovens, a proteinúria glomerular de pequena monta pode ser ortostática, significando que a proteinúria é ausente quando a urina for gerada na posição de repouso. Caso não haja proteinúria na primeira urina da manhã, o diagnóstico de proteinúria ortostática pode ser feito. Em pacientes com proteinúria ortostática fixa, o fluxo plasmático renal e a taxa de filtração glomerular (TFG) diminuem na posição vertical devido à baixa pressão sanguínea sistêmica. Como recentemente proposto, um decréscimo na taxa de filtração glomerular transmite *potencial de corrente* menor através da barreira de filtração, e a albumina não pode ser eliminada através do filtro com eficiência pela eletroforese.[3]

Em geral, o total de proteínas na urina de um paciente com proteinúria ortostática é inferior a 1 g/24 h; hematúria e hipertensão estão ausentes. A biópsia renal normalmente demonstra morfologia normal ou alteração glomerular leve. O prognóstico é bom, e a biópsia renal não é indicada.[4]

Proteinúria Não Nefrótica Fixa   Em geral, a proteinúria não nefrótica fixa é causada por doença glomerular. Se a TFG estiver preservada e a proteinúria for menor do que 0,5 a 1 g/dia, a biópsia não deve ser realizada, porém é necessário seguimento prolongado caso a proteinúria persista, para excluir a possibilidade de progressão da doença. Estudos anteriores indicaram que os resultados da biópsia nestes pacientes podem ser similares aos observados na síndrome nefrótica (p. ex., GESF ou GN membranosa), embora as lesões mais leves sejam mais comuns, em particular a GN proliferativa mesangial ou a nefropatia por IgA. Geralmente, além da monitorização regular e do controle da pressão arterial, nenhum outro tratamento é necessário.

Embora seja controverso, muitos nefrologistas indicam a biópsia renal em pacientes com TFG normal e proteinúria não nefrótica acima de 1 g/dia, particularmente se persistir após o início da terapia com inibidor da enzima conversora da angiotensina (ECA) ou bloqueador do receptor da angiotensina (BRA).

A Figura 15-8 resume a avaliação da proteinúria assintomática isolada.

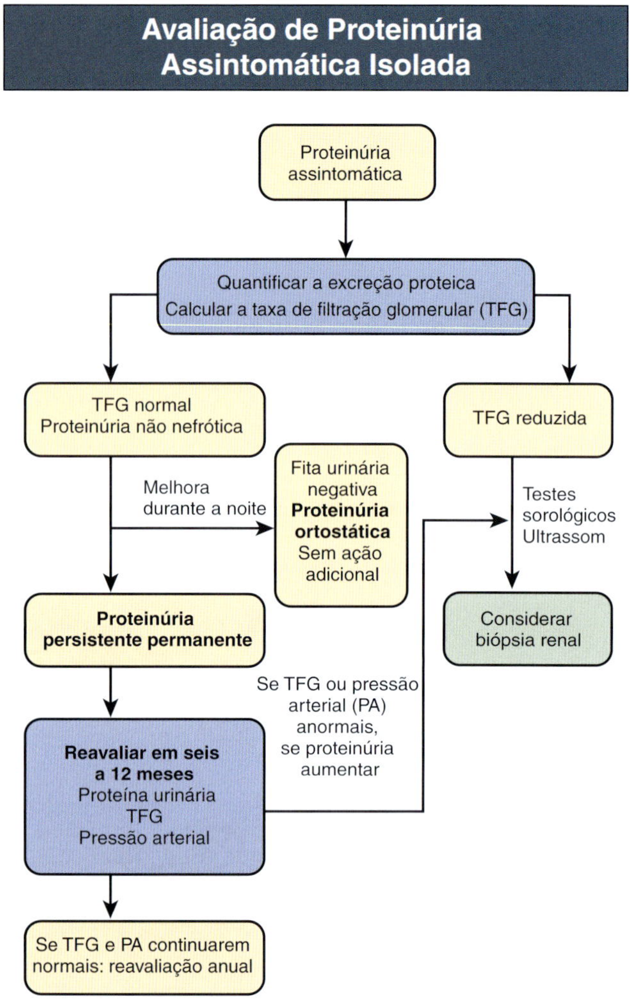

Proteinúria Assintomática com Hematúria

Pacientes que apresentam hematúria e proteinúria assintomáticas concomitantes têm um risco muito maior de lesão glomerular significativa, hipertensão e disfunção renal progressiva. Alterações histológicas leves são menos comuns. A biópsia renal está indicada mesmo se a proteinúria for 0,5 a 1 g/24 h na presença de micro-hematúria persistente com cilindros.

MACRO-HEMATÚRIA

A macro-hematúria indolor episódica associada à doença glomerular é muitas vezes marrom ou acinzentada em vez de vermelha, e coágulos são incomuns. A macro-hematúria deve ser diferenciada de outras causas de urina vermelha ou marrom, incluindo hemoglobinúria, mioglobinúria, porfirias, consumo de corantes alimentares (particularmente beterraba) e uso de drogas (especialmente rifampicina).

Figura 15-8 Avaliação de pacientes com proteinúria isolada assintomática.

A macro-hematúria causada por doença glomerular é observada principalmente em crianças e adultos jovens e raramente é vista após os 40 anos. A maioria dos casos são causados por nefropatia por IgA, mas a hematúria pode ocorrer em outras doenças glomerulares e não glomerulares, incluindo nefrite intersticial aguda. Apesar de a macro-hematúria ser tipicamente indolor, pode vir acompanhada por lombalgia que sugere outro diagnóstico, tal como doença calculosa ou síndrome da hematúria com dor lombar. Na nefropatia por IgA, a hematúria franca geralmente é episódica, ocorrendo após uma infecção respiratória superior. A clara distinção entre esta história e a latência de duas a três semanas entre uma infecção do trato respiratório superior e hematúria é altamente sugestiva de GN pós-infecciosa (geralmente pós-estreptocócica); além disso, os pacientes com doença pós-estreptocócica podem apresentar quadro de síndrome nefrítica.

A macro-hematúria requer avaliação urológica, incluindo cistoscopia, em qualquer idade, a menos que a história (conforme mostrado) seja característica de hematúria glomerular.

SÍNDROME NEFRÓTICA

Definição

A síndrome nefrótica é patognomônica de doença glomerular. É uma síndrome clínica caracterizada por proteinúria, hipoalbuminemia, edema, hipercolesterolemia e lipidúria[5] (Fig. 15-1). Os pacientes nefróticos apresentar função renal preservada, mas também insuficiência renal progressiva sobreposta à síndrome nefrótica prolongada.

Independentemente do risco de insuficiência renal progressiva, a síndrome nefrótica tem efeitos metabólicos que influenciam o estado geral de saúde do paciente. Felizmente, alguns episódios de síndrome nefrótica são autolimitados, e alguns pacientes respondem completamente ao tratamento específico (p. ex., corticosteroides na DLM). No entanto, para a maioria, pode ser uma condição crônica ou recidivante. Nem todos os pacientes com proteinúria acima de 3,5 g/24 h apresentam uma síndrome nefrótica completa; alguns têm uma concentração sérica de albumina normal e não apresentam edema. Essa diferença presumivelmente reflete a resposta do metabolismo proteico; alguns pacientes apresentam um aumento na síntese de albumina em resposta à proteinúria intensa, podendo até normalizar a albumina sérica.

Etiologia

A Tabela 15-2 mostra as principais causas de síndrome nefrótica. A proteinúria na faixa nefrótica e na ausência de edema e hipoalbuminemia tem etiologias semelhantes. A frequência relativa das diferentes doenças glomerulares varia com a idade (Tabela 15-3). Apesar de predominar na infância, a DLM permanece comum em todas as idades.[6] A prevalência de GESF nos afro-americanos aumentou, o que pode explicar por que GESF é mais comum em adultos americanos que em adultos europeus.[7,8]

Hipoalbuminemia

A hipoalbuminemia é principalmente a consequência de perdas urinárias de albumina. O fígado responde aumentando a síntese de albumina, mas este mecanismo compensatório parece estar atenuado na síndrome nefrótica.[9] O resultado final é a redução ainda maior da albumina. Faixas brancas nas unhas (linhas de Muehrcke) são um sinal clínico característico de hipoalbuminemia (Fig. 15-4). O aumento da síntese proteica em resposta à proteinúria não é seletivo; como resultado, as proteínas que não são perdidas na urina podem, na verdade, ter concentração plasmática aumentada. Isso é determinado principalmente pelo peso molecular; moléculas grandes não são perdidas na urina e irão aumentar no plasma, ao passo que as proteínas menores, embora sintetizadas em excesso, serão perdidas na urina e reduzidas no plasma. Essas variações nas proteínas plasmáticas são clinicamente importantes em duas condições: hipercoagulabilidade e hiperlipidemia (discussão posteriormente).

Doenças Glomerulares Comuns que se Apresentam como Síndrome Nefrótica em Adultos

Doença	Associações	Testes Sorológicos
Doença de lesões mínimas (DLM)	Alergia, atopia, AINEs, doença de Hodgkin	Nenhum
Glomeruloesclerose segmentar e focal (GESF)	Afro-americanos Infecção por HIV Heroína, pamidronato	– Anticorpo HIV –
Nefropatia membranosa (NM)	Drogas idiopáticas: ouro, penicilamina, AINEs Infecções: hepatite B e C, malária Nefrite lúpica Doença maligna: mama, pulmão, trato gastrointestinal	Anticorpo anti-PLA$_2$R Antígeno de superfície da hepatite B, anticorpo anti-HCV Anticorpo anti-DNA –
Glomerulonefrite membranoproliferativa tipo I (GNMP)	Fator nefrítico C4	C3 ↓, C4 ↓
Doença de depósito denso (GNMP tipo II)	Fator nefrítico C3	C3 ↓, C4 normal
GNMP crioglobulinêmica	Hepatite C	Anticorpo antivírus da hepatite C, fator reumatoide C3 ↓, C4 ↓, CH50 ↓
Doença amiloide	Mieloma	Cadeias leves livres no plasma Eletroforese de proteínas séricas, imunoeletroforese urinária
	Artrite reumatoide, bronquiectasias, doença de Crohn (e outras condições inflamatórias crônicas), febre familiar do Mediterrâneo	Proteína C reativa
Nefropatia diabética	Outras microangiopatias diabéticas	Nenhum

Tabela 15-2 Doenças glomerulares comuns que se apresentam como síndrome nefrótica em adultos. *HIV*, vírus da imunodeficiência humana; *AINEs*, anti-inflamatórios não esteroidais; *PLA$_2$R*, receptor da fosfolipase A$_2$.

Variações Relacionadas à Idade na Síndrome Nefrótica

		Prevalência (%)			
		Adultos Jovens		**Meia-idade e Idosos**	
	Criança (< 15 anos)	Brancos	Negros	Brancos	Negros
Doença de lesões mínimas (DLM)	78	23	15	21	16
Glomeruloesclerose segmentar e focal (GESF)	8	19	55	13	35
Nefropatia membranosa (NM)	2	24	26	37	24
Glomerulonefrite membranoproliferativa (GNMP)	6	13	0	4	2
Outras glomerulonefrites	6	14	2	12	12
Amiloidose	0	5	2	13	11

Tabela 15-3 Variações relacionadas à idade na síndrome nefrótica. *(Modificada das referências 6 e 7.)*

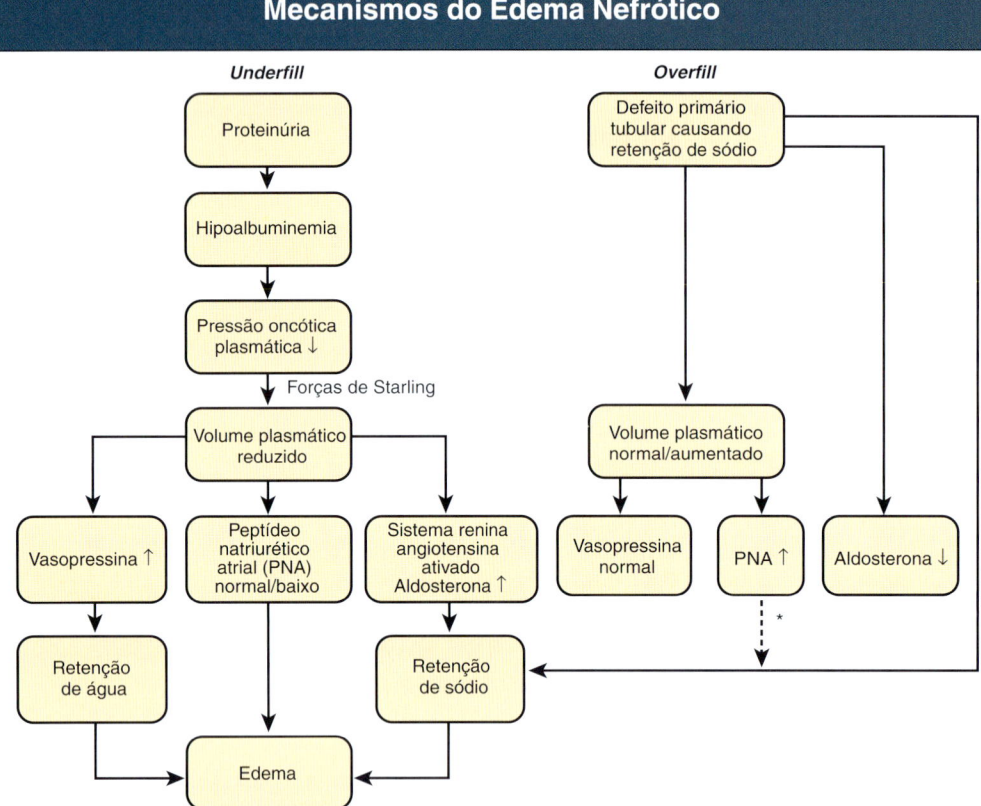

Figura 15-9 **Mecanismos do edema nefrótico.** *****O rim é relativamente resistente ao PNA neste contexto, então o PNA tem pouco efeito em neutralizar a retenção de sódio.

Edema

Pelo menos dois mecanismos principais estão envolvidos na formação do edema nefrótico, *underfill* e *overfill*[10] (Fig. 15-9; Cap. 7). No primeiro mecanismo, mais comum em crianças com DLM, o edema parece resultar da albumina sérica baixa, produzindo uma diminuição da pressão oncótica no plasma, levando a um aumento da transudação de fluido dos leitos capilares para o espaço extracelular conforme as leis de Starling. A consequente redução do volume sanguíneo circulante (*underfill*) produz um estímulo secundário do sistema renina-angiotensina (SRA), resultando em retenção de sódio no túbulo distal induzida pela aldosterona. Essa tentativa de compensação da hipovolemia agrava o edema, pois a baixa pressão oncótica altera o equilíbrio de forças através das paredes capilares favorecendo a pressão hidrostática, levando mais fluido para o espaço intersticial, em vez de mantê-lo no compartimento vascular.

Muitos pacientes nefróticos, entretanto, parecem ter um defeito primário na habilidade do néfron distal em excretar sódio, possivelmente relacionada com a ativação do canal epitelial de sódio (CENa) por enzimas proteolíticas que entram no lúmen tubular em grandes proteinúrias.[11] Como resultado, ocorre aumento no volume sanguíneo; supressão da renina, angiotensina, vasopressina; e maior tendência à hipertensão do que hipotensão. O rim também é relativamente resistente às ações do peptídeo natriurético atrial. Um aumento do volume sanguíneo (*overfill*), associado à baixa pressão oncótica do plasma, leva à transudação de fluido para o espaço extracelular e a edema. O mecanismo para o defeito na excreção de sódio permanece desconhecido, embora haja a suspeita de que leucócitos inflamatórios no interstício, condição encontrada em muitas doenças glomerulares, podem prejudicar a excreção de sódio gtravés da produção de angiotensina II e oxidantes (oxidantes inativadores do óxido nítrico local, que é natriurético).[12]

Consequências Metabólicas da Síndrome Nefrótica

Balanço Nitrogenado Negativo

A proteinúria maciça leva a um importante balanço nitrogenado negativo, normalmente medido na prática clínica pela albumina sérica. A síndrome nefrótica é uma doença debilitante, mas o grau de perda de massa muscular é mascarado pelo edema e não é totalmente aparente até que o paciente se encontre em um estado livre de edema. A perda de 10% a 20% de massa corporal magra pode ocorrer. O metabolismo de albumina é mais elevado em resposta ao catabolismo tubular das proteínas filtradas, do que à perda de proteínas urinárias. O aumento na ingestão proteica não melhora o metabolismo da albumina, porque a resposta hemodinâmica para o aumento da ingestão é o aumento da pressão glomerular, elevando as perdas proteicas urinárias. Uma dieta baixa em proteína, por sua vez, irá reduzir a proteinúria, mas também reduzirá a síntese de albumina e, em longo prazo, pode aumentar o risco de um balanço nitrogenado negativo.

Hipercoagulabilidade

Várias proteínas da cascata de coagulação apresentam níveis alterados na síndrome nefrótica e, além disso, a agregação plaquetária é aumentada.[13] O efeito final é um estado de hipercoagulabilidade intensificado pela imobilidade, por infecções coincidentes e pela hemoconcentração caso o paciente tenha um volume plasmático reduzido (Fig. 15-10). Não somente o tromboembolismo venoso é comum em qualquer sítio, mas a trombose arterial espontânea também pode ocorrer. A trombose arterial pode ocorrer em adultos no contexto de ateroma, levando a eventos coronários e cerebrovasculares em particular, como também em crianças nefróticas, nas quais a trombose espontânea das principais artérias dos membros é uma complicação rara mas temida. Até 10% dos adultos nefróticos e 2% das crianças podem ter um episódio

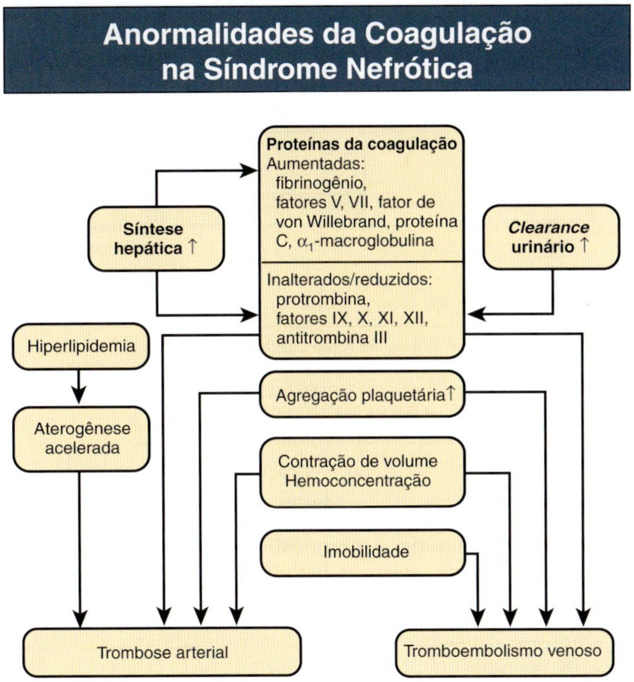

Anormalidades da Coagulação na Síndrome Nefrótica

Figura 15-10 Anormalidades da coagulação na síndrome nefrótica.

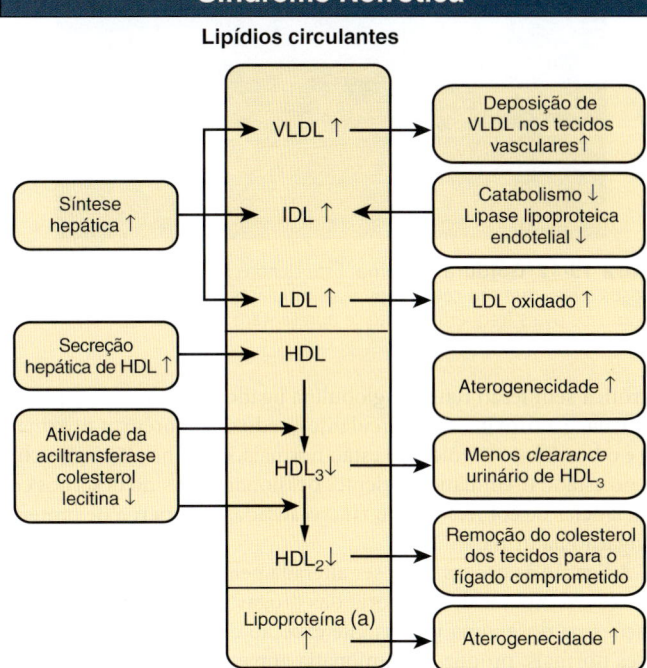

Anormalidades Lipídicas na Síndrome Nefrótica

Figura 15-11 **Anormalidade lipídicas na síndrome nefrótica.** Mudanças na lipoproteína de alta densidade *(HDL)* são mais controversas que aquelas nas lipoproteínas de muito baixa densidade *(VLDL)*. *IDL*, lipoproteína de densidade intermediária; *LDL*, lipoproteína de baixa densidade.

clínico de tromboembolismo. Por razões inexplicáveis, o risco parece particularmente maior naqueles com nefropatia membranosa.[14] Os níveis individuais de proteínas da coagulação não são úteis em avaliar o risco de tromboembolismo, e em geral a albumina sérica é utilizada como um marcador substituto. Eventos tromboembólicos aumentam significativamente se a concentração de albumina sérica diminuir para menos de 2 g/dL.

A hipoproteinemia e a disproteinemia produzem um aumento significativo na taxa de sedimentação eritrocitária, e o VHS não serve mais como um marcador de resposta de fase aguda em pacientes nefróticos.

A trombose da veia renal é uma importante complicação da síndrome nefrótica (Cap. 66). Embora uma vez considerada possível, a trombose da veia renal não é mais aventada como causadora da síndrome nefrótica. A trombose da veia renal é relatada clinicamente em até 8% dos pacientes nefróticos, mas, quando procurada sistematicamente por ultrassom ou venografia por contraste, a frequência aumenta de 10% a 50%. Os sintomas de trombose aguda podem incluir dor no flanco e hematúria; raramente ocorre injúria renal aguda (IRA) se a trombose for bilateral. No entanto, a trombose frequentemente se desenvolve de maneira insidiosa, com sinais e sintomas mínimos devido ao suprimento sanguíneo colateral. A embolia pulmonar é uma importante complicação.

Hiperlipidemia e Lipidúria

A hiperlipidemia é um achado tão frequente em pacientes com proteinúria maciça que é considerada parte integrante da síndrome nefrótica.[15] Estigmas clínicos da hiperlipidemia, tais como xantelasmas, podem ter um início rápido (Fig. 15-5). Concentrações séricas de colesterol podem estar acima de 500 mg/dL (13 mmol/L), entretanto os níveis de triglicérides séricos são muito variáveis. O perfil lipídico na síndrome nefrótica é conhecido por ser altamente aterogênico em outras populações (Fig. 15-11). O pressuposto de que a doença cardíaca coronariana é maior na síndrome nefrótica, devido à combinação de hipercoagulação e hiperlipidemia, tem sido difícil de provar. Muitos pacientes portadores de síndrome nefrótica por mais de 5 a 10 anos desenvolverão fatores de risco cardiovasculares adicionais,

incluindo hipertensão e uremia. No entanto, hoje aceita-se o fato de que os pacientes nefróticos têm um risco de morte por doença coronariana cinco vezes maior, exceto aqueles com DLM, presumivelmente, porque o estado nefrótico é transitório antes da remissão com tratamento com corticosteroide e o paciente não fica sujeito à hiperlipidemia prolongada.

Evidências experimentais demonstram que a hiperlipidemia contribui para a doença renal progressiva, por vários mecanismos, com proteção conferida pelos agentes hipolipemiantes. No entanto, evidências clínicas que corroborem o papel das estatinas em reduzir a progressão da DRC são inconclusivas.[16] Estudos clínicos prospectivos adequados sobre esse assunto precisam ser feitos, e as drogas hipolipemiantes estão indicadas na síndrome nefrótica principalmente por razões cardiovasculares.

Vários mecanismos são responsáveis pelas anormalidades lipídicas na síndrome nefrótica. Estes incluem o aumento da síntese hepática de lipoproteína de baixa densidade (LDL), lipoproteína de muito baixa densidade (VLDL) e a lipoproteína secundária à hipoalbuminemia; defeitos periféricos na atividade da lipase lipoprotéica resultam em aumento de VLDL e perdas urinárias de lipoproteína de alta densidade (HDL; Fig. 15-11).

A lipidúria, o quinto componente da pêntade da síndrome nefrótica, manifesta-se pela presença de acúmulos refratários de lipídios em debris celulares e cilindros (corpos gordurosos ovais e cilindros gordurosos; Fig. 15-12). No entanto, a lipidúria parece ser resultante da proteinúria e não das anormalidades nos lipídios plasmáticos.

Outros Efeitos Metabólicos da Síndrome Nefrótica

A proteína ligante da vitamina D é perdida na urina, resultando em redução dos níveis plasmáticos de 25-hidroxivitamina D, mas a vitamina D plasmática livre é geralmente normal, sendo que a osteomalácia ou o hiperparatireoidismo grave não são comuns na síndrome

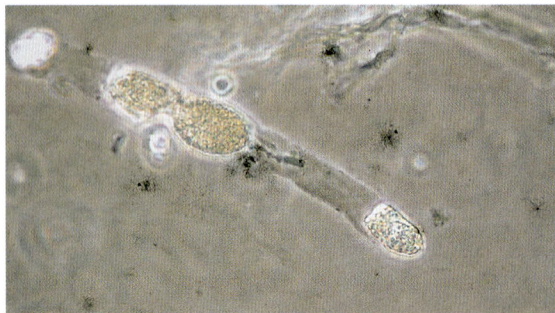

Figura 15-12 Gordura na urina. Este cilindro hialino contém corpos gordurosos ovais, que são células epiteliais tubulares cheias de gordura. Corpos gordurosos ovais frequentemente se apresentam marrons.

nefrótica sem lesão renal. A globulina ligadora da tireoide é perdida na urina, e a tiroxina total circulante é reduzida; porém, a tiroxina livre e o hormônio tireoidiano estão normais, e não há alterações clínicas no estado tireoidiano. Pacientes ocasionais têm sido descritos com deficiências de cobre, ferro ou zinco causadas pela perda de proteínas de ligação na urina.

A ligação às drogas pode ser alterada pela diminuição da albumina no soro. Apesar de a maioria das drogas não necessitar de modificações na dose, uma importante exceção é o clofibrato, o qual, em doses normais, produz uma miopatia grave em pacientes nefróticos. A redução da ligação proteica também pode reduzir a dose necessária da varfarina (Coumadin®) para alcançar a anticoagulação adequada ou a dose de furosemida necessária para alcançar adequada perda de líquidos (discussão adiante).

Infecção

Pacientes nefróticos estão sujeitos a infecções bacterianas. Antes de os corticoides mostrarem-se eficazes na síndrome nefrótica da infância, a sepse foi a causa mais comum de morte e permanece sendo um grande problema nos países em desenvolvimento. Peritonite primária, em especial aquela causada por pneumococo, é particularmente característica das crianças nefróticas. É menos comum com o avançar da idade; com 20 anos, a maioria dos adultos possui anticorpos contra os antígenos capsulares do pneumococos. A peritonite causada tanto por estreptococos beta-hemolíticos quanto por organismos Gram-negativos pode ocorrer, mas a peritonite estafilocócica não é relatada. Celulite, especialmente em áreas de edema importante, também é comum, causada com mais frequência pelo estreptococo beta-hemolítico.

O aumento no risco de infecção tem várias explicações. Grandes coleções líquidas são sítios para crescimento bacteriano; a pele nefrótica é frágil, criando portas de entrada; e o edema pode diluir os fatores imunes humorais locais. A perda de IgG e do fator B do complemento (da via alternativa) na urina prejudica a habilidade de eliminar organismos encapsulados como os pneumococos. O zinco e a transferrina são perdidos na urina, e ambos são necessários para a função linfocitária normal. A função fagocitária dos neutrófilos é prejudicada em pacientes com síndrome nefrótica, e várias formas de disfunção de células T são descritas *in vitro*, embora o seu significado clínico seja incerto.

Alterações Agudas e Crônicas na Função Renal
Injúria Renal Aguda

Pacientes com síndrome nefrótica têm risco de desenvolver IRA,[17] através de mecanismos variados (Quadro 15-1). Estes incluem depleção de volume ou sepse, resultando em IRA pré-renal ou necrose tubular aguda;[18] transformação da doença de base, tal como o desenvolvimento de nefrite crescêntica em um paciente com

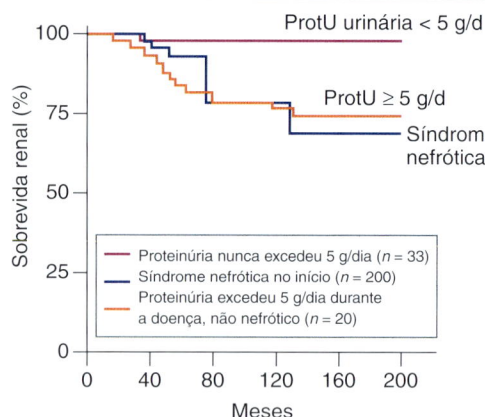

Figura 15-13 Proteinúria e prognóstico na doença glomerular. A influência da proteinúria grave na função renal de longo prazo em 253 pacientes com doença glomerular primária na Enfermaria Manchester Royal, Reino Unido. Em qualquer momento durante o acompanhamento prolongado, a proteinúria grave piorou significativamente o prognóstico mesmo na ausência de síndrome nefrótica franca. *(Cortesia Dr. C. D. Short.)*

Insuficiência Renal Aguda na Síndrome Nefrótica

Falência pré-renal causada por depleção de volume
Necrose tubular aguda causada por depleção de volume e/ou sepse
Edema intrarrenal
Trombose de veia renal
Transformação da doença glomerular de base (p. ex., nefrite crescêntica superposta a nefropatia membranosa)
Efeitos adversos da terapia medicamentosa
Nefrite intersticial alérgica aguda secundária a várias drogas, incluindo diuréticos
Resposta hemodinâmica aos anti-inflamatórios não esteroidais (AINEs) e inibidores da enzima conversora de angiotensina (ECA) ou bloqueadores do receptor da angiotensina (BRAs)

Quadro 15-1 Insuficiência Renal Aguda na Síndrome Nefrótica. Problemas a serem considerados na avaliação da deterioração aguda da função renal em paciente com síndrome nefrótica.

nefropatia membranosa; desenvolvimento de trombose de veia renal bilateral; predisposição aumentada para o desenvolvimento de IRA por AINEs ou inibidores da ECA ou BRAs; e risco aumentado de nefrite intersticial alérgica secundária a drogas, incluindo as diuréticas. Igualmente, alguns pacientes podem desenvolver IRA por edema intrarrenal com compressão dos túbulos e, tratando-se de pacientes nefróticos com azotemia pré-renal, iniciar diurese com infusão de albumina combinada a diuréticos de alça.

Doença Renal Crônica

Com exceção da DLM, a maioria das causas de síndrome nefrótica estão associadas a algum risco de desenvolvimento de insuficiência renal progressiva. Em relação a isso, um dos maiores fatores de risco para a progressão é o grau de proteinúria (Cap. 80). A progressão é incomum se existir proteinúria sustentada inferior a 2 g/dia. O risco aumenta em proporção com a severidade da proteinúria, com alto risco de progressão quando a excreção proteica for maior que 5 g/dia (Fig. 15-13). Esse risco pode se dever ao fato de que a proteinúria identifica os pacientes com lesão glomerular grave, embora evidências clínicas e experimentais também sugiram que a própria proteinúria deve ser tóxica, especialmente para o tubulointerstício.[19] Em modelos

Diferenciação entre Síndrome Nefrótica e Síndrome Nefrítica

Características típicas	Nefrótica	Nefrítica
Início	Insidioso	Abrupto
Edema	++++	++
Pressão arterial	Normal	Aumentada
Pressão venosa jugular	Normal/baixa	Aumentada
Proteinúria	++++	++
Hematúria	Pode/pode não ocorrer	+++
Cilindros hemáticos	Ausentes	Presentes
Albumina sérica	Baixa	Normal/pouco reduzida

Tabela 15-4 Diferenciação entre síndrome nefrótica e síndrome nefrítica.

experimentais, medidas para reduzir a proteinúria (p. ex., inibidores da ECA) também previnem doença tubulointersticial e falência renal progressiva.

SÍNDROME NEFRÍTICA

Na síndrome *nefrótica*, a lesão glomerular é manifestada principalmente como um aumento da permeabilidade da parede capilar à proteína. Em contraste, na síndrome *nefrítica*, existem evidências de inflamação glomerular, resultando em redução da TFG, proteinúria não nefrótica, edema e hipertensão (secundária à retenção de sódio), bem como hematúria com cilindros hemáticos.

A clássica apresentação da síndrome nefrítica é aquela observada na GN pós-estreptocócica aguda nas crianças. A apresentação clinica se evidencia com início rápido de oligúria, ganho de peso e edema generalizado durante alguns dias. A hematúria resulta em urina marrom em vez de vermelha, e coágulos não são vistos. A urina contém proteínas, hemácias e cilindros hemáticos. Uma vez que a proteinúria raramente está na faixa nefrótica, a concentração de albumina sérica geralmente é normal. O volume circulante aumenta com a hipertensão arterial, e o edema pulmonar segue sem evidência de doença cardíaca primária.

Em geral, a distinção entre a síndrome nefrótica típica e a síndrome nefrítica é fundamentada na clínica e no laboratório (Tabela 15-4). A utilização dessas descrições clínicas na abordagem dos pacientes com suspeita de GN na primeira apresentação ajuda a limitar o diagnóstico diferencial. No entanto, os sistemas de classificação são imperfeitos, e pacientes com certos padrões de doença glomerular, como GN membranoproliferativa, podem se apresentar tanto em um cenário nefrótico quanto nefrítico.

Etiologia
A Tabela 15-5 lista as doenças glomerulares primárias associadas à síndrome nefrítica e os testes sorológicos que auxiliam no diagnóstico. A classificação é ainda mais desafiadora do que na síndrome nefrótica, porque algumas doenças são identificadas pela histologia (nefropatia por IgA); outras, pela sorologia e histologia (vasculite ANCA associada e nefrite lúpica); e outras, pela etiologia (GN pós-infecciosa).

GLOMERULONEFRITE RAPIDAMENTE PROGRESSIVA

A glomerulonefrite rapidamente progressiva (GNRP) descreve a situação clínica em que a lesão glomerular é tão aguda e grave que a função renal se deteriora em questão de dias ou semanas. O paciente pode se

Doenças Glomerulares Comuns que se Apresentam como Síndrome Nefrítica

Doença	Associações	Testes sorológicos
Glomerulonefrite pós-estreptocócica	Impetigo, faringite	Títulos de ASLO, anticorpo estreptozima
Outras doenças pós-infecciosas Endocardite Abscesso	Sopro cardíaco –	Hemoculturas, C3 ↓ Hemoculturas, C3, C4 normal ou
Shunt	Hidrocefalia tratada	aumentado Hemoculturas, C3 ↓
Nefropatia por IgA	Infecção do trato respiratório superior ou gastrointestinal	IgA sérica ↑
Nefrite lúpica	Outras características multissistêmicas do lúpus	Anticorpo antinuclear, anticorpo anti-DNA dupla hélice, C3 ↓ C4 ↓

Tabela 15-5 Doenças glomerulares comuns que se apresentam como síndrome nefrítica.

apresentar em emergência urêmica, com síndrome nefrítica que não é autolimitada, encaminhando-se para rápida falência renal, ou com uma rápida deterioração da função renal enquanto são investigadas doenças de origem não renal (muitos dos padrões de GN associada à GNRP ocorrem como parte de uma doença sistêmica imunológica).

O padrão histológico da GNRP é a GN crescêntica. A resposta proliferativa celular vista fora do tufo glomerular, mas dentro do espaço Bowman, é conhecida como um «crescente» devido a sua forma em um corte histológico transversal (Fig. 16-8). O tufo glomerular também mostra necrose segmentar típica, ou GN necrotizante segmentar focal; isto é particularmente característico das vasculites.

O termo GN *rapidamente progressiva* é também frequentemente utilizado para descrever a deterioração aguda da função renal em associação à nefrite crescêntica. Infelizmente, nem todos os pacientes com sedimento urinário nefrítico e IRA apresentarão esta síndrome. Por exemplo, a IRA pode também ocorrer em formas mais suaves da doença glomerular, se for complicada por hipertensão acelerada, trombose da veia renal ou necrose tubular aguda. Isso enfatiza a necessidade de se obter a confirmação histológica do diagnóstico clínico.

Etiologia
A Tabela 15-6 mostra as doenças glomerulares primárias associadas à GNRP e os testes sorológicos presentes. Tal como acontece na síndrome nefrítica, diferentes métodos de avaliação são úteis para diferenciar as doenças que causam GNRP.

DOENÇA RENAL CRÔNICA PROGRESSIVA

Na maioria dos tipos de GN crônica, uma proporção de pacientes (geralmente entre 25% e 50%) poderá apresentar insuficiência renal lentamente progressiva. Parte dos pacientes não apresenta eventos clínicos precocemente no curso da doença, porém pode desenvolver tardiamente hipertensão estabelecida, proteinúria e insuficiência renal. Na GN de longa data, os rins diminuem, mas permanecem lisos e simétricos. A biópsia renal nesse estágio é mais arriscada e menos capaz de fornecer material para diagnóstico. A microscopia ótica, muitas vezes, mostra características inespecíficas de doença renal crônica terminal (DRCT) consistindo em glomeruloesclerose focal ou global

Doenças Glomerulares que se Apresentam como Glomerulonefrite Rapidamente Progressiva (GNRP)

Doenças	Associações	Testes Sorológicos
Síndrome de Goodpasture		
	Hemorragia pulmonar	Anticorpo antimembrana basal glomerular (ocasionalmente anticorpo neutrófilo citoplasmático [ANCA] presente)
Vasculites		
Granulomatose de Wegener	Envolvimento respiratório superior e inferior	ANCA citoplasmático
Poliangiíte microscópica	Envolvimento multissistêmico	ANCA perinuclear
Glomerulonefrite crescêntica pauci-imune	Envolvimento renal somente	ANCA perinuclear
Doença por Imunocomplexos		
Lúpus eritematoso sistêmico	Outras características sistêmicas do lúpus	Anticorpo antinuclear, anticorpo anti-DNA dupla hélice, C3 ↓, C4 ↓
Glomerulonefrite pós-estreptocócica	Impetigo, faringite	Títulos de ASLO, anticorpo estreptozima, C3 ↓, C4 normal
Nefropatia por IgA, púrpura de Henoch-Scholein	*Rash* característico, dor abdominal em HSP	IgA sérica ↑ (30%), C3 e C4 normal
Endocardite		
	Sopro cardíaco e outras características sistêmicas de bacteremia	Hemoculturas, ANCA (ocasionalmente), C3 ↓, C4 normal

Tabela 15-6 Doenças glomerulares que se apresentam como glomerulonefrite rapidamente progressiva (GNRP). Note a superposição entre essas doenças e as da Tabela 15-5. Várias doenças glomerulares podem se apresentar como síndrome nefrítica ou GNRP.

e acentuada fibrose tubulointersticial, e pode não ser possível definir com segurança se a doença glomerular foi a lesão renal inicial. A imunofluorescência pode ser mais conclusiva; em particular, a IgA mesangial pode estar presente em quantidade suficiente para permitir que o diagnóstico de nefropatia por IgA seja feito. No entanto, quando a imagem renal mostrar rins pequenos, raramente a biópsia será apropriada. Por esta razão, a GN crônica tem sido muitas vezes um diagnóstico presuntivo em pacientes que se apresentam tardiamente com rins pequenos, proteinúria e falência renal. Esse dado é impreciso e, no passado, em dados de registro, já levou à superestimação da frequência de GN como causa de DRC. A GN deve ser diagnosticada apenas se houver evidência confirmada pela histologia.

TRATAMENTO DA DOENÇA GLOMERULAR

Princípios Gerais

Antes de qualquer decisão terapêutica, deve-se sempre confirmar que se trata de doença glomerular *primária* e que nenhuma terapia específica está disponível. Por exemplo, o tratamento de uma infecção subjacente ou tumor pode resultar em remissão da GN. Nos casos remanescentes, tanto o tratamento geral de suporte (Cap. 80) quanto a terapia específica para doença devem ser considerados. O tratamento de suporte inclui medidas para tratar a pressão arterial, reduzir a proteinúria, controlar o edema e resolver outras consequências metabólicas da síndrome nefrótica. Se bem-sucedidas, estas terapêuticas relativamente não tóxicas podem prevenir a necessidade de drogas imunossupressoras, que possuem múltiplos potenciais efeitos adversos. A terapia de suporte não costuma ser necessária na DLM sensível a corticoide, com rápida remissão ou em pacientes com nefropatia por IgA, síndrome de Alport ou doença da membrana fina, desde que o paciente se apresente sem proteinúria, queda da TFG ou hipertensão.

Hipertensão

A hipertensão arterial é muito comum na GN, é praticamente universal à medida que a GN crônica progride para doença renal terminal e é um fator importante e modificável na preservação da função renal. Sobrecarga de sódio e de água é parte importante do processo patogênico, e altas doses de diuréticos com restrição moderada de sódio da dieta são geralmente essenciais para o tratamento. Como em outras doenças renais crônicas, o objetivo de controlar a pressão arterial não é somente para proteger-se dos riscos cardiovasculares da hipertensão, mas também para retardar a progressão da doença renal. No estudo Modificação da Dieta na Doença Renal (MDRD), os pacientes com proteinúria (> 1 g/dia) tiveram melhor desfecho quando sua pressão arterial foi reduzida para 125/75 mmHg, em vez do padrão anterior de 140/90 mmHg.[20,21] A recente diretriz do Kidney Disease: Improving Global Outcomes (KDIGO) DRC recomenda um alvo de pressão arterial abaixo de 130/80 mmHg em pacientes proteinúricos.[22] Existem fortes razões teóricas e experimentais para os inibidores da ECA e os BRAs serem a terapia de primeira escolha, e isto é bem documentado em estudos clínicos.[23-25] Bloqueadores dos canais de cálcio não di-hidropiridínicos também podem ter um efeito benéfico na proteinúria, assim como sobre a pressão arterial. Em contraste, os bloqueadores de canais de cálcio di-hidropiridínicos podem exacerbar a proteinúria devido a sua capacidade de dilatar a arteríola aferente, mas esses agentes são considerados relativamente seguros para serem utilizados se o paciente estiver recebendo inibidor da ECA ou BRA. Como na hipertensão primária, a modificação no estilo de vida (restrição de sal, normalização do peso, exercício físico regular e cessação do tabagismo) deve ser parte integrante do tratamento.[22] Se a pressão arterial alvo não puder ser alcançada com essas medidas, a terapia anti-hipertensiva deve ser o próximo passo de acordo com as diretrizes atuais (Cap. 36).

Tratamento de Proteinúria

Além de hipertensão, a proteinúria representa o segundo fator modificável mais importante para preservar a TFG em pacientes com doença glomerular (Caps. 80 e 81). A maioria dos estudos sugerem que a perda progressiva de função renal observada em muitas doenças glomerulares pode ser largamente prevenida se a proteinúria puder ser reduzida a níveis abaixo de 0,5 mg/dia. Isso pode se dever ao fato de que muitas das medidas destinadas a reduzir a excreção de proteínas (p. ex., inibidores da ECA, BRAs) também reduzem a hipertensão glomerular, que contribui para a insuficiência renal progressiva. No entanto, existem crescentes evidências de que a proteinúria ou os fatores presentes na urina proteinúrica podem ser tóxicos para o interstício tubular.[19] Em pacientes nefróticos, a redução da proteinúria para uma faixa não nefrótica pode levar ao aumento das proteínas séricas, abrandando muitas complicações metabólicas da síndrome nefrótica.

A maioria dos agentes usados para reduzir a excreção urinária de proteínas tem ação hemodinâmica, seja bloqueando a constrição da arteríola eferente (inibidores da ECA ou BRAs) ou reduzindo a pressão pré-glomerular (a maioria das outras classes de medicamentos anti-hipertensivos). Como mencionado, os antagonistas do canal de cálcio di-hidropiridínicos são exceção, pois podem aumentar a pressão intraglomerular e agravar a proteinúria. Alguns dos agentes, tais como inibidores da ECA e BRAs, também podem reduzir diretamente o aumento da permeabilidade da parede do capilar glomerular. A consequência desse tipo de terapia é a redução da TFG; entretanto, geralmente a diminuição na TFG tem menor magnitude do que a diminuição na excreção de proteína. Os agentes antiproteinúricos de escolha são os inibidores da ECA e BRA, que reduzem em média de 40% a 50% da proteinúria, particularmente se o paciente estiver em restrição dietética de sal. Há pouca evidência clínica que sugira que os inibidores da ECA diferem dos BRAs neste quesito. A combinação de ambos pode resultar em atividade antiproteinúrica adicional, mas aumenta o risco de IRA.[26] A maior preocupação se refere à combinação de inibidores da ECA ou BRA com um inibidor direto da renina.[27] Além disso, enquanto outras classes de agentes anti-hipertensivos reduzem a proteinúria coincidentemente com redução da pressão sanguínea sistêmica, em particular os bloqueadores de canal de cálcio não di-hidropiridínicos tais como o diltiazem, ambos os inibidores de ECA e BRA, em geral, reduzem a proteinúria independentemente da pressão arterial. Se as doses são aumentadas aos poucos para minimizar a hipotensão sintomática, o tratamento com inibidores da ECA e BRAs geralmente é possível em pacientes proteinúricos normotensos. O aumento da dose do inibidor ou BRA pode reduzir ainda mais a proteinúria sem reduzir a pressão arterial, o que pode indicar ineficácia de outras drogas anti-hipertensivas em bloquear o sistema renina angiotensina intrarrenal ativado. Efeitos colaterais comuns incluem hipercalemia em pacientes com DRC avançada, o que pode exigir um diurético de alça, mas raramente leva à suspensão dos inibidores da ECA e BRAs; e a tosse com inibidores da ECA, que devem ser substituídos pelos BRAs. Uma vez que ambos os agentes reduzem a TFG, pode-se observar um aumento de 10% a 30% na creatinina sérica. A não ser que a creatinina continue a aumentar, o aumento moderado reflete o efeito terapêutico dos inibidores da ECA e BRAs e não devem ser prontamente suspensos.

Os AINEs diminuem a proteinúria por reduzirem a produção de prostaglandina intrarrenal e o dipiridamol através da vasoconstrição da arteríola aferente mediada pela adenosina. Levando-se em conta a segurança das terapias discutidas anteriormente, assim como o risco de diminuição acentuada da TFG, retenção de sal e resistência a diuréticos com os AINEs, estes são geralmente contraindicados, apesar de seu potencial benefício na proteinúria. Uma dieta pobre em proteína pode diminuir a proteinúria, mas há o risco de desnutrição.[22] Compensações adequadas devem ser feitas para as perdas de proteínas na urina,[28] e o paciente deve ser cuidadosamente monitorado para detectar evidências de desnutrição (Cap. 87). Ainda não está esclarecido se a dieta pobre em proteínas ainda é antiproteinúrica em doentes tratados com dose plena de inibidor da ECA ou BRA.

Tratamento da Hiperlipidemia

Em geral, o tratamento da hiperlipidemia (ou hipercolesterolemia) em pacientes com doença glomerular deve seguir as orientações de prevenção que se aplicam à população geral com doença cardiovascular. As estatinas ou a combinação estatina/ezetimibe é recomendada em adultos acima de 50 anos com DRC estágio 3 a 5. As estatinas também são recomendadas em adultos acima de 50 anos em estágios mais precoces da DRC. Em adultos jovens, as estatinas devem ser consideradas se o paciente apresentar comorbidades significativas (doença coronária, diabetes melito, acidente vascular cerebral). A terapia com estatina pode também proteger contra um decréscimo na TFG, embora isto não esteja claramente estabelecido. A restrição dietética isolada tem apenas efeitos modestos na hiperlipidemia da doença glomerular, particularmente da síndrome nefrótica. Os efeitos colaterais de algumas medicações, tais como a rabdomiólise provocada

por fibratos, ocorrem com maior frequência em pacientes com insuficiência renal. A adição de sequestrantes de ácidos biliares, tais como colestiramina, pode reduzir o LDL e aumentar o HDL, mas geralmente não são tolerados devido aos efeitos gastrointestinais.

Evitar Substâncias Nefrotóxicas

Além de AINEs, que podem induzir a IRA, particularmente em pacientes com insuficiência renal preexistente e desidratação, outras substâncias nefrotóxicas, tais como agentes de radiocontraste, alguns medicamentos citotóxicos e antibióticos (p. ex., antibióticos aminoglicosídeos), também devem ser utilizados com cautela em pacientes com doença glomerular e comprometimento renal ou síndrome nefrótica.

Tópicos Terapêuticos Especiais em Pacientes com Síndrome Nefrótica

Tratamento do Edema Nefrótico

Em contraste com a falta de terapêutica no passado (Fig. 15-14), o tratamento mais importante do edema nefrótico atualmente é a diureticoterapia acompanhada pela restrição dietética moderada de sódio (60 a 80 mmol/24 h). Os pacientes nefróticos são resistentes a diuréticos mesmo se a TFG for normal. Os diuréticos de alça devem alcançar o túbulo renal para serem efetivos, e o transporte a partir do capilar peritubular requer a ligação às proteínas, que está reduzida na hipoalbuminemia. Quando o fármaco atinge o túbulo renal, 70% dele liga-se às proteínas presentes na urina, tornando-se menos eficaz. Em geral, preferem-se diuréticos orais com administração duas vezes ao dia, tendo em vista o longo efeito terapêutico em comparação com diuréticos intravenosos (IV). No entanto, em nefropatias graves, a absorção gastrointestinal do diurético pode estar comprometida devido ao edema de parede intestinal, e o diurético IV, em injeção em *bolus* ou infusão, pode ser necessário para produzir uma diurese efetiva. Como alternativa, combinar um diurético de alça com um diurético tiazídico pode superar a resistência diurética (Cap. 7). A hipovolemia significativa não é um problema clínico frequente se a remoção de fluido for controlada e gradual. O peso diário é a melhor medida para acompanhar a evolução; idealmente, a perda de peso não deve ultrapassar

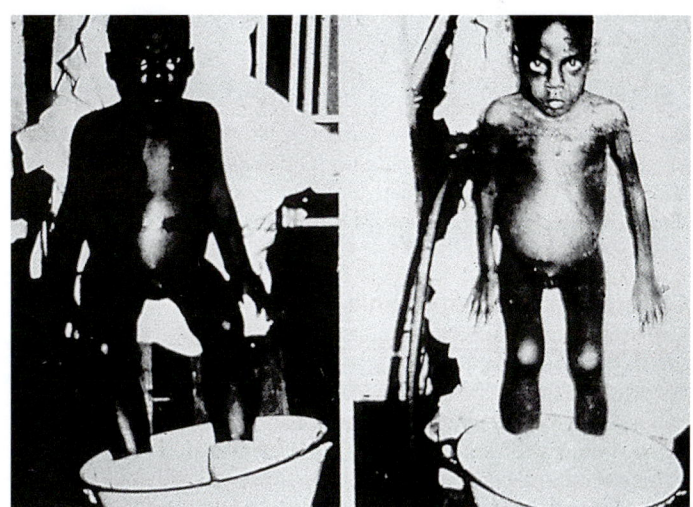

Figura 15-14 **Tratamento do edema nefrótico antes do advento dos diuréticos.** O edema na síndrome nefrótica era muito difícil de tratar. Em 1953, esta criança em anasarca está em uma bacia, enquanto o líquido do edema goteja por pequenos tubos colocados através de agulhas na pele dos pés. Não obstante, este foi um tratamento eficaz. As duas imagens da mesma criança foram tiradas com quatro dias de intervalo, durante os quais a criança perdeu 4,5 kg (10 lb), ou 18% do peso corporal. *(Cortesia Dr. Robert Vernier.)*

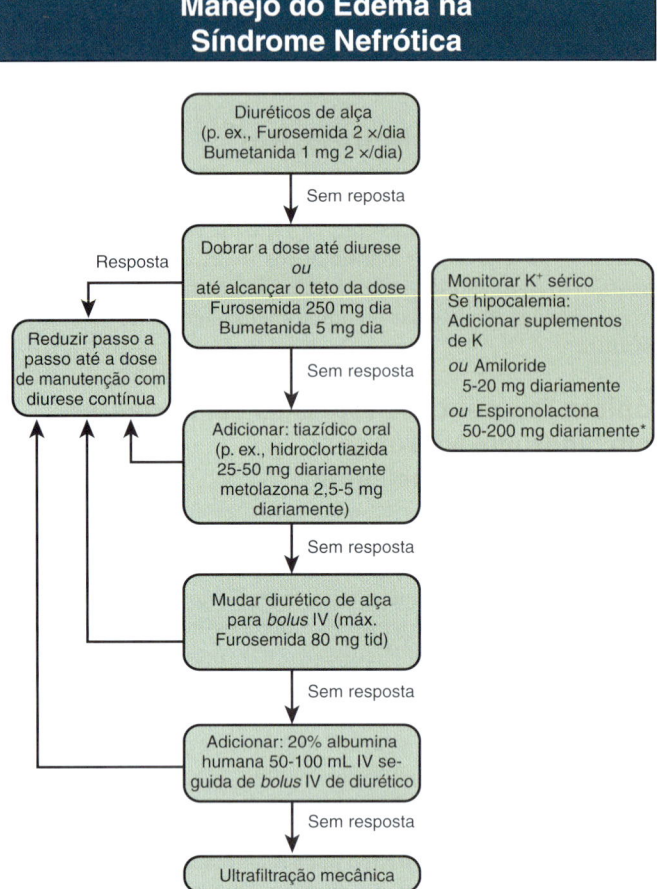

Manejo do Edema na Síndrome Nefrótica

Diuréticos de alça
(p. ex., Furosemida 2 ×/dia
Bumetanida 1 mg 2 ×/dia)

↓ Sem reposta

Dobrar a dose até diurese
ou
até alcançar o teto da dose
Furosemida 250 mg dia
Bumetanida 5 mg dia

Resposta ←

Reduzir passo a passo até a dose de manutenção com diurese contínua

Monitorar K⁺ sérico
Se hipocalemia:
Adicionar suplementos de K
ou Amiloride
5-20 mg diariamente
ou Espironolactona
50-200 mg diariamente*

↓ Sem resposta

Adicionar: tiazídico oral
(p. ex., hidroclortiazida
25-50 mg diariamente
metolazona 2,5-5 mg
diariamente)

↓ Sem resposta

Mudar diurético de alça
para *bolus* IV (máx.
Furosemida 80 mg tid)

↓ Sem resposta

Adicionar: 20% albumina
humana 50-100 mL IV se-
guida de *bolus* IV de diurético

↓ Sem resposta

Ultrafiltração mecânica

Figura 15-15 Manejo do edema em paciente com síndrome nefrótica. O edema é frequentemente diurético-resistente, mas a resposta não é previsível. Portanto, a escala gradual da terapia é apropriada até a diurese ocorrer. Mesmo quando está em anasarca, a diurese não deve ser mais rápida do que 2 kg/dia em adultos para minimizar o risco de hipovolemia clinicamente significativa; *bid*, duas vezes por dia. A ultrafiltração mecânica é raramente necessária para o edema nefrótico a menos que exista insuficiência renal associada.* A espironolactona é menos efetiva na síndrome nefrótica do que na cirrose e é muitas vezes mal tolerada devido a efeitos colaterais gastrointestinais. A espironolactona deve ser utilizada com muita cautela se a TFG for muito baixa.

1 a 2 kg/dia. As crianças nefróticas são muito mais propensas a choque hipovolêmico do que os adultos. O uso de diurético requer uma abordagem passo a passo, objetivando a remoção de não mais de 2 kg diários em adultos, seguindo para droga se o objetivo não for atingido (Fig. 15-15).

Correção da Hipoproteinemia

Em vista dos problemas associados tanto ao aumento da administração de proteínas quanto à restrição dietética de proteínas em pacientes nefróticos, uma dieta adequada em proteína deve ser assegurada (0,8 a 1 g/kg/dia) com elevado consume de carboidratos para maximizar a utilização dessa proteína. Em pacientes com proteinúria de grande monta, a quantidade de proteína perdida na urina deve ser adicionada na ingesta proteica da dieta.

Na rara condição de proteinúria grave acompanhada de complicações da síndrome nefrótica, pode-se recorrer à nefrectomia para controlar a perda proteica. Isso pode ser feito como uma nefrectomia medicamentosa e o uso de AINEs combinados com inibidores da ECA e diuréticos para diminuir a proteinúria com o desenvolvimento da injúria renal aguda. Se a nefrectomia através de medicamentos, por

si só, não reduzir adequadamente a proteinúria, pode-se considerar a embolização bilateral da artéria renal. Trata-se de um procedimento doloroso e nem sempre tão eficaz quanto esperado (talvez devido ao suprimento pelas artérias colaterais nos rins, que não são bloqueadas pela embolização). Uma alternativa final é a nefrectomia bilateral, que acarreta significativa mortalidade nestes pacientes hipoproteinêmicos gravemente doentes e é raramente utilizada em adultos, apesar de fazer parte do tratamento convencional das crianças com síndrome nefrótica congênita.

Tratamento da Hipercoagulabilidade

O risco de eventos trombóticos se torna progressivamente mais importante à medida que a albumina sérica diminui para menos de 2,5 g/dL. A imobilidade consequente ao edema ou doenças intercorrentes agravam ainda mais o risco. Indica-se anticoagulação profilática em baixas doses (p. ex., heparina 5.000 unidades via subcutânea duas vezes ao dia) nos momentos de maior risco, como relativa imobilização no hospital e níveis de albumina entre 2 e 2,5 g/dL. Deve-se considerar anticoagulação plena com heparina de baixo peso molecular ou varfarina® se a albumina sérica diminuir para menos de 2 g/dL,[13,29] sendo mandatório se houver trombose ou embolia pulmonar documentados. A heparina é utilizada para anticoagulação inicial, mas um aumento da dose pode ser necessário porque parte da ação da heparina depende da antitrombina III, que está muitas vezes reduzida no plasma dos pacientes nefróticos. Varfarina (relação da normalização internacional alvo [RNI] dois a três) é o tratamento de escolha, mas deve ser ajustado com cuidado especial devido à alteração na proteína de ligação, que pode requerer redução da dose de varfarina.

Manejo da Infecção

Uma suspeita clínica de infecção é vital em pacientes nefróticos. Especialmente em crianças nefróticas, o líquido ascítico deve ser examinado por microscópio e, se houver qualquer suspeita de infecção sistêmica, deve-se realizar cultura. A bacteremia é comum mesmo se os sinais clínicos forem localizados. VHS não é útil, mas um nível elevado de proteína C reativa pode dar informações. Devem-se indicar antibióticos por via parenteral assim que as amostras para cultura forem colhidas, e o tratamento deve incluir benzilpenicilina (para cobrir eumococos). Se ocorrerem infecções de repetição, imunoglobulinas séricas devem ser analisadas. Se a IgG sérica for menor do que 600 mg/dL, evidências em um estudo não controlado demonstrou que o risco de infecção é reduzido pela administração mensal de imunoglobulina intravenosa (10 a 15 g) para manter os níveis de IgG acima de 600 mg/dL.[30]

Terapias Específica para Doenças Glomerulares

Tratamentos específicos para doenças glomerulares são discutidos nos capítulos subsequentes; os princípios gerais são discutidos aqui. Por acreditar que a maioria das doenças glomerulares tem patogenia imunológica, o tratamento geralmente consiste em terapia imunossupressora visando bloquear tanto os efeitos sistêmicos quanto os locais. No paciente com doença glomerular resultante da eliminação ineficaz de um antígeno estranho, o tratamento envolve medidas para eliminar esse antígeno sempre que possível, como antibióticos na endocardite associada à GN ou na terapia antiviral para crioglobulinemia resultante da infecção pela hepatite C.

Em geral, quanto mais grave e aguda a apresentação da GN, mais bem-sucedido é o tratamento imunossupressor. A imunossupressão em formas variadas de GN crônica tem apresentado um sucesso irrelevante. Quando a função renal diminui rapidamente, como na GNRP, a toxicidade dos tratamentos intensivos torna-se aceitável por um curto período, apesar de ser inaceitável se prolongado. Além disso, a natureza inespecífica da maioria dos tratamentos imunossupressores resulta na interrupção generalizada dos eventos imunes e inflamatórios em vários níveis. Na situação aguda, este amplo ataque é uma virtude; na doença mais indolente, um tratamento mais específico é necessário, mas é indisponível em grande parte dos casos. Apesar do grande aumento no conhecimento dos mecanismos imunes na doença glomerular desde 1970, a maioria das terapias imunossupressoras ainda não são muito específicas ou precisas. Os pilares do tratamento permanecem os agentes disponíveis desde a década de 1960: corticosteroides, azatioprina e ciclofosfamida. Outros agentes imunossupressores novos desenvolvidos para o uso em transplantes, incluindo ciclosporina, tacrolimus, micofenolato mofetil, sirolimus e everolimus, ou outros desenvolvidos na oncologia, incluindo rituximab, têm novas indicações na doença glomerular.

O uso de terapias imunossupressoras para tratar pacientes com GN tem algumas desvantagens. Em muitas doenças, o tratamento é baseado em pequenas séries, e faltam bons estudos prospectivos controlados. Devido tanto à raridade quanto à história natural variável da GN, provar a eficácia de uma terapia em particular geralmente requer uma abordagem multicêntrica com acompanhamento prolongado, o que é logisticamente difícil. Se um dano glomerular importante estiver presente, a proteinúria e a deterioração progressiva da função renal podem ocorrer por vias não imunes, as quais nem sempre respondem às terapias imunossupressoras. Isso é particularmente relevante em pacientes nos quais a GN já resultou em DRC avançada. Infelizmente, não há marcadores bons e não invasivos para avaliar a atividade da doença na maioria das circunstâncias clínicas. Dada a frequente incerteza da resposta à terapia imunossupressora, torna-se obrigatório analisar os potenciais benefícios e os riscos da terapia. A imunossupressão pode estar associada à reativação da tuberculose e da hepatite B e também levar à síndrome hiperinfecciosa em pacientes com infecção por estrongiloides. Portanto, pacientes de alto risco devem ser rastreados para essas doenças antes de iniciarem a terapia.

Agentes alquilantes tais como a ciclofosfamida e clorambucil têm toxicidade considerável. No curto prazo, a leucopenia é comum, assim como a alopecia, embora o cabelo poderá crescer em poucos meses após a descontinuação da terapia. Esses agentes podem causar infertilidade (observada em adultos com doses cumulativas de ciclofosfamida > 200 mg/kg e clorambucil 10 mg/kg). Há também um aumento da incidência de leucemias (observado com doses totais de ciclofosfamida > 80 g e clorambucil 7 g). A ciclofosfamida é também um irritante da bexiga, e o tratamento pode resultar em cistite hemorrágica e carcinoma de bexiga, particularmente após terapias com duração superior a seis meses.[31] A irritação da bexiga é causada por um metabolito, a acroleína. O efeito pode ser minimizado em pacientes recebendo ciclofosfamida IV através da administração de mesna, que induz estímulo para uma boa diurese. A dose do mesna (mg) deve ser igual à dose de ciclofosfamida (mg); 20% é administrado por via endovenosa junto com a ciclofosfamida IV, e os 80% restantes devem ser administrados em duas doses orais iguais, às duas e seis horas da infusão IV, na mesma dosagem da ciclofosfamida. Clorambucil e ciclofosfamida também requerem redução da dose na insuficiência renal. Levando em conta todas essas preocupações, o tratamento oral com esses agentes deve ser idealmente limitado a 12 semanas.

Os mecanismos de ação e os potenciais efeitos adversos de corticosteroides, azatioprina e outros agentes imunossupressores ocasionalmente utilizados na doença glomerular serão discutidos no Capítulo 101.

Referências

1. Iseki K, Iseki C, Ikemiya Y, Fukiyama K. Risk of developing end-stage renal disease in a cohort of mass screening. *Kidney Int.* 1996;49:800-805.
2. Topham PS, Harper SJ, Furness PN, et al. Glomerular disease as a cause of isolated microscopic haematuria. *QJM.* 1994;87:329-335.
3. Hausmann R, Grepl M, Knecht V, Moeller MJ. The glomerular filtration barrier function: New concepts. *Curr Opin Nephrol Hypertens.* 2012;21: 441-449.
4. Springberg PD, Garrett LE Jr, Thompson AL Jr, et al. Fixed and reproducible orthostatic proteinuria: Results of a 20-year follow-up study. *Ann Intern Med.* 1982;97:516-519.
5. Orth SR, Ritz E. The nephrotic syndrome. *N Engl J Med.* 1998;338: 1202-1211.
6. Cameron JS. Nephrotic syndrome in the elderly. *Semin Nephrol.* 1996;16: 319-329.
7. Haas M, Meehan SM, Karrison TG, Spargo BH. Changing etiologies of unexplained adult nephrotic syndrome: A comparison of renal biopsy findings from 1976–1979 and 1995–1997. *Am J Kidney Dis.* 1997;30:621-631.
8. Hanko JB, Mullan RN, O'Rourke DM, et al. The changing pattern of adult primary glomerular disease. *Nephrol Dial Transplant.* 2009;24:3050-3054.
9. Kaysen GA, Gambertoglio J, Felts J, Hutchison FN. Albumin synthesis, albuminuria and hyperlipemia in nephrotic patients. *Kidney Int.* 1987;31: 1368-1376.
10. Humphreys MH. Mechanisms and management of nephrotic edema. *Kidney Int.* 1994;45:266-281.
11. Svenningsen P, Bistrup C, Friis UG, et al. Plasmin in nephrotic urine activates the epithelial sodium channel. *J Am Soc Nephrol.* 2009;20:299-310.
12. Rodriguez-Iturbe B, Herrera-Acosta J, Johnson RJ. Interstitial inflammation, sodium retention, and the pathogenesis of nephrotic edema: A unifying hypothesis. *Kidney Int.* 2002;62:1379-1384.
13. Glassock RJ. Prophylactic anticoagulation in nephrotic syndrome: A clinical conundrum. *J Am Soc Nephrol.* 2007;18:2221-2225.
14. Barbour SJ, Greenwald A, Djurdjev O, et al. Disease-specific risk of venous thromboembolic events is increased in idiopathic glomerulonephritis. *Kidney Int.* 2012;81:190-195.
15. Wheeler DC, Bernard DB. Lipid abnormalities in the nephrotic syndrome: Causes, consequences, and treatment. *Am J Kidney Dis.* 1994;23:331-346.
16. Navaneethan SD, Pansini F, Perkovic V, et al. HMG CoA reductase inhibitors (statins) for people with chronic kidney disease not requiring dialysis. *Cochrane Database Syst Rev.* 2009;CD007784.
17. Smith JD, Hayslett JP. Reversible renal failure in the nephrotic syndrome. *Am J Kidney Dis.* 1992;19:201-213.
18. Jennette JC, Falk RJ. Adult minimal change glomerulopathy with acute renal failure. *Am J Kidney Dis.* 1990;16:432-437.
19. Remuzzi G, Benigni A, Remuzzi A. Mechanisms of progression and regression of renal lesions of chronic nephropathies and diabetes. *J Clin Invest.* 2006;116:288-296.
20. Klahr S, Levey AS, Beck GJ, et al. The effects of dietary protein restriction and blood-pressure control on the progression of chronic renal disease: Modification of diet in renal disease study group. *N Engl J Med.* 1994;330: 877-884.
21. Chobanian AV, Bakris GL, Black HR, et al. The Seventh Report of the Joint National Committee on Prevention, Detection, Evaluation, and Treatment of High Blood Pressure: The JNC 7 Report. *JAMA.* 2003;289:2560-2572.
22. KDIGO. Clinical practice guideline for the evaluation and management of chronic kidney disease. Kidney Disease: Improving Global Outcomes. *Kidney Int.* 2013;3(suppl 1):1-150.
23. Maschio G, Alberti D, Janin G, et al. Effect of the angiotensin-converting-enzyme inhibitor benazepril on the progression of chronic renal insufficiency. The Angiotensin-Converting-Enzyme Inhibition in Progressive Renal Insufficiency Study Group. *N Engl J Med.* 1996;334:939-945.
24. GISEN. Randomised placebo-controlled trial of effect of ramipril on decline in glomerular filtration rate and risk of terminal renal failure in proteinuric, non-diabetic nephropathy. Gruppo Italiano di Studi Epidemiologici in Nefrologia. *Lancet.* 1997;349:1857-1863.
25. Jafar TH, Schmid CH, Landa M, et al. Angiotensin-converting enzyme inhibitors and progression of nondiabetic renal disease: A meta-analysis of patient-level data. *Ann Intern Med.* 2001;135:73-87.
26. Mann JF, Schmieder RE, McQueen M, et al. Renal outcomes with telmisartan, ramipril, or both, in people at high vascular risk (the ONTARGET study): A multicentre, randomised, double-blind, controlled trial. *Lancet.* 2008;372: 547-553.
27. Parving HH, Brenner BM, McMurray JJ, et al. Cardiorenal end points in a trial of aliskiren for type 2 diabetes. *N Engl J Med.* 2012;367:2204-2213.
28. Maroni BJ, Staffeld C, Young VR, et al. Mechanisms permitting nephrotic patients to achieve nitrogen equilibrium with a protein-restricted diet. *J Clin Invest.* 1997;99:2479-2487.
29. Sarasin FP, Schifferli JA. Prophylactic oral anticoagulation in nephrotic patients with idiopathic membranous nephropathy. *Kidney Int.* 1994;45: 578-585.
30. Ogi M, Yokoyama H, Tomosugi N, et al. Risk factors for infection and immunoglobulin replacement therapy in adult nephrotic syndrome. *Am J Kidney Dis.* 1994;24:427-436.
31. Talar-Williams C, Hijazi YM, Walther MM, et al. Cyclophosphamide-induced cystitis and bladder cancer in patients with wegener granulomatosis. *Ann Intern Med.* 1996;124:477-484.

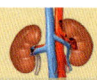

Introdução à Doença Glomerular: Classificação Histológica e Patogênese

Richard J. Johnson, Jürgen Floege e John Feehally

CLASSIFICAÇÃO HISTOLÓGICA

A doença glomerular pode ter uma grande variedade de apresentações clínicas e etiologias (Cap. 15). Algumas doenças glomerulares recebem o título genérico de glomerulonefrite (GN), o que implica uma patogênese imune ou inflamatória. Embora um diagnóstico específico possa ser feito em alguns pacientes com base na apresentação clínica e em testes laboratoriais, na maioria dos pacientes a biópsia renal é útil tanto para classificação quanto para prognóstico. Idealmente, a biópsia renal deve ser examinada pela microscopia óptica, imunofluorescência e microscopia eletrônica. Com essa abordagem, pode-se diagnosticar um padrão histológico. Alguns padrões histológicos necessitam estar associados a outros testes laboratoriais para identificar uma etiologia específica, mas, em muitos casos, a condição é idiopática. No entanto, uma vez que os tratamentos são desenvolvidos muitas vezes para padrões histológicos específicos, esta abordagem é atualmente favorável no tratamento de pacientes com desordens glomerulares.

HISTOPATOLOGIA

A avaliação completa de uma biópsia renal requer microscopia óptica, eletrônica e exame para depósitos de complementos e imunoglobulinas pelas técnicas de imunofluorescência (IF) ou imunoperoxidase (IP).

Microscopia Óptica

Na GN, as lesões histológicas dominantes, mas não únicas, estão nos glomérulos (Fig. 16-1). A GN é descrita como *focal* (apenas alguns glomérulos estão envolvidos) ou *difusa*. Em cada glomérulo individualmente, a lesão pode ser *segmentar* (afetando apenas parte de qualquer glomérulo) ou *global*. O erro de amostragem é possível em uma biópsia renal, a extensão da lesão focal pode ser mal interpretada em uma amostra pequena de biópsia, e cortes através do glomérulo podem não mostrar as lesões segmentares. As lesões também podem ser hipercelulares devido a um aumento das células endógenas endoteliais ou mesangiais (denominada *proliferativa*) ou por infiltração de leucócitos inflamatórios (denominada *exsudativa*). Uma inflamação aguda grave pode produzir necrose glomerular, que muitas vezes é segmentar. As paredes dos capilares glomerulares podem também estar espessadas por inúmeros processos, incluindo um aumento da membrana basal glomerular (MBG) e depósitos imunes. Esclerose segmentar e cicatrizes podem também ocorrer e são caracterizadas por colapso capilar segmentar, com acúmulo de material hialino e matriz mesangial, e muitas vezes com adesão da parede capilar à cápsula de Bowman (sinéquias ou formação de aderência).

As colorações clássicas utilizadas na microscopia óptica incluem hematoxilina-eosina (HE) e a reação de ácido periódico de Schiff (PAS), particularmente efetivo para avaliar celularidade e expansão da matriz.

Colorações mais específicas incluem impregnação pela prata, que cora a MBG e outra matriz de preto, e podem revelar um duplo contorno da MBG devido à interposição de material celular, ou podem mostrar aumento da matriz mesangial não observado facilmente por outras técnicas. A coloração tricrômico também é útil para mostrar áreas de cicatriz (azul) e depósitos imunes (vermelho).

Os *crescentes* são coleções inflamatórias de células no espaço de Bowman. Eles se desenvolvem quando a grave lesão glomerular resultar em ruptura local da parede capilar ou da cápsula de Bowman, permitindo que as proteínas plasmáticas e o material inflamatório entrem no espaço de Bowman. Os crescentes consistem em proliferação de células epiteliais, parietais e viscerais, fibroblastos infiltrados e linfócitos e monócitos/macrófagos, muitas vezes com deposição local de fibrina. Eles são chamados de "crescentes" devido a sua aparência quando o glomérulo é cortado em um plano para histologia. Essas coleções celulares são destrutivas e logo aumentam de tamanho, podendo levar à oclusão do tufo glomerular (Fig. 16-1). Se a lesão aguda é interrompida, os crescentes tanto podem se resolver com restituição da morfologia normal quanto cursar com fibrose, causando perda irreversível da função renal. Os crescentes são mais observados nas vasculites, na doença de Goodpasture e em GN aguda grave de qualquer etiologia.

Lesão tubulointersticial e fibrose também podem acompanhar a GN e desempenhar um papel importante no prognóstico (Cap. 79).

Microscopia por Imunofluorescência e Imunoperoxidase

Colorações IF indireta e IP são ambas utilizadas para identificar reações imunes (Fig. 16-2). O exame consiste na coloração para imunoglobulinas (IgG, IgA e IgM), para os componentes do sistema do complemento (geralmente C3, C4 e C1q), e para a presença de fibrina, que é tipicamente observada em crescentes e em capilares nas desordens trombóticas tais como a síndrome hemolítica urêmica e a síndrome antifosfolípide. Depósitos imunes podem ocorrer ao longo das alças capilares ou no mesângio. Eles podem ser contínuos (linear) ou descontínuos (granular) ao longo da parede capilar ou no mesângio.

Microscopia Eletrônica

A microscopia eletrônica (ME) é valiosa para definir a morfologia das membranas basais, que estão anormais em algumas formas de nefropatias hereditárias (p. ex., síndrome de Alport e doença da membrana fina) (Cap. 48), e para identificar fibrilas (p. ex., na amiloidose) ou estruturas intracelulares tubulorreticulares (p. ex., na nefrite lúpica). A ME também é útil para localizar o local dos depósitos imunes, que são geralmente homogêneos e elétron-densos (Fig. 16-3). Depósitos elétron--densos são vistos no mesângio ou ao longo da parede capilar na parte subepitelial ou subendotelial da MBG. Embora não seja frequente, o material elétron-denso pode se estender linearmente pela MBG. Os locais dos depósitos imunes são úteis na classificação dos tipos de GN.

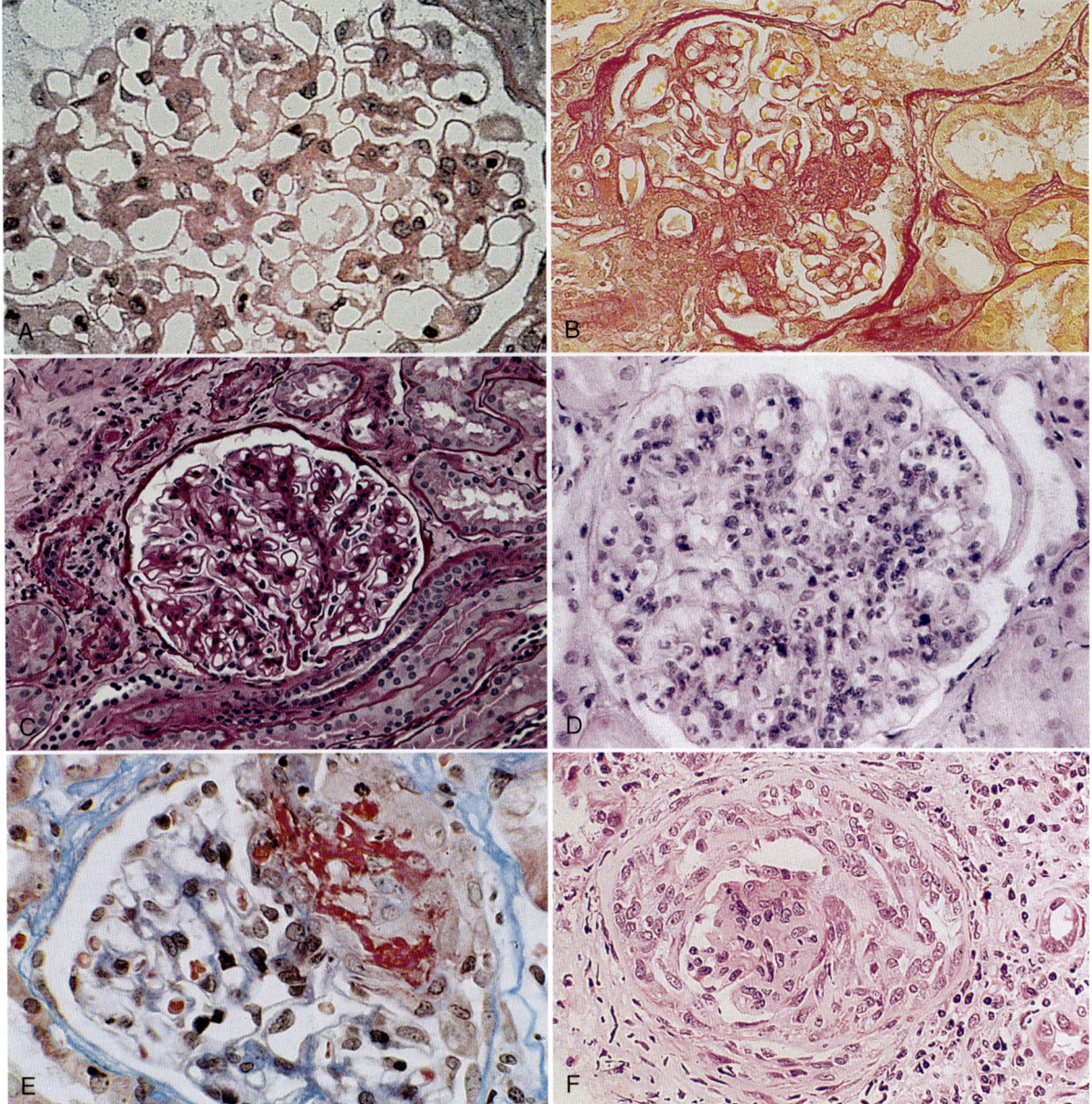

Figura 16-1 **Patologia das doenças glomerulares: microscopia óptica.** Padrões característicos de doenças glomerulares ilustrando a variedade de aspectos histológicos e os termos descritivos utilizados. **A**, Glomérulo normal: doença de lesões mínimas. **B**, Esclerose segmentar: glomeruloesclerose segmentar e focal. **C**, Hipercelularidade mesangial difusa: nefropatia por IgA. **D**, Hipercelularidade endocapilar difusa: glomerulonefrite pós-estreptocócica. **E**, Necrose segmentar: vasculite renal. **F**, Formação de crescentes: doença antimembrana basal glomerular. (**A** e **B**, Hematoxilina-eosina; **C**, **D** e **F**, ácido periódico-Schiff; **E**, tricrômico.)

MECANISMOS GERAIS DA LESÃO GLOMERULAR

Proteinúria

A proteinúria é a marca da doença glomerular. O glicocálice endotelial e a MBG podem repelir proteínas em parte pela sua carga altamente negativa (a maior parte da carga das proteínas também é negativa) e as impedem de entrar no espaço de Bowman. A barreira central para proteínas é o diafragma da fenda entre os processos podocitários[1] (Fig. 16-4). O diafragma da fenda consiste em várias proteínas transmembranas que se estendem a partir dos processos podocitários interdigitais adjacentes para formar uma barreira tipo zíper no lado exterior da MBG (Fig. 16-5).

A importância do diafragma da fenda nos estados proteinúricos tem sido bem documentada em vários tipos de síndrome nefrótica hereditárias, cujas mutações envolvem várias proteínas do diafragma da fenda

(Cap. 19). Estas doenças normalmente se apresentam como um tipo de doença de lesões mínimas resistentes aos esteroides ou glomeruloesclerose segmentar e focal (GESF). Considerando que a maioria das mutações recessivas do diafragma da fenda ou das proteínas podocitárias se manifestam na infância ou até mesmo antes do nascimento, mutações dominantes tendem a se manifestar precocemente na vida adulta.[2]

Uma exceção é a síndrome nefrótica autossômica recessiva resistente a esteroides, na qual a mutação homozigota na podocina *(NPHS2)* se apresenta na infância, mas a mutação heterozigótica, quando coexiste com o polimorfismo variante p.R229Q, pode se apresentar clinicamente em adultos jovens (20 a 40 anos de idade).[3]

Embora possa resultar de lesões ou mutações de proteínas do diafragma da fenda, em muitos casos, a proteinúria pode ser causada por lesões não específicas ao podócito. Quando o podócito está lesado, ele pode sofrer alterações de forma com edema e fusão ou perda dos

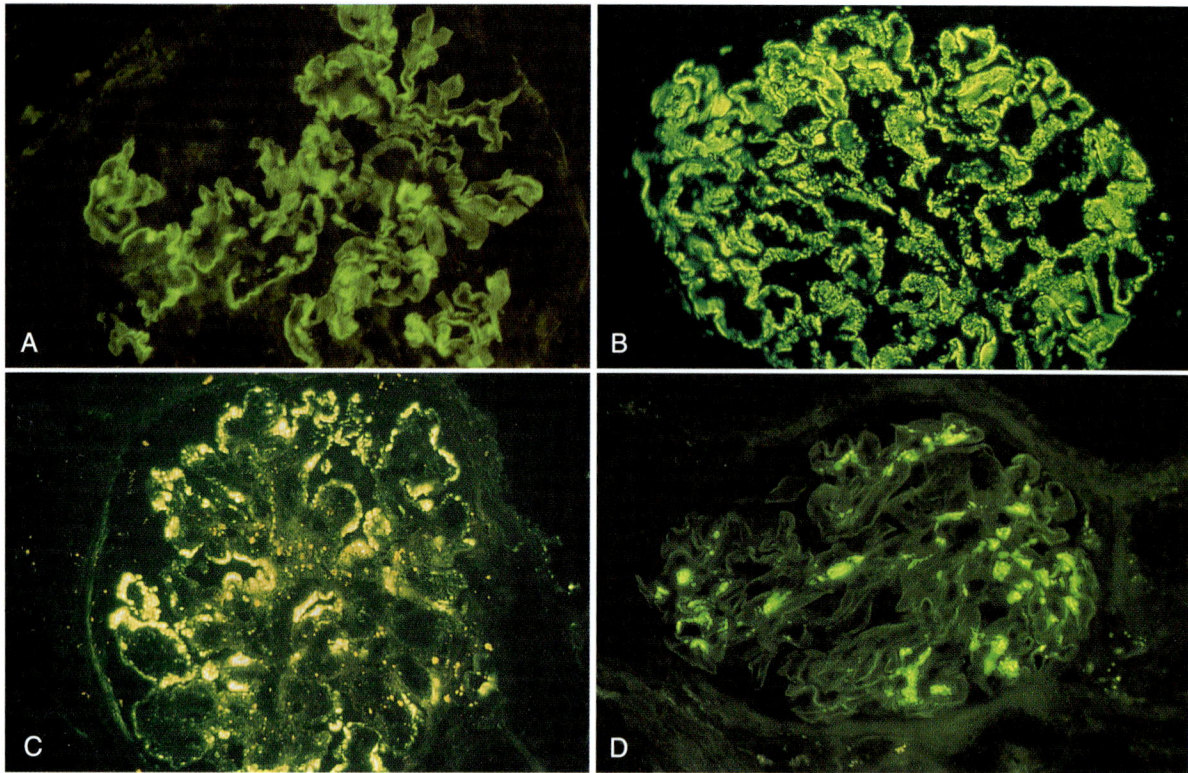

Figura 16-2 **Patologia da doença glomerular: microscopia de imunofluorescência.** Padrões comuns de glomérulos encontrados na imunofluorescência. **A**, IgG linear na parede capilar: doença antimembrana basal glomerular. **B**, IgG granular fino na parede capilar: nefropatia membranosa. **C**, IgG granular grosseiro granular na parede capilar: glomerulonefrite membranoproliferativa tipo I. **D**, IgA mesangial granular: Nefropatia por IgA.

processos podocitários. A filtração é reduzida nos locais onde os processos podocitários estão unidos (possivelmente levando à redução do coeficiente de filtração K_f visto na síndrome nefrótica), mas existem falhas nas quais os podócitos estão separados da MBG. A filtração maciça de proteínas pode ocorrer nesses locais; estruturalmente, os defeitos da parede capilar parecem corresponder aos largos poros vistos em estudos funcionais[4] (Fig. 16-6). A imaturidade podocitária também pode resultar na síndrome nefrótica, talvez pela diferenciação incompleta e pelo desenvolvimento do diafragma da fenda. A síndrome nefrótica congênita com esclerose mesangial foi recentemente relacionada com mutações no gene épsilon da fosfolipase C *(PLCE1)*, que é importante no desenvolvimento dos podócitos.[5]

Além do dano podocitário, e em particular em defeitos do diafragma da fenda, evidências também demonstram que a proteinúria pode resultar de alterações no endotélio glomerular, especialmente no epitélio vascular da membrana basal, assim como de alterações na MBG e de forças elétricas alteradas através da MBG.

A albuminúria grave reflete um defeito glomerular, mas certa quantidade de albumina é filtrada normalmente e, em seguida, sofre endocitose e é metabolizada no túbulo proximal, ou é transportada intacta através da célula tubular. Uma disfunção tubular proximal pode, portanto, resultar em albuminúria se a endocitose for prejudicada, embora geralmente ocorra na faixa não nefrótica.

Antígeno e Anticorpo

Muitas doenças glomerulares estão associadas à deposição ou ao aprisionamento glomerular de imunoglobulinas, muitas vezes com componentes do sistema do complemento, e com a presença de depósitos elétron-densos pela ME. Estes achados provavelmente representam imunocomplexos. Experimentalmente, os complexos imunes podem se localizar nos glomérulos por dois mecanismos principais.

Em algumas condições, tais como na GN proliferativa mesangial, GN membranoproliferativa (GNMP) ou na nefrite lúpica, pensa-se que os complexos imunes se originam da circulação e são passivamente aprisionados no mesângio ou nas áreas subendoteliais. No entanto, complexos imunes circulantes não podem passar facilmente através da MBG. Portanto, a presença de IgG na parte subepitelial da membrana basal, como ocorre na nefropatia membranosa, resulta da ligação direta de antígenos podocitários a anticorpos ou representa a ligação de um anticorpo a um antígeno que foi temporariamente aprisionado ou ligado neste local (formação *in situ* do complexo).[6] A GN também pode ocorrer apenas pela ativação do complemento nos glomérulos na ausência de IgG, tal como ocorre na doença de depósito denso (DDD), em que os depósitos do tipo tiras substituem a membrana basal (Cap. 22). Alguns antígenos também podem se depositar nos glomérulos e ativar diretamente a via alternativa do complemento na ausência de IgG, como pode ocorrer na GN pós-estreptocócica (GNPE). Anticorpos com características aberrantes também podem se agregar nos glomérulos e ativar o complemento na ausência de antígeno, como ocorre na nefropatia por IgA com IgA glicosilada aberrante.[7]

Normalmente, os imunocomplexos são removidos da circulação pela ligação do complexo aos receptores C3b nos eritrócitos. Os imunocomplexos são então removidos e degradados durante o transporte dos eritrócitos no fígado e baço. Se a antigenemia persistir ou a remoção dos complexos for prejudicada (p. ex., doença hepática crônica), os complexos imunes podem se depositar nos glomérulos pela ligação aos receptores Fc nas células mesangiais ou por deposição passiva no mesângio ou espaço subendotelial. As características físicas dos complexos podem favorecer a deposição, incluindo avidez, carga e tamanho. Entretanto, a medição dos imunocomplexos circulantes em pacientes com GN não se correlaciona indubitavelmente aos eventos glomerulares e não é normalmente realizada.

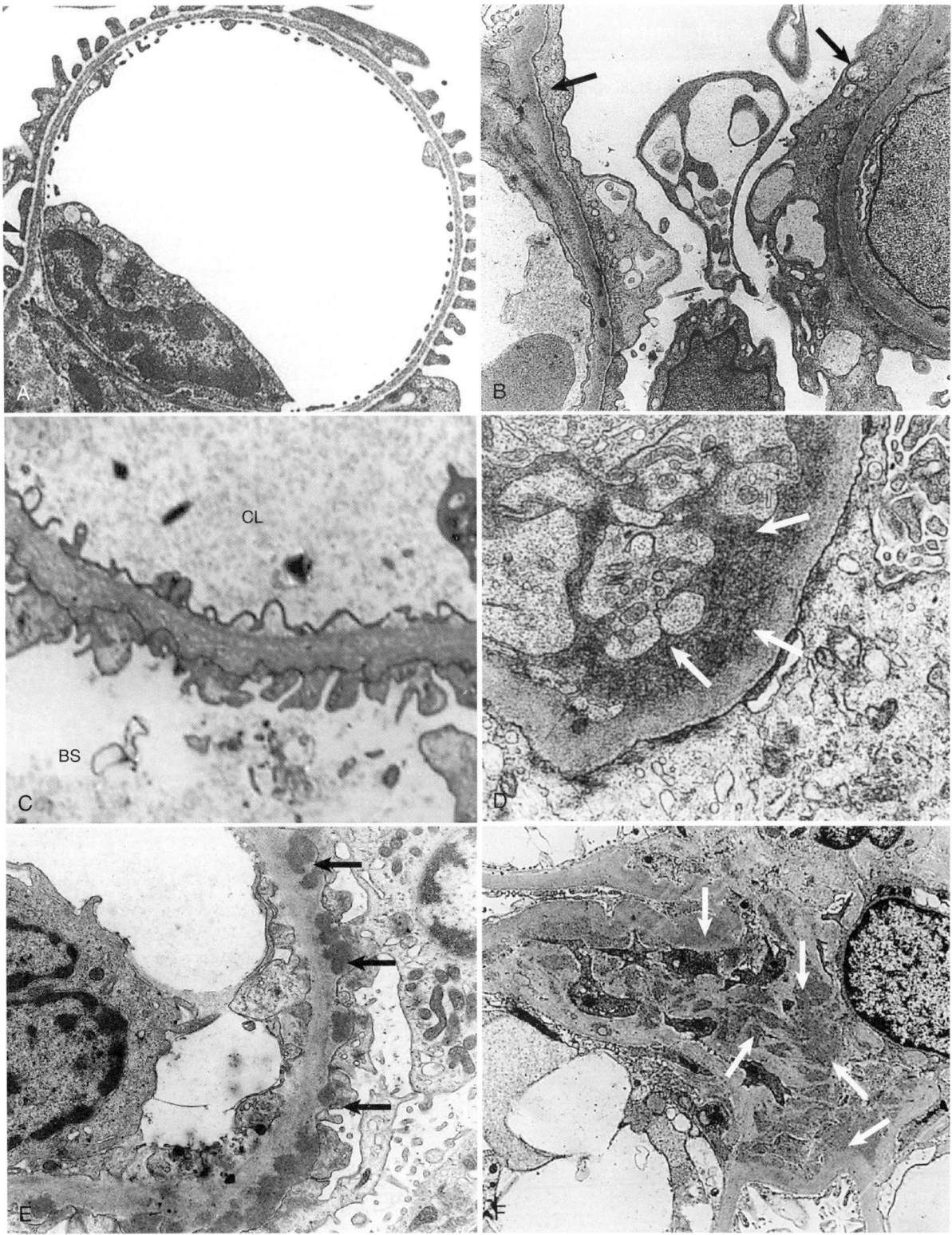

Figura 16-3 Patologia ultraestrutural da doença glomerular. Alguns padrões característicos dos depósitos elétron-densos e anormalidades da MBG vistos nas doenças glomerulares. **A**, Normal. **B**, Fusão dos processos podocitários: doença de lesões mínimas *(setas)*. **C**, espessamento e fendas na MBG: Síndrome de Alport. *CL*, luz capilar; *BS*, espaço de Bowman. **D**, depósitos elétron-densos subendoteliais *(setas)*: glomerulonefrite membranoproliferativa tipo I. **E**, depósitos elétron-densos subepiteliais *(setas)*: nefropatia membranosa. **F**, Depósitos elétron-densos mesangiais *(setas)*: nefropatia por IgA.

Mecanismos de Proteinúria

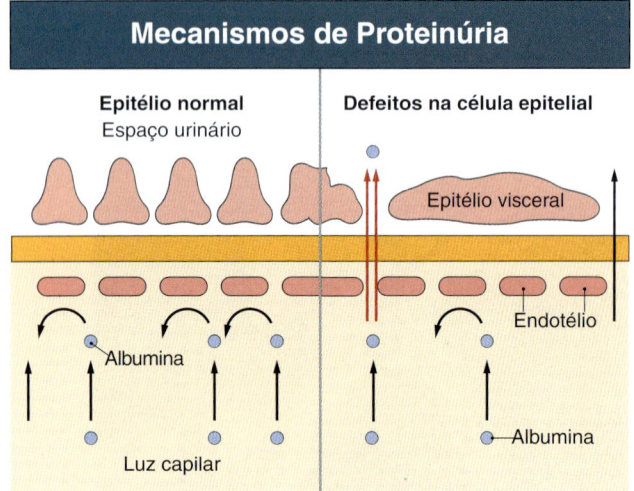

Figura 16-4 Mecanismos de proteinúria. Normalmente, as proteínas de carga negativa como a albumina (*círculos azuis*) são repelidas pelas proteínas de carga negativa do endotélio (sialoglicoproteínas) e da membrana basal (proteoglicanos de sulfato de heparan) como também pelo tamanho da barreira na MBG e no diafragma da fenda, então somente pequenas quantidades de albumina passam para o espaço urinário. Na maioria dos estados proteinúricos, os podócitos são lesados, levando à tumefação dos processos podocitários e lesão ao diafragma da fenda; nestas situações, grandes quantidades de proteínas (albumina) podem passar através da MBG e pelas lacunas entre os processos podocitários fundidos (*setas vermelhas*).

Proteínas do Diafragma da Fenda do Podócito Envolvidas na Proteinúria

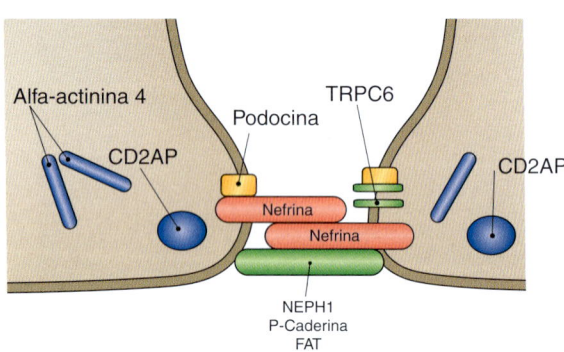

Figura 16-5 Proteínas dos diafragmas da fenda do podócito envolvidas na síndrome nefrótica. Várias doenças glomerulares hereditárias envolvem mutações de antígenos associados ao diafragma da fenda. Estes incluem a nefrina na síndrome nefrótica congênita do tipo finlandês; podocina na GESF autossômica recessiva; e alfa-actinina e TRPC6 (canal de receptor transiente de potencial), ambos associados a GESF autossômica dominante. Além disso, a mutação de proteínas associadas ao CD2 resulta na síndrome nefrótica em ratos. (*Modificado de referência 1.*)

Em algumas doenças glomerulares, o antígeno-alvo tem sido identificado (Tabela 16-1). Em outros pacientes, a doença glomerular se desenvolve como resultado de uma infecção com organismos que liberam superantígenos que causam ativação policlonal das células B. O organismo clássico responsável pela GN associada a superantígenos é o *Staphylococcus aureus*, e o padrão de depósitos imunes geralmente inclui a presença de IgG e IgA. Algumas infecções iniciam uma resposta imune que faz reação cruzada com antígenos endógenos. Esse tipo de mimetismo molecular pode ser responsável pela doença de Goodpasture e certos tipos de vasculites[8,9] (Tabela 16-1). Uma vez que

Permeabilidade Glomerular na Síndrome Nefrótica

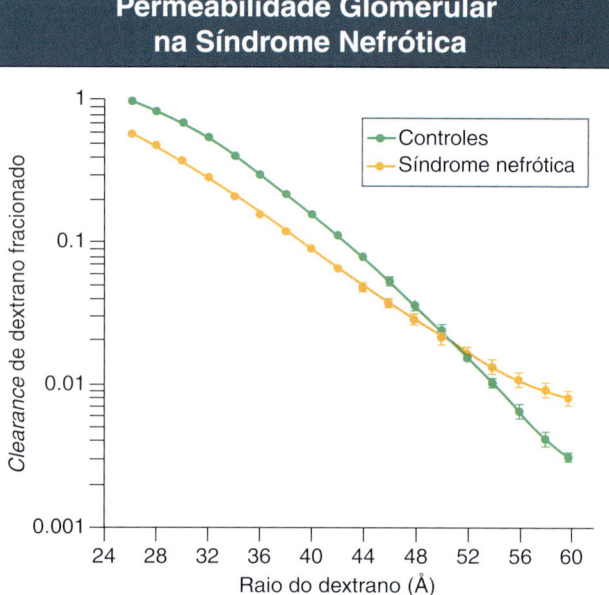

Figura 16-6 Permeabilidade glomerular na síndrome nefrótica. Curva de separação pelo dextrano mostra a permeabilidade glomerular relativa de dextranos de diferentes tamanhos em indivíduos normais nefróticos com nefropatia membranosa e doença de lesões mínimas. Pacientes nefróticos, na verdade, têm um *clearance* de dextrano fracionado menor para pequenas moléculas de dextranos (26-48 Å [2,6-4,8 nm]), mas têm um *clearance* aumentado de dextranos de peso molecular maior (52 a 60 Å [5,2-6,0 nm]). Isso é consistente com poros grandes que aparecem na MBG. (*Modificado da referência 4.*)

Antígenos Identificados nas Glomerulonefrites

Doença	Antígenos
GN pós-estreptocócica	Exotoxina pirogênica estreptocócica B (SPEB), receptor da plasmina
Doença anti-MBG	α3 colágeno tipo IV (provavelmente induzida por mimetismo molecular)
Nefropatia IgA	Possivelmente nenhum antígeno mas IgA policlonal polimerizada (dirigida por superantígeno?)
Nefropatia membranosa	Receptor da fosfolipase A2 (idiopática) Endopeptidase neutra no podócito (NEP) (congênita) HbeAg (associada a hepatite)
GN associada ao *Staphylococcus aureus*	Superantígenos *staphylococcus* induzem resposta policlonal; não necessariamente o antígeno no glomérulo
GN membranoproliferativa	HCV e HbsAg na GNMP associada a hepatite
Vasculite associada ao ANCA	Endopeptidase (proteinase) 3 (ANCAc) e mieloperoxidase (ANCAp) nos neutrófilos Anticorpos contra a proteína de membrana (LAMP-2) em células endoteliais, possivelmente induzida por mimetismo molecular para antígenos bacterianos fimbriados

Tabela 16-1 Antígenos identificados nas glomerulonefrites (*GN*). *ANCA*, autoanticorpo anticitoplasma de neutrófilo (anticorpo); *GBM*, membrana basal glomerular; *HCV*, vírus da hepatite C; *HBsAg*, antígeno de superfície da hepatite B.

a resposta imune é iniciada, a lesão local deve levar à liberação de antígenos adicionais que ampliam a resposta imune (propagação de epítopos). Na doença de Goodpasture, em que o antígeno é a cadeia alfa3 do colágeno tipo IV, o antígeno está presente na membrana basal do alvéolo pulmonar, mas é normalmente isolado. Em fumantes de tabaco, entretanto, a inalação resulta em lesão exsudativa com exposição da cadeia alfa3, permitindo a ligação do anticorpo. Isso pode explicar por que o envolvimento pulmonar raramente ocorre em não fumantes com doença de Goodpasture.

Complemento

O sistema complemento é ativado com frequência nas doenças glomerulares (Fig. 16-7). O complemento pode ser ativado através de três vias. A ativação da *via clássica* envolve a ligação do C1q à região Fc do anticorpo em imunocomplexos contendo IgG e IgM podendo resultar em redução do C3 e C4 séricos. Isso é comum na nefrite lúpica, GNMP tipo I e GNMP crioglobulinêmica. O complemento pode também ser ativado pela *via alternativa*, em que é ativado independentemente dos imunocomplexos e pode ser desencadeado por antígenos polissacarídeos, IgA polimérica, células lesadas, produtos bacterianos (p. ex., antígenos estreptocócicos) e anticorpos contra os componentes da cascata do complemento (C3 convertase). A via alternativa parece ser ativada na nefropatia por IgA, DDD e GNPE.

Em geral, os níveis de complemento séricos estão normais na nefropatia por IgA; na DDD e GNPE, entretanto, o C3 é tipicamente reduzido, mas o C4 é normal. Na DDD, a ativação da via alternativa pode não envolver um antígeno, mas ser resultante da ativação contínua da via pela alteração do fator H ou um autoanticorpo IgG (fator nefrítico) que neutraliza a C3 convertase (Cap. 22). O complemento pode também ser ativado através da *via da lecitina ligada à manose* (MBL) iniciada pela MBL, a qual tem estrutura similar ao C1q. O papel da via MBL na GN está surgindo na nefropatia por IgA e na nefropatia membranosa idiopática. Entretanto, apesar de evidências da ativação do complemento intraglomerular nestas condições, os principais componentes séricos do complemento, como C3 e C4, permanecem na faixa normal.

A ativação da via do complemento tem várias consequências. O recrutamento de leucócitos é facilitado pelo fator quimiotático C5a, e a ligação ao C3b é importante na opsonização e ligação dos imunocomplexos pela infiltração leucocitária. O complexo final de ataque à membrana da cascata, C5b-9, inserido na membrana celular, pode matar células ou ativá-las para secretar citocinas, oxidantes e matriz extracelular. É provável que o C5b9 tenha um papel em mediar a lesão à célula do epitélio glomerular na nefropatia membranosa, em cujo espaço subepitelial ocorrem os imunocomplexos e a ativação do complemento. O complemento pode também ser ativado na urina

Figure 16-7 Sistema complemento. O sistema complemento é uma cascata de autoamplificação de proteínas que gera um complexo de ataque à membrana, que é citolítico; a cascata promove inflamação pela atividade dos fragmentos que produz. As cascatas amplificadoras resultam de fragmentos ativados dos componentes que se combinam para produzir enzimas convertases que degradam C3 e C5. A cascata do complemento é controlada em parte pela curta vida ativa de muitos de seus componentes. Há também proteínas reguladoras inibitórias, mais notavelmente fatores H e I inibindo C3b. Fragmentos ativados de qualquer componente são designados como *b* (p. ex., C3b); fragmentos anafilatóxicos são designados como *a* (p. ex., C5a). Funções inflamatórias dos componentes do complemento são mostrados em *verde*. *MASP*, protease serina associada à MBL.

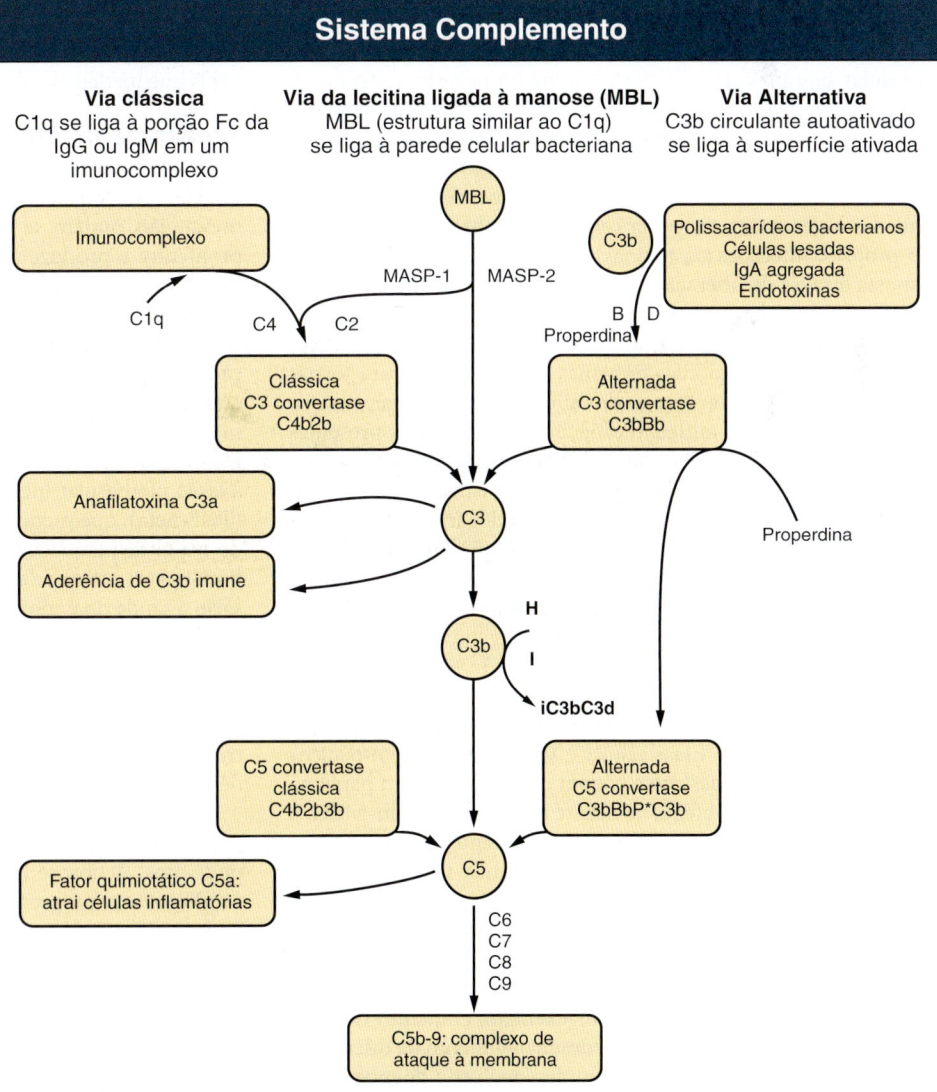

proteinúrica devido à amonização do C3 pela amônia, a qual pode ter um papel na mediação da lesão tubulointersticial mesmo em condições não associadas à formação de imunocomplexos. Estudos experimentais enfatizam a importância da síntese local de componentes do complemento pelas células tubulares como um mecanismo que pode intensificar esse processo.[11]

A ativação do complemento é controlada por proteínas regulatórias do complemento (Fig. 16-7). A ausência genética ou o mau funcionamento do fator H ou de outras proteínas regulatórias podem resultar em aumento da suscetibilidade à lesão endotelial glomerular, resultando na síndrome hemolítico urêmica (SHU; Cap. 29) ou menos frequentemente em formas hereditárias de GN (Cap. 22).

Mecanismos Imunológicos de Lesão Glomerular

Dois principais mecanismos são responsáveis pela presença de *imunocomplexos* nas doenças glomerulares. Pode haver remoção ineficaz de um antígeno a partir de uma resposta imunológica deficiente, como nas infecções virais crônicas causadas pelos vírus da hepatite B ou hepatite C (HBV ou HCV). Apesar de uma forte resposta humoral, a infecção viral persiste porque a resposta mediada por células necessária para a eliminação destes vírus é prejudicada. A consequência é um estado de antigenemia persistente com imunocomplexos antígeno-anticorpo circulantes, que predispõe a lesão glomerular. A erradicação do vírus com a terapia antiviral pode estar associada à remissão da doença glomerular.

Com mais frequência, a doença glomerular resulta da *autoimunidade*. No organismo saudável, existe uma tensão entre a resposta imune normal a um antígeno estranho e a tolerância, isto é, o processo celular que previne a resposta imune ao próprio antígeno. A tolerância se desenvolve porque as células T e B autorreativas são deletadas durante a vida fetal e neonatal, embora um pequeno número possa sobreviver fora do timo ou da medula óssea, respectivamente. Em certas condições, essas células autorreativas periféricas podem ser estimuladas a gerar uma resposta celular e humoral contra um antígeno próprio. Infecções ou toxinas podem ter um papel no início da resposta através da liberação de antígenos a partir de sítios isolados, de modo que eles tenham acesso às células dendríticas (CDs), que transportam o antígeno aos linfonodos para apresentá-los às células T; através da alteração das proteínas do hospedeiro para torná-las mais imunogênicas; ou através do mimetismo molecular, em que os anticorpos contra um antígeno exógeno (p. ex., aqueles presentes no organismo infectado) fazem uma reação cruzada com uma proteína nativa. A ativação das células T pode ser intensificada pela liberação de citocinas ou por padrões moleculares endógenos danosos, tais como ligantes do receptor *Toll-like* ou ativadores inflamatórios, e pela conversão das células renais endógenas normalmente inócuas em células que apresentam antígenos, através da suprarregulação ou expressão *de novo* de moléculas e citocinas do antígeno leucocitário humano (HLA) de classe II.

As células T regulatórias (CD4+CD25+) têm um papel fundamental de controlar as respostas das células T e prevenir o desenvolvimento de autoimunidade. Essas células estão diminuídas em pacientes com doença de Goodpasture e podem desempenhar um papel na perda de tolerância. Com efeito, na nefrite experimental anti-MBG, a administração de células T regulatórias reduz o dano glomerular através do bloqueio da lesão renal dependente de célula T.[12]

As variações nas moléculas HLA e os receptores de células T estão sob forte influência genética. Associações imunogenéticas restritas, em particular entre a expressão HLA e vários padrões de GN, foram descritas na nefropatia por IgA, na nefropatia membranosa e em outras doenças glomerulares. Por exemplo, enquanto o HLA-DR2 traz um grande risco relativo de desenvolvimento da doença de Goodpasture, alguns indivíduos podem desenvolver a doença sem o HLA-DR2, e a grande maioria com HLA-DR2 nunca desenvolve esta rara doença. Associações ao HLA também diferem entre os vários grupos étnicos. Até o presente, as associações ao HLA não têm implicações práticas em diagnóstico e tratamento, e não é necessário fazer a tipagem do HLA no manejo clínico de pacientes com GN.

Inflamação

A presença de inflamação glomerular é largamente determinada pelo local dos depósitos imunes. Os depósitos imunes com acesso direto à circulação (localização subendotelial e membrana basal) são normalmente associados ao acúmulo de leucócitos. Os depósitos mesangiais provocam uma resposta intermediária, ao passo que os depósitos imunes no espaço subepitelial geralmente não estão associados a células inflamatórias.

Na GN associada a depósitos subendoteliais, como a nefrite lúpica classe IV ou a GNMP, a infiltração leucocitária é comum. Na lesão aguda, as células que se infiltram são predominantemente neutrófilos, plaquetas e monócitos; e, na lesão crônica, as células predominantes são monócitos/macrófagos e células T. O principal mecanismo para atrair essas células é a secreção de quimiocinas e a expressão de moléculas de adesão leucocitárias pelas células endoteliais locais e residentes; a liberação local de fragmentos de ativação do complemento (C5a) também é importante.

Embora os neutrófilos sejam comuns nas doenças por imunocomplexos, a imunidade mediada por células é importante em algumas doenças glomerulares. Por exemplo, as células T provavelmente têm um papel na nefrite crescêntica, tornando-se sensibilizadas aos antígenos endógenos ou exógenos e, em seguida, recrutando macrófagos que medeiam a formação de crescentes.

Proliferação, Apoptose e Fibrose

Células glomerulares intrínsecas (epitelial, mesangial e endotelial) também são ativadas em várias doenças glomerulares. As células mesangiais podem se tornar semelhantes a miofibroblastos que se proliferam e produzem excessiva matriz extracelular. As células endoteliais produzem óxido nítrico e outras proteínas anti-inflamatórias, e lesões nesta população celular podem resultar na expressão de moléculas de adesão leucocitárias e ativação do sistema de coagulação. Os podócitos são células altamente diferenciadas; a lesão nessas células pode resultar não apenas em proteinúria (discussão anteriormente), mas, quando associada à apoptose, também pode resultar em glomeruloesclerose. Importantes fatores de crescimento associados à lesão glomerular incluem fator de crescimento transformador beta (TGF-beta), que medeia a deposição de matriz; fator de crescimento derivado de plaquetas (PDGF), que medeia a proliferação de células mesangiais; e fator de crescimento endotelial vascular (VEGF), necessário à saúde do endotélio.

A formação de crescentes representa uma resposta celular grave e é iniciada pela proliferação dirigida por citocinas, particularmente das células epiteliais parietais. Rupturas locais na MBG ou na cápsula de Bowman, mediadas por leucócitos ativados, são seguidas por infiltração de macrófagos, acúmulo de miofibroblastos e deposição local de fibrina (Fig. 16-8).

A cicatrização glomerular é caracterizada pela proliferação das células mesangiais com perda (apoptose) das células endoteliais e podócitos. A fibrose tubulointersticial também acompanha a doença glomerular progressiva e correlaciona-se com a função renal e o prognóstico. Tem-se demonstrado que a proteinúria ativa as células tubulares e induz toxicidade, tanto diretamente quanto pela geração de oxidantes (a partir de proteínas do ferro excretadas na urina) ou pela ativação do complemento, que pode ser demonstrada na urina proteinúrica. A isquemia tubulointersticial após a perda de glomérulos e capilares peritubulares também pode levar à fibrose. Finalmente,

Figura 16-8 Formação de crescentes. No início da formação do crescente, citocinas e fatores de crescimento atravessam a membrana basal glomerular *(MBG)* para iniciar a proliferação das células epiteliais parietais. Pequenas rupturas na MBG ocorrem secundariamente à lesão por oxidantes e proteases dos neutrófilos e macrófagos, permitindo a entrada de macrófagos no espaço Bowman, onde podem se proliferar. As rupturas na cápsula de Bowman secundárias à inflamação periglomerular também podem ocorrer, permitindo a entrada de mais células inflamatórias, assim como fibroblastos. A proliferação das células epiteliais parietais e viscerais e macrófagos está associada à deposição de fibrina, comprimindo lentamente o tufo glomerular até a filtração tornar-se impossível. Nos estágios finais, o crescente torna-se fibrótico e os glomérulos finalizam o estágio. De maneira alternativa, em casos menos severos, a restituição completa do tufo glomerular pode ocorrer.

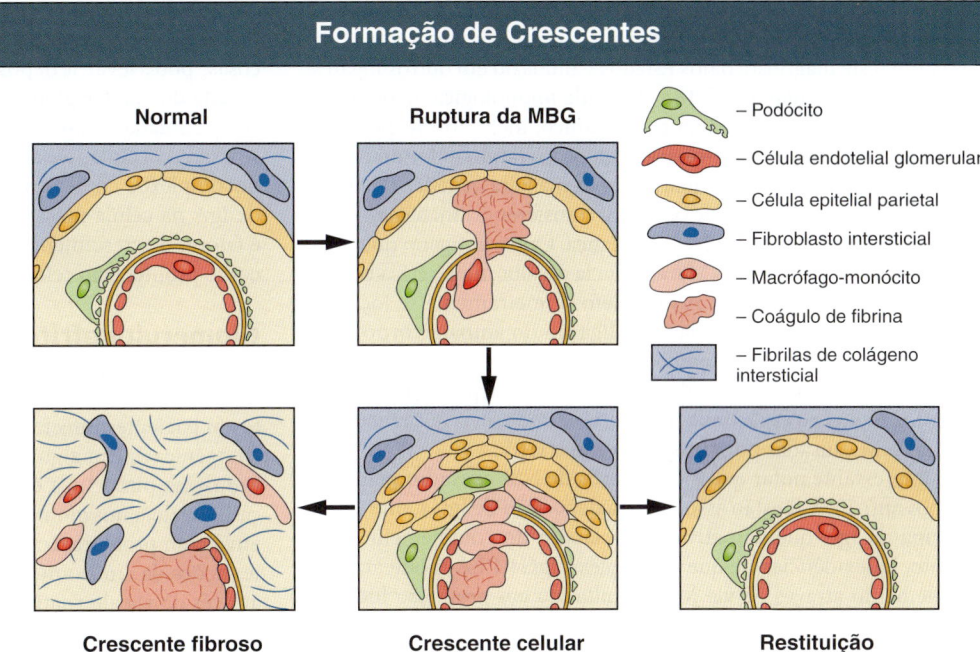

Formação de Crescentes

Normal · Ruptura da MBG

Crescente fibroso · Crescente celular · Restituição

– Podócito
– Célula endotelial glomerular
– Célula epitelial parietal
– Fibroblasto intersticial
– Macrófago-monócito
– Coágulo de fibrina
– Fibrilas de colágeno intersticial

a perda da função renal pode se dever ao extravasamento de ultrafiltrado plasmático para o espaço peritubular, resultando numa resposta cicatricial (filtração não funcionante), ou à estenose/oclusão da abertura do túbulo proximal do espaço de Bowman, resultando em glomérulo não funcionante (atubular). Uma discussão detalhada dos mecanismos atuais envolvidos na glomeruloesclerose é apresentada nos capítulos subsequentes da Seção IV.

PATOGÊNESE DAS SÍNDROMES GLOMERULARES ESPECÍFICAS

Doença de Lesões Mínimas

A doença de lesões mínimas (DLM) é uma síndrome nefrótica esteroide sensível em que a única anormalidade estrutural é a fusão e retração dos processos podocitários vistas na ME (Cap. 17). Por muitos anos, pensou-se que a lesão podocitária na DLM fosse causada por uma citocina liberada pelas células T. As células T são ativadas na DLM, e os hibridomas de células T desses pacientes secretam um fator que produz grave proteinúria em ratos.[13] Uma citocina candidata é a interleucina 13 (IL-13), que é expressa pelas células T em pacientes com DLM, e a superexpressão de IL-13 causa síndrome nefrótica e alterações histológicas consistentes com DLM em ratos. Entretanto, a proteinúria pode ser induzida em ratos imunossuprimidos utilizando-se células hematopoiéticas da medula óssea CD-34 positivas de pacientes com DLM e GESF recorrente, mas não de suas células T.[14] Então, é necessário esclarecer o papel das células T nessa doença.

Evidências também sugerem que a lesão podocitária está associada à superexpressão de angiopoietina-*like*-4, a qual pode ser responsável pela resposta proteinúrica.[15] Essa superexpressão pode ser reduzida com corticoides e *N*-acetil-D-manosamina. Além disso, os pacientes com DLM mostram altos níveis de CD80 (B7.1) na urina e nos podócitos, e os níveis de CD80 urinários se correlacionam com atividade da doença. O CD80 é um antígeno normalmente expresso pelas CDs e células B, e por isso a observação de que os podócitos podem expressar CD80 sugere que os podócitos podem adquirir algumas características semelhantes à CD.

Glomeruloesclerose Segmentar e Focal

A glomeruloesclerose segmentar e focal é um tipo de síndrome nefrótica que também ocorre sem depósitos imunes, mas, assim como a DLM, existe um defeito generalizado da parede capilar com fusão dos processos podocitários (também chamada *simplificação*) à ME (Cap. 18). Entretanto, diferentemente da DLM, há cicatriz segmentar (esclerose) em alguns glomérulos com GESF. Pensa-se também que a GESF idiopática seja causada por um fator circulante, e estudos recentes sugerem que alguns casos devem ser mediados pelo receptor da uroquinase solúvel circulante (suPAR) o qual ativa a beta₃ integrina dos podócitos, levando à ativação podocitária e proteinúria.[16] O mecanismo responsável pela ativação do suPAR não é conhecido, e ainda é cedo para saber se mensurar o suPAR irá diferenciar com segurança GESF de outras doenças glomerulares ou até mesmo guiar o tratamento. Outras proteínas, como a citocina semelhante à cardiotropina 1, também vêm sendo investigadas como potenciais fatores circulantes que podem mediar a GESF.

Uma variante da GESF é a GESF *colapsante*, na qual há proliferação do podócito normalmente inativo, levando ao colapso do tufo glomerular geralmente associado a proteinúria maciça. A produção de fatores de crescimento pelos podócitos, como VEGF, ou a inibição local de proteínas do ciclo celular que normalmente mantêm o podócito em um estado não proliferativo podem estar envolvidas na patogênese.[17]

As lesões esclerosantes focais, na ausência de síndrome nefrótica, podem também ocorrer numa ampla variedade de lesões renais incluindo GN, hipertensão crônica e doença renal progressiva de qualquer etiologia. Essas lesões são particularmente comuns nos afro-americanos; achados recentes sugerem que essa suscetibilidade está relacionada ao aumento da frequência do polimorfismo genético em *APOL1*, gene que codifica uma lipoproteína circulante.

Nefropatia Membranosa

Na nefropatia membranosa (NM), os depósitos imunes estão localizados nos espaços subepiteliais, onde se considera que representem a ligação de autoanticorpo a um antígeno podocitário intrínseco (Cap. 20). Esse antígeno é identificado como o receptor tipo M da fosfolipase A$_2$ (PLA$_2$R) em até 70% dos casos de NM idiopática.[18] Anticorpos contra o PLA$_2$R são específicos para NM e estão disponíveis como teste diagnóstico nos Estados Unidos ou em outros lugares. O anti-PLA$_2$R circulante reflete a atividade imunológica da doença e pode ser útil para monitorar o curso clínico, incluindo resposta do paciente ao tratamento. Outros autoanticorpos também foram descobertos. Na NM neonatal, na qual a mãe tem a falta genética da endopeptidase neutra (NEP), pode ocorrer a transferência materna do anticorpo NEP, resultando em NM na criança. Outro antígeno que pode causar algumas formas de NM na infância é a albumina sérica bovina (ASB); formas catiônicas de ASB podem primeiramente se localizar no espaço subepitelial, seguidas pela ligação do autoanticorpo.[19] Alguns casos de NM podem também ser causados por imunocomplexos com baixa avidez, que podem se dissociar e depois serem novamente formados no espaço subepitelial; esse pode ser o mecanismo de algumas NM causadas por vírus tais como o HBV.

É interessante notar que muitos casos de NM causados pelos anticorpos anti-PLA$_2$R estão associados à deposição de IgG4, que é uma isoforma da IgG que não ativa a via clássica do complemento. Entretanto, há evidências de que o complexo IgG4-PLA$_2$ pode ativar o complemento através da via MBL resultando em produção local do complexo de ataque à membrana (C5b-9), que pode se inserir no podócito, causando ativação, lesão e proteinúria.

Glomerulonefrite Membranoproliferativa

Na GNMP tipo I, os depósitos imunes localizam-se tanto no mesângio quanto no espaço subendotelial (Cap. 21). Um padrão similar é observado na GN crioglobulinêmica, em que uma IgM monoclonal ou IgM policlonal atua como o fator reumatoide através da ligação à IgG ao imunocomplexo. Em ambos os casos, acredita-se que a doença ocorre por deposição passiva de imunocomplexos vindos da circulação, e, em geral, o antígeno é componente do vírus HCV, especialmente em adultos. Quando esse padrão é visto na nefrite lúpica, pode ser facilitado pela ligação de nucleossomos aos complexos imunes. Os *nucleossomos* são proteínas catiônicas nucleares que podem interagir com proteínas carregadas negativamente dentro do glomérulo.

Estudos em modelos experimentais sugerem que os imunocomplexos intraglomerulares causam ativação local do complemento com a geração de fatores quimiotáticos, incluindo C5a, quimiocinas e leucotrienos. Moléculas de adesão leucocitária nas células endoteliais estão suprarreguladas (molécula de adesão intracelular 1) ou expressas *de novo* (E- e P-selectina). Citocinas pró-inflamatórias (IL-1 e fator de necrose tumoral alfa) são produzidas localmente e aumentam a resposta inflamatória. Neutrófilos, plaquetas e monócitos/macrófago se localizam, então, no glomérulo e liberam oxidantes, particularmente ácido hipo-halogênico gerado pela mieloperoxidase dos neutrófilos, e proteases (elastase, catepsina G, metaloproteinases) que provocam lesão celular local e degradação da MBG.

Doença de Depósito Denso

Em contraste com a GNMP tipo I, os imunocomplexos estão ausentes nos glomérulos de pacientes com DDD, também chamada de GNMP tipo II. O início da doença resulta da ativação espontânea intraglomerular da via alternativa do complemento. A causa mais comum é a ativação da via alternativa por um autoanticorpo, o fator nefrítico. Alguns casos também podem ser causados por mutações no fator H regulador do complemento; nesses casos, a localização da mutação genética determina se a doença se manifestará como DDD ou Síndrome Hemolítica Urêmica atípica.[20]

Glomerulonefrite Proliferativa Mesangial

A nefropatia por IgA, uma GN proliferativa mesangial, é o tipo mais comum de glomerulonefrite (Cap. 23). A produção de uma IgA glicosilada de maneira anormal, possivelmente por um superantígeno bacteriano,[21] ou a partir de hiper-reatividade generalizada das mucosas, pode levar à deposição de polímeros de IgA no mesângio; a parede do capilar glomerular é particularmente poupada. Proteinúria acentuada é uma característica comum da apresentação clínica. A lesão na célula mesangial pode ser mediada pela ligação dos imunocomplexos contendo IgA ao receptor Fcalfa ou outros receptores de IgA na célula mesangial, resultando na liberação de quimiocinas e fatores de crescimento que provocam infiltração leucocitária, assim como proliferação celular mesangial e produção de matriz mesangial.

Glomerulonefrite Pós-estreptocócica

A GN pós-estreptocócica tem sido considerada a equivalente humana da doença do soro aguda em coelhos (Cap. 57). É observada somente em pacientes infectados por estreptococos do grupos A (cepas nefritogênicas). Em alguns casos de GNPE, o antígeno responsável é a exotoxina pirogênica estreptocócica B (EPEB), que entra na circulação e se aloja nos glomérulos, resultando em uma reação inflamatória ativa com proliferação local de célula endotelial e mesangial e manifestações da síndrome nefrítica. A ativação do complemento ocorre através da via alternativa e pode se dever à ativação direta da via por antígenos estreptocócicos. Alguns depósitos (*humps*) também se formam no espaço subepitelial e podem representar a translocação dos imunocomplexos através da MBG.

Doença de Goodpasture

A doença de Goodpasture (doença anti-MBG) é causada por um autoanticorpo contra a cadeia alfa3 do colágeno tipo IV presente na MBG e na membrana basal alveolar (Cap. 24). O autoanticorpo se desenvolve em indivíduos geneticamente suscetíveis, devido ao mimetismo molecular entre os antígenos do colágeno tipo IV e certos antígenos bacterianos.[8] A ligação de anticorpos resulta em ativação do complemento com a infiltração de células inflamatórias, causando dano à parede capilar glomerular local e proteinúria. A formação de crescentes também ocorre normalmente e pode ser mediada por ambos, células T e macrófagos.

Vasculite Associada ao ANCA

Uma forma grave de lesão glomerular necrotizante segmentar, muitas vezes em associação a crescentes, pode ser observada em vários tipos de vasculites (Cap. 25). Os dois tipos mais comuns de vasculites que causam esse tipo de lesão são a granulomatose de Wegener e a poliangeíte microscópica (PAM). Ambas estão associadas a anticorpos circulantes contra antígenos citoplasmáticos de neutrófilos (ANCAs); a anticorpos contra a endopeptidase (proteases) 3, que dão um padrão citoplasmático por coloração (ANCAc) na maioria dos pacientes a granulomatose de Wegener; e anticorpos contra mieloperoxidase, que dão um padrão perinuclear por coloração (ANCAp) em indivíduos com PAM. Apesar de evidências experimentais sugerirem que os ANCAs são patogênicos por ativarem neutrófilos no interior da vasculatura, autoanticorpos patogênicos contra lisossomo associado à proteína de membrana 2 (LAMP-2) podem ter um papel em alguns tipos de vasculites.[9] Os anticorpos contra a LAMP parecem desenvolver-se a partir de mimetismo molecular com várias bactérias e vírus, e, quando injetadas em ratos, resultam em nefrite crescêntica. Ainda não está claro o valor clínico de mensurar autoanticorpos contra a LAMP.

Nos Capítulos 17 e 29, apresenta-se uma discussão mais aprofundada dos mecanismos patogênicos específicos nos diferentes tipos de doenças glomerulares.

Referências

1. Mundel P, Shankland SJ. Podocyte biology and response to injury. *J Am Soc Nephrol.* 2002;13:3005-3015.

2. Hildebrandt F, Heeringa SF. Specific podocin mutations determine age of onset of nephrotic syndrome all the way into adult life. *Kidney Int.* 2009; 75:669-671.
3. Machuca E, Hummel A, Nevo F, et al. Clinical and epidemiological assessment of steroid-resistant nephrotic syndrome associated with the NPHS2 R229Q variant. *Kidney Int.* 2009;75:727-735.
4. Myers BD, Guasch A. Mechanisms of proteinuria in nephrotic humans. *Pediatr Nephrol.* 1994;8:107-112.
5. Hinkes B, Wiggins RC, Gbadegesin R, et al. Positional cloning uncovers mutations in *PLCE1* responsible for a nephrotic syndrome variant that may be reversible. *Nat Genet.* 2006;38:1397-1405.
6. Couser WG. Pathogenesis of glomerular damage in glomerulonephritis. *Nephrol Dial Transplant.* 1998;13(suppl 1):10-15.
7. Suzuki H, Moldoveanu Z, Hall S, et al. IgA1-secreting cell lines from patients with IgA nephropathy produce aberrantly glycosylated IgA1. *J Clin Invest.* 2008;118:629-639.
8. Arends J, Wu J, Borillo J, et al. T cell epitope mimicry in anti–glomerular basement membrane disease. *J Immunol.* 2006;176:1252-1258.
9. Kain R, Exner M, Brandes R, et al. Molecular mimicry in pauci-immune focal necrotizing glomerulonephritis. *Nat Med.* 2008;14:1088-1096.
10. Kalluri R, Cantley LG, Kerjaschki D, Neslon EG. Reactive oxygen species expose cryptic epitopes associated with autoimmune Goodpasture syndrome. *J Biol Chem.* 2000;275:20027-20032.
11. Sheerin NS, Risley P, Abe K, et al. Synthesis of complement protein C3 in the kidney is an important mediator of local tissue injury. *FASEB J.* 2008;22: 1065-1072.
12. Wolf D, Nochegger K, Wolf AM, et al. CD4$^+$CD25$^+$ regulatory T cells inhibit experimental anti–glomerular basement membrane glomerulonephritis in mice. *J Am Soc Nephrol.* 2005;16:1360-1370.
13. Koyama A, Fujisaki M, Kobayashi M, et al. A glomerular permeability factor produced by human T cell hybridomas. *Kidney Int.* 1991;40:453-460.
14. Sellier-Leclerc AL, Duval A, Riveron S, et al. A humanized mouse model of idiopathic nephrotic syndrome suggests a pathogenic role for immature cells. *J Am Soc Nephrol.* 2007;18:2732-2739.
15. Clement LC, Avila-Casado C, Macé C, et al. Podocyte-secreted angiopoietin-like-4 mediates proteinuria in glucocorticoid-sensitive nephrotic syndrome. *Nat Med.* 2011;17:117-122.
16. Wei C, El Hindi S, Li J, et al. Circulating urokinase receptor as a cause of focal segmental glomerulosclerosis. *Nat Med.* 2011;17:952-960.
17. Barisoni L, Kriz W, Mundel P, D'Agati V. The dysregulated podocyte phenotype: a novel concept in the pathogenesis of collapsing idiopathic focal segmental glomerulosclerosis and HIV-associated nephropathy. *J Am Soc Nephrol.* 1999;10:51-61.
18. Beck LH Jr, Bonegio RG, Lambeau G, et al. M-type phospholipase A$_2$ receptor as target antigen in idiopathic membranous nephropathy. *N Engl J Med.* 2009;361:11-21.
19. Debiec H, Lefeu F, Kemper MJ, et al. Early-childhood membranous nephropathy due to cationic bovine serum albumin. *N Engl J Med.* 2011;364: 2101-2110.
20. Pickering MC, de Jorge EG, Martinez-Barricarte R, et al. Spontaneous hemolytic uremic syndrome triggered by complement factor H lacking surface recognition domains. *J Exp Med.* 2007;204:1249-1256.
21. Koyama A, Sharmin S, Sakurai H, et al. *Staphylococcus aureus* cell envelope antigen is a new candidate for the induction of IgA nephropathy. *Kidney Int.* 2004;66:121-132.

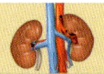

CAPÍTULO 17

Síndrome Nefrótica de Lesão Mínima

Philip D. Mason e Peter F. Hoyer

DEFINIÇÃO

A doença de lesões mínimas (DLM) é a causa da síndrome nefrótica em aproximadamente 90% das crianças com idade inferior a 10 anos, em cerca de 50% a 70% das crianças mais velhas e em cerca de 10% a 15% dos adultos. A DLM é definida pela ausência de anormalidades histológicas glomerulares, exceto pela evidência ultraestrutural de fusão dos processos podocitários, em um paciente que se apresenta com síndrome nefrótica tipicamente sensível ao corticosteroide. *Síndrome nefrótica sensível ao corticoide* é o termo usado para descrever a doença que ocorre em crianças com síndrome nefrótica que respondem aos corticosteroides, mas que não tiveram uma biópsia renal para fornecer a prova histológica da DLM. A presença de síndrome nefrótica é importante porque achados histológicos semelhantes podem ser vistos em pacientes com proteinúria na ausência de síndrome nefrótica. Tais pacientes podem ter diferentes condições com diferentes prognósticos e necessidades de manejo.

Ao passo que a DLM é classicamente associada a glomérulos de aparência normal e boa resposta terapêutica aos corticosteroides, a DLM parece sobrepor-se a uma variedade de variantes histológicas com tendência a ser menos sensíveis ao corticosteroide. Estas condições incluem glomeruloesclerose segmentar e focal (GESF, Cap. 18) e nefropatia por IgM (discussão adiante). É possível que tanto a DLM quanto a GESF tenham aparências histológicas inicialmente similares, mas que a GESF seja menos sensível ao corticosteroide e, portanto, desenvolva lesões esclerosantes secundárias ao longo do tempo. Permanece discutível se isso representa uma continuidade da mesma doença, em que alguns pacientes são sensíveis aos corticosteroides e outros, não, ou se representa duas etiologias distintas.

ETIOLOGIA E PATOGÊNESE

A DLM é a causa mais comum de síndrome nefrótica em crianças de dois a 12 anos. No entanto, também é relativamente comum em adultos. Muitos pacientes têm história de alergia, incluindo atopia, asma ou eczema (Quadro 17-1). A maioria dos casos são idiopáticos, mas a DLM também se associa a certos tipos de neoplasia, especialmente à doença de Hodgkin, na qual pode ser o sintoma de apresentação. A DLM ainda está associada a certos medicamentos, tais como o interferon alfa e drogas anti-inflamatórias não esteroidais (AINEs).

A anormalidade primária na DLM é um defeito na barreira de filtração glomerular para proteína. Em glomérulos normais, a barreira para filtração de proteínas se realiza pela membrana basal glomerular (MBG) e pelo diafragma da fenda que se estende entre os processos pediculares dos podócitos. O tamanho da barreira e a seletividade por carga da MBG excluem moléculas neutras maiores que 4 a 4,5 nm originárias da filtração; moléculas de albumina menores são excluídas porque são aniônicas e repelidas pelas cargas negativas das células epiteliais e da MBG.

Na DLM, na GESF e em outras causas de síndrome nefrótica, a filtração de proteínas torna-se muito maior, ao passo que a filtração de moléculas pequenas é efetivamente reduzida. Algumas autoridades no assunto atribuem a redução na filtração de moléculas pequenas à fusão difusa dos processos podocitários, o que reduz a área total do diafragma da fenda e, assim, pode contribuir para a redução do coeficiente de ultrafiltração (K_f, Cap. 2) tipicamente observado. Em contraste, parece que a albuminúria resulta de áreas específicas ("poros grandes"), por onde a proteína escapa para a urina.

Estudos sobre síndrome nefrótica relacionam a lesão ao podócito e, particularmente, ao diafragma de fenda, como o fator principal que resulta na proteinúria. A importância do diafragma da fenda para a nefrose foi demonstrada pela primeira vez com a síndrome nefrótica congênita do "tipo finlandês", em que o defeito primário é uma mutação na nefrina, uma proteína principal do diafragma da fenda. Em particular, esta síndrome nefrótica pode se apresentar histológica e clinicamente de forma idêntica à DLM, exceto por se iniciar próximo ao o nascimento e ser resistente aos corticosteroides (Cap. 19). Desde a descoberta da etiologia desta síndrome nefrótica, numerosas outras causas genéticas de síndrome nefrótica foram identificadas. Todas apresentam mutações em genes envolvidos no desenvolvimento, bem como na estrutura e função dos podócitos (*NPHS2, NPHS3, WT1, LAMB2, LMXI2, ACTN4, CD2AP, TRPC6* e *INF2*) e proteínas mitocondriais (p. ex., *COQ2, PDSS2, GMS1*).

Como evidência para o envolvimento de anormalidade podocitária primária, a DLM está associada à expressão do CD80 (B7.1) nos podócitos, e CD80 pode ser encontrado na urina de pacientes com DLM.[1] A expressão de CD80 pelos podócitos está associada à alteração de forma e ao desenvolvimento de proteinúria. Uma redução dos níveis de distroglicanos (acredita-se que sejam moléculas de adesão que ancoram os podócitos à MBG) também foi relatada na DLM, mas não na GESF, com normalização após o tratamento com corticosteroide.[2] Demonstrou-se que a superexpressão de angiopoetina-*like* tipo 4 (*ANGPTL4*) dos podócitos se liga à MBG, com perda de carga e associação à proteinúria na faixa nefrótica. Além disso, a suplementação com *N*-acetil-D-manosamina pode melhorar a proteinúria, sugerindo que *ANGPTL4* hiposialisada pode ser responsável por induzir proteinúria e pode ser um alvo terapêutico.[3]

Outros estudos propõem que o defeito de permeabilidade é causado por alterações na MBG, particularmente a perda das cargas negativas. Neste caso, as alterações podocitárias poderiam ser secundárias à proteinúria. Isso seria consistente com as observações de processos podocitários preservados na fase inicial de alguns estados altamente proteinúricos (p. ex., GESF recorrente após o transplante renal) e de fusão dos processos podocitários em crianças com hipoalbuminemia grave, mas sem proteinúria, que evoluem a óbito por *kwashiorkor*.[4]

As evidências também sugerem que um fator circulante possa ser responsável por induzir alteração na parede capilar. A *hemopexina*, um reagente de fase aguda extraída do plasma humano, é capaz de

Doença de Lesões Mínimas: Fatores Associados ao Início da Síndrome Nefrótica
Drogas
Anti-inflamatórios não esteroidais (AINEs)
Interferon alfa
Lítio: raro (normalmente causa nefrite intersticial crônica)
Ouro: raro (normalmente causa nefropatia membranosa)
Alergias
Polens
Poeira doméstica
Picadas de inseto
Imunizações
Malignidades
Doença de Hodgkin
Micose fungoide
Leucemia linfocítica crônica: incomum (normalmente associada à glomerulonefrite membranoproliferativa)

Quadro 17-1 Fatores associados ao início da síndrome nefrótica em pacientes com doença de lesões mínimas.

Frequência dos Tipos de Síndrome Nefrótica em Crianças e Adultos				
Histologia	**Crianças**	**Adultos**	**Zimbabwe**	**Durban**
DLM	76	20	9,2	14
GESF	8	15	15,1	28
NM	7	40	15,1	41*
GNMP	4	7	33,6	9
Outras	5	18	17,0	5

Tabela 17-1 Frequência dos vários tipos de síndrome nefrótica. Em incidência anual por 1 milhão de habitantes, em crianças e adultos, da Europa, dos Estados Unidos e da África. *DLM*, Doença de lesões mínimas; *GESF*, glomeruloesclerose segmentar e focal; *NM*, nefropatia membranosa; *GNMP*, glomerulonefrite membranoproliferativa. *35 com a infecção pelo vírus da hepatite B. (*Dados das referências 13, 14 e 15.*)

induzir proteinúria em ratos,[5] e, em um pequeno estudo, a atividade plasmática da hemopexina estava aumentada em pacientes com DLM em recidiva, com evidência de uma isoforma alterada.[6] A evidência de um fator circulante em humanos é também corroborada pela observação de que a proteinúria se resolve dentro de dias após o transplante de um doador falecido com DLM.[7] Evidências de anormalidades nas células T incluem a ausência de depósitos imunes, a notável resposta da doença aos corticosteroides e ciclosporina, a relação com doença de Hodgkin, e relatos de que a infecção ativa por sarampo (que deprime a imunidade mediada por células) pode induzir remissão rapidamente. Estudos demonstram que as células T regulatórias são anormais em pacientes com DLM e que ativação generalizada das células T ocorre durante a doença ativa.

Alguns estudos também estabelecem a liberação de interleucina-13 (IL-13) pelas células T como causadora da proteinúria, porque a produção de IL-13 é elevada, e a superexpressão de IL-13 pode induzir síndrome nefrótica em ratos.[8] De forma interessante, o mecanismo envolve a indução do CD80 nos podócitos. A IL-13 é também uma citocina associada a processos alérgicos, e a DLM pode ser desencadeada pela vacinação[9] ou pela exposição a um alérgeno em indivíduos sensíveis. Como resultado, pacientes com alergias alimentares identificadas são tratados com dietas restritivas, com remissão parcial ou total, e com recidiva após reintrodução do alimento ofensor. Entretanto, mesmo se esta relação realmente existir, é possível que os eventos alérgicos sejam simplesmente desencadeadores da recidiva, assim como muitas infecções. O envolvimento das células B foi baseado na resposta de alguns pacientes ao rituximabe, que se liga ao CD20 encontrado nas células B. Entretanto, recentemente foi demonstrada a expressão de CD20 nos podócitos e pode estar suprarregulada em circunstâncias anormais, e o rituximabe pode também interagir com a proteína esfingomielina fosfodiesterase tipo 3 do podócito.[10] A terapia com bisfosfonatos pode levar à proteinúria, possivelmente através de interferências com o citoesqueleto dos podócitos.

Apesar de os esteroides serem o tratamento de primeira linha para pacientes com DLM, o mecanismo é incerto, e a dose ideal nunca foi formalmente testada. Estudos prévios descrevem a associação entre o risco de recidiva e a supressão do eixo hipófise-adrenal.[11] Estudos recentes relatam receptores de melanocortina-1 nos podócitos e, curiosamente, há uma redução significativa da proteinúria com terapia com hormônio adrenocorticotrópico (ACTH).[12]

EPIDEMIOLOGIA

Apresentando-se com mais frequência entre dois e sete anos de idade, a DLM afeta de duas a sete a cada 100.000 crianças por ano, com uma prevalência de 15 por 100.000. A DLM é também importante causa de síndrome nefrótica em adultos de todas as idades, apesar da incidência variar geograficamente. Relata-se que, no Reino Unido, a ocorrência da DLM é baixa, cerca de 1 por milhão da população, enquanto, nos Estados Unidos, relata-se uma taxa de mais de 27 por milhão nos Estados Unidos. É mais comum em sul-asiáticos e nativos americanos, mas é muito rara em afro-americanos, nos quais é mais provável que a síndrome nefrótica seja causada por GESF e seja resistente aos corticosteroides. A DLM é também relativamente rara em países em desenvolvimento, como a maioria dos países da África e da América do Sul[13-15] (Tabela 17-1). Meninos são provavelmente duas vezes mais acometidos que as meninas, mas a incidência por gênero é comparável nos adolescentes e adultos. Dados também sugerem que a DLM se tornou menos comum em adultos.[16]

MANIFESTAÇÕES CLÍNICAS

Pacientes com DLM típica se apresentam com edema que se desenvolve durante dias a semanas, com retenção de fluido que, em geral, excede mais de 3% do peso corporal. Até dois terços das apresentações iniciais e recidivas seguem uma infecção, mais frequentemente do trato respiratório superior, mas é incerto se essa é uma causa significativa.

Os sinais e sintomas clínicos da DLM são similares aos da síndrome nefrótica por qualquer causa (Cap. 15), apesar de, nestes casos, a síndrome nefrótica apresentar, com frequência, um início abrupto, aumentando o risco de hipovolemia, particularmente em crianças. A ascite é comum, em particular em crianças com DLM, que podem se apresentar com dor abdominal, um sintoma que pode sugerir peritonite ou predizer hipovolemia. Os derrames pleurais também podem ocorrer, mas são menos comuns. Em raros pacientes, podem ocorrer derrames pericárdicos, que raramente causam complicações significativas. O edema pulmonar é incomum, exceto após tratamento excessivo com albumina ou se coexistir com doença cardíaca. A hepatomegalia é comum em crianças, mas pode passar despercebida na presença de ascite. A distribuição do edema é gravitacional, mas o envolvimento facial é comum, e o edema genital pode ser extremamente desconfortável, especialmente em homens. Edema volumoso pode predispor a ulceração e infecção da pele; estrias podem aparecer mesmo na ausência dos corticosteroides; e lacerações ou punções com agulha fazem extravasar líquido profusamente. Edema da parede intestinal pode causar diarreia, raramente com perda significativa de albumina pelo intestino. Outras características clínicas incluem unhas brancas, algumas vezes em faixas (linhas de Muehrcke) se correlacionando com períodos de recidiva clínica (Fig. 15-4). Em adultos, xantomas podem ocorrer ocasionalmente em associação à hiperlipidemia grave.

Hematúria microscópica é rara em DLM. Apesar de não ser típica em crianças, a hipertensão foi observada como apresentação inicial em 30% de 89 adultos, em um estudo do Reino Unido.[1] A pressão arterial acima do normal também é descrita em 14% a 21% das crianças, em comparação com os valores de referência apropriados de pressão arterial pareados para idade e sexo. A hipertensão costuma se resolver durante a remissão, especialmente em crianças. A hipertensão está algumas vezes associada à expansão do volume intravascular, mas pode paradoxalmente se relacionar à hipovolemia e ativação do sistema renina-angiotensina-aldosterona (SRA).

Antes da introdução dos corticosteroides, a morbidade e a mortalidade dos pacientes com DLM era maior devido às complicações da síndrome nefrótica, particularmente infecção. A infecção continua a ser um sério problema, particularmente nas apresentações tardias.[18] Seis das 389 crianças com DLM descritas pelo International Study of Kidney Disease in Children (ISKDC), em 1984, evoluíram a óbito por sepse.[19] A peritonite permanece a maior causa de mortalidade no mundo em desenvolvimento, sobretudo em crianças. *Streptococcus pneumoniae, Haemophilus influenzae* e outras bactérias encapsuladas estão envolvidas. Crianças com recidivas frequentes da síndrome nefrótica devem ser imunizadas contra *S. pneumoniae e H. influenzae* durante a remissão e receber penicilina oral profilaticamente na recidiva.[20] A peritonite é rara em adultos, que normalmente possuem anticorpos protetores contra essas bactérias, e antibióticos profiláticos não estão indicados.

O risco de tromboembolismo é aumentado na DLM, como em todos os pacientes com síndrome nefrótica (Cap. 15). Tromboembolismo venoso pode ocorrer nas extremidades inferiores, veias renais e outros territórios. O tromboembolismo pulmonar pode ser negligenciado em crianças devido à falta de suspeita, mesmo com sintomas pulmonares, e as crianças podem compensar melhor que os adultos. As crianças nefróticas ocasionalmente podem apresentar outros eventos catastróficos como trombose venosa intracerebral ou dos seios venosos. A trombose arterial é uma complicação rara mas temida, descrita quase exclusivamente em crianças, podendo até resultar em perda dos membros. Em geral, a função renal é preservada. As concentrações séricas de creatinina costumam ser baixas em crianças, mas podem estar discretamente elevadas nos adultos. A insuficiência renal aguda (IRA) é uma complicação particularmente vista em adultos. A IRA pode se seguir à hipovolemia, que deve ser evitada especialmente durante o tratamento diurético intensivo, mas também pode ocorrer raramente em pacientes repletos de volume.

A DLM secundária pode mimetizar a DLM idiopática e resultar de drogas ou câncer. As drogas clássicas associadas à DLM são os AINEs e particularmente o fenoprofeno. Esta é uma reação idiossincrásica e está usualmente associada ao uso crônico de AINEs por várias semanas ou meses. Diferentemente da DLM clássica, esta síndrome costuma estar associada à síndrome nefrótica grave com alteração da função renal, e a biópsia renal mostra DLM com características de nefrite intersticial aguda com infiltração de células T. Outras causas de DLM secundária, como o uso de interferon alfa ou interferon beta, ou DLM observada na doença de Hodgkin, podem parecer clinicamente idênticas à DLM idiopática.

PATOLOGIA

Classicamente, a DLM está associada a glomérulos de aparência normal na microscopia óptica e é negativa para imunoglobulinas e complemento na imunofluorescência ou outros métodos. A fusão dos

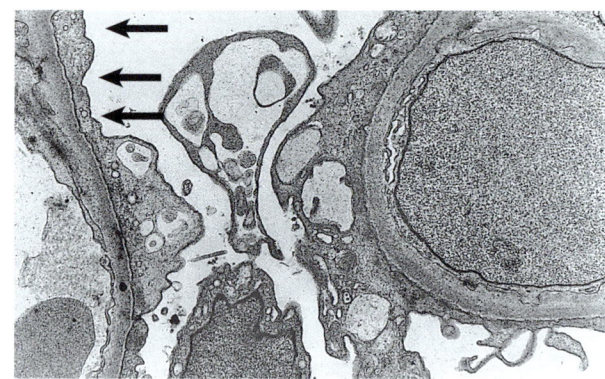

Figura 17-1 Fusão dos processos podocitários na doença de lesões mínimas. As células epiteliais *(setas)* estão completamente apagadas ao longo da membrana basal glomerular. (Microscopia eletrônica; ampliação × 6.000). O aspecto normal dos processos podocitários das células epiteliais é mostrado nas Figuras 1-6 e 1-7 (Cap. 1).

processos podais dos podócitos (células epiteliais) é observada na microscopia eletrônica (Fig. 17-1) e é a única anormalidade, mas este achado é inespecífico. O interstício tubular demonstra ausência de inflamação. Cilindros hialinos obstruindo os túbulos, raras células espumosas e ocasionalmente necrose tubular aguda podem ser vistos, especialmente se existir lesão renal aguda no momento da biópsia.

Variantes

A hipercelularidade mesangial leve é um achado infrequente em pacientes com DLM (3 a 5%), e pequenas quantidades de IgG mesangial, complemento C3 e ocasionalmente IgA podem ser observados em pacientes cujo curso clínico é indistinguível da DLM clássica.

A lesão glomerular *tip lesion* descreve alterações estruturais segmentares adjacentes ao polo tubular da cápsula de Bowman com protrusão para o lúmen tubular. Essa lesão é observada mais frequentemente em adultos do que em crianças, mas permanece controverso se é uma variante da DLM ou um tipo de GESF. Em geral considerada uma lesão benigna, pode também ser raramente observada na glomerulonefrite membranoproliferativa, na nefropatia por IgA e nos enxertos renais. A razão mais importante para reconhecer a lesão glomerular *tip lesion* é prevenir o diagnóstico incorreto de glomerulonefrite proliferativa.

A presença de *hipercelularidade mesangial* na DLM pode correlacionar-se com resistência à terapia com corticosteroide.[21] Alguns consideram a hipercelularidade mesangial uma etapa intermediária em casos de evolução (progressão) da DLM para GESF (Cap. 18).

Nefropatia por IgM

Alguns pacientes que exibem síndrome nefrótica apresentam depósitos mesangiais de IgM, frequentemente com um menor grau de hipercelularidade mesangial. Os pacientes são mais propensos a ter hematúria microscópica (e, ocasionalmente, macroscópica) e também são menos responsivos aos corticosteroides (50% *versus* 90% para síndrome nefrótica por DLM).[22] Se isso representa uma entidade distinta ou faz parte do espectro observado na DLM e GESF, permanece incerto (Cap. 18).

Glomeruloesclerose Segmentar e Focal

Alguns pacientes com DLM pela biópsia renal podem não responder aos corticosteroides, e repetindo-se a biópsia pode-se encontrar uma GESF. Outros que inicialmente são responsivos aos corticosteroides acabam tornando-se resistentes e descobre-se a GESF em uma biópsia subsequente. Isso levou alguns a sugerir que a DLM e a GESF fazem parte do espectro do mesmo processo de doença. No entanto, as biópsias iniciais podem não mostrar as lesões escleróticas da GESF porque são focais.

DIAGNÓSTICO E DIAGNÓSTICO DIFERENCIAL

O diagnóstico clínico da síndrome nefrótica é claro, com edema na presença de proteinúria grave, geralmente sem hematúria microscópica no teste de fita urinária. A microscopia de urina revela cilindros hialinos e às vezes cilindros lipídicos. Há hipoalbuminemia (< 2,5 g/dL) e proteinúria nefrótica (> 3,5 g/24 h em adultos ou > 1 g/m^2/24 h [> 40 mg/m^2/h] em crianças) ou uma relação proteína/creatinina maior que 0,25 g/mmol (> 2 mg de proteína/mg de creatinina) em uma amostra de urina. A hiperlipidemia é também um achado laboratorial comum. Hiponatremia e hemoconcentração podem ser observadas, mesmo antes do tratamento. As concentrações elevadas de ureia e creatinina ocorrem com mais frequência em adultos. Tipicamente, os níveis séricos de IgG estão baixos e o de IgM está alto. Os níveis de complemento sérico estão normais.

Em crianças, a DLM sensível aos corticosteroides é geralmente associada à proteinúria seletiva para moléculas menores, incluindo albumina e transferrina, mas não para moléculas maiores, tais como imunoglobulinas e ferritina. Normalmente, um índice de seletividade se dá a partir da relação entre o *clearance* de IgG e o *clearance* de albumina, como se segue:

Índice de Seletividade = [(IgG)$_u$ (albumina)$_s$]/[(IgG)$_s$ (albumina)$_u$],

em que *u* significa a concentração na urina e *s* no soro. Se o índice de seletividade for inferior a 0,1, a proteinúria é altamente seletiva, e se for mais de 0,2, é não seletiva. Isso tem valor clínico limitado, porque a proteinúria altamente seletiva é menos comum em adultos com DLM e não influencia a decisão do tratamento com corticosteroides. No entanto, a proteinúria altamente seletiva, quando presente, indica que a DLM é o diagnóstico mais provável, e alguns defendem que para esses pacientes deve-se tentar o uso de corticosteroides sem a biópsia renal, especialmente se o risco de complicações da biópsia for alto.

Em crianças do hemisfério norte entre dois e 12 anos de idade, a biópsia renal é desnecessária a menos que o paciente não responda ao tratamento padrão com prednisona 60 mg/m^2/dia por quatro semanas. Na África e na América do Sul, a prevalência é menor. Neste cenário, um curso de corticosteroides pode depender da frequência de DLM nesta região e também deve-se considerar o maior risco de infecções.

Em adultos, nos quais há um diagnóstico diferencial amplo para síndrome nefrótica e a capacidade de resposta ao corticosteroide é menos provável, uma biópsia renal é necessária para estabelecer o diagnóstico.

Por vezes, a biópsia renal histologicamente se assemelha à DLM, mas pode ter outra causa. Em pacientes com síndrome nefrótica, a causa pode ser uma GESF na qual não são vistos os glomérulos escleróticos. Em crianças pequenas, pode ser uma síndrome nefrótica hereditária que se assemelha à DLM (Cap. 19). Raramente, a nefropatia membranosa precoce demonstrará glomérulos de aspecto normal à microscopia óptica, mas a imunofluorescência revelará depósitos imunes. A amiloidose precoce também pode mimetizar a DLM histologicamente no adulto. Doenças como a da membrana basal fina podem apresentar-se histologicamente normais, mas podem ser diagnosticadas através da microscopia eletrônica, em indivíduos não nefróticos.

História Natural

Os pacientes com DLM tendem a evoluir com um curso de remissão e recorrência, que é mais comum em crianças. Pacientes de idade mais jovem são mais propensos a recaídas e um curso de doença longo (Fig. 17-2).[23] A recaída é comum, afetando mais de dois terços das crianças, e cerca de 50% dos pacientes apresentaram mais de quatro episódios de recaídas, geralmente após a interrupção ou redução do corticosteroide. Se a recidiva ocorrer durante a redução do corticosteroide, o paciente é descrito como "corticosteroide dependente". A remissão prolongada pode ser esperada em 75% dos respondedores iniciais que não recaíram

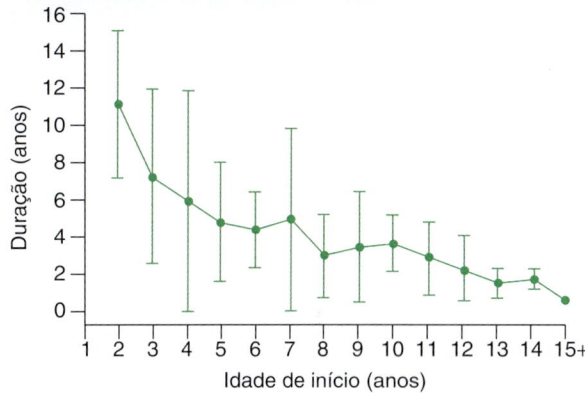

Figura 17-2 Resultado de longo prazo da doença de lesões mínimas de início na infância. A duração da doença é inversamente relacionada com a idade de apresentação. *(Modificado da referência 23.)*

dentro seis meses; aqueles que apresentam recaída tornam-se não responsivos após em média três anos, e 84% estão em remissão prolongada após 10 anos.[24] Na verdade, menos de 5% das crianças com DLM entram na idade adulta ainda tendo recaídas, embora, quanto mais jovem a idade de início do primeiro ataque, provavelmente a criança continuará apresentando recaídas por um tempo maior.[23,25] Em geral, quanto maior o tempo desde a última recaída, menor é o risco de nova recaída, mas os adultos ocasionalmente apresentam recaída depois de um intervalo de 10 anos ou mais de remissão.

A doença de lesões mínimas não progride para insuficiência renal. No entanto, alguns pacientes adultos, mas poucas crianças, com diagnóstico inicial de DLM revelam GESF em biópsias subsequentes e podem desenvolver insuficiência renal progressiva. Ainda não está claro se a natureza focal da doença faz com que o diagnóstico correto não seja encontrado na biópsia inicial ou se a evolução da DLM para GESF ocorre em alguns indivíduos.

TRATAMENTO

Definições que Guiam o Tratamento

A Tabela 17-2 fornece as principais definições relacionadas à resposta clínica da DLM ao tratamento e utilizadas para orientar a terapia.[26] Por exemplo, pacientes que recidivam mais de três vezes dentro de um ano são considerados *recidivantes frequentes*, enquanto aqueles que respondem aos corticosteroides mas recidivam antes da descontinuação são considerados *dependentes de corticosteroides*. Pacientes que permanecem proteinúricos apesar de um curso de corticosteroides são considerados *resistentes aos corticosteroides*. A estratificação dos pacientes em categorias pode ajudar no manejo (discussão adiante). Nossas recomendações são consistentes com as publicadas pelas diretrizes recentes do Kidney Disease: Improving Global Outcomes (KDIGO),[27] embora a maioria delas sejam baseadas em níveis e graus de evidência bastante baixos.

Tratamento Inicial da Doença de Lesões Mínimas

O manejo inicial da DLM inclui o tratamento padrão da síndrome nefrótica, como discutido no Capítulo 15, incluindo dieta baixa em sódio para controlar o edema. Repouso no leito deve ser evitado devido ao risco aumentado de trombose. Os diuréticos são raramente utilizados em crianças devido à potencial depleção de volume, mas são utilizados com frequência para controlar o volume de líquido extracelular

Síndrome Nefrótica: Definições

Termo	Definições	
	Adulto	**Pediátrico[17,18]**
Recidiva	Proteinúria ≥ 3,5 g/dia após remissão completa obtida por > 1 mês	Albu-stick 3+ ou proteinúria >40 mg/m²/h ocorrendo em 3 dias dentro de 1 semana
Recidiva frequente	+ 2 recidivas em 6 meses	+ 2 recidivas em 6 meses < 4 mg/m²/h em pelo menos 3 ocasiões dentro de 7 dias; albumina sérica > 35 g/L
Remissão completa	Redução da proteinúria a ≤ 0,20 g/dia e albumina sérica > 35 g/L	
Remissão parcial	Redução da proteinúria para entre 0,21 g/dia e 3,4 g/dia ± redução da proteinúria de ≥ 50% da de base	Desaparecimento do edema; aumento da albumina sérica > 35 g/L e persistência da proteinúria > 4 mg/m²/h ou > 100 mg/m²/h
Resistência ao esteroide	Persistência da proteinúria apesar da terapia com prednisona, 1 mg/kg/dia × 4 meses	Persistência da proteinúria apesar da terapia com prednisona, 60 mg/m² × 4 semanas*
Esteroide dependente: a síndrome nefrótica recorre quando a terapia é suspensa ou reduzida	Duas recidivas consecutivas ocorrendo durante a terapia ou dentro de 14 dias de ter completado a terapia com corticosteroides[19]	Duas recidivas da proteinúria dentro de 14 dias após suspensão ou durante a terapia com corticosteroides em dias alternados

Tabela 17-2 Definição dos termos utilizados na síndrome nefrótica idiopática em adultos e crianças. As definições foram geradas pelo consenso da International Society for Kidney Diseases in Children e da German Pediatric Nephrology Society. *(Dados da referência 26.)* *Ou persistência de proteinúria apesar de terapia com prednisona (60 mg m⁻² × quatro semanas) e três pulsos com metilprednisolona.

em adultos, nos quais a hipovolemia é menos comum antes do tratamento. Em pacientes com síndrome nefrótica prolongada, o tratamento da hiperlipidemia com estatinas e a profilaxia para trombose devem ser considerados.

Doença de Lesões Mínimas na Infância
Tratamento do Primeiro Episódio
O tratamento inicial de escolha, introduzido pelo consenso ISKDC, com experiências baseadas em regime empírico, são os corticoides (algoritmo, Fig. 17-3), embora nunca formalmente testados em um estudo clínico. Em concordância, as crianças de dois a 12 anos de idade no primeiro episódio de síndrome nefrótica devem ser tratadas com prednisona oral (ou prednisolona), 60 mg/m²/dia (dose máxima 80 mg/dia), divididas em três doses (calculada baseada no peso seco estimado). Com esse regime, cerca de 75% responderão em dois semanas, e quase todos os que são sensíveis aos corticosteroides responderão em quatro semanas[28] (Fig. 17-4). Pacientes que não respondem dentro desse período são considerados não respondedores.[22] Enquanto o ISKDC recomenda continuar a dose diária por quatro semanas, estudos posteriores recomendam seis semanas.[29] Esta dose diária deve ser seguida por uma dose de 40 mg/m²/48 h em dias alternados por mais quatro semanas (ISKDC) ou seis semanas.[30] Uma metanálise mostrou que prolongar a duração do tratamento com corticosteroides por pelo menos três meses reduz o risco de recidiva em um a dois anos (Fig. 17-5).[31] Entretanto, um recente estudo randomizado e controlado comparou o período inicial de tratamento de três meses com seis meses, ambos os grupos recebendo a mesma dose cumulativa de esteroides. Não houve diferença na taxa de recidiva, portanto o benefício, previamente relatado, da terapia prolongada com esteroides é provavelmente explicado pelo aumento da dose cumulativa.[32]

A German Society for Pediatric Nephrology recomenda suspender o tratamento com corticosteroide no primeiro episódio após 12 semanas; outros recomendam reduzir progressivamente a dose (p. ex., reduzir a cada duas semanas 15 mg/m² em dias alternados). Apesar de esses regimes nunca terem sido comparados, nós não recomendamos reduzir progressivamente a dose devido ao fato de o uso crônico de corticosteroides afetar o crescimento.

Tratamento das Recidivas
A urina deve ser testada diariamente durante e após o tratamento. O raciocínio é que as recidivas devem ser tratadas baseadas na proteinúria (em geral, são necessárias pelo menos três ou mais medições positivas na fita urinária por três dias consecutivos) para iniciar um novo curso de corticosteroides. O objetivo é tratar a recidiva precocemente para evitar complicações associadas à nefrose. A intensidade do tratamento com corticosteroides nas recidivas não mostrou influenciar a probabilidade de outras recidivas.

Nossa recomendação é prednisona por via oral, 60 mg/m²/dia (dose máxima 80 mg/dia), divididas em três doses, até que a urina esteja livre de proteína por três dias, seguido de um curso de prednisona em dias alternados, 40 mg/ m²/48 h durante quatro semanas, depois parar. Uma recomendação alternativa é reduzir gradualmente a dose alternada durante semanas a meses para definir um limite de recaída. No entanto, a aceitabilidade desta abordagem depende do limiar dos corticosteroides, e existe risco de tratamento prolongado com mais toxicidade aos corticosteroides.

Síndrome Nefrótica Recidiva Frequente e Dependente de Corticosteroides
Para ambas, a síndrome nefrótica frequentemente recidivante e a dependente de corticosteroides, é necessária uma terapia de segunda linha. Os medicamentos de segunda linha mais utilizados para evitar a toxicidade aos corticosteroides são os agentes alquilantes (ciclofosfamida e clorambucil), levamisol e ciclosporina. A decisão de usar a terapia de segunda linha para pacientes cronicamente recidivantes vai depender da rapidez da remissão induzida por corticosteroides e da tolerância dos corticosteroides. No entanto, a dependência dos corticosteroides é uma indicação clara para o tratamento de segunda linha, o qual deve ser iniciado antes que a toxicidade grave aos corticosteroides seja aparente. O paciente ou os pais geralmente estão envolvidos na decisão do tratamento de segunda linha, após a consideração dos potenciais efeitos colaterais.

O agente alquilante *ciclofosfamida* é a primeira escolha recomendada da terapia de segunda linha. Ciclofosfamida oral, de 2 a 2,5 mg/kg/dia, é dada por 12 semanas, com base em um estudo que sugere uma menor taxa de remissão em dois anos em comparação com um curso de oito semanas,[33] apesar de estes resultados não terem sido corroborados por todas as publicações.[34] A ciclofosfamida pode estar associada a sérios efeitos colaterais, inicialmente infecção e alopécia, e, posteriormente, esterilidade,[35] cistite hemorrágica, câncer de bexiga e neoplasia maligna hematológica. No entanto, se o tratamento for limitado a 12 semanas com 2 mg/kg/dia, ou uma dose total de 200 mg/

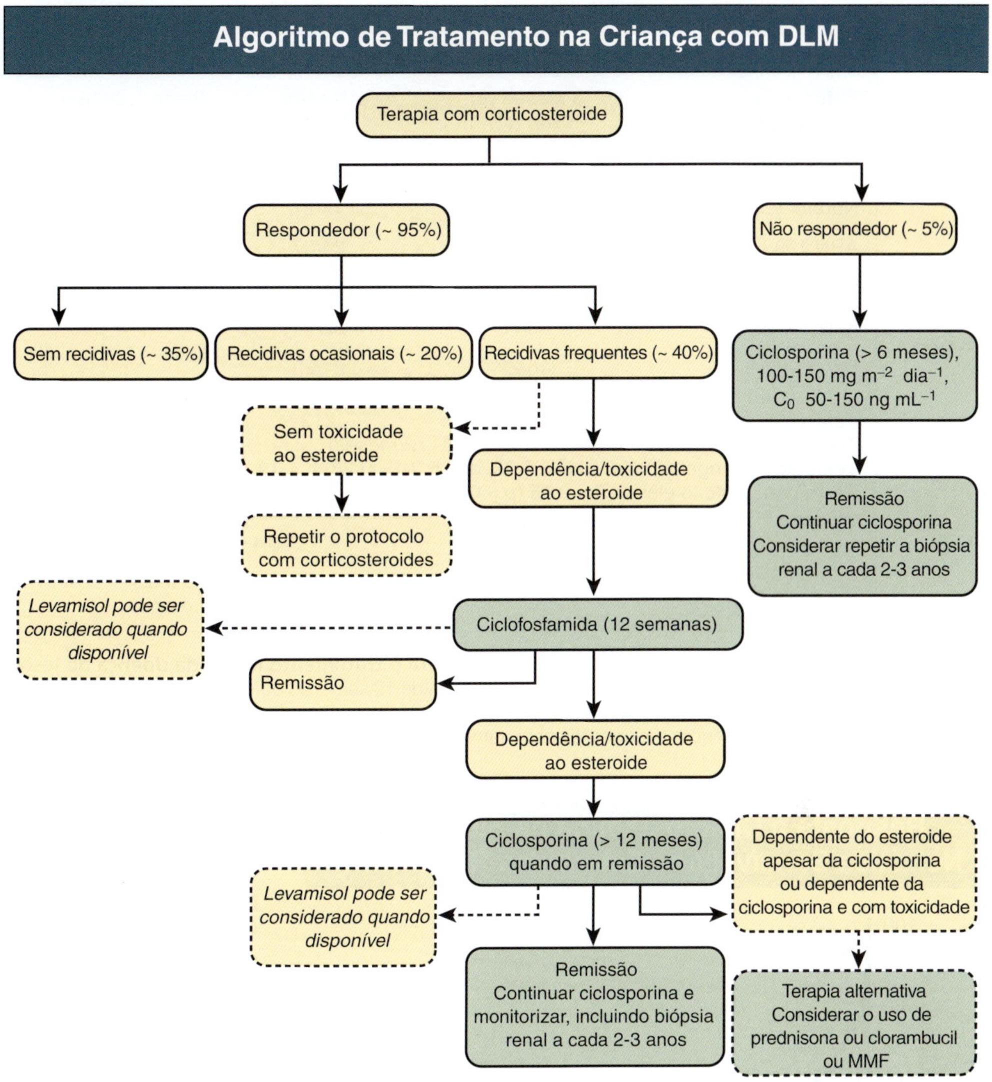

Algoritmo de Tratamento na Criança com DLM

Terapia com corticosteroide

Respondedor (~ 95%)

Não respondedor (~ 5%)

Sem recidivas (~ 35%)

Recidivas ocasionais (~ 20%)

Recidivas frequentes (~ 40%)

Ciclosporina (> 6 meses), 100-150 mg m^{-2} dia^{-1}, C$_0$ 50-150 ng mL^{-1}

Sem toxicidade ao esteroide

Dependência/toxicidade ao esteroide

Remissão Continuar ciclosporina Considerar repetir a biópsia renal a cada 2-3 anos

Repetir o protocolo com corticosteroides

Levamisol pode ser considerado quando disponível

Ciclofosfamida (12 semanas)

Remissão

Dependência/toxicidade ao esteroide

Levamisol pode ser considerado quando disponível

Ciclosporina (> 12 meses) quando em remissão

Dependente do esteroide apesar da ciclosporina ou dependente da ciclosporina e com toxicidade

Remissão Continuar ciclosporina e monitorizar, incluindo biópsia renal a cada 2-3 anos

Terapia alternativa Considerar o uso de prednisona ou clorambucil ou MMF

Figura 17-3 Algoritmo para tratamento da doença de lesões mínimas da infância (síndrome nefrótica de lesões mínimas). Para as definições, consulte a Tabela 17-2. O paciente ou os pais devem estar envolvidos na decisão após serem considerados os potenciais efeitos colaterais do tratamento de segunda linha (quadros com linhas interrompidas mostram opções alternativas). No raro paciente que não responder ao tratamento padrão com corticosteroides e, por definição, "corticosteroide resistente", um curso com ciclosporina pode ser considerado. *MMF*, Micofenolato mofetil.

Figura 17-4 Resposta ao corticosteroide em adultos e crianças com doença de lesões mínimas. Adultos com síndrome nefrótica e doença de lesões mínimas levam mais tempo para responder do que crianças e são menos propensos a remitir. A *linha laranja* mostra a porcentagem acumulada de adultos em remissão completa (p. ex., redução da proteinúria ≤ 0,2 g/dia e concentração de albumina sérica > 3,5 g/dL). As *linhas azuis* mostram a porcentagem acumulada de pacientes pediátricos com remissão urinária e remissão completa. A remissão urinária é definida por proteína na fita negativa ou traços, ou proteinúria menor que 4 mg/m^2/dia em pelo menos três dias; a definição de remissão completa requer, além disso, concentração de albumina sérica acima de 3,5 g/dL. *(Redesenhado a partir de dados das referências 17 e 28.)*

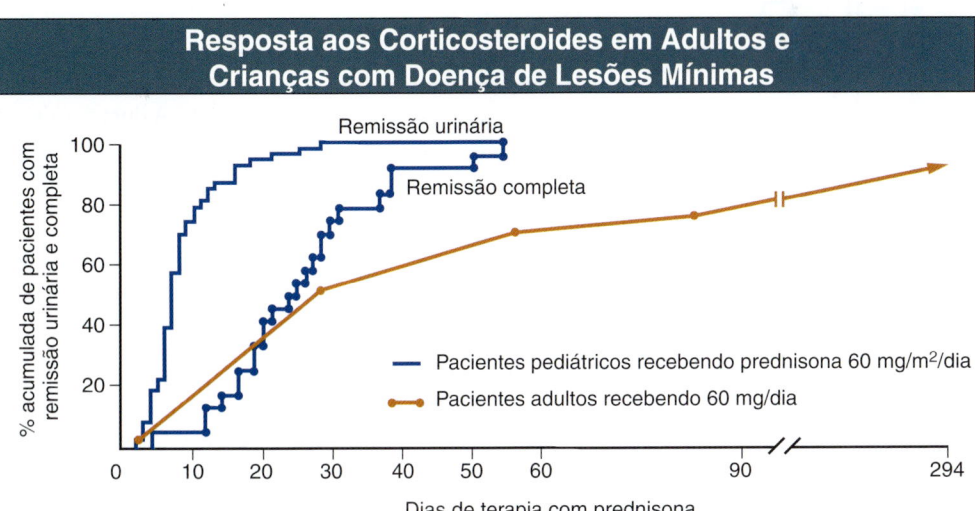

Resposta aos Corticosteroides em Adultos e Crianças com Doença de Lesões Mínimas

kg, o risco destas complicações é baixo. Outros sugerem que a ciclofosfamida não deve ser utilizada em crianças mais jovens (< 5,5 anos), nas quais o medicamento está associado a uma menor duração de remissão[36,37] (Fig. 17-6). No entanto, a decisão de indicar a ciclofosfamida antes de outras alternativas deve levar em conta os benefícios da remissão prolongada, mesmo se a probabilidade for baixa.

O clorambucil, em doses de 0,2 mg/kg/dia por dois meses, parece similar à ciclofosfamida em eficácia, mas apresenta maior frequência de efeitos adversos, incluindo convulsões, portanto não é o substituto preferível.[38]

Em geral, crianças frequentemente recidivantes tendem a responder melhor do que as crianças dependentes de corticosteroides. Um

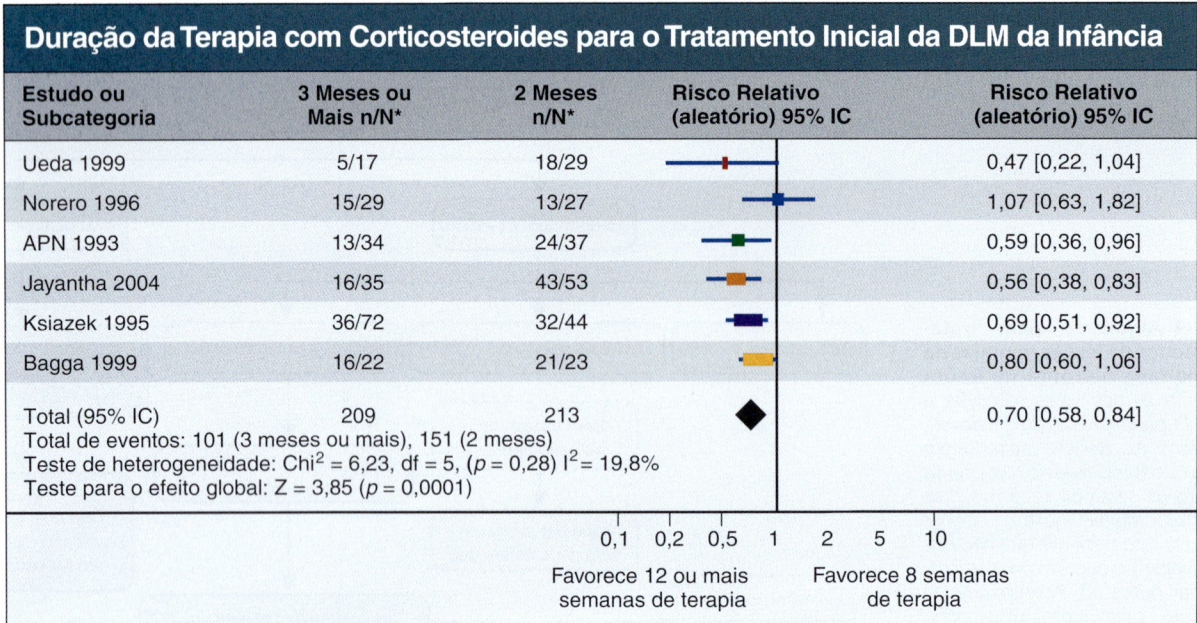

Figura 17-5 **Duração da terapia com corticosteroides para o tratamento inicial da doença de lesões mínimas da infância.** A metanálise Cochrane de estudos corrobora um curso de terapia com corticosteroides de 12 semanas ou mais comparado com oito semanas no primeiro episódio de síndrome nefrótica sensível ao corticoide, para induzir remissão. O resumo sugere uma taxa de remissão 30% melhor em pacientes que receberam 12 semanas ou mais de terapia. * *n/N*, Número de crianças recidivantes pelo número total de crianças que recebem esse tratamento. *(Da referência 31.)*

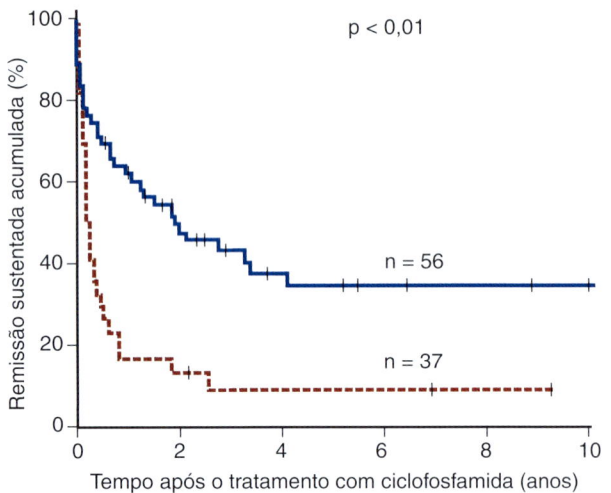

Figura 17-6 **Resposta à ciclofosfamida dependente da idade.** A remissão sustentada é maior em crianças acima de 5,5 anos *(linha azul contínua)* do que em crianças mais jovens *(linha vermelha pontilhada)* com síndrome nefrótica sensível aos corticosteroides recidivante. *(Da referência 37.)*

segundo ciclo de agentes alquilantes não é recomendado, pois ocorre toxicidade cumulativa.

Durante o tratamento com ciclofosfamida ou clorambucil, o hemograma deve ser checado semanalmente, e devem ser feitas reduções das doses se necessário. A infecção por varicela primária possui um risco particular em crianças não imunes recebendo terapia imunossupressora. Essas crianças devem receber imunoglobulina hiperimune e, provavelmente, um agente profilático contra herpes-vírus, como valaciclovir se houver contato inevitável com infecção ativa por varicela ou herpes-zóster.

Uma medicação alternativa aos agentes alquilantes é a ciclosporina. Ciclosporina, até 150 mg/m² ou 3 a 4 mg/kg/dia (com níveis sanguíneos de 50 a 150 ng/mL), é normalmente efetiva em ambas, crianças com dependência dos corticosteroides e com síndrome nefrótica com recidivas frequentes.[36] Entretanto, a recidiva é quase invariável dentro de três meses a partir da interrupção do tratamento, e, infelizmente, a reintrodução da ciclosporina é muitas vezes menos eficaz uma vez que foi interrompida. Portanto, a ciclosporina é frequentemente utilizada como terapia de longo prazo. Se não houver resposta, o aumento da dose de ciclosporina é às vezes efetivo, mas existe um risco de nefrotoxicidade por ciclosporina, mesmo com regimes de baixa dosagem, e são necessários uma cuidadosa monitorização dos níveis sanguíneos, taxa de filtração glomerular (TFG) e pressão arterial. O objetivo da terapia é manter a remissão sem corticosteroides até que ocorra a remissão da doença subjacente. A duração ideal do tratamento com ciclosporina não está estabelecida, mas a retirada precoce é recomendada nas crianças. Além da cuidadosa monitoração da função renal, biópsias renais a cada dois a três anos são recomendadas para garantir a segurança da terapia. Embora seja relatada nefrotoxicidade associada à ciclosporina durante o tratamento de longo prazo, um estudo com acompanhamento cuidadoso sugeriu que, apesar de uma queda inicial na TFG, não ocorreu decréscimo durante os cinco a 10 anos de seguimento. São necessários mais estudos de longo prazo.

Muitos estudos já relataram que o tacrolimus é tão efetivo quanto a ciclosporina. O tacrolimus, com seu superior perfil cosmético, especialmente sem hipertricose e hipertrofia gengival, pode ser uma alternativa eficaz que pode melhorar a aderência à droga, especialmente em adolescentes. Níveis ideais da droga e de dose não estão estabelecidos, mas sugerem-se níveis de 4 a 8 ng/L. Doses elevadas devem ser evitadas. Experiências na década de 1990 relataram aumento das taxas de linfoma com o uso de doses elevadas. A nefrotoxicidade associada à droga com uso prolongado não é bem definida, porém deve-se manter a mesma cautela com tacrolimus tal qual com a ciclosporina.

O anti-helmíntico levamisol, 2,5 mg/kg em dias alternados durante três meses, também é utilizado com sucesso como uma alternativa não tóxica para os corticosteroides.[39,40] No entanto, a maioria dos pacientes recidivam dentro de três meses da suspensão do levamisol. É utilizado nos Estados Unidos, Japão e Reino Unido, apesar de ter sido retirado do resto da Europa. Um ensaio clínico utilizando levamisol na DLM está em andamento e pode trazer um melhor conhecimento quanto à sua utilidade nesta doença.

A azatioprina não tem papel comprovado no manejo das crianças com DLM e foi não eficaz em um estudo randomizado.

Novos Agentes

As desvantagens da terapia prolongada com inibidor da calcineurina (CNI), particularmente a nefrotoxicidade, levou à utilização generalizada do ácido micofenólico (micofenolato de mofetil, MMF), que não é nefrotóxico, em crianças com síndrome nefrótica dependente de corticosteroides. Muitas séries de casos não controlados relataram a eficácia do MMF na prevenção de recidivas em recidivantes frequentes ou pacientes dependentes dos corticosteroides. Um pequeno estudo randomizado com 12 pacientes em cada braço sugeriu a eficácia do MMF, porém menor do que com a ciclosporina.[41] Um ensaio randomizado com 60 crianças com recidivas frequentes relatou que, após 24 meses, 84% dos pacientes tratados com ciclosporina estavam livres de recidivas, em comparação com 64% do braço MMF. A análise de um subgrupo pequeno sugeriu que a dose do MMF ajustada pela exposição estimada da área sob a curva da concentração pode melhorar a eficácia.[42]

Vários relatos mostram que o rituximabe é eficaz em várias formas de síndrome nefrótica dependente de corticosteroide não responsivas a outros tratamentos. Infelizmente, todos são série de casos não controlados, e não há estudos formais que tenham sido relatados. Na maior série multicêntrica publicada, 22 pacientes com idades entre seis e 22 anos com síndrome nefrótica grave dependentes de corticosteroides ou ciclosporina apresentaram remissão após o tratamento com rituximabe, com suspensão de um ou mais fármacos imunossupressores em 85% dos pacientes.[43] As recaídas ocorreram com o reaparecimento das células B. No entanto, 45% relataram efeitos adversos, incluindo um óbito por infecção respiratória. A experiência relatada com rituximabe sugere que ele pode ser útil para prevenir recidivas e, se confirmada, prevenirá dependência e toxicidade a drogas. No entanto, atualmente o potencial papel do rituximabe no manejo desses pacientes difíceis é incerto, e ensaios controlados bem planejados são necessários para estabelecer sua eficácia, a dose ideal e segurança no longo prazo.

Doença de Lesões Mínimas no Adulto

Estudos comparando diferentes regimes de corticosteroides em adultos com DLM são limitados, e as recomendações de tratamento dadas aqui, em concordância com as diretrizes do KDIGO,[27] são extrapoladas a partir de abordagens bem-sucedidas em crianças, embora muitas vezes com doses ligeiramente menores de prednisolona oral (1 mg/kg/dia, até no máximo 80 mg/dia) (Fig. 17-7). Não há boas evidências de que os corticosteroides em dias alternados ofereçam quaisquer vantagens clínicas sobre as doses diárias. Os corticosteroides devem ser combinados com proteção gástrica (bloqueador H_2 ou inibidor de bomba de prótons) e proteção óssea com bisfosfonatos.

A resposta muitas vezes é tardia em comparação com as crianças e 25% falham em remitir após três a quatro meses[17,27,44] (Fig. 17-4). Embora não esteja claro, pode ser que os adultos, muitas vezes, recebem doses menores de corticosteroides, ou que uma maior proporção deles apresenta glomeruloesclerose segmentar e focal (GESF) não diagnosticada na biópsia original, que é mais provável que seja resistente ao corticosteroide.

Não existem estudos para informar a duração ideal de prednisolona na dose integral após a remissão ter sido induzida (ausência de proteína na fita urinária). Baseado em metanálises de pacientes pediátricos, no entanto, a recomendação para a duração total do tratamento com corticosteroides é, pelo menos, de três a quatro meses (KDIGO

recomenda até 6 meses, mas com base em evidência grau 2D). A dose completa de corticosteroides deve ser mantida por pelo menos duas semanas após a remissão completa ser alcançada, mas por no mínimo quatro semanas caso a remissão ocorra precocemente, isto é, antes da redução gradual da dose. A taxa de redução gradual da dose e a duração total do tratamento a partir do episódio inicial podem precisar ser reduzidas em pacientes individuais, caso a toxicidade ao esteroide se torne um fator significativo (p. ex., diabetes descontrolado, complicações psiquiátricas, paciente com osteoporose severa).

Se o paciente não respondeu após 12 a 16 semanas, devem ser levadas em consideração a concordância (conformidade) ao tratamento com corticosteroides ou falha de absorção. O último é incomum, a menos que o paciente esteja vomitando ou apresente diarreia, casos em que alguns recomendam metilprednisolona intravenosa, com sucesso anedótico, embora o tratamento inicial com pulso de metilprednisolona e doses mais baixas de corticosteroides orais não pareça ser benéfico. Uma nova biópsia deve ser considerada em pacientes que não estão respondendo ao tratamento.

Recidivas infrequentes devem ser tratadas da mesma forma que a apresentação inicial, mas há ainda menos evidência de que um curso prolongado de corticosteroides seja benéfico em reduzir a frequência de subsequente recidivas. Portanto, a redução gradual do esteroide pode começar uma semana após a remissão, com a redução final ao longo de quatro a seis semanas, embora isso não seja baseado em evidência.

Síndrome Nefrótica Recidivante Frequente e Dependente de Corticosteroides

Em geral, síndrome nefrótica com recidivas frequentes significa duas ou mais recidivas dentro de seis meses ou quatro ou mais dentro de um ano da indução da remissão inicial. Adultos recidivam com menos frequência do que as crianças (30% a 50%). As recidivas também podem ocorrer em 40% dos adultos que tiveram DLM na infância.[45] Como em crianças, alguns adultos evoluem com recidivas não nefróticas transitórias, por isso é importante, antes de recomeçar os esteroides, estabelecer que uma recidiva completa tenha se desenvolvido com proteinúria grave persistente, um baixo nível de albumina e retenção de líquidos. Pacientes recidivantes frequentes e dependentes dos corticosteroides devem receber terapia de segunda linha com ciclofosfamida ou ciclosporina, mas o momento desta decisão dependerá da concordância entre médico e paciente. Muitos fatores influenciam a decisão de abandonar os cursos repetidos de corticosteroides, incluindo a toxicidade, a tolerância e o nível de dependência dos esteroides; a dose de 5 a 10 mg/dia durante vários meses pode ser aceitável; porém, mais que 20 mg/dia, não. Após explicação dos riscos relativos aos novos cursos de corticosteroides e dos tratamentos alternativos, o paciente deve ser envolvido na decisão do tratamento proposto. A terapia de segunda linha inicial é realizada, com um curso de 12 semanas de ciclofosfamida oral (2-2,5 mg/kg/dia), que induz uma remissão permanente mais frequentemente em adultos do que em crianças (75% e 66% aos dois e cinco anos, respectivamente).[17] Embora não existam estudos satisfatórios comparando o curso de oito e o de 12 semanas em adultos, o curso de 12 semanas é baseado na experiência pediátrica. Se esse tratamento for selecionado, a oportunidade de armazenar o esperma ou a recuperação de óvulos devem ser considerados antes do tratamento. Recomenda-se a utilização da ciclofosfamida intravenosa para limitar a dose cumulativa, e dois pequenos ensaios compararam os resultados com o tratamento com tacrolimus, mas os pequenos números e o desenho do estudo limitaram seu valor em informar dados.

Para os pacientes que tiveram recaída após o tratamento com ciclofosfamida, ciclosporina, 4 a 6 mg/kg/dia, objetivando níveis sanguíneos de 50 a 150 ng/mL por pelo menos 12 meses, é também eficaz, mas as recaídas geralmente seguem a redução ou retirada da dose.

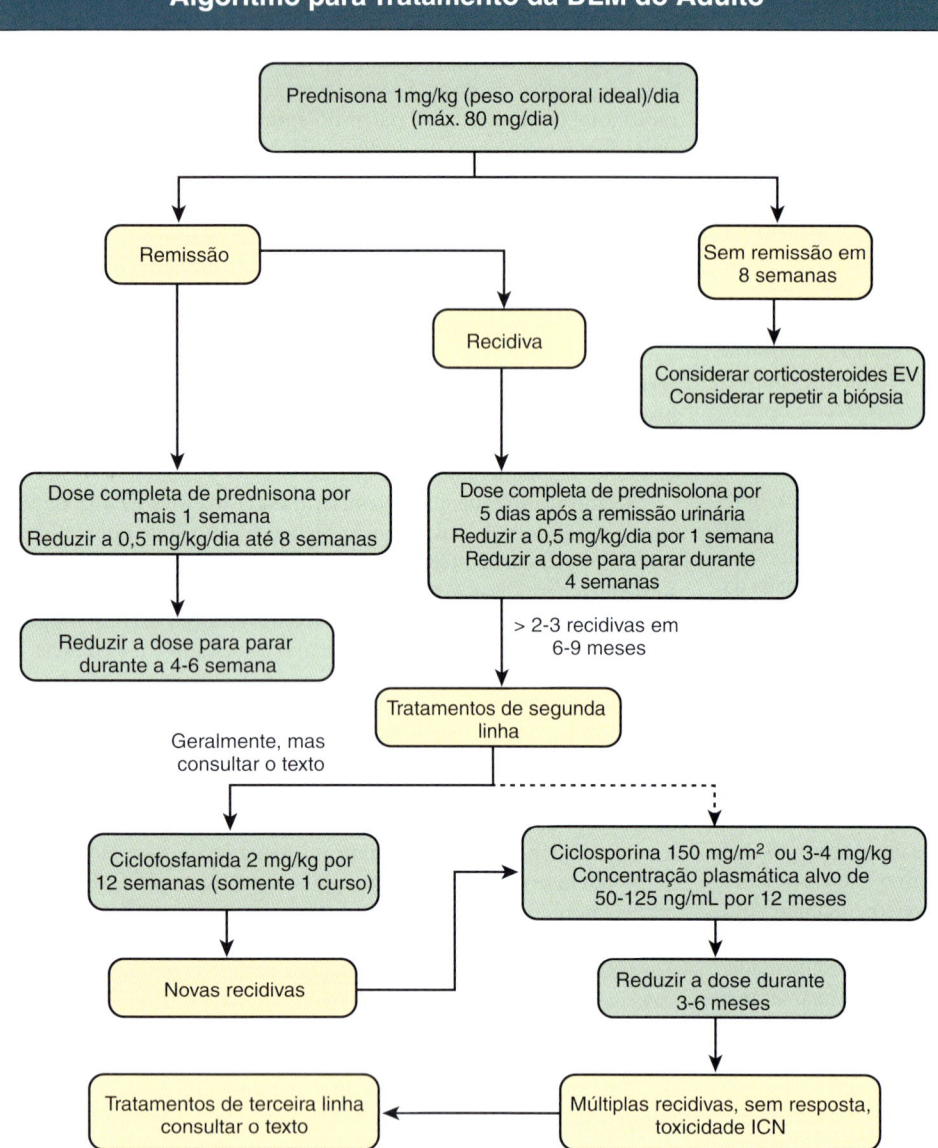

Figura 17-7 Algoritmo para o tratamento da doença de lesões mínimas do adulto (síndrome nefrótica lesão mínima). *ICN,* inibidor de calcineurina.

Vale considerar a ciclosporina como estratégia de manejo de curto a médio prazo porque as evidências sugerem que a remissão eventualmente ocorre em 50% a 75% dos pacientes, mesmo sem treatment.[16] No entanto, a monitoração cuidadosa é necessária porque a nefrotoxicidade é comum após mais de um ano de terapia.[46]

Alguns nefrologistas preferem oferecer a ciclosporina antes da ciclofosfamida, especialmente em adultos jovens e naqueles que querem maximizar a fertilidade no futuro, apesar da improbabilidade de os riscos da dose total utilizada na DLM causarem infertilidade permanente.

O tacrolimus parece possuir eficácia semelhante à da ciclosporina e pode apresentar um perfil de efeitos colaterais mais favorável. Os alvos de níveis iniciais são 4 a 8 ng/mL, mas níveis maiores podem ser necessários para manter a remissão.

Novos Agentes

Vários relatos não controlados sugerem que o MMF também pode ter um papel no manejo dos pacientes dependentes de corticosteroides e ciclosporina,[47-49] porém mais dados sobre eficácia, dosagem e duração do tratamento são necessários antes que isso possa ser amplamente recomendado. Conforme relatado em crianças, muitas publicações sugerem que o rituximabe resulta em remissão em adultos com doença frequentemente recidivante que não responde a outros tratamentos. O maior estudo em adultos com DLM sensível aos corticosteroides sugere que a segurança e a eficácia do rituximabe são semelhantes aos relatados em crianças, com redução de mais de 10 vezes na taxa anual de recidiva.[50] Este estudo retrospectivo também sugeriu que a resposta foi muito melhor em pacientes que receberam rituximabe durante a remissão. No entanto, como nas crianças, são necessários estudos randomizados controlados para estabelecer a eficácia, a segurança e o esquema de dosagem ideal.

Doença de Lesões Mínimas com Proteinúria Não Nefrótica

Em pacientes com DLM bem documentada que têm rara recidiva e a proteinúria é não nefrótica, o tratamento não necessita de corticosteroides, mas pode-se incluir a terapia com inibidor da enzima conversora de angiotensina (ECA) ou bloqueador do receptor da angiotensina (BRA). Se houver qualquer dúvida quanto ao diagnóstico, uma nova biópsia pode ser indicada porque outras condições podem mimetizar DLM (seção Diagnóstico e Diagnóstico Diferencial).

Tratamento da DLM Secundária

A DLM secundária aos AINEs requer a suspensão da medicação utilizada. Muitos pacientes são tratados com um curso de corticosteroides para DLM (doses maiores) ou para nefrite intersticial aguda (Cap. 62), mas a evidência do benefício terapêutico é incerta. Em geral, a DLM secundária à doença de Hodgkin responde ao tratamento do linfoma. Alguns pacientes também irão receber um regime de droga para DLM como terapia adjuvante adicional à quimioterapia direcionada para o tumor.

Referências

1. Garin EH, Diaz LN, Mu W, et al. Urinary CD80 excretion increases in idiopathic minimal-change disease. *J Am Soc Nephrol.* 2009;20:260-266.
2. Regele HM, Fillipovic E, Langer B, et al. Glomerular expression of dystroglycans is reduced in minimal change nephrosis but not in focal segmental glomerulosclerosis. *J Am Soc Nephrol.* 2000;11:403-412.
3. Chugh SS, Clement LC, Mace C. New insights into human minimal change disease: lessons from animal models. *Am J Kidney Dis.* 2012;59: 284-292.
4. Golden MH, Brooks SE, Ramdath DD, Taylor E. Effacement of glomerular foot processes in kwashiorkor. *Lancet.* 1990;336:1472-1474.
5. Cheung PK, Klok PA, Baller JF, Bakker WW. Induction of experimental proteinuria in vivo following infusion of human plasma hemopexin. *Kidney Int.* 2000;57:4512-4520.
6. Bakker WW, van Dael CM, Pierik LJ, et al. Altered activity of plasma hemopexin in patients with minimal change disease in relapse. *Pediatr Nephrol.* 2005;20:10410-10415.
7. Ali AA, Wilson E, Moorhead JF, et al. Minimal-change glomerular nephritis: Normal kidneys in an abnormal environment? *Transplantation.* 1994;58: 849-852.
8. Lai KW, Wei CL, Tan LK, et al. Overexpression of interleukin-13 induces minimal-change-like nephropathy in rats. *J Am Soc Nephrol.* 2007;18: 1476-1485.
9. Abeyagunawardena AS, Goldblatt D, Andrews N, Trompeter RS. Risk of relapse after meningococcal C conjugate vaccine in nephrotic syndrome. *Lancet.* 2003;362:449-450.
10. Fornoni A, Sageshima J, Wei C, et al. Rituximab targets podocytes in recurrent focal segmental glomerulosclerosis. *Sci Translational Med.* 2011;3:85ra46. doi: 10.1126/scitranslmed.3002231.
11. Leisti S, Koskimies O, Perheentupa J, et al. Idiopathic nephrotic syndrome: prevention of early relapse. *BMJ.* 1978;1(6117):89.
12. Bomback AS, Canetta PA, Beck LH Jr, et al. Treatment of resistant glomerular diseases with adrenocorticotropic hormone gel: a prospective trial. *Am J Nephrol.* 2012;36:58-67.
13. Bhimma R, Coovadia HM, Adhikari M. Nephrotic syndrome in South African children: Changing perspectives over 20 years. *Pediatr Nephrol.* 1997;11:429-434.
14. Lewis MA, Baildom EM, Davies N, et al. Steroid-sensitive minimal change nephrotic syndrome: Long-term follow-up. *Contrib Nephrol.* 1988;67: 226-228.
15. Barok M, Nathoo K, Gabriel R, Porter K. Clinicopathological features of Zimbabwean patients with sustained proteinuria. *Centr Afr Med.* 1997;43: 152-158.
16. Haas M, Meehan SM, Karrison TG, Spargo BH. Changing etiologies of unexplained adult nephrotic syndrome: A comparison of renal biopsy findings from 1976–1979 and 1995–1997. *Am J Kidney Dis.* 1997;30:521-531.
17. Nolasco F, Cameron JS, Heywood EF, et al. Adult-onset minimal change nephrotic syndrome: A long term follow-up. *Kidney Int.* 1986;29:1215-1223.
18. Feinstein EI, Chesney RW, Zelikovic I. Peritonitis in childhood renal disease. *Am J Nephrol.* 1988;8:147-165.
19. Minimal change nephrotic syndrome in children: Deaths during the first 5 to 15 years' observation. Report of the International Study of Kidney Disease in Children. *Pediatrics.* 1984;73:497-501.
20. Overturf GD, Committee on Infectious Diseases. Technical report: Prevention of pneumococcal infections, including the use of pneumococcal conjugate and polysaccharide vaccines and antibiotic prophylaxis. American Academy of Pediatrics. *Pediatrics.* 2000;106:367-376.
21. Border WA. Distinguishing minimal change disease from mesangial disorders. *Kidney Int.* 1988;34:419-434.
22. The primary nephrotic syndrome in children: Identification of patients with minimal change nephrotic syndrome from initial response to prednisone. A report of the International Study of Kidney Disease in Children. *J Pediatr.* 1981;98:461-464.
23. Trompeter RS, Lloyd BW, Hicks J, et al. Long-term outcome for children with minimal change nephrotic syndrome. *Lancet.* 1985;1:368-370.
24. Tarshish P, Tobin JN, Bernstein J, et al. Prognostic significance of the early course of minimal change nephrotic syndrome. Report of the International Study of Kidney Disease in Children. *J Am Soc Nephrol.* 1997;8: 769-776.
25. Hoyer PF, Brodehl J. Initial treatment of idiopathic nephrotic syndrome in children: Prednisone versus prednisone plus cyclosporine A. A prospective, randomized trial. *J Am Soc Nephrol.* 2006;17:1151-1157.
26. Cattran DC, Alexopoulos E, Heering P, et al. Cyclosporin in idiopathic glomerular disease associated with the nephrotic syndrome: Workshop recommendations. *Kidney Int.* 2007;72:1429-1447.
27. KDIGO. Clinical practice guidelines for glomerulonephritis. Kidney Disease: Improving Global Outcomes. *Kidney Int Suppl.* 2012;2:181-185. www.http://kdigo.org/home/glomerulonephritis-gn/.
28. Short versus standard prednisone therapy for initial treatment of idiopathic nephrotic syndrome in children. Arbeitsgemeinschaft für Pädiatrische Nephrologie. *Lancet.* 1988;1:380-383.
29. Ehrich JH, Brodehl J. Long versus standard prednisone therapy for initial treatment of idiopathic nephrotic syndrome in children. Arbeitsgemeinschaft für Pädiatrische Nephrologie. *Eur J Pediatr.* 1993;152:357-361.
30. Brodehl J. The treatment of minimal change nephrotic syndrome: Lessons learned from multicentre co-operative studies. *Eur J Pediatr.* 1991;150: 380-387.
31. Hodson EM, Knight JF, Willis NS, Craig JC. Corticosteroid therapy for nephrotic syndrome in children. *Cochrane Database Syst Rev.* 2007;(2): CD001533.
32. Teeninga N, Kist-van Holthe JE, van Rijswijk N, et al. Extending prednisolone treatment does not reduce relapses in childhood nephrotic syndrome. *J Am Soc Nephrol.* 2013;24:149-159.
33. Cyclophosphamide treatment of steroid-dependent nephrotic syndrome: Comparison of eight week with 12 week course. Report of Arbeitsgemeinschaft für Padiatrische Nephrologie. *Arch Dis Child.* 1987;62:1102-1106.
34. Ueda N, Kuno K, Ito S. Eight and 12 week courses of cyclophosphamide in nephrotic syndrome. *Arch Dis Child.* 1990;65:1147-1150.
35. Trompeter RS, Evans PR, Barratt TM. Gonadal function in boys with steroid-responsive nephrotic syndrome treated with cyclophosphamide for short periods. *Lancet.* 1981;1:1177-1179.
36. Durkan AM, Hodson EM, Willis NS, Craig JC. Immunosuppressive agents in childhood nephrotic syndrome: A meta-analysis of randomized controlled trials. *Kidney Int.* 2001;59:1919-1927.
37. Vester U, Kranz B, Zimmermann S, Hoyer PF. Cyclophosphamide in steroid-sensitive nephrotic syndrome: Outcome and outlook. *Pediatr Nephrol.* 2003; 18:661-664.
38. Latta K, von Schnakenburg C, Ehrich JH. A meta-analysis of cytotoxic treatment for frequently relapsing nephrotic syndrome in children. *Pediatr Nephrol.* 2001;16:371-382.
39. British Association for Paediatric Nephrology. Levamisole for corticosteroid-dependent nephrotic syndrome in childhood. *Lancet.* 1991;337:1555-1557.
40. Al-Saran K, Mirza K, Al-Ghanam G, Abdelkarim M. Experience with levamisole in frequently relapsing, steroid-dependent nephrotic syndrome. *Pediatr Nephrol.* 2006;21:201-205.
41. Dorresteijn EM, Kist-van Holthe JE, Levtchenko EN, et al. Mycophenolate mofetil versus cyclosporine for remission maintenance in nephrotic syndrome. *Pediatr Nephrol.* 2008;23:2013.
42. Gellerman J, Weber L, Pape L, et al. A randomized cross-over trial of mycophenolate mofetil versus ciclosporin A in children with frequently relapsing steroid-sensitive nephrotic syndrome. Gesellschaft für Pädiatrische Nephrologie (GPN). *J Am Soc Nephrol.* 2013;24:1689-1697.
43. Guigonis V, Dallocchio A, Baudouin V, et al. Rituximab treatment for severe steroid- or cyclosporine-dependent nephrotic syndrome: A multicentric series of 22 cases. *Pediatr Nephrol.* 2008;23:1269-1279.
44. Nakayama M, Katafuchi R, Yanase T, et al. Steroid responsiveness and frequency of relapse in adult-onset minimal change nephrotic syndrome. *Am J Kidney Dis.* 2002;39:503-512.
45. Fakhouri F, Bocquet N, Taupin P, et al. Steroid-sensitive nephrotic syndrome: from childhood to adulthood. *Am J Kidney Dis.* 2003;41:550-557.
46. Melocoton TL, Kamil ES, Cohen AH, Fine RN. Long-term cyclosporin A treatment of steroid-resistant nephrotic and steroid-dependent nephrotic syndrome. *Am J Kidney Dis.* 1991;18:583-588.
47. Choi MJ, Eustace JA, Gimenez LF, et al. Mycophenolate mofetil treatment for primary glomerular diseases. *Kidney Int.* 2002;61:1098-1114.
48. Day CJ, Cockwell P, Lipkin GW, et al. Mycophenolate mofetil in the treatment of resistant idiopathic nephrotic syndrome. *Nephrol Dial Transplant.* 2002;17:2011-2013.
49. Bagga A, Har P, Moudgil A, Jordan SC. Mycophenolate mofetil and prednisolone therapy in children with steroid-dependent nephrotic syndrome. *Am J Kidney Dis.* 2003;42:1114-1120.
50. Munyentwali H, Bouachi K, Audard V, et al. Rituximab is an efficient and safe treatment in adults with steroid-dependent minimal change disease. *Kidney Int.* 2013;83:511-516.

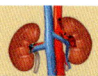

CAPÍTULO 18

Causas Primárias e Secundárias (Não Genéticas) de Glomeruloesclerose Segmentar e Focal

Gerald B. Appel e Vivette D. D' Agati

DEFINIÇÃO

A glomeruloesclerose segmentar e focal (GESF), um padrão histológico de lesão glomerular, define várias síndromes clínicopatológicas que podem ser primárias (idiopáticas) ou secundárias a diversas etiologias[1-5] (Cap. 19). Inicialmente no processo da doença, o padrão da glomeruloesclerose é focal, envolvendo a minoria dos glomérulos, e segmentar, envolvendo uma porção do tufo glomerular.[4,5] As alterações na citoarquitetura dos podócitos identificadas à microscopia eletrônica são particularmente difusas, enfatizando a importância da lesão podocitária. Com a progressão da doença, desenvolve-se mais glomeruloesclerose difusa e global. Apesar de representar somente uma pequena porcentagem dos casos de síndrome nefrótica idiopática em crianças jovens, a GESF é responsável por até 35% dos casos em adultos.[1] É a principal causa de doença renal progressiva e doença renal crônica em estágio terminal (DRET) em certas populações.[6]

Identificaram-se diversos mecanismos patogênicos que geralmente se manifestam como subtipos histológicos particulares da doença. Através da depleção e desregulação podocitária, a deterioração do tufo glomerular leva à GESF como via final comum.[5] Apesar de a GESF primária (idiopática) ser potencialmente tratável e curável em muitos pacientes, o tipo e a duração ideais de imunossupressão, assim como a terapia adjuvante, permanecem controversos. Para a GESF secundária, existem terapias efetivas que retardam ou modificam o curso da doença (Cap. 80).

ETIOLOGIA E PATOGÊNESE

A glomeruloesclerose segmentar e focal representa a expressão fenotípica comum de diversas síndromes clinicopatológicas com etiologias distintas (Quadro 18-1). As causas incluem mutações genéticas nos componentes dos podócitos (Cap. 19), fatores de permeabilidade circulantes, infecções virais, toxicidade por drogas, respostas mal adaptadas ao número reduzido de néfrons funcionantes e estresse hemodinâmico em uma população de néfrons inicialmente normais. Em todas essas formas de GESF, a lesão direta ou inerente ao podócito é o mediador patogenético central.[2,5,7,8] Esses insultos promovem alteração da sinalização celular e reorganização do citoesqueleto de actina, resultando em destruição dos processos podocitários. Níveis críticos de injúria causam depleção podocitária através de separação ou apoptose. O estresse aos podócitos remanescentes pode levar à propagação local do dano (Cap. 79). A injúria aos podócitos pode espalhar-se aos podócitos adjacentes através da redução nos fatores de suporte tais como a sinalização da nefrina ou através do aumento dos fatores tóxicos como a angiotensina II (Ang II), ou pela tensão mecânica exercida nos podócitos remanescentes.[9] Uma das explicações para a característica segmentar das lesões esclerosantes é a disseminação célula a célula da lesão podocitária até que o glomérulo todo seja comprometido.[10]

Doença de Lesões Mínimas *Versus* Glomeruloesclerose Segmentar e Focal

Por definição, a etiologia da GESF primária ou idiopática é desconhecida. Alguns dados clínicos apoiam fatores etiológicos semelhantes aos da doença de lesões mínimas (DLM; Cap. 17).[1] Determinados pacientes com GESF responsiva aos corticosteroides que recidivam apresentam DLM na biópsia inicial e exibem GESF na biópsia posterior. Em alguns, isso pode representar não mais que um erro de amostragem da primeira biópsia. Em outros, com recidivas repetidas de síndrome nefrótica bem documentadas e várias biópsias no decorrer dos anos, a GESF no enxerto parece realmente ter surgido de um padrão inicial de DLM.[5] As observações de que as alterações patológicas nos glomérulos não escleróticos da GESF idiopática são semelhantes às dos glomérulos da DLM explicam a relação entre essas duas doenças.[11] Dessa forma, a DLM e a GESF geralmente são consideradas em conjunto sob o título de "podocitopatias".

Acredita-se que tanto a DLM quanto a GESF primária sejam mediadas por fatores de *permeabilidade circulantes*.[12] Estudos recentes sugerem que os fatores de permeabilidade da GESF e da DLM são diferentes e que essas doenças podem ser distinguidas através do uso de biomarcadores. Encontrou-se, na urina de pacientes com DLM sensível ao corticoide, CD80 elevado, um fator coestimulatório expresso nos podócitos e nas células B, que não foi observado na urina de pacientes com GESF.[13] A angiopoetina-*like*-4, uma glicoproteína secretada pelos podócitos, está suprarregulada nos podócitos e elevada no soro de modelos animais e pacientes com DLM.[14] Em modelos animais, a indução do receptor do ativador de plasminogênio de uroquinase (uPA) nos podócitos produz apagamento dos processos podocitários, proteinúria e GESF através da ativação da beta3 integrina, promovendo um fenótipo podocitário defeituoso.[15,16] Pacientes com GESF primária apresentam maiores níveis de uPAR solúvel circulante (suPAR) comparados aos pacientes igualmente proteinúricos com DLM ou nefropatia membranosa.[16] Encontraram-se níveis elevados de suPAR em 55% dos pacientes do grupo europeu PodoNet de GESF e em 84% do grupo americano GESF-CT, e a redução da proteinúria induzida por tratamento associou-se à redução dos níveis de suPAR.[17] Os pacientes com recorrência da GESF no enxerto também apresentam níveis aumentados de suPAR circulante, que são reduzidos com plasmaférese em paralelo com a redução da proteinúria. Entretanto, alguns estudos mostraram que os pacientes com a GESF secundária e outros com a TFG reduzida também apresentam níveis elevados de suPAR circulante.[18] Deste modo, o papel patogênico do suPAR e seu valor diagnóstico permanecem incertos.

A perda da barreira de filtração glomerular permite que a albumina negativamente carregada extravase para o espaço de Bowman. As alterações na permeabilidade da parede capilar glomerular podem ocorrer em resposta às substâncias "humorais" que atuam nos podócitos promovendo o apagamento dos processos podocitários.

Classificação Etiológica da Glomeruloesclerose Segmentar e Focal

GESF Primária (Idiopática)
Provavelmente mediada por fator(es) circulante(s)/de permeabilidade

GESF Secundária

1. Familiar/Genética*
Mutações na nefrina (*NPHS1*)
Mutações na podocina (*NPHS2*)
Mutações na α-actinina 4 (*ACTN4*)
Mutações no canal de receptor transiente de potencial (*TRPC6*)
Mutações no supressor do tumor de Wilms (*WT1*)
Mutações na formina invertida 2 (*INF2*)
Mutações na fosfolipase C épsilon 1 (*PLCE1*)
Alelos de risco para apolipoproteína L1 (*APOL1*)

2. Associada a vírus
HIV-1 ("nefropatia associada ao HIV")
Parvovírus B19
Vírus Simian 40 (SV40)
Citomegalovírus (CMV)

3. Induzida por drogas
Heroína ("nefropatia associada à heroína")
Interferon
Lítio

Pamidronato
Sirolimus
Esteroides anabolizantes

4. *Mediada por respostas adaptativas estruturais e funcionais*
Massa renal reduzida
Oligomeganefronia
Muito baixo peso ao nascer
Agenesia renal unilateral
Displasia renal
Nefropatia de refluxo
Sequela de necrose cortical
Ablação renal cirúrgica
Nefropatia crônica do enxerto
Qualquer doença renal avançada com redução dos néfrons funcionantes
Massa renal normal inicialmente
Hipertensão
Ateroembolismo ou outro processo vaso-oclusivo agudo
Obesidade
Aumento da massa corporal magra
Doença cardíaca congênita cianótica
Anemia falciforme

Quadro 18-1 **Classificação etiológica da glomeruloesclerose segmentar e focal (GESF).** *Para uma lista completa das causas genéticas consultar o Capítulo 19. *HIV*, vírus da imunodeficiência humana.

Os fatores de permeabilidade circulantes que aumentam a permeabilidade dos glomérulos à albumina *in vitro* foram encontrados no plasma de alguns pacientes com GESF. Em pacientes transplantados com GESF, utilizou-se a presença de tais fatores para predizer a recorrência da GESF.[12] Alguns pacientes com recorrência da síndrome nefrótica após o transplante alcançam remissão da síndrome nefrótica após plasmaférese ou imunoadsorção em coluna (proteína A), corroborando o papel de um fator circulante[12,19,20] (Cap. 108). Como descrito, um candidato é o suPAR.[16] Outro fator candidato é a citocina semelhante à cardiotropina 1 (CLC1), um membro da família das interleucinas IL-6. Os receptores dessa citocina estão presentes nos podócitos e estão suprarregulados na recorrência da GESF em humanos.[21] A origem deste fator pode ser as células-tronco CD34.[22] A indução com células T regulatórias atenua a proteinúria na GESF experimental, sugerindo a capacidade de bloquear ou suprimir as células patogênicas.[23]

Em contraste à DLM, a proteinúria na GESF geralmente é não seletiva, incluindo albumina e macromoléculas de alto peso molecular. Na GESF humana e em modelos animais de GESF induzidos por toxinas, como a nefrose por puromicina ou doxorrubicina (Adriamicina), desenvolve-se proteinúria não seletiva em conjunto com o desprendimento dos processos podocitários da MBG, um achado não visto na DLM.[5] A suscetibilidade genética à toxicidade por doxorrubicina em ratos Balb/c foi identificada como *PRKDC*, necessária para a reparação do DNA de dupla hélice.[24] Animais com deficiência neste sistema de reparo desenvolvem depleção do DNA mitocondrial após exposição a doxorrubicina, culminando na morte das células podocitárias e GESF. Este mecanismo ilustra como células de vida prolongada como os podócitos, que perdem a habilidade de autorreparo por divisão celular, são especialmente vulneráveis ao estresse tóxico genético. Em humanos, diversos e repetidos insultos aos glomérulos podem explicar o desenvolvimento da lesão padrão da GESF na nefroesclerose relacionada à idade e na senescência glomerular.

A hipertorfia glomerular (ou glomerulomegalia) pode identificar crianças portadoras de DLM com risco de desenvolver GESF. Na GESF idiopática precoce e em várias formas de GESF secundárias como a relacionada à obesidade, ocorre inicialmente hipertrofia

glomerular e aumento da taxa de filtração glomerular (TFG), corroborando os papéis da hiperfiltração e do aumento da pressão glomerular intracapilar (hipertensão glomerular).[25] Do mesmo modo, nas formas secundárias de GESF com número reduzido de néfrons, a má adaptação às alterações hemodinâmicas pode associar-se à hiperfiltração e ao aumento da pressão intracapilar glomerular. Outros fatores como a coagulação intraglomerular e as anormalidades no metabolismo dos lipídios podem contribuir para a glomeruloesclerose nesses pacientes (Cap. 79).

Variantes Genéticas da Glomeruloesclerose Segmentar e Focal

As formas genéticas e familiares da GESF são explicadas em detalhes no Capítulo 19. Muitos casos de GESF aparentemente primária podem ter mutações não identificadas ou polimorfismos em genes podocitários não reconhecidos devido à falta de testes genéticos e à ausência de uma apresentação da doença com resistência precoce aos corticosteroides ou com história de herança familiar. Na GESF primária, uma predisposição genética pode ser a base para a suscetibilidade a um "segundo insulto", através do qual fatores virais ou outros estímulos imunológicos levarão ao início da doença. Mutações em genes podocitários também podem predispor à GESF induzida por causas secundárias como obesidade, hipertensão arterial sistêmica e agentes infecciosos, permitindo estresses podocitários multifatoriais. Por exemplo, mutações na cadeia pesada da miosina 9 (*MYH9*) foram inicialmente identificadas como um importante fator de risco para GESF em pacientes afro-descendentes.[26] A subsequente avaliação genética das populações em risco para GESF identificou o gene da *APOL1*, em vez de *MYH9*, como o principal gene de risco para GESF e arteriolonefroesclerose hipertensiva crônica entre os pacientes afro-descendentes.[27] A *APOL1* codifica para apolipoproteína L-1. O gene está localizado ao longo do mesmo trecho do cromossomo 22 e está em desequilíbrio de ligação com *MYH9*. Mutações em G1 e G2 na *APOL1* são protetores contra a infecção pelo *Trypanosoma brucei*, o parasita que causa a doença do sono africano. Semelhantemente ao gene para anemia falciforme, que confere vantagem seletiva contra a malária, essa mutação genética tornou-se prevalente na população, pois conferiu proteção contra um patógeno infeccioso. Apesar de a *APOL1* estar presente nas arteríolas pré-glomerulares e nos podócitos,[28] ainda não se sabe como as variações de sequência na *APOL1* causam glomeruloesclerose.

Glomeruloesclerose Segmentar e Focal Induzida por Vírus

Apesar de vários estudos demonstrarem relação entre a infecção viral prévia por parvovírus ou outros vírus e a GESF, particularmente a GESF colapsante, os dados estão longe de serem consistentes.[29] Em contraste, o papel da infecção pelo vírus da imunodeficiência humana (HIV) na patogênese está bem estabelecido (Cap. 58).

Glomeruloesclerose Segmentar e Focal Induzida por Drogas

Associam-se ao fenótipo da GESF várias drogas e medicamentos, incluindo heroína, lítio, pamidronato, sirolimus e interferons alfa, beta e gama[30] (Quadro 18-1). A heroína associa-se à síndrome nefrótica e GESF (nefropatia por heroína), apesar de sua incidência estar diminuindo na era moderna.[31] O pamidronato, um bifosfonato utilizado para prevenir a reabsorção óssea em tumores metastáticos e mieloma, associa-se tanto à GESF colapsante quanto à DLM.[32] A estabilização da função renal e a resolução da síndrome nefrótica podem ocorrer com a suspensão da medicação agressora (p. ex., interferon, heroína, pamidronato). O desenvolvimento da GESF associa-se ao abuso prolongado de esteroides anabolizantes pelos fisiculturistas. Muitos desses indivíduos também consomem dietas ricas em proteínas e suplementos potencialmente prejudiciais, incluindo o hormônio de crescimento. Os mecanismos de lesão glomerular incluem os efeitos tóxicos diretos dos esteroides anabolizantes nas células glomerulares e as respostas adaptativas à elevada massa corporal magra.[33]

Má Adaptação Estrutural Levando à Glomeruloesclerose Segmentar e Focal

Muitas formas da GESF secundária são mediadas por respostas adaptativas estruturais e funcionais.[1,5,7] Essas formas adaptativas incluem pacientes com redução congênita no número de néfrons funcionantes e redução adquirida do número de néfrons, enquanto outras formas secundárias estão associadas ao estresse hemodinâmico em uma população de néfrons inicialmente normal (Quadro 18-1). A *glomerulopatia relacionada à obesidade* (ORG) é cada vez mais comum em todo o mundo e pode estar associada à síndrome metabólica, incluindo hipertensão, diabetes e hiperlipidemia. Em geral, a ORG não se apresenta como síndrome nefrótica completa e tem baixo risco de progressão para DRET.[25] Relataram-se casos de GESF secundária semelhantes à ORG em pacientes não obesos altamente musculosos com índice de massa corporal elevada pelo fisiculturismo.[34] O baixo peso ao nascer associado à prematuridade e ao número reduzido de néfrons também podem levar à hipertrofia glomerular com desenvolvimento de GESF secundária na adolescência ou idade adulta.[35] Biópsias com GESF adaptativa secundária mostram normalmente glomerulomegalia, lesões de esclerose segmentar peri-hilar e hialinose. Essas condições assemelham-se a modelos experimentais de ablação renal, em que a redução cirúrgica da massa renal causa hipertrofia funcional dos néfrons remanescentes com aumento das pressões e fluxos plasmáticos glomerulares. Enquanto essas mudanças são inicialmente "adaptativas", a hiperfiltração e o aumento da pressão glomerular resultantes se tornam "mal-adaptativos" e servem como mecanismo para a progressão do dano glomerular.[7,8]

Patogênese da Progressão da Insuficiência Renal na Glomeruloesclerose Segmentar e Focal

Apesar de muita atenção ser dada à base patogenética da proteinúria na GESF, a glomeruloesclerose segmentar e eventualmente global associada à fibrose intersticial e atrofia tubular são claramente as condições básicas para a progressão para insuficiência renal. A etiologia da glomeruloesclerose e sua natureza progressiva são discutidas no Capítulo 79. Os podócitos em algumas formas de GESF, como a variante colapsante, exercem um fenótipo de desregulação com desdiferenciação, proliferação e apoptose.[36] Tais amostras de biópsia apresentam expressão podocitária alterada de proteínas relacionadas ao ciclo celular.[37] Em modelos de biópsia renal de pacientes com GESF, os níveis de expressão dos receptores proteicos do fator transformador do crescimento (TGF) β1, trombospondina-1 e TGF-β2 e os RNAs mensageiros estão todos aumentados, assim como os marcadores podocitários da via de sinalização Smad2/Smad3 fosforilada.[38] Assim, vias que promovem depleção podocitária e superprodução de matriz extracelular convergem para a produção de um fenótipo esclerosante.

EPIDEMIOLOGIA

Estudos de pacientes que foram submetidos à biópsia renal mostram aumento da prevalência de GESF tanto em adultos quanto em crianças em vários países e diferentes continentes.[39] Em alguns países, como o Brasil, a GESF é atualmente a doença renal primária mais comum.[40] Uma análise de prevalência da DRET causada por GESF em um período de 21 anos nos Estados Unidos mostrou um aumento de 0,2% em 1980 para 2,3% em 2000, sendo a GESF a causa mais comum de doença glomerular primária levando à DRET.[5,6] Embora parte dessa mudança na prevalência possa estar relacionada a mudanças na prática de biópsia ou na classificação da doença, um aumento real na frequência da GESF é provável.

A GESF primária é levemente mais comum em homens do que em mulheres e a incidência de DRET por GESF em homens de todas as raças é 1,5 a 2 vezes maior que em mulheres. A incidência tanto em crianças quanto em adultos é maior em negros do que em caucasianos.[1] Nos Estados Unidos, a GESF é a causa mais comum de síndrome nefrótica idiopática em adultos afro-americanos.[6] Os afro-americanos apresentam um risco quatro vezes maior que os caucasianos de DRET por GESF. Mesmo em quase toda a população americana caucasiana, documentou-se um claro aumento na incidência de GESF durante um período de 30 anos,[41] enquanto esse não foi o caso em algumas populações caucasianas europeias.[42]

MANIFESTAÇÕES CLÍNICAS

Os pacientes com GESF primária apresentam-se com proteinúria assintomática ou com síndrome nefrótica completa.[1-3] Em crianças, 10 a 30% dos pacientes com proteinúria assintomática são detectados em *check-ups* de rotina ou exames físicos esportivos; em adultos, a detecção assintomática ocorre nos exames para o alistamento no exército, *check-ups* obstétricos e exames médicos de trabalho ou seguro de saúde. A incidência de proteinúria na faixa nefrótica no início da doença é de 70 a 90% em crianças, enquanto somente 50 a 70% dos adultos com GESF se apresentarão com síndrome nefrótica. As formas secundárias de GESF associadas à hiperfiltração, como rim remanescente e ORG, apresentam tipicamente menores níveis de proteinúria e muitos pacientes manifestam proteinúria subnefrótica e concentração sérica de albumina normal.[25,34]

Trinta a 50% das crianças e adultos com GESF apresentam hipertensão ao diagnóstico. Encontra-se micro-hematúria em 25 a 75% desses pacientes, e 20% a 30% apresentam TFG reduzida.[1-3] A excreção diária de proteína urinária varia de menos de um a mais de 30 g/dia. A proteinúria é tipicamente não seletiva. Os níveis de complemento e os resultados de outros testes sorológicos são normais. Pacientes ocasionais terão glicosúria, aminoacidúria, fosfatúria ou uma falha de concentração indicando dano tubular funcional bem como lesão glomerular.

Diferentes padrões histológicos da GESF podem exibir diferentes características clínicas. Quando os pacientes com a variante *tip lesion* da GESF foram comparados àqueles com DLM ou GESF não especificada (NOS), as suas características clínicas eram mais semelhantes aos com DLM.[43] Aqueles com a variante *tip lesion* manifestam-se normalmente com síndrome nefrótica completa de início clínico abrupto (quase 90%), menor tempo do início da doença até a biópsia renal, proteinúria mais grave e menos doença tubulointersticial crônica do que a GESF NOS. A variante celular também se apresenta normalmente com maior proteinúria e maior incidência de síndrome nefrótica do que a GESF NOS. Comparada à GESF NOS, a variante colapsante geralmente se apresenta com maior proteinúria, síndrome nefrótica mais completa e menor TFG.[44,45]

DIAGNOSTICO E DIAGNÓSTICO DIFERENCIAL

Antes da biópsia, pacientes com GESF podiam ser confundidos com qualquer paciente com doença glomerular ou síndrome nefrótica com os resultados dos testes sorológicos. Testes para fatores de permeabilidade não estão disponíveis na prática clínica rotineira. Em crianças com GESF, a maioria das quais com síndroma nefrótica, o maior diagnostico diferencial será entre DLM e outras variantes da síndrome nefrótica resistente a corticosteroides. Em adultos com proteinúria subnefrótica, o diagnósitco diferencial inclui quase todas as doenças glomerulares sem teste sorológico com resultados positivos. Em adultos com síndrome nefrótica, nefropatia membranosa (NM) e DLM podem se apresentar de maneira idêntica, e apenas uma biópsia renal poderá esclarecer o diagnóstico. Lesões esclerosantes focais causadas por outras glomerulopatias (p. ex., cicatriz segmentar de glomerulonefrite crônica) devem ser excluídas patologicamente. Além disso, a lesão glomerular da GESF é focal e pode ser confinada aos glomérulos justamedulares mais profundos no início da doença, que podem não ser amostrados na biópsia renal. Uma amostra glomerular grande, com 20 glomérulos para microscopia de luz, aumenta a probabilidade de identificar o diagnóstico das lesões segmentares.

Mesmo após o estabelecimento do diagnóstico da GESF, a forma primária (idiopática) deve ser diferenciada das formas secundárias por uma correlação clinicopatológica cuidadosa (Quadro 18-1). Em geral, muitas formas de GESF adaptativa têm níveis mais baixos de proteinúria que a forma primária de GESF, menor incidência de hipoalbuminemia e, na biópsia, menor grau de destruição dos processos podocitários. Em pacientes jovens com menos de 25 anos e naqueles com história familiar de GESF, pode ser útil fazer investigação genética para mutações em podocina, nefrina ou outros genes de podocitos (Cap. 19).

PATOLOGIA

As manifestações patológicas da GESF são heterogêneas, tanto qualitativamente quanto no que diz respeito à localização das lesões no tufo glomerular. Classifica-se a GESF por variantes histológicas (Quadro 18-2)[46] tanto nas formas primárias quanto secundárias (Quadro 18-1). Os subtipos incluem *clássica* ou NOS; variante *peri-hilar*, na qual mais de 50% dos glomérulos com lesões segmentares exibem hialinose e esclerose envolvendo a região do polo vascular; variante *celular*, manifestando hipercelularidade endocapilar; variante *colapsante*, em que

Variantes Morfológicas da Glomeruloesclerose Segmentar e Focal
1. GESF, não especificada (NOS; também conhecida como GESF clássica)
2. GESF, variante peri-hilar
3. GESF, variante celular
4. GESF, variante colapsante (também conhecida como glomerulopatia colapsante)
5. GESF, variante *tip*

Quadro 18-2 Variantes morfológicas da glomeruloesclerose segmentar e focal (GESF).

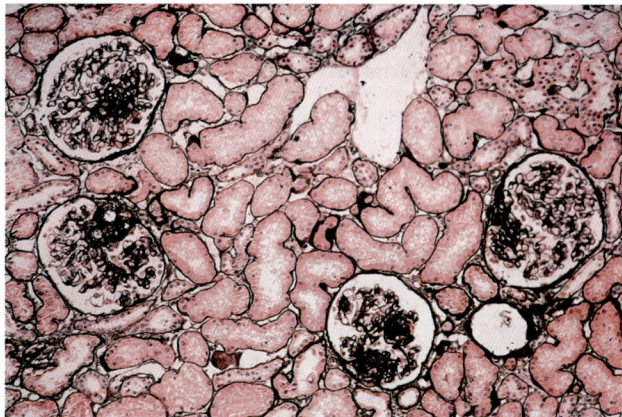

Figura 18-1 Glomeruloesclerose segmentar e focal, não especificada (GESF NOS). A microscopia de pequeno aumento mostra quatro glomérulos com discretas lesões de esclerose segmentar envolvendo uma porção do tufo. Os capilares não escleróticos adjacentes são comuns. Neste exemplo, não há evidência de lesão tubulointersticial. (Coloração metenamina de prata de Jones; ampliação ×100.)

pelo menos um glomérulo apresenta colapso global e hiperplasia e hipertrofia da célula visceral sobreposta; e a variante *tip* com lesões segmentares envolvendo o polo tubular. Aplicou-se esta classificação com sucesso a séries retrospectivas e prospectivas de biópsias renais. Outras variantes histológicas mais controversas incluem a GESF com hipercelularidade mesangial difusa e a nefropatia por C1q (Cap. 28). Alguns acreditam que estas são entidades de doenças distintas com padrões histopatológicos únicos, outros acreditam que são meramente subgrupos da GESF.[47,48]

Glomeruloesclerose Focal e Segmentar Clássica (GESF Não Especificada)

A GESF clássica, também chamada de GESF NOS, é a forma genérica mais comum da doença. A GESF NOS requer a exclusão de outros subtipos mais específicos descritos posteriormente. É definida pelo acúmulo de matriz extracelular (MEC) que oclui os capilares glomerulares e forma solidificações segmentares discretas (Fig. 18-1).[46] Pode haver hialinose (acúmulo plasmático de material amorfo hialino abaixo da MBG), células espumosas na região endocapilar e irregularidades da MBG (Fig. 18-2). Adesões ou sinéquias à cápsula de Bowman são comuns, e a célula epitelial visceral sobreposta frequentemente apresenta-se edemaciada e forma uma capa celular sobre o segmento esclerosado. Os lóbulos glomerulares não afetados pela esclerose segmentar apresentam-se normais à microscopia óptica, exceto por leve tumefação podocitária. A atrofia tubular e a fibrose intersticial são proporcionais ao grau de glomeruloesclerose. Normalmente, apresentam-se à imunofluorescência (IF) depósitos granulares focais e segmentares de IgM, C3 e mais variavelmente C1 na

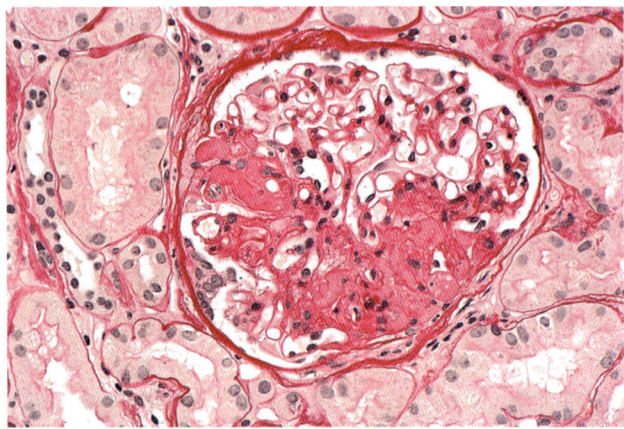

Figura 18-2 **Glomeruloesclerose segmentar e focal, não especificada.** As lesões de esclerose segmentar exibem aumento da matriz extracelular e hialinose. Há adesão à cápsula de Bowman sem hipertrofia podocitária significativa. Os capilares não escleróticos têm membranas basais glomerulares de espessura normal e leve edema podocitário. (Reação do ácido periódico de Schiff [PAS]; ×400.)

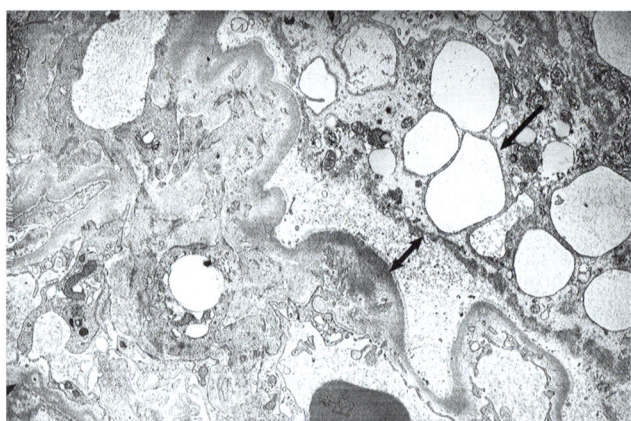

Figura 18-4 **Glomeruloesclerose segmentar e focal, não especificada.** A microscopia eletrônica ilustra a lesão de esclerose segmentar com obliteração dos capilares glomerulares pelo aumento da matriz extracelular com membranas basais glomerulares rugosas e retraídas. Os podócitos sobrepostos estão destacados, com obliteração completa dos processos podocitários *(seta dupla)* e numerosas vesículas de transporte *(seta).* (×2.500.)

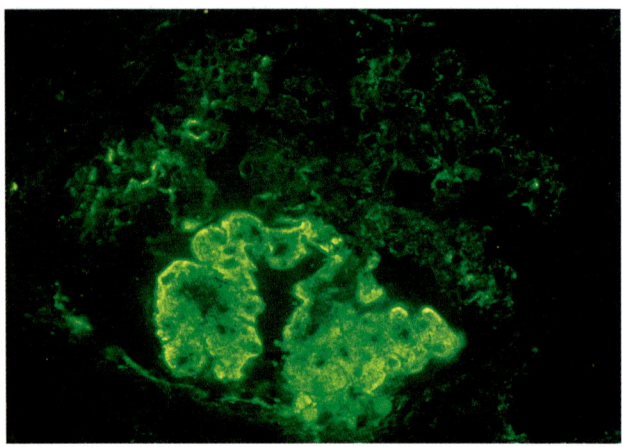

Figura 18-3 **Glomeruloesclerose segmentar e focal, não especificada.** As lesões de esclerose segmentar contêm depósitos de IgM correspondendo às áreas de aumento de matriz e hialinose. A coloração mais fraca para IgM também é vista no mesângio adjacente. (Microscopia de imunofluorescência; ×400.)

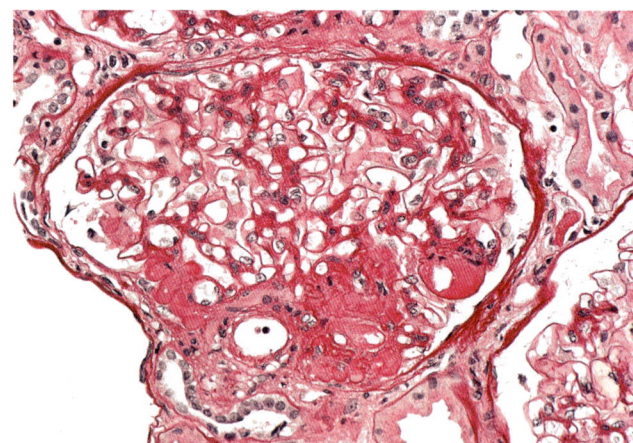

Figura 18-5 **Glomeruloesclerose segmentar e focal (GESF), variante peri-hilar.** Uma discreta lesão de esclerose segmentar e hialinose localiza-se no polo vascular glomerular (i.e., peri-hilar). O glomérulo está hipertrofiado. O paciente apresentava GESF secundária no contexto de rim único resultante de agenesia renal contralateral. (PAS; ×250.)

distribuição da glomeruloesclerose segmentar (Fig. 18-3). Nos glomérulos não escleróticos, pode-se ter uma fraca coloração mesangial para IgM e C3. As lesões escleróticas segmentares exibem, à microscopia eletrônica (ME), aumento da MEC, irregularidades e retração na MBG, acúmulo de material hialino inframembranoso resultando em estreitamento ou oclusão do lúmen capilar glomerular (Fig. 18-4). Não são encontrados depósitos elétron-densos imunes. Recobrindo a esclerose segmentar, muitas vezes ocorre o desprendimento podocitário com cobertura de célula parietal. Demonstra-se fusão dos processos podocitários com variável transformação em microvilosidades (projeções finas que se assemelham a vilosidades ao longo da superfície dos podócitos) nos capilares glomerulares não escleróticos adjacentes. Esta é a variante mais frequente e pode ocorrer nas formas primárias ou secundárias da GESF, incluindo as formas genéticas.

Variante Peri-hilar da Glomeruloesclerose Segmentar e Focal

Define-se a variante peri-hilar por hialinose peri-hilar e esclerose envolvendo mais de 50% dos glomérulos com lesões segmentares. Essa categoria requer a exclusão das variantes celular, *tip* e colapsante.

A hiperplasia podocitária é incomum. Apesar de a variante peri-hilar poder ocorrer na GESF primária, é particularmente frequente nas formas secundárias de GESF mediadas por respostas adaptativas estruturais e funcionais, acompanhando-se normalmente por hipertrofia glomerular (glomerulomegalia) e leve apagamento dos processos podocitários (Fig. 18-5). Neste cenário, a dilatação reflexa da arteríola aferente e a maior pressão de filtração na extremidade proximal do leito capilar glomerular favorecem o desenvolvimento das lesões no polo vascular.[5,7]

Variante Celular da Glomeruloesclerose Segmentar e Focal

A variante celular caracteriza-se por hipercelularidade endocapilar focal e segmentar, podendo mimetizar uma forma de glomerulonefrite proliferativa.[49] A hipercelularidade endocapilar (células espumosas, infiltrado leucocitário, debris de cariorréxis e hialinose) oclui os capilares glomerulares de forma segmentar (Fig. 18-6). Muitas vezes ocorre hiperplasia das células epiteliais viscerais, apresentando-se túrgidas e edemaciadas, às vezes formando pseudocrescentes. O apagamento dos processos podocitários é normalmente severo. As lesões

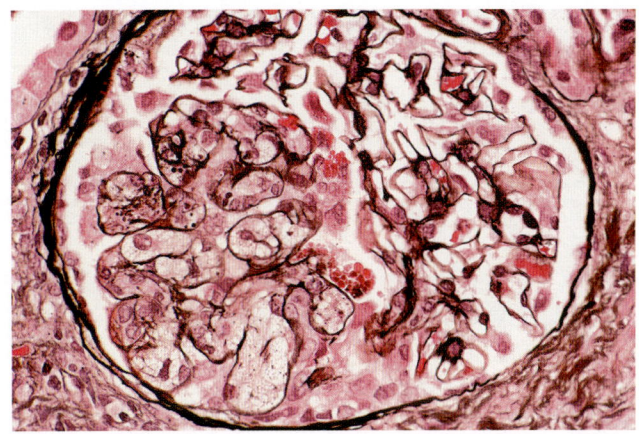

Figura 18-6 Glomeruloesclerose segmentar e focal, variante celular. Os lúmens dos capilares glomerulares estão ocluídos de forma segmentar pelas células endocapilares, incluindo células espumosas, leucócitos mononucleares infiltrantes e debris celulares picnóticos. Os achados mimetizam uma glomerulonefrite proliferativa devido à hipercelularidade e ausência de material da matriz extracelular. Existe hipertrofia e hiperplasia das células epiteliais viscerais sobrepostas, algumas delas contendo gotículas de proteínas reabsorvidas. (Metenamina de prata de Jones; ×400.)

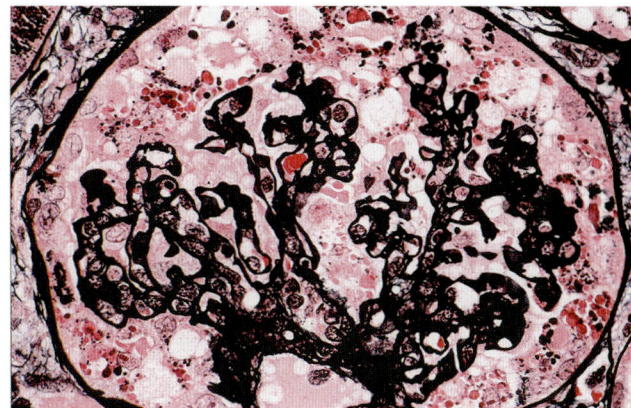

Figura 18-8 Glomeruloesclerose segmentar e focal, variante colapsante. Neste exemplo, a exuberante proliferação das células epiteliais glomerulares forma um pseudocrescente que oblitera o espaço urinário. O pseudocrescente não tem a morfologia celular fusiforme, as rupturas da cápsula de Bowman ou a matriz pericelular tipicamente vistos nos verdadeiros crescentes inflamatórios de origem epitelial parietal. (Metenamina de prata de Jones; ×400.)

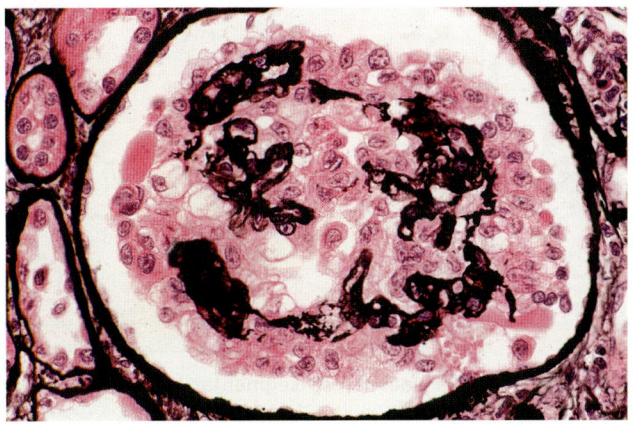

Figura 18-7 Glomeruloesclerose segmentar focal, variante colapsante. Há colapso global do tufo glomerular com obliteração dos lumens capilares. As células epiteliais viscerais sobrepostas apresentam-se hipertrofiadas e hiperplásicas com núcleos e nucléolos aumentados. Não há adesões à cápsula de Bowman. (Metenamina de prata de Jones; ×400.)

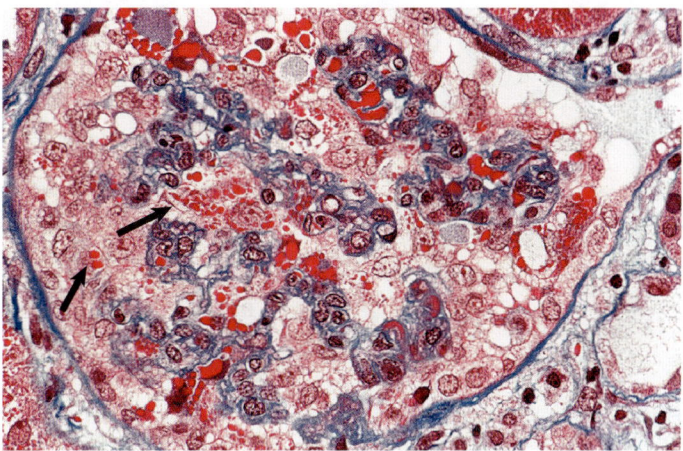

Figura 18-9 Glomeruloesclerose segmentar e focal, variante colapsante. A proliferação tipo crescente das células epiteliais glomerulares contém numerosos vacúolos intracitoplasmáticos e gotículas de reabsorção proteica tricrômico-vermelhas gotas de reabsorção de proteína (setas). (Tricrômico de Masson; ×400.)

tip e colapsante devem ser excluídas. Acredita-se que a GESF celular representa uma fase precoce do desenvolvimento das lesões segmentares e é geralmente primária.

Variante Colapsante da Glomeruloesclerose Segmentar e Focal

Define-se a variante colapsante por pelo menos um glomérulo com colapso global ou segmentar e hipertrofia e hiperplasia das células viscerais epiteliais sobrepostas (Fig. 18-7). Nestas áreas, ocorre oclusão dos lumens dos capilares glomerulares por colabamento implosivo e colapso da MBG.[44,45] Com frequência, a lesão colapsante é mais global do que segmentar. As células viscerais epiteliais exibem uma surpreendente hipertrofia e hiperplasia e expressam marcadores de proliferação. As células epiteliais glomerulares frequentemente contêm gotículas de proteína intracitoplasmáticas de reabsorção que podem preencher o espaço de Bowman formando os pseudocrescentes (Fig. 18-8 e Fig. 18-9). Encontra-se a hiperplasia da célula visceral nas variantes tanto colapsante quanto celular, mas distingue-se a variante

colapsante pela ausência de hipercelularidade endocapilar. Sugere-se através de estudos que a desregulação dos podócitos,[36] a ativação das células parietais (expressando claudina e CD44)[50,51] e as células progenitoras (expressando marcadores de células tronco CD133 e CD24)[52,53] que circundam a cápsula de Bowman podem contribuir para a hiperplasia da célula epitelial glomerular. Ilustrou-se *in vivo*, à microscopia, a habilidade das células epiteliais parietais de conectar-se rapidamente aos locais desnudos e com depleção podocitária na GESF.[54] A grande questão é se as células originárias da cápsula de Bowman têm a capacidade de diferenciar e completar a população de podócitos maduros.

Na GESF colapsante ocorre doença tubulointersticial importante, incluindo atrofia tubular, fibrose intersticial, edema intersticial e inflamação. Uma característica distinta é a presença de túbulos dilatados formando microcistos contendo cilindros proteináceos. Tipicamente ocorre à ME grave apagamento dos processos podocitários, afetando tanto os glomérulos colapsados quanto os não colapsados (Fig. 18-10). A glomerulopatia colapsante pode ocorrer como

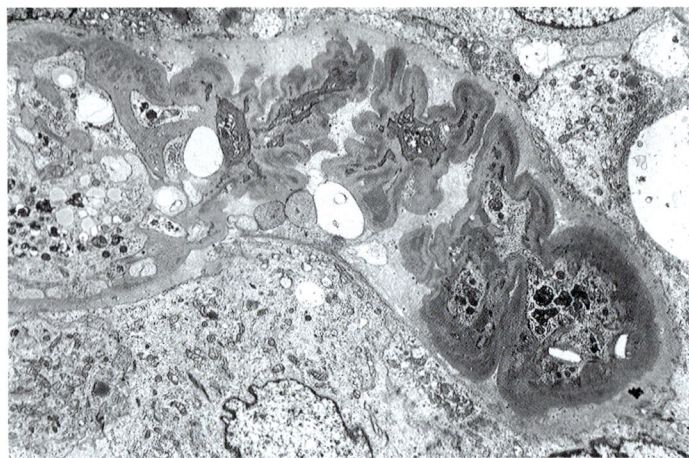

Figura 18-10 **Glomeruloesclerose segmentar e focal, variante colapsante.** À microscopia eletrônica, há colapso dos capilares glomerulares com enrugamento da membrana basal glomerular. Os podócitos sobrepostos apresentam-se destacados e hipertrofiados, com perda completa dos processos podocitários. (×2.500.)

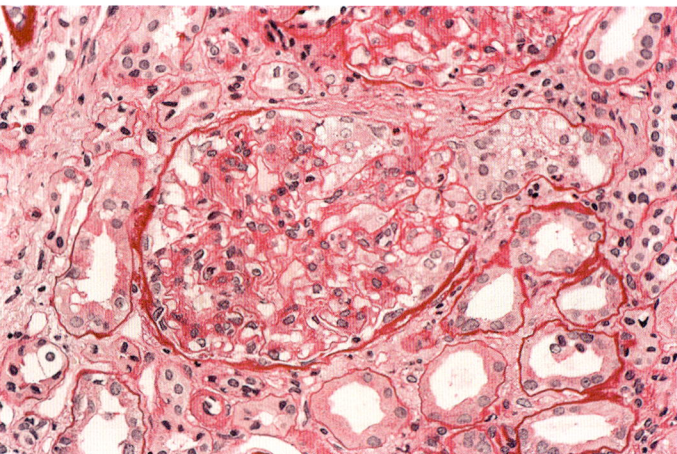

Figura 18-12 **Glomeruloesclerose segmentar e focal, variante *tip lesion*.** A *tip lesion* celular exibe ingurgitamento dos capilares glomerulares por células espumosas e aderência do segmento envolvido à origem do túbulo proximal (polo tubular). (PAS; ×250.)

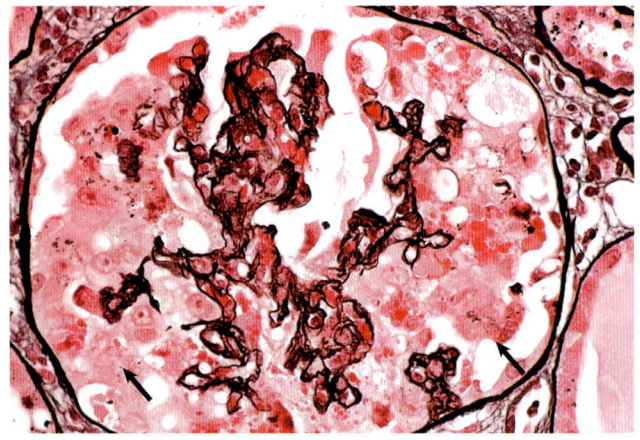

Figura 18-11 **Glomeruloesclerose segmentar e focal, variante colapsante, por toxicidade por pamidronato.** O tufo glomerular está retraído, sem aumento expressivo no material da matriz. As células epiteliais viscerais estão aumentadas e hiperplásicas *(setas)*, com numerosos vacúolos intracitoplasmáticos e gotículas de reabsorção proteica. (Metenamina de prata de Jones; ×400.)

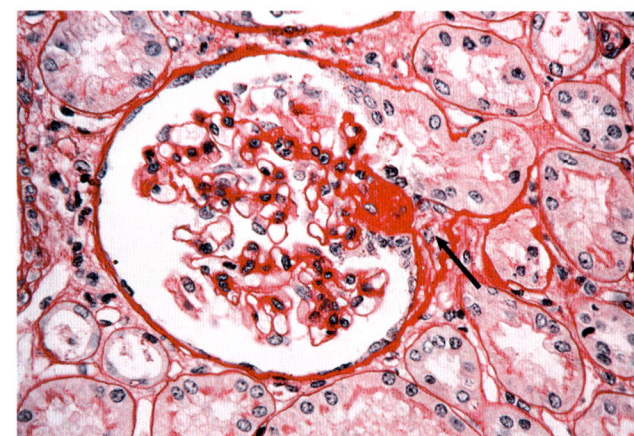

Figura 18-13 **Glomeruloesclerose segmentar e focal, variante *tip lesion*.** Uma *tip lesion* esclerosante forma uma aderência ao polo tubular *(seta)*. (PAS; ×250.)

uma forma de GESF primária.[44,45] Observa-se também esse padrão na GESF secundária à infecção pelo HIV, na infecção pelo parvovírus B19 e no tratamento com interferon ou toxicidade por pamidronato[5] (Fig.18-11). A presença de inclusões tubulorreticulares endoteliais são úteis para identificar a glomerulopatia colapsante secundária à nefropatia associada ao HIV ou à terapia com interferon.

Variante *Tip Lesion* da Glomeruloesclerose Segmentar e Focal

Define-se a variante *tip lesion* pela presença de pelo menos uma lesão segmentar envolvendo o domínio *tip*, ou a parte 25% exterior do tufo ao lado da origem do túbulo proximal.[43] Também existem aderências entre o tufo e a cápsula de Bowman, ou confluência de podócitos tumefeitos com células epiteliais parietais tubulares no lúmen tubular. As lesões segmentares podem ser celulares ou esclerosante (Fig. 18-12 e Fig. 18-13). Essas lesões podem evoluir gradativamente para o centro. A presença de esclerose peri-hilar ou esclerose colapsante exclui a variante *tip lesion*. Em um estudo de lesões de GESF tipo *tip lesion*, amostras de biópsia apresentavam somente lesões glomerulares *tip lesion* em 26% dos casos e lesões glomerulares *tip lesion* com outras

lesões de GESF periféricas em outros 74% dos casos.[43] O grau de fusão dos processos podocitários é geralmente grave. A maioria dos casos são primários e assemelham-se à DLM com síndrome nefrótica de início abrupto, sugerindo que compartilham fatores de permeabilidade semelhantes. Um grande tensão de cisalhamento e o prolapso do tufo para o polo tubular podem desempenhar um papel na morfogênese dessa lesão.

Outras Variantes de Glomeruloesclerose Segmentar Focal

Com frequência, incluem-se duas variantes histológicas no espectro da GESF, a GESF com hipercelularidade mesangial difusa e a nefropatia por C1q (Cap. 28).[5,47,48] A GESF com hipercelularidade mesangial difusa apresenta lesões de GESF em um cenário de hipercelularidade generalizada. Na IF, encontra-se IgM mesangial difusa positiva, com colorações mesangiais mais variáveis para C3, e revela-se à ME extensa fusão dos processos podocitários sem depósitos elétron-densos glomerulares. Esta variante ocorre quase exclusivamente em crianças jovens.

Uma glomerulopatia idiopática, a *nefropatia por C1q* define-se pela positividade dominante ou codominante para C1q à IF, depósitos elétron-densos mesangiais e achados semelhantes à GESF ou DLM com hipercelularidade mesangial variável à microscopia óptica. Em um estudo, 17 pacientes apresentavam achados de GESF à microscópica óptica (incluindo seis colapsantes e duas celulares) e três de DLM.[47] Além da coloração para C1q, demonstrou-se em amostras de biópsia deposição de outras imunoglobulinas (particularmente IgG) e componentes do complemento (C3), excluindo-se outras doenças clínicas importantes como a nefrite lúpica e a glomerulonefrite membranoproliferativa (GNMP). Na nefropatia por C1q, os depósitos elétron-densos localizam-se predominantemente na região paramesangial subjacente à reflexão da MBG. A fusão dos processos podocitários é variável. Corrobora-se, pela maior série de nefropatia por C1q, que muitos casos representam um subgrupo da GESF primária ou da DLM, enquanto outros são uma glomerulonefrite idiopática mediada por imunocomplexos.[48]

Características Patológicas Diferenciais da GESF Secundária

Apesar da patologia de algumas formas de GESF secundária assemelharem-se à GESF primária, existem várias diferenças substanciais. Considerando que os achados à microscopia óptica da nefropatia associada ao HIV são semelhantes àqueles da GESF colapsante primária (Fig. 18-14), os microcistos tubulares são particularmente comuns (Fig. 18-15).[55] À ME, uma grande diferença na nefropatia associada ao HIV é a abundância de inclusões tubulorreticulares nas células endoteliais glomerulares. Estas *interferon footprints* consistem em estruturas tubulares anastomosadas de 24-nm localizadas nas cisternas do retículo endoplasmático (Fig. 18-16). As inclusões tubulorreticulares tornaram-se menos frequentes em pacientes tratados com a terapia antirretroviral de alta potência.[55]

Nas formas secundárias da GESF adaptativa, demonstram-se à biópsia renal típica glomerulomegalia e lesões de esclerose segmentar predominantemente peri-hilares e hialinose. Na GESF secundária à perda de massa renal, como a nefropatia por refluxo ou a arteriolonefroesclerose hipertensiva, a GESF é geralmente vista no cenário de extensa glomeruloesclerose global, atrofia tubular, fibrose intersticial e arterioloesclerose. Na GESF secundária à anemia falciforme, a hipertrofia glomerular e a esclerose associam-se à congestão capilar pelas hemácias falciformes, e os duplos contornos da MBG assemelham-se àqueles vistos na microangiopatia trombótica crônica. Nas formas adaptativas de GESF, o grau de fusão dos processos podocitários tende a ser relativamente leve, afetando menos de 50% da área total da superfície do capilar glomerular, o que corresponde à menor largura dos processos podocitários (Fig. 18-17). Um estudo foi capaz

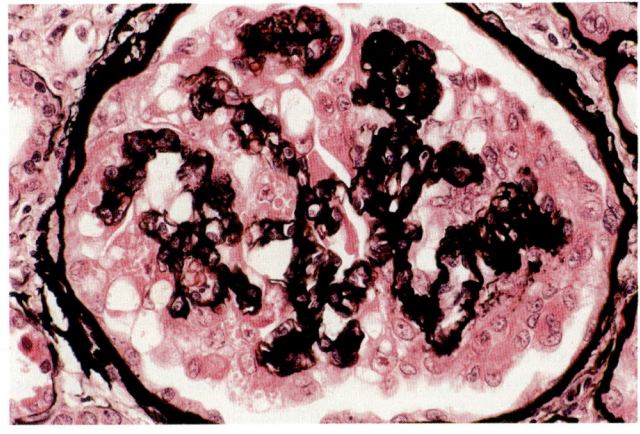

Figura 18-14 Nefropatia associada ao vírus da imunodeficiência humana (HIV). Um glomérulo globalmente colapsado demonstra marcada hipertrofia e hiperplasia das células viscerais. (Metenamina de prata de Jones; ×400.)

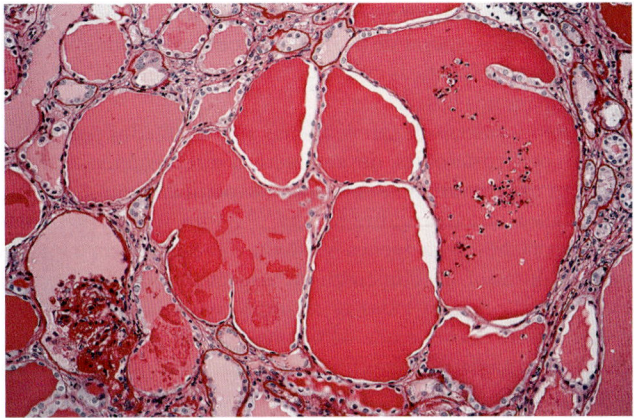

Figura 18-15 Nefropatia associada ao HIV. À microscopia de pequeno aumento, o parênquima renal contém microcistos tubulares abundantes com cilindros proteináceos. O glomérulo está colapsado com o espaço urinário dilatado. (PAS; ×80.)

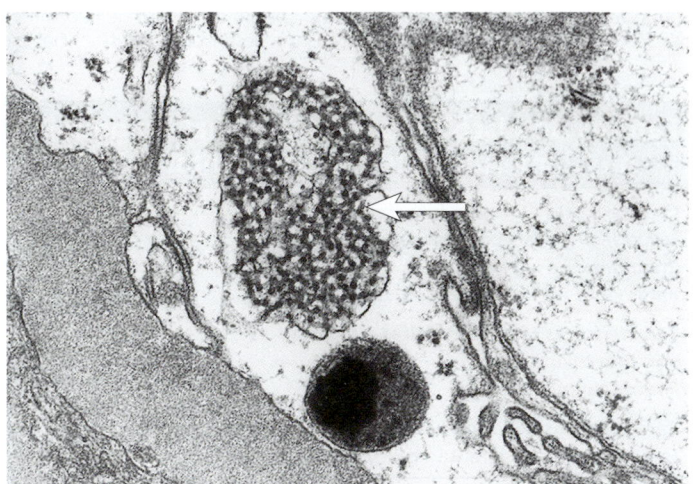

Figura 18-16 Nefropatia associada ao HIV. A célula endotelial glomerular aqui retratada contém uma grande inclusão intracitoplasmática tubulorreticular *(interferon footprint; seta)*, composta por estruturas tubulares que se interanastomosam dentro de uma cisterna dilatada do retículo endoplasmático. (Microscopia eletrônica; ×15.000.)

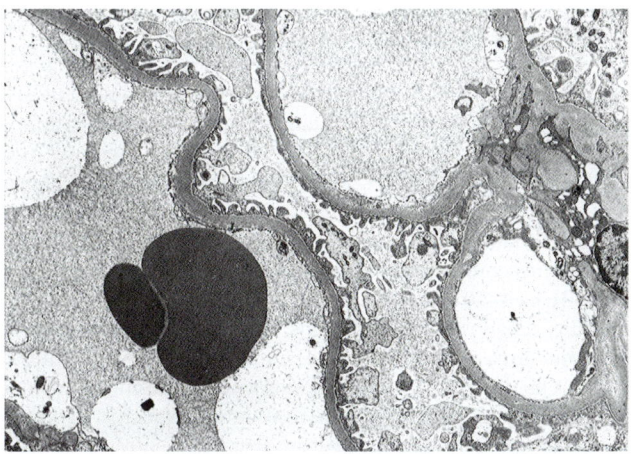

Figura 18-17 Glomeruloesclerose segmentar e focal (GESF) secundária à obesidade. Este paciente com obesidade mórbida tinha hipertrofia glomerular e lesões esclerosantes segmentares predominantemente peri-hilares e hialinose à microscopia óptica. O leve apagamento dos processos podocitários envolve aproximadamente 20% da área de superfície dos capilares glomerulares, apesar da presença segmentar proteinúria na faixa nefrótica. Este grau leve de apagamento dos processos podocitários é menor do que normalmente é visto na GESF primárias. (Microscopia eletrônica; ×2.500.)

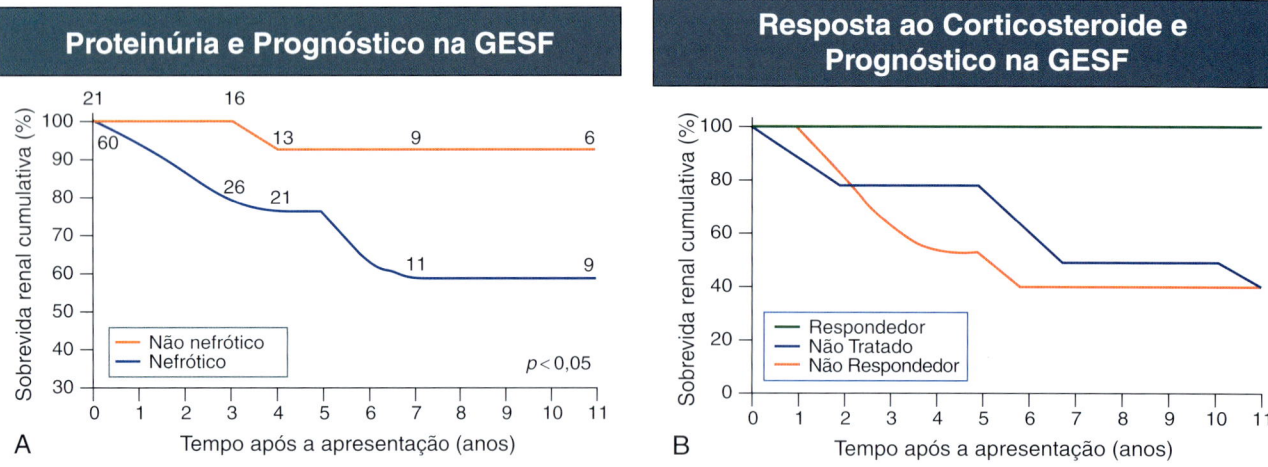

Figura 18-18 **Prognóstico na glomeruloesclerose segmentar e focal primária (GESF). A,** O risco de desenvolvimento de insuficiência renal está relacionado com a dimensão da proteinúria. Aqueles com proteinúria na faixa nefrótica estão muito mais propensos a desenvolver insuficiência renal do que aqueles com proteinúria de baixo grau. As figuras indicam o número de pacientes em risco em diferentes momentos. **B,** Os pacientes responsivos aos corticosteroides são significativamente menos propensos a desenvolver insuficiência renal do que os não respondedores ou não tratados. *(Modificado da referência 87.)*

Fatores de Risco para Doença Renal Progressiva na Glomeruloesclerose Segmentar e Focal

Características Clínicas à biópsia
Severidade da faixa de proteinúria nefrótica
Creatinina sérica elevada
Raça negra

Características Histopatológicas à biópsia
Variante colapsante
Fibrose tubulointersticial

Características Clínicas Durante o Curso da Doença
Falha em alcançar remissão parcial ou completa

Quadro 18-3 Fatores de risco para doença renal progressiva na GESF.

de distinguir, com alta sensibilidade e especificidade, a forma primária da forma adaptativa de GESF através de um valor de corte de mais de 1.500 nm para a largura média dos processos podocitários.[56]

HISTÓRIA NATURAL E PROGNÓSTICO

A história natural da GESF é variada.[1-3] A maioria dos pacientes, sem tratamento ou sem resposta ao tratamento, irão evoluir com aumento progressivo da proteinúria e insuficiência renal progressiva. Apenas 5% a 25% dos pacientes apresentarão remissão espontânea da proteinúria.[57] Adultos e crianças não responsivos apresentam um curso semelhante; a maioria desenvolve DRET em 5 a 20 anos da apresentação da doença com aproximadamente 50% desses pacientes apresentando DRET em 10 anos (Fig. 18-8).

Alguns achados epidemiológicos, clínicos e histológicos ao diagnóstico ajudam a prever o tempo de curso clínico dos pacientes com GESF[1-5] (Quadro 18-3). Os afro-americanos, mesmo controlando o grau de proteinúria, a hipertensão e outros aspectos, experimentam uma progressão mais rápida para insuficiência renal. À biópsia, TFG reduzida, graus elevados de proteinúria e fibrose intersticial predizem um curso mais progressivo.[1] O grau de glomeruloesclerose é muito menos consistente como achado prognóstico.[1-5] Os pacientes que apresentam remissão da proteinúria e da síndrome nefrótica têm maior sobrevida renal do que aqueles que não apresentam.[1,3,58,59] Mesmo os pacientes que alcançam remissão parcial da síndrome nefrótica têm uma menor taxa de falência renal no longo prazo.[60]

Há um consenso de que os desfechos são melhores para a variante *tip lesion* e piores para a variante colapsante da GESF primária, tendo a variante NOS um desfecho intermediário.[49,61,62] Essas diferenças se mantiveram mesmo em uma coorte de crianças e adultos jovens inicialmente com GESF resistente aos corticosteroides.[63] Em uma série comparativa, a porcentagem de remissão completa e parcial foi maior para a *tip lesion* (76%), menor para a variante colapsante (13%) e intermediária para a celular (44%), em comparação com 39% da variante NOS. Houve uma forte correlação inversa entre as taxas de remissão e a progressão para DRET entre esses subgrupos. Por conseguinte, a porcentagem DRET foi maior para a variante colapsante (65%), menor para a *tip lesion* (6%) e intermediária para a variante celular (28%), em comparação com 35% para a variante NOS.[49]

TRATAMENTO

Ainda existe um considerável debate sobre o tratamento adequado dos pacientes com FSGS primária[1-3,5,59] (Fig. 18-19). Em parte, isso se relaciona com a confusão entre as formas primárias e secundárias da doença, incluindo as variantes genéticas não reconhecidas. Por exemplo, mesmo após a biópsia, nem sempre é claro se um paciente obeso, com glomerulomegalia, GESF e proteinúria nefrótica tem a forma primária ou secundária da doença.[18] Além disso, o curso da doença é variável e apenas recentemente foram definidos fatores prognósticos claros. Por fim, apesar de a GESF ser comum em adultos, existem muitas opções terapêuticas com poucos ensaios clínicos randomizados (ECR) para nos basearmos.

Em estudos iniciais de GESF, apenas 10% a 30% dos pacientes tratados com corticosteroides, durante períodos relativamente curtos ou com outros agentes imunossupressores, experimentaram remissão da proteinúria, e a taxa de recidiva foi alta.[1,59] Assim, muitos nefrologistas consideram a GESF uma doença resistente e não defendem o tratamento imunossupressor. Documentou-se, através de um estudo clássico, que, em Toronto, quase todas as crianças com GESF foram tratadas com imunossupressores e que 44% apresentaram remissão.[58] Embora a taxa de resposta para adultos tratados seja semelhante (39%), a maioria dos adultos nunca receberam terapia imunossupressora.

Corticoterapia

Os resultados foram muito mais gratificantes em ensaios que utilizaram longos cursos (> 6 meses) de corticosteroides na GESF primária.

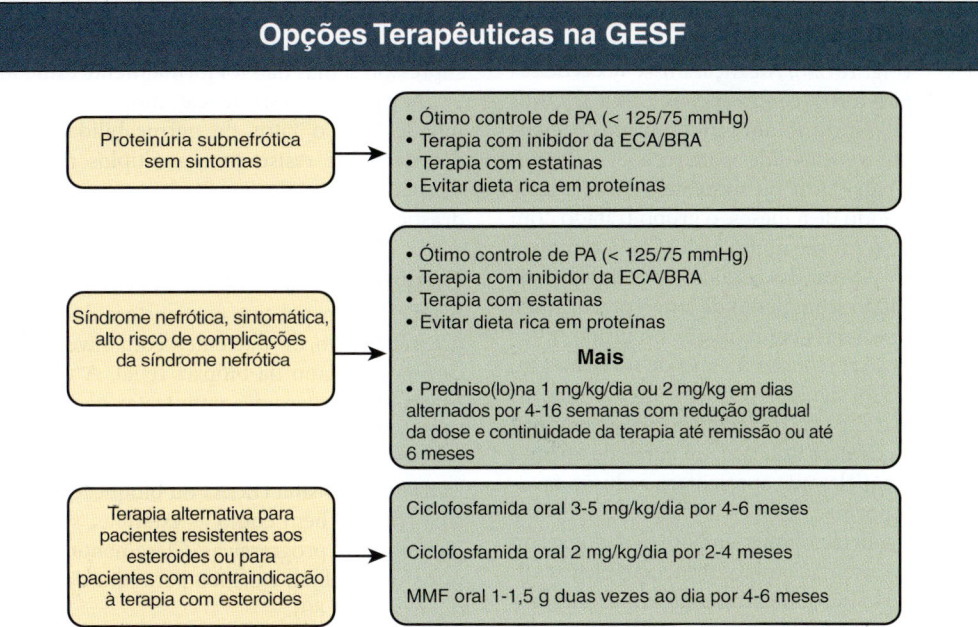

Figura 18-19 **Opções terapêuticas na glomeruloesclerose segmentar e focal.** O tratamento da GESF secundária deve ser dirigido para a causa subjacente sempre que possível. Para a nefropatia associada ao HIV, o tratamento com terapia antirretroviral altamente ativa (HAART); para nefrotoxicidade por pamidronato, interromper a medicação; e para glomerulopatia relacionada à obesidade, perda de peso. *ECA*, enzima conversora da angiotensina; *BRA*, bloqueador do receptor da angiotensina; *PA*, pressão arterial; *MMF*, micofenolato mofetil.

Em adultos, a terapia é geralmente com prednisona ou prednisolona, 1 mg/kg/dia ou 1,5 a 2 mg/kg em dias alternados por um período inicial de quatro a oito semanas, com redução subsequente da dose.[1,3,59] A taxa de resposta inicial varia de 40% a 80%. As crianças nefróticas normalmente recebem um curso empírico de prednisona (60 mg/m² de área de superfície corporal) por quatro a seis semanas antes de a biópsia renal ser realizada, tentando-se a remissão efetiva naquelas com DLM. Em crianças com GESF documentada por biópsia, 20% a 25% alcançarão remissão completa com um curto curso de corticosteroides, mas até 50% apresentarão recidiva com uma terapia mais intensiva. Em adultos, apesar de não existirem grandes ECRs disponíveis, o uso mais prolongado de corticosteroides levou a maiores taxas de remissão da síndrome nefrótica que os estudos anteriores.[1,3,59,64,65] A duração média do tratamento com corticosteroides para alcançar remissão completa é de três a quatro meses; a maioria dos pacientes respondem em seis meses. Muitos médicos tratarão todos os pacientes com GESF primária nefrótica e também aqueles em risco de doença progressiva com um curso prolongado (seis a nove meses) de corticosteroides diário ou em dias alternados, ou com outros medicamentos imunossupressores na esperança de induzir a remissão da síndrome nefrótica e prevenir a DRET.[65] As diretrizes do Kidney Disease: Improving Global Outcomes (KDIGO) recomendam uma terapia inicial com prednisona em pacientes nefróticos com GESF primária, continuando com a maior dose por pelo menos quatro semanas e por no máximo 16 semanas, com uma redução lenta e gradual ao longo de seis meses após alcançar a remissão completa.[66]

Outros Agentes Imunossupressores

Por muitos anos, tanto o clorambucil quanto a ciclofosfamida combinados com os corticosteroides foram o tratamento de escolha para a GESF resistente aos corticosteroides.[1,67] Utilizou-se, em um estudo não controlado em crianças, a combinação de pulso endovenoso de corticosteroides e imunossupressão prolongada com corticosteroides e agentes citotóxicos e encontrou-se 60% de remissão completa e 16% de remissão parcial da síndrome nefrótica, além de uma baixa taxa de progressão para insuficiência renal.[68] Entretanto, as diretrizes

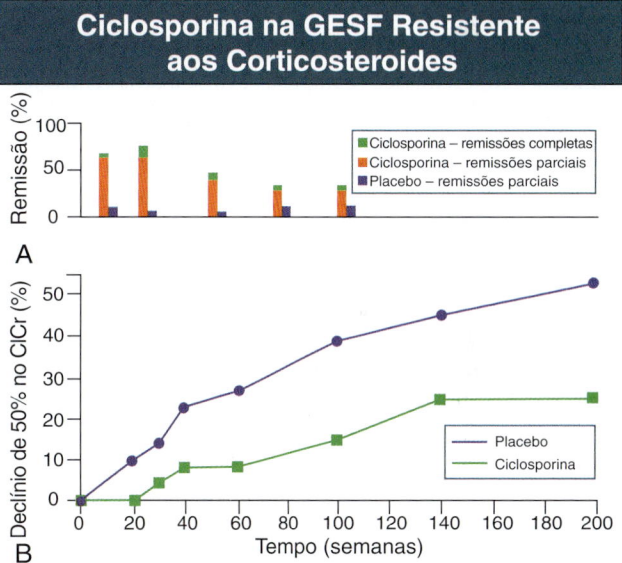

Figura 18-20 **Ciclosporina na glomeruloesclerose segmentar e focal (GESF) resistente aos corticosteroides.** Ensaio clínico randomizado de seis meses de tratamento com prednisolona e ciclosporina ou placebo. **A**, A ciclosporina induz remissão parcial ou completa significativamente com maior frequência que o placebo. **B**, O tratamento com ciclosporina resulta em menor taxa de declínio da função renal do que o placebo, mesmo após 4 anos; *ClCr*, depuração da creatinina. (*Modificado da referência 70.*)

recentes do KDIGO sugerem que a ciclofosfamida, especificamente, não seja utilizada em crianças com síndrome nefrótica resistente aos corticosteroides, optando-se por medicamentos alternativos, tais como inibidores da calcineurina (CNIs) ou micofenolato.[66] Em adultos com GESF tratados com ciclofosfamida via oral ou clorambucil, dados agrupados mostraram altas taxas de resposta para pacientes com dependência ou intolerância aos corticosteroides, mas uma taxa de remissão menor que 20% para os pacientes com resistência aos corticosteroides.[39]

Em alguns estudos, utiliza-se uma dose baixa de ciclosporina, 3 a 6 mg/ kg/dia por dois a seis meses, para o tratamento da GESF resistente aos corticosteroides[69,70] (Fig. 18-20). Alcançaram-se taxas de remissão completa e parcial de 60% a 70% contra apenas 17% a 33% nos grupos placebo. Na América do Norte, foram randomizados pacientes adultos com GESF resistente aos esteroides para receber ciclosporina com corticosteroides em baixa dose ou somente a mesma dose de corticosteroides por um período de 6 meses; o grupo tratado com ciclosporina apresentou taxa de remissão muito maior (12% completa e > 70% completa ou parcial).[70] Apesar das recaídas após a descontinuação da ciclosporina, ao final do seguimento de longo prazo, ainda havia significativamente mais pacientes em remissão no grupo tratado. A porcentagem de doentes com redução da taxa de filtração glomerular durante os quatro anos foi significativamente menor no grupo tratado. No entanto, devido à alta taxa de recidiva após a descontinuação da ciclosporina, muitos clínicos utilizam um curso de um ano com redução lenta e gradual naqueles que apresentam redução favorável da proteinúria com ciclosporina.[1,59]

Os resultados são similares com tacrolimus, embora os dados sejam mais limitados e não existam ECRs.[71,72] Como os principais efeitos adversos de nefrotoxicidade, hipertensão e hipercalemia são os mesmos para ciclosporina e tacrolimus, a escolha dependerá de efeitos cosméticos e outros efeitos secundários adversos menos graves (p. ex., hiperplasia gengival, tremor, hirsutismo). O tacrolimus tem sido eficaz em alguns pacientes resistentes ou intolerantes à ciclosporina.

Comparou-se a eficácia e a segurança dos corticosteroides com ciclosporina e corticosteroides com clorambucil em adultos nefróticos com GESF resistente aos corticosteroides em um estudo colaborativo multicêntrico alemão.[73] As taxas de remissão total e parcial foram semelhantes (~ 20% remissões completas e 40% a 50% remissões parciais), e a adição de clorambucil ao regime não melhorou o desfecho.

Nunca foi documentado se a ciclosporina é equivalente ou superior aos corticosteroides como terapia de primeira linha para GESF. No entanto, alguns médicos utilizam a ciclosporina como terapia de primeira linha em pacientes com alto risco de complicações pelos corticosteroides, tais como aqueles com diabetes ou obesidade mórbida concomitantes.[5]

Utiliza-se o micofenolato mofetil (MMF; ácido micofenólico) com sucesso em várias séries não controladas de pacientes com GESF.[74,75] Comparou-se, em um ECR prospectivo multicêntrico, a ciclosporina com um regime oral de MMF associado a dexametasona em 138 crianças e jovens de até 40 anos de idade que apresentavam GESF resistente a corticosteroides.[76] As taxas de remissão parcial ou completa não foram significativamente diferentes (46% no grupo da ciclosporina; 33% no grupo MMF-dexametasona). As diretrizes do KDIGO recomendam atualmente MMF e dexametasona para pacientes resistentes a corticosteroides que não toleram os INCs.[66]

O uso do sirolimus é controverso pois foi relatado o aparecimento de proteinúria e lesões de GESF em pacientes transplantados renais utilizando esta medicação. Em uma série, o sirolimus associou-se à piora da função renal, a episódios de insuficiência renal aguda e à ausência de remissões da síndrome nefrótica.[77] Em outra série com 21 pacientes com GESF resistente aos corticosteroides, 19% experimentaram remissão completa e 38%, remissão parcial.[78] Dada a controvérsia a respeito da toxicidade, o sirolimus não é recomendado para o tratamento de GESF. A plasmaférese, que é bem-sucedida no tratamento de alguns pacientes com GESF recorrente no enxerto renal (Cap. 108), não se mostrou útil em pacientes com a doença no rim nativo.[20] Sete de 11 crianças com GESF primária resistente a corticosteroides e ciclosporina alcançaram remissão com aférese de lipoproteínas de baixa densidade e prednisona.[79]

Utilizou-se o rituximabe em diversos estudos com pequeno número de pacientes com GESF.[80] Revelou ser mais eficaz para pacientes dependentes do que os resistentes aos esteroides.[81]

Mostrou-se benefício da corticotropina (ACTH) em pequeno número de pacientes com GESF resistente a vários outros imunossupressores, mas não foi formalmente estudada em grandes ECRs.[82]

A galactose, um açúcar monossacarídeo, demonstrou alta afinidade para o fator de permeabilidade CLC1.[83] Em casos isolados de GESF resistente a múltiplos regimes imunossupressores, a terapia prolongada com galactose normalizou o CLC1 e reduziu drasticamente a proteinúria.[84]

Outras Intervenções Terapêuticas

É incerto o papel dos corticosteroides e outros imunossupressores no tratamento de pacientes com níveis de proteinúria subnefrótica e pouco dano na biópsia renal. A maioria dos nefrologistas não usaria corticosteroides para tratar pacientes com GESF com proteinúria subnefrótica. A maioria poderia tratar todos os pacientes com GESF sem contraindicações, com os inibidores da enzima conversora da angiotensina (ECA) ou bloqueadores do receptor da angiotensina (BRAs), bem como as estatinas, semelhantes às outras doenças glomerulares progressivas. Claramente, o controle da pressão arterial por si só também é crítico para retardar ou impedir a progressão da doença (Cap. 80).

Outra área de pesquisa é a utilização de agentes para prevenção da fibrose renal em pacientes com GESF. Utilizou-se a pirfenidona, um inibidor do TGF-β oral, em 21 pacientes com GESF e TFG reduzida.[85] A pirfenidona retardou a perda de função renal ao longo do tempo, sem alterar a pressão arterial e a proteinúria. Um estudo utilizando um anticorpo contra o TGF-β está em andamento em pacientes com GESF.

Para os pacientes com as formas secundárias da GESF, os passos iniciais de manejo devem ser tratar a causa base da GESF. Pacientes com GESF secundária à obesidade e nefropatia por heroína apresentaram remissão da proteinúria após a perda de peso ou a cessação do uso de heroína, respectivamente. Em pacientes com nefropatia associada ao HIV, a terapia com medicamentos antirretrovirais altamente potentes e bloqueadores do sistema renina-angiotensina revelou-se útil (Cap. 58). Ainda não foram documentados por ECRs o papel dos imunossupressores nas formas de GESF secundária. Em todas as formas de GESF secundária, a terapia de suporte, conforme descrita no Capítulo 80, é essencial para prevenir a doença renal progressiva nesta população. Nos pacientes com GESF primária ou idiopática ou com a forma secundária que permanecem nefróticos, controlam-se o edema e a retenção de fluidos com restrição de sal e diuréticos (Cap. 15).

TRANSPLANTE

Aproximadamente 40% dos pacientes com GESF primária que desenvolvem DRET e realizam um transplante renal desenvolvem recorrência da GESF no enxerto[86] (Cap. 108). As crianças com GESF e os pacientes que se manifestam com proteinúria grave e rápida evolução para insuficiência renal nos rins nativos apresentam maior risco de recorrência da doença no enxerto. Aqueles que perderam previamente o enxerto por recorrência da GESF correm alto risco de recorrência. A recorrência no enxerto pode ocorrer imediatamente após o transplante, corroborando a existência de um fator circulante, ou anos mais tarde. Curiosamente, em 81% dos casos, a variante histológica da recorrência da GESF foi a mesma documentada no rim nativo, validando a fidelidade da subclassificação histológica.[11] Utiliza-se a plasmaférese com sucesso na recorrência para induzir a remissão da proteinúria, mas os resultados são mais favoráveis em crianças do que em adultos. Utilizou-se o rituximabe em alguns pacientes com recorrência de GESF, com resultados variáveis.

Referências

1. Aggarwal N, Appel GB. Focal segmental glomerulosclerosis. In: Greenberg A, ed. *Primer on Kidney Diseases.* 5th ed. Philadelphia: Saunders; 2009: 165-170.
2. Meyrier A. Mechanisms of disease: focal segmental glomerulosclerosis. *Nat Clin Pract Nephrol.* 2005;1:44-54.
3. Chun MJ, Korbet SM, Schwartz MM, Lewis EJ. FSGS in nephrotic adults: Presentation, prognosis, and response to therapy of the histologic variants. *J Am Soc Nephrol.* 2004;15:2169-2177.
4. D'Agati V. Pathologic classification of focal segmental glomerulosclerosis. *Semin Nephrol.* 2003;23:117-135.
5. D'Agati VD, Kaskel FJ, Falk RJ. Focal segmental glomerulosclerosis. *N Engl J Med.* 2011;365:2398-2411.
6. Kitiyakara C, Eggers P, Kopp JB. Twenty-one year trends in ESRD due to FSGS in the United States. *Am J Kidney Dis.* 2004;44:815-825.
7. D'Agati VD. The spectrum of focal segmental glomerulosclerosis: New insights. *Curr Opin Nephrol Hypertens.* 2008;17:271-281.
8. D'Agati VD. Podocyte injury in focal segmental glomerulosclerosis: Lessons from animal models. *Kidney Int.* 2008;73:399-406.
9. Matsusaka T, Sandgren E, Shintani A, et al. Podocyte injury damages other podocytes. *J Am Soc Nephrol.* 2011;22:1275-1285.
10. D'Agati VD. Podocyte injury can be catching. *J Am Soc Nephrol.* 2011; 22:1181-1183.
11. Ijpelaar DH, Farris AB, Goemaere N, et al. Fidelity and evolution of recurrent focal segmental glomerulosclerosis in renal allografts. *J Am Soc Nephrol.* 2008;19:2219-2224.
12. McCarthy ET, Sharma M, Savin VJ. Circulating permeability factors in idiopathic nephrotic syndrome and focal segmental glomerulosclerosis. *Clin J Am Soc Nephrol.* 2010;5:2115-2121.
13. Garin EH, Mu W, Arthur JM, et al. Urinary CD80 is elevated in minimal change disease but not in focal segmental glomerulosclerosis. *Kidney Int.* 2010;79:296-302.
14. Clement LC, Avila-Casado C, Mace C, et al. Podocyte-secreted angiopoietin-like-4 mediates proteinuria in glucocorticoid-sensitive nephrotic syndrome. *Nat Med.* 2011;17:117-122.
15. Wei C, Moller CC, Altintas MM, et al. Modification of kidney barrier function by the urokinase receptor. *Nat Med.* 2008;14:55-63.
16. Wei C, El Hindi S, Li J, et al. Circulating urokinase receptor as a cause of focal segmental glomerulosclerosis. *Nat Med.* 2011;17:952-960.
17. Wei C, Trachtman H, Li J, et al. Circulating suPAR in two cohorts of primary FSGS. *J Am Soc Nephrol.* 2012;23:2051-2059.
18. Huang J, Liu G, Zhang YM, et al. Plasma soluble urokinase receptor levels are increased but do not distinguish primary from secondary focal segmental glomerulosclerosis. *Kidney Int.* 2013;84:366-372.
19. Dantal J, Bigot E, Bogers W, et al. Effect of plasma protein absorption on protein excretion in kidney-transplant recipients with recurrent nephrotic syndrome. *N Engl J Med.* 1994;330:7-14.
20. Matalon A, Markowitz GS, Joseph RE, et al. Plasmapheresis treatment of recurrent FSGS in adult transplant recipients. *Clin Nephrol.* 2001;56: 271-278.
21. Savin VJ, Sharma M, McCarthy ET, et al. Cardiotrophin like cytokine-1: Candidate for the focal glomerular sclerosis permeability factor. *J Am Soc Nephrol.* 2008;19:59A.
22. Sellier-Leclerc AL, Duval A, Riveron S, et al. A humanized mouse model of idiopathic nephrotic syndrome suggests a pathogenic role for immature cells. *J Am Soc Nephrol.* 2007;18:2732-2739.
23. Le Berre L, Bruneau S, Naulet J, et al. Induction of T regulatory cells attenuates idiopathic nephrotic syndrome. *J Am Soc Nephrol.* 2009;20:57-67.
24. Papeta N, Zheng Z, Schon EA, et al. *PRKDC* participates in mitochondrial genome maintenance and prevents Adriamycin-induced nephropathy in mice. *J Clin Invest.* 2010;120:4055-4064.
25. Kambham N, Markowitz GS, Valeri AM, et al. Obesity related glomerulomegaly: An emerging epidemic. *Kidney Int.* 2001;59:1498-1509.
26. Kopp JB, Smith MW, Nelson GW, et al. *MYH9* is a major-effect risk gene for focal segmental glomerulosclerosis. *Nat Genet.* 2008;40:1175-1184.
27. Genovese G, Friedman DJ, Ross MD, et al. Association of trypanolytic *APOL1* variants with kidney disease in African Americans. *Science.* 2010;329:841-845.
28. Madhavan SM, O'Toole JF, Konieczkowski M, et al. *APOL1* localization in normal kidney and nondiabetic kidney disease. *J Am Soc Nephrol.* 2011; 22:2119-2128.
29. Moudgil A, Nast CC, Bagga A, et al. Association of parvovirus B19 infection with idiopathic collapsing glomerulopathy. *Kidney Int.* 2001;59:2126-2133.
30. Markowitz GS, Nasr SH, Stokes MB, D'Agati VD. Treatment with IFN-α, -β, or -γ is associated with collapsing focal segmental glomerulosclerosis. *Clin J Am Soc Nephrol.* 2010;5:607-615.
31. Kunis CL, Aggarwal N, Appel GB. Illicit drug abuse and renal disease. In: De Broe ME, Porter GA, eds. *Clinical Nephrotoxins.* 3rd ed. New York: Springer; 2008:595-617.
32. Markowitz G, Appel GB, Fine P, et al. Collapsing focal segmental glomerulosclerosis following treatment with high-dose pamidronate. *J Am Soc Nephrol.* 2001;12:1164-1172.
33. Herlitz LC, Markowitz GS, Farris AB, et al. Development of focal segmental glomerulosclerosis after anabolic steroid abuse. *J Am Soc Nephrol.* 2010; 21:163-172.
34. Schwimmer JA, Markowitz GS, Valeri A, et al. Secondary FSGS in non-obese patients with increased muscle mass. *Clin Nephrol.* 2003;60:233-241.
35. Hodgin JB, Rasoulpour M, Markowitz GS, D'Agati VD. Very low birth weight is a risk factor for secondary focal segmental glomerulosclerosis. *Clin J Am Soc Nephrol.* 2009;4:71-76.
36. Barisoni L, Kriz W, Mundel P, D'Agati V. The dysregulated podocyte phenotype: A novel concept in the pathogenesis of collapsing idiopathic FSGS and HIV-associated nephropathy. *J Am Soc Nephrol.* 1999;10:51-61.
37. Shankland SJ, Eitner F, Hudkins KL, et al. Differential expression of cyclin-dependent kinase inhibitors in human glomerular disease: Role in podocyte proliferation and maturation. *Kidney Int.* 2000;58:674-683.
38. Kim JH, Kim BK, Moon KC, et al. Activation of the TGF-β/Smad signaling pathway in focal segmental glomerulosclerosis. *Kidney Int.* 2003;64: 1715-1721.
39. Haas M, Meehan S, Karrison TG, Spargo BH. Changing etiologies of unexplained adult nephrotic syndrome: A comparison of renal biopsy findings from 1976–1979 and 1995–1997. *Am J Kidney Dis.* 1997;30:621-631.
40. Bahiense-Oliveira M, Saldanha LB, Mota EL, et al. Primary glomerular disease in Brazil: 1979–1999. Is the frequency of FSGS increasing? *Clin Nephrol.* 2004;61:90-97.
41. Swaminathan S, Leung N, Lager DJ, et al. Changing incidence of glomerular disease in Olmsted County, Minnesota: A 30-year renal biopsy study. *Clin J Am Soc Nephrol.* 2006;1:483-487.
42. Hanko JB, Mullan RN, O'Rourke DM, et al. The changing pattern of adult primary glomerular disease. *Nephrol Dial Transplant.* 2009;24:3050-3054.
43. Stokes MB, Markowitz GSM, Lin J, et al. Glomerular tip lesion: A distinct entity within the minimal change/focal segmental glomerulosclerosis spectrum. *Kidney Int.* 2004;65:1690-1702.
44. Valeri A, Barisoni L, Appel GB, et al. Idiopathic collapsing FSGS: A clinico-pathologic study. *Kidney Int.* 1996;50:1734-1746.
45. Schwimmer JA, Markowitz GS, Valeri A, Appel GB. Collapsing glomerulopathy. *Semin Nephrol.* 2003;23:209-219.
46. D'Agati VD, Fogo AB, Bruijn JA, Jennette JC. Pathologic classification of focal segmental glomerulosclerosis: A working proposal. *Am J Kidney Dis.* 2004;43: 368-382.
47. Markowitz GS, Schwimmer JA, Stokes MB, et al. C1q nephropathy: A variant of focal segmental glomerulosclerosis. *Kidney Int.* 2003;64:1232-1240.
48. Vizjak A, Ferluga D, Rozic M, et al. Pathology, clinical presentations and outcomes of C1q nephropathy. *J Am Soc Nephrol.* 2008;19:2237-2244.
49. Stokes MB, Valeri AM, Markowitz GS, D'Agati VD. Cellular focal segmental glomerulosclerosis: Clinical and pathologic features. *Kidney Int.* 2006;70: 1783-1792.
50. Smeets B, Kuppe C, Sicking EM, et al. Parietal epithelial cells participate in the formation of sclerotic lesions in focal segmental glomerulosclerosis. *J Am Soc Nephrol.* 2011;22:1262-1274.
51. Smeets B, Uhlig S, Fuss A, et al. Tracing the origin of glomerular extracapillary lesions from parietal epithelial cells. *J Am Soc Nephrol.* 2009;20: 2604-2615.
52. Ronconi E, Sagrinati C, Angelotti ML, et al. Regeneration of glomerular podocytes by human renal progenitors. *J Am Soc Nephrol.* 2009;20:322-332.
53. Smeets B, Angelotti ML, Rizzo P, et al. Renal progenitor cells contribute to hyperplastic lesions of podocytopathies and crescentic glomerulonephritis. *J Am Soc Nephrol.* 2009;20:2593-2603.
54. Peti-Peterdi J, Sipos A. A high-powered view of the filtration barrier. *J Am Soc Nephrol.* 2010;21:1835-1841.
55. Wyatt CM, Klotman PE, D'Agati VD. HIV-associated nephropathy: Clinical presentation, pathology and epidemiology in the era of antiretroviral therapy. *Semin Nephrol.* 2008;28:513-522.
56. Deegens JKJ, Dijkman HB, Borm GF, et al. Podocyte foot process effacement as a diagnostic tool in focal segmental glomerulosclerosis. *Kidney Int.* 2008; 74:1568-1576.
57. Stirling CM, Mathieson P, Bolton-Jones JM, et al. Treatment and outcome of adult patients with primary focal segmental glomerulosclerosis in five UK renal units. *QJM.* 2005;98:443-449.
58. Pei Y, Cattran D, Delmore T, et al. Evidence suggesting under-treatment of adults with idiopathic FSGS. *Am J Med.* 1987;82:938-944.
59. Matalon A, Valeri A, Appel GB. Treatment of focal segmental glomerulosclerosis. *Semin Nephrol.* 2000;20:309-317.
60. Troyanov S, Wall CA, Miller JA, et al. Focal and segmental glomerulosclerosis: Definition and relevance of a partial remission. *J Am Soc Nephrol.* 2005;16:1061-1068.

61. Thomas DB, Franceschini N, Hogan SL, et al. Clinical and pathologic characteristics of focal segmental glomerulosclerosis pathologic variants. *Kidney Int.* 2006;69:920-926.

62. Howie AJ, Pankhurst T, Sarioglu S, et al. Evolution of nephrotic-associated focal segmental glomerulosclerosis and relation to the glomerular tip lesion. *Kidney Int.* 2005;67:987-1001.

63. D'Agati VD, Alster JM, Jennette JC, et al. Association of histologic variants in FSGS clinical trial with presenting features and outcomes. *Clin J Am Soc Nephrol.* 2013;8:399-406.

64. Ponticelli C, Villa M, Banfi G, et al. Can prolonged treatment improve the prognosis of FSGS? *Am J Kidney Dis.* 1999;34:618-625.

65. Korbet SM. Treatment of primary focal and segmental glomerulosclerosis. *Kidney Int.* 2002;62:2301-2310.

66. KDIGO. Clinical practice guidelines for glomerulonephritis. *Kidney Int Suppl.* 2012;2:181-185.

67. Ponticelli C, Passerini P. Other immunosuppressive agents for FSGS. *Semin Nephrol.* 2003;23:242-248.

68. Tune BM, Kirpekor R, Sibley R, et al. IV methylprednisolone and oral alkylating agent therapy of prednisone resistant pediatric FSGS: Long-term follow up. *Clin Nephrol.* 1995;43:83-88.

69. Lieberman KV, Tejani A. A randomized double-blind trial of cyclosporine in steroid resistant FSGS in children. NY-NJ Pediatric Nephrology Study Group. *J Am Soc Nephrol.* 1996;7:56-63.

70. Cattran D, Appel GB, Hebert L, et al. A randomized trial of cyclosporine in patients with steroid resistant focal segmental glomerulosclerosis. North America Nephrotic Syndrome Study Group. *Kidney Int.* 1999;56:2220-2226.

71. Duncan N, Dhaygude A, Owen J, et al. Treatment of focal segmental glomerulosclerosis in adults with tacrolimus monotherapy. *Nephrol Dial Transplant.* 2004;19:3062-3063.

72. Segarra A, Vila J, Pou L, et al. Combined therapy of tacrolimus and corticosteroids in cyclosporin resistant or dependent idiopathic focal segmental glomeruloslcerosis. *Nephrol Dial Transplant.* 2002;17:655-662.

73. Heering P, Braun N, Mullejans R, et al. Cyclosporin A and chlorambucil in the treatment of idiopathic focal segmental glomerulosclerosis. *Am J Kidney Dis.* 2004;43:10-18.

74. Cattran DC, Wang MM, Appel GB, et al. Mycophenolate mofetil in the treatment of focal segmental glomerulosclerosis. *Clin Nephrol.* 2005;62:405-412.

75. Appel AS, Appel GB. An update on the use of mycophenolate in lupus nephritis and other primary glomerular diseases. *Nat Clin Pract Nephrol.* 2009;5:132-142.

76. Gipson DS, Trachtman H, Kaskel FJ, et al. Clinical trial of focal segmental glomerulosclerosis in children and young adults. *Kidney Int.* 2011;80: 868-878.

77. Fervenza F, Fitzpatrick PM, Mertz J, et al. Acute rapamycin nephrotoxicity in native kidneys in patients with chronic glomerulopathies. *Nephrol Dial Transplant.* 2004;19:1288-1292.

78. Tumlin JA, Miller D, Near M, et al. A prospective open-label trial of sirolimus in the treatment of focal segmental glomerulosclerosis. *Clin J Am Soc Nephrol.* 2006;1:109-117.

79. Hattori M, Chikamoto H, Akioka Y, et al. A combined low-density lipoprotein apheresis and prednisone therapy for steroid-resistant primary focal segmental glomerulosclerosis in children. *Am J Kidney Dis.* 2003;42: 1121-1130.

80. Fernandez-Fresnedo G, Segarra A, Gonzalez E, et al. Rituximab treatment of adult patients with steroid-resistant focal segmental glomerulosclerosis. *Clin J Am Soc Nephrol.* 2009;4:1317-1323.

81. Magnasco A, Ravani P, Edefonti A, et al. Rituximab in children with resistant idiopathic nephrotic syndrome. *J Am Soc Nephrol.* 2012;23:1117-1124.

82. Bomback AS, Canetta PA, Beck LH, et al. Treatment of resistant glomerular disease with adrenocorticotropic hormone gel : A prospective trial. *Am J Nephrol.* 2012;36:58-67.

83. Savin VJ, McCarthy ET, Sharma R, et al. Galactose binds to focal segmental glomerulosclerosis permeability factor and inhibits its activity. *Transl Res.* 2008;151:288-292.

84. De Smet E, Rioux JP, Ammann H, et al. FSGS permeability factor–associated nephrotic syndrome: Remission after oral galactose therapy. *Nephrol Dial Transplant.* 2009;24:2938-2940.

85. Cho ME, Smith DC, Branton MH, et al. Pirfenidone slows renal function decline in patients with focal segmental glomerulosclerosis. *Clin J Am Soc Nephrol.* 2007;2:906-913.

86. Vincenti F, Ghiggeri GM. New insights into the pathogenesis and the therapy of recurrent FSGS. *Am J Transplant.* 2005;5:1179-1185.

87. Rydel JJ, Korbet SM, Borok RZ, Schwartz MM. Focal segmental glomerular sclerosis in adults: Presentation, course, and response to treatment. *Am J Kidney Dis.* 1995;25:534-542.

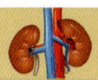

CAPÍTULO 19

Causas Hereditárias de Síndrome Nefrótica

Gentzon Hall e Michelle P. Winn

As síndromes nefróticas hereditárias são doenças raras que se apresentam com síndrome nefrótica e vários graus de insuficiência renal, mas às vezes também podem se apresentar com proteinúria subnefrótica. A doença hereditária manifesta-se de maneira intrauterina ou logo após o nascimento, como nas síndromes nefróticas congênitas, ou mais tardiamente com proteinúria e achados patológicos compatíveis com glomeruloesclerose segmentar e focal. De acordo com o estudo norte-americano de biópsia (mas não europeu), a GESF como causa da síndrome nefrótica em adultos está aumentando, e alguns acreditam que até 18% dos casos da GESF são causados por doenças hereditárias.[1] Doenças renais autossômicas dominantes e recessivas resultam em defeitos nos podócitos, no diafragma da fenda e na membrana basal glomerular (MBG). Por definição, essas doenças renais primárias não recorrem após o transplante renal. Podem ser vistas em crianças, condições sindrômicas em que mutações em fatores de transcrição envolvidos no desenvolvimento de múltiplos órgãos também afetam a morfogênese renal e resultam em glomerulopatia. Elucidaram-se, através de modelos animais, mais informações sobre essas doenças hereditárias. Observou-se que, em geral, mutações em determinadas proteínas resultavam na GESF e proteinúria. A compreensão desses mecanismos não só proporciona melhor visão sobre as anormalidades envolvidas nas doenças renais proteinúricas idiopáticas, mas também permite o desenvolvimento de alvos terapêuticos moleculares que podem melhorar o curso da doença e retardar sua progressão.[2-4]

DOENÇAS AUTOSSÔMICAS RECESSIVAS

Síndrome Nefrótica Congênita Tipo Finlandês

Em 1956, Hallman descreveu uma desordem intrauterina com proteinúria maciça na população finlandesa. A síndrome nefrótica congênita do tipo finlandês (SNCF) ou síndrome nefrótica tipo 1 (SNF1) é uma doença autossômica recessiva. A incidência é de 1 em 8.200 nascimentos na Finlândia e notifica-se com menor frequência em outras etnias. Ao nascimento, a placenta é maior do que a criança e os partos costumam ser prematuros. As crianças acometidas terão ao redor de 30 g de proteinúria diária, edema maciço, hipoalbuminemia e hiperlipidemia. À microscopia óptica, os rins normalmente têm dilatação cística dos túbulos proximais e esclerose mesangial difusa (Fig. 19-1). O apagamento dos processos podocitários e a perda do diafragma da fenda glomerular são vistos à microscopia eletrônica.[2]

O gene envolvido na doença é denominado SNF1 e é responsável pela codificação da nefrina, que é expressa predominantemente nos podócitos e localiza-se no diafragma da fenda entre os processos podocitários.[3] A nefrina é uma proteína transmembrana que pertence à superfamília das imunoglobulinas e possui domínios intracelular, transmembrana e extracelular. O domínio extracelular forma uma estrutura tipo zíper no diafragma da fenda, e o domínio intracelular curto interage com as proteínas podocitárias podocina e proteína associada ao CD2 (CD2AP). As mutações mais comuns na nefrina são denominadas Fin-maior e Fin-menor e respondem por 95% da doença, mas foram descritas mais de 50 outras mutações na nefrina.[4] Os camundongos *knockout* para SNF1 apresentam proteinúria maciça, não têm diafragma da fenda e morrem dentro de 24 horas após o nascimento.[5]

Pacientes com CNF não respondem à terapia citotóxica ou aos corticosteroides. Os inibidores da enzima conversora da angiotensina (ECA) e os anti-inflamatórios não esteroidais (AINEs) não apresentam efeito na redução da proteinúria nos pacientes com a mutação Fin-maior, mas há alguns relatos de eficácia desses agentes naqueles com outras mutações na nefrina. O objetivo final do tratamento da SNCF é o transplante renal pois, sem esta abordagem, a mortalidade é de quase 100%. Devido à intensa perda de proteínas por meio da urina, as crianças acometidas sem a mutação Fin-maior podem necessitar de nefrectomia química com inibidores da ECA e AINEs, bem como terapia de substituição renal antes do transplante.

Síndrome Nefrótica Resistente a Corticosteroide

Noventa por cento das crianças com síndrome nefrótica de etiologia desconhecida respondem aos corticosteroides. Dos 10% restantes, muitos apresentam síndrome nefrótica resistente a corticosteroide. Foram identificadas várias formas hereditárias. As mutações no gene *NPHS2*, que codifica a podocina, uma proteína essencial do diafragma da fenda, causam doença autossômica recessiva principalmente em crianças menores de cinco anos.[6] As crianças acometidas têm proteinúria na faixa nefrótica, complicações extrarrenais de proteinúria maciça (Cap. 15) e rápida progressão para doença renal crônica terminal (DRCT). À microscopia óptica, as lesões renais variam desde o espectro da doença de lesões mínimas até a GESF.[4] A podocina é uma proteína transmembrana em forma de forquilha expressa especificamente nos podócitos[2] (Fig. 19-2). A podocina localiza-se nos processos podocitários e parece estar envolvida na estrutura dos podócitos, assim como na sinalização intracelular, com o recrutamento de nefrina e CD2AP para microdomínios ao longo do diafragma da fenda.[4]

A síndrome nefrótica resistente a corticosteroide relacionada à mutação no *NPHS2* afeta crianças entre três meses e cinco anos de idade. A idade de manifestação da doença parece depender do tipo específico de mutação na podocina. A presença de pelo menos uma mutação na podocina que codifica para um códon de terminação, ou se o paciente for homozigoto para a mutação no R138Q, resulta em doença renal por volta dos dois anos de idade. Duas mutações *missense* na podocina podem causar doença pouco antes dos cinco anos. Além disso, estudos demonstram que adultos com GESF apresentam mutações na podocina. Esses pacientes podem ter duas mutações na podocina e uma delas deve ser a mutação R229Q.[7]

Outra causa de síndrome nefrótica resistente a corticosteroide é a mutação no receptor da fosfatase tipo O (PTPRO), também chamado de proteína epitelial glomerular 1 (GLEPP1).[8] O PTPRO é uma proteína transmembrana de 150 kDa expressa na superfície apical da membrana dos podócitos. Demonstrou-se que a deficiência de PTPRO altera a estrutura podocitária e causa fusão dos processos podocitários.

Os homozigotos doadores de mutações locais resultam de falhas do *PIPRO* nos éxons 16 ou 19. Os pacientes com mutações no *PIPRO* se apresentam com síndrome nefrótica resistente na primeira década de vida. Nas análises por imuno-histoquímica, a mutação no éxon 16 não produziu mudanças no padrão de coloração do *PIPRO* em amostras de

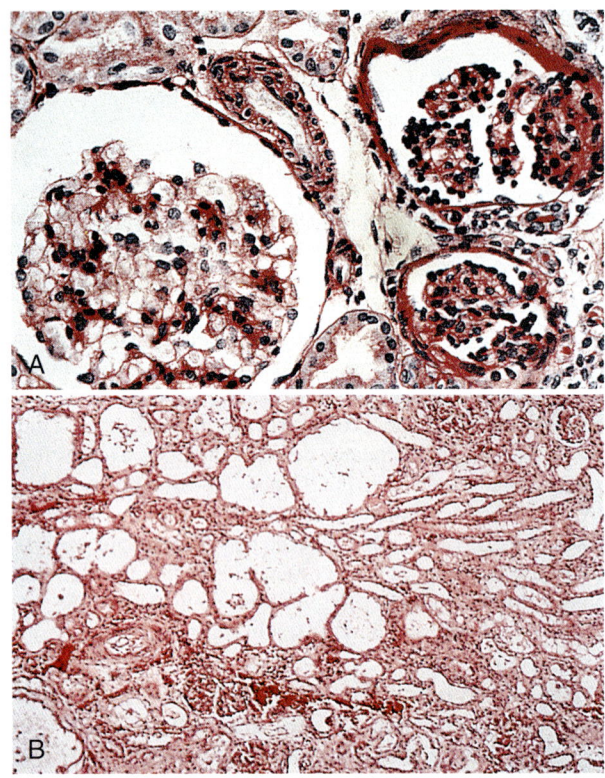

Figura 19-1 **Síndrome nefrótica congênita, tipo finlandês. A**, Expansão da mesangial difusa e glomérulos parcialmente colapsados. **B**, Microcistos tubulares. (**A**, Reação do ácido periódico de Schiff; ampliação ×260; **B**, coloração hematoxilina-eosina; ×150). *(Modificado da referência 30.)*

biópsia, enquanto o padrão de coloração na deleção do éxon 19 foi totalmente ausente, consistente com a ausência da expressão da proteína secundária à degradação do produto do RNA mensageiro. Análises ultraestruturais das amostras de biópsia revelaram apagamento dos processos podocitários e transformações microvilosas consistentes com os achados em modelo animal do *PIPRO*[-/-]. Os efeitos específicos das mutações no *PIPRO* nos podócitos são desconhecidos.[8,9]

Esclerose Mesangial Difusa Isolada

A esclerose mesangial difusa isolada é um achado patológico em alguns pacientes com início precoce de síndrome nefrótica. Pode ocorrer tanto na forma "sindrômica," quando associada a uma síndrome clínica particular, quanto de forma "isolada". A doença isolada apresenta-se como síndrome nefrótica no primeiro mês de vida, com rápida progressão para DRCT. Demonstra-se à microscopia óptica hipertrofia podocitária, expansão da matriz mesangial, espessamento da membrana basal e diminuição do tamanho dos lúmens dos capilares glomerulares. Alguns casos mostraram resposta à ciclosporina.[10] A esclerose mesangial difusa é hereditária com padrão autossômico recessivo (Tabela 19-1). O gene causador *PLCE1* codifica a fosfolipase C épsilon 1 (PLC ε1). A PLCε1 é uma fosfolipase envolvida na geração do diacilglicerol e do trifosfato de inositol-1,4,5, que são segundos mensageiros intracelulares (Fig. 19-2). Um modelo animal de peixes-zebra *knockout* para *PLCE1* revelou, durante o desenvolvimento, edema e características patológicas da síndrome nefrótica. O mecanismo da doença causado pela mutação *PLCE1* não é claro, mas evidências demonstram que ele interage com a proteína ativadora da guanosina trifosfato (GTPase), envolvida no desenvolvimento dos podócitos, e interage com a nefrina. O *PLCE1* não é o único gene responsável pela esclerose mesangial isolada difusa. Outras causas genéticas estão em investigação.[10]

Glomeruloesclerose Segmentar e Focal Autossômica Recessiva Familiar

Em 2011, identificaram-se mutações da *MYO1E*, que codifica a proteína Myo1E, uma miosina não muscular de classe I com importantes

Síndrome Nefrótica Autossômica Recessiva

Doença	Gene	Proteína	Apresentação Clínica	Mecanismos da Doença
Síndrome nefrótica congênita tipo finlandês	NPHS1	Nefrina	Proteinúria intrauterina (às vezes > 30 g), placenta grande, resistente à terapia convencional; transplante é o único tratamento.	Mutação na nefrina levando à perda ou disfunção do diafragma da fenda.
Síndrome nefrótica esteroide-resistente	NPHS2	Podocina	Manifestações clínicas e idade de início variáveis; resistência aos corticosteroides, geralmente progride para GESF	Mutação na podocina levando à perda ou disfunção do diafragma da fenda.
	PTPRO (GLEPP1)	PTPRO (GLEPP1)	Síndrome nefrótica esteroide-resistente de início na infância; GESF à biópsia	Desconhecido, mas as mutações no PTPRO resultam em grave apagamento dos processos podocitários, tumefação e vacuolização assim como hipercelularidade mesangial e esclerose focal.
Esclerose mesangial isolada difusa	PLCE1	PLCε1	Síndrome nefrótica no primeiro ano de vida; rápida progressão para DRCT	Desconhecido, mas as mutações no PLCE1 resultam em diferenciação podocitária anormal, possivelmente através da nefrina; há outras mutações não relacionadas ao PLCE1.
GESF esteroide-resistente	MYO1E	Myo1E	GESF esteroide-resistente; início precoce entre 6 e 18 anos de idade	A mutação na MYO1E associa-se à GESF esteroide-resistente caracterizada por espessamento da membrana basal e lamelações assim como apagamento dos processos podocitários e transformação microvilosa; a superexpressão da mutação MYO1E A 159P em linhagem de podócitos humanos resultou em localização incorreta da Myo1E e da CD2AP.

Tabela 19-1 **Síndromes nefróticas autossômicas recessivas.** *DRCT,* Doença renal crônica terminal; *GESF,* glomeruloesclerose segmentar e focal; *GLEPP1,* proteína epitelial glomerular 1; *Myo1E,* miosina 1E; *PLCE1,* fosfolipase C 1 épsilon; *PTPRO,* receptor de fostase proteica tipo O.

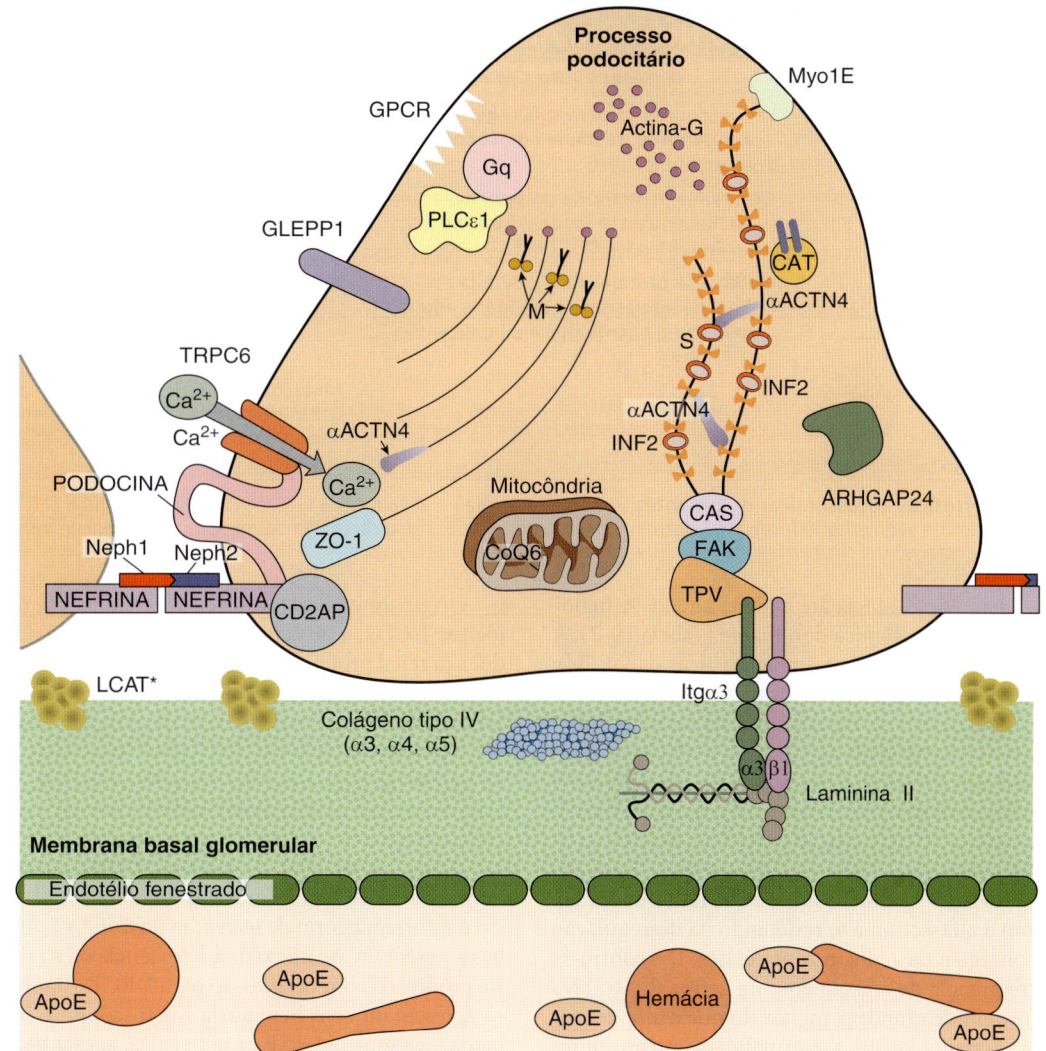

Figura 19-2 **Estrutura dos processos podocitários e das proteínas envolvidas nas síndromes nefróticas hereditárias.** O podócito contém F-actina, miosina *(M)* e proteínas de ligação da actina sinaptopodina *(S)* e α-actinina-4; a α-ACTN4 está mutada na GESF tipo 1. O diafragma da fenda é composto por proteínas incluindo nefrina, podocina e CD2AP. A nefrina está mutada na síndrome nefrótica congênita do tipo finlandês e a podocina, na síndrome nefrótica esteroide-resistente. A zona 1 *occludens* 1 (ZO-1) é uma proteína juncional célula-célula. A fosfolipase PLCε1 é uma enzima identificada como causadora da esclerose mesangial difusa. O receptor de angiotensina tipo 1 é um exemplo de receptor acoplado à proteína G *(GPCR)* e pode ativar o TRPC6 via sinais transmitidos através da subunidade Gq da proteína-G. A mutação do *TRPC6* na GESF tipo 2 resulta em aumento de cálcio (Ca^{2+}) transientes. A Arhgap24 modula a atividade da Rac1 reguladora do citoesqueleto. A coenzima Q10 mono-oxigenase 6 biossintética (CoQ6) é um componente essencial da cadeia respiratória mitocondrial de transporte necessária para a biossíntese de CoQ10. A talina, paxilina e vinculina *(TPV)* estão ligados à laminina-11 através dos dímeros da integrina $\alpha_3\beta_1$ e estão envolvidos no processo de ancoragem dos podócitos à membrana basal glomerular (MBG). A Myo1E é um mediador da organização dos filamentos de F-actina. A proteína receptora da fosfatase tipo O (PIPRO ou *GLEPP1*) pode regular a estrutura e função podocitárias via interação com a CD2AP. A *INF2* está mutada na GESF 5 e regula a montagem da F-actina. A mutação da *LAMB2* é responsável pela síndrome de Pierson e resulta em esclerose mesangial difusa. A deficiência de lecitina-colesterol aciltransferase (*LCAT**) leva a depósitos lipídicos na MBG. Encontram-se depósitos laminados de apolipoproteína (ApoE) nos capilares na glomerulopatia por lipoproteínas. *LMX1B* e *WT1* (não mostrados) são fatores de transcrição mutados nas doenças renais proteinúricas sindrômicas. As cateninas *(CAT)*, p130Cas *(CAS)* e quinases de adesão focais *(FAK)* são proteínas estruturais. *(Modificado da referência 31.)*

funções na regulação da dinâmica do citoesqueleto dos podócitos. Essas mutações foram relacionadas à GESF autossômica recessiva não sindrômica[11] e resultaram em DRCT precoce secundária à GESF com apresentação entre um e nove anos de idade. Os sinais e sintomas clínicos incluem proteinúria nefrótica e micro-hematúria, assim como hipoalbuminemia e edema. Os achados da biópsia renal são consistentes com GESF. O tratamento com corticosteroides, inibidores de ECA e ciclosporina A pode resultar em remissão parcial, embora alguns pacientes evoluam para DRCT. Estudos *in vitro* demonstraram que a superexpressão em uma linha celular de podócitos imortalizados resultou em não localização da Myo1E e de seu parceiro de interação CD2AP. Além disso, camundongos *knockout* para *MYO1E* demonstraram espessamento da membrana basal e apagamento dos

processos podocitários. Postula-se que a proteína Myo1E seja importante na regulação da tensão desenvolvida nos processos podocitários, podendo afetar sua capacidade de compensar variações na pressão intraluminal do capilar glomerular e de manter a integridade do diafragma da fenda.[11]

DOENÇAS AUTOSSÔMICAS DOMINANTES

Glomeruloesclerose Segmentar e Focal Autossômica Dominante Familiar

Em contraste com as síndromes nefróticas hereditárias que se apresentam na infância, existem doenças renais proteinúricas familiares

Síndrome Nefrótica Autossômica Dominante

Doença	Gene	Proteína	Apresentação Clínica	Mecanismos da doença
GESF tipo 1	ACTN4	α-Actinina-4	Lenta progressão para DRCT; geralmente apresenta-se na idade adulta com proteinúria	Mutação no ACTN4 resultando em anormalidades na ancoragem da actina e anormalidades estruturais podocitárias
GESF tipo 2	TRPC6	TRPC6	Observa-se proteinúria do final da adolescência até idade adulta; 60% progridem para DRCT em 10 anos	Mutação no TRPC6 levando a aumento do transporte de cálcio, podendo resultar em ruptura da estrutura ou função podocitárias.
GESF tipo 5	INF2	INF2	Observa-se proteinúria moderada do final da adolescência até idade adulta, hematúria microscópica e hipertensão ocasionais	Mutação na INF2 causa falha na localização da proteína
GESF	ARHGAP24	Arhgap24	GESF	Mutações na ARHGAP24 causam aumento da hipermotilidade e irregularidades da membrana podocitária através da potencialização da atividade da Rac1 in vitro.

Tabela 19-2 Síndromes nefróticas autossômicas dominantes. *Arhgap 24*, proteína ativadora da GTPase Rac1 Rhoa ativada; *DRCT*, doença renal crônica terminal; *GESF*, glomeruloesclerose segmentar e focal; *INF2*, formina invertida 2; *TRPC6*, canal de cátion do receptor de potencial transitório, tipo 6.

que se manifestam desde a adolescência até a idade adulta. A maioria delas é herdada de forma autossômica dominante (Tabela 19-2). A patologia revela as alterações glomerulares características da GESF, e existe variabilidade na taxa de progressão da insuficiência renal. Identificaram-se mutações genéticas, e os mecanismos da GESF nas formas esporádicas puderam ser elucidados a partir da melhor compreensão destes casos familiares.[12] As mutações no *ACTN4* causam uma forma de GESF autossômica dominante. O produto deste gene é a alfa actinina 4, expressa em podócitos e interligada com filamentos F-actina nos processos podocitários (Fig. 19-2). Acredita-se que a mutação no *ACTN4* seja uma mutação de ganho de função que leva à maior interação da F-actina com a alfa-actinina 4, resultando na desregulação da montagem e desmontagem da actina nos podócitos. Descobriu-se recentemente que a frequência de relaxamento da actina do *ACTN4* mutante era de uma ordem de grandeza menor do que a alfa-actinina 4 do tipo selvagem. Acredita-se que a anormalidade estrutural resultante possa causar proteinúria, disfunção renal e posteriormente glomeruloesclerose. Essa ideia tem sido apoiada por estudos em murinos; camundongos com mutação na alfa-actinina 4 com alta afinidade para F-actina têm um fenótipo semelhante à GESF; e camundongos deficientes em alfa-actinina 4 apresentam podócitos anormais e desenvolvem DRCT.[2,4] Pacientes com mutações na *ACTN4* têm idade de início e progressão da doença renal variáveis.

Identificaram-se várias mutações do canal de cátion do receptor de potencial transitório, subfamília C, membro 6 *(TRPC6)* como causa da GESF autossômica dominante.[12] Os canais TRP estão envolvidos em vários processos biológicos, incluindo crescimento celular, impulsos mecânicos, vasorregulação e entrada de cátions nas células. A mutação *missense* P112Q resulta em ganho de função, com provável aumento do influxo de cálcio levando à disfunção glomerular.[2,4] A doença manifesta-se na terceira e na quarta décadas de vida. Cerca de 60% dos indivíduos acometidos irão progredir para DRCT em 10 anos. Em contraste com outras mutações conhecidas, que resultam em anormalidades nos podócitos e no diafragma da fenda, tal como na podocina, nefrina e alfa-actinina 4, este é o primeiro canal iônico implicado na causa da síndrome nefrótica hereditária e GESF. Além disso, destaca-se o papel do *TRPC6* na função podocitária e na patogênese de diversas formas de doença renal, através da maior expressão do *TRPC6* do tipo selvagem em doenças renais proteinúricas em humanos, em modelos animais de lesão renal e em cultura de podócitos expostos ao complemento e anticorpos antipodocitários, destacando o papel do *TRPC6* na função podocitária e na patogênese de diversas formas de doença renal.[13]

Originalmente identificada através da sua interação com os linfócitos T CD2, a proteína, altamente expressa, CD2AP relaciona-se à doença renal proteinúrica. Camundongos com deficiência de CD2AP morrem de insuficiência renal com seis a sete semanas de idade. Observa-se ao exame histológico o apagamento dos processos podocitários e glomeruloesclerose. O CD2AP localiza-se no diafragma da fenda e interage com a nefrina e a podocina (Fig. 19-2).[4] Ainda não foi claramente elucidada a doença em humanos correspondente a mutações exclusivas no CD2AP.[14]

Mutações no gene da formina, *INF2*, causam GESF autossômica dominante.[15] Todas as mutações estão localizadas no domínio inibitório e autorregulatório de interação do *INF2*. Os indivíduos dessas famílias apresentam, no início da adolescência ou na idade adulta, proteinúria moderada com progressão para DRCT. Alguns indivíduos também se apresentam com hematúria microscópica e hipertensão. A análise patológica mostra GESF característica, apesar de a microscopia eletrônica também mostrar feixes de actina proeminentes dentro dos processos podocitários. A proteína *INF2* é um membro da família da formina. Essas proteínas regulam a actina e aceleram sua polimerização. A *INF2* é amplamente expressa em todo o organismo e nos podócitos. Quando transferidos para os podócitos, os *INF2* mutantes exibiram diferentes padrões de localização comparados ao *INF2* do tipo selvagem.

Em 2011, identificou-se uma nova mutação *missense* na proteína reguladora Rac1 Arhgap24 como causa da GESF autossômica dominante. Reconhece-se a proteína ativadora da GTPase Rac1 Rhoa ativada (Arhgap24) como um modulador essencial da dinâmica do citoesqueleto de actina dos podócitos através da modulação da atividade da GTPase Rac1.[16] Os podócitos dos ratos *knockout* alvo para *ARHGAP24* impedem a desativação da Rac1 e promovem motilidade podocitária. A variante Q158R levou à inibição parcial da ativação da Rac1 quando superexpressa em células renais embrionárias humanas cultivadas. Os efeitos específicos da mutação do *ARHGAP24* em podócitos não foram elucidados.[16]

DOENÇAS RENAIS PROTEINÚRICAS SINDRÔMICAS

Síndromes de Denys-Drash e Frasier

A síndrome de Denys-Drash (DDS) e a síndrome de Frasier são doenças raras que se manifestam com síndrome nefrótica congênita de início precoce e pseudo-hermafroditismo masculino (Tabela 19-3). Ambas estão associadas ao desenvolvimento de tumores urogenitais: nefroblastoma ou tumor de Wilms, em DDS, e gonadoblastoma, na síndrome Frasier. Os pacientes com DDS têm uma alta incidência de

Doença	Herança	Gene	Proteína	Apresentação Clínica	Mecanismos da Doença
Síndrome de Denys-Drash e Frasier	AD	*WT1*	WT1	Denys-Drash: pseudo-hermafroditismo masculino, nefropatia precoce e tumor de Wilms; Síndrome de Frasier: nefropatia de início tardio, GESF e gonadoblastoma	Mutação em *WT1* resulta em desenvolvimento urogenital anormal.
Síndrome de *nail-patella*	AD	*LMX1B*	LMX1B	Anormalidades ósseas, de unhas, olhos e rins; doença renal variável desde proteinúria benigna até síndrome nefrótica	Mutação em *LMX1B* resulta em regulação anormal dos genes podocitários.
Síndrome de Pearson	AD	*LAMB2*	cadeia β₂ da laminina	Microcoria, esclerose mesangial difusa, início logo após o nascimento	Anormalidades da MBG causadas por mutações na laminina.
Síndrome de Galloway-Mowat	AR	*Desconhecido*	Desconhecido	Microcefalia, padrões anormais dos giros cerebrais, convulsões, dismorfismo craniano e glomerulopatia	Mecanismo desconhecido
Síndrome nefrótica congênita	AR	*ITGA3*	Itgα3	Início precoce; a doença caracteriza-se por doença pulmonar intersticial, epidermólise bolhosa e síndrome nefrótica congênita	Mutações em *ITGA3* resultam em ruptura da arquitetura da MBG e falha na ligação dos processos podocitários
Síndrome nefrótica esteroide-resistente	AR	*COQ6*	CoQ6	Início precoce; a síndrome caracteriza-se por surdez neurossensorial, fibrose e apagamento dos processos podocitários; à biópsia, GESF e esclerose mesangial difusa	Mutações em *COQ6* resultam em biossíntese irregular da Q10 e apoptose dos podócitos; os efeitos podem ser parcialmente melhorados com a suplementação da coenzima Q10.

Tabela 19-3 **Doenças renais proteinúricas sindrômicas.** *AD*, autossômica dominante; *AR*, autossômica recessiva; *CoQ6*, coenzima Q6; *GESF*, glomeruloesclerose segmentar e focal; *MBG*, membrana basal glomerular; *Itgα3*, integrina α₃; *LMXB1*, LIM-B1 fator de transcrição b1 homodomíneo-LIM; *WT1*, tumor de Wilms 1.

hipertensão grave e rápida progressão para DRCT. A lesão glomerular da DDS é a esclerose mesangial difusa, e os pacientes evoluem para DRCT aos três anos de idade. Na síndrome de Frasier, os pseudo-hermafroditas masculinos geralmente se apresentam com fenótipo feminino com amenorreia ou síndrome nefrótica, ou ambos. A síndrome nefrótica pode ser lentamente progressiva, em geral com duração de mais de 10 anos, e é tipicamente resistente aos corticosteroides; a lesão patológica é a GESF. Os pacientes desenvolvem DRCT, na segunda ou terceira décadas de vida, a maioria deles na puberdade. Alguns casos apresentam-se em crianças muito jovens.[17] Raramente, um cariótipo XX com um fenótipo menos grave pode não ser clinicamente identificado como síndrome de Frasier e se apresentar apenas com doença renal. O gene responsável tanto pela DDS quanto pela síndrome de Frasier localiza-se no cromossomo 11p13. O produto do gene é o supressor de tumor Wilms (WT1), que é um fator de transcrição envolvido no desenvolvimento das gônadas e dos rins. O WT1 parece infrarregular a expressão de vários genes envolvidos no desenvolvimento embrionário normal do sistema urogenital. Portanto, a expressão diminuída ou a falta de expressão do WT1 vistas na síndrome DDS e Frasier levam a manifestações clínicas,[2,14] conforme comprovado por camundongos *knockout* para WT1, que não têm rins nem gônadas.[17]

Síndrome de *Nail-Patella*

A síndrome *nail-patella* (onico-osteodisplasia hereditária; síndrome de Fong) é uma doença autossômica dominante envolvendo anormalidades do esqueleto, unhas, olhos e rins. Os pacientes acometidos apresentam displasia ungueal, hipoplasia ou ausência de patela, esporões ósseos no osso ilíaco e cotovelos, catarata, glaucoma e glomerulopatia.[2] O Capítulo 48 discute a síndrome *nail-patella* em detalhes.

Síndrome de Pierson

Em 1963, Pierson et al. descreveram casos de síndrome nefrótica congênita com anormalidades oftalmológicas distintas.[18] Nesta síndrome rara, os pacientes apresentam-se com hipoplasia da íris e do corpo ciliar, resultando em estreitamento fixo da pupila (microcoria) assim

como proteinúria maciça ao nascimento e rápida progressão para DRCT. A maioria morre antes dos dois meses de idade. A esclerose mesangial difusa exemplifica os achados patológicos renais na síndrome de Pierson. A mutação resultante é na *LAMB2*, que codifica para a cadeia β₂ da laminina. A *LAMB2* está presente na MBG normal, e a mutação resulta na formação anormal da MBG e na diferenciação anormal dos processos podocitários (Fig. 19-2). Camundongos *knockout* para *LAMB2* demonstram nefrose congênita com anormalidades dos feixes da retina e neuromusculares.[2,18]

Síndrome Galloway-Mowat

Em 1968, Galloway e Mowat descreveram dois irmãos com síndrome nefrótica, hérnia de hiato e desenvolvimento anormal do sistema nervoso central.[19] A síndrome de Galloway-Mowat é hereditária com padrão autossômico recessivo. As características clínicas atualmente reconhecidas incluem microcefalia, anormalidades nos padrões dos giros cerebrais, convulsões, retardo psicomotor, dismorfismo craniano e glomerulopatia. A doença renal apresenta-se frequentemente como síndrome nefrótica dentro dos primeiros meses de vida com rápida progressão para DRCT. A maioria das crianças acometidas morrem antes dos seis anos de idade. Dependendo do momento da biópsia, os achados à microscopia óptica incluem esclerose mesangial difusa, proliferação mesangial, GESF, microdilatações císticas dos túbulos e glomérulos de aparência normal. Observa-se, à microscopia eletrônica, espessamento irregular da MBG e apagamento dos processos podocitários. Não foram identificadas as anormalidades genéticas, mas, devido a vários relatos da mesma doença em irmãos, presume-se que a síndrome de Galloway-Mowat seja uma desordem familiar.[20]

Glomerulopatia Associada a Alterações no Metabolismo dos Lipídios

Proteinúria nefrótica, edema, hipoalbuminemia, lipidúria e hiperlipidemia são características da síndrome nefrótica. Acredita-se que a hiperlipidemia secundária à síndrome nefrótica seja causada por perdas

Doenças Glomerulares Associadas a Anormalidades no Metabolismo Lipídico

Doença	Herança	Gene	Proteína	Apresentação Clínica	Mecanismo da Doença
Glomerulopatia por lipoproteínas	Desconhecida	Desconhecido	Apolipoproteína E	Hiperlipidemia tipo III, síndrome nefrótica, insuficiência renal e depósitos de trombos lipídicos nos capilares glomerulares	Metabolismo anormal dos lipídeos e depósito em vários tecidos
Deficiência de LCAT	Autossômica recessiva	*LCAT*	LCAT	Anemia, opacidade corneana, HDL baixo, LDL alto, proteinúria e insuficiência renal progressiva	Metabolismo dos lipídeos anormal e depósito em vários tecidos.

Tabela 19-4 **Doenças glomerulares associadas a anormalidades no metabolismo lipídico.** *HDL*, lipoproteína de alta densidade; *LCAT*, lecitina-colesterol aciltransferase; *LDL*, lipoproteínas de baixa densidade.

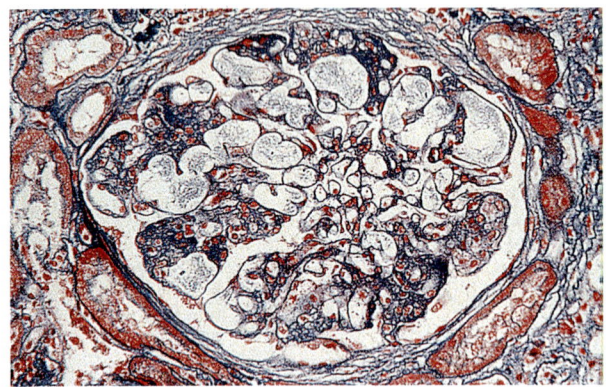

Figura 19-3 **Glomerulopatia por lipoproteínas.** Lumens capilares dilatados contendo substância em rede ou granular de coloração pálida. (Coloração tricrômico; ×260). *(Modificado da referência 30.)*

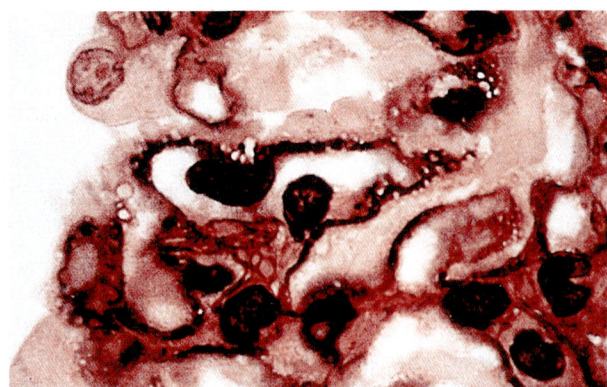

Figura 19-4 **Deficiência de lecitina-colesterol aciltransferase (LCAT).** Observe as irregularidades e o espessamento das paredes capilares glomerulares contendo vacúolos claros, característicos da lesão. (Reação de ácido periódico de Schiff; ×1.000). *(Modificado de referência 30.)*

urinárias de colesterol e albumina, resultando em aumento da síntese hepática de lipoproteínas de baixa densidade, lipoproteínas de muito baixa densidade e a lipoproteína (a).[21] No entanto, algumas doenças renais proteinúricas raras são causadas pelo metabolismo anormal dos lipídios, resultando em depósito de lipídios em glomérulos e síndrome nefrótica (Tabela 19-4).

A glomerulopatia por lipoproteínas apresenta-se na idade adulta com proteinúria e frequentemente síndrome nefrótica, com rápida progressão para insuficiência renal. Demonstra-se, à microscopia óptica, extenso depósito de trombos lipídicos laminados nos capilares glomerulares (Fig. 19-3). Os depósitos lipídicos contêm apolipoproteínas A, B, e E (Fig. 19-2). Acredita-se tratar-se de uma doença hereditária devido ao estudo em famílias afetadas, particularmente no Japão. Acredita-se que a mutação da *APOE* ocorra na apolipoproteína E, pois estes pacientes também apresentam hiperlipidemia tipo III, caracterizada por elevação das lipoproteínas de densidade intermediária e da apolipoproteína E. O tratamento com agentes hipolipemiantes, tais como os fibratos, mostrou algum benefício.[22] As mutações *missense* do fator do soro antitripanossomo apolipoproteína L1 *(APOL1)* associaram-se ao aumento do risco para GESF esporádica, nefropatia associada ao vírus da imunodeficiência humana (HIVAN), assim como DRCT associada à hipertensão em negros. Apesar de análises *in vitro* demonstrarem aumento da atividade tripanossomolítica dos *APOL1* mutantes, permanecem incertos os mecanismos que promovem a doença renal.[23]

A deficiência da lecitina-colesterol aciltransferase (LCAT) é uma doença autossômica recessiva caracterizada por anemia, opacidades corneanas, baixos níveis das lipoproteínas de alta densidade, altos níveis das lipoproteínas de baixa densidade, proteinúria e geralmente síndrome nefrótica com insuficiência renal progressiva. A doença LCAT apresenta-se, em geral, na idade adulta e tem início lento.

A microscopia óptica revela espessamento irregular dos capilares glomerulares com "vacuolização" das membranas basais capilares causadas por gotículas lipídicas (Fig. 19-4). Esta é a aparência "espumosa" característica da deficiência da LCAT. Estruturas lamelares elétron-densas mesangiais e da membrana basal também são vistas e são exclusivas desta desordem. Pacientes com deficiência de LCAT respondem mal ao tratamento.[24]

Síndrome Nefrótica Associada a Mutações Específicas

Em 2012, foram descritas mutações em *ITGA3*, que codifica a integrina transmembrana alfa3, um receptor da subunidade (ITGA3).[25] Sabe-se que a *ITGA3* desempenha um papel crucial na transmissão dos sinais bioquímicos e mecanossensoriais entre os compartimentos intracelulares e extracelulares. As mutações em *ITGA3* causam uma síndrome composta por síndrome nefrótica congênita, doença intersticial pulmonar e epidermólise bolhosa. A coloração para ITGA3 está ausente nas amostras de biópsias e associou-se a profundas irregularidades da arquitetura da membrana basal nos rins, pulmões e epiderme. Também foram identificadas duas mutações adicionais, porém em dois indivíduos não relacionados.[25]

As mutações da coenzima Q10 mono-oxigenase 6 *(COQ6)* causam síndrome nefrótica resistente aos corticosteroides e surdez neurossensorial. A CoQ6 é uma mono-oxigenase evolutivamente conservada e ubiquamente expressa necessária para a biossíntese da CoQ10. CoQ10 é um antioxidante lipofílico essencial, necessário para o bom funcionamento da cadeia de transporte de elétrons mitocondrial. Compostos heterozigotos truncados ou mutações *nonsense* e mutações *missense* homozigóticas do *COQ6* associaram-se à síndrome nefrótica dependente de ciclosporina ou à esclerose mesangial difusa.[25a] Todas as mutações são consistentes com herança autossômica recessiva. Todas as crianças acometidas manifestaram proteinúria aos seis anos de idade e progrediram para DRCT aos nove anos de idade. Cinco morreram na primeira infância, e sete dos 11 pacientes apresentaram GESF comprovada por biópsia. Além disso, detectou-se surdez neurossensorial em todas os nove indivíduos afetados que foram rastreados. Em análises complementares *in vitro*, observou-se que o *knockdown COQ6* visado induziu apoptose em uma linha celular de podócitos. Isso foi parcialmente amenizado com a suplementação de CoQ10. Foram obtidos resultados semelhantes com *knockout* para *COQ6* em peixe-zebra.[25a]

TESTES GENÉTICOS

As crianças com história familiar de síndrome nefrótica resistente a corticosteroide ou que não respondem a um curso inicial de corticosteroides, devem ser submetidas à biópsia renal, e considera-se a realização de testes genéticos. As mutações nos genes recessivos que codificam a nefrina *(NPHS1)*, podocina *(NPHS2)*, fosfolipase Cε1 *(PLCE1)*, WT1 *(WT1)* e laminina beta2 *(LAMB2)* causam doenças renais proteinúricas em crianças. As mutações em *NPHS1, NPHS2, LAMB2*, e *WT1* são responsáveis por 85% das doenças glomerulares vistas nos primeiros três meses de vida e por 66% no primeiro ano, e estes certamente devem ser os primeiros testes na triagem das crianças para as condições herdadas.[7] Observa-se a esclerose mesangial difusa nas mutações no *NPHS1, PLCE1, LAMB2* e *WT1*, e a GESF nas mutações no *NPHS2*. A síndrome de Galloway-Mowat pode ter tanto esclerose mesangial difusa quanto alterações semelhantes à GESF, mas o defeito genético não é conhecido. Testes adicionais serão determinados pela apresentação dos pacientes. Na maioria dos casos de doença sindrômica, as características clínicas irão indicar quais testes genéticos são necessários e podem limitar a análise a um ou dois genes. Por exemplo, num paciente com pseudo-hermafroditismo e doença renal, são prováveis as mutações em *WT1*, e o teste para *LAMB2* pode ser realizado em pacientes com a síndrome nefrótica congênita e microcoria. Em geral, a síndrome nefrótica hereditária em adultos apresenta-se como GESF, e acredita-se ser responsável por até 18% dos casos identificados nos pacientes com mais de 18 anos.[1]

Em pacientes com suspeita de síndrome nefrótica sindrômica ou não sindrômica, recomendamos a realização de testes genéticos se (1) os resultados dos testes contribuirão para o diagnóstico, (2) os resultados dos testes poderão alterar a conduta clínica ou fornecer informações sobre prognóstico ou (3) o resultado do teste do indivíduo acometido poderá fornecer dados sobre o risco em outros membros da família.[26] Em pacientes com síndrome nefrótica congênita ou infantil, ou em pacientes com início da doença após um ano de idade com história familiar positiva e/ou com diagnóstico de síndrome nefrótica resistente a corticosteroide, a triagem para causas de síndrome nefrótica autossômica recessiva (AR) e autossômica dominante (AD) deve ser realizada (Fig. 19-5).[26]

Atualmente, estão disponíveis em todo o mundo testes genéticos limitados para GESF hereditária e síndrome nefrótica, mas é provável que isso mude no futuro próximo. Os testes podem ser caros, mas cobertos por algumas companhias de seguros ou subsidiados por alguns hospitais. Para a GESF idiopática, as diretrizes atuais do Kidney Disease: Improving Global Outcomes (KDIGO) não recomendam os testes genéticos rotineiramente. Esse nível de recomendação não é alto, mas leva em consideração, segundo dados atuais de prevalência a partir de série de casos selecionados, que menos de 10% de todos os casos de síndrome nefrótica resistente a corticosteroide causados por GESF e menos de 2% de todos os casos de síndrome nefrótica são provavelmente resultantes de defeitos em um único gene.[27] Neste

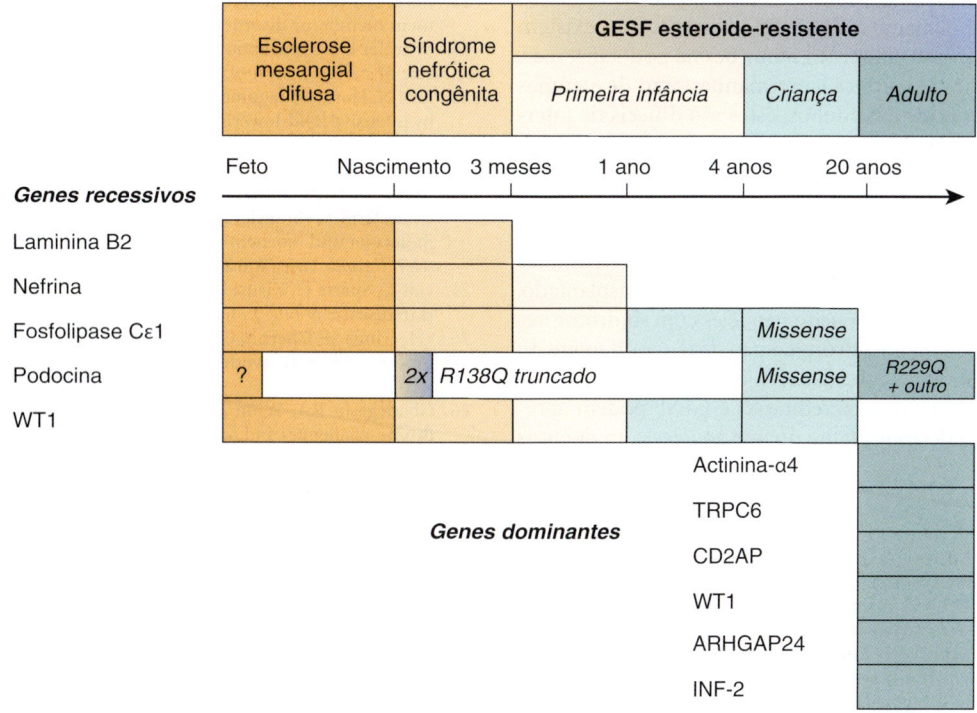

Figura 19-5 Padrões de herança da síndrome nefrótica. Em geral, as doenças autossômicas recessivas se apresentam no início da vida, com esclerose mesangial difusa ou síndrome nefrótica congênita. Na primeira infância, também causarão doença as mutações em proteínas que codificam a nefrina *(NPHS1)*, podocina *(NPHS2)*, tumor de Wilms *(WT1)* e fosfolipase Cε1 *(PLCE1)*. As mutações na podocina resultam em doença em diferentes períodos dependendo da mutação em particular. Acometem também adultos jovens. As condições autossômicas dominantes se apresentam mais tardiamente e são descritas em famílias com FSGS com mutações em *ACTN4* (codifica a α-actinina 4), *TRPC6, WT1, INF2* e *ARHGAP24*. As mutações em *CD2AP* são suspeitas, mas não foram descritas como causa única de doença em humanos. *(Modificado da referência 7.)*

contexto, devem ser discutidos, com o paciente e familiares, o risco e o benefício do custo dos testes genéticos disponíveis atualmente. A maior probabilidade de detecção de uma alteração genética é em lactentes, crianças e naqueles com história familiar de GESF ou síndrome nefrótica.

MANEJO CLÍNICO DA SÍNDROME NEFRÓTICA HEREDITÁRIA

São considerados apropriados, para todos os indivíduos (crianças e adultos) com síndrome nefrótica, os bloqueadores dos receptores da angiotensina (BRA) e os inibidores da ECA. Também se recomendam os medicamentos hipolipemiantes porque os adultos com síndrome nefrótica têm hiperlipidemia e podem ter maior risco de doença cardiovascular. Não se realizaram ensaios clínicos randomizados com os imunossupressores e quimioterápicos na síndrome nefrótica hereditária, mas dados limitados sugerem que estes agentes podem retardar a progressão da doença renal em pacientes com formas familiares da doença.[28] Utiliza-se geralmente a ciclosporina para o tratamento inicial da GESF não responsiva aos corticosteroides (Cap. 18) e também pode ser adequada nas formas hereditárias. Quando eficaz no tratamento da síndrome nefrótica hereditária, pode refletir os efeitos favoráveis da ciclosporina no citoesqueleto de actina dos podócitos por um mecanismo que envolve o bloqueio da desfosforilação da sinaptopodina mediada pela calcineurina, levando à estabilização do citoesqueleto.[29]

Essas desordens resultam de anormalidades hereditárias em proteínas estruturais ou de anormalidade do desenvolvimento renal, por isso não deve haver recorrência da condição original após o transplante, porque o doador de rim presumivelmente é um paciente sem doença renal genética (Cap. 108). No entanto, relatos das taxas de recorrência da síndrome nefrótica em pacientes com doenças hereditárias é ilusório, pois a nefropatia crônica do enxerto pode apresentar-se com um fenótipo semelhante à GESF. Da mesma forma, existem relatos de recorrência em pacientes com mutações na podocina, mas, dado o complexo padrão de herança, com manifestação de algumas doenças em crianças e outras em adultos, estes são difíceis de interpretar. Sugere-se, através de dados mais recentes, uma baixa taxa de recorrência da síndrome nefrótica em pacientes transplantados com mutações no NPHS2.[7] O reaparecimento da síndrome nefrótica na síndrome nefrótica congênita do tipo finlandês não é uma "recorrência" verdadeira, e acredita-se ser causada por autoanticorpos antinefrina e não uma mutação de novo na nefrina no rim transplantado. Assim, o transplante não é desencorajado naqueles com síndrome nefrótica congênita, e o manejo pós-cirúrgico não deve ser diferente do atendimento clínico habitual. Na verdade, os dados sugerem que pacientes com síndromes nefróticas hereditárias e GESF podem apresentar melhor sobrevida do transplante do que aqueles com doenças idiopáticas.

Referências

1. Haas M, Meehan SM, Karrison TG, Spargo BH. Changing etiologies of unexplained adult nephrotic syndrome: A comparison of renal biopsy findings from 1976–1979 and 1995–1997. *Am J Kidney Dis*. 1997;30:621-631.
2. Tryggvason K, Patrakka J, Wartiovaara J. Hereditary proteinuria syndromes and mechanisms of proteinuria. *N Engl J Med*. 2006;354:1387-1401.
3. Kestila M, Lenkkeri U, Mannikko M, et al. Positionally cloned gene for a novel glomerular protein—nephrin—is mutated in congenital nephrotic syndrome. *Mol Cell*. 1998;1:575-582.
4. Daskalakis N, Winn MP. Focal and segmental glomerulosclerosis. *Cell Mol Life Sci*. 2006;63:2506-2511.
5. Putaala H, Soininen R, Kilpelainen P, et al. The murine nephrin gene is specifically expressed in kidney, brain and pancreas: Inactivation of the gene leads to massive proteinuria and neonatal death. *Hum Mol Genet*. 2001; 10:1-8.
6. Niaudet P. Podocin and nephrotic syndrome: Implications for the clinician. *J Am Soc Nephrol*. 2004;15:832-834.
7. Hildebrandt F, Heeringa SF. Specific podocin mutations determine age of onset of nephrotic syndrome all the way into adult life. *Kidney Int*. 2009; 75: 669-671.
8. Ozaltin F, Ibsirlioglu T, Taskiran EZ, et al. Disruption of PTPRO causes childhood-onset nephrotic syndrome. *Am J Hum Genet*. 2011;89:139-147.
9. Wharram BL, Goyal M, Gillespie PJ, et al. Altered podocyte structure in GLEPP1 (PTPRO)–deficient mice associated with hypertension and low glomerular filtration rate. *J Clin Investig*. 2000;106:1281-1290.
10. Hinkes B, Wiggins RC, Gbadegesin R, et al. Positional cloning uncovers mutations in PLCE1 responsible for a nephrotic syndrome variant that may be reversible. *Nat Genet*. 2006;38:1397-1405.
11. Mele C, Iatropoulos P, Donadelli R, et al. MYO1E mutations and childhood familial focal segmental glomerulosclerosis. *N Engl J Med*. 2011;365: 295-306.
12. Winn MP, Conlon PJ, Lynn KL, et al. A mutation in the TRPC6 cation channel causes familial focal segmental glomerulosclerosis. *Science*. 2005; 308:1801-1804.
13. Moller CC, Wei C, Altintas MM, et al. Induction of TRPC6 channel in acquired forms of proteinuric kidney disease. *J Am Soc Nephrol*. 2007;18: 29-36.
14. Grunkemeyer JA, Kwoh C, Huber TB, Shaw AS. CD2-associated protein (CD2AP) expression in podocytes rescues lethality of CD2AP deficiency. *J Biol Chem*. 2005;280:29677-29681.
15. Brown EJ, Schlondorff JS, Becker DJ, et al. Mutations in the formin gene INF2 cause focal segmental glomerulosclerosis. *Nat Genet*. 2010;42:72-76.
16. Akilesh S, Suleiman H, Yu H, et al. Arhgap24 inactivates Rac1 in mouse podocytes, and a mutant form is associated with familial focal segmental glomerulosclerosis. *J Clin Invest*. 2011;121:4127-4137.
17. Pritchard-Jones K, Fleming S, Davidson D, et al. The candidate Wilms' tumour gene is involved in genitourinary development. *Nature*. 1990;346: 194-197.
18. Pierson M, Cordier J, Hervouuet F, Rauber G. [An unusual congenital and familial congenital malformative combination involving the eye and kidney]. *J Genet Hum*. 1963;12:184-213.
19. Galloway WH, Mowat AP. Congenital microcephaly with hiatus hernia and nephrotic syndrome in two sibs. *J Med Genet*. 1968;5:319-321.
20. Lin CC, Tsai JD, Lin SP, et al. Galloway-Mowat syndrome: A glomerular basement membrane disorder? *Pediatr Nephrol*. 2001;16:653-657.
21. Wheeler DC. Lipid abnormalities in the nephrotic syndrome: The therapeutic role of statins. *J Nephrol*. 2001;14(suppl 4):S70-S75.
22. Ieiri N, Hotta O, Taguma Y. Resolution of typical lipoprotein glomerulopathy by intensive lipid-lowering therapy. *Am J Kidney Dis*. 2003;41:244-249.
23. Genovese G, Friedman DJ, Ross MD, et al. Association of trypanolytic ApoL1 variants with kidney disease in African Americans. *Science*. 2010;329: 841-845.
24. Calabresi L, Pisciotta L, Costantin A, et al. The molecular basis of lecithin: cholesterol acyltransferase deficiency syndromes: a comprehensive study of molecular and biochemical findings in 13 unrelated Italian families. *Arterioscler Thromb Vasc Biol*. 2005;25:1972-1978.
25. Has C, Sparta G, Kiritsi D, et al. Integrin α_3 mutations with kidney, lung, and skin disease. *N Engl J Med*. 2012;366:1508-1514.
25a. Heeringa SF, Chernin G, Chaki M, et al. COQ6 mutations in human patients produce nephrotic syndrome with sensorineural deafness. *J Clin Invest*. 2011; 121:2013-2024.
26. Gbadegesin RA, Winn MP, Smoyer WE. Genetic testing in nephrotic syndrome-challenges and opportunities. *Nat Rev Nephrol*. 2013;9:179-184.
27. KDIGO. Clinical practice guideline for glomerulonephritis. Kidney Disease: Improving Global Outcomes. *Kidney Int Suppl*. 2012;2:139-274.
28. Winn MP, Alkhunaizi AM, Bennett WM, et al. Focal segmental glomerulosclerosis: A need for caution in live-related renal transplantation. *Am J Kidney Dis*. 1999;33:970-974.
29. Faul C, Donnelly M, Merscher-Gomez S, et al. The actin cytoskeleton of kidney podocytes is a direct target of the antiproteinuric effect of cyclosporine A. *Nat Med*. 2008;14:931-938.
30. Churg J, Bernstein J, Glassock R, eds. *Renal Disease: Classification and Atlas of Glomerular Disease*. New York: Igaku-Shoin; 1995.
31. Mukerji N, Damodaran TV, Winn MP. TRPC6 and FSGS: the latest TRP channelopathy. *Biochim Biophys Acta*. 2007;1772:859-868.

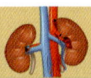

CAPÍTULO 20

Nefropatia Membranosa

David J. Salant e Daniel C. Cattran

DEFINIÇÃO

A nefropatia membranosa (NM) é uma doença glomerular por imunocomplexos, em que os depósitos imunes de IgG e componentes do complemento desenvolvem-se predominante ou exclusivamente abaixo dos podócitos, na superfície subepitelial da parede capilar glomerular. A lesão podocitária resultante dos depósitos imunes aumenta a permeabilidade glomerular às proteínas plasmáticas, levando à proteinúria e, potencialmente, à síndrome nefrótica.[1,2] Em cerca de 75% a 80% dos pacientes, a NM ocorre na ausência de qualquer causa identificável ou evento inicial, e é conhecida como NM *idiopática* ou *primária*. Várias condições associadas à NM foram identificadas, algumas delas provavelmente causais e outras representando apenas associações[1] (Tabela 20-1). A NM primária é uma doença autoimune específica de um órgão. É a causa mais comum de síndrome nefrótica primária em adultos caucasianos idosos (> 60 anos), mas a faixa etária é variável, e os pacientes podem ter a primeira apresentação na adolescência.[3]

O termo *membranosa* refere-se ao espessamento da parede capilar glomerular à microscopia óptica na biópsia renal, mas define-se a chamada doença nefropatia membranosa por meio da imunofluorescência e pela microscopia eletrônica. Essas técnicas revelam depósitos imunes difusos, granulares finos à imunofluorescência e depósitos eletrodensos no espaço subepitelial, que são agora considerados patognomônicos da NM. Portanto, a NM é um diagnóstico patológico dado a pacientes com proteinúria, cujos glomérulos exibem esses depósitos imunes na ausência de hipercelularidade ou padrões inflamatórios associados.[2]

ETIOLOGIA E PATOGÊNESE

Nefropatia Membranosa Experimental

Muito do que sabemos sobre a patogênese da NM deriva de observações em modelos animais.[4,5] O modelo de NM em ratos, a nefrite de Heymann, estabeleceu no final de 1970 que os depósitos imunes subepiteliais formavam-se *in situ* quando os anticorpos circulantes ligavam-se a um antígeno intrínseco na parede capilar glomerular. Identificou-se posteriormente o antígeno como *megalina*, um grande (~ 600 kD) receptor transmembrana da família de receptores das lipoproteínas de baixa densidade, expresso na superfície basal dos podócitos dos ratos.[6] A ligação aos anticorpos circulantes antimegalina leva, ao mesmo tempo, à formação e ao desprendimento dos complexos antígeno-anticorpo, ligação à membrana basal glomerular subjacente (MBG), resistência à degradação e persistência por semanas ou meses como depósitos imunes característicos da NM (Fig. 20-1, *A*). A proteinúria neste modelo é causada pelos anticorpos dos depósitos imunes que fixam complemento e sobrepujam os mecanismos regulatórios normais do complemento, ativando-o *in situ*. O mecanismo primário envolve lesão podocitária subletal induzida pelo complexo de ataque à membrana C5b-9, que desencadeia uma cascata de

alterações estruturais e funcionais, como lesão oxidativa, influxo de cálcio, ativação da fosfolipase A_2 citosólica, produção de metabólitos do ácido araquidônico e citocinas, estresse ao retículo endoplasmático, dano ao DNA e ruptura do citoesqueleto de actina[7] (Fig. 20-2). O apagamento dos processos podocitários é provavelmente resultante do colapso do citoesqueleto de actina e da perda da adesão celular à MBG, e a perda e deslocamento do diafragma da fenda de filtração associa-se ao início da proteinúria não seletiva grave. Além disso, a lesão podocitária é responsável pela produção de novas proteínas da matriz extracelular (MEC) que são formadas entre e em torno dos depósitos imunes, dando origem às características "espículas" e espessamento da MBG, que são a marca da NM.

Um outro mecanismo de formação de depósitos imunes subepiteliais relaciona-se aos antígenos plantados[5] (Fig. 20-1, *B*), o que é mais bem exemplificado por modelos animais imunizados com albumina de soro bovino catiônica (cBSA). O cBSA liga-se aos resíduos carregados negativamente na MBG servindo de alvo para os anticorpos circulantes anti-BSA. Como no modelo da nefrite de Heymann, a lesão podocitária e a proteinúria resultam da ativação do complemento local.

Nefropatia Membranosa em Humanos

Recentemente, obtiveram-se evidências que tanto os mecanismos do antígeno fixado quanto o do depositado estão envolvidos na NM em humanos (Fig. 20-1). A primeira demonstração de que anticorpos circulantes que reagiam contra um antígeno podocitário intrínseco poderiam estar envolvidos na NM foi obtida de um caso incomum de NM antenatal induzida pela passagem transplacentária de aloanticorpos contra a endopeptidase neutra (NEP), uma conhecida proteína podocitária.[8] A mãe da criança acometida apresentava deficiência de NEP e foi imunizada durante a gestação anterior e, como em outros casos, produziu aloanticorpos anti-NEP fixadores do complemento. Embora anticorpos anti-NEP não contribuam para NM primária, aloanticorpos provavelmente explicam o desenvolvimento da NM *de novo* após o transplante renal e a NM no cenário da doença crônica do enxerto *versus* hospedeiro, após o transplante alogênico de células-tronco hematopoiéticas (Tabela 20-1). O sistema autoimune predominantemente responsável pela NM primária é o associado aos autoanticorpos dirigidos contra o receptor de fosfolipase A_2 tipo M (PLA_2R) nos podócitos.[9] Os anticorpos anti-PLA_2R circulantes são detectados no soro de 75% a 80% dos pacientes com NM primária de todos os grupos étnicos, e quase nunca são encontrados em NM secundária.[10,11] Predominam os anticorpos IgG4 e, assim como no modelo da nefrite de Heymann, o antígeno (PLA_2R) e os anticorpos (anti-PLA_2R) co-localizam-se nos depósitos imunes na NM primária (mas não na secundária).[9,12,13] O PLA_2R é uma proteína transmembrana da família dos receptores da manose[14] (Fig. 20-3). Demonstrou-se passar por endocitose constitutiva e envolver-se na produção de eicosanoides, espécies reativas de oxigênio, dano ao DNA e senescência celular; entretanto, o seu papel nos podócitos é desconhecido. A

Classificação e Causas da Nefropatia Membranosa

Primária

Associada à anti-PLA$_2$R (70%-80%)
Idiopática (20%-30%)

Secundária	Comum	Incomum
Doenças autoimunes	Nefrite lúpica classe V	Artrite reumatoide Doença autoimune da tireoide Doença sistêmica relacionada ao IgG4 Glomerulonefrite crescêntica associada ao ANCA e anti-MBG
Infecções	Hepatite B	Hepatite C (HCV) Vírus da imunodeficiência humana (HIV) Sífilis Esquistossomose
Malignidades	Tumores sólidos (colo, estômago, pulmão e próstata)	Linfoma não Hodgkin Leucemia linfocítica crônica (LLC) Melanoma
Substâncias ou toxinas	Medicamentos anti-inflamatórios não esteroidais e inibidores da ciclo-oxigenase-2 (COX-2)	Compostos contendo mercúrio Sais de ouro D-Penicilamina bucillamine
Miscelânia		Sarcoidose Albumina de soro bovino cationizada

Aloimune

Doença enxerto *versus* hospedeiro após transplante de células-tronco hematopoiéticas
Nefropatia membranosa *de novo* no enxerto renal
Aloimunização materno fetal à endopeptidase neutra

Tabela 20-1 Classificação das condições e dos agentes associados à nefropatia membranosa. Excluíram-se desta lista as condições de casos isolados relatados ou de lesões não características da nefropatia membranosa. *ANCA*, anticorpo anticitoplasma de neutrófilos; *MBG*, membrana basal glomerular.

reatividade a determinados antígenos intracelulares, como aldose redutase, SOD2 e enolase, foi detectada na NM primária e pode contribuir para a progressão da lesão podocitária.[15] A melhor evidência para o mecanismo do antígeno plantado na NM é aquela que descreve um grupo de crianças com NM expostas ao cBSA, presumivelmente em leite engarrafado. Nestes casos, assim como nos modelos animais, o cBSA localiza-se na MBG, onde forma complexos com os anti-BSA circulantes.[16] Os antígenos plantados também podem ser responsáveis pelos depósitos imunes na nefrite lúpica classe V (membranosa) e na NM associada ao vírus da hepatite B (VHB).

A resolução da NM depende da remissão da resposta imune, da extensão do dano podocitário e da expansão da MBG. Nos casos em que a remissão imunológica ocorre antes da extensa perda podocitária e da remodelação da MBG, a recuperação completa é possível. Por outro lado, a proteinúria deve persistir durante várias semanas ou meses até que a arquitetura normal seja restaurada. Quando já ocorreu extensa perda podocitária, a proteinúria grave persiste apesar da remissão imunológica, e a esclerose glomerular, atrofia tubular e fibrose intersticial podem ocorrer na sequência.

EPIDEMIOLOGIA E GENÉTICA

A nefropatia membranosa pode ocorrer em qualquer idade e em todos os grupos étnicos, mas a NM primária é mais comum em homens

Características Clínicas da Nefropatia Membranosa

Raro em crianças: menos de 5% de todos os casos de síndrome nefrótica
Comum em adultos: 15% a 50% de todos os casos de síndrome nefrótica, dependendo da idade; maior frequência após 40 anos
Homens ≥ mulheres em todos os grupos adultos
Caucasianos ≥ asiáticos ≥ afro-americanos ≥ hispânicos
Síndrome nefrótica em 60% a 70%
Pressão arterial normal ou discretamente elevada na apresentação
Sedimento urinário "benigno"
Proteinúria não seletiva
Tendência à doença tromboembólica*
Outras características das causas secundárias: infecções, substâncias, neoplasia, lúpus eritematoso sistêmico

Quadro 20-1 Características clínicas da nefropatia membranosa.
*Trombose venosa profunda, trombose de veia renal e embolia pulmonar.

do que em mulheres (2: 1), e é rara em crianças. A NM primária tem seu pico de incidência durante a quarta e quinta décadas de vida (Quadro 20-1). Em comparação, a NM na infância é mais frequentemente secundária (p. ex., causada pelo VHB). A NM primária é a causa mais comum de síndrome nefrótica em adultos caucasianos não diabéticos, com uma incidência anual estimada de 8 a 10 casos por 1 milhão de habitantes nos países ocidentais. Embora a associação com certos antígenos leucocitários humanos de classe (HLA) II indique uma predisposição genética,[17-21] a NM primária não é uma doença familiar, exceto em raros casos de pacientes com mais de um membro da família acometido.[22] A predisposição genética tornou-se mais evidente após a descoberta do PLA$_2$R como o principal antígeno, quando os estudos da Coreia e de Taiwan documentaram significativa associação com polimorfismos em nucleotídeo único (SNPs)[23,24] no primeiro domínio da lecitina tipo C (CTLD) do PLA$_2$R (Fig. 20-3), uma região que é conhecida por sofrer alterações conformacionais, assim como outra no CTLD7. Um grande estudo de associação do genoma realizado por um consórcio europeu revelou grandes associações com um SNP não codificante no *PLA2R1* (rs4664308) e outra no HLA-DQA1 (rs2187668), um membro do HLA de classe II, que inclui isoformas que predispõem indivíduos carreadores de carrear autoimunidade.[25] Embora cada um desses dois SNPs tenham sido significativos sozinhos, a *odds ratio* da NM foi quase 80 nos indivíduos que eram homozigotos tanto para as variantes HLA-DQA1 quanto para *PLA2R1*. Reportaram-se outras associações genéticas que podem contribuir para a severidade ou possibilidade de progressão da NM.[5]

MANIFESTAÇÕES CLÍNICAS E SOROLÓGICAS

Setenta a 80% de todos os pacientes com NM apresentam-se com síndrome nefrótica.[26,27] Os 20% a 30% restantes apresentam-se com proteinúria subnefrótica assintomática (≤ 3,5 g/24 h). A proteinúria é não seletiva. A hematúria microscópica é comum (30% a 40%), mas os cilindros eritrocitários são raros e sugerem um processo patológico glomerular diferente. Na NM primária, os testes sorológicos para o anti-PLA$_2$R são positivos em 75% a 80% dos casos,[9,10,28] enquanto os níveis de complemento sérico são normais, apesar das evidências de ativação do complemento intraglomerular; os marcadores sorológicos (p. ex., anticorpos antinucleares, ANCA, fator reumatoide) são normais ou ausentes. No momento do diagnóstico, apenas 10% a 20% dos pacientes com NM apresentam hipertensão. A função renal é geralmente normal na apresentação, com apenas uma pequena parcela (< 10%) apresentando-se com insuficiência renal (Tabela 20-2). Essas características de apresentação podem modificar-se pela idade ou pela existência prévia de hipertensão; alterações tubulointersticiais e vasculares na biópsia

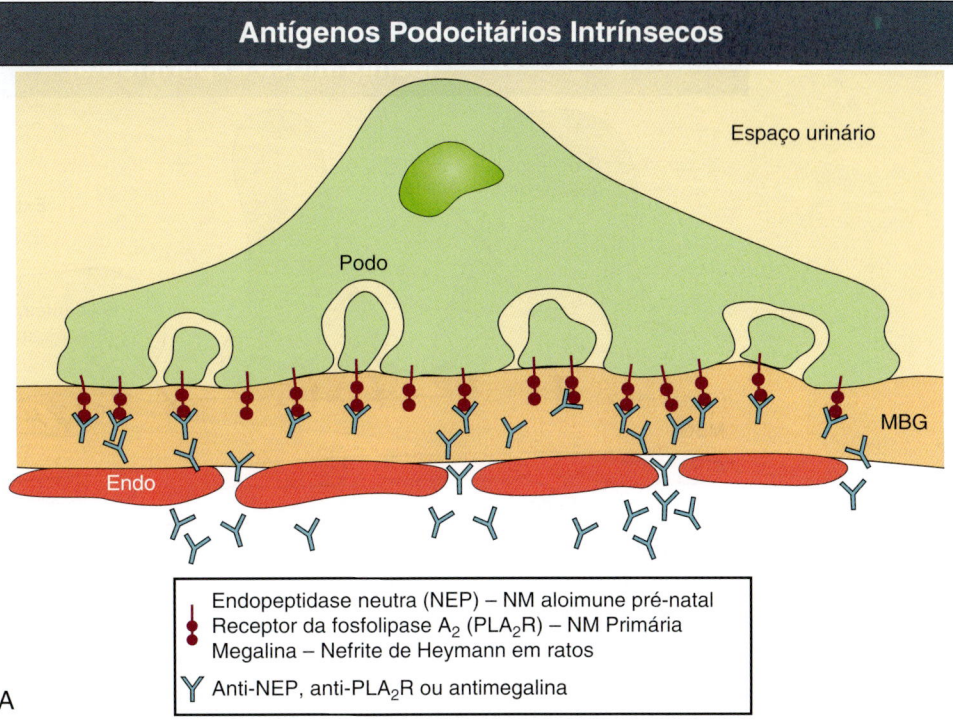

Figura 20-1 **Mecanismos de formação de imunocomplexos** *in situ* **na nefropatia membranosa (NM) humana e experimental. A**, Anticorpos circulantes atravessam a parede capilar glomerular e ligam-se aos antígenos dos podócitos *(Podo)* expostos nos processos podocitários, como na nefrite de Heymann em ratos (megalina), NM aloimune (endopeptidase neutra) e NM primária (PLA$_2$R). *Endo*, célula endotelial glomerular; *MBG*, membrana basal glomerular. **B**, Alguns antígenos extrínsecos, como a albumina de soro bovino cationizada *(BSA)*, podem ligar-se a locais da MBG, servir como antígenos plantados e formar depósitos com os anticorpos circulantes.

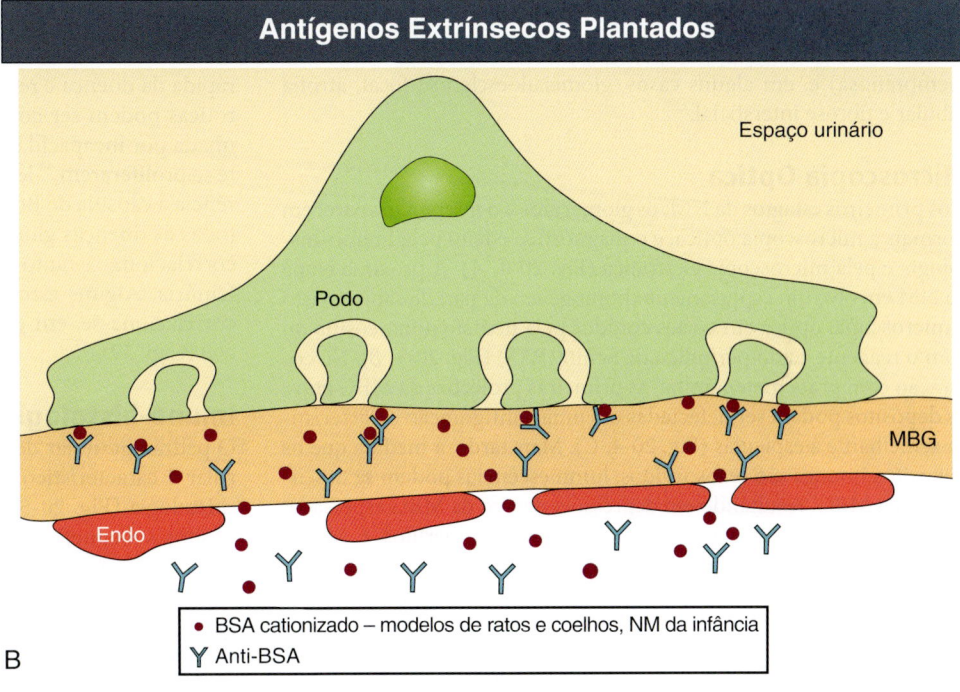

podem estar mais relacionadas a esses fatores do que à gravidade da NM.[29] Esse dado é reforçado pela evidência recente de que a idade *per se* não influencia a taxa de progressão da NM, mas sim a TFG na apresentação. Outras complicações relacionadas à síndrome nefrótica incluem dislipidemia, que provavelmente contribui para o aumento do risco cardiovascular, e uma elevada prevalência (10% a 40%) de eventos tromboembólicos, como trombose de veia renal.

Uma grande análise recente de dados de NM revelou que eventos tromboembólicos clinicamente relevantes ocorrem na faixa de 10% em pacientes nefróticos com NM, mais frequentemente nos primeiros dois anos após a apresentação.[30,31]

PATOLOGIA

A característica patológica mais precoce da NM é a formação dos imunocomplexos subepiteliais de IgG e complemento ao longo da superfície externa da parede capilar. Os glomérulos apresentam-se histologicamente normais, podendo confundir a NM com a síndrome nefrótica por lesões mínimas, se for realizada somente microscopia óptica. A NM inicia-se com a formação de complexos imunológicos na interface entre o podócito e a MBG, com alterações posteriores nos podócitos, deposição de material da nova matriz extracelular entre e em torno dos depósitos imunes, espessamento da MBG (alteração

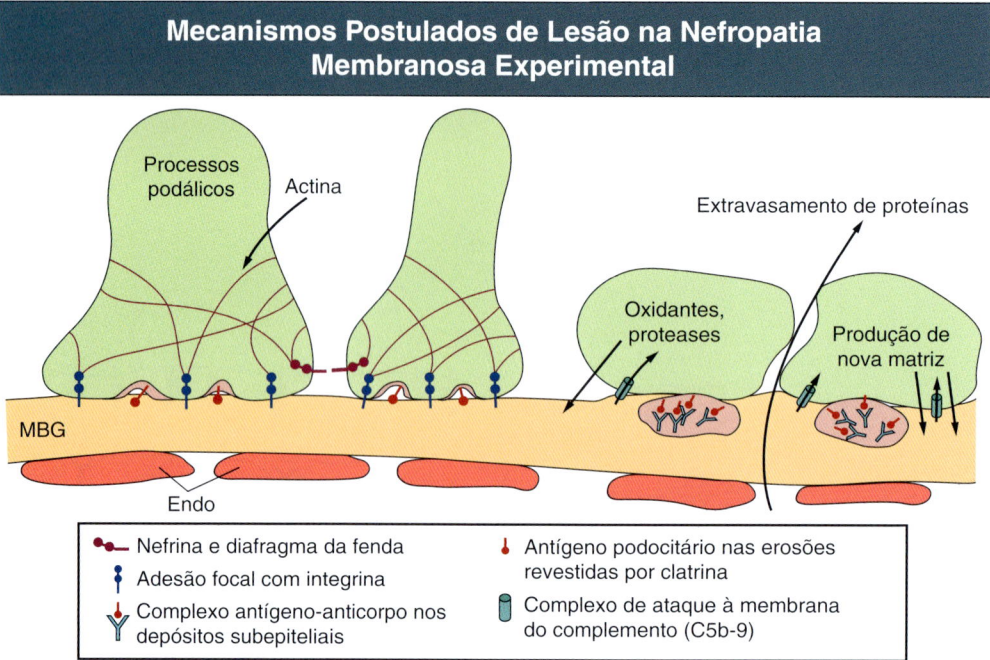

Figura 20-2 **Mecanismos postulados de lesão na nefropatia membranosa experimental.** Os anticorpos contra um antígeno podocitário nas erosões revestidas por clatrina nos processos podocitários (podócitos da esquerda) formam complexos que são eliminados para formar depósitos no espaço subepitelial (podócitos da direita) e induzir a ativação do complemento levando à formação do C5b-9. O C5b-9 não é suficiente para causar a lise, mas estimula a liberação de mediadores inflamatórios pelos podócitos. A ruptura do citoesqueleto de actina provoca alteração na adesão célula-matriz e perda ou deslocamento do diafragma da fenda, levando ao apagamento dos processos podocitários e perda da barreira de filtração para proteínas. Os podócitos danificados produzem nova matriz e aumentam a MBG entre e em torno dos depósitos. *Endo*, Células endoteliais glomerulares.

membranosa) e, em alguns casos, glomeruloesclerose focal, atrofia tubular e fibrose intersticial.[2,27]

Microscopia Óptica

Nos primeiros estágios da NM, os glomérulos e o interstício aparecem normais à microscopia óptica, e o diagnóstico é feito pela imuno-histologia e pela microscopia eletrônica (Fig. 20-4, *A*). A próxima etapa da NM envolve um espessamento homogêneo da parede capilar, visto à microscopia óptica em cortes corados pela hematoxilina-eosina ou com o reagente ácido periódico de Schiff (PAS) (Fig. 20-4, *B*). Na coloração com prata metenamina, as primeiras projeções da MBG entre os depósitos podem ser detectadas em uma configuração característica semelhante a espículas (Fig. 20-4, *C*). Mais tarde, à medida que os depósitos imunes são reabsorvidos, luminescências podem se desenvolver na MBG, resultando em depressões dentro da MBG espessada.

Na NM, a infiltração de leucócitos nos glomérulos é ausente, provavelmente porque os produtos quimiotáticos da ativação do complemento seguem as forças de filtração para dentro do espaço urinário em vez da retrodifusão para dentro dos lumens capilares, e a interposição da MBG impede a ativação dos mecanismos de aderência imune. Como resultado, a lesão patológica da NM caracteriza-se unicamente por alterações nos podócitos e na membrana basal, sem hipercelularidade glomerular associada.

A resposta podocitária a esse tipo de lesão inclui apagamento dos processos podocitários vistos apenas por microscopia eletrônica. Em geral, não há anormalidades celulares mesangiais ou endoteliais visíveis. A presença de hipercelularidade mesangial significativa sugere formação de depósitos imunes no mesângio e é mais consistente com a NM secundária, como a nefrite lúpica classe V (Cap. 26). Em alguns pacientes com proteinúria grave e doença progressiva, os glomérulos exibem número reduzido de podócitos e áreas de esclerose focal semelhantes à glomeruloesclerose segmentar e focal secundária (GESF; Cap. 18). Esses pacientes têm, na maioria das vezes, progressão mais

rápida da doença e respondem mal ao tratamento. Essas lesões escleróticas podem ser consequência da hipertrofia glomerular acompanhada por incapacidade de os podócitos diferenciados terminalmente se proliferarem,[32] levando às áreas de desnudamento da MBG, aderência à cápsula de Bowman e subsequente colapso capilar. Como em todas as doenças glomerulares, a lesão tubulointersticial é comum e correlaciona-se tanto com a função renal quanto com o nível de proteinúria. Alguns estudos sugerem que o resultado em longo prazo correlaciona-se, em geral, com a gravidade do dano tubulointersticial (Cap. 79).

Imuno-histologia

O padrão granular de coloração da IgG na parede do capilar glomerular é característico da NM e facilmente reconhecido por imuno-histologia (Fig. 20-5). A coloração positiva para IgG marca os depósitos subepiteliais granulares finos, presentes na superfície externa de todas as paredes capilares.[2] A subclasse IgG predominante na NM primária é a IgG4.[33-35] A coloração positiva para a IgG1 ou IgG3, IgA ou IgM, ou coloração significativa no mesângio glomerular sugere lúpus ou outras causas secundárias de NM como mecanismo subjacente.[33-37] As colorações para cadeias leves kappa e lambda são tipicamente iguais, mas reportaram-se raros casos de NM devido à IgG monoclonal, como anti-PLA$_2$R.[38] O complemento C3 também está presente na maioria dos casos de doença ativa e quase sempre reflete coloração positiva para C3c, um produto da degradação do C3b que é rapidamente eliminado. Portanto, a coloração positiva para C3 provavelmente reflete, contínua e ativamente, a formação de depósitos imunes. A coloração para C5b-9, quando solicitada, também está presente com frequência, consistente com o papel patogenético proposto da C5b-9 nessa doença.[4] A forte coloração para C1q não se encontra com frequência na NM primária (< 20% dos casos),[33,39,40] e é mais comum na NM associada ao lúpus.[40] Outra característica da NM primária é a coloração positiva para C4d na ausência de C1q[41,42]

Domínios Estruturais do PLA₂R

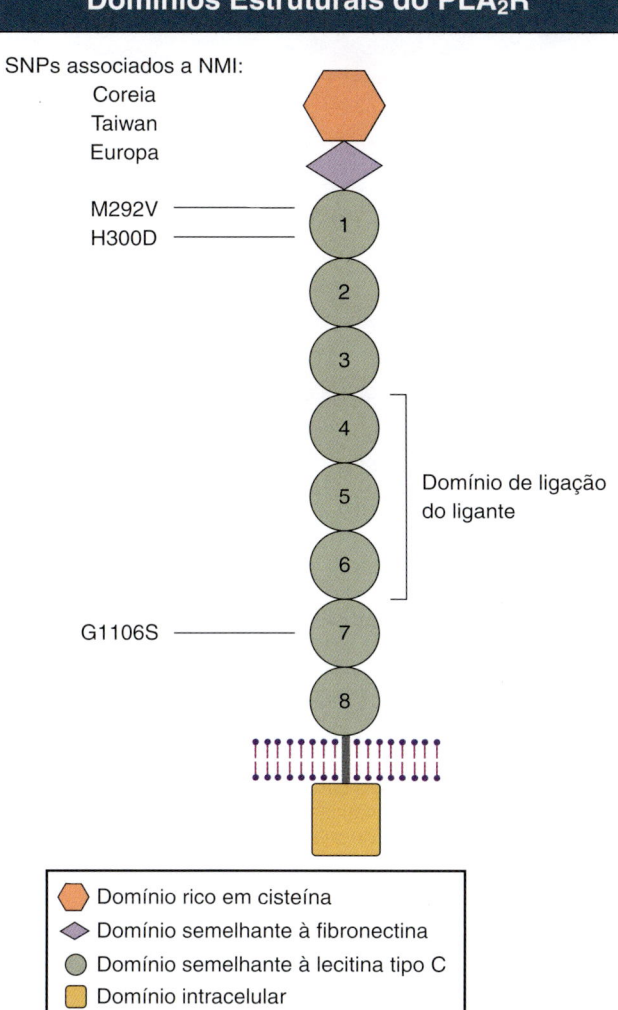

SNPs associados a NMI:
Coreia
Taiwan
Europa

M292V
H300D

1

2

3

4

Domínio de ligação
do ligante

5

6

G1106S

7

8

Domínio rico em cisteína
Domínio semelhante à fibronectina
Domínio semelhante à lecitina tipo C
Domínio intracelular

Figura 20-3 Domínios estruturais do receptor da fosfolipase A₂ (PLA₂R). O receptor da fosfolipase A₂ tipo M é uma proteína transmembrana e receptor para a PLA₂ secretada (CTLD5). A região N-terminal do domínio rico em cisteína por meio da CTLD4 de outros membros da família do receptor da manose é conhecida por existir nas configurações plana ou dobradas. O PLA₂R está envolvido na produção de eicosanoides, espécies reativas de oxigênio, dano ao DNA e senescência celular. O seu papel nos podócitos é desconhecido. SNPs, Polimorfismos em nucleotídeo único.

e pode ser consistente com ativação da via do complemento da lecitina ligadora de manose.[43] Embora não utilizado na prática clínica de rotina, uma outra característica que ajuda a distinguir a NM primária da secundária é a presença de coloração para PLA₂R nos depósitos imunes num padrão de co-localização com a IgG na NM associada à anti-PLA₂R, mas não na NM secundária.[9,12,44] Desse modo, várias características histopatológicas ajudam a distinguir a forma primária da forma secundária de NM (Tabela 20-3).

Microscopia Eletrônica

O achado de depósitos eletrodensos subepiteliais à microscopia eletrônica (ME) é paralelo à coloração para IgG. Na NM primária, a formação dos depósitos imunes ocorre em uma distribuição subepitelial; os depósitos subendoteliais não são vistos e os depósitos mesangiais são raros (Tabela 20-3). Nos estágios precoces da doença, esses depósitos são homogêneos e podem ser confluentes em algumas áreas, com apagamento dos processos podocitários sobrejacentes e poucas mudanças na MBG subjacente (fase I). À medida que a doença

Diagnóstico e Tratamento dos Pacientes com Nefropatia Membranosa

Grupo de pacientes	Teste
Todos os pacientes	Pressão arterial Função renal (creatinina sérica e clearance de creatinina) Excreção de proteína urinária (urina de 24 horas ou relação proteína-creatinina) Albumina sérica Colesterol sérico, incluindo relação LDL-HDL Urinálise Biópsia renal Anti-PLA₂R
Doenças associadas	Hepatite B (antígeno HBs) Hepatite C (anticorpo HCV) Anticorpo antinuclear (FAN), DNA de dupla-hélice (característico do lúpus eritematoso sistêmico) Complementos C3, C4 (geralmente normais na NM idiopática)
Pacientes selecionados	
Com suspeita de eventos tromboembólicos, dor no flanco, hematúria, insuficiência renal aguda	Eco-Doppler venoso dos rins, TC com contraste, RM
Com redução abrupta da função renal, sedimento urinário tornou-se ativo	Anticorpo anti-MBG Anticorpo anticitoplasma de neutrófilo (ANCA) Avaliação de nefrite intersticial
Sintomas sugestivos ou idade > 50 anos	Screening para câncer (consultar o texto)

Tabela 20-2 Diagnóstico e tratamento dos pacientes com nefropatia membranosa (NM). LDL/HDL, lipoproteínas de baixa densidade/alta densidade; Anti-PLA₂R, anticorpo antirreceptor da fosfolipase A₂; MBG, membrana basal glomerular; TC, tomografia computadorizada; RM, ressonância magnética.

Características Histopatológicas para Distinguir a Nefropatia Membranosa Primária da Secundária

Primária	Secundária
Microscopia de Imunofluorescência	
IgG4 > IgG1, IgG3	IgG1, IgG3 > IgG4
IgA, IgM ausentes	IgA, IgM podem estar presentes
Mesângio não se cora para a presença de Ig	Mesângio pode se corar com a presença de Ig
C1q negativo ou fraco	C1q positivo
PLA2R positivo e co-localiza-se com IgG	PLA₂R negativo
Microscopia Eletrônica	
Somente depósitos subepiteliais ± raros depósitos mesangiais	Depósitos subepiteliais ± depósitos mesangiais e subendoteliais

Tabela 20-3 Características histopatológicas que ajudam a distinguir a nefropatia membranosa primária da secundária. Ig, Imunoglobulina; PLA₂R, receptor da fosfolipase A₂.

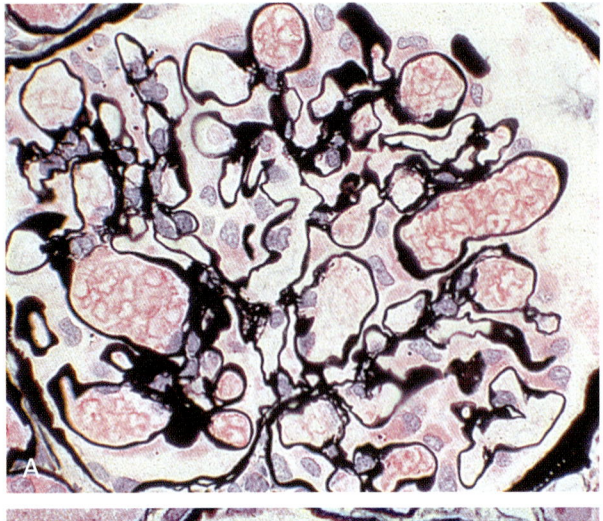
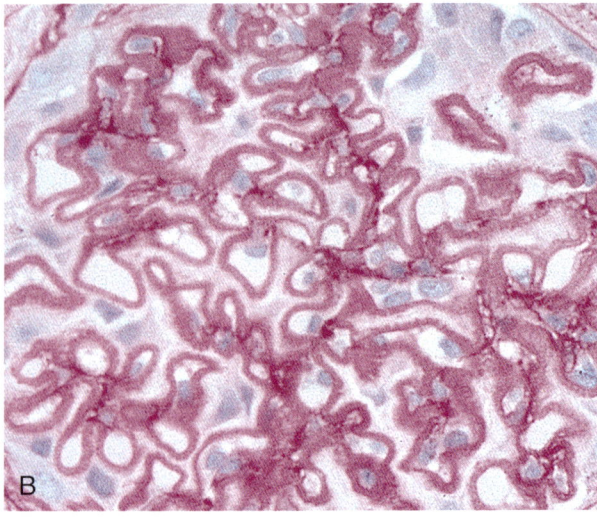
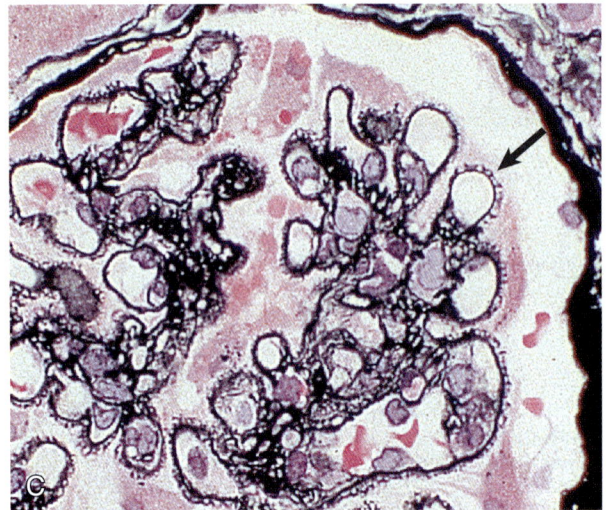

Figura 20-4 Microscopia óptica na nefropatia membranosa (NM). A, NM precoce. Glomérulo de um paciente com síndrome nefrótica grave exibindo arquitetura normal e capilares periféricos da membrana basal de espessura normal. **B**, NM morfologicamente avançada. Aumento uniforme na espessura das paredes capilares glomerulares em todo glomérulo sem aumento da celularidade glomerular. **C**, NM morfologicamente mais avançada, mesmo paciente de **B**. Espículas discretas de matriz que surgem da superfície externa da membrana basal *(seta)*, indicativo de NM avançada. (**A** e **C**, coloração da prata metenamina; ampliação ×400; **B**, reação do ácido periódico de Schiff; × 400.) *(Cortesia C. E. Alpers.)*

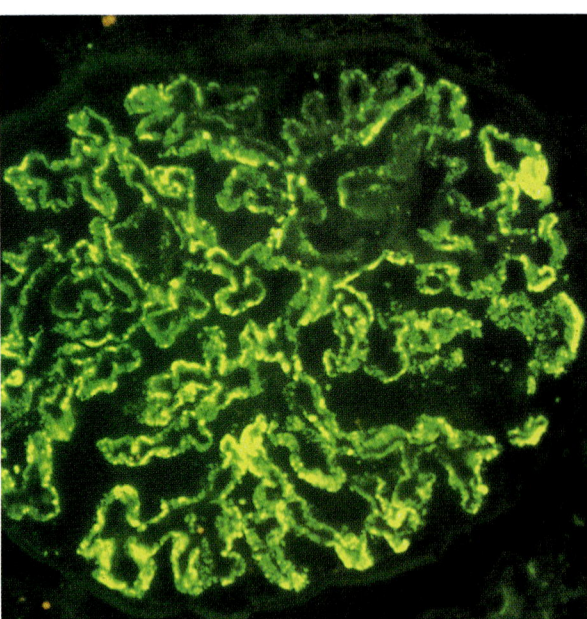

Figura 20-5 Imunofluorescência na nefropatia membranosa. Glomérulo com deposição difusa, granular fina de IgG ao longo da superfície externa de todas as paredes capilares. Acredita-se que o anticorpo represente um autoanticorpo dirigido contra alguns constituintes da membrana dos podócitos. Na NM primária, os anticorpos provenientes dos glomérulos são reativos ao PLA_2R. (Ampliação original × 400.) *(Cortesia C. E. Alpers.)*

persiste, o material da membrana basal acumula-se entre os depósitos e corresponde às espículas observadas à microscopia óptica com o uso da coloração da prata metenamina; são facilmente visualizados à ME (estágio II; Fig 20-6, *A*). Mais tarde, as espículas ampliam-se e os depósitos podem ser circundados pelo novo material semelhante à membrana (fase III; 20-6 Fig, *B*). No estágio IV da doença, a membrana basal é evidentemente espessada, os depósitos incorporados à membrana tornam-se mais luminosos e as espículas menos aparentes (estágio IV; Fig 20-6, *C*). Essas mudanças na MBG, embora claramente condizentes com a duração da doença, não se correlacionam com as manifestações clínicas ou com os desfechos. Ocorre apagamento dos processos podocitários e condensação do citoesqueleto de actina; os diafragmas da fenda entre os processos podocitários podem estar ocluídos e, naqueles ainda abertos, os diafragmas da fenda podem estar deslocados ou rompidos. As mudanças nas microvilosidades da membrana podocitária são comuns, assim como a reabsorção de gotículas proteicas para dentro dos podócitos e das células tubulares proximais. A presença de inclusões tubulorreticulares nas células endoteliais é fortemente sugestiva de NM associada ao lúpus, embora quase nunca sejam encontradas na NM primária.[45]

DIAGNÓSTICO E DIAGNÓSTICO DIFERENCIAL

Quando a síndrome nefrótica está presente na apresentação inicial, o diagnóstico diferencial inclui a doença de lesões mínimas (DLM), GESF, padrão de lesão da glomerulonefrite membranoproliferativa

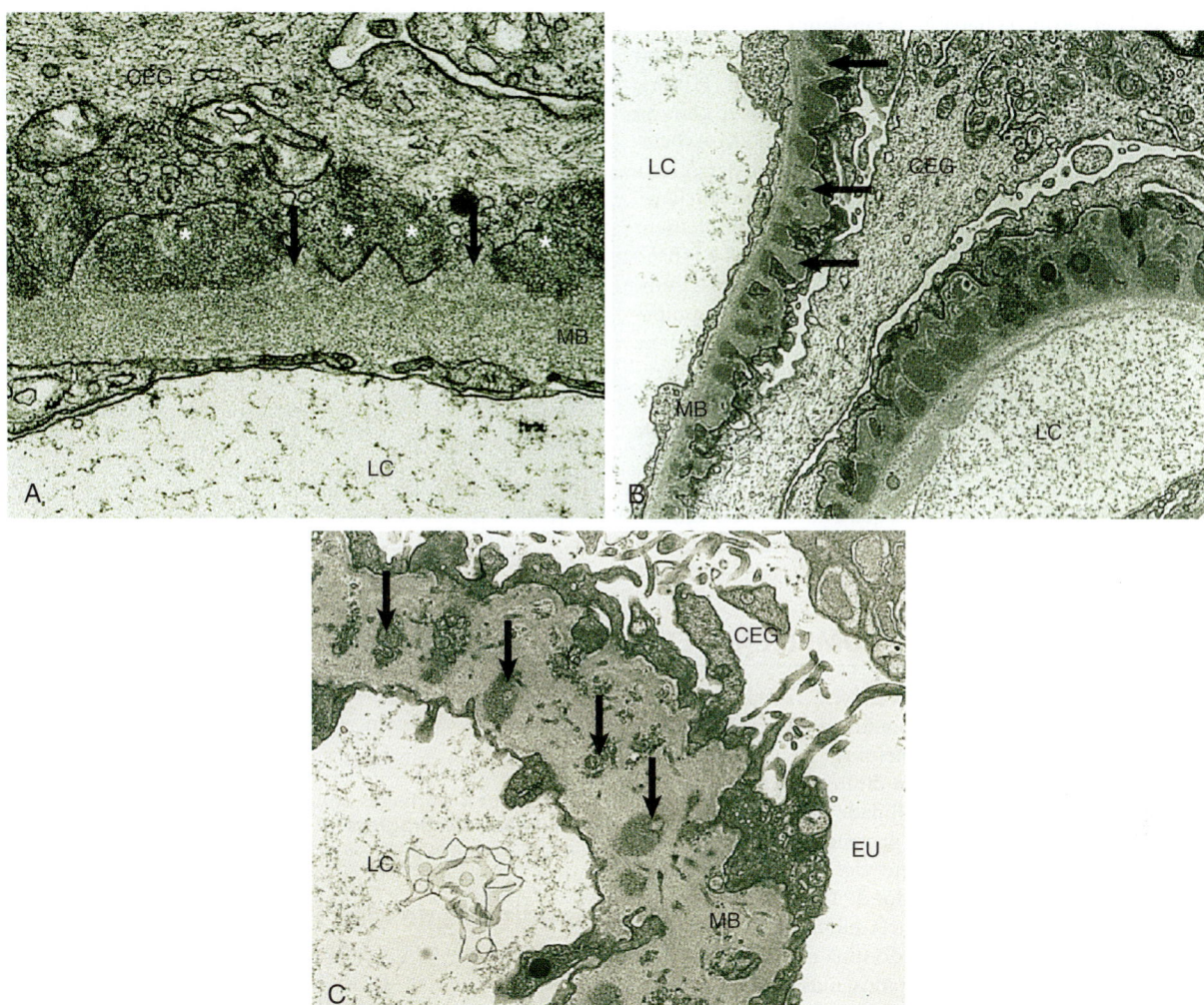

Figura 20-6 Microscopia eletrônica na nefropatia membranosa (NM). A, NM inicial (fase II). Parede capilar glomerular com depósitos eletrodensos discretos na superfície subepitelial da membrana basal *(MB)* correspondentes aos depósitos granulares de IgG detectados por microscopia de imunofluorescência (correspondente à microscopia óptica na **B**). Existem depósitos de imunocomplexos granulares, difusos *(asteriscos brancos)* ao longo da superfície externa da parede capilar com apagamento dos processos podocitários. Além disso, são evidentes pequenas extensões da MB entre os depósitos *(setas)* que representam as projeções vistas como espículas à microscopia óptica com a coloração *metenamina* de prata. *LC*, Lúmen capilar; *CEG*, célula epitelial glomerular. **B**, NM mais avançada (fase III). Duas alças capilares glomerulares demonstram deposição de imunocomplexos envolvendo a MB *(setas)*. Há síntese proeminente de membrana circundando e incorporando esses depósitos à MB (correspondente às espículas observadas nas preparações histológicas com prata). As células sobrepostas continuam a demonstrar apagamento generalizado dos processos podocitários. **C**, NM morfologicamente avançada (fase IV). A MB dos capilares está difusamente espessada; depósitos imunes eletrodensos *(setas)* espalhados estão presentes em toda a sua espessura junto aos depósitos subepiteliais disseminados. CEGs sobrepostas demonstram apagamento dos processos podocitários. *EU*, espaço urinário. (Ampliações originais ×18.000.) *(Cortesia C. E. Alpers.)*

(tanto GNMP tipo I quanto a doença de depósito denso [DDD]), amiloidose, doença de depósito de cadeias leves, nefrite lúpica e nefropatia diabética. Nos 20% a 25% dos pacientes em que a apresentação inicial é proteinúria não nefrótica assintomática, o diagnóstico diferencial é ainda mais extenso.[46] Embora as pistas clínicas em pacientes proteinúricos possam aumentar a probabilidade de um padrão histológico específico em relação a outro, para a confirmação de que a NM é a causa subjacente da síndrome nefrótica faz-se necessário, na maioria das vezes, uma biópsia renal. No entanto, em circunstâncias nas quais a biópsia não pode ser realizada, o diagnóstico pode ser feito com um elevado grau de confiança com um teste sorológico positivo para anti-PLA$_2$R. Por outro lado, um teste negativo para anti-PLA$_2$R não exclui o diagnóstico de NM idiopática.

A NM secundária representa 20% a 30% de todos os casos (Tabela 20-1); as causas mais comuns são o lúpus eritematoso sistêmico, hepatite B, neoplasias malignas e medicamentos. Além da anamnese cuidadosa e exame físico, deve-se incluir na avaliação laboratorial para causas secundárias o perfil do complemento, anticorpos antinucleares, sorologias para hepatite, radiografia de tórax, teste de sangue oculto nas fezes, mamografia em mulheres e teste com o antígeno prostático com exame de toque retal em homens. Em mulheres com idade entre 20 e 50 anos, tem-se um alto índice de suspeição para presença de lúpus subjacente.[47] Esse diagnóstico pode ser particularmente difícil de fazer porque a maioria dessas pacientes não apresentam sintomas sistêmicos e os marcadores sorológicos para o lúpus eritematoso sistêmico são muitas vezes ausentes. A nefrite lúpica membranosa responde por 8% a 27% dos casos de nefrite lúpica (Cap. 26).

Em adultos, independentemente da idade, a neoplasia maligna é uma causa secundária importante da NM (Tabela 20-1). O colo, rim e pulmão são os sítios primários mais comuns, e, em alguns pacientes, o tumor pode não ter sido diagnosticado na apresentação da doença renal. Embora a hipótese de que antígenos derivados do tumor contribuam para a formação de depósitos e lesões glomerulares, poucos antígenos foram relacionados aos tumores.

A NM associada ao vírus da hepatite B também é uma causa secundária comum em países onde o VHB é endêmico. Ela pode afetar tanto adultos quanto crianças portadores crônicos do VHB (HBsAg, HBcAg e geralmente HbeAg positivos).[48] Isso pode ocorrer com ou sem história de doença hepática evidente. Em crianças, a NM associada ao HBV apresenta-se, repetidas vezes, como síndrome nefrótica e geralmente segue um curso benigno.[49] Em adultos, a insuficiência renal progressiva é a evolução clínica mais comum. A hipocomplementemia está presente em cerca de 50% dos pacientes com NM e HBV.

A nefropatia membranosa secundária a substâncias quase sempre se resolve após a interrupção do agente agressor.[50,51] O tempo para resolução, no entanto, varia significativamente, desde uma semana (p. ex., para AINEs) a vários anos (para o uso do ouro ou da D-penicilamina). São vistas muitas outras doenças renais associadas ou sobrepostas à NM, como a nefropatia por IgA, GESF, glomerulonefrite crescêntica (GN) (doença anti-MBG, vasculite ANCA associada), nefrite intersticial aguda e nefropatia diabética.

Sugere-se, mediante dados preliminares, que a ausência do autoanticorpo circulante para o PLA$_2$R e da expressão glomerular antigênica do PLA2 na biópsia favorecem uma etiologia secundária da NM.[12]

CURSO CLÍNICO, DESFECHOS E COMPLICAÇÕES

O curso clínico da NM é amplamente variável. Trinta por cento dos pacientes apresentaram remissão espontânea da proteinúria. À medida que aumenta a severidade da proteinúria na apresentação, a frequência de remissão espontânea parece diminuir. As duas únicas características associadas à maior probabilidade de remissão espontânea são sexo feminino e menor grau de proteinúria (não nefrótica) na apresentação.[19] Isso parece produzir um viés na sobrevida renal, porque a maioria dos estudos com resultados de 10 anos em pacientes não tratados incluiu aqueles com proteinúria subnefrótica (≤3,5 g/24 h). Por exemplo, reportou-se em um estudo uma sobrevida renal de 72% em 8 anos para 100 pacientes não tratados, mas 37% dos pacientes eram não nefróticos na apresentação, e mais de 50% tinham menos de 5 g/dia.[20] Além disso, as mortes foram excluídas da análise de sobrevida renal. Mesmo assim, houve uma taxa de 25% de doença renal crônica terminal (DRCT) em oito anos e quase 50% em 15 anos. Desse modo, pacientes que se apresentam com proteinúria menor que 3,5 g/dia, sem cilindros hemáticos, sem hipertensão arterial, função renal normal e sem características sistêmicas sugestivas de uma causa secundária, têm um prognóstico relativamente benigno. Se não for realizada biópsia renal, esses pacientes devem ser monitorados, porque até 50% estão propensos a desenvolver proteinúria nefrótica em algum momento do curso da doença, a maioria nos primeiros dois anos após a apresentação.

Em resumo, embora a maioria dos pacientes com NM evoluam razoavelmente bem em longo prazo, a NM ainda é a segunda ou terceira maior causa de DRCT em pacientes com GN primária. O que precisa ser respondido, pela maioria dos dados de sobrevida na NM, é a mortalidade muito mais alta do que a esperada por doença cardiovascular ou eventos tromboembólicos em pacientes que permanecem nefróticos. Quando outra condição renal é sobreposta à NM, geralmente ocorre deterioração mais rápida da função renal. As condições mais comuns nesse cenário são a nefrite intersticial induzida por substâncias, a sobreposição da GN crescêntica, como a doença anti-MBG, e a trombose da veia renal.

Os pacientes com NM primária que desenvolvem DRCT são geralmente candidatos à transplante renal, embora a recorrência da doença possa ocorrer em até 50% (Cap. 108).[52] A recorrência pode ser assintomática e ser encontrada somente em biópsia protocolar, mas aqueles com recorrência da síndrome nefrótica têm alta taxa de perda do enxerto. Um teste sorológico positivo para anti-PLA$_2$R no transplante pode prever a recorrência precoce.[53,54]

Variáveis Univariadas Associadas a uma Pior Sobrevida Renal na Nefropatia Membranosa

Variáveis	Preditores	VPP (%)
Características Clínicas		
Idade	Idoso > jovem	43
Gênero	Masculino > feminino	30
HLA	HLA/B18/DR 3/Bffl presentes	71
Hipertensão	Presente	39
Níveis séricos		
Albumina	< 1,5 g/dL	56
Creatinina	Acima do normal	61
Proteína urinária		
Síndrome nefrótica	Presente	32
Proteinúria	> 8 g por > 6 meses	66
Excreção de IgG	> 250 mg/dia	80
Excreção de β$_2$-microglobulina	> 54µg/mmol de creatinina < 54	79
Excreção de C5b-9	> 7 mg/mg de creatinina	67
Alterações na biópsia		
Glomeruloesclerose focal	Presente	34
Doença tubulointersticial	Presente	48

Tabela 20-4 Variáveis univariadas associadas a um aumento da probabilidade de progressão e seu valor preditivo positivo (**VPP**). *(Os valores preditivos positivos modificados a partir de referências 57 e 59.)*

Preditores de Mau Prognóstico

Em função da ampla variação na história natural da NM, marcadores preditores de desfecho individual seriam valiosos. O teste para o autoanticorpo circulante anti-PLA$_2$R é potencialmente crítico como ferramenta de monitoramento das mudanças na atividade imunológica da NM antes dos parâmetros laboratoriais clássicos.[28,55] A Tabela 20-4 lista os maiores fatores tradicionais associados à progressão e o impacto dessas associações. Tanto a idade quanto o gênero influenciam o desfecho; a idade avançada e o sexo masculino associam-se a um maior risco de insuficiência renal. No entanto, ambos têm limitações.[56] A idade parece relacionar-se mais ao processo patológico subjacente na apresentação do que à gravidade da doença, pois a idade não influencia a taxa de deterioração da função; o sexo do paciente parece relacionar-se mais estreitamente à gravidade da proteinúria na apresentação do que ser um fator de risco independente para progressão. A gravidade das alterações crônicas vistas à biópsia (ou seja, grau de glomeruloesclerose, fibrose tubulointersticial e doença vascular) associam-se a um pior prognóstico, mas refletem mais a TFG inicial do que a taxa de deterioração renal subsequente.[29] Sugeriu-se que outras características patológicas, como a porcentagem de glomérulos com glomeruloesclerose e a configuração dos depósitos imunes (sincrônica/único estágio ou heterogênea/vários estágios) à ME, também fossem preditoras tanto de desfecho quanto de resposta ao tratamento, mas não foram validadas em estudos prospectivos. O grau de comprometimento renal na apresentação da doença também se correlacionou à sobrevida renal em longo prazo, mas um fator preditor de prognóstico melhor e mais sensível em longo prazo é a taxa de perda da função renal, medida pela redução da depuração de creatinina ao longo do tempo.

Um dos melhores modelos para calcular o risco da NM leva em consideração a depuração da creatinina inicial, a queda da depuração da creatinina durante um período determinado e o menor nível de proteinúria durante esse período de observação[57] (Tabela 20-3). Essa avaliação de escore de risco tem uma sensibilidade reportada de

Fatores de Risco de Doença Renal		
Baixo Risco	**Médio Risco**	**Alto Risco**
Creatinina sérica e depuração de creatinina normais mais proteinúria < 4 g/dia por um período de observação de 6 meses	Depuração de creatinina normal ou próximo do normal e proteinúria persistente > 4 g/dia a < 8 g/dia por 6 meses, apesar de tratamento conservador otimizado	Deterioração da função renal e/ou proteinúria persistente > 8 g/dia por 3 (até 6) meses de observação

Tabela 20-5 Fatores de risco de progressão da doença renal na nefropatia membranosa.

60% a 89%, especificidade de 86% a 92% e precisão de 79% a 87%. O modelo prediz que os pacientes com uma depuração de creatinina normal à apresentação que permanece estável por seis meses, e com proteinúria persistente menor que 4 g/24 h, têm menos de 5% de probabilidade de progressão e apenas o tratamento conservador é recomendado. Em contraste, aqueles pacientes com proteinúria que permanece acima de 4 g, mas inferior a 8 g/24 h durante o mesmo período de tempo, têm probabilidade de 55% para o desenvolvimento de doença renal crônica; e aqueles com proteinúria persistente acima de 8 g/24 h apresentam uma probabilidade de 66% a 80% de progressão para doença renal crônica em 10 anos (Tabela 20-5). Além disso, dados recentes sugerem que uma redução superior a 50% na proteinúria inicial em um ano é um preditor independente de remissão espontânea.[58] Outros biomarcadores, como a α-microglobulina urinária, $β_2$-microglobulina, IgM e IgG, também foram fortemente associados à progressão da NM.[59] Esses marcadores mensurados juntos em um único período de tempo têm maior valor preditivo positivo que a proteinúria sozinha, mas nenhum ainda foi validado em um conjunto de análise de dados independentes. No entanto, há cada vez mais evidências da relação com os títulos de autoanticorpos. Mais recentemente, por exemplo, níveis elevados de anticorpos anti-PLA$_2$R associaram-se à doença ativa e maior risco de declínio da função renal do que níveis menores durante o acompanhamento.[28]

Recidiva após Remissão Completa ou Remissão Parcial

Cerca de 25% a 40% dos casos de NM apresentarão recidiva após remissão completa, em um período de tempo imprevisível. Reportam-se recidivas em até 20 anos após a primeira remissão. Entretanto, a grande maioria dos pacientes apresentará recidiva apenas com proteinúria subnefrótica e irá manter função renal estável em longo prazo apenas com o tratamento conservador.[60] Em contraste, a taxa de recidiva é tão elevada quanto 50% naqueles que atingem apenas remissão parcial. Alcançar tanto remissão completa quanto parcial, no entanto, retarda significativamente a progressão e aumenta a sobrevida renal. Uma revisão recente de 348 pacientes nefróticos com NM documentou sobrevida renal de 10 anos de 100% em pacientes com remissão completa, 90% com remissão parcial e apenas 45% naqueles sem remissão.[61]

TRATAMENTO

Terapia Não imunossupressora

O tratamento conservador da NM é dirigido para o controle do edema, hipertensão, hiperlipidemia e proteinúria e é semelhante ao utilizado para a síndrome nefrótica de qualquer etiologia (Cap. 15). O controle da pressão arterial é importante tanto para a proteção renal quanto cardiovascular. Para pacientes com proteinúria maior que 1 g/dia, o alvo para a pressão arterial é 125/75 mmHg, a menos que seja contraindicado por razões clínicas.[62] Demonstrou-se, por meio de

numerosos estudos, que o inibidor da enzima conversora da angiotensina (ECA) e os bloqueadores do receptor da angiotensina (BRAs) são cardioprotetores e podem reduzir a proteinúria e retardar a progressão da doença renal tanto em pacientes diabéticos quanto em não diabéticos com nefropatia crônica (Cap. 80). Uma metanálise recente dos maiores estudos de proteção renal utilizando inibidores da ECA mostrou que o grau de proteção está intimamente relacionado ao grau de redução da proteinúria. Em nenhum desses estudos o foco foi o efeito específico do bloqueio do sistema renina-angiotensina (SRA) na NM. Em análises secundárias, o número de pacientes com NM foi pequeno e, apesar do uso de inibidores da ECA se associar à melhora significativa em alguns grupos, seu efeito antiproteinúrico foi modesto (≤ 30% de redução na proteinúria) em outros.[63] Quando efetivo, o benefício do bloqueio do SRA ocorre precocemente, quase sempre dentro dos primeiros três meses do início do tratamento. Mesmo os pacientes com baixo risco de progressão (proteinúria ≤ 4 g/24 h) devem ser tratados com inibidores da ECA ou BRAs porque isso pode reduzir a proteinúria e oferecer proteção renal adicional, com risco mínimo de efeitos adversos significativos. Os pacientes também devem seguir uma dieta pobre em sal (1,5 a 2 g de sódio/dia) para alcançar o máximo benefício do bloqueio do SRA.

A proteinúria também é um fator de risco independente para morbidade e mortalidade cardiovascular. Quando a proteinúria está na faixa nefrótica, há claro aumento no risco cardiovascular, de três a cinco vezes tanto de eventos coronarianos quanto de taxas de morte nessa população.[64] Pacientes com proteinúria significativa quase sempre apresentam níveis elevados de colesterol e triglicerídeos séricos. Embora não comprovado, recomendamos o uso de estatinas para reduzir o colesterol – lipoproteína de baixa densidade para 100 mg/dL (2 mmol/L) ou menor[65,66] (Caps. 80 e 82).

Recomenda-se que tanto o bloqueio do SRA quanto o controle lipídico iniciem-se precocemente nos pacientes com NM, apesar de ser improvável, somente com tratamento conservador, alcançar remissão completa ou até mesmo remissão parcial em pacientes com maior risco de progressão (com proteinúria persistente ≥ 5 g/24 h). Restringe-se a ingestão dietética proteica a 0,8 g/kg/dia de proteínas de alta qualidade,[25] com proteína dietética adicional (em grama por grama) para corrigir as perdas urinárias. A restrição proteica dietética associou-se à redução da proteinúria (15% a 25%) e retardo na progressão da doença renal, mas nunca demonstrou induzir remissão completa ou contribuir com os efeitos obtidos com o bloqueio do SRA. A restrição proteica deve ser cuidadosamente monitorizada em pacientes nefróticos, a fim de evitar a desnutrição.

Pacientes com síndrome nefrótica grave apresentam risco aumentado para complicações tromboembólicas (Cap. 15). Demonstrou-se, por revisões retrospectivas, que a anticoagulação profilática é benéfica em reduzir episódios tromboembólicos fatais em pacientes nefróticos com NM, sem aumento concomitante no risco de sangramento.[67] Já foram realizados estudos controlados não randomizados; no entanto, nenhum estudo randomizado controlado já foi alguma vez realizado; desse modo, não há nenhum consenso atual sobre anticoagulação profilática e nenhum teste laboratorial que possa prever com acurácia esse evento. Um evento tromboembólico é mais comum em alguns pacientes, como aqueles com síndrome nefrótica severa e persistente (proteinúria > 10 g/dia e/ou albumina sérica < 2,5 g/dL). Duas observações clínicas recentes indicam que a maioria dos eventos tromboembólicos ocorre dentro dos dois primeiros anos de apresentação, e que há maior probabilidade de evento quando associado a níveis progressivamente menores de albumina sérica, inferiores a 3,0 g/dL.[31] A maioria dos nefrologistas na prática, no entanto, ainda irá esperar até que um primeiro evento tromboembólico ocorra antes de usarem anticoagulantes, pelo menos até o nível estar persistentemente abaixo de

2 g/dL; ponto em que os benefícios da terapia anticoagulante profilática parecem superar os riscos.

Testaram-se outros agentes em um pequeno número de pacientes com NM, com efeitos modestos, como o probucol,[68] um agente de peroxidação lipídica, e altas doses de imunoglobulina intravenosa, um agente com vários efeitos na lesão dos tecidos mediada por anticorpos.[69]

Terapia Imunossupressora

Vários regimes utilizando uma variedade de agentes imunossupressores mostraram-se bem-sucedidos em reduzir a proteinúria em pacientes com NM. No entanto, muitas questões permanecem sem solução, como a duração da terapia conservadora enquanto se aguarda a remissão espontânea, a determinação de quando iniciar a terapia imunossupressora, quais os agentes disponíveis mais eficazes e seguros e quanto tempo de espera para estabelecer a ineficácia de um tratamento.[70] Muitas dessas questões, baseando-se em evidências disponíveis clinicamente, são discutidas nas diretrizes recentes do KDIGO.[71]

A evidência atual orienta que a terapia imunossupressora específica não deve ser considerada, a menos que o paciente tenha proteinúria nefrótica persistente (≥ 4 g/dia), e a menos que a proteinúria não tenha diminuído mais de 50% do valor basal, por um período mínimo de observação de seis meses, apesar das terapias anti-hipertensiva e antiproteinúrica otimizadas. Outros sugerem que os critérios para intervenção precoce são a presença de sintomas incapacitantes ou potencialmente fatais relacionados à síndrome nefrótica, ou um aumento na creatinina sérica acima de 30% em 12 meses relacionado à progressão da doença e não por uma complicação, como a trombose de veia renal, transformação na variante crescêntica da NM ou nefrite intersticial por diuréticos. Dados de biomarcadores recentes também sugerem que níveis muito elevados e persistentes do autoanticorpo contra o PLA_2R podem ser uma indicação para intervenção precoce.[28]

Corticosteroides

Nos três ECRs de corticosteroides no tratamento da NM primária, o consenso geral foi ausência de efeito benéfico significativo em longo prazo na redução da proteinúria, taxa de progressão da doença ou sobrevida renal.[72,73] O uso de corticosteroides orais como agente isolado para o tratamento da NM, portanto, não é recomendado. A única exceção pode ser a população do leste asiático (japonês), na qual estudos observacionais de longo prazo demonstraram melhora tanto na proteinúria quanto na preservação da função renal com o uso de corticosteroides, como monoterapia.[74]

Agentes Citotóxicos Combinados com Corticosteroides

Em pacientes com risco moderado de progressão, descreveu-se benefício significativo com a combinação de uma dose diária oral de um agente citotóxico (ciclofosfamida ou clorambucil) com corticosteroide alternado mensalmente: pulsos de metilprednisolona, 1 g por via endovenosa diariamente por três dias no início dos meses 1, 3 e 5, seguido por prednisona oral, 0,5 mg/kg/dia durante 27 dias, por seis meses.[75-77] Demonstrou-se remissão completa ou parcial da síndrome nefrótica em quase 80% dos pacientes tratados, três ou quatro vezes maior em comparação com o grupo-controle. Tanto a taxa de progressão quanto a sobrevida renal foram significativamente melhores. Ambos os regimes de tratamento foram notavelmente seguros, embora as recaídas tenham ocorrido dentro de dois anos em 30% do grupo tratado. Obtiveram-se resultados semelhantes em um ECR (*n* = 93) utilizando o mesmo regime para tratar pacientes de etnia asiática (Leste Indiano) com NM.[40] Como os resultados do regime com ciclofosfamida foram semelhantes ao regime com clorambucil,[78]

utiliza-se, com mais frequência, a ciclofosfamida devido ao melhor perfil de segurança.

O ECR mais recente em NM estudou uma população selecionada de 108 pacientes com deterioração da função renal documentada (≥ 20% de redução na TFG dentro de 3 a 24 meses da entrada no estudo).[79] A combinação de corticosteroides com uma substância citotóxica (clorambucil) demonstrou melhor proteção contra a doença renal progressiva do que o placebo ou a ciclosporina. Um estudo difícil de ser concluído, com tempo de entrada no estudo de 10 anos. Dos 108 pacientes incluídos, apenas 42% tinham dados de um ano e menos de 20% tinham dados de três anos. Ocorreram 117 eventos adversos graves, quase sempre hematológicos no grupo clorambucil e deterioração da função renal no grupo da ciclosporina e infecções em ambos os grupos. Estatisticamente, em relação à prevenção de progressão, houve pequeno benefício no grupo clorambucil/corticosteroides (60% progrediram) contra nenhuma diferença entre o grupo ciclosporina comparado ao placebo (80% progrediram), uma diferença de 20%. No entanto, a elevada taxa de abandono e a incapacidade de manejar essas terapias com segurança em pacientes com NM e significativo declínio da função renal devem alertar para suspensão dessas medicações nessas condições.[79]

Em um ECR menor (*n* = 26), utilizando ciclofosfamida endovenosa em pacientes com alto risco de progressão (média de creatinina 2,3 a 2,7 mg/dia; proteinúria 11 g/dia), não foram observadas diferenças estatísticas na proteinúria, taxa de remissão ou taxa de declínio da função renal entre os pacientes utilizando corticosteroides isoladamente e o grupo com o tratamento combinado.[80] No entanto, esse ECR utilizou doses endovenosas mensais de ciclofosfamida em vez do regime oral utilizado nos estudos italianos e indianos e no recente estudo do Reino Unido.

Em estudos menores, mais antigos, esses agentes citotóxicos, mesmo com ajustes adequados da dose, produziram efeitos variáveis no desfecho e eventos adversos significativos em uma grande porcentagem de pacientes.[81-83] O mais recente estudo de longo prazo em pacientes de alto risco, analisou, de modo prospectivo, 65 pacientes com NM e concentração de creatinina sérica acima de 1,5 mg/dL tratados com ciclofosfamida oral por 12 meses e corticosteroides (mesmo regime anterior).[84-86] A sobrevida em cinco anos foi de 86% e, em sete anos, de 74%. Observou-se remissão parcial em 86% dos pacientes. A taxa de recidiva foi similar aos regimes com citotóxicos e corticosteroides anteriores, 30% em cinco anos. As complicações relacionadas ao tratamento foram significativas e ocorreram em dois terços dos pacientes, sobretudo supressão da medula óssea e infecções. A maioria dos eventos adversos pôde ser manejada com redução da dose, embora em alguns tenha sido necessária a descontinuação permanente do tratamento.

Uma recente metanálise demonstrou que o uso de agentes alquilantes apresentou maiores taxas de remissão (remissão parcial ou completa); entretanto, em relação às taxas de DRCT e morte, não houve benefício estatístico da terapia com substâncias citotóxicas comparado ao placebo.[87] A dificuldade nesse tipo de análise é que o desfecho final de sobrevida renal está muito além do término estabelecido da maioria dos ensaios clínicos. O último estudo do Reino Unido, por exemplo, tinha poucos pacientes ainda em seguimento de três anos nos três grupos de tratamento, não sendo possível demonstrar nenhum efeito na preservação da função renal em longo prazo.

Em resumo, a ciclofosfamida utilizada em combinação com os corticosteroides parece ser eficaz no tratamento de pacientes com proteinúria devido à NM primária, sobretudo se a função renal está preservada no início do tratamento. Essa combinação pode ser eficaz mesmo naqueles com comprometimento da função renal, mas os dados que suportem esta hipótese são muito menos convincentes – a ocorrência de efeitos adversos é maior e a probabilidade de benefício é reduzida, especialmente em pacientes com insuficiência renal avançada (TFG < 30 mL/min).[86] Os efeitos favoráveis mantêm-se além do período de tratamento de um ano, mas as taxas de recidiva aproximam-se de 35% em dois anos. Os efeitos adversos da terapia com ciclofosfamida por longo prazo são as principais desvantagens para a utilização universal desse tratamento. Eles incluem maior susceptibilidade a infecções, anemia, trombocitopenia, náuseas, vômitos, esterilidade e, ao longo do tempo, doença maligna. Sugere-se, por evidências da literatura de vasculites, que a incidência de câncer seja maior com um nível muito menor de exposição do que se considerava anteriormente; a taxa de incidência padrão aumentou para várias neoplasias malignas com uma exposição total de ciclofosfamida tão baixa quanto 36 g (~ 100 mg/dia durante um ano).[88]

Inibidores da Calcineurina

Estudos não controlados com o inibidor da calcineurina (ICN) ciclosporina sugerem benefício inicial, porém elevada taxa de recidiva.

A redução da proteinúria ocorre com a ciclosporina não apenas por seus efeitos imunossupressores, mas também por efeito direto nos podócitos. Em um ECR, 51 pacientes com NM resistente ao corticosteroide foram tratados com ciclosporina (2 a 5 mg/kg) por seis meses associada à prednisona em doses baixas e comparados com placebo mais prednisona.[89] Observou-se remissão completa e parcial em 75% dos pacientes tratados com ciclosporina *versus* 22% dos controles placebo. A ciclosporina foi bem tolerada, sem eventos adversos que exigiram interrupção do tratamento. No entanto, ocorrem 38% de recidivas seis meses após a interrupção do tratamento.

Apenas um ECR cego utilizou ciclosporina em pacientes com proteinúria de alto grau e insuficiência renal progressiva.[90] Tanto a proteinúria quanto a taxa de perda da função renal reduziram-se com a ciclosporina em comparação com o placebo e também houve redução ao comparar o grupo tratamento com seu perfil seis meses antes do início da ciclosporina. Essa melhora na proteinúria sustentou-se até dois anos após a descontinuação da ciclosporina. Os critérios de inclusão foram declínio documentado da TFG e proteinúria de alto grau, mas, diferentemente do estudo no Reino Unido, iniciou-se a ciclosporina com uma dose mais baixa e aumentou-se lentamente para minimizar a toxicidade (dose média de tratamento de 3,5 mg/kg/dia). O tratamento com ciclosporina por longo prazo (ou seja, 12 meses) resultou em maior taxa de remissão completa e remissão parcial (84%). Além disso, manteve-se persistência de remissão com doses de ciclosporina tão baixas quanto 1 a 2 mg/kg, porém as recaídas foram comuns quando o nível de ciclosporina ficou abaixo de 100 ng/mL. O tempo de remissão com o uso da ciclosporina varia de poucas semanas a vários meses. Portanto, caso não ocorra redução significativa da proteinúria (< 30%) em três a quatro meses, deve-se considerar a mudança da terapia.

Observam-se efeitos adversos significativos com a ciclosporina, como hipertensão, hiperplasia gengival, queixas gastrointestinais, câimbras musculares e, mais importante, nefrotoxicidade, que depende tanto da dose quanto da duração do tratamento. Os pacientes de maior risco são aqueles com insuficiência renal inicial, sobretudo se acompanhado por doença vascular intrarrenal extensa ou dano tubulointersticial crônico na biópsia.

Em um ECR de 12 meses recentemente concluído (n = 48), comparou-se a monoterapia com tacrolimo com um grupo-controle (terapia conservadora apenas).[91] Observou-se remissão da proteinúria em 76% no grupo tacrolimus *versus* 35% no grupo-controle, e redução substancial na taxa de progressão com o ICN. Entretanto, a taxa de recidiva após a interrupção da substância aproximou-se de 50% ao final de dois anos de seguimento.

Em resumo, demonstrou-se que tanto a ciclosporina quanto o tacrolimus são eficazes em reduzir a proteinúria nos ECR de NM.

Embora as recidivas sejam comuns após a curta exposição (seis a 12 meses), um tempo maior de exposição com doses de manutenção de ICN mais baixas pode ser utilizado para manter a remissão parcial. Nenhum estudo utilizando ICNs teve duração suficiente para confirmar que a manutenção da remissão da proteinúria prolonga a sobrevida renal. Os efeitos colaterais são importantes, e a nefrotoxicidade é a maior preocupação. Isso é particularmente comum quando não se inicia a medicação com dose baixa e vai aumentando lentamente até que o nível eficaz seja alcançado. Observa-se, pela experiência clínica, que o risco de nefrotoxicidade por ICNs é maior se a função renal estiver reduzida (TFG ≤ 40% do normal), se houver alto grau de acometimento intersticial ou vascular junto à lesão membranosa, ou se a função renal do paciente estiver se deteriorando rapidamente.[71,79]

Micofenolato Mofetil

Os resultados são conflitantes em estudos utilizando o micofenolato mofetil (MMF) em pacientes com NM. No entanto, mesmo no estudo mais otimista, apesar da resposta inicial elevada (utilizado em combinação com prednisona), a taxa de recidiva aproximou-se de 50% em meses. O estudo mais pessimista (o único ECR), comparado somente com o manejo conservador, não mostrou diferenças nas taxas de remissão em pacientes com NM.[92,93] Ocorreram limitações no seguimento e os números no último estudo foram pequenos, mas a razão para as diferenças acentuadas entre esses dois estudos não é clara. Um estudo retrospectivo pequeno em pacientes asiáticos com NMs resistentes ao corticosteroide verificou uma resposta superior com MMF, com taxa de remissão parcial aproximando-se de 50%, possivelmente relacionado às características étnicas da população estudada. O papel do MMF no tratamento da NM é hoje incerto.

Rituximabe

Em vários estudos pilotos, esta substância, apesar das variações tanto na dose como no tempo de tratamento, apresentou redução consistente na proteinúria (60% a 70%).[94-97] A taxa de resposta ao rituximabe nos pacientes que não responderam à terapia imunossupressora anterior foi semelhante aos pacientes que estavam recebendo a medicação pela primeira vez. Observou-se uma resposta tardia de redução da proteinúria, semelhante à terapia citotóxica, com continuidade das remissões por até 12 meses após a última infusão de rituximabe. Avaliou-se o anticorpo anti-PLA$_2$R em ambas as coortes da Mayo Clinic, e uma redução nos títulos precedeu as reduções na proteinúria até em três meses, o que se associou posteriormente à remissão parcial ou completa em comparação com aqueles sem mudanças nos títulos de anticorpos.[55] As taxas de recidiva com o rituximabe, no entanto, podem ser significativamente menores do que com os ICNs ou regimes baseados em citotóxicos. O melhor preditor de quais pacientes irão responder ao rituximabe é desconhecido, embora a ausência de doença intersticial na amostra de biópsia possa melhorar a taxa de resposta; é necessário um ECR. Os resultados de um ECR iniciado recentemente são necessários antes de orientar o uso dessa medicação de modo generalizado; o custo e a toxicidade em longo prazo deverão ser levados em consideração nos pacientes com NM.

Eculizumabe

O eculizumabe é um anticorpo monoclonal humanizado anti-C5, projetado para impedir a clivagem do C5 em seus derivados pró-inflamatórios. Um ECR com 200 pacientes com NM comparou eculizumabe com placebo durante um total de 16 semanas e não demonstrou efeito significativo na proteinúria ou na função renal, porém não houve inibição eficaz do complemento.

Hormônio Adrenocorticotrópico

Dois estudos pequenos relataram o uso intramuscular da forma sintética de longa duração do hormônio adrenocorticotrópico (ACTH) na

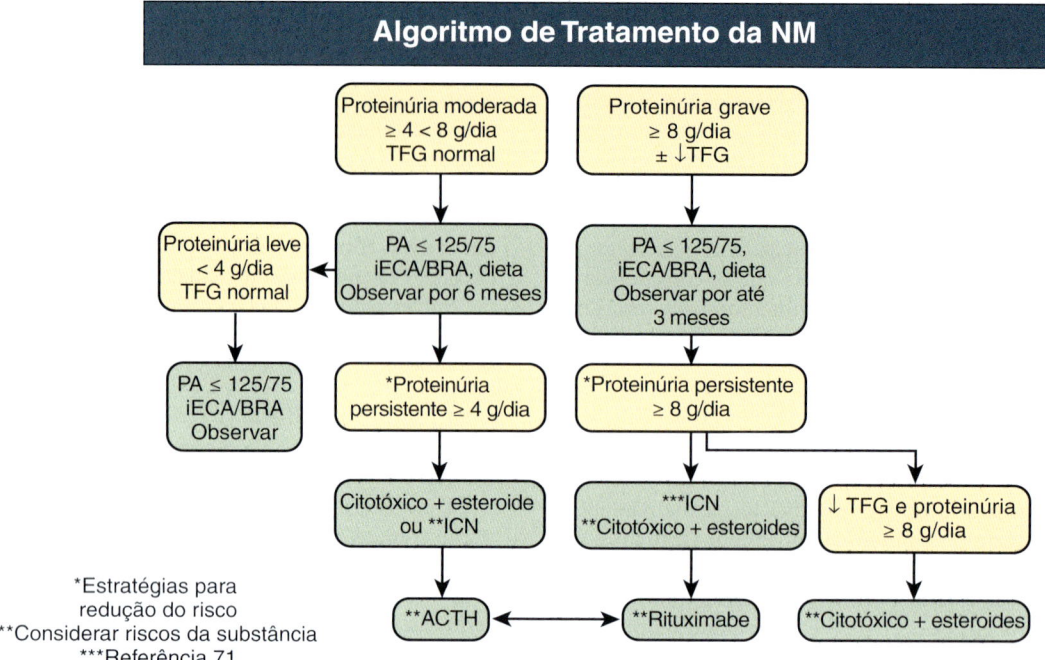

Figura 20-7 **Algoritmo para o tratamento do paciente com nefropatia membranosa (NM).** Detalhes de possíveis terapias são discutidos no texto. *iECA*, Inibidor da enzima conversora da angiotensina; *ACTH*, hormônio adrenocorticotrófico; *BRA*, bloqueador do receptor da angiotensina; *PA*, pressão arterial; *ICN*, inibidor da calcineurina; *TFG*, taxa de filtração glomerular.

NM.[98,99] Desconhece-se o mecanismo exato de ação desse agente na NM, mas provavelmente não está relacionado aos efeitos corticosteroides, já que, isolados, eles não são benéficos na NM. Demonstrou-se por um estudo de escalonamento de dose, remissão prolongada na maioria dos pacientes com NM tratados com a forma sintética do ACTH, 1 a 2 mg via intramuscular, semanalmente, durante um ano. Em um pequeno ECR ($n = 32$), comparou-se o ACTH, em um regime de dose semelhante, com um agente citotóxico padrão mais regime de corticosteroides. A taxa de remissão foi a mesma nos dois grupos, de 80% a 90%, mas a taxa de recidiva foi menor no grupo de ACTH, 14% *versus* 30%, após seguimento de um ano. Os efeitos colaterais do ACTH foram poucos e incluíram a retenção de líquidos, distúrbios do sono e descoloração da pele (cor de bronze). Em um estudo, a suplementação de potássio foi necessária na maioria dos pacientes.[99]

Resumo do Tratamento

O controle da proteinúria, especificamente alcançando a remissão completa ou parcial da síndrome nefrótica, associa-se à maior sobrevida renal e ao retardo da progressão de doença renal em pacientes com NM. Deve-se fornecer a todos os pacientes, em primeiro lugar, o tratamento de suporte ou conservador, incluindo diuréticos, agentes anti-hipertensivos, como os inibidores da ECA e BRAs (potencialmente protetor renal) e agentes hipolipemiantes, com modificações no estilo de vida, como restrição de sal, normalização do peso e cessação do tabagismo (Cap. 80). Nos pacientes com NM que necessitem de terapia específica da doença, a escolha dos agentes permanece controversa. A Figura 20-7 propõe um algoritmo de manejo que se baseia no nível e na persistência da proteinúria.

Tanto as combinações de agentes citotóxicos com corticosteroides como as de ICNs revelaram-se eficazes em reduzir a proteinúria em pacientes com NM de moderado ou alto risco. O médico, em conjunto com o paciente, deve levar em consideração todos os fatores de risco/benefício para chegar à melhor decisão sobre qual dessas terapias deve ser utilizada primeiro. Essas abordagens não são mutuamente

exclusivas, e podem ser utilizadas de maneira sequencial caso a primeira substância escolhida não tenha sido eficaz em induzir remissão, ou se os efeitos adversos forem insustentáveis. De maneira ideal, deve-se espaçar por dois a três meses os diferentes tratamentos para ajudar na recuperação do sistema imunológico. Alternativamente, um segundo curso do mesmo regime imunossupressor pode ser utilizado, mas com o custo potencial de toxicidade cumulativa, ou indica-se outro regime de tratamento caso o perfil de risco do paciente mude. Embora se reduzam os riscos de malignidade dos agentes alquilantes ao limitar o tratamento a seis meses (especialmente com o regime alternativo), fumantes de tabaco têm risco aumentado de câncer de bexiga e de pulmão, e podem ser candidatos a um regime de tratamento alternativo. Além disso, os homens que querem procriar são aconselhados a guardar o esperma (banco de esperma) antes do tratamento com agentes alquilantes.

As evidências preliminares sugerem que tanto o rituximabe quanto o ACTH de longa ação podem ser eficazes e mais seguros do que os regimes atuais, mas ambos precisam ser analisados com mais profundidade antes de serem amplamente recomendados. Os pacientes com insuficiência renal grave (TFG ≤ 30 mL/min), de modo especial se o curso da NM foi lentamente progressivo e a histopatologia mostrar significativa fibrose intersticial e obsolescência glomerular, são menos propensos a se beneficiarem da terapia imunossupressora, e os riscos do tratamento podem indicar a terapia conservadora como a melhor opção para eles.

Referências

1. Beck LH Jr, Salant DJ. Membranous nephropathy: Recent travels and new roads ahead. *Kidney Int.* 2010;77:765-770.
2. Fervenza FC, Sethi S, Specks U. Idiopathic membranous nephropathy: Diagnosis and treatment. *Clin J Am Soc Nephrol.* 2008;3:905-919.
3. Beck LH, Ayalon R, Trachtman H, et al. Anti-PLA₂R-associated membranous nephropathy in adolescents and young adults. *J Am Soc Nephrol.* 2012;23721A.
4. Nangaku M, Shankland SJ, Couser WG. Cellular response to injury in membranous nephropathy. *J Am Soc Nephrol.* 2005;16:1195-1204.

5. Ronco P, Debiec H. Pathogenesis of membranous nephropathy: Recent advances and future challenges. *Nat Rev Nephrol.* 2012;8:203-213.

6. Farquhar MG, Saito A, Kerjaschki D, et al. The Heymann nephritis antigenic complex: Megalin (gp330) and RAP. *J Am Soc Nephrol.* 1995;635-647.

7. Cybulsky AV, Quigg RJ, Salant DJ. Experimental membranous nephropathy redux. *Am J Physiol Renal Physiol.* 2005;289:F660-F671.

8. Debiec H, Guigonis V, Mougenot B, et al. Antenatal membranous glomerulonephritis due to anti-neutral endopeptidase antibodies. *N Engl J Med.* 2002;346:2053-2060.

9. Beck LH Jr, Bonegio RG, Lambeau G, et al. M-type phospholipase A$_2$ receptor as target antigen in idiopathic membranous nephropathy. *N Engl J Med.* 2009;361:11-21.

10. Qin W, Beck LH Jr, Zeng C, et al. Anti-phospholipase A$_2$ receptor antibody in membranous nephropathy. *J Am Soc Nephrol.* 2011;22:1137-1143.

11. Hoxha E, Harendza S, Zahner G, et al. An immunofluorescence test for phospholipase-A$_2$-receptor antibodies and its clinical usefulness in patients with membranous glomerulonephritis. *Nephrol Dial Transplant.* 2011;26: 2526-2532.

12. Hoxha E, Kneissler U, Stege G, et al. Enhanced expression of the M-type phospholipase A$_2$ receptor in glomeruli correlates with serum receptor antibodies in primary membranous nephropathy. *Kidney Int.* 2012;82: 797-804.

13. Debiec H, Ronco P. PLA$_2$R autoantibodies and PLA$_2$R glomerular deposits in membranous nephropathy. *N Engl J Med.* 2011;364:689-690.

14. East L, Isacke CM. The mannose receptor family. *Biochim Biophys Acta.* 2002;1572:364-386.

15. Murtas C, Bruschi M, Candiano G, et al. Coexistence of different circulating anti-podocyte antibodies in membranous nephropathy. *Clin J Am Soc Nephrol.* 2012;7:394-400.

16. Debiec H, Lefeu F, Kemper MJ, et al. Early-childhood membranous nephropathy due to cationic bovine serum albumin. *N Engl J Med.* 2011;364: 2101-2110.

17. Vaughan RW, Demaine AG, Welsh KI. A DQA1 allele is strongly associated with idiopathic membranous nephropathy. *Tissue Antigens.* 1989;34: 261-269.

18. Klouda PT, Manos J, Acheson EJ, et al. Strong association between idiopathic membranous nephropathy and HLA-DRW3. *Lancet.* 1979;2(8146):770-771.

19. Ogahara S, Naito S, Abe K, et al. Analysis of HLA class II genes in Japanese patients with idiopathic membranous glomerulonephritis. *Kidney Int.* 1992; 41:175-182.

20. Chevrier D, Giral M, Perrichot R, et al. Idiopathic and secondary membranous nephropathy and polymorphism at TAP1 and HLA-DMA loci. *Tissue Antigens.* 1997;50:164-169.

21. Le Petit JC, Laurent B, Berthoux FC. HLA-DR3 and idiopathic membranous nephritis (IMN) association. *Tissue Antigens.* 1982;20:227-228.

22. Scolari F, Amoroso A, Savoldi S, et al. Familial membranous nephropathy. *J Nephrol.* 1998;11:35-39.

23. Liu YH, Chen CH, Chen SY, et al. Association of phospholipase A$_2$ receptor 1 polymorphisms with idiopathic membranous nephropathy in Chinese patients in Taiwan. *J Biomed Sci.* 2010;1781.

24. Kim S, Chin HJ, Na KY, et al. Single nucleotide polymorphisms in the phospholipase A$_2$ receptor gene are associated with genetic susceptibility to idiopathic membranous nephropathy. *Nephron Clin Pract.* 2011;117:c253-c258.

25. Stanescu HC, Arcos-Burgos M, Medlar A, et al. Risk HLA-DQA1 and PLA(2) R1 alleles in idiopathic membranous nephropathy. *N Engl J Med.* 2011;364: 616-626.

26. Erwin DT, Donadio JV Jr, Holley KE. The clinical course of idiopathic membranous nephropathy. *Mayo Clin Proc.* 1973;48:697-712.

27. Gluck MC, Gallo G, Lowenstein J, et al. Membranous glomerulonephritis: Evolution of clinical and pathologic features. *Ann Intern Med.* 1973;78:1-12.

28. Kanigicherla D, Gummadova J, McKenzie EA, et al. Anti-PLA$_2$R antibodies measured by ELISA predict long-term outcome in a prevalent population of patients with idiopathic membranous nephropathy. *Kidney Int.* 2013;83: 940-948.

29. Troyanov S, Roasio L, Pandes M, et al. Renal pathology in idiopathic membranous nephropathy: A new perspective. *Kidney Int.* 2006;69:1641-1648.

30. Mahmoodi BK, ten Kate MK, Waanders F, et al. High absolute risks and predictors of venous and arterial thromboembolic events in patients with nephrotic syndrome: Results from a large retrospective cohort study. *Circulation.* 2008;117:224-230.

31. Lionaki S, Derebail VK, Hogan SL, et al. Venous thromboembolism in patients with membranous nephropathy. *Clin J Am Soc Nephrol.* 2012;7: 43-51.

32. Shankland SJ, Floege J, Thomas SE, et al. Cyclin kinase inhibitors are increased during experimental membranous nephropathy: Potential role in limiting glomerular epithelial cell proliferation in vivo. *Kidney Int.* 1997;52:404-413.

33. Haas M. IgG subclass deposits in glomeruli of lupus and nonlupus membranous nephropathies. *Am J Kidney Dis.* 1994;23:358-364.

34. Doi T, Mayumi M, Kanatsu K, et al. Distribution of IgG subclasses in membranous nephropathy. *Clin Exp Immunol.* 1984;58:57-62.

35. Kuroki A, Shibata T, Honda H, et al. Glomerular and serum IgG subclasses in diffuse proliferative lupus nephritis, membranous lupus nephritis, and idiopathic membranous nephropathy. *Intern Med.* 2002;41:936-942.

36. Ohtani H, Wakui H, Komatsuda A, et al. Distribution of glomerular IgG subclass deposits in malignancy-associated membranous nephropathy. *Nephrol Dial Transplant.* 2004;19:574-579.

37. Jennette JC, Iskandar SS, Dalldorf FG. Pathologic differentiation between lupus and nonlupus membranous glomerulopathy. *Kidney Int.* 1983;24: 377-385.

38. Debiec H, Hanoy M, Francois A, et al. Recurrent membranous nephropathy in an allograft caused by IgG3κ targeting the PLA$_2$ receptor. *J Am Soc Nephrol.* 2012;23:1949-1954.

39. Moseley HL, Whaley K. Control of complement activation in membranous and membranoproliferative glomerulonephritis. *Kidney Int.* 1980;17: 535-544.

40. Jennette JC, Hipp CG. Immunohistopathologic evaluation of C1q in 800 renal biopsy specimens. *Am J Clin Pathol.* 1985;83:415-420.

41. Val-Bernal JF, Garijo MF, Val D, et al. C4d immunohistochemical staining is a sensitive method to confirm immunoreactant deposition in formalin-fixed paraffin-embedded tissue in membranous glomerulonephritis. *Histol Histopathol.* 2011;26:1391-1397.

42. Espinosa-Hernandez M, Ortega-Salas R, Lopez-Andreu M, et al. C4d as a diagnostic tool in membranous nephropathy. *Nefrologia.* 2012;32:295-299.

43. Lhotta K, Wurzner R, Konig P. Glomerular deposition of mannose-binding lectin in human glomerulonephritis. *Nephrol Dial Transplant.* 1999;14: 881-886.

44. Larsen CP, Messias NC, Silva FG, et al. Determination of primary versus secondary membranous glomerulopathy utilizing phospholipase A$_2$ receptor staining in renal biopsies. *Modern Pathol.* 2012;26:709-715.

45. Yang AH, Lin BS, Kuo KL, et al. The clinicopathological implications of endothelial tubuloreticular inclusions found in glomeruli having histopathology of idiopathic membranous nephropathy. *Nephrol Dial Transplant.* 2009; 24:3419-3425.

46. Haas M, Meehan SM, Karrison TG, et al. Changing etiologies of unexplained adult nephrotic syndrome: A comparison of renal biopsy findings from 1976–1979 and 1995–1997. *Am J Kidney Dis.* 1997;30:621-631.

47. Kolasinski SL, Chung JB, Albert DA. What do we know about lupus membranous nephropathy? An analytic review. *Arthritis Rheum.* 2002;47: 450-455.

48. Lai KN, Li PKT, Lui SF, et al. Membranous nephropathy related to hepatitis B virus in adults. *N Engl J Med.* 1991;324:1457-1463.

49. Jefferson A, Couser W. Membranous nephropathy in the pediatric population. In: Avner E, Harmon W, Niaudet P, Yoshikawa N, eds. *Pediatric Nephrology.* 6th ed. Philadelphia: Springer; 2009:799–814.

50. Hall CL, Jawad S, Harrison PR, et al. Natural course of penicillamine nephropathy: a long-term study of 33 patients. *BMJ.* 1988;296:1083-1086.

51. Radford MG Jr, Holley KE, Grande JP, et al. Reversible membranous nephropathy associated with the use of nonsteroidal anti-inflammatory drugs. *JAMA.* 1996;276:466-469.

52. El-Zoghby ZM, Grande JP, Fraile MG, et al. Recurrent idiopathic membranous nephropathy: early diagnosis by protocol biopsies and treatment with anti-CD20 monoclonal antibodies. *Am J Transplant.* 2009;9:2800-2807.

53. Stahl R, Hoxha E, Fechner K. PLA$_2$R autoantibodies and recurrent membranous nephropathy after transplantation. *N Engl J Med.* 2010;363:496-498.

54. Blosser CD, Ayalon R, Nair R, et al. Very early recurrence of anti-phospholipase A$_2$ receptor-positive membranous nephropathy after transplantation. *Am J Transplant.* 2012;12:1637-1642.

55. Beck LH Jr, Fervenza FC, Beck DM, et al. Rituximab-induced depletion of anti-PLA$_2$R autoantibodies predicts response in membranous nephropathy. *J Am Soc Nephrol.* 2011;22:1543-1550.

56. Cattran DC, Reich HN, Beanlands HJ, et al. The impact of sex in primary glomerulonephritis. *Nephrol Dial Transplant.* 2008;23:2247-2253.

57. Cattran DC, Pei Y, Greenwood CM, et al. Validation of a predictive model of idiopathic membranous nephropathy: its clinical and research implications. *Kidney Int.* 1997;51:901-907.

58. Polanco N, Gutierrez E, Covarsi A, et al. Spontaneous remission of nephrotic syndrome in idiopathic membranous nephropathy. *J Am Soc Nephrol.* 2010; 21:697-704.

59. Branten AJ, du Buf-Vereijken PW, Klasen IS, et al. Urinary excretion of β$_2$-microglobulin and IgG predict prognosis in idiopathic membranous nephropathy: A validation study. *J Am Soc Nephrol.* 2005;16:169-174.

60. Ponticelli C, Passerini P, Altieri P, et al. Remissions and relapses in idiopathic membranous nephropathy. *Nephrol Dial Transplant.* 1992;7(suppl):185-190.

61. Troyanov S, Wall CA, Miller JA, et al. Idiopathic membranous nephropathy: Definition and relevance of a partial remission. *Kidney Int.* 2004;66: 1199-1205.

62. Klahr S, Levey AS, Beck GJ, et al. The effects of dietary protein restriction and blood-pressure control on the progression of chronic renal disease. Modification of Diet in Renal Disease Study Group. *N Engl J Med.* 1994;330: 877-884.

63. Rostoker G, Ben Maadi A, Remy P, et al. Low-dose angiotensin-converting-enzyme inhibitor captopril to reduce proteinuria in adult idiopathic membranous nephropathy: A prospective study of long-term treatment. *Nephrol Dial Transplant.* 1995;10:25-29.

64. Ordonez JD, Hiatt RA, Killebrew EJ, et al. The increased risk of coronary heart disease associated with nephrotic syndrome. *Kidney Int*. 1993;44(3): 638-642.

65. Vidt DG, Cressman MD, Harris S, et al. Rosuvastatin-induced arrest in progression of renal disease. *Cardiology*. 2004;102:52-60.

66. Verhulst A, D'Haese PC, De Broe ME. Inhibitors of HMG-CoA reductase reduce receptor-mediated endocytosis in human kidney proximal tubular cells. *J Am Soc Nephrol*. 2004;15:2249-2257.

67. Sarasin FP, Schifferli JA. Prophylactic oral anticoagulation in nephrotic patients with idiopathic membranous nephropathy. *Kidney Int*. 1994;45: 578-585.

68. Haas M, Mayer G, Wirnsberger G, et al. Antioxidant treatment of therapy-resistant idiopathic membranous nephropathy with probucol: A pilot study. *Wien Klin Wochenschr*. 2002;114:143-147.

69. Yokoyama H, Goshima S, Wada T, et al. The short- and long-term outcomes of membranous nephropathy treated with intravenous immune globulin therapy. Kanazawa Study Group for Renal Diseases and Hypertension. *Nephrol Dial Transplant*. 1999;14:2379-2386.

70. Cattran D. Management of membranous nephropathy: when and what for treatment. *J Am Soc Nephrol*. 2005;16:1188-1194.

71. KDIGO. Clinical practice guidelines for glomerulonephritis. Kidney Disease: Improving Global Outcomes. *Kidney Int Suppl*. 2012;2:139-274.

72. Cattran DC, Delmore T, Roscoe J, et al. A randomized controlled trial of prednisone in patients with idiopathic membranous nephropathy. *N Engl J Med*. 1989;320:210-215.

73. Cameron JS, Healy MJ, Adu D. The Medical Research Council trial of short-term high-dose alternate day prednisolone in idiopathic membranous nephropathy with nephrotic syndrome in adults. The MRC Glomerulonephritis Working Party. *QJM*. 1990;74:133-156.

74. Shiiki H, Saito T, Nishitani Y, et al. Prognosis and risk factors for idiopathic membranous nephropathy with nephrotic syndrome in Japan. *Kidney Int*. 2004;65:1400-1407.

75. Ponticelli C, Altieri P, Scolari F, et al. A randomized study comparing methylprednisolone plus chlorambucil versus methylprednisolone plus cyclophosphamide in idiopathic membranous nephropathy. *J Am Soc Nephrol*. 1998; 9:444-450.

76. Ponticelli C, Zucchelli P, Passerini P, et al. Methylprednisolone plus chlorambucil as compared with methylprednisolone alone for the treatment of idiopathic membranous nephropathy. *N Engl J Med*. 1992;327:599-603.

77. Ponticelli C, Zucchelli P, Passerini P, et al. A 10-year follow-up of a randomized study with methylprednisolone and chlorambucil in membranous nephropathy. *Kidney Int*. 1995;48:1600-1604.

78. Jha V, Ganguli A, Saha TK, et al. A randomized, controlled trial of steroids and cyclophosphamide in adults with nephrotic syndrome caused by idiopathic membranous nephropathy. *J Am Soc Nephrol*. 2007;18:1899-1904.

79. Howman A, Chapman TL, Langdon MM, et al. Immunosuppression for progressive membranous nephropathy: a UK randomised controlled trial. *Lancet*. 2013;381:744-751.

80. Falk RJ, Hogan SL, Muller KE, et al. Treatment of progressive membranous glomerulopathy: A randomized trial comparing cyclophosphamide and corticosteroids with corticosteroids alone. *Ann Intern Med*. 1992;116: 6438-6445.

81. Torres A, Dominguez-Gil B, Carreno A, et al. Conservative versus immunosuppressive treatment of patients with idiopathic membranous nephropathy. *Kidney Int*. 2002;61:219-227.

82. Branten AJ, Reichert LJ, Koene RA, et al. Oral cyclophosphamide versus chlorambucil in the treatment of patients with membranous nephropathy and renal insufficiency. *QJM*. 1998;91:359-366.

83. Warwick GL, Geddes CG, Boulton-Jones JM. Prednisolone and chlorambucil therapy for idiopathic membranous nephropathy with progressive renal failure. *QJM*. 1994;87:223-229.

84. Du Buf-Vereijken PW, Branten AJ, Wetzels JF. Cytotoxic therapy for membranous nephropathy and renal insufficiency: improved renal survival but high relapse rate. *Nephrol Dial Transplant*. 2004;19:1142-1148.

85. Du Buf-Vereijken PW, Feith GW, Hollander D, et al. Restrictive use of immunosuppressive treatment in patients with idiopathic membranous nephropathy: High renal survival in a large patient cohort. *QJM*. 2004;97:353-360.

86. Du Buf-Vereijken PW, Wetzels JF. Efficacy of a second course of immunosuppressive therapy in patients with membranous nephropathy and persistent or relapsing disease activity. *Nephrol Dial Transplant*. 2004;19:2036-2043.

87. Perna A, Schieppati A, Zamora J, et al. Immunosuppressive treatment for idiopathic membranous nephropathy: a systematic review. *Am J Kidney Dis*. 2004;44:385-401.

88. Faurschou M, Sorensen IJ, Mellemkjaer L, et al. Malignancies in Wegener's granulomatosis: Incidence and relation to cyclophosphamide therapy in a cohort of 293 patients. *J Rheumatol*. 2008;35:100-105.

89. Cattran DC, Appel GB, Hebert LA, et al. Cyclosporine in patients with steroid-resistant membranous nephropathy: A randomized trial. *Kidney Int*. 2001;59:1484-1490.

90. Cattran DC, Greenwood C, Ritchie S, et al. A controlled trial of cyclosporine in patients with progressive membranous nephropathy. Canadian Glomerulonephritis Study Group. *Kidney Int*. 1995;47:1130-1135.

91. Praga M, Barrio V, Juarez GF, et al. Tacrolimus monotherapy in membranous nephropathy: A randomized controlled trial. *Kidney Int*. 2007;71:924-930.

92. Dussol B, Morange S, Burtey S, et al. Mycophenolate mofetil monotherapy in membranous nephropathy: A 1-year randomized controlled trial. *Am J Kidney Dis*. 2008;52:699-705.

93. Branten AJ, du Buf-Vereijken PW, Vervloet M, et al. Mycophenolate mofetil in idiopathic membranous nephropathy: A clinical trial with comparison to a historic control group treated with cyclophosphamide. *Am J Kidney Dis*. 2007;50:248-256.

94. Ruggenenti P, Chiurchiu C, Brusegan V, et al. Rituximab in idiopathic membranous nephropathy: a one-year prospective study. *J Am Soc Nephrol*. 2003; 14:1851-1857.

95. Fervenza FC, Cosio FG, Erickson SB, et al. Rituximab treatment of idiopathic membranous nephropathy. *Kidney Int*. 2008;73:117-125.

96. Ruggenenti P, Cravedi P, Chianca A, et al. Rituximab in idiopathic membranous nephropathy. *J Am Soc Nephrol*. 2012;23:1416-1425.

97. Fervenza FC, Abraham RS, Erickson SB, et al. Rituximab therapy in idiopathic membranous nephropathy: a 2-year study. *Clin J Am Soc Nephrol*. 2010;5:2188-2198.

98. Berg AL, Nilsson-Ehle P, Arnadottir M. Beneficial effects of ACTH on the serum lipoprotein profile and glomerular function in patients with membranous nephropathy. *Kidney Int*. 1999;56:1534-1543.

99. Ponticelli C, Passerini P, Salvadori M, et al. A randomized pilot trial comparing methylprednisolone plus a cytotoxic agent versus synthetic adrenocorticotropic hormone in idiopathic membranous nephropathy. *Am J Kidney Dis*. 2006;47:233-240.

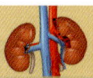

CAPÍTULO 21

Glomerulonefrite Membranoproliferativa e Glomerulonefrite Crioglobulinêmica

Francesco P. Schena e Charles E. Alpers

DEFINIÇÃO

A glomerulonefrite membranoproliferativa (GNMP) ou glomerulonefrite mesangiocapilar, caracteriza-se por antigenemia persistente e imunocomplexos circulantes, lesões proliferativas difusas envolvendo tanto o mesângio quanto as paredes dos capilares periféricos e alargamento das alças capilares. Muitas vezes, apresenta uma aparência em duplo-contorno expressando o remodelamento das paredes capilares. A GNMP pode ser idiopática, mas é primariamente cada vez mais reconhecida como um diagnóstico de exclusão. Descobriu-se que muitos casos previamente "idiopáticos" eram secundários a infecções crônicas, crioglobulinemia ou doenças autoimunes sistêmicas que resultavam na formação de imunocomplexos aberrantes.

A GNMP foi tradicionalmente classificada em três categorias pela microscopia eletrônica. A tipo I caracterizava-se pela presença de depósitos imunes no espaço subendotelial e no mesângio. A tipo II, agora conhecida como *doença do depósito denso* (DDD), caracterizava-se pela presença de depósitos densos no mesângio e nas membranas basais. A tipo III era considerada uma variante do tipo I (seção Patologia). Entretanto, surgiu uma classificação mais moderna de GNMP que se baseia nos mecanismos patogênicos subjacentes. Nessa abordagem, que seguimos neste capítulo, descreve-se a GNMP como uma desordem por imunocomplexos que inclui a maioria dos casos formalmente considerados GNMP tipo I e alguns casos dE GNMP tipo III de Burkholder. Os casos de GNMP tipo II (DDD) anterior e tipo III de Strife e Anders são considerados parte do espectro de doenças agora chamadas *glomerulopatias por C3*, discutidas separadamente no Capítulo 22. Alguns casos anteriormente considerados GNMP tipo I, nos quais se detectavam depósitos de complemento (C3), mas não de imunoglobulinas, também são considerados como pertencentes à classe das glomerulopatias por C3, embora a evidência de desregulação da via alternativa do complemento nem sempre esteja presente nestes casos.[1]

ETIOLOGIA E PATOGÊNESE

Tanto a glomerulonefrite membranoproliferativa primária quanto a secundária indicam um padrão de lesão semelhante, portanto o diagnóstico histológico da GNMP deve iniciar uma busca por causas secundárias[2] (Tabela 21-1). Em adultos mais velhos (> 30 anos), a GNMP associa-se frequentemente à crioglobulinemia e à infecção pelo vírus da hepatite C (VHC).

A GN membranoproliferativa está mais propensa a ocorrer em um ambiente de doenças crônicas por imunocomplexos, por exemplo, quando o hospedeiro, apesar da resposta humoral, não consegue eliminar de forma eficaz um antígeno estranho. Isso pode explicar a GNMP observada nas infecções virais crônicas (hepatite C e hepatite B), infecções bacterianas (endocardite, derivação ventriculoatrial

infectada) e infecções por malária (Cap. 57). Observa-se também um padrão histológico semelhante à GNMP em doenças crônicas, como o lúpus. As doenças por imunocomplexos crônicas e a GNMP também podem ocorrer se o hospedeiro apresenta falha na eliminação dos imunocomplexos, como na deficiência do complemento, ou quando o sistema reticulo endotelial está prejudicado, como nas doenças hepáticas ou esplênicas. As deficiências hereditárias da via clássica do complemento (C1q, C2, C4) e de C3 podem predispor a infecções bacterianas e ao lúpus, e em seguida, ao desenvolvimento da GNMP. Algumas neoplasias malignas também se associam à GNMP, especialmente a leucemia linfocítica crônica (LLC) e os linfomas.

A GNMP resulta da deposição glomerular de imunocomplexos ou da formação de imunocomplexos *in situ* (Cap. 16). Esses complexos localizam-se preferencialmente no mesângio e no espaço subendotelial das paredes dos capilares. Uma vez localizados, eles normalmente ativam o complemento através da via clássica, levando a geração de fatores quimiotáticos (C5a), opsoninas (C3b) e do complexo de ataque à membrana (C5b-9), com a diminuição correspondente dos níveis séricos de C3 e C4 circulantes. Em alguns pacientes, a ativação do complemento pode intensificar-se pelos fatores nefríticos C4; em outros casos, a ativação do complemento pode ocorrer pela via da lecitina ligada à manose (MBL)[3], (Fig. 21-1). A ativação do complemento leva à liberação de fatores quimiotáticos que promovem acúmulo e recrutamento direto de leucócitos pela fixação dos receptores Fc presentes nessas células (Fig. 21-2). Estas características provavelmente são importantes para o influxo de monócitos, uma característica marcante da GNMP. Os leucócitos liberam oxidantes e proteases que desencadeiam danos à parede capilar, proteinúria e redução na taxa de filtração glomerular. Tanto as células glomerulares endógenas quanto as exógenas liberam citocinas e fatores de crescimento levando à proliferação mesangial e expansão da matriz.

As crioglobulinas (i.e., imunoglobulinas) precipitam no frio e são categorizadas nos tipos I a III (Tabela 21-2). As crioglobulinemias mistas (tipos II e III) associam-se com maior frequência à GNMP e são fortemente associadas à infecção crônica pelo VHC em 80% a 90% dos pacientes com vasculite crioglobulinêmica.[4] Os casos não VHC associam-se a outras infecções (hepatite B crônica, endocardite bacteriana), doenças autoimunes (lúpus) e outras desordens imunológicas (notavelmente GN pós-infecciosa). A LLC também pode associar-se à crioglobulinemia e GNMP, mas casos de LLC e linfoma também se associaram à GNMP na ausência de crioglobulinemia.[5]

Muitos pacientes com infecção pelo VHC e crioglobulinemia têm um anticorpo monoclonal IgM-κ com atividade de fator reumatoide (FR). Complexos deste IgM-κ podem ser encontrados com anti-VHC e IgG, juntamente com peptídeos do VHC, e o RNA do VHC pode ser encontrado em crioprecipitados de soro dos pacientes. Postula-se que a IgM seja produzida por células B desreguladas infectadas com o VHC. A crioglobulinemia não se manifesta por muitos anos

Etiologia da Glomerulonefrite Membranoproliferativa e da Doença de Depósito Denso

Tipo	Causas Secundárias
GNMP Tipo I	
Com crioglobulinemia mista (tipo II ou III)	Vírus da hepatite C (70%–90% dos pacientes) Outras infecções: endocardite bacteriana, infecção viral pela hepatite B crônica Doenças do colágeno: lúpus eritematoso sistêmico, síndrome de Sjögren Malignidade: leucemia linfocítica crônica, linfoma não Hodgkin
Sem crioglobulinemia	Infecções bacterianas: endocardite, abscesso, *shunt* ventriculoatrial infectado Infecções virais: hepatite B, C e G; vírus da imunodeficiência humana; hantavírus Malária (*Plasmodium malariae*) Doenças do colágeno (lúpus eritematoso sistêmico, vasculite urticariforme hipocomplementêmica) Deficiência hereditária do complemento (C1q, C2, C4 ou C3) Deficiência adquirida do complemento (presença do fator nefrítico C4) Doença hepática crônica: especialmente relacionada com a infecção pela hepatite B ou C, infecção esquistossomótica crônica com derivação esplenorrenal por fibrose hepática e deficiência de α1-antitripsina Anemia falciforme Malignidade: leucemia linfocítica crônica, linfoma, timoma, carcinoma de células renais
Doença de Depósito Denso (GNMP tipo II)	
Associada ao fator nefrítico C3 (C3 Nef)	Com ou sem lipodistrofia parcial e anormalidades da retina
Associada ao defeito do fator H	Mutações hereditárias do fator H (deficiência) Autoanticorpos contra o fator H
GNMP tipo III	
	Causas secundárias semelhantes à GNMP tipo I (vírus da hepatite C ou B e outros)

Tabela 21-1 Etiologia da glomerulonefrite membranoproliferativa

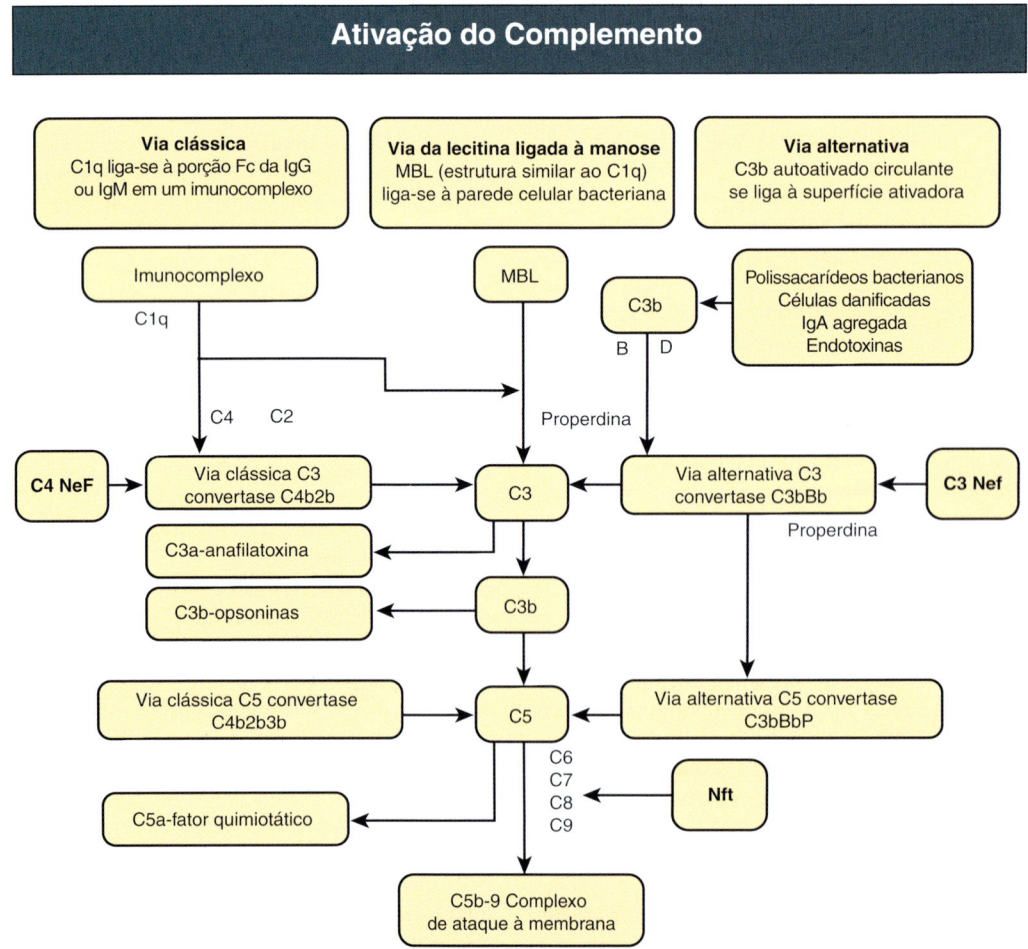

Figura 21-1 Mecanismos de ativação da cascata do complemento. Estes ativadores incluem fatores nefríticos *(Nef C4, Nef C3)*; *Nft*, fator nefrítico da via terminal.

(frequentemente > 10) após a infecção pelo VHC, mas, quando se desenvolve a hepatite ativa crônica ou a cirrose, 30% a 40% dos pacientes terão crioglobulinas circulantes ou outras evidências de crioglobulinemia.[6] Muitos desses pacientes não desenvolvem doença renal, mas, em alguns, possivelmente aqueles em que há afinidade das crioglobulinas pela fibronectina, as crioglobulinas com antígenos do VHC se depositarão nos glomérulos.[7]

Em pacientes com GNMP crioglobulinêmica VHC positiva, detectaram-se proteínas específicas relacionadas com o VHC nos glomérulos (Fig. 21-3), tubulointerstício e vasos, apesar das dificuldades com os antissoros disponíveis para detecção do VHC tornarem tais resultados controversos.

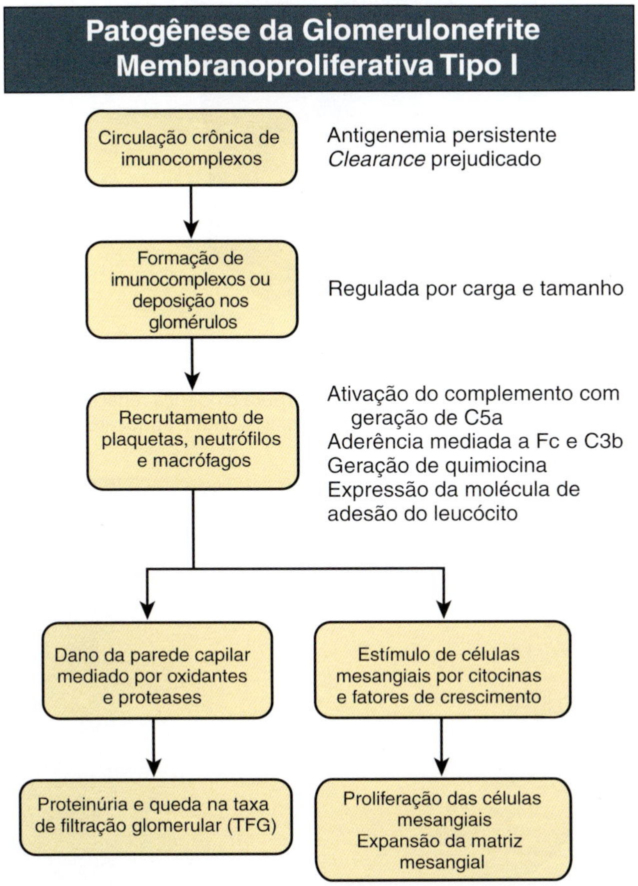

Depósitos glomerulares do VHC exibem dois padrões diferentes: (1) uma deposição homogênea e linear ao longo das paredes capilares glomerulares, incluindo os espaços endotelial e subendotelial; e (2) uma aparência granular na microscopia de imunofluorescência com depósitos distintos nas áreas mesangial e paramesangial. Os depósitos de IgG, IgM e C3 têm uma distribuição comparável à dos depósitos proteicos do núcleo e do RNA do VHC, sugerindo que na GNMP crioglobulinêmica VHC-positiva, os depósitos consistem em imunocomplexos contendo o VHC que podem contribuir diretamente para o dano renal.[9] Serão obtidas mais informações patogenéticas provavelmente através de novos modelos murinos, incluindo camundongos transgênicos com linfopoetina estromal tímica (TSLP), que desenvolvem crioglobulinemia mista e GNMP.[10] Os monócitos/macrófagos parecem mediar a progressão da lesão renal nesse modelo.[11]

EPIDEMIOLOGIA

Na América do Norte e na Europa, a GNMP corresponde a menos de 5% de todas as glomerulopatias primárias. Das síndromes nefróticas por causas renais primárias em crianças e adultos, 5 a 10% dos casos

Figura 21-2 — Patogênese da Glomerulonefrite Membranoproliferativa Tipo I

Circulação crônica de imunocomplexos → Antigenemia persistente / *Clearance* prejudicado

↓

Formação de imunocomplexos ou deposição nos glomérulos → Regulada por carga e tamanho

↓

Recrutamento de plaquetas, neutrófilos e macrófagos → Ativação do complemento com geração de C5a / Aderência mediada a Fc e C3b / Geração de quimiocina / Expressão da molécula de adesão do leucócito

↓

- Dano da parede capilar mediado por oxidantes e proteases → Proteinúria e queda na taxa de filtração glomerular (TFG)
- Estímulo de células mesangiais por citocinas e fatores de crescimento → Proliferação das células mesangiais / Expansão da matriz mesangial

Figura 21-2 Patogênese da GNMP tipo I

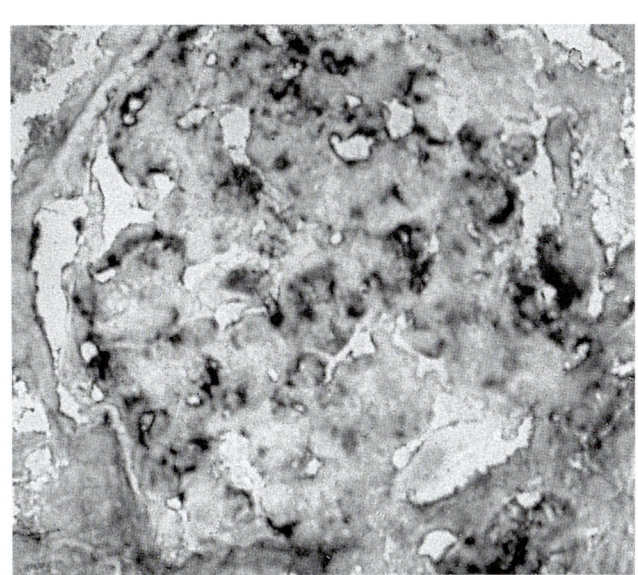

Figura 21-3 Antígeno relacionado com o vírus da hepatite C (VHC) (c22-3). Na parede capilar do glomérulo, pacientes com glomerulonefrite membranoproliferativa crioglobulinêmica (GNMP). (Microscopia óptica; ampliação ×3100).

Classificação das Crioglobulinas

Tipo	Composição	Doenças Associadas
I	IgG, IgA ou IgM monoclonal	Mieloma múltiplo (IgG, IgM) Leucemia Linfocítica Crônica Macroglobulinemia de Waldeström (IgM) Gamopatia monoclonal idiopática Desordens linfoproliferativas
II	IgG policlonal e IgM monoclonal (com atividade de fator reumatoide)	Vírus da Hepatite C Neoplasias: leucemia linfocítica crônica, linfoma difuso, neoplasia linfocítica B Crioglobulinemia mista
III	IgG policlonal e IgM policlonal	Infecções: virais (hepatite B e C, vírus Epstein-Barr, citomegalovírus), bacterianas (endocardite, lepra, glomerulonefrite pós-estreptocócica), parasíticas (esquistossomose, toxoplasmose, malária) Doenças autoimunes: lúpus eritematoso sistêmico, artrite reumatoide Doenças linfoproliferativas Doença hepática crônica Crioglobulinemia mista

Tabela 21-2 Classificação das crioglobulinas.

são por GNMP.[12] Nos Estados Unidos, é relativamente mais frequente em caucasianos que em afrodescendentes e acomete igualmente homens e mulheres. A GNMP permanece a causa mais comum de GN em muitos países em desenvolvimento, especialmente na África e na América do Sul (como Peru).

Os registros de biópsia renal mostram queda na incidência e prevalência da GNMP nos últimos 40 anos nos países industrializados, enquanto permanece comum em países em desenvolvimento (onde a ocorrência de infecções é comum). Em raros casos, a doença pode ser familiar, e diferentes lesões histológicas podem ocorrer em membros da família.

MANIFESTAÇÕES CLÍNICAS

A GNMP pode se apresentar com micro-hematúria e proteinúria não nefrótica (35%), com síndrome nefrótica com mínima redução na função renal (35%), com GN cronicamente progressiva (20%) ou com síndrome nefrítica com rápida deterioração da função renal, proteinúria e cilindros hemáticos (10%). Cinquenta a 80% dos pacientes apresentam hipertensão, às vezes tão severa que o quadro pode confundir-se com a hipertensão maligna.

População Pediátrica
Na infância, principalmente entre 8 e 14 anos, a GNMP geralmente é idiopática. Relatos prévios incluíam com frequência a GNMP mediada por imunocomplexos e a DDD juntas na caracterização dos achados da GNMP da infância. Crianças japonesas assintomáticas diagnosticadas através de programas de rastreio nas escolas com exame de urina possuíam pressão arterial, proteinúria e concentrações de creatinina sérica menores que indivíduos diagnosticados após terem apresentado sintomas.[13] Portanto, a identificação da doença cedo por rastreio com urinálise pode permitir o tratamento precoce.

População Adulta
Quando presente em adultos, a GNMP associa-se com maior frequência à crioglobulinemia e infecção pelo VHC. Em geral, os pacientes apresentam-se com a tríade fraqueza, artralgias e púrpura. As artralgias raramente são acompanhadas por artrite, são simétricas e envolvem classicamente os joelhos, quadril e ombros. Na maioria das vezes, a púrpura é não dolorosa, palpável, não pruriginosa, ocorre em "surtos" e localiza-se nas extremidades (Fig. 21-4). Outras manifestações podem incluir lesões vasculíticas ulcerativas, que envolvem preferencialmente as extremidades inferiores (Fig. 21-4) e nádegas (Fig. 21-5), fenômeno de Raynaud, necrose digital (Fig. 21-6), neuropatia periférica, hepatomegalia e, raramente, sinais de cirrose (baqueteamento digital, teleangiectasias, ascite). Embora a maioria dos pacientes com crioglobulinemia tenha um curso lento e progressivo, alguns pacientes podem ter apresentação mais fulminante, com insuficiência cardíaca congestiva (a partir de uma cardiomiopatia induzida pelo VHC), infiltrados pulmonares por deposição de crioglobulinas (Fig. 21-7), hipertensão pulmonar, hipertensão arterial sistêmica grave ou isquemia mesentérica.

Sabendo das patologias que se associam à GNMP, deve-se buscar sinais de infecção bacteriana, infecção viral, lúpus eritematoso sistêmico, doenças malignas e doença hepática crônica (Tabela 21-1).

Achados Laboratoriais
Com frequência, a GNMP associa-se à redução nos níveis de complemento (C3 e complemento hemolítico total [CH50]). A via clássica está frequentemente ativada (com baixos níveis circulantes de C3, C4 e CH50) na GNMP mediada por imunocomplexos e na GNMP crioglobulinêmica. Algumas vezes, detecta-se no plasma a atividade

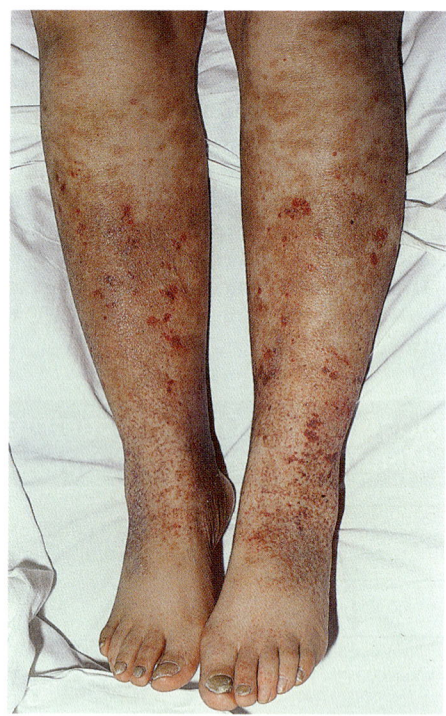

Figura 21-4 Púrpura em paciente com crioglobulinemia associada a VHC. Lesões purpúricas elevadas estão presentes nas pernas deste paciente. O diagnóstico diferencial de púrpura e doença renal inclui crioglobulinemia, púrpura de Henoch-Schönlein, vasculite e endocardite.

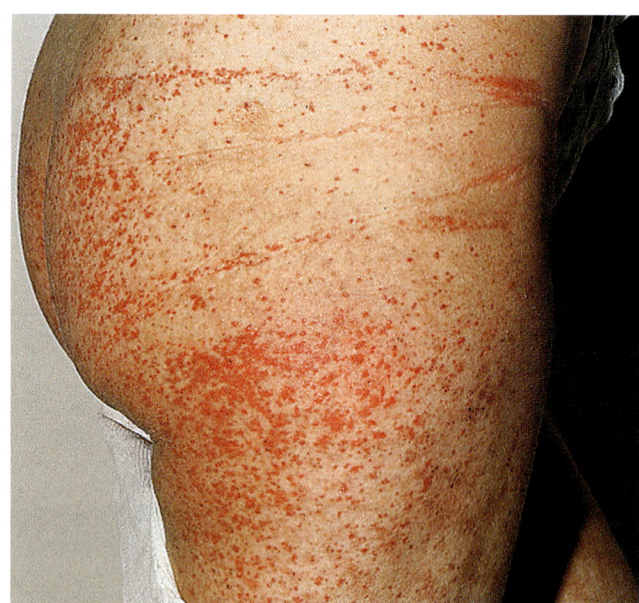

Figura 21-5 Púrpura em paciente com crioglobulinemia associada ao VHC. Lesões purpúricas estão presentes nas nádegas e coxas dos pacientes. Interessante observar as lesões purpúricas marcando as bordas superior e inferior do elástico da roupa.

do fator nefrítico C3 (C3Nef) pelo teste hemolítico ou pelo ensaio em fase sólida C3Nef IgG, e ele tem uma forte associação (mas não exclusiva) com a DDD.[14] A presença do C3Nef deve induzir a pesquisa genética dos fatores do complemento, ao passo que os FRs ou crioglobulinas devem induzir a pesquisa dos anticorpos anti-VHC e RNA VHC. No entanto, a GNMP pode se associar à infecção por VHC na ausência de crioglobulinemia ou FRs.[15] A falha na detecção das crioglobulinas pode resultar de um manuseio impróprio da amostra ou de crioglobulinemia transitória; entretanto, em alguns pacientes, especialmente nos receptores de transplantes renal, resultados do teste para crioglobulinemia podem ser persistentemente negativos. Podem ser necessários exames de eletroforese sérica e urinária, testes de imunofixação e ensaios de cadeias leves livres para excluir a presença de gamopatia monoclonal em pessoas idosas. Em pacientes com testes positivos, um aspirado da medula óssea é necessário para um diagnóstico mais preciso. Os testes para doença autoimune devem ser incluídos. Evidência clínica ou laboratorial de doença hepática deve levar o médico a buscar causas crônicas de doença hepática, incluindo hepatite C, hepatite B. Caso necessário, deve-se pesquisar esquistossomose e deficiência de α_1-antitripsina. Os testes laboratoriais para detectar infecções incluem hemoculturas, reação em cadeia de polimerase e sorologias para bactérias, vírus e fungos.

PATOLOGIA

À microscopia óptica, descreve-se a GNMP como hipercelular tanto pelo influxo de leucócitos circulantes, particularmente monócitos e macrófagos, quanto pela proliferação de células glomerulares intrínsecas, tipicamente células mesangiais, levando a uma característica acentuação da arquitetura lobular glomerular normal[2,16] (Fig. 21-8, *A*). O acúmulo de material extracelular, predominantemente matriz, contribui para posterior expansão mesangial. A aparência dos glomérulos pode variar, desde extremamente hipercelular até predominantemente esclerótica. Nas suas formas mais avançadas, as lesões escleróticas podem se apresentar como nódulos indistinguíveis da esclerose mesangial nodular diabética. A coloração pela prata geralmente demonstra duplo contorno da membrana basal glomerular (MBG) ("trilhos de trem") como resultado da interposição de células mesangiais, leucócitos ou células endoteliais nas paredes dos capilares com síntese de novo material de membrana basal (Fig. 21-9).

A imunofluorescência na GNMP mostra com frequência deposição granular na parede capilar de IgG, IgM e C3 (Fig. 21-8, *B*), apesar dos depósitos de imunoglobulinas poderem ser escassos. O padrão mais consistente é a positividade para C3 de maneira periférica envolvendo as paredes capilares e o mesângio, mas, quando presente isoladamente, sugere-se considerar a glomerulopatia por C3 (Cap. 22). A positividade para os componentes da via clássica do complemento (C1q, C4) também é vista na GNMP. Detectam-se pela microscopia eletrônica depósitos imunes discretos na porção subendotelial das alças capilares e no mesângio, frequentemente associados à infiltração leucocitária (Fig. 21-8, *C*). Os depósitos são usualmente discretos, mas podem ser confluentes no envolvimento da parede capilar. Os depósitos podem ser pequenos e esparsos ou tão grandes e numerosos que são visualizados à microscopia óptica. Ocasionalmente, o endotélio separa-se da MBG e ocorre síntese de novo material da membrana basal abaixo das células endoteliais que se desprenderam da MBG original. Entre essas duas camadas de membrana basal (velha e nova), encontram-se células mesangiais, endoteliais, leucócitos, depósitos imunes e matriz.

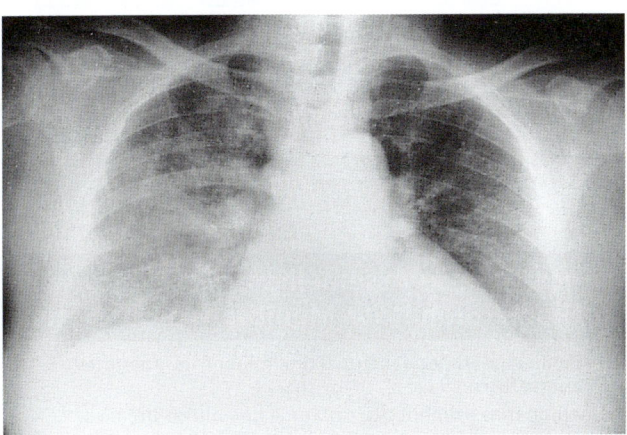

Figura 21-6 Necrose em paciente com crioglobulinemia. Mulher jovem com crioglobulinemia essencial mista. A porção distal do dedo mínimo está necrótica.

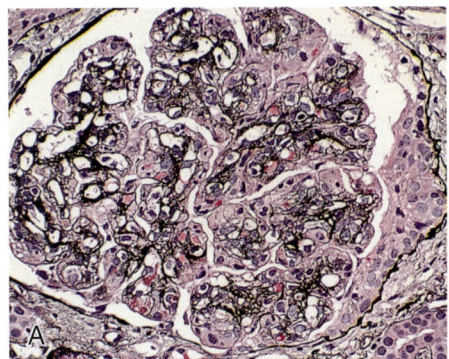

Figura 21-7 Infiltrado pulmonar em paciente com hepatite C. Radiografia de tórax mostra infiltrados nodulares no pulmão secundário à vasculite crioglobulinêmica em um paciente com infecção pelo VHC.

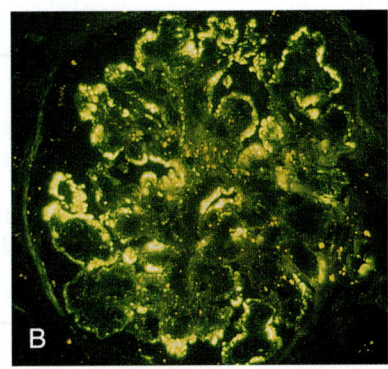
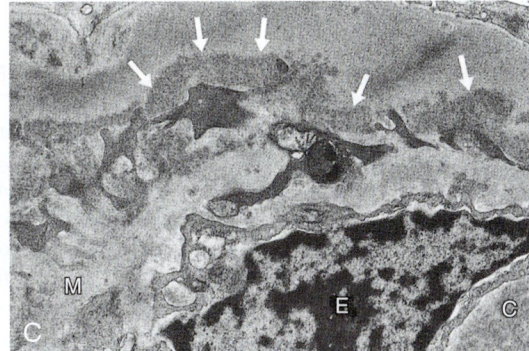

Figura 21-8 Patologia da glomerulonefrite membranoproliferativa (MPGN) tipo I. A, Microscopia óptica mostra um glomérulo hipercelular com arquitetura lobular acentuada e um pequeno crescente celular (coloração pela prata metanamina). **B**, A imunofluorescência geralmente demonstra deposição discreta, granular de IgG (visto aqui) e C3 e, ocasionalmente, IgM e componentes do complemento (C1q e C4) na parede capilar periférica. **C**, Microscopia eletrônica demonstra numerosos depósitos subendoteliais *(setas)* entre a membrana basal duplicada se estendendo para o mesângio *(M)*; C, lúmen capilar; *E*, núcleo da célula endotelial.

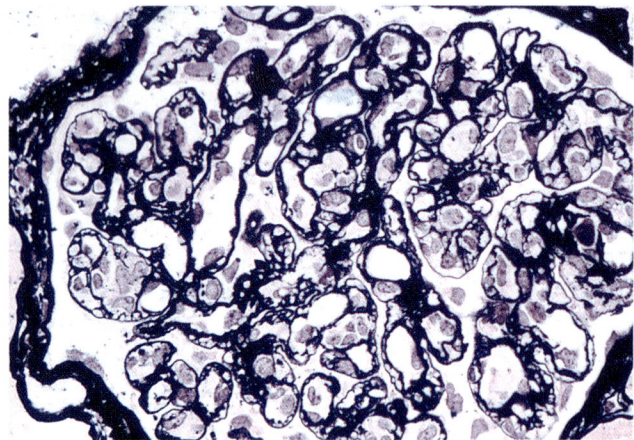

Figura 21-9 Aspecto de "trilhos de trem" na GNMP tipo I. A coloração pela prata demonstra duplo contorno da membrana basal glomerular (MBG) que pode ser observado na GNMP tipo I, semelhante aos trilhos de trem.

GNMP tipos I e III são termos estabelecidos há tempos para subclassificar a GNMP baseando-se nas características patológicas, porém estes casos formam um contínuo morfológico e, por resta razão, nem sempre separáveis pela microscopia óptica. GNMP tipos I e III eram historicamente diferenciadas com base nas distintas localizações dos depósitos imunes nas paredes capilares, como revelado pela microscopia eletrônica. Contudo, como os casos de glomerulopatia por C3 foram excluídos da categoria das GNMP, restam dúvidas sobre o valor dessa diferenciação ultraestrutural para definir a etiologia, além de não modificar o manejo terapêutico. Talvez 15% das GNMP demonstrem tanto depósitos subendoteliais quanto subepiteliais associados a ruptura da lâmina densa e formação de novo material semelhante a lâmina densa (formalmente chamada GNMP III). Além disso, pode haver continuidade dos depósitos subepiteliais na GNMP tipo I e tipo III de nenhum ou poucos até muitos, tornando-se difícil separar todos os casos nas categorias tipo I (pouco ou sem depósitos subepiteliais) ou tipo III (muitos depósitos) utilizando esse sistema de classificação.[17] Assim, na transição para um sistema de classificação da GNMP mais baseada na patogenética, não se utilizam mais os termos GNMP tipo I, II ou III.

A GNMP *crioglobulinêmica* parece histologicamente idêntica à GNMP tipo I. Entretanto, observam-se ocasionalmente os crioprecipitados à microscopia óptica como glóbulos intracapilares tipo hialinos (Fig. 21-10, *A*) e ocorre infiltração mais intensa de macrófagos dentro do lúmen capilar. Também se demonstram à microscopia eletrônica estruturas microtubulares altamente organizadas ou fibrilares finas que consistem nas crioglobulinas precipitadas (Fig. 21-10, *B*).

DIAGNÓSTICO E DIAGNÓSTICO DIFERENCIAL

Diagnostica-se a GNMP através da biópsia renal em pacientes que se apresentam com proteinúria nefrótica ou não nefrótica acompanhada por micro-hematúria ou síndrome nefrítica. À microscopia óptica, outras doenças podem parecer semelhantes, incluindo a nefrite lúpica difusa, GN pós-estreptocócica, microangiopatias trombóticas, paraproteinemias e GN fibrilar (Quadro 21-1). A imunofluorescência e a microscopia eletrônica são essenciais para distinguir essas doenças. O lúpus eritematoso sistêmico geralmente pode ser excluído por testes sorológicos.

Observa-se consumo do complemento em outras situações como doença renal ateroembólica (C3 baixo com eosinofilia), microangiopatia trombótica, doença hepática crônica (pela redução na síntese) e em outras doenças glomerulares, incluindo lúpus eritematoso

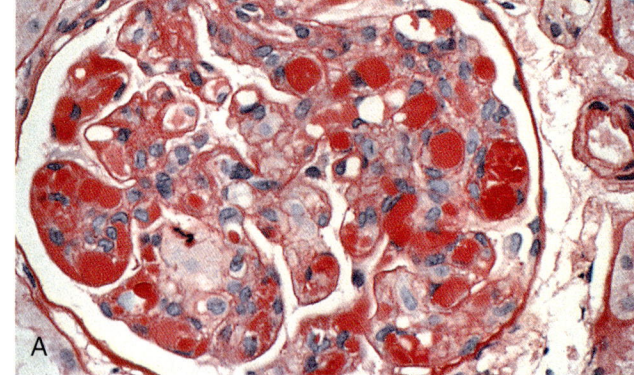
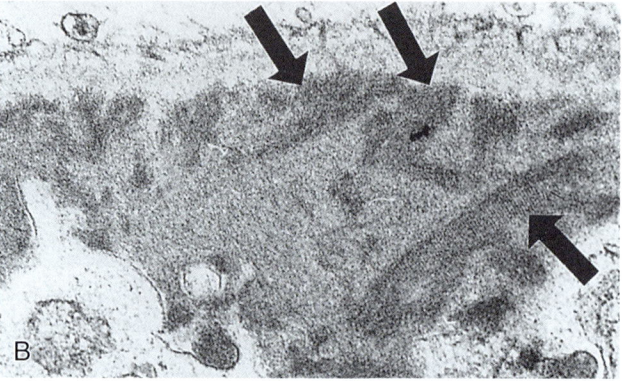

Figura 21-10 Patologia da GNMP crioglobulinêmica. A, Embora a GNMP crioglobulinêmica assemelhe-se histologicamente à GNMP tipo I (Fig. 21-8), podem ser encontrados discretos precipitados de crioglobulinas ocluindo as alças capilares individuais. **B**, Além disso, a microscopia eletrônica mostra estruturas tubulares ou fibrilares organizadas consistentes com crioglobulinas *(setas)*. (**B** *da referência 31, Copyright © 1993 Massachusetts Medical Society.) (Todos os direitos reservados.)*

Doenças que se Assemelham Histologicamente à Glomerulonefrite Membranoproliferativa

Paraproteinemias: especialmente glomerulonefrites fibrilares, nefropatia de cadeia leve

Microangiopatias trombóticas: síndrome hemolítico-urêmica, esclerodermia, nefropatia por radiação, hipertensão maligna

Glomerulosclerose em doenças hepáticas

Glomerulonefrite pós-infecciosa

Glomerulopatia do "transplante"

Doenças raras: glomerulopatia do colágeno tipo III, nefropatia por C1q, nefropatia por lipoproteínas

Quadro 21-1 Doenças histologicamente semelhantes à GNMP

---

sistêmico (C3 e C4 reduzidos) e GN pós-estreptocócica (C3 baixo). A detecção da atividade plasmática do C3Nef sugere DDD, mas identifica-se também em pacientes com GNMP e mesmo em indivíduos saudáveis. Após o diagnóstico da GNMP, deve-se proceder a uma cuidadosa avaliação das causas secundárias (Tabela 21-1 e Cap. 57).

HISTÓRIA NATURAL

A GNMP idiopática na infância tem um prognóstico relativamente ruim, com 40 a 50% dos pacientes não tratados evoluindo para insuficiência renal em 10 anos. A GNMP idiopática em adultos também apresenta um prognóstico desfavorável. Cinco anos após a biópsia, 50% dos pacientes morrem ou necessitam de terapia renal substitutiva (diálise ou transplante). Esta proporção aumenta para 64% após 10 anos. O risco de progressão aumenta quando há elevação da creatinina, proteinúria nefrótica e hipertensão grave, ou se a biópsia demonstrar mais de 50% de crescentes ou fibrose intersticial acentuada.[18] Também apresentam pior prognóstico os pacientes com síndrome nefrítica e depósitos glomerulares de C1q em grande quantidade.[19]

TRANSPLANTE

A gravidade da formação de crescentes em amostras de biópsia dos rins nativos tem valor preditivo para a recorrência da doença nos enxertos renais subsequentes.[20,21] Para discussão mais aprofundada sobre a recorrência da GNMP no transplante renal, consulte o Capítulo 108.

TRATAMENTO

A abordagem inicial do paciente com GNMP procura identificar a etiologia, se possível, e iniciar medidas de suporte antiproteinúricas e anti-hipertensivas. O planejamento terapêutico para os vários tipos de GNMP é discutido nas seções a seguir (Tabela 21-3).

Glomerulonefrite Membranoproliferativa Idiopática em Crianças e Adultos

Para os pacientes com função renal normal e proteinúria não nefrótica assintomática, as únicas medidas necessárias são a terapia antiproteinúrica e anti-hipertensiva (Cap. 80). Recomenda-se acompanhamento de perto a cada 3 a 4 meses.[22] Em adultos ou crianças com GNMP idiopática presumida, síndrome nefrótica e redução progressiva da função renal, sugere-se a utilização de ciclofosfamida oral ou micofenolato mofetil (MMF) associada a corticosteroides em baixas doses em dias alternados ou diários, por menos de 6 meses, inicialmente.[23] Estas drogas combinadas à pulsoterapia com corticosteroides em altas doses também foram administradas em pacientes com um curso rapidamente progressivo e crescentes na biópsia renal.

Alternativamente, em pacientes com síndrome nefrótica e função renal normal ou comprometida, também pode ser prescrito um curso de 3 a 6 meses de corticosteroides (prednisona 1 mg/kg/dia). Se houver redução considerável da proteinúria, os corticosteroides podem ser continuados com a dose mínima eficaz.

Administrou-se rituximabe (1 g por via intravenosa nos dias 1 e 15) em quatro pacientes adultos com GNMP idiopática previamente não responsivos a outros imunossupressores e obtiveram-se duas remissões completas e duas remissões parciais.[24] Utilizou-se recentemente o eculizumabe, inibidor da ativação do C5, para GNMP tipo I refratária à terapia imunossupressora anterior, e obteve-se normalização da função renal e resolução da proteinúria.[25]

Glomerulonefrite Membranoproliferativa Associada ao Vírus da Hepatite B

Na GNMP associada ao vírus da hepatite B (VHB), recomenda-se inicialmente o tratamento com agentes antivirais que visam à erradicação do HBV. Os agentes imunossupressores são desencorajados, pois podem promover ainda mais replicação do VHB e deterioração ocasional da função hepática (Cap. 57).

Glomerulonefrite Membranoproliferativa Associada ao Vírus da Hepatite C e Crioglobulinemia

As opções de tratamento na crioglobulinemia mista com envolvimento renal incluem corticosteroides, drogas citotóxicas como a ciclofosfamida, rituximabe e terapia antiviral (Cap. 57). A administração subcutânea de interferon peguilhado alfa-2a ou alfa-2b geralmente melhora as manifestações extrarrenais com níveis reduzidos de viremia, mas as recidivas são comuns após cessar a terapia. O tratamento de escolha atual para os pacientes com GNMP associada ao VHC ou GNMP crioglobulinêmica com proteinúria moderada e insuficiência renal lentamente progressiva é o interferon peguilhado alfa-2a (180 μg por semana) ou alfa-2b (1,5 μg·kg⁻¹ por semana) e ribavirina (800 a 1.200 mg/dia, divididos em 2 doses), adaptando-se a dose

Sugestão de Manejo da Glomerulonefrite Membranoproliferativa

Tipo	Tratamento
Todos os tipos	Terapia de suporte segundo as recomendações discutidas no Capítulo 80
GNMP idiopática em crianças	Proteinúria não nefrótica, função renal normal: seguimento com visita a cada 3 meses Função renal normal e proteinúria moderada (> 3 g/dia): prednisona 40 mg/m² em dias alternados durante 3 meses Proteinúria nefrótica ou insuficiência renal: prednisona 40 mg/m² em dias alternados (máximo 80 mg) durante 2 anos, reduzindo gradualmente para 20 mg em dias alternados durante 3 a 10 anos
GNMP idiopática em adultos	Proteinúria não-nefrótica, função renal normal: seguimento com visitas a cada 3 meses Proteinúria nefrótica ou insuficiência renal: curso de corticosteroides por 6 meses com/sem ciclofosfamida, ciclosporina, tacrolimus ou micofenolato (MMF) Insuficiência renal rapidamente progressiva com crescentes difusos: tratar como GN crescêntica pauci-imune limitada ao rim (Cap. 25) Na presença de proteinúria grave: inibidores da ECA
GN associada ao VHC ou crioglobulinemia	Proteinúria não nefrótica, função renal normal: tratar com interferon alfa (Cap. 57) baseado na gravidade da doença hepática (diagnosticado por biópsia) Síndroma nefrótica, função renal reduzida ou sinais de crioglobulinemia: interferon peguilhado alfa-2b (1 μg/kg semanalmente) e ribavirina (15 mg/kg/dia) por 12 meses, seguido de curso curto de corticosteroides em baixa dose; em caso de recidiva, considerar interferon alfa em altas doses (10.000.000 U por dia por 2 semanas, em seguida em dias alternados por mais 6 semanas). Insuficiência renal rapidamente progressiva ou sintomas graves de vasculite (insuficiência cardíaca, doença pulmonar): metilprednisolona (1 g/dia) durante 3 dias, seguido de prednisona oral (60 mg/dia) com redução gradual em 2–3 meses Ciclofosfamida (2 mg/kg/dia, com ajuste para função renal) e associação de criofiltração como terapia adjuvante; quando reduzir a prednisona para 20 mg/dia e ciclofosfamida for descontinuada, adicionar interferon alfa. GNMP em receptores de transplante renal ou hepático: considerar um curso de ribavirina oral (0,6–1 g/dia).

Tabela 21-3 Sugestão de manejo da glomerulonefrite membranoproliferativa (GNMP).

para o estágio da doença renal crônica.[26] Os pacientes com genótipos 1 e 4 devem receber 48 semanas da terapia com interferon se uma resposta viral precoce for obtida em 12 semanas (queda no título viral > 2 log). A utilização adicional dos inibidores de protease até agora é amplamente restrita aos pacientes sem insuficiência renal. Devem-se tratar os genótipos 2 e 3 por 24 semanas. Altas doses de interferon peguilhado alfa podem causar graves sintomas gripais, depressão ou psicose, desenvolvimento de hipotireoidismo e, raramente, desenvolvimento de proteinúria (com alteração do tipo lesão mínima). O efeito adverso grave mais frequente da ribavirina é a toxicidade hematopoética, assim como anemia hemolítica e efeitos teratogênicos.

O rituximabe, um anticorpo CD20 seletivo para as células B, parece ser tão eficiente quanto a ciclofosfamida em bloquear a produção de crioglobulinas, é mais bem tolerado e não aumenta a replicação do VHC. A dose de administração do rituximabe é de 375 mg/m^2/semana, durante 4 semanas.[27,28] Alternativamente, utiliza-se a ciclofosfamida oral (2 mg/kg/dia durante 2 a 4 meses).

Em pacientes com proteinúria nefrótica ou insuficiência renal progressiva, a terapia anti-VHC é a mesma. Além disso, pode-se incluir no tratamento a plasmaférese (3 litros de plasma, três vezes por semana durante 2 a 3 semanas) e pulsos de metilprednisolona (0,5 a 1 g/dia durante 3 dias consecutivos) seguido de prednisona oral (60 mg/dia) com redução gradual após 2 a 3 meses.[27] Imatinibe (400 mg/dia), corticosteroides e plasmaférese foram administrados com sucesso em um caso de crioglobulinemia tipo II não infecciosa com GNMP[29] após a observação de benefício em um modelo experimental de camundongos transgênicos TSLP com GNMP estabelecida.[30]

Outros Tipos de Glomerulonefrite Membranoproliferativa

Pacientes com GNMP associada a outras infecções podem responder com o tratamento eficaz do agente patogênico subjacente. Aqueles com GNMP causada por doença autoimune devem tratar a doença de base. O tratamento da GNMP associada à deficiência de α1-antitripsina pode ser o transplante de fígado, que cura o defeito genético. Pacientes com GNMP associada a neoplasias malignas, tais como linfoma de células B, podem responder ao tratamento efetivo da neoplasia subjacente.

Referências

1. Sethi S, Fervenza FC. Membranoproliferative glomerulonephritis: A new look at an old entity. *N Engl J Med*. 2012;366:1119-1131.
2. Rennke HG. Secondary membranoproliferative glomerulonephritis (clinical conference). *Kidney Int*. 1995;47:643-656.
3. Lhotta K, Würzner R, König P. Glomerular deposition of mannose-binding lectin in human glomerulonephritis. *Nephrol Dial Transplant*. 1999;14:881-886.
4. Fabrizi F, Plaisier E, Saadoun D, et al. Hepatitis C virus infection, mixed cryoglobulinemia, and kidney disease. *Am J Kidney Dis*. 2012;61: 623-637.
5. Alpers CE, Cotran RS. Neoplasia and glomerular injury. *Kidney Int*. 1986;30:465-473.
6. Alpers CE, Smith KD. Cryoglobulinemia and renal disease. *Curr Opin Nephrol Hypertens*. 2008;17:243-249.
7. Fornasieri A, Armelloni S, Bernasconi P, et al. High binding of immunoglobulin M kappa rheumatoid factor from type II cryoglobulins to cellular fibronectin: A mechanism for induction of in situ immune complex glomerulonephritis? *Am J Kidney Dis*. 1996;27:476-483.
8. Sansonno D, Gesualdo L, Manno C, et al. Hepatitis C virus–related proteins in kidney tissue from hepatitis C virus–infected patients with cryoglobulinemic membranoproliferative glomerulonephritis. *Hepatology*. 1997;24:1237-1244.
9. Sansonno D, Lauletta G, Montrone M, et al. Hepatitis C virus RNA and core protein in kidney glomerular and tubular structures isolated with laser capture microdissection. *Clin Exp Immunol*. 2005;140:498-506.
10. Smith KD, Alpers CE. Pathogenic mechanisms in membranoproliferative glomerulonephritis. *Curr Opin Nephrol Hypertens*. 2005;14:396-403.
11. Guo S, Wietecha TA, Hudkind KL, et al. Macrophages are essential contributors to kidney injury in murin cryoglobulinemic membranoproliferative glomerulonephritis. *Kidney Int*. 2011;80:946-958.
12. Orth SR, Ritz E. The nephrotic syndrome. *N Engl J Med*. 1998;338:1202-1211.
13. Kawasaki Y, Suzuki J, Nozawa R, Suzuki H. Efficacy of school urinary screening for membranoproliferative glomerulonephritis type I. *Arch Dis Child*. 2002;86:21-25.
14. Schwertz R, Rother U, Anders D, et al. Complement analysis in children with idiopathic membranoproliferative glomerulonephritis: A long-term follow-up. *Pediatr Allergy Immunol*. 2001;12:166-172.
15. Johnson RJ, Gretch DR, Couser WG, et al. Hepatitis C virus–associated glomerulonephritis. Effect of alpha-interferon therapy. *Kidney Int*. 1994;46:1700-1704.
16. Gesualdo L, Grandaliano G, Ranieri E, et al. Monocyte recruitment in cryoglobulinemic membranoproliferative glomerulonephritis: A pathogenetic role for monocyte chemotactic peptide-I. *Kidney Int*. 1997;51:155-163.
17. West CD, McAdams AJ. Membranoproliferative glomerulonephritis type III: Association of glomerular deposits with circulating nephritic factor–stabilized convertase. *Am J Kidney Dis*. 1998;32:56-63.
18. Schmitt H, Bohle A, Reincke T, et al. Long-term prognosis of membranoproliferative glomerulonephritis type I. Significance of clinical and morphological parameters: An investigation of 220 cases. *Nephron*. 1990;55:242-250.
19. Takei K, Itabashi M, Moriyama T, et al. Positive C1 staining associated with poor renal outcome in membranoproliferative glomerulonephritis. *Clin Exp Nephrol*. 2012;doi:10.1007/s10157-012-0667-6.
20. Lorenz EC, Sethi S, Leung N, et al. Recurrent membranoproliferative glomerulonephritis after kidney transplantation. *Kidney Int*. 2010;77:721-728.
21. Moroni G, Casati C, Quaglini S, et al. Membranoproliferative glomerulonephritis type I in renal transplantation patients: a single-center study of a cohort of 68 renal transplants followed up for 11 years. *Transplantation*. 2011;91: 1233-1239.
22. Levin A. Management of membranoproliferative glomerulonephritis: Evidence-based recommendations. *Kidney Int*. 1999;55:S41-S46.
23. KDIGO Glomerulonephritis Work Group. Clinical practice guidelines for glomerulonephritis. Kidney Disease: Improving Global Outcomes. *Kidney Int Suppl*. 2012;2:139-274.
24. Dillon JJ, Hladunewich M, Haley WE, et al. Rituximab therapy for type I membranoproliferative glomerulonephritis. *Clin Nephrol*. 2012;77:290-295.
25. Radhakrishnan S, Lunn A, Kirschfink M, et al. Eculizumab and refractory membranoproliferative glomerulonephritis. *N Engl J Med*. 2012;366:1165-1166.
26. KDIGO. Clinical practice guidelines for the prevention, diagnosis, evaluation, and treatment of hepatitis C in chronic kidney disease. Kidney Disease: Improving Global Outcomes. *Kidney Int*. 2008;73(suppl 109):S1-S99.
27. Zaja F, De Vita S, Mazzaro C, et al. Efficacy and safety of rituximab in type II mixed cryoglobulinemia. *Blood*. 2003;101:3827-3834.
28. Roccatello D, Baldovino S, Rossi D, et al. Long-term effects of anti-CD20 monoclonal antibody treatment of cryoglobulinaemic glomerulonephritis. *Nephrol Dial Transplant*. 2004;19:3054-3061.
29. Wallace E, Fogo AB, Schulman G. Imatinib therapy for non-infection-related type II cryoglobulinemia with membranoproliferative glomerulonephritis. *Am J Kidney Dis*. 2012;59:122-125.
30. Iyoda M, Hudkins KL, Becker-Herman S, et al. Imatinib suppresses cryoglobulinemia and secondary membranoproliferative glomerulonephritis. *J Am Soc Nephrol*. 2009;20:68-77.
31. Johnson RJ, Gretch DR, Yamabe H, et al. Membranoproliferative glomerulonephritis associated with hepatitis C virus infection. *N Engl J Med*. 1993;328: 465-470.

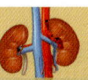

Glomerulonefrites Associadas às Anormalidades do Complemento

H. Terence Cook e Matthew C. Pickering

DEFINIÇÕES

As doenças glomerulares associadas às anormalidades do sistema complemento incluem a microangiopatia trombótica e as glomerulonefrites. A ativação do complemento, na maioria dos casos de glomerulonefrite (GN), é secundária a outros processos glomerulares, como a deposição de imunocomplexos. Entretanto, em uma pequena parcela de pacientes, as anormalidades do próprio sistema complemento, tanto genéticas quanto adquiridas, são a causa da GN, e estes pacientes são o foco do presente capítulo. Anormalidades da via clássica do complemento associam-se à GN. Mais importante ainda, as deficiências nos componentes iniciais da via clássica do complemento relacionam-se à autoimunidade e GN.[1] Tal fato é claramente exemplificado pela raridade de pacientes com deficiência de C1q e doença *lupus-like*. É possível que essa situação resulte da falha de depuração dos corpos apoptóticos imunogênicos e outros restos celulares na ausência de ativação da via clássica normal do complemento.

O maior grupo de pacientes com anormalidades do complemento e GN apresentam anormalidades no controle da ativação da via alternativa do complemento, com deposição glomerular de C3 na ausência de imunoglobulina, agora denominada *glomerulopatia por C3* (Quadro 22-1).

GLOMERULOPATIA POR C3

Um termo recentemente introduzido, a glomerulopatia por C3, engloba a doença glomerular resultante do acúmulo do componente C3 do complemento nos glomérulos, causado por ativação, deposição ou degradação anormal do complemento, sobretudo o controle anormal da ativação da via alternativa do complemento.[2] Caracteristicamente, os glomérulos apresentam forte coloração imuno-histológica para C3 sem coloração significativa para as imunoglobulinas ou para componentes de ativação da via clássica do complemento, C1q e C4. Assim definida, a glomerulopatia por C3 difere da síndrome hemolítico-urêmica atípica (SHUa), que também pode estar associada à ativação da via alternativa; na SHUa, a ativação do complemento acontece no endotélio renal e, à microscopia eletrônica (ME), não apresenta depósitos bem definidos (Cap. 29). À microscopia óptica, a glomerulopatia por C3 pode ter diversas apresentações, como a proliferação mesangial, um padrão membranoproliferativo, proliferação endocapilar e formação de crescentes. Reconhece-se hoje que muitos casos classificados morfologicamente como "glomerulonefrite membranoproliferativa" (GNMP) são casos de glomerulopatia por C3 incluindo os casos que foram classificados como GNMP tipos I, II ou III. Na verdade, parece que a maioria dos casos anteriormente chamados de GNMP tipo III são exemplos de glomerulopatia por C3 (Cap. 21).

À ME, a glomerulopatia por C3 também pode ter apresentações variáveis. No entanto, uma apresentação comum é a *doença de depósito denso* (DDD). Essa condição caracteriza-se pela substituição da membrana basal por bandas densas à ME (Fig. 22-1). Em alguns casos, a apresentação da DDD à microscopia óptica assemelha-se à glomerulonefrite membranoproliferativa, anteriormente designada "GNMP tipo II". No entanto, a maioria dos casos de DDD não têm, à microscopia óptica, a morfologia da GNMP.

Casos de glomerulopatia por C3, que não apresentam os típicos depósitos de elevada densidade da DDD, mostram uma variedade de apresentações à ME, podendo ter depósitos mesangiais, subendoteliais ou subepiteliais mais ou menos bem definidos. Esses casos de glomerulopatia por C3 não DDD recebem o nome coletivo de *glomerulonefrite por C3* (GNC3).[3,4]

ETIOLOGIA E PATOGÊNESE

A patogênese da glomerulopatia por C3 envolve a desregulação da via alternativa do complemento (Fig. 29-10). Em indivíduos saudáveis, a via alternativa é constantemente ativada, mas numa taxa extremamente baixa. Com a produção constante de pequenas quantidades de C3 ativado, essa baixa taxa de ativação torna possível, quando necessário, que a via seja rapidamente desviada. Na presença de agentes patogênicos, ocorre rápida amplificação da C3b por meio de uma alça de *feedback* positivo, denominada *alça de amplificação do C3b* com a produção de milhões de moléculas de C3b em poucos minutos. Como essa amplificação pode progredir rapidamente, são necessários sistemas eficientes para evitar a ativação inapropriada da via. Na circulação, a proteína mais importante que controla a via alternativa é o fator H do complemento (FH). O FH exerce esse controle de três formas: (1) bloqueando a formação da C3 convertase da via alternativa pela ligação com o C3b e, assim, inibindo a interação entre o C3b e o fator B; (2) promovendo a dissociação espontânea dessas convertases; e (3) trabalhando com uma outra proteína plasmática, o fator I, para clivar a C3b em iC3b. Camundongos que foram geneticamente modificados para apresentar ausência do fator H evoluem com C3 circulante indetectável, pois o C3 é constantemente consumido pela via alternativa sem regulação.[5]

O fator H é uma glicoproteína de cadeia simples, abundante, predominantemente produzida no fígado. É composta por subunidades proteicas, denominadas domínios de *consenso abreviado de repetição* (SCR). A atividade do FH é modulada por meio de um grupo de proteínas intimamente relacionadas, denominado *proteínas relacionadas ao fator H* (CFHRs), e cinco delas existem em seres humanos. As CFHRs são codificadas por genes adjacentes ao gene para o FH e possuem uma estrutura semelhante ao FH. O elevado grau de homologia desses genes levou a uma série de eventos de recombinação e deleção que resultam tanto em polimorfismos comuns quanto em mutações patogênicas raras nesse *locus*. O polimorfismo mais comum é a deleção do *CFHR1* e do *CFHR3* presente em homozigose em 5% a 20%

Definições das Anormalidades do Complemento Glomerulonefríticas

Glomerulopatia por C3

Processo de doença causado pelo controle anormal da ativação do complemento, deposição ou degradação, e caracterizada pela deposição predominante de fragmentos de C3 com depósitos eletrodensos à microscopia eletrônica.

Doença de Depósito Denso (DDD)

Uma forma de glomerulopatia por C3 com apresentação característica à microscopia de intensa transformação osmiofílica da membrana basal glomerular.

Glomerulonefrites por C3 (GNC3)

Glomerulopatia por C3 sem a aparência característica da doença de depósito denso.

Glomerulonefrite com C3 Dominante

Denominação morfológica para os casos de glomerulonefrite com coloração dominante para C3c. Define-se *dominante* como a intensidade para C3c ≥2 ordens de grandeza mais do que qualquer outro reagente imunológico em uma escala de 0 a 3 (como 0, traço, 1+, 2+, 3+). Muitos, mas não todos, irão representar casos de glomerulopatia por C3.

Quadro 22-1 Definições das anormalidades do complemento associadas às glomerulonefrites.

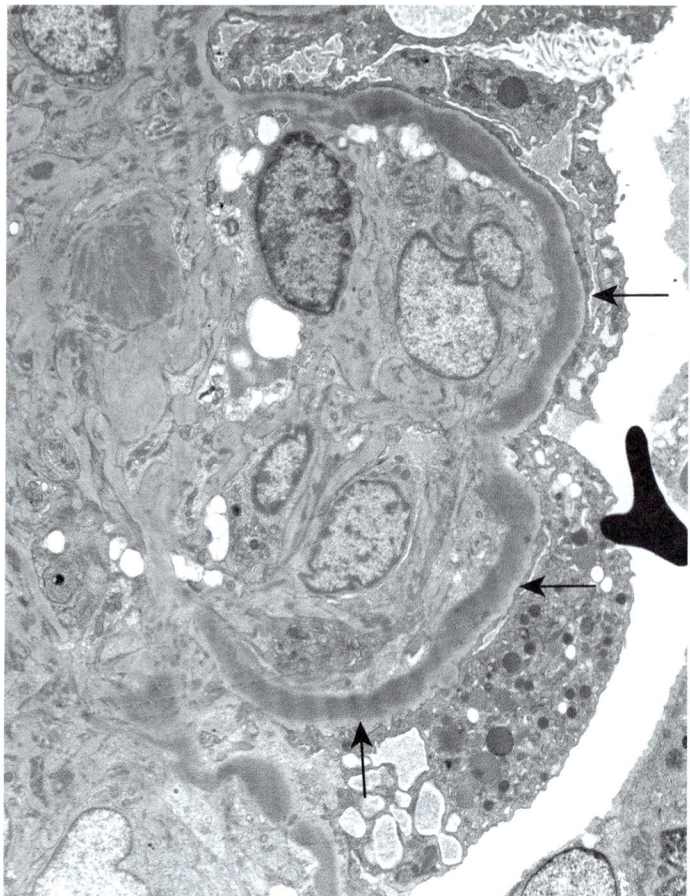

Figura 22-1 Doença de depósito denso (DDD). Eletromicrografia de um glomérulo com aparência típica de DDD mostrando muita transformação osmiofílica da membrana basal *(setas).*

dos indivíduos saudáveis, dependendo da origem étnica. É evidente, portanto, que as CFHRs são capazes de competir com a ligação do FH com o C3b em certas circunstâncias.[6] As CFHRs, ao contrário do FH, são incapazes de inibir a ativação do complemento e, portanto, é provável que antagonizem a ação do FH.

A patogênese da glomerulopatia por C3, em muitos casos, é a falha no controle da ativação da via alternativa pelo FH na circulação, que se associa a níveis baixos de C3 circulante devido ao consumo descontrolado. Até 80% dos pacientes com DDD e até metade dos pacientes com GNC3 apresentam baixos níveis de C3 no soro.[3] Muitos desses pacientes têm o fator nefrítico C3 (C3NeF). Os C3NeFs são autoanticorpos capazes de estabilizar a C3 convertase da via alternativa, impedindo o FH de exercer suas funções normais. Por conseguinte, parece provável que o C3NeF tenha um papel etiológico importante nesses pacientes. No entanto, o papel do C3NeF não está claro, pois ele também é encontrado em pacientes com outras formas de GNs, e mesmo em pacientes saudáveis. Em outros casos, as mutações genéticas levam à falha no controle da via alternativa, como nos pacientes com deficiência completa do FH causada por deleção do gene, mutações no FH que interferem na sua ligação ao C3b e mutações no C3 que alteram a sua estrutura para impedir a inibição pelo FH. Em alguns pacientes, a falha no controle da via alternativa associa-se a autoanticorpos dirigidos contra o fator H que focam seu domínio regulatório.

Em casos de glomerulopatia por C3 não associada à ativação excessiva do C3 na circulação, o nefrologista pode assumir que há falha no controle da via alternativa localmente no glomérulo. Isso deve-se a uma falha para controlar a ativação ou ao controle inapropriado dos fragmentos de C3 produzidos pela ativação da via alternativa. Em muitos casos a patogênese ainda não está clara, mas há um exemplo de uma forma familiar de glomerulopatia por C3, chamada *nefropatia por CFHR5*, em que não há ativação sistêmica do C3. Esta é uma causa comum de doença renal na população do Chipre, onde a mutação é uma duplicação dos primeiros dois éxons do gene *CFHR5*.[6] Isso leva à formação de uma proteína anormal que forma multímeros capazes de se desregular da atividade do FH em superfícies.[7] Portanto, a proteína anormal interfere na ação local do FH no glomérulo e aumenta a ativação da via alternativa.

Além das que acabaram de ser descritas, outras mutações e polimorfismos nos genes do complemento associam-se à glomerulopatia por C3, mas seu papel é incerto até o momento. Há também uma notável associação entre a gamopatia monoclonal e a glomerulopatia por C3.[8] Em alguns pacientes, a imunoglobulina monoclonal pode atuar como o C3NeF.

EPIDEMIOLOGIA

Com uma prevalência de 2 a 3 por 1 milhão da população, a DDD é sobretudo uma doença de crianças e adultos jovens. Entretanto, em um estudo de 2009 de Nova York, 39% dos pacientes adultos tinham mais de 60 anos de idade.[9] Em muitas coortes, os homens e mulheres são igualmente acometidos na DDD, embora alguns estudos demonstrem predominância do sexo feminino. Em uma grande série da França, a proporção de GNC3 para DDD foi de cerca de 2:1, e os pacientes com GNC3 eram significativamente mais velhos, com uma idade média de 30 anos ao diagnóstico.[3] No Reino Unido e na Irlanda, foi encontrada uma proporção GNC3-DDD de cerca de 3:1 e incidência estimada de glomerulopatia por C3 de 1-2 por milhão de população por ano.[10] À medida que a GNC3 for mais bem reconhecida por nefrologistas e patologistas, a incidência aparente provavelmente irá aumentar. Não há informações confiáveis sobre a variação geográfica da incidência, a única exceção é a GNC3 causada pela mutação no *CFHR5* em que quase todos os casos foram encontrados no Chipre, onde ocorreu a mutação aparentemente há algumas centenas de anos.[7]

MANIFESTAÇÕES CLÍNICAS

Doença de Depósito Denso

Quase todos os pacientes com DDD apresentam proteinúria e geralmente hematúria no início do quadro. A proteinúria nefrótica está presente em dois terços dos pacientes,[9,11] e a síndrome nefrótica franca, em 12% a 65%, em diferentes séries. Em uma série de 98 pacientes da América do Norte, cerca de um quinto não suspeitava de um problema e a doença renal foi diagnosticada em um exame anual de rotina.[12] Vários pacientes apresentam sinais e sintomas iniciais de síndrome nefrítica aguda e podem ter episódios de insuficiência renal aguda com resolução clínica completa.[13] A redução da função renal é comum à apresentação e é mais comum em adultos com DDD. A hipertensão está presente tanto no início do quadro clínico como durante o curso da doença. Em cerca de metade dos pacientes, o aparecimento clínico da DDD é precedido por uma infecção aguda, quase sempre uma infecção do trato respiratório superior, com títulos elevados de ASO em 20% a 40%.

Os pacientes com DDD podem desenvolver drusas oculares, depósitos lipoproteináceos contendo debris de complemento dentro da membrana de Bruch sob o epitélio pigmentar da retina (Fig. 22-2). Essa patologia é semelhante à degeneração macular relacionada à idade (DMA), mas, diferentemente da DMA, as drusas na DDD podem ser encontradas logo na segunda década de vida. Não há correlação entre a gravidade da doença no rim e no olho. Uma minoria de pacientes com DDD apresenta lipodistrofia parcial adquirida (LPA), uma condição com perda simétrica de tecido adiposo da face, braços e porções superiores do tronco (Fig. 22-2).

Em geral, o desfecho a longo prazo da DDD é ruim. Na série citada anteriormente, 50% dos 98 pacientes evoluíram para doença renal crônica terminal (DRCT) dentro de 10 anos do diagnóstico, e as mulheres jovens apresentaram maior risco para insuficiência renal.[12]

Glomerulonefrite por C3

Devido ao reconhecimento recente, a GNC3 ainda não tem as manifestações clínicas bem definidas. Em uma série francesa, 27% dos pacientes com GNC3 tinham síndrome nefrótica à apresentação.[3] Cerca de dois terços dos pacientes apresentava micro-hematúria, e um terço, pressão arterial elevada no início do quadro. Nesta série, a taxa de progressão para DRCT em pacientes com GNC3 foi semelhante à dos pacientes com DDD.

Na nefropatia por CFHR5 no Chipre, a característica clínica principal em pacientes jovens é a hematúria. Noventa por cento dos pacientes apresentavam micro-hematúria, e 20% relataram episódios de macro-hematúria, muitas vezes associada a infecções do trato respiratório superior.[14] A proteinúria tornou-se mais comum com o avançar da idade e esteve presente em 80% dos homens e 20% das mulheres com mais de 50 anos. A insuficiência renal também foi mais comum com a idade mais avançada, sobretudo em homens, e, dos 18 pacientes que evoluíram para DRCT, 78% eram homens. Não se sabe o motivo para essa importante diferença de desfecho entre os sexos.

ACHADOS LABORATORIAIS

Oitenta por cento dos pacientes com DDD e até 50% dos pacientes com GNC3 apresentam baixos níveis séricos de C3. Na GNC3 causada pela nefropatia por CFHR5, os níveis séricos de C3 são tipicamente normais. Os níveis séricos dos componentes iniciais da via clássica (C1q e C4) estão quase sempre normais. A maioria dos pacientes com DDD é positiva para C3NeF no soro e, em mais de 50% dos pacientes, os níveis persistem durante todo o curso clínico.[15] No entanto, o C3NeF não é um marcador sorológico específico, pois encontra-se

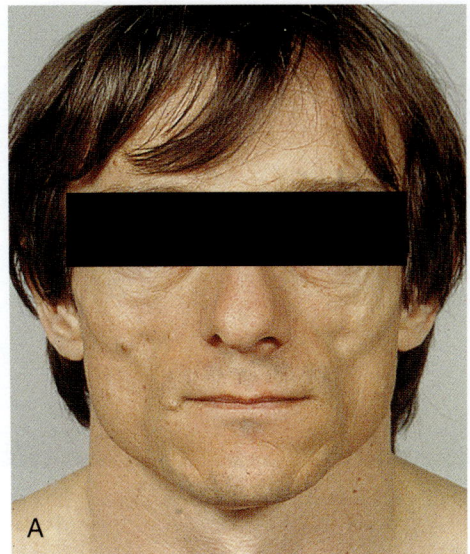
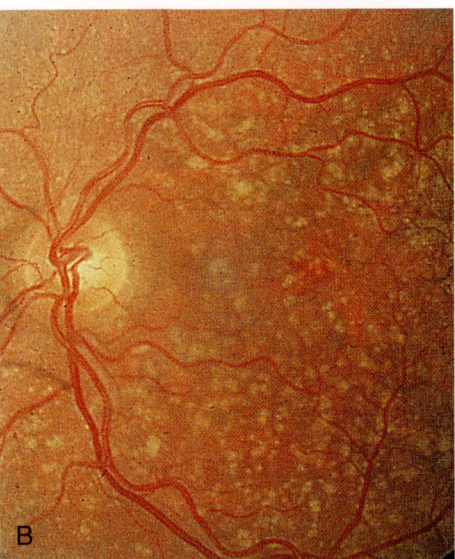

Figura 22-2 Características da face e da retina na doença de depósito denso (GNMP tipo II). **A**, Lipodistrofia parcial; notar a ausência de gordura subcutânea da face. **B**, Drusas na retina. *(Cortesia Dr. C. D. Short, Manchester, Reino Unido.)*

também na GNMP tipo I, na nefrite lúpica e na glomerulonefrite pós-estreptocócica, embora com menos frequência. Ele é encontrado em menos da metade dos pacientes com GNC3. Os métodos para medição do C3NeF não estão padronizados.

No Quadro 22-2, é apresentada uma lista de investigações que podem ser úteis na glomerulopatia por C3. Recomenda-se que as investigações sejam discutidas com especialistas e os testes sejam realizados em laboratórios com experiência em ensaios de complemento. Os laboratórios de complemento de todo o mundo estão listados nos *sites* da Internacional Complement Society (www.complement.org) e na European Complement Network (www.ecomplement.org). Dependendo do contexto clínico, pode ser possível priorizar alguns desses ensaios. Por exemplo, em pacientes com glomerulopatia por C3 e baixos níveis séricos de C3 na ausência de C3NeF, torna-se importante o rastreio de anticorpos anti-FH. Em casos familiares de glomerulopatia por C3, uma pesquisa por mutações genéticas pode ser importante para a elucidação da patogênese e para o aconselhamento genético.

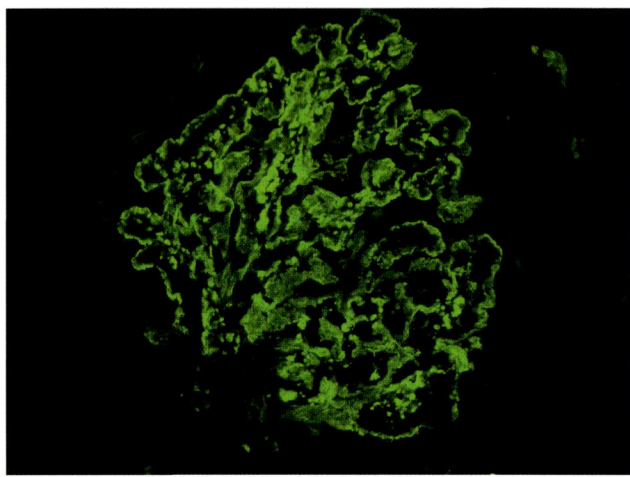

Figura 22-3 C3c na doença de depósito denso. Imunofluorescência mostra a coloração generalizada das paredes capilares e coloração granular focal mesangial.

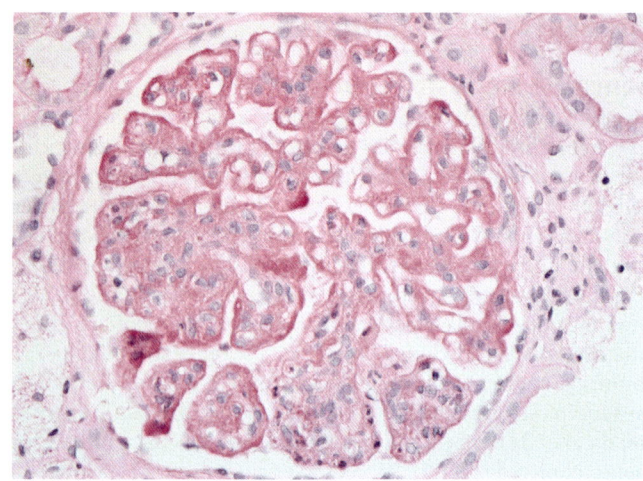

Figura 22-4 Glomerulonefrite por C3. A microscopia óptica mostra um glomérulo com um padrão membranoproliferativo de lesão com expansão mesangial, espessamento da parede capilar e hipercelularidade endocapilar segmentar. (Reação do ácido periódico de Schiff.)

Avaliação Sorológica e Genética da Glomerulopatia por C3

Testes recomendados em *todos* os pacientes com glomerulopatia por C3:

Quantificação dos níveis séricos de C3 e C4

Quantificação do fator nefrítico C3

Quantificação do fator H

Detecção de paraproteínas séricas

Pacientes com glomerulonefrite por C3 (GNC3) devem ser rastreados para a mutação genética da nefropatia por CFHR5

Testes que devem ser considerados, caso a caso:

Medida sérica do fator B e C5

Medida dos marcadores da ativação do C3 e C5 (p. ex., C3d, C5b9 solúvel)

Detecção de autoanticorpos para o fator H e o fator B

Rastreamento para mutações nos genes reguladores do complemento (p. ex., FH, CFI, CD46), genes de ativação proteica (C3, CFB) e avaliação da variação do número de cópias em todo o *locus* CFH-CFHR

Quadro 22-2 Avaliação sorológica e genética da glomerulopatia por C3.

PATOLOGIA

A glomerulopatia por C3 é definida pela presença de C3 (quase sempre detectada por um anticorpo contra C3c) nos glomérulos à imuno-histologia (Fig. 22-3). Na maioria dos casos, visualiza-se o depósito de C3 nas paredes capilares e no mesângio; porém, em alguns casos, a deposição pode ser principalmente mesangial. Em alguns pacientes, sobretudo aqueles com DDD, também é encontrado C3 na cápsula de Bowman ou nas membranas basais tubulares.

Os achados à microscopia óptica são variáveis. As alterações membranoproliferativas são típicas tanto da DDD quanto da GNC3, com aumento da lobulação glomerular, aumento da matriz mesangial e da celularidade e espessamento da parede capilar com formação de duplo contorno (Fig. 22-4). Alguns casos apresentam um padrão predominantemente mesangioproliferativo, ou apresentam hipercelularidade endocapilar, causada, em parte, pelo influxo de macrófagos ou neutrófilos. Quase todos os glomérulos podem apresentar hipercelularidade endocapilar, com a aparência da GN endocapilar proliferativa semelhante à glomerulonefrite pós-infecciosa (GNPI). A formação de crescentes pode estar presente e ser suficientemente importante para receber a denominação GN *crescêntica* (> 50% de

crescentes). Em uma série de 69 pacientes com DDD, a incidência dos diferentes padrões histológicos foi membranoproliferativa (25%), mesangioproliferativa (45%), crescêntica (18%) e proliferativa aguda e exsudativa (12%).[16] Na série francesa de pacientes com GNC3, 71% apresentaram um padrão de GNMP à microscopia óptica.[3]

A apresentação da glomerulopatia por C3 à ME também é muito variável, embora, em muitos casos, suspeite-se do diagnóstico pelas alterações à ME. Por definição, demonstra-se na DDD típica transformação osmiofílica e densa da membrana basal glomerular (MBG; Fig. 22-1) com características semelhantes frequentemente vistas na cápsula de Bowman e nas membranas basais tubulares. No entanto, essas alterações podem ocorrer de maneira segmentar nos glomérulos, tornando-se difícil definir com segurança a DDD em alguns casos. Na DDD, normalmente há grandes densidades de elétrons no mesângio.

Em outros casos de GNC3, há material eletrodenso que expande a MBG, semelhante às alterações na DDD, mas sem a marcante eletrodensidade; a distinção entre esses casos e DDD pode não ser clara e depende de uma interpretação subjetiva do patologista. Outros casos apresentam depósitos eletrodensos subendoteliais e mesangiais distintos, lembrando aqueles vistos na GN por imunocomplexos. Alguns casos apresentam um padrão muito complexo de depósitos intramembranosos previamente designados como uma forma de GNMP tipo III (Fig. 22-5).

Tanto na DDD quanto na GNC3, são frequentes os depósitos subepiteliais em forma de corcova. Eles são idênticos aos caracteristicamente observados na GNPI. Seu significado não é claro, embora esses depósitos tipo corcovas sejam mais comuns nas exacerbações infecciosas da doença.

Há poucos dados disponíveis sobre as relações entre a histologia, a apresentação clínica, a evolução clínica e as anormalidades genéticas subjacentes. Em várias séries de pacientes com DDD, a presença de crescentes está associada à redução mais rápida da função renal.

DIAGNÓSTICO DIFERENCIAL

O diagnóstico da glomerulopatia por C3 é relativamente simples se houver a deposição de C3 isoladamente com depósitos típicos à ME. No entanto, sabe-se hoje que alguns pacientes apresentam um padrão de DDD ou GNC3 diferente, mas também com pequenas quantidades de imunoglobulinas nos glomérulos, representando um desafio

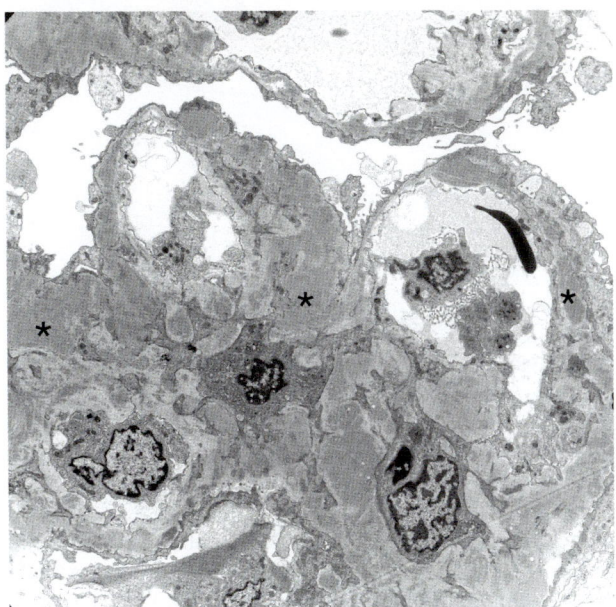

Figura 22-5 Glomerulonefrite por C3. Eletromicrografia de um glomérulo mostra um padrão complexo de espessamento da membrana basal glomerular com material eletrodenso intramembranoso. *Depósitos semelhantes também são vistos no mesângio.

diagnóstico. Sugere-se, por um consenso recente sobre glomerulopatia por C3, que o termo *glomerulonefrite com C3 dominante* seja utilizado nos casos em que a intensidade da coloração para C3 for de duas ou mais ordens de magnitude que os outros depósitos imunes em uma escala de 0 a 3. A maior parte desses casos será de glomerulopatia por C3.

Um outro problema é a distinção ente a glomerulopatia por C3 e a GNPI. A GNPI pode apresentar-se com C3 sérico bastante reduzido, e os glomérulos podem ter coloração positiva para C3 sem imunoglobulinas. Em alguns casos, só será possível a distinção da GNC3 com o acompanhamento do paciente observando a resolução da doença. É provável que a GNPI seja uma forma autolimitada da glomerulopatia por C3. Alguns pacientes com glomerulonefrite pós-infecciosa "atípica", que apresentavam glomerulopatia por C3, foram identificados.[17] Além disso, a GNMP associada ao VHC pode associar-se ao C3 e ter deposição de IgG mínima ou ausente (embora a IgM esteja normalmente presente). Portanto, os testes para VHC devem fazer parte do diagnóstico diferencial.

TRATAMENTO

O tratamento ideal para glomerulopatia por C3 permanece indefinido. A maioria das informações referem-se à DDD, pois a GNC3 não era reconhecida como uma categoria diagnóstica específica. Em muitos estudos, contudo, agrupou-se a DDD com as GNMP, tornando-se difícil desenvolver recomendações específicas para DDD. Tentativas de tratamento incluem o bloqueio do sistema renina-angiotensina, corticosteroides e outros imunossupressores, anticoagulantes e plasmaférese.[18] As diretrizes clínicas recentes do KDIGO (Kidney Disease: Improving Global Outcomes) (www.kdigo.org) sugerem, com base em baixos níveis de evidência, que "os adultos e crianças com GNMP idiopática acompanhada por síndrome nefrítica e declínio progressivo da função renal recebam ciclofosfamida oral ou micofenolato mofetil (MMF) mais corticosteroides em baixas doses, diariamente ou em dias alternados, a princípio por menos de 6 meses. No entanto, não se sabe se tais recomendações se aplicam também à glomerulopatia por C3 com um padrão GNMP-*like*, e a terapia eficaz para esse grupo de doenças é ainda bastante indefinido.

Em muitos casos de glomerulopatia por C3, a deposição de C3 nos glomérulos leva à ativação subsequente de C5 e há interesse considerável na possibilidade de utilização do anticorpo anti-C5, o eculizumabe, para o tratamento. Há uma série de relatos de caso e um pequeno ensaio clínico aberto com eculizumabe para a glomerulopatia por C3.[19] Em alguns pacientes houve melhora clínica e, em outros, diminuição da inflamação glomerular na biópsia de controle. Nos pacientes rebiopsiados, foi encontrada IgG-κ consistente com a ligação do eculizumabe monoclonal com C5 na biópsia, dando um padrão histológico semelhante à doença por deposição de imunoglobulina monoclonal[20] (Cap. 27). No entanto, o papel exato do eculizumabe ainda precisa ser definido. O tratamento racional da glomerulopatia por C3 envolve a inibição da ativação do C3, e vários medicamentos estão em desenvolvimento pré-clínico com esse objetivo. No futuro, poderemos ter uma terapia mais direcionada para esse alvo.

Referências

1. Ballanti E, Perricone C, Greco E, et al. Complement and autoimmunity. *Immunol Res.* 2013;56:477-491.
2. Fakhouri F, Fremeaux-Bacchi V, Noel LH, et al. C3 glomerulopathy: A new classification. *Nat Rev Nephrol.* 2010;6:494-499.
3. Servais A, Noel LH, Roumenina LT, et al. Acquired and genetic complement abnormalities play a critical role in dense deposit disease and other C3 glomerulopathies. *Kidney Int.* 2012;82:454-464.
4. Sethi S, Fervenza FC, Zhang Y, et al. C3 glomerulonephritis: Clinicopathological findings, complement abnormalities, glomerular proteomic profile, treatment, and follow-up. *Kidney Int.* 2012;82:465-473.
5. Pickering MC, Cook HT, Warren J, et al. Uncontrolled C3 activation causes membranoproliferative glomerulonephritis in mice deficient in complement factor H. *Nature Genet.* 2002;4:424-428.
6. Gale DP, de Jorge EG, Cook HT, et al. Identification of a mutation in complement factor H–related protein 5 in patients of Cypriot origin with glomerulonephritis. *Lancet.* 2010;376:794-801.
7. Goicoechea de JE, Caesar JJ, Malik TH, et al. Dimerization of complement factor H–related proteins modulates complement activation in vivo. *Proc Natl Acad Sci USA.* 2013;110:4685-4690.
8. Zand L, Kattah A, Fervenza FC, et al. C3 glomerulonephritis associated with monoclonal gammopathy: a case series. *Am J Kidney Dis.* 2013;62:506-514.
9. Nasr SH, Valeri AM, Appel GB, et al. Dense deposit disease: Clinicopathologic study of 32 pediatric and adult patients. *Clin J Am Soc Nephrol.* 2009;4:22-32.
10. O'Shaughnessy MM, Medjeral-Thomas N, O'Regan JA, et al. C3 glomerulopathy: Clinico-pathological features and predictors of outcome. *Clin J Am Soc Nephrol.* 2014;9:46-53.
11. Little MA, Dupont P, Campbell E, et al. Severity of primary MPGN, rather than MPGN type, determines renal survival and post-transplantation recurrence risk. *Kidney Int.* 2006;69:504-511.
12. Lu DF, Moon M, Lanning LD, et al. Clinical features and outcomes of 98 children and adults with dense deposit disease. *Pediatr Nephrol.* 2012;27:773-781.
13. Antoine B, Faye C. The clinical course associated with dense deposits in the kidney basement membranes. *Kidney Int.* 1972;1:420-427.
14. Athanasiou Y, Voskarides K, Gale DP, et al. Familial C3 glomerulopathy associated with CFHR5 mutations: Clinical characteristics of 91 patients in 16 pedigrees. *Clin J Am Soc Nephrol.* 2011;6:1436-1446.
15. Schwertz R, Rother U, Anders D, et al. Complement analysis in children with idiopathic membranoproliferative glomerulonephritis: A long-term follow-up. *Pediatr Allergy Immunol.* 2001;12:166-172.
16. Walker PD, Ferrario F, Joh K, Bonsib SM. Dense deposit disease is not a membranoproliferative glomerulonephritis. *Mod Pathol.* 2007;20:605-616.
17. Sethi S, Fervenza FC, Zhang Y, et al. Atypical postinfectious glomerulonephritis is associated with abnormalities in the alternative pathway of complement. *Kidney Int.* 2013;83:293-299.
18. Appel GB, Cook HT, Hageman G, et al. Membranoproliferative glomerulonephritis type II (dense deposit disease): An update. *J Am Soc Nephrol.* 2005;16:1392-1403.
19. Bomback AS, Smith RJ, Barile GR, et al. Eculizumab for dense deposit disease and C3 glomerulonephritis. *Clin J Am Soc Nephrol.* 2012;7:748-756.
20. Herlitz LC, Bomback AS, Markowitz GS, et al. Pathology after eculizumab in dense deposit disease and C3 GN. *J Am Soc Nephrol.* 2012;23:1229-1237.

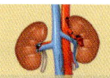

Nefropatia por IgA e Nefrite de Henoch-Schönlein

John Feehally e Jürgen Floege

DEFINIÇÕES

A *nefropatia por IgA* (NIgA) é uma glomerulonefrite proliferativa mesangial que se caracteriza pela deposição mesangial difusa de IgA. Também denominada doença de Berger, a NIgA foi reconhecida pela primeira vez em 1968 por Jean Berger quando foram introduzidas as técnicas de imunofluorescência para o estudo das amostras de biópsia renal. A NIgA é a única glomerulopatia definida pela presença de um depósito imune sem citar outros achados morfológicos da biópsia renal. Além disso, as alterações à microscopia óptica são variáveis. A NIgA é o padrão mais comum de doença glomerular na maioria dos países ocidentais e asiáticos, onde se faz biópsia renal com frequência. Antes, utilizava-se o termo *hematúria recorrente benigna* para a NIgA, mas hoje sabe-se que a NIgA é uma importante causa de doença renal crônica terminal (DRCT). É provável que a NIgA não seja uma doença única, mas sim uma resposta comum a vários mecanismos de lesão.

A *púrpura de Henoch-Schönlein* (PHS) é uma vasculite de pequenos vasos que afeta a pele, as articulações, o intestino e os rins, predominantemente em crianças. É definida pela deposição tecidual de IgA. A PHS foi descrita separadamente por Schönlein, em 1837, e por Henoch, em 1874. Em geral, há acometimento clínico da pele, intestino e rins. A nefrite associada à PHS também se caracteriza pela deposição de IgA mesangial; de fato, as características histológicas renais da nefrite de Henoch-Schönlein (HS) são indistinguíveis das da NIgA. Diferencia-se a nefrite de HS da NIgA pelas manifestações extrarrenais.

ETIOLOGIA E PATOGÊNESE

Embora os episódios infecciosos precedam a PHS em até 50% dos casos e precipitem, na maioria das vezes, episódios de macro-hematúria em pacientes jovens com NIgA, não há nenhuma evidência que indique o papel de qualquer antígeno específico. A associação clínica de hematúria visível com a infecção do trato respiratório superior na NIgA indica que a mucosa pode ser uma porta de entrada para os antígenos estranhos. Há bastante tempo, suspeita-se de um foco infeccioso, e há relatos ocasionais de NIgA associada à infecção microbiana, tanto bacteriana (p. ex., *Campylobacter, Yersinia, Mycoplasma, Haemophilus*) quanto viral (p. ex., citomegalovírus, adenovírus, vírus coxsackie e vírus Epstein-Barr). Uma forma grave de infecção estafilocócica associada a uma forma grave de NIgA, que pode ser crescêntica, foi relatada. Entretanto, nenhum organismo foi implicado com segurança pelos achados de antígenos microbianos nos depósitos glomerulares de casos típicos de NIgA. Além disso, há evidência de hiperresponsividade da mucosa a uma variedade de antígenos alimentares nos pacientes com NIgA.[1] A IgA mesangial pode, então, representar uma resposta imune comum a uma variedade de antígenos estranhos. Outra característica comum dessa resposta imune é que a IgA depositada foi subgalactosidada, e que esse tipo de IgA na circulação pode iniciar uma resposta autoimune de IgA e IgG (discussão mais adiante).

O fato de a NIgA e a nefrite de HS apresentarem recorrência após o transplante renal também sugere fortemente que as anormalidades sejam do sistema imunológico do receptor (Cap. 108).

Sistema Imune IgA

A IgA é a imunoglobulina mais abundante no organismo e está relacionada sobretudo com a defesa das mucosas. Apresenta duas subclasses, a IgA1 e a IgA2. Os antígenos da mucosa levam à produção da *IgA polimérica* (pIgA) pelas células plasmáticas do tecido linfoide, e a pIgA é então transportada pelo epitélio para os fluidos das mucosas, onde é liberada após agregação ao componente secretório como IgA secretória (sIgA). A função da IgA circulante não é clara; é derivada da medula óssea e sobretudo na forma *monomérica* IgA1 (mIgA1). A IgA1 circulante é depurada pelo fígado através dos receptores de assialoglicoproteína dos hepatócitos e receptores Fcα das células de Kupffer.

A IgA mesangial na NIgA é predominantemente a pIgA1. Sugere-se que a pIgA1 mesangial derive do sistema imunológico da mucosa pela associação clínica com infecção da mucosa ou por superantígenos de *Staphylococcus aureus*. Na NIgA, no entanto, a produção de pIgA1 é sub-regulada na mucosa e suprarregulada na medula óssea. Além disso, a resposta da pIgA à imunização sistêmica por antígenos comuns está aumentada, ao passo que a resposta à imunização da mucosa está diminuída. A resposta defeituosa da pIgA na mucosa, possibilitando um aumento do impacto antigênico sobre a medula, poderia ser a anormalidade primária na NIgA, embora essa hipótese continue sem comprovação. Outra hipótese igualmente atrativa, mas ainda não comprovada, é a de que algumas células plasmáticas produtoras de IgA nas mucosas sejam translocadas para a medula óssea na NIgA; o que também pode explicar a glicosilação peculiar da IgA sérica na NIgA. A produção de pIgA1 pelas tonsilas também está aumentada, embora a NIgA possa ocorrer após a amigdalectomia e a tonsila ser uma fonte muito menor da produção de IgA em comparação com a mucosa ou a medula óssea. Há relatos de sIgA no mesângio, mas esse achado não se explica com facilidade pelos conceitos patogênicos atuais da NIgA. A depuração hepática de IgA está reduzida, possivelmente devido às alterações nas características moleculares da IgA na NIgA (discussão adiante).

Os níveis séricos de IgA estão aumentados em um terço dos pacientes com NigA e PHS. Tanto as mIgA quanto as pIgA estão elevadas. No entanto, níveis séricos de IgA elevados não são suficientes para causar a NIgA. Níveis circulantes elevados de IgA monoclonal no mieloma ou IgA policlonal na síndrome da imunodeficiência adquirida (AIDS) raramente provocam deposição mesangial de IgA.

A IgA macromolecular circulante é característica da NIgA. É, em geral, descrita como imunocomplexos de IgA, embora o antígeno

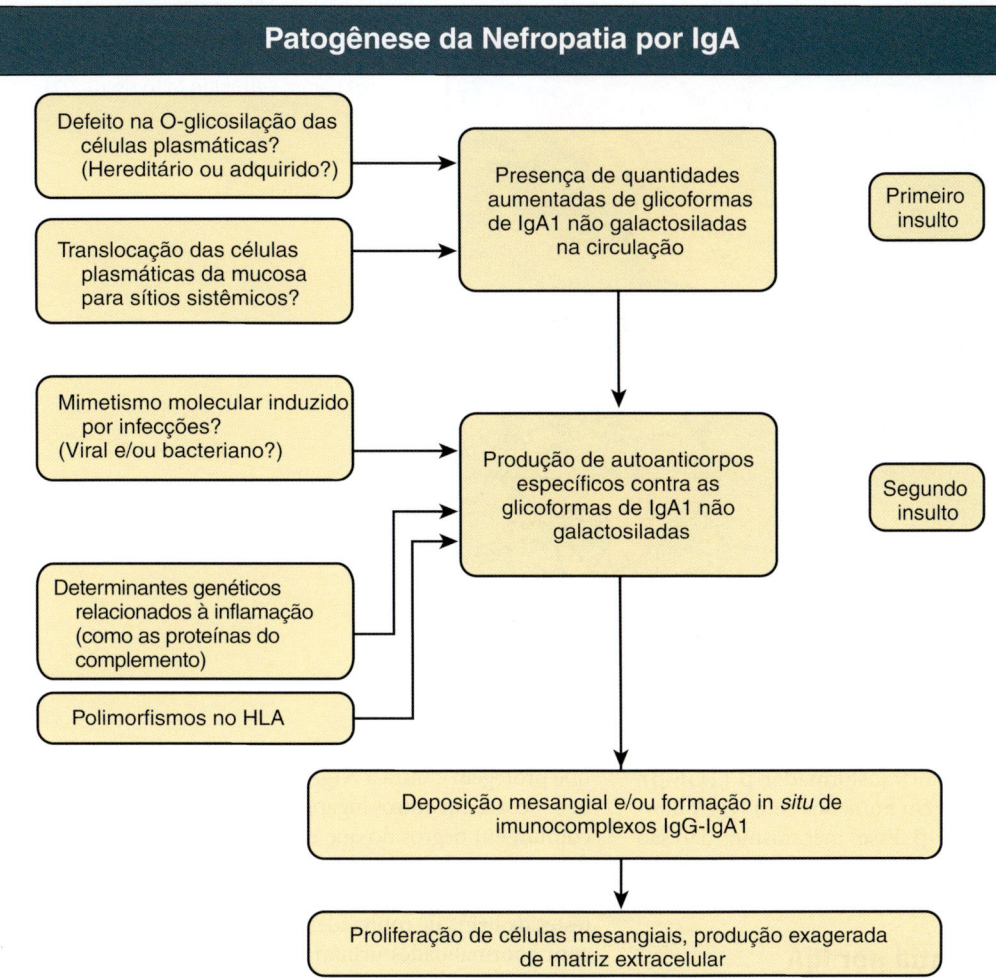

Figura 23-1 Patogênese da nefropatia por IgA. Mecanismos propostos que levam à deposição mesangial de IgA1 anormalmente glicosilada e à lesão mesangial. Não estão demonstrados neste esquema o papel dos fatores de progressão genéricos (p. ex., hipertensão primária, tabagismo, obesidade).

raramente seja identificado. Em 30% dos pacientes com NigA e em 55% dos pacientes com PHS, há fatores reumatoides de IgA circulante (IgA contra o domínio constante da IgG). Estudos *in vitro* indicam que a produção de IgA pelas células mononucleares é exagerada na NIgA e que essas células apresentam padrões anormais de produção de citocinas. No entanto, não se sabe ao certo a relevância desses eventos *in vivo*.

Glicosilação da IgA

A IgA1 carreia açúcares distintos ligados ao *O* em sua região de dobradiça; a IgA2 não tem dobradiça e não carreia esses açúcares. Há boas evidências de que a IgA1 circulante na NIgA e na nefrite por HS apresentam açúcares anormais ligados ao *O* na região da dobradiça com galactosilação reduzida devido à produção de IgA alterada nos linfócitos dos pacientes com NIgA.[1] Alguns dados indicam funcionamento defeituoso das principais glicosiltransferases que fazem a *O*-glicosilação da IgA1, possivelmente de caráter genético. Outros achados sugerem que a anormalidade primária pode ser a IgA da mucosa, que tem padrões de glicosilação diferentes da IgA1 sérica, alcança a circulação, por exemplo, pela translocação dos linfócitos da mucosa para a medula óssea. Este último achado é consistente com experiências, em que linfócitos imortalizados de pacientes com NIgA continuam a produzir IgA diméricas e poliméricas com galactosilação alterada *in vitro*.[2]

A IgA1 mesangial na NIgA tem as mesmas anormalidades da *O*-glicosilação.[3,4] A glicosilação alterada pode conduzir a formação de autoanticorpos IgG anti-IgA e promover a deposição mesangial de IgA1.

Essa deposição pode ocorrer pela predisposição à formação de imunocomplexos circulantes ou diretamente pelas interações modificadas da IgA1 com as proteínas da matriz e as células mesangiais ou receptores Fc monocitários.[5] Além disso, pode ocorrer depuração deficiente da IgA1 pela inibição das interações da IgA1 com os receptores de IgA hepáticos e das células mieloides circulantes. A Figura 23-1 resume alguns dos principais elementos envolvidos na patogênese da NIgA.

Lesão Glomerular após Deposição de IgA

A deposição de IgA polimérica no mesângio é tipicamente seguida pela apresentação da glomerulonefrite (GN) proliferativa mesangial. Em modelos animais, a codeposição de IgG e complemento é necessária para que ocorra a resposta inflamatória, mas isso não é obrigatório na doença humana. Os depósitos de complemento são geralmente C3 e properdina, sem C1q e C4. Pode ocorrer ativação do complemento pela via da lecitina ligada à manose. A intensidade da inflamação é determinada conforme a extensão com que a IgA ativa as células inflamatórias na circulação e sobretudo no rim. Os receptores Fc para IgA (receptores Fcα) nas células mieloides e mesangiais podem desempenhar um papel-chave.[6]

Os mecanismos da GN proliferativa mesangial foram estudados em detalhes em modelos animais, em especial na nefrite anti-Thy 1 no rato. Esses estudos demonstraram o papel-chave das citocinas e fatores de crescimento na proliferação das células mesangiais, sobretudo as isoformas B e D do fator de crescimento derivado de plaquetas (PDGF) e na produção subsequente de matriz e esclerose,

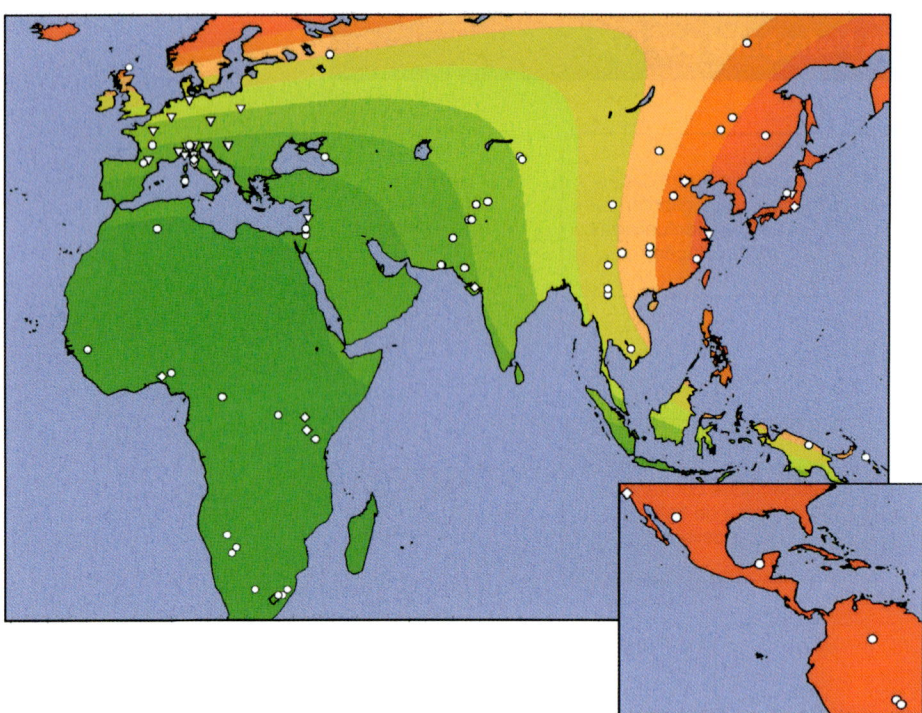

Figura 23-2 Variação geográfica do risco genético na nefropatia por IgA. Estudos de genoma indicam um gradiente geográfico de risco do verde (baixo risco) para o vermelho (alto risco). *(Da referência 11.)*

particularmente o fator de crescimento transformador-β (TGF-β). Estudos de amostras de biópsias renais em humanos com NIgA também reforçam o papel do PDGF e TGF-β. Esses mecanismos não são exclusivos da NIgA, mas fazem parte de todas as formas de GN proliferativa mesangial, como aquelas sem deposição de IgA.

Modelos Animais na Nefropatia por IgA

A IgA animal não apresenta as mesmas características que a IgA1 humana, e alguns animais também têm mecanismos de depuração da IgA distintos dos seres humanos. Portanto, os modelos animais, mesmo que demonstrem depósitos de IgA mesangiais, não são particularmente informativos a respeito dos mecanismos relacionados à deposição mesangial de pIgA1 humana, embora tenham trazido muita elucidação sobre os eventos que ocorrem após a deposição de IgA. Não existe nenhum modelo animal para PHS.

Relação entre a Nefropatia por IgA e a Púrpura de Henoch-Schönlein

Há muitas evidências que suportam uma íntima relação entre a NIgA e a nefrite de HS,[8] apesar de algumas diferenças na idade de início e na história natural entre essas duas condições. Além disso, o desfecho das duas também pode ser similar.[9] Foram descritos casos de gêmeos monozigóticos que desenvolveram NIgA e PHS ao mesmo tempo. A evolução da NIgA para PHS foi relatada tanto em adultos quanto em crianças no mesmo paciente, e pacientes com PHS com DRCT ao receber um transplante renal estão sujeitos à recorrência da doença na forma de NIgA. Muitas das anormalidades de produção e controle da IgA na NIgA também são detectadas na PHS.

EPIDEMIOLOGIA

Em países onde a biópsia renal é amplamente realizada como ferramenta de investigação, a nefropatia por IgA é o padrão mais prevalente de doença glomerular. Sua frequência é estimada em pelo menos 2,5 casos por ano por 100.000 adultos.[10] No entanto, a impressionante variação geográfica associou-se à presença de alelos de genes específicos

que protegem contra a NIgA[11] (Fig. 23-2). A predisposição racial também ocorre em outros lugares; nos EUA, por exemplo, a NIgA é menos comum em negros do que em caucasianos de origem europeia. Além disso, a maneira como se dá a investigação da micro-hematúria influencia na prevalência da doença. Um país com um programa ativo de testes de urina de rotina identificará, inevitavelmente, mais indivíduos com anormalidades urinárias, mas a identificação da NIgA somente ocorrerá se a biópsia renal for realizada. Mesmo assim, subestima-se a prevalência da NIgA. Um estudo de doadores renais sugere que a prevalência da NIgA com alterações proliferativas mesangiais e depósitos de C3 glomerulares na população geral no Japão possa ser de 1,6%.[12] Isso sugere que a grande maioria dos pacientes com NIgA não é vista pelos médicos e que a remissão pode ocorrer espontaneamente.

Em crianças, a PHS geralmente é diagnosticada clinicamente sem a confirmação por biópsia da deposição de IgA no tecido. Anormalidades urinárias transitórias são comuns na fase aguda. No entanto, somente os pacientes com anormalidades urinárias persistentes ou com doença renal mais pronunciada irão realizar a biópsia renal. Portanto, a incidência da nefrite de HS é quase certamente subestimada, com muitos casos leves e transitórios não identificados. Não há informações sobre as variações geográficas na PHS.

Bases Genéticas da Nefropatia por IgA

A frequência das anormalidades urinárias aumenta entre os familiares dos pacientes com NIgA, embora apenas em alguns ancestrais tenha sido encontrada a NIgA em várias gerações. Em Kentucky, foi descrita uma grande linhagem familiar, e também se encontraram outras famílias na Itália e no Canadá. No entanto, mais de 90% de todos os casos de NIgA parecem ser esporádicos.

Grandes estudos mundiais sobre associação genômica identificaram moduladores genéticos que parecem afetar a prevalência da NIgA esporádica e modular seu curso.[11-13] Foram identificadas variações nos *loci* dos genes do complexo principal de histocompatibilidade (HLA-DR, -DQ, -DP e HLA-B). Outras alterações nos *loci* dos genes são menos consistentes e incluem mediadores inflamatórios (fator de necrose tumoral e defensina-α) e *loci* de genes que afetam o fator H do complemento.[14]

Apresentações Clínicas da Nefropatia por IgA e da Púrpura de Henoch-Schönlein Relacionadas à Idade

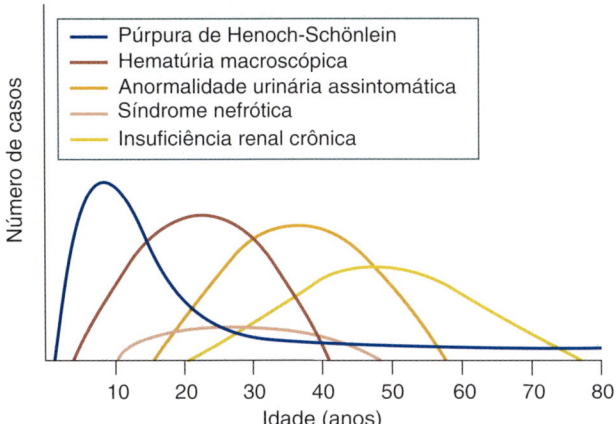

Figura 23-3 Idade de apresentação clínica da nefropatia por IgA e da púrpura de Henoch-Schönlein. PHS é mais comum na infância mas pode ocorrer em qualquer idade. Macroematúria é muito incomum após os 40 anos. A relevância da anormalidade urinária assintomática como apresentação da doença dependerá dos testes urinários de rotina e da biópsia renal. Não se sabe ao certo se os pacientes que se apresentam tardiamente com insuficiência renal crônica têm uma forma diferente de doença daqueles que se apresentam mais cedo com hematúria macroscópica.

MANIFESTAÇÕES CLÍNICAS

Nefropatia por IgA

A ampla variedade de apresentações clínicas da NIgA varia em frequência com a idade (Fig. 23-3). Nenhum padrão clínico é patognomônico de NIgA. Em populações de descendência caucasiana, a NIgA é mais comum em homens do que mulheres, numa proporção de 3:1, enquanto na maioria da população asiática essa relação aproxima-se de 1:1.

Hematúria Macroscópica

Em 40% a 50% dos pacientes com NIgA, a apresentação clínica é hematúria macroscópica episódica, mais frequentemente na segunda década de vida. A urina é quase sempre marrom, em vez de vermelha, e a presença de coágulos é incomum. Pode ocorrer dor lombar decorrente do edema da cápsula renal. Na maioria das vezes, a hematúria acontece após uma infecção das mucosas, geralmente do trato respiratório superior (utiliza-se o termo *hematúria sinfaringítica*) ou, ocasionalmente, do trato gastrointestinal. Em geral, a hematúria é visualizada dentro de 24 horas após o início dos sintomas de infecção, diferenciando-se da hematúria da GN pós-infecciosa, em que o intervalo entre a infecção e a hematúria é de duas a três semanas (p. ex., pós-estreptocócica). A hematúria macroscópica desaparece espontaneamente ao longo de alguns dias. A hematúria microscópica persiste entre os episódios. A maioria dos pacientes apresenta apenas alguns episódios de hematúria franca, que se tornam menos frequentes e desaparecem em poucos anos ou antes. Esses episódios podem associar-se à insuficiência renal aguda (IRA).

Hematúria e Proteinúria Assintomáticas

De acordo com a maioria dos estudos, exames de urina realizados em indivíduos assintomáticos identificam cerca de 30% a 40% de pacientes com NIgA. A microematúria pode ser observada na presença ou ausência de proteinúria (normalmente < 2 g/24 h). O número de

pacientes identificados depende das ações locais de triagem com testes de urina, assim como a indicação de biópsia renal em pacientes com hematúria microscópica isolada. A maioria dos pacientes com NIgA é assintomática e será identificada somente mediante exames de urina.

Proteinúria e Síndrome Nefrótica

A ocorrência de proteinúria sem hematúria microscópica é rara. Considerando a possibilidade da ocorrência de proteinúria nefrótica, sobretudo na presença de hipertensão mal controlada, a síndrome nefrótica completa é incomum, ocorrendo em apenas 5% de todos os pacientes com NIgA. A síndrome nefrótica pode ocorrer precocemente no curso da doença, com alterações glomerulares mínimas ou com GN proliferativa mesangial ativa. De modo alternativo, pode ocorrer como manifestação tardia da esclerose glomerular crônica.

Insuficiência Renal Aguda

Embora incomum na NIgA (< 5% de todos os casos), um estudo mostrou que em até 27% dos pacientes com mais de 65 anos a IRA pode ser a apresentação da doença.[15] Ela desenvolve-se por meio de três mecanismos distintos. É possível que ocorra lesão imunológica e inflamatória aguda grave com GN necrotizante e formação de crescente (NIgA crescêntica), que pode ser a primeira forma de apresentação da NIgA, ou pode estar sobreposta a uma forma mais leve da doença já estabelecida. A rápida deterioração da NIgA na gestação pode ser causada pela transformação crescêntica. De modo alternativo, pode ocorrer a IRA em casos de lesão glomerular discreta, quando a hematúria glomerular grave leva à oclusão tubular por glóbulos vermelhos (hemácias). Em terceiro lugar, sobretudo em pacientes idosos com NigA, vários insultos renais podem predispor à IRA (Cap. 69).

Doença Renal Crônica

Alguns pacientes já apresentam insuficiência renal e hipertensão no momento do diagnóstico da NIgA. Esses pacientes tendem a ser mais velhos e provavelmente apresentam a doença por mais tempo sem diagnóstico, pois não apresentaram hematúria franca nem realizaram exames de urina de rotina. A hipertensão é comum, como em outras doenças glomerulares crônicas; a hipertensão acelerada ocorre em 5% dos pacientes.

Associações Clínicas com a Nefropatia por IgA

A deposição mesangial de IgA é um achado frequente em autópsias de pacientes com doença hepática crônica. Não obstante a particular associação com a cirrose alcoólica, a deposição de IgA pode ocorrer em outras doenças hepáticas crônicas, como as causadas por hepatite B e esquistossomose. Provavelmente resultam da redução da depuração de IgA pelas células de Kupffer, que expressam receptores Fcα, e pelos hepatócitos, que expressam o receptor assialoglicoproteína. As evidências clínicas da doença renal são mais valorizadas que antigamente, e os pacientes podem desenvolver DRCT.

Vários relatos de casos associam a NIgA ao vírus da imunodeficiência humana e à AIDS. Não está claro se o fator predisponente é o aumento policlonal da IgA sérica, uma característica presente na AIDS.

Há relatos de casos de NIgA associada a muitas outras condições, como várias doenças imunológicas e inflamatórias (Tabela 23-1). A relação com as anormalidades do sistema imune da IgA nem sempre é clara, e alguns casos podem representar uma coincidência entre duas condições não relacionadas, mas relativamente comuns.

Púrpura de Henoch-Schönlein

Embora mais prevalente na primeira década de vida, a PHS pode ocorrer em qualquer idade. Observa-se um *rash* purpúrico palpável

Doenças Reportadas Associadas à Nefropatia por IgA

Doenças	Comuns	Relatadas	Raras
Doenças reumatológicas e autoimunes	Espondilite anquilosante Artrite reumatoide Síndrome de Reiter Uveítes	Síndrome de Behçet* Arterite de Takayasu[†] Miastenia *gravis*	Síndrome de Sjögren
Doença gastrointestinal	Doença celíaca	Colite ulcerativa	Doença de Chron Doença de Whipple
Doença hepática	Doença hepática alcoólica Cirrose não alcoólica Doença hepática esquistossomótica		
Doença pulmonar	Sarcoidose		Hemossiderose pulmonar
Doenças da pele	Dermatite herpetiforme		
Malignidades		Gamopatia monoclonal por IgA	Carcinoma brônquico Carcinoma renal Carcinoma de laringe Micose fungoide Síndrome de Sézary
Infecção	HIV, hepatite B (em áreas endêmicas)	Brucelose	Lepra
Miscelânia		Síndrome de Wiskott-Aldrich[‡]	

Tabela 23-1 **Doenças associadas à nefropatia por IgA: comuns, relatadas e raras.** Associações raras foram feitas em apenas um ou dois casos relatados. Em uma doença tão comum como a nefropatia por IgA, portanto, é incerto se eles são verdadeiramente relacionados. *HIV*, vírus da imunodeficiência humana. *Síndrome de Behçet: vasculite sistêmica que se caracteriza por ulceração orogenital e uveíte crônica. [†]Arterite de Takayasu: vasculite sistêmica envolvendo a aorta e seus ramos principais, mais frequentemente encontrada em mulheres jovens. [‡]Síndrome de Wiskott-Aldrich: doença ligada ao X na qual o aumento da IgA sérica associa-se à tríade de infecção recorrente piogênica, eczema e trombocitopenia.

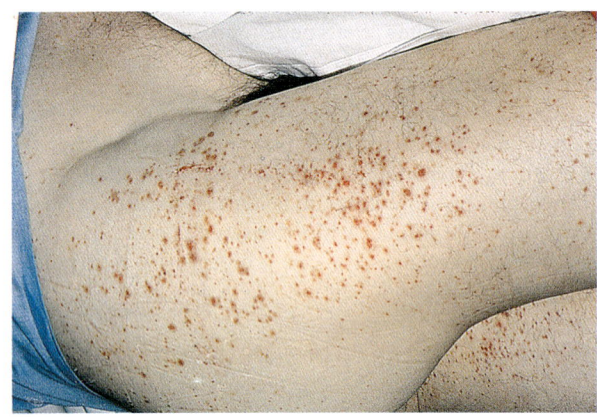

Figura 23-4 **Púrpura de Henoch-Schönlein.** O *rash* é sob a forma de uma vasculite com purpura palpável nas extremidades inferiores espalhando-se até a região das nádegas e ocasionalmente aos membros superiores. Histologicamente verifica-se a presença de vasculite leucocitoclástica na parede dos vasos sanguíneos.

nas superfícies extensoras que pode ser recorrente (Fig. 23-4). A poliartralgia (quase sempre sem edema das articulações) e a dor abdominal podem ocorrer e ser causadas pela vasculite intestinal. O quadro pode ser grave e cursar com diarreia sanguinolenta, se houver intussuscepção. Na prática, realiza-se o diagnóstico por meio de critérios clínicos na grande maioria das crianças, nas quais a PHS é uma doença autolimitada. Nos adultos, as características clínicas incluem púrpura, artrite e sintomas gastrointestinais em 95%, 60%, e 50% dos pacientes, respectivamente.[16] Não há diferença, em adultos, entre a NIgA isolada e a PHS com acometimento renal. A confirmação tecidual de deposição de IgA por biópsia renal ou de pele é necessária para o diagnóstico.

O envolvimento renal na PHS é muitas vezes transitório. As anormalidades urinárias durante a apresentação aguda podem ser observadas, mas podem desaparecer. Dos pacientes que são encaminhados ao nefrologista, as anormalidades assintomáticas urinárias ainda são as manifestações clínicas mais frequentes. Vinte a 30% dos pacientes apresentarão síndrome nefrótica. A IRA pode ser secundária à GN crescêntica.

PATOLOGIA

Os achados histopatológicos renais da NIgA e da nefrite de HS podem ser indistinguíveis (Fig. 23-5).

Depósitos Imunes

A principal característica que define a NIgA é a presença de IgA mesangial difusa (Fig. 23-5, *A*). A codeposição de C3 é observada em até 90% dos casos. Além disso, podem ser encontrados deposição de IgG, em 40% dos casos, e de IgM, em 40% dos casos, com a mesma distribuição. A IgA também pode se depositar junto às alças capilares, um padrão mais comum na nefrite de HS; na NIgA, esse padrão associa-se a um pior prognóstico. C5b-9 é encontrado com a properdina, mas não o C4, indicando a ativação da via alternativa do complemento. O desaparecimento dos depósitos de IgA após a remissão clínica prolongada foi documentado tanto em crianças quanto em adultos. Além disso, cerca de um terço dos pacientes apresenta depósitos de IgA no mesângio e doença mais grave.[17]

Microscopia Óptica

As alterações à microscopia óptica são muito variáveis e não se correlacionam topograficamente com os depósitos de IgA. Pode-se observar arquitetura glomerular quase normal, hipercelularidade mesangial difusa (Fig. 23-5, *B*), ou segmentar, ou, em casos raros, GN focal e segmentar necrotizante com proliferação extracapilar. Os casos típicos caracterizam-se por aumento das células mesangiais e da matriz mesangial com alças capilares de aparência normal, embora a hipercelularidade endocapilar possa ocorrer (Fig. 23-5, *C*). A glomeruloesclerose segmentar e focal ou global indica que a doença está em curso há algum tempo (Fig. 23-5, *D*). Além das alterações glomerulares,

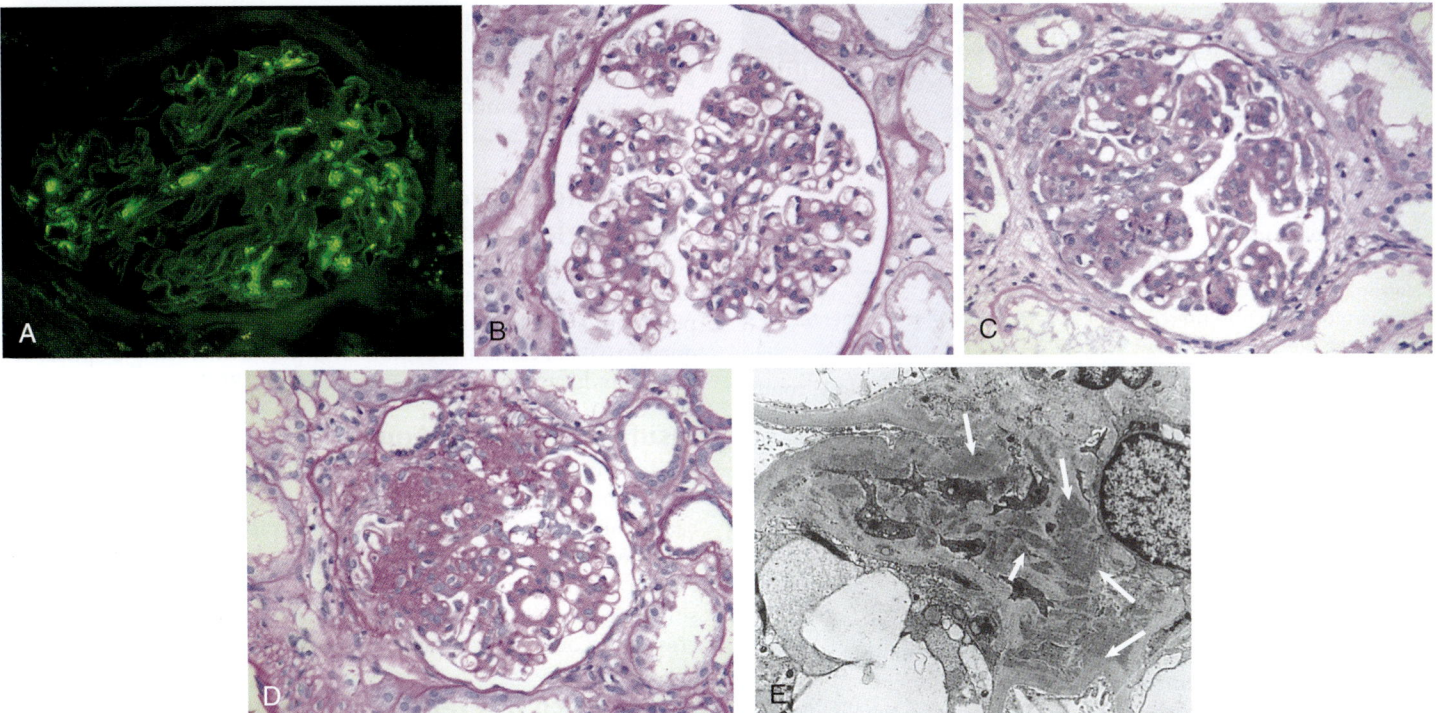

Figura 23-5 Patologia renal na nefropatia por IgA. A, NIgA difusa mesangial vista por imunofluorescência indireta com fluoresceína isotiocianato anti-IgA (ampliação de ×3.300). **B**, Hipercelularidade mesangial difusa (Classificação de Oxford, M1). **C**, Hipercelularidade endocapilar (E1). **D**, Esclerose segmentar (S1). (**B**, **C**, e **D**, Microscopia óptica com reação ácido periódico de Schiff; ×3.300.) **E**, Depósitos mesangiais eletrodensos *(setas)* (micrografia eletrônica; ×316 mil). (**B**, **C** e **D** *cortesia Prof. I. Roberts.*)

os vasos arteriais pré-glomerulares apresentam, na maioria das vezes, hialinose e fibrose subintimal, mesmo em pacientes com hipertensão arterial leve. Na doença de longa data, a inflamação tubulointersticial leva à fibrose intersticial e atrofia tubular em um padrão diferente das outras doenças glomerulares progressivas. A NIgA e a síndrome nefrótica por lesões mínimas podem coincidir (seção Diagnóstico Diferencial, mais adiante), sendo a microscopia óptica normal, mas com depósitos mesangiais de IgA.

Em pacientes com doença lentamente progressiva, os aspectos morfológicos são valiosos para informar o prognóstico renal. A classificação de Oxford para NIgA é amplamente aceita hoje, embora ainda necessite de validação.[18] Por essa classificação, identificam-se quatro características de valor prognóstico que podem ser facilmente comprovadas pela microscopia óptica: hipercelularidade mesangial (M1 quando presente, M0 quando ausente), hipercelularidade endocapilar (E1), esclerose segmentar (S1), e três graus de atrofia tubular e fibrose intersticial (T0, T1, T2). Exemplos das características glomerulares são mostrados na Figura 23-5.

Dois padrões distintos de lesão são vistos na IRA. Em casos de IRA associada à hematúria macroscópica, pode haver oclusão tubular por hemácias com lesão epitelial tubular aguda (Fig. 23-6). De modo alternativo, a IRA pode ocorrer devido à lesão glomerular, com GN necrotizante e formação de crescente celular. A NIgA crescêntica pode se desenvolver em casos de NIgA prévia com lesão renal crônica estabelecida, ou pode ser a primeira apresentação da NIgA. Um pequeno número de crescentes pode ser visto em pacientes hipertensos com função renal estável e nenhuma outra evidência patológica de inflamação glomerular grave; nos casos em que o prognóstico na maioria das vezes é favorável, o termo *NIgA crescêntica* não deve ser utilizado.

Microscopia Eletrônica

Os depósitos eletrodensos correspondem à IgA mesangial (ou em alça capilar) (Fig. 23-5, *E*). Em geral, eles se concentram nas regiões

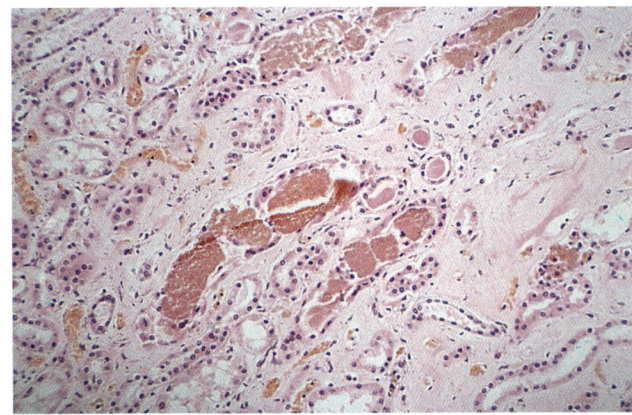

Figura 23-6 Insuficiência renal aguda na nefropatia por IgA. Oclusão tubular pelas hemácias do sangue. Este aspecto pode associar-se apenas a alterações glomerulares discretas. (Coloração hematoxilina-eosina; ×300.)

mesangial e paramesangial, embora os depósitos subepiteliais e subendoteliais também possam ser vistos. Até um terço dos pacientes apresentarão algum espessamento focal da membrana basal glomerular (MBG). Nesse momento, ocorrerá extenso espessamento da MBG, sugerindo um diagnóstico coincidente com a doença da membrana fina (Cap. 48).

DIAGNÓSTICO DIFERENCIAL

É necessário para o diagnóstico da NIgA ou nefrite de HS a identificação de IgA mesangial nos glomérulos. Desse modo, independentemente da apresentação clínica sugestiva, faz-se necessária a biópsia renal. A IgA sérica está quase sempre aumentada, pode ser encontrada nos vasos sanguíneos na NIgA, tanto na pele acometida quanto na

Diagnóstico Diferencial da Nefropatia por IgA: Condições Associadas à Deposição Mesangial de IgA

Nefropatia por IgA

Nefrite de Henoch-Schönlein

Nefrite lúpica*

Doença hepática alcoólica

Gamopatia monoclonal por IgA

Nefropatia esquistossomótica

Glomerulonefrite pós-infecciosa por IgA-dominante (normalmente induzida por *Staphylococcus aureus*)

Quadro 23-1 Diagnóstico diferencial da nefropatia por IgA: condições associadas à deposição mesangial de IgA. *Pode ser difícil distinguir a nefrite lúpica (especialmente as classes II e III da International Society of Nephrology/Renal Pathology Society). O achado de depósitos de C1q é útil. Ele indica o envolvimento da via clássica encontrada na nefrite lúpica, mas não na NIgA.

pele não acometida na PHS. Nenhum achado, entretanto, é confiável o suficiente para confirmar o diagnóstico sem uma biópsia renal. Os componentes do complemento sérico são normais.

A IgA mesangial ocorre em outras condições e geralmente diferencia-se pelo quadro clínico, sorologias e critérios histológicos (Quadro 23-1). Nenhum dos aspectos isolados da microscopia óptica é diagnóstico de NIgA.

Um importante diagnóstico diferencial é a glomerulonefrite pós-infeciosa aguda com IgA-dominante (GNPIA), em que IgA é a imunoglobulina dominante nos depósitos glomerulares. Este quadro normalmente ocorre em associação a infecções estafilocócicas. Os fatores de risco incluem especialmente o diabetes. Comparado com a NIgA, os pacientes com GNPIA com IgA dominante são mais velhos e apresentam IRA, infecção estafilocócica documentada, hipocomplementemia, hipercelularidade endocapilar glomerular difusa com infiltração neutrofílica proeminente à microscopia óptica, coloração mais forte para C3 do que para IgA à imunofluorescência e presença de *humps* subepiteliais à microscopia eletrônica.[19]

Hematúria

As causas não glomerulares de hematúria devem ser excluídas por meio de investigação apropriada, sobretudo a litíase e as neoplasias (Cap. 61). O diagnóstico pode ser muito suspeito quando ocorre apresentação clínica característica de hematúria macroscópica recorrente coincidindo com a infecção da mucosa em um homem na segunda ou terceira década de vida. Porém, não é possível fazer o diagnóstico sem uma biópsia renal, pois a hematúria macroscópica recorrente também ocorre em outras doenças glomerulares, de modo especial em crianças e adultos jovens. Em adultos jovens, o diagnóstico de doença da membrana fina é o diagnóstico diferencial mais importante nos casos de micro-hematúria isolada.

Síndrome Nefrótica

Os pacientes com NIgA podem desenvolver síndrome nefrótica, indistinguível da síndrome nefrótica da doença por lesões mínimas (DLM). Ocorre um quadro súbito de nefrose e demonstração pela biópsia de apagamento dos processos podocitários das células epiteliais com remissão completa da proteinúria após o uso de corticosteroides. Somente a hematúria e os depósitos mesangiais de IgA persistem após o tratamento. Este padrão ocorre sobretudo em crianças. Na maioria das vezes, considera-se que esses pacientes apresentem duas doenças glomerulares comuns distintas, NIgA e DLM.[20]

Outros pacientes que apresentam NIgA podem desenvolver síndrome nefrótica com maior lesão estrutural glomerular e resposta pobre aos corticosteroides. Os diagnósticos clínicos diferenciais incluem as causas comuns de síndrome nefrótica de acordo com a idade do paciente (Cap. 15).

Doença Renal Crônica: Hipertensão, Proteinúria, Insuficiência Renal

Nesse contexto, a NIgA será clinicamente indistinguível de muitas formas de doença renal crônica (DRC). O diagnóstico pode ser feito pela biópsia renal mediante a identificação de IgA mesangial, mesmo quando o dano estrutural é muito avançado à microscopia óptica, demonstrando apenas sinais inespecíficos de DRCT.

Insuficiência Renal Aguda

Em pacientes com diagnóstico de NIgA que desenvolvem IRA, deve-se realizar a biópsia renal, exceto se ocorrer rápida resolução da função renal, em até cinco dias do início da piora da função renal, com tratamento de suporte e hidratação vigorosa.[21] A biópsia poderá diferenciar a oclusão tubular e a necrose tubular aguda que ocorrem ocasionalmente após episódios de hematúria glomerular grave, da NIgA crescêntica ou outras causas coincidentes de IRA (Fig. 23-6).

Diagnóstico Diferencial de Púrpura de Henoch-Schönlein

Nas crianças, o diagnóstico de PHS se baseia em critérios clínicos. Não teremos evidência confirmatória da deposição de IgA no tecido a não ser que a persistência da doença renal indique a realização de uma biópsia renal. Em adultos, o diagnóstico diferencial é muito mais amplo e inclui outras formas de vasculite sistêmica exigindo características clínicas, sorológicas e histológicas para o diagnóstico (Cap. 25).

HISTÓRIA NATURAL

Nefropatia por IgA

Estudos recentes de longo prazo[22,23] reavaliaram o prognóstico geral da NIgA. Em 20 anos de evolução, um quarto dos pacientes apresentará DRCT e outros 20% terão comprometimento progressivo da função renal.

Embora uma abordagem ativa na investigação da micro-hematúria cause aumento no número de casos de NIgA, também serão vistos casos com bom prognóstico, alterando a percepção do risco de progressão da doença. Os episódios de macro-hematúria não conferem um pior prognóstico. Isto pode indicar que tais episódios ocorrem apenas no início da história natural da doença, e que os pacientes com evolução menos favorável, na verdade, foram identificados num estágio mais tardio da doença. O fato de a idade avançada, no momento do diagnóstico, ter uma influência negativa no desfecho também contribui para essa hipótese.

O risco de DRCT não é uniforme. Assim como em qualquer doença glomerular crônica, a presença de hipertensão, proteinúria e taxa de filtração glomerular reduzida (TFG) na apresentação, bem como evidência histológica de fibrose glomerular e intersticial, identifica os pacientes com pior prognóstico no momento do diagnóstico (Tabela 23-2). A hiperuricemia, o tabagismo e o aumento do índice de massa corporal também são fatores de risco independentes para a progressão. No entanto, durante o acompanhamento, apenas a hipertensão e a proteinúria são preditores confiáveis do risco de progressão. Estudos canadenses e franceses indicam que o risco de progressão é desprezível quando a proteinúria permanece abaixo de 0,2 g/24 h com pressão arterial normal.[22,23]

Marcadores Prognósticos na Apresentação da Nefropatia por IgA

Clínicos	Histopatológicos
Prognóstico ruim	
Hipertensão	Hipercelularidade mesangial
Insuficiência renal	Proliferação endocapilar
Gravidade da proteinúria	Glomeruloesclerose segmentar
Tabagismo	Atrofia tubular
Hiperuricemia	Fibrose intersticial
Obesidade	Depósitos de IgA nas alças
Duração prolongada dos	capilares
sintomas iniciais	Crescentes (controverso)
Idade avançada	
Bom prognóstico	
Hematúria macroscópica recorrente	
Sem impacto no prognóstico	
Gênero	Intensidade dos depósitos de IgA
Nível de IgA sérico	

Tabela 23-2 Marcadores prognósticos na apresentação da nefropatia por IgA. Nenhuma das características clínicas ou histopatológicas adversas, exceto os depósitos de IgA nas alças capilares, é específica da nefropatia por IgA.

Nos casos em que o diagnóstico de NIgA é realizado por biópsia renal em pacientes com doença leve (ou seja, aqueles que se manifestam com micro-hematúria isolada, proteinúria pequena ou ausente, pressão arterial normal e TFG normal), o prognóstico em 7 a 10 anos é, na maioria das vezes, bom.[24,25] No entanto, até 40% dos pacientes irão desenvolver aumento da proteinúria e até 5% apresentarão queda na TFG ao longo desse período, o que implica a necessidade de acompanhamento regular desses pacientes. Grandes estudos com seguimento prolongado sugerem uma queda lenta da função renal.

Os achados patológicos e clínicos em conjunto nos informam o prognóstico. A classificação de Oxford da NIgA revela que a presença isolada de hipercelularidade mesangial, proliferação endocapilar e esclerose segmentar, bem como de atrofia tubular e fibrose intersticial, adiciona informações prognósticas mesmo conhecendo as características clínicas (proteinúria, hipertensão, TFG) na apresentação e durante o seguimento da doença.[18]

Nefrite de Henoch-Schönlein

A história natural da PHS é menos conhecida do que a da NIgA. As observações se restringem aos pacientes encaminhados para biópsia renal, excluindo a maioria dos pacientes com comprometimento renal leve e transitório que apresentam prognóstico excelente. O prognóstico renal é pior em adultos do que em crianças com PHS. Até 40% dos adultos apresentarão DRC ou DRCT após 15 anos da biópsia. Uma série relatou aumento da mortalidade por doença maligna de pulmão e gastrointestinal.[16]

TRANSPLANTE

Recorrência da Nefropatia por IgA

Dados do registro de transplantes mostram que os desfechos não se alteram durante os primeiros 10 anos de transplante, caso a NIgA seja a doença renal primária do paciente. Posteriormente, no entanto, a recorrência da doença pode levar à perda acelerada do enxerto (Cap. 108). Em até 60% dos pacientes com NIgA, os depósitos mesangiais de IgA recorrem no rim transplantado.[26] Podem ocorrer em dias ou semanas, mas o risco aumenta com a duração do transplante. Em curto prazo, os depósitos parecem benignos e não se associam, a princípio, a alterações na microscopia óptica.

Em séries agrupadas, a recorrência de NIgA é de 30% nos transplantes com doadores vivos relacionados *versus* 23% nos transplantes com doadores falecidos;[26] entretanto, isso não afeta a sobrevida do enxerto, e os doadores vivos relacionados não devem ser desencorajados. No entanto, qualquer anormalidade urinária em um potencial doador relacionado requer avaliação completa, incluindo, se necessário, uma biópsia renal. A recorrência da NIgA crescêntica com perda rápida do enxerto é infrequente e quase sempre resistente ao tratamento.

Em experimentos involuntários, foram transplantados rins de cadáveres com depósitos de IgA em receptores sem NIgA. Em todos os casos, a IgA desapareceu rapidamente, corroborando o conceito de que as anormalidades da NIgA se encontram no sistema imune da IgA e não no rim.

Recorrência da Nefrite de Henoch-Schönlein

A púrpura de Henoch-Schönlein pode recorrer como depósitos isolados de IgA no enxerto (~ 50% dos transplantes), como NIgA isolada ou raramente como uma recorrência completa com acometimento sistêmico, como *rash*. As características da recorrência renal são aparentemente semelhantes às da recorrência da NIgA primária.[26] O retardo na realização do transplante, uma vez alcançada a DRCT, não reduz o risco de recorrência da PHS.

TRATAMENTO GERAL

Embora a intervenção terapêutica específica precoce possa influenciar as anormalidades do sistema imune da IgA que fundamentam a NIgA, os mecanismos de progressão da doença crônica não parecem ser únicos. Portanto, é provável que os estudos desses pacientes com NIgA forneçam informações úteis a várias formas de GN crônica para as quais a NIgA é o paradigma.

O risco *versus* o benefício da terapia imunossupressora é muitas vezes desfavorável em pacientes com NIgA, exceto na circunstância incomum da NIgA crescêntica.

São necessários estudos controlados randomizados (ECR) de alto impacto para responder às questões relacionadas à prevenção da DRCT na NIgA. É decepcionante, apesar da prevalência da NIgA e do consenso sobre sua definição e história natural, que existam tão poucos estudos.[27] Os pacientes com PHS foram excluídos de quase todos os estudos terapêuticos; portanto, não se sabe ao certo se todas as estratégias desenvolvidas para NIgA são aplicáveis à nefrite HS.

TRATAMENTO DA NEFROPATIA POR IGA

A Figura 23-7 fornece um algoritmo de tratamento para a NIgA baseado nas diretrizes atuais do Kidney Disease: Improving Global Outcomes (KDIGO).[21] A abordagem distingue, entre os seguintes:[27]

- O paciente com "bom prognóstico", com pequenas anormalidades urinárias, TFG normal e pressão arterial normal, que somente necessita de acompanhamento esporádico por um período prolongado (> 10 anos);
- O paciente com "prognóstico intermediário", com proteinúria significativa, hipertensão e lenta redução da TFG, que se beneficia de cuidados de suporte abrangentes;
- O paciente com "mau prognóstico", com uma rápida perda da TFG, que pode exigir imunossupressão mais agressiva.

Nefropatia por IgA Lentamente Progressiva ("Prognóstico Intermediário")

Existem mínimas evidências que sugerem que os eventos de lesão glomerular progressiva são exclusivos da NIgA. A terapia de suporte

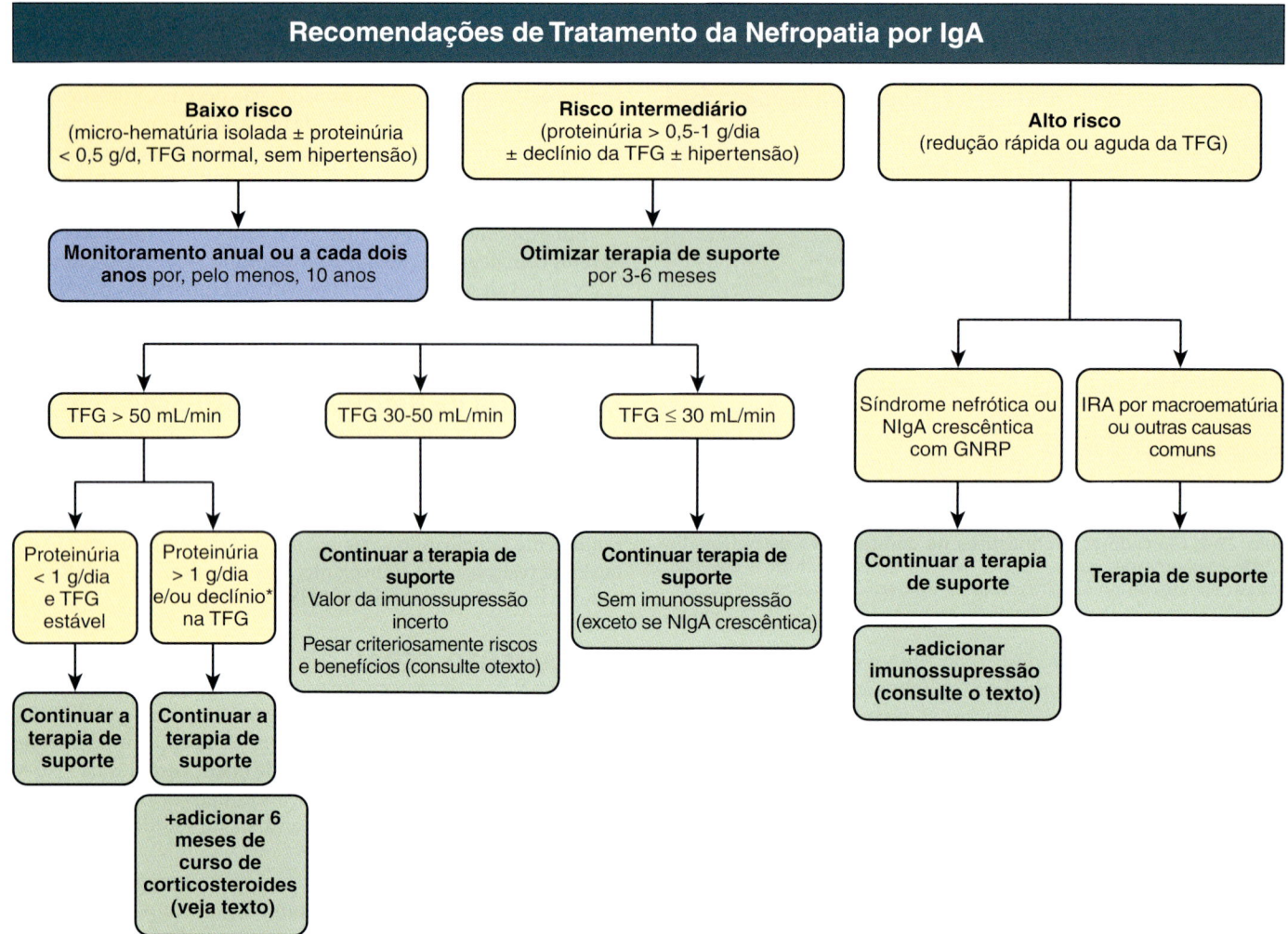

Recomendações de Tratamento da Nefropatia por IgA

Baixo risco
(micro-hematúria isolada ± proteinúria
< 0,5 g/d, TFG normal, sem hipertensão)

Risco intermediário
(proteinúria > 0,5-1 g/dia
± declínio da TFG ± hipertensão)

Alto risco
(redução rápida ou aguda da TFG)

Monitoramento anual ou a cada dois anos por, pelo menos, 10 anos

Otimizar terapia de suporte
por 3-6 meses

TFG > 50 mL/min

TFG 30-50 mL/min

TFG ≤ 30 mL/min

Síndrome nefrótica ou NIgA crescêntica com GNRP

IRA por macroematúria ou outras causas comuns

Proteinúria
< 1 g/dia
e TFG
estável

Proteinúria
> 1 g/dia
e/ou declínio*
na TFG

Continuar a terapia de suporte
Valor da imunossupressão incerto
Pesar criteriosamente riscos e benefícios (consulte otexto)

Continuar terapia de suporte
Sem imunossupressão (exceto se NIgA crescêntica)

Continuar a terapia de suporte

Terapia de suporte

Continuar a terapia de suporte

Continuar a terapia de suporte

+adicionar 6 meses de curso de corticosteroides (veja texto)

+adicionar imunossupressão (consulte o texto)

Figura 23-7 Recomendações de tratamento da nefropatia por IgA. *IRA*, insuficiência renal aguda; *TFG*, taxa de filtração glomerular; *GNRP*, glomerulonefrite rapidamente progressiva. *(Modificado de referência 27.)*

abrangente, seguindo as estratégias descritas no Capítulo 80, portanto, continuam essenciais na abordagem terapêutica dos pacientes em risco de progressão da NIgA (Fig. 23-7).

Anti-Hipertensivos e Medicamentos para Reduzir a Proteinúria

Há evidências convincentes do benefício da redução da pressão arterial (PA) no tratamento das doenças glomerulares progressivas crônicas, como a NIgA. Em pacientes com NIgA, também há evidências de que as medidas clínicas ocasionais da PA subestimam a PA, como avaliado pela monitorização ambulatorial da PA e pela evidência ecocardiográfica de aumento da massa do ventrículo esquerdo.[28] Dois estudos prospectivos e controlados recomendam fortemente o uso dos inibidores da enzima conversora de angiotensina (ECA) como agentes hipotensores de primeira escolha para reduzir a PA em pacientes com NIgA.[29,30] Em um estudo randomizado de NIgA, o alcance do alvo médio de PA de 129/70 mmHg impediu a redução da função renal em três anos, que foi observada em pacientes com PA média de 136/76 mmHg.[31]

Estudos observacionais indicam que o risco de progressão da NIgA diminui significativamente se a proteinúria for reduzida para menos de 1 g/dia por qualquer procedimento terapêutico.[23] Outra indicação importante para redução da proteinúria na NIgA baseia-se na eficácia superior dos inibidores da ECA sobre outros agentes anti-hipertensivos.[29,30]

Óleo de Peixe

Os efeitos favoráveis da suplementação alimentar com ácidos graxos ômega-3 na forma de óleo de peixe incluem reduções nos eicosanoides e na produção de citocinas, alterações na fluidez das membranas e reologia e redução na agregação plaquetária. Esses efeitos devem reduzir significativamente a influência negativa de vários mecanismos que afetam a progressão da doença glomerular crônica.

As evidências para uma ação benéfica do óleo de peixe na NIgA são fracas; a sugestão de uso nas diretrizes do KDIGO 2012 em pacientes de risco são suportadas por baixo nível de evidência.[21] No entanto, o tratamento com óleo de peixe não apresenta os inconvenientes associados ao tratamento imunossupressor. O óleo de peixe é seguro, exceto nos casos de redução na coagulação sanguínea, que geralmente não é um problema prático. Apresenta um sabor desagradável e causa flatulência, o que pode tornar sua aderência difícil. Algumas preparações de óleo de peixe contêm grandes quantidades de colesterol, necessitando estreita vigilância caso o tratamento seja iniciado. Será de grande valor um estudo confirmatório adicional sobre o óleo de peixe.

Tratamentos Imunossupressores ou Anti-Inflamatórios

Corticosteroides Administraram-se corticosteroides em um ECR de curto prazo em adultos nefróticos.[32] Embora o estudo, em geral, não tenha demonstrado benefício, um pequeno grupo de pacientes com poucas alterações histológicas respondeu rapidamente ao tratamento.

A síndrome nefrótica pode ocorrer neste cenário quando a DLM e a NIgA acontecem juntas, casos nos quais a ela será completa e rapidamente responsiva aos corticosteroides. Um curso de corticosteroides em altas doses é, portanto, justificado em pacientes com NIgA que apresentem síndrome nefrótica associada à lesão glomerular mínima.

Cinco ensaios clínicos prospectivos utilizaram corticosteroides em NIgA não nefrótica. Dois deles falharam em mostrar qualquer benefício, enquanto três demonstraram progressão mais lenta da NIgA.[27] A dosagem dos corticosteroides foi um pouco mais baixa no estudo negativo contra o positivo, e vários ensaios não otimizaram a terapia de suporte, sobretudo os inibidores da ECA, ou exigiram que tais substâncias fossem temporariamente interrompidas antes do estudo. Na prática clínica e em conformidade com as diretrizes do KDIGO, os corticosteroides só devem ser iniciados em pacientes de alto risco caso a proteinúria permaneça acima de 1 g/dia após a otimização do tratamento de suporte por 3 a 6 meses, e somente se a TFG permanecer acima de 50 mL/min. Até o momento, não há evidências que apoiem um regime mais intenso ou complexo endovenoso ou oral com corticosteroides contra um regime de uso único de prednisolona oral, começando com 1 mg/kg/dia durante 2 meses e, em seguida, reduzindo 0,2 mg/kg/dia por mês.[27] Pelo menos dois grandes estudos prospectivos de corticosteroides orais associados ao tratamento de suporte otimizado na NIgA (STOP-NIgA e TESTING) estão em andamento.

Ciclofosfamida e Azatioprina Em dois ensaios clínicos randomizados, a ciclofosfamida tem sido utilizada em combinação com a varfarina e o dipiridamol, com resultados inconsistentes. Ambos demonstraram modesta redução na proteinúria, mas apenas uma preservou a função renal. A ciclofosfamida, seguida de azatioprina associada à prednisolona, preservou a função renal em pacientes com um prognóstico ruim, embora o controle da PA tenha sido subótimo.[33] Muitos médicos consideram inaceitável a toxicidade da ciclofosfamida em adultos jovens com NIgA.[27] Outro estudo recente não demonstrou benefício na adição de azatioprina aos corticosteroides em pacientes com NIgA proteinúrica e TFG superior a 50 mL/min, além de maiores efeitos colaterais.[34] Pelas diretrizes do KDIGO 2012, não se recomenda a utilização de nenhum dos dois agentes em pacientes com NIgA com "risco intermediário".[21]

Micofenolato Mofetil Micofenolato mofetil (MMF) tem sido utilizado em vários estudos controlados em pacientes de alto risco. Dois ensaios em pacientes caucasianos não conseguiram demonstrar benefício, enquanto um estudo em pacientes chineses observou redução da proteinúria e preservação da TFG.[27] Ainda precisa ser esclarecido se os efeitos raciais estão envolvidos nesses resultados discrepantes. Em outro ensaio chinês, quatro dos 32 pacientes com NIgA que receberam MMF e corticosteroides morreram de pneumonia por *Pneumocystis*.[35] Portanto, pelas diretrizes do KDIGO 2012, o MMF não é recomendado em pacientes com NIgA com "risco intermediário".[21]

Dipiridamol e Varfarina Dois ECRs com dipiridamol e varfarina demonstraram resultados inconsistentes. Um estudo não apresentou nenhum benefício e o outro preservou a função renal. Nenhuma das duas substâncias é recomendada hoje em pacientes com NIgA.[21]

Ciclosporina Um estudo controlado utilizou a ciclosporina para a NIgA.[35a] Os pacientes apresentaram redução reversível da proteinúria em associação à redução na depuração de creatinina, sugerindo que as mudanças foram relacionadas ao efeito hemodinâmico da ciclosporina e não a um efeito imunomodulador.

Imunoglobulina Humana Conjugada Resultados preliminares encorajadores da imunoglobulina humana foram demonstrados em pacientes com NIgA com curso clínico agressivo. Houve redução da proteinúria e da deterioração da TFG, além de menor atividade histológica em biópsias repetidas.[36] Nenhum ECR está disponível para essa abordagem.

Nefropatia por IgA Rapidamente Progressiva ("Prognóstico Ruim")

Nesta situação incomum de insuficiência renal rapidamente progressiva associada à NIgA crescêntica, a relação risco-benefício favorece mais fortemente a terapia imunossupressora intensiva, pois o paciente não tratado irá progredir rapidamente para DRCT. Em geral, plasmaférese, prednisolona e ciclofosfamida são combinadas.[37] Como em outras nefrites crescênticas, a resposta clínica precoce é favorável. Resultados em médio prazo, no entanto, são decepcionantes. Em metade dos casos relatados, os pacientes evoluíram para DRCT dentro de 12 meses. Um subgrupo de pacientes com IgG-ANCA circulante (anticorpo anticitoplasma de neutrófilo) pode ter uma resposta mais favorável à terapia imunossupressora, semelhante ao observado em outras nefrites crescênticas ANCA-positivo.[38] Não é possível ter certeza quais elementos desse regime são mandatórios (corticosteroides, ciclofosfamida ou plasmaférese) sem ECRs de tratamento.

Outras Abordagens Terapêuticas para Nefropatia por IgA Progressiva

Redução da Produção de IgA

Em casos em que a amigdalite é a causa das infecções, a amigdalectomia reduz a frequência de hematúria episódica. Um estudo retrospectivo de longo prazo japonês sugere que a amigdalectomia pode reduzir o risco de insuficiência renal, mas isso não foi comprovado por estudos alemães, italianos ou chineses. A falta de estudos controlados é particularmente importante, pois na história natural da doença a macro-hematúria torna-se frequente com o tempo, independentemente do tratamento específico. Não se recomenda de rotina a amigdalectomia, exceto nos casos de IRA recorrente com hematúria macroscópica relacionada à amigdalite.[21] Os antibióticos profiláticos também não são recomendados. Restrição dietética de glúten para reduzir a exposição aos antígenos da mucosa também não demonstrou preservar a função renal. Um estudo que avalia o papel de uma preparação de corticosteroide entérico em pacientes com NIgA com "prognóstico intermediário" (NEFIGAN) está em andamento.

Prevenção e Remoção dos Depósitos de IgA

A redução das IgA dos glomérulos e a prevenção de nova deposição deveriam ser o tratamento ideal para os pacientes com NIgA. Entretanto, devido à falta de compreensão completa da patogênese da doença, essa continua a ser uma possibilidade remota.

Recorrência no Transplante

Não há evidências de que novos agentes imunossupressores modificaram a frequência dos depósitos de IgA recorrentes ou têm valor na recorrência da doença. Entretanto, há evidências de que o desfecho no transplante será mais satisfatório se os corticoides forem utilizados por longo prazo.[38a] Por isso, a maioria dos clínicos apenas otimiza os cuidados de suporte nesses pacientes. Quando a NIgA crescêntica recorre com rápida deterioração da função do enxerto, utiliza-se o tratamento da NIgA crescêntica primária, embora as evidências de sucesso sejam escassas.

TRATAMENTO DA NEFRITE DE HENOCH-SCHÖNLEIN

Muitos pacientes apresentam nefrite transitória durante a fase inicial da PHS com remissão espontânea e sem necessidade de tratamento. Não existem ECRs prospectivos para orientar o tratamento da nefrite de HS. A maioria dos estudos terapêuticos de NIgA excluiu aqueles com PHS; portanto, é incerto o papel dos tratamentos na nefrite de HS[21] (Quadro 23-2).

Recomendações de Tratamento para a Nefrite de Henoch-Schönlein

Nefrite crescêntica: regime como para nefropatia por IgA crescêntica (Fig. 23-7)

Todas as outras nefrites de Henoch-Schönlein (incluindo síndrome nefrótica): regime como para nefropatia por IgA (Fig. 23-7.)

Hipertensão: inibidor da ECA e BRA são os agentes de primeira escolha; alvo da pressão arterial: 130/80 mmHg se proteinúria <1 g/24 h, 125/75 mmHg, se proteinúria >1 g/24 h

Transplante: pode ser preferível doador falecido a doador vivo aparentado em crianças (controverso)

Quadro 23-2 Recomendações de tratamento para a nefrite de Henoch-Schönlein. *ECA*, enzima conversora da angiotensina; *BRA*, bloqueador do receptor da angiotensina.

Doença Renal Crônica Rapidamente Progressiva Causada por Nefrite Crescêntica

A nefrite crescêntica é mais comum em pacientes com nefrite de HS do que em NIgA, sobretudo na fase inicial da PHS. Há pouca informação específica sobre o tratamento em adultos ou crianças, mas os regimes que tratam as outras formas de vasculite sistêmica são amplamente utilizados, como os corticosteroides e a ciclofosfamida associada à plasmaférese ou, em alguns casos, pulsos de metilprednisolona. Entretanto, um recente estudo francês randomizado em adultos com nefrite de HS grave não demonstrou benefício da ciclofosfamida com esteroides *versus* esteroides isoladamente.[39]

Nefrite de Henoch-Schönlein Ativa sem Insuficiência Renal

Há pouca informação sobre a nefrite HS menos agressiva. Os corticosteroides isoladamente nunca demonstraram benefício. Não há evidências de que o uso precoce de corticosteroides na PHS previna a nefrite.[21] Apenas pequenos estudos não randomizados demonstraram resultados promissores com a terapia de combinação de corticosteroides, ciclofosfamida e agentes antiplaquetários.[21] Em um estudo não randomizado, foi demonstrado que a prednisolona e a azatioprina preservaram a função renal e melhoraram a apresentação histológica, mas utilizaram controles históricos.[40]

Doença Renal Crônica Lentamente Progressiva

Considerando que a histologia renal e a evolução clínica da nefrite de HS lentamente progressiva e da NIgA podem ser indistinguíveis, os pacientes com nefrite de HS não foram incluídos em estudos com óleo de peixe. Assim como para NIgA, recomenda-se o controle rigoroso da PA com inibidores da ECA ou bloqueadores dos receptores da angiotensina (BRA) na nefrite proteinúrica. Os corticosteroides são indicados para a nefrite HS lentamente progressiva do mesmo modo que para pacientes com NIgA de risco intermediário, segundo as diretrizes do KDIGO 2012.[21]

Recorrência no Transplante

Não se conhece nenhum tratamento para reduzir o risco de recorrência. Há algumas evidências demonstrando que a recorrência é mais comum e leva à perda do enxerto nas crianças que recebem rins de doadores vivos em vez de doadores falecidos, apesar de não confirmado em adultos.[41,42] Caso ocorra recorrência da nefrite de HS crescêntica, a terapia imunossupressora intensiva pode ser justificada como na doença primária. Entretanto, isso não foi completamente avaliado.

Referências

1. Floege J. The pathogenesis of IgA nephropathy: What is new and how does it change therapeutic approaches? *Am J Kidney Dis.* 2011;58:992-1004.
2. Suzuki H, Moldoveanu Z, Hall S, et al. IgA1-secreting cell lines from patients with IgA nephropathy produce aberrantly glycosylated IgA1. *J Clin Invest.* 2008;118:629-639.
3. Allen AC, Bailey EM, Brenchley PE, et al. Mesangial IgA1 in IgA nephropathy exhibits aberrant O-glycosylation: Observations in three patients. *Kidney Int.* 2001;60:969-973.
4. Hiki Y, Odani H, Takahashi M, et al. Mass spectrometry proves under-O-glycosylation of glomerular IgA1 in IgA nephropathy. *Kidney Int.* 2001;59:1077-1085.
5. Suzuki H, Fan R, Zhang Z, et al. Aberrantly glycosylated IgA1 in IgA nephropathy patients is recognized by IgG antibodies with restricted heterogeneity. *J Clin Invest.* 2009;119:1668-1677.
6. Moura IC, Benhamou M, Launay P, et al. The glomerular response to IgA deposition in IgA nephropathy. *Semin Nephrol.* 2008;28:88-95.
7. Floege J, Eitner F, Alpers CE. A new look at platelet-derived growth factor in renal disease. *J Am Soc Nephrol.* 2008;19:12-23.
8. Davin JC, Ten Berge IJ, Weening JJ. What is the difference between IgA nephropathy and Henoch-Schönlein purpura nephritis? *Kidney Int.* 2001;59:823-834.
9. Oh HJ, Ahn SV, Yoo DE, et al. Clinical outcomes, when matched at presentation, do not vary between adult-onset Henoch-Schönlein purpura nephritis and IgA nephropathy. *Kidney Int.* 2012;82:1304-1312.
10. McGrogan A, Franssen CF, de Vries CS. The incidence of primary glomerulonephritis worldwide: a systematic review of the literature. *Nephrol Dial Transplant.* 2011;26:414-430.
11. Kiryluk K, Li Y, Sanna-Cherchi S, et al. Geographic differences in genetic susceptibility to IgA nephropathy: GWAS replication study and geospatial risk analysis. *PLoS Genet.* 2012;8:e1002765.
12. Suzuki K, Honda K, Tanabe K, et al. Incidence of latent mesangial IgA deposition in renal allograft donors in Japan. *Kidney Int.* 2003;63:2286-2294.
13. Feehally J, Farrall M, Boland A, et al. HLA has strongest association with IgA nephropathy in genome-wide analysis. *J Am Soc Nephrol.* 2010;21:1791-1797.
14. Yu XQ, Li M, Zhang H, et al. A genome-wide association study in Han Chinese identifies multiple susceptibility loci for IgA nephropathy. *Nat Genet.* 2012;44:178-182.
15. Rivera F, Lopez-Gomez JM, Perez-Garcia R. Clinicopathologic correlations of renal pathology in Spain. *Kidney Int.* 2004;66:898-904.
16. Pillebout E, Thervet E, Hill G, et al. Henoch-Schönlein purpura in adults: outcome and prognostic factors. *J Am Soc Nephrol.* 2002;13:1271-1278.
17. Oortwijn BD, Eijgenraam JW, Rastaldi MP, et al. The role of secretory IgA and complement in IgA nephropathy. *Semin Nephrol.* 2008;28:58-65.
18. Cattran DC, Coppo R, Cook HT, et al. The Oxford classification of IgA nephropathy: Rationale, clinicopathological correlations, and classification. *Kidney Int.* 2009;76:534-545.
19. Nasr SH, D'Agati VD. IgA-dominant postinfectious glomerulonephritis: A new twist on an old disease. *Nephron Clin Pract.* 2011;119:c18-c25, discussion c26.
20. Clive DM, Galvanek EG, Silva FG. Mesangial immunoglobulin A deposits in minimal change nephrotic syndrome: A report of an older patient and review of the literature. *Am J Nephrol.* 1990;10:31-36.
21. KDIGO. Clinical practice guideline for the management of blood pressure in chronic kidney disease. Kidney Disease: Improving Global Outcomes. *Kidney Int Suppl.* 2012;2:340-414.
22. Berthoux F, Mohey H, Laurent B, et al. Predicting the risk for dialysis or death in IgA nephropathy. *J Am Soc Nephrol.* 2011;22:752-761.
23. Reich HN, Troyanov S, Scholey JW, Cattran DC. Remission of proteinuria improves prognosis in IgA nephropathy. *J Am Soc Nephrol.* 2007;18:3177-3183.
24. Szeto CC, Lai FM, To KF, et al. The natural history of immunoglobulin A nephropathy among patients with hematuria and minimal proteinuria. *Am J Med.* 2001;110:434-437.
25. Gutierrez E, Zamora I, Ballarin JA, et al. Long-term outcomes of IgA nephropathy presenting with minimal or no proteinuria. *J Am Soc Nephrol.* 2012;23:1753-1760.
26. Floege J. Recurrent IgA nephropathy after renal transplantation. *Semin Nephrol.* 2004;24:287-291.
27. Floege J, Feehally J. The therapy of IgA nephropathy. *Nat Rev Nephrol.* 2013.
28. Stefanski A, Schmidt KG, Waldherr R, Ritz E. Early increase in blood pressure and diastolic left ventricular malfunction in patients with glomerulonephritis. *Kidney Int.* 1996;50:1321-1326.
29. Praga M, Gutierrez E, Gonzalez E, et al. Treatment of IgA nephropathy with ACE inhibitors: A randomized and controlled trial. *J Am Soc Nephrol.* 2003;14:1578-1583.

30. Coppo R, Peruzzi L, Amore A, et al. IgACE: A placebo-controlled, randomized trial of angiotensin-converting enzyme inhibitors in children and young people with IgA nephropathy and moderate proteinuria. *J Am Soc Nephrol.* 2007;18:1880-1888.

31. Kanno Y, Okada H, Saruta T, Suzuki H. Blood pressure reduction associated with preservation of renal function in hypertensive patients with IgA nephropathy: A 3-year follow-up. *Clin Nephrol.* 2000;54:360-365.

32. Lai KN, Lai FM, Ho CP, Chan KW. Corticosteroid therapy in IgA nephropathy with nephrotic syndrome: A long-term controlled trial. *Clin Nephrol.* 1986;26:174-180.

33. Ballardie FW, Roberts IS. Controlled prospective trial of prednisolone and cytotoxics in progressive IgA nephropathy. *J Am Soc Nephrol.* 2002;13:142-148.

34. Pozzi C, Andrulli S, Pani A, et al. Addition of azathioprine to corticosteroids does not benefit patients with IgA nephropathy. *J Am Soc Nephrol.* 2010;21:1783-1790.

35. Lv J, Zhang H, Cui Z, et al. Delayed severe pneumonia in mycophenolate mofetil-treated patients with IgA nephropathy. *Nephrol Dial Transplant.* 2008;23:2868-2872.

35a. Lai KN, Mac-Moune Lai F, Vallance-Owen J. A short-term controlled trial of cyclosporine in IgA nephropathy. *Transplant Proc.* 1988;20:297-303.

36. Rostoker G, Desvaux-Belghiti D, Pilatte Y, et al. High-dose immunoglobulin therapy for severe IgA nephropathy and Henoch-Schönlein purpura. *Ann Intern Med.* 1994;120:476-484.

37. Roccatello D, Ferro M, Cesano G, et al. Steroid and cyclophosphamide in IgA nephropathy. *Nephrol Dial Transplant.* 2000;15:833-835.

38. Haas M, Jafri J, Bartosh SM, et al. ANCA-associated crescentic glomerulonephritis with mesangial IgA deposits. *Am J Kidney Dis.* 2000;36:709-718.

38a. Clayton P, McDonald S, Chadban S. Steroids and recurrent IgA nephroapthy after kidney transplantation. *Am J Transplant.* 2011;11:1645-1649.

39. Pillebout E, Alberti C, Guillevin L, et al. Addition of cyclophosphamide to steroids provides no benefit compared with steroids alone in treating adult patients with severe Henoch Schönlein Purpura. *Kidney Int.* 2010;78:495-502.

40. Foster BJ, Bernard C, Drummond KN, Sharma AK. Effective therapy for severe Henoch-Schönlein purpura nephritis with prednisone and azathioprine: A clinical and histopathologic study. *J Pediatr.* 2000;136:370-375.

41. Hasegawa A, Kawamura T, Ito H, et al. Fate of renal grafts with recurrent Henoch-Schönlein purpura nephritis in children. *Transplant Proc.* 1989;21 (Pt 2):2130-2133.

42. Meulders Q, Pirson Y, Cosyns JP, et al. Course of Henoch-Schönlein nephritis after renal transplantation: Report on ten patients and review of the literature. *Transplantation.* 1994;58:1179-1186.

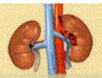

Doença Antimembrana Basal Glomerular e Doença de Goodpasture

Richard G. Phelps e A. Neil Turner

A síndrome de insuficiência renal e hemorragia pulmonar foi associada ao nome de Ernest Goodpasture por Stanton e Tange na descrição de nove casos em 1958.[1,2] Todos os nove pacientes apresentaram hemorragia pulmonar e insuficiência renal aguda e morreram em horas ou dias. Essas características foram evidentes em um caso de um jovem que morreu durante a pandemia de gripe de 1919, cujos achados *post-mortem* foram memoravelmente relatados por Goodpasture:[1] "Os pulmões deram a impressão de terem sido injetados com sangue através dos brônquios, de modo que todos os espaços alveolares estavam preenchidos" (Fig. 24-1).

Hoje, são reconhecidas várias doenças associadas à hemorragia alveolar e glomerulonefrite rapidamente progressiva (GNRP). No entanto, esta continua a ser uma doença clínica marcante, com relativamente poucas causas e alguns mecanismos patogênicos.

O nome Goodpasture associa-se fortemente à doença antimembrana basal glomerular (MBG) (doença de Goodpasture), pois, antes de tudo, foi reconhecido o mecanismo associado à formação e deposição de anticorpos antimembrana basal glomerular (anti-MBG), embora a doença seja responsável por apenas uma proporção de pacientes com síndrome de Goodpasture com hemorragia pulmonar e GNRP. A terminologia utilizada neste capítulo é definida na Tabela 24-1.

ETIOLOGIA E PATOGÊNESE

Autoimunidade anticomponentes da Membrana Basal Glomerular

A doença de Goodpasture é causada pela autoimunidade contra a porção carboxiterminal, região não colágena da cadeia α3 do colágeno tipo IV, α3(IV)NC1, também conhecida como antígeno de Goodpasture[3,4] (Fig. 24-2). O colágeno tipo IV é um componente essencial de todas as membranas basais. Na maioria dos tecidos, é composto por trímeros que compreendem duas cadeias α1 e uma cadeia α2, mas também são compostas por quatro cadeias distribuídas de modos diferentes nos tecidos, α3 a α6.[5,6] Três dessas, α3 a α5, encontram-se na MBG, bem como nas membranas basais dos alvéolos, cóclea, partes do olho (como membrana basal da córnea e membrana de Bruch), plexo coroide cerebral e alguns órgãos endócrinos.

Todos os pacientes com GNRP, hemorragia pulmonar e anticorpos anti-MBG têm anticorpos contra a α3(IV)NC1, os quais ligam-se, na maioria das vezes, a um único epítopo ou a um conjunto muito restrito de epítopos. Além disso, alguns pacientes têm anticorpos contra outros constituintes da membrana basal, incluindo outras cadeias do colágeno tipo IV, geralmente em baixos títulos.

Fatores Predisponentes

Tanto os fatores genéticos quanto os ambientais parecem ser importantes na etiologia. Há fortes associações entre alelos HLA classe II e a doença de Goodpasture, como DRB1*1501 e alelos DR4, enquanto DR1 e DR7 conferem proteção forte e dominante.[7] Recentemente esclarecido e com crescente importância é o fato de o tratamento para esclerose múltipla (EM) com alemtuzumabe, um anticorpo monoclonal cujo alvo é o CD52 das células B e T, se associa ao desenvolvimento de nova autoimunidade, como a doença anti-MBG, às vezes tão tardiamente quanto quatro anos após o tratamento. Apenas poucos casos foram relatados durante o desenvolvimento do medicamento para a EM, mas, com seu uso mais amplo, isso se tornou um fator predisponente numericamente muito significativo. Ainda é necessário esclarecer se a superexpressão de DRB1*1501 na EM influencia no risco de desenvolvimento da doença anti-MBG após a terapia com alemtuzumabe.

Fatores Precipitantes

Vários fatores precipitantes estão relacionados ao caráter agudo de início da doença. As teorias relativas à patogênese incluem fatores que alteram o processamento de antígenos e produzem peptídeos que normalmente são destruídos ou inativados, e para os quais a tolerância é deficiente[8,9] e o mimetismo, molecular.[10] Nenhuma delas está provada. Relatos de casos de grupos geográficos e temporais sugerem um gatilho ambiental,[11] mas nenhum agente infeccioso específico foi consistentemente identificado. A exposição a hidrocarbonetos foi associada ao início da doença em vários relatos importantes, mas em alguns casos essa exposição pode simplesmente provocar hemorragia pulmonar em pacientes que já apresentam a doença. Além disso, exposições desse tipo são muito comuns no mundo moderno. De maneira semelhante, o tabagismo pode precipitar a hemorragia pulmonar em pacientes que já possuem autoanticorpos circulantes, mas não há nenhuma evidência de causalidade.

Em vários casos, o trauma ou a inflamação renal precederam o desenvolvimento da doença (Quadro 24-1). Eles podem alterar o *turnover* e o metabolismo qualitativo ou quantitativo da α3(IV)NC1, levando à possibilidade de quebra da autotolerância. Mudanças qualitativas nos epítopos da membrana basal apresentados às células T podem resultar da sobrecarga da via usual ou recrutamento de vias alternativas de processamento, como o processamento extracelular por proteases liberadas no interior de glomérulos inflamados. Onde houver dano à membrana basal, a quantidade de α3(IV)NC1 apresentada às células T pode ser maior, como ocorre na vasculite sistêmica de pequenos vasos (Cap. 25). Sugere-se que a resposta anti-MBG possa ser um segundo fenômeno em alguns pacientes com vasculite.[12,13] A associação com a nefropatia membranosa (NM) é interessante, pois grandes quantidades de cadeias de colágeno tipo IV tecido-específicas são encontradas, como o antígeno de Goodpasture, na membrana espessada da NM. O mesmo se aplica a uma associação recentemente sugerida com o diabetes melito tipo 1 de longa data.[14]

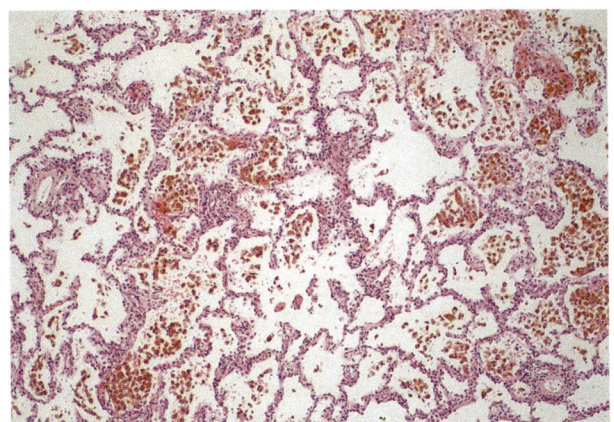

Figura 24-1 Hemorragia alveolar. Biópsia pulmonar aberta de um paciente com doença de Goodpasture mostrando hemorragia alveolar. *(Cortesia Dr. E. Mary Thompson, Hospital de St. Mary, em Londres.)*

Fatores de Predisposição Associados à Apresentação da Doença de Goodpasture

Possíveis indutores de resposta e doença autoimune
Vasculite sistêmica de pequenos vasos afetando os glomérulos
Nefropatia membranosa (NM)
Litotripsia de cálculos renais
Obstrução urinária
Terapia com alemtuzumabe para esclerose múltipla

Precipitantes de Hemorragia Pulmonar
Tabagismo
Exposição a hidrocarbonetos
Infecção pulmonar
Sobrecarga hídrica

Quadro 24-1 Fatores de predisposição associados à apresentação da **Doença de Goodpasture.**

Estrutura do Colágeno Tipo IV

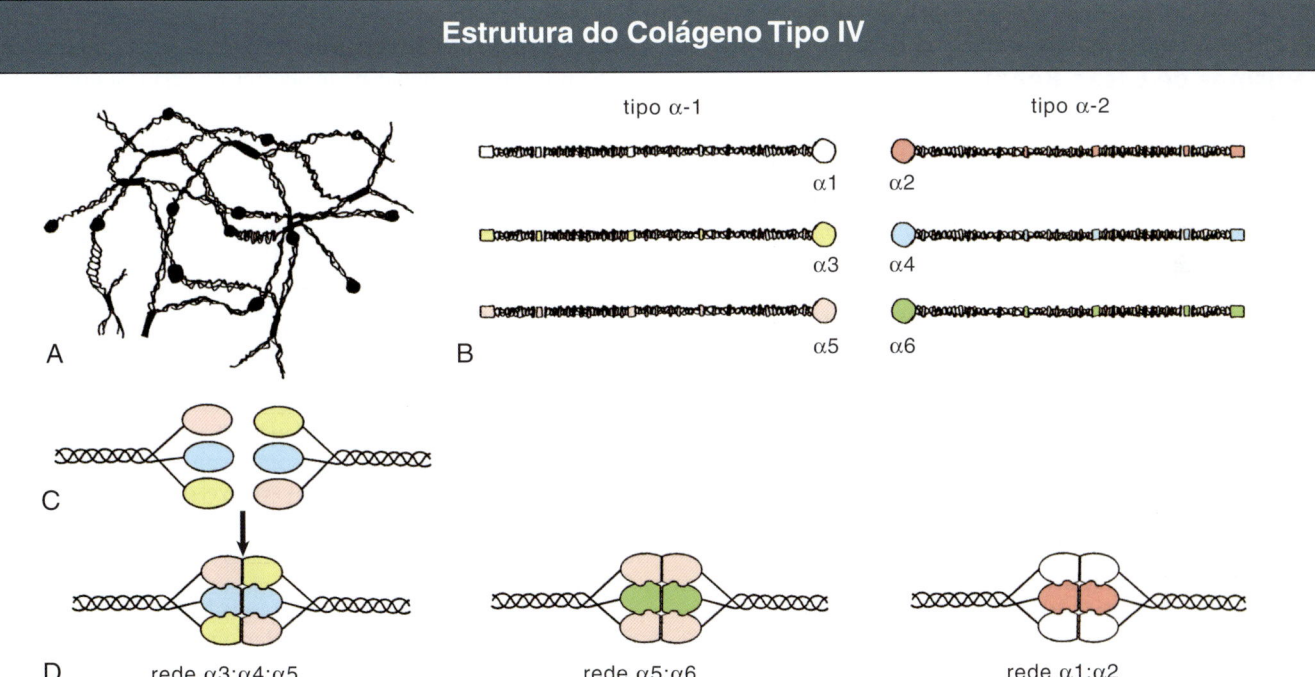

Figura 24-2 Estrutura do colágeno tipo IV. A, A rede de colágeno tipo IV forma uma estrutura de "arames hexagonais" na MBG. **B,** Seis pares de genes do colágeno tipo IV, *COL4A1* a *COL4A6*, codificando os monômeros de colágeno IV α1 à α6. Associam-se em dois ou três tipos de monômeros definidos por protômeros (domínios da carboxila terminal de α3:α4:α5 mostrado em **C,** para formar três redes reconhecidas mostradas em **D,** α1:α2 estão presentes em quase todas as membranas basais; α3:α4:α5 são os principais constituintes da MBG e são componentes importantes da membrana basal alveolar e outros locais; e α5:α6 são encontrados na cápsula de Bowman, pele, esôfago e outros locais.

Terminologia Antimembrana Basal Glomerular (MBG)

Termo	Definição	Patogênese
Síndrome pulmão-rim	Insuficiência renal e respiratória	Várias causas (Fig. 24-7)
Síndrome de Goodpasture	GNRP e hemorragia alveolar	Várias causas (Quadro 24-2)
Doença anti-MBG	Doença associada a anticorpos (qualquer) específicos contra os componentes da MBG	As mais importantes são a doença de Goodpasture e a síndrome de Alport pós-transplante doença anti-MBG
Doença de Goodpasture	Doença associada a anticorpos específicos contra a α3(IV) NC1 Pode incluir GNRP, hemorragia pulmonar ou ambos	Autoimunidade contra a α3(IV)NC1
Síndrome de Alport pós-transplante doença anti-MBG	Glomerulonefrite associada a anticorpos anti-MBG que se desenvolve após o transplante em pacientes com síndrome de Alport	Imunidade contra as cadeias de colágeno IV desconhecidas não expressas em pacientes com síndrome de Alport, geralmente α3 ou α5 (IV)NC1

Tabela 24-1 Definição dos termos relacionados à doença anti-MBG e síndrome de Goodpasture. *GNRP*, glomerulonefrite rapidamente progressiva.

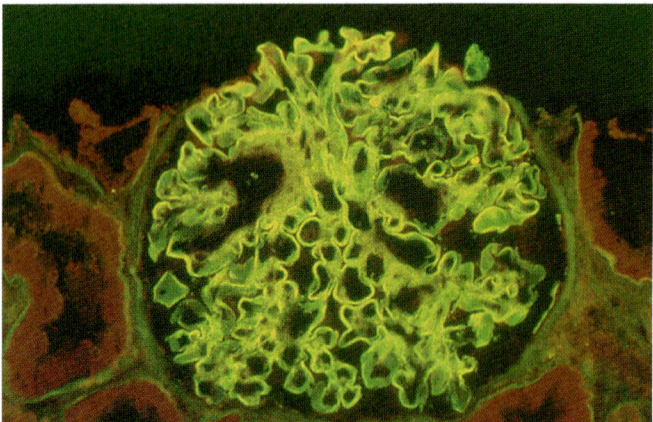

Figura 24-3 Autoanticorpos contra o antígeno de Goodpasture ligados a um glomérulo normal. Imunofluorescência direta de um rim normal com soro de um paciente com doença de Goodpasture com hemorragia pulmonar e hematúria demonstrando o antígeno. *(Cortesia Dr. Richard Herriot, Aber- deen Royal Infirmary, Reino Unido.)*

Mecanismos de Lesão Renal

Os autoanticorpos contra a α3(IV)NC1 são centrais na patogênese da doença de Goodpasture[15,16] (Fig. 24-3). Os eluentes dos anticorpos procedentes dos rins de pacientes que morreram de doença de Goodpasture, quando injetados em macacos,[17] ligaram-se rapidamente à MBG e causaram glomerulonefrite (GN). Além disso, os anticorpos depositados são predominantemente IgG1 e fixam o complemento. Esses anticorpos contribuem para a lesão renal mediante o sistema complemento e pela infiltração de neutrófilos e macrófagos. As células T são essenciais para que as células B dependentes das células T produzam autoanticorpos, e também são críticas na formação de crescentes na doença renal experimental,[15,18] uma característica comum da doença de Goodpasture. Além disso, em ratos geneticamente modificados para expressar o alelo HLA suscetível, DRB1*1501, as células T-CD4 específicas contra a α3(IV)NC1 são suficientes para transferir a doença entre animais.[19]

Os agentes que regulam negativamente a inflamação pela inibição da interleucina-1 ou fator de necrose tumoral, ou que inibem o recrutamento de células inflamatórias pelo bloqueio de moléculas de adesão ou quimioatraentes, impedem a lesão em modelos experimentais da doença anti-MBG. Evidências em seres humanos e em animais experimentais demonstram que a gravidade da lesão renal se intensifica pelas citocinas pró-inflamatórias ou por estímulos, como a bacteremia.[18] Observa-se a formação de crescentes em GN inflamatórias graves, como descrito no Capítulo 16 (Fig. 16-8).

Hemorragia Pulmonar

A hemorragia pulmonar na doença de Goodpasture (mas não nas vasculites de pequenos vasos, outra causa principal da síndrome de Goodpasture) ocorrerá somente se houver uma lesão pulmonar adicional, que quase sempre é o tabagismo. No entanto, infecções, sobrecarga de fluidos, toxicidade por vapores inalados ou outros agentes irritantes e os efeitos sistêmicos de algumas citocinas também são possíveis. Isso ocorre provavelmente porque a célula endotelial do capilar alveolar proporciona uma barreira melhor entre a imunoglobulina circulante e a membrana basal subjacente, se comparado às fenestrações sem diafragma da célula endotelial do capilar glomerular. Nos glomérulos, os anticorpos têm acesso direto à MBG através das fenestrações do endotélio glomerular. Outros locais onde o antígeno de Goodpasture é encontrado não estão envolvidos na doença de Goodpasture, exceto pelo plexo coroide, que também possui endotélio fenestrado, e, mais raramente, o olho.

EPIDEMIOLOGIA

A doença de Goodpasture é rara, com uma incidência possivelmente maior nos caucasianos que se aproxima de um caso por 1 milhão de habitantes por ano.[14] A incidência na população negra e do Sul da Ásia parece ser menor. Em outros grupos raciais, a incidência é incerta. Há ligeiro predomínio do sexo masculino. A hemorragia pulmonar é mais comum em pacientes mais jovens.

MANIFESTAÇÕES CLÍNICAS

Entre 50% e 75% dos pacientes apresentam-se com sintomas agudos de hemorragia pulmonar e insuficiência renal avançada. Em geral, os sintomas precedem o episódio em poucas semanas ou meses, mas pode ocorrer rápida progressão (em dias) ou uma progressão muito mais lenta (durante vários meses). Exceto pela anemia, é típica a falta de sintomas sistêmicos, embora uma infecção aparentemente leve possa desencadear a apresentação clínica.

Hemorragia Pulmonar

A hemorragia pulmonar pode ocorrer associada à doença renal ou de modo isolado. Os sintomas de apresentação podem incluir tosse e hemoptise, mas a hemorragia para os espaços alveolares pode resultar em acentuada anemia ferropriva e dispneia, mesmo na ausência de hemoptise. Dependendo do grau e cronicidade da hemorragia pulmonar, achados aos exames podem incluir palidez, crepitações inspiratórias secas, sinais de consolidação ou desconforto respiratório. A radiografia de tórax revela hemorragia pulmonar recente tipicamente como sombreamento central que pode atravessar fissuras e dar a impressão de um broncograma aéreo (Fig. 24-4). No entanto, mesmo a hemorragia pulmonar suficiente para reduzir a concentração de hemoglobina pode causar apenas pequenas alterações radiográficas ou mudanças transitórias, e não distingue com confiança outras causas de sombreamento alveolar, como edema ou infecção. O indicador mais sensível da hemorragia pulmonar recente é o aumento na difusão pulmonar do monóxido de carbono (DLCO). Os pacientes com hemorragia pulmonar geralmente são tabagistas.

Nos casos de doença pulmonar isolada, deve-se suspeitar de doença fibrótica ou progressiva alveolar ou hemossiderose pulmonar, embora, pelo menos a hematúria, esteja quase sempre presente. Isso pode continuar por meses ou, raramente, recorrer anos antes da doença renal significativa se estabelecer.

Glomerulonefrite

Os pacientes com GN podem notar urina escura ou avermelhada, porém, às vezes, a progressão para oligúria é tão rápida que essa fase, caso ocorra, passa despercebida. A GN pode ocorrer sem a hemorragia pulmonar em um terço a metade dos pacientes. Nesse subgrupo, a apresentação costuma ser tardia com insuficiência renal, pois os sintomas sistêmicos, na maioria das vezes, não são proeminentes.

Seja qual for o padrão da doença, uma vez instalada a insuficiência renal, a deterioração da função renal é geralmente rápida. A apresentação da doença no momento ou logo após a progressão acelerada da doença é comum, e os pacientes podem demonstrar perda muito rápida da função renal e hemorragia pulmonar com risco de vida. A urinálise sempre demonstra hematúria (mesmo na doença pulmonar aparentemente isolada), proteinúria modesta, hemácias dismórficas e cilindros hemáticos na microscopia. Os rins são quase sempre de tamanho normal, mas podem ser aumentados. A hematúria pode ser importante ou associada à dor lombar na doença aguda.

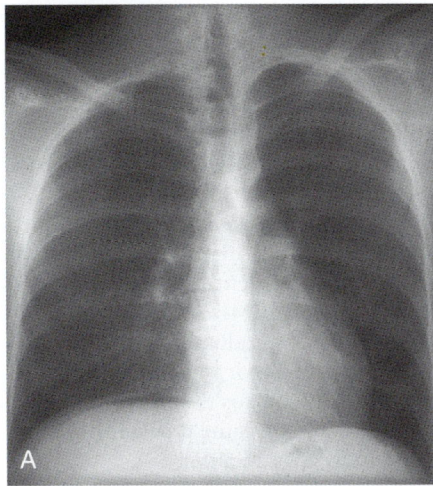

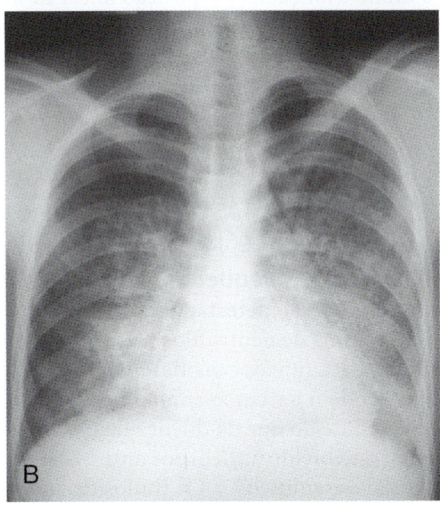

Figura 24-4 Hemorragia pulmonar. A, Paciente com início de hemorragia pulmonar. A radiografia de tórax ainda se apresenta normal. **B**, Radiografia tirada quatro dias mais tarde mostra a evolução da opacidade alveolar causada pela hemorragia pulmonar.

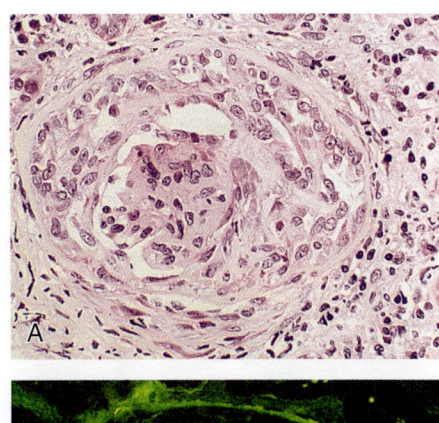

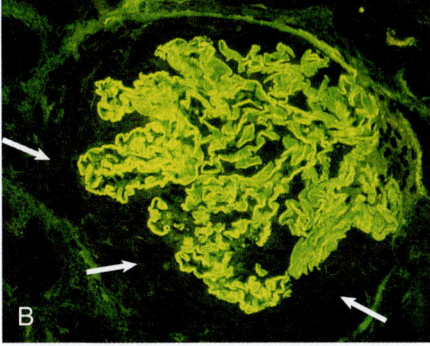

Figura 24-5 Biópsia renal na doença de Goodpasture. A, Glomérulo de um paciente com doença de Goodpasture mostrando um crescente recente, predominantemente celular. **B**, Análise de imunofluorescência direta mostrando a deposição linear em forma de fita de IgG ao longo da membrana basal glomerular. O tufo glomerular está ligeiramente comprimido pela proliferação celular (não exibida pela imunofluorescência), formando um crescente *(setas)*. *(Cortesia Dr. Richard Herriot, Aberdeen Royal Infirmary, Reino Unido.)*

PATOLOGIA

A biópsia renal é essencial, pois fornece informações diagnósticas e prognósticas. GN proliferativa difusa, com vários graus de necrose, formação de crescentes, glomeruloesclerose e atrofia tubular, é a apresentação típica (Fig. 24-5). São fatores prognósticos o grau de formação de crescentes e a atrofia tubular. De modo característico, todos os crescentes parecem ter o mesmo tempo e celularidade. Quando se realiza a biópsia precocemente na doença, as alterações limitam-se à expansão mesangial focal e segmentar, com ou sem necrose. Isso progride para hipercelularidade e alterações mais generalizadas, como rupturas da MBG e da cápsula de Bowman, neutrófilos nos glomérulos e trombose do capilar glomerular.[20]

Imuno-histologia

Na presença de grave inflamação glomerular, o depósito linear de imunoglobulinas ao longo das alças capilares é patognomônico. Na maioria das vezes, a imunoglobulina é IgG, às vezes (10% a 15%) IgA ou IgM, mas raramente a é detectada isoladamente. Em 75% das biópsias, detecta-se deposição linear de C3. A deposição linear de imunoglobulinas é encontrada na imunofluorescência em outras condições, mas sem inflamação glomerular (Quadro 24-2). Na maioria dos casos, os depósitos de imunoglobulinas são menos abundantes que

Ligação Específica à MBG
Síndrome de Goodpasture
Síndrome de Alport após o transplante renal
Ligação Não Específica à MBG
Diabetes
Rins de doador falecido
Doença de cadeias leves
Glomerulopatia fibrilar
Lúpus eritematoso sistêmico (possivelmente específica, mas não considerada patogênica)

Quadro 24-2 Condições associadas à ligação linear de imunoglobulinas à membrana basal glomerular (MBG).

na doença de Goodpasture e podem ser ou inespecíficos ou ligados a outros componentes da MBG que não as cadeias de colágeno tipo IV.

Os anticorpos circulantes IgG anti-MBG são quase sempre presentes, mesmo nos raros casos em que se demonstram somente IgM ou IgA na MBG. A detecção e quantificação dos anticorpos podem ser realizadas por meio de imunoensaios com o antígeno de Goodpasture imobilizado. Os títulos do anticorpo anti-MBG na apresentação se correlacionam com a severidade da nefrite. O tratamento e as recidivas se baseiam quase sempre nas mudanças dos títulos.

Patologia em Outros Tecidos

As alterações patológicas nos tecidos pulmonares podem ser difíceis de interpretar, pois as alterações, como a deposição de imunoglobulinas, geralmente são heterogêneas e podem não ser vistas. Na maioria

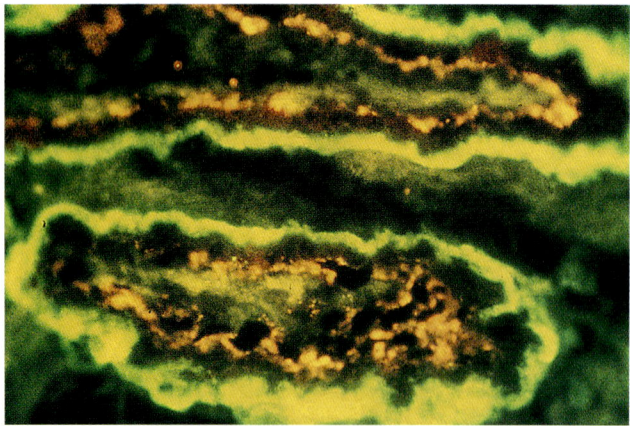

Figura 24-6 IgG ligada ao plexo coroide. A análise por imunofluorescência direta mostrando a ligação de IgG ao plexo coroide em um paciente falecido por doença de Goodpasture. *(Cortesia Dr. Stephen Cashman, Imperial College, de Londres.)*

das vezes, leve inflamação crônica e macrófagos carregados com hemossiderina são os únicos achados consistentes com outros diagnósticos patológicos mais comuns. Isso faz com que o resultado negativo da broncoscopia ou da biópsia a céu aberto não auxiliem na exclusão do diagnóstico.

Outros tecidos que expressam a α3(IV)NC1 raramente dispõem de análise patológica, mas mesmo se o anticorpo se depositasse nesses outros locais, quase nunca se associaria à doença clínica. Vários relatos de casos descrevem síndromes neurológicas, sobretudo convulsões, que podem estar relacionadas a deposição de anticorpos no plexo coroide, mas devem ter outras explicações nos pacientes com lesão renal aguda (Fig. 24-6). Outros relatos descreveram o descolamento de retina, em um caso com deposição de anticorpos, mas isso também é raro. Além disso, tecido placentário contém o antígeno de Goodpasture e um caso de ligação do antígeno ao anticorpo anti--MBG durante a gravidez foi relatado, resultando na exacerbação da glomerulonefrite após o parto.

DIAGNÓSTICO DIFERENCIAL

Uma vez que houve suspeita, o diagnóstico da doença de Goodpasture em pacientes que apresentam a síndrome de Goodpasture normalmente não apresenta dificuldades. A imunofluorescência direta no tecido renal e ensaio para detecção de anticorpos circulantes anti--MBG são as ferramentas mais rápidas, e a biópsia renal é sempre indicada. Muitas vezes, na presença de doença pulmonar ou renal isoladamente e apresentação subaguda, leva-se mais tempo para fazer o diagnóstico. Os pacientes com hemorragia pulmonar subaguda podem nunca relatar hemoptise e podem se apresentar com doença pulmonar difusa, que apresenta muitas causas. O exame para identificar hematúria é importante.

Detecção de Anticorpos Antimembrana Basal Glomerular

A imuno-histologia direta utilizando anticorpos específicos para diferentes classes de Ig é muito sensível para a detecção de anticorpos anti-MBG, pois a MBG adsorve seletivamente e concentra baixos níveis de anticorpos circulantes. No entanto, em algumas circunstâncias, a MBG também pode adsorver anticorpos não específicos (Quadro 24-2). A detecção dos anticorpos anti-MBG no soro requer imunoensaios de fase sólida baseados em preparações de MBG humana

ou animal, ou antígeno recombinante. A qualidade desses ensaios é variável. A confirmação da especificidade dos anticorpos anti-MBG é obtida por *Western blotting* de soro da MBG humana solubilizada ou α3(IV)NC1 recombinante, quase sempre em um laboratório de referência. A imuno-histologia indireta (colocar o soro do paciente em cortes de tecidos renais normais) não é sensível para um diagnóstico confiável.

Resultados falso-positivos são encontrados no soro de pacientes com doenças inflamatórias que muitas vezes exibem aumento de ligações não específicas. Isso aumenta a ênfase na pureza dos antígenos utilizados para os ensaios anti-MBG. Na maioria das vezes, resultados falso-negativos são encontrados em pacientes com baixos títulos de anticorpos e doença pulmonar isolada ou doença renal subaguda muito precoce. Além disso, baixos títulos se associam à doença anti--MBG que ocorre após o transplante renal em pacientes com síndrome de Alport (discussão mais adiante).

Na doença muito avançada, a deposição linear de anticorpos pode não ser vista em decorrência da extensa destruição da estrutura da MBG. Caso contrário, os depósitos de imunoglobulinas permaneceriam detectáveis durante alguns meses após o imunoensaio se tornar negativo.

Pacientes com Anticorpos Anti-MBG e Outras Doenças

Anticorpo Anticitoplasma de Neutrófilo e outras Vasculites Sistêmicas de Pequenos Vasos

Os anticorpos anti-MBG são detectados, às vezes, em pacientes com anticorpo anticitoplasma de neutrófilos (ANCA), sobretudo ANCA com especificidade para mieloperoxidase (Cap. 25). Tais pacientes "duplo-positivos" podem ter curso clínico e resposta ao tratamento mais típicos de vasculite do que da doença de Goodpasture, e possivelmente terem desenvolvido anticorpos anti-MBG em decorrência do dano glomerular vasculítico.[8-11] Os títulos de anti-MBG tendem a ser mais baixos em pacientes com anticorpos anti-MBG e ANCA positivos do que em pacientes com anticorpos anti-MBG isoladamente. A recuperação da função renal pode ser mais provável se os ANCAs estiverem presentes, mesmo se os pacientes estiverem dependentes de diálise no início do tratamento, embora as séries mais recentes não tenham detectado as diferenças descritas nos relatos iniciais.

Nefropatia Membranosa

Anticorpos anti-MBG são identificados ocasionalmente em pacientes com nefropatia membranosa (NM), em geral coincidindo com um declínio acelerado da função renal e a formação de crescentes glomerulares.[5,14,21] Cerca de dois terços dos estudos relatam evidências da evolução a partir de uma síndrome nefrótica preexistente, e cerca da metade relata NM típica em biópsia renal prévia. A progressão para a doença renal crônica terminal (DRCT) quase sempre é rápida, mas o diagnóstico raramente é feito em um estágio precoce o suficiente para esperar sucesso terapêutico. Três pacientes com doença de Goodpasture desenvolveram mais tarde NM típica.

Síndrome de Goodpasture

Uma ampla variedade de condições pode causar doença pulmonar e renal de modo simultâneo. O termo *síndrome pulmão-rim* implica falência de ambos os órgãos, e a causa mais comum é a sobrecarga de líquidos em um paciente com insuficiência renal de qualquer etiologia. Isso pode assemelhar-se à síndrome de Goodpasture, sobretudo se houver hematúria e disfunção cardíaca preexistente. No entanto, várias doenças podem mimetizar a síndrome de Goodpasture (hemorragia pulmonar com GNRP) em diferentes graus por causarem

Causas Não Imunes de Síndrome Pulmão-Rim

Com Edema Pulmonar
Insuficiência renal aguda com hipervolemia
Insuficiência cardíaca grave

Infecciosa
Pneumonia bacteriana grave (p. ex., *Legionella*) com insuficiência renal
Infecção por hantavírus
Infecções oportunistas em um paciente imunodeprimido

Outros
Síndrome da angústia respiratória aguda com insuficiência renal e
    falência de múltiplos órgãos
Intoxicação por paraquat
Trombose de veia renal/veia cava inferior com embolia pulmonar

Quadro 24-3 Causas não imunes de síndrome pulmão-rim.

Causas de Hemorragia Pulmonar e Glomerulonefrite Rapidamente Progressiva

***Doenças Associadas a Anticorpos contra a MBG (20%-40%
dos casos)***
Doença de Goodpasture (doença anti-MBG espontânea)

Doenças Associadas à Vasculite Sistêmica (60%-80% dos casos)
Granulomatose com poliangeíte (Wegener) (comum)
Poliangeíte microscópica
Lúpus eritematoso sistêmico
Granulomatose eosinofílica com poliangeíte (Churg-Strauss)
Púrpura de Henoch-Schönlein
Síndrome de Behçet
Crioglobulinemia mista essencial
Vasculite reumatoide
Substância: penicilamina, hidralazina e propiltiouracil

**Quadro 24-4 Causas de hemorragia pulmonar e glomerulonefrite
rapidamente progressiva.** *MBG*, membrana basal glomerular.

Resposta ao Tratamento Imunossupressor em um Paciente com Doença de Goodpasture

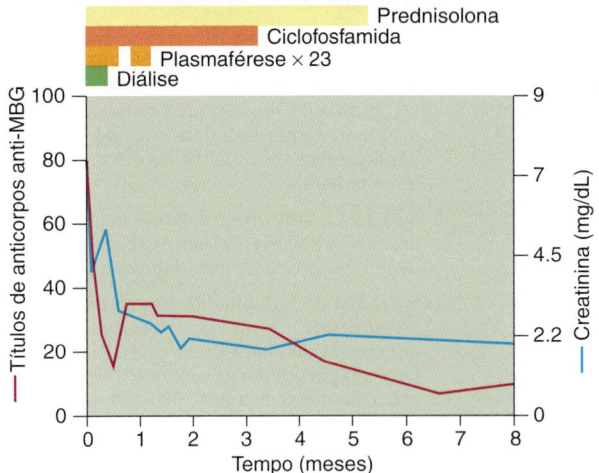

**Figura 24-7 Resposta ao tratamento imunossupressor na doença
de Goodpasture.** O paciente necessitou de diálise para doença renal, mas
não apresentou hemorragia pulmonar. A boa resposta ao tratamento foi
incomum, mas não única. A biópsia renal demonstrou que 85% dos glomérulos tinham crescentes recentes (predominantemente celulares), sugerindo um caráter muito agudo da doença, o que pode indicar uma resposta
mais favorável ao tratamento.

insuficiência renal aguda com doença pulmonar aguda (Quadro 24-
3). As doenças associadas à síndrome podem apresentar duas classes
patogenéticas: aquelas com vasculite sistêmica e aquelas associadas a
anticorpos anti-MBG (doença de Goodpasture; Quadro 24-4).

Essas doenças diferenciam-se, em algumas situações, pela clínica, mas as sorologias e a biópsia renal são normalmente necessárias.
A biópsia renal também fornece informações prognósticas valiosas.

HISTÓRIA NATURAL

Há variações no padrão da doença na fase inicial. A maioria dos pacientes apresenta-se agudamente com hemorragia pulmonar ou insuficiência renal avançada, e relata que a doença se desenvolveu durante
algumas semanas apenas ou alguns meses. No entanto, há vários relatos de pacientes que se apresentam com sintomas respiratórios leves ou hematúria microscópica incidental com uma progressão muito mais lenta da doença durante meses ou anos; alguns desenvolvem
abruptamente a síndrome aguda completa.

Quando a GNRP se desenvolve, geralmente ocorre perda rápida e irreversível da função renal. Na maioria das vezes, a progressão é muito mais rápida que a GNRP em outros contextos, como a
poliangeíte microscópica, possivelmente porque mais glomérulos são
acometidos de modo simultâneo. Como consequência, há uma janela
muito estreita de oportunidade para o tratamento efetivo.

TRATAMENTO

Regimes Imunossupressores

Antes da introdução dos regimes imunossupressores, a maioria dos
pacientes morria logo após o desenvolvimento de insuficiência renal
ou hemorragia pulmonar.[18] Hoje, a hemorragia pulmonar pode ser,
em regra, controlada dentro de 24 a 48 horas. A função renal pode
ser preservada caso o comprometimento renal seja leve, e, mesmo
nos casos de insuficiência renal grave, a função renal pode ser recuperada em alguns pacientes. No entanto, os pacientes dependentes de
diálise quase nunca recuperam a função renal apesar do tratamento
imunossupressor, e este só deve ser indicado se houver hemorragia
pulmonar.

A Figura 24-7 mostra um gráfico relacionado ao tratamento de
um paciente com doença de Goodpasture. As recomendações de tratamento para a doença aguda grave servem para reduzir os níveis de
anticorpos patogênicos circulantes rapidamente e reduzir a rápida
destruição glomerular que eles provocam (Tabela 24-2). No entanto, esse regime certamente atua por meio de uma gama muito mais
ampla de mecanismos, como a depleção das células T. Uma vez controlada a doença, pode-se reduzir gradualmente a imunossupressão
durante 3 meses e a recidiva é incomum. A resposta imune é autolimitada na ausência de imunossupressão, com o desaparecimento dos anticorpos em 1 a 2 anos. Remissões espontâneas e a efetividade dos breves períodos de imunossupressão contrastam com a necessidade de imunossupressão mais prolongada, geralmente necessária
para prevenir as recidivas das vasculites, e sugerem maior capacidade de restabelecimento da tolerância habitual para a $\alpha 3(IV)NC1^{22}$ do
que para as vasculites.

Na GNRP sem evidência de uma causa infecciosa, deve-se iniciar
a terapia imunossupressora imediatamente, às vezes antes de os achados da biópsia renal estarem disponíveis. Caso ocorra a interrupção
da terapia após alguns dias, os riscos para o paciente são mínimos
(enquanto se evitar os pulsos de corticosteroides em altas doses) e os
benefícios do tratamento precoce são muito maiores.

Esquema de Tratamento para Doença de Goodpasture Aguda

Terapia	Recomendações
Prednisolona	1 mg/kg/24 h oral. Reduzir semanalmente até um sexto dessa dose em 8 semanas. Para uma dose inicial de 60 mg, reduzir semanalmente para 45, 30, 25, 20 e 15 mg; depois 2 semanas para 12,5 e 10 mg. Manter essa dose durante 3 meses; depois reduzir gradualmente até a suspensão em 4 semanas.
Ciclofosfamida	3 mg/kg/24 h oral, arredondando para menor dose próxima de 50 mg. Pacientes acima de 55 anos devem receber uma dose reduzida, 2,5 mg/kg.
Plasmaférese	Troca diária de 1 volume de plasma para 5% de albumina humana por 14 dias ou até os anticorpos circulantes reduzirem. Na presença de hemorragia pulmonar ou dentro de 48 horas de procedimentos invasivos, 300-400 mL de plasma fresco congelado são administrados ao final de cada sessão ou de acordo com os testes de coagulação.
Monitorização	Hemograma diário durante a plasmaférese e enquanto os títulos de anticorpos permanecerem elevados. Pelo menos duas vezes na semana, durante o primeiro mês, e, semanalmente, após. Se a contagem de glóbulos brancos cair para $< 3,5 \times 10^9$/L, suspender a ciclofosfamida até a recuperação. Retomar com uma dose menor se a suspensão for necessária. Nível basal de D_{LCO}, com mensuração posterior, conforme necessário. Testes de coagulação diários durante a plasmaférese para monitorizar a depleção significativa dos fatores de coagulação. A princípio, avaliação diária da função renal e hepática e glicemia.
Profilaxia contra as complicações do tratamento	Antifúngicos orais, inibidor da bomba de prótons. Profilaxia com clotrimazol contra *Pneumocystis carinii*. Evitar cateteres e sondas desnecessários.

Tabela 24-2 Esquema de tratamento para doença de Goodpasture aguda

Plasmaférese e Imunossupressão

Descreve-se na Tabela 24-2 o regime de tratamento introduzido na década de 1970 que melhorou drasticamente as perspectivas para os pacientes na época. Um estudo randomizado inicial sugeriu que a plasmaférese conferia benefício adicional, mas sua interpretação não foi clara pelo fato de o grupo de pacientes do estudo expor doença menos grave na apresentação.[23] Esse estudo demonstrou que doença mais branda pode ser tratada efetivamente com corticosteroides e ciclofosfamida de modo isolado, embora os desfechos para todos os pacientes não tenham sido tão bons como descritos com os tratamentos mais intensivos.[23] Sugere-se, por meio de evidências históricas, que o tratamento isolado com corticosteroides, ou corticosteroides com azatioprina, seja menos eficaz. A plasmaférese somente tem valor se for associada à terapia imunossupressora adjuvante. A imunoadsorção com a proteína A também reduz os anticorpos anti-MBG rapidamente e não depleta os componentes do complemento ou os fatores de coagulação, e alguns relatos sugerem que é tão eficaz quanto a plasmaférese. Informações sobre a eficácia dos agentes imunossupressores mais recentes, como o micofenolato mofetil (MMF) ou os anticorpos anticélulas B, que parecem ter apenas um pequeno efeito na produção de anticorpos, mas podem afetar a apresentação de antígenos, são inexistentes. Raramente se justifica sua utilização no lugar

da terapia padrão. Ao contrário da insuficiência renal avançada, em que é improvável que o tratamento recupere a função renal, os quadros de grave hemorragia pulmonar podem responder ao tratamento com recuperação completa ou quase completa da função pulmonar.

Os casos de hemorragia pulmonar isolada tendem a apresentar recidivas e remissões, por isso há vários relatos de tratamento (p. ex., nefrectomia bilateral) que podem ser úteis. Os pulsos com metilprednisolona têm sido defendidos, mas doses elevadas de corticosteroides não conseguem alterar a resposta imune patogenética subjacente e predispõem o paciente ao maior risco de complicações infecciosas e outras. Recomendamos tratar os pacientes gravemente doentes com doses moderadas de corticosteroides associadas à plasmaférese e ciclofosfamida.

Em outras doenças agudas graves, substitui-se frequentemente a administração diária de ciclofosfamida pela administração de pulso. Ainda preferimos utilizar a ciclofosfamida diária oral, pois sabe-se que funciona e são necessários apenas três meses de terapia. Os pacientes que não podem receber o medicamento via oral recebem a terapia intravenosa diariamente na dose oral habitual. A redução da dose na insuficiência renal grave não é necessária, desde que se monitore de perto a contagem dos glóbulos brancos do sangue; entretanto, as reduções de dose para pacientes mais velhos são recomendáveis (Tabela 24-2), e o acompanhamento da contagem de leucócitos é imperativo em todos os pacientes. Se a opção terapêutica for pela pulsoterapia, o regime CYCLOPS, caso tivesse sido testado, seria uma opção razoável (Cap. 25).

Mediante resultados de todas as séries, foi demonstrado que a recuperação da função renal é improvável caso o paciente se apresente oligúrico, com uma proporção muito elevada de glomérulos com crescentes circunferenciais ou com nível de creatinina sérica acima de 5,5 a 6,5 mg/dL (~ 500 a 600 μmol/L) no início do tratamento.[24] Portanto, é totalmente diferente dos casos de vasculite sistêmica ou GNRP idiopática (Cap. 25), em que a doença renal apresenta gravidade aparentemente semelhante (pela histologia e pela creatinina sérica) e pode ter recuperação com os mesmos protocolos de tratamento.[25] Tal fato resultou na ideia de que os imunossupressores devem ser suspensos nos casos com poucas chances de recuperação (Tabela 24-3; e adiante).

Tratamento de Suporte

A insuficiência respiratória secundária à hemorragia pulmonar é a causa mais provável de morte nos primeiros dias. A hemorragia pulmonar pode se precipitar ou ser agravada pelos seguintes fatores:

- Sobrecarga hídrica
- Tabagismo e outros irritantes pulmonares, possivelmente alta Fio_2
- Infecção local ou em outros locais
- Anticoagulação utilizada durante a diálise ou plasmaférese
- Trombocitopenia, deficiência do fibrinogênio e depleção dos fatores de coagulação como consequência da plasmaférese

Portanto, é aconselhável controlar o balanço hídrico, proibir o tabagismo, utilizar a menor concentração da fração inspirada de oxigênio (Fio_2) que garanta oxigenação adequada e minimizar o uso de heparina.

Deve-se monitorizar a plasmaférese pelo hemograma diário, concentração de cálcio (se for utilizada a anticoagulação regional com citrato) e testes de coagulação. Os fatores de coagulação devem ser repostos pela administração de plasma fresco congelado ou preparações de fatores de coagulação ao final de cada sessão de plasmaférese, conforme necessário.

Após os primeiros dias, a principal causa de morbidade e mortalidade é a infecção. A infecção confere risco adicional de potencializar a inflamação glomerular e pulmonar e a lesão, por isso precauções

Fatores na Decisão de Tratar Agressivamente a Doença de Goodpasture

	Fatores a favor do tratamento agressivo	Fatores contra o tratamento agressivo
Hemorragia pulmonar	Presente	Ausente
Oligúria	Ausente	Presente
Creatinina	< 5,5 mg/dL	> 5,5-6,5 mg/dL e ANCA negativo Dano renal grave na biópsia renal Não deseja o transplante renal precocemente
Outros fatores	Creatinina > 5,5-6,5 mg/dL *mas* Progressão rápida e recente ANCA positivo Dano glomerular menos severo que o esperado Crescentes não fibrosas recentes Desejo de transplante renal precoce	
Doenças associadas	Ausente	Alto risco incomum para imunossupressão

Tabela 24-3 **Fatores que influenciam na decisão de tratar de modo agressivo ou não na doença de Goodpasture.** *ANCA*, anticorpo anticitoplasma de neutrófilo.

para reduzir os riscos, minimizando, por exemplo, o uso de cânulas internas, são importantes. Se a leucopenia for inferior a $3,5 \times 10^9/L$ leucócitos ou se surgir neutropenia, deve-se descontinuar a ciclofosfamida e retornar com dose menor quando as contagens de células se recuperarem. Se necessário, pode-se utilizar um fator estimulador de colônias de granulócitos.

Monitorização do Efeito do Tratamento durante a Atividade da Doença

A resposta ao tratamento da doença renal deve ser monitorada através dos valores de creatinina sérica. Indicadores de hemorragia pulmonar recente incluem: hemoptise, queda na concentração de hemoglobina, alterações na radiografia de tórax e aumento na DLCO, sendo o último o mais sensível. Qualquer piora dos sintomas durante o tratamento pode indicar que a imunossupressão está sendo inadequada, mas frequentemente relaciona-se à infecção intercorrente exacerbando a lesão imunológica, sobrecarga hídrica ou outros fatores precipitantes da hemorragia pulmonar.

O monitoramento dos títulos de anti-MBG durante, e particularmente 24 horas após a última plasmaférese planejada é útil para confirmar a adequada queda nos auto-anticorpos. Eles devem estar indetectáveis dentro de 8 semanas, mas mesmo sem tratamento os anticorpos tornam-se indetectáveis em 14 meses em média.

Duração do Tratamento e Recidivas

Deve-se reduzir gradualmente o tratamento com corticosteróides e descontinuar a ciclofosfamida em 3 meses. Ao contrário do tratamento para vasculite de pequenos vasos, imunossupressão mais prolongada normalmente não se faz necessária. Utiliza-se o tratamento prolongado para os pacientes que possuem tanto anticorpos anti-MBG quanto ANCA positivos (discussão adiante). Aumentos tardios dos níveis de anti-MBG podem indicar recidiva clínica, embora os anticorpos geralmente permaneçam permanentemente suprimidos em pacientes que concluíram o regime imunossupressor. O tratamento da primeira apresentação da recidiva normalmente responde satisfatoriamente.

Opção pelo não tratamento

Geralmente quando ocorre insuficiência renal avançada na apresentação da doença, nenhum tratamento até o momento é efetivo.[24,26,27] Além disso, o regime imunossupressor expõe o paciente à riscos significativos e requer monitorização cuidadosa. Por estas razões,

pode ser razoável não iniciar a imunossupressão em pacientes que se apresentam com insuficiência renal avançada na ausência de hemorragia pulmonar. Reafirma-se a decisão de não tratar caso a biópsia renal demonstre glomerulosclerose generalizada e atrofia tubular e se na apresentação da doença, o paciente estiver dependente de diálise (Tabela 24-3). O risco destes pacientes desenvolverem hemorragia pulmonar tardia parece ser baixo, mas deve-se tomar particular cuidado para impedir que os principais fatores precipitantes como o tabagismo e o edema ocorram, pelo menos nos primeiros meses. Entretanto, devem ser tratados os pacientes que estão dependentes de diálise caso as alterações histopatológicas renais sejam inesperadamente leves ou muito recentes (muitos crescentes celulares, mesmo com 100% dos glomérulos envolvidos ou necrose tubular aguda). Vários relatos descrevem bons resultados nestes pacientes, mesmo após oligúria prolongada.

Tratamento dos Pacientes Duplo-positivos

Pacientes que apresentam os anticorpos ANCA e anti-MBG positivos podem ter outras doenças extrarrenais que necessitem de tratamento (Tabela 24-3). As evidências quanto ao prognóstico ser melhor ou igual ao dos pacientes com anticorpos anti-MBG são conflitantes. Séries anteriores sugerem melhor prognóstico, mas não foi confirmado em dois relatos posteriores.[12,13] Devido ao risco de doenças graves em outros órgãos, os pacientes duplo-positivos devem receber um regime imunossupressor semelhante ao da vasculite de pequenos vasos, com a continuação da imunossupressão com azatioprina após 3 meses de ciclofosfamida (Cap. 25).

TRANSPLANTE

Os pacientes que tiveram a doença de Goodpasture apresentam risco de recorrência da doença. A recorrência com consequente perda do enxerto foi relatada, e parece mais provável quando os anticorpos anti-MBG circulantes ainda estejam detectáveis no transplante. Portanto, é razoável esperar que os anticorpos estejam indetectáveis por 6 meses para realização do transplante, e monitorizar a função do enxerto, sedimento urinário e os níveis de anticorpos anti-MBG circulantes para verificar a recorrência da doença (Cap. 108). As biópsias de enxerto funcionantes demonstram, às vezes, deposição linear de imunoglobulinas na MBG na ausência de doença clínica ou histológica ou um prognóstico adverso evidente.

SÍNDROME DE ALPORT PÓS-TRANSPLANTE DOENÇA ANTIMEMBRANA BASAL GLOMERULAR

Os pacientes com a síndrome de Alport apresentam mutações em um gene que codifica uma das cadeias tecido-específicas de colágeno tipo IV, geralmente a α5. Pela semelhança entre essas cadeias durante a biossíntese, o fenótipo resultante na maioria das mutações apresenta quase sempre ausência de todas as cadeias tecido-específicas (α3 até α5) das membranas basais, nas quais são normalmente coexpressas. A expressão alterada pode levar à tolerância imunológica ausente ou inadequada a essas proteínas, e na preservação da capacidade de apresentação de uma poderosa resposta imunológica (alo) às cadeias de colágeno tipo IV, expressas em um rim normal de doador após o transplante renal. A maioria dos pacientes com a síndrome de Alport respondem bem ao transplante renal com a imunossupressão convencional sem, contudo, desenvolver a nefrite por anti-MBG. No entanto, muitos pacientes, na ausência de doença, desenvolvem baixos títulos de anticorpos anti-MBG e deposição linear de IgG na membrana basal glomerular do rim transplantado à imunofluorescência direta. Isso por si só não justifica o tratamento.

Até 5% dos pacientes com Alport desenvolvem GNRP no rim transplantado. É clinicamente indistinguível da síndrome de Goodpasture, mas sem hemorragia pulmonar. Isso é mais provável caso o paciente apresente uma grande deleção do gene que causa a doença, em vez de uma mutação pontual, concluindo que o sistema imunológico não foi exposto à proteína madura. De modo habitual, perde-se a função do enxerto apesar do tratamento para uma presumida rejeição aguda. A apresentação da doença ocorre geralmente em alguns meses ou mais após o primeiro transplante renal, após semanas em um segundo e após um dia no terceiro.[26] Entretanto, o retransplante apresentou sucesso em dois casos conhecidos nossos e em dois outros casos da literatura. Se a doença for precocemente reconhecida, parecem existir razões teóricas para o tratamento recomendado para a síndrome de Goodpasture, mas há poucos dados relacionados à eficácia.[28]

Ao contrário da doença de Goodpasture espontânea, a especificidade dos anticorpos anti-MBG na doença Alport anti-MBG pós-transplante não são sempre contra a α3(IV)NC1. Em muitos pacientes, possivelmente na maioria, os autoanticorpos são específicos contra a α5(IV)NC1, codificados pelo gene *COL4A5*, geralmente responsável pela doença. Isso é importante, pois a maioria dos ensaios para anticorpos anti-MBG é voltada para a detecção dos anticorpos anti-α3(IV)NC1 da doença de Goodpasture espontânea, e pode ter baixa sensibilidade para os anticorpos anti-α5(IV)NC1. Na ausência de ensaios amplamente disponíveis para esses anticorpos incomuns, o único método diagnóstico confiável é a biópsia renal com imuno-histologia.

Referências

1. Goodpasture EW. The significance of certain pulmonary lesions in relation to the etiology of influenza. *Am J Med Sci.* 1919;158:863-870.
2. Stanton MC, Tange JD. Goodpasture's syndrome (pulmonary haemorrhage associated with glomerulonephritis). *Aust NZ J Med.* 1958;7:132-144.
3. Saus J, Wieslander J, Langeveld J, et al. Identification of the Goodpasture antigen as the α3(IV) chain of collagen IV. *J Biol Chem.* 1988;263:1337413380.
4. Turner N, Mason PJ, Brown R, et al. Molecular cloning of the human Goodpasture antigen demonstrates it to be the alpha 3 chain of type IV collagen. *J Clin Invest.* 1992;89:592-601.
5. Kashtan CE, Michael AF. Alport syndrome. *Kidney Int.* 1996;50:1445-1463.
6. Aumailley M. Structure and supramolecular organization of basement membranes. *Kidney Int.* 1995;49:S4-S7.
7. Phelps RG, Rees AJ. The HLA complex in Goodpasture's disease: A model for analyzing susceptibility to autoimmunity. *Kidney Int.* 1999;56:1638-1654.
8. Zou J, Henderson L, Thomas V, et al. Presentation of the Goodpasture autoantigen requires proteolytic unlocking steps that destroy prominent T cell epitopes. *J Am Soc Nephrol.* 2007;18:771-779.
9. Pedchenko V, Bondar O, Fogo AB, et al. Molecular architecture of the Goodpasture autoantigen in anti-GBM nephritis. *N Engl J Med.* 2010;363:343-354.
10. Arends J, Wu J, Borillo J, et al. T cell epitope mimicry in antiglomerular basement membrane disease. *J Immunol.* 2006;176:1252-1258.
11. Bolton WK. Goodpasture's syndrome. *Kidney Int.* 1996;50:1753-1766.
12. Rutgers A, Slot M, van Paassen P, et al. Coexistence of anti–glomerular basement membrane antibodies and myeloperoxidase-ANCAs in crescentic glomerulonephritis. *Am J Kidney Dis.* 2005;46:253-262.
13. Levy JB, Hammad T, Coulthart A, et al. Clinical features and outcome of patients with both ANCA and anti-GBM antibodies. *Kidney Int.* 2004;66:1535-1540.
14. Turner AN, Rees AJ. Antiglomerular basement membrane disease. In: Cameron JS, Davison AM, Grunfeld J-P, et al., eds. *Oxford Textbook of Nephrology.* 3rd ed. Oxford: Oxford University Press; 2005:579-600.
15. Ooi JD, Holdsworth SR, Kitching AR. Advances in the pathogenesis of Goodpasture's disease: From epitopes to autoantibodies to effector T cells. *J Autoimmun.* 2008;31:295-300.
16. Phelps RG, Turner AN. Goodpasture's syndrome: new insights into pathogenesis and clinical picture. *J Nephrol.* 1996;9:111-117.
17. Lerner R, Glassock R, Dixon F. The role of anti–glomerular basement membrane antibody in the pathogenesis of human glomerulonephritis. *J Exp Med.* 1967;126:989-1004.
18. Feehally J, Floege J, Savill J, Turner AN. Glomerular injury and glomerular response. In: Cameron JS, Davison AM, Grunfeld J-P, et al., eds. *Oxford Textbook of Nephrology.* 3rd ed. Oxford: Oxford University Press; 2005:363-388.
19. Ooi JD, Chang J, O'Sullivan KM, et al. The HLA-DRB1*15:01–restricted Goodpasture's T cell epitope induces GN. *J Am Soc Nephrol.* 2013;24:419-431.
20. Heptinstall RH. Schönlein-Henoch syndrome: Lung hemorrhage and glomerulonephritis. In: Heptinstall RH, ed. *Pathology of the Kidney.* Boston: Little, Brown; 1983:761-791.
21. Thitiarchakul S, Lal SM, Luger A, Ross G. Goodpasture's syndrome superimposed on membranous nephropathy. A case report. *Int J Artif Organs.* 1995;18:763-765.
22. Cairns LS, Phelps RG, Bowie L, et al. The fine specificity and cytokine profile of T helper cells responsive to a glomerular autoantigen in Goodpasture's disease. *J Am Soc Nephrol.* 2003;14:2801-2812.
23. Johnson JP, Moore JJ, Austin HA, et al. Therapy of anti–glomerular basement membrane antibody disease: Analysis of prognostic significance of clinical, pathologic and treatment factors. *Medicine (Baltimore).* 1985;64:219-227.
24. Levy JB, Turner AN, Rees AJ, Pusey CD. Long-term outcome of anti–glomerular basement membrane antibody disease treated with plasma exchange and immunosuppression. *Ann Intern Med.* 2001;134:1033-1042.
25. Hind CRK, Paraskevakou H, Lockwood CM, et al. Prognosis after immunosuppression of patients with crescentic nephritis requiring dialysis. *Lancet.* 1983;1:263-265.
26. Turner AN, Rees AJ. Anti–glomerular basement membrane antibody disease. In: Brady HR, Wilcox N, eds. *Therapy in Nephrology and Hypertension: A Companion to Brenner and Rector's The Kidney.* 3rd ed. Philadelphia: Saunders; 2008:197-204.
27. Flores JC, Taube D, Savage COS, et al. Clinical and immunological evolution of oliguric anti-GBM nephritis treated by haemodialysis. *Lancet.* 1986;1:5-8.
28. Browne G, Brown PA, Tomson CR, et al. Retransplantation in Alport post-transplant anti-GBM disease. *Kidney Int.* 2004;65:675-681.
29. Brainwood D, Kashtan C, Gubler MC, Turner AN. Targets of alloantibodies in Alport anti–glomerular basement membrane disease after renal transplantation. *Kidney Int.* 1998;53:762-766.

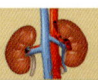

CAPÍTULO 25

Vasculites Renais e Sistêmicas

J. Charles Jennette, Ronald J. Falk e Julie Anne G. McGregor

DEFINIÇÕES

Os rins constituem órgãos-alvo de muitas vasculites sistêmicas, especialmente aquelas que acometem pequenos vasos.[1-5] Esse fato não é de todo surpreendente, considerando-se o grande número e variedade de vasos intrarrenais. As vasculites com envolvimento renal podem produzir uma grande variedade de manifestações clínicas, dependendo principalmente do tipo de vaso afetado. Tais enfermidades podem ser categorizadas em vasculites de grandes, médios e pequenos vasos (Fig. 25-1 e 25-2). Para efeitos da discussão neste capítulo, serão utilizadas as definições estabelecidas na Conferência de Consenso de Chapel Hill 2012 (Tabela 25-1).[4]

Algumas vasculites listadas na Figura 25-2 são abordadas em outros capítulos e, portanto, não serão revisadas em detalhe aqui, exceto em um contexto de diagnóstico diferencial como, por exemplo, vasculite crioglobulinêmica (Cap. 21), vasculite por IgA (púrpura de Henoch-Schönlein; Cap. 23) e doença antimembrana basal glomerular (anti-MBG; Cap. 24). Os nefrologistas entram em contato mais habitualmente com pacientes com vasculites de pequenos vasos, uma vez que estas frequentemente podem causar glomerulonefrite (GN). Dessa maneira, as vasculites de pequenos vasos são o foco principal do presente capítulo.

Vasculites de Pequenos Vasos

As vasculites de pequenos vasos são poliangeítes necrotizantes que acometem predominantemente vasos menores que as artérias, incluindo os capilares, as vênulas e as arteríolas; entretanto, as artérias também podem estar envolvidas.[4] Os alvos renais mais comuns das vasculites de pequenos vasos são os capilares glomerulares, e, portanto, as manifestações clínicas renais mais comuns são as GN.

Vasculites de Médios Vasos

As vasculites de médios vasos são arterites necrotizantes que acometem predominantemente as artérias viscerais principais.[4] Nos rins, as artérias interlobares e as artérias arqueadas são as mais frequentemente afetadas, embora possa haver acometimento desde a artéria renal principal às artérias interlobulares menores. A inflamação e a necrose das artérias podem resultar em trombose ou ruptura, o que provoca infarto e hemorragia intrarrenal, respectivamente.

Vasculites de Grandes Vasos

As vasculites de grandes vasos são arterites granulomatosas que acometem a aorta e seus ramos principais de forma mais frequente que as outras formas de vasculites.[4] Quando há envolvimento renal, as regiões mais acometidas são os óstios e os leitos das artérias renais principais. A manifestação clínica mais comum é a hipertensão renovascular.

VASCULITE DE PEQUENOS VASOS PAUCI-IMUNES

As vasculites de pequenos vasos podem ser divididas em vasculites por *imunocomplexos*, com depósitos moderados ou densos de imunoglobulina nas paredes dos vasos, e vasculites *pauci-imunes*, com mínimos ou ausentes depósitos nas paredes vasculares.[4] As vasculites pauci-imunes de pequenos vasos muitas vezes se associam a autoanticorpos anticitoplasma de neutrófilos circulantes (ANCAs).[5] As vasculites associadas a ANCAs compartilham uma apresentação indistinguível de vasculite necrotizante de pequenos vasos, com acometimento de capilares, vênulas, arteríolas e pequenas artérias.[1-5] Alguns pacientes com *vasculite associada a ANCAs* (VAA) não manifestam envolvimento das artérias, mesmo que tenham acometimento de capilares glomerulares, causando GN; capilares alveolares pulmonares, causando hemorragia pulmonar; ou vênulas dérmicas, causando púrpura. As variantes das vasculites de pequenos vasos pauci-imunes são classificadas com base em características clínicas, laboratoriais e anatomopatológicas,[4] como se segue:

- *Poliangeíte microscópica* (PAM) é uma vasculite de pequenos vasos pauci-imune que ocorre sem a presença de inflamação necrotizante do tipo granulomatosa.
- *Poliangeíte granulomatosa* (Wegener) (GPA) é uma vasculite de pequenos vasos pauci-imune associada a inflamação necrotizante do tipo granulomatosa, na maioria das vezes com acometimento do trato respiratório.
- *Poliangeíte granulomatosa eosinofílica* (Churg-Strauss) (EGPA) é uma vasculite de pequenos vasos pauci-imune associada a asma, eosinofilia e inflamação necrotizante do tipo granulomatosa.

PAM, GPA e, menos frequentemente, EGPA compartilham um padrão indistinguível de GN, que é a expressão da vasculite nos capilares glomerulares.[1,2] Na fase aguda da doença, a GN geralmente cursa com necrose e formação de crescentes e mínimos ou ausentes depósitos de imunoglobulinas, sendo nomeada como *glomerulonefrite crescêntica pauci-imune*. Quando ocorre em um contexto de aparente ausência de vasculite sistêmica, a GN crescêntica pauci-imune é por vezes denominada vasculite limitada ao rim.

Patogênese

A poliangeíte microscópica, a GPA, a EGPA e a vasculite limitada ao rim são todas associadas a ANCAs.[5-9] As especificidades antigênicas de ANCA mais comuns em pacientes com vasculites e GN são proteinase 3 (PR3) e mieloperoxidase (MPO). Recentemente, identificaram-se autoanticorpos contra a proteína 2 de membrana associada ao lisossomo na circulação da maioria dos pacientes com MPO--ANCA ou PR3-ANCA.[10] LAMP-2 é homóloga à adesina bacteriana FimH e, portanto, anticorpos contra LAMP-2 podem ser produzidos a partir de mimetismo molecular secundário a infecções por bactérias Gram-negativas fimbriadas. Além disso, ratos injetados com anti–LAMP-2 ou imunizados com FimH desenvolvem GN focal crescêntica necrotizante pauci-imune. Entretanto, pelo menos um grupo

Envolvimento Vascular Renal nas Vasculites

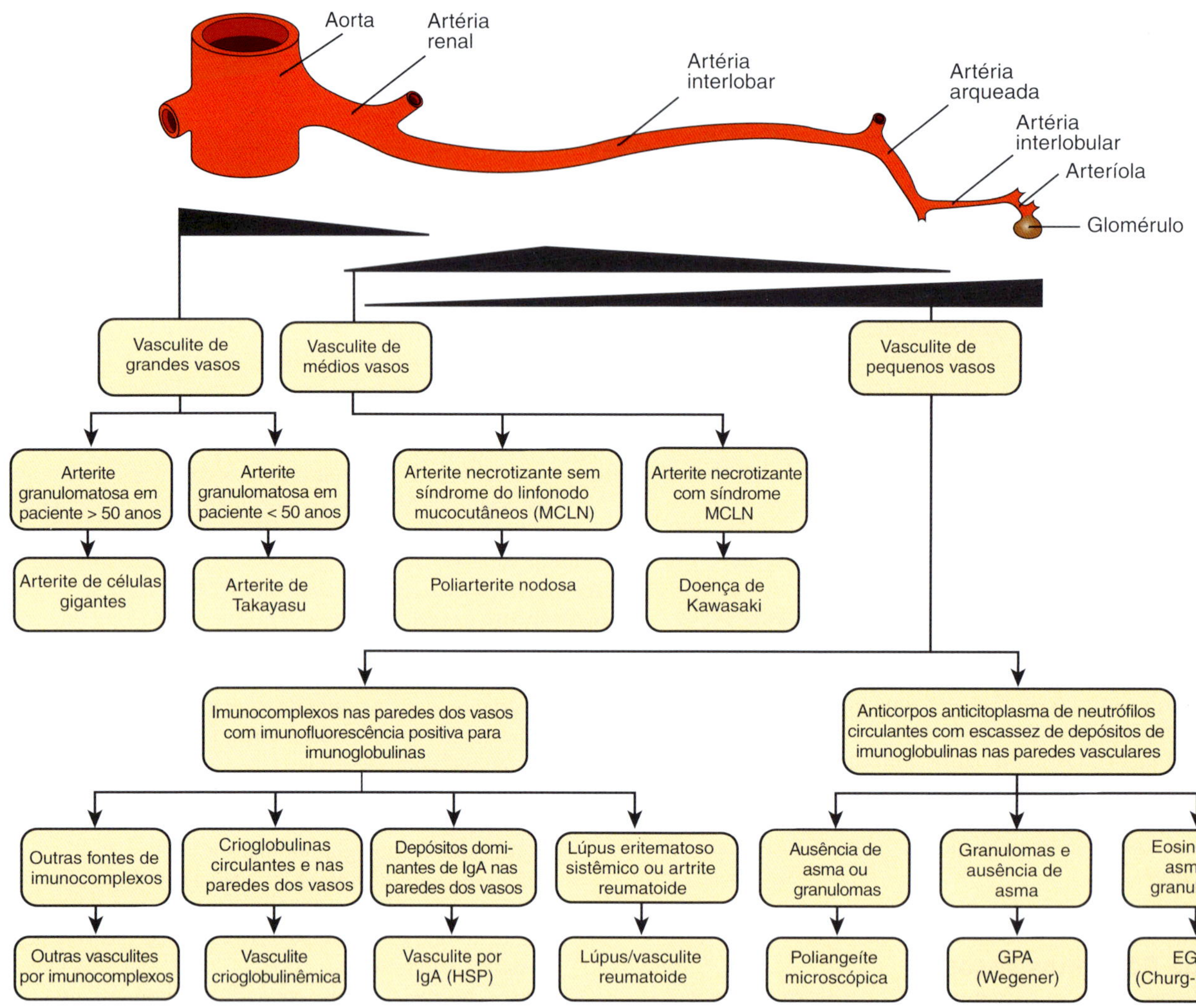

Figura 25-1 Vasculite Renal. Distribuição do envolvimento vascular renal predominante em diversas vasculites. As alturas dos trapezoides representam a frequência relativa do envolvimento das diferentes porções da vasculatura renal pelas três principais categorias de vasculite. *EGPA*, poliangeíte granulomatosa eosinofílica; *GPA*, poliangeíte granulomatosa; *HSP*, púrpura de Henoch-Schönlein. *(Modificado a partir da referência 3.)*

de pesquisadores não foi capaz de reproduzir esses resultados.[11] Isso significa que tais observações são intrigantes, mas merecem confirmações adicionais.

A forte associação entre a presença de ANCAs e a forma característica de vasculite de pequenos vasos sugere que os ANCAs estejam envolvidos na patogênese.[5-9] O relato de caso de um neonato que desenvolveu GN e hemorragia alveolar possivelmente causado pela passagem transplacentária de IgG MPO-ANCA é intrigante, mas não foi confirmada por relatos posteriores.[12] A observação de que os títulos de ANCA se correlacionam com atividade de doença também sugere um papel na patogênese; todavia, esta não é uma correlação robusta, uma vez que pacientes com PAM, GPA ou vasculite crescêntica pauci-imune limitada ao rim clínica e patologicamente confirmadas apresentam testes negativos para ANCA pelas metodologias sorológicas convencionais. Um estudo recente explica tais discrepâncias, pelo menos em pacientes com MPO-ANCA, através da multiplicidade de especificidades de epítopos de ANCAs.[13] De acordo com esta teoria, a especificidade do epítopo MPO-ANCA determina não apenas sua patogenicidade, mas também sua detectabilidade e o valor

preditivo positivo do teste para MPO-ANCA circulante. Por exemplo, ANCAs com determinadas especificidades apenas estão presentes em pacientes com doença em atividade, enquanto outras especificidades MPO-ANCA ocorrem tanto em pacientes com doença ativa quanto em pacientes em remissão, ou até em indivíduos saudáveis (ANCAs naturais), embora em títulos muito baixos. Alguns pacientes acometidos por VAA com sorologia negativa por meio de testes convencionais têm MPO-ANCA com especificidade de epítopo muito restrita, que podem ser detectados com técnicas especiais.[13]

O potencial patogênico dos ANCAs é suportado pela observação de que a administração de certas drogas — como o propiltiouracil, a hidralazina e a penicilamina — pode induzir VAA.[14] A cocaína adulterada com levamisol também pode induzir VAA associada a altos títulos de PR3-ANCA, MPO-ANCA e ANCA antielastase de neutrófilos.[15] A vasculite induzida por levamisol apresenta frequente envolvimento leucocitoclástico cutâneo e angeíte de trato respiratório superior, e raramente acometimento renal ou pulmonar.

Algumas observações *in vitro* sugerem mecanismos pelos quais ANCAs podem resultar em lesão vascular.[6,7] A estimulação dos

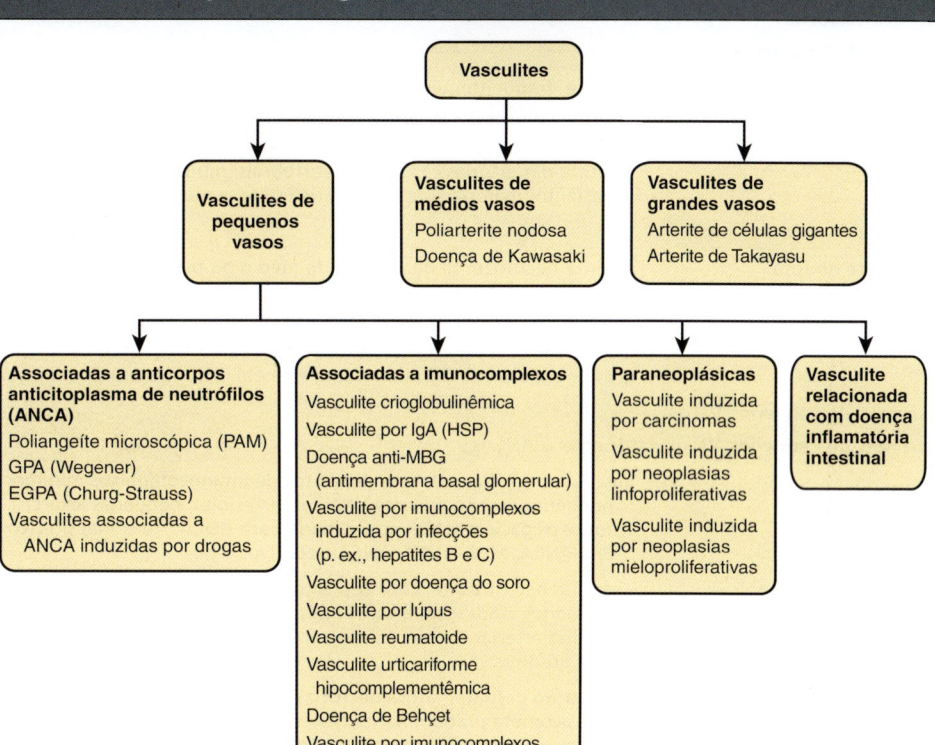

Figura 25-2 Principais categorias de vasculite não infecciosa. Não estão incluídas as vasculites sabidamente causadas por invasão direta das paredes vasculares por patógenos infecciosos, tais como vasculite por riquétsia e vasculite gonocócica. *EGPA*, poliangeíte granulomatosa eosinofílica; *GPA*, poliangeíte granulomatosa; *HSP*, púrpura de Henoch-Schönlein.

neutrófilos por citocinas, como ocorreria em uma infecção viral, faz com que os neutrófilos aumentem a expressão de antígenos citoplasmáticos em suas superfícies, onde elas são acessíveis, para interagir com os ANCAs. Neutrófilos estimulados por citocinas e expostos a ANCA são capazes de liberar IgGs de seus grânulos, liberar metabólitos tóxicos de oxigênio e exterminar células endoteliais cultivadas.[6,7,16-18]

Complexos de antígeno-ANCA se adsorvem nas células endoteliais, onde podem participar da formação de imunocomplexos *in situ*.[19] A ativação dos neutrófilos pelos ANCAs é mediada tanto pela ligação da porção F(ab)'₂ da molécula de ANCA aos neutrófilos, quanto pela ocupação dos receptores Fc.[20,21] Neutrófilos ativados por ANCAs são capazes de aderir-se às células endoteliais e liberar mediadores de lesão inflamatória celular.[17,18] *In vivo*, estes eventos levariam à vasculite como resultado de adesão, penetração e destruição das paredes vasculares pelos neutrófilos ativados (Fig. 25-3).[22]

A capacidade de ANCA-IgGs causarem GN e vasculite necrosante pauci-imune já foi demonstrada em vários modelos animais induzidos com MPO-ANCA, embora um modelo de doença PR3-ANCA amplamente aceito ainda não tenha sido desenvolvido. Camundongos selvagens ou imunodeficientes que recebem anticorpos anti-MPO por via intravenosa desenvolvem GN necrosante focal com crescentes pauci-imunes.[23] Desenvolveu-se um modelo de GN necrosante pauci-imune em ratos imunizando-se estes animais com MPO humana, resultando no desenvolvimento de anticorpos que reagem de forma cruzada com MPO de rato e são capazes de induzir crescentes e necrose glomerular pauci-imune.[24] A GN MPO-ANCA em camundongos é mediada pela ativação de neutrófilos, modulada por repertório de receptor gama Fc e pode ser prevenida pela depleção de neutrófilos.[6,7,25] A ativação da via alternativa do complemento desempenha um papel na amplificação da inflamação induzida por ANCAs.[26] Os neutrófilos ativados por ANCAs liberam

fatores que ativam a via alternativa do complemento, resultando na geração de C5a, fortemente quimiotáxico para neutrófilos e neutrófilos ativados, promovendo uma ativação ainda maior pelos ANCAs.[27,28] A relevância clínica destas observações experimentais é suportada por um estudo demonstrando que pacientes portadores de VAA apresentaram aumento dos níveis plasmáticos de marcadores de ativação da via alternativa C3a, C5a, C5b-9 solúvel e Bb durante a doença ativa, mas não durante a remissão, e que o nível plasmático de Bb se correlacionou com a porcentagem de crescentes celulares em biópsias renais e com escores de Birmingham de atividade de vasculite.[29]

Assim, os dados clínicos e experimentais indicam que os ANCAs são capazes de ativar os neutrófilos e causar vasculite, especialmente se houver estímulos pró-inflamatórios simultâneos e sinérgicos. A exigência de um processo inflamatório sinérgico pode refletir-se na associação frequente da superveniência de vasculite de pequenos vasos ANCA com uma síndrome *flu-like* ("síndrome gripal").[30] Essa síndrome é uma manifestação dos altos níveis circulantes de citocinas que poderiam servir como fatores de ativação para neutrófilos, tornando-os ainda mais receptivos a ativação pelos ANCAs.

Epidemiologia

As manifestações de Granulomatose de Wegener (GPA), PAM e EGPA geralmente começam durante a quinta, sexta e sétima décadas de vida, mas podem ocorrer em qualquer idade. Há uma ligeira predominância do sexo masculino. Nos Estados Unidos, a incidência é desproporcionalmente maior em caucasianos que em afro-americanos. Na Europa, a PAM tem uma prevalência de aproximadamente 2,5 em 100.000 indivíduos; GPA, 2,5 em 100.000; e EGPA, de 1 em 100.000.[31] A GPA é mais comum em climas mais frios, ao passo que a PAM tem uma tendência oposta. As VAAs na Ásia são muito mais frequentemente associadas a MPO-ANCA que PR3-ANCA.[32]

Categorias e Definições das Vasculites

Categoria/Nome	Definição
Vasculite de Grandes Vasos	
Arterite de Takayasu	Arterite, frequentemente granulomatosa, que acomete predominantemente aorta e/ou seus ramos principais. Na maior parte dos casos, início em pacientes com menos de 50 anos de idade.
Arterite de células gigantes	Arterite frequentemente granulomatosa, geralmente acomete aorta e/ou seus ramos principais, com predileção por ramos das artérias carótidas e vertebrais; muitas vezes envolve a artéria temporal. Na maioria das vezes, início em pacientes maiores que 50 anos de idade, e muitas vezes associada à polimialgia reumática.
Vasculites de Médios Vasos	
Poliarterite nodosa	Arterite necrotizante de artérias de médio ou pequeno calibre, sem glomerulonefrite (GN) ou vasculite em arteríolas, capilares ou vênulas; não associada a ANCAs.
Doença de Kawasaki	Arterite associada à síndrome de linfonodos mucocutâneos, acomete predominantemente artérias de médio e pequeno calibre; artérias coronarianas estão frequentemente envolvidas, aorta e outras grandes artérias podem estar envolvidas. Geralmente, ocorre em lactentes e crianças jovens.
Vasculites de Pequenos Vasos	
Vasculites de Pequenos Vasos Associadas a ANCAs	
	Vasculite necrotizante, com depósitos de imunocomplexos mínimos ou ausentes, que acomete predominantemente pequenos vasos (capilares, vênulas, arteríolas, pequenas artérias), associadas a MPO-ANCA ou PR3-ANCA. Nem todos os pacientes têm positividade para ANCA. Adicionar prefixo indicando a reatividade para ANCA, por exemplo, PR3-ANCA, MPO-ANCA, ANCA-negativo.
Poliangeíte microscópica (PAM)	Vasculite necrotizante, com depósitos de imunocomplexos mínimos ou ausentes, que acomete predominantemente pequenos vasos (capilares, vênulas, arteríolas). Pode estar presente arterite necrotizante envolvendo pequenas e médias artérias. É comum ocorrer GN necrotizante, e também capilarite pulmonar. A inflamação granulomatosa está ausente.
Granulomatose com poliangeíte (Wegener) (GPA)	Inflamação granulomatosa necrotizante que envolve geralmente trato respiratório superior e inferior, e vasculite que acomete predominantemente vasos de pequeno e médio calibre (capilares, vênulas, arteríolas, artérias, veias). É comum ocorrer GN necrotizante.
Granulomatose eosinofílica com poliangeíte (Churg-Strauss) (EGPA)	Inflamação granulomatosa necrotizante rica em eosinófilos que frequentemente envolve o trato respiratório, e vasculite que acomete predominantemente vasos de pequeno e médio calibre, com asma e eosinofilia associadas. A positividade para ANCA é mais observada quando GN está presente.
Vasculites de Pequenos Vasos Associadas a Imunocomplexos	
	Vasculite com depósitos moderados a importantes de imunoglobulinas e/ou componentes do sistema complemento nas paredes vasculares, que acomete predominantemente pequenos vasos (capilares, vênulas, arteríolas, pequenas artérias). GN é comum.
Doença antimembrana basal glomerular (anti-MBG)	Vasculite que acomete capilares glomerulares, capilares pulmonares, ou ambos, com deposição de autoanticorpos antimembrana basal. O envolvimento pulmonar causa hemorragia pulmonar e o envolvimento renal resulta em GN com necrose e crescentes.
Vasculite crioglobulinêmica	Vasculite com depósitos de crioglobulinas, que acomete predominantemente pequenos vasos (capilares, vênulas ou arteríolas) e são associadas à presença de crioglobulinas no soro. Pele, glomérulos e nervos periféricos estão frequentemente envolvidos.
Vasculite por IgA (VIgA) (Púrpura de Henoch-Schönlein)	Vasculite com depósitos imunes principalmente de IgA, que acomete pequenos vasos (predominantemente capilares, vênulas ou arteríolas). Muitas vezes envolve pele e trato gastrointestinal, e frequentemente provoca artrite. Pode ocorrer GN indistinguível de nefropatia por IgA.
Vasculite urticariforme hipocomplementêmica (vasculite anti-C1q)	Vasculite acompanhada de urticária e hipocomplementemia, que acomete pequenos vasos (capilares, vênulas, arteríolas), associada a anticorpos anti-C1q. São comuns GN, artrite, doença pulmonar obstrutiva, e inflamação ocular.

Tabela 25-1 Nomenclatura e definições das categorias de vasculite. Classificação adotada pela Conferência de Consenso de Chapel Hill para nomenclatura das vasculites sistêmicas. Observe que todas as três categorias afetam as artérias, mas apenas as vasculites de pequenos vasos têm predileção por vasos menores que as artérias. ANCA, anticorpos anticitoplasma de neutrófilos. (Modificado a partir da referência 22.)

Manifestações Clínicas

As manifestações inespecíficas de doenças inflamatórias sistêmicas — tais como febre, mal-estar, anorexia, perda de peso, mialgias e artralgias — muitas vezes estão presentes. Muitos pacientes com vasculite identificam o início de sua doença como uma doença semelhante à gripe. [30] As manifestações clínicas da GPA, PAM e EGPA são extremamente polimórficas, porque são influenciadas pelos órgãos de envolvimento e o grau de atividade *versus* cronicidade. Todas as três categorias de vasculite compartilham características da vasculite de pequenos vasos, e pacientes com GPA e EGPA apresentam as características adicionais que definem cada uma dessas síndromes. [3,4,30,33,34] O envolvimento renal ocorre com frequência na GPA e na PAM e,

menos frequentemente, na EGPA (Tabela 25-2). As manifestações renais mais comuns resultam do envolvimento glomerular e incluem hematúria, proteinúria e insuficiência renal. Muitas vezes, a insuficiência renal tem as características de glomerulonefrite rapidamente progressiva (GNRP) no GPA e PAM, mas geralmente é menos grave na EGPA. Os pacientes com GPA e PAM também podem apresentar glomerulonefrite subaguda ou crônica. Uma coorte de mais de 300 pacientes com GN pauci-imune avaliados com biópsia renal apresentou idade média de 56 ± 20 anos (intervalo de 2 a 92 anos), relação homem–mulher de 1,0:0,9, concentração média de creatinina sérica de 6,5 ± 4,0 mg/dL (faixa de 0,8 a 22,1 mg/dL) e proteinúria de 1,9 ± 3,0 g/dia (faixa de 0,1 a 18 g/dia). [35]

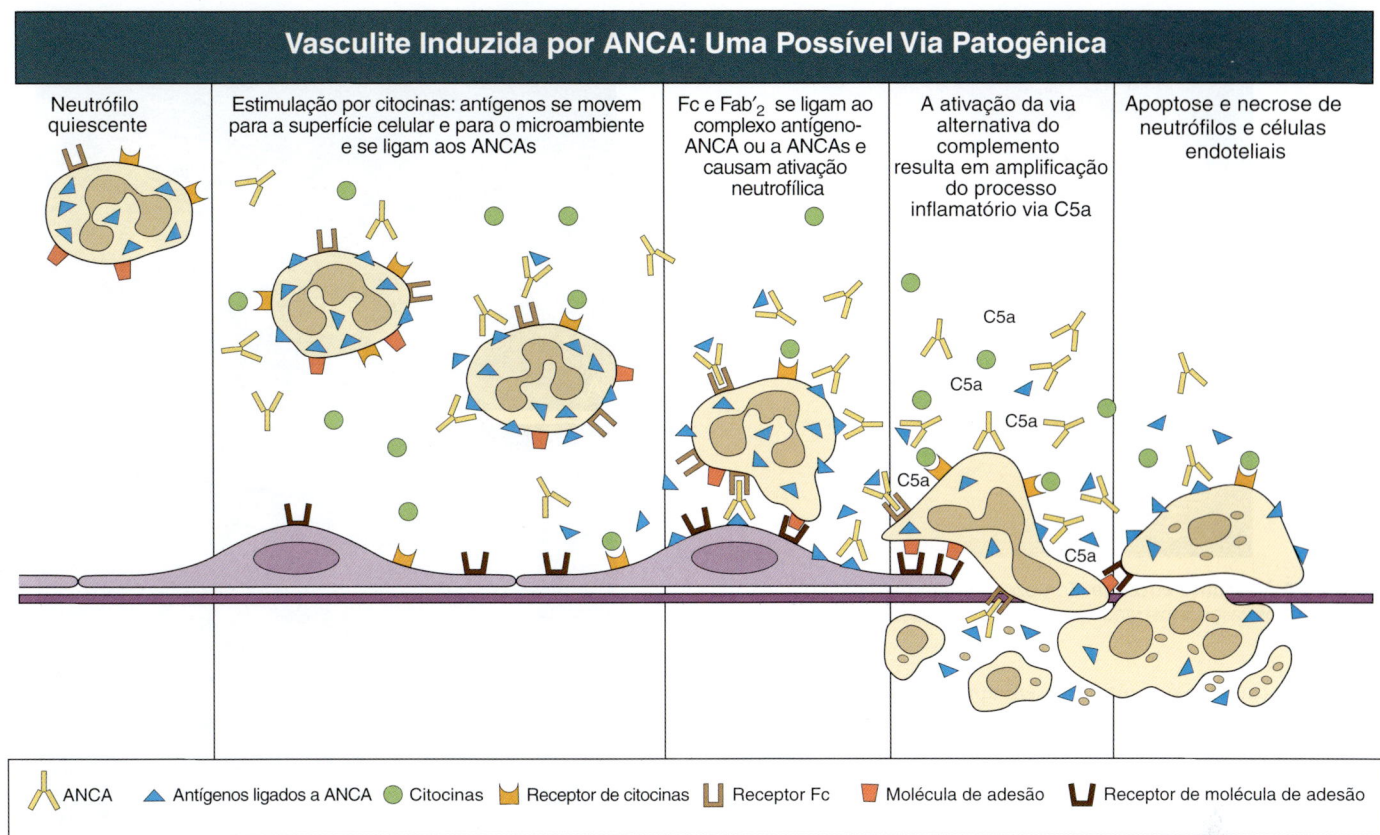

Vasculite Induzida por ANCA: Uma Possível Via Patogênica

| Neutrófilo quiescente | Estimulação por citocinas: antígenos se movem para a superfície celular e para o microambiente e se ligam aos ANCAs | Fc e Fab′$_2$ se ligam ao complexo antígeno-ANCA ou a ANCAs e causam ativação neutrofílica | A ativação da via alternativa do complemento resulta em amplificação do processo inflamatório via C5a | Apoptose e necrose de neutrófilos e células endoteliais |

Legenda: ⅄ ANCA ▲ Antígenos ligados a ANCA ● Citocinas ⅃ Receptor de citocinas ⊔ Receptor Fc ▮ Molécula de adesão ⊎ Receptor de molécula de adesão

Figura 25-3 Vasculite induzida por anticorpo anticitoplasma de neutrófilos (ANCA). Sequência hipotética de eventos patogênicos. *(Modificado a partir da referência 22).*

Envolvimento dos Sistemas Orgânicos nas Vasculites de Pequenos Vasos

Sistema Orgânico	Frequência de envolvimento (%)				
	Poliangeíte Microscópica	*GPA (Wegener)*	*EGPA (Churg-Strauss)*	*Vasculite por IgA (HSP)*	*Vasculite Crioglobulinêmica*
Renal	90	80	45	50	55
Cutâneo	40	40	50	90	90
Pulmonar	50	90	90	< 5	< 5
Ouvidos/nariz/garganta	35	90	50	< 5	< 5
Musculoesquelético	60	60	50	75	70
Neurológico	30	50	60	10	40
Gastrointestinal	50	50	70	60	30

Tabela 25-2 Envolvimento dos sistemas orgânicos nas vasculites de pequenos vasos. *GPA*, granulomatose com poliangeíte; *EGPA*, granulomatose eosinofílica com poliangeíte; *HSP*, púrpura de Henoch-Schönlein. *(Modificado a partir da referência 2).*

O envolvimento cutâneo é frequente nas vasculites. Púrpura é uma manifestação comum de GPA, PAM e EGPA (Fig. 25-4). É mais comum nas extremidades inferiores, tende a ocorrer como surtos recorrentes e pode ser acompanhada por pequenas áreas de ulceração. As lesões cutâneas nodulares são muito mais frequentes na GPA e na EGPA que na PAM. Os nódulos podem resultar de arterite dérmica ou subcutânea e inflamação granulomatosa necrotizante.

O envolvimento do trato respiratório superior é mais comum na GPA e na EGPA, mas também ocorre na PAM.[36] Nas três categorias, os pacientes podem cursar com hemorragia pulmonar causada por capilarite hemorrágica alveolar. Os pacientes com GPA e EGPA também podem apresentar lesão pulmonar causada por inflamação granulomatosa necrotizante, que pode ser identificada radiograficamente como lesões nodulares ou cavitações. Por definição, pacientes com PAM não desenvolvem lesões granulomatosas do trato respiratório.[4]

As manifestações da doença no trato respiratório superior incluem estenose subglótica, sinusite, rinite, otite, colapso do septo nasal e inflamação de estruturas oculares. Esses acometimentos são mais comuns na GPA, mas podem ocorrer na EGPA e na PAM. A inflamação do trato respiratório superior na PAM resulta de angeíte isolada, sem inflamação granulomatosa. A destruição óssea, por outro lado, com consequente perfuração septal e o nariz em sela, parece depender de inflamação granulomatosa necrotizante e, por conseguinte, não ocorre na PAM. Quando pacientes com nariz em sela apresentam positividade para ANCA, é quase sempre do tipo PR3-ANCA.[36]

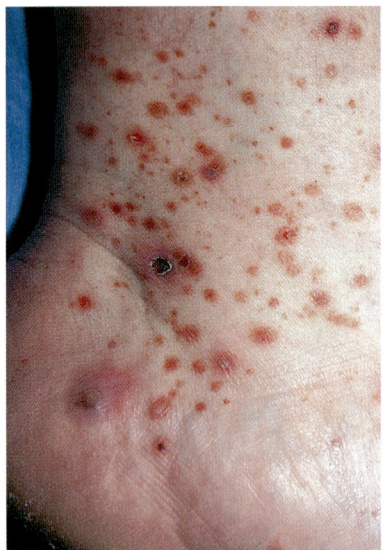

Figura 25-4 Vasculite cutânea. Tornozelo de um paciente com vasculite de pequenos vasos, mostrando púrpura e algumas pequenas úlceras.

A doença cardíaca é identificada em aproximadamente 50% dos pacientes com EGPA, mas em menos de 20% dos pacientes com GPA ou PAM. As manifestações variam de arritmia transitória e hipocinesia ventricular, que respondem ao tratamento imunossupressor, até infarto e miocardite com grave risco de vida. Também podem ocorrer pericardite e endocardite.

A neuropatia periférica, geralmente com um padrão de mononeurite múltipla, é a manifestação neurológica mais comum das vasculites e é mais frequente na EGPA. O envolvimento do sistema nervoso central é menos comum e, quando ocorre, manifesta-se principalmente como vasculite meníngea. O envolvimento gastrointestinal normalmente se manifesta como dor abdominal e sangue nas fezes, com isquemia mesentérica e, raramente, perfuração intestinal. As vasculites hepática e pancreática podem imitar a hepatite e a pancreatite clinicamente e cursar com elevação das enzimas do fígado e do pâncreas.

Anticorpos Anticitoplasma de Neutrófilos

Os testes sorológicos para detecção de ANCAs são um procedimento diagnóstico útil para vasculite de pequenos vasos pauci-imune e GN pauci-imune, mas devem ser interpretados no contexto de outras características do paciente.[37-41] Os testes laboratoriais para detecção de ANCAs devem incluir tanto o ensaio de imunofluorescência indireta por microscopia (IFA) como o imunoensaio enzimático (EIA).[38] Os IFA utilizam neutrófilos humanos normais como substrato e produzem dois padrões principais de coloração (Fig. 25-5): citoplasmático (c-ANCA), em que a coloração se dá difusamente em todo o citoplasma; e perinuclear (p-ANCA). Por EIA, a maioria dos c-ANCA demonstra especificidade para protease 3 (PR3-ANCA), e a maioria dos p-ANCA demonstra especificidade para mieloperoxidase (MPO-ANCA). Para uma acurácia diagnóstica adequada, todos os algoritmos sorológicos para ANCA devem incluir uma análise imunoquímica para a especificidade dos antígenos, tais como o EIA.[38] Embora resultados positivos sejam raros em indivíduos completamente saudáveis, aproximadamente um quarto dos pacientes com outras doenças renais inflamatórias (especialmente o lúpus) apresenta um resultado IFA falso-positivo (na maioria das vezes com um padrão p-ANCA), e cerca de 5% apresenta um resultado EIA falso-positivo (geralmente em baixos títulos).[39]

Os testes sorológicos de detecção de ANCAs têm boa sensibilidade para VAA (80% a 90%). A especificidade e o valor preditivo

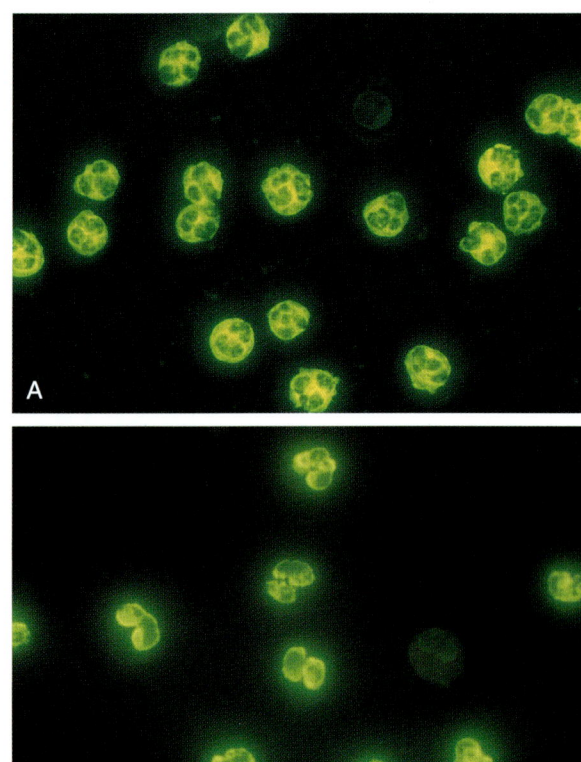

Figura 25-5 Anticorpos anticitoplasma de neutrófilos (ANCAs). Padrão de coloração por imunofluorescência indireta de neutrófilos humanos normais fixados em álcool. **A**, padrão citoplasmático causado por ANCAs com especificidade para proteinase 3. **B**, padrão perinuclear causado por ANCAs com especificidade para mieloperoxidase (anti-IgG). (Magnificação Original × 250).

dependem da população de pacientes e da qualidade do ensaio.[37,41] Embora ANCAs sejam mais frequentes em pacientes com GN crescêntica pauci-imune, um quarto a um terço dos pacientes com GN crescêntica anti-MBG e um quarto das pessoas com GN por imunocomplexos idiopática com 50% ou mais de crescentes são ANCA-positivas.[35,42] Alguns desses pacientes apresentam tipos bem reconhecidos de GN por imunocomplexos complicados por ANCA, como a glomerulopatia membranosa e a nefropatia por IgA, e outros pacientes apresentam uma doença por imunocomplexos IgG-dominante não lúpica que não pode ser classificada com maior detalhe. Sabe-se que pacientes com ANCA e anticorpos antimembrana basal glomerular (anti-MBG) simultaneamente têm pior prognóstico que pacientes com ANCA isoladamente.

A Tabela 25-3 fornece uma estimativa das frequências relativas de PR3-ANCA/c-ANCA e MPO-ANCA/p-ANCA nos diferentes fenótipos clínicos de VAA. PR3-ANCA/c-ANCAs são mais predominantes na GPA, e MPO-ANCA/p-ANCAs são mais prevalentes em GN pauci-imune limitada ao rim e EGPA. Os pacientes com PAM têm uma distribuição mais equilibrada de PR3-ANCA/c-ANCA *versus* MPO-ANCA/p-ANCA, embora isso apresente variações entre regiões geográficas, como dito anteriormente. Pacientes com EGPA têm a mais baixa frequência global da ANCA, mas a frequência do ANCA é muito maior em pacientes com GN (75%) que naqueles com nenhuma GN (26%).[43] As especificidades dos ANCAs correlacionam-se com sintomas clínicos, com PR3-ANCA apresentando a mais alta frequência (~ 90% quando ANCA presente) em pacientes que têm doença destrutiva do trato respiratório superior, especialmente nariz em sela.[36]

ANCA nas Vasculites de Pequenos Vasos

Doença	Frequência (%)		
	Proteinase 3 (PR-3, geralmente c-ANCA)	Mieloperoxidase (MPO, geralmente p-ANCA)	Negativo
Granulomatose com poliangeíte (Wegener)	70	25	5
Poliangeíte microscópica	40	50	10
Granulomatose eosinofílica com poliangeíte (Churg-Strauss)	5	40	55
GN crescêntica pauci-imune limitada ao rim	20	70	10

Tabela 25-3 **Anticorpos anticitoplasma de neutrófilos (ANCA) em vasculite de pequenos vasos.** Frequência aproximada de ANCAs com especificidade para proteinase 3 (PR3/c-ANCA) e para mieloperoxidase (MPO/p-ANCA) em pacientes com diferentes categorias de vasculite de pequenos vasos pauci-imune e glomerulonefrite crescêntica. *GN*, glomerulonefrite.

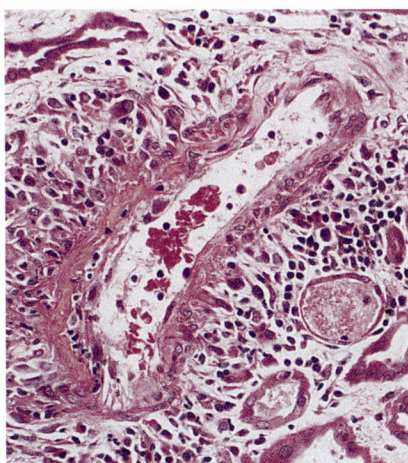

Figura 25-6 **Arterite necrotizante da artéria interlobular em paciente com vasculite de pequenos vasos associada a ANCA.** Há necrose fibrinoide segmentar com infiltração leucocitária perivascular adjacente. (Coloração por hematoxilina-eosina [HE]; ×50.)

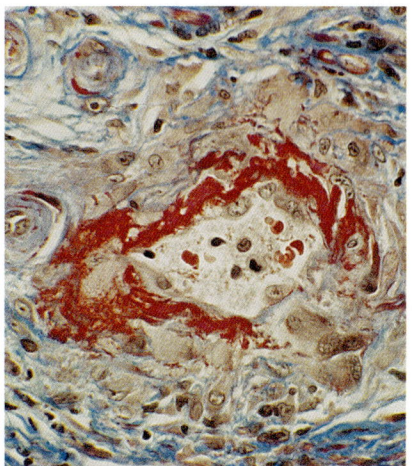

Figura 25-7 **Arterite necrotizante da artéria interlobular em paciente com vasculite de pequenos vasos associada a ANCA.** A necrose fibrinoide é indicada pela coloração vermelha. (Tricrômico de Masson; ×100.)

As alterações dos títulos dos ANCAs ao longo do tempo correlacionam-se, em certa extensão, com a atividade da doença, mas não são marcadoras infalíveis e, portanto, devem ser interpretadas com cautela.[39,44] Em geral, os títulos diminuem com tratamento e aumentam antes da recorrência da doença ou durante esta. Um aumento dos títulos de ANCA deve indicar uma avaliação cuidadosa do paciente em busca de evidências de exacerbação, mas a maioria dos clínicos não modificam o tratamento na ausência de sinais clínicos associados. Um estudo recente sugere que ensaios de detecção epítopo-específicos podem fornecer melhor correlação e capacidade de previsão da atividade de doença.[13] Algumas especificidades de MPO-ANCAs só ocorrem em pacientes com a doença ativa, desaparecem com a remissão e reaparecem durante a recaída, ao passo que outras especificidades permanecem detectáveis mesmo durante a remissão da doença.

Em 10 a 20% dos pacientes com GN pauci-imune necrotizante e vasculite de pequenos vasos pauci-imune, o ANCA será negativo. As características clinicopatológicas e a evolução desses pacientes não são diferentes dos pacientes ANCA-positivos.[45] Utilizando-se os ensaios específicos para epítopo mencionados anteriormente, alguns pacientes com VAA negativos pelos testes convencionais têm MPO-ANCAs com especificidade restrita detectáveis por técnicas mais sensíveis e que removam fatores de mascaramento.[13]

Os testes de detecção de ANCAs podem ser positivos em condições inflamatórias diferentes de vasculite, incluindo doença inflamatória intestinal (DII), artrite reumatoide, doenças hepáticas inflamatórias crônicas, endocardite bacteriana e fibrose cística. Na DII, as especificidades dos ANCAs podem não ser contra PR3 ou MPO, mas sim contra outros antígenos dos neutrófilos, incluindo lactoferrina, catepsina G e proteína de aumento da permeabilidade/bactericida (BPI).

Patologia

A lesão vascular aguda das vasculites de pequenos vasos pauci-imunes é do tipo necrose fibrinoide segmentar, frequentemente acompanhada de infiltração leucocitária e leucocitoclasia[1,2,46-49] (fragmentação de leucócitos; Fig. 25-6 e 25-7). As lesões vasculíticas mais precoces apresentam infiltrados neutrofílicos que são rapidamente substituídos por leucócitos predominantemente mononucleares. As lesões necrotizantes agudas evoluem para lesões escleróticas e podem ser complicadas por trombose.

Essas lesões necrotizantes focais podem acometer diferentes vasos, causando assim diversos sinais e sintomas. Por exemplo, o envolvimento dos capilares glomerulares resulta em nefrite; dos capilares alveolares, em hemorragia pulmonar; das vênulas dérmicas, em púrpura; das vênulas da mucosa respiratória superior, em rinite e sinusite; das artérias viscerais abdominais, em dor abdominal; e das artérias epineurais, em mononeurite múltipla.

A lesão glomerular comum às vasculites de pequenos vasos pauci-imunes é a GN necrotizante, geralmente com formação de crescentes.[1,2,46-49] As lesões iniciais ou leves apresentam necrose fibrinoide segmentar com ou sem um pequeno crescente adjacente (Fig. 25-8). Lesões agudas graves podem demonstrar essencialmente necrose global com grandes crescentes circunferenciais (Fig. 25-9). Uma coorte

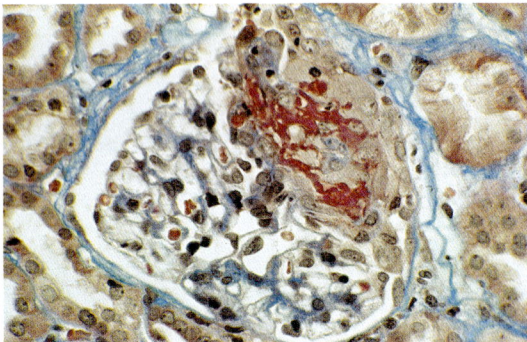

Figura 25-8 **Necrose glomerular segmentar e formação de crescente em paciente com vasculite de pequenos vasos associada a ANCA.** O material fibrinoide aparece em vermelho. Os segmentos não envolvidos parecem normais. (Tricrômico de Masson; ×150.)

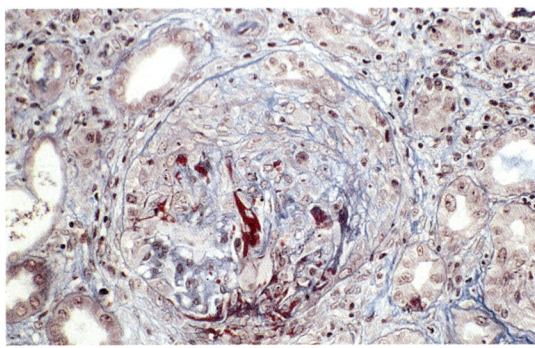

Figura 25-9 **Necrose glomerular global e formação de crescente circunferencial em um paciente com vasculite de pequenos vasos associada a ANCA.** (Tricrômico de Masson; ×150.)

de 181 amostras de biópsia renal de pacientes com GN associada a ANCA, encontrou 90% das mesmas com crescentes glomerulares que, em média, acometiam 50% dos glomérulos, e com metade apresentando crescentes em mais de 50% dos glomérulos.[27] Geralmente, os segmentos não necróticos dentro dos glomérulos acometidos (Fig. 25-8) e os glomérulos sem necrose demonstram mínimas ou ausentes anormalidades histológicas.

Como mencionado anteriormente, cerca de um quarto dos pacientes com GN anti-MBG e um quarto dos pacientes com GN mediada por imunocomplexos apresentarão testes positivos para ANCAs.[35] Por outro lado, menos de 5% dos pacientes com GN por imunocomplexos sem crescentes serão ANCA-positivos. Portanto, mesmo em pacientes com GN por imunocomplexos, a presença de ANCAs é associada a um aumento da incidência de crescentes (e também inflamação de vasos além de capilares glomerulares). Foi proposta uma classificação histopatológica para GN por vasculites associadas a ANCA: classe esclerótica (≥ 50% de glomérulos globalmente esclerosados), classe focal (≥ 50% de glomérulos normais), classe crescêntica (≥ 50% dos glomérulos com crescentes celulares) ou classe mista, se nenhuma dessas características predominar.[49] A sobrevida renal aos 5 anos foi de 93% para a classe focal, 76% para classe crescêntica, 61% para classe mista e 50% para classe esclerótica. Estudos de validação estão em andamento para se compreender melhor a utilidade desta classificação.

Além da GN, os pacientes com VAA podem também desenvolver arterite renal, mais frequentemente com acometimento das artérias interlobulares (Fig. 25-6 e 25-7), e angeíte medular, com acometimento dos vasos retos (Fig. 25-10). A angeíte medular pode ser grave o suficiente para causar necrose de papila, embora esta seja uma complicação rara.

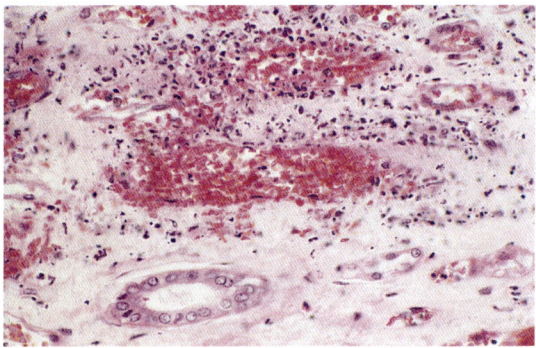

Figura 25-10 **Angeíte leucocitoclástica medular envolvendo os vasos retos em um paciente com granulomatose com poliangeíte.** (Coloração por hematoxilina-eosina [HE]; ×150.)

Os pacientes com GPA e EGPA apresentam lesões patológicas adicionais à vasculite necrotizante de pequenos vasos.[1-4] A inflamação granulomatosa necrotizante da GPA ocorre com mais frequência no trato respiratório e é caracterizada por zonas de necrose cercadas por infiltração mista de neutrófilos, linfócitos, monócitos e macrófagos, muitas vezes incluindo células gigantes multinucleadas dispersas. Eosinófilos em diferentes quantidades podem estar presentes nas lesões da GPA, mas estes são mais conspícuos na inflamação granulomatosa necrotizante da EGPA. Os eosinófilos também são em particular abundantes nas lesões vasculares da EGPA, mas isso não é uma observação patognomônica, uma vez que numerosos eosinófilos podem estar presentes nas lesões vasculares de GPA, PAM, poliarterite nodosa e outras vasculites.

Diagnóstico Diferencial

A vasculite de pequenos vasos associada a ANCA deve ser diferenciada de outras formas de vasculite de pequenos vasos, que podem produzir os mesmos sinais e sintomas.[2] Além disso, deve-se buscar distinguir entre PAM, GPA e EGPA, embora em alguns pacientes isso não possa ser feito de forma conclusiva e não seja necessário para o início da terapia. A confirmação patológica da inflamação granulomatosa presente nas vasculites por ANCA é particularmente difícil, porque espécimes de biópsia pequenas frequentemente demonstram apenas inflamação aguda ou crônica inespecífica e/ou necrose. Assim, evidências outras que não as lesões histológicas, como nódulos ou cavitações pulmonares observadas radiograficamente ou lesões ósseas destrutivas do septo nasal, muitas vezes são usadas como marcadores de inflamação granulomatosa necrotizante para categorizar os pacientes. Devido à toxicidade do tratamento, mesmo um paciente com evidências clínicas e sorológicas substanciais das vasculites associadas a ANCA requer a confirmação patológica de vasculite. Isso pode ser obtido através de biópsia de diferentes sítios, incluindo pele, músculo, nervo, intestino e rins. Quando o paciente tem acometimento renal importante, os achados da biópsia renal também podem ser úteis para prever a resposta ao tratamento e aos desfechos clínicos.[46-49]

Todas as formas de vasculite de pequenos vasos listadas na Figura 25-2 são capazes de produzir manifestações clínicas semelhantes, tais como nefrite, púrpura, neuropatia periférica, mialgias, artralgias e dor abdominal. A Tabela 25-4 enumera uma série de características que auxiliam na distinção entre as várias categorias de vasculite de pequenos vasos.[2] É importante que, para o correto manejo do paciente, seja feita uma diferenciação a mais exata possível, pois as histórias naturais e as opções de tratamento exibem uma variação muito grande. Por exemplo, um paciente com quadro clínico de nefrite, artralgias e dor abdominal poderia ter vasculite por IgA, antigamente denominada púrpura de Henoch-Schönlein, PAM, vasculite crioglobulinêmica

Diagnóstico Diferencial de Vasculites de Pequenos Vasos					
Características	Poliangeíte Microscópica	GPA (Wegener)	EGPA (Churg-Strauss)	Vasculite por IgA (HSP)	Vasculite Crioglobulinêmica
Sinais e sintomas de vasculite*	+	+	+	+	+
Depósitos imunes principalmente de IgA	-	-	-	+	-
Crioglobulinas circulantes e nos vasos	-	-	-	-	+
ANCAs circulantes	+	+	+	-	-
Granulomas necrotizantes	-	+	+	-	-
Asma e eosinofilia	-	-	+	-	-

Tabela 25-4 Diagnóstico diferencial de algumas formas de vasculite. *Todas essas vasculites podem se manifestar com qualquer uma das características das vasculites de pequenos vasos, como nefrite, púrpura, dor abdominal, neuropatia periférica, mialgia e artralgias. Cada uma delas é diferenciada pela presença, e muito importante, pela ausência de determinadas características. *ANCAs*, anticorpos anticitoplasma de neutrófilos; *GPA*, granulomatose com poliangeíte; *EGPA*, granulomatose eosinofílica com poliangeíte; *HSP*, púrpura de Henoch-Schönlein. *(Modificado a partir da referência 2).*

ou outras formas mais raras de vasculite de pequenos vasos. Algumas provas complementares, anatomopatológicas e sorológicas são úteis para um diagnóstico correto (Tabela 25-4). Um teste ANCA positivo (confirmado por EIA como MPO-ANCA ou PR3-ANCA) indica um diagnóstico de PAM ou uma entre as outras vasculites de pequenos vasos pauci-imunes. Um teste ANCA negativo e um ensaio positivo para crioglobulinas (especialmente se acompanhado de hipocomplementemia e sorologia positiva para hepatite C) indicam um diagnóstico de vasculite crioglobulinêmica. Ensaios negativos para ANCA, crioglobulinas e níveis de complemento normal indicam o diagnóstico de vasculite por IgA, sobretudo em pacientes menores de 21 anos. A idade de um paciente influencia a probabilidade de um diagnóstico específico. Por exemplo, aproximadamente 80% das crianças menores de 10 anos com um quadro clínico de púrpura, nefrite e artralgias terá vasculite por IgA. Por outro lado, cerca de 80% dos adultos com mais de 60 anos apresentando os mesmos sintomas terá uma vasculite associada a ANCA. No entanto, cada doença pode ocorrer em qualquer idade. Deve-se considerar a possibilidade de VAA secundária à exposição a drogas como penicilamina, hidralazina e propiltiouracil,[14] bem como cocaína adulterada com levamisol.[15] A embolização por cristais de colesterol também pode imitar as características clínicas de uma vasculite de pequenos vasos, com *rash* de extremidades inferiores; entretanto, os testes para ANCA, nestes casos, são negativos. O diagnóstico diferencial de hemorragia pulmonar e nefrite inclui doença anti-MBG, isolada ou associada a VAA.

História Natural

Antes do advento da terapia imunossupressora, a sobrevida de pacientes com PAM e GPA era ruim, e a maioria deles evoluíam a óbito em menos de 1 ano. Com uma adequada terapia imunossupressora, a sobrevida renal e do paciente em 5 anos é de 65% a 75%, respectivamente.[50-52] A probabilidade de manutenção da função renal em longo prazo é inversamente relacionada com a concentração sérica de creatinina quando do início da terapia, o que indica a importância do diagnóstico precoce e do início rápido do tratamento adequado. A probabilidade de sobrevivência do paciente aumenta com a instituição precoce de tratamento para hemorragia pulmonar e/ou sepse e com medidas que evitem o excesso de imunossupressão que poderia levar a infecções potencialmente fatais. Os efeitos adversos à terapia, incluindo as infecções, são a principal causa de morte no ano seguinte ao diagnóstico.[50] Idade avançada, maior concentração de creatinina sérica na apresentação, hemorragia pulmonar e, principalmente, insuficiência renal dependente de diálise se relacionam com um resultado global precário. No entanto, mesmo casos de insuficiência renal dependente de diálise podem se resolver favoravelmente com terapia agressiva precoce. Doença do trato respiratório e positividade para PR3-ANCA são preditores de

maiores taxas de recaída.[52] As características anatomopatológicas que se relacionam com resultado renal incluem as proporções de glomérulos histologicamente normais e de esclerose glomerular, o grau de infiltração leucocitária intersticial, necrose tubular e atrofia tubular.[48,49] Um maior número de glomérulos histologicamente normais ou glomérulos com crescentes celulares se associa a um prognóstico melhor que a presença de maiores proporções de glomérulos globalmente esclerosados, sugerindo que lesões inflamatórias ativas podem ser suprimidas ou mesmo revertidas com o tratamento, ao passo que lesões crônicas já no início do tratamento podem ser irreversíveis.

Quando a GN grave está presente, o prognóstico renal é semelhante entre os pacientes com PAM, GPA, EGPA ou GN pauci-imune limitada ao rim. O envolvimento renal, contudo, é menos comum e geralmente menos grave em pacientes com EGPA. O acometimento cardíaco é a causa de óbito mais frequente em pacientes com EGPA, mas só raramente provoca mortalidade em PAM ou GPA. A GPA tem um amplo espectro de manifestações clínicas, desde doença indolente localizada a doença multissistêmica fulminante. Por exemplo, alguns pacientes se apresentam com doença limitada ao trato respiratório superior ou ao trato respiratório superior e inferior. Essa doença limitada pode ter uma história natural mais benigna que doença sistêmica com envolvimento renal substancial e pode justificar um tratamento menos agressivo.

Os pacientes com positividade para MPO-ANCA apresentam um prognóstico renal discretamente melhor que aqueles com positividade para PR3-ANCA, mesmo que eles demonstrem maior comprometimento renal e alterações patológicas mais crônicas à apresentação inicial. Os pacientes com positividade para PR3-ANCA apresentam mais manifestações extrarrenais (especialmente doença do trato respiratório), maior chance de recaídas e maior mortalidade que os pacientes positivos para MPO-ANCA. Independentemente da categoria de doença ANCA, o melhor preditor clínico de desfecho do ponto de vista renal é a taxa de filtração glomerular (TFG) no momento do diagnóstico.

Tratamento

Esta seção enfoca o tratamento de pacientes com vasculite de pequenos vasos associada a ANCA com envolvimento renal. O principal objetivo é não instituir tratamento desnecessário para doença leve e não subestimar o tratamento para a doença grave. A presença de glomerulonefrite com gravidade suficiente para cursar com disfunção renal constitui indicação para o tratamento imunossupressor em pacientes com GPA, PAM, EGPA e GN pauci-imune limitada ao rim. Os pacientes com VAA e, concomitantemente, doença anti-MBG ou doença por imunocomplexos devem ser abordados da mesma forma que os pacientes com VAA isolada. O tratamento envolve três fases: indução de remissão, manutenção da remissão e tratamento de recidivas[53] (Fig. 25-11).

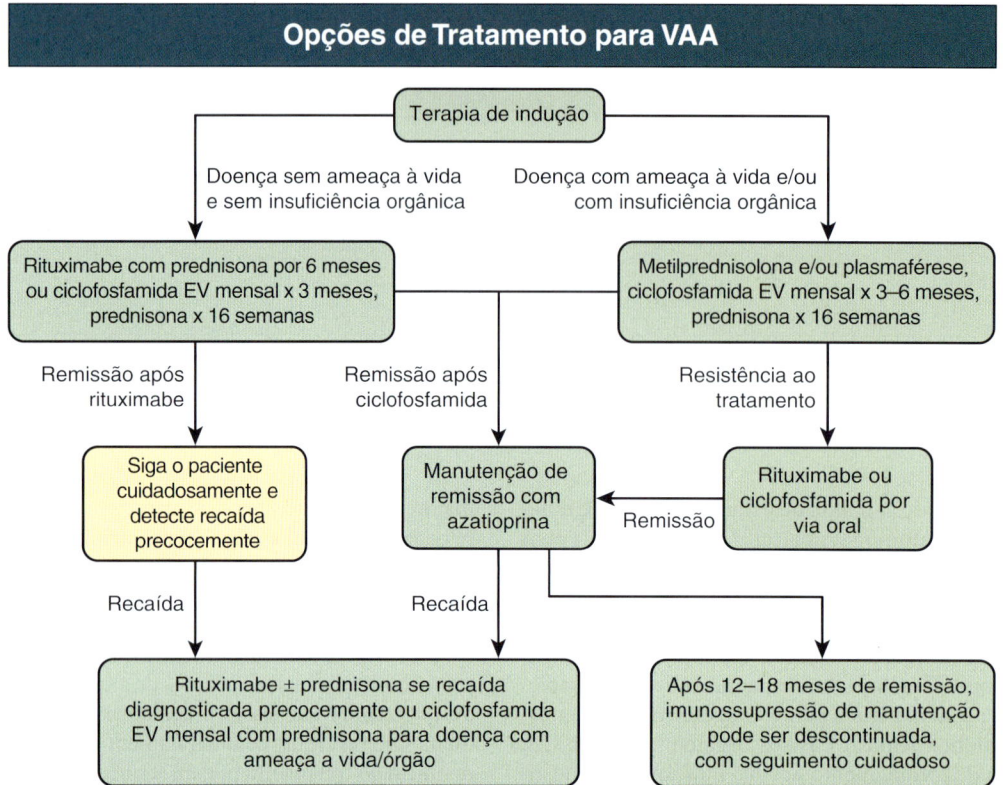

Figura 25-11 Algoritmo recomendado para tratamento de vasculites associadas a ANCAs.

Terapia de Indução

Existe o consenso de que a corticoterapia isolada não é tão eficaz como terapia de indução quanto corticoterapia combinada a um agente citotóxico, tal como a ciclofosfamida.[54-61] O tratamento combinado com corticosteroides e ciclofosfamida induz remissão em cerca de 75% dos pacientes em 3 meses, e 90% em 6 meses. Os regimes específicos de indução combinada variam com relação a agentes, doses, via de administração e duração. Uma alternativa é começar com 7 mg/kg/dia de metilprednisolona por via intravenosa (IV) durante 3 dias, seguido por prednisona 1 mg/kg/dia por via oral, com redução gradual da dose para um regime de uso em dias alternados e interrupção do uso no prazo de 3 a 4 meses.[54] Como opção, os corticosteroides podem ser administrados como 1 mg/kg/dia de prednisona inicialmente, com redução gradual da dose para 0,25 mg/kg/dia por 3 meses.[58] O tratamento com corticosteroides é associado a 2 mg/kg/dia de ciclofosfamida por via oral, ou pulsoterapia mensal com 0,5 g/m^2 de ciclofosfamida endovenosa ajustada até 1 g/m^2 com base na contagem de leucócitos após 2 semanas da infusão, com um nadir-alvo de 3.000 células/mm^3. A dose da ciclofosfamida oral pode ser reduzida em 25 mg naqueles pacientes com idade superior a 60 anos.[58] Uma comparação realizada pelo European Vasculitis Study Group (estudo CYCLOPS) indicou que a pulsoterapia endovenosa com ciclofosfamida resulta em taxas semelhantes de remissão ao tratamento com ciclofosfamida por via oral com redução da dose total de ciclofosfamida.[62]

O organismo regulatório U.S. Food and Drug Administration (FDA) aprovou o uso de rituximabe como terapia de indução para VAA a partir dos resultados de dois ensaios clínicos controlados randomizados que demonstraram que estratégias com rituximabe, poupadoras de ciclofosfamida, atingiam resultados comparáveis aos protocolos tradicionais de indução com ciclofosfamida.[60,61] O estudo Rituximab for ANCA-associated Vasculitis (estudo RAVE) não observou diferença na taxa de remissão em 6 meses de terapia entre os pacientes tratados com quatro infusões de 375 mg/m^2 de rituximabe associado a prednisona *versus* aqueles que receberam ciclofosfamida oral associada

a prednisona (64% no braço rituximabe, 55% no braço ciclofosfamida). O estudo RITUXVAS comparou 6 a 10 infusões de ciclofosfamida, seguidas de terapia de manutenção com azatioprina, *versus* quatro infusões de rituximabe 375 mg/m^2 em combinação com duas infusões de ciclofosfamida, sem terapia de manutenção. Não foram observadas diferenças nas taxas de remissão em 12 meses entre os grupos. Nos estudos RAVE e RITUXVAS, os resultados animadores foram prejudicados por uma maior taxa de eventos adversos, o que pode significar ausência de melhoria em termos de segurança em relação ao uso da ciclofosfamida. Esses resultados são, de alguma forma, um pouco decepcionantes, pois havia expectativas de a terapia com alvo contra as células B resultar em menos efeitos adversos que o uso de medicações com um espectro mais amplo de imunossupressão.

A plasmaférese pode beneficiar pacientes com hemorragia pulmonar e risco de vida[63] e pacientes com insuficiência renal dialítica à apresentação.[64] Em relação à hemorragia pulmonar, em uma descrição, todos os 20 pacientes tratados com plasmaférese precoce obtiveram resolução do quadro, em comparação com mortalidade de 50% em controles históricos.[63] Uma análise do European Vasculitis Study Group (estudo MEPEX) avaliou a eficácia da terapia de indução com metilprednisolona endovenosa *versus* plasmaférese em pacientes com creatinina sérica maior que 5,66 mg/dL (500 μmol/L).[64] Os resultados desse estudo sugerem que a plasmaférese resulta em maior taxa de recuperação da insuficiência renal. A sobrevida do paciente e a ocorrência de eventos adversos foram semelhantes nos dois grupos. A plasmaférese foi associada a redução de 24% do risco de progressão para doença renal em estágio terminal (DRT), ou seja, de 43% para 19% em 1 ano.

Terapia de Manutenção

A duração da terapia de indução e a intensidade da terapia de manutenção devem ser reduzidas o máximo possível, para diminuir os efeitos tóxicos do tratamento. Esse é um grande desafio, uma vez que as VAA exibem tendência a recaídas. Várias estratégias têm sido utilizadas para reduzir a dose total de ciclofosfamida: emprego de infusões endovenosas *versus* terapia oral,[54] substituição por um regime de manutenção menos tóxico após 3 a 6 meses [58] e descontinuação precoce da terapia em pacientes com baixo risco de recaída. Os regimes com ciclofosfamida endovenosa resultam em uso de metade a um terço da dose total de ciclofosfamida quando comparados aos regimes por via oral. Entretanto, no seguimento em longo prazo, observa-se um tempo maior até a recaída no grupo ciclofosfamida oral, às custas de aumento de leucopenia.[65] Outra estratégia de redução da dose de ciclofosfamida é substituir por azatioprina após 3 a 6 meses de terapia.[49,58] Em uma análise do European Vasculitis Study Group (estudo CYCAZAREM), a ciclofosfamida foi substituída por 2 mg/kg/dia de azatioprina após 3 a 6 meses, sem alteração na taxa de recaída no final do estudo.[58] Azatioprina (2 mg/kg/dia) foi comparada a micofenolato mofetil (MMF 2 g/dia) em um estudo controlado e randomizado, e observou-se que as recaídas eram mais comuns no grupo MMF (HR não ajustada de 1,69; IC 95% 1,06–2,70). Não houve diferença entre os grupos em relação a eventos adversos, escore de atividade de doença, TFG e proteinúria.[66]

A dose total de ciclofosfamida também poderia ser reduzida com o emprego de terapias alternativas de indução. O French Vasculitis Study Group avaliou o uso de metotrexato *versus* azatioprina como terapia de manutenção em pacientes com GPA e PAM.[67] Neste estudo, o metotrexato demonstrou eficácia semelhante à azatioprina na manutenção da remissão, mas não foi superior em relação à ocorrência de eventos adversos. Do ponto de vista nefrológico em especial, o metotrexato não deve ser utilizado em pacientes com baixa TFG. Uma alternativa atraente é interromper a terapia de indução após 6 a 12 meses na presença de remissão completa, especialmente nos casos de pacientes com baixo risco de recaída.[52]

Embora existam argumentos a favor de novas infusões de rituximabe a cada 4 a 6 meses,[68,69] pelo menos quatro razões diminuíram o entusiasmo pelo uso repetido do rituximabe para manutenção da remissão. Primeiro, os resultados da análise de 18 meses do estudo RAVE sugeriram índices de eficácia e eventos adversos semelhantes quando comparado a 6 meses de uso de ciclofosfamida por via oral e 12 meses de uso de azatioprina. Assim, o emprego de rituximabe não é isento de eventos adversos importantes. Em segundo lugar, uma proporção de pacientes, sobretudo aqueles com positividade para MPO-ANCA, pode não demandar terapia de manutenção de remissão. Em vez disso, requer terapia de suporte e monitorização cuidadosas. Em terceiro lugar, visto que o rituximabe possui uma grande quantidade de proteína imunogênica de rato como parte de sua estrutura, um número crescente de pacientes desenvolve sensibilidade a esse agente biológico, e alguns podem cursar com síndrome semelhante à doença do soro. Portanto, se esses pacientes evoluem com doença clínica em atividade, o rituximabe deixa de ser uma opção. Finalmente, os custos do rituximabe podem torná-lo proibitivo para alguns pacientes.

O papel de agentes antimicrobianos, como o sulfametoxazol-trimetoprim (SMX-TMP), na manutenção da remissão é controverso. Alguns estudos sugeriram benefícios, mas outros demonstraram aumento da probabilidade de recaída.[70,71] O SMX-TMP pode ser útil como terapia adjuvante, especialmente em pacientes com doença do trato respiratório superior, mas não deve ser utilizado na ausência de outras drogas imunossupressoras com eficácia mais comprovada (p. ex., ciclofosfamida, azatioprina) como terapia de indução ou manutenção de vasculite sistêmica ou GN.

Tratamento de Recidivas

Aproximadamente um quarto a metade dos pacientes com VAA experimentará ao menos uma recaída durante os anos de seguimento. O diagnóstico das recaídas é feito através de evidências clínicas e anatomopatológicas da doença, e não somente por um aumento nos títulos dos ANCAs.[44] Entretanto, o aumento dos títulos dos ANCAs indica uma maior probabilidade de recaída, e alguns autores defendem a terapia imunossupressora preventiva se os títulos de ANCA aumentam em pelo menos quatro vezes em relação aos títulos basais.[44] Preferimos identificar claras evidências clínicas ou anatomopatológicas de recaída antes de reinstituir a terapia imunossupressora.[54]

Dados observacionais sugerem que o rituximabe seja o melhor tratamento para as recidivas. Existem evidências crescentes de que, nas recaídas, o uso de rituximabe é superior à ciclofosfamida.[60] Muito frequentemente, a reinstituição do tratamento é feita de forma semelhante a um regime de indução, mas terapias menos intensivas ou menos tóxicas podem também ser adequadas.[46,54,55] Além de rituximabe ou ciclofosfamida, outras medicações podem ser utilizadas de forma individualizada no tratamento da recaída, incluindo MMF, azatioprina, metotrexato ou combinações destas.

Em alguns indivíduos terapia a longo prazo pode não ser necessária, especialmente se houver um risco muito baixo de recaída. Em estudos observacionais prospectivos da Glomerular Disease Collaborative Network, o risco relativo de recaída se mostrou aumentado em indivíduos com positividade para PR3-ANCA e com acometimento respiratório.[52] Esses pacientes apresentavam um risco maior que três vezes de recaída em comparação com aqueles indivíduos com positividade para MPO-ANCA e sem acometimento de garganta ou ouvido, nariz e pulmão. Esse modelo de doença recidivante foi investigado em um registro específico na França, e a positividade para PR3-ANCA e acometimento pulmonar foram os marcadores preditivos mais importantes de recaída.[72] Assim, entre aqueles pacientes com risco muito baixo de recaída, toda a terapia pode ser interrompida, desde que paciente e médico cumpram uma programação de monitoramento de detecção de sinais precoces de recorrência (p. ex., exame de urina por fita reagente para monitorar a recorrência de hematúria). Em geral, o risco de recaída é cerca de 10 a 15%, mesmo com terapia de manutenção de remissão.

Transplante

O transplante renal não é contraindicado em pacientes com DRT causada por VAA. Em uma experiência multicêntrica, a taxa de recaída de vasculite foi de 0,02 caso por paciente-ano[73] (Cap. 108). Títulos positivos de ANCA no momento do transplante não se relacionam com maior risco de doença recorrente.[74,75] A GN associada a ANCA recorrente no transplante renal responde de forma semelhante à doença recorrente nos rins nativos.[64] Assim como com a doença nos rins nativos, um aumento dos títulos de ANCA e sedimento de urina ativo sugerem GN recorrente, mas o diagnóstico requer confirmação anatomopatológica.

POLIARTERITE NODOSA

A poliarterite nodosa é uma arterite necrotizante sistêmica que afeta predominantemente as artérias viscerais principais e seus ramos intraparenquimatosos.[1,4,5,76] O sistema de nomenclatura de Chapel Hill limita o diagnóstico de poliarterite nodosa para pacientes que têm apenas arterite.[4] A presença de vasculite em vasos diferentes de artérias — como capilares, vênulas ou arteríolas — exclui o diagnóstico de poliarterite nodosa e indica alguma forma de vasculite de pequenos vasos. Então, a presença de GN exclui o diagnóstico de poliarterite nodosa. Quando se utiliza este critério para a diferenciação entre poliarterite nodosa e PAM, observa-se que as duas categorias de vasculite possuem diferentes características anatomopatológicas, clínicas e histórias naturais, justificando-se a distinção nosológica entre poliarterite nodosa e PAM.[76-80]

Patogênese

Não se conhecem a etiologia e a patogênese da poliarterite nodosa. Quando a poliarterite nodosa é desmembrada da PAM, observa-se que a última, mas não a primeira, está associada a ANCAs. Já foi proposta a existência de um gatilho de imunocomplexos para a poliarterite nodosa, mas esta teoria não foi confirmada como o principal processo patogênico. Uma minoria dos pacientes apresenta infecção por vírus da hepatite B (VHB), sugerindo que esta produza imunocomplexos que se depositam nas paredes arteriais e induzem inflamação.[80] Porém, a evidência de que a infecção pelo VHB resulte em deposição de imunocomplexos vasculares é mais forte em certas formas de GN e vasculite de pequenos vasos que na poliarterite nodosa.

Epidemiologia

Quando definidos pelo sistema de nomenclatura de Chapel Hill, foi observada uma prevalência de poliarterite nodosa de aproximadamente três casos por 100.000 habitantes em um estudo de uma área urbana na França.[31] Esse predomínio de poliarterite nodosa sobre as vasculites associadas a ANCA é maior que o relatado em outros estudos, talvez influenciado por fatores ambientais. A poliarterite nodosa acomete igualmente homens e mulheres e é encontrada em todas as raças. O início dos sintomas ocorre mais frequentemente entre os 40 e 60 anos.

Manifestações Clínicas

A apresentação clínica usual da poliarterite nodosa inclui sintomas constitucionais como febre, mal-estar, artralgias, mialgias e perda de peso, bem como manifestações de arterite.[76-80] A neuropatia periférica, geralmente sob a forma de uma mononeurite múltipla, é uma manifestação comum. É causada por inflamação das pequenas artérias epineurais e é clinicamente indistinguível da neuropatia periférica causada por outras formas de vasculite que acometem tais artérias, como PAM, GPA e EGPA. O envolvimento gastrointestinal ocorre em cerca de metade dos pacientes, manifestando-se em geral como dor abdominal e sangue nas fezes. O infarto intestinal é incomum, e casos de perfuração são raros. O envolvimento renal produz infarto e hemorragia, que podem se manifestar como dor em flanco e hematúria. A ruptura de um aneurisma arterial com hemorragia retroperitoneal ou peritoneal é uma complicação renal rara, mas potencialmente letal. Em torno de um terço dos pacientes desenvolvem hipertensão, que raramente atinge níveis de hipertensão maligna. Nódulos eritematosos inflamatórios são a manifestação cutânea mais comum. Infarto, ulceração e livedo reticular podem estar presentes.

Nos pacientes com poliarterite nodosa, os aneurismas arteriais podem ser detectados por angiografia (Fig. 25-12). Esse exame complementar não é completamente específico, dado que qualquer arterite necrotizante que acometa artérias grandes o suficiente para serem vistas por angiografia pode produzir esta observação.

Patologia

Qualquer artéria renal pode ser acometida pela poliarterite nodosa, das artérias renais principais até as interlobulares, embora as arqueadas e interlobares sejam mais frequentemente afetadas.[1] Formações inflamatórias nodulares e lesões aneurismáticas (pseudoaneurismas) podem ser observadas macroscopicamente quando artérias médias estão envolvidas. Já a inflamação das pequenas artérias pode ser observada apenas por microscopia.

A lesão aguda característica é a necrose arterial fibrinoide transmural, geralmente acompanhada de infiltrado leucocitário com leucocitoclasia[3] (Fig. 25-13). As lesões mais precoces apresentam numerosos neutrófilos, e, as mais tardias, predomínio de células mononucleares. As lesões agudas podem ser complicadas por trombose ou hemorragia. As mais antigas cursam com fibrose e remodelamento endoarterial. As formações aneurismáticas da arterite necrotizante não são verdadeiros aneurismas, mas sim pseudoaneurismas inflamatórios. Em outras palavras, as paredes das artérias não se encontram dilatadas, mas sim foram destruídas por inflamação necrotizante, ocorrendo erosão para dentro do tecido perivascular adjacente e criação de um lume dilatado na área da inflamação. Isso explica a propensão de tais lesões a trombose ou ruptura.

A arterite necrotizante da poliarterite nodosa não pode ser diferenciada por microscopia ótica das arterites causadas por outras vasculites necrotizantes.[1,2] Por exemplo, a arterite necrotizante

Poliarterite Nodosa e Poliangeíte Microscópica: Características Diferenciais

Característica Clínica	Poliarterite Nodosa	Poliangeíte Microscópica
Microaneurismas à angiografia	Sim	Não (raros)
Nefrite rapidamente progressiva	Não	Sim (muito comum)
Hemorragia pulmonar	Não	Sim
Hipertensão renovascular	Sim (10%–33%)	Não
Neuropatia periférica	Sim (50%–80%)	Sim (10%–20%)
Sorologia positiva para hepatite B	Incomum	Não
ANCA positivo	Raro	Frequente
Recaídas	Raras	Frequentes

Tabela 25-5 Diferenças clínicas entre poliarterite nodosa e poliangeíte microscópica. *(Modificado a partir da referência 34).*

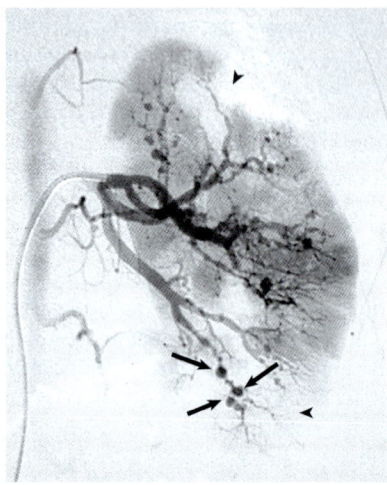

Figura 25-12 Angiografia renal na poliarterite nodosa. Angiograma mostra defeitos irregulares de perfusão renal (*pontas de setas*) e aneurismas (*setas*).

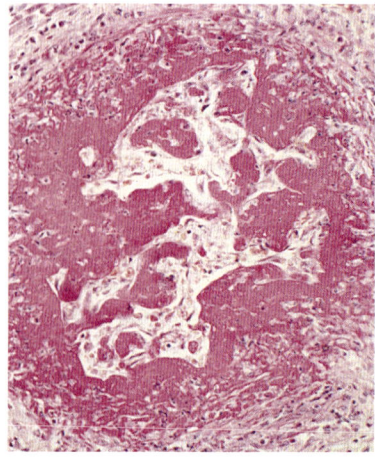

Figura 25-13 Arterite necrotizante em artéria arqueada de um paciente com poliarterite nodosa. O lúmen é parcialmente ocluído por material trombótico, contínuo a um material fibrinoide que substituiu a totalidade da parede da artéria. (Coloração por hematoxilina-eosina [HE]; ×50.)

observada em uma amostra de biópsia de músculo esquelético ou de nervo periférico é histologicamente idêntica se causada por poliarterite nodosa, PAM, GPA ou EGPA. Para que essas vasculites sejam identificadas especificamente, são necessárias informações adicionais de dados clínicos ou testes sorológicos.

Diagnóstico Diferencial

As manifestações clínicas podem auxiliar na distinção entre a poliarterite nodosa e as outras formas de vasculite, especialmente aquelas com acometimento necrotizante das artérias, como a PAM[79] (Tabela 25-5). O teste sorológico positivo para ANCA apoia o diagnóstico de uma das vasculites de pequenos vasos associadas a ANCA, em vez da poliarterite nodosa. A presença de GN sugere alguma forma de vasculite de pequenos vasos, no lugar de poliarterite nodosa. A doença vasculítica pulmonar é rara na poliarterite nodosa, mas é comum em PAM, GPA e EGPA. Neuropatia periférica ou miopatia com arterite das artérias epineurais ou do músculo esquelético não são características úteis para o diagnóstico diferencial, uma vez que ocorrem tanto na poliarterite nodosa como nas vasculites de pequenos vasos associadas a ANCAs. A doença de Kawasaki também provoca uma arterite necrotizante, mas é distinta de poliarterite nodosa pela presença da síndrome de linfonodos mucocutâneos.

História Natural

A história natural da poliarterite nodosa é de difícil entendimento, porque a maioria dos estudos iniciais agrupavam poliarterite nodosa e PAM. A poliarterite nodosa com envolvimento multissistêmico tem mau prognóstico na ausência de terapia. Os pacientes com poliarterite nodosa geralmente são tratados com corticosteroides e drogas citotóxicas, como a ciclofosfamida.[78] Com tratamento adequado, a sobrevida em 10 anos é de cerca de 80%. Aproximadamente 15% dos pacientes que entram em remissão desenvolvem pelo menos uma recaída, o que é muito menos frequente que nos casos de PAM. A recaída é mais provável se o tratamento é postergado.

Tratamento

A poliarterite nodosa em pacientes sem evidência de infecção pelo VHB é tratada com corticosteroides e drogas citotóxicas, quase sempre a ciclofosfamida.[55,76-79] Os regimes são variados, e incluem estratégias de tratamento similares às descritas anteriormente para PAM e GPA. No entanto, em pacientes sem fatores de risco para má evolução (p. ex., idade > 50 anos; envolvimento cardíaco, renal ou intestinal), a corticoterapia isolada pode ser adequada e menos tóxica que combinada a agentes citotóxicos.

A instituição de terapia imunossupressora agressiva sem terapia antiviral prévia é contraindicada em pacientes com poliarterite nodosa associada ao VHB, devido a potenciais eventos adversos em relação à evolução da infecção pelo VHB. Corticoterapia em curto prazo combinada com agentes antivirais e, possivelmente, plasmaférese devem preceder a instituição de imunossupressão mais agressiva nesses pacientes.[77,80] A European League Against Rheumatism (EULAR) recomenda o tratamento inicial com altas doses de corticosteroides, com redução gradual da dose durante 2 semanas seguido de tratamento antiviral.[55] A adição de plasmaférese pode aumentar a probabilidade de remissão.

DOENÇA DE KAWASAKI

Definição

A doença de Kawasaki é uma enfermidade febril aguda que geralmente ocorre em crianças pequenas, muitas vezes menores de 1 ano de idade, e é caracterizada pela síndrome de linfonodos mucocutâneos (MCLN), (discussão adiante). A arterite necrotizante[4,81-83] é uma complicação da doença de Kawasaki presente em alguns, mas não em todos os pacientes. O acometimento renal clinicamente significativo é muito raro; portanto, a doença de Kawasaki é raramente encontrada por nefrologistas.

Patogênese

A eventual ocorrência da doença de Kawasaki como uma enfermidade endêmica ou epidêmica sugere um agente infeccioso ou uma toxina ambiental como possíveis agentes causais. Mecanismos imunológicos mediados por células e por anticorpos vêm sendo incriminados na patogênese da doença, incluindo um possível papel de anticorpos antiendoteliais.[83] Até o momento, entretanto, a sua etiologia e patogênese não foram completamente esclarecidas.

Epidemiologia

Em geral, a doença de Kawasaki ocorre em crianças menores de 5 anos e tem um pico de incidência no primeiro ano de vida. Os primeiros casos foram descritos no Japão, mas ocorre em todo o mundo. A doença é mais comum em asiáticos e polinésios que em brancos e negros. No Japão, a incidência é de 50 casos para cada 100.000 crianças menores de 5 anos, com 50% delas com menos de 2 anos.[84] A doença de Kawasaki eventualmente ocorre em um padrão endêmico ou epidêmico, mas geralmente é esporádica.

Manifestações Clínicas

A síndrome MCLN é a manifestação clínica característica da doença de Kawasaki.[4,83] Inclui febre (geralmente, temperatura de 38°C a 40°C), mucosite, edema e vermelhidão da língua (língua em framboesa), erupção cutânea eritematosa polimorfa, edema duro das extremidades, eritema palmar e plantar, descamação das pontas digitais, edema conjuntival e linfonodomegalias. A frequência das lesões arteríticas ativas atinge seu ápice durante a primeira semana da doença e se reduz muito após o primeiro mês. A arterite manifesta-se principalmente como doença cardíaca. A trombose inflamatória das artérias coronárias em pacientes com doença de Kawasaki é a causa mais comum de infarto do miocárdio na infância. Doença renal clinicamente significante é incomum. Esse fato é, de certa forma, surpreendente, porque autópsias revelam arterite de vasos renais em até três quartos dos pacientes.[81]

Patologia

A arterite da doença de Kawasaki envolve artérias de pequeno e médio porte. A lesão histológica aguda da doença é uma inflamação necrotizante com menos necrose fibrinoide e mais edema que aqueles observados normalmente na poliarterite nodosa[81] (Fig. 25-14). Pode haver trombose e formação de aneurisma (pseudoaneurismas). A localização mais frequente da arterite são as artérias coronárias, seguidas das artérias renais.[81] A arterite acomete principalmente artérias interlobares, ocasionalmente as arqueadas e, raramente, as interlobulares.

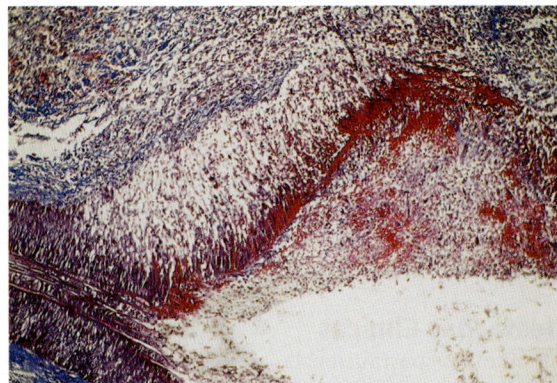

Figura 25-14 Arterite da doença de Kawasaki acometendo uma artéria interlobar renal de uma criança pequena. A parede da artéria está intacta na extrema esquerda. O restante da parede apresenta edema importante, infiltrado inflamatório mononuclear e uma faixa de material fibrinoide fucsinofílico (vermelho) aproximadamente na junção entre a camada íntima inflamada e a camada muscular. (Tricrômico de Masson; ×25.)

Diagnóstico Diferencial

A doença de Kawasaki pode às vezes ser confundida com poliarterite nodosa da infância. A diferenciação entre essas duas enfermidades é importante porque a corticoterapia pode resultar em aumento de risco de formação de aneurismas de artérias coronarianas na doença de Kawasaki. A ocorrência de arterite em uma criança com menos de 5 anos de idade deve sempre indicar a possibilidade de doença de Kawasaki. A presença da síndrome MCLN é o ponto principal para distinguir entre a doença de Kawasaki e outras formas de arterite.[4]

História Natural

Na maioria das vezes, a doença de Kawasaki é autolimitada, com recuperação completa se abordada prontamente mediante terapia com imunoglobulina endovenosa.[82,83] A recorrência é rara. Apenas cerca de 1% dos pacientes desenvolvem complicações arteríticas graves, geralmente com acometimento das artérias coronárias.

Tratamento

Aspirina associada à imunoglobulina endovenosa é a terapia padrão para a doença de Kawasaki.[82,83] A corticoterapia pode aumentar o risco de complicações coronarianas, embora os dados que suportem esta afirmação sejam limitados.

ARTERITE DE TAKAYASU E ARTERITE DE CÉLULAS GIGANTES

A arterite de Takayasu e a arterite de células gigantes acometem sobretudo a aorta e seus ramos principais.[4,85] A arterite de células gigantes tem predileção por ramos extracranianos da artéria carótida, mas pode afetar artérias em quase todos os órgãos. A arterite de Takayasu tem predileção pelas artérias principais de irrigação das extremidades. Ambas as doenças cursam com inflamação vascular crônica, adquirindo frequentemente uma aparência granulomatosa que pode incluir células gigantes multinucleadas. A arterite de células gigantes, ao contrário da arterite de Takayasu, está associada à polimialgia reumática.

Patogênese

A etiologia e a patogênese da arterite de células gigantes e da arterite de Takayasu são desconhecidas. As alterações histológicas e a natureza dos infiltrados leucocitários indicam para mecanismos imunes mediados por células. Entretanto, os antígenos ou autoantígenos desencadeadores do processo ainda não foram identificados.

Epidemiologia

A arterite de Takayasu é mais frequente na Ásia. A arterite de células gigantes ocorre mais frequentemente em indivíduos de ascendência do norte Europeu. A arterite de Takayasu apresenta uma relação mulher–homem de aproximadamente 9:1, e a arterite de células gigantes, 4:1. Em geral, a arterite de Takayasu é diagnosticada em pessoas entre 10 e 20 anos de idade, e é rara após os 50 anos. A arterite de células gigantes é rara antes dos 50 anos de idade.

Manifestações Clínicas

Além de sintomas constitucionais, como febre, artralgias e perda de peso, as principais manifestações clínicas da arterite de Takayasu e da arterite de células gigantes são causadas por estreitamento da luz arterial e consequente isquemia.[74] As principais manifestações clínicas da arterite de Takayasu são redução da amplitude dos pulsos arteriais (95% dos pacientes), frêmitos vasculares, claudicação e hipertensão renovascular. A hipertensão renovascular é uma das principais causas de morbimortalidade e resulta da isquemia renal causada por estenose de artéria renal ou coarctação da aorta.[85,86] Em alguns pacientes, a redução da elasticidade da aorta e a disfunção dos barorreceptores carotídeos também podem desempenhar um papel na patogênese da doença. A EULAR recomenda avaliação completa por imagem de toda árvore arterial principal quando existe a suspeita do diagnóstico de arterite de Takayasu.[87]

A cefaleia é a apresentação mais comum em pacientes com arterite de células gigantes. Hiperemia, nodulação ou diminuição da amplitude de pulso da artéria temporal está presente em cerca de metade dos pacientes. Outros sintomas comuns incluem perda de visão, surdez, claudicação da mandíbula, disfunção da língua, claudicação de extremidades e redução da amplitude de pulsos periféricos. Mais da metade dos pacientes com arterite de células gigantes têm polimialgia reumática, caracterizada por rigidez e dor nos músculos do pescoço e na musculatura proximal dos ombros e quadris. O envolvimento renal clinicamente significativo é muito mais raro na arterite de células gigantes que na arterite de Takayasu. Existem relatos de casos de GN necrotizante associada a arterite de células gigantes, mas estas na verdade podem representar exemplos de GPA ou PAM com envolvimento da artéria temporal.

Patologia

Arterite de Takayasu e arterite de células gigantes não podem ser diferenciadas através de exame anatomopatológico.[4] Ambas são caracterizadas, na fase ativa, por infiltrado inflamatório predominantemente mononuclear, muitas vezes com presença de células gigantes multinucleadas dispersas (Fig. 25-15). A fase crônica é caracterizada por fibrose progressiva, que pode causar grave estreitamento da luz dos vasos, com consequente isquemia. O envolvimento das artérias renais principais é frequentemente encontrado na autópsia de pacientes com arterite de células gigantes e arterite de Takayasu. No entanto, doença renal clinicamente significativa é relativamente comum na arterite de Takayasu, mas é rara na arterite de células gigantes. Ocasionalmente, pode existir lesão glomerular caracterizada por mesangiólise e expansão de matriz mesangial nodular como um componente da arterite de Takayasu.[88]

Diagnóstico Diferencial

Existe considerável sobreposição das manifestações clínicas e características anatomopatológicas entre a arterite de Takayasu e a arterite de células gigantes. A idade do paciente e a presença ou a ausência de polimialgia reumática são os melhores fatores de discriminação entre essas duas enfermidades. A arterite de células gigantes também é

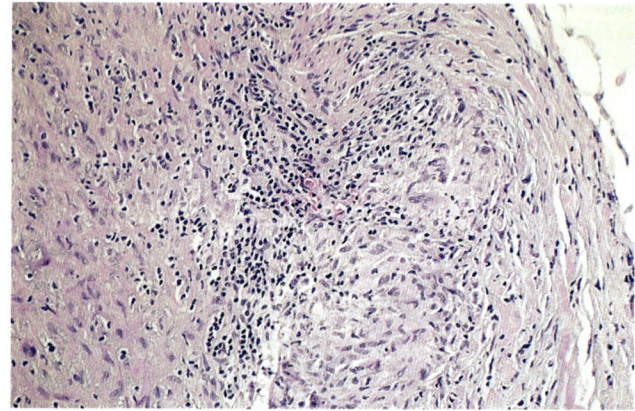

Figura 25-15 Arterite de células gigantes grave acometendo uma artéria renal principal. Isso causou atrofia renal acentuada e hipertensão renovascular. (Coloração por hematoxilina-eosina [HE]; ×50.)

chamada de "Arterite Temporal", mas essa denominação não é correta, pois nem todos os pacientes têm envolvimento da artéria temporal, e pacientes com outros tipos de vasculite (poliarterite nodosa, GPA, PAM) podem apresentar envolvimento das artérias temporais. Alguns casos relatados de GN necrotizante associado a arterite temporal provavelmente representam GPA ou PAM com envolvimento da artéria temporal.

Tratamento

Os corticosteroides são o tratamento usual para a arterite de células gigantes e a arterite de Takayasu.[87] A EULAR recomenda, inicialmente, terapia diária com prednisolona (1 mg/kg) por um mês, seguido de redução gradual da dose ao longo de vários meses.[87] Atividade persistente de doença pode ditar um tempo mais prolongado de tratamento. O uso de agentes citotóxicos, como a ciclofosfamida, pode ser necessário em pacientes com doença corticorresistente. Pacientes com arterite de células gigantes também devem receber aspirina em baixas doses para profilaxia contra eventos vasculares trombóticos.[87]

Não se objetiva atentar para envolvimento renal na arterite de células gigantes típica, embora raros pacientes cursem com manifestações renais isquêmicas. A hipertensão renovascular é a principal complicação renal da arterite de Takayasu.[85,86] Quando ocorre envolvimento bilateral da artéria renal, o emprego de inibidores da enzima conversora da angiotensina pode precipitar insuficiência renal em pacientes com arterite de Takayasu.[89] Quando existe falência do tratamento clínico, a hipertensão renovascular pode ser abordada com angioplastia ou cirurgia de *bypass* arterial.[86] A cirurgia vascular reconstrutora deve ser realizada durante a fase de remissão da doença.[87] O tratamento da hipertensão renovascular é abordado com maiores detalhes no Capítulo 39.

Referências

1. Jennette JC, Falk RJ. The pathology of vasculitis involving the kidney. *Am J Kidney Dis*. 1994;24:130-141.
2. Jennette JC, Falk RJ. Small vessel vasculitis. *N Engl J Med*. 1997;337:1512-1523.
3. Jennette JC, Falk RJ. Renal involvement in systemic vasculitis. In: Greenberg A, Cheung AK, Coffman TM, et al., eds. *National Kidney Foundation Nephrology Primer*. 4th ed. Philadelphia: Saunders; 2005:226-233.
4. Jennette JC, Falk RJ, Bacon PA, et al. 2012 Revised International Chapel Hill Consensus Conference Nomenclature of Vasculitides. *Arthritis Rheum*. 2013;65:1-11.
5. Falk RJ, Jennette JC. ANCA disease: Where is this field going? *J Am Soc Nephrol*. 2010;21:745-752.
6. Jennette JC, Falk RJ, Hu P, Xiao H. Pathogenesis of anti-neutrophil cytoplasmic autoantibody associated small vessel vasculitis. *Annu Rev Pathol Mech Dis*. 2013;8:139-160.
7. Jennette JC, Falk RJ, Gasim AH. Pathogenesis of antineutrophil cytoplasmic autoantibody vasculitis. *Curr Opin Nephrol Hypertens*. 2011;20:263-270.
8. Savage CO. ANCA-associated renal vasculitis. *Kidney Int*. 2001;60:1614-1627.
9. Franssen CF, Stegeman CA, Kallenberg CG, et al. Anti-proteinase 3 and anti-myeloperoxidase-associated vasculitis. *Kidney Int*. 2000;57:2195-2206.
10. Kain R, Exner M, Brandes R, et al. Molecular mimicry in pauci-immune focal necrotizing GN. *Nat Med*. 2008;14:1088-1096.
11. Roth AJ, Brown MC, Smith RN, et al. Anti-LAMP-2 antibodies are not prevalent in patients with antineutrophil cytoplasmic autoantibody glomerulonephritis. *J Am Soc Nephrol*. 2012;23:545-555.
12. Schlieben DJ, Korbet SM, Kimura RE, et al. Pulmonary-renal syndrome in a newborn with placental transmission of ANCAs. *Am J Kidney Dis*. 2005;45:758-761.
13. Roth AJ, Ooi J, Hess JJ, et al. ANCA epitope specificity determines pathogenicity, detectability and clinical predictive value. *J Clin Invest*. 2013;123:1773-1783.
14. Choi HK, Merkel PA, Walker AM, Niles JL. Drug-associated antineutrophil cytoplasmic antibody–positive vasculitis: Prevalence among patients with high titers of antimyeloperoxidase antibodies. *Arthritis Rheum*. 2000;43:405-413.
15. Pearson T, Bremmer M, Cohen J, Driscoll M. Vasculopathy related to cocaine adulterated with levamisole: A review of the literature. *Dermatol Online J*. 2012;18:1.
16. Falk RJ, Terrell RS, Charles LA, Jennette JC. Anti-neutrophil cytoplasmic autoantibodies induce neutrophils to degranulate and produce oxygen radicals in vitro. *Proc Natl Acad Sci USA*. 1990;87:4115-4119.
17. Savage CO, Gaskin G, Pusey CD, Pearson JD. Myeloperoxidase binds to vascular endothelial cells, is recognized by ANCA and can enhance complement dependent cytotoxicity. *Adv Exp Med Biol*. 1993;336:121-123.
18. Ewert BH, Jennette JC, Falk RJ. Anti-myeloperoxidase antibodies stimulate neutrophils to damage human endothelial cells. *Kidney Int*. 1992;41:375-383.
19. Vargunam M, Adu D, Taylor CM, et al. Endothelium myeloperoxidase-antimyeloperoxidase interaction in vasculitis. *Nephrol Dial Transplant*. 1992; 7:1077-1081.
20. Kettritz R, Jennette JC, Falk RJ. Cross-linking of ANCA-antigens stimulates superoxide release by human neutrophils. *J Am Soc Nephrol*. 1997;8:386-394.
21. Williams JM, Ben Smith A, Hewins P, et al. Activation of the G_i heterotrimeric G protein by ANCA IgG $F(ab')_2$ fragments is necessary but not sufficient to stimulate the recruitment of those downstream mediators used by intact ANCA IgG. *J Am Soc Nephrol*. 2003;14:661-669.
22. Jennette JC, Falk RJ. Pathogenesis of the vascular and glomerular damage in ANCA-positive vasculitis. *Nephrol Dial Transplant*. 1998;13(suppl 1):16-20.
23. Xiao H, Heeringa P, Hu P, et al. Antineutrophil cytoplasmic autoantibodies specific for myeloperoxidase cause glomerulonephritis and vasculitis in mice. *J Clin Invest*. 2002;110:955-963.
24. Little MA, Smyth CL, Yadav R, et al. Antineutrophil cytoplasm antibodies directed against myeloperoxidase augment leukocyte-microvascular interactions in vivo. *Blood*. 2005;106:2050-2058.
25. Xiao H, Heeringa P, Liu Z, et al. The role of neutrophils in the induction of glomerulonephritis by anti-myeloperoxidase antibodies. *Am J Pathol*. 2005;167:39-45.
26. Xiao H, Schreiber A, Heeringa P, et al. Alternative complement pathway in the pathogenesis of disease mediated by antineutrophil cytoplasmic autoantibodies. *Am J Pathol*. 2007;170:52-64.
27. Schreiber A, Xiao H, Jennette JC, et al. C5a receptor mediates neutrophil activation and ANCA-induced glomerulonephritis. *J Am Soc Nephrol*. 2009; 20:289-298.
28. Jennette JC, Xiao H, Falk R, Gasim AM. Experimental models of vasculitis and glomerulonephritis induced by antineutrophil cytoplasmic autoantibodies. *Contrib Nephrol*. 2011;169:211-220.
29. Gou SJ, Yuan J, Chen M, et al. Circulating complement activation in patients with anti-neutrophil cytoplasmic antibody–associated vasculitis. *Kidney Int*. 2013;83:129-137.
30. Falk RJ, Hogan S, Carey TS, Jennette JC. Clinical course of anti-neutrophil cytoplasmic autoantibody–associated glomerulonephritis and systemic vasculitis. The Glomerular Disease Collaborative Network. *Ann Intern Med*. 1990;113:656-663.
31. Mahr A, Guillevin L, Poissonnet M, Ayme S. Prevalences of polyarteritis nodosa, microscopic polyangiitis, Wegener's granulomatosis, and Churg-Strauss syndrome in a French urban multiethnic population in 2000: A capture-recapture estimate. *Arthritis Rheum*. 2004;51:92-99.
32. Xin G, Zhao MH, Wang HY. Detection rate and antigenic specificities of antineutrophil cytoplasmic antibodies in Chinese patients with clinically suspected vasculitis. *Clin Diagn Lab Immunol*. 2004;11:559-562.
33. Duna GF, Galperin C, Hoffman GS. Wegener's granulomatosis. *Rheum Dis Clin North Am*. 1995;21:949-986.
34. Lhote F, Guillevin L. Polyarteritis nodosa, microscopic polyangiitis, and Churg-Strauss syndrome: Clinical aspects and treatment. *Rheum Dis Clin North Am*. 1995;21:911-947.
35. Jennette JC. Rapidly progressive crescentic glomerulonephritis. *Kidney Int*. 2003;63:1164-1177.
36. Lionaki S, Blyth ER, Hogan SL, et al. Classification of antineutrophil cytoplasmic autoantibody vasculitides: The role of antineutrophil cytoplasmic autoantibody specificity for myeloperoxidase or proteinase 3 in disease recognition and prognosis. *Arthritis Rheum*. 2012;64:3452-3462.
37. Hagen EC, Daha MR, Hermans J, et al. Diagnostic value of standardized assays for anti-neutrophil cytoplasmic antibodies in idiopathic systemic vasculitis. EC/BCR Project for ANCA Assay Standardization. *Kidney Int*. 1998;53:743-753.
38. Jennette JC, Wilkman AS, Falk RJ. Diagnostic predictive value of ANCA serology. *Kidney Int*. 1998;53:796-798.
39. Savige J, Gillis D, Davies D, et al. International consensus statement on testing and reporting of antineutrophil cytoplasmic antibodies (ANCA). *Am J Clin Pathol*. 1999;111:507-513.
40. Lim LC, Taylor JG III, Schmitz JL, et al. Diagnostic usefulness of antineutrophil cytoplasmic autoantibody serology: Comparative evaluation of commercial indirect fluorescent antibody kits and enzyme immunoassay kits. *Am J Clin Pathol*. 1999;111:363-369.
41. Lee AS, Finkelman JD, Peikert T, et al. A novel capture-ELISA for detection of anti-neutrophil cytoplasmic antibodies (ANCA) based on c-myc peptide recognition in carboxy-terminally tagged recombinant neutrophil serine proteases. *J Immunol Methods*. 2005;307:62-72.

42. Rutgers A, Slot M, van Paassen P, et al. Coexistence of anti–glomerular basement membrane antibodies and myeloperoxidase-ANCAs in crescentic glomerulonephritis. *Am J Kidney Dis*. 2005;46:253-262.

43. Sinico RA, Di Toma L, Maggiore U, et al. Renal involvement in Churg-Strauss syndrome. *Am J Kidney Dis*. 2006;47:770-779.

44. Han WK, Choi HK, Roth RM, et al. Serial ANCA titers: Useful tool for prevention of relapses in ANCA-associated vasculitis. *Kidney Int*. 2003;63:1079-1085.

45. Eisenberger U, Fakhouri F, Vanhille P, et al. ANCA-negative pauci-immune renal vasculitis: Histology and outcome. *Nephrol Dial Transplant*. 2005;20:1392-1399.

46. Hauer HA, Bajema IM, Hagen EC, et al. Long-term renal injury in ANCA-associated vasculitis: An analysis of 31 patients with follow-up biopsies. *Nephrol Dial Transplant*. 2002;17:587-596.

47. Vizjak A, Rott T, Koselj-Kajtna M, et al. Histologic and immunohistologic study and clinical presentation of ANCA-associated glomerulonephritis with correlation to ANCA antigen specificity. *Am J Kidney Dis*. 2003;41:539-549.

48. Bajema IM, Hagen EC, Hermans J, et al. Kidney biopsy as a predictor for renal outcome in ANCA-associated necrotizing glomerulonephritis. *Kidney Int*. 1999;56:1751-1758.

49. Berden AE, Ferrario F, Hagen EH, et al. Histopathological classification of ANCA-associated glomerulonephritis. *Kidney Int*. 2010;21:1628-1636.

50. Little MA, Nightingale P, Verburgh CA, et al. Early mortality in systemic vasculitis: Relative contribution of adverse events and active vasculitis. *Ann Rheum Dis*. 2010;69:1036-1043.

51. Hauer HA, Bajema IM, van Houwelingen HC, et al. Determinants of outcome in ANCA-associated glomerulonephritis: A prospective clinico-histopathological analysis of 96 patients. *Kidney Int*. 2002;62:732-742.

52. Hogan SL, Falk RJ, Chin H, et al. Predictors of relapse and treatment resistance in ANCA small vessel vasculitis. *Ann Intern Med*. 2005;143:621-631.

53. Bacon PA. Therapy of vasculitis. *J Rheumatol*. 1994;21:788-790.

54. Nachman PH, Hogan SL, Jennette C, Falk RJ. Treatment response and relapse in ANCA-associated microscopic polyangiitis and glomerulonephritis. *J Am Soc Nephrol*. 1996;7:33-39.

55. Mukhtyar C, Guillevin L, Cid MC, et al. EULAR recommendations for the management of primary small and medium vessel vasculitis. *Ann Rheum Dis*. 2009;68:310-317.

56. Pusey CD, Rees AJ, Evans DJ, et al. Plasma exchange in focal necrotizing glomerulonephritis without anti-GBM antibodies. *Kidney Int*. 1991;40:757-763.

57. Jayne DR, Davies MJ, Fox CJ, et al. Treatment of systemic vasculitis with pooled intravenous immunoglobulin. *Lancet*. 1991;337:1137-1139.

58. Jayne D, Rasmussen N, Andrassy K, et al. A randomized trial of maintenance therapy for vasculitis associated with antineutrophil cytoplasmic autoantibodies. *N Engl J Med*. 2003;349:36-44.

59. Guillevin L, Cordier JF, Lhote F, et al. A prospective, multicenter, randomized trial comparing steroids and pulse cyclophosphamide versus steroids and oral cyclophosphamide in the treatment of generalized Wegener's granulomatosis. *Arthritis Rheum*. 1997;40:2187-2198.

60. Falk RJ, Jennette JC. Rituximab in ANCA-associated disease. *N Engl J Med*. 2010;363:285-286.

61. Stone JH, Merkel PA, Spiera R, et al. Rituximab versus cyclophosphamide for ANCA-associated vasculitis. *N Engl J Med*. 2010;363:221-232.

62. De Groot K, Harper L, Jayne DR, et al. Pulse versus daily oral cyclophosphamide for induction of remission in antineutrophil cytoplasmic antibody–associated vasculitis: A randomized trial. *Ann Intern Med*. 2009;150:670-680.

63. Klemmer PJ, Chalermskulrat W, Reif MS, et al. Plasmapheresis therapy for diffuse alveolar hemorrhage in patients with small-vessel vasculitis. *Am J Kidney Dis*. 2003;42:1149-1153.

64. Jayne DR, Gaskin G, Rasmussen N, et al. Randomized trial of plasma exchange or high-dosage methylprednisolone as adjunctive therapy for severe renal vasculitis. *J Am Soc Nephrol*. 2007;18:2180-2188.

65. Harper L, Morgan MD, Walsh M, et al. Pulse versus daily oral cyclophosphamide for induction of remission in ANCA-associated vasculitis: long-term follow-up. *Ann Rheum Dis*. 2012;71:955-960.

66. Hiemstra TF, Walsh M, Mahr A, et al. Mycophenolate mofetil vs azathioprine for remission maintenance in antineutrophil cytoplasmic antibody–associated vasculitis: A randomized controlled trial. *JAMA*. 2010;304:2381-2388.

67. Lovric S, Erdbruegger U, Kümpers P, et al. Rituximab as rescue therapy in anti-neutrophil cytoplasmic antibody–associated vasculitis: A single-centre experience with 15 patients. *Nephrol Dial Transplant*. 2009;24:179-185.

68. Smith RM, Jones RB, Guerry MJ, et al. Rituximab for remission maintenance in relapsing antineutrophil cytoplasmic antibody–associated vasculitis. *Arthritis Rheum*. 2012;64:3760-3769.

69. Rhee EP, Laliberte KA, Niles JL. Rituximab as maintenance therapy for anti-neutrophil cytoplasmic antibody–associated vasculitis. *Clin J Am Soc Nephrol*. 2010;5:1394-1400.

70. Stegeman CA, Cohen Tervaert JW, Sluiter WJ, et al. Association of chronic nasal carriage of *Staphylococcus aureus* and higher relapse rates in Wegener's granulomatosis. *Ann Intern Med*. 1994;120:12-17.

71. De Groot K, Reinhold-Keller E, Tatsis E, et al. Therapy for the maintenance of remission in sixty-five patients with generalized Wegener's granulomatosis: Methotrexate versus trimethoprim/sulfamethoxazole. *Arthritis Rheum*. 1996;39:2052-2061.

72. Pagnoux C, Mahr A, Hamidou MA, et al. Azathioprine or methotrexate maintenance for ANCA-associated vasculitis. *N Engl J Med*. 2008;359:2790-2803.

73. Geetha D, Eirin A, True K, et al. Renal transplantation in antineutrophil cytoplasmic antibody–associated vasculitis: A multicenter experience. *Transplantation*. 2011;91:1370-1375.

74. Rostaing L, Modesto A, Oksman F, et al. Outcome of patients with antineutrophil cytoplasmic antibody–associated vasculitis following cadaveric kidney transplantation. *Am J Kidney Dis*. 1997;9:96-102.

75. Nachman PH, Segelmark M, Westman K, et al. Recurrent ANCA-associated small vessel vasculitis after transplantation: A pooled analysis. *Kidney Int*. 1999;56:1544-1550.

76. Gayraud M, Guillevin L, le Toumelin P, et al. Long-term followup of polyarteritis nodosa, microscopic polyangiitis, and Churg-Strauss syndrome: Analysis of four prospective trials including 278 patients. *Arthritis Rheum*. 2001;44:666-675.

77. Guillevin L, Lhote F, Leon A, et al. Treatment of polyarteritis nodosa related to hepatitis B virus with short term steroid therapy associated with antiviral agents and plasma exchanges: A prospective trial in 33 patients. *J Rheumatol*. 1993;20:289-298.

78. Guillevin L. Treatment of classic polyarteritis nodosa in 1999. *Nephrol Dial Transplant*. 1999;14:2077-2079.

79. Lhote F, Guillevin L. Polyarteritis nodosa, microscopic polyangiitis, and Churg-Strauss syndrome: Clinical aspects and treatment. *Rheum Dis Clin North Am*. 1995;21:911-947.

80. Janssen HL, van Zonneveld M, van Nunen AB, et al. Polyarteritis nodosa associated with hepatitis B virus infection: The role of antiviral treatment and mutations in the hepatitis B virus genome. *Eur J Gastroenterol Hepatol*. 2004;16:801-807.

81. Naoe S, Takahashi K, Masuda H, Tanaka N. Kawasaki disease: With particular emphasis on arterial lesions. *Acta Pathol Jpn*. 1991;41:785-797.

82. Newburger JW, Takahashi M, Burns JC, et al. The treatment of Kawasaki syndrome with intravenous gamma globulin. *N Engl J Med*. 1986;315:341-347.

83. Burns JC, Glode MP. Kawasaki syndrome. *Lancet*. 2004;364:533-544.

84. Watts RA, Scott DG. Epidemiology of the vasculitides. *Semin Respir Crit Care Med*. 2004;25:455-464.

85. Maksimowicz-McKinnon K, Hoffman GS. Large-vessel vasculitis. *Semin Respir Crit Care Med*. 2004;25:569-579.

86. Lagneau P, Michel JB. Renovascular hypertension and Takayasu's disease. *J Urol*. 1985;134:876-879.

87. Mukhtyar C, Guillevin L, Cid MC, et al. EULAR recommendations for the management of large vessel vasculitis. *Ann Rheum Dis*. 2009;68:318-323.

88. Yoshimura M, Kida H, Saito Y, et al. Peculiar glomerular lesions in Takayasu's arteritis. *Clin Nephrol*. 1985;24:120-127.

89. Rapoport M, Averbukh Z, Chaim S, et al. Takayasu aortitis simulating bilateral renal-artery stenoses in patients treated with ACE inhibitors [letter]. *Clin Nephrol*. 1991;36:156.

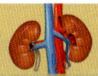

CAPÍTULO 26

Nefrite Lúpica

Gerald B. Appel, David Jayne e Brad H. Rovin

DEFINIÇÃO

A nefrite lúpica (NL) é uma glomerulonefrite por imunocomplexos e constitui uma complicação grave e frequente do lúpus eritematoso sistêmico (LES). Esse, por sua vez, é definido por uma combinação de achados clínicos e laboratóriais.[1,2] Os critérios do American College of Rheumatology (ACR) para o diagnóstico de LES são amplamente utilizados tanto para estudos epidemiológicos como para estudos de tratamento (Quadro 26-1). Contudo, muitos pacientes portadores de condições *lúpus-like* e outros que apresentam menos que quatro critérios do ACR devem ser, na prática, considerados elegíveis para terapia.

EPIDEMIOLOGIA

A incidência e a prevalência de lúpus e NL são influenciados por idade, gênero, etnia, região geográfica, critérios utilizados e métodos de diagnóstico, sendo que, na população, a doença renal clinicamente importante ocorre em 40% dos pacientes[3-7] (Tabela 26-1). O pico de incidência do lúpus é de 15 a 45 anos, com a relação entre mulheres e homens de 10:1. Essa predominância de gênero é menos pronunciada em crianças e indivíduos idosos. Entre os pacientes com lúpus, a NL afeta igualitariamente ambos os sexos e é mais grave em crianças e homens e menos grave em adultos mais velhos. Tanto o lúpus como a NL são três a quatro vezes mais frequente em negros, asiáticos e hispânicos que em caucasianos. Os fatores de risco adicionais para a NL incluem idade mais jovem, condição socioeconômica baixa, mais critérios do CAR para LES, maior tempo de doença, história familiar de LES e hipertensão.

ETIOLOGIA E PATOGÊNESE

Modelos Animais, Genéticos e Ambientais

Múltiplos genes predispõem ao lúpus.[8] As diferenças raciais na suscetibilidade, concordância de LES em mais de 25% em gêmeos idênticos, mas apenas em 5% nos irmãos fraternos, agrupamento familiar e frequência de autoanticorpos positivos e outros distúrbios autoimunes em familiares de pacientes com LES amparam essa hipótese. Um elevado risco de desenvolvimento de LES ocorre na deficiência em homozigose de componentes do complemento (C1q, C2, C4); isto também é verdadeiro para o polimorfismo de determinados receptores FcγRIII. Estudos de associação do genoma identificaram 17 *loci* associados a um risco aumentado de LES envolvendo genes associados à sinalização de células B, receptores *Toll-like* e função dos neutrófilos.[8] Os fatores ambientais também desempenham um papel no aparecimento e exacerbação de LES e NL.[9] A presença de fatores hormonais é sugerida pela forte predisposição feminina, pelas exacerbações durante ou logo após a gestação, pelo papel do tratamento hormonal e pela ablação em modelos animais portadores de nefrite lúpica. A NL ocorre em baixa frequência em pacientes que desenvolvem LES após a exposição a certos medicamentos. Não existe evidência conclusiva para a patogênese viral do LES ou NL. Modelos espontâneos e indutíveis de LES em camundongos incluem o híbrido NZB B/W F1, o BXSB e MRL/Ipr. Alguns desses modelos apresentam defeitos de apoptose que leva a deleção clonal defeituosa e proliferação de células B. Pode ocorrer a indução de LES em animais após a injeção de autoanticorpos anti-DNA, fosfolípides, peptídeos ou derivados do antígeno Smith.

Autoimunidade no Lúpus Eritematoso Sistêmico

Os pacientes com LES tipicamente desenvolvem uma grande variedade de autoanticorpos.[10] Os estágios iniciais da evolução da doença incluem um defeito no clareamento de células apoptóticas e liberação de autoantígenos dessas células, estimulando a produção de interferon-α (IFN-α) e a produção de citocinas pró-inflamatórias. Isso resulta na quebra da autotolerância, produção de autoanticorpos e deposição de imunocomplexos. Muitos autoanticorpos são dirigidos contra proteínas e ácidos nucleicos responsáveis pelos mecanismos de transcrição e tradução, como os nucleossomos (DNA-histona), antígenos da cromatina e pequenas proteínas ribonucleicas nucleares e citoplasmáticas. Acredita-se que a hiperatividade das células B policlonais associada à autorregulação deficiente das células T seja responsável pela produção dos autoanticorpos.[10,11]

Vários mecanismos podem contribuir para o LES, incluindo a falha em remover ou silenciar a autorreatividade das células B e T, exposição anormal ou a apresentação de antígenos próprios, hiperatividade das células T, níveis elevados de citocinas estimulantes de células B e hiperatividade das células B.[10] A falha dos mecanismos apoptóticos em excluir ou silenciar a autorreatividade das células (tolerância) permite a expansão clonal destas em um período tardio, levando à produção de autoanticorpos. A exposição anormal a antígenos próprios pode ocorrer por meio de autoantígenos nucleares aglomerados nas bolhas das células apoptóticas, que se associam a mutações na linhagem germinativa, levando a expansão clonal de células autorreativas. Da mesma forma, pode ocorrer o "mimetismo antigênico", se a exposição a peptídeos virais ou bacterianos contendo sequências semelhantes aos antígenos próprios levarem a indução similar de células produtoras de autoanticorpos. A natureza da apresentação dos antígenos pode também ser importante, com certos antígenos nucleares capazes de desencadear uma resposta imunogênica através de interações com uma variedade de receptores intracelulares *Toll-like*. No LES, há evidências de que a hiperatividade e insuficiente tolerância das células T permitem que células T autorreativas conduzam a uma proliferação de células B e a produção de autoanticorpos. Além disso, a proliferação de células B autorreativas pode ocorrer através de uma variedade de perturbações dos mecanismos regulatórios positivos e negativos (p. ex., estimulação por superantígenos) para além dos mecanismos mencionados. O resultado final é a perda da tolerância e a produção de uma grande variedade de autoanticorpos.[10,11]

Critérios do ACR para o Diagnóstico de Lúpus

A presença de quatro ou mais dos seguintes critérios apresenta 96% de sensibilidade e especificidade para o diagnóstico de lúpus:

1. *Rash* malar
2. *Rash* discoide
3. Fotossensibilidade
4. Úlcera oral
5. Artrite não erosiva
6. Pleuropericardite
7. Doença renal (proteinúria e/ou cilindros celulares)
8. Desordens neurológicas (crises convulsivas ou psicose na ausência de fator desencadeante)
9. Desordens hematológicas (anemia hemolítica, leucopenia/linfopenia, trombocitopenia)
10. Presença de anticorpo anti-DNA, anti-SM, VDRL falso-positivo e preparado de células LE
11. Teste do anticorpo antinuclear positivo por imunofluorescência

Quadro 26-1 Critérios do American College of Rheumatology (ACR) para o diagnóstico de lúpus.

Manifestações Renais em Pacientes com Lúpus

Manifestação	Prevalência (%)
Proteinúria	100
• Síndrome nefrótica	45–65
Hematúria	
• Hematúria microscópica	80
• Cilindros hemáticos	10
• Hematúria macroscópica	1–2
Cilindros celulares	30
Piora da função renal	40–80
• Glomerulonefrite rapidamente progressiva	10–20
• Lesão renal aguda	1–2
Hipertensão	15–50
Hipercalemia	15

Tabela 26-1 Frequência das manifestações renais em pacientes com lúpus e comprometimento renal

PATOGÊNESE DA NEFRITE LÚPICA

Os autoanticorpos são cruciais para a patogênese do LES e da NL. No LES, alguns autoanticorpos, tais como os que provocam anemia hemolítica autoimune, são diretamente patogênicos. Outros autoanticorpos se combinam a antígenos produzindo imunocomplexos que, se não forem adequadamente depurados, se depositam em vários órgãos, desencadeando uma resposta inflamatória.[1] Os componentes do complemento auxiliam na depuração e remoção de estruturas apoptóticas e imunocomplexos, mas também são ativadas pelos complexos imunes e contribuem para a cascata inflamatória. Uma característica marcante do envolvimento glomerular na NL é o acúmulo de imunocomplexos. Os pacientes portadores de NL possuem autoanticorpos contra o DNA de dupla-hélice (DNAds), antígeno Sm, C1q, nucleossomos e outros antígenos, e há evidências tanto para ligação direta dos anticorpos anti-DNA à membrana basal glomerular (MBG) quanto para a ligação cruzada de componentes dos nucleossomos carregados positivamente, tais como a cromatina entre autoanticorpos e MBG.[12-14] Na nefrite lúpica proliferativa, os anticorpos fixadores do complemento têm alta afinidade pelo DNA e são comumente encontrados no espaço subendotelial, sendo que isto é facilitado pelas histonas catiônicas ligadas a MBG carregadas negativamente. Em geral, depósitos imunes mesangiais e subendoteliais

são oriundos da deposição de complexos imunes circulantes, ao passo que os complexos imunes subepiteliais podem incluir aqueles que são formados *in situ*. Contudo, a via patogênica predominante em um determinado paciente, se é a deposição de complexos circulantes ou a formação de complexos *in situ,* não é sempre clara. A localização de complexos imunes dentro do glomérulo é influenciada por tamanho, carga, especificidade e avidez, bem como a habilidade do mesângio em depurar os imunocomplexos e pela hemodinâmica local.[12-16] A localização dos imunocomplexos no glomérulo leva a ativação do complemento e dano por ele mediado, ativação dos fatores pró-coagulantes, ativação do receptor Fc dos leucócitos, conduzindo a infiltração leucocitária nos rins, liberação de enzimas proteolíticas e ativação de citocinas associadas a proliferação celular e a formação de matriz. Os nucleossomos também podem ativar as células dendríticas residentes (mais adiante) através da ligação aos receptores *Toll-like* 2 e 9. A hipertensão intraglomerular e ativação da cascata de coagulação podem contribuir para a lesão glomerular, especialmente nas pacientes com anticorpos antifosfolípides (aSAFs, SAF).

O papel obrigatório dos autoanticorpos e dos imunocomplexos na patogênese da NL foi contestada. Em um modelo murino de LES no qual se impede a produção de anticorpos pelas células B, a NL se desenvolveu, embora a histologia glomerular não tenha sido tão inflamatória como em camundongos do tipo selvagem.[17] Além disso, a biópsia de pacientes portadores de lúpus sem NL clinicamente manifesta mostraram depósitos imunes.[18,19] Portanto, não está claro por que nem todos os pacientes com LES desenvolvem NL, sugerindo que os complexos imunes depositados no rim podem ser necessários mas não suficientes para o desenvolvimento dos fenótipos clínicos completos da NL.

Subpopulações de células T parecem contribuir para a progressão da NL. Foram observadas células T auxiliares do tipo 17 (Th17) em biópsias renais humanas e por produzirem localmente interleucina-17 (IL-17), induzem a expressão de citocinas e quimiocinas inflamatórias pelas células do parênquima renal, recrutamento e ativando neutrófilos e monócitos. A presença de células Th17 no rim pode refletir a troca das células T reguladoras (CD4+CD25hiFoxP3+), que inibem a resposta imune e a produção de autoanticorpos por estas.[20]

Há um crescente reconhecimento do papel dos neutrófilos no LES e na NL. Os neutrófilos passam por uma nova forma de morte celular chamada NETosis, em que uma malha de cromatina (NET) é liberada.[21] Essas NETs (*Neutrofil Extracellular Traps* ou armadilhas de neutrófilos) são uma fonte de autoantígenos e não são degradadas adequadamente em pacientes com lúpus. Além disso, o paciente com lúpus tem um aumento do número de granulócitos de baixa densidade que são mais suscetíveis a NETosis. Material NET foi encontrado em biópsias de NL, e pacientes portadores de LES que são não degradadores geralmente apresentam NL.[22,23] As NETs induzem a produção de IFN-α por células dendríticas plasmocitoides, que também são encontradas em rins de pacientes portadores de NL.[24,25] O IFN-α parece ter um papel central no LES e na NL. O IFN-α impulsiona a maturação de células dendríticas em células apresentadoras de antígeno, a diferenciação das células B em plasmócitos produtores de anticorpos e o desenvolvimento de células T efetoras e de memória.[26-29]

Dentro do interstício renal, as células T e B podem, em alguns casos, desenvolver centros germinativos.[30] Essas células B apresentam expansão clonal e mutação somática, sugerindo a produção intrarrenal de autoanticorpos, potencialmente contra antígenos específicos renais. Provavelmente, essas interações contribuem para a inflamação intersticial na NL, que é um dos principais determinantes da sobrevida renal a longo prazo.[30]

MANIFESTAÇÕES CLÍNICAS

O lúpus eritematoso sistêmico pode afetar praticamente qualquer órgão do corpo. O curso da doença é caracterizado por episódios de doença (flares) seguidos por períodos de relativa quiescência (remissões). A lesão que não se resolve é consequência da inflamação e é um forte preditor de desfecho. Um número de sistemas de pontuações fiáveis e reprodutíveis foram concebidos para acompanhar a atividade e o desenvolvimento das lesões no paciente com LES. Estes incluem o Sistemic Lupus Erythematosus Disease Activity Index (SLEDAI), o britânico Isles Lupus Assessment Group (BILAG), o Sistemic Lupus Activity Measure (SLAM) e Systemic Lupus International Collaborating Clinic–American College of Rheumatology (SLICC-ACR). O LES geralmente resulta em uma piora importante da qualidade da vida e na interrupção da atividade econômica e reprodutiva.

Manifestações Renais

Em geral, o comprometimento renal se manifesta pela presença de proteinúria, sedimento urinário ativo com hematúria microscópica, dismorfismo eritrocitário, cilindro eritrocitário e hipertensão. Nos casos de maior comprometimento renal, a síndrome nefrítica se manifesta associada a glomerulonefrite proliferativa (GN) com declínio na taxa de filtração glomerular (TFG). Os achados clínicos correlacionam-se bem com os achados histológicos glomerulares (discussão adiante). Raramente, a doença renal no LES se apresenta com desordens tais como acidose tubular distal hipocalêmica (ATR tipo 1) ou hipercalêmica (ATR tipo 4), (Cap. 12), distúrbios trombóticos associados a síndrome do anticorpo antifosfólipe secundária (adiante e Cap. 28) e GN fibrilar (Cap. 27).

Manifestações Extrarrenais

Os pacientes portadores de LES em atividade frequentemente apresentam queixas inespecíficas de mal-estar, febre baixa, falta de apetite e perda de peso. Outras características comuns incluem alopécia irregular; úlceras orais ou nasais; artralgias e artrite não deformante; e uma variedade de achados cutâneos, incluindo fotossensibilidade, fenômeno de Raynaud e a clássica erupção cutânea facial em "asa de borboleta". Observa-se livedo reticular em até 15% dos casos e pode associar-se a abortos, trombocitopenia e anticorpos antifosfolípide.[31] O envolvimento neuropsiquiátrico se apresenta com cefaleia, paralisia de nervos periféricos, coma e psicoses. A serosite, sob a forma de pleurite ou pericardite, afeta até 40% dos pacientes. A hipertensão pulmonar pode se desenvolver silenciosamente como resultado de múltiplos êmbolos pulmonares ou coagulação intravascular em associação a SAF ou pode ser causada pela doença arterial pulmonar não trombótica. A endocardite de Libman-Sacks e o prolapso da válvula mitral podem ser detectados na avaliação clínica ou pelo ecocardiograma. A esplenomegalia e a linfadenopatia estão presentes em cerca de um quarto dos pacientes. Anormalidades hematológicas no LES incluem anemia causada pela eritropoiese prejudicada, hemólise autoimune e sangramento. Trombocitopenia e leucopenia podem ser parte da doença ou podem resultar de complicações da terapêutica. Os eventos trombóticos devem levar a investigação de SAF e outras anormalidades pró-coagulantes.

DIAGNÓSTICO E DIAGNÓSTICO DIFERENCIAL

O diagnóstico de lúpus pode ser óbvio em uma mulher jovem com manifestações clássicas e marcadores sorológicos, porém apresentações menos comuns podem resultar em múltiplas consultas a médicos e atraso no diagnóstico. Isto resulta, em parte, das características variadas da doença e da evolução dos sinais e sintomas ao longo do tempo. Alguns pacientes, especialmente aqueles com NL membranosa, podem apresentar a doença renal como manifestação inicial. A presença de quatro ou mais critérios ACR apresenta uma sensibilidade e especificidade de 96% para o lúpus (Quadro 26-1). No entanto, os critérios diagnósticos do ACR foram desenvolvidos para estudos clínicos e nem sempre se revelam úteis em um paciente individualmente. Outras doenças que mimetizam o LES incluem fibromialgia, síndrome de Sjögren, doenças hematológicas como as microangiopatias trombóticas, síndrome antifosfólipide primária, dermatomiosite e esclerose sistêmica (Caps. 28 e 29). Contudo, o LES também pode apresentar sobreposição de características de outras síndromes sistêmicas ou de síndromes autoimunes limitadas a um único órgão. A nefrite foi relatada em pacientes com doença mista do tecido conjuntivo associada à presença de anticorpos anti-Ro e anti-La e à ausência de anticorpos anti-DNAds. A artrite reumatoide pode associar-se a glomerulonefrite proliferativa mesangial ou doença renal secundária a amiloidose AA (secundário). Pacientes idosos com lúpus podem apresentar deformidades articulares típicas da artrite reumatoide.

Várias formas comuns de glomerulonefrite devem ser distinguidas da NL, uma vez que elas podem ter algumas características clínicas em comum. Estas incluem púrpura de Henoch-Schönlein, glomerunefrite associada ao anticorpo anticitoplasma de neutrófilo (ANCA) (Cap. 24), endocardite bacteriana e crioglobulinemia. ANCAs de significado indeterminado são detectados em 20% dos pacientes portadores de NL.

Testes Imunológicos no Lúpus

Os anticorpos antinucleares (FAN), encontrados em mais de 90% dos pacientes não tratados, são bastante sensíveis para o rastreio de pacientes com LES; contudo, o FAN é inespecífico e encontrado em outras doenças reumatológicas e não reumatológicas. Alguns pacientes com lúpus-*like* e FAN negativo apresentam SAF e um terço dos pacientes com LES tem SAF.[32-34] O padrão do FAN (p. ex., difuso, pontilhado fino) não é confiável para distinguir o lúpus de outras doenças reumatológicas. Autoanticorpos contra o DNAds são mais específicos, estando presentes em 75% dos pacientes com lúpus não tratado, sendo, entretanto, um marcador menos sensível. Enquanto títulos elevados de anticorpos anti-DNAds se correlacionam com a presença de LES e são frequentemente utilizados para acompanhamento da NL, os anticorpos de DNA de cadeia simples (DNAss) são encontrados em muitas condições reumatológicas e não se correlacionam com o curso de NL. Os anticorpos anti-Sm estão fortemente associados ao diagnóstico de lúpus e à presença de nefrite, mas estão presentes em apenas cerca de 25% a 30% dos pacientes. Os anticorpos contra C1q (anti-C1q) foram mais estreitamente relacionados com atividade de NL que os anticorpos anti-DNAds e podem ter um papel no prognóstico e no acompanhamento de pacientes com NL.[35]

Os níveis séricos de complemento hemolítico total e componentes do complemento C3 e C4 estão geralmente reduzidos em pacientes com LES não tratado e sobretudo nos pacientes com NL. Ou ambos C3 e C4 estão consumidos ou preferencialmente o C4 está deprimido em pacientes com lúpus, na maioria das vezes reflexo da ativação preferencial da via clássica do complemento. Em pacientes com glomerulonefrite pós-infecciosa (GNPE), glomerulopatias por C3 e algumas GN membranoproliferativas idiopáticas, o C3 está preferencialmente reduzido (Caps. 21 e 22). Alternativamente, C4 consumido com C3 normal pode refletir deficiência genética de C4 em pacientes com lúpus ou a presença de crioglobulinas.

PATOLOGIA

Embora a NL possa afetar todas as estruturas do rim, o envolvimento glomerular é o componente mais bem estudado e correlaciona-se bem com a apresentação clínica e, é claro, com o tratamento. A sistemática de classificação da NL é baseada no comprometimento glomerular. Usualmente, a International Society of Nephrology (ISN)/ Renal Pathology Society (RPS) detalha a classificação e esclarece algumas das deficiências da classificação anterior da OMS,[36] melhora a reprodutibilidade interobservador e o valor preditivo da biópsia na NL[37,38] (Tabela 26-2).

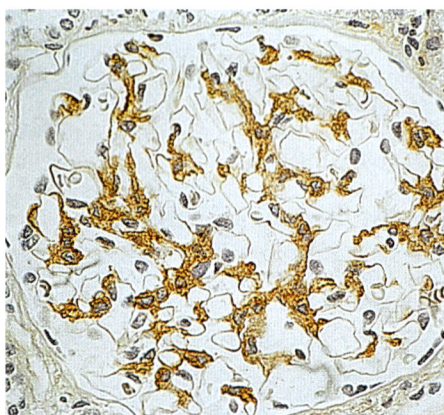

Figura 26-1 **Classe I ISN/RPS: nefrite lúpica mesangial mínima.** A microscopia de luz é normal, porém há depósito de C1q por imunoperoxidase localizada em toda a área do mesangial (associada a IgG e C3).

Classificação de Nefrite Lúpica ISN/RPS

ISN/RPS 2004

Classe	Definição
I	NL mesangial mínima Glomérulos normais por ML, mas depósitos imunes mesangiais por IF
II	NL proliferativa mesangial Hipercelularidade mesangial com depósitos imunes mesangiais
III	III NL Focal III (A): lesões puramente ativas: NL proliferativa focal III (A/C): lesões ativas e crônicas: NL proliferativa focal e esclerosante III (C): lesões inativas crônicas com cicatrizes glomerulares: NL esclerosante focal
IV	IV NL difusa IV-S (A) ou IV-G (A): lesões puramente ativas: NL proliferativa difusa segmentar (S) ou (G) global IV-S (A/C) ou IV-G (A/C): lesões ativas e crônicas: NL proliferativa difusa esclerosante segmentar ou global IV-S (C) ou IV-G (C): lesão inativa com cicatrizes glomerulares: NL difusa segmentar ou esclerosante global
V	NL membranosa
VI	NL esclerosante avançada ≥ 90% dos glomérulos esclerosados globalmente sem atividade residual

Tabela 26-2 **Classificação da nefrite Lúpica (NL) utilizando a classificação de ISN/RPS (2004).** Na classificação da International Society of Nephrology/Renal Pathology Society (ISN/RPS), a distribuição de hipercelularidade é avaliada como mesangial, endocapilar ou extracapilar (crescêntica) e como focal (comprometimento glomerular < 50%) *versus* difuso (comprometimento glomerular ≥ 50%). A distribuição dos depósitos imunes por imunofluorescência (IF) e microscopia eletrônica (ME) é caracterizada por ser mesangial, subepitelial ou subendotelial; *ML*, microscopia de luz.

Classificação da Nefrite Lúpica

A *classe I* da classificação ISN/RPS para NL evidencia glomérulos normais por microscopia de luz, porém com a presença de depósitos imunes mesangiais (Fig.26-1). Todas as classes mais altas de NL mostram depósitos imunes mesangiais, além de suas características diferenciadoras específicas. *A Classe II*, NL proliferativa mesangial, é definida como a presença de hipercelularidade mesangial pura (mais de três células mesangiais em áreas afastadas do polo vascular em 3-μm em cortes histológicos) por microscopia de luz e com depósitos imunes mesangiais (Fig. 26-2). *Classe III*, NL focal, é definida como glomerulonefrite focal extracapilar ou endocapilar com

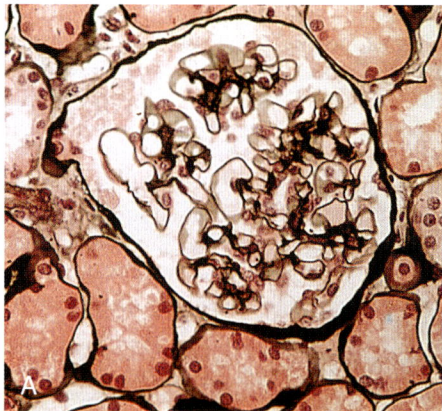

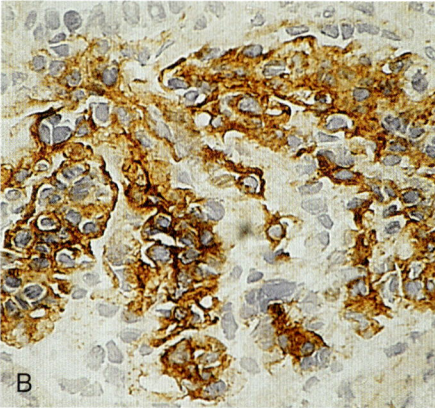

Figura 26-2 **Classe II ISN/RPS: nefrite lúpica (doença mesangial).** A, expansão mesangial e aumento discreto na celularidade do tufo capilar, as paredes dos capilares periféricos são normais. (Coloração pela prata metanamina) B, depósitos extensos mesangiais de IgG evidenciados por imunoperoxidase; os agregados estão prestes a invadir as paredes dos capilares periféricos.

comprometimento segmentar ou global afetando menos de 50% dos glomérulos totais amostrados (Fig.26-3). *Classe IV*, NL difusa, tem GN difusa segmentar ou global endocapilar ou GN extracapilar afetando 50% ou mais dos glomérulos (Fig. 26-4). Tanto a classe III como a classe IV têm depósitos imunológicos subendoteliais. A classe IV é subdividida em proliferativa segmentar difusa (IV-S), (i.e., > 50% dos glomérulos afetados têm lesões segmentares), e proliferação difusa global (IV-L), (i.e., > 50% dos glomérulos afetados têm lesões globais). Tanto a classe III como a classe IV podem ter lesões ativas (proliferativas), inativas (esclerosantes) ou combinação de ativas e inativas, subclassificadas como A, C e A/C, respectivamente. *A classe V*, NL membranosa, é definida pela presença de depósitos imunes subepiteliais (Fig. 26-5). As alterações membranosas podem estar presentes isoladas ou acompanhadas de hipercelularidade mesangial e depósitos imunes mesangiais. Pacientes com lesão proliferativa focal ou difusa e depósitos de imunocomplexos subendoteliais são classificados como V + III e V + IV sob a classificação do ISN/RPS (Tabela 26-2). A classe VI, NL esclerosante avançada, é definida pela esclerose glomerular global afetando 90% ou mais dos glomérulos.

Na imunofluorescência (IF), IgG é quase sempre a imunoglobulina dominante, e os componentes do complemento iniciais, tais como C4 e especialmente C1q, estão normalmente presentes juntamente com o C3. A presença de todas as três imunoglobulinas, IgG, IgA e IgM, associada a dois componentes do complemento C1q e C3, são chamadas de *"full-house"* e é altamente sugestivo de NL, com forte coloração para C1q. A fibrina é frequentemente presente no tufo glomerular e, especialmente, nos crescentes.

Na microscopia eletrônica (EM), a distribuição dos depósitos imunes corresponde ao da IF. Alguns depósitos elétron-densos têm

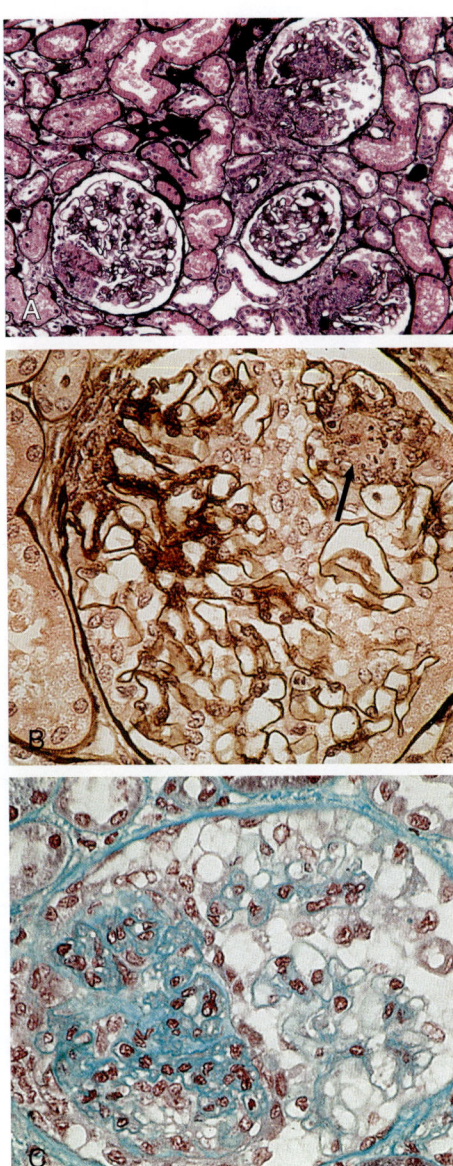

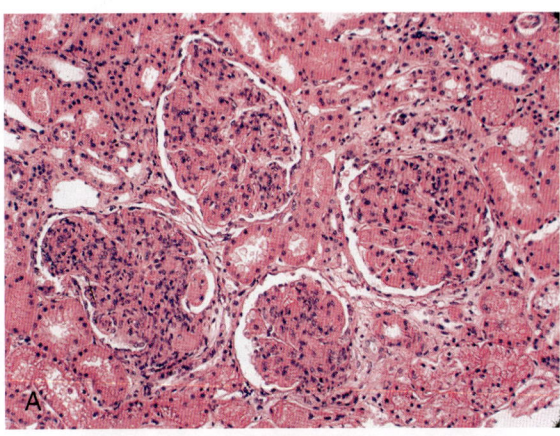

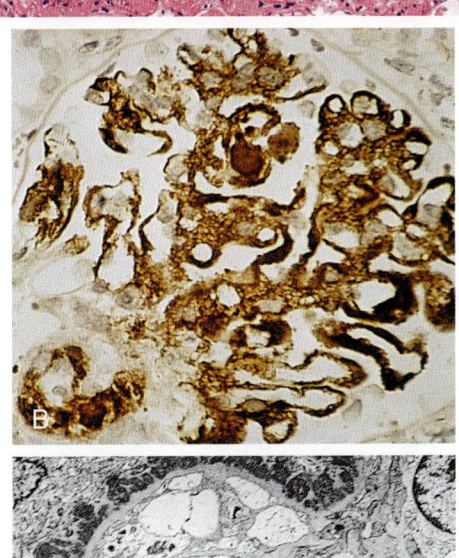

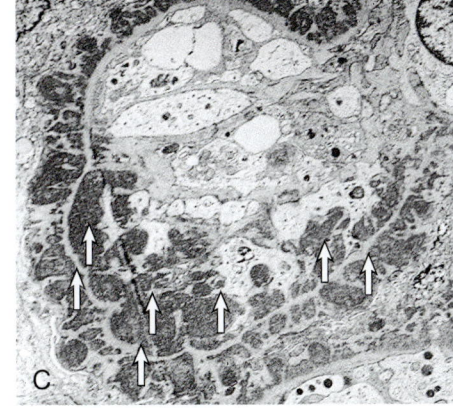

Figura 26-3 Classe III ISN/RPS: nefrite lúpica proliferativa focal. **A**, Pequeno aumento mostra lesão proliferativa focal e segmentar ativa (IIIA classe) com menos de 50% dos glomérulos afetados. (Coloração hematoxilina eosina [HE]) **B**, Área de necrose focal contendo restos celulares, cariorrexe (*seta*), circundada por uma área de proliferação celular. (Prata metanamina/HE.) **C**, Lesão proliferativa focal e segmentar afetando quase metade do tufo capilar glomerular. (Hematoxilina/verde lissamina)

Figura 26-4 Classe IV ISN/RPS: nefrite lúpica. **A**, Nefrite lúpica proliferativa difusa ativa, **B**, Coloração com imunoperoxidase mostra agregados densos e irregulares de IgG ao longo das paredes dos capilares periféricos. **C**, Microscopia eletrônica revela agregados imunes como depósitos elétron-densos (*setas*), predominantemente de localização subendotelial.

uma subestrutura organizada conhecida como *fingerprinting*, correspondendo à presença de estruturas fibrilares microtubulares ou curvilíneas compostas de bandas que variam de 10 a 15 nm de diâmetro. As inclusões tubulorreticulares – estruturas tubulares de 24 nm localizadas entre as anastomoses nas cisternas dilatadas do retículo endoplasmático das células endoteliais renais – são geralmente encontradas em amostras de biópsia de pacientes portadores de NL, e acredita-se que reflitam um aumento da expressão de interferon.

Doença Tubulointersticial e Vascular

Embora a classificação de NL se baseie no grau de envolvimento glomerular, os pacientes com lúpus podem ter comprometimento clínico e histológico de outros compartimentos renais.[39,40] Esse é um déficit do sistema ISN/RPS, porque as lesões intersticiais e vasculares são preditores de desfecho renal.[41] Em cerca de 50% dos pacientes

portadores de NL, predominantemente aqueles com lesões glomerulares proliferativas, encontram-se agregados imunes ao longo das membranas basais tubulares. Infiltrados intersticiais de linfócitos T CD4[+] e CD8[+] e monócitos são frequentemente encontrados. Mais da metade dos pacientes têm agregados significativos de células B–células T no interstício renal, e uma pequena percentagem apresenta este aspecto típico nos centros germinativos.[30] Na doença ativa, encontram-se infiltração e invasão dos túbulos (tubulite), (Fig. 26-6). Na doença crônica, há expansão intersticial devido a fibrose e infiltrados esparsos. A inflamação intersticial correlaciona-se com a disfunção renal e hipertensão, enquanto os depósitos imunes ao longo da membrana basal estão associados a altos níveis de anti-DNAds e consumo de complemento sérico. Raramente, observa-se nefrite

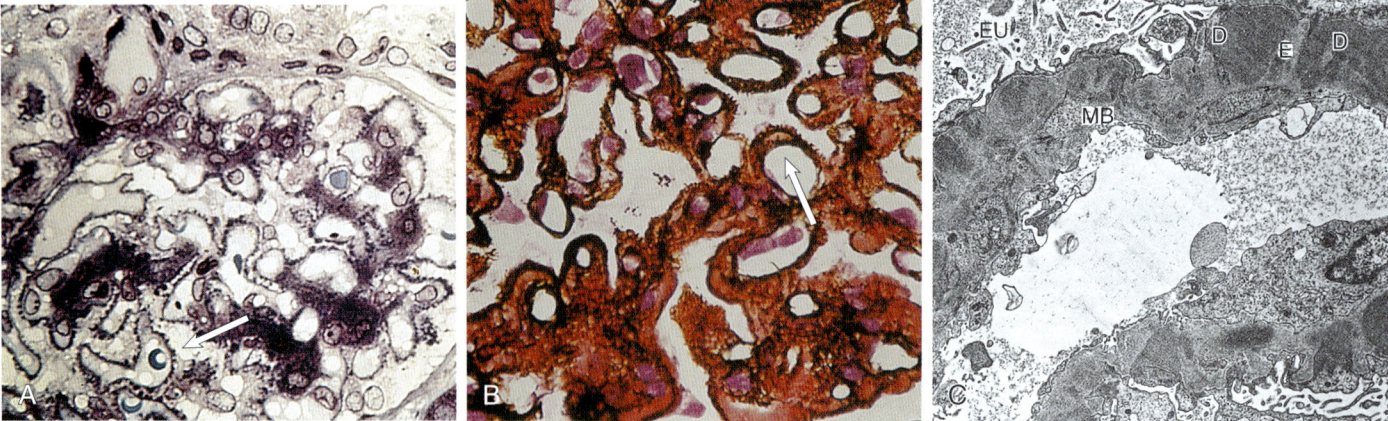

Figura 26-5 Nefrite Lúpica membranosa Classe V ISN/RPS. A, um corte espesso (– 0,5 mm) embebido em araldite, corado com azul de toluidina mostra não só o material extramembranoso azul escuro (*seta*), mas também a presença de depósitos mesangiais, que são comuns na nefropatia lúpica membranosa. **B**, Coloração prata metanamina mostra alguns duplos-contornos da membrana basal prata-positivo (*seta*) e material depositado na região subendotelial, bem como as espículas prata-positivas feitas de material semelhante à membrana basal. **C**, Microscopia eletrônica mostra os depósitos (*D*) elétron--densos predominantemente subepiteliais separados por saliências de material da membrana basal (espículas, *E*); *MB*, membrana basal; *EU*, espaço urinário.

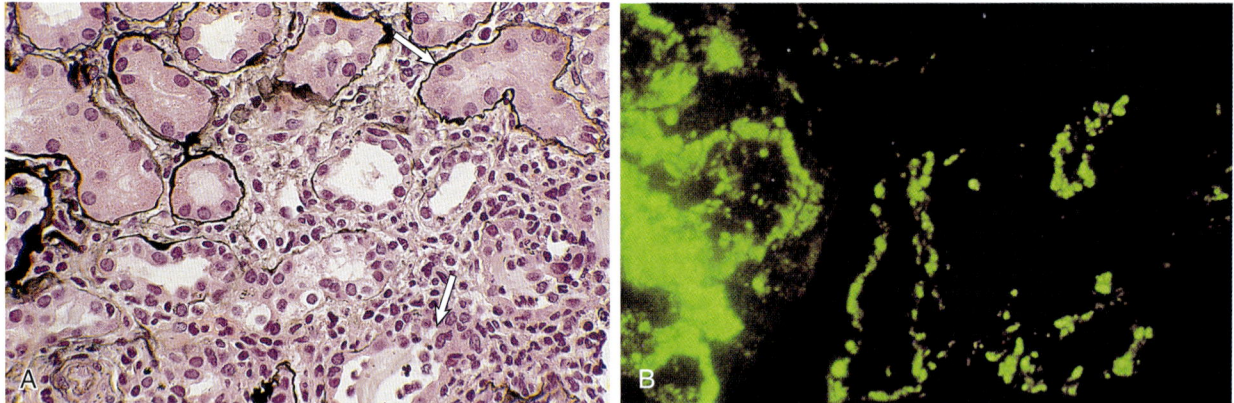

Figura 26-6 Nefrite lúpica intersticial. A, Infiltrado intersticial invadindo e destruindo os túbulos (tubulite). As membranas basais tubulares, que permanecem pretas após a coloração pela prata, são digeridas nas áreas de tubulite (*seta*). **B**, A imunofluorescência mostra agregados de C3 na membrana basal tubular (*à direita*) e dentro dos glomérulos (*esquerda*). Tais agregados na membrana basal tubular são comuns na nefrite lúpica, sendo encontrados em 60% a 65% das biópsias em geral e com o aumento da frequência da classe II (20%) para a classe IV (75%).

tubulointersticial na ausência de doença glomerular podendo produzir lesão renal aguda ou NTA.

Lesões vasculares podem ser observadas em pacientes com lúpus[40] (Fig. 26-7). A verdadeira vasculite é extremamente rara. Mais frequentemente, há depósitos imunes vasculares observados na IF ou ME, lesões fibrinoides necrotizantes não inflamatórias nos vasos de pacientes com nefrite proliferativa grave ou uma microangiopatia trombótica. A microangiopatia trombótica é mais frequentemente encontrada em pacientes com diagnóstico de SAF e evidência prévia de eventos trombóticos podendo ocorrer em conjunto com uma GN proliferativa.[32-34]

Transformação da Aparência Histológica e Nefrite Lúpica "Silenciosa"

Com frequência, as biópsias seriadas mostram a transformação de uma classe histológica glomerular em outra.[42] Alguns pacientes evoluem com aumento da atividade clínica e mudam de uma classe benigna ou menos proliferativa (ISN classe II ou V) para uma lesão proliferativa mais ativa (ISN classe III ou IV). Isso é muitas vezes evidenciado pelo aumento da proteinúria e pelo sedimento urinário ativo. Com o sucesso do tratamento, alguns pacientes vão transformar-se

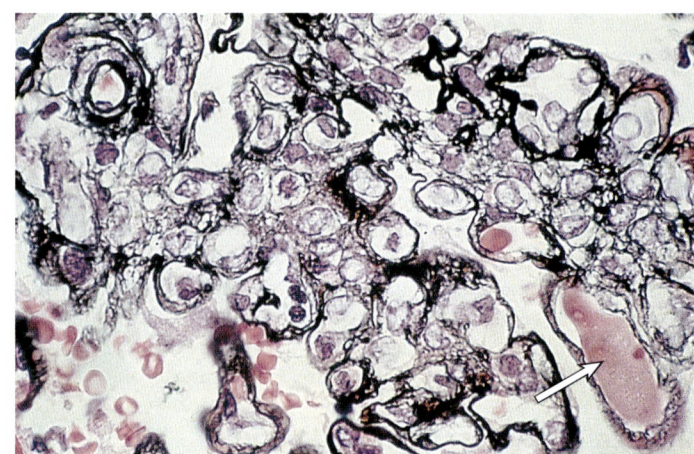

Figura 26-7 Lesões vasculares na nefrite lúpica. Trombos (*seta*) obstruem uma alça capilar glomerular nesta biópsia classe IV. Tal trombo contém plaquetas e fibrina, bem como imunoglobulinas e, portanto, apresenta algumas características de trombo verdadeiro. (*Coloração de prata metanamina/hematoxilina* eosina.)

de uma classe proliferativa (ISN classe III ou IV) para uma classe de padrão predominantemente membranoso (ISN classe V).

É extremamente raro um paciente apresentar uma biópsia com GN proliferativa ativa sem alteração clínica, ou no sedimento urinário, que indique doença. Esse quadro, associado a anti-DNAds e complemento sérico normais, é chamado de NL silenciosa. Se o sedimento urinário for cuidadosamente avaliado, a maioria dos pacientes com lesões proliferativas terão hematúria microscópica e, muitas vezes, cilindros eritrocitários.

Correlações Clínicas, Histopatológicas e Outras Correlações de Desfecho

Os pacientes com biópsias ISN classe I geralmente não apresentam evidências clínicas de doença renal. Da mesma forma, os pacientes ISN classe II podem apresentar elevados níveis de anti-DNAds ou consumo de complemento, mas, em geral, o sedimento urinário é inativo, hipertensão infrequente, TFG preservada e a proteinúria raramente supera 1 g/24 h. Os pacientes com resultados de biópsia classe I e II têm um excelente prognóstico, a menos que mudem de padrão. No entanto, os pacientes portadores de NL (especialmente as classes I e II) podem ser mais suscetíveis à lesão podocitária não induzida por imunocomplexos (podocitopatia lúpica), mostrando um padrão histológico de doença de lesão mínima (DLM) ou glomeruloesclerose focal e segmentar (GESF), muitas vezes acompanhada por proteinúria nefrótica.[43]

Pacientes com ISN classe IIIA ou IIIC ativos apresentam, frequentemente, hematúria microscópica, hipertensão, baixos níveis de complemento e proteinúria. Um terço a um quarto dos pacientes terá síndrome nefrótica e, até, um em cada quatro terá uma creatinina sérica elevada no momento da biópsia renal. Pacientes com cicatriz glomerular focal (ISN classe IIIC) certamente desenvolvem hipertensão e têm função renal reduzida, mas sem sedimento urinário ativo. Os pacientes com leve proliferação em apenas alguns glomérulos usualmente respondem bem à terapia, com menos de 5% dos pacientes evoluindo para insuficiência renal em um segmento de 5 anos. Outros com envolvimento glomerular mais acentuado, alterações necrotizantes e formação de crescentes apresentam um prognóstico semelhante ao dos pacientes classe IVA. Embora tenha sido sugerido que pacientes com "grave" comprometimento segmentar e focal na classe III proliferativa tenham um pior prognóstico que aqueles com lesões proliferativas difusas da classe IV, isso não foi comprovado pela maioria dos investigadores.[44]

Os pacientes portadores de NL ISN IVA habitualmente apresentam alta atividade sorológica (níveis de complemento séricos reduzidos e atividade de ligação do anti-DNAds elevada) sedimento urinário ativo, hipertensão, proteinúria maciça e reduzida taxa de filtração glomerular. A doença de classe IV proliferativa difusa apresenta o pior prognóstico renal na maioria das séries, ainda que isso seja fortemente influenciado por características como fatores socioeconômicos, raciais e as características renais na apresentação clínica inicial. Os pacientes portadores de NL classe IV-S, proliferativa difusa segmentar, podem apresentar um pior prognóstico que aqueles com envolvimento global e difuso classe IV-G, embora isso permaneça controverso.[37]

Os pacientes com NL classe V tipicamente apresentam proteinúria característica da síndrome nefrótica. No momento da biópsia, no entanto, até 40% dos pacientes apresentam proteinúria subnefrótica e até 20% têm menos de 1 g/24 h de proteinúria. Os pacientes com classe V propriamente têm menos atividade renal e sorológica. Alguns pacientes desenvolvem o que parece ser uma síndrome nefrótica idiopática antes de desenvolver o lúpus propriamente dito. Pacientes com nefrite lúpica classe V estão predispostos a eventos trombóticos, tais como a trombose da veia renal e embolia pulmonar. A taxa de sobrevida renal em 10 anos é de 75% a 85%.

A NL esclerótica avançada, classe VI, é geralmente resultado da evolução da NL classes III ou IV. Muitos pacientes persistem com hematúria microscópica e proteinúria, associado a hipertensão e diminuição da taxa de filtração glomerular.

Outros Fatores Prognósticos Histológicos

Características da reversibilidade (atividade) ou irreversibilidade (cronicidade) do dano na biópsia podem ser capazes de prever o curso da NL nos pacientes. Alguns pesquisadores descobriram que pacientes com um alto *índice de atividade* ou *índice de cronicidade* são mais propensos a evoluir para a insuficiência renal[45,46] (Tabela 26-3). Similarmente a outros tipos de glomerulonefrite, o prognóstico renal é ruim se a biópsia evidencia extensa área de glomerulosclerose ou fibrose intersticial.[41] Considerando que não há concordância sobre o valor do índice de atividade ou índice de cronicidade individualmente, pacientes com alto grau de atividade e cronicidade na biópsia (índice de atividade > 7 e índice de cronicidade > 3) têm pior evolução, assim como aqueles com a combinação de crescentes celulares e fibrose intersticial na biópsia. A persistência de inflamação e depósitos subendoteliais e mesangiais em biópsias repetidas, especialmente com crescentes celulares ou macrófagos no lúmen tubular, é fortemente preditivo para o desenvolvimento de insuficiência renal.[47]

HISTÓRIA NATURAL

A história natural da nefrite lúpica na era moderna é desconhecida, porque os pacientes com comprometimento renal grave recebem terapia dirigida contra as lesões renais. Há 50 anos, os poucos pacientes que desenvolveram NL grave sobreviveram alguns poucos anos, e metade daqueles com formas menos graves de NL morreram em um período de 5 anos. Atualmente, a maioria dos pacientes apresentam resposta satisfatória ao tratamento inicial, seguida de quiescência

Sistema de Pontos para o Cálculo de Atividade e Cronicidade da Nefrite Lúpica										
	Índice de Atividade das Lesões Contribuintes						Índice de Cronicidade das Lesões Contribuintes			
Escore de Lesão Semiquantitativa	Crescentes Celulares	Necrose Glomerular-Cariorrexe	Netrófilos Glomerulares	Depósitos Imunes Subendoteliais	Inflamação Intersticial		Esclerose Glomerular	Crescente Fibrosa	Atrofia Tubular	Fibrose Intersticial
Ausente	0	0	0	0	0	0	0	0	0	0
Leve	2	2	1	1	1	1	1	1	1	1
Moderada	4	4	2	2	2	2	2	2	2	2
Grave	6	6	3	3	3	3	3	3	3	3

Tabela 26-3 **Sistema de pontos utilizado para calcular índices de cronicidade e atividade da nefrite lúpica por biópsia.** Índice de atividade máxima é 24; índice de cronicidade máxima 12.

Sobrevida do Lúpus e da Nefrite Lúpica

Período	Sobrevida em 5 anos (%)*		
	Todos os LES	*Nefrite Lúpica*	*Nefrite Classe IV*
1953-1969	49	44	17
1970-1979	82	67	55
1980-1989	86	82	80
1990-1995	92	82	82
2000-2010	95-100	95-100	90-95

Tabela 26-4 Sobrevida no lúpus e na nefrite lúpica. Sobrevida em 5 anos para o lúpus, nefrite lúpica e a NL classe IV pela Organização Mundial da Saúde durante os períodos indicados. *Média ponderada da série publicada. *(Dados das referências 62, 80 e 105).*

relativa da doença sob imunossupressão contínua, podendo até ser, eventualmente, reduzida (Tabela 26-4). Alguns pacientes não mais terão atividade da doença; outros terão recaídas com o tempo. A frequência de recaída não depende apenas da gravidade da doença subjacente, mas também da intensidade e duração da imunossupressão de manutenção.

A doença renal crônica estágio terminal (DRCT) afeta, atualmente, 8% a 15% dos pacientes com NL.[5] Poucos pacientes com NL progressiva evoluindo para a diálise podem recuperar função renal o suficiente para suspender a diálise. Uma biópsia renal geralmente é útil para determinar se a doença ainda está em atividade e é potencialmente tratável ou se há apenas cicatrizes crônicas e irreversíveis.

Em pacientes com NL ativa, as infecções, muitas vezes associadas à atividade persistente da doença extrarrenal, são a causa mais frequente de óbito. Estudos confirmam que em torno de metade das mortes pelo lúpus resulta da mortalidade cardiovascular, frequentemente tardia no curso da doença e, particularmente, a partir de isquemia miocárdica prematura.

Vários fatores associam-se aos desfechos na NL. Um preditor epidemiológico inclui a etnia, com negros e hispânicos tendo piores desfechos.[48-51] A população descendente do Sudeste Asiático tem uma incidência maior de doença grave que outras populações asiáticas ou brancos. Sexo masculino, indivíduos jovens (< 24 anos) e baixo nível socioeconômico, independentemente da raça, estão associados a um pior desfecho renal.[50,51] Os preditores de desfecho laboratório incluem as alterações histológicas previamente discutidas, maior creatinina sérica basal, maior proteinúria basal, hipertensão, anemia grave, trombocitopenia, hipocomplementemia e níveis elevados de anti-DNAds. De acordo com vários estudos prospectivos e retrospectivos, o preditor de mau prognóstico renal mais consistente em longo prazo foi uma elevada creatinina sérica no momento do diagnóstico. Os preditores de evolução clínica adversa incluem atraso no início da terapia, curso da doença prolongada, falha na redução da proteinúria com o tratamento e recaídas da NL.

TRATAMENTO

É útil dividir o tratamento de pacientes com NL proliferativa ativa em uma fase inicial e uma fase de manutenção. A *fase inicial* lida agudamente com os riscos de vida e aos órgãos. A *fase de manutenção* baseia-se no tratamento a longo prazo da doença crônica, doença indolente, proteção contra os efeitos colaterais da terapia, prevenção de flares; e em retardar ou prevenir a insuficiência renal progressiva.

A classificação histológica do ISN/RPS deve orientar a terapêutica inicial[52] (Tabela 26-2). Em geral, os pacientes com o diagnóstico de NL classe I ou II do ISN não necessitam de terapia dirigida renal. A maioria dos pacientes apresenta um desfecho benigno a longo prazo

e a potencial toxicidade de qualquer regime imunossupressor alterará negativamente a proporção risco/benefício do tratamento. As manifestações extrarrenais devem ser tratadas com imunossupressão, se indicado. Uma exceção é o grupo de pacientes com podocitopatia lúpica, que muitas vezes respondem a um curso curto de doses elevadas de corticosteroides semelhante aos pacientes com DLM ou GESF.[43,53] É em pacientes com NL ativa proliferativa focal (ISN classe IIIA e IIIA/C), NL ativa proliferativa difusa (ISN classe IVA e IVA/C) e lúpus membranoso (ISN classe IVA e IVA/C) que a combinação de corticosteroides e imunossupressores é mais amplamente utilizada.

Embora o objetivo da terapia inicial seja induzir uma remissão renal completa, isso só ocorre em 30% a 40% dos pacientes portadores de NL em 12 meses. Há uma variação na definição de remissão entre os estudos, mas geralmente associa-se a uma redução na proteinúria abaixo de 0,5 g/24h ou uma razão da proteína/creatinina urinária inferior a 0,5g/g, ausência de hematúria glomerular ou cilindros hemáticos e normalização ou estabilização da TFG. Flares subsequentes são definidos como *proteinúricos* se houver um aumento isolado da proteinúria, tipicamente, a duplicação ou um aumento maior que 1 g/24 h; ou como *nefrítico*, caracterizado por um aumento da creatinina sérica em pelo menos 30% (ou uma diminuição na taxa de filtração glomerular em pelo menos 10%) e um sedimento urinário ativo com um aumento da hematúria glomerular de 10 ou mais hemácias por campo de grande aumento, independentemente das mudanças na proteinúria.[52]

Nos últimos 30 anos, foram realizados ensaios clínicos com diferentes agentes e regimes terapêuticos com boa evidência. É importante tratar muitas dessas conclusões com cautela, por causa do pequeno tamanho dos estudos, por serem métodos não cegos e não controlados, pela apresentação heterogênea da NL e pela resposta à terapia. A toxicidade terapêutica é um importante fator contribuinte para a mortalidade e morbidade; assim, a eficácia deve ser cuidadosamente equilibrada com os efeitos adversos. Outros fatores – como a etnia, prática e experiência do centro e o uso de medicações concomitantes – variam entre estudos e ao longo do tempo, reduzindo o poder de generalização de alguns dos resultados do estudo. Consensos abordaram a metodologia e terminologia utilizadas em estudos clínicos de NL.[52,54,55]

Associados aos regimes imunossupressores discutidos em seguida, as medidas renoprotetoras descritas no Capítulo 80 devem ser apropriadamente utilizadas. Além disso, a não ser que haja alguma contraindicação, todos os pacientes portadores de NL devem ser tratados com hidroxicloroquina.

Nefrite Lúpica Proliferativa: Fase Inicial
Corticosteroides

Os corticosteroides, utilizados em associação a outros agentes imunossupressores, são iniciados em altas doses, por exemplo a prednisona (ou prednisolona) na dose de 0,5 a 1 mg/kg/dia de peso corporal ideal (não mais que 80 mg/dia) e são reduzidas até uma dose de 10 mg/dia por 3 a 6 meses. Na doença grave, os corticoides orais podem ser precedidos por infusão intravenosa (IV) de metilprednisolona (0,5 a 1,0 g por dia, durante 1 a 3 dias). Tenta-se minimizar os cursos prolongados de corticoterapia em altas doses em pacientes com lúpus pelos efeitos estéticos, risco de úlcera gastrointestinal, osteonecrose, hipertensão, psicoses e risco aumentado de doenças infecciosas. Por exemplo, um estudo randomizado comparou 1,0 mg/kg/dia *versus* 0,5 mg/kg/dia de prednisona, ambos associados ao ácido micofenólico entérico, encontrou um aumento não significativo na escala de respostas parciais, mas quase uma duplicação dos eventos adversos graves no braço da maior dose de prednisona. Um estudo utilizando ciclofosfamida como terapia inicial, sem doses elevadas de corticosteroides, em uma população caucasiana com doença leve a moderada, mostrou taxas de remissão completa e parcial em 2 anos comparáveis aos pacientes tratados com ciclofosfamida e doses elevadas de corticosteroides.[56] Resultados preliminares de um estudo-piloto utilizando terapia anticélulas B associadas a duas doses de metilprednisolona IV seguido de micofenolato mofetil (MMF) isolados foram encorajadores e sugeriram que regimes praticamente livres de esteroides para a NL podem ser possíveis.[57]

Imunossupressores

Embora os corticosteroides sejam eficazes no controle da NL proliferativa, um estudo-chave mostrou que, a longo prazo, a função renal foi mais bem preservada e foram observadas menos recaídas da NL quando corticosteroides foram combinados à ciclofosfamida durante a terapia inicial.[58] Importante é que este resultado não foi aparente durante os primeiros 3 a 5 anos após o estudo, destacando a necessidade de acompanhamento a longo prazo das terapias para a NL. Tanto ciclofosfamida oral diária como intravenosa são igualmente eficazes para o tratamento da nefrite lúpica. No entanto, o padrão de tratamento de NL por muitos anos foi a ciclofosfamida intravenosa dada mensalmente por 6 meses em forma de pulsoterapia (0,5 a 1 g/m^2).[59] Os regimes iniciais com ciclofosfamida oral expõe os pacientes a altas doses cumulativas e causam toxicidade grave; um regime com dose reduzida e curta duração por via oral mostrou eficácia, exposição a dose e tolerabilidade comparáveis à ciclofosfamida endovenosa.[60] O verdadeiro protocolo com doses reduzidas de ciclofosfamida 500 mg administrado por via intravenosa a cada 2 semanas durante 3 meses (seis pulsos) seguidos de azatioprina apresentou eficácia semelhante em uma coorte no Norte da Europa, comparada ao regime padrão de seis pulsos mensais de ciclofosfamida seguido de infusões trimestrais.[61] O regime de baixa dose, conhecido como "protocolo Eurolupus (Euro-Lupus Nephritis Trial) apresentou menor toxicidade e menos infecções. Os relatórios subsequentes após 5 e 10 anos de acompanhamento não encontraram diferenças nos resultados entre os grupos, porém com uma dose cumulativa menor do agente alquilante com o regime do Eurolupus.[62] Apesar de esse regime ter sido testado inicialmente em uma população predominantemente caucasiana, um estudo recentemente concluído mostrou que a remissão com ciclofosfamida em baixa dose foi semelhante em caucasianos, afro-americanos e hispânicos.[62a]

Vários ensaios clínicos randomizados envolvendo coortes multiétnicas mostraram que o MMF oral associado ao corticoide por 6 meses, seguido de terapia de manutenção (mais adiante), é pelo menos tão ou, em alguns casos, mais eficaz que seis pulsos mensais de ciclofosfamida combinados ao corticosteroides seguido de terapia de manutenção.[63-65] Não foi visto nenhum benefício sobre a mortalidade ou taxas de infecção grave com o MMF, embora o risco de amenorreia seja mais baixo e a toxicidade gastrointestinal, mais frequente. Estudos randomizados com tempos de seguimento mais longos não encontraram diferenças no desfecho renal, mas um estudo com 227 pacientes encontrou um aumento não significativo nos flares renais com o micofenolato mofetil quando comparados à indução com ciclofosfamida.[66] Foram sugeridos, porém não confirmados, diferentes respostas entre subgrupos étnicos e geográficos, incluindo melhores respostas para o MMF entre os negros americanos e piores respostas ao MMF nos chineses.[67] Esta última observação está de acordo com uma análise retrospectiva de um estudo de coorte coreano, onde as remissões foram semelhantes no grupo MMF e no grupo ciclofosfamida, mas foram observadas mais recidivas e insuficiência renal terminal no grupo de MMF.[68] Pacientes com insuficiência renal

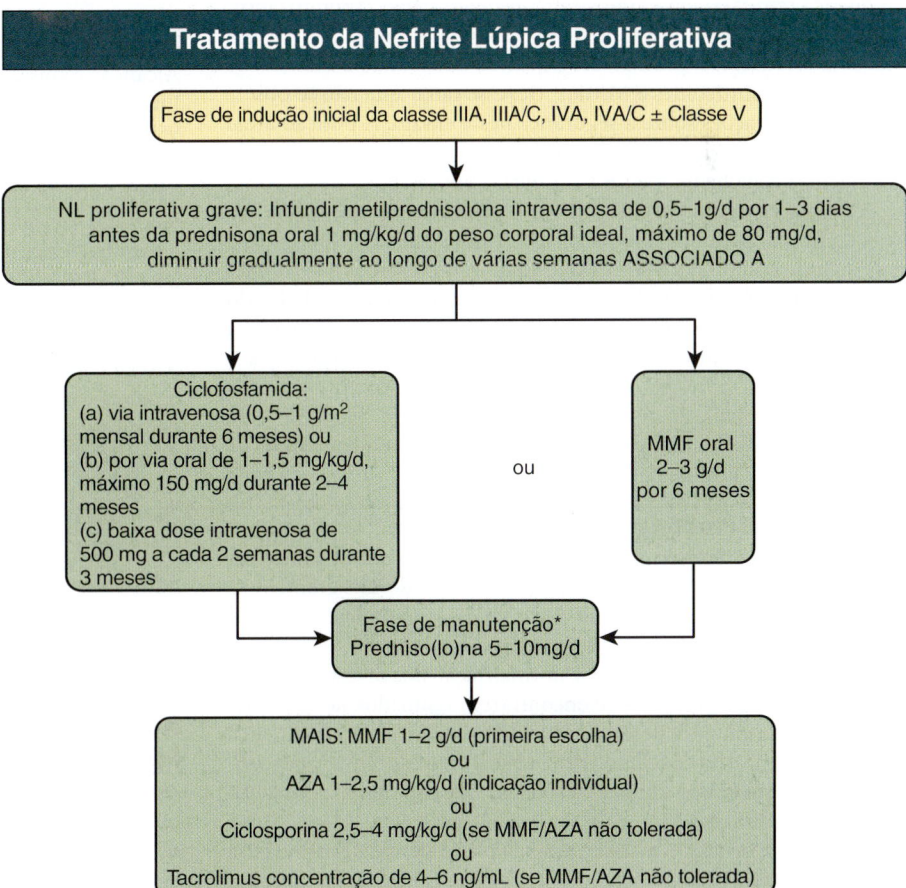

Figura 26-8 Tratamento da nefrite lúpica proliferativa. *AZA*, azatioprina; *MMF*, micofenolato mofetil.

Tratamento da Nefrite Lúpica Proliferativa

Fase de indução inicial da classe IIIA, IIIA/C, IVA, IVA/C ± Classe V

NL proliferativa grave: Infundir metilprednisolona intravenosa de 0,5–1g/d por 1–3 dias antes da prednisona oral 1 mg/kg/d do peso corporal ideal, máximo de 80 mg/d, diminuir gradualmente ao longo de várias semanas ASSOCIADO A

Ciclofosfamida:
(a) via intravenosa (0,5–1 g/m^2 mensal durante 6 meses) ou
(b) por via oral de 1–1,5 mg/kg/d, máximo 150 mg/d durante 2–4 meses
(c) baixa dose intravenosa de 500 mg a cada 2 semanas durante 3 meses

ou

MMF oral 2–3 g/d por 6 meses

Fase de manutenção*
Predniso(lo)na 5–10mg/d

MAIS: MMF 1–2 g/d (primeira escolha)
ou
AZA 1–2,5 mg/kg/d (indicação individual)
ou
Ciclosporina 2,5–4 mg/kg/d (se MMF/AZA não tolerada)
ou
Tacrolimus concentração de 4–6 ng/mL (se MMF/AZA não tolerada)

*Pressupondo que não houve qualquer agravamento da NL e uma resposta à terapia inicial

acentuada apresentam alto risco de progressão para doença renal terminal e para comorbidades infecciosas; não há diferenças convincentes nos desfechos entre o uso de MMF e a indução com ciclofosfamida neste subgrupo. A dose adequada de MMF e os ajustes para os diferentes subgrupos de pacientes ainda não está clara, mas há evidências crescentes do monitoramento do ácido micofenólico guiando a dosagem de MMF.

Três organizações desenvolveram diretrizes recentemente baseadas em evidências para a terapia de NL.[52,54,55] Ainda que os grupos sejam independentes, suas recomendações foram bastante consistentes. As orientações são sintetizadas no algoritmo de tratamento apresentado na Figura 26-8.

Outras Estratégias Imunossupressoras

A azatioprina (AZA) e os inibidores de calcineurina (ICNs) foram utilizados em combinação com corticosteroides para a indução de remissão em NL proliferativa. Um estudo randomizado comparando AZA a ciclofosfamida não encontrou diferenças no desfecho, embora tenham ocorrido mais recidivas e uma maior elevação da creatinina sérica no grupo AZA.[69] A azatioprina não é recomendada como terapia de primeira linha para o tratamento de NL pelas principais diretrizes, mas continua a ser uma opção de tratamento quando o MMF ou a ciclofosfamida estão indisponíveis ou contraindicados. Da mesma forma, tacrolimus ICNs e ciclosporina testados como alternativas à ciclofosfamida para o tratamento inicial de NL proliferativa têm comparado favoravelmente em respostas de curto prazo.[70,71] Estudos maiores e mais longos são necessários para avaliar o uso de ICNs na NL proliferativa.

Agentes biológicos

O rituximabe, um anticorpo monoclonal anti-CD20 que depleta as células B, melhorou o controle da doença em pacientes com recidiva ou doença refratária em ensaios retrospectivos e não randomizados. Contudo, em um grande estudo prospectivo e randomizado, o rituximabe não foi melhor que o placebo quando adicionado à indução de remissão com corticoides e MMF.[72] Deve-se notar que não se observaram preocupações sobre a segurança neste ensaio. A posição atual do rituximabe na terapêutica da NL é incerta e pode ser considerada em vigência de falha terapêutica das outras opções.

O abatacepte, uma proteína de fusão do CTLA4 e da cadeia pesada da imunoglobulina, bloqueia a coestimulação das células B e T, mas quando combinados ao MMF e aos corticosteroides não foi melhor que o placebo. Contudo, uma análise retrospectiva dos dados do abatacepte utilizando definições diferentes de remissão sugeriu que a droga foi eficaz quando critérios menos rigorosos foram utilizados.[73]

Outros mediadores patogênicos alvos do LES ou da NL com anticorpos monoclonais são a citocinas estimuladoras de célula B BAFF, IFN-α, IL-6 e TWEAK, uma citocina pró-inflamatória e membro da superfamília do fator de necrose tumoral.

Nefrite Lúpica Proliferativa Resistente

Não existe uma definição uniformemente aceita de nefrite lúpica resistente ou refratária. Uma análise retrospectiva de um grande ensaio clínico randomizado sugeriu que o sucesso aos 6 meses era mais provável se, aos 2 meses, os pacientes mostrassem um declínio na proteinúria em pelo menos 25%; e normalização dos níveis séricos do complemento se os mesmos se encontrarem reduzidos no início da terapia.[74] A Figura 26-9 descreve as terapias tentadas para a "doença refratária". A maioria dos estudos foi pequena, retrospectiva e não controlada. O rituximabe apresentou algum sucesso nesta população com doença refratária.[75]

Não houve benefício na realização de plasmaférese de rotina para a indução da remissão na NL, embora se deva considerar a remoção dos anticorpos circulantes e outros reagentes imunológicos em pacientes com alta atividade sorológica e nefrite progressiva refratária.

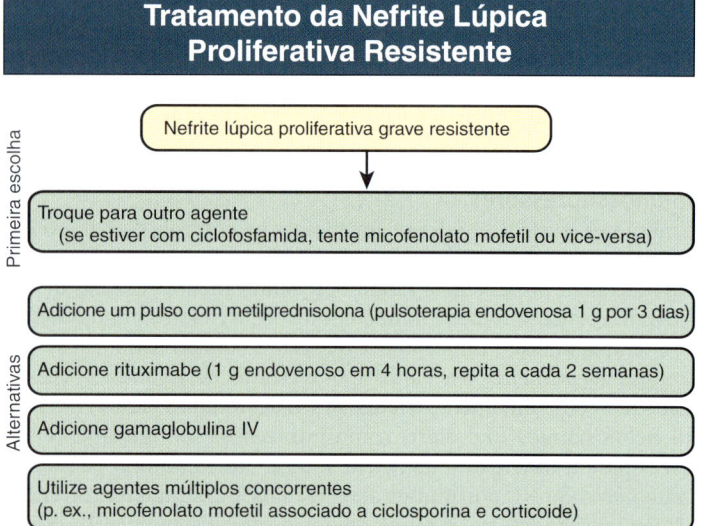

Figura 26-9 Tratamento da nefrite lúpica proliferativa resistente

A imunoglobulina intravenosa e os ICNs foram benéficos em pequenas séries de pacientes com NL resistente.[76,77] Em pacientes com doença refratária e ameaçadora a vida, pequenos estudos-piloto utilizaram irradiação linfoide total e imunoablação com doses elevadas de ciclofosfamida e globulina antitimócito, com ou sem reconstituição com células-tronco autólogas. Essa abordagem levou a uma resposta sustentada e livre de remissão, porém é tóxica, tem uma mortalidade relacionada com o tratamento e o seu papel no LES precisa ser avaliado.[78]

Resposta Renal ao Tratamento Inicial

Alcançar remissão na NL prediz um melhor desfecho a longo prazo. Em um estudo, a sobrevida em 5 anos do paciente e a dos rins foi de 95% e 94%, respectivamente, para o grupo que alcançou a remissão; e de apenas 69% e 45%, respectivamente, para o grupo que não alcançou a remissão.[79] A remissão parcial também se associou a melhores resultados. Os fatores preditores de remissão incluíram a concentração de creatinina sérica inferior à basal, excreção urinária de proteínas inferior à basal, classe histológica renal melhor, índice de cronicidade inferior, TFG estável após 4 semanas de tratamento e raça caucasiana.

Estudos multiétnicos mostraram que a resposta renal completa ou parcial com o MMF ou a ciclofosfamida variaram de 18% a 85% em 6 meses e de 32% a 85% em 12 meses.[45,59-61,63,64,69,80,81] Uma vez que a definição de "remissão completa" na maior parte dos casos inclui a ausência total de proteinúria ou hematúria, a observação dos dados após 1 ano ou mais é, geralmente, um confiável preditor do desfecho. Em geral, aproximadamente metade dos pacientes com NL tratados obtém uma resposta completa ou parcial após 1 ano; e 25%, em 2 anos.[60,61,64,69,82,83] Assim, mesmo com as melhores terapias, o tempo de remissão é longo e as taxas de remissão são abaixo do ideal, deixando espaço para melhoria das drogas ou a introdução de terapias alternativas.

Nefrite Lúpica Proliferativa: Terapêutica de Manutenção

Após o tratamento inicial da NL proliferativa, a terapia de manutenção continua objetivando evitar os flares renais e o desenvolvimento de doença renal crônica a longo prazo. As primeiras investigações evidenciaram que a manutenção com ciclofosfamida foi superior ao uso de corticoides isolados.[58,84] Os estudos subsequentes demonstraram que a terapia de manutenção menos intensa com AZA ou MMF foi tão eficaz e melhorou significativamente a morbidade e sobrevida do paciente.[59] Já que geralmente vários meses são necessários para que ocorra o declínio da proteinúria e da creatinina sérica aos níveis basais após a terapia inicial,[60] a importância inicial da terapia de manutenção é consolidar as respostas renais em remissão completa ou parcial utilizando drogas com menos efeitos colaterais.

Os corticosteroides são utilizados no período inicial do tratamento e, em geral, continuam durante o período de manutenção, mas a dose é limitada (p. ex., prednisona 5 a 15 mg/dia), (Fig. 26-8). Tanto o regime diário como em dias alternados são utilizados. Não existe consenso sobre a duração do tratamento com corticosteroides.

Dois ensaios clínicos randomizados compararam recentemente AZA (2 mg/kg/dia) e MMF (2 g/dia) como drogas de manutenção. Em um estudo multiétnico com 227 pacientes, o MMF foi significativamente melhor que a AZA na prevenção de flares renais, doença renal terminal e preservação da função renal 3 anos após a terapia inicial com ciclofosfamida ou MMF.[66] Em um estudo com 105 pacientes, predominantemente europeus caucasianos, a partir de tratamento inicial como ciclofosfamida em baixas doses, a AZA e o MMF foram igualmente eficazes na prevenção de flares renais ao longo de 4 anos.[85] Deve-se individualizar a terapia para tratamento de manutenção em portadores de NL, embora o MMF pareça ser a droga de escolha para a maioria dos pacientes. Em alguns pacientes, a utilização de AZA pode ser apropriada, por exemplo para pacientes em remissão completa que desejam engravidar. Dois estudos randomizados compararam o tacrolimus e a ciclosporina *versus* a AZA para terapia de manutenção.[86,87] Ainda que os dois ensaios tenham fraco poder estatístico, e o estudo com tacrolimus tenha tido apenas 6 meses de seguimento, ambos demonstraram que os ICNs foram tão eficazes quanto a AZA para prevenção de flares renais. Já que há poucos dados para o uso de tacrolimus e ciclosporina, os ICNs devem ser reservados para pacientes que não podem tomar MMF ou AZA. A terapia de manutenção deve ser mantida por no mínimo 3 a 4 anos, a menos que haja uma contraindicação.

A Figura 26-8 resume as recomendações de tratamento específicas para a NL proliferativa tanto na fase de indução como na de manutenção. Deve-se utilizar os agentes descritos no Capítulo 80 para a realização de medidas renoprotetoras. Muitos estudiosos acreditam que um agente antimalárico, como a hidroxicloroquina deva ser utilizado em todos os pacientes portadores de lúpus, a menos que exista uma contraindicação. Com exceção dos antimaláricos,[88] outros agentes utilizados para tratar manifestações extrarrenais do lúpus (p. ex., os AINEs, andrógenos, óleo de peixe) não demonstraram benefício em pacientes com NL.

Nefropatia Lúpica Membranosa

O tratamento da NL classe V ISN/RPS pura permanece controverso. Deve-se utilizar medidas antiproteinúricas e renoprotetoras para pacientes com proteinúria subnefrótica. A utilização de imunossupressores pode ser benéfica para alguns pacientes com proteinúria subnefrótica, e essa estratégia deve ser considerada para todos os pacientes com síndrome nefrótica ou insuficiência renal. O único pequeno ensaio randomizado e controlado em pacientes com NL classe V comparou ciclofosfamida ou ciclosporina com corticoides isoladamente.[89] Os pacientes tinham função renal preservada e média de proteinúria de 6 g/dia. No último dia do acompanhamento, houve mais remissões parciais e completas nos grupos ciclofosfamida ou ciclosporina que no grupo prednisona. As remissões ocorreram mais rapidamente no grupo ciclosporina, mas houve menor incidência de recaída no grupo ciclofosfamida. Pacientes que apresentaram falência ou recaída da doença com o uso da ciclosporina, poderiam posteriormente ser tratados com ciclofosfamida endovenosa para induzir a remissão. Dois estudos recentes utilizando MMF *versus* ciclofosfamida endovenosa como terapia inicial para tratamento de NL incluíram

84 pacientes com nefropatia membranosa pura entre os 510 pacientes matriculados.[90] Remissões, recaídas e cursos de tratamento foram semelhantes nos dois grupos. Em estudos retrospectivos e observacionais, a associação de azatioprina e corticoide também foi bem-sucedida em alguns pacientes com NL membranosa.[91]

A nefropatia membranosa é geralmente diagnosticada em associação a formas proliferativas de NL. Nesses doentes, o tratamento é direcionado para o componente proliferativo. Uma abordagem alternativa para o tratamento de NL classe V + III ou IV é a chamada terapia multialvo, que combina baixas doses de corticosteroides, MMF e um ICN[82], apresentando sucesso em uma coorte asiática.

Portanto, para pacientes com nefropatia membranosa que têm proteinúria subnefrótica e uma TFG preservada, recomendamos terapia conservadora com inibidores da enzima conversora de angiotensina ou bloqueadores dos receptores de angiotensina associada a estatinas ou a um curso curto de corticoide ou ICN. Em pacientes com proteinúria nefrótica e naqueles com maior risco de progressão renal, prefere-se utilizar MMF, AZA ou um ICN, e a ciclofosfamida fica reservada para os casos refratários (Fig. 26-10).

Monitoramento a Longo Prazo do Lúpus

As taxas de recidiva na nefrite lúpica variam entre 35% a 60%, dependendo da população estudada, dos critérios para a recaída e da terapia de manutenção.[92-94] Um aumento nos anticorpos anti-DNAds e um consumo de C3 e C4 séricos pode prever um flare iminente de NL em alguns pacientes, mas são necessários melhores biomarcadores para prever o flare.[95] Não se recomenda o tratamento de sorologia positiva na ausência de atividade clínica do lúpus. No entanto, um nível de anti-DNAds normal sugere um menor risco de recidiva após a redução ou retirada do tratamento na fase crônica da terapia de manutenção.[96] Uma TFG estável e ausência de proteinúria também sugerem uma suspensão bem-sucedida de imunossupressores.

Nos pacientes com LES que desenvolveram NL, devem-se monitorizar trimestralmente a pressão arterial, a taxa de filtração glomerular/creatinina sérica, a proteinúria e o sedimento urinário.[54] Níveis de C3 e C4 e anti-DNAds devem ser monitorados trimestralmente ou semestralmente. Não é necessário a realização de biópsias de vigilância, mas repetir a biópsia no momento de uma suspeita de flare de NL confirma o diagnóstico e identifica uma possível mudança de classe histológica. Repetir a biópsia por proteinúria persistente ou queda da TFG não claramente causada por um flare identifica lesões potencialmente ativas, reiniciando, alterando ou aumentando a terapia imunossupressora, ou identificando cicatrizes crônicas que necessitam apenas de terapia renoprotetora (Cap. 80).

SÍNDROME DO ANTICORPO ANTIFOSFOLÍPIDE, ATEROSCLEROSE E GRAVIDEZ NA NEFRITE LÚPICA

Entre os pacientes com LES, 30% desenvolvem a síndrome do anticorpo antifosfolípide, a qual pode ocorrer na presença ou ausência de NL.[32,33] A maioria desses pacientes tem anticorpo anticoagulante lúpico ou anticardiolipina, mas até 15% dos pacientes não apresentam nenhum dos dois.[34] O risco de episódios trombóticos é maior com anticorpo anticoagulante lúpico e um pouco inferior com anti-β_2-glicoproteína1 e anticardiolipina. Os mecanismos exatos para a tendência trombótica ainda não estão claros, mas podem incluir alteração da função endotelial, aumento da agregação plaquetária, redução da produção de prostaciclina, outros fatores anticoagulantes endoteliais e ativação do plasminogênio. As manifestações clínicas e o tratamento de pacientes com SAF são discutidos no Capítulo 28, mas o cerne do tratamento é a anticoagulação e hidroxicloroquina e não imunossupressão.

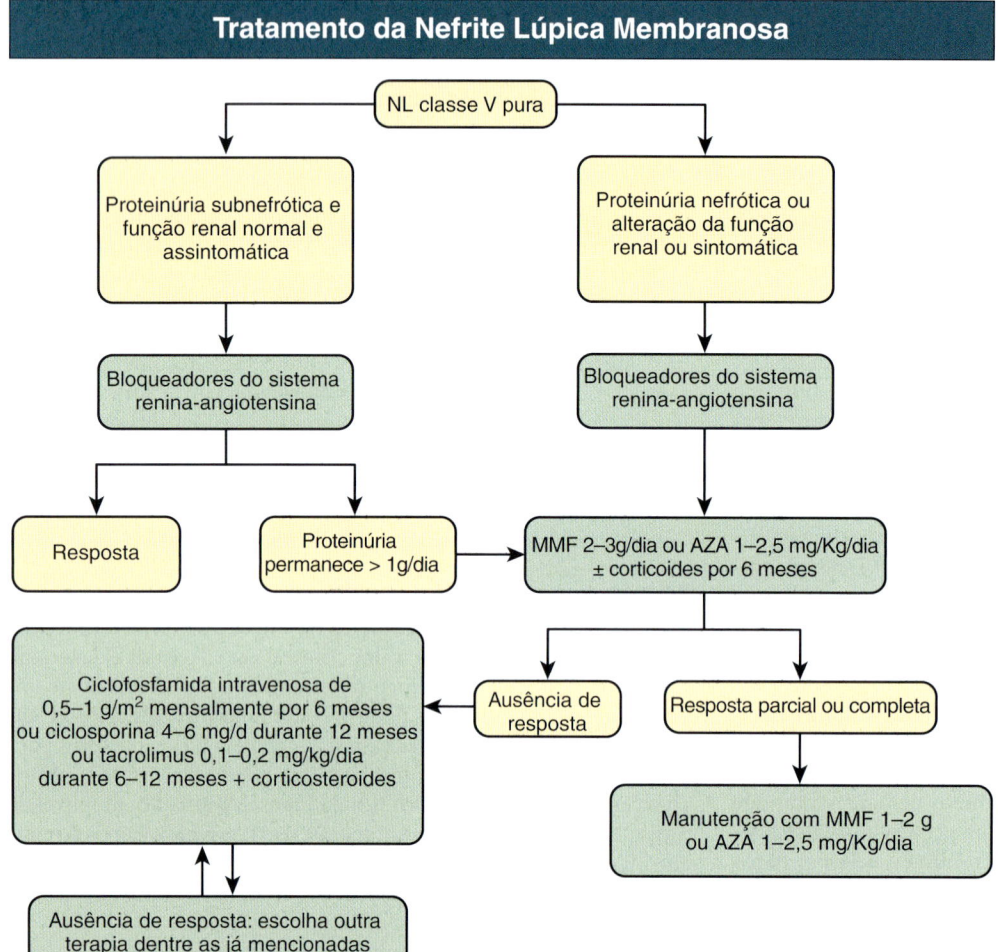

Figura 26-10 Tratamento da nefrite lúpica membranosa. *AZA*, azatioprina, *MMF*, micofenolato mofetil.

Os pacientes com lúpus têm maior risco de complicações ateroscleróticas comparados a controles pareados por idade e maior carga da placa aterosclerótica, contribuindo significativamente para a morbidade e mortalidade no LES.[97,98] Mulheres jovens com LES têm um risco de síndrome coronariana 50 vezes maior que as mulheres saudáveis, e mulheres idosas com LES têm risco 2,5 a 4 vezes maior de infarto do miocárdio (IAM).[99] Após a correção de todos os fatores de risco cardiovasculares tradicionais, os pacientes com LES têm um risco 7 a 10 vezes maior de IAM não fatal e um risco 17 vezes maior IAM fatal.[100] A doença renal crônica, um desfecho frequente da NL, é também um fator de risco cardiovascular não tradicional.[101] A redução do risco aterosclerótico deve ser focado no controle da pressão arterial (meta de 130/80 mmHg), na utilização de estatinas e antimaláricos para corrigir as anormalidades lipídicas e na redução da atividade da doença inflamatória.

Os efeitos do LES e NL sobre a gestação e o feto e os efeitos da NL sobre a atividade na gravidez são discutidos no Capítulo 45.

DOENÇA RENAL CRÔNICA ESTÁGIO TERMINAL E TRANSPLANTE RENAL

Aproximadamente 10% a 15% dos pacientes com lúpus desenvolvem doença renal crônica terminal, e o LES representa apenas 1% a 2% dos pacientes com doença renal crônica terminal.[103] O lúpus extrarrenal permanece inativo em muitos pacientes no momento que desenvolvem DRCT, mas alguns ainda podem ter a doença extrarrenal ativa que necessita de imunossupressão. A sobrevida do lúpus em pacientes em diálise é comparável a outras doenças renais primárias.[103]

Realiza-se o transplante em pacientes com lúpus apenas com algumas precauções extras. A maioria dos centros de transplante adia o procedimento até que a atividade do lúpus esteja quiescente nos últimos 6 meses. Nos pacientes sem sinais de atividade clínica, porém com títulos de anti-DNA elevados, sugere-se iniciar a terapia imunossupressora de semanas a 1 mês antes do transplante intervivos, para suprimir a atividade sorológica. Trombose do enxerto (arterial, venosa ou intraglomerular) pode ocorrer após o transplante, especialmente em pacientes com SAF. Pacientes SAF-positivos com um evento trombótico anterior devem ser anticoagulados logo após o transplante. Os desfechos em pacientes lúpicos submetidos a transplante são semelhantes aos de pacientes com outras doenças.[104] A NL recorrente se dá em 2% a 11% dos rins transplantados (Cap. 108).

Referências

1. Davidson A, Aranow C. Pathogenesis and treatment of systemic lupus erythematosus nephritis. *Curr Opin Rheumatol.* 2006;18:468-475.
2. Contreras G, Roth D, Pardo V, et al. Lupus nephritis: A clinical review for practicing nephrologists. *Clin Nephrol.* 2002;57:95-107.
3. Seligman VA, Lum RF, Olson JL, et al. Demographic differences in the development of lupus nephritis: A retrospective analysis. *Am J Med.* 2002; 112:726-729.
4. Bastian HM, Roseman JM, McGwin G Jr, et al. Systemic lupus erythematosus in three ethnic groups. XII. Risk factors for lupus nephritis after diagnosis. *Lupus.* 2002;11:152-160.
5. Ward MM. Changes in the incidence of endstage renal disease due to lupus nephritis in the United States, 1996–2004. *J Rheumatol.* 2009;36:63-67.
6. Adler M, Chambers S, Edwards C, et al. An assessment of renal failure in an SLE cohort with special reference to ethnicity, over a 25-year period. *Rheumatology.* 2006;45:1144-1147.

7. Arfaj AS, Khalil N. Clinical and immunological manifestations in 624 SLE patients in Saudi Arabia. *Lupus.* 2009;18:465-473.

8. Harley IT, Kaufman KM, Langefeld CD, et al. Genetic susceptibility to SLE: New insights from fine mapping and genome-wide association studies. *Nat Rev Genet.* 2009;10:285-290.

9. Zandman-Goddard G, Solomon M, Rosman Z, et al. Environment and lupus-related diseases. *Lupus.* 2012;21:241-250.

10. Sherer Y, Gorstein A, Fritzler MJ, Shoenfeld Y. Autoantibody explosion in systemic lupus erythematosus: More than 100 different antibodies found in SLE patients. *Semin Arthritis Rheum.* 2004;34:501-537.

11. Rahman A, Isenberg DA. Systemic lupus erythematosus. *N Engl J Med.* 2008; 358:929-939.

12. Schmiedeke TM, Stockl FW, Weber R, et al. Histones have high affinity for the glomerular basement membrane. Relevance for immune complex formation in lupus nephritis. *J Exp Med.* 1989;169:1879-1894.

13. Kalaaji M, Fenton KA, Mortensen ES, et al. Glomerular apoptotic nucleosomes are central target structures for nephritogenic antibodies in human SLE nephritis. *Kidney Int.* 2007;71:664-672.

14. Yung S, Chan TM. Anti-DNA antibodies in the pathogenesis of lupus nephritis: The emerging mechanisms. *Autoimmun Rev.* 2008;7:317-321.

15. Mason LJ, Ravirajan CT, Rahman A, et al. Is alpha-actinin a target for pathogenic anti-DNA antibodies in lupus nephritis? *Arthritis Rheum.* 2004; 50:866-870.

16. Yung S, Cheung KF, Zhang Q, Chan TM. Anti-dsDNA antibodies bind to mesangial annexin II in lupus nephritis. *J Am Soc Nephrol.* 2010;21: 1912-1927.

17. Chan OT, Hannum LG, Haberman AM, et al. A novel mouse with B cells but lacking serum antibody reveals an antibody-independent role for B cells in murine lupus. *J Exp Med.* 1999;189:1639-1648.

18. Gonzalez-Crespo MR, Lopez-Fernandez JI, Usera G, et al. Outcome of silent lupus nephritis. *Semin Arthritis Rheum.* 1996;26:468-476.

19. Valente de Almeida R, Rocha de Carvalho JG, de Azevedo VF, et al. Microalbuminuria and renal morphology in the evaluation of subclinical lupus nephritis. *Clin Nephrol.* 1999;52:218-229.

20. Bettelli E, Carrier Y, Gao W, et al. Reciprocal developmental pathways for the generation of pathogenic effector TH17 and regulatory T cells. *Nature.* 2006;441:235-238.

21. Garcia-Romo GS, Caielli S, Vega B, et al. Netting neutrophils are major inducers of type I IFN production in pediatric systemic lupus erythematosus. *Sci Transl Med.* 2011;3:73ra20.

22. Villanueva E, Yalavarthi S, Berthier CC, et al. Netting neutrophils induce endothelial damage, infiltrate tissues, and expose immunostimulatory molecules in systemic lupus erythematosus. *J Immunol.* 2011;187:538-552.

23. Hakkim A, Furnrohr BG, Amann K, et al. Impairment of neutrophil extracellular trap degradation is associated with lupus nephritis. *Proc Natl Acad Sci USA.* 2010;107:9813-9818.

24. Kaser A, Kaser S, Kaneider NC, et al. Interleukin-18 attracts plasmacytoid dendritic cells (DC2s) and promotes Th1 induction by DC2s through IL-18 receptor expression. *Blood.* 2004;103:648-655.

25. Tucci M, Quatraro C, Lombardi L, et al. Glomerular accumulation of plasmacytoid dendritic cells in active lupus nephritis: role of interleukin-18. *Arthritis Rheum.* 2008;58:251-262.

26. Gao Y, Majchrzak-Kita B, Fish EN, Gommerman JL. Dynamic accumulation of plasmacytoid dendritic cells in lymph nodes is regulated by interferon-beta. *Blood.* 2009;114:2623-2631.

27. Jego G, Palucka AK, Blanck JP, et al. Plasmacytoid dendritic cells induce plasma cell differentiation through type I interferon and interleukin 6. *Immunity.* 2003;19:225-234.

28. Gallagher KM, Lauder S, Rees IW, et al. Type I interferon (IFN-α) acts directly on human memory CD4+ T cells altering their response to antigen. *J Immunol.* 2009;183:2915-2920.

29. Ramos HJ, Davis AM, Cole AG, et al. Reciprocal responsiveness to interleukin-12 and interferon-α specifies human CD8+ effector versus central memory T-cell fates. *Blood.* 2009;113:5516-5525.

30. Chang A, Henderson SG, Brandt D, et al. In situ B cell-mediated immune responses and tubulointerstitial inflammation in human lupus nephritis. *J Immunol.* 2011;186:1849-1860.

31. D'Cruz D. Renal manifestations of the antiphospholipid syndrome. *Curr Rheumatol Rep.* 2009;11:52-60.

32. Daugas E, Nochy D, Huong DL, et al. Antiphospholipid syndrome nephropathy in systemic lupus erythematosus. *J Am Soc Nephrol.* 2002;13:42-52.

33. Tektonidou MG. Renal involvement in the antiphospholipid syndrome (APS)-APS nephropathy. *Clin Rev Allergy Immunol.* 2009;36:131-140.

34. Tektonidou MG, Sotsiou F, Moutsopoulos HM. Antiphospholipid syndrome nephropathy in catastrophic, primary, and systemic lupus erythematosus-related APS. *J Rheumatol.* 2008;35:1983-1988.

35. Moroni G, Radice A, Giammarresi G, et al. Are laboratory tests useful for monitoring the activity of lupus nephritis? A 6-year prospective study in a cohort of 228 patients with lupus nephritis. *Ann Rheum Dis.* 2009;68:234-237.

36. Weening JJ, D'Agati VD, Schwartz MM, et al. The classification of glomerulonephritis in systemic lupus erythematosus revisited. *Kidney Int.* 2004;65:521-530.

37. Markowitz GS, D'Agati VD. The ISN/RPS 2003 classification of lupus nephritis: An assessment at 3 years. *Kidney Int.* 2007;71:491-495.

38. Furness PN, Taub N. Interobserver reproducibility and application of the ISN/RPS classification of lupus nephritis-a UK-wide study. *Am J Surg Pathol.* 2006;30:1030-1035.

39. Hill GS, Delahousse M, Nochy D, et al. Proteinuria and tubulointerstitial lesions in lupus nephritis. *Kidney Int.* 2001;60:1893-1903.

40. Barber C, Herzenberg A, Aghdassi E, et al. Evaluation of clinical outcomes and renal vascular pathology among patients with lupus. *Clin J Am Soc Nephrol.* 2012;7:757-764.

41. Hsieh C, Chang A, Brandt D, et al. Predicting outcomes of lupus nephritis with tubulointerstitial inflammation and scarring. *Arthritis Care Res (Hoboken).* 2011;63:865-874.

42. Lu J, Tam LS, Lai FM, et al. Repeat renal biopsy in lupus nephritis: A change in histological pattern is common. *Am J Nephrol.* 2011;34:220-225.

43. Gutierrez S, Petiti JP, De Paul AL, et al. Lupus-related podocytopathy: Could it be a new entity within the spectrum of lupus nephritis? *Nefrologia.* 2012;32:245-246.

44. Najafi CC, Korbet SM, Lewis EJ, et al. for the Collaborative Study. Significance of histologic patterns of glomerular injury upon long-term prognosis in severe lupus glomerulonephritis. *Kidney Int.* 2001;59:2156-2163.

45. Mok CC, Ho CTK, Chan KW, et al. Outcome and prognostic indicators of diffuse proliferative lupus glomerulonephritis treated with sequential oral cyclophosphamide and azathioprine. *Arthritis Rheum.* 2002;46:1003-1013.

46. Schwartz MM. The Holy Grail: Pathological indices in lupus nephritis. *Kidney Int.* 2000;58:1354-1355.

47. Hill GS, Delahousse M, Nochy D, et al. Predictive power of the second renal biopsy in lupus nephritis: Significance of macrophages. *Kidney Int.* 2001;59:304-316.

48. Korbet SM, Schwartz MM, Evans J, et al. Severe lupus nephritis: Racial differences in presentation and outcome. *J Am Soc Nephrol.* 2007;18:244-254.

49. Alarcon GS, McGwin G Jr, Petri M, et al. Time to renal disease and end-stage renal disease in PROFILE: A multiethnic lupus cohort. *PLoS Med.* 2006;3:e396.

50. Contreras G, Lenz O, Pardo V, et al. Outcomes in African Americans and Hispanics with lupus nephritis. *Kidney Int.* 2006;69:1846-1851.

51. Barr RG, Seliger S, Appel GB, et al. Prognosis in proliferative lupus nephritis: The role of socio-economic status and race/ethnicity. *Nephrol Dial Transplant.* 2003;8:2039-2046.

52. Bertsias GK, Tektonidou M, Amoura Z, et al. Joint European League Against Rheumatism and European Renal Association-European Dialysis and Transplant Association (EULAR/ERA-EDTA) recommendations for the management of adult and paediatric lupus nephritis. *Ann Rheum Dis.* 2012;71:1771-1782.

53. Shea-Simonds P, Cairns TD, Roufosse C, et al. Lupus podocytopathy. *Rheumatology (Oxford).* 2009;48:1616-1618.

54. Hahn BH, McMahon MA, Wilkinson A, et al. American College of Rheumatology guidelines for screening, treatment, and management of lupus nephritis. *Arthritis Care Res (Hoboken).* 2012;64:797-808.

55. KDIGO. Clinical practice guideline for glomerulonephritis. Kidney Disease: Improving Global Outcomes. *Kidney Int Suppl.* 2012;2:221-232.

56. Fischer-Betz R, Chehab G, Sander O, et al. Renal outcome in patients with lupus nephritis using a steroid-free regimen of monthly intravenous cyclophosphamide: A prospective observational study. *J Rheumatol.* 2012;39:2111-2117.

57. Condon M, Griffith M, Cook HT, et al. Treatment of class IV lupus nephritis with rituximab and MMF with no oral steroids is safe and effective. *J Am Soc Nephrol.* 2010;21:625A.

58. Austin HA, Klippel JH, Balow JE, et al. Therapy of lupus nephritis: Controlled trial of prednisone and cytotoxic drugs. *N Engl J Med.* 1986;314:614-619.

59. Contreras G, Pardo V, Leclercq B, et al. Sequential therapies for proliferative lupus nephritis. *N Engl J Med.* 2004;350:971-980.

60. McKinley A, Park E, Spetie DN, et al. Oral cyclophosphamide for lupus glomerulonephritis: An under-utilized therapeutic option. *Clin J Am Soc Nephrol.* 2009;4:1754-1760.

61. Houssiau FA, Vasconcelos C, D'Cruz D, et al. Immunosuppressive therapy in lupus nephritis: The Euro-Lupus Nephritis Trial, a randomized trial of low-dose versus high-dose intravenous cyclophosphamide. *Arthritis Rheum.* 2002;46:2121-2131.

62. Houssiau FA, Vasconcelos C, D'Cruz D, et al. The 10-year follow-up data of the Euro-Lupus Nephritis Trial comparing low-dose versus high-dose intravenous cyclophosphamide. *Ann Rheum Dis.* 2010;69:61-64.

62a. Rovin BH, for the ACCESS Trial Investigators. Treatment of lupus nephritis with abatacept plus low-dose pulse cyclophosphamide: The results of the AC-

CESS trial. American Society of Nephrology 2014 Annual Meeting, Atlanta, Georgia, abstract HI-OR06.

63. Chan TM, Li FK, Tang CSO, et al. Efficacy of mycophenolate mofetil in patients with diffuse proliferative lupus nephritis. *N Engl J Med.* 2000;343:1156-1162.

64. Chan TM, Tse KC, Tang CSO, et al. Long-term outcome of patients with diffuse proliferative lupus nephritis treated with prednisolone and oral cyclophosphamide followed by azathioprine. *Lupus.* 2005;14:265-272.

65. Rovin BH, Parikh SV, Hebert LA, et al. Induction therapy in severe lupus nephritis: Can MMF be considered the drug of choice? *Clin J Am Soc Nephrol.* 2013;8:147-153.

66. Dooley MA, Jayne D, Ginzler EM, et al. Mycophenolate versus azathioprine as maintenance therapy for lupus nephritis. *N Engl J Med.* 2011;365:1886-1895.

67. Isenberg D, Appel GB, Contreras G, et al. Influence of race/ethnicity on response to lupus nephritis treatment: The ALMS study. *Rheumatology (Oxford).* 2010;49:128-140.

68. Koo HS, Kim YC, Lee SW, et al. The effects of cyclophosphamide and mycophenolate on end-stage renal disease and death of lupus nephritis. *Lupus.* 2011;20:1442-1449.

69. Grootscholten C, Ligtenberg G, Hagen EC, et al. Azathioprine/methylprednisolone versus cyclophosphamide in proliferative lupus nephritis. A randomized, controlled trial. *Kidney Int.* 2006;70:732-742.

70. Takahashi S, Hiromura K, Sakurai N, et al. Efficacy and safety of tacrolimus for induction therapy in patients with active lupus nephritis. *Mod Rheumatol.* 2011;21:282-289.

71. Zavada J, Pesickova S, Rysava R, et al. Cyclosporine A or intravenous cyclophosphamide for lupus nephritis: The Cyclofa-Lune study. *Lupus.* 2010; 19:1281-1289.

72. Rovin BH, Furie R, Latinis K, et al. Efficacy and safety of rituximab in patients with active proliferative lupus nephritis: The Lupus Nephritis Assessment with Rituximab Study. *Arthritis Rheum.* 2012;64:1215-1226.

73. Wofsy D, Hillson JL, Diamond B. Abatacept for lupus nephritis. *Arthritis Rheum.* 2012;64:3660-3665.

74. Dall'era M, Stone D, Levesque V, et al. Identification of biomarkers that predict response to treatment of lupus nephritis with mycophenolate mofetil or pulse cyclophosphamide. *Arthritis Care Res (Hoboken).* 2011;63:351-357.

75. Weidenbusch M, Römmaie C, Schröttie A, Anders HJ. Beyond the LUNAR trial: Rituximab for refractory lupus nephritis. *Nephrol Dial Transplant.* 2013;28:106-111.

76. Wenderfer SE, Thacker T. Intravenous immunoglobulin in the management of lupus nephritis. *Autoimmune Dis.* 2012;2012:589359.

77. Ogawa H, Kameda H, Amano K, Takeuchi T. Efficacy and safety of cyclosporine A in patients with refractory systemic lupus erythematosus in a daily clinical practice. *Lupus.* 2010;19:162-169.

78. Jayne D, Passweg J, Marmont A, et al. Autologous stem cell transplantation for systemic lupus erythematosus. *Lupus.* 2004;13:168-176.

79. Chen YE, Korbet SM, Katz RS, et al. Value of a complete or partial remission in severe lupus nephritis. *Clin J Am Soc Nephrol.* 2008;3:46-53.

80. Appel GB, Contreras G, Dooley MA, et al. Mycophenolate mofetil versus cyclophosphamide for induction treatment of lupus nephritis. *J Am Soc Nephrol.* 2009;20:1103-1112.

81. Mok CC, Ho CTK, Siu YP, et al. Treatment of diffuse proliferative lupus glomerulonephritis: A comparison of two cyclophosphamide-containing regimens. *Am J Kidney Dis.* 2001;38:256-264.

82. Bao H, Liu ZH, Xie HL, et al. Successful treatment of class V+IV lupus nephritis with multitarget therapy. *J Am Soc Nephrol.* 2008;19:2001-2010.

83. Ioannidis JPA, Boki KA, Katsorida ME, et al. Remission, relapse, and re-remission of proliferative lupus nephritis treated with cyclophosphamide. *Kidney Int.* 2000;57:258-264.

84. Boumpas DT, Austin HA 3rd, Vaughn EM, et al. Controlled trial of pulse methylprednisolone versus two regimens of pulse cyclophosphamide in severe lupus nephritis. *Lancet.* 1992;340:741-745.

85. Houssiau FA, D'Cruz D, Sangle S, et al. Azathioprine versus mycophenolate mofetil for long-term immunosuppression in lupus nephritis: Results from the MAINTAIN Nephritis Trial. *Ann Rheum Dis.* 2010;69:2083-2089.

86. Moroni G, Doria A, Mosca M, et al. A randomized pilot trial comparing cyclosporine and azathioprine for maintenance in diffuse lupus nephritis over four years. *Clin J Am Soc Nephrol.* 2006;1:925-932.

87. Chen W, Liu Q, Tang X, et al. Outcomes of maintenance therapy with tacrolimus versus azathioprine for active lupus nephritis: A multicenter randomized clinical trial. *Lupus.* 2012;21:944-952.

88. Pons-Estel GJ, Alarcon GS, McGwin G Jr, et al. Protective effect of hydroxychloroquine on renal damage in patients with lupus nephritis. LXV. Data from a multiethnic US cohort. *Arthritis Rheum.* 2009;61:830-839.

89. Austin HA, Illei GG, Braun MJ, Balow JE. Randomized, controlled trial of prednisone, cyclophosphamide, and cyclosporine in lupus membranous nephropathy. *J Am Soc Nephrol.* 2009;20:901-911.

90. Radhakrishnan J, Moutzouris DA, Ginzler EM, et al. Mycophenolate mofetil and intravenous cyclophosphamide are similar as induction therapy for class V lupus nephritis. *Kidney Int.* 2010;77:152-160.

91. Mok C, Ying K, Yim C, et al. Very long-term outcome of pure membranous nephropathy treated with glucocorticoid and azathioprine. *Lupus.* 2009;18:1091-1095.

92. Illei GG, Takada K, Parkin D, et al. Renal flares are common in patients with severe proliferative lupus nephritis treated with pulse immunosuppressive therapy: Long-term follow-up of a cohort of 145 patients participating in randomized controlled studies. *Arthritis Rheum.* 2002;46:995-1002.

93. Mosca M, Bencivelli W, Neri R, et al. Renal flares in 91 SLE patients with diffuse proliferative glomerulonephritis. *Kidney Int.* 2002;61:1502-1509.

94. Ponticelli C, Moroni G. Flares in lupus nephritis: Incidence, impact on renal survival and management. *Lupus.* 1998;7:635-638.

95. Rovin BH, Zhang X. Biomarkers for lupus nephritis: The quest continues. *Clin J Am Soc Nephrol.* 2009;4:1858-1865.

96. Moroni G, Gallelli B, Quaglini S, et al. Withdrawal of therapy in patients with proliferative lupus nephritis: Long-term follow-up. *Nephrol Dial Transplant.* 2006;21:1541-1548.

97. Roman MJ, Shanker BA, Davis A, et al. Prevalence and correlates of accelerated atherosclerosis in systemic lupus erythematosus. *N Engl J Med.* 2003; 349:2399-2406.

98. Bruce IN, Urowitz MB, Gladman DD, et al. Risk factors for coronary heart disease in women with systemic lupus erythematosus: The Toronto Risk Factor Study. *Arthritis Rheum.* 2003;48:3159-3167.

99. Manzi S. Lupus update: Perspective and clinical pearls. *Cleve Clin J Med.* 2009;76:137-142.

100. Joseph RE, Radhakrishnan J, Appel GB. Antiphospholipid antibody syndrome and renal disease. *Curr Opin Nephrol Hypertens.* 2001;10:175-181.

101. Go AS, Chertow GM, Fan D, et al. Chronic kidney disease and the risks of death, cardiovascular events, and hospitalization. *N Engl J Med.* 2004;351: 1296-1305.

102. Cairoli E, Rebella M, Danese N, et al. Hydroxychloroquine reduces low-density lipoprotein cholesterol levels in systemic lupus erythematosus: A longitudinal evaluation of the lipid-lowering effect. *Lupus.* 2012;21:1178-1182.

103. Nossent HC. End-stage renal disease in the patient with SLE. In: Lewis EJ, Schwartz MM, Korbet SM, eds. *Lupus Nephritis.* New York: Oxford University Press; 2009:284-304.

104. Moroni G, Tantardini F, Gallelli B, et al. The long-term prognosis of renal transplantation in patients with lupus nephritis. *Am J Kidney Dis.* 2005;45:903-911.

105. Ginzler EM, Dooley MA, Aranow C, et al. Mycophenolate mofetil or intravenous cyclophosphamide for lupus nephritis. *N Engl J Med.* 2005;353:2219-2228.

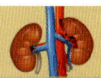

Amiloidose Renal e Doenças Glomerulares com Deposição de Imunoglobulinas Monoclonais

Pierre M. Ronco, Pierre Aucouturier e Bruno Moulin

Os capilares glomerulares são os locais favoritos para a deposição de proteínas anormais. Na maioria dos pacientes, as doenças resultantes são causadas por uma imunoglobulina monoclonal ou por uma subunidade, e podem ser classificadas em duas categorias principais pela microscopia eletrônica (Tabela 27-1). A primeira categoria inclui doenças com formação de fibrilas, sendo a principal representante a amiloidose, e doenças com formação de microtúbulos, como a glomerulonefrite crioglobulinêmica (Cap. 21) e a glomerulonefrite imunotactoide. A segunda categoria é caracterizada por depósitos eletrodensos granulares não organizados. Esses depósitos se localizam ao longo das membranas basais em muitos tecidos, sobretudo no tecido renal, e definem doenças hoje denominadas *doenças de depósito de imunoglobulinas monoclonais* (DDIM). Em alguns casos, depósitos semelhantes a imunocomplexos monotípicos são observados nas glomerulonefrites proliferativas.

AMILOIDOSE RENAL

Características Gerais da Amiloidose

Definições

Amiloidose é um termo genérico para uma família de doenças definidas por um critério morfológico comum. Essas doenças são caracterizadas por depósitos de material proteináceo nos espaços extracelulares. Os depósitos amiloides são arranjos *felt-like* de fibrilas de 7,5-10 nm de largura e comprimento indefinido, rígidas, lineares e não ramificadas.[1] Cada fibrila amiloide é composta de dois filamentos enovelados de 3 nm de largura, cada um deles apresentando a típica estrutura em "pregueamento-β",[1] em que lâminas-β antiparalelas se dispõem perpendicularmente ao eixo filamentar.

Classificação a partir dos Precursores Amiloides

As amiloidoses são classificadas a partir do tipo de proteína precursora que constitui o componente principal das fibrilas[2] (Tabela 27-2). O potencial amilodogênico se relaciona à habilidade deste precursor em formar lâminas-β intermoleculares. Além dessa propriedade estrutural, que pode se relacionar a mutações transmitidas geneticamente, o potencial amiloidogênico é acentuado pela superprodução ou pela eliminação prejudicada desse precursor.

A amiloidose renal inclui, sobretudo, a amiloidose por imunoglobulinas de cadeias leves (AL) e a amiloidose sistêmica secundária (AA). Outros precursores amiloides, como transtirretina, fibrinogênio, apolipoproteína A-I e lisozima, são responsáveis por casos familiares raros.

Outros Componentes de Todas as Fibrilas Amiloides

Os glicosaminoglicanos (GAGs) estão intimamente associados às fibrilas amiloides. Essas substâncias são cadeias de polissacarídeos compostas por unidades repetitivas de ácido hexosamino-hialurônico normalmente ligadas a um núcleo proteico, formando, assim, os proteoglicanos. Os proteoglicanos, na maioria das vezes do tipo heparan-sulfato, induzem e estabilizam a estrutura amiloide com pregueamento-β.

Outro constituinte de todos os depósitos amiloides é o componente amiloide P sérico (SAP). O SAP é resistente à digestão proteolítica, e a cobertura das fibrilas amiloides pelo SAP pode resultar em sua proteção contra o catabolismo. A alta afinidade do SAP pelas fibrilas amiloides foi explorada por cintilografia com SAP-[^{123}I]. O CPHPC (R-1[6-[R-2-carboxipirrolidina-1-il]-6-oxohexanoil]pirrolidina-2-ácido carboxílico) é uma pequena molécula derivada da prolina que se liga especificamente ao SAP, e possibilita rápidos decréscimos das concentrações séricas de SAP.[3] A combinação de CPHPC e anticorpos anti-SAP têm os depósitos amiloides como alvo, e possibilita sua eliminação ao recrutar células fagocíticas em um modelo animal de amiloidose AA. Hoje, encontra-se em andamento um ensaio clínico utilizando a terapia combinada com CPHPC e anticorpo anti-SAP.[4]

Mecanismos Gerais da Fibrilogênese

A amiloidogênese envolve um processo de polimerização dependente de nucleação. A formação de um núcleo organizado é o passo inicial e termodinamicamente limitante, seguida pela adição de monômeros e pelo alongamento das fibras.[5] A fibrilogênese envolve vários mecanismos de processamento do precursor amiloide, como proteólise parcial e modificações da sua conformação. As mudanças conformacionais produzem um intermediário solúvel e parcialmente dobrado, cujas subsequentes reorganizações sobre si mesmo resultam na formação das fibrilas. Os macrófagos desempenham um papel central na amiloidose AA, ao realizar o processamento intralisossomal do precursor amiloide. Na amiloidose AL, o componente principal é o domínio variável da cadeia leve V_L, o que sugere um papel importante da proteólise parcial do precursor de cadeia leve.

Patologia

À microscopia óptica, os depósitos são extracelulares, eosinofílicos e metacromáticos, e induzem mudança na cor dos corantes (p. ex., no cristal violeta). Após a aplicação da coloração por vermelho Congo, os depósitos se apresentam fracamente vermelhos (Fig. 27-1, *A*) e mostram uma característica birrefringência cor de maçã-verde sob a luz polarizada (Fig. 27-1, *B*). Além disso, metacromasia é observada com o cristal violeta, que cora os depósitos em vermelho.

As lesões iniciais se localizam no mesângio (Fig. 27-1, *A*), ao longo da membrana basal glomerular (MBG), e nos vasos sanguíneos. Os depósitos se encontram sobretudo na matriz mesangial e se extendem lóbulo a lóbulo, até substituir, eventualmente, toda a área mesangial. Os depósitos amiloides também podem infiltrar a MBG, ou podem se localizar entre suas camadas. Quando ocorre predomínio dos depósitos subepiteliais, podem ser observadas espículas semelhantes àquelas vistas na nefropatia membranosa. A amiloidose avançada tipicamente produz uma glomerulopatia não inflamatória e não proliferativa, com pronunciado aumento das dimensões renais. Os depósitos amiloides substituem a arquitetura glomerular normal, resultando em perda da celularidade. Quando os glomérulos se tornam maciçamente esclerosados, pode ser difícil demonstrá-los pela coloração vermelho Congo. Nesses casos, a microscopia eletrônica

(ME) pode ser útil, assim como em casos muito iniciais de pacientes com síndrome nefrótica, quando os pequenos depósitos podem não ser detectados à microscopia óptica. Os depósitos amiloides são caracterizados por fibrilas não ramificadas, orientadas randomicamente, de 8 a 15 nm de diâmetro (Fig. 27-2).

Com a exceção da amiloidose por fibrinogênio, que caracteristicamente poupa os vasos renais, nos estádios iniciais a camada média dos vasos sanguíneos é proeminentemente acometida. O acometimento vascular pode ser predominante e, ocasionalmente, ocorre de modo isolado, sobretudo na amiloidose AL. Os depósitos também podem afetar os túbulos e os interstícios, levando à atrofia e desaparecimento das estruturas tubulares e à fibrose intersticial.

Devido à heterogeneidade das amiloidoses, recomenda-se que seja realizada imuno-histologia rotineiramente (Fig. 27-1, C). A classificação imuno-histoquímica dos tipos de amiloidose é possível na maioria dos casos. A imuno-histologia com anticorpos específicos para cadeias de imunoglobulinas pode ser de interpretação mais difícil que aquela com antissoro anti-AA, provavelmente devido à ausência ou inacessibilidade dos epítopos de cadeias leves. Técnicas alternativas, como imuno-ME[6] e análise proteômica dos depósitos por espectrometria de massa após microdissecção a *laser*, realizadas apenas em centros altamente especializados, provavelmente contribuirão para reduzir a porcentagem de casos não classificados de amiloidose.[7,8] Deve-se buscar uma causa genética, por sequenciamento de DNA, em todos os pacientes com amiloidose em que a confirmação do precursor amiloide não possa ser determinada por outras técnicas.[9]

Amiloidose Associada a Imunoglobulinas (Amiloidose AL)

Subunidades livres de imunoglobulina, em sua maioria cadeias leves, secretadas por um único clone de células B, são a causa da forma de amiloidose mais frequente e grave com comprometimento renal. As análises dos mecanismos da amiloidose AL são particularmente difíceis pela heterogeneidade estrutural única do precursor: cada cadeia

Doenças Glomerulares com Deposição Tecidual ou Precipitação de Componentes Monoclonais de Imunoglobulinas

Depósitos de Imunoglobulinas Organizados	Doença Glomerular
Fibrilar	Amiloidose (AL, AH)
Microtubular	Crioglobulinemia, glomerulonefrite imunotactoide
Não Organizados: Granulares	
	Doença de deposição de imunoglobulinas monoclonais: doenças de depósitos de cadeias leves, cadeias pesadas e cadeias leves e pesadas Glomerulonefrite proliferativa semelhante a imunocomplexos

Tabela 27-1 Doenças glomerulares com deposição tecidual ou precipitação de componentes monoclonais de imunoglobulinas.

Classificação das Amiloidoses

Proteína Amiloide*	Precursor	Distribuição	Tipo	Síndrome ou Principais Tecidos Envolvidos
AA	Amiloide sérico A	Sistêmica	Adquirida	Amiloidose secundária, reativa à inflamação ou infecção crônica, como síndromes febris periódicas familiares (FMF, TRAPS, HIDS, FCU e MWS)
AApoAI	Apolipoproteína A-I	Sistêmica	Hereditária	Fígado, rins, coração, pele, laringe
AApoAII	Apolipoproteína A-II	Sistêmica	Hereditária	Rins, fígado, adrenais, baço, pele
Aβ	Proteína precursora Aβ	Localizada Localizada	Adquirida Hereditária	Doença de Alzheimer esporádica, envelhecimento Angiopatia amiloide cerebral hereditária protótipica, tipo holandês
Aβ2M	β2-Microglobulina	Sistêmica	Adquirida	Hemodiálise crônica
ABri	Proteína precursora ABri	Sistêmica ou localizada?	Hereditária	Demência familiar inglesa
ACys	Cistatina C	Sistêmica	Hereditária	Angiopatia amiloide cerebral hereditária da Islândia
AFib	Cadeia Aα do Fibrinogênio	Sistêmica	Hereditária	Rins
AGel	Gelsoína	Sistêmica	Hereditária	Amiloidose hereditária finlandesa
AH	Cadeia pesada de imunoglobulina	Sistêmica ou localizada	Adquirida	Amiloidose primária, amiloidose associada ao mieloma
AL	Cadeia leve de imunoglobulina	Sistêmica ou localizada	Adquirida	Amiloidose primária, amiloidose associada ao mieloma
ALECT2	Fator quimiotático de leucócitos 2	Sistêmica	Adquirida?	Rins, fígado, adrenal
ALys	Lisozima	Sistêmica	Hereditária	Rins, fígado, baço, adrenais
APrP	Proteína priônica	Localizada Localizada	Adquirida Hereditária	Esporádica (CJD iatrogênica, nova variante de CJD) (alimentar?) CJD familiar, GSSD, FFI
ATTR	Transtirretina	Sistêmica	Adquirida Hereditária	Valva senil, coração senil FAP protótipica

Tabela 27-2 Classificação das amiloidoses. *Entradas em negrito indicam tipos de amiloidose com acometimento renal. As seguintes proteínas também podem causar amiloidose: calcitonina, polipeptídeo amiloide de ilhotas, fator natriurético atrial, prolactina, insulina, lactaderina, ceratoepitelina e proteína amiloide dinamarquesa (que é derivada do mesmo gene que Abri e tem uma sequência *N*-terminal idêntica). *CJD*, Doença de Creutzfeldt-Jakob; *FAP*, polineuropatia amiloidótica familiar; *FCU*, urticária ao frio familiar; *FFI*, insônia fatal familiar; *FMF*, febre familiar do Mediterrâneo; *GSSD*, doença de Gerstmann-Sträussler-Scheinker; *HIDS*, síndrome de hiper-IgD; *MWS*, síndrome de Muckle-Wells; *TRAPS*, síndrome associada ao fator de necrose tumoral periódica. (*Modificado da referência 2.*)

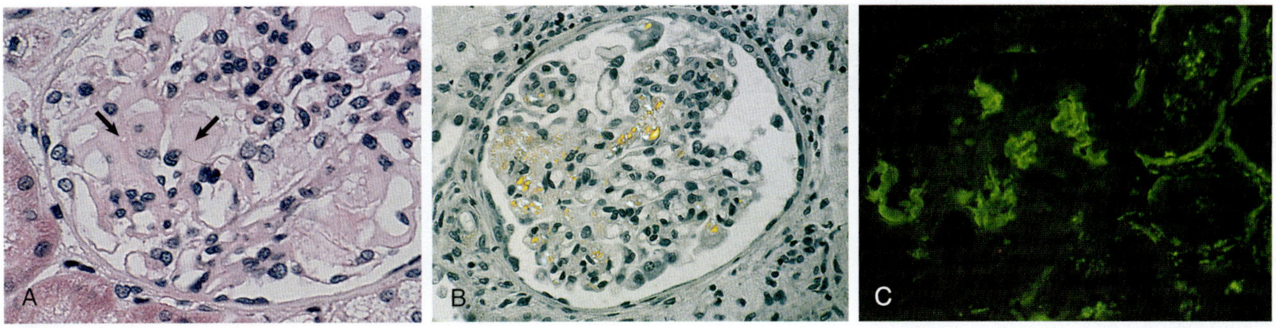

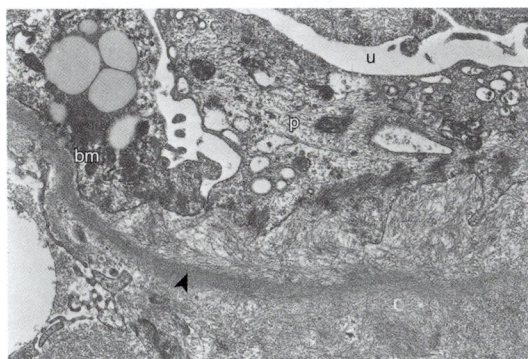

Figura 27-1 Amiloidose. A, Depósitos amiloides (*setas*) em um glomérulo (coloração por Hematoxilina-eosina [HE]; magnificação ×312.) **B**, Coloração por vermelho Congo. Birrefringência verde-maçã sob luz polarizada (×312.) **C**, Imunofluorescência com anticorpo anti-κ. Observe os depósitos glomerulares e tubulares (×312.) (*Cortesia de Dr. Béatrice Mougenot, Paris.*)

Figura 27-2 Microscopia eletrônica evidenciando depósitos amiloides invadindo a membrana basal glomerular. Fibrilas de orientação randômica se localizam em ambas as faces da membrana basal (*bm*), e ocorre atenuação da lâmina densa (*cabeças de seta*); *p*, podócito; *u*, espaço urinário (×10.000). (*Cortesia de Dr. Béatrice Mougenot, Paris.*)

leve monoclonal é diferente das outras, de modo que cada paciente é único. O aparecimento de uma cadeia pesada de imunoglobulina na amiloidose e amiloidose AHL e AH é extremamente raro, e o diagnóstico é, desse modo, em muito facilitado pela utilização da microdissecção a *laser* e espectrometria de massa.[10]

Patogênese

Os fatores determinantes estão a cargo do precursor de cadeia leve. Na amiloidose AL, ou amiloidose primária, ocorre marcada super-representação do isotipo lambda (λ), que é duas a quatro vezes mais comum que o isotipo kappa (κ). Uma homologia familiar raramente expressa de regiões variáveis de cadeias leves, o subgrupo de variabilidade $V_{\lambda VI}$, é encontrado apenas na amiloidose associada a imunoglobulinas monoclonais.

A amiloidogenicidade é associada a características físico-químicas que incluem fragmentos de cadeias leves de baixo peso molecular na urina, pontes dissulfito anormais das cadeias leves e ponto isoelétrico baixo (pI). Uma análise de quase 200 sequências de cadeias leves identificou 12 posições nas cadeias κ e 12 nas cadeias λ, em que determinados resíduos foram associados à amiloidose. Quatro fatores de risco definem as principais cadeias leves κ formadoras de fibrilas.[11] Devido às suas altas constantes de dimerização, as cadeias leves dos pacientes com amiloidose AL podem se comportar como anticorpos com afinidade para estruturas extracelulares, que podem favorecer o processo de nucleação.

O tropismo pelo acometimento de determinados órgãos pode ser influenciado tanto pela linhagem germinativa genética utilizada para a região variável da cadeia leve (V_L) quanto por mutações somáticas que ocorram no clone secretor.[12] Pacientes que expressam uma cadeia leve

monoclonal do subgrupo $V\lambda_{VI}$ apresentam com mais frequência envolvimento renal dominante, e menos frequentemente doença cardíaca e multissistêmica.[13] Pacientes com doença de cadeia leve κ apresentam mais vezes envolvimento hepático dominante. Além disso, fatores ambientais órgão-específicos também estão envolvidos na patogênese. Por exemplo, concentrações intrarrenais elevadas de ureia favorecem a formação de fibrilas, ao reduzir o tempo para a nucleação.

As cadeias leves amiloides podem contribuir de modo direto para a patogênese da doença, independentemente da deposição extracelular de fibrilas. Pelo menos no coração e nos rins, o grau de infiltração isolada não se correlaciona bem com as manifestações clínicas. Cadeias leves de pacientes com amiloidose incubadas com células mesangiais induzem a um fenótipo macrófago-*like*, enquanto cadeias leves de pacientes com doença de depósitos de cadeias leves induzem a um fenótipo miofibroblasto-*like*.[14]

Epidemiologia

A incidência de amiloidose AL é de nove casos por milhão de população por ano. Menos que um em cada quatro pacientes com amiloidose AL apresenta alguma doença imunoproliferativa superimposta, quase sempre mieloma múltiplo, embora outras formas possam estar presentes, como a macroglobulinemia de Waldenström. Depósitos amiloides são encontrados em cerca de 10% dos pacientes com mieloma e em 20% daqueles pacientes com mieloma de cadeias leves puras. A prevalência aparente de mieloma depende dos critérios diagnósticos utilizados. As características epidemiológicas da amiloidose *primária*, ou seja, da amiloidose sem doença imunoproliferativa associada e do mieloma não são significativamente diferentes. A idade média ao diagnóstico é de 64 anos nos pacientes com amiloidose primária, com uma discreta predominância de indivíduos do gênero masculino, e cerca de 10% dos pacientes têm menos que 50 anos de idade.[15]

Manifestações Clínicas

Os principais sintomas clínicos à apresentação inicial são fraqueza e emagrecimento (Tabela 27-3). Com exceção da dor óssea, os sintomas iniciais são semelhantes entre pacientes com ou sem mieloma. Entretanto, a síndrome nefrótica, a hipotensão ortostática e a neuropatia periférica são mais comuns em pacientes com amiloidose AL sem mieloma.[16] Além disso, a amiloidose se diferencia de muitas outras doenças renais, uma vez que os rins são frequentemente aumentados de tamanho e a hipertensão, mesmo na presença de disfunção renal, está ausente. A proteinúria, principalmente às custas de albuminúria, ocorre na ausência de hematúria. Até mesmo a presença de hematúria deve levar à investigação de alguma lesão sangrante do trato urinário. As manifestações renais também incluem acidose tubular renal (na maioria das vezes, como componente da síndrome de Fanconi; Cap. 50), poliúria e polidipsia (resultado de defeitos na concentração urinária), sempre que depósitos amiloides ocorram nos túbulos proximais e na alça de Henle (ou ductos coletores), respectivamente.

Apresentação Clínica entre 474 Pacientes com Amiloidose AL Comprovada	
Característica	**Porcentagem**
Sintomas Iniciais	
Fadiga	62
Emagrecimento	52
Dor	5
Púrpura	15
Sangramento macroscópico	3
Achados ao exame físico	
Hepatomegalia	24
Baço palpável	5
Linfadenomegalia	3
Macroglossia	9
Achados Laboratoriais	
Aumento de plasmócitos (medula óssea > 6%)	56*
Anemia (hemoglobina < 10 g/dL)	11
Elevação da creatinina sérica (1,3 mg/dL) (> 113 µmol/L)	45
Elevação da fosfatase alcalina	26
Hipercalcemia (> 11 mg/dL) (> 2,75 mmol/L)	2
Proteinúria (> 1 g/ 24 h)	55

Cadeias leves na urina
    cadeias κ
    cadeias λ
	73[†]
	23
	50

Tabela 27-3 Características clínicas e laboratorias à apresentação inicial de 474 pacientes com amiloidose por cadeias leves (AL) comprovada. *15% dos pacientes apresentavam mieloma. [†]De 429 pacientes. (*Adaptado da referência 15.*)

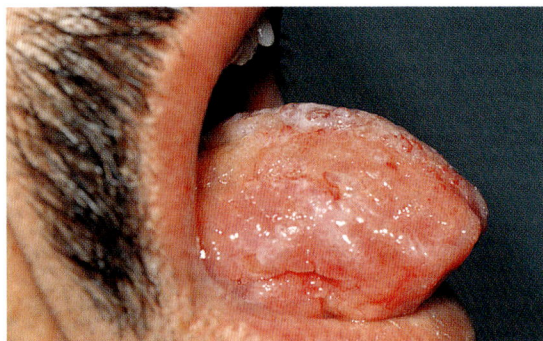

Figura 27-3 **Macroglossia em um paciente com amiloidose AL.** (*Cortesia de Dr. S. Aractingi, Paris.*)

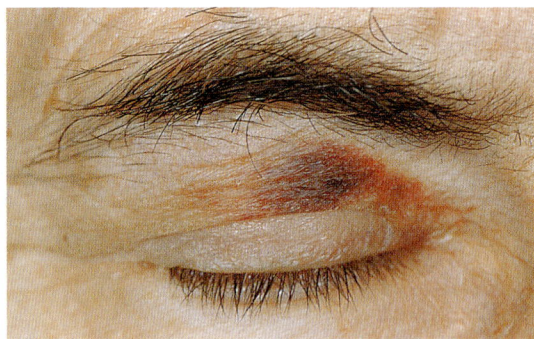

Figura 27-4 **Envolvimento cutâneo na amiloidose AL.** Máculas purpúricas *não* infiltrativas na pálpebra superior, típico da amiloidose AL. (*Cortesia de Dr. S. Aractinji, Paris.*)

A amiloidose AL pode cursar com infiltração de quase todos os órgãos, exceto o cérebro, sendo responsável por diversas manifestações clínicas. Cardiomiopatia restritiva é encontrada à apresentação inicial em até um terço dos pacientes, e causa óbito em cerca da metade. A infiltração das paredes ventriculares e do septo pode ser reconhecida pela ecocardiografia. Os depósitos amiloides também podem induzir arritmias e doença do nó sinusal. Depósitos amiloides nas artérias coronárias podem resultar em angina e infarto agudo do miocárdio. As troponinas cardíacas e o pró-peptídeo natriurético cerebral *N*-terminal (NT-proBNP) são marcadores sensíveis de disfunção miocárdica e preditores robustos da sobrevida global em pacientes com amiloidose AL.

O acometimento do trato gastrointestinal (GI) é comum, e pode causar distúrbios de motilidade, má absorção, hemorragias e obstrução. A macroglossia pode interferir na deglutição e cursar com obstrução das vias aéreas (Fig. 27-3). As anormalidades da função hepática quase sempre são discretas. O hipoesplenismo, diagnosticado por um esfregaço anormal do sangue periférico e por imagem do fígado e baço, predispõe a infecções bacterianas potencialmente fatais. O acometimento dos nervos periféricos pode resultar em polineuropatia sensitiva dolorosa, seguido, mais tardiamente, por déficits motores. A neuropatia autonômica pode ocorrer isoladamente ou associada à neuropatia periférica, e pode causar hipotensão ortostática, anidrose, distúrbios GI, disfunção vesical e impotência. A hipotensão ortostática é uma das complicações mais desconfortáveis da amiloidose, levando muitos pacientes à restrição ao leito. O acometimento da pele pode se manifestar como púrpura, classicamente ao redor dos olhos (Fig. 27-4), e equimoses, pápulas, nódulos e placas, que ocorrem, em geral, na face e no tronco superior. A amiloidose AL também pode infiltrar estruturas

articulares e mimetizar uma sinovite assimétrica soronegativa ou artrite reumatoide. A infiltração dos ombros pode produzir edema e dor muito importantes (sinal da almofada de ombro).

Uma complicação rara, mas potencialmente fatal da amiloidose AL, é a diátese hemorrágica adquirida, que pode estar associada à deficiência dos fatores X ou IX ou à fibrinólise aumentada. Essa condição deve ser cuidadosamente excluída antes da realização de biópsias em órgãos profundos. Depósitos vasculares disseminados também podem ser responsáveis por sangramentos. A avaliação da presença de diátese hemorrágica deve ser realizada pela determinação do tempo de protrombina, do tempo de tromboplastina parcial ativado e dos tempos de sangramento.

As cadeias leves monoclonais podem ser detectadas por imunoeletroforese em 73% dos pacientes com amiloidose AL em amostras de urina. O isotipo λ é duas vezes mais frequente que o isotipo κ, em contraste com a relação 1:2 de λ para κ observada no mieloma múltiplo. Com a utilização de técnicas imuno-histoquímicas mais sensíveis, pode-se encontrar a imunoglobulina monoclonal no sangue ou urina de quase 90% dos pacientes. Técnicas imuno-histoquímicas associadas a ensaios de detecção de cadeias leves livres (CLL) no soro obtêm um resultado anormal em 99% dos pacientes.[17]

A amiloidose AL associada à paraproteinemia IgM caracteriza um subgrupo especial de pacientes que apresentam ampla variedade de doenças subjacentes, frequentemente por clones linfoides (como em 75% dos casos, macroglobulinemia de Waldenström), CLL em baixos títulos com predomínio do isotipo κ e alta prevalência de envolvimento linfonodal (31% *vs.* 3%) e pulmonar (17% *vs.* 2%), em comparação com pacientes com componente monoclonal não IgM.[18,19]

Diagnóstico

O diagnóstico de amiloidose AL deve ser considerado em pacientes com proteinúria nefrótica com ou sem disfunção renal, cardio-

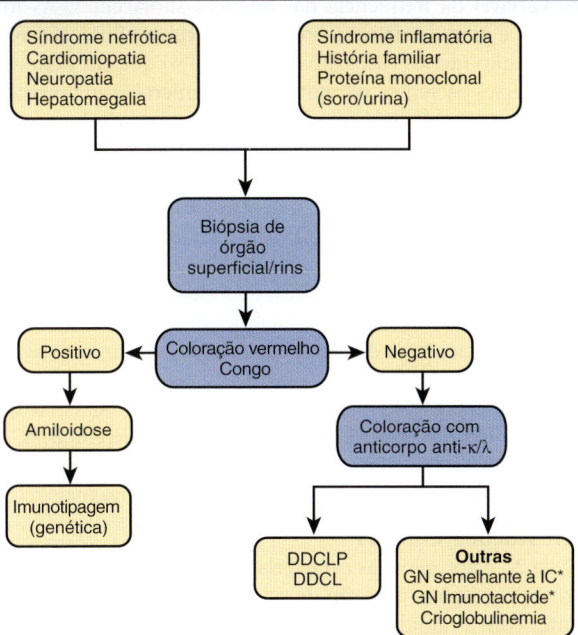

Abordagem Diagnóstica na Amiloidose AL e na Doença de Depósito de Imunoglobulinas Monoclonais

Figura 27-5 Algoritmo dos procedimentos para o diagnóstico da amiloidose por cadeias leves (AL) e da doença de depósito de imunoglobulinas monoclonais (DDIM). *Sem manifestação extrarrenal. *GN*, Glomerulonefrite; *IC*, imunocomplexo; *DDCL*, doença de depósito de cadeias leves; *DDCLP*, doença de depósitos de cadeias leves e pesadas.

miopatia dilatada, neuropatia periférica, hepatomegalia ou neuropatia autonômica, com ou sem detecção de uma paraproteína no soro ou na urina (Fig. 27-5). Vigilância especial deve ser mantida em pacientes com mieloma múltiplo ou gamopatia monoclonal de significado indeterminado (MGUS), especialmente nos casos do isotipo l. A investigação inicial pode confirmar o diagnóstico de amiloidose por meio de biópsia tecidual, seguida por investigações posteriores para se estabelecer o tipo de amiloide presente e a extensão do comprometimento orgânico.

Em todos os pacientes, é mandatória a realização de imunofixação sérica e urinária (como cadeias leves livres no soro), com o objetivo de demonstrar a presença de cadeia leve monoclonal e de quantificar as CLL no soro. A obtenção de uma amostra de medula óssea é necessária, uma vez que 10% dos pacientes não apresentarão cadeia leve monoclonal por imunofixação, e a detecção por imuno-histoquímica de um clone de células plasmáticas na medula óssea é uma forte evidência da amiloidose AL.

A biópsia de um órgão comprometido quase sempre é diagnóstica, mas alternativas menos invasivas devem ser escolhidas primeiro. Biópsias de glândulas salivares ou da gordura subcutânea abdominal podem demonstrar resultados positivos em 80% a 90% dos casos. A biópsia retal é diagnóstica em mais de 80% das vezes, desde que a amostra contenha vasos submucosos, onde estão localizados os depósitos mais iniciais. As amostras de biópsia de medula óssea devem ser coradas por vermelho Congo para a investigação da presença de amiloide, e o acometimento da medula óssea (observado em 50% dos pacientes) é fortemente sugestivo do tipo AL. É necessária a avaliação de amostras adequadas por laboratórios experientes para que sejam obtidos resultados com elevadas sensibilidade e especificidade.

Nem sempre é fácil confirmar que a amiloidose seja do tipo AL, uma vez que a coloração imuno-histoquímica para cadeias leves de imunoglobulinas pode não ser diagnóstica, e que a presença do componente monoclonal seja uma evidência forte, mas não conclusiva, do tipo AL. Deve-se ter cautela quando pacientes apresentam imunoglobulinas monoclonais intactas no soro sem evidência de CLL no soro ou urina. Nesses casos, devemos considerar formas hereditárias de amiloidose, que podem apresentar síndromes clínicas indistinguíveis da amiloidose AL e que podem coexistir com MGUS.[9] Em casos duvidosos, são necessárias a análise do DNA e do sequenciamento da fibrila amiloide por espectrometria de massa.

Tratamento e Evolução

A amiloidose AL é uma das complicações mais graves das doenças proliferativas das células plasmáticas. O acometimento cardíaco responsável pela instalação de insuficiência cardíaca congestiva (ICC) e arritmias acarreta, pelo menos, 40% dos óbitos. A terapia é direcionada para a eliminação do clone de célula plasmática: uma "resposta parcial" é definida hoje com redução em 50% ou mais na diferença entre a CLL envolvida (aquela secretada pelo clone de células plasmáticas) e a não envolvida (o outro isotipo; dCLL), uma "resposta parcial muito satisfatória" por dCLL abaixo de 40 mg/L e uma "resposta completa" por ausência de imunoglobulina monoclonal detectável, com CLL sérica e relação κ/λ normais.[20] Entre os pacientes respondedores, é possível observar redução gradual dos depósitos de amiloide AL. A melhora clínica não é proporcional à regressão da carga de depósitos amiloides.[21] A cintilografia após injeção do componente [123I]-SAP pode auxiliar na monitorização da extensão da amiloidose sistêmica, mas esta técnica está disponível apenas em alguns centros.

Há apenas 15 anos, a sobrevida global dos pacientes com amiloidose AL era pobre em casuísticas que comparavam a terapia com melfalan associada à prednisona (MP) *versus* nenhum tratamento ou colchicina isoladamente.[22,23] O prognóstico da doença foi transformado com o advento de novas estratégias derivadas do tratamento do mieloma. Foi introduzido o uso de melfalan em altas doses, seguido por transplante autólogo de células-tronco (HDM/SCT),[24] mas a mortalidade relacionada ao tratamento (MRT) era consistentemente mais alta que em pacientes com mieloma tratados de modo semelhante: MRT de 11% para todos os pacientes em 15 anos, e de 5% nos últimos cinco anos, após seleção mais cuidadosa dos pacientes e maior experiência clínica.[25] Não obstante sua eficácia, a indicação de HDM/SCT para amiloidose AL geralmente se restringe a pacientes abaixo de 65 anos de idade, com acometimento de mais de dois órgãos e ausência de comprometimento cardíaco. Seu lugar como terapia de primeira linha na amiloidose AL sistêmica permanece questionável.

Regimes terapêuticos com altas doses de dexametasona oferecem eficácia semelhante à HDM/SCT, mas com MRT muito menor.[26,27] A estratégia chamada M-Dex consiste em melfalan por via oral (dose de 10 mg/m²/dia) e dexametasona (40 mg/dia) em ciclos de quatro dias a cada mês. A combinação M-Dex apresenta efetividade mais rápida que MP, e pode ser empregada mesmo em pacientes com doença mais avançada.[26] Um estudo randomizado demonstrou que M-Dex alcançou respostas hematológica e orgânica similares à HDM/SCT, e que a mortalidade em 100 dias foi maior no grupo HDM/SCT.[27] Em uma análise por intenção de tratamento, a sobrevida mediana no grupo M-Dex foi de 57 meses, *versus* 22 meses no grupo HDM/SCT, após um tempo médio de seguimento de três anos. Limitações deste estudo são: (1) apenas 37 dos pacientes randomizados para HDM/SCT realmente foram submetidos a este tratamento e (2) a MRT no grupo HDM (24%) foi maior que a observada em estudos de centro único em centros de referência para o tratamento de amiloidose (4% a 14%). Essa alta mortalidade provavelmente resultou da inclusão de pacientes com disfunção orgânica grave, que não seriam elegíveis para HDM/SCT em muitos dos centros de referência. Uma análise de subgrupo de pacientes com baixo risco para má evolução sob tratamento intensivo demonstrou sobrevida similar, em três anos, de 80% no grupo M-Dex *versus* 58% no grupo HDM/SCT. Os pacientes que sobreviveram por pelo menos seis meses após a randomização e que receberam o tratamento assignado apresentaram mortalidade semelhante nos dois grupos (20% a 30%).

A partir desses resultados, as seguintes recomendações são propostas: (1) pacientes com disfunção orgânica grave devem receber M-Dex como terapia de primeira linha, e (2) pacientes com doença menos agressiva são elegíveis para M-Dex ou para HDM/SCT (ainda considerado o tratamento padrão nos centros norte-americanos). Os pacientes devem ser cuidadosamente monitorizados para a presença de CLL, bem como para troponina cardíaca T de alta sensibilidade e NT-proB-NP sérico, nos casos com acometimento cardíaco. Recomenda-se, para aqueles pacientes que não apresentam resposta hematológica ou resposta do NT-proBNP após três a seis meses, que sejam implementadas terapias alternativas, como regimes com talidomida, lenalidomida ou inibidor do proteassoma, bortezomib. Essas novas terapias, em combinação com dexametasona, induzem rápida resposta hematológica na maioria dos pacientes, mesmo naqueles com doença refratária ou recidivante. O bortezomib resulta em taxas de resposta clonal de 70% a 90%, como cerca de 40% de remissão completa (um ensaio clínico randomizado e internacional, comparando M-Dex mais bortezomib *versus* M-Dex, está em andamento hoje). Além disso, o bortezomib pode ser combinado à ciclofosfamida e dexametasona, com boa tolerabilidade e taxas de resposta impressionantes. Ele deve ser utilizado com cautela em pacientes com doença amiloide cardíaca avançada.

Diálise e Transplante

A maioria dos estudos que avaliam curso clínico e evolução de pacientes em diálise inclui ambos os tipos de amiloidose, AL e AA. A sobrevida do paciente é de 70% em um ano, e decresce para 30% a 44% em cinco a seis anos. A sobrevida mediana é mais curta em pacientes com amiloidose AL (26 a 39 meses) que em pacientes com amiloidose AA; óbitos por sepse e eventos cardiovasculares são as principais causas de mortalidade.[28,29]

A amiloidose cardíaca é o preditor mais importante de mortalidade entre os pacientes com amiloidose AL em diálise.[29,30] A abordagem dos pacientes com amiloidose AL em hemodiálise (HD) é, muitas vezes, complicada por hipotensão persistente, hemorragia GI, diarreia crônica e dificuldades de implantação e manutenção de acesso vascular. A diálise peritoneal (DP) pode oferecer algumas vantagens sobre a HD na abordagem do paciente com amiloidose e doença renal em estádio terminal, como a dispensação do acesso vascular e dos efeitos deletérios sobre a pressão arterial, embora a DP possa induzir perda de proteínas pelo dialisato e agravar a desnutrição. Entretanto, a sobrevida dos pacientes com amiloidose AA e AL é semelhante entre pacientes tratados com DP *versus* HD.

O transplante renal é limitado pela gravidade do acometimento cardíaco e pela possibilidade de recorrência dos depósitos amiloides no rim transplantado. Pode ser uma opção para pacientes selecionados com remissão hematológica persistente por pelo menos um ano.[31] Ao se considerar o transplante de órgãos sólidos (coração, fígado ou rim), ele deve ser precedido por quimioterapia, a fim de evitar a progressão da doença sistêmica e a recorrência da amiloidose no órgão transplantado.[32,33] Em uma análise, a sobrevida do paciente após o transplante renal foi de nove anos, entre aqueles que atingiram uma resposta clonal pelo menos parcial, *versus* cinco anos, entre aqueles sem nenhuma resposta.[34]

Amiloidose Secundária (Amiloidose AA)
Epidemiologia

A amiloidose AA, ou amiloidose secundária, desenvolve-se em 5% dos pacientes com elevação sustentada da proteína amiloide A sérica (SAA). Os pacientes sob risco são aqueles com doenças inflamatórias crônicas de longa duração (mediana 17 anos),[35] resposta de SAA

de fase aguda de alta magnitude, homozigose para o genótipo SAA1, traço genético da febre familiar do Mediterrâneo (heterozigose para pirina mutante) e história familiar de amiloidose AA.

Um importante aspecto epidemiológico da amiloidose AA é o espectro variável da frequência das doenças subjacentes. As infecções piogênicas e granulomatosas, sobretudo a tuberculose, são responsáveis por muito menos casos atualmente (15%) que em períodos anteriores.[35] Nesses pacientes, o tratamento antimicrobiano previne de modo eficiente a ocorrência da amiloidose AA, ao suprimir a causa de base. Por outro lado, a prevalência de artrite crônica inflamatória vem aumentando dramaticamente (60%).[35] Entretanto, se espera que as terapias modificadoras da doença mais eficazes, como os anticorpos antifator de necrose tumoral α (TNF-α) e rituximab, sejam capazes de induzir um declínio na incidência da artrite reumatoide complicada por amiloidose AA, da mesma maneira que amiloidose AA em pacientes com doença de Hodgkin, que virtualmente desapareceu com o tratamento mais eficiente da doença hematológica. A amiloidose AA pode ser observada em várias outras condições, como a doença inflamatória intestinal, vasculites sistêmicas não associadas a ANCAs, neoplasias e estados de imunodeficiência. As amiloidoses AA hereditárias, associadas a síndromes febris recorrentes familiares, são responsáveis por uma proporção crescente de casos, cerca de 10% nas séries mais recentes.

Manifestações Clínicas

A Tabela 27-4 apresenta as características clínicas da amiloidose AA.[35] Os principais órgãos-alvo são os rins, acometidos em quase todos os pacientes com amiloidose AA. A apresentação clínica pode ser aguda, com síndrome nefrótica, ou muito insidiosa. A proteinúria está ausente em cerca de 5% dos casos. Alterações do trato GI (p. ex., diarreia,

Características de 374 Pacientes com Amiloidose Sistêmica AA à Apresentação Inicial	
Idade, anos (intervalo)	50 (9-87)
Gênero masculino, número (%)	210 (56)
Raça ou Grupo Étnico, Número (%)	
Branco	307 (82)
Sul-asiático	27 (7)
Outro	40 (11)
Duração da Doença Inflamatória ao Diagnóstico (anos)	
Mediana	17
Intervalo	0-68
Disfunção Renal	
Proteinúria > 500 mg/dia ou creatinina sérica > 133 μmol/L, número (%)	363 (97%)
Doença renal crônica em estádio terminal, número (%)	41 (11%)
Proteinúria, g/dia, mediana (intervalo)	3,9 (0-26,0)
Comprometimento Hepático	
Hepatomegalia, número (%)	35 (9%)
Depósitos à cintilografia SAP, número (%)	85 (23%)
Comprometimento Esplênico	
Depósitos à cintilografia SAP, número (%)	370 (99%)
Acometimento Cardíaco	
Insuficiência cardíaca, número	1
Infiltração cardíaca, número	2

Tabela 27-4 Características de 374 pacientes com amiloidose sistêmica secundária (AA) à apresentação inicial. *SAP*, Componente amiloide sérico P. (*Adaptado da referência 35.*)

constipação, má absorção) e hepatoesplenomegalia são as próximas manifestações mais comuns. Ao contrário do que ocorre na amiloidose AL, insuficiência cardíaca crônica, neuropatia periférica, macroglossia e síndrome do túneo do carpo ocorrem com pouca frequência.

Diagnóstico

Uma vez que metade dos pacientes nos quais a amiloidose foi encontrada nos tecidos renais à autópsia apresentaram registros de proteinúria antes do óbito, alguns autores recomendam investigação sistemática em todos os pacientes com artrite inflamatória, ativa e de longa duração, mesmo na ausência de proteinúria ou doença renal crônica (DRC). A identificação de depósitos amiloides, mesmo que assintomáticos, deve indicar controle mais efetivo do processo inflamatório. Embora a pesquisa por amiloide nas biópsias renais seja positiva em quase 100% dos pacientes sintomáticos, procedimentos menos invasivos devem ser realizados primeiro. Biópsias de glândulas salivares acessórias e da gordura abdominal resultam positivas em mais de 80% dos pacientes. A realização da coloração imuno-histoquímica com anticorpos anti-SAA é necessária para a confirmação de que os depósitos positivos para vermelho Congo sejam do tipo AA. A cintilografia para SAP demonstra que os ossos são poupados (ao contrário da amiloidose AL).

História Natural e Tratamento

A sobrevida média dos pacientes com amiloidose AA é de 133 meses, consideravelmente maior que aquela dos pacientes com amiloidose AL.[35] As principais causas de óbitos são eventos infecciosos e complicações relacionadas à diálise, mas não as complicações cardíacas. A carga amiloide e a evolução clínica se correlacionam às concentrações de SAA circulante. O risco relativo de óbito entre pacientes com concentração de SAA abaixo de 4 mg/L é quase 18 vezes mais baixo que entre aqueles pacientes com concentrações iguais ou maiores que 155 mg/L. Mesmo uma discreta elevação das concentrações de SAA de 4 para 9 mg/L é associada a um aumento de quatro vezes do risco relativo de óbito. Esses dados enfatizam a importância de um tratamento intensivo da doença inflamatória de base. As concentrações de SAA (preferíveis à proteína C-reativa) devem ser monitorizadas mensalmente, e mantidas abaixo do valor-alvo de 4 mg/L.[35]

Observa-se regressão dos depósitos amiloides em 60% dos pacientes que atingem concentrações medianas abaixo de 10 mg/L, e que a sobrevida desses pacientes é superior à daqueles que não experimentam regressão dos depósitos amiloides. Outros fatores associados à maior mortalidade são idade avançada e doença renal crônica em estádio terminal (DRCT).

O eprodisato, um membro de uma nova classe de fármacos que interferem nas interações entre proteínas amiloidogênicas e os GAGs, inibindo a polimerização das fibrilas amiloides, resultou em lentificação do declínio da função renal em pacientes com amiloidose AA.[36] Entretanto, não foram demonstrados benefícios dessa substância em relação à proteinúria, ocorrência de DRCT, carga amiloide na gordura abdominal ou risco de óbito. Uma terapia combinada com CPHPC e anticorpo anti-SAP encontra-se, hoje, sob avaliação (conforme discussão prévia). Atualmente, recomenda-se ênfase no tratamento da doença inflamatória subjacente.

A maioria dos casos descritos de pacientes com amiloidose AA receptores de transplante renal estão entre os pacientes com doenças reumatológicas. Há recorrência dos depósitos amiloides em cerca de 10% dos enxertos renais. As principais causas de óbitos prematuros são complicações infecciosas e eventos cardiovasculares, que exigem monitorização cuidadosa.[37]

Febre Familiar do Mediterrâneo e Outras Síndromes Febris Recorrentes Hereditárias

A febre familiar do Mediterrâneo (FMF) representa um tipo peculiar de amiloidose AA, e é a causa mais frequente de amiloidose familiar. Evidências demonstram que a colchicina é eficaz na prevenção e no tratamento dessa doença. Na maioria das vezes, a FMF é transmitida como uma doença autossômica recessiva, e ocorre com mais frequência entre judeus sefarditas e armênios. É resultado de mutações do gene codificador de uma proteína chamada pirina, ou marenostrina (gene *MEFV*).[38] Clinicamente, observam-se dois fenótipos independentes. No primeiro fenótipo, crises episódicas, fugazes e febris de peritonite, pleurite ou sinovite ocorrem na infância ou na adolescência, e precedem as manifestações renais. No segundo fenótipo, os sintomas renais precedem e podem ser, por muito tempo, as únicas manifestações da doença. As crises são acompanhadas por dramáticas elevações das proteínas de fase aguda, inclusive SAA. Os depósitos amiloides são responsáveis por graves lesões renais, com proeminente comprometimento glomerular, resultando em DRCT em idades precoces, e por óbitos prematuros. A colchicina pode prevenir o desenvolvimento da proteinúria, ocasionalmente reverte a síndrome nefrótica, e também, de modo eventual, previne o declínio do ritmo de filtração glomerular (RFG) em pacientes com proteinúria não nefrótica. É menos efetiva em prevenir a progressão da doença em pacientes já com proteinúria nefrótica ou disfunção renal. A dose mínima da colchicina para a prevenção da amiloidose é de 1 mg/dia, e pacientes com evidências clínicas de acometimento renal devem receber doses de 1,5 a 2 mg/dia. Entretanto, cerca de 10% dos pacientes são resistentes à colchicina. O uso dos antagonistas de receptores da interleucina-1 (IL-1R) constitui terapia de segunda linha. Em casos de intolerância à colchicina por eventos adversos, deve-se interromper temporariamente a substância e, posteriormente, reintroduzi-la em doses menores.

A identificação recente de genes responsáveis pelas síndromes de febre periódica em pacientes com amiloidose levou ao diagnóstico molecular das amiloidoses AA hereditárias. Essas síndromes incluem a síndrome periódica associada ao receptor de TNF, a síndrome de Muckle-Wells e a síndrome familiar autoinflamatória ao frio. Somente alguns poucos casos de amiloidose AA sistêmica foram relatados na hipergamaglobulinemia D com síndrome febril periódica. A maioria dessas condições pode ser controlada com o uso de agentes anti-IL-1 ou anti-TNF.[39]

DOENÇAS DE DEPOSIÇÃO DE IMUNOGLOBULINAS MONOCLONAIS

História e Definição

Desde o final da década de 1950, a existência de formas não amiloides de doença glomerular "semelhantes às lesões da glomeruloesclerose diabética" era reconhecida em alguns casos de mieloma múltiplo. Posteriormente, cadeias leves monoclonais foram identificadas nesses depósitos.[40]

Em termos clínicos e anatomopatológicos, as doenças de cadeia leve, cadeias leves e pesadas e cadeias pesadas (DDCL, DDCLP, e DDCP, respectivamente) são semelhantes, e podem ser, em conjunto, denominadas doenças de depósitos de imunoglobulinas monoclonais (DDIM). Essas doenças diferem da amiloidose pois seus depósitos não apresentam afinidade pelo vermelho Congo e não demonstram organização fibrilar. Além disso, as diferenças se relacionam à fisiopatologia da formação do amiloide, que resulta de um alongamento unidimensional de uma estrutura pseudocristalina, e da formação dos depósitos de imunoglobulinas monoclonais, que envolvem a precipitação em uma única etapa das cadeias de imunoglobulinas.

Epidemiologia

A doença de depósitos de cadeias leves é encontrada em 5% dos pacientes com mieloma à autópsia, enquanto a prevalência da amiloidose AL é de cerca de 11%. A DDCL e a DDCP podem ocorrer em uma ampla faixa etária (28 a 94 anos), com um predomínio do gênero masculino (Tabela 27-5). Até o momento, mais de 20 casos de

Características Clínicas de Pacientes com DDIM

Características	DDCL/DDCLP	DDCP
Relação homem/mulher	1,5	0,7
Idade, anos (intervalo)	57 (28-94)	56 (26-79)
Hipertensão (%)	53	90
Disfunção renal (creatinina sérica ≥ 130 µmol/L) (1,47 mg/dL) (%)	93	85
Síndrome nefrótica* (%)	35	50
Hematúria (%)	45	88
Glomeruloesclerose nodular (%)	31-100	96
Mieloma múltiplo (%)	52	22
Proteína monoclonal (sangue ou urina) (%)	84	56[†]

Tabela 27-5 Características clínicas, histológicas e laboratoriais de pacientes com doença de deposição de imunoglobulinas monoclonais **(DDIM).** *Proteinúria ≥ 3 g/dia. [†]Inclui dois casos com somente cadeias k livres. *DDCL*, Doença de depósito de cadeias leves; *DDCLP*, doença de depósitos de cadeias leves e pesadas; *DDCP*, doença de depósito de cadeias pesadas. (*Adaptado de referência 66.*)

DDCP foram descritos na literatura, mas é provável que essa doença seja subdiagnosticada.

Patogênese

A doença de depósito de cadeias leves requer a existência de cadeias leves com propriedades peculiares que favoreçam sua deposição tecidual. Algumas propriedades dos domínios variáveis das cadeias leves parecem contribuir para a patogênese da DDIM:[41]

- Restrição isotípica a três genes da linhagem germinativa k, com uma aparente super-representação do raro subgrupo de variabilidade V_{kIV}.
- Anormalidades das dimensões das cadeias leves, presentes em um terço dos pacientes.
- Substituições pouco convencionais de aminoácidos nas cadeias leves da DDCL, que podem modificar a conformação dessas cadeias, ou resultar em interações hidrofóbicas entre domínios V ou entre esses domínios e proteínas da matriz extracelular.
- As cadeias leves patogênicas não detectadas no soro e na urina em geral são *N*-glicosiladas, sugerindo que a glicosilação aumenta sua propensão de precipitação tecidual. Entretanto, assim como na amiloidose AL, condições extrínsecas também podem contribuir para a agregação das cadeias leves. Uma mesma cadeia leve pode formar agregados granulares ou fibrilas amiloides, dependendo do microambiente, e intermediários de cadeias leves parcialmente dobrados de modos diferentes podem ser responsáveis por vias de agregação amorfa ou fibrilar.[42]

A doença de depósito de cadeias pesadas também é associada a cadeias pesadas peculiares. Em pacientes com DDCP-γ, uma deleção do primeiro domínio constante C_H1 foi observada nas cadeias pesadas depositadas ou circulantes.[41,43] Na circulação sanguínea, as cadeias pesadas deletadas se associavam a cadeias leves ou estavam presentes em pequenas quantidades como uma subunidade livre não estruturada.[44] É possível que a deleção C_H1 facilite a secreção de cadeias pesadas livres, rapidamente removidas da circulação por deposição nos diferentes órgãos. Além disso, é provável que o domínio variável V_H seja necessário para a precipitação tecidual.

Uma característica marcante de ambas, DDCL e DDCP, é o acúmulo de matriz extracelular. Os nódulos são formados dos constituintes normais da matriz. Em cultura de células mesangiais, as cadeias leves da DDCL promovem a produção de tenacina-C e de citocinas pró-fibróticas, como o fator de transformação de crescimento b e o fator de crescimento derivado das plaquetas.[45]

Manifestações Clínicas

Por ser uma doença sistêmica com depósito de cadeias de imunoglobulina em múltiplos órgãos, a DDIM pode apresentar diversas manifestações clínicas, mas os depósitos viscerais de cadeias de imunoglobulina podem evoluir totalmente assintomáticos e ser encontrados apenas em autópsias.[41]

Manifestações Renais

O acometimento renal é uma característica marcante da DDIM, e os sintomas renais, sobretudo a proteinúria e a doença renal crônica, muitas vezes dominam a apresentação clínica[41,46,47] (Tabela 27-5). A albuminúria está associada à síndrome nefrótica em 18% a 53% dos pacientes com DDCL. No entanto, em cerca de um quarto dos pacientes, a albuminúria é inferior a 1 g/dia, e esses pacientes apresentam sobretudo doença tubulointersticial. Ao menos inicialmente, a albuminúria não se correlaciona com a presença de glomerulosclerose nodular, e pode ocorrer na ausência de lesões glomerulares significativas à microscopia óptica. De modo especial na DDCL, a hematúria é mais comum que o esperado para uma nefropatia com proliferação celular discreta.

Outras características marcantes da DDCL são a alta prevalência, o aparecimento precoce e gravidade da DRC. Na maioria dos casos, observa-se um rápido declínio do RFG, uma das principais razões para o encaminhamento ao nefrologista. A DRC ocorre com frequência comparável em pacientes com baixo ou alto grau de proteinúria, e pode apresentar-se, respectivamente, sob a forma de nefrite tubulointersticial subaguda ou glomerulonefrite rapidamente progressiva (GNRP). A prevalência de hipertensão é variável, mas deve ser interpretada de acordo com a história clínica associada. As manifestações renais de pacientes com DDCP são basicamente semelhantes às observadas em pacientes com DDCL ou DDCLP, com maior prevalência de hipertensão e hematúria; as manifestações extrarrenais ocorrem com menos frequência (Tabela 27-5).

Manifestações Extrarrenais

Acometimento hepático e cardíaco ocorre em cerca de 25% dos pacientes com DDCL e DDCLP. Os depósitos hepáticos são uma constante. Eles variam desde discretos acúmulos confinados aos sinusoides e membranas basais de dúctulos biliares, sem lesões parenquimatosas associadas, até deposição maciça com dilatação acentuada das vias biliares e múltiplas rupturas de sinusoides, assemelhando-se à peliose. O sintoma mais comum é a hepatomegalia, com alterações discretas dos testes de função hepática, mas os pacientes também podem desenvolver insuficiência hepática com hipertensão portal e risco de morte.

O acometimento cardíaco também é frequente na DDCL, e pode ser responsável por cardiomegalia e insuficiência cardíaca grave. Arritmias, distúrbios de condução e insuficiência cardíaca crônica são observados. O ecocardiograma e o cateterismo cardíaco podem revelar disfunção diastólica e diminuição da complacência miocárdica, semelhantes às encontradas na amiloidose cardíaca.

Depósitos também podem existir ao longo das fibras nervosas e no plexo coroide, bem como nos nódulos linfáticos, medula óssea, baço, pâncreas, glândula tiroide, glândulas submandibulares, glândulas suprarrenais, trato GI, vasos abdominais, pulmões e pele. Eles podem ser responsáveis por neuropatia periférica (20% dos casos), distúrbios gastrointestinais, nódulos pulmonares, artropatia amiloide-*like* e síndrome seca. Depósitos extrarrenais são menos comuns em pacientes com DDCP.

Alterações Hematológicas

O mieloma múltiplo é diagnosticado em cerca de 50% dos pacientes com DDCL ou DDCLP e em cerca de 25% das pessoas com DDCP. A DDIM, como a amiloidose AL, é quase sempre uma doença que conduz à descoberta de mieloma numa fase precoce. A DDIM pode eventualmente ser uma complicação da macroglobulinemia de Waldenström, da leucemia linfocítica crônica (LLC) e do linfoma de zona

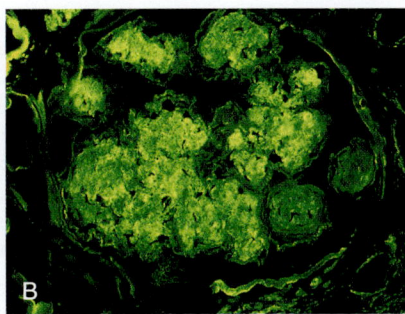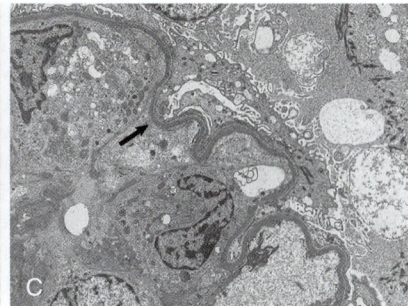

Figura 27-6 Doença de depósito de cadeias leves. A, Glomeruloesclerose nodular com acúmulo de matriz mesangial. (coloração de tricrômico de Masson; ×312.) **B**, Positividade dos nódulos mesangiais e das membranas basais tubulares para anticorpos anti-κ. (Imunofluorescência; ×312.) **C**, Microscopia eletrônica, demonstrando uma camada de depósitos granulares densos (*seta*) sob o endotélio, ao longo da membrana basal glomerular. (×2.500.) (*Cortesia de Dr. Béatrice Mougenot, Paris.*)

marginal. Muitas vezes, a DDIM ocorre na ausência de um processo maligno detectável, mesmo após tempo prolongado (> 10 anos) de seguimento. Nestes casos, uma população de plasmócitos monoclonais é facilmente detectada à imuno-histologia da medula óssea.

Patologia
Microscopia Óptica

Já que a DDIM não é só uma doença glomerular, as lesões tubulares podem ser mais evidentes que o dano glomerular. As lesões tubulares são caracterizadas pela deposição de material em forma de fita, refrativo, eosinofílico e positivo pela coloração de ácido periódico de Schiff (PAS), ao longo da porção exterior das membranas basais tubulares. Os depósitos predominam em torno dos túbulos distais, das alças de Henle, e, em alguns casos, dos ductos coletores, cuja camada epitelial encontra-se, na maioria das vezes, achatada e atrofiada. Os clássicos cristais do mieloma são vistos muito ocasionalmente em formas puras de DDIM. Em estádios avançados, uma evidente fibrose intersticial, com depósitos refrativos, se associa às lesões tubulares.

As lesões glomerulares são heterogêneas. A glomeruloesclerose nodular é a alteração mais característica, e é encontrada em 30% a 100% dos pacientes com DDCL (Fig. 27-6, *A*). A expansão da matriz mesangial com glomeruloesclerose nodular caracteriza a DDCP. Os nódulos mesangiais são compostos de material PAS-positivo, semelhante à membrana basal, e são quase sempre acompanhados por discreta hipercelularidade mesangial. As lesões são similares às da glomerulosclerose nodular diabética, com algumas características distintivas: a distribuição dos nódulos é relativamente regular em um determinado glomérulo; os nódulos são geralmente pouco argirofílicos; e lesões exsudativas (p. ex., tampas de fibrina e extensa hialinose das arteríolas eferentes) não são observadas. Em casos ocasionais, com hipercelularidade endocapilar proeminente e importante interposição mesangial, as características glomerulares imitam a glomerulonefrite membranoproliferativa (GNMP). A formação de crescentes é muito rara, exceto na DDCP-α.[48] As formas mais leves de DDCL mostram aumento da matriz ou da celularidade mesangial e discreto espessamento da MBG, com brilho e rigidez anormais. Nos estádios iniciais ou se as lesões glomerulares forem induzidas por cadeias leves com baixa patogenicidade, as alterações podem ser detectáveis apenas por imuno-histologia ou por exame ultraestrutural.

Artérias, arteríolas e capilares peritubulares podem conter depósitos PAS-positivos em íntimo contato com suas MBGs. Na maioria das vezes, os depósitos não mostram as características de coloração de amiloide, mas depósitos vermelho Congo positivos coexistem em cerca de 10% dos pacientes.[47]

Imuno-histologia

A imuno-histologia é essencial para diagnóstico das várias formas de DDIM. Um critério necessário para o diagnóstico de DDIM é a fixação de cadeias leves monotípicas (sobretudo κ; Fig. 27-6, *B*) ou de cadeias pesadas ao longo das membranas basais tubulares. Os depósitos tubulares se coram fortemente e predominam ao longo das alças de Henle e dos túbulos distais, mas também podem ser detectados ao longo dos túbulos proximais. Em contraste, os padrões de imuno-histologia glomerular exibem acentuada heterogeneidade. Em pacientes com glomerulosclerose nodular, os depósitos de cadeias de imunoglobulina monotípica são normalmente encontrados ao longo da MBG periférica e, em menor grau, nos nódulos em si (Fig. 27-6, *B*). A coloração glomerular é tipicamente mais fraca que a observada ao longo das membranas basais tubulares. Essa observação pode não refletir a real extensão de material depositado, porque a imuno-histologia glomerular pode ser negativa, apesar de depósitos glomerulares granulares proeminentes observados à ME. Modificações locais das cadeias leves depositadas podem alterar a sua antigenicidade. Em pacientes sem lesões nodulares, a coloração glomerular ocorre ao longo da MBG e, com menos frequência, no mesângio. Em geral, uma coloração linear delineia a cápsula de Bowman. Os depósitos também são comuns nas paredes vasculares e no interstício.

Em pacientes com DDCP, a imuno-histologia com anticorpos anticadeias leves é negativa, apesar da típica glomerulosclerose nodular. Depósitos monotípicos de cadeias pesadas γ, α, ou μ podem ser identificados. Qualquer subclasse γ pode ser observada. Uma análise de amostras de biópsia renal conjugada com anticorpos monoclonais específicos para os domínios constantes da cadeia pesada γ tornou possível a identificação de uma supressão do domínio C_H1 em todos os casos testados. Na maioria dos casos de DDCP, sobretudo quando uma cadeia γ1 ou γ3 está envolvida, componentes do complemento, como C1, podem ser evidenciados num padrão granular ou pseudolinear. Depósitos de complemento foram frequentemente associados a sinais de ativação do complemento no soro.[49]

De modo recente, foi demonstrado que o tratamento com eculizumabe para a doença de depósito denso foi capaz de induzir uma patologia semelhante à DDCP.[50]

Microscopia Eletrônica

As características ultraestruturais mais típicas à ME são depósitos eletrodensos finos a grosseiramente granulares ao longo da face exterior (intersticial) das membranas basais tubulares. No glomérulo, os depósitos predominam na posição subendotelial ao longo da MBG, e situam-se sobretudo ao longo e no interior da lâmina interna rara (Fig. 27-6, *C*). Os depósitos também podem ser encontrados nos nódulos mesangiais, na cápsula de Bowman e na parede de pequenas artérias, entre os miócitos. Alguns pacientes com DDCL ou DDCP apresentam depósitos de fibrilas não amiloides.

Diagnóstico

O diagnóstico de DDIM deve ser suspeitado em qualquer paciente com síndrome nefrótica, nefrite tubulointersticial rapidamente progressiva ou com ecocardiograma indicando disfunção diastólica, na presença de um componente de imunoglobulina monoclonal no soro ou na urina (Fig. 27-5). O mesmo conjunto de sinais e sintomas é encontrado na amiloidose AL, mas esta última está mais frequentemente associada ao isotipo λ de cadeia leve. Técnicas sensíveis, como imunofixação urinária, falham em identificar um componente de imunoglobulina monoclonal em 10% a 20% dos pacientes com DDCL ou DDCLP e em cerca de 40% das pessoas com DDCP (Tabela 27-5), embora a taxa de CLL no soro seja consistentemente anormal.[46] A biópsia renal tem um papel essencial no diagnóstico de DDIM e da paraproteinemia associada.

O diagnóstico definitivo é feito pela análise imuno-histológica de amostras do órgão afetado, na maioria dos casos, os rins, com a utilização de um painel de anticorpos específicos para as diferentes cadeias de imunoglobulina, como anticorpos anticadeias leves anti-κ e anti-λ para corar os depósitos vermelho Congo negativos. Quando as amostras de biópsia são positivas para um único isotipo de cadeia pesada, mas são negativas para isotipos de cadeia leve, deve-se suspeitar do diagnóstico de DDCP.

O diagnóstico da discrasia plasmocitária depende de aspiração e biópsia da medula óssea com avaliação morfológica de células e, se necessário, imunofenotipagem com anticorpos antissoros anti-κ e anti-λ para demonstrar a presença da monoclonalidade.

Evolução e Tratamento

A evolução da DDIM permanece incerta, principalmente porque os depósitos extrarrenais de cadeias leves podem ser totalmente assintomáticos ou até causar danos orgânicos graves, levando a óbito. Assim como na amiloidose AL, o tratamento de pacientes com DDIM deve objetivar reduzir a produção de imunoglobulinas. As lesões nodulares e os depósitos mesangiais de cadeias leves podem ser reversíveis após a quimioterapia eficaz. Nas séries mais recentes, 57% dos pacientes alcançaram estabilidade ou recuperação da função renal, enquanto 39% evoluíram para insuficiência renal crônica em estádio terminal. A média das taxas de sobrevida renal e dos pacientes foi de 64 e 90 meses, respectivamente.[46] A única variável independente associada à

sobrevida renal foi a creatinina sérica no momento da biópsia, e o único preditor de óbito foi a presença de lesões líticas ósseas.

A maioria dos pacientes tratados com HDM/SCT atinge respostas hematológica e orgânica satisfatórias, com MRT muito baixa.[51-53] A combinação de bortezomibe e dexametasona pode ser utilizada isoladamente ou como indução em antecipação à HDM/SCT. A fim de reduzir o risco de recorrência da doença no enxerto, apenas os pacientes que atingem uma resposta hematológica completa devem ser candidatos ao transplante renal.[54]

A monitorização da produção das cadeias leves deve ser realizada por meio dos ensaios para CLL no soro, sobretudo quando o componente monoclonal não pode ser detectado nas amostras de sangue ou urina por métodos convencionais.

Doenças Renais Associadas às Doenças de Deposição de Imunoglobulinas Monoclonais

Nefropatia por Cilindros do Mieloma

A associação de depósitos de cadeias leves monoclonais, sobretudo ao longo das membranas basais dos túbulos renais, à típica nefropatia por cilindros do mieloma ocorre com mais frequência que o relatado anteriormente. Uma análise demonstrou essa associação em 11 de 34 pacientes com DDIM.[47] A glomeruloesclerose nodular, entretanto, é infrequente (< 10% dos casos), e alguns focos de alterações de membrana basal em aspecto de fita são observados em menos da metade dos pacientes. Além disso, um terço dos pacientes não apresentam quaisquer depósitos densos granulares à ME.

Amiloidose AL

Os depósitos amiloides são encontrados em pelo menos um órgão em cerca de 7% dos pacientes com DDCL. Considerando-se que esses depósitos são focais, estima-se que a verdadeira incidência dessa anormalidade possa ser subestimada. Embora essa associação resulte de cadeias leves peculiares, dotadas de propriedades intrínsecas que as tornam propensas à formação de depósitos fibrilares e não fibrilares, a depender do microambiente,[42] não se pode excluir totalmente a possibilidade de que coexistam doenças diferentes, induzidas por diferentes variantes de clones.

Características Clínicas e Imunológicas das Glomerulonefrites Fibrilar e Imunotactoide			
Características	**Amiloidose (Tipo AL)**	**Glomerulopatia Fibrilar**	**Glomerulopatia Imunotactoide**
Coloração vermelho Congo	Sim	Não	Não
Composição	Fibrilas	Fibrilas	Microtúbulos
Tamanho da fibrila ou microtúbulo	8-15 nm	12-22 nm	> 30 nm*
Organização nos tecidos	Randômica (em lâminas com pregueamento-β)	Randômica	Arranjos paralelos
Deposição de imunoglobulinas	CL monoclonal (sobretudo λ)	Geralmente policlonal (sobretudo IgG4), ocasionalmente monoclonal (IgG1, IgG4)	Geralmente monoclonal (IgGk e IgGl)
Lesões glomerulares	Depósitos infiltrativos no mesângio	GNMP, GNCresc, PM	GNM atípica, GNMP
Apresentação renal	SN maciça, ausência de hipertensão e hematúria	SN com hematúria, hipertensão; GNRP	SN com microematúria e hipertensão
Manifestações extrarrenais (depósitos fibrilares)	Doença de depósito sistêmica	Hemorragia pulmonar	Inclusões microtubulares em linfócitos leucêmicos
Associações com DLP	Sim (mieloma)	Incomum	Comum (LLC, LNH, MGUS)
Tratamento	Melfalan + dexametasona; terapia intensiva com autoenxerto de medula óssea	Corticosteroides ± ciclofosfamida (GN crescêntica)	Tratamento para a DLP associada

Tabela 27-6 Características clínicas e imunológicas das glomerulonefrites fibrilar e imunotactoide. *O diâmetro médio das subestruturas não foi diferente entre as glomerulonefrites fibrilar (15,8 ± 3,5 nm) e imunotactoide (15,2 ± 7,3 nm) na série de casos reportada por Bridoux et al.[54] *GNCres*, Glomerulonefrite crescêntica; *LLC*, leucemia linfocítica crônica; *GN*, glomerulonefrite; *CL*, cadeia leve; *DLP*, doença linfoproliferativa; *MGUS*, gamopatia monoclonal de significado indeterminado; *GNM*, nefropatia membranosa; *PM*, proliferação mesangial; *GNMP*, glomerulonefrite membranoproliferativa; *LNH*, linfoma não Hodgkin; *SN*, síndrome nefrótica; *GNRP*, glomerulonefrite rapidamente progressiva.

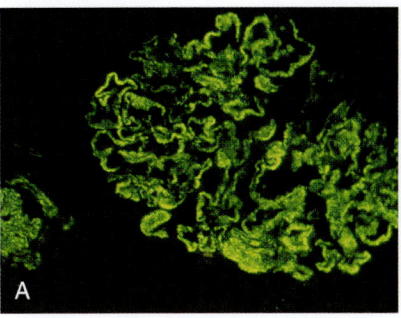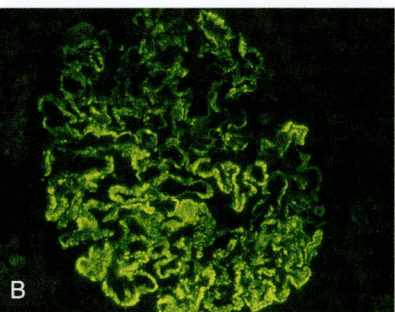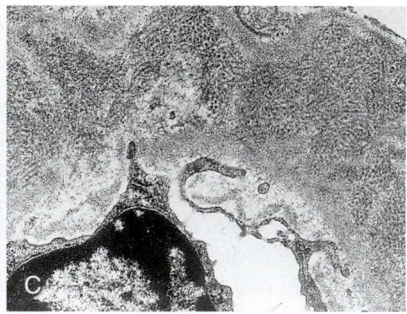

Figura 27-7 Glomerulopatia imunotactoide. Nefropatia membranosa atípica, mostrando colorações exclusivas dos depósitos com **A**, anticorpos anti-γ, e **B**, anticorpos anti-κ. (Imunofluorescência; ×312.) **C**, Microscopia eletrônica da membrana basal glomerular demonstra a estrutura microtubular dos depósitos subepiteliais. (Uranil-acetato e citrato de chumbo; ×20.000.) (*Cortesia de Dr. Béatrice Mougenot, Paris.*)

GLOMERULOPATIAS NÃO AMILOIDES FIBRILARES E IMUNOTACTOIDES

Definição

As glomerulopatias fibrilares e imunotactoides são caracterizadas, respectivamente, por depósitos fibrilares e microtubulares no mesângio e nas alças capilares glomerulares (Tabela 27-6). Esses depósitos não apresentam a estrutura de pregueamento-β, e são prontamente diferenciados da amiloidose pela maior espessura das fibrilas e pela negatividade para a coloração vermelho Congo. Em pacientes com discrasias plasmocitárias, a distinção da glomerulopatia não amiloide fibrilar e imunotactoide de outras glomerulopatias é de grande interesse clínico e fisiopatológico. Cerca de 30% das glomerulopatias imunotactoides são associadas a neoplasias hematológicas, sobretudo LLC, enquanto essa associação é incomum nas glomerulopatias fibrilares.[55-57]

Epidemiologia

A incidência de glomerulopatias com depósito não amiloide de material fibrilar ou microtubular em uma população de pacientes adultos, não transplantados, submetidos à biópsia renal, é estimada em cerca de 1%. Provavelmente, tal incidência é subestimada devido à atenção insuficiente dada às reações atípicas às colorações imuno-histoquímicas para amiloide e à frequente não realização de estudos imunoestruturais.

Manifestações clínicas

As características das glomerulopatias fibrilares e imunotactoides estão descritas na Tabela 27-6 em comparação com a amiloidose AL. Os pacientes com glomerulopatias imunotactoides e fibrilares têm uma média de idade de 55 a 60 anos (extremos: 19-86 anos). Na maioria das vezes, se apresentam com síndrome nefrótica, hematúria microscópica, DRC leve a grave. Séries recentes não mostram nenhuma diferença significativa entre os pacientes com glomerulopatia imunotactoide e fibrilar do nível de creatinina sérica, incidência de síndrome nefrótica, hematúria microscópica, hipertensão ou DRC.[55,56] Manifestações extrarrenais são incomuns e podem acometer o pulmão, pele e sistema nervoso periférico.

Patologia

Glomerulopatia Imunotactoide

A biópsia renal revela uma nefropatia membranosa (muitas vezes associada à proliferação mesangial segmentar; Fig. 27-7) ou uma glomerulonefrite membranoproliferativa lobular. Observam-se depósitos granulares de IgG e C3 com a ativação da via clássica e terminal do complemento ao longo de membranas basais dos capilares e no mesângio.[57] Em uma série de casos de 23 pacientes, nos quais o diagnóstico foi feito a partir das características ultraestruturais dos depósitos, observaram-se depósitos monotípicos de IgG em 13 de 14 pacientes com glomerulopatia imunotactoide (κ, sete casos; λ, seis casos) e em apenas um dos nove pacientes com glomerulopatia fibrilar.[55]

A imunoglobulina monoclonal circulante foi detectada em apenas seis dos 14 pacientes com glomerulopatia imunotactoide. À ME, as características morfológicas distintivas da glomerulopatia imunotactoide são os depósitos organizados de grandes microtúbulos de paredes espessas (normalmente > 30 nm de diâmetro), às vezes dispostos em arranjos paralelos (Fig. 27-7, *C*).

Os pacientes com glomerulopatia imunotactoide exibem alta prevalência de LLC, linfoma linfoplasmocitário e MGUS.[55,57] Na série de casos mencionada anteriormente, inclusões intracitoplasmáticas de imunoglobulinas, em aspecto de cristais, foram encontradas em quatro pacientes com leucemia linfocítica crônica e no paciente com linfoma.[55]

Glomerulopatia Fibrilar

Nas séries de casos relatados de glomerulopatia fibrilar, as apresentações predominantes são a proliferação mesangial e formações semelhantes à glomerulonefrite membranoproliferativa. Crescentes glomerulares estão presentes em cerca de 30% das amostras de biópsia. Estudos de imunofluorescência demonstram sobretudo depósitos de IgG da subclasse IgG$_4$, com uma localização predominantemente mesangial. Depósitos monotípicos contendo principalmente IgGκ são detectados em mais de 15% dos pacientes. À ME, as fibrilas são dispostas em modo aleatório, e seu diâmetro varia entre 12 e 22 nm. O tamanho da fibrila por si só não é suficiente para distinguir a glomerulonefrite fibrilar não amiloide da GN amiloide.[55]

Diagnóstico

O diagnóstico de glomerulopatias fibrilares e imunotactoides baseia-se na ME, que deve ser realizada em pacientes com nefropatia membranosa atípica ou GNMP, bem como naqueles com depósitos monotípicos em glomérulos. As biópsias renais de tais pacientes com doença glomerular devem ser rotineiramente examinadas com anticorpos anti-κ e anticorpos anticadeias leves λ. Em pacientes com glomerulopatia imunotactoide, deve-se descartar a presença de doença linfoproliferativa. Além disso, já foi relatada a associação entre glomerulopatia fibrilar e imunotactoide e o vírus da hepatite C ou a infecção pelo vírus da imunodeficiência humana.

Evolução e Tratamento

Os pacientes com glomerulopatia fibrilar geralmente respondem mal aos corticosteroides e às substâncias citotóxicas, com uma incidência de doença renal crônica em estádio terminal de cerca de 50%.[55,57] Resultados preliminares sugerem que esses casos podem responder ao rituximabe.[58] O prognóstico da glomerulopatia imunotactoide parece ser melhor que o da glomerulonefrite fibrilar. Na maioria das vezes, a terapia dirigida contra a neoplasia hematológica subjacente resulta em remissão da síndrome nefrótica.[55,59] Alguns pacientes foram submetidos a transplante renal. Em muitos deles, houve recorrência da doença, sobretudo naqueles portadores de gamopatia monoclonal persistente.[58]

LESÕES GLOMERULARES ASSOCIADAS À MACROGLOBULINEMIA DE WALDENSTRÖM

A doença renal sintomática é muito menos comum em pacientes com macroglobulinemia de Waldenström que naqueles com mieloma múltiplo. A alteração renal mais característica é a glomerulonefrite com trombos intracapilares de agregados de IgM (doença de depósito monoclonal intracapilar); porém, ela tem se tornado rara, provavelmente devido ao aumento da eficácia da quimioterapia. Essa condição também pode ocorrer em outras doenças proliferativas monoclonais secretoras de IgM.[61] A macroglobulinemia de Waldenström está associada a graus variáveis de proteinúria e disfunção renal. Histologicamente, caracteriza-se por depósitos intracapilares vermelho Congo negativos e PAS positivos, por vezes volumosos o suficiente para ocluir a luz do capilar. À imuno-histologia, tanto os trombos quanto os depósitos reagem positivamente com anticorpos anti-μ e anti-κ. Os depósitos são eletrodensos e granulares, e não apresentam organização microtubular. Alguns dos pacientes demonstram forte ativação da via clássica do complemento, com ou sem crioglobulinemia. Outros pacientes se apresentam com glomerulonefrite membranoproliferativa com uma coloração brilhante para μ e κ ao longo dos capilares glomerulares, sem crioglobulinemia. Na maioria das vezes, as manifestações renais melhoram com a quimioterapia. A ocorrência de amiloidose renal (sobretudo AL) é incomum, mas deve ser suspeitada em pacientes com proteinúria maciça. A princípio, é prudente procurar por depósitos amiloides em outros tecidos menos profundos, já que nos doentes com macroglobulinemia de Waldenström, que quase sempre apresentam alargamento do tempo de sangramento, o procedimento de biópsia renal pode se associar a um risco aumentado de complicações. As terapias mais eficazes para essa condição incluem o transplante de células-tronco hematopoiéticas e o emprego de análogos de purinas.[19]

OUTROS TIPOS DE GLOMERULONEFRITES

Em alguns pacientes, a deposição glomerular de IgG monoclonal pode produzir uma GN proliferativa que imita a GN por imunocomplexos à microscopia óptica e à microscopia eletrônica.[62] O reconhecimento adequado dessa condição requer a confirmação da monoclonalidade por imuno-histoquímica para as subclasses de cadeia pesada γ. Em uma análise de casos, fixação do complemento foi observada em 90% dos casos, e 40% dos pacientes cursavam com hipocomplementemia. A apresentação clínica incluiu DRC em 80%, proteinúria em 100%, síndrome nefrótica em 44% e micro-hematúria em 60% dos pacientes. Em 50% dos casos, identificaram-se pequenas quantidades de proteína sérica monoclonal com o mesmo isotipo de cadeias leve e pesada que a dos depósitos glomerulares. Nenhum paciente apresentou mieloma ou linfoma superimpostos à apresentação inicial ou durante o acompanhamento. Recorrência de GN proliferativa com depósitos de IgG monoclonais foi observada nos enxertos renais.[63]

Poucos casos de DDIM não organizada, com um padrão membranoso, foram relatados. A maioria desses pacientes tem depósitos de IgG1, e indivíduos com lesões proliferativas apresentam principalmente depósitos de IgG3.[64] É possível que seja detectado IgG monoclonal na circulação em apenas um quarto desses pacientes.

Vários casos de GN com depósitos isolados de C3 e gamopatia monoclonal foram relatados. Eles podem ser relacionados à ativação do complemento por meio de uma atividade de autoanticorpos IgG monoclonais contra uma proteína reguladora da via alternativa do complemento.[65]

Referências

1. Glenner GG. Amyloid deposits and amyloidosis: The beta-fibrilloses. *N Engl J Med.* 1980;302:1283-1292.
2. Sipe JD, Benson MD, Buxbaum JN, et al. Amyloid fibril protein nomenclature: 2010 Recommendations from the Nomenclature Committee of the International Society of Amyloidosis. *Amyloid.* 2010;17:101-104.
3. Pepys MB, Herbert J, Hutchinson WL, et al. Targeted pharmacological depletion of serum amyloid P component for treatment of human amyloidosis. *Nature.* 2002;417:254.
4. Bodin K, Ellmerich S, Kahan MC, et al. Antibodies to human serum amyloid P component eliminate visceral amyloid deposits. *Nature.* 2010;468:93.
5. Merlini G, Bellotti V. Molecular mechanisms of amyloidosis. *N Engl J Med.* 2003;349:583-596.
6. Veeramachaneni R, Gu X, Herrera GA. Atypical amyloidosis: Diagnostic challenges and the role of immunoelectron microscopy in diagnosis. *Ultrastruct Pathol.* 2004;28:75-82.
7. Vrana JA, Gamez JD, Madden BJ, et al. Classification of amyloidosis by laser microdissection and mass spectrometry-based proteomic analysis in clinical biopsy specimens. *Blood.* 2009;114:4957.
8. Sehti S, Theis JD, Leung N, et al. Mass spectrometry-based proteomic diagnosis of renal immunoglobulin heavy chain amyloidosis. *Clin J Am Soc Nephrol.* 2010;5:2180.
9. Lachmann HJ, Booth DR, Booth SE, et al. Misdiagnosis of hereditary amyloidosis as AL (primary) amyloidosis. *N Engl J Med.* 2002;346:1786-1791.
10. Nasr SH, Said SM, Valeri AM, et al. The diagnosis and characteristics of renal heavy-chain and heavy/light-chain amyloidosis and their comparison with renal light-chain amyloidosis. *Kidney Int.* 2013; doi:10.1038/ki.2012.414.
11. Stevens FJ. Four structural risk factors identify most fibril-forming kappa light chains. *Amyloid.* 2000;7:200-211.
12. Enqvist S, Sletten K, Stevens FJ, et al. Germ line origin and somatic mutations determine the target tissues in systemic AL-amyloidosis. *PLoS ONE.* 2007; 2:e981.
13. Comenzo RL, Zhang Y, Martinez C, et al. The tropism of organ involvement in primary systemic amyloidosis: Contributions of Ig V_L germ line gene use and clonal plasma cell burden. *Blood.* 2001;98:714-720.
14. Keeling J, Teng J, Herrera GA. AL-amyloidosis and light-chain deposition disease light chains induce divergent phenotypic transformations of human mesangial cells. *Lab Invest.* 2004;84:1322-1338.
15. Kyle RA, Gertz MA. Primary systemic amyloidosis: Clinical and laboratory features in 474 cases. *Semin Hematol.* 1995;32:45-59.
16. Kyle RA, Greipp PR. Amyloidosis (AL): Clinical and laboratory features in 229 cases. *Mayo Clin Proc.* 1983;58:665-683.
17. Palladini G, Russo P, Bosoni T, et al. Identification of amyloidogenic light chains requires the combination of serum free light chain assay with immunofixation of serum and urine. *Clin Chem.* 2009;55:499-504.
18. Wechalekar AD, Lachmann HJ, Goodman HJ, et al. AL amyloidosis associated with IgM paraproteinemia: Clinical profile and treatment outcome. *Blood.* 2008;112:4009-4016.
19. Terrier B, Jaccard A, Harousseau JL, et al. The clinical spectrum of IgM-related amyloidosis: A French nation-wide retrospective study of 72 patients. *Medicine (Baltimore).* 2008;87:99-109.
20. Merlini G, Seldin DC, Gertz MA. Amyloidosis: pathogenesis and new therapeutic options. *J Clin Oncol.* 2011;29:1924-1933.
21. Gertz MA, Comenzo R, Falk RH, et al. Definition of organ involvement and treatment response in immunoglobulin light chain amyloidosis (AL): A consensus opinion from the 10th International Symposium on Amyloid and Amyloidosis. *Am J Hematol.* 2005;79:319-328.
22. Kyle RA, Gertz MA, Greipp PR, 2et al. A trial of three regimens for primary amyloidosis: Colchicine alone, melphalan and prednisone, and melphalan, prednisone, and colchicine. *N Engl J Med.* 1997;336:1202-1207.
23. Skinner M, Anderson J, Simms R, et al. Treatment of 100 patients with primary amyloidosis: A randomized trial of melphalan, prednisone, and colchicine versus colchicine only. *Am J Med.* 19296;100:290-298.
24. Comenzo RL, Vosburgh E, Falk RH, et al. Dose-intensive melphalan with blood stem-cell support for the treatment of AL (amyloid light-chain) amyloidosis: Survival and responses in 25 patients. *Blood.* 1998;91:3662-3670.
25. Cibeira MT, Sanchorawala V, Seldin DC, et al. Outcome of AL amyloidosis after high-dose melphalan and autologous stem cell transplantation: long-term results in a series of 421 patients. *Blood.* 2011;118:4346-4352.
26. Palladini G, Perfetti V, Obici L, et al. Association of melphalan and high-dose dexamethasone is effective and well tolerated in patients with AL (primary) amyloidosis who are ineligible for stem cell transplantation. *Blood.* 2004;103:2936-2938.
27. Jaccard A, Moreau P, Leblond V, et al. High-dose melphalan versus melphalan plus dexamethasone for AL amyloidosis. *N Engl J Med.* 2007;357:1083-1093.
28. Pinney JH, Lachmann HJ, Bansi L, et al. Outcome in renal Al amyloidosis after chemotherapy. *J Clin Oncol.* 2011;29:674-681.
29. Bollée G, Guery B, Joly D, et al. Presentation and outcome of patients with systemic amyloidosis undergoing dialysis. *Clin J Am Soc Nephrol.* 2008;3:375-381.

30. Gertz MA, Kyle RA, O'Fallon WM. Dialysis support of patients with primary systemic amyloidosis: A study of 211 patients. *Arch Intern Med.* 1992;152:2245-2250.

31. Sattianayagam PT, Gibbs SD, Pinney JH, et al. Solid organ transplantation in AL amyloidosis. *Am J Transplant.* 2010;10:2124-2131.

32. Herrmann SM, Gertz MA, Stegall MD, et al. Long-term outcomes of patients with light chain amyloidosis (AL) after renal transplantation with or without stem cell transplantation. *Nephrol Dial Transplant.* 2011;26:2032-2036.

33. Bridoux F, Ronco P, Gillmore J, et al. Renal transplantation in light chain amyloidosis: Coming out of the cupboard. *Nephrol Dial Transplant.* 2011;26: 1766-1778.

34. Pinney JH, Lachmann HJ, Sattianayagam PT, et al. Renal transplantation in systemic amyloidosis-importance of amyloid fibril type and precursor protein abundance. *Am J Transplant.* 2013;13:433-441.

35. Lachmann HJ, Goodman HJ, Gilbertson JA, et al. Natural history and outcome in systemic AA amyloidosis. *N Engl J Med.* 2007;356:2361-2371.

36. Dember LM, Hawkins PN, Hazenberg BP, et al. Eprodisate for the treatment of renal disease in AA amyloidosis. Eprodisate for AA Amyloidosis Trial Group. *N Engl J Med.* 2007;356:2349-2360.

37. Kofman T, Grimbert P, Canouï-Poitrine F, et al. Renal transplantation in patients with AA amyloidosis nephropathy: results from a French multicenter study. *Am J Transplant.* 2011;11:2423-2431.

38. Dode C, Pecheux C, Cazeneuve C, et al. Mutations in the *MEFV* gene in a large series of patients with a clinical diagnosis of familial Mediterranean fever. *Am J Med Genet.* 2000;92:241-246.

39. Lachmann HJ, Quartier P, So A, et al. The emerging role of interleukin-1β in autoinflammatory diseases. *Arthritis Rheum.* 2011;63:314-324.

40. Randall RE, Williamson WC Jr, Mullinax F, et al. Manifestations of systemic light chain deposition. *Am J Med.* 1976;60:293-299.

41. Ronco P, Plaisier E, Mougenot B, et al. Immunoglobulin light (heavy)–chain deposition disease: From molecular medicine to pathophysiology-driven therapy. *Clin J Am Soc Nephrol.* 2006;1:1342-1350.

42. Khurana R, Gillespie JR, Talapatra A, et al. Partially folded intermediates as critical precursors of light chain amyloid fibrils and amorphous aggregates. *Biochemistry.* 2001;40:3525-3535.

43. Aucouturier P, Khamlichi AA, Touchard G, et al. Heavy-chain deposition disease. *N Engl J Med.* 1993;329:1389-1393.

44. Moulin B, Deret S, Mariette X, et al. Nodular glomerulosclerosis with deposition of monoclonal immunoglobulin heavy chains lacking C_H1. *J Am Soc Nephrol.* 1999;10:519-528.

45. Keeling J, Herrera GA. An in vitro model of light chain deposition disease. *Kidney Int.* 2009;75:634-645.

46. Nasr SH, Valeri AM, Cornell LD, et al. Renal monoclonal immunoglobulin deposition disease: A report of 64 patients from a single institution. *Clin J Am Soc Nephrol.* 2012;7:231-239.

47. Lin J, Markowitz GS, Valeri AM, et al. Renal monoclonal immunoglobulin deposition disease: The disease spectrum. *J Am Soc Nephrol.* 2001;12:1482-1492.

48. Alexander MP, Nasr SH, Watson DC, et al. Renal crescentic alpha heavy chain deposition disease: a report of 3 cases and review of the literature. *Am J Kidney Dis.* 2011;58:621-625.

49. Kambham N, Markowitz GS, Appel GB, et al. Heavy chain deposition disease: The disease spectrum. *Am J Kidney Dis.* 1999;33:954-962.

50. Herlitz LC, Bomback AS, Markowitz GS, et al. Pathology after eculizumab in dense deposit disease and C3 GN. *J Am Soc Nephrol.* 2012;23:1229-1237.

51. Royer B, Arnulf B, Martinez F, et al. High dose chemotherapy in light chain or light and heavy chain deposition disease. *Kidney Int.* 2004;65:642-648.

52. Hassoun H, Flombaum C, D'Agati VD, et al. High-dose melphalan and auto-SCT in patients with monoclonal Ig deposition disease. *Bone Marrow Transplant.* 2008;42:405-412.

53. Lorenz EC, Gertz MA, Fervenza FC, et al. Long-term outcome of autologous stem cell transplantation in light chain deposition disease. *Nephrol Dial Transplant.* 2008;23:2052-2057.

54. Leung N, Lager DJ, Gertz MA, et al. Long-term outcome of renal transplantation in light-chain deposition disease. *Am J Kidney Dis.* 2004;43:147-153.

55. Bridoux F, Hugue V, Coldefy O, et al. Fibrillary glomerulonephritis and immunotactoid (microtubular) glomerulopathy are associated with distinct immunologic features. *Kidney Int.* 2002;62:1764-1775.

56. Rosenstock JL, Markowitz GS, Valeri AM, et al. Fibrillary and immunotactoid glomerulonephritis: Distinct entities with different clinical and pathologic features. *Kidney Int.* 2003;63:1450-1461.

57. Nasr SH, Fidler ME, Cornell LD, et al. Immunotactoid glomerulopathy: Clinicopathologic and proteomic study. *Nephrol Dial Transplant.* 2012;27: 4137-4146.

58. Collins M, Navaneethan SD, Chung M, et al. Rituximab treatment of fibrillary glomerulonephritis. *Am J Kidney Dis.* 2008;52:1158-1162.

59. Javaugue V, Karras A, Glowacki F, et al. Long-term kidney disease outcomes in fibrillary glomerulonephritis: A case series of 27 patients. *Am J Kidney Dis.* 2013;62:679-690.

60. Czarnecki PG, Lager DJ, Leung N, et al. Long-term outcome of kidney transplantation in patients with fibrillary glomerulonephritis or monoclonal gammopathy with fibrillary deposits. *Kidney Int.* 2009;75:420-427.

61. Audard V, Georges B, Vanhille P, et al. Renal lesions associated with IgM-secreting monoclonal proliferations: Revisiting the disease spectrum. *Clin J Am Soc Nephrol.* 2008;3:1339-1349.

62. Nasr SH, Satoskar A, Markowitz GS, et al. Proliferative glomerulonephritis with monoclonal IgG deposits. *J Am Soc Nephrol.* 2009;20:2055-2064.

63. Nasr SH, Valeri AM, Cornell LD, et al. Fibrillary glomerulonephritis: A report of 66 cases from a single institution. *Clin J Am Soc Nephrol.* 2011;6: 775-784.

64. Guiard E, Karras A, Plaisier E, et al. Patterns of noncryoglobulinemic glomerulonephritis with monoclonal Ig deposits: correlation with IgG subclass and response to rituximab. *Clin J Am Soc Nephrol.* 2011;6:1609-1616.

65. Bridoux F, Desport E, Frémeaux-Bacchi V, et al. Glomerulonephritis with isolated C3 deposits and monoclonal gammopathy: A fortuitous association? *Clin J Am Soc Nephrol.* 2011;6:2165-2174.

66. Ronco P, Bridoux F, Aucouturier P. Monoclonal gammopathies: Multiple myeloma, amyloidosis, and related disorders. In: Schrier RW, ed. *Diseases of the Kidney and Urinary Tract.* 9th ed. Philadelphia: Lippincott Williams & Wilkins; 2013.

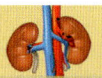

CAPÍTULO 28

Outras Glomerulopatias e Síndrome Antifosfolípide

Richard J. Glassock

Este capítulo fornece a descrição de várias doenças glomerulares e vasculares, não necessariamente inter-relacionadas. Cada distúrbio deve ser reconhecido e diferenciado de outros distúrbios glomerulares mais comuns, para estimativa prognóstica, para determinar se há um distúrbio familiar para planejar a terapia apropriada ou para determinar o risco de recorrência no rim transplantado.

GLOMERULONEFRITE MESANGIOPROLIFERATIVA SEM DEPÓSITOS DE IgA

A glomerulonefrite mesangioproliferativa (GNMesP) abrange um conjunto heterogêneo de distúrbios, de etiologias e patogêneses diversas e desconhecidas. A característica comum que une essas várias desordens é um padrão histológico de microscopia óptica de lesão glomerular caracterizada por proliferação mesangial difusa[1-3] (Fig. 28-1). Portanto, GNMesP é evidenciada por uma expansão global e difusa das células mesangiais, quase sempre acompanhada de um aumento na matriz mesangial. Outras células (p. ex., monócitos) podem também contribuir para essa hipercelularidade. Assim, GNMesP constitui um tipo de lesão glomerular, e não uma entidade nosológica específica.

Para o propósito dessa discussão, outros tipos de proliferação celular que ocorrem nas zonas mesangiais, porém são distribuídas de maneira focal e segmentar, não estão incluídos. Essas formas de glomerulonefrite proliferativa focal e segmentar, frequentemente acompanhadas de áreas de necrose segmentar do tufo glomerular e crescentes muito localizados, podem ser parte dos estádios evolutivos de uma GNMesP inicialmente pura, porém comumente denunciam a presença de uma doença sistêmica, como lúpus sistêmico, púrpura de Henoch-Schönlein e nefropatia por IgA, endocardite infecciosa, poliangeíte microscópica, poliangeíte granulomatosa (granulomatose de Wegener), doença de Goodpasture, vasculite reumatoide e doença mista do tecido conjuntivo. Ocasionalmente, uma lesão de glomerulonefrite (GN) proliferativa segmentar e focal é diagnosticada na ausência de doença multissistêmica e na ausência de depósitos de IgA (ou seja, GN proliferativa focal e segmentar idiopática). Esses pacientes têm apresentação clínica, evolução e resposta terapêutica similar àqueles descritos como GNMesP pura. Esses casos não são discutidos nesta sessão.

Na GNMesP "pura", as paredes capilares periféricas são finas e delicadas, sem depósitos óbvios, reduplicação, rupturas focais ou necrose celular. As células epiteliais viscerais e parietais, apesar de ocasionalmente aumentadas, não apresentam proliferação. Crescentes e esclerose segmentar devem estar ausentes na forma "pura" desse distúrbio. Além disso, devem estar ausentes grandes depósitos corados em ácido periódico-Schiff (PAS) ou fucsina no mesângio, pois esse achado é sugestivo de Nefropatia por IgA (Cap. 23) ou nefrite lúpica (Cap. 26). Os compartimentos tubulointersticial e vascular estão usualmente normais, a menos que esteja presente disfunção renal ou hipertensão, ou o paciente tenha idade avançada.

Na microscopia com imunofluorescência (IF), uma ampla variedade de padrões de deposição de imunoglobulina e complemento é observada (Tabela 28-1). Com mais frequência, depósitos globais e difusos de IgM e C3 são encontrados distribuídos no mesângio, em um padrão granular (denominado Nefropatia por IgM), porém C3, C1q, ou mesmo IgG em depósitos isolados, podem ser vistos.[4] Se IgA é a imunoglobulina depositada predominante, o diagnóstico é de nefropatia por IgA. Em alguns casos, nenhum depósito de imunoglobulina é encontrado. Deposição proeminente de C3 na ausência de deposição de imunoglobulina favorece a glomerulopatia por C3 (Cap. 22).[5] Depósitos extensos de C1q, com ou sem depósitos de imunoglobulinas, sugerem Nefropatia por C1q.[6]

Na microscopia eletrônica (ME), o número de células mesangiais está aumentado, com ocasional infiltração de monócitos ou leucócitos polimorfonucleares. A quantidade de matriz mesangial apresenta-se quase sempre, mas não obrigatoriamente, com expansão difusa. Depósitos eletrodensos dentro do mesângio podem ser vistos em muitos casos, sobretudo aqueles com depósito de imunoglobulina (IgG ou IgM) na microscopia com imunofluorescência. Grandes depósitos eletrodensos mesangiais e paramesangiais sugerem nefropatia por IgA, mesmo se a microscopia com IF não estiver disponível. Depósitos subepiteliais, subendoteliais ou intramembranosos não são vistos. Se presentes, sugerem etiologia pós-infecciosa ou nefrite lúpica subjacente, ou, ainda, glomerulopatia por C3. Depósitos de múltiplas classes de imunoglobulina identificadas por imuno-histologia e grandes números de inclusões tubulorreticulares na ME sugerem nefrite lúpica.

A apresentação clínica da GNMesP é variada, sendo a hematúria micro ou macroscópica recorrente associada à proteinúria leve mais comum. Síndrome nefrótica com proteinúria maciça é uma apresentação inicial menos frequente, porém é vista habitualmente com depósitos mesangiais difusos de IgM (nefropatia por IgM)[2] ou C1q (nefropatia por C1q).[4,6] GNMesP pura é uma lesão incomum (< 5%) em pacientes diagnosticados com síndrome nefrótica idiopática.[2,3] Lesões de GNMesP foram observadas na infecção aguda por parvovírus B19 e em associação à doença de Castleman.[7,8]

A função renal e a pressão arterial são comumente normais, ao menos a princípio. Estudos sorológicos são quase sempre pouco úteis. Os componentes do complemento, C3 e C4, assim como a atividade hemolítica do complemento (CH50) são normais. Um baixo nível de C3 sugere glomerulopatia por C3. Resultados de ensaios para anticorpo antinuclear (ANA), autoanticorpo anticitoplasma de neutrófilo (ANCA), autoanticorpo antimembrana basal glomerular (anti-MBG) e crioglobulinas são negativos. Esses parâmetros devem ser pesquisados na maioria dos pacientes, a fim de excluir causas conhecidas. GNMesP também pode ser um achado de GN pós-infecciosa em resolução (pós-estreptocócica). Nessa situação, depósitos isolados de C3 esparsos, com depósitos subendoteliais e subepiteliais ("HUMPS"), podem ser vistos à ME. Biomarcadores proteicos urinários podem ajudar a determinar o prognóstico.[9]

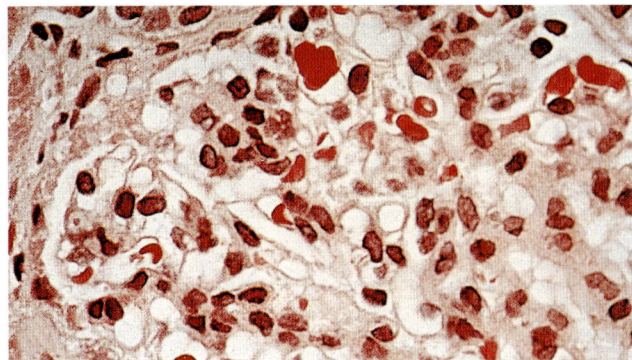

Figura 28-1 Glomerulonefrite proliferativa mesangial pura (GNMesP). Note o aumento da celularidade mesangial, as paredes capilares delicadas na periferia e a ausência de esclerose e de proliferação de células epiteliais parietais. (Coloração hematoxilina-eosina; magnificação ×410.) *(Modificado da referência 1.)*

Padrões de Imunofluorescência em Microscopia na GN Proliferativa Mesangial	
Padrão	**Condições Associadas**
Depósitos de IgA predominantes	Nefropatia por IgA (± IgM, C3)
Depósitos de IgG predominantes	Frequentemente associado a lúpus sistêmico (± IgM, C3)
Depósitos de IgM predominantes	Nefropatia por IgM (± C3)
Depósitos de C1q mesangiais	Nefropatia por C1q (± IgG, IgM, C3)
Depósitos de C3 mesangiais isolados	Comumente associado a glomerulonefrite pós--estreptocócica em resolução
Negativa para depósitos de imunoglobulina ou complemento	GN proliferativa mensangial idiopática

Tabela 28-1 Padrões de imunofluorescência em glomerulonefrite proliferativa mesangial (GNMesP).

Nefropatia por IgM

A nefropatia por IgM[2] é caracterizada por depósitos glomerulares difusos e generalizados de IgM, em geral acompanhados por C3. Depósitos mesangiais eletrodensos também são observados. Na microscopia óptica, quase sempre observa-se a morfologia de uma GNMesP "pura", por vezes com glomeruloesclerose focal e segmentar (GESF)[10] superposta. Esse é um achado incomum presente em < 5% de todas as biópsias renais.[10] Os pacientes podem apresentar hematúria macroscópica e proteinúria recorrente, na faixa nefrótica, em 50% dos casos. Anormalidades persistentes e uma resposta pobre à corticoterapia ou outros imunossupressores são observadas com frequência. Cerca de 50% dos pacientes evoluem para GESF típica, e, caso não respondam aos corticoides, vão lentamente progredir para doença renal crônica, e doença renal crônica de estádio terminal (DRCT). O tratamento da nefropatia por IgM é incerto, apesar de a terapia com esteroide estar associada à remissão parcial ou completa em 50% dos pacientes. A etiologia e a patogênese são desconhecidas.

Nefropatia por C1q

A nefropatia por C1q é caracterizada por depósitos difusos de C1q, habitualmente acompanhado por IgG, IgM, ou ambos.[4,6] Depósitos de C3 são menos frequentes. Esse padrão imunológico lembra aquele visto na nefrite lúpica; entretanto, os pacientes não têm as manifestações clínicas do lúpus eritematoso sistêmico (LES), e não desenvolvem LES mesmo durante seguimento a longo prazo.[11] Além do padrão de GNMesP,

outras lesões morfológicas, como GESF, são tipicamente observadas na microscopia óptica (MO). Ocorre proteinúria na faixa nefrótica, quase sempre acompanhada de hematúria. Há predomínio de homens, sendo os afro-americanos afetados com frequência. C3 sérico, ANA e anticorpos anti-DNA dupla fita são caracteristicamente negativos. A resposta ao tratamento é ruim, e a progressão para DRCT pode ocorrer.

Glomerulonefrite Proliferativa Mesangial Associada à Lesão Mínima

GNMesP pode também ser parte do espectro do complexo lesões mínimas/GESF (Caps. 17 a 19). Hipercelularidade mesangial distinta sobreposta à lesão mínima (fusão dos processos podocitários vista à ME) pode apontar para uma maior probabilidade de falta de resposta aos corticoides ou uma eventual evolução para GESF.

História Natural da Glomerulonefrite Mesangioproliferativa

A história natural da GNMesP é variável, sem dúvida como resultado de sua heterogeneidade etiológica e patogênica. Em muitos pacientes, a doença assume um curso benigno, especialmente quando hematúria e proteinúria leve (< 1 g/dia) são as manifestações principais. Síndrome nefrótica persistente tem um prognóstico menos favorável, e esses pacientes evoluem para GESF (Caps. 18 e 19) e DRC progressiva.[3,10]

Tratamento da Glomerulonefrite Mesangioproliferativa

O tratamento da GNMesP "pura" que não apresenta concomitantemente outras doenças, como LES, nefropatia por C1q, nefropatia por IgM, lesões mínimas ou nefropatia por IgA, não está bem definido.[2,3] Não há estudos prospectivos, randomizados e controlados (ERCs), o que se deve à natureza incomum da doença. O prognóstico dos pacientes com hematúria isolada ou hematúria combinada com proteinúria leve (< 500 mg/dia) é geralmente benigno, e, portanto, não há necessidade de outra terapia além do controle da hipertensão. Para aqueles com síndrome nefrótica, com ou sem disfunção renal, uma abordagem mais agressiva é recomendada, sobretudo na presença de depósitos difusos de IgM, como discutido anteriormente, porque muitos desses pacientes progridem para GESF. Mesmo na ausência de ERCs, um curso inicial de corticoterapia pode ser justificado na maior parte dos pacientes com proteinúria nefrótica, utilizando doses de prednisona de 60 mg/dia ou 120 mg em dias alternados durante dois a três meses, seguidos de redução de dose em regime de dias alternados, por mais dois a três meses. Cerca de 50% desses pacientes experimentam diminuição na proteinúria para níveis subnefróticos. Remissões completas ocorrem ocasionalmente. Recidivas da proteinúria são comuns durante o desmame ou após interrupção do corticoide. Os pacientes recidivantes, parcialmente corticorresponsivos, podem se beneficiar da adição de ciclofosfamida, clorambucil ou até mesmo ciclosporina ou micofenolato ao regime, apesar dos dados muito limitados a respeito da eficácia terapêutica e da segurança desses agentes na GNMesP.

Pacientes com síndrome nefrótica não responsiva persistente irão quase que invariavelmente progredir para DRCT ao longo dos anos. Caso o transplante não seja contraindicado, os pacientes que progridem para DRCT rapidamente e que desenvolvem GESF superposta terão maior risco de recorrência da proteinúria e da GESF no rim transplantado.

GLOMERULONEFRITE NA DOENÇAS REUMÁTICAS

Muitas doenças do colágeno vascular, que não o LES, podem ser complicadas por GN (Quadro 28-1). Esta sessão abrange as glomerulonefrites que acompanham a artrite reumatoide,[11] doença mista

---

Doenças Colágeno-Vasculares (Reumáticas) Associadas a Lesões Glomerulares

Lúpus eritematoso sistêmico (LES, Cap. 26)
Artrite reumatoide
Doença mista do tecido conjuntivo
Febre reumática
Espondilite anquilosante
Síndrome de Reiter
Dermatomiosite/polimiosite
Esclerodermia
Policondrite recidivante
Poliangeíte sistêmica ou limitada ao rim (Cap. 25)

Quadro 28-1 Doenças colágeno-vasculares (reumáticas) associadas a lesões glomerulares.

Doença Renal na Artrite Reumatoide

Lesões Glomerulares que Podem Ser Complicações Diretas da Doença
Nefropatia membranosa (NM)
GNMesP (± depósitos de IgA ou IgM)
GN proliferativa difusa
GN crescêntica necrotizante (vasculite reumatoide)
Amiloidose (tipo AA)

Lesões Glomerulares Associadas a Agentes Usados no Tratamento da Artrite Reumatoide
Ouro: NM, LM, necrose tubular aguda
Penicilamina: NM, GN crescêntica, LM
AINES: nefrite tubulointersticial aguda (NIA) com LM, necrose tubular aguda, LM sem NIA
Ciclosporina: vasculopatia crônica e NIA, glomeruloesclerose focal e segmentar
Azatioprina/6-mercaptopurina: NIA
Pamidronato: glomeruloesclerose focal e segmentar

Quadro 28-2 Doença renal na artrite reumatoide. *LM*, Doença por lesões mínimas; *GNMesP*, glomerulonefrite proliferativa mesangial; *AINES*, agentes anti-inflamatórios não esteroidais.

---

do tecido conjuntivo,[12] polimiosite, dermatomiosite, febre reumática aguda, esclerodermia e policondrite recidivante. Nefropatia por IgA pode também ser vista em associação às espondiloartropatias soronegativas.

Artrite Reumatoide

Uma grande variedade de lesões glomerulares, vasculares e tubulointersticiais renais podem complicar a artrite reumatoide (AR) (Quadro 28-2). Anormalidades clínicas, como urinálise anormal (hematúria, leucocitúria, proteinúria) e função renal reduzida, são comuns em pacientes com AR, sobretudo naqueles com doença grave e de curso prolongado. Nefropatia membranosa (NM) (Cap. 20) é a lesão glomerular mais comum, possivelmente devido à doença de base em si, ou secundária à terapia (sais de ouro por via oral ou parenteral ou penicilamina). A presença de HLA-DR3 aumenta o risco de desenvolvimento de nefropatia membranosa em paciente com AR. Essa lesão não está associada a autoanticorpos antirreceptores de fosfolipase A_2 (anti-PLA_2R).

A evolução da NM em associação à AR, na ausência de substâncias, é similar àquela da forma idiopática, apesar de remissões espontâneas serem menos prováveis de acontecer. Por comparação, NM associada às substâncias usadas no tratamento da AR é mais provável de remitir após descontinuação da substância.[11] Essas remissões podem levar muitos meses para ocorrer. Cerca de 60% a 80% dos pacientes com NM induzida por drogas remitirão dentro de um ano após interrupção no tratamento.

Amiloide secundária (AA) (Cap. 27) é encontrada em 5% a 20% dos pacientes com AR submetidos à biópsia. Síndrome nefrótica e disfunção renal progressiva são comuns.

O uso de AINES pode também produzir nefrite tubulointersticial ou lesões mínimas (Caps. 60 e 17).[13] Uma poliangeíte necrotizante grave pode complicar o curso de uma artrite reumatoide de longa data (vasculite reumatoide).[14] Esses pacientes podem ter diminuição acentuada dos níveis de C3, elevação importante de fator reumatoide e marcante hipergamaglobulinemia policlonal. Hoje, por razões mal compreendidas, o acometimento renal na vasculite reumatoide é relativamente comum. O uso de inibidores de fator de necrose tumoral alfa (TNF-α) no tratamento da artrite reumatoide pode induzir um quadro semelhante ao da nefrite lúpica (Cap. 26).

Doença Mista do Tecido Conjuntivo

A doença mista do tecido conjuntivo é caracterizada por manifestações que se sobrepõem ao LES, esclerodermia e polimiosite.[12] Tipicamente, o soro desses pacientes contém altos títulos de autoanticorpos contra os antígenos nucleares extraíveis, como o antígeno nuclear ribonucleoproteína-extraível (RNP) e o antígeno ribonucleoproteína U1 (RNP-U1). Além disso, baixos títulos de anticorpo anti-DNA dupla fita podem ser encontrados. Doença renal, originalmente tida como rara, é encontrada em 10% a 50% dos pacientes, mais frequentemente NM e GNMesP.[14] O tratamento com corticoides é quase sempre efetivo, porém alguns pacientes exibem DRC progressiva. Pacientes com GN severa podem responder a regimes terapêuticos similares àqueles utilizados no tratamento da nefrite lúpica (Cap. 26).

Polimiosite e Dermatomiosite

A polimiosite e a dermatomiosite, doenças relacionadas, são caracterizadas por lesões inflamatórias musculares e lesões cutâneas variáveis, além de incluir, na maioria das vezes, o fenômeno de Raynaud.[15] Por vezes, os pacientes têm proteinúria e hematúria secundárias a GNMesP com depósitos de IgM. Injúria renal aguda (IRA) raramente pode sobrevir quando estão presentes lesão muscular severa e mioglobinúria. Tratamento com corticoides pode, ao menos em parte, melhorar o quadro em conjunto com a evolução das manifestações musculares e cutâneas.

Febre Reumática Aguda

A febre reumática aguda, secundária à infecção faríngea (mas não cutânea) por uma cepa reumatogênica de estreptococo beta-hemolítico grupo A, raramente é acompanhada por doença renal[16] (Cap. 57). GN pós-estreptocócica e febre reumática aguda quase nunca coexistem devido à diferença existente entre as cepas nefritogênicas e reumatogênicas de estreptococo. Além disso, infecções estreptocócicas cutâneas nunca estão associadas a sequelas de febre reumática aguda.[16] GNMesP quase sempre se manifesta com hematúria e proteinúria discreta, e habitualmente se resolve com terapia apropriada e controle da febre reumática aguda.

Espondilite Anquilosante e Síndrome de Reiter (Espondiloartropatias Soronegativas)

As espondiloartropatias soronegativas e as artropatias oligoarticulares podem estar associadas, em alguns pacientes, à deposição mesangial de IgA ou GNMesP. As manifestações clínicas são usualmente leves e não progressivas. Amiloidose AA pode complicar uma espondilite anquilosante de longa data.

Esclerodermia (Esclerose Sistêmica)

A esclerodermia é um distúrbio heterogêneo, de etiologia e patogênese desconhecidas, caracterizada por expansão não controlada de tecido conjuntivo na pele e em outros órgãos viscerais. Há também uma tendência marcante de levar a espessamentos ou estreitamentos vasculares. As manifestações clínicas variam desde aumento de tecido conjuntivo em faixas localizadas na pele (morfeia) a doença difusa e generalizada (esclerose sistêmica). Este último padrão leva ao espessamento da pele da face e das mãos, telangiectasias, fenômeno de Raynaud, fricção tendínea e esclerodactilia. Um padrão característico de anormalidades de vasos sanguíneos é visto nos leitos ungueais. O envolvimento visceral na forma sistêmica leva à fibrose pulmonar intersticial, perda de motilidade gastrointestinal, sobretudo esofágica, cardiomiopatia restritiva e doença renal. Formas limitadas da doença (síndrome CREST: calcinose, fenômeno de Raynaud, esofagopatia, esclerodactilia e telangiectasia) também ocorrem, porém são raramente associadas a acometimento renal. A doença é mais comumente vista em mulheres, com início quase sempre em adultos jovens. Cerca de 90% dos pacientes terão um padrão salpicado na fluorescência do ANA; 20% terão anticorpos detectáveis para topoisomerase I (Scl-70). Anticorpo anticentrômero está fortemente associado à síndrome CREST. Anti-DNA polimerase tem associação com mau prognóstico e alta prevalência de comprometimento renal. Raramente, as anormalidades viscerais ocorrem na ausência de lesões cutâneas (esclerose sistêmica *sine* esclerodermia).

O acometimento renal na esclerodermia pode ser bastante variado, desde proteinúria em baixo grau, com leve diminuição da taxa de filtração glomerular (TFG), até redução mais marcante do fluxo sanguíneo renal, levando à fração de filtração muito elevada, devido à GNMesP leve, ou, ainda, à IRA grave. Esta última é referida como *crise renal esclerodérmica* e consiste em hipertensão hiper-reninêmica, encefalopatia grave, insuficiência cardíaca congestiva sistólica e diastólica, e IRA. Na maioria das vezes, ocorre anemia hemolítica microangiopática associada, com esquizócitos no sangue periférico e níveis elevados de lactato desidrogenase. Ocasionalmente, IRA pode se desenvolver na ausência de hipertensão. A IRA resulta de acometimento primário das artérias interlobulares e arqueadas (Fig. 28-2). Ela pode ser superposta a lesões de emergências hipertensivas (hipertensão maligna, como necrose fibrinoide das arteríolas aferentes) e alterações glomerulares isquêmicas, como irregularidade da parede capilar e espessamento na lâmina basal.

O prognóstico dos pacientes com crise esclerodérmica melhorou consideravelmente com o uso dos inibidores de enzima conversora de angiotensina (iECA). Em um estudo, o tratamento com iECA esteve associado à melhor sobrevida do paciente em um ano (75% *vs.* 15%) e com significativa preservação ou recuperação de função renal.[17] Transplante pode ser uma opção de tratamento razoável, porém a progressão da doença em outros órgãos viscerais pode limitar a expectativa de vida.

Policondrite Recidivante

A policondrite é uma doença crônica recidivante, caracterizada por inflamação degenerativa da cartilagem (orelha, nariz, traqueia, cartilagens costais) e pode estar associada à GN crescêntica, GNMesP ou NM. Lesões da cartilagem podem causar deformidades (nariz em sela, orelhas em abano, estenose traqueal), e a doença renal pode ser grave ou progressiva, levando à disfunção renal. Controle intensivo da progressão da doença com corticoterapia e agentes citotóxicos (ciclofosfamida) está indicado no tratamento tanto das manifestações sistêmicas como das manifestações renais.

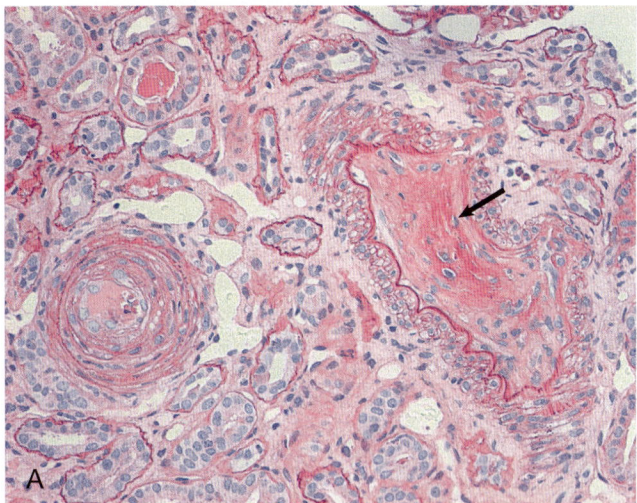

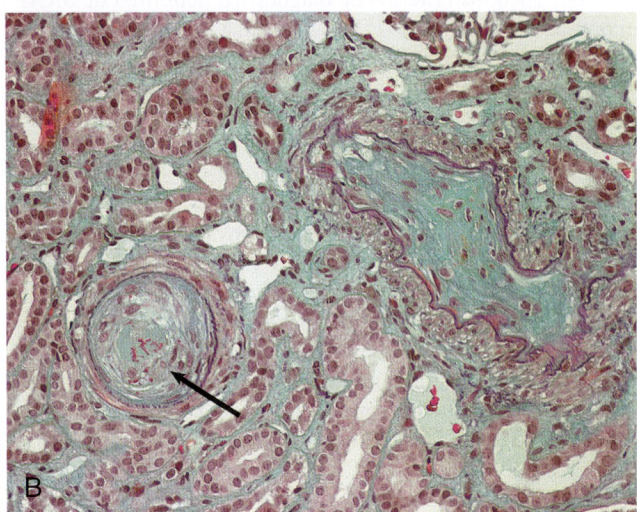

Figura 28-2 Esclerodermia. A, Duas artérias interlobulares, uma em corte transversal e outra em corte tangencial, mostram espessamento subendotelial pronunciado, com material mucinoso de coloração de ácido periódico-Schiff positivo fraco, e miofibroblastos *(seta)*. **B**, Eritrócitos fragmentados (esquizócitos) podem ser vistos à coloração elástica Goldner, em vermelho *(seta)*. O processo é limitado à intima, e a lâmina elástica interna é preservada. Os túbulos no entorno estão colapsados e têm epitélio atrófico, devido à isquemia pós-arteriolar. *(Courtesia H. J. Groene, Heidelberg, Alemanha.)*

SÍNDROME DO ANTICORPO ANTIFOSFOLÍPIDE

A síndrome do anticorpo antifosfolípide (SAAF) é um distúrbio pró-trombótico caracterizado por tromboses venosas e arteriais e pela presença de autoanticorpos circulantes dirigidos a complexos fosfolipídio-proteína, como aqueles da cascata de coagulação.[18-20] A síndrome teve sua primeira caracterização por Graham Hughes, em 1983, e nas três décadas subsequentes foram descritas múltiplas formas de complicações, desde migrânea até tromboses múltiplas ou disfunção de múltiplos órgãos (SAAF "catastrófica").[19] As manifestações clínicas são variáveis, e um grau elevado de suspeição clínica é necessário para o diagnóstico precoce. Sintomas e sinais neurológicos são comuns, como ataques isquêmicos cerebrais transitórios, AVC, migrânea, convulsões, mielite, e distúrbios de equilíbrio e sensoriais (à semelhança da esclerose múltipla). Problemas cardiovasculares, como hipertensão pulmonar, doença ateromatosa prematura, estenose de artéria renal e infarto miocárdico são comuns. Livedo *reticularis* é uma importante pista diagnóstica (Fig. 28-3). Infarto adrenal ou trombose venosa hepática pode levar à insuficiência adrenal aguda ou síndrome de Budd-Chiari, respectivamente. Perda visual, defeitos de campo visual, anosmia, necrose óssea asséptica, fratura, claudicação neurogênica (espinhal) e distrofia autonômica são outras complicações relatadas com menos frequência. Hemorragia pulmonar e alveolite fibrosante podem ser uma manifestação clínica do quadro inicial.[21] Perda gestacional de repetição (duas ou mais) é quase sempre observada. Os rins são frequentemente acometidos com um tipo de microangiopatia trombótica (Cap. 29).

A SAAF pode ocorrer na forma "primária", sem doença sistêmica conhecida ou pode acompanhar o LES (Cap. 26). Deve-se suspeitar de SAAF (primária ou relacionada ao LES) sempre que uma história de migrânea, cefaleia, AIT ou AVC, múltiplas perdas gestacionais, trombose arterial e venosa, ou história familiar de doença autoimune é relatada. Em 2006, os critérios de diagnóstico definitivo de SAAF foram revisados e atualizados.[22] Eles incluem a presença de pelo menos um critério clínico associado a um critério laboratorial: Clínicos: i) trombose (arterial ou venosa); ii) morbidade gestacional (abortos espontâneos, partos pré-termo); Laboratoriais (em duas ou mais ocasiões, separadas por intervalo mínimo de 12 semanas): i) anticoagulante lúpico; ii) anticorpo anticardiolipina; iii) anticorpo anti-beta$_2$-glicoproteína I.

A patogênese da SAAF é complexa e provavelmente multifatorial. O estado pró-trombótico parece envolver a geração de espécies reativas de oxigênio levando a alterações na função de β$_2$-glicoproteína I, disfunção da sintase de óxido nítrico endotelial, ativação de receptores pró-trombóticos por autoanticorpos, expressão aumentada/ativação de fator tecidual, aumento nas concentrações de formas modificadas de fator XI pró-trombótico, ruptura do escudo de anexina 5A, e ativação de C3 ou C5[23] mediadas por anticorpos.

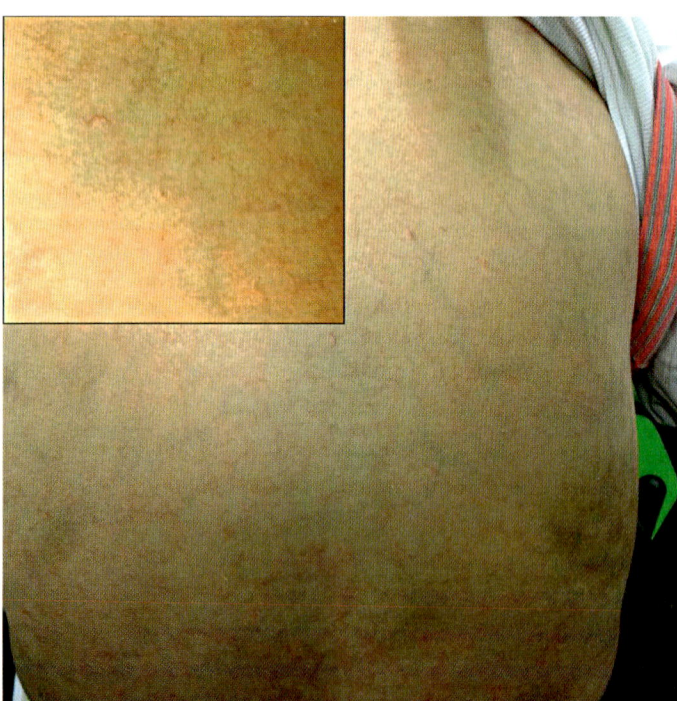

Figura 28-3 Livedo racemoso (*livedo reticularis*) em paciente com síndrome do anticorpo antifosfolípide. Note a pele reticulada (*anexo, maior aumento*), no dorso do paciente, além de alguns hematomas devido à terapia com varfarina (*Cortesia J. Floege, Aachen, Alemanha*).

Na maioria das vezes, a avaliação laboratorial vai detectar um anticorpo antifosfolípide (anticardiolipina, anti-β$_2$-glicoproteína I ou protrombina), porém SAAF "anticorpo-negativa" já foi descrita.[24,25] Resultados de testes falso-positivos para sífilis e "anticoagulante lúpico" são comuns.[24,25] Tempo de protrombina ou tempo de tromboplastina parcial ativada alargados, não corrigidos após diluição 1:1 com plasma normal, são encontrados em algumas circunstâncias. Anticorpos antifosfolípides podem fazer ligação cruzada com o complexo heparina-fator plaquetário 4 e então induzirem resultado falso-positivo, na trombocitopenia induzida por heparina, provocando um importante dilema clínico. Trombocitopenia leve é comum (contagens plaquetárias ao redor de 100.000/mm³, geralmente não menos que 80.000/mm³). Trombocitopenia também pode ser um fenômeno *in vitro*, relacionado ao efeito do anticorpo antifosfolípide na biologia da membrana plaquetária. Anemia hemolítica leve (Coombs positivo ou negativo) pode coexistir, causando confusão com púrpura trombocitopênica trombótica, síndrome hemolítico-urêmica e síndrome de Evans. Contudo, anemia hemolítica microangiopática franca é relativamente incomum.

Na SAAF primária, manifestações renais evidentes são quase sempre leves (proteinúria, hematúria, hipertensão, disfunção renal) e estão ausentes na maior parte dos casos. Síndrome nefrótica é relativamente rara. Na SAAF associada a LES, as manifestações renais são amplamente determinadas pela gravidade da doença glomerular subjacente, porém a coexistência de SAAF adiciona uma dimensão de doença vascular (microangiopatia) que contribui para pior prognóstico e para uma multiplicidade de manifestações extrarrenais (neurológica, cardiovascular, óssea, oftalmológica, pulmonar, hepática, visceral e obstétrica) (Cap. 26). No LES, ocorre forte associação de anticorpo antifosfolípide com hemorragia alveolar.[21]

A terapia para a SAAF primária e para a forma associada ao lúpus é difícil e controversa. Imunossupressores, assim como esteroides e citotóxicos, mesmo quando utilizados no controle do LES, têm levado a resultados desapontadores. Pacientes sintomáticos são mais bem tratados com anticoagulação. Aspirina (ou clopidogrel) podem ser utilizados de rotina nos casos leves. Combinações de aspirina e varfarina em baixa dose podem ser efetivas, porém o risco de sangramento pode ser aumentado. Varfarina é o pilar do tratamento nos casos graves, com Razão Internacional Normalizada (INR) ajustada para um nível dependente dos sintomas: INR entre 2,0 e 3,5 pode ser necessário. Heparina de baixo peso molecular (intravenosa ou subcutânea) é o tratamento de escolha para a gestação complicada por SAAF e também é útil no alívio das cefaleias. Terapia com aspirina na gestação com síndrome SAAF-*like* não parece ser eficaz.[26] IgG intravenosa em altas doses tem efeitos benéficos dramáticos, sobretudo na doença aguda em evolução associada ao LES. Os benefícios dos novos agentes imunomoduladores, como o rituximabe, não foram adequadamente avaliados na SAAF, mas, quando utilizados com plasmaférese intensiva, relatórios preliminares são encorajadores.[27] Plasmaférese intensiva (associada à imunossupressão) pode ser raramente efetiva na gestação, porém essa terapia é utilizada em outras circunstâncias, como na SAAF associada ao LES, com graus variáveis de sucesso.[28] Recentemente, um anticorpo monoclonal anti-C5 (eculizumabe) foi utilizado para tratar SAAF catastrófica com sucesso, porém maiores estudos são necessários antes que essa substância se torne uma opção de tratamento aceitável.[29]

Os mecanismos patogenéticos expostos previamente deram credibilidade a novas opções terapêuticas para a SAAF, como a hidroxicloroquina, coenzima Q10, estatinas, *N*-acetilcisteína, inibidores de fosfodiesterase, inibidores de fator XI e eculizumabe (anticorpo anti-C5 monoclonal); nenhum desses agentes teve sua eficácia e segurança apropriadamente testadas em estudos randomizados e controlados.

GLOMERULONEFRITE ASSOCIADA À DOENÇA MALIGNA

Muitas doenças malignas e seu tratamento podem ser complicados pelo desenvolvimento de lesões glomerulares.[30] Além disso, o tratamento da doença glomerular com certos agentes pode propiciar o aparecimento de neoplasia. Neoplasias malignas também estão associadas a uma variedade de distúrbios de água, eletrólitos, de equilíbrio ácido-base, de íons divalentes, tubulointersticiais e vasculares, como a invasão direta do parênquima renal por células neoplásicas.

A Tabela 28-2 demonstra as lesões glomerulares observadas quase sempre em associação a processos neoplásicos. A nefropatia membranosa é a lesão mais comum (Cap. 20). Cerca de 7% a 20% dos pacientes com nefropatia membranosa terão descoberto uma neoplasia maligna de base. Muitos deles são adultos com idade acima de 50 anos; entretanto, apesar de a frequência de doença maligna aumentar com a idade na população geral, estudos epidemiológicos apontam que a prevalência de doença maligna é maior nos pacientes com nefropatia membranosa do que em controles ajustados para a idade.[31] Além disso, remissões (apesar de temporárias) podem ser alcançadas por retirada cirúrgica ou quimioterapia, e recidivas podem advir com a recorrência do tumor. Neoantígenos ou anticorpos tumorais foram detectados em depósitos glomerulares, sugerindo patogênese por imunocomplexo. Em cerca de um terço dos pacientes, o distúrbio neoplásico já está evidente antes do desenvolvimento de lesões glomerulares; em cerca de um terço, é descoberto concomitantemente à manifestação inicial da doença glomerular; e, em cerca de um terço, o processo neoplásico será detectado após o diagnóstico da doença glomerular. A nefropatia membranosa que ocorre com uma neoplasia maligna subjacente pode se assemelhar, tanto clínica como morfologicamente, à doença idiopática, sendo, então, prudente pesquisar uma possível doença maligna em qualquer paciente acima de 50 anos que se apresente com uma nefropatia membranosa "idiopática" aparente. A pesquisa pode consistir em exame físico cuidadoso, repetidas amostras para pesquisa de sangue oculto nas fezes, colonoscopia, TC de tórax (sobretudo em tabagistas), mamografia nas mulheres e antígeno prostático específico (PSA) nos homens. Além disso, alguns estudos sugerem que depósitos proeminentes de IgG1 e IgG2, em detrimento de IgG4 no glomérulo, são sugestivos de causa maligna ou nefrite lúpica. Na nefropatia membranosa, autoanticorpos PLA$_2$R positivos na circulação e antígenos PLA$_2$R nos depósitos glomerulares indicam fortemente uma forma idiopática de nefropatia membranosa.[32]

Lesões menos frequentes observadas em pacientes com neoplasia incluem lesão mínima, GESF, GN proliferativa (como GN crescêntica), microangiopatia trombótica, doenças de depósito de imunoglobulina monoclonal (DDIM) e amiloidose. Lesão mínima pode estar associada a linfoma (especialmente Hodgkin) e a alguns outros cânceres (pâncreas, mesotelioma e próstata). GN membranoproliferativa pode estar associada à leucemia linfocítica crônica e linfoma. GESF pode ocasionalmente ser encontrada em pacientes com doença maligna, como LLC e linfoma. Nefropatia por IgA e GN crescêntica pode estar associada a câncer de pulmão. Vasculite acompanhada de GN crescêntica, simulando púrpura de Henoch-Schönlein, foi relatada em diversas neoplasias malignas, mais notavelmente no câncer de pulmão.

Amiloidose sistêmica (tipo AL) pode afetar o rim e produzir síndrome nefrótica e insuficiência renal em 10% a 15% dos pacientes com mieloma múltiplo e raramente em associação com macroglobulinemia de Waldenström (Cap. 27). Carcinomas, como o carcinoma de células renais, são também complicados por amiloidose, que é usualmente do tipo AA. DDIM pode acompanhar linfomas e leucemias (Cap. 27). Nefropatia por cadeias leves, na qual os depósitos de cadeias κ ou γ são encontrados nos capilares glomerulares e nas membranas basais tubulares, pode ocorrer em associação a diversos estados neoplásicos linfoproliferativos (Cap. 27).

Microangiopatia trombótica, produzindo necrose cortical renal ou lesões glomerulares semelhantes a GNMP, pode ser vista em associação a câncer disseminado (carcinoma de estômago) ou outros carcinomas produtores de mucina. Ela também pode surgir secundária ao tratamento com certos agentes antineoplásicos, sobretudo a mitomicina C.

O tratamento com interferon, utilizado no tratamento de certos distúrbios neoplásicos, pode causar nefropatia por lesão mínima, quase sempre em associação à nefrite intersticial, e a terapia com interferon também pode se associar ao aparecimento de GESF (Caps. 17 a 19).

OUTRAS DOENÇAS INCOMUNS

Glomerulopatia por Lipoproteína

É provável que a glomerulopatia por lipoproteína seja causada por anormalidade do metabolismo de lipoproteínas[33,34] (Cap. 19). Caracteriza-se por extensos depósitos de apolipoproteínas A, B e E no glomérulo (a maior parte apoE), levando a capilares com grande expansão, preenchidos com uma substância fracamente corada, semelhante a uma malha, com aparência de um "trombo" lipídico (Fig. 28-4). Clinicamente, pode haver proteinúria maciça com síndrome nefrótica. Os níveis de apolipoproteína B e E estão aumentados no plasma em associação à hiperlipoproteinemia tipo III. Na maioria das vezes, a apoE apresenta um fenótipo heterozigoto E2/E3 ou E2/E4; porém, também foram observados homozigotos E2 ou E3. Apolipoproteína E2 homozigota é também vista na hiperlipoproteinemia familiar

Doença Glomerular	Malignidade Mais Comumente Associada
NM	Neoplasia de colo, mama, estômago e pulmão
LM	Linfoma Hodgkin, neoplasia pancreática, mesotelioma, câncer de próstata
GESF	Leucemia, linfoma
GNMP	Leucemia linfocítica crônica, linfoma (alguns associados ao HCV)
Nefropatia por IgA	Carcinoma de pulmão
GN crescêntica, vasculite sistêmica	Carcinoma de pulmão
Amiloidose sistêmica tipo AL	Mieloma, macroglobulinemia de Waldenström
Amiloidose sistêmica tipo AA	Carcinoma (especialmente o renal)
GN crioglobulinêmica	Leucemia linfocítica crônica (usualmente associada à hepatite C)
Nefropatia por cadeias leves	Linfoma, mieloma
GN fibrilar (imunotactoide)	Linfoma
Síndrome hemolítico-urêmica	Câncer gástrico, tumores produtores de mucina

Tabela 28-2 Principais lesões glomerulares associadas à doença neoplásica. *NM*, nefropatia membranosa; *LM*, doença por lesões mínimas; *GESF*, glomeruloesclerose focal e segmentar; *GNMP*, glomerulonefrite membranoproliferativa; *HCV*, vírus da hepatite C; *GN*, glomerulonefrite.

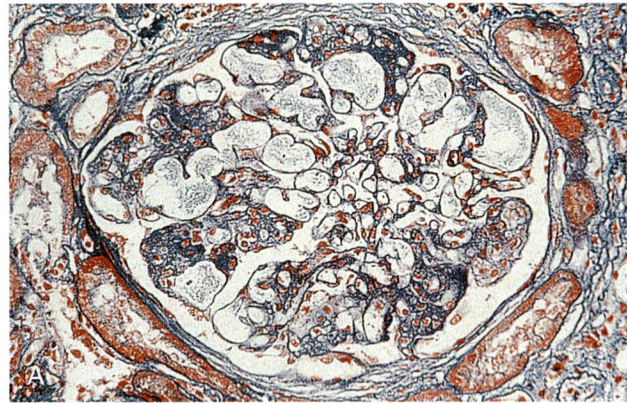

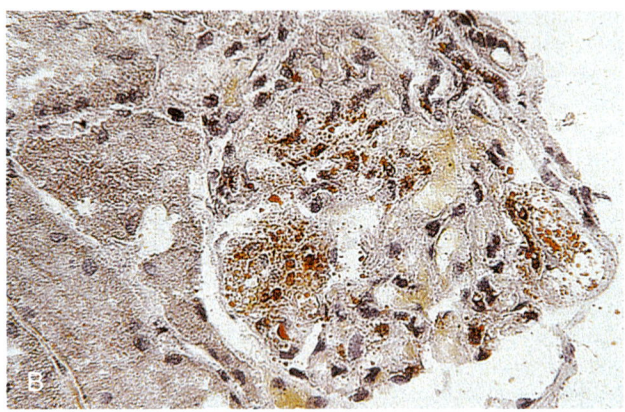

Figura 28-4 Glomerulopatia por lipoproteína. A, Lumens capilares dilatados, contendo uma substância evidente ao tricrômico, pálida, granular ou reticulada (×260). **B**, Os grânulos coram positivamente com pigmento vermelho "O" e antissoro antilipoproteína E. (×260.) *(Modificado da referência 1.)*

tipo III. Uma ligação diminuída ao receptor de lipoproteína de baixa densidade (LDL) e afinidade aumentada para heparina podem explicar alguns dos processos patogenéticos na glomerulopatia por lipoproteína. A doença pode estar associada à psoríase.[35] Não há manifestações clínicas distintivas. Os casos familiares sugerem fortemente uma anormalidade hereditária. Glomerulopatia por lipoproteína pode recidivar no rim transplantado. A terapia com bezafibrato ou fenofibrato pode ser efetiva.[36,37] O tratamento com sistemas de aférese com precipitação heparina-induzida de lipoproteína extracorpórea (HELP-aférese) pode levar à remissão completa em alguns pacientes.[38]

Deficiência de Lecitina-Colesterol Acil-Transferase

Deficiência de lecitina-colesterol aciltransferase (LCAT) é uma doença autossômica recessiva associada a níveis muito baixos de lipoproteínas de alta-densidade (HDL), porém uma frequência altamente variável e, na maioria das vezes, baixa de doença cardiovascular nos seus portadores[39-41] (Cap. 19). As manifestações clínicas incluem opacidades córneas (depósitos nebulosos, também conhecidos como "olho de peixe" anemia normocítica normocrômica (com células alvo), níveis baixos de HDL e alfa-lipoproteína, e LDL elevado. Proteinúria, incluindo a síndrome nefrótica, assim como hipertensão e insuficiência renal progressiva são as principais manifestações renais. À microscopia óptica, o glomérulo revela células "espumosas", hiperplasia intimal e espessamento da membrana basal glomerular (MBG), com fusão dos processos podocitários (Fig. 28-5). Insuficiência renal progressiva é a regra; no entanto, ela é de início lento e insidioso, quase sempre detectada na quarta década de vida. O tratamento é em regra

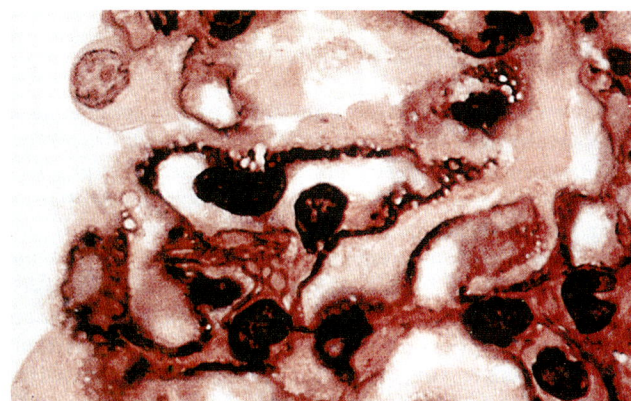

Figura 28-5 Deficiência de lecitina-colesterol-acil-transferase (LCAT). Note as paredes capilares glomerulares espessadas contendo vacúolos claros, característicos da lesão LCAT. (Ácido periódico-Schiff; ×1.000.) *(Modificado da referência 1.)*

ineficaz, mas teoricamente um inibidor de acil-coenzima A colesterol-aciltransferase hepática pode ser benéfico.[42] Um relato de caso dos efeitos benéficos da terapia com corticoides foi publicado recentemente, porém essa abordagem é de valor desconhecido.[43] A doença pode reincidir no enxerto renal.[44]

Glomerulopatia por Colágeno Tipo III

A glomerulopatia por colágeno tipo III, também conhecida como *glomerulopatia colagenofibrótica*, é uma doença sistêmica autossômica recessiva, com manifestações renais proeminentes, que pode ser uma *forma frustra* da síndrome de unha-patela. (Cap. 48), já que as alterações glomerulares são similares.[45-47] Clinicamente, os pacientes com glomerulopatia por colágeno III não apresentam as anormalidades esqueléticas típicas observadas na síndrome unha-patela. Eles apresentam-se com proteinúria e disfunção renal lentamente progressiva. Os pacientes podem ser de qualquer idade, com predomínio em homens. Na microscopia óptica, os glomérulos são aumentados com uma marcante expansão da matriz mesangial por um material fracamente positivo na coloração com ácido periódico-Schiff (PAS) (Fig. 28-6). Microscopia com imunofluorescência convencional é quase sempre negativa, porém raramente pode mostrar deposição *full-house* de imunoglobulina e complemento.[48] No entanto, antissoro para colágeno tipo II reage fortemente com os depósitos glomerulares. A microscopia eletrônica mostra feixes organizados em espiral e depósitos fibrilares esfiapados (vermelho Congo negativo), com periodicidade característica de colágeno. Depósitos similares podem ser vistos, em casos fatais, no baço, fígado, miocárdio e tireoide. Nenhum tratamento conhecido é efetivo, e não há dados sobre recorrência de doença no enxerto renal; porém, devido à natureza sistêmica da glomerulopatia por colágeno II (colagenofibrótica), as recidivas seriam prováveis.

Glomerulopatia por Fibronectina

Glomerulopatia por fibronectina é uma doença glomerular fibrilar rara, autossômica dominante, não amiloide, que se manifesta mais comumente no início da adolescência com proteinúria, microematúria, hipertensão, acidose tubular renal distal (tipo 4) e disfunção renal lenta e progressiva.[49,50] O gene (*FN1*), responsável pela doença, está mapeado no cromossomo 2, região 2q32.[51] Muitos pacientes atingem DRCT entre a segunda e a sexta década de vida. A patologia renal revela, em geral, glomérulos aumentados, hiperlobulares e normocelulares, com um material homogêneo e fibrilar (na coloração PAS), no mesângio e subendotélio. Tais fibrilas são vermelho Congo negativas. A microscopia eletrônica mostra fibrilas de orientação aleatória

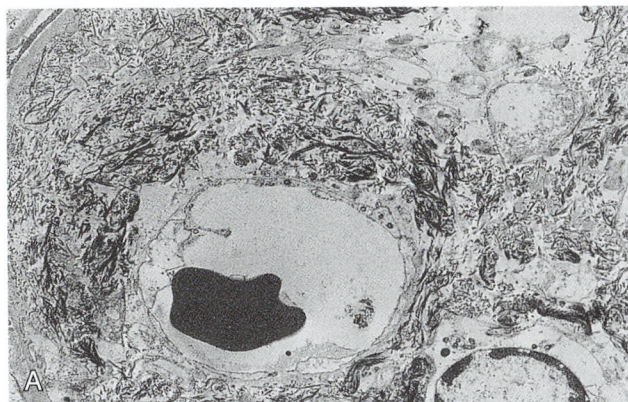

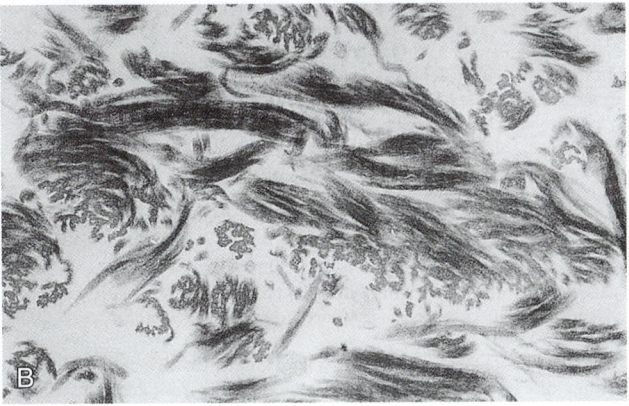

Figura 28-6 Microscopia eletrônica da glomerulopatia por colágeno III (colagenofibrótica). A, Fibrilas finas ocorrem nas áreas mesangiais e subendoteliais (×3.000). **B**, Essas fibrilas têm orientação randômica com periodicidade típica e uma média de 30 nm de diâmetro. As fibrilas são fortemente positivas à coloração ácido periódico-Schiff com anticorpos anticolágeno tipo III. (×15.000.) *(Modificado da referência 1.)*

(12 a 16 nm de diâmetro e 120 a 170 nm de comprimento). A imunofluorescência é negativa para anticorpos e complemento, mas assumirá coloração brilhante caso o anticorpo antifibronectina seja utilizado. A patogênese da doença é desconhecida, apesar de os ratos *"knock-out"* para uteroglobina desenvolverem lesão similar. No entanto, estudos em humanos não documentaram nenhuma ligação aos genes de uteroglobina ou fibronectina. O diagnóstico diferencial inclui desordens associadas à deposição de fibrilas (Cap. 27). Não há tratamento efetivo conhecido para glomerulopatia por fibronectina. A doença pode recidivar no enxerto renal.[52]

Cistinose Nefropática

A cistinose de início tardio do adulto é uma variante típica da cistinose pediátrica, na qual as mutações do gene *CTNS* resultam em fenótipo mais brando. Esses pacientes podem apresentar doença glomerular durante os anos de adolescência. Síndrome nefrótica pode ocorrer, sendo as lesões glomerulares semelhantes à GESF exceto pelos cristais de cistina, encontradas nas células glomerulares e nas células epiteliais tubulares.[53] Pacientes com cistinose podem ainda ter cabelos loiros, fotofobia, hipotireoidismo, depósitos córneos, raquitismo e síndrome de Fanconi com proteinúria tubular (Cap. 50).

Doenças de Depósito e Outras Lesões Glomerulares Pouco Comuns

Várias doenças associadas ao armazenamento de lipídeos abdominais ou carboidratos no tecido podem provocar lesões glomerulares. Elas incluem a síndrome de Hurler (mucopolissacaridoses tipo I), doença de von Gierke (doença de armazenamento do glicogênio), doença de Gaucher, doença de Refsum, nefrosialidose, doença da célula I (mucolipidose tipo II). Má-absorção de vitamina B$_{12}$ juvenil com anemia megaloblástica (doença de Imerslund; deficiência de cubilina) pode estar associada à proteinúria glomerular (albuminúria) prolongada; porém, doença renal progressiva não se desenvolve. Distrofia torácica asfixiante (síndrome de Jeune) está associada a anormalidades glomerulares, tubulares e intersticiais. Osteolise hereditária, acarretando artralgias e deformidade dos pulsos e tornozelos, pode estar acompanhada de GN crônica. A onicodisplasia hereditária (síndrome unha-patela) e a doença de Fabry são discutidas no Capítulo 48.

Glomeruloesclerose Nodular "Idiopática"

Uma expansão nodular intercapilar do mesângio que invade o lúmen capilar glomerular é caracteristicamente chamada de lesão de *Kimmelstiel-Wilson*, e está com mais frequência associada ao diabetes melito e à retinopatia diabética proliferativa (Cap. 30). Entretanto, recentemente, foi descrito um pequeno grupo de pacientes no qual uma lesão similar ou idêntica foi vista na ausência de qualquer manifestação de diabetes melito ou distúrbio no metabolismo da glicose, ou outras causas conhecidas de lesão similar, como a nefropatia por cadeias leves k (Cap. 27), microangiopatia trombótica crônica, doença de depósito de imunoglobulina monoclonal, GN fibrilar e glomerulopatia por fibronectina. Portanto, a glomeruloesclerose nodular idiopática é um diagnóstico de exclusão.

Os primeiros exemplos dessa nova doença foram reconhecidos em 1989,[54] e cerca de 65 casos adicionais foram reportados de maneira subsequente.[55-58] Mesmo que alguns desses pacientes tenham tido manifestações intermitentes de diabetes ou apenas anormalidades leves na homeostase da glicose, como um resultado anormal de teste de tolerância à glicose, a maior parte deles não tem manifestações usadas convencionalmente para definir a presença de diabetes melito (ou seja, glicemia de jejum anormal e medidas e Hb A$_{1c}$). Portanto, não parece ser necessária uma homeostase anormal da glicose por tempo prolongado para o surgimento da lesão nodular intercapilar.

As manifestações clínicas são inespecíficas e não diagnósticas. Pacientes com glomeruloesclerose nodular idiopática são quase sempre idosos (idade média em torno de 70 anos), do gênero feminino e com síndrome nefrótica, e esta é uma apresentação comum. Uma história de tabagismo, obesidade e hipertensão de longa data está, em geral, presente, porém o papel dessas anormalidades na patogênese dessa lesão é desconhecido.

A patologia inclui tipicamente glomeruloesclerose nodular intercapilar, com espessamento da MBG e graus variados de arteriolonefroesclerose e hialinose idênticas às lesões de Kimmelstiel-Wilson associadas ao diabetes. Não há depósitos organizados ou eletrodensos vistos à ME. A MBG e a membrana basal tubular podem corar com IgG e albumina na IF. Neovascularização pode ser vista no interior dos nódulos.

O prognóstico é ruim e tem relação com a persistência da proteinúria nefrótica. A maior parte dos pacientes com glomeruloesclerose nodular idiopática irá progredir para DRCT, por vezes muito rapidamente. A sobrevida renal de 50% naqueles que continuam tabagistas fica em torno de um ano após o diagnóstico. Não há terapia efetiva conhecida, além do inibidor da ECA, para redução da proteinúria. Interromper o tabagismo pode ser benéfico e deveria ser aplicado a todos os pacientes com esse diagnóstico.

Referências

1. Churg J, Bernstein J, Glassock R, eds. *Renal Disease: Classification and Atlas of Glomerular Disease.* New York: Igaku-Shoin; 1995.
2. Cohen AH, Border WA, Glassock R. Nephrotic syndrome with glomerular mesangial IgM deposits. *Lab Invest.* 1978;38:610-619.

3. Alexopoulos E, Papagianni A, Stangou M, et al. Adult onset idiopathic nephrotic syndrome associated with pure diffuse mesangial hypercellularity. *Nephrol Dial Transplant.* 2000;15:981-987.
4. Jennette C, Falk R. C1q nephropathy. In: Massry S, Glassock R, eds. *Textbook of Nephrology.* 3rd ed. Baltimore: Williams & Wilkins; 1995:749-752.
5. Sethi S, Fervenza FC, Zhang Y, et al. C3 glomerulonephritis: Clinicopathological findings, complement abnormalities, glomerular proteomic profile, treatment and follow-up. *Kidney Int.* 2012;82:465-473.
6. Sharman A, Furness P, Feehally J. Distinguishing C1q nephropathy from lupus nephritis. *Nephrol Dial Transplant.* 2004;19:1420-1426.
7. Shimohata H, Higuchi T, Ogawa Y, et al. Human parvovirus B19–induced acute glomerulonephritis: A case report. *Ren Fail.* 2013;35:159-162.
8. Otani N, Morishita Y, Oh I, et al. Successful treatment of a mesangial proliferative glomerulonephritis with interstitial nephritis associated with Castleman's disease by an anti-interleukin-6 receptor antibody (tocilizumab). *Intern Med.* 2012;51:1375-1378.
9. Li Y, Wang J, Zhu X, et al. Urinary protein markers predict the severity of renal histological lesions in children with mesangial proliferative glomerulonephritis. *BMC Nephrol.* 2012;13:29.
10. Singhai AM, Vanikar AV, Goplani KR, et al. Immunoglobulin M nephropathy in adults and adolescents in India: A single-center study of natural history. *Indian J Pathol Microbiol.* 2011;54:3-6.
11. Samuels B, Lee JC, Engleman EP, Hopper J. Membranous nephropathy in patients with rheumatoid arthritis: Relationship to gold therapy. *Medicine (Baltimore).* 1978;57:319-327.
12. Cohen IM, Swerdlin AHR, Steenberg S, Stone RA. Mesangial proliferative GN in mixed connective tissue disease. *Clin Nephrol.* 1980;13:93-96.
13. Whelton A. Nephrotoxicity of nonsteroidal anti-inflammatory drugs: Physiological functions and clinical implications. *Am J Med.* 1999;106:13S-24S.
14. Geirsson AJ, Sturfelt G, Truedsson L. Clinical and serological features of severe vasculitis in rheumatoid arthritis: Prognostic implications. *Ann Rheum Dis.* 1987;46:727-733.
15. Valenzuela OF, Reiser W, Porush JG. Idiopathic polymyositis and glomerulonephritis. *J Nephrol.* 2001;14:120-124.
16. Gibney R, Reinecke H, Bannayan G, Stein J. Renal lesions in rheumatic fever. *Ann Intern Med.* 1981;94:322-326.
17. Steen VD, Constantino JP, Shapiro AP, Medsger TA. Outcome of renal crisis in systemic sclerosis: Relation to availability of angiotensin-converting enzyme inhibitors. *Ann Intern Med.* 1991;114:249-250.
18. Hughes GRV. Hughes syndrome (the antiphospholipid syndrome): Ten clinical lessons. *Autoimmun Rev.* 2008;7:262-266.
19. Cervera R. Update on the diagnosis, treatment and progmosis of the catastrophic antiphosphoplipid syndrome. *Curr Rheumatol Rep.* 2010;12:70-76.
20. D'Cruz DP. Renal manifestations of the antiphospholipid syndrome. *Lupus.* 2005;14:45-48.
21. Kanakis MA, Kapsimali V, Vaiopoulos AG, et al. The lung in the spectrum of antiphospholipid syndrome. *Clin Exp Rheumatol.* 2013;31:452-457.
22. Miyakis S, Lockshin MD, Atsumi T, et al. International consensus statement on an update of the classification criteria for definite antiphospholipid syndrome. *J Thromb Haemost.* 2006;4:295-306.
23. Giannakopoulos B, Krilis SA. The pathogenesis of the antiphospholipid syndrome. *N Engl J Med.* 2013;368:1033-1044.
24. Shovman O, Gilburd B, Barzilai O, et al. Novel insights into associations of antibodies against cardiolipin and β-glycoprotein I with clinical features of antiphospholipid syndrome. *Clin Rev Allergy Immunol.* 2007;32:145-152.
25. Adams M. Measurement of lupus anticoagulants: an update on quality in laboratory testing. *Semin Thromb Hemost.* 2013;39:267-271.
26. Del Ross T, Ruffatti A, Visentin MS, et al. Treatment of 139 pregnancies in antiphospholipid-positive women not fulfilling criteria for antiphospholipid syndrome: A retrospective study. *J Rheumatol.* 2013;40:425-429.
27. Costa R, Fazal S, Kaplan RB. Successful plasma exchange combined with rituximab therapy in aggressive APS-related cutaneous necrosis. *Clin Rheumatol.* 2013;32(suppl 1):579-582.
28. Ruffatti A, Marson P, Pengo V, et al. Plasma exchange in the management of high-risk pregnant patients with primary antiphospholipid syndrome: A report of 9 cases and a review of the literature. *Autoimmun Rev.* 2007;6:196-202.
29. Shapira I, Andrade D, Allen SL, Salmon JE. Brief report: Induction of sustained remission in recurrent catastrophic antiphospholipid syndrome via inhibition of terminal complement with eculizumab. *Arthritis Rheum.* 2012;64:2719-2723.
30. Cambier JF, Ronco P. Onco-nephrology: glomerular diseases with cancer. *Clin J Am Soc Nephrol.* 2012;7:1701-1712.
31. Lefaucher C, Stengel B, Nochy D, et al. Membranous nephropathy and cancer: Epidemiologic evidence and determinants of high-risk cancer association. GN-PROGRESS Study Group. *Kidney Int.* 2006;70:1510-1517.
32. Hoxha E, Kneibler U, Stege G, et al. Enhanced expression of the M-type phospholipase A2 receptor in glomeruli correlates with serum receptor antibodies in primary membranous nephropathy. *Kidney Int.* 2012;82:797-804.
33. Tsimihodimos V, Elisaf M. Lipoprotein glomerulopathy. *Curr Opin Lipidol.* 2011;22:262-269.
34. Saito T, Oikawa S, Sato H, et al. Lipoprotein glomerulopathy: Renal lipoidosis induced by novel apolipoprotein E variants. *Nephron.* 1999;83:193-201.
35. Chang CF, Lin CC, Chen JY, et al. Lipoprotein glomerulopathy associated with psoriasis vulgaris: A report of 2 cases with apolipoprotein E3/3. *Am J Kidney Dis.* 2003;42:E18-E23.
36. Arai T, Yamashita S, Yamane M, et al. Disappearance of intraglomerular lipoprotein thrombi and marked improvement of nephrotic syndrome by benzafibrate treatment in a patient with lipoprotein glomerulopathy. *Atherosclerosis.* 2003;169:293-299.
37. Ieiri N, Hotta O, Taguma Y. Resolution of typical lipoprotein glomerulopathy by intensive lipid-lowering therapy. *Am J Kidney Dis.* 2003;41:244-249.
38. Russi G, Furci L, Leonelli M, et al. Lipoprotein glomerulopathy treated with LDL-apheresis (Heparin-induced Extracorporeal Lipoprotein Precipitation system): A case report. *J Med Case Rep.* 2009;3:9311.
39. Calabresi L, Pisciotta L, Costantin A, et al. The molecular basis of lecithin:cholesterol acyltransferase deficiency syndromes: A comprehensive study of molecular and clinical findings in 13 unrelated Italian families. *Arterioscler Thromb Vasc Biol.* 2005;25:1972-1978.
40. Calabresi L, Simonelli S, Gomaraschi M, Franceschini G. Genetic lecithin:cholesterol acyltransferase deficiency and cardiovascular disease. *Atherosclerosis.* 2012;222:299-306.
41. Savel J, Lafitte M, Pucheu Y, et al. Very low levels of HDL cholesterol and atherosclerosis, a variable relationship: a review of LCAT deficiency. *Vasc Health Risk Manag.* 2012;8:357-361.
42. Vaziri N, Liang K. ACAT inhibition reverses LCAT deficiency and improves plasma HDL in chronic renal failure. *Am J Physiol Renal Physiol.* 2004;287:F1038-F1043.
43. Miarka P, Idzior-Walus B, Kuzniewski M, et al. Corticosteroid treatment of kidney disease in a patient with familial lecithin-cholesterol acyltransferase deficiency. *Clin Exp Nephrol.* 2011;15:424-429.
44. Strom EH, Sund S, Reier-Nilsen M, et al. Lecithin:cholesterol acyltransferase (LCAT) deficiency: renal lesions with early graft recurrence. *Ultrastruc Pathol.* 2011;35:139-145.
45. Ikeda K, Yokayama H, Tomosugi N, et al. Primary glomerular fibrosis: A new nephropathy caused by diffuse intraglomerular increase in atypical collagen III fibers. *Clin Nephrol.* 1990;33:155-159.
46. Yasuda T, Imai H, Nakamoto Y, et al. Collagenofibrotic glomerulopathy: A systemic disease. *Am J Kidney Dis.* 1999;33:123-127.
47. Cohen AH. Collagen type III glomerulopathies. *Adv Chronic Kidney Dis.* 2012;19:101-106.
48. Fukami K, Yamagishi SI, Minezaki T, et al. First reported case of collagenofibrotic glomerulopathy with a full-house pattern of immune deposits. *Clin Nephrol.* 2012;Oct 5, [Epub ahead of print].
49. Strøm EH, Banfi G, Krapf R, et al. Glomerulopathy associated with predominant fibronectin deposits: A newly recognized hereditary disease. *Kidney Int.* 1995;48:163-170.
50. Gemperle O, Neuweiler J, Reutter FW, et al. Familial glomerulopathy with giant fibrillar (fibronectin-positive) deposits: A 15 year follow-up in a large kindred. *Am J Kidney Dis.* 1996;28:668-675.
51. Castelletti F, Donadelli R, Banteria F, et al. Mutations in FN1 cause glomerulopathy with fibronectin deposits. *Proc Natl Acad Sci USA.* 2008;105:2538-2543.
52. Otsuka Y, Takeda A, Horike K, et al. A recurrent fibronectin glomerulopathy in a renal transplant: A case report. *Clin Transplant.* 2012;26(suppl 24):58-63.
53. Pabico RC, Panner BJ, McKenna BA, Bryson MF. Glomerular lesions in patients with late onset cystinosis with massive proteinuria. *Renal Physiol.* 1980;3:347-354.
54. Alpers CE, Biava CG. Idiopathic lobular glomerulonephritis (nodular mesangial sclerosis): A distinct diagnostic entity. *Clin Nephrol.* 1989;32:68-74.
55. Herzenberg AM, Holden JK, Singh S, Magil AB. Idiopathic nodular glomerulosclerosis. *Am J Kidney Dis.* 1999;34:560-564.
56. Markowitz GS, Lin J, Valeri AM, et al. Idiopathic nodular glomerulosclerosis as a distinct clinicopathologic entity linked to hypertension and smoking. *Hum Pathol.* 2002;33:826-835.
57. Navaneethan DS, Singh S, Choudry W. Nodular glomerulosclerosis in a non-diabetic patient: Case report and review of the literature. *J Nephrol.* 2005;18:613-615.
58. Li W, Verani RR. Idiopathic nodular glomerulosclerosis: A clinicopathologic study of 15 cases. *Hum Pathol.* 2008;39:1771-1776.

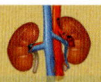

Microangiopatias Trombóticas Incluindo Síndrome Hemolítico-Urêmica

Marina Noris, Piero L. Ruggenenti e Giuseppe Remuzzi

DEFINIÇÕES

A *microangiopatia trombótica* (MAT) é uma lesão dos vasos arteriais e capilares com espessamento parietal, trombos de plaquetas intraluminais e obstrução parcial ou total do lúmen do vaso. Anormalidades laboratoriais de trombocitopenia e anemia hemolítica microangiopática estão quase sempre presentes em pacientes com lesões por MAT, e refletem o consumo e a destruição de plaquetas e eritrócitos na microvasculatura. Foram descritas duas condições patologicamente indistintas, porém clinicamente diferentes, dependendo da prevalência de lesões cerebrais ou renais: a síndrome hemolítico-urêmica (SHU) e a púrpura trombocitopênica trombótica (PTT). Devido à possibilidade da SHU apresentar manifestações extrarrenais e a PTT poder estar associada a doenças renais graves, ambas podem ser de difícil distinção quando nos baseamos apenas em características clínicas.[1] Mecanismos fisiopatológicos recentemente identificados, entretanto, permitiram a diferenciação das duas síndromes no âmbito molecular (Tabela 29-1). Esses novos dados mostram também que, por exemplo, SHU associada à gestação é determinada geneticamente com a gravidez ou o transplante atuando como um gatilho da MAT em um indivíduo geneticamente predisposto.

O termo *síndrome hemolítico-urêmica* foi introduzido em 1955 por Gasser *et al.*,[2] em sua descrição de uma síndrome aguda fatal em crianças caracterizada por anemia hemolítica, trombocitopenia e insuficiência renal grave. SHU ocorre com maior frequência em crianças menores de 5 anos, nas quais a incidência é de cinco a seis em 100.000 crianças por ano, em comparação com uma incidência global de 0,5 a 1/100.000/ano. A maioria dos casos (> 90% casos pediátricos) estão associados à infecção por toxina semelhante à Shiga (Stx) – produzida por uma *Escherichia coli* (STEC). STEC-SHU ocorre principalmente em crianças, exceto em epidemias, quando pode ocorrer em pacientes de uma faixa etária mais ampla. Por exemplo, de maio a julho de 2011, vários países europeus, particularmente o norte da Alemanha, vivenciaram um dos maiores surtos de STEC-SHU já reportados, em 3.816 pacientes apresentando infecção por *E. coli* O104:H4, com 845 casos. Quase 90% dos casos eram adultos e, comparados a epidemias de STEC anteriores, houve uma prevalência maior de mulheres jovens e de meia-idade.[4] *Streptococcus pneumoniae* provoca uma forma distinta de SHU, respondendo por 40% dos casos não associados a bactérias produtoras de Stx.[4]

Aproximadamente 10% dos casos de SHU são classificados como "atípicos", causados nem pela bactéria produtora de Stx (STEC ou *Shigella dysenteriae*) nem pelo *Streptococcus*. SHU atípica é significativamente menos comum que STEC-SHU, com uma incidência de 0,5 a duas em 1 milhão de pessoas por ano.[4] Ela ocorre em qualquer idade. Pacientes com SHU atípica possuem um desfecho ruim; 50% evoluem para uma doença renal crônica em estado terminal (DRCT), e 25% podem morrer na fase aguda.[4,6] Sintomas neurológicos e febre podem ocorrer em 30% dos pacientes. Manifestações pulmonares, cardíacas e gastrointestinais também podem ocorrer.[4,6]

A *púrpura trombocitopênica trombótica* foi descrita pela primeira vez em 1925 por Moschcowitz[7] em uma paciente de 16 anos com um quadro fulminante de febre, anemia hemolítica, sangramento, insuficiência renal e acometimento neurológico. Alterações patológicas foram caracterizadas por trombose hialina difusa dos pequenos vasos. PTT é uma doença rara, com uma incidência de, aproximadamente, dois a quatro casos a cada 1 milhão de pessoas por ano. PTT pode afetar qualquer faixa etária. PTT classicamente se apresenta com o quinteto trombocitopenia, anemia hemolítica microangiopática, febre e disfunções neurológica e renal.[7] Sintomas neurológicos podem ser observados em mais de 90% dos pacientes ao longo da doença. O acometimento do sistema nervoso central (SNC) é principalmente representado pela doença trombo-oclusiva da substância cinzenta, mas também pode incluir cefaleia, paralisia do nervo craniano, confusão, estupor e coma. Até metade dos pacientes que apresentam acometimento neurológico podem permanecer com sequelas. Doença renal crônica pode ocorrer. Um grupo relatou 25% dos pacientes com depuração de creatinina inferior a 40 mL/min recebendo seguimento a longo prazo. O envolvimento cardíaco pode ser comum em pacientes com PTT.[8]

ALTERAÇÕES LABORATORIAIS

Manifestações laboratoriais de trombocitopenia e anemia hemolítica angiopática estão quase sempre presentes em pacientes com lesões de MAT e refletem o consumo e a disfunção plaquetária e eritrocitária na microvasculatura.[5] Os níveis de hemoglobina são baixos, inferiores a 10 g/dL em mais de 90% dos pacientes. A contagem dos reticulócitos está uniformemente elevada. O esfregaço periférico revela um aumento no número de esquizócitos e, frequentemente, eritrócitos com policromasia (Fig. 29-1). A detecção de hemácias fragmentadas é crucial para confirmar a natureza da anemia hemolítica, desde que a doença valvular cardíaca e outras anormalidades anatômicas arteriais que podem causar a fragmentação da hemácia sejam descartadas. Outros indicadores de hemólise intravascular incluem lactato desidrogenase (LDH) elevada, aumento da bilirrubina indireta e baixo nível de haptoglobina.[5] O teste de Coombs é negativo. Leucocitose moderada pode acompanhar a anemia hemolítica. Trombocitopenia está uniformemente presente na SHU e na PTT. Ela pode ser grave, mas geralmente é menos grave em pacientes que apresentam predominantemente acometimento renal.[9] A presença de plaquetas gigantes no esfregaço periférico ou redução do tempo de sobrevida (ou ambos) é consistente com o consumo periférico. Em crianças com STEC-SHU, a duração da trombocitopenia é variável e não se correlaciona com a evolução da doença renal. Em geral, amostras de biópsias de medula óssea mostram hiperplasia eritrocitária e um aumento no número de megacariócitos. Tempo de

Classificação de Síndrome Hemolítico-Urêmica e PTT

Apresentação Clínica	Etiologia
Síndrome Hemolítico-Urêmica	
Associada a Stx	Infecções por bactéria produtora de toxina Shiga
Associada a neuraminidase	Infecções por *Streptococcus pneumoniae*
Síndrome Hemolítico-Urêmica Atípica	
Familiar	Mutações: *CFH*, 40%–45%; *CFI*, 5%–10%; *C3*, 8%–10%; *MCP*, 7%–15%; *THBD*, 9%; *CFB*, 1%–2%
Esporádica	
Idiopática	Mutações: *CFH*, 15%–20%; *CFI*, 3%–6%; *C3*, 4%–6%; *MCP*, 6%–10%; *THBD*, 2%; *CFB*, < 1 %
Associada a gestação	Anticorpos Anti-CFH: 6%–10%
Síndrome HELLP	Mutações: *CFH*, 40%–50%; *CFI*, 10%–20%; *MCP*, 10%; *C3*, 14%
Transplante (SHU atípica de novo)	Mutações: *CFH*, 10%; *CFI*, 20%; *MCP*, 10%
	Mutações: *CFH*, 15%; *CFI*, 16%
Púrpura Trombocitopênica Trombótica	
Congênita	Mutações homozigotas ou heterozigotas compostas no gene *ADAMTS13*
Idiopática	Autoanticorpos anti-ADAMTS13
Secundária	
Ticlopidina, Clopidogrel	Autoanticorpos Anti-ADAMTS13 (ticlopidina, 80%–90%, clopidogrel, 30%)
Transplante de CTH	Desconhecida; rara, baixos níveis de *ADAMTS13*
Malignidade	Desconhecida; rara, baixos níveis de ADAMTS13;
HIV LES, SAF, outras doenças autoimunes	HIV; raramente, baixos níveis de ADAMTS13 Depende do tipo específico de doença primária

Tabela 29-1 Classificação de síndrome hemolítico-urêmica (SHU) e púrpura trombocitopênica trombótica (PTT) de acordo com a apresentação clínica e etiologia subjacente. *HELLP*, anemia hemolítica, elevação das enzimas hepáticas e baixa contagem de plaquetas; *CTH*, células-tronco hematopoéticas; *LES*, lúpus eritematoso sistêmico; *SAF*, síndrome antifosfolípide. Para todas as outras abreviaturas, consulte a Tabela 29-3.

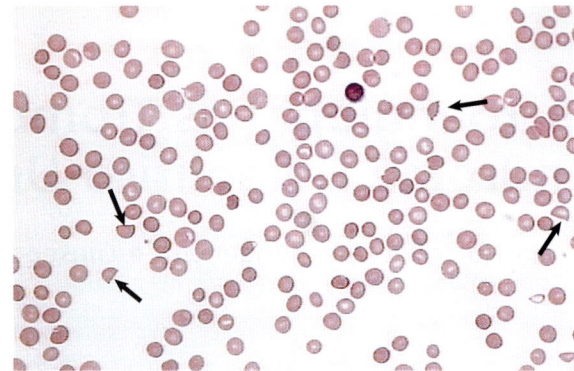

Figura 29-1 Esfregaço de sangue periférico de paciente com síndrome hemolítico-urêmica. A presença de glóbulos vermelhos fragmentados com a aparência de um capacete (*setas*) é patognomônica de hemólise microangiopática em pacientes sem evidência de doença cardíaca valvular.

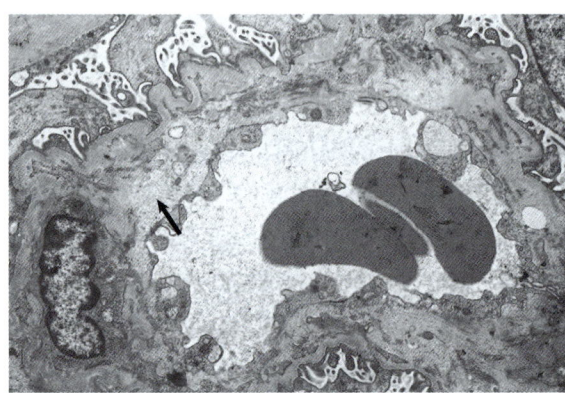

Figura 29-2 Fotomicrografia eletrônica de capilar glomerular na síndrome hemolítico-urêmica. O endotélio está separado da membrana basal glomerular (MBG); o espaço subendotelial está alargado e ocupado por um material esponjoso elétron-lucente e detritos celulares (*seta*). Abaixo do endotélio está uma camada fina de MBG recém-formada.

protrombina, tempo de tromboplastina parcial, nível de fibrinogênio e fatores de coagulação são normais, diferenciando assim SHU e PTT da coagulação intravascular disseminada (CIVD). Fibrinólise leve, com elevação mínima dos produtos de degradação do fibrinogênio, entretanto, pode ser observada. Evidência de acometimento renal está presente em todos os pacientes com SHU (por definição) e em cerca de 25% dos pacientes com PTT.[1,10] A hematúria microscópica e proteinúria subnefrótica são os achados mais consistentes. STEC-SHU em 90% dos pacientes é precedida por diarreia, geralmente sanguinolenta.

PATOLOGIA

As lesões histológicas diagnósticas de MAT consistem no alargamento do espaço subendotelial e na trombose microvascular. A microscopia eletrônica identifica melhor as lesões características de inchaço e destacamento das células endoteliais da membrana glomerular basal

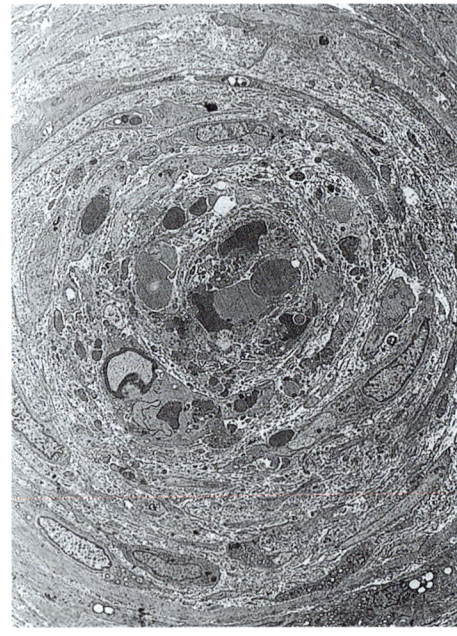

Figura 29-3 Fotomicrografia eletrônica de arteríola renal na síndrome hemolítico-urêmica. O lúmen vascular está completamente obstruído por trombos. Há edema acentuado da íntima com a consequente separação das células mioíntimais.

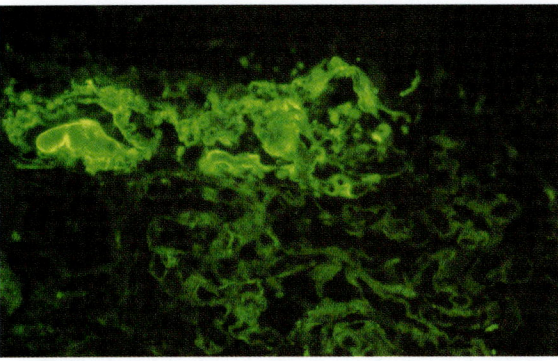

Figura 29-4 Glomérulo com seu pólo vascular do paciente com síndrome hemolítica-urêmica associada a STEC. Forte coloração na imunofluorescência com anticorpo antifibrinogênio ocorre no glomérulo e na parede arteriolar. STEC, *E. coli* produtora de toxina Shiga.

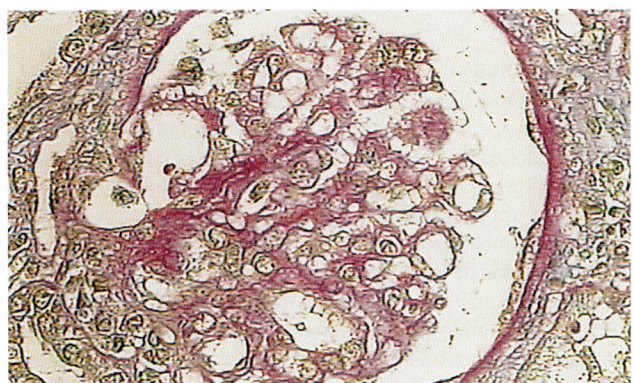

Figura 29-5 Glomérulo de paciente com síndrome hemolítico-urêmica associada a STEC. Ocorre acentuado espessamento da parede capilar glomerular, com muitos duplos-contornos. *STEC, E. coli* produtora de toxina Shiga.

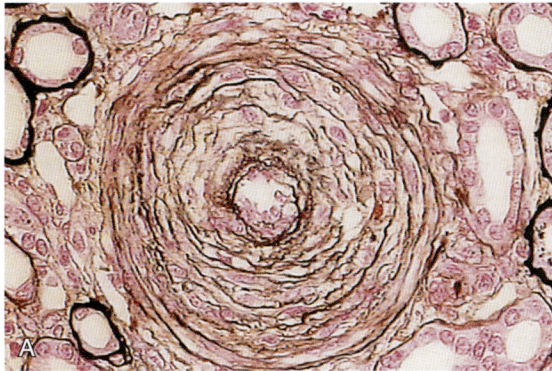

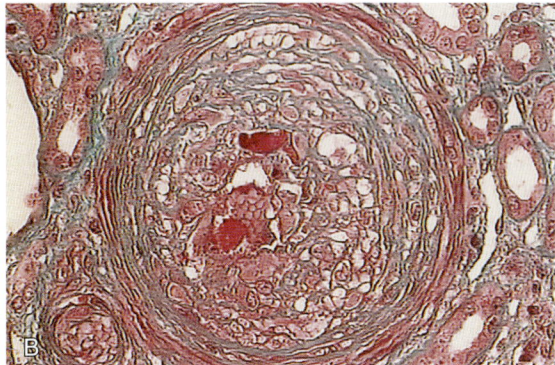

Figura 29-6 Artérias interlobulares na síndrome hemolítico-urêmica com acometimento vascular grave. A, O lúmen vascular está quase completamente ocluído. As alterações incluem a proliferação miointimal e reduplicação da lâmina elástica interna. **B,** Material trombótico e eritrócitos podem ser vistos no lúmen e na parede vascular.

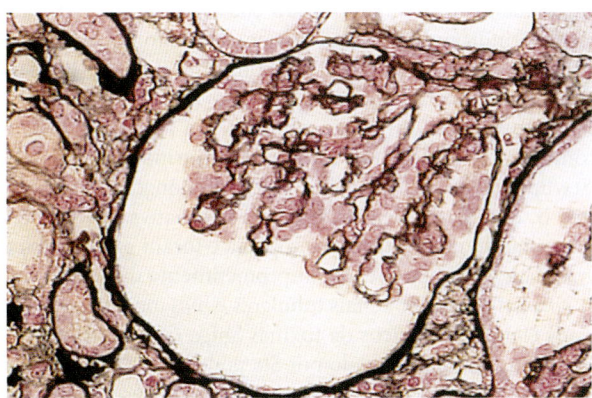

Figura 29-7 Glomérulo de paciente com síndrome hemolítico-urêmica atípica com envolvimento vascular predominante. Alterações isquêmicas graves ocorreram. Observe a contração do tufo glomerular e acentuado espessamento e enrugamento da parede capilar.

e o acúmulo de material macio no subendotélio, trombos de plaquetas intraluminais e obstrução parcial ou completa do lúmen vascular[11] (Figs. 29-2 e 29-3). Essas lesões são semelhantes às observadas em outras doenças renais, tais como a esclerodermia, nefroesclerose maligna, rejeição crônica do transplante e nefrotoxicidade por inibidor de calcineurina. Na SHU, os microtrombos estão presentes principalmente nos rins; na PTT, eles acometem sobretudo o cérebro. Em pacientes pediátricos, particularmente os menores de 2 anos, e aqueles com STEC-SHU, a lesão glomerular é predominante[11] (Fig. 29-4 e Fig. 29-5). Trombos e infiltração por leucócitos são comuns em fases iniciais de SHU e na maioria dos casos desaparecem depois de 2 a 3 semanas. Necrose cortical parcial pode estar presente em casos graves; formação de crescentes é incomum. Em formas idiopáticas e familiares e em adultos, a lesão compromete principalmente artérias e arteríolas, com trombose e espessamento da camada íntima (Fig. 29-6 e Fig. 29-3), bem como isquemia glomerular secundária e retração do tufo glomerular (Fig. 29-7). Glomeruloesclerose segmentar focal pode ser uma sequela de longo prazo de casos agudos de SHU e é geralmente vista em crianças com hipertensão de longa duração e deterioração progressiva da função renal.

As alterações patológicas típicas da PTT são os trombos que obstruem capilares e arteríolas em vários órgãos e tecidos. Estes consistem em trombos de fibrina e plaquetas, e sua distribuição é difusa. Trombos são mais frequentemente detectados em rins, pâncreas, coração, glândulas adrenais e cerebrais. Comparado com SHU, alterações patológicas da PTT são mais amplamente distribuídas, provavelmente reflexo da natureza mais sistêmica da doença.

MECANISMOS, MANIFESTAÇÕES CLÍNICAS E ABORDAGEM DE FORMAS ESPECÍFICAS DE MICROANGIOPATIA TROMBÓTICA

Síndrome Hemolítico-Urêmica Associada a *Escherichia coli* Produtora de Toxina Shiga

Mecanismos

A *E. coli* produtora de toxina Shiga associada a SHU pode implicar infecção gastrointestinal por certas variedades de *E. coli* ou *S. dysenteriae* que produzem exotoxinas poderosas (toxina Shiga, Stx).[12]

A maioria dos pacientes apresenta diarreia sanguinolenta que pode ainda estar ativa ou que pode ter-se resolvido na apresentação da SHU. Várias cepas de *E. coli* produzem Stx (STEC), na maior parte o sorotipo O157: H7, mas também outros sorotipos, tais como O111:H8, O103:H2, O123, O26, O145, e o O104:H4, subtipo causador do recente surto alemão,[3] isolados a partir de pacientes com diarreia. Depois que o alimento (carne, legumes, frutas) ou água contaminado por STEC ou *S. dysenteriae* é ingerido, a toxina é liberada no intestino e pode causar diarreia aquosa ou mais frequentemente diarreia sanguinolenta devido a um efeito direto sobre a mucosa intestinal. *E. coli* produtora de Stx fica intimamente aderida às células epiteliais da mucosa gastrointestinal causando a destruição das vilosidades em escova. As toxinas Shiga são transportadas para o espaço intracelular de células GI polarizadas por vias transcelulares e depois translocadas para a circulação. Células humanas da circulação sanguínea (p. ex., eritrócitos, plaquetas, monócitos) expressam receptores de Stx na sua superfície e podem servir como transportadores de Stx a partir do intestino para o rim e para outros órgãos-alvo.

No rim, as toxinas Shiga se ligam principalmente às células endoteliais glomerulares, mas também aos podócitos, células mesangiais e túbulos proximais. Após se ligarem aos receptores celulares, a toxina é interiorizada no citosol dentro de 2 horas e inibe a síntese proteica. O tratamento de células endoteliais com doses subletais de Stx exercendo influência mínima na síntese de proteínas, leva ao aumento dos níveis de RNA mensageiro e expressão de proteínas como quimiocinas e moléculas de adesão celular. Alterando as propriedades de adesão de células endoteliais e seu metabolismo, toxinas Shiga favorecem inflamação dependente de leucócitos e da perda de tromborresistência nas células endoteliais, que leva à trombose microvascular.[13]

Também há evidência emergente de que a ativação do complemento no endotélio renal pode contribuir com lesões microangiopáticas na STEC-SHU. Altos níveis plasmáticos de produtos de ativação do complemento Bb e C5b-9 foram encontrados em crianças com STEC-SHU, indicando ativação do complemento pela via alternativa. Stx induziu a expressão de P-selectina em células endoteliais microvasculares humanas cultivadas, a P-selectina se liga ao C3 e causa ativação pela via alternativa, conduzindo à formação de trombos sob condições de fluxo.[14] Em um modelo murino de SHU induzida pela Stx/lipopolissacarídeos (LPS), os camundongos com deficiência de fator B, que não podem ativar a via alternativa do complemento, apresentaram menos trombocitopenia e foram protegidos contra anormalidades glomerulares e comprometimento da função renal.[14]

In vitro, as células epiteliais tubulares e mesangiais são tão suscetíveis aos efeitos citotóxicos de toxinas Shiga como as células endoteliais. O dano tubular causado por Stx pode levar a uma redução na capacidade de retenção de água nos rins. As toxinas inibem a absorção de água em todas as monocamadas de células humanas epiteliais tubulares renais, que pode contribuir para o início dos eventos na patogênese da disfunção renal em STEC-SHU.

Diagnóstico

O diagnóstico depende da detecção da *E. coli* O157: H7 e outro STEC e seus produtos em coproculturas. Quando houver suspeita de infecção por STEC, os médicos devem garantir que as amostras de fezes sejam recolhidas imediatamente e cultivadas, especificamente, para STEC.[12] Diferentemente da maioria dos outros *E. coli*, o sorotipo O157: H7 não fermenta em sorbitol rapidamente e, assim, forma colônias incolores no ágar MacConkey contendo sorbitol (SMAC). O uso de SMAC fornece um método simples, de baixo custo e geralmente um método confiável de rastreio de bancos de *E. coli* O157. Colônias suspeitas podem ser testadas para o antígeno O157 com o antissoro ou com o *kit* de aglutinação de látex que estão disponíveis comercialmente. A utilização de testes que identificam as toxinas

Shiga ou os genes que os codificam (por reação em cadeia da polimerase) é útil para o diagnóstico. Amostras de soro em fase de convalescência podem ser testadas para os anticorpos contra O157 ou outros LPS derivados de linhagens específicas. No entanto, os resultados podem ser influenciados por falso-positivos causados por anticorpos pré-formados durante a exposição à STEC antecedente.[12]

E. coli O157 H7 e outras STEC têm sido responsáveis por vários surtos em todo o mundo, tornando-se um problema de saúde pública em tanto em países desenvolvidos quanto em desenvolvimento.[12] Carne malcozida contaminada, rissoles de carne, vegetais crus, frutas, leite e água de tomar banho ou de beber têm sido implicados na transmissão de STEC; bovinos saudáveis são um importante reservatório para a infecção humana. O grande surto de SHU em 2011, na Alemanha, foi causado pela ingestão de brotos contaminados por uma cepa STEC O104: H4. A cadeia de transmissão parece ter começado no Egito com a contaminação fecal de sementes de feno grego por seres humanos ou animais de fazenda. A maior prevalência de mulheres nesse surto pode refletir uma preferência dietética específica do gênero.[3]

Evolução Clínica

Após a exposição à STEC, 38% a 61% dos indivíduos desenvolvem colite hemorrágica, e 3% a 9% (em infecções esporádicas) a 20% (sob a forma de epidemia) evoluem com SHU manifesta.[12] Colite hemorrágica induzida por STEC não agravada por SHU é autolimitada e não está associada a um aumento do risco de longo prazo da pressão arterial elevada ou disfunção renal. STEC-SHU é caracterizada por pródromo de diarreia seguido de lesão renal aguda (LRA). O intervalo médio entre a exposição à *E. coli* e a doença é de 3 dias. A doença normalmente começa com cólicas abdominais e diarreia sem sangue; diarreia pode tornar-se hemorrágica em 70% dos pacientes, na maioria das vezes dentro de 1 ou 2 dias.[12] Vômitos ocorrem em 30% a 60%; e, em 30%, ocorre febre. A contagem de leucócitos é geralmente elevada. Na maioria das vezes, SHU é diagnosticada de 6 a 10 dias após o início da diarreia. Em doentes que desenvolvem SHU, 70% necessitam de transfusões de hemácias, e de 40% a 50% necessitam de diálise por uma média de 10 dias, enquanto o restante tem acometimento renal mais leve, sem a necessidade de diálise.[12,15] Cerca de 25% dos pacientes STEC-SHU têm

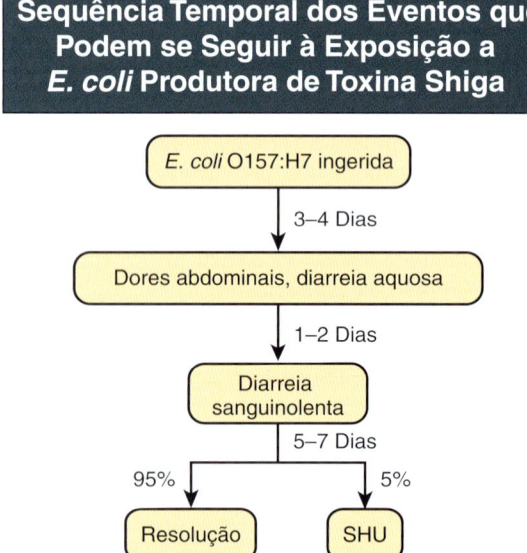

Figura 29-8 Sequência temporal dos eventos que podem se seguir à exposição a *E. coli* produtora de toxina Shiga. *SHU*, síndrome hemolítico-urêmica.

comprometimento neurológico, incluindo letargia, apneia, cegueira cortical, hemiparesia, acidente vascular cerebral, convulsões e coma. As complicações raras incluem pancreatite, diabetes melito e derrames pleural e pericárdico. De 1% a 2% dos pacientes morrem durante a fase aguda da STEC-SHU. Mais de 90% das crianças com STEC-SHU se recuperam completamente da doença aguda. No entanto, uma metanálise de 49 estudos publicados (3.476 pacientes, incluindo crianças e adultos, com média de acompanhamento de 4,4 anos), descrevendo o prognóstico a longo prazo dos pacientes que sobreviveram a um episódio de STEC-SHU, relatou morte ou doença renal terminal permanente em 12% e taxa de filtração glomerular (GFR) inferior a 80 mL/min/1,73 m² em 25% dos pacientes.[15]

Apresentação e evolução da doença foram particularmente graves durante o surto alemão de STEC 104:H4, em que 53 dos 855 pacientes com SHU faleceram. Comparado com epidemias STEC anteriores, houve uma maior incidência de pacientes com LRA dependentes de diálise (20% *vs.* 6%) e mortalidade (6% *vs.* 1%).[3] Quase a metade dos pacientes apresentaram sintomas neurológicos, e 20% tiveram convulsões. O fenótipo clínico grave foi explicado pela falta de imunidade anterior a esta nova linhagem de STEC e sua virulência excepcional. *E. coli* O104:H4 não só produz o mesmo Stx que a variante êntero-hemorrágica de STEC, mas também tem 93% da sequência genômica de variantes entero agregativas de *E. coli* que formam as fímbrias, que facilitam a adesão à parede intestinal. A evolução da *E. coli* O104:H4 provavelmente resulta da aquisição de um fago codificador de Stx, a partir de uma cepa êntero-hemorrágica produtora de Stx, por uma cepa enteroagregativas de *E. coli*. A combinação desses dois fatores de virulência levaria a um aumento da colonização do intestino e, assim, a liberação de quantidades crescentes de toxina para a circulação. Além disso, enquanto enterobactérias tipo *E. coli* são encontradas no trato gastrointestinal de ruminantes, *E. coli* enteroagregativas parecem ter o seu reservatório em seres humanos. Isso pode explicar por que a variante *E. coli* O104:H4 adquiriu novas resistências aos antibióticos mais comuns usados em doenças humanas.

Terapia

O tratamento típico para STEC-SHU pediátrica depende de medidas de suporte no tratamento da anemia, insuficiência renal, hipertensão e do desequilíbrio hidroeletrolítico. Iniciar expansão do volume isotônico intravenoso, logo na suspeita de uma infecção por *E. coli* O157:H7, isto é, dentro dos primeiros 4 dias da doença, mesmo antes de os resultados da cultura estarem disponíveis, pode limitar a gravidade da LRA e a necessidade da terapia de substituição renal.[16] Até 80% dos pacientes recebem concentrados de hemácias para anemia sintomática. Pacientes com STEC-SHU grave requerem um acompanhamento atento, incluindo quantificação do volume de urina, peso, volemia, a função cardiovascular/respiratória e os primeiros sinais de comprometimento do SNC ou de outros órgãos. Jejum é importante para a colite êntero-hemorrágica associada a STEC-SHU. Agentes antimotilidade devem ser evitados, porque estes podem prolongar a permanência de *E. coli* no lúmen intestinal, aumentando a exposição do paciente à sua toxina. A utilização de antibióticos deverá ser restrita a um número muito limitado de pacientes que se apresentam com a bacteremia. Nas crianças com gastroenterite, os antibióticos podem aumentar o risco de SHU em 17 vezes;[17] possivelmente devido às lesões induzidas pelos antibióticos na membrana bacteriana, pode favorecer a liberação de grandes quantidades agudas de toxina pré-formada. Alternativamente, a terapia antibiótica pode dar à *E. coli* O157:H7 uma vantagem seletiva, se estes organismos não forem tão facilmente eliminados a partir do intestino assim como na flora intestinal normal. Além disso, vários fármacos antimicrobianos — particularmente quinolonas, trimetoprima e furazolidona — são indutores potentes de expressão genética da Stx e podem aumentar o nível de toxina no intestino. Uma exceção interessante pode ser a

azitromicina; a sua utilização pareceu ter algum benefício na duração da excreção bacteriana em doentes adultos da epidemia de O104:H4 na Alemanha.[18] Em contraste com *E. coli* associada a SHU, colite hemorrágica e SHU causadas pela *Shigella* disentérica tipo 1 devem ser tratadas com antibióticos. O tratamento reduz a duração da diarreia, diminui a incidência de complicações e reduz o risco de transmissão por encurtamento da duração da excreção bacteriana.

Cuidadoso controle da pressão arterial e bloqueio do sistema renina-angiotensina (SRA) pode ser particularmente benéfico a longo prazo para aqueles pacientes que têm doença renal crônica após um episódio de STEC-SHU. Assim, depois de 8 a 15 anos de tratamento com inibidores da enzima conversora de angiotensina (ECA) após STEC-SHU grave, a pressão arterial foi normalizada, a proteinúria foi reduzida e a TFG melhorou.[19]

Entre os tratamentos mais recentes para STX-SHU, os anticorpos monoclonais neutralizadores de Stx são os mais avançados, incluindo anticorpos de dupla especificidade contra Stx 1 e 2 (SHIGATEC) dada no momento da infecção GI; os resultados de um ensaio clínico de fase 2 finalizado estão próximos. Peptídeos que afetam a habilidade da *E. coli* êntero-hemorrágica em sobreviver sob condições ácidas do sistema gástrico podem interromper o processo patológico em idades mais precoces através da prevenção da entrada de bactérias no intestino. A heparina e agentes antitrombóticos podem aumentar o risco de hemorragia e devem ser evitados.

A eficácia dos tratamentos específicos em pacientes adultos é difícil de ser avaliada, pois a maioria das informações é derivada de séries não controladas que pode também incluir casos de SHU atípica. Em particular, não há ensaios clínicos randomizados prospectivos (ECR) disponíveis para estabelecer definitivamente se a infusão ou troca de plasma oferecem benefício específico em comparação com o tratamento de suporte isoladamente (Tabela 29-2). No entanto, a análise comparativa de duas grandes séries de pacientes tratados[20] ou não tratados[21] com plasma sugere que a terapia de plasma pode diminuir drasticamente a mortalidade geral de STEC O157:H7 associada à SHU. Infusão de plasma ou plasmaférese deve ser considerada em pacientes adultos com IRA grave e envolvimento do SNC.

O transplante renal é eficaz e seguro para as crianças que evoluem com insuficiência renal terminal. As taxas de recorrência vão desde 0% a 10% (devido a potenciais anormalidades genéticas coincidentes do complemento), e a sobrevida do enxerto aos 10 anos é ainda melhor que em crianças controles com outras doenças.

A prova de que a ativação descontrolada do complemento pode contribuir para lesões microangiopáticas do STEC-SHU14 levou a complementar a terapia inibidora em três crianças com grave STEC-SHU que ficaram totalmente recuperadas com o anticorpo monoclonal humanizado anti-C5 eculizumabe.[22] A terapia com eculizumabe em pacientes com SHU por STEC O104:H4 do surto na Alemanha não apresentou diferença significativa nos resultados entre os pacientes que receberam tal medicamento associado a plasmaférese e aqueles que receberam apenas plasmaférese[23] (Tabela 29-2). Contudo, esses dados foram coletados retrospectivamente. Além disso, pacientes que receberam eculizumabe também tinham doença mais grave. Se essa é uma medicação complementar útil para o tratamento das formas mais graves de STEC-SHU ainda há de ser esclarecido por ensaios clínicos randomizados prospectivos.

Síndrome Hemolítico-Urêmica Associada a Neuraminidase

Mecanismos

SHU associada a neuraminidase é uma doença rara, mas potencialmente fatal que pode complicar pneumonia ou, menos frequentemente, meningite causada por *S. pneumoniae*[24] (Tabela 29-1). A neuraminidase produzida por *S. pneumoniae* cliva o ácido *N*-acetilneuramínico das glicoproteínas na membrana celular dos eritrócitos,

Terapias Específicas Usadas em SHU e PTT: Dose e Eficácia

Terapia	Dose	Eficácia
Agentes Imunossupressores		
Prednisona	200 mg, reduzido para 60 mg/dia e, a partir de então, reduzir 5 mg/semana	Provavelmente eficaz, além da plasmaférese em pacientes com PTT e autoanticorpos anti-ADAMST13 ou em SHUa com autoanticorpos antifator H e em formas associadas a doenças autoimunes
Prednisolona	200 mg, reduzido para 60 mg/dia, e a partir de então reduzir 5 mg/semana	
Imunoglobulinas	400 mg/kg/dia	Falta de evidências de estudos controlados em SHU imunomediada ou TTP
Agente Depletor de Células CD20+		
Rituximab	375 mg/m²/semana, até depleção de CD20	Eficaz no tratamento ou prevenção da PTT associada a deficiência imunomediada de ADAMTS13 resistente a ou recidivante após terapia imunossupressora
Plasma Fresco Congelado		
Aférese	1–2 volemias plasmáticas/dia	Terapia de primeira linha para SHUa e PTT
Infusão	20–30 mL/kg, seguido de 10–20 mL/kg/dia	A ser considerada caso aférese indisponível
Crio-sobrenadante	Ver aférese, infusão	Substitui o plasma total em casos de resistência ou sensibilização ao plasma
Plasma tratando com detergente-solvente	Ver aférese, infusão	Para limitar o risco de infecções
Transplante Fígado-Rim		
		Para prevenir a recorrência de SHU associada a CFH pós-transplante; risco de mortalidade em torno de 30%
Inibição do Complemento		
Eculizumabe	900 mg semanal nas primeiras 4 semanas 1.200 mg a cada 14 dias, em seguida	Eficácia relatada em SHUa

Tabela 29-2 Dose e eficácia das terapias específicas para pacientes com síndrome hemolítico-urêmica atípica ou púrpura trombocitopênica trombótica. *SHUa*, síndrome hemolítico-urêmica atípica; *STEC, E. coli* produtora de toxina Shiga;

plaquetas e células glomerulares. Isso expõe o antígeno de Thomsen Friedenreich normalmente escondido (antígeno T), que pode então reagir com anticorpo IgM anti-T naturalmente presente no plasma humano. Essa reação antígeno-anticorpo ocorre com maior frequência em lactentes e crianças e faz com que haja poliaglutinação de hemácias *in vitro*. Portanto, ao contrário de outras formas de SHU, em SHU associada a neuraminidase existe um teste de Coombs positivo.

Evolução Clínica e Terapia

Pacientes com SHU associada à neuraminidase têm geralmente menos de 2 anos de idade e se apresentam com anemia hemolítica microangiopática grave. O quadro clínico é grave, com dificuldade respiratória, envolvimento neurológico e coma. A mortalidade aguda é de cerca de 25%. O resultado depende da eficácia da terapia antibiótica. Em teoria, infusão de plasma ou plasmaférese é contraindicado, pois o plasma adulto humano contém os anticorpos contra o antígeno Thomsen-Friedenreich, o que pode acelerar aglutinação e hemólise. Assim, os doentes devem ser tratados apenas com antibióticos e hemácias lavadas. Em alguns casos, contudo, a terapêutica de plasma, por vezes em combinação com esteroides, associa-se à recuperação.

Síndrome Hemolítico-Urêmica Atípica

SHU atípica (SHUa) inclui uma série de associações e apresentações.[5] SHU atípica é em geral esporádica, e menos de 20% dos casos são familiares.[5] Embora alguns ocorram em irmãos, sugerindo transmissão autossômica recessiva, outros ocorrem em duas ou três gerações, indicando uma herança autossômico dominante. Penetrância incompleta da doença em portadores da mutação é uma característica comum, que confunde a interpretação de herança. Na verdade, mostrou-se que muitos indivíduos com casos esporádicos de SHUa herdam o defeito genético associado à doença de um pai afetado.

Vários agentes precipitantes de SHUa foram descritos em portadores de mutações no gene do complemento, incluindo infecções virais e bacterianas não entéricas,[5] agentes imunossupressores (p. ex., ciclosporina, tacrolimus), hipertensão maligna, transplante e gravidez.[5] SHU *de novo* pós-transplante foi relatada em pacientes que receberam transplante renal ou de outros órgãos, causada por inibidores da calcineurina (ICNs) ou rejeição humoral. SHU ocorre em 5% a 10% dos pacientes transplantados renais que recebem ciclosporina e aproximadamente 1% dos que receberam tacrolimus. Em 20% dos pacientes do sexo feminino, SHUa manifesta-se durante a gravidez, que tende a ocorrer a termo ou pós-parto, no prazo de 3 meses após o parto, na maioria casos.[6] O aumento nas concentrações dos fatores pró-coagulantes associados à gravidez, a diminuição na atividade fibrinolítica e a redução da expressão de trombomodulina podem ser fatores endoteliais predisponentes. A forma grave da TMA associada à gravidez é a síndrome HELLP, em que a hemólise microangiopática e lesão hepática acompanham hipertensão e disfunção renal (Cap. 44). Cerca de 50% dos doentes com SHUa esporádica não apresentam fator desencadeante claro (SHU idiopática) (Tabela 29-1).

Mecanismos

A SHU atípica está ligada à ativação descontrolada do sistema complemento (Fig. 29-9).[5] Níveis séricos reduzidos de C3 com C4 normal em pacientes SHU atípica eram conhecidos desde 1974. Em casos de SHUa familiar, o C3 sérico está diminuído, mesmo durante a remissão, sugerindo defeitos genéticos.[25] C3 consumido reflete a ativação e o consumo de complemento com altos níveis de produtos ativados, C3b, C3c e C3d (Tabela 29-1).

O sistema complemento é parte da imunidade inata e consiste em várias proteínas do plasma e em membrana ligadas à proteção contra organismos invasores. Três vias de ativação (clássica, lectina, alternativa) produzem complexos com atividade de protease, as convertases de C3 e C5, que clivam C3 e C5, respectivamente, eventualmente levando à formação do complexo de ataque à membrana (MAC, C5b-9), que provoca a lise celular (Fig. 29-9). A via alternativa é iniciada espontaneamente por hidrólise de C3 no plasma, responsável pela deposição covalente de uma pequena quantidade de C3b em praticamente todas as superfícies expostas ao plasma (Fig. 29-10). Em superfícies bacterianas, C3b leva à opsonização por fagocitose pelos neutrófilos e macrófagos. Sem a regulação, um pequeno estímulo inicial é rapidamente amplificado a uma resposta auto-ofensiva até que os componentes do complemento sejam consumidos. Em células hospedeiras, essa cascata perigosa é controlada por reguladores ancorados às membranas e reguladores de fase fluida. Ambos favorecem a clivagem de C3b para iC3b inativo pelo fator I serina-protease plasmático (CFI, atividade cofator) e dissociam os múltiplos componentes das C3 e C5 convertases (atividade de aceleração de decaimento). Alvos estranhos e células lesadas que não possuem reguladores ligados à membrana ou não conseguem se ligar a reguladores solúveis são atacados por complemento.

As convertases de C3 das vias clássicas e de lectina são formadas por fragmentos de C2 e C4, ao passo que a convertase da via alternativa requer clivagem de C3 apenas (Fig. 29-10). Assim, os níveis séricos de C3 baixo em SHUa com C4 normais indicam ativação seletiva da via alternativa.[25]

Muitas anormalidades genéticas em membros da via alternativa do complemento foram descritas na SHU, que representam cerca de 60% dos casos (Tabela 29-1). De nota, diferentes anormalidades genéticas são responsáveis por diferentes padrões de disfunção do sistema do complemento com diferentes desfechos, respostas à terapêutica, e riscos de recorrência após o transplante renal (Tabela 29-3).

Fator H do Complemento. O fator H do complemento (CFH) regula a via alternativa, competindo com o fator B do complemento (CFB) para o reconhecimento de C3b, agindo como um cofator para CFI, e pelo reforço da dissociação da C3 convertase (Fig. 29-10). Mais de 100 mutações em *CFH* foram identificadas em pacientes SHU atípica (frequência de mutação ~30%)[26,27] (http://www.FH-HUS.org). Essas mutações mais frequentemente não resultam em uma deficiência quantitativa em CFH, mas, em vez disso, em níveis normais de uma proteína que não é capaz de se ligar nem regular o complemento em células endoteliais e plaquetas.[28] Um elevado grau de identidade de sequência entre *CFH* e os genes *CFHR1* a *CFHR5* que codificam cinco proteínas relacionadas com o fator H (fator CFHR) localizados em tandem, junto ao *CFH* pode predispor a recombinações não alélicas.[29] Em 3% a 5% dos pacientes com SHU, um gene híbrido heterozigoto derivado de um *crossover* desigual entre *CFH* e o *CFHR1* continha os primeiros 21 exóns de *CFH* e os dois últimos exóns de *CFHR1*,[29] resultantes em um produto gênico com atividade

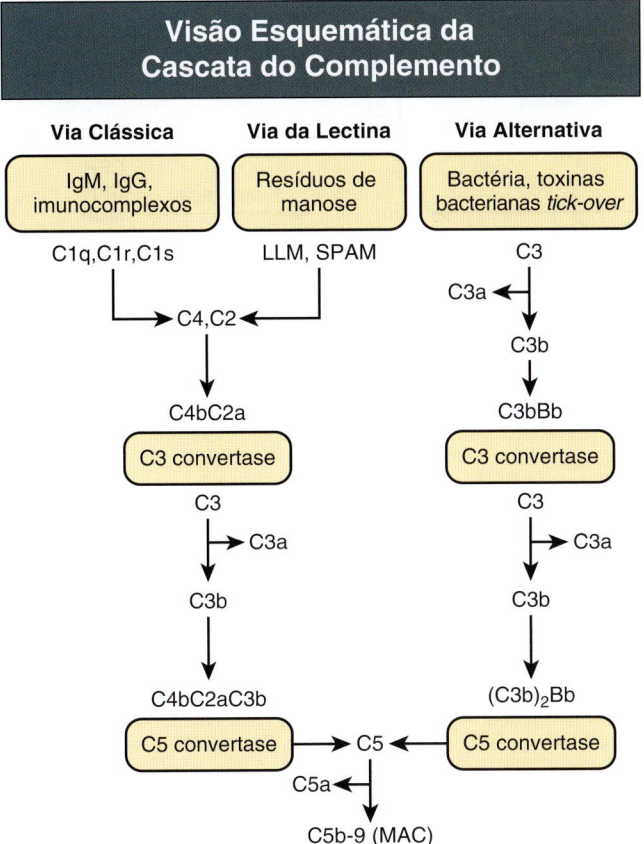

Figura 29-9 Visão esquemática da cascata do complemento. As três vias de ativação (clássica, lectina e alternativa) e do complexo de ataque à membrana (*CAM*) são mostrados. *LLM*, lectina de ligação à manose; *SPAM*, serina-protease associada a manose.

Desfechos em SHUa de Acordo com a Anormalidade Genética Associada

Gene Afetado	Proteina Afetada (Efeito Principal)	Frequência em SHUa (%)	Taxa de Remissão com Plasmaférese* (%)	Mortalidade (em 5-10 anos) ou DRET (%)	Taxa de Recidiva Pós-transplante
CFH	Fator H (sem ligação ao endotélio)	30	60 (dose e tempo dependente)	70–80	60–70
CFHL1, CFHL3	Fator HR1, R3 (anticorpos anti–fator H)	5–10	70–80 (combinado com imunossupressão)	30–40	40
MCP	Cofator de membrana (sem expressão na superfície)	10–15	Sem indicação de plasmaférese	<20	15–20
CFI	Fator I (baixos níveis/baixa ação do cofator)	4–10	30–40	60–70	70–80
CFB	Fator B (estabilização de C3 convertase)	1–2	30	70	Um caso relatado
C3	C3 do complemento (resistência à inativação de C3b)	8–10	40–50	60	40–50
THBD	Trombomodulina (inativação reduzida de C3b)	4–5	60	60	Um caso relatado

Tabela 29-3 Desfechos em SHUa de acordo com a anormalidade genética associada. *Remissão completa ou remissão hematológica com sequela renal.

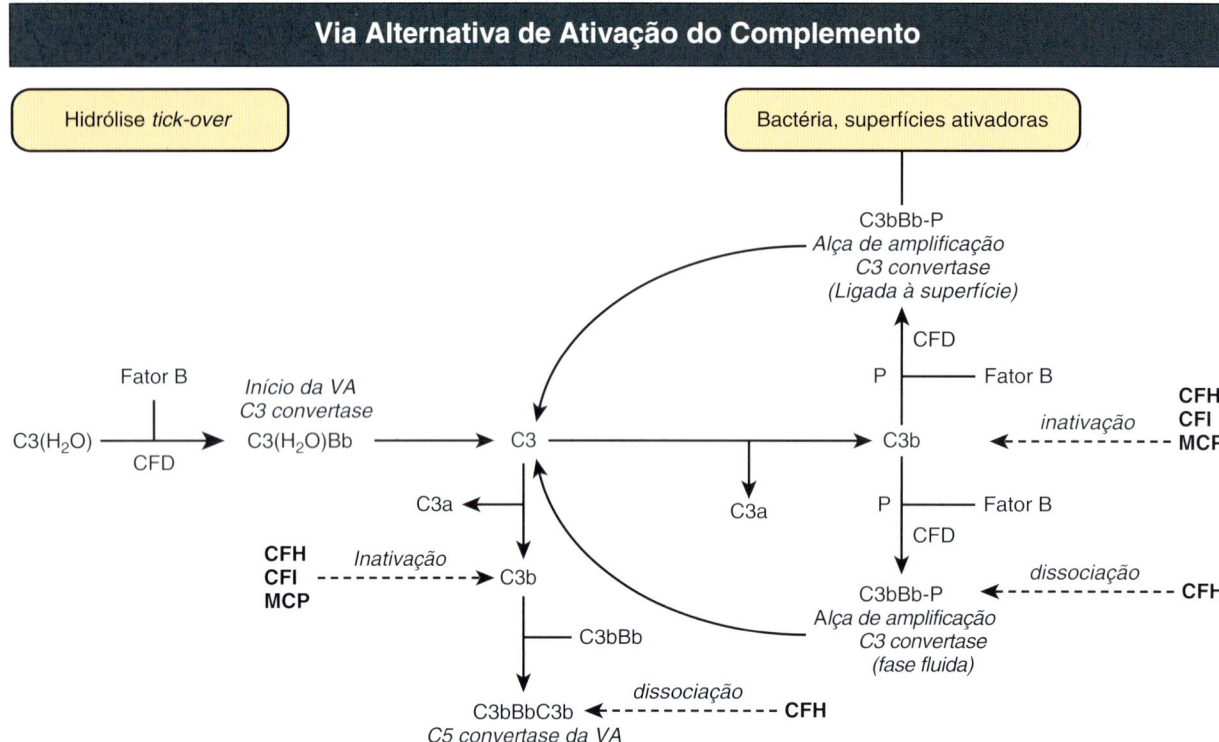

Figura 29-10 Via alternativa de ativação do complemento. A via alternativa (VA) é continuamente ativada no plasma por hidrólise em baixo grau de C3 (um processo chamado tick over), que se liga ao fator B para formar um complexo C3(H2O)B. O Fator D (*CFD*) cliva B para formar a C3 convertase que inicia a VA, clivando C3 a C3b. A ativação é então amplificada pela ligação covalente de uma pequena quantidade de C3b a grupos hidroxilo de carboidratos da superfície das células e proteínas das células alvo (p. ex., células bacterianas). Este C3b se liga ao fator B para formar a alça de amplificação C3 convertase C3bBb. A ligação de properdina (*P*) estabiliza esta enzima. Enzimas C3 convertase clivam muitas moléculas de C3, resultando em um de alça de amplificação de *feedback* positivo. C3b também se liga à C3 convertase, formando a enzima C5 convertase C3b₂Bb. A VA é altamente regulada para evitar danos não específicos às células hospedeiras e limitar a deposição de complemento na superfície de patógenos. Esta regulação ocorre através de um número de reguladores ancorados à membrana e reguladores de fase fluida. *CFI*, Fator I do Complemento (degrada C3b e C4b); *CFH*, Fator H (atua como cofator para o fator I na clivagem de C3b e favorece o decaimento da C3 convertase da VA); *MCP*, proteína cofator de membrana (liga C3b e C4b e tem atividade cofator para ambas as vias clássica e alternativa).

de regulação do complemento reduzida nas superfícies endoteliais. Formas adicionais de genes híbridos CFH/CFHR foram recentemente descritas.

Defeitos adquiridos de função CFH também são vistos na forma de anticorpos inibidores, relatados em 5% a 10% dos pacientes com SHU atípica.[30] De forma análoga ao defeito genético visto no CFH, esses autoanticorpos também se direcionam predominantemente à extremidade C-terminal da proteína, prejudicando assim a regulação do complemento na superfície das células do hospedeiro. O desenvolvimento de autoanticorpos anti-CFH na SHUa tem uma predisposição genética, sendo fortemente associado a deleção dos genes *CFHR1* e *CFHR3*.

Proteína Cofator de Membrana A proteína cofator de membrana (MCP) é um regulador do complemento amplamente expresso na superfície de todas as células, exceto eritrócitos. MCP serve como um cofator para CFI para clivar o C3b e C4b na superfície das células (Fig. 29-10). Mutações em *MCP* são responsáveis por 10% a 15% dos casos de SHUa.[27,31,32] A maioria é heterozigota (http://www.FH-HUS. org). A maioria se agrupa em módulos extracelulares críticos para a regulação. A expressão nos leucócitos foi reduzida para cerca de 75% de mutantes, causando defeito quantitativo. Outros têm baixa capacidade de ligação de C3b e atividade cofator diminuída.[27]

Fator I do Complemento A serina-protease plasmática CFI regula as três vias do complemento clivando C3b e C4b na presença de proteínas cofator (Figs. 29-9 e 29-10). Mutações em *CFI* afetam 4% a 10% dos pacientes com SHUa.[27,33] Todas as mutações são heterozigóticas, e 80% se concentram no domínio serina-protease. Aproximadamente

50% das mutações resultam em baixos níveis de CFI. Alguns mutantes são secretados, mas têm atividade proteolítica prejudicada.[27,33]

C3 e Fator B do Complemento Mutações de ganho de função em C3 podem afetar os genes que codificam os componentes da convertase de C3 da via alternativa, CFB e C3.[34,35] Mutações em *CFB* são raras em SHUa (1% a 2%).[35] CFB mutantes têm afinidade excessiva de C3b e formam uma C3 convertase hiperativa resistente à dissociação.[35] Em torno de 10% dos pacientes com SHU atípica têm mutações heterozigóticas em C3, geralmente com baixos níveis de C3.[34] A maioria das mutações reduz a ligação entre C3b e os reguladores do complemento, causando impedimento grave à degradação do C3b mutante.[34]

Trombomodulina Mutações heterozigotas no gene *THBD* que codifica a trombomodulina, uma glicoproteína ligada à membrana com propriedades anticoagulantes que modula a ativação do complemento na superfície das células, foram encontradas em 3% a 4% de pacientes com SHUa.[36] Células que expressam essas variantes inativam menos eficientemente o C3b que as células que expressam a trombomodulina do tipo selvagem. Esses dados documentam uma ligação funcional entre complemento e coagulação.

Diacilglicerol Quinase Epsilon Mutações heterozigotas ou homozigotas compostas no gene da diacilglicerol-quinase ε (DGKE) cossegregam SHUa em nove famílias não relacionadas com herança autossômica recessiva.[37] Os carreadores da mutação apresentaram SHUa antes da idade de 1 ano; tinham hipertensão persistente, hematúria e proteinúria; e desenvolveram DRC ao envelhecer. DGKE é expressa no endotélio, plaquetas e podócitos. DGKE aparentemente não está relacionada com a cascata de complemento, e o mecanismo pelo qual as mutações em DGKE causam SHUa permanece sem esclarecimento.

Determinantes da Penetrância da Doença Acredita-se que dois outros fatores determinam o desenvolvimento de SHUa. Em primeiro lugar, na maioria dos pacientes, há um *fator desencadeante*; infecção e gravidez são mais frequentemente descritos.[38] Em segundo lugar, uma outra variante genética (*modificador*) pode aumentar o risco de desenvolver a doença. Esse gatilho anteriormente ocorrer na forma de uma mutação adicional em um dos genes anteriormente referidos ou pela presença de uma variante genética de risco comum. Agora se sabe que cerca de 10% dos pacientes com SHU atípica terá mutações em mais de um gene.[39] Foi demonstrado que variantes genéticas de risco comuns (polimorfismos de nucleotídeo único e blocos de haplótipos) em *CFH*, *MCP* e *CFHR1* atuam como fatores de suscetibilidade para o desenvolvimento de SHU.[39]

Diagnóstico e Rastreio

O diagnóstico diferencial de SHUa é feito pela a exclusão de infecções por STEC ou *S. pneumoniae* produtores de neuraminidase, de deficiência de ADAMTS13 e de doenças sistêmicas associadas. Recomenda-se a análise completa dos genes associados à doença e rastreio de anticorpos anti-CFH, em particular na perspectiva de transplante renal em pacientes que progridem para doença renal terminal. Laboratórios de referência em vários países estão equipados para o rastreio genético e de anticorpos. Embora as novas técnicas de sequenciamento tenham reduzido custo e tempo, um rastreio completo ainda requer vários dias. Tratamento de episódios agudos (plasmaférese ou eculizumabe, se disponível e acessível; mais adiante) deve ser iniciado rapidamente após o diagnóstico clínico, sem esperar por resultados de testes genéticos e anticorpos anti-CFH.

Evolução Clínica

Independentemente do tipo de mutação, 60% dos pacientes com SHU atípica são afetados durante a infância,[27] e quase todos os pacientes com anticorpos anti-CFH desenvolvem a doença antes dos 16 anos de idade.[30] Episódios agudos manifestam-se como anemia hemolítica grave, trombocitopenia e IRA. Envolvimento extrarrenal (SNC ou multivisceral) ocorre em 20% dos pacientes.[5, 27,38] Resultados de curto e longo prazo variam de acordo com a anormalidade do complemento subjacente (Tabela 29-3). Por volta de 60% a 70% dos pacientes com mutações em *CFH*, *CFI*, ou *C3* e 40% das crianças com autoanticorpos anti-CFH, perdem função renal ou morrem durante o episódio, ou desenvolvem DRCT após recidiva.[5,27] Mutações em *CFB* estão associadas a mau prognóstico renal (perda de função renal em sete de oito pacientes).[35] Desregulação crônica do complemento pode levar a lesões ateromatosas com complicações cardiovasculares e aumento de mortalidade. Em portadores da mutação em *MCP*, as recidivas são resultado comum, mas o prognóstico a longo prazo é bom; 80% dos pacientes permanecem livres de diálise.[5,27] No entanto, raros pacientes com mutações em *MCP* têm doença grave, doença renal de estágio terminal imediata, hipertensão intratável e coma, possivelmente devido a anormalidades genéticas simultâneas.[39]

Tratamento

Plasma Fresco Congelado As diretrizes sugerem que a terapia com plasma (plasmaférese, 1 a 2 volumes de plasma/dia; infusão de plasma, de 20 a 30 mL/kg/dia) deve ser iniciada dentro de 24 horas de diagnóstico de SHUa.[5] A plasmaférese permite o fornecimento de maiores quantidades de plasma que seria possível com a infusão, evitando sobrecarga de fluidos (Tabela 29-2). Ensaios de terapia com plasma na SHUa são escassos, e não há ensaios atuais. CFH é uma proteína plasmática, dessa forma a infusão de plasma ou aférese fornece CFH normal a pacientes portadores de mutações em *CFH*[27,38] (Tabela 29-3). Porém, o tratamento a longo prazo pode falhar, com o desenvolvimento

de resistência ao plasma.[40] Portadores de mutação heterozigótica em *CFH* geralmente têm níveis normais de *CFH*, dos quais metade é disfuncional. O efeito benéfico do plasma depende muito da quantidade, frequência e modalidade de administração, com troca de plasma sendo superior à infusão de plasma para remissão e prevenção de recorrências, por remoção do mutante *CFH* que poderia antagonizar a proteína normal. A plasmaférese é utilizada para remover os anticorpos anti-CFH,[30] mas o efeito é na maioria das vezes transitório. Imunossupressores (azatioprina e corticosteroides ou micofenolato mofetil) combinados com a plasmaférese permitem sobrevida livre de diálise de longo prazo em 60% a 70% de pacientes.[41] Os dados sobre o efeito do rituximabe, um anticorpo anti-CD20, em tais pacientes são escassos e inconsistentes; de cinco pacientes tratados com rituximabe isoladamente ou com troca de plasma, apenas dois mostraram desaparecimento de anticorpos anti-CFH.[41] Assim, até haver melhor evidência disponível, iniciar com plasmaférese mais esteroides continua a ser o tratamento de escolha para SHUa associada a anticorpos anti-CFH.

Pacientes com mutações em *CFI* mostram uma resposta parcial ao plasma.[5,27,38] Cerca de 30% a 40% de pacientes com mutações em *CFB* e 50% daqueles com mutações em *C3* respondem à infusão de plasma ou aférese.[5,34,35] Esses pacientes podem precisar de várias sessões de plasmaférese para clarear os mutantes hiperfuncionantes *CFB* e *C3*.[5] Como o MCP é uma proteína associada à célula, os efeitos do plasma são improváveis em pacientes com mutações em *MCP*. De fato, 80% dos pacientes com a mutação em *MCP* sofrem remissão independentemente de tratamento com plasma.[5,27,38] (Tabela 29-3).

Transplante A doença retorna em 50% a 80% dos pacientes transplantados com mutações em *CFH*, *CFI*, *CFB* e *C3*, e disfunção do enxerto ocorre em 80% a 90% (Cap. 108).[34,35,42] Transplante com doador vivo-relacionado é contraindicado dado o elevado risco de recorrência, e isso pode ser arriscado para os doadores uma vez que uninefrectomia pode precipitar SHUa em portadores da mutação no gene do complemento. Por exemplo, um homem com uma mutação heterozigota em *CFH* desenvolveu SHU *de novo* após doar um rim para seu filho. A maioria dos estudos tem mostrado que a terapia de plasmaférese falha em evitar a perda do enxerto em pacientes com SHU recorrente após o transplante.[42] Uma estratégia de infusão de plasma ou plasmaférese preemptiva mostrou-se bem-sucedida na prevenção SHUa recorrente em oito pacientes receptores de transplante renal. Em alguns dos pacientes, no entanto, recidiva tardia ocorreu quando a terapia de plasma foi reduzida.[43]

Transplante de rim e fígado simultâneo foi realizado em duas crianças com SHU atípica e mutações em *CFH*, para corrigir o defeito genético do complemento.[44] Todavia, ambos os casos foram complicados por insuficiência hepática precoce. A primeira criança se recuperou depois de um segundo transplante de fígado. Pensou-se que o estresse cirúrgico com isquemia e reperfusão induziram ativação do complemento num fígado que não tinha regulação devido a deficiência funcional de CFH. A abordagem modificada para o transplante combinado foi aplicada a oito pacientes,[45] incluindo plasmaférese extensiva antes da cirurgia, com a finalidade de fornecer CFH normal em tempo útil até que o enxerto de fígado recuperasse suas funções sintéticas. Este procedimento foi bem-sucedido em sete pacientes. Porém, outra criança desenvolveu trombose hepática grave e encefalopatia fatal. Os riscos de transplante renal e hepático requerem uma avaliação cuidadosa dos benefícios para candidatos.

O risco de recorrência de SHUa pós-transplante em pacientes com autoanticorpos anti-CFH não é bem conhecido; relatos disponíveis descrevem apenas 12 transplantes renais em oito pacientes.[41] A redução dos níveis de autoanticorpos com plasmaférese, esteroides e rituximabe permitiu transplante renal bem-sucedido em alguns pacientes.[41]

O resultado do transplante de rim é favorável em pacientes com mutações em *MCP*. Cerca de 80% não apresentaram recidiva de SHU, com sobrevida do enxerto a longo prazo comparável aos pacientes transplantados por outras causas.[5,38,42] MCP é uma proteína transmembrana expressa em grandes quantidades no rim. Não surpreendentemente, um enxerto renal corrige o defeito de receptores com mutação em *MCP*. Todavia, cerca de 20% de doentes com mutações em *MCP* também carregam outra mutação no gene do complemento. Esses pacientes têm uma sobrevida pior do enxerto, com maior incidência de recorrências que pacientes com uma mutação em *MCP* isolada.[39]

A triagem para mutações em todos os genes associados à doença deve permitir que pacientes e médicos tomem decisões esclarecidas sobre a lista para transplante com base no risco de recorrência.

Inibidores do Complemento A identificação de anormalidades genéticas do complemento abriu o caminho para tratamentos personalizados que objetivam, especificamente, regular a ativação do complemento. Em particular, o eculizumabe mudará radicalmente o prognóstico a curto e a longo prazo da SHUa. Mais de 35 pacientes com SHUa tratados com eculizumabe foram relatados na literatura até agora.[46] Alguns foram tratados por SHUa afetando os rins nativos; outros receberam eculizumabe para tratar ou prevenir recorrência de SHUa pós-transplante. A maioria dos pacientes tratados durante episódios agudos obteve remissão com eculizumabe, incluindo casos dramáticos com comprometimento neurológico grave ou com gangrena periférica. A eficácia de eculizumabe em SHUa foi definitivamente provada em dois ensaios controlados de doentes adultos e adolescentes com SHUa sensível e resistente à terapia com plasma[47,48] (Identificador em ClinicalTrials.gov: NCT1410916). Com base nesses resultados, no final de 2011, o eculizumabe recebeu aprovação para o tratamento de SHU atípica nos Estados Unidos e na Europa.

A duração da terapia com eculizumabe e o regime de tratamento ideal ainda não estão estabelecidos. É concebível que o tratamento com eculizumabe em doses que podem persistentemente bloquear a cascata do complemento pode ser indicado para prevenir a recorrência das formas genéticas de doença. Contudo, ainda não sabemos se isso se aplica a todos doentes com SHUa e anormalidades intrínsecas do complemento. Razoavelmente, diferentes defeitos genéticos subjacentes, diferentes cursos clínicos antes da terapia com eculizumabe e diferente atividade residual do complemento durante tratamento com eculizumabe devem ser considerados no planejamento de estratégias para a terapia com eculizumabe a longo prazo. Os resultados sugerem que os tratamentos crônicos com os esquemas capazes de inibir persistentemente o sistema do complemento podem ser necessários, pelo menos em alguns doentes. Por outro lado, os riscos de sensibilização associados à exposição crônica às drogas ou à deposição de eculizumabe nos tecidos (Cap. 22), bem como os enormes custos em contextos de recursos limitados, sugerem que o tratamento cuidadoso, ajustando até a retirada sempre que possível, deve ser tentado na maioria dos pacientes com SHU atípica sob rígido controle da doença e da atividade do complemento.

Púrpura Trombocitopênica Trombótica

Na microcirculação de pacientes com PTT, trombos de plaquetas se desenvolvem, formados principalmente por plaquetas e fator de von Willebrand (FvW). Esta proteína desempenha um papel importante na hemostasia primária através da formação de tampões de plaquetas nos sítios de lesão vascular sob alta tensão de cisalhamento. O FvW é uma glicoproteína grande sintetizada nas células do endotélio vascular e megacariócitos como um polímero de elevado peso molecular.[49] A secreção de FvW ocorre sobretudo através dos corpúsculos de Weibel-Palade. A exocitose de FvW a partir dos grânulos de armazenamento pode ser aumentada rapidamente por exposição das células endoteliais a secreção de histamina, trombina, acetato de forbolmiristato ou ionóforos de cálcio. Por estimulação, o FvW é secretado pelas células endoteliais como multímeros ultralargos (UL) que formam estruturas semelhantes a cordas ligados às células endoteliais,

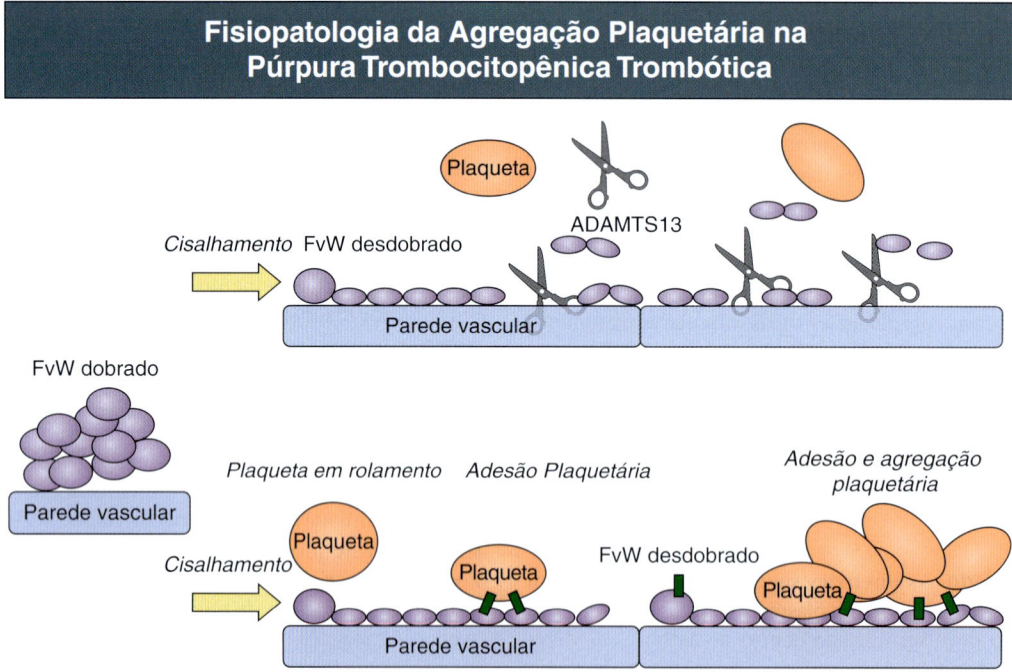

Figura 29-11 Fisiopatologia da agregação plaquetária na púrpura trombocitopênica trombótica. O fator de von Willebrand (*FvW*) é sintetizado e armazenado como multímeros ultralargos (UL) em células e megacariócitos endoteliais. Com estimulação, multímeros UL de FvW são secretados por células endoteliais para a circulação de uma estrutura dobrada. Na exposição a um maior estresse de cisalhamento, os multímeros UL formam estruturas semelhantes a cordas que aderem às células endoteliais. *Painel superior*, Normalmente, as cordas de FvWUL são clivadas pela ADAMTS13 para gerar multímeros de FvW de 500 kDa a 20 milhões de Da e prevenir a trombose da microvasculatura. *Painel inferior*, Quando a atividade proteolítica de ADAMTS13 é defeituosa devido ao efeito inibidor de autoanticorpos anti-ADAMTS13 ou síntese congênita deficiente da protease, multímeros de FvWUL acumulam-se e interagem com as plaquetas ativadas para facilitar a adesão e agregação das plaquetas, com formação de trombos e oclusão do lúmen vascular.

possivelmente através da interação com a P-selectina. Sob o esforço de cisalhamento de fluidos, cordas de FvWUL são clivadas para gerar multímeros de vWF de vários tamanhos que normalmente circulam no sangue.[50] A clivagem proteolítica de multímeros de FvW parece ser crítica na prevenção de trombose na microvasculatura.

ADAMTS13 é a protease responsável pela clivagem FvW, criando fragmentos de 140 kd e 176 kd (Fig. 29-11). Ele deriva primariamente das células estreladas hepáticas. ADAMTS13 também é expresso, embora em graus mais baixos, em outros tipos de células, tais como podócitos renais, células tubulares, células endoteliais vasculares e plaquetas. A concentração plasmática de ADAMTS13 é de aproximadamente 1 µg/mL, ou 5 nmol/L. A meia-vida da eliminação de ADAMTS13 é de 1 a 2 dias na circulação.

Mecanismos

Na maioria dos pacientes com PTT primária, ADAMTS13 é deficiente, levando ao acúmulo de multímeros de fator de von Willebrand ultralargos (FvWUL), que são altamente reativos com as plaquetas.[51,52] Exposição de multímeros de FvWUL e plaquetas a tensão de cisalhamento leva à agregação plaquetária. Os níveis de tensão de cisalhamento necessários para induzir a agregação de plaquetas estão no nível encontrado na circulação normal arteriolar e capilar. Portanto, FvW e plaquetas têm uma propensão para formar agregados em arteríolas normais e capilares que precisam ser constantemente regulados. Por clivagem de multímeros de FvWUL antes de serem ativados por tensão de cisalhamento para provocar a agregação de plaquetas, ADAMTS13 impede trombose microvascular espontânea na circulação normal (Fig. 29-11). A agregação de plaquetas observada em pacientes com PTT e deficiência de ADAMTS13 é, portanto, uma consequência direta do acúmulo de multímeros de FvWUL. Consequentemente, os trombos microvasculares ocorrem em quase todos os vasos dos órgãos, resultando em isquemia difusa dos órgãos e trombocitopenia secundária ao consumo de plaquetas. Hemólise microangiopática é causada pela passagem do sangue através dos vasos capilares e arteríolas danificadas pela oclusão por trombos.

Dois mecanismos para deficiência da atividade ADAMTS13 foram identificados em pacientes com PTT primária: uma deficiência adquirida, causada pela formação de autoanticorpos anti-ADAMTS13 (PTT adquirida); e uma deficiência genética, causada por mutação homozigota ou heterozigota composta em *ADAMTS13* (PTT congênita) (Tabela 29-1).

Deficiência Autoimune de ADAMTS13 Esta forma adquirida de PTT representa a maioria dos casos primários agudos (60% a 90%). A doença é caracterizada pela deficiência severa de ADAMTS13,[52] cuja atividade é inibida pelos autoanticorpos específicos que se desenvolvem e tendem a transitoriamente desaparecer durante a remissão.[52] Os pacientes com PTT secundária a transplante de células-tronco hematopoéticas, doenças malignas ou infecção por vírus da imunodeficiência humana (HIV) raramente têm deficiência grave de ADAMTS13 e anticorpos IgG inibitórios. Deficiência grave de ADAMTS13 e anticorpos inibidores de ADAMTS13 foram detectados em 80% a 90 % dos pacientes com PTT associada à ticlopidina e em alguns doentes com PTT induzida pelo clopidogrel. A deficiência se resolve depois da descontinuação das drogas. Inibidores de ADAMTS13 não têm sido descritos em outros casos de PTT associada a fármaco. PTT diagnosticada durante a gravidez ocorre em torno de 7% de todos os casos de PPT. A maioria dessas mulheres tem deficiência adquirida de ADAMTS13, mas a gravidez também tem sido relatada como um evento desencadeador em pacientes com deficiência de ADAMTS13 genética, como discutido mais tarde.

A patogenicidade da PTT associada a autoanticorpos anti-ADAMTS13 é evidenciada pelo seu desaparecimento habitual da circulação, quando é conseguida a remissão após o tratamento eficaz, a qual ocorre em paralelo com a normalização da atividade ADAMTS13.

Deficiência Congênita de ADAMTS13 Esta forma rara e congênita de PTT se associa a um defeito genético de *ADAMTS13* e corresponde a cerca de 5% de todos os casos de PTT (Tabela 29-1). A PTT associada à deficiência congênita de *ADAMTS13* pode se instalar na presença ou não de uma história familiar.[51,54] Em ambos os casos, a doença é herdada como um traço recessivo. Até o momento, mais de 120 mutações foram identificadas nos pacientes com PTT.[55] Estudos da secreção e da atividade das formas mutantes demonstram que a maioria das mutações leva à secreção defeituosa da protease pelas células, e, uma vez secretada, a atividade proteolítica é marcadamente reduzida.

A maioria dos pacientes são portadores de mutações heterozigotas compostas; apenas 20% das mutações foram observadas na forma homozigota.

Evolução Clínica

Em comparação com os pacientes que têm deficiência leve de ADAMTS13, os pacientes gravemente deficientes apresentam taxas mais altas de remissão induzida pela terapia (82% a 88% *vs.* 20% a 75%) e de mortalidade mais baixa (8% a 18% *vs.* 18% a 80%).[53,56] A elevada mortalidade em pacientes não gravemente deficientes pode ser causada pela maior proporção de causas secundárias e morte por doenças subjacentes, como pacientes com malignidades hematológicas.

Entre os pacientes que têm uma deficiência grave de ADAMTS13, aqueles com anticorpos inibitórios experimentam uma manifestação mais grave da doença, levam substancialmente mais tempo para atingir remissão clínica e requerem um volume de plasma mais elevado que os pacientes com deficiência de ADAMTS13 congênita. Em pacientes com anticorpos inibitórios, risco de até 50% para apresentar recidivas foi relatado. Atividade ADAMTS13 indetectável e persistência de inibidores anti-ADAMTS13 durante a remissão predizem recorrências.

Púrpura trombocitopênica trombótica foi reportada em um de cada 1.600 a 5.000 pacientes tratados com ticlopidina, com 11 casos notificados durante o tratamento com clopidogrel. A taxa de sobrevida global é de 67% e é melhorada pela retirada da droga, tratamento precoce e terapia com plasma.

Aproximadamente 60% dos pacientes com deficiência congênita de ADAMTS13 apresenta seu primeiro episódio agudo da doença no período neonatal ou durante a infância, mas um segundo grupo (10% a 20%) manifesta a doença após a terceira década de vida. Recorrências da PTT ocorrem em 80% dos pacientes,[55] mas a sua frequência varia muito. Considerando que alguns pacientes com deficiência congênita ADAMTS13 dependem de frequentes infusões de plasma para prevenir recorrências, outros que obtiveram remissão clínica após tratamento com plasma permanecem livres da doença por longos períodos após a descontinuação da terapia. O tipo e a localização das mutações em ADAMTS13 podem influenciar a idade de início das manifestações da PTT, bem como a penetrância da doença entre os portadores. Portadores de mutações associadas a alguma atividade residual de ADAMTS13 apresentam uma maior sobrevida livre da doença em comparação a pacientes com atividade da protease completamente ausente.[57]

Os fatores ambientais podem contribuir para induzir a manifestação completa da doença. De acordo com estudos de duplo insulto (*two-hit model*), a deficiência de ADAMTS13 predispõe à trombose microvascular, e microangiopatia trombótica surge após um evento desencadeante que ativa as células endoteliais microvasculares e causa a secreção de multímeros FvWUL e expressão de P-selectina. Mais uma vez, gatilhos potenciais desses fenômenos são infecções e gravidez.

Terapia

O plasma é a pedra angular da terapia durante o episódio agudo em pacientes com PTT, porque repõe a atividade da protease defeituosa. Em pacientes com anticorpos anti-ADAMTS13, comparada com a infusão de plasma, a plasmaférese pode oferecer a vantagem de também remover rapidamente os anticorpos anti-ADAMTS13.[8] (Tabela 29-2)

Devido ao potencial de deterioração clínica súbita, o tratamento deve ser iniciado tão cedo quanto possível após o diagnóstico de PTT. A abordagem de tratamento consiste em 1–2 sessões de plasmaférese até que os sintomas clínicos se resolvam e a contagem de plaquetas atinja um nível normal (≥ 150.000/μL). Plasma fresco congelado (PFC) e criossobrenadante são considerados equivalentes devido a níveis comparáveis de ADAMTS13.

Corticosteroides, administrados em combinação com plasmoterapia, podem ser benéficos em formas autoimunes da PTT pela inibição da síntese de autoanticorpos anti-ADAMTS13. A lógica do tratamento combinado é que a plasmaférese terá apenas um efeito temporário na base autoimune presumida da doença, e tratamento imunossupressor adicional pode resultar em uma resposta mais duradoura (Tabela 29-2).

Estudos prospectivos utilizam rituximabe, um anticorpo monoclonal anti-CD20, com sucesso e segurança em pacientes que não responderam à plasmaférese-padrão e metilprednisolona, bem como em pacientes com recaída aguda que tinham anticorpos para ADAMTS13 demonstrados anteriormente. O tratamento foi associado a remissão clínica em todos os pacientes, desaparecimento de anticorpos anti-ADAMTS13 e um aumento da atividade da ADAMTS13 para níveis superiores a 10 %.[58] De aproximadamente 100 pacientes tratados com rituximabe relatados, foi observado normalização das plaquetas e do LDH em cerca de 95%, embora o tempo de remissão tenha sido variável, de 1 a 4 semanas após a primeira dose. A duração da remissão variou de 9 meses a 4 anos, com recidivas notificadas em torno de 10%. O rituximabe também foi usado eletivamente para prevenir recaídas em pacientes com autoanticorpos e doença recorrente.[59] A avaliação longitudinal da atividade ADAMTS13 e dos níveis dos autoanticorpos pode ajudar no monitoramento da resposta do paciente ao tratamento. Repetir o tratamento com rituximabe deve ser considerado, a fim de evitar uma recaída quando a atividade da ADAMTS13 diminui e inibidores reaparecem na circulação.

Em pacientes que têm PTT associada a deficiência congênita de ADAMTS13, a ADAMTS13 é constitutivamente ausente e pode ser substituída por infusão de plasma. Durante os episódios agudos, os pacientes muitas vezes requerem plasmaférese para restaurar um estado clínico e laboratorial estável. Fornecer ADAMTS13 necessária para atingir 5% de atividade enzimática normal pode ser suficiente para degradar grandes multímeros de FvW, os quais podem ser relevantes para induzir a remissão do processo microangiopático, e esse efeito é mantido ao longo do tempo. A ADAMTS13 infundida tem uma meia-vida plasmática de 2 a 3 dias in vivo,[60] e, embora os níveis no plasma caiam abaixo de 5% dentro de 3 a 7 dias após a administração de plasma, o efeito deste na contagem de plaquetas e parâmetros clínicos pode durar até 3 semanas, sugerindo que a ADAMTS13 permanece disponível (p. ex., nas plaquetas e células endoteliais). Pacientes com deficiência congênita de ADAMTS13 tendem a recaída. Pacientes com recaídas frequentes, curso clínico grave com sequelas neurológicas, insuficiência renal ou história de óbito por PTT entre seus irmãos devem receber infusões profiláticas de plasma a cada 2 ou 3 semanas, um esquema geralmente efetivo em prevenir episódios agudos de PTT e em manter os pacientes em boas condições de saúde por anos.

Outras Formas de Microangiopatia Trombótica, Associada a Doença Sistêmica ou Drogas
Síndrome Antifosfolípide, Esclerodermia e Emergências Hipertensivas

Terapia com plasma tem sido frequentemente aplicada em pacientes com microangiopatia trombótica associada a doenças sistêmicas, ainda que a sua eficácia seja mal definida.[5] Na síndrome antifosfolípide, a anticoagulação oral continua a ser o único tratamento de eficácia comprovada para prevenir e tratar trombose micro e macrovascular, mesmo se houver trombocitopenia concomitante, podendo aumentar o risco de hemorragia. Relatórios preliminares sugerem uma potencial eficácia da terapia com rituximabe, mas são necessários outros estudos controlados.[61]

Controle da pressão arterial é fundamental em pacientes com MAT associada a crise esclerodérmica e emergências hipertensivas.

Vírus da Imunodeficiência Humana

Síndrome hemolítico-urêmica e púrpura trombocitopênica trombótica são possíveis complicações da síndrome da imunodeficiência adquirida (AIDS), que podem ser responsáveis por até 30 % dos casos de MAT em pacientes internados em cidades onde a AIDS é uma epidemia. Terapia com plasma é a única abordagem viável nessas formas, embora o prognóstico seja ruim.[5]

Doenças Malignas

MAT espontânea complica quase 6% dos casos de carcinoma gástrico metastático, que por sua vez é responsável por cerca de 50% de todas MATs associadas a doenças malignas. O prognóstico é extremamente ruim. A terapia é minimamente eficaz.[5]

Drogas

Mais frequentemente semelhante a SHU, a MAT é descrita em 2% a 10% dos doentes com câncer tratados com mitomicina C.[62] Os pacientes que desenvolvem MAT associada a mitomicina C estão geralmente em remissão da sua doença maligna. A mortalidade é de aproximadamente 70%, e o tempo médio para a morte é cerca de 4 semanas. Os pacientes que sobrevivem à fase aguda muitas vezes continuam a realizar diálise ou morrem depois de recorrência do tumor ou metástase. A sugestão de administrar corticosteroides durante o tratamento com mitomicina para prevenir a doença precisa ser confirmada. Em geral, plasmaférese é tentada, mas a sua eficácia não foi provada.

Combinações contendo platina e bleomicina também foram relatadas como indutores de SHU.[62]

A quinina é uma das drogas mais comumente associadas a MAT. Ela é habitualmente usada para tratar cãibras musculares, mas também está contida em bebidas e produtos de nutrição (p. ex., água tônica, preparações à base de plantas). Plaquetas, eritrócitos, granulócitos, linfócitos e anticorpos endoteliais, todos dependentes de quinina, podem contribuir para a patogênese. Insuficiência renal grave é frequente e hemodiálise é necessária na maioria dos casos. Alta mortalidade e insuficiência renal crônica foram relatadas.[62] A descontinuação da quinina e terapia com plasma devem ser iniciadas rapidamente.

Microangiopatia trombótica associada ao interferon alfa é caracterizada predominantemente por insuficiência renal. Na maioria das vezes, os pacientes se recuperam com interrupção precoce do medicamento e terapia de suporte imediata. No entanto, o prognóstico renal é na maioria das vezes ruim, com doença renal crônica terminal em cerca de 42% dos pacientes.

Referências

1. Remuzzi G. HUS and TTP: Variable expression of a single entity. *Kidney Int.* 1987;32:292-308.
2. Gasser C, Gautier E, Steck A, et al. [Hemolytic-uremic syndrome: Bilateral necrosis of the renal cortex in acute acquired hemolytic anemia]. *Schweiz Med Wochenschr.* 1955;85:905-909.
3. Ruggenenti P, Remuzzi G. A German outbreak of haemolytic uraemic syndrome. *Lancet.* 2011;378:1057-1058.
4. Constantinescu AR, Bitzan M, Weiss LS, et al. Non-enteropathic hemolytic uremic syndrome: Causes and short-term course. *Am J Kidney Dis.* 2004;43:976-982.
5. Noris M, Remuzzi G. Atypical hemolytic-uremic syndrome. *N Engl J Med.* 2009;361:1676-1687.
6. Noris M, Remuzzi G. Hemolytic uremic syndrome. *J Am Soc Nephrol.* 2005;16:1035-1050.
7. Moschcowitz E. An acute febrile pleiochromic anemia with hyaline thrombosis of the terminal arterioles and capillaries: An undescribed disease. 1925. *Mt Sinai J Med.* 2003;70:352-355.

8. George JN. How I treat patients with thrombotic thrombocytopenic purpura: 2010. *Blood*. 2010;116:4060-4069.

9. Rock G, Kelton JG, Shumak KH, et al. Laboratory abnormalities in thrombotic thrombocytopenic purpura. Canadian Apheresis Group. *Br J Haematol*. 1998;103:1031-1036.

10. Eknoyan G, Riggs SA. Renal involvement in patients with thrombotic thrombocytopenic purpura. *Am J Nephrol*. 1986;6:117-131.

11. Remuzzi G, Ruggenenti P, Bertani T. Thrombotic microangiopathy. In: Tisher CG, Brenner BM, eds. *Renal Pathology: with Clinical and Functional Correlations*. Philadelphia: Lippincott; 1994:1154-1184.

12. Mead PS, Griffin PM. *Escherichia coli* O157:H7. *Lancet*. 1998;352:1207-1212.

13. Morigi M, Galbusera M, Binda E, et al. Verotoxin-1-induced up-regulation of adhesive molecules renders microvascular endothelial cells thrombogenic at high shear stress. *Blood*. 2001;98:1828-1835.

14. Morigi M, Galbusera M, Gastoldi S, et al. Alternative pathway activation of complement by Shiga toxin promotes exuberant C3a formation that triggers microvascular thrombosis. *J Immunol*. 2011;187:172-180.

15. Garg AX, Suri RS, Barrowman N, et al. Long-term renal prognosis of diarrhea-associated hemolytic uremic syndrome: a systematic review, meta-analysis, and meta-regression. *JAMA*. 2003;290:1360-1370.

16. Ake JA, Jelacic S, Ciol MA, et al. Relative nephroprotection during *Escherichia coli* O157:H7 infections: association with intravenous volume expansion. *Pediatrics*. 2005;115:e673-e680.

17. Wong CS, Jelacic S, Habeeb RL, et al. The risk of the hemolytic-uremic syndrome after antibiotic treatment of *Escherichia coli* O157:H7 infections. *N Engl J Med*. 2000;342:1930-1936.

18. Nitschke M, Sayk F, Hartel C, et al. Association between azithromycin therapy and duration of bacterial shedding among patients with Shiga toxin–producing enteroaggregative *Escherichia coli* O104:H4. *JAMA*. 2012;307:1046-1052.

19. Van Dyck M, Proesmans W. Renoprotection by ACE inhibitors after severe hemolytic uremic syndrome. *Pediatr Nephrol*. 2004;19:688-690.

20. Dundas S, Murphy J, Soutar RL, et al. Effectiveness of therapeutic plasma exchange in the 1996 Lanarkshire *Escherichia coli* O157:H7 outbreak. *Lancet*. 1999;354:1327-1330.

21. Carter AO, Borczyk AA, Carlson JA, et al. A severe outbreak of *Escherichia coli* O157:H7–associated hemorrhagic colitis in a nursing home. *N Engl J Med*. 1987;317:1496-1500.

22. Lapeyraque AL, Malina M, Fremeaux-Bacchi V, et al. Eculizumab in severe Shiga-toxin–associated HUS. *N Engl J Med*. 2011;364:2561-2563.

23. Kielstein JT, Beutel G, Fleig S, et al. Best supportive care and therapeutic plasma exchange with or without eculizumab in Shiga-toxin–producing *E. coli* O104:H4 induced haemolytic-uraemic syndrome: An analysis of the German STEC-HUS Registry. *Nephrol Dial Transplant*. 2012;27:3807-3815.

24. Brandt J, Wong C, Mihm S, et al. Invasive pneumococcal disease and hemolytic uremic syndrome. *Pediatrics*. 2002;110:371-376.

25. Noris M, Ruggenenti P, Perna A, et al. Hypocomplementemia discloses genetic predisposition to hemolytic uremic syndrome and thrombotic thrombocytopenic purpura: Role of factor H abnormalities. Italian Registry of Familial and Recurrent Hemolytic Uremic Syndrome/Thrombotic Thrombocytopenic Purpura. *J Am Soc Nephrol*. 1999;10:281-293.

26. Richards A, Buddles MR, Donne RL, et al. Factor H mutations in hemolytic uremic syndrome cluster in exons 18-20, a domain important for host cell recognition. *Am J Hum Genet*. 2001;68:485-490.

27. Caprioli J, Noris M, Brioschi S, et al. Genetics of HUS: The impact of MCP, CFH, and IF mutations on clinical presentation, response to treatment, and outcome. *Blood*. 2006;108:1267-1279.

28. Manuelian T, Hellwage J, Meri S, et al. Mutations in factor H reduce binding affinity to C3b and heparin and surface attachment to endothelial cells in hemolytic uremic syndrome. *J Clin Invest*. 2003;111:1181-1190.

29. Venables JP, Strain L, Routledge D, et al. Atypical haemolytic uraemic syndrome associated with a hybrid complement gene. *PLoS Med*. 2006;3:e431.

30. Dragon-Durey MA, Loirat C, Cloarec S, et al. Anti–factor H autoantibodies associated with atypical hemolytic uremic syndrome. *J Am Soc Nephrol*. 2005;16:555-563.

31. Richards A, Kemp EJ, Liszewski MK, et al. Mutations in human complement regulator, membrane cofactor protein (CD46), predispose to development of familial hemolytic uremic syndrome. *Proc Natl Acad Sci USA*. 2003;100:12966-12971.

32. Noris M, Brioschi S, Caprioli J, et al. Familial haemolytic uraemic syndrome and an MCP mutation. *Lancet*. 2003;362:1542-1547.

33. Kavanagh D, Richards A, Noris M, et al. Characterization of mutations in complement factor I (CFI) associated with hemolytic uremic syndrome. *Mol Immunol*. 2008;45:95-105.

34. Fremeaux-Bacchi V, Miller EC, Liszewski MK, et al. Mutations in complement C3 predispose to development of atypical hemolytic uremic syndrome. *Blood*. 2008;112:4948-4952.

35. Goicoechea de Jorge E, Harris CL, Esparza-Gordillo J, et al. Gain-of-function mutations in complement factor B are associated with atypical hemolytic uremic syndrome. *Proc Natl Acad Sci USA*. 2007;104:240-245.

36. Delvaeye M, Noris M, DeVriese A, et al. Mutations in thrombomodulin in hemolytic-uremic syndrome. *N Engl J Med*. 2009;361:345-357.

37. Lemaire M, Fremeaux-Bacchi V, Schaefer F, et al. Recessive mutations in DGKE cause atypical hemolytic-uremic syndrome. *Nat Genet*. 2013;45:531-536.

38. Noris M, Caprioli J, Bresin E, et al. Relative role of genetic complement abnormalities in sporadic and familial aHUS and their impact on clinical phenotype. *Clin J Am Soc Nephrol*. 2010;5:1844-1859.

39. Bresin E, Rurali E, Caprioli J, et al. Combined complement gene mutations in atypical hemolytic uremic syndrome influence clinical phenotype. *J Am Soc Nephrol*. 2013;24:475-486.

40. Nathanson S, Fremeaux-Bacchi V, Deschenes G. Successful plasma therapy in hemolytic uremic syndrome with factor H deficiency. *Pediatr Nephrol*. 2001;16:554-556.

41. Dragon-Durey MA, Sethi SK, Bagga A, et al. Clinical features of anti-factor H autoantibody-associated hemolytic uremic syndrome. *J Am Soc Nephrol*. 2010;21:2180-2187.

42. Noris M, Remuzzi G. Thrombotic microangiopathy after kidney transplantation. *Am J Transplant*. 2010;10:1517-1523.

43. Hirt-Minkowski P, Schaub S, Mayr M, et al. Haemolytic uraemic syndrome caused by factor H mutation: is single kidney transplantation under intensive plasma therapy an option? *Nephrol Dial Transplant*. 2009;24:3548-3551.

44. Remuzzi G, Ruggenenti P, Codazzi D, et al. Combined kidney and liver transplantation for familial haemolytic uraemic syndrome. *Lancet*. 2002;359:1671-1672.

45. Jalanko H, Peltonen S, Koskinen A, et al. Successful liver-kidney transplantation in two children with aHUS caused by a mutation in complement factor H. *Am J Transplant*. 2008;8:216-221.

46. Schmidtko J, Peine S, El-Housseini Y, et al. Treatment of atypical hemolytic uremic syndrome and thrombotic microangiopathies: A focus on eculizumab. *Am J Kidney Dis*. 2013;61:289-299.

47. Licht C, Muus P, Legendre C, et al. Ph II study of eculizumab (Ecu) in patients (pts) with atypical hemolytic uremic syndrome (aHUS) receiving chronic plasma exchange/infusion (PE/PI). *J Am Soc Nephrol*. 2011;22:197A.

48. Greenbaum LA, Babu S, Furman R, et al. Continued improvements in renal function with sustained eculizumab (Ecu) in patients (pts) with atypical hemolytic uremic syndrome (aHUS) resistant to plasma exchange/infusion (PE/PI). *J Am Soc Nephrol*. 2011;22:197A.

49. Moake JL. Moschcowitz, multimers, and metalloprotease. *N Engl J Med*. 1998;339:1629-1631.

50. Sadler JE. Von Willebrand factor, ADAMTS13, and thrombotic thrombocytopenic purpura. *Blood*. 2008;112:11-18.

51. Levy GG, Nichols WC, Lian EC, et al. Mutations in a member of the ADAMTS gene family cause thrombotic thrombocytopenic purpura. *Nature*. 2001;413:488-494.

52. Furlan M, Robles R, Galbusera M, et al. Von Willebrand factor–cleaving protease in thrombotic thrombocytopenic purpura and the hemolytic-uremic syndrome. *N Engl J Med*. 1998;339:1578-1584.

53. Tsai HM, Lian EC. Antibodies to von Willebrand factor–cleaving protease in acute thrombotic thrombocytopenic purpura. *N Engl J Med*. 1998;339:1585-1594.

54. Vesely SK, George JN, Lammle B, et al. ADAMTS13 activity in thrombotic thrombocytopenic purpura–hemolytic uremic syndrome: Relation to presenting features and clinical outcomes in a prospective cohort of 142 patients. *Blood*. 2003;102:60-68.

55. Loirat C, Coppo P, Veyradier A. Thrombotic thrombocytopenic purpura in children. *Curr Opin Pediatr*. 2013;25:216-224.

56. Zheng XL, Kaufman RM, Goodnough LT, et al. Effect of plasma exchange on plasma ADAMTS13 metalloprotease activity, inhibitor level, and clinical outcome in patients with idiopathic and nonidiopathic thrombotic thrombocytopenic purpura. *Blood*. 2004;103:4043-4049.

57. Lotta LA, Wu HM, Mackie IJ, et al. Residual plasmatic activity of ADAMTS13 is correlated with phenotype severity in congenital thrombotic thrombocytopenic purpura. *Blood*. 2012;120:440-448.

58. Ireland R. Thrombotic microangiopathy: Rituximab in severe autoimmune TTP. *Nat Rev Nephrol*. 2012;8:131.

59. Bresin E, Gastoldi S, Daina E, et al. Rituximab as pre-emptive treatment in patients with thrombotic thrombocytopenic purpura and evidence of anti-ADAMTS13 autoantibodies. *Thromb Haemost*. 2009;101:233-238.

60. Furlan M, Robles R, Morselli B, et al. Recovery and half-life of von Willebrand factor–cleaving protease after plasma therapy in patients with thrombotic thrombocytopenic purpura. *Thromb Haemost*. 1999;81:8-13.

61. Ruiz-Irastorza G, Crowther M, Branch W, Khamashta MA. Antiphospholipid syndrome. *Lancet*. 2010;376:1498-1509.

62. Pisoni R, Ruggenenti P, Remuzzi G. Drug-induced thrombotic microangiopathy: Incidence, prevention and management. *Drug Saf*. 2001;24:491-501

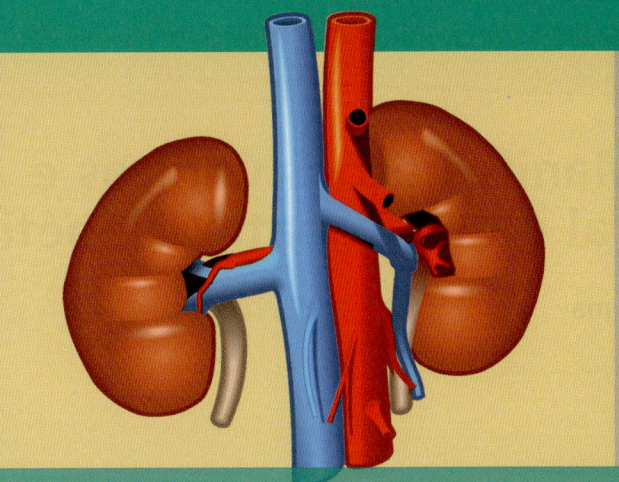

SEÇÃO **V**

Nefropatia Diabética

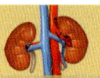

CAPÍTULO 30

Patogênese, Manifestações Clínicas e História Natural da Nefropatia Diabética

Gunter Wolf e Kumar Sharma

DEFINIÇÃO

A nefropatia diabética (ND) é a principal causa de doença renal em fase terminal (DRCT) na maioria das sociedades ocidentais. Pode-se apresentar como consequência do diabetes melito (DM) tipo 1, tipo 2 e das outras formas de diabetes. O *diabetes tipo 1* é uma doença autoimune caracterizada pela destruição das ilhotas pancreáticas mediada por anticorpos e por células. Pode ocorrer em qualquer idade, porém é comum na infância, apresentando-se geralmente antes dos 30 anos. O *diabetes tipo 2* é caracterizado por uma combinação de resistência à insulina e deficiência de insulina. A *síndrome metabólica* (resistência à insulina, obesidade visceral, hipertensão, hiperuricemia e dislipidemia com altos níveis de triglicerídeos e baixa quantidade da lipoproteína de alta densidade) é na maioria das vezes seguida pelo diabetes tipo 2. Por um longo período, a resistência à insulina é compensada pelo aumento da secreção de insulina, mas um declínio gradual da função das células β pancreáticas resulta em hiperglicemia, e os pacientes diabéticos tipo 2 passam a necessitar de tratamento com insulina. O diabetes tipo 2 era tipicamente uma doença de adultos, na maioria idosos; entretanto, recentemente, a sua incidência tem aumentado em adolescentes e até mesmo em crianças. Além desses, os outros tipos de DM são o tipo MODY (*Maturity-Onset Diabetes of the Young*), diabetes gestacional e diabetes secundário a vários distúrbios metabólicos ou como resultado do tratamento com corticosteroides.

PATOGÊNESE DA NEFROPATIA DIABÉTICA

Fatores Genéticos e Ambientais

O risco da ND é determinado por fatores poligenéticos. Esse risco é igual para os pacientes com diabetes tipo 1 e tipo 2, e apenas 30% a 40% dos pacientes desenvolverão a nefropatia. A prevalência da nefropatia em pacientes diabéticos varia entre os diferentes grupos étnicos e raciais, sendo mais elevada em afro-americanos, americanos nativos, mexicano-americanos, polinésios, aborígines australianos e imigrantes do sul da Ásia urbanizados no Reino Unido, em comparação com caucasianos. Embora existam barreiras ao cuidado que influenciam algumas dessas diferenças interpopulacionais, os fatores genéticos também podem contribuir.

Grupos familiares de ND têm sido relatados tanto no diabetes tipo 1, quanto no tipo 2, e em ambas as populações caucasianas e não caucasianas. Em um paciente com diabetes tipo 1, que tenha um parente de primeiro grau com diabetes e nefropatia, o risco para o desenvolvimento da ND é de 83%. A frequência é de apenas 17%, se houver um parente de primeiro grau com diabetes, mas sem nefropatia.[1] No diabetes tipo 2, os grupos familiares têm sido bem documentados nos índios Pima,[2] e um fator familiar, que também sugere essa característica genética, é a observação de que as taxas de excreção de

albumina são mais elevadas nos descendentes dos pacientes diabéticos tipo 2 com nefropatia. O risco é particularmente elevado nos descendentes cuja mãe tenha permanecido hiperglicêmica durante a gravidez, talvez porque isso provoque redução da formação de néfrons no descendente,[3] como demonstrado em estudos experimentais.[4] O baixo peso ao nascer e o número reduzido de néfrons também estão associados à hipertensão, à síndrome metabólica, e talvez à ND, ainda que os dados sejam controversos para a ND. A hipótese proposta é a de que o número reduzido[5] de néfrons provocaria uma hipertrofia glomerular compensatória, com aumento da taxa de filtração glomerular (TFG) por néfron, agravando assim a lesão glomerular se uma lesão renal, como o diabetes, ocorresse.

Existem pesquisas em andamento para identificar o *locus* genético para a suscetibilidade a ND, através do rastreio do genoma e do enfoque nos genes candidatos. No entanto, o risco da ND não parece ter herança mendeliana simples, e múltiplos genes estão presumivelmente envolvidos. O rastreamento de todo genoma identificou várias regiões cromossômicas que estão relacionadas com ND, com *loci* suscetíveis, por exemplo, nos cromossomos 3q, 7p e 18q. Atualmente, a função fisiopatológica dessas regiões genéticas é desconhecida. O polimorfismo gênico pode também contribuir para a herança familiar. Um estudo sugeriu uma predisposição genética para a ND causada pelo polimorfismo do gene da carnosinase, provocando acúmulo da carnosina, que tem propriedades antioxidantes.[6] Vários estudos também sugerem algum efeito prejudicial do polimorfismo de dupla deleção (DD) do genótipo da enzima conversora de angiotensina (ECA) na progressão da doença,[7] embora a conclusão não tenha sido uniformemente confirmada.[8,9]

Os fatores ambientais, especialmente os fatores dietéticos, também podem estar envolvidos na patogênese do diabetes e da ND. Um dos fatores de risco mais importantes é a ingestão de refrigerantes que contêm açúcares adicionados, tais como a sacarose ou o xarope de milho com alto teor de frutose. Os açúcares adicionados contêm frutose, que pode induzir os elementos da síndrome metabólica em seres humanos e em animais experimentais, podendo o mecanismo ser mediado, em parte, pela capacidade da frutose em aumentar o nível de ácido úrico. Por sua vez, o nível de ácido úrico elevado pode ser um potente preditor para o desenvolvimento de diabetes tipo 2, assim como de ND. O mecanismo está relacionado com a capacidade do ácido úrico em induzir o estresse oxidativo e a disfunção endotelial. Os estudos recentes sugerem que um dos mecanismos através do qual o risco de hipertensão e diabetes na vida adulta aumenta é o baixo peso ao nascer, pois este provoca uma elevação do ácido úrico, que persiste desde o nascimento até toda a infância.

Alterações Hemodinâmicas

A hiperfiltração é comum no diabetes em fases precoces, porém pode ser corrigida com um bom controle glicêmico. O aumento da TFG

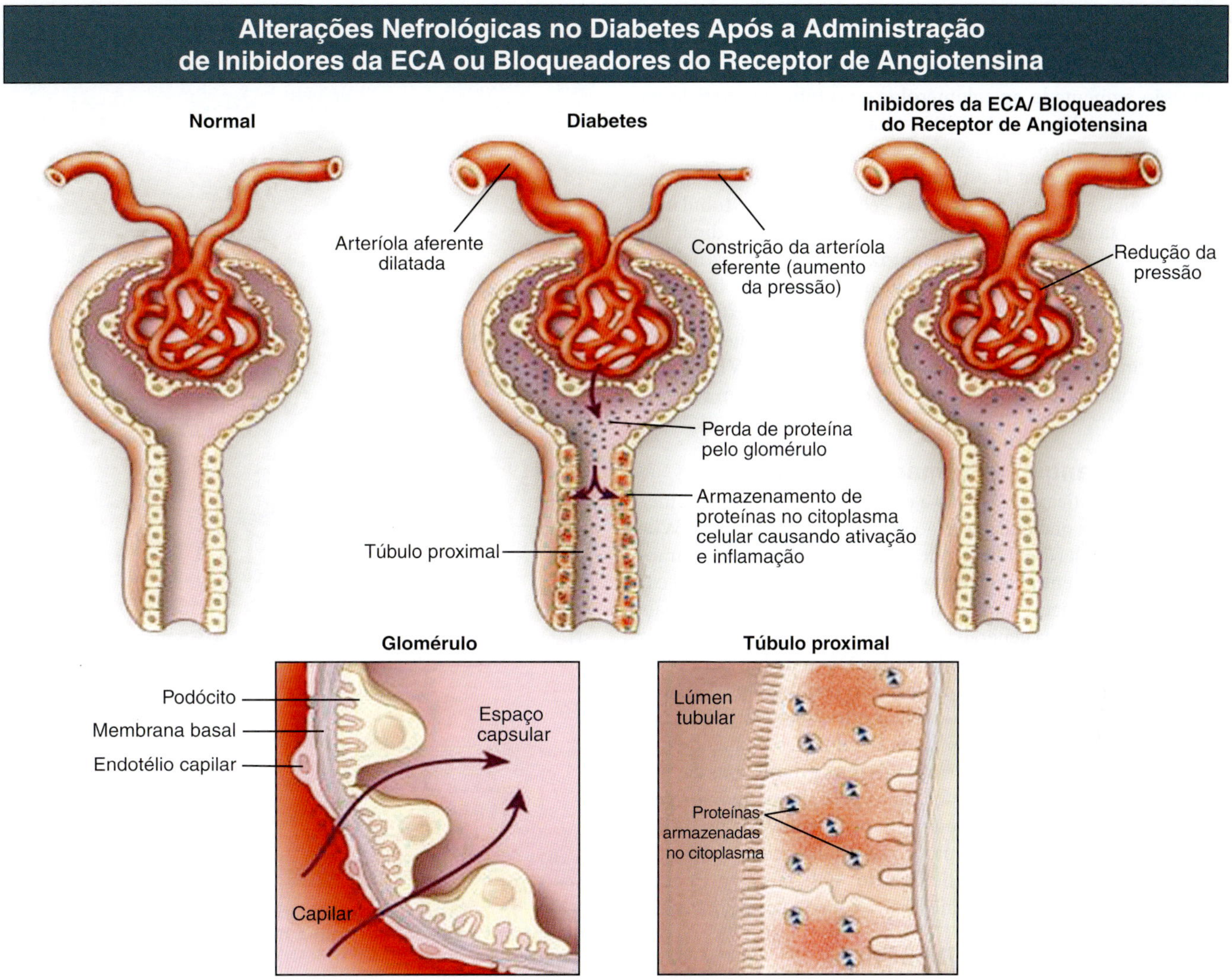

Alterações Nefrológicas no Diabetes Após a Administração de Inibidores da ECA ou Bloqueadores do Receptor de Angiotensina

Figura 30-1 Comparação esquemática de um néfron normal, um néfron com ND e um néfron com ND após a administração de inibidores da ECA/BRA. Observar a vasodilatação aferente e eferente mediada pela angiotensina II (Ang II), vasoconstrição na nefropatia diabética (ND) causando hipertensão glomerular, que é atenuada pela enzima inibidora da conversão de angiotensina (ECA) e pelo bloqueador do receptor de angiotensina (BRA). Notar também a perda de proteína no filtrado com endocitose proteica causando reação inflamatória e fibrose intersticial. Este processo é revertido pelo tratamento com inibidor da ECA/BRA.

envolve os efeitos dependentes da glicose que provocam dilatação da arteríola aferente, condicionada a vários mediadores vasoativos, como o fator de crescimento insulina-símile 1 (IGF-1), o fator de crescimento transformador β (TGF-β), o fator de crescimento endotelial vascular (VEGF), o óxido nítrico (ON), as prostaglandinas e o glucagon (Fig. 30-1). Ao longo do tempo, o desenvolvimento da doença vascular da arteríola aferente pode resultar em alterações permanentes na autorregulação renal que favoreçam a hipertensão glomerular. A lesão renal na ND é causada não só por distúrbios hemodinâmicos (p. ex., hiperfiltração, hiperperfusão), mas também por alterações na homeostase da glicose e nas duas vias de interação. Por exemplo, a tensão de cisalhamento aumenta o transporte de glicose para as células mesangiais através da suprarregulação de transportadores específicos da glicose. Além disso, essa tensão de cisalhamento e a tensão mecânica, resultantes da alteração da hemodinâmica glomerular, induzem a liberação autócrina e parácrina de citocinas e fatores de crescimento no glomérulo.

A nefropatia diabética é também associada a anormalidades tubulares (p. ex., aumento da reabsorção tubular de sódio). A hiperfiltração aumenta a pressão oncótica nos capilares pós-glomerulares, facilitando a reabsorção de sódio no túbulo proximal. Na presença de hiperglicemia, o aumento da reabsorção proximal de sódio pode também resultar do aumento da atividade do cotransportador de sódio-glicose. A angiotensina II (Ang II) também parece participar desse mecanismo, causando crescimento hipertrófico do túbulo proximal, com consequente aumento da reabsorção de sódio.[10]

Hipertrofia Renal

O crescimento renal ocorre precocemente após o surgimento do diabetes. O tamanho do rim pode aumentar em vários centímetros. A expansão glomerular está associada ao aumento no número das células mesangiais e das alças capilares, com consequente aumento da área de superfície de filtração. Esse aumento glomerular ocorre como resultado da hipertrofia celular, ao passo que as células epiteliais tubulares são submetidas tanto a proliferação quanto a hipertrofia.

Em estudos experimentais com animais, o controle da hiperglicemia preveniu a hipertrofia renal. Os níveis séricos de glicose elevados podem causar hipertrofia através da estimulação dos fatores de crescimento renal, entre eles o IGF-1, o fator de crescimento epidérmico (EGF), o fator de crescimento derivado de plaquetas (PDGF), o VEGF, o TGF-β e a Ang II. Os mecanismos moleculares envolvidos na hipertrofia induzida pela glicemia incluem a estimulação dos inibidores do ciclo celular, tais como o p27^Kip1. O TGF-β estimula a síntese de proteínas (hipertrofia), mas impede a proliferação e divisão celular através da indução dos inibidores do ciclo celular.[11,12] Tem sua expressão aumentada nos glomérulos e no tubulointerstício na ND, tanto em modelos experimentais, quanto em humanos. A glicose, assim como a glicose derivada dos *produtos finais da glicação avançada* (AGEs), e a Ang II estimulam a produção de TGF-β nas células mesangiais, nos podócitos e nas células epiteliais tubulares. A hiperglicemia também induz a expressão da trombospondina, um potente ativador do TGF-β. O tratamento de camundongos diabéticos com anticorpos anti-TGF-β neutralizantes atenuou a hipertrofia renal associada ao diabetes e ao acúmulo de matriz extracelular (MEC) e preservou a função renal, porém apresentou influência mínima na proteinúria. De modo semelhante, a inibição do VEGF preveniu a hipertrofia glomerular em modelos de ND e também reduziu a albuminúria.[12]

Expansão Mesangial e Formação dos Nódulos

As marcas características da ND são a expansão mesangial, a glomerulosclerose nodular diabética (a lesão acelular de Kimmelstiel-Wilson) e a glomerulosclerose difusa. A lesão mesangial precoce é caracterizada por um aumento variável do número e do tamanho das células mesangiais associado a um aumento da MEC. Em estágios mais tardios, ocorre uma perda generalizada das células mesangiais. As evidências sugerem que a deficiência local de ON contribui para essas lesões histológicas, em particular a formação dos nódulos. De fato, os camundongos com deficiência do óxido nítrico sintase (ONS) nas células endoteliais, e diabéticos por indução com a estreptozotocina, representam um dos modelos experimentais mais promissores da ND.

A expansão mesangial é mediada tanto pela glicose quanto pela glicose derivada dos AGEs. Em modelos experimentais, as alterações mesangiais podem ser, em grande parte, prevenidas pelo controle glicêmico estrito ou pelo uso dos inibidores do AGE, tais como a aminoguanidina. Os efeitos são presumivelmente mediados pelo TGF-β.

Inflamação e Nefropatia Diabética

A inflamação e as células do sistema imunológico estão envolvidas no desenvolvimento e na progressão da ND.[11] A infiltração glomerular e intersticial de monócitos/macrófagos e linfócitos T ativados é observada tanto em biópsias humanas quanto em modelos animais de ND. O estado inflamatório é também sugerido pela elevação frequente dos níveis séricos das proteínas de fase aguda e dos neutrófilos. As quimiocinas e os seus receptores, em particular a proteína quimiotática de monócitos-1 (MCP-1/CCL2), assim como as moléculas de adesão, parecem contribuir para a inflamação.[11,13] A *fractalkine*/CX3CL1 pode funcionar como uma quimiocina que se adere aos monócitos/macrófagos antes da migração para o rim. O recrutamento de linfócitos T é a consequência da suprarregulação das estruturas RANTES/CCL5 nos glomérulos e no tubulointerstício, assim como a suprarregulação tubulointersticial da proteína induzível 10 (IP-10/CXCL10), (Fig. 30-2). O metilbardoxolona, como um indutor da via KEAP1-Nrf2, apresenta efeitos anti-inflamatórios e demonstrou, inicialmente, resultados promissores como um agente terapêutico em pacientes com diabetes tipo 2. No entanto, um grande ensaio clínico Fase III foi interrompido após uma análise que evidenciou efeitos adversos significativos e aumento da mortalidade no grupo de intervenção (Cap. 31).

Mecanismos Subjacentes à Proteinúria

O alargamento da membrana basal glomerular (MBG) está associado ao acúmulo de colágeno tipo IV e à redução da carga negativa do heparan sulfato. Contudo, o heparan sulfato não é o principal fator para a proteinúria subjacente, porque a redução seletiva dos proteoglicanos da MBG reduz a proteinúria ao invés de aumentar. Isso

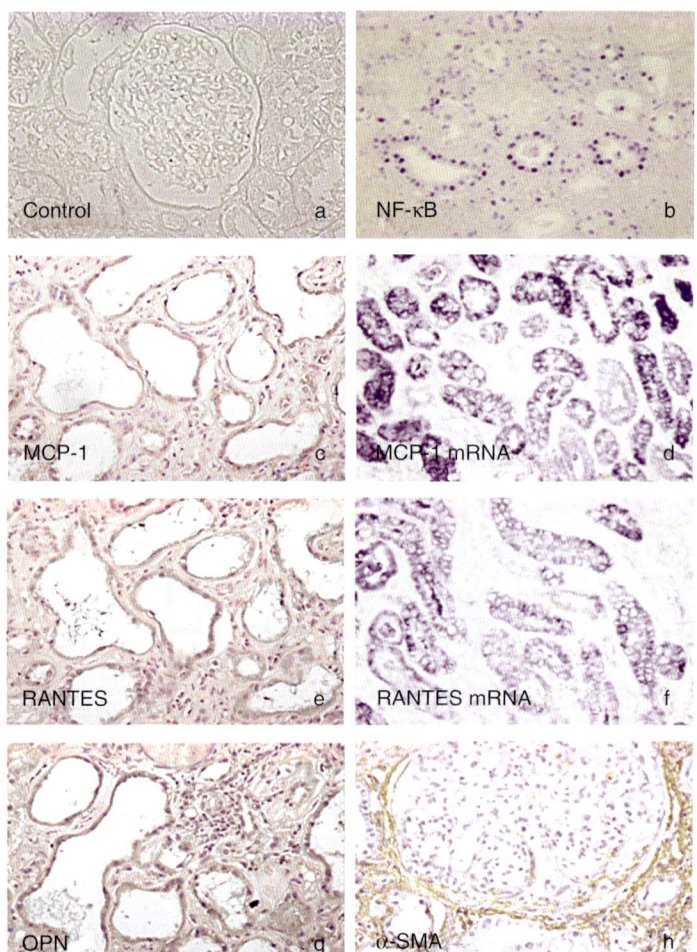

Figura 30-2 Fator nuclear ativado (NF)-κB e a superexpressão de quimiocinas relacionadas com a nefropatia diabética (ND). Superexpressão de quimiocinas (MCP-1, RANTES), osteopontina (*OPN*) e NF-κB ativado na ND (**a**, rim não diabético, normal; **b** a **h**, ND), indicando a natureza inflamatória da ND. *MCP-1*, Proteína quimiotática de monócitos-1; *RANTES*, regulado na ativação, secretado e expresso pelos linfócitos T normais (CCL5); α-*SMA*, α-actina do músculo liso. (*Referência 13*).

corrobora com o fato de que o podócito é mais importante na gênese da proteinúria. As biópsias dos pacientes com ND comprovam uma correlação entre o grau de proteinúria e a largura dos processos podocitários. A expressão de uma das proteínas que controlam a permeabilidade, a nefrina, está anormalmente baixa na ND.[12] A transcrição da nefrina é suprimida pela Ang II e é restaurada pelos inibidores do sistema renina angiotensina (SRA). Além disso, na ND, a apoptose dos podócitos é desencadeada por diversos fatores, dentre eles a Ang II e o TGF-β, e a adesão podocitária à MBG está reduzida pela supressão da neuropilina-1, induzida pelo AGE. A migração dos podócitos também é atenuada pela redução da neuropilina-1, impedindo, desse modo, que os podócitos sobreviventes cubram as áreas desnudas da MBG, provocando, assim, a formação de sinéquias e o desenvolvimento de glomerulosclerose segmentar e focal (GESF).

A interação entre as células endoteliais glomerulares e os podócitos envolve a proteína C ativada (PCA). A formação da PCA é regulada pela trombomodulina endotelial e está reduzida em camundongos diabéticos.[14] Na ND, a formação da PCA, dependente da trombomodulina, inibe a apoptose dos podócitos (Fig. 30-3).

Em podócitos cultivados, a administração da adiponectina reduziu a permeabilidade à albumina e causou disfunção nos podócitos. A disfunção das células endoteliais, associada às alterações nas fenestras e no glicocálix, pode também contribuir para o aumento da

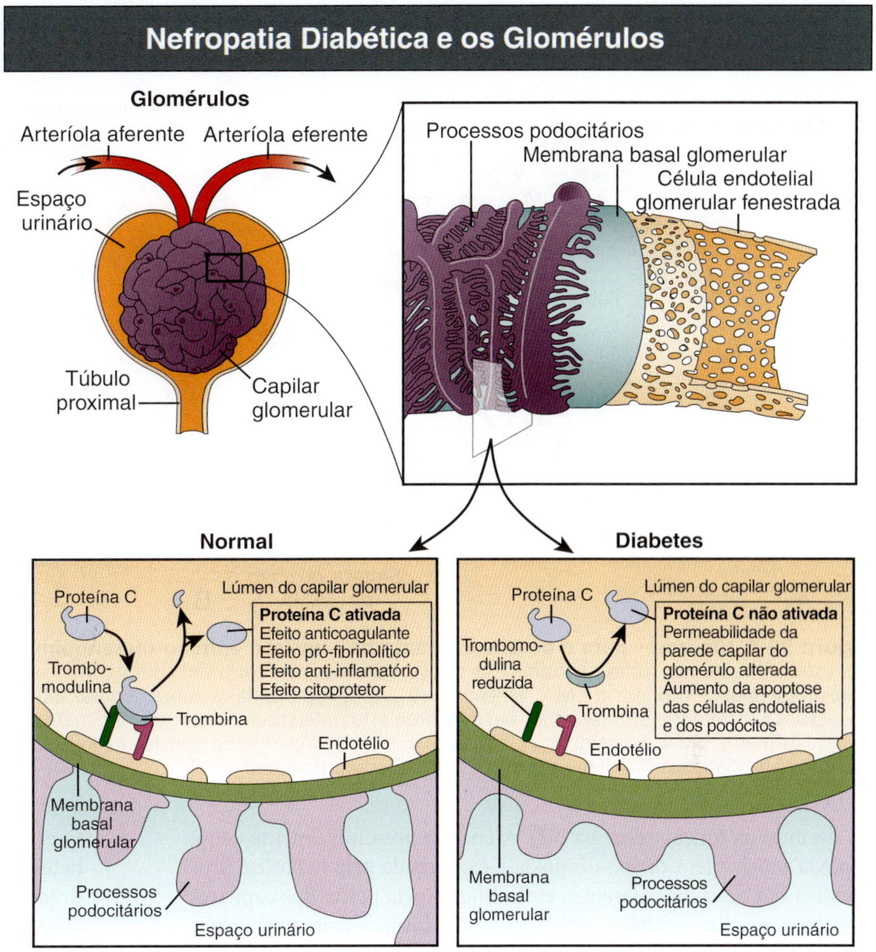

Nefropatia Diabética e os Glomérulos

Figura 30-3 Interação entre as células endoteliais e os podócitos envolvendo a proteína C. Em condições fisiológicas, a proteína C é ativada através da ligação entre a trombina e o seu receptor, chamada trombomodulina, nas células endoteliais glomerulares. O complexo formado catalisa a conversão da proteína C em sua forma ativada, que tem potente ação anticoagulante, pró-fibrinolítica, anti-inflamatória e citoprotetora. Na nefropatia diabética, a produção da proteína C ativada no glomérulo está reduzida devido à supressão da expressão da trombomodulina. A diminuição da atividade funcional da proteína C ativada afeta a permeabilidade da parede glomerular capilar e aumenta a apoptose das células endoteliais glomerulares e dos podócitos. (*Referência 69*).

permeabilidade. Os níveis da adiponectina estão baixos nos pacientes com síndrome metabólica ou diabetes tipo 2, e isso pode contribuir ainda mais para proteinúria.

Em estágios avançados da ND, as proteínas séricas de alto peso molecular são capazes de ultrapassar a membrana basal, que apresenta seus contornos interrompidos por lacunas (proteinúria não seletiva).

Fibrose Tubulointersticial e Atrofia Tubular

As alterações tubulointersticiais ocorrem precocemente na ND e correlacionam-se com prognóstico.[15] Os mecanismos patogênicos responsáveis pela fibrose tubulointersticial e atrofia tubular são semelhantes ou iguais aos da doença renal progressiva não diabética (Cap. 79): liberação dos fatores de crescimento, em particular o TGF-β, e de outras citocinas do glomérulo, que, direta ou indiretamente, apresentam efeito na proteinúria. Sob a influência de mediadores, tais como o TGF-β e a Ang II, as células tubulares alteram o seu fenótipo e tornam-se fibroblasto símile.[15,16] A alta concentração de glicose e AGEs estimulam ainda mais este processo. Um dos mecanismos por que a glicose pode promover a doença tubular é pela conversão, através da via do poliol, para frutose, sendo após degradada pela frutoquinase local, que induz o estresse oxidativo e a inflamação local. Os genes pró-apoptóticos são expressos pelas células tubulares na ND, promovidos pela Ang II.

Quatro tipos diferentes de células podem contribuir para o acúmulo de matriz ao longo das membranas basais glomerulares e tubulares e no interstício: as células glomerulares, as células epiteliais tubulares, os macrófagos/linfócitos e os fibroblastos/miofibroblastos. Na fibrose renal, o papel dos miofibroblastos produtores de matriz, que contribuem para a progressão da fibrose na ND por facilitar o

depósito intersticial de MEC, é amplamente aceito; no entanto, sua origem permanece controversa. Até 36% de todos os fibroblastos intersticiais são derivados das células epiteliais tubulares através da *transição epiteliomesenquimal* (TEM).[16] Além disso, as células endoteliais e os pericitos podem também contribuir para a transformação fibroblasto símile. A TEM é um processo altamente regulado definido por quatro eventos principais: (1) perda da adesão das células epiteliais (p. ex., complexo de adesão da caderina-E), (2) expressão *de novo* da actina α de músculo liso (α-SMA) e reorganização da actina, (3) ruptura da membrana basal tubular e (4) aumento da migração celular e invasão do interstício (Fig. 30-4). O terceiro e o quarto eventos são difíceis de serem comprovados em humanos. Vários fatores são importantes na indução da TEM e, subsequentemente, na fibrose tubulointersticial. O aumento da citocina multifuncional TGF-β1 tem sido identificado como um mediador central da resposta fibrótica, agindo como um regulador da TEM. O TGF-β1 está aumentado devido a hiperglicemia nos glomérulos e no tubulointerstício dos rins de pacientes com ND estabelecida, e induz os fibroblastos a sintetizarem as proteínas da MEC, tais como o colágeno tipo I, III, V e a fibronectina. Foi demonstrado recentemente que a TEM no rim diabético depende da presença do colágeno tipo VIII, uma proteína não fibrilar que é um heterodímero composto por duas cadeias polipeptídicas distintas, a alfa-1 (VIII) e a alfa-2 (VIII).[17] Todavia, descobertas recentes evidenciaram que a contribuição da TEM para a fibrose renal é controversa (Cap. 79).

Os estudos clínicos demonstraram que a anemia mesmo que leve (nível de hemoglobina < 12,5 g/dL para homens, 11,5 g/dL para mulheres) aumenta o risco de progressão da ND. O tratamento precoce na insuficiência renal com eritropoietina (EPO) pode diminuir a taxa

Hipóteses para o Desenvolvimento da TEM Contribuindo para a Fibrose Intersticial

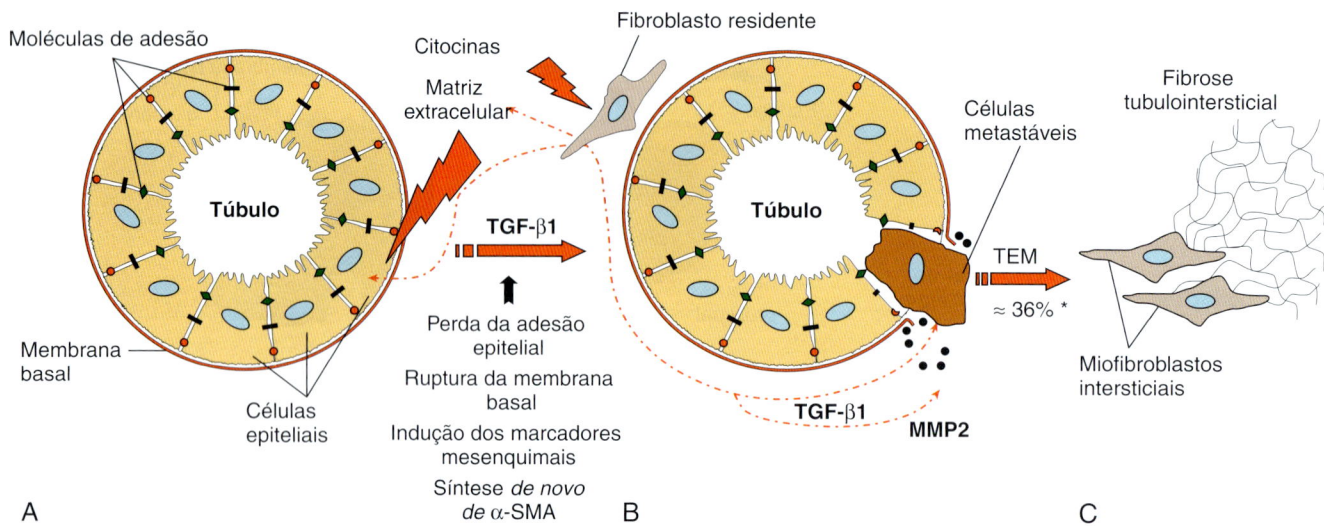

Figura 30-4 Hipóteses para o desenvolvimento da transição epitélio-mesenquimal (TEM) contribuindo para a fibrose intersticial. Iniciado por estímulos externos (p. ex., citocinas), as células tubulares perdem o seu contato intercelular (p. ex., caderina-E) (**A**) e começam a expressar os marcadores mesenquimais (p. ex., α-SMA, vimentina) (**B**). Após ruptura da membrana basal tubular (pela MMP2), algumas células desprendem-se das células conectivas e sofrem transdiferenciação em miofibroblastos intersticiais que sintetizam matriz extracelular e contribuem para a fibrose (**C**). *MMP*, metaloproteinase de matriz; *SMA*, actina do músculo liso; *TGF*, fator de crescimento transformador. *Acredita-se que até 36% de todos os miofibroblastos intersticiais na nefropatia diabética são derivados do TEM. (*Modificado da referência 70*).

de declínio da função renal na ND. A anemia presumivelmente causa hipóxia renal. Além disso, a hipóxia é exacerbada pela hialinose progressiva das arteríolas aferentes e eferentes e pela perda dos capilares peritubulares. Em modelos experimentais de insuficiência renal crônica, a hipóxia é um importante fator que agrava a fibrose intersticial; em parte, pela indução de fatores, tais como TGF-β e VEGF. A transição de células epiteliais tubulares em fibroblastos é estimulada pela hipóxia celular.[18] A indução dos fatores de crescimento e das citocinas é mediado pelo fator indutor de hipóxia 1, que pode ser amplificado pela Ang II.

Hiperglicemia e Nefropatia Diabética
Importância do Controle Glicêmico
As evidências da importância do controle glicêmico estrito no retardo do desenvolvimento da ND são:
- Os estudos sugerem que, com um bom controle glicêmico, refletido por um nível médio de hemoglobina glicosilada (HbA$_{1c}$) de 7,0%, apenas 9% dos pacientes diabéticos tipo 1 desenvolverão a DRCT depois de 25 anos, comparada a uma prevalência histórica de 40%.[19]
- Os resultados do Diabetes Control and Complications Trial (DCCT) demonstraram uma redução importante da progressão de normoalbuminúria para microalbuminúria e de outras complicações microvasculares, especificamente a retinopatia, em pacientes diabéticos tipo 1 com controle glicêmico rígido.[20] Do ponto de vista das sequelas cardiovasculares, o benefício da redução agressiva e precoce da glicemia persistiu apesar da deterioração posterior do controle glicêmico.[21]
- A glicemia dentro dos limites da normalidade, após o transplante isolado do pâncreas, foi associada à regressão da glomerulosclerose diabética após 10 anos.[22]
- A evidência a partir do United Kingdom Prospective Diabetes Study (UKPDS) demonstrou que a redução de cerca de 0,9% no nível da HbA$_{1c}$ em pacientes com diabetes tipo 2 reduz o risco para o desenvolvimento das complicações microvasculares, incluindo a nefropatia.[23]

- O estudo ADVANCE randomizou 11.140 pacientes, com diabetes tipo 2, em dois grupos, controle intensivo ou controle padrão da glicemia. Após 5 anos de acompanhamento, o nível da HbA$_{1c}$ era de 6,5% no grupo intensivo e 7,3% no grupo-padrão. O controle intensivo da glicemia foi associado a uma redução significativa dos eventos renais e da microalbuminúria. O estudo não demonstrou um efeito significativo do controle intensivo nos principais eventos macrovasculares.[24]

Os mecanismos por que a hiperglicemia induz a ND são complexos e podem envolver não só os efeitos dos níveis elevados de glicose, mas também a geração dos AGEs e dos açúcares de álcool (polióis) como resultado da hiperglicemia.

Brownlee[25] propôs um mecanismo único através do qual a hiperglicemia causa as complicações diabéticas, incluindo a ND (Fig. 30-5). O aumento da concentração intracelular de glicose estimula a oxidação da glicose através do ciclo do ácido tricarboxílico, aumentando os doadores de elétrons (NADH, FADH$_2$) na cadeia transportadora de elétrons.[25,26] Quando um limiar crítico é atingido e os elétrons são doados ao oxigênio molecular, ocorre a geração do superóxido. Esse excesso na produção mitocondrial de superóxido ativa as quatro vias principais que estão envolvidas na ND. Embora essa hipótese seja apoiada por estudos com cultura de células, a validação em modelos animais permanece inconclusiva, em parte devido à dificuldade na mensuração precisa da produção de superóxido *in vivo*.

Via da Proteína Quinase C. Vários efeitos adversos da hiperglicemia têm sido atribuídos à ativação da proteína quinase C (PKC), uma família de serina-treonina quinases que regulam diversas funções vasculares. A atividade da PKC, especialmente as ligadas à membrana, está aumentada na retina, na aorta, no coração e nos glomérulos de animais diabéticos. Nos estudos a curto e a longo prazo, em ratos diabéticos, um inibidor seletivo PKC-β, administrado por via oral, melhorou a hiperfiltração glomerular, a albuminúria e a suprarregulação do TGF-β renal, assim como o acúmulo da MEC.[12,26] A PKC-α pode ser um alvo terapêutico adicional, porque a albuminúria era praticamente inexistente nos camundongos diabéticos com *knockout* da PKC-α.

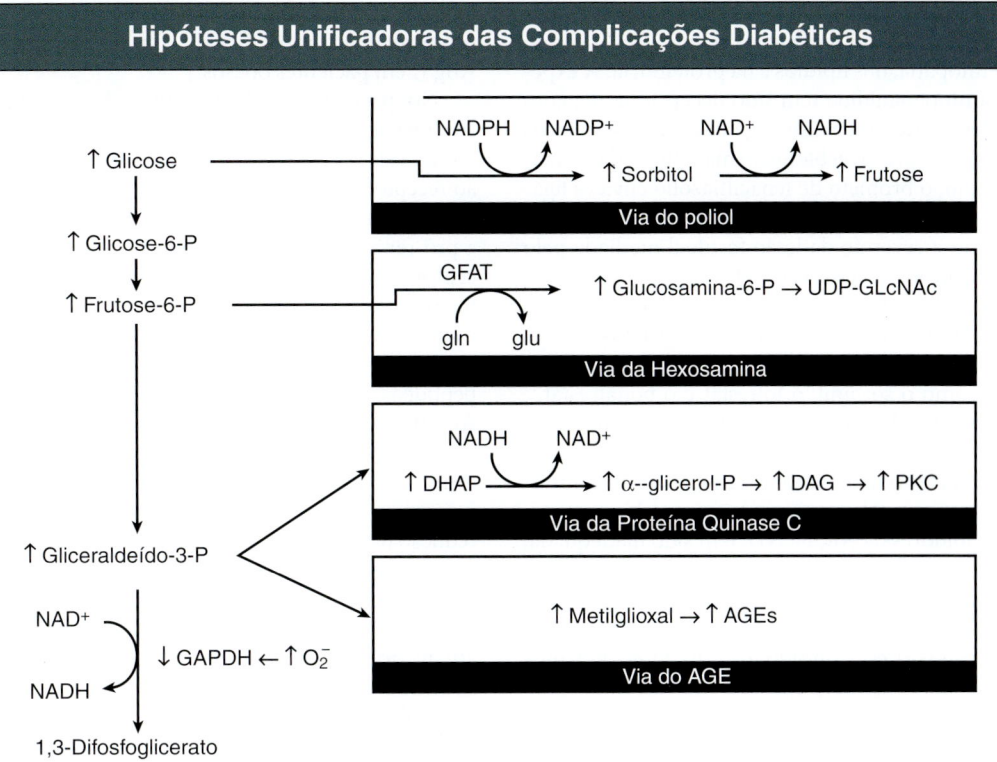

Figura 30-5 Hipóteses unificadoras das complicações diabéticas. A superprodução do superóxido mitocondrial ativa as quatro principais vias de lesão pela hiperglicemia através da inibição do GAPDH. *DHAP*, fosfato de di-hidroxiacetona; *DAG*, diacilglicerol (um ativador da proteína quinase C, *PKC* e da triose-fosfato em metilglioxal), o principal precursor intracelular dos produtos finais da glicação avançada (AGEs). O aumento do fluxo da frutose-6-fosfato para a UDP-N-acetilglucosamina aumenta as modificações das proteínas através da N-acetilglucosamina O-ligada (GlcNAc), e o aumento do fluxo de glicose através da via do poliol consome a nicotinamida adenina dinucleotídeo fosfato (*NADPH*) e depleta a glutationa (*GSH*). *NAD*, nicotinamida adenina dinucleotídeo; *UDP*, difosfato de uridina; *GAPDH*, gliceraldeído-3-fosfato-desidrogenase; *GFAT*, glutamina-frutose 6-fosfato amidotransferase; *Gln*, Glutamina; *Glu*, ácido glutâmico; *PARP*, poli [ADP-ribose] polimerase; *P*, fosfato. (*Referência 26*).

Via dos Produtos Finais da Glicação Avançada. A hiperglicemia crônica pode provocar a glicação não enzimática de proteínas e de aminoácidos (reação de Maillard ou de Escurecimento),[27] (Fig. 30-6). Ao longo do tempo, esses produtos são submetidos a rearranjos, incluindo a reticulação polimérica, para se tornarem AGEs irreversíveis. Tanto as proteínas circulantes quanto as teciduais, assim como os lipídeos e os ácidos nucleicos, podem sofrer glicação. Apesar de observados principalmente no diabetes, os AGEs também se acumulam no envelhecimento e na insuficiência renal.[27]

A concentração sérica dos AGEs está aumentada nos pacientes com ND. Eles também são identificados nos glomérulos de pacientes diabéticos através da imuno-histoquímica. Os AGEs se ligam a vários tipos de células, entre elas os macrófagos e as células mesangiais, e medeiam diversas ações celulares, como a expressão das moléculas de adesão, a hipertrofia celular, a síntese de MEC e a inibição da ONS. Os AGEs injetados *in vivo* induzem a albuminúria e a glomerulosclerose.[27] Eles têm efeitos importantes sobre os podócitos, incluindo a indução de hipertrofia, seguida de apoptose e de supressão da síntese da nefrina. Entre os vários locais de ligação, o mais importante é o receptor RAGE (receptor do AGE), um receptor de reconhecimento. Ele está presente nas células tubulares e nos podócitos. A Ang II estimula a suprarregulação do RAGE nos podócitos.[28] Esse efeito é mediado pelos receptores da angiotensina-2 (AT2) que não são bloqueados por medicamentos.[28] Uma das ações do RAGE é a ativação do fator nuclear κB (NF-κB). O sRAGE, domínio extracelular solúvel do RAGE, age como um receptor *decoy* e, experimentalmente, melhora as lesões renais do diabetes.[27]

Em animais diabéticos, a administração da aminoguanidina, um inibidor da formação do AGE, reduz a deposição do AGE, a expansão

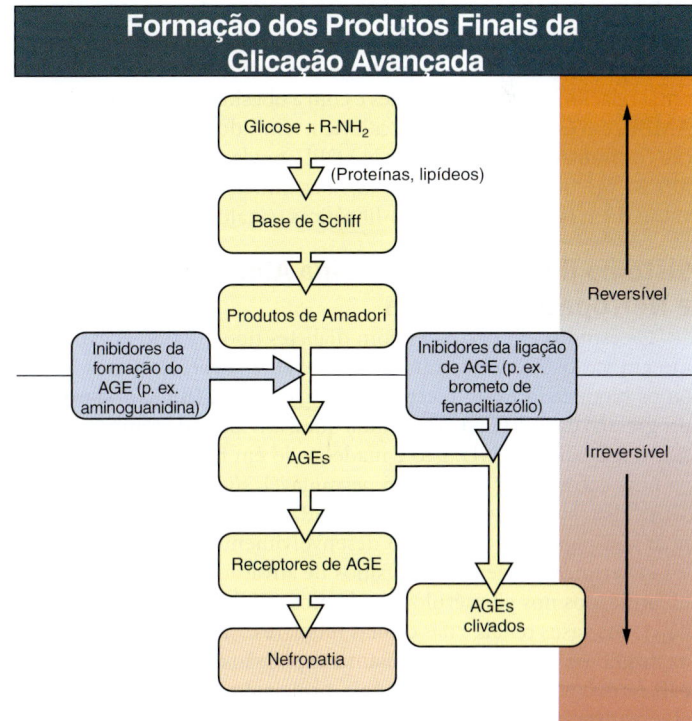

Figura 30-6 Mecanismos de formação dos produtos finais de glicação avançada (AGES)

da matriz mesangial e a albuminúria, mas tem efeitos inconsistentes no espessamento da MBG. Os estudos clínicos preliminares sugerem efeitos benéficos na retinopatia, nos lipídios e na proteinúria. A experiência clínica com a aminoguanidina tem sido decepcionante, com inúmeros efeitos colaterais. Recentemente, agentes mais específicos têm sido desenvolvidos, com provável bloqueio mais eficaz da formação do AGE. Por exemplo, o brometo de fenaciltiazólio cliva as ligações covalentes, formadas por proteínas derivadas do AGE, e fornece uma base conceitual para a reversão da lesão tecidual mediada pelo AGE, que até agora era considerada irreversível.

Via do Poliol. A via do poliol é responsável pela conversão da glicose em sorbitol e, eventualmente, em frutose. O papel dos polióis, nas complicações diabéticas, tem sido avaliado com os inibidores da aldose-redutase (AR), como o sorbinil, o tolrestat e o ponalrestat,[12] que têm demonstrado potencial em prevenir a catarata diabética e em melhorar ou estabilizar a ND. Os inibidores da AR também atenuam a hiperfiltração e têm um efeito moderado na redução da albuminúria, tanto no diabetes experimental quanto em humanos. No entanto, a experiência com os inibidores da AR, na ND, tem sido inadequada, com ocorrência de reações de hipersensibilidade e alterações na função hepática. Recentemente, os estudos em laboratórios têm se concentrado no bloqueio da frutoquinase, que está na via distal do poliol, com resultados mais promissores. Contudo, os inibidores da frutoquinase ainda não foram administrados em seres humanos.

Via da Hexosamina. Embora a maior parte da glicose intracelular seja metabolizada pela via glicolítica, uma parte da frutose-6--fosfato é desviada para a via da hexosamina, aumentando as concentrações da N-acetilglucosamina. Essa glucosamina modifica determinados fatores de transcrição, como a atividade do Sp1, através da glicosilação pós-traducional O-ligada. Por sua vez, o Sp1, em seguida, aumenta a transcrição dos principais mediadores, como o TGF-β1 e o inibidor do ativador do plasminogênio tipo 1. A modificação da enzima Akt/PKB, mediada pela glucosamina, reduz a expressão da ONS endotelial e promove a apoptose celular.

Via da Proteína Quinase Ativada pela Adenosina Monofosfato. Os estudos recentes sugerem uma via alternativa, que também pode contribuir para a ND. A enzima detectora de energia, a proteína quinase ativada pela 5'-adenosina monofosfato (AMPK), parece desempenhar um papel importante em vários aspectos da doença renal relacionada com o diabetes e com a obesidade.[29-31] A inibição da AMPK, em estados de excesso calórico, tem sido associada à inflamação (estimulação da NF-κB, do NADPH-oxidase e do MCP-1), à disfunção vascular (inibição da ONS), à estimulação da hipertrofia (ativação da mTOR), e às vias pró-fibróticas (sinalização do TGF-β).[29-31]

Sistema Renina Angiotensina Aldosterona e Nefropatia Diabética

Os estudos em pacientes com diabetes tipo 1 e tipo 2, assim como em vários modelos animais de diabetes, sugerem que os IECAs ou os bloqueadores do receptor da angiotensina (BRAs) retardam a progressão da ND (Cap. 31). Ainda que a atividade da renina plasmática esteja baixa na ND, isto é inadequado em relação ao excesso no volume extracelular e no sódio permutável, sugerindo a ativação do SRA.[32] Isto sugere que a ativação do SRA intrarrenal pode desempenhar um papel importante no desenvolvimento da ND. Em modelos experimentais de diabetes, sítios de ativação local do SRA foram identificados nos glomérulos (podócitos, células mesangiais/endoteliais), nos vasos renais e nas células tubulares.[32] A concentração elevada de glicose e de AGEs estimulam a expressão do angiotensinogênio e da renina em várias células renais, principalmente através das espécies reativas de oxigênio.[32] A proteinúria ativa ainda mais o SRA local nas células tubulares. Um novo mecanismo, pelo qual a hiperglicemia desencadeia diretamente a liberação da renina, envolve o acúmulo

local de succinato e a ativação do receptor metabólico GPR91 acoplado à proteína G específica do rim.[33] Os adipócitos são outra fonte de Ang II em pacientes obesos.

Nos pacientes com ND, os níveis da pró-renina estão elevados, possivelmente devido ao aumento da sua síntese. Os receptores específicos da pró-renina e da renina foram demonstrados no rim; a ligação ao receptor provoca ativação não enzimática da pró-renina, com consequente ativação da renina e produção local da Ang II.[34] Além disso, a pró-renina, assim como a renina, pode ligar-se diretamente aos receptores específicos das células tubulares e mesangiais, e induzir as citocinas pró-inflamatórias e pró-fibrogênicas.[11] No diabetes, a quimase é surpreendentemente expressa no rim; esta enzima produz a Ang II, porém não é inibida pelo IECA.[35] Por outro lado, a enzima ACE2 gera peptídeos, tais como a angiotensina 1-7, que antagoniza os efeitos da Ang II.[35] A atividade da ACE2 está reduzida na ND, provocando uma diminuição da angiotensina 1-7, com consequente amplificação dos efeitos da Ang II. A 1,25-di-hidroxivitamina D_3 suprime o SRA. Assim, nos pacientes diabéticos com doença renal crônica (DRC) avançada, a redução da produção do calcitriol ativa ainda mais o SRA.

A Ang II tem vários efeitos não hemodinâmicos e age como mediador da proliferação celular, da hipertrofia, da expansão da MEC e da síntese das citocinas (TGF-β, VEGF).[32] Assim, os IECAs e os BRAs atuam presumivelmente tanto nos efeitos hemodinâmicos, quanto nos não hemodinâmicos.

A aldosterona acelera a progressão da lesão renal em modelos experimentais, independentemente da Ang II. Na ND, o escape de aldosterona tem sido associado à progressão da proteinúria (Cap. 31). A síntese da aldosterona é estimulada na ND, e este hormônio esteroide estimula a síntese de outras citocinas pró-inflamatórias e pró--fibrogênicas (MCP-1, TGF-β).[12,35]

Outros agentes vasoativos também podem estar envolvidos na patogênese da ND, incluindo as alterações na produção sistêmica ou intrarrenal da endotelina, do ON, do sistema calicreína-quinina e dos peptídeos natriuréticos.

Ácido Úrico e Frutose

Como discutido anteriormente, existem evidências crescentes de que o ácido úrico pode ter um papel na patogênese do diabetes e da ND. Vários estudos têm demonstrado que o nível elevado de ácido úrico pode predizer o desenvolvimento da ND, assim como da DRC secundária ao diabetes, e estudos-piloto evidenciam benefício na terapia precoce com alopurinol na albuminúria relacionada com diabetes.[36]

O ácido úrico é gerado durante o metabolismo da frutose, quando parece induzir estresse oxidativo nas mitocôndrias. Além das fontes dietéticas de frutose, a partir de açúcares adicionados, existem evidências de que nos pacientes diabéticos, a frutose é gerada no rim, onde é metabolizada, com formação de ácido úrico e estresse oxidativo, que podem mediar a lesão renal. Assim, tanto a frutose da dieta, quanto a da produção endógena podem estar envolvidas no desenvolvimento do diabetes e das suas complicações.[37]

EPIDEMIOLOGIA

Na maioria dos países ocidentais, a nefropatia diabética é a principal causa de DRCT. De acordo com o U.S. Renal Data System (www.USRDS.org), em 2006, a ND foi o diagnóstico primário mais frequente, com 159 casos por 1 milhão de habitantes por ano. A proporção dos diabéticos entre os pacientes com DRCT varia consideravelmente entre os países, e consistentemente apresentava aumento em todos eles até recentemente, quando a incidência estabilizou. Nos pacientes que iniciam a terapia renal substitutiva (TRS), o diabetes é encontrado em 49%, mas as características clássicas da ND só são observadas em 60% dos pacientes diabéticos (p. ex., tamanho renal normal

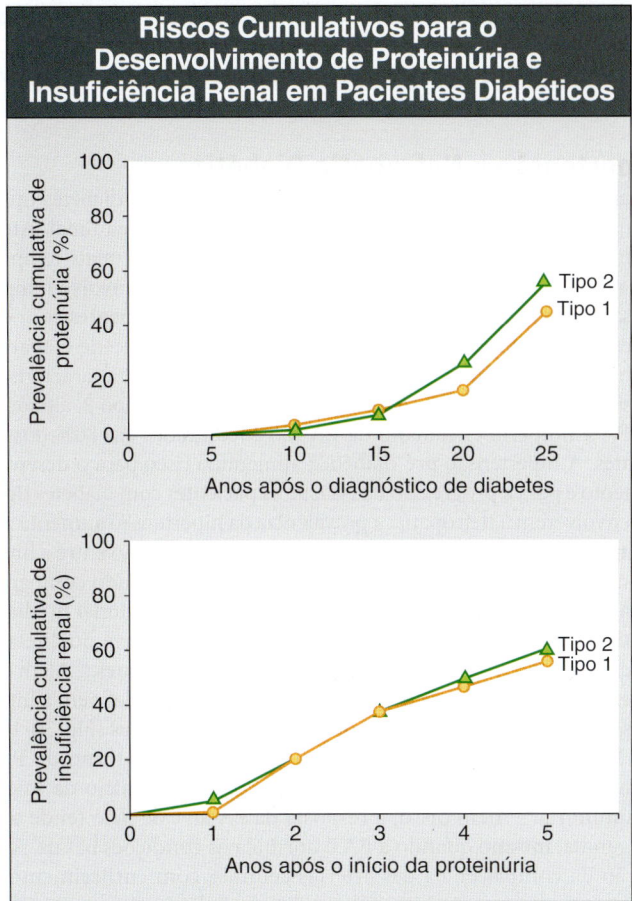

Figura 30-7 Riscos cumulativos para o desenvolvimento de proteinúria e progressão para insuficiência renal em pacientes com diabetes tipo 1 e tipo 2. *(Da referência 38)*

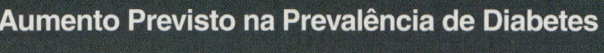
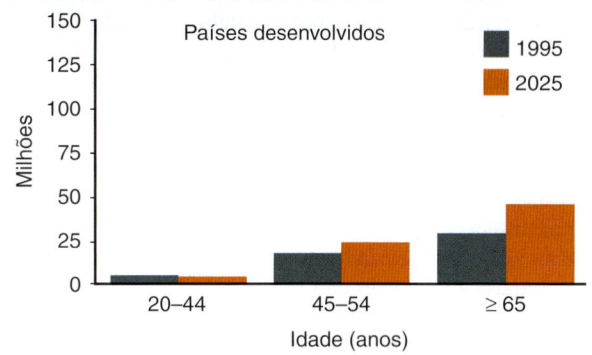
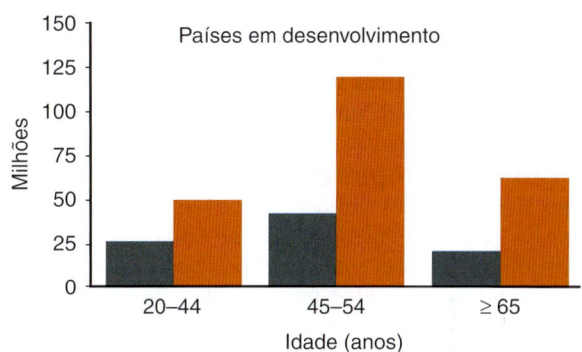

Figura 30-8 Aumento previsto na prevalência de diabetes. Número de pacientes por faixa etária, região (países em desenvolvimento *versus* desenvolvidos) e ano. *(Referência 42.)*

apesar da DRCT; proteinúria > 1 g/24 h com ou sem retinopatia); 13% tiveram uma apresentação atípica com nefropatia isquêmica, e, em 27%, coexistia alguma doença renal primária, como a doença renal policística (DRP), a nefropatia por analgésicos e a glomerulonefrite (GN).[38] Outra forma de apresentação que tem se tornado importante, é a lesão renal aguda (LRA) irreversível, por exemplo, após a administração de contraste radiológico, eventos cardíacos e sepse. Muitos pacientes também deixam de apresentar as manifestações clínicas do diabetes (p. ex., hiperglicemia), devido a perda de peso associada a DRC, comprometimento da gliconeogênese renal e aumento da meia-vida da insulina na DRC. Isto pode explicar por que pelo menos 5% dos pacientes desenvolvem diabetes, aparentemente *de novo*, após o início da diálise.

A grande maioria (na nossa experiência > 90%) dos pacientes diabéticos e com DRCT apresentam diabetes tipo 2. Antes, poucos pacientes diabéticos tipo 2 sobreviviam tempo suficiente para desenvolver a nefropatia.[38] Atualmente, com a melhora do tratamento da hipertensão e da doença coronariana, uma proporção crescente de pacientes diabéticos tipo 2 sobrevivem e, portanto, estão expostos ao risco para o desenvolvimento de ND e DRCT. A proporção de pacientes diabéticos tipo 1 e tipo 2 que desenvolvem proteinúria e aumento da concentração sérica da creatinina está relacionada com o tempo de diabetes. Como demonstrado na Figura 30-7, os riscos cumulativos para o desenvolvimento de proteinúria e progressão da doença estão praticamente sobrepostos no diabetes tipo 1 e tipo 2.[38] A mortalidade relacionada com diabetes (cardiovascular, infecções relacionadas) aumentou para quase 3 milhões, o que equivale a 5% da

mortalidade mundial por todas as causas, em 2000. Existe um grande aumento na prevalência de diabetes tipo 2 nos países em desenvolvimento, quando comparado aos países desenvolvidos (Fig. 30-8). Por exemplo, na Ásia, a mortalidade do diabetes é mais proeminente nos pacientes com idade entre 50 a 60 anos, que se traduz em uma redução da expectativa de vida de mais de uma década. Até 60% dos pacientes diabéticos asiáticos têm microalbuminúria ou macroalbuminúria, em comparação aos 30% a 40% relatados na população diabética ocidental, em estudos transversais.[39] Além disso, a incidência de DRCT associada ao diabetes varia nos países ocidentais, com um número muito elevado de pacientes nos Estados Unidos. As razões são complexas e incluem a variabilidade genética,[40] as diferenças no estilo de vida e os diferentes sistemas nacionais de saúde, com acesso variável a programas de rastreio e ao tratamento precoce do diabetes.[39] Um programa de triagem direcionado pode ajudar na identificação precoce dos indivíduos com alto risco para ND.[41,42]

MANIFESTAÇÕES CLÍNICAS E HISTÓRIA NATURAL

A nefropatia diabética faz parte de uma síndrome microvascular generalizada que é acompanhada da doença macrovascular.

Obesidade, Síndrome Metabólica e Doença Renal

A síndrome metabólica – definida pela presença de pelo menos três dos cinco parâmetros, que são o aumento da circunferência abdominal, os níveis elevados de triglicerídeos (TGs), os baixos níveis da lipoproteína de alta densidade (HDL), o aumento da pressão arterial

(PA), e a glicemia de jejum elevada – é cada vez mais reconhecida não só como um dos principais contribuintes para as doenças cardiovasculares, mas também como uma influência negativa sobre a função renal. A associação entre a síndrome metabólica e a doença renal só foi confirmada recentemente.[43,44] A obesidade é frequentemente definida através do índice de massa corporal (IMC) superior a 30, embora valores diferentes sejam utilizados em outros países (p. ex., Índia, Japão). Os pacientes obesos têm rins aumentados e glomerulomegalia, com aumento do fluxo sanguíneo renal, aumento da fração de filtração e hiperfiltração glomerular.[45] Eles têm microalbuminúria, mesmo na ausência da hipertensão. A semelhança entre a doença renal relacionada com obesidade e as características precoce da doença renal secundária ao diabetes é impressionante. Além disso, a apneia do sono, que é comum em indivíduos obesos e provoca episódios de hipoxemia, pode também contribuir para a insuficiência renal. Os adipócitos viscerais são uma fonte de fatores deletérios[46] e podem ter impacto sobre a função renal (p. ex., Ang II, leptina, fator de necrose tumoral α [TNF-a]). Assim, as alterações renais podem ocorrer vários anos antes da manifestação do diabetes tipo 2, durante a obesidade e o desenvolvimento da síndrome metabólica.

Evolução da Nefropatia Diabética

Uma das alterações mais precoces da função renal no diabetes é o aumento da TFG, ou a hiperfiltração, que é observado em pacientes com diabetes tipo 1 assim como no tipo 2, e é acompanhado de um aumento no tamanho renal. A próxima alteração observada é o desenvolvimento da albuminúria. Arbitrariamente, as taxas de excreção de albumina entre 0 e 30 mg/dia são chamadas de normoalbuminúria, e entre 30 e 300 mg/dia, de microalbuminúria. Os pacientes diabéticos com microalbuminúria persistente estão em um maior risco para o desenvolvimento de ND, que é evidenciada pelo desenvolvimento de proteinúria (albuminúria > 300 mg/dia), em média, 15 anos após o início da doença, com aumento progressivo da proteinúria e da PA, assim como o desenvolvimento de DRC progressiva.

Mogensen[47] propôs um esquema das diferentes fases da ND que é válido no diabetes tipo 1, porém menos confiável no tipo 2 (Fig. 30-9). A DRC pode ocorrer na ausência da microalbuminúria, possivelmente como resultado da doença macrovascular.

Hipertensão e Nefropatia Diabética

Quando a hipertensão se desenvolve no paciente com diabetes tipo 1, quase sempre ela é causada pela doença do parênquima renal. Atualmente, os pacientes diabéticos tipo 1 sobrevivem por mais tempo, e uma minoria de pacientes idosos diabéticos tipo 1 desenvolvem hipertensão primária, sem evidência de nefropatia. Nos pacientes com diabetes tipo 2, a hipertensão arterial frequentemente precede o aparecimento do diabetes por muitos anos e décadas, como uma característica da síndrome metabólica. Ao diagnóstico do diabetes tipo 2, alterações na PA e no perfil circadiano da PA são encontradas em 80% dos pacientes. A hipertensão pré-diabética aumenta o risco para o desenvolvimento e para a progressão da ND. Se os pacientes com diabetes tipo 2 desenvolverem a nefropatia, a prevalência da hipertensão aumenta ainda mais, com maior elevação da PA; entretanto, a relação entre a hipertensão arterial e a nefropatia é geralmente menor quando comparada com o diabetes tipo 1. A patogênese da hipertensão arterial no diabetes tipo 2 é complexa e envolve a ativação do SRA, a ativação direta do sistema nervoso simpático e as alterações macrovasculares.[48] Além disso, existem evidências de que os fatores genéticos que definem a hipertensão primária, assim como o diabetes, estão agrupados (Fig. 30-10).

Na ND, é bem documentado que o descenso noturno da PA é com frequência atenuado, ou ausente, e precede o início da microalbuminúria.[48] Além disso, a resposta da PA ao exercício tende a ser exagerada, mesmo quando a PA é normal nas condições basais. A redução da complacência das artérias centrais, com enrijecimento da aorta, aumenta a pressão sistólica máxima e diminui a pressão diastólica, o que resulta no aumento da amplitude da PA. Esse aumento da amplitude explica por que a hipertensão sistólica isolada é tão comum nos pacientes com diabetes tipo 2.[49] A pressão diastólica baixa

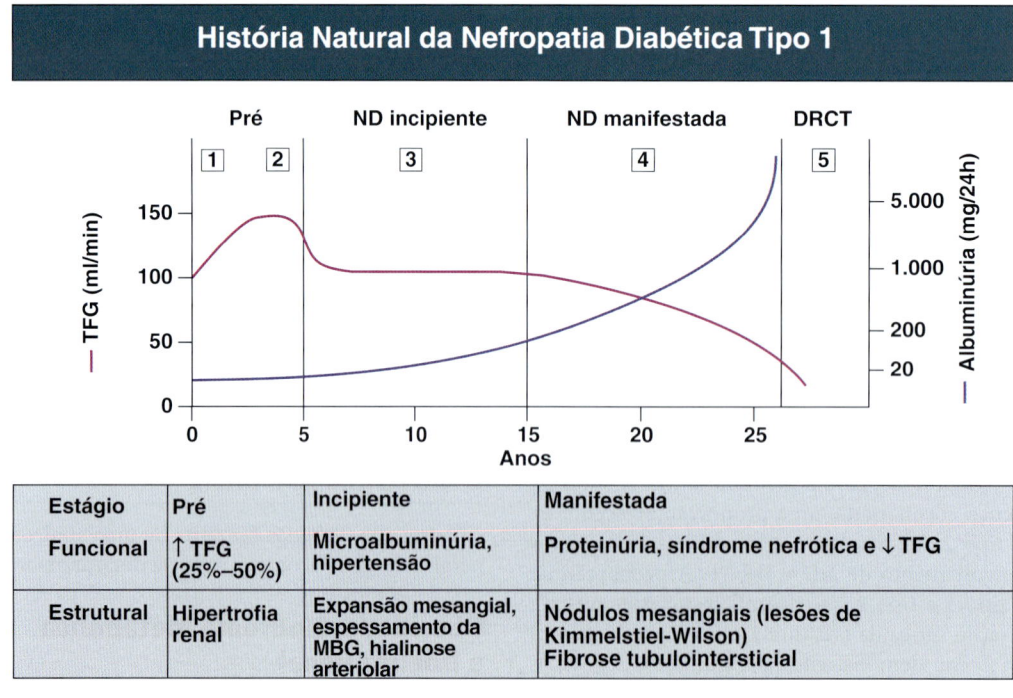

Figura 30-9 **História natural da nefropatia diabética tipo 1 (ND).** Manifestações funcionais e estruturais da ND. Os números *1* a *5* indicam os estágios da nefropatia definidos por Mogensen; *DRCT*, doença renal, em estágio terminal; *MBG*, membrana basal glomerular; *TFG*, taxa de filtração glomerular. (*De referência 47.*)

aumenta o risco para eventos coronarianos, porque a perfusão das coronárias ocorre apenas durante a diástole.[50] O declínio da pressão de pulso ambulatorial e o comprometimento do descenso noturno da PA são preditores independentes para progressão da nefropatia nos pacientes diabéticos tipo 2 (Fig. 30-11).

Complicações Microvasculares e Macrovasculares Extrarrenais

A retinopatia diabética está presente em praticamente todos os pacientes com diabetes tipo 1 e nefropatia. Em contraste, apenas 50% a 60% dos pacientes diabéticos tipo 2 com proteinúria têm retinopatia.[51,52] Consequentemente, a ausência da retinopatia não exclui o diagnóstico da ND em pacientes diabéticos tipo 2.[52] O risco de amaurose devido à retinopatia proliferativa grave é substancialmente maior nos pacientes diabéticos com nefropatia; porém, atualmente, com a melhoria do atendimento oftalmológico, tornou-se raro. Nos pacientes com ND, a retinopatia progride mais rapidamente, estando indicada avaliação oftalmológica anual ou semestral.

Muitos pacientes com ND também têm polineuropatia. A polineuropatia sensitiva é um aspecto importante do "pé diabético". Existe uma correlação inversa entre a incidência de pé diabético e a função renal[53] (Fig. 30-12). A neuropatia motora e sensorial pode causar arreflexia, perda de peso e distúrbios sensoriais, tais como parestesia, anestesia e comprometimento da percepção da vibração e da dor, entretanto o acometimento clínico mais importante é secundário a polineuropatia autonômica. Pelo fato de a inervação cardíaca estar alterada, a dor e a angina estão com frequência ausentes quando o paciente tem doença cardíaca coronariana e infarto do miocárdio. Outras consequências da polineuropatia autonômica são a gastroparesia (esvaziamento retardado do conteúdo gástrico para o intestino) e a diarreia ou constipação (muitas vezes em alternância). Estes problemas são provocados pela inervação intestinal deficiente, muitas vezes complicada pelo supercrescimento bacteriano intestinal devido à estase. Além disso, as anormalidades urogenitais são comuns, incluindo a disfunção erétil e a paresia do detrusor, com esvaziamento retardado e incompleto da bexiga.

As principais complicações macrovasculares associadas a ND são o acidente vascular cerebral, a doença cardíaca coronariana e a doença vascular periférica.[54,55] Essas complicações ocorrem até cinco vezes mais frequentemente nos pacientes diabéticos com ND, quando comparado aos que não apresentam a nefropatia.

Sobrevida dos Pacientes com Nefropatia Diabética

A presença da ND aumenta consideravelmente a mortalidade nos pacientes diabéticos tipo 1 e tipo 2. Em comparação com a população geral, a mortalidade nos pacientes diabéticos tipo 1 sem proteinúria está elevada em apenas duas ou três vezes; em contraste, ela está aumentada em 20 a 200 vezes nos pacientes com proteinúria.[56,57]

O maior aumento do risco ocorre quando a microalbuminúria se desenvolve (Fig. 30-13). O risco está aumentado até mesmo no limite superior da normalidade da albuminúria (Fig. 30-14). A excreção urinária de albumina é um bom preditor de evento cardiovascular (CV) nos primeiros 5 anos após a detecção, mas, repetindo a mensuração vários anos depois, é possível identificar a progressão da doença, que também está associada ao aumento do risco CV.[57] A presença de albuminúria reflete a disfunção generalizada das células endoteliais, com aumento do risco de aterosclerose.[57] A albuminúria também está associada a vários fatores de risco CV, tais como a PA elevada, a dislipoproteinemia, o aumento da agregação plaquetária e o aumento da concentração da proteína C ativada. Um fator de risco adicional é a polineuropatia autonômica (encontrada na síndrome do pé diabético[58]), que é um preditor de morte por infarto do miocárdio ou arritmia.

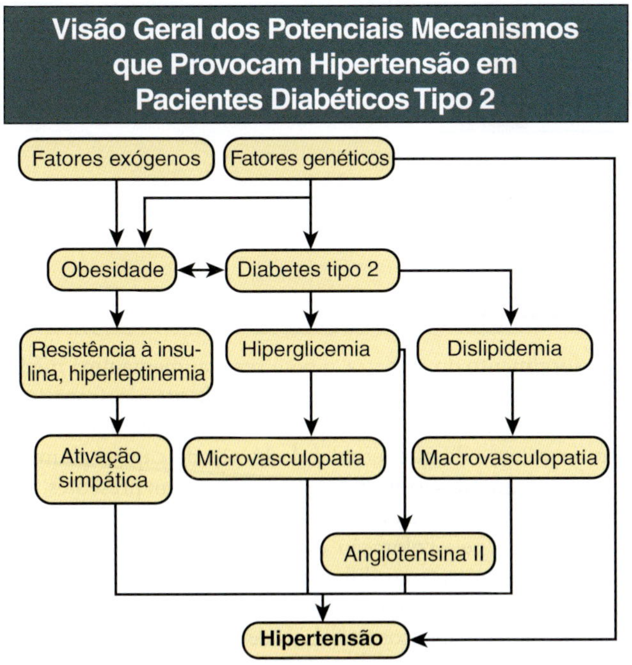

Visão Geral dos Potenciais Mecanismos que Provocam Hipertensão em Pacientes Diabéticos Tipo 2

Figura 30-10 Visão geral dos potenciais mecanismos que provocam **hipertensão em pacientes diabéticos tipo 2.** Os Fatores genéticos que predispõem a hipertensão primária e o diabetes podem estar agrupados, de modo que o mesmo paciente pode apresentar uma incidência aumentada para as duas doenças. A obesidade e a síndrome metabólica provocam resistência a insulina e hiperleptinemia associadas à ativação do sistema nervoso simpático. A hiperglicemia ativa diretamente o sistema renina-angiotensina e, além disso, estimula o desenvolvimento de hipertensão através da microvasculopatia renal. A dislipidemia resulta em rigidez dos vasos e hipertensão, através da macrovasculopatia.

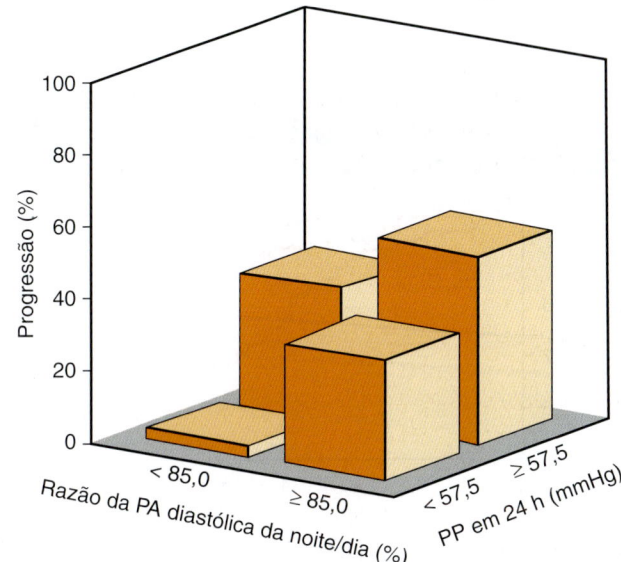

Figura 30-11 Proporção de pacientes diabéticos tipo 2 que progridem **para a nefropatia de acordo com as categorias da pressão arterial.** Risco para progressão de acordo com as categorias da PA diastólica da noite/dia (valor médio < 85% ou ≥ 85%) e com a pressão de pulso (PP) ambulatorial em 24 horas (valor médio < 57,5% ou ≥ 57,5%). (*Referência 54.*)

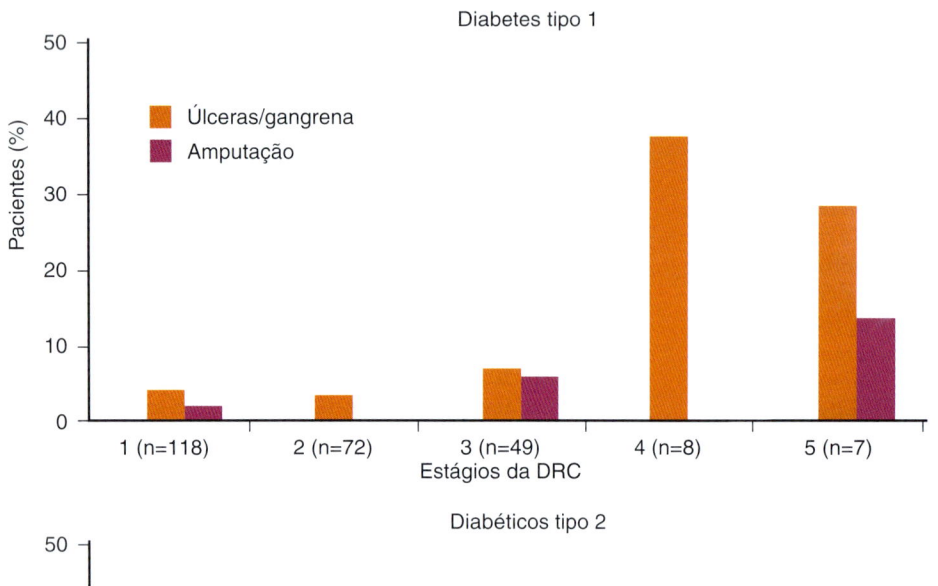

Figura 30-12 Associação entre as manifestações da SPD nos pacientes diabéticos tipo 1 e tipo 2 classificadas de acordo com o estágio da DRC. Apenas pacientes com albuminúria foram incluídos. Todos os pacientes com doença renal crônica (DRC) foram considerados. A incidência da síndrome do pé diabético (SPD) aumenta com os estágios mais avançados da DRC. (Da *referência 58.*)

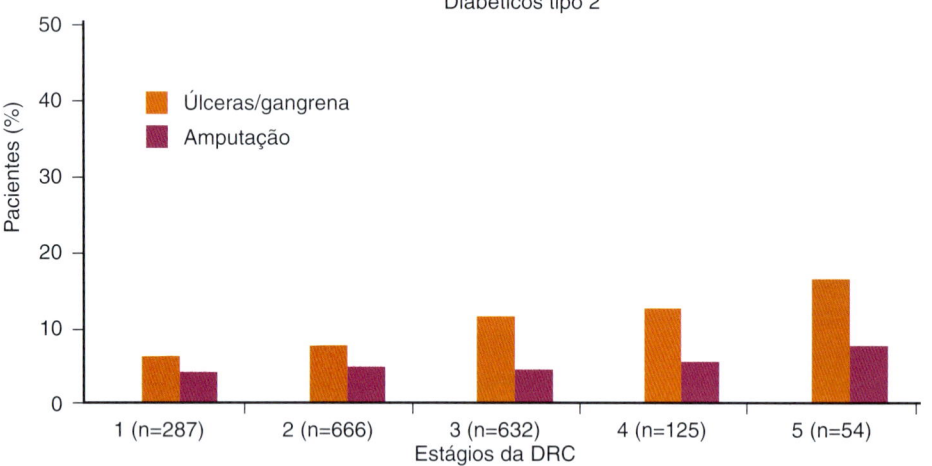

Figura 30-13 Impacto da microalbuminúria e da macroalbuminúria na mortalidade. O impacto da microalbuminúria e da macroalbuminúria na mortalidade foi avaliado prospectivamente em 328 pacientes caucasianos com diabetes melito (DM) não insulinodependentes observados por 5 anos. A microalbuminúria e a Macroalbuminúria levaram a aumento significativo da mortalidade geral, comparado com os pacientes que permaneceram normoalbuminúricos. (*Da referência 56.*)

PATOLOGIA RENAL

Após o surgimento do diabetes, o peso renal aumenta uma média de 15%. O tamanho renal permanece aumentado até a nefropatia estar estabelecida. A maioria dos pacientes com diabetes tipo 1 têm aumento no volume do glomérulo e do lúmen do capilar glomerular. Embora os glomérulos isquêmicos atróficos estejam presentes, alguns dos glomérulos não funcionantes são preenchidos por um material, que é detectado pela coloração com ácido periódico-Schiff (PAS), preservando, assim, as suas dimensões aumentadas. Essas alterações são acompanhadas pela hipertrofia do interstício.[59]

Nos pacientes diabéticos com mais de 10 anos de doença, com ou sem nefropatia, o espessamento da MBG, em até três vezes a faixa normal de 270 a 359 nm, está presente na maioria (Fig. 30-15). Na ND avançada, existe uma correlação entre a espessura da MBG e o volume mesangial fracionado, e a taxa de excreção de albumina urinária.

As lesões nodulares intercapilares dos glomérulos, na ND avançada, foram descritas em 1936 por Kimmelstiel e Wilson (Fig. 30-16, *C*). Os nódulos estão localizados nas regiões centrais dos lóbulos periféricos glomerulares e são bem demarcados, eosinofílicos e PAS-positivo (Fig. 30-16, *C* e *D*). Quando não são acelulares, eles contêm núcleos picnóticos. Sugere-se que os nódulos resultam de dilatações microaneurismáticas dos capilares associados, seguido de mesangiólise e organização laminar dos *debris* mesangiais, com lise do centro do lóbulo. Frequentemente, as células espumosas permanecem ao redor dos nódulos. Esses achados são patognomônicos do diabetes, mas são relatados em apenas 10% a 50% das biópsias, tanto de pacientes com diabetes tipo 1 quanto tipo 2. Os nódulos também são encontrados na glomerulonefrite membranoproliferativa (GNMP), (Cap. 21); na

amiloidose e na doença por depósitos de cadeia leve (Cap. 27) e, raramente, na ausência do diabetes (Cap. 28); as colorações específicas e os achados na imunofluorescência, respectivamente, esclarecerão o diagnóstico. Quando nenhum nódulo é identificado, deve ser utilizada coloração específica para excluir a amiloidose.

A lesão glomerular difusa é mais frequente que a lesão nodular, tendo uma incidência de mais de 90% nos pacientes com diabetes tipo 1 com mais de 10 anos de doença, e uma incidência de 25% a 50% nos pacientes com diabetes tipo 2. Essa lesão consiste no aumento da matriz mesangial que envolve as alças capilares (Fig. 30-16, *B*). Ao contrário das lesões nodulares, que têm pouco significado funcional, o grau da glomerulosclerose difusa correlaciona-se com a manifestação clínica de piora da função renal. O acúmulo de matriz mesangial é a característica mais associada a progressão.[60] Na doença mais grave, o espessamento da parede capilar e a expansão mesangial provocam o estreitamento do capilar (Fig. 30-15, *B*) e a hialinização, associados à fibrose periglomerular.

Os podócitos estão envolvidos precocemente na ND do diabetes tipo 1 e tipo 2 (Fig. 30-17), e um aumento na largura do processo podocitário já é observado nos pacientes diabéticos tipo 1 com microalbuminúria.[61,62] Os estudos longitudinais na ND demonstraram uma redução no número dos podócitos que se correlaciona com a proteinúria.[61] As biópsias renais realizadas nos índios Pima, com diabetes tipo 2, evidenciaram um alargamento dos processos podocitários e uma redução concomitante do número de podócitos por glomérulo.[63]

As lesões arteriolares são proeminentes no diabetes. Um material hialino substitui progressivamente toda a estrutura da parede vascular e envolve tanto os vasos aferentes, quanto os eferentes, que é específico do diabetes.

Uma nova classificação da ND foi introduzida em 2007. Essa classificação considera não somente as alterações glomerulares (Fig. 30-18), mas também tubulointersticiais e vasculares.[64] A imunofluorescência geralmente é negativa, mas depósitos lineares de IgG pode ser encontrados ocasionalmente devido ao aprisionamento passivo na MBG (Fig. 30-19).

O infiltrado leucocitário tubulointersticial é frequentemente encontrado na ND. A fibrose tubulointersticial e a atrofia tubular são as alterações histológicas que mais se correlacionam com o declínio progressivo da TFG. A fibrose tubulointersticial e a arteriosclerose renal são mais prevalentes no diabetes tipo 2 que no tipo 1. Na verdade, a estrutura renal é heterogênea nos pacientes diabéticos tipo 2; apenas uma parte dos pacientes tem a glomerulopatia diabética típica, enquanto uma proporção maior tem mais lesões tubulointersticiais e vasculares avançadas que glomerulares, ou tem a estrutura

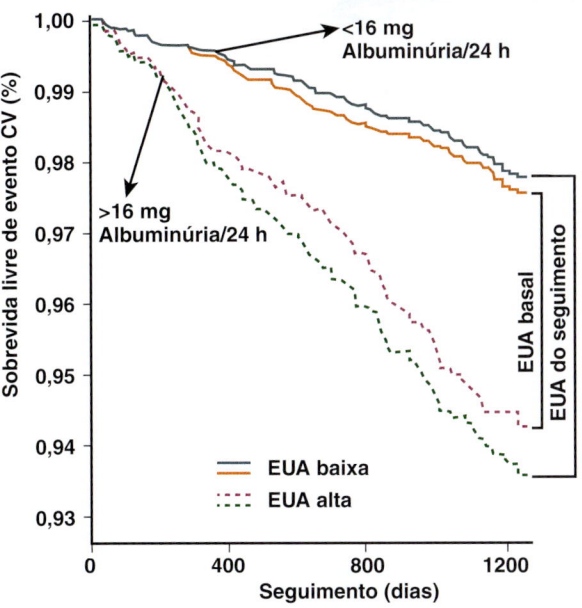

Morbidade e Morbidade Cardiovasculares Após o Rastreio no Seguimento do Estudo PREVEND

Figura 30-14 Sobrevida livre de evento para morbidade e mortalidade cardiovasculares (CV) após rastreio no seguimento do estudo PREVEND. Os indivíduos estão estratificados de acordo com a presença de alta ou baixa excreção urinária de albumina *(EUA)*. EUA alta e baixa são definidas tanto pela medida da EUA na fase inicial do rastreio *(linhas laranja e violeta)* aproximadamente 4,2 anos antes do rastreio no seguimento, quanto pela medida repetida da EUA no momento do rastreio no seguimento *(linhas azuis e verdes)*. A fim de permitir a comparação, as curvas de sobrevida para os 6.800 indivíduos com as medidas da EUA basais e no seguimento estão mostradas no mesmo gráfico. EUA alta (linhas tracejadas) é definida como EUA ≥ 16,2 mg/24 h, o percentil 75 da EUA utilizando a medida da EUA na fase inicial do rastreio. (Da *referência 57.*)

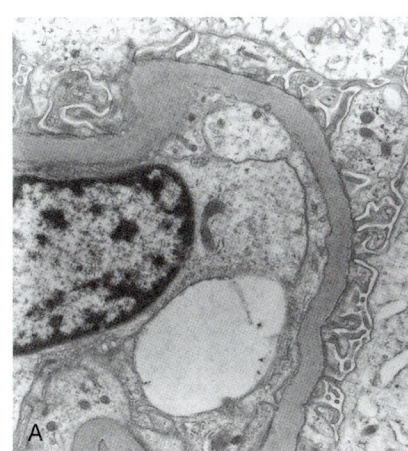
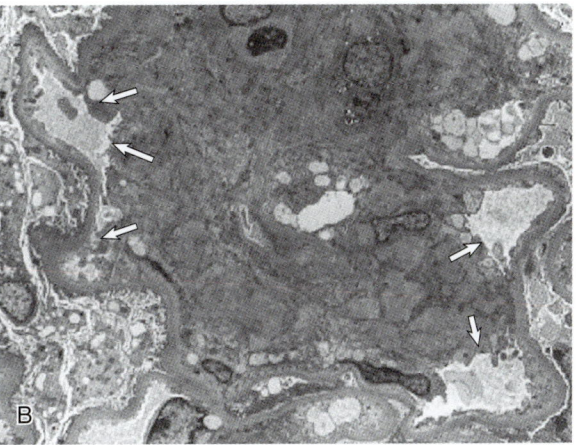

Figura 30-15 Microscopia eletrônica das alterações estruturais na nefropatia diabética. A, As membranas basais glomerulares estão difusamente espessadas. **B**, A expansão mesangial invade os espaços capilares *(setas)*.

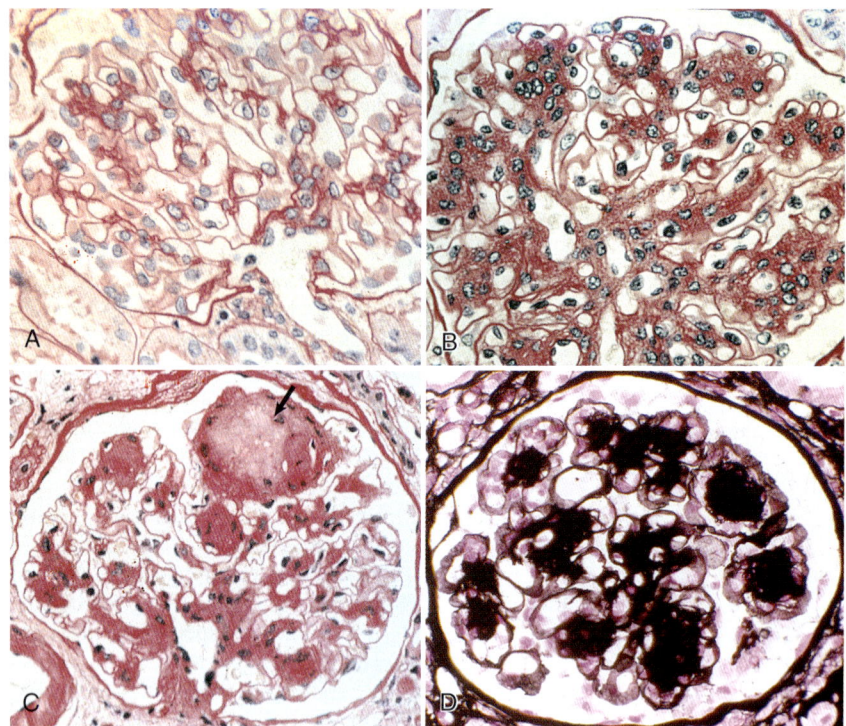

Figura 30-16 Microscopia óptica das alterações estruturais na nefropatia diabética (ND). A, Glomérulo normal. **B**, Lesão glomerular difusa: expansão mesangial difusa. **C**, Lesão nodular bem como expansão mesangial: existe um típico nódulo de Kimmelstiel-Wilson no topo do glomérulo (*seta*). (**A**, **B** e **C**, Reação com ácido periódico de Schiff). **D**, Lesão nodular: coloração de metenamina de prata mostra a intensa expansão nodular na matriz mesangial.

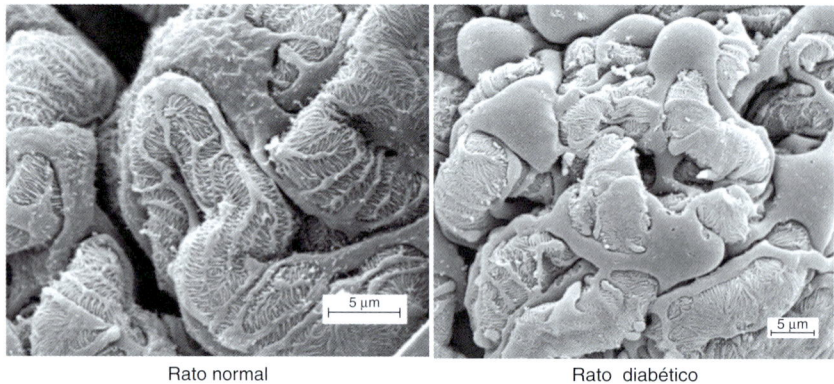

Rato normal   Rato diabético

Figura 30-17 Eletromicrografia da superfície externa do tufo glomerular de ratos após a remoção da cápsula de Bowman por fratura por congelamento. *Esquerda*, Rim de rato normal com o corpo celular do podócito; os processos primários e os pedicelos terminais que repousam na membrana basal do capilar glomerular são facilmente observados. *Direita*, No rim de rato diabético, ficam aparentes a redução da densidade dos pedicelos e o desnudamento da membrana basal do capilar glomerular. (*Referência 62.*)

renal normal ou quase normal.[64] Alguns pacientes com diabetes tipo 2 têm um aspecto renal mais sugestivo de isquemia glomerular ou de doença tubulointersticial.

DIAGNÓSTICO E DIAGNÓSTICO DIFERENCIAL

O diagnóstico da ND é baseado na detecção de proteinúria. Além disso, a maioria dos pacientes também têm hipertensão arterial e retinopatia. Os principais procedimentos para o diagnóstico no paciente com suspeita de ND são:
- Mensuração da albumina ou proteína urinária
- Mensuração da concentração sérica de creatinina e estimativa da TFG
- Medição da pressão arterial
- Exame oftalmológico

Taxa de Excreção Urinária de Albumina

Condição	TEUA	
	24 h (mg/dia)	Noturna (µg/min)
Normoalbuminúria	< 30	< 20
Microalbuminúria	30–300	20–200
Nefropatia manifestada	> 300	> 200

Tabela 30-1 Taxa de excreção urinária de albumina (TEUA). Valores de urina de 24 horas e de urina noturna de RAC são diagnósticos de microalbuminúria e nefropatia diabética manifesta.

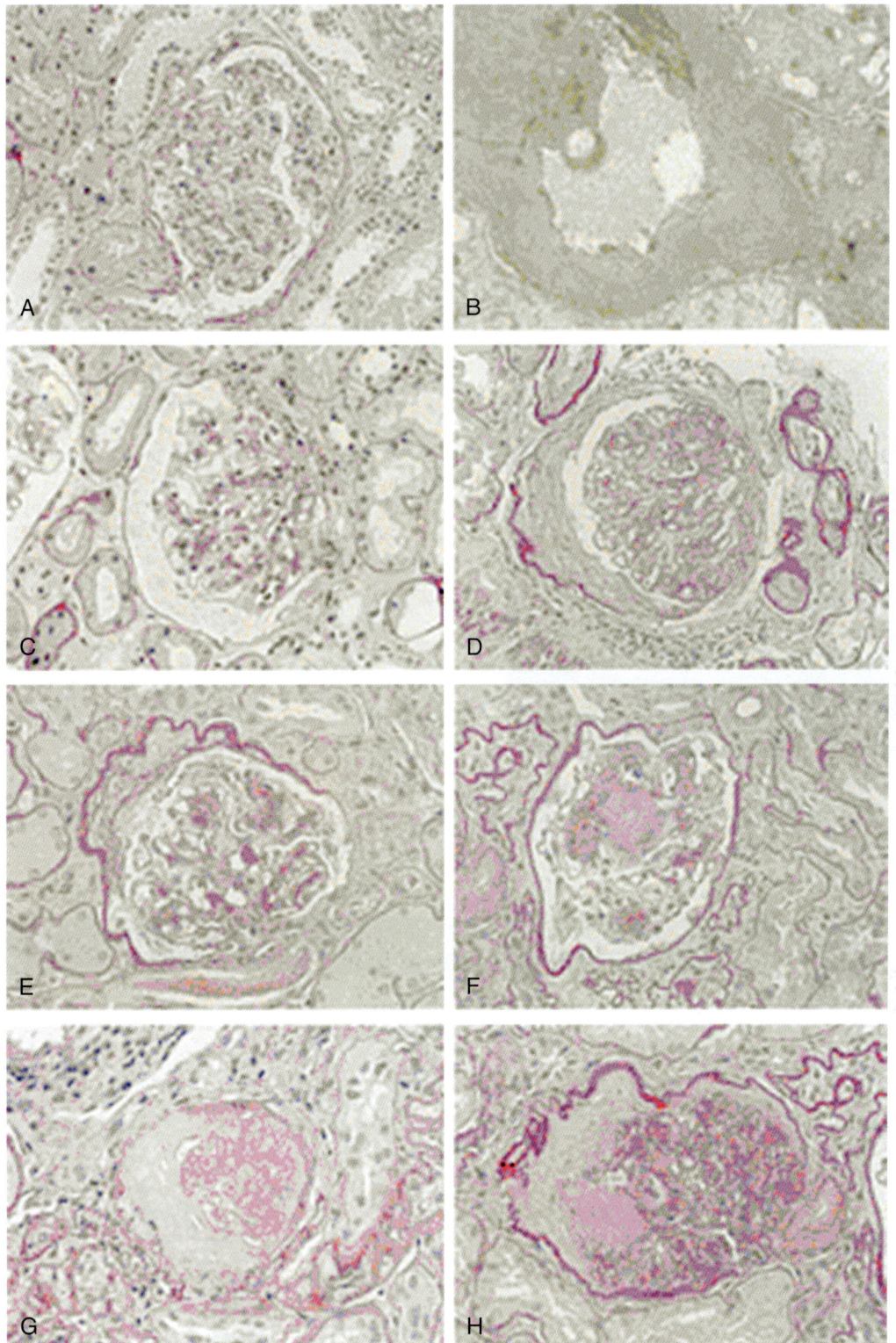

Figura 30-18 Classificação patológica da nefropatia diabética (ND; de acordo com Tervaert *et al.*). Exemplos representativos das lesões morfológicas na ND. **A**, Glomérulo mostrando apenas alterações isquêmicas discretas, com divisão da cápsula de Bowman. Nenhuma alteração mesangial é evidente. **B**, Eletromicrografia desse glomérulo: a largura média da MBG foi 671 nm (média a partir de mais de 55 medições aleatórias). A microscopia eletrônica fornece evidência para classificar a biópsia, apenas com alterações moderadas à microscopia óptica, em classe I. **C** e **D**, Glomérulos classe II, com expansão mesangial leve e moderada, respectivamente. Em **C**, a expansão mesangial não excede a área média de um lúmen capilar (IIa), enquanto em **D**, ela excede (IIb). **E** e **F**, Uma lesão de Kimmelstiel-Wilson classe III é observada em **F**. A lesão em **E** não é uma lesão de Kimmelstiel-Wilson convincente; portanto, com base nos achados nesse glomérulo, o achado é consistente com a classe IIb. Para a finalidade da classificação, pelo menos uma lesão de Kimmelstiel-Wilson convincente (como em **F**) deve estar presente. **H**, Sinais da ND classe IV consistem em hialinose do polo vascular glomerular e um remanescente da lesão de Kimmelstiel-Wilson no lado oposto do polo. **G**, Exemplo de glomeruloesclerose que não revela sua causa (mesmo glomérulo da biópsia em **H**). Para a finalidade da classificação, os sinais de ND devem estar presentes histopatológica ou clinicamente para classificar uma biópsia com glomeruloesclerose global em mais de 50% dos glomérulos como classe IV. (*Da referência 64.*)

Mensuração da Albuminúria ou da Proteinúria

A microalbuminúria é arbitrariamente definida como a excreção de 30 a 300 mg/24 h de albumina, em pelo menos duas das três amostras consecutivas de urina estéril (Tabela 30-1). Existe variação diária individual na excreção de albumina (coeficiente de variação, 30% a 50%) e também entre as coletas no período diurno e noturno (Fig. 30-20). Mesmo no limite superior da albuminúria normal, o risco de progressão e de eventos CV é elevado. Na concentração de 30 a 300 mg/24 h, a albumina normalmente não é detectada por testes não específicos para proteína (p. ex., reação de biureto). Entretanto, a albumina pode ser detectada através da utilização de técnicas específicas, tais como a fita reagente (*dipstick*), o ensaio de imunoadsorção ligado

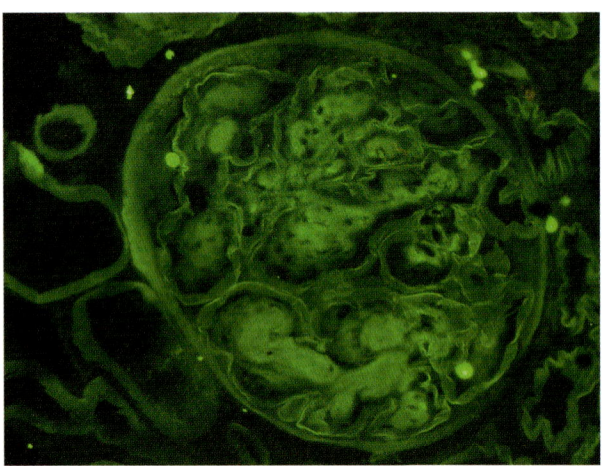

Figura 30-19 Imunofluorescência glomerular para IgG na nefropatia diabética. Imunofluorescência fracamente positiva na membrana basal glomerular para IgG resultando em aprisionamento passivo de IgG na MBG expandida. (*Cortesia do Prof. Peter Furness, Leicester, RU.*)

à enzima, a nefelometria e o radioimunoensaio. Em vez de realizar coletas de urina de 24 horas, que muitas vezes são difíceis de serem obtidas, a concentração de albumina pode ser determinada através de amostra urinária isolada, preferencialmente a primeira urina da manhã. O valor normal é < 20 mcg/min ou < 20 mcg/mL.

A detecção de albumina na urina é um indicador específico da ND somente se forem excluídos os fatores de confusão, tais como febre, exercício físico, infecção urinária, doença renal não diabética, hematúria por outras causas, insuficiência cardíaca, hipertensão não controlada e hiperglicemia não controlada.[65,66]

A principal vantagem no rastreio precoce da microalbuminúria no diabetes é que ela é um fator preditor de risco elevado renal e CV e, assim, permite a intervenção direcionada. A American Diabetes Association (www.diabetes.org) e outras sociedades recomendam a triagem anual de todos os pacientes diabéticos.

Por definição, existe ND clínica evidente (macroalbuminúria) se a taxa de excreção de albumina for superior a 300 mg/dia. Nesse ponto, as outras proteínas séricas também são excretadas na urina (proteinúria não seletiva).

Embora existam algumas diretrizes sobre a frequência em que a mensuração da albuminúria ou proteinúria devam ser realizadas após o diagnóstico da ND, provavelmente seja útil repetir anualmente a mensuração através da relação albumina-creatinina ou da relação proteína-creatinina, para determinar se está ocorrendo progressão da doença.[66]

Mensuração da Pressão Arterial

Ao medir a pressão arterial em um paciente diabético, as seguintes questões devem ser levadas em conta:
- Em pacientes obesos com diabetes tipo 2, o tamanho da braçadeira deve ser adaptado à circunferência do braço. Quando esta for superior a 32 cm, estão indicadas as braçadeiras com largura de 18 cm.

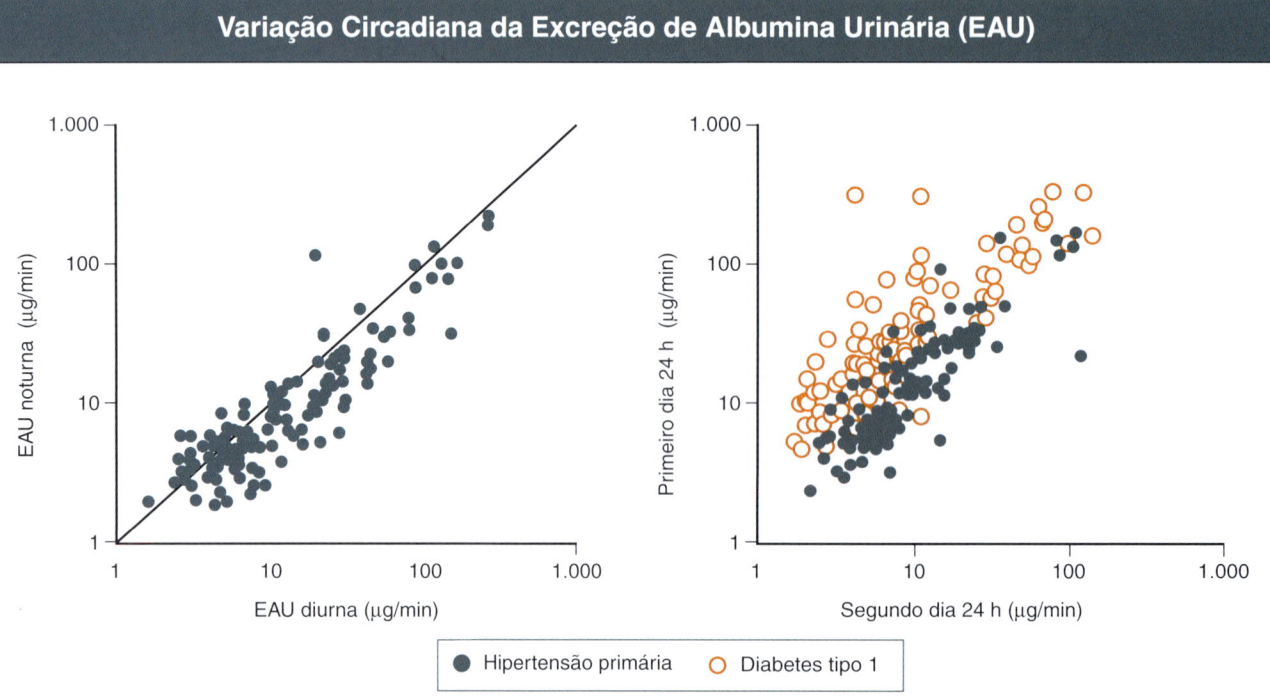

Figura 30-20 Variação circadiana da excreção da albumina urinária (EAU). A EAU é menor em condições de repouso à noite que durante as atividades diárias. A relação entre a EAU avaliada em 2 dias diferentes com intervalo de 1 semana em pacientes com diabetes tipo 1 (círculos abertos) e hipertensão primária (círculos fechados). Há uma variação individual substancial diária na excreção de albumina e também entre as coletas diurnas e noturnas. (Da *referência 66*).

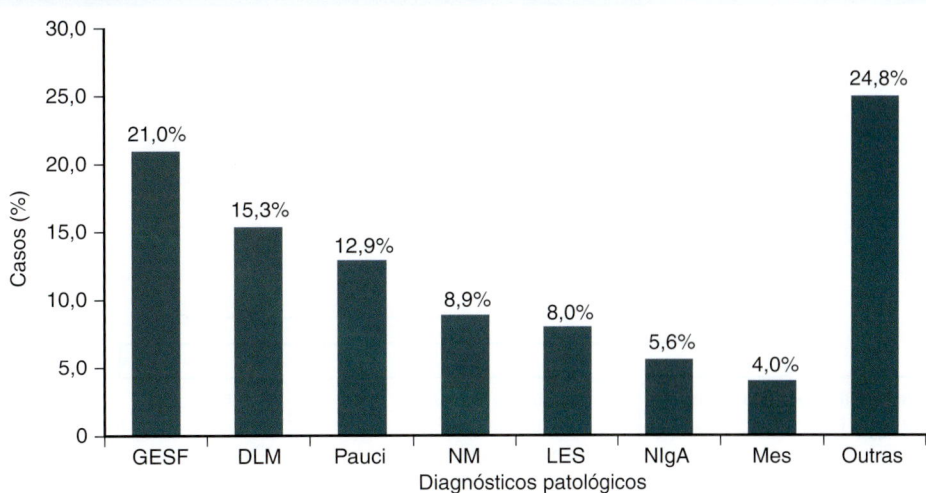

Figura 30-21 Outros diagnósticos patológicos além da nefropatia diabética são encontrados em mais da metade dos pacientes portadores de diabetes tipo 2 e proteinúria. Um total de 233 pacientes foi estudado; 53,2% (124 pacientes) tinham o diagnóstico de doença renal não diabética; *GESF*, glomeruloesclerose segmentar e focal; *NIgA*, nefropatia por IgA; *DLM*, doença por lesões mínimas; *Mes*, glomerulonefrite mesangial por imunocomplexo; *NM*, nefropatia membranosa; *Pauci*, glomerulonefrite pauci-imune ANCA positivo; *LES*, lúpus eritematoso sistêmico. (Da *referência 68*.)

- Os pacientes com neuropatia autonômica grave tendem a desenvolver hipotensão ortostática, definida pela redução superior a 20 mmHg da pressão arterial sistólica, na posição vertical. É aconselhável medir a PA depois de permanecer na posição vertical por um período definido (p. ex., 30 minutos). No entanto, essa abordagem pode não ser sempre viável em um ambiente de cuidados primários.
- O perfil circadiano da PA tende a sofrer alterações precocemente, e até mesmo um aumento paradoxal da PA noturna pode ocorrer. No paciente diabético com nefropatia, foi demonstrado que o aumento na PA noturna está associado, independentemente, a uma mortalidade 20 vezes maior e a um maior risco de insuficiência renal. A mensuração ambulatorial ocasional da PA é útil para avaliar a eficácia do tratamento anti-hipertensivo.
- Nos pacientes diabéticos com esclerose ou calcificação da artéria braquial e radial, a pseudo-hipertensão, ou a "hipertensão do avental branco", podem ocasionalmente ocorrer, levando a redução inadvertida da PA, apesar da normotensão estabelecida por medidas intra-arterial da PA. Essa condição deve ser suspeitada se for encontrada uma discrepância entre a lesão moderada em órgãos-alvo (p. ex., hipertrofia ventricular esquerda) e os valores muito elevados da PA. Esses pacientes tendem a desenvolver hipotensão acentuada, mesmo com terapia anti-hipertensiva relativamente moderada.

Mensuração da Creatinina Sérica e Estimativa da Taxa de Filtração Glomerular

Na prática clínica, a concentração sérica da creatinina é frequentemente utilizada para avaliar a função renal, porém ela pode ser grosseiramente imprecisa nos pacientes emagrecidos, em quem a massa muscular é baixa. Esse problema é particularmente frequente em pacientes idosos do sexo feminino com diabetes tipo 2. Portanto, as diretrizes do *Kidney Disease Outcome Quality Initiative* (KDOQI) recomendam que a TFG seja estimada de acordo com a fórmula do estudo *Modification of Diet in Renal Disease* (MDRD) (Cap. 3).

Diagnóstico Diferencial

Embora a hematúria seja considerada uma das características atípicas indicando a presença de doença renal não diabética em pacientes diabéticos, o significado clínico da hematúria na evolução da ND sugere que ela pode ser um sinal da ND. Além disso, um estudo identificou que os pacientes com hematúria e ND definida histologicamente tinham pior função renal quando comparado aos pacientes com ND sem hematúria.[67] A prevalência da síndrome nefrótica e da retinopatia foi significativamente maior nos pacientes com hematúria que nos pacientes sem hematúria, com glomerulosclerose diabética.

Por outro lado, a doença renal não diabética pode ser encontrada em pacientes com diabetes tipo 2. Pacientes diabéticos jovens, a duração curta da doença e a proteinúria na ausência da retinopatia são características que sugerem a doença renal não diabética.[68] A nefropatia membranosa, a GESF, a nefrite intersticial aguda, a GN pós-infecciosa e a nefropatia por IgA já foram descritas em pacientes diabéticos tipo 2, em quem a ND era a suspeita clínica inicial (Fig. 30-21).

Indicações para Biópsia Renal

Outras investigações, incluindo a biópsia renal, devem ser consideradas nas seguintes situações clínicas (Fig. 30-22.):

- Se a retinopatia não estiver presente no paciente diabético tipo 1 com proteinúria ou insuficiência renal moderada (a ausência da retinopatia não exclui a ND nos pacientes diabéticos tipo 2).
- Se o início da proteinúria for súbito e rápido, particularmente no diabetes tipo 1, e se a duração do diabetes tipo 1 for menor que 5 anos. Alternativamente, se a evolução for atípica, por exemplo, sem a transição através das fases habituais, em particular o desenvolvimento da síndrome nefrótica, sem a microalbuminúria prévia.
- Se a hematúria macroscópica estiver presente ou o sedimento urinário for ativo, com a presença de acantócitos e cilindros hemáticos, que sugere GN; o sedimento urinário na ND tipicamente é inocente, a não ser pela presença ocasional de alguns eritrócitos.
- Se o declínio da função renal for rápido, ou se a disfunção renal ocorrer na ausência de proteinúria significativa (primeiramente, a doença renovascular deve ser excluída), (Fig. 30-23).

Se a ultrassonografia renal evidenciar rins de tamanho pequeno ou de tamanhos diferentes, é prudente não realizar a biópsia renal. Geralmente, esta é indicada apenas em uma pequena minoria dos pacientes diabéticos.

Abordagem do Paciente Diabético com Insuficiência Renal

Ao abordar um paciente diabético com DRC, o nefrologista deve seguir as seguintes orientações:

Avaliação Clínica da Nefropatia Diabética

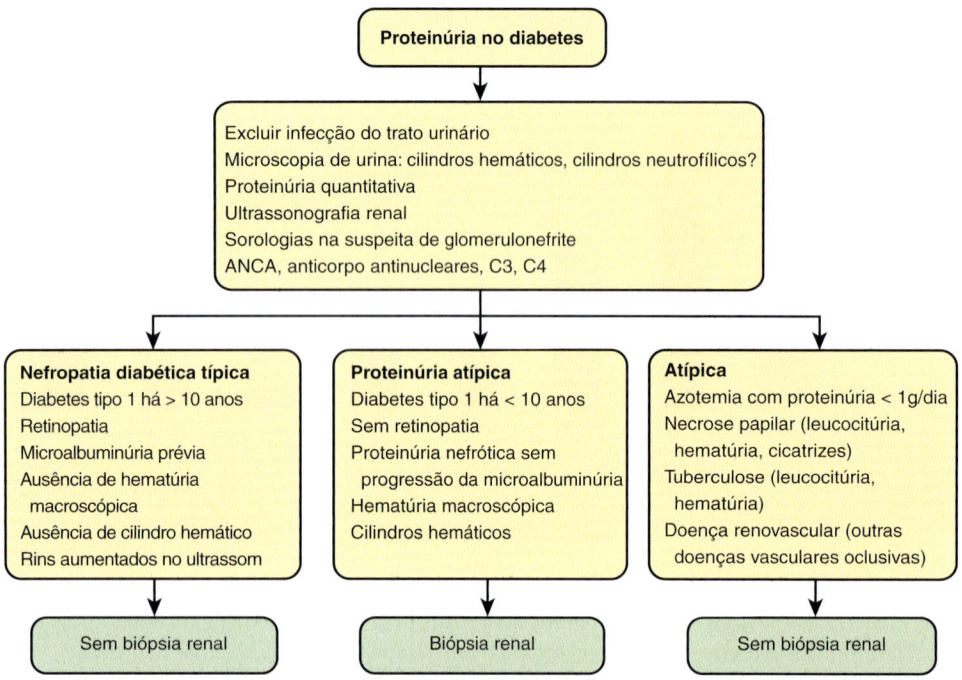

Proteinúria no diabetes

Excluir infecção do trato urinário
Microscopia de urina: cilindros hemáticos, cilindros neutrofílicos?
Proteinúria quantitativa
Ultrassonografia renal
Sorologias na suspeita de glomerulonefrite
ANCA, anticorpo antinucleares, C3, C4

Nefropatia diabética típica
Diabetes tipo 1 há > 10 anos
Retinopatia
Microalbuminúria prévia
Ausência de hematúria
  macroscópica
Ausência de cilindro hemático
Rins aumentados no ultrassom

→ Sem biópsia renal

Proteinúria atípica
Diabetes tipo 1 há < 10 anos
Sem retinopatia
Proteinúria nefrótica sem
  progressão da microalbuminúria
Hematúria macroscópica
Cilindros hemáticos

→ Biópsia renal

Atípica
Azotemia com proteinúria < 1g/dia
Necrose papilar (leucocitúria,
  hematúria, cicatrizes)
Tuberculose (leucocitúria,
  hematúria)
Doença renovascular (outras
  doenças vasculares oclusivas)

→ Sem biópsia renal

Figura 30-22 Avaliação clínica da doença renal diabética. *ANCA,* anticorpo anticitoplasma de neutrófilo.

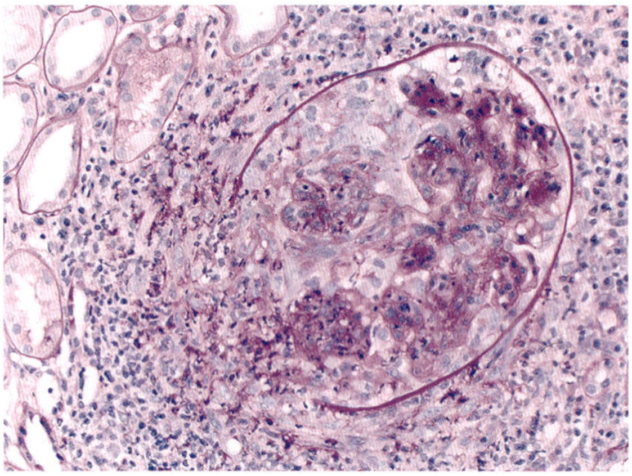

Figura 30-23 Glomerulonefrite sobreposta à nefropatia diabética (ND). Um glomérulo demonstrando um crescente celular com ruptura da cápsula de Bowman sobreposta na ND nodular. O paciente, sabidamente com ND, apresentando rápida deterioração da função normal e cilindros hemáticos na urina.

- Avaliar a causa da DRC (insuficiência renal aguda *vs.* crônica; ND *vs.* outras causas de lesão renal).
- Avaliar a proteinúria e a taxa de progressão.
- Investigar evidências das complicações microvasculares e macrovasculares extrarrenais típicas do diabetes.

A maioria dos pacientes diabéticos com proteinúria grave ou insuficiência renal têm a ND. A isquemia renal (estenose aterosclerótica da artéria renal ou embolia por colesterol) é comum nos pacientes diabéticos, e uma proporção substancial de pacientes diabéticos tipo 2 têm rins de tamanho pequeno e TFG reduzida, sem albuminúria, possivelmente relacionados com doença macrovascular.

A infecção do trato urinário é mais grave no paciente diabético que no paciente não diabético. A necrose purulenta da papila e a formação intrarrenal de abscessos são raras atualmente.

Os pacientes diabéticos com nefropatia são particularmente propensos ao desenvolvimento de LRA após a administração de anti-inflamatórios não esteroides (AINEs) ou contrastes radiológicos, ou após eventos CV ou sepse. As medidas preventivas para a LRA são discutidas no Capítulo 73. A LRA sobreposta na ND preexistente tem um prognóstico renal ruim.

Referências

1. Seaquist ER, Goetz FC, Rich S, Barbosa J. Familial clustering of diabetic kidney disease: Evidence for genetic susceptibility to diabetic nephropathy. *N Engl J Med.* 1989;320:1161-1165.
2. Nelson RG, Knowler WC, Pettitt DJ, et al. Diabetic kidney disease in Pima Indians. *Diabetes Care.* 1993;16:335-341.
3. Nelson RG, Morgenstern H, Bennett PH. Intrauterine diabetes exposure and the risk of renal disease in diabetic Pima Indians. *Diabetes.* 1998;47:1489-1493.
4. Amri K, Freund N, Van Huyen JP, et al. Altered nephrogenesis due to maternal diabetes is associated with increased expression of IGF-II/mannose-6-phosphate receptor in the fetal kidney. *Diabetes.* 2001;50:1069-1075.
5. Zandi-Nejad K, Luyckx VA, Brenner BM. Adult hypertension and kidney disease: The role of fetal programming. *Hypertension.* 2006;47:502-508.
6. Janssen B, Hohenadel D, Brinkkoetter P, et al. Carnosine as a protective factor in diabetic nephropathy: Association with a leucine repeat of the carnosinase gene CNDP1. *Diabetes.* 2005;54:2320-2327.
7. Marre M, Jeunemaitre X, Gallois Y, et al. Contribution of genetic polymorphism in the renin-angiotensin system to the development of renal complications in insulin-dependent diabetes. Genetique de la Nephropathie Diabetique (GENEDIAB) Study Group. *J Clin Invest.* 1997;99:1585-1595.
8. Ruggenenti P, Bettinaglio P, Pinares F, Remuzzi G. Angiotensin converting enzyme insertion/deletion polymorphism and renoprotection in diabetic and nondiabetic nephropathies. *Clin J Am Soc Nephrol.* 2008;3:1511-1525.
9. Schmidt S, Ritz E. Angiotensin I converting enzyme gene polymorphism and diabetic nephropathy in type II diabetes. *Nephrol Dial Transplant.* 1997; 12(suppl 2):37-41.
10. Satriano J, Vallon V. Primary kidney growth and its consequences at the onset of diabetes mellitus. *Amino Acids.* 2006;31:1-9.
11. Ruster C, Wolf G. The role of chemokines and chemokine receptors in diabetic nephropathy. *Front Biosci.* 2008;13:944-955.
12. Wolf G, Ziyadeh FN. Cellular and molecular mechanisms of proteinuria in diabetic nephropathy. *Nephron Physiol.* 2007;106:26-31.
13. Mezzano S, Aros C, Droguett A, et al. NF-κB activation and overexpression

of regulated genes in human diabetic nephropathy. *Nephrol Dial Transplant.* 2004;19:2505-2512.

14. Isermann B, Vinnikov IA, Madhusudhan T, et al. Activated protein C protects against diabetic nephropathy by inhibiting endothelial and podocyte apoptosis. *Nat Med.* 2007;13:1349-1358.

15. Simonson MS. Phenotypic transitions and fibrosis in diabetic nephropathy. *Kidney Int.* 2007;71:846-854.

16. Iwano M, Plieth D, Danoff TM, et al. Evidence that fibroblasts derive from epithelium during tissue fibrosis. *J Clin Invest.* 2002;110:341-350.

17. Loeffler I, Liebisch M, Wolf G. Collagen VIII influences epithelial phenotypic changes in experimental diabetic nephropathy. *Am J Physiol Renal Physiol.* 2012;303:F733-F745.

18. Nangaku M. Chronic hypoxia and tubulointerstitial injury: A final common pathway to end-stage renal failure. *J Am Soc Nephrol.* 2006;17:17-25.

19. Krolewski AS, Laffel LM, Krolewski M, et al. Glycosylated hemoglobin and the risk of microalbuminuria in patients with insulin-dependent diabetes mellitus. *N Engl J Med.* 1995;332:1251-1255.

20. Diabetes Control and Complications Trial Research Group. The effect of intensive treatment of diabetes on the development and progression of long-term complications in insulin-dependent diabetes mellitus. *N Engl J Med.* 1993;329:977-986.

21. Nathan DM, Cleary PA, Backlund JY, et al. Intensive diabetes treatment and cardiovascular disease in patients with type 1 diabetes. *N Engl J Med.* 2005; 353:2643-2653.

22. Fioretto P, Steffes MW, Sutherland DE, et al. Reversal of lesions of diabetic nephropathy after pancreas transplantation. *N Engl J Med.* 1998;339:69-75.

23. UK Prospective Diabetes Study (UKPDS) Group. Intensive blood-glucose control with sulphonylureas or insulin compared with conventional treatment and risk of complications in patients with type 2 diabetes (UKPDS 33). *Lancet.* 1998;352:837-853.

24. Patel A, MacMahon S, Chalmers J, et al. Intensive blood glucose control and vascular outcomes in patients with type 2 diabetes. *N Engl J Med.* 2008;358: 2560-2572.

25. Brownlee M. Biochemistry and molecular cell biology of diabetic complications. *Nature.* 2001;414:813-820.

26. Brownlee M. The pathobiology of diabetic complications: A unifying mechanism. *Diabetes.* 2005;54:1615-1625.

27. Bohlender JM, Franke S, Stein G, Wolf G. Advanced glycation end products and the kidney. *Am J Physiol Renal Physiol.* 2005;289:F645-F659.

28. Rüster C, Bondeva T, Franke S, et al. Angiotensin II upregulates RAGE expression on podocytes: Role of AT2 receptors. *Am J Nephrol.* 2009;29:538-550.

29. Declèves AE, Mathew AV, Cunard R, Sharma K. AMPK mediates the initiation of kidney disease induced by a high-fat diet. *J Am Soc Nephrol.* 2011;22: 1846-1855.

30. Eid AA, Ford BM, Block K, et al. AMP-activated protein kinase (AMPK) negatively regulates Nox4-dependent activation of p53 and epithelial cell apoptosis in diabetes. *J Biol Chem.* 2010;285:37503-37512.

31. Lee MJ, Feliers D, Mariappan MM, et al. A role for AMP-activated protein kinase in diabetes-induced renal hypertrophy. *Am J Physiol Renal Physiol.* 2007;292:F617-F627.

32. Wolf G. Renal injury due to renin-angiotensin-aldosterone system activation of the transforming growth factor-beta pathway. *Kidney Int.* 2006;70:1914-1919.

33. Toma I, Kang JJ, Sipos A, et al. Succinate receptor GPR91 provides a direct link between high glucose levels and renin release in murine and rabbit kidney. *J Clin Invest.* 2008;118:2526-2534.

34. Nguyen G, Danser AH. Prorenin and (pro)renin receptor: A review of available data from in vitro studies and experimental models in rodents. *Exp Physiol.* 2008;93:557-563.

35. Huang XR, Chen WY, Truong LD, Lan HY. Chymase is upregulated in diabetic nephropathy: Implications for an alternative pathway of angiotensin II–mediated diabetic renal and vascular disease. *J Am Soc Nephrol.* 2003;14:1738-1747.

36. Johnson RJ, Perez-Pozo SE, Sautin YY, et al. Hypothesis: Could excessive fructose intake and uric acid cause type 2 diabetes? *Endocr Rev.* 2009;30: 96-116.

37. Hovind P, Rossing P, Tarnow L, et al. Serum uric acid as a predictor for development of diabetic nephropathy in type 1 diabetes: An inception cohort study. *Diabetes.* 2009;58:1668-1671.

38. Hasslacher C, Ritz E, Wahl P, Michae C. Similar risks of nephropathy in patients with type I or type II diabetes mellitus. *Nephrol Dial Transplant.* 1989; 4:859-863.

39. Parving HH, Lewis JB, Ravid M, et al. Prevalence and risk factors for microalbuminuria in a referred cohort of type II diabetic patients: A global perspective. DEMAND investigators. *Kidney Int.* 2006;69:2057-2063.

40. So WY, Ma RC, Ozaki R, et al. Angiotensin-converting enzyme (ACE) inhibition in type 2, diabetic patients: interaction with ACE insertion/deletion polymorphism. *Kidney Int.* 2006;69:1438-1443.

41. Whaley-Connel IA, Sowers JR, McCullough PA, et al. Diabetes mellitus and CKD awareness. Kidney Early Evaluation Program (KEEP) and National Health and Nutrition Examination Survey (NHANES). *Am J Kidney Dis.* 2009;4(suppl 1):S11-S21.

42. King H, Aubert RE, Herman WH. Global burden of diabetes, 1995–2025: Prevalence, numerical estimates, and projections. *Diabetes Care.* 1998;21: 1414-1431.

43. Nguyen NT, Magno CP, Lane KT, et al. Association of hypertension, diabetes, dyslipidemia, and metabolic syndrome with obesity: Findings from the National Health and Nutrition Examination Survey, 1999 to 2004. *J Am Coll Surg.* 2008;207:928-934.

44. Wolf G. After all those fat years: Renal consequences of obesity. *Nephrol Dial Transplant.* 2003;18:2471-2474.

45. Chagnac A, Herman M, Zingerman B, et al. Obesity-induced glomerular hyperfiltration: Its involvement in the pathogenesis of tubular sodium reabsorption. *Nephrol Dial Transplant.* 2008;23:3946-3952.

46. Rasouli N, Kern PA. Adipocytokines and the metabolic complications of obesity. *J Clin Endocrinol Metab.* 2008;93(suppl 1):S64-S73.

47. Mogensen CE. How to protect the kidney in diabetic patients with special reference to NIDDM. *Diabetes.* 1997;56(suppl 2):104-111.

48. Mourad JJ, Le Jeune S. Blood pressure control, risk factors and cardiovascular prognosis in patients with diabetes: 30 years of progress. *J Hypertens.* 2008; 26:S7-S13.

49. Muxfeldt ES, Cardoso CR, Salles GF. Prognostic value of nocturnal blood pressure reduction in resistant hypertension. *Arch Intern Med.* 2009;169:874-880.

50. Winer N, Sowers JR. Diabetes and arterial stiffening. *Adv Cardiol.* 2007; 44:245-251.

51. Girach A, Vignati L. Diabetic microvascular complications: Can the presence of one predict the development of another? *J Diabetes Complications.* 2006; 20:228-237.

52. Wolf G, Müller N, Mandecka A, Müller UA. Association of diabetic retinopathy and renal function in patients with types 1 and 2 diabetes mellitus. *Clin Nephrol.* 2007;68:81-86.

53. Margolis DJ, Hofstad O, Feldman HI. Association between renal failure and foot ulcer of lower-extremity amputation in patients with diabetes. *Diabetes Care.* 2008;31:1331-1336.

54. Knudsen ST, Laugesen E, Hansen KW, et al. Ambulatory pulse pressure, decreased nocturnal blood pressure reduction and progression of nephropathy in type 2 diabetic patients. *Diabetologia.* 2009;52:698-704.

55. Krentz AJ, Clough G, Byrne CD. Interactions between microvascular and macrovascular disease in diabetes: Pathophysiology and therapeutic implications. *Diabetes Obes Metab.* 2007;9:781-791.

56. Gall MA, Borch-Johnsen K, Hougaard P, et al. Albuminuria and poor glycemic control predict mortality in NIDDM. *Diabetes.* 1995;44:1303-1309.

57. Brantsma AH, Bakker SJ, de Zeeuw D, et al. Extended prognostic value of urinary albumin excretion for cardiovascular events. PREVEND Study Group. *J Am Soc Nephrol.* 2008;19:1785-1791.

58. Wolf G, Müller N, Busch M, et al. Diabetic foot syndrome and renal function in type 1 and 2 diabetes mellitus show close association. *Nephrol Dial Transplant.* 2009;24:1896-1901.

59. Fioretto P, Mauer M, Brocco E, et al. Patterns of renal injury in NIDDM patients with microalbuminuria. *Diabetologia.* 1996;39:1569-1576.

60. Fioretto P, Steffes MW, Sutherland DE, Mauer M. Sequential renal biopsies in insulin-dependent diabetic patients: Structural factors associated with clinical progression. *Kidney Int.* 1995;48:1929-1935.

61. Wolf G, Chen S, Ziyadeh FN. From the periphery of the glomerular capillary wall toward the center of disease: Podocyte injury comes of age in diabetic nephropathy. *Diabetes.* 2005;54:1626-1634.

62. Marshall SM. The podocyte: A major player in the development of diabetic nephropathy? *Horm Metab Res.* 2005;37(suppl 1):9-16.

63. Pagtalunan ME, Miller PL, Jumping-Eagle S, et al. Podocyte loss and progressive glomerular injury in type II diabetes. *J Clin Invest.* 1997;99:342-348.

64. Tervaert TW, Mooyaart AL, Amann K, et al. Pathologic classification of diabetic nephropathy. *J Am Soc Nephrol.* 2010;21:556-563.

65. Musso C, Javor E, Cochran E, et al. Spectrum of renal diseases associated with extreme forms of insulin resistance. *Clin J Am Soc Nephrol.* 2006;1:616-622.

66. Redon J. Measurement of microalbuminuria: What the nephrologist should know. *Nephrol Dial Transplant.* 2006;21:573-576.

67. Akimoto T, Ito C, Saito O, et al. Microscopic hematuria and diabetic glomerulosclerosis: Clinicopathological analysis of type 2 diabetic patients associated with overt proteinuria. *Nephron Clin Pract.* 2008;109:c119-c126.

68. Pham TT, Sim JJ, Kujubu DA, et al. Prevalence of nondiabetic renal disease in diabetic patients. *Am J Nephrol.* 2007;27:322-328.

69. Gilbert RE, Marsden PA. Activated protein C and diabetic nephropathy. *N Engl J Med.* 2008;358:1628-1630.

70. Loffler I. Pathophysiology of diabetic nephropathy. In: Wolf G, ed. *Diabetes and Kidney Disease.* New York: Wiley-Blackwell; 2013.

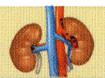

CAPÍTULO 31

Prevenção e Tratamento da Nefropatia Diabética

Li-Li Tong e Sharon Adler

Em pacientes diabéticos, o desenvolvimento da nefropatia diabética (ND) significa a presença de uma síndrome microvascular generalizada que frequentemente é acompanhada de doença macrovascular (Cap. 30). Classicamente, a evolução da ND contempla vários estágios clínicos com base nos valores da excreção de albumina urinária (EAU): normoalbuminúria, microalbuminúria e macroalbuminúria ou nefropatia estabelecida. Em uma proporção significativa de pacientes com diabetes tipo 1 e tipo 2, ocorre a regressão espontânea da microalbuminúria à normoalbuminúria. Sem tratamento, no entanto, os pacientes com microalbuminúria persistente estão sob alto risco de progressão para a nefropatia declarada.

Existe consenso de que o nível de EAU tem importância preditiva tanto para desfecho renal quanto para morbidade e mortalidade cardiovascular (CV) e influencia a escolha da intervenção terapêutica. Em pacientes com ND estabelecida, a meta ideal do tratamento é a regressão à normoalbuminúria e a preservação da função renal, apesar de difícil de ser alcançada. O controle rigoroso da pressão arterial (PA) e o controle glicêmico são essenciais no curso inicial da doença. Modificações profundas no estilo de vida e a redução dos lipídios, incluindo dietas com menos proteína e menos sódio, atividade física, perda de peso e suspensão do tabagismo são benéficos e influenciam a melhora dos desfechos renal e CV. A maioria dos pacientes com nefropatia diabética em estágio avançado, porém, é propensa a progredir inexoravelmente para doença renal crônica terminal (DRCT), embora o tratamento possa retardar essa progressão.

Este capítulo revisa as estratégias preventivas e terapêuticas atuais que promovem a renoproteção e a cardioproteção em pacientes diabéticos (Fig. 31-1). Em geral, os princípios do tratamento para a ND estabelecida são semelhantes àqueles adotados para a prevenção da ND, embora estratégias múltiplas intensivas possam ser necessárias para o tratamento. Considerações especiais são feitas no tratamento do paciente diabético com doença renal crônica terminal (DRCT), (Cap. 32). Muitas questões terapêuticas discutidas aqui não são específicas para a ND e, portanto, também são relevantes para DRCT em geral (Cap. 80).

PREVENÇÃO DA NEFROPATIA DIABÉTICA

A prevenção e a detecção precoce da ND melhoram o desfecho do paciente. Medidas gerais para a prevenção da ND incluem o controle glicêmico e o controle rigoroso da PA. Visto que o diabetes é associado ao aumento do risco de morbidade e mortalidade CV, o tratamento da dislipidemia bem como a dieta e as modificações no estilo de vida — incluindo atividade física, redução do peso e suspensão de tabagismo — podem reduzir os riscos cardiovasculares significativamente.

Controle Glicêmico

Em pacientes diabéticos tipo 1, o controle glicêmico rigoroso diminui o risco de microalbuminúria e de redução da taxa de filtração glomerular (TFG).

O estudo The Diabetes Control and Complications Trial (DCCT) comparou os efeitos do controle glicêmico intensivo com o tratamento convencional no desenvolvimento e progressão das complicações a longo prazo do diabetes tipo 1 (Fig. 31-2). Durante um período de 9 anos, os pacientes que receberam a terapia intensiva (hemoglobina A_{1c} média 7%) apresentaram 35% a 45% menos risco de desenvolvimento de microalbuminúria em comparação com o grupo controle (HbA$_{1c}$ média 9%).[1] Mais recentemente, os dados do DCCT e do estudo Epidemiology of Diabetes Interventions and Complications (EDIC) demonstraram que o risco de comprometimento da TFG a longo prazo foi 50% menor em pacientes tratados por 6,5 anos em média com o controle glicêmico intensivo do DCCT comparado ao daqueles tratados com a terapia convencional. Esse efeito não foi evidente até mais de 10 anos após a distribuição aleatória, acima do período da intervenção terapêutica do DCCT.[2] Além disso, o retorno da euglicemia com o transplante de pâncreas impede a recorrência da ND em enxertos renais de pacientes diabéticos tipo 1.[3]

Para os pacientes diabéticos tipo 2, vários grandes estudos têm demonstrado menor risco de nefropatia com o controle glicêmico mais rigoroso. Em um projeto de estudo similar ao DCCT, o estudo Kumamoto observou uma redução de 60% na microalbuminúria em pacientes diabéticos tipo 2 relativamente jovens, não obesos, que receberam tratamento glicêmico intensivo (HbA$_{1c}$ 7,1%) em comparação com o tratamento convencional (HbA$_{1c}$ 9,4%).[4] No estudo United Kingdom Prospective Diabetes Study (UKPDS), os pacientes recém-diagnosticados com diabetes tipo 2 foram aleatoriamente distribuídos para o tratamento intensivo (HbA$_{1c}$ 7,0%) com uma sulfonilureia ou insulina, ou para o tratamento convencional (HbA$_{1c}$ 7,9%) somente com dieta. Após 9 anos de terapia intensiva, a redução do risco relativo para o aparecimento de microalbuminúria foi de 24%.[5] Após o término do estudo, observaram-se os pacientes por mais 10 anos. As diferenças nos níveis de HbA$_{1c}$ entre os grupos se perderam ao longo do período de 1 ano, mas o risco 24% menor de doença microvascular e infarto do miocárdio (– 15%) persistiram. A mortalidade (– 13%) por todas as causas também se reduziu. Os investigadores do DCCT/EDIC descrevem este fenômeno (da persistência dos efeitos benéficos relacionados com complicações diabéticas após um período de melhora do controle glicêmico, mesmo quando seguido de um retorno ao controle metabólico menos intensivo) como a "memória metabólica" e os investigadores do UKPDS como efeito legado. Essa observação reafirma a importância do controle glicêmico precoce antes do desenvolvimento das complicações.

Três grandes estudos recentes testando se o controle glicêmico reduzia a doença cardiovascular (DCV) em pacientes diabéticos tipo 2 refinaram a nossa abordagem para estabelecer as metas glicêmicas. O estudo The Action in Diabetes and Vascular Disease, Perindopril and Indapamide Con- trolled Evaluation (ADVANCE) mostrou que o controle glicêmico intensivo (HbA$_{1c}$ 6,5% *vs.* 7,3%) levou a uma redução relativa de 10% nos desfechos combinados de eventos macrovasculares e microvasculares, principalmente pela redução relativa de

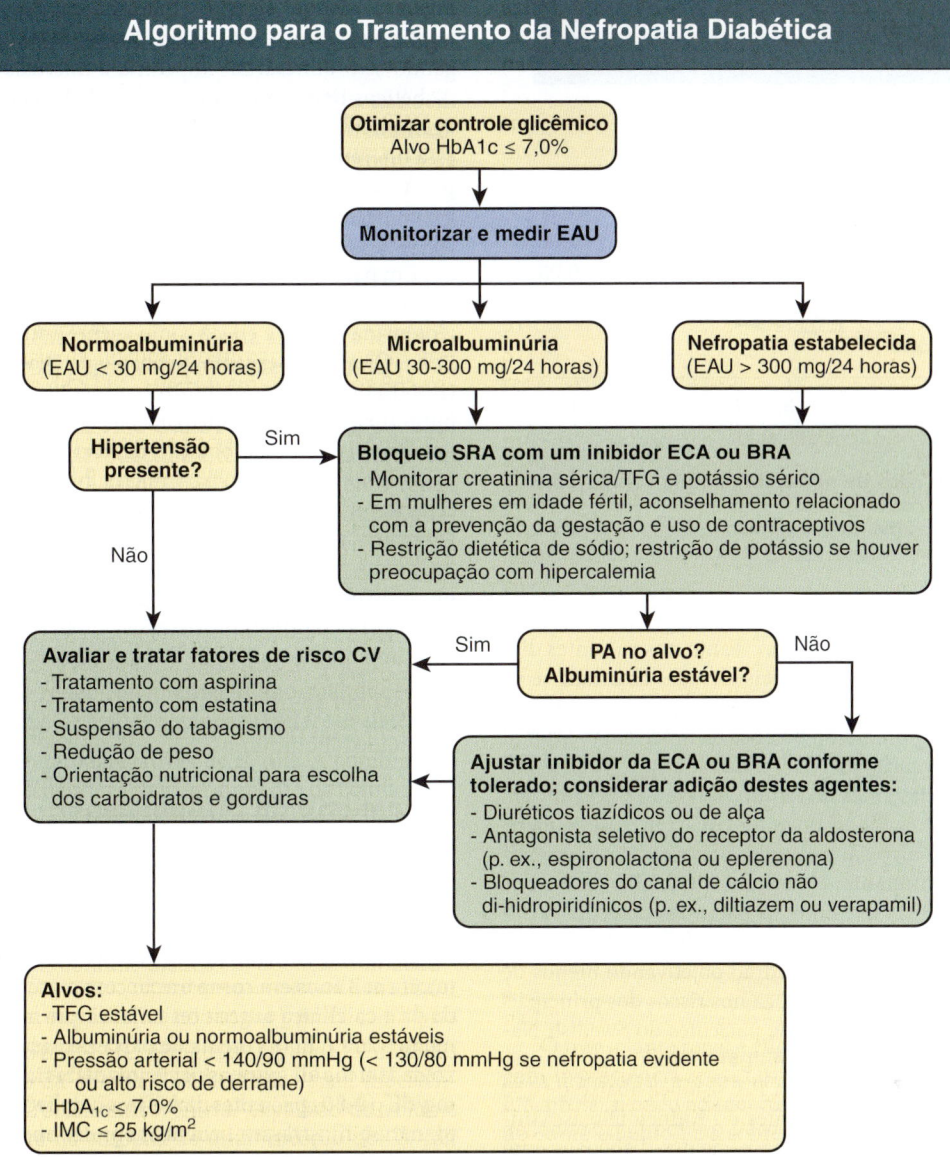

Figura 31-1 Algoritmo para o tratamento da nefropatia diabética. Ao considerar o tratamento de pacientes com diabetes e doença renal crônica (DRC), torna-se necessária uma visão global, incluindo a terapia que retarda a progressão da doença renal, assim como a terapia para minimizar o risco cardiovascular e tratar as outras principais complicações diabéticas, como doença arterial coronariana, doença vascular periférica, retinopatia, neuropatia, gastroparesia e dislipidemia. *Hb*, hemoglobina; *EAU*, excreção de albumina na urina; *HAS*, hipertensão; *SRA*, sistema renina-angiotensina; *ECA*, enzima conversora da angiotensina; *BRA*, bloqueador do receptor da angiotensina; *PA*, pressão arterial; *TFG*, taxa de filtração glomerular; *CV*, cardiovascular; *LDL*, lipoproteínas de baixa densidade; *DCV*, doença cardiovascular; *IMC*, índice de massa corporal.

21% na nefropatia.[6] No entanto, no estudo Action to Control Cardiovascular Risk in Diabetes (ACCORD), o controle glicêmico muito rigoroso (redução da HbA$_{1c}$ para mediana de 6,4% *vs.* 7,5% com o controle convencional) associou-se a um aumento de 22% na mortalidade por qualquer causa e não reduziu significativamente os eventos CV mais importantes.[7] O terceiro maior estudo sobre controle glicêmico rigoroso em diabéticos tipo 2, o Veterans Affairs Diabetes Trial (VADT), não encontrou nenhuma redução significativa nas mortes ou eventos CV durante 7,5 anos em pacientes de alto risco tratados de forma intensiva com o controle glicêmico (HbA$_{1c}$ média de 6,9%) em comparação com a terapia padrão (HbA$_{1c}$ média de 8,4%).[8]

É evidente que o controle glicêmico nos pacientes diabéticos tipo 2 deve ser individualizado e deve levar em consideração a idade do paciente, a duração do diabetes, a presença de DCV, a presença de DRC e os riscos e complicações microvasculares, bem como o controle glicêmico prévio e a suscetibilidade de hipoglicemia. Em pacientes mais jovens com diabetes recentemente diagnosticada e sem eventos cardiovasculares prévios, o controle glicêmico rigoroso pode reduzir o risco de nefropatia e outras complicações microvasculares. Em pacientes com diabetes de longa duração e DCV conhecida, os dados não demonstram que o controle glicêmico com HbA$_{1c}$ inferior a 7% reduza o risco de novos eventos cardiovasculares ou a mortalidade. As diretrizes do The National Kidney Foundation's Kidney Disease Outcomes Quality Initiative (KDOQI) recomendam redução dos níveis de HbA$_{1c}$ para 7,0% tanto para os pacientes diabéticos tipo 1 quanto tipo 2.[9] Com qualquer alvo glicêmico menor, os eventuais efeitos renoprotetores do controle glicêmico rigoroso devem ser contrabalançados pela possibilidade de episódios hipoglicêmicos mais frequentes.

Controle da Pressão Arterial

Em pacientes com diabetes tipo 1, a microalbuminúria geralmente precede a hipertensão. Em pacientes com diabetes tipo 2, no entanto,

Controle Glicêmico Intensivo Reduz o Desenvolvimento de Microalbuminúria

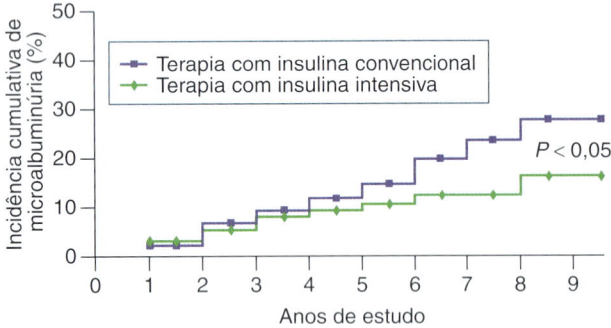

Figura 31-2 **Redução do risco de microalbuminúria com terapia de insulina intensiva *versus* convencional.** O controle glicêmico intensivo associou-se à diminuição do risco de desenvolvimento subsequente de microalbuminúria em pacientes com diabetes tipo 1. *(Modificado a partir da referência 1.)*

40% são hipertensos antes do diagnóstico.[10] Tanto nos pacientes diabéticos tipo 1 quanto nos tipo 2, as PA mais elevadas associam-se ao aumento na albuminúria e uma progressão mais rápida e maior risco de insuficiência renal.[11] O tratamento precoce da hipertensão arterial é fundamental para a prevenção da ND, retinopatia e DCV. Orientações importantes publicadas antes do estudo Action to Control Cardiovascular Risk in Diabetes Blood Pressure (ACCORD BP) sugeriram que a pressão arterial-alvo em pacientes diabéticos deve ser inferior a 130/80 mmHg.[12] Entretanto, contestou-se este alvo de PA por achados do estudo ACCORD BP. Entre os pacientes diabéticos com alto risco cardiovascular randomizados para o alvo de PA sistólica inferior a 120 mmHg ou para terapia padrão objetivando menos de 140 mmHg, não houve nenhuma diferença nos riscos dos principais eventos CV.[13] Uma análise transversal de pacientes do Swedish National Diabetes Registry também não conseguiu demonstrar uma redução na mortalidade em pacientes com PA sistólica abaixo de 130 *vs.* 130-139 mmHg.[14] As diretrizes recentes do Kidney Disease: Improving Global Outcomes (KDIGO) para pacientes diabéticos com DRC recomenda um alvo de PA de 140/90 mmHg ou menos para todos os pacientes diabéticos, e 130/80 mmHg ou menos para pacientes com excreção de albumina na urina superior a 30 mg em 24 horas.[15] Para os pacientes diabéticos com alto risco de acidente vascular cerebral (AVC, derrame), alvos de PA sistólica ainda mais baixos podem proporcionar maior proteção contra acidente vascular cerebral, mas devem-se considerar os potenciais riscos e consequências dos eventos adversos graves relacionados com a terapia anti-hipertensiva com esses alvos de tratamento.

O Bloqueio do Sistema Renina-Angiotensina na Prevenção

O papel do bloqueio do sistema renina-angiotensina (SRA) nos pacientes diabéticos normotensos e normoalbuminúricos na prevenção primária da ND não foi provado e não pode ser recomendado neste momento. A maioria dos pacientes com diabetes não desenvolve ND, mesmo após longos períodos de hiperglicemia não controlada, e existem riscos com o uso de drogas bloqueadoras do SRA, incluindo o seu potencial teratogênico na gestação. Em uma análise *post hoc* de três estudos randomizados controlados (ECR) realizados como parte dos estudos multicêntricos Diabetic Retinopathy Candesartan Trials (DIRECT) — que incluiu diabéticos tipo 1 normotensos e normoalbuminúricos e diabéticos tipo 2 normoalbuminúricos com ou sem hipertensão — não se observou efeito no aparecimento da microalbuminúria com o BRA candesartana.[16] Um estudo recente investigando se o olmesartan impediria a microalbuminúria em pacientes diabéticos tipo 2 mostrou que a incidência de microalbuminúria foi ligeiramente reduzida de 9,8% para 8,2% no braço olmesartana, mas essa diferença desapareceu após o ajuste para a PA menor neste grupo. A maior taxa de eventos cardiovasculares fatais com este BRA entre os pacientes sabidamente coronariopatas, especialmente aqueles com PA mais baixa, foi uma importante preocupação do estudo.[17]

Em pacientes diabéticos hipertensos, um inibidor da enzima conversora da angiotensina (ECA) ou um bloqueador do receptor da angiotensina (BRA) é eficaz como agente anti-hipertensivo de primeira linha. O estudo Bergamo Nephrologic Diabetes Complications Trial (BENEDICT), que randomizou pacientes diabéticos tipo 2 normoalbuminúricos hipertensos para receberem placebo, verapamil, trandolapril ou uma combinação de verapamil com trandolapril, mostrou menor progressão para microalbuminúria nos pacientes que receberam o trandolapril, tanto isoladamente ou com o verapamil.[18] O verapamil isolado não foi diferente do placebo. Existem achados semelhantes em estudos menores com outros inibidores do SRA, implicando em um efeito da classe.[19] Serão necessários estudos de longo prazo para demonstrar os efeitos do bloqueio do SRA nos desfechos clinicamente relevantes de morte, diálise e aumento de duas vezes na creatinina sérica em pacientes normoalbuminúricos. A terapia para a prevenção da provável ND será guiada exclusivamente por estudos utilizando albuminúria como um substituto.

Tratamento da Dislipidemia

Existem poucos dados clínicos disponíveis sobre os efeitos da redução dos lipídios isoladamente na prevenção da ND. No estudo Diabetes Atherosclerosis Intervention Study (DAIS), os pacientes diabéticos tipo 2 em uso de fenofibrato apresentaram uma taxa de progressão significativamente menor da normoalbuminúria para microalbuminúria em 3 anos em comparação com o grupo placebo.[20] As diretrizes da prática clínica anteriores enfatizavam metas específicas de tratamento para o lipoproteína de baixa densidade (LDL) colesterol abaixo de 100 mg/dL para os pacientes diabéticos e em geral abaixo de 70 mg/dL para os pacientes diabéticos com DCV. Essas metas, no entanto, não se mostraram benéficas em nenhum ensaio clínico. Orientações mais recentes da American College of Cardiology e da American Heart Association estão abandonando os alvos de tratamento específicos para o LDL.[21] A atual ênfase é na avaliação global do risco do paciente para DCV e na utilização da dose máxima tolerada de estatina para prevenção primária e secundária de DCV.

Intervenções Não Farmacológicas

Para todos os pacientes diabéticos, a ênfase deve ser nas modificações do estilo de vida para reduzir o risco de nefropatia diabética e os eventos CV, incluindo a restrição dietética de sal e gordura saturada, redução de peso e exercício, conforme apropriado, e suspensão do tabagismo. O tabagismo em particular é um fator de risco independente para o desenvolvimento de nefropatia em diabetes tipo 2 e associa-se a uma perda acelerada da função renal.[22]

TRATAMENTO DOS PACIENTES DIABÉTICOS COM MICROALBUMINÚRIA OU NEFROPATIA INSTALADA

Para os pacientes diabéticos com ND incipiente ou estabelecida, a abordagem terapêutica ideal para reduzir a taxa de progressão da nefropatia e para minimizar o risco de eventos cardiovasculares envolve o tratamento intensivo da hipertensão com ênfase no bloqueador do SRA, associado ao tratamento da dislipidemia, hiperglicemia e albuminúria, assim como a modificação da dieta, exercício e eliminação do tabagismo. Tal terapia multifatorial no estudo Steno type 2, em diabéticos tipo 2, incluiu o controle da hiperglicemia e da hipertensão, inibidor da ECA, estatinas, aspirina, redução da ingesta de gorduras, exercícios leves a moderados e suspensão do tabagismo.[23,24] Demonstrou-se após 7,7 anos redução impressionante no risco de DCV, nefropatia, retinopatia e polineuropatia autonômica, e até mesmo uma redução tardia da mortalidade foi observada.

Em geral, para os pacientes com ND são necessários vários agentes anti-hipertensivos (incluindo agentes bloqueadores do SRA) para alcançar a meta da PA, insulinoterapia intensiva nos diabéticos tipo 1, duas ou mais drogas para o controle glicêmico nos diabéticos tipo 2, pelo menos um agente hipolipemiante e uma aspirina ou outros agentes antiplaquetários para proteção CV. Um obstáculo para alcançar a aderência é o número de medicamentos e a complexidade desses regimes. Portanto, o tratamento dos pacientes com ND deve ser individualizado e deve-se levar em consideração o custo, os efeitos secundários e a conveniência do regime de drogas. É necessária a monitorização regular da EAU e da concentração de creatinina sérica, para avaliar a resposta terapêutica e a progressão da doença.

Tratamento Anti-hipertensivo

Em pacientes diabéticos tipo 1 e tipo 2 com nefropatia estabelecida, a hipertensão é quase um achado universal e se associa à expansão de volume e sensibilidade ao sal. A ausência de hipertensão em um paciente não tratado com nefropatia estabelecida deve levantar a suspeita de problemas cardíacos subjacentes. A hipertensão não controlada se associa a progressão mais rápida da ND[25] e maior risco de evento CV fatal e não fatal.[26] Assim, o tratamento eficaz da hipertensão arterial sistêmica é sem dúvida a estratégia isolada mais importante no tratamento da ND estabelecida (Fig. 31-3). Alguns sugeriram que o efeito global da redução da PA pode ser mais importante que o tipo de terapia anti-hipertensiva utilizada.[27] As terapias anti-hipertensivas, independentemente do agente utilizado, reduzem a EAU, retardam a progressão da nefropatia e da insuficiência renal e aumentam a sobrevida nos pacientes diabéticos tipo 1 e 2 com ND.[28]

Ainda permanece incerto o limite inferior ideal para o controle da pressão arterial na ND. Em uma análise secundária do Irbesartan Diabetic Nephrop- athy Trial (IDNT), a redução progressiva da PA sistólica para 120 mmHg associou-se à melhor sobrevida renal e do paciente, um efeito independente da função renal inicial.[29]

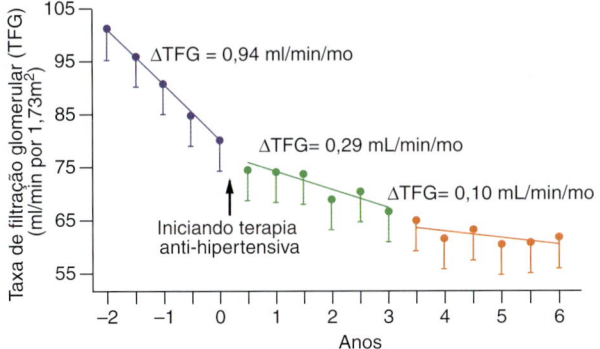

Figura 31-3 O controle da pressão arterial reduz o risco de progressão na nefropatia diabética tipo 1. *(Modificado a partir da referência 25.)*

No entanto, a mortalidade aumentou com a pressão arterial sistólica abaixo de 120 mmHg, embora uma relação de causa e efeito não possa ser inferida a partir dos dados. Do ponto de vista de segurança, a pressão diastólica também é importante. A PA diastólica baixa é mal tolerada, e a incidência de infarto do miocárdio e de mortalidade aumentam com valores inferiores a 70 mmHg, pelo menos em pacientes com doença cardíaca coronariana, provavelmente porque a perfusão coronariana ocorre apenas durante a diástole. De fato, no estudo IDNT, observou-se aumento da mortalidade CV tanto com a pressão sistólica maior quanto com a pressão diastólica menor. O recente estudo ACCORD BP não conseguiu demonstrar redução nos eventos cardiovasculares, mas encontrou altas taxas de hipercalemia e disfunção renal quando o alvo da pressão arterial sistólica era inferior a 120 mmHg em comparação ao alvo menor de 140 mmHgH.[13] Assim, dada a falta de evidências consistentes do benefício da redução da PA sistólica para menos de 130 *versus* 140 mmHg, é razoável que o alvo de PA seja de 140/90 mmHg ou menos para todos os pacientes diabéticos. Essas recomendações são consistentes com as diretrizes do KDIGO e do Eighth Joint National Committee (JNC VIII) sobre o controle da PA em pacientes diabéticos.[15]

O Bloqueio do Sistema Renina-Angiotensina no Tratamento

Em pacientes diabéticos com ND estabelecida, o bloqueio do SRA com inibidores da ECA ou BRA confere renoproteção preferencial que é independente da redução da PA. Os efeitos renais intraglomerulares hemodinâmicos e não hemodinâmicos da angiotensina II (Ang II) explicam melhor a renoproteção observada. Apoiando essa hipótese, as evidências baseadas em modelos *in vitro* de ND mostram efeitos celulares da inibição do SRA que são consistentes com o benefício independente dos efeitos da PA (Cap. 30).

Muitos estudos demonstraram o efeito benéfico dos inibidores da ECA e dos BRAs em retardar a doença renal progressiva; entretanto, esses estudos não diferenciaram as contribuições relativas do bloqueio do SRA *versus* o bloqueio do sistema da aldosterona. O sistema renina-angiotensina-aldosterona (SRAA) representa uma cascata hormonal com funções no controle homeostático da pressão arterial, perfusão dos tecidos e homeostase do líquido extracelular (Cap. 7). De fato, os níveis de aldosterona plasmática estão elevados em um subconjunto de pacientes apesar da terapia com inibidor da ECA e BRA (também conhecido como escape de aldosterona; Cap. 82). Em estudos que definem o escape da aldosterona como qualquer aumento do nível de aldosterona basal de um indivíduo (i.e., antes da terapia com inibidor da ECA ou BRA), a incidência varia de 40% durante 10 meses a 53% durante 12 meses.[30] Somados aos seus efeitos clássicos de promover a retenção de sódio e aumentar a excreção de potássio e magnésio, a aldosterona leva à inflamação do tecido e fibrose.[31] Pequenos estudos demonstraram um declínio mais rápido na taxa de filtração glomerular (TFG) em pacientes com aumento da aldosterona (mediana de 5,0 mL/min/ano) comparando-se a pacientes sem esta alteração (mediana de 2,4 mL/min/ano). O bloqueio da aldosterona, independente do bloqueio do SRA, reduz a proteinúria e retarda a progressão da nefropatia. Não temos evidências suficientes que suportem o rastreamento generalizado para o escape na aldosterona. No entanto, em pacientes selecionados, o bloqueio adicional da aldosterona com monitorização cuidadosa dos níveis séricos de potássio pode representar uma ótima terapia para os pacientes que apresentam escape da aldosterona durante o tratamento com um inibidor da ECA ou um BRA e que já não apresentam os efeitos antiproteinúricos máximos com esses agentes.

Pacientes Diabéticos Tipo 1

Em pacientes diabéticos tipo 1 com microalbuminúria, os inibidores da ECA reduzem o risco de progressão para nefropatia.[32,33] Em uma metanálise de 12 estudos controlados com placebo em 698 pacientes normotensos com diabetes tipo 1 e microalbuminúria tratados com inibidores da ECA, a maioria por mais de 2 anos, o tratamento se associou à redução de 60% na progressão para macroalbuminúria e um aumento de três vezes na regressão para normoalbuminúria.[34] As mudanças na PA não explicam completamente o efeito antiproteinúrico dos inibidores da ECA.

Em pacientes com macroalbuminúria ou nefropatia estabelecida, o estudo Collaborative Study Group demonstrou que o captopril reduziu a albuminúria, retardou o declínio da TFG e o início da insuficiência renal quando comparado ao placebo.[35] O efeito benéfico do captopril foi maior nos pacientes com menor TFG basal, principalmente porque o desfecho, dobrar o nível de creatinina sérica de base, foi alcançado mais rapidamente nestes pacientes.

Não existem dados suficientes e nem grandes ensaios clínicos de longa duração para demonstrar a eficácia dos BRAs na ND tipo 1. Todavia, baseado nas propriedades comuns dos inibidores da ECA e dos BRAs em inibir o SRA, existem razões para acreditar que ambos são eficazes no tratamento da ND tipo 1.

Pacientes Diabéticos Tipo 2

Em pacientes com diabetes tipo 2, existem mais dados disponíveis dos efeitos renoprotetores dos BRAs em comparação com os inibidores da ECA. Na fase de microalbuminúria, o estudo IRMA 2 demonstrou que o BRA irbesartan reduz a progressão para nefropatia em 70% em pacientes diabéticos tipo 2 hipertensos durante um período de acompanhamento de 2 anos.[36] No estudo MARVAL, o BRA valsartan (80 mg/dia) levou a uma maior redução na EAU que anlodipino (44% *vs.* 8%) com o mesmo grau de redução da PA, sugerindo que o efeito antiproteinúrico dos BRAs independe da pressão arterial.[37]

Nos pacientes diabéticos tipo 2 com macroalbuminúria e redução da TFG, grandes ECRs (IDNT e RENAAL) demonstraram que os BRAs são eficazes na redução da proteinúria e diminuem o risco relativo de alcançar o desfecho composto de morte, diálise e duplicação do nível de creatinina sérica.[38,39] Contudo, a redução do risco de alcançar esses desfechos foi de apenas 18% a 20% nestes estudos em pacientes com diabetes tipo 2 e nefropatia, em comparação com a redução mais robusta do risco de cerca de 50% em pacientes com diabetes tipo 1 recebendo captopril. Os BRAs não reduziram as mortes CV nestes estudos, e sim a incidência de insuficiência cardíaca.

Comparado aos BRAs, os dados sobre a eficácia dos inibidores da ECA em ND tipo 2 são menos consistentes, em grande parte porque os estudos foram de pequeno tamanho ou o acompanhamento foi por curto prazo. No entanto, alguns estudos demonstraram que o uso do inibidor da ECA resulta em maior redução na albuminúria e diminuição mais lenta na TFG em comparação com outros agentes anti-hipertensivos. Considerando que tanto os inibidores da ECA quanto os BRAs são provavelmente eficazes para o tratamento da ND em pacientes diabéticos tipo 2, poucos estudos compararam diretamente suas eficácias. Em um pequeno ECR de diabetes tipo 2 e nefropatia precoce com 5 anos de acompanhamento, o BRA telmisartan não foi inferior ao inibidor de ACE enalapril em conferir renoproteção a longo prazo.[40] Algumas indústrias farmacêuticas fabricantes dos inibidores da ECA e dos BRAs tentaram argumentar que as características particulares individualizadas de cada agente dentro dessas classes, tais como diferenças nos níveis teciduais ou efeitos diferentes na síndrome metabólica, conferem propriedades benéficas especiais. Todavia, nenhum ECR prospectivo de alta qualidade provou essa superioridade específica para qualquer agente em particular na ND.

Terapia Combinada com Antagonistas do Sistema Renina-Angiotensina

Tanto nos pacientes diabéticos tipo 1 e tipo 2 com nefropatia, os resultados de vários pequenos estudos anteriores sugeriram que a combinação de um inibidor da ECA e um BRA é mais eficaz em reduzir a pressão arterial e a proteinúria que uma ou outra droga isoladamente.[41,42] O estudo Ongoing Telmisartan Alone and in Combination with Ramipril Global End-point Trial (ONTARGET), que incluiu pacientes diabéticos e não diabéticos com risco CV, não conseguiu demonstrar melhores desfechos CV a partir da combinação de um inibidor da ECA e um BRA. Ao contrário, demonstrou maior declínio na função renal em alguns pacientes, uma tendência para maior desenvolvimento de DRCT com menor significância estatística e um possível aumento na mortalidade.[43] Considerando que a maioria da população do estudo ONTARGET não apresentava ND evidente, o estudo mais recente Veterans Affairs Nephropathy in Diabetes (VA NEPH-RON-D)[44] testou o efeito da terapia combinada com inibidor da ECA e BRAs em pacientes diabéticos tipo 2 com nefropatia evidente. O estudo não demostrou diferença no desfecho primário de progressão da DRC ou morte. Entretanto, houve um aumento impressionante na hipercalemia (6,3 *vs.* 2,6 eventos/100 pessoas-ano; P < 0,001) e duplicação dos eventos de disfunção renal aguda (12,2 *vs.* 6,7 eventos/100 pessoas-ano; P < 0,001) com a terapia combinada em comparação com o BRA isolado. O estudo VA NEPHRON-D foi interrompido precocemente devido à relação risco-benefício desfavorável para o paciente.

Também se estudaram os inibidores da ECA e os BRAs em combinação com um inibidor direto da renina (alisquireno). Foram reportadas reduções na proteinúria com estas combinações em comparação com o inibidor da ECA ou BRA isolados. Entretanto, como demonstrado nos estudos ONTARGET e no VA NEPHRON-D, um melhor efeito antiproteinúrico não necessariamente se traduz em benefícios na evolução clínica. O grande estudo Aliskiren Trial in Type 2 Diabetics Using Cardio-Renal End-points (ALTITUDE) também foi precocemente interrompido devido aos achados de que a combinação de alisquireno com inibidores da ECA ou BRAs causou aumento considerável em acidente vascular cerebral não fatal, hipotensão, hipercalemia e complicações renais após 1,5 a 2 anos.[45] Em resumo, as evidências dos ensaios clínicos sugerem cautela na utilização combinada dos antagonistas do SRA, que não é provavelmente superior a dose máxima tolerada das monoterapias .

Dosagem e Efeitos Adversos Associados aos Inibidores da ECA e BRAs

O efeito antiproteinúrico dos inibidores da ECA e dos BRAs é, pelo menos em parte, independente da redução da pressão arterial, e em pacientes individuais, pode-se ter benefício na proteinúria com incrementos da dose, além das doses recomendadas para controle da PA.[46] Infelizmente, a dosagem máxima dos inibidores da ECA ou BRA é limitada pelos efeitos colaterais, incluindo hipercalemia, hipotensão e redução da TFG. Em mulheres em idade reprodutiva, deve-se realizar orientações sobre prevenção da gravidez e uso de contraceptivos antes do início do inibidor da ECA ou do BRA.

As concentrações de creatinina sérica podem aumentar até 30% em pacientes proteinúricos com insuficiência renal após o início de um inibidor da ECA. Esse aumento da creatinina associa-se à renoproteção a longo prazo e, portanto, o inibidor da ECA não deve ser necessariamente interrompido nesses pacientes.[47] Aumentos de mais de 30% nas concentrações de creatinina sérica após o início de um inibidor da ECA devem levantar a hipótese de estenose de artéria renal. Elevações agressivas nas doses dos inibidores da ECA ou BRAs, especialmente em conjunto com a diurese, podem precipitar lesão renal aguda (LRA). Na DRC avançada e restrição rigorosa de sódio, embora os inibidores da ECA e BRAs não sejam contraindicados, a introdução *de novo* desses agentes ou incrementos imprudentes da dose podem precipitar a necessidade de diálise prematuramente, então torna-se apropriado cautela.

Outros Agentes Anti-hipertensivos e Antiproteinúricos

Diuréticos e Baixa Ingestão de Sódio

Otimizam-se os efeitos antiproteinúricos do bloqueio do SRA pela restrição de sódio e uso de diuréticos. Os pacientes que recebem inibidores da ECA ou BRAs devem ser orientados a consumir uma dieta pobre em sódio (p. ex., < 2 g de sódio/dia). A combinação de um diurético de alça ou um diurético tiazídico com os agentes que bloqueiam o SRA pode ser mais eficaz que qualquer tipo de tratamento isolado para reduzir a pressão arterial e a proteinúria.

Demonstraram-se que os antagonistas seletivos do receptor da aldosterona (p. ex., espironolactona, eplerenona) reduzem a proteinúria quando utilizados isoladamente e tem um efeito adicional sobre a proteinúria quando utilizados com o inibidor da ACE ou BRA.[48] Como discutido anteriormente, o bloqueio da aldosterona pode ser especialmente benéfico nos pacientes que demonstram escape da aldosterona. O risco de hipercalemia, porém, limita muitas vezes a utilização dos antagonistas do receptor da aldosterona combinados aos inibidores da ACE ou BRAs, sobretudo em pacientes com TFG reduzida.

Bloqueadores dos Canais de Cálcio

Os bloqueadores de canal de cálcio *di-hidropiridínicos* (BCCDs; p. ex., nisoldipina, nifedipina, anlodipino) podem ser utilizados como agentes anti-hipertensivos adicionais, mas não se demonstrou redução na albuminúria ou retardo na progressão da função renal.[49] No estudo Appropriate Blood Pressure Control in Diabetes (ABCD), comparou-se o bloqueador de canal de cálcio de longa ação nisoldipina com o inibidor da ECA enalapril como tratamento anti-hipertensivo de primeira linha em 470 pacientes diabéticos tipo 2 hipertensos. Durante um período de estudo de 5 anos, a incidência de infarto do miocárdio fatal e não fatal foi significativamente maior entre aqueles que receberam nisoldipina em comparação com os que receberam enalapril.[50]

Os bloqueadores de canal de cálcio *não di-hidropiridínicos* (BCCnds; p. ex., diltiazem, verapamil) demonstraram ter efeitos antiproteinúricos benéficos em alguns estudos. Uma metanálise de estudos randomizados de BCCDs e BCCnds em pacientes hipertensos com doença renal proteinúrica demonstrou que, com controles de PA comparáveis, os BCCnds reduziram a proteinúria em cerca de 30% em comparação com os valores basais, ao passo que os BCCDs não apresentaram efeitos significativos nas proteínas urinárias.[51] Somando essas informações, os achados sugerem que os BCCnds são medicamentos aceitáveis para o controle da pressão arterial e podem ser utilizados em combinação com um antagonista do SRA em pacientes com ND.

Betabloqueadores

Os bloqueadores β-adrenérgicos clássicos apresentam efeitos metabólicos adversos e são, portanto, indesejáveis em pacientes diabéticos, mas isso não é mais verdade para os novos betabloqueadores (p. ex., carvedilol, nebivolol). Apesar de evidências controladas insuficientes, os betabloqueadores parecem ser úteis devido ao risco CV extremamente elevado dos pacientes com nefropatia diabética, e podem ser utilizados em combinação com os inibidores da ECA ou BRAs, mas não com os BCCnds a fim de atingir um controle de PA ideal.

Controle Glicêmico

A maioria das evidências que favorecem o rigoroso controle glicêmico vem de estudos de pacientes com normoalbuminúria ou estágios iniciais da ND. Poucos estudos abordaram o controle glicêmico intensivo em pacientes com estágios avançados da ND, nos quais pode ser difícil demonstrar algum benefício uma vez que os resultados confundem-se com os efeitos concomitantes da hipertensão e DCV. Mesmo assim, as evidências confirmam redução no risco de piora da albuminúria e do declínio da função renal com o controle glicêmico.[52,53] Além disso, em pacientes diabéticos tipo 1 com ND, o controle glicêmico também pode melhorar a histologia renal. Amostras de biópsia renal de receptores de transplante de pâncreas nos quais se alcançou a verdadeira euglicemia demonstraram estabilização da estrutura glomerular em 5 anos de acompanhamento e melhora nas estruturas glomerulares e tubulares em 10 anos após o transplante.[54]

Para os pacientes diabéticos tipo 2 com ND estabelecida, os grandes estudos (p. ex., estudo de Kumamoto, ADVANCE, ACCORD) sugerem que um controle rigoroso da glicemia pode fornecer alguma renoproteção, mas não protege contra as complicações macrovasculares (seção Prevenção de Nefropatia Diabética).[4,6,7] Assim, o tratamento de redução da glicemia deve ser individualizado em pacientes diabéticos tipo 2. Deve ser mais agressivo em pacientes jovens com diabetes de curta duração, alta expectativa de vida e baixo risco de hipoglicemia. Uma abordagem mais cautelosa é razoável no paciente idoso com diabetes por tempo prolongado, que apresenta problemas CV prévios, ganha peso com insulina e é suscetível a episódios de hipoglicemia. As diretrizes atuais recomendam a intervenção no estilo de vida em primeiro lugar e sugerem a adição de insulina basal (mais eficaz), sulfonilureia (mais barato) ou tiazolidinedionas (sem hipoglicemia) mesmo que os valores de HbA_{1c} sejam maiores que 7%.

Tratamento da Dislipidemia

A maioria dos pacientes com ND apresentam dislipidemia, que se caracteriza por baixos níveis de lipoproteína de alta densidade (HDL) colesterol, altos níveis de triglicerídeos (TG) e uma inversão do LDL colesterol maior para o menor.[55] A dislipidemia nos pacientes diabéticos pode contribuir para o desenvolvimento de glomerulosclerose e doença renal progressiva.[56,57]

Em pacientes diabéticos tipo 2 com ND não dependente de diálise, o tratamento com estatinas fornece benefícios CV substanciais.[58,59] O KDIGO Clinical Practice Guideline for Lipid Management in CKD publicado recentemente recomenda o tratamento com estatina para os pacientes diabéticos adultos com DRC que não são tratados com diálise crônica. Além disso, as evidências existentes não suportam o tratamento de um alvo específico como o colesterol LDL. Uma vez que o paciente está em uso da dosagem máxima tolerada de estatina, o seguimento dos níveis de lipídios é geralmente desnecessário, exceto nos casos em que os resultados modificarão o tratamento. Ao contrário, o tratamento com estatinas na DRCT pode ser muito tardio para produzir melhores desfechos CV (Caps. 32 e 82).[59a]

Em pacientes diabéticos, o colesterol LDL não é o único lipídio que define o risco cardiovascular. Como os principais estudos com estatinas demonstraram, a redução do colesterol LDL não previne a maioria dos eventos adversos CV e não iguala o risco CV em diabéticos com o dos pacientes não diabéticos. Isso tem sido chamado de risco CV residual. Acredita-se que a dislipidemia aterogênica, especificamente o TG elevado, o HDL colesterol baixo, a apolipoproteína B elevada e a apolipoproteína C-III elevada são fatores-chave associados ao risco CV residual em pacientes diabéticos.[60] No estudo UKPDS, o TG elevado associou-se independentemente à albuminúria em pacientes diabéticos tipo 2. Assim, são necessárias intervenções para melhorar todos os alvos lipídicos. No entanto, não está claro se isso é mais bem alcançado através da intensificação da terapia com estatinas ou através da adição de fibratos, niacina ou ácidos graxos ômega-3 à terapia com estatinas. No estudo ACCORD Lipid, o uso rotineiro da terapia combinada com estatina e fibratos não reduziu o risco CV em pacientes com diabetes tipo 2.

Intervenções Não Farmacológicas

A restrição de proteínas da dieta pode reduzir os sintomas urêmicos em pacientes com DRCT ou que a estejam desenvolvendo. Contudo, não se sabe o benefício no tratamento da ND. Pequenos estudos demonstraram que a dieta pobre em proteínas (0,8 g/kg/dia) levou à redução significativa da proteinúria com melhora na albumina plasmática em pacientes diabéticos tipo 2 com macroalbuminúria.[61] Porém, uma metanálise recente concluiu que, apesar de melhorar a proteinúria, a dieta pobre em proteína também se associa a menores concentrações de albumina sérica e não melhora significativamente a função renal em pacientes com ND tipo 1 ou tipo 2.[62] Os nutricionistas recomendam, para todos os pacientes com DRC avançada, que evitem a desnutrição proteico-calórica antes da terapia de substituição renal, que demonstrou ser um forte preditor de subsequente aumento da morbidade e mortalidade durante a diálise. Além disso, deve-se aconselhar todos os pacientes com ND sobre a restrição de sal, potássio e fósforo, bem como a escolha dos carboidratos e gorduras.

As modificações do estilo de vida como suspensão do tabagismo e redução do peso podem trazer benefícios adicionais e reduzir o risco de eventos CV em pacientes com ND estabelecida. Existem evidências de que a suspensão do tabagismo melhora a progressão da microalbuminúria para macroalbuminúria bem como o prognóstico renal.[63] A redução de peso também pode melhorar o desfecho renal. Em um pequeno ECR com pacientes obesos (IMC > 27 kg/m^2) diabéticos e não diabéticos com doença renal proteinúrica, os pacientes que perderam peso através da dieta apresentaram melhora significativa na proteinúria comparado àqueles que não perderam peso.[64]

TRATAMENTOS EMERGENTES PARA NEFROPATIA DIABÉTICA

A fisiopatologia do diabetes e da ND é complexa (Cap. 30). Tentaram-se vários agentes terapêuticos, alguns experimentais e os outros em uso clínico para outras indicações, com o objetivo de prevenir ou tratar a ND. Novos alvos específicos para a intervenção terapêutica incluem os medicamentos que interferem na formação e ação dos produtos da glicosilação avançada (AGEs) ou nos receptores dos AGE (RAGE), drogas que inibem as citocinas inflamatórias e agentes antifibróticos (Tabela 31-1). Esses produtos heterogêneos estão aumentados em pacientes diabéticos e se associam a complicações diabéticas. Estudos pré-clínicos que avaliaram os efeitos do inibidor do AGE pimagedina sobre a função renal nos animais diabéticos produziram resultados promissores. Infelizmente, os ensaios clínicos iniciais da pimagedina foram suspensos pelos efeitos colaterias.[65] Outros inibidores da AGE e *cross-link breaker* AGE (p. ex. alagebrium)[67] foram estudados, mas a eficácia em prevenir ou tratar a ND continua a ser investigada.

O metilbardoxolone é um indutor da via Nrf2, que pode suprimir o estresse oxidativo e a inflamação. No estudo Bardoxolone Methyl Treatment: Renal Function in CKD/Type 2 Diabetes (BEAM), os pacientes diabéticos com DRC estágio 3 ou 4 que receberam metilbardoxolone apresentaram aumento significativo na TFG estimada (de 6

Novos Tratamento Selecionados para Nefropatia Diabética		
Droga	**Mecanismo de ação proposto**	**Estudos clínicos e Comentários**
Piridoxamina	Derivado da vitamina B$_6$ conhecida por ser um eliminador eficaz das espécies reativas oxigênio e potente inibidor do AGE	Um pequeno ECR demonstrou que a piridoxamina pode ser benéfica em pacientes com diabetes tipo 2 que apresentem mínimo comprometimento renal.[66]
Alagebrium	Separa as ligações dos AGEs e tem propriedades antioxidantes	Evidências pré-clínicas em modelos de ND sugerem que o tratamento com alagebrium tem efeitos favoráveis sobre as características bioquímicas, estruturais, patológicas e funcionais da ND. Faltam dados de ensaios clínicos.
Metilbardoloxone	Induz a via Nrf2 podendo reduzir o estresse oxidativo e a inflamação	Em pacientes diabéticos tipo 2 com DRC estágio 3–4, o metilbardoxolone aumentou significativamente a TFG estimada (em 6–10 mL/min) na 52ª semana comparado ao placebo. Eventos adversos dependentes da dose incluem espasmos musculares e náusea.[68] O estudo de fase III do metilbardoxolone em ND foi recentemente interrompido devido ao excesso de eventos adversos graves no grupo tratado.[68a]
Tiazolidinedionas	Agonista do receptor ativado por proliferador peroxissomo (PPAR); pode melhorar a função endotelial e possui propriedades anti-inflamatórias	A pioglitazona em combinação com BRA losartan parece oferecer maior renoproteção que o losartan isolado em estudos de curto prazo.[69] O uso das tiazolidinedionas diminuiu devido às maiores taxas de complicações cardiovasculares relatadas em um grande estudo observacional.[70]
Avosentan	Bloqueador do receptor da endotelina A	A fase III do ensaio clínico demonstrou o efeito antiproteinúrico do avosentan, mas terminou precocemente após 4 meses em média, devido a eventos adversos relacionados com a droga, incluindo retenção de fluido.[71]
Atrasentan	Bloqueador do receptor da endotelina A	Em um estudo de curto prazo, o atrasentan reduziu a albuminúria quando utilizado junto com o inibidor do SRA em pacientes com diabetes tipo 2; observou-se risco significativo de edema periférico no subgrupo de pacientes que receberam dose mais elevada de atrasentan (1,75 mg).[72]
Pirfenidona	Inibidor da produção do TGF-β com propriedades antifibróticas e anti-inflamatórias	Em um pequeno ECR, a pirfenidona 1.200 mg/dia aumentou significativamente a TFG estimada *versus* o placebo após 1 ano; com 2.400 mg/dia, a taxa de abandono foi muito alta para detectar uma alteração significativa; não houve diferença na albuminúria.[73]
Doxiciclina	Inibidor da metaloproteinase da matriz com propriedades antifibróticas	Pequenos estudos em pacientes com ND demonstraram redução significativa da proteinúria sem efeitos na creatinina sérica.[74]
Alopurinol	Análogo da purina e inibidor da xantina oxidase que reduz a formação de ácido úrico	Estudos de curta duração limitados mostraram melhora no controle da pressão arterial e redução da progressão da DRC após redução do ácido úrico sérico com alopurinol.[75]
Paricalcitol	Agonista do receptor da vitamina D.	Demonstrou-se por um ECR (n=281) que a adição de paricalcitol à um inibidor do SRA reduziu a albuminúria em pacientes com diabetes tipo 2 com ND.[76]

Tabela 31-1 Novos tratamentos selecionados da nefropatia diabética (ND). *AGE*, Produto avançado final da glicosilação; *ECR*, ensaio clínico randomizado; *DRC*, doença renal crônica; *TFG*, taxa de filtração glomerular; *BRA*, bloqueador do receptor da angiotensina; *CV*, cardiovascular; *SRA*, sistema renina--angiotensina; *TGF*, fator transformador de crescimento.

a 10 mL/min) em 52 semanas de acompanhamento em comparação ao placebo. Todavia, a terapia com metilbardoxolone também resultou em aumento significativo da albuminúria, perda de peso e eventos adversos dependentes da dose, incluindo espasmos musculares e náuseas. Houve também uma tendência de aumento da PA sistólica por meio da terapia com bardoxolone.[68] Interrompeu-se recentemente um estudo de fase III de metilbardoxolone em pacientes com ND devido ao excesso de eventos adversos graves no grupo tratado.[68a]

Os agonistas do receptor ativado proliferador do peroxissomo (PPAR), tais como as tiazolidinedionas (p. ex., pioglitazona, rosiglitazona) são agentes hipoglicemiantes que parecem ter efeitos benéficos em modelos animais de ND. A combinação da pioglitazona com o BRA losartan parece oferecer maior renoproteção que a losartana isolado em estudos de curto prazo.[69] Infelizmente, o uso das tiazolidinedionas diminuiu devido às maiores taxas de complicações cardiovasculares em um recente estudo observacional.[70] No momento, é prematuro sugerir o tratamento de rotina com as tiazolidinedionas nos pacientes com ND.

O endotélio renal está ativado nos pacientes com ND bem como em modelos de ratos com dano induzido pelo diabetes. Demonstrou-se o efeito antiproteinúrico do bloqueador do receptor da endotelina A no ensaio clínico de fase III Avosentan on Doubling of Serum Creatinine, End stage Renal Disease and Death (ASCEND). O estudo ASCEND foi finalizado precocemente devido aos eventos adversos relacionados com a droga, como retenção hídrica.[71] Outro bloqueador do receptor da endotelina A, o atrasentan, demonstrou reduzir a albuminúria quando utilizado em conjunto com um inibidor do SRA em pacientes com diabetes tipo 2. Infelizmente, notou-se risco significativo de edema periférico em um subgrupo de pacientes que receberam altas doses de atrasentan (1,75 mg).[72] Assim, o conjunto de evidências dos estudos que utilizaram bloqueadores do receptor de endotelina mostraram que estas drogas reduzem a albuminúria, porém os efeitos de retenção de sódio e edema periférico podem vir a limitar o seu uso na prática clínica.

A pirfenidona é um agente antifibróticos que exerce seu efeito através da inibição do fator de crescimento transformador β (TGF-β) em estudos animais. Em um ECR pequeno, duplo-cego, a pirfenidona em uma dose de 1.200 mg/dia aumentou significativamente a TFG estimada comparado ao placebo em 1 ano. Na dose de 2.400 mg/dia, a taxa de abandono foi muito alta para se detectar uma alteração significativa.[73] Assim, a pirfenidona deve ter limitações de dose no tratamento da ND. Também se propôs que a doxiciclina apresente algumas propriedades antifibróticas, e demonstrou-se redução significativa da proteinúria em pacientes com ND.[74]

Estudos epidemiológicos recentes sugerem uma associação independente entre a hiperuricemia assintomática e maior risco de hipertensão arterial, DRC, eventos CV e mortalidade.[75] Poucos estudos clínicos curtos de centros únicos demonstraram melhor controle pressórico e redução da progressão da DRC após redução do ácido úrico sérico com alopurinol. Está em andamento um estudo de fase IV para determinar se o alopurinol pode ser utilizado na prevenção ou se diminui a perda da função renal em pacientes diabéticos tipo 1.

Também se investigou o efeito da administração da vitamina D em pacientes com diabetes tipo 2. Em um ECR controlado (*n* = 281), a adição de paricalcitol 2 μ/dia ao inibidor do SRA reduziu com segurança a albuminúria em pacientes com ND tipo 2.[76] As limitações do estudo foram a utilização da redução da albuminúria como desfecho primário e o acompanhamento por 24 semanas. São necessárias mais investigações para avaliar a relação entre a vitamina D e a ND.

Vários outros agentes, incluindo a sitagliptina (inibidor da dipeptil-peptidase-4), ruboxistaurina (inibidor da proteína quinase C), FG-3019 (anticorpo monoclonal antifator de crescimento de tecido conectivo), AST-120 (um adsorvente oral com propriedades antifibróticas) e várias outras drogas utilizadas atualmente na prática clínica com outras indicações (p. ex., pentoxifilina, fenofibrato) foram avaliadas para o tratamento da doença renal proteinúrica, incluindo a ND. Um novo campo na patogênese da ND é o papel dos micro-RNAs, o que pode fornecer novos tratamentos. No momento, os dados são insuficientes para o uso de qualquer um desses agentes na prevenção ou tratamento da ND. Novas ideias sobre os mecanismos moleculares relacionados com a origem e a progressão da ND estão surgindo de estudos genéticos e moleculares de grande escala em modelos experimentais e humanos. É provável que as estratégias de prevenção e tratamento da ND continuarão a melhorar à medida que novos agentes se tornarem disponíveis.

Referências

1. Diabetes Control and Complications Trial Research Group. The effect of intensive treatment of diabetes on the development and progression of long-term complications in insulin-dependent diabetes mellitus. *N Engl J Med.* 1993;329:977-986.
2. Diabetes Control and Complications Trial/Epidemiology of Diabetes Interventions and Complications Research Group. Intensive diabetes therapy and glomerular filtration rate in type 1 diabetes. *N Engl J Med.* 2011;365:2366-2376.
3. Bilous RW, Mauer SM, Sutherland DE, et al. The effects of pancreas transplantation on the glomerular structure of renal allografts in patients with insulin-dependent diabetes. *N Engl J Med.* 1989;321:80.
4. Shichiri M, Kishikawa H, Ohkubo Y, Wake N. Long-term results of the Kumamoto Study on optimal diabetes control in type 2 diabetic patients. *Diabetes Care.* 2000;23(suppl 2):B21-B29.
5. UK Prospective Diabetes Study Group. Intensive blood-glucose control with sulphonylureas or insulin compared with conventional treatment and risk of complications in patients with type 2 diabetes (UKPDS 33). *Lancet.* 1998;352:837-853.
6. ADVANCE Collaborative Group. Intensive blood glucose control and vascular outcomes in patients with type 2 diabetes. *N Engl J Med.* 2008;358:2560-2572.
7. Action to Control Cardiovascular Risk in Diabetes Study Group. Effects of intensive glucose lowering in type 2 diabetes. *N Engl J Med.* 2008;358:2545-2559.
8. Duckworth W, Abraira C, Moritz T, et al. Glucose control and vascular complications in veterans with type 2 diabetes. *N Engl J Med.* 2009;360:129-139.
9. KDOQI. Clinical practice guidelines and clinical practice recommendations for diabetes and chronic kidney disease. Kidney Disease Outcomes Quality Initiative. *Am J Kidney Dis.* 2007;49:S12-S154.
10. Hypertension in Diabetes Study (HDS). I. Prevalence of hypertension in newly presenting type 2 diabetic patients and the association with risk factors for cardiovascular and diabetic complications. *J Hypertens.* 1993;11:309.
11. Bakris GL, Williams M, Dworkin L, et al. Preserving renal function in adults with hypertension and diabetes: A consensus approach. National Kidney Foundation Hypertension and Diabetes Executive Committees Working Group. *Am J Kidney Dis.* 2000;36:646-661.
12. American Diabetes Association. Clinical practice recommendations 2001. *Diabetes Care.* 2001;24(suppl 1):S1-S133.
13. Cushman WC, Evans GW, Byington RP, et al. Effects of intensive blood-pressure control in type 2 diabetes mellitus. *N Engl J Med.* 2010;362:1575-1585.
14. Cederholm J, Gudbjornsdottir S, Eliasson B, et al. Systolic blood pressure and risk of cardiovascular disease in type 2 diabetes: An observational study from the Swedish National Diabetes Register. *J Hypertens.* 2010;28:2026-2035.
15. KDIGO. Clinical practice guideline for the management of blood pressure in chronic kidney disease. Kidney Disease: Improving Global Outcomes Blood Pressure Work Group. *Kidney Int Suppl.* 2012;2:337-414.
16. Bilous R. DIRECT-Renal: The effect of the angiotensin type 1 receptor blocker candesartan on the development of microalbuminuria in type 1 and type 2 diabetes. Philadelphia: American Society of Nephrology (ASN) 41st Annual Meeting and Scientific Exposition; 2008.
17. Haller H, Ito S, Izzo JR Jr, et al. Olmesartan for the delay or prevention of microalbuminuria in type 2 diabetics. *N Engl J Med.* 2011;364:907-917.
18. Ruggenenti P, Fassi A, Ilieva AP, et al. Preventing microalbuminuria in type 2 diabetes. *N Engl J Med.* 2004;351:1941-1951.
19. Kvetny J, Gregersen G, Pedersen RS. Randomized placebo-controlled trial of perindopril in normotensive, normoalbuminuric patients with type 1 diabetes mellitus. *QJM.* 2001;94:89-94.
20. Ansquer JC, Foucher C, Rattier S, et al. Fenofibrate reduces progression to microalbuminuria over 3 years in a placebo-controlled study in type 2 diabetes: Results from the Diabetes Atherosclerosis Intervention Study (DAIS). *Am J Kidney Dis.* 2005;45:485-493.
21. Stone NJ, Robinson J, Lichtenstein AH, et al. 2013 ACC/AHA guideline on the treatment of blood cholesterol to reduce atherosclerotic cardiovascular risk in adults: A report of the American College of Cardiology/American Heart Association. *J Am Coll Cardiol.* 2013;pii:S0735-S1097(13)06028-2.
22. Ritz E, Ogata H, Orth SR. Smoking: A factor promoting onset and progression of diabetic nephropathy. *Diabetes Metab.* 2000;26(suppl 4):54-63.

23. Gaede P, Vedel P, Parving HH, Pedersen O. Intensified multifactorial intervention in patients with type 2 diabetes mellitus and microalbuminuria: The Steno type 2 randomised study. *Lancet*. 1999;353:617-622.

24. Gaede P, Vedel P, Larsen N, et al. Multifactorial intervention and cardiovascular disease in patients with type 2 diabetes. *N Engl J Med*. 2003;348:383-393.

25. Parving HH, Andersen AR, Smidt VM, et al. Effect of anti-hypertensive treatment on kidney function in diabetic nephropathy. *BMJ*. 1987;294:1443-1447.

26. Hansson L, Zanchetti A, Carruthers SG, et al. Effects of intensive blood-pressure lowering and low-dose aspirin in patients with hypertension: Principal results of the Hypertension Optimal Treatment (HOT) randomised trial. HOT Study Group. *Lancet*. 1998;351:1755-1762.

27. Ismail N, Becker B, Strzelczyk P, Ritz E. Renal disease and hypertension in non–insulin-dependent diabetes mellitus. *Kidney Int*. 1999;55:1-28.

28. Mogensen CE. Microalbuminuria and hypertension with focus on type 1 and type 2 diabetes. *J Intern Med*. 2003;254:45-66.

29. Pohl MA, Blumenthal S, Cordonnier DJ, et al. Independent and additive impact of blood pressure control and angiotensin II receptor blockade on renal outcomes in the irbesartan diabetic nephropathy trial: Clinical implications and limitations. *J Am Soc Nephrol*. 2005;16:3027-3037.

30. Bomback AS, Klemmer PJ. The incidence and implications of aldosterone breakthrough. *Nat Clin Pract Nephrol*. 2007;3:486-492.

31. Hollenberg NK. Aldosterone in the development and progression of renal injury. *Kidney Int*. 2004;66:1-9.

32. Microalbuminuria Captopril Study Group. Captopril reduces the risk of nephropathy in IDDM patients with microalbuminuria. *Diabetologia*. 1996;39:587-593.

33. EUCLID Study Group. Randomised placebo-controlled trial of lisinopril in normotensive patients with insulin-dependent diabetes and normoalbuminuria or microalbuminuria. *Lancet*. 1997;349:1787-1792.

34. Should all patients with type 1 diabetes mellitus and microalbuminuria receive angiotensin-converting enzyme inhibitors? A meta-analysis of individual patient data. *Ann Intern Med*. 2001;134:370-379.

35. Lewis EJ, Hunsicker LG, Bain RP, Rohde RD. The Collaborative Study Group: The effect of angiotensin-converting-enzyme inhibition on diabetic nephropathy. *N Engl J Med*. 1993;329:1456-1462.

36. Parving HH, Lehnert H, Brochner-Mortensen J, et al. The effect of irbesartan on the development of diabetic nephropathy in patients with type 2 diabetes. *N Engl J Med*. 2001;345:870-878.

37. Viberti G, Wheeldon NM. Microalbuminuria reduction with valsartan in patients with type 2 diabetes mellitus: A blood pressure–independent effect. *Circulation*. 2002;106:672-678.

38. Brenner BM, Cooper ME, de Zeeuw D, et al. Effects of losartan on renal and cardiovascular outcomes in patients with type 2 diabetes and nephropathy. *N Engl J Med*. 2001;345:861-869.

39. Lewis EJ, Hunsicker LG, Clarke WR, et al. Renoprotective effect of the angiotensin-receptor antagonist irbesartan in patients with nephropathy due to type 2 diabetes. *N Engl J Med*. 2001;345:851-860.

40. Barnett AH, Bain SC, Bouter P, et al. Angiotensin-receptor blockade versus converting-enzyme inhibition in type 2 diabetes and nephropathy. *N Engl J Med*. 2004;351:1952-1961.

41. Mogensen CE, Neldam S, Tikkanen I, et al. Randomised controlled trial of dual blockade of renin-angiotensin system in patients with hypertension, microalbuminuria, and non–insulin dependent diabetes: The candesartan and lisinopril microalbuminuria (CALM) study. *BMJ*. 2000;321:1440-1444.

42. Jacobsen P, Rossing K, Parving HH. Single versus dual blockade of the renin-angiotensin system (angiotensin-converting enzyme inhibitors and/or angiotensin II receptor blockers) in diabetic nephropathy. *Curr Opin Nephrol Hypertens*. 2004;13:319-324.

43. ONTARGET Investigators. Telmisartan, ramipril, or both in patients at high risk for vascular events. *N Engl J Med*. 2008;358:1547-1559.

44. VA NEPHRON-D Investigators. Combined angiotensin inhibition for the treatment of diabetic nephropathy. *N Engl J Med*. 2013;369:1892-1903.

45. Parving HH, Brenner BM, McMurray JJ, et al. Cardiorenal endpoints in a trial of aliskiren in type 2 diabetes. *N Engl J Med*. 2012;367:2204-2213.

46. Rossing K, Schjoedt KJ, Jensen BR, et al. Enhanced renoprotective effects of ultrahigh doses of irbesartan in patients with type 2 diabetes and microalbuminuria. *Kidney Int*. 2005;68:1190-1198.

47. Bakris GL, Weir MR. Angiotensin-converting enzyme inhibitor–associated elevations in serum creatinine: Is this a cause for concern? *Arch Intern Med*. 2000;160:685-693.

48. Epstein M, Williams GH, Weinberger M, et al. Selective aldosterone blockade with eplerenone reduces albuminuria in patients with type 2 diabetes. *Clin J Am Soc Nephrol*. 2006;1:940-951.

49. Koshy S, Bakris GL. Therapeutic approaches to achieve desired blood pressure goals: Focus on calcium channel blockers. *Cardiovasc Drugs Ther*. 2000;14:295-301.

50. Estacio RO, Schrier RW. Antihypertensive therapy in type 2 diabetes: Implications of the appropriate blood pressure control in diabetes (ABCD) trial. *Am J Cardiol*. 1998;82:9R-14R.

51. Bakris GL, Weir MR, Secic M, et al. Differential effects of calcium antagonist subclasses on markers of nephropathy progression. *Kidney Int*. 2004;65:1991-2002.

52. Mulec H, Blohme G, Grande B, Bjorck S. The effect of metabolic control on rate of decline in renal function in insulin-dependent diabetes mellitus with overt diabetic nephropathy. *Nephrol Dial Transplant*. 1998;13:651-655.

53. Alaveras AE, Thomas SM, Sagriotis A, Viberti GC. Promoters of progression of diabetic nephropathy: The relative roles of blood glucose and blood pressure control. *Nephrol Dial Transplant*. 1997;12(suppl 2):71-74.

54. Fioretto P, Sutherland DE, Najafian B, Mauer M. Remodeling of renal interstitial and tubular lesions in pancreas transplant recipients. *Kidney Int*. 2006; 69:907-912.

55. Jenkins AJ, Lyons TJ, Zheng D, et al. Lipoproteins in the DCCT/EDIC cohort: Associations with diabetic nephropathy. *Kidney Int*. 2003;64:817-828.

56. Krolewski AS, Warram JH, Christlieb AR. Hypercholesterolemia: A determinant of renal function loss and deaths in IDDM patients with nephropathy. *Kidney Int Suppl*. 1994;45:125-131.

57. Tonolo G, Velussi M, Brocco E, et al. Simvastatin maintains steady patterns of GFR and improves AER and expression of slit diaphragm proteins in type II diabetes. *Kidney Int*. 2006;70:177-186.

58. Colhoun HM, Betteridge DJ, Durrington PN, et al. Primary prevention of cardiovascular disease with atorvastatin in type 2 diabetes in the Collaborative Atorvastatin Diabetes Study (CARDS): Multicentre randomised placebo-controlled trial. *Lancet*. 2004;364:685-696.

59. Tonelli M, Keech A, Shepherd J, et al. Effect of pravastatin in people with diabetes and chronic kidney disease. *J Am Soc Nephrol*. 2005;16:3748-3754.

59a. Kidney Disease: Improving Global Outcomes (KDIGO) Lipid Work Group. KDIGO Clinical Practice Guidelines for Lipid Management in Chronic Kidney Disease. *Kidney Int Suppl*. 2013;3:259-305.

60. Fruchart JC, Sacks F, Hermans MP, et al. The Residual Risk Reduction Initiative: A call to action to reduce residual vascular risk in patients with dyslipidemia. *Am J Cardiol*. 2008;102:1K-34K.

61. Giordano M, Lucidi P, Ciarambino T, et al. Effects of dietary protein restriction on albumin and fibrinogen synthesis in macroalbuminuric type 2 diabetic patients. *Diabetologia*. 2008;51:21-28.

62. Pan Y, Guo LL, Jin HM. Low-protein diet for diabetic nephropathy: A meta-analysis of randomized controlled trials. *Am J Clin Nutr*. 2008;88:660-666.

63. Phisitkul K, Hegazy K, Chuahirun T, et al. Continued smoking exacerbates but cessation ameliorates progression of early type 2 diabetic nephropathy. *Am J Med Sci*. 2008;335:284-291.

64. Morales E, Valero MA, Leon M, et al. Beneficial effects of weight loss in overweight patients with chronic proteinuric nephropathies. *Am J Kidney Dis*. 2003;41:319-327.

65. Williams ME. Clinical studies of advanced glycation end product inhibitors and diabetic kidney disease. *Curr Diabetes Rep*. 2004;4:441-446.

66. Lewis EJ, Greene T, Spitalewiz S, et al. Pyridorin in type 2 diabetic nephropathy. *J Am Soc Nephrol*. 2012;23:131-136.

67. Watson AM, Gray SP, Jiaze L, et al. Alagebrium reduces glomerular fibrogenesis and inflammation beyond preventing RAGE activation in diabetic apolipoprotein E knockout mice. *Diabetes*. 2012;61:2105-2113.

68. Pergola PE, Raskin P, Toto RD, et al. Bardoxolone methyl and kidney function in CKD with type 2 diabetes. *N Engl J Med*. 2011;365:327.

68a. de Zeeuw D, Akizawa T, Audhya P, et al; BEACON Trial Investigators. Bardoxolone methyl in type 2 diabetes and stage 4 chronic kidney disease. *N Engl J Med*. 2013;369:2492-2503.

69. Jin HM, Pan Y. Renoprotection provided by losartan in combination with pioglitazone is superior to renoprotection provided by losartan alone in patients with type 2 diabetic nephropathy. *Kidney Blood Press Res*. 2007;30:203-211.

70. Graham DJ, Ouellet-Hellstrom R, MaCurdy TE, et al. Risk of acute myocardial infarction, stroke, heart failure, and death in elderly Medicare patients treated with rosiglitazone or pioglitazone. *JAMA*. 2010;304:411-418.

71. Mann JF, Green D, Jamerson K, et al. Avosentan for overt diabetic nephropathy. *J Am Soc Nephrol*. 2010;21:527-535.

72. Kohan DE, Pritchett Y, Molitch M, et al. Addition of atrasentan to renin-angiotensin system blockade reduces albuminuria in diabetic nephropathy. *J Am Soc Nephrol*. 2011;22:763-772.

73. Sharma K, Ix JH, Matthews AV, et al. Pirfenidone for diabetic nephropathy. *J Am Soc Nephrol*. 2011;22:1144-1151.

74. Aggarwal HK, Jain D, Talapatra P, et al. Evaluation of role of doxycycline (a matrix metalloproteinase inhibitor) on renal function in patients with diabetic nephropathy. *Ren Fail*. 2010;32:941-946.

75. Ficociello LH, Rosolowsky ET, Niewczas MA, et al. High-normal serum uric acid increases risk of early progressive renal function loss in type 1 diabetes: Results of a 6-year follow-up. *Diabetes Care*. 2010;33:1337-1343.

76. De Zeeuw D, Agarwal R, Amdahl M, et al. Selective vitamin D receptor activation with paricalcitol for reduction of albuminuria in patients with type 2 diabetes (VITAL study): A randomized controlled trial. *Lancet*. 2010;376: 1543-1551.

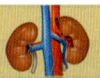

CAPÍTULO **32**

Abordagem do Paciente Diabético com Doença Renal Crônica

Ahmad Abou-Saleh, Stephen C. Bain e David J. A. Goldsmith

O diabetes melito é a principal causa de doença renal crônica (DRC) e doença renal crônica em estágio terminal (DRCT) no mundo (Fig. 32-1). Também é o diagnóstico primário mais comum dos pacientes em terapia renal substitutiva (TRS).[1] Após o diagnóstico de nefropatia diabética (ND) ser estabelecido, o foco no tratamento deve ser:

- Tratamento intensivo do diabetes e dos outros fatores de risco, que é essencial tanto para o diabetes tipo 1 quanto para o tipo 2, a fim de prevenir ou retardar a progressão da ND (Tabela 32-1).
- Tratamento das complicações provenientes da DRC causada pelo diabetes, onde o reconhecimento da apresentação e o tratamento podem diferir da DRC não diabética.
- Tratamento da morbidade e mortalidade das complicações micro e macrovasculares do diabetes, especialmente aquelas com taxas potencialmente mais elevadas em pacientes com ND.
- Início oportuno e escolha correta da TRS, com reconhecimento do impacto do diabetes na abordagem da DRCT.

Os pacientes com DRC e diabetes se beneficiam de uma abordagem multidisciplinar, principalmente com a participação de nefrologistas e endocrinologistas, mas também com a participação de outras especialidades, como cardiologistas, enfermeiras especializadas em nefrologia ou endocrinologia, podólogos e nutricionistas. O encaminhamento precoce para o nefrologista também é importante para descartar outras causas de doença renal, sobretudo em pacientes sem evidência de doença microvascular (p. ex. retinopatia diabética) ou com rápida progressão da doença apesar do diabetes bem controlado. Os principais objetivos nesses pacientes devem ser a estabilização da doença renal subjacente e a prevenção da progressão. O acompanhamento regular é recomendado, de no mínimo uma consulta anual até consultas trimestrais para aqueles com DRC progressiva. Ocorre um aumento do risco de morte cardiovascular (Fig. 32-2) à medida que a DRC secundária ao diabetes progride através dos vários estágios — desde a normoalbuminúria para a microalbuminúria, proteinúria maciça e eventual deterioração da função renal com elevação da creatinina sérica.

HIPERGLICEMIA

Avaliação

A confiabilidade da hemoglobina glicosilada (HbA_{1c}), como um marcador de controle da glicemia, diminui à medida que DRC progride. A anemia, a deficiência de ferro, a hemólise e a redução da meia-vida dos glóbulos vermelhos (GV) causam reduções na medida da HbA_{1c}, independentemente dos níveis de glicose sérica, subestimando, assim, a hiperglicemia. A utilização de agentes estimuladores da eritropoiese também pode interferir devido a formação de GVs mais jovens com menor exposição a glicose sérica. Portanto, o uso das medidas "habituais" para obter a média da glicose sérica e suas

variações é um desafio. Por exemplo, a análise dos dados do Diabetes Control and Complications Trial (DCCT) demonstrou um coeficiente de correlação de 0,82 com a glicose plasmática em pacientes diabéticos tipo 1,[2] ao passo que os coeficientes de correlação encontrados em vários outros estudos, que avaliaram a relação entre os níveis de HbA_{1c} e a glicose sérica em pacientes com DRC, foram, na maioria das vezes, muito inferiores a este (coeficientes de correlação de ~ 0,5).

Apesar dessas limitações, a HbA_{1c} continua a ser um marcador de mortalidade em pacientes com DRC causada por diabetes, mesmo até na DRCT. Os dados recentes do Dialysis Outcomes and Practice Patterns Study (DOPPS), que analisou mais de 9.000 pacientes dialíticos e diabéticos tipo 1 e tipo 2 em 12 países, demonstrou que a HbA_{1c} é um fator preditor de mortalidade à medida que ocorre aumento dos seus níveis para além de 7% a 7,9%, valor que foi associado a taxas de mortalidade mais baixas.[3] Os níveis baixos de HbA_{1c} também foram associados ao aumento da mortalidade, particularmente nos pacientes com indicadores de desnutrição.

Outros marcadores de hiperglicemia são a albumina glicada e a frutosamina, embora estes sejam menos disponíveis que a HbA_{1c} e sejam afetados pelas condições que alteram o metabolismo das proteínas. Novos ensaios de albumina glicada, livre da interferência de outras moléculas glicosiladas, sugerem que pode existir uma correlação mais precisa com a glicose plasmática média que com a HbA_{1c}, em especial no paciente com DRC avançada.[4]

Tratamento

A DRC progressiva provoca mudanças no metabolismo da insulina e dos carboidratos. À medida que a taxa de filtração glomerular (TFG) diminui, especialmente abaixo de 60 mL/min/1,73 m², o uso dos hipoglicemiantes orais ou a dose da insulina devem ser revistos, porque a interrupção da droga ou a redução da dose podem ser necessárias, devido a possibilidade de acúmulo das drogas e dos seus metabólitos, o que pode apresentar vários efeitos adversos.

Biguanidas

A única droga da classe biguanida de uso contemporâneo é a metformina, que age como um sensibilizador de insulina. A American Diabetes Association (ADA) e a European Association for the Study of Diabetes (EASD) afirmam que o uso da metformina é seguro com a taxa de filtração glomerular estimada (eTFG) abaixo de 30 mL/min/1,73 m², porém reduções da dose são aconselhadas quando a eTFG estiver abaixo de 45 mL/min/1,73 m², com base nas diretrizes do UK National Institute for Clinical Excellence (NICE).[5,6] Essas diretrizes ajudam a minimizar o risco de acidose láctica nessa população com múltiplas comorbidades e um risco aumentado de doença cardiovascular (DCV) e hospitalização. Apesar disso, a acidose láctica é extremamente rara nos ensaios clínicos e estudos de coorte com pacientes em tratamento com metformina, com a metanálise Cochrane

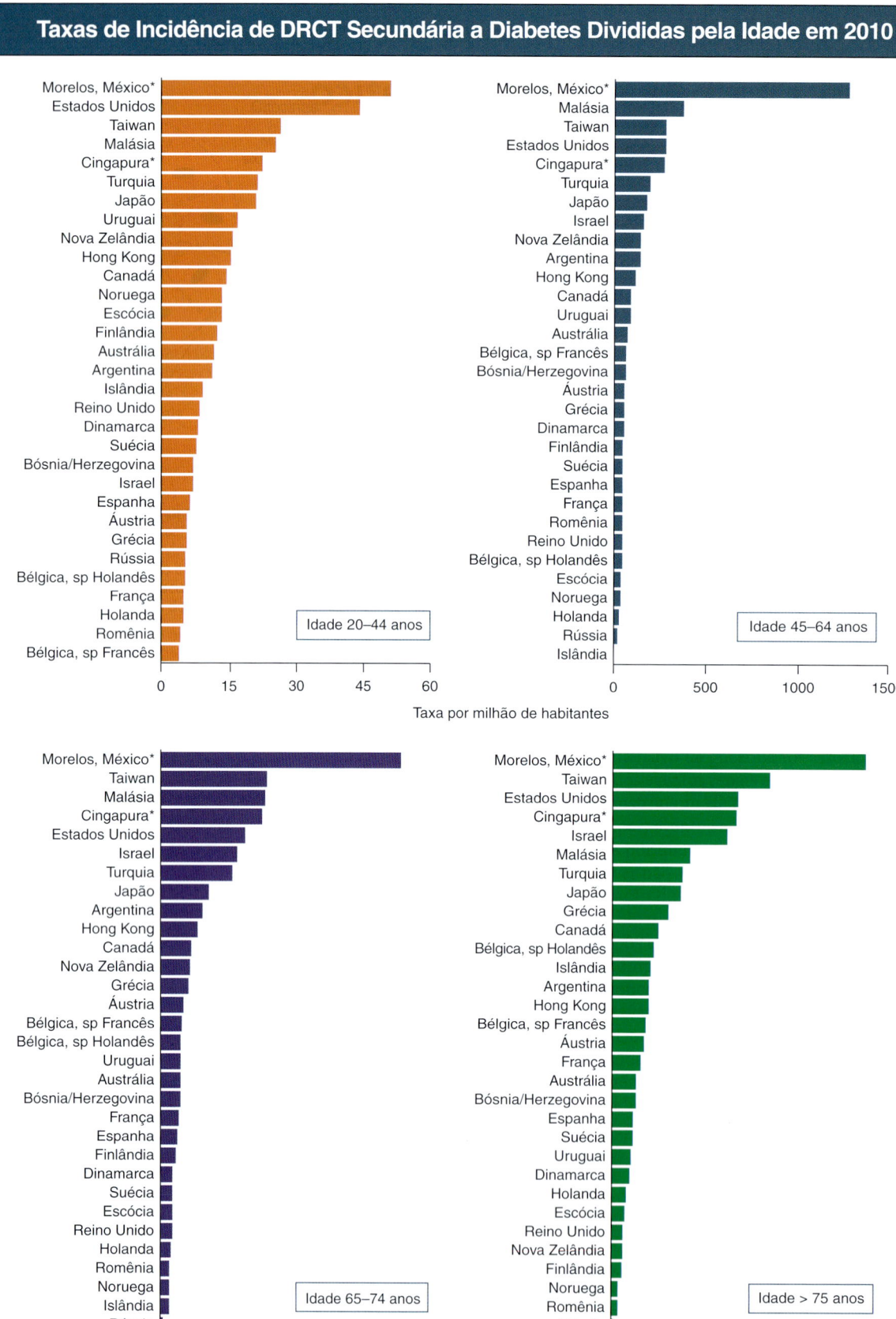

Figura 32-1 Doença renal crônica em estágio terminal (DRCT) secundária ao diabetes. As taxas de incidência mundiais de DRCT secundária ao diabetes, de acordo com a idade do paciente (20–44, 45–64, 65–74, > 75 anos) no ano de 2010. Os dados relativos à França incluem 23 regiões em 2010. *Os dados mais recentes de Cingapura e de Morelos (México) são de 2009. (*Modificado da referência 1.*)

Tratamento e Metas Propostas para os Pacientes Diabéticos com DRC

Parâmetro	DRC estágio 3 e 4	DRC estágio 5 e diálise
Controle Metabólico		
Hemoglobina glicosilada	> 6,5–7,5%	>7,0–8,0%
Medicações de escolha	Meglitinidas Sulfonilureias Insulina	Insulina
Pressão Arterial		
PA sistólica/diastólica	130/80 mmHg	
Medicações de escolha	IECA/BRA	?
Tratamento da Dislipidemia		
LDL	< 100 mg/dL	?
Medicações de escolha	Estatinas	?
Tratamento da Anemia		
Hemoglobina	11,0–12,0 g/dL	11,0–12,0 g/dL (evitar > 13)
Medicações de escolha	Ferro/AEE	Ferro/AEE
Suplementação de Vitamina D*		
	Vitamina D_3/1,25-OH D_3	1,25-OH D_3/ Vitamina D_3
Tratamento de Suporte		
Interrupção do tabagismo	++	NP
Reconhecimento da hipoglicemia	++	+++
Dose baixa de aspirina	++	+
Atividade física (diária/ semanal)	+	+
Cuidados com os pés	+++	+++
Prevenção contra quedas	+	+++

Tabela 32-1 O tratamento e as metas propostas para pacientes diabéticos com doença renal crônica (DRC). *IECA*, inibidores da enzima conversora de angiotensina; *BRA*, bloqueadores do receptor da angiotensina; *AEE*, agentes estimuladores da eritropoiese; *LDL*, lipoproteína de baixa densidade; *?*, benefício desconhecido; +/++/+++, moderadamente/muito/altamente indicado. *No caso da suplementação com vitamina D, a abordagem terapêutica deve ser realizada de acordo com o estágio da DRC, com administração de vitamina D nos estágios 3 e 4, e dos análogos de vitamina D no estágio 5.

demonstrando apenas 4,3 casos por 100.000 doentes-ano (que era, na verdade, menor que o grupo sem metformina).[7]

Sulfonilureias

As sulfonilureias fazem parte da classe dos secretagogos, que aumentam a liberação de insulina pelo pâncreas, sendo que a geração mais velha (tolbutamida, glibenclamida) é caracteristicamente de longa ação, quase exclusivamente de excreção renal e, portanto, deve ser evitada em pacientes com DRC. Os subtipos mais recentes são de duração mais curta com metabolização principalmente hepática, ainda que a maioria dos metabólitos sejam de excreção renal. Os metabólitos da gliclazida e da glipizida são inertes ou apenas pouco ativos, então, particularmente essas sulfonilureias podem ser utilizadas em pacientes com DRCT em diálise. O seu uso tem risco de hipoglicemia, especialmente com o declínio da TFG e a redução do *clearance* de insulina. As sulfonilureias são ligadas às proteínas, mas podem ser deslocadas na circulação por outras drogas usadas em pacientes diabéticos (p. ex., salicilatos, β-bloqueadores, derivados do ácido fíbrico), contribuindo para a hipoglicemia.

Taxas Anuais de Transição dos Estágios da Nefropatia e de Morte Por Todas as Causas

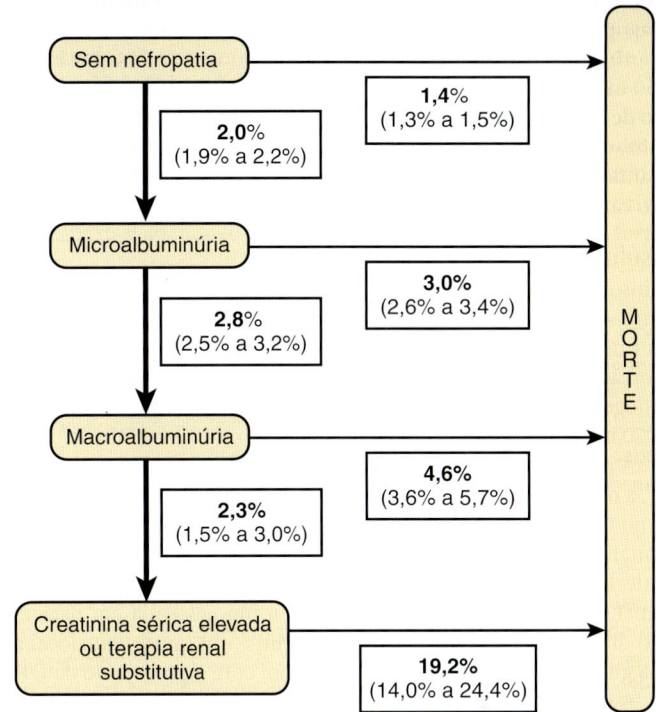

Figura 32-2 Estágios da nefropatia e mortalidade. As taxas anuais de transição com intervalo de confiança de 95% dos estágios da nefropatia e de morte por todas as causas em pacientes diabéticos. (*Modificado da referência 12.*)

Tiazolidinedionas

As tiazolidinedionas são moduladores dos receptores ativados por proliferadores de peroxissoma (PPAR), que aumentam a sensibilidade à insulina. A sua utilização é limitada devido ao ganho de peso e à retenção de líquidos provocadas pela suprarregulação da transcrição dos canais de sódio (Na^+) sensíveis à amilorida nos túbulos renais, o que se torna um problema para uma população já propensa a DCV e insuficiência cardíaca. A rosiglitazona foi retirada do mercado por causa do aumento do risco de infarto do miocárdio com a sua utilização, apesar da pioglitazona permanecer em uso.

Meglitinidas

Os principais fármacos da classe das meglitinidas, a nateglinida e a repaglinida, são metabolizados primariamente no fígado e atuam como secretagogos de insulina. A repaglinida é segura para utilização em pacientes diabéticos com insuficiência renal avançada, porque ela é convertida em metabólitos inativos e é principalmente excretada na bile, com presença de menos de 10% do fármaco original na urina, de modo que nenhum ajuste da dose é necessário. Mais de 80% da nateglinida é excretada na urina e, portanto, só deve ser utilizada com cuidado na DRC avançada.

Análogos do Peptídeo-1 Glucagon-símile

Os análogos do peptídeo-1 glucagon-símile (GLP-1), como exenatida e liraglutida, agem aumentando a secreção de insulina mediada pela glicose em resposta à dieta e preservam a integridade das células-beta produtoras de insulina. Os análogos do GLP-1 estimulam a perda de peso através da supressão do apetite, a nível central e por redução da motilidade gástrica. A exenatida e a liraglutida não são recomendadas se a TFG for inferior a 30 e 60 mL/min/1,73 m^2, respectivamente.

Gliptinas

A classe da gliptina inibe o efeito da dipeptidil peptidase-4 (DPP4), uma proteína de membrana celular expressa em vários tecidos, cuja função é degradar rapidamente as incretinas, tais como o GLP-1. A sitagliptina é excretada, em sua maior parte (70% a 80%), inalterada na urina, por isso é necessária a redução da dose se a TFG for inferior a 50 mL/min/1,73 m^2 (redução de 50%) e 30 mL/min/1,73 m^2 (redução de 75%). Os agentes mais recentes, como a linagliptina, são metabolizados principalmente pelo fígado e excretados na bile, não necessitando de redução da dose na DRC. As gliptinas têm a vantagem de não causarem ganho de peso, ao contrário da classe dos secretagogos.

Insulina

A insulina exógena, ao contrário da insulina endógena secretada, que tem a sua primeira metabolização no fígado, é eliminada sobretudo pelos rins através da filtração e secreção nos túbulos renais, antes da reabsorção e degradação pelas células peritubulares. Em relação a insulina endógena, o rim retira até 40% de toda a insulina plasmática até a TFG de 20 mL/min/1,73 m^2, com extração inferior a 10% na DRCT.[8]

À medida que a TFG reduz para valores abaixo de 60 mL/min/1,73 m^2, a necessidade de insulina, tanto no paciente diabético tipo 1 quanto no tipo 2, diminui progressivamente em até 40% a 50%, independentemente da secreção residual de insulina no diabético tipo 2. Este declínio é especialmente maior quando a TFG é inferior a 20 mL/min/1,73 m^2 e na DRCT.[9] Isso explica a hipoglicemia em pacientes não diabéticos com DRC avançada. O rim é um importante local para a gliconeogênese, e essa função diminui com a progressão da DRC.

A resistência à insulina em si resulta da DRC. A uremia induz a resistência à insulina, que é causada por um defeito na sinalização pós-receptor, com redução da captação da glicose e do metabolismo após a ativação periférica do receptor da insulina. No tecido muscular esquelético, o metabolismo da glicose mediado pela insulina é realizado através da via do segundo mensageiro fosfatidilinositol 3-quinase (PI3K-AKt), que é afetada por vários fatores associados à insuficiência renal, tais como a acidose metabólica, a uremia, a anemia, os níveis elevados de citocinas pró-inflamatórias e o nível baixo de vitamina D.

Em relação aos tipos de insulina utilizados, os dados disponíveis favorecem a utilização dos análogos, em que a molécula de insulina é modificada para ambas as formas de ação, a rápida e a de longa duração, de modo que a farmacocinética permaneça mais semelhante à secreção fisiológica de insulina, em contraste com a insulina humana tradicional. Num estudo comparativo entre a insulina lispro e a insulina humana em pacientes diabéticos em hemodiálise, a insulina era administrada logo após o início da sessão de diálise de 4 horas. A insulina lispro demonstrou ter uma taxa de absorção mais rápida, com um menor tempo para atingir a concentração máxima (que também era de magnitude global maior) e para ser eliminada.[10]

Outro estudo sobre a farmacodinâmica e a farmacocinética da insulina lispro comparada à insulina humana, em pacientes diabéticos tipo 1, evidenciou que ambas alcançam uma concentração de pico maior e têm a depuração prolongada em pacientes com ND evidente, com uma redução média do *clearance* de insulina de 30% a 40%.[11] No entanto, apesar dos níveis mais elevados na circulação, a insulina humana apresentou um pico de ação paradoxalmente baixo, com redução da atividade metabólica global nos pacientes diabéticos com ND em comparação àqueles com TFG normal. A insulina lispro manteve um perfil metabólico semelhante, independentemente da presença da ND. A insulina aspart, outro análogo de ação rápida, também apresenta um perfil metabólico inalterado pelos estágios da DRC, assim como os análogos de ação prolongada, como a glargina e a detemir.

Embora não exista nenhum esquema formal de insulina recomendado na DRC para os pacientes diabéticos tipo 1, o regime de três administrações diárias de insulina de curta duração nas refeições — combinadas com uma ou duas administrações de insulina de ação prolongada, tal como utilizado no DCCT — é o tratamento de escolha, com a vantagem de uma maior flexibilidade em relação a um regime com menos administrações. Os pacientes diabéticos tipo 2, quando necessitam de insulina, geralmente iniciam com uma ou duas administrações diárias de insulina de ação prolongada ou de ação intermediária, e, se necessário, poderão ser utilizadas formulações mistas (porcentagens fixas de insulina de curta ação e de ação prolongada) ou o regime de administração do diabético tipo 1. Com a progressão da DRC, poderá ser necessário o ajuste das doses.

HIPERTENSÃO

Definida pelo National Kidney Foundation's Kidney Disease Outcomes Quality Initiative (KDOQI) e outras sociedades importantes, a meta para pressão arterial (PA) é mantê-la abaixo de 130/80 mmHg para pacientes com DRC secundária ao diabetes melito.[12] Esse ponto de corte derivou de estudos observacionais, tais como o estudo MRFIT e o Okinawa Screening Programme, onde foi observado que o risco de desenvolver DRCT aumenta significativamente para valores de PA acima de 130/80 mmHg (Cap. 80).

Apesar disso, não existe evidência suficiente, baseada em estudos clínicos randomizados (ECR), para apoiar esta meta de prevenção secundária de doença renal, com revisão sistemática de ensaios clínicos importantes demonstrando que não existe benefício no controle estrito da PA para desfechos renais, como a taxa de declínio da TFG e a progressão para DRCT.[13] Algum benefício foi encontrado em pacientes com proteinúria maciça, mas isso exigia o uso de mais anti-hipertensivos, com um pequeno aumento do risco de eventos adversos. Deve-se ter cuidado na interpretação desses dados, porque o número de pacientes envolvidos era pequeno e os estudos clínicos foram de curta duração, o que possivelmente limita a sua capacidade em detectar diferenças.

A diretriz recente do Kidney Disease: Improving Global Outcomes (KDIGO) sobre o controle da hipertensão em pacientes com DRC e diabetes reflete essa informação, com uma meta mais conservadora de PA igual ou inferior a 140/90 mmHg em pacientes com TFG inferior a 60 mL/min/1,73 m^2, mas com taxas de excreção urinária de albumina normais, com base na conclusão de que faltam evidências de ECR para a recomendação de uma meta mais baixa, demonstrada em estudos observacionais.[14] No entanto, o KDIGO recomenda um alvo igual ou inferior a 130/80 mmHg em pacientes com DRC e microalbuminúria ou macroalbuminúria devido ao aumento do risco de DCV. As metas de PA mais baixas (p. ex., PA sistólica < 120 mmHg no estudo ACCORD) não apresentam benefício comprovado, com um possível aumento do risco de eventos adversos, e por isso não são recomendadas.

Os anti-hipertensivos recomendados para os pacientes com ND são os inibidores da enzima conversora da angiotensina (IECA) ou os bloqueadores dos receptores da angiotensina (BRA), que apresentam evidência de redução significativa na mortalidade cardiovascular (CV) e em todas as causas de mortalidade, especialmente na presença de albuminúria. Eles também apresentam ação protetora para o desfecho renal na ND (progressão para DRCT e aumento da creatinina sérica), com um possível efeito independente da redução da PA.

O uso a longo prazo dos IECA e BRA está associado a níveis de hemoglobina (Hg) mais baixos; o losartan na dose de 50 a 100 mg provoca uma redução reversível da Hb de aproximadamente 1 g/dL, e isso resulta principalmente dos níveis mais baixos de angiotensina II, que é conhecida por ter um efeito pró-eritropoiético sobre os precursores dos GV.[15] A anemia, como resultado da inibição do sistema renina-angiotensina-aldosterona (SRAA), não atenua os efeitos renoprotetores.

Os pacientes com DRC secundária a diabetes normalmente necessitam de mais de um agente anti-hipertensivo para alcançar as metas da PA.[16] Os antagonistas da aldosterona podem reduzir a lesão de órgão-alvo assim como outros desfechos, como a proteinúria e a hipertrofia ventricular esquerda (HVE). A associação da espironolactona com o IECA exerce um efeito maior de renoproteção na ND que a terapia combinada de IECA/BRA. Devido ao risco de hipercalemia, a espironolactona deve ser utilizada com cautela. Foi demonstrado que o alisquireno melhora a albuminúria, em estudos de curto prazo, porém o estudo ALTITUDE evidenciou um aumento na taxa de eventos adversos quando o alisquireno foi combinado com os bloqueadores do SRAA. A utilização de outros anti-hipertensivos, tais como os antagonistas do canal de cálcio e os diuréticos tiazídicos (p. ex., indapamida), também tem demonstrado benefício na redução do risco de DCV em pacientes diabéticos, com algum benefício também na população diabética com DRC. Os betabloqueadores, embora tenham benefício na presença de DCV, podem mascarar a hipoglicemia e não são normalmente utilizados como terapia de primeira linha.

Não há diretrizes recomendando o uso específico de algum anti-hipertensivo após o IECA ou BRA. Assim, o tratamento deve ser adaptado às comorbidades do paciente.

DISLIPIDEMIA

Devido ao risco elevado de DCV em pacientes diabéticos, é geralmente recomendado que a dislipidemia seja tratada (Cap. 82). O KDOQI recomenda que todos os pacientes com diabetes melito e DRC estágio 1 a 4 devem receber o tratamento se a lipoproteína de baixa densidade (LDL) for superior a 100 mg/dL, com o objetivo de manter valores abaixo de 70 mg/dL. A diretriz britânica NICE, no entanto, estipula que o colesterol total deve ser inferior a 154 mg/dL e o LDL inferior a 77 mg/dL para melhor prevenção das complicações microvasculares e macrovasculares do diabetes.[6,12]

Em pacientes com DRC não dialítica, foi confirmado o benefício na redução do colesterol pelo ECR SHARP, que incluiu mais de 9.000 pacientes com DRC em vários estágios, mas sem história prévia de DCV. Os pacientes foram randomizados para uma combinação de sinvastatina e ezetimiba ou para o placebo. Uma redução de 17% no desfecho CV foi encontrada para cada redução de 32,86 mg/dL nos níveis de LDL (no acidente vascular cerebral não hemorrágico, na revascularização miocárdica), com resultados semelhantes em todos os subgrupos, independentemente se eram diabéticos ou não.[17]

Nos pacientes diabéticos em diálise, a evidência não é tão clara. Os estudos Aurora e 4D não demonstraram reduções significativas dos eventos CV e da mortalidade, apesar da diminuição do LDL de até 42%. A análise de um subgrupo do estudo SHARP também não evidenciou uma redução significativa nos desfechos CV na coorte de pacientes em diálise.

Em relação aos hipolipemiantes disponíveis, as estatinas são os medicamentos de primeira linha. Se não for suficiente, outros fármacos podem ser adicionados, dependendo da natureza da dislipidemia, como a ezetimiba para tratamento do LDL, ou os derivados do ácido fíbrico para a hipertrigliceridemia. Outros tipos podem ser acrescentados se o tratamento prévio for insuficiente ou se o paciente for intolerante às estatinas ou a outras medicações. Quando as estatinas são utilizadas e ocorre declínio da função renal para a DRC estágio 4, deve-se reduzir as doses se a rosuvastatina ou a sinvastatina estiverem sendo administradas; isto não é necessário para a atorvastatina ou a pravastatina. Vários estudos sobre o uso das estatinas em pacientes em hemodiálise não demonstraram aumento significativo dos eventos adversos relacionados com a função hepática ou com as enzimas musculares. Também podem ser necessárias reduções das doses dos derivados do ácido fíbrico. Não há necessidade de ajuste de dose para os sequestradores de ácidos biliares, a niacina e a ezetimiba.

ANEMIA

A anemia é comum nos pacientes com ND e age como um multiplicador de risco para todas as causas de mortalidade em pacientes com diabetes melito e DRC, e como um fator de risco independente para HVE, DCV e insuficiência cardíaca (Cap. 83).

Um estudo prospectivo de 5 anos com pacientes diabéticos tipo 2 na Austrália constatou que 13% dos pacientes eram anêmicos, além do desenvolvimento de anemia em 13% na DRCT.[18] Os melhores preditores para o desenvolvimento de anemia eram a albuminúria significativa, a função renal basal e a doença macrovascular preexistente. Os pacientes diabéticos têm níveis mais baixos de Hb em cada estágio da insuficiência renal, quando comparado aos pacientes com DRC por outras etiologias; um estudo demonstrou uma prevalência de 41% em pacientes diabéticos com DRC contra 17% em pacientes não diabéticos com DRC, e esta redução da Hb pode ser vista mesmo antes da função renal começar a declinar.[19] Por isso, os pacientes diabéticos devem ser rastreados para anemia quando a TFG diminuir para valores inferiores a 60 mL/min/1,73 m². Os pacientes com ND têm níveis aumentados das citocinas pró-inflamatórias (devido ao baixo grau de inflamação sistêmica), o que provoca resistência aos efeitos da eritropoietina (EPO) em vários tecidos do corpo, assim como compromete a eficiência da reposição de ferro na geração de novos eritrócitos. Outros fatores que contribuem são a neuropatia autonômica, o uso de IECA ou BRA e os possíveis danos microvasculares na medula óssea que prejudicam a resposta à EPO.

Estudos anteriores, com pacientes anêmicos com DRCT e necessidade de TRS, evidenciaram que o uso de agentes estimuladores da eritropoiese (AEEs) para corrigir a anemia provoca aumento dos escores de qualidade de vida e redução da frequência de transfusões sanguíneas, porém os dados recentes não sugerem que isto possa ser extrapolado para estágios mais precoces da DRC. Nos estudos CHOIR e CREATE, os pacientes com DRC não dialítica, que estavam em uso dos AEEs, foram randomizados para metas de Hb mais altas ou mais baixas, com o alvo mais alto de Hb maior que 13 g/dL. Nesses estudos, o uso de doses maiores de AEE no grupo com meta de Hb mais alta foi associado ao aumento dos escores de qualidade de vida, entretanto provocou aumento da incidência de eventos CV. Isto poderia sugerir que a própria resistência ao AEE é um marcador de pior prognóstico. A progressão para DRCT teve uma incidência maior no grupo com meta de Hb mais alta no CREATE, mas não no CHOIR.

O estudo TREAT foi um estudo de referência no uso de AEEs para correção da anemia secundária à DRC em pacientes diabéticos tipo 2. Ao longo de um período de seguimento médio de 29 meses, os pacientes diabéticos tipo 2 com TFG entre 20 a 60 mL/min/1,73 m² e Hb igual ou inferior a 11 g/dL foram randomizados para o tratamento com a darbepoetina alfa, para atingir um alvo de Hb de 13 g/dL (valor médio alcançado 12,5 g/dL), ou para um grupo controle com tratamento de resgate com a darbepoetina somente se o Hb estivesse abaixo de 9,0 g/dL (valor médio 10,6 g/dL). O grupo de tratamento apresentou menos procedimentos de revascularização CV, mas teve um aumento significativo do risco para acidente vascular encefálico não hemorrágico fatal e não fatal. Este grupo de tratamento também teve um risco aumentado para eventos tromboembólicos arteriovenosos quando comparado ao grupo placebo, e nenhum efeito sobre a progressão para DRCT foi anotado.[20] Na verdade, a coorte do TREAT demonstrou (apesar das medidas de controle da PA/glicemia/colesterol) uma progressão de 31% para diálise e morte.

As diretrizes do KDIGO recomendam que, nos pacientes com DRC não dialítica, os AEEs devem ser utilizados apenas se os níveis de Hb caírem abaixo de 10 g/dL, com outros fatores a serem considerados, como a taxa de redução e a presença de sintomas antes do início da terapia (para pacientes adultos em hemodiálise, tendo em vista a taxa de queda mais rápida da Hb, os AEEs são recomendados quando a Hb está entre 9,0 e 10,0 g/dL, para evitar a necessidade de transfusões).[21] Recomenda-se também que a Hb não seja mantida acima de 11,5 g/dL. Outras medidas para correção da anemia — tais como a reposição de ferro intravenoso e a melhora da técnica de diálise — devem ser consideradas, especialmente se os pacientes estiverem assintomáticos ou apenas moderadamente anêmicos ou tiverem um histórico de acidente vascular cerebral prévio (Cap. 83).

AGENTES ANTIPLAQUETÁRIOS

É reconhecido que a hiperglicemia tem um efeito pró-coagulante na agregação plaquetária independente dos níveis de insulina, e a hiperinsulinemia apresenta um efeito inibitório da fibrinólise, ocorrendo com estes dois fenômenos um aumento significativo no risco de trombose. A reatividade plaquetária aumenta à medida que a DRC progride para estágios mais avançados. As diretrizes da ADA recomendam o uso da terapia antiplaquetária como prevenção primária em pacientes diabéticos com risco significativo para DCV, na presença de fatores de risco como albuminúria, hipertensão e hiperlipidemia (Cap. 84). Isso define que quase todos os pacientes com ND devem receber a terapia antiplaquetária.

Embora os pacientes com ND tenham um risco aumentado de DCV em comparação aos outros grupos de pacientes, a terapia antiplaquetária dupla não demonstrou benefício. As análises posteriores dos dados dos estudos CHARISMA e CREDO constataram que não houve benefício na associação do clopidogrel à aspirina nos pacientes com ND em terapia antiplaquetária dupla, podendo provocar piores desfechos independentemente do risco de sangramento.

Uma revisão recente da Cochrane sobre o uso de agentes antiplaquetários em pacientes com DRC demonstrou que, embora a DCV tenha sido reduzida, a mortalidade por todas as causas não diminuiu, com um risco aumentado de eventos hemorrágicos maiores e menores, recomendando-se que a terapia antiplaquetária seja apenas utilizada naqueles com maior risco de DCV. Certamente, isso inclui os pacientes diabéticos, mesmo em estágios mais precoces da DRC. Houve pouca evidência para sugerir preferência de uso entre os medicamentos.

DOENÇA ÓSSEA

É sugerido que o distúrbio do metabolismo mineral e a doença óssea ocorram em todos os estágios da DRC, ainda que em pacientes com função renal normal (Cap. 85). Os marcadores das alterações do metabolismo ósseo — tais como a hiperfosfatemia, o aumento do fator de crescimento de fibroblasto 23 (FGF-23) e a redução da concentração do Klotho — são associados a um maior risco de progressão para DRCT, DCV e mortalidade.[22] Os estudos observacionais de seguimento com pacientes diabéticos tipo 1 e tipo 2 demonstraram que os pacientes com níveis de vitamina D abaixo do percentil 10 tiveram um aumento significativo do risco de morte por eventos CV ou por todas as causas, independentemente de outros fatores de risco CV.[23]

A doença óssea em pacientes diabéticos com DRCT em diálise é geralmente de baixo remodelamento (adinâmica), com níveis mais baixos do hormônio da paratireoide, quando comparado aos pacientes não diabéticos. A doença óssea adinâmica é um fator de risco reconhecido para calcificação cardiovascular (Caps. 82 e 85), assim como o diabetes. Nos pacientes com DRC não dialítica, as evidências sugerem que o hiperparatireoidismo secundário ocorre em um estágio mais precoce nos pacientes diabéticos.

As abordagens preventivas e terapêuticas da doença mineral óssea relacionada com DRC não diferem entre os pacientes diabéticos e não diabéticos (Cap. 85). No entanto, devido ao aumento da prevalência da doença óssea de baixo remodelamento em pacientes diabéticos com DRC, deve-se evitar a sobrecarga de cálcio. Esses pacientes parecem acumular o alumínio mais facilmente, estando mais suscetíveis à doença óssea induzida pelo alumínio. Os quelantes de fósforo à base de alumínio devem sempre ser evitados nos pacientes diabéticos com DRC avançada.

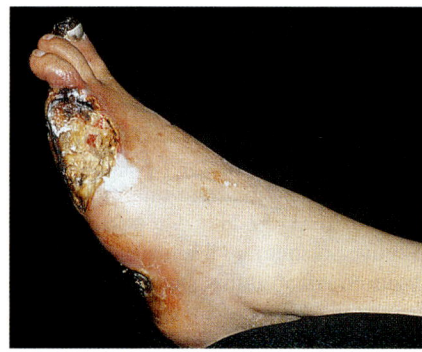

Figura 32-3 O pé diabético. Úlceras gangrenosas em um paciente diabético causadas por uma combinação da doença de pequenos e grandes vasos e da neuropatia.

Prevenção das Complicações do Pé Diabético
Identificação dos pacientes em risco
Educação sobre os cuidados com os pés
Exame regular dos pés
Disponibilização de calçados apropriados
Disponibilização de serviço de podologia

Quadro 32-1 Medidas terapêuticas para prevenir as complicações do pé diabético.

COMPLICAÇÕES EXTRARRENAIS DO DIABETES MELITO

Mesmo os pacientes diabéticos assintomáticos com DRC avançada devem ser monitorados, em intervalos regulares, para o diagnóstico das complicações microvasculares e macrovasculares, com exame oftalmológico anual juntamente com a avaliação clínica do paciente e, se necessário, através de exames adequados para detectar a DCV (Cap. 82).

Particularmente, os problemas relacionados com o pé diabético são uma das principais causas de internação hospitalar e amputação não traumática (Fig. 32-3). Por esta razão, a inspeção anual dos pés e a avaliação dos pulsos periféricos e da sensibilidade são partes essenciais da consulta do paciente diabético, juntamente com os cuidados gerais dos pés (Quadro 32-1). A doença microvascular diabética dos pés é frequentemente complicada pela polineuropatia diabética e urêmica, as quais não apresentam uma resposta adequada ao tratamento convencional (Cap. 86).

No paciente diabético, devido a uma combinação de neuropatia e redução da circulação sanguínea periférica, as úlceras dos pés podem se desenvolver subitamente com uma taxa de expansão rápida e com um potencial envolvimento ósseo. Se a osteomielite estiver associada, as úlceras podem ser intratáveis e de difícil manejo medicamentoso, muitas vezes necessitando de longos cursos de antibióticos. Os pacientes com úlceras podem necessitar de intervenções vasculares, na forma de angioplastia, implante de *stent* ou cirurgia de revascularização como parte do seu tratamento. A amputação pode também ser necessária, especialmente nas infecções refratárias por *Staphylococcus aureus* resistente à meticilina (MRSA) ou por outros organismos multirresistentes.

Dieta e Desnutrição

Os pacientes diabéticos com DRC estão muitas vezes em estado de catabolismo grave, com tendência ao desenvolvimento de desnutrição (Cap. 87). Este risco é particularmente elevado durante as intercorrências clínicas e o jejum, mas também pode ocorrer devido à restrição proteica alimentar por recomendação inapropriada. Os pacientes obesos anoréticos com diabetes tipo 2 e DRC avançada apresentam frequentemente perda de peso maciça, com consequente normalização da glicemia de jejum e após uma sobrecarga de glicose. A massa muscular reduzida devido à perda de peso é um importante fator que subestima a gravidade da insuficiência renal, podendo retardar o início da TRS. Portanto, o *clearance* de creatinina deve ser mensurado ou pelo menos a TFG deve ser estimada, em vez de somente ser utilizada a creatinina sérica como parâmetro.

Prevenção e Tratamento da Doença Cardíaca

Nos pacientes diabéticos, a probabilidade de morte por DCV é muito maior que a de progressão para DRCT, assim os pacientes diabéticos em diálise representam uma "seleção positiva." Observações semelhantes foram feitas no estudo DCCT/Epidemiology of Diabetes Interventions and Complications (EDIC) com pacientes diabéticos tipo 1,[23] e particularmente na população do estudo Steno-2, na qual ocorreram 27 mortes (14 por DCV) durante um período médio de acompanhamento de 7,8 anos, com redução média da TFG em torno de 30 mL/min/1,73 m² e nenhuma progressão para DRCT.[24,25]

Os pacientes diabéticos que progridem para a DRCT permanecem com a taxa de mortalidade CV alta. Isso pode estar relacionado com o fato de que, nos pacientes diabéticos, a doença coronariana é muitas vezes amplificada pela coexistência de HVE grave, insuficiência cardíaca congestiva, distúrbios do sistema nervoso simpático e doença microvascular. A melhor forma e o momento para intervir no curso progressivo da DCV em pacientes diabéticos com DRC ainda não foram definidos. Devido à ausência de dados, as recomendações para a investigação e tratamento da doença coronariana em pacientes diabéticos com DRC devem ser semelhantes àquelas para os pacientes não diabéticos com DRC.

Nos pacientes não dialíticos, tanto a intervenção coronariana endovascular quanto a revascularização do miocárdio podem estar associadas ao risco significativo de lesão renal aguda, que deve ser reavaliado em relação ao potencial benefício do procedimento em cada paciente. Em geral, para preservar a função renal residual, a revascularização do miocárdio pode ser a melhor opção para os pacientes com DRC não dialítica, ao passo que os procedimentos endovasculares com implante de stent possam ser mais adequados para os pacientes em diálise com sobrevida limitada, se os riscos de complicações cerebrovasculares forem avaliados e tratados adequadamente (Cap. 82).

DIÁLISE E TRANSPLANTE

O diabetes melito é a causa mais comum de DRCT em países desenvolvidos. Ele também é um fator de risco independente para o desenvolvimento de DRCT de etiologia não diabética, possivelmente devido a doença aterosclerótica acelerada. Os dados mais recentes do U.S. Renal Data System (USRDS) demonstram que os pacientes com DRCT em diálise ou os transplantados renais secundários ao diabetes têm a mortalidade anual maior em comparação aos pacientes com DRCT dialíticos por outras causas.[1] A principal causa de morte é a DCV. As infecções são outro fator importante que contribui para o aumento da mortalidade nos pacientes diabéticos. Os outros agravantes são a imunidade comprometida, a desnutrição, as úlceras em membros inferiores, a hospitalização e os cateteres de longa permanência.

Os pacientes diabéticos em diálise também estão em maior risco de complicações nos pés, com elevadas taxas de amputação. A retinopatia diabética também apresenta alta prevalência nesta população.

O tratamento da hiperglicemia dos pacientes em diálise pode apresentar muitos desafios. Mesmo os pacientes não diabéticos em TRS podem ter as concentrações plasmáticas de glicose anormais e imprevisíveis, e o uso dos dialisatos livres de glicose é responsável por cerca de 80% de todos os episódios de hipoglicemia, com o nadir médio da glicemia após 24 horas de uma sessão de hemodiálise.[26] Os sintomas sistêmicos habituais, que ocorrem em resposta a hipoglicemia, podem ser atenuados pela presença da neuropatia. Assim, recomenda-se que sejam utilizados os dialisatos que contêm glicose.

O ambiente metabólico dos pacientes com DRCT, conforme descrito anteriormente, predispõe ao aumento da resistência à insulina. Durante e após a diálise, isso pode ser temporariamente invertido através da correção da uremia, da acidose e do controle do fósforo, resultando em uma maior eficácia ao tratamento do diabetes. É importante lembrar que a farmacocinética de vários medicamentos está alterada durante a diálise, juntamente com o comprometimento da gliconeogênese renal e do *clearance* de insulina.

Os sintomas urêmicos e a sobrecarga de líquidos ocorrem mais precocemente em pacientes diabéticos que nos pacientes com DRCT por outras causas. O início precoce da diálise era considerado benéfico para a sobrevida, comparado ao início mais tardio, devido ao melhor controle da hipertensão dependente de volume, especialmente relevante nos pacientes com doença cardíaca isquêmica, insuficiência cardíaca e acidente vascular cerebral. No entanto, o estudo IDEAL que comparou o início precoce com o tardio (com 34% dos pacientes com DRCT secundária ao diabetes nos dois grupos) não encontrou benefício significativo nos eventos adversos (p. ex., DCV, sepse) ou na sobrevida[27] (Cap. 81).

A melhor modalidade de TRS para a sobrevida e a reabilitação do paciente com DRCT secundária ao diabetes é o transplante renal com doador vivo, com melhora da neuropatia e da retinopatia, ainda que sem diferença para a DCV e a doença isquêmica do coração.[28] Os dados anteriores do USRDS evidenciaram uma taxa de sobrevida em 5 anos de 29% em pacientes diabéticos que iniciavam diálise contra 75% e 85% em pacientes transplantados com doador falecido e com doador vivo, respectivamente.[29] Idealmente, o transplante deverá ser programado para evitar um período de transição em diálise, preferivelmente em um estágio onde os sintomas urêmicos sejam mínimos. Para os pacientes com diabetes tipo 1, o ideal seria o transplante renal e pancreático simultâneo (TRP); a restauração da normoglicemia traz benefício significativo na sobrevida quando comparada ao transplante renal isolado, embora com maiores taxas de rejeição do enxerto e de internação hospitalar[30] (Cap. 110). Uma outra opção é o transplante renal com doador vivo, seguido do transplante pancreático com doador falecido, reduzindo o tempo de espera para o transplante. Apesar de existirem ressalvas a essa abordagem por causa da possibilidade de pior desfecho do enxerto pancreático e da sobrevida, os resultados têm melhorado nos últimos anos.[31]

Para os pacientes diabéticos, nos quais existem vantagens e desvantagens para ambas as formas de diálise, os desfechos na sobrevida e na mortalidade/morbidade CV são semelhantes na hemodiálise e na diálise peritoneal (DP).[32] Algumas evidências sugerem que a DP tem uma vantagem inicial na sobrevida, mas isso diminui ao longo do tempo. Os pacientes diabéticos mais jovens também têm melhor sobrevida com DP, que muitas vezes é utilizada durante o preparo do paciente para o transplante (Tabela 32-2).

Hemodiálise

A hemodiálise está associada a uma melhora da morbidade relacionada com retinopatia, neuropatia e doença vascular periférica (embora

Comparação entre as Opções de Diálise para o Paciente Diabético

Parâmetros	Diálise Peritoneal		Hemodiálise	
	Vantagens	Desvantagens	Vantagens	Desvantagens
Técnica	Sem necessidade de acesso vascular; melhor preservação da função renal residual	Baixa taxa de sobrevida da técnica; alta taxa de hospitalização; alta taxa de infecção	Melhor taxa de sobrevida da técnica; baixas taxas de hospitalização e infecção	Dificuldade frequente em obter um bom acesso vascular
Pressão arterial	Bom controle, ultrafiltração lenta e poucos episódios de instabilidade cardiovascular			Controle difícil, episódios mais frequentes de hipotensão (especialmente em pacientes com neuropatia autonômica)
Fatores nutricionais	Menos restrição alimentar	Ganho de peso excessivo, desnutrição		Dificuldade com restrição líquida e alimentar
Controle bioquímico e metabólico	Parâmetros bioquímicos estáveis	Piora do controle glicêmico e lipídico; aumento da necessidade de insulina	Extração eficiente de soluto e água	
Fatores sociais	Manutenção da independência		Melhor monitoramento médico	Na maioria dos pacientes diabéticos, não pode ser realizada em casa

Tabela 32-2 Vantagens e desvantagens entre a diálise peritoneal e a hemodiálise para o paciente diabético

em um menor grau que os pacientes transplantados renais ou em CAPD). Se a hemodiálise for a modalidade escolhida, o acesso vascular deve ser confeccionado com 3 a 6 meses de antecedência, uma vez que a doença aterosclerótica nestes pacientes representa um desafio para o cirurgião vascular, em consequência da aterosclerose calcificada que causa fluxo arterial e drenagem venosa inadequados. A falha precoce das fístulas, como resultado da maturação ineficaz, também é mais comum em pacientes diabéticos.

O processo da hemodiálise não é isento de riscos, especialmente em uma população com uma carga de DCV preexistente. A hemodiálise regular, com a rápida remoção de líquidos e solutos em combinação com a exposição a um circuito extracorpóreo, pode precipitar hipotensão, arritmias e insuficiência cardíaca, com uma deterioração CV causada pelo estresse circulatório recorrente. Essa situação é agravada pela presença da neuropatia autonômica diabética, com redução dos reflexos compensatórios, como o aumento da resistência vascular periférica e a taquicardia reflexa. Consequentemente, há um aumento da frequência de hipotensão intradialítica nos pacientes diabéticos em resposta às rápidas variações de fluidos em diferentes compartimentos. Essa hipotensão pode precipitar isquemia miocárdica (ainda que, por outro lado, a hipotensão possa resultar do infarto silencioso). A disfunção sistólica é comum, porém a disfunção diastólica da cardiomiopatia diabética, associada à redução da complacência e do enchimento do ventrículo esquerdo, pode também contribuir para este fenômeno. Com a PA baixa, o fluxo sanguíneo reduzido no acesso pode resultar em subdiálise.

Os pacientes também têm uma maior incidência de hipertensão arterial com necessidade de tratamento medicamentoso, apesar da retirada do componente associado à sobrecarga de volume com a diálise. O aumento paradoxal da PA durante as sessões de diálise pode ocorrer, possivelmente devido à ativação do SRAA e ao aumento da resistência vascular periférica secundários a redução do volume plasmático intravascular (a hipervolemia clinicamente imperceptível também pode contribuir); os IECAs podem atenuar este efeito. Outros medicamentos, tais como os antagonistas do canal de cálcio e os vasodilatadores centrais (p. ex., clonidina), podem ser utilizados em conjunto. A tendência ao elevado ganho de peso intradialítico está relacionada com hiperglicemia, com consequente sede e ingestão excessiva de líquidos.

Diálise Peritoneal

Dada a taxa de ultrafiltração mais lenta na DP em comparação com a hemodiálise (Cap. 96), a DP provoca menos instabilidade hemodinâmica e atenua o risco de hipotensão ou de precipitação da DCV associado às grandes perdas de fluidos ou às alterações da PA, o que é especialmente relevante nos pacientes diabéticos com DCV preexistente ou neuropatia autonômica. Além disso, a DP está associada a melhor preservação da função renal residual e da diurese, com aumento do *clearance* dos produtos finais da glicação avançada, uma das vias pelas quais as complicações diabéticas podem ocorrer. Os problemas com o acesso vascular, como a trombose, a infecção local e as doenças de transmissão sanguínea, também são evitados.

Outra vantagem da DP é o melhor desfecho da retinopatia, com estabilização e redução das taxas de progressão, possivelmente devido ao menor uso de heparina e a menor instabilidade CV. A melhora da neuropatia periférica relatada é considerada como resultado do aumento do *clearance* das proteínas de peso molecular médio, responsáveis pela neuropatia urêmica.

A insulina intraperitoneal (insulina humana solúvel) pode ser injetada através dos tubos de conexão antes de iniciar a diálise ou pode ser adicionada às bolsas do dialisato. As doses necessárias são frequentemente maiores que quando administrada por via subcutânea, porque a insulina intraperitoneal é adsorvida na superfície plástica dos sistemas da DP, e a biodisponibilidade também depende da solução utilizada. Essa via de administração tem a vantagem de ser mais fisiológica, pois a insulina é absorvida através da circulação portal, com redução das variações e melhora da glicemia média, predominantemente através da inibição da gliconeogênese hepática. No entanto, o uso da insulina humana solúvel provoca o risco de esteatose hepática subcapsular, que depende da dosagem de insulina utilizada por via intraperitoneal.

Os dialisatos peritoneais contêm concentrações suprafisiológicas de glicose, que podem se difundir, através de um gradiente de concentração para a corrente sanguínea, com absorção de até 80% da glicose do dialisato. Isso pode piorar o controle glicêmico e a dislipidemia, provocando ganho de peso ou agravando a obesidade. Em alguns pacientes, pode ocorrer um ciclo vicioso, no qual os pacientes com mau controle glicêmico e com consequente aumento da sede e do consumo de líquidos necessitam de soluções de dialisato com concentrações de glicose mais elevadas para a retirada do excesso de volume. Embora os produtos de degradação da glicose nas soluções da DP causem a apoptose dos leucócitos, não parece existir diferença nas infecções relacionadas com os cateteres de DP entre os pacientes diabéticos e os não diabéticos.

As soluções isentas de glicose (p. ex., icodextrina) evitam tanto o risco de hiperglicemia, quanto os efeitos prejudiciais dos produtos de degradação da glicose, provocando uma melhora do volume de ultrafiltração, do controle da PA e da preservação da função renal residual (Cap. 97). Alguns metabólitos da icodextrina podem reagir como substrato para a glicose desidrogenase, presente em métodos para medida da glicemia, resultando em superestimação dos níveis de glicose no sangue. Até 15% dos pacientes podem apresentar reações cutâneas relacionadas com a icodextrina, que podem ser graves em até um terço de todos os casos.[33]

À medida que o *clearance* peritoneal diminui ao longo do tempo, como resultado da impermeabilidade progressiva da membrana peritoneal ou fibrose, são necessárias sessões de diálise mais prolongadas. A desnutrição pode resultar da grande perda de proteínas no dialisato, assim como da elevada carga de glicose e do aumento da pressão intra-abdominal, que reduzem o apetite.

Referências

1. US Renal Data System. *2012 Annual Report: Atlas of Chronic Kidney Disease and End-Stage Renal Disease in the United States*. Bethesda, Md: USRDS, National Institutes of Health, National Institute of Diabetes and Digestive and Kidney Diseases; 2012.
2. Rohlfing CL, Wiedmeyer HM, Little RR, et al. Defining the relationship between plasma glucose and HbA$_{1c}$: Analysis of glucose profiles and HbA$_{1c}$ in the Diabetes Control and Complications Trial. *Diabetes Care*. 2002;25: 275-278.
3. Ramirez SP, McCullough KP, Thumma JR, et al. Hemoglobin A$_{1c}$ levels and mortality in the diabetic hemodialysis population: Findings from the Dialysis Outcomes and Practice Study (DOPPS). *Diabetes Care*. 2012;35:2527-2532.
4. Inaba M, Okuno S, Kumeda Y, et al. Glycated albumin is a better glycemic indicator than glycated hemoglobin values in hemodialysis patients with diabetes: Effect of anemia and erythropoietin injection. *J Am Soc Nephrol*. 2007;18:896-903.
5. ADA/EASD. Management of hyperglycemia in type 2 diabetes: A patient-centered approach. Position statement. American Diabetes Association/European Association for the Study of Diabetes. *Diabetes Care*. 2012;35:1364-1379.
6. Centre for Clinical Practice at NICE. Type 2 diabetes: Full guideline. National Institute for Health and Clinical Excellence (UK); 2008.
7. Salpeter SR, Greyber E, Pasternak GA, Salpeter EE. Risk of fatal and nonfatal lactic acidosis with metformin use in type 2 diabetes mellitus. *Cochrane Database Syst Rev*. 2010;(4):CD002967.
8. Rabkin R, Simon NM, Steiner S, Colwell JA. Effect of renal disease and renal uptake and excretion of insulin in man. *N Engl J Med*. 1970;282:182-187.
9. Biesenbach G, Raml A, Schmekal B, Eichbauer-Sturm G. Decreased insulin requirement in relation to GFR in nephropathic type 1 and insulin-treated type 2 diabetic patients. *Diabet Med*. 2003;20:642-645.
10. Aisenpreis U, Pfutzner A, Giehl M, et al. Pharmacokinetics and pharmacodynamics of insulin lispro compared with regular insulin in hemodialysis patients with diabetes mellitus. *Nephrol Dial Transplant*. 1999;14(suppl 4):5-6.
11. Rave K, Heise T, Pfutzner A, et al. Impact of diabetic nephropathy on pharmacodynamic and pharmacokinetic properties of insulin in type 1 diabetic patients. *Diabetes Care*. 2001;24:886-890.
12. National Kidney Foundation. KDOQI clinical practice guidelines and clinical practice recommendations for diabetes and chronic kidney disease. *Am J Kidney Dis*. 2007;49:S1-S180.
13. Gentile G, Strippoli G. Should we shift toward higher blood pressure targets in patients with chronic kidney disease? *J Nephrol*. 2011;24:673-685.
14. KDIGO. Clinical practice guideline for the management of blood pressure in chronic kidney disease. UK Prospective Diabetes Study (UKPDS) Group. *Kidney Int Suppl*. 2012;2:405-414.
15. Mohanram A, Zhang Z, Shahinfar S, et al. The effect of losartan on Hb concentration and renal outcome in diabetic nephropathy of type 2 diabetes. *Kidney Int*. 2008;73:630-636.
16. Grossman E, Messerli FH. Management of blood pressure in patients with diabetes. *Am J Hypertens*. 2011;24:863-875.
17. Baigent C, Landray MJ, Reith C, et al. The effects of lowering LDL cholesterol with simvastatin plus ezetimibe in patients with chronic kidney disease (Study of Heart and Renal Protection): A randomised placebo-controlled trial. *Lancet*. 2011;377:2181-2192.
18. Thomas MC, Tsalamandris C, MacIsaac RJ, Jerums G. Pathogenesis and treatment of kidney disease and hypertension: The epidemiology of hemoglobin levels in patients with type 2 diabetes. *Am J Kidney Dis*. 2006;48:537-545.
19. Al-Khoury S, Afzali B, Shah N, et al. Anaemia in diabetic patients with chronic kidney disease: Prevalence and predictors. *Diabetologia*. 2006;49:1183-1189.
20. Pfeffer M, Burdmann EA, Chen CY, et al. A trial of darbepoetin alfa in type 2 diabetes and chronic kidney disease. *N Engl J Med*. 2009;361:1-14.
21. KDIGO. Clinical practice guideline for anemia in chronic kidney disease. Kidney Disease: Improving Global Outcomes. *Kidney Int Suppl*. 2012;2:279-335.
22. Arnlov J, Carlsson AC, Sundstrom J, et al. Higher fibroblast growth factor-23 increases the risk of all-cause and cardiovascular mortality in the community. *Kidney Int*. 2013;83:160-166.
23. Joergensen C, Hovind P, Schmedes A, et al. Vitamin D levels, microvascular complications, and mortality in type 1 diabetes. *Diabetes Care*. 2011;34:1081-1085.
24. DCCT/EDIC Study Research Group. Intensive diabetes treatment and cardiovascular disease in patients with type 1 diabetes. Diabetes Control and Complications Trial/Epidemiology of Diabetes Interventions and Complications. *N Engl J Med*. 2005;353:2643-2653.
25. Gaede P, Vedel P, Larsen N, et al. Multifactorial intervention and cardiovascular disease in patients with type 2 diabetes. *N Engl J Med*. 2003;348:383-393.
26. Kazempour-Ardebili S, Lecamwasam VL, Dassanyake T, et al. Assessing glycemic control in maintenance hemodialysis patients with type 2 diabetes. *Diabetes Care*. 2009;32:1137-1142.
27. Cooper BA, Branley P, Bulfone L, et al. A randomized, controlled trial of early versus late initiation of dialysis. *N Engl J Med*. 2010;363:609-619.
28. Legrain M, Rottemburg J, de Groc F, et al. Selecting the best uremia therapy. In: Friedman EA, et al., eds. *Diabetic Renal Retinal Syndrome*. New York: Grune & Stratton; 1986:453-468.
29. US Renal Data System. *2002 Annual Data Report*. Bethesda, Md: National Institutes of Health, National Institute of Diabetes and Digestive and Kidney Diseases; 2002.
30. Becker BN, Brazy PC, Becker YT, et al. Simultaneous pancreas-kidney transplantation reduces excess mortality in type 1 diabetic patients with end-stage renal disease. *Kidney Int*. 2000;57:2129-2135.
31. Bazerbachi F, Selzner M, Marquez MA, et al. Pancreas-after-kidney versus synchronous pancreas-kidney transplantation: Comparison of intermediate-term results. *Transplantation*. 2013;95:489-494.
32. Locatelli F, Pozzoni P, del Vecchio L. Renal replacement therapy in patients: Diabetes and end-stage renal disease. *J Am Soc Nephrol*. 2004;15:S25-S29.
33. Goldsmith D, Jayawardene S, Sabarwhal N, Cooney K. Allergic reactions to the polymeric glucose-based peritoneal dialysis fluid icodextrin in patients with renal failure. *Lancet*. 2000;355:897.

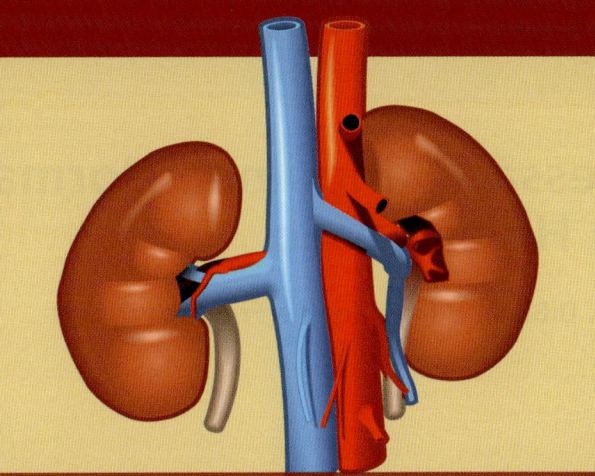

SEÇÃO **VI**

Hipertensão

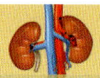

CAPÍTULO 33

Controle da Pressão Sanguínea Normal e Avaliação da Hipertensão

William J. Lawton, Gerald F. DiBona, Ulla C. Kopp e Friedrich C. Luft

CONTROLE DA PRESSÃO SANGUÍNEA NORMAL

A pressão arterial sistêmica sanguínea (PA), ou a pressão que o sangue exerce contra a parede arterial, é produzida pela contração do ventrículo esquerdo, o qual produz o fluxo sanguíneo, e pela resistência das artérias e arteríolas. A pressão arterial *sistólica* (PAS), ou PA *máxima*, ocorre durante a sístole ventricular esquerda. A pressão arterial *diastólica* (PAD), ou PA *mínima*, ocorre durante a diástole ventricular. A diferença entre a PAS e a PAD é a pressão de pulso.[1] A pressão arterial média (PAM) é clinicamente definida como a PAD acrescida de um terço da pressão de pulso.

O fluxo de sangue através de um vaso sanguíneo, Q, como definido pela lei de Ohm, varia diretamente com a mudança na pressão, P, e varia inversamente com a resistência, R, definido como Q = P/R. De outra forma, a pressão varia diretamente com o fluxo sanguíneo e resistência, P = QR. A lei de Ohm é adequada para uma visão global da circulação. No entanto, para uma visão mais detalhada da resistência ao fluxo em qualquer dado vaso, a equação de Hagen-Poiseuille deve ser aplicada, como se segue:

$$Q = \Delta P \times (\pi r^4 / 8L) \times (1/\eta)$$

Na fórmula, *r* é o raio do vaso, *L* é seu comprimento e η é o coeficiente de viscosidade sanguínea. Assim, ao passo que o lúmen de um vaso diminui, a pressão aumenta para a quarta potência do raio sob o mesmo fluxo sanguíneo. Em outras palavras, uma redução de 50% no raio resulta em um aumento de 16 vezes na pressão para manter fluxo equivalente.

A PA normal é controlada pelo débito cardíaco e pela resistência vascular periférica total e é dependente do coração, vasos sanguíneos, volume extracelular, rins, sistema nervoso, fatores humorais e eventos celulares que ocorrem tanto em sua membrana quanto no seu interior (Fig. 33-1). O débito cardíaco é determinado pelo volume sistólico em litros por minuto (l/min) e pela frequência cardíaca. Por sua vez, o volume sistólico depende do volume intravascular regulado pelos rins, bem como da contratilidade do miocárdio. A contratilidade miocárdica é resultante do controle simpático e parassimpático da frequência cardíaca, atividade intrínseca do sistema de condução cardíaco, complexos eventos celulares e de transporte de membrana que requerem influxo de cálcio e acarretam o encurtamento das fibras miocárdicas e relaxamento, e efeitos de substâncias humorais (p. ex., catecolaminas) para estimular a frequência cardíaca e a tensão da fibra miocárdica.

A resistência vascular periférica é regulada por barorreflexos e pela atividade do sistema nervoso simpático, em resposta a substâncias neuro-humorais e fatores endoteliais, respostas miogênicas, eventos intercelulares mediados por receptores e mecanismos de transdução de sinais.[2] Barorreflexos são sinais derivados a partir de (1) barorreceptores de alta pressão no arco aórtico e seio carotídeo e de (2) barorreceptores de baixa pressão cardiopulmonares em átrios e ventrículos. Fibras nervosas dos barorreceptores aórticos percorrem o nervo vago (nervo craniano X), e as fibras dos barorreceptores do seio carotídeo, o nervo glossofaríngeo (nervo craniano IX). Esses receptores respondem ao estiramento muscular (alta pressão) ou a pressões de enchimento (baixa pressão) e enviam sinais inibitórios tônicos ao tronco cerebral. Se a PA aumenta e a inibição tônica também, ocorre a inibição do fluxo eferente simpático e diminui a resistência vascular e a frequência cardíaca. No entanto, se a PA diminui, menos inibição tônica ocorre e há aumento da frequência cardíaca e da resistência vascular periférica (RVP), aumentando, assim, a PA.

Os centros cardiovasculares do tronco cerebral estão localizados na porção dorsomedial da medula espinhal. Vias aferentes dos nervos cranianos IX e X são integradas ao núcleo do trato solitário (NTS). A partir deste ponto, a vasoconstrição e o aumento da frequência cardíaca são mediados através das porções caudal e rostral ventrolateral da medula espinhal através do SNS. Vias eferentes do NTS comunicam-se com o *nucleus ambiguus* (núcleo vagal) para diminuir a frequência cardíaca através do nervo vago. Além disso, o centro de controle neural modula o fluxo sanguíneo renal, a taxa de filtração glomerular (TFG), a excreção de sódio e água e a liberação de renina. Esses fatores, por sua vez, regulam o volume intravascular, a resistência vascular e a PA.[3]

Reflexos inibitórios também se originam no rim. O aumento do fluxo urinário aumenta a pressão pélvica renal, o que distende a parede pélvica renal, levando à ativação de nervos mecanossensoriais na parede pélvica renal. A ativação desses nervos sensoriais diminui a atividade simpática renal e induz diurese e natriurese, uma resposta inibitória reflexa renorrenal.[4] A capacidade de resposta dos nervos sensoriais renais é modulada pelo sódio da dieta. Uma alta ingestão de sódio aumenta a capacidade de resposta dos nervos aferentes mecanossensoriais renais em ratos, alcançando assim o balanço de sódio durante a ingestão aumentada de sódio.[5] Os ratos com ausência de inervação aferente renal intacta somente atingem o balanço de sódio às custas do aumento da PAM. A denervação aferente renal leva à hipertensão sensível ao sal.[6]

Inúmeras substâncias vasoativas têm efeitos sobre vasos sanguíneos, coração, rins e o sistema nervoso central (SNC) para regular a PA (Tabela 33-1). O sistema renina-angiotensina-aldosterona (SRAA) regula o volume e a RVP (Fig. 33-2). A angiotensina II (Ang II) contrai o músculo liso vascular; estimula a secreção de aldosterona; potencializa a atividade do SNS; estimula a reabsorção de sal e água no túbulo proximal; estimula a liberação de prostaglandinas, óxido nítrico (NO) e de endotelina; aumenta a sede; e estimula remodelação vascular e inflamação. O aumento da atividade da angiotensina renal também tem sido recentemente associado à hipertensão sal-sensível, mesmo nos estados de expansão de volume, e pode ter um papel no bloqueio da natriurese pressórica, em parte, pelo aumento da atividade simpática renal e do estresse oxidativo local.[7] A aldosterona estimula os canais de sódio do

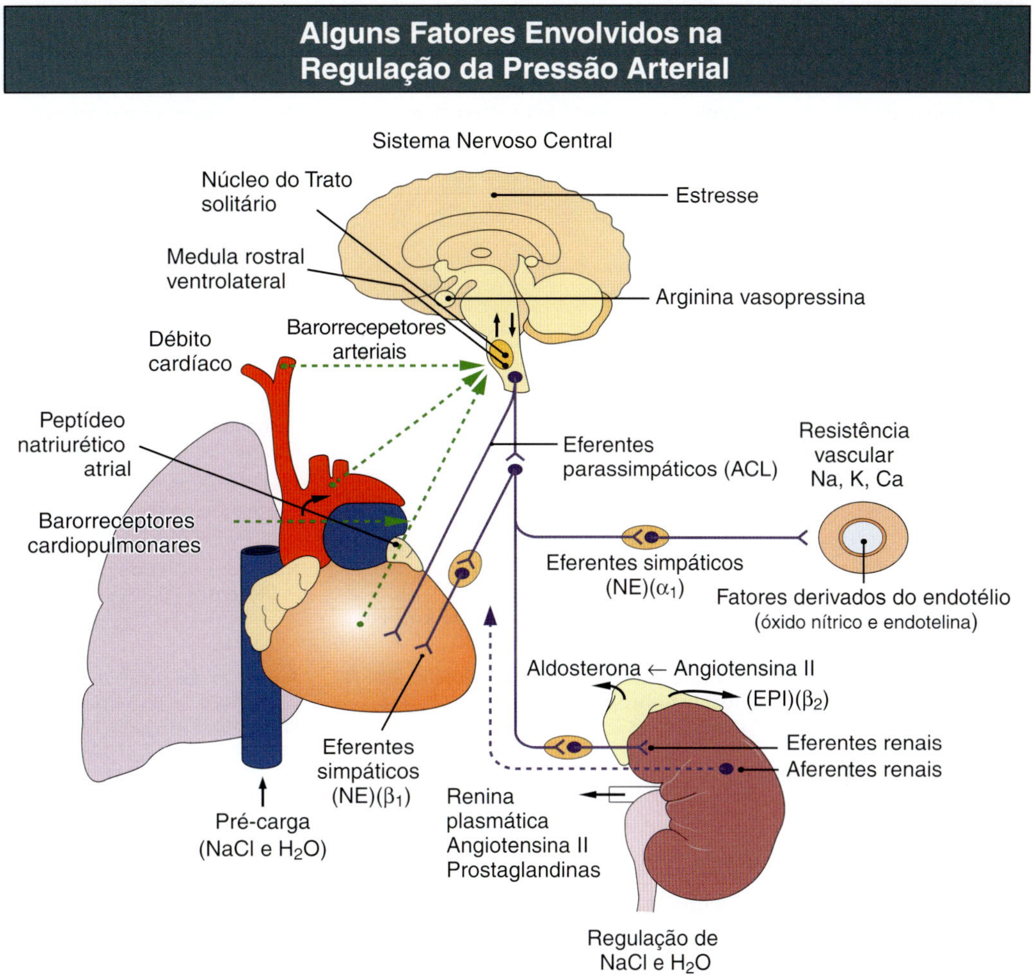

Alguns Fatores Envolvidos na Regulação da Pressão Arterial

Figura 33-1 Fatores na regulação da pressão arterial. *ACL,* acetil-colina; *EPI,* epinefrina; *NE,* norepine-frina; α_1, β_1, β_2, receptores adrenérgicos. As linhas tracejadas referem-se à retroalimentação para o sistema nervoso central de sítios cardiovasculares (*traço verde*) ou renais (*traço roxo*).

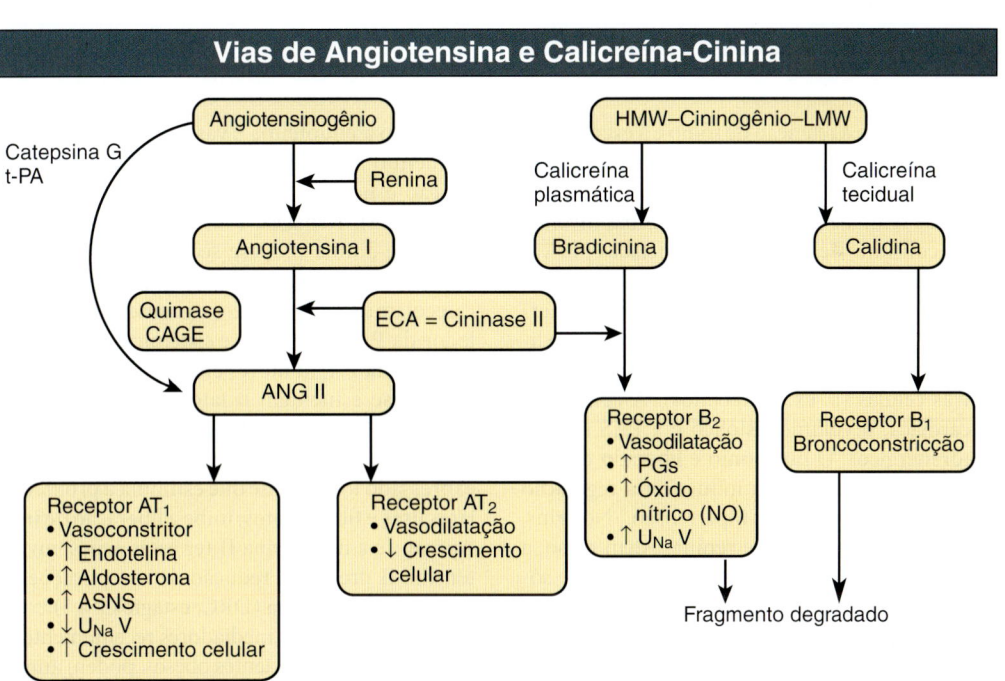

Vias de Angiotensina e Calicreína-Cinina

Figura 33-2 Interações e funções dos sistemas renina-angiotensina e calicreína-cinina. *ECA,* Enzima conversora da angiotensina; *ANG II,* angio-tensina II; *AT_1, AT_2,* receptores da angiotensina; *B_1, B_2,* receptores da bradicinina; *CAGE,* enzima geradora de angiotensina II sensível a quimostatina; *HMW,* elevado peso molecular; *LMW,* baixo peso molecular; *PG,* prostaglandina; *NO,* óxido nítrico; *SNSA,* atividade do sistema nervoso simpático; *t-PA,* ativador do plasminogênio tecidual; *U_Na V,* excreção urinária de sódio.

Substâncias Vasoativas que Modulam a Pressão Arterial

Grupo	Composto	Efeitos celulares
Catecolaminas	Norepinefrina, epinefrina e dopamina	Os receptores adrenérgicos (α_1, α_2, β_1, β_2) causam fosforilação proteica e aumento do cálcio intracelular através das proteínas G ligadas a canais iônicos ou segundos mensageiros (nucleotídeos cíclicos, hidrólise do fosfoinositídeo)
Sistema renina-angiotensina (SRAA)	Angiotensina II (Ang II)	Receptores de angiotensina (AT_1, AT_2, AT_4) causam aumento de cálcio intracelular e fosforilação proteica através de segundo mensageiro, hidrólise do fosfoinositídeo e proteínas quinases ativadas Estimulação da aldosterona
Mineralocorticoides	Aldosterona	*Genômico:* Liga-se ao receptor mineralocorticoide citoplasmático (RM), transloca-se para o núcleo, modula a expressão do gene, e os sinais de transdução e efetores (S_9K, CHIF, K_i-Ras), o que aumenta as proteínas de transporte (aumentando o número de ENaC e a probabilidade de sua abertura) *Não genômico:* Efeitos através de proteínas citosólicas ou da membrana
Sistema calicreína-cinina	Bradicinina	Receptores de bradicinina (B_1, B_2), o acoplamento de B_2-proteína G causa ativação de fosfolipase C, aumento dos fosfatos de inositol e de cálcio intracelular
Produtos do ácido araquidônico	As prostaglandinas: prostaglandina E, prostaciclina, tromboxanos Produtos a enzima lipoxigenase: leucotrienos, hidroxieicosatetraenoatos	Nove receptores de prostaglandina acoplados a proteínas G: (p. ex., PGI_2 [Receptor PI] PGE_2 [Receptores PE_1, PE_2]); PGF_{2a} (receptor PF)
Fatores derivados do endotélio	Fator relaxante derivado do endotélio (EDRF) (óxido nítrico) As endotelinas (ET-1, ET-2, ET-3)	Aumento dos níveis de monofosfato de guanosina cíclico causa a ativação de proteínas quinases Proteínas G ativam a fosfolipase C e os canais de cálcio tipo-$_L$ Receptor classe 2 acoplado à proteína G
Peptídeos natriuréticos	Atrial (ANP), cerebral (BNP) e tipo C	A ativação dos três tipos de receptores; outros efeitos mediados pelo GMPc
Hormônios da pituitária posterior	Arginina vasopressina (AVP)	Receptores de vasopressina (AVPR 1A; AVPR 1B) mediados pelo sistema de segundo mensageiro, fosfatidilinositol/cálcio; Efeitos do AVPR2 através da adenilato-ciclase (AMPc)
Peptídeos cíclicos vasoativos	Urotensina II (UT II)	UT II liga-se ao receptor de proteína G GPR 14
Outras substâncias	Acetilcolina, adenosina, insulina, neuropeptídeo Y, serotonina, hormônios sexuais (estrogênios, progesterona, andrógenos), glicocorticoides, outros mineralocorticoides, substância P, vasopressina (AVP), renalase, heme oxigenase 1	

Tabela 33-1 Substâncias Vasoativas que Modulam a Pressão Arterial

epitélio tubular renal distal, levando à retenção de sódio e à excreção de potássio. Também exerce efeitos inflamatórios e fibróticos através do receptor de mineralocorticoide em células vasculares e no coração. As concentrações plasmáticas de renina e aldosterona são ambas inversamente relacionadas com o consumo de sal e são influenciadas por vários medicamentos.

Um segundo grande sistema efetor é o SNS. As terminações nervosas simpáticas liberam o vasoconstritor (noradrenalina), que se liga ao receptor α-adrenérgico (adrenoreceptor) nas células vasculares, células renais e outras células (p. ex., adipócitos). A epinefrina aumenta a frequência cardíaca, o volume sistólico e a PAS através dos receptores α- e β-adrenérgicos. O hormônio é liberado da medula adrenal. O tônus simpático aumentado influencia a regulação cardiovascular no longo prazo e pode causar hipertensão.[8] Nos rins, os nervos simpáticos medeiam a liberação de renina. Além disso, a inervação de cada néfron individualmente afeta a reabsorção de sódio. Então, o SNS regula tanto o volume circulante efetivo dos fluidos quanto a RVP.

O sistema cinina-calicreína se contrapõe ao SRAA e produz cininas vasodilatadoras, o que estimula as prostaglandinas e o NO (Fig. 33-2). A prostaglandina E e a prostaciclina bloqueiam a vasoconstrição da Ang II e a noradrenalina. Dois fatores derivados do endotélio têm efeitos opostos nos vasos sanguíneos: o NO é vasodilatador,

enquanto a endotelina é vasoconstritora. Peptídeos natriuréticos que incluem o atrial (ANP), cerebral (BNP) e o tipo C induzem vasodilatação e natriurese e inibem outros vasoconstritores (SRAA, SNS, endotelina). Renalase é uma flavina-adenina-dinucleotídeo dependente da amina oxidase secretada pelo rim na corrente sanguínea, regulando a função cardíaca e a PA sistêmica pela metabolização das catecolaminas.[9] O heme oxigenase (HO) é outro importante modulador da PA intrarrenal e sistêmica que inibe oxidantes e resulta em redução da PA.[10] Fatores endógenos digital-símiles, que inibem a Na, K-ATPase e incluem o fator ouabaína-símile e marinobufagenina, também parecem regular a PA e as funções cardiovasculares (CV) e renais. A urotensina II é um peptídeo vasoativo cíclico vasoconstritor expressado localmente que estimula a proliferação das células musculares lisas e fibroblastos, inibe a liberação de insulina e modula a TFG. Apesar de a urotensina II ter essas ações, níveis aumentados de urotensina II predizem redução de complicações CV em pacientes com doença renal crônica (DRC, estágios 2 a 5).[12,13]

Outros sistemas mediadores recentemente descobertos incluem as leptinas, que, em pacientes obesos, podem aumentar a PA por ativação do SNC através da via da melanocortina.[14] O ácido úrico também pode ser importante por ativar o SRAA, induzir o estresse oxidativo intrarrenal, bloquear o NO endotelial e afetar diretamente a vasculatura.[15] Um estudo recente sugere o papel das células T na hipertensão primária, possivelmente em resposta à proteína do choque térmico 70, que pode causar vasoconstrição intrarrenal através da liberação de Ang II e oxidantes.[16] Quimiorreceptores na medula espinhal e nos corpos carotídeos e aórticos respondem a mudanças nas tensões de dióxido carbônico e de oxigênio, resultando em vasoconstrição renal e vasodilatação da vasculatura coronariana e do SNC.[17] Dor também pode ativar o SNS, embora a dor profunda oriunda de lesões de esmagamento, trauma testicular, avulsão articular ou distensão abdominal levem à redução do fluxo simpático e ao aumento do parassimpático e à redução da PA.[17] Eventos de sinalização pós-receptor também regulam a RVP. A pequena trifosfatase de guanosina Rho e sua efetora, a quinase associada a Rho (Rho-quinase), estimulam a constrição vascular e podem ter um papel no espasmo da artéria cerebral.[18]

Guyton e Hall[1] fornecem um modelo de regulação da PA em que os mecanismos do SNC (p. ex., barorreflexos) fornecem uma regulação de curto prazo da circulação (segundos a minutos), enquanto o SRAA e o deslocamento de fluidos alteram a PA por minutos ou horas e os rins são responsáveis pelos ajustes de longo prazo da PA, predominantemente pela regulação dos volumes de fluidos extracelulares (Fig. 33-3). De fato, o papel crítico do rim no controle de longo prazo da PA recebe forte apoio dos experimentos de transplante cruzado renal[19] e nefrectomia bilateral em pacientes com doença renal em estágio 5 ou terminal (DRCE5) e hipertensão grave. No entanto, a ativação das vias do sistema nervoso central e do SNS renal são hoje reconhecidas como importantes no controle da pressão arterial no longo prazo, em parte pelos efeitos posteriores sobre os rins.[20] A denervação simpática renal por ablação por radiofrequência através das artérias renais leva à redução substancial na pressão sanguínea em pacientes com hipertensão resistente (Cap. 38).[21,22] Além disso, ambos os mecanismos intrarrenais e extrarrenais estão envolvidos na regulação de pressão sanguínea no longo prazo.[23]

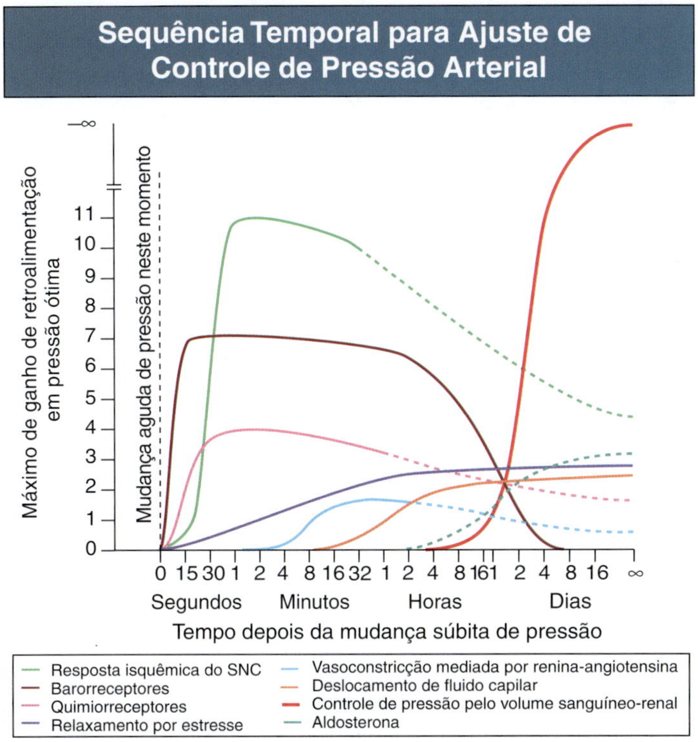

DEFINIÇÃO DE HIPERTENSÃO

A pressão sanguínea tem distribuição normal na população. Então qualquer definição de hipertensão é arbitrária. Em geral, a hipertensão é assintomática, e a maioria dos sintomas, quando presentes, são consequentes das sequelas da hipertensão ou do seu tratamento. A hipertensão pode ser definida por sua morbidade e mortalidade associadas, como aumentos acima de pontos de corte arbitrários, ou por limiares que definem o benefício terapêutico.

Pressão Arterial em Relação à Morbidade e à Mortalidade

A primeira abordagem define hipertensão relacionando os níveis de PA com os riscos de morbidade e mortalidade. A associação de PAS e PAD a complicações CV e renais é contínua ao longo de todos os níveis de PA.[24] A morte tanto por doença cardíaca coronariana quanto por acidente vascular cerebral (AVC) aumenta progressivamente e de forma linear a partir de uma PA baixa, como 115 mmHg de PAS e 75 mmHg de PAD, e de forma ascendente em todas as faixas etárias entre 40 e 89 anos (Fig. 33-4 e 33-5). Para cada aumento de 20 mmHg na PAS ou de 10 mmHg na PAD, duplica a mortalidade, tanto por doença cardíaca coronariana quanto por acidente vascular cerebral. Com base nestes dados, o Seventh Report of the Joint National Committee on Prevention, Detection, Evaluation, and Treatment of High Blood Pressure (JNC 7 Report) introduziu o termo *pré-hipertensão* para aqueles com PA variando de 120-139 mmHg de PAS ou 80-89 mmHg de PAD.[25] Após o JNC 7 de 2003, o Writing Group of the American Society of Hypertension (WG-ASH) propôs uma nova definição de hipertensão não com base em valores de PA isoladamente, mas considerando a hipertensão como uma doença cardiovascular

Figura 33-3 Sequência temporal para ajuste de controle da pressão arterial. Grau de atividade, expressa como ganho de retroalimentação, de diversos sistemas de controle da pressão arterial em vários momentos depois de uma alteração repentina na PA. Observe o ganho infinito do mecanismo de volume sanguíneo renal para o controle da pressão arterial. *SNC*, sistema nervoso central. (*Adaptado da referência 1.*)

Classe	Elevação da PA		Doença CV	Risco CV	Marcadores precoces de doença	Lesão de órgão-alvo
Normal	Normal ou rara	ou	Nenhuma	Pouco ou nenhum	Nenhum	Nenhum
Hipertensão						
Estágio 1	Ocasional e intermitente	ou	Precoce	Alguns	Usualmente presente	Nenhum
Estágio 2	Sustentada	ou	Progressiva	Muitos	Francamente presente	Sinais precoces presentes
Estágio 3	Marcada e sustentada	ou	Avançada	Muitos	Francamente presente com progressão	Francamente presente com ou sem doença CV

Título da tabela: **Definição do WG-ASH e Classificação da Hipertensão**

Tabela 33-2 Definição e Classificação da Hipertensão pelo (Working Group-American Society of Hypertension (WG-ASH)). *Doença cardiovascular (*CV*) determinada por uma constelação de fatores de risco, marcadores precoces de doenças e lesões de órgão-alvo.

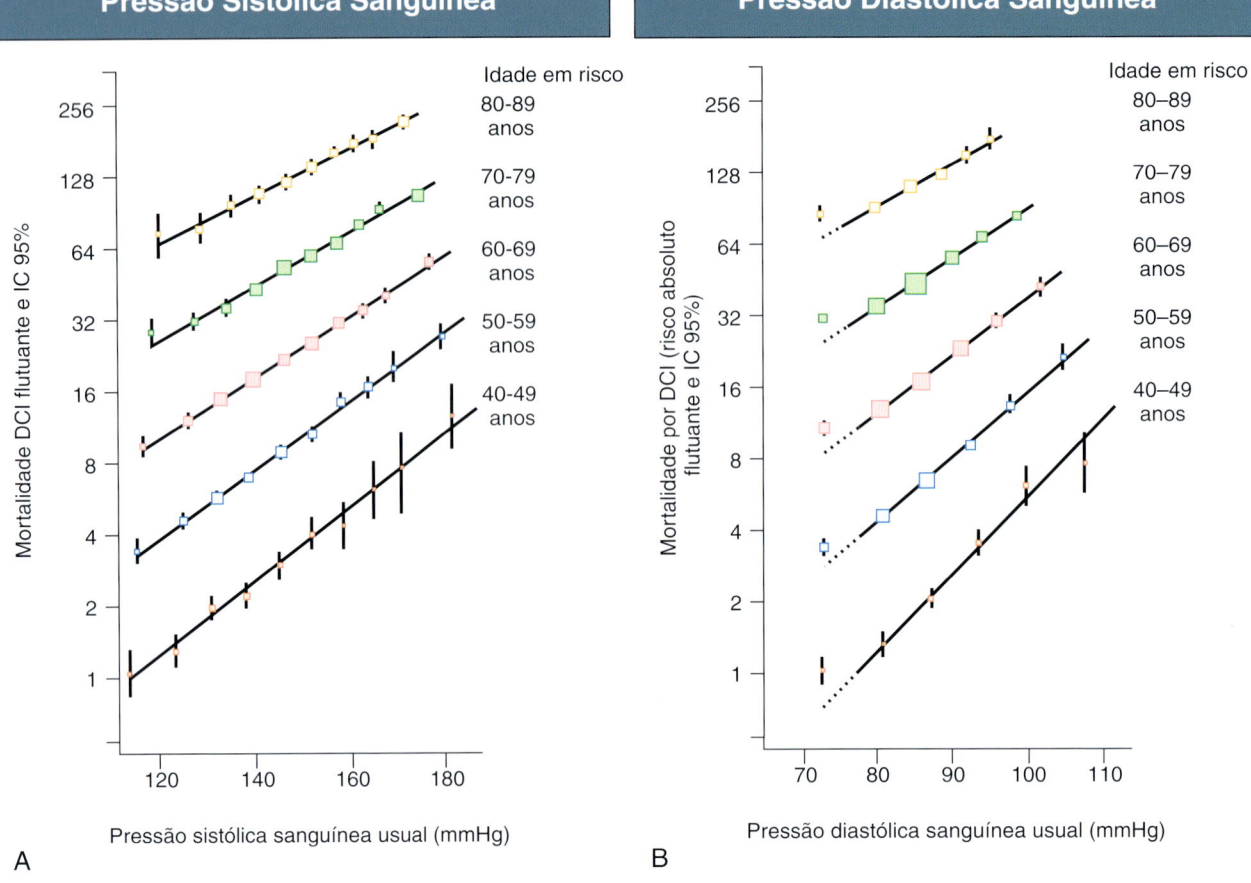

| Pressão Sistólica Sanguínea | Pressão Diastólica Sanguínea |

Figura 33-4 Taxa de mortalidade por doença isquêmica do coração (DIC) em cada década de idade *versus* pressão arterial normal no início daquela década. **A**, Pressão arterial sistólica. **B**, Pressão arterial diastólica. O risco absoluto flutuante é uma pontuação de risco relativo, que corrige para um grupo de base, neste caso, a taxa de mortalidade absoluta dentro de uma comunidade. O tamanho dos quadrados correlaciona-se inversamente com a variância dos dados coletados para aquele ponto de dados. *IC*, intervalo de confiança. (*Adaptado da referência 24.*)

complexa que inclui lesões de órgãos-alvo, marcadores precoces de doenças e fatores de risco CV[26] (Tabela 33-2). Esta abordagem baseada no risco busca identificar os indivíduos com uma maior probabilidade de eventos cardiovasculares futuros em qualquer nível de PA. O estágio 1 do WG-ASH inclui a categoria pré-hipertensão do JNC 7. Deve notar-se que JNC 8 foi recentemente publicado, mas concentra-se no manejo da PA e não na sua classificação.

Elevação da Pressão Arterial por Pontos de Corte Arbitrários

Uma segunda abordagem define hipertensão pela frequência de distribuição dentro de uma população. Esta abordagem estatística arbitrariamente designa valores acima de um determinado percentil como "hipertenso" e é utilizada na definição de hipertensão em crianças. Os valores que definem a hipertensão variam de acordo com idade, sexo, tamanho do corpo (superfície corpórea) e raça.[27] Este método de distribuição de frequência não é útil para determinar um valor para o início do tratamento anti-hipertensivo, mas é útil em estudos epidemiológicos, por exemplo, a definição da prevalência de hipertensão em vários grupos etários ou a mudança de prevalência de hipertensão em uma dada população com o tempo. A prevalência de hipertensão em adultos nos Estados Unidos, definida como PA de 140/90 mmHg ou superior, tem aumentado progressivamente de 11% da população em 1939 para 29,3% em 2004.[28] A prevalência de hipertensão em seis países europeus é de 44%, e 66,3% naqueles com idade superior a 60 anos.[29]

Limiar de Benefício Terapêutico

O terceiro conceito para definir a hipertensão deriva de ensaios controlados e randomizados (ECRs) que demonstraram reduções na mortalidade e morbidade. Como resultado dos ECRs clínicos, obteve-se consenso em relação aos níveis de intervenção para hipertensão moderada e grave, mas não para níveis mais baixos de hipertensão. O estudo Hypertension Optimal Treatment (HOT) mostrou benefícios na redução da PA para 138/83 mmHg em pacientes hipertensos na ausência de diabetes melito, DRC, risco de doença cardíaca coronária ou lesão de órgão-alvo.[30] Para pacientes com essas complicações, recomenda-se uma meta de tratamento abaixo de 130/80 mmHg (JNC 7).[25]

Definições Operacionais

A European Society of Hypertension (ESH) divide "normotensão" em três categorias (ótima, normal, normal-alto) e descreve a hipertensão como leve, moderada ou grave[31] (Tabela 33-3). A ESH também fornece valores para medições automatizadas de 24 horas da PA, divididos em diurnos e noturnos.

Nos Estados Unidos, o JNC 7 definiu hipertensão para os indivíduos com mais de 18 anos.[25] O comitê estabeleceu as categorias: normal, pré-hipertensão e hipertensão estágio 1 e estágio 2 (Tabela 33-4). Para as crianças, o JNC 7 considera que a PA no percentil 95 ou superior para cada idade é elevada.

Os médicos avaliam os pacientes hipertensos e as metas de tratamento com base em fatores globais de risco CV, não somente pela PA. Idade, gênero e etnia são importantes fatores de risco não modificáveis,

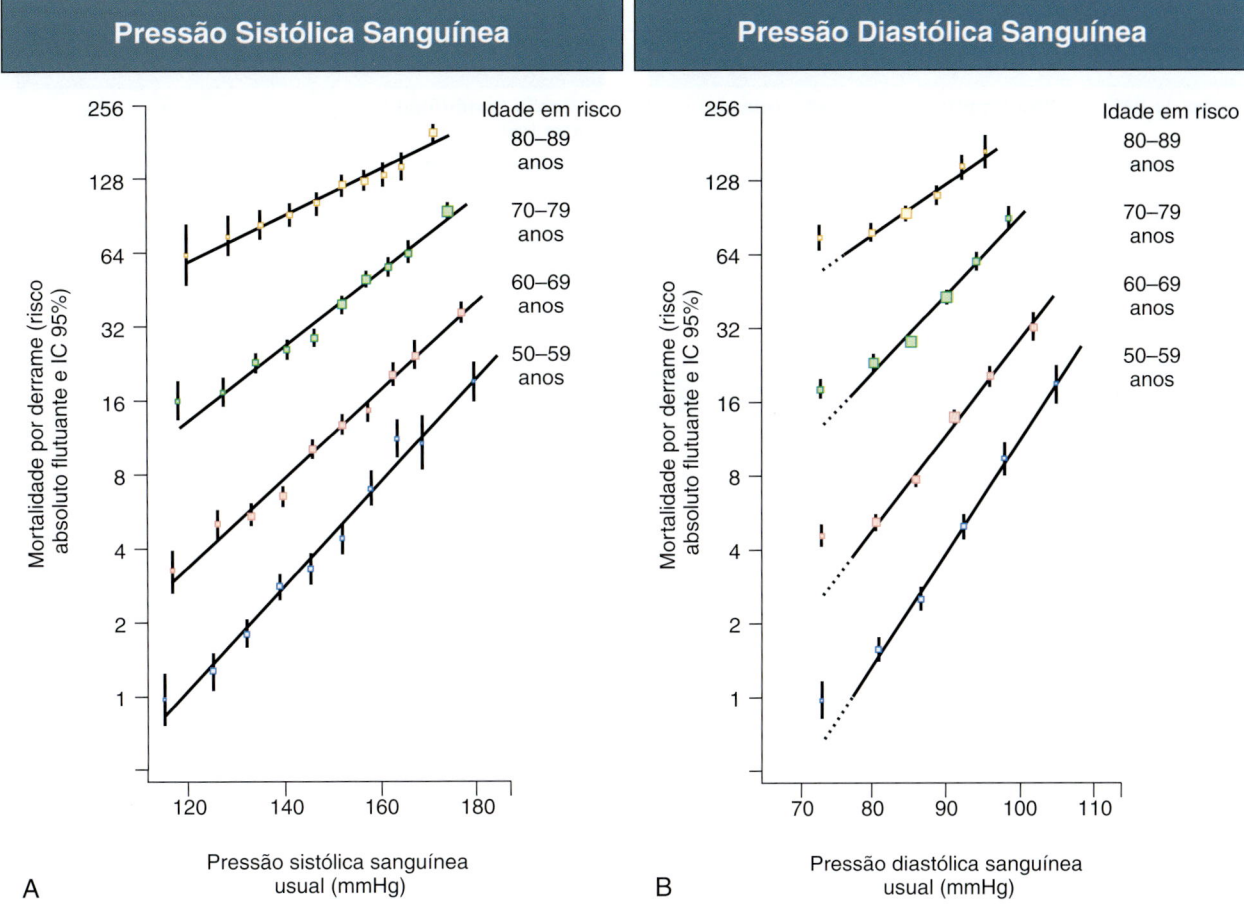

Figura 33-5 Taxa de mortalidade por derrame em cada década de idade *versus* pressão arterial normal no início daquela década. **A**, Pressão arterial sistólica. **B**, Pressão arterial diastólica. O risco absoluto flutuante é uma pontuação de risco relativo, que corrige para um grupo de base; neste caso, a taxa de mortalidade absoluta dentro de uma comunidade. O tamanho dos quadrados correlaciona-se inversamente com a variância dos dados coletados para aquele ponto de dados. *IC*, intervalo de confiança. *(Adaptado da referência 24.)*

Classificação do Consenso da European Society of Hypertension

Categoria	PA do consultório*	Medida	P95‡	Normotensão	Hipertensão
Normotensão		**Ambulatorial**			
Ótima	< 120/<80	24 horas	132/82	< 130/< 80	> 135/85
Normal	120-129/80-84	Diurna	138/87	> 135/<85	> 140/90
Normal-alto	130-139/85-89	Noturna	123/74	< 120/< 70	> 125/75
Hipertensão		**Autorregistro**			
Estágio 1	140-159/90-99	Manhã	136/85	< 135/85	> 140/90
Subgrupo limítrofe	140-149/90-94	Noite	138/86	< 135/85	> 140/90
Estágio 2 (moderado)	160-179/100-109	Ambos	137/85	< 135/85	> 140/90
Estágio 3 (severo)	> 180/> 110				
Hipertensão sistólica isolada	> 140/< 90				
Subgrupo limítrofe	140-149/< 90				

Nota: Cabeçalho de bloco direito — **Medida de PA Ambulatorial e Autorregistrada†**

Tabela 33-3 Classificação do Consenso da European Society of Hypertension. Leituras de pressão sanguínea estão em milímetros de mercúrio (mm Hg). *Classificação proposta pelo Consenso da European Society of Hypertension/Diretrizes da European Society of Cardiology (referência 32). †Classificação proposta na Eighth International Consensus Conference on Ambulatory Blood Pressure Measurement (Sendai, Japão, outubro de 2001). ‡A média dos percentis 95 em pacientes que em medida convencional da PA eram normotensos em estudos de grande escala.

Classificação do JNC 7 de Pressão Sanguínea em Adultos

Classificação da PA	PAS (mmHg)	PAD (mmHg)
Normal	< 120	e < 80
Pré-hipertensão	120-139	ou 80-89
Hipertensão Estágio 1	140-159	ou 90-99
Hipertensão Estágio 2	≥ 160	ou ≥ 100

Tabela 33-4 Classificação do JNC 7 de pressão arterial para adultos **(2003).** *PAS,* pressão arterial sistólica; PAD, pressão arterial diastólica.

Definições Comuns de Síndrome Metabólica

Critério	NCEP ATP III (≥3 critérios)
Obesidade Abdominal Homens Mulheres	Circunferência de cintura abdominal > 40 polegadas (>102 cm) > 35 polegadas (>88 cm)
Hipertrigliceridemia	> 150 mg/dL (≥1,7 mmol/L)
HDL baixo Homens Mulheres	< 40 mg/dL (<1,03 mmol/L) < 50 mg/dL (<1,30 mmol/L)
Hipertensão	≥ 130/85 mmHg ou usando fármaco anti-hipertensivo
Glicose de jejum alterada ou diabetes	100 mg/dL (5,6 mmol/L) ou em uso de insulina ou medicação hipoglicemiante

Tabela 33-5 Definições comuns para a síndrome metabólica. *NCEP ATP III,* National Cholesterol Education Program-Adult Treatment Panel III. (*Adaptado da referência 25.*)

Seguimento com Base nas Medidas Iniciais de PA para Adultos

Pressão Sanguínea Inicial (mm Hg)		
Sistólica	*Diastólica*	**Recomendação de Seguimento**
> 130	> 85	Reavaliar em 1 ano.
130-139	85-89	Reavaliar em 1 ano; fornecer informações sobre mudança no estilo de vida.
140-159	90-99	Confirmar em 2 meses.
160-179	100-109	Avaliar ou encaminhar a uma unidade de cuidado em 1 mês.
≥ 180	≥ 110	Avaliar ou encaminhar a uma unidade de cuidados imediatamente ou no prazo de uma semana, dependendo da situação clínica.

Tabela 33-6 **Recomendações para seguimento com base em medições de pressão arterial inicial (PA) para adultos.** *Se categorias sistólica e diastólica são diferentes, siga as recomendações para o tempo mais curto de seguimento. O esquema para acompanhamento deve ser modificado de acordo com informações confiáveis sobre as medidas pregressas de PA, outros fatores de risco cardiovasculares ou lesões de órgão-alvo.

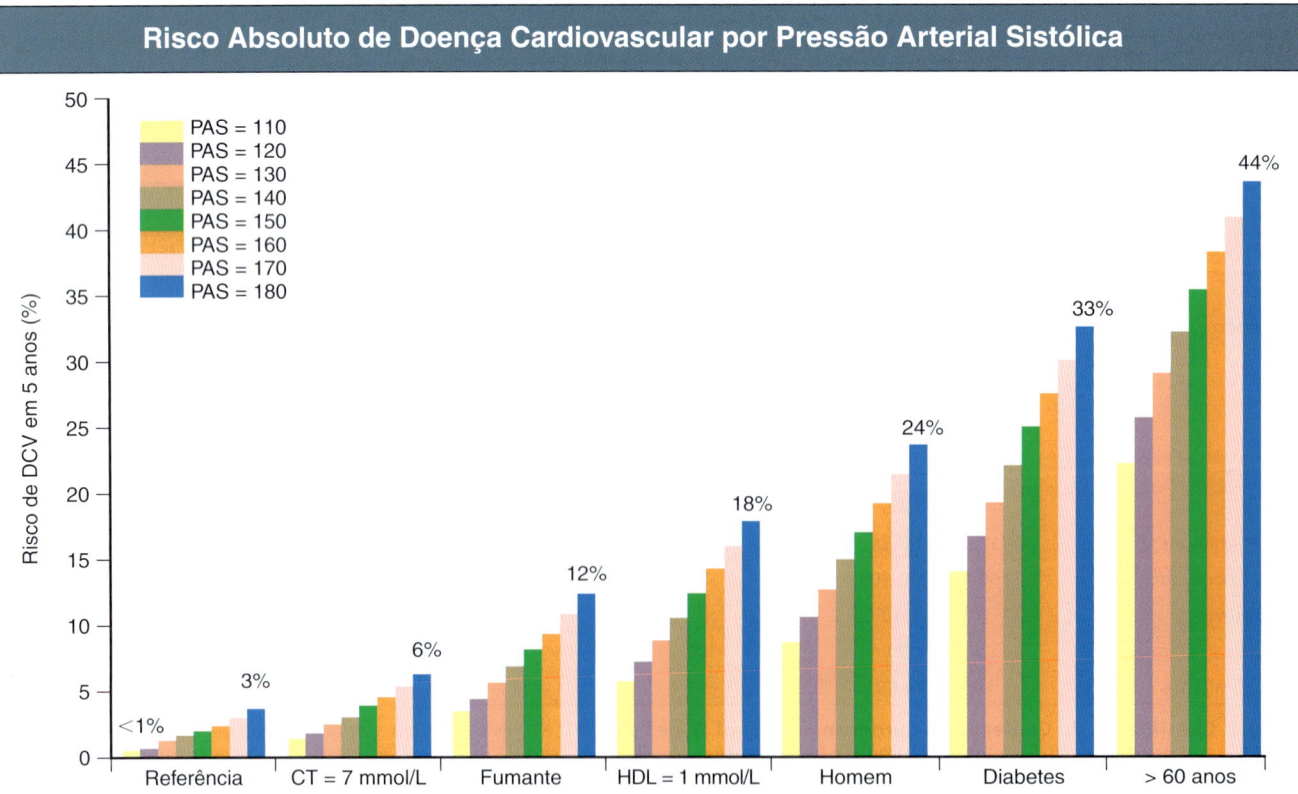

Risco Absoluto de Doença Cardiovascular por Pressão Arterial Sistólica

Figura 33-6 **Risco absoluto de doença cardiovascular durante cinco anos em pacientes por pressão arterial sistólica em níveis específicos de outros fatores de risco.** Categoria de referência é uma mulher não diabética, não fumante, com 50 anos de idade, com nível de colesterol total (*CT*) de 4 mmol/L (155 mg/dL) e nível de colesterol de lipoproteína de alta densidade (*HDL*) de 1,6 mmol/L (62 mg/dL). Os riscos são para níveis de pressão arterial sistólica (*PAS*) de 110, 120, 130, 140, 150, 160, 170 e 180 mmHg. Nas demais categorias, os fatores de risco adicionais são adicionados consecutivamente; p. ex., a categoria de diabetes é um homem diabético, fumante, de 50 anos de idade, com nível de CT de 7 mmol/L (270 mg/dL) e nível de HDL de 1 mmol/L (39 mg/dL). *DCV*, doença cardiovascular. (*Adaptado da referência 32.*)

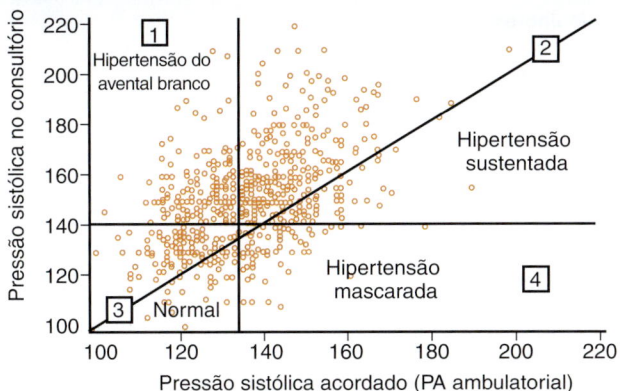

Categorias de PA Baseadas na PA de Consultório e Ambulatorial

Figura 33-7 **Plotagem da pressão sistólica no consultório e da pressão arterial ambulatorial diurna.** A plotagem da PA é definida em quatro grupos: normal, hipertensão do avental branco, hipertensão sustentada e hipertensão mascarada. (*Adaptado da referência 37.*)

enquanto o colesterol, a lipoproteína de alta densidade (HDL), tabagismo, controle de diabetes, obesidade e hipertrofia ventricular esquerda (HVE) são potencialmente modificáveis[32] (Fig. 33-6). A síndrome metabólica engloba um conjunto de fatores de risco que aumentam em muitas vezes o risco CV associado à hipertensão (Quadro 33-5). A diminuição da função renal e a proteinúria são reconhecidos fatores de risco CV independentes, incluindo até mesmo a microalbuminúria.[33] As recomendações do JNC 7 incluem o acompanhamento dos resultados da PA em um determinado indivíduo (Tabela 33-6).

Definições Especiais

Pré-hipertensão (Normal-Alta ou Limítrofe) A pré-hipertensão é definida como PAS de 130 a 139 e PAD de 85 a 89 mmHg. Anteriormente, a definição de "hipertensão limítrofe" englobava indivíduos com nível de PA ocasionalmente acima de 140/90 mmHg, mas que reduzia para níveis inferiores com o repouso. As estimativas de pré-hipertensão ou hipertensão limítrofe variaram entre 12% e 30% da população adulta. Indivíduos com pré-hipertensão têm três vezes mais chance de desenvolver hipertensão sustentada. Hipertensão limítrofe pode representar um exagero na resposta fisiológica normal ao estresse. Os indivíduos com pré-hipertensão podem ter uma maior frequência de obesidade, dislipidemia e outros fatores de risco CV, com o dobro de eventos cardiovasculares em comparação com aqueles com PA abaixo de 120/80 mmHg.[34] O termo "hipertensão lábil" não deve ser usado, visto que toda PA é "lábil" (variável) e varia com o ciclo diurno.

Hipertensão do Avental Branco Hipertensão do "avental branco" é definida como a PA que é normal durante as atividades diárias habituais, mas que apresenta níveis elevados no consultório médico. (Fig. 33-7). A PA normal fora do consultório clínico pode ser determinada por medição com técnicas padrão ou por monitorização ambulatorial da pressão arterial. A hipertensão do avental branco pode ocorrer em qualquer idade, inclusive em idosos. O fenômeno do avental branco é visto com menos frequência quando um enfermeiro ou técnico mede a PA, em vez de um médico. A hipertensão do avental branco está presente em aproximadamente 20% das pessoas hipertensas. Existem diretrizes que auxiliam na avaliação de pacientes com hipertensão clínica isolada ou hipertensão ambulatorial isolada.[35]

Apesar de alguns estudos sugerirem que esta hipertensão é benigna, outros estudos sugerem que, em longo prazo, a hipertensão do avental branco se caracteriza por um aumento no índice de massa ventricular esquerda em níveis de PA intermediários entre a

normotensão e a hipertensão persistente.[36] Pacientes com hipertensão do avental branco têm disfunção diastólica e maiores níveis de catecolaminas, atividade de renina plasmática, aldosterona e lipoproteína de baixa densidade (LDL). Os pacientes com hipertensão do avental branco também podem correr mais risco de desenvolver hipertensão persistente.[36] Assim, cada paciente com hipertensão do avental branco necessita de avaliação de fatores de risco CV e acompanhamento contínuo.

Hipertensão Mascarada A hipertensão mascarada é definida como a PA normal no consultório ou clínica comparada com a elevação da PA nas medidas domiciliares (Fig. 33-7). Em um estudo, o risco em 10 anos de acidente vascular cerebral e mortalidade CV em pacientes com hipertensão mascarada foi semelhante ao daqueles com hipertensão sustentada.[36]

Hipertensão Sustentada A hipertensão sustentada, também chamada de *hipertensão persistente*, define os indivíduos cujo nível de PA é elevado tanto dentro quanto fora do ambiente clínico, incluindo em casa e durante as atividades diárias habituais. As medidas de PA no consultório são frequentemente mais elevadas em pacientes hipertensos sustentados em comparação com a PA domiciliar.[37]

Pseudo-hipertensão A pseudo-hipertensão é definida como "uma condição em que a pressão do manguito é inapropriadamente maior quando comparada com a pressão intra-arterial devido à ateromatose excessiva e/ou hipertrofia da média das artérias".[38] Pode-se suspeitar de pseudo-hipertensão pela "manobra de Osler", em que o manguito é insuflado até ultrapassar a pressão sistólica (detectada pela ausculta). Caso a artéria braquial ou radial do membro em que está sendo insuflado o manguito permaneça palpável, em vigência de ausência de pulso, considera-se manobra de Osler positiva. Em geral, os pacientes com pseudo-hipertensão têm medições intra-arteriais de PAD 10 a 15 mmHg abaixo das medições indiretas obtidas com o manguito de PA. Nenhuma das definições aborda especificamente a PAS. Caso haja suspeita de pseudo-hipertensão, a confirmação pode ser realizada com a medida da pressão intra-arterial, e as metas terapêuticas devem ser baseadas nesta medida..

Hipertensão Sistólica Isolada A arteriosclerose, caracterizada por remodelação e enriquecimento das grandes artérias elásticas, é a manifestação mais significativa do envelhecimento vascular.[39] Acredita-se que o aumento da rigidez se origina de um senescência mecânica gradual da rede elástica, alterações na reticulação dos componentes da matriz extracelular, fibrose e calcificação das fibras elásticas. O endurecimento das grandes artérias reduz sua capacitância e acelera a velocidade da onda de pulso, contribuindo assim para a ampliação da pressão de pulso e o aumento da prevalência de hipertensão sistólica isolada com a idade. Talvez como consequência, o aumento da PAS continua ao longo da vida, em contraste com a PAD, que aumenta até os 50 anos de idade e diminui mais tarde na vida (Fig. 33-8). Hipertensão diastólica é mais comum antes dos 50 anos, quer isoladamente, quer em combinação com níveis elevados de PAS. Depois de 50 anos de idade, a PAS é mais importante que a PAD.

A hipertensão sistólica isolada (HSI) é definida como PAS de 140 mmHg ou mais e de PAD de 90 mmHg ou inferior. A prevalência de HSI aumenta com a idade e afeta a maioria dos indivíduos com idade superior a 60. No estudo de Framingham, as elevações da PAS determinam um risco maior tanto de "ataques cardíacos" quanto de derrames em comparação com elevações de PAD. Na verdade, o JNC 7 atribuiu à PAS um maior nível de importância que à PAD.[25] Vários ensaios clínicos demonstraram claramente que o tratamento da HSI reduz a taxa de evento CV.[40] Não obstante, há controvérsias quanto à escolha do agente anti-hipertensivo. Idosos hipertensos devem ser tratados de forma agressiva para o mesmo alvo de PA identificado para os pacientes mais jovens. No entanto, o tratamento deve ser iniciado com doses anti-hipertensivas mais baixas para reduzir a PA mais

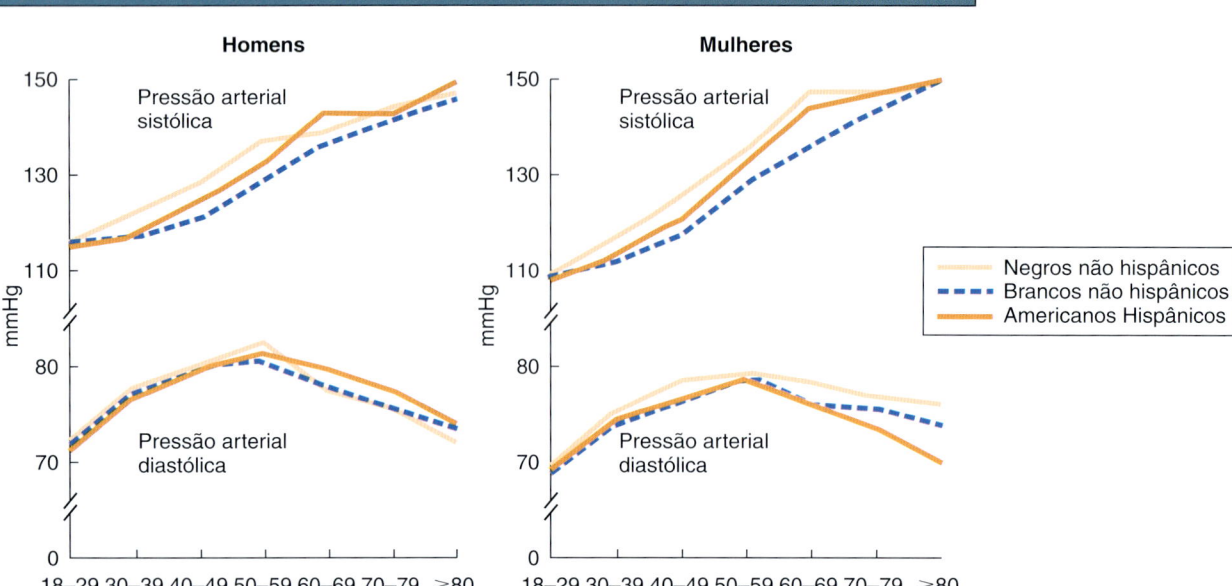

Figura 33-8 Mudanças na pressão sanguínea sistólica e diastólica com a idade. Pressão arterial sistólica e pressão arterial diastólica pela idade e raça ou etnia para homens e mulheres acima de 18 anos na população dos Estados Unidos (NHANES III, 1998-1991). (*Adaptado da referência 50.*)

lentamente em pacientes idosos, com monitoramento de hipotensão ortostática, de piora na cognição e de alterações eletrolíticas.

Hipertensão Resistente A hipertensão resistente é definida como a PA que não atinge o alvo de tratamento, apesar de doses otimizadas de três medicamentos anti-hipertensivos, incluindo um diurético. Alguns ensaios clínicos sugerem que a hipertensão resistente pode ocorrer em 30% dos pacientes hipertensos. A idade avançada e a obesidade são fortes fatores de risco. A hipertensão secundária é mais comum na hipertensão resistente, com aldosteronismo primário presente em 18% a 23% dos pacientes e estenose da artéria renal em 24% .[21,41]

Urgências e Emergências Hipertensivas A hipertensão acelerada é a hipertensão diastólica grave (geralmente > 120 mmHg) na presença de retinopatia grau III (alterações arterioloescleróticas como estreitamento arteriolar e cruzamentos patológicos e alterações hipertensivas como hemorragias em chama de vela e exsudatos moles).[42] No passado, hipertensão "maligna" se referia à hipertensão diastólica grave e à retinopatia hipertensiva grau IV (grau III mais papiledema). Já que o prognóstico para a hipertensão grave não tratada em pacientes com retinopatia grau III ou IV é tão reservado, há pouca justificativa clínica para a utilização dos dois termos de maneira separada. Mais recentemente, a hipertensão acelerada com retinopatia hipertensiva foi definida como uma *urgência hipertensiva* se o tratamento for necessário para diminuir a pressão arterial em poucas horas, enquanto *emergência hipertensiva* se refere às condições clínicas nas quais a hipertensão grave deve ser reduzida em poucos minutos. Emergências incluem dissecção de aorta, falência ventricular esquerda aguda, hemorragia intracerebral e crises causadas por feocromocitoma, abuso de drogas ou eclampsia (Cap. 37).

Hipertensão em Crianças e Adolescentes A hipertensão pediátrica é definida por PAS ou PAD média igual ou superior ao percentil 95 para sexo e idade, medida em pelo menos três ocasiões. As causas relatadas de hipertensão em crianças variam. A maioria das hipertensões na pré-adolescência é considerada associada a causas renais, embora algumas crianças possam ter níveis tensionais acima do percentil 95 por causa de um estirão de crescimento precoce e maior porte. Em

adolescentes, é provável que a hipertensão leve seja uma hipertensão primária, com fatores de risco incluindo histórico familiar de hipertensão e obesidade, esta última agora uma epidemia em evolução.[43] A hipertensão mais grave em adolescentes é geralmente de causa renal. Aldosteronismo primário e doenças da tireoide parecem ser raros.

Hipertensão na Gravidez A hipertensão arterial durante a gravidez pode ocorrer em mais de 5% de todas as gravidezes e em cerca de 5% das mulheres que tomam contraceptivos orais. Definições e implicações da hipertensão na gravidez são discutidos nos Capítulos 44 e 45.

Classificação pela Causa da Hipertensão

Em 90% a 95% dos pacientes com hipertensão, a etiologia é desconhecida e rotulada como hipertensão "primária" (ou essencial) (Cap. 34). A Tabela 33-7 mostra as causas mais comuns de hipertensão secundária. As causas adquiridas incluem doença renal parenquimatosa (2% a 6% de todos os pacientes hipertensos), hipertensão renovascular (1% a 4%) e todos as hipertensões endocrinológicas (tradicionalmente consideradas como sendo 1%, incluindo aldosteronismo primário, feocromocitoma e síndrome de Cushing). Estudos mais recentes têm mostrado uma prevalência crescente de aldosteronismo primário, variando de 2% a 13% na hipertensão do estágio 1 para o estágio 3. Outras causas incluem coarctação da aorta (0,1% a 1,0%) e apneia obstrutiva do sono e obesidade. Uma causa de hipertensão muitas vezes esquecida é a induzida por drogas (1%), incluindo contraceptivos orais, descongestionantes ou agentes simpaticomiméticos, fármacos anti-inflamatórios não esteroidais (AINEs) e drogas ilícitas. Há também uma série de causas monogênicas raras de hipertensão (Cap. 49).

AVALIAÇÃO DE HIPERTENSÃO

Medida de Pressão Sanguínea

Em geral, a PA é medida na artéria braquial através de um esfigmomanômetro ligado a um manguito, e a pressão arterial é registada através da detecção de sons gerados (método auscultatória) ou por

Causas Adquiridas de Hipertensão Secundária

Condição/ Distúrbio	Doenças: Comentários
Doenças renais	Doença do parênquima renal, incluindo doenças glomerulares agudas e crônicas, doença tubulointersticial crônica, DRP, nefropatia diabética e uropatia obstrutiva Doença renovascular: estenose da artéria renal causada por aterosclerose ou displasia fibromuscular; arterite; compressão extrínseca da artéria renal Outras causas renais: tumores produtores de renina, retenção renal de sódio (síndrome de Liddle)
Distúrbios endócrinos	Doenças adrenocorticais: aldosteronismo primário, hiperplasia adrenal congênita, síndrome de Cushing Tumores adrenomedulares: feocromocitoma (também tumor cromafínico extra-adrenal) Doença da tireoide: hipertireoidismo, hipotireoidismo Hiperparatireoidismo com hipercalcemia Acromegalia Tumores carcinoides
Medicamentos exógenos ou drogas	Contraceptivos orais, simpaticomiméticos, glicocorticoides, mineralocorticoides, AINEs, inibidores da calcineurina, alimentos que contêm tiramina e inibidores da monoamina oxidase, EPO, alcaloides de ergot, anfetaminas, remédios de ervas, alcaçuz (imita aldosteronismo primário), etanol, cocaína e outras drogas ilícitas, retirada abrupta de clonidina
Gravidez	Pré-eclâmpsia e eclâmpsia
Coarctação de Aorta	
Doenças neurológicas	Apneia do sono Aumento da pressão intracraniana: tumores cerebrais Transtornos afetivos Lesão medular: tetraplegia, paraplegia, síndrome de Guillain-Barré Desregulação do barorreflexo
Fatores psicossociais	Hostilidade, urgência no tempo/impaciência, depressão, ansiedade, estresse ocupacional
Sobrecarga de volume intravascular	
Hipertensão sistólica	Perda de elasticidade da aorta e grandes vasos Estados com débito cardíaco hiperdinâmico: hipertireoidismo, insuficiência aórtica, anemia, fístula arteriovenosa, beribéri, doença de Paget do osso
Obesidade	Tecido adiposo branco tem função endócrina: leptinas; adiponectina; citocinas; quimiocinas; Ang II; outras adipocinas

Tabela 33-7 **Hipertensão secundária: causas adquiridas.** *Ang II*, angiotensina II; *EPO*, eritropoietina; *AINEs*, anti-inflamatórios não esteroidais; *DRP*, doença renal policística.

Dimensões Aceitas de Manguito para Diferentes Tamanhos de Braços

Paciente	Média de circunferência do braço no seu ponto médio (cm)	Largura do Manguito (cm)	Altura do Manguito (cm)
Recém-nascido	6	3	6
Bebês/Crianças pequenas	6-15	5	15
Criança	16-21	8	21
Adulto pequeno	22-26	10	24
Adulto	27-34	13	30
Adulto grande	35-44	16	38
Coxa de Adulto	45-52	20	42

Tabela 33-8 **Dimensões aceitas de manguito para diferentes tamanhos de braços.** *Para aproximar de 0,4 a razão entre a largura do manguito e a circunferência do braço de forma mais próxima em crianças, manguitos adicionais estão disponíveis. Há alguma sobreposição nos intervalos recomendados para a circunferência do braço para limitar o número de manguitos. Sugere-se que o manguito maior deva ser usado se estiver disponível. (*Adaptado da referência 51.*)

registro de pulsações vasculares (método oscilométrico) após descompressão de uma artéria comprimida. O Quadro 33-1 lista as diretrizes para a medição da PA. Infelizmente, se não é usado adequadamente, o método pode ser impreciso. A razão mais comum para a imprecisão é o tamanho inadequado do manguito, porque a exatidão dessas medições é influenciada pelo tamanho do balão insuflável em relação ao perímetro do membro comprimido. Para fornecer compressão uniforme da artéria subjacente, o comprimento do balão deve ser de pelo menos 80% da circunferência superior do braço, e a largura do manguito deve ser, pelo menos, 40% da circunferência superior do braço. Uma manobra de cabeceira simples para verificar a adequação do tamanho do manguito consiste em alinhar a braçadeira de modo que o seu maior eixo esteja paralelo ao maior eixo do braço. A largura da borracha (ou manguito) deve, então, ser suficiente para cercar metade da circunferência do braço. Nenhuma mudança no tamanho do manguito é necessária se a largura do manguito envolver mais de metade da parte superior do braço, porque grandes manguitos em membros finos não produzem erros consideráveis na medição de PA. A Tabela 33-8 fornece as dimensões de manguito aceitas para tamanhos variados de braço.

Outro possível erro na medição da PA diz respeito ao método auscultatório, que exige a capacidade de ouvir os sons de Korotkoff. O ouvido humano tem um limiar de som de cerca de 16 Hz. Os sons de Korotkoff ocorrem a um nível ligeiramente acima deste nível (25 a 50 Hz). Assim, o ouvido humano é quase surdo ao som que se deve ouvir para medir a PA. O estetoscópio com formato de campânula deve ser usado para medir a PA.

O método oscilométrico é baseado no princípio de pletismografia para detectar mudanças da pulsatilidade da pressão em uma artéria próxima. Quando um manguito de braço é inflado, mudanças na pulsatilidade da pressão em uma artéria subjacente produzem mudanças periódicas de pressão no manguito inflado. O método oscilométrico mede, assim, mudanças periódicas de pressão, oscilações, em um manguito inflado como uma medida indireta da pulsatilidade da pressão em uma artéria subjacente.

Diretrizes para Medida da Pressão Arterial

Fatores de Risco

Cafeína não deve ser ingerida durante até uma hora antes da medição da PA.

Não se deve fumar cigarros por pelo menos 15 minutos antes da medida da PA.

A aferição padrão da PA deve ser feita com o paciente sem falar e sentado confortavelmente, com costas e braço apoiados e pernas descruzadas. O manguito deve estar ao nível do coração e o braço deve estar descoberto.

A bexiga urinária deve estar vazia.

Em uma primeira análise, a PA também deve ser verificada na posição supina após cinco minutos de repouso, na posição de pé após dois minutos, e, inicialmente, em ambos os braços, especialmente em pacientes diabéticos, com idade superior a 65 anos ou que recebem terapia anti-hipertensiva. Use o valor mais elevado se os braços tiverem diferentes leituras de PA.

Se as leituras sequenciais de PA forem tomadas na mesma posição, pelo menos 30 segundos devem ter transcorrido entre as leituras de PA. Em pacientes com menos de 30 anos, verificar PA em uma perna.

Para estabelecer o diagnóstico de hipertensão, obter leituras de PA em três ocasiões diferentes, com pelo menos uma semana de intervalo.

Equipamento

O comprimento do manguito deve rodear, pelo menos, 80% do braço.

A largura do manguito deve ser igual a dois terços da distância a partir do espaço antecubital para a axila e deve ocupar 40% da circunferência do braço. O melhor manguito para a maioria dos adultos é o manguito com largura de 15 cm e comprimento de 33 a 35 cm. A extremidade distal do manguito deve estar 2,5 cm (uma polegada) acima da fossa antecubital. Para PA da perna, o comprimento do manguito deve rodear 80% da coxa, e a largura deve ser de 40% da circunferência da coxa. Para a PA na perna, o paciente deve estar na posição prona e os sons da artéria poplítea devem ser medidos pela ausculta. Para equipamentos automatizados, o sensor deve estar sobre a artéria braquial (ou radial ou poplítea).

Em pacientes extremamente obesos, a PA pode ser mais precisa quando medida no antebraço, palpando e auscultando a artéria radial.

Para crianças, podem ser necessários equipamentos de ultrassom. A campânula do estetoscópio é preferível.

Técnica

A pressão arterial sistólica inicial deve ser verificada por palpação do desaparecimento do pulso radial ou braquial antes de auscultação, e, em seguida, o manguito deve ser desinsuflado.

A segunda verificação da PA requer insuflação do manguito 20 a 30 mm Hg acima do nível sistólico palpável.

Desinsuflar a braçadeira a uma taxa de 2 a 4 mmHg por segundo.

Registrar o som I de Korotkoff (aparecimento do som) como pressão arterial sistólica e registrar o som V de Korotkoff (silêncio, a 2 mm Hg abaixo do último som) como a PA diastólica mais reprodutível. Se os sons não desaparecem, registrar o som abafado (fase IV) como a diastólica.

Os sons podem ser aumentados se o paciente erguer o braço e abrir e fechar a mão 10 vezes antes de insuflar a braçadeira.

Não pare entre as leituras sistólica e diastólica da PA; esvazie o manguito, espere pelo menos 30 segundos e, em seguida, reinsufle-o. Em cada ocasião, registre pelo menos duas leituras de PA. Se as leituras de PA variarem mais que 5 mmHg, fazer leituras adicionais de PA até as duas estarem dentro de 5 mmHg.

Em crianças, as mesmas normas se aplicam para o tamanho do manguito; o som V de Korotkoff deve ser usado. Se a criança não colaborar, a pressão arterial sistólica pode ser determinada por palpação.

Quadro 33-1 Diretrizes para medida da pressão arterial (PA): fatores relacionados ao paciente, equipamento e técnica.

Há três tipos de esfigmomanômetros. Por causa de preocupações ambientais, o manômetro de mercúrio padrão foi abandonado em muitos países, com metas recentes de tornar os ambientes de saúde livres de mercúrio em todo o mundo até 2020.[44] O segundo tipo é o manômetro aneroide. Há também inúmeros manômetros semiautomáticos oscilométricos de registro eletrônico. Os fabricantes devem garantir a precisão, e, em muitos países, as sociedades de hipertensão locais têm realizado a certificação desses dispositivos. As capacidades técnicas dos dispositivos têm aumentado bastante. Os médicos devem estar cientes de que muitos pacientes adquirem os dispositivos e medem a própria PA. Esses dispositivos devem ser inspecionados e verificados quanto à precisão pelo médico.

A monitorização ambulatorial da PA (MAPA) utiliza um sistema não invasivo. A PA é determinada por auscultação com utilização ou de oscilometria, que mede as variações de pressão dentro do manguito, ou de um microfone colocado sob o manguito e sobre a artéria braquial. O dispositivo de medida ambulatorial de PA pode ser programado para gravar em intervalos frequentes durante o dia (p. ex., a cada 10 minutos) e, menos frequentemente, à noite durante o sono (p. ex., a cada 30 minutos). O equipamento de medida ambulatorial de PA pode não fornecer leituras precisas em pacientes com braços grandes decorrentes de obesidade ou do aumento da musculatura, e o equipamento pode ser impreciso durante a atividade vigorosa. Em geral, o equipamento registra PA durante um período de 24 horas. Embora a maioria dos pacientes se adapte a medições repetitivas durante o dia, alguns pacientes podem ter uma resposta de sobressalto com cada registro de PA. A maioria dos pacientes é capaz de dormir, embora alguns tenham seu sono perturbado pelo registro da PA, e, portanto, a determinação do descenso noturno da PA é imprecisa.

Há desvantagens em usar o equipamento ambulatorial de medida de PA. Um pessoal treinado deve colocar o equipamento de monitorização. A calibração de equipamentos de medida de PA ambulatorial deve ser registrada no início e no final da sessão de medida de PA ambulatorial. Para a calibração, três a seis leituras devem ser tomadas em cada tempo, e as medições de PAS e PAD devem ambas concordar em 5 mm Hg. A calibração final é crítica para garantir o bom funcionamento do monitoramento da PA ambulatorial ao longo do período de 24 horas. A insuflação do manguito pode interferir em atividades, no trabalho ou no sono. O manguito pode causar desconforto ou irritação da pele ou pode funcionar mal e não conseguir esvaziar, causando dor e interrupção do registro. Os dados que correlacionam a MAPA com as lesões de órgão-alvo são limitados. Normas para avaliação de dados e sua utilização na tomada de decisão terapêutica são limitadas. Além disso, o equipamento é caro e seu uso é limitado por sua falta ou pelo imprevisível reembolso pelos sistemas de seguro de saúde em vários países.

Variabilidade da Pressão Arterial

Ciclo Sono-Vigília e a Medida Residencial da Pressão Arterial (MRPA) *Versus* no Consultório

A pressão arterial varia consideravelmente entre os indivíduos e num mesmo indivíduo pode variar de forma significativa ao longo do dia. Essa variação faz com que haja considerável dificuldade na identificação de indivíduos hipertensos, especialmente com os sistemas de classificação anteriores. Erros de medição podem ser minimizados através de atenção à técnica adequada para o registro da PA, tal como referido anteriormente. Variação biológica é expressa através da medição repetida da PA em uma dada visita (pelo menos duas pressões aferidas com pelo menos 30 segundos de intervalo, ou medições adicionais de PA se existir uma diferença de 5 mmHg entre medidas repetidas). Na maioria dos pacientes com formas mais leves de hipertensão arterial, recomendam-se medidas repetidas durante diferentes visitas clínicas ao longo do tempo para encontrar a verdadeira PA.

Leituras de PA em casa e fora da clínica ou consultório são recomendadas para avaliar a gravidade e frequência de hipertensão

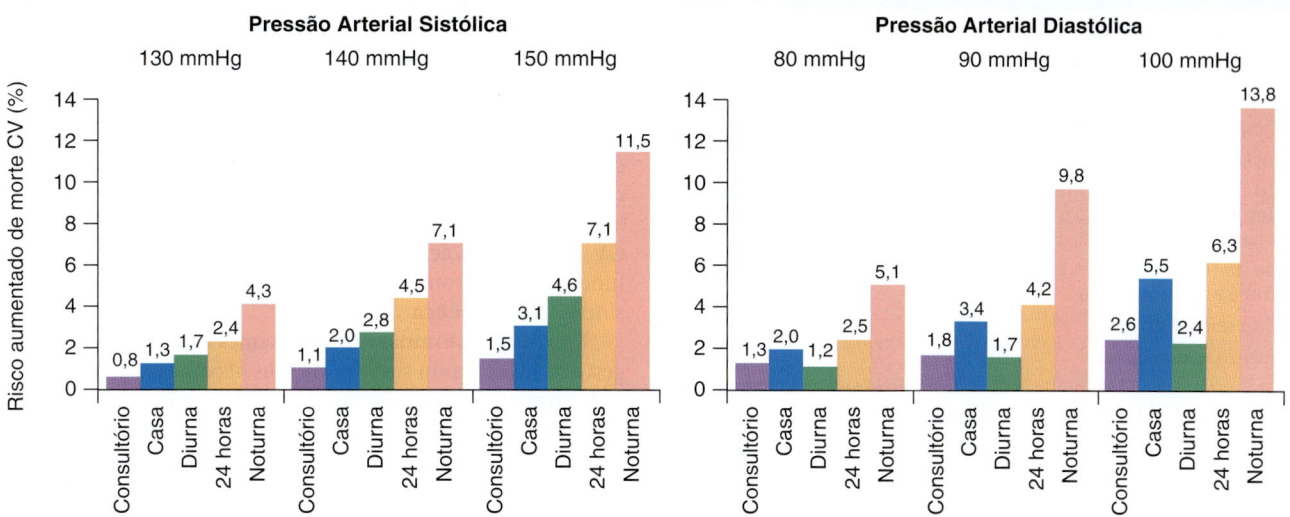

Figura 33-9 **Risco aumentado de mortalidade cardiovascular.** Risco de morte CV (%) para 10 mmHg de aumento nas leituras de pressão arterial no consultório, residencial e ambulatorial para vários valores de PA inicial em 11 anos. (*Adaptado da referência 46.*)

arterial e controle da pressão arterial durante o tratamento. Os instrumentos utilizados em casa devem ser regularmente verificados com base em um padrão, e as técnicas para a medição correta da PA devem ser ensinadas ao paciente. Isso inclui ter a artéria braquial no nível do coração quando a PA é medida. Níveis medidos em casa são geralmente mais baixos do que os medidos na clínica ou consultório. Os pacientes devem ser desencorajados a realizar medições de PA muito frequentes em casa e ajustes frequentes de medicamentos, o que pode resultar em visitas desnecessárias ao setor de emergência e internações hospitalares por hipotensão sintomática ou hipertensão não controlada. Vale a pena pedir ao paciente para manter um calendário diário e medir a PA em condições controladas, duas ou três vezes ao dia, como ao sentar-se calmamente na parte da manhã, tarde e noite. Se três quartos das medições atingirem o valor alvo ou um nível melhor, o controle no consultório é também geralmente alcançado.

A variação biológica durante o dia está relacionada à atividade física e mental e a fatores emocionais. Há também uma variação diurna, com uma diminuição da pressão arterial durante o sono (média de 20%), secundária a uma diminuição da atividade simpática; reduções semelhantes na PA ocorrem após a internação e o repouso no leito. O padrão diurno normal inclui um aumento na PA antes de despertar que tem sido associado ao aumento da incidência de infarto do miocárdio, acidente vascular cerebral e morte súbita nas primeiras horas após o despertar.[45] Aqueles com padrão usual de redução da PA durante o sono noturno são conhecidos como *dippers* (i.e., descenso noturno presente). Indivíduos cuja PA não cai durante o sono são chamados de *non-dippers* (i.e., descenso noturno ausente). A ausência de descenso noturno da PA tem sido associada ao aumento da incidência de HVE e sugere hipertensão secundária.

Pressão Arterial Domiciliar (MRPA) e Ambulatorial (MAPA)

Devido à variabilidade da PA ao longo do dia, a monitorização domiciliar e ambulatorial da PA é usada para auxiliar no diagnóstico da hipertensão. A monitorização residencial da PA (MRPA) é recomendada a todos os pacientes para auxiliar na identificação da hipertensão do avental branco e da hipertensão limítrofe e ajudar a monitorar a resposta à terapia, incluindo a identificação de hipotensão, bem como de hipertensão. Isso é particularmente importante em pacientes com DRC, que são mais propensos a ter hipertensão do avental branco e hipertensão

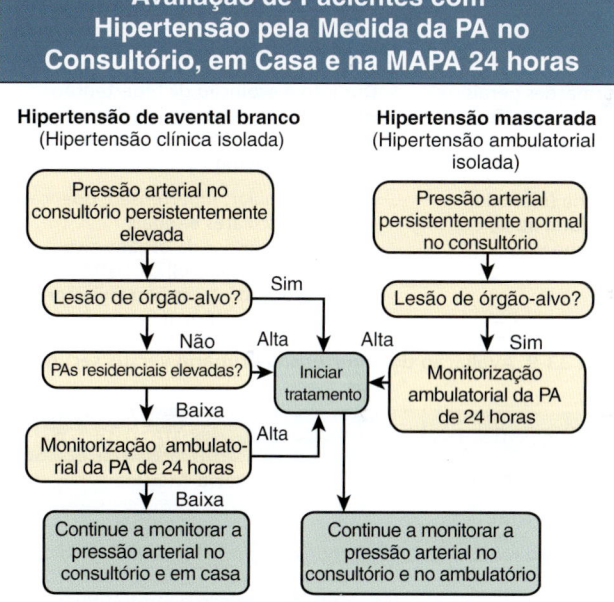

Figura 33-10 **Consenso para avaliação do paciente: monitorização da pressão arterial no consultório, em casa e no ambulatório.**

mascarada. As instruções para cada paciente devem ser individualizadas, mas a MRPA pode ser realizada de duas a três vezes por dia, enquanto o paciente está acordado. Estes valores de PA devem ser registrados e analisados. O valor prognóstico da PA ambulatorial e domiciliar foi comparado com o da PA no consultório em vários estudos populacionais, e o risco de morte foi maior com determinado aumento da PA ambulatorial ou residencial do que com a PA do consultório.[46] A capacidade de prever a morte, no entanto, não foi maior com a medida da PA residencial ou ambulatorial em relação à medida da PA no consultório, embora tenha sido um pouco maior com a combinação das medidas dentro e fora do consultório. Em relação ao risco de morte CV, a PAS foi superior, quase invariavelmente, à PAD, e a PA noturna foi superior à PA diurna (Fig. 33-9). Em algumas situações a MAPA é recomendada em detrimento da MRPA[47] (Fig. 33-10 e Quadro 33-2).

Indicações para Monitorização Ambulatorial da Pressão Arterial (MAPA)

Hipertensão do avental branco

Avaliação da aparente resistência a drogas

Sintomas de hipotensão

Disfunção autonômica

Hipertensão episódica

Avaliação das descenso noturno da PA como um fator prognóstico para lesões de órgãos-alvo (p. ex., hipertrofia ventricular esquerda, neuropatia óptica isquêmica)

Avaliação da flutuação da PA em pacientes com dispneia paroxística noturna e angina noturna

Síncope do seio carotídeo

Síndromes do marca-passo

Segurança para retirada da medicação anti-hipertensiva

Avaliação da eficácia do controle da pressão arterial de 24 horas em pacientes recebendo medicação uma vez por dia

Hipertensão limítrofe com lesão de órgão-alvo

Avaliação da terapia anti-hipertensiva em ensaios clínicos

Quadro 33-2 Indicações de monitorização ambulatorial da pressão arterial (MAPA).

Fatores de Risco para a Hipertensão

Vários fatores conhecidos estão associados a um risco aumentado de hipertensão primária.[48] Eles serão discutidos em detalhe no Capítulo 34.

Avaliação para a Hipertensão Primária *Versus* Secundária

A história médica, o exame físico e um número limitado de exames laboratoriais fornecem informações críticas para decidir quais indivíduos exigirão uma avaliação mais aprofundada para hipertensão secundária e lesões de órgão-alvo (Tabelas 33-9 e 33-10). Todas pessoas hipertensas no consultório devem ser avaliadas para fatores de risco CV, incluindo colesterol total, HDL, LDL e triglicérides em jejum, função renal e proteinúria e para a presença de diabetes melito ou de síndrome metabólica.

Se a história, exame físico ou exames laboratoriais de triagem sugerirem hipertensão secundária, são necessários estudos adicionais. Se houver suspeita de doença do parênquima renal, estudos quantitativos para avaliar a TFG e a excreção urinária de proteínas devem ser realizados. Ultrassonografia renal é útil para avaliar o tamanho e a ecogenicidade renal (para ajudar a avaliar a cronicidade) e para avaliar uropatia obstrutiva. Deve-se suspeitar de estenose no paciente com hipertensão grave e alteração da função renal ou com tamanho renal assimétrico ou um ultrassom renal com estudos de fluxo

Avaliação de Hipertensão Primária *Versus* Secundária

Classificação	História Médica	Exame Físico	Exames laboratoriais
Informações gerais e avaliação de órgãos-alvo	Duração e evolução da hipertensão Histórico e tratamento prévios Dieta/estilo de vida: consumo de sal, tabaco, cafeína	Avaliação da volemia, do fundo de olho, cardíaca, pulmonar, dos vasos periféricos e do sistema nervoso	Hemograma completo, glicemia de jejum, perfil lipídico (inclui HDL, LDL, colesterol, triglicerídeos), ácido úrico Considere o ecocardiograma
Primária (essencial ou idiopática) ou secundária?	História familiar: hipertensão, doenças cardiovasculares e renais Sintomas de lesões de órgãos-alvo (relacionados aos olhos, sistema nervoso central, cardiorrespiratório e vascular periférico)	Consulte a Tabela 33-10 para sinais sugestivos de hipertensão secundária	Consulte a Tabela 33-10 para estudos laboratoriais adicionais para descartar hipertensão secundária

Tabela 33-9 Avaliação de hipertensão primária *versus* secundária. *HDL*, lipoproteína de alta densidade; *LDL*, lipoproteínas de baixa densidade

Avaliação de Hipertensão Secundária

Órgão-Alvo/Sistema	História Médica	Exame Físico	Exames laboratoriais
Rim			
Parênquima renal	História de doença renal (incluindo glomerulonefrite, síndrome nefrótica, cálculos, infecção do trato urinário) Os sintomas incluem noctúria, frequência, disúria, hesitação urinária, urgência, esvaziamento incompleto, gotejamento urinário, hematúria, piúria, dor no flanco	Sensibilidade em ângulos costovertebrais; rins palpáveis, edema	Ureia, creatinina sérica; exame de urina, urocultura, se indicado; Urina de 24 horas para proteína e *clearance* de creatinina, se indicado; Considere dosar microalbuminúria, ou relação proteína-creatinina em amostra isolada de urina
Hipertensão renovascular		Sopro epigástrico; outros sopros vasculares	Ultrassom renal com estudo de fluxo ao Doppler; considerar angiografia ou angiorressonância magnética
Endócrino			
Aldosteronismo Primário	Fraqueza muscular, câimbras		Potássio sérico: considerar relação aldosterona sérica/ atividade de renina plasmática; na urina de 24 h dosar aldosterona, Na^+, K^+, creatinina
Síndrome de Cushing	Ganho de peso, mudanças estéticas	Hábito corporal: gordura corporal e estrias	Cortisol sérico matinal após supressão com dexametasona.

Tabela 33-10 História, exame físico e avaliação laboratorial inicial para hipertensão secundária. Uma discussão mais detalhada é fornecida em outros capítulos relevantes. Hipertensão associada à gravidez é discutida nos Capítulos 44 e 45. *AINEs*, anti-inflamatórios não esteroidais; *VMA*, ácido vanil-mandélico. *Anamnese, exame físico e testes laboratoriais ou são óbvios ou estão fora do âmbito da discussão.

Avaliação de Hipertensão Secundária

Órgão-Alvo/Sistema	História Médica	Exame Físico	Exames laboratoriais
Feocromocitoma	Cefaleias; sintomas vasomotores (sudorese inapropriada, palidez); sintomas cardíacos (insônia, taquicardia, palpitações)	Hipertensão paroxística ou intermitente (50% dos pacientes)	Urina isolada para metanefrina e creatinina; considere urina de 24 horas para VMA, metanefrinas e catecolaminas; se positivo, continuar com ressonância magnética ou tomografia computadorizada com cortes finos das adrenais
Carcinoide	Rubor		Excreção na urina de 24 horas do ácido 5-hidroxindoleacético
Hipertireoidismo	Perda de peso, taquicardia, palpitações, sudorese, intolerância ao calor	Tireoide palpável	Tiroxina total e livre
Hipotireoidismo	Ganho de peso, pele seca, intolerância ao frio, perda de cabelo	Tireoide palpável	Tiroxina total e livre
Hiperparatireoidismo	Náuseas, vômitos, dor óssea e nefrolitíase		Cálcio sérico, paratormônio intacto
Acromegalia	Mudança no tamanho da cabeça, mãos e pés (adultos)	Aparência	Nível de hormônio do crescimento (GH)
Medicação			
	Revisão dos medicamentos de prescrição médica e dos vendidos sem receita (especialmente os contraceptivos orais, AINEs, agentes simpaticomiméticos [drogas para alergia e resfriado], drogas ilícitas ou de recreação, incluindo o álcool, remédios à base de ervas)		
Coarctação de Aorta			
	Início ou detecção de hipertensão arterial na infância ou adolescência	Palpação simultânea de artérias radiais e femorais para detectar ausência ou diminuição da amplitude dos pulsos arteriais em femorais; pressão arterial na perna	Radiografia de tórax para tamanho do coração, configuração da aorta, entalhe na costela; considerar aortografia
Doenças Neurológicas			
Apneia do sono	Obesidade; ganho de peso; sonolência diurna; ronco, maus hábitos de sono (despertar frequente, cansaço ao despertar) cefalia de manhã cedo	Obesidade; estreitamento de vias aéreas em hipofaringe; tecido faríngeo redundante	Estudo formal do sono (polissonografia)
Pressão intracraniana aumentada	Cefaleia; sintomas neurológicos	Papiledema	↑ Pressão do fluido cerebroespinal
Distúrbios afetivos*			
Lesão de medula espinhal*			
Fatores psicossociais			
	Estrutura e apoio familiar, ocupação, educação, estressores		
Sobrecarga de Volume			
	Excesso de ingestão de sal e água (pode ser iatrogênico com fluidos parenterais em excesso)	Aumento da distensão venosa jugular, estertores pulmonares, edema pré-sacral e periférico, hepatomegalia	Radiografia de tórax
Hipertensão Sistólica Isolada			
		Pseudo-hipertensão (manobra de Osler positiva); exame cardíaco e vascular (avaliar para insuficiência aórtica, fístula arteriovenosa)	

Tabela 33-10 História, exame físico e avaliação laboratorial inicial para hipertensão secundária. (*Continuação*)

ao Doppler anormais. Se houver suspeita de aldosteronismo primário por causa de hipocalemia, a relação entre a aldosterona e a atividade plasmática da renina pode ser útil. Uma relação superior a 25 a 30, com concentração plasmática de aldosterona maior do que 20 ng/dL, sugere o diagnóstico e deve-se, então, aprofundar a investigação.

Dos resultados obtidos de pacientes submetidos a cirurgia,[49] a resolução da hipertensão após adrenalectomia por aldosteronismo primário teve associação independente à falta de história familiar de hipertensão e com o uso pré-operatório de dois ou menos agentes anti-hipertensivos. Uma avaliação mais aprofundada para outras formas de hipertensão secundária é listada na Tabela 33-10.

Referências

1. Guyton AC, Hall JE. Dominant role of the kidneys in long-term regulation of arterial pressure and in hypertension: The integrated system for pressure control. In: Guyton AC, Hall JE, eds. *Textbook of Medical Physiology*. 10th ed. Philadelphia: Saunders; 2000:221-234.

2. Izzo JL Jr, Sica D, Black HR, eds. *Hypertension Primer*. 4th ed. Council on High Blood Pressure Research, American Heart Association. New York: Wolters Kluwer; Lippincott, Williams & Wilkins; 2008:1-113.

3. Johns EJ, Kopp UC, DiBona GF. Neural control of renal function. *Compr Physiol*. 2011;1:731-767.

4. Kopp UC, Olson LA, DiBona GF. Renorenal reflex responses to mechano- and chemoreceptor stimulation in the dog and rat. *Am J Physiol*. 1984;246:F67-F77.

5. Kopp UC, Cicha MZ, Smith LA. Endogenous angiotensin modulates PGE_2-mediated release of substance P from renal mechanosensory nerve fibers. *Am J Physiol*. 2002;282:R19-R30.

6. Kopp UC, Cicha MZ, Smith LA. Arterial pressure increases in afferent renal denervated rats on high-sodium diet. *Hypertension*. 2003;42:968-973.

7. Kopp UC, Cicha MZ, Smith LA. Angiotensin blocks substance P release from renal sensory nerves by inhibiting PGE_2-mediated activation of cAMP. *Am J Physiol*. 2003;285:F472-F483.

8. Anderson EA, Sinkey CA, Lawton WJ, Mark AL. Elevated sympathetic nerve activity. I. Borderline hypertensive humans: Evidence from direct intraneural recordings. *Hypertension*. 1989;14:177-183.

9. Malysko J, Malysko JS, Mikhailidis DP, et al. Hypertension and kidney disease: is renalase a new player or an innocent bystander? *J Hypertens*. 2012;30:457-462.

10. Botros FT, Navar LG. Heme oxygenase in regulation of renal function and blood pressure. *Curr Hypertens Rev*. 2009;5:13-23.

11. Buckalew V. Endogenous digitalis-like factors: An historical overview. *Front Biosci*. 2005;10:2325-2334.

12. Ravani P, Tripepi G, Pecchini P, et al. Urotensin II is an inverse predictor of death and fatal cardiovascular events in chronic kidney disease. *Kidney Int*. 2008;73:95-101.

13. Ross B, McKendy K, Giaid A. Role of urotensin II in health and disease. *Am J Physiol*. 2010;298:R1156-R1172.

14. Da Silva AA, Carma JM, Hall JE. Role of leptin and central nervous system melanocortins in obesity hypertension. *Curr Opin Nephrol Hypertens*. 2013;22:135-140.

15. Johnson RJ, Kang DH, Feig D, et al. Is there a pathogenetic role for uric acid in hypertension and cardiovascular and renal disease? *Hypertension*. 2003;41:1183-1190.

16. Pons H, Ferrebuz A, Quiroz Y, et al. Immune reactivity to heat shock protein 70 expressed in the kidney is cause of salt-sensitive hypertension. *Am J Physiol Renal Physiol*. 2013;304:F289-F299.

17. Rooke TW, Sparks HV. Control mechanisms in circulatory function. In: Rhoades R, Tanner G, eds. *Medical Physiology*. 2nd ed. Philadelphia: Lippincott, Williams & Wilkins; 2003:290-304.

18. Fukata Y, Amano M, Kaibuchi K. Rho–rho-kinase pathway in smooth muscle contraction and cytoskeletal reorganization of non-muscle cells. *Trends Pharmacol Sci*. 2001;22:32-39.

19. Rettig R, Grisk O. The kidney as a determinant of genetic hypertension: Evidence from renal transplantation studies. *Hypertension*. 2005;46:463-468.

20. Lohmeier TE, Hildebrandt DA, Warren S, et al. Recent insights into the interactions between the baroreflex and the kidneys in hypertension. *Am J Physiol Regul Integr Comp Physiol*. 2005;288:R828-R836.

21. Khawaja Z, Wilcox CS. Role of the kidneys in resistant hypertension. *Int J Hypertens*. 2011;2011:143471.

22. Esler MD, Krum H, Schlaich M, et al. Renal sympathetic denervation for treatment of drug-resistant hypertension: One-year results from the Symplicity HTN-2 randomized controlled trial. *Circulation*. 2012;126:2976-2982.

23. Crowley SD, Gurley SB, Oliverio MI, et al. Distinct roles for the kidney and systemic tissues in blood pressure regulation by the renin-angiotensin system. *J Clin Invest*. 2005;115:1092-1099.

24. Lewington S, Clarke R, Qizilbash N, et al. Prospective studies collaboration: Age-specific relevance of usual blood pressure to vascular mortality—A meta-analysis of individual data for one million adults in 61 prospective studies. *Lancet*. 2002;360:1903-1913.

25. Chobanian AV, Bakris GL, Black HR, et al. Joint National Committee on Prevention, Detection, Evaluation, and Treatment of High Blood Pressure; National Heart, Lung, and Blood Institute; National High Blood Pressure Education Program Coordinating Committee: Seventh report of the Joint National Committee on Prevention, Detection, Evaluation, and Treatment of High Blood Pressure. *Hypertension*. 2003;42:1206-1252.

26. Giles T. New definition of hypertension proposed. 2005. Available at: <http://www.medscape.com/viewarticle/505745>. Accessed Feb 19, 2013.

26a. James PA, Oparil S, Carter BL, et al. 2014 evidence-based guideline for the management of high blood pressure in adults: report from the panel members appointed to the Eighth Joint National Committee (JNC 8). *JAMA*. 2014;311:507-520.

27. Cruickshank JK, Mzayek F, Liu L, et al. Origins of the "black/white" difference in blood pressure: Roles of birth weight, postnatal growth, early blood pressure, and adolescent body size. The Bogalusa Heart Study. *Circulation*. 2005;111:1932-1937.

28. Ong KL, Cheung BM, Man YB, et al. Prevalence, awareness, treatment, and control of hypertension among United States adults 1994-2004. *Hypertension*. 2007;49:69-75.

29. Wolf-Maier K, Cooper R, Banegas J, et al. Hypertension prevalence and blood pressure levels in 6 European countries, Canada, and the United States. *JAMA*. 2003;289:2363-2369.

30. Hansson L, Zanchetti A, Carruthers SG, et al. Effects of intensive blood-pressure lowering and low-dose aspirin in patients with hypertension: Principal results of the Hypertension Optimal Treatment (HOT) randomised trial. *Lancet*. 1998;351(9118):1755-1762.

31. ESH '07: New consensus hypertension guidelines from the European Society of Hypertension/European Society of Cardiology (ESH/ESC). Available at: <http://www.medscape.com/viewarticle/560317>. Accessed Feb 19, 2013.

32. Jackson R, Lawes CM, Bennett A, et al. Treatment with drugs to lower blood pressure and blood cholesterol based on an individual's absolute cardiovascular risk. *Lancet*. 2005;365:434-441.

33. Klausen K, Borch-Johnsen K, Feldt-Rasmussen B, et al. Very low levels of microalbuminuria are associated with increased risk of coronary heart disease and death independently of renal function, hypertension, and diabetes. *Circulation*. 2004;110:32-35.

34. Egan B, Nesbitt S, Julius S. Prehypertension: Should we be treating with pharmacologic therapy? *Ther Adv Cardiovasc Dis*. 2008;2:305-314.

35. Pickering TG, Gerin W, Schwartz AR. What is the white-coat effect and how should it be measured? *Blood Press Monit*. 2002;7:293-300.

36. Ohkubo T, Kikuya M, Metoki H, et al. Prognosis of "masked" hypertension and "white-coat" hypertension detected by 24-h ambulatory blood pressure monitoring: 10-year follow-up from the Ohasama study. *J Am Coll Cardiol*. 2005;46:508-515.

37. Pickering TG. The Ninth Sir George Pickering Memorial Lecture. Ambulatory monitoring and the definition of hypertension. *J Hypertens*. 1992;10:401-409.

38. Mansoor GA. A practical approach to persistent elevation of blood pressure in the hypertension clinic. *Blood Press Monit*. 2003;8:97-100.

39. Dao HH, Essalihi R, Bouvet C, Moreau P. Evolution and modulation of age-related medial elastocalcinosis: Impact on large artery stiffness and isolated systolic hypertension. *Cardiovasc Res*. 2005;66:307-317.

40. Sander GE. Hypertension in the elderly. *Curr Hypertens Rep*. 2004;6:469-476.

41. Epstein M. Resistant hypertension: Prevalence and evolving concepts. *J Clin Hypertens (Greenwich)*. 2007;9(suppl 1):2-6.

42. Elliot WJ. Clinical features and management of selected hypertensive emergencies. *J Clin Hypertens (Greenwich)*. 2004;6:587-592.

43. Luma GB, Spiotta RT. Hypertension in children and adolescents. *Am Fam Physician*. 2006;73:1558-1568.

44. Karliner J. World governments agree to mercury-free healthcare in 2020. *Health Care Without Harm News*. 2013. Available at: http://www.noharm.org/global/news_hcwh/2012/dec/hcwh2013-01-19.php.

45. Kaplan NM. Morning surge in blood pressure. *Circulation*. 2003;107:1347.

46. Sega R, Facchetti R, Bombelli M, et al. Prognostic value of ambulatory and home blood pressures compared with office blood pressure in the general population: Follow-up results from the Pressioni Arteriose Monitorate e Loro Associazioni (PAMELA) study. *Circulation*. 2005;111:1777-1783.

47. O'Brien E, Asmar R, Beilin L, et al. Practice guidelines of the European Society of Hypertension for clinic, ambulatory and self blood pressure measurement. ESH Working Group on Blood Pressure Monitoring. *J Hypertens*. 2005;23:697-701.

48. Franklin SS, Pio JR, Wong ND, et al. Predictors of new-onset diastolic and systolic hypertension: The Framingham Heart Study. *Circulation*. 2005;111:1121-1127.

49. Sawka AM, Young WF, Thompson GB, et al. Primary aldosteronism: Factors associated with normalization of blood pressure after surgery. *Ann Intern Med*. 2001;135:258-261.

50. Burt VL, Whelton P, Roccella EJ, et al. Prevalence of hypertension in the US adult population: Results from the Third National Health and Nutrition Examination Survey, 1988-1991. *Hypertension*. 1995;23:305-313.

51. Perloff D, Grim C, Flack J, et al. Human blood pressure d

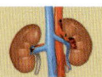

CAPÍTULO 34

Hipertensão Primária

Richard J. Johnson, George L. Bakris e Bernardo Rodriguez-Iturbe

DEFINIÇÃO

A hipertensão primária (ou essencial) é definida como pressão arterial (PA) acima de 140/90 mmHg sem causa identificável. Várias verificações em momentos diferentes, seguindo as diretrizes da American Heart Association (AHA) e outras diretrizes, são necessárias para documentar o diagnóstico de hipertensão primária. Variabilidade na PA resulta de uma série de fatores; porém, em circunstâncias normais, um ritmo circadiano natural gera um aumento mais significativo de PA durante a manhã (6 às 10 h). Durante o sono, a PA apresenta uma queda, secundária à redução do tônus do sistema nervoso simpático (SNS) e atividade reduzida de outros sistemas neuroendócrinos. Há, ainda, variações minuto a minuto na PA (Fig. 34-1). Elevações transitórias na PA, alcançando 150 mmHg de PA sistólica, ocorrem na maioria dos indivíduos normotensos, em um dia qualquer, especialmente durante exercícios.[1] Entretanto, uma PA de 140/90 mmHg ou acima durante mais de 50% do dia é considerada *hipertensão*. O Capítulo 33 descreve o método e a interpretação das medidas de PA, incluindo o uso da Medida Ambulatorial de PA.

A hipertensão primária é classificada de acordo com sua gravidade (Tabela 34-1). Os estágios em hipertensão foram adaptados tanto pela diretriz Joint National Committee (JNC 7)[2] quanto pela European Society of Hypertension/European Society of Cardiology (ESH/ESC), para permitir associação prognóstica aos diferentes graus de elevação de PA. O prognóstico foi adaptado de estudos epidemiológicos que demonstram uma relação linear entre o risco de eventos cardiovasculares e elevações sustentadas de pressão arterial.

Quando apenas a PA sistólica está elevada (PA sistólica > 140 e PA diastólica < 90 mmHg), o termo utilizado é *hipertensão sistólica isolada*. Os termos mais antigos "hipertensão *borderline*" ou "pressão normal-alta" (definidos como PA de 130-139/85 a 89 mm Hg) são agora classificados como pré-hipertensão (definida como PA ≥ 120 a 139/80 a 89 mmHg). Na hipertensão do avental branco, há o aumento de mais de 20 mmHg na PA sistólica notado apenas no consultório, em relação ao dado verificado em casa, ou em outra situação. Em contraste, a hipertensão mascarada é uma PA que está normal no consultório, porém elevada por mais de 20 mmHg quando aferida por Medida Ambulatorial de PA (MAPA).

Outros termos usados para descrever apresentações clínicas específicas incluem *emergências hipertensivas*, associadas à lesão aguda de órgão-alvo requerendo terapia imediata, usualmente em ambiente de terapia intensiva, e *urgência hipertensiva*, quando a PA necessitar de correção em horas ou em alguns dias (Cap. 37). Em emergências hipertensivas, a redução de PA irá impedir, prevenir ou reverter a queda da taxa de filtração glomerular (TFG). Esses termos têm substituído "hipertensão maligna" e "hipertensão acelerada". A *hipertensão resistente* é definida como hipertensão que se mantém acima de 140/90 mmHg a despeito do uso de três medicações anti-hipertensivas, de diferentes classes, em doses máximas, incluindo um diurético.

ETIOLOGIA E PATOGÊNESE

O rim tem papel-chave na patogênese da hipertensão. Guyton et al.[3] propuseram que, em pacientes com hipertensão, o rim tem um defeito fisiológico na excreção de sódio. Enquanto na maioria dos indivíduos o aumento na ingestão de sódio relaciona-se ao aumento na pressão associada à pronta excreção desta carga de sal, no paciente hipertenso esta relação "pressão-natriurese" é anormal (Fig. 34-2). Em alguns pacientes hipertensos, especialmente aqueles com idade abaixo de 40 anos, a resposta a uma sobrecarga salina é similar àquela de indivíduos normais, mas é desviada para a direita, de forma que pressões mais elevadas são necessárias para uma carga salina específica, ao que denominamos hipertensão sal-resistente. Por outro lado, a maioria dos pacientes hipertensos, especialmente os mais idosos e afro-americanos, tem um desvio para a direita e uma mudança na inclinação, de forma que a PA aumenta para uma mesma carga de sódio, ao que denominamos hipertensão sal-sensível. Evidência adicional de um defeito renal no transporte de sódio é a observação de que o transplante renal transfere a suscetibilidade de hipertensão em resposta ao sal em várias linhagens de camundongos. O conteúdo de sódio dietético também se correlaciona com a prevalência de hipertensão em várias populações, e estudos de intervenção com restrição de sal ou sobrecarga salina têm mostrado que a resposta pressórica em muitos pacientes hipertensos é sal-sensível. A base para este defeito renal na hipertensão se mantém controversa, porém três hipóteses principais têm sido propostas.

Hipótese Genética (Poligênica)

Pickering propôs que a hipertensão resulta da expressão de múltiplos polimorfismos gênicos (hipótese poligênica), e Lifton, mais tarde, estendeu esta hipótese anunciando que os efeitos cumulativos desses polimorfismos agem favorecendo a retenção de sódio pelo rim, que poderia ser acentuada em uma sociedade ocidentalizada na qual há ingestão excessiva de sal (> 10 g/dia). A observação de que numerosas formas monogênicas tanto de hipertensão quanto de hipotensão são mediadas por mutações específicas envolvendo o transporte renal de sódio, especialmente evolvendo o canal epitelial de sódio (Cap. 49), corrobora esta hipótese. (Tabela 34-2). Atualmente, foram identificados mais de 20 genes cujas mutações ou polimorfismos influenciam a pressão arterial.[4] Muitas delas envolvem o transporte de sódio no túbulo distal ou ducto coletor. Algumas mutações heterozigóticas, como o cotransportador Na-K-2Cl (SLC12A1), o canal de K^+ retificador interno JCNJ1 (cujo portador manifesta a síndrome de Bartter) e a mutação heterozigota do cotransportador Na-Cl *SLC12A3* (cujo portador manifesta a Síndrome de Gitelman) conferem proteção para hipertensão.[5] Mesmo que polimorfismos genéticos influenciem a PA, a maioria dos estudos sugere que estes mecanismos contribuem para apenas 20 a 30% da hipertensão primária, indicando que outros fatores são mais importantes na direção da resposta hipertensiva.

Hipótese Congênita (Menor Número de Néfrons)

Em 1989, Barker et al.[6] relataram um aumento no risco de hipertensão em indivíduos com baixo peso ao nascer (BPN), e BPN foi também responsável pelo aumento no risco de diabetes e obesidade. Mães de lactentes com BPN frequentemente têm hipertensão, obesidade, pré-eclâmpsia e desnutrição, e estes fatores maternos também carregam um aumento no risco de hipertensão na criança. Isso tem despertado um interesse pelo papel da "programação fetal" (p. ex., por alterações epigenéticas) na causação de hipertensão. Brenner et al.[7] têm postulado que baixo peso ao nascer pode levar à hipertensão por causa do desenvolvimento renal prejudicado, gerando um menor número de néfrons. Desnutrição materna em camundongos de laboratório predispõe a bebês pequenos, baixo número de néfrons e futura predisposição à hipertensão. Um estudo de caucasianos com hipertensão primária encontrou quase 50% menos néfrons que em controles pareados para idade e gênero.[8] Estudos em afro-americanos, contudo, não puderam confirmar a relação entre baixa quantidade de néfrons e hipertensão.

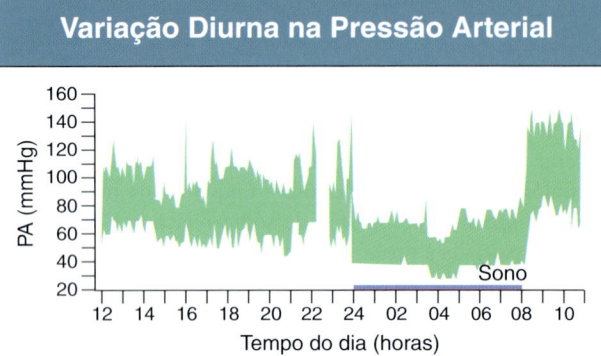

Figura 34-1 **Variabilidade de pressão arterial em indivíduo normotenso.** Na maioria dos indivíduos normais, a PA sistólica atinge 150 mmHg ao menos uma vez ao dia. *(Adaptado da referência 1).*

Classificação de Pressão Arterial

Classificação de PA	PA Sistólica (mmHg)		PA Diastólica (mmHg)
Normal	< 120	e	< 80
Pré-hipertensão	120-139	ou	80-89
Hipertensão estadio 1	140-159	ou	90-99
Hipertensão stadio 2	≥ 160	ou	≥ 100

Tabela 34-1 **Classificação de pressão arterial (JNC 7).** *(Adaptado da referência 2.)*

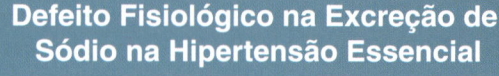

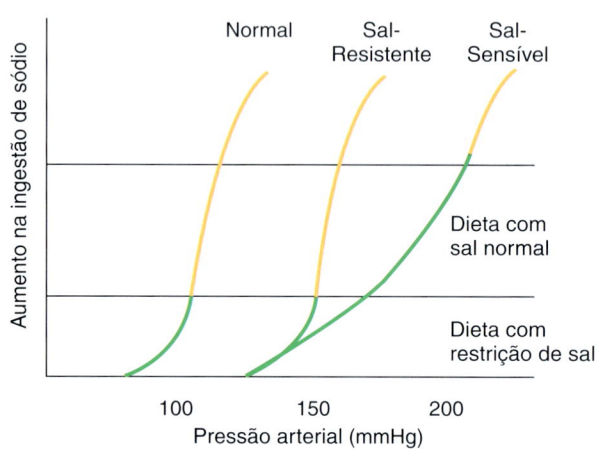

Figura 34-2 **Defeito fisiológico na excreção de sódio na hipertensão primária.** A evidência sugere que, em pacientes com hipertensão primária, é necessária uma pressão mais elevada para excretar uma carga de sódio individual. Na hipertensão sal-resistente, a curva de natriurese pressórica sofre um deslocamento paralelo para a direita; na hipertensão sal-sensível ocorre tanto um desvio à direita quanto uma alteração da angulação. *(Modificado da referência 4).*

Doenças Monogênicas Associadas a Alterações na Pressão Arterial

Doença	Gene	Herança	Local	Manifestações
Aldosteronismo glicocorticoide-remediável	Promotor ACTH-responsivo quimérico com aldosterona sintase	AD	Ducto coletor	Hipertensão, alcalose metabólica
Hipertensão mendeliana exacerbada pela gestação	Ganho de função de MR	AD	Ducto coletor	Hipertensão, piorada pela gestação (progesterona)
Síndrome de Liddle	Ganho de função da subunidade beta ou gama de ENaC	AD	Ducto coletor	Hipertensão, alcalose metabólica
Pseudo-hipoaldosteronismo tipo 1	Perda de função de ENaC / Perda de função de MR	AR / AD	Ducto coletor	Hipotensão neonatal, acidose, perda de sal
Síndrome de Gitelman	Perda de função do cotransportador Na-Cl	AR	TCD	Baixa PA, perda de sal, alcalose metabólica
Síndrome de Bartter	4 mutações gênicas: Na-K-2Cl, canal de K, canal C1, Barttina	AD ou AR	Alça ascendente espessa	Baixa PA, perda de sal, alcalose metabólica
Síndrome metabólica	Transferência de RNA mitocondrial	Materna	?	Hipertensão, hipercolesterolemia, hipomagnesemia
Pseudo-hipoaldosteronismo tipo 2 ou Síndrome de Gordon	Serina-treonina cinases WNK1 e WNK4	AD	TCD e ducto coletor	Hipertensão, hipercalemia, acidose metabólica

Tabela 34-2 **Doenças monogênicas associadas a alterações na pressão arterial.** *ACTH,* Hormônio adenocorticotrófico; *AD,* autossômica dominante; *AR,* autossômica recessiva; *PA,* pressão arterial; *TCD,* túbulo contorcido distal; *EnaC,* canal epitelial de sódio; *MR,* receptor mineralocorticoide; *WNK,* cinase "sem lisina".

Indivíduos com BPN também têm disfunção endotelial precocemente, o que provavelmente predispõe ao desenvolvimento de hipertensão. Alguns estudos sugerem que isso pode se dever ao ácido úrico, que também se encontra elevado em lactentes e crianças com BPN, antes do desenvolvimento de hipertensão. Mesmo assim, BPN não pode ser fator de risco primário. Por exemplo, um estudo mostrou que, apesar de lactentes com BPN terem 25% de risco de desenvolver hipertensão quando adultos, lactentes de alto peso têm 20% de risco.[9] Assim, baixo peso ao nascer e pequeno número de néfrons provavelmente refletem fatores de risco para o desenvolvimento de hipertensão, e não um mecanismo subjacente.

Hipótese da Injúria Renal Adquirida

Com frequência, a hipertensão primária é associada a arterioloesclerose renal e hialinose com graus variáveis de glomeruloesclerose e injúria tubular isquêmica. A função renal é usualmente normal ou apenas discretamente diminuída, enquanto a resistência vascular renal é elevada e o fluxo sanguíneo renal é baixo, por causa da intensa vasoconstricção da arteríola aferente. Considerando que as alterações microvasculares e inflamatórias podem refletir injúria associada a hipertensão, as evidências sugerem que essas alterações podem também ter um papel no desenvolvimento e na manutenção da hipertensão sal-sensível.

A hipertensão sal-sensível pode ser induzida por outros meios que usualmente envolvem vasoconstricção renal (Quadro 34-1). A isquemia estimula o influxo de macrófagos e células T, resultando em estresse oxidativo, ativação do sistema renina angiotensina intrarrenal (SRA) e uma diminuição na quantidade de óxido nítrico (NO) local. É muito provável que a inflamação também ative nervos simpáticos renais. Um estudo recente sugere que, em vez de responderem de forma inespecífica, as células T infiltrantes podem estar reagindo com antígenos específicos induzidos pela vasoconstricção local, particularmente proteína de choque térmico 70 (HSP-70).[10] O bloqueio da infiltração de células T intrarrenais ou a infusão de células T em que foi induzida tolerância a HSP-70 podem bloquear hipertensão sal-sensível em diferentes modelos experimentais.[11] Camundongos nascidos com baixo número de néfrons também desenvolvem doença microvascular e acúmulo de células T intrarrenais, e a administração de micofenolato mofetil também reduz PA nestes animais. Micofenolato também foi associado a menores pressões sanguíneas, em pacientes hipertensos com psoríase.

Quadro 34-1

Mecanismos que Desencadeiam a Hipertensão Sal-sensível em Modelos Experimentais Animais

Infusão de angiotensina II

Inibição da síntese de óxido nítrico (tratamento com L-NAME)

Infusão de catecolaminas

Hipocalemia dieta-induzida

Hiperuricemia induzida por inibição de uricase

Número de néfrons reduzido por desnutrição materna

Indução de síndrome nefrótica com o uso de albumina sérica bovina

Rim de Page

Hipertensão induzida por chumbo

Nefropatia por ciclosporina

Modelos genéticos de hipertensão (camundongos Dahl sal-sensíveis, camundongos espontaneamente hipertensos)

Quadro 34-1 Mecanismos que podem desencadear a hipertensão sal-sensível em modelos experimentais animais através da indução de lesão microvascular e/ou inflamação intersticial.

Papel da Injúria Renal na Retenção de Sódio

A infiltração de células T está associada a estresse oxidativo local e geração de angiotensina II (Ang II), que resulta em vasoconstricção renal e uma resposta pressão natriurese prejudicada. Isso pode ser aumentado por remodelamento de arteríola aferente e perda de capilares peritubulares, o que também mantém a isquemia renal. A ativação dos nervos simpáticos aferentes, provavelmente secundária à inflamação local, também impede a excreção de sódio. A consequência desta condição é um desvio à direita da curva de pressão-natriurese com uma alteração na angulação, característica da hipertensão sal-sensível[12] (Fig. 34-3).

Apesar de as células T no rim terem um papel em impedir a natriurese pressórica, há também mecanismos contrários para reduzir o impacto hemodinâmico da excreção de sódio; em particular, a pele pode atuar como um reservatório subcutâneo de sódio como resultado do acúmulo hipertônico de proteoglicanos de sódio que ativam macrófagos locais, a fim de liberar o fator de crescimento do endotélio vascular C (VEFG-C), que estimula a linfangiogênese.[13] O aumento dos capilares linfáticos atenua os efeitos hemodinâmicos da retenção de sódio. A depleção do sistema mononuclear fagocitário bloqueia a linfangiogênese e induz a hipertensão sal-sensível.

Como a Retenção de Sódio Leva à Hipertensão?

Inicialmente, uma infusão rápida de solução salina administrada a animais com hipertensão induzida de maneira experimental aumenta a volemia e o débito cardíaco, mas o aumento no débito cardíaco é transitório e substituído por um aumento na resistência vascular sistêmica (RVS). Guyton et al.[3] chamaram este processo de autorregulação.

Vários mecanismos podem contribuir para a elevação na RVS. Primeiro, a expansão de volume aumenta a concentração de esteroides cardiotônicos endógenos circulantes, que funcionam como inibidores de $Na^+K^+ATPase$. Por exemplo, ouabaína é um fator

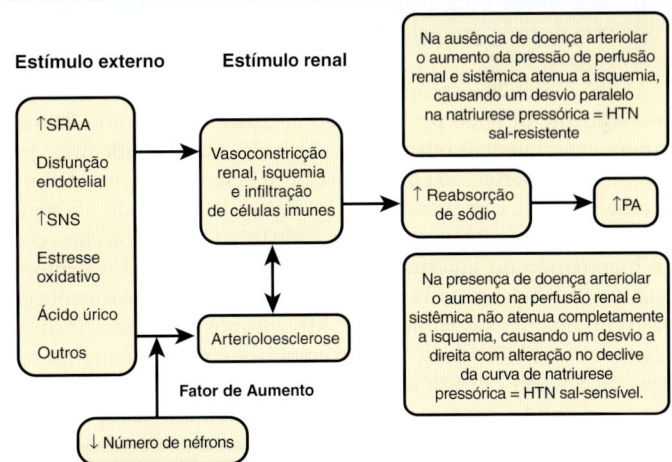

Via Unificada de Hipertensão Primária

Todas as vias serão influenciadas por polimorfismos genéticos envolvidos na regulação da função endotelial, SRAA e reabsorção de sódio.

Figura 34-3 Via unificada para hipertensão primária. A hipertensão (HTN) pode ocorrer, hipoteticamente, em duas fases. A primeira fase é mediada por vasoconstricção renal causada por estímulos como a hiperatividade do sistema nervoso simpático, hiperuricemia, disfunção endotelial ou ativação de sistema renina angiotensina aldosterona (SRAA). Isso resulta em uma forma de hipertensão sal-resistente. Enquanto a hipertensão pode se manter sal-resistente, supõe-se que, em muitos pacientes, desenvolver-se-á disfunção microvascular renal progressiva e inflamação tubulointersticial, com uma alternância para um fenótipo sal-sensível e um risco aumentado de microalbuminúria. *PA*, pressão arterial.

semelhante ao digitálico, liberado pelo hipotálamo, hipocampo e pituitária, e estimula o sistema nervoso simpático; já a marinobufagenina é um fator semelhante ao digitálico liberado pelo córtex adrenal. Esses fatores bloqueiam a $Na^+K^+ATPase$ renal, facilitando a excreção de sódio, porém às custas de um bloqueio na $Na^+K^+ATPase$ do músculo liso vascular, resultando em um aumento de cálcio intracelular e contração do músculo liso vascular, bem como na vasoconstricção sistêmica.[14] Os inibidores de sintase de óxido nítrico (NOS) circulante também estão presentes em alguns pacientes com hipertensão primária. Um pequeno aumento na concentração de sódio sérico pela ingestão de sal pode também estimular a liberação de substâncias vasoconstrictoras, como a vasopressina, que pode ter um papel particularmente em afro-americanos.[15] A ativação do SNS também ocorre na hipertensão sal-sensível em resposta a uma carga salina.[16] Uma explicação possível é que, em vigência de lesão tubulointersticial e isquemia intrarrenal, a sobrecarga salina desencadeia uma atividade intensa do SNS da arteríola aferente, que estimula a eferência simpática no SNC.[16] A importância da inervação renal simpática na ativação do SNS/SNC se tornou mais evidente após a introdução da denervação de artéria renal como meio de tratamento da hipertensão resistente (Cap. 38).

Outros mecanismos que poderiam contribuir para o aumento na RVS são a perda de substâncias vasodilatadoras renais (calicreína, medulipina) ou simplesmente a perda de capilares sistêmicos (rarefação microvascular).

Mecanismos Patogênicos Relacionados à Atual Epidemia de Hipertensão

Como discutido na seção Epidemiologia, tem havido um aumento marcante na prevalência de hipertensão no último século. O aumento da prevalência corresponde à introdução da dieta e do estilo de vida ocidental, associados a uma ampliação marcante de obesidade. A obesidade pode causar hipertensão através de múltiplos mecanismos, incluindo injúria renal súbita, efeitos da hiperleptinemia ou hiperinsulinemia, hiperuricemia, coexistência de disfunção endotelial e ativação do SNS.[17] Níveis cronicamente elevados de leptina, comuns em pessoas obesas, podem ativar o SNS no SNC através de neurônios produtores de pro-opiomelanocortina, que ativam receptores de melanocortina-4.[18]

Outro mecanismo proposto é um nível elevado de ácido úrico, possivelmente dirigido pela ingestão de açúcares contendo frutose. Estudos experimentais relatam que níveis elevados de ácido úrico podem mediar hipertensão em associação ao desenvolvimento de injúria renal subletal, e pequenos ensaios clínicos têm relatado um benefício na redução de PA ao se reduzir ácido úrico em adolescentes com pré-hipertensão ou hipertensão primária. Alguns estudos demonstram um SNS hiperativo na hipertensão precoce, particularmente em jovens ou hipertensos *borderline*.[20] Mecanismos postulados incluem defeito na sensibilidade dos barorreceptores e um aumento na resposta do SNS ao estresse emocional e relacionando ao trabalho. A ativação do SRA sistêmico e local é também comum na hipertensão. Assim como a atividade de renina plasmática está elevada em 20% dos pacientes, a atividade de renina está tanto normal (50%) quanto baixa (30%) na maioria. Entretanto, a atividade de renina normal pode estar inapropriadamente elevada em relação ao conteúdo do sódio corporal total.

Além disso, alguns pacientes hipertensos têm aldosterona plasmática elevada, especialmente se o SRA estiver inibido (através de IECA ou BRA), fenômeno conhecido como *escape de aldosterona*.[21,22] Tipicamente, esses pacientes são obesos, e têm hiperinsulinemia ou algum grau de disfunção endotelial. Esse hiperaldosteronismo é determinado por outro fator diferente da angiotensina II ou da hiperpotassemia.

EPIDEMIOLOGIA

A hipertensão primária é epidêmica. Nos Estados Unidos, a prevalência tem aumentado de 5 a 11% da população no início do século XX para 31% (72 milhões de pessoas) em 2010[23] (Fig. 34-4). Apesar de parte do aumento na hipertensão refletir a idade aumentada da população, há também um aumento de hipertensão primária na população pediátrica. Em 2025, estima-se que 1,56 milhão de pessoas no mundo terão hipertensão primária. O aumento na hipertensão se correlaciona com a frequência aumentada de obesidade, diabetes melito tipo 2 e doença renal crônica.

Entre os vários fatores de risco prata hipertensão, história familiar é o mais importante (Tabela 34-3). O risco de hipertensão primária aumenta com a idade, com uma pessoa normotensa à idade de 55 anos tendo uma chance de 90% de ser hipertenso aos 80 anos de idade.[2,24] Na prevalência da hipertensão, esse aumento relacionado à idade foi observado na maioria dos países ocidentais, mas não foi uniformemente observado em todas as populações. A hipertensão é mais comum em homens, apesar de a prevalência em mulheres ser semelhante, ou exceder levemente àquela dos homens acima de 55 anos. Alguns grupos raciais têm risco aumentado de desenvolver

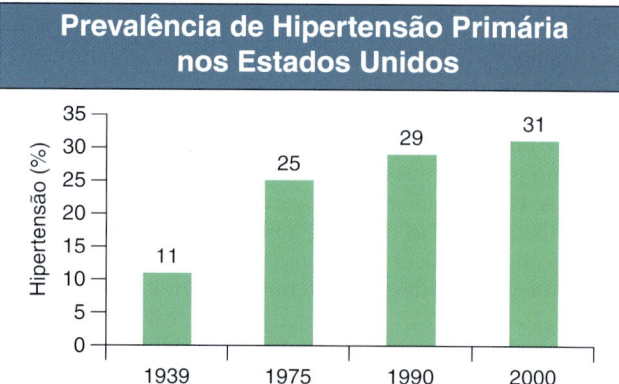

Figura 34-4 Epidemia de hipertensão. A prevalência de hipertensão primária nos Estados Unidos (definida como PA > 140/90 mmHg) aumentou de 11% em 1939 para 31% da população em 2000.

Fatores de Risco para Hipertensão Primária	
Genéticos	História familiar Polimorfismos (aducina, sintase de óxido nítrico endotelial, angiotensinogênio, β2-adrenorreceptor, subunidade β3 da proteína cinase G humana)
Congênitos	Baixo peso ao nascer, baixo número de néfrons, hipertensão materna, pré-eclâmpsia materna, desnutrição materna
Físicos	Obesidade, idade avançada, afro-americano, afro-caribenho, alguns povos africanos de dialeto bantu, frequência cardíaca elevada (> 83 batimentos/min), estresse emocional elevado.
Dieta/Toxinas	Aumento da ingestão de sódio, baixa ingestão de potássio, baixa ingestão de laticínios, abuso de álcool, intoxicação por baixos níveis de chumbo ou cádmio.
Metabólicos	Ácido úrico elevado, resistência insulínica, hematócrito elevado
Outros	Baixo nível socioeconômico, urbano *versus* rural

Tabela 34-3 Principais fatores de risco para hipertensão primária.
Parâmetros baseados em laboratório.

hipertensão mais precocemente na vida, particularmente afro-americanos e filipino-americanos, nos Estados Unidos, e em várias populações minoritárias ao redor do mundo (p. ex., índios pima, aborígenes australianos e maoris). Fatores de risco para hipertensão incluem forte história familiar, obesidade, resistência insulínica, hiperuricemia ou gota, distúrbios do sono, incluindo apneia obstrutiva do sono, e ambientes de vivência de alta carga de estresse persistente, no trabalho ou em casa. Alguns fatores físicos, como frequência cardíaca elevada ou aumento de PA em resposta ao exercício, são também preditores, assim como hematócrito elevado.

Fatores genéticos também contribuem, assim como discutido previamente. Apesar de os padrões de herança não seguirem os padrões da genética mendeliana para um único *locus* gênico, evidência sugere que 20% a 30% das hipertensões podem ter bases genéticas, devido ao efeito cumulativo dos múltiplos genes de suscetibilidade (a hipótese poligênica). Uma pesquisa recente de associação pan-genômica encontrou 29 polimorfismos que poderiam contribuir com aproximadamente 13% da hipertensão primária, com muitos desses polimorfismos ligados a peptídeos natriuréticos e sinalização de óxido nítrico. Outros têm notado polimorfismo envolvendo o sistema imune e mecanismos de estresse oxidativo (variantes HSP-70, xantina oxidase, e superóxido dismutase extracelular), mediadores vasoativos (angiotensinogênio, sintase de óxido nítrico endotelial, prostaciclina sintase, β_2-adrenoceptor, 20-HETE sintase [gene *CYP4F2*], proteína G β3), mediadores do tônus de músculo liso vascular (canal de potássio cálcio dependentes, KCNMA) ou mediadores de controle do transporte renal de sódio (α-aducina e 11β-hidroxiesteroide desidrogenase tipo 2, aldosterona sintase, WNK cinases).[19]

É mais provável que a hipertensão ocorra se a mãe tiver história familiar de hipertensão, obesidade, pré-eclâmpsia ou desnutrição. Esses fatores de risco estão todos associados a RCIU e com baixo peso ao nascer, ambos predisponentes à hipertensão futura, assim como diabetes e obesidade.

Fatores dietéticos, entre outros fatores ambientais, podem contribuir com o aumento do risco de hipertensão. Obesidade, com ou sem resistência insulínica associada, é um fator de risco maior para hipertensão e apresenta aumento paralelo à hipertensão em alguns países. Estudos epidemiológicos e de intervenção ligam a ingestão de sal e o baixo consumo de potássio com elevação persistente de PA, levando ao desenvolvimento precoce de hipertensão, e, apesar de esta relação estar bem demonstrada em pacientes idosos e afro-americanos, ela é verdadeira em todo o mundo. Aumento na ingestão de potássio diminui a PA tanto em estudos experimentais quanto em ensaios clínicos. Mais recentemente, a ingestão de açúcares adicionados (p. ex.,

sacarose, xarope de milho rico em frutose) mostrou-se preditora de PA elevada. Certas toxinas, mais notavelmente a intoxicação por pequenas quantidades de chumbo e cádmio, foram também associadas ao aumento da frequência de hipertensão.

MANIFESTAÇÕES CLÍNICAS

A avaliação de um paciente com hipertensão requer história e exame físico minuciosos, avaliação de fatores de risco para hipertensão, procura de potenciais causas secundárias e avaliação de lesão de órgão-alvo.

A PA deve ser aferida em pelo menos três ocasiões para confirmar hipertensão persistente usando as técnicas descritas no Capítulo 44. Recomenda-se monitorização residencial ou ambulatorial de 24 horas para determinar se a hipertensão ocorre apenas no consultório (hipertensão do avental branco) e, raramente, para identificar hipertensão mascarada, na qual as elevações de PA ocorrem somente fora do consultório médico. A hipertensão do avental branco e a hipertensão mascarada podem estar associadas à lesão de órgão-alvo, incluindo hipertrofia ventricular esquerda (HVE) e microalbuminúria; o diagnóstico deve ser seguido pela pesquisa de fatores de risco cardiovascular (CV) e reavaliação frequente de PA.

A história deve avaliar o início e a duração de hipertensão e a presença de história familiar para hipertensão e doença cardiorrenal. A história deve identificar fatores de risco para hipertensão (obesidade, diabetes, atividade física, gota, alcoolismo, tabagismo, dieta, estresse emocional, medicamentos prescritos) e qualquer morbidade relacionada à hipertensão. Com frequência, a hipertensão é assintomática, mas os estudos mostram que até mesmo na infância a hipertensão pode estar associada a memória e desempenho metal prejudicados, além de ser fator de risco maior para demência vascular. Bom controle pressórico melhora a *performance* mental e diminui o risco de desenvolver demência.[26,27] A hipertensão, especialmente estágio 2 (Tabela 34-1), pode também estar associada à cefaleia, classicamente pulsátil e de localização occipital. Na emergência hipertensiva, encefalopatia pode raramente ocorrer, com declínio agudo do nível de consciência e convulsões. Também raramente, o paciente pode perder a visão, por papiledema. A hipertensão estágio 2 também expõe o indivíduo ao risco de infarto agudo do miocárdio (IAM), insuficiência cardíaca congestiva (ICC) com edema pulmonar agudo, dissecção aórtica, acidente cerebrovascular e insuficiência renal.

O exame físico inclui medida de PA em ambos os membros e exame cardíaco cuidadoso. A atenção deve se focar nos grandes vasos (tanto pela palpação, quanto pela ausculta, à procura de sopros), e na retina, para graduar a severidade da doença na microvasculatura.

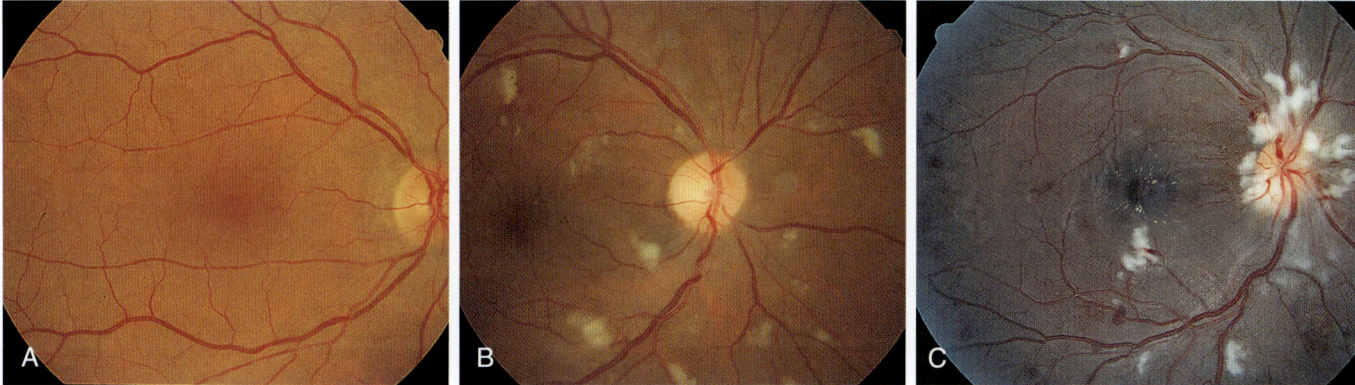

Figura 34-5 Diferentes graus de retinopatia hipertensiva. A, Retinopatia hipertensiva leve, com estreitamento arteriolar e cruzamentos arteriovenosos. **B,** Retinopatia hipertensiva moderada, com exsudatos algodonosos (infarto da camada de fibras nervosas) e cruzamentos arteriovenosos. **C,** Papiledema, exsudatos algodonosos, exsudatos amarelos maculares (padrão em formação de estrelas), e hemorragias retinianas em um indivíduo com emergência hipertensiva. *(Cortesia de J. Kinyoun, Universidade de Washington.)*

(Fig. 34-5). Exames laboratoriais devem incluir hematócrito, eletrólitos, creatinina (e TFG estimada), cálcio e fósforo (à procura de hiperparatireoidismo primário), perfil lipídico de jejum (colesterol e triglicérides), ácido úrico e urinálise. Uma radiografia de tórax e eletrocardiograma devem ser realizados para verificar a área cardíaca e averiguar dilatação aórtica.

Exames adicionais incluem excreção de sódio e potássio urinário de 24 horas. No paciente estável, a excreção de sódio e potássio urinário se correlacionam com a ingestão (valores desejáveis são Na⁺ < 100 mmol e K⁺ > 100 mmol/L, em 24 horas). A razão albumina-creatinina em amostra urinária isolada e ecocardiograma pode revelar evidências adicionais de lesão de órgão-alvo. (Fig. 34-6). Perceba que a relação albumina-creatinina em amostra urinária isolada é recomendada apenas para aqueles com diabetes ou DRC estágio 2 em diante. Não se recomenda ecocardiograma de rotina em paciente com hipertensão, por causa do custo, apesar de ser apropriado para aqueles com problemas cardíacos.

PATOLOGIA

A hipertensão primária é caracterizada por doença dos vasos arteriais pré-glomerulares, primariamente as arteríolas aferentes e interlobulares. A lesão clássica, vista em 90% dos pacientes, é a arterioloesclerose,

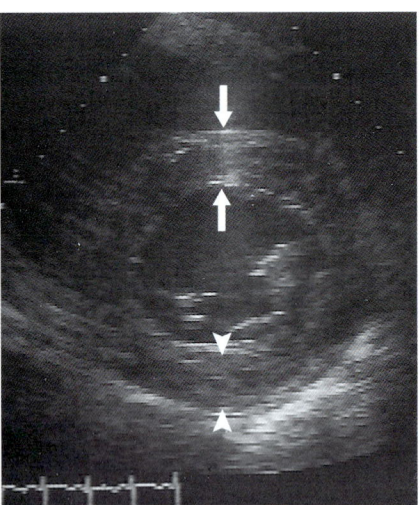

Figura 34-6 Ecocardiograma mostrando hipertrofia ventricular esquerda concêntrica. Espessamento septal (*entre as setas maiores*) e espessamento da parede posterior (*entre as pontas de seta*), estão aumentados (16 mm) em um paciente com hipertensão primária (normal até 11 mm). (*Cortesia de A. Pearlman, Universidade de Washington.*)

na qual as células musculares lisas da média das arteríolas aferentes são substituídas por tecido conjuntivo[28] (Fig. 34-7). Frequentemente, material hialino (proteínas plasmáticas) se acumula na subíntima (hialinose). Além da doença arteriolar, é comum haver evidência de isquemia pré-glomerular e tubulointersticial, com retração do tufo glomerular, atrofia tubular e fibrose intersticial. Ocasionalmente, glomeruloesclerose e lesão tubulointersticial severa são vistas. Nos casos de emergências hipertensivas ocorre arteriolopatia proliferativa, ocasionalmente associada a necrose fibrinoide. Camadas concêntricas de tecido conjuntivo e células podem dar um aspecto de casca de cebola à intima, o que pode progredir para uma obliteração total do lúmen.

DIAGNÓSTICO

O diagnóstico de hipertensão primária requer a eliminação de etiologias secundárias, das quais as mais comuns incluem medicamentos (AINES, corticoides, simpatomiméticos, contraceptivos orais), drogas recreacionais (ingestão excessiva de álcool, cocaína), doença parenquimatosa intrínseca, doença renovascular e hiperaldosteronismo primário, secundário a hiperplasia adrenal ou tumores. A Tabela 33-10 fornece uma lista mais completa da avaliação recomendada em casos secundários.

HISTÓRIA NATURAL

O maior risco da hipertensão no longo prazo é a doença cardiovascular (DCV), que pode ser dividida em etiologias diretamente relacionadas ao aumento pressórico (acidente vascular cerebral [AVC] e insuficiência cardíaca [IC]), aterosclerótica (infarto do miocárdico) e renal (DRC). A hipertensão é a causa mais comum de AVC e de IC, e esse risco aumenta junto com os níveis de PA de forma linear[29] (Fig. 34-8). Outras raras morbidades relacionadas à hipertensão incluem dissecção aórtica e aneurismas aórticos e cerebrais. Pressão sistólica, diastólica e de pulso aumentadas (esta, em particular, quando associada à PA diastólica baixa) são os determinantes de risco mais importantes para as morbidades relacionadas à pressão. Esse risco aumentado depende de idade (aumenta com o avançar da idade), gênero (maior em homens), origem étnica (maior em afro-americanos) e outras condições, especialmente diabetes.

Consequências cardíacas do mau controle pressórico se iniciam com HVE associada à função sistólica supranormal. Ao longo do tempo, pode ocorrer disfunção diastólica, manifesta como lentidão de enchimento diastólico, o que reflete a diminuição do relaxamento diastólico. Esta, por sua vez, pode progredir para IC. Quase 90% dos pacientes com IC têm histórico de hipertensão.

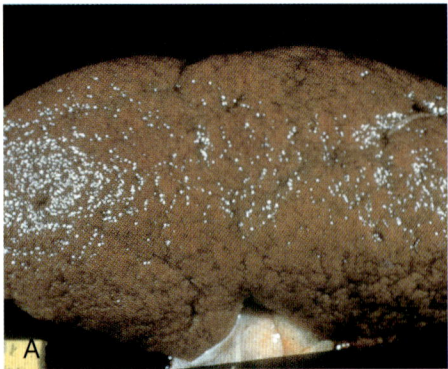
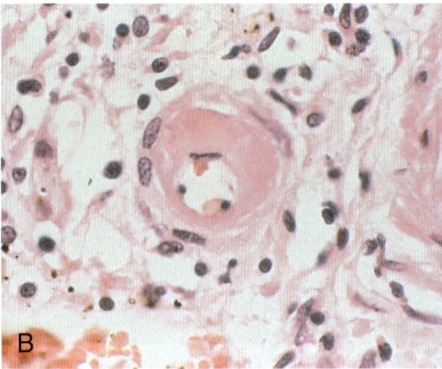
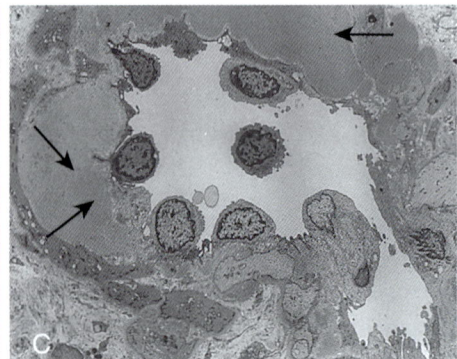

Figura 34-7 Patologia renal na hipertensão primária. A, Um rim com pontilhado granular em um indivíduo com hipertensão primária crônica. **B,** Arterioloesclerose com hialinose subintimal. **C,** Micrografia eletrônica mostrando hialinose com acúmulo de proteínas plasmáticas exsudativas no subendotélio de uma arteríola. (***A,*** *cortesia da Escola Médica de Harvard;* ***B*** *e* ***C,*** *cortesia de C. E. Alpers, Universidade de Washington.*)

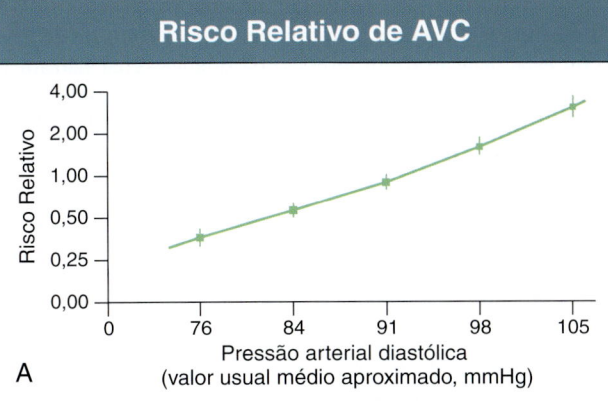

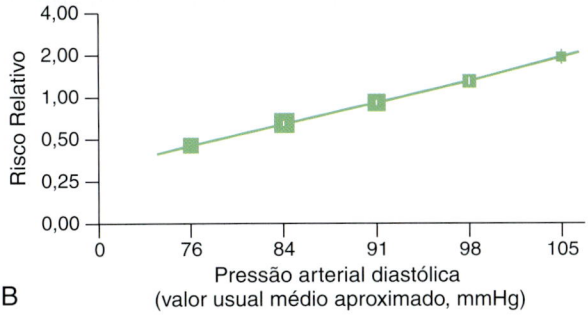

Figura 34-8 O risco relativo de AVC e doença coronariana aumenta com a pressão diastólica aumentada. *A,* Os dados sobre acidente cerebrovascular são de sete estudos observacionais prospectivos e 843 eventos. *B,* Dados sobre doença arterial coronariana são de nove estudos e 4.856 eventos. O tamanho dos quadrados é proporcional ao número de eventos em cada categoria; linhas verticais indicam intervalos de confiança de 95%. (Modificado da referência 29.)

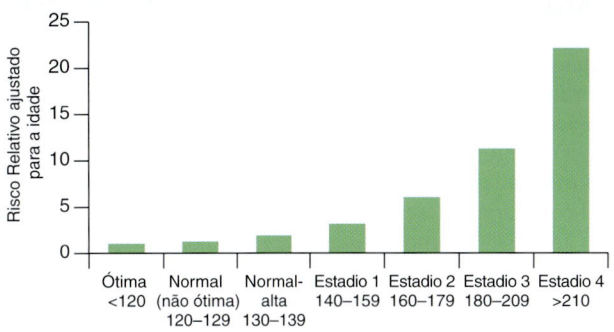

Figura 34-9 Doença renal de estágio terminal e pressão arterial. A incidência de doença renal de estágio terminal relacionada à pressão arterial basal no estudo MRFIT. Tempo de seguimento médio foi de 16 anos. (Adaptado da referência 32.)

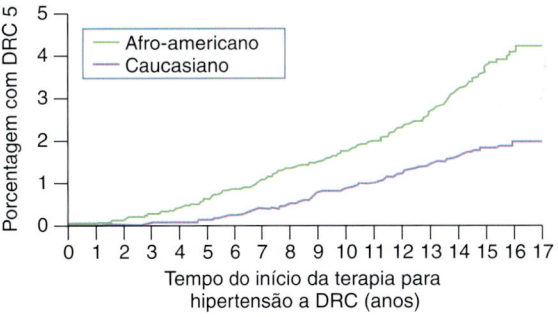

Figura 34-10 Efeito da raça na incidência de doença renal de estadio terminal em pacientes hipertensos. A taxa de doença renal de estadio terminal (DRC 5) em veteranos hipertensos afro-americanos e caucasianos.

Hipertensão também confere risco de morbidades relacionadas à aterosclerose, incluindo a doença coronariana,[29] doença vascular periférica e aterosclerose carotídea, com ou sem embolia cerebral. Em adição à prevalência aumentada de hipertensão, afro-americanos têm também risco 50% maior de doença cardíaca.

Doença Renal

A maior parte dos pacientes com hipertensão primária recém-diagnosticada tem função renal normal, ou estágio 1 (TFG > 90 mL/min/ 1,73m^2 com microalbuminúria) ou estágio 2 (TFG 60 a 90 mL/ min/1,73m^2) com elevada resistência vascular renal.[30] A despeito da função renal relativamente normal, a biópsia renal, se realizada, costuma mostrar arterioloesclerose com hialinose (Fig. 34-7).

Anteriormente ao uso de outros agentes anti-hipertensivos, a proteinúria se desenvolvia em 40% dos pacientes hipertensos, e 18% desenvolviam disfunção renal ao longo do tempo. A microalbuminúria, que é um marcador de lesão vascular e de risco cardiovascular, ocorre em 15-30% dos pacientes, enquanto a proteinúria não nefrótica é incomum e proteinúria na faixa nefrótica é rara.[31] A microalbuminúria tem associação à hipertensão sal-sensível, perda do descenso noturno de PA e lesão de órgão alvo, especialmente HVE. Elevações de creatinina sérica se desenvolvem em 10% a 20% dos pacientes com mau controle pressórico, e este risco é maior em afro-americanos, idosos, paciente com hiperuricemia e aqueles com PA sistólica elevada (> 160 mmHg).[32,33] Em 2% a 5% daqueles com PA sistólica não

controlada (> 160), a progressão para lesão renal deverá ocorrer nos 10 a 15 anos subsequentes (Figs. 34-9 e 34-10). Apesar de a relativa infrequência da hipertensão progredir para doença renal de estágio 5 ou terminal (DRC 5), a hipertensão é reconhecida como segunda causa mais comum de DRC 5, após o diabetes, nos Estados Unidos e na Europa. Além disso, quase todos os pacientes com diabetes melito têm hipertensão ao iniciar diálise.

A incidência de DRC 5 em afro-americanos com hipertensão é quatro a seis vezes maior que em caucasianos.[34] Biópsias renais de afro-americanos com hipertensão mostram lesão hipertensiva mais severa, com alterações vasculares mais proeminentes e aumento da frequência de glomeruloesclerose global e segmentar. Apesar de algumas destas alterações vasculares estarem possivelmente relacionadas à presença de polimorfismos de fator β de crescimento e transformação (TGF-β), ou aos elevados níveis de ácido úrico que são comuns nesta população, estudos recentes sugerem que esta frequência elevada de glomeruloesclerose pode ser causada por polimorfismo em apolipoproteína L1 (*APOL1*), cujo produto é expresso no podócito.[35] O mecanismo pelo qual polimorfismos de *APOL1* aumentam o risco de progressão de doença renal não é claro, mas pode estar relacionado aos efeitos sobre o podócito.

Efeito da Terapia Anti-hipertensiva na História Natural da Doença Cardiovascular e na Progressão de Doença Renal

A abordagem farmacológica específica para o tratamento de hipertensão é descrita no Capítulo 35, enquanto o efeito da terapia anti-hipertensiva nos desfechos renal e cardiovascular é discutido aqui. De acordo com relatório recente, apenas 71% dos pacientes com hipertensão nos Estados Unidos estão recebendo tratamento, e apenas 48% têm sua PA sob controle adequado (< 140/90 mmHg).[36] Apesar de a mortalidade ajustada de acordo com a idade para AVC e doença arterial coronariana terem sido significativamente reduzidas no início dos anos 1980, como resultado de melhor controle de PA (e melhor tratamento de outros fatores de risco, como a dislipidemia), doença cardíaca e AVC se mantêm como primeira e terceira causa de morte, respectivamente, nos países ocidentais. Isso enfatiza a importância de identificar e tratar pacientes com hipertensão.

A terapia anti-hipertensiva reduz as complicações cardiovasculares em pacientes com hipertensão estágio 2, apesar de haver menos dados que apoiem isto para hipertensos em estadio 1 (Tabela 34-4).[37] O risco reduzido é mais significativo para AVC e IC, mas também ocorre com IAM. Em todos os estudos realizados, grupos com melhor controle pressórico têm o melhor desfecho.[38] Uma exceção surge com o estudo recente ACCOMPLISH, no qual ambos os grupos tinham controle pressórico similar, mas o grupo inicialmente randomizado com inibidor de ECA associado a antagonista do cálcio teve 20% de redução de risco comparado ao grupo tratado com inibidor de ECA associado a diurético.[39] Perceba que quase todas as pessoas com algum grau de disfunção renal necessitam de duas ou mais medicações. Diuréticos (p. ex., clortalidona) oferecem reduções iniciais melhores na PA que a maioria dos agentes anti-hipertensivos e são necessários naqueles com DRC estadio 3, porém não são considerados como agentes de primeira escolha para tratamento de hipertensão primária por nenhuma diretriz, exceto a dos Estados Unidos.

O efeito da terapia anti-hipertensiva na progressão de doença renal secundária à hipertensão é mais controverso. No Multiple Risk Factor Interventional Trial (MRFIT), no qual os diuréticos e β-bloqueadores foram utilizados primariamente para controle de PA, retardo ou estabilização da progressão da doença renal não foi visto em afro-americanos, mas foi evidenciado em todos os outros grupos raciais estudados.[40] No African American Study of Kidney Disease, o uso de inibidor de ECA (ramipril) foi mais efetivo em retardar a progressão de doença renal crônica do que o bloqueador do canal de cálcio diidropiridínico anlodipino (Fig. 34-11) ou metoprolol.[41,42] Entretanto, ambos os estudos, entre outros, falharam em demonstrar proteção superior com controle pressórico rígido, quando comparados aos alvos convencionais de PA, em pacientes com doença renal secundária à hipertensão.[42,43]

A hipertensão mascarada e ausência de descenso noturno (i.e., ausência de queda fisiológica da pressão arterial durante o sono), foram as duas razões mais comuns para o mau controle pressórico.[44]

A maioria dos estudos está sendo desenvolvida considerando a dose e o tempo do tratamento anti-hipertensivo, para avaliar alterações no controle pressórico geral. Em contraste, análises *post hoc* de estudos mostram que pacientes com doença renal diabética, ou com doença renal proteinúrica, incluindo aquela causada por hipertensão, parecem se beneficiar de metas pressóricas mais baixas, em termos de proteção renal. Com base nas evidências vigentes, os níveis pressóricos alcançados devem estar abaixo de 140 mmHg de PA sistólica para doença renal não proteinúrica e menores que 130/80 mmHg para aqueles com diabetes ou hipertensão.[45] Contudo, já que todos os três estudos prospectivos randomizados sobre desfechos em DRC falharam em demonstrar benefício, as diretrizes do KDIGO recomendam níveis de PA menores que 140/90 mmHg naqueles com doença renal crônica, embasadas em melhor nível de evidência. A meta prévia de 130/80 mmHg na presença de albuminúria muito elevada (>300 mg/dia) tem muito menos evidências e não é recomendada.[46]

Alguns estudos também sugerem que diuréticos tiazídicos estão associados à piora de função renal em pacientes hipertensos. No estudo European Working Party on High Blood Pressure in the Elderly, uma incidência significativamente maior de disfunção renal foi

---

Efeito dos Anti-hipertensivos nos Desfechos Cardiovasculares em Pacientes Hipertensos

Desfecho	Número de Estudos	Modelo de Efeitos	RR (IC 95%)	Valor de *P* para a Heterogeneidade
Doença coronariana	24	Fixo	0,86 (0,80-0,93)	0,55
		Aleatório	0,87 (0,80-0,94)	0,55
AVC	23	Fixo	0,69 (0,64-0,74)	0,004
		Aleatório	0,68 (0,61-0,76)	0,004
ICC	7	Fixo	0,54 (0,45-0,66)	0,66
		Aleatório	0,60 (0,49-0,74)	0,80
Eventos cardio-vasculares maiores	28	Fixo	0,78 (0,74-0,81)	< 0,001
		Aleatório	0,73 (0,62-0,87)	< 0,001
Mortalidade cardiovascular	23	Fixo	0,84 (0,78-0,90)	0,10
		Aleatório	0,84 (0,78-0,90)	0,10
Mortalidade total	25	Fixo	0,90 (0,85-0,95)	0,58
		Aleatório	0,90 (0,85-0,95)	0,59

Tabela 34-4 Metanálise sobre o efeito dos anti-hipertensivos nos desfechos cardiovasculares em pacientes hipertensos. A análise foi baseada em 42 estudos clínicos que incluíram 192.478 pacientes randomizados para sete categorias principais de tratamento, incluindo placebo. *ICC*, insuficiência cardíaca congestiva; *DCV*, doença cardiovascular; *RR*, risco relativo; *IC*, intervalo de confiança. *(Adaptado da referência 37.)*

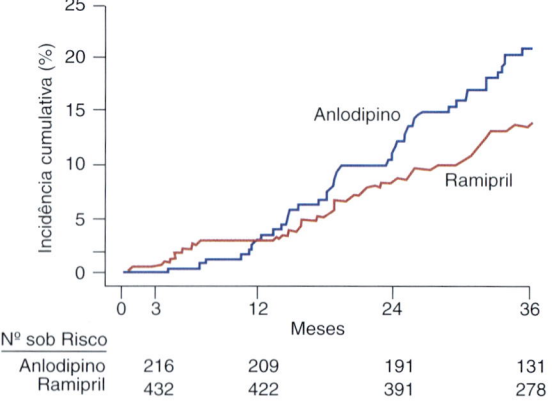

Figura 34-11 Ramipril é superior a anlodipino em reduzir eventos cardiovasculares em hipertensos afro-americanos com disfunção renal leve a moderada. O inibidor da enzima conversora de angiotensina (ECA) resultou em menos desfechos renais (proteinúria, declínio de função renal, DRC 5, morte), comparado ao bloqueador do canal de cálcio diidropiridínico anlodipino, no African American Study of Kidney Disease. *(Adaptado da referência 41.)*

encontrada nos pacientes recebendo diuréticos, comparados ao placebo.[47] No estudo Systolic Hypertension in the Elderly, a creatinina sérica aumentou significativamente naqueles tratados com diuréticos tiazídicos, comparados ao placebo.[48]

No Antihypertensive and Lipid-Lowering Treatment to Prevent Heart Attack (ALLHAT), o grupo tratado com clortalidona mostrou piora de função renal estatisticamente significativa, em relação aos grupos tratados com anlodipino ou lisinopril, tanto no segundo como no quarto ano de seguimento[49]. Isso pode ser atribuído à depleção de volume em muitos casos, mas mostrou-se que diuréticos induzem injúria renal em vários modelos animais, possivelmente por causa de hipocalemia, hiperuricemia e estimulação de SRAA, relacionados à queda na pressão de perfusão renal.[50]

Pode a Hipertensão Primária Remitir Espontaneamente?

Naqueles com idade abaixo de 60 anos, em torno de 15 a 20% dos pacientes podem se tornar normotensos espontaneamente. Além disso, em pacientes com hipertensão estabelecida que têm bom controle de PA durante cinco anos sob tratamento, 20% a 40% podem ter sua terapia suspensa de maneira bem-sucedida, especialmente aqueles com hipertensão estadio 1 e aderentes à restrição de sal e à redução de peso; isso sugere que processos que medeiam a hipertensão são, às vezes, reversíveis.

Referências

1. Bevan AT, Honour AJ, Stott FH. Direct arterial pressure recording in unrestricted man. *Br Heart J.* 1969;31:387-388.
2. Chobanian AV, Bakris GL, Black HR, et al. The Seventh Report of the Joint National Committee on Prevention, Detection, Evaluation, and Treatment of High Blood Pressure: The JNC 7 Report. *JAMA.* 2003;289:2560-2572.
3. Guyton AC, Coleman TG, Cowley AV Jr, et al. Arterial pressure regulation: Overriding dominance of the kidneys in long-term regulation and in hypertension. *Am J Med.* 1972;52:584-594.
4. Lifton RP. Genetic dissection of human blood pressure variation: Common pathways from rare phenotypes. *Harvey Lect.* 2004;100:71-101.
5. Ji W, Foo JN, O'Roak BJ, et al. Rare independent mutations in renal salt handling genes contribute to blood pressure variation. *Nat Genet.* 2008;40:592-599.
6. Barker DJ, Osmond C, Golding J, et al. Growth in utero, blood pressure in childhood and adult life, and mortality from cardiovascular disease. *BMJ Clin Res.* 1989;298:564-567.
7. Brenner BM, Garcia DL, Anderson S. Glomeruli and blood pressure. Less of one, more the other? *Am J Hypertens.* 1988;1:335-347.
8. Keller G, Zimmer G, Mall G, et al. Nephron number in patients with primary hypertension. *N Engl J Med.* 2003;348:101-108.
9. Eriksson J, Forsen T, Tuomilehto J, et al. Fetal and childhood growth and hypertension in adult life. *Hypertension.* 2000;36:790-794.
10. Pons H, Ferrebuz A, Quiroz Y, et al. Immune reactivity to heat shock protein 70 expressed in the kidney is a cause of salt sensitive hypertension. *Am J Physiol.* 2013;304:F289-F299.
11. Guzik TJ, Hoch NE, Brown KA, et al. Role of the T cell in the genesis of angiotensin II induced hypertension and vascular dysfunction. *J Exp Med.* 2007;204:2449-2460.
12. Johnson RJ, Rodriguez-Iturbe B, Kang DH, et al. A unifying pathway for essential hypertension. *Am J Hypertens.* 2005;18:431-440.
13. Machnik A, Neuhofer W, Jantsch J, et al. Macrophages regulate salt-dependent volume and blood pressure by a vascular endothelial growth factor-C–dependent buffering mechanism. *Nat Med.* 2009;15:545-552.
14. Hamlyn JM, Ringel R, Schaeffer J, et al. A circulating inhibitor of Na^+,K^+-ATPase associated with essential hypertension. *Nature.* 1982;300:650-652.
15. Bakris G, Bursztyn M, Gavras I, et al. Role of vasopressin in essential hypertension: Racial differences. *J Hypertens.* 1997;15:545-550.
16. DiBona GF, Kopp UC. Neural control of renal function. *Physiol Rev.* 1997;77:175-197.
17. Wofford MR, Hall JE. Pathophysiology and treatment of obesity hypertension. *Curr Pharm Des.* 2004;10:3621-3637.
18. Hall JE, da Silva AA, do Carmo JM, et al. Obesity-induced hypertension: Role of sympathetic nervous system, leptin, and melanocortins. *J Biol Chem.* 2010;285:17271-17276.
19. Feig DI, Soletsky B, Johnson RJ. Effect of allopurinol on the blood pressure of adolescents with newly diagnosed essential hypertension. *JAMA.* 2008;300:922-930.
20. Julius S. The evidence for a pathophysiologic significance of the sympathetic overactivity in hypertension. *Clin Exp Hypertens.* 1996;18:305-321.
21. Schjoedt KJ, Andersen S, Rossing P, et al. Aldosterone escape during blockade of the renin-angiotensin-aldosterone system in diabetic nephropathy is associated with enhanced decline in glomerular filtration rate. *Diabetologia.* 2004; 47:1936-1939.
22. Ubaid-Girioli S, Ferreira-Melo SE, Souza LA, et al. Aldosterone escape with diuretic or angiotensin-converting enzyme inhibitor/angiotensin II receptor blocker combination therapy in patients with mild to moderate hypertension. *J Clin Hypertens (Greenwich).* 2007;9:770-774.
23. Egan BM, Zhao Y, Axon RN. US trends in prevalence, awareness, treatment, and control of hypertension, 1988-2008. *JAMA.* 2010;303:2043-2050.
24. Burt VL, Whelton P, Roccella EJ, et al. Prevalence of hypertension in the US adult population: Results from the Third National Health and Nutrition Examination Survey, 1988–1991. *Hypertension.* 1995;25:305-313.
25. Ehret GB, Munroe PB, Rice KM, et al. Genetic variants in novel pathways influence blood pressure and cardiovascular disease risk. *Nature.* 2011;478:103-109.
26. Forette F, Seux ML, Staessen JA, et al. Prevention of dementia in randomised double-blind placebo-controlled Systolic Hypertension in Europe (Syst-Eur) trial. *Lancet.* 1998;352:1347-1351.
27. Goldstein G, Materson BJ, Cushman WC, et al. Treatment of hypertension in the elderly. II. Cognitive and behavioral function: Results of a Department of Veterans Affairs Cooperative Study. *Hypertension.* 1990;15:361-369.
28. Sommers SC, Relman AS, Smithwick RH. Histologic studies of kidney biopsy specimens from patients with hypertension. *Am J Pathol.* 1958;34:685-715.
29. MacMahon S, Peto R, Cutler J, et al. Blood pressure, stroke, and coronary heart disease. Part 1. Prolonged differences in blood pressure: Prospective observational studies corrected for the regression dilution bias. *Lancet.* 1990; 335:765-774.
30. Johnson RJ, Segal MS, Srinivas T, et al. Essential hypertension, progressive renal disease, and uric acid: A pathogenetic link? *J Am Soc Nephrol.* 2005;16: 1909-1919.
31. Bakris GL. *Microalbuminuria: Marker of Kidney and Cardiovascular Disease.* London: Current Medicine Group; 2007.
32. Klag MJ, Whelton PK, Randall BL, et al. Blood pressure and end-stage renal disease in men. *N Engl J Med.* 1996;334:13-18.
33. Perry HM Jr, Miller JP, Fornoff JR, et al. Early predictors of 15-year end-stage renal disease in hypertensive patients. *Hypertension.* 1995;25:587-594.
34. Sarafidis PA, Li S, Chen SC, et al. Hypertension awareness, treatment, and control in chronic kidney disease. *Am J Med.* 2008;121:332-340.
35. Lipkowitz MS, Freedman BI, Langefeld CD, et al. Apolipoprotein L1 gene variants associate with hypertension-attributed nephropathy and the rate of kidney function decline in African Americans. *Kidney Int.* 2013;83:114-120.
36. Roger VL, Go AS, Lloyd-Jones DM, et al. Heart disease and stroke statistics – 2012 update: A report from the American Heart Association. *Circulation.* 2012;125:e2-e220.
37. Psaty BM, Lumley T, Furberg CD, et al. Health outcomes associated with various antihypertensive therapies used as first-line agents: A network meta-analysis. *JAMA.* 2003;289:2534-2544.
38. Turnbull F, Neal B, Ninomiya T, et al. Effects of different regimens to lower blood pressure on major cardiovascular events in older and younger adults: Meta-analysis of randomised trials. *BMJ Clinical Res.* 2008;336:1121-1123.
39. Jamerson K, Weber MA, Bakris GL, et al. Benazepril plus amlodipine or hydrochlorothiazide for hypertension in high-risk patients. *N Engl J Med.* 2008;359:2417-2428.
40. Walker WG, Neaton JD, Cutler JA, et al. Renal function change in hypertensive members of the Multiple Risk Factor Intervention Trial: Racial and treatment effects. The MRFIT Research Group. *JAMA.* 1992;268:3085-3091.
41. Agodoa LY, Appel L, Bakris GL, et al. Effect of ramipril vs amlodipine on renal outcomes in hypertensive nephrosclerosis: a randomized controlled trial. *JAMA.* 2001;285:2719-2728.
42. Wright JT Jr, Bakris G, Greene T, et al. Effect of blood pressure lowering and antihypertensive drug class on progression of hypertensive kidney disease: Results from the AASK trial. *JAMA.* 2002;288:2421-2431.
43. Toto RD, Mitchell HC, Smith RD, et al. "Strict" blood pressure control and progression of renal disease in hypertensive nephrosclerosis. *Kidney Int.* 1995;48:851-859.
44. Pogue V, Rahman M, Lipkowitz M, et al. Disparate estimates of hypertension control from ambulatory and clinic blood pressure measurements in hypertensive kidney disease. *Hypertension.* 2009;53:20-27.
45. KDOQI. Clinical practice guidelines and clinical practice recommendations for diabetes and chronic kidney disease. *Am J Kidney Dis.* 2007;49:S12-S154.
46. KDIGO. Clinical practice guideline for the management of blood pressure in chronic kidney disease. *Kidney Int Suppl.* 2012;2:339-414.

47. Fletcher A, Amery A, Birkenhager W, et al. Risks and benefits in the trial of the European Working Party on High Blood Pressure in the Elderly. *J Hypertens*. 1991;9:225-230.

48. Savage PJ, Pressel SL, Curb JD, et al. Influence of long-term, low-dose, diuretic-based, antihypertensive therapy on glucose, lipid, uric acid, and potassium levels in older men and women with isolated systolic hypertension: The Systolic Hypertension in the Elderly Program. SHEP Cooperative Research Group. *Arch Intern Med*. 1998;158:741-751.

49. ALLHAT. Major outcomes in high-risk hypertensive patients randomized to angiotensin-converting enzyme inhibitor or calcium channel blocker vs diuretic. The Antihypertensive and Lipid-Lowering Treatment to Prevent Heart Attack Trial. *JAMA*. 2002;288:2981-2997.

50. Reungjui S, Hu H, Mu W, et al. Thiazide-induced subtle renal injury not observed in states of equivalent hypokalemia. *Kidney Int*. 2007;72:1483-1492.

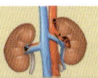

Prevenção e Tratamento Não Farmacológico da Hipertensão Arterial

Brian Rayner, Karen E. Charlton e Estelle V. Lambert

As mudanças do estilo de vida, incluindo uma combinação de ingestão aumentada de gorduras e carboidratos refinados, associados à atividade física reduzida, resultaram em uma epidemia de obesidade, diabetes melito tipo 2 e hipertensão. A epidemia é evidente em todo o mundo e maior entre populações carentes e indígenas. A adoção de um estilo de via saudável é crítica tanto para a prevenção de hipertensão arterial quanto para seu manejo. De acordo com o Seventh Report of the Joint National Committee on Prevention, Evaluation, and Treatment of High Blood Pressure, o JNC 7,[1] intervenções do estilo de vida reduzem a pressão arterial (PA), melhoram a eficácia da terapia anti-hipertensiva e diminuem o risco cardiovascular (CV). As alterações de estilo de vida amplamente aceitas como redutoras de PA e de risco cardiovascular são: (1) cessação do tabagismo, (2) redução de peso, (3) moderação na ingestão alcoólica, (4) exercício físico, (5) redução na ingestão de sal, (6) aumento na ingestão de frutas e vegetais, (7) diminuição na ingestão de gordura, em particular de gordura saturada. Essas intervenções têm eficácia similar à medicação em monoterapia (Tabela 35-1). Entretanto, mudanças de estilo de vida não devem retardar o início da terapia anti-hipertensiva em pacientes de alto risco cardiovascular.

PREVENÇÃO

A importância da prevenção primária vem sendo reconhecida de forma crescente porque (1) o tratamento medicamentoso da hipertensão é caro, (2) o controle de PA em indivíduos hipertensos não acaba com o risco cardiovascular, e (3) a maioria dos indivíduos hipertensos não atingem os níveis alvo de pressão arterial. Esta intervenção é mais importante nos indivíduos com *pré-hipertensão* (definida pelo JNC 7 como 120-139/80 a 89 mmHg, Cap. 33)[1]. Indivíduos com pré-hipertensão têm prevalência aumentada de lesão cardiovascular precoce, risco aumentando de hipertensão incidentes e risco elevado de eventos cardiovasculares comparados àqueles com níveis pressóricos ótimos (< 120/80 mmHg). O JNC 7 recomenda mudanças de estilo de vida em todos os pacientes com pré-hipertensão para prevenir o surgimento de hipertensão e reduzir o risco cardiovascular.[1]

A contribuição do peso, do sedentarismo e de fatores dietéticos para a prevalência de hipertensão na Europa e nos Estados Unidos foi quantificada em uma análise de meta-regressão.[3] Estar acima do peso teve a maior contribuição para hipertensão, com um risco atribuível à população (RAP%) entre 11% (Itália) e 25% (Estados Unidos). O RAP% foi de 5% a 13% para inatividade física, 9% a 17% para alta ingestão de sódio, 4% a 17% para baixa ingestão de potássio e 4% a 8% para baixa ingestão de magnésio. O impacto do álcool foi pequeno (2 a 3%), em todas as populações. O RAP% variou entre as populações para ingestão inadequada de cálcio (2% a 8%) e ingestão inadequada de óleo de peixe (3% a 16%).

PERDA PONDERAL

A obesidade é epidêmica através do mundo, e 65% da população adulta nos Estados Unidos tem sobrepeso, com índice de massa corporal (IMC) de 25-29,9 kg/m² ou é obesa, com IMC maior ou igual a 30.[4] Indivíduos obesos têm uma prevalência de hipertensão aumentada em três vezes. Possíveis mecanismos para a hipertensão relacionada à obesidade incluem uma hiperatividade do sistema nervoso simpático (SNS), hiperinsulinemia (que pode aumentar a reabsorção renal de sódio), leptina aumentada, hiperuricemia, ativação do sistema renina angiotensina (SRA) e apneia do sono. Obesidade abdominal e visceral é um forte preditor tanto de hipertensão quanto de risco cardiovascular, comparada com a distribuição de gordura em outras regiões. A obesidade abdominal é definida como circunferência de cintura maior que 88 cm em mulheres e maior que 102 cm em homens. Estes valores de referência foram estudados em populações caucasianas, e critérios diferentes podem ser mais apropriados para outros grupos étnicos.

Em pacientes hipertensos obesos, ou naqueles com PA normal-alta, a perda de peso de pelo menos 4 a 5 kg é frequentemente associada à redução significativa da PA.[5] A perda de peso é uma das intervenções não farmacológicas mais efetivas na redução de PA. Uma metanálise mostrou que uma redução de peso de 5,1 kg reduziu a PA sistólica em 4,4 mmHg e a diastólica em 3,6 mmHg[6]. Uma "regra de ouro" é que, para cada quilo perdido, há uma redução de 1 mmHg tanto na PA sistólica quanto na PA diastólica. Para minimizar o risco de recaída e manter a sustentabilidade no programa de perda de peso, a meta inicial deve ser de 5 a 10% do peso atual, ou uma a duas unidades de IMC. Oscilações importantes de peso devem ser evitadas, por aumentarem o risco de desenvolvimento de hipertensão em indivíduos obesos normotensos.[7] Um estudo randomizado sobre a efetividade de quatro dietas populares na perda de peso sustentada e redução de risco cardiovascular concluiu que uma variedade de dietas pode, de maneira similar, reduzir peso e PA, porém apenas uma minoria dos indivíduos consegue manter a boa aderência à dieta. Dietas hiperproteicas, com baixo conteúdo de carboidratos, defendidas pelo público e pela mídia para perda de peso, estão associadas ao aumento do risco de eventos cardiovasculares em mulheres.[8]

A redução de peso deve ser acompanhada de recomendações para aumentar a prática de atividades físicas a não ser que seja contraindicada. A cirurgia bariátrica e intervenções farmacológicas para a perda de peso (p. ex., orlistato) podem ser úteis em alguns pacientes, mas sempre como um complemento, e não um substituto para a mudança no estilo de vida.

ATIVIDADE FÍSICA

A atividade física está associada a um risco 1,5 a 2 vezes maior de hipertensão e doença coronariana.[9] Atividade física regular diminui a

Mudanças de Estilo de Vida para Prevenção e Manejo da Hipertensão

Modificação	Recomendação	Faixa Média de Redução de PA sistólica alcançada com a intervenção
Redução de peso	Manter peso corporal normal (IMC 18,5 – 24,9 kg/m²)	5-20 mmHg/10 kg
Dieta DASH	Adotar uma dieta rica em frutas, vegetais, e laticínios pobres em gorduras totais e saturadas	8-14 mmHg
Restrição dietética de sódio	Reduzir a ingestão de sódio para 100 mmol/dia (2,4 g de sódio ou 6 g de cloreto de sódio)	2-8 mmHg
Atividade física aeróbica	Atividade física aeróbica regular (p. ex., caminhada rápida), durante pelo menos 30 minutos/dia, na maior parte dos dias da semana	4-9 mmHg
Moderação do consumo de álcool	Homens: limite de duas doses† por dia; Mulheres e pessoas de menor peso: limite de 1 dose por dia	2-4 mmHg

Tabela 35-1 Mudanças de estilo de vida para prevenção e manejo da hipertensão (JNC7). *IMC*, Índice de massa corpórea; *PA*, pressão arterial; *DASH*, Dietary Approaches to Stop Hypertension. *Efeitos são dose e tempo dependentes. †Uma dose = 15 mL de etanol (p. ex., 360 mL de cerveja, 150 mL de vinho, 45 mL de uísque com 40% de etanol. (*A partir da referência 1.*)

morbimortalidade por todas as causas e provê a base para as recomendações de saúde pública para a prática de exercícios por pelo menos 30 minutos diários.

Uma revisão recente reportou que pacientes com PA elevada que praticaram atividade física em qualquer intensidade experimentaram risco reduzido (em 16% a 67%) de mortalidade cardiovascular, enquanto um aumento de duas vezes no risco de mortalidade cardiovascular foi observado em indivíduos não ativos.[10] A atividade física regular na infância foi inversamente correlacionada com PA diastólica, até mesmo em crianças de cinco anos de idade.[11]

Relação Dose Resposta ao Exercício Físico

Em uma metanálise de estudos envolvendo mais de 1.500 pacientes, o condicionamento físico em indivíduos normotensos mostrou reduzir PA sistólica e diastólica em 3,0 ± 1 e 1,7 ± 1 mmHg, respectivamente.[12] A taxa de progressão de pré-hipertensão para hipertensão em adultos jovens e homens idosos foi reduzida quando a capacidade de exercício excedia o pico de equivalentes metabólicos de 8,5 METs.[13] Em pacientes hipertensos, o efeito do treinamento físico é ainda mais pronunciado: uma redução de 7,8 ± 3,5 e 5,8 ± 2 mmHg na PA sistólica e diastólica, respectivamente. Estudos em pacientes hipertensos mostram que o benefício do exercício sobre a PA é máximo com 90 minutos de exercícios por semana, sem melhora adicional além deste limite.[14] Além disso, apenas uma modesta quantidade de exercício foi necessária para a redução de PA em pacientes com hipertensão (> 30 min/sem). Exercícios regulares impedem o desenvolvimento de hipertrofia de ventrículo esquerdo (HVE), que é independente da PA em jovens hipertensos em estágio 1.[15]

Fagard[12] não encontrou benefício sobre a redução de PA no aumento da intensidade de exercício, enquanto essa intensidade variava entre 40% a 70% da frequência cardíaca máxima, prevista para a idade. O exercício de maior intensidade (75% do máximo) foi associado a uma redução mais marcante e prolongada de PA na janela pós-exercício, comparado ao exercício de mais baixa intensidade (50% do máximo)[16].

Diretrizes Práticas de Exercício em Pacientes com Hipertensão

Todos os indivíduos aparentemente saudáveis deveriam se submeter a uma avaliação pré-exercício, a fim de determinar o risco associado ao seu estado de saúde. O American College of Sports Medicine (ACSM) reconhece que dois ou mais dos seguintes fatores de risco aumentam o risco associado ao exercício e que os indivíduos deveriam realizar uma prova de esforço pré-exercício. Fatores de risco incluem gênero masculino (com idade acima de 45 anos) ou gênero feminino (idade acima de 55 anos), concentrações de colesterol sérico acima de 200 mg/dL; intolerância à glicose ou diabetes melito; tabagismo; obesidade (IMC acima de 30 kg/m²); sedentarismo; e história familiar de doença cardiovascular.

Pacientes com hipertensão não controlada devem iniciar atividade física somente após avaliação clínica e início da terapia. Além disso, pacientes não devem participar de sessões de treinamento físico caso a PA sistólica esteja acima de 200 mmHg ou a PA diastólica acima de 115 mmHg.

Muitos pacientes com hipertensão têm sobrepeso e devem, portanto, ser encorajados a iniciar um programa que combine atividade física com restrição calórica.

Tipo de exercício: a atividade física deve ser predominantemente aeróbica, incluindo caminhada, corrida, ciclismo, natação ou dança. Deve ser complementada com exercícios de resistência, que podem ser prescritos de acordo com as diretrizes da ACSM ou da American Heart Association.

Frequência do exercício: preferencialmente diária.

Intensidade: moderada, compreendendo 40% a 60% do consumo máximo de oxigênio (pico de $\dot{V}O_2$)

Duração do exercício: mais de 30 minutos de atividade física contínua ou acumulada, diários.

Quadro 35-1 Diretrizes práticas de exercício em pacientes com hipertensão. (*Modificado a partir das referências 18 e 19.*)

Mecanismos

No período imediato pós-exercício, a redução de PA está ligada a um aumento na inibição simpática e na liberação de substâncias vasodilatadoras.[17] Os mecanismos pelos quais o exercício crônico diminui a PA são menos bem entendidos, mas incluem reduções na resistência vascular sistêmica secundárias a adaptações neuro-humorais e estruturais. Exercícios crônicos também estão associados à perda de peso e redução dos níveis séricos de ácido úrico, e ambos podem reduzir a PA.

Medicação Anti-hipertensiva e Diretrizes para a Prática de Exercício

O Quadro 35-1 fornece orientações para a prática de exercícios em pacientes hipertensos.[18] Beta-bloqueadores diminuem a tolerância ao exercício. Os beta-bloqueadores e diuréticos podem também alterar a termorregulação em ambientes quentes e provocar hipoglicemia. Pacientes utilizando essas medicações devem ser educados quanto a exercícios em dias quentes, vestimentas, hidratação adequada e métodos para prevenir hipoglicemia.[19,20] Inibidores da enzima conversora de angiotensina (iECA), bloqueadores do receptor de aldosterona (BRA) ou antagonistas do canal de cálcio podem ser mais adequados para aqueles que praticam exercícios com frequência ou atletas hipertensos. Para aqueles realizando atividade física supervisionada, a verificação de PA após o treinamento pode ser útil no ajuste apropriado das medicações, considerando a probabilidade de hipotensão pós-exercício. Deve-se tomar cuidado particular com os atletas que planejam se exercitar em ambientes quentes.

DIETA

Ingestão Salina

Estudos epidemiológicos demonstram que a prevalência de hipertensão está diretamente relacionada à ingestão de sal na dieta, em

Ingestão de Sal e Hipertensão

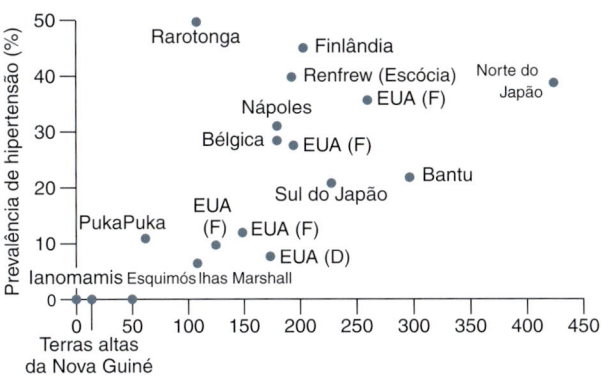

Figura 35-1 **Relação entre ingestão de sal e hipertensão em diferentes populações.** (*D*), Dados do Dahl; (*F*), dados do estudo Framingham em diferentes períodos de tempo. (*Modificado a partir da referência 21.*)

Variações de Pressão Arterial com a Idade e Ingestão de Sal

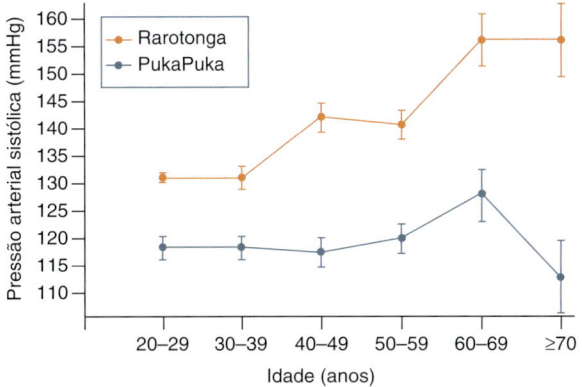

Figura 35-2 **Alterações da pressão arterial com a idade e ingestão de sal.** O aumento na pressão sistólica com a idade se correlaciona com uma ingestão de sal mais elevada em duas populações polinésias. Em homens da Ilha Rarotonga, onde a ingestão de sódio atinge 130 mmol/dia, a pressão sistólica se eleva com a idade. Em contraste, ela se mantém constante em homens da Ilha PukaPuka, onde a ingestão média de sódio varia entre 50 e 70 mmol/dia. (*Modificado a partir da referência 22.*)

sociedades nas quais a ingestão de sal está acima de 50 a 100 mmol/dia, ou 3 a 6 g de cloreto de sódio (NaCl)[21] (Fig. 35-1). Nas regiões onde a ingestão encontra-se abaixo desta faixa, a hipertensão é rara. A ingestão salina também tem importante papel no aumento de PA relacionado à idade[22] (Fig. 35-2). Nem todos os indivíduos respondem de maneira similar à elevada ingestão de sal. A "sensibilidade ao sal" diz respeito a um grupo de indivíduos que reduzem ou elevam de maneira significativa sua PA durante períodos de restrição ou sobrecarga salina, respectivamente. Apesar de a definição estar restrita à pesquisa, e não ao domínio clínico, os seguintes grupos de pacientes tendem a ter suscetibilidade aumentada ao fenômeno de sensibilidade ao sal (hipertensão sal-sensível):

- Pessoas de descendência africana
- Idosos
- Obesos (não em todos os estudos)

Sensibilidade ao Sal e Idade

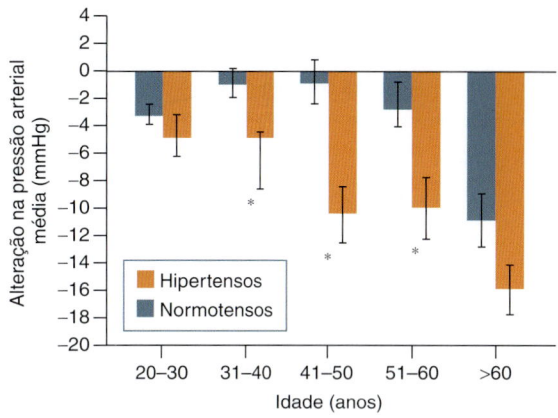

Figura 35-3 **Aumento na magnitude da sensibilidade ao sal com o aumento da idade.** A sensibilidade ao sal (avaliada em teste padronizado para determinar a alteração de pressão arterial a partir de um estado de expansão de volume para um estado de contração de volume) aumenta proporcionalmente com a idade tanto em indivíduos hipertensos quanto em indivíduos normotensos (As *barras* indicam erro padrão a partir da média; *$P < 0,05$). (*Modificado a partir da referência 23.*)

- Pacientes com diabetes melito tipo 1 e 2
- Pacientes tratados com inibidores de calcineurina
- Pacientes com doença renal crônica

A sensibilidade ao sal é observada em 75% dos hipertensos afro-americanos comparados com 50% de hipertensos caucasianos[23] e aumenta com a idade tanto em populações normotensas como em populações hipertensas[24] (Fig. 25-3). A resposta à restrição de sal é predita por polimorfismos no gene proteína cinase receptora 4, acoplada a proteína G (GRK-4), que regula a excreção de Na+ no túbulo contorcido proximal.[25] Mecanismos supostos para a sensibilidade ao sal são alterações nos níveis circulantes de (ou nas respostas renais a) fator natriurético atrial, calicreína, prostaglandinas e óxido nítrico; níveis elevados de noradrenalina, supressão anormal tanto de renina quanto de aldosterona; mecanismos genéticos; redução congênita do número de néfrons; e lesão tubular e microvascular renal adquirida.[23]

Os efeitos da restrição de sal sobre a PA foram demonstrados em vários estudos de intervenção bem-feitos.[26] Em um estudo randomizado e controlado (TRC) na população britânica na faixa etária de 60 a 78 anos que não recebia medicações anti-hipertensivas, restrição modesta de sal de 10 g para 5 g por dia resultou em redução de PA de 7,2/3,2 mmHg durante um período de quatro semanas tanto em indivíduos normotensos quanto em hipertensos.[27] Uma metanálise em crianças e adolescentes demonstrou que a restrição de sódio por quatro semanas resultou em reduções significativas de PA.[28]

No seguimento do estudo Dietary Approaches to Stop Hypertension (DASH)-Sodium Trial, os benefícios adicionais da restrição de sal relacionados à dieta ou além dela foram investigados[29] (Fig. 25-4). Uma redução na ingestão de sódio a partir de uma quantidade elevada (150 mmol/dia, ou 9 g de NaCl) para uma quantidade intermediária (100 mmol/dia ou 6 g de NaCl) ou baixa (65 mmol/dia ou 4 g de NaCl) resultou em redução gradual da PA, que foi aproximadamente duas vezes maior nos pacientes recebendo a dieta controle, em relação àqueles recebendo a dieta DASH. (Fig. 35-5). Naqueles seguindo a dieta DASH, a restrição adicional de sal resultou em queda adicional relativamente pequena de PA (3,0 e 1,6 mmHg para PA sistólica e diastólica, respectivamente). Portanto, os maiores benefícios da restrição de sal são vistos naqueles com dieta ocidentalizada típica, rica

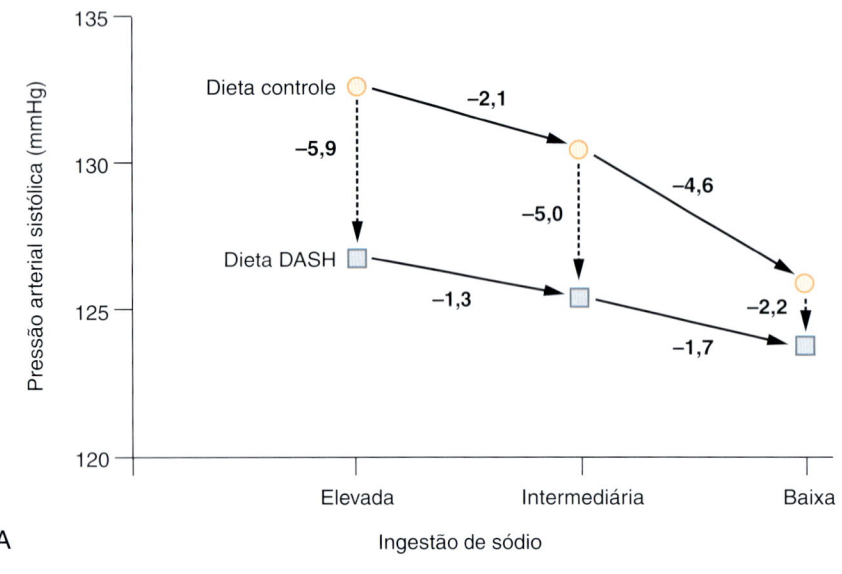

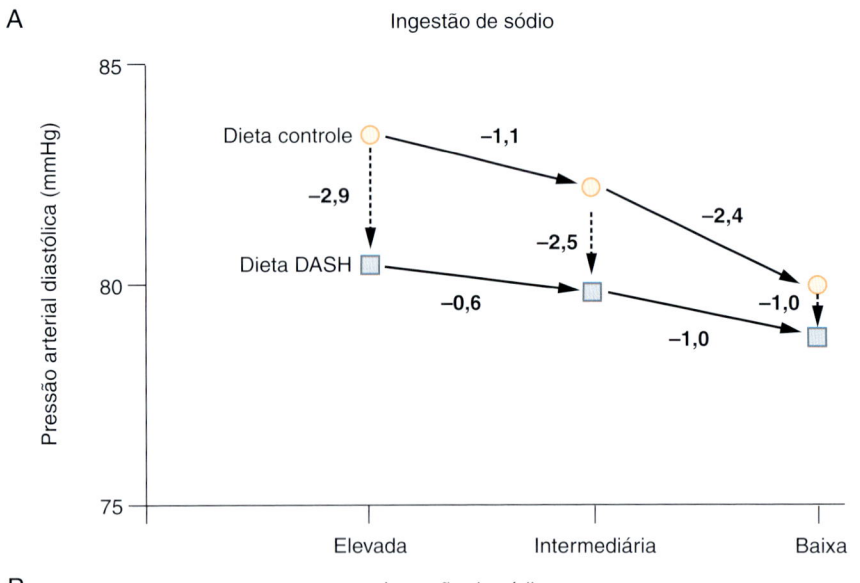

Figura 35-4 Ingestão reduzida de sódio e dieta DASH. Efeito em **A**, pressão arterial sistólica e **B**, pressão arterial diastólica. (**B** *redesenhado a partir da referência 29.*)

em gorduras e pobre em nutrientes. Benefícios da restrição de sal no curto prazo se estendem a crianças e adolescentes.

O U.S. Department of Agriculture e o U.S. Department of Health and Human Services Joint Dietary Guidelines for Americans preconizam até 1.500 mg/dia de sódio (65 mmol/dia, ou ~ 4 g de NaCl) em afro-americanos; pessoas acima de 51 anos; e pacientes com hipertensão, diabetes ou DRC; e não mais que 2.300 mg/dia (100 mmol/dia, ou ~ 6 g de NaCl) nos demais.[30] O JNC 7 faz recomendação semelhante, de ingestão de sódio abaixo de 100 mmol/dia.[1] A Organização Mundial de Saúde (OMS) e a Organização de Agricultura e Alimentos (OAA), das Nações Unidas, recomendam menos de 5 g de NaCl diariamente (2.000 mg, ou 90 mmol/dia Na) como meta para toda a população, desde que se assegure que o sal seja iodado.[31] Em 2011, American Heart Association (AHA) Presidential Advisory recomendou a restrição de sal com base em evidências de que essa medida previne e trata hipertensão além de reduzir a doença cardiovascular (DCV) e acidente cerebrovascular (ACV).[30]

A eliminação de sal adicionado aos alimentos e de alimentos processados ricos em sal pode reduzir a ingestão de 9 g/dia para cerca de 6 g/dia. Restrição ainda maior na ingestão de sal requer aconselhamento dietético especializado. Apesar dessas recomendações, estudos de longo prazo reportam apenas pequenas reduções de PA associadas à restrição de sal (em média apenas 1,1/0,6 mmHg)[28]. Esses estudos indubitavelmente refletem adesão prejudicada, porém isso pode ser atenuado através de contato regular com o paciente, aconselhamento dietético e sessões educativas. A medida do sódio urinário de 24 horas é útil para checar aderência à restrição de sal (calculado como sódio urinário [mmol/dia] x 0,0585 = gramas de NaCl/dia).

Relatos recentes de estudos observacionais selecionados e uma metanálise geraram grande polêmica ao sugerirem danos potenciais relacionados à restrição de sódio e levaram a solicitações de abandono à redução na ingestão de sal. Em um relatório recente de recomendações da AHA, uma revisão detalhada destes estudos documenta falhas metodológicas substanciais, que limitam sua utilidade em instituir ou reverter recomendações dietéticas. A evidência que dá suporte à redução na ingestão de sódio em nível populacional é robusta e persuasiva.[30] Além disso, em uma metanálise de estudos prospectivos, uma ingestão excessiva de sal foi associada a aumento do risco de AVC (risco

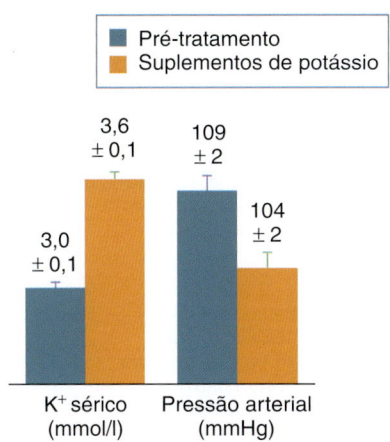

Figura 35-5 Suplementação de potássio diminui a pressão arterial em pacientes hipertensos hipocalêmicos. Tratamento com cloreto de potássio (60 mmol/dia de potássio durante seis semanas) resultou em aumento na concentração sérica de potássio e uma queda na pressão arterial média em pacientes hipertensos usando diuréticos tiazídicos. (*Redesenhado a partir da referência 37.*)

relativo global [RR] 1.23, $P = 0,007$) e doença cardiovascular (RR 1.14, $P = 0,07$), sem evidência significante de viés de publicação. As associações observadas foram mais importantes quanto maior era a diferença na ingestão de sódio e quanto mais longo o tempo de seguimento.[32]

Uma das maneiras mais custo-efetivas de diminuir a ingestão salina da população geral é reduzir o sal nos alimentos processados. Essa abordagem foi efetiva em diminuir a PA em pacientes com hipertensão medicamentosa, em uma comunidade sul-africana de baixa renda, através da modificação do conteúdo de sal de um pequeno número de alimentos comumente consumidos, incluindo o pão.[33] Na Bélgica, a redução do conteúdo de sal do pão entre a metade dos anos 1960 e o início dos anos 1980 foi acompanhada por reduções marcantes na excreção de sódio urinário de 24 horas. Em reconhecimento à necessidade de um esforço global conjunto para redução na ingestão salina da população geral, o Fórum e Encontro Técnico da OMS, em 2006, recomendou uma abordagem integrada incorporando o comprometimento do setor de indústria alimentícia na reformulação dos produtos, sensibilização dos consumidores e no marketing social sobre o sal e as questões de saúde.[34]

O Reino Unido foi o primeiro país a estabelecer alvos para redução voluntária de sódio para categorias de alimentos, através da sua Food Stantards Agency (2009), seguido por Austrália, Estados Unidos e Canadá. A África do Sul é o primeiro país a adotar controle mandatório de níveis máximos de sódio em categorias alimentares que têm maior contribuição na ingestão de sal da população: pão, margarina, manteiga, geleias, patês, aperitivos, carnes processadas, sopas em pó e caldos em tabletes.[35] Estima-se que a redução de 50% no conteúdo de sódio do pão, associada a outras reduções propostas na margarina, sopas e molhos, diminuiria a ingestão de sal em 0,85 g/dia, resultando em 7.000 mortes a menos por doença cardiovascular e 4.000 AVCs não fatais a menos no país, por ano, assim como uma economia de U$ 40 milhões a cada ano nos custos de saúde considerando apenas AVC não fatal. Nos Estados Unidos, assim como na maioria das nações desenvolvidas, o maior desafio para a redução na ingestão de sódio é o uso difundido de sódio nos suprimentos alimentares, com mais de 75% da ingestão total de sódio oriunda de alimentos industrializados e de restaurante.[36]

Ingestão de Potássio

Um dos fatores de confusão na relação entre sal e PA é a relação inversa entre a ingestão de sal e de potássio. Tipicamente, dietas com alto conteúdo de sal são relativamente deficientes em potássio (e cálcio); mas, em pessoas que consomem pouco sal, a ingestão de potássio e cálcio é elevada.

Em indivíduos normotensos com uma ingestão média de potássio acima de 1,95 g/dia (50 mmol/dia), a suplementação de potássio não tem efeito significativo na PA. Entretanto, entre pacientes hipertensos com deficiência de potássio secundária à terapia diurética ou baixa ingestão de potássio, a suplementação de potássio diminui a pressão arterial[37] (Fig. 35-5). A dieta DASH diminui a PA e é rica em potássio, pelo alto conteúdo de frutas e vegetais, bem como pela inclusão de produtos pobres em gorduras[38] (Tabela 35-2). Entretanto, o efeito sinérgico de vários grupos alimentares na dieta DASH torna difícil verificar a contribuição individual de cada componente nutricional. Os mecanismos pelos quais uma dieta com baixo conteúdo de potássio pode contribuir para hipertensão são complexos e mal-entendidos, mas podem estar relacionados ao estímulo da angiotensina II intrarrenal, oxidantes e endotelina; inibição do óxido nítrico intra-renal e de prostaglandinas; e indução de isquemia renal.

Nos Trials of Hypertension Prevention (TOHP) I e II, uma razão de excreção sódio-potássio elevada (implicando dieta rica em sal e pobre em potássio), foi mais fortemente associada a eventos CV subsequentes do que à excreção de Na+ ou de K+, isoladamente.[39] Além disso, parece ser benéfico otimizar a ingestão de potássio em pacientes hipertensos para minimizar a hipocalemia, tendo cuidado em evitar hipercalemia, especialmente naqueles com disfunção renal. Se a função renal é normal, a ingestão ótima de potássio é de 80 a 120 mmol/dia. Para a prevenção cardiovascular, a OMS recomenda uma ingestão de potássio que mantenha a relação Na-K próxima a 1 (i.e., 70 a 80 mmol/dia se as orientações para o sódio forem cumpridas).

Cálcio e Ingestão Alimentar Diária

Inquéritos populacionais de coorte transversal sobre ingestão autorreferida de nutrientes sugerem uma relação inversa entre a ingestão de cálcio e PA. A relação é mais convincente em baixos níveis de consumo de cálcio (< 300 a 600 mg/dia). Deve haver um limiar de 700 a 800 mg/dia, acima do qual qualquer redução adicional de PA é atenuada. Uma metanálise de ensaios randomizados de suplementação de cálcio (principalmente com 1 a 1,5 g de cálcio diário) demonstrou reduções de PA sistólica (−0,9 a −1,7 mmHg) de pouca importância clínica.[40] Apesar de o cálcio no leite possivelmente contribuir para a diminuição de PA, produtos lácteos podem diminuir a pressão arterial por outros mecanismos. Peptídeos biologicamente ativos formados durante o processo de fermentação do leite, como os tripeptídeos derivados da caseína isoleucina-prolina-prolina e valina-prolina-prolina, têm propriedades inibidoras da enzima conversora de angiotensina. Esses tripeptídeos derivados do leite reduzem a PA sistólica e diastólica em 4,8 e 2,2 mm Hg , respectivamente.[41] A vitamina D, que é frequentemente adicionada ao leite, pode também ajudar a reduzir a PA pela redução da expressão de renina. Atualmente, AHA e JNC7 não reconhecem o consumo de laticínios como medida dietética válida na prevenção e no manejo da hipertensão. Apesar disso, laticínios com baixo teor de gordura são recomendados como parte integrante da dieta DASH.

Ingestão de Magnésio, Outros Micronutrientes e Componentes Alimentares Bioativos

Foi relatada uma tênue relação inversa entre ingestão dietética de magnésio e PA, mas, em uma metanálise de 20 estudos randomizados e controlados,[42] a suplementação de magnésio teve um efeito insignificante na PA.

Dietary Approaches to Stop Hypertension (Dieta DASH)

Grupo Alimentar	Porções Diárias	Tamanho das Porções	Exemplos e Notas	Significância para o Padrão de Dieta DASH
Grãos e produtos ricos em grãos	7-8	1 fatia de pão ½ xícara de cereal seco ½ xícara de arroz ou macarrão cozidos ou de cereal	Pão integral, muffin, pão pita, "bagel", cereais, aveia.	Grandes fontes de calorias e fibras
Vegetais	4-5	1 xícara de folhas vegetais cruas ½ xícara de vegetais cozidos 170 mL de suco vegetal	Tomate, batata, cenoura, ervilha, abóbora, brócolis, nabo, couve, alcachofra, feijão verde, batata doce	Importantes fontes de potássio, magnésio e fibra
Frutas	4-5	1 fruta média ¼ xícara de frutas secas 170 mL de suco de frutas ½ xícara de frutas frescas, congeladas ou enlatadas	Damasco, banana, tâmara, laranja, suco de laranja, uva, suco de uva, manga, melão, pera, abacaxi, ameixa seca, uva passa, morango, tangerina	Importantes fontes de potássio, magnésio e fibra
Laticínios com baixo teor de gordura ou sem gordura	2-3	200 mL de leite 1 xícara de iogurte 40 g de queijo	Leite desnatado ou com baixo teor de gordura (2%), soro de leite coalhado desnatado ou com baixo teor de gordura (2%), iogurte "zero" ou com baixo teor de gordura, queijos "zero" ou com baixo teor de gordura.	Fontes de cálcio e proteína
Carnes, aves domésticas e peixe	≤2	85 g de carnes cozidas, aves ou peixe	Selecione apenas carnes magras; retire as gorduras visíveis; grelhar, assar ou ferver, não fritar; remover a pele do frango	Fontes ricas em proteína e magnésio
Nozes, sementes e legumes	4-5/sem	40 g ou 1/3 de xícara de nozes 30 g ou 2 colheres de sopa de sementes ½ xícara de legumes cozidos	Amêndoas, nozes mistas, amendoim, nozes, sementes de girassol, feijão, lentilha, ervilha	Fontes ricas em calorias, magnésio, potássio, fibra e proteína

Tabela 35-2 Dieta Dietary Approaches to Stop Hypertension (Dieta DASH). *O plano de dieta DASH apresentado se baseia em uma ingestão de 2.000 kcal/dia. A depender das necessidades energéticas diárias, o número de porções diárias e um grupo alimentar pode variar em relação ao listado. (*Modificado a partir do Sixth Report of the Joint National Committee on Prevention, Detection, Evaluation and Treatment of High Blood Pressure.*)

Em contraste, a associação inversa entre ingestão de frutas e vegetais e PA e outros fatores de risco cardiovascular está bem estabelecida. Evidências epidemiológicas sugerem que compostos polifenóis encontrados nas frutas podem explicar em parte suas propriedades cardioprotetoras. Estudos de intervenção mostraram que frutas contendo concentrações relativamente altas de flavonoides, antocianinas, procianidinas, como a romã, uvas roxas e *berries* (p. ex., morango, mirtilo, framboesa, oxicoco, *goji berry*) foram efetivas em reduzir os fatores de risco cardiovascular. Consumo regular de alimentos ricos em flavonoides, produtos de cacau, chá e vinho tinto pode reduzir a PA.[43]

Gorduras e Açúcares Dietéticos

A alta ingestão de frutose presente no açúcar refinado e xarope de milho rico em frutose está correlacionada à epidemia de obesidade, hipertensão, síndrome metabólica e diabetes. Em animais, a ingestão de frutose mas não de glicose ou amido pode rapidamente induzir características de síndrome metabólica. Em um estudo experimental, a ingestão diária de 200 g de frutose em homens adultos saudáveis com sobrepeso causou aumento significativo na PA sistólica e diastólica, aumento nos triglicerídeos plasmáticos, queda da fração lipoproteína de alta-densidade (HDL) do colesterol e um aumento na resistência insulínica. Outros estudos demonstram que uma dieta rica em frutose pode aumentar a gordura intra-abdominal e causar resistência insulínica, particularmente naqueles que já têm sobrepeso. A patogênese da hipertensão pode estar relacionada à habilidade única da frutose, sendo um carboidrato capaz de causar depleção de adenosina trifosfato intracelular e geração de ácido úrico. O alopurinol foi capaz de bloquear o aumento de PA provocado pela frutose em humanos e camundongos[44]. Estes estudos sugerem que a ingestão excessiva de açúcar poderia ter um papel na síndrome metabólica, e a redução da ingestão de açúcar poderia ser benéfica. Curiosamente,

frutas naturais, que também contêm frutose, não parecem causar síndrome metabólica, provavelmente pelo menor conteúdo de frutose e pela presença de numerosos antioxidantes (p. ex., vitamina C), que bloqueiam o efeito da frutose em induzir resistência insulínica.

Em estudos epidemiológicos, a ingestão substancial de carne vermelha (média 103 g/dia) está associada a um aumento na PA sistólica de 1,25 mmHg.[45] A ingestão de carne vermelha tem sido associada a um risco aumentado de diabetes. Os mecanismos são desconhecidos, mas podem estar relacionados à produção de antioxidantes, citocinas inflamatórias ou ácido úrico. A suplementação de ácidos graxos ômega-3 reduz o risco de infarto miocárdico e morte cardíaca súbita,[46] porém seu efeito na PA é pequeno. Em uma metanálise recente, a suplementação de ômega-3 reduziu de maneira significativa a PA diastólica em média de 1,8 mmHg, porém não teve efeito sobre a PA sistólica, o nível de fibrinogênio ou a frequência cardíaca.[47] Cerca de dez porções de óleo de peixe por semana ou nove ou 10 cápsulas de óleo de peixe por dia são necessárias (equivalente a ~ 3 g/dia de ácidos graxos de cadeia longa n-3 ou ácidos graxos poli-insaturados ômega-3), e isso não é tolerado pela maioria, por provocar eructação e hálito de peixe. Considerações sobre o conteúdo de colesterol assim como de dioxina e de bifenil policlorado (PCB) (poluentes ambientais que têm potencial carcinogênico e, sendo lipossolúveis, podem acumular no corpo) de alguns suplementos de óleo de peixe também suscitam questionamentos sobre a segurança de grandes doses. Como uma orientação de saúde geral, indivíduos com hipertensão deveriam consumir duas a três porções (200 a 400 g) de peixes oleosos (p. ex., arenque, cavala, anchova, sardinhas, salmão, truta, atum fresco, peixe-espada) por semana.

Dieta DASH (Dietary Approaches to Stop Hypertension)

O ERC DASH forneceu evidência inquestionável de que medidas não farmacológicos podem reduzir a PA.[38] Participantes recebendo uma dieta rica em frutas e vegetais por oito semanas tiveram redução maior da PA sistólica e diastólica (2,8 e 1,1 mmHg, respectivamente) do que aqueles que receberam uma dieta controle americana típica. Aqueles randomizados para dieta DASH, rica em frutas, vegetais e laticínios com baixo teor de gordura, tiveram uma redução ainda maior tanto da PA sistólica quanto da PA diastólica (5,5 e 3,0 mmHg). Os efeitos da dieta DASH durante oito semanas foram maiores em afro-americanos hipertensos, nos quais a redução de PA foi de 13,2/6,1 mmHg. A eficácia aumentada da dieta DASH em afro-americanos pode refletir uma resposta melhor ao alto conteúdo de potássio, cálcio e magnésio da dieta em pessoas que têm habitualmente baixa ingestão destes nutrientes.

TABAGISMO

Tabagismo é um fator de risco bem estabelecido para DCV, porém seu papel no desenvolvimento da hipertensão não está bem elucidado e não é rotineiramente incluído nas recomendações de prevenção e tratamento da hipertensão.[1] A relação com a hipertensão pode ser confundida com alterações de peso durante e após a cessação do tabagismo. Em um grande estudo epidemiológico incluindo homens de meia-idade e idosos, o tabagismo foi associado a um modesto porém importante risco de desenvolvimento de hipertensão; em um estudo com adultos turcos, o tabagismo trouxe consigo um efeito limítrofe em termos de proteção para hipertensão, enquanto tabagistas prévios com obesidade abdominal tiveram um risco maior de incidência de hipertensão.[48,49] Não obstante, o tabagismo aumenta o risco de morbidade e mortalidade CV e não CV, e todos os tabagistas devem ser aconselhados a interromper esse hábito.

ÁLCOOL

Existe uma relação linear entre consumo de álcool, níveis de PA e a prevalência de hipertensão nas populações.[50] No Japão, a ingestão acima de 300 g/semana (que equivale a três doses diárias) foi associada à elevação significativamente maior da PA durante um período de sete anos, e a PA basal foi maior nos consumidores de 200 g/semana, com efeitos mais marcantes em homens.[51,52] Alcoolismo pesado está associado ao aumento de risco de AVC, ao aumento na PA após retirada do álcool à e atenuação dos efeitos dos anti-hipertensivos. Paradoxalmente, o álcool tem relação de curva-J com a doença arterial coronariana, com o consumo moderado (uma a duas doses por dia), resultando no menor risco. Em um grande estudo epidemiológico, o consumo modesto de álcool foi protetor para IAM.[54] O álcool pode elevar a PA através da ativação do SNS, enquanto seus efeitos protetores envolvem aumento nas lipoproteínas de alta densidade (HDL) do colesterol, diminuição de fibrinogênio e inibição de ativação plaquetária. A diretriz JNC 7 recomenda limitar o consumo de álcool a não mais que duas doses por dia (700 mL de cerveja, 295 mL de vinho ou 88 mL de uísque com conteúdo alcoólico de 40%) na maioria dos homens e não mais que um drinque por dia em mulheres ou homens de menor peso (Tabela 35-1).

CAFEÍNA

A cafeína é a substância psicoativa mais amplamente consumida no mundo. A cafeína estimula o sistema cardiovascular através do bloqueio dos receptores de adenosina.[54] Em uma metanálise de ERCs de ingestão de café, não houve efeito na PA ou no risco de hipertensão, apesar da baixa qualidade das evidências.[55] Tabletes de cafeína podem ter maior efeito sobre a PA.[56] A cafeína pode aumentar o risco cardiovascular em tabagistas,[57] apesar de, paradoxalmente, reduzir o risco de síndrome metabólica e diabetes. As diretrizes do JNC 7 não mencionam a cafeína, mas parece razoável dizer que o consumo de cafeína é seguro, ao menos em não tabagistas, porém o consumo de formas farmacológicas de cafeína ou de bebidas "funcionais" suplementadas com cafeína deve ser evitado.

ESTRESSE PSICOLÓGICO

Estresse psicológico crônico é um importante fator no desenvolvimento e na manutenção de hipertensão. Homens expostos a estresse no trabalho tiveram um aumento de 10,7 mmHg e 15,4 mmHg nas pressões aferidas no trabalho e em casa, respectivamente, comparados a controles.[58] O estudo INTERHEART mostrou que o estresse psicológico esteve associado a um aumento de duas vezes no risco de IAM. Entretanto, medidas de redução de estresse mostraram efeitos nulos ou heterogêneos sobre a PA.[59] Portanto, a diretriz JNC 7 não faz recomendações sobre técnicas de redução de estresse no manejo da hipertensão.[1]

ADOTANDO MUDANÇAS DE ESTILO DE VIDA

O comprometimento com mudanças no estilo de vida sempre foi difícil. O estudo Prevention of Myocardial Infarction Early Remodeling (PREMIER) avaliou os efeitos da implementação das mudanças de estilo de vida recomendadas no JNC 7 e da dieta DASH.[60] Adultos com pré-hipertensão e com hipertensão estágio 1 não tratados foram aleatoriamente distribuídos em três grupos durante seis meses: aconselhamento isolado, recomendações do JNC7 ou mudanças no estilo de vida mais dieta DASH. Em seis meses, os grupos JNC e JNC associado à dieta DASH tiveram menor PA em comparação com o grupo de aconselhamento, porém houve apenas um pequeno benefício adicional em associar a dieta DASH às recomendações do JNC7. Entretanto, os pacientes adquiriram sua própria alimentação no PREMIER, em vez de terem sua alimentação fornecida, como correu nos estudos DASH[38] e DASH-low salt diet.[28] De maneira semelhante, no estudo DASH-low salt diet, o efeito redutor de PA atribuído à redução de sal dietético foi de − 6,7/− 3,5 mmHg; enquanto na metanálise de 40 estudos de restrição de sal nos quais os participantes prepararam suas próprias refeições com baixo conteúdo de sal, este efeito foi de apenas − 2,54/− 1,96 mmHg.[61] Portanto, mesmo em pacientes ambulatoriais, até indivíduos altamente motivados podem ser incapazes de cumprir as metas dietéticas do estudo DASH, a menos que suas dietas sejam fornecidas.

O estudo TOHP II mostrou os problemas de sustentabilidade da intervenção dietética e a necessidade do aconselhamento regular.[62] O efeito de adicionar restrição salina à perda de peso pareceu não conferir benefício adicional na redução de PA. Quando monitorizada a excreção urinária de sódio, a adesão à restrição salina mostrou-se pobre no longo prazo. Em 36 meses de seguimento, o sódio urinário médio foi de apenas 40 mmol/24 horas abaixo do basal no grupo de restrição de sódio, e apenas 21% atingiram a meta de menos de 80 mmol/24 horas. O maior comparecimento a sessões de aconselhamento esteve associado à maior redução do sódio urinário. Em 36 meses, uma queda de 84 mmol/dia de sódio, a partir do nível basal, foi alcançada apenas nos indivíduos que compareceram a 80% das sessões de aconselhamento. Em resumo, a sustentabilidade das mudanças do estilo de vida no longo prazo permanece problemática, mas parece que o aconselhamento regular de longo prazo pode melhorar a adesão.

Referências

1. Chobanian A, Bakris GL, Black HR, et al. The Seventh Report of the Joint National Committee on Prevention, Detection, Evaluation, and Treatment of High Blood Pressure. The JNC 7 Report. *JAMA*. 2003;289:2560-2582.
2. Vasan RS, Larson MG, Leip EP, et al. Impact of high-normal blood pressure on the risk of cardiovascular disease. *N Engl J Med*. 2001;345:1291-1297.
3. Geleijnse JM, Kok FJ, Grobbee DE. Impact of dietary and lifestyle factors on the prevalence of hypertension in Western populations. *Eur J Public Health*. 2004;14:235-239.

4. Hedley AA, Ogden CL, Johnson CL, et al. Overweight and obesity among US children, adolescents, and adults, 1999–2002. *JAMA*. 2004;291:2847-2850.

5. Trials of Hypertension Prevention Collaboration Research Group. The effects of nonpharmacologic interventions on blood pressure of persons with high normal levels. *JAMA*. 1992;267:1213-1220.

6. Neter JE, Stam BE, Kok FJ, et al. Influence of weight reduction on blood pressure: A meta-analysis of randomized controlled trials. *Hypertension*. 2003;42:878-884.

7. Schulz M, Liese AD, Boeing H, et al. Associations of short-term weight changes and weight cycling with incidence of essential hypertension in the EPIC-Potsdam Study. *J Hum Hypertens*. 2005;19:61-67.

8. Lagiou P, Sandin S, Lof M, et al. Low carbohydrate–high protein diet and incidence of cardiovascular diseases in Swedish women: Prospective cohort study. *BMJ*. 2012;344:e4026.

9. Farrell SW, Kampert JB, Kohl HW 3rd, et al. Influences of cardiorespiratory fitness levels and other predictors on cardiovascular disease mortality in men. *Med Sci Sports Exerc*. 1998;30:899-905.

10. Rossia A, Dikarevad A, Bacona S, Daskalopoulou SS. The impact of physical activity on mortality in patients with high blood pressure: A systematic review. *J Hypertens*. 2012;30:1277-1288.

11. Knowles G, Pallan M, Thomas GN, et al. Physical activity and blood pressure in primary school children: A longitudinal study. *J Hypertens*. 2013;31:70-75.

12. Fagard RH. Exercise characteristics and the blood pressure response to dynamic physical training. *Med Sci Sports Exerc*. 2001;33:S484-S492.

13. Faselis C, Doumas M, Kokkinos JP, et al. Exercise capacity and progression from prehypertension to hypertension. *Hypertension*. 2012;60:333-338.

14. Ishikawa-Takata K, Ohta T, Tanaka H. How much exercise is required to reduce blood pressure in essential hypertensives: A dose-response study. *Am J Hypertens*. 2003;16:629-633.

15. Palatini P, Visentin P, Dorigatti F, et al. HARVEST Study Group. Regular physical activity prevents development of left ventricular hypertrophy in hypertension. *Eur Heart J*. 2009;30:225-232.

16. Quinn J. Twenty-four hour, ambulatory blood pressure responses following acute exercise: Impact of exercise intensity. *Hum Hypertens*. 2000;14:547-553.

17. Halliwill J. Mechanisms and clinical implications of post-exercise hypotension in humans. *Exerc Sports Sci Rev*. 2001;29:65-70.

18. Pescatello LS, Franklin BA, Farquhar WB, et al. American College of Sports Medicine position stand: Exercise and hypertension. *Med Sci Sports Exerc*. 2004;36:533-553.

19. Pollock ML, Franklin BA, Balady GJ, et al. Resistance exercise in individuals with and without cardiovascular disease: Benefits, rationale, safety, and prescription. An advisory from the Committee on Exercise, Rehabilitation, and Prevention, Council on Clinical Cardiology, American Heart Association. *Circulation*. 2000;101:828-833.

20. Franklin BA, Gordon S, Timmis GC. Exercise prescription for hypertensive patients. *Ann Med*. 1991;23:279-287.

21. MacGregor GA. Sodium is more important than calcium in essential hypertension. *Hypertension*. 1985;7:628-637.

22. Prior IA, Evans JG, Harvey HP, et al. Sodium intake and blood pressure in two Polynesian populations. *N Engl J Med*. 1968;279:515-520.

23. Weinberger MH. Salt sensitivity of blood pressure in humans. *Hypertension*. 1996;27:481-490.

24. Weinberger MH, Fineberg NS. Sodium and volume sensitivity of blood pressure: Age and pressure change over time. *Hypertension*. 1991;18:67-71.

25. Rayner B, Ramesar R, Steyn K, et al. G-protein-coupled receptor kinase 4 (GRK-4) polymorphisms predict blood pressure response to dietary modification in black patients with mild to moderate hypertension. *J Hum Hypertens*. 2011;26:334-339.

26. Law MR, Frost CD, Wald NJ. By how much does dietary salt reduction lower blood pressure? III. Analysis of data from trials of salt reduction. *BMJ*. 1991;302:819-824.

27. Cappuccio FP, Markandu ND, Carney C, et al. Double-blind randomised trial of modest salt restriction in older people. *Lancet*. 1997;350:850-854.

28. He FJ, MacGregor GA. How far should salt intake be reduced? *Hypertension*. 2003;42:1093-1099.

29. Sacks FM, Svetkey LP, Vollmer WM, et al. Effects on blood pressure of reduced dietary sodium and the Dietary Approaches to Stop Hypertension (DASH) diet. DASH-Sodium Collaborative Research Group. *N Engl J Med*. 2001;344:3-10.

30. Whetlton PK, Appel LJ, Sacco RL, et al. Sodium, blood pressure, and cardiovascular disease: Further evidence supporting the American Heart Association sodium reduction recommendations. *Circulation*. 2012;126:2880-2889.

31. World Health Organization. Diet, nutrition and the prevention of chronic diseases. Report of a Joint WHO/FAO Expert Consultation. WHO Technical Report Series No 916. Geneva; 2003.

32. Strazzullo P, D'Elia L, Kandala NB, Cappuccio FP. Salt intake, stroke, and cardiovascular disease: Meta-analysis of prospective studies. *BMJ*. 2009;339:b4567.

33. Charlton KE, Steyn K, Levitt NS, et al. A food-based dietary strategy lowers blood pressure in a low socio-economic setting: A randomised study in South Africa. *Public Health Nutr*. 2008;11:1397-1406.

34. World Health Organization. *Reducing salt intake in populations: Report of a WHO Forum and Technical Meeting, Paris, 2006*. Geneva: WHO; 2007.

35. US Department of Health. Regulations relating to the reduction of sodium in certain foodstuffs. Foodstuffs, Cosmetics and Disinfectants Act, 1972 (Act 54 of 1972).

36. Mattes RD, Donnelly D. Relative contributions of dietary sodium sources. *J Am Coll Nutr*. 1991;10:383-393.

37. Kaplan N, Carnegie A, Risking P, et al. Potassium supplementation in hypertensive patients with diuretic-induced hypokalemia. *N Engl J Med*. 1985;312:746-749.

38. Appel L, Moore T, Obarzanek E, et al. A clinical trial of the effects of dietary patterns on blood pressure. *N Engl J Med*. 1997;336:1117-1124.

39. Cook NR, Obarzanek E, Cutler JA, et al. Joint effects of sodium and potassium intake on subsequent cardiovascular disease: The Trials of Hypertension Prevention follow-up study. *Arch Intern Med*. 2009;169:32-40.

40. Griffith LE, Guyatt GH, Cook RJ, et al. The influence of dietary and nondietary calcium supplementation on blood pressure: An updated meta-analysis of randomized controlled trials. *Am J Hypertens*. 1999;12:84-92.

41. Xu JY, Qin LQ, Wang PY, et al. Effect of milk tripeptides on blood pressure: A meta-analysis of randomized controlled trials. *Nutrition*. 2008;24:933-940.

42. Jee SH, Miller ER, Guallar E, et al. The effect of magnesium supplementation on blood pressure: A meta-analysis of randomized clinical trials. *Am J Hypertens*. 2002;15:691-696.

43. Chong MF, Macdonald R, Lovegrove JA. Fruit polyphenols and CVD risk: A review of human intervention studies. *Br J Nutr*. 2010;104:S28-S39.

44. Perez-Pozo SE, Schold J, Nakagawa T, et al. Excessive fructose intake induces the features of metabolic syndrome in healthy adult men: Role of uric acid in the hypertensive response. *Int J Obes (Lond)*. 2010;34:454-461.

45. Tzoulaki I, Brown IJ, Chan Q, et al. Relation of iron and red meat intake to blood pressure: Cross-sectional epidemiological study. *BMJ*. 2008;337:a258.

46. Mozaffarian D. Fish and n-3 fatty acids for the prevention of fatal coronary heart disease and sudden cardiac death. *Am J Clin Nutr*. 2008;87:1991S-1996S.

47. Hartweg J, Farmer AJ, Holman RR, Neil HA. Meta-analysis of the effects of n-3 polyunsaturated fatty acids on haematological and thrombogenic factors in type 2 diabetes. *Diabetologia*. 2007;50:250-258.

48. Halperin RO, Gaziano JM, Sesso HD. Smoking and the risk of incident hypertension in middle-aged and older men. *Am J Hypertens*. 2008;21:148-152.

49. Onat A, Uğur M, Hergenc G, et al. Lifestyle and metabolic determinants of incident hypertension, with special reference to cigarette smoking: A longitudinal study. *Am J Hypertens*. 2009;22:156-162.

50. Puddey IB, Beilin LJ, Rakey V. Alcohol, hypertension, and the cardiovascular system: A critical appraisal. *Addict Biol*. 1997;2:159-170.

51. Yoshita K, Miura K, Morikawa Y, et al. Relationship of alcohol consumption to 7-year blood pressure change in Japanese men. *J Hypertens*. 2005;23:1485-1490.

52. Wakabayashi I. Influence of gender on the association of alcohol drinking with blood pressure. *Am J Hypertens*. 2008;21:1310-1317.

53. Yusuf S, Hawken S, Ôunpuu S, et al. Effect of potentially modifiable risk factors associated with myocardial infarction in 52 countries (the INTER-HEART study): Case-control study. *Lancet*. 2004;364:937-950.

54. Smits P, Boekema P, de Abreu R, et al. Evidence for an antagonism between caffeine and adenosine in the human cardiovascular system. *J Cardiovasc Pharmacol*. 1987;10:136-143.

55. Steffen M, Kuhle C, Hensrud D, et al. The effect of coffee consumption on blood pressure and the development of hypertension: A systematic review and meta-analysis. *J Hypertens*. 2012;30:2245-2254.

56. Noordzij M, Uiterwaal CS, Arends LR, et al. Blood pressure response to chronic intake of coffee and caffeine: A meta-analysis of randomized controlled trials. *J Hypertens*. 2005;23:921-928.

57. Klatsky AL, Koplik S, Kipp H, Friedman GD. The confounded relation of coffee to coronary artery disease. *Am J Cardiol*. 2008;101:825-827.

58. Schnall PL, Schwartz JE, Landsbergis PA, et al. A longitudinal study of job strain and ambulatory blood pressure: Results from a three-year follow-up. *Psychosom Med*. 1998;60:697-706.

59. Ebrahim S, Smith G. Lowering blood pressure: A systematic review of sustained effects of non-pharmacological interventions. *J Public Health Med*. 1998;20:441-448.

60. Writing Group of PREMIER Collaborative Research Group. Effects of comprehensive lifestyle modification on blood pressure control: Main results of the PREMIER clinical trial. *JAMA*. 2003;289:2083-2093.

61. Geleijnse JM, Kok FJ, Grobbee DE. Blood pressure response to changes in sodium and potassium intake: A meta–regression analysis of randomised trials. *J Hum Hypertens*. 2003;17:471-480.

62. Kumanyika SK, Cook NR, Cutler JA, et al. Sodium reduction for hypertension prevention in overweight adults: Further results from the Trials of Hypertension Prevention Phase II. *J Hum Hypertens*. 2005;19:33-45.

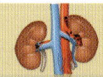

CAPÍTULO 36

Tratamento Farmacológico da Hipertensão

Bryan Williams

Modificações bem-sucedidas no estilo de vida podem retardar o desenvolvimento de hipertensão (Cap. 35), porém a maioria dos pacientes com hipertensão confirmada requer tratamento durante toda a vida, usualmente com mais de uma droga. Isso resultou em uma indústria multimilionária, em que inúmeros agentes farmacológicos foram introduzidos (Tabela 36-1). Por sua vez, isso gera dificuldades na decisão de quais drogas seriam mais efetivas para grupos específicos de pacientes. As seguintes sessões revisam quem deveria receber terapia farmacológica, quais os alvos pressóricos em cada grupo e como decidir sobre qual agente farmacológico deve ser utilizado.

DEFININDO QUEM DEVERIA RECEBER TRATAMENTO FARMACOLÓGICO

A pressão arterial (PA) tem distribuição normal nas populações e, consequentemente, "hipertensão" é um alvo arbitrariamente definido, móvel, cujos limites estão sujeitos a modificações, conforme novas evidências a partir dos ensaios clínicos. Do ponto de vista prático, a hipertensão é mais bem definida como *o nível de pressão sanguínea a partir do qual o tratamento para diminuir os níveis de pressão sanguínea resulta em benefício clínico significativo*. Essa frase ressalta o dilema em definir hipertensão, pois o risco associado à PA é um contínuo, e o nível de PA em que o tratamento resulta em "benefício clínico significativo" para um indivíduo qualquer dependerá do risco cardiovascular (CV) absoluto.[1-3] Isso varia porque algumas pessoas são mais vulneráveis que outras a lesão de órgão-alvo em um dado nível pressórico. Definir essa vulnerabilidade, caso a caso, mostra-se impraticável, e, consequentemente, metas diferenciais de PA e limiares têm emergido, agrupando pacientes em categorias que definem seu limiar de intervenção terapêutica e níveis ótimos de PA. Além do mais, a algumas classes específicas de drogas têm sido atribuídas "indicações compulsórias" e "contraindicações compulsórias" para grupos específicos de pacientes. Isso é útil no ajuste da terapia de uma vasta gama de classes de drogas, mas algumas vezes é mal interpretado como indicando que a droga em particular é mais importante que a PA alcançada, e esse não é o caso. O objetivo primário da terapia deve ser o de diminuir a PA efetivamente tanto quanto possível.[4-6]

Limiares de Pressão Arterial para Intervenção (Pressão Arterial de Consultório)

Há evidência substancial de que o tratamento de uma PA de "consultório" sistólica acima de 160 mmHg e diastólica acima de 100 mmHg reduz eventos cerebrovasculares (AVC), infarto do miocárdio (IM), insuficiência cardíaca e mortalidade.[4-10] Há também evidência de que tratar pressões acima de 140/90 mmHg, especialmente em pacientes de alto risco, é benéfico. Consequentemente, a maioria das diretrizes recentes definem hipertensão como PA de consultório de 140/90 mmHg ou acima.[7,8] A exceção é a recente diretriz dos Estados Unidos (JNC VIII), que tem adotado o limiar de 140/90 para adultos jovens abaixo dos 60 anos, mas recomenda um limiar

menos rígido para o diagnóstico de hipertensão (i.e., 150/90 mmHg naqueles com idade de 60 anos ou acima).[9] Várias categorias de hipertensão também foram especificadas. Diretrizes prévias dos Estados Unidos (JNC VII) incluíam uma categoria de pré-hipertensão para evidenciar aqueles com hipertensão *borderline*.[10] Isso foi concebido para encorajar mudanças de estilo de vida, porque o risco de progressão de pré-hipertensão para hipertensão estabelecida é muito alto. Além disso, dados do estudo Framingham mostraram que pessoas com PA "normal alta" têm risco duplicado de complicações cardiovasculares (Fig. 36-1).[11] Consequentemente, a pré-hipertensão não é benigna, e essas pessoas quase certamente desenvolvem hipertensão mais severa, sem mudança efetiva de estilo de vida ou terapia medicamentosa.

Dilema Clínico da Lesão de Órgão-alvo e Pressão Arterial Normal

Existe debate sobre o tratamento para pessoas com pré-hipertensão que têm evidência de lesão de órgão-alvo, como hipertrofia de ventrículo esquerdo (HVE) ou microalbuminúria. Isso serve de exemplo para a falta de sensibilidade dos limiares definidos como diagnósticos de hipertensão. Claramente, o paciente que desenvolveu HVE hipertensiva ou microalbuminúria tem nível de PA que está causando dano, porém foi considerada abaixo do limiar usual para intervenção. Portanto, o entendimento clínico do processo patológico é crítico para permitir o uso maximizado das diretrizes como guias para tomada de decisão terapêutica. Resta incerteza considerável na base de evidências, e o julgamento clínico não pode e não deve, realmente, ser substituído por diretrizes.

Limiares de Pressão Sanguínea para Intervenção (Monitorização Residencial e Ambulatorial de Pressão Arterial)

Limiares diagnósticos para hipertensão variam de acordo com o método de aferição. Monitorização ambulatorial de pressão arterial (MAPA) e monitorização residencial de PA (MRPA) são cada vez mais defendidas e utilizadas. Quando utilizados para classificar hipertensão, os limiares diagnósticos são menores. A diretriz recente do National Institute for Health and Clinical Excellence (NICE),[8] no Reino Unido, tem recomendado o uso rotineiro de MAPA para confirmar o diagnóstico de hipertensão, devido à alta prevalência de fenômeno do jaleco branco e de hipertensão mascarada. (http://guidance.nice.org.uk/CG127). A Tabela 36-3 resume os limiares diagnósticos de hipertensão de acordo com os diferentes métodos de aferição (Cap. 33).

QUAIS SÃO AS METAS DE TRATAMENTO DE PRESSÃO SANGUÍNEA?

Uma área de grande incerteza é a definição dos níveis ótimos para tratamento de PA. Como discutido previamente, a meta ideal de PA é provavelmente paciente-específica, mas as diretrizes devem ser generalizáveis para determinados grupos populacionais. Dessa forma, as diretrizes devem ser conservadoras e pragmáticas, devem frear o entusiasmo dos especialistas em defender metas pressóricas cada vez menores e deveriam restringir suas recomendações àqueles com evidência sólida, bem embasada. Até recentemente, havia consenso internacional de que duas metas de PA eram apropriadas: abaixo de 140/90 mmHg para aqueles com "hipertensão não complicada", e um

nível menor, de < 130/80 mmHg, para aqueles com risco elevado, isto é, pacientes com diabetes, doença cardiovascular estabelecida ou doença cerebrovascular, ou doença renal crônica (DRC). Para definir esses limiares, idealmente deveria haver ensaios randomizados e controlados (ERCs) com grupos diferentes de pacientes distribuídos aleatoriamente para diferentes alvos de tratamento de PA (i.e., "mais *versus* menos" controle de PA), para determinar se atingir a meta de PA de forma mais agressiva é apropriado e seguro. A despeito das diretrizes firmes dos alvos de PA previamente definidos, não há ERCs em larga-escala com metas "mais *versus* menos" diminuição de PA sistólica, e apenas um pequeno número tem estabelecido metas "mais *versus* menos" de diminuição de PA diastólica.[12,13] As diretrizes estiveram adiante das evidências (Fig. 36-2).

Na tentativa de se obter mais dados com relação à diminuição de PA sistólica, o estudo Cardio-Sis mostrou que o alvo de tratamento para uma PA sistólica de menos de 130 mmHg *versus* menos de 140 mmHg foi mais efetivo em prevenir o desenvolvimento de HVE eletrocardiográfica e os principais desfechos cardiovasculares.[14]

Desenvolvimento de Estratégias Terapêuticas para Hipertensão

Ano	Terapia Não Farmacológica
1920	Dieta com restrição de sódio
1929	Simpatectomia lombar
1944	Dieta do arroz de Kempner
Ano	**Terapia farmacológica**
Década de 1930	Alcaloides de veratrum
Década de 1940	Tiocianatos
1948	Reserpina, fenoxibenzamina
1950	Bloqueadores ganglionares
1951	Inibidores da monoamina oxidase
1958	Diuréticos tiazídicos (hidroclorotiazida)
Década de 1960	Agonistas a_2 centrais, bloqueadores dos canais de cálcio não di-hidropiridínicos e β-bloqueadores
Década de 1970	Inibidores da enzima conversora de angiotensina (ECA), bloqueadores de receptores α_1
Década de 1980	Bloqueadores de canais de cálcio di-hidropiridínicos
Década de 1990	Bloqueadores dos receptores de angiotensina
Anos 2000	Inibidores da renina, inibidor do receptor neprilisina da angiotensina

Tabela 36-1 O desenvolvimento de estratégias terapêuticas para hipertensão.

Limiares para o Diagnóstico de Hipertensão

	Pressão Arterial (mmHg)	
Tempo/Lugar da Medida*	*Sistólica*	*Diastólica*
Consultório ou clínica	140	90
24 horas	125-130	80
Dia	130-135	85
Noite	120	70
Casa	130-135	85

Tabela 36-3 Limiares para o diagnóstico de hipertensão de acordo com diferentes métodos de medição. *24 horas, dia e noite referem-se a mensurações da pressão arterial média (PA) nesses períodos de tempo gravados utilizando monitorização ambulatorial da PA. Início refere-se a uma média de pelo menos 4 dias de monitoramento PA sentado em casa, geralmente duas vezes por dia (ou seja, média de ~ 14 leituras).

Classificação de Hipertensão de Acordo com as Diretrizes Atuais

ESH/ESC Classificação de Hipertensão (2013)

Categoria	Sistólica (mmHg)		Diastólica (mmHg)
Ótima	< 120	E	< 80
Normal	120–129	E/ou	80–84
Normal-alta	130–139	E/ou	85–89
Hipertensão grau 1	140–159	E/ou	90–99
Hipertensão grau 2	160–179	E/ou	100–109
Hipertensão grau 3	≥180	E/ou	≥110
Hipertensão sistólica isolada	≥140	E	< 90

Diretriz	Limiar de PA (mmHg)	Meta de PA (mmHg)	Terapia Inicial
Comitê norte-americano JNC VIII	Idade < 60 anos: 140/90 Idade ≥ 60 anos: 150/90	< 140/90 < 150/90	Não negros: tiazídicos, iECA, BRA, BCC Negros: tiazídicos, BCC
ESC/ESH 2013	Idade < 80 anos: 140/90 Idade ≥ 80 anos: 150/90	< 140/90 < 150/90	Diurético tiazídico, betabloqueador, iECA, BRA, BCC
NICE 2013 britânico	Idade < 80 anos: 140/90 Idade ≥ 80 anos: 150/90	< 140/90 < 150/90	Não negros < 55 anos: iECA / BRA Não negros ≥ 55 anos: BCC Negros de qualquer idade: BCC

Tabela 36-2 Limiares de tratamento de pressão arterial, objetivos e opções de tratamento iniciais de acordo com a maioria das principais diretrizes internacionais recentes. Os graus ou estágios de hipertensão substituíram a terminologia mais antiga de leve, moderada e grave. *ESH / ESC*, European Society of Hypertension/European Society of Cardiology; *ECA*, enzima conversora da angiotensina; *BRA*, bloqueador do receptor da angiotensina; *BB*, betabloqueador; *BCC*, bloqueador de canais de cálcio; *PAD*, pressão arterial diastólica; *PAS*, pressão arterial sistólica.* Tratamento determinado pela maior categoria de pressão arterial (PA). † Terapia combinada inicial deve ser usada com cautela naqueles com risco de hipotensão ortostática. ‡ Tratar pacientes com doença renal crônica (DRC) ou diabetes com uma meta de PA de menos de 130/80 mmHg.

Pressão Arterial "Normal-alta" e Risco de Doença Cardiovascular

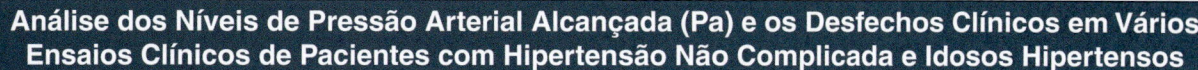

Figura 36-1 **Pressão arterial (PA) "normal-alta" e risco de doença cardiovascular.** A incidência cumulativa de eventos cardiovasculares em mulheres (*esquerda*) e homens (*direita*) sem hipertensão, de acordo com a categoria de PA no exame inicial, mostrando intervalos de confiança de 95%. Para essa análise, PA "ótima" era classificada como pressão sistólica inferior a 120 mmHg e pressão diastólica inferior a 80 mmHg; PA "normal" como sistólica 120-129 ou diastólica 80 a 84 mmHg; e "normal-alta" como PA sistólica 130-139 ou diastólica 85-89 mmHg. (*Modificado da referência 11*).

Análise dos Níveis de Pressão Arterial Alcançada (Pa) e os Desfechos Clínicos em Vários Ensaios Clínicos de Pacientes com Hipertensão Não Complicada e Idosos Hipertensos

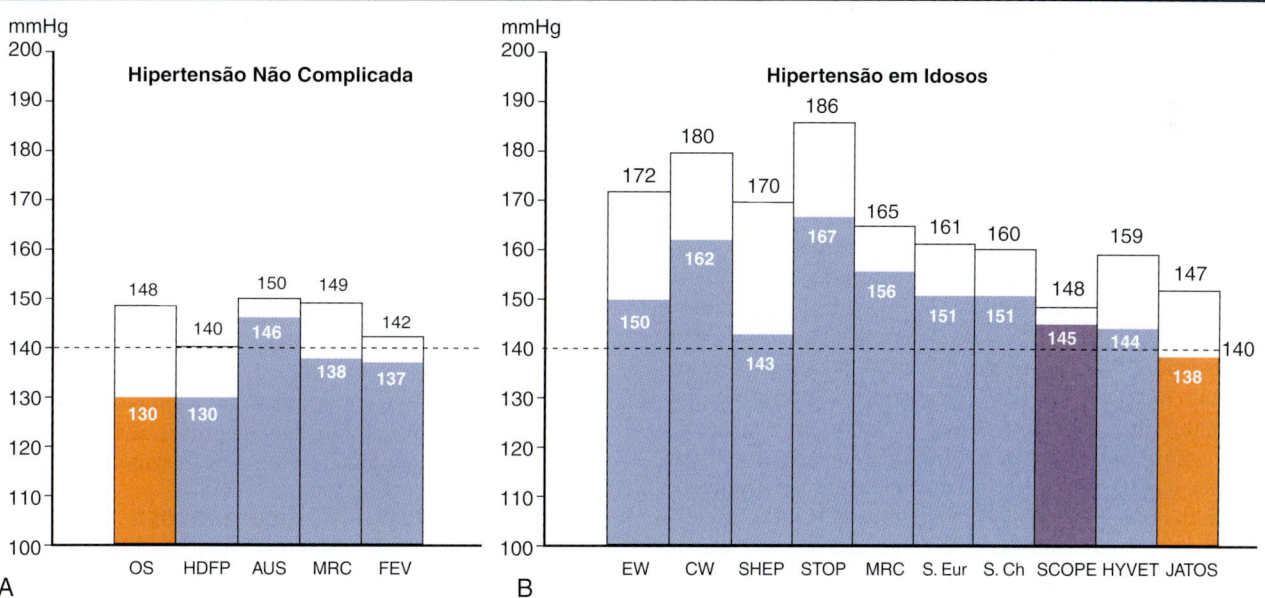

Figura 36-2 **Análise dos níveis de pressão arterial alcançada (PA) e os desfechos clínicos em vários ensaios clínicos de pacientes hipertensos.** **A**, Pacientes com hipertensão não complicada. **B**, Pacientes idosos com hipertensão. As abreviaturas no eixo de base referem-se aos estudos usados como fonte de dados. *Retângulos abertos* mostram diminuição de PA menos ativa; *retângulos sólidos* mostram diminuição de PA mais ativa. Os valores da PA sistólica alcançados são mostrados; *retângulos alaranjados*, sem benefício significativo do tratamento mais ativo; *azul*, benefício significativo de um tratamento mais ativo nos principais desfechos cardiovasculares; *barra lilás*, o benefício significativo limitado a alguns desfechos secundários. Os números referem-se à média alcançada de PA sistólica com tratamento menos ativo *versus* tratamento mais ativo em cada estudo. *A linha pontilhada* mostra o alvo terapêutico de PA sistólica atualmente recomendado. (*Modificado da referência 13*)

Contudo, esse é um estudo único, relativamente pequeno (n = 1111) e insuficiente para justificar a aplicação generalizada de um limiar pressórico de < 130/80mmHg. Uma análise dos níveis de PA basal e de PA "sob tratamento" de pacientes de alto risco cardiovascular no ensaio ONTARGET sugere que, para pessoas com hipertensão de base (i.e., PA sistólica ≥ 140 mmHg), o risco de principais eventos cardiovasculares e de AVC em particular foi reduzido, conforme a diminuição gradativa dos níveis de PA.[15] Entretanto, entre aqueles pacientes com PA sistólica basal menor ou igual a 130 mmHg, as evidências de benefício da redução adicional da PA foram muito menores, e

houve indicação de um possível malefício. O estudo ACCORD testou a hipótese de controle mais (< 120 mmHg) *versus* menos intensivo (< 140 mmHg) de PA sistólica, em uma população de indivíduos com diabetes melito tipo 2 de alto risco.[16] O estudo falhou em mostrar evidências conclusivas de que a estratégia de controle intensivo de PA reduziria o desfecho dos principais eventos cardiovasculares, apesar de as taxas de AVC terem sido significativamente reduzidas. Esse estudo parece carecer de poder para testar essa hipótese em definitivo.

Assim, apesar de as diretrizes prévias defenderem que a meta mais agressiva de menos que 130/80 mmHg para todos os pacientes de alto risco, o nível de evidência é ainda baixo, e os estudos e análises mais recentes têm gerado receio sobre a estratégia de "quanto mais baixa, melhor para todos." Como consequência, diretrizes recentes têm refutado a filosofia "menor é sempre melhor" para metas de PA. As diretrizes europeia e o NICE do Reino Unido adotaram uma meta única de PA para a maior parte das pessoas com hipertensão tratada (não complicada ou alto risco) menor que 140/90 mmHg, com um alvo mais conservador de menos que 150/90 mmHg para pacientes com idade igual ou maior que 80 anos, baseado em dados do estudo HYVET.[7,8,17] A diretriz recente norte-americana JNC VIII indica uma abordagem muito mais conservadora, consistente com os limites pressóricos mais conservadores, citados anteriormente, para intervenção. A diretriz JNC VIII recomenda um alvo de PA de < 140/90 mmHg, similar a outras diretrizes, para aqueles com idade menor ou igual a 60 anos, porém uma meta de PA de menos que 150/90 mmHg para aqueles com idade igual ou maior que 60 anos, com a exceção sendo aqueles com diabetes e ou DRC, em quem a meta de < 140/90 mmHg é recomendada.[9] Assim, as metas pressóricas das diretrizes europeias e NICE para aqueles com idade de 60 a 80 anos são menores que aquelas recomendadas para americanos na mesma faixa etária, o que vai de encontro às tendências usuais. Todas as diretrizes aconselham que menores níveis-alvo de PA podem ser apropriados a pacientes de alto risco, em uma perspectiva individual, caso a caso, dependendo da capacidade do paciente de tolerar níveis pressóricos menores.

GUIA PARA SELEÇÃO DE AGENTES ANTI-HIPERTENSIVOS

Princípios-chave dos Ensaios Clínicos

Apesar das limitações da evidência em definir metas ideais de tratamento da PA, o tratamento farmacológico da hipertensão tem a base de evidências mais impressionante da medicina para orientar as decisões de tratamento. A diminuição da PA, sem dúvida, reduz a morbidade e a mortalidade, apesar de os nefrologistas não saberem "quão para baixo ir." Muitos grandes ensaios clínicos randomizados têm comparado as diferentes classes de tratamentos ativos com placebo e diferentes estratégias de tratamento entre si (referências 4 a 6 para uma visão geral). A Tabela 36-4 resume uma detalhada revisão sistemática e uma análise realizada para o grupo de desenvolvimento de diretrizes de hipertensão NICE, do Reino Unido, em 2006 (http://www.nice.org.uk/CG034guidance), que comparou e classificou a eficácia das diferentes classes de medicação anti-hipertensiva em relação a grandes eventos CV. As diferenças entre as várias classes de drogas sobre os desfechos clínicos são determinadas principalmente por diferenças na qualidade de controle da PA. Análise desses estudos

forneceu alguns importantes princípios orientadores em matéria de estratégias de tratamento para a hipertensão, como segue:

1. A redução efetiva da PA é extremamente importante na redução do risco de eventos cardiovasculares em pessoas com hipertensão. Assim, a prioridade no tratamento é o controle da PA.
2. Os primeiros estudos focaram principalmente a PA diastólica como o alvo do tratamento, mas PA sistólica é invariavelmente mais difícil de controlar, mais estreitamente ligada aos desfechos CV e agora deve ser o foco primário do tratamento, mas não o único.
3. Monoterapia é raramente suficiente para controlar a PA, e muitos pacientes necessitam de mais de uma droga como parte de sua estratégia de tratamento.
4. A resposta a qualquer classe de medicamentos anti-hipertensivos é heterogênea; ou seja, alguns pacientes vão responder melhor que outros.
5. Alguns estudos têm indicado que determinadas comorbidades (p. ex., diabetes) e danos em órgãos-alvo (p. ex., HVE, DRC) fornecem indicações convincentes para a inclusão de classes específicas de drogas no regime de tratamento, mas essa consideração não deve substituir a importância do controle de PA.
6. Existem dados clínicos inadequados em estudos de tratamento de pacientes mais jovens. A maioria dos estudos, em especial os mais recentes, foi realizada em pacientes com mais de 55 anos e, tipicamente, com uma idade média de mais de 65 anos.
7. Em média, redução de PA de 20/10 mmHg em pacientes hipertensos reduzirá o risco de eventos CV pela metade.
8. A redução do risco de AVC parece seguir a redução prevista no risco baseada na associação epidemiológica entre AVC e PA.
9. Parece haver menor redução do risco de doença cardíaca coronária com a diminuição de PA em comparação com as previsões epidemiológicas, que é mais bem controlado pela atenção a fatores de risco concomitantes.
10. A redução do risco associado à redução da PA parece ser contínua através de uma ampla faixa de PAs; assim, o benefício absoluto do tratamento é maior naqueles com o maior risco absoluto de DCV. Isso fornece a justificativa para defender o uso de estratégias complementares para reduzir o risco de DCV (p. ex., a terapia com estatinas e antiplaquetários em pacientes com doença vascular estabelecida, com danos a órgãos-alvo ou em risco calculado de DCV elevado, ou seja, ≥ 20% durante 10 anos).

Seleção da Terapia Medicamentosa

As principais classes de terapias de redução da pressão arterial estão aqui resumidas. Diretrizes internacionais recomendam determinadas indicações e contraindicações para o uso de classes específicas de terapia anti-hipertensiva em situações clínicas específicas (Quadro 36-1 e Tabela 36-5). Essas listas não são abrangentes e estão sujeitas a

Risco Relativo e Benefício das Classes de Anti-hipertensivos

Desfechos	Diuréticos Tiazídicos (D)	Antagonistas do cálcio (C)	Betabloqueadores (B)	iECA/BRAs* (A)
Angina Instável	0,89	0,88	0,98	0,97
Infarto do miocárdio	0,78	0,79	0,85	0,81
Diabetes	0,98	0,80	1,13	0,72
AVC	0,69	0,65	0,85	0,73
Insuficiência cardíaca	0,53	0,73	0,76	0,64
Morte	0,91	0,88	0,93	0,90

Tabela 36-4 Risco relativo e benefício dos medicamentos utilizados para tratar a hipertensão. A tabela mostra a eficácia das drogas, onde 1,0 = sem benefício / dano, < 1,0 = benefício, e > 1 = potencial efeito nocivo, a partir de uma metanálise de grandes ensaios de diminuição da pressão arterial realizada para o Instituto Nacional do Reino Unido para a Saúde e Excelência Clínica (NICE) Grupo de Desenvolvimento de Diretrizes de Hipertensão, 2006. *Enzima (ECA) de conversão da angiotensina e bloqueadores dos receptores da angiotensina (BRA) foram agrupadas como uma única classe para os fins desta análise. (*Modificado a partir de dados em http:. //www.nice.org.uk/CG034guidance*)

Indicações Clínicas que Favorecem a Utilização de Classes Específicas de Medicamentos Anti-hipertensivos em Pacientes Hipertensos

Inibidores da ECA
Insuficiência cardíaca
Disfunção de VE
Pós-infarto do miocárdio
Nefropatia diabética
Nefropatia não diabética
Hipertrofia de VE
Aterosclerose carotídea
Proteinúria/microalbuminúria
Fibrilação atrial
Síndrome metabólica

Bloqueadores do Receptor da Angiotensina
Insuficiência cardíaca
Pós-infarto do miocárdio
Nefropatia diabética
Proteinúria/microalbuminúria
Hipertrofia de VE
Fibrilação atrial
Síndrome metabólica
Tosse induzida por inibidor de ECA

β-bloqueadores
Angina de peito
Pós-infarto do miocárdio
Insuficiência cardíaca
Taquiarritmias
Glaucoma
Gravidez

Antagonistas do cálcio (Verapamil, Diltiazem)
Angina de peito
Aterosclerose carotídea
Taquicardias supraventriculares

Antagonistas do cálcio (Di-hidropiridínicos)
Hipertensão sistólica isolada (idosos)
Angina do peito
Hipertrofia do VE
Aterosclerose carotídea/coronária
Gravidez
Hipertensão em negros

Diuréticos tiazídicos
Hipertensão sistólica isolada (idosos)
Insuficiência cardíaca
Hipertensão (negros)

Diuréticos (antagonistas de aldosterona)
Insuficiência cardíaca
Pós-infarto do miocárdio

Diuréticos de alça
Doença renal de estágio terminal
Insuficiência cardíaca

Quadro 36-1 Indicações clínicas que favorecem a utilização de classes específicas de medicamentos anti-hipertensivos em pacientes hipertensos. *ECA*, enzima conversora de angiotensina; *VE*, ventrículo esquerdo.

Contraindicações Absolutas e Relativas para Classes Específicas de Terapias Anti-hipertensivas

Terapia Farmacológica	Contraindicações	
	Absolutas	Relativas
Diuréticos tiazídicos	Gota	Síndrome metabólica Intolerância à glicose Gestação
β-bloqueadores	Asma Bloqueio A-V (grau 2 ou 3)	Doença arterial periférica Síndrome metabólica Intolerância à glicose Atletas, pacientes fisicamente ativos DPOC Asma (utilize β-bloqueadores cardiosseletivos)
Antagonistas do canal de cálcio (di-hidropiridínicos)		Taquiarritmias Insuficiência cardíaca
Antagonistas do canal de cálcio (diltiazem, verapamil)	Bloqueio A-V (grau 2 ou 3) Insuficiência cardíaca Terapia com β-bloqueadores	
Inibidores da enzima de conversão da angiotensina	Gestação Angioedema Hipercalemia Estenose bilateral da artéria renal	
Bloqueadores do receptor de aldosterona	Gestação Hipercalemia Estenose bilateral da artéria renal	
Diuréticos (antialdosterona)	DRC estágio 4 e 5 Hipercalemia	
Inibidores diretos da renina	Gestação Hipercalemia Estenose bilateral da artéria renal	

Tabela 36-5 Contraindicações absolutas e relativas para classes específicas de terapias anti-hipertensivas. *A-V*, atrioventricular; *DPOC*, doença pulmonar obstrutiva crônica.

alterações conforme o surgimento de novas evidências. A Tabela 36-6 descreve os efeitos adversos mais comuns associados às principais classes de drogas anti-hipertensivas. A Figura 36-3 mostra os locais de mecanismo de ação das diversas classes de drogas anti-hipertensivas discutidas.

Diuréticos Tiazídicos e Tiazídicos-*like*

Diuréticos foram a primeira grande classe de drogas usadas para tratar hipertensão. A classe inclui os diuréticos tradicionais tais como a hidroclorotiazida e bendroflumetiazida, bem como diuréticos semelhantes a tiazídicos, como a clortalidona e indapamida. Essas últimas são denominadas *tiazídicos-like*, porque, assim como os diuréticos tiazídicos, esses agentes atuam principalmente por inibição do cotransportador Na^+-Cl^- no túbulo distal do rim, promovendo a excreção de sódio, que é parte integrante do seu efeito anti-hipertensivo. No entanto, os diuréticos tiazídicos-*like* têm estrutura diferente dos tiazídicos clássicos e diferentes ações em outros aspectos da função tubular renal, como a inibição da anidrase carbônica no túbulo proximal. A importância da diferenciação dos diuréticos tiazídicos e tiazídicos-*like* será evidente nesta discussão.

Os diuréticos tiazídicos e tiazídicos-*like* continuam a ser uma importante opção terapêutica para o tratamento da hipertensão. As alterações iniciais no equilíbrio de sal e de água induzidas por esses diuréticos são geralmente acompanhadas de contra-ativação de vários mecanismos vasoconstritores, incluindo o sistema renina-angiotensina-aldosterona (SRAA), que podem transitoriamente aumentar a resistência vascular periférica (RVP) e atenuar a redução da PA.

Posteriormente, uma redução gradual na RVP e um novo estado de equilíbrio de redução de sódio corporal total e de PA são estabelecidos, normalmente após cerca de 2 meses de tratamento.

As ações sustentadas de diuréticos tiazídicos sobre o rim os torna preferíveis aos diuréticos de alça para o controle da PA. Embora os diuréticos de alça sejam mais potentes no que diz respeito à promoção de perda aguda de sódio e de água, a sua duração mais curta de ação pode resultar em retenção de sódio compensatória durante a última parte do intervalo de dosagem, reduzindo assim sua eficácia em diminuir a PA. Os diuréticos de alça não têm lugar no tratamento de rotina de hipertensão primária em doentes com uma taxa de filtração glomerular (TFG) bem preservada. Entretanto, diuréticos tiazídicos perdem eficácia em doentes com uma taxa de filtração glomerular inferior a 30 mL/min. Em tais pacientes, os diuréticos de alça são muitas vezes necessários para a redução eficaz da PA, especialmente quando existe uma evidência clínica de retenção de sódio e água.

Os principais efeitos adversos dos diuréticos tiazídicos-*like* são hipocalemia, hiponatremia (menos frequentemente), intolerância à glicose e pequenos aumentos nos níveis sanguíneos de lipoproteína

Efeitos Colaterais Comuns Associados a Várias Classes de Medicamentos Anti-hipertensivos

Classe de droga	Efeitos colaterais
Inibidores da ECA	Tosse, hipercalemia
BRAs	Hipercalemia muito menos frequente comparados aos inibidores da ECA
Bloqueadores de canal de cálcio	
BCC DHPs	Edema podálico, cefaleia
BCC não DHPs	Constipação (verapamil), cefaleia (diltiazem)
Diuréticos	Diurese frequente, hiperglicemia, dislipidemia, hiperuricemia, disfunção sexual
α-agonistas centrais	Sedação, boca seca, hipertensão rebote, disfunção sexual
α-bloqueadores	Edema de membros inferiores, hipotensão ortostática, tonturas
β-bloqueadores	Fadiga, broncoespasmo, hiperglicemia, disfunção sexual
Atuam na abertura de canais de potássio	Hipertricose (minoxidil); reações lúpus-*like*, edema de membros inferiores (hidralazina)

Tabela 36-6 Efeitos colaterais comuns associados a várias classes de medicamentos anti-hipertensivos. *ECA*, enzima conversora de angiotensina; *BRAs*, bloqueadores dos receptores da angiotensina; *BCCs*, bloqueadores dos canais de cálcio; *BCCs DHP*, bloqueadores dos canais de cálcio di-hidropiridínicos; *BCCs não DHP*, bloqueadores dos canais de cálcio não di-hidropiridínicos.

Principais Locais de Atuação das Principais Classes de Anti-hipertensivos

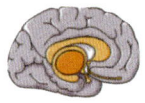

Diminuição do efluxo simpático central:
α₂-agonista de ação central (p.ex., clonidina)
Agonistas do receptor de imidazolina
(p.ex., moxonidina)
Ação central – α-metildopa

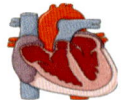

Diminuição do débito cardíaco:
betabloqueadores, diuréticos
Tônus vagal aumentado: inibidores da ECA, RAs, IDRs
Diminuição da frequência cardíaca: betabloqueadores, BCCs não DHP

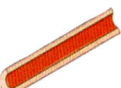

Vasorrelaxamento
Inibidores de ECA, BRAs, IDRs, BCCs, α-bloqueadores
Diuréticos tiazídicos
Vasodilatadores diretos (p.ex., hidralazina, minoxidil)

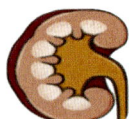

Natriurese – todos os diuréticos, BCCs
Inibição da renina – IDR

Figura 36-3 Principais locais de atuação das principais classes de anti-hipertensivos. *ECA*, enzima conversora da angiotensina; *BRAs*, bloqueadores dos receptores da angiotensina; *BCCs*, bloqueadores dos canais de cálcio; *IDRs*, inibidores diretos de renina; *BCCs não DHP*, bloqueadores dos canais de cálcio não di-hidropiridínicos.

de baixa densidade (LDL) e triglicérides. Diuréticos tiazídicos também elevam os níveis de ácido úrico no soro e devem ser evitados em doentes com predisposição para gota, bem como naqueles que receberam lítio devido ao elevado risco de toxicidade do lítio. Este é reabsorvido de forma semelhante ao sódio através do túbulo proximal, e, assim, a perda de sódio distal causada por tiazídicos pode promover a reabsorção proximal de sódio e lítio; como o lítio tem uma janela terapêutica estreita, isso pode levar a uma toxicidade por tal elemento.

Uma vantagem incidental de diuréticos tiazídicos pode ser a redução na osteoporose como resultado da retenção de cálcio.

Houve uma tendência ao longo dos últimos anos de reduzir a dose recomendada de diuréticos tiazídicos, para minimizar os seus efeitos metabólicos adversos. A curva dose-resposta de diuréticos derivados das tiazidas é plana (ao contrário do perfil de efeitos adversos), e isso é utilizado para justificar a estratégia de uso de baixa dose. No entanto, alguns pacientes respondem bem a doses mais elevadas de diuréticos tiazídicos, que eles toleram. Além disso, quando tiazídicos são combinados com fármacos que bloqueiam o sistema renina-angiotensina (SRA), como inibidores da enzima conversora de angiotensina (ECA) ou bloqueadores do receptor da angiotensina (BRAs), a curva de dose-resposta é mais acentuada, e doses mais elevadas (p. ex., hidroclorotiazida 25 a 50 mg ou 25 mg de clorotalidona) podem ser especialmente eficazes em pacientes com hipertensão mais resistente. A recente diretriz de hipertensão NICE analisou as evidências para os benefícios em desfechos clínicos com baixa dose de diuréticos tiazídicos e tiazídicos-*like* e recomendou a utilização preferencial desses, como a clortalidona e indapamida, em vez de tiazídicos tradicionais, como a hidroclorotiazida, porque os dados relativos aos clínicos são limitados com esse último, quando utilizado em doses baixas.[10]

Diuréticos Poupadores de Potássio (p. ex., Espironolactona, Amilorida, Eplerenona) A espironolactona é um antagonista do receptor de aldosterona que atua no túbulo distal renal e nos ductos coletores, diminuindo a reabsorção de sódio e água e a excreção de potássio. A principal ação da espironolactona é diminuir a expressão dos canais de sódio epitelial tubular (ENaC) e canal de potássio renal medular externo (ROMK), e, portanto, tem início e término de ação relativamente lentos. Já que seu principal sítio de ação é sobre a manipulação de sódio e água pelos túbulos distais e ductos coletores, espironolactona é um diurético relativamente fraco. Todavia, é eficaz como um agente redutor da pressão arterial, mas raramente usado hoje em dia para o tratamento de rotina inicial de hipertensão. A espironolactona tem a vantagem sobre diuréticos tiazídicos de que ela não causa hipocalemia ou hiperuricemia e não diminui a tolerância à glicose. Contudo, a espironolactona tem atividade antiandrogênica através da ligação ao receptor de androgênio, impedindo-o de interagir com a di-hidrotestosterona. Por conseguinte, pode causar hipersensibilidade do mamilo e ginecomastia em alguns pacientes do sexo masculino (~ 6%), que é dependente da dose e pode limitar a sua utilização. Outra preocupação com diuréticos poupadores de potássio, em geral, é o risco de hipercalemia em pessoas com taxa de filtração glomerular substancialmente reduzida (discussão adiante).

A eplerenona é mais seletiva para o receptor de aldosterona que a espironolactona e evita assim os seus efeitos antiandrogênicos. Existe uma experiência muito limitada com o uso de eplerenona para o controle de rotina da hipertensão. Empiricamente, miligrama por miligrama, a eplerenona é menos potente que a espironolactona e menos eficaz na redução da PA.

A amilorida é um antagonista do ENaC nos túbulos contornados distais e ductos coletores do rim, diminuindo a reabsorção de sódio e água e que promovem a excreção de potássio. Anteriormente, a amilorida foi um tratamento popular de hipertensão primária, quando, assim como a espironolactona, foi muitas vezes utilizada em combinação com diuréticos tiazídicos. A amilorida é menos usada agora, mesmo que ela compartilhe a vantagem da espironolactona sobre os diuréticos tiazídicos de não causar hipocalemia, hiperuricemia ou tolerância à glicose diminuída. A amilorida é o tratamento de escolha para os pacientes com síndrome de Liddle com hipertensão causada por uma mutação de ganho-de-função de ENaC.

A razão para o declínio na popularidade de diuréticos poupadores de potássio para o tratamento inicial da hipertensão primária não é clara; pode refletir o surgimento dos inibidores da ECA ou BRA.

Esses bloqueadores do SRAA são cada vez mais utilizados para a gestão de rotina da hipertensão, e há um aumento do risco de hipercalemia quando esses são combinados com espironolactona ou amilorida, especialmente em pacientes com insuficiência renal. Espironolactona e amilorida são, no entanto, cada vez mais utilizadas como terapia diurética adicional que faz parte de uma estratégia de múltiplos fármacos no tratamento de pacientes com hipertensão resistente, para os quais esses fármacos podem ser muito eficazes.[18-20]

Drogas Bloqueadoras de Receptores β-adrenoceptores

Os betabloqueadores reduzem PA e eventos cardiovasculares em pacientes com hipertensão. A maioria dos betabloqueadores, com exceção daqueles com forte atividade intrínseca simpatomimética, reduz o débito cardíaco por seu efeito cronotrópico negativo e efeitos inotrópicos. Tal como acontece com diuréticos, respostas hemodinâmicas de curto prazo podem ser abortadas por contra-ativação de mecanismos vasoconstritores, que possam limitar a queda inicial da PA. Redução a longo prazo da pressão arterial ocorre devido a restauração da RVP para níveis pré-tratamento. O bloqueio parcial da liberação de renina pode contribuir para a resposta hemodinâmica tardia.

Os β-bloqueadores diferem em sua duração de ação, seletividade para os receptores β1, lipofilicidade e atividade agonista parcial. Os efeitos colaterais incluem letargia, dores nos membros em exercício, incapacidade de concentração e memória, agravamento da depressão e psoríase, disfunção erétil, sonhos vívidos e exacerbação dos sintomas de doença vascular periférica e síndrome de Raynaud. Betabloqueadores não seletivos são contraindicados em pacientes com asma e podem causar efeitos metabólicos adversos, incluindo a tolerância à glicose e agravamento de dislipidemia, notável redução de lipoproteína de alta densidade (HDL), colesterol e os níveis de triglicérides elevados. Há evidências de que betabloqueadores aumentam a probabilidade de diabetes *de novo*, particularmente em combinação com diuréticos tiazídicos.[21,22] Além disso, metanálises recentes sugerem que existe um déficit de proteção CV com tratamento à base de betabloqueador para hipertensão (especialmente na redução de acidente vascular cerebral), em comparação com o tratamento com outras grandes classes de drogas (Tabela 36-4).[10,23,24] Como consequência, as diretrizes britânicas têm sugerido desde 2006 que betabloqueadores não têm mais a preferência como terapia inicial de rotina para hipertensão e devem ser usados somente quando há uma indicação precisa que não seja o controle da PA (p. ex., em pacientes com hipertensão e angina ou insuficiência cardíaca crônica).[10]

Uma ressalva é para mulheres mais jovens em idade fértil, em quem betabloqueadores são frequentemente mais eficazes na redução da pressão arterial e são mais seguros que os inibidores da ECA ou BRA em mulheres com planos de engravidar. Geralmente, a boa eficácia anti-hipertensiva em pessoas mais jovens provavelmente reflete os níveis mais elevados de renina em jovens que em pessoas mais velhas, e as medidas de redução de PA de betabloqueadores, pelo menos em parte, está relacionada com a supressão da liberação de renina. Os betabloqueadores mais recentes têm atividade de alfabloqueio associada, como carvedilol e nebivolol. Entretanto, não existem dados de resultados de ensaios clínicos para o tratamento da hipertensão com esses agentes. A recente diretriz da ESC/ESH não se posicionou tão fortemente contra os betabloqueadores, mas não fez recomendações específicas sobre esses agentes como um tratamento de primeira escolha, ou como uma droga ideal em combinação com outros tratamentos, em comparação com outras opções de terapia combinada.[8] As orientações do comitê norte-americano JNC VIII, assim como a diretriz NICE, do Reino Unido, não citam os betabloqueadores como a terapia de primeira escolha para hipertensão, a menos que haja indícios específicos para a sua utilização, para além da rotina de redução de PA.[9]

Bloqueadores dos Canais de Cálcio

Os bloqueadores dos canais de cálcio (BCCs) são eficazes na redução da PA e têm uma extensa base de evidência apoiando a sua utilização para o tratamento de hipertensão.[4,6] Além de suas propriedades redutoras de PA, BCCs são também agentes antianginosos eficazes. Eles parecem ser metabolicamente neutros em relação a parâmetros de tolerância a glicose e de lipídios. Dados mais recentes têm destacado que BCCs são especialmente eficazes em atenuar a variabilidade da PA. O aumento da variabilidade da PA é um fator independente de risco para acidente vascular cerebral, o que pode explicar por que as revisões sistemáticas têm mostrado BCCs (particularmente a amlodipina) com o fim de ser a opção de tratamento mais custo-efetiva para hipertensão, principalmente porque eles são os agentes mais eficazes na prevenção de acidente vascular cerebral.[10] Um aspecto interessante da resposta da PA aos BCCs é que ela é em grande parte determinada pela magnitude da elevação da PA, talvez mais que com outras drogas. Assim, pacientes com níveis de PA basais maiores experimentam maior redução de PA com BCCs, enquanto aqueles com apenas modestas elevações de PA experimentam decréscimos muito menores. Essa propriedade também pode explicar o efeito de "suavização" dos BCCs sobre a variabilidade da PA.

Existem dois grupos principais de BCCs, os *di-hidropiridínicos* (p. ex., amlodipina, nifedipina) e os *não di-hidropiridínicos* (p. ex., diltiazem, verapamil). Os BCCs di-hidropiridínicos (DHP) atuam sobretudo através da indução de relaxamento do músculo liso arterial, bloqueando os canais de cálcio tipo-L, induzindo o relaxamento vascular periférico com uma queda na pressão arterial e na RVP. BCCs não di-hidropiridínicos (não DHP) bloqueiam canais de cálcio no músculo cardíaco e reduzem o débito cardíaco. O verapamil tem uma ação antiarrítmica adicional através de seus efeitos sobre o nó atrioventricular. Os médicos têm, ocasionalmente, combinado BCCs DHP e não DHP, mas não há dados sólidos disponíveis sobre a eficácia de redução de PA ou sobre os resultados clínicos desta abordagem, e não é uma terapia de combinação preconizada pelas normas internacionais.

Formulações mais antigas de alguns BCCs DHP, como nifedipina em cápsulas, tinham um início rápido e uma curta duração de ação, com efeitos imprevisíveis sobre a PA. Essas respostas foram muitas vezes acompanhadas por estimulação simpática reflexa e taquicardia. As preparações orais de BCCs de ação mais curta não têm lugar no tratamento de rotina da hipertensão. Formulações mais modernas de BCCs DHP, de ação mais longa, geram respostas mais prolongadas e previsíveis.

Os efeitos colaterais dos BCCs DHP incluem edema periférico dose-dependente, que não é causado por retenção de fluidos, mas por transudação de fluido a partir dos compartimentos vasculares para os tecidos dependentes, como um resultado da dilatação arteriolar pré-capilar. Esse edema não responde à terapia diurética, mas é aliviado pela elevação do membro. Há uma evidência emergente de que esse edema também pode ser reduzido pela administração concomitante de um inibidor de ECA ou BRA devido aos seus efeitos sobre a capacitância venosa. Hipertrofia gengival pode ocorrer com BCCs DHP, mas raramente é vista com BCCs não DHP. Os BCCs não di-hidropiridínicos causam menos edema periférico, mas são inotrópicos e cronotrópicos negativos e devem, portanto, ser evitados em pacientes com função ventricular esquerda comprometida e em combinação com betabloqueadores. A utilização de verapamil é geralmente acompanhada de constipação intestinal.

Bloqueio do Sistema Renina-Angiotensina

O SRA tornou-se um alvo popular para o desenvolvimento de medicamentos para tratar a hipertensão. A inibição do SRA é previsivelmente eficaz na redução da pressão arterial através da inibição dos vários efeitos pressores centrais e periféricos da angiotensina II (Ang

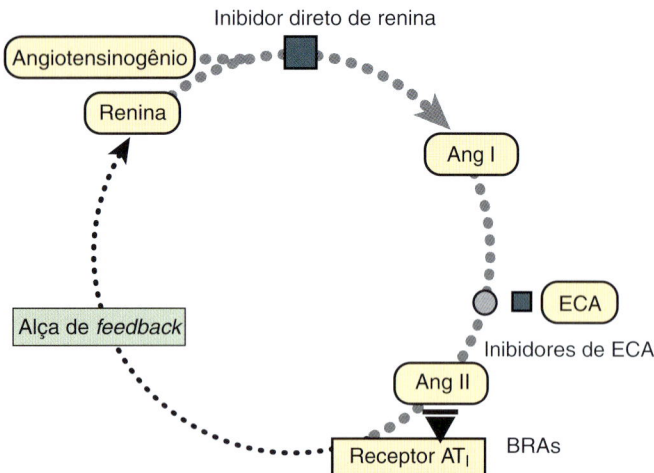

Locais de Ação de Diferentes Agentes que Inibem o Sistema Renina-Angiotensina

Figura 36-4 Locais de ação de diferentes agentes que inibem o sistema renina-angiotensina. O perfil neuro-humoral resultante também é mostrado. *ECA*, enzima conversora da angiotensina; *Ang*, angiotensina; *BRA*, bloqueador do receptor da angiotensina; *IDR*, inibidor da renina direto.

II). O bloqueio do SRA também pode diminuir a PA por outros mecanismos que envolvem melhorias na função endotelial, tônus vagal, função dos barorreceptores e através da inibição da reabsorção tubular renal de sódio. Além disso, a inibição do SRA foi popularizada por evidências de ensaios clínicos mostrando diminuição da morbidade e mortalidade em pacientes com insuficiência cardíaca, retardo na progressão da doença renal e redução de eventos cardiovasculares nos pacientes de alto risco CV com estratégias de tratamento que envolvem a inibição da SRA.[6] Três classes de drogas que visam diretamente o SRA estão agora disponíveis (Fig. 36-4): inibidores da ECA, BRAs e, uma nova classe, os inibidores diretos de renina (IDRs).[25]

Os Inibidores da ECA Inibidores da enzima de conversão da angiotensina foram a primeira estratégia eficaz para inibir o SRA e têm sido usados para tratar a hipertensão desde o final dos anos 1970. Os inibidores da ECA bloqueiam a conversão de Ang I em angiotensina II através da inibição da ECA. A redução resultante nos níveis de Ang II leva à vasodilatação e a uma queda na PA. Ang II tem muitas ações adicionais que são potencialmente prejudiciais ao sistema CV e é implicada na patogênese de mudanças estruturais no coração, vasos sanguíneos, rins e na hipertensão. Quedas abruptas da PA após a introdução de inibidores da ECA podem ocorrer quando o SRA é ativado, por exemplo, em pacientes que estão desidratados, na insuficiência cardíaca ou com hipertensão acelerada. Isso raramente é um problema quando a terapia é iniciada em pacientes com hipertensão não complicada.

Os efeitos colaterais dos inibidores da ECA incluem o desenvolvimento de uma tosse seca persistente em cerca de 20% dos usuários. Isso é mais comum em mulheres e em pessoas do Extremo Oriente e do Círculo do Pacífico. A tosse desaparece somente após a descontinuação da droga. Outra rara, mas importante complicação é o angioedema, que ocorre em cerca de 1% e é muito mais comum na população negra (~ 4%). Os inibidores da ECA devem ser evitados em mulheres em idade fértil devido ao risco de malformação fetal, especialmente quando ocorre exposição no primeiro trimestre, quando as mulheres podem não estar cientes de que estão grávidas. Inibidores de ECA não devem ser utilizados em pacientes com doença da artéria renal bilateral significativa, porque podem precipitar a deterioração da função renal e insuficiência renal. A monitorização cuidadosa da função renal e da concentração sérica de potássio também é necessária em pacientes com insuficiência renal crônica mais avançada de qualquer causa, devido ao risco de hipercalemia.

Bloqueadores do Receptor de Angiotensina Na década de 1990, surgiram os BRAs como uma alternativa para a inibição da ECA. BRAs são inibidores altamente seletivos do receptor de Ang II, tipo 1 (AT1). Em comum com os inibidores da ECA, os BRAs inibem as ações de Ang II no sistema CV e renal. Os BRAs reduzem a PA de forma tão eficaz quanto os inibidores da ECA, mas geralmente têm uma maior duração de ação que os inibidores da ECA. Quando os inibidores da ECA e BRAs são comparados, eles parecem ser igualmente eficazes na redução da albuminúria e em preservar a TFG,[26] bem como semelhantes em eficácia na prevenção de eventos cardiovasculares em pacientes com DCV estabelecida.[27] Devido à sua seletividade e especificidade para o receptor AT1, os BRAs são bem tolerados pelos pacientes, com um perfil de efeitos adversos semelhante ao placebo. Além disso, tosse e angioedema são muito menos prováveis de ocorrer com BRAs que com inibidores da ECA, e a maioria das diretrizes recomenda mudar para um BRA quando ocorre uma tosse induzida pela ACE. Os cuidados e as contraindicações são semelhantes às descritas para os inibidores da ECA.

Inibidor Direto da Renina Uma terceira estratégia emergiu recentemente para inibir SRA para o tratamento de hipertensão: o primeiro inibidor direto de renina, não peptídico, ativo por via oral, o alisquireno.[25] O alisquireno tem elevada especificidade para a renina e é um potente inibidor da atividade de renina plasmática com uma meia-vida longa (~ 24 horas). O alisquireno inibe a etapa limitante na produção da angiotensina, nomeadamente a conversão depende de angiotensinogênio a Ang I dependente de renina. O IDR parece ter eficácia de redução de PA semelhante ao de outros meios de inibição do sistema renina (i.e., inibidores de ACE, ARB), mas com menos efeitos secundários que os inibidores da ECA.[26] As contraindicações para o uso são semelhantes àquelas para os inibidores da ECA e BRAs. O principal fator de diferenciação entre IDRs e inibidores da ECA ou BRAs é que os inibidores da ECA ou BRA aumentam a atividade da renina plasmática, enquanto o IDR inibe a atividade da renina plasmática. O alisquireno também tem uma maior duração de ação que as outras formas de bloqueio de SRAA. O estudo ALTITUDE testou a eficácia do alisquireno a reduzir eventos CV e renais quando adicionado a um bloqueio de SRA preexistente em pacientes com diabetes tipo 2 de alto risco CV.[28] O estudo foi interrompido por inutilidade e um sinal do potencial aumento do risco de danos quando o alisquireno foi combinado com outro bloqueador do SRA nesse grupo de pacientes de alto risco. Assim, alisquireno permanece como uma estratégia para bloqueio de SRA no tratamento de hipertensão, mas o IDR não deve ser utilizado em combinação com um inibidor de ECA ou BRA em doentes com diabetes ou disfunção renal. Outros estudos estão em andamento.

Bloqueadores α-Adrenérgicos

Os membros originais da classe bloqueio α-adrenérgico (p. ex., prazosina) foram drogas de curta duração que bloqueavam a ativação de a1-adrenoceptores na vasculatura, levando a vasodilatação. Inicialmente, a dose recomendada foi muito elevada, e hipotensão postural e síncope revelaram-se graves problemas, que impediam a aceitação dessa classe de fármacos, embora a utilização de doses mais baixas e o desenvolvimento de agentes de ação mais longa (p. ex., doxazosina) superaram esse problema. O bloqueio dos receptores esfincterianos melhora os sintomas em pacientes com hiperplasia benigna da próstata. Ocasionalmente, esses mesmos efeitos esfincterianos podem piorar os sintomas de incontinência urinária de esforço em mulheres. Excepcionalmente entre os demais medicamentos anti-hipertensivos, os a1-antagonistas produzem mudanças discretamente favoráveis nos lipídios plasmáticos, com uma redução no colesterol total e LDL e dos níveis de triglicérides, bem como aumento do colesterol HDL.

Drogas de Ação Simpatolítica Central

Alguns dos primeiros medicamentos desenvolvidos para tratar a hipertensão tinham como alvo a ativação do sistema nervoso simpático (SNS), em vários níveis, incluindo os núcleos reguladores CV no tronco encefálico, gânglios autonômicos periféricos e no neurônio pós-ganglionar simpático. Poucos desses agentes têm qualquer papel no tratamento moderno da hipertensão, porque os efeitos colaterais são comuns, e seu uso foi substituído pelas classes de drogas com um mecanismo de ação mais ajustado.

A *metildopa* reduz o fluxo simpático a partir do tronco cerebral. Originalmente desenvolvido na década de 1950, metildopa foi um pilar da terapia anti-hipertensiva por muitos anos. No entanto, frequentemente provoca sedação, desempenho psicomotor prejudicado, boca seca e disfunção erétil. Seu impacto desfavorável na qualidade de vida resultou na substituição gradual da metildopa por drogas mais eficazes, embora ainda seja extensamente utilizada no tratamento de hipertensão da gravidez, que agora é a sua indicação principal.

Raras vezes, a *clonidina* é utilizada atualmente por causa de sua curta duração de ação e aos riscos de uma síndrome de abstinência, que ocorre quando sua descontinuação súbita provoca um aumento rebote nas catecolaminas, com características que podem se assemelhar feocromocitoma, tais como hipertensão arterial grave, taquicardia e sudorese. Essa situação é agravada quando os pacientes também estão recebendo β-bloqueadores não seletivos, como propranolol. A síndrome é tratada por reintrodução do fármaco e, em seguida, a interrupção gradual ou a infusão intravenosa de labetalol em caso de emergência. A clonidina é ainda usada e pode ser eficaz em alguns pacientes com hipertensão resistente a drogas. Preparações de ação mais prolongada da clonidina estão sendo desenvolvidas e podem encontrar um lugar na gestão de hipertensão resistente.

Um agente mais recente de ação central, *moxonidina* é um agonista do receptor imidazolina que reduz o fluxo simpático e a PA. Ele tem uma incidência menor de efeitos secundários e é mais bem tolerado que outros agentes que atuam centralmente. A moxonidina não tem evidências de ensaios clínicos para suportar a sua utilização como um agente de escolha de primeira linha, mas é usada em pacientes com hipertensão mais resistente.

Vasodilatadores Diretos

A *hidralazina* já foi amplamente utilizada como parte dos regimes originais de "cuidados graduais" de tratamento para a hipertensão. As principais desvantagens foram ativação simpática e o desenvolvimento de uma síndrome semelhante ao lúpus, particularmente em pacientes com o genótipo de acetilação lenta. Além disso, a dosagem diária múltipla foi necessária. A hidralazina não é mais recomendada como um agente de primeira linha ao tratamento da hipertensão. Ela ainda é usada ocasionalmente em hipertensão grave e hipertensão associada à gravidez.

O *minoxidil* é um potente vasodilatador, e seu uso é amplamente confinado a centros especializados para o tratamento de hipertensão grave e resistente. Isso se deve ao seu perfil de efeitos colaterais, o que inclui a estimulação do crescimento capilar; taquicardia e retenção grave de líquidos refletem sua ação vasodilatadora potente e ativação reflexa concomitante do SNS. Por essa razão, o minoxidil é geralmente combinado com um diurético de alça e um β-bloqueador potente como parte de uma abordagem de terapia tripla com a hipertensão grave. O uso a longo prazo pode ser associado ao desenvolvimento insidioso de efusões peritoneais e pericárdicas (especialmente em pacientes com comprometimento da função renal). Esses necessitam e respondem à suspensão do tratamento.

Estratégias de Tratamento

Dadas as múltiplas classes de medicamentos para o tratamento da hipertensão, existe uma necessidade de uma estratégia de tratamento que identifica os fármacos preferidos na terapia inicial e combinações preferidas aos pacientes que requerem mais que a monoterapia para controlar a pressão arterial. O uso de terapia medicamentosa para reduzir a PA deve normalmente seguir-se de um período de observação e medidas repetidas da PA, a fim de assegurar que existe uma elevação sustentada da PA que merece um tratamento. A duração do período de observação está inversamente relacionada com a gravidade da hipertensão. Isso varia de tratamento imediato para medição repetida ao longo de dias ou meses.

Intervenções no estilo de vida devem ser iniciadas durante esse período de observação e continuar mesmo se o tratamento com a terapia medicamentosa for iniciada (Cap. 35). Isso é importante, porque as ações da terapia medicamentosa podem muitas vezes ser potencializadas por mudanças concomitantes no estilo de vida, especialmente a redução do peso corporal e a redução de sódio na ingesta dietética.[29] Ademais, as mudanças de estilo de vida também são importantes para melhorar a saúde geral e perfil de risco CV do paciente, além do impacto sobre a PA. Outro aspecto fundamental da avaliação inicial dos pacientes é identificar fatores de risco concomitantes, comorbidades e lesão de órgão-alvo que podem influenciar a seleção de terapias de droga para melhorar o controle da PA.

Terapia Medicamentosa Inicial

A prática atual é a de iniciar o tratamento com uma única droga. A depender do nível basal de PA, a monoterapia reduzirá, em média, pressão sistólica de 7 a 13 mmHg e a pressão diastólica em 4 a 8 mmHg; as maiores reduções serão geralmente observadas naquelas com PA basal mais elevada.[30] Ressalta-se que essas são "respostas médias de PA", e pode haver heterogeneidade marcante na resposta entre os pacientes individuais e com diferentes classes de drogas em pacientes individuais. O tratamento deve iniciar-se normalmente com uma dose baixa do fármaco selecionado. Se essa for inadequada, há uma gama de opções:

1. Se a PA responde à monoterapia com baixa dose e ainda não está controlada, mas é provável que seja controlada com monoterapia (i.e., PA dentro de ~ 05/10 mmHg da meta), a dose inicial do fármaco deve ser titulada para cima.
2. Se a resposta da PA para a dose inicial baixa é insuficiente e a PA do paciente continua bem abaixo da meta de PA, a conduta mais apropriada é adicionar uma segunda droga, quer separadamente ou como uma combinação em comprimido, porque a maioria dos pacientes necessita de dois ou mais medicamentos para controlar a pressão arterial.
3. Se a droga inicial produziu uma resposta fraca ou absolutamente nenhuma resposta e o paciente pode alcançar a meta de PA com monoterapia, o primeiro medicamento pode ser interrompido e substituído por outra classe de agentes anti-hipertensivos.

Escolha da Terapia Inicial Houve anteriormente grande variação nas diretrizes internacionais no que diz respeito à terapia inicial de preferência para hipertensão primária. O relatório prévio do comitê JNC VII recomendava baixa dose terapêutica com diuréticos tiazídicos como terapia inicial para todos, a menos que fosse contraindicada. O relatório recente do comitê norte-americano JNC VIII mudou essa postura e recomendou terapia inicial com um inibidor da ECA, BRA, um diurético tiazídico em baixa dose ou um BCC para pacientes não negros. A recomendação para terapia inicial para pacientes negros é um diurético tiazídico ou um BCC.[9]

A diretriz europeia mais recente recomenda que cinco principais classes de drogas anti-hipertensivas – inibidor da ECA, ARB, baixa dose de diuréticos tiazídicos, BCCs ou betabloqueadores – são adequadas como terapia inicial, guiada pelas indicações específicas apresentadas no Quadro 36-1 e na Tabela 36-5.[7] A orientação do Reino Unido, NICE, adota uma abordagem diferente e sugere que tanto a idade quanto a etnia são determinantes importantes da resposta à terapia inicial PA,[8] esse último agora também adotado pela diretriz do comitê norte americano JNC VIII. A justificativa para essa abordagem é que o sistema renina-angiotensina é geralmente mais ativo em pessoas mais jovens e menos nas pessoas idosas e nas pessoas negras em qualquer idade. Assim, a diretriz do Reino Unido, NICE, recomenda a terapia inicial com inibidor da ECA ou BRA em pacientes não negros com idade inferior a 55 anos e um BCC como a terapia inicial preferida para a maioria dos pacientes com idade a partir de 55 anos. Para pacientes negros em qualquer idade, a diretriz do Reino Unido, NICE, recomenda um BCC como a terapia de primeira escolha. As ressalvas a essas recomendações são: (1) que um diurético tiazídico pode ser preferido a um BCC, quando um BCC não é tolerado ou naqueles com sinais de insuficiência cardíaca ou com alto risco de insuficiência cardíaca (p. ex., pessoas muito idosas) e (2) que um inibidor da ECA ou BRA não deve ser utilizado em mulheres em idade fértil, quando um betabloqueador pode ser preferido. Assim, o comitê norte-americano JNC VIII se aproximou das diretrizes NICE do Reino Unido (Fig. 36-7) e das europeias no que diz respeito à escolha da terapia inicial. Além disso, como as diretrizes do NICE no Reino Unido, as recomendações da comissão norte-americana JNC VIII são

contra o uso preferencial de betabloqueadores como terapia inicial para hipertensão, a menos que haja uma indicação específica para a sua utilização (p. ex., em pacientes com insuficiência cardíaca crônica, sintomática, angina de peito ou pós-infarto agudo do miocárdio). A razão para isso é que o comitê JNC VIII concordou com a avaliação das conclusões do NICE britânico em que os betabloqueadores (1) parecem menos eficazes que os medicamentos alternativos na redução do risco de acidente vascular cerebral; (2) não foram mais eficazes que outros fármacos na prevenção de doença cardíaca isquêmica incidente; (3) eram mais suscetíveis de aumentar o risco de desenvolvimento de diabetes tipo 2, especialmente quando combinados com terapia diurética; e (4) foram, como consequência, a opção de menor custo-eficácia para o tratamento inicial de hipertensão primária.[8,24]

Terapia de Combinação para Controle de PA

A diretriz norte-americana JNC VIII recomenda IECA ou BRA com antagonistas do cálcio e/ou diurético tiazídico, quando houver preferência por terapia dupla ou tripla. Isso se assemelha às recomendações da diretriz britânica NICE, com a diferença de que o NICE foi o primeiro a dar orientação explícita para o uso de IECA ou BRA em combinação com antagonista do cálcio (A+C) como combinação de escolha para a maior parte das pessoas, enquanto reconhece que IECA ou BRA com baixa dose de tiazídico é uma alternativa aceitável, quando um diurético for usado como terapia inicial (Fig. 36-5). A recomendação para o uso preferencial de A+C pelas diretrizes do NICE foi embasada pelo estudo ACCOMPLISH, que especificamente avaliou se o tipo de combinação de duas drogas foi importante em influenciar os desfechos clínicos, comparando duas combinações diferentes de monoterapia, uma IECA com AC *versus* o mesmo IECA combinado com diurético tiazídico em baixa dose, em um grupo de pacientes de alto risco.[31] Houve uma redução significativa (~ 20%) no desfecho primário em favor da combinação

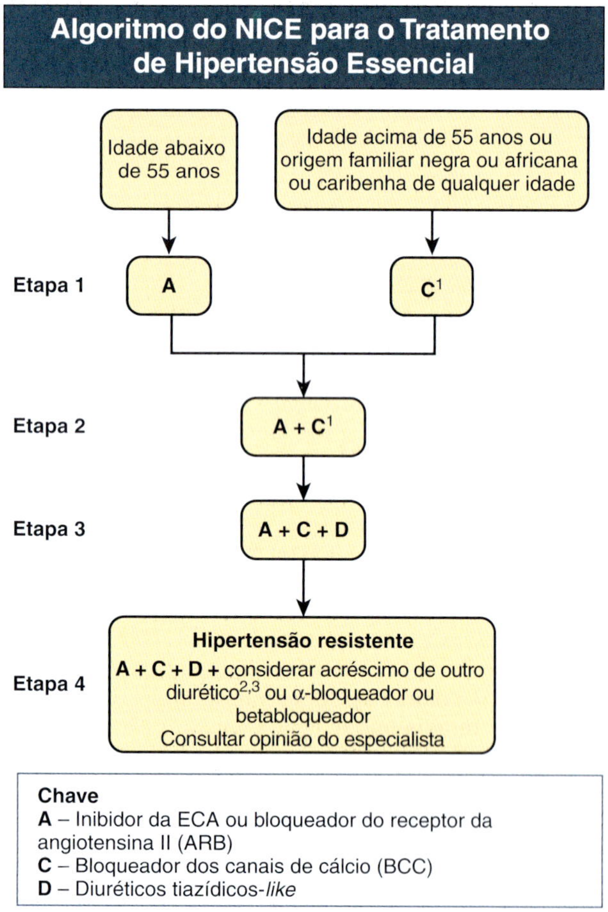

Algoritmo do NICE para o Tratamento de Hipertensão Essencial

Idade abaixo de 55 anos	Idade acima de 55 anos ou origem familiar negra ou africana ou caribenha de qualquer idade

Etapa 1: **A** → **C¹**

Etapa 2: **A + C¹**

Etapa 3: **A + C + D**

Etapa 4: **Hipertensão resistente**
A + C + D + considerar acréscimo de outro diurético[2,3] ou α-bloqueador ou betabloqueador
Consultar opinião do especialista

Chave
A – Inibidor da ECA ou bloqueador do receptor da angiotensina II (ARB)
C – Bloqueador dos canais de cálcio (BCC)
D – Diuréticos tiazídicos-*like*

Figura 36-5 Algoritmo para o tratamento de hipertensão essencial. Diretrizes do UK National Institute for Health and Clinical Excellence (NICE): ¹BCC É preferido, mas considerar um diurético tiazídico-like (clortalidona ou indapamida) se um BCC não é tolerado ou o paciente tem edema, insuficiência cardíaca ou está em alto risco de desenvolver insuficiência cardíaca; ²considere espironolactona em dose baixa; ³doses mais elevadas do diurético tiazídico-*like*. (Modificado da referência 8.)

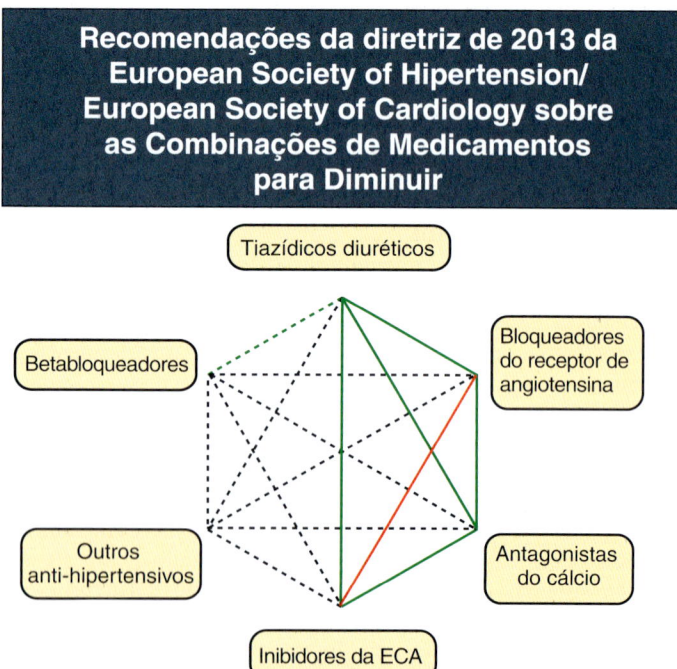

Recomendações da diretriz de 2013 da European Society of Hipertension/European Society of Cardiology sobre as Combinações de Medicamentos para Diminuir

Figura 36-6 Recomendações da ESH/ESC para a combinação de medicamentos para redução da pressão arterial. *As linhas contínuas verdes* são as combinações preferidas; *a linha tracejada verde* é considerada uma combinação útil, mas com algumas limitações; *linhas tracejadas em preto* são combinações possíveis, mas bem menos testadas; *linha vermelha* não é recomendada como um tratamento combinado para a hipertensão; ECA, enzima conversora da angiotensina. (A partir da referência 7.)

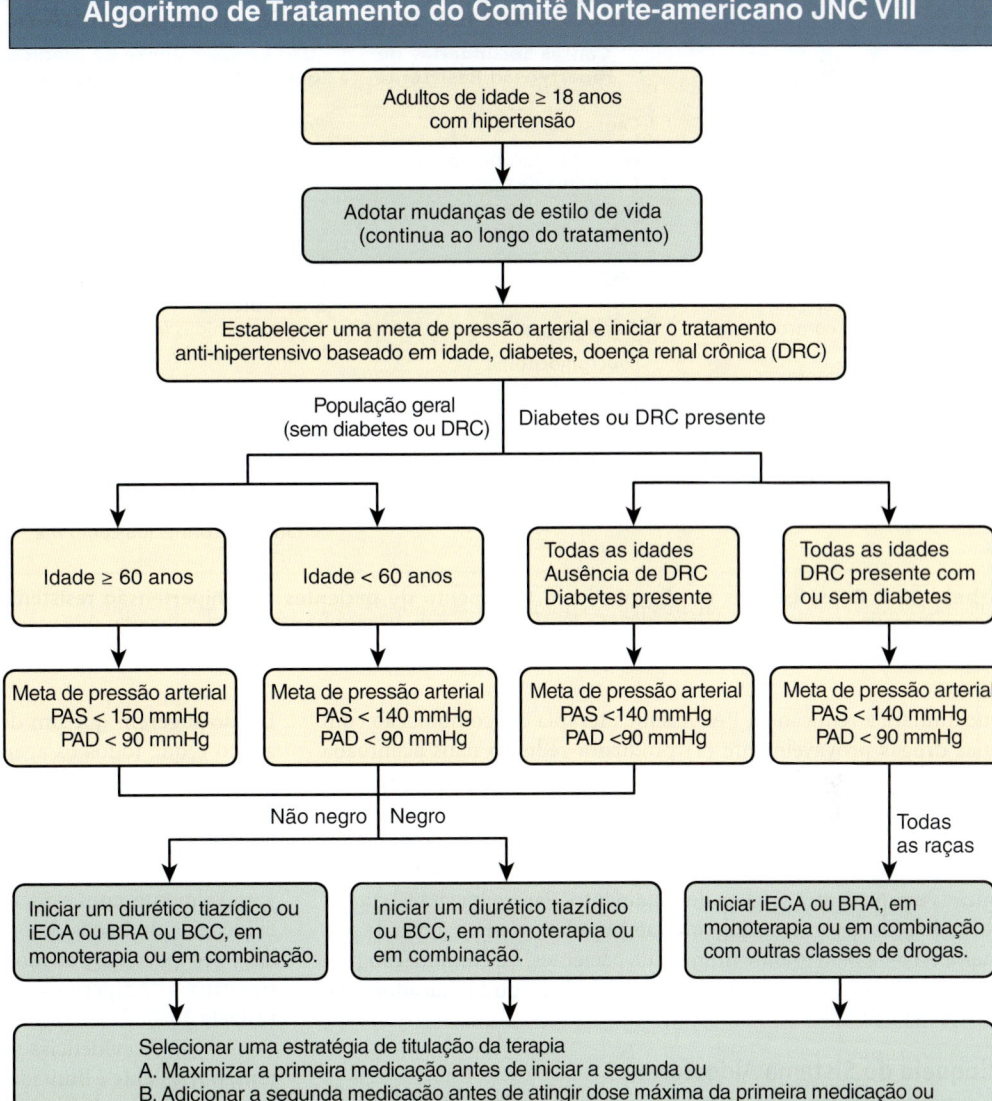

Figura 36-7 Algoritmo de tratamento do comitê norte-americano JNC VIII.

IECA-AC, e todos os componentes do principal desfecho primário mostraram essa tendência. Além do mais, esse desfecho não foi determinado por nenhuma diferença óbvia no controle de PA entre os dois grupos de tratamento. Esses dados do ACCOMPLISH, em conjunto com a riqueza de dados sobre IECA e BRA em combinação com tiazídico em baixa dose, fornecem duas excelentes opções baseadas em evidências para combinar IECA ou BRA como terapia dupla (i.e., IECA+AC ou IECA+Tz, com o uso de IECA+AC+Tz quando um regime de terapia tripla for necessário, em hipertensão mais resistente. Portanto, há forte alinhamento entre as recomendações das diretrizes norte-americana e britânica quanto à terapia combinada de escolha nas etapas 2 e 3 do algoritmo de tratamento. Na verdade, separando apenas as linhas verdes sólidas do diagrama da diretriz europeia (Fig. 36-6) (i.e., as combinações preferidas), as combinações de escolha são também semelhantes às diretrizes dos Estados Unidos e do Reino Unido (i.e., A + C ou A + D, e A + C + D, quando necessário). A única diferença é que a diretriz europeia apoia igualmente outra combinação na etapa 2, ou seja, um BCC + diurético tiazídico, o que é eficaz em alguns estudos. Contudo, raramente é usado, pois elimina o bloqueio do SRA, que muitos considerariam complementar a qualquer um BCC ou diurético tiazídico

tanto para diminuir a PA como para prevenir a ativação reflexa do SRA, o que poderia ocorrer com uma combinação C + D. O que está claro é que todas as orientações convergem e estão mais próximas que nunca no que diz respeito às terapias iniciais e a combinação de escolha.

Terapia Inicial com Combinação de Duas Drogas A terapia inicial com combinação de duas drogas em "doses baixas" foi recomendada pelas diretrizes americanas e europeias para o tratamento de pacientes com PA mais que 20/10 mmHg acima do seu alvo pressórico e, portanto, pouco propenso a controle com monoterapia. O conceito de terapia inicial com combinação de duas drogas foi, em parte, dirigido pela preocupação de que a titulação da terapia em pacientes de alto risco poderia ser lenta o suficiente para provocar uma exposição excessivamente longa ao risco de eventos. Além disso, a terapia combinada parece lógica, uma vez que a resposta a uma medicação isoladamente é, frequentemente, contrabalançada pela ativação retrógrada dos sistemas pressóricos, limitando sua efetividade. Esse fato também explica por que muitos agentes hipotensores em monoterapia apresentam uma curva dose-resposta relativamente plana. Por exemplo, a perda de sódio e água provocada pelos diuréticos ou a vasodilatação secundária aos BCCs resultará em ativação do SRAA, o

Considerações sobre Pacientes com Hipertensão Resistente

Fatores do Paciente	Causas Secundárias de Hipertensão Resistente	Uso Concomitante de Medicações que Podem Causar Elevação da PA	Causas de "Hipertensão Pseudorresistente"
Demográficos Idade avançada, especialmente acima de 75 anos Obesidade Mulheres > homens Mais comum em negros O excesso de sódio na dieta PA basal alta e cronicidade da hipertensão não controlada **Doença Concomitante** Lesão de órgão-alvo: HVE ou DRC ou diabetes Doença vascular aterosclerótica Enrijecimento da aorta	**Causas Comuns** Hiperaldosteronismo primário (adenoma de Conn) Doença renovascular aterosclerótica Apneia do sono DRC **Causas Incomuns** Feocromocitoma Coarctação aórtica Doença de Cushing Hiperparatireoidismo	**Prescrição** Contraceptivos orais AINEs Simpatomiméticos (p. ex., descongestionantes em remédios para resfriado) Ciclosporina Eritropoietina Corticosteroides (p. ex., prednisona, hidrocortisona) **Sem Prescrição** Abuso de drogas (p. ex., cocaína, anfetaminas) Excesso de ingestão de alcaçuz Remédios de ervas (p. ex., a efedrina, também conhecida como *ma huang*)	**Má Adesão do Paciente aos Medicamentos** Verifique a resposta da PA à medicação diretamente observada. **Erros na Medição da PA** Incluindo manguito muito pequeno para a circunferência do braço **Hipertensão do Jaleco Branco** Verifique a PA com MAPA ou Medidas da PA em casa.

Tabela 36-7 Considerações no diagnóstico e tratamento de pacientes com hipertensão resistente. *PA*, pressão arterial; *MAPA*, monitorização ambulatorial da pressão arterial; *DRC*, doença renal crônica; *HVE*, hipertrofia ventricular esquerda; *AINEs*, anti-inflamatórios não esteroides. (*Modificado da referência 18*)

que limitará a redução da PA. Assim, a terapia em combinação com duas drogas provavelmente (1) produzirá redução mais acentuada da PA, (2) reduzirá a heterogeneidade da resposta hipotensora e (3) resultará em efeito dose-resposta mais efetivo na titulação de qualquer um dos componentes. A preocupação principal é a respeito da tolerabilidade e da segurança quanto a potenciais reduções abruptas iniciais em pacientes virgens de tratamento. Parece inevitável que as combinações se tornem cada vez mais populares como terapia de primeira escolha para grande número de pacientes, e a combinação preferível é bloqueadores do SRAA mais diurético ou bloqueadores de SRAA mais BCC.

Bloqueio do Sistema Aldosterona?

O conceito popular de que o bloqueio do SRAA é importante na prevenção ou regressão das lesões funcionais ou estruturais secundárias à hipertensão levou a sugestão de que a utilização de diferentes estratégias de bloqueio do SRAA devesse ser combinada, com a finalidade de alcançar resultados mais efetivos. Dados dos estudos ONTARGET e ALTITUDE demonstraram que o duplo bloqueio do SRAA em pacientes de alto risco – utilizando-se inibidor da ECA mais BRA no estudo ONTARGET,[27] ou inibidor da ECA ou BRA mais inibidor direto de renina no estudo ALTITUDE[28] – não foi mais efetivo em prevenir eventos CV maiores que a monoterapia de bloqueio do SRAA em pacientes de alto risco, incluindo diabéticos.[28] Além disso, nos dois estudos, o risco de eventos adversos, especialmente, disfunção renal, foi maior com a estratégia de duplo bloqueio. Esses resultados sugerem que o duplo bloqueio não deve ser utilizado como primeira escolha no controle de pacientes com hipertensão primária, especialmente portadores de diabetes ou doença renal. Atualmente, todas as diretrizes concordam que a combinação de duas classes de bloqueadores do SRAA, inibidores da ECA, BRAs ou inibidores diretos da renina, não deve ser utilizada no tratamento da hipertensão.

Hipertensão Resistente

A hipertensão resistente foi definida como PA que permanece acima da meta apesar do uso concomitante de três agentes anti-hipertensivos de diferentes classes, o que geralmente inclui um diurético tiazídico. Com efeito, as diretrizes dos Estados Unidos, Europa e Reino Unido sugerem que um dos três agentes deva ser um diurético tiazídico e que todos os agentes devem estar prescritos em doses ótimas.[8,10,19] A definição poderia ter sido ainda mais prescritiva, como nas diretrizes do NICE,[10] sugerindo que os três medicamentos normalmente compreendem A + C + D nas doses mais bem toleradas. A maioria dessas pessoas vai ser mais idosa, muitas vezes obesa, e, invariavelmente, com evidência de lesão de órgão-alvo. Na ausência de evidências de lesões de órgãos-alvo, hipertensão do avental branco deve ser excluída por monitoração ambulatorial por 24 horas. Outras causas de hipertensão resistente também devem ser consideradas (Tabela 36-7).[18]

A base de evidências para definir o melhor tratamento da hipertensão resistente é limitada. A maioria dos pacientes com hipertensão resistente aos medicamentos é suscetível à retenção sódio e responderá à continuidade da terapia diurética. Isso pode ser conseguido aumentando-se ainda mais a dose de tiazídicos/diuréticos semelhantes à tiazida ou utilizando uma dose baixa de espironolactona (p. ex., 25 mg/dia) ou amilorida (10 a 20 mg/dia), com monitorização cuidadosa dos eletrólitos.[18] Para alguns pacientes com hipertensão grave resistente aos fármacos, pode ser necessário utilizar uma combinação de minoxidil, diurético de alça e betabloqueadores, para melhorar o controle da PA.

Medicações Redutoras do Risco Cardiovascular

A PA não deve ser abordada isoladamente, e o seu tratamento deve ser considerado como parte de uma estratégia mais ampla de redução do risco CV. Deve-se considerar a adoção de medidas adicionais de redução do risco para pacientes em que este seja alto – ou seja, com doença CV estabelecida, lesão de órgãos-alvo, diabetes melito ou com elevado risco CV calculado (p. ex., ≥ 20% em dez anos).[34] Tais medidas incluem modificação do estilo de vida, principalmente abandono do tabagismo e tratamento com estatinas, a fim de reduzir, adicionalmente, os riscos de acidente cerebrovascular e doença coronariana. Em estudos clínicos, a utilização rotineira de estatinas com o objetivo de reduzir o colesterol total em 40 mg/dL (~ 1 mmol/L) se associou a redução de cerca de um terço do risco de eventos cardíacos isquêmicos e de cerca de um quinto do risco de eventos cerebrovasculares, e tais resultados foram atingidos além da redução da PA.[34,35] Além

Indicações para Referência ao Especialista sobre Pacientes com Hipertensão

Tratamento Urgente Necessário

Hipertensão acelerada (hipertensão grave com grau III ou retinopatia IV)

Hipertensão particularmente grave (> 220/120 mmHg)

Complicações iminentes (p. ex., ataque isquêmico transitório, insuficiência ventricular esquerda)

Possível Causa Subjacente

Qualquer indício da história ou o exame de uma causa secundária (p. ex., hipocalemia com sódio plasmático aumentado ou normal alto [Síndrome Conn])

Creatinina sérica elevada

Proteinúria ou hematúria

Início súbito ou agravamento da hipertensão

Resistência ao regime de múltiplos fármacos (ou seja, ≥ três drogas)

Idade jovem (qualquer hipertensão < 20 anos; necessitando de tratamento < 30 anos)

Problemas Terapêuticos

Intolerância a múltiplas drogas

Várias contraindicações às drogas

Não aderência ou má-aderência persistente

Situações Especiais

Variabilidade não habitual da pressão arterial

Possível hipertensão do avental branco

Hipertensão na gravidez

Quadro 36-2 Indicações para referência ao especialista sobre pacientes com hipertensão

disso, a redução do risco relativo associada à terapia com estatinas em pacientes de muito alto risco não foi dependente de concentrações basais altas de colesterol. Para pacientes hipertensos de muito alto risco, deve-se considerar também a terapia antiagregante plaquetária após o controle adequado da PA.

Seguimento

Nas fases iniciais do tratamento, a frequência das visitas será determinada pela resposta do paciente à terapia, pelas comorbidades existentes e pela complexidade do regime hipotensor necessário. Uma vez controlada a PA, os pacientes devem ser avaliados anualmente em uma visita formal, e a maioria deve ser reavaliada a cada 6 meses. Os pacientes vêm realizando automonitoração da PA nos intervalos entre as visitas, e essa parece ser uma tendência crescente de comportamento.

Suspensão da Terapia

A maioria dos pacientes hipertensos necessita de terapia perene. Alguns pacientes com hipertensão estágio 1, que realizam mudanças importantes no estilo de vida, podem atingir queda da PA suficientemente grande para obter suspensão segura da monoterapia. Entretanto, pacientes com lesão de órgão-alvo ou sob alto risco CV não devem suspender terapia, a menos que exista uma forte razão para tanto.[7-9] Em pacientes com hipertensão grave subsequentemente bem controlada, a suspensão da terapia não necessariamente resulta em aumento imediato da PA. Após suspensão da terapia, pode haver um intervalo de muitos meses de aumento progressivo da PA até níveis mais altos pré-tratamento. Qualquer paciente que suspenda a terapia deve se submeter à monitoração da PA a intervalos regulares. Com exceção de poucos, todos os pacientes normalmente necessitam de reintrodução da terapia.

Indicações para Encaminhamento ao Especialista

O encaminhamento a um centro especializado é algumas vezes indicado ao paciente no controle de hipertensão. As indicações incluem a incerteza sobre a decisão de tratar, as investigações para excluir hipertensão secundária, hipertensão grave e complexa, e hipertensão resistente (Quadro 36-2).

Hipertensão Arterial em Pessoas de Origem Africana

A hipertensão é mais prevalente em negros, está associada a mais lesão de órgão-alvo e, consequentemente, acarreta um pior prognóstico, com um risco particularmente elevado de acidente vascular cerebral.[37] O grupo de pacientes negros tende a responder melhor aos diuréticos, BCCs e restrição de sal na dieta que os pacientes caucasianos. Inibidores da ECA, BRAs e betabloqueadores são geralmente menos eficazes como terapia inicial em pacientes negros, mas tornam-se mais eficazes em combinação com diuréticos ou BCCs.

Hipertensão em Idosos

Se uma PA de 140/90 mmHg ou superior é utilizada para definir hipertensão, mais de 70% das pessoas com mais de 60 anos será hipertensa, e a maioria desses pacientes tem hipertensão sistólica isolada.[38] Pesquisas sugerem que os médicos subestimam os riscos, e a hipertensão é subtratada em pessoas mais velhas. No entanto, as seguintes considerações são importantes no tratamento de pessoas idosas.

1. O enriquecimento da parede arterial, que dá origem a hipertensão sistólica e a elevação da pressão de pulso (hipertensão sistólica isolada) estão também associados a sensibilidade barorreflexa prejudicada e com aumento do risco de hipotensão ortostática. Assim, é importante registrar leituras de PA em decúbito e em ortostase em pacientes idosos.
2. A TFG estimada diminui com a idade, com a conservação renal de sódio e de fluido prejudicada frente a depleção. Os pacientes idosos são, portanto, mais sujeitos a depleção de volume como resultado de tratamento com diuréticos.
3. A depuração das drogas e seus metabólitos ativos é diminuída como resultado do declínio das funções hepática e renal.
4. A função cardíaca e a reserva funcional são frequentemente reduzidas, e os pacientes são, portanto, muito mais suscetíveis a desenvolver insuficiência cardíaca. Isso explica por que os desfechos de ensaios de tratamento da hipertensão têm mostrado consistentemente reduções na morbidade e mortalidade relacionadas com insuficiência cardíaca.
5. Comorbidade é muito mais comum em pacientes idosos.
6. Comunicação e adesão à terapia podem ser mais difíceis com o declínio da função cognitiva. Algumas evidências de ensaios clínicos sugerem que esse declínio pode ser retardado por tratamento anti-hipertensivo.

Apesar dessas considerações, os pacientes idosos toleram bem os medicamentos anti-hipertensivos, e os benefícios da redução da PA são impressionantes no que diz respeito à redução da morbidade e mortalidade por acidente vascular cerebral, doença cardíaca isquêmica e insuficiência cardíaca. Como regra geral, regimes de medicamentos devem ser tão simples quanto possível; e dosagens, aumentadas mais gradualmente. Os maiores perigos resultam de redução muito rápida da pressão arterial. Até recentemente, havia incerteza sobre os riscos e benefícios do tratamento da hipertensão na população muito idosa, ou seja, aqueles com idade superior a 80 anos. O estudo HYVET nesse grupo etário confirmou que o tratamento é bem tolerado e está relacionado com reduções impressionantes do risco de acidente vascular cerebral, insuficiência cardíaca e mortalidade.[17] Assim, não há nenhuma razão para tratar pacientes muito idosos de forma diferente daqueles que não são tão idosos. A idade biológica, em vez da idade cronológica, deve ser o fator decisivo no início do tratamento anti-hipertensivo.

Referências

1. Lewington S, Clarke R, Qizilbash N, et al. Age-specific relevance of usual blood pressure to vascular mortality: A meta-analysis of individual data for one million adults in 61 prospective studies. *Lancet*. 2002;360:1903-1913.
2. Lawes CM, Vander Hoorn S, Rodgers A. Global burden of blood-pressure-related disease, 2001. *Lancet*. 2008;371:1513-1518.
3. Asia Pacific Cohort Studies Collaboration. Joint effects of systolic blood pressure and serum cholesterol on cardiovascular disease in the Asia Pacific region. *Circulation*. 2005;112:3384-3390.
4. Blood Pressure Lowering Treatment Trialists' Collaboration. Effects of different blood-pressure-lowering regimens on major cardiovascular events: Results of prospectively-designed overviews of randomised trials. *Lancet*. 2003;362:1527-1545.
5. Staessen JA, Wang JG, Thijs L, et al. Cardiovascular prevention and blood pressure reduction: A quantitative overview updated until 1st March 2003. *J Hypertens*. 2003;21:1055-1076.
6. Williams B. Recent hypertension trials: Implications and controversies. *J Am Coll Cardiol*. 2005;45:813-827.
7. Task Force for the Management of Arterial Hypertension. 2013 ESH/ESC guidelines for the management of arterial hypertension. European Society of Hypertension/European Society of Cardiology. *Eur Heart J*. 2013;34:2159-2169.
8. Krause T, Lovibond K, Caulfield M, et al. Management of hypertension: summary of NICE guidance. Guideline Development Group. *BMJ*. 2011;43:d4891. Full resources available at: http://www.nice.org.uk/CG034guidance and http://guidance.nice.org.uk/CG127.
9. James PA, Oparil S, Carter BL, et al. 2014 Evidence-based guideline for the management of high blood pressure in adults: Report from the panel members appointed to the Eighth Joint National Committee (JNC 8). *JAMA*. 2014;311:507-520.
10. Chobanian AV, Bakris GL, Black HR, et al. The Seventh Report of the Joint National Committee on Prevention, Detection, Evaluation, and Treatment of High Blood Pressure: The JNC 7 Report. *JAMA*. 2003;289:2560-2572.
11. Vasan RS, Larson MG, Leip EP, et al. Impact of high-normal BP on the risk of cardiovascular disease. *N Engl J Med*. 2001;345:1291-1297.
12. Arguedas JA, Perez MI, Wright JM. Treatment blood pressure targets for hypertension. *Cochrane Database Syst Rev*. 2009;3:CD004349.
13. Zanchetti A, Grassi G, Mancia G. When should antihypertensive drug treatment be initiated and to what levels should systolic blood pressure be lowered? A critical reappraisal. *J Hypertens*. 2009;27:923-934.
14. Verdecchia P, Staessen JA, Angeli F, et al. Usual versus tight control of systolic blood pressure in non-diabetic patients with hypertension (Cardio-Sis): An open-label randomised trial. *Lancet*. 2009;374:525-533.
15. Sleight P, Redon J, Verdecchia P, et al. Prognostic value of blood pressure in patients with high vascular risk in the Ongoing Telmisartan Alone and in combination with Ramipril Global Endpoint Trial study. *J Hypertens*. 2009;27:1360-1369.
16. ACCORD study Group. Effects of intensive blood pressure control in type 2 diabetes mellitus. *N Engl J Med*. 2010;362:1575-1585.
17. Beckett NS, Peters R, Fletcher AE, et al. Treatment of hypertension in patients 80 years of age or older. *N Engl J Med*. 2008;358:1887-1898.
18. Myat A, Redwood SR, Qureshi AC, et al. Resistant hypertension. *BMJ*. 2012;345:e7473.
19. Calhoun DA, Jones D, Textor S, et al. Resistant hypertension: Diagnosis, evaluation and treatment. A scientific statement from the American Heart Association Professional Education Committee of the Council for High Blood Pressure Research. *Hypertension*. 2008;51:1403-1419.
20. Chapman N, Dobson J, Wilson S, et al. Effect of spironolactone on blood pressure in subjects with resistant hypertension. Anglo-Scandinavian Cardiac Outcomes Trial Investigators. *Hypertension*. 2007;49:839-845.
21. Pepine CJ, Cooper-DeHoff RM. Cardiovascular therapies and risk of the development of diabetes. *J Am Coll Cardiol*. 2004;44:609-612.
22. Mason JM, Dickinson HO, Nicolson DJ, et al. The diabetogenic potential of thiazide-type diuretic and beta-blocker combinations in patients with hypertension. *J Hypertens*. 2005;23:1777-1781.
23. Lindholm LH, Carlberg B, Samuelsson O. Should β blockers remain first choice in the treatment of primary hypertension? A meta-analysis. *Lancet*. 2005;366:1545-1553.
24. Wiysonge C, Bradley H, Myose B, et al. Beta-blockers for hypertension. *Cochrane Database Syst Rev*. 2007;1:CD002003.
25. Brown MJ. Aliskiren. *Circulation*. 2008;118:773-784.
26. Barnett AH, Bain SC, Bouter P, et al. Diabetics Exposed to Telmisartan and Enalapril Study Group. Angiotensin receptor blockade versus converting enzyme inhibition in type 2 diabetes with nephropathy. *N Engl J Med*. 2004;351:1952-1961.
27. ONTARGET Study Investigators. Telmisartan, ramipril, or both in patients at high risk for vascular events. *N Engl J Med*. 2008;358:1547-1559.
28. Parving HH, Brenner BM, McMurray JJV, et al. Cardiorenal end points in a trial of aliskiren for type 2 diabetes. ALTITUDE Investigators. *N Engl J Med*. 2012;367:2204-2213.
29. Dickinson HO, Mason JM, Nicolson DJ, et al. Lifestyle interventions to reduce raised blood pressure: A systematic review of randomized controlled trials. *J Hypertens*. 2006;24:215-233.
30. Law MR, Wald NJ, Morris JK, Jordan RE. Value of low dose combination treatment with blood pressure lowering drugs: Analysis of 354 randomised trials. *BMJ*. 2003;326:1427.
31. Jamerson K, Weber MA, Bakris GL, et al. Benazepril plus amlodipine or hydrochlorothiazide for hypertension in high-risk patients. *N Engl J Med*. 2008;359:2417-2428.
32. Referência removida durante as provas.
33. Referência removida durante as provas.
34. Mendis S, Lindholm LH, Mancia G, et al. World Health Organization (WHO) and International Society of Hypertension (ISH) risk prediction charts: Assessment of cardiovascular risk for prevention and control of cardiovascular disease in low- and middle-income countries. *J Hypertens*. 2007;25:1578-1582.
35. Sever PS, Dahlof B, Poulter NR, et al. Prevention of coronary and stroke events with atorvastatin in hypertensive patients who have average or lower-than-average cholesterol concentrations, in the Anglo-Scandinavian Cardiac Outcomes Trial–Lipid Lowering Arm (ASCOT-LLA): A multicentre randomised controlled trial. ASCOT Investigators. *Lancet*. 2003;361:1149-1158.
36. Emberson J, Whincup P, Morris R, et al. Evaluating the impact of population and high-risk strategies for the primary prevention of CVD. *Eur Heart J*. 2004;25:484-491.
37. Douglas JG, Bakris GL, Epstein M, et al. the Hypertension in African Americans Working Group. Management of high blood pressure in African Americans. *Arch Intern Med*. 2003;163:525-541.
38. Chobanian AV. Isolated systolic hypertension in the elderly. *N Engl J Med*. 2007;357:789-796.
39. Williams B. Resistant hypertension: An unmet treatment need. *Lancet*. 2009;374:1396-1398.

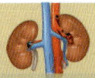

Avaliação e Tratamento das Urgências e Emergências Hipertensivas

Pantelis A. Sarafidis e George L. Bakris

O termo *hipertensão maligna* apareceu pela primeira vez em 1928 e descrevia pacientes com valores de pressão arterial (PA) extremamente elevados, para enfatizar que, devido à rápida progressão da lesão de órgãos-alvo, o seu prognóstico médio era similar àquele da maioria dos pacientes com neoplasias.[1] Subsequentemente, o termo hipertensão maligna (ou acelerada) foi utilizada para descrever pacientes com PA muito elevada e danos vasculares que poderiam se manifestar como hemorragia/exsudado da retina e papiledema, geralmente associada a encefalopatia, lesão renal aguda e anemia hemolítica microangiopática.[2,3] No entanto, os avanços dramáticos tanto no tratamento intra-hospitalar como no tratamento ambulatorial de emergências hipertensivas levaram a uma melhora no prognóstico, a saber, uma diminuição de mortalidade em 1 ano de 80% em 1928 para 50% em 1955 e para menos de 10% depois de 1990.[4,5] Assim, se explica que os termos hipertensão maligna e hipertensão acelerada tenham sido substituídos por "emergência hipertensiva" e "urgência hipertensiva".

Elevações acentuadas das pressões sistólica e diastólica, geralmente acima de 180/120 mmHg, podem ser classificadas como emergências ou urgências. Uma *emergência hipertensiva* é definida como uma elevação acentuada da PA, complicada pela evidência de lesão aguda de órgão-alvo, tal como isquemia coronariana, aneurisma dissecante da aorta, edema pulmonar, encefalopatia hipertensiva, derrame cerebral e eclampsia.

Em casos de emergência hipertensiva, a PA deve ser reduzida em pelo menos 20 a 40 mmHg dentro de 10 a 30 minutos, utilizando terapia medicamentosa por via parenteral, a fim de limitar as lesões de órgãos-alvo, em geral na unidade de terapia intensiva (UTI). *Urgência hipertensiva* é uma situação clínica de significativa elevação da PA, sem disfunção de órgãos-alvo aguda. A abordagem ao paciente hipertenso em urgência consiste na redução gradual PA dentro de horas, na maioria das vezes com medicamentos por via oral.[4,6,8]

ETIOLOGIA E PATOGÊNESE

Emergências e urgências hipertensivas podem se desenvolver *de novo* em normotensos ou podem complicar uma hipertensão primária ou secundária subjacente.[4,8] O Quadro 37-1 mostra as etiologias mais comuns de crise hipertensiva. Em algumas emergências hipertensivas, uma condição subjacente é a causa clara da elevação aguda da PA. Em glomerulonefrite aguda, crise renal (em pacientes com esclerodermia) ou estenose da artéria renal, as elevações graves da PA são evocadas através de um aumento da atividade do sistema renina-angiotensina (SRA). No feocromocitoma, na intoxicação por cocaína, ou na lesão da medula espinhal, a elevação de PA de forma aguda é o resultado do excesso de liberação de catecolaminas. Em outros pacientes, elevações sustentadas agudas na PA em si são o fator etiológico que resulta em condições tais como a encefalopatia hipertensiva

ou insuficiência ventricular esquerda aguda e edema pulmonar. Em alguns casos, entretanto, pode ser difícil diferenciar se a elevação da PA é a causa ou a consequência de uma emergência hipertensiva. Assim, uma cuidadosa avaliação diagnóstica das emergências e urgências hipertensivas é essencial para orientar o tratamento adequado.

A emergência hipertensiva pode ocorrer em várias situações clínicas, mas a mais comum é a hipertensão crônica, muitas vezes não tratada ou mal controlada em um paciente cuja PA está habitualmente acima de 180/120 mmHg. Em muitos desses pacientes, níveis cronicamente elevados de PA não afetam a perfusão dos órgãos-alvo devido à autorregulação. A *autorregulação* é a capacidade de vasos sanguíneos em dilatar ou contrair em resposta a mudanças na pressão de perfusão e, assim, manter perfusão normal do órgão. Esse mecanismo está presente no cérebro e nos rins e envolve canais de cálcio tipo L.[9] Artérias de indivíduos normotensos podem manter o fluxo ao longo de uma ampla faixa de pressões arteriais médias, de 80 a 150 mmHg, associadas a PA sistólica em torno de 90 a 180 mmHg. Elevações crônicas de PA causam alterações funcionais e estruturais compensatórias na circulação arteriolar e deslocam a curva de autorregulação para a direita, o que permite aos pacientes hipertensos manter a perfusão normal e evitar fluxo sanguíneo excessivo em níveis maiores de PA.[3,10] Com o tempo, as alterações estruturais e funcionais nas arteríolas cerebrais e renais podem levar a uma incapacidade progressiva das arteríolas em se autorregular apropriadamente[8,9] (Fig. 37-1).

As lesões do órgão-alvo na emergência hipertensiva resultam da incapacidade dos mecanismos autorreguladores em manter as pressões de perfusão normais em certos leitos vasculares (especialmente o cerebral e o renal) quando a PA se eleva acima da faixa de autorregulação.[10] A lesão endotelial resultante provoca a perda de propriedades antitrombóticas endoteliais, com a ativação de plaquetas e da cascata da coagulação, aumento da permeabilidade da parede vascular e proliferação de células do músculo liso vascular, culminando em um aumento da isquemia tecidual e, finalmente, necrose fibrinoide. Isso está ligado à ativação de sistemas hormonais e liberação de substâncias vasoativas (SRA, catecolaminas, endotelina, vasopressina) que mantêm um ciclo vicioso de elevação de PA e lesão vascular.[3,8]

As mudanças estruturais vasculares típicas associadas a emergências hipertensivas são a necrose fibrinoide de pequenas artérias e arteríolas no cérebro e rim (Fig. 37-2). Outros achados podem evidenciar lesões de órgãos afetados (p. ex., edema cerebral).[3,10] Uma emergência hipertensiva pode raramente se apresentar como microangiopatia trombótica, em especial se associada a esclerodermia (Cap. 29).

Em indivíduos normotensos ou minimamente hipertensos, tais como crianças ou mulheres grávidas, os sinais e sintomas de uma emergência hipertensiva ocorrem em níveis pressóricos mais baixos que em pacientes hipertensos, pois as alterações vasculares crônicas adaptativas estão ausentes. Na maioria dos pacientes, todavia,

Urgências e Emergências Hipertensivas Comuns

Má Aderência à Terapia Medicamentosa

Dor ou Estresse Emocional

Aceleração de Hipertensão Crônica
Com características de microangiopatia trombótica (trombocitopenia, anemia hemolítica, insuficiência renal, ± papiledema, ± encefalopatia)
Com papiledema ± encefalopatia

Condições Cardiovasculares
Isquemia ou infarto agudo do miocárdio causado por doença coronária
Insuficiência ventricular esquerda aguda/edema pulmonar
Dissecção aguda de aorta
Hipertensão grave após *bypass* coronário ou outra cirurgia vascular
Epistaxe sem resposta a tamponamento anterior/posterior

Condições Renais
Glomerulonefrite aguda ou rapidamente progressiva
Hipertensão renovascular
Crises renais de esclerodermia ou de doenças do colágeno
Hipertensão grave após transplante de rim

Condições Neurológicas
Encefalopatia hipertensiva
Hemorragia intracerebral
Hemorragia subaracnoide

Embolia cerebral ou infarto cerebral aterotrombótico
Hipertensão grave após trombólise para acidente vascular aterotrombótico
Traumatismo craniano agudo
Síndrome de Guillain-Barré

Condições de Excesso de Catecolaminas Circulantes
Crise de feocromocitoma
Interações de alimentos que contêm tiramina com inibidores de monoamina-oxidase
Hipertensão rebote após a retirada súbita de agonistas α-2 de ação central (clonidina, metildopa ou outro)
Uso de drogas simpatomiméticas (fenciclidina, fenilpropanolamina, cocaína ou outros)
Hiperreflexia automática após lesão medular

Condições Relacionadas com a Gravidez
Eclâmpsia

Condições Cirúrgicas
Hipertensão grave em pacientes que necessitam de cirurgia imediata
Hipertensão perioperatória
Sangramento pós-operatório de linhas de sutura vasculares
Hipertensão após transplante de órgãos

Hipertensão Associada a Graves Queimaduras

Quadro 37-1 Emergências e urgências hipertensivas comuns.

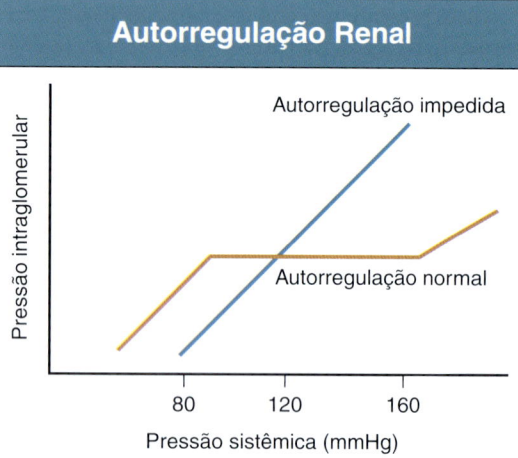

Figura 37-1 **Autorregulação renal.** Relação entre a pressão arterial glomerular e a pressão arterial sistêmica em vigência de autorregulação normal e anormal.

o desenvolvimento de uma emergência hipertensiva ocorre na presença de hipertensão crônica. Isso pode estar relacionado com outros mecanismos que contribuem para a autorregulação prejudicada, como a doença arteriolar progressiva (nas circulações cerebral e renal) ou autorregulação farmacologicamente diminuída ou prejudicada (p. ex., com utilização de bloqueadores de canais de cálcio di-hidropiridínicos ou furosemida).

EPIDEMIOLOGIA

A incidência exata de urgências e emergências hipertensivas e sua distribuição demográfica não são conhecidas, mas estima-se que 1% a 2% dos indivíduos com hipertensão desenvolvem crises hipertensivas.[11] Um estudo com mais de 14.000 admissões em departamentos de emergência (ED) mostraram que urgências hipertensivas foram

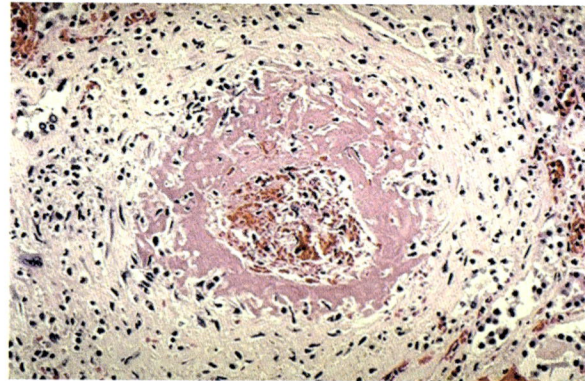

Figura 37-2 **Necrose fibrinoide.** Micrografia mostra um material rosado e homogêneo na artéria interlobar renal de um paciente com emergência hipertensiva grave.

responsáveis por 76% e situações de emergência por 24% das admissões relacionadas com a hipertensão.[12] Nesse estudo, as formas mais comuns de emergência hipertensiva foram associadas a acidente cerebrovascular isquêmico (24,5%), edema pulmonar agudo (22%), encefalopatia hipertensiva (16%) e insuficiência cardíaca aguda (14%), seguido de infarto do miocárdio (12%), hemorragia cerebral (5%), eclâmpsia (5%) e dissecção da aorta (2%). Em uma outra série de 435 admissões de hipertensos em departamento de emergência, 40% eram urgências hipertensivas, quase todos com algum grau de doença renal preexistente, e 60% eram emergências.[13] Hospitalização por emergência hipertensiva ocorre a uma taxa de um a dois casos por um milhão de habitantes por ano nos Estados Unidos.[10]

Nos países desenvolvidos, o uso disseminado de agentes anti-hipertensivos tem reduzido a incidência de emergências hipertensivas, como apoiado por observações indiretas.[10] O uso de qualquer medicamento anti-hipertensivo reduz o risco de emergência hipertensiva, pois a adesão ao tratamento ambulatorial e um mau controle de PA são preditores de crises hipertensivas subsequentes.[14] Além disso, a hospitalização por emergência hipertensiva é mais comum em países em desenvolvimento, em minorias étnicas dos países desenvolvidos[5] e em indivíduos de baixo nível socioeconômico, que muitas vezes têm mau controle da PA.

AVALIAÇÃO DIAGNÓSTICA

O principal objetivo do processo diagnóstico é a diferenciação de uma emergência hipertensiva verdadeira de uma urgência hipertensiva, devido às diferenças de abordagens terapêuticas. O segundo objetivo é a rápida avaliação do tipo e gravidade da lesão de órgão-alvo em curso. Em algumas emergências hipertensivas, a história (p. ex., trauma craniano agudo, pré-eclâmpsia, esclerodermia) ou sintomas e sinais evidentes (p. ex., dor precordial/dorsal, dispneia, massa abdominal pulsátil) podem orientar o diagnóstico; ao passo que em outros casos (p. ex., hipertensão grave com estado mental alterado), a avaliação é mais abrangente.

A abordagem diagnóstica começa com a história do paciente, com atenção à duração, gravidade e tratamento da hipertensão preexistente e condições associadas[6,8] (Quadro 37-2). Medidas de PA devem ser realizadas em ambos os braços (se possível, em ambas as posições, sentado e em pé) e uma perna[2] (Cap. 33). Um exame cuidadoso, com avaliação de problemas cardíacos, pulmonares, vasculares periféricos e do sistema neurológico com avaliação do estado mental deve ser realizado, complementado com um exame minucioso de fundo de olho (oftalmoscopia) à procura de hemorragias, exsudatos e papiledema.

Os sinais de hipertensão secundária não devem passar despercebidos nesse exame inicial. Por exemplo, um sopro abdominal pode indicar hipertensão renovascular; uma massa abdominal palpável sugere aneurisma abdominal ou rins policísticos; um retardo no pulso radial-femoral sugere coarctação da aorta; estrias abdominais e obesidade central são observados com a síndrome de Cushing; e exoftalmia pode indicar hipertireoidismo. Pacientes com características de anemia hemolítica e trombocitopenia devem ser avaliados para causas de microangiopatia trombótica.

Os estudos laboratoriais iniciais em uma emergência hipertensiva incluem um hemograma completo com esfregaço periférico, exame de urina, concentração de ureia e creatinina, e eletrólitos.[6,8] Uma comparação da função renal do paciente com alguma medição em exame recente prévio é importante. Hipertensão grave acompanhada de uma deterioração aguda da função renal, hematúria microscópica com cilindros hemáticos ou sedimento urinário nefrítico sugerem glomerulonefrite aguda. Se houver suspeita de uma forma secundária de hipertensão, as amostras para a atividade da renina plasmática, concentração de aldosterona e catecolaminas e metanefrinas plasmáticas livres também devem ser coletadas antes do início do tratamento. A coleta deve ser realizada com o paciente em decúbito dorsal e, idealmente, o paciente não deve estar recebendo β-bloqueadores, especialmente labetalol, por causar resultados falso-positivos nos valores totais de catecolaminas e de metanefrinas. Eletrocardiografia para descartar isquemia miocárdica e sobrecarga ventricular esquerda ou hipertrofia, bem como radiografia de tórax, devem ser realizados em cada paciente.[6] A ecografia renal também é útil para excluir anormalidades, tais como diferenças no tamanho ou perfusão, sobretudo em pacientes com função renal alterada ou com anormalidades no exame de urina.

São difíceis de distinguir entre si, síndromes neurológicas associadas a hipertensão – incluindo hemorragia subaracnoide, hemorragia intracerebral, acidente vascular cerebral trombótico e encefalopatia hipertensiva. A tomografia computadorizada (TC) ou ressonância magnética (IRM) fornecem um diagnóstico definitivo de um acidente vascular cerebral hemorrágico ou trombótico. Ecocardiografia, tomografia computadorizada ou ressonância magnética toracoabdominal, ou ultrassom abdominal podem ser necessários em pacientes com suspeita de dissecção aórtica ou feocromocitoma.[6]

TRATAMENTO

Princípios Gerais para Abordagem das Emergências Hipertensivas

Embora a terapia parenteral com agentes anti-hipertensivos possa ser iniciada no departamento de emergência, os pacientes com uma emergência hipertensiva devem ser internados em uma UTI para monitorização contínua de PA, vigilância clínica e para manter a administração parenteral de um agente apropriado (Tabelas 37-1 e 37-2). Níveis específicos de PA não determinam a gravidade e a urgência da situação, porque as alterações estruturais e funcionais decorrentes da autorregulação podem variar entre os indivíduos, de tal modo que alguns podem desenvolver danos ao órgão-alvo com menor PA.

O entendimento da autorregulação é crucial para as decisões terapêuticas; uma diminuição repentina da PA em uma faixa "normal" poderia levar a uma perfusão tecidual inadequada.[10] Dados clínicos documentam que a redução da PA em emergências hipertensivas é benéfica: papiledema e exsudatos regridem, a encefalopatia hipertensiva desaparece, edema pulmonar se resolve e a função renal melhora. Contudo, também há evidências de que a diminuição abrupta da PA pode ser prejudicial. Por exemplo, o uso de nifedipina sublingual, com redução potente, porém imprevisível, da PA pode resultar em

---

Avaliação Diagnóstica de Urgências e Emergências Hipertensivas

História
Diagnóstico e tratamento prévio da hipertensão
Os sintomas, diagnósticos prévios e tratamento de doenças cardíaca, renal, cerebral e danos visuais
A ingestão de agentes pressóricos: simpatomiméticos, substâncias ilícitas

Medições de Pressão Arterial Repetidas (primeira aferição em ambos os braços)

Exame Físico
Cardíaco
Vascular
Pulmonar
Neurológico
Fundo de olho

Estudos de Laboratório
Hemograma completo (glóbulos vermelhos, plaquetas, glóbulos brancos), exame de urina, creatinina, ureia, eletrólitos
Atividade da renina plasmática, aldosterona e catecolaminas se há suspeita de hipertensão arterial secundária

Eletrocardiografia

Radiografia de Tórax

Novas Investigações (de acordo com a situação clínica)
Ultrassonografia renal
TC ou RNM de crânio
Ecocardiografia (transtorácica, transesofágica)
TC ou RNM toracoabdominal

Quadro 37-2 A avaliação diagnóstica para emergências e urgências hipertensivas. *TC*, tomografia computadorizada; *RNM*, a ressonância magnética.

Tratamento das Emergências Hipertensivas

Droga	Mecanismo de Ação	Dose	Início de Ação	Duração da Ação	Eventos Adversos*	Indicações Especiais
Vasodilatadores						
Cloridrato de nicardipina	Bloqueador de canal de cálcio	5–15 mg IV a cada hora	5–15 min	15–30 min, pode exceder 4 horas	Taquicardia, dor de cabeça, *flushing*, náuseas, vômitos, flebite local	A maioria das emergências hipertensivas, exceto insuficiência cardíaca aguda
Mesilato de fenoldopam	Agonista de receptor de dopamina-1	Infusão de 0,1–0,3 µg/kg/min IV	> 5 min	30 min	Taquicardia, cefaleia, náuseas, *flushing*	A maioria das emergências hipertensivas; cautela com glaucoma
Butirato de clevidipina	Bloqueador de canal de cálcio	1–2 mg/h de infusão IV; com aumentos a cada 5–10 min até 16 mg/h	2–4 min	5–15 min	Taquicardia, dor de cabeça, *flushing*, piora da insuficiência cardíaca	A maioria das emergências hipertensivas; cautela com estenose aórtica grave, insuficiência cardíaca aguda
Nitroprussiato de sódio	↑ GMP cíclico, bloqueia o aumento de Ca^{2+} + intracelular	Infusão de 0,25–10 µg/kg/min IV†	Imediato	1–2min	Náuseas, vômitos, espasmos musculares, intoxicação por tiocianato e cianeto, autorregulação cerebral prejudicada, síndrome de roubo coronariano	Precaução em situações relacionadas com manifestações do SNC, insuficiência hepática ou renal; provavelmente deve ser evitada se administrados outros agentes, especialmente fenoldopam
Nitroglicerina	↑ Receptores de nitrato	Infusão de 5–100 µg/min IV	2–5 min	5–10 min	Cefaleia, vômitos, metemoglobinemia, taquifilaxia, tolerância com o uso prolongado	Isquemia coronariana, edema pulmonar
Enalaprilat	Inibidor da ECA	1,25–5 mg a cada 6 h IV	15–30 min	6–12 horas	Queda abrupta PA em estados hiperreninêmicos, resposta variável, insuficiência renal aguda	Insuficiência ventricular esquerda aguda; evitar em infarto agudo do miocárdio
Isradipina	Bloqueador de canal de cálcio	0,15 µg/kg/min IV, um aumento de 0,0025 µg/kg/min a cada 15 min. Infusão de manutenção 0,15 µg/kg/min	1–10 min	1–2 horas	Dor de cabeça, *flushing*, edema periférico, tonturas, taquicardia	Perioperatório, gravidez
Cloridrato de hidralazina	Abre canais de K^+	10–20 mg IV	10–20 min	1–4 horas	Taquicardia, *flushing*, dor de cabeça, vômitos, agravamento da angina	Deve ser dada junto com betabloqueadores IV, para evitar precipitação de angina, mas não uma escolha inicial preferida ou tratamento
Inibidores Adrenérgicos						
Cloridrato de labetalol	α_1-Betabloqueador	20–80 mg IV bólus cada 10 min ou 0,5-2 mg/min em infusão IV	5–10 min	3–6 horas	Náuseas, vômitos, formigamento do couro cabeludo, broncoconstrição, tonturas, bloqueio atrioventricular, insuficiência cardíaca	A maioria das emergências hipertensivas exceto insuficiência cardíaca aguda
Cloridrato de esmolol	Bloqueio-β_1	Infusão de 0,5–2,0 mg/min IV ou 250–500 µg/kg/min IV em bólus, seguida de 50–100 µg/kg/min em bomba de infusão; pode-se repetir o bólus após 5 min ou aumentar a infusão para 300 µg/min	1–2 min	10–30 min	Náusea, asma, bloqueio atrioventricular de primeiro-grau, insuficiência cardíaca, tromboflebite, DPOC	Dissecção aórtica, perioperatório, aumento de débito ou de frequência cardíaca
Urapidil	Bloqueio-α_1 Agonista de receptor de serotonina (5-HT1A)	12,5–25 mg IV bólus seguido de 5–40 mg/h infusão IV	3–5min	4–6 horas	Dor de cabeça, tonturas	Perioperatório
Fentolamina	Alfabloqueador	5–15 mg IV bólus	1–2 min	10–30 min	Taquicardia, *flushing*, cefaleia	Excesso de catecolaminas

Tabela 37-1 **Agentes farmacológicos para o tratamento de emergências hipertensivas.** *IV*, por via intravenosa (ly); *GMP*, guanosina monofosfato; *SNC*, Sistema nervoso central; *ECA*, enzima conversora da angiotensina; *PA*, pressão arterial; *DPOC*; doença pulmonar obstrutiva crônica. *Hipotensão pode ocorrer com todos os agentes. † Requer sistema de infusão resistente à luz.

Abordagem de Tipos Específicos de Emergências Hipertensivas

Tipo de Emergência	Droga(s) de Primeira Escolha	Droga(s) de Segunda Escolha ou Adicionais	Drogas a Evitar	Meta de Redução de PA
Cardíaca				
Isquemia coronariana/ Infarto	Nitroglicerina, nicardipina, clevidipina	Nitroprussiato de sódio, labetalol, esmolol se insuficiência cardíaca ausente	Diazóxido, hidralazina	Melhora da perfusão cardíaca
Insuficiência cardíaca, edema pulmonar	nitroglicerina, fenoldopam	Nitroprussiato de sódio, enalaprilat; diuréticos	Diazóxido, hidralazina; betabloqueadores	Diminuição da pós-carga
Dissecção aórtica	Labetalol ou a combinação de esmolol com nitroprussiato de sódio ou fenoldopam ou nicardipina		Diazóxido, hidralazina	Diminuição da tensão na parede da aorta com redução da PA sistólica < 100–120 mmHg em 20 min (se possível)
Renal				
Glomerulonefrite aguda, doença do colágeno renovascular ou estenose da artéria renal	Fenoldopam	Nicardipina, labetalol, clevidipina; diuréticos para sobrecarga de volume	Nitroprussiato de sódio; inibidores da ECA e ARBs	A diminuição da resistência vascular e sobrecarga de volume sem comprometimento do fluxo sanguíneo renal ou da taxa de filtração glomerular
Crise Esclerodérmica	Enalaprilat ou outro inibidor de ECA	Bloqueador do receptor de angiotensina, fenoldopam	Corticosteroides, *diuréticos	Diminuição da PA < 140/90 mm Hg com objetivo a longo prazo de < 130/85
Neurológica				
Encefalopatia hipertensiva	Nicardipina, fenoldopam, labetalol, clevidipine	Nitroprussiato, esmolol, urapidil		20%–25% de redução na PA média dentro de 1–2 horas
Acidente vascular cerebral isquêmico	Nicardipina, labetalol, clevidipina	Nitroprussiato, nimodipina, esmolol, urapidil		Redução da PA se acima de 220/120 mmHg (PA média > 130) por não mais que 10%–15% dentro das primeiras 24 horas, para evitar diminuição do fluxo sanguíneo cerebral na área de penumbra
Hemorragia intracerebral	Nicardipina, labetalol, clevidipina	Fenoldopam, nitroprussiato, esmolol, urapidil, nimodipina para hemorragia subaracnoide		Diminuição da PA abaixo de 185/110, a fim de evitar mais sangramento e hipoperfusão. Para hemorragia subaracnoide em pacientes normotensos, a redução para uma PA sistólica de 130–160 mmHg
Estados de Excesso de Catecolaminas				
Feocromocitoma	Fentolamina ou labetalol	β-bloqueador na presença de fentolamina	Diuréticos	Controle dos paroxismos de hipertensão decorrente de estimulação simpática
Ingestão de cocaína ou outro simpatomimético	Fentolamina ou labetalol	β-bloqueador na presença de fentolamina	Diuréticos	Controle dos paroxismos de hipertensão decorrente de estimulação simpática
Hipertensão Perioperatória ou Pós-operatória				
Cirurgia coronária	Nitroglicerina, nicardipina, clevidipina	Esmolol, labetalol, fenoldopam, isradipina, urapidil		Proteção contra lesões de órgãos--alvo e complicações cirúrgicas (manter PA < 140/90 ou PA média < 105 mmHg)
Cirurgia não cardíaca	Esmolol, labetalol, fenol-dopam, nicardipina, clevidipina, urapidil, nitroglicerina			Proteção contra lesões de órgãos-alvo e complicações cirúrgicas
Relacionada com a Gestação				
Eclâmpsia	Labetalol, urapidil	Isradipina, MgSO$_4$, metildopa, de ação prolongada nifedipina	Nitroprussiato, inibidores da ECA, BRAs	Controle da pressão arterial (tipicamente diastólica < 90 mmHg, muitas vezes inferior) e preservar o fluxo sanguíneo placentário

Tabela 37-2 Abordagem de tipos específicos de emergências hipertensivas. *PA*, pressão arterial; *ECA*, enzima conversora de angiotensina; *BRAs*, bloqueadores dos receptores da angiotensina. *Os corticosteroides podem agravar a hipertensão na crise renal da esclerodermia.

desvio do sangue que irrigaria a área de penumbra no cérebro (penumbra isquêmica), resultando em um infarto vascular.[15] Assim, o objetivo da terapia anti-hipertensiva não é de normalizar a PA rapidamente, mas de evitar danos ao órgão-alvo, reduzindo gradualmente PA e ao mesmo tempo minimizando o risco de hipoperfusão.

Para a maioria dos pacientes em emergência hipertensiva, a pressão arterial média deve ser reduzida por não mais que 20%–25% na primeira hora.[6] Um alvo de PA diastólica entre 100 e 110 mmHg ou uma redução de 25% em comparação com a linha de base inicial, o que for maior, é um objetivo adequado dentro das próximas 2 a 6 horas. A redução da pressão diastólica para menos de 90 mmHg ou 35% da pressão arterial média inicial tem sido associada a disfunção de órgãos vitais, coma e morte. Se esse grau de redução da pressão arterial é bem tolerado e o paciente está clinicamente estável, novas reduções graduais direcionadas a níveis abaixo de 140/90 mmHg devem ser implementadas nas próximas 24 a 48 horas.

Uma consideração importante antes do início da terapia intravenosa (IV) é a avaliação do estado da volemia do paciente. Por causa da natriurese pressórica, os pacientes com emergência hipertensiva pode de estar depletados de volume, e diuréticos não devem ser utilizados; em vez disso, a administração de fluidos pode ajudar a restaurar a perfusão dos órgãos e evitar a queda abrupta da PA.[8] Diuréticos, especificamente, devem ser evitados em emergências hipertensivas consequentes a estados de excesso de catecolaminas (feocromocitoma, uso de inibidores de monoamina oxidase, intoxicação por cocaína), uma vez que esses pacientes são geralmente depletados de volume.[6]

As principais exceções a essas recomendações terapêuticas incluem: (1) pacientes com AVC agudo, pois neles não há evidências claras que suportem a redução imediata da PA, e é necessária uma abordagem mais cautelosa (Cap. 42); (2) pacientes com dissecção aórtica, que devem ter sua pressão sistólica reduzida para menos de 100 mmHg, se tolerada; e (3) os pacientes nos quais a PA deve ser ainda mais reduzida, a fim de permitir o uso de agentes trombolíticos.[6,11]

Depois que a PA foi controlada durante um período adequado, tipicamente 12 a 24 horas, permitindo que a autorregulação se restabeleça, a medicação IV é gradualmente reduzida e substituída por agentes orais. Tipicamente, um bloqueador de canal de cálcio (BCC), alfa e β-bloqueadores, ou inibidor de SRA pode ser usado, dependendo da causa suspeita e eventuais investigações em curso para hipertensão secundária.[10]

Aspectos Específicos dos Hipotensores Utilizados nas Emergências Hipertensivas

A necessidade de redução gradual e controlada da PA requer a utilização de fármacos de curta duração por via endovenosa (Tabela 37-1), assim seus efeitos podem ser prontamente revertidos se a resposta for excessiva. Revisões sistemáticas anteriores e metanálises mostraram pequenas diferenças no grau de queda de PA, e não há diferenças na morbidade ou mortalidade entre esses agentes, devido à relativa escassez de grandes ensaios randomizados controlados (ERCs), com seguimento adequado.[16,17] Assim, as práticas de tratamento foram principalmente empíricas. Evidências recentes, no entanto, sugerem benefícios de novos agentes, um resultado esperado para mudanças na prática clínica.

Durante vários anos, *nitroprussiato de sódio* foi considerada a droga de primeira escolha para emergências em quase todos hipertensos. É facilmente titulada, é barata e tem um longo histórico de eficácia.[6,10,18] Também tem várias desvantagens, incluindo o acúmulo de metabólitos tóxicos (tiocianato) e cianeto quando utilizados durante mais de 48 horas, especialmente em pacientes com disfunção hepática ou renal, e a necessidade de monitoramento invasivo da PA e de um sistema de administração que o proteja da luz. Nitroprussiato em altas doses aumenta a pressão intracraniana. Ele também

impede a autorregulação cerebral e reduz o fluxo sanguíneo regional coronário. Esses atributos do nitroprussiato limitam sua utilidade em pacientes com complicações neurológicas ou síndromes coronarianas agudas.[8,11]

O *butirato de clevidipina* é um novo BCC de ação ultracurta (dentro de 1 a 2 minutos), de terceira geração, que atua por inibição do influxo de cálcio extracelular através do canal do tipo L e diminui a resistência vascular periférica, sem afetar o tônus vascular venoso ou as pressões de enchimento cardíaco. A clevidipina é rapidamente hidrolisada por esterases no sangue, e, assim, o seu metabolismo não é afetado pela função renal ou hepática.[8,11,19] Em estudos clínicos, a clevidipina mostrou ser eficaz e segura no controle da hipertensão perioperatória e em emergências hipertensivas.[9,20] O relatório Evaluation of Clevidipine in the Perioperative Treatment of Hypertension Assessing Safety Events (ECLIPSE) incluiu três estudos randomizados com mais de 1.500 pacientes com hipertensão perioperatória aguda que compararam clevidipina, nitroglicerina, nitroprussiato de sódio e nicardipina.[21] Nesse estudo, não foi observada diferença entre clevidipina, nitroglicerina ou nicardipina no desfecho primário de morte, infarto do miocárdio, acidente vascular cerebral ou disfunção renal em 30 dias, mas a clevidipina foi mais eficaz na manutenção da PA dentro da meta predefinida e, o mais importante, foi associada a menor mortalidade que nitroprussiato.[21] Tendo em conta esses dados, nitroprussiato deve ser abandonado para o tratamento de emergências hipertensivas.[7,11]

A *nicardipina* é um BCC di-hidropiridínico com início e duração do efeito intermediários, uma meia-vida prolongada e uma forte atividade vasodilatadora cerebral e coronária. É útil para a maioria das emergências hipertensivas, especialmente em pacientes com doença arterial coronariana. A nicardipina potencializa efeitos curarizantes e interage com anestésicos inalatórios.[10,18] Em um recente estudo randomizado e controlado de 226 pacientes com PA sistólica aguda de 180 mmHg ou superior, aqueles que receberam nicardipina atingiram a meta especificada pelo médico-assistente um pouco mais frequentemente (92% *vs.* 83%, P = 0,039) que aqueles que receberam labetalol.[22]

O *mesilato de fenoldopam* é um agonista seletivo dos receptores dopaminérgicos 1 localizados principalmente nas artérias renais e esplâncnicas, com menor densidade nas artérias coronárias e cerebrais.[8,10,18] O fenoldopam endovenoso não atravessa a barreira hematoencefálica e não tem atividade no sistema nervoso central, porque é uma molécula solúvel pouco lipossolúvel. Em estudos clínicos, em comparação com o nitroprussiato de sódio, fenoldopam demonstrou eficácia semelhante em termos de redução de PA e de efeitos benéficos renais (aumento da diurese, natriurese, depuração da creatinina).[23] Assim, fenoldopam é útil sobretudo para redução da PA em pacientes com insuficiência renal, insuficiência cardíaca e naqueles submetidos a cirurgia vascular. O fenoldopam deve ser administrado com cuidado, se indicado, a pacientes com glaucoma, por aumentar a pressão intraocular.[10,18]

Labetalol é um α1- e β-bloqueador não seletivo (numa razão de 1:7) administrado por via intravenosa que pode ser usado em muitas situações de emergências hipertensivas por ter rápido início de ação, efeito potente e sustentado e baixa toxicidade. Labetalol reduz a resistência vascular periférica sem aumento reflexo do volume sistólico, enquanto os fluxos de sangue cerebral, renal e coronário são mantidos. Suas principais indicações são a dissecção de aorta, síndromes coronarianas agudas, encefalopatia hipertensiva e crises adrenérgicas. O labetalol pode também ser utilizado na crise hipertensiva induzida pela gravidez, já que ocorre pouca transferência placentária por conta de sua solubilidade lipídica negligenciável.[6,8,11] O *esmolol* é um β1-bloqueador de início imediato e curta duração de ação, cujo metabolismo não é dependente da função renal ou hepática. Ele é usado particularmente em pacientes com hipertensão grave no pós-operatório e pode ser útil em pacientes com aumento do débito cardíaco e

Tratamento de Urgências Hipertensivas

Droga	Mecanismo de ação	Dose	Início de ação	Duração de ação	Efeitos adversos *	Indicações especiais
Captopril	Inibidor da ECA	12,5–25 mg VO a cada 1–2 horas	15–30 min	4–6 horas	Angioedema, tosse, insuficiência renal aguda	
Clonidina	Agonista a2- Central	0,1–0,2 mg VO a cada 1–2 horas	30–60 min	6–8 horas	Sedação, boca seca, bradicardia, hipertensão rebote após retirada	
Labetalol	α_1-,β-bloqueador	200–400 mg VO a cada 2–3 horas	30–120 min	6–8 horas	Broncoespasmo, bloqueio atrioventricular, insuficiência cardíaca congestiva	
Furosemida	Diurético de alça	20–40 mg VO a cada 2–3 horas	30–60 min	8–12 horas	Depleção de volume, hiponatremia, hipocalemia	
Isradipina	Bloqueador de canais de cálcio	5–10 mg VO a cada 4–6 horas	30–90 min	8–16 horas	Cefaleia, taquicardia, *flushing*, edema periférico	

Tabela 37-3 **Agentes farmacológicos para o tratamento de urgências hipertensivas.** São mostrados os agentes de curta duração que são comumente usados na sala de emergência. No entanto, como observado no texto, às vezes podem ser usadas drogas de ação mais longa. *VO*, tomado por via oral.

da frequência cardíaca.[8,18] Ambos labetalol e esmolol são contraindicados em doentes com insuficiência cardíaca ou bloqueio cardíaco. Labetalol pode ser usado na doença pulmonar obstrutiva crônica, se o paciente não tem uma história de componente asmático.[24]

A Tabela 37-1 expõe características farmacológicas e efeitos adversos de outros agentes que têm sido utilizados no tratamento de casos de emergência. O Quadro 37-2 inclui um guia geral para o uso dessas drogas de acordo com o tipo de emergência hipertensiva.

TRATAMENTO DAS URGÊNCIAS HIPERTENSIVAS

Não há benefício comprovado de uma rápida redução da PA em pacientes assintomáticos e sem evidência de lesão aguda de órgão-alvo; assim, todas as autoridades concordam que a redução da PA deve ocorrer ao longo de um tempo maior que para uma emergência hipertensiva. Redução da PA para níveis abaixo de 160/100 mmHg pode ser alcançada dentro de 2 a 4 horas no departamento de emergência com os medicamentos orais descritos em seguida. Isso é particularmente importante para pacientes sem lesão de órgão-alvo em curso, que são considerados de alto risco para eventos cardiovasculares no período subsequente devido a hipertensão grave (p. ex., aqueles com história conhecida de aneurisma da aorta, edema pulmonar de repetição). Entretanto, existem muitos tipos diferentes de pacientes que podem se apresentar como uma urgência hipertensiva. Como não há nenhum benefício comprovado na redução rápida de PA nesses pacientes, redução menos agressiva da PA (ao longo de várias horas a dias) também é proposta por alguns, usando estratégias como reinício da terapia anti-hipertensiva (em pacientes não aderentes), o início da terapia anti-hipertensiva com agentes de ação prolongada (se os pacientes são virgens de tratamento), ou o acréscimo de outro fármaco anti-hipertensivo (nos pacientes em vigência de tratamento). Em suma, o aspecto mais importante do tratamento de urgência hipertensiva não está em alcançar um alvo de PA, mas sim em assegurar um seguimento adequado, geralmente dentro de 1 semana, encaminhando o paciente a um local apropriado para o cuidado de hipertensos crônicos.[6,8,10]

Aos pacientes com urgência hipertensiva deve ser providenciado um quarto tranquilo onde possam descansar, pois essa simples atitude foi associada a uma queda de PA $\geq$ 20/10 mmHg em um terço desses pacientes.[25] Outro fator importante a considerar antes de prescrever a medicação é a avaliação da dor. Aos pacientes com dor severa não secundária a distúrbios de origem cardíaca ou cerebral devem ser administrados analgésicos, para, antes de tudo, melhorar a dor. Se tais pacientes se apresentam com urgência hipertensiva e recebem medicamentos de ação rápida, tais como clonidina ou labetalol, eles podem se tornar hipotensos uma vez que a dor é aliviada com agentes não esteroides, opioides ou esteroides.

A escolha de medicamentos para o tratamento de urgências hipertensivas é muito mais ampla que para situações de emergência, porque quase todos os anti-hipertensivos diminuem a PA eficazmente ao longo de um período de tempo razoável. Captopril, clonidina, labetalol e outras drogas de ação curta têm sido usadas com mais frequência (Tabela 37-3).[6,8] A história cuidadosa para avaliar tratamento anti-hipertensivo crônico e adesão do paciente à medicação é fundamental para a seleção de medicações e de doses, e a vigilância clínica é sempre aconselhável durante as primeiras horas após a administração da droga. Em uma situação aguda, em caso de incerteza quanto à possibilidade de feocromocitoma em determinado paciente, é aconselhável evitar os β-bloqueadores, pois eles podem aumentar a PA. Isso inclui o labetalol, porque o seu efeito de alfabloqueio é muito pequeno. Um alfabloqueador deve ser sempre um fármaco de primeira linha em tais pacientes.

O *captopril* por via oral é tipicamente administrado em uma dose de 12,5 a 25 mg; inibidores da enzima de conversão da angiotensina (ECA) devem ser usados com cuidado, pois eles podem causar ou agravar insuficiência renal em alguns pacientes com estenose crítica de artéria renal.[3,6] A clonidina por via oral, 0,1 a 0,2 mg, é um dos agentes mais comuns usados nesse contexto. No entanto, os pacientes não devem receber alta hospitalar usando clonidina, se eles têm um histórico de não adesão ao regime medicamentoso, devido ao risco de hipertensão rebote se a clonidina é abruptamente interrompida. A furosemida também pode diminuir efetivamente PA se a pressão elevada está relacionada com a sobrecarga de volume, especialmente se a disfunção renal está presente. Todavia, uma resposta fisiológica comum do rim à elevação de PA é a natriurese, e muitos pacientes, sobretudo aqueles com a função renal normal, são depletados de volume em vez de hipervolêmicos.[6,8]

A nifedipina sublingual de ação curta, que já foi usada com frequência, agora está contraindicada em decorrência de uma maior incidência de acidente vascular cerebral, infarto do miocárdio e morte relacionada com episódios de hipotensão precipitadas após a liberação do departamento de emergência.[15] Contudo, BCCs di-hidropiridínicos de ação intermediária, tais como a nicardipina endovenosa, podem ser utilizados. BCCs de ação mais prolongada – como a nifedipina uma vez por dia ou nifedipina XL, amlodipina, e isradipina de libertação prolongada – não têm um papel no controle das urgências e emergências hipertensivas, sendo usados apenas no controle a longo prazo desses pacientes.

Referências

1. Keith NM, Wagener HP, Kernohan JW. The syndrome of malignant hypertension. *Arch Intern Med*. 1928;41:141-153.

2. Mancia G, De Backer G, Dominiczak A, et al. 2007 ESH/ESC practice guidelines for the management of arterial hypertension. The Task Force for the Management of Arterial Hypertension of the European Society of Hypertension (ESH)/European Society of Cardiology (ESC). *J Hypertens*. 2007;25:1105-1187.

3. Kaplan NM. Hypertensive crises. In: *Clinical Hypertension*. Philadelphia: Saunders; 2006:311-324.

4. Elliott WJ. Clinical features and management of selected hypertensive emergencies. *J Clin Hypertens (Greenwich)*. 2004;6:587-592.

5. Lane DA, Lip GY, Beevers DG. Improving survival of malignant hypertension patients over 40 years. *Am J Hypertens*. 2009;22:1199-1204.

6. Agabiti-Rosei E, Salvetti M, Farsang C. European Society of Hypertension Scientific Newsletter: Treatment of hypertensive urgencies and emergencies. *J Hypertens*. 2006;24:2482-2485.

7. Varon J. The diagnosis and treatment of hypertensive crises. *Postgrad Med*. 2009;121:5-13.

8. Sarafidis PA, Georgianos PI, Malindretos P, Liakopoulos V. Pharmacological management of hypertensive emergencies and urgencies: Focus on newer agents. *Expert Opin Investig Drugs*. 2012;21:1089-1106.

9. Palmer BF. Renal dysfunction complicating the treatment of hypertension. *N Engl J Med*. 2002;347:1256-1261.

10. Elliott WJ. Clinical features in the management of selected hypertensive emergencies. *Prog Cardiovasc Dis*. 2006;48:316-325.

11. Marik PE, Rivera R. Hypertensive emergencies: An update. *Curr Opin Crit Care*. 2011;17:569-580.

12. Zampaglione B, Pascale C, Marchisio M, Cavallo-Perin P. Hypertensive urgencies and emergencies. Prevalence and clinical presentation. *Hypertension*. 1996;27:144-147.

13. Martin JF, Higashiama E, Garcia E, et al. Hypertensive crisis profile: Prevalence and clinical presentation. *Arq Bras Cardiol*. 2004;83:131-136.

14. Saguner AM, Dür S, Perrig M, et al. Risk factors promoting hypertensive crises: Evidence from a longitudinal study. *Am J Hypertens*. 2010;23:775-780.

15. Messerli FH, Grossman E. The use of sublingual nifedipine: A continuing concern. *Arch Intern Med*. 1999;159:2259-2260.

16. Cherney D, Straus S. Management of patients with hypertensive urgencies and emergencies: A systematic review of the literature. *J Gen Intern Med*. 2002;17:937-945.

17. Perez MI, Musini VM. Pharmacological interventions for hypertensive emergencies: A Cochrane systematic review. *J Hum Hypertens*. 2008;22:596-607.

18. Feldstein C. Management of hypertensive crises. *Am J Ther*. 2007;14:135-139.

19. Prlesi L, Cheng-Lai A. Clevidipine: A novel ultra-short-acting calcium antagonist. *Cardiol Rev*. 2009;17:147-152.

20. Pollack CV, Varon J, Garrison NA, et al. Clevidipine, an intravenous dihydropyridine calcium channel blocker, is safe and effective for the treatment of patients with acute severe hypertension. *Ann Emerg Med*. 2008;53:329-338.

21. Aronson S, Dyke CM, Stierer KA, et al. The ECLIPSE trials: Comparative studies of clevidipine to nitroglycerin, sodium nitroprusside, and nicardipine for acute hypertension treatment in cardiac surgery patients. *Anesth Analg*. 2008;107:1110-1121.

22. Peacock WF, Varon J, Baumann BM, et al. CLUE: A randomized comparative effectiveness trial of IV nicardipine versus labetalol use in the emergency department. *Crit Care*. 2011;15:R157.

23. Murphy MB, Murray C, Shorten GD. Fenoldopam: A selective peripheral dopamine-receptor agonist for the treatment of severe hypertension. *N Engl J Med*. 2001;345:1548-1557.

24. Salpeter S, Ormiston T, Salpeter E. Cardioselective beta-blockers for chronic obstructive pulmonary disease. *Cochrane Database Syst Rev*. 2005;CD003566.

25. Grassi D, O'Flaherty M, Pellizzari M, et al. Hypertensive urgencies in the emergency department: evaluating blood pressure response to rest and to antihypertensive drugs with different profiles. *J Clin Hypertens (Greenwich)*. 2008;10:662-667.

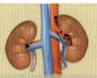

CAPÍTULO 38

Abordagem Intervencionista para Hipertensão Resistente

Henry Krum, Markus P. Schlaich e Paul A. Sobotka

Este capítulo discute as novas estratégias no manejo da hipertensão arterial sistêmica refratária ao tratamento convencional, baseadas em dispositivos e procedimentos. Duas das abordagens mais promissoras são a denervação simpática renal percutânea e a terapia de ativação de barorreceptores.

PATOGÊNESE

Sistema Nervoso Simpático na Hipertensão e na Doença Cardiovascular

A contribuição do sistema nervoso simpático para a gênese e a progressão da hipertensão arterial sistêmica e doença cardiovascular (DCV) já é bem reconhecida há muitas décadas[1]. Um aumento progressivo, gradual, na atividade nervosa simpática muscular (ANSM) ocorre em pressão arterial normal, PA normal-alta e hipertensão do avental branco, com ou sem hipertrofia ventricular esquerda (HVE)[2]. Tais evidências são apoiadas por outras medidas de ativação simpática em humanos, mais especificamente pelo transbordamento de noradrenalina (NA) no plasma. Em estudo de transbordamento de NA da artéria renal, uma elevação significativa foi percebida em pacientes com hipertensão primária, comparada a controles normotensos[3]. Este aumento foi particularmente proeminente nos participantes hipertensos jovens (de 20 a 39 anos).

Atividade Simpática Eferente Renal

Os nervos simpáticos eferentes renais modulam o controle autonômico do rim. A secreção de renina é ativada por estimulação de β_1-adrenoceptores, por aumento na reabsorção tubular de sódio via α_{1B}-adrenoceptores e por diminuição do fluxo sanguíneo renal via α_{1A}-adrenoceptores[4] (Fig. 38-1). Portanto, a inervação simpática é crítica para o controle renal dos hormônios regulatórios, modulação do volume corporal total e efeitos na curva de pressão-natriurese. A denervação simpática renal desvia a curva de diurese e natriurese para a esquerda[5]; isto é, um aumento na excreção de água e sódio para a mesma pressão de perfusão renal é alcançado em animais denervados, comparados a animais inervados.

A ruptura dos eferentes simpáticos renais representa, portanto, um alvo terapêutico atrativo no manejo dos distúrbios caracterizados por ativação renal simpática. Isto tem sido apoiado pela literatura pré-clínica, tanto em modelos animais de hipertensão de renina baixa, quanto em modelos de renina elevada[6].

Atividade Simpática Renal Aferente

O rim e a região pélvica são altamente inervados por mecanoreceptores e quimioreceptores[7]. Fibras nervosas renais aferentes transmitem esta informação ao sistema nervoso simpático central, que por sua vez modula a atividade de órgãos incluindo o coração, os rins e a vasculatura (Fig. 38-2). De fato, a rizotomia dorsal (denervação aferente) reduz a PA em modelos animais de doença renal;[8] a denervação renal aferente suprime os níveis elevados de catecolaminas no sistema nervoso central (SNC). Em pacientes transplantados renais, a denervação provocada pela nefrectomia do rim não funcionante reduziu tanto a atividade simpática eferente renal como a PA.[9] De maneira semelhante, os pacientes com doença renal de estádio terminal em diálise (DRC 5D), a remoção do rim não funcionante reduzem simultaneamente a ANSM e a resistência vascular da panturrilha, confirmando que o rim é uma fonte crucial de estimulação simpática.[10]

Sensibilidade do Barorreflexo Carotídeo

Anormalidades no barorreflexo estão bem descritas no contexto de hipertensão arterial sistêmica.[11] Os barorreceptores arteriais são rapidamente reconfigurados em resposta a elevação sustentada de PA, mas também tamponam flutuações de PA a curto prazo.[11] Com a elevação da PA, o disparo dos barorreceptores aferentes também aumenta. Se a elevação de PA é sustentada apesar disto, entretanto, a resposta do barorreceptor diminui ao longo do tempo, e um novo limiar de ativação é estabelecido. Portanto, barorreceptores se tornam menos sensíveis a qualquer alteração de PA em pacientes com hipertensão crônica. As razões para este ajuste dos barorreceptores não são bem compreendidas. Esta contribuição da atividade barorreflexa reduzida para a hipertensão crônica e seu envolvimento multiorgânico associado foi amplamente descrita.

DENERVAÇÃO SIMPÁTICA CIRÚRGICA

Na era precedente à emergência da farmacoterapia anti-hipertensiva moderna, a denervação cirúrgica das artérias renais foi talvez a única abordagem efetiva em tratar os pacientes com elevações significativas de PA. Séries de casos comparando esta abordagem cirúrgica a terapias clínicas demonstraram cerca de 50% de melhora na sobrevida com a denervação, em pacientes com os mesmos valores iniciais de PA.[12] A magnitude da redução de PA se correlacionou com a PA média pré-operatória inicial. Entretanto, denervação simpática se acompanhou de eventos adversos significativos, limitando sua utilidade clínica. Em particular, pacientes experimentaram impotência, incontinência e, quase invariavelmente, hipotensão ortostática, tornando-os essencialmente inaptos a manter uma postura ereta por longos períodos de tempo.[13]

Técnicas Percutâneas e Minimamente Invasivas de Denervação Simpática Renal

Novas técnicas foram desenvolvidas para se executar a denervação simpática renal, evitando-se as complicações das abordagens cirúrgicas antigas, como ressaltado antes. A maior parte dessas técnicas enfoca o plexo nervoso simpático que circunda o tronco principal de cada artéria renal. Esses nervos residem dentro da adventícia da artéria principal (ou imediatamente adjacente). Estes novos métodos incluem várias abordagens, entre elas, a aplicação de energia por radiofrequência, uso de ondas de ultrassom, injeção direta de neurotoxinas como guanetidina ou etanol, ou até abordagens extracorpóreas que são completamente não invasivas. De longe, a mais avançada e melhor investigada dessas estratégias é a ablação percutânea por radiofrequência (RF)[14] (Fig. 38-2). Este procedimento envolve a canulação da artéria femoral e em seguida o posicionamento da ponta de um cateter na porção distal da artéria renal, onde é aplicada energia direcionada aos troncos nervosos simpáticos adjacentes. O cateter é então recuado 1 a 2 cm e rodado circunferencialmente, enquanto isso, segue-se aplicando mais energia por RF, de forma que em média quatro a seis aplicações (ou mais) são feitas em uma artéria renal individual. O mesmo procedimento se aplica para ambas as artérias renais.

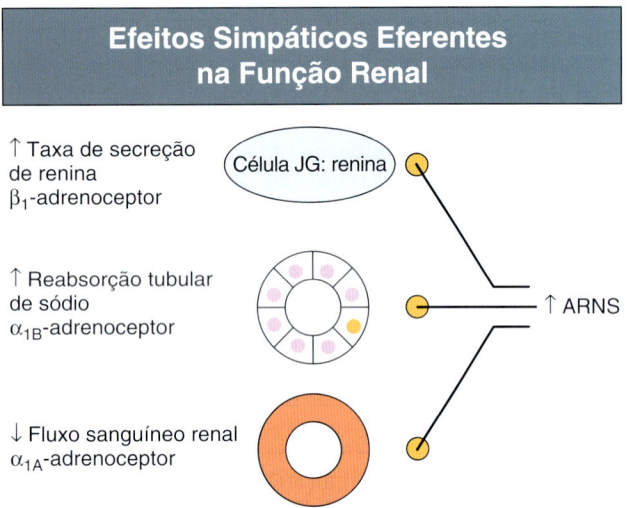

Figura 38-1 **Efeitos simpáticos eferentes na função renal.** ARNS, atividade nervosa renal simpática; *JG* justaglomerular.

Experiência Publicada com a Denervação Simpática Renal

Estudo Simplicity Hypertension 1

Simplicity HTN-1 foi um estudo de avaliação da segurança e eficácia em diminuir a PA (sem grupo controle), com duração de 12 meses, sendo a primeira experiência com o procedimento de denervação em humanos.[15] Os critérios de inclusão envolveram pacientes com PA sistólica acima de 160 mmHg a despeito do uso de três ou mais medicações anti-hipertensivas, incluindo um diurético ou intolerância confirmada às medicações. Além disto, a taxa de filtração glomerular estimada (TFGe) foi necessariamente maior que 45 mL/min/1,73m². Os critérios críticos de exclusão incluíam causas conhecidas de hipertensão secundária, diabetes melito tipo 1, uso de drogas simpatolíticas centrais, evidência de anormalidades renovasculares, incluindo estenose de artéria renal, procedimento renal prévio e artérias renais duplas. Os pacientes envolvidos tinham PA média acima de 170 mmHg sistólica e 100 mmHg diastólica, apesar de utilizarem em média 5 medicações anti-hipertensivas. Quase todos os pacientes usavam inibidor de ECA e/ou bloqueador do receptor de angiotensina (BRA), bem como diuréticos, e 75% usavam betabloqueadores. Após 12 meses, a PA foi reduzida em 27/17 mmHg, quando comparada ao basal (Fig. 38-3). Resultados de Monitorização Ambulatorial de Pressão Arterial (MAPA), embora limitados, mostraram que houve um aumento do número de pacientes que inicialmente não apresentavam descenso noturno da PA e passaram a apresentar descenso noturno após terem sido submetidos a esse procedimento. Entretanto, a magnitude da resposta na MAPA à denervação neste estudo (e no Simplicity HTN-2) foi substancialmente menor do que a medida de PA de consultório, sugerindo que um componente de "avental branco" pode ter contribuído para a resposta observada no consultório.

A questão principal a ser respondida no Simplicity HTN-1 foi confirmar se seria possível realizar a denervação simpática do rim pelo procedimento de denervação renal (DNR). Em humanos, a evidência de denervação renal foi observada com uma redução substancial do transbordamento de noradrenalina pelos rins, em um estudo de caso no qual a PA diminuiu. Nestes pacientes, a ASNM (indicativa da

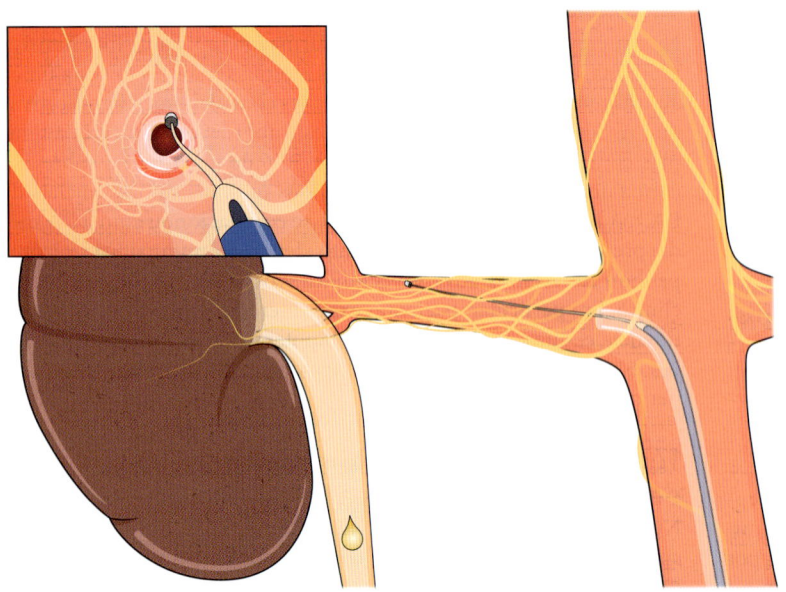

Figura 38-2 **Abordagem percutânea para denervação renal simpática.** Usando uma abordagem via artéria femoral, a ponta distal do cateter é posicionada na porção distal da artéria renal e então é aplicada a energia inicial por radiofrequência.

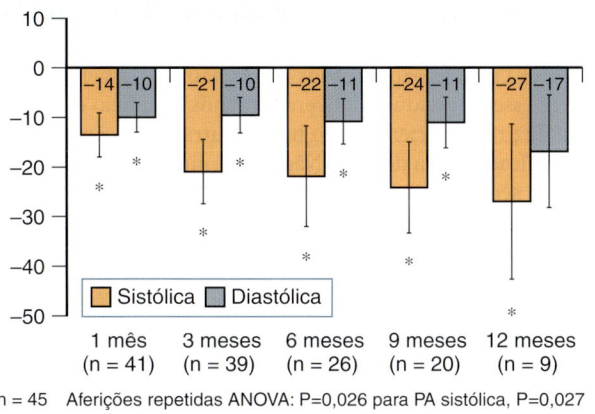

Reduções de PA Alcançadas ao Longo de 12 Meses pela Denervação Renal Simpática Percutânea Usando Energia por Radiofrequência

n = 45   Aferições repetidas ANOVA: P=0,026 para PA sistólica, P=0,027 para PA diastólica
*P<0,001 *vs* PA inicial

Figura 38-3 Reduções de PA alcançadas ao longo de 12 meses pela denervação renal simpática percutânea usando energia por radiofrequência. (*Dados do estudo Simplicity HTN-1*)

descarga eferente simpática) também decaiu progressivamente em 12 meses.[16] A redução da atividade nervosa simpática após DNR foi confirmada em uma série maior.[17] Entretanto, no momento do procedimento, não é possível ter a certeza se a denervação foi bem-sucedida. A extensão da denervação eferente e aferente é imensurável, e a importância da denervação completa, incerta; ainda não há ferramentas clínicas simples destinadas a esta finalidade.

O estudo Simplicity HTN-1 foi estendido para 36 meses em um coorte maior.[18] Dos 153 pacientes seguidos, entretanto, apenas 24 completaram a visita de seguimento do mês 36. No entanto, a redução média na PA de consultório foi mantida, com uma média de 33/19 mmHg de redução, comparada ao basal, no mês 36.[18] Isto é consistente com a experiência cirúrgica na qual a melhora do controle da PA é mantida durante muitos anos após a intervenção. Não há evidência de perda do efeito redutor de PA durante os 36 meses.

Nesta coorte, os "respondedores" foram arbitrariamente definidos como aqueles em que uma redução na PA sistólica de consultório foi maior que 10 mmHg em relação ao basal. Em 12 meses, apenas 79% atingiram esta resposta no coorte expandido Simplicity HTN-1. Em 36 meses, entretanto, todos os pacientes do estudo atingiram este critério de "resposta". Isto levanta uma questão importante sobre quais mecanismos fisiológicos ocorrem após a denervação que poderiam produzir um efeito tardio (e não precoce) de redução da PA. As possibilidades incluem um remodelamento vascular progressivo, restauração do barorreflexo e alterações no fluxo sanguíneo renal e no estado de excreção de sódio, todos os quais podem requerer um período de tempo para "reconfiguração". Ainda é incerto se as diferentes modalidades de energia ou de ablação podem alterar a taxa de resposta ou o curso de tempo de redução de PA,.

Até o momento, não foram identificados subgrupos de pacientes que são mais propensos a responder ou a não responder ao procedimento. Em particular, idade acima ou abaixo de 65 anos, presença ou ausência de diabetes melito, função renal diminuída ou preservada, e frequência cardíaca elevada ou baixa não resultaram em heterogeneidade na resposta da PA. Entretanto, maior número de participantes, por exemplo a partir de um registro global, serão necessários para responder a esta importante questão.

Estudo Simplicity Hypertension 2

O estudo Simplicity HTN-2[19] utilizou critérios de inclusão similares ao Simplicity HTN-1.[15] As principais diferenças incluíram um período de observação de duas semanas, após a qual as medidas de PA sistólica tinham que se manter acima de 160 mmHg. Desta forma, o questionamento do Simplicity HTN-1 acerca da regressão à média e do efeito Hawthorne poderiam ser ao menos parcialmente superados. Pacientes que preenchiam o critério da PA foram em seguida submetidos a avaliação anatômica com angiorressonância magnética (ARM), angiotomografia computadorizada (ATC) ou dúplex *scan*. Se as artérias renais se apresentassem livres de doença aterosclerótica grave, os pacientes eram então randomizados para um grupo controle ou um grupo tratamento, com uma avaliação de desfecho primário de eficácia e segurança em 6 meses,. Os resultados iniciais em 6 meses, demonstraram segurança aceitável (mais adiante) e uma redução de 32/12 mmHg a partir do basal no grupo de DNR (*n* = 49), comparado a 1/0 mmHg de elevação de PA no grupo controle (*n* = 51). Isto foi alcançado a despeito do maior número de pacientes diminuindo suas medicações e de menos pacientes aumentando sua medicação no grupo DNR, em relação ao grupo controle. Ao final do desfecho primário em 6 meses, foi oferecido o procedimento de DNR aos pacientes controles, e todos os pacientes foram então seguidos durante seis meses. Esta análise encontrou que no grupo inicial de DNR (*n* = 47), a redução de PA foi mantida por 12 meses, com redução de 28/10 mm Hg, comparados ao basal.[20] No grupo de conversão do tratamento (*n* = 35), avaliado 6 meses após a denervação, a redução média de PA foi de 24/8 mmHg comparado ao valor pré-DNR de +7/1 mmHg em relação ao basal.

Impacto na Função Renal: Estudos em Pacientes com Hipertensão e Disfunção Renal

Apesar de os pacientes do estudo Simplicity HTN-2 apresentarem TFGe de 77 mL/min/1,73m², e pacientes com TFGe abaixo de 45 mL/min/1,73m² terem sido excluídos, a função renal permaneceu inalterada em 6 meses.[19] Além disto, o seguimento em longo prazo do estudo Simplicity HTN-1 demonstrou que durante o primeiro ano de seguimento, a TFGe se manteve estável.[18] O valor de creatinina não dobrou em nenhum paciente. Apesar de não ter sido um estudo randomizado, o declínio relativamente modesto na função renal observada neste seguimento de 24 meses sugere que deve haver um efeito benéfico intrínseco ao procedimento, sobre o rim, responsável por manter a função renal, que é maior do que aquele proporcionado pela redução de PA isoladamente. De fato, após DNR bem-sucedida, o índice de resistividade renal diminuiu de 0,691 ± 0,01, em condições basais, para 0,674 ± 0,01 e 0,670 ± 0,01 em 3 e 6 meses de seguimento, respectivamente; a proporção de pacientes com microalbuminúria e macroalbuminúria diminuiu em 10% e 23%, respectivamente, em 3 e 6 meses de seguimento, sem efeitos sobre a TFGe.[21]

Um estudo piloto avaliou a DNR bilateral em 15 pacientes com hipertensão resistente e doença renal crônica estágios 3 e 4 (TFGe média de 31 ± 9 mL/min/1,73m²).[22] Uma média de cinco terapias de ablação por artéria foi aplicada, sem complicações em nenhum dos pacientes tratados. A avaliação angiográfica imediatamente após a DNR não mostrou comprometimento nas artérias tratadas. Vale ressaltar, a TFGe se manteve estável nesta coorte de pacientes, com cinco pacientes seguidos durante 12 meses. A PA basal média foi 174 ± 22/91 ± 16 mmHg a despeito do uso de 5,6 ± 1,3 fármacos anti-hipertensivos. Houve redução da PA de consultório sistólica e diastólica em 33 ± 20 / 19 ± 20 em 12 meses (*P* < 0,001). A DNR também diminuiu a PA noturna média e máxima e restaurou o padrão de descenso fisiológico em nove de 10 pacientes.

O aumento da atividade do sistema nervosos simpático contribui substancialmente para a PA elevada comumente vista em pacientes com DRC 5.[23] Dados preliminares foram reportados sobre a exequibilidade da DNR e seus efeitos sobre a PA e a atividade nervosa simpática em 12 pacientes com DRC 5 e PA não controlada.[24] A PA foi medida nos dias livres de diálise, na fase inicial e durante o seguimento, e as medidas de transbordamento renal de noradrenalina e ANSM foram realizadas em cinco pacientes na fase inicial e em dois pacientes ao fim do seguimento de 12 meses e daí em diante. A PA média de consultório foi de 171 ± 17/89 ± 121 mmHg a despeito do uso de uma média de quatro drogas anti-hipertensivas. ANSM e o transbordamento de noradrenalina estavam substancialmente elevados em todos os cinco pacientes. A saber, três de 12 pacientes não puderam se submeter a DNR, por causa de artérias renais atróficas, o que tornava impossível o posicionamento do cateter de maneira apropriada. Comparado com a fase inicial, a PA sistólica de consultório foi significativamente reduzida, em 3, 6 e 12 meses após DNR, de 166 ± 16 para 148 ± 11, 150 ± 14, e 138 ± 17 mmHg, respectivamente, enquanto nenhuma alteração foi evidente nos três pacientes não tratados. Estes dados sugerem que a DNR é efetiva em pacientes com DRC 5, desde que seja tecnicamente possível.

Segurança da Denervação Renal Simpática Percutânea

Os estudos iniciais em DNR focaram primariamente na segurança e na tolerabilidade do procedimento. Dor visceral difusa ocorre com a aplicação de energia por RF, sugerindo que fibras simpáticas aferentes tipo C acompanham o trajeto dos nervos simpáticos, que são os alvos da ablação. Os pacientes requerem analgesia e/ou sedação endovenosa profilática. Estudos de imagem (p. ex., ARM, ATC) em 1 a 2 semanas e em 6 meses não mostraram progressão aterosclerótica importante em resposta à aplicação de energia por RF nas artérias desnervadas.

Um episódio de dissecção da artéria renal ocorreu durante o procedimento de cateterização (porém, antes da aplicação de energia por RF), e foi tratado com sucesso com a implantação de um stent,. Muitos pacientes evoluíram com distúrbios da hemostasia na região inguinal, porém em uma taxa consistente com outros procedimentos de canulação envolvendo a artéria femoral.

Há raros relatos de caso sobre estenose de artéria renal consequente à DNR, apesar de não estar claro se a estenose tardia está relacionada à manipulação mecânica da artéria ou à denervação por RF. Em um relato, o paciente com estenose tardia foi tratado de maneira bem-sucedida com dilatação e stent.[25] Tecnologias alternativas desenvolvidas para minimizar a estenose de artéria renal e outras complicações locais potenciais incluem o uso de cateteres com múltiplos eletrodos, para minimizar o tempo de cateterização do vaso e técnicas baseadas em ultrassom para minimizar a lesão endotelial. Não houve casos relatados de trombose vascular ou embolização renal.

Estudos em Andamento sobre Denervação Renal Percutânea: Estudo Simplicity Hypertension 3

Os estudos Simplicity HTN-1 e HTN-2 forneceram dados fortes de segurança e eficácia da denervação renal percutânea corroborando sua utilidade nos pacientes com hipertensão refratária. Entretanto, o U. S. Food and Drug Administration (FDA) solicitou um estudo definitivo (Simplicity HTN-3), exigindo aquisição mais agressiva das doses alvo, pelo menos até as maiores doses toleradas, das medicações anti-hipertensivas de base. A PA requerida como critério de inclusão incluiu uma sistólica maior que 135 mmHg pela MAPA (assim como uma PA sistólica de consultório acima de 160 mmHg), como confirmado após o rastreio inicial.[26] O estudo também previu um procedimento simulado realizado na artéria renal dos pacientes do grupo controle. Como os operadores estavam cientes de que pacientes receberam o procedimento ativo, um grupo separado de investigadores realizou a análise dos desfechos.

O estudo Simplicity HTN-3 teve seus resultados reportados recentemente. O desfecho primário de eficácia foi a alteração na pressão arterial sistólica de consultório entre os braços de denervação e controle com uma margem de superioridade de 5 mmHg. Entretanto, a queda na pressão arterial sistólica no grupo denervação foi de 2,4 mmHg, comparado ao grupo controle com procedimento simulado, em 6 meses, com uma pressão arterial sistólica inicial de 180 mmHg em ambos os grupos. Houve um efeito de interação não significativo (p = 0,09) em afro-americanos *versus* não afro-americanos, sugerindo que esses indivíduos detiveram menos benefício em termos de redução de pressão arterial. Não houve outra interação de subgrupo pré-especificada digna de nota. Não houve aumento significativo nos eventos de segurança com a denervação. Portanto, o estudo falhou em atingir seu desfecho de eficácia primário e uma discussão considerável se seguiu sobre as possíveis razões para este fato. Isto pode ter se relacionado ao uso de um cateter específico (Flex), com a possibilidade de que a denervação não tenha realmente sido efetiva em um número significativo de pacientes; ao desenho do estudo, que permitiu a titulação de medicações até 2 semanas antes da realização do procedimento; ao manejo subótimo de base de pacientes encaminhados por de centros não terciários; e à possibilidade de que a denervação em si não seja um procedimento efetivo (mesmo quando completa). Maiores investigações serão necessárias, para resolver esta questão, e em particular para desenvolver um teste simples que garanta a aquisição e a completude da denervação enquanto os pacientes estão ainda na mesa de procedimento.

Novas Técnicas de Denervação Renal Percutânea

Ablação por Radiofrequência

Os novos sistemas de denervação usam múltiplos eletrodos de ablação por RF montados em cateteres direcionáveis, em forma de cesta (St. Jude Medical EnligHTN system), cateteres em espiral (Medtronic Multi-electrode Radiofrequency RDN System), e cateteres-balão de ablação por RF resfriados (Covidien One-Shot). Dados preliminares de 6 meses sobre o sistema EnligHTN (n = 46) mostraram redução eficaz de PA, com 76% dos pacientes alcançando redução de PA sistólica de 10 mmHg ou mais em 6 meses. A redução média de PA em 6 meses foi de –26/–10 mmHg, partindo de 176/96 mmHg iniciais. O sistema Covidien One-Shot usa um cateter balão irrigado por salina, com um eletrodo de RF em espiral no balão. O sistema Vessix V2 RSD é um cateter-balão de baixa pressão que desliza sobre o guia, com múltiplos eletrodos bipolares de RF montados no exterior do balão.

Ultrassom

O sistema ReCor Medical PARADISE RSD usa um cateter com um transdutor cilíndrico, dentro de um balão de baixa pressão, que emite energia de ultrassom circunferencialmente, efetuando a DNR. Alega-se que isto permite uma denervação circunferencial completa e uma penetração terapêutica mais profunda, que se espera ser mais consistente e efetiva, com melhor segurança vascular, que a estratégia padrão de ablação por RF. Em um pequeno estudo (n = 11), esta denervação renal simpática (DRS) por ultrassom mostrou-se segura e efetiva no tratamento de hipertensão resistente.[27]

Todos esses novos dispositivos permitem a aplicação simultânea de energia de ablação em múltiplos pontos diferentes no lúmen da artéria renal para a denervação renal simpática. Isto permite um tempo mais curto de procedimento e, portanto, períodos mais curtos de dor durante a aplicação da energia de ablação nos nervos simpáticos renais. Há também, teoricamente, a utilização de um volume reduzido de contraste nefrotóxico. Os novos cateteres multieletrodos permitirão também a ablação de artérias renais menores e mais curtas.

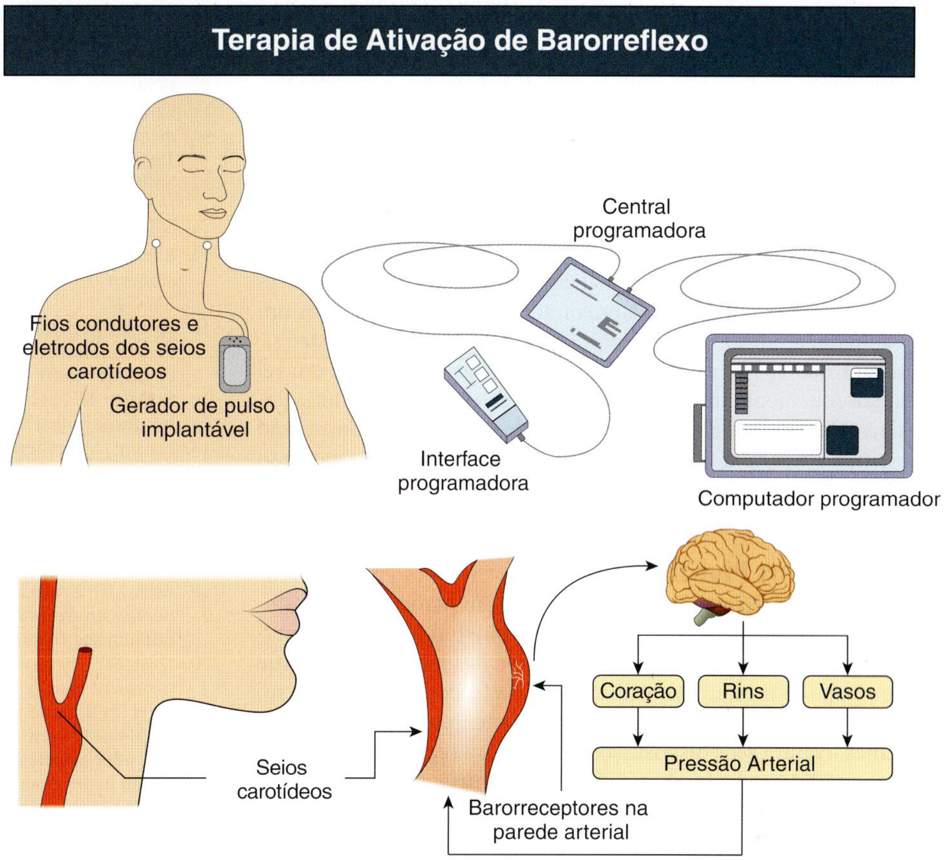

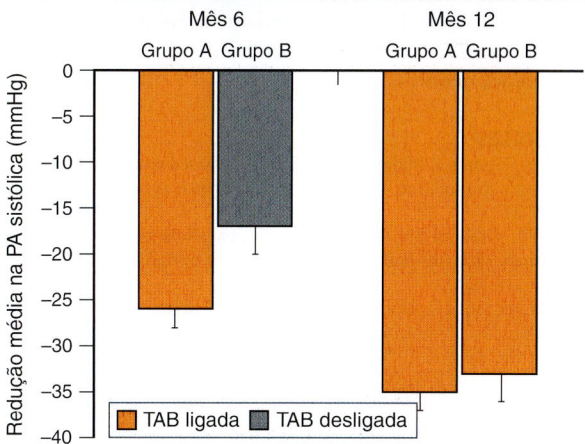

Terapia de Ativação de Barorreflexo

Central programadora

Fios condutores e eletrodos dos seios carotídeos

Gerador de pulso implantável

Interface programadora

Computador programador

Figura 38-4 Terapia de ativação de barorreflexo.

Seios carotídeos

Barorreceptores na parede arterial

Coração | Rins | Vasos

Pressão Arterial

TERAPIA DE ATIVAÇÃO DE BARORREFLEXO

Os dispositivos que estimulam o barorreceptor foram comercializados e estão sendo submetidos a testes clínicos e pré-clínicos. O estimulador de seio carotídeo implantável Rheos (CVRx, Minneapolis) foi estudado em pacientes com hipertensão grave refratária a terapia medicamentosa[28] (Fig. 38-4). O implante envolve a exposição cirúrgica de ambos os seios carotídeos e o posicionamento de eletrodos ao redor da superfície adventícia da carótida bilateralmente. Os fios são tunelizados no subcutâneo e conectados a um dispositivo de estimulação implantável, locado em posição subcutânea, na topografia subclávia da parede torácica anterior. A ativação elétrica do barorreflexo é iniciada em ambos os seios carotídeos, simultaneamente, com incrementos de voltagem até que o nível de estimulação crônica seja atingido.

Em modelos animais, a ativação de vias centrais de barorreflexo resulta na supressão de células medulares simpatoexcitatórias em cães hipertensos, tanto aguda ou cronicamente, assim como na inibição da atividade nervosa renal simpática. Isso induz efeitos benéficos, como natriurese, associada a reduções sustentadas de PA e de frequência cardíaca.[29]

Estudo DEBUT

O estudo de viabilidade multicêntrico DEBUT em pacientes com hipertensão resistente ao tratamento demonstrou uma redução clínica e estatisticamente significativa na PA sistólica de consultório de mais de 20 mmHg após três meses de estimulação de barorreceptores carotídeos em 37 participantes.[30] Em 17 participantes seguidos por mais de 3 anos, as reduções de PA foram sustentadas (Fig. 38-5). A MAPA confirmou a queda de pressão durante a terapia de ativação de barorreceptores (TAB), com reduções durante os períodos diurno e noturno. Dados recentes indicam que diminuir a PA durante a ativação do dispositivo de TAB está associado a redução na ANSM.[31]

Redução de Pressão Arterial Alcançada no Estudo Rheos Pivotal Trial de Terapia de Ativação de Barorreflexo em 6 e 12 meses

Mês 6 — Grupo A   Grupo B
Mês 12 — Grupo A   Grupo B

Redução média na PA sistólica (mmHg)

■ TAB ligada ■ TAB desligada

Figura 38-5 Redução de pressão arterial alcançada no estudo Rheos Pivotal Trial de terapia de ativação de barorreflexo em 6 e 12 meses. O grupo A teve seu dispositivo de TAB ligado e o grupo B teve seu dispositivo desligado nos 6 meses iniciais. (*Dados do estudo Rheo Pivotal Trial*).

No estudo DEBUT, sete de 42 participantes experimentaram um evento adverso relacionado ao procedimento e um experimentou evento relacionado à TAB. Um paciente teve edema angioneurótico fatal (de causa desconhecida) poucos dias após o procedimento, porém antes da ativação do dispositivo. Três pacientes tiveram seu dispositivo extraído antes da ativação devido a infecção. Três eventos adversos adicionais, relacionados ao procedimento, incluíram AVC perioperatório com efeitos residuais mínimos; paresia de língua (sem anormalidades na RNM de crânio), mais provavelmente causada por lesão do nervo hipoglosso; e edema pulmonar moderado, resolvido em 6 dias. Devido à maior parte das complicações ter ocorrido precocemente durante o estudo, maior experiência com a técnica deverá reduzir o número de eventos adversos.

Ao final de 1 ano houve melhora significante do teste da caminhada de 6 minutos em cerca de 48 metros em 14 participantes. A função renal estava na faixa normal em todos os pacientes no início do estudo. A creatinina sérica aumentou significativamente após um ano de terapia em 22 participantes, apesar de esse aumento ter sido menor que 20%. Em outros 20 pacientes, ela se manteve estável ou melhorou. Nenhum paciente desenvolveu estenose de artéria carótida ao final de 1 ano. Não foi encontrada evidência de hipotensão ortostática e nenhum evento de vertigem ou síncope foi reportado nos 32 participantes cujos dados foram registrados no período basal e após três meses de TAB.

Estudo Rheos Pivotal Trial

O estudo Rheos Pivotal Trial de sensibilização barorreflexa randomizou 265 pacientes para terem um dispositivo de TAB implantado, com a metade deles tendo seu dispositivo ligado e a outra metade desligada, por 6 meses.[32] As avaliações de desfechos (de eficácia e segurança) foram realizadas neste intervalo de tempo, e então todos os pacientes tiveram seus dispositivos ligados para seguimento em longo prazo. A PA média foi de 169/100 a 101 mmHg, e os pacientes faziam uso em média de 5,2 diferentes medicações anti-hipertensivas. Uma maior porcentagem dos pacientes com o dispositivo de TAB ligado (42%) atingiu PA sistólica menor que 140 mmHg em 6 meses, comparados àqueles com TAB desligado (24%), mas os dados de respondedores agudos em relação à PA sistólica (> 10 mmHg de redução) não foram significativos. Ambos os grupos tiveram redução de PA sistólica de 25 mmHg em 12 meses.

Estudos em Andamento

Com o dispositivo de TAB de segunda geração, um pequeno estudo europeu mostrou redução de PA sistólica de 26 mmHg em 6 meses.[33] Há planos para maiores estudos.

Referências

1. Krum H, Sobotka P, Mahfoud F, et al. Device-based antihypertensive therapy: therapeutic modulation of the autonomic nervous system. *Circulation*. 2011;123:209-215.
2. Smith PA, Graham LN, Mackintosh AF, et al. Relationship between central sympathetic activity and stages of human hypertension. *Am J Hypertens*. 2004;17:217-222.
3. Esler M, Jennings G, Korner P, et al. Total, and organ-specific, noradrenaline plasma kinetics in essential hypertension. *Am J Physiol*. 1984;6:507-521.
4. DiBona GF, Kopp UC. Neural control of renal function. *Physiol Rev*. 1997;77:75-197.
5. DiBona GF. Sympathetic nervous system influences on the kidney: Role in hypertension. *Am J Hypertens*. 1989;2:119S-124S.
6. Katholi RE. Renal nerves in the pathogenesis of hypertension in experimental animals and humans. *Am J Physiol*. 1983;245:F1-F14.
7. DiBona GF, Esler M. Translational medicine: The antihypertensive effect of renal denervation. *Am J Physiol*. 2010;298:R245-R253.
8. Campese VM, Kogosov E. Renal afferent denervation prevents hypertension in rats with chronic renal failure. *Hypertension*. 1995;25:878-882.
9. Hausberg M, Kosch M, Harmelink P, et al. Sympathetic nerve activity in end-stage renal disease. *Circulation*. 2002;106:1974-1979.
10. Converse RL Jr, Jacobsen TN, Toto RD, et al. Sympathetic overactivity in patients with chronic renal failure. *N Engl J Med*. 1992;327:1912-1918.
11. Chapleau M. Arterial baroreflexes. In: *Hypertension Primer: The Essentials of High Blood Pressure*. 2nd ed. London: Lippincott Williams & Wilkins; 1999:83.
12. Smithwick RH, Thompson JE. Splanchnicectomy for essential hypertension; results in 1,266 cases. *J Am Med Assoc*. 1953;152:1501-1504.
13. Allen TR. Current status of lumbar sympathectomy. *Am Surg*. 1976;42:89-91.
14. Krum H, Schlaich M, Sobotka P, et al. Novel procedure- and device-based strategies in the management of systemic hypertension. *Eur Heart J*. 2011;32:537-544.
15. Krum H, Schlaich M, Whitbourn R, et al. Catheter-based renal sympathetic denervation for resistant hypertension: A multicentre safety and proof-of-principle cohort study. *Lancet*. 2009;373:1275-1281.
16. Schlaich MP, Sobotka PA, Krum H, et al. Renal sympathetic-nerve ablation for uncontrolled hypertension. *N Engl J Med*. 2009;361:932-934.
17. Hering D, Lambert EA, Marusic P, et al. Substantial reduction in single sympathetic nerve firing after renal denervation in patients with resistant hypertension. *Hypertension*. 2013;61:457-464.
18. Symplicity HTN-1 Investigators. Catheter-based renal sympathetic denervation for resistant hypertension: Durability of BP reduction out to 24 months. *Hypertension*. 2011;57:911-917.
19. Esler MD, Krum H, Sobotka PA, et al. Renal sympathetic denervation in patients with treatment-resistant hypertension (the Symplicity HTN-2 Trial): a randomised controlled trial. *Lancet*. 2010;376:1903-1909.
20. Esler MD, Krum H, Schlaich M, et al. Renal sympathetic denervation for treatment of drug-resistant hypertension: One year results from the Symplicity HTN-2 randomized controlled trial. *Circulation*. 2012;126:2976-2982.
21. Mahfoud F, Cremers B, Janker J, et al. Renal hemodynamics and renal function after catheter-based renal sympathetic denervation in patients with resistant hypertension. *Hypertension*. 2012;60:419-424.
22. Hering D, Mahfoud F, Walton AS, et al. Renal denervation in moderate to severe CKD. *J Am Soc Nephrol*. 2012;23:1250-1257.
23. Schlaich MP, Socratous F, Hennebry S, et al. Sympathetic activation in chronic renal failure. *J Am Soc Nephrol*. 2009;20:933-939.
24. Schlaich MP, Bart B, Hering D, et al. Feasibility of catheter-based renal nerve ablation and effects on sympathetic nerve activity and BP in patients with end-stage renal disease. *Int J Cardiol*. 2013;168:2214-2220.
25. Kaltenbach B, Id D, Franke JC, et al. Renal artery stenosis after renal sympathetic denervation. *J Am Coll Cardiol*. 2012;60:2694-2695.
26. Kandzari DE, Bhatt DL, Sobotka PA, et al. Catheter-based renal denervation for resistant hypertension: Rationale and design of the Symplicity HTN-3 Trial. *Clin Cardiol*. 2012;35:528-535.
27. Mabin T, Sapoval M, Cabane V, et al. First experience with endovascular ultrasound renal denervation for the treatment of resistant hypertension. *Eurointervention*. 2012;8:57-61.
28. Illig KA, Levy M, Sanchez L, et al. An implantable carotid sinus stimulator for drug-resistant hypertension: Surgical technique and short-term outcome from the multicenter Phase II Rheos feasibility trial. *J Vasc Surg*. 2006;44:1213-1218.
29. Lohmeier TE, Irwin ED, Rossing MA, et al. Prolonged activation of the baroreflex produces sustained hypotension. *Hypertension*. 2004;43:306-311.
30. Heusser K, Tank J, Engeli S, et al. Carotid baroreceptor stimulation, sympathetic activity, baroreflex function, and BP in hypertensive patients. *Hypertension*. 2010;55:619-626.
31. Gassler JP, Lynch PS, Bisognano JD. The role of baroreflex activation therapy in sympathetic modulation for the treatment of resistant hypertension. *Heart*. 2012;98:1689-1692.
32. Bisognano JD, Bakris G, Nadim MK, et al. Baroreflex activation therapy lowers BP in patients with resistant hypertension: Results from the double-blind, randomized, placebo-controlled Rheos Pivotal trial. *J Am Coll Cardiol*. 2011;58:765-767.
33. Hoppe UC, Brandt MC, Wachter R, et al. Minimally invasive system for baroreflex activation therapy chronically lowers BP with pacemaker-like safety profile: Results from the Barostim neo trial. *J Am Soc Hypertens*. 2012;6:270-276.

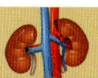

CAPÍTULO 39

Hipertensão Renovascular e Nefropatia Isquêmica

Stephen C. Textor e Barbara A. Greco

Poucas áreas em nefrologia são mais controversas que o tratamento da doença renovascular. Os avanços na terapia médica, no controle da comorbidade aterosclerótica, no diagnóstico por imagem e na intervenção endovascular se combinaram para moldar as ferramentas disponíveis e o número de especialistas envolvidos no tratamento desses distúrbios. Restaurar o fluxo de sangue em um rim com isquemia crítica oferece o potencial de melhorar a pressão sanguínea e de recuperar a função renal. Entretanto, vários estudos prospectivos, randomizados e controlados (ERCs) recentes falharam em identificar benefícios adicionais importantes da revascularização, em adição à terapia medicamentosa ótima. Apesar de os resultados desses estudos terem diminuído o entusiasmo em relação à revascularização de artéria renal para muitos pacientes, os nefrologistas continuarão identificando pacientes que podem se beneficiar da intervenção endovascular ou cirúrgica para doença renovascular avançada, assim como controle intensivo de fatores de risco. Da mesma forma que em muitas doenças vasculares, a principal escolha é quanto ao melhor momento, muito mais que quanto à melhor modalidade de terapia. Este capítulo fornece uma visão geral da fisiopatologia da hipertensão renovascular e do tratamento clínico da estenose de artéria renal.

DEFINIÇÃO E ETIOLOGIA

A doença renovascular com perfusão renal reduzida pode levar a uma variedade de síndromes clínicas, mais frequentemente uma elevação de pressão arterial, designada *hipertensão renovascular* (HRV), com ou sem lesão renal hipertensiva e isquêmica associada. HRV é usualmente causada por estenose de artéria renal e é uma forma comum de hipertensão secundária. O reconhecimento de que uma pressão de perfusão renal reduzida ativa uma série de respostas hormonais e neuronais que aumentam a pressão arterial sistêmica permanece como uma das primeiras observações relacionadas com a regulação da pressão arterial (PA). Não surpreendentemente, a PA elevada em pacientes com estenose de artéria renal (AR) frequentemente nos leva a assumir que a causa da hipertensão é a estenose de AR. Comumente, entretanto, pacientes têm hipertensão preexistente, não relacionada com a hipertensão renovascular. Uma última prova de que um paciente tem hipertensão renovascular é a demonstração de que a hipertensão é melhorada ou eliminada após revascularização cirúrgica ou endovascular, ou pela remoção do rim distal à estenose.

A hipertensão renovascular é definida como uma síndrome de PA elevada (sistólica ou diastólica) produzida por qualquer condição que interfere na circulação arterial para os rins. A maioria dos pacientes com HRV tem estenose significativa de artéria renal principal, com pressão de perfusão renal reduzida. A maior parte das condições causa perfusão reduzida a um único rim, ao passo que um segundo rim "contralateral" é exposto a pressões sistêmicas elevadas, chamada hipertensão em "dois-rins" por analogia aos modelos experimentais de "hipertensão dois-rins-um-clipe" discutidos em seguida. Quando ambos os rins são afetados, como pode ocorrer com doença atero-embólica ou estenose de AR em rim solitário funcionante, sem um rim contralateral normal, a designação de HRV em "um-rim" é dada.

Das condições que podem produzir a síndrome de hipertensão renovascular, a estenose da artéria renal principal é, de longe, a mais comum. As duas maiores causas de estenose de artéria renal principal são a *displasia fibromuscular* (DFM) e a *doença renal vascular aterosclerótica* (DRVA). O Quadro 39-1 lista outras condições que podem causar HRV por prejudicar o fluxo sanguíneo renal. Muitas destas são raras, porém todas levam a pressão de perfusão renal reduzida.

O termo *nefropatia isquêmica* ou *doença renal isquêmica* (DRI) se refere à taxa de filtração glomerular reduzida associada a fluxo sanguíneo renal reduzido além da faixa de compensação proporcionada pela autorregulação.[1] Uma estenose crítica de AR pode levar à atrofia renal e à disfunção renal progressiva. Assim como com a HRV, o estabelecimento de uma relação causal entre a estenose de AR proximal e o desenvolvimento ou progressão de doença renal crônica é difícil. O fluxo sanguíneo renal colateral pode preservar a viabilidade renal em face de uma doença aterosclerótica renovascular oclusiva, e doença parenquimatosa e de pequenos vasos frequentemente coexistem com doença aterosclerótica de AR principal. A revascularização de rins isquêmicos em alguns casos pode levar à recuperação de função renal, mas há poucos preditores para guiar as escolhas terapêuticas nestes pacientes, que são frequentemente de alto risco para complicações de intervenções.

FISIOPATOLOGIA DA HIPERTENSÃO RENOVASCULAR

A doença oclusiva renovascular de qualquer causa pode ativar vias pressóricas que tendem a restaurar as pressões de perfusão de artéria renal. Mais notável entre essas é a ativação do sistema renina angiotensina-aldosterona (SRAA). A ativação de renina plasmática somente ocorre após as pressões pós-estenóticas caírem em pelo menos 10% a 20% comparadas às pressões aórticas.[2] Uma queda de pressão de perfusão renal suficiente para iniciar a HRV ocorre somente quando a oclusão luminal é relativamente grave, comumente de 70% a 80% de oclusão da área transversal (Fig. 39-1, *esquerda*).

Quando a estenose crítica se desenvolve e reduz a pressão de perfusão renal, múltiplos mecanismos são ativados, a fim de restaurar o fluxo sanguíneo renal. A liberação de renina pelo aparelho justaglomerular é essencial para esse processo, levando à ativação do SRAA. Isso é mediado em parte pelo estimulo da sintase de óxido nítrico neuronal e cicloxigenase-2 na mácula densa. O bloqueio do SRAA durante a criação de uma lesão de AR experimental, previne o desenvolvimento de hipertensão. Os estudos com ratos transgênicos sem receptores de angiotensina confirmam que o desenvolvimento de HRV requer um SRAA intacto.[3] Na ausência de bloqueio de SRAA, as pressões arteriais sistêmicas aumentam até que a pressão de perfusão renal seja restaurada. Estudos tanto em modelos experimentais como em humanos indicam que mecanismos adicionais contribuem para a elevação de PA a longo prazo na presença de estenose de artéria renal, incluindo a ativação do sistema nervoso simpático, impedimento à geração de óxido nítrico e liberação de endotelina, bem como lesão microvascular hipertensiva ao rim não estenosado.[4]

Hipertensão Renovascular – Classificação

"Hipertensão Dois-rins"*

Displasia fibromuscular unilateral

Doença renovascular aterosclerótica unilateral

Aneurisma da artéria renal

Embolia da artéria renal

Oclusão arterial traumática

Fístula arteriovenosa

Dissecção ou trombose da artéria renal

Dissecção aórtica com comprometimento de óstio renal

Rim de Page (ou seja, fibrose perirrenal pós-traumática)

Compressão tumoral metastática do parênquima renal

Feocromocitoma compressão da artéria renal

Facomatose pigmentovascular tipo IIb

Neurofibromatose

Doença de Behçet

Cobertura da origem da artéria renal por endoprótese de aorta

Espasmo da artéria renal

"Hipertensão Um-Rim"†

Estenose de rim único

Estenose arterial bilateral

Coarctação da aorta

Vasculite envolvendo artérias renais

Anomalias vasculares congênitas

Doença renal ateroembólica

Quadro 39-1 Classificação de hipertensão renovascular. Exemplos de doença renovascular com hipertensão renovascular associada ou doença renal isquêmica. †hipertensão um-rim implica que toda a massa renal está além da lesão vascular, ou doença bilateral ou um rim único funcionante. *Hipertensão dois-rins implica que um rim contralateral, não afetado, está presente.

Os mecanismos responsáveis pela HRV sustentada diferem na dependência de se um ou ambos os rins são afetados por estenoses significativas, sejam elas patológicas ou criadas por modelos animais usando clipes (Fig. 39-2). A nomenclatura distingue entre a situação na qual um clipe está presente com um rim contralateral normal ou não clipado (hipertensão 2-rins-1-clipe), e uma situação na qual a massa renal inteira é afetada sem rim contralateral ("hipertensão 1-rim-1-clipe"). Ambas as situações dependem da perfusão renal comprometida e da ativação inicial do SRAA com retenção de sódio; entretanto, a presença de um rim contralateral normal permite a ocorrência de natriurese pressórica, na qual uma pressão de perfusão elevada medeia a natriurese no rim não estenótico. Por causa da eficácia do rim não estenótico em eliminar o excesso de sódio, a perfusão no lado estenótico permanece reduzida, resultando em ativação sustentada do SRAA. Essa sequência de eventos produz hipertensão angiotensina II (Ang II) dependente e excesso de aldosterona secundária, com hipocalemia (Fig. 39-2, *A*).

Por outro lado, a hipertensão tipo 1-rim-1-clipe representa um modelo no qual toda a massa renal é exposta a pressões reduzidas para além de uma estenose. Não há rim normal ou não estenótico para neutralizar aumento das pressões sistêmicas. Como resultado, o sódio é retido e a volemia expandida, o que, eventualmente, retroalimenta o eixo, inibindo o SRAA (Fig. 39-2, *B*). Portanto, hipertensão 1-rim-1clipe é tipicamente não dependente de angiotensina, a menos que ocorra remoção de volume de maneira a reduzir a pressão de perfusão renal e ativar o SRAA.

Essas diferenças têm implicações clínicas. Muitos estudos diagnósticos utilizados para avaliar a significância funcional das lesões de AR dependem de comparações das diferentes respostas fisiológicas dos dois rins, o que pode levar a uma falsa impressão se ambos os rins estão envolvidos. Além disso, os testes diagnósticos que dependem de diferenças de resposta a alterações na concentração de sódio (p. ex., medindo os níveis de renina de veias renais após depleção de sódio ou reabsorção renal individual de sódio) pode ser problemático, porque níveis elevados de angiotensina II e aldosterona estimulam a reabsorção de sódio, tanto no rim estenótico como no rim não estenótico. Isso, em parte, explica o uso menos frequente de tais testes nos últimos anos.[5]

Variações na história natural da HRV complicam nosso entendimento dos mecanismos patogênicos primários. Raramente se sabe com exatidão quando se desenvolvem níveis críticos de estenose. Em

---

Efeitos hemodinâmicos das lesões estenóticas

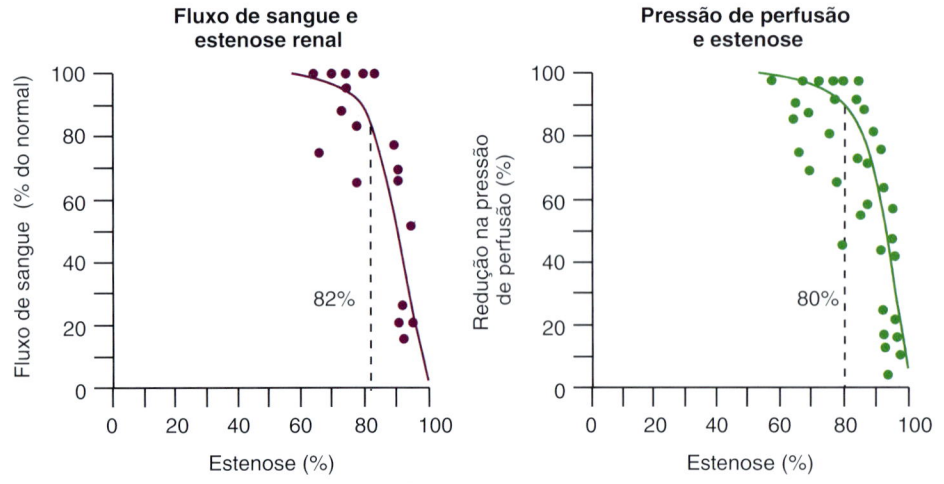

Figura 39-1 Efeitos hemodinâmicos das lesões estenóticas. Alterações na pressão arterial e no fluxo de sangue através de uma lesão arterial cuidadosamente quantificada são dificilmente detectáveis até que a área transversal diminua em 75% a 80%. (*Adaptado da referência 91*).

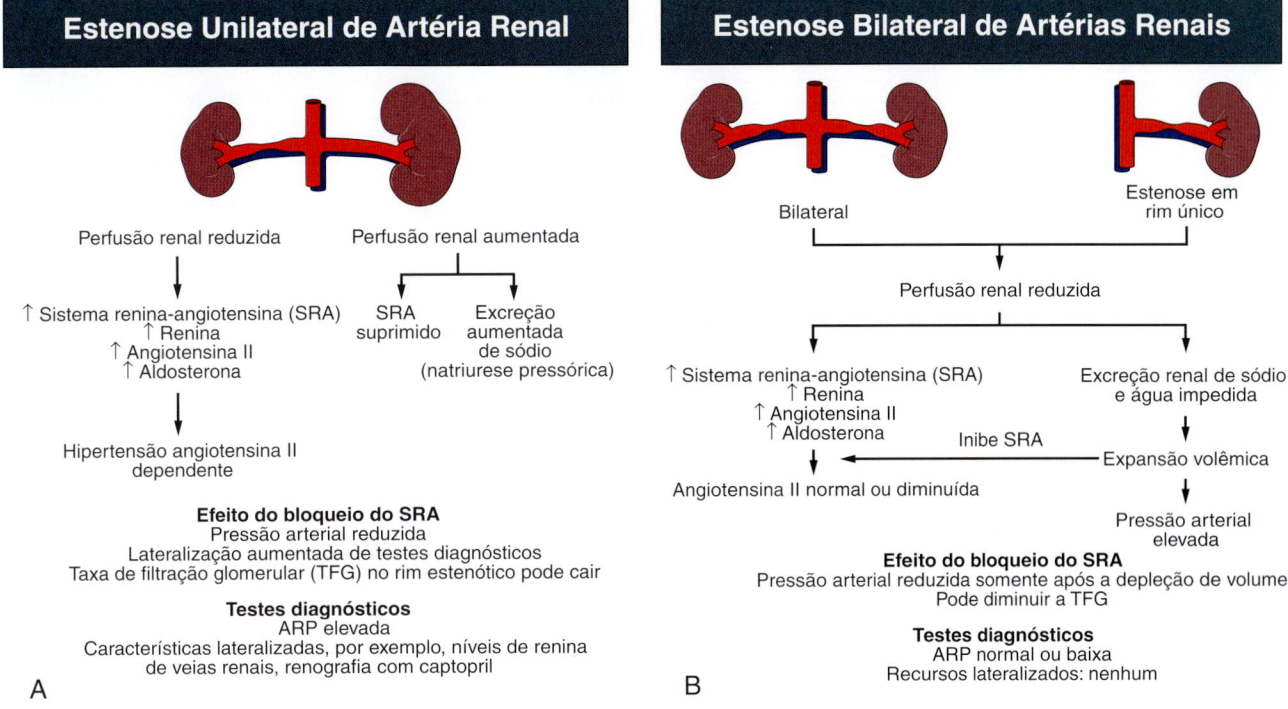

Figura 39-2 Patogênese da hipertensão renovascular em modelo um-rim *versus* modelo dois-rins. **A**, Em uma estenose unilateral com dois rins, as forças opõem-se entre o rim estenótico, com pressão de perfusão reduzida, e o rim contralateral não estenótico, com pressão de perfusão aumentada, resultando em características clínicas e laboratoriais de hipertensão dependente de angiotensina. **B**, Na estenose unilateral com um rim único funcionante ou em um paciente com estenose crítica bilateral da artéria renal, a redução da pressão de perfusão no rim estenótico, na ausência de excreção de sódio em um rim normal, leva, em última análise, a retenção de sódio e de volume, associada a hipertensão sem ativação persistente do SRA.

modelos experimentais, a importância relativa dos mecanismos pressóricos, incluindo ativação mensurável do SRAA, muda com o tempo. Os níveis de atividade de renina plasmática circulante decrescem, assim como a capacidade de resposta da PA para o bloqueio a curto prazo do sistema renina. Vários mecanismos têm sido propostos para explicar tais mudanças, incluindo uma ação vasoconstritora de desenvolvimento lento da Ang II, uma transição para alternar mecanismos pressóricos e lesão renal intrínseca ao rim não estenótico, o que em última instância sustenta hipertensão apesar da reversão da lesão vascular. Em modelos experimentais, isto se traduz em um prazo limite para a reversibilidade da HRV.

Existem várias correlações clínicas com esse curso de tempo variável. Em primeiro lugar, não se sabe a melhor forma de identificar quando a revascularização será falha em melhorar o controle da PA, embora uma hipertensão de breve duração seja sugestiva de uma resposta mais favorável à intervenção. Como resultado, muitos dos estudos diagnósticos que dependem de lateralização de efeitos têm apenas modesto valor preditivo negativo. Como regra geral, os estudos são mais confiáveis quando positivos, o que significa que a lateralização de alto grau é capaz de predizer, com boa acurácia, uma melhora após a revascularização. Em segundo lugar, doenças intrarrenais coexistentes, tais como arterioloesclerose com glomeruloesclerose, estão associadas a hipertensão persistente apesar de correção de estenose de AR, particularmente para pacientes com doença renovascular aterosclerótica (DRVAS).[6] Nesses pacientes, a hipertensão de longa duração permite o desenvolvimento de lesões arterioloescleróticas e lesão no rim contralateral (Fig. 39-2, *A*). Assim, a idade avançada e uma hipertensão de longa duração (p. ex., > 3 a 5 anos) são preditores de piores resultados da intervenção nessa população de pacientes. A maioria dos pacientes idosos com DRVAS também tem disfunção renal relacionada com lesão microvascular renal além da estenose de AR principal.

DOENÇA RENOVASCULAR ATEROSCLERÓTICA

Epidemiologia

O estreitamento aterosclerótico das artérias renais geralmente ocorre em pacientes mais velhos (> 50 anos) e está associado à aterosclerose sistêmica. Os pacientes mais jovens com aterosclerose prematura também estão em risco. DRVAS é a causa mais comum de HRV e pode contribuir para a perda da função renal, levando à doença renal crônica de estágio terminal (DRCT), (Fig. 39-3). A placa aterosclerótica surge muitas vezes, no primeiro ou segundo centímetro da artéria renal, ou pode estender-se a partir da aorta para o óstio renal. Calcificação vascular aórtica e renal muitas vezes está presente. DRVAS é uma manifestação de aterosclerose sistêmica e está associada a envolvimento coronário, cerebral, vascular periférico e aórtico.[7,8] A prevalência de DRVAS parece estar aumentando. Embora isso reflita, em parte, melhorias nas técnicas de imagem e viés de seleção, essa tendência provavelmente também revela que mais pessoas estão sobrevivendo até idades em que a doença aterosclerótica vascular nos vasos abdominais viscerais atinge níveis críticos, produzindo HRV quando o rim é afetado. Em pacientes submetidos a angiografia da circulação periférica ou coronária, DRVAS é encontrada em 11% a 42% dos casos.[9] Os preditores de DRVAS incluem antecedentes de hipertensão arterial, presença de insuficiência renal, doença vascular ou doença arterial coronariana coexistente, a presença de sopros abdominais e uma história de tabagismo. Lesões de AR são bilaterais em 20% a 40% desses pacientes.

As estimativas da prevalência de DRVAS dependem da população rastreada. Um estudo de base populacional de 870 pacientes com mais de 65 anos rastreados com ultrassom *Doppler* de AR encontrou uma prevalência de 6,8% de DRVAS, definida como maior que 60% de estenose. Não foram detectadas diferenças entre os afro-americanos e caucasianos.[10] Séries de autópsias relatam uma prevalência

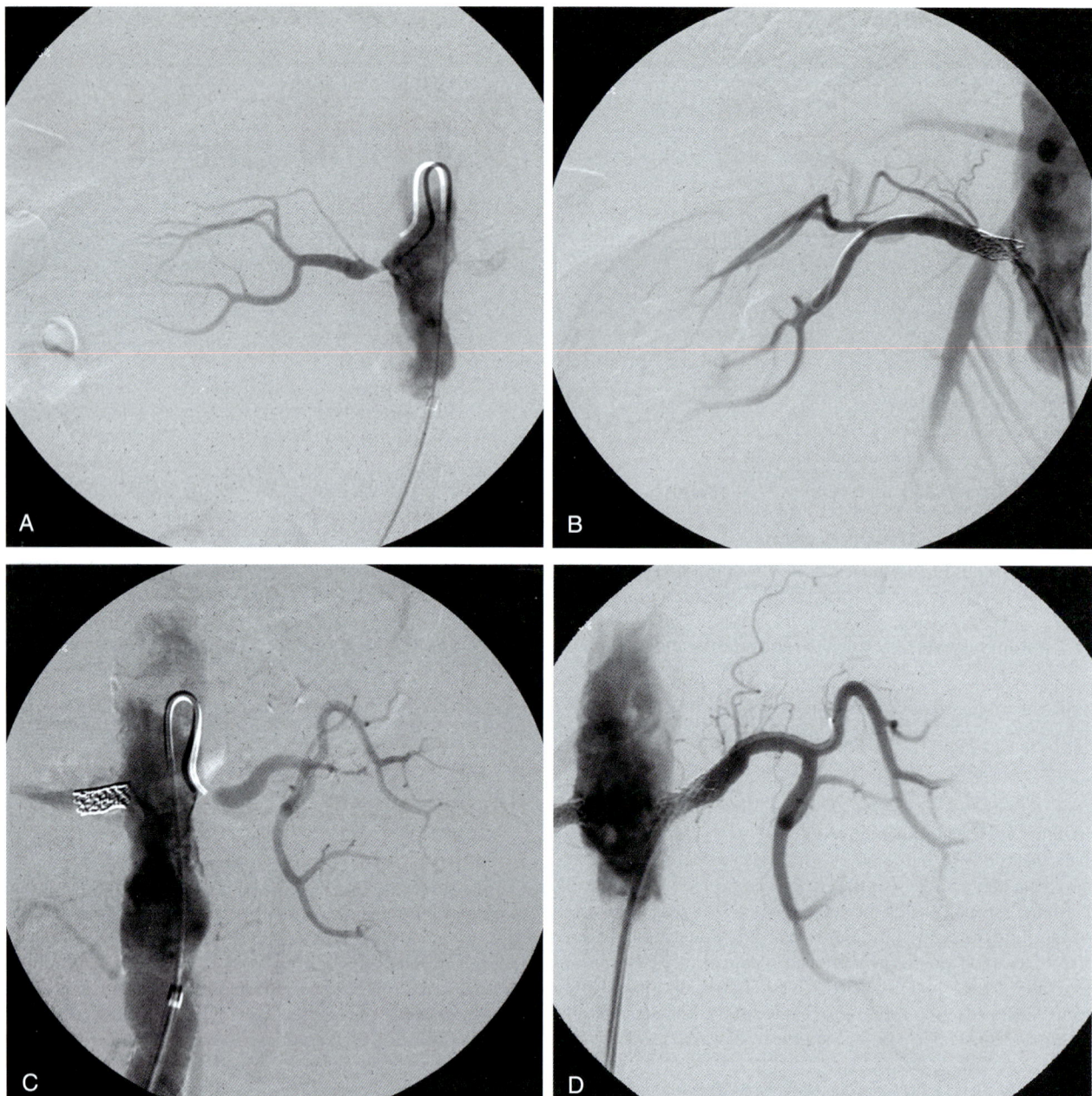

Figura 39-3 Angiografias de estenose da artéria renal aterosclerótica. A, Estenose proximal de alto grau junto ao óstio. **B**, Restauração da patência vascular por colocação de *stent* endovascular. **C**, Imagem de estenose de alto grau do rim contralateral esquerdo. **D**, Melhoria no fluxo após o implante de *stent* endovascular.

global de 4% a 20%, com taxas progressivamente mais elevadas para aqueles com mais de 60 anos (25% a 30%) e 75 anos (40% a 60%). Esses estudos sugerem que DRVAS é comum entre idosos hipertensos. Além disso, há relatos de que a estenose de AR por DRVAS contribui para o declínio da função renal em 15% a 22% de pacientes que atingiram doença renal crônica no estágio terminal.[11,12]

Relação com a Doença Renal "Isquêmica"

A ativação de mecanismos pressores produzindo HRV pode ocorrer sem perda de tamanho ou de função renal. No entanto, o cenário clínico mais comum em pacientes com DRVAS envolve tanto a gravidade crescente de hipertensão arterial quanto a deterioração da função renal, frequentemente com diminuição de volume renal. Devido à diferença de mecanismos subjacentes entre a lesão do parênquima renal e aqueles que são responsáveis pela geração de hipertensão, a

melhoria no controle da PA após a revascularização pode, em alguns casos, ser alcançada sem melhoria na função renal.

A transição entre a perda "reversível" da função renal e a fibrose tecidual "irreversível" não é bem compreendida. Os requisitos energéticos basais renais são atendidos com menos de 10% do fluxo de sangue, de acordo com a sua função de filtração. Estudos utilizando imagem por ressonância magnética (RNM) dependente de nível de oxigênio no sangue (BOLD) indicam que, apesar da redução no fluxo sanguíneo e TFG, muitos pacientes mantêm a oxigenação dos tecidos cortical e medular normal.[13] Assim, muitos rins pós-estenóticos não têm mais "isquemia" que os rins normais. Essas observações explicam a relativa estabilidade e progressão frequente de lesão renal em estudos prospectivos de pacientes tratados clinicamente com DRVAS, como Angioplasty and Stenting for Renal Atherosclerotic Lesions (ASTRAL).[14,15] Mesmo assim, a diminuição da perfusão

Fisiopatologia da Doença Renal Isquêmica

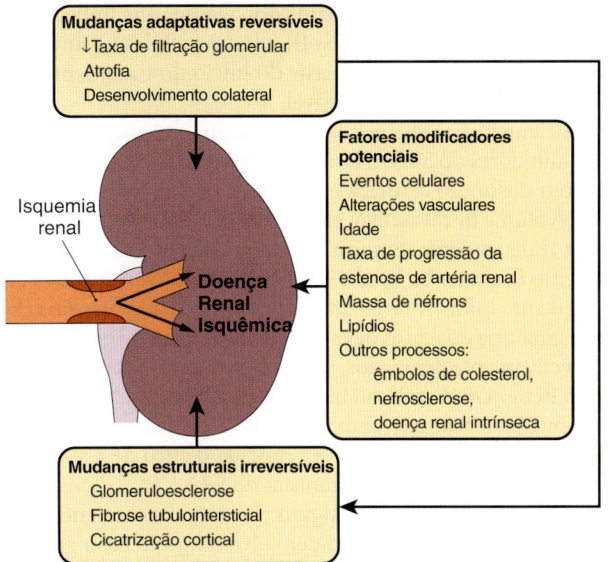

Figura 39-4 Fisiopatologia da doença renal isquêmica. Isquemia crônica do rim está associada a involução funcional reversível e atrofia, bem como a alterações estruturais irreversíveis. Alguns fatores externos influenciam a resposta renal à isquemia crônica. (*Modificado da referência 92*).

Hipertensão Renovascular: Manifestações Clínicas

Características de Hipertensão renovascular

Ativação do sistema renina-angiotensina-aldosterona (RAAS) – inicial
Sintomas parenquimatosos: ativação do sistema nervoso simpático
Ritmo circadiano anormal: perda do descenso de pressão noturna
Lesão acelerada de órgãos-alvo
    Hipertrofia ventricular esquerda
    Doença microvascular
    Lesão renal: fibrose
Síndrome hipertensiva hiponatrêmica
Proteinúria nefrótica
Angina instável

Síndromes Clínicas Associadas a Estenose de Artéria Renal Aterosclerótica

"Lesão incidental" sem efeito hemodinâmico
Hipertensão renovascular (veja acima)
    Hipertensão de início recente
    Aceleração em paciente previamente hipertenso
Injúria renal aguda
    Injúria renal aguda induzida pelo BRA ou iECA
    Piora de doença renal aguda ou crônica
Inexplicável doença renal crônica: principalmente em pacientes idosos
Congestão circulatória: "*flash* edema pulmonar"

Quadro 39-2 Manifestações clínicas da hipertensão renovascular. *ECA*, Enzima de conversão da angiotensina; *BRA*, bloqueador do receptor da angiotensina.

renal, em última análise, ativa numerosos mecanismos de lesão tecidual. A Figura 39-4 sintetiza a ativação de vias inflamatórias e vasoativas.[16] Ao longo do tempo, ocorrem inflamação, fibrose e rarefação microvascular, levando a alterações irreversíveis.[16,17]

A ativação do SRAA e de sistemas endoteliais, como a endotelina e vias de estresse oxidativo foram demonstradas em modelos de estenose de AR.[16] Esses sistemas estimulam a inflamação e levam à fibrose. Sob condições de redução aguda de fluxo sanguíneo com filtração e função tubular persistentes, os níveis de hemoglobina desoxigenada aumentam na medula renal, representando hipóxia medular.[18] Os níveis de oxigênio medulares são normalmente inferiores aos níveis corticais e são fortemente dependentes do nível de transporte de soluto. Reduções na taxa de filtração glomerular associadas ao transporte de solutos dependentes de energia permitem "adaptação" à redução do fluxo de sangue sem que se desenvolva hipóxia tecidual. Apenas quando se desenvolve uma oclusão vascular mais grave, para além dos limites de adaptação, pode-se identificar isquemia cortical evidente associada a um aumento de desoxi-hemoglobina.[19] Isso resulta no acúmulo de macrófagos com perda progressiva de células epiteliais tubulares e fibrose.[20] Os glomérulos são geralmente preservados, apesar de colapsados.

Manifestações Clínicas

Hipertensão Renovascular

Estudos clínicos sugerem que, para qualquer nível de PA, os pacientes com HRV têm pressões noturnas mais elevadas ("*nondipper*") e têm acometimentos mais graves de órgãos-alvo, incluindo hipertrofia ventricular esquerda, que os pacientes com hipertensão essencial[21] (Quadro 39-2). A probabilidade de HRV em pacientes resistentes ao tratamento da hipertensão arterial aumenta com colesterol elevado, disfunção renal, menor índice de massa corporal e tabagismo; mas nenhum desses recursos é suficientemente sensível ou específico para oferecer precisão diagnóstica. Alguns relatórios indicam que a HRV raramente se associa a proteinúria nefrótica, que pode regredir com a correção das lesões vasculares.[22]

Os graus de elevação da pressão arterial na HRV variam amplamente. Uma oclusão aguda de AR pode produzir apenas um aumento gradual de PA ou pode causar um rápido aumento da hipertensão, que precipita uma urgência hipertensiva ou emergência (Cap. 37). Antes da era atual de agentes anti-hipertensivos, 30% dos pacientes caucasianos admitidos na emergência com urgência hipertensiva (definida como retinopatia hipertensiva grau III ou IV) eram finalmente diagnosticados como tendo HRV. Síndromes de polidipsia e hipertensão acelerada com hiponatremia e hipocalemia, por vezes atribuídos às ações dipsogênicas de Ang II, também foram observadas.

Documentos de consenso recentes enfatizam a necessidade de um controle efetivo de PA em toda a população, limitando, assim, o número de exames diagnósticos e as despesas com os mesmos. Como resultado, a maioria dos pacientes com hipertensão simplesmente são tratados e submetidos a algumas investigações laboratoriais. Para aqueles que atingem um controle da PA aceitável sem efeitos adversos, não há mais investigações a serem realizadas. Portanto, muitos, se não a maioria dos casos de HRV, não são detectados (Fig. 39-5), a menos que a hipertensão se torne mais resistente ou surja disfunção renal.

Nos últimos anos, a aplicação generalizada de antagonistas do SRAA para fins que não a hipertensão — incluindo insuficiência cardíaca congestiva, nefropatia diabética e outras doenças renais proteinúricas — aumenta a exposição de indivíduos com diagnóstico desconhecido de estenose de AR a essas medicações.[23]

Uma consequência dessas mudanças tem sido o aparecimento de síndromes clínicas distintas que merecem avaliação em pacientes com risco de DRVAS (Quadro 39-2). Como um resultado, os pacientes que tipicamente são submetidos a avaliação diagnóstica e revascularização renal são um subconjunto da população de pacientes com HRV. Esse subgrupo é caracterizado geralmente por hipertensão mais grave, diminuição da função renal, propensão a hipervolemia súbita que se manifesta como edema pulmonar "*flash*" e, ocasionalmente, insuficiência renal avançada.

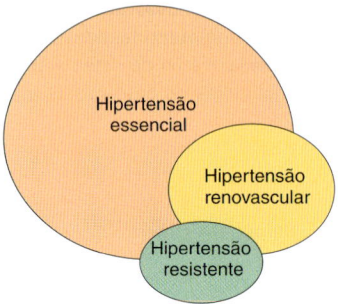

Figura 39-5 Identificação de hipertensão renovascular aterosclerótica. O diagrama de Venn indica que muitos pacientes com hipertensão renovascular são indistinguíveis dos pacientes com hipertensão primária. Um subconjunto desenvolve hipertensão problemática ou resistente, que chama a atenção clinicamente e os torna candidatos a revascularização renal.

Doença Renal Isquêmica

O diagnóstico de DRI (nefropatia isquêmica) deve ser considerado em vários cenários clínicos (Quadro 39-2).

Disfunção Renal em Pacientes com Hipertensão Renovascular ou em Faixa Etária Aterosclerótica A nefropatia isquêmica deve ser considerada como uma causa de doença renal crônica (DRC) no grupo etário aterosclerótico, especialmente quando outras doenças vasculares são detectadas. Muitos, mas não todos, terão uma história de hipertensão. Ainda é difícil separar doença vascular primária de lesão do parênquima renal associada a nefroesclerose de outros insultos vasculares. Pistas para DRI incluem assimetria do tamanho dos rins ou deterioração recente da função renal, ao contrário de DRC lentamente progressiva. Um rim pequeno de forma assimétrica em um adulto acima de 50 anos tem uma chance de 70% de estar associado a estenose ipsilateral de AR.[24]

O desenvolvimento de insuficiência renal em pacientes tratados clinicamente para a hipertensão de longa data deve levantar a suspeita de possível DRI. Dada a alta frequência de estenose bilateral de AR (30% a 50%), a possibilidade de DRI deve ser sempre considerada em pacientes com estenose de AR previamente conhecida. A apresentação mais comum de DRVAS é o envolvimento unilateral em um paciente com doença renal crônica associada à hipertensão arterial de longa data. Nesse caso, insuficiência renal não pode ser atribuída exclusivamente à DRI, pois a estenose RA afeta apenas um rim. O rim suprido pelo vaso estenótico pode ter fluxo sanguíneo reduzido, resultando em diminuição da TFG, HRV e atrofia. O rim contralateral com um vaso renal patente muitas vezes hipertrofia e compensa com hiperfiltração. No entanto, ao longo do tempo, esse rim desenvolve lesão do parênquima. Em alguns casos, o rim com AR patente tem função renal pior que o rim pós-estenótico.[25]

Injúria Renal Aguda após o Início de Terapia Anti-hipertensiva/Bloqueio do SRAA Nos pacientes com estenose de AR hemodinamicamente significativa, toda a massa de néfrons em funcionamento corre o risco de desenvolver injúria renal aguda (IRA) "funcional" a partir de bloqueadores do SRAA. A redução repentina da pressão arterial sistêmica no paciente com estenose RA crítica pode reduzir a pressão AR abaixo dos níveis necessários para manter a filtração glomerular por autorregulação (seção Terapia Médica). Isso pode ocorrer com a redução da pressão arterial por qualquer agente anti-hipertensivo. Com medicamentos que bloqueiam a produção ou ação de Ang II, alterações na hemodinâmica glomerular pode resultar na redução aguda na taxa de filtração glomerular, o que é independente dos efeitos sobre PA sistêmica.[26] Normalmente, a ativação de Ang II

provoca vasoconstrição arteriolar eferente, que preserva a pressão de filtração transcapilar no glomérulo quando as pressões pré-glomerulares são reduzidas, mantendo-se assim a TFG. A perda desse mecanismo compensatório, induzida por agentes que inibem ou bloqueiam o SRAA, pode resultar na IRA funcional. Isso ocorre tipicamente dentro de alguns dias a partir do início do tratamento e é geralmente, mas não sempre, reversível.

Em pacientes sem estenose de AR, também pode ocorrer IRA com o uso de inibidores do SRAA. Isso ocorre com mais frequência em pacientes com disfunção cardíaca ou hepática ou em pacientes com depleção do volume intravascular, porque, nesses cenários, a TFG é também Ang II dependente. Em um estudo prospectivo, a observação de um aumento de maior ou igual a 20% da creatinina sérica após a administração de um inibidor de enzima conversora de angiotensina (ECA) detectou a maioria dos casos de estenose de AR bilateral grave.[27] Quando prospectivamente desafiados, mais que 90% de uma coorte acompanhada no Reino Unido tolerou bloqueio do SRAA, incluindo 78% daqueles com DRVAS de alto grau bilateral.[28] Devido a mudança potencial na TFG, a função renal deve ser checada dentro de 1 a 2 semanas após instituir a terapia com antagonistas do SRAA.[29]

Edema Pulmonar "*Flash*" Alguns pacientes com estenose RA bilateral ou nefropatia isquêmica desenvolvem hipertensão grave e excesso de volume de líquido extracelular causada por prejuízo na natriurese pressórica. Tais condições podem produzir o súbito ("*flash*") aparecimento de edema pulmonar em associação ao rápido desenvolvimento de congestão circulatória.[30] Isso foi atribuído em parte à perda rápida de força contráctil do ventrículo esquerdo secundária aos aumentos repentinos no pós-carga. Diminuição da diurese pode resultar em oscilações exageradas da PA, congestão circulatória e da função renal.[31] Esses pacientes têm taxas elevadas de mortalidade e de hospitalização em comparação com aqueles que têm insuficiência cardíaca congestiva (ICC) sem doença renovascular.[32] Séries de casos sugerem que a revascularização renal pode facilitar o controle do volume de fluidos, reduzir hospitalização e, ocasionalmente, melhorar a função cardíaca independente de procedimentos intervencionistas para o próprio coração, mesmo em pacientes com condição cardiopulmonar pré-operatória ruim.[33,34] Em uma série, 41% dos pacientes com estenose bilateral de AR tiveram história de edema pulmonar em comparação com 12% com doença renovascular unilateral. Dentre os pacientes com estenose bilateral de AR, 77% não tiveram edema pulmonar após a colocação do *stent* em uma ou ambas as artérias renais. Todos os pacientes que tiveram edema pulmonar recorrente tinham evidência de trombose de *stent* ou restenose.[35]

Nenhum estudo clínico prospectivo avaliou o efeito do tratamento clínico otimizado da PA e do *status* de volemia na frequência de eventos nesses pacientes. Estudos observacionais e retrospectivos indicam que DRVAS em pacientes com ICC confere uma pior sobrevida e que a revascularização renal diminui as taxas de edema pulmonar recorrente e hospitalização em comparação com aqueles tratados clinicamente.[32] Resultados de estudos prospectivos, randomizados e controlados clínicos, tais como ASTRAL, no entanto, não demonstraram diferença no número de internações ou de episódios de ICC entre os pacientes tratados intensivamente com ou sem implante de *stent* de AR.[14] Uma advertência importante relacionada com essa observação é que os pacientes considerados "suscetíveis ao benefício" da revascularização foram excluídos do ASTRAL.[36]

Disfunção Renal Oligoanúrica Aguda Sobreposta à Doença Renal Crônica Pacientes com estenose de AR de alto grau estão em risco de oclusão da artéria renal. Quando a estenose AR é bilateral ou unilateral no paciente com um único rim funcionante, a progressão para oclusão total pode apresentar-se como IRA oligoanúrica, por vezes associada a uma emergência hipertensiva. Um indício clínico para esse diagnóstico é oligoanúria de início abrupto. Nesse cenário, o parênquima renal pode ser viável, apesar de não haver filtração; em alguns pacientes vasos colaterais mantêm a viabilidade renal, em face à oclusão proximal da AR. Pistas para a viabilidade renal incluem tamanho renal preservado e evidência de realce de contraste renal ("*blush renal*") visto em imagens da fase tardia ou na fase venosa durante a angiografia renal. Quando esses fatores estão presentes e o curso clínico é consistente com oclusão recente, há uma chance de recuperação da função renal caso a revascularização seja viável clínica e anatomicamente. Nesse cenário, deve ser solicitada avaliação cirúrgica vascular de urgência, e o nefrologista deve assumir que os rins podem ser viáveis por semanas a meses.

Estenose Incidental da Artéria Renal Como mencionado, DRVAS está altamente correlacionada com a doença, tanto na vasculatura coronária quanto periférica. A doença é geralmente identificada por angiografia ou tomografia computadorizada (TC) para outras indicações. A maioria desses pacientes com DRVAS e doença arterial coronária coexistente tem apenas graus moderados de estenose RA (50% a 75%) com mínimo impacto hemodinâmico. No entanto, a presença de lesões de AR é um fator de risco independente para mortalidade, que pode chegar a 30% ao longo de 4 anos em grupos de alto risco.[37] Uma vez que nenhum dado na literatura dá suporte a intervenção na estenose de AR assintomática, a utilização de triagem aortografia renal como rastreio na angiografia coronária deve ser limitada a doentes que tenham demonstrado manifestações clínicas, como resumido anteriormente, e nos quais a documentação da doença arterial renal é capaz de influenciar a conduta.

História Natural

Os primeiros estudos angiográficos retrospectivos (1980) sugeriram que a DRVAS na maioria das vezes progride ao longo de 2 a 5 anos. "Progressão" é em geral definida como um estreitamento do diâmetro luminal superior a 25% ou como estenose grave progredindo para a oclusão vascular. Após 4 a 5 anos, 6% a 16% das estenoses avançam para oclusão. Estudos prospectivos entre 1990 e 1997, usando o ultrassom Doppler em pacientes com lesões de AR por aterosclerose mostraram progressão hemodinâmica em 30% durante 3 anos, variando de acordo com grau de estenose inicial, embora oclusão total tenha ocorrido em apenas 3%.[38] Perda mensurável de comprimento renal (> 1 cm) é menos comum, mas costuma acompanhar oclusão vascular progressiva. Alterações da creatinina sérica são normalmente pequenas.[39]

A progressão é mais provável em doentes com mais de 60% de estenose. Muitas vezes ocorre sem alterações no controle da pressão arterial. A terapia com estatinas parece reduzir o risco de progressão e, ocasionalmente, induz a regressão da estenose de AR aterosclerótica.[40] Estatinas também minimizam a lesão do parênquima renal associada a DRVAS experimental.[41]

Estudos de seguimento de pacientes com grau elevado de estenose de AR (> 70%) detectadas incidentalmente, tratados clinicamente, indicam que menos de 10% necessitaram posteriormente de revascularização para a hipertensão intratável.[42] Outro relatório observou que alguns pacientes com estenose de AR incidental evoluíram para insuficiência renal terminal durante acompanhamento por 8–9 anos.[43] Em pacientes acompanhados após angiografia renal simultânea no cateterismo cardíaco, não se observou nenhuma diferença na creatinina sérica entre aqueles com e sem estenose RA no período de seguimento.

Risco de Mortalidade

Tanto a DRVAS como a nefropatia isquêmica (DRI) estão associadas a sobrevida limitada a longo prazo, consistente com doença aterosclerótica generalizada. As análises retrospectivas relatam taxas de mortalidade de 3 a 5 anos em 30% a 35% dos pacientes com estenose de AR, em grande parte causada por eventos cardiovasculares ou acidente vascular cerebral (AVC). No seguimento de mais de 1.200 pacientes que foram submetidos à revascularização e angiografia renal, os pacientes com estenose AR tiveram 65% *versus* 85% de sobrevida em 4 anos, comparados àqueles sem estenose RA no cateterismo. As taxas de sobrevida em 5 e 10 anos para os pacientes que atingiram DRCT causadas por DRI são tão baixas como 18% e 5%, respectivamente.[44]

Ainda é controverso se a revascularização renal melhora a sobrevida global em pacientes com DRVAS.[45] Em um estudo, os pacientes com DRVAS bilateral que foram tratados clinicamente tiveram melhor função renal durante o seguimento que aqueles anteriormente submetidos a revascularização, mas não houve diferença na sobrevida.[46] Outros estudos sugerem que intervenções dirigidas a melhorar a função renal podem melhorar a sobrevida nesses pacientes. Um estudo observacional mostrou sobrevida de 2 anos em 80% dos pacientes com nefropatia isquêmica submetidos a implante de *stent* endovascular.[47] Relatos de estudos coortes combinados do Reino Unido e da Alemanha tratados prospectivamente indicaram que a melhoria da função renal foi mais provável em pacientes revascularizados e associada a benefício substancial na sobrevida em comparação com aqueles tratados com medicamentos isoladamente.[48] A morbidade e mortalidade associada a complicações de intervenções endovasculares devem ser consideradas na análise risco-benefício de otimizar o tratamento de pacientes com DRVAS. [49,50] Ensaios prospectivos randomizados e controlados comparando *stent* de artéria renal com tratamento clínico, incluindo os desfechos do estudo Cardiovascular Outcomes on Renal Atherosclerotic Lesions (CORAL) publicado recentemente, não conseguiram demonstrar benefício da intervenção sobre a mortalidade ou desfechos cardiovasculares ou renais.[51] O estudo CORAL deverá publicar dados importantes sobre a história natural de um subgrupo prospectivamente seguida de estudos de ultrassom Doppler seriado.

DISPLASIA FIBROMUSCULAR

A displasia fibromuscular (DFM) é uma arteriopatia não aterosclerótica, não inflamatória e a segunda causa mais comum de HRV. Geralmente, envolve a porção média ou distal da artéria renal ou seus ramos (Fig. 39-6). A distribuição vascular da DFM envolve principalmente as artérias renais e cerebrais. As artérias renais estão envolvidas com a DFM em 65% a 70% dos casos. Doença bilateral de AR é vista em 25% a 35% de casos de adultos, em até 78% da DFM sindrômica da infância, e na maioria dos casos familiares.[52] Síndrome medio aórtica associada deve ser considerada em casos pediátricos.[53] Acometimento vascular cerebral está presente em 25% a 30% de casos adultos. Até 65% dos pacientes com DFM renovascular têm envolvimento cerebrovascular concomitante. Locais extrarrenais menos comuns envolvidos na DFM incluem vasos coronários, mesentéricos, celíacos, baço, aorta e vasculatura periférica, com dois locais envolvidos em 30%, três locais em 20%, e mais de três locais em 10% dos pacientes.

Epidemiologia

A prevalência de DFM renovascular clinicamente aparente é estimada em 4 em 1.000, com uma menor prevalência de envolvimento cerebrovascular de 1 em 1.000.[54] Os dados de rastreio com angiografia em potenciais doadores de rim sugerem que a prevalência pode ser maior, com DFM observada em 3% a 6% dos indivíduos. A DFM tem uma predileção pelo sexo feminino, com cerca de 90% dos casos ocorrendo em mulheres. DFM é relatada como sendo mais comum em brancos que em negros. Dos inscritos no registro dos Estados Unidos de pacientes com DFM, 95% são caucasianos e com idade média de aparecimento de hipertensão aos 43 anos.[55] Não está claro

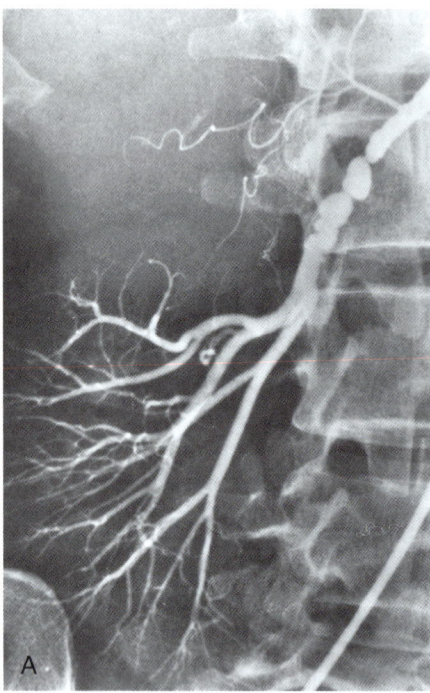

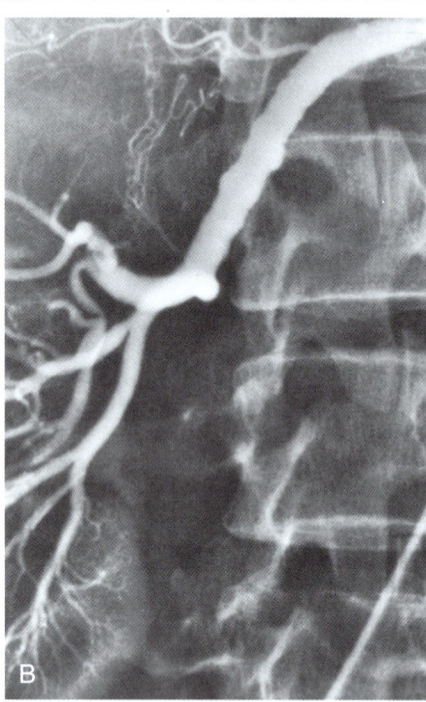

Figura 39-6 Displasia fibromuscular. A, Arteriografia renal seletiva ilustrando a aparência de contas de colar em uma mulher de 39 anos de idade com múltiplas redes características de displasia fibromuscular da média. **B**, Injeção seletiva da mesma artéria renal após angioplastia renal transluminal percutânea tecnicamente bem-sucedida. (*Cortesia de Michael McKusick, MD, Mayo Clinic, em Rochester, Minnesota.*)

se essa predileção racial representa um fator relacionado com o recrutamento ou um viés geográfico. DFM familiar ocorre em aproximadamente 10% dos pacientes[54] e tem sido associada a evidência subclínica de anormalidades de fluxo carotídeo em parentes de primeiro grau, de acordo com uma herança de padrão autossômico dominante.[56] A DFM também pode complicar outras síndromes hereditárias (p. ex., de Alport, Síndrome de Ehlers-Danlos, de Marfan). O Quadro 39-3 lista distúrbios clínicos associados à DFM.

Displasia Fibromuscular: Manifestações Clínicas e Distúrbios Associados

Manifestações Clínicas

Achado incidental (p. ex., rins de doadores vivos)	Cervicalgia
	Tontura
Hipertensão renovascular	Achado de imagem de aneurisma
Infarto renal	Dissecção
Dor lombar ou em flanco	Amaurose fugaz
Hematúria	Infarto do miocárdio
Hemorragia retroperitoneal	Precordialgia isquêmica / dispneia
Acidente vascular cerebral	Dor abdominal pós-prandial
Ataque isquêmico transitório	Perda de peso
Cefaleia	Hemobilia
Zumbido pulsátil	Claudicação
Síndrome de Horner	

Distúrbios Associados

Esclerose tuberosa	Tabagismo
Síndrome de Marfan	Glomerulopatia do colágeno tipo III
Síndrome de Ehler-Danlos	Doença renovascular aterosclerótica
Necrose cística da média	
Coarctação da aorta	Síndrome de Alagille
Síndrome de Alport	Rim de Ask-Upmark
Agenesia ou disgenesia renal	Doença celíaca
Deficiência de α_1 antitripsina	Exposição intrauterina a cocaína
Rim esponjoso medular	Doença de Crohn
Feocromocitoma	Homocistinúria
Miofibromatose infantil	Miofasciíte macrofágica
Preparação de ergotamina, metisergida	Neurofibromatose
	Síndrome de Williams

Quadro 39-3 Manifestações clínicas e distúrbios associados a displasia fibromuscular.

Fisiopatologia

A fisiopatologia da DFM é desconhecida. Não há mutações genéticas unificadoras identificadas. É provável que numerosos distúrbios no colágeno vascular e processos estruturais possam resultar no fenótipo angiográfico da DFM. Os genes que estão sendo investigados incluem colágeno III (*COL 3A1*), α1-antitripsina, enzima conversora de angiotensina I, e JAGGED 1 (codificador para um ligante de receptores Notch). Outros fatores etiológicos implicados incluem tabagismo, influências hormonais (com base na predileção pelo sexo feminino) e trauma vascular ou estiramento da artéria renal.[57]

Histologicamente, a estrutura da parede vascular anormal está associada a faixas irregulares de deposição de colágeno e, em alguns casos, com a interrupção da membrana elástica. Vários subtipos de DFM foram descritos com base nas camadas predominantes da parede arterial envolvida, mas estes não são mutuamente exclusivos. Em até dois terços dos casos examinados histologicamente, mais de uma camada da parede arterial está envolvida. As características histológicas coincidem com os fenótipos arteriográficos descritos na Tabela 39-1.

Os três principais tipos de DFM são fibrodisplasia da média, sendo responsável por 85% a 100% dos casos, fibrodisplasia da íntima e da adventícia. Na fibrodisplasia da *média*, alternar camadas finas e espessas de colágeno e depósitos de tecido na elástica resulta em estenoses discretas alternando com secções aneurismáticas caracterizadas por uma lâmina elástica interna fragmentada. Isso produz a aparência de "colar de pérolas" reconhecível na angiografia. A perda de integridade estrutural da lâmina elástica leva à balonização ou a perolização dos vasos de forma que o diâmetro do segmento balonizado seja maior que o diâmetro do lúmen da artéria. Na DFM da *íntima*, o padrão angiográfico é de estreitamento focal ou alongado do lúmen e resulta da deposição intimal concêntrica de colágeno com

Displasia Fibromuscular: Classificação Histológica e Fenótipos angiográficos

Tipo	Frequência	Histologia	Aparência Angiográfica
Média			
Fibroplasia Medial Fibroplasia Perimedial	85–100%, mais comum Mais rara (10–15%)	Alternância entre deposição excessiva de colágeno/perda de membrana elástica	Medial: o diâmetro do grânulo é maior que o diâmetro do lúmen Perimedial: o diâmetro do grânulo é menor que o diâmetro do lúmen
Hiperplasia medial	A mais rara	Hiperplasia verdadeira do músculo liso: sem fibrose	Hiperplasia medial: estenose lisa sem protuberâncias
Intimal	< 10%	Deposição circunferencial de colágeno na camada íntima: lâmina elástica interna fragmentada ou duplicada	Estenose lisa concêntrica: extensa área de estreitamento suave
Adventícia	< 1%	Colágeno denso substitui o tecido fibroso na adventícia e no tecido circundante	Estenose suave ou atenuação difusa do lúmen do vaso

Tabela 39-1 Classificação histológica de displasia fibromuscular e fenótipos angiográficos.

fragmentação e duplicação da lâmina elástica interna. Na DFM *adventícia* ou *periarterial*, a variante histológica mais rara, um colágeno denso substitui o tecido fibroso normal na adventícia, resultando em estreitamento concêntrico e suave do lúmen.[58]

Ao contrário de estenose de AR aterosclerótica, a DFM geralmente surge além dos primeiros 2 cm da origem da AR. DFM e doença aterosclerótica também podem coexistir. Os diagnósticos angiográficos diferenciais para lesões compatíveis com a DFM incluem DRVAS, embora esse na maioria das vezes seja facilmente distinguível; vasculite renal, particularmente arterite de Takayasu; mediólise arterial segmentar; e um artefato de imagem conhecido como "*standing arterial waves*", aparentemente causado por vasoespasmo.[59]

Aneurismas da artéria renal induzida por cateter podem também ser vistos na DFM. Sua frequência não é clara. Aneurismas foram identificados em apenas 5,6% dos pacientes no registro de DFM dos EUA, mas algumas séries relatam que até 50% têm aneurismas. Aneurismas em DFM são mais comuns na vasculatura renal em comparação a outros leitos. Quando presente, 17% dos pacientes com aneurisma em qualquer local vascular têm mais de um sítio vascular envolvido, com alguns tendo até quatro sítios.[55]

Manifestações Clínicas

As manifestações clínicas da DFM estão resumidas no Quadro 39-3. Por ser geralmente assintomática durante muitos anos, a DFM é por vezes detectada como um achado incidental durante a angiografia. A apresentação clínica mais comum no adulto é a hipertensão arterial de início precoce entre as idades de 15 e 50 anos, mais comum em mulheres que homens. A DFM é também a causa mais comum de HRV em crianças. Apesar de a HRV em mulheres com menos de 50 anos de idade ser a apresentação mais comum de DFM renal, a presença de lesões em outros territórios vasculares pode levar a outros sintomas. Dores de cabeça, zumbido pulsátil e sopros sobre as artérias carótidas, epigástrio e região femoral são comuns. Acidente vascular cerebral, ataque isquêmico transitório ou amaurose fugaz podem ocorrer. DFM deve ser considerada em pacientes com acidente vascular cerebral precoce ou hemorragia subaracnóidea causada por aneurismas cerebrais ou quando ocorrem aneurismas vasculares extrarrenais ou dissecção. Portanto, pacientes jovens que se apresentam com oclusão ou dissecção espontânea da artéria carótida devem ser considerados em risco para DFM renovascular, e vice-versa. Além disso, a DFM com aneurismas associados da artéria renal pode se apresentar como infarto renal por dissecção da artéria renal, embolia de coágulo no interior do aneurisma ou hemorragia retroperitoneal com dor em flanco e choque hemorrágico (Quadro 39-3).

História Natural

A história natural da DFM não foi estudada adequadamente. A progressão da doença pode manifestar-se com o desenvolvimento de novas lesões focais no mesmo leito arterial, piora do estreitamento do lúmen arterial dentro de uma lesão específica, envolvimento de um novo território vascular, ou desenvolvimento ou alargamento de fístulas arteriovenosas ou aneurismas. Parece que até 27% dos pacientes podem demonstrar progressão angiográfica da DFM quando exames seriados são realizados. Isso parece ser limitado aos pacientes mais jovens, com poucos pacientes desenvolvendo lesões novas ou progressivas após a idade de 50 anos. DFM raramente provoca insuficiência renal terminal, a menos que a hipertensão permaneça descontrolada, ou trombose ou dissecção dos vasos renais resulte em infarto renal. Atrofia cortical renal foi reportada em mais da metade dos pacientes com DFM não tratada.[60]

DIAGNÓSTICO DE HIPERTENSÃO RENOVASCULAR

Além de considerar a idade de início e o tipo de hipertensão, o diagnóstico de HRV induzida por doença de AR requer a demonstração de uma lesão vascular estenosante crítica e de ativação do SRAA. Do ponto de vista de imagem, a angiografia convencional mantém-se como padrão de referência para definir a anatomia da vasculatura renal contra o qual outras modalidades de triagem são comparadas. As modalidades de rastreio não invasivas mais comuns incluem ultrassom Doppler de AR, angiotomografia computadorizada e angiografia por ressonância magnética (Cap. 5), (Tabela 39-2). O objetivo da triagem não invasiva é de limitar exames mais invasivos. Esses métodos fornecem informações diferentes e podem variar entre as instituições, tanto em disponibilidade como em confiabilidade.

O ultrassom Doppler da artéria renal é muitas vezes utilizado para identificar e acompanhar os efeitos hemodinâmicos de lesões vasculares em série. É relativamente barato e não necessita de contraste. É mais eficaz na detecção de lesões da AR principal, próximas ao óstio, tornando-se um teste de rastreio melhor para DRVAS que para a DFM. No entanto, a confiabilidade desse método depende da habilidade do ultrassonografista e da constituição corporal do paciente. O ultrassom Doppler fornece pouca informação funcional do rim além da lesão vascular, embora muitas características estruturais importantes possam ser definidas, incluindo o tamanho do rim e presença de obstrução ureteral. Os critérios diagnósticos para estenose hemodinamicamente significativa de AR pelo ultrassom Doppler incluem aceleração do fluxo de sangue através da área estenótica que excede

Valor Relativo dos Métodos de Imagem na Avaliação da Vasculatura Renal

Métodos	Imagem dos Vasos	Perfusão Renal	Função (TFG)	Vantagens	Desvantagens
Angiotomografia computadorizada helicoidal	+++	+	±	Fornece três tipos de imagens, exame de estruturas venosas, pode ser útil para avaliação de doadores de transplante	Requer grande quantidade de contraste
Angiografia com contraste	+++	++	±	Nefrografia estima volume de tecidos viáveis; padrão-ouro	Risco de lesão induzida por cateter e de nefropatia por contraste
Renografia com captopril	–	+++	++	Mudança na TFG pode estimar a reversibilidade da lesão; amplamente disponível, não invasivo; renograma totalmente normal exclui efetivamente doença vascular significativa	
Ultrassom Doppler	++	++	–	Medição precisa da velocidade de fluxo, adequado para estudos em série, relativamente barato	Pouca informação funcional; Não é útil para avaliar vasos acessórios
Angiografia por Ressonância Magnética	++	++	±	Ausência de exposição à radiação	Não é utilizado gadolínio com TFG < 30 mL/min/1,73 m²; risco de fibrose sistêmica nefrogênica

Tabela 39-2 Valor relativo dos métodos de imagem para avaliar a vasculatura renal. As técnicas disponíveis variam na qualidade da imagem dos vasos renais, na avaliação da perfusão tecidual e na medição da taxa de filtração glomerular (*TFG*; *TFGe*, *TFG* estimada).

o fluxo na aorta, assim como formas de ondas anormais que representam o fluxo sanguíneo no vaso afetado (Cap. 5). Parâmetros medidos utilizando essa modalidade incluem pico de velocidade sistólica (VPS) em vários locais ao longo da aorta e da artéria renal, tempo de aceleração e índice, e índice de resistência intrarrenal. O índice de resistência tem sido associado à doença renal intrínseca de pequenos vasos, e um valor superior a 80 é um preditor negativo forte sobre a probabilidade de resposta da PA para intervenção. Uma VPS na faixa de 250 a 350 cm/s é considerada o limite para a identificação de uma estenose de 60% a 70% na AR.

A angiografia por ressonância magnética (ARM) oferece o potencial para fornecer tanto a imagem vascular estrutural como informações funcionais. ARM com contraste de gadolínio dá uma excelente imagem das artérias renais principais. Limitações da ARM incluem a variabilidade interobservador, uma tendência reconhecida de superestimar um estreitamento luminal e sensibilidade limitada para lesões vasculares médias e distais. Aconselha-se precaução na utilização de gadolínio em pacientes com TFG reduzida, com base em relatos de dermopatia fibrosante nefrogênica em pacientes com DRC avançada quando expostos a esses agentes. Estudos estão em andamento para melhorar a sensibilidade e valor preditivo negativo da ARM não contrastada com gadolínio na detecção de estenose de AR (Fig. 39-7).

Angiotomografia computadorizada (ATC) com reconstrução vascular atinge qualidades de imagem quase equivalentes às da angiografia, mas exige mais contraste iodado. ATC está se tornando o estudo não invasivo de escolha em pacientes cujo risco de nefrotoxicidade associada ao contraste é mínimo. No entanto, a ATC pode superestimar o grau de estenose com resultados falso-positivos, que variam de acordo com protocolos de reconstrução, calcificação vascular e as diferenças regionais na experiência. A ATC é altamente sensível para a identificação de lesões associadas à DFM, e é um bom teste de triagem para esses pacientes, que geralmente têm boa função renal[61] (Fig. 39-8).

A angiografia continua sendo o padrão-ouro para definir o grau de estenose associada a DRVAS e para identificação da DFM. Aortografia fornece informações anatômicas e funcionais importantes em casos de estenose ou oclusão apertada, incluindo a demonstração de retardo de perfusão do rim e reconstituição distal do vaso ocluído proximal renal. Isso é importante, tendo em consideração a revascularização cirúrgica com objetivo de recuperação da função renal. Em mãos experientes, a angiografia renal seletiva para identificar estenose significativa de AR pode ser realizada com menos de 20 mL de contraste iodado. Nos casos

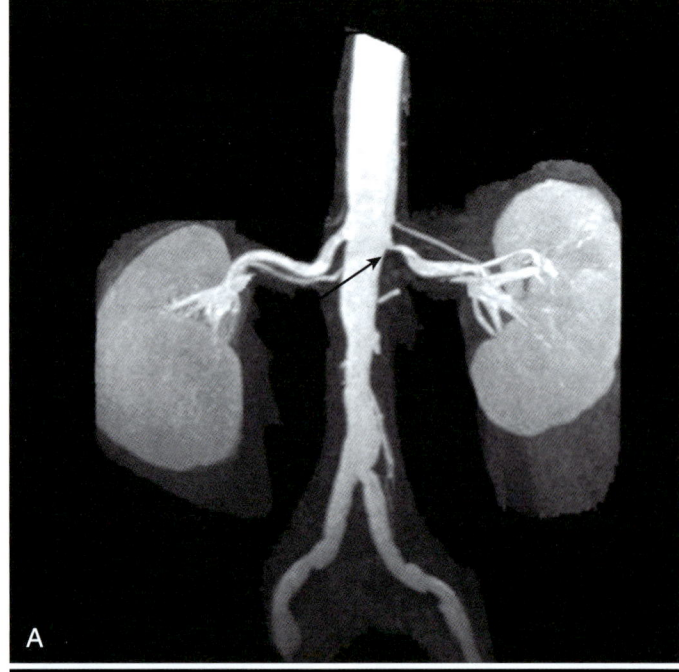
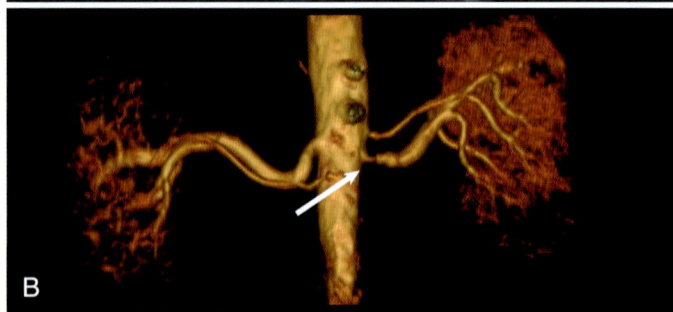

Figura 39-7 Angiografia por ressonância magnética com e sem contraste de gadolínio. A, Estenose de alto grau afetando a artéria renal inferior esquerda é evidente, com tecido renal funcionante conforme refletido pelo nefrograma com gadolínio (*seta*). As preocupações sobre o papel do gadolínio no desenvolvimento da fibrose sistêmica nefrogênica têm reduzido muito a utilização desse agente de contraste. **B**, Como resultado, métodos de imagem vascular sem a utilização de meios de contraste estão sendo desenvolvidos e produzem excelentes imagens de reconstrução (*seta*).

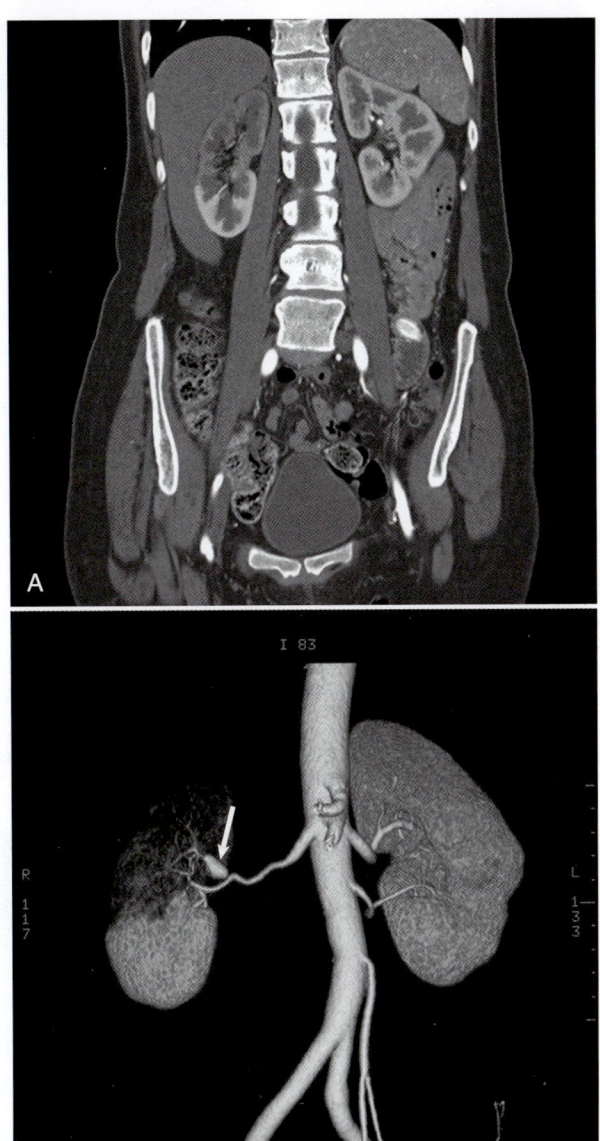

Figura 39-8 Angiotomografia computadorizada de aneurisma da artéria renal com área de infarto renal no rim direito. A, Imagem coronal demonstrando área de tecido intacto sem perfusão dentro do parênquima renal. **B**, Visão reconstruída com aneurisma vascular (*seta*) e fluxo mínimo para além desse segmento, compatível com oclusão quase total. Esse paciente apresentou hipertensão renovascular acelerada tratada principalmente com bloqueio do sistema renina-angiotensina (*SRA*)

de risco muito alto, o dióxido de carbono pode ser utilizado em lugar de contraste para avaliar o óstio renal e a porção proximal do vaso, na qual a aterosclerose em geral se desenvolve.

Infelizmente, poucos exames podem prever com precisão uma resposta favorável à intervenção. Dois testes utilizados para esse fim, nos casos de doença unilateral de AR, são o renograma com captopril e a medição dos níveis de renina na veia renal. A Figura 39-9 ilustra um renograma com captopril em um paciente com estenose de AR. Esse exame não fornece nenhuma imagem direta do vaso renal, mas fornece uma visão da taxa de aparecimento e de excreção de isótopos refletindo a sequência do fluxo sanguíneo renal e da filtração. O estudo fornece informações funcionais em relação ao tamanho e capacidade de excreção do rim, assim como enfatizando o papel da Ang II na manutenção TFG. Esse teste tem um alto valor preditivo negativo quando completamente normal.[62] Muitas anomalias renais

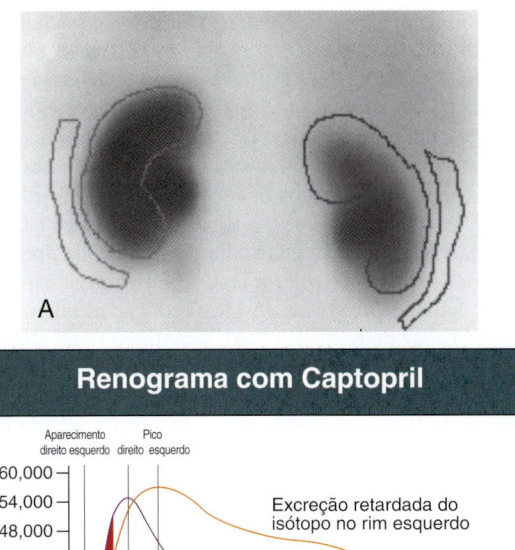

Figura 39-9 Renograma com captopril. A, Digitalização em um paciente com hipertensão de início recente. **B**, O renograma demonstra chegada e excreção tardia do isótopo (MAG3) no rim esquerdo afetado.

intrínsecas não relacionadas com a AR principal podem alterar essas curvas, o que limita o seu valor na presença de redução da taxa de filtração glomerular (creatinina sérica > 2,0 mg/dL, ou 176 µmol/L).

A mensuração da atividade de renina na veia renal pode ajudar a prever a resposta da PA à revascularização renal.[5,63] Estudos anteriores indicam que o nível de lateralização da veia renal (> 1,5: 1 razão renal estenótica/não estenótica) prevê uma resposta favorável da PA em mais de 90% dos pacientes. Como a falta de lateralização também acarreta uma resposta favorável em quase metade dos pacientes, o valor preditivo negativo é limitado. Alguns clínicos utilizam essas análises para verificar o papel de um rim pressor antes de empreender a nefrectomia.

TRATAMENTO DA DOENÇA RENOVASCULAR

O Seventh Report of the Joint National Committee on Prevention, Detection, Evaluation, and Treatment of High Blood Pressure (JNC 7) afirmou que o objetivo do tratamento da hipertensão é reduzir a morbidade e mortalidade "pelos meios menos invasivos possíveis." Em HRV, isso implica ponderar entre os riscos e benefícios de diversas modalidades, que vão desde a terapia clínica ao reparo cirúrgico ou endovascular. A possibilidade de que a revascularização ainda resulte em melhoria nos desfechos na era atual do tratamento clínico tem sido objeto de vários estudos prospectivos, randomizados e controlados, incluindo o estudo ASTRAL e o estudo Cardiovascular Outcomes in Renal Atherosclerotic Lesions (CORAL) nos Estados Unidos.

Tratamento Clínico

A maioria dos pacientes com HRV são tratados inicialmente de forma convencional com modificação do estilo de vida, controle da síndrome metabólica e medicamentos anti-hipertensivos (Cap. 36).

Permitem atingir níveis de PA-alvo na maioria dos pacientes, os regimes que utilizam agentes que interferem no SRAA — tais como inibidores de ECA, inibidores de renina e antagonistas dos receptores da angiotensina (BRAs), bem como o uso de diuréticos e bloqueadores dos canais de cálcio di-hidropiridínicos (BCCs). A inibição do SRAA é considerada fundamental. A revascularização bem-sucedida raramente leva à retirada de todos os medicamentos anti-hipertensivos na era atual. Portanto, pode-se questionar se os custos e riscos da revascularização renal valem a pena para pacientes cuja pressão arterial e função renal são estáveis em um regime anti-hipertensivo aceitável.

Quando há estenose crítica de AR, a redução intencional da pressão arterial é capaz de reduzir o fluxo sanguíneo renal abaixo dos níveis necessários para sustentar a filtração glomerular. As pressões de AR além da estenose podem diminuir abaixo do necessário para a autorregulação do fluxo sanguíneo e da TFG, estimada em 60 mmHg em seres humanos.[26] Tal redução no fluxo sanguíneo pode ser alcançada por meio da medicação anti-hipertensiva e raras vezes pode levar a oclusão trombótica.

Os bloqueadores do SRAA inibem a ação vasoconstritora da Ang II na arteríola eferente. Quando as pressões pré-glomerulares são reduzidas por qualquer motivo, a Ang II preserva preferencialmente a pressão de filtração glomerular transcapilar por constrição da arteríola eferente. Isso mantém a filtração glomerular apesar do baixo fluxo de sangue. A inibição desse efeito da Ang II sob estas condições pode levar a IRA.[64] A diminuição da taxa de filtração glomerular é aparente, clinicamente, sob condições em que toda a massa renal é afetada, incluindo estenose de AR bilateral ou estenose de rim único funcionante.[65] Embora a diminuição funcional da TFG induzida por inibidores do SRAA seja normalmente reversível, ocasionalmente os pacientes não recuperam a função renal. Assim, esses agentes são uma "faca de dois gumes" em HRV. Eles têm propriedades únicas, permitindo um controle mais eficaz de PA que era possível anteriormente nesta situação, mas, ao mesmo tempo tem o potencial de induzir perda precoce da pressão de filtração em pacientes com níveis críticos de estenose de AR.

A experiência clínica, no entanto, com bloqueadores do SRAA no tratamento de RVH é reconfortante. Pesquisas de pós-comercialização de > 15.000 prescrições no Reino Unido após a liberação do enalapril indicaram poucos, mas importantes, efeitos adversos. Na maioria das vezes, estes ocorreram em pacientes com disfunção renal preexistente que estavam tomando diuréticos poupadores de potássio e tinham outra doença aterosclerótica conhecida.[26] Dados de registro e estudos de acompanhamento prospectivo em pacientes com DRVAS indicam que o bloqueio do SRAA é geralmente bem tolerado e associado a uma morbidade reduzida para os pacientes.[23,28] No entanto, hipercalemia e aumento dos valores de creatinina durante o tratamento com bloqueio de SRAA (Tabela 39-3) na definição de estenose crítica de AR que afeta toda a massa renal são indicações para se considerar terapia alternativa e/ou revascularização renal. Além disso, a terapia médica, incluindo o bloqueio do SRAA pode ser insuficiente para controlar adequadamente a PA e as manifestações cardíacas da estenose de AR incluindo episódios recorrentes de edema pulmonar. Esses pacientes podem se beneficiar de revascularização renal, tanto em termos de nível de controle da PA como de estabilização de função renal e cardíaca.

Revascularização Renal

Restaurar o fornecimento de sangue renal é uma meta racional de tratamento da hipertensão renovascular relacionada com doença. Em um jovem com DFM, a cura definitiva da hipertensão é, algumas vezes, possível. A revascularização oferece a esse paciente o potencial para livrar-se de um regime permanente de medicamentos anti-hipertensivos e risco cardiovascular associado a PA elevada. Na prática, porém, as curas são pouco frequentes. Mais comumente, a revascularização renal permite melhor controle da pressão arterial e estabilização da circulação do rim.

Orientações para Limitar a Toxicidade Renal dos Inibidores da ECA	
Orientações	**Condições ou intervenções específicas**
Reconhecer a condição predisponente	Doença aterosclerótica generalizada Estenose da artéria renal associada Disfunção renal pré-tratamento Rim único funcionante Sistema renina-angiotensina ativado Baixa ingestão de sódio Terapia diurética Outras perdas de volume: vômitos, diarreia Administração de vasodilatador Baixa função cardíaca: hipotensão, hiponatremia Outros agentes que afetam a função renal (p. ex., agentes anti-inflamatórios não esteroides)
Monitorizar os efeitos de início de uma terapia com inibidor de ECA	Creatinina sérica: medir nos primeiros dias e nas semanas 2 e 4, especialmente em pacientes de alto risco. Potássio sérico elevado: evitar suplementos de potássio; evitar agentes poupadores de potássio; usar dieta baixa em potássio.
Administrar volume	Suspender temporariamente os diuréticos Titular dose de diuréticos e inibidores de ECA Liberar ingesta de sódio, e repor volume; considerar novo desafio com inibidor de ECA após repleção de volume

Tabela 39-3 Orientações para limitar a toxicidade renal dos inibidores de ECA.

Taxas de Sucesso com Angioplastia Renal Transluminal Percutânea		
	1989-1995 (%)	**1981-1987 (%)**
Pacientes	1.359	691
Artérias	1.664	–
Doença Fibromuscular		
Curada	42	53
Melhorada	36	38
Curada + Melhorada	78	91
Falha	21	8
Doença Renovascular Aterosclerótica		
Curada	14	18
Melhorada	51	48
Curada + Melhorada	65	67
Falha	34	32

Tabela 39-4 Sucesso técnico e efeito clínico da angioplastia renal percutânea transluminal (PTRA). Resumo de 17 relatos de PTRA com mais de 2.000 pacientes a partir de 1981. (*Modificado a partir de referências 69 e 93.*)

Angioplastia Renal Transluminal Percutânea para Displasia Fibromuscular

Atualmente, a maioria dos centros trata a hipertensão associada à DFM com angioplastia renal transluminal percutânea (PTRA) sem uso de *stent*.[66] Aproximadamente 86% dos pacientes necessitam de menos medicação anti-hipertensiva após uma PTRA tecnicamente bem-sucedida. "A cura completa", definida como pressão arterial normal, sem medicamentos, ocorre em 35% a 45% do casos.[67] Preditores de resposta hipertensiva incluem níveis mais baixos de PA sistólica pré-intervenção, idade jovem, menor tempo de hipertensão e resultado positivo do renograma com captopril.[68] A Tabela 39-4 resume 17 séries relatadas que avaliaram o sucesso técnico e efeito clínico da ATPR em pacientes com HRV causadas por DFM.[69] Apesar das taxas de sucesso técnico primário para ATPR serem elevadas (> 90%) para a DFM, a restenose, seja por tratamento inicial inadequado ou por fibrose recorrente, tem sido relatada em até 34% dos casos. Isso parece ser mais comum com a variante angiográfica em "colar de pérolas", que tem várias áreas de estenose.[70,71] Alguns intervencionistas recomendam o uso de ultrassom intravascular para orientar o tratamento adequado dessas lesões endovasculares, permitindo a visualização das membranas em "teias", muitas vezes presentes nelas.[72]

Hiperplasia intimal está associada a maiores taxas de falha técnica e restenose precoce. A restenose pode ser tratada por repetidas ATPR se necessário ou, no caso da doença da íntima e adventícia, pode exigir revascularização cirúrgica.[73] Como pacientes em faixa etária de DFM, estão em risco significativo de desenvolver hipertensão ou DRVAS essencial, a eficácia da intervenção em livrá-los da hipertensão diminui com o envelhecimento.[74]

Quando a DFM está associada a grandes dilatações aneurismáticas superiores a 1,5 cm de diâmetro, a revascularização cirúrgica é o padrão de tratamento. O tratamento endovascular dos aneurismas de AR, por vezes, podem ser alcançados através do uso de endopróteses "revestidas" para excluir o aneurisma. Mulheres em idade fértil com aneurismas de AR devem ser tratadas cirurgicamente ou com um *stent* revestido antes de prosseguir a gravidez devido ao risco de ruptura do aneurisma durante a gravidez ou o parto.

Doença Aterosclerótica: *Stents* Endovasculares

O implante primário endovascular de *stent* de AR tornou-se padrão para o tratamento intervencionista da estenose de AR aterosclerótica na maioria dos centros. As comparações entre PTRA sozinho e PTRA com colocação de *stent* estabelece resultados superiores imediatos e de longo prazo com *stents*.[75] Com as técnicas atuais, as taxas de permeabilidade do vaso-alvo geralmente excedem 95%. Uso a curto prazo de antiagregantes plaquetários (p. ex., clopidogrel) durante várias semanas para evitar a oclusão do vaso é padrão.

Alterações funcionais e mudanças na PA podem se desenvolver ao longo de semanas e meses, quando os medicamentos anti-hipertensivos podem ser ajustados. Uma elevação na PA deve levantar a hipótese de restenose de vasos, que ocorre em 14% a 30% dos pacientes durante o primeiro ano. A maioria ocorre no prazo de 6 meses após revascularização e são mais comuns em vasos menores.

A Tabela 39-5 resume os resultados dos relatórios de observação de mais de 1.000 pacientes submetidos à colocação de *stent* da artéria renal para hipertensão ou preservação da função renal. As taxas de controle da PA foram melhoradas em 50%, com 68% dos pacientes experimentando "estabilização ou "melhoria" na função renal em uma média de 17 meses.[76] Os efeitos do *stent* de AR no curso da DRC em pacientes com estenose de AR permanecem ambíguos. Em quase todos os estudos que relatam resultado da função renal após o implante de *stent*, a porcentagem de doentes com melhoria da função renal é compensada por um grupo com piora da função renal. Aqueles cuja função renal melhora tendem a ser, na maioria das vezes, aqueles cuja função renal estava se deteriorando ativamente em relação ao ano anterior.[77] Os pacientes com deterioração da função renal após o implante de *stent* provavelmente experimentaram complicações como embolização de colesterol ou nefropatia por contraste. Os pacientes com DRC avançada na intervenção tendem a progredir ao longo do tempo para necessidade de terapia de substituição renal, apesar da restauração do fluxo de sangue tecnicamente bem-sucedida.[78]

Complicações da Angioplastia Renal Transluminal Percutânea

Tipo (Frequência)	Complicações
Total (63/691 ou 9,1%)	–
Fatal (3/691)	Embolia por colesterol Hemorragia cerebral Isquemia mesentérica
Mais frequente	Embolia por colesterol Nefrotoxicidade associada ao contraste Dissecção de artéria renal Trombose de artéria renal/oclusão Infarto renal segmentar Hematoma no local da punção
Classificados como indiretos	Acidente vascular cerebral (AVC) Infarto agudo do miocárdio Trombose da artéria espinhal anterior Trombose da artéria branquial Isquemia mesentérica

Tabela 39-6 Complicações da angioplastia renal transluminal percutânea (ARTP). (*Modificado da referência 93*).

Desfechos de Função Renal Após *Stent* Renovascular

Ano	Autor	Nº de pacientes	Seguimento	Melhor	Estável	Pior	Restenose
1991	Rees	100*	7 meses	36	36	28	25
1994	Hennequin	100*	32 meses	17	50	33	20
1995	Van de Ven	92*	6 meses	36	64	0	13
1996	Iannone	86 *	10 meses	36	45	19	14
1997	Boisclair	100*	13 meses	41	35	24	NF
1997	Harden	100 *	6 meses	34	34	32	13
1998	Shannon	100 *	9 meses	43	29	28	0
1998	Dorros	163 *	6–48 meses		66–75‡	25–33	
2000	Baumgartner	107 †	12 meses	33	42	25	21
2000	Watson	25	8 meses	72	28	0	NF
2000	Burket	37†/127*	15 meses	43	24	33	NF
2001	Bush	69	20 meses	22	48	25	NF
2001	Beutler	63	23 meses	12	68	19	17–19

Tabela 39-5 Desfechos de função renal após o implante de *stent* endovascular. *NF*, não feito. *Inclui pacientes com e sem insuficiência renal. †Pacientes com insuficiência renal. ‡Inclui aqueles com função renal estável ou melhorada ao final do seguimento; os valores 75% e 25% representam aqueles com *stent* para estenose da artéria renal bilateral. (*Modificado da referência 76.*)

Desfechos de Pressão Arterial por Revascularização Cirúrgica em Hipertensão Renovascular

Desfecho (%)	Displasia fibromuscular (n = 1.014)	Aterosclerose de artérias renais (n = 631)
Cura	58 (14–100)	37
Melhoria	30	46
Cura + melhoria	88	84
Falha	12	15

Tabela 39-7 Desfecho da pressão sanguínea por revascularização cirúrgica em pacientes com hipertensão renovascular. Resumo dos resultados para mais de 1.200 pacientes. Os procedimentos para seguimento e as definições de cura de pressão arterial variaram muito entre as séries. A mortalidade cirúrgica foi de 1,3% para 5,8% em doentes com estenose por aterosclerose e nula naqueles com doença fibromuscular. *(Modificado das referências 67 e 94.)*

As complicações mais comuns de PTRA incluem nefrotoxicidade por contraste, que normalmente é reversível, e ateroembolismo, a partir do qual os pacientes geralmente não se recuperam (Tabela 39-6). Revisões recentes sugerem que 7,5% a 9% dos pacientes apresentam complicações maiores relacionadas com o procedimento,[76] incluindo dissecção arterial local, dissecção aórtica e infarto renal segmentar.

Revascularização Cirúrgica

Antes da introdução de ATPR com *stents*, a revascularização cirúrgica foi o tratamento-padrão para pacientes com DRI e HRV (Tabela 39-7). Tais procedimentos envolvem grande cirurgia vascular e agregam considerável risco, custo e morbidade. Os riscos são reduzidos com o rastreio pré-operatório e tratamento da doença coronária e carotídea. Como resultado, a intervenção cirúrgica para a doença renovascular é reservada para os pacientes refratários ao tratamento clínico ou àqueles em que a terapia endovascular falha[79] ou que tenham doença aórtica associada que não é favorável à terapia endovascular.[80] Apesar dessas advertências, a revascularização cirúrgica bem-sucedida em casos selecionados proporciona restauração durável do suprimento sanguíneo renal e sobrevida a longo prazo (81% em 5 anos).[81] Em geral, os efeitos da revascularização cirúrgica sobre a PA e a resposta de função renal em pacientes com DRVAS se assemelham àqueles da terapia endovascular. Os pacientes diabéticos formam um subgrupo importante daqueles com DRI. A revascularização cirúrgica nesse grupo está associada a respostas funcionais renais semelhantes, mas a uma taxa inferior de resposta da PA e maior risco de mortalidade pós-operatória ou eventual dependência de diálise.

Alguns pacientes em hemodiálise e alguns com DRC avançada com DRI experimentam recuperação da função renal após revascularização cirúrgica.[82] O melhor preditor de retirada bem-sucedida e sustentada de diálise é um declínio pré-operatório rápido e recente na TFG, muitas vezes associado à oclusão de uma estenose crítica de AR principal em um rim com tamanho preservado e extenso suprimento por colaterais.

Alguns pacientes desenvolvem HRV associada a oclusão total de uma estenose preexistente de AR resultando em ausência de função desse rim. A hipertensão nesses pacientes pode melhorar com a nefrectomia, que pode ser realizada com um procedimento laparoscópico. Os resultados de uma série recente indicam que a melhoria da PA pode ser obtida em tais pacientes, sem perda importante da função renal. Estimativas da função renal nesse grupo foram de 11% no rim removido e 89% no rim contralateral.[83]

Desfechos Reais e Controvérsias da Revascularização Renal

Para alguns pacientes, a revascularização renal bem-sucedida leva a uma melhoria no controle pressórico e na função renal. A necessidade de medicações anti-hipertensivas diminui, apesar de raramente ser eliminada por completo. De maneira marcante, dados prospectivos limitados comparando a terapia médica com a revascularização renal na era atual demonstraram benefícios modestos em termos de desfechos cardiovasculares para doença aterosclerótica. Cada um dos três pequenos estudos prospectivos, randomizados e controlados dos anos 1990 foi capaz de identificar apenas pequenas diferenças em termos de PA e desfechos renais.[84-86] Apesar da falta de estudos prospectivos, a utilização de *stents* em AR nos Estados Unidos aumentou mais de quatro vezes entre 1996 e 2005.[87] A maior parte das séries relata estabilização de função renal, significando que os níveis séricos médios de creatinina não se alteram. Alguns pacientes apresentam melhoria de função renal, ao passo que outros têm perda de função renal clinicamente significativa. Na maioria das séries, isso ocorre em 18% a 20% dos pacientes tratados com PTRA ou cirurgia. Apesar de os valores médios entre os grupos não se modificarem, alguns pacientes experimentam efeitos adversos sobre a função renal que devem ser levados em consideração nas decisões terapêuticas.

Dentre os poucos estudos prospectivos e randomizados relacionados apenas com hipertensão renovascular, o mais robusto foi o Dutch Renal Artery Stenosis Cooperative Study Group (DRASTIC). Esse estudo incluiu 106 pacientes com hipertensão relativamente resistente, randomizados entre terapia clínica ou PTRA. A ausência de diferença de PA após 1 ano de seguimento entre os pacientes tratados com PTRA ou terapia clínica levou os autores a concluírem que "a angioplastia tem pequena vantagem em relação à terapia medicamentosa anti-hipertensiva".[84] Os resultados desse estudo foram analisados por "intenção de tratamento", mas sua avaliação ficou comprometida pois 22 dos 50 pacientes designados para tratamento médico (44%), passaram para o braço PTRA devido aos níveis pressóricos sem controle em 3 meses. Muitas autoridades, ao revisarem os dados do estudo, argumentaram que a falha terapêutica clínica nesse grupo oferece evidências convincentes de que alguns pacientes obtêm benefício com a revascularização renal.

Desde então, ensaios adicionais foram realizados. Relatórios de dados de registro em potencial do Reino Unido e Alemanha sugerem que revascularização prevê retardo mensurável de perda funcional renal e uma vantagem de sobrevida em comparação com pacientes tratados apenas com medicamentos.[48] Isso não foi confirmado por estudos randomizados controlados. O ASTRAL comparou terapia clínica mais implante de *stent* e tratamento clínico isolado em mais de 800 indivíduos para os quais os médicos estavam "incertos" em saber se eles se beneficiariam de revascularização. Os resultados demonstraram não haver diferenças na função renal, PA, IC ou desfechos de mortalidade ao longo de vários anos.[14] No ASTRAL, nenhuma definição de "segurança" foi fornecida nem dados referentes a desfechos de pacientes não incluídos no estudo, tornando incerto como esses resultados poderiam ser generalizados para outros grupos maiores. O estudo Stent Placement in Patients with Atherosclerotic Renal Artery Stenosis (STAR) randomizou 140 pacientes entre terapia clínica ou *stent* para avaliar perda de depuração da creatinina após 2 anos.[88] Esse estudo foi limitado pela definição imprecisa de estenose, de modo que 28% dos pacientes destinados a terapia com *stent* não foram tratados, pois foi encontrada apenas estenose discreta na angiografia. Um estudo pequeno, randomizado e de duração superior a 9 anos não conseguiu detectar um benefício na mortalidade com revascularização cirúrgica.[89]

O CORAL recentemente concluído foi o maior estudo randomizado controlado comparando terapia clínica e terapia clínica mais *stent* em pacientes com estenose significativa da artéria renal significativa e hipertensão ou doença renal crônica. Tal estudo randomizou 974 pacientes para a terapia clínica bem-definida, incluindo bloqueio do SRA associado ou não a implante de *stent*. Os resultados do CORAL não mostraram diferenças no desfecho composto de mortalidade, doenças cardiovasculares e eventos renais, ou qualquer um dos componentes individuais. Os médicos que cuidam de pacientes com DRVAS devem investir na redução agressiva de fatores de risco cardiovascular, incorporar o bloqueio do SRA no controle de hipertensão e individualizar a consideração de tratamentos endovasculares, para evitar perdas desnecessárias de função renal e para limitar intervenções fúteis.

Abordagem Integrada no Tratamento da Doença Renovascular

Um ponto importante no tratamento da doença renovascular dos pacientes é o reconhecimento das síndromes clínicas distintas, ligando a aceleração da hipertensão com a deterioração da função renal e, ocasionalmente, congestão circulatória episódica ("*flash*" de edema pulmonar). Muitos dos pacientes podem ser tratados de forma eficaz através de meios clínicos, incluindo medidas enérgicas para prevenir a progressão aterosclerótica com estatinas e suspensão do tabagismo. Deve ser enfatizado que o cuidado a longo prazo desses pacientes é um processo contínuo que deve ser revisto a intervalos regulares. Quando regimes anti-hipertensivos progressivamente mais complexos são necessários, ou a função renal deteriora, ou para pacientes com edema pulmonar "*flash*" recorrente apesar da terapêutica clínica adequada associada a diuréticos, deve ser considerada a identificação e correção de lesões vasculares críticas afetando os rins.

A Figura 39-10 fornece um algoritmo geral para decidir o tratamento do paciente com doença renovascular. Em geral, uma

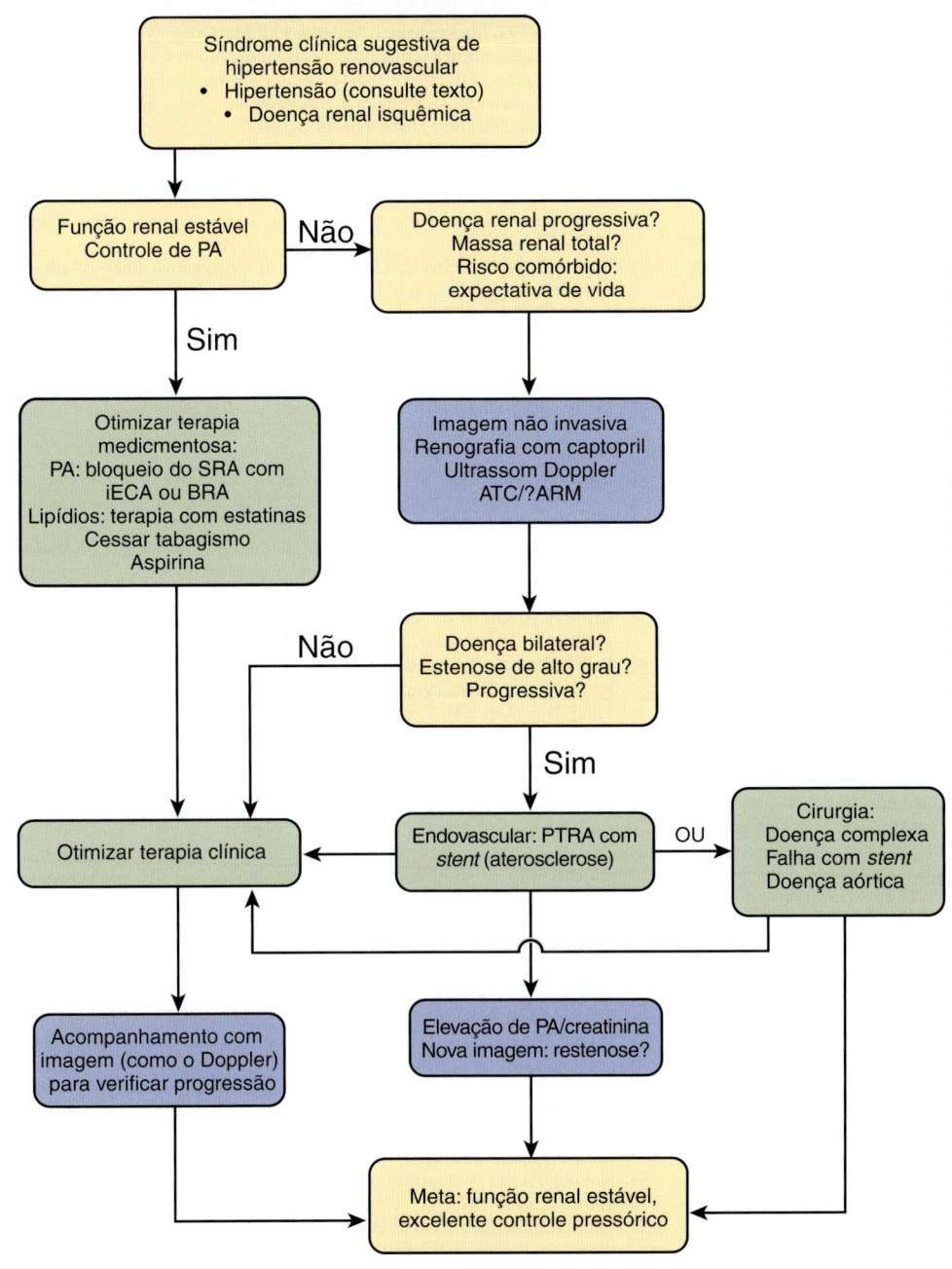

Figura 39-10 Algoritmo para avaliação e gestão de doença renovascular. A intensidade de imagem e revascularização depende tanto do nível da função renal quanto da pressão arterial, para além dos riscos de comorbidades para o paciente individual. O objetivo global deve se concentrar em níveis de função renal e pressão arterial estável. Tal como acontece com qualquer outra doença vascular, o acompanhamento da progressão da doença e de recorrência é um elemento importante do manejo a longo prazo. *ECA*, enzima conversora de angiotensina; *BRA*, bloqueador do receptor da angiotensina; *PA*, pressão arterial; *ATC*, angiotomografia computadorizada; *D/S* dar seguimento; *ARM*, angiografia por ressonância magnética; *PTRA* angioplastia renal transluminal percutânea; *SRAA*, sistema renina-angiotensina-aldosterona.

abordagem inicial razoável para pacientes com DRVAS é otimizar a terapia clínica para hipertensão e fatores de risco cardiovascular, incluindo a suspensão do tabagismo, controle da hiperlipidemia e do diabetes melito. Quando a DRVAS está associada a HRV, o bloqueio do SRAA é fundamental para a regulação da pressão do sangue. Muitas vezes, é necessário um regime de múltiplas drogas, incluindo diuréticos. A decisão de prosseguir com exames diagnósticos e revascularização deve ser individualizada com base em uma série de fatores, incluindo a resposta à terapia clínica, idade, evolução da função renal, risco estimado da intervenção e *status* cardiovascular.

Referências

1. Garovic V, Textor SC. Renovascular hypertension and ischemic nephropathy. *Circulation*. 2005;112:1362-1374.
2. De Bruyne B, Manoharan G, Pijls NHJ, et al. Assessment of renal artery stenosis severity by pressure gradient measurements. *J Am Coll Cardiol*. 2006;48:1851-1855.
3. Crowley SD, Gurley SB, Oliverio MI, et al. Distinct roles for the kidney and systemic tissues in blood pressure regulation by the renin-angiotensin system. *J Clin Invest*. 2005;115:1092-1099.
4. Textor SC, Lerman LO. Renovascular hypertension and ischemic nephropathy: State of the art. *Am J Hypertens*. 2010;23:1159-1169.
5. Herrmann SMS, Textor SC. Diagnostic criteria for renovascular disease: Where are we now? *Nephrol Dial Transplant*. 2012;27:2657-2663.
6. Safian RD, Madder RD. Refining the approach to renal artery revascularization. *J Am Coll Cardiol Interv*. 2009;2:161-174.
7. De Mast Q, Beutler JJ. The prevalence of atherosclerotic renal artery stenosis in risk groups: A systematic literature review. *J Hypertens*. 2009;27:1333-1340.
8. Novick AC. Management of renovascular disease: A surgical perspective. *Circulation*. 1991;83(suppl I):167-171.
9. Fisher JEE, Olin JW. Renal artery stenosis: Clinical evaluation. In: Creager MA, Loscalzo J, eds. *Vascular Medicine: A Companion to Braunwald's Heart Disease*. 1st ed. Philadelphia: Saunders, Elsevier; 2006:335-347.
10. Hansen KJ, Edwards MS, Craven TE, et al. Prevalence of renovascular disease in the elderly: A population-based study. *J Vasc Surg*. 2002;36:443-451.
11. Fatica RA, Port FK, Young EW. Incidence trends and mortality in end-stage renal disease attributed to renovascular disease in the United States. *Am J Kidney Dis*. 2001;37:1184-1190.
12. Guo H, Kalra PA, Gilbertson DT, et al. Atherosclerotic renovascular disease in older US patients starting dialysis, 1996-2001. *Circulation*. 2007;115:50-58.
13. Gloviczki ML, Glockner JF, Lerman LO, et al. Preserved oxygenation despite reduced blood flow in poststenotic kidneys in human atherosclerotic renal artery stenosis. *Hypertension*. 2010;55:961-966.
14. ASTRAL Investigators. Revascularization versus medical therapy for renal-artery stenosis. *N Engl J Med*. 2009;361:1953-1962.
15. Chrysochou C, Kalra PA. Current management of atherosclerotic renovascular disease: What have we learned from ASTRAL? *Nephron*. 2010;115:73-81.
16. Chade AR, Rodriguez-Porcel M, Grande JP, et al. Mechanisms of renal structural alterations in combined hypercholesterolemia and renal artery stenosis. *Arterioscler Thromb Vasc Biol*. 2003;23:1295-1301.
17. Lerman LO, Chade AR. Angiogenesis in the kidney: A new therapeutic target? *Curr Opin Nephrol Hypertens*. 2009;18:160-165.
18. Juillard L, Lerman LO, Kruger DG, et al. Blood oxygen level–dependent measurement of acute intra-renal ischemia. *Kidney Int*. 2004;65:944-950.
19. Gloviczki ML, Glockner JF, Crane JA, et al. Blood oxygen level–dependent magnetic resonance imaging identifies cortical hypoxia in severe renovascular disease. *Hypertension*. 2011;58:1066-1072.
20. Gloviczki ML, Keddis MT, Garovic VD, et al. TGF expression and macrophage accumulation in atherosclerotic renal artery stenosis. *Clin J Am Soc Nephrol*. 2013;8:999.
21. Losito A, Fagugli RM, Zampi I, et al. Comparison of target organ damage in renovascular and essential hypertension. *Am J Hypertens*. 1996;9:1062-1067.
22. Chen R, Novick AC, Pohl M. Reversible renin-mediated massive proteinuria successfully treated by nephrectomy. *J Urol*. 1995;153:133-134.
23. Hackam DG, Duong-Hua ML, Mamdani M, et al. Angiotensin inhibition in renovascular disease: A population-based cohort study. *Am Heart J*. 2008;156:549-555.
24. Pohl MA, Wilcox CS. Renal artery stenosis, renal vascular hypertension, and ischemic nephropathy. In: Schrier RW, ed. *Disease of the Kidney and Urinary Tract*. 8th ed. Boston: Little, Brown; 2007:1272-1325.
25. Wright JR, Shurrab AE, Cheung C, et al. A prospective study of the determinants of renal functional outcome and mortality in atherosclerotic renovascular disease. *Am J Kidney Dis*. 2002;39:1153-1161.
26. Textor SC. Renal failure related to ACE inhibitors. *Semin Nephrol*. 1997;17:67-76.
27. Van de Ven PJG, Beutler JJ, Kaatee R, et al. Angiotensin-converting enzyme inhibitor–induced renal dysfunction in atherosclerotic renovascular disease. *Kidney Int*. 1998;53:986-993.
28. Chrysochou C, Foley RN, Young JF, et al. Dispelling the myth: the use of renin-angiotensin blockade in atheromatous renovascular disease. *Nephrol Dial Transplant*. 2012;27:1403-1409.
29. Schoolwerth AC, Sica DA, Ballermann BJ, Wilcox CS. Renal considerations in angiotensin-converting enzyme inhibitor therapy. *Circulation*. 2001;104:1985-1991.
30. Messerli FH, Bangalore S, Makani H, et al. Flash pulmonary oedema and bilateral renal artery stenosis: The Pickering syndrome. *Eur Heart J*. 2011;32:2231-2237.
31. Messina LM, Zelenock GB, Yao KA, Stanley JC. Renal revascularization for recurrent pulmonary edema in patients with poorly controlled hypertension and renal insufficiency: A distinct subgroup of patients with arteriosclerotic renal artery occlusive disease. *J Vasc Surg*. 1992;15:73-82.
32. Kane GC, Xu N, Mistrik E, et al. Renal artery revascularization improves heart failure control in patients with atherosclerotic renal artery stenosis. *Nephrol Dial Transplant*. 2010;25:813-820.
33. Gray BH, Olin JW, Childs MB, et al. Clinical benefit of renal artery angioplasty with stenting for the control of recurrent and refractory congestive heart failure. *Vasc Med*. 2002;7:275-279.
34. Missouris CG, Buckenham T, Vallance PJT, MacGregor GA. Renal artery stenosis masquerading as congestive heart failure. *Lancet*. 1993;341:1521-1522.
35. Bloch MJ, Trost DW, Pickering TG, et al. Prevention of recurrent pulmonary edema in patients with bilateral renovascular disease through renal artery stent placement. *Am J Hypertens*. 1999;12:1-7.
36. Mann SJ, Sos TA. Misleading results of randomized trials: The example of renal artery stenting. *J Clin Hypertens*. 2010;12:1-2.
37. Conlon PJ, Little MA, Pieper K, Mark DB. Severity of renal vascular disease predicts mortality in patients undergoing coronary angiography. *Kidney Int*. 2001;60:1490-1497.
38. Caps MT, Perissinotto C, Zierler RE, et al. Prospective study of atherosclerotic disease progression in the renal artery. *Circulation*. 1998;98:2866-2872.
39. Caps MT, Zierler RE, Polissar NL, et al. Risk of atrophy in kidneys with atherosclerotic renal artery stenosis. *Kidney Int*. 1998;53:735-742.
40. Cheung CM, Patel A, Shaheen N, et al. The effects of statins on the progression of atherosclerotic renovascular disease. *Nephron Clin Pract*. 2007;107:c35-c42.
41. Lerman LO, Chade AR. Atherosclerotic process, renovascular disease and outcomes from bench to bedside. *Curr Opin Nephrol Hypertens*. 2006;15:583-587.
42. Chabova V, Schirger A, Stanson AW, et al. Outcomes of atherosclerotic renal artery stenosis managed without revascularization. *Mayo Clin Proc*. 2000;75:437-444.
43. Leertouwer TC, Pattynama PMT, van den Berg–Huysmans A. Incidental renal artery stenosis in peripheral vascular disease: A case for treatment? *Kidney Int*. 2001;59:1480-1483.
44. Crowley JJ, Santos R, Peter RH, et al. Progression of renal artery stenosis in patients undergoing cardiac catheterization. *Am Heart J*. 1998;136:913-918.
45. Balk E, Raman G, Chung M, et al. Effectiveness of management strategies for renal artery stenosis: A systematic review. *Ann Intern Med*. 2006;145:901-912.
46. Pillay WR, Kan YM, Crinnion JN, Wolfe JH. Prospective multicentre study of the natural history of atherosclerotic renal artery stenosis in patients with peripheral vascular disease. *Br J Surg*. 2002;89:737-740.
47. Watson PS, Hadjipetrou P, Cox SV, et al. Effect of renal artery stenting on renal function and size in patients with atherosclerotic renovascular disease. *Circulation*. 2001;102:1671-1677.
48. Kalra PA, Chrysochou C, Green D, et al. The benefit of renal artery stenting in patients with atheromatous renovascular disease and advanced chronic kidney disease. *Catheter Cardiovasc Interv*. 2010;75:1-10.
49. Davies MG, Saad WE, Peden EK, et al. Implications of acute functional injury following percutaneous renal artery intervention. *Ann Vasc Surg*. 2008;22:783-789.
50. Textor SC. Pitfalls in imaging for renal artery stenosis. *Ann Intern Med*. 2004;141:730-731.
51. White CJ. Kiss my ASTRAL: One seriously flawed study of renal stenting after another. *Catheter Cardiovasc Interv*. 2010;75:305-307.
52. McTaggart SJ, Gulati S, Walker RG, et al. Evaluation and long-term outcome of pediatric renovascular hypertension. *Pediatr Nephrol*. 2000;14:1022-1029.
53. Bayazit AK, Yalcinkaya F, Cakar N, et al. Reno-vascular hypertension in children: A nationwide survey. *Pediatr Nephrol*. 2007;22:1327-1333.
54. Slovut DP, Olin JW. Current concepts: Fibromuscular dysplasia. *N Engl J Med*. 2004;350:1862-1871.
55. Olin JW, Froehlich J, Gu X, et al. The United States registry for fibromuscular dysplasia: Results in the first 447 patients. *Circulation*. 2012;125:3182-3190.

56. Perdu J, Boutouyrie P, Bourgain C, et al. Inheritance of arterial lesions in renal fibromuscular dysplasia. *J Hum Hypertens.* 2007;21:393-400.

57. Bofinger A, Hawley C, Fisher P, et al. Increased severity of multifocal renal arterial fibromuscular dysplasia in smokers. *J Hum Hypertens.* 1999;13:517-520.

58. MacNeill B, Rosenfeld K. Peripheral intervention. In: Bau D, ed. *Cardiac Catheterization, Angiography, and Intervention.* 7th ed. Philadelphia: Williams & Wilkins; 2006.

59. Lau L, Lookstein R, Olin J. Renal artery fibromuscular dysplasia update. *Endovasc Today.* 2012;2:74-79.

60. Schreiber MJ, Pohl MA, Novick AC. The natural history of atherosclerotic and fibrous renal artery disease. *Urol Clin North Am.* 1984;11:383-392.

61. Sabharwal R, Vladica P, Coleman P. Multidetector spiral CT renal angiography in the diagnosis of renal artery fibromuscular dysplasia. *Eur J Radiol.* 2007;61:520-527.

62. Wilcox CS. Non-invasive evaluation of renovascular disease. *Tech Vasc Interv Radiol.* 1999;2:60-64.

63. Postma CT, van Oijen AH, Barentsz JO, et al. The value of tests predicting renovascular hypertension in patients with renal artery stenosis treated by angioplasty. *Arch Intern Med.* 1991;151:1531-1535.

64. Hricik DE, Browning PJ, Kopelman R, et al. Captopril-induced functional renal insufficiency in patients with bilateral renal-artery stenosis or renal-artery stenosis in a solitary kidney. *N Engl J Med.* 1983;308:377-381.

65. Jackson B, Franze L, Sumithran E, Johnston CI. Pharmacologic nephrectomy with chronic angiotensin-converting enzyme inhibitor treatment in renovascular hypertension in the rat. *J Lab Clin Med.* 1990;115:21-27.

66. Persu A, Touze E, Mousseaux E, et al. Diagnosis and management of fibromuscular dysplasia: An expert consensus. *Eur J Clin Invest.* 2012;42:338-347.

67. Trinquart L, Mouneir-Vehier C, Sapoval M, et al. Efficacy of revascularization for renal artery stenosis caused by fibromuscular dysplasia: A systematic review and meta-analysis. *Hypertension.* 2010;56:525-532.

68. Davidson RA, Barri Y, Wilcox CS. Predictors of cure of hypertension fibromuscular renovascular disease. *Am J Kidney Dis.* 1996;28:334-338.

69. Aurell M, Jensen G. Treatment of renovascular hypertension. *Nephron.* 1997;75:373-383.

70. Olin JW, Sealove BA. Diagnosis, management, and future developments of fibromuscular dysplasia. *J Vasc Surg.* 2011;53:826-836.

71. Olin JW. Misconceptions about the diagnosis and treatment of fibromuscular dysplasia. *Catheter Cardiovasc Interv.* 2009;74:265-266.

72. Prasad A, Zafar N, Mahmud E. Assessment of renal artery fibromuscular dysplasia: Angiography, intravascular ultrasound (with virtual histology) and pressure wire measurements. *Catheter Cardiovasc Interv.* 2009;74:260-264.

73. Barrier P, Julien A, Guillaume C, et al. Technical and clinical results after percutaneous angioplasty in nonmedial fibromuscular dysplasia: Outcome after endovascular management of unifocal renal artery stenoses in 30 patients. *Cardiovasc Interv Radiol.* 2010;33:270-277.

74. Mousa AY, Campbell JE, Stone PA, et al. Short- and long-term outcomes of percutaneous transluminal angioplasty/stenting of renal fibromuscular dysplasia over a ten-year period. *J Vasc Surg.* 2012;55:421-427.

75. Van de Ven PJ, Kaatee R, Beutler JJ, et al. Arterial stenting and balloon angioplasty in ostial atherosclerotic renovascular disease: A randomised trial. *Lancet.* 1999;353:282-286.

76. Leertouwer TC, Gussenhoven EJ, Bosch JP, et al. Stent placement for renal arterial stenosis: Where do we stand? A meta-analysis. *Radiology.* 2000;21:78-85.

77. Muray S, Martin M, Amoedo ML, et al. Rapid decline in renal function reflects reversibility and predicts the outcome after angioplasty in renal artery stenosis. *Am J Kidney Dis.* 2002;39:60-66.

78. Textor SC, Misra S, Oderich G. Percutaneous revascularization for ischemic nephropathy: The past, present and future. *Kidney Int.* 2013;83:28-40.

79. Balzer KM, Neuschafer S, Sagban TA, et al. Renal artery revascularization after unsuccessful percutaneous therapy: A single centre experience. *Langenbecks Arch Surg.* 2012;397:111-115.

80. Hallett JW, Textor SC, Kos PB, et al. Advanced renovascular hypertension and renal insufficiency: trends in medical comorbidity and surgical approach from 1970 to 1993. *J Vasc Surg.* 1995;21:750-759.

81. Steinbach F, Novick AC, Campbell S, Dykstra D. Long-term survival after surgical revascularization for atherosclerotic renal artery disease. *J Urol.* 1997;158:38-41.

82. Hansen KJ, Cherr GS, Craven TE, et al. Management of ischemic nephropathy: Dialysis-free survival after surgical repair. *J Vasc Surg.* 2000;32:472-482.

83. Kane GC, Textor SC, Schirger A, Garovic VD. Revisiting the role of nephrectomy for advanced renovascular disease. *Am J Med.* 2003;114:729-735.

84. Van Jaarsveld BC, Krijnen P, Pieterman H, et al. The effect of balloon angioplasty on hypertension in atherosclerotic renal-artery stenosis. *N Engl J Med.* 2000;342:1007-1014.

85. Webster J, Marshall F, Abdalla M, et al. Randomised comparison of percutaneous angioplasty vs continued medical therapy for hypertensive patients with atheromatous renal artery stenosis. *J Hum Hypertens.* 1998;12:329-335.

86. Plouin PF, Chatellier G, Darne B, Raynaud A. Blood pressure outcome of angioplasty in atherosclerotic renal artery stenosis: A randomized trial. *Hypertension.* 1998;31:822-829.

87. Textor SC. Atherosclerotic renal artery stenosis: Overtreated, but underrated? *J Am Soc Nephrol.* 2008;19:656-659.

88. Bax L, Woittiez AJ, Kouwenberg HJ, et al. Stent placement in patients with atherosclerotic renal artery stenosis and impaired renal function. *Ann Intern Med.* 2009;150:840-848.

89. Uzzo RG, Novick AC, Goormastic M, et al. Medical versus surgical management of atherosclerotic renal artery stenosis. *Transplant Proc.* 2002;34:723-725.

90. Reference deleted in proofs.

91. Textor SC. Pathophysiology of renovascular hypertension. *Urol Clin North Am.* 1984;11:373-381.

92. Greco BA, Breyer JB. Atherosclerotic ischemic renal disease. *Am J Kidney Dis.* 1997;29:167-187.

93. Ramsey LE, Waller PC. Blood pressure response to percutaneous transluminal angioplasty for renovascular hypertension: An overview of published series. *BMJ.* 1990;300:569-572.

94. Stanley JC, David M. Hume Memorial Lecture. Surgical treatment of renovascular hypertension. *Am J Surg.* 1997;174:102-110.

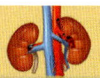

Causas Endócrinas de Hipertensão: Aldosterona

I. David Weiner e Charles S. Wingo

Os avanços recentes no diagnóstico da hipertensão induzida por aldosterona levaram ao reconhecimento de que o hiperaldosteronismo primário é mais comum do que se pensava anteriormente. Estratégias diagnósticas efetivas estão disponíveis e os regimes de tratamento são altamente eficazes.

ETIOLOGIA E PATOGÊNESE

A aldosterona é um hormônio esteroide normalmente produzido pela zona glomerulosa das glândulas adrenais (Fig. 40-1). A aldosterona-sintase, que é normalmente codificada pelo gene *CYP11B2*, é geralmente considerada a enzima cineticamente determinante na produção de aldosterona adrenal. A Tabela 40-1 sintetiza os fatores conhecidos que estimulam ou inibem a síntese de aldosterona pela glândula adrenal. A aldosterona exibe uma alteração circadiana em sua concentração sérica, maior no final da manhã e com valores de pico cerca de 50% acima da concentração habitual. Os fatores aceitos como reguladores fisiologicamente importantes da produção de aldosterona incluem a angiotensina II (Ang II), que estimula a produção de aldosterona através da ativação de receptores AT1, o peptídeo natriurético atrial e a hipocalemia crônica, que inibe a produção de aldosterona.[1]

Avanços substanciais foram feitos recentemente no entendimento dos fatores que levam ao hiperaldosteronismo primário. Em particular, mutações no gene do canal de potássio KCNJ5 são agora reconhecidos como causa frequente de hiperaldosteronismo primário. Mutações de linhagem germinativa causam hiperaldosteronismo familiar primário, bilateral, e mutações somáticas estão presentes em cerca de 40% dos adenomas produtores de aldosterona.[3,4] Mutações nos genes *ATP1A1* (codificador de uma Na$^+$-K$^+$-ATPase) e *ATP2B3* (codificador de uma Ca^{2+}-ATPase) também foram identificadas em cerca de 7% dos adenomas produtores de aldosterona.[5]

Uma causa genética menos comum é a *hipertensão familiar tipo 1* (FH-1), também conhecida como *hiperaldosteronismo remediável por glicocorticoide* (AGR). No AGR, há um *crossover* entre os genes *CYP11B1* e *CYP11B2*, resultando em um gene quimérico de aldosterona sintase, cuja expressão é regulada pelo hormônio adrenocorticotrófico (ACTH), levando à liberação excessiva de aldosterona.[6,7] AGR deve ser considerado em crianças ou adultos jovens com hipertensão refratária, naqueles pacientes em que há história familiar de hipertensão na mesma faixa etária ou entre os que apresentam história familiar de AVC hemorrágico prematuro.[8] Quando suspeito, o teste genético é a estratégia diagnóstica de preferência, devido à sensibilidade e especificidades superiores em relação à medida de metabólitos esteroides ou teste de supressão de dexametasona.[8,9] Se identificado o AGR, corticoides são administrados em doses mínimas necessárias para suprimir a liberação de ACTH, resultando frequentemente em melhora dramática no controle pressórico (Cap. 49).

A aldosterona regula a PA por vários mecanismos, incluindo efeitos nos rins, vasculatura, sistema nervoso central (SNC), e sobre outros hormônios (Fig. 40-2). Não há um efeito único capaz de explicar a hipertensão refratária que ocorre no hiperaldosteronismo primário. A aldosterona tem efeitos renais múltiplos na regulação da PA.

Primeiro, a aldosterona estimula a retenção de cloreto de sódio (NaCl), pelo aumento da expressão do cotransportador NaCl sensível a tiazídicos, no túbulo contorcido distal, do canal epitelial de sódio sensível a amilorida (eNaC), no ducto coletor, e da proteína reabsortiva de cloreto, pendrina, no túbulo coletor cortical.[10-12] A aldosterona também tem efeitos agudos na reabsorção de sódio nestes segmentos através de mecanismos que não requerem síntese proteica.[13]

Em segundo lugar, a aldosterona altera a PA através da geração de hipocalemia. A reabsorção aumentada de Na$^+$ aumenta a secreção de potássio. Além disso, a aldosterona aumenta a captação celular de potássio extrarrenal, por estimular a Na$^+$-K$^+$-ATPase ubíqua, diminuindo ainda mais a concentração extracelular de potássio.[14] Assim como discutido no Capítulo 9, a depleção de potássio aumenta a PA através de uma variedade de mecanismos.

A aldosterona tem múltiplos efeitos na vasculatura. A aldosterona aumenta tanto o tônus vascular basal como a reatividade vascular aos vasoconstrictores circulantes, incluindo a norepinefrina, epinefrina, Ang II, e vasopressina.[15,16] A aldosterona diminui a vasodilatação fluxomediada, provavelmente em consequência a queda da expressão de óxido nítrico sintase.[17] No sistema nervoso central (SNC), a aldosterona estimula o tônus do sistema nervoso simpático, o que aumenta ainda mais a PA.[18] Finalmente, a aldosterona causa fibrose perivascular e estimula a expressão vascular de endotelina.[19]

A aldosterona medeia seus efeitos fisiológicos e fisiopatológicos predominantemente pela ativação do *receptor mineralocorticoide* (RM).[20] O RM está localizado, em estado inativo, no citoplasma; a ligação da aldosterona ao RM provê uma mudança conformacional e uma translocação ao núcleo, onde há regulação da expressão gênica.

O *cortisol* é um glicocorticoide sintetizado naturalmente com uma afinidade pelo RM similar àquela da aldosterona, mas o cortisol está presente no plasma em uma concentração em torno de 100 vezes maior do que a aldosterona. A enzima 11-β-hidroxisteroide desidrogenase tipo 2 (11-β-HSD2) é expressa no néfron distal sensível a aldosterona e no ducto coletor e metaboliza cortisol em cortisona, que se liga fracamente ao RM, prevenindo a ativação do glicocorticoide dependente do RM. Tanto a deficiência genética como a ingestão dos inibidores de 11-β-HSD podem resultar na ativação excessiva do RM e no desenvolvimento de hipertensão grave[21] (Cap. 49). A aldosterona também tem efeitos não genômicos, mas o seu papel na regulação de PA mineralocorticoide-dependente se mantém incerto.[22,23]

O hiperaldosteronismo primário pode resultar de doença adrenal unilateral ou bilateral. Tipicamente, a doença unilateral resulta de adenoma e a doença bilateral de hiperplasia. Esta associação não é absoluta e cerca de 10% dos pacientes com hiperaldosteronismo primário exibem adenoma produtor de aldosterona bilateral, que pode ser microscópico, ou hiperplasia unilateral.

EPIDEMIOLOGIA

A incidência exata de hiperaldosteronismo primário varia com a população analisada e com os critérios diagnósticos utilizados. Os primeiros estudos, que apenas reconheciam os casos graves, sugeriam

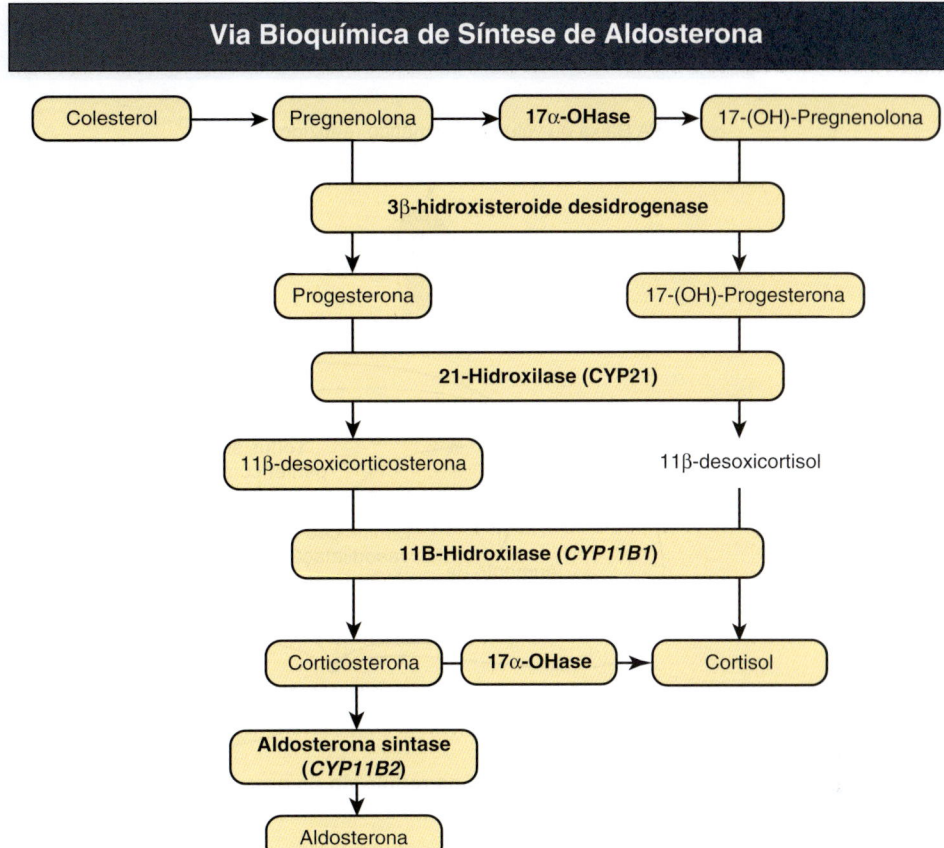

Figura 40-1 Via bioquímica de síntese da aldosterona.

Fatores que Regulam a Liberação de Aldosterona

Estimulatórios	Inibitórios
Angiotensina II	*Peptídeo natriurético atrial*
Hormônio adrenocorticotrófico	*Hipocalemia*
Acetilcolina	Peptídeo relacionado ao gene
Adenosina trifosfato	da calcitonina
Bradicinina	Dopamina
Colecistocinina	Óxido Nítrico
β-endorfina	Fator de crescimento derivado
Endotelina	de plaquetas
Encefalinas	Somatostatina
Fator de crescimento epidérmico	Fator de crescimento e
Hipercalemia	transformação β
Hormônio melanócito-estimulante	Ácidos graxos insaturados
Neuropeptídio Y	
Neurotensina	
Noradrenalina	
Paratormônio	
Prolactina	
Serotonina	
Substância P	
Peptídeo vasoativo intestinal	
Vasopressina	

Tabela 40.1 Fatores que regulam a liberação de aldosterona. Os reguladores estimulatórios e inibitórios que exercem efeitos significativos sobre a liberação de aldosterona na maioria das circunstâncias clínicas estão ressaltados em itálico. *(Dados das referências 1 e 2.)*

que o hiperaldosteronismo primário era raro, com incidência de menos de 1% a 2%.[24] O diagnóstico mais preciso levou ao reconhecimento de que o hiperaldosteronismo primário é relativamente comum. Os pacientes com hipertensão resistente ao tratamento – ou seja, hipertensão inadequadamente controlada em vigência do uso de três medicações em dosagens apropriadas, incluindo um diurético

– têm alta probabilidade de apresentar hiperaldosteronismo primário, com taxas típicas de 20% a 40% e tão altas quanto 67% em alguns estudos.[25] Alguns estudos encontraram 1% a 2% de incidência de hiperaldosteronismo em pacientes normotensos (Fig. 40-3), com incidência crescente conforme a elevação da PA.[26]

MANIFESTAÇÕES CLÍNICAS

A identificação de pacientes com hiperaldosteronismo primário apenas pelas manifestações clínicas é difícil. Pacientes com hiperaldosteronismo primário podem apresentar características sugestivas de hipertensão secundária, como um início precoce de hipertensão ou a necessidade de múltiplas medicações para o controle da PA. Algumas vezes o hiperaldosteronismo primário se apresenta como hipocalemia franca ou facilmente provocada. Além disso, esses pacientes podem não ter características clínicas que os diferenciem do indivíduo com hipertensão essencial. A Figura 40-3 mostra a frequência de hiperaldosteronismo primário em indivíduos com diferentes graus de hipertensão, e a Tabela 40-2 resume as características daqueles com hiperaldosteronismo primário.[27]

Devido à grande variedade de apresentações, desde uma indistinguível hipertensão essencial até a outra altamente sugestiva de hipertensão secundária, recomendamos o rastreio de hiperaldosteronismo primário em todos os pacientes com características de hipertensão secundária, naqueles que têm hipocalemia de base ou facilmente provocada, ou naqueles hipertensos não controlados com terapia anti-hipertensiva usual. É importante reconhecer que tanto a hipocalemia e a alcalose metabólica não são mais consideradas marcos de hiperaldosteronismo, e de fato, estão ausentes na maioria dos pacientes.

O diagnóstico e o tratamento de hiperaldosteronismo primário é importante por duas razões principais. Primeiro, em muitos

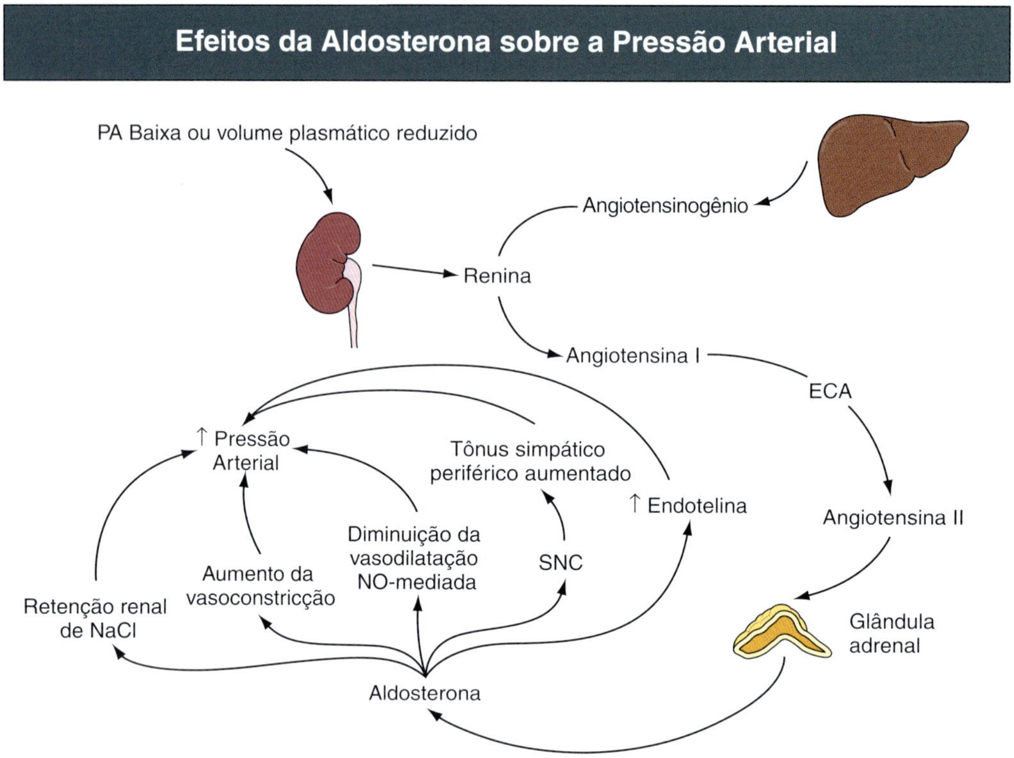

Efeitos da Aldosterona sobre a Pressão Arterial

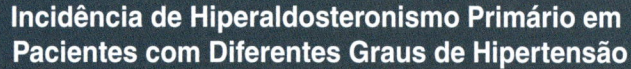

PA Baixa ou volume plasmático reduzido

Angiotensinogênio

Renina

Angiotensina I

ECA

↑ Pressão Arterial

Tônus simpático periférico aumentado

↑ Endotelina

Angiotensina II

Diminuição da vasodilatação NO-mediada

SNC

Aumento da vasoconstricção

Glândula adrenal

Retenção renal de NaCl

Aldosterona

Figura 40-2 Resumo dos efeitos da aldosterona na regulação da pressão arterial. *ECA*, Enzima conversora de angiotensina; *SNC*, sistema nervoso central; *NO*, óxido nítrico.

Incidência de Hiperaldosteronismo Primário em Pacientes com Diferentes Graus de Hipertensão

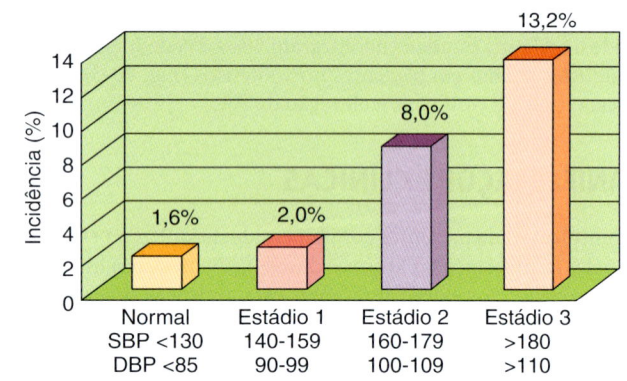

Eixo Y: Incidência (%), valores 0, 2, 4, 6, 8, 10, 12, 14

- Normal (SBP <130, DBP <85): 1,6%
- Estádio 1 (140-159, 90-99): 2,0%
- Estádio 2 (160-179, 100-109): 8,0%
- Estádio 3 (>180, >110): 13,2%

Figura 40-3 Incidência de hiperaldosteronismo primário em pacientes com diferentes graus de hipertensão. *PAS*, Pressão arterial sistólica; *PAD*, pressão arterial diastólica. *(Da referência 26.)*

pacientes o hiperaldosteronismo primário leva a hipertensão muito grave, que é pobremente responsiva à medicação anti-hipertensiva e consequentemente aumenta o risco cardiovascular. Na verdade, a meta do manejo da hipertensão é identificar e tratar o fator causal subjacente gerador da hipertensão em cada indivíduo. Apesar de não factível na maioria dos pacientes hipertensos, isto é possível no paciente com hiperaldosteronismo primário. Segundo, e provavelmente mais importante, hiperaldosteronismo primário não tratado leva a eventos cardiovasculares em taxas significativamente maiores do que aquelas atribuíveis unicamente a hipertensão. Diagnosticar e tratar o hiperaldosteronismo primário, seja com adrenalectomia ou com bloqueadores do RM, o que for mais apropriado clinicamente, corrige este risco elevado.[28]

Características Típicas ao Diagnóstico de Hiperaldosteronismo Primário

Fator relacionado ao paciente	Valor mensurado
Gênero (masculino/feminino)	43:57%
Idade (anos)	52 ± 1 (variando de 29 a 74)
Duração da hipertensão (anos)	10 ± 1
Número de fármacos anti-hipertensivos	2,4 ± 0,01 (variando de 0-4)
Porcentagem requerendo 3 ou mais medicações	54%
Pressão arterial controlada com o regime medicamentoso atual	20%
Nem hipocalêmico nem recebendo 3 ou mais medicações	52%
Aldosterona plasmática (ng/dL) <15 15-40 >40	37% 54% 9%
Atividade de renina plasmática (ng Ang I/mL/h)	0,39 ± 0,04

Tabela 40-2 Características típicas dos pacientes ao diagnóstico de hiperaldosteronismo primário. *(Adaptado da referência 27.)*

PATOLOGIA

O hiperaldosteronismo primário pode resultar tanto de um adenoma produtor de aldosterona (APA) quanto de hiperplasia da zona glomerulosa. (Fig. 40-4). A maioria dos APAs são unilaterais ou grandes o suficiente para serem identificados por TC (Fig. 40-5). Entretanto, os APAs podem também ser microscópicos ou podem ser bilaterais. A hiperplasia é tipicamente bilateral mas pode se desenvolver de maneira assíncrona nas duas glândulas adrenais; hiperplasia também pode ser

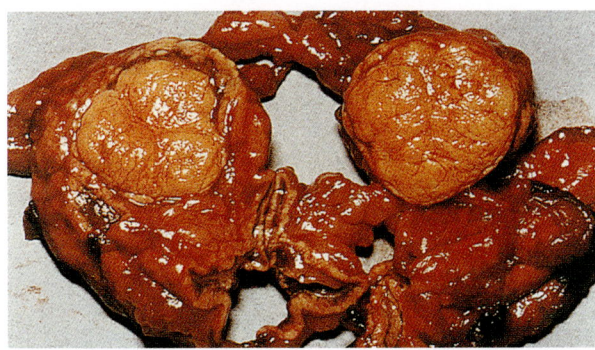

Figura 40-4 Adenoma Adrenal. Um adenoma adrenal produtor de aldosterona com aspecto amarelado típico de excesso de colesterol.

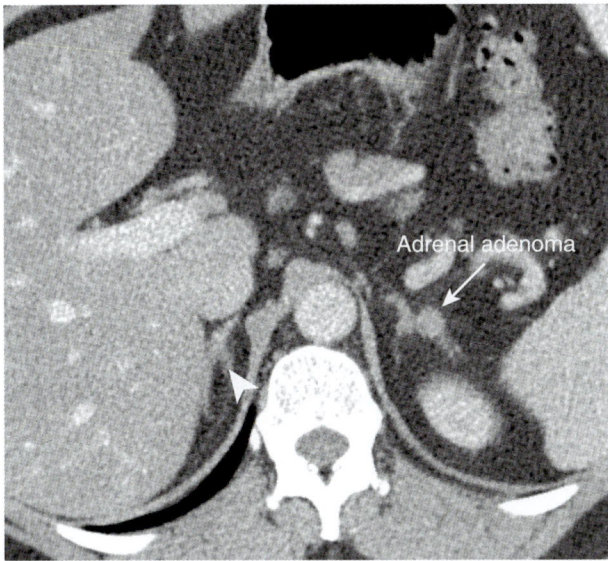

Figura 40-5 Adenoma Adrenal em Tomografia Computadorizada. Uma imagem linear normal da glândula adrenal direita (*ponta de seta branca*) e uma imagem aumentada da adrenal esquerda com adenoma produtor de aldosterona (~1cm) (*seta branca*).

unilateral. Os fatores que causam o desenvolvimento tanto de um APA ou de hiperplasia não são completamente compreendidos.

DIAGNÓSTICO E DIAGNÓSTICO DIFERENCIAL

A avaliação dos pacientes com hiperaldosteronismo primário suspeito é dirigida a (1) identificar aqueles que têm liberação autônoma de aldosterona e em seguida (2) determinar se o tratamento deve ser baseado em uma abordagem clínica ou cirúrgica (Fig. 40-6).

A evidência de liberação de aldosterona independente de Ang-II é utilizada para indicar a liberação autônoma de aldosterona e, consequentemente o hiperaldosteronismo primário. Já que a Ang II não pode ser quantificada de rotina para uso clínico, a renina é utilizada como substituta. Uma amostra aleatória de sangue é utilizada para medir a relação entre aldosterona e renina plasmáticas (RAR, relação aldosterona-renina). Se esta relação está elevada, há liberação de aldosterona independente de Ang II, o que fornece evidência de produção autônoma de aldosterona consistente com hiperaldosteronismo primário.

Atualmente, dois ensaios de renina estão em uso rotineiro na prática clínica. Um deles mensura a atividade de renina, quantificada como a taxa de conversão de angiotensinogênio em angiotensina I (Ang I), e o segundo avalia a quantidade de renina imunorreativa. Estas duas técnicas fornecem resultados que guardam boa correlação entre si, mas as unidades e os valores numéricos obtidos diferem. Para a atividade de renina plasmática, a faixa normal é de 1,9 a 3,7 ng AngI/mL/h, e o menor nível detectável é de 0,2 ng AngI/mL/h, na maioria dos laboratórios clínicos. Para o ensaio direto de renina, a faixa normal é tipicamente de 13 a 44 UI/mL, e o menor nível detectável é de 6 a 8 UI/mL. Contudo, a RAR normal, para um paciente com hipertensão primária não recebendo medicações que interfiram no sistema renina angiotensina aldosterona (SRAA), é de cerca de 10: 1 quando utilizada a atividade de renina plasmática e de 1: 1 quando utilizado o ensaio direto de renina. A atividade plasmática de renina é mais sensível em valores menores do que o ensaio plasmático direto, e atualmente é a preferida para uso clínico.

Assim como a aldosterona elevada e renina baixa sugerem fortemente hiperaldosteronismo primário, a RAR elevada também pode ocorrer em situações de aldosterona baixa, se a renina estiver suprimida. Combinar uma RAR elevada e níveis "não suprimidos" de aldosterona diminui a taxa de resultados "falso-positivos" no rastreio de hiperaldosteronismo primário. As concentrações mínimas de aldosterona associadas ao aldosteronismo não são conhecidas. Os autores recomendam um ponto mínimo de corte de 10 ng/dL para se firmar o diagnóstico de aldosteronismo primário.[29] Outros investigadores utilizam pontos de corte maiores que 15 ng/dL, [30,31] e outros ainda não recomendam um valor mínimo.[8] Tais discordâncias se devem parcialmente ao fato de que 36% a 48% dos pacientes com aldosteronismo primário apresentam níveis de aldosterona entre 9 e 16 ng/dL,[26,32] e cerca de 20% dos indivíduos com produção adrenal unilateral e autônoma de aldosterona apresentam níveis menores que 15 ng/dL.[32]

Muitas medicações usuais podem alterar a RAR.[31,33] Antagonistas dos receptores β-adrenérgicos (β-bloqueadores) podem suprimir a liberação de renina, tipicamente em cerca de 50%. Entretanto, os β-bloqueadores não resultam em supressão completa da liberação de renina, e geralmente não confundem o diagnóstico de hiperaldosteronismo primário.[33] Os inibidores da enzima conversora de angiotensina (iECA) e os bloqueadores do receptor de angiotensina (BRA), junto com os diuréticos, podem aumentar a liberação de renina em indivíduos normais, o que teoricamente pode diminuir a sensibilidade da medida de RAR. Entretanto, o efeito dos inibidores de ECA ou dos BRAs em aumentar a liberação de renina pode também ser vantajoso; em pacientes usando tanto um inibidor de ECA como um BRA, uma renina suprimida em combinação com uma aldosterona não suprimida (> 10 ng/dl) é altamente específica para hiperaldosteronismo primário. Os antagonistas de RM, como a espironolactona e a eplerenona pode elevar a atividade de renina plasmática e diminuir a sensibilidade do teste. Por quanto tempo suspender estas medicações antes do teste ainda não está claro; nós recomendamos duas semanas se isto pode ser feito sem que se desenvolvam elevações excessivas de PA. Diuréticos poupadores de potássio como amilorida ou triantereno podem geralmente ser continuados, sem maiores dificuldades. Outras medicações anti-hipertensivas tipicamente têm pouco efeito sobre a medida da ARA e não demandam sua suspensão antes do teste.

Uma RAR elevada isoladamente, mesmo sendo sensível para a detecção de hiperaldosteronismo primário, não é muito específica. Em populações não selecionadas ou naqueles com hipertensão de leve a moderada, até 50% dos pacientes com RAR elevada não possuem hiperaldosteronismo primário. Se o diagnóstico de hiperaldosteronismo primário é duvidoso, vários testes confirmatórios podem ser utilizados. A Tabela 40-3 resume os vários métodos confirmatórios em uso corrente. Recomendamos o uso destes estudos apenas se hipertensão leve ou facilmente controlada estiver presente, se hipercalemia basal estiver presente ou se os antagonistas do RM não forem bem tolerados. Entretanto, alguns grupos recomendam testes confirmatórios em todos os pacientes com suspeita de hiperaldosteronismo

Estratégia Diagnóstica para Avaliação do Hiperaldosteronismo Primário

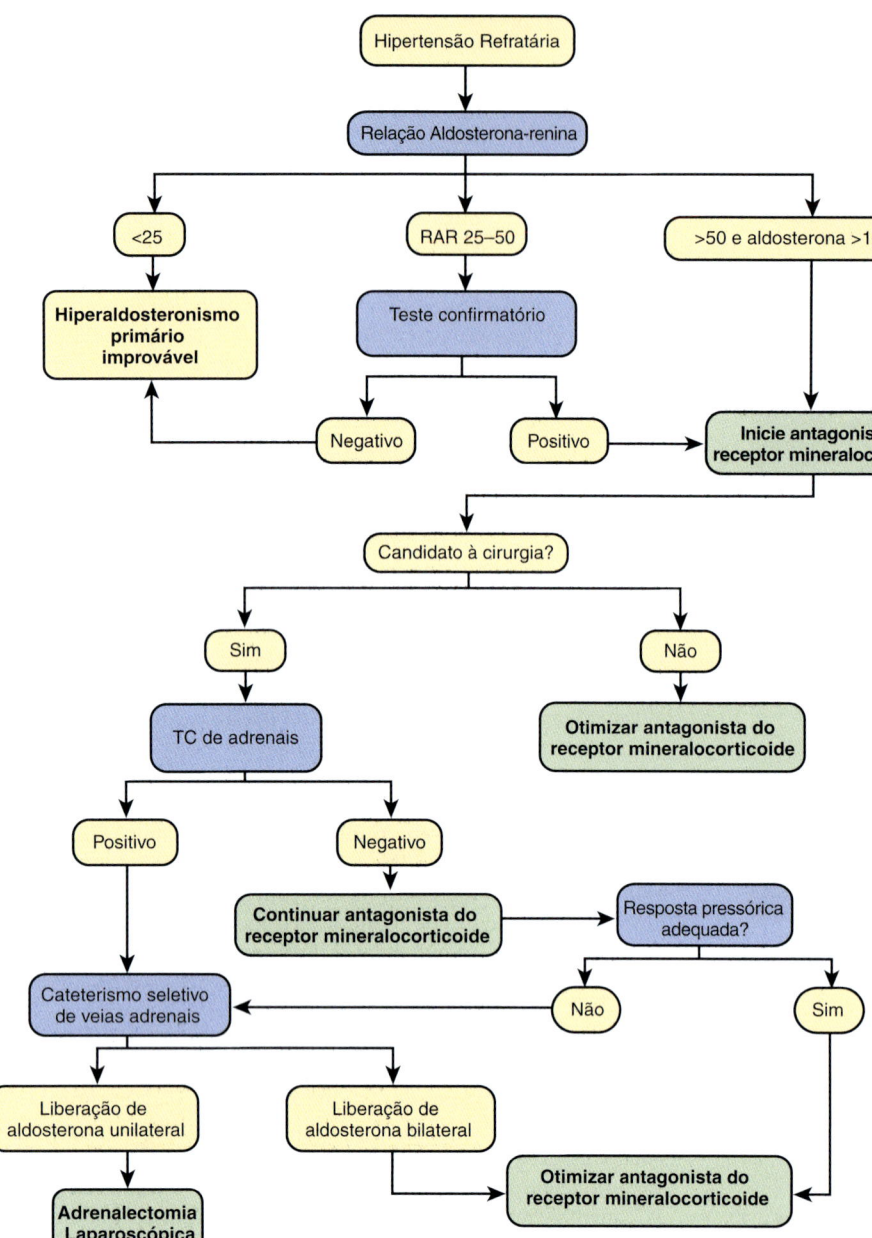

Figura 40-6 Estratégia diagnóstica para avaliação do hiperaldosteronismo primário. Relação aldosterona-renina (RAR) é calculada usando a medida da atividade plasmática de renina. Se for utilizado imunoensaio direto de renina, a RAR resultante deve ser multiplicada por 10 para o uso deste algoritmo diagnóstico. TC, Tomografia computadorizada.

primário.[8] Tipicamente, a realização de apenas um único teste é necessária, e sua escolha deve se basear nas preferências do médico assistente e do paciente. Se os resultados forem ambíguos, um teste confirmatório adicional pode ser realizado.

A importância da confirmação do diagnóstico de hiperaldosteronismo primário na prática clínica diária envolve a consideração de risco e benefícios dos testes confirmatórios.[29] Nenhum dos testes confirmatórios tem sensibilidade ou especificidades de 100%. Muitos testes requerem carga salina, o que pode elevar a PA e é problemático no manejo do paciente que já tem hipertensão mal controlada. A maior parte dos testes requer que o paciente não use medicações que interfiram no sistema renina angiotensina aldosterona, o que envolve a descontinuação de vários anti-hipertensivos altamente eficazes, incluindo β-bloqueadores, inibidores de ECA, BRAS, inibidores diretos de renina e diuréticos; isso pode levar a piora significativa do controle pressórico.

O diagnóstico definitivo de hiperaldosteronismo primário pode ser necessário caso ele determine uma mudança significativa no tratamento desses pacientes. Contudo, pacientes com hipertensão resistente geralmente respondem bem a antagonistas do RM, com melhora significativa de PA, mesmo na ausência de hiperaldosteronismo primário.[34,35] Nossa experiência é de que quase todos os pacientes com aldosterona plasmática não suprimida (i.e., > 10 ng/dL) e RAR maior que 50 respondem a antagonistas de RM com quedas substanciais de PA (> 20 mmHg). Devido a estes fatores, alguns centros não realizam testes confirmatórios de rotina antes do início do tratamento com bloqueadores de RM, para pacientes com hiperaldosteronismo primário presumível, baseados em RAR elevada e aldosterona plasmática não suprimida.

Uma vez que o hiperaldosteronismo é diagnosticado, o clínico deve determinar se está presente uma liberação unilateral de aldosterona, na qual a adrenalectomia pode ser curativa. Se o paciente não é

Testes Confirmatórios para Hiperaldosteronismo Primário

Teste	Método	Avaliação	Limitações
Carga de sódio oral	Ingestão oral de NaCl > 200 mmol/dia durante 3 dias, com KCl oral conforme o necessário para prevenir hipocalemia, com medida subsequente de aldosterona em urina de 24h	Aldosterona urinária < 10 µg/d, diagnóstico improvável; >12 µg/d, diagnóstico provável	Evitar em caso de hipertensão grave não controlada, DRC, ICC, arritmias cardíacas ou hipocalemia grave
Teste de infusão de salina	Paciente em posição de decúbito desde 1 hora antes do teste, e assim permanecendo durante todo o teste. Iniciar o teste entre 8 e 9:30 horas. Medir aldosterona plasmática, atividade plasmática de renina, cortisol e potássio no início do teste e a seguir após infusão de 2 L de salina normal durante 4 horas.	Aldosterona plasmática ao final da infusão < 5 ng/dL, diagnóstico improvável; > 10 ng/dL, diagnóstico provável; 5-10 ng/mL indeterminado.	Evitar se houver hipertensão não controlada, DRC, ICC, arritmias cardíacas ou hipocalemia grave.
Teste de supressão com fludrocortisona	Fludrocortisona oral, 0,1mg a cada 6 horas, durante 4 dias, mais NaCl oral, 30 mmol 3x/dia, e dieta rica em sal, combinada com KCl suficiente para evitar hipocalemia.	Aldosterona plasmática em posição ereta no dia 4 > 6 ng/dL e atividade plasmática de renina < 1 ng/mL/h, diagnóstico improvável	Frequentemente requer hospitalização do paciente para monitorização da pressão arterial e do potássio.
Teste de supressão com Captopril	Administrado captopril oral, 25-50 mg, com dosagem plasmática de aldosterona, e atividade plasmática de renina imediatamente antes do captopril e 1-2 horas após, com o paciente sentado durante o teste	Queda de aldosterona plasmática > 30%, diagnóstico improvável	Provavelmente mais resultados falso-positivos e falso-negativos que outros testes

Tabela 40-3 **Testes confirmatórios para hiperaldosteronismo.** *ICC*, Insuficiência cardíaca congestiva; *DRC*, doença renal crônica; *KCl*, cloreto de Potássio; *(A partir da referência 8)*

um candidato cirúrgico, esta avaliação não é necessária. Já que cerca de 90% dos pacientes com liberação unilateral de aldosterona têm um APA, um protocolo de TC de adrenais é a próxima etapa diagnóstica, usando cortes de 2- a 3-mm; TC de abdome convencional, usando cortes de 10-mm pode falhar em identificar pequenos adenomas adrenais.

Se um adenoma adrenal é identificado, é crítico determinar por *cateterismo de veia adrenal* se o adenoma identificado é produtor de aldosterona (APA) ou não funcionante ("incidentaloma"). Em até 20% a 30% dos pacientes com hiperaldosteronismo primário e com adenoma adrenal, o adenoma é não funcionante. Um adenoma não funcionante é relativamente incomum em pacientes jovens (<40 a 45 anos), sendo menos claro, nesta população de pacientes, o benefício do cateterismo de veia adrenal.

Muitos detalhes complicam os estudos de cateterismo de veia adrenal. Em primeiro lugar, o procedimento é tecnicamente difícil e deve ser realizado em centros especializados por um radiologista intervencionista, usando uma técnica padronizada. Segundo, a confirmação bioquímica de um cateterismo de veia adrenal bem-sucedido, ao demonstrar concentrações de cortisol significativamente maiores do que as presentes no sangue da veia cava inferior, é necessária. Terceiro, o estímulo à produção de cortisol com ACTH ou análogos pode alterar a produção de aldosterona, o que pode resultar em interpretações inadequadas quanto à possibilidade de haver liberação uni ou bilateral de aldosterona e, se unilateral, qual lado é a fonte predominante. Portanto, a interpretação requer uma avaliação cuidadosa dos estudos bioquímicos resultantes do cateterismo de veia adrenal, em conjunto com as modalidades de imagem.

Ocasionalmente, alguns pacientes terão liberação unilateral de aldosterona, mas não terão adenoma detectável na TC. Esses pacientes podem ter tanto uma hiperplasia adrenal unilateral ou um APA micronodular. Este diagnóstico deve ser considerado quando a resposta a antagonistas de RM, como a espironolactona ou a eplerenona é subótima ou são exigidas doses elevadas. A despeito de uma TC negativa, o cateterismo de veia adrenal é utilizado para identificar se o paciente tem uma liberação adrenal autônoma de aldosterona unilateral cirurgicamente tratável.

Muitos outros testes diagnósticos foram sugeridos para o diagnóstico de hiperaldosteronismo primário, mas nenhum deles teve aceitação ampla. O teste de estímulo postural pode ajudar a diferenciar uma hiperplasia adrenal bilateral de um APA. Todos os medicamentos que afetam o SRAA, incluindo diuréticos, β-bloqueadores, inibidores de ECA e BRAs, devem ser descontinuados antes do teste, mas a dificuldade em controlar a PA nesses pacientes sem medicações geralmente limita a utilidade deste teste. Seu papel principal está na avaliação do paciente com adenoma adrenal e cateterismo de veia adrenal malsucedido.[8]

HISTÓRIA NATURAL

A história natural do hiperaldosteronismo primário não tratado é incerta. Apesar de haver relatos de casos de remissão de hiperaldosteronismo primário não tratado, todos foram submetidos a venografia adrenal, podendo refletir complicações relacionadas. Entretanto, estudos comparando pacientes com hiperaldosteronismo primário recém-diagnosticado àqueles com hipertensão primária da mesma gravidade e duração sugerem que hiperaldosteronismo primário não tratado está associado a numerosas lesões de órgãos-alvo, incluindo aumento do risco de doença arterial coronariana, doença vascular periférica aterosclerótica, arritmias cardíacas, hipertrofia ventricular esquerda, baixa densidade mineral óssea e desenvolvimento de doença renal crônica.[28,36,37] Tratamento efetivo do hiperaldosteronismo primário parece reverter estes riscos aumentados. Portanto, o tratamento com bloqueadores do RM ou com adrenalectomia é recomendado para pacientes hiperaldosteronismo primário.

TRATAMENTO

Pacientes com um adenoma produtor de aldosterona que são candidatos cirúrgicos aceitáveis devem ser submetidos a adrenalectomia laparoscópica. A adrenalectomia laparoscópica está associada a um tempo de permanência hospitalar menor, diminuição de morbidade pós-operatória e uma recuperação mais rápida, do que a adrenalectomia cirúrgica aberta. Os pacientes que se submetem a adrenalectomia laparoscópica têm de 30% a 60% de chance de cura da hipertensão.[38-40] Os pacientes com maior probabilidade de cura são aqueles com menos de 50 anos de idade e que têm história familiar pobre de hipertensão primária. Aqueles que não se curam têm mais de 95% de chance de melhora da PA.[39,40] A falha em atingir cura completa pode refletir doença microvascular intrarrenal que se desenvolve em consequência do mau controle pressórico.

Pacientes que não são candidatos a adrenalectomia cirúrgica ou que têm produção de aldosterona bilateral devem ser tratados com os antagonistas de RM, espironolactona ou eplerenona. Estes devem ser iniciados em doses modestas e titulados lentamente. A maior parte dos pacientes apresenta resposta lenta, e ajustes de doses mensais devem ser feitos até que a dose ótima seja identificada. A escolha do bloqueador de RM envolve a consideração de efeitos colaterais e custo-efetividade. A espironolactona tem efeitos colaterais sobre os receptores de hormônios esteroides sexuais, o que pode levar a um risco dose-dependente de aumento das mamas (ginecomastia) em homens e de hipersensibilidade (ginecodinia) mamária e irregularidades menstruais em mulheres. A eplerenona é mais seletiva que a espironolactona para o receptor mineralocorticoide, e o risco de efeitos colaterais é diminuído, porém não eliminado. Estas diferenças inicialmente levaram muitos a preferir o uso de eplerenona em detrimento da espironolactona. Entretanto, evidência recente mostrou que espironolactona foi significativamente mais efetiva do que a eplerenona em melhorar a pressão arterial, com redução de PA quase duas vezes maior e uma proporção substancialmente maior de pacientes com melhora significativa da PA.[41] A incidência geral de efeitos colaterais foi similar. Assim, a espironolactona pode ser o agente preferido para o tratamento clínico medicamentoso do hiperaldosteronismo primário.

O clínico deve também estar familiarizado com efeitos colaterais adicionais da terapia de bloqueio do RM. Câibras musculares podem ocorrer tanto com espironolactona como com eplerenona. Bloqueadores de RM podem causar distúrbios neuropsiquiátricos que frequentemente são inespecíficos e podem incluir sintomas de sentimento de distanciamento da realidade, dificuldades de raciocínio e diminuição de atenção e de desempenho em testes de memória.[41,42] Em geral, estes efeitos são temporários e se resolvem em poucas semanas. Hipercalemia é comum quando os bloqueadores de RM são utilizados para outras condições, diferentes do hiperaldosteronismo primário, como a insuficiência cardíaca congestiva, mas é relativamente incomum em pacientes com hiperaldosteronismo primário. Entretanto, a hipercalemia pode ocorrer na fase tardia da terapia, comum ao longo dos anos de administração de bloqueadores de RM, e pode requerer tanto uma diminuição de dose como a adição de outros diuréticos.

O tratamento com um antagonista do RM resulta em melhora dramática do controle pressórico . Muitos pacientes responderão a uma baixa dose de 25 a 50 mg por dia como terapia inicial. Tanto a PA sistólica como a PA diastólica frequentemente caem em torno de 25 mmHg ao longo de algumas semanas ou meses. A dosagem dos antagonistas de RM pode ser aumentada conforme necessário, mas geralmente não devem ser alteradas com intervalos menores que 2 a 4 semanas. Quando presentes, a hipocalemia e a alcalose metabólica em geral melhoram. Suplementos de potássio podem ser retirados rapidamente com a melhora da hipocalemia. Com o tempo, a PA pode ser controlada em muitos pacientes com um antagonista de RM associado a um único agente terapêutico alternativo. Nós tipicamente usamos inibidores de ECA, porque a atividade de renina, que é inicialmente suprimida, tipicamente aumenta após o início da terapia com antagonistas de RM. O uso sinérgico de um inibidor de ECA pode prevenir o desenvolvimento de um componente hipertensivo estimulado por renina, dependente de angiotensina II. Entretanto, muitas combinações de anti-hipertensivos podem ser utilizadas com sucesso, associadas ao antagonista de RM.

Os inibidores de SRAA são amplamente utilizados para retardar a progressão da doença renal crônica (DRC) e para reduzir a mortalidade cardiovascular em pacientes com insuficiência cardíaca congestiva (ICC). Estes regimes de tratamento geralmente envolvem tanto os inibidores da ECA e BRA, que, bloqueando a estimulação Ang II-dependente da produção de aldosterona, diminuem os níveis de aldosterona plasmática. No entanto, muitos pacientes desenvolvem escape de aldosterona, em que a queda inicial no nível de aldosterona plasmática é seguida por um aumento posterior, com níveis de aldosterona acima daqueles anteriores ao tratamento com inibidor de ECA ou BRA. O escape de aldosterona está associado a perda mais rápida da taxa de filtração glomerular (TFG) em pacientes com DRC, menor capacidade de exercício e redução da complacência venosa em pacientes com ICC, e efeitos adversos sobre o índice de massa ventricular esquerda em pacientes hipertensos.[45-47] Além de os pacientes que utilizam inibidores da ECA manifestarem escape de aldosterona, indivíduos obesos também podem exibir níveis mais elevados de aldosterona, na ausência de inibidores da ECA.[48] Isto pode resultar de liberação, pelos adipócitos, de compostos que estimulam a produção de aldosterona adrenal.[49] Nenhuma destas circunstâncias resulta em RAR elevada como aquela observada com hiperaldosteronismo primário. No entanto, o uso de espironolactona nesses pacientes pode auxiliar no controle da pressão arterial. Além disso, os pacientes com DRC que desenvolvem escape de aldosterona têm uma maior taxa de perda de TFG, e tratar esses pacientes com baixas doses de antagonistas de RM, tal como espironolactona 25 mg uma vez ao dia, parece diminuir a proteinúria, o que prediz um benefício renoprotetor.[50]

Referências

1. Quinn SJ, Williams GH. Regulation of aldosterone secretion. *Annu Rev Physiol.* 1988;50:409-426.
2. Spat A, Hunyady L. Control of aldosterone secretion: A model for convergence in cellular signaling pathways. *Physiol Rev.* 2004;84:489-539.
3. Choi M, Scholl UI, Yue P, et al. K+ channel mutations in adrenal aldosterone-producing adenomas and hereditary hypertension. *Science.* 2011;331:768-772.
4. Stowasser M. Primary aldosteronism and potassium channel mutations. *Curr Opin Endocrinol Diabetes Obes.* 2013;20:170-179.
5. Beuschlein F, Boulkroun S, Osswald A, et al. Somatic mutations in *ATP1A1* and *ATP2B3* lead to aldosterone-producing adenomas and secondary hypertension. *Nat Genet.* 2013;45:440-444.
6. Lifton RP, Dluhy RG, Powers M, et al. A chimaeric 11β-hydroxylase/aldosterone synthase gene causes glucocorticoid-remediable aldosteronism and human hypertension. *Nature.* 1992;355:262-265.
7. Pascoe L, Curnow KM, Slutsker L, et al. Glucocorticoid-suppressible hyperaldosteronism results from hybrid genes created by unequal crossovers between *CYP11B1* and *CYP11B2. Proc Natl Acad Sci U S A.* 1992;89:8327-8331.
8. Funder JW, Carey RM, Fardella C, et al. Case detection, diagnosis, and treatment of patients with primary aldosteronism: An Endocrine Society clinical practice guideline. *J Clin Endocrinol Metab.* 2008;93:3266-3281.
9. Young WF. Primary aldosteronism: Renaissance of a syndrome. *Clin Endocrinol Oxford.* 2007;66:607-618.
10. Verlander JW, Hassell KA, Royaux IE, et al. Deoxycorticosterone upregulates PDS (Slc26a4) in mouse kidney: Role of pendrin in mineralocorticoid-induced hypertension. *Hypertension.* 2003;42:356-362.
11. Kim GH, Masilamani S, Turner R, et al. The thiazide-sensitive Na-Cl cotransporter is an aldosterone-induced protein. *Proc Natl Acad Sci U S A.* 1998;95:14552-14557.
12. Blazer-Yost BL, Liu X, Helman SI. Hormonal regulation of ENaCs: Insulin and aldosterone. *Am J Physiol.* 1998;274:C1373-C1379.
13. Wingo CS, Kokko JP, Jacobson HR. Effects of in vitro aldosterone on the rabbit cortical collecting tubule. *Kidney Int.* 1985;28:51-57.
14. Bia MJ, DeFronzo RA. Extrarenal potassium homeostasis. *Am J Physiol.* 1981;240:F257-F268.
15. Finch L, Haeusler G. Vascular resistance and reactivity in hypertensive rats. *Blood Vessels.* 1974;11:145-158.
16. Berecek KH, Stocker M, Gross F. Changes in renal vascular reactivity at various stages of deoxycorticosterone hypertension in rats. *Circ Res.* 1980;46:619-624.

17. Nishizaka MK, Zaman MA, Green SA, et al. Impaired endothelium-dependent flow-mediated vasodilation in hypertensive subjects with hyperaldosteronism. *Circulation*. 2004;109:2857-2861.

18. Gomez-Sanchez EP. Brain mineralocorticoid receptors: Orchestrators of hypertension and end-organ disease. *Curr Opin Nephrol Hypertens*. 2004;13:191-196.

19. Gumz ML, Popp MP, Wingo CS, et al. Early transcriptional effects of aldosterone in a mouse inner medullary collecting duct cell line. *Am J Physiol Renal Physiol*. 2003;285:F664-F673.

20. Fuller PJ, Young MJ. Mechanisms of mineralocorticoid action. *Hypertension*. 2005;46:1227-1235.

21. Rogerson FM, Fuller PJ. Mineralocorticoid action. *Steroids*. 2000;65:61-73.

22. Funder JW. Non-genomic actions of aldosterone: Role in hypertension. *Curr Opin Nephrol Hypertens*. 2001;10:227-230.

23. Funder JW. The nongenomic actions of aldosterone. *Endocr Rev*. 2005;26:313-321.

24. Ganguly A. Primary aldosteronism. *N Engl J Med*. 1998;339:1828-1834.

25. Eide IK, Torjesen PA, Drolsum A, et al. Low-renin status in therapy-resistant hypertension: A clue to efficient treatment. *J Hypertens*. 2004;22:2217-2226.

26. Mosso L, Carvajal C, Gonzalez A, et al. Primary aldosteronism and hypertensive disease. *Hypertension*. 2003;42:161-165.

27. Stowasser M, Gordon RD, Gunasekera TG, et al. High rate of detection of primary aldosteronism, including surgically treatable forms, after "nonselective" screening of hypertensive patients. *J Hypertens*. 2003;21:2149-2157.

28. Catena C, Colussi G, Nadalini E, et al. Cardiovascular outcomes in patients with primary aldosteronism after treatment. *Arch Intern Med*. 2008;168:80-85.

29. Weiner ID. Endocrine and hypertensive disorders of potassium regulation: Primary aldosteronism. *Semin Nephrol*. 2013;33:265-276.

30. Nishikawa T, Omura M, Satoh F, et al. Guidelines for the diagnosis and treatment of primary aldosteronism. The Japan Endocrine Society, 2009. *Endocr J*. 2011;58:711-721.

31. Seiler L, Rump LC, Schulte-Monting J, et al. Diagnosis of primary aldosteronism: Value of different screening parameters and influence of antihypertensive medication. *Eur J Endocrinol*. 2004;150:329-337.

32. Stowasser M, Gordon RD. Primary aldosteronism: Careful investigation is essential and rewarding. *Mol Cell Endocrinol*. 2004;217:33-39.

33. Mulatero P, Rabbia F, Milan A, et al. Drug effects on aldosterone/plasma renin activity ratio in primary aldosteronism. *Hypertension*. 2002;40:897-902.

34. Chapman N, Dobson J, Wilson S, et al. Effect of spironolactone on blood pressure in subjects with resistant hypertension. *Hypertension*. 2007;49:839-845.

35. De Souza F, Muxfeldt E, Fiszman R, et al. Efficacy of spironolactone therapy in patients with true resistant hypertension. *Hypertension*. 2010;55:147-152.

36. Salcuni AS, Palmieri S, Carnevale V, et al. Bone involvement in aldosteronism. *J Bone Miner Res*. 2012;27:2217-2222.

37. Terata S, Kikuya M, Satoh M, et al. Plasma renin activity and the aldosterone-to-renin ratio are associated with the development of chronic kidney disease: The Ohasama Study. *J Hypertens*. 2012;30:1632-1638.

38. Weinberger MH, Grim CE, Hollifield JW, et al. Primary aldosteronism: Diagnosis, localization, and treatment. *Ann Intern Med*. 1979;90:386-395.

39. Sawka AM, Young WF Jr, Thompson GB, et al. Primary aldosteronism: Factors associated with normalization of blood pressure after surgery. *Ann Intern Med*. 2001;135:258-261.

40. Meyer A, Brabant G, Behrend M. Long-term follow-up after adrenalectomy for primary aldosteronism. *World J Surg*. 2005;29:155-159.

41. Parthasarathy HK, Menard J, White WB, et al. A double-blind, randomized study comparing the antihypertensive effect of eplerenone and spironolactone in patients with hypertension and evidence of primary aldosteronism. *J Hypertens*. 2011;29:980-990.

42. Cornelisse S, Joels M, Smeets T. A randomized trial on mineralocorticoid receptor blockade in men: Effects on stress responses, selective attention, and memory. *Neuropsychopharmacology*. 2011;36:2720-2728.

43. Tamirisa KP, Aaronson KD, Koelling TM. Spironolactone-induced renal insufficiency and hyperkalemia in patients with heart failure. *Am Heart J*. 2004;148:971-978.

44. Juurlink DN, Mamdani MM, Lee DS, et al. Rates of hyperkalemia after publication of the Randomized Aldactone Evaluation Study. *N Engl J Med*. 2004;351:543-551.

45. Epstein M. Aldosterone blockade: An emerging strategy for abrogating progressive renal disease. *Am J Med*. 2006;119:912-919.

46. Lakkis J, Lu WX, Weir MR. RAAS escape: A real clinical entity that may be important in the progression of cardiovascular and renal disease. *Curr Hypertens Rep*. 2003;5:408-417.

47. Cicoira M, Zanolla L, Franceschini L, et al. Relation of aldosterone "escape" despite angiotensin-converting enzyme inhibitor administration to impaired exercise capacity in chronic congestive heart failure secondary to ischemic or idiopathic dilated cardiomyopathy. *Am J Cardiol*. 2002;89:403-407.

48. Rossi GP, Belfiore A, Bernini G, et al. Body mass index predicts plasma aldosterone concentrations in overweight-obese primary hypertensive patients. *J Clin Endocrinol Metab*. 2008;93:2566-2571.

49. Ehrhart-Bornstein M, Lamounier-Zepter V, Schraven A, et al. Human adipocytes secrete mineralocorticoid-releasing factors. *Proc Natl Acad Sci U S A*. 2003;100:14211-14216.

50. Sato A, Hayashi K, Naruse M, et al. Effectiveness of aldosterone blockade in patients with diabetic nephropathy. *Hypertension*. 2003;41:64-68.

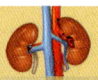

CAPÍTULO 41

Causas Endócrinas de Hipertensão

A. Mark Richards e M. Gary Nicholls

A verdadeira incidência e prevalência de hipertensão de etiologia endócrina é desconhecida. Entretanto, o aldosteronismo primário parece estar presente em mais de 12% dos pacientes com diagnóstico recente de hipertensão, sendo que algum fator endócrino contribuindo para os níveis elevados de pressão arterial (PA) pode estar presente em mais de 12% dos casos. *Hipertensão de origem endócrina* muitas vezes permanece sem diagnóstico pois os médicos a consideram uma entidade rara e, consequentemente, o acesso aos testes específicos necessários à investigação é limitado.

Hipertensão de origem endócrina pode ocorrer na ausência de sinais e sintomas facilmente observáveis ou de anormalidades nos exames bioquímicos de rotina. Entretanto, algumas características devem alertar para um simples rastreio (Fig.41-1), como história familiar de enfermidades hereditárias, a citar feocromocitoma, neurofibromatose, neoplasia endócrina múltipla e hiperaldosteronismo. Na presença de hipertensão resistente ao tratamento (PA resistente à administração de três classes diferentes de anti-hipertensivos) é mandatória a consideração de uma causa secundária, uma vez que fatores iatrogênicos e não aderência forem afastados. O diagnóstico diferencial de hipertensão de etiologia endócrina inclui doenças parenquimatosas renais e doença renovascular.

Alguns sinais e sintomas podem estar presentes. Hipocalemia grave é rara, mas quando presente pode causar fraqueza, poliúria e arritmias cardíacas. Sintomas adrenérgicos ocorrem com feocromocitoma. Mudanças na tolerância à temperatura, no peso corporal, na pele e cabelos e do hábito intestinal são indicativas de disfunção tireoidiana ou hipercortisolismo. Doenças da tireoide, síndrome de Cushing e acromegalia estão associadas a alterações típicas no *habitus* corporal. Sudorese anormal ocorre no feocromocitoma, tireotoxicose e acromegalia.

Hipocalemia e diabetes melito são exemplos clássicos de processos endócrinos patológicos na hipertensão. Hipocalemia na ausência de uso de diurético sugere diagnósticos como hiperaldosteronismo primário, pseudo-hiperaldosteronismo, tumor secretor de renina, síndrome de Cushing e hipertensão acelerada de qualquer etiologia. Portanto, a presença combinada de níveis elevados de PA e hipocalemia deve levar à imediata consideração do diagnóstico de hipertensão de causa endócrina. Hiperglicemia é comum na síndrome de Cushing, no feocromocitoma (principalmente quando os níveis de epinefrina estão elevados), na acromegalia e no hiperaldosteronismo primário. O diagnóstico de formas endocrinológicas de hipertensão oferece chance de cura, de alterar a história natural da doença (a exemplo do feocromocitoma) e do uso de terapias específicas e efetivas que interferem positivamente em outros elementos da doença além do controle pressórico. O Capítulo 40 discute hiperaldosteronismo; este capítulo descreve outros tipos de hipertensão de origem endócrina.

SÍNDROME DE CUSHING

Definição

Essa síndrome de excesso sustentado de glicocorticoide é geralmente secundária à produção de hormônio adrenocorticotrópico (ACTH) por um adenoma de hipófise (doença de Cushing). Menos frequentemente, a síndrome de Cushing é resultado da produção excessiva de cortisol por um adenoma ou carcinoma adrenal e, raramente, pode ser secundária à secreção ectópica de ACTH (corticotropina)[1]. Também pode resultar da administração exógena de corticosteroide. A incidência de síndrome de Cushing endógena é de cinco a 10 casos por 1 milhão de pessoas por ano. A doença de Cushing e os tumores adrenais secretores de cortisol são quatro vezes mais comuns em mulheres que em homens. Aproximadamente 0,5% dos pacientes com carcinoma broncogênico (mais comum em homens que em mulheres) desenvolvem a síndrome do ACTH ectópico.

Etiologia, Patogênese e Epidemiologia

A hipertensão está presente em 80% dos pacientes com síndrome de Cushing (menos frequentemente quando causada por administração exógena de corticoide sintético) e resulta tanto de um aumento no débito cardíaco, quanto da resistência periférica. Os mecanismos por trás dessas alterações hemodinâmicas são complexos.[2]

Em alguns pacientes, a síndrome de Cushing pode ser causada por produção excessiva concomitante de mineralocorticoides, como aldosterona, 11-deoxicorticosterona e corticosterona. Apesar de o cortisol ser capaz de se ligar ao receptor de mineralocorticoide (RM), geralmente não o faz por conta da ação da enzima renal 11β-hidroxiesteroide deidrogenase tipo 2 (β-HSD2), a qual inativa o cortisol em corticosterona, evitando assim sua ligação ao RM. Entretanto, no paciente com baixos níveis de atividade da β-HSD2 ou níveis extremamente altos de cortisol (a exemplo da síndrome do ACTH ectópico), pode haver excesso de cortisol suficiente para que ocorra a ligação ao RM. Além disso, mudanças no *status* de oxidação-redução, potencialmente causadas por distúrbios metabólicos e ativação de citocinas, podem alterar os efeitos dos corticosteroides sobre a função do RM, convertendo a função do cortisol de um antagonista de seu receptor, visto em estados normais de saúde, para uma função de agonista, em estados inflamatórios.[3]

A consequente ativação do RM cardíaco e vascular pode desencadear efeitos adversos inflamatórios, hipertróficos e fibróticos cardiovasculares. Também contribuem para a hipertensão a inibição do vasodilatador óxido nítrico (NO) pelo cortisol, a resposta pressora aumentada a catecolaminas e angiotensina II (Ang II), o aumento da sensibilidade inotrópica cardíaca à estimulação β-adrenérgica e o aumento do volume plasmático.[2] Se afetados, o sistema nervoso simpático (SNS) e o sistema renina-angiotensina (SRA) são suprimidos, apesar dos níveis aumentados de substrato circulante de renina. Já foi proposto que níveis elevados de hormônios vasoconstritores (vasopressina, endotelina-1, tromboxane, insulina) ou concentrações anormalmente baixas das substâncias vasodilatadoras (calicreína-cininas, prostaglandinas) contribuem para hipertensão na síndrome de Cushing, mas a evidência é fraca.[2] O peptídeo natriurético atrial (ANP) de ação vasodilatadora tem seu nível elevado na síndrome de Cushing, apesar das respostas biológicas ao ANP estarem mal

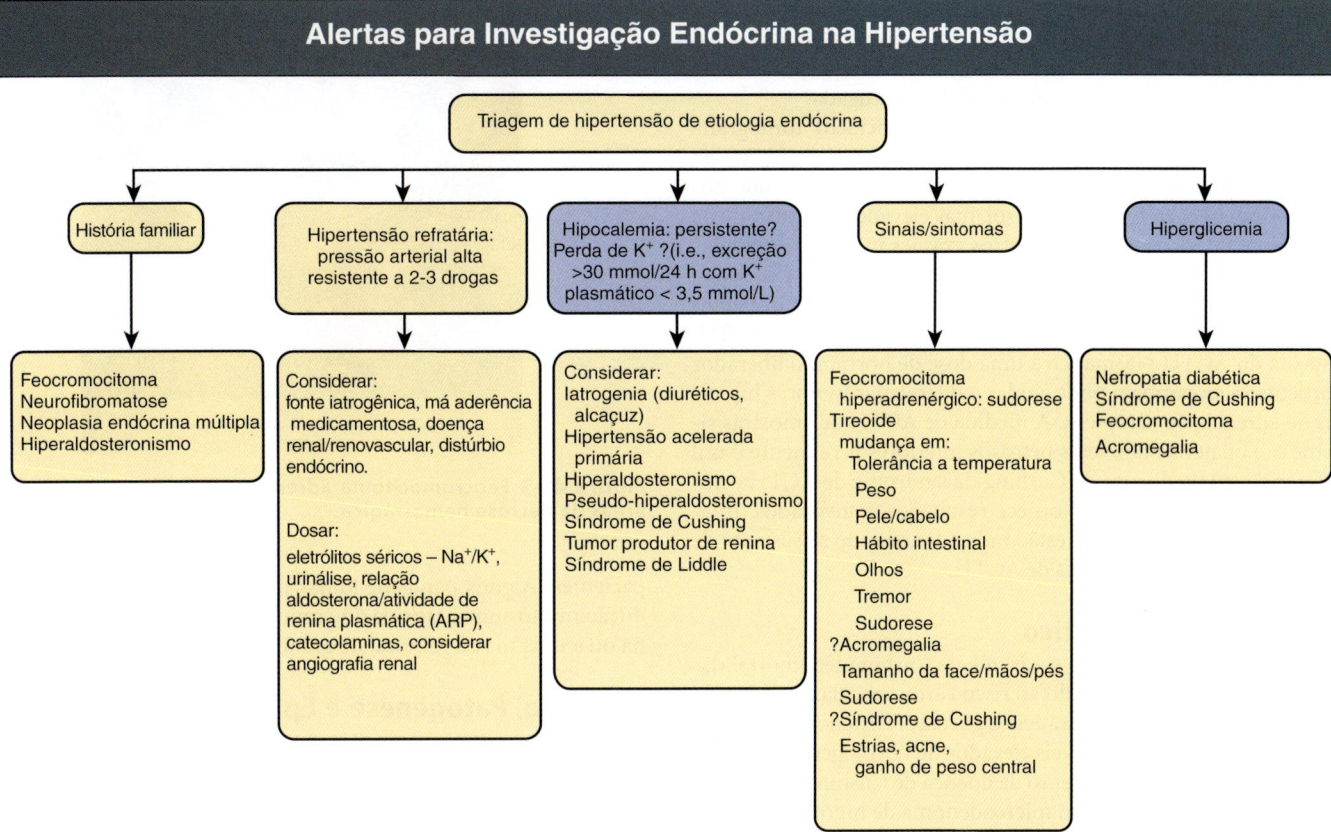

Figura 41-1 Algoritmo de triagem para hipertensão de etiologia endócrina. Observações clínicas que sugerem investigação de causas endócrinas de hipertensão em pacientes hipertensos.

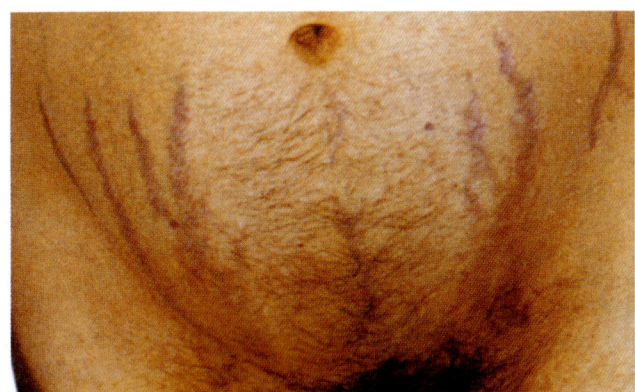

Figura 41-2 Estrias e obesidade central em paciente com síndrome de Cushing.

funcionantes; em teoria, a resistência ao ANP também poderia contribuir para hipertensão.[4] As adipocinas, incluindo leptina e resistina, além da liberação de citocinas pró-inflamatórias (fator de necrose tumoral α, interleucina-6) também podem contribuir para o aumento do risco cardiovascular observado na síndrome de Cushing.[5]

O tratamento com êxito da síndrome de Cushing ou a remoção de um adenoma adrenal subjacente geralmente resulta em controle da PA e recuperação parcial do descenso noturno da pressão arterial antes ausente, com hipertensão residual em uma minoria dos pacientes.

Manifestações Clínicas

As características clínicas da doença de Cushing resultam dos níveis circulantes elevados de hormônios da pró-opiomelanocortina, incluindo ACTH (pigmentação aumentada) e cortisol (adiposidade central,

resistência a insulina ou diabetes, fraqueza e redução da musculatura, fácies pletórica, estrias purpúricas (Fig. 41-2), fragilidade capilar, osteoporose, problemas psicológicos. Em alguns pacientes, efeitos androgênicos (hirsutismo, acne, virilização) são observados e podem ser pronunciados naqueles com adenoma ou carcinoma adrenal. A síndrome de secreção ectópica de ACTH causada por carcinoma brônquico de pequenas células ou outros tumores (a exemplo do tumor carcinoide brônquico ou tímico) se apresenta tipicamente como uma doença consumptiva, geralmente com hiperpigmentação e hipocalemia. A hipertensão está frequentemente associada à hipertrofia do ventrículo esquerdo, que pode ser desproporcional à PA, e ocasionalmente uma insuficiência cardíaca franca é a característica de apresentação inicial.[6]

Diagnóstico Diferencial

A síndrome pseudo-Cushing pode ocorrer com a ingestão aumentada e sustentada de álcool, pois os danos hepáticos podem induzir o aumento da secreção e redução do metabolismo do cortisol. Exames diagnósticos de rotina são incapazes de distinguir a síndrome pseudo-Cushing relacionada ao álcool da verdadeira síndrome de Cushing e novos exames após descontinuação da ingestão alcoólica podem ser necessários.[7]

A depressão está associada ao nível aumentado de cortisol. Na obesidade, a taxa de depuração plasmática de cortisol está aumentada, levando a uma leve produção aumentada de cortisol, apesar de os níveis plasmáticos estarem normais. Um rastreio psicológico e físico cuidadoso geralmente consegue diferenciar esses pacientes daqueles com síndrome de Cushing.

Diagnóstico

Uma excreção de cortisol urinário livre aumentada (ou a relação cortisol-creatinina das primeiras horas da manhã) e a ausência de supressão do cortisol plasmático das 8 horas da manhã após uma baixa dose de dexametasona (1 mg à meia-noite) são geralmente os testes iniciais recomendados. O rastreio também pode incorporar testes para níveis aumentados de cortisol salivar de madrugada.

Outros exames diagnósticos importantes incluem tomografia computadorizada (TC) e ressonância nuclear magnética (RNM) da hipófise e das glândulas adrenais e ACTH plasmático (suprimido nos tumores adrenais secretores de cortisol, mas elevado na síndrome de ACTH ectópico). A realização de outros exames mais aprofundados dependerá dos achados nesse ponto da investigação. O teste com alta dose de dexametasona suprime parcialmente o ACTH em pacientes com tumores de hipófise, mas não com secreção ectópica de ACTH. A resposta do ACTH plasmático a uma dose de hormônio liberador de corticotropina também pode ajudar a diferenciar tumores hipofisários de adrenais ou ectópicos. A medida de ACTH de amostras simultâneas e bilaterais dos seios petrosos inferiores geralmente é útil na diferenciação da doença de Cushing da síndrome de ACTH ectópico, quando o teste anterior fornece resultados equivocados. Imagens do tórax, abdome e pelve estão indicadas quando se suspeita de tumores carcinoides produtores de ACTH.

Tratamento e Prognóstico

Se não tratados, pacientes com síndrome de Cushing têm mortalidade de 50% em cinco anos devido ao risco cardiovascular aumentado associado à hipertensão, intolerância a glicose, resistência insulínica, hiperlipidemia, obesidade e níveis elevados de fibrinogênio.[8]

As taxas de cura no tratamento da doença de Cushing são de 80 a 90% na remoção seletiva de um microadenoma de hipófise e de 50% para os macroadenomas pituitários. A síndrome de Cushing causada por adenoma adrenal é quase sempre curada por adrenalectomia unilateral. Entretanto, no carcinoma adrenal, a sobrevida média é de menos de dois anos. O prognóstico também é ruim quando a síndrome de Cushing resulta de síndrome do ACTH ectópico causada por carcinoma brônquico de pequenas células. Se o tumor produtor de ACTH é benigno e pode ser localizado, entretanto, sua remoção leva à cura. Após a cura da síndrome de Cushing, aproximadamente 30% dos pacientes persistem com hipertensão.[9]

No manejo da hipertensão associada à síndrome de Cushing, não há evidência para o uso de uma classe específica de anti-hipertensivos. Diuréticos espoliadores de potássio podem exacerbar a hipocalemia e a intolerância a glicose enquanto diuréticos poupadores de potássio, geralmente em combinação com outros agentes anti-hipertensivos, podem corrigir a hipocalemia e reduzir o edema ao baixar a PA.

FEOCROMOCITOMA

Definição

O feocromocitoma vem desafiando e fascinando os clínicos desde sua primeira descrição por Frankel em 1886. Uma vez que suas manifestações clínicas podem mimetizar um largo espectro de outras desordens, seu diagnóstico frequentemente é difícil e retardado, algumas vezes com consequências fatais.[10]

Feocromocitoma refere-se a um tumor escurecido de células que se coram de marrom com sal de crômio. Esses tumores aparecem mais frequentemente nas glândulas adrenais (Fig. 41-3), mas aproximadamente 10% dos casos são extra-adrenais (paragangliomas). Apesar de a maioria dos feocromocitomas serem benignos, 10% deles metastatizam para linfonodos regionais e outros órgãos. As suas características histológicas não são marcadores confiáveis do seu comportamento maligno. Esses tumores podem secretar uma grande variedade de hormônios, mas mais caracteristicamente produzem norepinefrina, epinefrina e dopamina, com padrões diferentes entre os

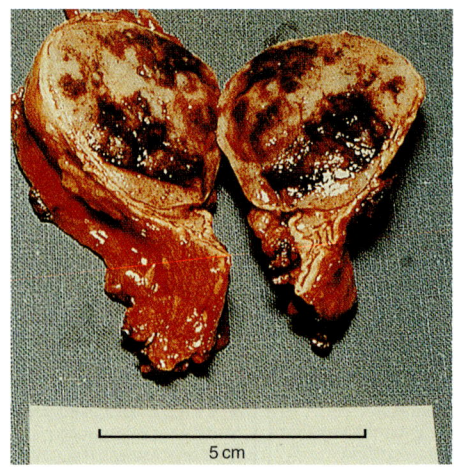

Figura 41-3 Feocromocitoma adrenal de grandes proporções com áreas de necrose hemorrágica.

pacientes. Alguns paragangliomas produzem epinefrina. Uma produção muito aumentada de dopamina está associada a doença maligna ou a uma massa tumoral de grandes proporções.

Etiologia, Patogênese e Epidemiologia

A prevalência de feocromocitoma em pacientes com hipertensão em acompanhamento clínico ambulatorial é de 0,1 a 0,6%.[11] Com um diagnóstico preciso, entretanto, a prevalência pode ser consideravelmente maior, já que muitas pessoas morrem com feocromocitoma não suspeitado.[12]

Feocromocitomas podem ser esporádicos ou familiares. Enquanto os casos esporádicos geralmente são unicêntricos e unilaterais, os feocromocitomas familiares geralmente são multicêntricos e bilaterais. Os feocromocitomas familiares são resultado de uma mutação na linha germinativa em um de cinco genes: o gene *RET*, levando a neoplasia endócrina múltipla tipo 2; o gene von Hippel-Lindau (*VHL*), que causa a síndrome de von Hippel-Lindau; o gene da neurofibromatose tipo 1 (*NF1*), resultando na doença de von Recklinghausen; e os genes que codificam as subunidades B e D da succinato desidrogenase mitocondrial (*SDHB* e *SDHD*), que estão associados a feocromocitomas e paragangliomas familiares. Mais recentemente, mutações nos genes *KIF1Bb*, *TMEM127* e *MAX* também foram associadas ao feocromocitoma.[13]

A Tabela 41-1 mostra as características clínicas das síndromes associadas ao feocromocitoma. Nos pacientes com feocromocitomas aparentemente esporádicos, uma mutação da linha germinativa dos genes mencionados pode estar presente em aproximadamente 20% dos casos e deve ser considerada em pacientes mais jovens (menores de 50 anos) e naqueles com tumores multifocais ou extra-adrenais.[10,14] Pacientes com suspeita de apresentarem mutação da linhagem germinativa precisam receber orientação médica apropriada para eles e sua família.

Manifestações Clínicas

As manifestações clínicas do feocromocitoma refletem a produção aumentada episódica ou contínua de catecolaminas e dependem, em parte, de qual catecolamina é dominante. Os sintomas incluem cefaleia, sudorese, palpitações, ansiedade e palidez (Fig. 41-4).[15] Hipertensão ou diabetes melito, com ou sem sintomas associados, podem ser a manifestação inicial. Alternativamente, o feocromocitoma pode se apresentar como massa tumoral, usualmente uma lesão primária em crescimento no abdome ou um paraganglioma no pescoço, orelha, tórax ou abdome. Ocasionalmente, uma lesão metastática pode ser a

Principais Características Clínicas de Síndromes Associadas ao Feocromocitoma

Síndrome Associada	Manifestações Clínicas
Síndrome de von Hippel-Lindau	
Tipo 1 (sem feocromocitoma)	Cistos e carcinomas de células renais Hemangioblastomas de retina e SNC Neoplasias e cistos pancreáticos Tumores do saco endolinfático Cistadenomas de epidídimo

Tipo 2 (com feocromocitoma)	2A Hemangioblastomas de retina e SNC
	    Feocromocitomas
	    Tumores de saco endolinfático
	    Cistoadenomas de epidídimo
	2B Cistos e carcinomas de células renais
	    Hemangioblastomas de retina e SNC
	    Neoplasias e cistos pancreáticos
	    Feocromocitomas
	    Tumores de saco endolinfático
	    Cistoadenomas de epidídimo
	2C Feocromocitomas isolados

Neoplasia Endócrina Múltipla (NEM) Tipo 2 *	
Tipo 2 A (NEM-2 A)	Carcinoma medular da tireoide Feocromocitoma Hiperparatireoidismo Líquen amiloide cutâneo
Tipo 2 B (NEM-2 B)	Carcinoma medular da tireoide Feocromocitoma Neuromas múltiplos *Habitus* marfanoide
Outras Síndromes	
Neurofibromatose tipo 1	Fibromas múltiplos em pele e mucosa Manchas café com leite Feocromocitomas
Síndromes de paraganglioma	Tumores de cabeça e pescoço (tumores do corpo carotídeo; paragangliomas vagal, jugular e timpânico Feocromocitomas Paragangliomas abdominais ou torácicos (ou ambos)

Tabela 41-1 Características clínicas primárias das síndromes associadas ao feocromocitoma. SNC, sistema nervoso central. *Um terceiro tipo de NEM tipo 2 consiste em carcinoma medular familiar da tireoide isolado (sem feocromocitoma).

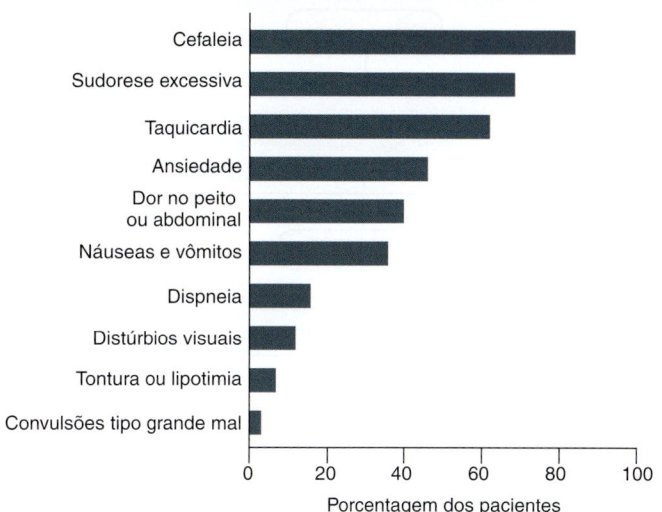

Frequência de Sintomas no Feocromocitoma

Figura 41-4 Frequência de sintomas em 324 pacientes com feocromocitoma. (*Modificado da referência 15.*)

forma de apresentação. O exame físico pode revelar hipertensão lábil (66%) ou persistente (33%), algumas vezes com mudanças recíprocas e agudas na PA e frequência cardíaca, quando o tumor secreta predominantemente norepinefrina.[16] O paciente pode apresentar extremidades frias e úmidas e febre baixa associada a taquicardia e hipotensão postural. Os pacientes também podem se apresentar com emergência médica com hipertensão grave associada ou não a insuficiência cardíaca e uma variedade de sintomas atribuíveis aos altos níveis plasmáticos de catecolaminas. Isso pode ocorrer após trauma menor ou maior, no parto, e aparentemente espontaneamente devido à liberação súbita de catecolaminas do tumor ou hemorragia do mesmo. O diagnóstico e manejo do feocromocitoma na gravidez é particularmente difícil.[17]

Diagnóstico

O diagnóstico de feocromocitoma é baseado na suspeição clínica, mas requer confirmação bioquímica (Fig. 41-5). As evidências atuais são de que a dosagem de metanefrinas livres plasmáticas é o melhor teste para diagnóstico ou exclusão de feocromocitoma e os seus níveis são relativamente independentes da função renal, além de prover uma orientação para o tamanho e localização do tumor.[18-20] Quando a análise das metanefrinas livres plasmáticas não está disponível, o teste para catecolaminas ou seus outros metabólitos plasmáticos ou urinários pode ser usado e tipicamente seus níveis estão de cinco a dez vezes acima do valor normal. Quando os níveis de catecolaminas estão no limite superior da normalidade, um teste de supressão com clonidina é útil, o qual suprime a norepinefrina plasmática para a faixa normal em pacientes saudáveis, mas falha em suprimi-la em pacientes portadores de feocromocitoma.[21]

Após o diagnóstico bioquímico, a lesão deve ser localizada (Fig. 41-5). Para conseguir imagens do feocromocitoma, deve-se ter em mente que o tumor e sua síndrome clínica podem mimetizar outras lesões.[22] RNM e TC de abdome e pelve, concentrando-se primeiramente nas adrenais, têm sucesso na maioria dos pacientes, porém investigação adicional pode ser necessária, se nenhuma lesão for detectada. Isso pode incluir amostragem venosa seletiva para detecção de um aumento nos níveis de catecolaminas, cintilografia com metaiodobenzilguanidina (MIBG), cintilografia com octreotide marcado com índio (In-111), medida de metanefrinas livres plasmáticas em amostra de sangue da veia cava e tomografia com emissão de pósitrons (PET).[23] A remoção de adrenal com feocromocitoma pode resultar em hiperplasia medular compensatória da adrenal contralateral, com subsequente resultado falso-positivo no acompanhamento com a cintilografia com MIBG, exigindo cuidado na interpretação desse exame.[24] A confirmação do diagnóstico de feocromocitoma deve iniciar uma investigação com especialistas para se excluir síndromes associadas, incluindo a síndrome de von Hippel-Lindau, von Recklinghausen e paraganglioma familiar.

Tratamento

Uma vez que o feocromocitoma foi localizado, o paciente deve ser preparado para a cirurgia com uma equipe compreendida por cirurgião, anestesiologista e clínico. Tradicionalmente, algumas semanas de bloqueio do adrenorreceptor-α, geralmente com fenoxibenzamina e posteriormente adição de β-bloqueador, antes da cirurgia, são necessárias para controle da PA e da taquicardia. A monoterapia com β-bloqueador está contraindicada devido ao risco da estimulação α-adrenérgica sem oposição, levando a crise hipertensiva catastrófica.

Avaliação Clínica do Feocromocitoma

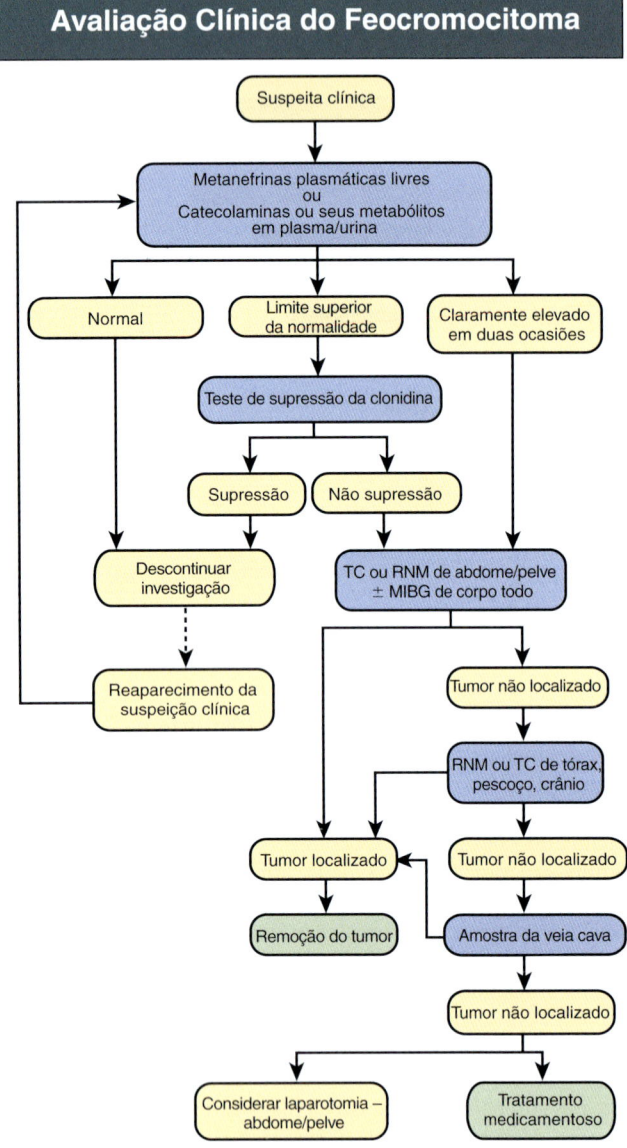

Figura 41-5 Avaliação clínica do feocromocitoma. *TC*, tomografia computadorizada; *MIBG*, metaiodobenzilguanidina; *RNM*, ressonância nuclear magnética.

Drogas alternativas que vêm sendo usadas com sucesso antes da cirurgia incluem prazozina (α-bloqueador) e labetatol (bloqueador α e β combinado). Entretanto, a necessidade de controle farmacológico pré-cirúrgico vem sendo debatida, com uma visão emergente de que um manejo anestésico otimizado, o uso criterioso de drogas vasoativas de curta ação e o manejo intraoperatório cuidadoso do tumor podem permitir cirurgia precoce, com mortalidade perioperatória próxima a zero em séries recentes.[25]

A abordagem laparoscópica para remoção cirúrgica de feocromocitomas adrenais ou alguns tumores extraadrenais tem ganhado aceitação, porém ela deve ser convertida para adrenalectomia aberta em caso de dissecção difícil, invasão, aderências ou inexperiência cirúrgica.[26] A cirurgia laparoscópica também vem sendo usada com êxito para feocromocitomas hereditários bilaterais ou recorrentes. Os agentes usados para controle intraoperatório da PA incluem fentolamina, nitroprussiato de sódio e sulfato de magnésio.

Hipotensão e hipoglicemia são complicações pós-operatórias potenciais. Na maioria dos pacientes, a remoção cirúrgica do feocromocitoma normaliza os níveis de catecolaminas plasmáticas e o fluxo

simpático central previamente suprimido. O controle da PA geralmente melhora com a remoção do feocromocitoma; entretanto, principalmente naqueles pacientes com hipertensão persistente em vez de episódica, a PA pode permanecer elevada, com necessidade de terapia anti-hipertensiva a longo-prazo.

Em caso de feocromocitoma maligno, deve-se considerar ressecção cirúrgica agressiva, particularmente quando existe lesão metastática única. Os sintomas devem ser controlados com agentes α e β-bloqueadores e irradiação pode ser útil em caso de metástases ósseas. Quimioterapia, geralmente com ciclofosfamida, vincristina e dacarbazina, deve ser considerada para aqueles com metástases inacessíveis por cirurgia e que provocam sintomas que não podem ser controlados com α e β-bloqueadores. A progressão de um feocromocitoma maligno é extremamente variável. Apesar de a sobrevida média ser de cinco anos, sobrevida por décadas já foi registrada em alguns casos.

INCIDENTALOMA ADRENAL

Definição e Epidemiologia

"Incidentaloma" refere-se ao achado incidental de uma massa adrenal durante o curso de uma investigação para outras condições, na ausência da suspeição prévia de doença adrenal.[27] O uso aumentado e a sofisticação de exames de imagem de abdome para uma grande variedade de indicações leva frequentemente ao diagnóstico incidental de uma massa adrenal. A prevalência atual de massas adrenais não suspeitadas é reportada em 4% a 7% dos adultos que se submetem a TC de alta resolução ou estudo por RNM abdominal (menos de 1% naqueles com menos de 30 anos, aumentando para 7% naqueles acima de 70 anos).[27,28] Hipertensão é mais comum nos pacientes com incidentalomas (40%) do que na população geral. Em uma série robusta de mais de 1.000 incidentalomas, aproximadamente 75% eram de adenomas não secretores e benignos. Entretanto, uma minoria importante apresenta atividade endócrina, incluindo aldosteronoma (geralmente normocalêmico), feocromocitoma (mais de 4% normotensivos) e mais frequentemente tumores secretores de cortisol. Entre 5% e 30% dos pacientes com incidentalomas apresentam hipercortisolismo subclínico,[27,29] o que pode ser complicado por hipertensão, diabetes, obesidade e osteoporose, como uma síndrome de Cushing completa.[29] A melhor abordagem diagnóstica e terapêutica para o hipercortisolismo subclínico ainda precisa ser definida.

De forma importante, o carcinoma adrenal, apesar de raro com prevalência de 0,6 a 2,0 de casos por um milhão de pessoas, foi responsável por 4% dos casos em séries grandes e bem documentadas de incidentalomas. O diagnóstico de carcinoma adrenal fica mais provável com o aumento do tamanho da massa: 2% das massas maiores que 4 cm em diâmetro, 6% das massas de 4 a 6 cm de diâmetro e 25% dos tumores maiores que 6 cm. Os carcinomas adrenais podem ou não ser funcionantes. O prognóstico é ruim, com sobrevida de 5 anos menor que 20%. O diagnóstico diferencial de incidentalomas inclui metástases, mielolipomas, ganglioneuromas, cistos, hemorragia e infecções.

Manejo

A investigação e o manejo devem seguir dois pontos-chave: definir se o tumor é maligno e se é hormonalmente ativo. Valores de atenuação de TC com e sem contraste ajudam na distinção entre tumores malignos e benignos. Imagens de TC compatíveis com malignidade e tumores maiores que 4 cm de diâmetro sem características de benignidade devem ser ressecados cirurgicamente.[28] Uma história e exame físico cuidadosos devem ser direcionados para a presença de possíveis sinais e sintomas de hipertensão de origem endócrina. Deve-se realizar o rastreio bioquímico para feocromocitoma (dosagem de metanefrinas livres urinárias), excesso de glicocorticoide (relação de cortisol livre para creatinina em urina e concentração plasmática de cortisol nas primeiras horas da manhã após dose de 1 mg de dexametasona) ou hiperaldosteronismo primário (níveis plasmáticos e em urina de 24 horas de potássio e relação renina-aldosterona no plasma). É prudente ressecar tumores funcionantes. Para tumores não funcionantes de aparência benigna, é recomendado seguimento bioquímico anual por cinco anos se o tumor for maior que três centímetros. Deve-se considerar ressecção para os incidentalomas que aumentam de tamanho em mais de 0,8 cm por ano.[28]

TUMOR SECRETOR DE RENINA

Definição

Os tumores secretores de renina primários são raros. Critérios diagnósticos incluem níveis de renina plasmática ou pró-renina elevados, que diminuem com a remoção do tumor e demonstração da presença de renina no tumor. A maioria dos tumores secretores de renina são causados por tumores benignos de células justaglomerulares na faixa de 5 mm a 6 cm de diâmetro, porém esses tumores ocasionalmente são decorrentes de nefroblastomas, carcinomas de células renais e neoplasias extrarrenais (carcinoma brônquico ou pancreático, tumores ovarianos, carcinoma de íleo ou cólon, sarcomas de partes moles, hemangiopericitoma orbitário).

Etiologia e Patogênese

A hipersecreção autônoma de renina resulta em altos níveis circulantes de Ang II, o que leva a aumento da pressão arterial. O hiperaldosteronismo secundário, levando à hipocalemia, resulta da estimulação da zona glomerulosa adrenal pela Ang II. Altos níveis de Ang II podem provocar hiponatremia em uma minoria de pacientes por estimular o centro da sede e a secreção de hormônio antidiurético (ADH) associado a uma ação direta do peptídeo provocando retenção renal de água e pode também causar proteinúria.[30]

Manifestações Clínicas

Os casos mostram uma pequena predominância em mulheres, 75% dos pacientes têm menos que 30 anos, se apresentam geralmente com hipertensão grave, ocasionalmente paroxística (média de 206/131 mmHg), hipocalemia (abaixo de 3,0 mmol/L em aproximadamente 70% dos casos), proteinúria (acima de 0,4 g/dia em aproximadamente 50% dos pacientes) e uma minoria se apresenta com hiponatremia.[31] A taxa de filtração glomerular (TFG) é normal ou aumentada. A PA pode diminuir substancialmente com a primeira dose de inibidor da enzima conversora de angiotensinogênio (iECA) ou bloqueador do receptor de angiotensina (BRA).

Patologia

Tumores secretores de renina são encapsulados de coloração amarelo-bronze ou amarelo-acinzentada, com hemorragias esparsas. Essas massas consistem em sua maioria de células poligonais ou fusiformes em contato estreito com os vasos capilares e sinusoidais e contêm grânulos citoplasmáticos de renina.[31]

Diagnóstico e Diagnóstico Diferencial

Os pacientes que se apresentam com hipertensão e hipocalemia combinadas com níveis elevados de renina (e pró-renina) e aldosterona podem apresentar tumor secretor de renina, mais frequentemente um tumor de células justaglomerulares renais. Deve-se afastar, primeiramente, estenose ou oclusão de artéria renal, por angiografia por TC ou RNM ou arteriografia renal. Essa investigação também pode revelar um tumor de células justaglomerulares periférico radiolúcido, relativamente avascular (Fig. 41-6).[32] Imagens de TC ou RNM

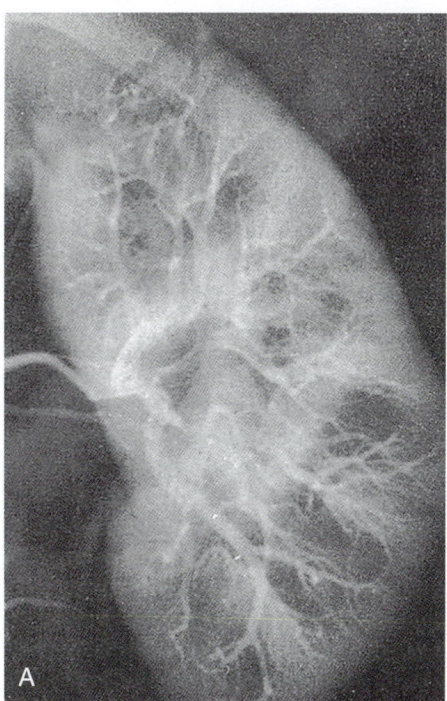
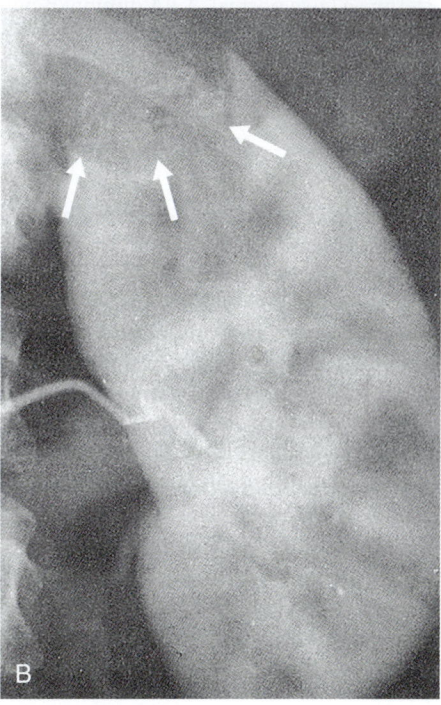

Figura 41-6 Tumor secretor de renina. Angiografia arterial da artéria renal esquerda (**A**) e fases do nefrograma (**B**) revelando um tumor de células justaglomerulares de 2,5 cm com aparência circunscrita e relativamente avascular no polo superior (*setas*). (*Modificado da referência 32.*)

evidenciando lesão isodensa ou hipodensa com pouco ou nenhum realce após injeção de meio de contraste mostraram-se úteis na localização desses tumores. A coleta de amostras de sangue bilateral e simultânea das veias renais permite a lateralização do tumor. Entretanto, uma vez que o fluxo de sangue para o rim acometido não está prejudicado, uma relação de renina maior que 1,2:1,0 entre as duas veias renais pode não estar presente, em contraste com a situação de estenose unilateral da artéria renal, na qual o fluxo sanguíneo reduzido para o rim com estenose e a hipersecreção de renina habitualmente determinam uma relação de renina elevada entre as veias renais.

A obtenção seletiva de uma amostra de sangue de veia renal segmentar pode ajudar na localização do tumor. Quando não se visualiza nenhuma lesão renal e a lateralização da secreção de renina não é evidente, deve-se considerar lesão secretora de renina extrarrenal e deve-se iniciar, de forma apropriada, investigação radiológica e com amostras venosas para medida de renina.

Além de estenose ou oclusão de artéria renal, pode ser necessário excluir outras lesões produtoras de renina, incluindo tumor de Wilms, carcinoma renal, neuroblastoma, carcinoma hepatocelular e feocromocitoma, as quais podem ou secretar renina, ou estimular a produção renal de renina. História clínica e exame físico cuidadosos, além de exames radiológicos e ocasionalmente coleta de amostras venosas para medida de renina devem diferenciar essas desordens de um tumor de células justaglomerulares na maioria dos pacientes.

Tratamento

O controle pré-operatório da pressão arterial é baseado no uso de iECA ou BRA, os quais devem ser introduzidos com cautela para evitar hipotensão associada à primeira dose. Para os tumores de células justaglomerulares, excisão local, quando possível, é recomendada a fim de se preservar néfrons. Quando existe dúvida, uma biópsia de congelação intraoperatória diferenciará um tumor benigno de células justaglomerulares de lesões malignas e guiará a cirurgia. A remoção de tumor de células justaglomerulares resulta no retorno dos níveis de renina e aldosterona à faixa normal. A PA diminui rapidamente, mas nem sempre para valores normais, se existe histórico prévio de hipertensão primária ou dano vascular hipertensivo.

ACROMEGALIA

Definição e Epidemiologia

A acromegalia é causada por excesso de hormônio do crescimento (GH) circulante, geralmente oriundo de um tumor hipofisário. É raro, com incidência de cinco casos por 1 milhão de pessoas por ano e prevalência de 40 a 60 casos por milhão. Hipertensão é mais comum em indivíduos com acromegalia do que na população geral, com uma estimativa de que 35% dos pacientes acromegálicos apresentem PA diastólica acima de 100 mmHg, com uma frequência maior em mulheres e pacientes mais velhos. A indefinição sobre a prevalência (17,5% a 57% em mais de 20 relatos diferentes) reflete uma variação na definição de hipertensão e do estágio da doença.[33] Pacientes acromegálicos que apresentam hipopituitarismo associado ou cardiomiopatia avançada podem apresentar redução da PA mascarando a hipertensão prévia.

A patogênese da hipertensão na acromegalia é complexa, mas reflete a retenção de sódio e expansão do volume associados a uma resposta inapropriada dos sistemas hormonais para contrabalançar esses efeitos. O sódio intercambiável total, a água corporal total e o volume extracelular estão aumentados. Essa expansão de volume deveria suprimir os níveis plasmáticos de renina, porém apesar de os níveis serem baixos, eles não são consistentes com o *status* de sódio. Os níveis de aldosterona também estão normais ou apenas levemente suprimidos. O ANP plasmático, que deveria estar aumentado numa condição de expansão de volume, é normal na acromegalia. Os rins têm tamanho aumentado e a TFG é elevada, porém o balanço de sódio não é corrigido até que a acromegalia seja curada. Outros mecanismos que contribuem para hipertensão podem incluir a presença da enzima Na^+,K^+-ATPase endógena circulante (substâncias semelhantes a digoxina), disfunção endotelial e hipertrofia vascular induzida por GH, resultando em reduzida complacência vascular, efeitos no SNS e fatores genéticos indefinidos.

Manifestações Clínicas

A acromegalia é caracterizada por aumento no tamanho do crânio (Fig.41-7), mãos (Fig.41-8) e pés. Outros sintomas resultam de efeitos

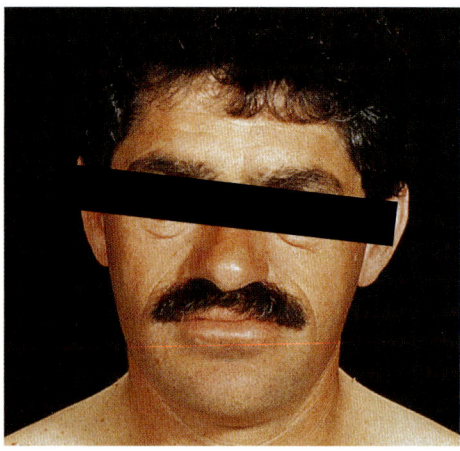

Figura 41-7 Características faciais da acromegalia com crescimento da testa, nariz e mandíbula.

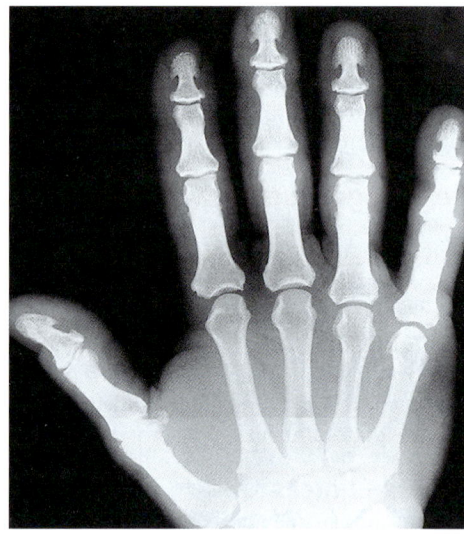

Figura 41-8 **Radiografia da mão na acromegalia.** Falanges distais em "cabeça de seta", espaços articulares expandidos e partes moles aumentadas podem ser vistos.

locais causados pela expansão do tumor na hipófise e incluem defeitos no campo visual e cefaleia. Sinais e sintomas incluem cefaleia (40%), sudorese excessiva (50%), perda da libido (35%), amenorreia (45%), síndrome do túnel do carpo (25%), diabetes melito (19%) e defeitos no campo visual (5%).[34,35] O aumento do tamanho da tireoide ocorre em 50% dos pacientes e tireotoxicose em 6%. Hirsutismo ocorre em 24% das mulheres e galactorreia em 10%. Outras complicações da acromegalia incluem hipertrofia cardíaca, disfunções sistólica e diastólica, arritmia, apneia do sono, osteoartrite e osteopenia e distúrbios do metabolismo do cálcio.[36]

Diagnóstico

Deve-se levantar suspeição clínica a partir dos sinais e sintomas. O Quadro 41-1 lista os testes apropriados para acromegalia. Nível de GH plasmático elevado, especialmente em resposta a um teste de tolerância oral à glicose, é extremamente sugestivo do diagnóstico. Exame de campo visual e RNM da fossa hipofisária são necessários para definir o tumor e excluir expansão supratentorial. A maioria dos pacientes com acromegalia apresenta adenoma hipofisário secretor de GH. Raramente, tumores pancreáticos ou hipotalâmicos secretam o hormônio liberador de GH, com excesso secundário dos níveis de GH. Tumores de mama e brônquios também podem produzir GH.

Testes para Acromegalia
Hormônio do crescimento sérico (GH)
Respostas do hormônio do crescimento sérico ao teste de tolerância a glicose
Fator de crescimento semelhante à insulina I (IGF-I) Radiografia do crânio em perfil
Imagem de ressonância magnética da fossa hipofisária
Medidas de campo visual
Avaliação de outras funções hipofisárias (p. ex., testes de função tireoidiana, hormônio tireoestimulante (TSH), nível de prolactina, ACTH e cortisol)

Quadro 41-1 Testes diagnósticos para acromegalia

Tratamento

O tratamento de escolha para pacientes acromegálicos é a adeno-mectomia transfenoidal. Irradiação e terapia farmacológica têm valor quando não é possível a remoção completa do tecido tumoral (um terço dos pacientes) e quando a cirurgia é contraindicada. Agentes dopaminérgicos, como a bromocriptina e cabergolina e o análogo de somatostatina octreotide reduzem o GH plasmático na acromegalia. A bromocriptina pode induzir uma redução do tamanho tumoral e melhorar o diabetes. O antagonista do receptor de GH, *pegvisomant*, também já se mostrou seguro e efetivo.[37] Radioterapia pode não exercer seu efeito completo durante meses a anos. Hipopituitarismo pode ocorrer tardiamente após tratamento, com necessidade de reposição hormonal de ACTH, hormônio estimulador da tireoide (TSH) ou para deficiência de gonadotropinas. Portanto, monitorização regular da função hipofisária após o tratamento é necessária.

Manejo da Hipertensão na Acromegalia

A remoção cirúrgica do adenoma hipofisário, com consequente normalização dos níveis de GH, pode levar a uma certa redução da pressão arterial, mas a maioria dos pacientes acromegálicos continuarão a precisar de terapia anti-hipertensiva. O tratamento anti-hipertensivo requer o uso de um diurético devido ao estado hipervolêmico. Agentes anti-hipertensivos adicionais são frequentemente necessários e tanto os bloqueadores dos canais de cálcio quanto os iECA podem ser efetivos. β-bloqueadores também podem ser usados, apesar de teoricamente esses agentes poderem aumentar a concentração do hormônio GH.

HIPOTIREOIDISMO

Definição e Epidemiologia

Hipotireoidismo resulta da produção deficiente de hormônios tireoidianos, devido a secreção inadequada de TSH (por lesões hipotalâmicas ou hipofisárias) ou por disfunção da própria tireoide (perda ou atrofia da glândula, destruição autoimune, deficiência de iodo, uso de agentes antitireoidianos ou defeitos hereditários na síntese hormonal).[38] Estima-se que a hipertensão é 1,5 a 2 vezes mais comum nos pacientes hipotireoideos que na população geral.[39]

A patogênese da hipertensão é multifatorial e está associada tanto ao aumento do sódio corporal quanto ao aumento da resistência vascular periférica. Até mesmo em pacientes eutireoideos, o índice sérico de tiroxina livre (FTI) é baixo e o TSH é mais alto em pacientes hipertensos do que nos pacientes normotensos e o FTI também é preditor independente da resposta da PA ao incremento de sódio na dieta tanto em indivíduos normotensos como hipertensos.[40]

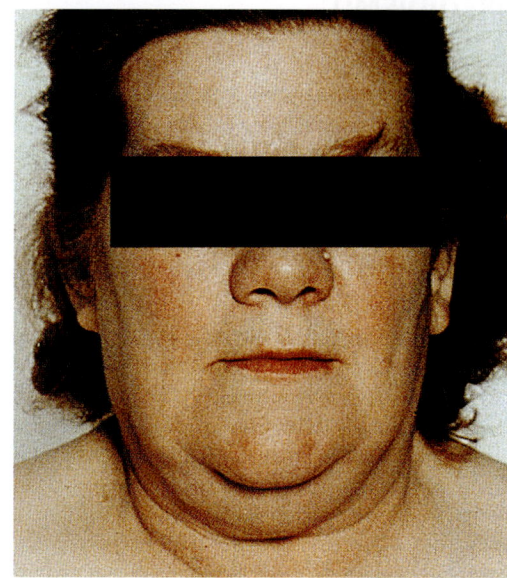

Figura 41-9 Fácies de hipotireoidismo.

O hipotireoidismo está associado a rigidez aórtica aumentada, perda da sensibilidade a vasoconstrictores e disfunção endotelial, com perda da vasodilatação dependente do endotélio e redução da resposta vasodilatadora aos agentes doadores de NO.[41] Observações de hipotireoidismo de curta duração confirmaram aumentos na pressão arterial, catecolaminas plasmáticas, aldosterona e cortisol, todas essas alterações reversíveis com o tratamento com hormônio tireoidiano.[42,43] A relação entre os níveis plasmáticos de catecolaminas e a PA é maior no hipotireoidismo. Os níveis de catecolaminas dos pacientes hipotireóideos também apresentam maior variabilidade associada à maior variabilidade da PA. Isso sugere uma oscilação da atividade simpática no estado de hipotireoidismo.[44] Hipertensão se desenvolve apesar de débito cardíaco baixo.

A terapia de reposição do hormônio tireoidiano corrige as alterações eletrolíticas, hemodinâmicas e hormonais e cura a hipertensão na maioria dos pacientes.

Manifestações Clínicas

Qualquer órgão pode ser afetado pelo hipotireoidismo primário. Os sinais e sintomas podem ser variáveis. O início das anormalidades clínicas costuma ser gradual e o diagnóstico pode não ser feito até que hipotireoidismo franco se estabeleça. Manifestações clínicas comuns incluem fraqueza, pele seca, letargia, fala empastada, sensibilidade ao frio, língua engrossada, fácies arredondada (Fig. 41-9), cabelo seco, falhas de memória, constipação e ganho de peso associado a redução do apetite. Doença arterial coronariana é comum, com contribuição da dislipidemia e hipertensão que aceleram o processo aterogênico.

Diagnóstico

Deve-se considerar hipotireoidismo em qualquer paciente com hipertensão. Uma vez que as manifestações clínicas do hipotireoidismo são frequentemente difíceis de se distinguir, principalmente em pacientes idosos, testes de função tireoidiana, incluindo TSH quando o FTI é duvidoso, devem ser realizados. Em pacientes com hipotireoidismo primário que não ficam normotensos com a terapia de reposição de tiroxina em doses plenas, deve-se suspeitar de hipertensão primária. Para aqueles com hipotireoidismo grave ou de longa duração, a terapia de reposição de tiroxina deve ser cautelosa para minimizar as chances de exacerbar uma isquemia miocárdica latente.

HIPERTIREOIDISMO

Definição e Epidemiologia

O hipertireoidismo e a tireotoxicose podem resultar da doença de Graves e, menos frequentemente, de um bócio multinodular, adenoma tóxico, alta ingestão de iodo, tumor trofoblástico e (raramente) secreção hipofisária excessiva de TSH. Hipertensão é comum no hipertireoidismo, com uma prevalência de 60% nos adenomas tóxicos e aproximadamente 30% na doença de Graves.

Manifestações Clínicas

As manifestações clínicas dependem da causa subjacente do hipertireoidismo, sua gravidade, velocidade de instalação, idade do paciente e doenças concomitantes. Anormalidades podem ser evidentes no sistema cardiovascular (taquiarritimias, insuficiência cardíaca), na pele (sudorese aumentada, pigmentação aumentada com vitiligo), nos olhos (lago oftálmico, exoftalmia), no sistema nervoso (hipertensão, nervosismo), no sistema alimentar (apetite aumentado, porém com perda de peso, diarreia) e no muscular (fraqueza proximal).

A hipertensão no hipertireoidismo está associada a pressão arterial sistólica elevada e diastólica normal ou baixa. Ela pode ser observada tanto na tireotoxicose do pós-parto como na tireotoxicose neonatal. Elevação da PA diastólica não é comum a menos que haja hipertensão primária concomitante.

As características hemodinâmicas da hipertensão relacionada a tireotoxicose incluem débito cardíaco aumentado, aumento da contratilidade miocárdica, resistência vascular periférica diminuída e expansão do volume sanguíneo. Esses índices retornam ao normal na maioria dos pacientes que conseguem alcançar um estado eutiróideo. De forma interessante, os níveis de catecolaminas tendem a ser baixos (inversamente à hipertensão do hipotireoidismo), e não há atividade aumentada do sistema simpático. O sistema renina-angiotensina tende a ser ativado, com consequente aumento dos níveis de aldosterona no hipertireoidismo, o que pode contribuir para o desenvolvimento da hipertensão sistólica isolada. Hipertireoidismo experimental é caracterizado por aumento da responsividade endotelial, talvez refletindo um aumento no estresse vascular da circulação hiperdinâmica. Ocorre também uma reprogramação na relação entre pressão-natriurese, possivelmente atribuível à atividade aumentada do sistema renina-angiotensina.[41]

A suspeição de hipertireoidismo deve ser alta nos pacientes idosos com hipertensão e com pressão de pulso aumentada, particularmente se também existe fibrilação atrial. Esses pacientes são propensos a desenvolverem falência cardíaca e, nesse caso, a pressão arterial sistólica aumentada diminuirá, mascarando a hipertensão prévia. Hipertensão com pressão de pulso alta, apesar de típica do hipertireoidismo, também é observada em muitos pacientes idosos com hipertensão primária devido à perda da complacência da aorta com a idade.

Diagnóstico e Tratamento

O diagnóstico de hipertireoidismo é confirmado com testes de função tireoidiana, incluindo dosagem de TSH. Os agentes β-bloqueadores geralmente são efetivos como terapia de primeira linha para a hipertensão associada ao hipertireoidismo. O tratamento do hipertireoidismo, seja com fármacos antitireoidianos, cirúrgico ou radioiodoterapia, geralmente normalizará a pressão arterial sistólica aumentada, apesar de isso ser variável no paciente idoso que pode ter hipertensão primária concomitante.

Referências

1. Stewart PM. The adrenal cortex. In: Larsen PR, Kronenberg HM, Melmed S, Polonsky KS, eds. *Williams Textbook of Endocrinology*. 10th ed. Philadelphia: Saunders; 2003:491-551.
2. Whitworth JA, Williamson PM, Mangos G, Kelly JL. Cardiovascular consequences of cortisol excess. *Vasc Health Risk Manag*. 2005;1:291-299.
3. Mihailidou AS, Loan Le TY, Mardini M, et al. Glucocorticoids activate cardiac mineralocorticoid receptors during experimental myocardial infarction. *Hypertension*. 2009;54:1306-1312.
4. Sala C, Ambrosi B, Morganti A. Blunted vascular and renal effects of exogenous atrial natriuretic peptide in patients with Cushing's disease. *J Clin Endocrinol Metab*. 2001;86:1957-1961.
5. Valassi E, Biller BMK, Klibanski A, Misra M. Adipokines and cardiovascular risk in Cushing's syndrome. *Neuroendocrinology*. 2012;95:187-206.
6. Sugihara N, Shimizu M, Kita Y, et al. Cardiac characteristics and postoperative courses in Cushing's syndrome. *Am J Cardiol*. 1992;69:1475-1480.
7. Besemer F, Pereira AM, Smit JWA. Alcohol-induced Cushing syndrome. *Neth J Med*. 2011;69:318-323.
8. Mancini T, Kola B, Mantero F, et al. High cardiovascular risk in patients with Cushing's syndrome according to 1999 WHO/ISH guidelines. *Clin Endocrinol*. 2004;61:768-777.
9. Baid S, Nieman LK. Glucocorticoid excess and hypertension. *Curr Hypertens Rep*. 2004;6:493-499.
10. Manger WM, Gifford RW, eds. *Clinical and Experimental Pheochromocytoma*. Cambridge, Mass: Blackwell Science; 1996.
11. Lenders JWM, Eisenhofer G, Mannelli M, et al. Phaeochromocytoma. *Lancet*. 2005;366:665-675.
12. McNeil AR, Blok BH, Koelmeyer TD, et al. Phaeochromocytomas discovered during coronial autopsies in Sydney, Melbourne and Auckland. *Aust NZ J Med*. 2000;30:648-652.
13. Kalackov K, Tupikowski K, Bednarek-Tupikowski G. Genetic aspects of pheochromocytoma. *Adv Clin Exp Med*. 2012;21:821-829.
14. Neumann HPH, Bausch B, McWhinney SR, et al. Germ-line mutations in nonsyndromic pheochromocytoma. *N Engl J Med*. 2002;346:1459-1466.
15. Ross ZJ, Griffith DN. The clinical presentation of phaeochromocytoma. *Q J Med*. 1989;71:485-494.
16. Richards AM, Nicholls MG, Espiner EA, et al. Arterial pressure and hormone relationships in phaeochromocytoma. *J Hypertens*. 1983;1:373-379.
17. Manger WM. The vagaries of pheochromocytomas. *Am J Hypertens*. 2005;18:1266-1270.
18. Lenders JW, Pacak K, Walther MM, et al. Biochemical diagnosis of pheochromocytoma: Which test is best? *JAMA*. 2002;287:1427-1434.
19. Eisenhofer G, Huysmans F, Pacak K, et al. Plasma metanephrines in renal failure. *Kidney Int*. 2005;67:668-677.
20. Eisenhofer G, Lenders JW, Goldstein DS, et al. Pheochromocytoma catecholamine phenotypes and prediction of tumor size and location by use of plasma free metanephrines. *Clin Chem*. 2005;51:735-744.
21. Bravo EL, Tarazi RC, Fouad FM, et al. Clonidine-suppression test: A useful aid in the diagnosis of pheochromocytoma. *N Engl J Med*. 1981;305:623-626.
22. Blake MA, Kalra MK, Maher MM, et al. Pheochromocytoma: An imaging chameleon. *Radiographics*. 2004;24(suppl 1):S87-S99.
23. Pacak K, Goldstein DS, Doppman JL, et al. A "pheo" lurks: Novel approaches for locating occult pheochromocytoma. *J Clin Endocrinol Metab*. 2001;86:3641-3646.
24. Burt MG, Allen B, Conaglen JV. False positive ^{131}I-metaiodobenzylguanide scan in the postoperative assessment of malignant phaeochromocytoma secondary to medullary hyperplasia. *NZ Med J*. 2002;115:18.
25. Lentschener C, Gaujoux S, Tesniere A, Dousset B. Point of controversy: Perioperative care of patients undergoing pheochromocytoma removal—Time for reappraisal? *Eur J Endocrinol*. 2011;165:365-373.
26. Shen WT, Sturgeon C, Clark OH, et al. Should pheochromocytoma size influence surgical approach? A comparison of 90 malignant and 60 benign pheochromocytomas. *Surgery*. 2004;136:1129-1137.
27. Cicala MV, Sartorato P, Mantero F. Incidentally discovered masses in hypertensive patients. *Best Pract Res Clin Endocrinol Metab*. 2006;20:451-466.
28. Zeiger MA, Seigelman SS, Hamrahian AH. Medical and surgical evaluation and treatment of adrenal incidentalomas. *J Clin Endocrinol Metab*. 2011;96:2004-2015.
29. Chiodini I. Diagnosis and treatment of subclinical hypercortisolism. *J Clin Endocrinol Metab*. 2011;96:1223-1236.
30. Robertson PW, Klidjian A, Harding LK, et al. Hypertension due to a renin-secreting tumor. *Am J Med*. 1967;43:963-976.
31. Lindop GBM, Leckie BJ, Mimran A. Renin-secreting tumors. In: Robertson JIS, Nicholls MG, eds. *The Renin-Angiotensin System*. London: Gower Medical; 1993:54.1-54.12.
32. Lam ASC, Bédard YC, Buckspan MB, et al. Surgically curable hypertension associated with reninoma. *J Urol*. 1982;128:572-575.
33. Vitale G, Pivonello R, Auriemma RS, et al. Hypertension in acromegaly and in the normal population: Prevalence and determinants. *Clin Endocrinol*. 2005;63:470-476.

34. Nabarro JDM. Acromegaly. *Clin Endocrinol*. 1987;26:481-512.

35. Jadresic A, Banks LM, Child DG, et al. The acromegaly syndrome. *Q J Med*. 1982;51:189-204.

36. Colao A, Ferone D, Marzullo P, Lombardi G. Systemic complications of acromegaly: Epidemiology, pathogenesis, and management. *Endocr Rev*. 2004; 25:102-152.

37. Van der Lely AJ, Biller BMK, Brue T, et al. Long-term safety of pegvisomant in patients with acromegaly: Comprehensive review of 1288 subjects in ACROSTUDY. *J Endocrinol Metab*. 2012;97:1589-1597.

38. Larsen PR, Ingbar SH. The thyroid gland. In: Wilson JD, Foster DW, eds. *Williams Textbook of Endocrinology*. Philadelphia: Saunders; 1992:357-487.

39. Bing RF. Thyroid disease and hypertension. In: Robertson JIS, ed. *Handbook of Hypertension: Clinical Hypertension*. Amsterdam: Elsevier; 1992: 576-593.

40. Gumieniak O, Perlstein TS, Hopkins PN, et al. Thyroid function and blood pressure homeostasis in euthyroid subjects. *J Clin Endocrinol Metab*. 2004; 89:3455-3461.

41. Vargas F, Moreno JM, Rodriguez-Gomez I, et al. Vascular and renal function in experimental thyroid disorders. *Eur J Endocrinol*. 2006;154:197-212.

42. Dernellis J, Panaretou M. Effects of thyroid replacement therapy on arterial blood pressure in patients with hypertension and hypothyroidism. *Am Heart J*. 2002;143:718-724.

43. Fommei E, Iervasi G. The role of thyroid hormone in blood pressure homeostasis: Evidence from short-term hypothyroidism in humans. *J Clin Endocrinol Metab*. 2002;87:1996-2000.

44. Richards AM, Nicholls MG, Espiner EA, et al. Hypertension in hypothyroidism: Arterial pressure and hormone relationships. *Clin Exp Hypertens*. 1985;7:1499-1514.

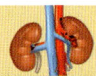

Hipertensão Neurogênica, Incluindo Hipertensão Associada a Acidente Vascular Cerebral e Lesão de Medula Espinhal

Venkatesh Ayiagari, Sean Ruland e Philip B. Gorelick

O sistema nervoso e a pressão arterial (PA) estão estreitamente relacionados.[1] Já está bem documentado que o aumento da PA em resposta a agentes estressores é mediado pelo sistema nervoso simpático (SNS). Entretanto, cada vez mais se estuda o papel do SNS na regulação da PA a longo prazo e no início e manutenção da hipertensão. Muitos estudos sobre os níveis de catecolaminas plasmáticas, de transbordamento de norepinefrina renal, de microneurografia e da variabilidade da frequência cardíaca defendem a hipótese de que a ativação simpática desempenha papel preponderante nos pacientes hipertensos.[2] O SNS também tem função importante na hipertensão após lesão neurológica. Este capítulo descreve a fisiologia e o manejo da hipertensão nesse tipo de injúria.

FISIOLOGIA E FISIOPATOLOGIA

Controle Neurológico da Pressão Arterial

O tronco encefálico, especialmente a medula ventral, tem papel-chave na manutenção da PA (Fig. 42-1). A PA é controlada pelo núcleo do trato solitário (NTS), o qual recebe inibição por barorreceptores aferentes, e pela medula ventrolateral rostral e medula ventromedial rostral, as quais são a fonte das vias pressóricas excitatórias descendentes do bulbo espinhal. Além disso, o centro depressor localizado na medula ventrolateral caudal, composto de neurônios que contêm ácido γ-aminobutírico (GABA), recebe vias aferentes do NTS e projeta sinais para a medula ventral rostral. Esses neurônios gabaérgicos inibitórios são tonicamente ativos e a redução de sua atividade leva à hipertensão.[3-5]

As últimas unidades efetoras são os neurônios simpáticos localizados na coluna de células intermediolaterais da medula espinhal e os neurônios parassimpáticos localizados no núcleo motor dorsal do vago e no núcleo ambíguo da medula. Ademais, impulsos do sistema límbico, córtex cerebral e hipotálamo também se projetam direta ou indiretamente para a coluna de células intermediolaterais da coluna espinhal e influenciam a regulação da PA.

Os fatores que levam à ativação simpática na hipertensão são pouco compreendidos. Recentemente, entretanto, foi reconhecido o papel da inflamação de baixo grau e das espécies reativas de oxigênio (ERO). Alguns estudos também sugerem que a ativação de inflamação de baixo grau nos rins pode ativar vias aferentes simpáticas que estimulam o SNS central. A hipertensão também se associa aos níveis aumentados de marcadores inflamatórios circulantes, como o fator de necrose tumoral α, interleucina-6, proteína C reativa, proteína 1 quimioatrativa de monócitos e moléculas de adesão, tais como selectina-P e molécula 1 de adesão intercelular. A angiotensina II (Ang II) e a aldosterona também apresentam papel crucial na inflamação vascular e já se mostrou que tanto o candesartan como

os antagonistas mineralocorticoides diminuem os níveis de marcadores inflamatórios. Além disso, a hipertensão mediada por Ang II vem sendo associada à ativação da micróglia cerebral e níveis aumentados de citocinas cerebrais inflamatórias e ERO. Um aumento de ERO pode ativar diretamente ou sensibilizar neurônios simpáticos e depurar o óxido nítrico, o que inibe o fluxo simpático de forma tônica. Portanto, a disfunção da tríade neural-imunevascular, levando a um aumento do estresse oxidativo central, pode ser a força propulsora por trás da ativação simpática, a qual aumenta os níveis de Ang II e promove ainda mais inflamação e disfunção vascular.[6]

Autorregulação Cerebrovascular

Sob condições normais, o fluxo sanguíneo cerebral (FSC) do adulto é de 50 mL/100 g/min. O FSC é regulado pela seguinte relação entre pressão de perfusão cerebral (PPC) e resistência cerebrovascular (RCV):

$$FSC = PPC/RCV$$

A pressão de perfusão cerebral é definida como a diferença entre a pressão arterial média (PAM) e a pressão intracraniana (PIC). Se a PIC está aumentada, é necessário um aumento da PA para manter a PPC e o FSC.

A autorregulação cerebrovascular mantém um fluxo sanguíneo constante dentro de uma grande faixa de PPC. Normalmente, mudanças na PA têm pouco efeito no FSC devido às mudanças compensatórias na resistência. Um aumento da PA produz vasoconstrição e uma redução produz vasodilatação, mantendo assim o FSC constante (Fig. 42-2). A autorregulação é efetiva dentro de uma faixa de PPC de 60 a 150 mmHg. Em indivíduos cronicamente hipertensos, as arteríolas cerebrais desenvolvem hipertrofia da camada média e perdem a capacidade de vasodilatação efetiva em condições de pressão mais baixa. Isso leva a um desvio para a direita da curva de autorregulação.[7] Nesses indivíduos, uma rápida redução da PA pode levar a uma diminuição do FSC, mesmo a PA ainda se encontrando dentro da faixa "normal". Com o controle efetivo da hipertensão por muitos meses, a faixa normal de autorregulação pode ser restabelecida.[8]

Acima do limite superior de autorregulação, ocorre uma *vasodilatação abrupta* levando a dano da barreira hematoencefálica e edema cerebral e possivelmente hemorragia cerebral. Abaixo do limite inferior de autorregulação, reduções na PPC levam a uma diminuição no FSC. Sob essas circunstâncias, extração aumentada de oxigênio e glicose mantêm o metabolismo e a função cerebral. Quando o FSC decresce para valores abaixo de 20 mL/100 g/min, o aumento na extração de oxigênio não consegue mais suprir as necessidades metabólicas do cérebro, causando disfunção cerebral.

Vias Neurais Envolvidas no Controle da Pressão Arterial

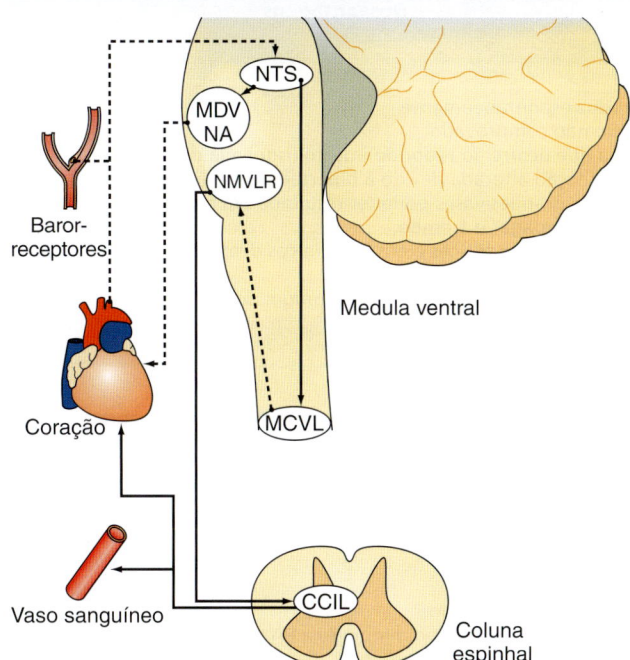

Figura 42-1 Vias neurais envolvidas no controle da pressão arterial. A medula ventral tem o papel-chave de gerar tanto vias excitatórias (*linha sólida*), como inibitórias (*linha pontilhada*), em sua maioria através dos neurônios medulares ventrolaterais rostrais (*NMVLR*) e núcleo do trato solitário (*NTS*), respectivamente. O controle do efetor final é realizado pela ativação simpática originada na coluna de células intermediolaterais (*CCIL*) e ação parassimpática através do núcleo ambíguo (*NA*) e núcleo motor dorsal do nervo vago (*MDV*). MCVL, Neurônios da medula caudal ventrolateral.

HIPERTENSÃO APÓS ACIDENTE VASCULAR CEREBRAL

Epidemiologia

A hipertensão é o fator de risco modificável mais importante para acidente cerebrovascular (AVC), e redução da PA é efetiva na sua prevenção primária, melhora os desfechos nos pacientes que tiveram AVC isquêmico e pode ser especialmente benéfica para reduzir o risco de AVC entre aqueles com história de hemorragia intracraniana.[9] Dados combinados de 40 estudos clínicos com drogas anti-hipertensivas demonstraram que uma redução de 10% na PA sistólica diminui o risco de AVC em um terço.[10] Uma PA diastólica 5 mm mais baixa associada a uma PA sistólica 9 mm mais baixa conferem um risco de AVC 33% menor, e uma PA diastólica 10 mm mais baixa associada a uma PA sistólica 18 a 19 mm mais baixa conferem uma redução do risco de AVC maior que 50%.[11] Nos pacientes que tiveram um AVC o estudo Perindopril Protection against Recurrent Stroke Study (PROGRESS) mostrou que uma redução da PA estava associada a uma diminuição significativa da recorrência total de AVC em 28% e uma redução de eventos coronarianos e vasculares graves em 26%, até nos pacientes com PA inicial normal.[12]

Entretanto, o manejo da PA no momento imediato após o AVC é controverso.[13] Uma grande proporção de pacientes apresenta PA elevada imediatamente após o AVC e tende a diminuir espontaneamente em uma a duas semanas para os valores basais pré-AVC. O Quadro 42-1 lista algumas das possíveis causas de elevação da PA. Pressão arterial aumentada após AVC está associada a maior mortalidade. Contudo, não se sabe se a PA aumentada contribui diretamente para o pior prognóstico ou se baixar imediatamente a PA levará a melhores desfechos.

Curva de Autorregulação Cerebral

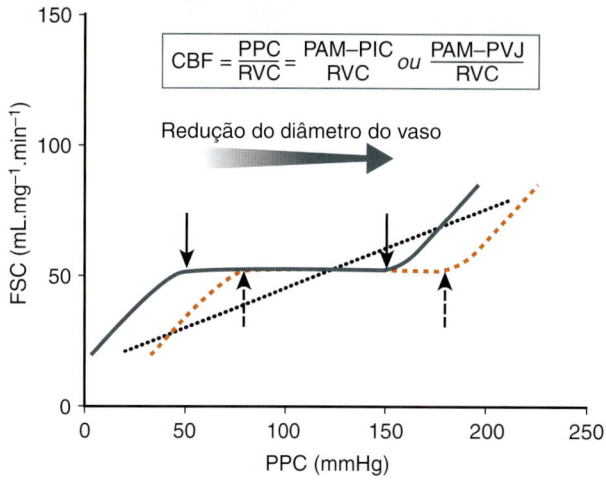

$$CBF = \frac{PPC}{RVC} = \frac{PAM-PIC}{RVC} \; ou \; \frac{PAM-PVJ}{RVC}$$

Figura 42-2 Curva de autorregulação cerebral. No estado normal (*linha sólida*), o fluxo sanguíneo cerebral (*FSC*) é mantido constante dentro de uma ampla faixa de pressão de perfusão cerebral (*PPC*; 60 a 150 mmHg). Na hipertensão crônica (*linha tracejada*), a curva de autorregulação desvia para a direita. Na presença de isquemia cerebral aguda (*linha pontilhada*), a autorregulação cerebral pode estar prejudicada, e o FSC torna-se dependente da PPC. *RVC*, resistência venosa cerebral; *PIC*, pressão intracraniana; *PVJ*, pressão venosa jugular; *PAM*, pressão arterial média. (*Retirado da referência 14.*)

Possíveis Causas de Hipertensão após Acidente Vascular Cerebral (AVC)

Hipertensão preexistente
Efeito do "jaleco branco"
Estresse da hospitalização
Reflexo de Cushing*
Liberação de catecolaminas e cortisol
Lesão do tronco encefálico ou hipotálamo
Resposta inespecífica à lesão cerebral

Quadro 42.1 Possíveis causas de hipertensão após Acidente Vascular Cerebral (AVC). *Resposta hipotalâmica ao aumento da pressão intracraniana ou isquemia que consiste em hipertensão associada a bradicardia.

Fisiopatologia

Um entendimento da fisiopatologia cerebrovascular é essencial para se compreender os prós e os contras de se tratar a hipertensão nesses pacientes (Tabela 42-1).

Nos pacientes com AVC isquêmico, a oclusão vascular leva à formação de uma região central de isquemia irreversível circundada por uma zona isquêmica em que o fluxo sanguíneo é reduzido, mas o tecido cerebral ainda é viável. Após dois ou três dias, as áreas isquêmicas podem recuperar-se completamente ou apresentarem infarto. Nos primeiros dias, a perfusão dessa zona é marginal e uma piora da redução no fluxo sanguíneo pode causar o infarto. Uma vez que a autorregulação cerebral está prejudicada pelo AVC isquêmico, uma queda da PA pode reduzir o fluxo sanguíneo e aumentar a área de infarto e uma PA muito elevada pode causar transformação hemorrágica, particularmente se agentes trombóticos foram utilizados.

Às vezes, pode ser difícil diferenciar entre a *encefalopatia hipertensiva*, em que está claramente indicada uma redução da PA, de um AVC isquêmico com hipertensão associada. O nível de consciência, a presença de déficits neurológicos focais e o exame oftalmoscópico (fundo de olho) podem ajudar no diagnóstico diferencial. A

Tratamento Agudo da Hipertensão no AVC: Vantagens e Desvantagens

Vantagens	Desvantagens
AVC Agudo Isquêmico	
Possivelmente reduz mortalidade Possivelmente reduz a progressão do AVC Possivelmente diminui a transformação hemorrágica (principalmente após tPA) Possivelmente reduz a formação de edema cerebral Possivelmente é útil por razões sistêmicas (p. ex. isquemia miocárdica associada) Os pacientes tendem a ser mais aderentes ao uso de anti-hipertensivos, se o tratamento for iniciado no hospital	A PA reduz espontaneamente Benefício não comprovado Isquemia que ocorre ao redor do infarto (isquemia de penumbra) Autorregulação alterada devido à hipertensão crônica, isquemia Estenose de grandes vasos pode ter resultado em redução da perfusão Chance de propagar o trombo Relato de casos anedóticos e ensaios clínicos demonstrando deterioração com diminuição da PA Princípio de "não causar malefício" (primum non nocere)
Hemorragia Intraparenquimatosa Aguda	
Possivelmente reduz mortalidade Possivelmente diminui a expansão do hematoma Possivelmente reduz a formação de edema cerebral Possivelmente é útil por razões sistêmicas (p. ex. isquemia miocárdica associada) Pacientes tendem a ser mais aderentes ao uso de anti-hipertensivos se o tratamento for iniciado no hospital	A PA diminui espontaneamente Benefício não comprovado Possível zona de isquemia ao redor do hematoma intracerebral Pacientes cronicamente hipertensos requerem PPC maior, devido ao desvio na curva de autorregulação A PIC pode estar elevada e diminuindo a PA reduz o que poderia ser a PPC marginal Princípio de "não causar malefício" (primum non nocere)
Hemorragia Subaracnóidea por Aneurisma	
Possivelmente reduz a taxa de novo sangramento Possivelmente ajuda se há isquemia cardíaca (miocárdio atordoado)	Benefício não comprovado A PIC pode estar elevada e diminuindo a PA reduz o que poderia ser a PPC marginal Possivelmente leva à isquemia cerebral na presença de vasoespasmo

Tabela 42.1 Vantagens e desvantagens (prós e contras) do tratamento agudo da hipertensão no acidente vascular cerebral (AVC). *PA*, pressão arterial; *PPC*, pressão de perfusão cerebral; *PIC*, pressão intracraniana; *tPA*, ativador de plasminogênio tecidual.

encefalopatia hipertensiva é uma síndrome de disfunção neurológica global, geralmente com papiledema e geralmente os déficits neurológicos focais são menos proeminentes. No AVC isquêmico agudo, o déficit neurológico focal é mais proeminente e alterações do nível de consciência são menos comuns, com exceção do AVC de tronco encefálico ou do edema cerebral "maligno" causado pelo infarto hemisférico maciço.

Nos pacientes com hemorragia intracerebral, as considerações são diferentes.[14] A expansão do hematoma ocorre em um terço dos pacientes, com hemorragia intracerebral nas primeiras 24 horas.[15] Portanto, a PA geralmente deve ser reduzida nesses pacientes a fim de diminuir a expansão do hematoma.[16] Entretanto, não há evidência clara da associação entre PA elevada e expansão de hematoma. Por outro lado, alguns pacientes com hemorragia intraparenquimatosa podem apresentar pressão intracraniana (PIC) aumentada decorrente do volume do hematoma ou de hidrocefalia associada. Nesses pacientes não se objetiva a redução da PA, pois isso pode diminuir a PPC para níveis críticos; a monitoração da PIC e da PPC pode ser útil.

Pacientes com hemorragia subaracnóidea (HSA) por aneurisma apresentam risco significativo de novo sangramento; recomenda-se controle estreito da PA para reduzir esse risco. Alguns pacientes com HSA têm disfunção miocárdica associada (miocárdio atordoado), nesse caso uma PA elevada pode piorar a função do miocárdio. Aqui também, nos pacientes com hidrocefalia ou hemorragia cerebral parenquimatosa associada, a monitoração da PIC e da PPC pode orientar o manejo da PA. Na segunda metade da primeira semana e na segunda semana após HSA, muitos pacientes desenvolvem vasoespasmo das artérias intracranianas. A redução da PA pode piorar a isquemia cerebral nessa situação. Portanto, uma vez que a ruptura do aneurisma foi adequadamente tratada com clipagem cirúrgica ou embolização endovascular com molas, a PA é geralmente mantida na faixa normal ou um pouco elevada nesses pacientes.

Diagnóstico e Tratamento

Estudos definitivos com poder adequado para acessar os benefícios e riscos da redução da PA após AVC isquêmico e AVC hemorrágico ainda não foram realizados. Uma revisão da Cochrane concluiu que a evidência para avaliar o efeito da alteração da PA no desfecho durante a fase aguda do AVC é insuficiente.[17] As próximas sessões sumarizam a evidência disponível. A Figura 42-3 mostra as recomendações para tratamento da PA em diferentes situações clínicas.

AVC Isquêmico Agudo

O ensaio clínico Acute Candesartan Cilexetil Evaluation in Stroke Survivors (ACCESS) estudou o tratamento precoce e tardio com candesartan após um AVC em pacientes conscientes, com paresia motora e que estavam hipertensos. O desfecho combinado de mortalidade total, complicações cerebrovasculares e complicações cardiovasculares ao final de três meses foi reduzido em 48% nos pacientes tratados com candesartan (4 a 16 mg) iniciado dentro de 72 horas após o AVC, quando comparado com aqueles que iniciaram o candesartan após sete dias. Entretanto, essa diferença no desfecho não foi associada a nenhuma diferença na PA.[18]

O estudo Scandinavian Candesartan Acute Stroke Trial (SCAST) foi desenhado para confirmar o benefício do candesartan em pacientes com AVC agudo. Pacientes com uma PA sistólica de 140 mmHg ou mais dentro de 30 horas de um AVC agudo (85% foram isquêmicos) foram randomizados para tratamento com candesartan ou placebo por sete dias, com dose escalonada de 4 mg no dia 1 a 16 mg nos dias 3 a 7. O desfecho primário combinado de óbito de causa vascular, infarto do miocárdio ou AVC em seis meses não foi significativamente diferente entre os dois grupos. O desfecho funcional foi levemente pior em seis meses no grupo que recebeu candesartan, porém não alcançou significância estatística.[19]

No ensaio clínico Controlling Hypertension and Hypotension Immediately Post-Stroke (CHHIPS), pacientes hipertensos com

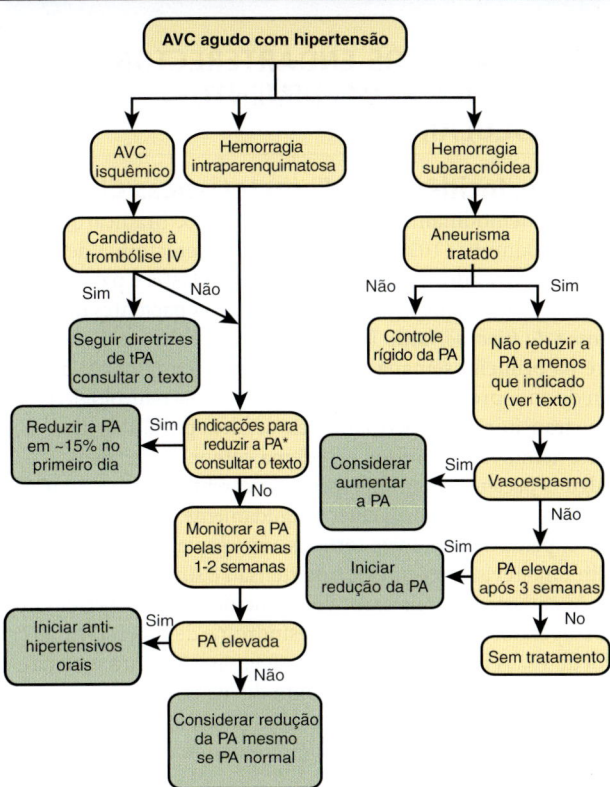

Manejo da Hipertensão após Acidente Vascular Cerebral (AVC) Agudo

Figura 42-3 Manejo da hipertensão após acidente vascular cerebral agudo. *PA*, pressão arterial; *IV*, intravenosa; *tPA*, ativador do plasminogênio tecidual. *Indicações de tratamento incluem PA sistólica acima de 220 ou PA diastólica acima de 120 mmHg para AVC isquêmico, a presença de condições associadas como dissecção de aorta ou infarto do miocárdio, e em pacientes com hemorragia cerebral, PA sistólica acima de 180 ou pressão arterial média acima de 130 mmHg.

Diretrizes para o Manejo da Pressão Arterial após Acidente Vascular Cerebral (AVC) Isquêmico Agudo

AHA/ASA	ESO
Pacientes elegíveis para terapia trombolítica	A redução da PA de rotina não é recomendada
Antes da terapia trombolítica	Redução cautelosa da PA é recomendada em pacientes com PA extremamente alta (>220/120 mmHg) em repetidas aferições, ou com insuficiência cardíaca grave, dissecção de aorta, ou encefalopatia hipertensiva
Reduzir a PA se a PAS > 185 ou PAD > 110 mmHg	
Após terapia trombolítica	
Reduzir a PA se a PAS > 180 ou a PAD > 105 mmHg	Redução abrupta da PA deve ser evitada
Pacientes não elegíveis para terapia trombolítica	A PA deve ficar abaixo de 185/110 mmHg antes e nas primeiras 24 horas após trombólise
Pacientes com PA pronunciadamente elevada devem ter sua PA reduzida	
Reduzir a PA em ~15% nesses pacientes é sensato	
Drogas anti-hipertensivas não devem ser usadas a não ser que PAS > 220 ou PAD > 120 mmHg	

Tabela 42.2 Diretrizes para manejo da pressão arterial (PA) após acidente vascular cerebral (AVC) isquêmico agudo. *AHA*, American Heart Association, *ASA*, American Stroke Association; *ESO*, European Stroke Organisation; *PAS*, pressão arterial sistólica; *PAD*, pressão arterial diastólica.

anti-hipertensivo (objetivando baixar a PA sistólica em 10 a 25% dentro das primeiras 24 horas após a randomização, alcançar pressão arterial menor que 140/90 mmHg dentro de sete dias e manter esse nível durante a hospitalização) ou descontinuar todas as medicações anti-hipertensivas durante a internação. Não houve diferença no resultado combinado de óbito ou incapacidade maior em 14 dias, na alta hospitalar ou em três meses, entre os dois grupos.[23a]

A Tabela 42-2 resume as orientações atuais da American Heart Association, American Stroke Association (AHA/ASA) e da European Stroke Organisation (ESO) para manejo da PA no AVC isquêmico agudo.[24,25]

Hemorragia Cerebral Intraparenquimatosa

Um estudo pequeno controlado de 14 pacientes hipertensos com hemorragia cerebral de tamanho pequeno a moderado dentro de 24 horas mostrou que o tratamento com nicardipina ou labetalol para reduzir a PAM em 15% para um limite de PAM inferior de aproximadamente 120 mmHg não provocou mudanças no FSC.[26] Em contraste, uma redução da PAM em mais de 20% ou uma PA sistólica abaixo de 110 mmHg em pacientes com hemorragia cerebral associou-se à redução do FSC.[27]

O estudo Antihypertensive Treatment in Acute Cerebral Hemorrhage (ATACH) usou infusão intravenosa (IV) de nicardipina por 18 a 24 horas em pacientes com hemorragia intracerebral com PA sistólica acima de 200 mmHg se apresentando dentro de seis horas do início dos sintomas. Pacientes com hematomas pequenos (volume médio < 20 mL) foram tratados objetivando-se três diferentes alvos de PA sistólica (170 a 200, 140 a 170 e 110 a 140 mmHg) sem diferença na mortalidade em três meses entre os grupos.[28]

O estudo Intensive Blood pressure Reduction in Acute Cerebral Hemorrhage Trial (INTERACT) randomizou pacientes hipertensos dentro de seis horas do início dos sintomas para alcançar um alvo de 140 ou 180 mmHg. O tratamento foi planejado para sete dias ou até a alta hospitalar. O alvo de PA mais baixo resultou em menos expansão de hematoma em 24 horas, mas essa diferença não foi significativa

AVC isquêmico ou hemorrágico foram randomizados dentro das primeiras 36 horas para receberem labetalol, lisinopril ou placebo, em dose titulada para uma PA sistólica alvo de 145 a 155 mmHg ou uma redução da PA sistólica de 15 mmHg em relação à PA no momento da randomização. O desfecho primário de morte ou dependência em duas semanas no grupo tratado não foi diferente do grupo placebo; entretanto, a mortalidade caiu pela metade em três meses nos grupos tratados comparados ao grupo placebo.[20]

O Continue or Stop Post-Stroke Antihypertensives Collaborative Study (COSSACS) foi um ensaio clínico prospectivo e randomizado para determinar a eficácia e a segurança de continuar ou parar drogas anti-hipertensivas prévias em pacientes com AVC recente. A pesquisa foi interrompida prematuramente por falta de financiamento pelo baixo poder de gerar evidência científica. Ao final de duas semanas, entretanto, não houve diferença na mortalidade ou dependência entre o grupo que continuou os anti-hipertensivos e o grupo que parou o seu uso.[21]

A redução precoce na PA não teve efeito no desfecho do ensaio clínico Glycine Antagonist in Neuroprotection (GAIN Americas). No Intravenous Nimodipine West European Stroke Trial (INWEST), uma redução da PA diastólica maior que 20% no dia 2 foi associada a um pior desfecho.[22,23]

O ensaio clínico Chinese Antihypertensive Trial in Acute Ischemic Stroke (CATIS) estudou 4.071 pacientes hipertensos com AVC isquêmico não trombolizado dentro de 48 horas do seu início. Os pacientes foram randomizados para receber tratamento

Diretrizes para Manejo da Pressão Arterial após Hemorragia Cerebral Aguda

AHA/ASA	EUSI
Se PAS > 200 mmHg ou PAM > 150 mmHg, considerar redução agressiva da PA Se PAS > 180 mmHg ou PAM > 130 mmHg e evidência ou suspeita de PIC elevada, considerar monitoração da PIC e redução da PA para manter PPC > 60 a 80 mmHg Se PAS > 180 mmHg ou PAM > 130 mmHg e ausência de evidência ou suspeita de PIC elevada, considerar redução modesta da PA (p. ex. PAM de 110 mmHg, PA alvo de 160/90 mmHg)	Redução da PA de rotina não é recomendada O tratamento é recomendado nos pacientes *com* história conhecida de hipertensão ou sinais (ECG, retina) de hipertensão crônica: PAS > 180 ou PAD > 105 mmHg. Se tratada, a PA alvo deve ser de 170/100 mmHg (ou PAM de 125 mmHg) O tratamento é recomendado nos pacientes *sem* hipertensão conhecida: PAS > 160 e/ou PAD > 95 mmHg. Se tratada, a PA alvo deve ser de 150/90 mmHg (ou PAM de 110 mmHg) Esses limites e metas devem ser adaptados para valores maiores nos pacientes que estão sendo monitorados para PIC aumentada, para garantir PPC suficiente > 70 mmHg

Tabela 42.3 Diretrizes para manejo da pressão arterial (PA) após hemorragia cerebral aguda. *AHA*, American Heart Association; *ASA*, American Stroke Association; *EUSI*, European Stroke Initiative; *PAS*, pressão arterial sistólica; *PAD*, pressão arterial diastólica; *ECG*, eletrocardiograma; *PAM*, pressão arterial média; *PIC*, pressão intracraniana; *PPC*, pressão de perfusão cerebral.

quando ajustada para o volume inicial do hematoma e tempo entre o início dos sintomas e realização da imagem por tomografia computadorizada (TC). Não houve diferença significativa na taxa de evento adverso ou desfecho em 90 dias.[29]

Apesar de nem o ATACH, nem o INTERACT ter poder suficiente para detectar uma diferença de desfecho clínico, os resultados indicam que uma redução aguda da PA parece ser segura em casos de hemorragia cerebral. Baseado nos resultados do INTERACT, o estudo de fase principal, INTERACT 2, randomizou 2.839 pacientes hipertensos com hemorragia cerebral aguda dentro de seis horas para alvos de pressão arterial de < 140 mmHg ou < 180 mmHg. Não houve diferença significativa entre os dois grupos em relação ao desfecho primário de óbito ou incapacidade grave. Entretanto, o grupo randomizado para o alvo mais baixo de pressão arterial apresentou escores de Rankin significativamente mais baixos. Não houve diferença significativa no crescimento do hematoma entre os dois grupos.[29a] O ATACH-II, um ensaio clínico semelhante ao ATACH, está em andamento.

A Tabela 42-3 resume as orientações atuais da AHA/ASA e da European Stroke Initiative (ESI) para manejo da PA em caso de hemorragia cerebral aguda.[30,31]

Hemorragia Subaracnóidea

Antes do tratamento definitivo do aneurisma roto, a PA sistólica é geralmente mantida abaixo de 140 a 160 mmHg, apesar de não haver evidência conclusiva de que níveis mais altos de PA aumenta a taxa de novo sangramento. Em pacientes com suspeita de elevação da PIC é importante monitorá-la e manter a PPC acima de 70 mmHg. As diretrizes AHA/ASA recomendam monitorar e controlar a PA para balancear o risco de AVC, sangramento relacionado a hipertensão e manutenção da PPC. Um alvo de PA sistólica menor que 160 mmHg é considerado sensato.[32] A ESO recomenda manter a PA sistólica abaixo de 180 mmHg, porém mantendo-se a PAM acima de 90 mmHg.[33] Após garantir o manejo do aneurisma roto, tratamento

agressivo da PA deve ser evitado e, no paciente com vasoespasmo, a PA é geralmente elevada até resolução dos déficits neurológicos, geralmente a valores acima de 200 a 220 mmHg para PA sistólica.

HIPERTENSÃO APÓS ENDARTERECTOMIA DE CARÓTIDA E PROCEDIMENTOS ENDOVASCULARES

Definição, Incidência e Características Clínicas

Distúrbios hemodinâmicos como hipotensão, bradicardia e hipertensão são comuns (10% a 40%) após endarterectomia de carótida e procedimentos endovasculares, como angioplastia e passagem de endoprótese. Uma pequena porcentagem desses pacientes desenvolve a *síndrome da hiperperfusão* (ou reperfusão) *carotídea*. Essa síndrome ocorre na primeira semana após a cirurgia ou angioplastia com passagem de endoprótese e se manifesta com sinais neurológicos contralaterais transitórios ou permanentes, cefaleia pulsátil ipsilateral, convulsões, hemorragia cerebral ou edema cerebral reversível.[34-36]

Alguns pacientes com hiperperfusão cerebral após revascularização podem não apresentar sinais clínicos agudamente, mas depois podem desenvolver perda de neurônios corticais e apresentar distúrbio cognitivo.[37]

Em uma revisão recente de hipertensão e síndrome de hiperperfusão após endarterectomia carotídea, a incidência de hipertensão grave no pós-operatório foi de 19% e a de síndrome de hiperperfusão carotídea foi de 1%. A maioria dos casos ocorrem na primeira semana e o período médio dos sintomas foi o quinto dia de pós-operatório. Convulsões (36%), hemiparesia (31%) ou ambas (33%) foram as apresentações mais comuns e 59% dos pacientes apresentaram cefaleia.[38]

Fisiopatologia

Hipertensão preexistente, disfunção do barorreceptor após manipulação cirúrgica e níveis elevados de catecolaminas após hipoperfusão cerebral durante o procedimento de pinçamento cruzado intraoperatório podem contribuir para a hipertensão no pós-operatório, a qual por sua vez contribui para a hiperperfusão cerebral. A síndrome de hiperperfusão pode ser causada em parte por disfunção da autorregulação devido a vasodilatação crônica do leito vascular distal ipsilateral a uma estenose hemodinamicamente significativa da artéria carótida interna.[39] Outros mecanismos postulados incluem a ativação do reflexo do axônio trigeminovascular e a disfunção dos barorreceptores carotídeos.[40] Pacientes sob risco de desenvolver a síndrome de hiperperfusão são aqueles com extensa doença microvascular, hipoperfusão pré-operatória e autorregulação prejudicada ou hiperperfusão pós-operatória.

Diagnóstico e Tratamento

A hiperperfusão cerebral é definida como um aumento no fluxo sanguíneo cerebral de mais de 100% no pós-operatório comparado ao fluxo no pré-operatório. Entretanto, esse aumento do FSC pode ser de apenas 20% quando comparado ao lado contralateral.[41] *Bouri* et al.[38] acreditam que o diagnóstico de síndrome de hiperperfusão cerebral baseado apenas na duplicação do FSC pode superestimar a sua incidência, e sugerem, como alternativa, quatro critérios:

1. Início dentro de 30 dias após endarterectomia carotídea
2. Evidência de hiperperfusão (através de Doppler transcraniano, tomografia computadorizada por emissão de fóton único (SPECT), ou imagem de perfusão por tomografia computadorizada (TC)/ressonância magnética (RM) *ou* PA sistólica acima de 180 mmHg
3. Manifestações clínicas como cefaleia de recente começo, convulsões ou hemiparesia (escala de coma de Glasgow < 15) *ou* características radiológicas como edema cerebral ou hemorragia intraparenquimatosa

4. Ausência de evidência de novo episódio de isquemia cerebral, oclusão carotídea pós-operatória ou causas metabólicas ou farmacológicas

Devido ao risco de desenvolvimento da síndrome de hiperperfusão carotídea após endarterectomia de carótida ou passagem de endoprótese, todos os pacientes devem receber monitorização contínua da PA no intraoperatório e no pós-operatório. A maioria dos autores advogam um controle rígido da PA (PA sistólica < 120 mmHg) desde o desclampeamento da artéria carótida interna ou angioplastia no intraoperatório, particularmente em pacientes de alto risco.[42] Outros sugerem almejar uma PA sistólica de 140 a 160 mmHg ou os valores de PA sistólica do pré-operatório, se estes forem mais baixos. A elevação da PA deve ser tratada com labetalol ou clonidina intravenosos. Vasodilatadores como nitroglicerina e nitroprussiato de sódio devem ser evitados.

HIPERTENSÃO APÓS LESÃO DA COLUNA ESPINHAL

Definição e Epidemiologia

A *disreflexia autonômica* ocorre em mais de 70% dos pacientes após lesão espinhal, mais frequentemente nos primeiros dois a quatro meses após a injúria. Disreflexia autonômica é definida como um aumento de pelo menos 20% na PA sistólica, associado a uma alteração na frequência cardíaca e combinado por pelo menos um sinal (sudorese, piloereção, ruborização facial) ou sintoma (cefaleia, turvação visual, obstrução nasal).[43] Se não for reconhecida, a disreflexia pode resultar em sequelas sérias, como leucoencefalopatia posterior, hemorragia cerebral, hemorragia subaracnóidea, convulsões, arritmia, edema pulmonar, hemorragia retiniana e raramente coma ou óbito.[44]

Fisiopatologia e Diagnóstico

A disreflexia autonômica é mais comumente vista em pacientes com lesões medulares completas. Ela ocorre tipicamente em pacientes com lesão medular a nível ou acima do sexto nervo torácico espinhal. Imediatamente acima do nível da lesão, o paciente apresenta perda inicial do controle simpático supraespinhal similar ao período inicial de flacidez muscular. Isso geralmente leva a hipotensão e bradicardia (choque espinhal). Após algumas semanas ou meses, ocorre florescimento extrajuncional dos α-receptores, hipersensibilidade por denervação e captação prejudicada de norepinefrina pré-sináptica. Além do mais, pode ocorrer desarranjo dos interneurônios glutaminérgicos espinhais. Estímulos nocivos abaixo do nível neurológico da lesão deflagra um arco-reflexo espinhal que resulta em tônus simpático aumentado e hipertensão.[45] Os fatores desencadeantes mais comuns são hiperdistensão da bexiga e impactação fecal. Entretanto, a disreflexia autonômica pode ser secundária a outros fatores precipitantes, incluindo infecções, úlceras de pressão, procedimentos urológicos e endoscópicos, medicações simpaticomiméticas e uso de citrato de sildenafil para coleta de esperma.[46]

Os sintomas clínicos de lesão da coluna espinhal incluem cefaleia pulsátil, visão borrada, ansiedade, congestão nasal, náusea e sudorese acima do nível do nervo espinhal. A ruborização e sudorese da pele acima do nível da lesão são causadas pela ativação parassimpática do tronco encefálico. Na altura e abaixo da lesão, a pele permanece pálida, fria e seca. A frequência cardíaca pode variar de bradicardia a taquicardia. O marcador físico é a PA elevada. Entretanto, uma vez que a PA pode normalmente estar muito baixa após lesão de coluna espinhal, as aferições basais da PA podem estar dentro da faixa normal, porém elevadas para determinado indivíduo, fazendo da suspeição clínica e aferição segura de outros sinais e sintomas cruciais no diagnóstico se a PA basal não for conhecida.[45]

Tratamento

Medidas preventivas de vigilância para a disreflexia autonômica incluem cuidados adequados com o hábito intestinal, com a bexiga e a pele. Entretanto, o tratamento eficiente da PA elevada é crítico para evitar as consequências potencialmente ameaçadoras da vida. Colocação do paciente em posição vertical com as pernas abaixadas para precipitar redução ortostática da PA e remoçao de qualquer possível estímulo nocivo, como roupas coladas e dispositivos junto ao corpo do paciente, são os passos iniciais do tratamento. Também é importante checar a presença de hiperdistensão de bexiga e mudança, lavagem ou inserção de novo cateter se o paciente recebe cateterização intermitente.

O tratamento farmacológico com agentes de ação rápida e meia-vida curta pode ser indicado para elevação da PA sistólica de 150 mmHg ou mais que persiste após as intervenções precedentes. Nitroglicerina é frequentemente usada para tratar a hipertensão associada a disreflexia autonômica. Entretanto, para evitar a precipitação de hipotensão, os agentes de nitrato não devem ser prescritos nas 24 horas antes do uso de sildenafil ou agentes similares. Bloqueadores do canal de cálcio e inibidores da enzima conversora de angiotensina (ACE) também já foram documentados como efetivos.[47] Se a bexiga estiver vazia e a PA abaixo de 150 mmHg, deve-se tentar a desimpactação fecal com anestésico tópico. Se a disreflexia é refratária ou associada a apresentação clínica grave, deve-se pensar em outros fatores precipitantes e hospitalização pode ser indicada.[48]

Mais de 90% das mulheres grávidas com lesão superior da coluna espinhal apresentam disreflexia autonômica durante o trabalho de parto e parto. Técnicas anestésicas epidurais ou espinhais podem diminuir o risco.[49]

EFEITOS CEREBROVASCULARES DOS AGENTES ANTI-HIPERTENSIVOS

Classes diferentes de agentes anti-hipertensivos possuem efeitos diretos diferentes sobre o fluxo sanguíneo cerebral, pressão intracraniana e autorregulação. A droga ideal não deveria aumentar a PIC ou diminuir o FSC para as regiões isquêmicas. Além do mais, no tratamento da hipertensão em cenários agudos, drogas que podem ser dadas por via intravenosa, que têm meia-vida curta e que não causam sedação são preferíveis. Na fase crônica após um AVC, não há evidência clara que favoreça uma classe de anti-hipertensivos em detrimento de outra. A Tabela 42-4 resume as vantagens e desvantagens de várias classes de agentes anti-hipertensivos para o cenário agudo de AVC.

Antagonistas β-adrenérgicos (p. ex,, esmolol) e bloqueadores α e β-adrenérgicos combinados (p. ex., labetalol) não aumentam a PIC ou afetam a autorregulação cerebral. Eles são apropriados para o tratamento da hipertensão no paciente com isquemia cerebral ou PIC aumentada. Entretanto, a bradicardia secundária a PIC elevada é uma contraindicação relativa.

Vasodilatadores (p. ex., hidralazina, nitroprussiato de sódio, nitroglicerina) causam dilatação cerebral arterial e venosa e podem teoricamente aumentar a PIC e causar um fenômeno de "roubo cerebral" nos pacientes com isquemia cerebral. Outras desvantagens do nitroprussiato de sódio são a taquifilaxia, a necessidade de proteção contra a luz devido a sua fotossensibilidade e o risco de toxicidade por cianeto e tiocianato, a qual pode ser difícil de detectar em pacientes com lesão cerebral. Entretanto, vasodilatadores podem ser usados em pacientes com hemorragia intraparenquimatosa de tamanho pequeno a moderado e naqueles com hemorragia subaracnóidea se a PIC aumentada não é um problema.

Bloqueadores do canal de cálcio possuem vários efeitos sobre a autorregulação cerebral. A nifedipina pode levar a grande redução da

Anti-hipertensivos Preferidos no Tratamento da Hipertensão Associada ao Acidente Vascular Cerebral (AVC)

Droga	Mecanismo de Ação	Dose intravenosa	Vantagens	Desvantagens
Labetalol	Agonista do receptor-α_1, β_1 e β_2	Dose teste de 5 mg, 20 a 80 mg em bólus a cada 10 min, até 300 mg; infusão IV 0,5-2 mg/min	Não reduz o FSC Não aumenta a PIC	Pode exacerbar bradicardia
Esmolol	Antagonista do receptor-β_1	500 µg em bólus, depois 50-300 mg/kg/min	Não reduz o FSC Não aumenta a PIC	Pode exacerbar bradicardia
Nitroprussiato de sódio	Vasodilatador	0,25-10 µg/kg/min	Anti-hipertensivo potente	Pode aumentar a PIC Pode causar roubo cerebral Potencial de toxicidade por cianeto
Nitroglicerina	Vasodilatador	5-100 µg/kg/min	Pode ser útil para isquêmica cardíaca concomitante	Pode aumentar a PIC Pode causar roubo cerebral
Hidralazina	Vasodilatador	2,5 a 10 mg em bólus	Pode ser dada como bólus IV quando o labetalol é contraindicado devido a à bradicardia	Pode aumentar a PIC Pode causar roubo cerebral
Nicardipina	BCC tipo-L	5-15 mg/h	Não reduz o FSC	Pode aumentar a PIC Ação de longa duração
Enalaprilato	Inibidor da ECA	0,625-1,25 mg a cada 6 horas	Não reduz o FSC	Resposta variável Ação de longa duração

Tabela 42-4 Agentes anti-hipertensivos preferidos no tratamento da hipertensão associada ao acidente vascular cerebral (AVC). *ECA*, enzima conversora de angiotensina; *FSC*, fluxo sanguíneo cerebral; *BCC*, bloqueador do canal de cálcio; *PIC*, pressão intracraniana; *IV*, intravenosa.

PA e não é recomendada. A nimodipina é usada rotineiramente em pacientes com hemorragia subaracnóidea, pois já foi mostrada sua associação com melhor desfecho, possivelmente devido a um efeito neuroprotetor. A nicardipina vem sendo usada nos pacientes com hemorragia intraparenquimatosa aguda sem mudança no FSC e é geralmente usada em pacientes com hemorragia subaracnóidea. A nicardipina tem ficado popular nas unidades de cuidados neurológicos intensivos por conta da sua eficácia, fácil titulação da dose, resposta previsível e efeitos hemodinâmicos cerebrais favoráveis.

Os inibidores da ECA e os bloqueadores do receptor de angiotensina (BRA), candesartan, vêm sendo usados em pacientes com isquemia cerebral e não têm efeito algum sobre o FSC. Entretanto, formas parenterais de curta ação dessas drogas não estão disponíveis. Inibidores da ECA e BRAs mudam o limite inferior de autorregulação cerebral em direção a uma PA mais baixa em ratos e humanos. Contudo, esses agentes possuem meia-vida longa, o que não é desejável no tratamento da hipertensão na fase aguda.

De forma similar, devido a sua meia-vida longa e efeito sedativo, o agonista α_2-adrenérgico, clonidina, não é preferido.

Os efeitos cerebrovasculares dos novos anti-hipertensivos parenterais, como o fenoldopam, um agonista periférico do receptor de dopamina-1, e o bloqueador do canal de cálcio, clevidipina, não foram extensivamente estudados. Entretanto, em estudos pequenos, o fenoldopam foi associado à redução do FSC global e ao aumento da PIC em pacientes com complacência intracraniana prejudicada.[50] Em um estudo unicêntrico, a clevidipina foi considerada segura e efetiva no período perioperatório de pacientes neurocirúrgicos com hipertensão.[51]

Referências

1. Qureshi AI. Acute hypertensive response in patients with stroke: Pathophysiology and management. *Circulation*. 2008;118:176-187.
2. Parati G, Esler M. The human sympathetic nervous system: Its relevance in hypertension and heart failure. *Eur Heart J*. 2012;33:1058-1066.
3. Chalmers J. Volhard Lecture: Brain, blood pressure and stroke. *J Hypertens*. 1998;16(Pt 2):1849-1858.
4. Colombari E, Sato MA, Cravo SL, et al. Role of the medulla oblongata in hypertension. *Hypertension*. 2001;38(Pt 2):549-554.
5. Talman WT. Cardiovascular regulation and lesions of the central nervous system. *Ann Neurol*. 1985;18:1-13.
6. Fisher JP, Paton JFR. The sympathetic nervous system and blood pressure in humans: Implications for hypertension. *J Hum Hypertens*. 2012;26:463-475.
7. Strandgaard S, Olesen J, Skinhoj E, Lassen NA. Autoregulation of brain circulation in severe arterial hypertension. *BMJ*. 1973;1:507-510.
8. Strandgaard S. Autoregulation of cerebral blood flow in hypertensive patients: The modifying influence of prolonged antihypertensive treatment on the tolerance to acute, drug-induced hypotension. *Circulation*. 1976;53:720-727.
9. Pedelty L, Gorelick PB. Chronic management of blood pressure after stroke. *Hypertension*. 2004;44:1-5.
10. Lawes CM, Bennett DA, Feigin VL, Rodgers A. Blood pressure and stroke: An overview of published reviews. *Stroke*. 2004;35:1024.
11. MacMahon S, Peto R, Cutler J, et al. Blood pressure, stroke, and coronary heart disease. Part 1. Prolonged differences in blood pressure: Prospective observational studies corrected for the regression dilution bias. *Lancet*. 1990;335:765-774.
12. PROGRESS Collaborative Group. Randomised trial of a perindopril-based blood-pressure-lowering regimen among 6,105 individuals with previous stroke or transient ischaemic attack. *Lancet*. 2001;358:1033-1041.
13. Aiyagari V, Gorelick PB. Management of blood pressure for acute stroke and recurrent stroke. *Stroke*. 2009;40:2251-2256.
14. Testai FD, Aiyagari V. Acute hemorrhagic stroke pathophysiology and medical interventions: Blood pressure control, management of anticoagulant-associated brain hemorrhage and general management principles. *Neurol Clin*. 2008;26:963-985.
15. Brott T, Broderick J, Kothari R, et al. Early hemorrhage growth in patients with intracerebral hemorrhage. *Stroke*. 1997;28:1-5.
16. Jauch EC, Lindsell CJ, Adeoye O, et al. Lack of evidence for an association between hemodynamic variables and hematoma growth in spontaneous intracerebral hemorrhage. *Stroke*. 2006;37:2061-2065.
17. Geeganage C, Bath PM. Interventions for deliberately altering blood pressure in acute stroke. *Cochrane Database Syst Rev*. 2008;4:CD000039.
18. Schrader J, Luders S, Kulschewski A, et al. Acute Candesartan Cilexetil Therapy in Stroke Survivors Study Group. The ACCESS Study: Evaluation of acute candesartan cilexetil therapy in stroke survivors. *Stroke*. 2003;34:1699-1703.
19. Sandset EC, Bath PMW, Boysen G, et al. The angiotensin-receptor blocker candesartan for treatment of acute stroke (SCAST): A randomized, placebo-controlled double-blind trial. *Lancet*. 2011;377:741-750.
20. Potter JF, Robinson TG, Ford GA, et al. Controlling Hypertension and Hypotension Immediately Post-Stroke (CHHIPS): A randomised, placebo-controlled, double-blind pilot trial. *Lancet Neurol*. 2009;8:48-56.

21. Robinson TG, Potter JF, Ford GA, et al. Effects of antihypertensive collaborative study (COSSACS): A prospective, randomized, open, blinded-endpoint trial. *Lancet Neurol.* 2010;9:767-775.

22. Aslanyan S, Fazekas F, Weir CJ, et al. Effect of blood pressure during the acute period of ischemic stroke on stroke outcome: A tertiary analysis of the GAIN International Trial. GAIN International Steering Committee and Investigators. *Stroke.* 2003;34:2420-2425.

23. Ahmed N, Nasman P, Wahlgren NG. Effect of intravenous nimodipine on blood pressure and outcome after acute stroke. *Stroke.* 2000;31:1250-1255.

23a. He J, Zhang Y, Xu T, et al. Effects of immediate blood pressure reduction on death and major disability in patients with acute ischemic stroke: the CATIS randomized clinical trial. *JAMA.* 2014;311:479-489.

24. Jauch EC, Saver JL, Adams HP, et al. Guidelines for the early management of patients with acute ischemic stroke: A guideline for healthcare professionals from the American Heart Association/American Stroke Association. *Stroke.* 2013;44:870-947.

25. European Stroke Organisation (ESO) Executive Committee. Guidelines for management of ischaemic stroke and transient ischaemic attack 2008. ESO Writing Committee. *Cerebrovasc Dis.* 2008;25:457-507.

26. Powers WJ, Zazulia AR, Videen TO, et al. Autoregulation of cerebral blood flow surrounding acute (6 to 22 hours) intracerebral hemorrhage. *Neurology.* 2001;57:18-24.

27. Kuwata N, Kuroda K, Funayama M, et al. Dysautoregulation in patients with hypertensive intracerebral hemorrhage: A SPECT study. *Neurosurg Rev.* 1995;18:237-245.

28. Qureshi AI. Acute blood pressure management: The North American perspective. Update on cerebral hemorrhage trials session. New Orleans: International Stroke Conference; 2008. http://www.scienceondemand.org/stroke2008/sessions/player.html?sid=08020172.758.

29. Anderson CS, Huang Y, Wang JG, et al. Intensive blood pressure reduction in acute cerebral haemorrhage trial (INTERACT): A randomised pilot trial. *Lancet Neurol.* 2008;7:391-399.

29a. Anderson CS, Heeley E, Huang Y, et al. Rapid blood-pressure lowering in patients with acute intracerebral hemorrhage. *N Engl J Med.* 2013;368(25):2355-2365.

30. Morgenstern LB, Hemphill JC, Anderson C, et al. Guidelines for the management of spontaneous intracerebral hemorrhage: A guideline for healthcare professionals from the American Heart Association/American Stroke Association. *Stroke.* 2010;41:2108-2129.

31. Steiner T, Kaste M, Forsting M, et al. Recommendations for the management of intracranial haemorrhage. Part I. Spontaneous intracerebral haemorrhage. European Stroke Initiative Writing Committee and Writing Committee for EUSI Executive Committee. *Cerebrovasc Dis.* 2006;22:294-316.

32. Connolly ES, Rabinstein AA, Carhuapoma JR, et al. Guidelines for the management of aneurysmal subarachnoid hemorrhage: A guideline for healthcare professionals from the American Heart Association/American Stroke Association. *Stroke.* 2012;43:1711-1733.

33. Steiner T, Juvela S, Unterberg A, et al. European Stroke Organisation guidelines for the management of intracranial aneurysms and subarachnoid hemorrhage. *Cerebrovasc Dis.* 2013;35:93-112.

34. Qureshi AI, Luft AR, Sharma M, et al. Frequency and determinants of postprocedural hemodynamic instability after carotid angioplasty and stenting. *Stroke.* 1999;30:2086-2093.

35. Wade JG, Larson CP Jr, Hickey RF, et al. Effect of carotid endarterectomy on carotid chemoreceptor and baroreceptor function in man. *N Engl J Med.* 1970;282:823-829.

36. Wong JH, Findlay JM, Suarez-Almazor ME. Hemodynamic instability after carotid endarterectomy: Risk factors and associations with operative complications. *Neurosurgery.* 1997;41:35-41, discussion 41-43.

37. Chida K, Ogasawara K, Suga Y, et al. Postoperative cortical neural loss associated with cerebral hyperperfusion and cognitive impairment after carotid endarterectomy: ^{123}I-iomazenil SPECT study. *Stroke.* 2009;40:448-453.

38. Bouri S, Thapar A, Shalhoub J, et al. Hypertension and the post–carotid endarterectomy cerebral hyperperfusion syndrome. *Eur J Vasc Endovasc Surg.* 2011;41:229-237.

39. Yoshimoto T, Houkin K, Kuroda S, et al. Low cerebral blood flow and perfusion reserve induce hyperperfusion after surgical revascularization: Case reports and analysis of cerebral hemodynamics. *Surg Neurol.* 1997;48:132-138, discussion 138-139.

40. Van Mook WN, Rennenberg RJ, Schurink GW, et al. Cerebral hyperperfusion syndrome. *Lancet Neurol.* 2005;4:877-888.

41. Karapanayiotides T, Meuli R, Devuyst G, et al. Postcarotid endarterectomy hyperperfusion or reperfusion syndrome. *Stroke.* 2005;36:21-26.

42. Abou-Chebl A, Reginelli J, Bajzer CT, Yadav JS. Intensive treatment of hypertension decreases the risk of hyperperfusion and intracerebral hemorrhage following carotid artery stenting. *Catheter Cardiovasc Interv.* 2007;69:690-696.

43. Furlan JC, Fehlings MG. Cardiovascular complications after acute spinal cord injury: Pathophysiology, diagnosis, and management. *Neurosurg Focus.* 2008;25:E13.

44. Vallès M, Benito J, Portel E, Vidal J. Cerebral hemorrhage due to autonomic dysreflexia in a spinal cord injury patient. *Spinal Cord.* 2005;43:738-740.

45. Blackmer J. Rehabilitation medicine. 1. Autonomic dysreflexia. *CMAJ.* 2003; 169:931-935.

46. Sheel AW, Krassioukov AV, Inglis JT, Elliott SL. Autonomic dysreflexia during sperm retrieval in spinal cord injury: Influence of lesion level and sildenafil citrate. *J Appl Physiol.* 2005;99:53-58.

47. Hagen EM, Rekand T, Grønning M, Færestrand S. Cardiovascular complications of spinal cord injury. *Tidsskr Nor Laegeforen.* 2012;132:1115-1120.

48. Consortium for Spinal Cord Medicine. Acute management of autonomic dysreflexia: Individuals with spinal cord injury presenting to health-care facilities. *J Spinal Cord Med.* 2002;25(suppl 1):S67-S88.

49. Ribes Pastor MP, Vanarase M. Peripartum anaesthetic management of a parturient with spinal cord injury and autonomic hyperreflexia. *Anaesthesia.* 2004;59:94.

50. Rhoney DH, Liu-DeRyke XI. Effect of vasoactive therapy on cerebral circulation. *Crit Care Clin.* 2006;22:221-243.

51. Bekker A, Didehvar S, Kim S, et al. Efficacy of clevidipine in controlling perioperative hypertension in neurosurgical patients: Initial single-center experience. *J Neurosurg Anesthesiol.* 2010;22:330-335.

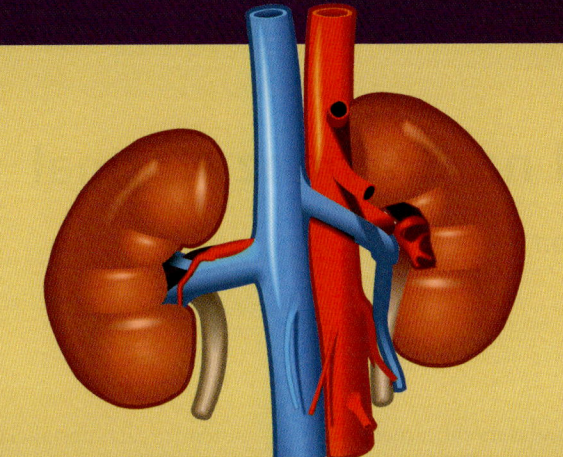

Gravidez e Doença Renal

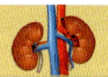

CAPÍTULO 43

Fisiologia Renal na Gravidez Normal

Chris Baylis e John M. Davison

Durante a gravidez normal existem profundas modificações na função renal, que acarretam alterações marcantes em relação ao padrão fisiológico não gestacional. A avaliação e a compreensão dessas alterações são fundamentais para identificar tanto a gravidez normal quanto aquela comprometida.

ANATOMIA

Na gravidez normal, ocorre aumento progressivo do diâmetro bipolar do rim, de até 1 a 2 cm por volta da 26ª semana de gestação, e o volume renal aumenta em cerca de 70% devido ao incremento tanto do compartimento vascular quanto do fluido intersticial.[1] A alteração anatômica mais notável é a dilatação dos cálices, da pelve renal e do ureter (mais proeminente à direita), e aproximadamente 80% das mulheres apresentam evidência de hidronefrose no terceiro trimestre[2] (Fig. 43-1). A estase urinária decorre da dilatação ureteral, predispondo a gestante com bacteriúria assintomática a desenvolver infecção sintomática ascendente (pielonefrite aguda). Raramente, as alterações anatômicas podem ser extremas e precipitar a síndrome de superdistensão, com dilatação maciça, dor intensa e recorrente em flanco, elevação da creatinina sérica, hipertensão ou mesmo lesão renal aguda reversível.[3]

HEMODINÂMICA SISTÊMICA

Existem mudanças significativas na hemodinâmica sistêmica durante a gestação normal. Ocorre expansão do volume plasmático (e do fluido extracelular), enquanto o volume de glóbulos vermelhos também aumenta, levando a um grande aumento do volume sanguíneo, que se correlaciona com o desfecho clínico e o peso ao nascer. Interessante notar que as gestações subsequentes tendem a ser mais bem-sucedidas que a primeira, com recém-nascidos maiores e maior aumento do volume plasmático. Mulheres grávidas de gêmeos ou trigêmeos possuem incrementos proporcionalmente maiores, e aquelas cujos fetos apresentam baixo crescimento – como na pré-eclâmpsia, ou com história de baixo desempenho reprodutivo – possuem baixas respostas correspondentes do volume plasmático. O aumento do volume plasmático (aumento máximo ~ 1,25 litros) acontece progressivamente até 32 a 34 semanas, a partir de quando ocorre pouca mudança. A expansão do volume plasmático tem um efeito de hemodiluição, causando redução no hematócrito: a anemia fisiológica da gravidez normal.[4]

O débito cardíaco está significativamente aumentado na quinta semana de gestação, inicialmente pelo aumento de 10% a 20% da frequência cardíaca, com aumento do volume sistólico em mais de 20% na oitava semana. Ocorre aumento do volume diastólico final do átrio esquerdo e do ventrículo esquerdo, sugerindo um aumento associado do retorno venoso. O aumento do débito cardíaco em 40% a 50% é maior na 26ª semana, ainda que a pressão arterial (PA)

sistêmica caia substancialmente na gravidez normal (os valores representativos estão mostrados na Fig. 43-2 e na Tabela 43-1).[5] A redução fisiológica da PA resulta da profunda diminuição da resistência vascular sistêmica (RVS) de causa desconhecida (máxima com 26 semanas), embora a perda da responsividade aos agentes vasoconstritores (p. ex., angiotensina II, arginina vasopressina) certamente contribua.[6] A inibição dos fatores angiogênicos na pré-eclâmpsia causa vasoconstrição, sugerindo que esses fatores, como o fator de crescimento do endotélio vascular (VEGF), possam contribuir sobremaneira para a vasodilatação normal da gestação através do estímulo do óxido nítrico endotelial e das prostaglandinas.[7] A combinação do aumento do débito cardíaco com a vasodilatação periférica significa que o fluxo sanguíneo sistêmico aumenta na gravidez, com as alterações mais dramáticas acontecendo nas circulações do rim e da pele, ao longo da gestação; e no útero, na segunda metade da gravidez.[1] A massa ventricular esquerda continua a aumentar até 36 semanas, mas, depois disso, talvez em função do aumento da RVS até o termo, as funções cardíacas sistólica e diastólica reduzem, com aumento do estresse da parede ventricular, como evidenciado por redução tanto da contração miocárdica quanto da capacidade de relaxamento.[8]

No terceiro trimestre, o útero aumentado comprime os tecidos ao redor e pode influenciar as medidas hemodinâmicas, sendo preciso estar atento à posição da gestante durante a monitorização hemodinâmica. Na posição supina, há obstrução parcial da veia cava inferior e redução do retorno venoso, diminuindo o débito cardíaco e causando redução da PA, a síndrome de hipotensão supina da gravidez. É importante estar ciente dos efeitos da postura durante a medida da PA na gravidez tardia.[1]

HEMODINÂMICA RENAL

Existem nítidas mudanças na hemodinâmica renal durante a gravidez normal, com aumento da taxa de filtração glomerular (TFG) e consequente redução da creatinina sérica, precocemente detectada.[1,9] A TFG aumenta cerca de 25% 4 semanas após a última menstruação, e o aumento precoce e significativo da TFG (Fig. 43-2) está associado a um bom desfecho obstétrico. Estudos longitudinais em gestantes normais mostram que a TFG (medida pelo *clearance* de inulina ou de creatinina de 24 horas) aumenta até um máximo de aproximadamente 50% na metade da gestação, sendo mantida até as últimas semanas da gravidez, quando os valores começam a reduzir, mas permanecem acima dos valores pré-gestacionais (Fig. 43-3).[10] Esse importante aumento da TFG significa que a creatinina sérica reduz para 0,4 a 0,5 mg/dL (36 a 45 μmol/L),[11] e os valores considerados normais para as condições não gestacionais, de 0,7 a 0,8 mg/dL (63 a 72 μmol/L), podem ser causa de preocupação na gestação normal (Tabela 43-1). Entretanto, em mulheres pequenas, cuja massa muscular pode ser baixa, níveis significativamente elevados de creatinina sérica podem estar ausentes, mesmo na presença de disfunção renal. O aumento do fluxo plasmático renal (FPR) de aproximadamente 60% é discretamente

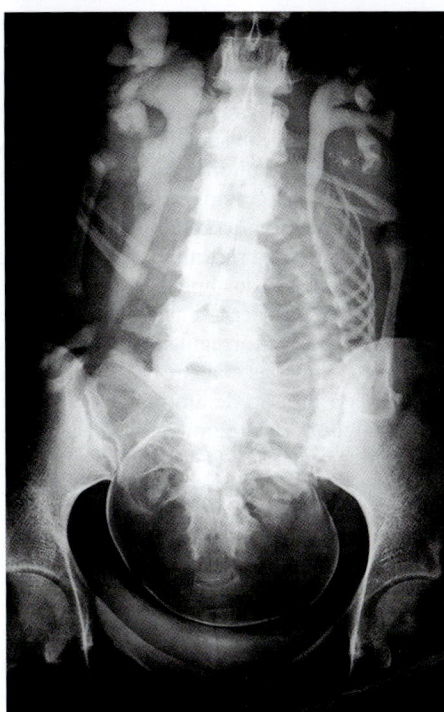

Figura 43-1 Hidronefrose na gravidez normal. Urografia excretora com 36 semanas de gestação. Observe a hidronefrose bilateral, mais importante à direita.

Alterações Hemodinâmicas e Bioquímicas na Gravidez Normal

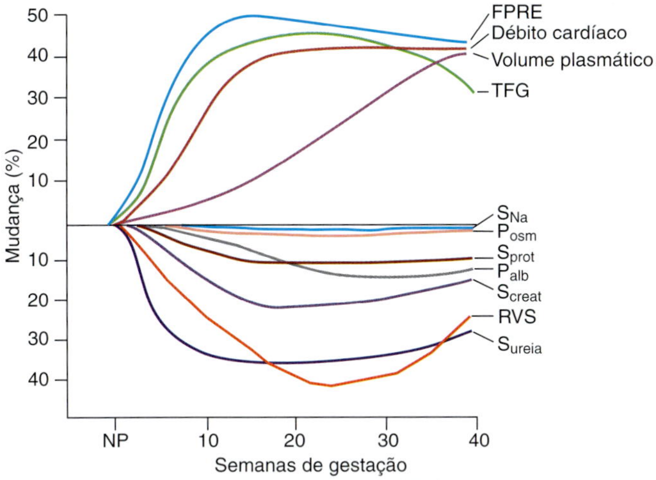

Figura 43-2 Alterações hemodinâmicas induzidas pela gravidez normal. Aumento e diminuição dos parâmetros hemodinâmicos e bioquímicos apresentados como porcentagem de mudança em relação aos valores basais não gestacionais. *FPRE*, Fluxo plasmático renal efetivo; *TFG*, taxa de filtração glomerular; *S*, sérico; *RVS*, resistência vascular sistêmica.

maior que o aumento da TFG (Fig. 43-2), de maneira que a fração de filtração (FF) fica reduzida (discussão a seguir). No final da gestação, o FPR diminui proporcionalmente mais que a TFG, e a FF retorna ao valor normal.[10,12]

Um padrão similar de mudança da hemodinâmica renal durante a gravidez ocorre em alguns animais, incluindo ratos, nos quais a TFG aumenta até um máximo de 30% a 40% acima do valor pré-gestacional até a metade da gestação, com retorno tardio aos valores

Função Renal no Início da Gravidez

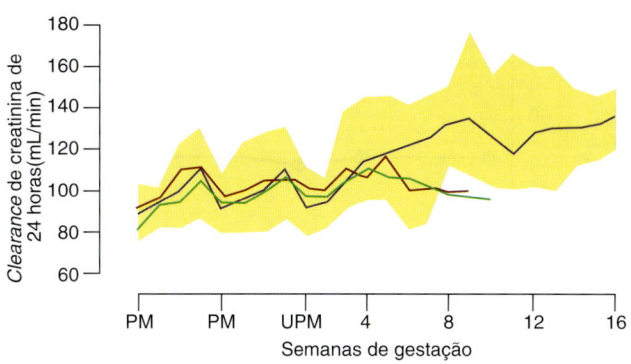

Figura 43-3 Função renal no início da gravidez. Mudanças no *clearance* de creatinina de 24 horas medido semanalmente antes da concepção e ao longo da gestação. Houve abortamento espontâneo não complicado em duas mulheres *(linhas verde e vermelha)*. A linha azul representa a média, e a área amarela mostra a faixa de variação para as nove mulheres com desfecho obstétrico bem-sucedido. *UPM*, último período menstrual; *PM*, período menstrual. *(Modificado das referências 9, 10 e 19.)*

Modificações em Alguns Índices Comuns Durante a Gravidez

	Não gestante	Gestante
Hematócrito (%)	41	33
Proteína sérica (g/dL)	7,0	6,0
Osmolalidade plasmática (mOsm/kg)	285	275
Sódio sérico (mmol/L)	140	135
Creatinina sérica (mg/dL, μmol/L)	0,8 (73)	0,5 (45)
Nitrogênio ureico sanguíneo (mg/dL)	12,7	9,3
Ureia sérica (mmol/L)	4,5	3,3
Unidades de pH	7,40	7,44
P arterial (mmHg)	40	30
Bicarbonato sérico (mmol/L)	25	20
Ácido úrico sérico (mg/dL, μmol/L)	4,0 (240)	3,2 (190) início 4,3 (260) final
PA sistólica (mmHg)	115	105
PA diastólica (mmHg)	70	60

Tabela 43-1 Mudanças em alguns índices comuns durante a gravidez. *PA*, Pressão arterial; *P*, pressão parcial de dióxido de carbono. *(Valores médios compilados das referências 9-11, 19 e 36.)*

prévios, próximo do termo (22 dias). Estudos de micropunção glomerular mostraram que o aumento da TFG ocorre paralelamente ao aumento da TFG por néfron, secundário ao elevado fluxo plasmático glomerular.[13] Uma vez que os vasos de resistência pré-glomerular e pós-glomerular dilatam em paralelo, o fluxo plasmático glomerular aumenta sem alterar a pressão glomerular. Como mostrado na Figura 43-3, a pressão capilar glomerular (P_{CG}) permanece inalterada ao longo da gestação, apesar de marcantes alterações na resistência vascular pré-glomerular. Conclusões semelhantes foram alcançadas por um modelo indireto em gestantes normais, medindo a TFG de todo o rim, o FPR e as concentrações séricas das proteínas; ademais, dextrano neutro polidisperso foi infundido para a determinação das curvas de *sieving* do dextrano.[9,12] Essa abordagem permite (com algumas aproximações razoáveis) a determinação do modelo da hemodinâmica

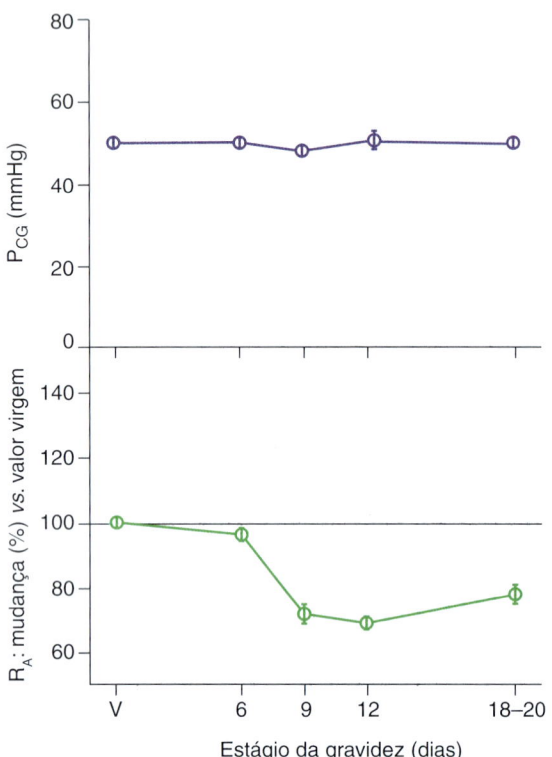

Figura 43-4 Hemodinâmica glomerular na gravidez normal em ratos. Resumo da pressão capilar glomerular média (P_{CG}, *painel superior*) e da resistência arteriolar pré-glomerular (R_A, *painel inferior*) em ratos Munich Wistar no estado virgem (v) e ao longo da gravidez normal.[13,14]

glomerular. Nas mulheres gestantes, existe uma queda da concentração proteica, que contribui discretamente para o aumento da TFG. Como no rato, a maior proporção do aumento gestacional da TFG em mulheres normais ocorre pelo aumento do FPR, sem mudança na pressão glomerular. A constância da pressão glomerular durante a vasodilatação sustentada possui implicações relevantes para os efeitos a longo prazo na função renal, como discutido a seguir.

Costuma-se supor que a mudança da FF reflete uma alteração na pressão glomerular, porém isso nem sempre acontece, uma vez que a FF também é determinada pelo K_f, o produto da permeabilidade da parede glomerular à água e da área total de superfície do capilar glomerular.[10] Tanto a permeabilidade à água da parede glomerular quanto a pressão de filtração estão bastante elevadas, e então a filtração acontece rapidamente. Em algumas situações, nem toda a área de superfície de filtração é utilizada, de forma que a filtração cessa (devido à exaustão da pressão de condução) antes do fim do glomérulo. Esse estado é conhecido como *equilíbrio da pressão de filtração*. Quando o fluxo plasmático aumenta durante o equilíbrio da pressão de filtração, ocorre um aumento proporcional da TFG, sem mudança da FF. Isso é observado na gravidez normal do rato.[13] Ao contrário, a FF reduz durante a gravidez normal em mulheres à medida que o FPR aumenta.[10] Isso provavelmente significa que os humanos estão mais próximos do desequilíbrio da pressão de filtração que os ratos, uma situação na qual toda a área de superfície do capilar glomerular é utilizada, levando a uma pressão de condução positiva ao final do glomérulo. No desequilíbrio da pressão de filtração, a TFG se torna menos dependente do fluxo plasmático; portanto, um aumento do fluxo plasmático (sem mudança em outros determinantes

da filtração) acarreta um aumento desproporcionalmente menor da TFG, com queda da FF.[14]

Apesar da vasodilatação renal prolongada, a vasculatura renal permanece totalmente responsiva a variados estímulos durante a gestação. Por exemplo, no rato, a capacidade de autorregulação renal intrínseca permanece intacta,[15] embora a resposta miogênica da artéria interlobar esteja atenuada na gravidez normal do rato.[16] O componente da retroalimentação (*feedback*) tubuloglomerular na autorregulação renal está ajustado para reconhecer a TFG elevada com normal na rata grávida,[17] e um estudo clínico recente relatou um aumento do índice de resistência da artéria renal durante a gestação normal, sugerindo uma capacidade autorregulatória renal mantida.[1] Tanto ratas quanto mulheres grávidas exibem notória vasodilatação renal adicional em resposta à infusão de aminoácidos,[18,19] demonstrando uma reserva vasodilatadora renal significativa na gravidez normal. A causa do aumento gestacional da TFG permanece incerta, embora estudos em pseudogestações de ratos tenham mostrado que a unidade fetoplacentária não é necessária,[20] indicando que um estímulo materno deve iniciar as alterações hemodinâmicas renais da gestação.

Diversos fatores vasoativos têm sido avaliados como possíveis mediadores da vasodilatação renal,[13] e, embora não existam dados clínicos, estudos em animais revelaram o papel do óxido nítrico (NO).[21-23] Uma nova variante de transcrito da ON sintetase neuronal é induzida no córtex renal da rata grávida, em paralelo ao aumento do fluxo plasmático renal e da TFG.[24] O aumento da capacidade antioxidante do córtex renal também pode contribuir para o aumento dos níveis renais do ON na gravidez normal da rata.[25] Estudos sugeriram um papel central do hormônio ovariano relaxina, o qual pode sinalizar a elevada produção renal de ON na gravidez, possivelmente através de um mecanismo envolvendo o receptor tipo B da endotelina.[26,27] A sinalização vasodilatadora renal da gravidez é notavelmente robusta, uma vez que mulheres com rim único (doadoras de órgãos) e receptoras de transplante de rim – nas quais o rim, compensatoriamente, já sofreu hipertrofia e vasodilatação significativas – são capazes de produzir aumento adicional do FPR e da TFG na gestação.[9,10] Nos humanos, o mecanismo não é somente mediado pela relaxina, já que – mesmo em mulheres inférteis, sem função do corpo lúteo e que receberam doação de óvulo e técnica de concepção assistida – existe aumento adicional da TFG durante a gestação.[28]

Além disso, apesar de os níveis de relaxina aumentarem abruptamente no início da gestação (com pico em 6 semanas, declinando até as 36 semanas, e permanecendo em níveis mais altos que os pré-gestacionais),[1] não há correlação entre os níveis e qualquer parâmetro hemodinâmico, tampouco diferenças dos níveis entre as gestações normais e aquelas com pré-eclâmpsia, nas quais ocorrem anormalidades substanciais e persistentes da TFG.[29] Ademais, embora a relaxina possa ser um importante vasodilatador renal na gravidez, fatores e alterações complementares provavelmente permitem incrementos concomitantes na TFG, pois, para atingir níveis semelhantes aos do início da gravidez, mulheres tratadas com relaxina recombinante humana aumentam significativamente o FPR, sem elevar a TFG.[30]

A hipertensão glomerular associada à vasodilatação renal é considerada um estímulo patogênico primário à lesão renal progressiva na doença renal crônica.[31] Como discutido, a gravidez normal também é um estado de vasodilatação renal crônica; entretanto, a pressão glomerular permanece normal. Isso pode explicar a observação de que repetidas gestações em mulheres e ratas não determinam efeitos adversos em longo prazo na função ou na estrutura glomerulares.[32] A gravidez vai acelerar a taxa de perda de função renal em algumas mulheres com doença renal subjacente (Cap. 45), mas as evidências sugerem que isso não seja uma ação hemodinamicamente mediada.[9,32]

As fórmulas que utilizam a creatinina sérica em relação à idade, à altura e ao peso para calcular a TFG (p. ex., fórmula de Cockcroft-Gault) não devem ser usadas na gravidez, já que o peso ou o tamanho corporal não refletem o tamanho renal. O uso da TFGe a partir da equação do estudo Modification of Diet in Renal Disease (MDRD) ou da fórmula aperfeiçoada da Chronic Kidney Disease Epidemiology (CKD-EPI) Collaboration, que ajustam a creatinina sérica para idade, gênero e raça, não pode ser recomendado na gravidez, porque as duas equações subestimam significativamente a TFG verdadeira, medida pela depuração de inulina.[33,34] Da mesma forma, a cistatina C não é um marcador útil para as alterações da TFG na gravidez porque também não se correlaciona com a depuração de inulina.[35] Essa inusitada falta de correlação entre a cistatina C e a TFG na gestação pode ser explicada pela evidência de que a placenta seja capaz de secretar cistatina C em resposta à isquemia placentária.

Hemodinâmica Renal Anormal

Uma mulher pode perder até 50% da sua função renal e ainda assim manter a concentração sérica de creatinina abaixo de 1,5 mg/dL (130 µmol/L) em razão da hiperfiltração dos néfrons remanescentes. Entretanto, se houver um comprometimento mais grave, o dano glomerular adicional vai elevar a creatinina sérica.[9,33,36] A gravidez na presença de disfunção renal pode acarretar um importante efeito adverso no desfecho obstétrico, além de aumentar o risco de decaimento acelerado da função renal, como mencionado anteriormente[37] (Cap. 45).

Na pré-eclâmpsia, o FPR e a TFG se reduzem, embora os valores absolutos possam permanecer acima da faixa pré-gestacional. Uma queda no coeficiente de ultrafiltração (K_f) de cerca de 50% em combinação com a redução do FPR é o mecanismo mais provável para a hipofiltração.[36,38] O endotélio é o alvo no estágio inicial da pré-eclâmpsia, e o glomérulo não é poupado. A disfunção da célula endotelial vascular (endoteliose glomerular) causa aumento de volume e isquemia glomerulares, em associação a dano à barreira de filtração glomerular. Isso pode envolver a perda da seletividade de tamanho e carga no glomérulo, embora o papel exato do endotélio e do glicocálice da superfície de revestimento não esteja bem definido (Cap. 44). Considera-se em geral que a endoteliose glomerular é "característica", mas não patognomônica, da pré-eclâmpsia, apesar de um estudo ter descrito essa lesão em controles saudáveis.[39] Esse estudo tem sido contestado tanto por questões relativas à graduação histológica qualitativa quanto por aspectos éticos.[40]

FUNÇÃO TUBULAR RENAL NA GRAVIDEZ

Na gravidez normal, ocorre uma enorme expansão do volume plasmático, com diminuição resultante da concentração plasmática de diversos solutos (Fig. 43-2). Apesar disso, o grande aumento da TFG significa que a carga filtrada da maioria dos constituintes do plasma se eleva durante a gravidez.[9,10] Observa-se aumento da excreção de algumas substâncias, mas isso é limitado pelo aumento da reabsorção tubular, prevenindo a depleção. Frequentemente, a ingestão também aumenta, com retenção final, levando a um balanço positivo de muitos constituintes importantes. O manejo renal de diversos solutos está alterado na gravidez normal.

Ácido Úrico

O ácido úrico, um produto final do metabolismo das purinas, é livremente filtrado pelo glomérulo e extensamente reabsorvido no túbulo proximal, tendo adiante reabsorção adicional e possivelmente alguma secreção tubular, de forma que apenas cerca de 10% da carga filtrada é excretada. A concentração sérica do ácido úrico reduz em cerca de 25% durante o início da gestação (Tabela 43-1), o que pode refletir uma diminuição da reabsorção tubular.[10] À medida que a gestação avança, a fração de excreção de ácido úrico reduz, atingindo níveis próximos à média de mulheres não grávidas. As concentrações séricas de ácido úrico estão significativamente mais altas na gravidez com pré-eclâmpsia, e, acima de um valor crítico de 6 mg/dL (350 µmol/L), a mortalidade perinatal aumenta em pacientes hipertensas (Cap. 44). Entretanto, a variabilidade fisiológica é tanta que algumas mulheres normais possuem altos níveis de ácido úrico sem que isso acarrete problemas, de forma que os valores de ácido úrico devem ser interpretados dentro do contexto clínico.

Glicose

A excreção de glicose aumenta precocemente após a concepção, em aproximadamente 10 vezes os valores pré-gestacionais, e permanece alta ao longo da gravidez, embora a glicosúria seja variável.[10] A glicosúria não está relacionada com alterações da concentração sérica de glicose e reflete a redução da reabsorção tubular. Fora do período gestacional, geralmente ocorre a completa reabsorção de glicose, predominantemente no túbulo proximal, onde existe alta capacidade de transporte de glicose. A capacidade de transporte máximo ($T_{máx}$) não costuma ser alcançada até que a glicose sérica atinja valores acima de 200 mg/dL (11 mmol/L). A glicosúria da gravidez é causada pela redução do $T_{máx}$ e pela incapacidade dos túbulos renais em lidar com o aumento da carga filtrada de glicose, sem refletir distúrbio metabólico.

Vitaminas Hidrossolúveis e Aminoácidos

O ácido nicotínico, o ácido ascórbico e o ácido fólico são excretados em quantidades aumentadas durante a gravidez,[9] enfatizando a necessidade de suplementação vitamínica adequada.

A excreção urinária da maioria dos aminoácidos aumenta durante a gestação, provavelmente como resultado da redução da reabsorção tubular.[41] Existem padrões distintos. A excreção de glicina, histidina, treonina, serina e alanina aumenta precocemente, e os valores permanecem elevados ao longo da gestação. A excreção de lisina, cistina, taurina, fenilalanina, valina, leucina e tirosina também está aumentada no início da gravidez, com redução subsequente. Ácido glutâmico, metionina e ornitina são excretados em quantidades discretamente maiores que antes da gravidez, ao passo que a excreção de isoleucina não é alterada, e a excreção de arginina reduz.

Balanço Acidobásico

A geração de íons hidrogênio (H^+) aumenta na gravidez devido ao aumento do metabolismo basal e à maior ingestão de alimentos. Apesar disso, a concentração sanguínea de H^+ diminui; então, o pH plasmático aumenta discretamente (Tabela 43-1). Essa leve alcalemia é de origem respiratória, já que a gestante normalmente hiperventila, levando à redução primária da pressão arterial de dióxido de carbono (Pa CO_2) e à redução secundária, compensatória, da concentração sérica de bicarbonato. Discreta alcalose respiratória crônica é, portanto, uma característica da gravidez normal.

Potássio

A excreção de potássio reduz, e a lenta retenção cumulativa de potássio na gravidez é distribuída entre os tecidos maternos em expansão e o feto em desenvolvimento. A queda da excreção de potássio ocorre a despeito da leve alcalose e dos altos níveis de aldosterona da gravidez normal, causada, pelo menos em parte, pela potente ação antimineralocorticoide da progesterona[42] (discussão a seguir).

Cálcio

A exceção de cálcio aumenta em duas a três vezes durante a gravidez devido ao aumento da carga filtrada, apesar de algum aumento da reabsorção tubular. Isso pode predispor à formação de cálculos de cálcio, mas a elevação de magnésio e citrato, as glicoproteínas ácidas e a nefrocalcina servem como inibidores da formação de cálculos de oxalato de cálcio, de forma que a incidência desta formação não está aumentada na gravidez normal.[43]

Proteína

Alguns propõem que o aumento da excreção urinária total de proteínas na gestação não seja considerado anormal até que ultrapasse 500 mg em 24 horas,[9,10,19,22] embora muitas classificações e definições de doenças hipertensivas da gravidez ainda considerem a proteinúria acima de 300 mg/24 h como anormal.[44] Um pequeno incremento na excreção de albumina ocorre em geral durante o terceiro trimestre, que, juntamente com a excreção proteica total, pode continuar durante o puerpério, sem retornar aos valores pré-gestacionais até 5 a 6 meses após o parto.[45] As mudanças gestacionais podem estar relacionadas com alterações no tamanho glomerular e na seletividade da carga, bem como na função tubular proximal, além da possibilidade do aparecimento de outros materiais proteináceos na urina da gestante.[36,38,45] Na prática clínica, proteína urinária acima de 300 mg/24 h se correlaciona grosseiramente com 30 mg/dL em amostra de urina isolada, mas considerando os problemas com os testes da tira reagente, muitos ainda preferem a determinação quantitativa em 24 horas ou em um período determinado. O uso da relação proteína-creatinina (PC) em amostra de urina isolada, entretanto, é uma alternativa clinicamente útil, sendo o limiar de 30 mg/mmol de creatinina (0,3 mg/mg) um ponto de corte razoável para definir proteinúria significativa.[10,44-46] Na pré-eclâmpsia, a eliminação urinária de podócitos (podocitúria), células com limitada capacidade regenerativa, pode preceder e acompanhar a proteinúria, como parte da ruptura da barreira de filtração glomerular.[47] A avaliação da proteinúria na gravidez está discutida adiante, no Capítulo 44.

Sódio

Durante a gravidez, ocorre expansão volêmica marcada e cumulativa, associada à retenção gradual de cerca de 900 mmol de sódio, distribuídos entre os produtos da concepção e o espaço extracelular materno. Esse balanço positivo de sódio se desenvolve apesar do aumento de cerca de 30% da carga filtrada e reflete um aumento da reabsorção tubular que proporciona a retenção adicional de sódio de aproximadamente 2 a 3 mmol/dia.[4] Não obstante, o aumento da excreção de sódio é normal na gravidez, refletindo o notável aumento da ingestão de sódio. Estudos de depuração de lítio em mulheres indicaram aumento da reabsorção de sódio no túbulo proximal e nos segmentos distais do néfron na gravidez tardia, enquanto estudos em animais foram contraditórios.[48] A razão para a retenção renal de sódio na gravidez não é conhecida. Como mostrado na Tabela 43-2, existem muitos fatores trabalhando tanto para aumentar quanto para reduzir a excreção de sódio, e a maneira exata como o balanço normal da retenção de sódio é alcançado permanece um mistério.

Diversos sistemas antinatriuréticos estão ativados na gravidez normal.[49] Os níveis de renina, angiotensina e aldosterona estão bastante aumentados, e o sistema renina-angiotensina-aldosterona (SRAA) pode estar apropriadamente regulado ao redor desses novos valores, quando acontecem as mudanças no volume do fluido extracelular. Além do estímulo à secreção de aldosterona, os níveis fisiológicos de angiotensina II (Ang II) atuam diretamente no túbulo proximal, aumentando a reabsorção de sódio. Entretanto, uma marcante refratariedade à ação vascular da Ang II se desenvolve na gravidez normal,[49] podendo atenuar a retenção de sódio dependente de Ang II. Os altos níveis de aldosterona da gravidez certamente promovem retenção renal de sódio no túbulo distal e no ducto coletor. De fato, ocorre um aumento da quantidade da subunidade α regulatória do canal epitelial de sódio (EnaC), bem como da atividade do EnaC, controlada pela aldosterona.[50] Os altíssimos níveis de desoxicorticosterona (da 21-hidroxilação da progesterona) também podem exercer ações mineralocorticoides que promovem retenção de sódio.[51] O estrógeno aumenta bastante durante a gravidez humana e pode induzir diretamente a retenção renal de sódio ou atuar indiretamente através do aumento da conversão de progesterona em desoxicorticosterona.[51] Em conjunto com os fatores hormonais, a elevada pressão ureteral e a queda da PA sistêmica reduzem a excreção de sódio.[52]

As concentrações de diversos agentes natriuréticos também aumentam na gravidez. A progesterona se eleva em 10 a 100 vezes, e esses níveis exercem uma importante atividade antimineralocorticoide por meio da competição com a aldosterona pelo receptor mineralocorticoide.[51] Os níveis plasmáticos do peptídeo atrial natriurético (ANP) também se encontram moderadamente elevados,[53] assim como o ON.[23] Em acréscimo aos fatores natriuréticos, o grande aumento da TFG leva ao aumento da filtração de sódio (apesar da pequena redução sérica de sódio), que também aumentará a excreção de sódio. A redução da concentração sérica de albumina e o incremento do fluxo plasmático renal efetivo na gravidez também aumentam a excreção de sódio pela inibição da reabsorção de sódio.[12] Estudos em animais sugeriram a existência na gravidez de uma perda generalizada da responsividade natriurética aos sinais dependentes do monofosfato cíclico de guanosina (GMPc),[23] resultante da atividade aumentada na fosfodiesterase-5 na medula interna.

Apesar dos diversos estímulos conflitantes, a retenção final de sódio e a expansão maciça do volume plasmático são normais na gravidez. No estado de equilíbrio não gestacional normal, a expansão do volume plasmático e a retenção renal de sódio não podem coexistir. Entretanto, a gravidez não é um estado de equilíbrio, e os sensores de volume e os sistemas regulatórios encontram-se dramaticamente reajustados ao longo da gestação de forma a acomodar e manter a expansão de volume (discussão a seguir).

OSMORREGULAÇÃO

No início da gravidez, a osmolalidade plasmática (P_{osm}) diminui em cerca de 10 mOsm/kg em relação aos valores normais pré-gestacionais, devido à redução do sódio sérico e dos ânions associados (Tabela 43-1). Enquanto na mulher não grávida uma queda da P_{osm} dessa magnitude suprimiria completamente a liberação do hormônio antidiurético arginina vasopressina (AVP), na gestante o limiar osmótico para liberação de AVP bem como para a sede estão reduzidos, para ajustar a osmolalidade plasmática reduzida como normal.[54] A Figura 43-5 demonstra o restabelecimento da relação entre a AVP plasmática e a P_{osm} durante a gravidez normal. O hormônio gonadotrofina coriônica humana placentária (que estimula a liberação de relaxina pelo ovário)[55] pode ter um papel nessa redução do limiar osmótico para a liberação de AVP.[54] O *status* volêmico do plasma é um determinante distinto, não osmótico, da liberação de AVP, e esse sistema também se restabelece para reconhecer a expansão maciça do volume plasmático como normal. A taxa de depuração metabólica da AVP encontra-se aumentada em quatro vezes por volta da metade da gestação, devido à liberação de cistina aminopeptidase

Fatores que Influenciam a Excreção de Sódio Durante a Gravidez

Antinatriuréticos	Natriuréticos
Aldosterona	↑ Taxa de filtração glomerular
Angiotensina II	Progesterona
Estrógeno	Peptídeo Atrial Natriurético
Desoxicorticosterona	Óxido nítrico
Posição supina	Prostaglandinas
Posição ereta	
Pressão arterial reduzida	
Pressão ureteral elevada	
Shunt placentário	

Tabela 43-2 Fatores antinatriuréticos e natriuréticos influenciando a excreção de sódio durante a gravidez.

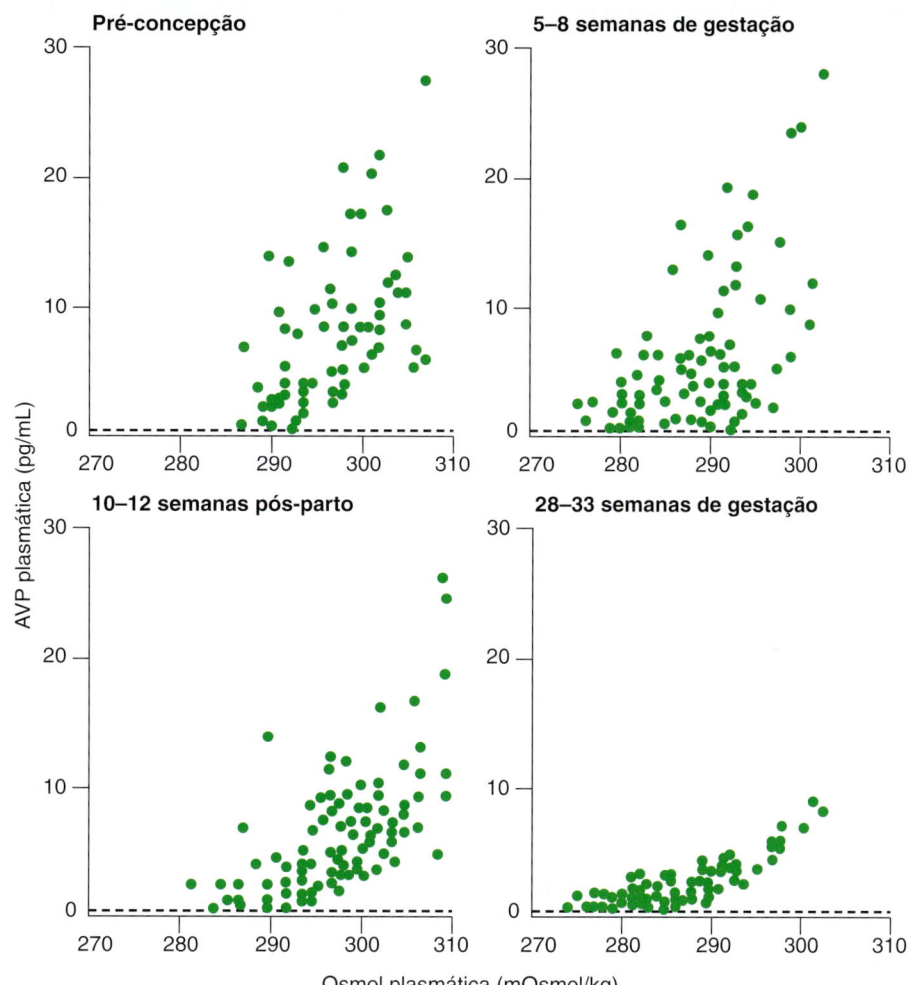

Figura 43-5 Osmorregulação na gravidez normal. Relação entre a concentração plasmática de arginina vasopressina (*AVP*) e a osmolalidade (*Osmol*) plasmática durante diversas infusões de salina 5% em oito mulheres antes e durante a gestação. Cada ponto representa uma medida plasmática individual. Ocorre notável redução do limiar osmótico para a liberação de AVP durante a gravidez. Os valores do limiar osmótico para a sede (não apresentados) foram sempre 2 a 5 mOsmol/kg acima dos níveis para liberação de AVP e 10 mOsmol/kg inferiores na gravidez.[9,54]

(vasopressinase) pela placenta,[54] de forma que a taxa de produção de AVP também deve estar acelerada. Apesar dessas alterações, a capacidade de concentração e diluição urinária permanece boa, ainda que exista uma redução discreta da concentração urinária máxima na segunda metade da gestação.[54]

REGULAÇÃO DO VOLUME

Como discutido previamente, a retenção contínua de sódio e a expansão cumulativa do volume plasmático na gravidez refletem complexas readequações dos diversos sistemas de regulação de volume. Esses reajustes também permitem a expansão do volume sem o aumento da pressão arterial; na verdade, a PA reduz substancialmente à medida que a gestação avança (Tabela 43-1).

As alterações da percepção de volume e dos sistemas regulatórios podem ser consideradas em termos do volume circulante efetivo.[56,57] O SRAA é um sistema antidiurético ativado pela depleção volêmica, e o aumento da atividade plasmática de renina e das concentrações de angiotensina e aldosterona na gravidez normal sugerem uma sinalização de "subpreenchimento" ou *underfilling*, a despeito do aumento

absoluto do volume plasmático. O evento primário na gravidez pode ser a *vasodilatação periférica* que gera um sinal de *underfilling* e leva à retenção renal de sódio.[56] Em contraste ao SRAA, tanto os controles osmóticos quanto os não osmóticos da liberação de AVP estão reajustados de modo que o volume expandido na gravidez seja percebido como normal.[54] O sistema de retroalimentação tubuloglomerular é suprimido pela expansão de volume no estado não gestacional, mas está reajustado em ratas grávidas, a fim de assumir o volume expandido e o aumento da TFG como normais.[17] O ANP plasmático aumenta discretamente no fim da gravidez, mas é improvável que reflita uma resposta fisiológica à expansão volêmica, uma vez que mesmo grandes elevações de ANP são observadas em gestações com contração de volume, como na pré-eclâmpsia.[53] Independentemente do estímulo, acredita-se que a elevação de ANP e de ON intrarrenal exerça influência natriurética significativa, dependente de GMPc, que sofre o antagonismo da elevada atividade medular da fosfodiesterase-5 da gravidez. Apoiando a hipótese de *underfilling*, a vasodilatação crônica de ratas grávidas também ativa a fosfodiesterase-5 medular e causa retenção de sódio e expansão do volume plasmático.[58] Entretanto, a regulação do volume na gestação permanece um enigma.

IMPACTO DAS MUDANÇAS DA HEMODINÂMICA MATERNA NA EVOLUÇÃO FETAL

Evidências consistentes indicam que as mulheres com gravidez normal e aumento insuficiente do volume plasmático apresentam maior probabilidade de conceberem recém-nascidos pequenos para a idade gestacional. Restrição do crescimento fetal e parto prematuro implicam riscos neonatais graves[59] e são frequentemente observados na pré-eclâmpsia, na qual geralmente existe contração do volume.[60] A redução do fluxo sanguíneo para o útero, como ocorre na pré-eclâmpsia ou quando a expansão do volume é inadequada, e a desnutrição materna (e consequentemente fetal) têm sido implicadas na patogênese da restrição do crescimento fetal. Consideráveis evidências epidemiológicas assim como de estudos em animais sugerem que os eventos adversos *in utero,* levando à restrição do crescimento fetal e ao parto prematuro[61], podem programar o recém-nascido para um risco aumentado de desenvolvimento na vida adulta de hipertensão, outros eventos cardiovasculares, diabetes, hipercolesterolemia e doença renal crônica, esta última causada pelo menos parcialmente pela redução do número de néfrons.[62,63] Portanto, as alterações maternas sistêmicas e da hemodinâmica renal adequadas possuem impacto enorme não apenas no bem-estar fetal, como também na saúde a longo prazo do recém-nascido.

Referências

1. Ogueh O, Clough A, Hancock M, Johnson MR. A longitudinal study of the control of renal and uterine hemodynamic changes of pregnancy. *Hypertens Pregnancy.* 2011;30:243-259.
2. Jeyabalan A, Lain KY. Anatomic and functional changes of the upper urinary tract during pregnancy. *Urol Clin North Am.* 2007;34:1-6.
3. Khauna N, Nguyn H. Reversible acute renal failure in association with bilateral ureteral obstruction and hydronephrosis in pregnancy. *Am J Obstet Gynecol.* 2001;184:239-240.
4. Brown M, Gallery EDM. Volume homeostasis in normal pregnancy and preeclampsia: Physiology and clinical implications. *Clin Obstet Gynecol.* 1994;8:287-310.
5. Ogueh O, Brookes C, Johnson MR. A longitudinal study of the cardiovascular adaptation to spontaneous and assisted conception pregnancies. *Hypertens Pregnancy.* 2009;28:273-289.
6. Magness RR, Gant NF. Normal vascular adaptations in pregnancy: Potential clues for understanding pregnancy induced hypertension. In: Walker JJ, Gant NF, eds. *Hypertension in Pregnancy.* London: Chapman & Hall Medical; 1997:5-26.
7. Maynard SE, Min JY, Merchan J, et al. Excess placental soluble fms-like tyrosine kinase (sFlt1) may contribute to endothelial dysfunction, hypertension and proteinuria in preeclampsia. *J Clin Invest.* 2003;111:649-658.
8. Zentner D, du Plessis M, Brennecke S, et al. Deterioration in cardiac systolic and diastolic function late in normal human pregnancy. *Clin Sci.* 2009;116:599-606.
9. Lindheimer MD, Davison JM, Katz AI. The kidney and hypertension in pregnancy: Twenty exciting years. *Semin Nephrol.* 2001;21:173-189.
10. Baylis C, Davison JM. The renal system. In: Chamberlain G, Broughton Pipkin F, eds. *Clinical Physiology in Obstetrics.* 3rd ed. Oxford: Blackwell Science; 1998:263-307.
11. Larsson A, Palm M, Hansson LO, Axelsson O. Reference values for clinical chemistry tests during normal pregnancy. *Br J Obstet Gynaecol.* 2008;115:874-881.
12. Roberts M, Lindheimer MD, Davison JM. Altered glomerular permselectivity to neutral dextran and heteroporous membrane modeling in human pregnancy. *Am J Physiol.* 1996;270:F338-F343.
13. Baylis C. Glomerular filtration and volume regulation in gravid animal models. *Clin Obstet Gynecol.* 1994;8:235-264.
14. Baylis C. Glomerular filtration dynamics. In: Lote CJ, ed. *Advances in Renal Physiology.* London: Croom Helm; 1986:33-83.
15. Reckelhoff JF, Yokota S, Baylis C. Renal autoregulation in mid-term and late pregnant rats. *Am J Obstet Gynecol.* 1992;166:1546-1550.
16. Gandley RE, Conrad KP, McLaughlin MK. Endothelin and nitric oxide mediate reduced myogenic reactivity of small renal arteries from pregnant rats. *Am J Physiol Regul Integr Comp Physiol.* 2001;280:R1-R7.
17. Baylis C, Blantz RC. Tubuloglomerular feedback activity in virgin and pregnant rats. *Am J Physiol.* 1985;249:F169-F173.
18. Baylis C. Effect of amino acid infusion as an index of renal vasodilatory capacity in pregnant rats. *Am J Physiol.* 1988;254:F650-F656.
19. Milne JE, Lindheimer MD, Davison JM. Glomerular heteroporous membrane modeling in third trimester and postpartum before and during amino acid infusion. *Am J Physiol Renal Physiol.* 2002;282:F170-F175.
20. Baylis C. Glomerular ultrafiltration in the pseudopregnant rat. *Am J Physiol.* 1982;243:F300-F305.
21. Danielson LA, Conrad KP. Nitric oxide mediates renal vasodilation and hyperfiltration during pregnancy in chronically instrumented, conscious rats. *J Clin Invest.* 1995;96:482-490.
22. Baylis C, Engels K. Adverse interactions between pregnancy and a new model of systemic hypertension produced by chronic blockade of EDRF in the rat. *Clin Exp Hypertens.* 1992;B11:117-129.
23. Baylis C. Recent advances in renal disease in pregnancy. In: Davison JM, Nelson-Piercy C, Kehoe S, Baker P, eds. *Renal Disease in Pregnancy.* London: RCOG Press; 2008:3-18.
24. Smith CA, Santymire B, Erdely A, et al. Renal nitric oxide production in rat pregnancy: Role of constitutive nitric oxide synthases. *Am J Physiol Renal Physiol.* 2010;299:F830-F836.
25. Cunningham MW Jr, Sasser JM, West CA, Baylis C. Renal redox response to normal pregnancy in the rat. *Am J Physiol Regul Integr Comp Physiol.* 2013;304:R443-R449.
26. Danielson LA, Sherwood OD, Conrad KP. Relaxin is a potent renal vasodilator in conscious rats. *J Clin Invest.* 1999;103:525-533.
27. Conrad KP, Jeyabalan A, Danielson LA, et al. Role of relaxin in the maternal renal vasodilation of pregnancy. *Ann NY Acad Sci.* 2005;1041:147-154.
28. Smith MC, Murdoch AP, Danielson LA, et al. Relaxin has a role at establishing a renal response in pregnancy. *Fertil Steril.* 2006;86:253-255.
29. Lafayette RA, Hladunewich MA, Derby G, et al. Serum relaxin levels and kidney function in late pregnancy with or without preeclampsia. *Clin Nephrol.* 2011;75:226-232.
30. Smith MC, Danielson LA, Conrad KP, Davison JM. Influence of recombinant human relaxin on renal hemodynamics in healthy volunteers. *J Am Soc Nephrol.* 2006;17:3192-3197.
31. Brenner BM. Nephron adaptation to renal injury or ablation. *Am J Physiol.* 1985;249:F324-F337.
32. Baylis C. Glomerular filtration rate (GFR) in normal and abnormal pregnancies. *Semin Nephrol.* 1999;9:133-139.
33. Smith MC, Moran P, Ward MK, Davison JM. Assessment of glomerular filtration rate in pregnancy using the MDRD formula. *Br J Obstet Gynaecol.* 2008;115:109-112.
34. Smith MC, Moran P, Davison JM. Epi-CKD is a poor predictor of GFR in pregnancy. *Arch Dis Child Fetal Neonatal Ed.* 2011;96:Fa99.
35. Saxena AR, Ananth Karumandis S, Fan SL, et al. Correlation of cystatin-C with a glomerular filtration rate by inulin clearance in pregnancy. *Hypertens Pregnancy.* 2012;31:22-30.
36. Moran P, Lindheimer MD, Davison JM. The renal response to preeclampsia. *Semin Nephrol.* 2004;24:588-595.
37. Davison JM, Lindheimer MD. Pregnancy and chronic renal disease. *Semin Nephrol.* 2011;31:86-99.
38. Cornelis T, Odutayo A, Keunen J, Hladunewich M. The kidney in normal pregnancy and preeclampsia. *Semin Nephrol.* 2011;31:4-14.
39. Strevens H, Wide-Swensson D, Hansen A, et al. Glomerular endotheliosis in normal pregnancy and preeclampsia. *Br J Obstet Gynaecol.* 2003;110:831-836.
40. Brunskill NJ. Renal biopsy in pregnancy. In: Davison JM, Nelson-Piercy C, Kehoe S, Baker P, eds. *Renal Disease in Pregnancy.* London: RCOG Press; 2008:201-206.
41. Hytten FE, Cheyne GA. The aminoaciduria of pregnancy. *J Obstet Gynaecol Br Commonw.* 1972;79:424-432.
42. Lindheimer MD, Richardson DA, Ehrlich EN, Katz AI. Potassium homeostasis in pregnancy. *J Reprod Med.* 1987;32:517-520.
43. Olsburgh J. Urological problems in pregnancy. In: Davison JM, Nelson-Piercy C, Kehoe S, Baker P, eds. *Renal Disease in Pregnancy.* London: RCOG Press; 2008:209-220.
44. Roberts JM, Pearson GD, Cutler JA, Lindheimer MD. Summary of NHLBI Group on Research on Hypertension during Pregnancy. *Hypertens Pregnancy.* 2003;22:109-127.
45. Lindheimer MD, Kanter D. Interpreting abnormal proteinuria in pregnancy. *Obstet Gynecol.* 2010;115:365-375.
46. Chappell LC, Shennan AH. Assessment of proteinuria in pregnancy. *BMJ.* 2008;336:968-969.
47. Garovic VD, Wagner SJ, Turner ST, et al. Urinary podocyte excretion as a marker of preeclampsia. *Am J Obstet Gynecol.* 2007;196:320e1-320e7.
48. Atherton JC, Beilinska A, Davison JM, et al. Sodium and water reabsorption in the proximal and distal nephron in conscious pregnant rats and third trimester women. *J Physiol.* 1988;396:457-470.

49. August P, Lindheimer M. Pathophysiology of preeclampsia. In: Laragh JH, Brenner BM, eds. *Hypertension: Pathophysiology, Diagnosis and Management.* 2nd ed. New York: Raven; 1995:2407-2426.

50. West C, Zhang Z, Ecker G, Masilamani SM. Increased renal alpha-epithelial sodium channel (ENAC) protein and increased ENAC activity in normal pregnancy. *Am J Physiol Regul Integr Comp Physiol.* 2010;299:R1326-R1332.

51. MacDonald PC, Cutter S, MacDonald SC, et al. Regulation of extra-adrenal steroid 21-hydroxylase activity: Increased conversion of plasma progesterone during estrogen treatment of women pregnant with a dead fetus. *J Clin Invest.* 1982;69:469-474.

52. Odutayo A, Hladunewich M. Obstetric nephrology: Renal hemodynamic and metabolic physiology in normal pregnancy. *Clin J Am Soc Nephrol.* 2012;7:2073-2080.

53. Irons DW, Baylis PH, Davison JM. Effect of atrial natriuretic peptide on renal hemodynamics and sodium excretion during human pregnancy. *Am J Physiol.* 1996;271:F239-F242.

54. Lindheimer MD, Davison JM. Osmoregulation, the secretion of arginine vasopressin and its metabolism during pregnancy [minireview]. *Eur J Endocrinol.* 1995;132:133-143.

55. Randeva HS, Jackson A, Karteris E, Hillhouse EW. hCG production and activity during pregnancy. *Fetal Matern Med Rev.* 2001;12:191-208.

56. Schrier RW. Pathogenesis of sodium and water retention in high-output and low-output cardiac failure, nephrotic syndrome, cirrhosis and pregnancy. Part 2. *N Engl J Med.* 1988;319:1127-1134.

57. Durr JA, Lindheimer MD. Control of volume and body tonicity. In: Lindheimer MD, Roberts JM, Cunningham FG, eds. *Chesley's Hypertensive Disorders in Pregnancy.* 2nd ed. Stamford, Conn: Appleton & Lange; 1999:103-166.

58. Fekete A, Sasser JM, Baylis C. Chronic vasodilation produces plasma volume expansion and hemodilution in rats: Consequences of decreased effective arterial blood volume. *Am J Physiol Renal Physiol.* 2011;300:F113-F118.

59. Altman M, Vanpee M, Cnattingins S, Norman M. Neonatal morbidity in moderately preterm infants: A Swedish national population-based study. *J Pediatr.* 2011;158:239-244.

60. Chesley LC, Lindheimer MD. Renal hemodynamics and intravascular volume in normal and hypertensive pregnancy. In: Rubin PC, ed. *Hypertension: Hypertension in Pregnancy.* Amsterdam: Elsevier; 1988:10-38.

61. Groenendaal F, Uiterwaal C. Long-term follow-up of extremely preterm neonates. *BMJ.* 2012;345:e8252.

62. Zandi-Nejad K, Luyckx VA, Brenner BM. Adult hypertension and kidney disease: The role of fetal programming. *Hypertension.* 2006;47:502-508.

63. Godfrey KM, Barker DJ. Fetal programming and adult health. *Public Health Nutr.* 2001;4:611-624.

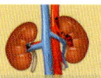

CAPÍTULO 44

Complicações Renais na Gravidez Normal

Annabel C. Martin e Mark A. Brown

A maioria das mulheres evolui com gestação normal. O problema renal mais comum durante a gravidez de uma mulher saudável é a infecção do trato urinário (ITU). Além disso, sem dúvidas, a "doença renal" *de novo* mais comum na segunda metade da gravidez é a pré-eclâmpsia, apresentando-se geralmente com hipertensão e proteinúria. Felizmente, a lesão renal aguda durante a gravidez é rara em países desenvolvidos, mas ainda confere um mau prognóstico para essa faixa etária jovem.

ANÁLISE DE URINA E MICROSCOPIA

Muitas mulheres jovens realizam o primeiro exame de urina e do sedimento urinário durante a gravidez, levando à detecção de hematúria, proteinúria e leucocitúria, relacionada ou coincidente com a gravidez.

Hematúria

Definição e Epidemiologia
A hematúria microscópica é detectada em algum momento durante a gravidez em cerca de 20% das mulheres.[1] A *hematúria microscópica* clinicamente significativa é definida como três ou mais eritrócitos (hemácias) por campo de grande aumento na avaliação microscópica do sedimento urinário de duas de três amostras de urina coletadas apropriadamente (coleta limpa, do jato médio),[2] ou como mais de 2.500 hemácias/mL.[3] A hematúria microscópica desaparece em cerca de 75% das mulheres após o parto, mas quando secundária à glomerulonefrite, persiste durante toda a gravidez, e deve ser mais bem investigada no pós-parto.

Etiologia e Prognóstico
A hematúria microscópica *dismórfica* (definida pela microscopia de contraste de fase) durante a gravidez é mais frequentemente causada por glomerulonefrite, mas ocasionalmente está associada à pré-eclâmpsia. A hematúria *isomórfica* é mais provavelmente causada por cistite ou por compressão da bexiga pela cabeça do feto. As gestantes com hematúria microscópica não apresentam nenhuma diferença significativa na idade gestacional ao parto, no peso ao nascer, em hipertensão gestacional ou em pré-eclâmpsia, comparadas com grupos-controle.[4]

A hematúria *macroscópica* na gravidez costuma resultar de sangramento vaginal ou cistite hemorrágica bacteriana. Outras causas menos comuns incluem cálculos renais, malformações arteriovenosas renais, rins policísticos e, raramente, neoplasia de bexiga ou de rim.

Diagnóstico Diferencial
Quando a hematúria microscópica é detectada na gestante, é necessária uma cultura de urina para excluir infecção. Se não houver proteinúria e a pressão arterial (PA) e a creatinina sérica estiverem normais, investigações adicionais podem ser adiadas para a reavaliação pós-parto, geralmente cerca de 3 meses depois, quando a microscopia para determinar a morfologia das hemácias, o exame do anticorpo antinuclear (FAN) e a ultrassonografia renal podem ser realizados.

Quando um número significativo de hemácias urinárias dismórficas é encontrado durante a gravidez, e a PA é normal, a causa mais provável é uma doença glomerular ou a nefropatia da membrana basal fina ou a nefropatia por IgA. Se a hematúria microscópica está associada à dor no ângulo renal ou cólica nefrética, a ultrassonografia excluirá a presença de cálculos em apenas dois terços das mulheres grávidas com litíase e pode demonstrar outras anormalidades, como doença renal policística e, em casos raros, neoplasias. Para hematúria microscópica isomórfica persistente, não recomendamos cistoscopia durante a gravidez. Ela muitas vezes desaparece espontaneamente após a gravidez, e a probabilidade de tumores uroteliais é muito baixa nessa faixa etária.

Tratamento
Para a gestante com hematúria microscópica, o tratamento de ITU e litíase associadas será discutido a seguir. Não existe tratamento específico para a glomerulonefrite durante a gravidez, desde que a função renal seja normal e a síndrome nefrótica esteja ausente.

Proteinúria
O desenvolvimento de proteinúria durante a gravidez implica investigação e muitas vezes está associado a pré-eclâmpsia. Uma condição conhecida como *proteinúria gestacional* também pode-se desenvolver, sem efeitos adversos para o feto ou a mãe.

Definição
A gestação normal está associada a um aumento na excreção proteica comparada com o estado não gestacional. Alguns estudos sugerem que isso resulte da combinação do aumento da taxa de filtração glomerular com o aumento da permeabilidade da membrana basal glomerular na gravidez normal.[5] Outros verificaram que a excreção urinária de albumina de 24 horas é semelhante em mulheres grávidas normais e não grávidas, sendo que um valor superior a 20 mg/dia é considerado anormal; em tais pacientes, o aumento da proteinúria total pode ser devido a proteinúria tubular.

Em contraste com a definição de proteinúria anormal em mulheres não grávidas como superior a 150 mg por dia, a proteinúria na gravidez geralmente é definida como excreção acima de 300 mg de proteína total em 24 horas. No entanto, mais de 95% das gestantes excretam menos de 200 mg/dia.[6]

A proteinúria costuma ser detectada na gravidez pelo exame da tira reagente de urina, mas esse método sabidamente não é confiável, com uma proporção significativa de resultados falso-positivos e falso-negativos. A tira reagente na maioria das vezes é confiável para a confirmação tanto da ausência de proteinúria quanto da presença de proteinúria real, quando as leituras da tira reagente são 3+ (> 3 g/L) ou 4+ (>20 g/L). Nos níveis intermediários, as taxas de falso-positivos são de até 50%. A detecção pode ser melhorada utilizando um dispositivo automatizado de análise da urina, reduzindo assim os erros do observador.[7]

A coleta de urina de 24 horas continua sendo o padrão-ouro para a quantificação, mas em geral é impraticável quando é necessária uma rápida avaliação da proteinúria, como na pré-eclâmpsia. Uma alternativa confiável é a relação proteína-creatinina; uma relação maior que 30 mg de proteína/mmol de creatinina (~ 0,3 mg/mg) se correlaciona razoavelmente bem com proteinúria superior a 300 mg/24 h.[8]

Embora o uso da relação albumina-creatinina possa adquirir uma importância maior na gravidez futuramente, no momento os clínicos devem continuar utilizando a relação proteína-creatinina até que mais dados estejam disponíveis.[9]

Diagnóstico Diferencial

Proteinúria que surge *de novo* na gravidez deve ser quantificada e investigada de acordo com a situação clínica. O curso da gestação em mulheres com proteinúria existente antes da gravidez está discutido no Capítulo 45.

A proteinúria persistente associada à pré-eclâmpsia costuma surgir na segunda metade da gravidez; mas nem sempre após o desenvolvimento de hipertensão. Ocasionalmente, a proteinúria antecede todos os outros sinais de pré-eclâmpsia. A intensidade da proteinúria não é indicativa da gravidade da pré-eclâmpsia e não deve ser utilizada para orientar o manejo. Além disso, a proteinúria pode estar ausente em 10% das mulheres com manifestações clínicas e histológicas de pré-eclâmpsia.[10] Na ausência de ITU ou pré-eclâmpsia, proteinúria isolada em uma gestante assintomática geralmente reflete doença renal de início recente, como a glomerulonefrite primária. De forma alternativa, a proteinúria pode surgir porque a gravidez desmascarou uma doença renal secundária a doenças sistêmicas, como diabetes melito, lúpus eritematoso sistêmico ou hipertensão essencial. Além disso, a pré-eclâmpsia superposta ocorre em 20% a 25% das mulheres com hipertensão crónica.[11] Nessas pacientes, ela muitas vezes ocorre mais precocemente na gestação e pode ser grave.

Limitamos a investigação da proteinúria *de novo* durante a gravidez sem pré-eclâmpsia e não nefrótica a uma ultrassonografia renal e à dosagem de creatinina sérica, eletrólitos, albumina e anticorpos antinucleares. A biópsia renal não está indicada. Quando uma doença renal subjacente for descoberta durante a gravidez, as investigações apropriadas na maioria das vezes podem ser adiadas até o período pós-parto. As exceções são as gestantes com síndrome nefrótica ou insuficiência renal, nas quais a viabilidade fetal ainda não está assegurada e cujas gestações devem ser continuadas (ou seja, < 24 semanas de gestação). Nessas pacientes, a investigação completa deve ser realizada rapidamente, geralmente incluindo biópsia renal, para determinar se um tratamento específico (p. ex., corticosteroides) pode ser benéfico.

História Natural

A proteinúria que ocorre como complicação da pré-eclâmpsia se resolve invariavelmente no período pós-parto, embora possa demorar alguns meses. A proteinúria em mulheres com proteinúria gestacional – uma condição descrita como proteinúria iniciada na gravidez, sem as características de pré-eclâmpsia, mas com alterações intermediárias nos fatores angiogênicos (a seguir) – também se resolve após o parto. Tradicionalmente, nos dois casos, a proteinúria desaparece em 3 meses após o parto; porém, em muitas pacientes, pode persistir por mais tempo.[12] Na ausência de disfunção renal, nós não investigamos a proteinúria subnefrótica, a menos que persista por 12 meses após o parto.

Tratamento

Para mulheres com síndrome nefrótica, existe uma correlação inversa entre a albumina sérica e o peso ao nascer, embora nenhum estudo tenha avaliado se a redução da proteinúria seria capaz de reverter a redução do crescimento fetal. As terapias antiproteinúricas com os inibidores da enzima conversora da angiotensina (ECA) e os bloqueadores do receptor da angiotensina (BRAs) são contraindicadas na gestação, devido aos efeitos indesejados no feto.

A albumina intravenosa (IV) possui um pequeno papel no tratamento da síndrome nefrótica durante a gravidez, a menos que exista deterioração progressiva da função renal. Recomendamos a infusão de albumina IV quando a creatinina sérica se eleva acima de 100 mmol/l (1,2 mg/dL) sem outra explicação, sabendo que essa medida pode apenas promover um benefício temporário por permitir o prolongamento da gestação. Os diuréticos e a restrição salina devem ser evitados, a não ser que as mulheres apresentem edema grave e intratável; o receio é de que os diuréticos causem redução adicional do volume plasmático e diminuição da perfusão placentária. A gestante com síndrome nefrótica se encontra em risco de tromboembolismo venoso e deve receber heparina profilática durante a gravidez até a resolução da síndrome nefrótica no pós-parto.

Leucocitúria

A leucocitúria isolada, na ausência de ITU, é comum na gravidez normal, geralmente pela contaminação com as secreções vaginais. Existe ainda um aumento da taxa de excreção de leucócitos durante a gestação normal. Ela não requer seguimento adicional por desaparecer normalmente até 3 meses após o parto.

INFECÇÃO DO TRATO URINÁRIO

Definições

Na *bacteriúria assintomática* (BAS), o trato urinário é colonizado por uma única espécie de bactéria, na ausência de sintomas específicos. Fora do período gestacional, a BAS geralmente não deve ser tratada com antibióticos. Entretanto, a BAS pode acarretar complicações graves na gestação, e existe um custo-benefício de seu rastreio e tratamento.[13] Embora o padrão-ouro para o diagnóstico seja a detecção de mais de 10^5 organismos por mililitro, com células epiteliais, em uma amostra de urina de jato médio em duas ou mais ocasiões, ou de uma única aspiração suprapúbica,[14] na prática tal bacteriúria na maioria das vezes é detectada em uma única cultura de rotina para bactérias no início da gravidez. Até 1% a 2% das gestações são complicadas por *cistite bacteriana aguda*, definida como ITU bacteriana aguda acompanhada de sintomas, como polaciúria, disúria ou estrangúria. Embora mais de 10^5 organismos/mL definam BAS, até 10^2 organismos/mL são suficientes para diagnosticar cistite, se acompanhados de leucocitúria e sintomas característicos.[15] Na *pielonefrite aguda*, ocorre ITU, em geral com mais de 10^5 organismos/mL, em associação à infecção parenquimatosa renal, comumente diagnosticada clinicamente por febre e dor lombar e, às vezes, critérios de sepse sistêmica.

Epidemiologia

A bacteriúria assintomática acomete 2% a 10% de todas as gestações. A prevalência é maior em mulheres de grupos socioeconômicos inferiores e aumenta com idade, paridade, infecção coexistente do trato genital e traço falciforme. A BAS também é mais comum em mulheres com anormalidades do trato urinário, como nefropatia por refluxo e bexiga neurogênica, em pacientes diabéticas e em mulheres com diversos episódios prévios de ITU. Acredita-se que o risco de infecção seja maior da 9ª até a 17ª semana de gestação, embora isso possa simplesmente refletir a fase em que geralmente ocorre a supervisão de rotina. A incidência global de pielonefrite aguda durante a gravidez é de aproximadamente 1%, mas pode ocorrer em até 30% das mulheres com BAS. Acredita-se que cerca de 70% de mulheres que desenvolvem pielonefrite aguda tenham tido bacteriúria anterior não identificada, mas é difícil comprovar. Com o tratamento da BAS, estima-se que a incidência de pielonefrite diminua em mais de 80%.[15] Quando possível, cateteres uretrais devem ser evitados, mesmo em mulheres com cesariana, pois a incidência de ITU nessas mulheres é duas vezes maior que naquelas não cateterizadas.

> ### Organismos Tipicamente Causadores de Infecção do Trato Urinário na Gestação
>
> *Escherichia coli* (> 70% das infecções)
> *Klebsiella* spp.
> *Proteus* spp. (particularmente em mulheres diabéticas ou com obstrução do trato urinário)
> *Enterococci*
> *Staphylococci*, especialmente *Staphylococcus saprophyticus*
> *Pseudomonas*

Quadro 44-1 Organismos mais frequentemente responsáveis por ITU na gestante.

Patogênese

Algumas características do hospedeiro podem aumentar o risco de infecção do trato urinário ou pielonefrite (Cap. 53). As mulheres, como aqueles que não expressam o anticorpo para o antígeno O da *Escherichia coli*, podem ter BAS que antecede a gravidez (ou seja, são cronicamente colonizadas). A gravidez é um estado de estase urinária relativa; cálices, pelves e ureteres dilatam, particularmente à direita, contribuindo para a evolução da BAS para pielonefrite aguda ascendente nas mulheres grávidas.

O mecanismo mais comum de infecção é através da uretra por bactérias perineais. O Quadro 44-1 enumera os organismos causadores de ITU comuns na gravidez. Algumas cepas de *E. coli* são particularmente virulentas e estão associadas a BAS e pielonefrite. Elas possuem fímbrias P, permitindo que as bactérias se ancorem às células uroepiteliais através das fímbrias, facilitando a ascensão no trato urinário a partir do períneo.

Manifestações Clínicas

Bacteriúria Assintomática

Uma metanálise mostrou que a BAS não tratada durante a gravidez aumenta significativamente as taxas de baixo peso ao nascer (BPN) e parto prematuro.[16] No entanto, ainda não está claro se a BAS é um fator de risco independente para o BPN ou se sua associação a baixo nível socioeconômico é o real preditor para o BPN. O mecanismo pelo qual a ITU pode causar parto prematuro não está completamente compreendido, mas citocinas pró-inflamatórias secretadas em resposta às endotoxinas bacterianas provavelmente participam desse processo.

A maioria das maternidades realiza uma política de rastreio de todas as mulheres grávidas em pelo menos uma ocasião, através do exame de urina para leucócitos/nitritos ou da cultura direta de urina. Tanto a tira reagente de urina quanto a urocultura parecem custo-efetivas em comparação com nenhum rastreio quando a prevalência de BAS é de 2% a 6%. Como dito, a leucocitúria isolada na tira reagente de urina é muito comum na gravidez normal, e nós recomendamos a triagem com a urocultura em vez do método da tira reagente.

As mulheres que têm ameaça de trabalho de parto prematuro devem realizar culturas de urina adicionais mesmo sem sintomas sugestivos de ITU.

Pielonefrite

A pielonefrite na maioria das vezes acontece entre 20 e 28 semanas de gestação, com mal-estar, febre, dor lombar e calafrios. Nem todas as mulheres terão apresentado sintomas do trato urinário inferior, e a pielonefrite também pode se manifestar durante a gravidez como dor abdominal aguda, ou pode ser detectada apenas depois da apresentação com trabalho de parto prematuro. A pielonefrite é mais comum em mulheres grávidas com anormalidades urológicas ou diabetes e mais frequentemente acomete o rim direito, provavelmente porque o ureter está geralmente mais dilatado desse lado.

O diagnóstico de pielonefrite costuma ser feito por critérios clínicos. O diagnóstico definitivo requer urocultura positiva, mas isso pode levar cerca de 2 dias, e o tratamento não deve ser adiado. *E. coli* é o microrganismo causador mais comum (> 85% das culturas).

A bacteremia é uma complicação comum e geralmente transitória da pielonefrite. Ocasionalmente, no entanto, as mulheres tornam-se septicêmicas e podem desenvolver endotoxemia com choque, com sequelas incluindo insuficiência respiratória, coagulação intravascular disseminada e lesão renal aguda. Pionefrose e abscesso perinefrético são complicações raras, mas devem ser suspeitados quando ocorre falha do tratamento.

Sem tratamento, as complicações da pielonefrite aguda durante a gravidez podem ser graves, provavelmente mais que em mulheres não grávidas. Na era pré-antibiótica, a mortalidade materna era de 3% a 4%. Atualmente, o óbito por pielonefrite é raro em países desenvolvidos, apesar de ainda ocorrer.

Tratamento

Bacteriúria Assintomática

O tratamento da BAS com antibiótico reduz significativamente a incidência de pielonefrite na gravidez. Uma revisão sistemática também sugeriu resultados do tratamento em reduzir significativamente o risco de parto prematuro.[18]

Durante a escolha do tratamento, o médico deve considerar a segurança do antibiótico na gravidez. Na maioria das mulheres, o tratamento com cefalexina, amoxicilina-clavulanato ou nitrofurantoína é a terapia de primeira escolha. Em geral, os ensaios clínicos demonstraram que o tratamento mais prolongado provavelmente é mais eficaz que a terapia de dose única, embora os dados sejam limitados.[18] Até que os resultados de novos ensaios estejam disponíveis, é recomendado um regime de tratamento de 4 a 7 dias, embora alguns especialistas permitam um curso de antibióticos de 3 dias em vez de 7 dias.[17]

Sem tratamento, a BAS persistirá em 80% das mulheres, e, mesmo com o tratamento, 20% ainda terão BAS. Aquelas com colonização persistente são difíceis de tratar, alcançando-se erradicação em apenas 40% após um segundo curso de antibióticos. Quando a erradicação não for alcançada, recomendamos antibioticoterapia profilática, geralmente com cefalexina (250 mg à noite), durante a gravidez, para evitar a pielonefrite e suas consequências; no entanto, não há estudos específicos para avaliar essa situação. A incidência de pielonefrite após o tratamento eficaz de BAS é reduzido de aproximadamente 30% para 3%, o que pode ser favoravelmente comparado com uma prevalência de 1% de pielonefrite para a população de gestantes.

Cistite

O tratamento da cistite na primeira apresentação com um antibiótico apropriado deve durar 5 dias. Assim como na BAS, é importante obter uma cultura de urina de controle para se certificar de que a infecção foi erradicada.

Pielonefrite

É uma prática habitual internar as mulheres grávidas com pielonefrite em ambiente hospitalar, embora um ensaio tenha relatado que o tratamento ambulatorial foi bem-sucedido em casos mais leves.[18] O tratamento pode, ocasionalmente, exigir a reanimação com fluidos IV, mas geralmente um curso curto de antibióticos IV seguido de antibióticos orais, quando a gestante estiver afebril, é a terapia adequada.

Preferencialmente, deve-se escolher um antibiótico que produza um nível sanguíneo elevado, capaz de se concentrar no parênquima renal, e normalmente uma cefalosporina é a primeira linha de tratamento. Os aminoglicosídeos são adjuvantes úteis em casos mais graves, utilizados por 24 a 48 horas, enquanto se aguardam as culturas de urina, desde que a função renal materna seja normal. O risco de ototoxicidade fetal irreversível impede o uso prolongado, e os aminoglicosídeos não são recomendados no primeiro trimestre. A duração total do tratamento geralmente é de pelo menos 2 semanas, e é imperativo repetir a urocultura uma semana após o tratamento, a fim de assegurar a erradicação.

A ultrassonografia renal geralmente não é indicada durante uma infecção inicial, porque é provável que a dilatação do trato urinário ainda esteja presente, e é impossível distingui-la de obstrução significativa do trato urinário. No entanto, se a infecção persistir, a ultrassonografia é indicada para ajudar a excluir pionefrose, abscesso perinefrético e cálculos renais. Se a pielonefrite persistir apesar da antibioticoterapia adequada, e for confirmada a dilatação do trato urinário, uma nefrostomia percutânea deve ser realizada com orientação do ultrassom. Em nossa experiência, isso raramente é necessário e deve ser um último recurso no manejo desses casos, mas a nefrostomia é a única maneira de ter certeza de que a obstrução do trato urinário e a pionefrose foram tratadas adequadamente.

Os médicos também devem estar alertas ao trabalho de parto prematuro na presença de pielonefrite, e instituir o tratamento adequado ao tratar agressivamente a infecção. Quando mais de duas ITUs ocorrerem durante a gravidez, a profilaxia é indicada até o parto ou com nitrofurantoína (50 mg) ou com cefalexina (250 mg) à noite. A Tabela 44-1 descreve alguns regimes antibióticos adequados para utilização na gravidez.

CÁLCULOS RENAIS

Epidemiologia

Apesar de o estado fisiológico da gravidez ser um ambiente ideal para a formação de cálculos renais, a incidência de cálculos renais permanece semelhante em mulheres grávidas e não grávidas, na faixa de 0,03% a 1%.

Patogênese

A maioria dos cálculos é composta de oxalato de cálcio e fosfato de cálcio. Em seguida, os cálculos de estruvita são os mais comuns, em geral quando o trato urinário está infectado com organismos, como *Proteus* spp. Uma pequena parcela dos cálculos renais é formada por ácido úrico ou cistina. Como discutido, a gravidez é um estado fisiológico de estase urinária relativa, bem como de aumento da excreção de cálcio e de ácido úrico. A incidência de cálculos renais não está aumentada durante a gravidez, provavelmente devido ao aumento da excreção de inibidores da formação de cálculos, como o magnésio, o citrato e a glicoproteína nefrocalcina.

Manifestações Clínicas

Os cálculos sintomáticos durante a gravidez são raros, geralmente se apresentando no segundo ou no terceiro trimestre, com dor aguda em flanco irradiada para a virilha ou para o abdome inferior e hematúria. No entanto, as características clínicas dos cálculos renais podem ser mais difíceis de interpretar na gravidez, pois episódios frequentes de dor abdominal difusa, mal localizada e sintomas do trato urinário inferior são relativamente comuns na gravidez normal.

Cerca de 75% a 85% dos cálculos serão eliminados espontaneamente durante a gravidez,[19] e algumas mulheres com cálculos apresentarão ITU concomitantemente. As gestantes com cálculos renais possuem maior risco de pielonefrite sobreposta.

O diagnóstico de litíase renal durante a gestação torna-se mais difícil por causa da hidronefrose fisiológica e dos riscos da radiação para o feto, se o trato urinário for investigado com tomografia computadorizada (TC). O ultrassom vai detectar hidronefrose (em geral como parte da gravidez normal) e, muitas vezes, detectar cálculos renais, mas a ultrassonografia raramente encontra cálculos ureterais e é menos precisa que a TC para esses fins. A ultrassonografia transvaginal deve ser realizada quando o ultrassom abdominal for pouco informativo, com o objetivo de detectar cálculos ureterais distais se a dor persistir.[20] Se a investigação persistir negativa, a mulher pode ser tratada sintomaticamente, com alívio da dor, hidratação e posicionamento em decúbito lateral, com o lado sintomático para cima, permitindo o alívio da pressão do útero gravídico sobre o ureter. Se os sintomas persistirem, e o diagnóstico for necessário, a urografia com ressonância magnética (RM) ou a TC de baixa dose (no segundo ou terceiro trimestre) podem ser utilizadas, embora, em nossa experiência, isso raramente seja necessário.

Tratamento

O manejo inicial dos cálculos renais é conservador, com hidratação adequada, antieméticos e analgesia. Os cálculos podem ser eliminados espontaneamente (75% a 85%), em parte devido ao trato urinário normalmente dilatado em mulheres grávidas. A ingestão de cálcio não deve ser limitada na gravidez. No entanto, as mulheres em que cálculos de oxalato de cálcio se formam persistentemente podem limitar os alimentos ricos em oxalato, como espinafre, ruibarbo e chocolate. A urina deve sempre ser cultivada, e a antibioticoterapia apropriada, administrada quando se suspeita de ITU.

A determinação quantitativa de cálcio, ácido úrico ou outros minerais excretados na urina não é necessária durante a gravidez, pois os agentes farmacológicos específicos para modificar a excreção (incluindo tiazídicos e alopurinol) são contraindicados. A investigação pode ser concluída após o parto.

O débito urinário deve ser monitorado, e a função renal, avaliada. A intervenção cirúrgica é considerada apenas quando os cálculos causam obstrução persistente, deterioração da função renal, dor ou

Esquemas com Antibióticos para Tratamento das Infecções do Trato Urinário na Gestação

Antibiótico	Dose	Duração
Cistite Aguda		
Amoxicilina	500 mg três vezes ao dia	3–7 dias
Nitrofurantoína	100 mg duas vezes ao dia	3–7 dias
Cefalexina	500 mg duas ou três vezes ao dia	3–7 dias
Bacteriúria Assintomática		
Cefalexina	500 mg três vezes ao dia	3 dias
Amoxicilina	500 mg três vezes ao dia	3 dias
Amoxicilina-clavulanato	500 mg três vezes ao dia	3 dias
Nitrofurantoína	50 mg quatro vezes ao dia	3 dias
Fosfomicina	3 g dose única	
Bacteriúria ou Cistite Recorrentes		
Cefalexina	250 mg à noite (ou pós-coito)	
Nitrofurantoína	50 mg à noite (ou pós-coito)	
Amoxicilina	250 mg à noite (ou pós-coito)	
Pielonefrite (Terapia IV inicial)		
Ceftriaxona	1 g ao dia	
Ampicilina (com gentamicina)	1 g a cada 6 horas	
Gentamicina	3 mg/kg ao dia	
Ticarcilina	3,2 g a cada 8 horas	
Piperacilina	4 g a cada 8 horas	

Tabela 44-1 Esquemas com antibióticos para tratamento das infecções do trato urinário na gestação.

infecção intratáveis ou trabalho de parto prematuro não responsivo a outros tratamentos. A cistoscopia com colocação de *stent* ureteral pode ser necessária durante a gravidez, e a remoção ureteroscópica de cálculos foi reportada.[21] A litotripsia geralmente é contraindicada na gravidez, por causa do efeito adverso presumido das ondas de choque no feto; no entanto, alguns centros têm utilizado a litotripsia ureteroscópica a *laser* em mulheres grávidas.[22] A litotripsia extracorpórea com ondas de choque como procedimento inadvertido foi relatada em seis mulheres no primeiro mês de gravidez, todas as quais posteriormente tiveram crianças normais.[23]

O seguimento pós-parto é importante. Na ausência de sintomas em curso, realizamos uma TC de rins, ureteres e bexiga 3 meses depois. Esse atraso é necessário para eliminar a confusão na interpretação dos resultados; a dilatação calicial e ureteral pode persistir por muito tempo após o parto. Mulheres planejando outra gravidez devem ser investigadas para presença de hipercalciúria idiopática ou outras causas de cálculos renais após um mínimo de 3 meses do parto.

HIPERTENSÃO NA GRAVIDEZ

Definições

Existem quatro distúrbios hipertensivos principais relacionados com a gravidez (Fig. 44-1), listados a seguir:
1. Hipertensão gestacional
2. Pré-eclâmpsia – eclâmpsia
3. Hipertensão crônica/preexistente
    • Primária
    • Secundária
    • Hipertensão do avental branco
4. Pré-eclâmpsia superposta à hipertensão crônica/preexistente

Hipertensão na gravidez é definida como pressão arterial de 140/90 mmHg ou superior. A gravidez normal é caracterizada por uma queda na PA, com início no primeiro trimestre, atingindo um nadir no segundo trimestre. A PA se eleva aos níveis pré-gestacionais próximo ao fim do terceiro trimestre. Um incremento sistólico de 30 mmHg ou mais e/ou diastólico de 15 mmHg para níveis abaixo de 140/90 mmHg necessita de aumento da frequência das consultas de seguimento. Por si só, essa elevação de PA não diagnostica hipertensão gestacional ou pré-eclâmpsia, mas na presença de proteinúria ela pode significar pré-eclâmpsia precoce em algumas mulheres.

O início do desenvolvimento de PA elevada após 20 semanas de gestação, sem evidência de disfunção orgânica materna, é conhecido como *hipertensão gestacional*. Em geral, ela deve-se resolver até 12 semanas após o parto. Se a hipertensão persistir além de 12 semanas pós-parto, é provável que o diagnóstico seja de hipertensão crônica/preexistente, mascarada pela diminuição fisiológica da PA que ocorre no início da gravidez. É importante salientar, entretanto, que algumas mulheres com pré-eclâmpsia ou hipertensão gestacional podem levar mais tempo para resolver a PA alta.

A pré-eclâmpsia também significa hipertensão que se desenvolve na segunda metade da gravidez, mas esse distúrbio mais grave inclui evidência de anormalidades maternas renais, cerebrais, hepáticas ou de coagulação e restrição do crescimento fetal, acompanhando a hipertensão (discussão a seguir).

A *hipertensão crônica/preexistente* significa PA igual ou maior a 140/90 mmHg que antecede a gravidez ou está presente antes da 20ª semana de gestação (em pelo menos duas ocasiões) ou persiste por mais de 12 semanas após o parto. Idealmente, deve ser confirmada por uma monitorização ambulatorial de 24 horas da PA ou uma monitorização domiciliar autoiniciada da PA, a fim de excluir

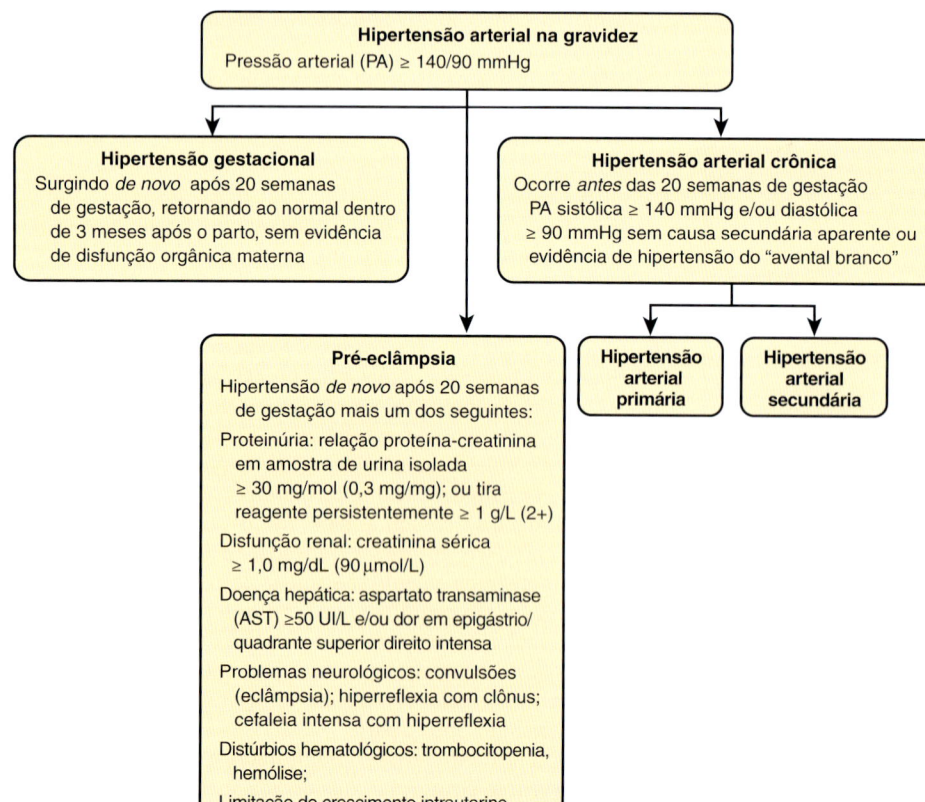

Figura 44-1 Classificação da hipertensão arterial na gravidez

hipertensão do avental branco, comum na gravidez.[24] A pré-eclâmpsia superposta é o desenvolvimento de proteinúria ou disfunção renal nova, trombocitopenia, sintomas neurológicos ou alteração da função hepática após 20 semanas de gestação em uma mulher com hipertensão crônica/preexistente.

A definição tradicional de *pré-eclâmpsia* tem sido hipertensão com proteinúria e edema que se desenvolvem após 20 semanas de gestação. No entanto, o edema acompanha dois terços das gestações normais e daquelas com pré-eclâmpsia e não é um sinal particularmente útil. A detecção de proteinúria no passado também era pouco confiável, e insistir na detecção de proteinúria para o diagnóstico ignora as manifestações variáveis da pré-eclâmpsia, como discutido a seguir. Na prática, entretanto, a maioria das mulheres com características sistêmicas de pré-eclâmpsia também apresenta proteinúria.

A *eclâmpsia* (convulsões) atualmente é incomum em países desenvolvidos, com uma prevalência de aproximadamente 0,3% das gestações com hipertensão. Em países subdesenvolvidos, a eclâmpsia é muito mais comum, com maiores riscos de mortalidade e morbidade maternas, bem como de mortalidade perinatal.

Epidemiologia

As desordens hipertensivas da gravidez são a segunda causa mais comum de mortalidade materna em todo o mundo, após a hemorragia.[25] A hipertensão acomete 10% a 12% de todas as gestações,[26] e a distribuição das causas na população depende muito do tipo de unidade obstétrica avaliando essa população; as unidades de referência terciárias tendem a possuir uma maior proporção de casos de pré-eclâmpsia grave. Em geral, a hipertensão primária corresponde a cerca de 20%, as causas secundárias a 4%, a pré-eclâmpsia a 35% e a hipertensão gestacional ao restante dos distúrbios hipertensivos na gravidez. Aproximadamente uma em cada quatro mulheres com hipertensão primária aparente no início da gravidez possui hipertensão do avental branco. Elas se apresentam no início da gravidez com aparente hipertensão crônica, mas com prognóstico melhor que aquelas com hipertensão crônica real. As mulheres com hipertensão do avental branco podem ser acompanhadas sem medicação, através de monitorização regular da PA em domicílio. Uma pequena proporção vai desenvolver pré-eclâmpsia.[27]

PRÉ-ECLÂMPSIA

Epidemiologia

A pré-eclâmpsia não segue padrões raciais conhecidos, e nenhuma relação genótipo-fenótipo específica tem sido associada a essa doença.[27] A pré-eclâmpsia ocorre em 2% a 8% das gestações e é um dos principais contribuintes para a mortalidade materna em todo o mundo.[31] O Quadro 44-2 enumera os fatores de risco para pré-eclâmpsia. O risco é maior naquelas com história prévia de pré-eclâmpsia, com taxas variando de 15% a 65%, dependendo da gestação no início da pré-eclâmpsia.[28,29] O risco de pré-eclâmpsia é igualmente elevado na primeira gravidez, possivelmente devido à exposição recente limitada aos antígenos paternos (esperma), que podem desempenhar um papel na patogênese da doença.

Uma observação intrigante é a redução do risco de pré-eclâmpsia nas gestações subsequentes, mas o retorno aos riscos da primeira gravidez em mulheres com novo parceiro para as próximas gestações. Essa observação, combinada com uma maior probabilidade de pré-eclâmpsia em mulheres que utilizaram métodos de contracepção de barreira, levantou a possibilidade de uma resposta imunológica diminuída aos antígenos paternos em tais gestações. No entanto, isso pode simplesmente ser explicado por um intervalo mais longo entre as gestações, em vez de pela mudança de parceiros, com uma incidência crescente após cerca de 7 anos entre elas.[30]

Fatores de Risco para Pré-eclâmpsia

Fatores Obstétricos Maternos
Nuliparidade
Gestação múltipla
História prévia de pré-eclâmpsia
Gestação molar
Trissomia do 13 ou hidropisia fetal
Diabetes gestacional

Fatores Obstétricos Paternos
Pai nascido de gravidez com pré-eclâmpsia

Comorbidades Maternas
Hipertensão arterial crônica
Doença renal crônica
Diabete melito pré-gestacional
Obesidade
Anticorpo antifosfólipide
Lúpus eritematoso sistêmico

Fatores Genéticos Maternos
Trombofilias
Pré-eclâmpsia em gravidez de parente de primeiro grau

Outros Fatores Maternos
Idade acima de 40 anos

Quadro 44-2 Fatores de risco para o desenvolvimento de pré-eclâmpsia (*Modificado da referência 73.*)

Fumar reduz o risco de pré-eclâmpsia em um terço, mas aumenta o risco de parto prematuro, restrição de crescimento intrauterino (RCIU) e descolamento prematuro de placenta.[31] A obesidade aumenta o risco de pré-eclâmpsia.

Patogênese

A patogênese da pré-eclâmpsia é complexa. A placenta provavelmente causa a pré-eclâmpsia, com outros órgãos maternos (p. ex., o rim) amplificando o processo da doença (Fig. 44-2). Isso é sustentado pela observação de que a pré-eclâmpsia pode ocorrer na mola hidatiforme, em que o feto está ausente, com a condição se resolvendo após a remoção da placenta. Os seguintes mecanismos-chave estão envolvidos na progressão para a síndrome clínica da pré-eclâmpsia:

■ *A resposta imune na interface placentário-materna.* Um desequilíbrio no meio imunológico pode levar à insuficiência placentária. A interação imunológica materno-fetal na placentação envolve células *natural killer* maternas, receptores imunoglobulina-símile e moléculas do antígeno leucocitário humano (HLA-C) fetais. Essa interação falha na pré-eclâmpsia, levando a uma interação anormal entre as células uterinas *natural killer*, as células trofoblásticas e o fator de necrose tumoral α (TNF-α) derivado de macrófagos.

■ *A placentação superficial com remodelação insuficiente das artérias em espiral e o desequilíbrio dos fatores angiogênicos.* O citotrofoblasto invasivo penetra as paredes das artérias em espiral, onde ele substitui o endotélio materno, convertendo-os em vasos de capacitância capazes de transportar um maior fluxo de sangue através da placenta e reduzindo sua capacidade de vasoconstrição.[32] Os fatores implicados na patogênese da pré-eclâmpsia incluem o fator de crescimento placentário (PlGF), o fator de crescimento do endotélio vascular (VEGF-A), o receptor do VEGF tirosina quinase solúvel fms-símile 1 (sFlt-1), o fator transformador do crescimento β (TGF-β) e a endoglina solúvel (sEng).[33] Em particular, há um excesso dos fatores antiangiogênicos derivados do sinciciotrofoblasto, como a sEng e o sFlt-1. Embora ainda não

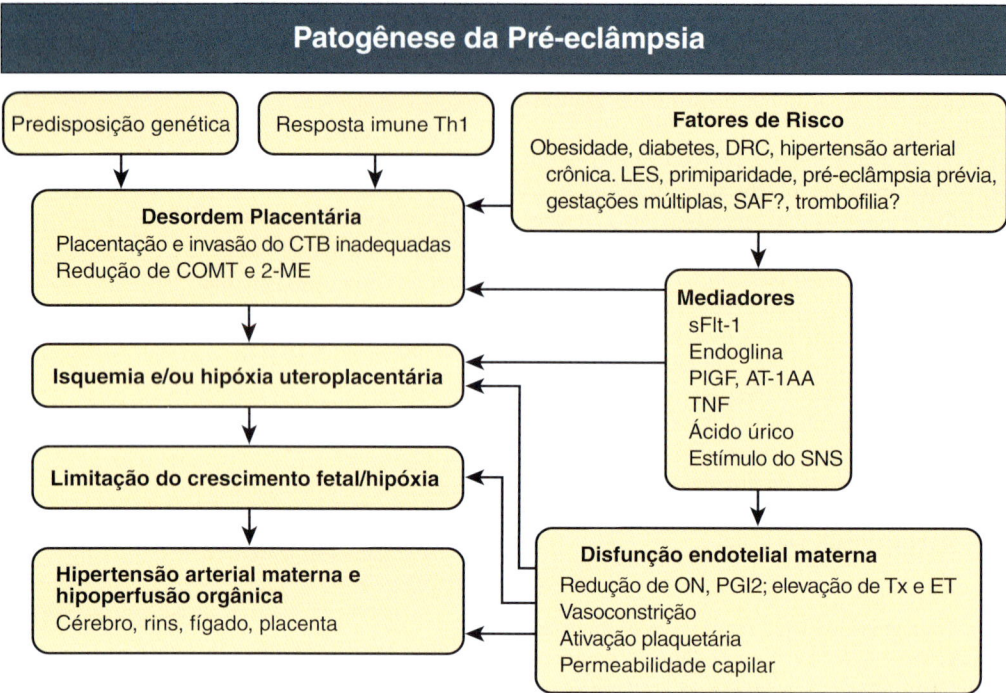

Figura 44-2 Patogênese da pré-eclâmpsia. *Th1*, linfócito T *helper* tipo 1; *DRC*, doença renal crônica; *LES*, lúpus eritematoso sistêmico; *SAF*, síndrome antifosfolípide; *CTB*, citotrofoblasto; *COMT*, catecol-*O*-metiltransferase; *2-ME*, 2-metoxiestradiol; *sFlt-1*, tirosina quinase solúvel fms-símile 1; *PlGF*, fator de crescimento placentário; *AT-1AA*, autoanticorpos contra o receptor de angiotensina-II tipo 1; *TNF*, fator de necrose tumoral; *SNS*, sistema nervoso simpático; *ON*, óxido nítrico; *PGI2*, prostaciclina; *Tx*, tromboxano; *ET*, endotelina.

seja totalmente compreendido, acredita-se que esse excesso seja desencadeado por isquemia ou hipóxia da placenta. O sFlt-1 se liga ao VEGF e ao PlGF, impedindo a sua interação com receptores endoteliais na superfície da célula, induzindo disfunção endotelial (Fig. 44-3).

■ *O estresse oxidativo que desencadeia a inflamação.* O sangue materno entra no espaço interviloso com maior pressão e em ritmo mais rápido por causa da remodelação arterial diminuída das artérias em espiral. Isso expõe as vilosidades da placenta a concentrações flutuantes de oxigênio, levando ao estresse oxidativo e ativação do fator nuclear-κB, um fator de transcrição fundamental para a resposta inflamatória.[34] Ocorre o aumento da cobertura necrótica do trofoblasto, que pode ser importante na patogênese da pré-eclâmpsia, através da ativação sistêmica da célula endotelial pela secreção de interleucina-6 (IL-6).[35] Micropartículas derivadas do sinciciotrofoblasto da placenta no plasma materno interagem com leucócitos e monócitos e estimulam a produção de citocinas pró-inflamatórias.[36]

Em resumo, a placentação comprometida leva a um desequilíbrio nos fatores angiogênicos e ao estresse oxidativo que desencadeia inflamação. A função placentária insuficiente, a liberação de fatores placentários na circulação materna e exagerada resposta inflamatória materna resultantes causam uma disfunção endotelial generalizada, com ativação de leucócitos e da coagulação.

Independentemente da etiologia, a pré-eclâmpsia se caracteriza pela seguinte tríade fisiopatológica:
1. Vasoconstrição
2. Ativação plaquetária com coagulação intravascular (geralmente local, mas ocasionalmente disseminada)
3. Contração do volume plasmático materno

Essa tríade leva a uma deterioração adicional do fluxo de sangue através da placenta, bem como através dos rins, fígado e cérebro maternos. Não se sabe por que esses órgãos são mais frequentemente afetados na pré-eclâmpsia ou por que outros leitos vasculares (p. ex., intestino) não são afetados, mesmo em casos graves.

A apresentação clínica da pré-eclâmpsia vai depender da extensão do acometimento dos sistemas orgânicos maternos e da placenta por esse processo, mas, uma vez iniciada, a pré-eclâmpsia segue um curso progressivo até o parto, a única cura definitiva.

Anormalidades Renais na Pré-eclâmpsia

Diversas anormalidades na função e na estrutura renal ocorrem na pré-eclâmpsia (Fig. 44-4). Os rins na pré-eclâmpsia passam por uma série de alterações patológicas únicas, incluindo *endoteliose glomerular* difusa, caracterizada por edema e vacuolização das células endoteliais, oclusão do lúmen capilar e glomérulos aumentados. O citoplasma endotelial edemaciado invade o lúmen dos capilares glomerulares, contribuindo para a isquemia dos tufos[37] (Fig. 44-5). A imunofluorescência pode revelar depósitos de fibrina. Estas mudanças são raramente observadas na prática clínica, pois a biópsia renal dificilmente é realizada em mulheres com pré-eclâmpsia.

Proteinúria

O sedimento urinário geralmente é inocente. Tanto o padrão *tubular* quanto o *glomerular* de proteinúria foram relatados na pré-eclâmpsia. A proteinúria glomerular é não seletiva e pode variar de algumas centenas de miligramas por dia até a faixa nefrótica. Em muitos estudos, os níveis de proteinúria em mulheres com pré-eclâmpsia não parecem estar correlacionados com os desfechos maternos e fetais.[38] No entanto, existe alguma evidência de que um nível muito elevado de proteinúria (relação proteína-creatinina em amostra > 900 mg/mmol em qualquer idade ou > 500 mg/mmol em mulheres com mais de 35 anos) aumenta o risco de desfecho adverso materno e fetal.[39] Mulheres com pré-eclâmpsia e proteinúria leve ou sem proteinúria devem ser acompanhadas com o mesmo cuidado que aquelas com proteinúria nefrótica. A medida da microalbuminúria ainda não provou

sFlt-1 e sEng Causam Disfunção Endotelial Através do Antagonismo da Sinalização do VEGF e do TGF-ß1

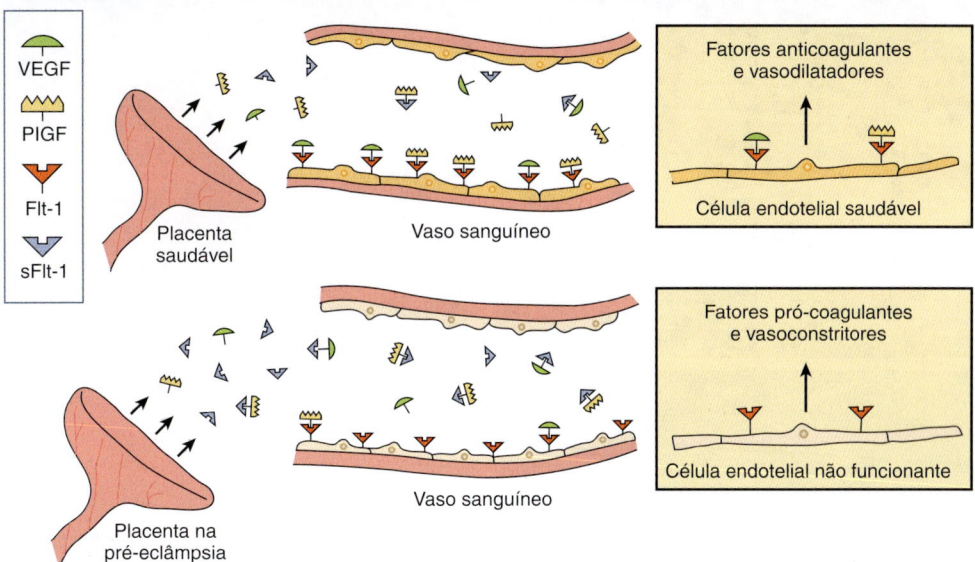

Figura 44-3 Proteínas sFlt-1 e sEng causam disfunção endotelial através do antagonismo da sinalização do VEGF e do TGF-ß1. Existe evidência crescente de que o fator de crescimento do endotélio vascular (VEGF) e o fator de crescimento transformador β1 (*TGF-β1*) são necessários para manter a integridade do endotélio em diversos tecidos, incluindo os rins e, talvez, a placenta. Durante a gravidez normal, a homeostase vascular é mantida por níveis fisiológicos da sinalização do VEGF e do TGF-β1 na vasculatura. Na pré-eclâmpsia, a secreção placentária excessiva de sFlt-1 e sEng (duas proteínas antiangiogênicos circulantes endógenas) inibe a sinalização do VEGF e do TGF-β1, respectivamente, na vasculatura. Isso resulta em disfunção das células endoteliais, incluindo diminuição de prostaciclina, produção de óxido nítrico e liberação de proteínas pró-coagulantes. *PlGF*, fator de crescimento placentário; *sFlt-1*, tirosina quinase solúvel fms-símile 1; *sEng*, endoglina solúvel. (*Da referência 74.*)

Anormalidades Renais na Pré-eclâmpsia

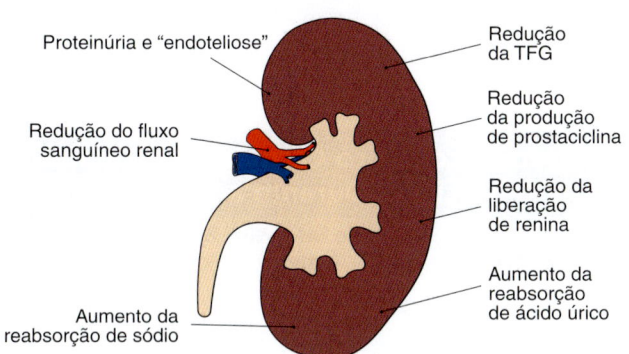

Figura 44-4 Anormalidades renais na pré-eclâmpsia. *TFG*, Taxa de filtração glomerular.

ser útil no seguimento clínico de mulheres com pré-eclâmpsia ou em predizer quais mulheres com hipertensão gestacional vão desenvolver pré-eclâmpsia.

A proteinúria pode ser parte da fragilidade capilar generalizada da pré-eclâmpsia ou pode, parcialmente, ser uma consequência da endoteliose glomerular.

Diminuição da Taxa de Filtração Glomerular

A queda na taxa de filtração glomerular (TFG) pode ser parcialmente causada pela diminuição do fluxo sanguíneo renal (por sua vez causada por vasoconstrição, perda de volume plasmático e diminuição do débito cardíaco). Entretanto, outros fatores podem também estar envolvidos, como produção placentária inadequada do vasodilatador relaxina, redução da produção renal de prostaciclina ou de óxido nítrico ou as alterações glomerulares morfológicas em si.

Necrose Tubular Aguda

A necrose tubular aguda é a causa mais comum de lesão renal aguda (LRA) na pré-eclâmpsia. Se a TFG prejudicada (creatinina sérica > 88 μmol/L; > 1 mg/dL) não for corrigida pelo controle da PA e pela restauração do volume plasmático, o parto é indicado se a função renal continua a deteriorar-se.

Retenção de Sódio

Na pré-eclâmpsia, ocorre retenção ávida de sódio, como uma resposta tubular renal à redução da perfusão renal detectada e talvez também a um aumento da atividade do sistema nervoso simpático ou alterações na expressão de canais de sódio epiteliais. Isso é uma resposta renal normal a essas mudanças e à oligúria resultante; na ausência de creatinina sérica elevada, a oligúria isolada não deve ser uma indicação de parto.

Renina

As concentrações plasmáticas de renina e aldosterona estão reduzidas na pré-eclâmpsia, correlacionando-se inversamente com a gravidade da doença. Isso tem pouca relevância clínica direta; no entanto, pode ser explicado pela recente descoberta de uma mutação do receptor mineralocorticoide, *MRL810*, o qual permite que fatores normalmente antagonistas de aldosterona, como a progesterona, liguem-se a esse receptor e o ativem, levando à retenção inadequada de sódio, hipertensão e subsequente supressão da liberação de renina e aldosterona.[40] Há uma suprarregulação generalizada do sistema renina-angiotensina (SRA) na gravidez normal e uma ativação dos SRA placentário na pré-eclâmpsia.[41] Entretanto, este delicado equilíbrio encontra-se perdido na pré-eclâmpsia, possivelmente devido ao desenvolvimento de autoanticorpos contra o receptor AT$_1$.[42]

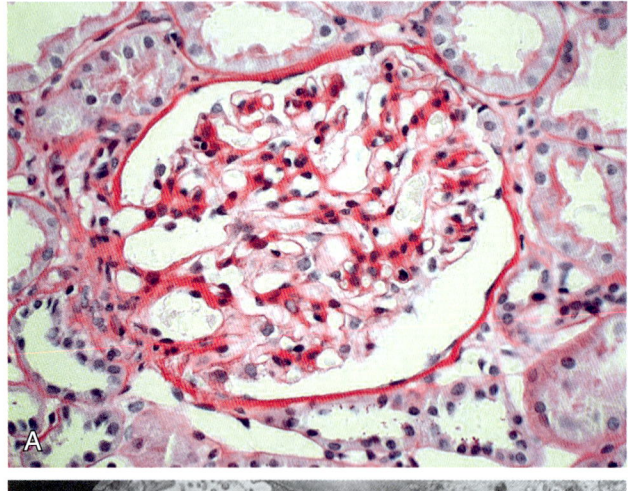

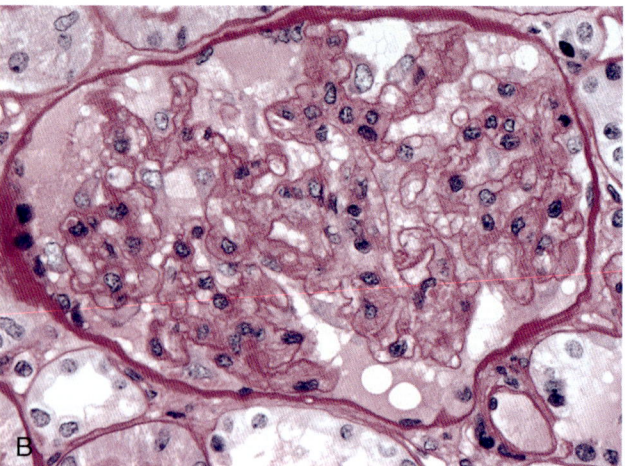

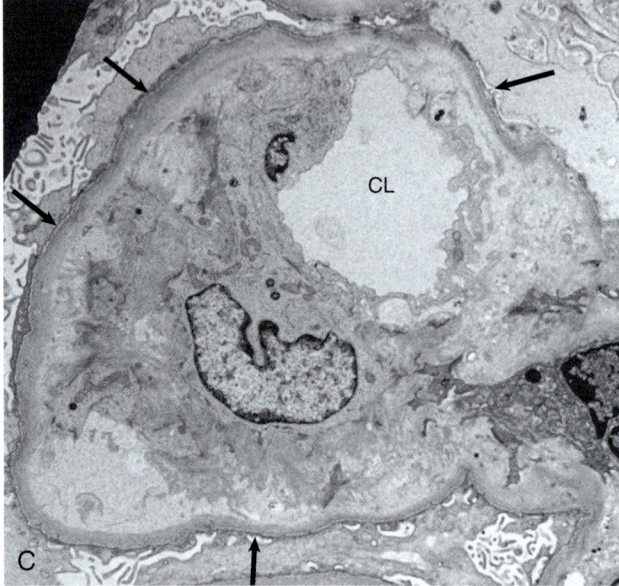

Figura 44-5 Endoteliose glomerular. A, Glomérulo normal à microscopia óptica. **B**, Glomérulo de uma paciente com pré-eclâmpsia à microscopia óptica. Perceba a oclusão dos lumens capilares pelas células endoteliais edemaciadas. **C**, Na microscopia eletrônica, perceba a membrana basal glomerular (*setas*) e a redução pronunciada do lúmen capilar (*CL*) devido ao edema do citoplasma da célula endotelial. (**A** e **B**, reação do ácido periódico de Schiff; amplificação ×40; **C**, amplificação original ×7.500.) (*Cortesia do Prof. P. Fumes, da Universidade de Leicester, RU.*)

Reabsorção Aumentada de Ácido Úrico

A hiperuricemia na pré-eclâmpsia resulta em grande parte de retenção renal de ácido úrico, embora possa haver algum componente de aumento da produção do mesmo, talvez pela placenta.[43] O ácido úrico sérico é um teste útil em gestantes hipertensas, pois geralmente, mas não sempre, encontra-se elevado na pré-eclâmpsia, e valores abaixo de 350 mmol/L (5,9 mg/dL) sugerem uma causa alternativa para explicar a hipertensão, como hipertensão primária. O grau de hiperuricemia se correlaciona com risco fetal, mesmo em mulheres com hipertensão gestacional apenas, alertando os clínicos para a busca de evidências de redução do crescimento fetal (Tabela 44-2).[44]

Manifestações Clínicas

A pré-eclâmpsia é inicialmente detectada na maioria das mulheres pelo aparecimento de hipertensão arterial após a 20ª semana de gestação (Quadro 44-3). Raramente ocorre antes da 20ª semana, e tais casos são ocasionalmente causados por mola hidatiforme. Os sintomas nem sempre estão presentes, mas podem incluir cefaleia, convulsões, acidente vascular encefálico (AVE), escotomas visuais repetidos (todos, manifestações de comprometimento cerebral), dor epigástrica intensa ou dor no quadrante superior direito (refletindo isquemia hepática com possível hematoma subcapsular hepático ou até mesmo ruptura do fígado), oligúria, hemorragia causada por coagulação intravascular

Ácido Úrico Sérico Corrigido pela Idade Gestacional Durante a Gravidez

Idade Gestacional	Ácido Úrico Sérico (µmol/L)	Ácido Úrico Sérico (mg/dL)
< 32 semanas	> 240	> 4,0
32–35 semanas	> 270	> 4,5
36–37 semanas	> 290	> 4,9
≥ 38 semanas	> 330	> 5,6

Tabela 44-2 Ácido úrico sérico corrigido pela idade gestacional durante a gravidez. As concentrações acima desses níveis devem motivar a avaliação dos desfechos adversos da gestação associados, mesmo em mulheres com hipertensão gestacional apenas. Os dados são de 1.610 gestantes hipertensivas. (*Da referência 44.*)

disseminada (CIVD), dor abdominal baixa causada por descolamento prematuro de placenta ou redução dos movimentos fetais.

O exame físico de rotina deve incluir a avaliação do crescimento fetal, os padrões de frequência cardíaca fetal avaliados pela cardiotocografia (CTG) e a avaliação dos reflexos maternos, porque o clônus é um sinal de alarme para iminência de eclâmpsia. As seguintes investigações devem ser realizadas em todas as pacientes:

Manifestações Clínicas da Pré-eclâmpsia

Manifestação Primária
Hipertensão

Envolvimento Renal
Proteinúria significativa: teste da tira reagente positivo confirmado pela relação proteína-creatinina em amostra de urina isolada > 30 mg/mmol
Lesão renal aguda: creatinina sérica ou plasmática > 90 mmol/L (1 mg/dL)
Olegúria

Envolvimento Hematológico
Trombocitopenia
Hemólise
Coagulação intravascular disseminada

Envolvimento Hepático
Transaminases séricas elevadas
Dor epigástrica ou no quadrante superior direito grave

Envolvimento Neurológico
Convulsões (eclâmpsia)
Hiperreflexia com clônus sustentado
Cefaleia de forte intensidade com hiperreflexia
Distúrbios visuais persistentes (fotopsia, escotomas, cegueira cortical, vasoespasmo retiniano)
Acidente vascular cerebral (AVC)

Outras Características Principais
Edema pulmonar
Limitação do crescimento fetal
Descolamento prematuro de placenta

Quadro 44-3 Manifestações clínicas da pré-eclâmpsia.

- Teste da tira reagente de urina para proteinúria, com quantificação através da relação proteína-creatinina urinária se o teste for 1+ (30 mg/dL) ou maior
- Hemoglobina, contagem de plaquetas
- Creatinina sérica, eletrólitos, ácido úrico
- Testes de função hepática
- Avaliação ultrassonográfica do crescimento fetal, do volume de líquido amniótico e do fluxo da artéria umbilical

Eclâmpsia

A eclâmpsia é definida como a ocorrência de crises tônico-clônicas em uma mulher grávida ou no puerpério recente que não podem ser atribuídas a outras causas. Dessas mulheres, 79% apresentam sinais e sintomas premonitórios presentes durante a semana que antecede a primeira crise convulsiva da eclâmpsia: cefaleia (56%), distúrbios visuais (23%), dor epigástrica (17%), hipertensão (48%), proteinúria (46%), e hipertensão e proteinúria concomitantes (38%).[45] O risco de eclâmpsia não está diretamente relacionado com o nível de PA. Embora alguns encarem como uma forma de "síndrome de encefalopatia hipertensiva posterior reversível" (quadro de hipertensão com cefaleia, confusão mental ou rebaixamento da consciência, alterações visuais ou convulsões, acompanhado de achados à RM de edema da substância branca), a eclâmpsia pode ocorrer com níveis relativamente baixos de PA e tem sido relatada na ausência de proteinúria. É importante ressaltar que cerca de metade dos casos de eclâmpsia ocorrem após o parto, embora raramente mais de 5 dias pós-parto.

Síndrome HELLP

A síndrome HELLP – hemólise, elevação das enzimas hepáticas e trombocitopenias – é uma variante da pré-eclâmpsia. Embora às vezes considerada uma entidade separada, a síndrome HELLP simplesmente se refere a uma forma grave de pré-eclâmpsia, em que

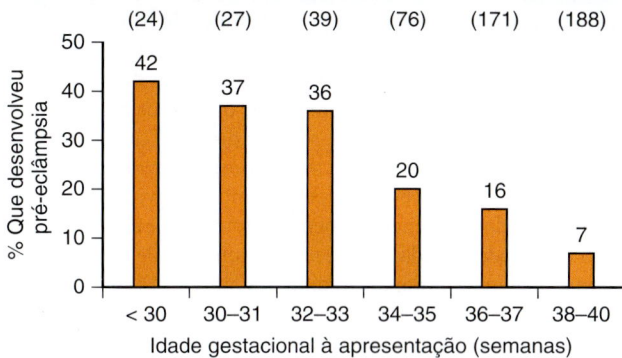

Probabilidade de Progressão da Hipertensão Gestacional Benigna para Pré-eclâmpsia em Idades Gestacionais Diferentes

Figura 44-6 **Probabilidade de a hipertensão arterial progredir para pré-eclâmpsia nas diversas semanas de gestação.** Quanto mais precoce a apresentação com hipertensão gestacional, maior a probabilidade de progressão para pré-eclâmpsia. (*Modificado da referência 75.*)

predominam as alterações hepáticas e plaquetárias, com microangiopatia trombótica. O diagnóstico da síndrome HELLP se baseia nos seguintes critérios laboratoriais:

- Anemia hemolítica microangiopática: esquizócitos no sangue periférico, elevação de bilirrubina sérica ou desidrogenase láctica, redução de haptoglobina
- Aumento das transaminases hepáticas: aspartato transaminase (AST) superior a 70 U/L
- Contagem de plaquetas: inferior a $100 \times 10^3/\text{mm}^3$

A mortalidade materna por síndrome HELLP grave é de cerca de 1%; e a mortalidade perinatal, entre 7% e 34%, dependendo em grande parte da idade gestacional.[46] É melhor considerá-la um subtipo de pré-eclâmpsia e continuar a procurar e tratar todas as manifestações da pré-eclâmpsia assim que elas surgirem.

História Natural

As mulheres com hipertensão gestacional possuem um risco de 10% de progredir para o desenvolvimento de pré-eclâmpsia caso a hipertensão se apresente após 36 semanas de gestação, e um risco superior a um terço quando se apresenta antes de 32 semanas (Fig. 44-6).

Em geral, o prognóstico é favorável em mulheres com pré-eclâmpsia. A pré-eclâmpsia grave está associada a complicações maternas, fetais ou neonatais, incluindo anormalidades da função hepática ou trombocitopenia (10% a 20%), edema pulmonar (2% a 5%), LRA (1% a 5%), descolamento de placenta (1% a 4%), limitação de crescimento fetal (10% a 25%), dano neurológico (< 1%) e óbito perinatal.[47] Após o parto, todos os distúrbios clínicos e laboratoriais da pré-eclâmpsia se resolvem, mas podem demorar vários dias; portanto, é fundamental manter a vigilância até a melhora do quadro clínico da paciente. Algumas gestantes necessitam de anti-hipertensivos pela primeira vez no puerpério, que devem ser iniciados quando a PA exceder 150/100 mmHg, embora alguns especialistas recomendem o tratamento a partir de 140/90 mmHg. A hipertensão pode persistir durante dias, semanas ou meses. Se não houver nenhuma desordem médica subjacente, ocorrerá resolução.

Predição e Prevenção

Infelizmente, apesar dos diversos estudos, não se encontrou nenhum teste capaz de prever de forma confiável o desenvolvimento de pré-eclâmpsia. Vários fatores de risco para o desenvolvimento da pré-eclâmpsia têm sido descritos, embora a maior parte deles não seja altamente preditiva da doença ou modificável. A dosagem dos fatores angiogênicos (VEGF, PlGF, sFlt-1, sEng) no sangue ou na urina parece ser uma abordagem promissora, particularmente a relação sFlt-1/PlGF.[48] No entanto, esses testes exigem um estudo mais aprofundado e atualmente não fazem parte da prática clínica de rotina.

A observação de que a pré-eclâmpsia está associada ao aumento do consumo das plaquetas e dos níveis de tromboxano derivado das plaquetas impulsionou ensaios para investigar o efeito da aspirina na prevenção de pré-eclâmpsia. Mostrou-se que a droga foi capaz de reduzir o risco de desenvolvimento de pré-eclâmpsia em 19 mulheres de alto risco (um ou mais episódios prévios de pré-eclâmpsia grave, diabetes, hipertensão crônica, doença renal ou doença autoimune) e em 119 mulheres de risco moderado tratadas para prevenir um caso de pré-eclâmpsia.[49] O tratamento com aspirina deve começar com 12 a 14 semanas de gestação, porque as características fisiopatológicas da pré-eclâmpsia se desenvolvem nesse momento, semanas antes da doença clínica ser aparente. Idealmente, a aspirina é interrompida 10 dias antes da data provável do parto, mas o sangramento não é significativamente aumentado, mesmo nas mulheres em trabalho de parto que estejam usando aspirina.[50] As mulheres que já desenvolveram pré-eclâmpsia não se beneficiam da aspirina na prevenção da progressão para doença mais grave.[51]

A suplementação oral de cálcio parece reduzir à metade o risco de pré-eclâmpsia em mulheres de alto risco e em comunidades com baixos níveis de cálcio na dieta.[52] Os suplementos nutricionais – incluindo magnésio, ácido fólico, óleos de peixe, antioxidantes e alho – têm sido extensivamente estudados e não parecem ser eficazes na prevenção de pré-eclâmpsia.[53] Em particular, o uso combinado das vitaminas C e E está associado a pior prognóstico fetal e materno. Atualmente, a anticoagulação não é recomendada para a redução do risco de pré-eclâmpsia. A obesidade materna está associada a um risco aumentado de pré-eclâmpsia, enquanto a perda de peso mostrou reduzir o risco da mesma.[54]

Medicamentos anti-hipertensivos não reduzem o risco de pré-eclâmpsia, mas reduzem a incidência de hipertensão grave, com os seus riscos maternos associados.

Tratamento

O único tratamento definitivo para a pré-eclâmpsia é a retirada da placenta. Uma vez que a doença pode ocorrer na ausência do feto (p. ex., mola hidatiforme), a remoção da placenta é importante. Portanto, na pré-eclâmpsia que continua a se agravar vários dias após o parto, deve-se considerar a retenção de produtos da placenta.

Indicações para o parto geralmente são as seguintes:
- Evidência progressiva de disfunção orgânica materna: agravamento da função renal ou hepática, trombocitopenia em piora e desenvolvimento de sintomas ou sinais neurológicos
- Incapacidade de controlar a pressão arterial
- Crescimento fetal inadequado ou estado fetal não tranquilizador
- Idade gestacional além de 37 semanas

O momento do parto deve ser baseado na otimização do prognóstico perinatal, evitando os riscos maternos. É necessário avaliar o bem-estar fetal, com ultrassonografia e CTG e a avaliação do benefício provável em aumentar o tempo intrauterino. Corticosteroides pré-natais para a maturação pulmonar fetal devem ser administrados a todas as mulheres em risco de parto com menos de 34 semanas de gestação; muitos obstetras também fornecerão esteroides em gestações mais avançadas se a via provável de parto for cesariana.

Após o estudo HYPITAT, existe um consenso de que as mulheres com pré-eclâmpsia após 37 semanas de gestação devem interromper a gestação.[55] O tratamento ideal para as mulheres com pré-eclâmpsia entre 34 e 37 semanas de gestação é incerto, porque estudos randomizados não foram realizados. Essas pacientes geralmente têm conduta

expectante, para permitir crescimento fetal e maturação adicionais, com parto indicado se surgir qualquer uma das indicações listadas anteriormente. Antes de 34 semanas de gestação, é recomendada conduta conservadora de seguimento de pré-eclâmpsia, avaliando-se repetidamente as indicações de parto.

Manejo Geral

Todas as mulheres com pré-eclâmpsia devem ser internadas ao diagnóstico inicial. Se a condição clínica parecer estável, o acompanhamento ambulatorial é razoável, desde que estejam disponíveis os recursos apropriados e a experiência. As reavaliações devem incluir exames laboratoriais uma ou duas vezes por semana, com contagem de plaquetas, creatinina sérica e AST, além da CTG. Quantificação repetida de proteinúria não é necessária uma vez que a relação proteína-creatinina ultrapassou 30 mg/mmol, porque a quantidade ou a taxa de aumento de proteinúria não está associada aos desfechos maternos ou perinatais. A estimativa ultrassonográfica do peso fetal, à procura de limitação de crescimento e oligoidrâmnio, e a avaliação do fluxo da artéria umbilical ao Doppler, devem ser realizadas para o diagnóstico a cada 2 ou 3 semanas, se inicialmente for normal.

Controle da Pressão Arterial

A principal indicação para a terapia anti-hipertensiva na pré-eclâmpsia é para a prevenção de acidente vascular cerebral materno e outras sequelas de hipertensão grave. O tratamento não interfere no curso da pré-eclâmpsia, porque o processo patogênico primário está relacionado com a resposta materna à vasculatura anormal da placenta. No entanto, a redução da PA retira uma indicação materna de parto e, assim, permite que a gravidez seja prolongada, com mais maturidade fetal e possivelmente crescimento fetal adicional.

Os medicamentos anti-hipertensivos sempre são recomendados se PA sistólica for maior ou igual a 160 e/ou a diastólica, maior ou igual a 100 mmHg, embora o nível de PA a partir do qual é necessário tratamento permaneça controverso. O tratamento da hipertensão na faixa de 140 a 160 de PA sistólica e de 90 a 100 de PA diastólica é uma abordagem razoável e reflete a prática local. Para o tratamento crônico, os agentes de primeira linha utilizados são oxprenolol, labetalol e metildopa (Tabela 44-3). Quando for necessário tratamento adicional, hidralazina, nifedipina ou prazosina podem ser adicionadas. Os inibidores da ECA e BRAs devem ser evitados, porque causam anormalidades renais fetais na segunda metade da gravidez e anomalias cardíacas fetais ou outras quando a exposição ocorre no primeiro trimestre. Os diuréticos devem ser evitados, pois reduzem o volume sanguíneo materno já prejudicado, embora não existam dados convincentes sobre os danos dos diuréticos na gravidez.

A pressão arterial-alvo é controversa, com escassez de dados de ensaios clínicos; nossa prática é objetivar PA de 110 a 140/80 a 90 mmHg, equilibrando a redução do risco de acidente vascular cerebral materno com a garantia de pressão adequada para suprir a perfusão placentária.

A pressão arterial de 170/110 mmHg ou superior sempre requer tratamento agudo, para prevenir AVC materno e eclâmpsia. Nessas pacientes, normalmente é utilizada nifedipina oral (comprimidos de curta duração), hidralazina IV ou labetalol.

Sulfato de magnésio (4 g em 10 a 15 minutos), seguido da infusão (1 g a 2 g/h), é utilizado como profilaxia anticonvulsivante e, depois de uma crise convulsiva, deve ser continuado durante pelo menos 24 horas. O sulfato de magnésio é excretado via renal, sendo necessária precaução especial em mulheres com oligúria ou insuficiência renal. As concentrações séricas de magnésio podem ser monitorizadas em conjunto com eletrocardiograma (ECG), frequência respiratória e reflexos. A taxa de recorrência de crises convulsivas apesar da terapia adequada com magnésio é de 10% a 15%.[56] Na nossa opinião, a profilaxia de convulsão usualmente deve ser reservada a mulheres com

Medicações no Tratamento de Hipertensão na Pré-eclâmpsia

Medicação	Regime de Tratamento
Hipertensão Aguda	
Hidralazina	5 mg IV em bólus a cada 20–30 minutos, máximo de 20 mg, seguido de infusão à taxa de 5–10 mg/h
Labetalol	50 mg IV a cada 20 minutos, máximo de 300 mg
Nifedipina	10 mg via oral (comprimido, não cápsula)
Hipertensão Crônica	
Escolha de Primeira Linha	
Metildopa	500–2.000 mg/dia VO
Clonidina	0,2–0,8 mg/dia VO
Oxprenolol	80–480 mg/dia VO
Labetalol	200–1.200 mg/dia VO
Escolha de Segunda Linha	
Hidralazina	25–200 mg/dia VO
Prazosina	1–15 mg/dia VO
Nifedipina LP	40–120mg/dia VO

Tabela 44-3 Medicações tipicamente utilizadas no tratamento de hipertensão na mulher com pré-eclâmpsia. Diuréticos e propranolol não são recomendados. Inibidores da enzima conversora de angiotensina (ECA) e bloqueadores do receptor de angiotensina (BRAs) são contraindicados. *VO*, Via oral; *LP*, liberação prolongada.

Manejo da Pré-eclâmpsia

Problema Clínico	Manejo
Avaliar indicações de parto	Sempre reavaliar se existe indicação de parto através de monitorização clínica e laboratorial
Controle de pressão arterial (PA)	Tratamento agudo se PA ≥ 170/110 mmHg Tratamento crônico se PA ≥ 140/90 mmHg
Profilaxia ou tratamento de eclâmpsia	Sulfato de magnésio por eclâmpsia ou sinais neurológicos persistentes (também indica o parto): 4 g via intravenosa em 20 minutos, seguido de 1,5 g/h por 48 horas
Terapias de suporte (necessárias algumas vezes)	Infusão de plaquetas se contagem < 20-40 × 10⁹/L Plasma fresco congelado por microangiopatia ou redução dos fatores de coagulação Diálise por lesão renal aguda estabelecida
Piora progressiva de função renal, hepática ou de coagulação ou do crescimento fetal	Parto

Tabela 44-4 Resumo do manejo da pré-eclâmpsia.

Consequências da Pré-eclâmpsia a Longo Prazo

Acompanhando a pré-eclâmpsia, existe maior probabilidade a longo prazo de:
   Doença arterial coronariana fatal e não fatal
   Acidente vascular cerebral
   Hipertensão arterial
   Tromboembolismo
   Doença renal crônica (DRC)
   Diabetes
   Disfunção cognitiva e lesões da substância branca na TC cerebral
   Morte por qualquer causa

Quadro 44-4 Consequências da pré-eclâmpsia a longo prazo. *TC,* Tomografia computadorizada.

pré-eclâmpsia e evidência clínica de envolvimento cerebral, como hiperreflexia com clônus, cefaleia de forte intensidade ou escotoma visual. Evitar a profilaxia de convulsão nas demais está associado a uma probabilidade extremamente baixa de crises e evita o potencial de toxicidade em um grande número de mulheres grávidas.[57] Entretanto, nos países em desenvolvimento, recomendamos profilaxia com magnésio de rotina, porque a taxa de eclâmpsia é maior e o custo-benefício ainda maior.[58]

Embora a pré-eclâmpsia seja um estado de contração de volume, o aumento da permeabilidade capilar torna a expansão com volume IV um procedimento potencialmente prejudicial, com risco sempre presente de edema pulmonar. Portanto, a expansão volêmica deve ser feita apenas em pacientes selecionadas, por exemplo antes do tratamento parenteral de hipertensão aguda grave (quando pode ocorrer vasodilatação rápida) e como tratamento inicial na mulher persistentemente oligúrica. Em tais mulheres, não deve ser infundido mais de 1 litro de cristaloide ou coloide, normalmente ao longo de 4 a 6 horas. Isso vai restaurar o déficit médio de volume plasmático na maioria das mulheres com pré-eclâmpsia, mas é necessária a observação clínica cuidadosa, já que há possibilidade de edema pulmonar, em particular se a oligúria persistir.

A transfusão de plaquetas geralmente é realizada quando a contagem destas cai abaixo de 20 × 10⁹/L, mas, em alguns casos, em níveis mais elevados (p. ex., 20 a 40 × 10⁹/L) se a hipertensão for de difícil controle e o risco de hemorragia intracerebral consequentemente for maior. Plasma fresco congelado é indicado apenas se houver microangiopatia e trombocitopenia concomitantes, quando pode ser difícil diferenciar a pré-eclâmpsia da síndrome hemolítico-urêmica (SHU), ou quando a doença hepática leva a distúrbio de coagulação nas mulheres com pré-eclâmpsia. Não recomendamos plasmaférese ou corticosteroides na síndrome HELLP. A adsorção de sFlt-1 por aférese em coluna de dextrano já foi avaliada em ensaios e será o objetivo de estudos em curso, apesar de não ser parte da prática comum no presente.[59] A Tabela 44-4 resume o manejo da pré-eclâmpsia.

Controle Pós-parto

A recuperação deve ser esperada ao longo de 5 a 7 dias após o parto na maioria das mulheres. Em muitas gestantes, a condição pode piorar nos primeiros 3 dias após o parto e elas devem ser acompanhadas e tratadas tão agressivamente como no pré-parto. Algumas pacientes podem necessitar de até 3 meses para todas as complicações se resolverem, e algumas delas terão proteinúria que leva até um ano para desaparecer completamente.

A avaliação da mulher que teve pré-eclâmpsia vários meses após o parto é obrigatória. A PA deve retornar ao normal em 3 meses na maioria das mulheres, e caso contrário, deve levar à procura de hipertensão primária ou secundária subjacente. O exame de urina e o sedimento urinário devem estar normais, certamente até 12 meses após o parto; e se persistirem alterados, uma doença renal subjacente primária deve ser investigada.

As mulheres com pré-eclâmpsia recorrente ou doença grave de início precoce (nas quais a recorrência é mais provável) merecem atenção especial e devem ser investigadas para doenças do tecido conjuntivo, renais, trombofílicas e antifosfolípides subjacentes.

Como regra geral, a pré-eclâmpsia e a hipertensão gestacional, mais benigna, devem recorrer em apenas cerca de 15% das mulheres em uma gravidez subsequente. Mulheres que apresentaram pré-eclâmpsia com 28 semanas de gestação ou antes disso possuem um risco de recorrência de pelo menos 25%.

Atualmente, existem implicações em longo prazo bem reconhecidas da pré-eclâmpsia, principalmente se ela ocorrer antes de 37 semanas, incluindo aumento do risco de hipertensão primária, doença arterial coronariana, acidente vascular encefálico, tromboembolismo venoso e doença renal fase V (Quadro 44-4). O mecanismo associado a esses riscos aumentados parece ser uma tendência à síndrome metabólica.[60] É prudente aconselhar as mulheres que desenvolvem hipertensão na gravidez sobre as modificações no estilo de vida dos fatores de risco cardiovasculares, além de checar periodicamente PA, lipídios séricos e glicemia. Todas essas mulheres também devem receber aconselhamento antes de programarem outra gravidez.

FÍGADO GORDUROSO AGUDO DA GESTAÇÃO

O fígado gorduroso agudo da gestação (FGAG) se apresenta no terceiro trimestre com febre, mal-estar, dor epigástrica, náusea, vômitos e icterícia. A incidência de FGAG é de uma em cada 7.000 a 20.000 gestações,[61] porém muitos casos leves podem ser subdiagnosticados. A LRA é uma complicação comum do FGAG, embora a incidência exata seja incerta, com uma pequena série de casos descrevendo taxas que variam de 20% a 100%.[62]

Patogênese e Patologia
A doença está frequentemente associada a um erro genético autossômico recessivo que causa um defeito na cadeia longa da 3-hidroxiacil--CoA desidrogenase (LCHAD), uma enzima envolvida na betaoxidação mitocondrial de ácidos graxos. Isso causa um acúmulo excessivo dos ácidos graxos fetais, que são liberados na circulação materna e se depositam no tecido hepático, levando à disfunção hepática materna. O marco da patologia hepática é a infiltração dos hepatócitos por microvesículas de gordura sem inflamação ou necrose.

A lesão renal no FGAG é inespecífica, e a fisiopatologia é incerta. Ela pode ser causada por alterações hemodinâmicas semelhantes às observadas na síndrome hepatorrenal ou por microangiopatia trombótica. Pré-eclâmpsia coexistente também pode contribuir para a injúria renal. Estudos de biópsia renal e autópsia mostraram hipercelularidade glomerular leve, com alças capilares espessadas e estreitadas, e acúmulo tubular de ácidos graxos livres, sugerindo que a oxidação anormal dos ácidos graxos também pode contribuir para a disfunção renal.

Manifestações Clínicas
A gravidade do envolvimento hepático em mulheres com FGAG é altamente variável, desde um aumento moderado isolado das transaminases à insuficiência hepática fulminante, com encefalopatia e coagulopatia. As anormalidades laboratoriais características incluem hiperbilirrubinemia, elevação de transaminases, hipoglicemia, leucocitose e evidências de coagulopatia (hipofibrinogenemia, tempo de protrombina prolongado, redução dos níveis de antitrombina III) com trombocitopenia.

Diagnóstico Diferencial
Hepatite viral e obstrução biliar devem ser excluídas antes de confirmar o diagnóstico de FGAG. A distinção entre FGAG e pré-eclâmpsia grave pode ser um desafio; até 50% das mulheres com FGAG têm pré-eclâmpsia concomitante com hipertensão e proteinúria. Uma vez que as duas doenças compartilham muitas características fisiopatológicas e clínicas, alguns suspeitam que elas sejam parte de um mesmo espectro da doença. Entretanto, diferenciar a pré-eclâmpsia do FGAG é importante para orientar se a investigação do recém-nascido para a mutação da LCHAD será necessária.

Tratamento e Prognóstico
Diagnóstico precoce, cuidados intensivos de suporte e parto imediato são fundamentais no controle do FGAG. Na maioria das mulheres, existe completa recuperação das funções hepáticas e renais após o parto. No entanto, o FGAG está associado à mortalidade materna e perinatal de 10% a 20%. A recuperação renal tipicamente acontece após o parto, mas a diálise pode ser necessária.

MICROANGIOPATIA TROMBÓTICA

A microangiopatia trombótica (MAT) associada à gravidez é definida pela presença de trombos de fibrina e plaquetas na microcirculação de múltiplos órgãos, hemólise microangiopática e trombocitopenia. As manifestações da MAT associada à gravidez incluem síndrome HELLP, SHU e púrpura trombocitopênica trombótica (PTT). A MAT associada à gravidez também está discutida no Capítulo 29.

Manifestações Clínicas e Diagnóstico Diferencial
Mulheres com SHU tipicamente se apresentam com LRA (geralmente com hipertensão) no período pós-parto, embora a lesão possa ocorrer em qualquer momento durante a gravidez, mesmo tão precoce quanto no primeiro trimestre. A PTT se apresenta antes do parto, em geral antes de 28 semanas de gestação. O coagulograma e os testes de função hepática na maioria dos casos são normais na SHU e na PTT, ao contrário dos casos de pré-eclâmpsia grave ou FGAG. Um estudo sugere que uma relação desidrogenase láctica (DHL)–AST alta (25:1) indica que a SHU é um diagnóstico mais provável que a pré-eclâmpsia/síndrome HELLP no terceiro trimestre.

Na prática, pode ser difícil distinguir SHU e PTT da pré-eclâmpsia sem a biópsia renal, que muitas vezes deve ser adiada até a resolução da trombocitopenia. Se a insuficiência renal for progressiva, a biópsia se torna mais importante para orientar a terapia em curso, incluindo plasmaférese.

História Natural
A mortalidade materna na MAT associada à gravidez tem diminuído nos últimos anos e agora se encontra entre 10% e 20%. No entanto, a mortalidade perinatal é alta (30% a 80%), principalmente por restrição do crescimento e infarto placentário causados por trombose das arteríolas decíduas.[63] O prognóstico renal a longo prazo é ruim, com 76% dos pacientes com LRA por SHU desenvolvendo doença renal crônica.[64]

LESÃO RENAL AGUDA

Definição
O diagnóstico de lesão renal aguda durante a gravidez é baseado no aumento de creatinina sérica. As fórmulas habituais para estimar a TFG não são validadas na gravidez nem os sistemas de definição de LRA (p. ex., AKIN; Cap. 71). A depuração da creatinina através da coleta de urina de 24 horas permanece o método padrão-ouro para estimar a TFG na gravidez, mas isso é impraticável na maioria das mulheres com LRA. Infelizmente, ainda não existe nenhuma definição aceita de LRA na gravidez, mas, em geral, uma creatinina sérica superior a 88 μmol/L (>1 mg/dL) ou um aumento de 44 μmol/L (0,5 mg/dL) em relação à creatinina basal em 48 horas devem ser investigados.

Epidemiologia
Atualmente, em países desenvolvidos, a lesão renal aguda necessitando de diálise ocorre em apenas cerca de uma em 20.000 gestações, de forma que uma unidade obstétrica típica (com 2.000 a 3.000 partos não selecionados por ano) terá apenas um caso a cada 6 a 10 anos; a incidência será maior em centros de referência terciária, mas permanecerá muito baixa. O desenvolvimento de LRA na gravidez segue uma distribuição bimodal, com dois picos de incidência: no primeiro e no terceiro trimestres. As causas pré-renais são mais comuns no primeiro trimestre por

causa da hiperêmese gravídica ou a necrose tubular aguda no contexto de abortamento séptico. As causas mais comuns nos estágios mais avançados da gravidez são pré-eclâmpsia, SHU ou FGAG. Uropatia obstrutiva é uma causa rara de LRA na gravidez.

Patogênese

Os elementos pré-renais de contração de volume e a vasoconstrição, assim como coagulação intravascular, são comuns a muitos dos distúrbios que provocam LRA na gravidez, cada anormalidade tendendo a reduzir a perfusão renal e compondo o cenário para a isquemia renal (Tabela 44-5). Acredita-se geralmente que uma mulher grávida é mais propensa a desenvolver LRA que uma mulher não grávida exposta ao mesmo conjunto de condições que ameaçam a perfusão renal, embora não existam dados que confirmem esse ponto de vista. A melhor explicação para isso seria que muitos dos mecanismos de "proteção" renal (p. ex., aumento da produção de prostaciclina para melhorar o fluxo sanguíneo renal) já estão maximamente ativados na gravidez normal e não podem ser aumentados no contexto de um problema pré-renal.

Também é uma visão comum de que a necrose cortical renal bilateral subsequente é mais provável que se a LRA tivesse ocorrido fora da gravidez. O risco de necrose cortical é estimado em 20% quando a LRA sucede um abortamento séptico. Isso contrasta com uma menor incidência de necrose cortical (~ 2%) após outras causas de LRA na gravidez.[65] Dano renal irreversível acontece em 10% a 25% dos casos de necrose cortical, principalmente após pré-eclâmpsia ou hemorragia antes do parto.[66] Uma vez que o abortamento séptico atualmente é um problema incomum em países desenvolvidos, a necrose cortical é uma complicação menos comum da LRA obstétrica que no passado, embora esse risco permaneça elevado nos países em desenvolvimento, onde as oportunidades de prevenir LRA são menores.

Hemorragia antes do Parto, Morte Fetal Intrauterina Prolongada ou Embolia de Líquido Amniótico

Nessas condições, a CIVD primária e a isquemia renal grave (levando à lesão endotelial e à deposição secundária de fibrina) são os eventos iniciais. Liberação local de óxido nítrico (ON) normalmente minimiza o grau de formação de trombos através da diminuição da agregação plaquetária, mas se a lesão endotelial for intensa, a liberação de ON é prejudicada, acelerando a tendência à trombose. Necrose cortical renal ou necrose tubular aguda (nos casos menos graves) podem então ocorrer, manifestando-se como início súbito de oligúria ou anúria, com hematúria macroscópica, dor em flanco e, muitas vezes, hipotensão causada pelo distúrbio inicial.

Sepse

Em condições sépticas na gravidez, a LRA provavelmente é o resultado de alterações na permeabilidade vascular induzidas por citocinas e da perda do fluxo plasmático efetivo renal, às vezes acompanhadas de hemólise ou CIVD ou pielonefrite aguda.

Manifestações Clínicas e Diagnóstico Diferencial

A maioria dos casos de LRA na gravidez está associada à oligúria, e as manifestações clínicas da mãe são as mesmas que aquelas da LRA em geral (Cap. 71). Entretanto, existe uma preocupação adicional com o óbito fetal; o feto não sobrevive em um ambiente de uremia prolongada. As características clínicas que devem ser consideradas no diagnóstico diferencial de LRA na gravidez incluem pré-eclâmpsia e uropatia obstrutiva.

Pré-eclâmpsia

A oligúria no contexto de pré-eclâmpsia é um sinal preocupante, mas, por si só, pode representar uma resposta renal normal à contração de volume. O aumento da creatinina sérica às vezes pode ser prevenido com controle adequado de PA e expansão criteriosa do volume nessas pacientes. O desenvolvimento de LRA é mais provável na síndrome HELLP. A Tabela 44-6 descreve as características clínicas diferenciais de pré-eclâmpsia/síndrome HELLP, SHU e FGAG.

Uropatia Obstrutiva

A uropatia obstrutiva é incomum na gravidez. Normalmente, não existem características clínicas específicas; a insuficiência renal é descoberta quando a creatinina sérica é medida porque uma mulher grávida está progressivamente indisposta ou oligúrica. A dilatação ureteral, mais comum à direita, pode atingir até 8 cm de dilatação da pelve renal como parte da gravidez normal. Portanto, o diagnóstico ultrassonográfico de uropatia obstrutiva é difícil. Se a obstrução do trato

Manifestações Clínicas Diferenciais das Síndromes Causadoras de Lesão Renal Aguda

Manifestação Clínica	SHU/PTT	HELLP	FGAG
Anemia hemolítica	+++	++	+/–
Trombocitopenia	+++	++	+/–
Coagulopatia	–	+/–	+
Sintomas do SNC	+/– (SHU)/ ++ (PTT)	+/–	+/–
Insuficiência renal	+++	+	++
Hipertensão	+/–	+++	+/–
Proteinúria	+/–	++	+/–
Elevação de AST	+/–	++	+++
Elevação de bilirrubina	++	+	+++
Anemia	++	+	+/–
Amônia sanguínea	Normal	Normal	Alta
Efeito do parto na doença	Nenhum	Recuperação	Recuperação
Tratamento	Plasmaférese	Tratamento de suporte, parto	Tratamento de suporte, parto

Tabela 44-6 Comparação das características clínicas e laboratoriais das síndromes causadoras de LRA na gestação. *SHU*, Síndrome hemolítico urêmica; *PTT*, púrpura trombocitopênica trombótica; *HELLP*, síndrome de hemólise, elevação de enzimas hepáticas e plaquetopenia; *FGAG*, fígado gorduroso agudo da gestação; *SNC*, sistema nervoso central; *AST*, aspartato transaminase.

Causas de Lesão Renal Aguda na Gestação

Categoria	Causas Específicas*
Pré-renal	Hemorragia antes do parto ou pós-parto Hiperêmese gravídica Sepse Insuficiência cardíaca congestiva (raro)
Renal	Necrose tubular aguda Pielonefrite Necrose cortical renal Microangiopatia trombótica Pré-eclâmpsia/Síndrome HELLP Glomerulonefrite associada ao fígado gorduroso agudo da gestação Toxicidade medicamentosa
Pós-renal	Obstrução do trato urinário Útero gravídico (raro) Cálculos

Tabela 44-5 Causas de lesão renal aguda (LRA) na gestação. *Embora todas as causas de LRA se apliquem, essas são mais específicas à gestação.

urinário é a causa suspeita de lesão renal aguda durante a gravidez, primeiro uma busca minuciosa deve ser feita à procura de outros distúrbios que causam LRA. Se nenhuma outra causa for encontrada, se a insuficiência renal for progressiva e se o parto não puder ser iniciado imediatamente, a nefrostomia percutânea raramente é necessária. O diagnóstico é confirmado se a creatinina sérica baixar.

História Natural

A probabilidade de LRA na gravidez progredindo para a dependência de diálise não foi estudada de forma sistemática. A recuperação da LRA dependente de diálise é muito mais provável em mulheres com pré-eclâmpsia ou naquelas com FGAG ou hemorragia antes do parto, porque as alterações fisiopatológicas desses distúrbios se resolvem rapidamente após o parto. A recuperação é muito mais lenta após SHU, e a DRC é mais provável.

Mortalidade Materna e Fetal

A mortalidade materna varia entre 6% e 30%, dependendo do estudo.[67] As taxas de mortalidade fetal são muito mais elevadas, mas variam enormemente, dependendo da disponibilidade da assistência perinatal.[68]

Tratamento

A questão-chave no tratamento da LRA na grávida é a restauração de déficit volêmico, e, na gravidez avançada, o parto e a retirada da placenta, porque é provável que isso remova o estímulo causador da LRA o mais rapidamente possível. Isso é relativamente fácil quando a LRA se desenvolve no final da gravidez, mas quando a viabilidade fetal é incerta, e a condição materna é estável, a diálise e o tratamento específico da doença subjacente são iniciados.

Diálise

As indicações de diálise são as mesmas que aquelas para a população geral com LRA grave: sintomas urêmicos (encefalopatia ou pericardite), sobrecarga de volume, hipercalemia e acidose metabólica refratárias ao tratamento médico inicial. Entretanto, geralmente se recomenda o início precoce de diálise, quando a ureia se eleva acima de 15 mmol/L (equivalente ao BUN de 42 mg/dL), apesar da reposição de volume, porque o ambiente urêmico tem um efeito negativo na sobrevida fetal. A hemodiálise e a diálise peritoneal têm sido utilizadas com sucesso na gravidez. A diálise peritoneal requer a inserção do cateter de diálise sob visão direta e tem a vantagem potencial de manter bastante constante a hemodinâmica materna, sem ameaçar o fluxo sanguíneo uteroplacentário, porém com risco de peritonite. A hemodiálise é necessária com mais frequência que o habitual e tem o risco de prejudicar a perfusão uteroplacentária, se ocorrerem trocas bruscas de fluidos. Nenhum método é superior, e há apenas uma experiência limitada com a terapia contínua de substituição renal na gravidez. A diálise durante a gravidez está discutida com mais detalhes no Capítulo 45.

SÍNDROME DE HIPERESTIMULAÇÃO OVARIANA

Definição e Epidemiologia

A síndrome de hiperestimulação ovariana (SHO) é uma resposta exagerada à indução da ovulação associada à terapia de fertilização *in vitro* (FIV). A SHO se manifesta como aumento da permeabilidade capilar e retenção de líquidos, com mediadores inflamatórios (p. ex., VEGF). Felizmente, é autolimitada. A SHO grave ocorre em 0,5% a 5% dos ciclos ovarianos estimulados.[69] Os fatores de risco incluem síndrome do ovário policístico, recuperação de mais de 200 óvulos, juventude relativa (< 35 anos), atopia, SHO prévia e gravidez. As taxas de mortalidade podem ser de até uma em 50.000 pacientes, geralmente por falência de múltiplos órgãos, causada por depleção de volume e hemoconcentração.[70]

Patogênese

Em ciclos ovulatórios espontâneos, os mecanismos de retroalimentação negativos hipotalâmico-hipofisário-ovarianos normalmente limitam o recrutamento e o desenvolvimento a um único folículo. A indução da ovulação em geral envolve a administração farmacológica de uma dose exógena de gonadotrofina que substitui os mecanismos de retroalimentação normais. Isso resulta no recrutamento de um grande número de folículos. Quando a gonadotrofina coriônica humana (hCG) ou o hormônio de liberação da gonadotrofina (GnRH) são administrados para induzir a ovulação no contexto de múltiplos folículos, ou se a gravidez suceder, ocorre luteinização folicular maciça, que pode levar a uma liberação excessiva de fatores, incluindo VEGF, citocinas, prostaglandinas, histamina e angiotensina. Esses fatores aumentam a permeabilidade vascular, causando trocas maciças de fluidos e ascite, derrame pleural, derrame pericárdio e edema. Hemoconcentração, hipovolemia e elevação de estrogênio aumentam a suscetibilidade a eventos tromboembólicos. Hipovolemia e hipotensão diminuem a perfusão renal e estimulam o SRA e o sistema nervoso simpático, juntamente com a liberação de hormônio antidiurético, que leva a oligúria, hipercalemia, hiponatremia e acidose. O estado de imunodeficiência relativa resulta da perda de imunoglobulinas séricas para a cavidade peritoneal, levando a um maior risco de infecção. Oitenta e três por cento das pacientes com SHO grave terão pelo menos um episódio febril ao longo de 24 horas, com apenas um terço desses episódios associados à infecção, normalmente ITU.[71]

Prevenção

Modificações do protocolo de FIV, como retardar a administração de hCG, até que os níveis de estradiol estabilizem ou diminuam, utilizar uma dose mais baixa de hCG em pacientes de alto risco ou usar antagonistas do GnRH, sem hCG, foram utilizadas para minimizar o risco de SHO. Uma metanálise de cinco ensaios clínicos randomizados (ECR) demonstrou que a albumina profilática significativamente reduziu o risco de desenvolver SHO, com a infusão de albumina prevenindo um caso de SHO grave para cada 18 mulheres em risco que são tratadas.[72]

Manifestações Clínicas e Investigações

A apresentação clínica da SHO pode ser categorizada em leve ou grave (Tabela 44-7). A SHO também foi classificada quanto ao momento de início. A SHO precoce ocorre de 3 a 7 dias após a administração da dose ovulatória de hCG e é causada por resposta ovariana pré-ovulatória excessiva à estimulação. A SHO tardia ocorre depois de 1 semana da administração de hCG e acredita-se que seja causada por

Manifestações Clínicas da Síndrome de Hiperestimulação Ovariana	
Gravidade	**Sintomas e Sinais**
Leve a moderada	Ovários aumentados até 12 × 12 cm com: Desconforto abdominal Náusea, vômitos, diarreia Aumento súbito de peso de > 3 kg
Grave	Ovários aumentados, dor abdominal e um ou mais dos seguintes: Rápido aumento de peso Ascite, derrame pleural ou pericárdico Hipovolemia, hemoconcentração Oligúria, lesão renal aguda Função hepática anormal Hipoalbuminemia Hiponatremia ou hipercalemia

Tabela 44-7 Manifestações clínicas da síndrome de hiperestimulação ovariana (SHO). A SHO é uma causa de lesão renal aguda.

aumento dos níveis de hCG relacionados com a gravidez. A SHO relacionada com a gravidez em geral é clinicamente grave e mais prolongada. As pacientes devem ser investigadas com hemograma completo e hematócrito, creatinina sérica, eletrólitos, provas de função hepática (albumina), β-hCG e coagulograma. Uma ultrassonografia abdominal ajudará a confirmar o diagnóstico. A dor abdominal deve ser investigada profundamente, porque os ovários aumentados e frágeis são propensos à torção e à ruptura. Infecção intra-abdominal e gravidez ectópica também devem ser consideradas.

Tratamento

A síndrome da hiperestimulação ovariana é autolimitada, em média 7 dias de duração em pacientes não grávidas e 10 a 20 dias em gestantes. O tratamento é principalmente de suporte. Na mulher com SHO moderada a grave, a internação é necessária para corrigir a depleção de volume, monitorizar e corrigir os distúrbios eletrolíticos (especialmente a hipercalemia), proporcionar analgesia, oferecer nutrição e apoio psicológico, prevenir de trombose venosa profunda e fornecer suporte à função respiratória. A reposição volêmica ideal não está clara. Nossa prática é administrar apenas 2 litros de cristaloide em 24 horas para corrigir a depleção do volume intravascular, reconhecendo que parte desse volume será perdido para o terceiro espaço. Paracentese pode ser necessária para melhorar os sintomas e a função respiratória em curto prazo. Também pode melhorar o estado hemodinâmico, o fluxo sanguíneo renal, a depuração de creatinina e o débito urinário, diminuindo a pressão intra-abdominal. A infusão simultânea de albumina é realizada para evitar depleção proteica, hipotensão e acúmulo rápido de fluidos no interior das cavidades pleurais e peritoneal. Os diuréticos são contraindicados, pois não reduzem o terceiro espaço e podem piorar a hipovolemia e a hemoconcentração bem como precipitar LRA. A anticoagulação profilática com heparina é necessária devido ao risco de tromboembolismo.

Referências

1. Stehman-Breen C, Miller L, Fink J, Schwartz SM. Pre-eclampsia and premature labour among pregnant women with haematuria. *Paediatr Perinatal Epidemiol.* 2000;14:136-140.
2. McDonald M, Swagerty D, Wetzel L. Assessment of microscopic hematuria in adults. *Am Fam Physician.* 2006;73:1748-1754.
3. Gallery ED, Ross M, Gyory AZ. Urinary red blood cell and cast excretion in normal and hypertensive human pregnancy. *Am J Obstet Gynecol.* 1993;168:67-70.
4. Brown MA, Holt JL, Mangos GJ, et al. Microscopic in pregnancy: Relevance to pregnancy outcome. *Am J Kidney Dis.* 2005;45:667-673.
5. Taylor AA, Davison JM. Albumin excretion in normal pregnancy. *Am J Obstet Gynecol.* 1997;177:1559-1560.
6. Kuo VS, Koumantakis G, Gallery ED. Proteinuria and its assessment in normal and hypertensive pregnancy. *Am J Obstet Gynecol.* 1992;167:723-738.
7. National Institute for Health and Clinical Excellence. Hypertension in pregnancy: The management of hypertensive disorders during pregnancy. 2010. Available at: <http://www.nice.org.uk/nicemedia/live/13098/50416/50416.pdf>.
8. Cote AM, Brown MA, Lam E, et al. Diagnostic accuracy of urinary spot protein:creatinine ratio for proteinuria in hypertensive pregnant women: Systematic review. *BMJ.* 2008;336:1003-1006.
9. Morris RK, Riley RD, Doug M, et al. Diagnostic accuracy of spot urinary protein and albumin to creatinine ratios for detection of significant proteinuria or adverse pregnancy outcome in patients with suspected pre-eclampsia: Systematic review and meta-analysis. *BMJ.* 2012;345:e4342.
10. Thornton CE, Makris A, Ogle RF, et al. Role of proteinuria in defining pre-eclampsia: Clinical outcomes for women and babies. *Clin Exp Pharmacol Physiol.* 2010;37:466.
11. Perni U, Sison C, Sharma V, et al. Angiogenic factors in superimposed preeclampsia: A longitudinal study of women with chronic hypertension during pregnancy. *Hypertension.* 2012;59:740-746.
12. Berks D, Steegers EA, Molas M, Visser W. Resolution of hypertension and proteinuria after preeclampsia. *Obstet Gynecol.* 2009;114:1307-1314.
13. Rouse DJ, Andrews WW, Goldenberg RL, Owen JO. Screening and treatment of asymptomatic bacteriuria of pregnancy to prevent pyelonephritis: A cost-effectiveness and cost-benefit analysis. *Obstet Gynecol.* 1995;86:119-123.
14. Schnarr J, Smaill F. Asymptomatic bacteriuria and symptomatic UTIs in pregnancy. *Eur J Clin Invest.* 2008;38:50-57.
15. Widmer M, Gulmezoglu AM, Mignini L, Roganti A. Duration of treatment for asymptomatic bacteriuria during pregnancy. *Cochrane Database Syst Rev.* 2011;(7):CD000491.
16. Romero R, Oyarzun E, Mazor M, et al. Meta-analysis of the relationship between asymptomatic bacteriuria and preterm delivery/low birth weight. *Obstet Gynecol.* 1989;73:576-582.
17. Locksmith G, Duff P. Infection, antibiotics and preterm delivery. *Semin Perinatol.* 2001;25:295-309.
18. Millar LK, Wing DA, Paul RH, Grimes DA. Outpatient treatment of pyelonephritis in pregnancy: A randomized controlled trial. *Obstet Gynecol.* 1995; 86:560-564.
19. Butler EL, Cox SM, Eberts EG, Cunningham FG. Symptomatic nephrolithiasis complicating pregnancy. *Obstet Gynecol.* 2000;96:753.
20. Laing FC, Benson CB, DiSalvo DN, et al. Distal ureteral calculi: Detection with vaginal US. *Radiology.* 1994;192:545.
21. Scarpa RM, de Lisa A, Usai E. Diagnosis and treatment of ureteral calculi in pregnancy with rigid ureteroscopes. *J Urol.* 1996;155:875-877.
22. Carringer M, Swartz R, Johanson JE. Management of ureteric calculi during pregnancy by ureteroscopy and laser lithotripsy. *Br J Urol.* 1996;77:17-20.
23. Asgari MA, Safarinejad MR, Hosseini SY, Dadkhah F. Extracorporeal shock wave lithotripsy of renal calculi during early pregnancy. *BJU Int.* 1999;84: 615-617.
24. Brown MA, Mangos G, Davis G, Homer C. The natural history of white coat hypertension during pregnancy. *BJOG.* 2005;112:601-606.
25. Khan KS, Wojdyla D, Say L, et al. WHO analysis of cause of maternal death: A systematic review. *Lancet.* 2006;367:1066-1074.
26. Brown MA, Buddle ML. What's in a name? Problems with the classification of hypertension in pregnancy. *J Hypertens.* 1997;15:1049-1054.
27. Jebbink J, Wolters A, Fernando F, et al. Molecular genetics of preeclampsia and HELLP syndrome: A review. *Biochim Biophys Acta.* 2012. Available at: <http://dx.doi.org/10.1016/j.bbadis.2012.08.004>.
28. Pettit F, Brown MA. The management of pre-eclampsia: What we think we know. *Eur J Obstet Gynecol Reprod Biol.* 2012;160:6-12.
29. Bhattacharya S, Campbell DM, Smith NC. Pre-eclampsia in the second pregnancy: Does previous outcome matter? *Eur J Obstet Gynecol Reprod Biol.* 2009;144:130-134.
30. Shachar BZ, Lyell DJ. Interpregnancy interval and obstetrical complications. *Obstet Gynecol Surv.* 2012;67:584-596.
31. Conde-Agudelo A, Althabe F, Belizan JM, Kafury-Goeta AC. Cigarette smoking during pregnancy and risk of preeclampsia: A systemic review. *Am J Obstet Gynecol.* 1999;181:1026-1035.
32. Pijnenborg R, Anthony J, Davey DA, et al. Placental bed spiral arteries in the hypertensive disorders of pregnancy. *Br J Obstet Gynaecol.* 1991;98:648-655.
33. Levine RJ, Lam C, Qian C, et al. Soluble endoglin and other circulating antiangiogenic factors in preeclampsia. *N Engl J Med.* 2006;355:992-1005.
34. Ahn KS, Aggarwal BB. Transcription factor NF-κB: A sensor for smoke and stress signals. *Ann NY Acad Sci.* 2005;1056:218-233.
35. Chen Q, Stone P, Ching LM, Chamley L. A role for interleukin-6 in spreading endothelial cell activation after phagocytosis of necrotic trophoblastic material: Implications for the pathogenesis of pre-eclampsia. *J Pathol.* 2009;217: 122-130.
36. Van der Post JA, Lok CA, Boer K, et al. The functions of microparticles in pre-eclampsia. *Semin Thromb Hemost.* 2011;37:146-152.
37. Pollak VE, Nettles JB. The kidney in toxaemia of pregnancy: A clinical and pathologic study based on renal biopsies. *Medicine (Baltimore).* 1960;39: 469-526.
38. Thangaratinam S, Coomarasamy A, O'Mahony F, et al. Estimation of proteinuria as a predictor of complications of pre-eclampsia: A systematic review. *BMC Med.* 2009;7:10.
39. Chan P, Brown MA, Simpson JM, Davis G. Proteinuria in pre-eclampsia: How much matters? *BJOG.* 2005;112:280-285.
40. Geller DS, Farhi A, Pinkerton N, et al. Activating mineralocorticoid receptor mutation in hypertension exacerbated by pregnancy. *Science.* 2000;289:119-123.
41. Spaan J, Brown MA. Renin angiotensin system in pre-eclampsia: Everything old is new again. *Obstet Med.* 2012;5:147-153.
42. Irani RA, Xia Y. The functional role of the renin-angiotensin system in pregnancy and preeclampsia. *Placenta.* 2008;29:763-771.
43. Martin AC, Brown MA. Could uric acid have a pathogenic role in pre-eclampsia? *Nat Rev Nephrol.* 2010;6:744-748.
44. Hawkins TL, Roberts JM, Mangos GJ, et al. Plasma uric acid remains a marker of poor outcome in hypertensive pregnancy: A retrospective cohort study. *BJOG.* 2012;119:484-492.
45. Knight M, UK Obstetric Surveillance System. Eclampsia in the United Kingdom 2005. *BJOG.* 2007;114:1072-1078.

46. Picinni P, Gallo G. Diagnosis and management of HELLP syndrome. In: Ronco C, Bellomo R, Kellum J, eds. *Critical Care Nephrology*. 2nd ed. Philadelphia: Saunders; 2009:337-340.

47. Sibai B, Dekker G, Kupferminc M. Pre-eclampsia. *Lancet*. 2005;365: 785-799.

48. Buhimschi CS, Magloire L, Funai E, et al. Fractional excretion of angiogenic factors in women with severe preeclampsia. *Obstet Gynecol*. 2006;107:1103.

49. Duley L, Henderson-Smart DJ, Meher S, et al. Antiplatelet agents for preventing pre-eclampsia and its complications. *Cochrane Database Syst Rev*. 2007;2: CD004659.

50. James AH, Brancazio LR, Price T. Aspirin and reproductive outcomes. *Obstet Gynecol Surv*. 2008;63:49-57.

51. Dekker GA, Sibai BM. Low-dose aspirin in the prevention of preeclampsia and fetal growth retardation: Rationale, mechanisms, and clinical trials. *Am J Obstet Gynecol*. 1993;168:214.

52. Atallah AN, Hofmeyr GJ, Duley L. Calcium supplementation during pregnancy for preventing hypertensive disorders and related problems. *Cochrane Database Syst Rev*. 2006;1.

53. National Collaborating Centre for Women's and Children's Health. *Hypertension in Pregnancy: The Management of Hypertensive Disorders during Pregnancy*. London: Royal College of Obstetricians and Gynaecologists; 2010.

54. Mostello D, Jen Chang J, Allen J, et al. Recurrent preeclampsia: The effect of weight change between pregnancies. *Obstet Gynecol*. 2010;116:667.

55. Koopmans CM, Bijlenga D, Groen H, et al. Induction of labour versus expectant monitoring for gestational hypertension or mild pre-eclampsia after 36 weeks' gestation (HYPITAT): a multicentre, open-label randomised controlled trial. *Lancet*. 2009;374:979-988.

56. Lowe SA, Brown MA, Dekker G, et al. Guidelines for the management of hypertensive disorders of pregnancy 2008. *Aust N Z J Obstet Gynaecol*. 2009; 49:242-246.

57. Duley L. Pre-eclampsia, eclampsia, and hypertension. *Clin Evid (Online)*. 2011;14:1402.

58. Simon J, Gray A, Duley L, Magpie Trial Collaborative Group. Cost-effectiveness of prophylactic magnesium sulphate for 9996 women with pre-eclampsia from 33 countries: Economic evaluation of the Magpie Trial. *BJOG*. 2006;113:144-151.

59. Thadhani R, Kisner T, Hagmann H, et al. Pilot study of extracorporeal removal of soluble fms-like tyrosine kinase 1 in preeclampsia. *Circulation*. 2011;124:940-950.

60. Mangos GJ, Spaan JJ, Pirabhahar S, Brown MA. Markers of cardiovascular disease risk after hypertension in pregnancy. *J Hypertens*. 2012;30:351-358.

61. Knight M, Nelson-Piercy C, Kurinczuk JJ, et al. UK Obstetric Surveillance System. A prospective national study of acute fatty liver of pregnancy in the UK. *Gut*. 2008;57:951-956.

62. Fesenmeier MF, Coppage KH, Lambers DS, et al. Acute fatty liver of pregnancy in 3 tertiary care centers. *Am J Obstet Gynecol*. 2005;192:1416-1419.

63. Gammill HS, Jeyabalan A. Acute renal failure in pregnancy. *Crit Care Med*. 2005;33(suppl):372-384.

64. Fakhouri F, Roumenina L, Provot F, et al. Pregnancy-associated haemolytic uraemic syndrome revisited in the era of complement gene mutations. *J Am Soc Nephrol*. 2010;21:859-867.

65. Prakash J, Tripathi K, Pandey LK, Gadela SR. Renal cortical necrosis in pregnancy-related acute renal failure. *J Indian Med Assoc*. 1996;94:227-229.

66. Naqvi R, Akhtar F, Ahmed E, et al. Acute renal failure of obstetrical origin during 1994 at one center. *Ren Fail*. 1996;18:681-683.

67. Bentata Y, Housni B, Mimouni A, et al. Acute kidney injury related to pregnancy in developing countries: Etiology and risk factors in an intensive care unit. *J Nephrol*. 2012;25:764-775.

68. Gul A, Aslan H, Cebeci A, et al. Maternal and fetal outcomes in HELLP syndrome complicated with acute renal failure. *Ren Fail*. 2004;26:557-562.

69. Gammill HS, Jeyabalan A. Acute renal failure in pregnancy. *Crit Care Med*. 2005;33(suppl):372-384.

70. Budev M, Alejandro A, Tommaso F. Ovarian hyperstimulation syndrome. *Crit Care Med*. 2005;33(suppl):301-306.

71. Madill JJ, Mullen NB, Harrison BP. Ovarian hyperstimulation syndrome: A potentially fatal complication of early pregnancy. *J Emerg Med*. 2008;35: 283-286.

72. Aboulghar M, Evers JLH, Al-Inany HG. Intra-venous albumin for preventing severe ovarian hyperstimulation syndrome. *Cochrane Database Syst Rev*. 2002;(2):CD001302.

73. Duckitt K, Harrington D. Risk factors for pre-eclampsia at antenatal booking: Systematic review of controlled studies. *BMJ*. 2005;330:565; *J Nephrol*. 2012; 25:19-30.

74. Karumanchi SA, Epstein FH. Placental ischemia and soluble fms-like tyrosine kinase 1: Cause or consequence of preeclampsia? *Kidney Int*. 2007;71: 959-961.

75. Saudan P, Brown MA, Buddle ML, Jones M. Does gestational hypertension become pre-eclampsia? *Br J Obstet Gynaecol*. 1998;105:1177-1184.

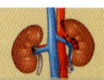

Gestação em Mulheres com Doença Renal Preexistente

Mark A. Brown

Historicamente, a doença renal era considerada contraindicação à gravidez, mas, atualmente, muitas grávidas com doença renal crônica (DRC) evoluem com gestação bem-sucedida. Portanto, os nefrologistas e os obstetras precisam possuir prática no manejo e no aconselhamento de tais mulheres. Este capítulo detalha os desfechos e o manejo dessas gestações. Mais recentemente, os dados indicam que mesmo mulheres nos estadios iniciais da DRC e aquelas previamente tratadas para nefrite lúpica possuem risco gestacional elevado, e que a sobrevida fetal em gestantes bem dialisadas continua a melhorar.

DOENÇA RENAL CRÔNICA: EFEITOS ADVERSOS NA GRAVIDEZ

Até 3 a 10% das mulheres em idade fértil possuem DRC estadios 3 a 5.[1] Os dados disponíveis acerca dos desfechos gestacionais derivam principalmente de estudos publicados 10 a 20 anos atrás e, provavelmente, superestimam o risco, comparado aos desfechos alcançados com a assistência atual, particularmente com os avanços na terapia intensiva neonatal. Isso tem mudado, com ênfase mais recente na avaliação do prognóstico da gravidez de acordo com a taxa de filtração glomerular estimada (TFGe) antes da gestação, quando possível, porém existem menos evidências para a avaliação dos desfechos gestacionais através desse método que pela creatinina sérica pré-gestacional apenas. Os principais fatores pré-gestacionais capazes de predizer êxito incluem os seguintes:

- Grau de disfunção renal
- Controle de hipertensão
- Grau de proteinúria

Na maioria das circunstâncias, essas características são mais importantes para predizer o desfecho que a doença renal específica da mãe.

A visão tradicional era de que a maioria das mulheres com disfunção renal leve (creatinina sérica < 1,5 mg/dL; 130 µmol/L) e controle de hipertensão evoluíam com gestação bem-sucedida, sendo a hipertensão preexistente o principal preditor de desfecho gestacional em mulheres com disfunção renal leve. Entretanto, estudos mais recentes questionam essa visão. Mortalidade perinatal, prematuridade, taxa de recém-nascidos pequenos para a idade gestacional e desenvolvimento de pré-eclâmpsia superposta são mais frequentes mesmo em mulheres com creatinina inferior a 125 µmol/L (1,41 mg/dL) antes da concepção, mas acima de 100 µmol/l (1,13 mg/dL) no início da gravidez, e ainda em mulheres com TFG normal com proteinúria no teste da tira reagente e um ou mais fatores de risco para pré-eclâmpsia.[2] Aquelas com disfunção renal moderada (creatinina sérica entre 1,5 e 2,5 mg/dL; 130 a 200 µmol/L) a grave (> 2,5 mg/dL; 220 µmol/L), particularmente quando acompanhada de hipertensão e proteinúria maciça, possuem menor chance de nascido vivo e maior risco de complicações maternas, incluindo progressão da doença renal (Quadro 45-1).

Controle de Hipertensão

Uma análise retrospectiva de 358 gestantes com DRC no Reino Unido encontrou uma associação entre pressão arterial (PA) diastólica acima de 90 mmHg (tratada ou não) e óbito neonatal. Esse grau de hipertensão relativamente pequeno também influenciou o risco de prematuridade resultante apenas de disfunção renal.[3]

Progressão da Doença Renal Crônica

O risco de progressão da doença renal durante a gravidez depende menos da desordem renal específica e mais da creatinina sérica basal, do controle de hipertensão e da elevação da proteinúria ou do início de pré-eclâmpsia superposta. A história natural da maioria das gestantes com DRC leve mostra que é incomum a perda acelerada da função; a principal exceção é a nefrite lúpica, que pode recidivar, levando à piora da doença renal durante a gravidez. Entretanto, 50% das mulheres com disfunção moderada de base (creatinina sérica > 1,5 mg/dL; 130 µmol/L) apresentam aumento significativo da creatinina sérica no terceiro trimestre ou no puerpério precoce. Caso isso ocorra, quase uma em cada cinco evolui para doença renal em estágio terminal (DRET) dentro de 6 meses após o parto.

Prematuridade ou Restrição do Crescimento Fetal

Prematuridade, restrição do crescimento fetal e natimortalidade são as principais preocupações em gestações de mulheres com disfunção renal, principalmente se houver pré-eclâmpsia superposta. Hipertensão descontrolada na concepção é uma característica de mau prognóstico para o desfecho fetal (Quadro 45-2). Uma nova razão para prevenir a prematuridade, além dos efeitos imediatos no recém-nascido, é a associação à maior mortalidade na idade adulta jovem.[4]

Fertilidade

A taxa de fertilidade é reduzida na mulher com DRC moderada a grave, mas as únicas estimativas são imprecisas. Mesmo mulheres em diálise podem engravidar, então todas as mulheres devem ser alertadas sobre a necessidade do uso de contraceptivos, a menos que planejem engravidar.

MANEJO COMUM A TODAS AS GESTAÇÕES COM DOENÇA RENAL PREEXISTENTE

O Quadro 45-3 resume os princípios gerais do manejo da gravidez em mulheres com DRC.

Aconselhamento Pré-gestacional

Há muito se sabe que qualquer mulher com DRC estadios 3 a 5 deve receber aconselhamento pré-gestacional. Atualmente, sabemos que isso também deve ser aplicado a mulheres com DRC estadio 1 ou 2, especialmente se elas possuírem hipertensão, proteinúria significativa, histórico obstétrico desfavorável, infecção do trato urinário (ITU) recorrente, doença renal hereditária ou outra doença

Prognóstico Renal Materno de Acordo com a Creatinina Sérica Pré-gestacional

Creatinina < 1,5 mg/dL (130 μmol/L)

Perda permanente de TFG em < 10% das mulheres

Maior risco se TFG < 40 mL/min e proteinúria > 1 g/dia

Principal determinante para progressão para DRET é hipertensão

40% de risco de pré-eclâmpsia se proteinúria basal > 500 mg/dia

Creatinina 1,5-2,5 mg/dL (130–220 μmol/l)

Redução ou perda permanente da TFG em 30% das mulheres

Aumento para 50% se hipertensão descontrolada

10% de DRET logo após a gestação

Creatinina > 2,5 mg/dL (220 μmol/L)

Progressão para DRET altamente provável durante ou logo após a gravidez

Quadro 45-1 Prognóstico Renal Materno de acordo com a creatinina sérica pré-gestacional. Perceba que as fórmulas do *MDRD* e da *CKD-EPI* para estimativa da taxa de filtração glomerular *(TFG)* não são validadas para a gestação; *DRET,* doença renal em estágio terminal.

Prognóstico Fetal de Acordo com a Creatinina Sérica Materna Pré-gestacional

Prognóstico após contabilizar abortamentos no primeiro trimestre:

Creatinina < 1,5 mg/dL (130 μmol/L)

Nascidos vivos em > 90% das mulheres

Até 50% de parto prematuro, 60% de pequenos para a idade gestacional se proteinúria basal > 500 mg/dia

Creatinina 1,5–2,5 mg/dL (130–220 μmol/L)

Nascidos vivos em cerca de 85% das mulheres, a menos que hipertensão não controlada (PAM > 105) à concepção

60% de prematuridade, principalmente iatrogênica (pré-eclâmpsia/ restrição de crescimento fetal)

Creatinina > 2,5 mg/dL (220 μmol/L)

Perda fetal alta; estimativas imprecisas

Quadro 45-2 Prognóstico fetal de acordo com a creatinina sérica materna antes da gravidez. Perceba que as fórmulas do *MDRD* e da *CKD-EPI* para estimativa da taxa de filtração glomerular *(TFG)* não são validadas para a gestação; *PAM,* pressão arterial média.

Princípios do Cuidado Pré-natal com Doença Renal Crônica Preexistente

Controle de hipertensão objetivando PA 110–140/80–90 mmHg

Aspirina (75–150 mg ao dia) se a creatinina sérica ≥ 1,5 mg/dL (130 μmol/L) ou 0,9–1,5 mg/dL (100–130 μmol/L) e proteinúria > 1 g/dia

Revisão das medicações regulares: descontinuar estatinas, inibidores da ECA, BRAs

Interpretação correta das mudanças da creatinina sérica

Avaliação clínica e manutenção da homeostase de volume

Interpretação e manejo de proteinúria, incluindo síndrome nefrótica

Identificação de pré-eclâmpsia superposta

Identificação e manejo de infecção do trato urinário

Consideração da doença renal primária

Avaliar o bem-estar fetal e considerar se o parto é indicado (Quadro 45-5)

Quadro 45-3 Princípios do cuidado pré-natal em mulheres com doença renal crônica preexistente. Consulte o texto para discussão adicional. *PA,* Pressão arterial; *ECA,* enzima conversora de angiotensina; *BRAs,* bloqueadores do receptor de angiotensina.

Aconselhamento Pré-gestacional para Mulheres com Doença Renal Crônica

Riscos Maternos

Redução acelerada da taxa de filtração glomerular, às vezes precipitando diálise durante a gestação ou logo após

Hipertensão materna grave, com risco de acidente vascular encefálico

Pré-eclâmpsia superposta com riscos renais, hepáticos, trombóticos ou hemorrágicos e neurológicos

Síndrome nefrótica com risco de trombose ou sepse e deficiência de ferro ou vitamina D

Riscos Fetais

Restrição do crescimento fetal ou óbito fetal intrauterino por insuficiência placentária

Prematuridade, com consequências em curto e longo prazos

Complicações da terapia medicamentosa para doença renal durante a gravidez

Herança de uma desordem renal

Quadro 45-4 Aconselhamento pré-gestacional para mulheres com doença renal crônica.

renal (p. ex., LES) com probabilidade de piorar durante a gestação. Estudos da Itália mostraram que parto prematuro, taxa de cesariana e necessidade de terapia intensiva neonatal foram maiores que na população geral, mesmo em mulheres com DRC estadio 1; isso seria particularmente verdade se a proteinúria basal fosse maior que 1 g/dia.[5,6] Outra metanálise incluiu estudos antigos e também uma grande quantidade de mulheres com DRC estadio 1; tanto os desfechos maternos quanto os fetais foram piores em mulheres com qualquer forma de DRC.[7] Um estudo dos países do Golfo Pérsico pesquisou desfechos de mulheres com DRC estadios 1 e 2 e inesperadamente também mostrou taxas elevadas de parto prematuro, restrição do crescimento fetal e óbito fetal em mulheres com TFGe alta entre 60 e 89 mL/min.[8] Embora possa não ser uma conduta universal, parece prudente seguir de perto todas as mulheres com qualquer DRC durante a gravidez, não apenas aquelas com TFG comprometida ou proteinúria acima de 1 g/dia. Isso é mais relevante, porque a DRC nos estadios 1 ou 2 afeta 3% das mulheres em idade fértil, enquanto a DRC estadio 3 a 5 afeta cerca de uma em cada 150 dessas mulheres.[9] O Quadro 45-4 resume as questões que devem ser abordadas durante o aconselhamento.

Função Renal Excretora

Durante a gravidez normal, a TFG aumenta em cerca de 50%, tipicamente aparente ao final do primeiro trimestre (Cap. 43). Creatinina sérica acima de 1 mg/dL (88 μmol/L) na gestante indica TFG reduzida. As equações do Modification of Diet in Renal Disease (MDRD) ou da Chronic Kidney Disease Epidemiology Colaboration (CKD-EPI) ou outras fórmulas que estimam a TFG não são validadas para a gravidez; enquanto é razoável avaliar os riscos gestacionais baseados na TFGe antes da gestação, o uso dessas fórmulas não deve ser aplicado durante a gestação. A medida da depuração de creatinina é a única ferramenta clínica para realmente acessar a TFG na gravidez, mas requer a coleta de urina de 24 horas, que é incômoda e, mesmo se realizada rigorosamente, pode ser imprecisa devido à dilatação ureteral, que resulta em acúmulo de urina e coleta incompleta. A cistatina C sérica está sendo avaliada, mas parece ser pouco precisa. A creatinina sérica permanece o padrão clínico para avaliar a TFG durante a gravidez.

Nitrogênio Ureico Sanguíneo

O aumento do nitrogênio ureico sanguíneo (BUN) e da creatinina pode indicar deterioração da TFG e necessidade de início de diálise, se for para a gravidez ter sucesso (seção Diálise na Gestação). Entretanto, um BUN em ascensão, particularmente quando acompanhado do aumento da hemoglobina ou do hematócrito, pode representar contração do volume intravascular, tipicamente observado na pré-eclâmpsia. O principal papel do BUN na gravidez é monitorizar a efetividade da diálise.

Eletrólitos Séricos, Albumina e Homeostase do Volume

O sódio e o bicarbonato séricos estão discretamente reduzidos, o potássio encontra-se no limite inferior da faixa de normalidade, e a albumina e o ácido úrico estão mais baixos que antes da gravidez. A elevação do sódio sérico para valores de mulheres não grávidas deve sugerir diabetes *insipidus* (reversível) específico da gravidez (decorrente do excesso de vasopressinase placentária). Em geral, essa é uma desordem leve, mas o DDAVP deve ser indicado se a natremia elevar acima de 150 µmol/L com baixa osmolalidade urinária.

Volume intravascular adequado é essencial para a preservação da TFG e para o desfecho favorável da gravidez, tanto para a mãe quanto para o bebê. Clinicamente, é difícil avaliar a homeostase do volume materno. O edema é um sinal inútil durante a gravidez, então o hematócrito deve ser avaliado em mulheres com DRC de base na consulta inicial do primeiro trimestre, junto com a albumina sérica. As duas medidas devem cair lentamente à medida que a gravidez progride. Um aumento em qualquer um deles sugere fortemente contração do volume intravascular, embora não exista um valor absoluto discriminante. Reciprocamente, uma queda significativa em qualquer um dos valores sozinha não é suficiente para diagnosticar expansão excessiva do volume, pois o hematócrito depende de outros fatores, e a albumina sérica pode reduzir em pacientes com síndrome nefrótica, que podem ter volume intravascular reduzido.

Na prática, garantindo que não haja comprometimento respiratório e que a PA possa ser controlada, o excesso de volume é mais favorável para a função renal materna e para o crescimento fetal que a depleção de volume. Quando existe receio sobre o crescimento fetal ou deterioração da TFG em mulheres com DRC, e volume intravascular reduzido é sugestivo pela mudança no hematócrito e na albumina em relação ao basal, um teste com salina normal intravenosa (não mais que 1 litro) em observação hospitalar é uma abordagem clínica razoável.

Análise de Urina

O teste da tira reagente negativo ou traços de proteína exclui proteinúria verdadeira na maioria dos casos (mas não em todos). Qualquer mulher com 1+ (0,3 g/L) ou mais de proteinúria deve realizar a quantificação da excreção de proteína ou com a relação proteína-creatinina (PC) em amostra de urina isolada ou com a coleta de urina de 24 horas. Glicosúria pode ser normal e não é diagnóstica de diabetes melito; porém, quando a glicosúria é detectada no início da gravidez em uma mulher com DRC, o teste oral de tolerância à glicose com 75 g deve ser realizado. A hematúria na tira reagente durante a gravidez é comum e geralmente resolve após o parto. Garantindo que não existe ITU, o sedimento urinário é inativo e a creatinina sérica é normal, ela não está associada a pior desfecho materno ou fetal durante a gravidez e pode ser investigada se persistir após o parto.[10] Na gravidez, pode ser feita a primeira análise de urina da mulher, então desordens renais previamente não detectadas são diagnosticadas nesse momento.

Proteinúria e Síndrome Nefrótica

O limite superior da excreção de proteína durante a gestação é definido como 300 mg/dia. Em uma amostra de urina de jato médio, a relação PC acima de 30 mg/mmol (0,27 mg/mg) se correlaciona com proteinúria maior que 300 mg/dia.[11]

Proteinúria Iniciada na Gravidez

Proteinúria não nefrótica isolada pode-se desenvolver *de novo* durante a gestação.[12] Nessas mulheres, com TFG normal, um dos três cenários geralmente é descoberto:

1. Pré-eclâmpsia é subsequentemente evidente.
2. Nenhuma complicação ocorre na gestação, e a proteinúria desaparece após o parto.
3. Uma doença glomerular se desenvolveu e persiste após o parto. Na minha experiência, o terceiro cenário é um evento incomum.

Proteinúria Preexistente

Embora a relação PC em amostra de urina na gravidez seja um método razoavelmente confiável para determinar se a excreção proteica é anormal, diversas medidas da relação PC na urina não são recomendadas para predizer com segurança *mudanças* na proteinúria. Quando um aumento real da excreção de proteína ocorre, existem poucas opções terapêuticas além de garantir o controle de PA (discussão a seguir).

Síndrome Nefrótica

A principal situação em que a proteinúria de 24 horas deve ser quantificada nessas mulheres é para diagnosticar síndrome nefrótica. A albumina sérica reduz na maioria das gestantes como resultado da expansão do volume e em geral está abaixo de 30 g/L, então não é um indicador confiável de síndrome nefrótica. Uma relação PC em amostra de urina maior que 230 mg/mmol indica proteinúria acima de 3 g/dia,[13] que deve ser confirmada pela medida da proteinúria de 24 horas. Essas mulheres geralmente apresentarão edema, mas isso é inútil, uma vez que ele também ocorre em dois terços das gestações normais. Embora a elevação do colesterol sérico seja típica da síndrome nefrótica, isso frequentemente ocorre na gravidez normal.

A confirmação da síndrome nefrótica verdadeira tem implicações importantes na gravidez. Haverá perda urinária de proteína ligante da vitamina D, transferrina, imunoglobulinas e antitrombina III (acompanhada de aumento da síntese hepática de fatores de coagulação) e uma propensão à contração do volume intravascular. Essas mudanças podem resultar em deficiência de cálcio, deficiência de ferro, maior probabilidade de infecção, trombose e redução do fluxo sanguíneo uteroplacentário, com restrição do crescimento fetal ou morte; algumas pacientes possuem fluxo sanguíneo renal reduzido, com piora da função renal. O crescimento adequado do feto e do líquido amniótico deve ser avaliado por ultrassonografia seriada. O tratamento requer suplementação oral de cálcio, vitamina D, ferro; heparina subcutânea para profilaxia de trombose; e reavaliação da creatinina sérica materna com uma frequência regular. Se a síndrome nefrótica ocorrer no início da gravidez, eu adiciono vitamina D para profilaxia contra osteoporose, embora não existam estudos controlados para avaliar esta prática.

Hipertensão

A hipertensão na gravidez é definida como pressão arterial acima de 140/90 mmHg, e geralmente esse é o limiar para tratamento, com uma faixa variável no tratamento de 110 a 140 de pressão sistólica e 80 a 90 de diastólica. Essa faixa não é apenas baseada nos desfechos gestacionais, mas acredita-se que seja a faixa que reduza o risco materno de hipertensão grave, enquanto reduz a PA em níveis suficientes para manter perfusão placentária. Embora o alvo de PA para mulheres não gestantes com DRC também seja abaixo de 140/90 mmHg, ele provavelmente é menor (≤ 125/75 mmHg) se proteinúria acima de 1 g/dia; assim, uma gestante com DRC proteinúrica pode ter cerca de 40 semanas com PA acima do alvo habitual, o que pode contribuir para disfunção renal progressiva após o parto. Todavia, se a gestante desenvolver PA abaixo de 110/80 mmHg, minha prática é reduzir as drogas anti-hipertensivas e evitar o risco de hipoperfusão fetal.

A maioria das gestantes com DRC não vai exibir a queda usual de PA durante o primeiro trimestre, e, em muitas, a PA se eleva à medida que a gestação progride. A razão é incerta. A gravidez normal é acompanhada de significativa expansão volêmica, que geralmente não induz hipertensão. Na DRC, entretanto, na maioria das vezes ocorre dificuldade de excretar a carga de sódio, com consequente hipertensão, mecanismo que provavelmente contribui para a hipertensão na gestação. Outros fatores que quase certamente participam dessa hipertensão incluem estímulo do sistema renina-angiotensina e do sistema nervoso simpático, alterações de fatores endoteliais, como prostaciclina, óxido nítrico e endotelina, e, particularmente em pacientes transplantados, os medicamentos utilizados, como os inibidores de calcineurina e os corticosteroides. Independentemente da causa, a persistência da hipertensão é um fator adverso no prognóstico gestacional.[14] Receio em utilizar anti-hipertensivos na gravidez tem-se associado a piores desfechos da gestação, pelo menos em mulheres com transplante de rim.[15]

A pressão arterial comumente se eleva significativamente após o parto. Então, a PA deve ser monitorizada, e o tratamento deve ser iniciado imediatamente no puerpério precoce.

O controle da PA é fundamental para o bom prognóstico da gravidez em mulheres com doença renal subjacente. Os diuréticos não são recomendados durante a gestação porque qualquer redução do volume plasmático materno pode ter efeitos adversos na perfusão uteroplacentária ou renal. Os inibidores da enzima conversora da angiotensina (ECA) ou os bloqueadores do receptor de angiotensina (BRAs) devem ser descontinuados, de preferência antes da gestação, mas certamente assim que a gravidez é diagnosticada, devido ao elevado risco de restrição de crescimento fetal, oligoidrâmnio, insuficiência renal neonatal e provavelmente anormalidades do desenvolvimento cardíaco e neurológico. Os antagonistas da aldosterona também devem ser evitados, e o atenolol é associado à restrição do crescimento fetal. Anti-hipertensivos adequados incluem metildopa, labetalol, oxprenol, hidralazina, prazosina e nifedipina, e todos podem ser utilizados em doses convencionais. O diltiazem também pode ter um pequeno benefício em reduzir proteinúria, mas isso não foi avaliado especificamente para a gestação.

Pré-eclâmpsia Superposta

A pré-eclâmpsia é uma desordem placentária de etiologia desconhecida que possui diversos fatores de risco predisponentes, um dos quais é a DRC (Cap. 44). Os efeitos renais da pré-eclâmpsia para a mãe incluem redução do fluxo sanguíneo renal, elevada reabsorção de sódio e ácido úrico, concentrações reduzidas de renina e aldosterona circulantes, proteinúria e redução da TFG. A pré-eclâmpsia superposta em uma mulher com disfunção renal prévia levará a piora da função renal, hipertensão exagerada e proteinúria, com risco de síndrome nefrótica, riscos em curto e longo prazos para a função renal materna, bem como risco elevado de restrição de crescimento, prematuridade e mortalidade perinatal.

Entretanto, é difícil diagnosticar pré-eclâmpsia superposta em uma mulher que possui disfunção renal ou proteinúria no início da gestação. Aumento da PA, redução da TFG, elevação do ácido úrico plasmático ou elevação da excreção proteica podem ser causados por progressão da desordem renal subjacente, em vez de pré-eclâmpsia superposta, e ainda não existem testes diagnósticos definitivos. Entretanto, quando essas características são acompanhadas de sintomas

---

Indicações de Parto em Mulheres com Pré-eclâmpsia ou DRC

Incapacidade de controlar pressão arterial

Deterioração da taxa de filtração glomerular

Anormalidades neurológicas, como eclâmpsia, cefaleia acompanhada de clônus e hiperreflexia ou escotomas visuais repetidos

Piora de trombocitopenia

Elevação dos níveis de transaminases hepáticas

Falha de crescimento fetal

Fluxo diastólico final reverso ou ausente na cardiotocografia

Quadro 45-5 Indicações de parto em mulheres com pré-eclâmpsia ou doença renal crônica (DRC). A decisão do parto é baseada mais na avaliação clínica geral que em limites específicos de cada parâmetro.

neurológicos, como hiperreflexia com clônus ou transaminases hepáticas anormais ou trombocitopenia recém-surgida (exceto no LES), é altamente provável que se tenha desenvolvido pré-eclâmpsia superposta. Tipicamente, essas alterações ocorrem após 20 semanas de gestação. Tem-se proposto que a elevação da relação entre a tirosina quinase 1 fms-símile (sFlt-1) e o fator de crescimento placentário (PlGF) é diagnóstica de pré-eclâmpsia e diferencia essa condição da gestante com DRC.[16] Embora promissora, ainda não é recomendada a incorporação dessa ferramenta na prática clínica de rotina.

O diagnóstico de pré-eclâmpsia superposta em mulheres com DRC é de certa forma desnecessário. Os médicos assistindo à mulher com doença renal de base devem vigiar as mudanças na condição materna e fetal em todos os casos, e as indicações de parto em mulheres com pré-eclâmpsia são praticamente as mesmas daquelas para mulheres com doença renal subjacente progressiva (Quadro 45-5). Por outro lado, atualmente é bem reconhecido que a pré-eclâmpsia está associada a riscos cardiovasculares, metabólicos e renais em longo prazo para a mãe, então é prático pecar no sentido da cautela e "superdiagnosticar" essa desordem, uma vez que pode interferir positivamente no seguimento em longo prazo.[17]

Estudos limitados sugerem que a aspirina possui benefício em reduzir pré-eclâmpsia superposta e óbito perinatal em mulheres com doença renal de base. Uma revisão encontrou que o número necessário para tratar era nove a 57 mulheres para prevenir pré-eclâmpsia e 42 a 357 para prevenir óbito perinatal.[18] O estudo PARIS também concluiu que a aspirina reduziu a pré-eclâmpsia superposta em mulheres com doença renal subjacente, mas apenas 450 mulheres foram incluídas nessa análise.[19] Minha prática é utilizar baixa dose de aspirina (100 a 150 mg/dia) para todas as mulheres com DRC e creatinina superior a 1,5 mg/dL (130 μmol/L) ou para aquelas com creatinina menor com história de pré-eclâmpsia de início precoce ou grave ou perda fetal em gestação prévia. Os efeitos dessa dose de aspirina na função renal são mínimos, e essa abordagem geralmente é segura. Eu também utilizo cálcio (1.200 mg/dia) como profilaxia contra pré-eclâmpsia quando não existe nenhuma preocupação com hipercalcemia. Os dados para a profilaxia com cálcio são menos convincentes que para o uso da aspirina, mas quando utilizado cautelosamente, o cálcio possui mínimos efeitos e pode ser benéfico.

BIÓPSIA RENAL NA GESTAÇÃO

É raro necessitar de biópsia renal na gestação. Após 32 semanas de gestação, caso o estado renal tenha mudado tanto que a biópsia seja considerada necessária para guiar o tratamento, é melhor induzir o parto e manejar a doença renal sem a gestação. A biópsia pode fornecer informações que podem impactar significativamente o prognóstico gestacional para a mãe e o bebê nas seguintes situações:

1. Proteinúria *de novo* na faixa nefrótica ou redução da TFG não explicada com sedimento urinário anormal antes da viabilidade fetal (ou seja, < 24 semanas de gestação). Em geral, a síndrome nefrótica depois desse estágio pode ser manejada conservadoramente até o parto, até por volta de 32 semanas. A maioria desses casos é causada por pré-eclâmpsia.

2. Situações antes de 32 semanas em que o médico e a paciente tenham concordado em utilizar imunossupressão e/ou plasmaférese, se necessário, enquanto prolongam a gravidez até cerca de 32 semanas:
   - Redução rápida da TFG sem qualquer causa reversível aparente em mulheres com glomerulonefrite primária de base
   - Lesão renal aguda com sedimento urinário ativo
   - Redução da TFG ou elevação de proteinúria em mulher com nefrite lúpica ou lúpus sem nefrite previamente conhecida

3. Deterioração da TFG antes de 32 semanas de gestação sem causa óbvia em mulher com transplante de rim, para excluir rejeição aguda

As taxas de complicação da biópsia renal em gestantes são similares àquelas da prática nefrológica geral.[20]

AVALIAÇÃO DO BEM-ESTAR FETAL

Uma ultrassonografia no início da gravidez possui grande valor em definir com precisão a data provável do parto. A próxima avaliação habitual é o ultrassom morfológico fetal com 18 a 20 semanas de gestação, a fim de confirmar a idade gestacional, rastrear anomalias fetais, avaliar o bem-estar fetal e checar a posição da placenta. Em mulheres com DRC estadio 3 a 5, esse exame é seguido de ultrassonografias regulares a cada 2 a 4 semanas, para avaliar o crescimento fetal e o volume de líquido amniótico, bem como estudos com Doppler do fluxo da artéria umbilical. Mais recentemente, a combinação de testes com 12 semanas de gestação para proteína plasmática A associada à gravidez (PAPP-A), inibina, gonadotrofina coriônica humana (hCG) e α-fetoproteína com a medida do índice de pulsatilidade da artéria uterina com 20 semanas de gestação forneceu bom valor preditivo negativo para o prognóstico fetal em mulheres com gestação de alto risco, embora esses estudos não tenham sido específicos para a doença renal subjacente. Uma questão importante é que os níveis de hCG geralmente estão elevados em mulheres com DRET e podem superestimar o risco de anormalidade fetal quando utilizados como parte do teste de 12 semanas.[21] É importante que as mulheres sejam avisadas sobre essa limitação antes de realizar o teste.

A restrição de crescimento intrauterino (RCIU) assimétrica, na qual as medidas abdominais estão mais reduzidas que as medidas do crânio e do fêmur, é característica de RCIU relacionado com a DRC materna. O volume de líquido amniótico se correlaciona bem com desfecho perinatal, e um baixo índice de líquido amniótico ajuda a distinguir os fetos pequenos devido à RCIU daqueles constitucionalmente pequenos. Oligoidrâmnio grave do segundo trimestre está associado a prognóstico muito ruim, indicando rins fetais não funcionantes, e na maior parte dos casos também leva a hipoplasia pulmonar e contraturas dos membros. A ausência do fluxo diastólico final na velocimetria da artéria umbilical quase sempre é uma indicação de parto, dependendo da idade gestacional. O desenvolvimento de fluxo diastólico final reverso indica alto risco de hipóxia fetal, acidose e óbito. A avaliação fetoplacentária pela ultrassonografia para crescimento e fluxo sanguíneo ao Doppler deve ser realizada regularmente ao longo da gestação, particularmente no terceiro trimestre.

DEFININDO O MOMENTO DO PARTO

Em mulheres com DRC estável e sem evidência de comprometimento fetal, a gestação deve ser continuada até o termo, e o parto espontâneo deve ser aguardado. A via de parto (vaginal ou cesariana) normalmente é mais determinada por outros fatores (p. ex., secção cesariana prévia, história obstétrica desfavorável) que pela presença de DRC. O Quadro 45-5 lista as indicações habituais de parto.

O objetivo é definir o momento do parto de forma que os riscos do parto (tanto para a mãe quanto para o feto) sejam menores que os riscos de manter a gestação. Essa decisão geralmente é difícil e individual, necessitando de uma conversa entre o nefrologista ou o médico especialista em medicina obstétrica, o obstetra, a parteira e o neonatologista. As seguintes questões devem ser consideradas:

1. A idade gestacional é o determinante mais importante para o prognóstico gestacional. É difícil tomar decisões nos limites de viabilidade (23 a 25 semanas de gestação). Embora os dados sobre prognóstico variem entre os países, as taxas de sobrevida aproximadas aumentam de 30% com 23 semanas para 65% com 25 semanas e para 95% com 30 semanas de gestação. Os recém-nascidos com menos de 30 semanas de gestação possuem riscos significativos de morbidade em longo prazo, incluindo doença pulmonar crônica e paralisia cerebral.

2. O problema mais comum encontrado em recém-nascidos pré-termo é a síndrome do desconforto respiratório. A aplicação materna pré-natal de corticosteroides, geralmente betametasona intramuscular (11,4 mg, duas doses com 12 horas de intervalo), mostrou reduzir a síndrome do desconforto respiratório em 50%. Para um efeito melhor, os corticosteroides devem ser administrados 24 horas antes do parto.

3. Existem menos morbidade e mortalidade neonatal se os recém-nascidos nascerem em hospitais com cuidado neonatal apropriado, em vez de serem transferidos após o parto. Dessa forma, se o parto prematuro for provável, deve-se considerar transferir a gestante para uma unidade apropriada antes do parto.

Embora essas gestações certamente sejam de alto risco comparado com gestações normais, os médicos e as parteiras precisam recordar que o prognóstico final da gestação é bem-sucedido na maioria dos casos tanto para a mãe quanto para o feto, porém com implicação em longo prazo para ambos. Os médicos podem tomar uma postura positiva, enfatizando sempre a necessidade de diligência e avaliação de potenciais complicações, enquanto ressaltam que o resultado final na maioria dos casos será bom, de forma a ajudar a diminuir em parte o estresse que acompanha a gestação dessas mulheres.

MANEJO DE DESORDENS RENAIS ESPECÍFICAS DURANTE A GRAVIDEZ

As doenças renais crônicas mais comuns antes da gestação são as glomerulonefrites primárias (geralmente nefropatia por IgA ou glomeruloesclerose segmentar e focal), a nefropatia diabética, a nefrite lúpica e a nefropatia por refluxo.

Nefropatia por IgA

O acompanhamento em longo prazo da nefropatia por IgA na infância mostrou que a gravidez mais tarde era complicada por hipertensão em metade dos casos e por prematuridade em um terço,[22] porém esses desfechos não são peculiares dessa doença renal. Parece improvável que a gravidez na nefropatia por IgA por si só cause disfunção renal acelerada, pelo menos naquelas com DRC estadio inicial (1 ou 2), mas a proteinúria pode aumentar no terceiro trimestre.[23] Raros casos são familiares, e a gestante deve ser alertada sobre o rastreio da criança por exame de urina nos primeiros anos de vida. A hematúria macroscópica não é mais provável na gestação, a menos que ocorra infecção de vias aéreas superiores ou do trato gastrointestinal. A nefropatia por IgA deve ser manejada da mesma forma que as outras causas de DRC durante a gestação.

Nefropatia Diabética

Estudos do Reino Unido encontraram que 8% das gestantes com diabetes tipo 1 e 5% daquelas com diabete tipo 2 possuíam nefropatia. O diabetes aumenta o risco de prematuridade, cesariana e mortalidade perinatal. A presença de nefropatia manifesta mais que duplica o risco de óbito fetal após 20 semanas. Existe um risco adicional de anormalidades congênitas se a glicemia não estava controlada adequadamente na concepção.

O Diabetes Control and Complications Trial e o ensaio EURODIAB concluíram que a gravidez não aumenta a progressão do diabetes para nefropatia diabética incipiente (microalbuminúria).[24,25] A microalbuminúria somente não se correlaciona com elevado risco perinatal, mas tanto as taxas de prematuridade quanto as de pré-eclâmpsia superposta foram maiores que as de pacientes diabéticas tipo 1 sem microalbuminúria.

Durante a gestação, o prognóstico da nefropatia diabética estabelecida depende dos fatores habituais de disfunção renal preexistente e do controle de hipertensão. O controle meticuloso de glicemia e PA é fundamental durante a gestação em mulheres com nefropatia diabética incipiente ou manifesta. Um estudo mostrou que a falha em atingir uma pressão arterial média abaixo de 100 mmHg estava associada a risco elevado de antecipação do parto, mesmo após ajuste para o controle glicêmico.[26] Idealmente, os inibidores da ECA devem ser introduzidos precocemente após o parto, a fim de prevenir a progressão da nefropatia diabética, e pelo menos o captopril é seguro durante a amamentação.

Dados recentes sugerem que ter diabetes melito gestacional (DMG) sem desenvolver diabetes após a gestação é associado a cerca de 10% de risco de microalbuminúria aos 50 anos, um risco intermediário entre aquelas sem diabete e as mulheres diabéticas.[27] Isso significa que mulheres com história de DMG, não apenas aquelas com diabetes tipo 1 ou 2, devem ser seguidas após a gestação, avaliando a função renal e a albuminúria, devido ao risco de desenvolver diabete futuramente (Caps. 30 a 32).

Nefrite Lúpica

As mulheres com nefrite lúpica devem ter doença em remissão na concepção para oferecer a melhor chance de uma gravidez com desfecho bem-sucedido. Aquelas com doença em atividade à concepção possuem maior probabilidade de desenvolver nefrite lúpica aguda durante a gravidez, que, portanto, está associada a elevado risco fetal; cerca de 20% evoluem com abortamento espontâneo, natimortalidade ou óbito neonatal.[28] Idealmente, mulheres com lúpus devem estar em remissão há pelo menos 6 meses[29,30] antes da concepção e recebendo corticosteroides de manutenção em doses inferiores a 20 mg/dia de prednisolona, com ou sem azatioprina; todas devem receber aspirina e hidroxicloroquina.[29] Nessas mulheres, a classe histológica prévia da nefrite lúpica não influencia o prognóstico gestacional. Os preditores de prognóstico desfavorável da gravidez são creatinina basal maior que 100 μmol/L (1,13 mg/dL), proteinúria maior que 0,5 g/24h síndrome antifosfolípide e hipertensão.[31]

O surgimento de nefrite lúpica ou a recaída, evidenciados por elevação de proteinúria, sedimento urinário ativo e ascensão da creatinina sérica, são uma preocupação importante, e alguns casos se associam a óbito materno. O tratamento inclui o aumento da dose de prednisolona e a introdução precoce de azatioprina. Alguns preferem realizar a biópsia renal nesse momento, para confirmar as alterações histológicas antes de introduzir a imunossupressão. As duas abordagens são razoáveis, mas a minha estratégia é introduzir esteroides e azatioprina e reservar a biópsia para após o parto.

Outras mulheres com nefrite lúpica diagnosticada, em remissão antes da concepção, devem continuar recebendo baixa dose de prednisolona e azatioprina ao longo da gestação e devem também receber dose baixa de aspirina.[32] A ciclofosfamida e o micofenolato mofetil são contraindicados na gestação devido à teratogenicidade, incluindo microtia, atresia do canal auditivo, lábio e palato leporinos e micrognatia do micofenolato.[33] Embora a ciclofosfamida tenha sido utilizada com sucesso em algumas pacientes com nefrite lúpica, seu uso não é recomendado.

A nefrite lúpica pode ter recaída durante a gestação em cerca de 30% ou em cerca de 15% após o parto,[31] porém a terapia profilática com esteroides não está indicada na ausência de recaída durante a gravidez. A principal causa de óbito materno na nefrite lúpica é a sepse, e a imunossupressão deve utilizada com cautela em mulheres grávidas.[34]

Durante o aconselhamento sobre gestações futuras, devem-se alertar as mulheres que, mesmo se a nefrite lúpica estiver bem tratada, parece existir maior risco de complicações maternas e recaídas da doença quando comparado com as mulheres com LES que nunca tiveram nefrite; isso pode ser parcialmente explicado pela atividade aumentada do LES na concepção. Felizmente, o prognóstico fetal não é prejudicado nesse grupo,[35] e a função renal após o parto parece não ser afetada.[36] Isso significa que tais mulheres precisam de mais vigilância durante a gestação que o habitual, a fim de detectar recaída da nefrite ou pré-eclâmpsia, ambas com elevado risco materno.

Nefropatia por Refluxo

O prognóstico da gestação em mulheres com nefropatia por refluxo depende mais da função renal preexistente e do controle de PA que da desordem em si, assim como outras doenças renais. Aproximadamente uma em quatro mulheres com nefropatia por refluxo desenvolve pré-eclâmpsia, e cerca de 40% dos recém-nascidos possuem refluxo vesicoureteral. Essas mulheres estão mais predispostas à ITU ao longo da gestação, uma vez que foram submetidas à correção cirúrgica do refluxo na infância.[37] Cerca de 20% das mulheres com nefropatia por refluxo desenvolvem ITU na gestação, cerca de 6% causadas por pielonefrite aguda. A ITU pode estar associada à prematuridade e à ruptura espontânea das membranas. A urocultura deve ser coletada regularmente ao longo da gravidez em mulheres com nefropatia por refluxo.

Desordens Renais Hereditárias

É provável que as desordens renais hereditárias sejam diagnosticadas antes da gestação e que as implicações para o recém-nascido tenham sido previamente discutidas. A desordem hereditária mais comum é a doença renal policística autossômica dominante. Outras incluem a síndrome de Alport e a nefropatia hiperuricêmica familiar, a última tendo sido descrita em uma gestação com boa adaptação renal, mas herança da mutação *UMOD*.[38]

A gestante precisa estar ciente de que a nefropatia por refluxo não é herdada por traços mendelianos específicos, mas tende a cossegregar dentro das famílias.

As anomalias renais fetais geralmente são identificadas no rastreio com ultrassonografia de rotina ou durante a avaliação de um feto em uma família com desordem renal hereditária conhecida. Procedimentos invasivos, como amostra do vilo coriônico para análise do DNA, raramente são informativos e somente devem ser realizados após a recomendação de um médico geneticista.

INFECÇÃO DO TRATO URINÁRIO AGUDA E RECORRENTE

O diagnóstico e o manejo geral de bacteriúria assintomática e ITU durante a gestação, incluindo a escolha do regime antimicrobiano, estão discutidos no Capítulo 44.

O cuidado pré-natal padrão deve incluir cultura de amostra de urina de jato médio no início da gestação. Em mulheres com anormalidades do trato urinário, história de ITU recorrente, DRC ou diabetes, culturas adicionais regulares são necessárias. Mulheres com história de ITU recorrente devem realizar culturas de urina mensalmente. Para aquelas com história previsível de cistite pós-coito, o uso de cefalexina (250 mg) ou nitrofurantoína (50 mg) dose única pós-coito pode reduzir significativamente a probabilidade de infecção. Para outras com ITU recorrente antes da gravidez, baixa dose de cefalexina (ou outra cefalosporina de primeira geração) à noite pode ajudar a prevenir infecções adicionais. Qualquer mulher com ITU recorrente antes da gestação deve realizar ultrassonografia do trato urinário antes de engravidar ou no período inicial da gravidez, para excluir patologia estrutural.

CÁLCULOS RENAIS NA GESTAÇÃO

Mulheres com história de anormalidades metabólicas levando à formação de cálculos antes da gravidez devem ter seu tratamento modificado durante a gestação. Defendo a aderência à ingesta hídrica de 2,5 a 3 litros por dia e recomendo que tiazídicos (para hipercalciúria), alopurinol (para hiperuricosúria) ou captopril ou penicilamina (para cistinúria) sejam descontinuados. Felizmente, a gravidez normal é acompanhada de elevação do pH urinário, podendo ajudar na redução da formação de cálculos de ácido úrico ou cistina.

A despeito da relativa hipercalciúria e da estase urinária na gravidez, as gestantes podem estar protegidas contra os cálculos renais pelo aumento simultâneo dos inibidores endógenos da formação de cálculos, como o tiossulfato urinário, que acompanha a hipercalciúria durante a gravidez e reduz ao normal após o parto.

Por causa do receio em relação à radiação ($\sim$ 8 mSv) da imagem da tomografia computadorizada (TC) e da utilidade duvidosa da imagem da ressonância magnética nesse contexto, a ultrassonografia é a técnica preferida para investigar cólica renal na gestação, apesar de baixas sensibilidade e especificidade para o diagnóstico de cálculos (30% a 60%). A radiografia abdominal fornece radiação de cerca de 1,5 mSv.

O manejo definitivo de um cálculo geralmente é postergado para o período pós-parto. Uma vez que a ultrassonografia quase sempre mostrará dilatação pieloureteral, uma característica da gravidez normal, infecção sistêmica ou lesão renal aguda são as únicas indicações de descompressão urgente de um sistema obstruído por nefrostomia percutânea. A terapia conservadora com analgesia e hidratação vai resultar em eliminação espontânea do cálculo na maioria dos casos. A litotripsia extracorpórea é contraindicada, porque pode ser deletéria para a audição fetal. Se um procedimento cirúrgico for necessário, a ureterolitotripsia com *laser* de granate de alumínio de ítrio (YAG) é utilizada e considerada relativamente segura na gravidez.

Talvez a descoberta recente mais importante seja a de que mulheres com cálculo renal na gravidez possuem maior probabilidade de serem obesas e têm maiores taxas de pré-eclâmpsia (também relacionada com a obesidade), DMG e abortamento espontâneo. No geral, entretanto, o prognóstico fetal permanece bom, sem elevação de prematuridade ou mortalidade perinatal.[39] Assim, o tratamento de mulheres com cálculo renal na gravidez deve ser expandido, com o objetivo de incluir não apenas o tratamento específico da litíase, mas também de aumentar a vigilância para pré-eclâmpsia e DMG.

DIÁLISE NA GESTAÇÃO

Houve melhora significativa do prognóstico das gestantes com doença renal necessitando de diálise durante a gravidez ao longo das duas últimas décadas, bem como redução do abortamento terapêutico, à medida que os médicos e as gestantes compreenderam que as

Manejo da Hemodiálise Durante a Gestação

Pré-gestacional	
Discutir os riscos da gestação (abortamento espontâneo, óbito fetal, restrição do crescimento fetal, prematuridade, pré-eclâmpsia). Garantir que todas as medicações são seguras na gravidez. Aspirina: 75–150 mg diariamente Ácido fólico: 5 mg diariamente	
Durante a Gestação:	
Diálise	20 h/semana em quatro ou mais sessões Objetivar BUN pré-diálise < 40 mg/dL (ureia sérica 90 mg/dL). Necessidade de heparina pode aumentar devido à hipercoagulabilidade da gestação.
Anemia	Ferro intravenoso para manter os estoques de ferro Ajustar dose de AEE para atingir hemoglobina de 10–11 g/dL.
Bicarbonato	Ajustar bicarbonato oral e do dialisato para alcançar bicarbonato sérico normal para a gestação (18–22 mmol/L).
Nutrição	Orientação dietética para garantir ingestão adequada de proteínas e nutrientes Suplementar fósforo oral ou no dialisato para manter fósforo sérico pós-diálise na faixa normal.
Cálcio	Manter cálcio sérico normal com cálcio e vitamina D orais adicionais, bem como aumentar cálcio do dialisato. Hipercalcemia ocasionalmente provocada pelo PTHrP e pelas substâncias vitamina D-símile da placenta.
Fósforo	Suplementar fósforo oral e no dialisato para manter fósforo sérico pós-diálise na faixa normal.
Após a Gestação	
Retornar ao programa de diálise habitual imediatamente. Reajustar o peso seco e os anti-hipertensivos semanalmente por 6 semanas.	

Tabela 45-1 **Manejo da hemodiálise durante a gestação.** *ECA*, Enzima conversora de angiotensina; *BRAs*, bloqueadores do receptor de angiotensina; *BUN*, nitrogênio ureico sanguíneo; *AEE*, agente estimulante de eritropoiese; *PTHrP*, peptídeo relacionado com o paratormônio.

gestações poderiam ser bem-sucedidas.[21] Uma análise de 52 gestantes, cerca de metade iniciando diálise após a concepção e a maioria recebendo aspirina e cálcio como profilaxia de pré-eclâmpsia, demonstrou desfecho extremamente favorável, com 85% de sobrevida fetal; o desenvolvimento de pré-eclâmpsia foi o principal problema que afetou o prognóstico gestacional. A diálise incluiu sessões curtas e diárias, embora a prescrição de diálise tenha aumentado em relação ao basal em todas as mulheres, explicada pela função renal residual daquelas que iniciaram diálise após engravidar. Nem todos os relatos possuem desfechos tão favoráveis, mas atualmente tais gestações (a maioria em mulheres já em diálise) possuem um meio a dois terços de sobrevida fetal,[40] apesar de terem cerca de 85% de chance de prematuridade.[41] Essa melhora do prognóstico gestacional é associada a regimes mais intensivos de diálise, e avanços no cuidado neonatal também permitiram a sobrevida de recém-nascidos prematuros e com restrição do crescimento. A Tabela 45-1 contém recomendações para o manejo da hemodiálise durante a gestação.

Iniciando a Diálise para Doença Renal Crônica Progressiva

Uma questão fundamental é quando iniciar diálise em mulheres com DRC avançada e que não se encontram em diálise no momento da concepção. Geralmente, recomenda-se iniciar diálise com TFGe abaixo de 20 ml/min ou BUN acima de 50 mg/dL (ureia sérica > 100 mg/dL) e objetivar ureia sanguínea pré-diálise abaixo de 90 mg/dL (BUN < 45 mg/dL).[42,43] Os dados disponíveis sugerem que a diálise iniciada durante a gestação está associada à maior probabilidade de sucesso da gestação em relação à continuação da diálise de manutenção, provavelmente devido aos benefícios da função renal residual.

Mulheres que Já Precisam de Diálise Regular

As mulheres em idade fértil em diálise possuem chance de 1 em 20 de engravidar durante a terapia dialítica.[44] Portanto, as mulheres no menacme em diálise de manutenção precisam ser aconselhadas em relação à contracepção adequada, particularmente tendo em vista o mau prognóstico dessas gestações.

Regimes de Diálise na Gestação

Os relatos de desfecho gestacional bem-sucedido, apesar das altas taxas de prematuridade e polidrâmnio, geralmente incluem programas intensificados de hemodiálise ou diálise peritoneal. A hemodiálise diária pode ser necessária para alcançar o alvo bioquímico pré-diálise de BUN menor ou igual a 15 mmol/L. A hemodiálise noturna pode permitir melhor *clearance* dialítico com mais estabilidade hemodinâmica, melhores taxas de fertilidade[21] e bom prognóstico gestacional em relatos iniciais.[45]

A diálise mais intensiva melhora o controle do fósforo. Os quelantes de fósforo tornam-se desnecessários, e pode ser necessário fosfato oral adicional ou fósforo do dialisato aumentado, devido à diálise intensificada e à necessidade fetal de fósforo.

Existem poucos dados sobre as necessidades específicas das mulheres em diálise peritoneal (DP) durante a gestação. Não há necessidade de converter da DP para a hemodiálise, mesmo à medida que o útero cresce. A adequação da diálise pode ser mantida ao longo da gravidez, embora exista o risco importante de uma peritonite associada à DP desencadear trabalho de parto prematuro ou ruptura prematura das membranas. Outras condutas necessárias para uma gestação bem-sucedida estão relatadas a seguir:

- Controle de PA materna, geralmente em 110 a 140/80 a 90 mm Hg. É difícil atingir esse alvo em muitas mulheres. Primeiro, apesar de pequena ou nenhuma função renal endógena, ainda assim parece ocorrer expansão do volume em mulheres em hemodiálise de manutenção que engravidam, evidenciadas por anemia e queda da albumina sérica. Até o momento, nenhuma evidência recomenda a avaliação do *status* volêmico em pacientes em diálise durante a gestação, através de medidas como ultrassonografia do diâmetro da veia cava inferior ou bioimpedância.
- Manejo ativo da anemia com ferro e agentes estimuladores de eritropoiese. O alvo de hemoglobina deve ser entre 10 e 11 g/dL.
- Detecção e tratamento precoce de sepse, que pode precipitar trabalho de parto prematuro ou ruptura prematura de membranas. Para aquelas com função renal residual, culturas de urina repetidas são necessárias para detectar e tratar bacteriúria assintomática.

Ao menos uma avaliação por semana da gestante em diálise é necessária para aperfeiçoar o desfecho. A intensidade de diálise praticamente deve ser aumentada ao máximo possível, garantindo que os alvos bioquímicos sejam atingidos. A monitorização fetal deve incluir pelo menos um exame de ultrassonografia a cada 2 a 4 semanas, a partir do momento da viabilidade fetal, cerca de 24 semanas de gestação.

TRANSPLANTE RENAL E GESTAÇÃO

O transplante renal bem-sucedido é uma excelente maneira de restabelecer a fertilidade em mulheres com DRET. Portanto, é surpreendente que a taxa de gravidez entre as receptoras de transplante tenha caído mais de 50% entre 1990 e 2003, não explicada pela mudança na idade das mulheres transplantadas.[46] A probabilidade de engravidar parecer ser maior se a mulher transplantada não for diabética ou se estiver em diálise há 3 anos ou mais antes do transplante.

Os pontos-chave em relação ao manejo de gestantes transplantadas são se a gravidez afetará a sobrevida do enxerto e se os efeitos adversos no feto resultarão do transplante ou das medicações imunossupressoras. As mulheres devem ser alertadas a esperar 12 meses após um transplante renal bem-sucedido antes de planejar a gravidez, para garantir a estabilidade da função do enxerto e da imunossupressão de manutenção. Esse intervalo não é baseado em dados sólidos; na verdade, um pequeno estudo sugeriu que as gestações, mesmo dentro de 12 meses do transplante, são tão bem-sucedidas quanto as que ocorreram após esse período.[47] Um ano parece ser um período prático, para garantir a estabilidade clínica, com controle otimizado de PA e imunossupressão estável.

Os imunossupressores considerados seguros na paciente transplantada são prednisolona, azatioprina e ciclosporina. O tacrolimo tem sido associado à hipercalemia neonatal, mas dados recentes sustentam sua segurança. O micofenolato está associado a efeitos embriotóxicos e deve ser evitado na gravidez, assim como o sirolimo.

Uma visão favorável da gravidez em mulheres submetidas a transplante de rim bem-sucedido foi apoiada desde o início pela observação de mais de 3.000 gestações de 2.000 mulheres, a maioria recebendo azatioprina e prednisona.[48] Cerca de 15% dessas gestações evoluíram para abortamento espontâneo, e, entre aquelas que conseguiram ultrapassar o primeiro trimestre, a gravidez foi bem-sucedida em mais de 90% das mulheres, desde que não ocorressem hipertensão nem declínio da função renal antes de 28 semanas, reduzindo para cerca de 70% o prognóstico da gestação. As mulheres com creatinina sérica antes de engravidar menor que 125 µmol/L (1,41 mg/dL) tiveram 96% de sucesso na gestação, enquanto aquelas com creatinina sérica mais alta tiveram taxa de sucesso de 75%. De acordo com os dados para todas as mulheres com DRC, a queda de função renal em longo prazo ocorreu significativamente mais (27%) naquelas com creatinina sérica antes da gravidez acima de 125 µmol/L (1,41 mg/dL).

A hipertensão, tanto acelerada a partir de hipertensão preexistente quanto iniciada durante a gestação, está presente em 58% a 72% das gestantes. Mesmo com o prognóstico relativamente bom, 30% a 70% das mulheres terão hipertensão, necessitando de tratamento à medida que a gravidez progride, algumas vezes com pré-eclâmpsia superposta. A restrição do crescimento fetal ocorre em 40% a 50%, e o parto prematuro, em até dois terços, com os riscos em longo prazo inerentes à prematuridade.[49] O parto cesariano é necessário em aproximadamente metade dessas mulheres.

O United States National Transplantation Pregnancy Registry (NTPR) reportou em 2008 o desfecho de 1.208 gestações de 781 mulheres que receberam transplante de rim apenas.[50] Esse é um registro voluntário, então existe potencial viés de relatório. A maioria das mulheres estava tomando ciclosporina ou tacrolimo. A média da creatinina sérica antes da gravidez era 1,41 mg/dL (125 µmol/L). A taxa global de nascidos vivos foi de cerca de 75%, 30% tiveram pré-eclâmpsia, e os recém-nascidos dessas mulheres eram menores, embora o peso médio ao nascer tenha sido 2.500 g. A rejeição aguda ocorreu em 2% a 4% das gestações, e 5% dos recém-nascidos tiveram anomalias congênitas, dado comparável ao da população geral. A perda do enxerto em 2 anos variou de 4% a 13%, e 20% a 30% das mulheres tiveram uma ou mais das seguintes complicações: morte dentro de 5 anos da gravidez, rejeição aguda durante a gravidez ou em 3 meses pós-parto, perda da função do enxerto em 2 anos após o parto, recém-nascido com anomalia congênita ou parto prematuro (< 33 semanas) ou de muito baixo peso ao nascer (< 1.500 g). O Quadro 45-6 resume os riscos maternos e fetais da gravidez em mulheres com transplante renal.

Prognóstico Materno e Fetal em Gestantes com Transplante de Rim
Materno
Redução da taxa de filtração glomerular em longo prazo se creatinina sérica antes da concepção < 1,4 mg/dL (125 µmol/L); taxa de redução geralmente não difere da mulher com transplante de rim não grávida
Perda do enxerto em 5%–10% em 2 anos após o parto
Hipertensão em cerca de dois terços
Risco de rejeição em 2%–4%
Infecção em 20%–35%
Diabetes melito gestacional em 10%
Fetal
Taxa de natalidade geral: 75%–80%
Abortamento espontâneo: 15%
Prematuridade: 50%
Restrição do crescimento fetal: 50%
Malformações fetais em cerca de 5%, provavelmente não mais que na população geral
Consequências da prematuridade em longo prazo, embora a maioria das crianças tenham crescimento e desenvolvimento pós-natal normais

Quadro 45-6 **Prognóstico materno e fetal em gestantes com transplante de rim.**

Houve mais riscos em um estudo de 530 gestações em 483 mulheres, utilizando os dados do U. S. Renal Data System (USRDS) Medicare.[46] A perda fetal foi de 45%, com taxas de abortamento espontâneo entre 20% e 35% e taxa de natimortalidade de 1,5%, maiores que as observadas em análises do Reino Unido e da Austrália.[51,52] No geral, parece haver maior risco de abortamento, mas, uma vez ultrapassado o primeiro trimestre, o prognóstico gestacional é razoavelmente bom. As sobrevidas do enxerto e da paciente são similares naquelas com e sem qualquer gravidez ao longo de um período de seguimento de até 15 a 20 anos, como observado em 577 gestantes no registro de dados da Austrália e da Nova Zelândia, cuja maioria teve glomerulonefrite ou nefropatia por refluxo como diagnóstico primário.[52]

Um aumento da creatinina sérica após a gravidez se associa ao uso da ciclosporina, possivelmente porque as doses de ciclosporina costumam ser aumentadas durante a gestação, à medida que as concentrações sanguíneas reduzem, presumivelmente pela expansão do volume plasmático da gravidez. Entretanto, permanece controverso se as doses de ciclosporina ou tacrolimo devem ser aumentadas durante a gestação. Não é minha prática fazer ajustes da dose, a menos que existam desvios marcantes das concentrações sanguíneas de base durante a gestação.

A rejeição aguda do transplante é incomum, reportada em menos de um em 20 casos. A apresentação como disfunção aguda do enxerto não difere na gestação; a biópsia renal é necessária para confirmar o diagnóstico. Existe um risco aumentado de infecção (20% a 35%), particularmente ITU, mas também infecção por citomegalovírus, com concomitantes riscos maternos e fetais. As consequências de qualquer infecção podem incluir trabalho de parto prematuro e ruptura prematura das membranas. DMG ocorre em 3% a 12% dessas gestações, tão comum nas mulheres tratadas com tacrolimo quanto naquelas recebendo ciclosporina.

As recomendações permanecem incertas em relação à amamentação para mulheres em uso de agentes imunossupressores. A decisão de amamentar deve ser individual, informando à mulher que os efeitos no bebê permanecem em sua maioria desconhecidos, mas que a amamentação pode ter vantagens consideráveis, particularmente em recém-nascidos prematuros ou com restrição de crescimento. O Quadro 45-7 resume as recomendações para o manejo da gravidez em mulheres com transplante de rim.

Manejo Geral de Pacientes com Transplante Renal Durante a Gestação
Pré-gestacional
Função do enxerto estável pelo menos 1 ano após o transplante.
Discutir riscos com a receptora do transplante e seu parceiro.
Melhor prognóstico gestacional ocorrerá se:
• Creatinina sérica pré-gestacional < 1,4 mg/dL (125 µmol/L)
• Proteinúria < 500 mg/dia
• Pressão arterial < 140/90 mmHg
Aspirina (75–150 mg/dia) se creatinina ≥ 1,5 mg/dL (130 µmol/L) *ou* 0,9-1,5 mg/dL (100–130 µmol/L) e proteinúria > 1 g/dia.
Substituir todas as medicações não seguras na gravidez.
Erradicar ITU antes da gravidez; antibioticoterapia profilática indicada se ITU recorrente desde o transplante.
Estabilizar as concentrações sanguíneas de ciclosporina e tacrolimo.
Rastrear e tratar diabete.
Durante a Gestação
Consultas a cada 2 semanas até 24 semanas de gestação (alternadas entre o obstetra e o nefrologista), semanalmente em seguida.
Avaliar o crescimento fetal através de ultrassonografia pelo menos a cada 4 semanas a partir de 24 semanas de gestação.
Não ajustar a dose de ICN durante a gravidez, a menos que ocorram variações extremas em relação às concentrações estáveis antes da gestação.
Rastrear diabete gestacional com 28 semanas de gestação, com teste de tolerância a 50 g de glicose de 1 hora.
Em cada consulta, avaliar PA (alvo 110–140/80–90 mmHg), proteinúria (tira reagente, depois relação PC se resultado da tira reagente positivo), urocultura (se história de ITU recorrente; caso contrário, com 24, 28 e 32 semanas de gestação), eletrólitos, creatinina, hemograma completo, contração de ICN e crescimento fetal.
Reavaliar a cada consulta se existe indicação iminente de parto (Quadro 45-5).
Durante o Parto
Parto vaginal geralmente é possível, apesar do rim pélvico.
Antibioticoterapia profilática não é necessária de rotina.
Pós-parto
Monitorizar concentrações de ICN e creatinina sérica diariamente no hospital.
Amamentação parece ser segura com ICN, azatioprina e corticosteroides, mas discutir cada caso com o neonatologista.
Reavaliar semanalmente ou a cada duas semanas nos primeiros 3 meses.

Quadro 45-7 **Manejo geral das receptoras de transplante renal durante a gestação.** *ECA,* enzima conversora de angiotensina; *PA,* pressão arterial; *ICN,* inibidor da calcineurina; *relação PC,* relação proteína-creatinina; *ITU,* infecção do trato urinário.

Os desfechos das gestações cujos pais eram receptores de transplante de rim mostraram idade gestacional média e peso médio ao nascer similares àqueles da população geral.

GESTAÇÃO NA DOADORA DE RIM

Geralmente, afirma-se que ser doadora de rim não afeta negativamente o prognóstico de uma gravidez futura em termos de peso fetal ao nascer, natimortalidade ou prematuridade. Entretanto, estudos recentes sugerem que pode existir um risco aumentado de pré-eclâmpsia na gestação após a doação de órgãos,[53] e que o prognóstico fetal também pode ser discretamente pior.[54,55] Esses estudos possuem algumas limitações, e a gravidez não deve ser desencorajada em mulheres que doaram seu rim. Em vez disso, a mensagem é que todas essas mulheres devem ser tratadas como gestantes de risco e devem realizar mais consultas médicas que as gestantes de baixo risco, focando PA materna, na análise de urina e no crescimento fetal.

CURSO DA DOENÇA RENAL CRÔNICA APÓS A GESTAÇÃO

Em uma revisão de 49 mulheres com DRC estadio 3 a 5 antes da concepção e cujas gestações avançaram além de 20 semanas, a TFG foi menor após a gestação que antes de engravidar. Essa queda foi prevista pela combinação de TFG antes da gravidez abaixo de 40 ml/min e proteinúria acima de 1 g/dia, mas não pela TFG apenas.[1]

O curso da doença renal após o parto é imprevisível. Mesmo algumas mulheres com função renal estável ao longo da gestação desenvolvem uma deterioração aguda após o parto. Cerca de 50% das mulheres com disfunção renal moderada (creatinina sérica > 1,5 mg/dL; 130 µmol/L) apresentam aumento significativo da creatinina no terceiro trimestre ou no pós-parto, e, caso isso ocorra, quase uma em cinco progride para DRET dentro de 6 meses após o parto. Portanto, a vigilância pelo nefrologista deve ser tão regular nos primeiros 3 a 6 meses pós-parto quanto durante a gravidez. Os inibidores da ECA ou BRAs devem ser iniciados imediatamente após o parto, por seus efeitos antiproteinúricos, se a TFG for estável.

As mulheres com doença renal comprovada por biópsia na Noruega apresentaram progressão para DRET discretamente mais rápida se tivessem tido parto prematuro, mas não se tivessem tido pré-eclâmpsia.[56] Um problema negligenciado é a associação entre nascimento pré-termo/baixo peso ao nascer e doença cardiovascular/renal futuramente na vida.[57] Muitas mulheres com DRC têm parto prematuro, que por sua vez transfere risco de doença renal ao recém-nascido no futuro, mesmo que a doença renal não seja hereditária. No geral, é prudente considerar tanto a pré-eclâmpsia quanto o parto prematuro fatores de risco para doença renal no futuro.

RESUMO

O Quadro 45-8 resume os fatores a considerar no manejo de uma gestante com doença renal. A atenção a essas questões, desde a pré-concepção até o pós-parto, pode resultar em bom prognóstico gestacional, com preservação da saúde materna. Ao longo da vida, essas mulheres e geralmente seus filhos necessitam de avaliação para doença renal e cardiovascular progressiva.

Manejo de Mulheres com Doença Renal Preexistente Durante a Gestação

1. Mulheres com doença renal crônica devem ser conduzidas por uma equipe contendo obstetra, nefrologista e parteira experiente, de preferência em um centro de referência para gestação de alto risco
2. Os principais determinantes do prognóstico gestacional são TFG antes da gravidez, proteinúria e pressão arterial. Elas devem ser o foco no aconselhamento
3. A TFG deve ser estimada utilizando a creatinina sérica e a proteinúria, usando a relação PC em amostra de urina isolada, após calcular a relação inicial em coleta de urina de 24 horas
4. Baixa dose de aspirina deve ser prescrita para reduzir o risco de pré-eclâmpsia ou óbito perinatal. Heparina subcutânea se surgir síndrome nefrótica
5. Questões primordiais durante a gestação são controlar a pressão arterial, observar sinais de pré-eclâmpsia emergente e avaliar regularmente o bem-estar fetal
6. Um programa apropriado de consultas é a cada 2 semanas até 24 semanas de gestação (alternando entre o obstetra e o nefrologista), então semanalmente até o parto
7. Avaliações laboratoriais apropriadas são:
   * Consulta inicial com 12 semanas de gestação: hemograma completo, creatinina sérica e eletrólitos, função hepática, relação PC em urina de 24 horas se proteinúria no teste da tira reagente
   * Se TFG basal normal, repetir com 24 semanas de gestação
   * Se TFG basal anormal, repetir a cada 4 semanas
   * Cultura de urina de jato médio com 24, 28 e 32–34 semanas de gestação (mensalmente ao longo da gestação se a gestante tiver história de ITU de repetição)
8. Avaliação fetal através de ultrassonografia naquelas com TFG reduzida ou com proteinúria maciça
   * Com 20 semanas: índice de pulsatilidade da artéria uterina
   * Mensalmente a partir de 24 semanas: crescimento fetal, fluxo sanguíneo, índice de líquido amniótico
9. Reavaliação com obstetra com 6 semanas de puerpério, reavaliação com nefrologista dentro das primeiras 4 semanas, uma vez que a disfunção renal pode ocorrer após o parto. Pacientes transplantadas devem ser vistas com mais frequência

Quadro 45-8 Manejo de mulheres com doença renal preexistente durante a gestação. *TFG*, Taxa de filtração glomerular; *relação PC*, relação proteína-creatinina.

Referências

1. Imbasciati E, Gregorini G, Cabiddu G, et al. Pregnancy in CKD stages 3 to 5: Fetal and maternal outcomes. *Am J Kidney Dis.* 2007;49:753-762.
2. Bramham K, Briley AL, Seed PT, et al. Pregnancy outcome in women with chronic kidney disease: A prospective cohort study. *Reprod Sci.* 2011;18:623-630.
3. Kilby M, Lipkin GW. Management of hypertension in renal disease in pregnancy. In: Davison JM, Nelson-Piercy C, Kehoe S, Baker P, eds. *Renal Disease in Pregnancy.* London: RCOG Press; 2008:149-165.
4. Crump C, Sundquist K, Sundquist J, Winkleby MA. Gestational age at birth and mortality in young adulthood. *JAMA.* 2011;306:1233-1240.
5. Piccoli GB, Attini R, Vasario E, et al. Pregnancy and chronic kidney disease: A challenge in all CKD stages. *Clin J Am Soc Nephrol.* 2010;5:844-855.
6. Piccoli GB, Fassio F, Attini R, et al. Pregnancy in CKD: Whom should we follow and why? *Nephrol Dial Transplant.* 2012;27(suppl 3):111-118.
7. Nevis IF, Reitsma A, Dominic A, et al. Pregnancy outcomes in women with chronic kidney disease: A systematic review. *Clin J Am Soc Nephrol.* 2011;6:2587-2598.
8. Alsuwaida A, Mousa D, Al-Harbi A, et al. Impact of early chronic kidney disease on maternal and fetal outcomes of pregnancy. *J Matern Fetal Neonatal Med.* 2011;24:1432-1436.
9. Williams D, Davison J. Chronic kidney disease in pregnancy. *BMJ.* 2008; 336:211-215.
10. Brown MA, Holt JL, Mangos GJ, et al. Microscopic hematuria in pregnancy: Relevance to pregnancy outcome. *Am J Kidney Dis.* 2005;45:667-673.
11. Saudan PJ, Brown MA, Farrell T, Shaw L. Improved methods of assessing proteinuria in hypertensive pregnancy. *Br J Obstet Gynaecol.* 1997;104:1159-1164.
12. Holston AM, Qian C, Yu KF, et al. Circulating angiogenic factors in gestational proteinuria without hypertension. *Am J Obstet Gynecol.* 2009;200:392 e1-392 e10.
13. Lane C, Brown M, Dunsmuir W, et al. Can spot urine protein/creatinine ratio replace 24 h urine protein in usual clinical nephrology? *Nephrology.* 2006;11:245-249.
14. Chakravarty EF, Colón I, Langen ES, et al. Factors that predict prematurity and preeclampsia in pregnancies that are complicated by systemic lupus erythematosus. *Am J Obstet Gynecol.* 2005;192:1897-1904.
15. Galdo T, Espinoza M, Quintero N, et al. Impact of pregnancy on the function of transplanted kidneys. *Transplant Proc.* 2005;37:1577-1579.
16. Rolfo A, Attini R, Nuzzo AM, et al. Chronic kidney disease may be differentially diagnosed from preeclampsia by serum biomarkers. *Kidney Int.* 2013;83:177-181.
17. Williams D. Long-term complications of preeclampsia. *Semin Nephrol.* 2011; 31:111-122.
18. Coomarasamy AH, Honest H, Papaioannou S, et al. Aspirin for prevention of preeclampsia in women with historical risk factors: A systematic review. *Obstet Gynecol.* 2003;101:1319-1332.
19. Askie LM, Duley L, Henderson-Smart DJ, Stewart LA. Antiplatelet agents for prevention of pre-eclampsia: A meta-analysis of individual patient data. *Lancet.* 2007;369:1791-1798.
20. Brunskill N. Renal biopsy in pregnancy. In: Davison JM, Nelson-Piercy C, Kehoe S, Baker P, eds. *Renal Disease in Pregnancy.* London: RCOG Press; 2008:201-206.
21. Hladunewich M, Hercz AE, Keunen J, et al. Pregnancy in end stage renal disease. *Semin Dial.* 2011;24:634-639.
22. Ronkainen J, Ala-Houhala M, Autio-Harmainen H, et al. Long-term outcome 19 years after childhood IgA nephritis: A retrospective cohort study. *Pediatr Nephrol.* 2006;21:1266-1273.

23. Shimizu A, Takei T, Moriyama T, et al. Effect of kidney disease stage on pregnancy and delivery outcomes among patients with immunoglobulin A nephropathy. *Am J Nephrol.* 2010;32:456-461.

24. DCCT Research Group. Effect of pregnancy on microvascular complications in the Diabetes Control and Complications Trial. *Diabetes Care.* 2000; 23:1084-1091.

25. Vérier-Mine O, Chaturvedi N, Webb D, Fuller JH. Is pregnancy a risk factor for microvascular complications? The EURODIAB Prospective Complications Study. *Diabetic Med.* 2005;22:1503-1509.

26. McCarthy A. Diabetic nephropathy in pregnancy. In: Davison JM, Nelson-Piercy C, Kehoe S, Baker P, eds. *Renal Disease in Pregnancy.* London: RCOG Press; 2008:111-125.

27. Bomback AS, Rekhtman Y, Whaley-Connell AT, et al. Gestational diabetes mellitus alone in the absence of subsequent diabetes is associated with microalbuminuria: Results from the Kidney Early Evaluation Program (KEEP). *Diabetes Care.* 2010;33:2586-2591.

28. Smyth A, Oliveira GHM, Lahr BD, et al. A systematic review and meta-analysis of pregnancy outcomes in patients with systemic lupus erythematosus and lupus nephritis. *Clin J Am Soc Nephrol.* 2010;5:2060-2068.

29. Bertsias GK, Tektonidou M, Amoura Z, et al. Joint European League Against Rheumatism and European Renal Association–European Dialysis and Transplant Association (EULAR/ERA-EDTA) recommendations for the management of adult and paediatric lupus nephritis. *Ann Rheum Dis.* 2012;71: 1771-1782.

30. Stanhope TJ, White WM, Moder KG, et al. Obstetric nephrology: Lupus and lupus nephritis in pregnancy. *Clin J Am Soc Nephrol.* 2012;7:2089-2099.

31. Bramham K, Soh MC, Nelson-Piercy C. Pregnancy and renal outcomes in lupus nephritis: An update and guide to management. *Lupus.* 2012;21:1271-1283.

32. Imbasciati E, Tincani A, Gregorini G, et al. Pregnancy in women with preexisting lupus nephritis: Predictors of fetal and maternal outcome. *Nephrol Dial Transplant.* 2009;24:519-525.

33. Anderka MT, Lin AE, Abuelo DN, et al. Reviewing the evidence for mycophenolate mofetil as a new teratogen: Case report and review of the literature. *Am J Med Genet.* 2009;149A:1241-1248.

34. Ritchie J, Smyth A, Tower C, et al. Maternal deaths in women with lupus nephritis: A review of published evidence. *Lupus.* 2012;21:534-541.

35. Saavedra M, Cruz-Reyes C, Vera-Lastra O, et al. Impact of previous lupus nephritis on maternal and fetal outcomes during pregnancy. *Clin Rheumatol.* 2012;31:813-819.

36. Bramham K, Hunt BJ, Bewley S, et al. Pregnancy outcomes in systemic lupus erythematosus with and without previous nephritis. *J Rheumatol.* 2011; 38:1906-1913.

37. Mor Y, Leibovitch I, Zalts R, et al. Analysis of the long-term outcome of surgically corrected vesico-ureteric reflux. *BJU Int.* 2003;92:97-100.

38. Lhotta K, Jennings P, Kronenberg F, et al. Familial juvenile hyperuricemic nephropathy: Report on a new mutation and a pregnancy. *Clin Nephrol.* 2009;71:80-83.

39. Rosenberg E, Sergienko R, Abu-Ghanem S, et al. Nephrolithiasis during pregnancy: Characteristics, complications, and pregnancy outcome. *World J Urol.* 2011;29:743-747.

40. Piccoli GB, Conijn A, Consiglio V, et al. Pregnancy in dialysis patients: Is the evidence strong enough to lead us to change our counseling policy? *Clin J Am Soc Nephrol.* 2010;5:62-71.

41. Hou S. Historical perspective of pregnancy in chronic kidney disease. *Adv Chron Kidney Dis.* 2007;14:116-118.

42. Asamiya Y, Otsubo S, Matsuda Y, et al. The importance of low blood urea nitrogen levels in pregnant patients undergoing hemodialysis to optimize birth weight and gestational age. *Kidney Int.* 2009;75:1217-1222.

43. Lindheimer MD, Davison JM. Renal disorders. In: Barron WM, ed. *Medical Disorders in Pregnancy.* St Louis: Mosby; 2000:39-70.

44. Plant L. Pregnancy and dialysis. In: Davison JM, Nelson-Piercy C, Kehoe S, Baker P, eds. *Renal Disease in Pregnancy.* London: RCOG Press; 2008:61-68.

45. Craig K, Podymow T, Pauly R. Intensifying renal replacement therapy during pregnancy: The role for nocturnal home hemodialysis. *Int Urol Nephrol.* 2010;42:137-139.

46. Gill JS, Zalunardo N, Rose C, Tonelli M. The pregnancy rate and live birth rate in kidney transplant recipients. *Am J Transplant.* 2009;9:1541-1549.

47. Kim HW, Seok HJ, Kim TH, et al. The experience of pregnancy after renal transplantation: Pregnancies even within postoperative 1 year may be tolerable. *Transplantation.* 2008;85(10).

48. Davison JM. Pregnancy in renal allograft recipients: Problems, prognosis and practicalities. *Baillieres Clin Obstet Gynaecol.* 1994;8:501-525.

49. Carr S. Pregnancy in the renal transplant recipient. In: Davison JM, Nelson-Piercy C, Kehoe S, Baker P, eds. *Renal Disease in Pregnancy.* London: RCOG Press; 2008:69-87.

50. Armenti VT, Constantinescu S, Moritz MJ, Davison JM. Pregnancy after transplantation. *Transplant Rev.* 2008;22:223-240.

51. Sibanda N, Briggs JD, Davison JM, et al. Pregnancy after organ transplantation: A report from the UK Transplant Pregnancy Registry. *Transplantation.* 2007;83:1301-1307.

52. Levidiotis V, Chang S, McDonald S. Pregnancy and maternal outcomes among kidney transplant recipients. *J Am Soc Nephrol.* 2009;20:2433-2440.

53. Nevis IF, Garg AX. Maternal and fetal outcomes after living kidney donation. Donor Nephrectomy Outcomes Research Network. *Am J Transplant.* 2009;9:661-668.

54. Ibrahim HN, Akkina SK, Leister E, et al. Pregnancy outcomes after kidney donation. *Am J Transplant.* 2009;9:825-834.

55. McKay DB, Josephson MA. Pregnancy after kidney transplantation. *Clin J Am Soc Nephrol.* 2008;3(suppl 2):117-125.

56. Vikse BE, Hallan S, Bostad L, et al. Previous preeclampsia and risk for progression of biopsy-verified kidney disease to end-stage renal disease. *Nephrol Dial Transplant.* 2010;25:3289-3296.

57. Abitbol CL, Rodriguez MM. The long-term renal and cardiovascular consequences of prematurity. *Nat Rev Nephrol.* 2012;8:265-274.

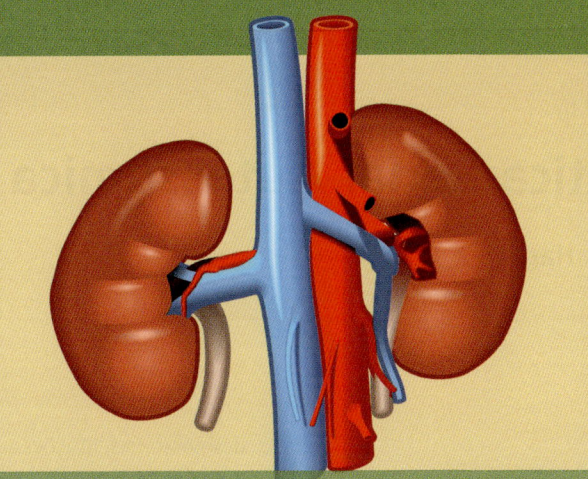

Nefropatias Hereditárias e Congênitas

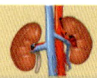

CAPÍTULO 46

Doença Policística Renal Autossômica Dominante

Vicente E. Torres e Peter C. Harris

DEFINIÇÃO

Doença renal policística autossômica dominante é uma doença multissistêmica caracterizada por cistos renais bilaterais, múltiplos, associada a cistos em outros órgãos, como, fígado, pâncreas e membranas aracnoides.[1] É uma doença causada pela mutação de um dos dois genes e se expressa num padrão autossômico dominante, com expressão variável. Embora cistos renais benignos sejam comuns, múltiplos cistos bilaterais não são tão comuns. Portanto, uma doença hereditária latente deve ser considerada em pacientes com função renal normal e múltiplos cistos renais bilaterais.

ETIOLOGIA E PATOGÊNESE

As proteínas da doença renal policística autossômica dominante (DRPAD) agora conhecidas como policistina-1 e policistina-2 desempenham papel crucial na função normal dos cílios primários, que é essencial para manter o fenótipo diferenciado do epitélio tubular.[2,3]

Mecanismos Genéticos

A doença renal policística autossômica dominante (DRPAD) é geneticamente heterogênea, com dois genes identificados (Fig. 46-1), *PKD1* (cromossomo 16p13.3) e *PKD2* (4q21). A doença hepática policística autossômica dominante (DHPAD) também é conhecida como uma entidade independente e é geneticamente heterogênea; os dois primeiros genes identificados (*PRKCSH* no cromossomo 19 e *SEC63* no cromossomo 6) representam cerca de um terço dos casos isolados de DPHAD.

Evidências em modelos animais de DRPAD e análise de epitélios císticos mostraram que os cistos renais podem se desenvolver da perda funcional da policistina com inativação somática do alelo normal. No entanto, mesmo que a proteína não esteja completamente perdida, pode ocorrer o desenvolvimento de cistos como demonstrado por modelos animais, expressando alelos com penetrância incompleta.[4] Além disso, roedores transgênicos com superexpressão do *Pkd1* ou *Pkd2* desenvolveram doença cística renal, sugerindo que vários mecanismos genéticos, causando desequilíbrio na expressão das policistinas, podem levar ao desenvolvimento de cistos.[2,3]

Proteínas da Doença Renal Policística

A policistina-1 (PC1) e a policistina-2 (PC2) pertencem a uma subfamília de canais receptores de potencial transitório (TRP). PC1 (TRPP1; ~ 460 kd) tem a estrutura de um receptor ou molécula de adesão e contém uma grande região extracelular N, 11 regiões transmembrana e uma pequena região intracelular C (Fig. 46-1). PC1 interage com PC2 por meio de um domínio denominado "*coiled-coil*" na porção *C*-terminal e com múltiplas outras proteínas em diferentes sítios extracelulares e intracelulares. PC1 encontra-se no cílio primário, vesículas citoplasmáticas, membrana plasmática de adesões focais, desmossomas, junções aderentes e, possivelmente, retículo endoplasmático e núcleos. PC1 pode regular a resistência mecânica de adesão entre células, controlando a formação de junções aderentes estáveis associadas à actina. PC2 (TRPP2; ~ 110 kd) contém uma região citoplasmática curta *N*-terminal, seis domínios transmembrana e uma porção curta C-terminal. PC2 é predominantemente localizada no retículo endoplasmático, mas também na membrana plasmática, no cílio primário, no centrossoma e nos fusos mitóticos em divisão celular.[2,3] PC1 e PC2 também são encontrados em concentrações elevadas em exossomas, que são eliminados na urina e interagem fisicamente com cílios primários, possivelmente exercendo uma função "urócrina" de comunicação célula-célula.[5]

Mecanismo de Formação dos Cistos

Dados experimentais indicam que o momento da perda ciliar ou inativação de *Pkd1* determina a taxa de desenvolvimento da doença cística. Inativação no rim em desenvolvimento resulta em rápida progressão.[6] Os cistos também se desenvolvem rapidamente na região corticomedular (parte reta e porção espessa ascendente da alça de Henle) dos rins de ratos adultos submetidos à isquemia para estimular a proliferação celular.[7]

As policistinas estão envolvidas na detecção de sinais extracelulares em cílios primários, contato célula-célula, contato célula-matriz, e são essenciais para manter a diferenciação fenotípica do epitélio tubular. A redução em uma das policistinas, abaixo de um limiar crítico, resulta na incapacidade de manter a polaridade planar, aumentando as taxas de proliferação e apoptose, expressão de um fenótipo secretor e remodelamento da matriz extracelular.[2,3] PC1 e PC2 no cílio primário são necessários para um aporte transitório de cálcio, em resposta ao movimento ciliar.[8] PC2 é um canal TRP (TRPP2) e funciona como um canal de liberação de cálcio no retículo endoplasmático.[9] PC1 interage com PC2 e modula sua função. PC1 e PC2 também interagem com proteínas do canal de cálcio adicional. A forma precisa com que a homeostase intracelular do cálcio é alterada na DRPAD permanece incerta, mas muitos estudos mostram reduzido repouso de cálcio intracelular, estoques de cálcio no retículo endoplasmático e entrada de cálcio regulada pelo aporte desse cátion, em culturas de células primárias ou amostras de tecidos humanos e de roedores policísticos microdissecados[2-3] (Fig. 46-2).

Um achado comum em modelos animais de DRP é o aumento dos níveis de monofosfato cíclico de adenosina (AMP-cíclico), não só no rim mas também no fígado e músculo liso vascular.[10] Níveis teciduais de AMP-cíclico são determinados pelas atividades de adenil-ciclases (ACs) ligadas à membrana e AMP-cíclico fosfodiesterases (PDEs), submetidos a mecanismos regulatórios complexos próprios. A redução de cálcio intracelular na DRP pode ativar o inibidor AC6 de cálcio, inibindo diretamente a cálcio/calmodulina-dependente PDE1 e, indiretamente, o inibidor de monofosfato cíclico de guanosina (GMPc) PDE3, representando, portanto, o acúmulo de AMP-cíclico e ativação da proteína quinase A (PKA), que, por sua vez, contribui para o desenvolvimento e progressão da DRP pelo estímulo do

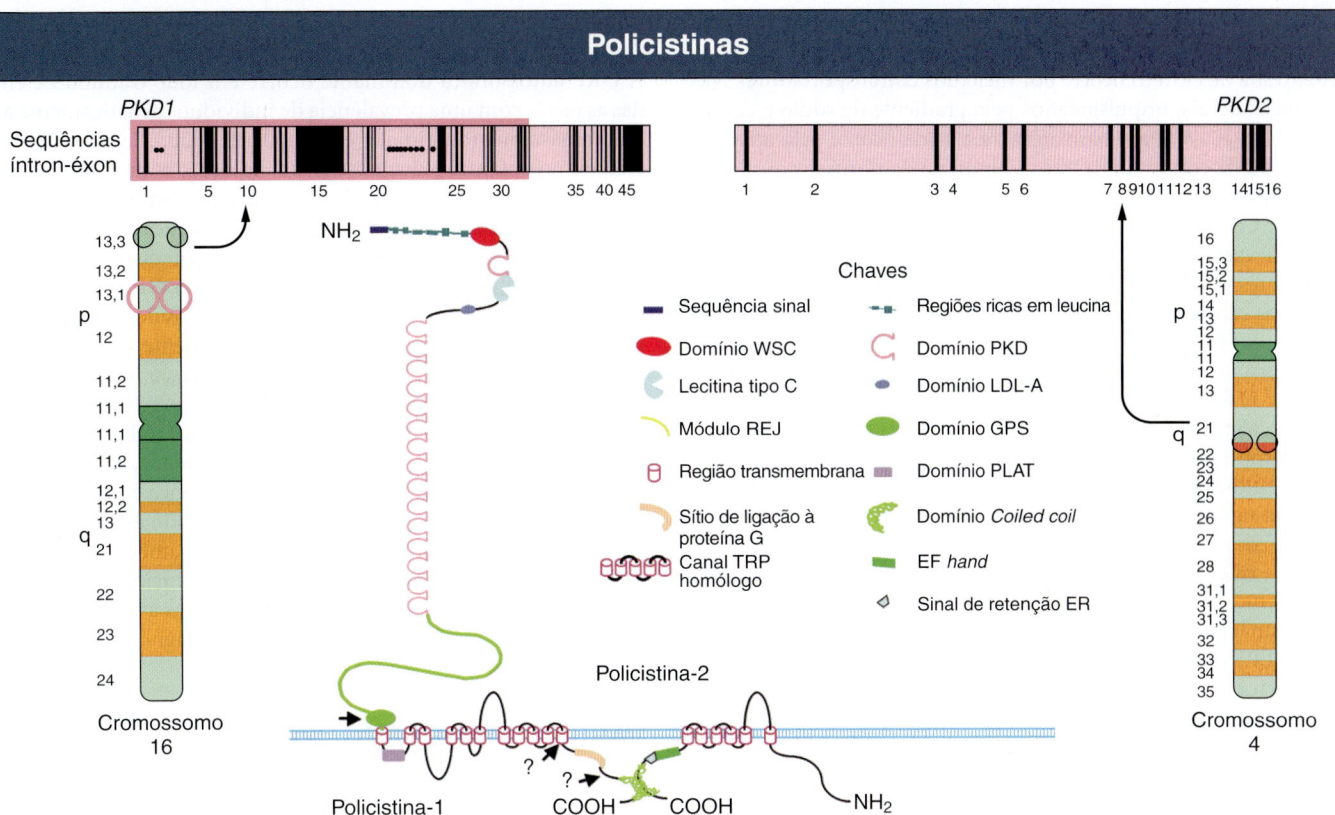

Figura 46-1 **Policistinas: genes, RNAs mensageiros e proteínas.** Representação diagramática do cromossomo 16 *(esquerda)* e do cromossomo 4 *(direita)*. Sequências íntron-éxon do *PKD1 (superior esquerdo)* e *PKD2 (superior direito)*. Diagrama de características estruturais propostas das proteínas policistina-1 e policistina-2 *(centro)*.

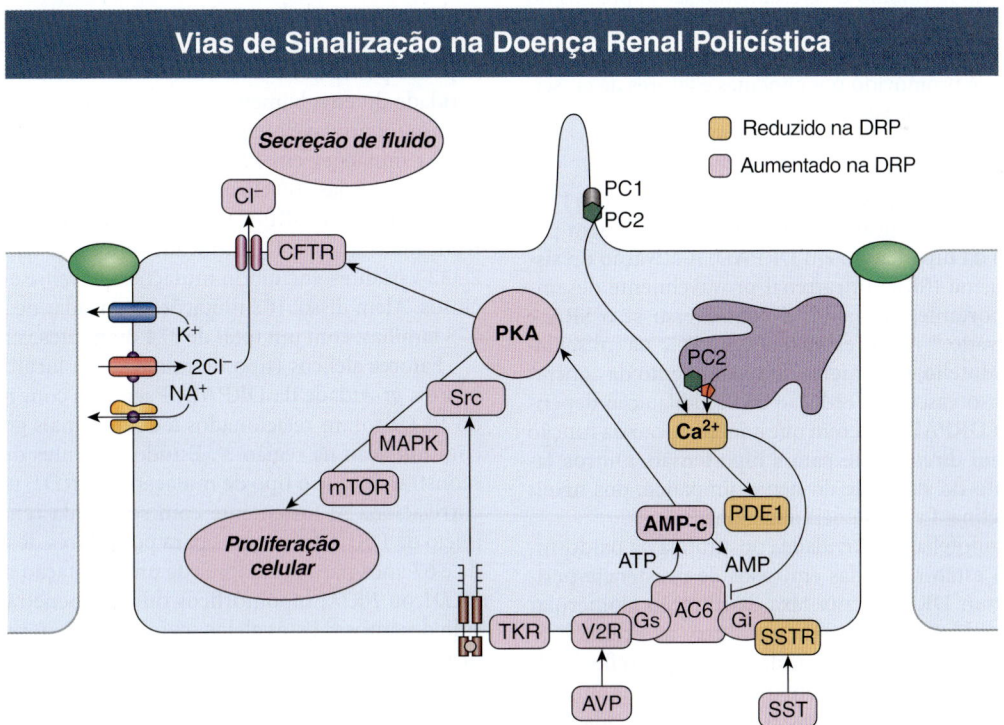

Figura 46-2 **Via de sinalização na doença renal policística (DRP).** Vias que são suprarreguladoras ou infrarreguladoras na doença renal policística e os fundamentos das potenciais terapias. Desregulação da homeostase intracelular do cálcio leva ao acúmulo intracelular de monofosfato de adenosina cíclico *(AMPc)*, ativação da proteína quinase A *(PKA)*, fosforilação da condutância transmembrana da fibrose cística *(CFTR)* e estimulação da secreção de fluidos guiada por cloreto. No cenário de redução intracelular de cálcio, a PKA ativa a Src, proteína quinase ativada por mitógeno *(MAPK)*/quinase regulada por sinal extracelular (ERK) e sinalização do alvo da rapamicina em mamíferos *(mTOR)*. Ativação dos receptores de tirosina quinase *(TKR)* para vários fatores de crescimento que contribuem para a ativação do Src a favor das vias pró-proliferativas. Terapias atualmente sob investigação clínica almejam os receptores acoplados à proteína G (modulando a atividade da adenilato ciclase 6 [AC6] e geração de AMPc), Src, mTOR e TKRs. *AVP,* arginina vasopressina; *PDE1,* fosfodiesterase-1; *SST,* somatostatina; *SSTR,* receptor de somatostatina.

CFTR por meio dos canais de cloreto, secreção de fluidos e proliferação celular (Fig. 46-2).

A entrada de cloreto ocorre por meio dos cotransportadores Na-K-2Cl basolaterais, impulsionados pelo gradiente de sódio e causados pela Na^+, K^+-ATPase basolateral, e a saída ocorre pela ativação da regulação da condutância transmembrana da fibrose cística (CFTR) estimulada pela PKA apical. A reciclagem basolateral de potássio ocorre pelo canal KCa3.1.

O AMP-cíclico exerce efeitos opostos sobre a proliferação celular em diferentes tipos de células. AMP-cíclico e PKA sinalizam favorecer diversos caminhos pró-proliferativos (sinal extracelular regulado pela quinase, ERK) em células derivadas de rins policísticos, enquanto inibe a proliferação de células derivadas de córtex renal de humano normal.[11,12] O tratamento de rim humano normal ou células murinas de ductos coletores com bloqueadores dos canais de cálcio replica a resposta proliferativa das células da DRPAD mediante o AMP-cíclico, vinculando, assim, essa resposta à redução do cálcio intracelular que resulta na interrupção da via da policistina.[13] Por outro lado, o tratamento de células derivadas de cistos da DRPAD, com ativadores de canal de cálcio ou ionóforos de cálcio, restaura a resposta normal antimitogênica mediante o AMP-cíclico (Fig. 46-2). A ativação na direção do sinal da mTOR proveniente da PKA pela fosforilação mediada por ERK da tuberina foi associada à ativação transcricional de glicólise aeróbica, aumento dos níveis de adenosina trifosfato (ATP) e, concomitantemente, à inibição de quinase hepática B1 (LKB1) e inibição da quinase AMP (AMPK), dependentes de ERK.[14-16]

Desenvolvimento de Cistos Hepáticos

Cistos hepáticos surgem pela excessiva proliferação e dilatação dos ductos biliares e glândulas peribiliares. Os receptores de estrogênio, o fator de crescimento semelhante à insulina 1 (IGF-1), os receptores de IGF-1 e o receptor do hormônio do crescimento são expressos no epitélio de revestimento dos cistos hepáticos, e estrógenos e IGF-1 estimulam a proliferação celular cisto-derivada no fígado.[17] Além disso, o crescimento do cisto é promovido por citocinas e fatores de crescimento secretados no fluido do cisto.

Hipertensão

A hipertensão é a principal manifestação clínica e prognóstica na DRPAD (seção Manifestações Clínicas). Vários fatores contribuem para o desenvolvimento da hipertensão em DRPAD. A ativação do sistema renina-angiotensina (SRA) intrarrenal provavelmente desempenha um papel importante, mas ainda é controverso se o SRA é inadequadamente ativado.[18] A expressão de PC1 e PC2 na musculatura lisa vascular e endotélio, juntamente com o aumento da contratilidade do músculo liso vascular e redução da vasodilatação dependente do endotélio na DRPAD, sugerem que a interrupção da função da policistina contribui diretamente para a hipertensão. Outros fatores incluem aumento da atividade do nervo simpático, dos níveis plasmáticos de endotelina-1 e resistência à insulina.[19]

A vasodilatação endotelial e a atividade constitutiva da óxido-nítrico-sintetase (NOS) estão reduzidas em vasos de resistência periférica em pacientes com DRPAD com taxa de filtração glomerular (TFG) normal. A vasodilatação induzida por fluxo, na artéria braquial, é inconsistentemente reduzida, considerando que a reflexão da onda de pulso é amplificada, o que sugere um envolvimento predominante de pequena resistência dos vasos. A reduzida velocidade de fluxo coronariano e a espessura aumentada da camada médio-intimal da carótida em pacientes normotensos com TFG normal indicam que o início da aterosclerose é precoce no curso da DRPAD.[20]

A redução da vasodilatação dependente do óxido nítrico (NO) endotelial na DRPAD pode ser causada pelo aumento dos níveis plasmáticos de dimetilarginina assimétrica, um mecanismo comum a toda hipertensão associada à doença renal (Cap. 82).

EPIDEMIOLOGIA

A DRP autossômica dominante ocorre em todo o mundo e em todas as raças, com uma prevalência de indivíduos geneticamente afetados ao nascimento estimado em 1:400 a 1:1.000.[1] Na maioria dos pacientes, no entanto, o diagnóstico é feito décadas mais tarde e alguns pacientes nunca são diagnosticados. Portanto, em determinado momento, apenas uma fração dos indivíduos geneticamente afetados estarão cientes de terem a doença. A porcentagem de doença renal crônica em estádio terminal (DRET) causada pela DRPED é menor entre os afro-americanos do que entre os caucasianos devido a uma maior incidência de outras causas da DRET. Anualmente, a taxa de incidência de DRET causada por DRPAD nos homens e nas mulheres, respectivamente, é de 8,7 e 6,9 por 1 milhão (1998 a 2001, EUA), 7,8 e 6,0 por milhão (1998 e 1999, Europa), e 5,6 e 4,0 por milhão (1999 e 2000, Japão). Considerando o sexo ajustado para a idade, a taxa está maior que a unidade (1,2 a 1,3), sugerindo que a doença é mais progressiva nos homens quando comparado às mulheres. Em estudos recentes, a idade dos pacientes com DRET aumentou em ambos os sexos; a taxa masculino-feminino ajustada para a idade de início da DRET tendeu em direção à unidade; e a mortalidade por todas as causas vem diminuindo, possivelmente devido à melhora no diagnóstico e controle da hipertensão arterial.[21,22]

VARIABILIDADE FENOTÍPICA

O efeito de genes, alelos e genes modificadores contribuem para a alta variabilidade fenotípica da DRPAD. A doença associada ao PKD1 é mais grave do que a doença associada ao PKD2 (idade na DRET, 54 anos vs. 74 anos para PKD1 e PKD2, respectivamente). A maior gravidade relacionada ao PKD1 é causada pelo maior desenvolvimento de cistos em idade precoce, e não por mais rápido crescimento de cistos.[23] Ambos, PKD1 e PKD2, podem ser associados à grave doença hepática policística e anormalidades vasculares. Devido à menor severidade do envolvimento renal, a prevalência de PKD2 associada à doença foi provavelmente subestimada em estudos clínicos.

As mutações em PKD1 e PKD2 são muito variáveis e normalmente "privadas" (exclusivo para um parentesco). O banco de dados das mutações da DRPAD (http://pkdb.mayo.edu) lista 868 mutações truncadas de PKD1 identificadas em 1.243 famílias com um total de 2.322 variantes, incluindo mutações missense e polimorfismos silenciosos. Além disso, 162 mutações truncadas de PKD2 são listadas em 278 famílias, com um total de 374 diferentes variantes.

Fatores alélicos (tipo de mutação ou localização) têm um efeito sobre a gravidade da DRPAD. Pacientes com mutações na região 5′ do PKD1 foram relacionados à doença mais grave do que pacientes com mutação na região 3′. Estudos recentes de grandes coortes demonstraram que o tipo de mutação do PKD1, mas não a sua posição, correlaciona-se fortemente com sobrevida renal. A idade média de início da DRET foi 55 anos para portadores de uma mutação truncada e 67 anos para portadores de uma mutação não truncada.[24] Alelos PKD1 ou PKD2 hipomórficos ou com penetrância incompleta têm sido descritos.[25] Esses alelos sozinhos podem resultar em doença cística leve; dois desses alelos causam doença típica e severa; em combinação com um alelo inativo, podem ser associados à doença precoce que mimetiza DRPAR.[26]

A grande variabilidade interfamiliar da DRPAD destaca um papel para o fundo genético na apresentação da doença. A idade das manifestações clínicas na DRPAD é menos variável dentro de uma mesma família do que entre diferentes famílias, o que sugere uma modificação comum de fundo familiar para o início e expressão de doença grave (p. ex., mutações ou variantes nos genes que codificam outras cistoproteínas). A contígua deleção do PKD1 adjacente e TSC2 é caracterizada pela DRP na infância com sinais clínicos adicionais do complexo esclerose tuberosa. Outros *loci* modificadores são propensos a contabilizar variabilidades mais comum e sutis entre as famílias.

DIAGNÓSTICO

O rastreio pré-sintomático deve ser oferecido apenas para indivíduos que tenham sido devidamente informados sobre as vantagens e desvantagens do rastreio. Se DRPAD for diagnosticada, o paciente deve receber o aconselhamento genético adequado e fatores de risco, como a hipertensão, podem ser identificados e tratados precocemente. Se a DRPAD estiver ausente, o paciente pode ser tranquilizado. Desvantagens do rastreio pré-sintomático relacionam-se a segurança e empregabilidade. A triagem pré-sintomática de crianças não é recomendada, mas essa recomendação provavelmente mudará quando terapias mais eficazes para a doença se tornarem disponíveis.

Ultrassonografia Renal

A ultrassonografia renal é usada para teste pré-sintomático devido ao baixo custo e segurança. Os critérios revistos têm sido propostos para melhorar o desempenho diagnóstico do ultrassom em DRPAD (Tabela 46-1). Pelo menos três cistos renais (unilaterais ou bilaterais) e dois cistos em cada rim são suficientes para o diagnóstico de indivíduos de risco nas idades de 15 a 39 anos e 40 a 59 anos, respectivamente.[27] Em indivíduos de risco com 60 anos ou mais, quatro ou mais cistos em cada rim são necessários.

Considerando que a especificidade e valor preditivo positivo (VPP) do ultrassom são elevados pelo uso desses critérios, sua sensibilidade e valor preditivo negativo (VPN), quando aplicados a pacientes *PKD2* com idade entre 15 e 59, são baixos. Esse é um problema na avaliação de potenciais doadores de rim, em que a exclusão do diagnóstico é importante.[17] Diferentes critérios, portanto, foram propostos para excluir um diagnóstico de DRPAD em um indivíduo de risco, em uma família com genótipo desconhecido. Um achado de ultrassom de rins normais ou um cisto renal em um indivíduo com 40 anos de idade ou mais apresenta um VPN de 100%. A ausência de qualquer cisto renal sugere que muito provavelmente a DRPAD está ausente em indivíduos de risco com idade entre 30 e 39 anos, com uma taxa de falso-negativo de 0,7% e VPN de 98,7%. Uma ecografia normal ou indeterminada não exclui DRPAD com certeza em um indivíduo em situação de risco mais jovem do que 30 anos; ressonância nuclear magnética (RNM) ou tomografia computadorizada (TC) com contraste fornecem informações mais seguras, porém os dados são insuficientes para quantificar a sua precisão preditiva.

Testes Genéticos

Testes genéticos podem ser realizados quando um diagnóstico preciso é necessário e os resultados de imagem são indeterminados. No entanto, há limitações para os testes genéticos por análise de ligação ou mutação. A análise de ligação requer um diagnóstico preciso e a disponibilidade e a vontade dos familiares afetados, suficientes para serem testados; é viável em menos de 50% das famílias. As mutações *de novo* também podem complicar a interpretação dos resultados. O teste molecular de sequenciamento direto do DNA é agora informativo em cerca de 90% dos pacientes.[28] Entretanto, a patogenicidade de algumas mudanças é difícil de provar, pois a maioria das mutações são exclusivas e até um terço das alterações de *PKD1* são *missense*.

No diagnóstico genético pré-implantação, a análise genética é executada no único blastômero proveniente de espécimes de biópsia de embrião pré-implantação obtidos após a fertilização *in vitro* (FIV) e somente embriões não afetados pela doença são selecionados para transferência. O diagnóstico genético pré-implantação para DRPAD é dificultado pela heterogeneidade genética da doença e pelo grande tamanho e complexa estrutura do gene *PKD1*. A demanda é limitada nessa doença de início tardio e foi realizada em pouquíssimos casos.

DIAGNÓSTICO DIFERENCIAL

A doença renal cística pode ser uma manifestação de muitas outras doenças sistêmicas. As condições para considerar que a doença renal cística é detectada, mas a apresentação não é típica de DRPAD, incluem DRP autossômica recessiva, complexo esclerose tuberosa, doença de von Hippel-Lindau, cistos renais e síndrome do diabetes (RCAD) derivados das mutações de *HNF1-β*, e síndrome oral-facial-digital tipo I, bem como rim esponjoso medular e cistos renais simples. Eles são discutidos mais adiante, com o diagnóstico diferencial, no Capítulo 47. Se o paciente tem DRET, doença cística adquirida também deve ser considerada (Cap. 89).

MANIFESTAÇÕES CLÍNICAS

A DRP autossômica dominante é uma doença multissistêmica. Múltiplas manifestações renais e extrarrenais da DRPAD têm sido descritas capazes de causar complicações significativas.

Manifestações Renais

Várias características clínicas que resultam da lesão renal podem ser identificadas (Quadro 46-1). A redução na capacidade de concentração urinária e hiperfiltração glomerular são anormalidades funcionais precoces que podem ser observadas em algumas crianças e adolescentes com DRPAD.

Tamanho Renal

O tamanho renal aumenta com a idade, e o crescimento renal ocorre em 100% dos pacientes com DRPAD. A severidade da anomalia estrutural correlaciona-se com as manifestações da DRPAD, como dor, hematúria, hipertensão e disfunção renal.[29] O maciço aumento renal pode levar à compressão de estruturas locais, resultando em

Critérios Ultrassonográficos para Diagnóstico de DRPAD			
Idade (Anos)	**Critérios**	**VPP**	**VPN**
Critérios Diagnósticos Originais PKD1 de Ravine			
15-29	≥ 2 cistos, unilateral ou bilateral	99	88
30-39	≥ 2 cistos em cada rim	100	88
40-59	≥ 2 cistos em cada rim	100	95
≥ 60	≥ 4 cistos em cada rim	100	100
Critérios Diagnósticos Unificados Revisados			
15-29	≥ 3 cistos, unilateral ou bilateral	100	86
30-39	≥ 3 cistos, unilateral ou bilateral	100	86
40-59	≥ 2 cistos em cada rim	100	95
≥ 60	≥ 4 cistos em cada rim	100	100
Critérios Revisados para Exclusão do Diagnóstico			
15-29	≥ 1 cisto	97	91
30-39	≥ 1 cisto	94	98
40-59	≥ 2 cistos	97	100
≥ 60	≥ 3 cistos em cada rim	100	100

Tabela 46-1 Critérios Ultrassonográficos para diagnóstico de doença renal policística autossômica dominante (DRPAD). *VPN*, Valor preditivo negativo; *VPP*, valor preditivo positivo. *(Da referência 61.)*

Manifestações Renais da Doença Renal Policística Autossômica Dominante

Manifestações Funcionais
Defeito de concentração
Redução do fluxo sanguíneo renal

Hipertensão → Lesão de Órgão-alvo
Cardíaco
Cerebrovascular
Arteriolosclerose e glomerulosclerose
Doença vascular periférica

Causas de Dor
Cisto hemorrágico
Hematúria macroscópica
Nefrolitíase
Infecção
Crescimento renal

Possíveis Causas de Falência Renal
Inflamação intersticial
Apoptose das células epiteliais tubulares
Glomerulosclerose hipertensiva
Atrofia por compressão

Quadro 46-1 Manifestações renais da doença renal policística autossômica dominante (DRPAD).

complicações, como sintomas digestivos e compressão da veia cava inferior (VCI). A maioria das manifestações está diretamente relacionada ao desenvolvimento e aumento dos cistos renais.

O Consortium for Radiologic Imaging Studies of Polycystic Kidney Disease (CRISP), um estudo prospectivo de 241 pacientes com RNM anual, demonstrou que o volume total do rim e o volume dos cistos aumentaram exponencialmente.[30] As taxas de crescimento foram relativamente constantes, em média 5,3% por ano, mas altamente variáveis de paciente para paciente. O volume basal total do rim previu a subsequente taxa de aumento do volume renal e diminuição da TFG.[31]

Dor

Episódios de dor aguda renal são vistos muitas vezes; as causas incluem cisto hemorrágico, infecção, cálculo e raramente tumor – essas causas devem ser investigadas cuidadosamente. Alguns pacientes com DRPAD com aumento e distorção estrutural do rim desenvolvem dor crônica em flanco sem, especificamente, etiologia identificável.

Hematúria e Cisto Hemorrágico

A hematúria macroscópica pode ser o sintoma de apresentação inicial e ocorre em até 40% dos pacientes com DRPAD no curso da doença. Muitos têm episódios recorrentes. O diagnóstico diferencial inclui cisto hemorrágico, cálculo, infecção e tumor. O cisto hemorrágico é uma complicação frequente e produz hematúria macroscópica quando o cisto se comunica com o sistema coletor. Na maioria das vezes, o cisto não se comunica com o sistema coletor e a dor no flanco ocorre sem hematúria. Pode apresentar-se com febre, aumentando a possibilidade de infecção do cisto. Ocasionalmente, um cisto hemorrágico poderá romper, resultando em sangramento retroperitoneal que pode ser significativo, podendo ser necessária transfusão sanguínea. Na maioria dos pacientes, o cisto hemorrágico é autolimitado, com resolução dentro de dois a sete dias. Se os sintomas de hematúria ou dor em flanco durarem mais de uma semana ou se o episódio inicial de hematúria ocorrer após os 50 anos de idade, a investigação para excluir neoplasia deve ser realizada.

Infecção do Trato Urinário e Infecção do Cisto

Infecção do trato urinário (ITU) é comum em DRPAD, mas sua incidência pode estar superestimada, pois leucocitúria estéril é comum nesses pacientes. ITU apresenta-se como cistite, pielonefrite aguda, infecção do cisto e abscessos perinéfricos. Como na população geral, as mulheres são mais frequentemente afetadas do que os homens. A maioria das infecções é causada por *Escherichia coli*, espécies de *Klebsiella*, *Proteus* e outras enterobactérias. A via de infecção na pielonefrite aguda e infecção de cisto é quase sempre retrógrada, a partir da bexiga; portanto, a cistite deve ser prontamente tratada para evitar complicações das infecções.

Ambos, TC e RNM, são sensíveis para detectar cistos complicados e para fornecer uma definição anatômica, mas os achados não são específicos para a infecção. Imagem de cintilografia, especialmente com leucócitos marcados com índio-111, é útil, mas resultados falso-positivos e falso-negativos são possíveis. A tomografia com emissão de pósitrons (PET) marcada com ^{18}F-fluorodeoxiglicose (FDG) vem sendo recentemente utilizada para detecção de cistos infectados.[32] FDG é captado pelas células inflamatórias por sua alta taxa metabólica, mas é filtrado pelos rins, não é reabsorvido e aparece no sistema coletor, que pode limitar seu uso no diagnóstico de infecções de cisto renal; desempenha maior papel para o diagnóstico de cistos de fígado infectados. FDG PET é caro e ainda não amplamente disponível, mas fornece imagem rápida com alta resolução espacial, relação *target-background* elevado, carga de radiação baixa e alta concordância interobservador.

Quando há febre e dor em flanco com imagem diagnóstica sugestiva, mas as culturas de sangue e urina são negativas, a aspiração de cistos guiada por ultrassom ou por TC deve ser realizada para cultura do organismo e para auxiliar na seleção da terapia antimicrobiana.

Nefrolitíase

Cálculo renal ocorre em cerca de 20% dos pacientes com DRPAD. A maioria dos cálculos é composta de ácido úrico, oxalato de cálcio, ou ambos. Cálculos de ácido úrico são mais comuns em DRPAD do que nos pacientes formadores de cálculo sem DRPAD. Estase urinária secundária à distorção da anatomia renal pode desempenhar um papel na patogênese da nefrolitíase. Fatores metabólicos predisponentes incluem redução na excreção de amônia, pH urinário baixo e baixa concentração urinária de citrato.[1]

Os cálculos podem ser difíceis de diagnosticar por imagens na DRPAD por causa da parede dos cistos e da calcificação do parênquima. A distorção anatômica pode dificultar a localização dos cálculos pelo sistema coletor em raios X simples. Urografia excretora (UE) tem a vantagem de localizar especificamente o material do cálculo no sistema coletor e fornecer dicas para a composição do cálculo. Além disso, também pode detectar ectasia pielocalicinal, encontrada em 15% dos pacientes com DRPAD. TC é mais sensível na detecção de pedras pequenas ou radiotransparente e para diferenciar os cálculos de tumores, coágulo e parede de cistos ou calcificação parenquimatosa. A TC de dupla-energia é cada vez mais usada para distinguir entre cálculos de cálcio e de ácido úrico.

Hipertensão

A hipertensão é a manifestação mais comum da DRPAD e um dos principais contribuintes para a progressão da doença renal, morbidade e mortalidade cardiovascular (Fig. 46-3). Microalbuminúria, proteinúria e hematúria, que são fatores de risco independentes para declínio da função renal, são mais comuns em pacientes hipertensos com DRPAD. A hipertensão também pode aumentar a morbidade da doença valvular cardíaca e aneurismas intracranianos, que são comuns em DRPAD.

A monitorização de pressão arterial (PA) ambulatorial de crianças ou jovens adultos sem diagnóstico de hipertensão muitas vezes revela PA elevada, atenuado descenso noturno da PA e resposta excessiva da PA durante o exercício. Um estudo com 65 crianças estratificadas pela PA em três coortes: hipertensos ($\geq$ percentil 95), hipertensão limítrofe (entre percentil 75 e 95) e normotensos ($\leq$ percentil 75).[33] Ambos os grupos de crianças, hipertensos e hipertensos limítrofes, tinham, de modo significativo, maior índice de massa ventricular esquerda do que as crianças normotensas. Entre as crianças normotensas, os índices foram expressivamente maiores naqueles dentro do quartil superior da PA normal. Essas observações sugerem que a lesão de órgão-alvo se desenvolve no início da DRPAD e que o tratamento anti-hipertensivo pode ser indicado em crianças com DRPAD e hipertensão limítrofe.

Doença Renal em Estádio Terminal

Na maioria dos pacientes, a função renal é mantida dentro da normalidade, apesar do crescimento implacável dos cistos até a quarta a sexta década de vida. Quando a função renal começa a diminuir, os rins normalmente são muito grandes e distorcidos com pouco parênquima reconhecível em estudos de imagem. Nessa fase, a taxa média de declínio da TFG é de 4,4 a 5,9 mL/min por ano. Não obstante, a DRET não é inevitável em DRPAD. Mais de 77% dos pacientes estão vivos com função renal preservada aos 50 anos de idade, e 52%, na idade de 73 anos. Os homens tendem a progredir para insuficiência renal mais rapidamente e necessitam de terapia de substituição renal em uma idade mais jovem do que as mulheres. Outros fatores de risco para falência renal incluem a raça negra, diagnóstico de DRPAD antes dos 30 anos, primeiro episódio de hematúria antes dos 30 anos, início de hipertensão antes de 35 anos de idade, hiperlipidemia, baixo nível de colesterol de lipoproteína de alta densidade e traço falciforme.

Vários mecanismos são considerados para determinar o declínio da função renal. O estudo CRISP confirmou que o volume do rim e dos cistos são os mais fortes preditores do declínio da função renal.[31] CRISP encontrou também que o fluxo sanguíneo renal (ou resistência vascular) é um preditor independente.[34] Isso aponta para a importância do remodelamento vascular na progressão da doença e pode contar para casos em que o declínio da função renal parece desproporcional à gravidade da doença cística. Outros fatores, como o abuso de analgésicos, podem contribuir para a progressão da doença renal crônica em alguns pacientes.

Manifestações Extrarrenais

Doença Hepática Policística

Doença hepática policística (DHP) é a manifestação extrarrenal mais comum da DRPAD. A DHP é associada a ambos os genótipos *PKD1* e *PKD2*. Além disso, ela também ocorre como uma doença geneticamente distinta na ausência de cistos renais. A maioria dos cistos hepáticos simples são solitários e a DHP deve ser suspeitada quando quatro ou mais cistos estão presentes no parênquima hepático. O fígado na DHP contém vários cistos microscópicos ou macroscópicos que resultam em hepatomegalia (Fig. 46-4), mas normalmente há preservação do parênquima e da função hepática normal.

Os cistos hepáticos são extremamente raros em crianças com DRPAD. Sua frequência aumenta com a idade e podem ter sido subestimados pelo ultrassom e estudos por TC. A prevalência por ressonância magnética no estudo CRISP foi 58%, 85% e 94%, respectivamente, em participantes com idade entre 15 e 24, 25 e 34 e 35 e 46 anos.[35] Mulheres desenvolvem mais cistos em idade mais precoce que os homens. As mulheres multíparas ou que utilizaram anticoncepcionais orais (ACOs) ou terapia de reposição hormonal (TRH) com estrógenos no período pós-menopausa têm doença mais severa.

Em geral, a DHP é assintomática, mas relatos de sintomas tornaram-se mais frequentes com a expectativa de vida mais prolongada em pacientes com DRPAD em diálise ou após transplante. Os sintomas resultam do efeito de massa ou de complicações relacionadas aos próprios cistos.[36] Os sintomas normalmente causados pelo aumento maciço do fígado ou por efeito de massa de um único ou um número limitado de cistos dominantes incluem dispneia, ortopneia, saciedade precoce, refluxo gastroesofágico, dor lombar, prolapso uterino e até mesmo fratura de costela. Outras complicações causadas diretamente por efeito de massa incluem obstrução do fluxo hepático venoso, compressão da veia cava inferior (VCI), compressão da veia porta e do ducto biliar, manifestando-se como icterícia obstrutiva. Obstrução do fluxo hepático venoso é uma condição incomum causada por severa

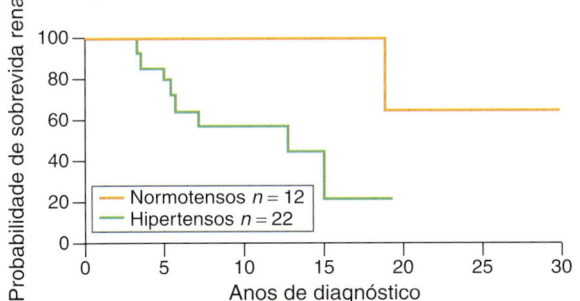

Figura 46-3 Pacientes com doença renal policística e hipertensão no diagnóstico têm menor propabilidade de sobrevida renal que aqueles com pressão sanguínea normal. *(Da referência 62.)*

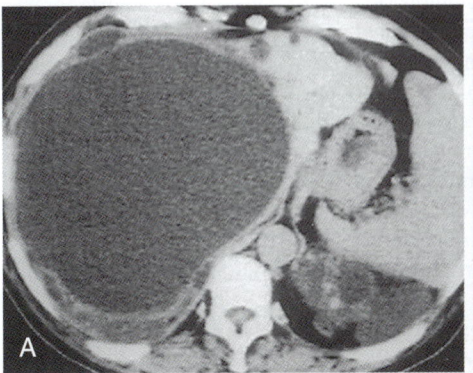
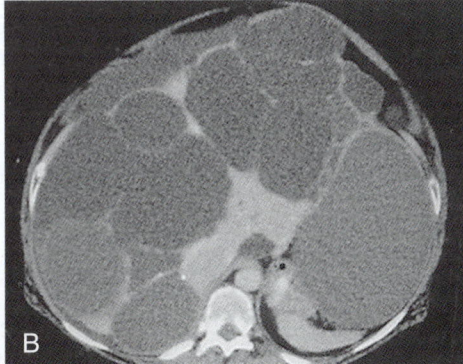
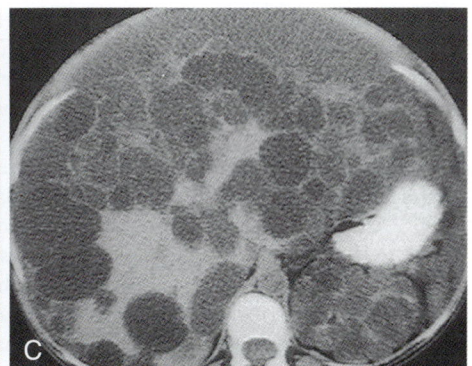

Figura 46-4 Apresentações variadas de doença hepática policística sintomática. **A,** Hepatomegalia causada por um grande cisto, isolado e dominante. **B,** Hepatomegalia causada por diversos grandes cistos. **C,** Hepatomegalia causada por múltiplos pequenos cistos ao longo de todo o parênquima renal.

Manifestações Clínicas e Classificação dos Aneurismas Intracranianos

Aneurisma intracraniano

Não roto

Assintomático
Eventual
Coexistente

Sintomático
Compressão de nervo craniano
Compressão de outras estruturas do SNC
Embolização distal (AITs)
Convulsão
Cefaleia

Roto
Cefaleia em trovoada
Rigidez de nuca
Dor lombar
Perda da consciência
Sinais neurológicos focais
Hemorragia pré-retiniana/sub-hialoide

Figura 46-5 Aneurismas intracranianos. Manifestações clínicas e classificação. *SNC*, Sistema nervoso central; *AITs*, ataques isquêmicos transitórios.

compressão extrínseca pelos cistos da veia cava inferior intra-hepática e das veias hepáticas, raramente com trombose sobreposta. Complicações sintomáticas dos cistos incluem cisto hemorrágico, que ocorre com menos frequência do que o cisto hemorrágico renal; infecção do cisto; e a rara ocorrência de torção ou ruptura de cistos. Infecção de cisto hepático pode ser uma complicação grave e se apresenta, quase sempre, com dor localizada, febre, leucocitose, velocidade de hemossedimentação elevada e, com frequência, fosfatase alcalina elevada. As enterobactérias são os micro-organismos mais comuns causadores de infecção dos cistos. As mesmas técnicas de imagem discutidas para investigação de infecções do cisto renal podem ser úteis para localização de cistos infectados no fígado.

A fibrose hepática congênita (FHC) está sempre em associação com DRP autossômica recessiva e raramente pode coexistir com DRP autossômica dominante.[37] De modo contrário à DRP, que afeta os membros de várias gerações nessas famílias, a FHC é vista em apenas uma geração e não é transmitida verticalmente, sugerindo a importância de genes modificadores. Esses pacientes apresentam manifestações de hipertensão portal, mas a função hepatocelular é normal.

Aneurisma Intracraniano

Os aneurismas intracranianos ocorrem em cerca de 8% dos pacientes com DRPAD. Há algum componente familiar; aneurismas intracranianos ocorrem em 6% dos pacientes com história familiar negativa e em 16% daqueles com história familiar positiva.[38] A maioria é assintomática. Achados focais, como paralisia de nervos cranianos e convulsão, podem resultar da compressão de estruturas locais pelo aumento do aneurisma (Fig. 46-5). Anualmente, as taxas de ruptura aumentam com o tamanho, variando de menos de 0,5%, para aneurismas menores que 5 mm de diâmetro, para 4%, para aneurismas maiores que 10 mm. O risco de ruptura varia de 35% a 55% para grave morbidade e mortalidade combinadas. A idade média de ruptura na DRPAD é 39 anos (*vs.* 51 anos na população geral), com uma variação de 15 a 69 anos. A maioria dos pacientes apresenta função renal normal, e até 29% têm PA normal quando há ruptura.

A pesquisa de aneurisma não é indicada para todos os pacientes com DRPAD porque a maioria dos aneurismas intracranianos encontrada por triagem pré-sintomática é pequena, com baixo risco de ruptura, e não necessita de tratamento, pois os riscos de intervenção são maiores do que qualquer risco de ruptura.[39] Indicações para

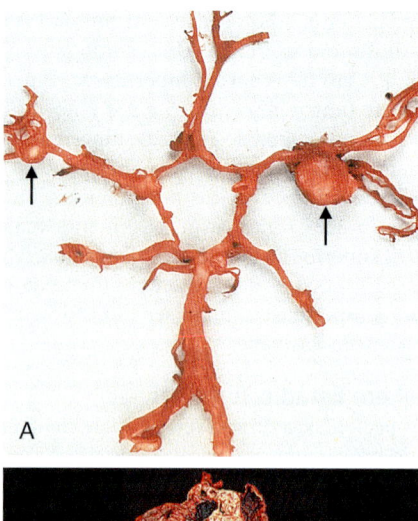

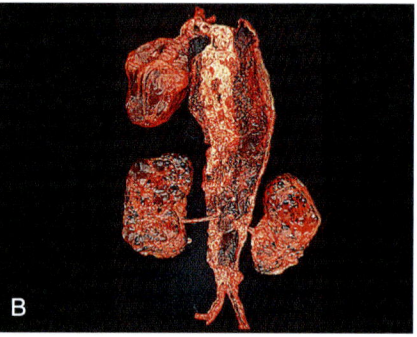

Figura 46-6 Manifestações vasculares da doença renal policística autossômica dominante. A, Peça macroscópica demonstrando aneurisma bilateral da artéria cerebral média (*setas*). **B,** Peça macroscópica demonstrando uma dissecção de aorta torácica que se estende para aorta abdominal em um paciente com DRPAD.

triagem em pacientes com uma boa expectativa de vida incluem história familiar de aneurisma intracraniano ou hemorragia subaracnóidea, ruptura aneurismática prévia, preparação para cirurgia eletiva com potencial de instabilidade hemodinâmica, profissões com alto risco (p. ex., pilotos de avião) e pacientes excessivamente ansiosos, apesar de adequada informação sobre os riscos. A angiorressonância é a modalidade de diagnóstico por imagem de escolha para triagem pré-sintomática, porque não é invasiva e não requer administração de contraste intravenoso (IV). A angiotomografia é uma alternativa satisfatória, se não houver nenhuma contraindicação de contraste IV.

Outras Anormalidades Vasculares

Além de aneurismas intracranianos, a DRPAD se associa a outras anormalidades vasculares, como dissecções arteriais de aorta torácica e artéria cervico cefálica, aneurismas de artéria coronária, artéria retiniana e oclusões venosas (Fig. 46-6). Dissecação da aorta torácica é sete vezes mais comum em DRPAD do que na população geral em séries de autópsias, mas os casos relatados são raros. Raros pacientes com aneurismas coronarianos podem apresentar isquemia cardíaca e trombo no aneurisma na ausência de doença aterosclerótica. Vários relatos de casos descrevem aneurismas de aorta abdominal em DRPAD. No entanto, um estudo prospectivo com ultrassom não mostrou maior diâmetro da aorta, nem maior prevalência de aneurismas da aorta abdominal em pacientes com DRPAD comparados com parentes não afetados em qualquer faixa etária.

Doença Cardíaca Valvular e Outras Manifestações Cardíacas

Prolapso da valva mitral é a anormalidade valvar mais comum e foi demonstrado em até 25% dos pacientes com DRPAD pela ecocardiografia. Insuficiência mitral, insuficiência tricúspide e prolapso tricúspide também ocorrem com mais frequência em DRPAD do que em parentes não afetados. A insuficiência aórtica pode ser associada à dilatação da raiz aórtica. Em exame histológico, o tecido valvular mostra degeneração mixoide com ruptura do colágeno, como visto em síndromes de Marfan e Ehlers-Danlos. Embora as lesões possam progredir com o tempo, elas raramente exigem a troca valvar. A ecocardiografia de triagem não é indicada, a menos que um sopro seja detectado ao exame físico. O derrame pericárdico pequeno, hemodinamicamente insignificante, pode ser detectado por TC em até 35% dos pacientes com DRPAD.[1]

Outras Condições Associadas

A formação de cistos foi descrita em diversos órgãos, como pâncreas, vesículas seminais e membrana aracnoide (Fig. 46-7). Os cistos da vesícula seminal, geralmente múltiplos e bilaterais, são encontrados em 40% de pacientes com DRPAD se comparados com 2% de homens não afetados. Cistos ovarianos não estão associados à DRPAD. Os cistos de pâncreas e de membrana aracnoide estão presentes em 5% e 8% dos pacientes, respectivamente. Cistos pancreáticos são quase sempre assintomáticos, com raras ocorrências de pancreatite recorrente e, possivelmente, associações de hipótese de tumor mucinoso papilífero intraductal ou carcinoma. Os cistos de epidídimo e de próstata também podem ocorrer com mais frequência. Anormalidades espermáticas com motilidade defeituosa são comuns em DRPAD e raramente podem ser causa de infertilidade masculina. Os divertículos meníngeos espinhais podem ocorrer com mais frequência e raramente apresentam hipotensão intracraniana (dor de cabeça ortostática, diplopia, perda auditiva, ataxia) causada por escoamento de líquido cerebroespinhal (LCE). A prevalência de divertículos de colo e de duodeno também pode estar aumentada.[1]

PATOLOGIA

Os rins policísticos são difusamente císticos e aumentados (Fig. 46-8). O tamanho pode variar de normal até pesar mais de 4 kg. As superfícies externa e cortada mostram numerosos cistos esféricos de tamanho variável, que são distribuídos uniformemente entre córtex e medula. O sistema coletor normalmente é distorcido. O epitélio que reveste os cistos é caracterizado por alterações hiperplásicas, como

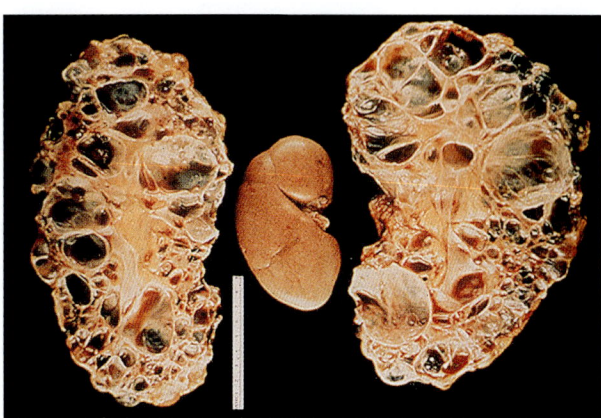

Figura 46-8 Rins policísticos. Rins policísticos muito aumentados de um paciente com DRPAD comparado com um rim normal (*centro*).

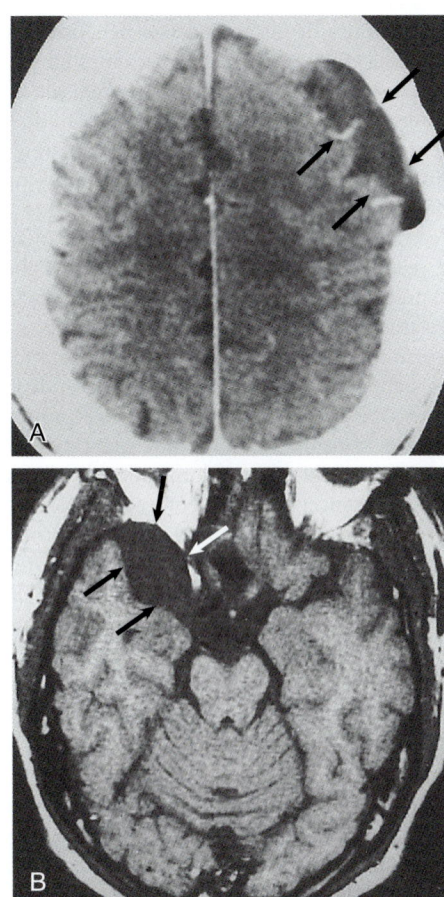

Figura 46-7 Manifestações extrarrenais da doença renal policística autossômica dominante. Os exames de tomografia computadorizada (A) e ressonância nuclear magnética (B) demonstram cistos na membrana aracnoide (*setas*) na DRPAD.

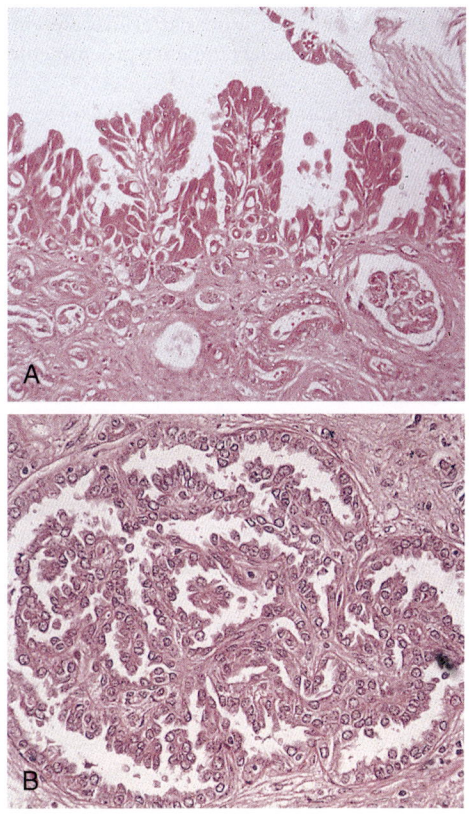

Figura 46-9 Histologia do cisto renal em doença renal policística autossômica dominante. A, Hiperplasia papilar do epitélio cístico. **B,** Adenoma papilar microscópico no rim de paciente com DRPAD. (Aumento ×200.)

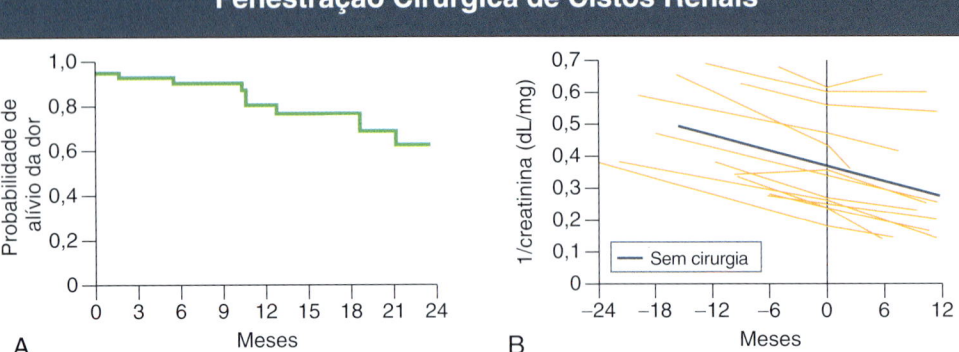

Fenestração Cirúrgica de Cistos Renais

Figura 46-10 Fenestração cirúrgica dos cistos para doença renal policística autossômica dominante sintomática. **A**, Efeitos no alívio da dor. **B**, Taxa de declínio da função renal. *Linhas laranja* indicam o curso da função renal individual nos pacientes, no mês 0, que foram submetidos à fenestração dos cistos. *(Referência 63.)*

hiperplasia não polipoide plana, hiperplasia polipoide e adenomas microscópicos (Fig. 46-9), bem como aumento das taxas de proliferação celular e apoptose. Não obstante a frequência de lesões hiperplásicas e adenomas microscópicos, a incidência de carcinoma de células renais não é aumentada.

Os cistos surgem de todos os segmentos do néfron e ductos coletores. À medida que crescem, os cistos dissociam-se do túbulo e, eventualmente, tornam-se sacos isolados, cheios de líquido. Não há consenso sobre se os cistos originam-se preferencialmente de determinados segmentos tubulares. A maioria dos estudos indica que os cistos são predominantemente do néfron distal e da origem do ducto coletor. Estudos em doença renal avançada mostram que cistos tubulares proximais podem ser confundidos por efeitos de obstrução e adquiriram a doença renal cística.

Os rins policísticos demonstram avançada esclerose dos vasos pré-glomerulares, fibrose intersticial e hiperplasia epitelial tubular, mesmo em pacientes com função renal normal ou insuficiência renal precoce. A esclerose envolve ambas arteríolas aferentes e artérias interlobulares. Fibrose intersticial também é proeminente, mesmo na doença precoce.

Ela está associada a infiltrado intersticial de macrófagos e linfócitos.

TRATAMENTO

A terapia atual é direcionada para as complicações renais e extrarrenais na DRPAD na tentativa de limitar a morbidade e mortalidade. Com os avanços no entendimento da genética da DRPAD, dos mecanismos de crescimento e desenvolvimento dos cistos, cresceram as esperanças de tratamentos especificamente voltados para limitar o desenvolvimento e a progressão da doença, e alguns desses tratamentos são agora avaliados em ensaios clínicos (seção Novas Terapias).

Dor em Flanco

As causas de dor no flanco que podem exigir intervenção, como infecção, cálculo e tumor, devem ser excluídas. Deve-se ter cuidado para evitar administração a longo prazo de agentes nefrotóxicos, como a combinação analgésicos e anti-inflamatórios não hormonais. Os analgésicos opioides devem ser reservados para o manejo da dor aguda. Os pacientes com dor crônica nos rins são considerados de risco para dependência de analgésicos e opioides; uma avaliação psicológica e uma atitude de suporte, pelo médico, são essenciais. Tranquilidade, mudança no estilo de vida e evitar atividades agravantes podem ser úteis. Os antidepressivos tricíclicos são úteis como em outras síndromes de dor crônica, com um perfil de efeitos colaterais geralmente bem tolerados. O bloqueio do nervo esplâncnico, com anestesia local ou corticosteroides, resultou em alívio da dor prolongada, além da duração do anestésico local.

Quando a distorção dos rins por aumento dos cistos é considerada responsável pela dor e medidas conservadoras falham, a descompressão dos cistos deve ser considerada. Aspiração de cisto, guiada por ultrassom ou tomografia, é um procedimento relativamente simples. Para prevenir que o cisto se refaça, agentes esclerosantes, como etanol 95% ou soluções ácidas de minociclina, podem ser utilizados. As complicações menores incluem micro-hematúria, dor localizada, febre transitória e absorção sistêmica do álcool. Complicações mais graves, como pneumotórax, hematoma perirrenal, fístula arteriovenosa, urinoma e infecção, são raras. As complicações da aspiração de cistos localizados centralmente são mais comuns, e a morbidade do procedimento é proporcional ao número de cistos tratados.

Se múltiplos cistos estão contribuindo para a dor, fenestração laparoscópica ou cirúrgica de cistos pode ser benéfica. A descompressão cirúrgica é eficaz em 80% a 90% dos pacientes em um ano, e 62% a 77% deles têm sustentado o alívio da dor por mais de dois anos (Fig. 46-10, *A*). A intervenção cirúrgica não acelera o declínio da função renal como se pensava anteriormente, mas parece não preservar a função renal em declínio (Fig. 46-10, *B*). A fenestração laparoscópica é tão eficaz quanto a fenestração cirúrgica aberta no seguimento a curto prazo em pacientes com doença limitada, e há um menor e menos complicado período de recuperação em comparação à cirurgia aberta. A cirurgia abdominal prévia, com possível formação de aderência, é uma contraindicação relativa ao procedimento laparoscópico.

Há uma série de outras intervenções para o manejo de dor na DRPAD cujos papéis não foram totalmente definidos. A denervação renal laparoscópica é utilizada em combinação com a fenestração de cistos e pode ser considerada sobretudo nos rins policísticos sem grandes cistos. Um estudo não randomizado, aberto, não controlado de simpatoesplancnicectomia videotoracoscópica está em curso (www.clinicaltrials.gov, NCT00571909). A nefrectomia retroperitoneoscópica e laparoscópica e a embolização arterial têm sido utilizadas para tratar os rins policísticos sintomáticos em pacientes com DRPAD e DRET.

Cisto hemorrágico

Os episódios de cistos hemorrágicos são autolimitados e pacientes respondem bem ao tratamento conservador com repouso, analgésicos e ingestão de líquidos adequadamente para prevenir obstrução por coágulos. Raramente a hemorragia é mais grave, com extenso hematoma subcapsular ou retroperitoneal, que causa diminuição significativa do hematócrito e instabilidade hemodinâmica, necessitando de hospitalização e transfusão sanguínea. O agente antifibrinolítico ácido tranexâmico é utilizado com sucesso em alguns pacientes, mas não há estudos controlados realizados.[40] A dose precisa ser ajustada nos casos de disfunção renal. Os potenciais efeitos adversos da terapia com ácido tranexâmico incluem trombose glomerular e obstrução ureteral por coágulos. Em pacientes com hemorragia grave ou persistente, a embolização arterial segmentar pode ser bem-sucedida. Caso contrário, a cirurgia pode ser necessária para controlar o sangramento.

Infecção do Cisto e do Trato Urinário

A maioria das infecções de cisto renal começa como cistite; desse modo, o tratamento imediato de cistite sintomática e bacteriúria assintomática está indicado, a fim de evitar a propagação retrógrada para o parênquima renal. Antibióticos que requerem filtração glomerular, como os aminoglicosídeos altamente polares, não são eficazes para ITU alto na disfunção renal severa. A infecção dos cistos é quase sempre de difícil tratamento, apesar da terapia prolongada com um antibiótico ao qual o organismo seja suscetível. A falha do tratamento ocorre se os antibióticos não penetram o epitélio do cisto e não atingem concentrações terapêuticas dentro dos cistos. Agentes lipofílicos demonstraram boa penetração em cistos e têm um pK_a que torna possível gradientes eletroquímicos favoráveis em fluido ácido do cisto. Agentes terapêuticos de escolha incluem sulfametoxazol-trimetoprim e fluoroquinolonas – ambos têm gradiente de concentração terapêutico favoráveis intracístico em pH fisiológico em cistos gradientes e não gradientes.

Se a febre persistir após uma a duas semanas de terapia antimicrobiana apropriada, deve ser realizada drenagem percutânea ou cirúrgica dos cistos infectados. No caso de rins policísticos em estádio final de função, nefrectomia deve ser considerada. Caso a febre persista após o término dos antibióticos, complicações, como obstrução, abscesso perirrenal e cálculo, devem ser excluídas. Se nenhuma complicação for identificada, o curso de antibióticos deve ser estendido e pode haver necessidade de vários meses para erradicar totalmente a infecção.

Nefrolitíase

O tratamento de nefrolitíase em pacientes com DRPAD é o mesmo que em pacientes sem DRPAD. O citrato de potássio é o tratamento de escolha em três condições formadoras de cálculos associadas à DRPAD: cálculo de ácido úrico, nefrolitíase de oxalato de cálcio hipocitratúrico e defeitos de acidificação distal. Litotripsia extracorpórea por ondas de choque e nefrolitotomia percutânea têm sucesso em 82% e 80% dos casos, respectivamente, sem aumento de complicações em comparação aos pacientes sem DRPAD.[41] A ureteroscopia com ureteroscópio flexível e fragmentação do cálculo a *laser* também são utilizadas com segurança e eficácia, e não causam perda traumática de néfrons.[42,43]

Hipertensão

O controle da hipertensão é essencial porque hipertensão descontrolada acelera o declínio da função renal e agrava as complicações extrarrenais. Os agentes anti-hipertensivos de escolha e a pressão arterial alvo ideal em DRPAD não foram estabelecidos. Os inibidores da enzima conversora de angiotensina (ECA) ou bloqueadores dos receptores da angiotensina (BRAs) aumentam o fluxo sanguíneo renal na DRPAD, apresentam baixo perfil de eventos adversos, e podem ter propriedades renoprotetoras que vão além do controle da PA. Embora os estudos não tenham conseguido demonstrar efeito benéfico dos inibidores da ECA na progressão da DRPAD, eles têm sido limitados pelo uso de doses baixas da substância, número pequeno de pacientes, curta duração do seguimento e inclusão de pacientes com função renal amplamente diferente. Um estudo em curso (HALT PKD) está desenhado para determinar se a terapia combinada com inibidor da ECA e BRA é superior ao uso de inibidor da ECA isoladamente, com o objetivo de retardar a progressão da doença cística em pacientes com função renal preservada ou retardar o declínio da função renal em pacientes com doença renal crônica (DRC) estágio 3. O HALT PKD também determinará se um alvo baixo de PA é superior a um alvo de PA padrão em pacientes com função renal preservada.[44] Embora tais estudos definitivos sejam necessários, na evidência disponível, recomendamos o controle estreito da PA para 125/75 mmHg com um regime que inclua inibidores da ECA ou BRA.

Insuficiência Renal Progressiva

As estratégias gerais para retardar a progressão da DRC são discutidas no Capítulo 80. Uma análise de subgrupo do estudo Modification of Diet in Renal Disease (MDRD) não mostrou nenhum efeito benéfico na função renal em DRPAD no controle estreito *versus* o controle padrão da PA, e mostrou benefício marginal de uma dieta com muito baixa proteína. Um acompanhamento a longo prazo dos participantes nesse estudo, no entanto, mostrou que indivíduos com DRPAD randomizados para um alvo de pressão baixo (média de pressão arterial [MAP] < 92 mmHg) evoluíram com menor ocorrência de DRET e DRET/óbito combinados do que aqueles randomizados para o alvo de PA habitual (MAP < 107 mmHg).[45]

Com base em evidências que sugerem que o aumento do efeito da vasopressina no rim e os níveis de AMP-cíclico estejam envolvidos na progressão dos cistos e em estudos pré-clínicos, a ingestão de água suplementar suficiente para atingir baixa osmolaridade urinária inferior a 250 mOsm/kg H_2O é recomendada para pacientes com DRPAD com TFG estimada maior que 30 mL/min, apesar de não existirem estudos randomizados e controlados para apoiar o valor dessa abordagem.[46,47] As orientações deveriam excluir restrição severa de proteína ou de sódio, contração de volume, ou redução efetiva do volume intravascular, uso de diuréticos ou substâncias que aumentassem a liberação da arginina vasopressina (AVP), apresentar diurese anormal ou problemas urológicos. A concentração sérica de sódio deveria ser monitorada.

Pacientes com DRPAD têm reduzida morbidade e mortalidade em diálise quando comparados com pacientes com DRET de outras etiologias. As mulheres parecem evoluir melhor do que os homens. Os bons resultados em DRPAD podem ser provenientes de maior produção de eritropoetina endógena e melhor manutenção da hemoglobina ou menos comorbidades. A hemodiálise raramente pode ser complicada por hipotensão intradialítica se houver compressão da veia cava inferior por um cisto renal localizado medialmente. Não obstante o tamanho renal, a diálise peritoneal pode ser normalmente realizada em DRPAD, apesar de haver aumento do risco de hérnias inguinais e umbilicais que necessitam de reparação cirúrgica.

Doença Hepática Policística

Na maioria das vezes assintomática, a DHP não requer nenhum tratamento. Quando sintomática, a terapia é direcionada para reduzir o volume dos cistos e o tamanho hepático. As medidas não invasivas incluem evitar ingestão de álcool, de outras hepatotoxinas e possivelmente agonistas do AMP-cíclico (p. ex., cafeína), que mostrou estimular a secreção de fluido do cisto *in vitro*. Há indícios de que os bloqueadores H_2 de histamina e somatostatina reduzem a secreção de secretina e atividade secretora das paredes dos cistos. Os estrogênios são propensos a contribuir com o crescimento dos cistos, mas o uso de ACOs e TH pós-menopausa são contraindicados somente se o fígado for significativamente aumentado e o risco de crescimento do cisto hepático superar os benefícios da terapia com estrogênio. Raramente a DHP sintomática pode requerer medidas invasivas para reduzir o volume dos cistos e o tamanho do fígado. As opções incluem aspiração percutânea dos cistos e esclerose, fenestração laparoscópica e fenestração cirúrgica aberta.[48] Aspiração dos cistos é o procedimento de escolha caso os sintomas sejam causados por um ou mais cistos dominantes ou por cistos que são facilmente acessíveis para intervenção percutânea. Para prevenir que o cisto se refaça, esclerose com minociclina ou álcool a 95% são, na maioria das vezes, úteis.

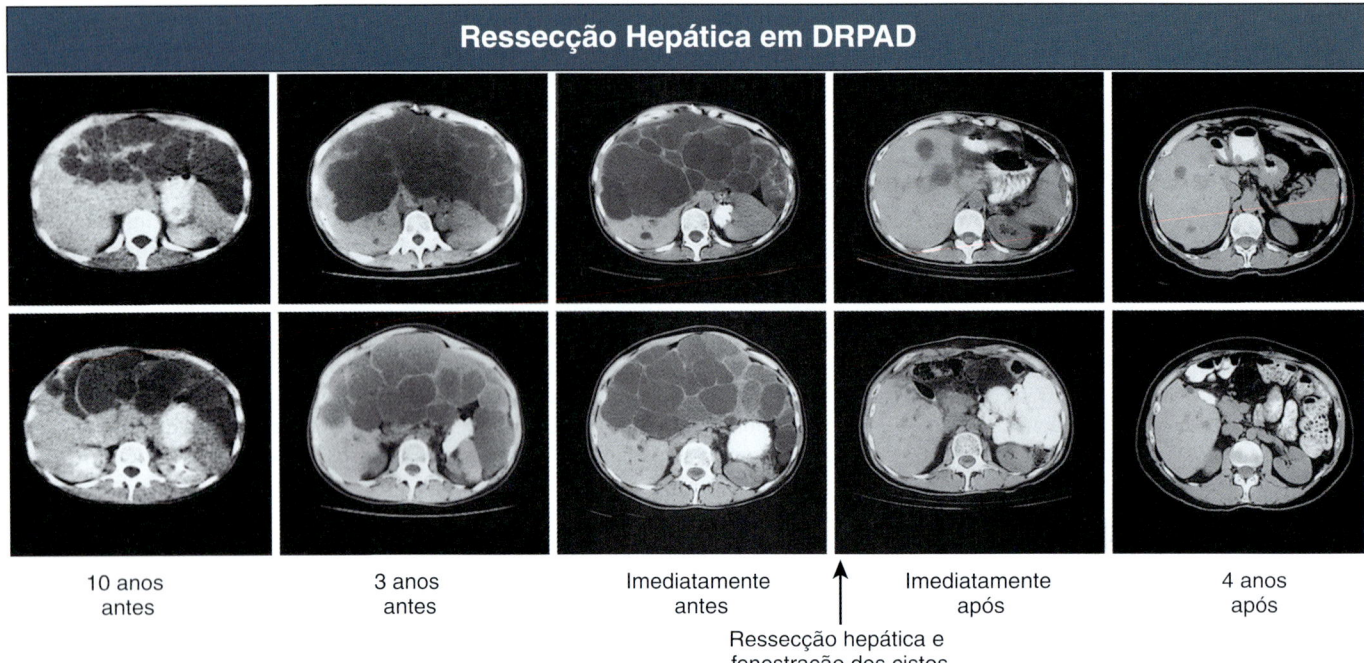

Ressecção Hepática em DRPAD

10 anos antes | 3 anos antes | Imediatamente antes | Imediatamente após | 4 anos após

↑ Ressecção hepática e fenestração dos cistos

Figura 46-11 Ressecção hepática em doença renal policística autossômica dominante. Imagens de TC de abdome 10 anos antes (coluna 1), 3 anos antes (coluna 2), imediatamente antes (coluna 3), imediatamente após (coluna 4) e 4 anos após (coluna 5) a ressecção hepática e fenestração dos cistos, demonstrando, em longo prazo, manutenção da redução do fígado após o procedimento. *(Referência 64.)*

A fenestração laparoscópica pode ser considerada para grandes cistos que são mais propensos a recorrer após esclerose alcoólica, ou se existirem vários cistos que exijam várias passagens percutâneas para serem tratados adequadamente. A hepatectomia parcial com fenestração dos cistos é uma opção, pois, a DHP quase sempre poupa uma parte do fígado com preservação adequada da função e do parênquima hepáticos (Fig. 46-11). Em raros casos nos quais nenhum dos segmentos são poupados, o transplante hepático pode ser necessário. Quando há suspeita de infecção de cisto hepático, qualquer cisto com aparência incomum em estudo por imagem deve ser aspirado para fins diagnósticos. O melhor manejo é a drenagem percutânea do cisto em combinação com antibioticoterapia. A supressão oral com antibiótico a longo prazo ou profilaxia deve ser reservada para casos recidivantes ou recorrentes. Os antibióticos de escolha são o sulfametoxazol-trimetoprim e as fluoroquinolonas, que são eficazes contra os agentes infecciosos típicos e concentram-se na árvore biliar e cistos.

Aneurisma Intracraniano

O aneurisma intracraniano roto ou sintomático requer clipagem cirúrgica do colo do aneurisma. Os aneurismas assintomáticos, medindo menos de 5 mm, diagnosticados por triagem pré-sintomática, podem ser observados e acompanhados com angiorressonância repetida aos seis meses; em seguida, anualmente; e, menos frequentemente, após a estabilidade do aneurisma estabelecida. Se o tamanho aumentar, a cirurgia está indicada. O manejo definitivo de aneurismas entre seis e nove milímetros permanece controverso. Na maioria das vezes, intervenção cirúrgica está indicada para todos os aneurismas não rotos com 10 mm de diâmetro ou maiores. Para pacientes com alto risco cirúrgico ou com lesões tecnicamente difíceis, pode ser indicado tratamento endovascular com bobinas (*coils*) de platina destacáveis.[39]

NOVAS TERAPIAS

Um melhor entendimento da fisiopatologia e a disponibilidade de modelos animais têm facilitado o desenvolvimento de substâncias promissoras candidatas para ensaios clínicos (Fig. 46-2).

Antagonistas da Vasopressina

O efeito da vasopressina por meio dos receptores V_2 dos níveis de AMP-cíclico no ducto coletor, o sítio principal do desenvolvimento do cisto em DRPAD, e o papel do AMP-cíclico na cistogênese forneceram a justificativa para os ensaios pré-clínicos bem-sucedidos de antagonistas dos receptores V_2 da vasopressina.[2,3] Alta ingestão de água, por si só, também exerceu efeito protetor no desenvolvimento da DRC em ratos PCK, provavelmente pela supressão da vasopressina. A supressão genética de AVP nesses ratos produziu animais nascidos com rins normais, que permaneceram relativamente livres de cistos, a menos que tivesse sido administrado agonista do receptor V_2 exógeno.[49]

Em um grande estudo de fase III, randomizado, controlado, com grupos paralelos de pacientes com DPRAD e depuração de creatinina acima de 60 mL/min, administrou-se *tolvaptan* em duas doses diárias durante três anos, e observou-se a redução do crescimento do volume do rim e o retardo da diminuição da função renal, além de reduzir a frequência dos eventos adversos relacionados à DRPAD (dor nos rins, hematúria, ITU).[50] No entanto, tolvaptan foi associado à maior frequência de eventos adversos relacionados à eliminação de água livre (sede, poliúria, polaciúria) que levou à descontinuação da substância em 8,3% dos pacientes tratados com tolvaptan. Mais importante, um aumento clinicamente significativo nas enzimas hepáticas (> 2,5 vezes o limite superior do normal) foi observado em 4,9% dos tratados com tolvaptan contra 1,2% dos pacientes tratados com placebo, e levou à descontinuação da substância em 1,8% dos pacientes que tomavam tolvaptan e 0,2% do grupo placebo. Um aumento moderado nos níveis séricos de sódio e ácido úrico também foi observado com mais frequência em pacientes tomando tolvaptan. Até o momento, tolvaptan não está aprovado para tratamento na DPRAD e não deve ser utilizado fora de estudos aprovados de pesquisa. O valor do tolvaptan como um tratamento a longo prazo em pacientes com DPRAD dependerá do equilíbrio entre riscos e benefícios. Os pacientes que tomam tolvaptan devem ter fácil acesso para ingesta e serem capazes de tolerar água. A função hepática deve ser monitorada de perto durante a terapia. Sódio sérico e ácido úrico também requerem monitoramento. A eficácia em estádios mais avançados da doença ainda não foi completamente determinada.

Análogos da Somatostatina

A somatostatina que atua sobre os receptores da somatostatina inibe o acúmulo de AMP-cíclico não apenas no rim mas também no fígado. A somatostatina tem meia-vida de cerca de 3 minutos, então peptídios sintéticos mais estáveis (octreotide, lanreotide, pasireotide) foram desenvolvidos para uso clínico, que variam em estabilidade e afinidade com o receptor. Em estudos pré-clínicos, essas substâncias reduziram níveis de AMP-cíclico e proliferação dos colangiócitos *in vitro*, expansão de cistos hepáticos na cultura de colágeno tridimensional, redução do desenvolvimento de cistos renal e hepático e fibrose em modelos animais ortólogos para DRPAD e DRPAR. Três pequenos estudos randomizados e controlados de octreotide ou lanreotide foram completados.[51-54] Dois foram estendidos como estudos abertos, não controlados.[55-57] Os estudos publicados mostraram resultados semelhantes. O crescimento renal é interrompido durante o primeiro ano de tratamento e então recomeça, possivelmente em uma taxa mais baixa do que sem tratamento. O volume do fígado diminui em 4% a 6% durante o primeiro ano de tratamento, e essa redução é mantida durante o segundo ano. Os períodos de observação têm sido muito curtos para avaliar o efeito sobre a função renal. Outro estudo mostrou que a adição de everolimo ao tratamento com octreotide não fornece benefício adicional.[57] Estudos clínicos adicionais dos análogos da somatostatina para DRPAD e DHP estão em andamento. Octreotide e lanreotide são geralmente bem tolerados. Cólicas abdominais autolimitadas e fezes soltas são comuns nos primeiros dias após as injeções. Outros eventos adversos incluem dor e granuloma no local de injeção, colelitíase, esteatorreia, perda de peso e, raramente, perda de cabelo.

Inibidores da mTOR

O inibidor do alvo da rapamicina em mamíferos (mTOR) é utilizado em modelos animais com DRP. Pacientes com a síndrome contígua dos genes *PKD1/TSC2* apresentam uma forma mais grave de DRP do que aqueles com DRPAD. Essa observação sugere uma convergência a favor da via de sinalização das proteínas tuberina e hamartina do PC1 e do TSC que controlam a atividade do mTOR. Estudos em três modelos de roedores com DRP têm mostrado que os inibidores de mTOR sirolimo e everolimo prejudicam de modo significativo a expansão do cisto e protegem a função renal. Pequenos estudos retrospectivos de pacientes com DRPAD após o transplante demonstraram redução significativa no volume dos rins policísticos ou fígado policístico em pacientes tratados com sirolimo comparados com pacientes tratados com inibidores de calcineurina. No entanto, dois grandes ensaios clínicos randomizados, usando everolimo e sirolimo durante 18 a 24 meses, não retardaram consistentemente o aumento no tamanho do rim ou retardou o declínio da função renal progressiva.[58,59]

Outras Terapias Experimentais

Outras estratégias visando os mecanismos moleculares que estão alterados em DRP têm mostrado resultados promissores em estudos com animais. Um estudo clínico multicêntrico, randomizado, controlado, duplo-cego, fase II, do bosutinibe, inibidor do Src, e um estudo fases I e II do inibidor multiquinase KD019 estão em curso. Outras possíveis terapias ainda não avaliadas em estudos clínicos incluem proteína quinase AMP-ativado (metformina), PPAR γ agonistas e inibidores de canais necessários para a secreção de cloreto (inibidores da CFTR, inibidor de KCa3.1), antagonista do receptor de fator de necrose tumoral e inibidores de MEK ou quinases ciclina-dependentes (Fig. 46-2).

TRANSPLANTE

O transplante é o tratamento de escolha para a DRET em pacientes com DRPAD. Não há nenhuma diferença na sobrevida do paciente ou do enxerto entre pacientes com DRPAD e outras populações de DRET. Além disso, transplantes de doadores vivos têm sobrevida do enxerto semelhante das populações não DRPAD. No entanto, o transplante com doador vivo relacionado tem sido realizado só há pouco tempo na população com DRPAD. Em 1999, 30% dos transplantes renais para pacientes com DRPAD eram de dadores vivos nos EUA, em comparação com 12% em 1990.

As complicações após o transplante não são maiores na população com DRPAD do que na população geral de transplantados, e complicações específicas diretamente relacionadas com DRPAD são raras. As infecções de cistos não são mais frequentes após o transplante, e não há nenhum aumento significativo na incidência de prolapso de valva mitral sintomática ou infecção de cisto hepático. Um estudo mostrou aumento da taxa de diverticulite e perfuração intestinal em DRPAD. Contudo, DRPAD aumentar o risco para o desenvolvimento de diabetes melito após o transplante ainda é controverso.

Embora praticada rotineiramente no passado, nefrectomia pré--transplante caiu em desuso. Por um a três anos após o transplante renal, o volume renal diminui em 37,7% e 40,6%, e o volume hepático aumentou em 8,6% e 21,4%, respectivamente.[60] Indicações para nefrectomia incluem história de cistos infectados, hemorragias frequentes, hipertensão grave e aumento renal maciço, com extensão para a pelve. Nenhuma evidência mostra risco aumentado para o desenvolvimento de carcinoma de células renais em rins policísticos nativos após o transplante. Quando a nefrectomia está indicada, o procedimento laparoscópico está associado à menor perda sanguínea intraoperatória, menor dor pós-operatória e recuperação mais rápida, em comparação à cirurgia aberta de nefrectomia, e cada vez mais está sendo utilizada a laparoscopia.

Referências

1. Torres VE, Harris PC, Pirson Y. Autosomal dominant polycystic kidney disease. *Lancet*. 2007;369:1287-1301.
2. Harris PC, Torres VE. Polycystic kidney disease. *Annu Rev Med*. 2009;60:321-327.
3. Torres VE, Harris PC. Autosomal dominant polycystic kidney disease: The last three years. *Kidney Int*. 2009;76:149-168.
4. Hopp K, Ward CJ, Hommerding CJ, et al. Functional polycystin-1 dosage governs autosomal dominant polycystic kidney disease severity. *J Clin Invest*. 2012;122:4257-4273.
5. Hogan M, Manganelli L, Woollard J, et al. Characterization of PKD protein-positive exosome-like vesicles. *J Am Soc Nephrol*. 2009;20:278-288.
6. Piontek K, Menezes LF, Garcia-Gonzalez MA, et al. A critical developmental switch defines the kinetics of kidney cyst formation after loss of Pkd1. *Nat Med*. 2007;13:1490-1495.
7. Patel V, Li L, Cobo-Stark P, et al. Acute kidney injury and aberrant planar cell polarity induce cyst formation in mice lacking renal cilia. *Hum Mol Genet*. 2008;17:1578-1590.
8. Nauli SM, Alenghat FJ, Luo Y, et al. Polycystins 1 and 2 mediate mechanosensation in the primary cilium of kidney cells. *Nat Genet*. 2003;33:129-137.
9. Koulen P, Cai Y, Geng L, et al. Polycystin-2 is an intracellular calcium release channel. *Nat Cell Biol*. 2002;4:191-197.
10. Wallace DP. Cyclic AMP-mediated cyst expansion. *Biochim Biophys Acta*. 2011;1812:1291-1300.
11. Yamaguchi T, Pelling J, Ramaswamy N, et al. cAMP stimulates the *in vitro* proliferation of renal cyst epithelial cells by activating the extracellular signal-regulated kinase pathway. *Kidney Int*. 2000;57:1460-1471.
12. Hanaoka K, Guggino W. cAMP regulates cell proliferation and cyst formation in autosomal polycystic kidney disease cells. *J Am Soc Nephrol*. 2000;11:1179-1187.
13. Yamaguchi T, Wallace DP, Magenheimer BS, et al. Calcium restriction allows cAMP activation of the B-Raf/ERK pathway, switching cells to a cAMP-dependent growth-stimulated phenotype. *J Biol Chem*. 2004;279:40419-40430.
14. Distefano G, Boca M, Rowe I, et al. Polycystin-1 regulates extracellular signal-regulated kinase-dependent phosphorylation of tuberin to control cell size through mTOR and its downstream effectors S6K and 4EBP1. *Mol Cell Biol*. 2009;29:2359-2371.

15. Spirli C, Okolicsanyi S, Fiorotto R, et al. ERK1/2-dependent vascular endothelial growth factor signaling sustains cyst growth in polycystin-2 defective mice. *Gastroenterology*. 2010;138:360-371.e7.

16. Rowe I, Chiaravalli M, Mannella V, et al. Defective glucose metabolism in polycystic kidney disease identifies a new therapeutic strategy. *Nat Med*. 2013;19:488-493.

17. Alvaro D, Onori P, Alpini G, et al. Morphological and functional features of hepatic cyst epithelium in autosomal dominant polycystic kidney disease. *Am J Pathol*. 2008;172:321-332.

18. Doulton TW, Saggar-Malik AK, He FJ, et al. The effect of sodium and angiotensin-converting enzyme inhibition on the classic circulating renin-angiotensin system in autosomal-dominant polycystic kidney disease patients. *J Hypertens*. 2006;24:939-945.

19. Schrier RW. Hypertension and autosomal dominant polycystic kidney disease. *Am J Kidney Dis*. 2011;57:811-813.

20. Ecder T, Schrier RW. Cardiovascular abnormalities in autosomal dominant polycystic kidney disease. *Nat Rev Nephrol*. 2009;5:221-228.

21. Orskov B, Romming Sorensen V, Feldt-Rasmussen B, Strandgaard S. Improved prognosis in patients with autosomal dominant polycystic kidney disease in Denmark. *Clin J Am Soc Nephrol*. 2010;5:2034-2039.

22. Patch C, Charlton J, Roderick PJ, Gulliford MC. Use of antihypertensive medications and mortality of patients with autosomal dominant polycystic kidney disease: A population-based study. *Am J Kidney Dis*. 2011;57:856-862.

23. Harris PC, Bae KT, Rossetti S, et al. Cyst number but not the rate of cystic growth is associated with the mutated gene in autosomal dominant polycystic kidney disease. *J Am Soc Nephrol*. 2006;17:3013-3019.

24. Cornec-Le Gall E, Audrezet MP, Chen JM, et al. Type of PKD1 mutation influences renal outcome in ADPKD. *J Am Soc Nephrol*. 2013;24:1006-1013.

25. Rossetti S, Kubly V, Consugar M, et al. Incompletely penetrant *PKD1* alleles associated with mild, homozygous and *in utero* onset polycystic kidney disease. *Kidney Int*. 2009;75:848-855.

26. Vujic M, Heyer CM, Ars E, et al. Incompletely penetrant *PKD1* alleles mimic the renal manifestations of ARPKD. *J Am Soc Nephrol*. 2010;21:1097-1102.

27. Pei Y, Obaji J, Dupuis A, et al. Unified criteria for ultrasonographic diagnosis of ADPKD. *J Am Soc Nephrol*. 2009;20:205-212.

28. Rossetti S, Consugar MB, Chapman AB, et al. Comprehensive molecular diagnostics in autosomal dominant polycystic kidney disease. *J Am Soc Nephrol*. 2007;18:2143-2160.

29. Grantham JJ, Chapman AB, Torres VE. Volume progression in autosomal dominant polycystic kidney disease: The major factor determining clinical outcomes. *Clin J Am Soc Nephrol*. 2006;1:148-157.

30. Grantham JJ, Torres VE, Chapman AB, et al. Volume progression in polycystic kidney disease. *N Engl J Med*. 2006;354:2122-2130.

31. Chapman AB, Bost JE, Torres VE, et al. Kidney volume and functional outcomes in autosomal dominant polycystic kidney disease. *Clin J Am Soc Nephrol*. 2012;7:479-486.

32. Jouret F, Lhommel R, Beguin C, et al. Positron-emission computed tomography in cyst infection diagnosis in patients with autosomal dominant polycystic kidney disease. *Clin J Am Soc Nephrol*. 2011;6:1644-1650.

33. Cadnapaphornchai MA, McFann K, Strain JD, et al. Increased left ventricular mass in children with autosomal dominant polycystic kidney disease and borderline hypertension. *Kidney Int*. 2008;74:1192-1196.

34. Torres VE, King BF, Chapman AB, et al. Magnetic resonance measurements of renal blood flow and disease progression in autosomal dominant polycystic kidney disease. *Clin J Am Soc Nephrol*. 2007;2:112-120.

35. Bae KT, Zhu F, Chapman AB, et al. Magnetic resonance imaging evaluation of hepatic cysts in early autosomal-dominant polycystic kidney disease: The Consortium for Radiologic Imaging Studies of Polycystic Kidney Disease (CRISP) cohort. *Clin J Am Soc Nephrol*. 2006;1:64-69.

36. Drenth JP, Chrispijn M, Nagorney DM, et al. Medical and surgical treatment options for polycystic liver disease. *Hepatology*. 2010;52:2223-2230.

37. O'Brien K, Font-Montgomery E, Lukose L, et al. Congenital hepatic fibrosis and portal hypertension in autosomal dominant polycystic kidney disease. *J Pediatr Gastroenterol Nutr*. 2012;54:83-89.

38. Pirson Y, Chauveau D, Torres VE. Management of cerebral aneurysms in autosomal dominant polycystic kidney disease: Unruptured asymptomatic intracranial aneurysms. *J Am Soc Nephrol*. 2002;13:269-276.

39. Irazabal MV, Huston J 3rd, Kubly V, et al. Extended follow-up of unruptured intracranial aneurysms detected by presymptomatic screening in patients with autosomal dominant polycystic kidney disease. *Clin J Am Soc Nephrol*. 2011;6:1274-1285.

40. Peces R, Aguilar A, Vega C, et al. Medical therapy with tranexamic acid in autosomal dominant polycystic kidney disease patients with severe haematuria. *Nefrologia*. 2012;32:160-165.

41. Umbreit EC, Childs MA, Patterson DE, et al. Percutaneous nephrolithotomy for large or multiple upper tract calculi and autosomal dominant polycystic kidney disease. *J Urol*. 2010;183:183-187.

42. Mufti UB, Nalagatla SK. Nephrolithiasis in autosomal dominant polycystic kidney disease. *J Endourol*. 2010;24:1557-1561.

43. Yili L, Yongzhi L, Ning L, et al. Flexible ureteroscopy and holmium laser lithotripsy for treatment of upper urinary tract calculi in patients with autosomal dominant polycystic kidney disease. *Urol Res*. 2012;40:87-91.

44. Chapman AB, Torres VE, Perrone RD, et al. The HALT polycystic kidney disease trials: design and implementation. *Clin J Am Soc Nephrol*. 2010;5:102-109.

45. Sarnak MJ, Greene T, Wang X, et al. The effect of a lower target blood pressure on the progression of kidney disease: Long-term follow-up of the modification of diet in renal disease study. *Ann Intern Med*. 2005;142:342-351.

46. Torres VE, Bankir L, Grantham JJ. A case for water in the treatment of polycystic kidney disease. *Clin J Am Soc Nephrol*. 2009;4:1140-1150.

47. Wang CJ, Creed C, Winklhofer FT, Grantham JJ. Water prescription in autosomal dominant polycystic kidney disease: A pilot study. *Clin J Am Soc Nephrol*. 2011;6:192-197.

48. Schnelldorfer T, Torres VE, Zakaria S, et al. Polycystic liver disease: A critical appraisal of hepatic resection, cyst fenestration, and liver transplantation. *Ann Surg*. 2009;250:112-118.

49. Wang X, Wu Y, Ward CJ, et al. Vasopressin directly regulates cyst growth in polycystic kidney disease. *J Am Soc Nephrol*. 2008;19:102-108.

50. Torres VE, Chapman AB, Devuyst O, et al. Tolvaptan in patients with autosomal dominant polycystic kidney disease. *N Engl J Med*. 2012;367:2407-2418.

51. Ruggenenti P, Remuzzi A, Ondei P, et al. Safety and efficacy of long-acting somatostatin treatment in autosomal dominant polcysytic kidney disease. *Kidney Int*. 2005;68:206-216.

52. Caroli A, Antiga L, Cafaro M, et al. Reducing polycystic liver volume in ADPKD: Effects of somatostatin analogue octreotide. *Clin J Am Soc Nephrol*. 2010;5:783-789.

53. Van Keimpema L, Nevens F, Vanslembrouck R, et al. Lanreotide reduces the volume of polycystic liver: A randomized, double-blind, placebo-controlled trial. *Gastroenterology*. 2009;137:1661-1668, e1661-e1662.

54. Hogan MC, Masyuk TV, Page LJ, et al. Randomized clinical trial of long-acting somatostatin for autosomal dominant polycystic kidney and liver disease. *J Am Soc Nephrol*. 2010;21:1052-1061.

55. Chrispijn M, Nevens F, Gevers TJ, et al. The long-term outcome of patients with polycystic liver disease treated with lanreotide. *Aliment Pharmacol Ther*. 2012;35:266-274.

56. Hogan MC, Masyuk TV, Page L, et al. Somatostatin analog therapy for severe polycystic liver disease: results after 2 years. *Nephrol Dial Transplant*. 2012;27:3532-3539.

57. Chrispijn M, Gevers TJ, Hol JC, et al. Everolimus does not further reduce polycystic liver volume when added to long acting octreotide: Results from a randomized controlled trial. *J Hepatol*. 2013;59:153-159.

58. Serra AL, Poster D, Kistler AD, et al. Sirolimus and kidney growth in autosomal dominant polycystic kidney disease. *N Engl J Med*. 2010;363:820-829.

59. Walz G, Budde K, Mannaa M, et al. Everolimus in patients with autosomal dominant polycystic kidney disease. *N Engl J Med*. 2010;363:830-840.

60. Yamamoto T, Watarai Y, Kobayashi T, et al. Kidney volume changes in patients with autosomal dominant polycystic kidney disease after renal transplantation. *Transplantation*. 2012;93:794-798.

61. Zeier M, Fehrenbach P, Geberth S, et al. Renal histology in polycystic kidney disease with incipient and advanced renal failure. *Kidney Int*. 1992;42:1259-1265.

62. Iglesias CG, Torres VE, Offord KP, et al. Epidemiology and ADPKD. Olmsted County, Minnesota: 1935-1980. *Am J Kidney Dis*. 1983;2:630-639.

63. Elzinga LW, Barry JM, Torres VE, et al. Cyst decompression surgery for autosomal dominant polycystic kidney disease. *J Am Soc Nephrol*. 1992;2:1219-1226.

64. Que F, Nagorney DM, Gross JB, Torres VE. Liver resection and cyst fenestration in the treatment of severe polycystic liver disease. *Gastroenterology*. 1995;108:487-494.

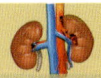

CAPÍTULO 47

Outras Doenças Renais Císticas

Lisa M. Guay-Woodford

Além da doença renal policística autossômica dominante (DRPAD), numerosos outros transtornos compartilham cistos renais como uma característica comum[1,2] (Tabela 47-1). Esses distúrbios podem ser herdados ou adquiridos; suas manifestações podem ser restritas ao rim ou expressas sistemicamente. Eles podem se apresentar em faixas etárias diversas, desde o período perinatal até a terceira idade (Fig. 47-1). Os cistos renais podem ser únicos ou múltiplos, e a morbidade renal associada pode variar de insignificância clínica até a destruição progressiva do parênquima, resultando em comprometimento da função renal.

Na maioria das vezes, o contexto clínico ajuda a distinguir esses distúrbios renais císticos um do outro. Quando os rins são aumentados de tamanho, ecogênicos, em um recém-nascido ou criança, devem sugerir doença renal policística autossômica recessiva (DRPAR), DRPAD, complexo esclerose tuberosa (CET) ou uma das muitas síndromes congênitas associadas à doença renal cística. A disfunção renal num adolescente sugere nefronoftise juvenil – doença do complexo cístico medular ou DRPAR como possíveis etiologias. O achado de um cisto solitário em uma criança de cinco anos pode indicar um divertículo de cálice renal; entretanto, esse achado em um paciente de 50 anos é mais compatível com um cisto simples renal. Os cálculos renais ocorrem em DRPAD e em rim em esponja medular. Para doenças com manifestações sistêmicas, como DRPAD, CET e doença de von Hippel-Lindau, as características extrarrenais associadas podem dar pistas para outros diagnósticos diferenciais importantes.

Para um número crescente de transtornos associados a gene único, os testes genéticos estão disponíveis em laboratórios especializados em todo o mundo. Os recursos de testes genéticos estão listados em Testes Genéticos (http://www.genetests.org) e no registro norte-americano de testes genéticos do National Institutes of Health (NIH) (http://ww-w.ncbi.nlm.nih.gov/gtr).

DOENÇA RENAL POLICÍSTICA AUTOSSÔMICA RECESSIVA

Definição
A doença renal policística autossômica recessiva (DRPAR) é uma forma grave, normalmente de início precoce da doença cística, que envolve sobretudo os rins e o trato biliar. Os pacientes afetados têm um espectro de fenótipos clínicos que dependem, em parte, da idade de início da apresentação da doença.[3]

Etiologia e Patogênese
Bases Genéticas da DRPAR
Todas as formas típicas de DRPAR são causadas por mutações em um único gene, *PKHD1* (*polycystic kidney and hepatic disease*), que codifica múltiplas isoformas ligadas, alternativas, previstas para formar as proteínas ligadas à membrana e as proteínas secretadas.[4] O maior produto proteico da *PKHD1*, o complexo fibrocistina/poliductina

(FPC), contém um domínio transmembrana e uma cauda intracelular C-terminal. O FPC localiza-se, pelo menos em parte, no cílio primário e no centrossomo das células epiteliais renais.[5] As falhas básicas observadas em DRPAR sugerem que o FPC medeia a diferenciação terminal do trato biliar e do ducto coletor. No entanto, a função exata das numerosas isoformas não foi definida e o espectro clínico amplamente variado da DRPAR pode depender, parcialmente, da natureza e do número de ligações variantes que são rompidas por mutações específicas do *PKHD1*.

Mecanismos Moleculares
A DRPAR normalmente começa intraútero, e a lesão renal cística parece estar sobreposta a uma sequência normal do desenvolvimento. A anormalidade tubular envolve, antes de tudo, a dilatação fusiforme e/ou sacular dos ductos coletores. Estudos de microdissecção excluíram obstrução tubular como um mecanismo patogênico primário. A lesão biliar envolve remodelamento anormal da placa ductal intraútero. Como resultado, a configuração primitiva do ducto biliar persiste e evolui progressivamente para fibrose portal.[6] O restante do parênquima hepático desenvolve-se normalmente. O defeito no remodelamento da placa ductal é acompanhado de anormalidades na ramificação da veia porta. O padrão histopatológico resultante é denominado *fibrose hepática congênita*.

A DRP autossômica recessiva é uma de uma série de doenças renais císticas associadas à fibrose hepática congênita, sugerindo que esses distúrbios sejam descritos como *doenças fibrocísticas hepatorrenais*.[7] O cílio primário parece desempenhar um papel central na patogênese da DRPAR e de outras doenças fibrocísticas hepatorrenais[8] e, portanto, esse conjunto de distúrbios engloba um termo mais amplo de *ciliopatias*, no qual a disfunção do complexo centrossoma-ciliar parece sustentar o desenvolvimento de uma grande variedade de fenótipos, como a doença renal cística.[9]

Epidemiologia
A incidência estimada de DRPAR é de um para 20.000 nascidos vivos. Ocorre com mais frequência em caucasianos do que em outras populações étnicas.[3]

Manifestações Clínicas
O espectro clínico da DRPAR é variável. A maioria dos casos é identificada intraútero ou ao nascimento. Os fetos mais severamente afetados apresentam rins hiperecogênicos e oligoidrâmnio, causados por baixo débito urinário fetal. Esses fetos desenvolvem o fenótipo de "Potter", com hipoplasia pulmonar, fácies característica e deformidades da coluna vertebral e membros. Ao nascimento, esses recém-nascidos têm, na maioria das vezes, um grau crítico de hipoplasia pulmonar, chegando a ser incompatível com a vida. A mortalidade perinatal estimada é cerca de 30%. Embora quase sempre comprometida, a função renal raramente é a causa da morte no período neonatal.

Para aqueles que sobrevivem ao primeiro mês de vida, a sobrevida média desses pacientes relatada em cinco anos é de 85% a 90%.[3,10]

A morbidade e a mortalidade resultam da hipertensão arterial sistêmica grave, disfunção renal e hipertensão portal derivada da hiperplasia e fibrose do sistema portal.[3,10,11]

A hipertensão geralmente desenvolve-se nos primeiros meses e, em última análise, afeta 70% a 80% dos pacientes. Os pacientes com DRPAR têm alterações tanto na capacidade de diluição quanto na capacidade de concentração urinárias. Os recém-nascidos podem ter

DOENÇA CÍSTICA RENAL

Não Genética

Desenvolvimento

Rim em esponja medular*

Displasia cística renal
   Displasia multicística
   Displasia cística associada à obstrução do trato urinário

Displasia cística difusa: sindrômica e não sindrômica

Adquirida

Cistos simples

Cistos solitários multiloculares

Doença cística hipocalêmica

Doença cística adquirida (evoluindo para insuficiência renal)

Genética
Autossômica Dominante

Doença renal policística autossômica dominante

Doença cística medular de início na idade adulta

Esclerose tuberosa

Doença/síndrome de von Hippel-Lindau

Autossômica Recessiva

Doença renal policística autossômica recessiva

Nefronoftise juvenil

Síndrome de Meckel-Gruber

Ligada ao X

Síndrome oral-facial-digital tipo I

Tabela 47-1 Doença cística renal. http://www.ncbi.nlm.nih.gov/entrz/query.fcgi?db=OMIM. *REM é normalmente considerado um distúrbio esporádico, mas estudo recentes encontraram evidências em agrupamentos familiares, envolvendo herança autossômica dominante com doença de penetrância reduzida e variabilidade na expressão da doença.[44]

hiponatremia, provavelmente resultante da alteração na excreção de água livre.[3] A excreção de ácidos urinários pode estar reduzida, mas a acidose metabólica não é uma característica clínica significativa.[12] Estudos retrospectivos sugeriram aumento na incidência de piúria na análise urinária bem como infecções do trato urinário (ITU) confirmadas por cultura.[3]

Nos primeiros seis meses de vida, os bebês com DRPAR podem ter melhora transitória na taxa de filtração glomerular (TFG) causada pela maturação renal. Posteriormente, ocorre declínio progressivo, mas variável, da função renal, com pacientes que podem apresentar, no primeiro mês de vida, progressão mais rápida para doença renal crônica em estádio terminal (DRET) do que aqueles que apresentam mais de um mês de idade.[12] Com os avanços na efetividade da terapia para DRET, o aumento na sobrevida é comum, e, para muitos pacientes, as complicações hepáticas tornam-se o problema clínico predominante.

Em média, crianças com valores de creatinina sérica acima de 2,2 mg/dL (200 μmol/L) progridem para DRET no prazo de cinco anos, mas isso é altamente variável. Em estudos longitudinais, a probabilidade de sobrevida renal sem DRET é cerca de 85% em um ano, 70% em 10 anos, 65% em 15 anos e 40% em 20 anos.[10,11] Em crianças, nas quais a apresentação da doença ocorre mais tarde na infância ou na adolescência, a hipertensão portal é quase sempre a anormalidade clínica predominante, com hepatoesplenomegalia e sangramento de varizes de esôfago ou gástricas, bem como hiperesplenismo com consequente trombocitopenia, anemia e leucopenia. A função hepatocelular geralmente é preservada. A colangite supurativa ascendente é uma complicação grave e pode causar insuficiência hepática fulminante.[13,14]

Outras características associadas incluem restrição de crescimento,[3] embora o mecanismo ainda não esteja definido, e raramente aneurismas intracranianos.[15]

Patologia
Rins

O envolvimento renal é invariavelmente bilateral e em grande parte simétrico. A histopatologia varia de acordo com a idade de apresentação e o grau de envolvimento cístico (Fig. 47-2, *A* e *B*).

Em recém-nascidos afetados, os rins podem ter 10 vezes o tamanho normal, mas podem manter o contorno renal típico. Os túbulos coletores dilatados e fusiformes estendem-se radialmente pelo córtex. Na medula, os túbulos coletores dilatados estão, com mais frequência, cortados tangencial ou transversalmente. Até 90% dos túbulos coletores

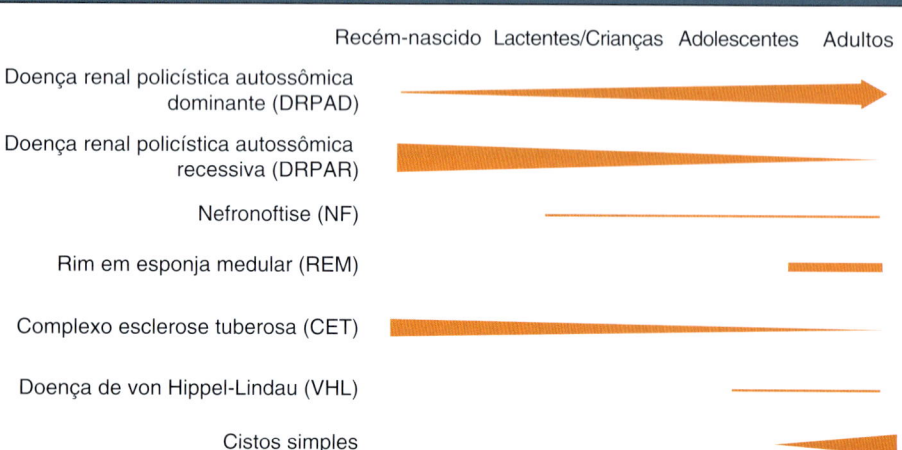

Distribuição por Idade da Doença Renal Cística

Recém-nascido | Lactentes/Crianças | Adolescentes | Adultos

Doença renal policística autossômica dominante (DRPAD)

Doença renal policística autossômica recessiva (DRPAR)

Nefronoftise (NF)

Rim em esponja medular (REM)

Complexo esclerose tuberosa (CET)

Doença de von Hippel-Lindau (VHL)

Cistos simples

Figura 47-1 Distribuição por idade dos pacientes com doença renal cística.

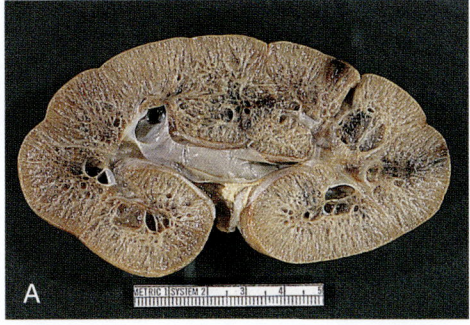 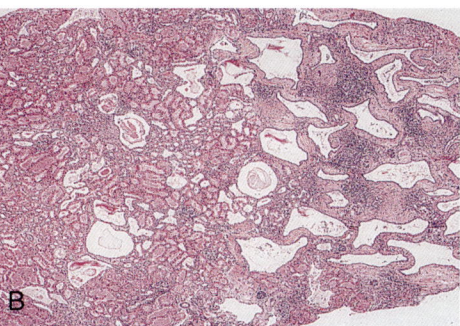 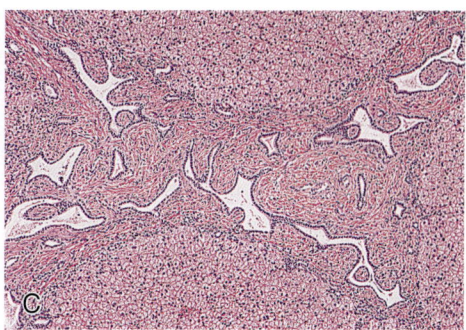

Figura 47-2 Características patológicas da doença renal policística autossômica recessiva. A, Corte seccional de rim com DRPAR de criança de um ano de idade mostrando discretos cistos medulares e ductos coletores dilatados. **B**, Microscopia óptica mostrando rim com DRPAR de início tardio com ectasia ductal medular proeminente (coloração hematoxilina-eosina [HE]; aumento 10×). **C**, Microscopia óptica de fibrose hepática congênita mostrando extensa fibrose da região portal com ductos biliares tortuosos, ectasiados e hipoplasia da veia porta (coloração HE; 40×).

estão envolvidos. A fibrose intersticial associada é mínima em recém-nascidos e lactentes, mas aumenta com a progressão da doença.

Em pacientes com diagnósticos mais tardios na infância, o tamanho do rim e o grau de envolvimento cístico tendem a ser mais limitados. Os cistos podem medir até 2 cm de diâmetro e assumir uma configuração mais esférica. A fibrose intersticial progressiva é provavelmente responsável pela obstrução tubular secundária. Em crianças mais velhas, a ectasia ductal medular é o achado predominante.

Os cistos são revestidos com uma única camada de epitélio cúbico indeterminado. Os glomérulos e néfrons dos segmentos proximais para os túbulos coletores são a princípio de estruturas normais, mas são frequentemente preenchidos entre os túbulos coletores ectasiados ou deslocados dentro da porção subcapsular. A presença de cartilagem ou outros elementos displásicos indica um diagnóstico diferente de DRPAR, como displasia cística.

Fígado
A lesão hepática em DRPAR caracteriza-se por malformação da placa ductal.[6] O fígado pode ser normal em tamanho ou um pouco aumentado. Os ductos biliares são dilatados (ectasia biliar) e dilatação cística acentuada de todo o sistema biliar intra-hepático (doença de Caroli) é bem descrita.[16] Em DRPAR neonatal, os ductos biliares são aumentados em número, tortuosos na sua configuração e quase sempre localizados em torno da periferia do trato portal. Em crianças mais velhas, a ectasia biliar é acompanhada de aumento da fibrose do trato portal e hipoplasia dos pequenos ramos da veia porta (Fig. 47-2, *C*). O parênquima hepático pode ser entrecortado por delicados septos fibrosos que ligam o trato portal, mas os próprios hepatócitos raramente são afetados.

Diagnóstico
A DRP autossômica recessiva deve ser diferenciada de uma gama de outras doenças císticas renais pediátricas (Tabela 47-2).

Exames de Imagem
Na década passada, o diagnóstico clínico aumentou cada vez mais sua dependência do exame de imagem em vez da análise histopatológica. A DRPAR pertence à doença fibrocística hepatorrenal,[7] a maioria das quais é caracterizada por rins muito aumentados, ecogênicos, no feto e nos neonatos. No entanto, estudos recentes indicam que, em grande medida, esses distúrbios podem ser distinguidos por ultrassom.[17] Os rins de portadores de DRPAR, intraútero, são hiperecogênicos e exibem diferenciação corticomedular *reduzida*, às custas de hiperecogenicidade medular (Fig. 47-3, *A*). Com o ultrassom de alta resolução, a matriz radial dos túbulos coletores dilatados pode ser visualizada. Em comparação, os rins de portadores de DRPAD intraútero tendem a ser moderadamente aumentados com um córtex hiperecogênico e

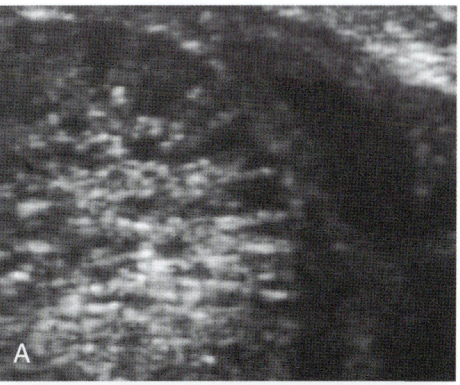

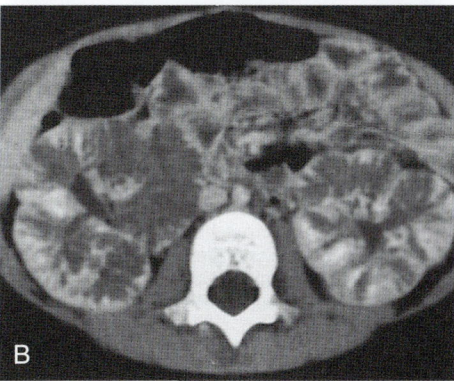

Figura 47-3 Achados radiológicos associados à doença renal policística autossômica recessiva. A, DRPAR em neonato. Ultrassom de alta resolução revela túbulos coletores dilatados dispostos radialmente. **B**, DRPAR em garota de quatro anos, sintomática. TC contrastada mostra nefrograma estriado e diferenciação corticomedular aumentada.

medula relativamente hipoecogênica, causando *aumento* na diferenciação corticomedular.

O tamanho renal normalmente atinge o pico de crescimento com um a dois anos de idade, em seguida declina gradualmente em relação ao tamanho do corpo da criança e estabiliza-se por volta de quatro a cinco anos. Com o passar da idade dos pacientes, há aumento de ecogenicidade medular dos rins, com disseminação de pequenos cistos medindo menos de 2 cm de diâmetro. Esses cistos e a fibrose progressiva podem alterar o contorno renal habitual, levando a DRPAR em algumas crianças mais velha a ser confundida com DRPAD. A imagem de tomografia computadorizada (TC) com contraste pode ser útil na definição da arquitetura renal nessas crianças (Fig. 47-3, *B*).

A ectasia da pelve renal bilateralmente e as calcificações renais têm sido relatadas em 25% e 50% dos pacientes com DRPAR,

Características da Doença Cística Renal Pediátrica

Característica	DRPAR	NPHP	Meckel-Gruber[1]	DRGC[2]	DRPAD	TSC
Características Clínicas						
Início clínico	Perinatal	NPHP2: 0-5 anos NPHP: 10-18 anos	Perinatal, infância	Infância, crianças mais velhas	Infância[3], crianças mais velhas	Infância[3], crianças mais velhas
Aumento renal	Sim	NPHP2: sim NPHP3: alguns casos NPHP: não	Sim	Não	Ocorre	Ocorre
Patologia renal	Múltiplos cistos	NPHP: múltiplos cistos NPHP: poucos cistos na junção cortico medular	Múltiplos cistos	Múltiplos cistos corticais	Múltiplos cistos	Poucos a múltiplos cistos; angiomiolipoma
Infecção do cisto	Incomum	Não	Incomum	Não	Ocorre	Incomum
Pressão sanguínea	Normal/aumentada	NPHP2: aumentada NPHP: normal	Normal	Nomal/aumentada	Normal/aumentada	Nomal/aumentada
Função renal	Normal/Diminuída	Normal/Diminuída	Normal/Diminuída	Normal	Normal	Normal
Nefrocalcinose/nefrolitíase	Nefrocalcinose acima de 25%	Não	Não	Não	Ocorre nefrolitíase	Não
FHC[4]	Sim	Raro	Sim	Não	10%-15% DRPAD infantil	Não
Lesões pancreáticas	Não	Não	Não	MODY5	Não	Não
Envolvimento de SNC	Não	(Joubert)[5]	Encefalocele, retardo mental	Não	Não	Convulsões; retardo mental
Genética						
Gene acometido	*PKHD1*	*NPHP1 – NPHP15*	*MSK1-MSK10*	*PKD-1* *TCF-2*	*PKD1* *PKD2*	*TSC1* *TSC2*
Teste genético[6]	Sim	A maioria*	A maioria*	Sim	Sim	Sim

Tabela 47-2 Características da doença renal cística pediátrica. *DRPAR*, Doença renal policística autossômica recessiva; *CM*, corticomedular.[1] Síndrome de Meckel-Gruber (MKS) é uma doença autossômica recessiva grave, quase sempre letal, caracterizada por displasia renal cística bilateral, disgenesia ductal biliar, polidactilia pós-axial bilateral e uma variedade de malformações do sistema nervoso central (SNC). A tríade de doença renal cística, encefalocele occipital e polidactilia é muito comum. A interrupção de genes na MKS foi identificada na nefronoftise (NF) e em pacientes com Joubert, sugerindo um espectro fenotípico. [2]Doença renal glomerulocística (DRGC) pode ocorrer como manifestação infantil de doença renal policística autossômica dominante (DRPAD). DRGC hipoplásica familiar, causada pela mutação no *TCF2*, gene que codifica o fator nuclear do hepatócito (HNF-1β), pode ser associado a diabetes MODY5 (*maturity-onset diabetes of the young type* 5). [3]Deleção contígua na linha germinativa de ambos os genes, *PKD1* e *TSC2* (a síndrome contígua do gene PKDTS; MIM 600273), ocorre em um pequeno grupo de pacientes com características do complexo esclerose tuberosa (TSC), bem como uma doença renal cística maciça que faz lembrar a DRPAD, hipertensão grave e progressivo declínio da função renal, com início na segunda ou terceira década de vida, para doença renal crônica terminal (DRET). [4]Fibrose hepática congênita (FHC). [5]Síndrome de Joubert (JBTS; MIM 213300) é uma doença autossômica recessiva, geneticamente heterogênea, caracterizada por desenvolvimento anormal do cerebelo (aplasia do vérmis cerebelar) e do olho (coloboma), bem como retinose pigmentar, hipotonia congênita e também apraxia ocular motora ou irregularidade no padrão respiratório durante o período neonatal. A doença pode ser associada à NF, e diversas mutações nos genes *NHPH* foram descritas nos pacientes com JBTS. [6]Testes genéticos: listados em GeneTests (http://www.genetests.org) e no registro norte-americano de testes genéticos da NIH (http://www.ncbi.nlm.nih.gov/gtr). *Os testes estão disponíveis para a maioria dos genes *NPHP* e *MKS*.

respectivamente.[11,18] Em adultos com ectasia medular exclusiva, a lesão cística pode ser confundida com rim em esponja medular.

O fígado pode ser normal ou aumentado de tamanho. Na maioria das vezes, apresenta ecogenicidade menor que os rins. A dilatação do ducto biliar intra-hepático proeminente sugere doença de Caroli associada. Com a idade, a fibrose portal tende a progredir, e, em crianças mais velhas, ultrassom mostra tipicamente hepatoesplenomegalia e aumento desigual na ecogenicidade hepática.[16,19]

Testes Genéticos

Com a identificação de *PKHD1* como o principal gene da doença na DRPAR, os testes genéticos estão disponíveis como uma ferramenta no diagnóstico clínico. A taxa de detecção da mutação é de 80% a 87%. Os algoritmos diagnósticos atuais incluem análise com base no gene e a genotipagem baseada no haplótipo (em famílias informativas).[20,21] O teste genético é aplicado sobretudo no contexto de testes pré-natais e diagnósticos genéticos pré-implantação.[22] Até a presente data, há evidência limitada para correlações genótipo-fenótipo, exceto, talvez, em fetos afetados.[23] Embora pacientes com duas mutações truncadas tenham tido maior risco de morte perinatal,[21,24] estudos recentes identificaram uma deleção homozigótica grande em um menino de oito anos.[25] A DRPAR está associada à alta frequência de alterações *missense* únicas em *PKHD1*, que podem complicar a interpretação inequívoca de teste com base no gene. Além disso, cerca de 20% dos irmãos com DRPAR têm fenótipos clínicos discordantes.[10] Esses dados podem dificultar o aconselhamento genético, e é necessário cuidado ao prever os resultados clínicos dos futuros filhos afetados.[26]

Tratamento

A sobrevida dos recém-nascidos com DRPAR melhorou significativamente nas últimas duas décadas, devido aos avanços em ventilação mecânica para neonatos e outras medidas de suporte. Intervenções agressivas como nefrectomias unilaterais ou bilaterais e hemofiltração contínua têm sido defendidas no manejo do recém-nascido, mas estudos prospectivos controlados ainda devem ser realizados. Para aquelas crianças que sobrevivem ao período perinatal, o controle da pressão arterial é o ponto clínico mais importante. Os inibidores da enzima conversora da angiotensina (iECA), os bloqueadores dos receptores da angiotensina (BRAs), os antagonistas adrenérgicos e os diuréticos de alça são eficazes agentes anti-hipertensivos.

O manejo das crianças com DRPAR com declínio da TFG deve seguir as diretrizes padronizadas estabelecidas para doença renal crônica (DRC) em pacientes pediátricos.[27]

Em função da relativa deficiência na concentração urinária, as crianças com DRPAR devem ser monitoradas para evitar desidratação durante a ocorrência de doenças associadas a febre, taquipneia, náuseas, vômitos ou diarreia. Para lactentes com grave poliúria, os diuréticos tiazídicos podem ser usados para diminuir a perda de água e soluto no néfron distal. O equilíbrio ácido-base deve ser estritamente monitorado, e a terapia suplementar com bicarbonato, iniciada, conforme necessário.

O acompanhamento atento para hipertensão portal deve ser garantido em todos os pacientes com DRPAR. Não há nenhuma correlação entre a gravidade da doença renal e da doença hepática.[3,19] Estudos recentes sugerem que a contagem de plaquetas combinada com o ultrassom abdominal seriado (avaliando tamanho do baço e do fígado) e estudos de fluxo com Doppler fornecem bons marcadores substitutos para a severidade da hipertensão portal.[19] O manejo médico pode incluir escleroterapia ou ligadura elástica das varizes.[16] A abordagem cirúrgica com derivação porto cava ou esplenorrenal pode estar indicada em alguns pacientes. Embora o hiperesplenismo ocorra com frequência, a esplenectomia raramente se justifica. Febres inexplicáveis com ou sem níveis elevados de transaminases sugerem colangite bacteriana e requer avaliação meticulosa, por vezes incluindo biópsia hepática percutânea para fazer o diagnóstico e orientar a antibioticoterapia agressiva.

O manejo eficaz da hipertensão portal e sistêmica, juntamente com a terapia de substituição renal bem-sucedida, possibilitou a sobrevida do paciente em longo prazo. Portanto, o prognóstico na DRPAR, sobretudo para as crianças que sobrevivem ao primeiro mês de vida, é muito menos sombrio do que comumente se pensava, e a terapia médica agressiva está justificada.

O tratamento atual de pacientes com DRPAR é inteiramente de suporte, embora os estudos pré-clínicos sugiram que o alvo das novas terapias possam trazer benefício futuro para essa coorte de pacientes.[28]

Transplante

Um período prolongado de diálise na infância foi associado a comprometimento cognitivo e educacional. Portanto, o transplante renal é o tratamento de escolha para a DRET em pacientes com DRPAR, e pelo menos um relato defende a nefrectomia preemptiva em neonatos com rins muito aumentados.[29] A DRPAR é uma doença recessiva, e, portanto, qualquer um dos pais pode ser um doador de rim adequado. No entanto, a recente identificação de anormalidades sutis na ecografia renal e hepática em pais de crianças com DRPAR[30] sugere cautela e requer análises de acompanhamento mais amplas. As nefrectomias de rins nativos podem ser justificadas em pacientes com rins maciçamente aumentados para tornar possível a colocação de aloenxerto.

Em alguns pacientes, o transplante combinado de rim e fígado pode ser apropriado.[31] As indicações incluem a combinação de insuficiência renal e colangite recorrente ou complicações significativas de hipertensão portal (p. ex., hemorragia varicosa recorrente, ascite refratária, síndrome hepatopulmonar). Além disso, o transplante hepático pode ser considerado para pacientes com episódio único de colangite, no contexto de acentuadas anormalidades no sistema biliar (doença de Caroli).[16]

NEFRONOFTISE JUVENIL – DOENÇA DO COMPLEXO CÍSTICO MEDULAR

Definições

A nefronoftise (NF) juvenil e a doença renal cística medular (DRCM) compartilham a mesma tríade de características histopatológicas: irregularidades na membrana basal tubular, atrofia tubular com formação de cistos e infiltração de células intersticiais com fibrose. Essas doenças histopatologicamente similares diferem apenas no seu modo de transmissão, idade de início e erros genéticos. NF é uma doença autossômica recessiva que se apresenta na infância, ao passo que a DRCM é uma doença autossômica dominante que ocorre em adultos. O termo *nefronoftise juvenil – doença do complexo cístico medular* é utilizado para descrever esses transtornos. A NF é muito mais comum do que a DRCM; no entanto, ela foi relatada em ambas as formas como uma doença renal isolada e em associação com diversas manifestações sistêmicas, como retinite pigmentosa, fibrose hepática congênita, apraxia oculomotora e anomalias esqueléticas. Portanto, essas entidades são consideradas separadamente.

Nefronoftise Juvenil Autossômica Recessiva

Uma nefropatia tubulointersticial autossômica recessiva, a NF, é uma das mais frequentes causas herdadas da DRET em crianças e adolescentes.[32] O termo *nefronoftise* deriva do grego e significa "perda progressiva de néfrons".

Bases Genéticas da NF

Vários genes causadores da doença foram identificados em pacientes com NF. As alterações no *NPHP1* são responsáveis por 21% das NF, com grandes deleções homozigotas detectadas em 80% dos membros das famílias afetadas e em 65% dos casos esporádicos. As mutações em cada um dos genes *NPHP* remanescentes causam não mais do que 3% das doenças relacionadas ao *NPHP*.[32] A expressão clínica da doença parece ser agravada pela herança oligogênica, ou seja, pacientes portadores de duas mutações em um único gene *NPHP*, bem como uma mutação de cópia única em um gene *NPHP* adicional. Além disso, alelismo múltiplo ou mutações distintas em um único gene parecem explicar a sequência contínua de anormalidades fenotípicas multiorgânicas observadas na NF, síndrome de Meckel e síndrome de Joubert.[33,34]

A maioria dos produtos proteicos dos genes associados ao *NPHP* são expressos no complexo centrossomo-ciliar,[32,34] e a NF é considerada uma ciliopatia.

Manifestações Clínicas

Doença Renal Três formas distintas de NF — infantil, juvenil e adolescente — foram a princípio descritas, baseadas na idade de início da DRET. Na forma infantil, a DRET consistentemente ocorre antes dos cinco anos de idade, ao passo que, na NF juvenil, a forma mais comum, a DRET, ocorre, em média, na idade de 13 anos. No entanto, não há correlação clara de genótipo-fenótipo para esse espectro de apresentações, e essas doenças devem ser referidas com a designação única, NF.[35,36]

A capacidade reduzida de concentração urinária é invariável na NF e quase sempre precede o declínio da função renal, com início entre quatro e seis anos de idade. A poliúria e a polidipsia são comuns. A perda de sal ocorre na maioria dos pacientes com disfunção renal, e suplementação de sódio é frequentemente necessária até o início da DRET. Um terço dos pacientes torna-se anêmico antes do início da disfunção renal, atribuindo-se a um erro na regulação funcional da produção de eritropoetina pelo fibroblasto peritubular.[37] A restrição de crescimento desproporcional ao grau de disfunção renal é um achado comum.

O declínio da função renal lentamente progressivo é típico da NF. Embora os sintomas possam ser detectados após dois anos de idade, eles podem progredir insidiosamente, e que 15% dos pacientes afetados são reconhecidos somente após a DRET ter se desenvolvido. Não há nenhum tratamento específico. Não há conhecimento de recorrência da doença no aloenxerto renal.

As crianças com a variante infantil desenvolvem sintomas nos primeiros meses de vida e rapidamente progridem para DRET, quase sempre antes de dois anos de idade, mas invariavelmente até os cinco anos. A hipertensão grave é comum nessa doença.

Ao contrário de pacientes com doença renal policística ou rim em esponja medular, os pacientes com NF raramente desenvolvem dor em flanco, hematúria, hipertensão, ITUs ou cálculos renais.

Anormalidades Extrarrenais Associadas As anormalidades extrarrenais têm sido descritas em cerca de 10% a 15% dos pacientes com NF.[38] A anomalia mais frequentemente associada é a *distrofia retiniana,* causada pela degeneração tapeto-retiniana (síndrome de Senior-Loken). Os pacientes gravemente afetados apresentam nistagmo grosseiro, cegueira precoce e eletrorretinograma sem atividade (amaurose congênita de Leber), ao passo que aqueles com distrofia retiniana moderada normalmente têm deficiência visual leve e retinose pigmentar. Outras anomalias extrarrenais incluem apraxia oculomotora (síndrome de Cogan), aplasia do vérmis cerebelar (síndrome de Joubert) e epífises ósseas em forma de cone. A fibrose hepática congênita ocorre, de modo ocasional, em pacientes com NF, mas a proliferação do ducto biliar associada é leve e qualitativamente diferente daquela que ocorre na DRPAR.

Patologia

Na NF clássica, os rins são moderadamente contraídos, com atrofia parenquimatosa causando a perda da diferenciação corticomedular. Os achados histopatológicos incluem atrofia tubular com espessamento da membrana basal tubular, fibrose intersticial grave e difusa, e cistos de tamanhos variados, distribuídos em um padrão irregular na junção corticomedular (CM) e fora da medula. No entanto, até 25% dos rins com NF não têm cistos visíveis à macroscopia.

Na lesão renal típica de NF, aglomerados de túbulos atróficos alternam-se com grupos de túbulos viáveis, mostrando dilatação ou hipertrofia compensatória acentuada ou grupos de túbulos colapsados. O espessamento da membrana basal em múltiplas camadas é uma característica proeminentemente histopatológica (Fig. 47-4). Esse padrão não é único, mas a transição abrupta de um tipo de padrão tubular para outro sugere NF. Moderada fibrose intersticial, na maioria das vezes sem um infiltrado significativo de células inflamatórias, está intercalada entre os túbulos atróficos. Cistos esféricos, com paredes finas, revestidos com um epitélio cúbico simples podem ser evidentes na junção CM, na medula e até mesmo nas papilas. Os estudos de microdissecção indicam que esses cistos surgem a partir da alça de Henle, túbulos contorcidos distais e túbulos coletores. O glomérulo pode ser normal, embora alguns possam ser completamente esclerosados. Outros glomérulos mostram fibrose periglomerular, e outros, ainda, têm dilatação do espaço de Bowman, sugestivo de doença renal glomerulocística.[39]

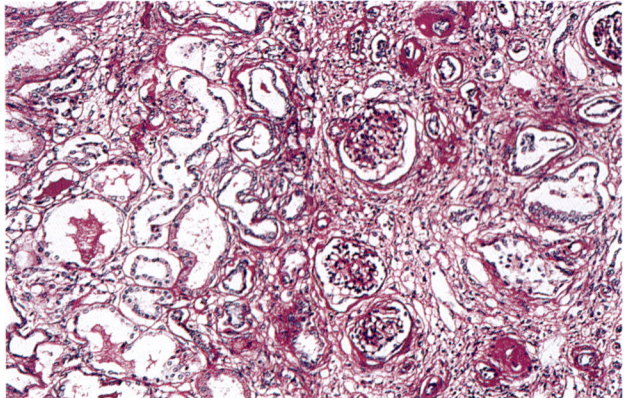

Figura 47-4 Patologia renal na nefronoftise juvenil. A microscopia óptica mostra nefropatia tubulointersticial. Túbulos atróficos com membrana basal irregularmente espessa são cercados por fibrose intersticial. Túbulos dilatados são evidentes na junção corticomedular (coloração HE; 40×).

Comparativamente, a forma infantil tem características de ambas, NF clássica, como atrofia da célula tubular, fibrose intersticial e cistos tubulares, e doença renal policística (DRP), como os rins aumentados e envolvimento cístico generalizado.[36]

Diagnóstico

Em uma criança com NF e disfunção renal, a ultrassonografia tipicamente revela os rins de tamanho normal ou rins pequenos com aumento da ecogenicidade e perda da diferenciação corticomedular. De modo ocasional, os cistos podem ser detectados na junção CM ou na medula. As imagens de TC com cortes finos podem ser mais sensíveis do que o ultrassom para detectar esses cistos.

Os achados patológicos na NF não são exclusivos. Desse modo, nas fases iniciais da doença, nem a imagem renal nem a histopatologia podem confirmar o diagnóstico clínico. Os testes moleculares podem ser úteis em estabelecer o diagnóstico da doença relacionada ao *NPHP1.*[40] Estratégias mais recentes, utilizando tecnologias de sequenciamento, devem possibilitar a detecção de mutação de alta taxa de transferência, de genes *NHPH* conhecidos, embora falhas nesses genes sejam responsáveis pela doença em apenas 30% a 40% dos pacientes com NF.[41]

Tratamento

O tratamento atual da NF é inteiramente de suporte. No entanto, estudos pré-clínicos sugerem que os alvos das novas terapias possam trazer benefícios para esses pacientes. De modo específico, o tratamento com OPC31260, um antagonista do receptor 2 da vasopressina atenuou notavelmente a progressão da doença renal cística em ratos *pcy,* um modelo da doença relacionada do *NPHP3.* A roscovitina, um inibidor da quinase dependente da ciclina, controlou a progressão da doença cística no rato *jck,* um modelo de doença relacionada ao *NPHP9.*[28]

Doença Renal Cística Medular Autossômica Dominante

Uma condição autossômica dominante, a DRCM é muito mais rara do que a NF autossômica recessiva, mas histopatologicamente indistinguíveis. Alguns pacientes com DRCM não tiveram pais fenotipicamente afetados, mas sim um segundo – ou terceiro – grau de parentesco afetados, sugerindo que a doença é pouco reconhecida em membros de famílias acometidas ou que haja penetrância variável.

Os estudos genéticos indicam que erros em pelo menos dois *loci* (*MCKD1* e *MCKD2*) causam doença renal cística medular. A uremia ocorre após os 60 anos de idade em MCKD1 (herança mendeliana no homem [MIM] 174000), ao passo que, em MCKD2 (MIM 603860), a progressão para DRET ocorre por volta dos 30 anos. As mutações no gene *UMOD,* que codifica a uromodulina ou a proteína de Tamm-Horsfall, foram identificadas em pacientes com MCKD2. Posteriormente, as mutações de *UMOD* também foram identificadas em famílias com nefropatia juvenil hiperuricêmica familiar (FJHN; MIM 162000), uma doença de transmissão dominante, caracterizada por DRCM, hiperuricemia e gota, bem como doença glomerulocística familiar com hiperuricemia (MIM 609886).

Estudos recentes, utilizando novas tecnologias de sequenciamento de nova geração em um cenário de seis famílias com MCKD1, identificaram uma mutação aparentemente independente que envolve a inserção de um único nucleotídeo em uma sequência de codificação com número variável de repetição em sequência (VNTR) dentro do gene *MUC1* que codifica a mucina-1.[42]

O diagnóstico geralmente pode ser feito com base na história familiar, nas associações clínicas de hiperuricemia e gota e no achado ultrassonográfico de cistos medulares. Os testes genéticos estão disponíveis para doença relacionada ao *UMOD* (http://www.genetests.org/).

RIM EM ESPONJA MEDULAR

Definição

O rim em esponja medular (REM) é uma doença relativamente comum, caracterizada por dilatação medular e papilar dos ductos coletores que dão à medula renal uma aparência esponjosa. Essa malformação renal é tipicamente associada a nefrocalcinose, nefrolitíase recorrente, alterações da mineralização óssea e um risco aumentado de ITU.

Etiologia e Patogênese

A presença ocasional de tecido embrionário nas papilas afetadas e a coexistência de outras anomalias do trato urinário sugerem que o REM resulta de uma alteração do desenvolvimento das pirâmides medulares. Além disso, o REM ocorre com mais frequência em indivíduos com outras anomalias do desenvolvimento ou tumores (p. ex., hemi-hipertrofia congênita, síndrome de Beckwith-Wiedemann, malformações congênitas do trato urinário, tumor de Wilms).[43]

Em geral, o REM é considerado uma doença esporádica, mas estudos recentes forneceram fortes evidências de agrupamentos familiares de REM envolvendo herança autossômica dominante, com reduzida penetrância da doença e variabilidade na expressão da doença.[44]

Epidemiologia

Na população geral, a frequência de REM pode ser subestimada porque alguns indivíduos afetados permanecem inteiramente assintomáticos. Até 20% dos pacientes com nefrolitíase têm, pelo menos, REM de grau leve, mas a urografia excretora em pacientes *não selecionados* indica uma frequência de doença de cerca de um a cada 5.000 indivíduos.

Manifestações Clínicas

A doença do rim em esponja medular é assintomática, a menos que seja complicada por nefrolitíase, hematúria ou infecção. Os sintomas normalmente começam entre a quarta e a quinta décadas de vida, mas a apresentação foi relatada em adolescente. Os cálculos ou cristais granulares em pacientes com REM são compostos de apatita (fosfato de cálcio) ou de uma mistura de apatita e oxalato de cálcio. Vários fatores parecem contribuir para a formação de cálculos, como a estase urinária dentro dos ductos ectasiados, hipercalciúria e hipocitratúria. Hiperparatireoidismo também é relatado.

A hematúria não relacionada à coexistência de cálculos ou infecções pode ser recorrente. Na maioria das vezes, o sangramento é assintomático, a menos que a hematúria macroscópica cause cólicas relacionadas à presença de coágulos. A ITU pode ocorrer em associação com nefrolitíase ou como um evento independente. Nos casos em que ocorrem com cálculos, as infecções são mais propensas a ocorrer em mulheres do que em homens.

A redução na capacidade de concentração e acidificação urinárias são características clínicas comuns. Na maioria dos pacientes, a deficiência de acidificação não está associada à acidose sistêmica evidente, mas alterações de mineralização óssea são bem descritas em pacientes com REM.[43]

Patologia

As alterações patológicas são restritas aos túbulos coletores medulares e papilares renais. Vários cistos esféricos ou ovais, medindo de 1 a 8 mm, podem ser detectados em uma ou mais papilas. Esses cistos podem ser isolados ou podem se comunicar com o sistema coletor. Os cistos são quase sempre bilaterais e contêm cálculos esféricos compostos de apatita. As pirâmides afetadas e associadas aos cálices são normalmente aumentadas, e podem resultar em nefromegalia quando muitas pirâmides estão envolvidas. O córtex renal, os raios medulares, os cálices e a pelve parecem normais, a não ser que as complicações como pielonefrite ou obstrução do trato urinário se sobreponham.

Diagnóstico

A radiografia simples de abdome quase sempre revela cálculos radiopacos na medula (Fig. 47-5, *A*). Historicamente, o diagnóstico estabeleceu-se por urografia excretora (Fig. 47-5, *B*). A retenção de contraste nas regiões ectasiadas dos túbulos coletores aparece como cistos esféricos ou, mais frequentemente, como estrias lineares difusas. Este último confere um padrão característico nas papilas, descrito como buquê de flores ou aparência de pincel. A nefrocalcinose medular é um achado comum, mas não invariável. A urografia foi quase completamente substituída pela TC para a rotina clínica de imagem. A tomografia sem contraste pode ajudar a distinguir o REM de necrose papilar ou DRPAD (Fig. 47-5, *C*).

Tratamento

Os pacientes assintomáticos, nos quais o REM é detectado como um achado incidental, não requerem terapia. A hematúria, na ausência de cálculos ou infecção, não exige nenhuma intervenção. Se a ectasia tubular é unilateral e segmentar, a nefrectomia parcial pode melhorar

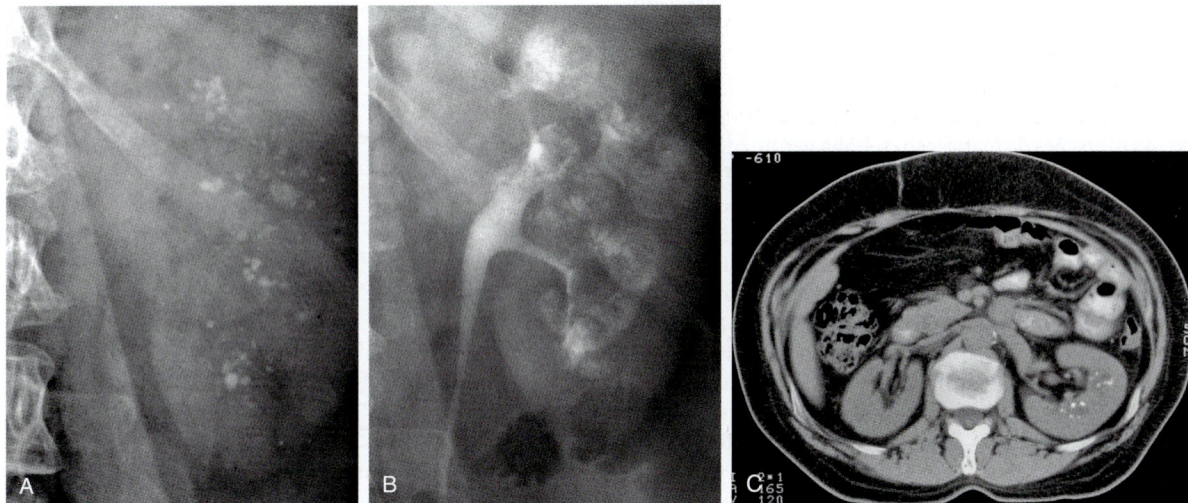

Figura 47-5 Achados radiológicos associados a rim em esponja medular. REM em mulher de 52 anos de idade, sintomática. **A**, Achados preliminares em imagem mostrando nefrolitíase medular. **B**, Imagem de urografia excretora após 10 minutos mostra grupamentos papilares de densidades arredondadas entre discretas opacidades lineares (aparência de pincel). **C**, TC sem contraste revela focos densamente ecogênicos na medula.

a nefrolitíase e as ITUs recorrentes. No entanto, o manejo clínico é suficiente para a maioria dos pacientes com doença bilateral.

A hipercalciúria e a hipocitratúria são os fatores predominantes que contribuem para a nefrolitíase em REM. Os pilares do tratamento são o citrato de potássio e a alta ingestão de líquidos. Os pacientes com hipercalciúria e/ou formadores recorrentes de cálculos podem se beneficiar de diuréticos tiazídicos. Se os tiazídicos não são bem tolerados ou são contraindicados, a terapia com fosfato inorgânico pode ser útil. A fim de se evitar a formação de cálculo de estruvita, os fosfatos orais *não* devem ser usados em pacientes com infecções do trato urinário prévias causadas por organismos produtores de urease. Os pacientes que formam e mobilizam cálculos recorrentes podem necessitar de litotripsia ou intervenção cirúrgica (Cap. 61).

A infecção do trato urinário deve ser tratada com regimes padronizados de antibióticos, e para alguns pacientes a terapia prolongada pode ser necessária. Os organismos produtores de urease, como estafilococos coagulase-negativos, são particularmente problemáticos como patógenos urinários no REM. As culturas de urina positivas, mesmo com contagens de colônias não significativas, devem ser acompanhadas vigorosamente.

Com o manejo adequado das complicações clínicas, o prognóstico em longo prazo de pacientes com REM é excelente. A progressão para disfunção renal é incomum.

COMPLEXO ESCLEROSE TUBEROSA

Definição
O complexo esclerose tuberosa (CET) é uma síndrome autossômica dominante, com gene supressor tumoral, na qual as malformações semelhantes a tumores, chamadas hamartomas, desenvolvem-se em vários órgãos, como rins, cérebro, coração, pulmões e pele.

Etiologia e patogênese
O complexo esclerose tuberosa resulta das mutações de inativação em um dos dois genes, *TSC1* no cromossoma 9q32-q34 e *TSC2* no cromossomo 16p13, adjacente ao gene *PKD1*.[45] Grandes deleções envolvendo ambos, *PKD1* e *TSC2*, resultam em síndrome da deleção do gene contíguo PKD1/TSC2 (PKDTS).[46]

A natureza focal da doença associada ao CET e a variabilidade de expressão da doença, mesmo dentro das famílias, sugerem que *TSC1* e *TSC2* funcionam como genes supressores de tumor.[45] Esse paradigma supõe que duas mutações sucessivas são necessárias para inativar um gene supressor de tumor e causar a formação do tumor. A primeira mutação herdada e, portanto, presente em todas as células, é necessária, mas não suficiente para produzir tumores. Uma segunda mutação ocorre após a fertilização, e é necessária para induzir a transformação em tumor. As mutações de inativação da linha germinativa identificadas em *TSC1* e *TSC2*, bem como a perda de heterozigose detectada em hamartomas associados a *TSC2* e a *TSC1*, suportam a hipótese que ambos, *TSC1* e *TSC2*, funcionam como gene supressor de tumor.[47]

O produto do gene *TSC2*, a tuberina, interage com a hamartina, produto do gene *TSC1*. O complexo hamartina/tuberina (TSC1/TSC2) funciona em múltiplas vias celulares, sobretudo por inibir a atividade da quinase do mTOR, alvo da rapamicina nos mamíferos, que funciona em um complexo proteico (mTORC1) para regular a absorção de nutrientes, a progressão do ciclo celular, o crescimento celular e a tradução de proteínas[45,48] (Fig. 47-6). O produto do gene *PKD1*, a policistina-1, desempenha um papel fundamental na regulação da atividade do mTORC1 por complexos com tuberina e mTOR, inibindo, assim, a via do mTOR.[49] Normalmente, em rim adulto, mTOR está inativo. Com a perda de função da policistina-1 ou da tuberina, a atividade do mTOR é suprarregulada, contribuindo para a

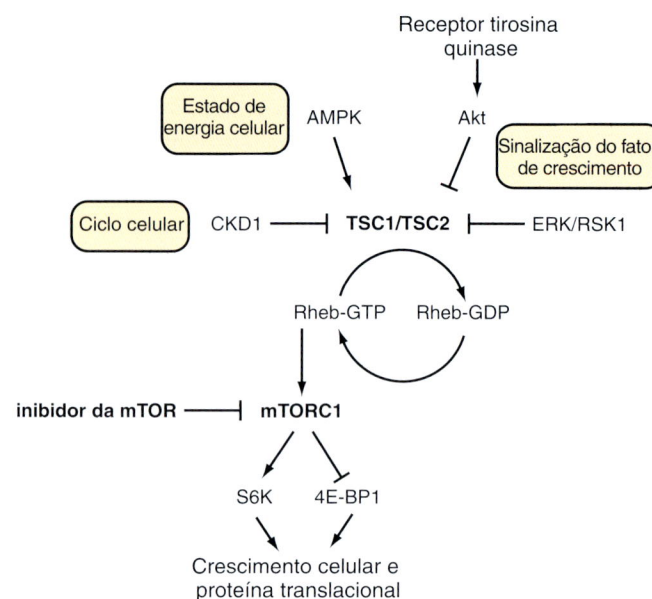

Figura 47-6 Via de sinalização do TSC1/TSC2. Hamartina (TSC1) e tuberina (TSC2) integram os sinais através da ligação com o fator extracelular de crescimento (via Akt e ERK/RSK1), o estado de energia intracelular (via AMPK) e o ciclo celular (via CDK1) para direcionar as vias de sinalização que regulam a proliferação celular, a diferenciação e a migração. A tuberina contém o domínio proteína ativadora (GAP) da guanosina trifosfatase (GTPase) no seu carboxi-terminal, e, quando se forma um complexo com hamartina (complexo TSC1/TSC2), o pequeno Rheb GTPase é convertido de seu estado ativo ligado ao GTP para um estado inativo ligado ao GDP. Rheb é um ativador da mTORC1 quinase, que regula um número de processos ligados à síntese de proteínas e crescimento celular (via quinase ribosomal S6 e o fator de iniciação eucariótico 4E ligado à proteína (4E-BP1)). mTORC1 é ativado fisiologicamente em resposta à sinalização do fator de crescimento, que faz a fosforilação da tuberina, a dissociação do complexo TSC1/TSC2 e a elevação dos níveis de Rheb-GTP. A inativação do complexo TSC1/TSC2 através das mutações em *TSC1* ou *TSC2* levam à inativação inadequada do mTORC1. *(Modificado da referência 78.)*

desregulação do crescimento celular e da cistogênese. Além disso, a hamartina parece funcionar como via independente da via TORC1, para regular a integridade estrutural do cílio primário, sugerindo que a disfunção ciliar é um mecanismo adicional na patogênese da CET [50]

Epidemiologia
O complexo esclerose tuberosa afeta um em 6.000 a 10.000 indivíduos.[48] A penetrância dessa doença é bastante variável. Cerca de 70% dos pacientes com CET são casos esporádicos, sem história familiar, e a doença aparentemente resulta de novos eventos de mutação. Entre os pacientes com doença esporádica, as mutações no *TSC2* são cerca de cinco vezes mais comuns do que as mutações no *TSC1*, ao passo que a proporção é 1:1 em casos familiares.[51] A doença relacionada ao *TSC1* é aparentemente mais leve em função de uma taxa reduzida de "*second hits*" (segundo golpe).

Manifestações Clinicopatológicas
As características clínicas da doença vinculadas ao *TSC1* e *TSC2* são semelhantes, embora a doença vinculada ao *TSC2* tenda a ser mais grave.[52] As manifestações clínicas mais comuns incluem convulsões, retardo mental e/ou autismo, lesões de pele, doença pulmonar intersticial e tumores no cérebro, na retina, nos rins e no coração. Em

indivíduos afetados acima de cinco anos de idade, as lesões de pele mais comuns são os angiofibromas faciais (Fig. 47-7), as máculas hipomelanóticas e os fibromas ungueais.[53]

O envolvimento renal ocorre frequentemente no CET, e até 60% dos pacientes apresentam manifestações de lesões renais que incluem angiomiolipomas (85%), cistos (30% a 47%) e neoplasias malignas (2 a 4%).[48,54] Alguns dos tumores malignos que se pensava ser originalmente carcinoma de células renais (CCR), foram reclassificados como angiomiolipoma epitelioide.[55] Outras neoplasias renais, fibrose intersticial com glomerulosclerose segmentar e focal (GESF), micro-hamartomas glomerulares e cistos linfangiomatosos pélvicos e perirrenais também foram observadas em pacientes com CET. O envolvimento renal no CET quase sempre progride insidiosamente, mas pode resultar em considerável morbidade, como hemorragia retroperitoneal, disfunção renal (~ 1%) e morte. As complicações renais são a causa mais frequente de morte em pacientes com CET.[48]

Angiomiolipomas Renais

Os angiomiolipomas são estruturas hamartomatosas compostas de vasos anormais, de paredes espessas, com quantidades variáveis de células semelhantes a músculo liso e tecido adiposo (Fig. 47-8, *A* e *B*). Essas estruturas são a lesão renal mais comum em pacientes com CET, evidentes em cerca de 80% dos casos a partir de 10 anos de idade.[48] Enquanto os angiomiolipomas solitários são encontrados na população em geral, sobretudo entre as mulheres mais velhas, os angiomiolipomas associados a CET são múltiplos e bilaterais, com aparecimento em idade jovem. Os angiomiolipomas raramente ocorrem antes dos cinco anos de idade, mas aumentam em frequência e tamanho com o passar da idade.[48] Esses angiomiolipomas podem ser localmente invasivos, estendendo-se na gordura perirrenal ou, mais raramente, no sistema coletor, veia renal e até mesmo na veia cava inferior e átrio direito. O envolvimento de linfonodos e baço provavelmente representa origem multifocal, em vez de metástases.

As manifestações clínicas resultam de hemorragia (intratumoral ou retroperitoneal) ou efeitos de massa (massas ou dor em abdome ou em flanco, hipertensão, disfunção renal). As mulheres tendem a ter angiomiolipoma mais numerosos e maiores do que os homens. A gravidez parece aumentar o risco de ruptura e hemorragia.

Cistos Renais

Os cistos renais ocorrem com menos frequência do que os angiomiolipomas em pacientes com CET. No entanto, como nos angiomiolipomas, os cistos renais tendem a aumentar em tamanho e número, ao longo do tempo. A conjunção de cistos e angiomiolipomas, facilmente detectada pelo TC, é fortemente sugestiva de CET.

Os cistos no CET podem se desenvolver em qualquer segmento do néfron. Quando limitados em número e tamanho, os cistos relacionados com CET são predominantemente corticais. Em alguns casos, os cistos predominam na região glomerular.[39] O revestimento epitelial dos cistos é distinto e parece ser exclusivo para o CET, com epitélio grande e acidófilo, contendo núcleos grandes e hipercromáticos, com ocasionais figuras de mitose (Fig. 47-8, *C*). Adenomas e hiperplasia papilar associados são comuns.

Um pequeno subgrupo de crianças afetadas pode apresentar-se com doença cística renal maciça, hipertensão grave e um declínio progressivo da função renal, com o início da DRET na segunda ou terceira década de vida. A maioria desses pacientes apresenta deleção contígua da linhagem germinativa envolvendo ambos os genes *TSC2* e *PKD1*, a síndrome de genes contíguos, PKDTS.[46] A detecção precoce, o controle rigoroso da pressão arterial e a terapia imediata para os espasmos infantis associados podem favoravelmente afetar o prognóstico global.

Neoplasias Renais

Muitos casos de tumores epiteliais benignos, como os adenomas papilares e oncocitomas, foram relatados em pacientes com CET. No entanto, apesar da multiplicidade de tumores benignos, a transformação maligna é rara. As neoplasias renais associadas ao CET são, predominantemente, carcinoma renais de células claras, mas há heterogeneidade patológica, com relatos de carcinomas papilíferos e

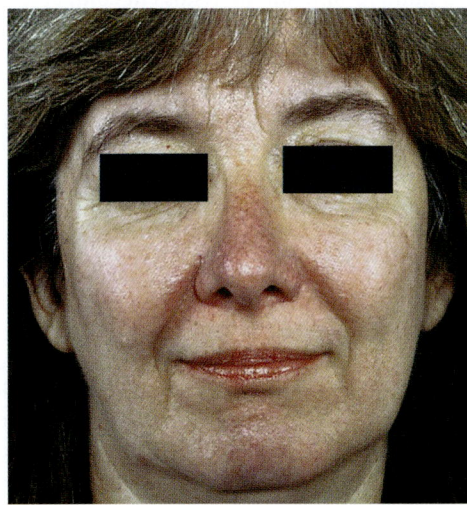

Figura 47-7 Angiofibroma facial no complexo esclerose tuberosa. Os angiofibromas são pequenas saliências vermelhas promovendo um *rash* facial de distribuição malar e no queixo.

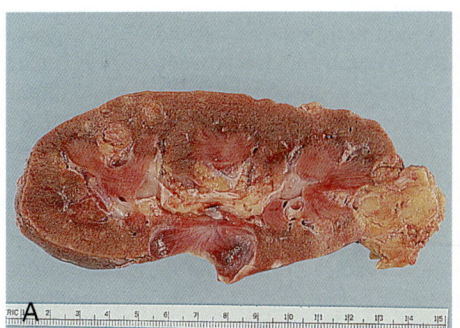
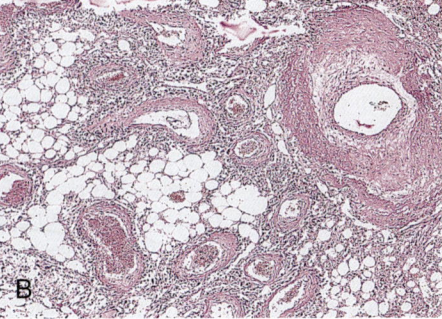
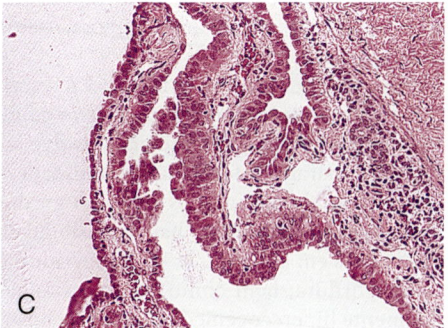

Figura 47-8 Patologia renal no complexo esclerose tuberosa. A, Corte seccional mostrando múltiplos angiomiolipomas no rim de uma mulher de 60 anos de idade, sintomática. **B**, Microscopia óptica mostrando angiomiolipoma contendo tecido adiposo e um eixo de células semelhantes a músculo liso, intercaladas entre os vasos anormais, com paredes espessadas (coloração HE; 16×). **C**, Microscopia óptica mostrando cistos do TSC revestidos de epitélio característico, consistindo em células grandes, acidófilas e núcleos hipercromáticos (coloração HE; 65×).

Critérios Diagnósticos Clínicos para o Complexo Esclerose Tuberosa*

Maiores

Angiofibromas faciais ou placas na fronte

Fibroma ungueal ou periungueal não traumático

Máculas hipomelanóticas (> 3)

Placas de Shagreen (nevo de tecido conjuntivo)

Múltiplos hamartomas nodulares na retina

Nódulos corticais cerebrais (tubérculos)

Nódulo subependimal

Astrocitoma de células gigantes subependimal

Rabdomiomas cardíacos (≥ 1)

Linfangioleiomiomatose

Angiomiolipoma renal

Menores

Pequenas cavidades puntiformes dentárias aleatórias e múltiplas

Hamartomas gastrointestinais ou pólipos retais

Cistos ósseos

Linhas migratórias na substância branca encefálica

Fibromas gengivais

Hamartomas não renais

Placas acrômicas na retina

Lesões cutâneas "em confete"

Múltiplos cistos renais

Quadro 47-1 Critérios diagnósticos clínicos para o complexo esclerose tuberosa (CET). *Duas características maiores ou uma maior e duas menores indicam a definição de CET; uma característica maior e uma menor indicam provável CET; e uma característica maior ou duas características menores indicam possível CET. *(Modificado da referência 53.)*

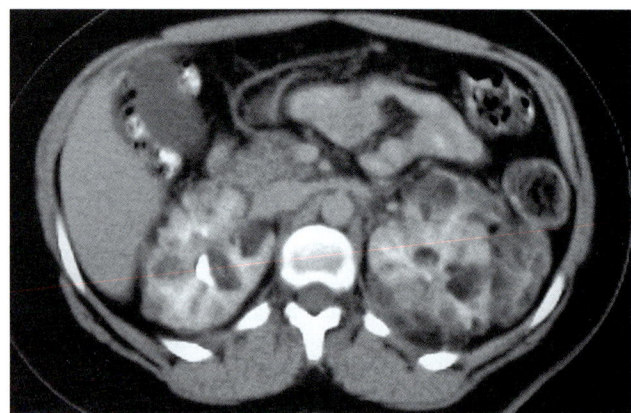

Figura 47-9 Achados radiológicos associados ao complexo esclerose tuberosa. TC com contraste mostrando angiomiolipomas bilaterais em uma mulher sintomática de 34 anos de idade.

cromófobo.[57] O prognóstico do carcinoma renal associado ao CET, em comparação com carcinomas renais esporádicos na população geral, é desconhecido. O risco de vida no desenvolvimento de CCR no contexto do CET é de 2% a 3%.[56]

Diagnóstico

O complexo esclerose tuberosa é uma doença pleiotrópica em que o tamanho, o número e a localização das lesões podem ser variáveis, mesmo entre os indivíduos afetados dentro da mesma família. Os critérios maiores e menores foram desenvolvidos para orientar a abordagem diagnóstica (Quadro 47-1). Nesse contexto, o diagnóstico de CET é feito quando dois critérios maiores, ou um maior e dois menores, podem ser demonstrados.[53] O exame de imagem é a base para o diagnóstico das lesões renais associadas ao CET. A presença de pequenos cistos e angiomiolipoma contendo gordura sugerem fortemente CET. A idade média de apresentação para ambos, cistos renais e angiomiolipoma, é de 10 anos, embora essas lesões tenham sido detectadas na infância.[58]

Um exame de imagem renal anual é recomendado para pacientes com CET. Historicamente, a triagem com ultrassom constitui a modalidade preferível, porque não envolve radiação, é rápido e relativamente barato, e tem alta sensibilidade na detecção de cistos renais e de angiomiolipomas ricos em gordura. No entanto, o ultrassom tem relativamente baixa sensibilidade para a detecção de lesões pobres em gordura. A TC é superior para detectar lesões pobres em gordura, bem como pequenos angiomiolipomas em rins difusamente hiperecogênicos e em diferenciar pequenos angiomiolipomas de gordura perirrenal no seio renal (Fig. 47-9). Como a TC acarreta os riscos de nefrotoxicidade pelo contraste e exposição à radiação, a ressonância nuclear magnética (RNM) está se tornando a modalidade de imagem renal de escolha em pacientes com CET.[48]

Ocasionalmente, a distinção entre um angiomiolipoma e um carcinoma não pode ser estabelecida com confiabilidade por imagem e a biópsia é indicada.

Os cistos renais associados ao CET podem mimetizar radiologicamente cistos simples e, quando numerosos, DRPAD. Na ausência de angiomiolipomas, doença renal cística relacionada ao CET é sugerida pelo número limitado de cistos em comparação com DRPAD e ausência de cistos hepáticos associados. Embora 10% dos pacientes com CET tenham angiomiolipomas hepáticos, cistos hepáticos são raros.

O diagnóstico baseado nos genes está atualmente disponível para doença relacionada ao *TSC1* e *TSC2*, bem como para detectar deleções em larga escala, associadas à síndrome dos genes contíguos, PKDTS (http://www.genetests.org).

Tratamento

Angiomiolipomas Renais

Os angiomiolipomas renais são lesões benignas e, na maioria das vezes, não necessitam de tratamento. No entanto, em função do potencial de crescimento e complicações associadas, como dor, sangramento e hipertensão, um exame de imagem anual é recomendado. Grandes angiomiolipomas geralmente desenvolvem microaneurismas e macroaneurismas, e o risco de hemorragia grave correlaciona-se com aneurismas maiores que 5 mm de diâmetro.[48] Portanto, esses grandes angiomiolipomas requerem tratamento preemptivo, com remoção cirúrgica em um procedimento mais conservador que visa poupar os néfrons ou com embolização.[58] Além do tamanho e das complicações como dor ou hemorragia, a incapacidade de excluir um carcinoma renal associado também necessita de intervenção. Quando uma neoplasia associada não pode ser excluída, a cirurgia renal conservadora é uma opção, como enucleação ou nefrectomia parcial.

O aumento da frequência e do tamanho dos angiomiolipomas em mulheres e relatos de complicações hemorrágicas durante a gravidez sugerem que os hormônios sexuais femininos podem acelerar o crescimento dessas lesões. Portanto, é necessário cuidado com os potenciais riscos da administração de estrógeno e gravidez nas pacientes com múltiplos angiomiolipomas.

Como observado, a sinalização defeituosa da mTORC1 é uma característica central do CET. Um relato recente do primeiro estudo randomizado, duplo-cego, placebo-controlado, ensaio de Fase III do inibidor de mTOR, everolimo, demonstrou clara vantagem do inibidor da mTOR sobre o placebo na redução do volume dos angiomiolipomas, com um perfil de segurança aceitável em pacientes com CET.[59]

Cistos Renais

A base do tratamento da doença renal cística associada ao CET é o controle rigoroso da pressão arterial. A descompressão cirúrgica dos rins císticos é sugerida, mas nenhum efeito benéfico significativo foi estabelecido.

Carcinoma Renal

O carcinoma renal deve ser suspeito em lesões em crescimento, pobre em gordura ou quando calcificações intratumorais estão presentes. Nesses casos, a biópsia está indicada. Pelo fato de o carcinoma renal ser frequentemente bilateral no CET, a cirurgia renal conservadora deve ser executada, sempre que possível.

Transplante

A doença renal crônica, embora rara na esclerose tuberosa, pode ocorrer por diferentes mecanismos, como a destruição parenquimatosa pelos angiomiolipomas, doença cística renal progressiva, fibrose intersticial e GESF. Um grande estudo de centros de diálise francês indicou que a prevalência aproximada de DRET associada ao CET foi de 0,7 caso por 1 milhão. A DRET ocorreu em um a cada 100 pacientes com CET e foi mais frequente em mulheres (63%) com a idade média de diagnóstico de 29 anos de idade.[60] Nota-se que tanto a diálise quanto o transplante renal fornecem modos adequados de terapia de substituição renal, mas o risco de hemorragia renal relacionado a angiomiolipomas e degeneração maligna representa riscos especiais. Portanto, pode ser aconselhável que pacientes com e DRET necessitem ser submetidos à nefrectomia bilateral antes do início da terapia de substituição renal.

DOENÇA DE VON HIPPEL-LINDAU

Definição

A doença de von Hippel-Lindau (VHL) é uma síndrome multissistêmica com predisposição à neoplasia, de transmissão dominante, associada a tumores nos olhos, cerebelo, medula espinhal, glândulas suprarrenais, pâncreas e epidídimo, bem como cistos renais e pancreáticos.[61]

Etiologia e Patogênese

A doença de von Hippel-Lindau é um distúrbio de supressão tumoral, com doença resultante de uma mutação da linhagem germinativa no gene *VHL* e o desenvolvimento posterior de uma mutação somática nesse gene. Em cerca de 80% dos pacientes, a VHL é familiar, e a doença em 20% dos casos resulta de mutações *de novo*. Além disso, mutações de *VHL* foram identificadas em ambas as linhas germinativas de pacientes com VHL e de carcinomas renais esporádicos de células claras, implicando que o *VHL* desempenha um papel importante na patogênese do carcinoma renal de células claras.[62]

A proteína VHL (pVHL) desempenha um papel crítico como um regulador negativo do gene induzido por hipóxia. No estado fisiológico normal, pVHL funciona num complexo multiproteico que direciona uma série de proteínas, mais notavelmente as subunidades alfa do fator de transcrição, fator induzido por hipóxia (HIF-α), para a destruição através da via da ubiquitinação. Em células que não possuem pVHL, as subunidades HIF-α são estabilizadas e ligam-se às proteínas membros da família HIF-β. O heterodímero então se transloca para o núcleo, levando à superexpressão dos genes-alvo do HIF, que codificam proteínas que regulam a absorção de glicose, o metabolismo, o pH extracelular, a eritropoiese, a angiogênese (fator de crescimento endotelial vascular [VEGF] e fator de crescimento B derivado das plaquetas) e a mitogênese (fator transformador de crescimento β). A desregulação transcricional promove o crescimento patológico, a sobrevivência das células endoteliais, pericitos, células do estroma e, finalmente, suas transformações malignas.[48,62,63]

Classificação da Doença de von Hippel-Lindau com Base no Espectro Tumoral

Subtipo VHL	Manifestações do Tumor
Tipo 1	Hemangioblastoma (retina e SNC), carcinoma de células renais Baixo risco para feocromocitoma e tumor endócrino pancreático
Tipo 2A	Hemangioblastoma (retina e SNC), feocromocitoma, tumor endócrino pancreático Baixo risco para carcinoma de células renais
Tipo 2B	Hemangioblastoma (retina e SNC), carcinoma de células renais, feocromocitoma, tumor endócrino pancreático
Tipo 2C	Predominantemente feocromocitoma Risco muito restrito para hemangioblastoma e carcinoma de células renais

Tabela 47-3 Classificação da doença de von Hippel-Lindau (VHL) com base no espectro tumoral. *(Modificado da referência 63.)*

Manifestações Clínicas

A doença de von Hippel-Lindau tem uma incidência de um em 36.000 recém-nascidos e foi observada em todos os grupos étnicos.[48,61] A inativação bialélica de *VHL* leva ao risco aumentado de hemangioblastoma de sistema nervoso central (SNC) e de retina, carcinoma renal de células claras, feocromocitomas, tumores de células de ilhotas pancreáticas, tumores do saco endolinfático e cistadenoma papilar do ligamento largo (mulheres) e epidídimo (homens). Além disso, as alterações císticas podem ocorrer no rim e no pâncreas.

As doenças associadas à VHL aparecem agrupadas em dois complexos de doença (Tabela 47-3). Na estratificação inicial, os pacientes com VHL podem ser subclassificados com base em um baixo risco (tipo 1) ou alto risco (tipo 2) de desenvolvimento de feocromocitoma. A doença do tipo 1 é caracterizada por grandes deleções de genes ou genes truncados *VHL*, que causam completa inativação do gene e resultam em altos níveis de atividade da HIF. A doença do tipo 2 envolve, a princípio, mutações *missense* e está associada à atividade parcial de pVHL. Os pacientes do tipo 2 podem ser ainda mais divididos em três subtipos: tipo 2A, que tem uma baixa incidência de lesões renais; tipo 2B, associado a risco elevado de CCR; e tipo C2, associado apenas a feocromocitoma, sem outras malignidades.[48,62,63]

Os carcinomas de células renais são quase sempre múltiplos e bilaterais. Embora o CCR possa apresentar-se com hematúria ou dores nas costas, a detecção ocorre mais frequentemente como um achado incidental ou em estudos de imaginologia não relacionados ou durante um protocolo de triagem. A média de idade de apresentação sintomática é 35 a 40 anos, embora os pacientes já tenham sido diagnosticados na adolescência. Na VHL, homens e mulheres são igualmente afetados com o CCR, em contraste com a predominância masculina em CCR esporádico. O CCR associado à VHL metastatiza para linfonodos, fígado, pulmões e ossos e responde por cerca de 50% das mortes relacionadas com a VHL.

Na VHL, os cistos renais surgem das células tubulares que sofreram perda somática do alelo selvagem. Os cistos renais ocorrem em cerca de 60% dos pacientes e são geralmente bilaterais. A deterioração da função renal causada pela doença renal cística foi relatada, mas é incomum.

Patologia

O carcinoma de células renais é um dos tumores mais comuns na VHL, com um risco de vida de cerca de 70% para pacientes com doença de VHL.[61] Os CCRs associados à VHL são principalmente do tipo

Características da Doença Renal Cística do Adulto						
Características **Características Clínicas**	**Cistos Simples**	**DRPAD**	**REM**	**VHL**	**CET**	**Doença Cística Adquirida**
Início clínico	> 40 anos	30-40 anos	20-40 anos	30-40 anos	10-30 anos	Com DRET
Cistos	Único/Múltiplos	Múltiplos	Múltiplos	Poucos, bilateral	Múltiplos	Múltiplos
Infecção dos cistos	Incomum	Comum	Comum	Incomum	Incomum	Incomum
Tumores	Não	Raro	Não	CCR, frequentemente bilateral	AML/CCR	Comum
Pressão arterial	Normal/Elevada	Elevada	Normal	Normal/Elevada	Normal/Elevada	Normal/Elevada
Função renal	Normal	Normal/Em declínio	Normal	Normal	Normal/Em declínio	Em declínio/DRET
Nefrolitíase	Não	Comum	Comum	Não	Não	Não
Cistos hepáticos	Não	Comum	Não	Raro	Não	Não
Cistos pancreáticos	Não	Poucos	Não	Múltiplos	Não	Não
Envolvimento do SNC	Não	Aneurismas	Não	Hemangioblastomas	Convulsão, Retardo mental	Não
Lesões de pele	Não	Não	Não	Não	Fig. 47-7	Não
Genética						
Gene da doença	Não	PKD1 PKD2	Não	VHL	TSC1 TSC2	Não
Teste genético*	Não	Sim	Não	Sim	Sim	Não

Tabela 47-4 **Características da doença renal cística do adulto.** *DRPAD*, Doença renal policística autossômica dominante; *AML*, angiomiolipoma; *SNC*, sistema nervoso central; *DRET*, doença renal crônica terminal; *REM*, rim em esponja medular; *CCR*, carcinoma de células renais; *CET*, complexo esclerose tuberosa; *VHL*, doença de von Hippel-Lindau. *Testes genéticos: listado no GeneTests (http://www.genetests.org) e no registro norte-americano de testes genéticos da NIH (http://www.ncbi.nlm.nih.gov/gtr).

células claras e quase sempre bilaterais e multifocais na distribuição. O exame microscópico detalhado das lesões císticas renais associadas à VHL frequentemente revela pequenos focos de carcinoma. Os CCRs associados à VHL tendem a ter baixo grau histológico e melhor sobrevida em 10 anos do que os CCRs esporádicos. Os CCRs mais avançados fazem metástases e a doença metastática é uma das principais causas de morte em pacientes com VHL.

Os cistos renais podem expressar carcinoma *in situ*, com posterior progressão ao longo do tempo para CCR, presumivelmente provenientes de mutações que afetam outros *loci* genéticos.[48,61]

Diagnóstico

O critério clínico mínimo para o diagnóstico de VHL em um indivíduo de "risco" inclui a presença de um único hemangioblastoma da retina ou cerebelar, ou CCR ou feocromocitoma.[61] Até 50% dos indivíduos afetados com VHL familiar podem manifestar apenas uma característica da síndrome. Em casos esporádicos presumidos (20% dos pacientes), o diagnóstico clínico requer dois ou mais hemangioblastomas de retina ou de SNC, ou um único hemangioblastoma e um tumor visceral característico.

A análise molecular do gene *VHL* está indicada em pacientes com VHL conhecida ou suspeita, ou em crianças em situação de risco, provenientes de famílias com VHL, dado que tumores não suspeitos, não tratados, podem causar significativa morbidade.[62] A genotipagem pré-sintomática pode ser útil na determinação para classificação fenotípica da VHL e pode ser utilizada para direcionar a monitorização de um subtipo específico de tumor. Além disso, a genotipagem pode ser útil para distinguir se um feocromocitoma ocorreu no contexto de uma mutação de tipo 2 do *VHL*, neoplasia endócrina múltipla (NEM) tipo 2, ou é não sindrômica.[63] As informações de testes genéticos estão disponíveis (http://www.genetests.org/).

Em pacientes com doença de VHL tipo 2, a avaliação anual da pressão arterial, a dosagem de metabólitos das catecolaminas urinárias bem como o ultrassom abdominal devem ser iniciados a partir de dois anos de idade. A ressonância e o exame com iodine 131 – metaiodobenzil-guanidina (MIBG) são indicados, se forem detectadas anormalidades. Aos 16 anos de idade, todos os pacientes com VHL deveriam ter exame anual de RNM de abdome. O ultrassom é uma modalidade alternativa de imagem útil em mulheres grávidas. A detecção precoce da doença renal e uma abordagem multidisciplinar para acompanhamento podem melhorar substancialmente a longevidade dos pacientes com VHL.[48,61]

Diagnóstico Diferencial

O diagnóstico diferencial das lesões renais associadas à VHL inclui várias condições, mais notavelmente DRPAD e CET (Tabela 47-4). Como na VHL, a DRPAD afeta ambos os sexos, com uma média de idade semelhante na apresentação. No entanto, o envolvimento renal na VHL é caracterizado por poucos cistos bilaterais, CCR, tamanho renal normal, pressão arterial normal e quase sempre função renal normal. A infecção dos cistos, um achado frequente em DRPAD, é incomum na VHL. O CCR é uma complicação infrequente da DRPAD. Os cistos hepáticos são frequentes em DRPAD e raros na VHL. Os cistos pancreáticos são raros em DRPAD, mas podem ser numerosos e dispersos através do pâncreas na VHL (Fig. 47-10, *A*). O SNC em DRPAD é afetado por aneurismas arteriais, ao passo que os hemangioblastomas são a manifestação do SNC da VHL (Fig. 47-10, *B*).

O complexo esclerose tuberosa deve ser considerado um diagnóstico diferencial dos múltiplos tumores renais. Em ambos, TSC e VHL, ocorrem múltiplos cistos renais. No entanto, o tumor renal associado a CET é, na maioria das vezes, um angiomiolipoma, e lesões extrarrenais facilmente distinguem VHL e CET.

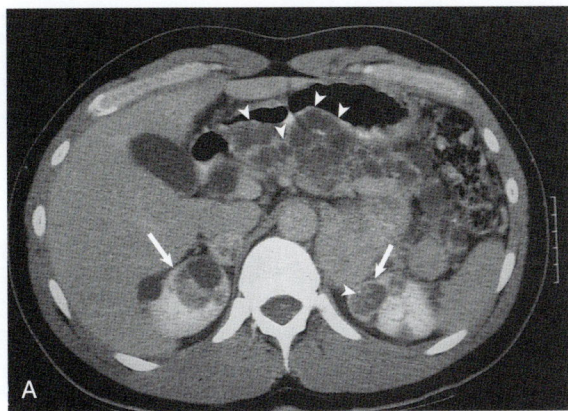

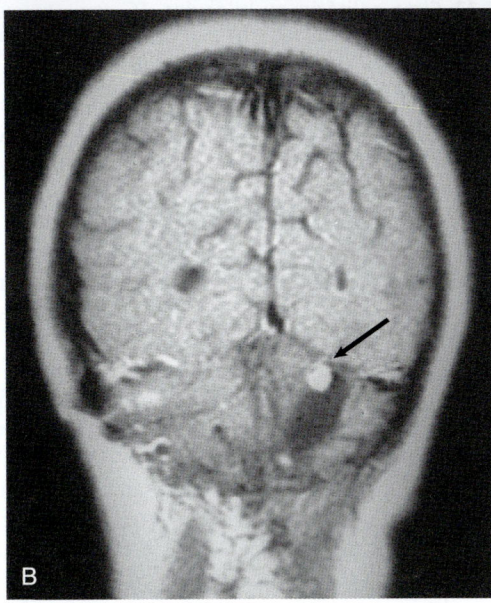

Figura 47-10 Achados radiológicos associados à doença de von Hippel-Lindau. A, TC sem contraste mostra envolvimento cístico maciço do pâncreas (*cabeças de setas*) e cistos renais bilaterais (*setas*). **B**, RNM com contraste mostra hemangioblastoma cerebelar à direita com pequema massa em realce (*seta*).

Tratamento

A cirurgia continua ser a base para a terapia de CCR em pacientes com VHL. O manejo otimizado requer intervenção cirúrgica antes que a invasão da veia renal e as metástases a distância ocorram, porque lesões metastáticas têm baixa resposta à quimioterapia e radiação. A cirurgia conservadora (poupadora de néfrons) é o procedimento de escolha, quando possível (Cap. 61). Intervenções cirúrgicas repetidas podem ser necessárias quando tumores continuam a se desenvolver. A cirurgia laparoscópica pode ter um papel no futuro manejo desses pacientes.

A nefrectomia bilateral e o transplante renal podem ser uma alternativa aceitável a repetidas cirurgias conservadoras (poupadoras de néfrons) em pacientes com CCR associado à VHL. Isso continua determinado se a imunossupressão pós-transplante aumenta o crescimento do hemangioblastoma da retina e do SNC e outras lesões encontradas em pacientes com a VHL.

Em termos de manejo clínico, as substâncias que inibem o HIF-α, ou seus alvos no mesmo sentido (p. ex., inibidores das quinase em receptores VEGF), podem ser úteis na terapêutica dos hemangioblastomas e de carcinomas renais de células claras associados à VHL.[62,64] Alguns ensaios clínicos estão hoje em andamento (http://clinical trials.gov).

CISTOS SIMPLES

Definição

Os cistos renais simples são a lesão renal cística adquirida mais comum e ocorrem duas vezes mais frequentemente em homens do que em mulheres. Os cistos simples são quase sempre unilaterais e podem ser solitários ou múltiplos. Eles raramente ocorrem em crianças, mas tornam-se cada vez mais comuns com a idade.[65] Em um importante estudo utilizando ultrassom, cistos unilaterais foram detectados em 1,7% dos pacientes com idade entre 30 e 49 anos; 11% dos pacientes com idade entre 50 e 70 anos; e 22% a 30% dos pacientes com idade acima de 70 anos.[66] Esse aumento relacionado à idade nas incidências dos cistos foi confirmado por estudos com RNM.[67]

Etiologia e Patogênese

Os cistos renais simples provavelmente originam-se do túbulo contornado distal ou túbulos coletores, e podem surgir de divertículos tubulares renais, mas os mecanismos de patogenicidade são desconhecidos. Obstrução focal tubular e isquemia renal parenquimatosa foram sugeridos como processos etiológicos. A possibilidade de que os cistos simples surjam a partir de divertículos calicinais é menos provável, porque os cistos simples são muitas vezes encontrados no córtex renal, e sua frequência aumenta com a idade.

Idade, tabagismo, disfunção renal e hipertensão[68] foram implicados como fatores de risco para cistos simples. No entanto, essas associações podem ser uma coincidência, dado que os estudos foram, em grande parte, retrospectivos, as coortes tinham razões variáveis de encaminhamento diagnóstico e as observações não foram bem controladas para a idade do paciente.[65]

Manifestações Clínicas

Os cistos simples são quase sempre assintomáticos. No entanto, evidências cada vez maiores suportam uma relação entre cistos renais simples e hipertensão.[68] Além disso, anormalidades dos glóbulos vermelhos (GV) (aumento da massa de GV, hematócrito e hemoglobina) são bem descritas em pacientes com cistos renais simples.[69] Os pacientes também podem apresentar hematúria, dor no flanco, evidência de infecção ou gota, ou obstrução do sistema coletor. Os sintomas clínicos são mais comuns com neoplasias do que com cistos simples. Portanto, o início dos sintomas deve sugerir malignidade associada e alertar para estudos diagnósticos adicionais.[65]

Patologia

Os cistos simples são geralmente de forma esférica e uniloculares, podem ser unilaterais ou bilaterais, solitários ou múltiplos. Em média, eles medem em torno de 0,5 a 1,0 cm de diâmetro, mas cistos de 3 a 4 cm não são incomuns. Os cistos simples podem ocorrer no córtex, onde eles podem se projetar a partir da superfície cortical (cistos exofíticos), na junção CM ou na medula. Por definição, eles não se comunicam com a pelve renal. As paredes do cisto são normalmente finas e transparentes, revestidas com uma única camada de epitélio achatado. O seu fluido é essencialmente um ultrafiltrado de plasma. Após infecções, a parede dos cistos pode se tornar espessada, fibrótica ou até mesmo calcificada.

Diagnóstico

Os cistos simples são mais frequentemente detectados como achados incidentais durante exames de imagem abdominais. De modo ocasional, eles são descobertos durante a avaliação radiológica de massas abdominais palpáveis, pielonefrite ou hematúria após trauma abdominal. A questão clínica essencial é distinguir cistos simples, únicos ou múltiplos de cistos associados à DRPAD, outras doenças císticas ou CCR. A distinção pode ser feita quase sempre com base na idade do paciente, história familiar e padrão renal da imagem.[65,70]

As características do ultrassom dos cistos simples incluem paredes lisas, sem septos e sem debris intracísticos. Se o padrão ultrassonográfico for indeterminado, a TC deve ser realizada. Um sistema de classificação de cistos renais, baseado na aparência do cisto e realce na TC, descrito por Bosniak (Tabela 61-5), é amplamente utilizado.[70] Os cistos benignos (Bosniak Classe I) têm atenuação homogênea, sem realce ao contraste, com as paredes do cisto finas e lisas e nenhuma calcificação associada, a menos que tenha ocorrido infecção prévia do cisto.

Tratamento

Os cistos simples associados a dor ou hipertensão dependente de renina podem ser perfurados, guiados por ultrassom e drenados, com a instilação de um agente esclerosante na cavidade do cisto.[71] O destelhamento de cistos por laparoscopia ou retroperitoneoscopia pode ser mais apropriado para grandes cistos contendo volumes superiores a 100 mL. A infecção por enterobactérias, estafilococos e *Proteus* tem sido relatada em cistos simples, e a drenagem percutânea ou cirúrgica é frequentemente necessária, além do tratamento antibiótico.

CISTOS SOLITÁRIOS MULTILOCULARES

Os cistos solitários multiloculares são, na maioria das vezes, neoplasias benignas que surgem a partir do blastema metanéfrico. Esses cistos solitários também foram designados como nefroma cístico multilocular, nefroma cístico benigno e cistadenoma papilar. Por definição, as estruturas císticas são unilaterais, solitárias e multiloculares. Os cistos loculados não se comunicam uns com os outros ou com a pelve renal. Esses lóculos são revestidos com um epitélio simples, e os septos interloculares não contêm estruturas de epitélio renal diferenciado.

Os cistos multiloculares representam um espectro.[72] Em uma extremidade está o nefroma cístico (NC) e, na outra, o nefroblastoma cístico parcialmente diferenciado (NCPD), no qual os septos contêm focos de células do blastema. É incerto se um cisto multilocular representa uma anomalia congênita da nefrogênese, um hamartoma, um tumor de Wilms parcial ou completamente diferenciado, ou uma variante benigna do tumor de Wilms.

Uma distribuição bimodal da idade foi descrita[73] com cerca de metade dos casos ocorrendo em crianças menores de quatro anos de idade e metade dos casos detectados em adultos. Os casos que se iniciam na infância (sobretudo NCPD) quase sempre são encontrados em meninos, ao passo que os cistos multiloculares de apresentação na idade adulta (principalmente NC) ocorrem mais comumente em mulheres. Uma massa abdominal ou em flanco é a característica clínica mais comum, pois esses cistos são geralmente muito grandes e substituem, na maioria das vezes, um polo inteiro. A associação com hematúria, cálculos, obstrução do trato urinário e infecção ocorre em casos raros. O diagnóstico pode ser feito por ultrassom ou TC (Fig. 47-11).

Quase todos os cistos multiloculares são Bosniak Classe III (Tabela 61-5), cistos renais complexos suspeitos para malignidade.[70] O NCPD em crianças pode conter blastema e tecido metanéfrico não completamente diferenciado, mas quase sempre tem curso benigno. Em adultos, focos associados de CCR ou sarcoma devem ser excluídos. Para ambos, acurácia diagnóstica e tratamento, cirurgia conservadora com nefrectomia parcial são normalmente necessárias. No entanto, o prognóstico típico dos cistos multiloculares solitários é excelente.

LINFANGIOMATOSE RENAL

A linfangiomatose renal é uma doença rara, geralmente benigna, caracterizada pela malformação no desenvolvimento dos canais

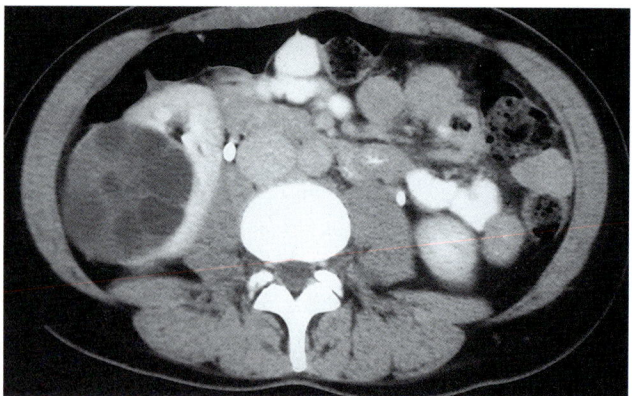

Figura 47-11 Cisto solitário multilocular. TC com contraste mostra lesão renal cística solitária, septada e bem delimitada no rim direito.

linfáticos renais.[74] Essa entidade também é referida como linfangiectasia hilar, pericalicinal, paracalicinal, peripiélica ou parapiélica.

O fenótipo cístico é amplamente variável, e a patogênese relacionada a essa doença não está clara. A dilatação pode envolver um canal linfático único ou múltiplos canais. A linfangiectasia pode ser unilateral ou bilateral, limitada à região hilar ou pode estender-se dentro do parênquima renal para a junção corticomedular. Ocasionalmente, linfangiomatose renal pode ser extensa e simular DRPAD. As paredes dos cistos são finas, revestidas por endotélio linfático, e o fluido do cisto é bastante distinto daquele que constitui os cistos em DRPAD, porque contém constituintes linfáticos, como albumina e lipídios.

A característica ultrassonográfica ou achados tomográficos incluem pequenos cistos, peripiélicos, múltiplos e bilaterais que deslocam o hilo renal, bem como cistos capsulares no espaço perirrenal, ambos separados por finas septações. Os linfangiomas renais são, com mais frequência, assintomáticos e não necessitam de tratamento. No entanto, a condição pode ser exacerbada pela gravidez, resultando em grandes coleções perinéfricas de linfa e ascite que podem necessitar de drenagem percutânea.[75]

DOENÇA RENAL GLOMERULOCÍSTICA

Os cistos glomerulares são evidentes em três diferentes contextos clínicos: (1) doença renal glomerulocística isolada (DRGC); (2) síndrome de malformação hereditária associada a rins glomerulocísticos, como esclerose tuberosa, síndrome de Meckel, doença renal cística medular (MCKD2), síndrome oral-facial-digital tipo I, trissomias (9, 13, 18), síndrome da costela curta e polidactilia, e síndrome de Zellweger cérebro-hepatorrenal; e (3) cistos glomerulares presentes nos rins displásicos.[39]

A DRGC isolada pode ocorrer como uma condição esporádica, um distúrbio familiar ou como a manifestação infantil de DRPAD. Patologicamente, a arquitetura do rim é normal, sem elementos displásicos no córtex e sem evidência de obstrução do trato urinário. A dilatação cística predominantemente envolve o espaço de Bowman e o túbulo proximal inicial; é definida como uma dilatação do espaço de Bowman duas a três vezes maior *versus* a dimensão glomerular normal. Os cistos glomerulares podem ser distribuídos da zona subcapsular para o córtex interno. O padrão típico ultrassonográfico na DRGC envolve aumento da ecogenicidade do córtex renal com cistos diminutos, menores do que os evidentes em DRPAD. Os lactentes jovens com formas familiares ou esporádicas de DRGC também podem ter displasia medular renal e disgenesia biliar.[39]

A doença renal glomerulocística é quase sempre transmitida como traço autossômico dominante. Frequentemente é descoberta em crianças com história familiar de DRPAD. Nessas crianças, os rins são aumentados bilateralmente e os cistos são difusos. Em famílias com DRGC não associados à DRPAD, os rins são tipicamente de tamanho normal, embora, em algumas ocasiões, rins aumentados são observados. Vários casos esporádicos de DRGC não sindrômicos também foram descritos, sugerindo novas mutações espontâneas ou uma nova desordem de transmissão recessiva.[39]

A DRGC hipoplásica familiar (MIM 137920) parece ser uma forma distinta de DRGC. Os rins são menores do que o normal e quase sempre associados a anormalidades medulocalicinais. A doença é pleiotrópica entre os membros afetados da família, com associações variáveis de DRGC hipoplásica, anormalidades ginecológicas e diabetes MODY5 (do inglês, *maturity-onset diabetes of the young type* 5); e resultam das mutações de *TCF2*, o gene que codifica o fator nuclear do hepatócito 1β (HNF-1β).[76]

DOENÇA CÍSTICA ADQUIRIDA

Doença Cística Hipocalêmica

Na maioria das vezes, os cistos renais são vistos em associação com hipocalemia crônica causada por hiperaldosteronismo primário ou outro distúrbio renal causado por perda de potássio. Quase 50% dos pacientes com hiperplasia adrenal idiopática e 60% daqueles com tumores adrenais foram detectados com cistos renais distribuídos sobretudo na medula renal. Esses cistos geralmente regridem após a adrenalectomia.[77]

Cistos Hilares

Os cistos hilares são acúmulos esféricos de líquido claro, contendo gotículas de gordura, dentro do seio renal. Essas estruturas císticas não são revestidas por epitélios. Eles são vistos com mais frequência em pacientes debilitados e podem representar a atrofia da gordura do seio renal.

Pseudocistos Perinéfricos

Os pseudocistos perinéfricos também são cavidades não revestidas. Eles normalmente ocorrem sob a cápsula renal ou na fáscia perirrenal como resultado de extravasamento de urina de um cisto renal após ruptura traumática ou espontânea, ou como uma extensão posterior de um pseudocisto pancreático. A intervenção cirúrgica está indicada para os casos de obstrução urinária associada. Caso contrário, o tratamento é direcionado para a causa de base.

Doença Cística Adquirida em Insuficiência Renal

A doença cística adquirida é uma complicação significativa de insuficiência renal prolongada. Deve ser considerada como diagnóstico diferencial da doença cística, apresentando-se com disfunção renal crônica de longa data (Tabela 47-4). A doença cística renal adquirida é discutida no Capítulo 89.

Referências

1. Guay-Woodford LM, Galliani CA, Musulman-Mroczek E, et al. Diffuse renal cystic disease in children: Morphologic and genetic correlations. *Pediatr Nephrol.* 1998;12:173-182.
2. Katabathina VS, Kota G, Dasyam AK, et al. Adult renal cystic disease: A genetic, biological, and developmental primer. *Radiographics.* 2010;30:1509-1523.
3. Guay-Woodford LM, Desmond RA. Autosomal recessive polycystic kidney disease: The clinical experience in North America. *Pediatrics.* 2003;111:1072-1080.
4. Onuchic LF, Furu L, Nagasawa Y, et al. *PKHD1*, the polycystic kidney and hepatic disease 1 gene, encodes a novel large protein containing multiple immunoglobulin-like plexin-transcription-factor domains and parallel beta-helix 1 repeats. *Am J Hum Genet.* 2002;70:1305-1317.
5. Menezes LF, Cai Y, Nagasawa Y, et al. Polyductin, the *PKHD1* gene product, comprises isoforms expressed in plasma membrane, primary cilium, and cytoplasm. *Kidney Int.* 2004;66:1345-1355.
6. Desmet VJ. Ludwig symposium on biliary disorders. Part I. Pathogenesis of ductal plate abnormalities. *Mayo Clin Proc.* 1998;73:80-89.
7. Kerkar N, Norton K, Suchy FJ. The hepatic fibrocystic diseases. *Clin Liver Dis.* 2006;10:55-71, v-vi.
8. Yoder BK. Role of primary cilia in the pathogenesis of polycystic kidney disease. *J Am Soc Nephrol.* 2007;18:1381-1388.
9. Hildebrandt F, Benzing T, Katsanis N. Ciliopathies. *N Engl J Med.* 2011;364:1533-1543.
10. Bergmann C, Senderek J, Windelen E, et al. Clinical consequences of *PKHD1* mutations in 164 patients with autosomal-recessive polycystic kidney disease (ARPKD). *Kidney Int.* 2005;67:829-848.
11. Adeva M, El-Youssef M, Rossetti S, et al. Clinical and molecular characterization defines a broadened spectrum of autosomal recessive polycystic kidney disease (ARPKD). *Medicine (Baltimore).* 2006;85:1-21.
12. Gunay-Aygun M, Font-Montgomery E, Lukose L, et al. Correlation of kidney function, volume and imaging findings, and *PKHD1* mutations in 73 patients with autosomal recessive polycystic kidney disease. *Clin J Am Soc Nephrol.* 2010;5:972-984.
13. Kashtan CE, Primack WA, Kainer G, et al. Recurrent bacteremia with enteric pathogens in recessive polycystic kidney disease. *Pediatr Nephrol.* 1999;13:678-682.
14. Davis ID, Ho M, Hupertz V, Avner ED. Survival of childhood polycystic kidney disease following renal transplantation: The impact of advanced hepatobiliary disease. *Pediatr Transplant.* 2003;7:364-369.
15. Chalhoub V, Abi-Rafeh L, Hachem K, et al. Intracranial aneurysm and recessive polycystic kidney disease: The third reported case. *JAMA Neurol.* 2013;70:114-116.
16. Srinath A, Shneider BL. Congenital hepatic fibrosis and autosomal recessive polycystic kidney disease. *J Pediatr Gastroenterol Nutr.* 2012;54:580-587.
17. Chaumoitre K, Brun M, Cassart M, et al. Differential diagnosis of fetal hyperechogenic cystic kidneys unrelated to renal tract anomalies: A multicenter study. *Ultrasound Obstet Gynecol.* 2006;28:911-917.
18. Capisonda R, Phan V, Traubuci J, et al. Autosomal recessive polycystic kidney disease: Outcomes from a single-center experience. *Pediatr Nephrol.* 2003;18:119-126.
19. Gunay-Aygun M, Font-Montgomery E, Lukose L, et al. Characteristics of congenital hepatic fibrosis in a large cohort of patients with autosomal recessive polycystic kidney disease. *Gastroenterology.* 2013;144:112-121, e112.
20. Bergmann C, Kupper F, Dornia C, et al. Algorithm for efficient *PKHD1* mutation screening in autosomal recessive polycystic kidney disease (ARPKD). *Hum Mutat.* 2005;25:225-231.
21. Rossetti S, Consugar MB, Chapman AB, et al. Comprehensive molecular diagnostics in autosomal dominant polycystic kidney disease. *J Am Soc Nephrol.* 2007;18:2143-2160.
22. Gigarel N, Frydman N, Burlet P, et al. Preimplantation genetic diagnosis for autosomal recessive polycystic kidney disease. *Reprod Biomed Online.* 2008;16:152-158.
23. Denamur E, Delezoide AL, Alberti C, et al. Genotype-phenotype correlations in fetuses and neonates with autosomal recessive polycystic kidney disease. *Kidney Int.* 2010;77:350-358.
24. Sharp AM, Messiaen LM, Page G, et al. Comprehensive genomic analysis of *PKHD1* mutations in ARPKD cohorts. *J Med Genet.* 2005;42:336-349.
25. Zvereff V, Yao S, Ramsey J, et al. Identification of *PKHD1* multiexon deletions using multiplex ligation-dependent probe amplification and quantitative polymerase chain reaction. *Genet Test Mol Biomarkers.* 2010;14:505-510.
26. Guay-Woodford LM, Knoers NV. Genetic testing: Considerations for pediatric nephrologists. *Semin Nephrol.* 2009;29:338-348.
27. VanDeVoorde RG, Mitsnefes MM. Hypertension and CKD. *Adv Chronic Kidney Dis.* 2011;18:355-361.
28. Torres VE, Harris PC. Polycystic kidney disease in 2011: Connecting the dots toward a polycystic kidney disease therapy. *Nat Rev Nephrol.* 2012;8:66-68.
29. Beaunoyer M, Snehal M, Li L, et al. Optimizing outcomes for neonatal ARPKD. *Pediatr Transplant.* 2007;11:267-271.
30. Gunay-Aygun M, Turkbey BI, Bryant J, et al. Hepatorenal findings in obligate heterozygotes for autosomal recessive polycystic kidney disease. *Mol Genet Metab.* 2011;104:677-681.
31. Chapal M, Debout A, Dufay A, et al. Kidney and liver transplantation in patients with autosomal recessive polycystic kidney disease: A multicentric study. *Nephrol Dial Transplant.* 2012;27:2083-2088.
32. Wolf MT, Hildebrandt F. Nephronophthisis. *Pediatr Nephrol.* 2011;26:181-194.

33. Chaki M, Hoefele J, Allen SJ, et al. Genotype-phenotype correlation in 440 patients with NPHP-related ciliopathies. *Kidney Int.* 2011;80:1239-1245.

34. Sang L, Miller JJ, Corbit KC, et al. Mapping the NPHP-JBTS-MKS protein network reveals ciliopathy disease genes and pathways. *Cell.* 2011;145:513-528.

35. Tory K, Rousset-Rouviere C, Gubler MC, et al. Mutations of *NPHP2* and *NPHP3* in infantile nephronophthisis. *Kidney Int.* 2009;75:839-847.

36. Salomon R, Saunier S, Niaudet P. Nephronophthisis. *Pediatr Nephrol.* 2009;24:2333-2344.

37. Ala-Mello S, Kivivuori SM, Ronnholm KA, et al. Mechanism underlying early anaemia in children with familial juvenile nephronophthisis. *Pediatr Nephrol.* 1996;10:578-581.

38. Saunier S, Salomon R, Antignac C. Nephronophthisis. *Curr Opin Genet Dev.* 2005;15:324-331.

39. Bissler JJ, Siroky BJ, Yin H. Glomerulocystic kidney disease. *Pediatr Nephrol.* 2010;25:2049-2056, quiz 2056-2059.

40. Heninger E, Otto E, Imm A, et al. Improved strategy for molecular genetic diagnostics in juvenile nephronophthisis. *Am J Kidney Dis.* 2001;37:1131-1139.

41. Halbritter J, Diaz K, Chaki M, et al. High-throughput mutation analysis in patients with a nephronophthisis-associated ciliopathy applying multiplexed barcoded array-based PCR amplification and next-generation sequencing. *J Med Genet.* 2012;49:756-767.

42. Kirby A, Gnirke A, Jaffe DB, et al. Mutations causing medullary cystic kidney disease type 1 lie in a large VNTR in *MUC1* missed by massively parallel sequencing. *Nat Genet.* 2013;45:299-303.

43. Fabris A, Anglani F, Lupo A, Gambaro G. Medullary sponge kidney: State of the art. *Nephrol Dial Transplant.* 2013;28:1111-1119.

44. Fabris A, Lupo A, Ferraro PM, et al. Familial clustering of medullary sponge kidney is autosomal dominant with reduced penetrance and variable expressivity. *Kidney Int.* 2013;83:272-277.

45. Cheadle JP, Reeve MP, Sampson JR, Kwiatkowski DJ. Molecular genetic advances in tuberous sclerosis. *Hum Genet.* 2000;107:97-114.

46. Consugar MB, Wong WC, Lundquist PA, et al. Characterization of large rearrangements in autosomal dominant polycystic kidney disease and the *PKD1/TSC2* contiguous gene syndrome. *Kidney Int.* 2008;74:1468-1479.

47. Curatolo P, Bombardieri R, Jozwiak S. Tuberous sclerosis. *Lancet.* 2008;372:657-668.

48. Siroky BJ, Czyzyk-Krzeska MF, Bissler JJ. Renal involvement in tuberous sclerosis complex and von Hippel–Lindau disease: Shared disease mechanisms? *Nat Clin Pract Nephrol.* 2009;5:143-156.

49. Shillingford JM, Murcia NS, Larson CH, et al. The mTOR pathway is regulated by polycystin-1, and its inhibition reverses renal cystogenesis in polycystic kidney disease. *Proc Natl Acad Sci USA.* 2006;103:5466-5471.

50. Hartman TR, Liu D, Zilfou JT, et al. The tuberous sclerosis proteins regulate formation of the primary cilium via a rapamycin-insensitive and polycystin 1–independent pathway. *Hum Mol Genet.* 2009;18:151-163.

51. Jones AC, Shyamsundar MM, Thomas MW, et al. Comprehensive mutation analysis of *TSC1* and *TSC2* and phenotypic correlations in 150 families with tuberous sclerosis. *Am J Hum Genet.* 1999;64:1305-1315.

52. Dabora SL, Jozwiak S, Franz DN, et al. Mutational analysis in a cohort of 224 tuberous sclerosis patients indicates increased severity of TSC2, compared with TSC1, disease in multiple organs. *Am J Hum Genet.* 2001;68:64-80.

53. Roach ES, Gomez MR, Northrup H. Tuberous sclerosis complex consensus conference: Revised clinical diagnostic criteria. *J Child Neurol.* 1998;13:624-628.

54. Rakowski SK, Winterkorn EB, Paul E, et al. Renal manifestations of tuberous sclerosis complex: Incidence, prognosis, and predictive factors. *Kidney Int.* 2006;70:1777-1782.

55. Kato I, Inayama Y, Yamanaka S, et al. Epithelioid angiomyolipoma of the kidney. *Pathol Int.* 2009;59:38-43.

56. Kwiatkowski DJ, Manning BD. Tuberous sclerosis: A GAP at the crossroads of multiple signaling pathways. *Hum Mol Genet.* 2005;14(Spec2):R251-R258.

57. Pea M, Bonetti F, Martignoni G, et al. Apparent renal cell carcinomas in tuberous sclerosis are heterogeneous: The identification of malignant epithelioid angiomyolipoma. *Am J Surg Pathol.* 1998;22:180-187.

58. Siroky BJ, Yin H, Bissler JJ. Clinical and molecular insights into tuberous sclerosis complex renal disease. *Pediatr Nephrol.* 2011;26:839-852.

59. Bissler JJ, Kingswood JC, Radzikowska E, et al. Everolimus for angiomyolipoma associated with tuberous sclerosis complex or sporadic lymphangioleiomyomatosis (EXIST-2): A multicentre, randomised, double-blind, placebo-controlled trial. *Lancet.* 2013;381:817-824.

60. Schillinger F, Montagnac R. Chronic renal failure and its treatment in tuberous sclerosis. *Nephrol Dial Transplant.* 1996;11:481-485.

61. Maher ER, Neumann HP, Richard S. Von Hippel–Lindau disease: A clinical and scientific review. *Eur J Hum Genet.* 2011;19:617-623.

62. Tootee A, Hasani-Ranjbar S. Von Hippel–Lindau disease: A new approach to an old problem. *Int J Endocrinol Metab.* 2012;10:619-624.

63. Kaelin WG. Von Hippel–Lindau disease. *Annu Rev Pathol.* 2007;2:145-173.

64. Jonasch E, Futreal PA, Davis IJ, et al. State of the science: An update on renal cell carcinoma. *Mol Cancer Res.* 2012;10:859-880.

65. Eknoyan G. A clinical view of simple and complex renal cysts. *J Am Soc Nephrol.* 2009;20:1874-1876.

66. Ravine D, Gibson RN, Donlan J, Sheffield LJ. An ultrasound renal cyst prevalence survey: Specificity data for inherited renal cystic diseases. *Am J Kidney Dis.* 1993;22:803-807.

67. Nascimento AB, Mitchell DG, Zhang XM, et al. Rapid MR imaging detection of renal cysts: Age-based standards. *Radiology.* 2001;221:628-632.

68. Hong S, Lim JH, Jeong IG, et al. What association exists between hypertension and simple renal cyst in a screened population? *J Hum Hypertens.* 2013;27:539-544.

69. Bryniarski P, Kaletka Z, Zyczkowski M, et al. Ten-year treatment outcomes including blood cell count disturbances in patients with simple renal cysts. *Med Sci Monit.* 2013;19:518-523.

70. Israel GM, Bosniak MA. An update of the Bosniak renal cyst classification system. *Urology.* 2005;66:484-488.

71. Skolarikos A, Laguna MP, de la Rosette JJ. Conservative and radiological management of simple renal cysts: A comprehensive review. *BJU Int.* 2012;110:170-178.

72. Silver IM, Boag AH, Soboleski DA. Best cases from the AFIP: Multilocular cystic renal tumor: cystic nephroma. *Radiographics.* 2008;28:1221-1225, discussion 1225-1226.

73. Freire M, Remer EM. Clinical and radiologic features of cystic renal masses. *AJR Am J Roentgenol.* 2009;192:1367-1372.

74. Honma I, Takagi Y, Shigyo M, et al. Lymphangioma of the kidney. *Int J Urol.* 2002;9:178-182.

75. Ozmen M, Deren O, Akata D, et al. Renal lymphangiomatosis during pregnancy: Management with percutaneous drainage. *Eur Radiol.* 2001;11:37-40.

76. Bingham C, Hattersley AT. Renal cysts and diabetes syndrome resulting from mutations in hepatocyte nuclear factor-1β. *Nephrol Dial Transplant.* 2004;19:2703-2708.

77. Torres VE, Young WF Jr, Offord KP, Hattery RR. Association of hypokalemia, aldosteronism, and renal cysts. *N Engl J Med.* 1990;322:345-351.

78. Henske E. Tuberous sclerosis and the kidney: From mesenchyme to epithelium and beyond. *Pediatr Nephrol.* 2005;20:854-857.

CAPÍTULO 48

Alport e Outras Síndromes Glomerulares Familiares

Cifford E. Kashtan

SÍNDROME DE ALPORT

Definição

A síndrome de Alport (SA) é uma doença hereditária, de envolvimento generalizado da membrana basal, causada por mutações que afetam as proteínas específicas da família do colágeno tipo IV (membrana basal). As principais características da SA são hematúria, nefrite progressiva com proteinúria e declínio da função renal, surdez neurossensorial e anormalidades oculares. O curso da SA depende do sexo; homens afetados têm tipicamente doença grave, ao passo que as manifestações da SA nas mulheres tendem a ser relativamente leves. Em 1902, Guthrie[1] forneceu a primeira descrição de hematúria familiar. Estudos posteriores das famílias de Guthrie por Hurst[2] e Alport[3] revelaram a natureza progressiva da nefropatia, sua associação com surdez e o prognóstico pior em homens afetados. Na década de 1970, a membrana basal glomerular (MBG) foi reconhecida como o local da anomalia primária na SA.[4-6] Evidências indiretas de anormalidades no colágeno do tipo IV[7,8] foram seguidas pelo mapeamento do principal lócus da SA no cromossomo X;[9] clonagem de um novo gene para o colágeno tipo IV (*COL4A5*) e sua designação para a mesma região do cromossomo X;[10] e identificação das primeiras mutações do *COL4A5* em pacientes com SA ligada ao X.[11]

Etiologia e Patogênese

Colágeno do Tipo IV

O colágeno do tipo IV é o principal constituinte das membranas basais. A família de proteínas do colágeno tipo IV abrange seis cadeias isoméricas, designadas de α1(IV) a α6(IV). Cada uma dessas cadeias tem um domínio colagenoso maior de cerca de 14.000 aminoácidos contendo a sequência tripla repetitiva da glicina (Gly)–X–Y, em que X e Y representam uma variedade de outros aminoácidos; um domínio C-terminal não colagenoso (NC1) de cerca de 230 aminoácidos; e uma sequência não colagenosa *N*-terminal de 15 a 20 aminoácidos.

Cada molécula de colágeno tipo IV é um heterotrímero composto por três cadeias α. A formação desses heterotrímeros é iniciada pelas interações do domínio NC1 C-terminal, acompanhadas pelo dobramento dos domínios colagenosos dentro da tripla hélice. Há evidência de pelo menos três tipos de heterotrímeros do colágeno tipo IV: α1(IV)₂–α2(IV) ; α3(IV)–α4(IV)–α5(IV); e α5(IV)₂–α6(IV). As triplas-hélices do colágeno tipo IV formam uma rede não fibrilar, aberta, que se associam à laminina por meio de interações mediadas por nidogênio para formar as membranas basais.

Os seis genes do colágeno tipo IV são organizados em pares de três cromossomos (Fig. 48-1). As extremidades 5′ de cada par de genes são adjacentes umas às outras, separadas por sequências de comprimento variável, que contêm elementos envolvidos na regulação da atividade transcricional.

Há diversas redes de colágeno tipo IV distintas nas membranas basais: uma rede ubíqua, compreendendo as cadeias α1(IV) e α2(IV); e outras redes, restritas na distribuição, compostas de cadeias α3(IV), α4(IV) e α5(IV) ou cadeias α5(IV) e α6(IV). A MBG contém redes separadas α1–α2(IV) e α3–α4–α5(IV), enquanto as membranas basais epidérmicas (MBEs) contêm redes separadas de cadeias α1–α2(IV) e cadeias α5–α6(IV). Uma rede composta por cadeias α1, α2, α5 e α6(IV) foi descrita na musculatura lisa da membrana basal.[12] Essas diversas redes têm provavelmente diferentes características físicas, funcionais, e interagem de modo diferente com outros componentes da matriz e células adjacentes.

Genética

Três formas de SA foram estabelecidas em bases genéticas móleculares: uma forma ligada ao X, proveniente das mutações no lócus *COL4A5*, afetando sobretudo a cadeia α5(IV); uma forma autossômica recessiva, resultante das mutações no lócus *COL4A3* ou do lócus *COL4A4*, afetando as cadeias α3(IV) e α4(IV), respectivamente; e uma forma autossômica dominante de mutações heterozigotas em *COL4A3* ou *COL4A4* (Tabela 48-1).

Síndrome de Alport Ligada ao X A síndrome de Alport ligada ao X (SALX) é a forma predominante da doença, respondendo por cerca de 80% dos pacientes. Centenas de mutações em *COL4A5* foram descritas, sobretudo mutações *missense*, mutações *splice-site* e deleções de menos de 10 pares de base.[13,14] Uma mutação *missense* comum envolve a substituição de um aminoácido da glicina no domínio colagenoso da cadeia α5(IV) por outro aminoácido. Tais mutações parecem interferir na dobra normal da cadeia α5(IV) na tripla-hélice com outras cadeias α(IV).

Os pacientes do sexo masculino com deleções em *COL4A5* consistentemente progridem para doença renal crônica terminal (DRCT) durante a segunda ou terceira década de vida e apresentam surdez.[15] Esse fenótipo está associado à maioria das mutações *missense*, *nonsense* e *splicing* de *COL4A5* descritas até agora. Diversas mutações *missense* do *COL4A5* foram associadas à DRCT de início tardio (após a terceira década) e ao desenvolvimento tardio de surdez ou audição normal. A gravidade da doença em mulheres heterozigotas para uma mutação de *COL4A5* provavelmente depende sobretudo das atividades relativas do cromossomo X mutante e normal nos tecidos renais, cocleares e oculares.

Síndrome de Alport Autossômica Recessiva A síndrome de Alport autossômica recessiva (SAAR) resulta de mutações afetando ambos os alelos de *COL4A3* ou *COL4A4*.[15,16] A SAAR deve ser suspeita quando um indivíduo apresenta as características clinicopatológicas típicas da doença, mas não possui uma história familiar positiva, especialmente quando uma mulher jovem tem achados indicativos de doença grave, como surdez, síndrome nefrótica e piora da função renal; no entanto, casos esporádicos de SA podem representar mutações *de novo* para o lócus *COL4A5* ou uma mutação na linha germinativa de *COL4A5* que tenha ocorrido com a mãe do probando. A maioria dos pacientes com SAAR desenvolvem DRCT e surdez antes dos 30 anos, independentemente do sexo.

Síndrome de Alport Autossômica Dominante As mutações heterozigotas em *COL4A3* ou *COL4A4* normalmente resultam em hematúria assintomática.[16,17] Em algumas famílias, no entanto, essas

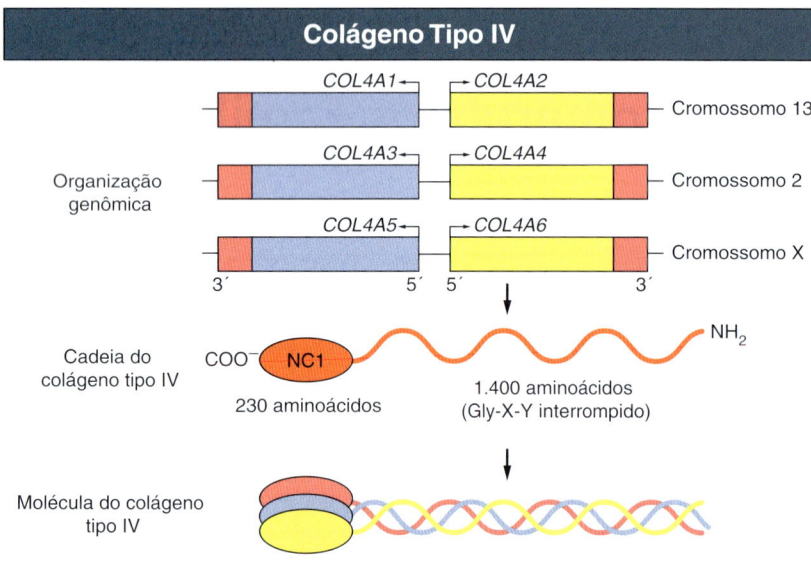

Figura 48-1 Organização genômica dos genes do colágeno tipo IV. Cada cadeia do colágeno tipo IV é sintetizada de um dos pares de gene do colágeno tipo IV. Cada molécula do colágeno tipo IV é um heterotrímero de três cadeias do colágeno tipo IV (Fig. 48-4).

Genética Molecular da Síndrome de Alport

Herança	Lócus Afetado	Produto do Gene
Ligada ao X (SALX)	COL4A5	α5(IV)
Ligada ao X + leiomiomatose	COL4A5 + COL4A6	α5(IV) + α6(IV)
Autossômica recessiva (SAAR)	COL4A3 COL4A4	α3(IV) α4(IV)
Autossômica dominante	COL4A3 COL4A4	α3(IV) α4(IV)

Tabela 48-1 Genética molecular da síndrome de Alport.

mutações também podem ser associadas à nefropatia progressiva, ou seja, síndrome de Alport autossômica dominante (SAAD).[18,19] Os pacientes com SAAD tendem a ter um curso mais lento para DRCT do que aqueles com SALX ou SAAR.[20]

Colágeno Tipo IV da Membrana Basal em Alport

As MBGs e as membranas basais tubulares em homens com SALX geralmente não coram para as cadeias α3(IV), α4(IV) e α5(IV), mas expressam as cadeias α1(IV) e α2(IV)[21] (Fig. 48-2). As mulheres com SALX apresentam quase sempre mosaicismo na expressão da MBG das cadeias α3(IV), α4(IV) e α5(IV), ao passo que a expressão das cadeias α1(IV) e α2(IV) está preservada. A maioria dos pacientes do sexo masculino com SALX não mostra nenhuma expressão de α5(IV) na MBE, enquanto as pacientes do sexo feminino, heterozigotas, frequentemente exibem mosaicismo (Fig. 48-3). As cápsulas lenticulares de alguns pacientes do sexo masculino com SALX não expressam as cadeias α3(IV), α4(IV) ou α5(IV), ao passo que a expressão dessas cadeias parece normal em outros pacientes.

Na maioria dos pacientes com SAAR, a MBG não mostra nenhuma expressão das cadeias α3(IV), α4(IV) ou α5(IV), mas α5(IV) e α6(IV) são expressas na cápsula de Bowman, na membrana basal tubular distal e na MBE[20] (Fig. 48-4). Portanto, a SALX e a SAAR podem ser diferenciadas pela análise imuno-histoquímica. A expressão na membrana basal das cadeias α do colágeno tipo IV parece ser normal em pacientes com SAAD.

Essas observações indicam que uma mutação afetando uma das cadeias envolvidas na rede de α3–α4–α5(IV) pode prevenir a expressão na MBG não só daquelas cadeias, mas também das outras duas cadeias.

Mais evidências observacionais e experimentais suportam a hipótese de que esses efeitos refletem eventos pós-translacionais. Algumas cadeias mutantes são incapazes de participar na formação de trímeros; como resultado, observam-se as cadeias normais que são evitadas a partir da formação de trímeros submetidos à degradação. Outras mutações tornam possível a formação de trímeros anormais que são degradados antes, e pode ocorrer deposição nas membranas basais (Fig. 48-5).

Manifestações Clínicas
Acometimentos Renais

A hematúria é o principal achado na SA. Os homens afetados têm micro-hematúria persistente. Muitos também têm episódios de hematúria macroscópica, precipitada por infecções do trato respiratório superior, quase sempre durante as primeiras duas décadas de vida. A hematúria tem sido descoberta no primeiro ano de vida nos meninos afetados, e, provavelmente, está presente desde o nascimento. Os meninos que não apresentam hematúria durante os primeiros 10 anos de vida provavelmente não serão afetados.

Mais de 90% das mulheres com SALX têm micro-hematúria persistente ou intermitente, mas cerca de 7% das heterozigotas obrigatórias nunca manifestam hematúria.[21] A hematúria parece ser persistente em ambos, homens e mulheres com SAAR. Cerca de 50% dos portadores da mutação de COL4A3 ou COL4A4 têm hematúria.[16,17]

Na maioria das vezes, a proteinúria é ausente no início da vida, mas eventualmente desenvolve-se em todos os pacientes do sexo masculino com SALX e em ambos os pacientes do sexo masculino e feminino com SAAR. Ela aumenta progressivamente com a idade e pode resultar em síndrome nefrótica. Além disso, desenvolve-se eventualmente na maioria das mulheres heterozigotas.[22] A incidência e a severidade da hipertensão aumentam com a idade. Semelhantemente à proteinúria, a hipertensão ocorre mais provavelmente em homens afetados do que em mulheres afetadas com SALX, mas sem diferenças de gênero na frequência de hipertensão em SAAR.

A doença renal crônica terminal desenvolve-se em todos os homens afetados com SALX, a uma taxa determinada principalmente pela natureza da mutação subjacente do COL4A5.[15] Portanto, a taxa de progressão é bastante constante entre os homens afetados dentro de uma família em particular, mas há significativa variabilidade entre parentes. A variabilidade significativa intraparental na taxa de progressão para DRCT foi relatada em algumas famílias com mutações *missense* do COL4A5.

A progressão para DRCT em mulheres com SALX foi considerada um evento incomum até um estudo europeu, em 2003, com centenas de mulheres com SALX, descobrir que 12% desenvolveram DRCT antes de 40 anos de idade (*vs.* 90% dos homens com SALX), aumentando para 30%, aos 60 anos, e 40%, aos 80 anos.[22] O risco de

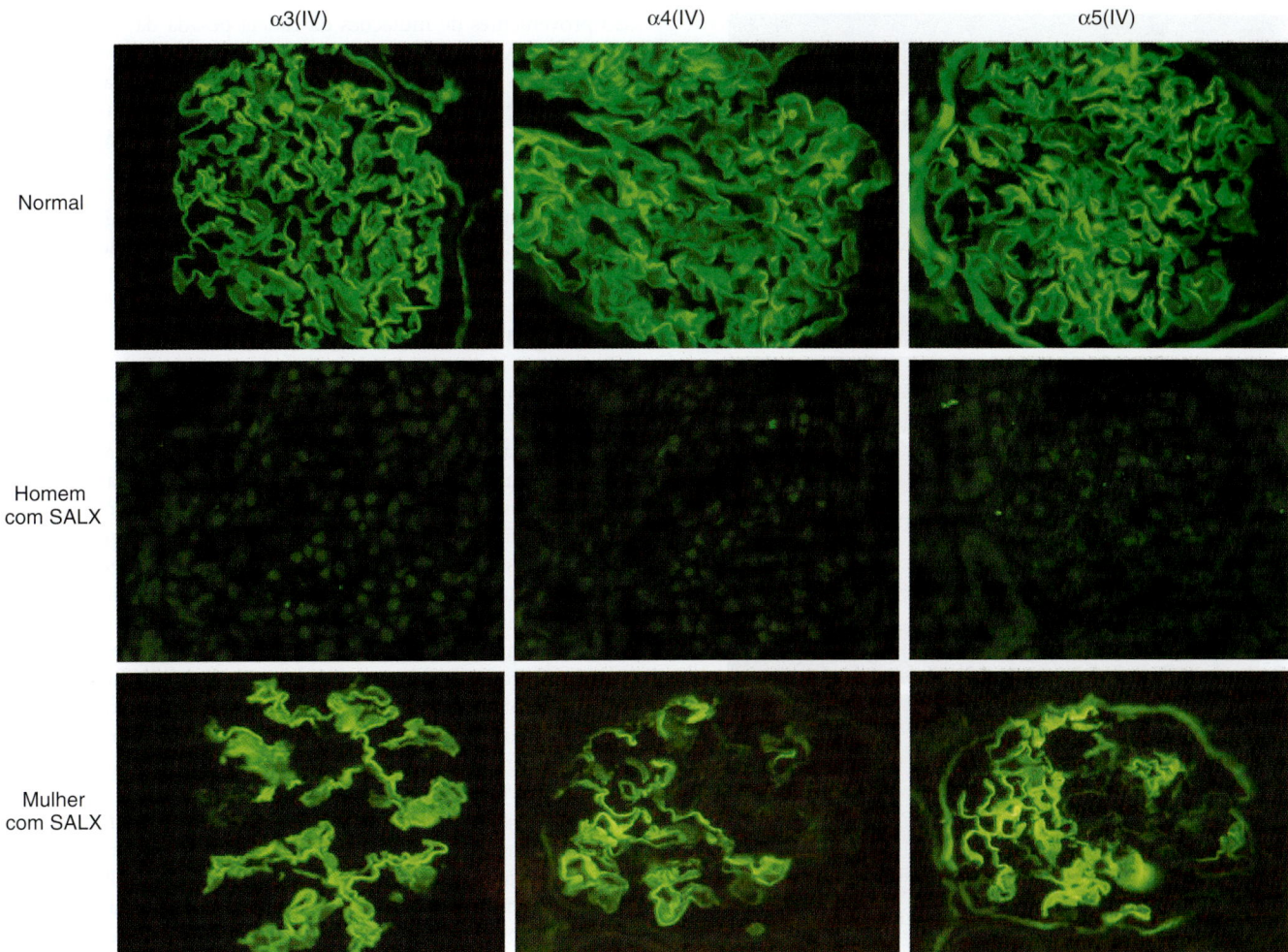

Figura 48-2 Imuno-histoquímica da membrana basal glomerular (MBG) em síndrome de Alport ligada ao X (SALX). Em um indivíduo normal (*linha de cima*), MBG fortemente corada para as cadeias α3(IV), α4(IV) e α5(IV) do colágeno tipo IV. Coloração da MBG em homem afetado é negativa para cada uma dessas cadeias (*linha média*), ao passo que uma mulher afetada mostra imunorreatividade em mosaico (*linha inferior*)

evolução para DRCT foi significativamente maior em heterozigotos com proteinúria. A manifestação da SALX em mulheres é presumida em função das atividades relativas do cromossomo X normal e mutante; porém, isso ainda tem que ser provado. A hematúria macroscópica na infância, a síndrome nefrótica e o achado de espessamento difuso da MBG por microscopia eletrônica são fatores de risco para doença renal crônica (DRC) em mulheres afetadas.[23] A surdez neurossensorial e o lenticone anterior também são indicativos de um resultado desfavorável em mulheres afetadas. Ambos, homens e mulheres com SAAR, parecem ter propensão para progredir para DRCT durante a segunda ou terceira década de vida.

Defeitos Cocleares

A surdez é quase sempre, mas não universalmente, associada à lesão renal no Alport, ocorrendo em cerca de 80% dos homens e em 25% a 30% das mulheres com SA.[15,22] Em algumas famílias com nefropatia por Alport e audição aparentemente normal, a surdez pode ser tardia e pode ocorrer lenta e progressivamente.

A perda auditiva na SA nunca é congênita e torna-se, na maioria das vezes, aparente da infância tardia para o início da adolescência em meninos com SALX e em ambos, meninos e meninas, com SAAR. A deficiência auditiva em membros das famílias com SA é sempre acompanhada pela evidência de envolvimento renal. Não há nenhuma evidência convincente de que homens surdos, sem doença renal, podem transmitir SA para seus descendentes. Em seus estágios iniciais, o déficit auditivo é detectável apenas por audiometria, com redução bilateral na sensibilidade para tons na faixa de 2.000 a 8.000 Hz. Em homens afetados, o déficit estende-se progressivamente para outras frequências, como as do discurso conversacional.

Defeitos Oculares

Os defeitos oculares ocorrem em 30% a 40% dos homens com SALX e em cerca de 15% das mulheres com SALX.[15,22] O *lenticone anterior*, que é virtualmente patognomônico de SA, ocorre em cerca de 15% dos homens com SALX e é quase inteiramente restrito às famílias com SA com progressão para DRCT antes de 30 anos de idade e surdez.[15] Ele está ausente ao nascimento, aparece geralmente durante a segunda para a terceira década de vida e é bilateral em 75% dos pacientes (Fig. 48-6, *A*). O espectro e as frequências de lesões oculares parecem ser semelhantes na SALX e na SAAR.[24]

Outra manifestação ocular comum na SA é a maculopatia, que consiste em manchas esbranquiçadas ou amareladas ou granulações em uma distribuição perimacular, e ocorre em 15% a 30% dos pacientes (Fig. 48-6, *B*). A maculopatia parece não estar associada a quaisquer anormalidades visuais.

As vesículas endoteliais da córnea (distrofia polimórfica posterior) foram observadas em SA e podem indicar defeitos na membrana de Descemet, a membrana basal subjacente ao endotélio da córnea. A erosão recorrente da córnea em SA tem sido atribuída a alterações da MBE da córnea.

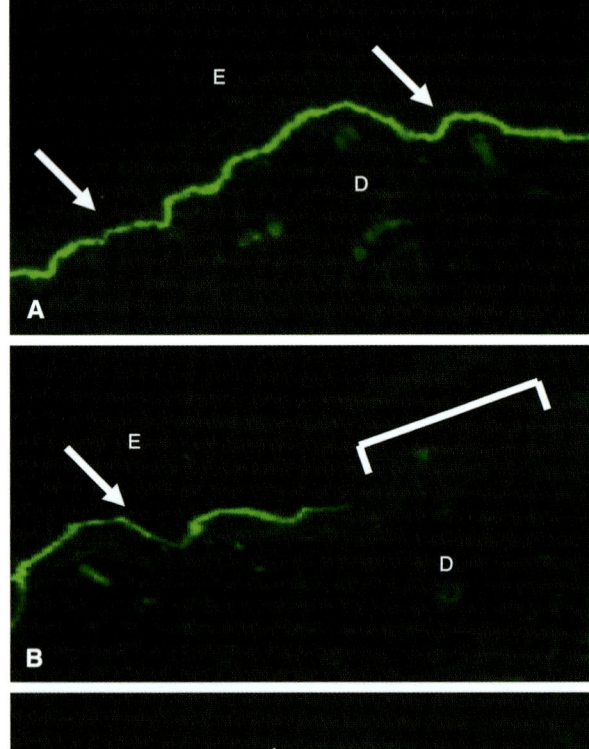

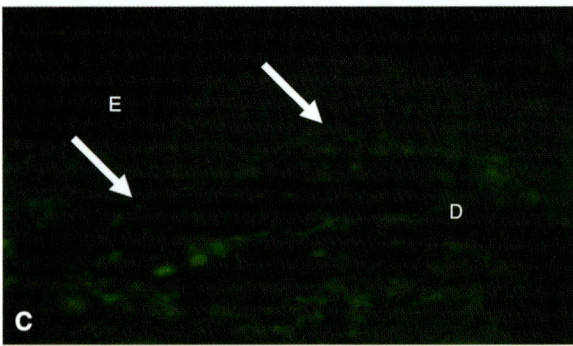

Figura 48-3 Imuno-histoquímuca da membrana basal epidérmica (MBE) na síndrome de Alport ligada ao X. A, Em homem normal, a MBE mostra-se fortemente corada para α5(IV) na junção dermoepidérmica (*setas*) entre a derme (*D*) e a epiderme (*E*). B, Em mulher afetada, a MBE mostra coloração em mosaico (*seta*); o *colchete branco* identifica uma extensão de MBE negativa para α5(IV). C, Em homens afetados, a coloração da MBE (*setas*) está ausente.

Leiomiomatose

A associação de SA com leiomiomatose do esôfago e da árvore traqueobrônquica foi relatada em cerca de 30 famílias.[14] As mulheres afetadas exibem quase sempre leiomiomas genitais bem como hipertrofia do clitóris e envolvimento variável dos grandes lábios e do útero. Além disso, a catarata subcapsular posterior bilateral ocorre com frequência em indivíduos afetados. Os sintomas geralmente aparecem na infância tardia e incluem disfagia, vômitos pós-prandial, dor epigástrica ou retroesternal, bronquite recorrente, dispneia, tosse e estridor. Todos os pacientes com o complexo leiomiomatose difusa–SA foram detectados com as deleções que abrangem as extremidades 5′ de *COL4A5* e *COL4A6*.

Defeitos Hematológicos

Uma síndrome autossômica dominante de nefrite hereditária, surdez e megatrombocitopenia, chamada síndrome Epstein, foi descrita em um pequeno número de famílias. As famílias com síndrome de Fechtner apresentam essas características bem como inclusões leucocitárias (anomalia de May-Hegglin). Ambas as síndromes, Epstein e Fechtner,

são provenientes de mutações da cadeia pesada da miosina IIA não muscular.[25] A membrana basal desses pacientes não exibe anormalidades na expressão da cadeia α do colágeno tipo IV. Portanto, as síndromes de Epstein e Fechtner são, em vez de variantes da SA, mais bem consideradas como distintas formas de nefrites hereditárias.

Anomalias Arteriais

A dilatação aneurismática da aorta torácica e abdominal e menores vasos arteriais foi descrita em um pequeno número de homens com a síndrome de Alport.[26]

Patologia

Não existem lesões patognomônicas pela microscopia óptica ou imunofluorescência direta em SA. Nos homens afetados, as biópsias obtidas antes dos cinco anos de idade normalmente não mostram nenhuma alteração à microscopia óptica. A expansão da matriz e a hipercelularidade mesangial são observadas, na maioria das vezes, em crianças mais velhas e adolescentes. Os glomérulos dos homens afetados eventualmente mostram glomeruloesclerose segmentar e focal; fibrose intersticial e atrofia tubular são quase sempre encontradas em meninos afetados acima de 10 anos. Os achados de microscopia óptica em mulheres afetadas correlacionam-se com proteinúria e função renal; uma mulher afetada de qualquer idade, que tenha hematúria isolada, é propensa a ter pouca ou nenhuma anormalidade na microscopia óptica. A imunofluorescência indireta, da expressão das cadeias α do colágeno tipo IV em membranas basais renais ou da pele, pode ser diagnóstica (discussão anterior) e é cada vez mais disponível em laboratórios especializados em todo o mundo.

A microscopia eletrônica (ME) frequentemente revela anormalidades diagnósticas. A principal característica estrutural fina do rim, que ocorre na maioria dos pacientes com SA, é a variabilidade da MBG com espessamento, afilamento, entrelaçamento e lamelação (Fig. 48-7). Os segmentos espessos medem acima de 1.200 nm de profundidade, quase sempre têm contornos externos e internos irregulares e são encontrados com mais frequência em homens do que em mulheres. A lâmina densa é transformada em uma rede heterogênea de fios membranosos, que delimitam áreas claras eletrolucentes, e podem conter grânulos cilíndricos, de densidade variável, medindo de 20 a 90 nm de diâmetro. Há graus variáveis de fusão de processos podocitários epiteliais.

Nem todos os grupamentos familiares de Alport demonstram essas características ultraestruturais. As alterações das MBGs, como espessamento, afilamento, normais e não especificadas, foram todas descritas. Os pacientes do sexo masculino, jovens, afetados, mulheres heterozigotas em qualquer idade, e, ocasionalmente, homens em idade adulta afetados, podem ter a MBG difusamente fina, medindo menos de 100 nm ou menos em espessura, em vez da lesão patognomônica. Embora a difusa atenuação da MBG seja considerada o padrão da nefropatia por membrana basal fina, alguns pacientes com essa anormalidade são membros de famílias com história de progressão para insuficiência renal. Portanto, o significado de um achado ultraestrutural de MBG fina deve ser considerado no contexto da história familiar, na expressão na membrana basal das cadeias α do colágeno tipo IV e, se disponível, na informação genética molecular.

Diagnóstico e Diagnósticos Diferenciais

A Figura 48-8 resume a avaliação dos pacientes com hematúria e uma história familiar positiva. A SA deverá ser incluída no diagnóstico diferencial inicial dos pacientes com microematúria persistente depois de excluir anormalidades estruturais dos rins ou do trato urinário. A presença de espessamento difuso e multilamelação da MBG na ME prevê uma nefropatia progressiva, independentemente da história familiar. No entanto, em um paciente com história familiar negativa, não é possível diferenciar SALX *de novo* de SAAR mediante

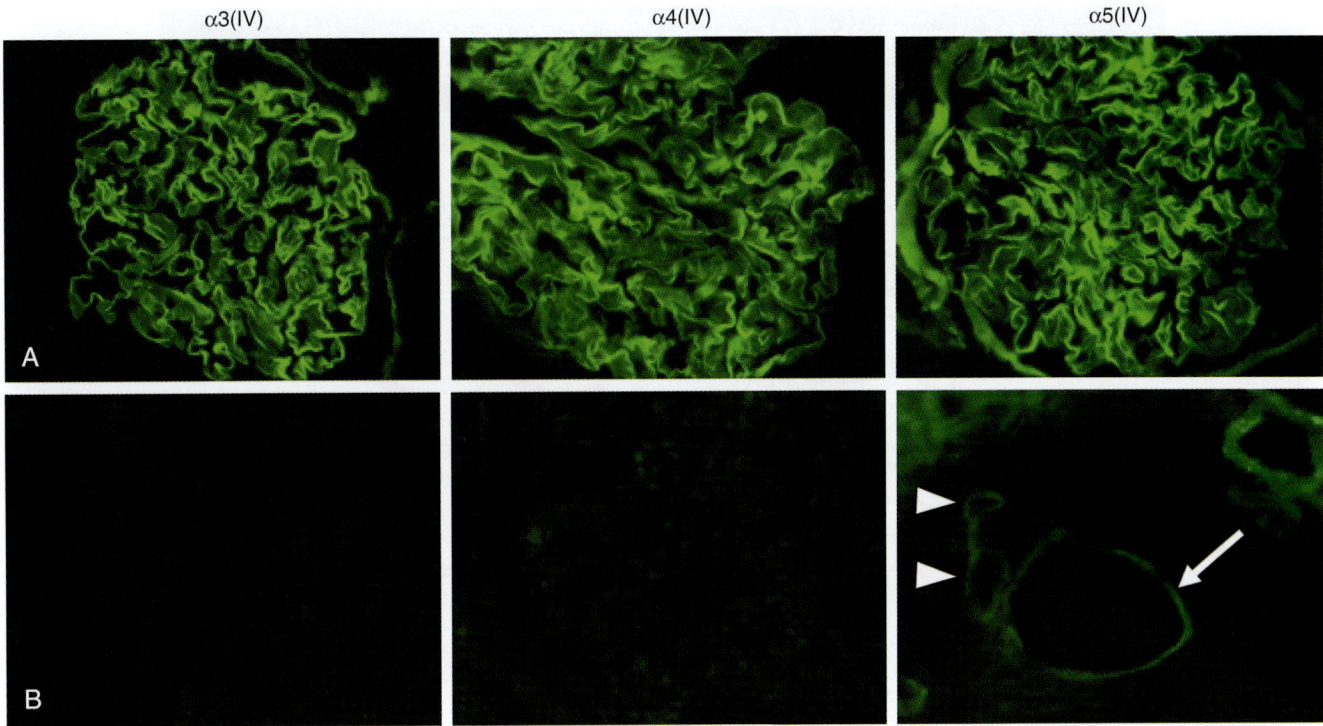

Figura 48-4 **Imuno-histoquímica de rim em paciente com síndrome de Alport autossômica recessiva. A**, Membrana basal glomerular (MBG) normal e cápsula de Bowman coradas para α3(IV), α4(IV) e α5(IV). **B**, Paciente mostrando nenhuma coloração na MBG, mas está presente na cápsula de Bowman (*seta*) e na membrana basal tubular distal (*cabeças de seta*).

ME. Em alguns pacientes, os achados de biópsia podem ser ambíguos, sobretudo em pacientes do sexo feminino e pacientes jovens, de ambos os sexos. Além disso, as famílias com nefrite progressiva e mutações de *COL4A5* em associação com afilamento da MBG foram descritas, indicando que a lesão clássica de Alport na MBG não está presente em todas as famílias com Alport.

Não é incomum ver um paciente com hematúria ou descobrir que vários parentes também têm hematúria, embora nenhum já tenha sido submetido à biópsia renal. Quem deve ser submetido à biópsia nesses casos? A história natural da lesão renal em SA sugere que os indivíduos mais velhos do sexo masculino são os mais propensos a apresentar diagnóstico ultraestrutural de anormalidades na MBG. Em famílias com um diagnóstico seguro de SA estabelecida, a avaliação de indivíduos com hematúria recentemente reconhecida pode ser limitada ao ultrassom dos rins e do trato urinário para excluir tumor coincidente ou anomalias estruturais do trato urinário.

A ausência das cadeias α3, α4 e α5 do colágeno tipo IV da MBG e da membrana basal tubular distal não foram descritas em qualquer condição, diferentemente da SA, fazendo desse diagnóstico um achado da biópsia renal (Tabela 48-2). A análise de amostras de biópsia de pele por imunofluorescência para expressão de α5(IV) no MBE pode ser informativa, mas aparentemente a expressão normal das cadeias α do colágeno tipo IV nas membranas basais não exclui o diagnóstico de SA. A expressão de mosaico de α5(IV) é comum em mulheres heterozigotas. Embora a expressão de mosaico de α5(IV) seja um diagnóstico do estado de portador, um resultado normal não exclui a heterozigose. Um membro feminino de uma família com Alport, que não tem hematúria, pode ainda ser portador, mas é menos provável que apresente mosaicismo detectável do que uma mulher com hematúria.

Um diagnóstico histológico seguro de SA não pode ser sempre estabelecido, ou pode não ser possível determinar o modo de transmissão, apesar da cuidadosa avaliação da genealogia e aplicação de toda a gama de métodos histológicos. Nessas situações, a análise genética

pode fornecer informações essenciais para determinar o prognóstico e orientar o aconselhamento genético. A análise genética para SA está se tornando cada vez mais disponível como um ensaio clínico em laboratórios comerciais. Uma lista atual dos laboratórios que oferecem o diagnóstico genético molecular da síndrome de Alport pode ser encontrada em genereviews.org.

As doenças glomerulares que, em geral, ocorrem esporadicamente, em algumas ocasiões podem ser hereditárias e devem ser consideradas no diagnóstico diferencial. Nessas doenças são incluídas glomeruloesclerose segmentar e focal, nefropatia membranosa, glomerulonefrite membranoproliferativa, nefropatia por IgA e glomerulopatia por C3.

História Natural
A hematúria microscópica, a primeira e invariável manifestação renal da SA, provavelmente reflete o afilamento da MBG e uma tendência a desenvolver rupturas focais por causa da expressão defeituosa da rede de α3–α4–α5(IV). É provável que o lenticone anterior resulte da incapacidade da cápsula anormal da lente de manter a conformação normal da lente. Os estudos ultraestruturais da cóclea em pacientes com Alport sugerem que o déficit de audição pode ser atribuível a um defeito na adesão do órgão de Corti na membrana basilar.[27]

Em seus estágios iniciais, a SA é clinicamente e com frequência, histologicamente indistinguível da doença de membrana fina, que tem, na maioria das vezes, um resultado benigno. O afilamento da MBG é, portanto, uma explicação insuficiente para as histórias naturais divergentes das duas condições. Que fatores iniciam e conduzem a progressão da nefropatia do Alport para DRCT? A redução na quantidade das cadeias α3(IV), α4(IV) e α5(IV) na MBG, como é possível que ocorra na doença de membrana fina, provavelmente tem consequências diferentes da perda completa dessas cadeias, como ocorre na maioria dos homens com SALX e na maioria dos pacientes com SAAR. As informações sobre os eventos moleculares que ocorrem em consequência à perda da rede α3–α4–α5(IV) estão

Montagem dos Heterotrímeros do Colágeno Tipo IV em Pessoas Saudáveis e na Síndrome de Alport

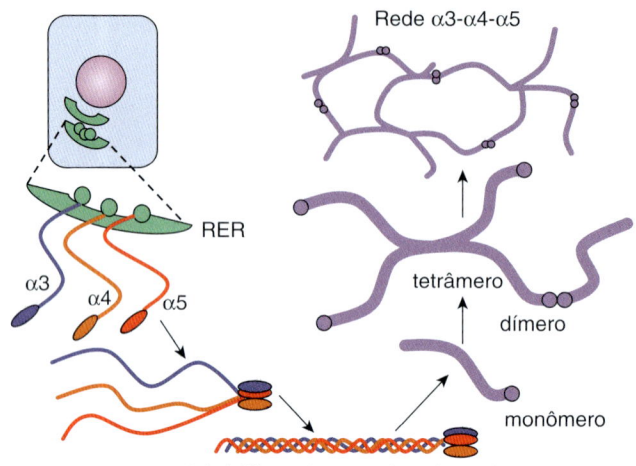

Rede α3-α4-α5

RER

α3 α4 α5

tetrâmero

dímero

monômero

tripla-hélice α3-α4-α5 (monômero)

Normal

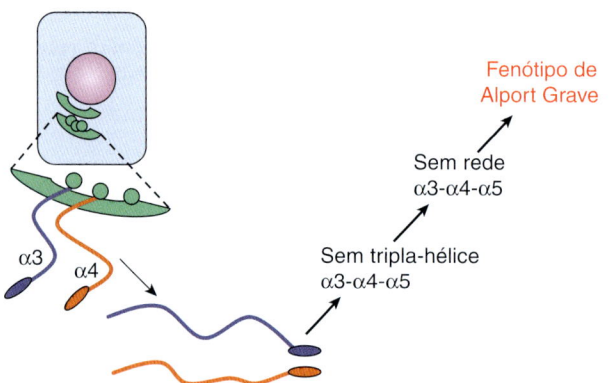

Fenótipo de Alport Grave

Sem rede α3-α4-α5

Sem tripla-hélice α3-α4-α5

α3 α4

Efeito da mutação grave de *COL4A5*: deleção, *frameshift*, parada prematura

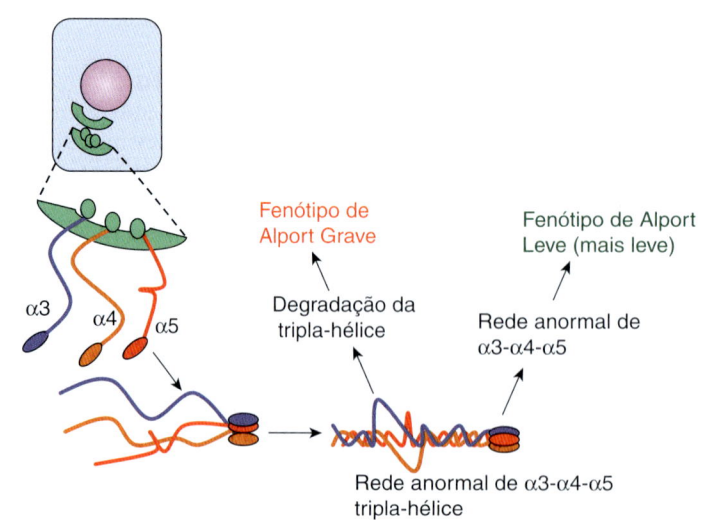

Fenótipo de Alport Grave

Fenótipo de Alport Leve (mais leve)

Degradação da tripla-hélice

Rede anormal de α3-α4-α5

α3 α4 α5

Rede anormal de α3-α4-α5 tripla-hélice

Efeitos da mutação *missense* de *COL4A5*

Figura 48-5 Montagem dos heterotrímeros do colágeno tipo IV em pessoas saudáveis e na síndrome de Alport. *RER,* Retículo endoplasmático rugoso.

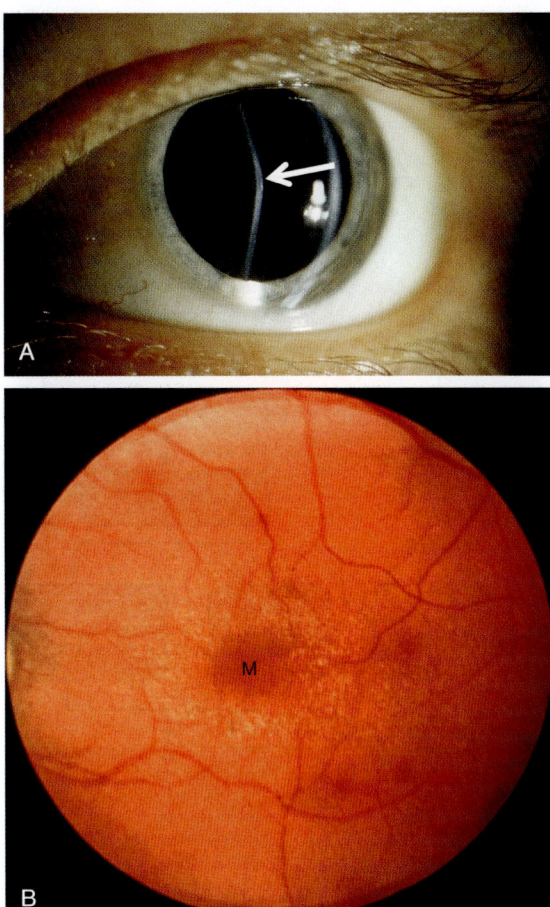

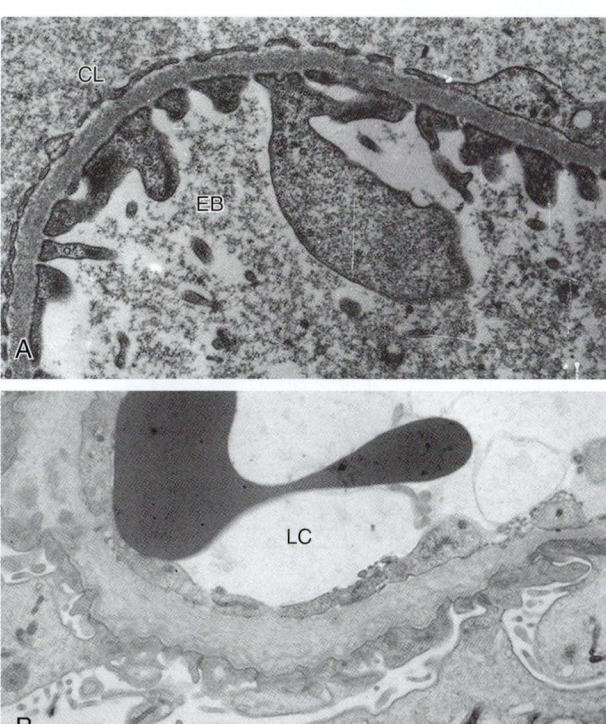

Figura 48-6 Anormalidades oculares na síndrome de Alport. A, Lenticone anterior mostrado pela oftalmoscopia por lâmpada de fenda. A superfície anterior da lente é em forma de cone (a seta marca o ápice do cone) em vez da elipse lisa normal. **B,** Manchas perimaculares. Observe as manchas brancas ao redor da mácula (*M*). (*Referência 62.*)

Figura 48-7 Biópsia renal na síndrome de Alport. A, Parede do capilar glomerular normal. *EB,* espaço de Bowman. **B,** Parede capilar glomerular de um paciente com síndrome de Alport, no mesmo aumento; *LC,* lúmen capilar. Notar o espessamento da membrana basal glomerular (MBG), a divisão da lâmina densa dentro das múltiplas fibras e a marcada irregularidade do aspecto epitelial da MBG em paciente com síndrome de Alport.

aumentando. Na MBG, a transição normal da rede $\alpha1(IV)_2-\alpha2(IV)_1$ de glomérulos embrionários para a rede $\alpha3-\alpha4-\alpha5(IV)$ de glomérulos maduros deixa de ocorrer, e cadeias $\alpha1(IV)$ e $\alpha2(IV)$ acumulam-se nos glomérulos em Alport conforme a doença progride.[28,29] A MBG em Alport mostra superexpressão de outras proteínas da matriz que estão normalmente ausentes na MBG ou presentes em pequenas quantidades, como colágeno tipo V, colágeno tipo VI, laminina, cadeia $\alpha2$ e fibronectina. Essas alterações na composição do MBG são exclusivas da SA.[28,30] Ambas as células endoteliais glomerulares e os podócitos parecem contribuir para o acúmulo dessas proteínas na MBG em Alport. As alterações na matriz extracelular glomerular são acompanhadas por mudanças no comportamento das células glomerulares, como a expressão da transformação do fator de crescimento $\beta1$, integrinas e metaloproteinases da matriz.[31] A ativação das vias fibrogênicas no interstício renal presumivelmente representa uma consequência a favor da doença glomerular.

Tratamento

As recomendações da prática clínica atual para retardar a DRCT em pacientes com SA faca na introdução precoce de inibidores do sistema renina-angiotensina (SRA) para suprimir a excreção urinária de proteína.[32,33] O foco da inibição do SRA é fundamentado em evidências experimentais e clínicas, bem como as considerações práticas. A inibição da enzima conversora da angiotensina (ECA) aumenta a sobrevida em ratos com SAAR.[33]

Quando o inibidor da ECA é iniciado em ratos com Alport antes do aparecimento da proteinúria, a duração da sobrevida é dobrada, um resultado terapêutico até agora não foi ultrapassado por qualquer outra intervenção. Os inibidores da ECA começados após o início da proteinúria também melhoram a sobrevida em ratos com Alport, em menor grau, mas ainda assim significativo. O efeito do ramipril na sobrevida foi superior em relação aos que usaram candesartan em um estudo comparativo com murinos.[34]

A análise de dados retrospectivos coletados pelo European Alport Registry indica que a terapia com inibidor ECA, iniciada enquanto a taxa de filtração glomerular (TFG) ainda é normal, retarda a progressão para DRCT por anos.[35] Esse efeito também foi demonstrado em pares de irmãos discordantes afetados para a terapia com inibidor da ECA.[35] A inibição da ECA, o bloqueio do receptor de angiotensina e a inibição da aldosterona mostraram redução da proteinúria em crianças com síndrome de Alport, em estudos não controlados e controlados.[36] O efeito do losartan na proteinúria foi maior do que o efeito da anlodipina.[36] Como demonstrado no estudo ESCAPE, os inibidores da ECA podem ser utilizados com segurança em crianças com DRC, em doses que alcancem a supressão da excreção de proteína urinária.[37] Os antagonistas do SRA, sobretudo os inibidores da ECA, são relativamente baratos e amplamente disponíveis. Em teoria, qualquer criança no mundo com SA deve ser capaz de receber tratamento com um inibidor da ECA. O mesmo não pode ser dito para outros tratamentos, como a terapia de células-tronco, que se mostraram promissores incialmente no modelo de SA em murinos.[38]

O consenso de recomendações para o manejo de crianças com SA inclui (1) triagem precoce de hematúria em crianças em situação de risco; (2) determinação regular de albumina urinária e a excreção de proteína no diagnóstico; e (3) início de bloqueadores da angiotensina,

Avaliação de Paciente com Hematúria e História Familiar Positiva

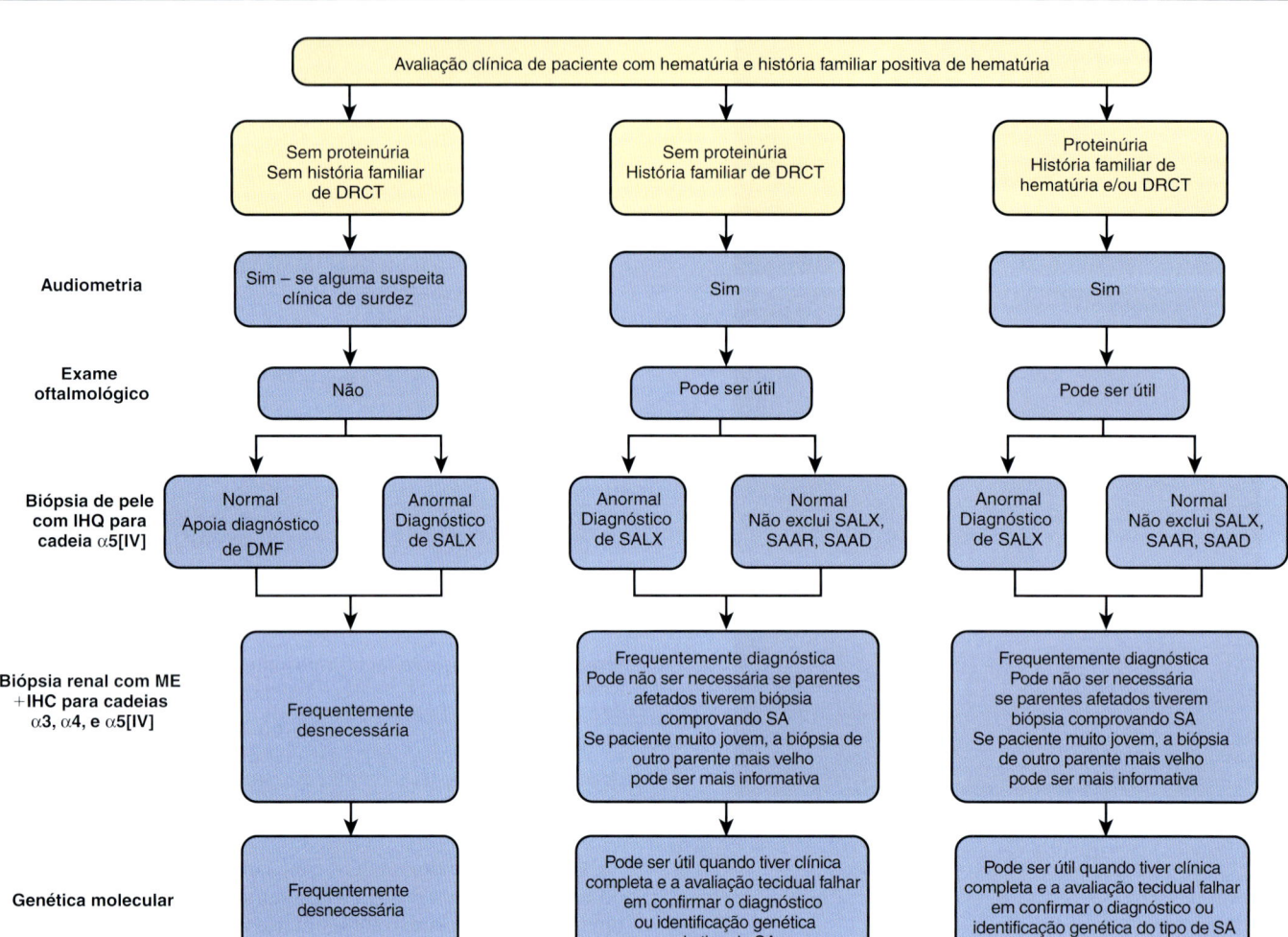

Figura 48-8 **Avaliação de paciente com hematúria e história familiar positiva.** *SAAD,* Síndrome de Alport autossômica dominante; *SAAR,* síndrome de Alport autossômica recessiva; *SA,* síndrome de Alport; *ME,* microscopia eletrônica; *DRCT,* doença renal crônica terminal; *IHQ,* imuno-histoquímica; *DMF,* doença da membrana fina; *SALX,* síndrome de Alport ligada ao X.

uma vez que se desenvolva proteinúria evidente. O objetivo do bloqueio é reduzir a relação de proteína-creatinina (PC) na urina em 50% nas crianças com uma relação de 0,2 a 1 mg/mg, ou para menos de 0,5 mg/mg naqueles com uma relação superior a 2 mg/mg.[32] Um estudo randomizado que avaliou o efeito do bloqueio da angiotensina nas transições de hematúria isolada para microalbuminúria para proteinúria evidente está em andamento na Europa (EARLY PRO-TECT). Futuros ensaios clínicos comparando o bloqueio da angiotensina com outras terapias, isoladamente ou em combinação, serão necessários para identificar as abordagens mais eficazes para retardar e prevenir DRCT em pacientes com síndrome de Alport.

Transplante

Hoje, o transplante renal é o único tratamento disponível para SA. A sobrevida do enxerto em pacientes com nefrite familiar é equivalente à sobrevida dos pacientes com outros diagnósticos. No entanto, glomerulonefrite anti-MBG envolvendo o enxerto renal é uma manifestação rara mas dramática de SA, que ocorre em 2% a 3% dos pacientes do sexo masculino com SA que se submetem a transplante (Cap. 24).

As mulheres que são heterozigotas para a mutação *COL4A5* são apropriadas para serem doadoras de rim? Claramente, aquelas com proteinúria, hipertensão ou TFG reduzida não devem ser doadoras, nem deve ser doadora a mulher com deficiência auditiva. Para heterozigotos com hematúria, mas com função renal e audição normais, nenhuma informação de acompanhamento a longo prazo sobre o impacto das nefrectomia unilateral está disponível em tais mulheres. Tendo em vista os achados recentes que 30% a 40% das mulheres heterozigotas podem eventualmente desenvolver DRCT, o risco de um doador heterozigoto, em última análise, desenvolver disfunção renal significativa no futuro deve ser maior do que para o doador de rim comum. No entanto, um cenário clínico comum é uma mãe escolher ser doadora para seu filho com SA, e as escolhas de toda a família devem ser consideradas.

DOENÇA DA MEMBRANA FINA: FAMILIARES E ESPORÁDICAS

Definição

A hematúria glomerular isolada pode ocorrer como uma condição familiar ou esporádica e é quase sempre associada a um achado de biópsia renal de MBG excessivamente fina. O termo *hematúria familiar benigna* foi usado no passado para descrever a doença em

Imunomarcação do Colágeno Tipo IV na Síndrome de Alport

Grupo do Colágeno tipo IV Normal (Homens e Mulheres)	Membranas Basais Glomerulares	Cápsula de Bowman	Membrana Basal Tubular Distal	Membrana Basal Epidérmica
α3(IV)	Presente	Presente	Presente	Ausente
α4(IV)	Presente	Presente	Presente	Ausente
α5(IV)	Presente	Presente	Presente	Presente
Ligada ao X (Homens)*				
α3(IV)	Ausente	Ausente	Ausente	Ausente
α4(IV)	Ausente	Ausente	Ausente	Ausente
α5(IV)	Ausente	Ausente	Ausente	Ausente
Ligada ao X (Mulheres)†				
α3(IV)	Mosaico			Ausente
α4(IV)	Mosaico			Ausente
α5(IV)	Mosaico			Mosaico
Autossômica Recessiva (Homens e Mulheres)*				
α3(IV)	Ausente	Ausente	Ausente	Ausente
α4(IV)	Ausente	Ausente	Ausente	Ausente
α5(IV)	Ausente	Presente	Presente	Presente

Tabela 48-2 Imunomarcação do Colágeno Tipo IV na Síndrome de Alport. *Em algumas famílias com Alport, a coloração da membrana basal para as cadeias do colágeno tipo IV é completamente normal. Além disso, um resultado normal não exclui um diagnóstico de síndrome de Alport ligada ao X. †Algumas mulheres heterozigotas têm membrana basal normal com cadeias imunorreativas para colágeno tipo IV. Além disso, um resultado normal não exclui o estado de portadora.

grupamentos familiares, nos quais muitos indivíduos em várias gerações tinham hematúria isolada sem progressão para DRCT. Mais recentemente, a doença da membrana fina (DMF) foi usada para identificar tanto hematúria isolada familiar quanto hematúria isolada esporádica associada à MBG afilada. É provável que diversos distúrbios que diferem ao nível molecular estejam associados à MBG afilada, e em alguns pacientes talvez seja uma variante normal. Em geral, essa discussão é aplicada em ambas as DMF, familiares e esporádicas.

Semelhantemente à síndrome de Alport, a DMF familiar é um distúrbio hereditário da MBG, manifestado por hematúria crônica, mas difere clinicamente da SA em vários aspectos importantes: (1) anormalidades extrarrenais são raras; (2) proteinúria, hipertensão arterial e progressão para DRCT são incomuns, visto em menos de 10% dos indivíduos afetados e extremamente incomuns antes dos 40 anos; (3) diferenças de gênero na expressão de DMF não são vistas; e (4) a transmissão é autossômica dominante. A DMF e SA precoce podem ser difíceis de diferenciar histologicamente porque o afilamento difuso da MBG é característico de ambas. No entanto, a MBG de pacientes com DMF continua a ser atenuada ao longo do tempo, em vez de sofrer o progressivo espessamento e a multilamelação que ocorre em SA.

Etiologia e Patogênese

Embora a DMF seja uma condição autossômica dominante, uma história familiar negativa pode não ser confiável, porque os pacientes quase nunca sabem que eles têm parentes com hematúria. A DMF familiar foi localizada em COL4A3 ou COL4A4 em numerosas famílias.[39,40] Dos portadores heterozigotos de uma mutação de COL4A3 ou COL4A4, 50% ou mais apresentam hematúria.[16,17] No entanto, a ligação COL4A3 e COL4A4 foi excluída em outras famílias com hematúria isolada, indicando que a DMF é uma condição geneticamente heterogênea.

Os estudos imuno-histológicos do colágeno tipo IV na MBG de pacientes com a DMF não encontraram nenhuma anormalidade na distribuição de qualquer uma das seis cadeias α. A avaliação imuno-histológica do colágeno tipo IV da MBG pode, portanto, ser útil na diferenciação entre DMF e SA (discussão a seguir).

Manifestações Clínicas

Uma estimativa de 20 a 25% dos pacientes referenciados a um nefrologista para avaliação de hematúria persistente provará ter MBG fina na biópsia renal. Os indivíduos com DMF têm tipicamente micro-hematúria persistente, detectada pela primeira vez na infância. Em alguns pacientes, a microematúria é intermitente e pode não ser detectada até a idade adulta.

A hematúria macroscópica episódica, frequentemente em associação com infecções do trato respiratório superior, não é incomum. A hematúria na DMF parece ocorrer ao longo da vida.

A hipertensão e a proteinúria evidentes são incomuns na DMF, mas têm sido relatadas. Alguns desses pacientes podem ter, na verdade, SA, em que a anormalidade predominante da MBG foi o afilamento, ao invés de espessamento e multilamelação. Outras doenças glomerulares, como nefropatia por IgA e glomeruloesclerose focal ou global, podem ocorrer simultaneamente com a DMF.

Patologia

A microscopia óptica e a imunofluorescência são comuns em casos típicos de DMF. A maioria dos pacientes apresenta afilamento difuso de toda a MBG e da lâmina densa (Fig. 48-9). A largura da MBG, em indivíduos normais, é dependente da idade e do sexo. Ambos, lâmina densa e MBG, aumentam rapidamente em espessura entre o nascimento e os dois anos de idade, seguidos por espessamento gradual na idade adulta. A espessura da MBG em homens adultos (373 ± 42 nm) ultrapassa a espessura em mulheres adultas (326 ± 45 nm).[41] Cada laboratório de ME deve estabelecer uma técnica consistente para medir a espessura da MBG e determinar seu próprio intervalo de referência para largura da MBG e fazer comparações com os dados publicados, significativos. Normalmente, um valor de 250 nm vai separar

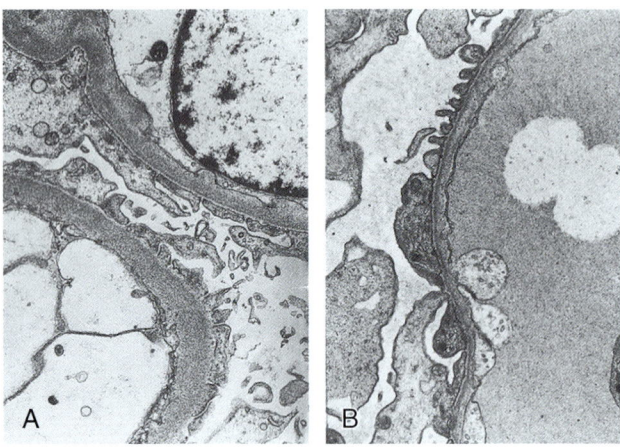

Figura 48-9 Doença da membrana fina. Microscopia eletrônica de espécime de biópsia renal. **A**, Parede capilar glomerular normal. **B**, Doença da membrana fina em mesmo aumento. Notar o afilamento difuso e uniforme da MBG e da lâmina densa. *(Referência 63.)*

com precisão adultos com MBG normal daqueles com DMF . Para as crianças, o corte está na faixa de 200 a 250 nm. A variabilidade intraglomerular na largura da MBG é mínima em pacientes com DMF.

Diagnóstico e Diagnóstico Diferencial

Se a história familiar indicar transmissão autossômica dominante de hematúria isolada sem surdez ou anormalidades oculares, se não há nenhuma história familiar de DRC, e se os estudos de imagem do rim e do trato urinário são normais, um diagnóstico presumido da DMF pode, na maioria das vezes, ser feito sem biópsia renal (Fig. 48-7). Quando a história familiar é negativa ou desconhecida, ou existem características atípicas coexistindo, como proteinúria e surdez, a biópsia renal pode ser muito informativa. Um achado de MBG fina pode ser mais bem caracterizado pela análise da distribuição das cadeias α do colágeno tipo IV no rim. A distribuição normal dessas cadeias fornece evidências de apoio, mas não conclusivas, para o diagnóstico da DMF. A marcada variabilidade na largura da MBG dentro de um glomérulo, em paciente com microematúria persistente, deve levantar suspeita de SA, embora a divisão focal da lâmina densa tenha sido descrita na DMF. As análises genéticas podem confirmar uma mutação heterozigota em *COL4A3* ou *COL4A4*.

Tratamento

Pacientes com DMF devem ser tranquilizados, mas não devem perder o seguimento com exames. O risco para disfunção renal crônica é pequeno (provável < 5%), mas real. A análise da urina e a medição da pressão arterial e da função renal são recomendadas a cada um a dois anos.

DOENÇA DE FABRY (DOENÇA DE ANDERSON-FABRY)

Definição

A doença de Fabry compreende as manifestações clínicas e patológicas da deficiência hereditária da enzima α-galactosidase A (α-Gal A), resultando no acúmulo intracelular de glicoesfingolipídios neutros com metades terminais de α-galactosil (Fig. 48-10). Anderson[42] e Fabry,[43] cada um descreveu as lesões de pele características dessa condição em 1898, e observaram a associação de proteinúria com lesão de pele, para os quais Fabry cunhou o termo *angiokeratoma corporis diffusum.*

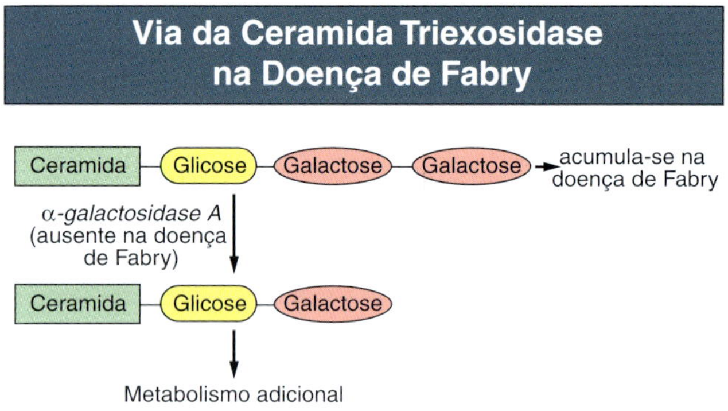

Figura 48-10 Via da ceramida triexosidase na doença de Fabry. Deficiência de α-Galactosidase A levando ao acúmulo de triexosilceramida.

Etiologia e Patogênese

Mais de 100 mutações causando a doença de Fabry foram identificadas no gene da α-Gal A, que está localizado no cromossomo X. A maioria das mutações descritas está associada ao fenótipo clássico de Fabry, no qual há o envolvimento multissistêmico. Certas mutações *missense* foram identificadas em pacientes com um fenótipo leve, limitado a anormalidades cardíacas.[44]

A deficiência de α-Gal A leva ao progressivo acúmulo intracelular de glicoesfingolipídios neutros, sobretudo aqueles com metades α-galactosil, o mais abundante dos quais é a globotriaosilceramida (Gb3). Os glicoesfingolipídios são constituintes normais da membrana plasmática, das membranas das organelas intracelulares e circulam em associação com as apolipoproteínas. Os que se acumulam na doença de Fabry são idênticos àqueles encontrados no tecido normal. Todos os tecidos, exceto hemácias, acumulam Gb3, com as mais altas concentrações encontradas no rim doente.

Patologia e Manifestações Clínicas

A doença de Fabry clássica é uma desordem multissistêmica, com envolvimento proeminente e potencialmente devastador dos rins, coração e sistema nervoso central e periférico. Conforme o esperado para uma doença ligada ao X, as manifestações clínicas graves ocorrem em homens homozigotos, ao passo que as mulheres heterozigotas apresentam um curso variável, mas tipicamente menos severo. Em homens afetados, as características iniciais da doença são vistas na infância e início da adolescência e consistem em parestesias e dores nas mãos e nos pés, com crises episódicas de dor. O curso da doença é variável, mas geralmente leva à DRCT na terceira à sexta década. Infartos do miocárdio ou cerebrais são eventos típicos terminais. A doença de Fabry grave em uma mulher reflete a extensa inativação do cromossomo X, que carrega o alelo normal da α-Gal A.

Manifestações Renais

Embora a primeira manifestação do envolvimento renal seja um defeito de concentração, a nefropatia da doença de Fabry normalmente manifesta-se como proteinúria leve a moderada, às vezes com micro-hematúria, começando na terceira década de vida. A síndrome nefrótica é incomum. Os corpúsculos ovalares lipídicos urinários, com uma configuração de Cruz de Malta, quando vistos com um microscópio de luz polarizada, são resultantes de grandes quantidades de glicoesfingolipídios na urina (Cap. 4, Fig. 4-2, *B*). A deterioração da função renal é gradual, com hipertensão e DRCT, desenvolvendo-se pela quarta ou quinta década de vida. As mulheres heterozigotas normalmente exibem envolvimento renal leve, mas podem desenvolver DRCT.

A microscopia óptica mostra notáveis mudanças glomerulares com anormalidades adicionais do epitélio tubular e vasos (Fig. 48-11). As células epiteliais viscerais glomerulares são grandes e embaladas

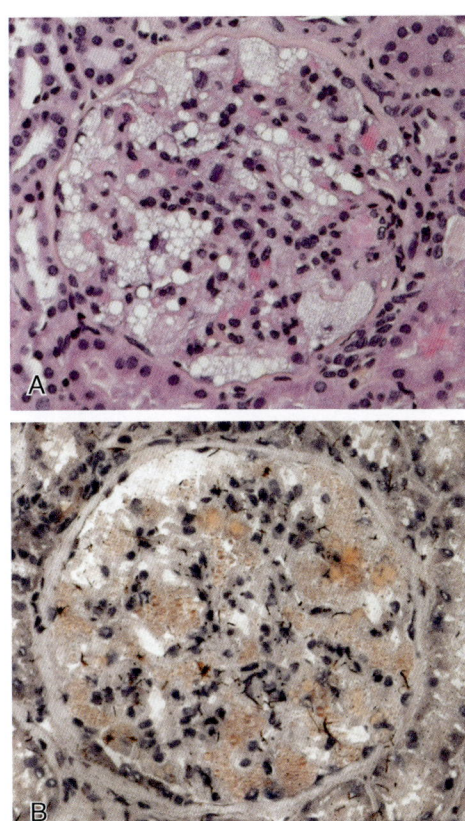

Figura 48-11 Microscopia óptica de espécime de biópsia renal na doença de Fabry. Depósito de glicoesfingolípidios na célula epitelial glomerular demonstrado por **A**, vacuolização na coloração de hematoxilina-eosina (aumento 20×) e **B**, Coloração de vermelho de óleo O (×20). *(Cortesia Dr. Paolo Menè e Dra. Antonella Stoppacciaro, Universidade de Roma.)*

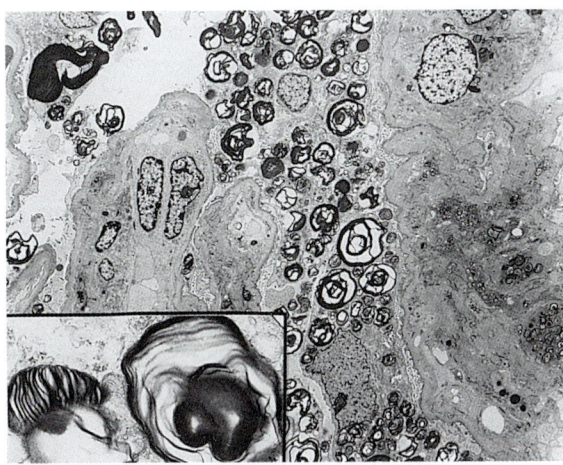

Figura 48-12 Microscopia eletrônica de espécime de biópsia renal na doença de Fabry. Glicoesfingolipídio é depositado nos vacúolos citoplasmáticos nas células epiteliais viscerais glomerulares. *Inserido abaixo,* Vacúolos citoplasmáticos, contendo material eletrodenso, dispostos paralelamente (corpos de zebra) e em espirais concêntricas (figuras de mielina). *(Cortesia Dr. J. Carlos Manivel.)*

com vacúolos pequenos, claros, que representam o material glicoesfingolipídico que foi extraído durante o processamento. Os vacúolos também podem ser vistos em células epiteliais parietais e nas células epiteliais do túbulo contorcido distal e alça de Henle, mas só raramente em células mesangiais, células endoteliais glomerulares ou células epiteliais tubulares proximais. Há progressiva glomerulosclerose

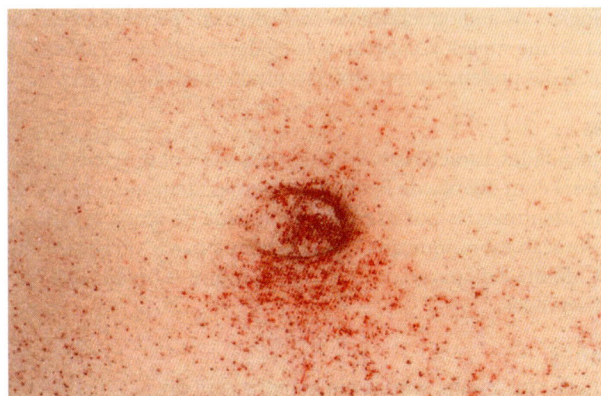

Figura 48-13 Angioqueratoma na doença de Fabry. Notar os múltiplos angioqueratomas periumbilicais. *(Cortesia Dr. S. Waldek.)*

segmentar e global. Os vacúolos são também observados em células endoteliais e células musculares lisas das arteríolas e artérias.

Na ME, ocorrem abundantes inclusões dentro dos lisossomos, sobretudo dentro das células epiteliais viscerais (Fig. 48-12). As inclusões (figuras de mielina) são quase sempre arredondadas, compostas por camadas concêntricas de material denso, separadas por espaços claros. As camadas podem ser organizadas em paralelo (corpos de zebra). A descamação de células epiteliais viscerais da membrana basal subjacente pode ser observada. As inclusões também são vistas em mulheres heterozigotas, embora, na maioria das vezes, em números menores do que em homens afetados. As inclusões típicas podem ser notadas em células excretoras tubulares renais.

A progressão da nefropatia de Fabry para DRCT provavelmente reflete dois processos paralelos. A disfunção da célula epitelial visceral, que resulta em proteinúria, é seguida pela descamação de células epiteliais viscerais e necrose, levando ao colapso da alça capilar e esclerose segmentar. De modo simultâneo, pode ocorrer piora progressiva do fluxo arteriolar, como no alargamento das células endoteliais, impacto no lúmen vascular, resultando em dano isquêmico glomerular.

Defeitos Cardíacos
O acúmulo de glicoesfingolipídios em células endoteliais arteriais coronarianas e no miocárdio resulta no estreitamento de artéria coronária, que pode levar a angina, infarto do miocárdio ou insuficiência cardíaca congestiva. As arritmias e lesões valvulares foram identificadas. Certas mutações *missense* afetando α-Gal A podem apresentar-se como hipertrofia ventricular esquerda (HVE) isolada.[44]

Sistema Nervoso
A disfunção autonômica é uma característica proeminente da doença de Fabry, geralmente manifestada por hipoidrose, parestesias acrais e alterações na motilidade intestinal. Os sintomas cerebrovasculares tendem a aparecer durante a quarta década de vida e incluem hemiparesia, vertigem, diplopia, disartria, nistagmo, náuseas e vômitos, cefaleia, ataxia e perda de memória. A circulação vertebrobasilar está preferencialmente envolvida. Os sintomas são muitas vezes recorrentes. As hemorragias intracerebrais e os infartos fatais não são incomuns. O surgimento da demência resultante do acúmulo de glicoesfingolipídios em pequenos vasos sanguíneos cerebrais também tem sido descrito.

Pele
Na maioria das vezes, o angioqueratoma aparece durante a segunda década de vida, apresentando-se como máculas vermelho-escuras ou pápulas de tamanhos variáveis (Fig. 48-13). As localizações típicas incluem tronco inferior, nádegas, quadris, genitais e porção superior das coxas. O número de lesões varia de nenhuma até mais de 40. No exame

histológico, os angioqueratomas consistem em pequenas veias dilatadas na derme superior, cobertas pela epiderme hiperqueratótica. As telangiectasias podem ser notadas, sobretudo atrás das orelhas.

Olhos

As opacidades características da córnea são comuns em homens e mulheres com doença de Fabry. Essas lesões, denominados *verticillata*, são identificadas por exames de lâmpada de fenda, e são espirais de coloração esbranquiçada que irradiam a partir do centro da córnea. Catarata e dilatação dos vasos da conjuntiva ou da retina podem ser observadas.

Pulmões

Dispneia e tosse são comuns em homens com doença de Fabry, muitas vezes com limitação do fluxo de ar na espirometria, o que pode ser uma consequência de estreitamento fixo das vias aéreas causado pelo acúmulo de glicoesfingolipídios.

Diagnóstico

O diagnóstico de homens afetados geralmente pode ser feito clinicamente, com as informações adicionais do exame oftalmológico de lâmpada de fenda. O diagnóstico deve ser confirmado demonstrando-se diminuição ou ausência da atividade da α-Gal A, no soro, leucócitos, cultura de fibroblastos da pele ou tecido. As variantes atípicas podem ter atividade enzimática até 35% do normal. As mulheres heterozigotas apresentam níveis intermediários de atividade da α-Gal A, mas os valores podem estar na faixa abaixo do normal, fazendo da medida da atividade da enzima uma maneira insensível de diagnosticar as portadoras. As alternativas incluem exame oftalmológico cuidadoso de lâmpada de fenda, medida da ceramida digalactosidase e triexosidase urinárias e técnicas moleculares. As informações atuais sobre os sequenciamentos oferecidos nos laboratórios do gene da α-Gal podem ser obtidas em gene reviews.org. A identificação dos portadores é relevante sobretudo quando membros da família estão sendo considerados como possíveis doadores vivos de rim.

A doença de Fabry deve ser considerada em pacientes com DRCT inexplicável,[45] especialmente se a HVE estiver presente ou se houver história de acidente vascular cerebral.[46]

Tratamento

Até recentemente, os médicos poderiam oferecer um pouco além de cuidados paliativos, sintomáticos, porém a introdução da terapia utilizando a reposição enzimática com α–Gal, um (agalsidase) humana recombinante transformou o tratamento da doença de Fabry. Os ensaios clínicos randomizados mostraram que a administração de agalsidase durante cinco a seis meses resultou em redução de Gb3 no plasma e na urina; melhora da dor neuropática; maior qualidade de vida; clareamento dos depósitos de Gb3 no rim, no coração e na pele; e aumento do fluxo sanguíneo cerebral.[47,48] Um estudo longitudinal, multicêntrico mostrou que a agalsidase, se comparada à função basal e redução da massa ventricular esquerda, estabiliza a função renal em pacientes com disfunção renal leve a moderada naqueles com HVE durante um a dois anos de tratamento.[49] No entanto, o resultado do impacto da terapia de reposição enzimática em longo prazo, no rim, ainda não está claro.[50,51] A adição de inibidor da ECA e/ou bloqueador do receptor da angiotensina (BRA) à terapia de reposição enzimática pode resultar em redução sustentada da proteinúria.[52] Em pacientes com DRCT, a infusão de agalsidase pode ser combinada com a hemodiálise, porque há pouco clareamento da enzima pela diálise.[53] A terapia com agalsidase tem sido recomendada para todos os homens afetados e mulheres portadoras sintomáticas, mas a substância é proibitivamente cara em muitas partes do mundo.[54] Uma abordagem alternativa de tratamento com base em *chaperones* químicos está sob investigação.[55,56]

O transplante renal é um tratamento eficaz para a nefropatia de Fabry avançada, mas não ameniza as manifestações extrarrenais. Os rins transplantados de doadores falecidos ou doadores vivos não afetados podem desenvolver inclusões de glicoesfingolipídios, mas são quase sempre infrequentes e clinicamente insignificantes. Os heterozigotos para Fabry não devem tornar-se doadores de rim. As doenças, arterial coronariana e cerebrovascular são as principais causas de mortalidade em pacientes com doença de Fabry que foram submetidos a transplante renal. Os receptores de aloenxerto renal com doença de Fabry são candidatos para o tratamento com agalsidase.[54]

Doença de Fabry na Infância

Por não ser muitas vezes compreendido que os sinais e sintomas da doença de Fabry, em especial crises de dor, acroparestesias, angioqueratomas e opacidades da córnea, têm seu início quase sempre na infância, o diagnóstico é frequentemente adiado até a vida adulta.[57] As crianças sintomáticas com doença de Fabry são potenciais candidatos à terapia com agalsidase.

SÍNDROME UNHA-PATELA

Definição

A síndrome unha-patela (SUP) é uma condição autossômica dominante caracterizada por hipoplasia ou ausência das patelas, unhas distróficas, displasia de cotovelos, cornos ilíacos e doença renal.

Etiologia e Patogênese

O lócus NPS foi identificado em 1998 como o fator de transcrição *LMX1B* do homeodomínio *LIM*.[58,59] Uma variedade de mutações em *LMX1B* foi encontrada em pacientes com SUP, como alterações *missense*, *splicing*, inserção ou deleção e *nonsense*. Os resultados de estudos *in vitro* dos efeitos transcricionais de mistura tipo selvagem e mutante de *LMX1B* sugerem que a SUP resulta da haploinsuficiência do *LMX1B*, em vez de um efeito dominante negativo.[60] Embora *LMX1B* pareça ser importante para o desenvolvimento normal dos membros e renal, os mecanismos precisos para os efeitos renais das mutações de *LMX1B* permanecem sob investigação.

Manifestações Clínicas

Defeitos Renais

A doença renal clinicamente aparente ocorre em menos da metade dos pacientes com SUP. A nefropatia é geralmente benigna, com um risco de cerca de 10% para a progressão para DRCT. Os sinais clínicos da nefropatia por SUP aparecem na adolescência ou no adulto jovem e incluem, na maioria das vezes, hematúria microscópica e proteinúria leve, embora alguns pacientes desenvolvam síndrome nefrótica e hipertensão leve. A gravidade das manifestações renais pode diferir substancialmente em indivíduos relacionados.

Defeitos Esqueléticos

As patelas estão ausentes ou hipoplásicas em mais de 90% dos pacientes com SUP e podem estar associadas a derrames e osteoartrite dos joelhos (Fig. 48-14). Em cerca de 80% dos pacientes, os processos ósseos projetam-se posteriormente a partir das asas do ilíaco (cornos ilíacos), que é patognomônico (Fig. 48-15). As anomalias dos cotovelos incluem aplasia, hipoplasia e processos posteriores na extremidade distal dos úmeros.

Unhas

As anormalidades das unhas ocorrem em cerca de 90% dos pacientes, e são tipicamente bilaterais e simétricas. As unhas das mãos são repetidas vezes mais afetadas do que as unhas dos pés. As unhas podem estar ausentes ou distróficas com descoloração, coiloníquia, cristas longitudinais ou lúnula triangular.

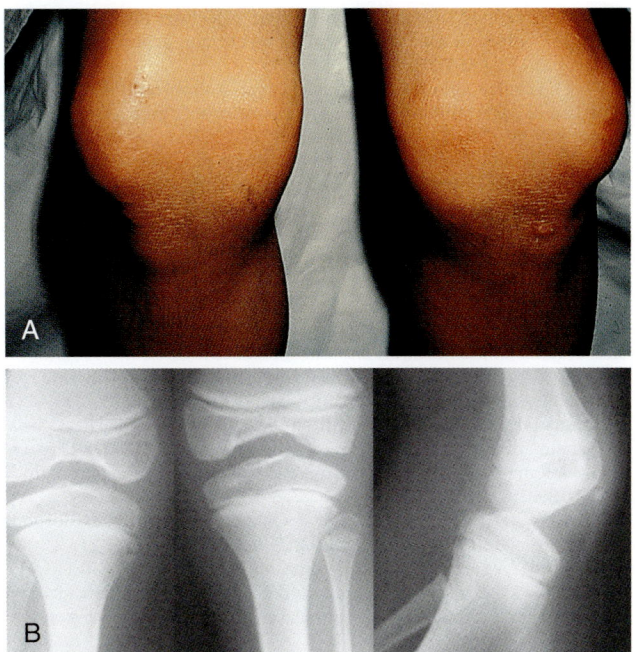

Figura 48-14 Síndrome unha-patela. Aparência clínica (**A**) e radiológica (**B**) de ausência da patela. *(Cortesia Dr. R. Vernier.)*

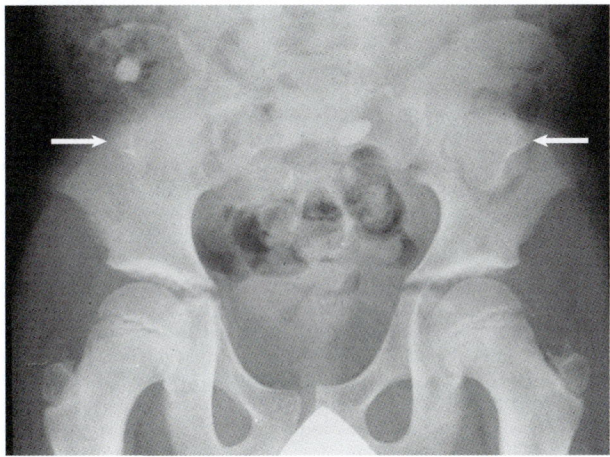

Figura 48-15 Síndrome unha-patela. Cornos ilíacos *(setas)*. *(Cortesia Dr. R. Vernier.)*

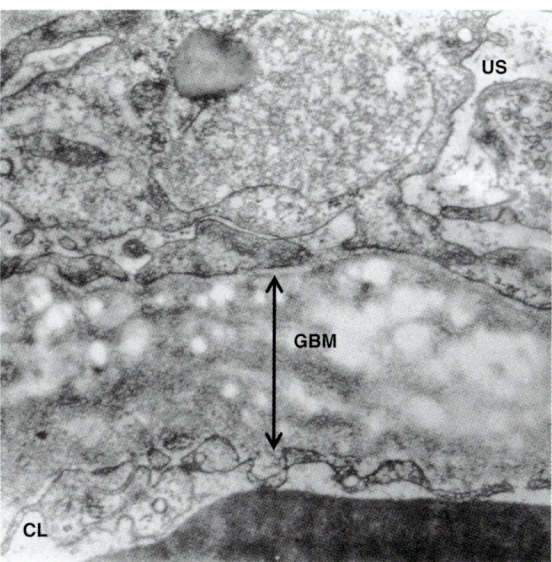

Figura 48-16 Microscopia eletrônica de espécime de biópsia renal na síndrome unha-patela. A MBG parece comida-por-traça (moth-eaten) na coloração de rotina. *LC,* Lúmen capilar; *EU,* espaço urinário. *(Cortesia Dr. R. Vernier.)*

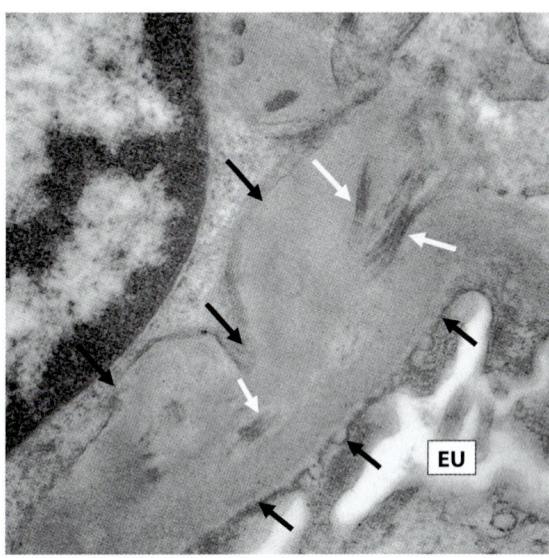

Figura 48-17 Microscopia eletrônica de espécime de biópsia renal na síndrome unha-patela. *Setas pretas* mostram margens da membrana basal irregular. A coloração com ácido fosfotúngstico revela colágeno fibrilar *(setas brancas)*. *EU,* espaço urinário.

Patologia

As únicas características específicas da lesão renal da SUP são ultraestruturais; A ME mostra múltiplas luscências irregulares da MBG, dando-lhe uma aparência de *moth-eaten* (comido de traça) (Fig. 48-16). Tais luscências também podem ser observadas no mesângio. Essas áreas luscentes, por vezes, contêm fibrilas atravessadas de colágeno que são mais facilmente observadas após a coloração com ácido fosfotúngstico (Fig. 48-17). As fibrilas, que são colágeno tipo III,[61] tendem a ser organizadas em grupos, e a MBG circundante é quase sempre espessada. Isso pode ser observado nos rins, na ausência de doença renal clinicamente evidente, mas fibrilas não foram encontradas na membrana basal extraglomerular. As fibrilas atravessadas de colágeno do tipo III foram vistas na MBG de pacientes com doença glomerular e poucas anormalidades nas unhas ou esqueléticas, às vezes como uma condição familiar com herança recessiva autossômica (glomerulopatia do colágeno III; Cap. 28). É incerto se ocorre uma relação patogenética entre glomerulopatia do colágeno tipo III e SUP.

Tratamento

Nenhuma terapia específica está disponível para a nefropatia da SUP. Não foi relatada nenhuma recorrência nos rins transplantados. Por ser a síndrome unha-patela uma desordem autossômica dominante, a cuidadosa avaliação dos potenciais doadores vivos relacionados de rim para as características de SUP é essencial.

Referências

1. Guthrie LG. "Idiopathic," or congenital, hereditary and familial hematuria. *Lancet.* 1902;1:1243-1246.
2. Hurst AF. Hereditary familial congenital haemorrhagic nephritis occurring in sixteen individuals in three generations. *Guys Hosp Rec.* 1923;3:368-370.
3. Alport AC. Hereditary familial congenital haemorrhagic nephritis. *BMJ.* 1927;1:504-506.
4. Spear GS, Slusser RJ. Alport syndrome: Emphasizing electron microscopic studies of the glomerulus. *Am J Pathol.* 1972;69:213-222.

5. Hinglais N, Grunfeld JP, Bois LE. Characteristic ultrastructural lesion of the glomerular basement membrane in progressive hereditary nephritis (Alport syndrome). *Lab Invest.* 1972;27:473-487.

6. Churg J, Sherman RL. Pathologic characteristics of hereditary nephritis. *Arch Pathol.* 1973;95:374-379.

7. McCoy RC, Johnson HK, Stone WJ, Wilson CB. Absence of nephritogenic GBM antigen(s) in some patients with hereditary nephritis. *Kidney Int.* 1982;21:642-652.

8. Kashtan C, Fish AJ, Kleppel M, et al. Nephritogenic antigen determinants in epidermal and renal basement membranes of kindreds with Alport-type familial nephritis. *J Clin Invest.* 1986;78:1035-1044.

9. Atkin CL, Hasstedt SJ, Menlove L, et al. Mapping of Alport syndrome to the long arm of the X chromosome. *Am J Hum Genet.* 1988;42:248-255.

10. Hostikka SL, Eddy RL, Byers MG, et al. Identification of a distinct type IV collagen α chain with restricted kidney distribution and assignment of its gene to the locus of X chromosome–linked Alport syndrome. *Proc Natl Acad Sci USA.* 1990;87:1606-1610.

11. Barker DF, Hostikka SL, Zhou J, et al. Identification of mutations in the CO-L4A5 collagen gene in Alport syndrome. *Science.* 1990;248:1224-1227.

12. Borza DB, Bondar O, Ninomiya Y, et al. The NC1 domain of collagen IV encodes a novel network composed of the α1, 2, 5 and 6(IV) chains in smooth muscle basement membranes. *J Biol Chem.* 2001;276:28532-28540.

13. Lemmink HH, Schröder CH, Monnens LAH, Smeets HJM. The clinical spectrum of type IV collagen mutations. *Hum Mutat.* 1997;9:477-489.

14. Antignac C, Heidet L. Mutations in Alport syndrome associated with diffuse esophageal leiomyomatosis. *Contrib Nephrol.* 1996;117:172-182.

15. Jais JP, Knebelmann B, Giatras I, et al. X-linked Alport syndrome: Natural history in 195 families and genotype-phenotype correlations in males. *J Am Soc Nephrol.* 2000;11:648-657.

16. Boye E, Mollet G, Forestier L, et al. Determination of the genomic structure of the COL4A4 gene and of novel mutations causing autosomal recessive Alport syndrome. *Am J Hum Genet.* 1998;63:1329-1340.

17. Heidet L, Arrondel C, Forestier L, et al. Structure of the human type IV collagen gene COL4A3 and mutations in autosomal Alport syndrome. *J Am Soc Nephrol.* 2001;12:97-106.

18. Van der Loop FTL, Heidet L, Timmer EDJ, et al. Autosomal dominant Alport syndrome caused by a COL4A3 splice site mutation. *Kidney Int.* 2000;58:1870-1875.

19. Ciccarese M, Casu D, Ki Wong F, et al. Identification of a new mutation in the α4(IV) collagen gene in a family with autosomal dominant Alport syndrome and hypercholesterolaemia. *Nephrol Dial Transplant.* 2001;16:2008-2012.

20. Pochet JM, Bobrie G, Landais P, et al. Renal prognosis in Alport and related syndromes: Influence of the mode of inheritance. *Nephrol Dial Transplant.* 1989;4:1016-1021.

21. Kashtan CE, Kleppel MM, Gubler MC. Immunohistologic findings in Alport syndrome. *Contrib Nephrol.* 1996;117:142-153.

22. Jais JP, Knebelmann B, Giatras I, et al. X-linked Alport syndrome: Natural history and genotype-phenotype correlations in girls and women belonging to 195 families—A "European Community Alport Syndrome Concerted Action" study. *J Am Soc Nephrol.* 2003;14:2603-2610.

23. Grunfeld JP, Noel LH, Hafez S, Droz D. Renal prognosis in women with hereditary nephritis. *Clin Nephrol.* 1985;23:267-271.

24. Colville D, Savige J, Morfis M, et al. Ocular manifestations of autosomal recessive Alport syndrome. *Ophthalmic Genet.* 1997;18:119-128.

25. Heath KE, Campos-Barros A, Toren A, et al. Nonmuscle myosin heavy chain IIA mutations define a spectrum of autosomal dominant macrothrombocytopenias: May-Hegglin anomaly and Fechtner, Sebastian, Epstein and Alport-like syndromes. *Am J Hum Genet.* 2001;69:1033-1045.

26. Earl TJ, Khan L, Hagau D, Fernandez AB. The spectrum of aortic pathology in Alport syndrome: A case report and review of the literature. *Am J Kidney Dis.* 2012;60:821-822.

27. Merchant SN, Burgess BJ, Adams JC, et al. Temporal bone histopathology in Alport syndrome. *Laryngoscope.* 2004;114:1609-1618.

28. Kashtan CE, Kim Y. Distribution of the α1 and α2 chains of collagen IV and of collagens V and VI in Alport syndrome. *Kidney Int.* 1992;42:115-126.

29. Kalluri R, Shield CF, Todd P, et al. Isoform switching of type IV collagen is developmentally arrested in X-linked Alport syndrome leading to increased susceptibility of renal basement membranes to endoproteolysis. *J Clin Invest.* 1997;99:2470-2478.

30. Kashtan CE, Kim Y, Lees GE, et al. Abnormal glomerular basement membrane laminins in murine, canine, and human Alport syndrome: Aberrant laminin α2 deposition is species independent. *J Am Soc Nephrol.* 2001;12:252-260.

31. Rao VH, Lees GE, Kashtan CE, et al. Increased expression of MMP-2, MMP-9 (type IV collagenases/gelatinases), and MT1-MMP in canine X-linked Alport syndrome (XLAS). *Kidney Int.* 2003;63:1736-1748.

32. Kashtan CE, Ding J, Gregory M, et al. Clinical practice recommendations for the treatment of Alport syndrome: A statement of the Alport Syndrome Research Collaborative. *Pediatr Nephrol.* 2013;28:5-11.

33. Savige J, Gregory M, Gross O, et al. Expert guidelines for the management of Alport syndrome and thin basement membrane nephropathy. *J Am Soc Nephrol.* 2013;24:364-375.

34. Gross O, Schulze-Lohoff E, Koepke ML, et al. Antifibrotic, nephroprotective potential of ACE inhibitor vs AT1 antagonist in a murine model of renal fibrosis. *Nephrol Dial Transplant.* 2004;19:1716-1723.

35. Gross O, Licht C, Anders H, et al. Early angiotensin-converting enzyme inhibition in Alport syndrome delays renal failure and improves life expectancy. *Kidney Int.* 2012;81:484-501.

36. Webb NJ, Lam C, Shahinfar S, et al. Efficacy and safety of losartan in children with Alport syndrome: Results from a subgroup analysis of a prospective, randomized placebo- or amlodipine-controlled trial. *Nephrol Dial Transplant.* 2011;28:2521-2526.

37. Wuhl E, Trivelli A, Picca S, et al. Strict blood-pressure control and progression of renal failure in children. *N Engl J Med.* 2009;361:1639-1650.

38. Floege J, Kunter U, Weber M, Gross O. Bone marrow transplantation rescues Alport mice. *Nephrol Dial Transplant.* 2006;21:2721-2723.

39. Lemmink HH, Nillesen WN, Mochizuki T, et al. Benign familial hematuria due to mutation of the type IV collagen α4 gene. *J Clin Invest.* 1996;98:1114-1118.

40. Savige J, Rana K, Tonna S, et al. Thin basement membrane nephropathy. *Kidney Int.* 2003;64:1169-1178.

41. Steffes MW, Barbosa J, Basgen JM, et al. Quantitative glomerular morphology of the normal human kidney. *Lab Invest.* 1983;48:82-86.

42. Anderson W. A case of "angio-keratoma". *Br J Dermatol.* 1898;10:113-117.

43. Fabry J. Ein Beitrag zur Kenntniss der Purpura haemorrhagica nodularis (Purpura papulosa haemorrhagica Hebrae). *Arch Dermatol Syph.* 1898;43:187-200.

44. Nakao S, Takenaka T, Maeda M, et al. An atypical variant of Fabry's disease in men with left ventricular hypertrophy. *N Engl J Med.* 1995;333:288-293.

45. Ichinose M, Nakayama M, Ohashi T, et al. Significance of screening for Fabry disease among male dialysis patients. *Clin Exp Nephrol.* 2005;9:228-232.

46. Rolfs A, Bottcher T, Zschiesche M, et al. Prevalence of Fabry disease in patients with cryptogenic stroke. *Lancet.* 2005;366:1794-1796.

47. Eng CM, Banikazemi M, Gordon RE, et al. A Phase 1/2 clinical trial of enzyme replacement in Fabry disease: Pharmacokinetic, substrate clearance, and safety studies. *Am J Hum Genet.* 2001;68:711-722.

48. Schiffmann R, Kopp JB, Austin HA, et al. Enzyme replacement therapy in Fabry disease: A randomized controlled trial. *JAMA.* 2001;285:2743-2748.

49. Beck M, Ricci R, Widmer U, et al. Fabry disease: Overall effects of agalsidase alpha treatment. *Eur J Clin Invest.* 2004;34:838-844.

50. Terryn W, Cochat P, Froissart R, et al. Fabry nephropathy: Indications for screening and guidance for diagnosis and treatment by the European Renal Best Practice. *Nephrol Dial Transplant.* 2013;28:505-517.

51. El Dib RP, Nascimento P, Pastores GM. Enzyme replacement therapy for Anderson-Fabry disease. *Cochrane Database Syst Rev.* 2013;(2):CD006663.

52. Tahir H, Jackson LL, Warnock DG. Antiproteinuric therapy and Fabry nephropathy: Sustained reduction in proteinuria in patients receiving enzyme replacement therapy with agalsidase-beta. *J Am Soc Nephrol.* 2007;18:2609-2617.

53. Kosch M, Koch HG, Oliveira JP, et al. Enzyme replacement therapy administered during hemodialysis in patients with Fabry disease. *Kidney Int.* 2004;66:1279-1282.

54. Desnick RJ, Brady R, Barranger J, et al. Fabry disease, an under-recognized multisystemic disorder: Expert recommendations for diagnosis, management, and enzyme replacement therapy. *Ann Intern Med.* 2003;138:338-346.

55. Young-Gqamana B, Brignol N, Chang HH, et al. Migalastat reduces globotriaosylsphingosine (Lyso-Gb3) in Fabry transgenic mice and in the plasma of Fabry patients. *PLoS ONE.* 2013;8:e57631.

56. Giugliani R, Wldek S, Germain DP, et al. A Phase 2 study of migalastat hydrochloride in females with Fabry disease: Selection of population, safety and pharmacodynamic effects. *Mol Genet Metab.* 2013;109:86-92.

57. Desnick RJ, Brady RO. Fabry disease in childhood. *J Pediatr.* 2004;144:S20-S26.

58. Chen H, Lun Y, Ovchinnikov D, et al. Limb and kidney defects in Lmx1b mutant mice suggest an involvement of LMX1B in human nail-patella syndrome. *Nat Genet.* 1998;19:51-55.

59. Dreyer SD, Zhou G, Baldini A, et al. Mutations in LMX1B cause abnormal skeletal patterning and renal dysplasia in nail-patella syndrome. *Nat Genet.* 1998;19:47-50.

60. Dreyer SD, Morello R, German MS, et al. LMX1B transactivation and expression in nail-patella syndrome. *Hum Mol Genet.* 2000;9:1067-1074.

61. Heidet L, Bongers EM, Sich M, et al. In vivo expression of putative LMX1B targets in nail-patella syndrome kidneys. *Am J Pathol.* 2003;163:145-155.

62. Flinter FA. Disorders of the basement membrane: Hereditary nephritis. In: Morgan SH, Grunfeld JP, eds. *Inherited Disorders of the Kidney.* Oxford: Oxford University Press; 1998.

63. Warrell DA, Cox TM, Firth JD, Benz EJ Jr, eds. *Oxford Textbook of Medicine.* Oxford: Oxford University Press; 2003:322.

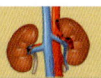

CAPÍTULO 49

Distúrbios Hereditários do Manejo do Sódio e da Água

Peter Gross e Peter Heduschka

A filtração glomerular produz cerca de 150 litros de água, 21.000 mEq de sódio (Na+) e 750 mEq de potássio (K+) em um indivíduo saudável, em 24 horas, mas apenas em minutos frações dessas quantidades são excretadas eventualmente como urina. Essa notável redução de volume é realizada por transporte tubular altamente ativo. Os defeitos herdados de proteínas transportadoras tubulares podem, portanto, levar a grandes distúrbios hidroeletrolíticos. Este capítulo descreve transtornos decorrentes no ramo ascendente espesso da alça de Henle e posteriormente; distúrbios proximais tubulares são descritos no Capítulo 50, e distúrbios de acidificação, no Capítulo 12.

Estudos genéticos têm desvendado a base molecular da maioria dos transtornos tubulares herdados, estabelecendo diagnósticos específicos mais claramente e explicando a patogênese correspondente com mais confiabilidade do que era possível antes. Espera-se que melhores terapias sejam desenvolvidas em tempo. Os testes genéticos diagnósticos estão disponíveis para um número de doenças discutidas neste capítulo (veja www.genetests.org).

FISIOLOGIA DO SÓDIO E REABSORÇÃO DA ÁGUA

Reabsorção de Sódio

Em todas as células epiteliais tubulares, uma energia basolateral exigindo Na+K+– adenosina trifosfatase (ATPase) irá garantir que o Na+ intracelular seja mantido em níveis baixos, enquanto o K+ mantenha-se alto. Os gradientes de concentração resultantes do Na+ através da membrana apical da célula conduzirá a reabsorção passiva de Na+, do lúmen tubular para o interior da célula. Os canais de Na+ apicais e as proteínas transportadoras servem para regular a reabsorção de Na+, e as proteínas envolvidas diferem das proteínas de um segmento tubular para o próximo segmento.

No túbulo proximal, uma proteína apical trocadora (NHE3) de Na+-hidrogênio (H+) facilita a maior parte da reabsorção do Na+. Isso é inibido pela acetazolamida. O ramo ascendente espesso (RAE-AH) da alça de Henle tem um cotransportador apical Na+-K+-2Cl– (CNaK2Cl) que pode ser bloqueado por furosemida e bumetanida. Para uma reabsorção eficiente de Na+ por CNaK2C, o K+ deve ser retornado através do canal de K+ (CKMER), na porção mais externa da medula renal, da célula para o fluido tubular com baixo K+ (Fig. 49-1). Além disso, é importante que o transporte de sódio por esse segmento seja dependente de um canal de cloro (Cl–) basolateral (ClC-Kb) e uma proteína acessória do ClC-Kb chamada *bartina* (*barttin*) (Fig. 49-1).

O túbulo contorcido distal reabsorve Na+ por um único cotransportador Na+K+ (CNaK) apical. A proteína é especificamente inibida pelos tiazídicos (Fig. 49-2). Um canal de cloro basolateral ClC-Kb também é necessário para a reabsorção eficiente de sódio.

No ducto coletor, o canal de sódio epitelial apical (CNaE) regula a reabsorção de Na+. A amilorida e o triantereno, especificamente, bloqueiam o CNaE , ao passo que o mineralocorticoide, a aldosterona, suprarregula o CNaE (Fig. 49-3). A Figura 49-4 fornece uma visão geral das proteínas tubulares da reabsorção de Na+ e seus distúrbios hereditários correspondentes (Caps. 2 e 7).

Reabsorção de Água

Na maioria dos segmentos do néfron, a água segue o cloreto de sódio (NaCl, sal) passivamente através das aquaporinas, constitutivamente, as proteínas de transporte de água abertas nas membranas apical e basolateral das células tubulares. O ducto coletor é diferente, no entanto, e é equipado com a aquaporina 2 (AQP2) apical, o canal de água exclusivo no rim que pode ser regulado a curto prazo pela vasopressina. Desse modo, o ducto coletor pode ser usado para um eventual ajuste da reabsorção ou excreção de água (Fig. 49-5; Caps. 2 e 8).

TRANSTORNOS DO MANEJO DO SÓDIO

A Figura 49-6 fornece uma visão geral de transtornos hereditários do transporte de Na+. Por evidências clínicas, quatro fenótipos diferentes podem amplamente ser distinguidos, como segue:

1. Hipocalemia e pressão arterial normal (síndrome de Bartter, síndrome de Gitelman).
2. Hipocalemia e hipertensão arterial (síndrome de Liddle, hiperaldosteronismo remediável por glicocorticoide, excesso aparente de mineralocorticoide, deficiência de 17 α-hidroxilase, deficiência de 11 β-hidroxilase).
3. Hipercalemia e pressão arterial normal (pseudo-hipoaldosteronismo, deficiência da 21-hidroxilase, deficiência adrenal de síntese de aldosterona).
4. Hipercalemia e hipertensão arterial (síndrome de Gordon).

Algumas das doenças são causadas por proteínas de transporte renal mutadas (p. ex., síndrome de Gitelman). Em outras, o defeito genético reside nas adrenais e as mudanças nos mineralocorticoides e glicocorticoides adrenais criam o fenótipo renal.

CONDIÇÕES COM HIPOCALEMIA, ALCALOSE METABÓLICA E PRESSÃO ARTERIAL NORMAL

Síndrome de Bartter

A síndrome de Bartter é rara e manifesta-se na infância ou no período perinatal com hipocalemia severa, alcalose metabólica e pressão arterial (PA) normal ou baixa, os quais são causados por perda tubular de Na+ e Cl–.[1] Em contraste, a síndrome de Gitelman é principalmente uma doença de adultos, e hipomagnesemia é uma característica definidora.[2]

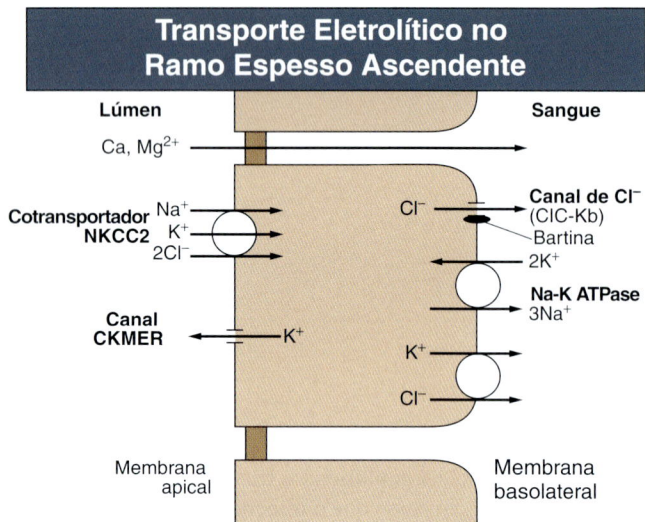

Figura 49-1 Transporte eletrolítico no ramo espesso ascendente da alça de Henle. O cotransportador Na+-K+-2Cl− (*CNaK2Cl*) sensível à furosemida é guiado pela baixa concentração intracelular de Na+ e Cl− produzido pela bomba Na+,K+-ATPase, pelo cotransportador K+-Cl− e pelo canal de Cl− basolateral (ClC-Kb). A subunidade β (bartina) é crucial para o funcionamento normal dos canais ClC-Kb. A reciclagem apical de K+ por meio de baixa condutância, canais de K+ (CKMER na região externa medular renal, sensíveis ao ATP, garantem o eficiente funcionamento do cotransportador CNaK2Cl.

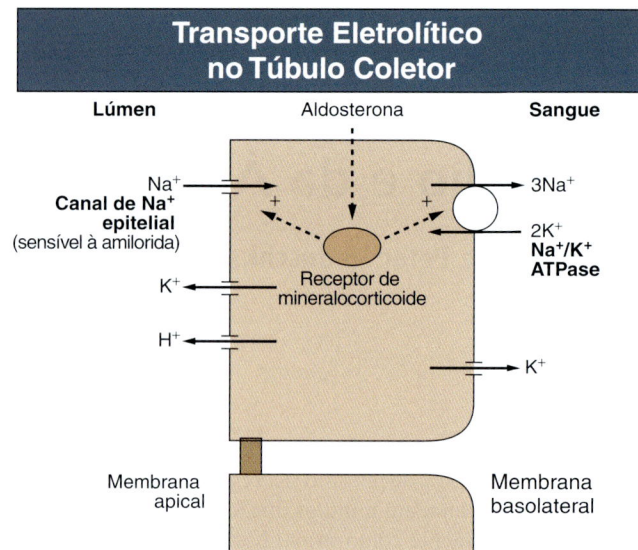

Figura 49-3 Transporte eletrolítico na célula principal do túbulo coletor. A reabsorção de sódio ocorre através do canal de Na+ epitelial (CNaE), sensível à amilorida. Essa captação é acoplada à secreção de K+ e H+. A aldosterona aumenta a atividade do CNaE e Na+,K+ ATPase, que aumenta a reabsorção de Na+ e a secreção de K+ e H+, resultando em alcalose hipocalêmica. O cortisol também é um ligante para o receptor de mineralocorticoide, mas é normalmente removido por oxidação pela 11β-hidroxiesteroide desidrogenase a cortisona.

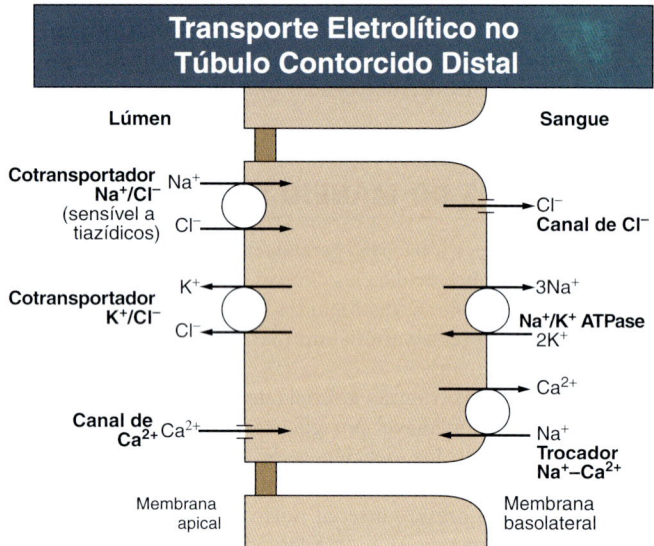

Figura 49-2 Transporte eletrolítico no túbulo contorcido distal. A reabsorção de Na+ e Cl− ocorre através da membrana apical pelo cotransportador Na+-Cl− (CNaK) sensível a tiazídico, e esses íons deixam a célula através dos canais de Cl− e da bomba Na+,K+-ATPase. Os íons cálcio entram na célula pelos canais de Ca2+ e saem pelo trocador Na+-Ca2+.

Patogênese

A síndrome de Bartter é causada por disfunção do RAEAH e por mutações de inativação, em cada uma das suas proteínas transportadoras principais: CNaK2Cl para a síndrome de Bartter tipo 1; CKMER para tipo 2; ClC-Kb, tipo 3; e bartina (*barttin*), tipo 4[3-6] (Tabela 49-1; Fig. 49-1). As consequências patogênicas dessas mutações são predominantemente similares nas quatro variedades, exceto aquela em que os fenótipos mais graves (tipos 1, 2 e 4) manifestam-se no início da vida.

A perda da função de qualquer uma das quatro proteínas transportadoras prejudicará a reabsorção de NaCl pelo RAEAH,

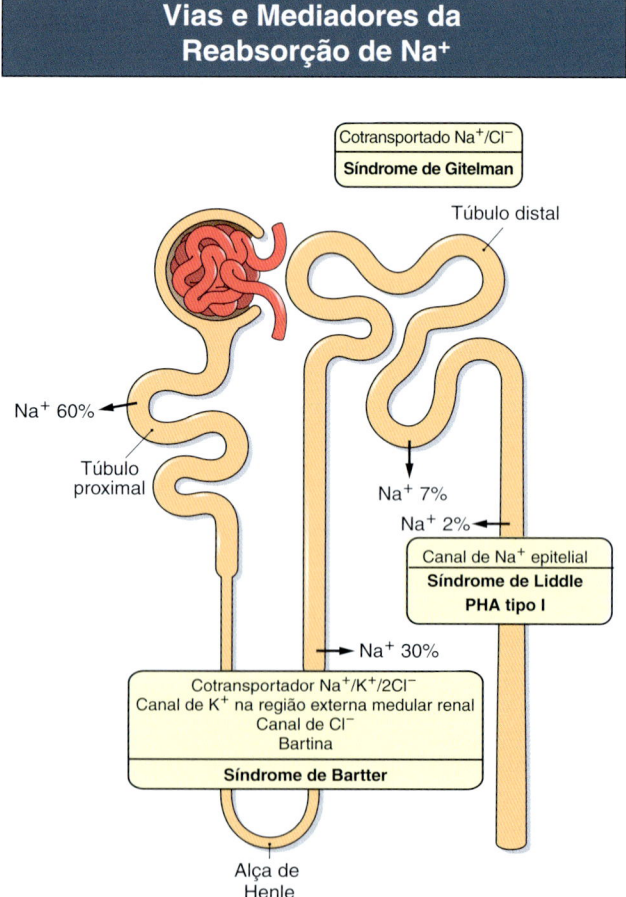

Figura 49-4 Vias e mediadores envolvidos na reabsorção do Na+. Cerca de 60% do Na+ filtrado é reabsorvido no túbulo proximal. As porções distais do néfron reabsorvem o residual. Os principais mediadores envolvidos na reabsorção do sódio e distúrbios resultantes das suas mutações são mostrados nos boxes. *PHA*, Pseudo-hipoaldosteronismo.

Reabsorção de Água no Túbulo Distal

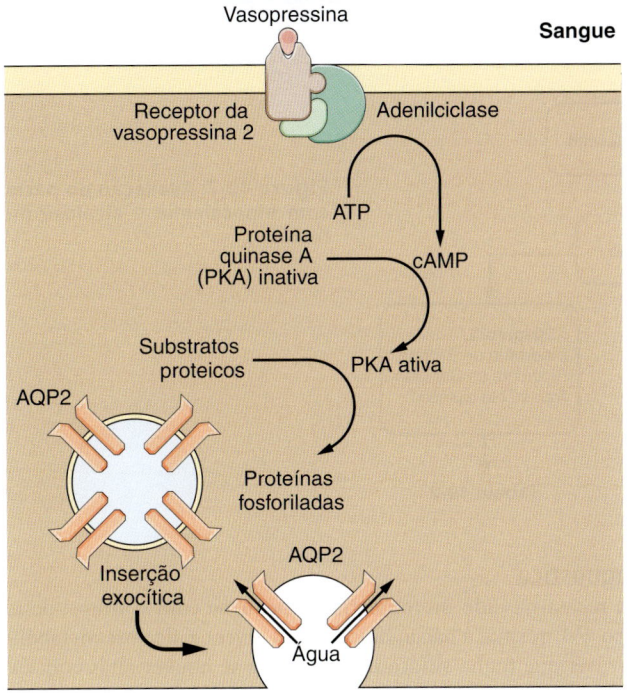

Figura 49-5 Reabsorção de água no túbulo distal. A aquaporina AQP2, que está presente exclusivamentenas nas células principais dos túbulos e ductos coletores, é o principal canal de água regulado pela vasopressina. A ativação da proteína quinase A dependente do AMPc medeia a fosforilação da proteína que provoca a inserção exocítica dos canais de AQP2 na membrana apical. Esses canais aumentam a permeabilidade da água na membrana apical, facilitando o transporte de água.

aumentando a oferta de sal para o néfron distal. A reabsorção de Na-Cl é estimulada nesse segmento, mas compensa apenas parcialmente a perda de sal; está associada à secreção distal de K^+ e H^+. A perda líquida do NaCl do néfron causará contração no volume de plasma, PA normal a baixa e hiperaldosteronismo secundário. A perda de K^+ e H^+ será seguida por severa hipocalemia e alcalose metabólica. A hipocalemia e o aumento de angiotensina II (Ang II) também estimulam a produção de prostaglandina E_2 (PGE_2).

Características dos Distúrbios Hereditários do Manejo do Sódio

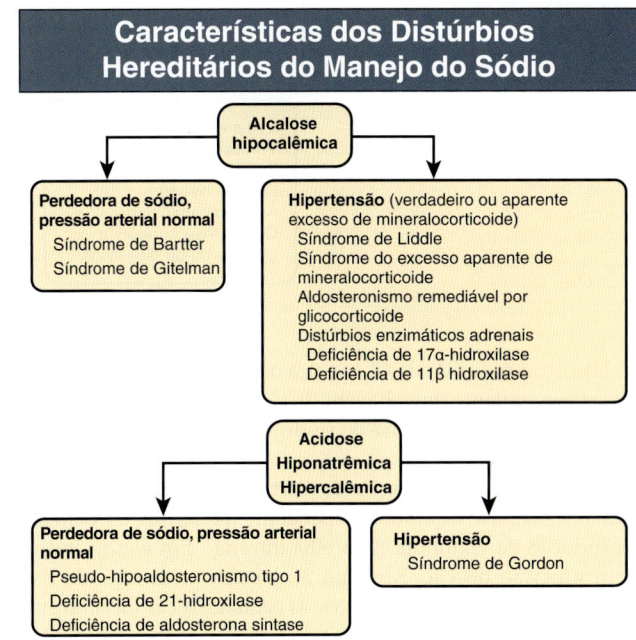

Figura 49-6 Características dos distúrbios hereditários do manejo do sódio.

Distúrbios Hereditários de um Único Gene no Manejo do Sódio e da Água

Síndrome	Herança	Localização do Gene	Produto do Gene
Síndrome de Bartter Neonatal	AR	15q	Cotransportador Na-K-2Cl *CNaK2Cl*
Síndrome de Bartter Neonatal	AR	11q	Canal de potássio renal *CKMER*
Síndrome de Bartter Clássica	AR	1p	Canal de cloro renal *ClC-Kb*
Síndrome de Bartter com surdez	AR	1p	Subunidade β do *ClC-Kb Bartina*
Sínrome de Gitelman	AR	16q	Cotransportador NaCl *CNaK*
Síndrome de Liddle	AD	16p	Canal de sódio epitelial *CNaE*
Síndrome do excesso aparente de mineralocorticoide	AR	16q	11β-hidroxiesteroide desidrogenase tipo II
Aldosteronismo remediável por glicocorticoide	AD	8q	Aldosterona sintase *CYP11B2*
Pseudo-hipoaldosteronismo tipo I	AD AR	4p 12p, 16q	Receptor de mineralocoticoide *CNaE*
Síndrome de Gordon	AD AD AD	12p 17q 1q	WNK1 WNK4 Não identificado
Hiperplasia adrenal congênita	AR AR AR	6p 8q 10q	21-hidroxilase 11β-hidroxilase 17α-hidroxilase
Diabetes insípido nefrogênico	Ligada ao X AR	Xq 12q	Receptor AVP 2 Aquaporina 2

Tabela 49-1 Distúrbios hereditários de um único gene no manejo do sódio e da água. *AD,* Autossômico dominante; *AR,* autossômico recessivo; *AVP,* arginina-vasopressina.

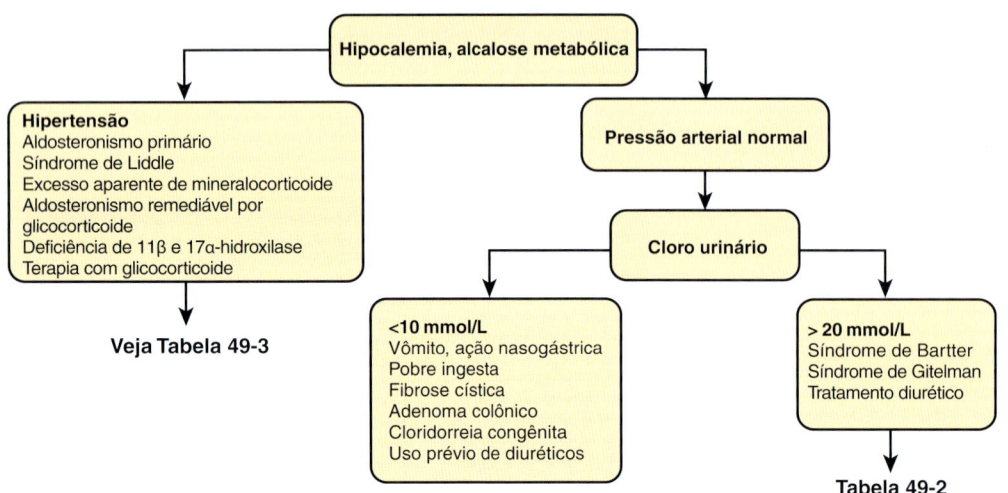

Avaliação do Paciente com Hipocalemia e Alcalose

Hipocalemia, alcalose metabólica

Hipertensão
Aldosteronismo primário
Síndrome de Liddle
Excesso aparente de mineralocorticoide
Aldosteronismo remediável por glicocorticoide
Deficiência de 11β e 17α-hidroxilase
Terapia com glicocorticoide

Veja Tabela 49-3

Pressão arterial normal

Cloro urinário

<10 mmol/L
Vômito, ação nasogástrica
Pobre ingesta
Fibrose cística
Adenoma colônico
Cloridorreia congênita
Uso prévio de diuréticos

> 20 mmol/L
Síndrome de Bartter
Síndrome de Gitelman
Tratamento diurético

Tabela 49-2

Figura 49-7 Avaliação do paciente com hipocalemia e alcalose metabólica.

A absorção reduzida de Cl⁻ na alça de Henle inibe a absorção paracelular, dependente de voltagem do Ca^{2+}, causando hipercalciúria, uma importante característica da síndrome de Bartter que pode estar associada à nefrocalcinose.

As mutações de inativação da bartina também causam surdez porque o transporte de cloreto dependente da bartina é essencial para a produção da endolinfa na orelha interna.[6] Em alguns indivíduos com mutação do ClC-Kb (tipo 3), há uma síndrome de Bartter e Gitelman mista.[7] Nesses pacientes, as características da síndrome de Bartter estão associadas à hipomagnesemia e hipocalciúria. A idade de apresentação varia de um mês a 29 anos. Essa síndrome mista pode ser explicada pela distribuição sobreposta do ClC-Kb, que também é expressa no túbulo distal, o local afetado na síndrome de Gitelman.[7] Enfim, as mutações de ganho de função no receptor extracelular sensível ao cálcio também causam uma síndrome semelhante à síndrome de Bartter.[8] O receptor é normalmente expresso no RAEAH e sua ativação inibe a reabsorção de sal semelhante à furosemida; além disso, essa síndrome está associada à hipocalcemia.[8]

Manifestações Clínicas

A síndrome de Bartter proveniente das mutações em CNaK2Cl, CK-MER ou bartina tem um fenótipo mais grave do que a causada por mutações de ClC-Kb. O fenótipo mais grave normalmente se apresenta no período perinatal e chama-se síndrome de Bartter *neonatal*. A variedade mais suave é chamada síndrome de Bartter *clássica*.

As características clínicas da síndrome de Bartter neonatal incluem hipocalemia e alcalose metabólica no recém-nascido com vômitos e atraso no desenvolvimento. Também pode haver uma história de polidrâmnio e parto prematuro. Poliúria, hipercalciúria e altas concentrações de cloro urinário são características. A nefrocalcinose pode se manifestar mais tardiamente ao longo da vida. Um diagnóstico pré-natal da síndrome de Bartter pode ser realizado pela demonstração de altas concentrações de Cl⁻ no líquido amniótico.

Os pacientes com síndrome de Bartter clássica desenvolvem-se normalmente durante os primeiros dois a cinco anos de vida. Daí em diante, vômitos, poliúria, episódios recorrentes de desidratação e febre tornam-se aparentes. A fadiga e os espasmos carpopedal são comuns. Muitas crianças mostram atraso no desenvolvimento. A PA está normal a baixa. As características laboratoriais são comparáveis àquelas descritas anteriormente, mas a nefrocalcinose está quase sempre ausente.

Diagnóstico

Um recém-nascido ou uma criança pequena com vômitos, desidratação, PA normal a baixa, hipocalemia severa e alcalose metabólica é provável que tenha síndrome de Bartter se houver altas concentrações de Cl⁻ e K⁺ urinários. A suspeita diagnóstica será reforçada se a reposição suplementar de Cl⁻ e K⁺ forem ineficientes na correção da hipocalemia severa e da PA. Diuréticos não são encontrados na urina. Hipomagnesemia e hipocalciúria estão ausentes. O hiperaldosteronismo secundário é uma característica comum. Em casos questionáveis, a genotipagem deve ser utilizada para confirmar o diagnóstico.

Diagnóstico Diferencial

Em síndromes de hipocalemia crônica grave com alcalose metabólica, o diagnóstico diferencial pode ser muito facilitado, levando em consideração a associação de PA e a concentração urinária de cloreto (Fig. 49-7).

A hipertensão indica distúrbios relacionados ao hiperaldosteronismo. No entanto, se a síndrome de Bartter é associada à PA normal ou baixa, as perdas extrarrenal ou renal de Cl⁻ e Na⁺ são a causa. As perdas extrarrenais de sódio ocorrem na diarreia, vômitos ou queimaduras e caracterizam-se por baixíssimas concentrações de Cl⁻ na urina, muitas vezes 1 mEq/L. Por outro lado, a perda renal de sal com altas concentrações urinárias de Cl⁻ e Na⁺ é típica da síndrome de Bartter, da síndrome de Gitelman e do uso de diurético. Desse modo, a ausência de hipomagnesemia e hipocalciúria vai de encontro à síndrome de Gitelman (Tabela 49-2). A genotipagem é recomendada para diagnosticar a sobreposição das síndromes de Bartter e Gitelman.

Tratamento

Os pacientes com a forma neonatal da síndrome de Bartter têm distúrbios hidroeletrolíticos acentuados que precisam ser corrigidos com cuidado. Infusão de solução salina pode ser necessária no período neonatal; porém, a suplementação de cloreto de potássio é sempre necessária.[9] A adição de espironolactona ou triantereno podem ser úteis na correção de hipocalemia, mas o efeito dessas substâncias é quase sempre transitório. Os inibidores da enzima conversora da angiotensina (ECA) têm sido utilizados para a correção de hipocalemia, com resultados conflitantes. A deficiência de magnésio pode agravar a perda renal de K⁺ e, se presente, deve ser corrigida.

A eficácia do tratamento a longo prazo com inibidores de prostaglandina sintase, como a indometacina (1 a 3 mg/kg/24 h) ou

Características que Diferenciam as Síndromes de Bartter e de Gitelman

Características	Síndrome de Bartter		Síndrome de Gitelman
	Neonatal	Clássica	
Idade de início	Período neonatal	Lactância/ infância	Infância/mais tardio
Hidrâmnio materno	Comum	Raro	Ausente
Poliúria, polidipsia	Acentuada	Presente	Rara
Desidratação	Presente	Frequentemente presente	Ausente
Tetania	Ausente	Rara	Presente
Retardo do crescimento	Presente	Presente	Ausente
Cálcio urinário	Muito alto	Normal ou alto	Baixo
Nefrocalcinose	Presente	Rara	Ausente
Magnésio sérico	Normal	Ocasionalmente baixo	Baixo
Prostaglandina (PGE$_2$) urinária	Muito alta	Alta ou normal	Normal
Resposta ao inibidor da PG sintetase* (p. ex., indometacina)	Boa	Boa	Rara

Tabela 49-2 Características para diferenciação das síndromes de Bartter e Gitelman. Em adição às características clínicas e laboratoriais, o diagnóstico molecular atual é possível; *PGE2*, prostaglandina E$_2$. *Melhora da hipocalemia e da perda renal de sal.

ibuprofeno, é bem estabelecida.[9] Essas substâncias atuam reduzindo a perfusão cortical e diminuindo a entrega de Na$^+$ e Cl$^-$ para o néfron distal, atenuando muitas das características da doença. Além disso, o efeito de amplificação das prostaglandinas nos túbulos renais é neutralizado. O tratamento resulta na redução da poliúria e da polidipsia, restituição do crescimento e da atividade normais e correção de hipocalemia, apesar do K$^+$ sérico raramente exceder 3,5 mEq/L. Os níveis plasmáticos de renina e aldosterona diminuem a valores normais.

Resultados

Se não tratados, os pacientes com Bartter podem sucumbir a episódios de desidratação, distúrbio eletrolítico ou infecção intercorrente. Com a terapêutica adequada, a maioria das crianças melhora clinicamente e apresenta a retomada rápida do crescimento; o desenvolvimento puberal e mental é quase sempre normal. A terapia é necessária para toda a vida. A nefropatia tubulointersticial crônica, causada por hipercalciúria, hipocalemia persistente e nefrocalcinose, pode levar ao declínio progressivo da função renal. Há relatos de transplante renal em pacientes com estágio final da doença renal (DRCT). Os parâmetros bioquímicos retornam ao normal após o transplante.

Síndrome de Gitelman

A síndrome de Gitelman é uma condição autossômica recessiva caracterizada também por alcalose metabólica hipocalêmica, mas com hipocalciúria e hipomagnesemia.

Patogênese

A similaridade das características entre a síndrome de Gitelman e aquelas causadas pela administração de tiazídicos originalmente indicou que o defeito pudesse estar no túbulo contorcido distal. A condição, agora, é associada a mutações de inativação no gene CNaK (Figs. 49-2 e 49-4).[10] A perda da função de CNaK resulta em perda de Na$^+$ e Cl$^-$ neste segmento, levando à hipovolemia com ativação secundária

do sistema renina-aldosterona. No entanto, o aumento resultante da reabsorção de Na$^+$ no túbulo coletor é contrabalançado pela excreção de K$^+$ e H$^+$, causando alcalose hipocalêmica. O túbulo contorcido distal reabsorve normalmente apenas 7% a 8% da carga filtrada de Na$^+$ e Cl$^-$. O grau de contração de volume, o estímulo do sistema renina-angiotensina e a quantidade de perda de K$^+$ não são, portanto, substanciais o suficiente para estimular a produção de PGE$_2$.

A hipocalciúria pode ser causada pelo reforço na reabsorção tubular proximal de cálcio, secundária à contração de volume do plasma. A perda renal de magnésio é causada por infrarregulação do canal epitelial de magnésio TRPM6 nos túbulos contorcidos distais.

Diagnóstico e Manifestações Clínicas

A prevalência da síndrome de Gitelman é estimada em cerca de 1:40.000 em populações caucasianas. A gravidade dos sintomas varia amplamente. Os pacientes mais gravemente afetados queixam-se de fraqueza muscular generalizada, incapacidade para trabalhar por longos períodos, desejo de sal e uma preferência por alcaçuz. Os distúrbios cardíacos, as câimbras musculares e tetania estão apenas excepcionalmente presentes. A condrocalcinose dos joelhos ocorre mais tarde na vida, um resultado da hipomagnesemia. A avaliação laboratorial mostrará hipomagnesemia moderada, hipocalemia severa, hipocalciúria, alta concentração de cloro urinário e ausência das tiazidas da urina. A PA mantém-se na faixa normal a baixa. Esses achados estabelecem o diagnóstico. A genotipagem deve ser executada em síndromes questionáveis ou incompletas.

Tratamento

Não há consenso sobre o melhor modo de tratamento para a síndrome de Gitelman. Na maioria das vezes, os suplementos de magnésio em 5 a 15 mmol/dia (p. ex., óxido de magnésio ou aspartato) e de potássio são utilizados para melhorar a fraqueza muscular ou câimbras. No entanto, a dosagem pode ser limitada pelo desconforto abdominal e diarreia. Em casos excepcionais, Mg^{2+} parenteral pode ser infundido. A indometacina, espironolactona e inibidores da ciclo-oxigenase-2 (COX-2) geralmente não são úteis. O prognóstico a longo prazo da função cardíaca e renal bem como da saúde geral é bom.

CONDIÇÕES COM HIPOCALEMIA, ALCALOSE METABÓLICA E HIPERTENSÃO

Condições com hipocalemia, alcalose metabólica e hipertensão apresentam excesso verdadeiro ou aparente de mineralocorticoide.

Síndrome de Liddle (Pseudo-hiperaldosteronismo)

A síndrome de Liddle é uma síndrome autossômica dominante de graus variáveis de alcalose metabólica hipocalêmica e hipertensão. Os pacientes se assemelham àqueles com hiperaldosteronismo primário, mas os níveis de hormônio mineralocorticoide não estão aumentados. A renina e a aldosterona estão suprimidas, e não há resposta à espironolactona ou eplerenona.[11] Entretanto, o triantereno e a amilorida, que são inibidores independentes da aldosterona no transporte distal de Na$^+$, corrigem a hipertensão, a perda renal de K$^+$ e a hipocalemia.[12]

Patogênese

Síndrome de Liddle é relacionada com as mutações das subunidades β ou γ do CNaE no ducto coletor.[13] As mutações resultam em truncamento da porção C-terminal citoplasmática das subunidades afetadas. A reabsorção de sódio nos ductos coletores depende da densidade do canal presente na membrana apical da célula. A densidade do canal é regulada pela remoção de CNaE da membrana celular, ubiquitinação e degradação. Na síndrome de Liddle, a proteína mutada do CNaE não pode ser reconhecida pelo NEDD4, uma proteína

Características da Síndrome de Liddle, Excesso Aparente de Mineralocorticoide e Aldosteronismo Remediável por Glicocorticoide			
Característica	**Síndrome de Liddle**	**EAM**	**ARG**
Herança	Autossômica dominante	Autossômica recessiva	Autossômica dominante
Características principais	Hipertensão significativa, poliúria, retardo do crescimento	Baixo peso ao nascimento, hipertensão de início precoce, poliúria, retardo do crescimento	Hipertensão significativa, acidente vascular cerebral hemorrágico
Aldosterona plasmática	Reduzida	Reduzida	Elevada
Atividade da renina plasmática	Reduzida	Reduzida	Reduzida
Metabólitos urinários do mineralocorticoide	Normal	Taxas elevadas de THF + alo-THF para THE; livre de cortisol para cortisona	Elevados produtos da oxidação do cortisol C-18
Resposta da Hipertensão a:			
Glicocorticoides	Não	Satisfatória	Satisfatória
Triantereno	Satisfatória	Satisfatória	Satisfatória
Espironolactona	Não	Satisfatória	Satisfatória

Tabela 49-3 Características da síndrome de Liddle, excesso aparente de mineralocorticoide (EAM) e aldosteronismo remediável por glicocorticoides (ARG). Estas síndromes são todas caracterizadas por hipocalemia, alcalose metabólica, e hipertensão; *THE*, tetraidrocortisona; *THF*, tetraidrocortisol.

ubiquitina ligase; assim, os canais permanecem na membrana celular por períodos prolongados.[12] Essa ação resulta em aumento na reabsorção de sódio, hipertensão e alcalose hipocalêmica (Fig. 49-3).

Diagnóstico e Manifestações Clínicas

A síndrome de Liddle é um transtorno raro de hipertensão em adolescentes[12] que está associado à alcalose metabólica hipocalêmica e baixos níveis sanguíneos de renina e aldosterona. A paciente original desenvolveu insuficiência renal de causa desconhecida e eventualmente foi submetida a transplante.[14] Em seguida, a PA dela normalizou, a renina e a aldosterona responderam normalmente aos testes provocativos.

Essa condição deve ser diferenciada de um hiperaldosteronismo primário, excesso aparente de mineralocorticoide e aldosteronismo remediável por glicocorticoides (Tabela 49-3), bem como a deficiência de 11β-hidroxilase (11β-monoxigenase esteroide) ou deficiência de 17α-hidroxilase (17α-monoxigenase esteroide). As mutações de ativação do receptor de mineralocorticoide (RM) foram relatadas e também devem ser diferenciadas.[15]

Tratamento

A terapia consiste em restrição de Na$^+$ e suplementação de K$^+$. O triantereno inibe diretamente os canais apicais de Na$^+$, resultando em aumento do Na$^+$ urinário, diminuição da excreção de K$^+$ e resolução da hipertensão. A amilorida quase sempre normaliza o PA e os níveis de K$^+$. No entanto, a maioria dos pacientes com síndrome de Liddle continua a ter restrição de crescimento. A terapia é necessária ao longo da vida, pois a patogenicidade do transtorno não é corrigível com idade.

Excesso Aparente de Mineralocorticoide
Patogênese

O excesso aparente de mineralocorticoide (EAM) é uma condição autossômica recessiva resultante da deficiência da isoforma tipo II (renal e placentária) da enzima 11β-hidroxiesteroide desidrogenase. As características clínicas do EAM mimetizam estreitamente as da síndrome de Liddle.[16]

Em condições normais, a aldosterona é o principal mineralocorticoide que regula o equilíbrio de eletrólitos e água através de seus efeitos nos túbulos renais distais e ductos coletores corticais. Após a ligação com os RM, a aldosterona aumenta a síntese de várias proteínas, sobretudo a Na$^+$,K$^+$-ATPase na superfície basolateral e o CNaE na superfície apical. Essas proteínas aumentam a reabsorção de Na$^+$ e

a secreção de K$^+$ nos túbulos distais (Fig. 49-3). O cortisol também é um ligante para o RM e mostra potente atividade retentora de sódio. No entanto, ele é geralmente metabolizado pela 11β-hidroxiesteroide desidrogenase para cortisona, que carece de tal ação.

As mutações de perda de função no gene que codifica a 11β-hidroxiesteroide desidrogenase foram detectadas em pacientes com a forma hereditária do EAM.[17,18] Como consequência, no rim, a depuração metabólica intracelular de cortisol é gravemente prejudicada. O acúmulo de cortisol provoca estímulo inespecífico do RM, seguido do aumento da reabsorção de Na$^+$ com secreção de K$^+$ e H$^+$. A 11β-hidroxiesteroide desidrogenase também é expressa na placenta; a atividade reduzida dessa enzima pode estar relacionada à característica de peso baixo ao nascimento dos pacientes com EAM. A carbenoxolona e o ácido glicirrízico (encontrado em compostos de alcaçuz) são potentes inibidores dessa enzima. O consumo desses agentes pode estar associado a características semelhantes às do EAM.

Diagnóstico e Manifestações Clínicas

O excesso aparente de mineralocorticoide é caracterizado por início de hipertensão na infância, hipocalemia, alcalose metabólica, níveis plasmáticos muito baixos de renina e aldosterona e aumento dos metabólitos do cortisol na urina. Pode ter história de baixo peso ao nascimento e subsequente déficit de crescimento.

O diagnóstico da EAM é realizado pelo achado, na cromatografia gasosa ou espectroscopia de massa, níveis urinários elevados de metabólitos hidrogenados do cortisol (tetraidrocortisol mais aloteraidrocortisol) comparados com a cortisona (tetraidrocortisona). A taxa de cortisol livre urinário para cortisona também é aumentada.[19] Os heterozigotos podem, ocasionalmente, apresentar hipertensão, níveis séricos normais de K$^+$, renina e aldosterona plasmáticas suprimidas e relação dos metabólitos de cortisol/cortisona urinários moderadamente elevada. Uma variante do EAM, chamado EAM tipo 2, tem características clínicas semelhantes, mas um perfil de esteroides urinários mais leve.[20]

Tratamento

O tratamento com dexametasona oral (0,75 a 5 mg/dia) suprime a secreção de cortisol, resultando em redução da reabsorção de Na$^+$ e melhora da hipertensão e da hipocalemia. A concentração urinária dos metabólitos do cortisol e da cortisona é apenas moderadamente afetada. Como na síndrome de Liddle, os pacientes com EAM respondem ao tratamento com suplementação de K$^+$ combinada com triantereno ou amilorida. A espironolactona é eficaz em pacientes com EAM, embora não naqueles pacientes com síndrome de Liddle. O bloqueio do mineralocorticoide é preferido como terapia a longo prazo, a fim de que os efeitos adversos da dexametasona sejam evitados.

O transplante renal é seguido pela normalização do metabolismo do cortisol, anormalidades bioquímicas e hipertensão.[21]

Aldosteronismo Remediável por Glicocorticoide

O aldosteronismo remediável por glicocorticoides (ARG) parece ser a forma mais comum de hipertensão humana monogênica. É uma condição autossômica dominante. Os pacientes apresentam-se com características típicas de hiperaldosteronismo primário: hipertensão, atividade da renina plasmática suprimida e hipocalemia. Ao contrário do hiperaldosteronismo primário (devido à produção de aldosterona por adenoma adrenal), a hipersecreção de aldosterona no ARG pode ser revertida pela administração de corticosteroides. Os indivíduos afetados têm hipertensão de início precoce. Há alta prevalência de acidente vascular cerebral hemorrágico devido, em grande parte, ao resultado da rotura de aneurisma intracraniano. A hipocalemia é geralmente leve, mas torna-se mais pronunciada se diuréticos forem utilizados. Ocasionalmente, os níveis de potássio séricos podem ser normais.

Patogênese

Os pacientes com ARG têm produção de aldosterona sensível ao hormônio adrenocorticotrófico (ACTH) ocorrendo na zona fasciculada da glândula adrenal, que normalmente é responsável somente pela síntese de cortisol. Os indivíduos normais sintetizam aldosterona na zona glomerulosa. As duas isoenzimas da 11β-hidroxilase envolvidas na biossíntese da aldosterona e do cortisol são a 11β-hidroxilase esteroide (CYP11B1) e a aldosterona sintase (CYP11B2), respectivamente (Figura 49-8). Os genes dessas isoenzimas estão localizados próximos um do outro, no braço longo do cromossomo 8. As permutas desiguais da meiose podem produzir genes híbridos por fusão da extremidade promotora de *CYP11B1* com a sequência codificadora de *CYP11B2*, então aquela *CYP11B2* que codifica a aldosterona sintase está inapropriadamente regulada pelo ACTH, como está a *CYP11B1*.[16] A expressão anormal desse gene quimérico na zona fasciculada adrenal foi demonstrada por hibridação *in situ*.

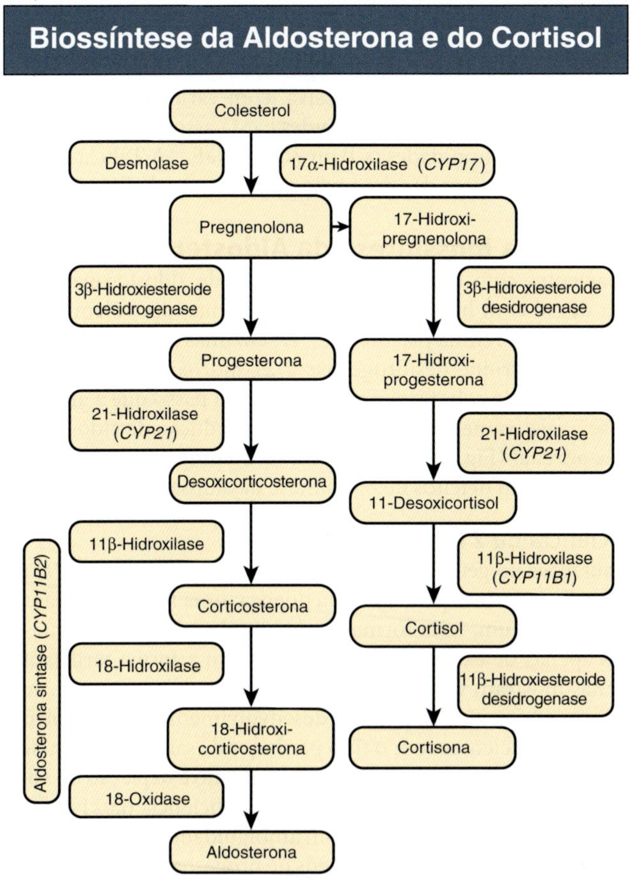

Diagnóstico

Os pacientes com ARG são com frequência diagnosticados, de modo equivocado, com hipertensão primária. Os pacientes hipertensos com início precoce de hipertensão, hemorragia cerebral precoce (< 40 anos), hipocalemia, antes ou depois da terapia diurética e refratariedade à medicação anti-hipertensiva padrão são candidatos aos testes de ARG. Semelhantemente a outras formas genéticas de hipertensão (síndrome de Liddle, EAM, síndrome de Gordon), a atividade da renina plasmática é baixa. Embora os níveis médios de aldosterona estejam elevados, a determinação de aldosterona sérica tem sensibilidade ruim como um teste de triagem. Em ARG, a taxa de renina-aldosterona é elevada (> 300), ao passo que, na hipertensão primária, EAM e síndrome de Liddle, não são aumentados.

A marca bioquímica do ARG é a superprodução e excreção de produtos da oxidação do cortisol C-18, refletindo a ação da aldosterona sintase sobre o cortisol na zona fasciculada. Grandes quantidades dos chamados esteroides híbridos (18-hidroxicortisol e 18-oxicortisol) podem ser encontradas na urina por laboratórios especializados em esteroides.

A dexametasona leva à supressão dos níveis de aldosterona no sangue. Quando 0,5 mg de dexametasona é dado a cada 6 horas por dois dias, a aldosterona é suprimida para níveis indetectáveis (< 4 ng/dL).

A triagem direta para o gene híbrido *CYP11B1/CYP11B2* também pode ser realizada para confirmar o diagnóstico[22] (o teste pode ser obtido em www.brighamandwomens.org/Departments_and_Services/medicine/services/endocrine/Services/gra/default.aspx).

Tratamento

O tratamento com baixas doses de corticosteroides é eficaz em pacientes com ARG. Em geral, 0,125 a 0,25 mg de dexametasona ou 2,5 a 5 mg de prednisolona é administrada na hora de dormir. Os objetivos terapêuticos são a normotensão e a normalização dos marcadores bioquímicos (18-oxiesteroide urinário, aldosterona sérica). Os antagonistas do RM (espironolactona, eplerenona) e os antagonistas do CNaE, como trianterено e amilorida, são também tratamentos úteis. A terapia anti-hipertensiva com β-bloqueadores e inibidores da ECA é provavelmente menos eficaz.

Fenótipos Incompletos

Ocasionalmente, pacientes com síndrome de Liddle, EAM ou ARG podem não expressar o fenótipo completo ou apresentar características clínicas ou bioquímicas mais leves, e serem considerados com o diagnóstico de hipertensão primária. O pobre controle de PA com a terapia convencional deve sugerir um diagnóstico alternativo. A hipocalemia pode não ser uma característica na apresentação, mas desenvolve-se com o tratamento diurético. Essas condições devem ser consideradas em pacientes com hipertensão de início precoce, déficit de crescimento ou história familiar forte. A resposta a tratamento específico com diuréticos poupadores de potássio ou corticosteroides pode sugerir o diagnóstico.

Biossíntese da Aldosterona e do Cortisol

Figura 49-8 Biossíntese da aldosterona e do cortisol. Embora ambos, cortisol e aldosterona, necessitem da 11β-hidroxilação dos precursores, esses passos são catalisados por diferentes isoenzimas: 11β-hidroxilase esteroide (CYP11B1) e aldosterona sintase (CYP11B2), respectivamente. A aldosterona sintase também medeia duas conversões adicionais. A deficiência comum de enzima levando ao desarranjo no balanço do sódio e da água são mostrados. O cortisol é convertido perifericamente pela 11β-hidroxiesteroide desidrogenase para cortisona.

Características das Formas Limitadas ao Rim e Multissistêmica do Pseudo-hipoaldosteronismo Tipo I

Características	Formas Limitadas ao Rim	Forma Multissistêmica
Defeito básico	Receptor de mineralocorticoide	Canal de sódio epitelial
Órgãos afetados	Apenas o rim	Rim, glândulas salivares e sudoríparas, colo distal
Herança	Autossômica dominante	Autossômica recessiva
Perda de sal	Variável	Severa
Renina, aldosterona sanguínea	Muito alta	Aldosterona muito alta
Na+ salivar e no suor	Normal	Alto
Características clínicas	Perda de sal variável, durante estresse	Perda de sal severa, hipercalemia, infecções graves de pele, infecções respiratórias (mimetiza fibrose cística)
Tratamento	Suplementação com cloreto de sódio por 1-3 anos. Carbenoxolona é efetiva em alguns pacientes (criam situações similares ao EAM)	Suplementação com cloreto de sódio por longo período da vida; restrição estrita de potássio; antibiótico profilático, se sepse recorrente pelas infecções de pele; nenhuma resposta à carbenoxolona
Prognóstico	Melhora normalmente por 6-8 anos, necessidade de suplementação de sal diminui	Raramente melhora com a idade

Tabela 49-4 Características das formas limitadas ao rim e multissistêmica do pseudo-hipoaldosteronismo tipo 1. *EAM*, Excesso aparente de mineralocorticoide.

Distúrbios Enzimáticos Adrenais

A deficiência hereditária de 11β- ou 17α-hidroxilase também causa excesso de mineralocorticoide com hipertensão e alcalose metabólica hipocalêmica (Fig. 49-8).

A deficiência de 17α-hidroxilase (CYP17) prejudica a produção normal de cortisol e andrógenos adrenais, resultando em pseudo-hermafroditismo em pacientes geneticamente masculinos e amenorreia primária nas meninas.

A deficiência de cortisol resulta em maior secreção de ACTH, baixos níveis de renina e aldosterona, hipocalemia, alcalose metabólica e hipertensão. O diagnóstico é confirmado pelo achado de níveis excessivos de deoxicorticosterona e corticosterona na urina. A administração de corticosteroides corrige o estado de excesso de mineralocorticoide.

A deficiência de 11β-hidroxilase (CYP11B1) também prejudica a produção de cortisol, mas resulta em excesso de andrógenos. As pacientes geneticamente femininas demonstram pseudo-hermafroditismo, ao passo que os do sexo masculino apresentam virilização. A deficiência de cortisol resulta em níveis sanguíneos elevados de ACTH, desoxicortisol e desoxicorticosterona; os níveis de corticosterona estão normais. A hipocalemia é variável. O diagnóstico é confirmado pela medida dos níveis elevados de tetra-hidro-11-desoxicortisol na urina. A hipocalemia é variável. O tratamento com corticosteroides corrige a hipertensão e a hipocalemia; aumenta os níveis de renina, mas a aldosterona permanece baixa por causa do defeito biossintético.

CONDIÇÕES COM HIPONATREMIA, HIPERCALEMIA, ACIDOSE METABÓLICA E PRESSÃO ARTERIAL NORMAL

Condições com hiponatremia, hipercalemia, acidose metabólica e PA normal têm características de deficiência de mineralocorticoide ou por defeito de síntese ou devido à resistência do órgão-alvo.

Pseudo-hipoaldosteronismo

O pseudo-hipoaldosteronismo (PHA) é um estado de arresponsividade tubular renal (e de outros tecidos) à ação da aldosterona.[23] Os sintomas começam na infância precoce com marcada perda de sal e déficit de crescimento.

O PHA tipo 1 inclui, pelo menos, duas entidades principais, com qualquer defeito renal ou de múltiplos órgãos-alvo; a forma renal é a mais comum. A herança do PHA tipo 1 limitada ao rim é autossômica dominante, mas pode ser esporádica. As mutações de perda de função do gene para o receptor de mineralocorticoide (localizado no 4p) foram identificadas.[24]

O PHA tipo 1 de múltiplos órgãos-alvo (multissistêmico) é uma doença grave, autossômica recessiva, com vários órgãos-alvo resistentes à ação dos mineralocorticoides e está associado a mutações de inativação das subunidades α, β ou γ dos CNaE.[25] A Tabela 49-4 compara as características das duas principais formas de PHA tipo 1.

Defeitos na Biossíntese da Aldosterona

Os pacientes com defeitos na biossíntese de aldosterona mostram perda de sal com hiponatremia, hipercalemia, hipovolemia e elevada atividade de renina plasmática.[26] As enzimas colesterol desmolase, 3β-hidroxiesteroide desidrogenase e 21-hidroxilase são necessárias para a síntese de colesterol e aldosterona, ao passo que a aldosterona sintase é seletivamente responsável pela produção de aldosterona no córtex adrenal (Fig. 49-8). A Tabela 49-5 compara as características de doenças com defeitos de biossíntese da aldosterona.

Deficiência da 21-hidroxilase

As mutações no gene que codificam a 21-hidroxilase (*CYP21*) resultam em duas formas principais da doença: uma forma virilizante, e o tipo mais comum, uma forma perdedora de sal.[27] Os pacientes com sinais apenas de excesso de andrógenos têm a forma virilizante. As meninas mostram vários graus de pseudo-hermafroditismo, ao passo que meninos afetados têm o desenvolvimento sexual normal ou precoce. Os pacientes com o tipo perdedor de sal apresentam-se com hiponatremia, hipercalemia e moderada a grave depleção de volume.

Deve-se suspeitar do diagnóstico de deficiência da 21-hidroxilase em qualquer recém-nascido com ambiguidade genital, perda de sal ou hipotensão. Os níveis sanguíneos de progesterona, 17-hidroxiprogesterona e dehidroepiandrosterona estão mais altos várias vezes acima do valor normal.

Os pacientes com desequilíbrio eletrolítico e choque requerem ressuscitação com fluidos intravenosos e suplementos de sal. A terapia de reposição com hidrocortisona oral e 9α-fludrocortisona é necessária a longo prazo. Alguma melhora na tendência de perda de sal pode ser vista com a idade por causa da capacidade das crianças

Defeitos na Biossíntese da Aldosterona				
Defeito Enzimático	**21-Hidroxilase**	**3β-Hidroxiesteroide desidrogenase**	**Colesterol desmolase**	**Aldosterona sintase**
Incidência	Mais comum (1:11.000-23.000 nascimentos)	Raro	Raro	Raro
Aldosterona	Deficiente	Deficiente	Deficiente	Deficiente
Produção de cortisol	Deficiente	Deficiente	Deficiente	Cortisol normal
ACTH	Perda da inibição do *feedback*	Perda da inibição do *feedback*	Perda da inibição do *feedback*	Inibição normal do *feedback*
Hiperplasia adrenal	Sim	Sim	Sim	Não
Genitália ambígua	Em meninas	Em meninas	Em meninas	Não
Características clínicas	Crianças com déficit de crescimento; hiponatremia, hipercalemia, acidose e hipotensão			
Metabólitos elevados	17-Hidroxiprogesterona	Deidroepiandrosterona		Corticosterona
Terapia	Hidrocortisona oral e 9α-fludrocortisona			9α-fludrocortisona

Tabela 49-5 **Características das doenças por defeito na biossíntese da aldosterona.** *ACTH*, Hormônio adrenocorticotrópico.

para regular sua ingestão dietética de sal e maturação da função tubular proximal.

A cirurgia de reconstrução genital pode ser necessária em meninas com ambiguidade genital. A análise do DNA fetal e a demonstração de 17-hidroxiprogesterona elevada no líquido amniótico tornam possível a detecção pré-natal de bebês do sexo feminino afetados. O tratamento da mãe com dexametasona a partir do início da gestação reduz a virilização da genitália dos fetos femininos afetados.

UMA CONDIÇÃO COM HIPERCALEMIA, ACIDOSE METABÓLICA E HIPERTENSÃO

Pseudo-hipoaldosteronismo tipo 2 (Síndrome de Gordon)

A clínica inversa da síndrome de Gitelman, a síndrome de Gordon, é uma condição autossômica dominante caracterizada por hipertensão, hipercalemia e acidose metabólica hiperclorêmica leve.

Patogênese

Dois genes foram identificados como responsáveis pelo PHA tipo 2.[28] Os genes codificam dois membros da família quinase livres de lisina: WNK1 e WNK4. As quinases WNK são ambas expressas no rim dentro do túbulo contorcido e nos ductos de coletores. WNK4 atua como um regulador negativo da função da CNaK sensível a tiazídicos (Fig. 49-2), reduzindo a expressão de CNaK na superfície celular. WNK4 também infrarregula o CKMER e o fluxo epitelial de cloreto. As mutações no *WNK4* são *missense* e causam perda de função, de modo que WNK4 perde sua capacidade de suprimir CNaK e CKMER. A superatividade do transportador, portanto, leva à retenção de Na$^+$ e K$^+$. WNK1 previne WNK4 da interação com CNaK. As mutações em *WNK1* são deleções intrônicas que aumentam a expressão de WNK1. WNKs são alvos de interesse para novos agentes anti-hipertensivos.

Diagnóstico e Manifestações Clínicas

A hipercalemia pode estar presente desde o nascimento, mas, como no ARG, a hipertensão pode não se manifestar até idades mais avançadas. Os pacientes mostram acidose metabólica hiperclorêmica; a aldosterona e a renina plasmáticas são reduzidas em graus variáveis.

Tratamento

Como inibidores específicos de CNaK, os tiazídicos são capazes de corrigir completamente as características clínicas e bioquímicas da síndrome de Gordon.

DIABETES INSÍPIDO NEFROGÊNICO

O diabetes insípido nefrogênico congênito (DIN) é um distúrbio raro, poliúrico, identificado pela incapacidade de concentração urinária, apesar de níveis normais ou elevados de vasopressina. A taxa de filtração glomerular (TFG) e taxa de excreção de soluto estão normais. O DIN congênito é causado por mutações em proteínas-chave que controlam a reabsorção de água nos túbulos distais (Fig. 49-5). O diabetes insípido adquirido é muito mais comum, e seu diagnóstico e tratamento são discutidos no Capítulo 8.

Patogênese

Mais de 90% dos pacientes têm DIN recessivo ligado ao X, com mutações em *AVPR2*; o gene em Xq28 codifica para o receptor da arginina-vasopressina (AVPR). As proteínas mutadas são diferentes em sua conformação, resultando no aprisionamento intracelular do receptor, que é retido no retículo endoplasmático. Ocasionalmente, o receptor pode estar expresso na superfície das células, mas é incapaz de ligar-se à vasopressina ou de disparar uma resposta adequada do monofosfato de adenosina cíclico (AMPc).[29] Em menos de 10% das famílias, o DIN congênito tem uma herança autossômica recessiva, e foram identificadas mutações no gene da aquaporina 2 localizado no cromossomo 12q13. Semelhantemente ao DIN ligado ao X, a maioria das mutações autossômicas recessivas da *AQP2* está retida no retículo endoplasmático. Uma forma rara autossômica dominante de DIN, também causada pela mutação em *AQP2*, foi relatada. Essas mutações levam à localização errônea das proteínas AQP2 mutadas para a membrana basolateral em vez da membrana apical.[30] A redução na expressão da AQP2 pode resultar em DIN adquirida secundária à terapia com lítio ou demeclociclina.

Características Clínicas

As manifestações de DIN congênito aparecem nas primeiras semanas de vida. Os meninos com mutações em *AVPR2* têm marcada poliúria e sede excessiva, que muitas vezes não é reconhecida na infância precoce. A menos que a condição seja suspeita precocemente, as crianças têm episódios recorrentes de desidratação hipernatrêmica grave, ocasionalmente complicada por convulsões.[31] O atraso no desenvolvimento e o retardo mental são possíveis consequências desses episódios. A tomografia computadorizada de crânio pode, ocasionalmente, mostrar calcificação distrófica nos gânglios da base e no córtex cerebral.

Reduzida ingesta de calorias devido a grandes quantidades de água que são ingeridas leva a um déficit de crescimento iniciado na infância precoce. O aumento no volume de urina pode resultar em dilatação do trato urinário baixo. Contudo, o dano cortical renal por episódios recorrentes de desidratação severa pode resultar em comprometimento da função renal. As meninas heterozigotas podem apresentar graus variáveis de poliúria e polidipsia. O início e a severidade das características clínicas do DIN autossômico recessivo são semelhantes à forma ligada ao X.

Diagnóstico

Os episódios de desidratação são marcados por hipernatremia, hipercloremia e ocasionalmente elevados níveis de ureia e creatinina. Poliúria com osmolalidade urinária baixa (< 200 mOsm/kg) e hipernatremia com concentração de Na^+ plasmático acima de 150 mEq/L e osmolalidade plasmática acima de 300 mOsm/kg são altamente sugestivos de deficiência de vasopressina (diabetes insípido central) ou resistência à sua ação (DIN). O diabetes insípido central é mais comum que o DIN. A polidipsia primária assemelha-se ao diabetes insípido verdadeiro, no qual a ingesta de água compulsiva resulta em poliúria com baixa osmolalidade urinária; no entanto, a osmolalidade do plasma em polidipsia primária é normal ou no limite inferior.

Um teste de vasopressina deve ser realizado para confirmar a falta de capacidade de concentração renal e distinguir DIN de diabetes insípido central e polidipsia primária. Deamino-8-D-arginina vasopressina (DDAVP) é administrado por via nasal (5 a 10 μg em recém-nascidos e lactentes; 20 μg em crianças) ou por uma injeção intramuscular (0,4 a 1,0 μg em lactentes e crianças jovens; 2 μg em crianças mais velhas). A coleta de urina de hora em hora é feita durante as próximas 6 horas. Após a administração de DDAVP, os pacientes com DIN não apresentam aumento da osmolalidade urinária, de 200 para 300 mOsm/kg (normal, > 800 mOsm/kg). Aqueles com diabetes insípido central e polidipsia primária concentram a urina de modo adequado.

A persistência da poliúria por anos pode resultar em uma falha do mecanismo de concentração em contracorrente medular. Podem ser necessários vários dias de tratamento com DDAVP para se obter uma resposta adequada nesses pacientes. Em pacientes com forte suspeita de polidipsia primária, a redução supervisionada da ingestão de líquidos durante vários dias pode restaurar a sensibilidade normal ao DDAVP.

Diagnóstico Diferencial

Os pacientes com diabetes insípido central mostram hipernatremia com urina inadequadamente diluída, sem doença renal primária e aumento na osmolalidade da urina após a administração de vasopressina ou seus análogos. O diabetes insípido central geralmente resulta de dano neuronal na hipófise posterior, que pode ser secundário a tumores (craniofaringioma, glioma óptico, metástases), histiocitose das células de Langerhans, trauma (p. ex., fratura da base do crânio) ou infecções (meningite, encefalite). A deficiência de vasopressina também pode ser familiar, com uma herança autossômica dominante. As mutações de *AVP-NPII* no gene da vasopressina-neurofisina II foram relatadas.[32] O aparecimento da deficiência de vasopressina na forma familiar pode não ser aparente até após os primeiros anos de vida. O diabetes insípido central também pode ocorrer com a síndrome autossômica recessiva de diabetes insípido, diabetes melito, atrofia óptica e surdez (DIDMOAD ou síndrome de Wolfram), que é autossômica recessiva.

Muitos pacientes com diabetes insípido central ou DIN têm um defeito parcial na secreção ou ação da vasopressina. São, portanto, capazes de concentrar a urina em diferentes graus após a administração de DDAVP, dificultando o diagnóstico preciso. A medida plasmática de vasopressina em relação à osmolalidade do plasma após um estímulo osmótico, como restrição de fluidos, possibilita a diferenciação

nesses pacientes. Os pacientes com diabetes insípido central grave ou parcial mostram sempre níveis de vasopressina subnormal em relação à osmolalidade do plasma. Em contraste, os valores de pacientes com DIN ou polidipsia psicogênica sempre estão dentro ou acima da faixa normal.

A imagem de ressonância magnética do cérebro produz um ponto brilhante nas imagens em T1 da hipófise posterior em indivíduos normais e também naqueles com DIN ou polidipsia primária. Esse sinal está ausente na maioria dos pacientes com diabetes insípido central.

A resposta diferencial dos fatores de coagulação e da osmolalidade da urina ao DDAVP é útil na diferenciação da forma ligada ao X (anormalidades em *AVPR2*) da autossômica recessiva (mutações em *AQP2*) NDI. Os pacientes com anormalidades em *AQP2* mostram aumentos normais no fator VIII e fator de von Willebrand após a infusão de DDAVP; essa resposta está ausente naqueles com um defeito de *AVPR2*.[31,33] O sequenciamento de *AVPR2* e *AQP2* é útil na identificação do defeito molecular subjacente do DIN. O DIN congênito também deve ser diferenciado das formas adquiridas do DIN (Cap. 8).

Tratamento

O manejo adequado dos pacientes com DIN evita episódios de desidratação, possibilitando o crescimento físico e o desenvolvimento normais. Os pacientes devem ter a ingestão de água adequada para prevenir a desidratação. A carga renal de soluto é minimizada pela restrição de proteína na dieta e ingestão de sal. Energia e nutrientes adequados, de acordo com a idade, devem ser fornecidos para promover o desenvolvimento e crescimento normais.

Os diuréticos tiazídicos, como a hidroclorotiazida (1 a 2 mg/kg a cada 12 horas), quando combinados com a redução do consumo de sal, são eficazes na redução do débito urinário. Os tiazídicos inibem a reabsorção de sal nos túbulos contorcidos distais que leva à leve depleção de volume. A hipovolemia estimula a reabsorção de fluido nos túbulos proximais, diminuindo, assim, a oferta de água nos ductos coletores. O efeito antipoliúrico pode ser reforçado pela terapia combinada com amilorida (0,1 a 0,2 mg/kg a cada 8 a 12 horas).

Os inibidores de prostaglandina sintase também são eficazes na redução do volume urinário e liberação de água livre, pois as prostaglandinas normalmente antagonizam a ação da vasopressina. Nem todos os anti-inflamatórios não esteroidais são igualmente potentes em inibir a síntese de prostaglandinas renais. A indometacina (1 mg/kg a cada 12 horas) é utilizada com mais frequência, mas pode reduzir a TFG e causar efeitos colaterais gastrointestinais.

Referências

1. Bartter FC, Pronove P, Gill J, MacCardle R. Hyperplasia of the juxtaglomerular complex with hyperaldosteronism and hypokalemic alkalosis. *Am J Med.* 1962;33:811-828.
2. Gitelman HJ, Graham JB, Welt LG. A new familial disorder characterized by hypokalemia and hypomagnesemia. *Trans Assoc Am Physicians.* 1966;79:221-235.
3. Shaer AJ. Inherited primary renal tubular hypokalemic alkalosis: A review of Gitelman and Bartter syndromes. *Am J Med Sci.* 2001;322:316-332.
4. Simon DB, Karet FE, Hamblan JM, et al. Bartter syndrome, hypokalemic alkalosis with hypercalciuria, is caused by mutations in the $Na^+K^+2Cl^-$ cotransporter NKCC2. *Nat Genet.* 1996;13:183-188.
5. International Collaborative Study Group for Bartter-like Syndromes. Mutations in the gene encoding the inwardly-rectifying renal potassium channel, ROMK, cause the antenatal variant of Bartter syndrome: Evidence for genetic heterogeneity. *Hum Mol Genet.* 1997;6:17-26.
6. Birkenhager R, Otto E, Schurmann MJ, et al. Mutations of *BSND* cause Bartter syndrome with sensorineural deafness and kidney failure. *Nat Genet.* 2001;29:310-314.
7. Zelikovic I, Szargel R, Hawash A, et al. A novel mutation in the chloride channel gene, *ClCKB*, as a cause of Gitelman and Bartter syndromes. *Kidney Int.* 2003;63:24-32.

8. Vargas-Poussou R, Huang C, Hulin P, et al. Functional characterization of a calcium-sensing receptor mutation in severe autosomal dominant hypocalcemia with a Bartter like syndrome. *J Am Soc Nephrol.* 2002;13:2259-2266.

9. Dillon MJ, Shah V, Mitchell MD. Bartter syndrome: 10 cases in childhood – Results of long term indomethacin therapy. *Q J Med.* 1979;48:429-446.

10. Simon DB, Nelson-Williams C, Bia MJ, et al. Gitelman variant of Bartter syndrome, inherited hypokalemic alkalosis, is caused by mutations in the thiazide-sensitive Na^+Cl^- co-transporter. *Nat Genet.* 1996;12:24-30.

11. Liddle GW, Bledsoe T, Coppage WS. A familial renal disorder simulating primary aldosteronism but with negligible aldosterone secretion. *Trans Assoc Am Physicians.* 1963;76:199-213.

12. Palmer BF, Alpern RJ. Liddle's syndrome. *Am J Med.* 1998;104:310-319.

13. Rossier BC, Pradervand S, Schild L, Hummler E. Epithelial sodium channel and the control of sodium balance: Interaction between genetic and environmental factors. *Annu Rev Physiol.* 2002;64:877-897.

14. Botero-Velez M, Curtis JJ, Warnock DG. Liddle's syndrome revisited: A disorder of sodium reabsorption in the distal tubule. *N Engl J Med.* 1994;330:178-181.

15. Geller DS, Farhi A, Pinkerton N, et al. Activating mineralocorticoid receptor mutation in hypertension exacerbated by pregnancy. *Science.* 2000;289:119-123.

16. White PC. Abnormalities of aldosterone synthesis and action in children. *Curr Opin Pediatr.* 1997;9:424-430.

17. Stewart PM, Krozowski Z, Gupta A, et al. Hypertension in the syndrome of apparent mineralocorticoid excess due to mutations of the 11β-hydroxysteroid dehydrogenase type 2 gene. *Lancet.* 1996;347:88-91.

18. White PC. 11β-hydroxysteroid dehydrogenase and its role in the syndrome of apparent mineralocorticoid excess. *Am J Med Sci.* 2001;322:308-315.

19. Palermo M, Delitala G, Mantero F, et al. Congenital deficiency of 11β-hydroxysteroid dehydrogenase (apparent mineralocorticoid excess syndrome): Diagnostic value of urinary free cortisol and cortisone. *J Endocrinol Invest.* 2001;24:17-23.

20. Li A, Tedde R, Krozowski ZS, et al. Molecular basis for hypertension in the "type II variant" of apparent mineralocorticoid excess. *Am J Hum Genet.* 1998;63:370-379.

21. Palermo M, Delitala G, Sorba G, et al. Does kidney transplantation normalise cortisol metabolism in apparent mineralocorticoid excess syndrome? *J Endocrinol Invest.* 2000;23:457-462.

22. McMahon GT, Dluhy RG. Glucocorticoid-remediable aldosteronism. *Cardiol Rev.* 2004;12:44-48.

23. Dillon MJ, Leonard JV, Buckler JM, et al. Pseudohypoaldosteronism. *Arch Dis Child.* 1980;55:427-434.

24. Geller DS, Rodriguez-Soriano J, Vallo Boado A, et al. Mutations in the mineralocorticoid receptor gene causes autosomal dominant pseudohypoaldosteronism type 1. *Nat Genet.* 1998;19:279-281.

25. Chang SS, Grunder S, Hanukoglu A, et al. Mutations in subunits of the epithelial sodium channel cause salt wasting with hyperkalemic acidosis, pseudohypoaldosteronism type 1. *Nat Genet.* 1996;12:248-253.

26. White PC. Aldosterone synthase deficiency and related disorders. *Mol Cell Endocrinol.* 2004;217:81-87.

27. Speiser PW. Congenital adrenal hyperplasia owing to 21-hydroxylase deficiency. *Endocrinol Metab Clin North Am.* 2001;30:31-59.

28. Mein CA, Caulfield MJ, Dobson RJ, et al. Genetics of essential hypertension. *Hum Mol Genet.* 2004;13:169-175.

29. Bichet DG. Vasopressin receptor mutations in nephrogenic diabetes insipidus. *Semin Nephrol.* 2008;28:245.

30. Sasaki S. Nephrogenic diabetes insipidus: Update of genetic and clinical aspects. *Nephrol Dial Transplant.* 2004;19:1351-1353.

31. Bichet DG, Oksche A, Rosenthal W. Congenital nephrogenic diabetes insipidus. *J Am Soc Nephrol.* 1997;8:1951-1958.

32. Heppner C, Kotzka J, Bullmann C, et al. Identification of mutations of the arginine vasopressin–neurophysin II gene in two kindreds with familial central diabetes insipidus. *J Clin Endocrinol Metab.* 1998;83:693-696.

33. Nguyen MK, Nielsen S, Kurtz I. Molecular pathogenesis of nephrogenic diabetes insipidus. *Clin Exp Nephrol.* 2003;7:9-17.

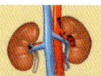

CAPÍTULO 50

Síndrome de Fanconi e outros Distúrbios do Túbulo Proximal

John W. Foreman

O túbulo proximal é responsável pela reabsorção da maior parte de uma série de solutos, como aminoácidos, glicose, bicarbonato e fosfato. Este capítulo descreve diversos transtornos, sobretudo hereditários, que afetam a reabsorção no túbulo proximal, enquanto os Capítulos 10 e 12 abordam, respectivamente, tipos familiares de hiperfosfatúria e acidose tubular renal.

A maioria dos solutos não eletrolíticos é reabsorvida no túbulo proximal por meio de proteínas transportadoras específicas que cotransportam esses solutos em conjunto com o sódio (Fig. 50-1). A força motriz para esse transporte de soluto é o gradiente eletroquímico para a entrada de sódio, mantida pela enzima Na^+, K^+-ATPase. A maioria dos transtornos de reabsorção isolada de soluto está relacionada com defeitos em proteínas transportadoras específicas, ao passo que os distúrbios que afetam vários solutos, como a síndrome de Fanconi, são provavelmente secundários a defeitos na geração de energia, da atividade da Na^+,K^+-ATPase, ou da disfunção de organelas celulares envolvidas com reciclagem de proteínas da membrana.

SÍNDROME DE FANCONI

Definição

Na década de 1930, de Toni, Debré *et al.*, e Fanconi independentemente descreveram várias crianças com a combinação de raquitismo renal, glicosúria e hipofosfatemia. A síndrome de Fanconi refere-se hoje a uma disfunção global do túbulo proximal, levando à excessiva excreção urinária de aminoácidos, glicose, fosfato, bicarbonato, ácido úrico e outros solutos, transportados por esse segmento do néfron. Essas perdas levam a problemas clínicos de acidose, desidratação, desequilíbrio eletrolítico, raquitismo, osteomalácia e falha do crescimento. Muitos distúrbios herdados ou adquiridos estão associados à síndrome de Fanconi (Quadro 50-1).

Etiologia e Patogênese

A sequência de eventos que levam à síndrome de Fanconi está definida de modo incompleto e provavelmente varia de acordo com cada causa. Os possíveis mecanismos incluem anormalidade generalizada da maioria ou de todos os carreadores do túbulo proximal, como um defeito na ligação do sódio com seu carreador ou na inserção de um carreador na borda em escova da membrana, ou uma falha na membrana com borda em escova "furada" ou nas junções oclusivas, ou uma bomba Na^+, K^+-ATPase inibida ou anormal, ou prejuízo da geração mitocondrial de energia (Fig. 50-1). Uma anormalidade na geração de energia tem sido implicada em uma série de distúrbios, como intolerância hereditária à frutose, galactosemia, citopatias mitocondriais e intoxicação por metais pesados, bem como em vários modelos experimentais da síndrome de Fanconi. A função anormal das organelas subcelulares, como o lisossomo na cistinose ou na via endocítica megalina-cubilina na doença de Dent, é também uma causa da síndrome de Fanconi (Fig. 50-2).

Em adultos, as causas mais comuns da síndrome de Fanconi persistente são toxinas endógenas ou exógenas, como metal pesado, medicação e disproteinemia. Em crianças, a causa mais comum é um erro inato do metabolismo, como a cistinose. As causas específicas da síndrome de Fanconi serão discutidas após uma descrição geral das manifestações clínicas e do tratamento da síndrome.

Manifestações Clínicas

A síndrome de Fanconi dá origem a uma série de anormalidades clínicas (Quadro 50-2).

Aminoacidúria

A aminoacidúria é uma característica primordial da síndrome de Fanconi. Praticamente, todo aminoácido é encontrado em excesso na urina, sendo daí o termo *aminoacidúria generalizada*. No entanto, não há consequências clínicas, pois as perdas são triviais, de 0,5 a 1 g/dia, em relação à ingestão alimentar.

Glicosúria

A glicosúria secundária à disfunção do túbulo proximal é outra das características principais da síndrome de Fanconi e resulta da reabsorção tubular deficiente de glicose. Esta é, na maioria das vezes, uma das primeiras pistas para o diagnóstico. Como na aminoacidúria, a glicosúria raramente causa sintomas, como perda de peso ou hipoglicemia.

Hipofosfatemia

A hipofosfatemia, secundária à diminuição na reabsorção de fosfato, é um achado comum na síndrome de Fanconi. A avaliação do manejo tubular de fosfato pode ser feita pela medida da reabsorção máxima de fosfato em relação à taxa de filtração glomerular (TmP/TFG) em amostras de urina e sangue em jejum. Níveis elevados de paratormônio (PTH) e níveis baixos de vitamina D também podem desempenhar um papel na fosfatúria da síndrome de Fanconi, embora estas anormalidades hormonais não estejam sempre presentes. Alguns pacientes têm a conversão diminuída de 25-hidroxivitamina D em 1,25-hidroxivitamina D; acidose metabólica, outra característica da síndrome de Fanconi, também pode prejudicar essa conversão. Outro mecanismo para a hipofosfatemia é a deficiência de reabsorção e da degradação de PTH filtrado dependente de megalina.[1] O PTH não absorvido liga-se então aos receptores em porções mais distais do túbulo proximal, levando ao aumento da endocitose dos transportadores apicais de fosfato e aumento na fosfatúria. A hipofosfatemia, sobretudo se acompanhada de hiperparatireoidismo e níveis baixos de 1,25-hidroxivitamina D, muitas vezes levam à significativa doença óssea, apresentando-se com dor, fraturas, raquitismo ou falha do crescimento.

Acidose Metabólica Hiperclorêmica

A acidose metabólica hiperclorêmica, outra característica da síndrome de Fanconi, é resultado da reabsorção reduzida de bicarbonato pelo túbulo proximal (acidose tubular renal proximal ou tipo 2;

Manejo de Solutos no Túbulo Proximal e Potenciais Defeitos

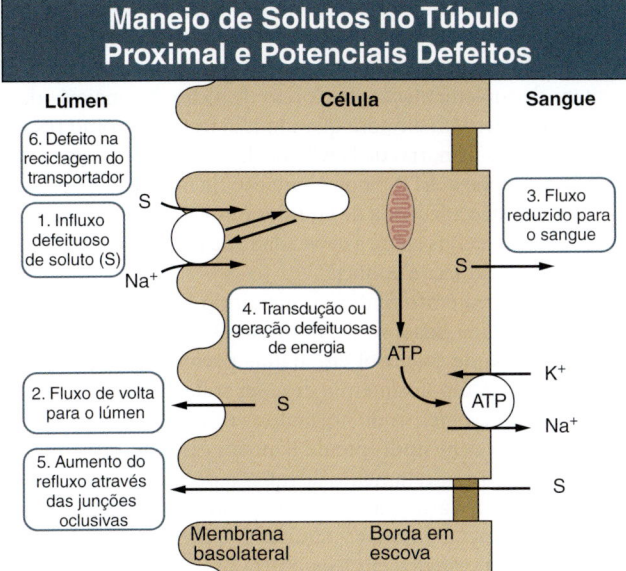

Figura 50-1 Defeitos e potenciais defeitos no manejo de solutos no túbulo proximal. A captação luminal de solutos pela borda em escova da membrana é acoplada ao influxo de Na⁺. A força motora eletroquímica favorável para o Na⁺ luminal é mantida pela bomba de Na⁺,K⁺-ATPase. O soluto transportado é então utilizado pela célula ou retorna ao sangue pela membrana basolateral. A síndrome de Fanconi poderia surgir em função de um defeito em uma das seis áreas, como mostrado. *ATP*, Adenosina trifosfato.

Causas da Síndrome de Fanconi

Causas Hereditárias

Cistinose
Galactosemia
Intolerância hereditária à frutose
Tirosinemia
Doença de Wilson
Síndrome de Lowe
Doença de Dent
Glicogenose
Citopatias mitocondriais
Idiopáticas

Causas Adquiridas*

Drogas: *cisplatina, ifosfamida, tenofovir, cidofovir, adefovir,*
  didanosina, gentamicina, azatioprina, ácido valproico
  (valproato de sódio), suramina, estreptozocina (estreptozotocina),
  ranitidina

Disproteinemia: *mieloma múltiplo, síndrome de Sjögren, proteinúria*
  de cadeia leve, amiloidose

Intoxicação por metal pesado: chumbo, cádmio

Outras intoxicações: ervas medicinais chinesas, cheirar cola

Outras: síndrome nefrótica, transplante renal, necrose tubular
  aguda

Quadro 50-1 Causas da síndrome de Fanconi. *As causas mais comuns adquiridas estão escritas em itálico.

Cap. 12). Essa reabsorção reduzida pode levar à perda de mais de 30% da carga normal filtrada de bicarbonato. Como a concentração sérica de bicarbonato ([HCO₃⁻]) cai, a carga filtrada cai, e a excreção diminui de modo que o [HCO₃⁻] sérico permanece geralmente entre 12 e 18 mmol/L. Às vezes, pode ocorrer um defeito combinado na acidificação distal, na maioria das vezes em associação com hipocalemia ou

Via Endocítica da Megalina nas Células Tubulares Proximais

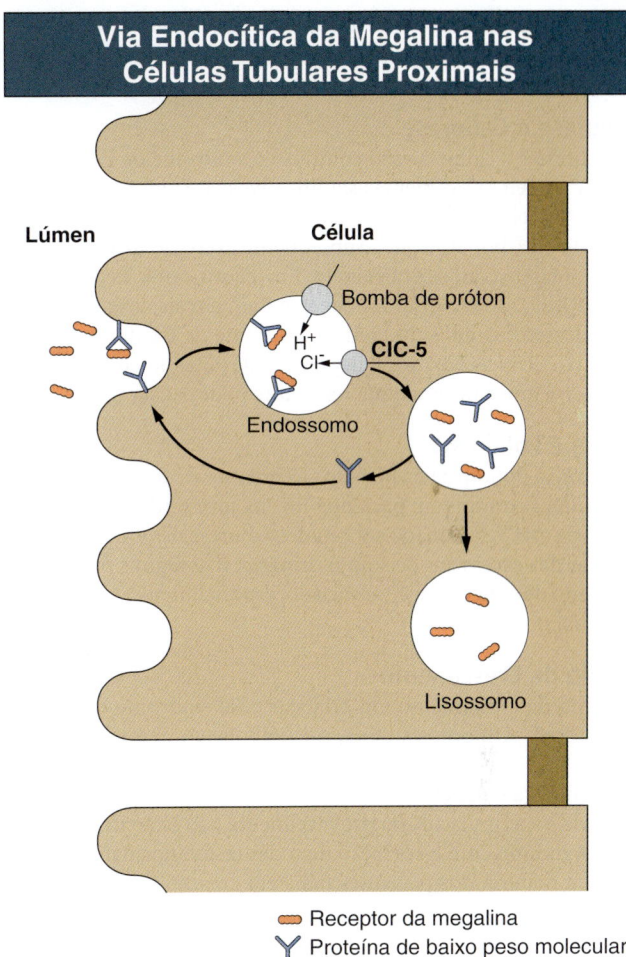

🡒 Receptor da megalina
Y Proteína de baixo peso molecular

Figura 50-2 Via endocítica megalina-cubilina nas células do túbulo proximal. As proteínas de baixo peso molecular no fluido luminal ligam-se ao complexo megalina-cubilina e são endocitadas. A reciclagem da megalina e o catabolismo adicional dessas proteínas dependem da acidificação das vesículas pela bomba de prótons. O canal de cloro ClC-5 fornece um desvio elétrico para um eficiente funcionamento da bomba de prótons. Essa via da endocitose desempenha um papel na reciclagem do transportador da membrana, e a interrupção dessa via interfere na absorção de outros solutos luminais.

Características da Síndrome de Fanconi

Anormalidades Metabólicas

Glicosúria
Hiperaminoacidúria
Hipofosfatemia
Acidose
Hipocalemia
Hipouricemia
Hipocarnitinemia

Características Clínicas

Raquitismo, osteomalácia
Retardo do crescimento
Poliúria
Desidratação
Proteinúria

Quadro 50-2 Características da síndrome de Fanconi.

nefrocalcinose duradouras. A amoniogênese é geralmente normal ou aumentada por causa da hipocalemia e da acidose, a menos que haja comprometimento associado na TFG.

Natriurese e Caliurese

A natriurese e a caliurese são comuns na síndrome de Fanconi e podem dar origem a problemas significativos, até ameaçadores à vida. Essas perdas eletrolíticas estão, em parte, associadas à reabsorção reduzida de bicarbonato com a subsequente excreção urinária dos íons sódio e potássio com o bicarbonato. Em alguns casos, as perdas de sódio e potássio são tão grandes que resultam em alcalose metabólica e hiperaldosteronismo, simulando a síndrome de Bartter apesar do limiar baixo do bicarbonato. A depuração de potássio pode ser o dobro da TFG, e a grave hipocalemia resultante pode causar morte súbita.

Poliúria e Polidipsia

A poliúria, a polidipsia e episódios frequentes de desidratação severa são sintomas comuns em pacientes jovens com síndrome de Fanconi. A poliúria está relacionada sobretudo à diurese osmótica proveniente das perdas excessivas de soluto urinário; mas alguns pacientes têm um defeito de concentração associado, especialmente aqueles com hipocalemia prolongada.

Retardo de Crescimento

O retardo de crescimento em crianças com síndrome de Fanconi é multifatorial. A hipofosfatemia, o metabolismo desordenado da vitamina D e a acidose contribuem para a falha do crescimento, assim como a hipocalemia crônica e a contração do volume extracelular. A glicosúria e a aminoacidúria provavelmente não estão implicadas. No entanto, mesmo com a correção de todas essas anormalidades metabólicas, a maioria dos pacientes falha em crescer, sobretudo aqueles com cistinose.

Hipouricemia

A hipouricemia, decorrente do manuseio renal deficiente de ácido úrico, está frequentemente presente na síndrome de Fanconi, de modo especial em adultos. A urolitíase proveniente da uricosúria raramente tem sido relatada, provavelmente porque o fluxo urinário e pH estão aumentados, inibindo a cristalização do ácido úrico.

Proteinúria

A proteinúria é geralmente mínima, exceto quando a síndrome de Fanconi desenvolve-se em associação com a síndrome nefrótica. Normalmente, apenas proteínas de baixo peso molecular (< 30.000 dáltons) são excretadas, como as proteínas ligadoras de vitaminas D e A, enzimas, cadeias leves de imunoglobulinas e hormônios.

Tratamento da Síndrome de Fanconi

Sempre que possível, a terapia deve ser direcionada para as causas da síndrome de Fanconi (discussão mais adiante). Isso inclui evitar alimentos prejudiciais na galactosemia, na intolerância hereditária à frutose e na tirosinemia; tratamento da doença de Wilson com penicilamina e outros quelantes de cobre; ou o tratamento da intoxicação por metal pesado pela terapia de quelação. Nesses pacientes, a resolução da síndrome de Fanconi geralmente é completa.

Em outros pacientes com síndrome de Fanconi, a terapia dirige-se às anormalidades bioquímicas decorrentes das perdas renais de solutos e à doença óssea muitas vezes presente nesses pacientes. A acidose tubular renal proximal (ATR tipo 2) requer, em regra, grandes doses de álcalis para correção. Alguns pacientes beneficiam-se de hidroclorotiazida para minimizar a expansão de volume associada às grandes doses de álcalis. Na maioria das vezes, a suplementação de potássio também é necessária, sobretudo se houver ATR significativa. O uso de citrato, lactato ou acetato de potássio irá corrigir não apenas a hipocalemia mas

também a acidose. Alguns pacientes necessitarão de suplementação de sódio juntamente com o potássio. Do mesmo modo, o uso de um ânion metabolizável auxiliará na correção da acidose. Os pacientes raramente necessitam de suplementação de cloreto de sódio. Na maioria das vezes, esses pacientes têm alcalose quando não tratados, como resultado de grandes perdas urinárias de NaCl que determina contração de volume que se sobrepõe à ATR. Suplementação de magnésio pode ser necessária e a ingestão adequada de líquidos é essencial. A correção da hipocalemia e seus efeitos sobre a capacidade de concentração do túbulo distal podem minimizar a poliúria.

A doença óssea é multifatorial, incluindo hipofosfatemia, perda urinária de proteína ligadora de vitamina D e de vitamina D, diminuição da síntese de calcitriol em alguns pacientes, hipercalciúria e acidose crônica. A hipofosfatemia deve ser tratada com 1 a 3 g/dia de fosfato oral com o objetivo de normalizar os níveis de fosfato sérico. Muitos pacientes com síndrome de Fanconi exigirão suplementação de vitamina D para o tratamento adequado do raquitismo e da osteomalácia. Não está claro se a vitamina D padrão (calciferol [ergocalciferol]) ou um metabólito da vitamina D é melhor para suplementação. Hoje, a maioria dos clínicos utiliza um metabólito da vitamina D, como 1,25-diidroxicolecalciferol (calcitriol). Esses metabólitos eliminam a preocupação da hidroxilação inadequada de vitamina D pela mitocôndria do túbulo proximal e reduzem o risco de hipercalcemia prolongada por causa de sua meia-vida mais curta. A terapia com vitamina D também irá melhorar a hipofosfatemia e diminuir o risco de hiperparatireoidismo. O cálcio suplementar está indicado para os pacientes que persistem com hipocalcemia após o início da suplementação de vitamina D. Na maioria das vezes, hiperaminoacidúria, glicosúria, proteinúria e hiperuricosúria não constituem problemas clínicos e não requerem tratamento específico. A suplementação de carnitina, para compensar as perdas urinárias, pode melhorar a função muscular e o perfil lipídico, mas a evidência é inconsistente.

CAUSAS HEREDITÁRIAS DA SÍNDROME DE FANCONI

Cistinose
Definição

A cistinose, ou doença de depósito de cistina, caracteriza-se bioquimicamente por excessivo depósito intracelular, sobretudo nos lisossomos, do aminoácido cistina.[2] Três diferentes tipos de cistinose podem ser distinguidos com base na evolução clínica, idade de aparecimento e conteúdo intracelular de cistina. A cistinose benigna ou do adulto está associada a cristais de cistina apenas na córnea e medula óssea, bem como com elevação mais suave nos níveis intracelulares de cistina; não ocorre doença renal. A cistinose infantil ou nefropática é o tipo mais comum de cistinose e está associada aos mais altos níveis intracelulares de cistina e ao início mais precoce de doença renal. No tipo intermediário ou adolescente, os níveis intracelulares de cistina são intermediários entre aqueles do tipo infantil e os do adulto, com aparecimento mais tardio de doença renal.

Etiologia e Patogênese

A cistinose nefropática é transmitida como um traço autossômico recessivo localizado no braço curto do cromossomo 17, com uma incidência estimada de 1 para 200.000 nascidos-vivos. O gene *CTNS* codifica uma proteína da membrana lisossomal, cistinosina, que medeia o transporte de cistina a partir do lisossomo.[3] Os tipos benignos e intermediários da cistinose também estão associados às mutações do *CTNS*, mas preservam algumas proteínas transportadoras funcionais, conduzindo para níveis mais baixos de cistina intracelulares e início mais lento da doença renal no tipo intermediário e nenhuma doença renal no tipo benigno.

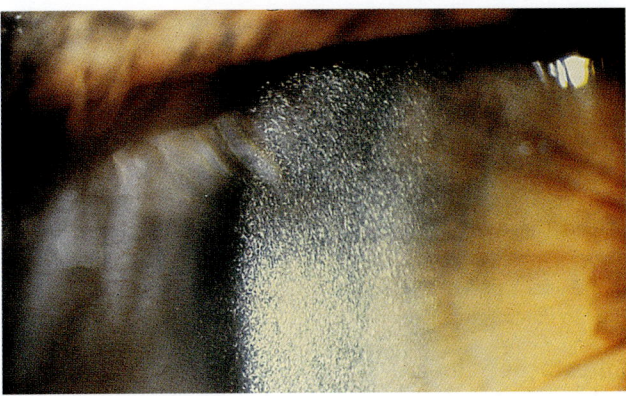

Figura 50-3 Opacidades na córnea na cistinose. Opacidades refletivas semelhante a metal na córnea de paciente com cistinose sob o exame de lâmpada de fenda. *(Referência 4.)*

Manifestações Clínicas

Os primeiros sinais e sintomas clínicos em cistinose nefropática são aqueles da síndrome de Fanconi e aparecem quase sempre na segunda metade do primeiro ano de vida. Anormalidades sutis da função tubular podem ser demonstradas precocemente em famílias com casos índice, mas sempre há um atraso entre o nascimento e os primeiros sintomas. O raquitismo é comum após o primeiro ano de vida, juntamente com o déficit de crescimento. O déficit de crescimento ocorre apesar da correção das deficiências de eletrólitos e minerais, e antes que a TFG comece a declinar. A TFG invariavelmente cai e a doença renal crônica terminal (DRCT) ocorre na infância tardia.

A nefrocalcinose é relativamente comum, e alguns pacientes desenvolveram cálculos renais. A fotofobia é outro sintoma comum que ocorre aos três anos de idade e é progressiva. Os pacientes mais velhos, com cistinose, podem desenvolver deficiência visual e cegueira. Na maioria das vezes, as crianças com cistinose têm diminuição da pigmentação da pele e do cabelo, mas o cabelo escuro tem sido observado em alguns. A cistinose foi observada em outros grupos étnicos, mas em taxas menores do que em caucasianos.

O diagnóstico baseia-se na demonstração de altos níveis intracelulares de cistina, geralmente em leucócitos ou fibroblastos da pele. Os pacientes com cistinose nefropática e intermediária têm níveis de cistina intracelular que excedem 2 nmol meia-cistina por mg de proteína (normal < 0,2 nmol meia-cistina por mg de proteína). Os heterozigotos para cistinose terão níveis que variam de 0,2 a 1 nmol meia--cistina/mg de proteína. Uma demonstração de cristais na córnea por lâmpada de fenda sugere fortemente o diagnóstico[2] (Fig. 50-3). Um diagnóstico pré-natal pode ser feito a partir de amniócitos ou vilosidades coriônicas.

As complicações comuns tardias de cistinose incluem hipotireoidismo, esplenomegalia e hepatomegalia, diminuição da acuidade visual, dificuldades de deglutição, insuficiência pulmonar e ulcerações da córnea.[5] Menos frequentemente, os pacientes mais velhos têm desenvolvido diabetes melito insulino-dependente, miopatia e distúrbios neurológicos progressivos. Diminuição do córtex cerebral também foi observada nos exames de imagens em alguns pacientes. Os pacientes mais velhos podem desenvolver calcificação vascular, sobretudo das artérias coronárias, que pode levar à isquemia miocárdica.

Patologia

As características morfológicas da cistinose no rim variam de acordo com o estágio. No início da doença, cristais de cistina estão presentes nas células epiteliais tubulares, nas células intersticiais e raramente nas células epiteliais glomerulares[6,7] (Fig. 50-4, *A*). Uma deformidade em forma de pescoço de cisne ou adelgaçamento da primeira parte

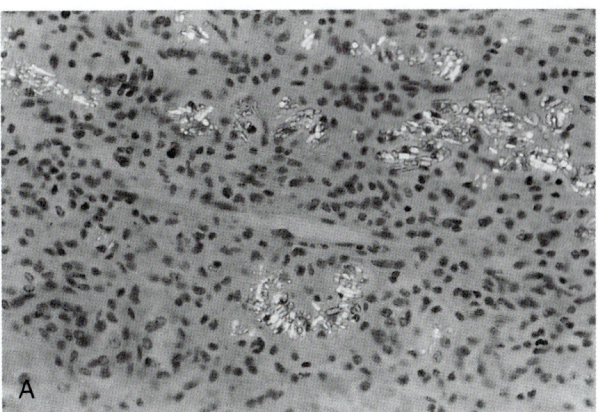

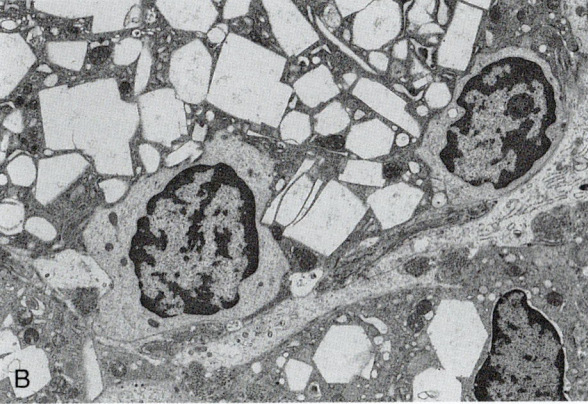

Figura 50-4 Cristais de cistina no rim de paciente com cistinose. A, Os cristais são vistos na fotomicrografia, em amostra de nefrectomia, fixada no álcool, feita através de filtros polarizadores incompletamente cruzados. Os cristais birrefringentes são evidentes nas células epiteliais tubulares e livres no interstício. **B**, Micrografia eletrônica de uma amostra da biópsia renal que mostra cristais hexagonais, retangulares e em forma de agulha em macrófagos dentro do interstício. (Aumento do original 3.000×.) *(**A** da referência 6; **B** da referência 7.)*

do túbulo proximal é um achado precoce, mas não é exclusivo de cistinose. Mais tardiamente, há pronunciada atrofia tubular, fibrose intersticial e deposição abundante de cristal com formação de células gigantes do epitélio visceral glomerular, esclerose segmentar e eventual obsolescência glomerular. Estudos de microscopia eletrônica (ME) demonstraram inclusões cristalinas intracelulares, consistentes com cistina (Fig. 50-4, *B*). "Células escuras" peculiares, exclusivas do rim cistinótico, também foram observadas.

Tratamento

A terapia inespecífica para a cistinose infantil consiste em terapia com vitamina D e reposição das perdas eletrolíticas urinárias, seguida, no devido momento, do manejo da insuficiência renal progressiva (Tabela 50-1). Hoje, a terapia com cisteamina tem mostrado reduzir os níveis de cistina tecidual e retardar o declínio da TFG, sobretudo em crianças com uma concentração de creatinina sérica normal tratadas antes dos dois anos de idade[8] (Fig. 50-5). A terapia com cisteamina também melhora o crescimento linear, mas não a síndrome de Fanconi. Os problemas mais comuns associados à terapia com cisteamina são náuseas, vômitos, e odor e sabor desagradáveis. O tratamento deve começar com uma dose baixa de cisteamina assim que o diagnóstico é feito, aumentando-a durante 4 a 6 semanas para 60 a 90 mg/kg/dia, dividida em quatro doses, o mais próximo possível de a cada 6 horas. O aumento lento da dose minimiza o risco de neutropenia, *rash* e artrite. Os níveis de cistina nos leucócitos devem ser verificados a cada 3 a 4 meses para monitorar a eficácia e a aderência, com o objetivo de alcançar e manter um nível de cistina abaixo de 2,0 e preferencialmente abaixo de 1,0 nmol meia-cistina/mg de proteína. Uma formulação de ação prolongada de cisteamina deve estar disponível em breve e permitirá a dosagem de duas vezes ao dia. Uma solução de 50-mM de cisteamina aplicada topicamente sobre o olho tem-se revelado útil na redução de cristais de cistina da córnea, mas requer administração de seis a 12 vezes por dia para ser eficaz.

Comparando com as outras, o tratamento da DRCT nessas crianças é feito sem grandes problemas. O transplante renal bem-sucedido melhora a insuficiência renal e a síndrome de Fanconi, mas não parece melhorar as manifestações extrarrenais da cistinose. A terapia com cisteamina deve ser continuada após o transplante. A cistina não se acumula no rim transplantado, exceto em células imunológicas infiltrantes no enxerto.

Galactosemia
Etiologia e Patogênese
A galactosemia é um distúrbio hereditário autossômico recessivo do metabolismo da galactose. Resultando mais frequentemente da atividade deficiente da enzima galactose-1-fosfato uridil transferase, a incidência é de 1 em 62.000 nascidos-vivos.[9] A deficiência dessa enzima leva ao acúmulo intracelular de galactose 1-fosfato, com dano para o fígado, túbulo renal proximal, ovário, cérebro e cristalino. Uma causa

Tratamento da Cistinose	
Problema	**Terapia**
Remoção da cistina lisossomal	Cisteamina, 0,235g/m² a cada 6 h para manter o nível de cistina leucocitária < 1 nmol meia-cistina*/mg proteína
Correção da Tubulopatia	
Desidratação	2-6 L/d de líquidos
Acidose	2-15 mmol/kg/d de citrato de K⁺
Hipofosfatemia	1-4 g/d de fosfato de K⁺
Raquitismo	0,25-1 µg/d de calcitriol
Terapias adjuvantes	NaCl, carnitina, indometacina, hidroclorotiazida
Terapias Tardias	
Falência do crescimento	Hormônio do crescimento
Hipotireoidismo	Tiroxina
Falência renal	Terapia de substituição renal, idealmente transplante renal

Tabela 50-1 Tratamento da cistinose. *Pela convenção, a unidade utilizada é a de meia-cistina pois a cistina originalmente é convertida em duas moléculas de cisteína, ou "quebrada na metade", antes da medida

menos frequente da galactosemia é uma deficiência da galactose quinase, que forma a galactose 1-fosfato a partir da galactose. A catarata é a única manifestação desse tipo de galactosemia.

A patogênese dos sintomas da galactosemia não está clara. O acúmulo da galactose 1-fosfato, subsequente à ingestão de galactose, pode inibir um número de vias para o metabolismo dos carboidratos, e seus níveis correlacionam-se um pouco com os sintomas clínicos. A galactosilação defeituosa das proteínas também foi postulada. Sugerida como um mecanismo patogênico, a formação de galactitol a partir da galactose pela aldose redutase é provavelmente responsável pela formação da catarata.

Manifestações Clínicas
Os bebês afetados que ingerem leite contendo lactose, a fonte mais comum de galactose na dieta, rapidamente desenvolvem vômitos, diarreia e déficit de crescimento. A icterícia por hiperbilirrubinemia não conjugada é comum, juntamente com hemólise severa. A ingestão continuada de galactose leva à hepatomegalia e cirrose. A catarata aparece dentro de dias após o nascimento, embora seja inicialmente detectável somente com lâmpada de fenda. O retardo mental pode desenvolver-se dentro de alguns meses. Sepse fulminante por *Escherichia coli* foi descrita em uma série de lactentes, possivelmente uma consequência da inibição da atividade bactericida dos leucócitos.

Além desses achados clínicos, a ingestão de galactose leva, dentro de dias, à hiperaminoacidúria e albuminúria. O aumento de excreção de açúcar na urina é sobretudo um resultado da galactosúria e não da glicosúria. Parece haver pouco ou nenhum dano no manejo da glicose pelos túbulos renais. A galactosemia deve ser suspeita sempre que houver uma substância redutora urinária que não reage em um teste de glicose oxidase. O diagnóstico pode ser confirmado pela demonstração de atividade deficiente da transferase em glóbulos vermelhos, fibroblastos, leucócitos ou hepatócitos. A maioria das crianças com galactosemia é diagnosticada pelo *screening* metabólico neonatal (teste do pezinho).

Tratamento
A galactosemia é tratada pela eliminação da galactose da dieta. Os sinais e sintomas agudos resolvem-se em poucos dias. A catarata também irá regredir em certa medida. No entanto, mesmo com a eliminação precoce da galactose, um resultado comum na galactosemia é o atraso do desenvolvimento, deficiência na fala, disfunção ovariana e retardo no crescimento. Déficits intelectuais graves são raros mesmo em lactentes tratados mais tardiamente.

Intolerância Hereditária à Frutose
Etiologia e Patogênese
A intolerância hereditária à frutose é outro distúrbio do metabolismo dos carboidratos associado à síndrome de Fanconi.[10] A intolerância à

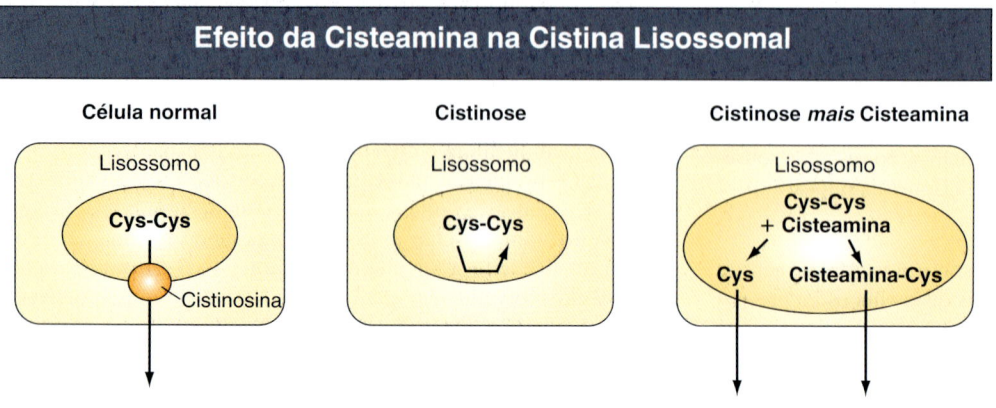

Efeito da Cisteamina na Cistina Lisossomal

Célula normal   Cistinose   Cistinose *mais* Cisteamina

Lisossomo   Lisossomo   Lisossomo

Cys-Cys   Cys-Cys   Cys-Cys + Cisteamina

Cistinosina   Cys   Cisteamina-Cys

Figura 50-5 Efeitos da cisteamina na cistina lisossomal. Na cistinose, o transportador (cistinosina) para a saída da cistina (*Cys-Cys*) do lisossomo está alterado. A cisteamina pode facilmente entrar no lisossomo e combinar-se com a cistina, formando cisteína (*Cys*) e a mistura dissulfeto de cisteamina-cistina. Ambos os compostos podem sair do lisossomo através de um outro transportador que não o carreador de cistina.

frutose é herdada como um traço autossômico recessivo, com uma incidência estimada de 1 em cada 20.000 nascidos vivos. É causada pela deficiência da isoforma B da enzima frutose 1-fosfato aldolase, que cliva a frutose 1-fosfato em D-gliceraldeído e fosfato de diidroxiacetona. A atividade deficiente da aldolase B leva ao acúmulo tecidual de frutose 1-fosfato e baixos níveis de adenosina trifosfato (ATP).

Manifestações Clínicas
Os sintomas de intolerância hereditária à frutose aparecem no desmame quando frutas, legumes e cereais adoçados que contenham frutose ou sacarose são introduzidos. As crianças com esse transtorno apresentam náuseas, vômitos e sintomas de hipoglicemia logo após a ingestão de frutose, sacarose ou sorbitol. Esses sintomas podem progredir para convulsões, coma e até morte, dependendo da quantidade consumida. Quando eles são expostos à frutose, crianças pequenas podem ter uma doença catastrófica, com desidratação grave, choque, disfunção hepática aguda, hemorragia e insuficiência renal aguda (IRA). Achados bioquímicos séricos concomitantes subsequentes à ingestão de frutose são diminuição da glicose, fosfato e bicarbonato, e aumento de ácido úrico e de ácido láctico. A exposição crônica à frutose leva a déficit de crescimento, hepatomegalia e esteatose hepática, icterícia, cirrose hepática e nefrocalcinose. Crianças com intolerância hereditária à frutose aprendem a evitar doces.

Diagnóstico
O diagnóstico deve ser suspeitado quando os sintomas se desenvolverem após a ingestão de frutose. Isso pode ser confirmado pela análise da atividade da frutose 1-fosfato aldolase em uma amostra de biópsia do fígado e cada vez mais pelo teste genético utilizando leucócitos.

Tratamento
No tratamento da intolerância hereditária à frutose devem-se evitar estritamente alimentos que contenham frutose e sacarose, mas é geralmente fácil porque a maioria dos pacientes desenvolvem uma forte aversão a esses alimentos. O maior risco ocorre durante a infância, antes que os afetados aprendam a evitar a frutose.

Glicogenose
A maioria dos pacientes com doença do armazenamento de glicogênio e síndrome de Fanconi apresenta um distúrbio autossômico recessivo caracterizado por glicosúria pesada e aumento do armazenamento de glicogênio no fígado e no rim, conhecido como síndrome de Fanconi-Bickel, ou *síndrome perdedora de glicose*, já que as perdas de glicose podem ser maciças.[11] O defeito é a atividade deficiente do transportador de glicose GLUT2 (Fig. 50-6). O GLUT2 facilita a saída de glicose do lado basolateral do túbulo proximal e célula intestinal, e entrada e saída de glicose do hepatócito e célula β do pâncreas. Alguns pacientes com doença do armazenamento de glicogênio tipo I têm síndrome de Fanconi leve, mas não a síndrome de Fanconi-Bickel. A terapia para esse transtorno é dirigida às perdas renais de soluto, ao tratamento do raquitismo (que pode ser grave) e à alimentação frequente para evitar a cetose. O amido de milho cru mostrou reduzir a hipoglicemia e melhorar o crescimento.

Tirosinemia
Definição
A tirosinemia hereditária tipo I, também conhecida como *tirosinemia hepatorrenal*, é uma alteração do metabolismo de tirosina que afeta o fígado, os rins e os nervos periféricos.[12]

Etiologia e Patogênese
A causa de tirosinemia hereditária tipo I é uma deficiência da atividade da fumarilacetoacetato hidrolase (FAH); é um transtorno autossômico recessivo. A atividade diminuída ou ausente da FAH leva ao

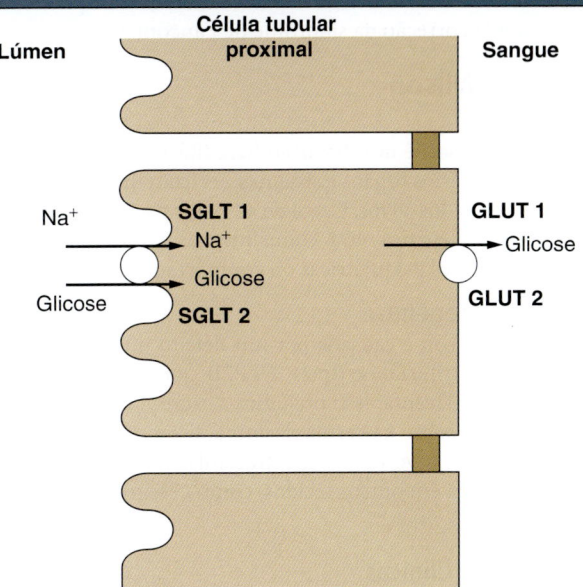

Figura 50-6 Reabsorção tubular proximal da glicose. A glicose entra na célula tubular proximal acoplada à reabsorção luminal do Na^+ através de um transportador (SGLT2) de alta capacidade e baixa afinidade no início do túbulo proximal e um transportador (SLGT1) de baixa capacidade e alta afinidade no final do túbulo proximal. A glicose sai da célula através do transportador GLUT1 e GLUT2 localizados no final e no início do túbulo proximal, respectivamente.

acúmulo de maleilacetoacetato (MAA) e fumarilacetoacetato (FAA) em tecidos afetados. Estes compostos podem reagir com grupos sulfidrilas livres, reduzir os níveis intracelulares de glutationa e atuar como agentes alquilantes. MAA e FAA não são detectáveis no plasma ou na urina, mas são convertidos em succinilacetoacetato e succinilacetona. A succinilacetona é estruturalmente semelhante ao ácido maleico, um composto que causa síndrome de Fanconi experimentalmente em ratos, e pode ser a causa da síndrome de Fanconi em seres humanos afetados com tirosinemia.

Manifestações Clínicas
O fígado é o principal órgão afetado, evidente tão cedo quanto no primeiro mês de vida. Na maioria das vezes, essas crianças têm doença grave e morrem no primeiro ano de vida. Todas as crianças com tirosinemia eventualmente desenvolverão cirrose macronodular, e muitas desenvolvem carcinoma hepatocelular. Neuropatia periférica dolorosa aguda e disfunção autonômica também podem ocorrer. A disfunção tubular renal proximal é evidente em todos os pacientes com tirosinemia, sobretudo naqueles que têm apresentação após a infância. A nefromegalia é muito comum, e a nefrocalcinose pode ser vista. A glomeruloesclerose e a piora na TFG podem ser observadas com o tempo.

Diagnóstico
Deve-se suspeitar do diagnóstico com os níveis plasmáticos elevados de tirosina e metionina juntamente com seus metabólitos *p*-hidroxi. A presença de succinilacetona no sangue ou na urina é diagnóstico de tirosinemia hereditária tipo I.

Tratamento
A instituição de uma dieta com baixa fenilalanina e tirosina melhora drasticamente a disfunção tubular renal. Nitisinona, que inibe a formação de MAA e FAA, melhora drasticamente a disfunção renal e

hepática.[12] O transplante hepático tem sido utilizado com sucesso para tratar pacientes com insuficiência hepática grave e para prevenir o desenvolvimento de carcinoma hepatocelular. O transplante hepático leva à rápida correção da síndrome de Fanconi.

Doença de Wilson
Definição
A doença de Wilson é um distúrbio hereditário do metabolismo do cobre que afeta vários órgãos e sistemas.[13,14] Tem incidência global de 1 em 30.000 nascidos-vivos. Cerca de 40% dos pacientes apresentam-se com doença hepática, 40% com sintomas extrapiramidais e 20% com anormalidades psiquiátricas ou comportamentais.

Etiologia e Patogênese
A doença de Wilson é causada por um defeito no transportador de cobre adenosina trifosfatase tipo P ATP7B, que é altamente expresso no fígado, rim e placenta. Isso prejudica a excreção biliar de cobre e a incorporação do cobre na ceruloplasmina. Essas anormalidades causam acúmulo excessivo de cobre intracelular no fígado, com subsequente sobrecarga em outros tecidos, como cérebro, córnea e túbulo renal proximal.

Manifestações Clínicas
O armazenamento excessivo de cobre no rim leva à disfunção tubular renal na maioria dos pacientes e síndrome de Fanconi completa em alguns. Além disso, a hematúria foi observada. O fluxo plasmático renal e a TFG diminuem conforme a doença progride, mas a morte por causas extrarrenais ocorre antes do aparecimento de insuficiência renal. A síndrome de Fanconi geralmente aparece antes do início da insuficiência hepática. A hipercalciúria com desenvolvimento de cálculos renais e nefrocalcinose também foram relatadas. Além da disfunção tubular proximal, anormalidades na função tubular distal, diminuição na capacidade de concentração e acidose tubular renal distal (ATR tipo 1) foram igualmente observadas. Anormalidades neurológicas, como disartria e distúrbios da marcha, podem ser o sintoma de apresentação em adultos jovens com doença de Wilson. Os anéis de Kayser-Fleischer, depósitos de cobre marrons, densos, ao redor da íris, podem ser visíveis, mas normalmente são vistos apenas com uma lâmpada de fenda.

Patologia
O exame histológico do rim na doença de Wilson sem tratamento não mostra nenhuma alteração na microscopia óptica ou apenas algumas células achatadas tubulares proximais sem borda em escova reconhecível. A ME mostra a perda da borda em escova, interrupção da rede tubular apical, corpos eletrondensos provavelmente representando as metaloproteínas na região subapical do citoplasma das células tubulares e cavitação das mitocôndrias com o rompimento do padrão normal de cristas. A coloração com ácido rubeânico mostra grânulos de cobre intracitoplasmáticos. O conteúdo de cobre do tecido renal é extremamente elevado.

Diagnóstico
O diagnóstico da doença de Wilson deve ser suspeito em crianças e adultos jovens com doença neurológica inexplicável, hepatite crônica ativa, crise hemolítica aguda, distúrbios comportamentais ou psiquiátricos, ou com o aparecimento da síndrome de Fanconi. Em tais pacientes, a presença dos anéis de Kayser-Fleischer é uma pista importante para fazer o diagnóstico. Os níveis de ceruloplasmina sérica estão diminuídos em 96% dos pacientes com doença de Wilson. Além disso, um grande aumento dos níveis urinários de cobre é útil para fazer o diagnóstico, sobretudo se houver aumento significativo com D-penicilamina. Os níveis hepáticos de cobre são aumentados em pacientes não tratados. A análise mutacional também está disponível.

Tratamento
O tratamento com penicilamina, 1 a 1,5 g/dia, reverte a disfunção renal e pode reverter a doença hepática e neurológica, dependendo do grau de dano antes do início da terapia. No entanto, a recuperação é bastante lenta. A trientina também pode quelar o cobre e é indicada para pacientes que não podem tolerar a penicilamina. Tetratiomolibdato é um agente potente na remoção de cobre do corpo e foi utilizado em alguns pacientes com doença neurológica, a fim de prevenir a piora imediata dos sintomas que podem ocorrer com a penicilamina. Os sais de zinco, que induzem a metalotioneína intestinal e o bloqueio da absorção intestinal de cobre, são úteis na terapia de manutenção. O transplante hepático tem sido bem-sucedido em alguns pacientes, mas deve ser reservado para aqueles com insuficiência hepática.

Síndrome de Lowe
A síndrome de Lowe (síndrome oculocerebrorrenal) caracteriza-se por catarata congênita e glaucoma, retardo mental severo, hipotonia com redução ou ausência dos reflexos e anormalidades renais.[15,16] A síndrome de Fanconi é seguida por disfunção renal progressiva. A DRCT geralmente não ocorre até a terceira a quarta década de vida.

A síndrome de Lowe é transmitida como um traço recessivo ligado ao X. Não obstante esse padrão de herança, a síndrome de Lowe ocorreu em alguns pacientes do sexo feminino. O gene defeituoso codifica para o fosfatidilinositol 4,5-bisfosfato 5-fosfatase, OCRL1, envolvido com tráfego e sinalização celulares.

A microscopia óptica do rim é normal no início do transtorno, com a célula endotelial edemaciada, espessamento e fenda da membrana basal glomerular vista pela ME. Nas células do túbulo proximal, há encurtamento da borda em escova e o alargamento das mitocôndrias, com distorção e perda das cristas. Apenas o tratamento sintomático está disponível.

Doença de Dent
Definição
A doença de Dent é uma doença recessiva ligada ao X, caracterizada por proteinúria de baixo peso molecular, hipercalciúria, nefrolitíase, nefrocalcinose e raquitismo.[17-19] Meninos afetados frequentemente têm aminoacidúria, glicosúria e fosfatúria. A insuficiência renal é comum e pode ocorrer na infância tardia. Na maioria das vezes, meninas hemizigotas têm somente proteinúria e hipercalciúria leve. A nefrolitíase recessiva ligada ao X e o raquitismo hipofosfatêmico recessivo ligado ao X têm características semelhantes, e a maioria apresenta um defeito no canal de cloro renal ClC-5. A doença de Dent tipo 2 é uma doença clinicamente semelhante que afeta meninos, mas há uma mutação no mesmo gene que causa a síndrome de Lowe, embora pacientes com Dent tipo 2 não tenham o envolvimento cerebral ou ocular visto na síndrome de Lowe.[17]

Etiologia e Patogênese
A maioria dessas alterações é causada por uma mutação no gene *CLCN5* que leva à inativação da função do canal de cloro ClC-5 (Fig. 50-2). O canal de cloro ClC-5 atravessa a membrana das vesículas pré-endocíticas logo abaixo da borda em escova do túbulo proximal. Este canal desempenha um papel na acidificação dessas vesículas por meio de uma bomba de prótons. A falta do canal de Cl⁻ interfere na reabsorção de proteínas do túbulo pelo sistema de receptor megalina-cubilina e pela reciclagem de receptores de superfície celular, que podem explicar a fosfatúria, glicosúria e aminoacidúria.

O OCRL1 defeituoso em pacientes com doença de Dent tipo 2 interfere no tráfego celular normal de proteínas. A doença renal é semelhante àquela vista na doença de Dent tipo 1. Embora os pacientes não tenham a doença ocular e cerebral vistas nos pacientes com Lowe, alguns pacientes com Dent tipo 2 apresentam um déficit intelectual leve, hipotonia e catarata subclínica.

O PTH filtrado também é reabsorvido pelo sistema megalina-cubilina para a degradação no lisossoma. A diminuição da reabsorção do PTH torna possível o aumento da ligação a receptores de PTH luminal e da endocitose dos transportadores luminais de fosfato, levando ao aumento da fosfatúria.[1]

Citopatias Mitocondriais

Definição
As citopatias mitocondriais são um grupo diverso de doenças com anormalidades no DNA mitocondrial que levam à disfunção mitocondrial em vários tecidos.[20]

Manifestações Clínicas
A maior parte das citopatias mitocondriais apresentam-se com distúrbios neurológicos, como miopatia, mioclonias, ataxia, convulsões, oftalmoplegia externa, episódios semelhantes a acidente vascular cerebral e neuropatia óptica. Outras manifestações incluem retinite pigmentosa, diabetes melito, insuficiência pancreática exócrina, anemia sideroblástica, perda auditiva neurossensorial, pseudo-obstrução do cólon, doença hepática, distúrbios de condução cardíaca e cardiomiopatia.

A manifestação renal mais comum associada a citopatias mitocondriais é a síndrome de Fanconi, embora um número de pacientes tenha sido descrito com glomerulosclerose segmentar e focal (GESF) e síndrome nefrótica corticorresistente. Todos os pacientes com anormalidades renais tiveram distúrbios extrarrenais, sobretudo doença neurológica. Na maioria dos pacientes apresenta-se nos primeiros meses de vida; eles morrem logo depois.

Diagnóstico
Uma pista para citopatias mitocondriais é a elevação dos níveis séricos ou cerebrospinais de lactato, sobretudo em associação a uma relação alterada de lactato-piruvato, sugerindo defeito na respiração mitocondrial. A presença de "fibras vermelhas rasgadas", uma manifestação das mitocôndrias anormais, em uma amostra de biópsia do músculo é outra pista, especialmente com mitocôndria grande e anormal na ME do tecido muscular.

Tratamento
Há pouco para oferecer a esses pacientes em termos de terapia definitiva. A baixa atividade do complexo III das enzimas mitocondriais pode ser tratada com menadiona ou ubidecarenona. A atividade deficiente do complexo I das enzimas mitocondriais pode ser tratada com riboflavina e ubidecarenona. O ácido ascórbico tem sido utilizado para minimizar os danos de oxidação por radicais livres. A dieta com alto lipídio e baixo carboidrato tem sido tentada em deficiência de citocromo *c* oxidase.

Síndrome de Fanconi idiopática
Uma série de pacientes desenvolve a síndrome de Fanconi completa na ausência de qualquer causa conhecida. Tradicionalmente denominada síndrome de Fanconi do "adulto", já que se acreditava que apenas adultos fossem afetados, esta condição parece visivelmente afetar também crianças, e por isso uma denominação mais adequada é síndrome de Fanconi *idiopática*. Nem todas as características da síndrome de Fanconi podem estar presentes quando o paciente é visto pela primeira vez, mas aparecem com o tempo. A síndrome de Fanconi idiopática pode ser herdada em um padrão autossômico dominante, autossômico recessivo ou até mesmo ligado ao X. No entanto, a maioria dos casos ocorrem de modo esporádico, sem evidência de transmissão genética. O prognóstico é variável, e alguns pacientes desenvolvem insuficiência renal crônica 10 a 30 anos após o início dos sintomas. Alguns pacientes foram submetidos a transplante renal; em parte deles, a síndrome de Fanconi recorreu no aloenxerto sem evidência de rejeição, sugerindo

uma causa extrarrenal do tipo idiopático. Em uma família, o gene defeituoso foi localizado no cromossomo 15.[21]

As descrições morfológicas renais de tais casos são escassas. Em alguns relatos, nenhuma anormalidade foi encontrada, e, em outros, atrofia tubular com fibrose intersticial foi intercalada com áreas de dilatação tubular. Túbulos proximais muito dilatados, com epitélio edemaciado e mitocôndrias grosseiramente alargadas com cristas deslocadas também têm sido observados.

CAUSAS ADQUIRIDAS DE SÍNDROME DE FANCONI

Numerosas substâncias podem lesar o túbulo renal proximal. A lesão pode variar de uma síndrome de Fanconi incompleta a necrose tubular aguda ou DRCT. A extensão do dano tubular varia dependendo do tipo de toxina, da quantidade ingerida e do hospedeiro. Uma história cuidadosa de possível exposição à toxina e ao uso recente de medicamentos é importante em pacientes com disfunção tubular. O Quadro 50-1 lista as causas mais comuns da síndrome de Fanconi adquirida.

Intoxicação por Metais Pesados
Uma causa muito importante de disfunção tubular proximal é a intoxicação aguda por metais pesados, sobretudo o chumbo e o cádmio. Na intoxicação por chumbo, a disfunção renal tubular, principalmente aminoacidúria, glicosúria leve e fosfatúria, é ofuscada, na maioria das vezes, pelo envolvimento de outros órgãos, especialmente o sistema nervoso central.[22] A síndrome de Fanconi relacionada à intoxicação por cádmio está associada a dor óssea severa, originando o nome doença de itai-itai ("ai-ai") por sua ocorrência em pacientes japoneses afetados pela contaminação industrial do solo.[23]

Tetraciclina
A tetraciclina com data de validade ultrapassada provoca uma síndrome de Fanconi reversível, mesmo em doses terapêuticas. A recuperação é rápida quando a droga degradada é eliminada. O composto responsável pela disfunção tubular é a anidro-4-tetraciclina, formado a partir da tetraciclina, pelo efeito de calor, umidade e baixo pH.

Agentes de Quimioterapia para Câncer
Vários agentes quimioterápicos para câncer têm sido associados à síndrome de Fanconi e disfunção tubular renal, sobretudo a cisplatina e a ifosfamida. A carboplatina tem sido associada a reduzida TFG e perda de magnésio, mas não à síndrome de Fanconi. A nefrotoxicidade da cisplatina e da ifosfamida é dose-dependente e muitas vezes irreversível. Além das manifestações usuais da síndrome de Fanconi, a toxicidade da cisplatina é caracterizada por hipomagnesemia, causada por hipermagnesiúria, que pode ser extremamente grave, persistente e difícil de tratar.[24] A ifosfamida é mais frequentemente associada ao raquitismo hipofosfatêmico.[25] O cloroacetaldeído, um metabólito da ifosfamida, parece causar experimentalmente a síndrome de Fanconi. Tanto a ifosfamida quanto a cisplatina podem causar redução irreversível da TFG.

Outras Drogas e Toxinas
A exposição a uma ampla gama de toxinas pode dar origem à síndrome de Fanconi, frequentemente em associação à reduzida TFG, incluindo 6-mercaptopurina, tolueno (cheirar cola) e ervas medicinais chinesas que contêm espécies de *Aristolochia*.[26] Além disso, há relatos de síndrome de Fanconi associada ao ácido valproico (valproato), suramina, antisséptico contendo cresol (Lysol®), gentamicina e ranitidina. Os medicamentos antivirais, sobretudo os agentes antirretrovirais como o tenofovir, são uma causa cada vez mais comum da síndrome de Fanconi.[27]

Disproteinemias

A disproteinemia[28] do mieloma múltiplo, proteinúria de cadeia leve,[29] síndrome de Sjögren e amiloidose são algumas vezes associadas à síndrome de Fanconi, que parecem estar correlacionadas com cadeias leves livres urinárias, com características físico-químicas específicas que cristalizam no interior das células tubulares.

Doença Glomerular

A síndrome nefrótica raramente tem sido associada à síndrome de Fanconi. A maioria desses pacientes tem GESF e a ocorrência de síndrome de Fanconi associa-se a mau prognóstico.

Após Lesão Renal Aguda

A disfunção tubular pode ocorrer durante a recuperação da IRA de qualquer causa, seja originalmente implicada ou não uma toxina tubular conhecida.

Após Transplante Renal

A síndrome de Fanconi raramente tem aparecido após o transplante renal. É provável que a patogênese seja multifatorial, incluindo sequelas da necrose tubular aguda, rejeição, drogas nefrotóxicas, isquemia por estenose de artéria renal e hiperparatireoidismo residual.

MÁ ABSORÇÃO FAMILIAR DE GLICOSE-GALACTOSE E GLICOSÚRIA RENAL HEREDITÁRIA

Definição

A *glicosúria renal* refere-se ao aparecimento de glicose prontamente detectável na urina quando a concentração de glicose sérica está em uma faixa normal. Quando a concentração sérica de glicose está em uma faixa fisiológica, praticamente toda a glicose filtrada é reabsorvida no túbulo proximal.[30] A glicose filtrada entra no túbulo proximal através de dois carreadores específicos (SGLT1 e SGLT2) acoplada ao sódio e sai da célula através de transportadores de glicose GLUT1 e GLUT2 (Fig. 50-6). No entanto, quando o nível sérico excede o intervalo fisiológico, a carga filtrada excede a capacidade desses carreadores, e a glicose começa a aparecer na urina; isto é denominado o *limiar renal*.

Etiologia e Patogênese

A má absorção familiar de glicose-galactose é um distúrbio autossômico raro que é causado por mutações no gene que codifica o cotransportador de sódio-glicose SGLT1 na borda em escova, que é encontrado na célula intestinal e nas células do segmento S_3 do túbulo renal proximal. O distúrbio é caracterizado pelo desenvolvimento ainda no período neonatal de diarreia potencialmente fatal pela má absorção intestinal de glicose e galactose, que se resolve rapidamente com a remoção de glicose e galactose e seu dipeptídeo lactose da dieta. Além disso, esses pacientes frequentemente têm uma glicosúria renal leve.

A glicosúria renal familiar ocorre com uma incidência de 1 em 20.000 nascidos-vivos e parece ser herdada como um traço codominante, com penetrância variável.[31] Ela é causada por mutações no gene *SLC5A2* que codificam o transportador de glicose SGLT2 encontrado na porção inicial do túbulo proximal. Os inibidores de SGLT2, que mimetizam esse defeito genético, foram usados recentemente no diabetes tipo 2 para reduzir a hiperglicemia sem causar ganho de peso ou agravar o hiperinsulinismo.

No passado, a glicosúria renal foi dividida em três tipos, com base nos padrões de reabsorção, observados durante os estudos de infusão da glicose, mas esse sistema de classificação tem sido questionado porque a análise dos dados sugere que os pacientes com glicosúria renal têm taxas de reabsorção de glicose que variam de praticamente nenhuma reabsorção até taxas próximas ao normal, em vez de três tipos distintos, provavelmente refletindo diferentes mutações no gene *SLC5A2*.[31]

História Natural

Pacientes com má absorção de glicose-galactose familiar parecem crescer e desenvolver-se normalmente com remoção dos açúcares implicáveis da dieta. O curso clínico da glicosúria renal hereditária é benigno, exceto para alguns pacientes com poliúria e perda de sal, e este não é um precursor do diabetes melito. Os pacientes precisam estar cientes da condição para não receber investigações diagnósticas desnecessárias, ou ainda o tratamento para diabetes melito presumível.

AMINOACIDÚRIAS

Como com a glicose, os aminoácidos são quase completamente reabsorvidos no túbulo proximal por uma série de carreadores específicos. Estudos descreveram uma série de doenças hereditárias, que resultam da reabsorção incompleta de um aminoácido específico ou um grupo de aminoácidos[32,33] (Tabela 50-2).

Cistinúria
Definição
A cistinúria é caracterizada pela excreção urinária excessiva de cistina e dos aminoácidos dibásicos ornitina, lisina e arginina.[35]

Etiologia e Patogênese
Esses quatro aminoácidos compartilham de um sistema de transporte na borda em escova da membrana do túbulo proximal. Devido à relativa insolubilidade da cistina quando a sua concentração urinária excede 250 mg/L (1 mmol/L), pacientes com cistinúria têm cálculos renais recorrentes.

A cistinúria é um traço autossômico recessivo, com uma incidência de doença de 1 em 15.000 nascimentos.[34] A princípio, pareciam existir três tipos genéticos, com base nos estudos *in vitro* de transporte intestinal e de excreção de aminoácidos em heterozigotos. Mais recentemente, dois genes (*SLC3A1* que codifica para a proteína rBAT, e *SLC7A9*, para a proteína b⁰,⁺AT) foram identificados como alterados na cistinúria. Os heterozigotos para *SLC3A1* têm taxas de excreção normal de cistina. Os heterozigotos para *SLC7A9* têm taxas de excreção de cistina que variam de normal para quase a mesma dos pacientes homozigotos. Baseados nesses dados, uma classificação mais recente propôs tipo A para mutações em ambos os genes *SLC3A1* e tipo

Aminoacidúrias Hereditárias		
Doença	**Achados Clínicos**	**Aminoácidos urinários**
Cistinúria	Urolitíase	Cistina, lisina, ornitina, arginina
Doença de Hartnup	*Rash*, doença neurológica	Aminoácidos neutros
Iminoglicinúria	Nenhum	Prolina, hidroxiprolina e glicina
Intolerância à proteína lisinúrica	Hiperamonemia, vômito, diarreia	Aminoácidos dibásicos

Tabela 50-2 Aminoacidúrias hereditárias.

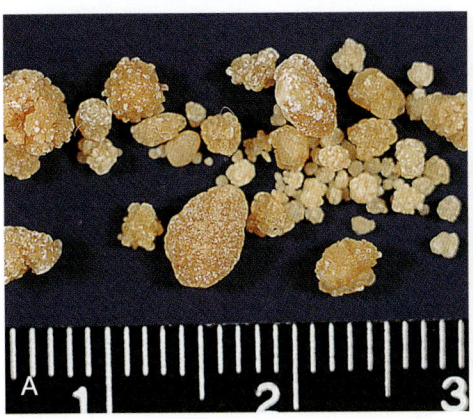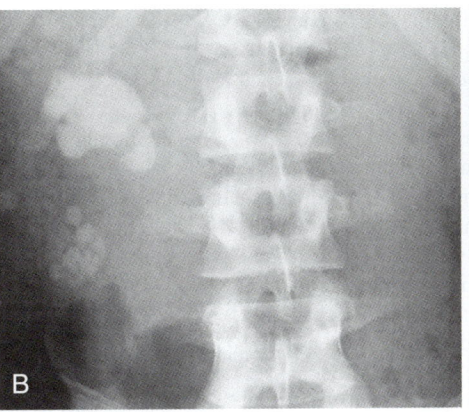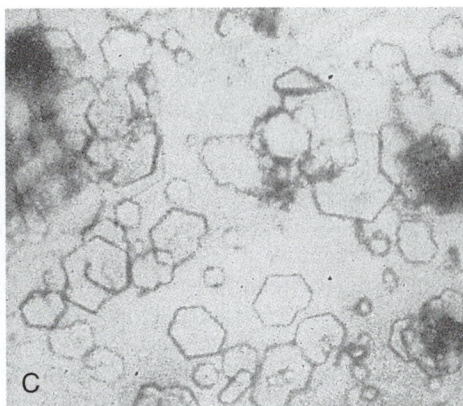

Figura 50-7 Cistinúria. A, Ambos os cálculos de cistina, áspero e liso. **B**, Imagem de raios X dos cálculos de cistina na pelve renal direita e múltiplos cálculos adicionais no parênquima. **C**, Microscopia urinária mostrando característicos cristais planos hexagonais (Fig. 4-4, *G*).

B para mutações em *SLC7A9*.[34] O tipo AB é composto heterozigoto. O tipo A é responsável por 38% de pacientes com cistinúria; o tipo B, 47%; e o tipo AB, 14%.

Manifestações Clínicas

Os cálculos de cistina são tipicamente amarelo-marrons (Fig. 50-7, *A*) e radiopacos (Fig. 50-7, *B*). Os cristais de cistina aparecem como hexágonos planos microscópicos na urina (Fig. 50-7, *C*), e sugerem esse diagnóstico.

Diagnóstico

Os pacientes podem ser triados para cistinúria com o teste de cianeto-nitroprussiato, mas heterozigotos tipo B também podem apresentar um resultado positivo. O teste definitivo é quantificar a excreção de cistina e de aminoácidos dibásicos em uma amostra de urina de 24 horas. Os homozigotos excretam mais de 118 mmol de cistina por mmol de creatinina (250 mg/g).

Tratamento

O objetivo da terapia na cistinúria é diminuir a concentração de cistina na urina para abaixo de 300 mg/L (1,25 mmol/L). O primeiro passo é aumentar a ingestão de líquidos. No entanto, um débito urinário de 2 a 4 L/dia é necessário para atingir essa meta, pois a maioria dos pacientes com cistinúria excretam 0,5 a 1 g/dia de cistina. A solubilidade da cistina aumenta em urina alcalina, mas o pH da urina deve estar acima de 7,5 para ser eficaz. Em pacientes com doença calculosa recorrente, os tióis, assim como a penicilamina, são extremamente úteis, por meio da formação de um dissulfeto mais solúvel, misto de tiol e cisteína a partir da cistina. A penicilamina deve ser iniciada com 250 mg/dia e gradualmente aumentada (até, no máximo, 2 g/dia) durante três meses, para atingir uma concentração de cistina na urina abaixo de 300 mg/L em conjunto com uma ingestão alta de líquidos. A tiopronina é igualmente eficaz e é mais bem tolerada que a penicilamina. Ela também deve ser iniciada com uma dose baixa e lentamente aumentada (até, no máximo, 2 g/dia). O captopril pode ser útil (um efeito resultante de sua estrutura de tiol, não seu efeito inibidor da enzima conversora da angiotensina), mas a variação da dose (75 a 150 mg/dia) pode ser limitada por seus efeitos hipotensores.

Doença de Hartnup

A doença de Hartnup consiste num traço autossômico recessivo caracterizado por aminoacidúria neutra que surge de um defeito em um carreador específico para o transporte de aminoácidos neutros presente no intestino e nos túbulos renais proximais. O gene responsável pela doença de Hartnup é o *SLC6A19*. Ele codifica para o transportador de aminoácidos neutros B⁰AT1. A julgar pelos programas de triagem neonatal, esse defeito genético é mais comum do que se pensava, uma vez que a maioria dos indivíduos com a aminoacidúria nunca manifesta sintomas. Os indivíduos que se tornam sintomáticos com doença de Hartnup têm características clínicas semelhantes à pelagra, como dermatite fotossensível, ataxia e comportamento psicótico. Esses sintomas parecem ser secundários à deficiência de niacina, em parte causada por absorção intestinal inadequada de triptofano, o precursor para a síntese de niacina. No entanto, como a maioria dos indivíduos que herdam o defeito de transporte na Hartnup não apresentam sintomas, então deve haver outros fatores ambientais ou genéticos que contribuem para a doença. A suplementação de nicotinamida leva à resolução da doença cutânea e ocasionalmente de alguns dos problemas neurológicos. A perda renal de aminoácidos neutros parece ter mínima importância clínica.

Iminoglicinúria

A iminoglicinúria é um defeito hereditário benigno no transportador PAT1 do túbulo proximal, levando à reabsorção incompleta de prolina, hidroxiprolina e glicina.

Intolerância à Proteína Lisinúrica

A intolerância à proteína lisinúrica está associada a crises recorrentes de hiperamonemia após uma carga de proteína, resultantes da diminuição do transporte renal e intestinal de aminoácidos dibásicos.

Outras Aminoacidúrias

Foram descritos casos raros de indivíduos com anormalidades na excreção de outros aminoácidos. Eles geralmente ocorrem em associação ao retardo mental.

DEFEITOS HEREDITÁRIOS NO MANEJO DO ÁCIDO ÚRICO

Hipouricemia Renal Hereditária

A hipouricemia renal hereditária é uma doença autossômica recessiva rara caracterizada por níveis séricos muito baixos de ácido úrico (< 2,5 mg/dL; [< 150 μmol/L] em homens adultos e < 2,1 mg/dL [< 124 μmol/L] em mulheres adultas) e aumento da depuração de ácido úrico, que variam de 30% a 150% da carga filtrada.[36] No rim normal, o ácido úrico é tanto reabsorvido quanto secretado no túbulo proximal por dois diferentes transportadores de troca de ácido úrico-ânions e por uma via sensível à voltagem. Em alguns pacientes, o defeito é no gene *SLC22A12* que codifica para a proteína URAT1; outros pacientes foram encontrados por terem mutações em *SLC2A9* (*GLUT9*). A maioria dos pacientes não tem sintomas e são encontrados por acaso, quando uma concentração sérica de ácido úrico baixo é observada durante a avaliação de rotina de exames séricos laboratoriais. Cerca de um quarto dos pacientes com hipouricemia renal apresenta cálculos renais, mas apenas um terço destes é formado por ácido úrico. Além disso, pode haver hipercalciúria, e alguns desses pacientes tiveram IRA induzida pelo exercício, que provavelmente foi causada por lesão tubular aguda decorrente da passagem do agromerados de ácido úrico, em associação a depleção de volume e pH urinário reduzido. A maioria dos pacientes não necessita de tratamento, porém eles devem manter alta ingestão de líquidos se houver formação de cálculos de ácido úrico. O alopurinol e alcalinização da urina podem ser utilizados por pacientes com cálculos persistentes de ácido úrico.

Nefropatia Hiperuricêmica Juvenil Familiar e Doença Renal Cística Medular Tipo 2

A nefropatia hiperuricêmica juvenil familiar (NHJF) é uma rara condição autossômica dominante, caracterizada por hiperuricemia associada a um defeito tubular na excreção de ácido úrico.[37] As crianças desenvolvem a doença renal crônica (DRC) progressiva, com fibrose intersticial e glomeruloesclerose. A hiperuricemia é causada por reduzida excreção renal de ácido úrico. O diagnóstico é sugerido por uma excreção fracionada de ácido úrico menor do que 5% (normal, 10% a 15%). Há controvérsia a respeito do quanto a redução do ácido úrico sérico retardaria a progressão da DRC; os estudos relatando benefícios geralmente envolveram o início precoce do inibidor da xantina oxidase no curso da doença. A isostenúria e a hipertensão são comuns, e alguns pacientes têm perda renal de sal. Muitas das características de NHJF também são vistas na doença renal cística medular tipo 2 (DRCM2).[38] A maioria desses pacientes tem um defeito no gene *UMOD*, no cromossomo 16p12, que codifica para a proteína de Tamm-Horsfall/uromodulina. Essa mutação pode interferir na função do transportador Na-K-2Cl, levando a um aumento secundário na reabsorção proximal de sódio e ácido úrico. Além disso, ela pode levar à deposição de proteína anormal no retículo endoplasmático e, como desfecho, morte celular.

Referências

1. Saito A, Sato H, Lino N, Takeda T. Molecular mechanisms of receptor-mediated endocytosis in the renal proximal tubule epithelium. *J Biomed Biotechnol.* 2010;2010:403272.
2. Gahl WA, Thoene JG, Schneider JA. Cystinosis. *N Engl J Med.* 2002;347:111-121.
3. Town M, Jean G, Cherqui S, et al. A novel gene encoding an integral membrane protein is mutated in nephropathic cystinosis. *Nat Genet.* 1998;18:319-324.
4. Foreman JW. Cystinosis and the Fanconi syndrome. In: Avner ED, Harmon WE, Niaudet P, eds. *Pediatric Nephrology.* 5th ed. Philadelphia: Lippincott Williams & Wilkins; 2004:789.
5. Gahl WA, Balog JZ, Kleta R. Nephropathic cystinosis in adults: Natural history and effects of oral cysteamine therapy. *Ann Intern Med.* 2007;147:241-250.
6. Schnaper HW, Cottel J, Merrill S, et al. Early occurrence of end-stage renal disease in a patient with infantile nephropathic cystinosis. *J Pediatr.* 1992;120:575-578.
7. Van't Hoff WG, Ledermann SE, Waldron M, Trompter RS. Early-onset chronic renal failure as a presentation of infantile cystinosis. *Pediatr Nephrol.* 1995;9:483-484.
8. Kleta R, Gahl WA. Pharmacological treatment of nephropathic cystinosis with cysteamine. *Expert Opin Pharmacother.* 2004;5:2255-2262.
9. Berry GT. Galactosemia: When is it a newborn screening emergency? *Mol Genet Metab.* 2012;106:7-11.
10. Bouteldja N, Timson DJ. The biochemical basis of hereditary fructose intolerance. *J Inherit Metab Dis.* 2010;33:105-112.
11. Santer S, Steinmann B, Schaub J. Fanconi-Bickel syndrome: A congenital defect of facilitative glucose transport. *Curr Mol Med.* 2002;2:213-227.
12. Santra S, Preece MA, Hulton SA, McKiernan PJ. Renal tubular function in children with tyrosinaemia type I treated with nitisinone. *J Inherit Metab Dis.* 2008;31:399-402.
13. Weiss KH, Stemmel W. Evolving perspectives in Wilson disease: Diagnosis, treatment and monitoring. *Curr Gastroenterol Rep.* 2012;14:1-7.
14. Ala A, Walker AP, Ashkan K, et al. Wilson's disease. *Lancet.* 2007;369:397-408.
15. Shurman SJ, Scheinman SJ. Inherited cerebrorenal syndromes. *Nat Rev Nephrol.* 2009;5:529-538.
16. Bockenhauer D, Bokencamp A, van't Hoff W, et al. Renal phenotype in Lowe syndrome: A selective proximal tubular dysfunction. *Clin J Am Soc Nephrol.* 2008;3:1430-1436.
17. Hoopes RR. Dent disease with mutations in OCRL1. *Am J Hum Genet.* 2005;76:260-267.
18. Cho HY, Lee NH, Choi HJ, et al. Renal manifestations of Dent disease and Lowe syndrome. *Pediatr Nephrol.* 2008;23:243-249.
19. Plans V, Rickheit G, Jentsch TJ. Physiologic roles of CLC Cl$^-$/H$^+$ exchangers in the renal proximal tubules. *Pflugers Arch.* 2009;458:23-37.
20. Niaudet P, Roetig A. Renal involvement in mitochondrial cytopathies. *Pediatr Nephrol.* 1996;10:368-373.
21. Lichter-Konecki U, Broman KW, Blau EB, Konecki DS. Genetic and physical mapping of the locus for autosomal dominant renal Fanconi syndrome, on chromosome 15q15.3. *Am J Hum Genet.* 2001;68:264-268.
22. Loghman-Adham M. Aminoaciduria and glucosuria following severe childhood lead poisoning. *Pediatr Nephrol.* 1998;12:218-221.
23. Inaba T, Kobayashi E, Suwazono Y, et al. Estimation of the cumulative cadmium intake causing itai-itai disease. *Toxicol Lett.* 2005;164:189-190.
24. Cachat F, Nenadov-Beck M, Guignard JP. Occurrence of an acute Fanconi syndrome following cisplatin chemotherapy. *Med Pediatr Oncol.* 1998;31:40-41.
25. Rossi R, Pleyer J, Schafers P, et al. Development of ifosfamide-induced nephrotoxicity: Prospective follow-up in 75 patients. *Med Pediatr Oncol.* 1999;32:177-182.
26. Debelle FD, Vanherweghem JL, Nortier JL. Aristolochic acid nephropathy: A worldwide problem. *Kidney Int.* 2008;74:158-169.
27. Earle KE, Seneviratne T, Shaker J, Shoback D. Fanconi's syndrome in HIV+ adults: Report of three cases and literature review. *J Bone Miner Res.* 2004;19:714-721.
28. Merlini G, Pozzi C. Mechanisms of renal damage in plasma cell dyscrasias: An overview. *Contrib Nephrol.* 2007;153:66-86.
29. Rikitake O, Sakemi T, Yoshikawa Y, et al. Adult Fanconi syndrome in primary amyloidosis with lambda light-chain proteinuria. *Jpn J Med.* 1989;28:523-526.
30. Lee YJ, Lee YJ, Han HJ. Regulatory mechanisms of Na$^+$/glucose cotransporters in renal proximal tubule cells. *Kidney Int.* 2007;72:S27-S35.
31. Calado J, Loeffler J, Skallioglu O, et al. Familial renal glucosuria: *SLC5A2* mutation analysis and evidence of salt wasting. *Kidney Int.* 2006;69:852-855.
32. Camargo SM, Bockenhauer D, Kleta R. Aminoaciduria: Clinical and molecular aspects. *Kidney Int.* 2008;73:918-925.
33. Chillaron J, Roca R, Valencia A, et al. Heteromeric amino acid transporters: Biochemistry, genetics, and physiology. *Am J Physiol Ren Physiol.* 2001;281:F995-F1018.
34. Chillaron J, Font-llitjos M, Fort J, et al. Pathophysiology and treatment of cystinuria. *Nat Rev Nephrol.* 2010;6:424-434.
35. Dello Strologo L, Pras E, Pontesilli C, et al. Comparison between SLC3A1 and SLC7A9 cystinuria patients and carriers: A need for a new classification. *J Am Soc Nephrol.* 2002;13:2547-2553.
36. Sperling O. Hereditary renal hypouricemia. *Mol Genet Metab.* 2006;89:14-18.
37. Wolf MT, Beck BB, Zaucke F, Kunze A. The uromodulin *C744G* mutation causes MCKD2 and FJHN in children and adults and may be due to a possible founder effect. *Kidney Int.* 2007;71:574-581.
38. Bleyer AJ, Hart TC, Willingham MC, Iskandar S. Clinicopathologic findings in medullary cystic kidney disease type 2. *Pediatr Nephrol.* 2005;20:824-827.

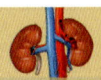

CAPÍTULO 51

Anemia Falciforme

Jan C. ter Maaten e Fatiu A. Arogundade

DEFINIÇÕES

A *doença falciforme* é uma doença hereditária autossômica recessiva que afeta predominantemente indivíduos descendentes da África, Mediterrâneo, Índia e Oriente Médio. O gene para a hemoglobina falciforme (hemoglobina S ou HbS) resulta da substituição de glutamina normal por valina, na sexta posição da subunidade β-globina, alterando, assim, a configuração da molécula de hemoglobina e aumentando a aglutinação dessas moléculas durante hipóxia celular ou tecidual, desidratação ou estresse oxidativo. Essa aglutinação diminui a elasticidade dos eritrócitos e pode distorcer a sua forma para uma característica de crescente ou de foice, resultando em sua destruição prematura (hemólise) e episódios vaso-oclusivos frequentes e disseminados, com subsequente lesão dos órgãos aguda e crônica. A anemia falciforme ocorre nos homozigotos para a HbS ou em heterozigotos quando HbS coexiste com outra hemoglobina anormal (p. ex., a hemoglobina C, cadeias β da talassemia). O *traço falciforme* ocorre nos *heterozigotos* para HbS quando a outra molécula de hemoglobina é normal.

A *nefropatia falciforme* descreve as anormalidades estruturais e funcionais do rim em doença falciforme.

DOENÇA FALCIFORME

Epidemiologia

A doença falciforme foi reconhecida primeiramente na África Ocidental. A alta prevalência de HbS nesta região representa provavelmente um benefício de sobrevida, uma vez que a presença do traço falciforme protege contra a malária. Neste momento, a doença falciforme é um problema de saúde em todo o mundo porque a HbS se espalhou por toda a África, em torno do Mediterrâneo, para o Oriente Médio e para a Índia, bem como para o Caribe, América do Norte e norte da Europa. A prevalência do gene falciforme é cerca de 8% em afro-americanos e cerca de 25% da população adulta na Nigéria e em algumas áreas na África equatorial, Arábia Saudita e Índia.

As técnicas de enzima de restrição identificaram vários haplótipos de HbS, mutações da molécula HbS, que provavelmente surgiram de modo independente umas das outras. Existem quatro tipos principais na África – Benin, Senegal, Camarões e Bantu (ou República Centro-Africana) – e um haplótipo asiático. Variações nestes haplótipos determinam a severidade da doença; por exemplo, o haplótipo Senegalês está associado à maior concentração de hemoglobina F (HbF) e apresenta melhor prognóstico do que outros. Em uma amostra da população de nigerianos, o haplótipo Benin foi detectado em 92,3%.[1] O gênero influencia na severidade da doença; as pacientes do sexo feminino portadoras de HbSS com o haplótipo Benin apresentam um nível maior de HbF do que os pacientes do sexo masculino.

Patogênese
Genética
A doença falciforme engloba um grupo de transtornos heterogêneos que compartilham a presença do gene para HbS, tanto como homozigotos (ou seja, anemia falciforme, HbSS) quanto como duplo heterozigotos (ou seja, combinação de HbS com outra hemoglobina anormal).[2,3] A anemia falciforme é o tipo mais comum. Os transtornos duplo heterozigotos mais comuns são as combinações de HbS com hemoglobina C (HbSC) e com β-talassemia (HbS-tal). Os pacientes com HbS-tal podem produzir quantidades reduzidas de cadeias β normais (HbS-β⁺-tal), mas nem sempre (HbS-β⁰-tal). Aqueles pacientes com um traço falciforme ou estado de portador são heterozigotos apenas para HbS.

Fisiopatologia
O fator fisiopatológico condutor é a polimerização da HbS. A mutação das cadeias de β-globina da molécula HbS tende a cristalizar-se a um núcleo de polímeros quando privadas de oxigênio. A polimerização distorce a arquitetura e muda o formato dos glóbulos vermelhos (GV), aumentando a sua rigidez e causando falcização (Fig. 51-1). A polimerização é dinâmica e depende de três variáveis independentes: o grau de hipóxia celular, a concentração intracelular de hemoglobina e a presença ou ausência de HbF (hemoglobina fetal).[4] O principal determinante da severidade da doença é a taxa e a extensão da polimerização da HbS, que conduz os dois principais processos fisiopatológicos: a vaso-oclusão com lesões de isquemia-reperfusão e a anemia hemolítica (Fig. 51-2).[5]

A vaso-oclusão ocorre em todos os pacientes, muitas vezes desencadeada por inflamação, e tipicamente encontrada em estados clínicos de infecção, hipóxia, hipovolemia, hipotermia, acidose e hiperosmolaridade. A vaso-oclusão é provavelmente causada pela dinâmica interação adesiva endotélio-leucócito-eritrócito nas obstruções das vênulas pós-capilares e pré-capilares por hemácias rígidas, deformadas. As oclusões microvasculares episódicas e a decorrente isquemia podem ser interrompidas pela restauração do fluxo sanguíneo e reperfusão, que promovem ainda mais estresse inflamatório e lesão tecidual.

Mostrou-se recentemente que a hemólise contribui para o desenvolvimento da vasculopatia progressiva, caracterizada pela disfunção endotelial e alterações proliferativas na íntima e na musculatura lisa dos vasos sanguíneos. O grau de hemólise está associado ao desenvolvimento de hipertensão pulmonar em doença falciforme. Um importante papel é atribuído à hemoglobina livre, que inativa o óxido nítrico e produz espécies reativas de oxigênio. Esses dois fatores podem contribuir para a hipercoagulabilidade e a vasculopatia.

Manifestações Clínicas
As manifestações clínicas da doença falciforme são individualizadas e dependentes da idade (Fig. 51-3). Uma anemia hemolítica crônica, de baixo grau, sempre ocorre e predispõe a cálculos biliares. O problema clínico mais prevalente são as crises periódicas de dor óssea. Durante os primeiros anos de vida, a dor óssea apresenta-se como a síndrome mão-pé, e ao longo dos anos pode resultar em necrose avascular das cabeças do fêmur e do úmero. Outras complicações incapacitantes incluem acidente vascular cerebral (AVC) – resultante da oclusão de vasos cerebrais principais –, síndrome torácica aguda, priapismo, ulcerações crônicas dos membros inferiores, doença pulmonar crônica com hipertensão pulmonar e doença renal crônica.[6,7]

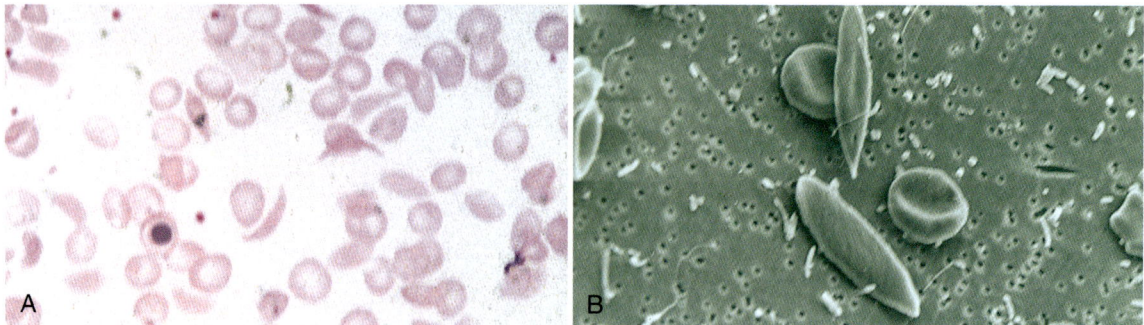

Figura 51-1 Hemácias falciformes. A, Eritrócitos falciformes característicos em lâmina de sangue periférico de paciente homozigoto com anemia falciforme. **B**, Micrografia eletrônica mostrando dois eritrócitos normais e dois eritrócitos em formato de foice. *(Cortesia Professora Sally C. Davies.)*

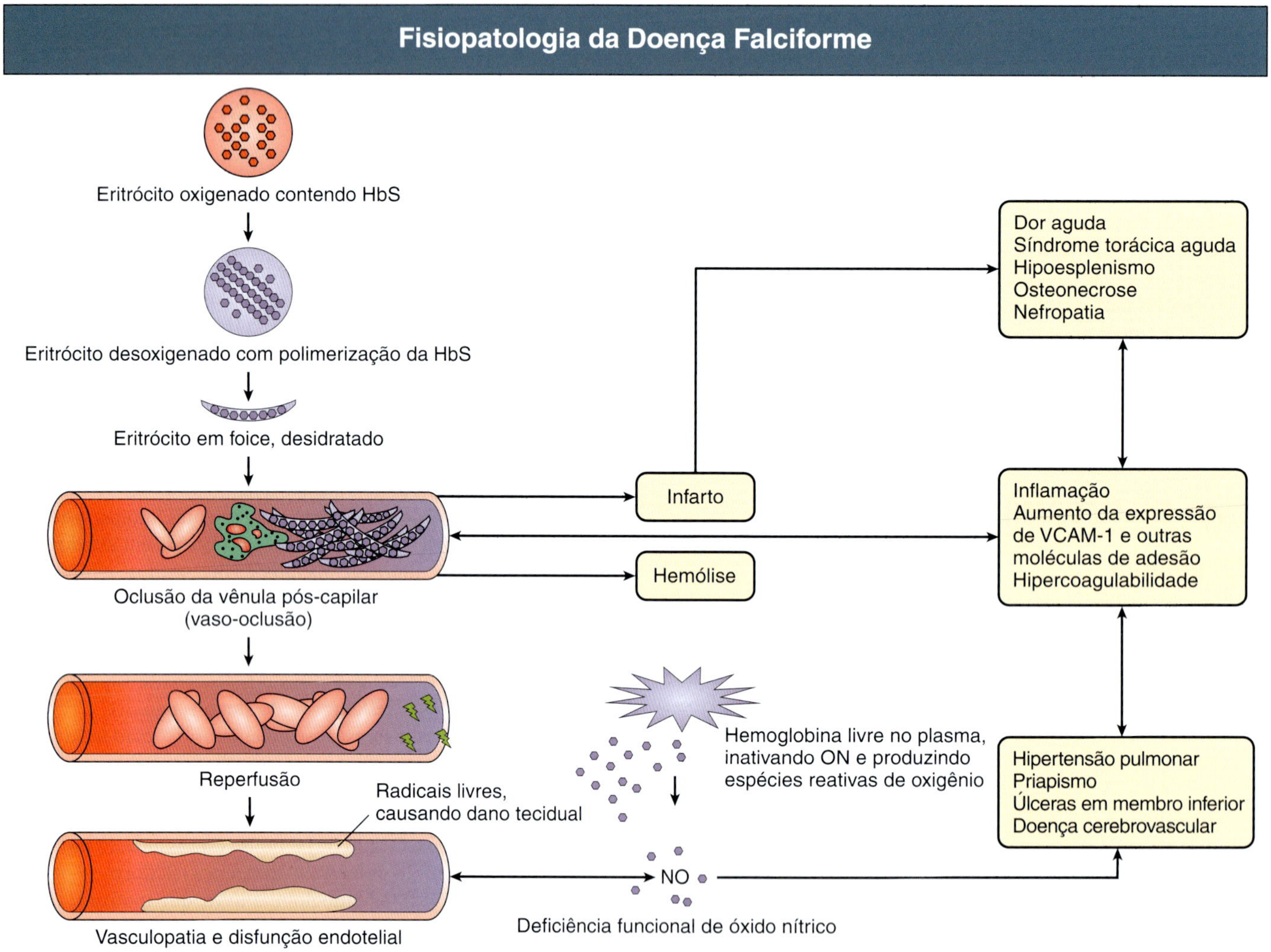

Fisiopatologia da Doença Falciforme

Eritrócito oxigenado contendo HbS

Eritrócito desoxigenado com polimerização da HbS

Eritrócito em foice, desidratado

Oclusão da vênula pós-capilar
(vaso-oclusão)

Infarto

Hemólise

Dor aguda
Síndrome torácica aguda
Hipoesplenismo
Osteonecrose
Nefropatia

Inflamação
Aumento da expressão
de VCAM-1 e outras
moléculas de adesão
Hipercoagulabilidade

Reperfusão

Radicais livres,
causando dano tecidual

Hemoglobina livre no plasma,
inativando ON e produzindo
espécies reativas de oxigênio

Hipertensão pulmonar
Priapismo
Úlceras em membro inferior
Doença cerebrovascular

Vasculopatia e disfunção endotelial

NO

Deficiência funcional de óxido nítrico

Figura 51-2 Fisiopatologia da doença falciforme. *HbS,* Hemoglobina S [Hb em foice]; *NO,* óxido nítrico; *VCAM-1,* molécula de adesão à célula vascular-1. *(Modificado da referência 5.)*

Os pacientes com doença falciforme são propensos a infecções por causa de asplenia funcional no início da vida como resultado do sequestro esplênico, infarto esplênico recorrente e consequente auto-esplenectomia. As infecções bacterianas comuns, sobretudo com organismos encapsulados, podem ser fatais nesses pacientes. As bactérias isoladas durante as infecções bacterianas invasivas incluem *Streptococcus pneumoniae* (38%), *Salmonella* spp. (33%), *Haemophilus influenzae* (14%), *Escherichia coli* (11%) e *Klebsiella* spp (4%).[8] *S. pneumoniae* e *H. influenzae* ocorrem predominantemente antes dos cinco anos de idade; *Salmonella* aumenta quase linearmente com a idade; e *Klebsiella* e *Escherichia coli* predominam em pacientes maiores de 10 anos. As infecções pneumocócicas carregam altas taxas de morbidade e de mortalidade nos primeiros anos de vida, necessitando de vacinação ou profilaxia.[2]

A febre é comum em pacientes com doença falciforme. As complicações comuns que acompanham a febre são crises dolorosas e síndrome torácica aguda. A bacteremia não é sempre confirmada, e em alguns casos a febre pode ser de origem viral ou relacionada a infecções por organismos atípicos. No entanto, recomenda-se tratamento antibiótico precoce até a confirmação das informações microbiológicas.

Existem diferenças notáveis na severidade clínica e nos desfechos da doença. O traço falciforme é uma condição bastante benigna. Os pacientes com HbSS tendem a ter uma doença mais grave do que aqueles com HbSC. Da mesma maneira, os pacientes com HbS–β^+-tal evoluem melhor do que aqueles com HbS–β^0-tal. O haplótipo Bantu está associado à frequência mais alta de danos orgânicos. No entanto, a gravidade da doença também pode diferir entre os pacientes com o genótipo idêntico. Em parte, essas diferenças podem ser explicadas pela quantidade de HbF presente, já que isso protege contra a severidade clínica. Além disso, fatores endoteliais provavelmente desempenham papel importante. O grau de adesão entre os eritrócitos falcêmicos e as células endoteliais mostrou estar correlacionado com a severidade clínica da doença. Do mesmo modo, foi encontrada uma associação entre as células endoteliais ativadas circulantes, de origem microvascular, e o início das crises dolorosas falciformes.[9]

História Natural

A expectativa de vida é reduzida em doença falciforme, sobretudo em pacientes com doença sintomática. Um risco aumentado de morte precoce está associado a baixos níveis de HbF, insuficiência renal, síndrome torácica aguda e convulsões.[7,10] A sobrevida de crianças até os 20 anos de idade melhorou durante as últimas décadas. No curso da vida, a lesão irreversível dos órgãos causada por vasculopatia obstrutiva da microcirculação arterial e capilar torna-se gradualmente mais prevalente. O diagnóstico de um tipo clinicamente evidente de lesão de órgão – como úlcera de membro inferior, osteonecrose ou retinopatia – prevê o desenvolvimento dos tipos mais letais de lesão dos órgãos-alvo, como doença pulmonar crônica, insuficiência renal ou acidente vascular cerebral.[11] Em geral, as principais causas de morte em pacientes com anemia falciforme são doença pulmonar crônica, em 20%; insuficiência renal, em 14%; e acidente vascular cerebral, em 10%. Em pacientes mais jovens, a principal causa de morte é a infecção; em pacientes mais velhos, a principal causa de morte é o dano irreversível dos órgãos (Fig. 51-4).

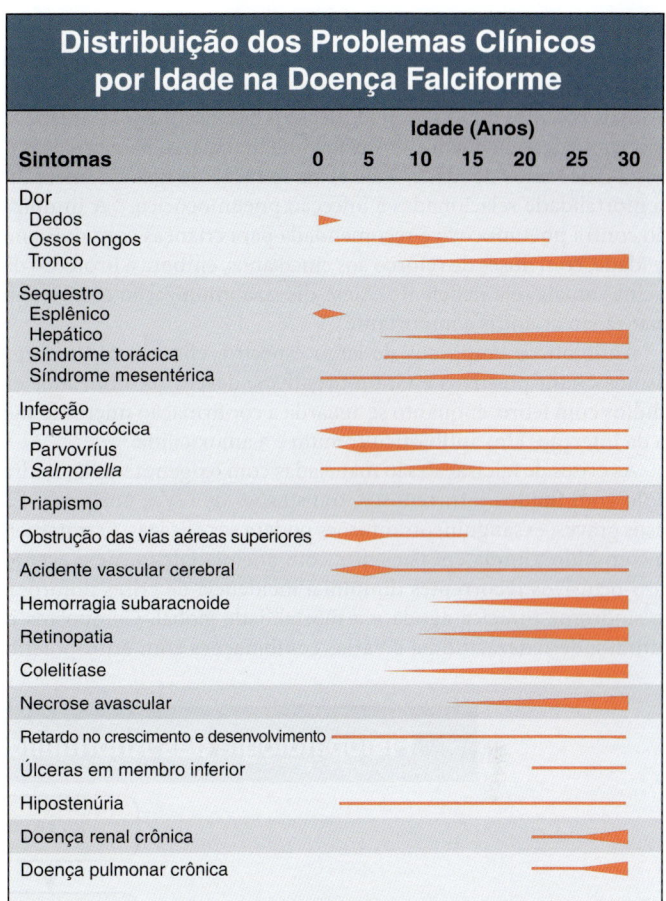

Figura 51-3 Distribuição por idade dos problemas clínicos na doença falciforme. *(Modificado da referência 2.)*

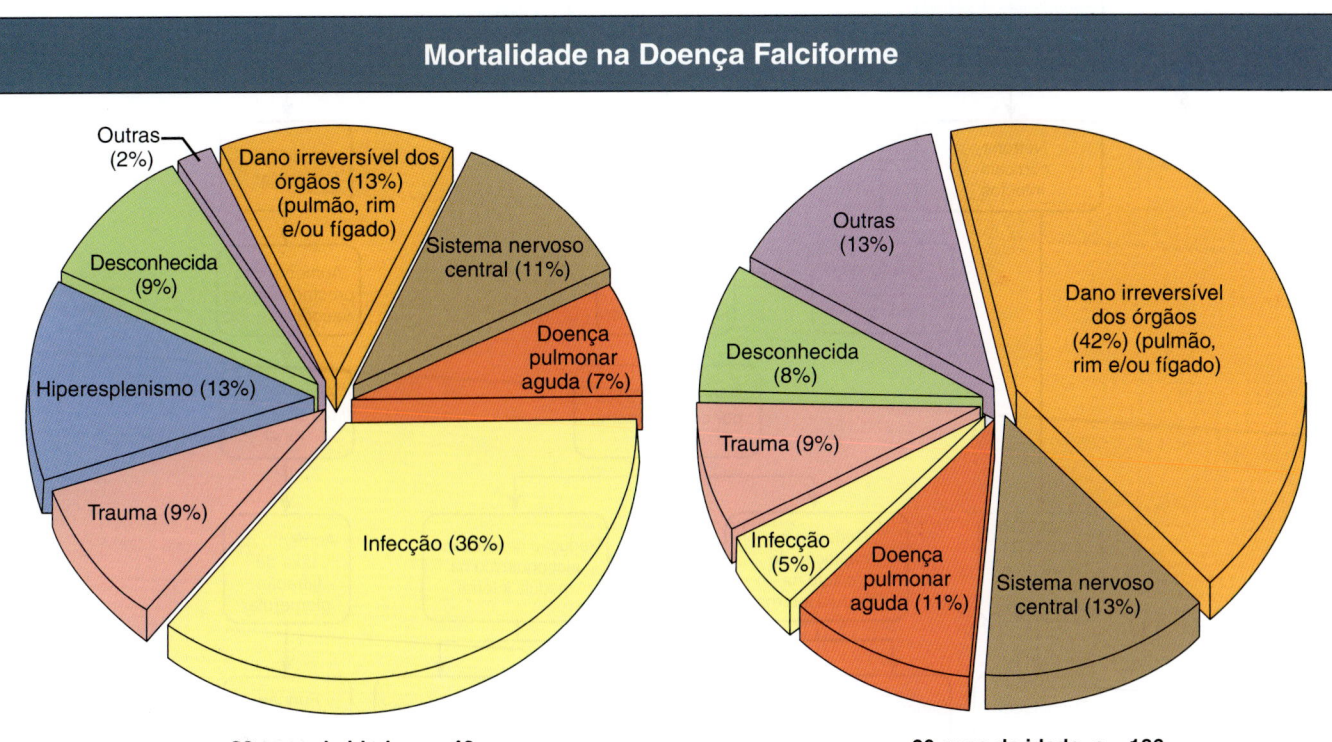

Figura 51-4 Mortalidade na doença falciforme. Causas de morte entre os 232 pacientes HbSS, comparando pacientes menores de 20 anos (46 morreram) com pacientes maiores de 20 anos (186 morreram). A categoria infecção inclui ambas as doenças bacterianas e virais. *(Modificado da referência 11.)*

Tratamento

O manejo da doença falciforme é primariamente direcionado ao alívio dos sintomas e prevenção de complicações; no entanto, tratamentos mais recentes estão sendo idealizados e se destinam às alterações fisiopatológicas da doença.[12] A penicilina oral diária, para crianças de dois a cinco anos de idade, é eficaz na redução da taxa de infecção e da mortalidade relacionadas à infecção pneumocócica.[13] A imunização contra pneumococo é recomendada para crianças com dois anos de idade, com doses de reforço aos cinco anos, embora a proteção das vacinas atuais seja deficiente. Além disso, a imunização contra a influenza em crianças é importante.

Antibióticos empíricos de largo espectro, eficazes contra organismos Gram-positivos e Gram-negativos, devem ser utilizados em adultos com febre, enquanto se aguarda a confirmação microbiológica da infecção. Um antibiótico comum é a amoxicilina.

As crises de falcização são manejadas com oxigenoterapia, reidratação com fluidos intravenosos, transfusões de GV e analgesia. Em casos graves, exsanguineotranfusões podem ser eficazes. O tratamento com hidroxiureia em pacientes com anemia falciforme e eventos vaso-oclusivos recorrentes diminui a incidência de crises dolorosas, de síndrome torácica aguda e a mortalidade global. Compostos de butirato, desoxiazacitidina e várias combinações com eritropoietina

ainda são testados.[12,14] O transplante de células-tronco hematopoiéticas é potencialmente curativo em pacientes com anemia falciforme, associado a 80% a 85% de sobrevida livre de doença em várias séries.[15] Os pacientes jovens e pré-sintomáticos, com características de alto risco de doença grave, têm maior benefício com o transplante de células-tronco hematopoiéticas.

PATOGÊNESE DA NEFROPATIA FALCIFORME

A marca da nefropatia falciforme é a combinação de redução da capacidade de concentração renal e uma capacidade normal de diluição.[16,17]

Capacidade de Concentração

O defeito na capacidade de concentração resulta da perda do mecanismo de troca em contracorrente na medula renal interna pela perda dos vasos retos (*vasa recta*) e da alça longa de Henle dos néfrons justamedulares (Fig. 51-5). Os vasos retos dos néfrons justamedulares apresentam cenário ideal para a falcização. A medula renal é relativamente hipoxêmica e hiperosmótica, com viscosidade sanguínea aumentada na circulação medular e fluxo de sangue medular lento. Estudos em ratos falciformes modificados geneticamente demonstraram a dilatação e a congestão dos vasos retos sob condições de

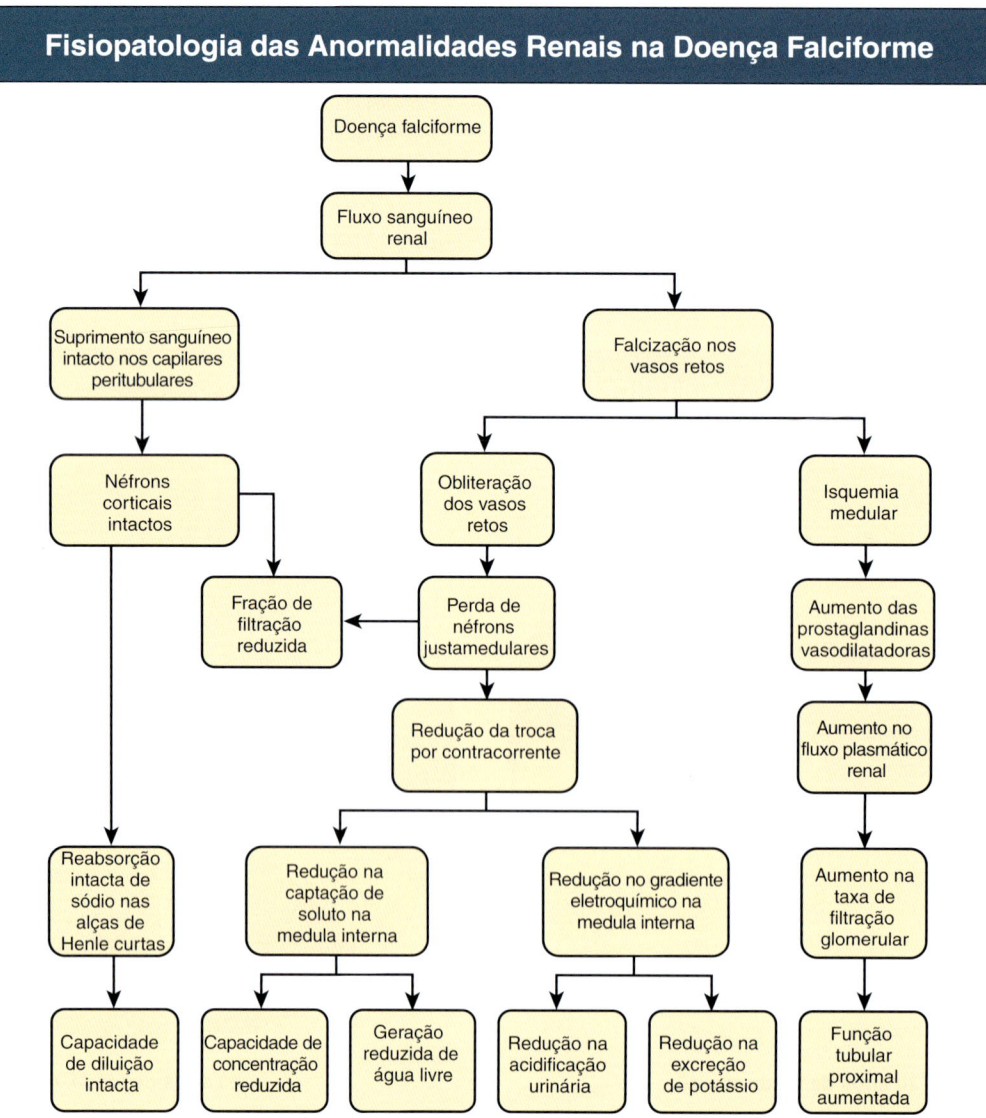

Figura 51-5 Fisiopatologia das anormalidades renais na doença falciforme.

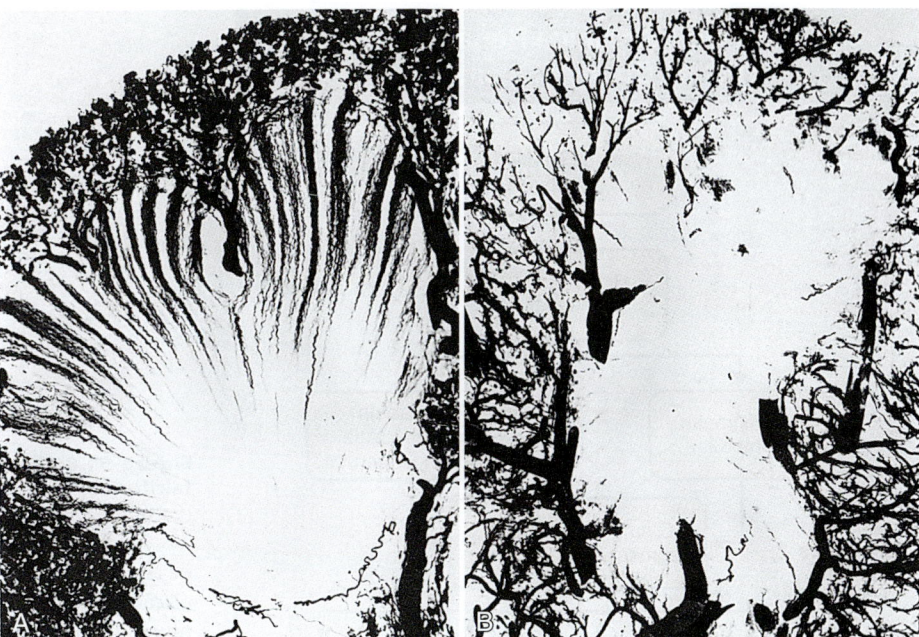

Figura 51-6 Microrradioangiografia mostrando perda dos vasos retos na nefropatia falciforme. **A**, Rim de controle, com vasos retos normais. **B**, Paciente com anemia falciforme, com ausência dos vasos retos. *(Referência 18.)*

hipóxia. Esse ambiente facilita a falcização dos eritrócitos, a formação de microtrombos intravasculares e a obstrução do fluxo de sangue através dos vasos retos. A perda dos vasos retos foi confirmada por estudos microrradioangiográficos[18] (Fig. 51-6).

O exame histológico da medula mostra edema, cicatrizes focais e fibrose intersticial, resultando em atrofia tubular. O infarto isquêmico nos vasos retos provoca, por vezes, necrose papilar. Verificou-se que o defeito de concentração é reversível em crianças pequenas quando a falcização é prevenida após múltiplas transfusões de sangue normal, mas torna-se irreversível depois disso. Os adultos com anemia falciforme não conseguem concentrar a urina acima de 450 mOsm/kg H_2O. Isso relaciona-se à osmolaridade intersticial, na transição da medula externa e interna, onde posicionam-se as extremidades das alças curtas de Henle dos néfrons corticais. Os pacientes com traço falciforme ou doença falciforme híbrida mostram defeitos de concentração intermediários. A máxima osmolaridade varia de 400 a 900 mOsm/kg H_2O em traço falciforme, e de 400 a 700 mOsm/kg H_2O em HbSC, e declina ainda mais com o envelhecimento.

Capacidade de Diluição

A capacidade de diluição é normal devido à função reabsortiva intacta da alça superficial de Henle dos néfrons corticais. Estes são supridos pelos capilares peritubulares, que apresentam um cenário menos ideal para falcização que os vasos retos. Em contraste com a capacidade de diluição, a reabsorção de água livre ou a capacidade de produzir balanço negativo de água livre é prejudicada pela captura deficiente de soluto na medula interna.

Os volumes de urina são normalmente mais elevados do que o normal – uma consequência da capacidade de concentração prejudicada. Na maioria das vezes, a resposta a um teste de privação de água em doença falciforme é positiva com marcada elevação de hormônio antidiurético endógeno, e a resposta à desmopressina é ruim. Há suscetibilidade à desidratação normonatrêmica porque a isostenúria é típica.

Outras Anormalidades Tubulares

Os defeitos na acidificação urinária e excreção de potássio são outras anormalidades de função do néfron distal.[17] Essas anormalidades podem tornar-se evidentes somente quando há uma oferta aumentada de ácido e potássio, como durante a rabdomiólise. As causas exatas são desconhecidas, mas esses defeitos provavelmente refletem a incapacidade de manter os gradientes de íon hidrogênio (H^+) e eletroquímicos, dependentes de energia, ao longo dos ductos coletores pela redução medular do fluxo de sangue e da consequente hipóxia. A piora na excreção de potássio é independente de aldosterona.

Em contraste com as anormalidades funcionais do néfron distal, a função tubular proximal é reforçada. A reabsorção de fosfato e β_2-microglobulina e a secreção de ácido úrico e creatinina no túbulo proximal estão aumentadas. Portanto, o *clearance* de creatinina hiperestima consideravelmente a taxa de filtração glomerular (TFG). A causa desse reforço na função proximal não está clara, mas provavelmente representa um mecanismo compensatório secundário para corrigir defeitos na função medular.

Hemodinâmica Renal

A hemodinâmica renal mostra mudanças notáveis no curso da doença (Fig. 51-7). Os pacientes jovens com doença falciforme têm aumentos no fluxo plasmático renal (FPR) e no fluxo sanguíneo renal e, em menor medida, na TFG. O aumento no FPR é atribuído ao aumento na liberação de prostaglandinas vasodilatadoras como resultado da isquemia medular, já que a inibição de prostaglandina reduz significativamente o FPR e a TFG. Tem sido sugerido que a disfunção endotelial da hemólise pode induzir vasodilatação no córtex, como hiperfiltração e hipertrofia glomerular, em contraste com o predomínio de vaso-oclusão na medula.[19]

A diminuição na fração de filtração pode ser causada por dano seletivo de néfrons justamedulares, que têm as mais altas frações de filtração.

Lesão Glomerular

A hipertrofia glomerular é uma manifestação precoce de nefropatia falciforme. O exame histológico dos rins de crianças jovens mostra aumento glomerular e congestão, sobretudo em glomérulos justamedulares. Ambas as arteríolas aferentes e eferentes desses glomérulos podem estar dilatadas. Os pacientes adultos jovens com anemia falciforme mostram um padrão distinto de disfunção glomerular, com

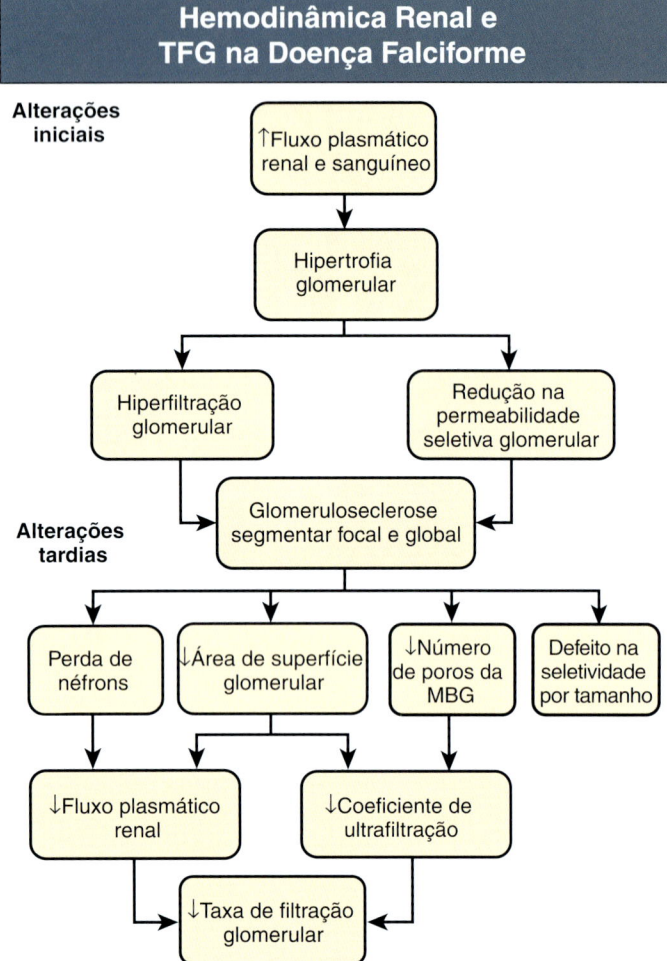

Figura 51-7 Hemodinâmica renal e filtração glomerular na nefropatia falciforme. *MBG*, Membrana basal glomerular; *TFG*, taxa de filtração glomerular

prejuízo na permeabilidade seletiva glomerular, aumento do coeficiente de ultrafiltração, hiperfiltração glomerular e proteinúria.[20,21] A hiperfiltração glomerular prolongada pode causar lesões glomerulares adicionais, o que é sustentado pelo achado histológico comum de glomeruloesclerose segmentar e focal (GESF) em pacientes adultos com doença falciforme[22] (Fig. 51-8). Além da GESF, outras variantes histopatológicas são glomerulonefrite membranoproliferativa, microangiopatia trombótica e nefropatia falciforme específica.[23] A hipóxia não parece desempenhar um papel-chave na progressão das lesões glomerulares em estudos histopatológicos porque a imuno-histoquímica não revelou indução específica dos marcadores de hipóxia no momento da biópsia renal.

Em pacientes mais velhos, podem ser encontradas a isquemia progressiva e a fibrose, com obliteração dos glomérulos. Os estudos glomerulares mostram diminuição no número de poros da membrana basal glomerular e defeito de seletividade por tamanho em pacientes com disfunção renal.[24] Há boa correlação entre disfunção glomerular e tubular, com ambas contribuindo para a nefropatia em pacientes com doença falciforme.[25] Eventualmente, uma combinação de redução na capacidade de ultrafiltração e FPR pode resultar em doença renal crônica terminal (DRCT).[20]

Hormônios na Nefropatia Falciforme

Há deficiência relativa de eritropoietina (EPO) em doença falciforme; ou seja, os níveis de EPO não aumentam para o nível esperado,

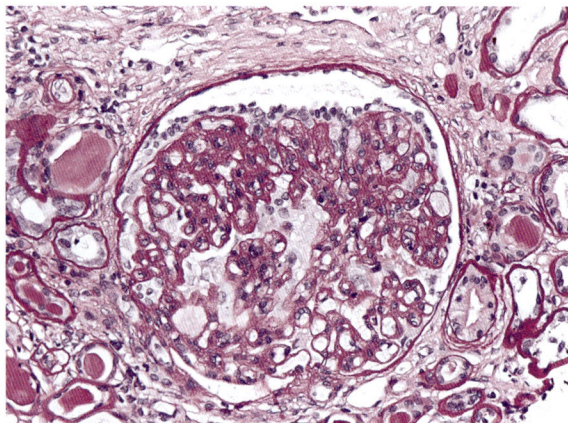

Figura 51-8 Glomeruloesclerose segmentar e focal na nefropatia falciforme. Há esclerose segmentar na metade superior do glomérulo. *(Cortesia Professor J. Weening.)*

de acordo com o grau de anemia, talvez por causa da curva de dissociação oxigênio-hemoglobina desviada para a direita. Além disso, os níveis de EPO caem com o declínio da função renal, provavelmente proveniente do dano renal causado pelo processo de falcização.

Elevados níveis séricos de renina e aldosterona foram relatados em alguns estudos sob condições ideais e condições volume-depletadas, embora os valores normais sejam, em geral, encontrados na anemia falciforme.[16]

Estudos com infusão de hormônio têm ajudado a localizar os locais de ação no rim. A falha da infusão de baixa dose de peptídeo natriurético atrial (ANP) em aumentar a natriurese na anemia falciforme[26] sugere que o ANP nesta dose exerce seu efeito natriurético nas alças de Henle longas dos néfrons justamedulares, ao passo que a insulina induz a retenção de sódio semelhante em pacientes com anemia falciforme e em indivíduos normais,[26] sugerindo que seu efeito antinatriurético provavelmente ocorra em um outro local tubular distal que não a alça longa de Henle. A endotelina-1 urinária está elevada em pacientes assintomáticos com doença falciforme. Tal fato correlaciona-se com defeito na concentração urinária e microalbuminúria, que poderia ser explicado por uma combinação de resistência funcional a vasopressina e fibrose.[27]

MANIFESTAÇÕES CLÍNICAS DA NEFROPATIA FALCIFORME

A apresentação das manifestações clínicas da nefropatia falciforme apresenta um padrão dependente da idade. Além da idade do paciente, a duração da doença falciforme, a frequência das crises e das internações são preditoras da doença renal.[28] A Tabela 51-1 descreve a frequência e a etiologia das anormalidades renais associadas à anemia falciforme, ao traço falciforme e aos distúrbios mais comuns duplos heterozigotos (HbSC e HbS-tal).

Hematúria

A hematúria é uma manifestação clínica comum na anemia falciforme e no transtorno híbrido de falcização e ocorre em 3% a 4% dos indivíduos com traço falciforme, em algum momento. Os pacientes, muitas vezes, apresentam hematúria microscópica persistente, com hematúria macroscópica episódica. A hematúria pode acompanhar um trauma relativamente menor. A hematúria ocorre com mais frequência em homens e é quase sempre unilateral, proveniente do rim esquerdo em 80% dos pacientes. Os eritrócitos urinários são tipicamente isomórficos, mas hemácias falcizadas são ocasionalmente encontradas na urina.

Frequência e Etiologia das Anormalidades Renais Associadas a Doença Falciforme				
Tipo de Doença Renal	Etiologia	Anemia Falciforme	Traço Falciforme	HbSC e HbS-tal
Redução na capacidade de concentração	Perda dos vasos retos nos néfrons justamedulares	Defeitos irreversíveis em todos os adultos	Defeitos intermediários em todos os néfrons de adultos	Defeitos intermediários em todos os adultos
Redução na acidificação urinária	Forma incompleta de acidose tubular renal distal	Quase todos, durante carga de ácido	Raro	Pelo menos 30%, durante carga de ácido
Redução na excreção de potássio	Independente da aldosterona	Quase todos, durante carga de potássio	Raro	Desconhecida, provavelmente pelo menos 30%
Hematúria	Infarto, extravasamento de sangue na medula renal	Comum	3%-4%	Comum
Proteinúria	Hiperfiltração glomerular mais redução da permeabilidade seletiva	Até 50-60% com o aumento da idade	Raro	20%-25%
Síndrome nefrótica	Mais comum GESF	Cerca de 4%	Raro	0%-4%
Falência renal crônica	Figura 51-7	4,2%-4,6%	Raro	Cerca de 2,4%
Carcinoma medular renal	Possível predisposição genética	Raro	Raro	Raro

Tabela 51-1 Frequência e etiologia das anormalidades renais associadas a doença falciforme.

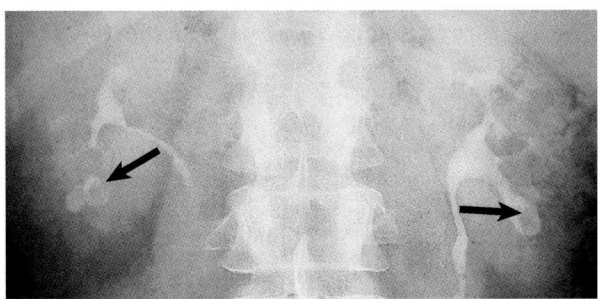

Figura 51-9 Necrose papilar na doença falciforme. Urografia excretora mostrando cálices anormais com defeito de preenchimento (*setas*).

Patogênese

Falcização O principal mecanismo de hematúria relaciona-se, de modo provável, com a falcização dos eritrócitos na *vasa recta* (ou vasos retos), infarto microtrombótico e extravasamento de sangue na medula renal. O exame histológico mostra normalmente estase grave nos capilares peritubulares do córtex, sobretudo da medula, assim como extravasamento de sangue para dentro do sistema coletor.

Necrose Papilar A necrose papilar é uma causa frequente de hematúria na anemia falciforme, nos distúrbios híbridos falciformes e no traço falciforme (Fig. 51-9). A incidência de necrose papilar varia de 23% a 67% em estudos da doença falciforme.[17,29] Essa complicação resulta da obliteração dos vasos retos, com necrose e fibrose medular. O uso frequente de analgésicos para a dor óssea também pode contribuir para a necrose papilar. O sintoma mais comum de apresentação é a hematúria macroscópica indolor. Outras apresentações são a cólica renal resultante da passagem de coágulos de sangue ou papilas necróticas, micro-hematúria, sintomas de infecção do trato urinário (ITU) e raramente insuficiência renal aguda. Além disso, a necrose papilar pode ser assintomática e é frequentemente um achado incidental durante um exame de imagem.

Fenômeno de Nutcracker (Quebra-nozes) A predominância de hematúria do lado esquerdo é atribuída ao fenômeno chamado quebra-nozes, com compressão da veia renal esquerda entre a aorta e a artéria mesentérica superior, aumentando a pressão na veia renal. Isso pode contribuir, de modo especial, para o desenvolvimento de hematúria em pacientes com anemia falciforme, pois o aumento da pressão na veia renal poderia piorar a anóxia na medula renal, aumentando a probabilidade de falcização no rim esquerdo.

Manifestações Clínicas

A hematúria macroscópica indolor apresenta-se, muitas vezes, após a atividade física ou pequeno trauma renal ou está associada a eventos hipoxêmicos (p. ex., voos de avião). Esses episódios são acompanhados quase sempre por uma substancial redução do hematócrito. O sangramento tipicamente remite de modo espontâneo dentro de alguns dias.

Diagnóstico e Diagnóstico Diferencial

O exame de urina pode excluir a presença de mioglobinúria e rabdomiólise, que podem mimetizar a hematúria. A rabdomiólise pode ser provocada durante os exercícios extenuantes e desidratação, e pode também ocorrer durante as crises graves de falcização. A coexistência de hematúria com leucocitúria não é incomum e não necessariamente indica ITU, mesmo em combinação com dor no flanco. A infecção deve ser confirmada pelo exame do sedimento urinário e da cultura de urina.

O traço falciforme foi relatado em 50% dos afro-americanos com DRCT causada por doença renal policística autossômica dominante (DRPAD), mas em apenas 7,5% dos pacientes afro-americanos com outras causas de DRCT. Além disso, pacientes com DRPAD e traço falciforme tinham um início mais precoce de DRCT.[30] A prevalência da doença falciforme em pacientes com DRPAD não foi relatada.

O carcinoma medular renal foi reconhecido como uma entidade específica na nefropatia falciforme.[17,31] É um tipo agressivo de carcinoma de células renais que parece afetar exclusivamente pacientes com hemoglobinopatias falciformes, sobretudo traço falciforme ou HbSC, e de modo especial adolescentes e adultos jovens. Acredita-se que a hipóxia medular crônica contribua para a sua patogênese.[8] Os tumores são resistentes à quimioterapia e, quando do diagnóstico, tendem a ser metastáticos, com relato de uma sobrevida pós-cirúrgica média de apenas 15 semanas. Não está definido ainda se a triagem regular para carcinoma medular renal em pacientes jovens com doença ou traço falciforme poderia resultar em diagnóstico precoce e melhor sobrevida.[31] Hematúria macroscópica, dor em flanco e perda de peso são sinais sinistros de malignidade, sobretudo em pacientes jovens com traço falciforme. Na maioria das vezes, o tumor está localizado profundamente ao parênquima, ao contrário do tumor de Wilms ou carcinoma de células renais. A análise imuno-histoquímica para marcadores celulares epiteliais (p. ex., CAM 5.5), antígeno da membrana epitelial e citoqueratina pode ajudar no diagnóstico.

A doença de von Willebrand foi descrita ocasionalmente em pacientes com traço falciforme e hematúria macroscópica.

Avaliação adicional está indicada para pacientes com hematúria grave ou prolongada que são resistentes às medidas terapêuticas conservadoras. O exame de ultrassom será normal, a menos que haja necrose papilar ou uma causa coincidente de hematúria, como doença renal policística, tumor ou cálculo renal. A urografia excretora costumava ser o método de escolha para o diagnóstico de necrose papilar, mas este exame não faz a distinção confiável entre necrose papilar e outras causas de defeitos de enchimento no pielograma, como coágulos de sangue, neoplasia, cálculos e hemangioma. O ultrassom é, portanto, preferido, embora já se tenha sugerido que a tomografia computadorizada com contraste possa retratar melhor uma gama completa de características típicas.[32] O papel da ressonância magnética nesse cenário ainda não foi suficientemente avaliado.

A cistoscopia não é rotineiramente necessária, mas está indicada se o episódio de hematúria for atípico, como um primeiro episódio de hematúria macroscópica em paciente com mais de 40 anos ou um episódio que persista por mais de duas semanas. A cistoscopia também pode ser necessária para definir a lateralidade da fonte do sangramento, se a intervenção cirúrgica estiver sendo considerada (a seguir).

Angiografia renal raramente identifica a fonte do sangramento, mas possibilita a embolização quando é identificada. No entanto, a abordagem ideal em qualquer instituição depende da experiência local com técnicas específicas.

Tratamento

A estratégia terapêutica para a hematúria depende da gravidade e da duração de um episódio de sangramento específico. O sangramento irá parar na maioria dos pacientes de modo espontâneo, ou após repouso no leito, embora isso possa ocasionalmente demorar semanas ou meses. Cerca de metade dos pacientes terão episódios recorrentes.

As medidas terapêuticas iniciais incluem repouso e intervenções destinadas ao retardo do processo de falcização na medula renal anóxica. Deve-se induzir a elevada taxa de fluxo urinário, por administração intravenosa de fluidos e diuréticos, para reduzir ainda mais a tonicidade medular, e deve-se ainda alcalinizar a urina pela administração de bicarbonato de sódio, por via oral ou intravenosa, com um alvo de pH urinário de 8. A transfusão de sangue com HbA normal está indicada caso a anemia seja grave, o que pode também reduzir o processo de falcização. Se necessário, a irrigação da bexiga é realizada para remover os coágulos de sangue.

Oxigenoterapia hiperbárica pode ser útil, mas não foi formalmente avaliada. A irrigação do sistema pielocalicinal com nitrato de prata também foi descrita. O agente antifibrinolítico ácido ε-aminocaproico, embora eficaz, pode estar associado a resultados adversos renais, e não é recomendado.

Nefrectomia unilateral é ocasionalmente necessária em pacientes com hematúria persistente, refratária a abordagens conservadoras e ameaçadora à vida. A avaliação completa para outras causas de hematúria, como cistoscopia para excluir uma lesão de bexiga e estabelecer qual rim é a origem da hemorragia, é necessária antes que se prossiga com a nefrectomia.

Infecção do Trato Urinário

Indivíduos com doença falciforme têm maior suscetibilidade a infecções bacterianas, e até mesmo bacteremias leves com um organismo comum podem ser fatais. Além da imunidade diminuída resultante da autoesplenectomia, há deficiência na opsonização por anticorpos que predispõe a infecções bacterianas. A incidência precisa de ITUs não é bem definida. No entanto, a incidência de bacteriúria assintomática durante a gravidez e o puerpério parecem ser duas vezes mais altas em mulheres com doença falciforme ou traço do que em mulheres sem doença falciforme, e requer terapia apropriada (Cap. 44).

Pielonefrite e sepse urinária, tal como acontece com qualquer infecção, podem precipitar uma crise falciforme. O médico deve ser particularmente cuidadoso com essa possibilidade em crianças pequenas, que frequentemente não se queixam dos sintomas do trato urinário. Os organismos mais comumente isolados incluem E. coli, espécies de Klebsiella e outras enterobactérias Gram-negativas. As infecções bacterianas invasivas com E. coli ocorrem sobretudo em mulheres após a idade de 15 anos, sugerindo maior possibilidade de ITUs relacionadas à atividade sexual.

Insuficiência Renal Aguda

Pessoas com doença falciforme apresentam-se algumas vezes com características de lesão renal aguda (IRA). Definida como uma duplicação da creatinina sérica, a IRA é relatada em 10% dos pacientes hospitalizados com anemia falciforme.[33] Uma disfunção renal potencialmente reversível, com redução significativa na TFG, pode ocorrer durante as crises vaso-oclusivas.[34]

Etiologia

Uma causa pré-renal de IRA será encontrada em mais da metade dos pacientes, sobretudo naqueles com depleção de volume no cenário de crise falciforme. Os pacientes com doença falciforme são propensos a IRA causada por depleção de volume, em razão da prejudicada capacidade de concentração da urina; assim, portanto, ela é tipicamente não oligúrica. Uma causa pré-renal menos frequente é a insuficiência cardíaca congestiva.

As causas renais de IRA tipicamente intrínsecas são rabdomiólise, sepse e nefrotoxicidade por drogas. As causas menos comuns são a trombose de veia renal e a síndrome hepatorrenal (causada por falência hepática induzida por hemossiderose). A rabdomiólise por esforço e não traumática foi relatada em pacientes com doença falciforme, e esta última ocorre especialmente durante as crises falciformes, pela falcização intravascular e isquemia muscular. A rabdomiólise é um achado comum em pacientes que desenvolvem falência de múltiplos órgãos durante as crises graves de anemia falciforme, além da síndrome torácica aguda, que contribui ainda mais para a IRA. A causa pós-renal mais comum de IRA é a obstrução do trato urinário por necrose papilar ou coágulos de sangue.

Tratamento

O tratamento e a recuperação da função renal dependem do processo patológico específico subjacente. A acidose metabólica pode ser proeminente e deve ser ativamente corrigida com bicarbonato de sódio. Os pacientes com depleção de volume têm um desfecho favorável após a reposição de fluidos.[33] A função renal pode ser recuperada em pacientes com sepse e rabdomiólise, embora a terapia renal substitutiva (TRS) temporária possa ser necessária. A IRA, como parte da falência multiorgânica durante uma crise falciforme grave, pode apresentar melhora dramática com terapia de transfusão de GV agressiva, embora alguma perda de função renal possa persistir.

Proteinúria e Síndrome Nefrótica

A microalbuminúria foi relatada em 19% a 26% de crianças com anemia falciforme.[35,36] A presença de microalbuminúria está diretamente relacionada com a idade e inversamente relacionada com os níveis de hemoglobina.[36] A proteinúria foi relatada em 17% a 33% dos pacientes com doença falciforme por medição semiquantitativa ou por tira reagente (dipstick).[7,28] A prevalência de proteinúria é menor em pacientes com co-hereditariedade de anemia falciforme e α-talassemia do que naqueles com anemia falciforme e genes α-globina intactos (13% vs. 40%).[37] O efeito "renoprotetor" das microdeleções no gene α-globin pode estar relacionado com um baixo volume corpuscular médio ou menor concentração de hemoglobina nos eritrócitos das hemácias falciformes. A frequência de proteinúria aumenta com a idade (56% em pacientes com 40 anos ou mais), e sua presença está associada à disfunção renal.

A síndrome nefrótica, segundo estimativa, ocorre em 4% dos pacientes com anemia falciforme. O desenvolvimento de insuficiência renal parece praticamente inevitável, uma vez que o paciente tenha síndrome nefrótica.

Patologia

A lesão patológica mais comum é a GESF,[22,23] que também é a principal lesão em pacientes que desenvolvem insuficiência renal (Fig. 51-8). Outra lesão patológica específica é um tipo de glomerulonefrite membranoproliferativa (GNMP) com expansão mesangial e duplicação da membrana basal.[3] A ausência de complexos imunes e de depósitos eletrodensos discrimina essa entidade da GNMP tipo I idiopática. Tem sido proposto que esse tipo de GNMP possa ser causado pela fragmentação intracapilar de eritrócitos. Os fragmentos dos eritrócitos ficam alojados em alças de capilares isoladas e são continuamente fagocitados por células mesangiais. Como resultado, o mesângio se expande e deposita novo material na membrana basal.

Os pacientes podem tornar-se positivos para o vírus da hepatite C por múltiplas transfusões de sangue, que também pode estar associado à GNMP, embora isso seja raro com os procedimentos atuais adequados de triagem pré-transfusional. Em nossas séries, observou-se positividade para o vírus da hepatite C em apenas um paciente (0,26%), um reflexo da taxa de soroprevalência geralmente baixa no ambiente.[28] Ocasionalmente, outras causas foram relatadas, como glomerulonefrite pós-estreptocócica, doença de lesão mínima e glomerulonefrite mediada por imunocomplexo. Além disso, a glomerulonefrite foi descrita em associação a crises aplásicas na infecção por parvovírus. A trombose de veia renal deve ser considerada quando a síndrome nefrótica desenvolver-se na doença falciforme, mas sua incidência não é conhecida com exatidão.

Tratamento

Teoricamente, a restrição proteica da dieta pode reduzir a hiperfiltração e retardar o desenvolvimento de insuficiência renal nos pacientes com GESF, mas isso ainda não foi avaliado especificamente na doença falciforme.

O tratamento em curto prazo com inibidor da enzima conversora da angiotensina (ECA) reduz significativamente o grau de proteinúria, sem afetar a pressão arterial (PA) ou a hemodinâmica renal. Com tempo mais prolongado de tratamento, a inibição da ECA reduz a proteinúria com uma ligeira diminuição da PA. Em curto prazo, o uso do bloqueador do receptor da angiotensina (BRA) levou à regressão da microalbuminúria e da proteinúria franca, e à melhora da TFG em pacientes com anemia falciforme e nefropatia.[38] No entanto, permanece indeterminado o quanto o tratamento a longo prazo com inibidores da ECA ou BRA retarda o desenvolvimento de insuficiência renal progressiva. Combinações de inibidor da ECA e hidroxiureia mostraram-se úteis em retardar a progressão da microalbuminúria para proteinúria franca.[35,39]

A prevenção da hiperfiltração, teoricamente, também pode ser obtida com anti-inflamatórios não esteroides (AINEs), mas esses fármacos reduzem o FPR e a TFG em anemia falciforme e, portanto, são contraindicados.

Distúrbios do Sódio e Ácido-Base

Função Tubular Distal

A excreção reduzida de potássio e a acidificação urinária deficiente são causadas por um modo incompleto de acidose tubular distal. No entanto, a hipercalemia e a acidose metabólica não estão presentes em circunstâncias normais e podem se manifestar apenas com cargas excessivas de potássio ou de ácido, com leve disfunção renal ou depleção de volume, e durante a rabdomiólise.[16,17] Além disso, a hipercalemia pode desenvolver-se mais facilmente durante o tratamento com AINEs, inibidores da ECA, β-bloqueadores, diuréticos poupadores de potássio ou heparina.

O pH da urina não cai abaixo de 5 durante testes de carga de ácidos a menos que estímulos acidificantes máximos sejam utilizados. A excreção de ácido titulável e de H^+ estão reduzidas, ao passo que a excreção de amônio é normal ou diminuída. A acidose metabólica que se desenvolve durante a disfunção renal ou doenças intercorrentes em doença falciforme requer tratamento ativo com bicarbonato de sódio porque o processo de acidose estimula a falcização. O bicarbonato plasmático deve ser monitorado rotineiramente e suplementos orais de bicarbonato de sódio devem ser dados para mantê-lo dentro do intervalo de referência.

Função Tubular Proximal

Aa anormalidades de função tubular proximal modificam o manejo do soluto, produzindo maior reabsorção de fosfato e aumento da secreção de ácido úrico. A hiperfosfatemia pode desenvolver-se facilmente quando a função renal declina, necessitando de restrição dietética de fosfato e de quelantes de fósforo desde as etapas iniciais da disfunção renal. A secreção aumentada de ácido úrico protege os pacientes com doença falciforme contra hiperuricemia, pois há elevada produção de ácido úrico resultante da hemólise. No entanto, a incidência de hiperuricemia e o risco para a gota aumentam com a idade, assim como com o declínio da função renal.

Hipertensão

Epidemiologia

A prevalência de hipertensão em pacientes com anemia falciforme é de cerca de 2% a 6%, que é significativamente menor do que na população controle com mesma idade e gênero.[16,28,40] No entanto, a PA em pacientes com anemia falciforme é maior do que em pacientes com β-talassemia e semelhantes graus de anemia. A hipertensão na anemia falciforme ocorre sobretudo na presença de insuficiência renal avançada.

Patogênese

Ainda não está claro se a hipotensão relativa, em pacientes com doença falciforme comparado com controles, relaciona-se à condição patológica da medula renal em doença falciforme ou a outros mecanismos. O rim na doença falciforme apresenta capacidade global normal para a conservação do sódio, apesar de uma tendência a perda de sódio e água mediante o defeito medular.[16,40] Essa conservação do sódio na doença falciforme pode estar relacionada ao estímulo do sistema renina-angiotensina, como descrito em alguns estudos, mas não em outros. A hipotensão relativa pode estar relacionada com a vasodilatação geral porque a resistência vascular periférica é reduzida em pacientes com anemia falciforme. A produção aumentada de prostaglandinas vasodilatadoras ou de óxido nítrico pode estar envolvida. A vasodilatação sistêmica e o aumento do fluxo são mecanismos compensatórios para distúrbios de fluxo na microcirculação e na oclusão microvascular intermitente.[41] Além disso, a reatividade vascular reduzida foi demonstrada em pacientes com anemia falciforme e pode proteger contra elevação da PA.[40]

Tratamento

O tratamento anti-hipertensivo de escolha é um inibidor da ECA ou BRA devido aos potenciais efeitos benéficos sobre a progressão da proteinúria e insuficiência renal e pelos incrementos relatados na atividade da renina plasmática. No entanto, o risco de hipercalemia é aumentado. Não há nenhuma recomendação específica no alvo da PA em doença falciforme, e as metas para outras nefropatias não diabéticas estão apropriadas.

Uma opção terapêutica alternativa é um bloqueador dos canais de cálcio, mas os BCCs reconhecidos por agravarem a proteinúria, como as diidropiridinas de ação curta, devem ser evitados. Os diuréticos são menos eficazes em pacientes com doença falciforme devido ao defeito medular específico.

Doença Renal Crônica

Epidemiologia

Em um estudo longitudinal prospectivo de 25 anos, a doença renal crônica (DRC) desenvolveu-se em 4,2% dos 725 pacientes com anemia falciforme e em 2,4% dos 209 pacientes com HbSC.[42] Os pacientes com anemia falciforme eram muito mais jovens quando tiveram o diagnóstico de insuficiência renal do que aqueles com HbSC (mediana de idade, 23,1 e 49,9 anos, respectivamente). No entanto, em outro estudo de 368 pacientes com anemia falciforme e prevalência geral de DRC de 4,6%, a prevalência de DRC claramente aumentou com a idade.[43] A prevalência de DRC provavelmente aumentará ainda mais no futuro com a melhora progressiva nos cuidados médicos e maior expectativa de vida. Em nossa série, a idade mais jovem no diagnóstico e a maior duração da doença falciforme foram encontradas como forte preditores para o desenvolvimento da nefropatia.[28]

Os preditores da DRC são hipertensão, proteinúria, hematúria, anemia progressivamente mais grave, síndrome nefrótica e herança dos haplótipos dos grupos Bantu ou República Centro-Africana do gene da β-globina.[42] Além de uma aparente predisposição genética, a hipertensão capilar glomerular e hiperfiltração glomerular prolongada parecem ser importantes para o desenvolvimento de insuficiência renal.

História Natural

Os pacientes com anemia falciforme e DRC têm mortalidade aumentada em comparação com pacientes sem insuficiência renal (Fig. 51-10). Os pacientes com insuficiência renal também são propensos a outras manifestações da vasculopatia induzidas por falcização, como doenças cerebrovasculares, doença pulmonar restritiva crônica e úlceras de membro inferior, levando a frequentes internações.[42] Os adultos com doença falciforme e DRCT têm risco aumentado de

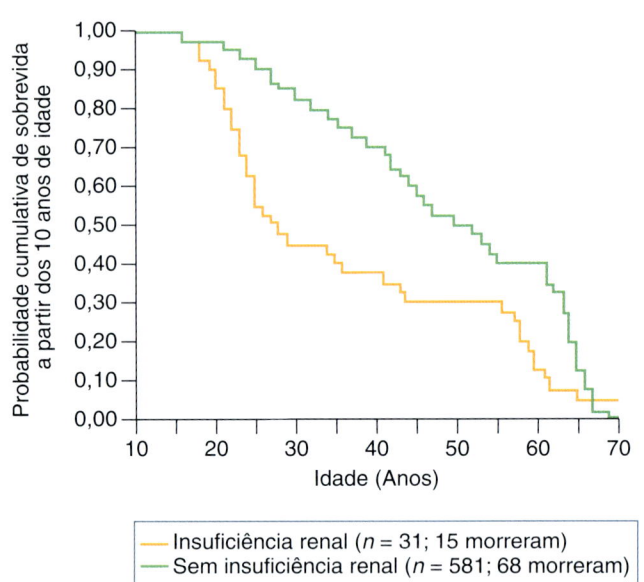

Sobrevida na Anemia Falciform

Insuficiência renal (n = 31; 15 morreram)
Sem insuficiência renal (n = 581; 68 morreram)

Figura 51-10 Sobrevida na anemia falciforme na presença ou ausência de insuficiência renal. *(Modificado da referência 43.)*

Mudanças de Perfil da Disfunção Renal na Doença Falciforme com a Idade e Opções de Tratamento Disponíveis

Média de Idade (anos)	Observação Clínica	Processo	Modificadores*	Opções de Tratamento
1	Anemia, dor	Falcização	Nível HbF (+)	Hipertransfusão, hidroxiureia, suplementação de zinco
			Nível de β-globina aberrante (±)	Terapia do gene β-globina
			Aumento do nível de HbA (+)	Transplante de medula óssea
5-10	Hematúria Aumento da TFG, redução na creatinina sérica	Congestão medular	Aumento da adesão de GB, resultando em adesão de GV (−)	Hidratação
			Altos níveis de oxigênio sanguíneo (+)	
		Hiperperfusão	Alta produção de prostaglandina E (+)	Inibidor da ECA Evitar AINEs
		Hipertrofia Necrose papilar	Hipóxia (−)	Análogo de somatostatina
			Alta síntese de NO (+)	Hidratação
			Altos níveis de caspase-3 (+)	Inibidor da ECA ou BRA
			Altos níveis de HSP-70 (+)	Análogo da prostaciclina
			Aumento da produção da COX-2 (+)	
			Níveis elevados de PCR (−)	
			Níveis elevados de HO-1 (+)	
		Hiperfiltração	Aumento da produção de angiotensina II (+)	
			Altos níveis de prostaciclina (+)	
15	Microalbuminúria	Hiperperfusão	Produção elevada de prostaglandina E (+)	Inibidor da ECA
20	NAG urinária elevada e β₂-microglobulina	Dano tubular	Desconhecido	Sem tratamento específico
30	Proteinúria	Hipertensão glomerular, GESF	Aumento da produção de angiotensina II (+)	Inibidor da ECA ou BRA
35	Baixa TFG	Perda da função glomerular	Desconhecido	Estratégias para retardar a progressão da DRC
40	Queda da TFG	Perda adicional da função glomerular	Desconhecido	Estratégias para retardar a progressão da DRC, preparação para TRS

Tabela 51-2 **Perfil de mudanças da disfunção renal na doença falciforme com a idade e opções de tratamento disponíveis.** *ECA*, Enzima conversora da angiotensina; *BRA*, bloqueador do receptor da angiotensina; *DRC*, doença renal crônica; *COX-2*, ciclo-oxigenase-2; *PCR*, proteína C reativa; *GESF*, glomeruloesclerose segmentar e focal; *TFG*, taxa de filtração glomerular; *HbA*, hemoglobina A; *HbF*, hemoglobina fetal; *HO-1*, hemo-oxigenase-1; *HSP-70*, proteína do choque quente 70; *NAG*, N-acetilglucosamina; *NO*, óxido nítrico; *AINEs*, anti-inflamatórios não esteroides; *GV*, glóbulos vermelhos; *TRS*, terapia renal substitutiva; *GB*, glóbulos brancos. *(+), Fator de melhora; (−), fator de risco. *(Modificado da referência 17.)*

mortalidade (razão de risco 2,80; intervalo de confiança de 95%, 2,31-3,38) em comparação com aqueles sem doença falciforme mas com DRCT.[44] Os pacientes com doença falciforme e DRCT recebendo cuidados pré-diálise tiveram menor mortalidade do que aqueles com doença falciforme e DRCT que não receberam cuidados pré-diálise (razão de risco 0,67; IC 95% 0,45-0,99).

Como a nefropatia progride na doença falciforme, as estratégias destinadas a retardar essa progressão e preparações para eventual TRS devem ser iniciadas. A Tabela 51-2 resume o perfil de mudanças na disfunção renal em doença falciforme com a idade e as opções de tratamento disponíveis.[17]

Tratamento

Para retardar o desenvolvimento progressivo da insuficiência renal, é importante controlar a hipertensão arterial e evitar o uso de drogas nefrotóxicas, sobretudo os AINEs. Embora plausível, está ainda por ser estabelecido o quanto a redução do grau de proteinúria com inibidores da ECA ou uma dieta com baixa proteína podem retardar a progressão da insuficiência renal.

A resposta à terapia com EPO é ruim, mesmo quando altas doses são usadas durante longos períodos de tratamento. O tratamento com EPO predominantemente resulta na liberação de reticulócitos contendo HbS, e apenas um modesto aumento da HbF, mais estável. Um aumento acentuado nos níveis de hemoglobina, embora incomum, pode precipitar a crise falciforme. Portanto, o uso rotineiro de EPO não é recomendado, mas pode ser tentado de modo individual, com doses mais elevadas do que o necessário em outros tipos de DRCT. Como alternativa, o apoio com transfusão de GV pode ser necessário. O acúmulo excessivo de ferro, pelo risco de hemocromatose, deve ser evitado em pacientes submetidos a transfusões frequentes, embora a disfunção orgânica causada por sobrecarga de ferro tecidual pareça menos previsível na doença falciforme do que na talassemia major. A acidose metabólica também é proeminente e requer correção com suplementos de bicarbonato de sódio.

Em pacientes com doença falciforme, a DRCT foi tratada com sucesso com a hemodiálise, a diálise peritoneal e o transplante. A hemodiálise é utilizada com mais frequência do que a diálise peritoneal. As crises de anemia falciforme não são comuns, apesar do potencial para hipotensão, hipoxemia e liberação de citocinas durante a hemodiálise. A sobrevida em 30 meses de 77 pacientes, predominantemente tratados com hemodiálise, foi de 59%, comparável à sobrevida de outros grupos de pacientes com distúrbios multissistêmicos recebendo diálise.

TRANSPLANTE

O transplante é uma forma apropriada de TRS em nefropatia falciforme. A sobrevida do paciente com doença falciforme após transplante renal tem melhorado recentemente. A sobrevida em seis anos foi menor entre os pacientes com doença falciforme em um período inicial (1988-1999) em comparação com outros diagnósticos (56% *vs.* 78%; $P < 0,001$).[45] Num período mais recente (2000-2011), a sobrevida do paciente em seis anos com doença falciforme melhorou (70%) e não foi mais significativamente menor do que para os outros diagnósticos (80%; $P = 0,07$).[45] A sobrevida no período recente dos pacientes com anemia falciforme e receptores de transplante renal é análoga à sobrevida dos receptores diabéticos de transplante renal comparáveis.[45]

Em pacientes com doença falciforme, os riscos perioperatórios, como crise grave e falcização maciça, podem ser reduzidos por transfusões pré-operatórias de sangue normal, reduzindo, assim, a proporção de HbS. Após o transplante, o hematócrito aumenta, podendo até tornar-se maior do que em pacientes com doença falciforme e função renal normal. A crise falciforme pode ocorrer após o transplante, mas ainda não está claro se o aumento do hematócrito aumenta o risco. A terapia imunossupressora padrão não aumenta o risco de crise falciforme. No entanto, deve-se ter cuidado com o uso de anticorpos antilinfocitários, pois o aparecimento de crise foi relacionado com essa terapia em alguns pacientes, talvez por causa do aumento da liberação de citocinas. A recorrência de hipostenúria e nefropatia falciforme após o transplante foi ocasionalmente descrita.

O transplante de células hematopoéticas é o único tratamento curativo para a doença falciforme. No entanto, essa terapia é utilizada apenas numa escala muito limitada, até agora só quando os pacientes têm graves complicações de doença falciforme, como doença cerebrovascular em crianças que são dependentes de transfusões.[5]

Referências

1. Adekile AD, Kitundu MN, Gu LH, et al. Haplotypes in SS patients from Nigeria: Characterization of one atypical beta S haplotype no. 19 (Benin) associated with elevated Hb F and high G gamma levels. *Ann Hematol.* 1992;65:41-45.
2. Davies SC, Oni L. Management of patients with sickle cell disease. *BMJ.* 1997;315:656-660.
3. Serjeant GR. Sickle-cell disease. *Lancet.* 1997;350:725-730.
4. Bunn HF. Pathogenesis and treatment of sickle cell disease. *N Engl J Med.* 1997;337:762-769.
5. Rees DC, Williams TN, Gladwin MT. Sickle-cell disease. *Lancet.* 2010;376:2018-2031.
6. Stuart MJ, Nagel RL. Sickle-cell disease. *Lancet.* 2004;364:1343-1360.
7. Arogundade FA, Sanusi AA, Hassan MO, et al. Clinico-pathological study of sickle cell nephropathy in Nigerians. In: *Book of Abstracts: AFRAN, AFPNA and GKA Congress.* Accra, Ghana: February 2013; Abstract 0044:59.
8. Wierenga KJJ, Hambleton IR, Wilson RM, et al. Significance of fever in Jamaican patients with homozygous sickle cell disease. *Arch Dis Child.* 2001;84:156-159.
9. Solovey A, Lin Y, Browne P, et al. Circulating activated endothelial cells in sickle cell anemia. *N Engl J Med.* 1997;337:1584-1590.
10. Platt OS, Brambilla DJ, Rosse WF, et al. Mortality in sickle cell disease: Life expectancy and risk factors for early death. *N Engl J Med.* 1994;330:1639-1644.
11. Powars DR, Chan LS, Hiti A, et al. Outcome of sickle cell anemia: A 4-decade observational study of 1056 patients. *Medicine (Baltimore).* 2005;84:363-376.
12. Schechter AN. Hemoglobin research and the origins of molecular medicine. *Blood.* 2008;112:3927-3938.
13. Hord J, Byrd R, Stowe L, et al. *Streptococcus pneumoniae* sepsis and meningitis during penicillin prophylaxis era in children with sickle cell disease. *J Pediatr Hematol Oncol.* 2002;24:470-472.
14. Steinberg MH, Barton F, Castro O, et al. Effect of hydroxyurea on mortality and morbidity in sickle cell anemia: Risks and benefits up to 9 years of treatment. *JAMA.* 2003;289:1645-1651.
15. Vermylen C. Hematopoietic stem cell transplantation in sickle cell disease. *Blood Rev.* 2003;17:163-166.
16. De Jong PE, Statius van Eps LW. Sickle cell nephropathy: New insights into pathophysiology. *Kidney Int.* 1985;27:711-717.
17. Sheinman JI. Sickle cell disease and the kidney. *Nat Clin Pract Nephrol.* 2009;5:78-88.
18. Statius van Eps LW, Pinedo-Veels C, de Vries CH, de Koning J. Nature of concentrating defect in sickle-cell nephropathy: Microradioangiographic studies. *Lancet.* 1970;1:450-452.
19. Nath KA, Katusic ZS. Vasculature and kidney complications in sickle cell disease. *J Am Soc Nephrol.* 2012;23:781-784.
20. Guasch A, Cua M, Mitch WE. Early detection and the course of glomerular injury in patients with sickle cell anemia. *Kidney Int.* 1996;49:786-791.
21. Schmitt F, Martinez F, Brillet G, et al. Early glomerular dysfunction in patients with sickle cell anemia. *Am J Kidney Dis.* 1998;32:208-214.
22. Falk RJ, Scheinman J, Phillips G, et al. Prevalence and pathologic features of sickle cell nephropathy and response to inhibition of angiotensin-converting enzyme. *N Engl J Med.* 1992;326:910-915.
23. Maigne G, Ferlicot S, Galacgteros F, et al. Glomerular lesions in patients with sickle cell disease. *Medicine.* 2010;89:18-27.
24. Guasch A, Cua M, You W, Mitch WE. Sickle cell anemia causes a distinct pattern of glomerular dysfunction. *Kidney Int.* 1997;51:826-833.
25. Arogundade FA, Hassan MO, Sanusi AA, et al. Is there any relationship between chronic kidney disease (CKD) and tubular dysfunction in adult sickle cell disease (SCD) patients in steady state? In: *Proceedings of the World Congress of Nephrology.* Vancouver: April 2011; Abstract SA 027(572).

26. ter Maaten JC, Serné EH, Statius van Eps LW, et al. Effects of insulin and atrial natriuretic peptide on renal tubular sodium handling in sickle cell disease. *Am J Physiol*. 2000;278:F499-F505.

27. Tharaux PL, Hagege I, Placier S, et al. Urinary endothelin-1 as a marker of renal damage in sickle cell disease. *Nephrol Dial Transplant*. 2005;20:2408-2413.

28. Arogundade FA, Sanusi AA, Hassan MO, et al. An appraisal of kidney dysfunction and its risk factors in patients with sickle cell disease. *Nephron Clin Pract*. 2011;118:c225-c231.

29. Osegbe DN. Haematuria in sickle cell disease. A report of 12 cases and review of literature. *Trop Geogr Med*. 1990;42:22-27.

30. Yium J, Gabow P, Johnson A, et al. Autosomal dominant polycystic kidney disease in blacks: Clinical course and effects of sickle-cell hemoglobin. *J Am Soc Nephrol*. 1994;4:1670-1674.

31. Watanabe IC, Billis A, Guimarães MS. Renal medullary carcinoma: Report of seven cases from Brazil. *Mod Pathol*. 2007;20:914-920.

32. Jung DC, Kim SH, Jung SI, et al. Renal papillary necrosis: Review and comparison of findings at multi-detector row CT and intravenous urography. *Radiographics*. 2006;26:1827-1836.

33. Sklar AH, Perez JC, Harp RJ, Caruana RJ. Acute renal failure in sickle cell anemia. *Int J Artif Organs*. 1990;13:347-351.

34. Aderibigbe A, Arije A, Akinkugbe OO. Glomerular function in sickle cell disease patients during crisis. *Afr J Med Med Sci*. 1994;23:153-160.

35. Marsenic O, Couloures KG, Wiley JM. Proteinuria in children with sickle cell disease. *Nephrol Dial Transplant*. 2008;23:715-720.

36. McPherson Yee M, Jabbar SF, Osunkowo I, et al. Chronic kidney disease and albuminuria in children with sickle cell disease. *Clin J Am Soc Nephrol*. 2011; 6:2628-2633.

37. Guasch A, Zayas CF, Eckman JR, et al. Evidence that microdeletions in the α globin gene protect against the development of sickle cell glomerulopathy in humans. *J Am Soc Nephrol*. 1999;10:1014-1019.

38. Arogundade FA, Sanusi AA, Hassan MO, et al. Telmisartan use led to regression of proteinuria and improvement in glomerular filtration rate in sickle cell disease patients with nephropathy. In: *Book of Abstracts: AFRAN, AFPNA and GKA Congress*. Accra, Ghana: February 2013; Abstract 0043:21.

39. Kattamis A, Lagona E, Orfanou I, et al. Clinical response and adverse events in young patients with sickle cell disease treated with hydroxyurea. *Pediatr Hematol Oncol*. 2004;21:335-342.

40. Hatch FE, Crowe LR, Miles DE, et al. Altered vascular reactivity in sickle hemoglobinopathy: A possible protective factor from hypertension. *Am J Hypertens*. 1989;2:2-8.

41. ter Maaten JC, Serné EH, Bakker SJL, et al. Effects of insulin on glucose uptake and leg blood flow in patients with sickle cell disease and normal subjects. *Metabolism*. 2001;50:387-392.

42. Powars DR, Elliott-Mills DD, Chan L, et al. Chronic renal failure in sickle cell disease: Risk factors, clinical course, and mortality. *Ann Intern Med*. 1991;115: 614-620.

43. Sklar AH, Campbell H, Caruana RJ, et al. Population study of renal function in sickle cell anemia. *Int J Artif Organs*. 1990;13:231-236.

44. McClellan AC, Luthi JC, Lynch JR, et al. High one year mortality in adults with sickle cell disease and end-stage renal disease. *Br J Haematol*. 2012;159: 360-367.

45. Huang E, Parke C, Mehrnia A, et al. Improved survival among sickle cell kidney transplant recipients in the recent era. *Nephrol Dial Transplant*. 2013;28:1039-1046.

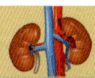

CAPÍTULO 52

Anormalidades Congênitas dos Rins e Trato Urinário

John O. Connolly e Guy H. Neild

As anomalias congênitas dos rins e do trato urinário podem resultar em problemas renais e insuficiência renal. Quase metade das crianças que desenvolvem doença renal crônica em estádio terminal (DRET) têm rins assimétricos, de modo irregular.[1,2] Essa aparência, muitas vezes referida como "cicatriz renal bilateral", é frequentemente associada a anomalias do trato urinário baixo, que incluem o refluxo vesicoureteral (RVU). As condições mais graves envolvem a obstrução da saída da bexiga e muitas anomalias, agora detectadas no período pré-natal.

Esses casos foram descritos anteriormente como *nefropatia do refluxo* ou *pielonefrite crônica*. Com os avanços na genética e na biologia do desenvolvimento, no entanto, torna-se claro que muitas anomalias são causadas por malformações renais primárias, ou *displasia renal*, muitas vezes associadas a malformações congênitas do ureter, da bexiga e da uretra. Essa é uma mudança a partir da visão de que cicatriz renal e lesões são secundárias para o problema de fluxo e refluxo ureteral. Embora ainda um tanto discutível, a British Association for Pediatric Nephrology afirmou que a distinção clínica entre nefropatia de refluxo e displasia renal é arbitrária e desnecessária.[1]

PRINCÍPIOS CLÍNICOS

As anomalias congênitas do trato renal podem apresentar-se em um dos cinco cenários:

1. *Diagnóstico pré-natal nos exames de ultrassom fetal*
2. *Déficit de crescimento em um lactente ou criança pequena*
3. *Investigação de infecção do trato urinário (ITU)*
4. *Um achado ocasional em uma criança ou adulto*
5. *Um adulto com exame de urina anormal, cálculos, hipertensão ou disfunção renal*

A identificação desses problemas sempre coloca as seguintes questões:

- Qual é a causa?
- Qual é a história natural?
- Essa condição necessita de intervenção cirúrgica?

Tais pacientes caem em dois grandes grupos. O primeiro grupo de pacientes parece ter bexigas normais, sem obstrução do fluxo de saída e calibre normal dos ureteres, quando não miccional, descrito como tendo RVU primário ou displasia renal primária. O segundo grupo tem algum tipo de disfunção do fluxo de saída da bexiga que causa RVU secundário e dilatação do trato urinário superior, cuja causa mais comum é a válvula de uretra posterior em meninos.

Como previsto pela hipótese de Brenner,[3] pequenos rins assimétricos, com taxa de filtração glomerular (TFG) reduzida, desenvolvem todas as características de hiperfiltração glomerular, com o aparecimento de insuficiência renal progressiva, sinalizado pelo aumento da proteinúria. Isso pode ser significativamente modificado pelo tratamento com bloqueadores do sistema renina-angiotensina.[4,5] Os detalhes do manejo pré-natal e pediátrico desses pacientes estão além do escopo deste capítulo, que foca o manejo desses pacientes na adolescência e na idade adulta.

DESENVOLVIMENTO DO TRATO URINÁRIO

O trato urinário se desenvolve a partir da cloaca e do mesoderma intermediário em paralelo, com a diferenciação precoce do blastema metanéfrico (futuro rim)[6-8] (Fig. 52-1). Na quinta semana de gestação, o ducto mesonéfrico (wolffiano) conecta-se ao alantoide e à cloaca. Na sexta semana, a dobra urorretal aparece e divide essa cavidade, que separa o futuro sistema urinário (seio urogenital) do reto (intestino posterior). O crescimento da parede abdominal anterior entre o alantoide e a membrana urogenital é acompanhado por aumento no tamanho e na capacidade desse precursor da bexiga. O alantoide permanece anexado ao ápice da bexiga fetal e estende-se até a raiz umbilical, embora ele perca sua patência e persista como úraco remanescente, o ligamento umbilical mediano, que conecta a bexiga ao umbigo. Na sétima semana, há uma abertura separada do ducto mesonéfrico dentro da bexiga que se tornará a abertura vesicoureteral e a área conhecida como *trígono*. A parte distal do seio urogenital primitivo formará o seio urogenital definitivo. Em meninas, isso dá origem à uretra inteira e ao vestíbulo da vagina. Em meninos, dá origem à uretra posterior, enquanto a uretra anterior é formada a partir do fechamento das pregas uretrais.

No embrião de seis semanas, os ductos mesonéfricos e paramesonéfricos (müllerianos) correm em paralelo. Com sete semanas, nos meninos, o ducto mülleriano começa a regredir e o ducto wolffiano finalmente evoluirá para o epidídimo e para a parte caudal do ducto deferente. Nas meninas, os ductos müllerianos se fundem para tornarem-se o cordão uterovaginal, que se abre para o seio urogenital em vão desenvolver-se na vagina.

Enquanto o trato urogenital se desenvolve, há desenvolvimento simultâneo do rim fetal (Fig. 52-1). O broto ureteral surge a partir da extremidade distal do ducto de Wolff como um divertículo não ramificado (dia 28), e invade o mesênquima metanéfrico adjacente, iniciando a ramificação do sistema de ductos coletores, dentro do rim primitivo. Na ausência do broto ureteral, o rim metanéfrico não se forma. A urina fetal atinge a bexiga em oito a 10 semanas e contribui significativamente para o líquido amniótico por 16 semanas. A formação do néfron está completa em 34 semanas de gestação.

O desenvolvimento renal é orquestrado pela expressão dos fatores de transcrição, fatores de crescimento e sobrevida, e moléculas de adesão.[6,8,9] As mutações genéticas que codificam todas as classes dessas moléculas causam malformações no trato urinário em camundongos.[8-10] Uma família de proteínas de fator de transcrição contém o domínio de ligação ao DNA pareado e é codificada pelos genes *PAX*. Estudos em ratos mostram que tais genes regulam o desenvolvimento do cérebro, olhos, sistema linfoide, musculatura, crista neural e vértebras.[11,12] O *PAX2* é expresso nos metanéfrons e em linhagens de células que estão formando néfrons, e também naquelas que estão destinadas a diferenciarem-se em ureter, pelve renal e ramificação do sistema de ducto coletor. A ablação de um único

Desenvolvimento do Trato Urinário

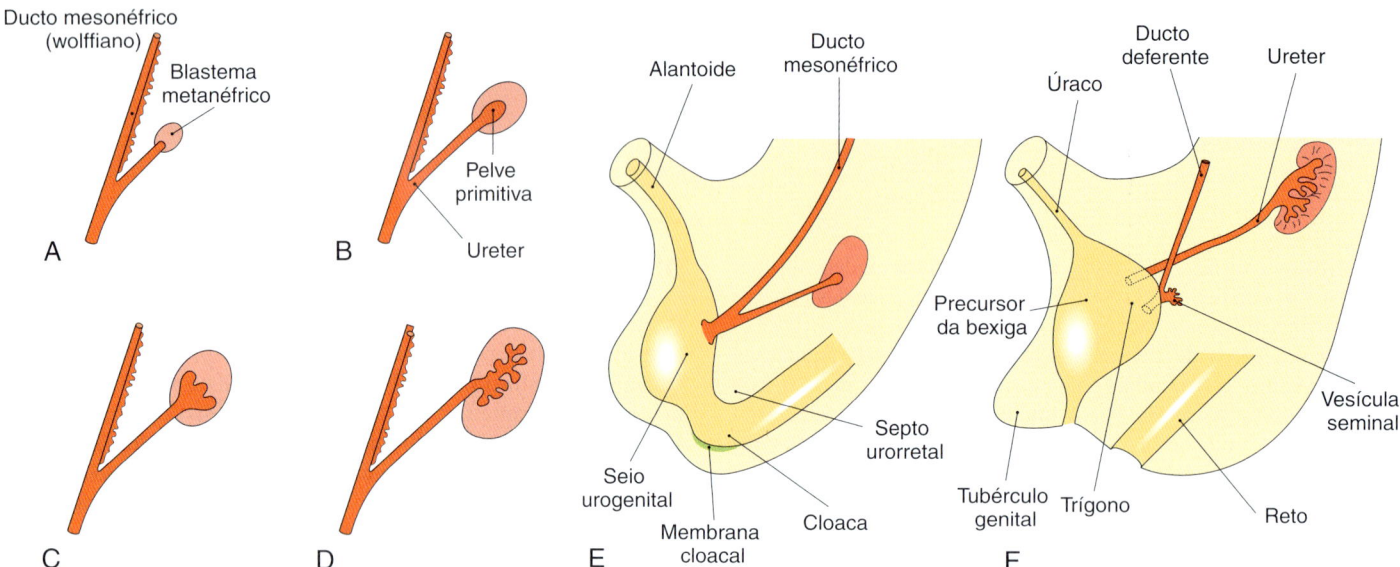

Figura 52-1 Desenvolvimento do trato urinário. Crescimento e desenvolvimento do ureter, pelve e cálices são mostrados em partes **A** a **D**. **A**, Os rins metanéfricos primeiro tornam-se detectáveis como pequenas áreas no mesoderma próximos à aorta. O ureter epitelial primitivo sai do ducto mesonéfrico e faz contato com o mesênquima metanéfrico. **B**, Sob a influência de sinais do ureter, o mesênquima se condensa e prolifera ao redor da ponta do ureter, com alongamento simultâneo e ramificação da ponta do ureter. **C** e **D**, Uma pelve primitiva aparece e ramifica para formar a divisão dos cálices. O processo de ramificação continua, com o sistema epitelial finalmente diferenciando-se em néfrons do parênquima renal. Conforme o feto cresce, o rim ascende devido ao contínuo crescimento rostral. **E**, Crescimento e desenvolvimento da cloaca durante a quinta e sexta semanas de gestação. **F**, Crescimento e desenvolvimento do seio urogenital para a bexiga e trato do fluxo de saída durante a oitava e nona semanas.

alelo *PAX2* em camundongos nocaute causa crescimento metanéfrico prejudicado e menos néfrons que o normal, bem como megaureter, um achado consistente com RVU completo.[12] O *WT1*, que é uma mutação relacionada com os tumores de Wilms, é outro fator de transcrição, cuja mutação está associada ao desenvolvimento anormal do trato urinário.

O desenvolvimento normal parece depender do fluxo urinário do rim fetal. Isso requer o peristaltismo e nenhuma obstrução anatômica para o fluxo. Diversos defeitos agora podem ser unificados e claramente eles desempenham um papel-chave no peristaltismo. Isso pode ser causado por defeitos no desenvolvimento do músculo liso ou inervações no ureter. Por exemplo, os ratos sem o fator de transcrição "teashirt 3" não conseguem desenvolver o músculo liso normal no ureter e têm hidronefrose congênita, sem obstrução anatômica.[13] A angiotensina desempenha papel fundamental na iniciação do peristaltismo, e ratos nos quais o receptor tipo 1 da angiotensina é nocauteado não conseguem desenvolver uma pelve renal, e morrem por insuficiência renal.[9]

Os ratos com genes mutantes nulos do receptor tipo 2 da angiotensina exibem anomalias congênitas dos rins e do trato urinário, como agenesia unilateral, megaureter unilateral, hidronefrose e obstrução de junção ureteropiélica (JUP), e imitam uma variedade de anormalidades encontradas em seres humanos.[9] A administração de inibidor da enzima conversora da angiotensina (ECA) durante toda a gravidez em seres humanos pode causar hipotensão e anúria no bebê com características histológicas de displasia tubular renal. Esse fenótipo também é causado por mutações em genes que codificam a renina, o angiotensinogênio, a ECA e o receptor tipo 1 da angiotensina II.

Ainda pouco se conhece sobre a genética da obstrução da via de saída da bexiga congênita.[13]

Outras síndromes associadas a displasia e agenesia em que a mutação é agora conhecida incluem síndrome brânquio-oto-renal (mutação *EYA1*, proteína fator de transcrição-*like*), síndrome de Frasier (mutação *FRAS1*, molécula de adesão celular putativa), síndrome de Kallmann (forma ligada ao X, mutação *KAL1*, molécula de adesão celular; forma autossômica, mutação *FGFR1*, receptor do fator de crescimento) e síndrome de diabetes e cistos renais (mutação *HNF1*, fator de transcrição).[14]

MALFORMAÇÕES RENAIS

Os rins anormais congênitos podem ser grandes ou pequenos, císticos ou irregulares no contorno e ausentes ou deslocados. Essas condições foram tradicionalmente discutidas com base nos achados de urografia excretora (UE), mas os achados na tomografia computadorizada (TC) e na ressonância magnética (RM) são agora cada vez mais realçados.

Rins Grandes

Rins aumentados de tamanho, resultantes de problemas congênitos, são geralmente hidronefróticos ou císticos. O tumor de Wilms também deve ser considerado. O diagnóstico diferencial em adultos com rins aumentados, congênitos e adquiridos é mostrado no Capítulo 5 (Fig. 5-1) e o diagnóstico diferencial de doença renal cística é discutido detalhadamente nos Capítulos 46 e 47.

Definições da Displasia Renal e Malformação	
Termo	**Características**
Agenesia renal	Ausência do rim ou de uma estrutura metanéfrica identificável
Aplasia renal	Displasia grave com rim extremamente pequeno, às vezes identificável apenas por exame histológico
Displasia renal	Diferenciação anormal do parênquima renal com desenvolvimento de estruturas anormais, como ductos primitivos cercados por colares de tecido conjuntivo, cartilagem metaplástica, variedade de malformações inespecíficas, como pré-glomérulo do tipo fetal, e redução da ramificação dos ductos coletores com dilatação cística e túbulos primitivos
Hipoplasia renal	Redução significativa da massa renal e do número de néfrons sem evidência de desenvolvimento anormal do parênquima
Displasia renal multicística	Displasia cística severa com rins grandemente aumentados repletos de estruturas císticas; ocorrem como uma lesão renal isolada em resposta a atresia ureteral e obstrução uretral; 10% dos pacientes têm história familiar.

Tabela 52-1 Definições da displasia renal e malformação.

Rins Irregulares

A irregularidade do contorno renal pode resultar de lobulação fetal ou uma "corcova de dromedário", nenhuma com quaisquer implicações funcionais. Muito mais importante é o diagnóstico de displasia renal.

Displasia Renal

A Tabela 52-1 apresenta uma gama de malformações displásicas e outras malformações do rim. Claramente, anormalidades do ureter, da bexiga e da uretra são frequentemente associadas a displasia renal.[15,16] Além disso, todos os tipos de displasia renal podem ocorrer como anomalias isoladas do desenvolvimento. A displasia renal, embora normalmente produza rins pequenos e irregulares, pode ser displasia renal cística ou multicística.

Hipoplasia Renal (Oligomeganefronia)

A *hipoplasia renal* é definida como um rim pequeno congênito (dois desvios-padrão abaixo da média esperada) que carece de evidência de qualquer diferenciação anormal parenquimatosa (displasia renal) ou doença adquirida, suficiente para explicar o tamanho reduzido. O termo é muitas vezes utilizado livremente; no entanto, a maioria dos pacientes com um rim pequeno e outras malformações terão *oligomeganefronia*. Este é um tipo de hipoplasia renal resultante de uma redução congênita do número de néfrons que resulta do desenvolvimento reprimido do blastema metanéfrico de 14 a 20 semanas de gestação com subsequente hipertrofia dos glomérulos e túbulos no rim. A hipertrofia e hiperfiltração resultam em lesão progressiva do néfron e esclerose mais tarde na vida. A oligomeganefronia é reconhecida na biópsia renal pelo grande tamanho dos glomérulos e túbulos e pelo pequeno número de glomérulos vistos em um bom núcleo de córtex renal. É relatado em síndromes congênitas, causadas por mutações em *PAX2* e fator nuclear de hepatócito 1β (*HNF1β*).

Diagnóstico Diferencial das Cicatrizes Renais

Displasia *versus* Refluxo As cicatrizes progressivas e a insuficiência renal já foram consideradas como sendo causadas por infecção parenquimatosa crônica (então chamada pielonefrite crônica) e foram

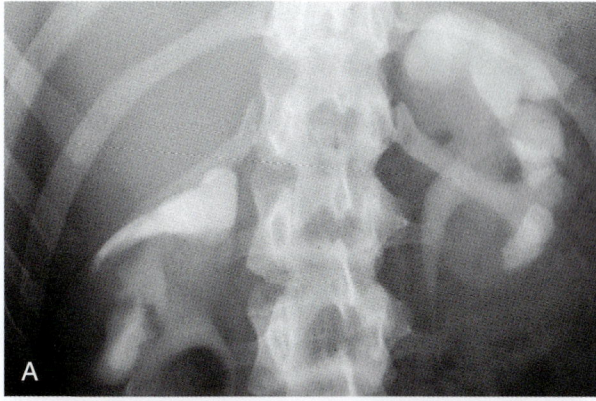
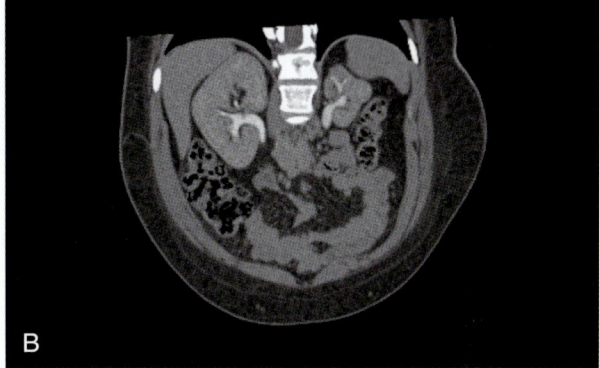

Figura 52-2 Displasia renal. A, Urografia excretora (UE) mostrando cicatriz bilateral macroscópica em uma mulher de 20 anos de idade que foi acompanhada desde os dois anos de idade. Observou-se progressão da cicatriz na ausência de obstrução e infecção do trato urinário, o que provavelmente representa displasia renal primária. **B**, Tomografia computadorizada (TC) com contraste mostrando cicatriz macroscópica do rim direito. *(Cortesia Dr. A. Kirkam, University College Hospitals, London.)*

consideradas como uma consequência de RVU. Na década de 1980, no entanto, houve uma mudança do paradigma do papel primário da infecção que foi focado nas cicatrizes como resultado do refluxo e a natureza progressiva da lesão glomerular associada a hipertensão glomerular (ou hiperfiltração), então chamada nefropatia do refluxo.[3,17,18] O foco está mudando novamente para o conceito que a cicatriz é muitas vezes uma consequência da displasia renal, e que o refluxo é uma característica secundária ou incidental (Fig. 52-2). Assim, os rins irregulares com ureteres de calibre normal são mais propensos a ser causados por displasia primária, e nenhuma evidência de RVU pode ser vista.

Cicatriz Renal em Adultos Um problema da prática clínica é o diagnóstico diferencial dos rins assimétricos com cicatrizes. Em pacientes mais velhos, o diagnóstico diferencial de rins aumentados com cicatrizes ou "*lumpy bumpy*" aumenta. Muitas vezes atribuída à nefropatia por analgésicos na década de 1970, essa aparência agora é frequentemente designada "nefropatia do refluxo". Em pacientes mais velhos, várias cicatrizes de doença arterial ateromatosa e embolização do rim é uma causa cada vez mais importante de insuficiência renal. O diagnóstico vem sendo feito, historicamente, pelas características radiológicas na UE, mas, na prática, os pacientes apresentam quase sempre disfunção renal avançada e são incapazes de excretar radiocontraste suficiente para delinear a anatomia dos cálices e pelve e sua relação com a cicatriz. Técnicas mais recentes que incluem Uro-TC e Uro-RM têm suplantado a UE.[19] Com condições urológicas, terão distorção e agressão dos cálices; com outras condições, o padrão calicinal deve ser normal, exceto por exemplos de necrose papilar (Fig. 52-3). A cicatriz é mais bem demonstrada pela cintilografia com ácido dimercaptosuccínico marcado com tecnécio-99m (DMSA-^{99m}Tc).

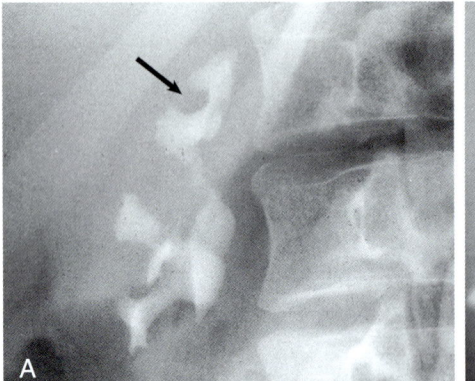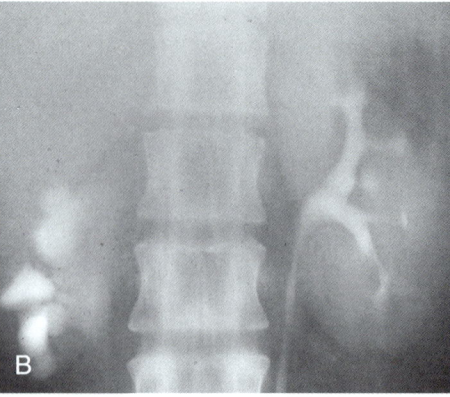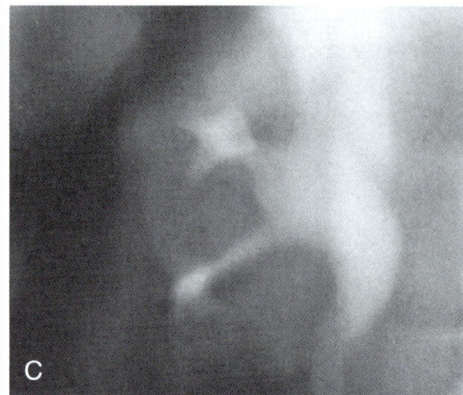

Figura 52-3 Diagnóstico diferencial de rins *"lumpy bump"* pela aparência na urografia excretora. **A**, Anemia falciforme: necrose papilar. A papila ausente deixa uma cavidade arredondada na medula (*seta*) e dá uma aparência baqueteada. Por outro lado, a arquitetura calicinal está relativamente bem preservada. **B**, Nefropatia do refluxo. Há cicatriz macroscópica e distorção do padrão calicinal do rim direito, dando origem a uma aparência baqueteada ao cálice dilatado. Com refluxo, há predileção da cicatriz pelos polos superiores e inferiores; com necrose papilar ou nefropatia por analgésicos, as alterações são menos previsíveis. **C**, Nefropatia por analgésicos. O rim pequeno, uniformemente contraído, tem o padrão calicinal relativamente preservado. Uma radiografia simples mostrou áreas de calcificação em ambos os rins.

Rins Ausentes

Agenesia Renal Unilateral

A completa ausência de um rim ocorre para cada 1 em 520 a 1.000 nascimentos. Pode ser familiar, e o termo *aplasia renal hereditária* é utilizado por pediatras. É um traço autossômico dominante com penetrância incompleta e expressão variável, e pode ser associado a agenesia renal bilateral ou displasia grave. Em algumas famílias, encontram-se mutações em uroplakin IIIa.[20]

Normalmente, não há nenhum ureter, e a metade do trígono da bexiga ipsilateral está ausente. Na maioria das vezes, o rim único é hipertrófico, mas pode ser ectópico, rodado ou hidronefrótico com um megaureter. Quanto mais grave a displasia do rim remanescente, mais precoce é a apresentação. O testículo e o ducto seminífero ipsilateral estão geralmente ausentes, e em 10% dos casos a glândula adrenal também está ausente. As meninas podem ter uma trompa de Falópio ou ovário ausente ou malformação da vagina ou do útero. Outras associações incluem ânus imperfurado e malformações do sistema cardiovascular e vértebras. A agenesia pode resultar de falência na formação dos metanéfrons ou do broto ureteral; no entanto, em associação com anormalidades cloacais, o broto ureteral é mais provável.

A normalidade do rim único deve ser confirmada por cintilografia de DMSA-^{99m}Tc, TFG isotópica normal e ausência de proteinúria. Se o rim não é normal, o acompanhamento é necessário ao longo da vida. Recomenda-se o ultrassom dos rins em parentes de primeiro grau, em todas as famílias em que tenha um indivíduo com agenesia renal unilateral ou bilateral.

Agenesia Renal Bilateral

A agenesia renal bilateral é letal. Está associada a hipoplasia pulmonar e uma aparência facial característica (fácies de Potter) causada por compressão intrauterina, que é uma consequência de oligoidrâmnio.

A prevalência é de cerca de 1 em 10.000 nascimentos, com risco de ocorrência em irmãos de cerca de 3%, a menos que haja uma história familiar de agenesia, quando o risco aumenta para 15% a 20%.

Anomalias Renais de Posição e Rotação

Ectopia Renal, Má-rotação Renal e Rins Cruzados com Fusão

A posição inicial do rim fetal é profundamente na pelve. Os rins que não conseguem subir adequadamente e, portanto, permanecem mais baixos do que o habitual ocorrem a cada 1 em 800 nascimentos

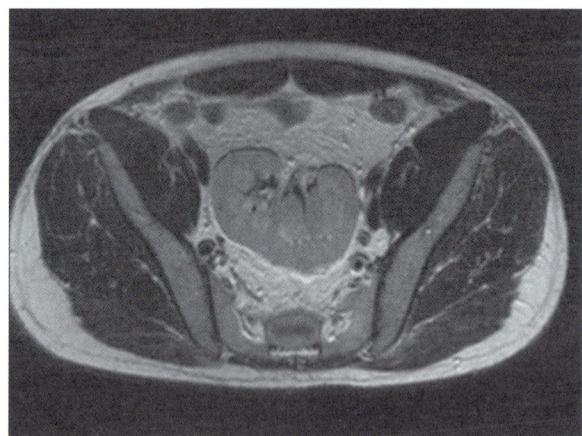

Figura 52-4 Rim único pélvico. Ressonância magnética (RM), corte transversal, mostra rim único pélvico na linha média. *(Cortesia Dr. A. Kirkham, University College Hospitals, London.)*

(Fig. 52-4; Fig. 5-16). Durante o desenvolvimento e ascensão do rim, a pelve renal vem para a face mais medial. A anomalia mais comum é a pelve virada para a frente.

Quanto mais ectópico o rim, mais grave é a rotação e mais anormal é a aparência. Em mais de 90% das ectopias, há fusão de ambos os rins, o que agora é mais bem visualizado na Uro-TC ou na Uro-RM (Fig. 52-5). Os sintomas e as complicações, se houverem, são causados por refluxo ou estenose de JUP associados.

Rim em Ferradura

Se ambos os rins são baixos, eles podem juntar-se no polo inferior e geralmente são drenados por dois ureteres (Fig. 52-6). Os rins repousam abaixo do normal, e uma subida adicional é impedida pela raiz da artéria mesentérica inferior. O rim em ferradura ocorre em 1 a cada 400 a 1.800 nascimentos e é mais comum em meninos (2:1). Os pacientes apresentam-se, em sua totalidade, com complicações de refluxo, obstrução ou formação de cálculo.

Anormalidades dos Cálices

Hidrocálice e Hidrocalicose

As dilatações dos cálices são geralmente causadas por obstrução. A dilatação focal também pode ser causada por estenose infundibular

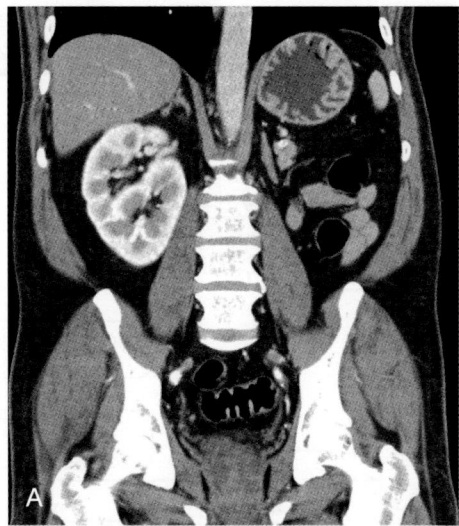

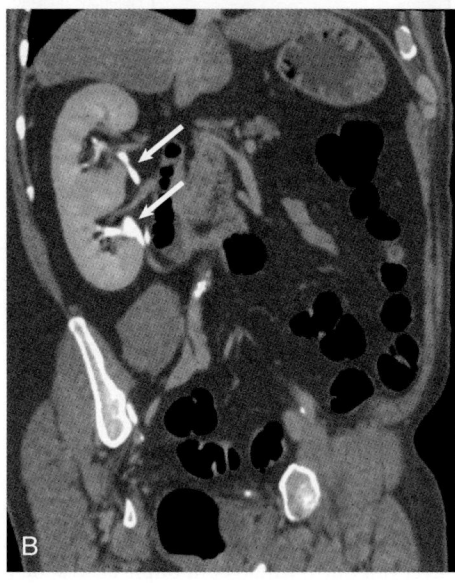

Figura 52-5 Ectopia cruzada com fusão. A, RM mostrando rins fundidos à direita. **B**, Há dois ureteres (*setas*). *(Cortesia Dr A. Kirkham, University College Hospitals, London.)*

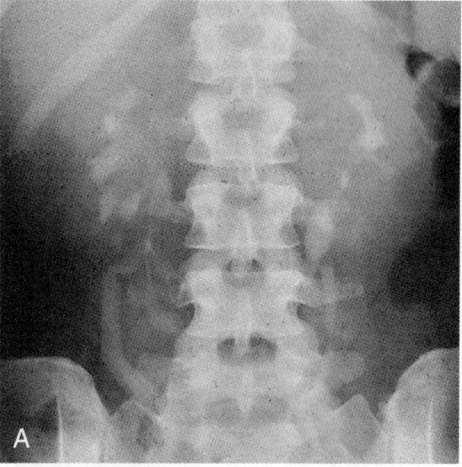

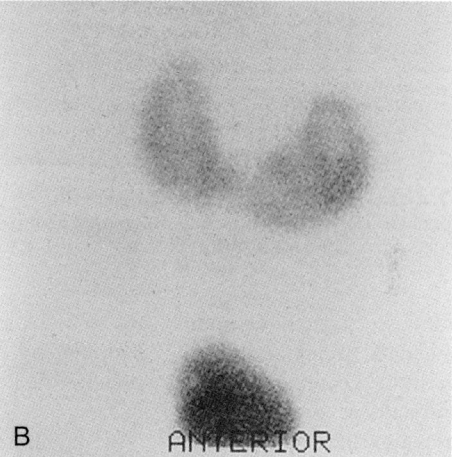

Figura 52-6 Rim em ferradura. A, UE logo após a gestação em mulher de 25 anos de idade mostrando não apenas o rim em ferradura unido na linha média, mas também ureteres dilatados como um efeito transitório da gestação. **B**, Exame com dimercaptosuccinato mostrando um rim em ferradura.

congênita, compressão extrínseca por vasos ou tumor, cálculos ou tuberculose. Se a obstrução estiver excluída, é provável que seja uma anomalia congênita e pode ser um achado acidental. Além disso, se a TFG é normal e a função dividida dos rins é 50:50, a cirurgia para "melhorar" a anatomia não deve ser tentada.

Megacalicose
Na megacalicose, há displasia grosseira do sistema calicinal, com aumento no número de cálices. Não há nenhuma obstrução, e a causa é a malformação das papilas renais. A megacalicose é congênita, geralmente unilateral e é um achado acidental. É muito mais comum em homens (6:1) e ocorre apenas em caucasianos. A doença bilateral é restrita a homens e a doença segmentar, unilateral para mulheres, que sugere um gene recessivo parcialmente ligado ao X com penetrância reduzida no sexo feminino. Pode haver um megaureter segmentar ipsilateral associado, geralmente afetando o terço distal.

Divertículo do Cálice (Cisto Calicinal)
Um divertículo do cálice é uma cavidade periférica para um cálice menor que não é um cisto fechado, mas, em vez disso, está ligado ao cálice por um canal estreito. Na maioria das vezes, é um achado acidental, em cinco por 1.000 UEs e é mais bem visualizado em um filme mais tardio (Fig. 52-7). Se um divertículo calicinal estiver presente, os sintomas relacionam-se a cálculos ou infecção dentro da cavidade.

Síndrome de Bardet-Biedl
Múltiplas agressões no cálice e divertículos calicinais são as características da displasia renal vistas na síndrome de Bardet-Biedl (anteriormente conhecida como síndrome de Laurence-Moon-Biedl).[21] Essa condição autossômica recessiva é caracterizada por retinite pigmentosa, extremidades dismórficas (às vezes com polidactilia), obesidade e hipogonadismo. A malformação calicinal está associada a displasia parenquimatosa; a insuficiência renal no início da vida adulta é comum. Desde que foi demonstrado que a síndrome de Bardet-Biedl foi causada por um defeito do corpo basal das células ciliadas,[22] foram relatadas mutações em 15 genes que codificam diferentes proteínas, localizadas no corpo basal e cílios da célula, tornando a síndrome um arquétipo de ciliopatias.

Obstrução da Junção Ureteropiélica
Em crianças, a obstrução da JUP é uma das causas mais frequentes de uropatia obstrutiva. A condição é, na maioria das vezes, congênita, mas pode ter uma base mecânica adquirida, causada por estenose ou compressão externa, proveniente de aderências, vasos aberrantes do polo inferior ou acotovelamento do ureter mais proximal. As

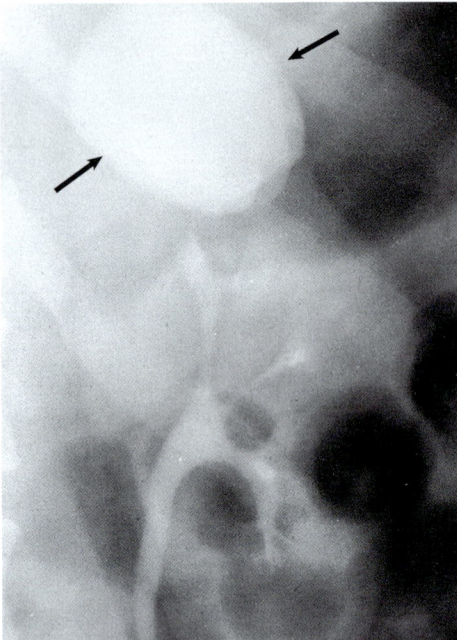

Figura 52-7 Cisto calicinal. UE mostrando um cisto calicinal no polo superior preenchido por contraste (*setas*). Radiografia simples abdominal mostrou cálculos agrupados no assoalho do cisto.

anormalidades associadas são comuns e até 50% dos lactentes têm outra anormalidade urológica, como JUP contralateral, rim displásico e rim multicístico contralaterais, graus menores de RVU e agenesia renal contralateral.

Crianças mais velhas podem apresentar-se com uma massa abdominal ou com dor no flanco, hematúria secundária à trauma leve ou ITU. A hipertensão arterial é incomum, mas pode ocorrer temporariamente após a correção cirúrgica.

Procedimentos diagnósticos são necessários para diferenciar entre obstrução significativa, que requer correção cirúrgica, e ectasia congênita da pelve renal, em que a cirurgia não está indicada (Fig. 52-8). As indicações para intervenção cirúrgica incluem comprometimento da função renal, pielonefrite, cálculos renais e dor. Na maioria das vezes, os rins com boa função podem ser deixados, e a cirurgia é indicada apenas quando a função se mostrar claramente em declínio.[23]

Disgenesia Gonadal

Os problemas de micropênis, identidade de gênero e intersexo estão além do escopo deste capítulo e raramente encontrados na prática em adultos. No entanto, os pacientes serão abordados com DRET que são fenotipicamente femininos, mas genótipo XY e com mutações de *WT1* (síndromes de Denys-Drash e Frasier). Eles têm disgenesia gonadal e os ovários vestigiais devem ter sido removidos; caso contrário, irão desenvolver gonadoblastomas.

ANOMALIAS URETERAIS

O Ureter

O ureter é revestido por um epitélio com múltiplas camadas, impermeável (urotélio) rodeado por músculo liso, que produz ondas peristálticas distalmente da pelve para a bexiga. O mecanismo molecular e os fatores de crescimento, que iniciam e regulam o brotamento e a ramificação ureteral, são cada vez mais estudados, e alguns genes já implicados na displasia ureteral incluem *PAX2, HNF1β, GATA3, ROBO2* e *UPK3A.*[24]

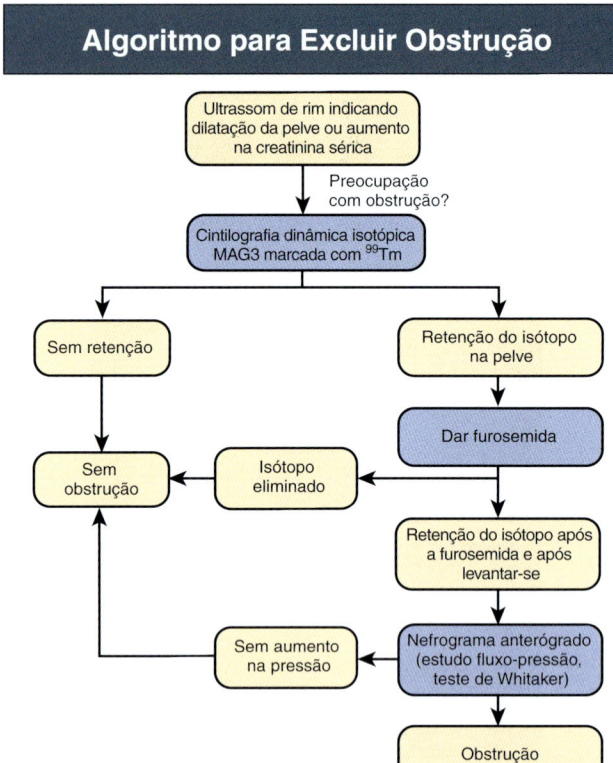

Figura 52-8 Algoritmo para excluir obstrução da junção ureteropiélica (JUP). Caminho diagnóstico utilizado para diferenciar entre obstrução de JUP significativa e ectasia congênita da pelve renal.

Duplicidade Ureteral

A duplicação do ureter e da pelve renal é uma anomalia comum, com uma incidência de cerca de 1 em 150 nascimentos; a duplicação unilateral é seis vezes mais frequente do que a bilateral. É mais comum em meninas. Se a duplicação foi detectada em um paciente, a probabilidade de haver um outro irmão com duplicação sobe para 1 em 8.

Patogênese

Se o broto ureteral bifurca após sua origem do ducto mesonéfrico, mas ergue-se até seu local normal, ele irá desenvolver duplicação ureteral incompleta com um ureter em Y.[7] A duplicação ureteral completa ocorre se houver dois brotos ureterais, um na posição normal e o outro em uma posição mais baixa. O broto normal termina no sítio correto sobre o trígono da bexiga e não é refluxivo. O broto inferior, representando o ureter do polo inferior do rim, termina na bexiga como um orifício lateral com um curto túnel submucoso. O ureter do polo inferior, por conseguinte, está frequentemente associado a RVU e pode resultar em cicatriz do polo inferior.

Se existem dois brotos ureterais, um com uma localização normal e um com uma posição elevada, o ureter superior é incorporado no desenvolvimento da bexiga, terminando mais distalmente e medial ao normal. Desse modo, o ureter do polo superior termina ectópico e, em função da obstrução ou displasia, há muitas vezes graves cicatrizes na porção do polo superior.

Manifestações Clínicas

Em pacientes mais adultos, a duplicação ureteral é assintomática e não causa problemas a longo prazo. As crianças com duplicação ureteral frequentemente apresentam RVU. O desaparecimento espontâneo do refluxo é menos comum em ureteres duplicados do que em pacientes com um único ureter.[25] As duplicidades ureterais são mais

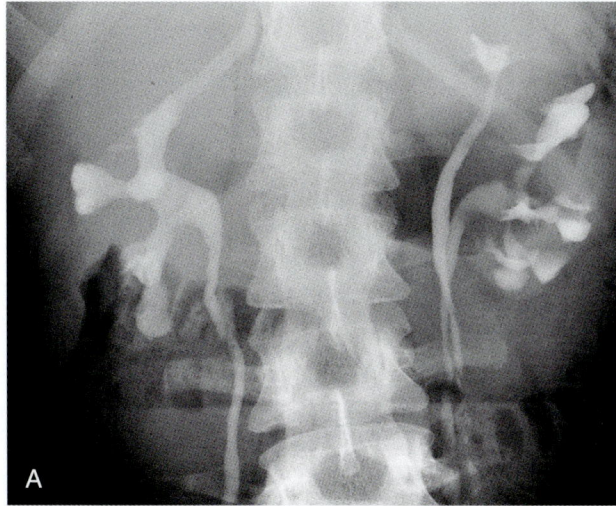

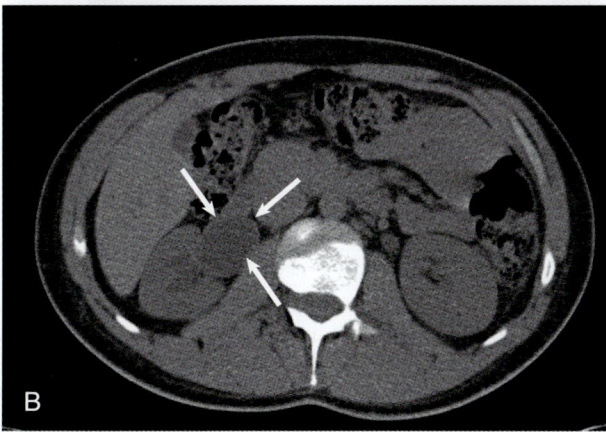

Figura 52-9 Duplicação renal. A, UE mostrando duplicação renal à esquerda. O polo inferior tem cicatriz e mostra evidência de lesão por refluxo. Os dois ureteres entram na bexiga separadamente com o ureter do polo inferior numa localização anormal. O rim direito também mostra características de refluxo, com baqueteamento dos cálices e algumas cicatrizes. **B**, TC mostrando um megaureter isolado do lado direito (*setas*).

bem diagnosticadas por imagens de urotomografia. Pode ocorrer obstrução de JUP do ureter que drena o polo inferior do rim.

Condições associadas, como ureter ectópico e ureterocele (discussão a seguir), costumam causar problemas no início da vida e, portanto, têm sido abordadas na adolescência. A cicatriz do polo superior é associada a um ureter ectópico, e a do polo inferior, a RVU (Fig. 52-9, *A*).

Ureteres Ectópicos

Os ureteres ectópicos quase sempre estão associados a duplicação ureteral, e 10% são bilaterais. A proporção masculino-feminino é de 7:1. O ureter ectópico vem do polo superior e se insere na bexiga mais distalmente e em direção ao colo da bexiga, ou se abre na uretra superior. Em meninas, o ureter pode terminar na uretra, na vagina ou na vulva, e as pacientes apresentam incontinência, infecções do trato urinário ou corrimento vaginal persistente, sobretudo se o esfíncter externo estiver lesado, como ocorre no parto.

Os ureteres ectópicos são raros em homens e apresentam-se como ITU. Na maioria das vezes, há um ureter único associado a um rim displásico que termina na uretra posterior, no ducto ejaculatório, na vesícula seminal ou no canal deferente. Os pacientes do sexo masculino são geralmente continentes porque o ureter é proximal ao esfíncter externo.

Os ureteres ectópicos são mais bem visualizados por uro-TC ou uro-RM. Uma uretrocistografia miccional mostra refluxo para o polo inferior do rim em 50% dos pacientes.

Ureterocele

As ureteroceles são dilatações císticas dos segmentos terminais do ureter causadas por desenvolvimento equivocado do ureter caudal. As ureteroceles afetam meninas mais do que meninos (4:1), e quase exclusivamente afetam caucasianos; 10% são bilaterais. Os ureteres ectópicos e os ureteres com ureteroceles frequentemente (80%) drenam o polo superior e são muitas vezes associados a tecido renal displásico ou não funcional. Eles geralmente apresentam-se na infância com infecção; quando grandes, eles podem obstruir o colo vesical ou até mesmo o ureter contralateral. Em adultos, as ureteroceles normalmente apresentam-se com cálculos no ureter inferior.

O tratamento de ureteroceles simples é a excisão cirúrgica com reimplantação do ureter ou incisão simples se eles delimitam uma porção com bom funcionamento. Na maioria das vezes, não há sequelas médicas.

Megaureter

A dilatação isolada do ureter não implica necessariamente obstrução. Há três grandes grupos de condições com ureteres amplamente dilatados, como se segue:

1. Obstrução própria do ureter. Pode ser intrínseco (p. ex., cálculo) ou extrínseco (p. ex., fibrose retroperitoneal); não está associado a refluxo.
2. Obstrução do fluxo de saída da bexiga, com obstrução ureteral secundária. Exemplos incluem uma bexiga neuropática e válvula de uretra posterior; pode ou não ser associado a refluxo.
3. Um ureter dilatado, mas não obstruído. Ocorre, na maioria das vezes, sem refluxo, e poderá ter uma função renal normal; pode ser causado por um segmento adinâmico do ureter inferior (Fig. 52-9, *B*).

Patogênese

No ureter normal, há uma orientação helicoidal característica das fibras musculares. Quando o megaureter é secundário à obstrução do fluxo de saída da bexiga, há hiperplasia muscular e hipertrofia da parede ureteral. Em megaureteres sem causa aparente, muitas anormalidades da orientação muscular são descritas, ou as fibras musculares podem até mesmo estarem ausentes na extremidade proximal do segmento não dilatado.

A microscopia eletrônica mostra aumento de colágeno entre os feixes musculares no nível do segmento obstruído. A obstrução parece ser causada por uma falha do peristaltismo por meio do segmento ureteral distal.

Manifestações Clínicas

A maioria dos casos de megaureter associado a obstrução apresenta-se na infância com infecções graves, muitas vezes complicada por sepse. Esses pacientes têm alta incidência de outras anomalias congênitas. Em casos menos graves ou sem obstrução, os pacientes podem apresentar-se com dor abdominal, dor lombar, hematúria e ITU. Os cálculos renais podem se formar com facilidade nos sistemas dilatados. A exclusão da obstrução é estabelecida, muitas vezes apenas por um estudo de fluxo-pressão anterógrado (teste de Whitaker), em que uma nefrostomia é colocada na pelve renal e material de contraste é infundido a 10 mL/min.[26]

Tratamento

Um diagnóstico definitivo deve ser feito na existência de uma obstrução (Fig. 52-8). A visão atual é que pacientes com doença assintomática não obstrutiva devem ser acompanhados de modo conservador, e a maioria evolui bem com essa abordagem.

DISTÚRBIOS DA BEXIGA E DO FLUXO DE SAÍDA DA BEXIGA

Síndrome de Prune-Belly

A síndrome de Prune-Belly ocorre em meninos e consiste na ausência dos músculos da parede abdominal anterior, malformações grotescas do trato urinário com enorme dilatação da bexiga e dos ureteres, e criptorquidia bilateral.[27-29] Quando a doença é diagnosticada precocemente, o êxito renal está relacionado com o grau de displasia renal. Existem formas incompletas da síndrome de Prune-Belly (pseudo-Prune-Belly). Raramente, um megacisto ou um megaureter semelhante pode ser visto em paciente do sexo masculino ou feminino.

Patogênese

Nenhum defeito genético ou hipótese unificadora surgiu para explicar essas características. A incidência da síndrome de Prune-Belly varia de 1:30.000 a 1:52.000 nascimentos. Existem alguns casos familiares e a condição foi relatada em gêmeos, mas há 100% de discordância relatada em gêmeos idênticos, que é um forte argumento contra uma base genética. Há evidências de um impedimento primário localizado do desenvolvimento do mesênquima, com base na falta de diferenciação prostática; o elemento epitelial na próstata é hipoplásico ou ausente. Estudos ultraestruturais do ureter mostram a substituição maciça do músculo liso por tecido fibroso e colagenoso e ausência de plexos nervosos. Uma síndrome quase idêntica pode resultar na obstrução fetal da uretra, como atresia uretral.

Manifestações Clínicas

O prognóstico depende do grau de displasia renal e de lesão. Distinguem-se três grupos de Prune-Belly. No grupo I (20%), obstrução completa da uretra causa natimorto ou morte neonatal. No grupo II (20%), aguda, no início da apresentação requer desvio e reconstrução. No grupo III (60%), boa saúde e função renal continuam, apesar das aparências urológicas.

Há ausência completa ou formação incompleta do músculo reto abdominal e outros músculos, que leva à parede abdominal enrugada, em ameixa, da criança (Fig. 52-11, *C*). Isso dá lugar a um discreto "abdome globoso" mais tarde na vida (Fig. 52-10). A cirurgia de reconstrução não é normalmente necessária. Os pacientes crescem fisicamente ativos e fortes, mas não conseguem se sentar diretamente a partir de uma posição supina. Anomalias da caixa torácica, como *pectus excavatum*, são comuns.

Não obstante a obstrução verdadeira do fluxo de saída poder estar presente, a dilatação grande e irregular do trato urinário, característica da síndrome de Prune-Belly, é causada sobretudo por um defeito no desenvolvimento, com um grau variável de aplasia do músculo liso, levando a ureteres aperistálticos (Fig. 52-11). Estudos urodinâmicos muitas vezes são difíceis de interpretar por causa do grande RVU, mas normalmente há baixa pressão na bexiga. Com apresentação tardia, alguns pacientes manifestam instabilidade do detrusor.

Diagnóstico Diferencial

Em casos graves de megacistos ou megaureter com importante comprometimento da função renal (muitas vezes com rins displásicos), o diagnóstico diferencial da síndrome de Prune-Belly inclui válvula de uretra posterior, displasia renal, com ou sem múltiplos defeitos congênitos, bexiga neuropática e diabetes insípido nefrogênico.

História Natural

Uma vez que qualquer obstrução do fluxo de saída é diagnosticada, geralmente na infância, a função renal deve permanecer estável, apesar da assustadora aparência radiológica. Em pacientes com Prune-Belly observados em nossa unidade por até 40 anos, hipertensão e deterioração renal têm sido raras. Em um pequeno número que

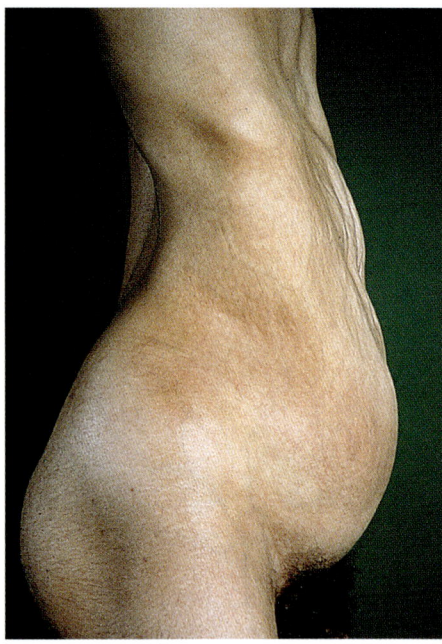

Figura 52-10 Síndrome de Prune-Belly. Notar a musculatura abdominal frouxa levando a um abdome globoso aparente. Há também marcada deformidade de caixa torácica. *(Cortesia Prof. C. R. J. Woodhouse, University College Hospital, London.)*

progrediu, infecção recorrente, hipertensão e proteinúria têm sido sinais de aviso para problemas iminentes. As cicatrizes renais devem ser avaliadas por cintilografia isotópica com DMSA e função renal, seguida por medidas isotópicas seriadas de TFG. Deve-se estar atento, ao longo da vida, à pressão arterial, às infecções do trato urinário e à formação de cálculos renais.

Tratamento

Em todas as crianças com síndrome de Prune-Belly, mesmo com boa função renal, uma busca cuidadosa por obstrução deve começar com a uretra e seguir para a JUP. Muitas vezes, no entanto, nenhuma obstrução é encontrada, e nenhuma cirurgia é necessária. Em muitos outros pacientes, a bexiga flácida não é anatomicamente obstruída, mas o esvaziamento da bexiga é melhorado por uretrotomia ("obstrução funcional"). Na infância, a necessidade de cirurgia reconstrutiva é abordada. Certamente, um grupo de pacientes que nasce com função renal severamente comprometida exige reconstrução após estabilização por derivação precoce.[30]

A visão atual é que os testículos devem ser colocados no escroto (orquidopexia) na infância. Espera-se que a cirurgia precoce proporcione o desenvolvimento adequado das células germinativas e assim preserve a fertilidade. No entanto, nenhum paciente com Prune-Belly mostrou-se fértil até o momento.

Extrofia Vesical (Ectopia Vesical)

A extrofia clássica é a falência do fechamento da parede abdominal anterior e da bexiga. No entanto, esses defeitos variam de epispádias de um pênis praticamente normal para grandes anormalidades cloacais (Fig. 52-12).

Patogênese

A falha de crescimento da parede abdominal inferior entre o alantoide e a membrana urogenital, juntamente com a separação da membrana urogenital, deixa uma pequena mucosa da bexiga exposta, a raiz umbilical deslocada para baixo e diástase dos ossos púbicos (Fig. 13-52, *B*). O tubérculo genital é provavelmente deslocado para baixo

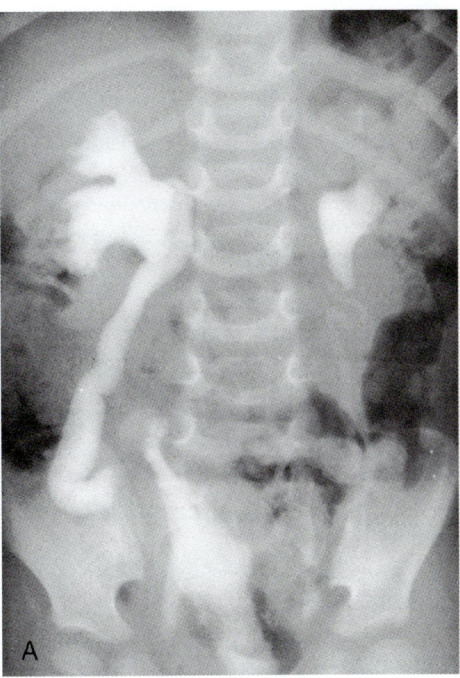
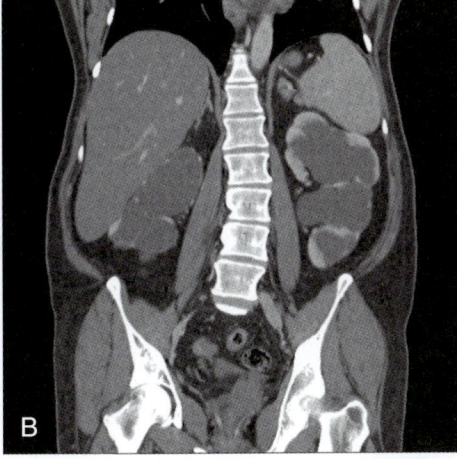
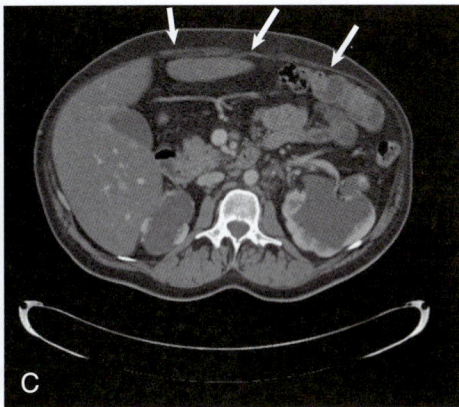

Figura 52-11 Síndrome de Prune-Belly. A, UE típica de paciente com síndrome de Prune-Belly e boa função renal. Frequentemente, os ureteres são extremamente dilatados e tortuosos. **B**, Urotomografia mostrando enorme hidronefrose bilateral. **C**, Ausência da musculatura da parede abdominal anterior (*setas*).

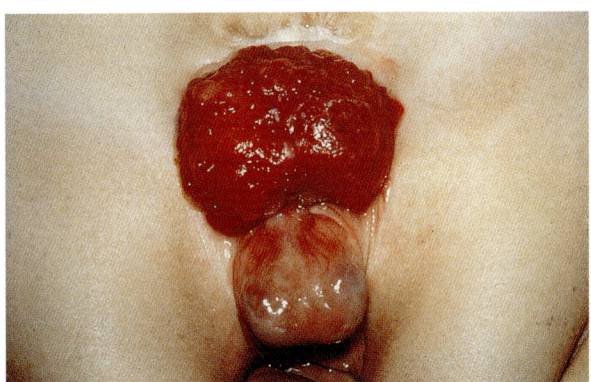

Figura 52-12 Extrofia vesical. Todo o comprimento do pênis também está aberto (epispádias). *(Cortesia Prof. C. R. J. Woodhouse, University College Hospital, London.)*

nesses pacientes, e a membrana cloacal rompe acima disso, levando a um pênis com abertura na superfície dorsal que é contínua com a mucosa de bexiga. Um defeito de fechamento de linha média causa falha de fusão inferior da parede abdominal anterior, como a sínfise púbica, o trato urinário inferior e a genitália externa. São raros os relatos de incidência familiar. A condição ocorre em 1 a cada 10.000 a 52.000 nascimentos. A relação homem-mulher é 2:1.

Manifestações Clínicas

Em casos graves, a mucosa da bexiga encontra-se exposta na parede abdominal inferior, com o colo vesical e a saída da uretra abertos. A próstata e os testículos são normais. A maioria dos pacientes têm rins normais ao nascimento, embora muitos relatórios não registrem o estado dos rins ao nascimento. Em uma série, 33% tinham ureteres dilatados na apresentação, mas a UE era quase sempre normal após a derivação. Em outra série, no entanto, um terço dos pacientes foi relatado com "agenesia renal unilateral".[31] A função renal pode ser preservada após a derivação, embora o refluxo seja comum (Fig. 52-13).

Outras anormalidades congênitas estão apenas raramente presentes. As anormalidades cloacais mais graves estão associadas a ânus imperfurado e alta ou baixa atresia de reto.

História Natural

O resultado renal a longo prazo depende da bexiga. Até os 25 anos, os rins sobrevivem muito melhor com um bom funcionamento da bexiga; 13% das pessoas com uma bexiga boa tinha dano renal significativo comparado com 82% daqueles com condutos ileais, 22% com conduto colônico não refluxivo e 33% com ureterossigmoidostomia.[32] Hoje, a bexiga é normalmente ampliada (enterocistoplastia, ileocistoplastia, cecocistoplastia) ou substituída pelo intestino (reservatório intestinal). Em um estudo, dos 53 pacientes monitorados mais de 10 anos, a função renal deteriorou-se (TFG diminui ≥ 20%) em apenas 10 pacientes (~ 20%).[33]

Tratamento

Quando a criança nasce, os três objetivos do tratamento urológico são fechar a parede abdominal, estabelecer a continência urinária e preservar a função renal, e reconstruir a genitália de modo esteticamente aceitável. O objetivo da cirurgia inicial é converter o defeito para uma epispádia completa (Fig. 52-14). Aos quatro anos de idade, podem ser realizadas a reconstrução do colo vesical e a correção da epispádia. Se a bexiga for pequena, a ampliação com intestino é necessária. Os pacientes podem ser capazes de urinar, mas muitos têm que usar cateteres. A incontinência pode ser um problema a longo prazo.

Bexiga Neuropática

Na infância, a causa mais comum de uma bexiga neuropática é a mielomeningocele, embora seja menos comum com o diagnóstico pré-natal. Uma bexiga neuropática também pode ser vista sem associações neurológicas ou outras causas óbvias (Quadro 52-2). As principais consequências são incontinência, infecção e refluxo com dilatação do trato superior e subsequente insuficiência renal. A avaliação urodinâmica precoce é essencial (Fig. 52-15). Três diferentes padrões de comportamento da bexiga são vistos: contrátil, intermediário e não contrátil.

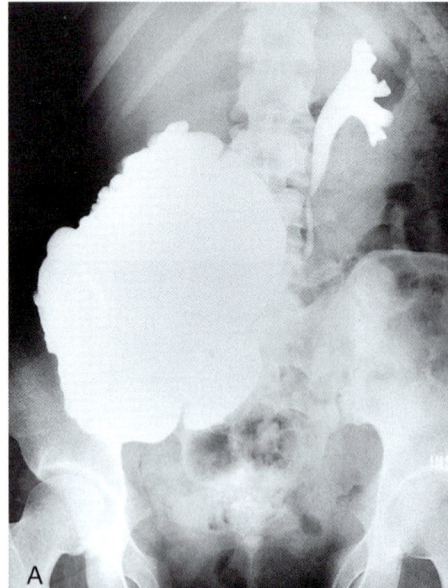

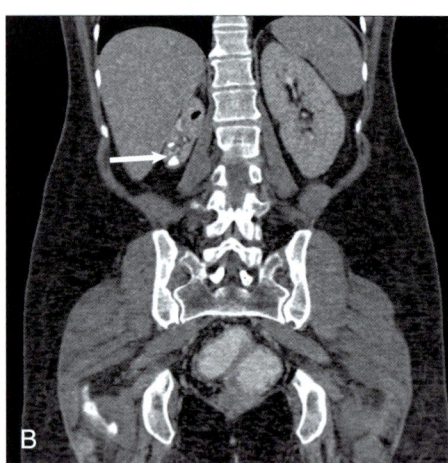

Figura 52-13 Cistografia em extrofia vesical. **A**, Uma mulher de 26 anos de idade com extrofia vesical que tem um sistema continente Mitrofanoff (Fig. 52-19) com o uso do cólon para criar um reservatório. Há refluxo para o rim esquerdo. O refluxo também ocorre no rim direito, mas o rim está encoberto pelo preenchimento do reservatório. A taxa de filtração glomerular é 130 mL/min. **B**, RM de paciente com extrofia vesical mostrando rim esquerdo pequeno, com cicatriz e diversos cálculos renais (*seta*). Notar a sínfise púbica amplamente alargada.

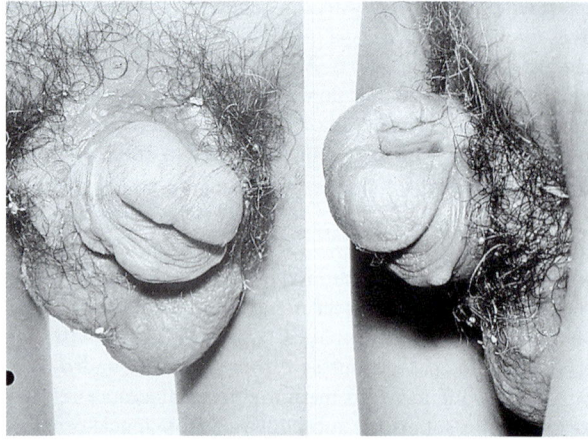

Figura 52-14 Epispádias. Resultado de múltiplas cirurgias para fechar a epispádia e alongar o pênis. *(Cortesia Prof. C. R. J. Woodhouse, University College Hospital, London.)*

Causas de Bexiga Neuropática

Local da lesão	Causas
Cerebral	Acidente cerebrovascular/paralisia cerebral, encefalopatia, trauma, doença de Parkinson, demência
Espinhal	Isolada (sem nenhuma característica neurológica), trauma, esclerose múltipla, compressão, espinha bífida, disrafismo espinhal, medula presa, agenesia sacral, teratoma sacral
Nervo periférico	Cirurgia pélvica, diabetes

Tabela 52-2 Causas de bexiga neuropática.

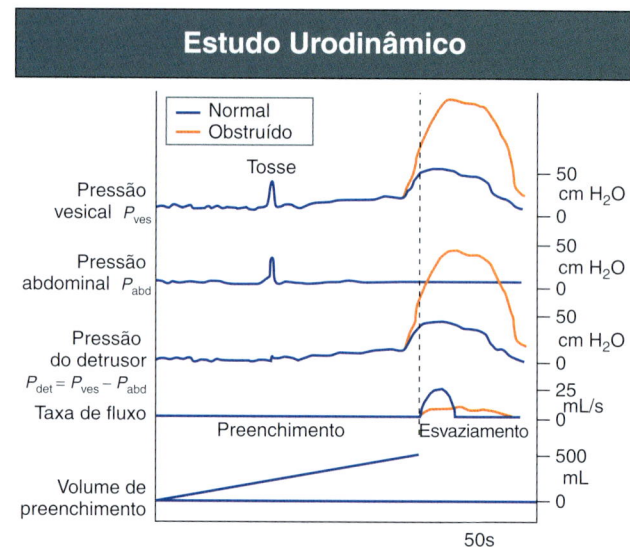

Figura 52-15 Avaliação urodinâmica por cistometrografia. A pressão vesical é medida simultaneamente com a pressão abdominal através do reto; a pressão do detrusor é a diferença. Uma tosse é utilizada como marcador para mostrar que o sistema está funcionando. Durante o preenchimento, o primeiro desejo para urinar normalmente é na pressão do detrusor de menos de 10 cm H_2O. O ponto é anotado. A pressão de esvaziamento deveria ser normalmente menor que 40 cm H_2O (e é mais baixa nas mulheres). A instabilidade do detrusor é uma contração instável (espontânea) ocorrendo com a pressão do detrusor acima de 15 cm H_2O. Pressões mais altas podem causar incontinência. Em combinação com a imagem radiológica (videocistometrografia), os seguintes dados são anotados: colo vesical, abertura e fechamento; pressão vesical, enchimento final; pressão do detrusor de esvaziamento; estabilidade vesical; complacência; taxa de fluxo, máxima; sensação, primeira; volume, esvaziamento e resíduo. *(Cortesia Prof. M. Craggs, University College Hospital, London.)*

Comportamento Contrátil

Um detrusor hiperativo (hiper-reflexia) pode produzir algum esvaziamento da bexiga (incontinência). Infelizmente, 95% dos pacientes têm dissinergia do esfíncter (incapacidade de relaxar o esfíncter uretral), que resulta em nenhum relaxamento e esvaziamento incompleto da bexiga. Pacientes com lesões incompletas podem ter algum controle do esfíncter distal e reflexos anais e sacrais normais. Ironicamente, embora este último grupo tenha o menor déficit neurológico, ele tem a pior situação vesical, produzindo altas pressões e grande risco de lesão renal. A bexiga torna-se progressivamente hipertrófica, fibrótica e pouco complacente.

Comportamento Intermediário

Esses pacientes têm alguma atividade do detrusor, mas não o suficiente para esvaziar a bexiga. As bexigas intermediárias são minimamente complacentes e os pacientes não têm nenhum controle voluntário dos seus esfíncteres. Qualquer aumento da pressão da bexiga tende a causar incontinência, ou as elevadas pressões intravesicais levam à lesão renal.

Comportamento Não Contrátil

Cerca de 25% dos pacientes não apresentam nenhuma atividade do detrusor, e há extravasamento vesical quando ela está suficientemente cheia. A bexiga não contrátil geralmente não se associa à insuficiência renal.

Mielodisplasia

A mielodisplasia refere-se a um grupo de anomalias do tubo neural que afeta sobretudo o segmento lombar e sacral da medula espinhal e é a causa mais comum de bexiga neurogênica disfuncional em crianças. A *espinha bífida* reflete o defeito de fusão dos arcos vertebrais posteriores. A *meningocele* implica meninges que se estendem além dos limites do canal vertebral sem elementos neurais contidos dentro. *Mielomeningocele* tem tecido neural sobressaindo da meningocele. O *disrafismo espinhal* (espinha bífida oculta sintomática) define um grupo de anomalias estruturais da extremidade caudal da medula espinhal, que não resulta em um canal vertebral aberto, mas está associado à fusão incompleta dos arcos vertebrais posteriores.

A *agenesia sacral* é uma anomalia rara, em que parte ou a totalidade de dois ou mais corpos vertebrais estão ausentes. Ocorre no início do desenvolvimento fetal quando há falha de ossificação dos segmentos vertebrais mais baixos. O único teratógeno conhecido é a insulina. A agenesia sacral ocorre em 1% das crianças nascidas de mães dependentes de insulina. A agenesia sacral parcial pode ser associada a meningocele anterior.

Patogênese

O tubo neural normalmente forma-se com o fechamento sobre as dobras neurais e fusão, iniciando na região cervical e progredindo no sentido caudal. Acredita-se que o defeito embriológico seja uma tubularização incompleta do tubo neural, com invaginação inadequada do mesoderma e subsequente impedimento da formação de arco vertebral.

A incidência da mielodisplasia varia de 1 a 5 em 1.000 nascidos-vivos, mas há amplas variações de larguras geográficas. Os gêmeos monozigóticos são frequentemente discordantes para espinha bífida, mas irmãos têm risco aumentado (1:10 a 1:20), e os filhos de pais afetados têm uma chance de 4% de ter um filho igualmente afetado. A mielomeningocele é responsável por mais de 90% dos lactentes mielodisplásicos. Suplementos de ácido fólico tomados durante o último trimestre reduzem a incidência de mielodisplasia em 52%.

Manifestações Clínicas

Todas as causas de medula presa podem produzir déficits neurológicos variáveis. Durante o desenvolvimento, algumas crianças desenvolvem o distúrbio neurológico progressivo com disfunção vesical, disfunção intestinal, escoliose e uma síndrome de pés cavos e falência de crescimento dos membros.

Disfunção Vesical A bexiga neuropática pode ser um problema isolado com estudos urodinâmicos anormais, mas um exame neurológico normal.[34]

Disfunção Intestinal A disfunção intestinal está frequentemente presente e necessita ser corrigida adequadamente. Pode ocorrer constipação severa e incontinência por extravasamento. O procedimento de enterostomia continente anterógrada foi desenvolvido para melhorar o manejo. O apêndice é levado para a superfície abdominal, e assim o cólon pode ser irrigado de modo anterógrado com solução salina.

Déficit Cognitivo Os pacientes com mielomeningocele podem ter algum déficit intelectual, sobretudo aqueles que necessitam de derivação ventriculoperitoneal para hidrocefalia associada. A destreza manual também pode ser afetada. Estas são questões cruciais no manejo a longo prazo.

História Natural

Cerca de 14% dos pacientes tem complicações renais ao nascimento que são de alto risco nos próximos anos. Em última análise, cerca de 52% desenvolverá problemas do trato superior, embora possam levar até 30 anos para ocorrer (Fig. 52-16). Em um estudo prospectivo, o resultado renal poderia ser previsto por achados do estudo urodinâmico, com piores resultados relacionados com a espessura aumentada da parede da bexiga, grau do refluxo, pressões uretrais acima de 70 cm H_2O e capacidade reduzida de bexiga. O RVU ocorre em 3% a 5% dos recém-nascidos com hipertonia do detrusor ou dissinergia. Sem tratamento, isso aumenta para 30% a 40% aos cinco anos de idade.[35]

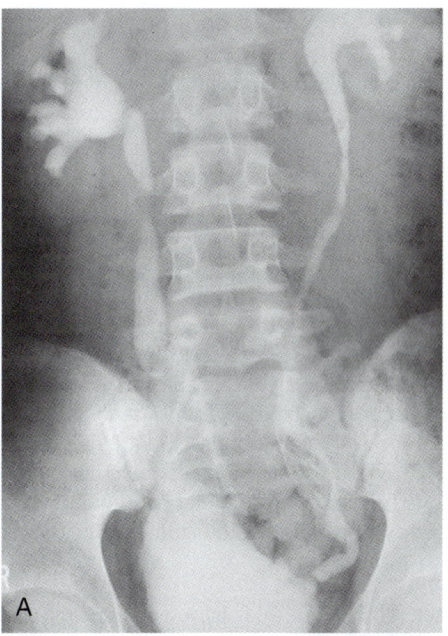

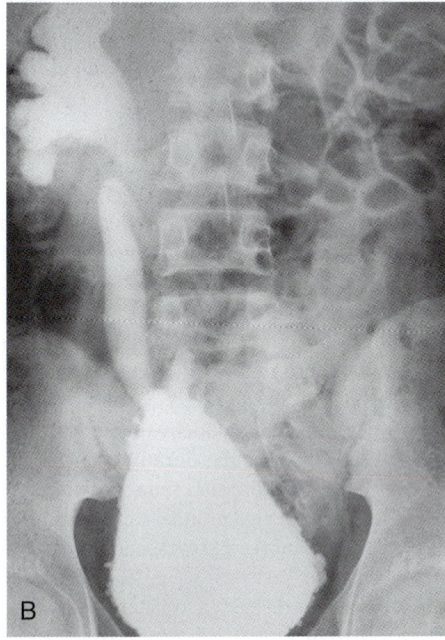

Figura 52-16 Espinha bífida sacral com bexiga neuropática. A, UE mostrando evidência de hidronefrose prévia e subsequente cicatriz em rim direito. A arquitetura do rim está preservada. **B**, Cistografia miccional. A típica bexiga afunilada, hipertrofiada, trabeculada, dando aparência característica de cone (pinho). Notar o grande refluxo do lado direito, provavelmente ajudando a proteger o rim esquerdo por atuar como mecanismo de *"pop-off"*. Isso é análogo à proteção que ocorre em meninos com válvula de uretra posterior.

Tratamento

O tratamento da bexiga varia de acordo com as conclusões do estudo urodinâmico. Em 1970, o autocateterismo intermitente limpo (CIL) foi introduzido;[36] porém, antes disso, a derivação urinária era o tratamento usual. Hoje, quando o refluxo e o ureter dilatado estiverem presentes, o tratamento é realizado principalmente com CIL e drogas antimuscarínicas, que aumentam a complacência da bexiga. Com a persistência dos sintomas relacionados ao armazenamento da bexiga ou hiperreflexia, uma opção oferecida é a injeção de toxina botulínica tipo A1, na parede da bexiga. Na presença de deterioração da função renal ou sintomas intratáveis, a ampliação vesical continente ou, às vezes, o conduto ileal são necessários.[37]

Obstrução do Colo Vesical

A obstrução do colo vesical congênita é rara e quase sempre causada por bexiga neuropática, válvula de uretra posterior ou ureterocele ectópica.

Válvula de Uretra Posterior

As válvulas de uretra posteriores são a causa mais comum de obstrução infravesical grave no lactente do sexo masculino (mas corresponde a apenas 10% da hidronefrose neonatal). Como resultado, ocorrem hidronefrose bilateral e megaureter. A obstrução é causada por um diafragma que se estende do assoalho até o teto da uretra, no ápice da próstata. As válvulas aparecem como dobras da mucosa na uretra posterior, abaixo do verumontano. Há dilatação da uretra proximal, hipertrofia e trabeculação da parede da bexiga. Acima das válvulas, a uretra prostática dilata-se, invadindo o colo da bexiga. As válvulas obstruem o fluxo somente em uma direção, e, portanto, um cateter pode ser passado sem dificuldade.

Patogênese

A uretra desenvolve-se em duas partes: a diferenciação da parte do seio urogenital (uretra posterior) e tubularização da placa uretral (uretra anterior). A obstrução precoce, durante o desenvolvimento renal, pode resultar em grave displasia renal.

Manifestações Clínicas

A maioria das válvulas de uretra posteriores é detectada no período pré-natal por ultrassom. Metade de todos os pacientes manifesta os sintomas antes da idade de um ano. Os lactentes apresentam-se com uma bexiga distendida palpável e rins aumentados, fluxo de urina anormal ou déficit de desenvolvimento devido à insuficiência renal. No momento do diagnóstico, 30% a 52% das crianças têm também RVU. As crianças com doença menos grave apresentam-se com fluxo urinário reduzido, hematúria, incontinência, ITU aguda ou insuficiência renal. No entanto, a apresentação tardia também está associada a pior resultado.[38]

Três características anormais podem ajudar a proteger o rim, reduzindo as altas pressões produzidas durante a micção: refluxo unilateral maciço, geralmente com displasia renal ipsilateral (protegendo o outro rim); divertículo em bexiga grande; e extravasamento urinário, muitas vezes com ascite urinária. Esses mecanismos de defesa são referidos como mecanismos "pop-off"[39] (Fig. 52-16, B). O ultrassom pode mostrar o espessamento da bexiga, o sistema dilatado e a dilatação da uretra posterior. Um diagnóstico específico deve ser documentado por videocistometrografia (seção Urodinâmica, mais adiante).

História Natural

Na década de 1960, 25% das crianças com válvula de uretra posterior morriam dentro dos primeiros 12 meses e 25% morriam mais tarde na infância, incluindo "morte renal" (ou seja, DRET). No final dos anos 1990, a mortalidade precoce foi de menos de 5%, e, após 15 anos de seguimento, apenas 15% a 20% dos pacientes tinham alcançado a DRET.[40]

A bexiga pode tornar-se tensa, resultando em pobre esvaziamento, ou instável, levando a pequena complacência, contrações do detrusor não suprimidas e armazenamento com alta pressão. Ambas as situações são pioradas por poliúria progressiva. Tais pacientes podem ter um volume de urina diário de 5 litros. Os estudos urodinâmicos de seguimento sugerem que a instabilidade diminui com o tempo; a capacidade da bexiga aumenta, mas há contrações miccionais não sustentadas. O prognóstico correlaciona-se com o nadir do valor da creatinina sérica, uma vez que a obstrução tenha sido aliviada. Não obstante o adequado tratamento precoce, a doença renal crônica (DRC) causada por displasia renal desenvolve-se em muitas crianças.[38,41]

Tratamento

Todas as crianças devem ter a ressecção transuretral de suas válvulas na infância. A derivação da bexiga deve ser evitada. A questão da "não derivação" com condutos ileais, anteriormente criada, é discutida a seguir. A instabilidade da bexiga e a pobre complacência vesical devem ser tratadas, independentemente de resultarem em sintomas. Os meninos com volumes residuais substanciais podem ser manejados com CIL, mas a aderência muitas vezes é pobre por causa do desconforto uretral ou por causa da cirurgia uretral anterior que dificulta a passagem dos cateteres. A aderência é um problema particular com adolescentes que são continentes e para quem a insuficiência renal é um conceito muito complexo. A continência muitas vezes melhora espontaneamente na puberdade, mas pode ser ajudada por imipramina. A deterioração da função renal exigirá exame adicional da taxa de fluxo urinário e exclusão da estenose uretral.

Divertículo Uretral

Na maioria das vezes, o divertículo uretral ocorre em meninos e é raro. Pode apresentar-se com ITU, obstrução ou cálculos. Os dois tipos são anterior e posterior. O tipo anterior pode estar associado a válvula de uretra anterior e obstrução.

Outras Causas Congênitas de Obstrução do Fluxo de Saída da Bexiga

A bexiga neurogênica não neurogênica, ou síndrome de Hinman, é utilizada para descrever um grupo de pacientes com disfunção grave da bexiga, urodinamicamente consistente com bexiga neurogênica, mas nenhum defeito neurológico pode ser demonstrado. Descobriu-se um fundo genético para alguns desses distúrbios.

Síndrome Urofacial

A síndrome urofacial, ou síndrome de Ochoa, é uma doença rara, autossômica recessiva, caracterizada por caretas ao tentar sorrir e falha da bexiga urinária para esvaziar completamente, apesar da ausência de obstrução anatômica do fluxo de saída da bexiga ou evidentes danos neurológicos. Os pacientes apresentam-se com enurese e ITU e todas as características de uma bexiga neuropática, juntamente com o trato superior dilatado. Eles têm risco de insuficiência renal. Algumas, mas nem todas as famílias, têm mutações do *HPSE2* (heparanase-2), que é expresso no sistema nervoso central fetal e do adulto e também na musculatura lisa da bexiga, consistente com um papel na morfologia e na função do trato renal.[42]

Síndrome de Prune-Belly-*like*

A síndrome de Prune-Belly-*like*, ou "pseudo-Prune-Belly", pode resultar da mutação do *CHRM3* (receptor muscarínico M3 da acetilcolina). Um problema vesical semelhante pode ser visto em modelo de ratos ao nocautear esse gene. No sexo masculino, essa síndrome pode simular a válvula de uretra posterior.[43]

Manejo das Anormalidades Congênitas do Trato Renal

Educação e explicação para encorajar a aderência

Revisão da condição urológica

Encontrar a causa da obstrução do trato urinário e tratar

Controlar a pressão arterial

Monitorar a função renal e a proteinúria

Tratar a acidose

Prevenir a doença óssea

Verificar se há cálculos

Autocateterismo intermitente limpo para retenção crônica

Manter a pressão de armazenamento abaixo de 40 cm H_2O

Manter o volume vesical abaixo de 400 mL

Quadro 52-1 Princípios gerais do manejo das anormalidades congênitas do trato renal.

MANEJO GERAL DAS ANOMALIAS CONGÊNITAS DO TRATO

Os princípios do manejo das anomalias congênitas do trato são mostrados no Quadro 52-1. A parte mais importante do manejo é assegurar que o paciente, a família e o médico da atenção primária saibam o que pode e deve ser feito. Primeiro, eles devem entender a necessidade de, pelo menos anualmente, acompanhamento a longo prazo. A DRET muitas vezes ocorre quando um paciente perde o seguimento, frequentemente apresentando-se mais tarde com hipertensão avançada e rápida perda da função renal.

Avaliação Clínica

No momento em que o adolescente requer um clínico, presume-se que o trato urinário não esteja obstruído e que nenhuma cirurgia adicional seja necessária. No entanto, essa é a responsabilidade dos nefrologistas e dos urologistas que cuidam desses jovens – rever esse aspecto periodicamente.

A ITU sintomática é comum e deve ser tratada prontamente. O aumento na frequência ou severidade das infecções deve levar a investigações para encontrar sua causa.[44] A pressão arterial deve ser monitorada regularmente e mantida normal. Finalmente, a função renal deve ser monitorada, a proteinúria avaliada e a causa de qualquer deterioração identificada. Como em qualquer condição renal, a função remanescente do rim pode deteriorar inexoravelmente, e está associada ao aumento da proteinúria e da hipertensão. Como ocorre com outras doenças renais, a função renal geralmente é estável quando a proteinúria é mínima ou ausente. A deterioração, na ausência de proteinúria, deve alertar o médico para a probabilidade de obstrução ou o efeito adverso de uma droga nefrotóxica.

As investigações de rotina realizadas para documentar a situação atual servem como ponto de referência para o futuro (Tabela 52-3). Se a bexiga esvazia completamente, com uma taxa de fluxo adequado (15 mL/s), nenhum problema deve surgir. Se houver qualquer dúvida sobre a condição da bexiga, investigações urodinâmicas são necessárias. Se a situação clínica mudar, mais investigações devem ser realizadas. Um aumento nas ITUs pode sugerir um cálculo ou aumento na urina residual. Com um declínio inesperado da função renal, a obstrução novamente deve ser excluída.

O paciente deve coletar um volume de urina de 24 horas a cada 6 a 12 meses, anotando o tempo de esvaziamento e o volume. É melhor solicitar aos pacientes para que façam isso em dois dias consecutivos, a fim de determinar a capacidade máxima da bexiga e o volume total de urina em 24 horas. Isso deve ser feito antes das investigações urodinâmicas, porque os resultados podem ser falsos se a bexiga não estiver com a capacidade completa.

Monitoramento dos Pacientes com Anormalidades Congênitas do Trato Renal

Medidas de Referência	Razão para o Exame
Radiologia	
Radiografia simples de abdome	Excluir cálculos
Ultrassom	
Ultrassom dos rins	Referência
Ultrassom da bexiga após micção	Avaliar volume residual
Taxa de fluxo urinário	Garantir a adequação
Cintilografia	
Taxa de filtração glomerular: EDTA marcado com ^{51}Cr	Referência
Exame isotópico dinâmico: MAG3 marcado com ^{99}Tc ou DTPA	Avaliar obstrução do fluxo de saída/retenção
Exame isotópico estático: DMSA marcado com ^{99}Tc	Avaliar cicatriz e função relativa de cada rim
Bioquímica	
Relação proteína-creatinina	Referência

Tabela 52-3 Monitoramento de pacientes com anormalidades congênitas do trato renal. Rotina de investigação para avaliação da condição clínica. ^{51}Cr, Cromo 51; *DMSA*, ácido dimercaptosuccínico; *DTPA*, ácido dietileno triamino pentacético; *EDTA*, ácido etilenodiaminotetracético; *MAG3*, mercaptoacetiltriglicina; ^{99}Tc; tecnécio 99.

Excluir Obstrução

A obstrução deve sempre ser excluída se houver mudança na função renal. A possibilidade de obstrução pode ser levantada por um ultrassom de rotina (Fig. 52-8) e deve ser prosseguida com cintilografia com mercaptoacetiltriglicina (MAG3) para excluir obstrução (Fig. 52-17).

Em pacientes com condutos, a obstrução pode ser excluída por infusão de contraste para dentro da alça (condutograma) e demonstração de refluxo para o ureter.

Raramente, em pacientes com grandes bexigas ou em receptores de transplante, o rim pode ficar obstruído quando a bexiga atinge determinado volume, o que pode ser investigado pelo enchimento da bexiga por um cateter e realizando a cintilografia MAG3 marcada com ^{99m}Tc, a princípio com a bexiga cheia. Se não houver excreção, o volume da bexiga pode ser reduzido em incrementos de 100 mL até que haja fluxo no ureter (Fig. 52-18).

Urodinâmica

Qualquer investigação urodinâmica deve começar com uma taxa de fluxo urinário livre. Desde que a taxa de fluxo seja normal e a bexiga esvazie completamente (não deixando nenhum volume residual no ultrassom pós-miccional), pode-se supor que não há nenhuma obstrução significativa do fluxo de saída da bexiga.

A investigação completa das anormalidades da função da bexiga e da uretra requerem a marcação sincrônica das pressões intravesical e intrarretal, tomadas durante o enchimento e o esvaziamento da bexiga (Fig. 52-15). Combinado com o exame radiológico, o estudo é conhecido como videocistometrografia (VCMG).

Correção Cirúrgica do Trato Urinário

A bexiga normal funciona como um reservatório de urina de baixa pressão e bom volume que é continente, estéril e esvazia livre e completamente. Qualquer outro tipo de reservatório de urina tem como objetivo recriar tal ambiente. Quando isso não é conseguido em uma bexiga natural ou uma bexiga reconstruída, podem ocorrer complicações, como sepse e disfunção renal.

Cintilografia Renal Dinâmica

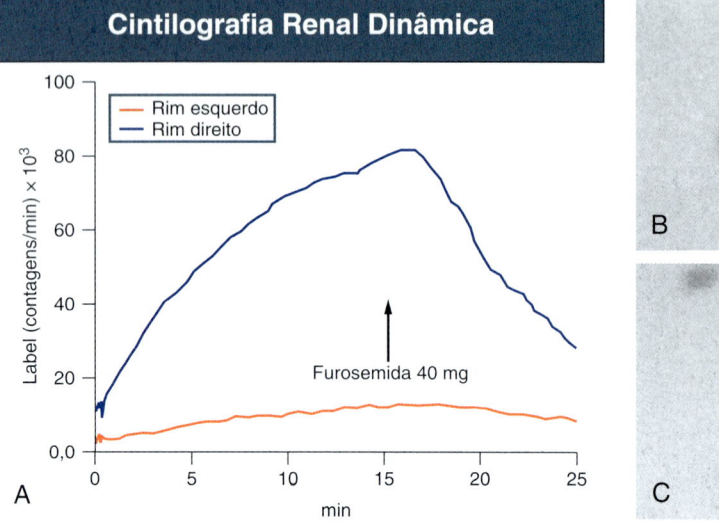

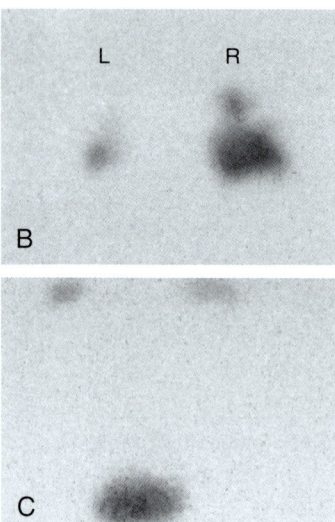

Figura 52-17 Cintilografia renal dinâmica MAG3 marcada com, ^{99}Tc. A, Curva tempo-atividade mostrando acúmulo do isótopo no rim direito que esvazia após furosemida, excluindo, assim, obstrução significativa. **B** e **C**, Imagens do mesmo estudo mostrando a retenção do isótopo na pelve renal direita (*D*) dilatada (**B**) que esvazia para a bexiga após a furosemida (**C**), excluindo obstrução significativa.

Obstrução de Rim Único por Bexiga Cheia

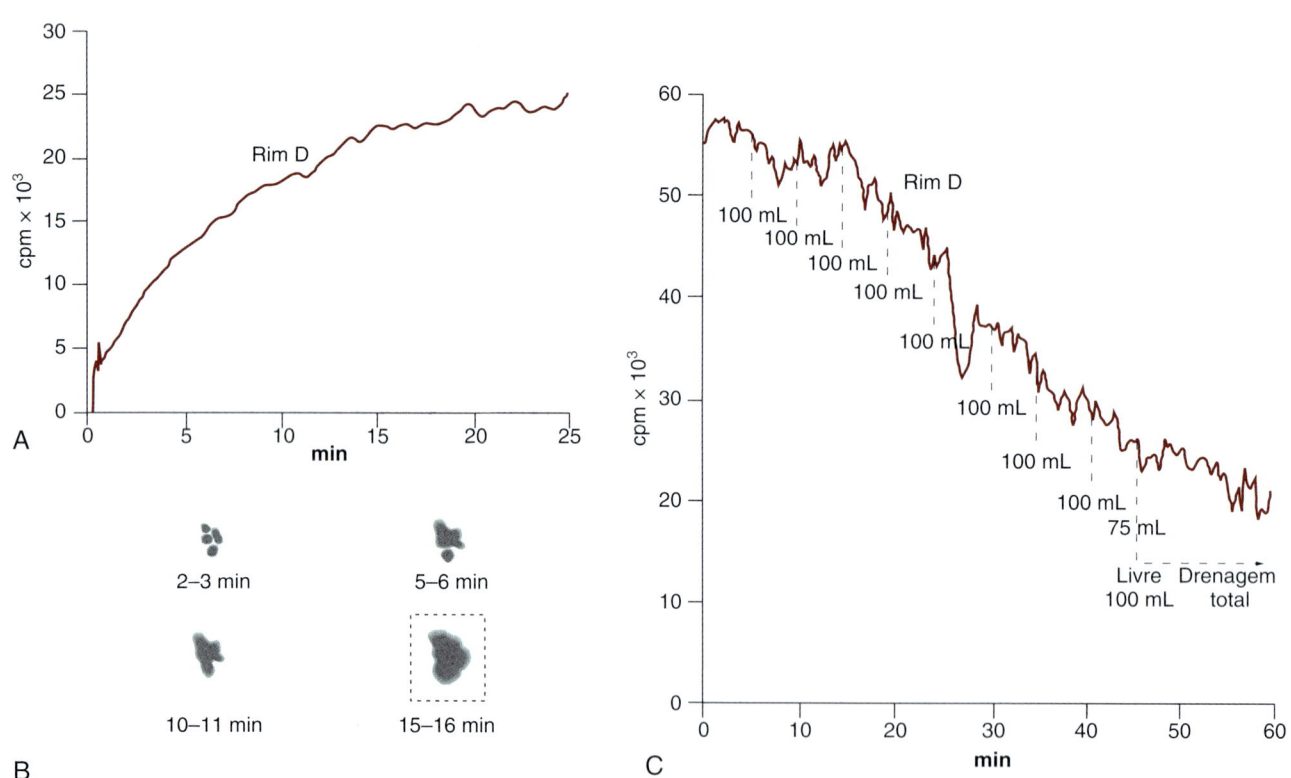

Figura 52-18 Imagem isotópica dinâmica (MAG3) começando com a bexiga cheia em uma paciente com rim único isolado. A, Curva ascendente do traçado de acúmulo no rim não mostra nenhuma excreção; *cpm*, contagens por minuto. **B**, Acúmulo do isótopo na pelve hidronefrótica sem excreção para a bexiga. **C**, Os incrementos de 100 mL de fluido removidos da bexiga resultaram em eventual drenagem livre do rim.

Uma variedade de condutos e reservatórios continentes foi desenvolvida para substituir bexigas inutilizáveis. A derivação com conduto ileal foi mais amplamente utilizada para rins nativos, apesar de a deterioração da função renal muitas vezes resultar de complicações a longo prazo, como urosepse, cálculos renais e, mais frequentemente, estenose, levando à obstrução ou ao refluxo com dilatação ureteral. Há uma taxa de complicação global de 45%, mas com alto índice de suspeita e uma abordagem agressiva de diagnóstico e terapêutica muitos desses problemas podem ser detectados e tratados precocemente, com boa função de rins nativos resultante a longo prazo. Resultados semelhantes podem ser obtidos quando o transplante renal é realizado nesses pacientes.[45] Outros tipos de derivações urinárias continentes e, portanto, mais aceitáveis socialmente para os pacientes são agora amplamente utilizadas na prática

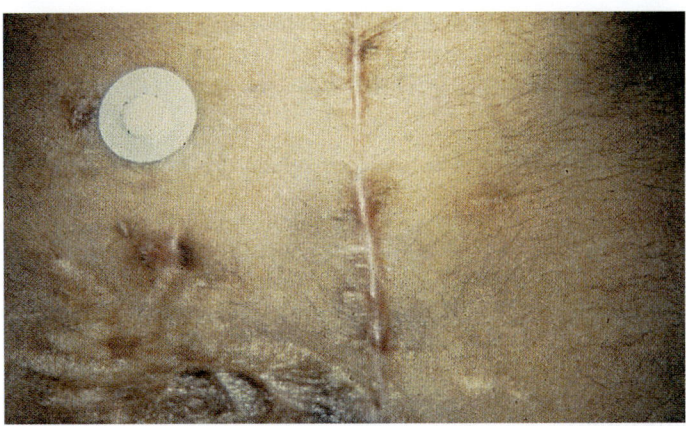

Figura 52-19 Estoma Mitrofanoff. Esta paciente nasceu com extrofia de bexiga e foi submetida a um transplante renal bem-sucedido por 22 anos. O rim dela está implantado num reservatório colônico, que se autocateteriza através de um estoma continente chamado Mitrofanoff, que está coberto por um pequeno pedaço de curativo na fotografia.

urológica geral e estão sendo encontradas em transplante renal (Fig. 52-19; Fig. 52-13). Eles incluem ampliação vesical, drenando através da uretra, e ampliação vesical ou intestinal, drenando através de estomas continentes.

Não Derivação com Condutos

O único benefício com a não derivação é estético. A princípio, a derivação não era realizada pelos resultados ruins ou complicações dos condutos. As indicações atuais são de conveniência e aparência cosmética (Fig. 52-19). Antes da não derivação ser considerada, as quatro questões seguintes devem ser respondidas:

1. Há obstrução residual?
2. Qual é a função da bexiga?
3. Qual é a função dos esfíncteres?
4. Qual é o volume de urina de 24 horas?

De modo especial, a pressão de armazenamento da bexiga deve ser considerada, pois um reservatório de baixa pressão deve ser alcançado. Esse é um problema particular quando os pacientes são poliúricos. A capacidade potencial da bexiga precisará ser frequentemente reavaliada após um período cíclico, quando a bexiga é repetidamente preenchida através de um cateter suprapúbico e o volume, a capacidade de esvaziamento e o volume residual são determinados. Se a bexiga nativa não tem volume e complacência suficientes, algum tipo de aumento será necessário.

COMPLICAÇÕES

Infecções do Trato Urinário

As infecções sintomáticas do trato urinário são comuns.[44] Os fatores de risco incluem estagnação da urina, cálculos, corpos estranhos (*stents*, cateteres), infecções prévias e cicatriz renal. As ITUs devem ser prontamente tratadas após uma amostra de urina para cultura (espécime de jato médio ou cateter) ter sido coletada. As ITUs recorrentes, sobretudo após um período de estabilidade, devem levar a investigações para excluir cálculos ou obstrução, como radiografia abdominal, ultrassom renal e ultrassom com avaliação da bexiga pós-miccional.

As ITUs assintomáticas não requerem, na maioria das vezes, tratamento (exceto durante a gravidez). Para pacientes com derivação urinária, é importante obter uma amostra de urina por cateter porque a urina de um saco coletor invariavelmente está infectada.

Às vezes é conveniente dar antibióticos profiláticos, como trimetoprim ou nitrofurantoína, para erradicar a infecção. Muitos pacientes acreditam nos benefícios do suco de cramberry; ele reduz a incidência de infecção por *Escherichia coli*, mas não vai tratar uma infecção sintomática. A tetraciclina e oxitetraciclina são contraindicadas porque elas causam deterioração aguda ou crônica da função renal, mas a doxiciclina pode ser utilizada. A nitrofurantoína e o ácido nalidíxico são evitados se a TFG estiver reduzida, abaixo de 50 mL/min, pois ambos são excretados pelo rim e tóxicos na insuficiência renal. As quinolonas não devem, se possível, ser utilizadas para profilaxia, devido ao risco de indução de resistência. Quando corpos estranhos, como cálculos remanescentes, a tentativa de esterilizar o trato urinário provavelmente não será bem-sucedida.

Se antibióticos profiláticos não são mais eficazes na prevenção de infecções, é aconselhável parar todos os antibióticos e oferecer ao paciente um suprimento de antibióticos para tratar o aparecimento de sintomas em casa.

Hipertensão e Hiperfiltração Glomerular

Se a função renal está declinando, com proteinúria e hipertensão, é provável que tenha hiperfiltração glomerular, embora todas as outras causas de disfunção renal devam ser excluídas. Os pacientes devem ser tratados com bloqueadores de renina-angiotensina, com inibidores da ECA e bloqueadores dos receptores da angiotensina (BRAs).[4]

Proteinúria e Insuficiência Renal Progressiva

A progressão para DRET pode ser prevista, e fazer tratamento com inibidores da ECA pode retardar ou impedir essa progressão?[4] Nós investigamos isso em uma revisão retrospectiva de pacientes com cicatrizes em rins irregulares, causadas por displasia renal primária ou função anormal da bexiga. Todos os pacientes tiveram pelo menos cinco anos de seguimento, e quando os inibidores da ECA foram iniciados, a TFG estimada (TFGe) era abaixo de 60 mL/min/1,73m^2 (média de 41 mL/min), com proteinúria média de 1,7 g/24 h. A DRET desenvolveu-se em 46% dos pacientes, mas em nenhum com proteinúria menor do que 0,5 g/24 h, e em apenas dois de 18 pacientes com TFGe acima de 50 mL/min. O resultado renal dos dois grupos foi semelhante, havendo displasia renal primária ou função anormal da bexiga. Houve um divisor de águas, a TFG de 40 a 50 mL/min acima de que o tratamento com inibidor da ECA melhorou o resultado renal.[4] O resultado semelhante dos dois grupos indica que a insuficiência renal progressiva em meninos, nascidos com bexigas anormais, é causada por processos fisiopatológicos renais intrínsecos, em contraste com a visão de que é um resultado de uma função pobre da bexiga.

Hipertensão

A hipertensão é comum na presença de cicatrizes renais, mas normalmente é controlada facilmente com uma ou duas drogas. Os pacientes com DRC secundária à obstrução tendem a ter contração de volume e, portanto, muitas vezes têm pressão arterial normal ou apenas hipertensão leve. Os inibidores da ECA ou os BRAs são a escolha para pacientes com proteinúria e insuficiência renal progressiva. Os diuréticos não devem ser utilizados se o paciente estiver hipovolêmico.

Litíase

Os cálculos que se formam na presença de urina infectada são tipicamente fosfato de amônio magnesiano (estruvita) ou fosfato de cálcio (hidroxiapatita, carbonato apatita, fosfato de hidrogênio cálcico [brushita], fosfato tricálcico [*whitlockite*]). Esses sais são pouco solúveis em urina alcalina. Em 90% dos pacientes, o organismo infectante é o *Proteus* spp.,[46] mas outros organismos clivadores de ureia (como alguns estafilococos e *Pseudomonas* spp.) também produzem amônia.[42]

Os cálculos, geralmente o fosfato de cálcio, são comuns em condutos por causa do ambiente alcalino e ocorrem em 5% a 30% dos condutos ileais. Os cálculos devem ser suspeitados se as ITUs recorrerem ou tornarem-se mais frequentes, se a função renal deteriorar repentinamente, ou se houver piúria estéril inexplicável.

Disfunção Tubular

Os pacientes cuja insuficiência renal é secundária à obstrução têm significativa lesão tubular, o que pode causar problemas, em particular, com a concentração urinária, acidificação e reabsorção de sódio.

Poliúria

A noctúria é um dos sintomas mais significativos na avaliação dos pacientes nos quais a obstrução ou a disfunção tubular é suspeita. O enchimento excessivo da bexiga ou reservatório é uma causa importante de obstrução intermitente do trato superior e deterioração da função. O diário miccional de 24 horas é uma maneira simples de avaliar isso.

Depleção de Sal

Os pacientes com danos tubulares podem ter tendência à perda de sal. Os pacientes normalmente têm uma periferia fria e as veias da mão constritas, sem edema periférico. O aumento da ingestão de sal pode aliviar cólicas, melhorar a função renal e reduzir a hiperuricemia, mas às custas de aumento da pressão arterial. Com pacientes que são depletados de sal, é importante dar cloreto de sódio porque é o ânion cloreto que está deficiente e responsável pela redução no volume circulante.

Acidose

Na maioria das vezes, há uma acidose metabólica desproporcional ao grau de disfunção renal. Isso é secundário tanto à falha tubular proximal de reabsorção do bicarbonato quanto à falha tubular distal de secretar íons hidrogênio. É nossa prática dar bicarbonato de sódio suficiente para corrigir o bicarbonato do plasma na faixa normal.

Doença Óssea

Além da doença óssea típica da DRC progressiva, a acidose contribui de modo significativo para a osteomalácia. O crescimento das crianças é vulnerável sobretudo à osteomalácia, e muito cuidado deve ser tomado para corrigir a acidose e manejar ativamente a doença óssea.

Derivações Urinárias

Ureterossigmoidostomia

Felizmente, agora é raro encontrar um paciente que ainda tenha ureterossigmoidostomia, amplamente utilizada até a década de 1970 como uma técnica para derivação urinária. Os ureteres foram anastomosados diretamente no cólon sigmoide, sem interrupções da continuidade do intestino. Essa técnica foi utilizada com mais frequência em pacientes com extrofia. Embora os pacientes comecem com uma função renal normal, amiúde há deterioração da função. Em uma série de 25 pacientes, dano renal significativo ocorreu em 50%. Cálculos, infecções e estenoses ureterais são comuns, e os pacientes permanecem em risco para o carcinoma de cólon, com uma incidência de 10% de carcinoma em 20 anos de seguimento. No entanto, essa derivação é provavelmente mais bem conhecida pela acidose hiperclorêmica, hipocalêmica que ocorre. Uma vez que a urina está em contato com a mucosa do cólon, o sódio urinário é trocado pelo potássio e o cloreto por bicarbonato, e grandes quantidades de íons amônio são produzidas pela ação das bactérias fecais na amônia urinária. Os íons amônio são absorvidos com o cloreto e, na troca, pelo sódio. A acidose grave é causada pela retenção do íon amônio e pela perda fecal

de bicarbonato. Os pacientes são tratados com grandes doses de bicarbonato de sódio oral, que é titulada para manter o bicarbonato do plasma na faixa normal (> 22 mmol/L).

Condutos Ileais

Ao contrário da sigmoidostomia, em que a urina entra em um reservatório, o conduto ileal tem fluxo livre, com trânsito urinário rápido e sem reservatório. Portanto, as complicações metabólicas são muito menos comuns, embora novamente o intestino possa trocar sódio e cloreto por potássio e bicarbonato.[47,48] Uma série de outras complicações de condutos ileais e colônicos pode levar à perda progressiva da função renal (Quadro 52-2).

Enterocistoplastia e Reservatórios Urinários Intestinais

Em 53 pacientes com extrofia vesical, monitorados por mais de 10 anos com TFGs isotópicas seriadas, a função renal deteriorou (TFG diminuiu ≥ 20%) em apenas 10 (~ 20%).[33] A perda de função foi causada sobretudo pela retenção crônica, com ou sem infecção em pacientes pouco aderentes, que não faziam o cateterismo regularmente. Os pacientes também devem ser avaliados regularmente para garantir que a anastomose não estenose e os reservatórios de alta pressão não ocorram. Os cálculos são comuns e ocorrem em até 52% dos pacientes.[49]

DOENÇA RENAL CRÔNICA EM ESTÁDIO TERMINAL E TRANSPLANTE

Esse grupo de pacientes apresenta dois problemas importantes na DRET. Primeiro, devido a múltiplas cirurgias abdominais, a diálise peritoneal ambulatorial contínua (CAPD) é frequentemente impossível, embora, se houver qualquer dúvida, a CAPD deva ser tentada. Em segundo lugar, a bexiga e o reservatório urinário devem estar apropriados para o transplante renal. Se uma bexiga doente já resultou em falência de dois rins nativos bons, é provável que faça o mesmo com um rim transplantado. A maioria dos pacientes será mantida na hemodiálise, mas é difícil, na maioria das vezes, estabelecer uma boa fístula arteriovenosa por causa da hipovolemia crônica e da vasoconstricção. Os pacientes que fazem diálise muitas vezes continuam tendo 1 litro ou mais de urina por 24 horas, e eles também permanecem com risco para ITU grave e pielonefrite.

Complicações da Derivação Urinária em Longo Prazo
Pielonefrites e cicatrizes
Cálculos
Obstrução
Estenose
Muco na bexiga causando obstrução
Câncer na anastomose intestinal-ureteral
Acidose hiperclorêmica
Retardo no crescimento linear em crianças
Efeitos da perda intestinal a partir do trato gastrointestinal (p. ex., deficiência de vitamina B_{12})
Complicações relacionadas com a anatomia pélvica anormal (p. ex., na gravidez)
Problemas psicológicos e com a imagem corporal

Quadro 52-2 Complicações da derivação urinária em longo prazo.

Avaliação Pré-transplante

O transplante para o trato urinário inferior anormal requer avaliação cuidadosa e acompanhamento. A avaliação pré-operatória minuciosa da função da bexiga é essencial. Os pacientes considerados com bexigas normais exigem, no mínimo, um ultrassom da bexiga com volume pós-miccional e uma taxa de fluxo urinário.

Todos os pacientes com bexigas anormais ou reservatórios devem ter um videocistometrograma completo para garantir que o reservatório da bexiga seja grande e adequadamente complacente. Se a bexiga é pequena ou não está sendo utilizada há algum tempo, a revisão cíclica da bexiga, que envolve periodicamente o enchimento e a distensão da bexiga pelo cateter suprapúbico, pode ser necessária. Um estudo urodinâmico antes do transplante indicando que a função da bexiga é pobre, como mostrado por volumes pequenos da bexiga, é um preditor de perda do enxerto mesmo em pacientes com função previamente normal da bexiga.[50]

O autocateterismo intermitente é seguro e eficaz para um paciente com uma taxa de fluxo baixa, que não consegue esvaziar a bexiga. No entanto, isso é possível apenas com uma uretra normal e um paciente cooperativo. Quando não for prático, pode-se tentar estabelecer uma drenagem suprapúbica por um estoma continente, tal como um Mitrofanoff (Fig. 52-19). Se um conduto está para ser utilizado, um condutograma e endoscopia devem garantir que está em boas condições. Não retiramos rins nativos, a menos que eles estejam causando ITU recorrente.

Resultados do Transplante

Em uma experiência de 18 anos, transplantamos 65 pacientes com bexigas anormais, com um total de 72 transplantes renais.[51] Em 52 casos, os ureteres foram transplantados em bexiga não ampliadas; em 20 casos, houve algum tipo de ampliação ou derivação. Os resultados foram comparados com 59 transplantes em 55 pacientes que tinham insuficiência renal a partir de displasia renal e cuja função da bexiga foi considerada normal. Não houve diferença na sobrevida do enxerto atuarial nos dois grupos em 10 anos (bexigas anormais, 66%; bexigas normais, 61%), embora um seguimento mais longo tenha mostrado vantagem para as bexigas normais, com uma meia-vida renal de 29 a 33 anos em comparação com 15 anos para as bexigas anormais.[52] As ITUs foram relativamente comuns em todos os pacientes, mas causaram problemas apenas em pacientes com bexigas anormais.

Manejo

Um cateter ureteral duplo J deve ser colocado rotineiramente no momento da cirurgia do transplante. A adequação da drenagem urinária deve ser avaliada frequentemente, mesmo quando a função do enxerto parece estar boa. Dois meses após o transplante, quando o cateter ureteral foi removido, realizamos, como base, os seguintes testes:

- TFG por ácido etilenodiaminotetracético marcado com cromo-51 (EDTA-^{51}Cr)
- Ultrassom pós-miccional dos rins e bexiga
- Cintilografia dinâmica MAG3 ^{99m}Tc
- Cintilografia estática DMSA ^{99m}Tc (parâmetro para a cicatriz renal)

A TFG é repetida em seis meses e depois anualmente. O ultrassom e a cintilografia MAG3 ^{99m}Tc são repetidos em um ano, quando indicado. A relação proteína-creatinina é medida em uma amostra de urina aleatória a cada visita ambulatorial. Se houver disfunção renal, os testes de imagem são repetidos, e se houver uma mudança na linha de base, a biópsia renal é realizada para excluir uma causa imunológica de disfunção do enxerto. Se há deterioração documentada da função renal, na ausência de rejeição ou toxicidade por inibidor de calcineurina, o DMSA é repetido (para verificar se houve novas cicatrizes) e a bexiga reavaliada urodinamicamente.[52]

Complicações

As infecções do trato urinário devem ser detectadas e tratadas precocemente, e as infecções recorrentes do trato urinário podem exigir longos cursos de antibióticos ou mesmo a remoção dos rins nativos. As ITUs sintomáticas são comuns nos primeiros três meses após o transplante (63%); febre e sintomas sistêmicos ocorrem em 39% dos pacientes com bexiga normal e em 59% daqueles com bexigas anormais. A ITU contribui diretamente para perda do enxerto em pacientes com bexigas anormais, mas não causa nenhuma consequência naqueles com bexigas normais.[44] A administração profilática de antibióticos nos primeiros seis meses reduz significativamente a incidência posterior de ITU. Quando a ITU recorre, uma causa deve ser procurada com ultrassom dos rins e da bexiga. A radiografia simples abdominal é essencial para procurar cálculos nos rins nativos ou transplantado e bexiga ou derivação urinária. Se houver um volume residual após a micção dupla, o paciente deve ser instruído a executar CIL. Com essas medidas, obtêm-se bons resultados.

Referências

1. Lewis MA. Demography of renal disease in childhood. *Semin Fetal Neonatal Med.* 2008;13:118-124.
2. Neild GH. What do we know about chronic renal failure in young adults? Adult outcome of pediatric renal disease. *Pediatr Nephrol.* 2009;24:1921-1928.
3. Brenner BM, Meyer TW, Hostetter TH. Dietary protein intake and the progressive nature of kidney disease: The role of hemodynamically mediated glomerular injury in the pathogenesis of progressive glomerular sclerosis in aging, renal ablation, and intrinsic renal disease. *N Engl J Med.* 1982;307:652-659.
4. Neild GH, Thomson G, Nitsch D, et al. Renal outcome in adults with renal insufficiency and irregular asymmetric kidneys. *BMC Nephrol.* 2004;5:12-22.
5. Neild GH. What do we know about chronic renal failure in young adults? II. Adult outcome of pediatric renal disease. *Pediatr Nephrol.* 2009;24:1921-1928.
6. Woolf AS, Jenkins D. Development of the kidney. In: Jennette JC, Olson JL, Schwartz MM, Silva FG, eds. *Heptinstall's Pathology of the Kidney.* 7th ed. Philadelphia: Lippincott-Raven; 2013.
7. Rascher W, Roesch WH. Congenital abnormalities of the urinary tract. In: Davison AM, Camero JS, Grunfeld JP, et al., eds. *Oxford Textbook of Clinical Nephrology.* 3rd ed. Oxford: Oxford University Press; 2005:2471-2494.
8. Mendelsohn C. Using mouse models to understand normal and abnormal urogenital tract development. *Organogenesis.* 2009;5:306-314.
9. Miyazaki Y, Ichikawa I. Ontogeny of congenital anomalies of the kidney and urinary tract, CAKUT. *Pediatr Int.* 2003;45:598-604.
10. Price KL, Woolf AS, Long DA. Unraveling the genetic landscape of bladder development in mice. *J Urol.* 2009;181:2366-2374.
11. Dressler GR, Wilkinson JE, Rothenpieler UW, et al. Deregulation of Pax-2 expression in transgenic mice generates severe kidney abnormalities. *Nature.* 1993;362:65-67.
12. Torres M, Gomez PE, Dressler GR, Gruss P. Pax-2 controls multiple steps of urogenital development. *Development.* 1995;121:4057-4065.
13. Farrugia MK, Woolf AS. Congenital urinary bladder outlet obstruction. *Fetal Matern Med Rev.* 2010;21:55-73.
14. Schedl A. Renal abnormalities and their developmental origin. *Nat Rev Genet.* 2007;8:791-802.
15. Risdon RA, Yeung CK, Ransley PG. Reflux nephropathy in children submitted to unilateral nephrectomy: A clinicopathological study. *Clin Nephrol.* 1993;40:308-314.
16. Hiraoka M, Hori C, Tsukahara H, et al. Congenitally small kidneys with reflux as a common cause of nephropathy in boys. *Kidney Int.* 1997;52:811-816.
17. Cotran RS. Glomerulosclerosis in reflux nephropathy. *Kidney Int.* 1982;21:528-534.
18. Bhathena DB, Weiss JH, Holland NH, et al. Focal and segmental glomerular sclerosis in reflux nephropathy. *Am J Med.* 1980;68:886-892.
19. Silverman SG, Leyendecker JR, Amis ES Jr. What is the current role of CT urography and MR urography in the evaluation of the urinary tract? *Radiology.* 2009;252:309-323.
20. Jenkins D, Woolf AS. Uroplakins: New molecular players in the biology of urinary tract malformations. *Kidney Int.* 2007;71:195-200.
21. O'Dea D, Parfrey PS, Harnett JD, et al. The importance of renal impairment in the natural history of Bardet-Biedl syndrome. *Am J Kidney Dis.* 1996;27:776-783.

22. Ansley SJ, Badano JL, Blacque OE, et al. Basal body dysfunction is a likely cause of pleiotropic Bardet-Biedl syndrome. *Nature.* 2003;425:628-633.

23. Koff SA, Campbell KD. The nonoperative management of unilateral neonatal hydronephrosis: Natural history of poorly functioning kidneys. *J Urol.* 1994; 152:593-595.

24. Woolf AS, Davies JA. Cell biology of ureter development. *J Am Soc Nephrol.* 2013;24:19-25.

25. Lee PH, Diamond DA, Duffy PG, Ransley PG. Duplex reflux: A study of 105 children. *J Urol.* 1991;146:657-659.

26. Whitaker RH, Johnston JH. A simple classification of wide ureters. *Br J Urol.* 1975;47:781-787.

27. Woodhouse CRJ. *Long-Term Paediatric Urology.* Oxford: Blackwell Scientific Publications; 1991.

28. Woodhouse CR, Ransley PG, Innes WD. Prune belly syndrome: Report of 47 cases. *Arch Dis Child.* 1982;57:856-859.

29. Burbige KA, Amodio J, Berdon WE, et al. Prune belly syndrome: 35 years of experience. *J Urol.* 1987;137:86-90.

30. Woodard JR, Parrott TS. Reconstruction of the urinary tract in prune belly uropathy. *J Urol.* 1978;119:824-828.

31. Hurwitz RS, Manzoni GA, Ransley PG, Stephens FD. Cloacal exstrophy: A report of 34 cases. *J Urol.* 1987;138:1060-1064.

32. Husmann DA, McLorie GA, Churchill BM. A comparison of renal function in the exstrophy patient treated with staged reconstruction versus urinary diversion. *J Urol.* 1988;140:1204-1206.

33. Fontaine E, Leaver R, Woodhouse CR. The effect of intestinal urinary reservoirs on renal function: A 10-year follow-up. *BJU Int.* 2000;86:195-198.

34. Johnston LB, Borzyskowski M. Bladder dysfunction and neurological disability at presentation in closed spina bifida. *Arch Dis Child.* 1998;79:33-38.

35. McLorie GA, Perez MR, Csima A, Churchill BM. Determinants of hydronephrosis and renal injury in patients with myelomeningocele. *J Urol.* 1988;140: 1289-1292.

36. Lapides J, Diokno AC, Silber SJ, Lowe BS. Clean, intermittent self-catheterization in the treatment of urinary tract disease. *J Urol.* 1972;107: 458-461.

37. Bauer SB. Neurogenic bladder: Etiology and assessment. *Pediatr Nephrol.* 2008;23:541-551.

38. Tejani A, Butt K, Glassberg K, et al. Predictors of eventual end stage renal disease in children with posterior urethral valves. *J Urol.* 1986;136:857-860.

39. Rittenberg MH, Hulbert WC, Snyder HM, Duckett JW. Protective factors in posterior urethral valves. *J Urol.* 1988;140:993-996.

40. Smith GH, Canning DA, Schulman SL, et al. The long-term outcome of posterior urethral valves treated with primary valve ablation and observation. *J Urol.* 1996;155:1730-1734.

41. Parkhouse HF, Barratt TM, Dillon MJ, et al. Long-term outcome of boys with posterior urethral valves. *Br J Urol.* 1988;62:59-62.

42. Daly SB, Urquhart JE, Hilton E, et al. Mutations in *HPSE2* cause urofacial syndrome. *Am J Hum Genet.* 2010;86:963-969.

43. Weber S, Thiele H, Mir S, et al. Muscarinic acetylcholine receptor M3 mutation causes urinary bladder disease and a prune-belly-like syndrome. *Am J Hum Genet.* 2011;89:668-674.

44. Lee JB, Neild GH. Urinary tract infection. *Medicine.* 2001;35:423-428.

45. Crowe A, Cairns HS, Wood S, et al. Renal transplantation following renal failure due to urological disorders. *Nephrol Dial Transplant.* 1998;13:2065-2069.

46. Dretler SP. The pathogenesis of urinary tract calculi occurring after ileal conduit diversion. I. Clinical study. II. Conduit study. 3. Prevention. *J Urol.* 1973; 109:204-209.

47. McDougal WS. Metabolic complications of urinary intestinal diversion. *J Urol.* 1992;147:1199-1208.

48. Silverman SH, Woodhouse CR, Strachan JR, et al. Long-term management of patients who have had urinary diversions into colon. *Br J Urol.* 1986; 58:634-639.

49. Woodhouse CR, Robertson WG. Urolithiasis in enterocystoplasties. *World J Urol.* 2004;22:215-221.

50. Kashi SH, Wynne KS, Sadek SA, Lodge JP. An evaluation of vesical urodynamics before renal transplantation and its effect on renal allograft function and survival. *Transplantation.* 1994;57:1455-1457.

51. Neild GH, Dakmish A, Wood S, et al. Renal transplantation in adults with abnormal bladders. *Transplantation.* 2004;77:1123-1127.

52. Cairns HS, Spencer S, Hilson AJ, et al. ^{99m}Tc-DMSA imaging with tomography in renal transplant recipients with abnormal lower urinary tracts. *Nephrol Dial Transplant.* 1994;9:1157-1161.

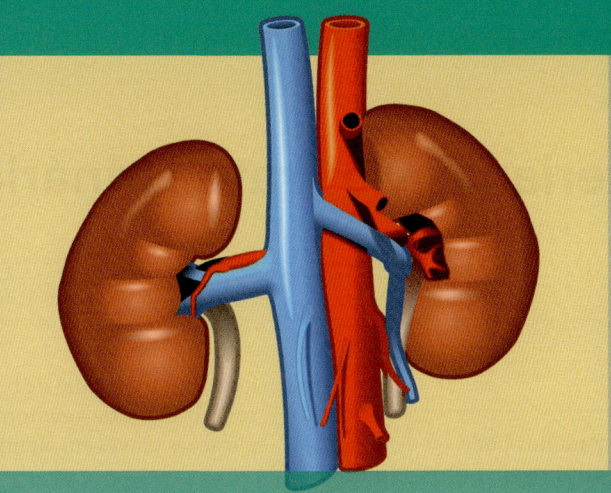

Doenças Infecciosas e os Rins

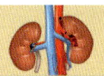

CAPÍTULO 53

Infecções Bacterianas do Trato Urinário

Thomas Hooton

DEFINIÇÃO

A infecção do trato urinário (ITU) em adultos pode ser classificada em seis grupos: mulheres jovens com cistite aguda não complicada, mulheres jovens com cistite recorrente, mulheres jovens com pielonefrite aguda não complicada, adultos com cistite e condições agudas que sugerem envolvimento renal oculto ou prostático, ITU complicada e bacteriúria assintomática (Quadro 53-1).[1] O Capítulo 44 discute a ITU durante a gravidez e o Capítulo 63 descreve a síndrome do refluxo vesicoureteral (RVU) em crianças.

Infecção do trato urinário complicada é definida como ITU que aumenta o risco de complicações graves ou fracasso do tratamento. Os pacientes com várias condições, como as apresentadas no Quadro 53-1, estão sob risco aumentado para desenvolvimento da ITU complicada. As ITUs complicadas podem exigir pré-tratamento, avaliação pós-tratamento, tipo e duração do tratamento antimicrobiano diferentes da ITU não complicada. Há casos em que ITUs complicadas são diagnosticadas somente após má resposta ao tratamento inicial.

EPIDEMIOLOGIA

ITUs agudas não complicadas são extremamente comuns, com milhões de episódios de cistite aguda e pelo menos 250 mil episódios de pielonefrite aguda ocorrendo anualmente nos EUA. A incidência de cistite em mulheres jovens sexualmente ativas é de cerca de 0,5 por 1 pessoa-ano.[2] A cistite aguda não complicada pode reincidir de 27% a 44% nas mulheres saudáveis, mesmo com trato urinário normal.[3] A incidência de pielonefrite em mulheres jovens é de cerca de 3 por 1.000 pessoas-ano.[4] A incidência autorreportada de ITU sintomática em mulheres na pós-menopausa é de cerca de 10% ao ano.[5] A incidência de ITU sintomática em homens adultos com idade inferior a 50 anos é muito menor do que nas mulheres, e varia entre cinco e oito episódios por 10.000 homens por ano.

ITUs complicadas abrangem uma gama extraordinariamente ampla de condições infecciosas (Quadro 53-1). ITUs nosocomiais são um tipo comum de ITU complicada e ocorrem em 5% das admissões no cuidado terciário de hospitais universitários; infecções associadas ao uso de cateteres correspondem à maior parte dessas intercorrências. Bacteriúria associada a cateter é a fonte mais comum de bacteremia por Gram-negativos em pacientes hospitalizados.[6]

Bacteriúria assintomática é definida como duas amostras de urina distintas consecutivas, coletadas após antissepsia, ambas com 10⁵ ou mais unidades formadoras de colônias por mililitro (UFC/mL) do mesmo agente patogênico urinário, na ausência de sintomas relacionados ao trato urinário.[7] A bacteriúria assintomática é encontrada em cerca de 5% das mulheres adultas jovens,[8] mas raramente em homens com menos de 50 anos. A prevalência aumenta para até 16% em mulheres e 19% em homens com mais de 70 anos em regime ambulatorial, e para até 50% em mulheres idosas e 40% em homens idosos institucionalizados.[7] A bacteriúria assintomática pode ser persistente ou transitória e recorrente, e muitos pacientes apresentam história prévia de infecção sintomática ou desenvolvem infecção sintomática logo após o episódio de bacteriúria assintomática. Na maioria das vezes, a bacteriúria assintomática é benigna, embora possa levar a complicações graves em algumas condições clínicas.

PATOGÊNESE

Infecção Não Complicada

A maioria das infecções do trato urinário não complicadas em mulheres saudáveis ocorre quando uropatógenos (tipicamente *Escherichia coli*), presentes na flora retal, ganham a bexiga através da uretra, após uma fase intermediária de colonização periuretral e da uretra distal. Uropatógenos colonizadores também podem ser provenientes da vagina, do reto ou do pênis de um parceiro sexual. A disseminação hematogênica para o trato urinário de potenciais uropatógenos, como o *Staphylococcus aureus,* é causa de algumas infecções do trato urinário, mas isso é mais provável na ocorrência de infecção da corrente sanguínea persistente ou obstrução do trato urinário.

Muitos fatores comportamentais, genéticos e biológicos predispõem ao aparecimento de ITU não complicada em mulheres jovens e saudáveis (Tabela 53-1). Os fatores de risco incluem relação sexual, uso de espermicidas e história de ITU recorrente.[2,9] Indivíduos do grupo sanguíneo ABO, não secretores de antígenos, apresentam maior risco de cistite recorrente; o fenótipo P_1 do grupo sanguíneo é um fator de risco para pielonefrite recorrente em mulheres; mutações do gene que codifica CXCR1, o receptor de interleucina-8, são mais frequentes e a expressão de CXCR1 é menor em crianças propensas a pielonefrite, quando comparadas a grupos controles.[10] Os fatores protetores incluem a resposta imune do hospedeiro; a manutenção da flora vaginal normal, que protege contra a colonização por uropatógenos; e a remoção de bacteriúria vesical por micção.[11] A *E. coli* uropatogênica, patógeno predominante na ITU não complicada, é um subgrupo específico extraintestinal da *E. coli* patogênica com potencial para maior virulência[12] (Tabela 53-1). Cepas de *E. coli* com fímbria P estão associadas a pielonefrite aguda não complicada, e as suas propriedades de aderência podem estimular as células epiteliais e outras a produzir fatores pró-inflamatórios que estimulam a resposta inflamatória. Outros determinantes de virulência incluem fatores de aderência (fímbrias tipo 1, S e Dr) toxinas (hemolisina), aerobactina e resistência ao soro. Os determinantes da virulência bacteriana associada a cistite e a bacteriúria assintomática não são tão bem caracterizados. Além disso, os fatores desencadeantes do desenvolvimento de sintomas urinários não são totalmente esclarecidos.

Fatores que explicam a grande diferença na prevalência ITU entre homens e mulheres incluem a maior distância entre a fonte normal de uropatógenos (ânus e meato uretral), o ambiente mais seco em torno da uretra masculina e o maior comprimento da uretra masculina. Os fatores de risco associados a ITUs em homens saudáveis incluem a relação sexual com um parceiro infectado do sexo feminino, sexo anal e falta de circuncisão, embora esses fatores muitas vezes não estejam presentes em homens com ITUs. A maioria das cepas uropatogênicas é altamente virulenta, o que sugere que o trato urinário em homens saudáveis é relativamente resistente à infecção.

Categorias de Infecções do Trato Urinário em Adultos

Cistite aguda não complicada em mulheres jovens

Cistite aguda não complicada recorrente em mulheres jovens

Pielonefrite aguda não complicada em mulheres jovens

Cistite aguda não complicada em adultos com as seguintes condições, sugerindo possível envolvimento renal ou prostático oculto, mas sem outros fatores complicadores conhecidos:

Sexo masculino

Idade avançada

Gravidez

Diabetes melito

Instrumentação recente do trato urinário

Infecção do trato urinário na infância

Persistência de sintomas por mais de sete dias

Infecção complicada do trato urinário*

Obstrução ou outros fatores estruturais: urolitíase, malignidades, estenoses uretrais e ureterais, divertículo vesical, cistos renais, fístulas, pertuito ileal, outras disfunções urinárias

Anormalidades funcionais: bexiga neurogênica, refluxo vesicoureteral

Corpos estranhos: dispositivo urinário, *stent* ureteral, nefrostomia

Outras condições: insuficiência renal, transplante renal, imunossupressão, uropatógenos multirresistentes, infecções relacionadas à assistência à saúde (como infecções adquiridas em hospitais e nosocômios), infecção relacionada à prostatite, infecção do trato urinário superior em adultos que não mulheres jovens saudáveis, outras anormalidades anatômicas ou funcionais do trato urinário

Bacteriúria assintomática

Quadro 53-1 Categorias de infecções do trato urinário em adultos. *Essa é uma lista selecionada de fatores complicadores. Alguns fatores complicam a infecção do trato urinário por meio de vários mecanismos. (Dados para fatores complicados extraídos da referência 1.)*

Infecção Complicada

Os passos iniciais que conduzem à ITU não complicada, discutidos anteriormente, provavelmente também ocorrem na maioria dos indivíduos que desenvolvem infecção urinária complicada. Os fatores que predispõem os indivíduos à ITU complicada geralmente causam obstrução ou estase do fluxo urinário, facilitam o acesso de uropatógenos ao trato urinário ultrapassando os mecanismos de defesa do hospedeiro normal, proporcionam um nicho de infecção inacessível ao tratamento com antibióticos ou comprometem o sistema imunológico do indivíduo (Quadro 53-1).[1] As ITUs são mais propensas a tornarem-se complicadas no cenário de defesa prejudicada do indivíduo, como ocorre com o uso de cateteres vesicais de demora, RVU, obstrução, neutropenia e deficiências imunológicas. O diabetes melito está associado a várias síndromes de ITU complicada, como abscesso renal e perirrenal, pielonefrite e cistite enfisematosas, necrose papilar e pielonefrite xantogranulomatosa.[13] Determinantes de virulência dos uropatógenos são menos importantes na patogênese das ITUs complicadas quando comparados às ITUs não complicadas. No entanto, a infecção por uropatógenos resistentes a múltiplas drogas é mais provável nas ITUs complicadas.

AGENTES ETIOLÓGICOS

As ITUs não complicadas superior e inferior são mais frequentemente causadas por *E. coli*, presente em 70% a 95% dos casos, e *Staphylococcus saprophyticus*, presente entre 5% a mais de 20% dos casos (Tabela 53-2).[1] O *S. saprophyticus* só raramente provoca pielonefrite aguda.[14] Bactérias menos comuns causadoras de ITU não complicada incluem

Fatores Moduladores do Risco de Infecções Urinárias Agudas Não Complicadas em Mulheres

Determinantes do Hospedeiro	Determinantes do Uropatógeno
Comportamental: relação sexual, uso de espermicidas, uso recente de antimicrobianos, maus hábitos urinários	Determinantes da virulência da *Escherichia coli*: fímbrias P, S, Dr e tipo 1; hemolisinas, aerobactina, resistência ao soro
Genéticos: resposta imune inata e adquirida, maior aderência das células epiteliais, fatores antimicrobianos da urina e da mucosa vesical, *status* não secretor do grupo sanguíneo ABO, fenótipo P1 do grupo sanguíneo, expressão reduzida de CXCR1, história prévia de cistite recorrente	
Fatores biológicos: deficiência estrogênica em mulheres na pós-menopausa, glicosúria (como inibidores da SGLT-1)	

Tabela 53-1 Fatores moduladores do risco de infecções urinárias agudas não complicadas em mulheres.

Agentes Etiológicos das Infecções do Trato Urinário

Micro-organismos	Infecção do Trato Urinário (%) Não Complicada	Complicada
Gram-negativos		
Escherichia coli	70-95	21-54
Proteus mirabilis	1-2	1-10
Klebsiella spp.	1-2	2-17
Citrobacter spp.	< 1	5
Enterobacter spp.	< 1	2-10
Pseudomonas aeruginosa	< 1	2-19
Outros	< 1	6-20
Gram-positivos		
Staphylococcus coagulase-negativa (*Staphylococcus saprophyticus*)	5-20 ou mais	1-4
Enterococos	1-2	1-23
Estreptococos grupo B	< 1	1-4
Staphylococcus aureus	< 1	1-2
Outros	< 1	2

Tabela 53-2 Agentes etiológicos das infecções do trato urinário. *(Dados a respeito das infecções complicadas extraídos da referência 1.)*

outras *Enterobacteriaceae* (p. ex., *Proteus mirabilis*, *Klebsiella* spp.) e, raramente, *Pseudomonas aeruginosa*, espécies de *Citrobacter* (spp.), ou outros uropatógenos. Entre as mulheres não grávidas saudáveis, o isolamento de organismos, como os lactobacilos, os enterococos, os estreptococos do grupo B e os estafilococos coagulase-negativos outros que não *S. saprophyticus* representam mais frequentemente contaminação da amostra de urina.[15] No entanto, esses organismos devem ser considerados prováveis agentes causadores de ITU em mulheres sintomáticas quando encontrados em amostra de jato médio de urina, colhida após antissepsia, em contagens elevadas e crescimento puro.

Uma gama mais ampla de bactérias pode provocar ITU complicada, e muitas delas são resistentes aos agentes antimicrobianos de amplo espectro. Embora a *E. coli* seja o agente mais comum, *Citrobacter* spp., *Enterobacter* spp., *P. aeruginosa*, enterococos e *S. aureus* contribuem com uma proporção relativamente mais elevada em comparação aos casos de infecções do trato urinário não complicada (Tabela 53-2).[1] A proporção de infecções causadas por fungos, sobretudo as espécies de *Candida*, vem aumentando (Cap. 55). Os pacientes com condições crônicas, como lesão medular e bexiga neurogênica, são mais propensos a infecções polimicrobianas e multidroga resistentes.

SÍNDROMES CLÍNICAS

Cistite Aguda Não Complicada em Mulheres Jovens

Mulheres com cistite aguda não complicada apresentam, na maioria das vezes, disúria inicial aguda, polaciúria, urgência miccional ou dor suprapúbica. Disúria aguda em mulher jovem sexualmente ativa é geralmente causada por cistite aguda; uretrite aguda por *Chlamydia trachomatis*, *Neisseria gonorrhoeae* ou infecções por vírus herpes simples ou por vaginite secundária a *Candida* spp. ou *Trichomonas vaginalis*.[6] Essas três condições podem, em regra, ser diferenciadas pela história clínica, exame físico e testes laboratoriais simples. A piúria está presente em quase todas as mulheres com cistite aguda, bem como na maioria das mulheres com uretrite causada por *N. gonorrhoeae* ou *C. trachomatis*, e sua ausência sugere fortemente um diagnóstico alternativo. Hematúria (microscópica ou macroscópica) é comum em mulheres com ITU, mas não em mulheres com uretrite ou vaginite.

O diagnóstico definitivo da ITU requer a presença de bacteriúria significativa; o padrão tradicional é de 10^5 ou mais uropatógenos por mililitro em amostra de jato médio de urina após antissepsia. Os estudos mostraram, no entanto, que até metade das mulheres com cistite apresentam contagens de colônias mais baixas, que são perdidas com o uso da definição tradicional. The Infectious Diseases Society of America Consensus (IDSA) define cistite como contagem maior ou igual a 10^3 UFC/mL.[16] Na maioria das vezes, a urocultura não é indicada em mulheres com cistite não complicada, uma vez que a história clínica é

altamente confiável no estabelecimento do diagnóstico,[17] os organismos causadores são previsíveis e os resultados da cultura quase sempre se tornam disponíveis apenas após a tomada das decisões terapêuticas.

Nos casos de ITU não complicada, a *E. coli* frequentemente é resistente a sulfonamidas e amoxicilina. Além disso, vem sendo observado aumento da resistência a trimetoprim e sulfametoxazol-trimetoprim (TMP-SMX, cotrimoxazol) em cepas urinárias em ambulatórios nos EUA e na Europa.[18,19] Nos EUA, as taxas de resistência a cotrimoxazol entre as cepas de *E. coli* causadoras de ITU não complicada variam entre 15% e 42% em diferentes regiões,[18] com uma porcentagem semelhante encontrada nos países europeus e no Brasil.[19] Muitas cepas de *E. coli* resistentes são clonais. Por isso, aventa-se a hipótese de sua entrada em novos ambientes mediante produtos contaminados ingeridos por moradores da comunidade.[20] A prevalência de *E. coli* resistente a nitrofurantoína é geralmente inferior a 5%, embora essa medicação seja inativa contra *Proteus* spp. e algumas espécies de *Enterobacter* e *Klebsiella* spp. As fluoroquinolonas permanecem ativas contra a maioria das cepas de *E. coli* causadoras de cistite não complicada, embora a resistência esteja aumentando em certas regiões do mundo.[18,19] Em um estudo de suscetibilidade antimicrobiana recente, incluindo mais de 12 milhões de cepas de *E. coli* isoladas de pacientes ambulatoriais dos EUA, a resistência às fluoroquinolonas aumentou de 3% para 17% ao longo de 10 anos.[21] Além disso, as infecções causadas por cepas produtoras de β-lactamase de espectro estendido (ESBL) vêm aumentando em número, mesmo em um contexto de ITU não complicada.

As recomendações para a abordagem da cistite aguda não complicada estão resumidas na Figura 53-1 e na Tabela 53-3. Orientações da IDSA atualizadas enfatizam a importância de se considerar os efeitos adversos ecológicos de agentes antimicrobianos (ou seja, a seleção por colonização ou infecção com organismos multirresistentes assim chamados "danos colaterais") ao se selecionar um esquema de tratamento.[22] Regimes de curta duração são recomendados como tratamento de primeira linha para a cistite aguda não complicada devido a eficácia comparável, maior adesão ao tratamento, menor custo e menores efeitos adversos do que com regimes mais longos.[23] Dada a natureza benigna da cistite não complicada aliada à sua alta frequência, as diretrizes da IDSA dão igual peso para o risco de efeitos adversos ecológicos e a eficácia das substâncias.

Agentes Antimicrobianos Orais para Cistite Aguda Não Complicada			
Medicamento	**Dose (mg)**	**Intervalo***	**Comentário**
Sulfametoxazol-trimetoprim (TMP-SMX)	160/800	q12h	Se usado em gestantes (uso não aprovado), evite primeiro trimestre
Trimetoprim	100	q12h	Se usado em gestantes (uso não aprovado), evite primeiro trimestre
Nitrofurantoína			Menos ativa contra *Proteus* spp.
Monoidratada/macrocristais	100	q12h	
Macrocristais	50	q6h	
Cefpodoxima proxetil	100	q12h	Comparável a TMP-SMX, inferior a ciprofloxacino em esquemas de 3 dias[28]
Fosfomicina	3.000	Dose única	Menos efetivo que fluoroquinolonas ou TMP-SMX
Amoxicilina-ácido clavulânico	500/125	q12h	Inferior a ciprofloxacino em esquema de 3 dias[27]
Amoxicilina	500	q12h	Utilizado somente quando uropatógenos sabidamente suscetíveis, ou para tratamento empírico de cistite leve em gestantes
Fluoroquinolonas			
Ciprofloxacino	100-250	q12h	Evite fluoroquinolonas, se possível, em gestantes, mães lactantes ou indivíduos com idade inferior a 18 anos. Embora altamente efetivas, devem ser consideradas tratamento de segunda linha para preservar seu uso para outras infecções.
Ciprofloxacino de liberação prolongada	500	q24h	
Levofloxacino	250	q24h	
Ofloxacino	200	q12h	

Tabela 53-3 **Agentes antimicrobianos orais para cistite aguda não complicada ou cistite em pacientes com possível doença renal ou prostática oculta.** *Duração da terapia depende do contexto clínico (consulte o texto e a Figura 53-1); *q6h, q12h, q24h*, a cada 6, 12 ou 24 horas.

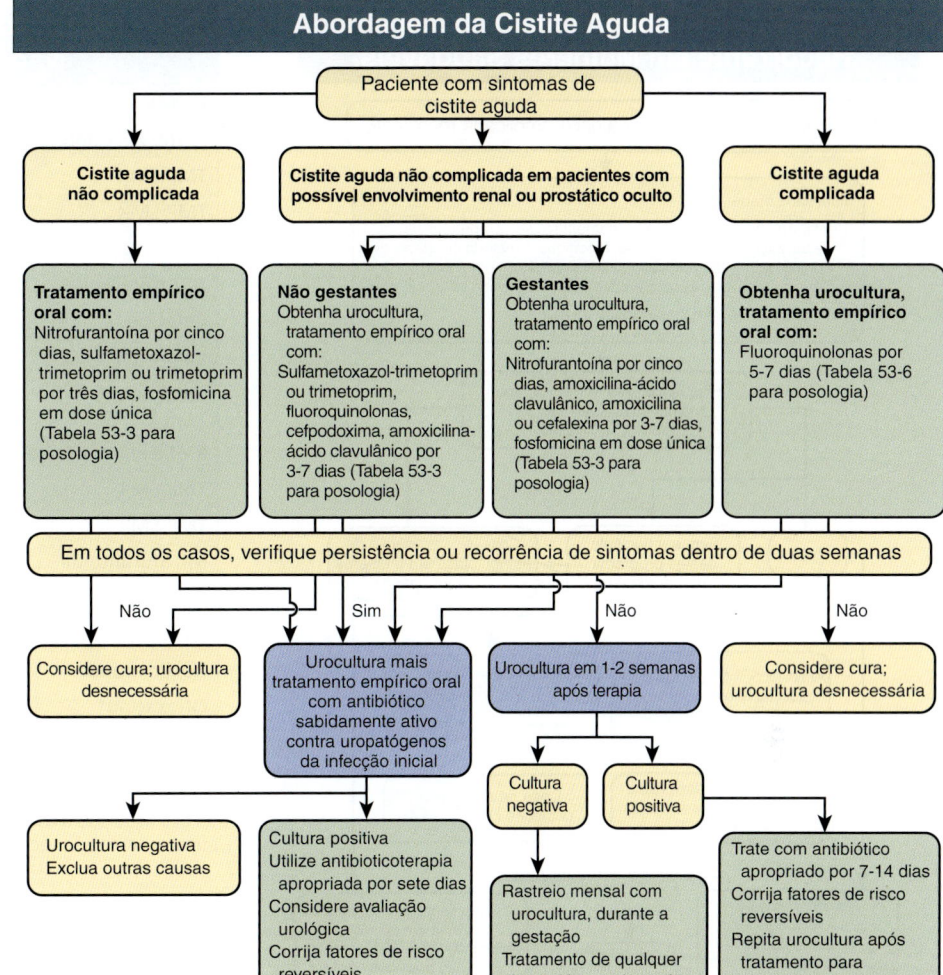

Abordagem da Cistite Aguda

Paciente com sintomas de cistite aguda

Cistite aguda não complicada

Cistite aguda não complicada em pacientes com possível envolvimento renal ou prostático oculto

Cistite aguda complicada

Tratamento empírico oral com: Nitrofurantoína por cinco dias, sulfametoxazol-trimetoprim ou trimetoprim por três dias, fosfomicina em dose única (Tabela 53-3 para posologia)

Não gestantes Obtenha urocultura, tratamento empírico oral com: Sulfametoxazol-trimetoprim ou trimetoprim, fluoroquinolonas, cefpodoxima, amoxicilina-ácido clavulânico por 3-7 dias (Tabela 53-3 para posologia)

Gestantes Obtenha urocultura, tratamento empírico oral com: Nitrofurantoína por cinco dias, amoxicilina-ácido clavulânico, amoxicilina ou cefalexina por 3-7 dias, fosfomicina em dose única (Tabela 53-3 para posologia)

Obtenha urocultura, tratamento empírico oral com: Fluoroquinolonas por 5-7 dias (Tabela 53-6 para posologia)

Em todos os casos, verifique persistência ou recorrência de sintomas dentro de duas semanas

Não — Sim — Não — Não

Considere cura; urocultura desnecessária

Urocultura mais tratamento empírico oral com antibiótico sabidamente ativo contra uropatógenos da infecção inicial

Urocultura em 1-2 semanas após terapia

Considere cura; urocultura desnecessária

Urocultura negativa Exclua outras causas

Cultura positiva Utilize antibioticoterapia apropriada por sete dias Considere avaliação urológica Corrija fatores de risco reversíveis

Cultura negativa

Cultura positiva

Rastreio mensal com urocultura, durante a gestação Tratamento de qualquer bacteriúria assintomática

Trate com antibiótico apropriado por 7-14 dias Corrija fatores de risco reversíveis Repita urocultura após tratamento para assegurar-se de cura

Figura 53-1 Algoritmo para abordagem da cistite aguda.

A nitrofurantoína é bem tolerada e tem boa eficácia quando administrada duas vezes por dia, durante cinco dias, e se relaciona a menores efeitos ecológicos adversos.[24] Não obstante a preocupação sobre a alta prevalência de resistência à TMP-SMX, essa combinação continua a ser muito eficaz, barata e bem tolerada. A fosfomicina é também considerada uma opção de primeira linha devido à sua baixa incidência de efeitos ecológicos adversos, embora pareça ser clinicamente inferior ao TMP-SMX e às fluoroquinolonas.[22] Além disso, a fosfomicina parece ser agente terapêutico eficaz contra ITUs por *E. coli* ESBL.[25]

A escolha de um agente antimicrobiano deve ser individualizada com base na história de hipersensibilidade e de adesão aos tratamentos, nos padrões regionais de prática clínica, na prevalência de resistência na comunidade local (se conhecida), na disponibilidade, no custo e nas limitações individuais do paciente e dos seus responsáveis que possam contribuir para o fracasso da terapia.[22] Para os casos nos quais o antimicrobiano de primeira linha não seja a melhor escolha devido a um ou mais desses fatores, as fluoroquinolonas ou os β-lactâmicos são alternativas razoáveis, embora seja preferível minimizar a sua utilização devido a preocupações com efeitos ecológicos adversos.[22] Portanto, embora as fluoroquinolonas (tratamento por três dias) sejam altamente eficazes no tratamento da cistite, muitos especialistas recomendam que seja considerada terapia de segunda linha para cistite não complicada, objetivando preservar seu uso no tratamento de outras infecções.[22] Em geral, os antibióticos β-lactâmicos são inferiores a TMP-SMX ou fluoroquinolonas em regimes de mesma duração.[26]

Embora os β-lactâmicos orais de amplo espectro (p. ex., cefixima, cefpodoxima, cefprozil, cefaclor, amoxicilina-clavulanato) demonstrem

atividade *in vitro* contra a maioria dos uropatógenos causadores de cistite não complicada, os dados clínicos são escassos. Estudos recentes demonstraram que os índices de cura com regimes de três dias com amoxicilina-clavulanato[27] ou cefpodoxima proxetil[28] foram inferiores a esquemas com ciprofloxacina por três dias. Além disso, embora ainda existam poucos dados, há preocupações quanto à possibilidade de efeitos ecológicos adversos com a utilização de cefalosporinas orais de amplo espectro, assim como no caso das cefalosporinas parenterais. Em função do aumento da resistência antimicrobiana e da natureza benigna da cistite, estratégias de manejo que racionalizem o uso de antimicrobianos, como o uso de drogas anti-inflamatórias (ibuprofeno) ou tratamento postergado, pouco populares no uso clínico, são de interesse crescente.[15]

A realização de urocultura de rotina pós-tratamento em mulheres não está indicada, a não ser que haja persistência dos sintomas. Nesses casos, e na presença de documentação de infecção persistente, um curso mais longo de tratamento com base na sensibilidade, geralmente com uma fluoroquinolona, deve ser utilizado. O benefício de se detectar e tratar bacteriúria assintomática em mulheres saudáveis foi demonstrado apenas em gravidez e antes de instrumentação ou procedimentos cirúrgicos urológicos.[7,29]

Cistite Aguda Não Complicada Recorrente em Mulheres

A maioria dos casos de cistite recorrente em mulheres saudáveis é causada por infecções repetidas, o que em muitos casos é secundária à persistência da cepa inicialmente infectante na flora fecal.[30] Além

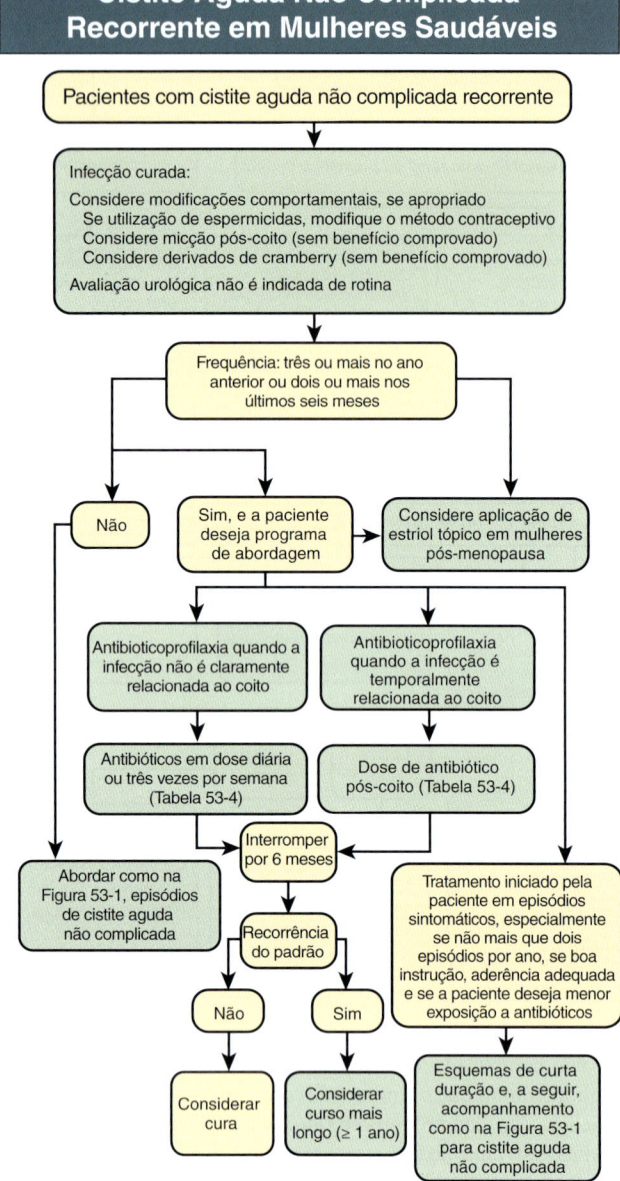

Figura 53-2 Estratégias de manejo da cistite aguda não complicada recorrente.

Antibioticoprofilaxia para Cistite Aguda Não Complicada Recorrente

Droga	Dose (mg)	Frequência
Profilaxia Contínua		
TMP-SMX	40/200	Diária
TMP-SMX	40/200	Três vezes por semana
Trimetoprim	100	Diária
Nitrofurantoína	50 ou 100	Diária
Cefaclor	250	Diária
Cefalexina	125 ou 250	Diária
Norfloxacino*	200	Outras fluoroquinolonas são igualmente eficazes[±]
Profilaxia Pós-coito		
TMP-SMX	40/200	Dose única
TMP-SMX	80/400	Dose única
Nitrofurantoína	50 ou 100	Dose única
Cefalexina	250	Dose única
Ciprofloxacino*	125	Dose única
Norfloxacino*	200	Dose única
Ofloxacino*	100	Dose única

Tabela 53-4 Esquemas de antibioticoprofilaxia para mulheres com cistite aguda não complicada recorrente. Consulte o texto e a Figura 53-2 para estratégia de manejo. *Mulheres devem ser aconselhadas sobre os riscos da gestação sob o uso de fluoroquinolonas. As fluoroquinolonas são altamente eficazes, mas não recomendadas. *TMP-SMX*, sulfametoxazol-trimetoprim.

obstante tenha sido sugerido que a ingestão de produtos derivados de cramberry apresente propriedades preventivas, tais recomendações foram baseadas em pequenos estudos clínicos e na inibição *in vitro* da adesão dos uropatógenos às células uroepiteliais. Recentemente, um ensaio randomizado e controlado por placebo (RCT) não demonstrou nenhum benefício da ingestão do suco de cramberry.[33] A profilaxia antimicrobiana deve ser oferecida às mulheres que não queiram experimentar ou que não obtenham benefícios com as abordagens anteriores.

A profilaxia antimicrobiana demonstrou reduzir o risco de cistite recorrente em cerca de 95% (Tabela 53-4; Fig 53-2).[34] A profilaxia deve ser considerada para as mulheres que experimentam três ou mais infecções durante um período de 12 meses, ou sempre que a mulher pense que sua vida está sendo prejudicada por recorrências frequentes. Várias abordagens são utilizadas, como profilaxia contínua, profilaxia pós-coito e autotratamento intermitente (que é, na verdade, um método de tratamento precoce).[15] Em mulheres na pós-menopausa com ITU de repetição, a utilização de estriol intravaginal é eficaz, presumivelmente pela normalização da flora vaginal, o que reduz o risco de colonização por coliformes da vagina.[30] Essa abordagem oferece uma alternativa às estratégias de antimicrobianos (Fig. 53-2).

Pielonefrite Aguda Não Complicada em Mulheres

A pielonefrite aguda é caracterizada por febre (temperatura ≥ 38 °C), calafrios, dor em flanco, náuseas e vômitos e sensibilidade aumentada na região do ângulo costovertebral. Sintomas da cistite são variavelmente presentes. Os sintomas podem variar de uma doença leve a uma síndrome séptica, com ou sem choque e insuficiência renal. Piúria está quase sempre presente, mas cilindros leucocitários, específicos para ITU, são raramente observados. A coloração de Gram

disso, estudos experimentais em ratos sugerem que algumas ITUs recorrentes pela mesma cepa podem ser causadas por um reservatório latente de uropatógenos no epitélio da bexiga, que persiste após a ITU inicial, e[31] evidências indiretas indicam que essa via de patogênese pode ocorrer em humanos.[32] Se a recorrência ocorre dentro de uma ou duas semanas de tratamento, um agente patogênico urinário resistente ao antimicrobiano deve ser considerado, e uma cultura de urina deve ser realizada, seguida por tratamento com um esquema alternativo. É razoável o tratamento de recidivas tardias com o esquema original. Entretanto, nos casos em que TMP-SMX tenha sido utilizado nos seis meses anteriores, recomenda-se considerar um medicamento alternativo.[15]

O objetivo do manejo em longo prazo de cistite recorrente deve ser a melhoria da qualidade de vida, minimizando a exposição aos antimicrobianos.[15] Mulheres com cistite recorrente podem se beneficiar de modificações comportamentais (Fig. 53-2), como evitar espermicidas, aumentar a ingestão de líquidos e garantir a micção pós-coito, embora o benefício dessas práticas não tenha sido comprovado. Não

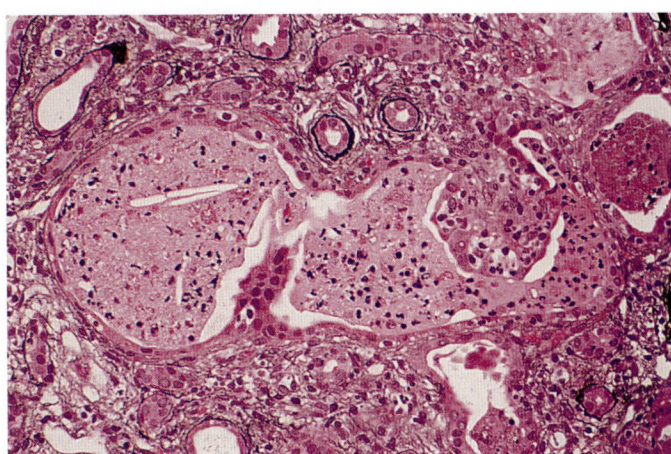

Figura 53-3 Pielonefrite aguda. O tecido renal mostra dilatação tubular com infiltrado neutrofílico embebidos em debris proteináceos ("cilindros piocitários"), com inflamação intersticial adjacente. *(Cortesia de C. Alpers, Universidade de Washington, Seattle.)*

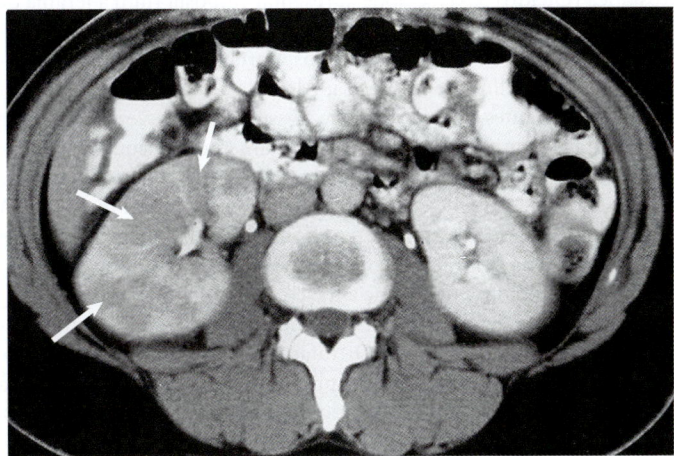

Figura 53-4 Pielonefrite aguda. TC contrastada demonstra áreas de hipodensidade e edema causados pela infecção *(setas)*. *(Cortesia de W. Bush, Universidade de Washington, Seattle.)*

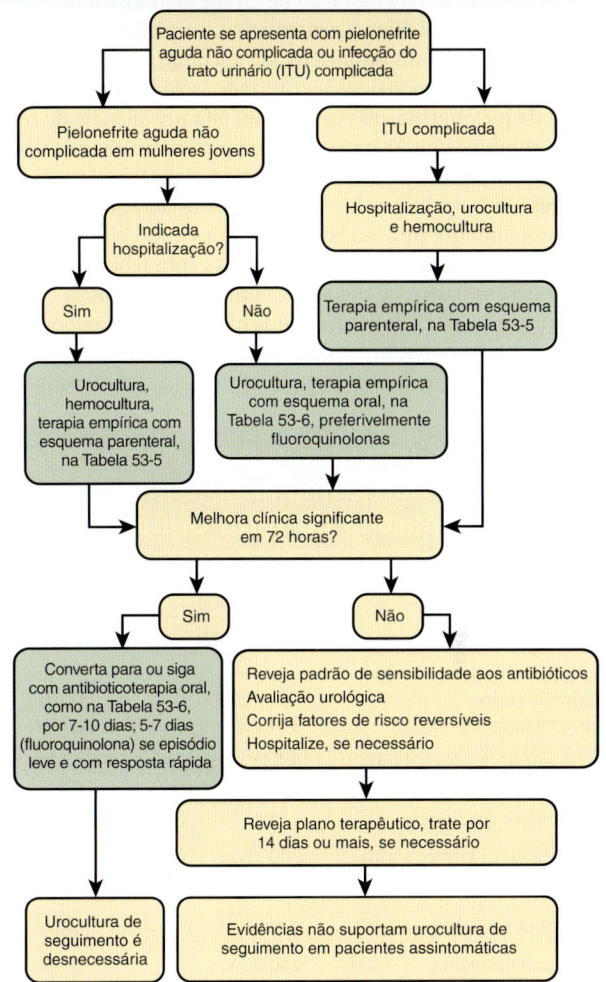

Figura 53-5 Algoritmo do manejo de pielonefrite aguda não complicada e infecção complicada do trato urinário.

do sedimento urinário pode auxiliar na diferenciação entre infecções por bactérias Gram-positivas e Gram-negativas, o que pode influenciar a terapêutica empírica. A urocultura, que deve ser realizada em todas as mulheres com pielonefrite aguda, apresentará contagens de uropatógenos iguais ou superiores a 10^4 UFC/mL em até 95% das pacientes.[16]

Ao exame anatomopatológico, observa-se reação inflamatória focal, com infiltrados de neutrófilos e monócitos, dano tubular e edema intersticial (Fig. 53-3). Embora estudos de imagem geralmente não sejam realizados, o rim infectado se mostra, muitas vezes, aumentado de volume. A tomografia computadorizada (TC) com contraste demonstra diminuição da densidade do parênquima afetado, tipicamente em padrões focais, em cunha ou lineares (Fig. 53-4).

A boa disponibilidade de agentes antimicrobianos eficazes, sobretudo as fluoroquinolonas, possibilita a terapia por via oral inicial em pacientes selecionados, ou, entre aqueles que requerem terapia parenteral, a conversão para terapia oral e redução do tempo de hospitalização. Indicações para admissão hospitalar incluem a incapacidade de se manter a hidratação por via oral ou de ingerir medicamentos; situação social incerta ou falha de adesão suspeita; incerteza sobre o diagnóstico e doença grave com febre alta, dor severa e debilidade acentuada. A terapia ambulatorial é segura e eficaz para pacientes

selecionados, desde que sejam estabilizados com hidratação e antibióticos parenterais em uma unidade de cuidados de urgência e enviados ao domicílio com antibióticos orais sob estreita vigilância. Em um estudo de base populacional de pielonefrite aguda em mulheres adultas, apenas 7% foram hospitalizadas.[4]

A estratégia de manejo da pielonefrite aguda não complicada é mostrada na Figura 53-5. Diversos esquemas eficazes, por via parenteral (Tabela 53-5) ou oral (Tabela 53-6), estão disponíveis para pacientes com pielonefrite aguda não complicada. No ambulatório, uma fluoroquinolona oral deve ser utilizada para o tratamento empírico de infecção causada por bacilos Gram-negativos.[26] TMP-SMX ou outros agentes podem ser utilizados se a cepa infectante é sabidamente suscetível. Se pela coloração de Gram há suspeita de enterococos, a amoxicilina deve ser adicionada ao esquema de tratamento até que o micro-organismo causador seja identificado. As cefalosporinas de segunda e terceira geração também parecem ser eficazes, embora os dados publicados sejam escassos. Nitrofurantoína e fosfomicina não são aprovadas ou recomendadas para o tratamento da pielonefrite. Quando a resistência antimicrobiana ou tolerância aos medicamentos orais é uma preocupação, a administração de uma ou mais doses de antimicrobiano parenteral de amplo espectro é recomendada até que a atividade *in vitro* seja assegurada.[22]

Para os pacientes hospitalizadas, a ceftriaxona é um agente eficaz e barato desde que a coloração de Gram não seja sugestiva de infecção por bactéria Gram-positiva. Se houver suspeita de infecção por enterococos, com base na coloração de Gram demonstrando bactérias Gram-positivas, ampicilina e gentamicina, ampicilina-sulbactam, piperacilina e tazobactam empíricos são escolhas razoáveis de amplo espectro. TMP-SMX não deve ser utilizado isoladamente para terapia empírica da pielonefrite em regiões com alta prevalência de resistência a essa combinação. As pacientes com pielonefrite aguda não complicada podem muitas vezes ser convertidas para terapia oral após 24 a 48 horas, embora intervalos mais longos de terapia parenteral sejam ocasionalmente indicados em pacientes cujos sintomas e sinais não regridam rapidamente, como pacientes com febre alta persistente, dor grave em flanco ou náuseas e vômitos persistentes.

O tratamento da pielonefrite aguda não complicada pode ser limitado a sete dias para pacientes discreta a moderadamente acometidas que apresentem resposta rápida, com resolução da febre e sintomas logo após o início de tratamento. No entanto, esquemas com β-lactâmicos com duração menor que 14 dias foram associados a taxas inaceitavelmente elevadas de insucesso em alguns estudos.[26] Um estudo demonstrou superioridade de um esquema com ciprofloxacino por sete dias quando em comparação com esquema com TMP-SMX por 14 dias. A diferença encontrada se deveu, totalmente, à maior taxa de resistência dos uropatógenos ao TMP-SMX.[14]

Uroculturas de rotina em pacientes assintomáticas após o tratamento não são eficazes em termos de custos. Entretanto, devem ser realizados se os sintomas persistirem ou recorrerem. As infecções recorrentes são tratadas com um curso de sete a 14 dias de um antibiótico a que organismo é suscetível. As pacientes sintomáticas com infecção persistente pela mesma cepa inicial necessitam de 10 a 14 dias de terapia, ou tempo até mais prolongado em alguns casos. Fatores complicadores devem ser investigados e corrigidos, se for o caso.

Cistite Aguda em Adultos com Possível Envolvimento Renal ou Prostático Oculto

A cistite aguda em outros pacientes que não mulheres jovens saudáveis é relacionada com mais frequência à doença renal oculta ou infecção prostática (Quadro 53-1), e pode apresentar resposta ruim à terapia de curta duração. As ferramentas clínicas não invasivas dificilmente localizam as infecções renais ou prostáticas; portanto, a estimativa de risco por avaliação clínica é imprecisa. Alguns pacientes, sobretudo diabéticos ou gestantes, merecem atenção especial, uma vez que podem ocorrer graves complicações diante do tratamento inadequado. Os sintomas, sinais e alterações laboratoriais nesses grupos são semelhantes àqueles encontrados na cistite aguda não complicada em mulheres. A uretrite aguda pode ser excluída em homens sexualmente ativos com disúria através da coloração de Gram da secreção uretral ou da investigação de leucocitúria no exame a fresco do primeiro jato urinário.

A urocultura deve ser rotineiramente obtida desses pacientes antes do tratamento (Fig. 53-1). O tratamento empírico é semelhante ao utilizado para a cistite não complicada em mulheres, embora seja razoável um curso mais prolongado de tratamento para os homens, que podem apresentar envolvimento prostático. A nitrofurantoína e a fosfomicina devem ser evitadas, exceto nos casos de cistite durante a gravidez, em que a duração do tratamento é de cinco dias ou de dose única, respectivamente. Recentemente, um grande estudo retrospectivo, incluindo homens veteranos com ITU, não demonstrou diferença nas taxas de recorrência com sete dias de tratamento *versus* terapia mais longa, com uma tendência para mais infecções por *Clostridium difficile* entre pacientes tratados por mais tempo.[35]

Urocultura pós-tratamento não está indicada de rotina, a não ser que o paciente se mantenha sintomático, exceto em mulheres

Esquemas Parenterais para Pielonefrite Aguda Não Complicada e Infecção Complicada do Trato Urinário*

Medicamento	Dose (mg)	Intervalo
Ceftriaxona	1.000-2.000	q24h
Cefepime	1.000-2.000	q12h
Fluoroquinolonas[†]		
Ciprofloxacino	200-400	q12h
Levofloxacino	250-750	q24h
Gentamicina[†] (± ampicilina)	3-5 mg/kg de peso	q24h
	1 mg/kg de peso	q8h
Ampicilina (+ gentamicina[†])	1.000	q6h
Sulfametoxazol-trimetoprim[†]	800/160	q12h
Aztreonam	1.000	q8-12h
Piperacilina-tazobactam	3.375	q6-8h
Imipenem-cilastatina[†]	250-500	q6-8h
Meropenem	500	q8h
Ertapenem	1.000	q24h
Vancomicina[§]	1.000	q12h

Tabela 53-5 Esquemas parenterais para pielonefrite aguda não complicada e infecção complicada do trato urinário. *A duração da terapia depende do contexto clínico (consulte o texto e a Figura 53-5). [†]Evite, se possível, em gestantes. [§]Recomendado se infecção suspeita ou confirmada por *Staphylococcus aureus* meticilino-resistentes (MRSA).

Esquemas Orais para Pielonefrite Aguda não Complicada e Infecção Complicada do Trato Urinário*

Medicamento	Dose (mg)	Intervalo	Comentário
Fluoroquinolonas			Preferível para tratamento empírico; evitar, se possível, em gestantes, mães lactantes ou indivíduos com idade inferior a 18 anos
Ciprofloxacino	500	q12h	
Ciprofloxacino de liberação prolongada	1.000	q24h	
Levofloxacino	250-750	q24h	
Sulfametoxazol-trimetoprim	160/800	q12h	Utilize somente quando o agente patogênico é sabidamente suscetível. Se usado em gestantes (uso não aprovado), evitar primeiro trimestre.
Cefpodoxima proxetil	200	q12h	Dados escassos. Utilize somente quando o agente patogênico é sabidamente suscetível.
Amoxicilina-clavulanato	500/125 a 875/125	q8h	Utilize somente quando o agente patogênico é sabidamente suscetível, ou em associação com agentes de amplo espectro se for desejável cobertura empírica contra enterococos.

Tabela 53-6 Esquemas orais para pielonefrite aguda não complicada e infecção complicada do trato urinário. *A duração da terapia depende do contexto clínico (consulte o texto e a Figura 53-5.)

grávidas (Fig. 53-1). Entre homens, a recidiva precoce da ITU pela mesma espécie sugere uma fonte prostática de infecção e exige um esquema de tratamento por quatro a seis semanas com fluoroquinolona (preferível) ou TMP-SMX, a depender da suscetibilidade antimicrobiana da cepa infectante.

Infecções Complicadas

Pacientes com ITU complicada podem apresentar sinais clássicos de cistite e pielonefrite, mas também podem se queixar de sintomas vagos ou inespecíficos, como fadiga, irritabilidade, náuseas, cefaleia e dor abdominal ou lombar. Os sinais e sintomas podem estar presentes por semanas a meses antes do diagnóstico. As ITUs complicadas, assim como as não complicadas, em geral se associam a piúria e bacteriúria, embora tais anormalidades possam estar ausentes se a infecção não se comunicar com o sistema coletor urinário.

A urocultura deve ser sempre realizada em pacientes com suspeita de infecção urinária complicada. A definição de consenso IDSA de ITU complicada é de 10^5 UFC/mL ou mais, em mulheres, e 10^4 UFC/mL ou mais, em homens.[16] Entretanto, contagens mais baixas em indivíduos sintomáticos, como demonstrado em pacientes com ITU não complicada, podem representar bacteriúria significante. Isso é especialmente verdadeiro quando a amostra é obtida a partir de um cateter urinário. Portanto, é razoável utilizar um limiar de contagem de colônias de 10^3 UFC/mL ou mais para o diagnóstico de ITU complicada.

A grande variedade de condições subjacentes (Quadro 53-1), os diversos agentes bacterianos (Tabela 53-2) e a escassez de ensaios clínicos randomizados tornam difícil a padronização da terapêutica antimicrobiana. A Figura 53-1 ilustra a estratégia de manejo para a cistite complicada e a Figura 53-5 fornece um algoritmo de manejo para as outras infecções complicadas.

Deve-se buscar a correção de distúrbios anatômicos, funcionais ou metabólicos, uma vez que a antibioticoterapia isoladamente pode não ser suficiente para a cura da infecção. As fluoroquinolonas apresentam o mais amplo espectro de atividade antimicrobiana, cobrem os uropatógenos mais comuns e alcançam concentrações terapêuticas adequadas na urina e no parênquima do trato urinário, e são as mais indicadas como terapia empírica em pacientes com doença leve a moderada que possam receber medicação por via oral. Uma exceção é a moxifloxacina que, ao contrário das outras quinolonas, como ciprofloxacino e levofloxacino, pode não alcançar concentrações suficientes na urina para garantir tratamento eficiente de ITUs complicadas. Se o agente patogênico é sabidamente suscetível, o TMP-SMX ou outros agentes terapêuticos são escolhas razoáveis.

Diversos agentes antimicrobianos parenterais estão disponíveis para pacientes hospitalizados e gravemente enfermos (Tabela 53-5). Os agentes de espectro mais amplo apresentados na Tabela 53-5 são preferíveis para as infecções associadas à assistência à saúde. Ao contrário das ITUs não complicadas, o *S. aureus* é mais frequente nas ITUs complicadas e, se existe a suspeita, o regime terapêutico deve ser ajustado para apresentar atividade contra esse agente. Estudos demonstram que uma alta proporção de *S. aureus* isolados, mesmo na comunidade, é resistente à meticilina (MRSA). Assim, a vancomicina deve ser incluída no tratamento empírico se houver suspeita de infecção por *S. aureus*. Questões a serem consideradas no manejo da ITU complicada incluem o aumento da prevalência da resistência às fluoroquinolonas em ambientes institucionais e a maior frequência de infecções por enterococos.

O esquema antimicrobiano pode ser modificado quando a cepa infectante for identificada e a suscetibilidade antimicrobiana for conhecida. Os pacientes em uso de terapia parenteral podem ser convertidos para o tratamento oral após a melhora clínica. Poucos estudos foram realizados avaliando a duração ideal do tratamento em populações com ITUs complicadas. No entanto, é desejável limitar a duração do tratamento, sobretudo para infecções leves, com o objetivo de reduzir a pressão de seleção de flora resistente aos medicamentos. Em um estudo, as taxas de sucesso clínico e microbiológico após o tratamento foram quase idênticas em pacientes com pielonefrite aguda ou ITU complicada tratadas com um curso de cinco dias de levofloxacino *versus* esquema de 10 dias de ciprofloxacino.[36] Esses dados sugerem que um esquema de sete a 10 dias seja razoável para a maioria dos pacientes com infecção urinária complicada, em função da gravidade da doença e da resposta clínica. Esquemas mais curtos, como um regime de cinco dias de uma fluoroquinolona urinária, podem ser suficientes em pacientes com doença menos grave, com infecção por uropatógenos sensíveis ao antibiótico utilizado e com uma resposta rápida ao tratamento. Pelo menos 10 a 14 dias de terapia são recomendados em pacientes com resposta mais tardia.

Doença Renal Crônica

Devido à grande variedade de doenças de base e comorbidades, instrumentação prévia do trato urinário e diferenças de idade e gênero, a incidência exata de infecção do trato urinário em pacientes com doença renal crônica (DRC) não é conhecida.[37] Além disso, existem poucos dados sobre as concentrações urinárias atingidas pelos agentes antimicrobianos utilizados para o tratamento de ITUs em pacientes com DRC.[38] Estudos em animais sugerem que (1) os fármacos precisam atingir concentração mínima na urina para esterilizá-la, (2) concentrações teciduais efetivas são necessárias para tratar a pielonefrite e (3) as concentrações séricas de antimicrobianos estão correlacionadas às concentrações do fármaco no parênquima renal. Portanto, estima-se que, entre pacientes com DRC que apresentem nível sérico terapêutico de fármaco e perfusão adequada do parênquima renal, a aquisição de concentrações terapêuticas no parênquima renal e na urina seja adequada, mas, mesmo assim, alguns agentes orais para a cistite podem não atingir concentrações adequadas na urina.[38] Entre os pacientes com baixa taxa de filtração glomerular (TFG) e pielonefrite ou cistite, os agentes listados nas Tabelas 53-5 e 53-6 podem ser adequados, desde que o micro-organismo seja suscetível.[38]

Como observado anteriormente, os β-lactâmicos não são tão eficazes como as fluoroquinolonas, mesmo em pacientes com função renal normal.[26] Para o tratamento oral, recomenda-se ajuste das doses de ciprofloxacino ou levofloxacino. A moxifloxacina não requer ajuste de dose. A nitrofurantoína e o sulfametoxazol não são recomendados em pacientes com TFG reduzida, embora as concentrações de trimetoprim pareçam ser adequadas.[37] De acordo com as recomendações da bula do produto, a insuficiência renal diminui significativamente a excreção de fosfomicina. Portanto, esse agente não deve ser utilizado nesse grupo de pacientes.

Infecções Associadas a Cateteres

Cerca de 15% a 25% dos pacientes admitidos em hospitais gerais se submetem à inserção de um cateter uretral em algum momento durante sua permanência, e cerca de 5% a 10% dos pacientes institucionalizados são manejados com cateterismo uretral em alguns casos por anos. A incidência de bacteriúria associada a cateteres permanentes é de 3% a 10% por dia de cateterismo, e a duração da cateterização é o fator de risco mais importante para o desenvolvimento de bacteriúria associada a cateter.

A bacteriúria associada a cateter é a fonte mais comum de bacteremia por Gram-negativos em pacientes hospitalizados. Complicações da cateterização em longo prazo (≥ 30 dias) incluem bacteriúria quase universal, muitas vezes flora multirresistente aos antimicrobianos, e (além de cistite, pielonefrite e bacteremia, como observado com cateterismo em curto prazo) episódios febris frequentes, obstrução de cateter, litíase renal associada a uropatógenos produtores de urease e infecções genitourinárias locais. Outras complicações raras incluem formação de fístula e neoplasia de bexiga. Um maior risco de mortalidade foi relacionado à bacteriúria associada a cateter, mas é difícil isolar o papel do cateter, uma vez que a maioria dos óbitos ocorre em pacientes com graves condições subjacentes.

A maioria dos episódios de bacteriúria associada a cateter é assintomática e não requer de triagem ou tratamento de rotina, já que a terapia não reduz as complicações da bacteriúria e pode levar à resistência antimicrobiana.[7] Além disso, a presença ou ausência de piúria não diferencia infecção urinária sintomática de assintomática.[7] As ITUs sintomáticas, frequentemente causadas por uropatógenos multirresistentes, requerem antibioticoterapia de amplo espectro, tal como descrito anteriormente. Em pacientes sintomáticos, uma amostra de urina para cultura deve ser obtida a partir de um cateter recém-inserido, já que o biofilme formado em um cateter inserido há alguns dias pode resultar em resultados não confiáveis. Além disso, a resposta clínica é mais favorável se o cateter é substituído no momento do início da terapia antimicrobiana.[39] Sete dias é a duração recomendada do tratamento antimicrobiano para os pacientes com rápida melhora dos sintomas, e 10 a 14 dias, se a resposta é tardia.[40]

As medidas preventivas são indicadas para diminuir a morbidade, a mortalidade e os custos de infecção associados ao cateter. Estratégias eficazes incluem a remoção do cateter quando possível e, quando o ele é mesmo necessário, inserção estéril, remoção imediata e estrita adesão a um sistema fechado de drenagem.[6,40] A combinação de medidas preventivas pode ser útil.[41] Meta-análises demonstraram que as taxas de bacteriúria associada a cateter, sobretudo em pacientes sondados por menos de duas semanas, são maiores em pacientes com cateter uretral de longa permanência do que entre aqueles com cateterismo intermitente ou suprapúbico.[42] Do mesmo modo, cateteres tipo "condom" são preferíveis a cateteres uretrais de longa permanência em homens apropriadamente selecionados.[43] Embora altamente eficaz na redução das taxas de ITU associada ao uso de cateter, a utilização de antibioticoprofilaxia sistêmica não é recomendada de rotina, devido à possível indução de resistência antimicrobiana. A utilização de cateteres revestidos com antibióticos parece ser efetiva na redução da bacteriúria associada a cateter em pacientes cateterizados por menos de duas semanas, mas não se mostrou efetiva na redução de infecção sintomática.

Lesão da Medula Espinhal

A lesão medular altera a dinâmica miccional e muitas vezes requer o uso de drenagem da bexiga com cateteres. O diagnóstico de infecção do trato urinário em pacientes com lesões da medula espinhal é frequentemente problemático, e baseia-se na combinação de sintomas e sinais (que são muitas vezes não específicos), piúria e bacteriúria significantes. Os uropatógenos estão geralmente presentes em quantidades de 10^5 UFC/mL ou mais. As fluoroquinolonas são os agentes orais empíricos de escolha para pacientes com infecção leve a moderada, embora muitos uropatógenos, mesmo no ambulatório, sejam resistentes a essa classe de antimicrobianos, e possam exigir o uso de antibióticos por via parenteral.

O tratamento da bacteriúria assintomática em pacientes com lesões da medula espinhal não tem benefício comprovado e se associa a maior risco de infecção por uropatógenos resistentes aos antimicrobianos.[7,44] Do mesmo modo, a antibioticoprofilaxia geralmente não é recomendada, embora possa ser considerada em pacientes ambulatoriais selecionados com ITUs sintomáticas frequentes e sem fatores de risco corrigíveis. Estudos recentes demonstram que a utilização de um cateter com revestimento hidrofílico para cateterização intermitente se associa a uma redução na incidência de ITU sintomática em pacientes com lesão medular.[45]

Prostatite

A prostatite ocorre em até 25% dos homens durante o seu tempo de vida, mas apenas em uma minoria dos casos é causada por infecção bacteriana aguda ou crônica.[46] Os micro-organismos mais comuns são bacilos Gram-negativos, como *E. coli*, *Proteus* spp., *Klebsiella* spp., *P. aeruginosa* e, menos frequentemente, enterococos e *S. aureus*. A patogênese da prostatite parece estar relacionada com o refluxo de urina infectada da uretra aos ductos prostáticos. Cálculos prostáticos,

comumente encontrados em homens adultos, podem fornecer um nicho para as bactérias e protegê-las dos agentes antibacterianos.

A prostatite bacteriana aguda é rara. Os pacientes se apresentam com disúria, polaciúria, urgência, sintomas urinários obstrutivos, febre, calafrios e mialgias. A próstata é dolorosa e edemaciada ao toque. A massagem prostática, como um teste diagnóstico, é contraindicada em homens com suspeita de prostatite aguda, devido ao risco de se precipitar bacteremia. Na maioria das vezes, o paciente apresentará piúria e urocultura positiva. Os pacientes gravemente enfermos requerem hospitalização e antibióticos por via parenteral, mas muitos outros podem ser tratados em regime ambulatorial com fluoroquinolonas orais. A duração recomendada de tratamento é de 14 a 30 dias.[46] Raramente, pode ocorrer a formação de abcessos.

A prostatite bacteriana crônica é caracterizada por ITUs recorrentes pelo mesmo uropatógeno com intervalos assintomáticos. A próstata é tipicamente normal à palpação durante os períodos assintomáticos. A prostatite bacteriana crônica é caracterizada laboratorialmente pela presença de 10 ou mais leucócitos por campo de grande aumento em secreções prostáticas obtidas por expressão ou em amostra urinária pós-massagem prostática, na ausência de piúria significante em amostras de jato médio da primeira micção, e também pela contagem de colônias de uropatógenos pelo menos dez vezes superior em secreções prostáticas obtidas por expressão ou em amostra urinária pós-massagem prostática, quando comparada a amostras de jato médio da primeira micção. Além disso, macrófagos repletos de gotículas de gordura fagocitadas (corpos graxos ovalados) são usualmente proeminentes nas secreções prostáticas. Esses testes, entretanto, não são rotineiramente solicitados pelos urologistas. As taxas de cura, historicamente baixas, são de 60% a 80% com as fluoroquinolonas, que representam os antimicrobianos de escolha. A duração ótima do tratamento é desconhecida, mas alguns especialistas recomendam terapia por quatro a seis semanas,[46] e outros aconselham tratamento por até três meses. Alguns pacientes requerem terapia prolongada em baixas doses, com o objetivo de se evitar infecções sintomáticas do trato urinário. A intervenção cirúrgica é raramente considerada e está associada a alta morbidade.

Abscessos Renais

Abscessos corticais, corticomedulares e perirrenais ocorrem em uma frequência de um a 10 casos por 10.000 internações hospitalares.[47] Os pacientes geralmente se apresentam com febre, calafrios, dor lombar ou abdominal e hipersensibilidade no ângulo costovertebral. Entretanto, os indivíduos podem não apresentar sintomas ou anormalidades urinárias se os abscessos não se comunicam com o sistema coletor, como ocorre muitas vezes nos casos de abcesso cortical. A bacteremia pode ser primária (abscesso cortical) ou secundária (corticomedular ou perirrenal). A apresentação clínica pode ser insidiosa e inespecífica, sobretudo nos casos de abcesso perirrenal, e o diagnóstico pode não ser feito até admissão hospitalar ou autópsia. A realização TC é recomendada para se estabelecer o diagnóstico e a localização do abscesso, renal ou perirrenal (Fig. 53-6). A antibioticoterapia empírica deve ser ampla e abranger *S. aureus* e outros uropatógenos causadores de ITUs complicadas (Fig. 53-5 e Tabela 53-5), e deve modificada uma vez que os resultados da urocultura sejam conhecidos.

O *abscesso cortical renal* (carbúnculo renal) é causado geralmente por *S. aureus*, que alcança o parênquima renal por disseminação hematogênica. O tratamento com antibióticos é, na maioria das vezes, eficaz, e a drenagem não é necessária, a menos que o paciente apresente resposta lenta. Por outro lado, o *abscesso corticomedular renal* resulta quase sempre de ITU ascendente em associação a anormalidade do trato urinário, como uropatia obstrutiva ou RVU. Com frequência, é causado por uropatógenos comuns, como *E. coli* e outros bacilos Gram-negativos. Tais abscessos podem se estender profundamente ao parênquima renal, perfurar a cápsula renal e resultar em abscesso perirrenal. O tratamento com agentes antimicrobianos sem drenagem

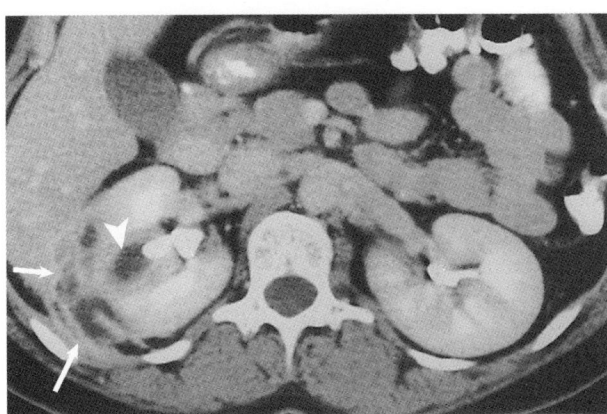

Figura 53-6 Abcesso renal. TC contrastada demonstra um abcesso na medula renal (*cabeça de seta*) com penetração e extensão ao espaço perinefrético (*setas*). (*Cortesia de L. Towner.*)

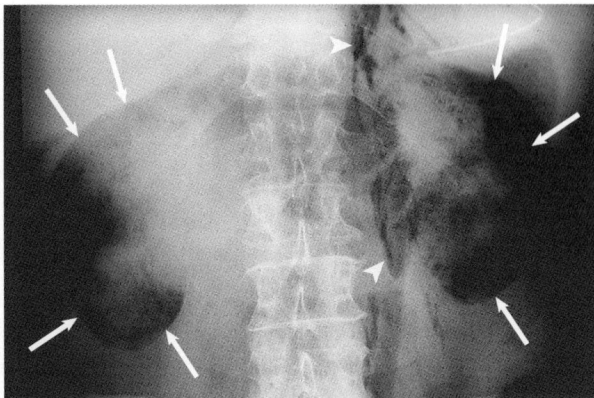

Figura 53-7 Pielonefrite enfisematosa. Radiografia simples de abdome em paciente diabético febril demonstra formação difusa de gás em ambos os rins (*contornados por setas*) e gás dissecando o espaço retroperitoneal esquerdo (*cabeças de seta*). (*Cortesia de W. Bush, Universidade de Washington, Seattle.*)

pode ser eficaz na presença de pequenos abcessos e de anormalidade do trato urinário corrigível. A drenagem cirúrgica do abscesso pode ser necessária em alguns pacientes, e a nefrectomia pode ocasionalmente ser necessária em pacientes com comprometimento renal difuso ou sepse grave. *Abscessos perirrenais* geralmente ocorrem em um contexto de uropatia obstrutiva ou de outros fatores complicadores (Quadro 53-1), e resultam de ruptura de abscessos intrarrenais, disseminação hematogênica ou propagação de uma infecção contígua. Uropatógenos causadores são aqueles normalmente encontrados em ITUs complicadas (Tabela 53-2), como *S. aureus* e enterococos; infecções polimicrobianas são comuns. Anaeróbios ou *Mycobacterium tuberculosis* também podem ser agentes causadores (Cap. 54). A taxa de mortalidade anteriormente alta foi reduzida com diagnóstico e terapêutica precoces. Ao contrário dos outros tipos de abcessos mencionados, a drenagem é a pedra angular da terapia do abcesso perirrenal, e, em alguns casos, pode ser indicada a nefrectomia.

Necrose Papilar

Mais da metade dos pacientes que desenvolvem necrose papilar são portadores de diabetes melito, quase sempre em associação a um episódio de ITU. Entretanto, essa condição também pode ser uma complicação da doença falciforme, do abuso de analgésicos e da uropatia obstrutiva. As papilas renais são vulneráveis à isquemia devido ao lento fluxo sanguíneo nos vasos retos, e insultos isquêmicos relativamente discretos podem causar necrose papilar. As características clínicas são aquelas típicas de pielonefrite. Além disso, a passagem dos debris papilares pelo ureter pode causar cólica nefrética, disfunção ou insuficiência renal, ou obstrução com urosepse grave. A necrose papilar no cenário de pielonefrite é associada a piúria e urocultura positiva. Os uropatógenos causadores são os típicos da ITU complicada. A TC é o procedimento diagnóstico preferível. Os achados radiológicos incluem contorno papilar irregular; dilatação do fórnix calicinal; extravasamento do contraste para o parênquima e imagem papilar em forma de "crescente" circundada por contraste, o chamado "sinal do anel". Antibióticos de amplo espectro são indicados para o tratamento. Os debris papilares podem resultar em obstrução ureteral e exigir remoção cirúrgica por ureterocistoscopia ou alívio da obstrução por inserção de *stent* ureteral.

Pielonefrite Enfisematosa

A pielonefrite enfisematosa é uma variante da pielonefrite aguda fulminante, necrotizante e ameaçadora à vida. É causada por organismos produtores de gás, como *E. coli, Klebsiella pneumoniae, Pseudomonas aeruginosa* e *P. mirabilis.*[48] Até 90% dos casos ocorrem em pacientes diabéticos, e a obstrução pode estar presente. Os sintomas são sugestivos de pielonefrite e pode haver uma massa palpável no flanco.

Desidratação e cetoacidose são comuns. Piúria e urocultura positiva estão normalmente presentes. A presença de gás é quase sempre detectada por radiografia simples de abdome ou ultrassom (Fig. 53-7). Entretanto, a TC é a modalidade diagnóstica de escolha, já que fornece melhor localização do gás que o ultrassom. A localização exata do gás é importante, já que este último pode se formar também no interior de um sistema coletor obstruído e infectado ou de um abcesso renal. Embora graves, essas duas últimas condições não apresentam prognóstico tão ruim e são manejadas de modo diferente. Antibioticoterapia de amplo espectro parenteral e drenagem por cateter percutâneo com alívio da obstrução podem ser abordagens adequadas para os pacientes menos graves, mas a nefrectomia é necessária para os gravemente enfermos e aqueles não responsivos às etapas anteriores. O tratamento conservador é associado à mortalidade de 60% a 80%. Essas taxas podem ser reduzidas a 20% ou menos com intervenção cirúrgica (p. ex., nefrectomia ou drenagem percutânea).

Malacoplaquia Renal

A malacoplaquia é uma doença granulomatosa crônica de etiologia desconhecida envolvendo os sistemas genitourinário, gastrointestinal, cutâneo e pulmonar.[49] Caracteriza-se por uma reação inflamatória incomum a uma variedade de infecções, e manifesta-se pelo acúmulo de macrófagos contendo debris bacterianos calcificados, chamados corpos de Michaelis-Gutmann (Fig. 53-8). A doença subjacente parece ser um defeito da função bactericida de monócitos e macrófagos. O diagnóstico é feito pelo exame histológico do tecido envolvido. A malacoplaquia genitourinária, na maioria das vezes envolvendo a bexiga, é geralmente associada a ITU por micro-organismos Gram-negativos. Pacientes com malacoplaquia renal apresentam-se, na maioria das vezes, com febre, dor em flanco, piúria e hematúria, bacteriúria e, se ocorre envolvimento renal bilateral, disfunção renal. Geralmente, a TC mostra rins aumentados de tamanho com áreas de pobre realce do contraste, e tal condição pode ser indistinguível de outras lesões infecciosas ou neoplásicas. Ocasionalmente, a malacoplaquia pode se estender pela cápsula renal até o espaço perinefrético, simulando um carcinoma renal (Fig. 53-8). O tratamento consiste em terapia antimicrobiana de amplo espectro, correção de qualquer fator complicador subjacente e medidas que melhorem a função renal. A nefrectomia é recomendada para doença unilateral avançada. Quando a doença é bilateral ou ocorre em um rim transplantado, o prognóstico é muito ruim.

Pielonefrite Xantogranulomatosa

A pielonefrite xantogranulomatosa é uma condição incomum e pouco compreendida. Entretanto, constitui um grave processo inflamatório

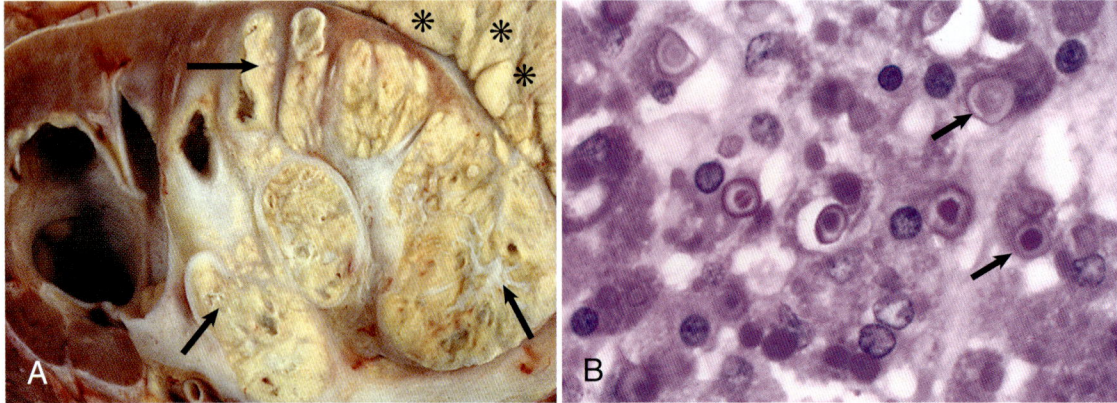

Figura 53-8 Malacoplaquia renal. A, Malacoplaquia envolvendo a maior parte do rim (*setas*), com extensão através da cápsula (*asteriscos*). Uma pequena porção de rim normal está presente e se associa a hidronefrose secundária à obstrução causada pela malacoplaquia. **B**, Histologia renal demonstra muitos macrófagos contendo inclusões intracitoplasmáticas (*setas* identificam dois macrófagos particularmente bem delimitados, com corpos de Michaelis--Gutmann). *(Cortesia de L. Truong, Baylor College of Medicine, Houston, e N. Sheerin, Guy's Hospital, Londres.)*

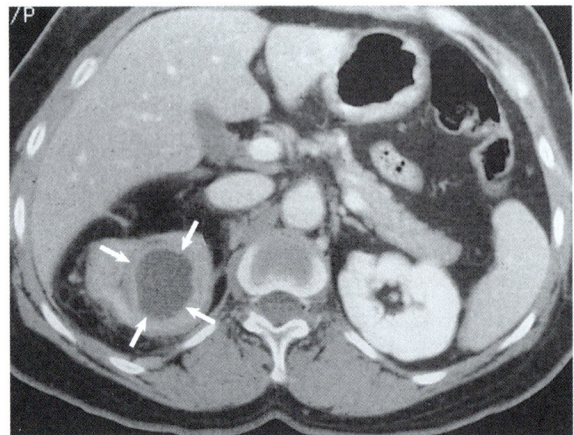

Figura 53-9 Pielonefrite xantogranulomatosa. TC contrastada demonstra massa renal inflamatória delimitada por *setas*. O diagnóstico anatomopatológico confirma pielonefrite xantogranulomatosa. *(Cortesia de W. Bush, Universidade de Washington, Seattle.)*

granulomatoso crônico, destrutivo do parênquima renal e associado a obstrução e infecção do trato urinário.[50] O parênquima renal é substituído por infiltrado difuso ou segmentar de células espumosas, que são macrófagos carregados de lipídios. O processo também pode se estender além da cápsula renal ao retroperitônio. Sua patogênese parece ser multifatorial, com infecção complicando obstrução e levando à isquemia, destruição tecidual e acúmulo de depósitos lipídicos. Os pacientes com pielonefrite xantogranulomatosa são, caracteristicamente, mulheres de meia-idade, e apresentam sintomas crônicos, como dor em flanco, febre, calafrios e mal-estar. Hipersensibilidade em flanco, massa palpável e sintomas miccionais irritativos são comuns. A urocultura é quase sempre positiva para *E. coli*, outros bacilos Gram-negativos ou *S. aureus*. A TC geralmente mostra um rim aumentado e não funcionante, e, muitas vezes, a presença de cálculos e massas de baixa densidade (tecido xantomatoso). Em alguns casos, ocorre o envolvimento de estruturas adjacentes (Fig. 53-9). Pode ser difícil distingui-la de processos neoplásicos. Antibioticoterapia de amplo espectro está indicada, mas a nefrectomia parcial ou total é geralmente necessária para a cura.

Bacteriúria Assintomática

A bacteriúria assintomática, como mencionado anteriormente, é uma infecção comum e geralmente benigna.[7,29] Na maioria das vezes,

a piúria está presente, sobretudo em idosos, e é um preditor de ITU sintomática subsequente em alguns grupos. Os uropatógenos são os mesmos causadores de ITU sintomática em população semelhante. Não há evidências que suportem o rastreio e o tratamento da bacteriúria assintomática.[7] No entanto, uma abordagem mais agressiva de diagnóstico e tratamento se justifica em pacientes com alto risco de complicações graves, como gestantes e pacientes submetidos a cirurgia urológica. As estratégias atuais de manejo em receptores de transplante renal, como a profilaxia antimicrobiana em longo prazo, auxiliam na prevenção da bacteriúria assintomática e da ITU sintomática. Não está claro, no entanto, se o rastreamento ou tratamento da bacteriúria assintomática oferece benefícios a esse grupo de pacientes.[7] Alguns especialistas aconselham tratamento da bacteriúria assintomática em pacientes com anormalidades anatômicas ou funcionais do trato urinário, pacientes diabéticos e pacientes com bactérias urease-positivas (p. ex., *P. mirabilis*, *Klebsiella* spp.).[29] Entretanto, ainda são necessárias orientações baseadas em evidências para o rastreio e tratamento da bacteriúria assintomática nessas populações.

A bacteriúria assintomática em pacientes cateterizados, em regime de internação hospitalar ou institucionalizados, embora seja quase sempre benigna, representa um grande reservatório de patógenos resistentes aos antimicrobianos, o que aumenta o risco de infecção cruzada entre pacientes cateterizados e resulta, frequentemente, no uso inapropriado de antimicrobianos.[40]

EXAMES DE IMAGEM DO TRATO URINÁRIO

Consulta urológica e avaliação do trato urinário devem ser consideradas em pacientes que se apresentem com sintomas ou sinais de obstrução, litíase urinária, massa em flanco ou urossepse. Do mesmo modo, essa avaliação deve ser considerada para pacientes com diagnóstico presuntivo de ITU complicada ou não complicada, que não apresentem resposta clínica satisfatória após 72 horas de tratamento, para se excluir fatores complicadores. A ultrassonografia renal pode informar sobre o tamanho e contorno dos rins e da bexiga, a presença de massa ou abscesso renal, alguns cálculos renais e ureterais, hidronefrose sugestiva de uropatia obstrutiva e resíduo urinário pós-miccional elevado.[51] A radiografia simples de abdome (rins-ureteres-bexiga, "KUB") pode identificar cálculos radiopacos ao longo do trato genitourinário, sobretudo nas regiões proximal e distal do ureter, que podem ser perdidos ao ultrassom. No entanto, ultrassom renal e KUB são menos sensíveis que a TC para a detecção de muitas condições em pacientes com ITU complicada. Portanto, qualquer alteração sugestiva de massa ou coleção complexa deve ser prontamente estudada por TC. A TC fornece detalhamento anatômico fino e é, portanto, o estudo de primeira linha para avaliação de inflamação focal, abscesso e massas renais ou perirrenais, e litíase radiopaca ou radiotransparente. No entanto, a TC também apresenta o maior perfil de risco, já que expõe o paciente à contraste intravenoso e à radiação ionizante.[51] A TC espiral não contrastada é um método rápido, seguro e sensível de avaliação de pacientes com suspeita de litíase renal. Procedimentos de cintilografia não têm nenhum papel na avaliação de adultos com ITU, embora sejam muito úteis em crianças com pielonefrite (Cap. 63).

A urografia excretora e a cistoscopia em mulheres com cistite recorrente raramente demonstram anormalidades ou resultam em alteração da conduta[3] e, portanto, não são recomendadas. Da mesma maneira, estudos de imagem em mulheres jovens com pielonefrite aguda apresentam baixo rendimento diagnóstico. Entretanto, parece razoável a indicação desse estudo após um segundo episódio de pielonefrite, ou na presença de algum fator complicador (Quadro 53-1). Os estudos de imagem e cistoscopia são provavelmente desnecessários em homens com episódio único de ITU, sem fatores complicadores óbvios e cuja infecção responda prontamente ao tratamento.

Referências

1. Nicolle LE. A practical guide to the management of complicated urinary tract infection. *Drugs.* 1997;53:583-592.
2. Hooton TM, Scholes D, Hughes JP, et al. A prospective study of risk factors for symptomatic urinary tract infection in young women. *N Engl J Med.* 1996;335:468-474.
3. Hooton TM, Stamm WE. Diagnosis and treatment of uncomplicated urinary tract infection. *Infect Dis Clin North Am.* 1997;11:551-581.
4. Scholes D, Hooton TM, Roberts PL, et al. Risk factors associated with acute pyelonephritis in healthy women. *Ann Intern Med.* 2005;142:20-27.
5. Foxman B, Barlow R, D'Arcy H, et al. Urinary tract infection: Self-reported incidence and associated costs. *Ann Epidemiol.* 2000;10:509-515.
6. Stamm WE, Hooton TM. Management of urinary tract infections in adults. *N Engl J Med.* 1993;329:1328-1334.
7. Nicolle LE, Bradley S, Colgan R, et al. Infectious Diseases Society of America guidelines for the diagnosis and treatment of asymptomatic bacteriuria in adults. *Clin Infect Dis.* 2005;40:643.
8. Hooton TM, Scholes D, Stapleton AE, et al. A prospective study of asymptomatic bacteriuria in young sexually active women. *N Engl J Med.* 2000;343:992-997.
9. Scholes D, Hooton TM, Roberts PL, et al. Risk factors for recurrent urinary tract infection in young women. *J Infect Dis.* 2000;182:1177-1182.
10. Lundstedt AC, McCarthy S, Gustafsson MC, et al. A genetic basis of susceptibility to acute pyelonephritis. *PLoS ONE.* 2007;2:e825.
11. Sobel JD. Pathogenesis of urinary tract infection: Role of host defenses. *Infect Dis Clin North Am.* 1997;11:531-549.
12. Johnson JR. Microbial virulence determinants and the pathogenesis of urinary tract infection. *Infect Dis Clin North Am.* 2003;17:261-278.
13. Patterson JE, Andriole VT. Bacterial urinary tract infections in diabetes. *Infect Dis Clin North Am.* 1997;11:735-750.
14. Talan DA, Stamm WE, Hooton TM, et al. Comparison of ciprofloxacin (7 days) and trimethoprim-sulfamethoxazole (14 days) for acute uncomplicated pyelonephritis in women: A randomized trial. *JAMA.* 2000;283:1583-1590.
15. Hooton TM. Clinical practice. Uncomplicated urinary tract infection. *N Engl J Med.* 2012;366:1028-1037.
16. Rubin RH, Shapiro ED, Andriole VT, et al. Evaluation of new anti-infective drugs for the treatment of urinary tract infection. *Clin Infect Dis.* 1992;15:S216-S227.
17. Bent S, Nallamothu BK, Simel DL, et al. Does this woman have an acute uncomplicated urinary tract infection? *JAMA.* 2002;287:2701-2710.
18. Zhanel GG, Hisanaga TL, Laing NM, et al. Antibiotic resistance in *Escherichia coli* outpatient urinary isolates: Final results from the North American Urinary Tract Infection Collaborative Alliance (NAUTICA). *Int J Antimicrob Agents.* 2006;27:468-475.
19. Naber KG, Schito G, Botto H, et al. Surveillance study in Europe and Brazil on clinical aspects and Antimicrobial Resistance Epidemiology in Females with Cystitis (ARESC): Implications for empiric therapy. *Eur Urol.* 2008;54:1164-1175.
20. Manges AR, Johnson JR, Foxman B, et al. Widespread distribution of urinary tract infection caused by a multi-drug-resistant *Escherichia coli* clonal group. *N Engl J Med.* 2001;345:1055-1057.
21. Sanchez GV, Master RN, Karlowsky JA, Bordon JM. In vitro antimicrobial resistance of urinary *Escherichia coli* isolates among U.S. outpatients from 2000 to 2010. *Antimicrob Agents Chemother.* 2012;56:2181-2183.
22. Gupta K, Hooton TM, Naber KG, et al. International clinical practice guidelines for the treatment of acute uncomplicated cystitis and pyelonephritis in women: A 2010 update by the Infectious Diseases Society of America and the European Society for Microbiology and Infectious Diseases. *Clin Infect Dis.* 2011;52:e103-e120.
23. Norrby SR. Short-term treatment of uncomplicated lower urinary tract infections in women. *Rev Infect Dis.* 1990;12:458-467.
24. Gupta K, Hooton TM, Roberts PL, et al. Short-course nitrofurantoin for the treatment of acute uncomplicated cystitis in women. *Arch Intern Med.* 2007;167:2207-2212.
25. Rodríguez-Baño J, Alcalá JC, Cisneros JM, et al. Community infections caused by extended-spectrum beta-lactamase-producing *Escherichia coli*. *Arch Intern Med.* 2008;168:1897-1902.
26. Warren JW, Abrutyn E, Hebel JR, et al. Guidelines for antimicrobial treatment of uncomplicated acute bacterial cystitis and acute pyelonephritis in women. *Clin Infect Dis.* 1999;29:745-758.
27. Hooton TM, Scholes D, Gupta K, et al. Amoxicillin-clavulanate vs ciprofloxacin for the treatment of uncomplicated cystitis in women: A randomized trial. *JAMA.* 2005;293:949-955.
28. Hooton TM, Roberts PL, Stapleton AE. Cefpodoxime vs ciprofloxacin for short-course treatment of acute uncomplicated cystitis: A randomized trial. *JAMA.* 2012;307:583-589.
29. Zhanel GG, Harding GKM, Guay DRP. Asymptomatic bacteriuria: Which patients should be treated? *Arch Intern Med.* 1990;150:1389-1396.
30. Stapleton A, Stamm WE. Prevention of urinary tract infection. *Infect Dis Clin North Am.* 1997;11:719-733.
31. Anderson GG, Dodson KW, Hooton TM, et al. Intracellular bacterial communities of uropathogenic *Escherichia coli* in urinary tract pathogenesis. *Trends Microbiol.* 2004;12:424-430.
32. Rosen DA, Hooton TM, Stamm WE, et al. Detection of intracellular bacterial communities in human urinary tract infection. *PLoS Med.* 2007;4:e329.
33. Barbosa-Cesnik C, Brown MB, Buxton M, et al. Cranberry juice fails to prevent recurrent urinary tract infection: Results from a randomized placebo-controlled trial. *Clin Infect Dis.* 2011;52:23-30.
34. Nicolle LE. Uncomplicated urinary tract infection in adults including uncomplicated pyelonephritis. *Urol Clin North Am.* 2008;35:1-12.
35. Drekonja DM, Rector TS, Cutting A, Johnson JR. Urinary tract infection in male veterans: Treatment patterns and outcomes. *JAMA Intern Med.* 2013;173:62-68.
36. Peterson J, Kaul S, Khashab M, et al. A double-blind, randomized comparison of levofloxacin 750 mg once-daily for five days with ciprofloxacin 400/500 mg twice-daily for 10 days for the treatment of complicated urinary tract infections and acute pyelonephritis. *Urology.* 2008;71:17-22.
37. Funfstuck R, Ott U, Naber KG. The interaction of urinary tract infection and renal insufficiency. *Int J Antimicrob Agents.* 2006;28S:S72-S77.
38. Gilbert DN. Urinary tract infections in patients with chronic renal insufficiency. *Clin J Am Soc Nephrol.* 2006;1:327-331.
39. Raz R, Schiller D, Nicolle LE. Chronic indwelling catheter replacement before antimicrobial therapy for symptomatic urinary tract infection. *J Urol.* 2000;164:1254-1258.
40. Hooton TM, Bradley SF, Cardenas DD, et al. Diagnosis, prevention, and treatment of catheter-associated urinary tract infection in adults: 2009 International Clinical Practice Guidelines from the Infectious Diseases Society of America. *Clin Infect Dis.* 2010;50:625-663.
41. Tambyah PA, Oon J. Catheter-associated urinary tract infection. *Curr Opin Infect Dis.* 2012;25:365-370.
42. Niel-Weise BS, van den Broek PJ. Urinary catheter policies for short-term bladder drainage in adults. *Cochrane Database Syst Rev.* 2005;(3):CD004203.
43. Saint S, Kaufman SR, Rogers MA, et al. Condom versus indwelling urinary catheters: A randomized trial. *J Am Geriatr Soc.* 2006;54:1055-1061.
44. Cardenas DD, Hooton TM. Urinary tract infection in persons with spinal cord injury. *Arch Phys Med Rehabil.* 1995;76:272-280.
45. Li L, Ye W, Ruan H, et al. Impact of hydrophilic catheters on urinary tract infections in peoples with spinal cord injury: Systematic review and meta-analysis of randomized controlled trials. *Arch Phys Med Rehabil.* 2012;94:782-787.
46. Lipsky BA, Byren I, Hoey CT. Treatment of bacterial prostatitis. *Clin Infect Dis.* 2010;50:1641-1652.
47. Dembry LM, Andriole VT. Renal and perirenal abscesses. *Infect Dis Clin North Am.* 1997;11:663-680.
48. McHugh TP, Albanna SE, Stewart NJ. Bilateral emphysematous pyelonephritis. *Am J Emerg Med.* 1998;16:166-169.
49. Dobyan DC, Truong LD, Eknoyan G. Renal malacoplakia reappraised. *Am J Kidney Dis.* 1993;22:243-252.
50. Li L, Parwani AV. Xanthogranulomatous pyelonephritis. *Arch Pathol Lab Med.* 2011;135:671-674.
51. Dielubanza EJ, Schaeffer AJ. Urinary tract infections in women. *Med Clin North Am.* 2011;95:27-41.

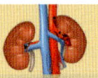

CAPÍTULO 54

Tuberculose do Trato Urinário

R. Kasi Visweswaran e Suresh Bhat

DEFINIÇÃO

A tuberculose (TB), causada principalmente pelo *Mycobacterium tuberculosis*, é um importante problema de saúde mundial. De acordo com um relatório recente da Organização Mundial da Saúde (OMS), ocorreram aproximadamente 9 milhões de novos casos em 2011 e 1,4 milhão de óbitos atribuídos à tuberculose.[1] De 1999 a 2020, surgirão um bilhão de casos novos de TB, se as medidas de prevenção não forem melhoradas. Em países desenvolvidos, a TB normalmente ocorre em indivíduos idosos ou imigrantes oriundos de países de alta prevalência. A incidência de TB é 100 vezes maior em pacientes portadores do vírus da imunodeficiência humana (HIV) e a TB é a infecção oportunista mais comum em pacientes infectados pelo HIV.[2] A tuberculose também é frequente em pacientes portadores de doença renal crônica (DRC), especialmente quando associada a alterações anatômicas ou à imunossupressão. Em algumas áreas endêmicas, a ocorrência relatada de tuberculose foi de até 9% em pacientes submetidos à hemodiálise, 9% de receptores de transplante renal e em 12% das crianças com síndrome nefrótica.[3]

A tuberculose do trato geniturinário ocorre em cerca de 5% dos casos de TB ativa na população não infectada pelo HIV.[4] É quase sempre secundária a uma lesão primária, sintomática ou assintomática, no pulmão. O envolvimento renal também pode ocorrer como uma complicação da TB miliar (forma septicêmica da doença).

Nos últimos anos, a incidência de tuberculose multirresistente (MDR) e TB de resistência extensiva (XDR) tem aumentado. Segundo estimativas da OMS, havia 630 mil casos de MDR-TB em 2001.[1] Esse cenário tem comprometido programas de erradicação da tuberculose.

ETIOLOGIA

O bacilo da tuberculose é imóvel, não esporulado, estritamente aeróbio, em forma de bastão reto ou levemente curvado, fracamente Gram-positivo e álcool-ácido resistente. As micobactérias têm um envoltório lipídico ("barreira lipídica") contendo ácido micólico, que resiste à proteólise e à captação pelo fagolisossoma; o dipeptídeo muramil, o qual estimula uma resposta de célula T que resulta no granuloma característico; e glicolípidios da parede celular, que inibem a função dos macrófagos. Esse envoltório de lípidios inertes e proteínas de superfície permitem que as micobactérias sobrevivam dentro de fagócitos, onde podem permanecer latentes por anos.[5] Apesar de a maioria dos casos de tuberculose, incluindo as do trato geniturinário, ser causada por *M. tuberculosis*, outras micobactérias podem, mais raramente, causar doença clínica, principalmente em pacientes imunocomprometidos. Essas espécies incluem *M. avium-intracellulare*, *M. kansasii*, *M. bovis*, *M. fortuitum* e *M. szulgai*.

PATOGÊNESE

As manifestações clínicas e patológicas da tuberculose dependem da virulência do organismo e da efetividade da resposta do hospedeiro. Essa resposta pode levar desde à completa contenção da infecção até à doença com gravidade variável. As diferenças entre as cepas também podem determinar se uma pessoa infectada desenvolve tuberculose primária, reativação da TB ou infecção assintomática crônica. Um nível sérico baixo de 25-hidroxivitamina D também pode comprometer a imunidade mediada por células e aumentar o risco de ativação de TB latente.

Quando uma gotícula infectada (tamanho de 1 a 5 mm) é depositada no trato respiratório, fossa tonsilar ou trato gastrointestinal, um foco primário desenvolve-se, com a formação de um granuloma inespecífico e assintomático. Esses microrganismos são drenados para um gânglio linfático regional provocando o seu crescimento e resultando na formação do *complexo primário*. Isto é muitas vezes assintomático e autolimitado.

Os bacilos oriundos do linfonodo regional podem alcançar a corrente sanguínea através do ducto torácico, resultando em disseminação hematogênica silenciosa a vários locais, incluindo o córtex renal (Fig. 54-1). No parênquima renal, os bacilos induzem uma resposta inflamatória resultando na formação de um granuloma que pode curar e formar uma cicatriz, permanecer latente por muitos anos ou romper para o túbulo proximal do néfron. Esses bacilos ficam retidos na alça de Henle, onde se multiplicam. Na medula renal, o fluxo de sangue relativamente ruim, a hipertonicidade e a alta concentração de amônia prejudicam a resposta do sistema imune e favorecem a formação de granulomas medulares. Esses granulomas (tuberculomas), que contêm macrófagos, podem sofrer necrose de coagulação, com a formação de material caseoso semelhante a queijo (Fig. 54-2), e ocasionalmente, romper para o cálice.[6]

A medula renal é o local mais comum de envolvimento de TB renal clínica, com comprometimento geralmente unilateral.[7] Quando esse foco de necrose caseosa rompe para o do sistema coletor, ocorre a formação de cavidades e úlceras e o envolvimento das papilas renais pode ocasionar a necrose de papila. No processo de recuperação do parênquima renal, ocorre fibrose e formação de cicatrizes, resultando em estenoses e obstrução. A calcificação começa intracelularmente por acúmulo de íons de fosfato a partir da desintegração de nucleoproteínas e íons de cálcio, oriundos da membrana celular lesada. Essas lesões podem abrigar micobactérias vivas e tais lesões distróficas devem ser consideradas doença ativa e não um sinal de cura. A calcificação distrófica de estruturas danificadas pode resultar em um rim não funcionante, chamado rim "*putty*" ou "*cement*". Pode ainda ocorrer disseminação de tuberculose para estruturas contíguas; ureterite é comum e pode resultar em estenose e uropatia obstrutiva (Fig. 54-3).

Pode ocorrer hiperemia na bexiga, próxima ao meato ureteral, seguida por úlceras superficiais e alterações granulomatosas envolvendo todas as camadas (pancistite). A cicatrização por fibrose resulta em um meato ureteral tipo "buraco de golfe", com refluxo. A fibrose extensa da parede da bexiga resulta em bexiga espessada e de pequena capacidade, chamada de bexiga "em dedal" (Fig. 54-4). A infecção da bexiga pode também raramente resultar de instilação vesical de bacilo de Calmette-Guérin (BCG) como parte de tratamento de carcinoma superficial de bexiga.

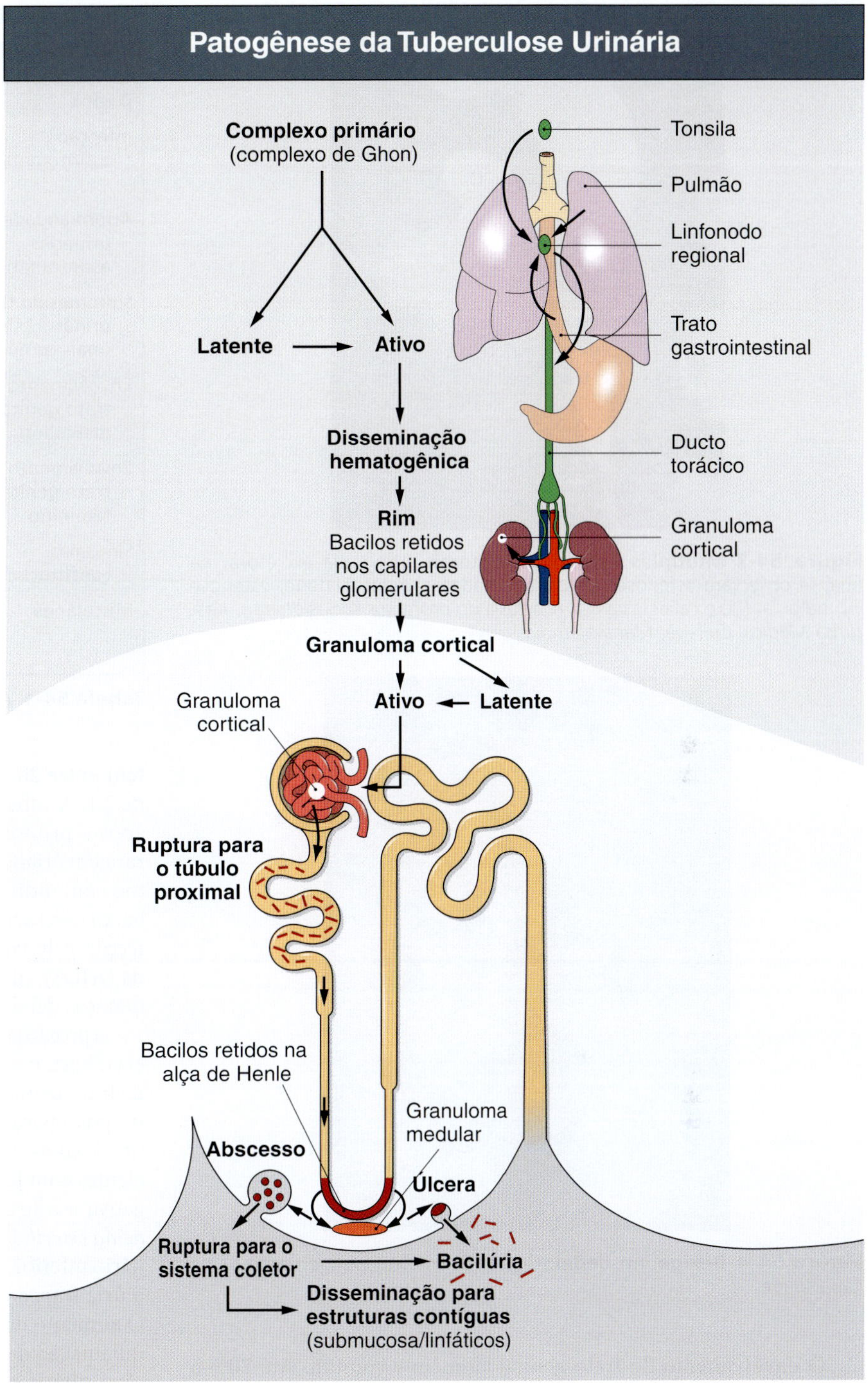

Patogênese da Tuberculose Urinária

Complexo primário
(complexo de Ghon)

Tonsila

Pulmão

Linfonodo regional

Trato gastrointestinal

Latente → **Ativo**

Disseminação hematogênica

Ducto torácico

Rim
Bacilos retidos nos capilares glomerulares

Granuloma cortical

Granuloma cortical

Granuloma cortical

Ativo ← **Latente**

Ruptura para o túbulo proximal

Bacilos retidos na alça de Henle

Granuloma medular

Abscesso

Úlcera

Ruptura para o sistema coletor → **Bacilúria**

Disseminação para estruturas contíguas
(submucosa/linfáticos)

Figura 54-1 Patogênese da tuberculose urinária.

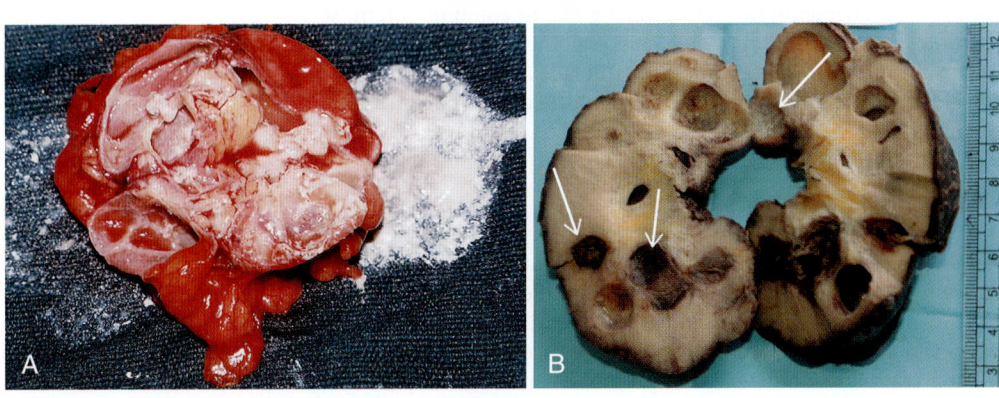

Figura 54-2 Tuberculose renal. A, Secção de um rim mostra áreas de cavitação e necrose caseosa (material calcário branco). **B**, Lesões cavitadas (*setas*) são causadas por tuberculose em secção de rim (autópsia). (**B** Cortesia do *Departamento de Patologia, Amrita Institute of Medical Sciences, Kochi, Kerala, India.*)

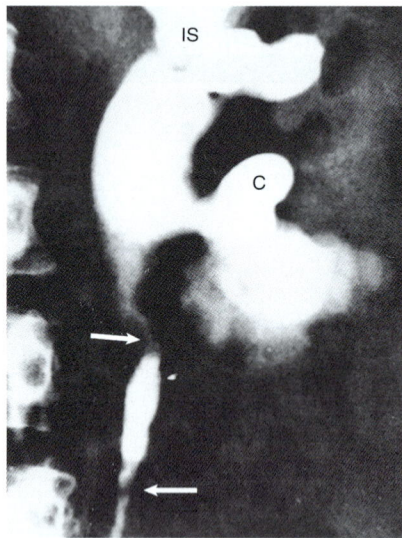

Figura 54-3 Múltiplas estenoses ureterais. Urografia excretora, na qual se observam estenoses (*setas*) associadas a ureter dilatado, estenose infundibular (*IS*) e caliectasia (*C*). (*Cortesia do professor K. Sasidharan, Kasturba Medical College, Manipal, Índia.*)

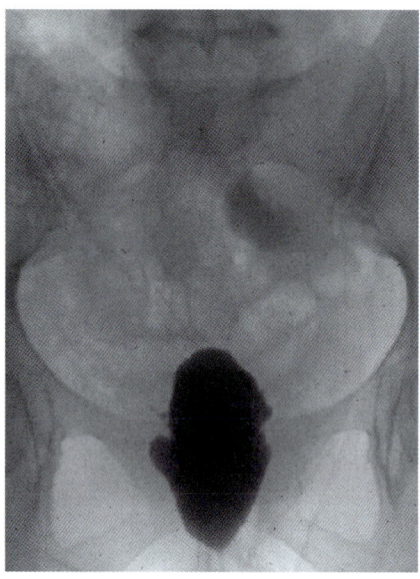

Figura 54-4 Bexiga em dedal. Cistografia mostra bexiga de pequena capacidade.

O envolvimento do trato genital também é comum. Até 70% a 80% dos homens com TB do trato urinário apresentam epididimite, prostatite, vesiculite seminal, orquite ou abscessos frios. Em mulheres, o envolvimento do trato genital é menos comum; porém, se presente, geralmente se apresenta como salpingite, geralmente diagnosticada durante investigação de infertilidade .

Pode ocorrer transmissão de tuberculose através do rim transplantado.[8]

MANIFESTAÇÕES CLÍNICAS

A tuberculose do trato urinário pode ser assintomática ou mimetizar outras doenças. Os pacientes podem apresentar sintomas constitucionais ou sintomas associados ao trato urinário baixo, abdome ou região genital (Tabela 54-1). Um alto índice de suspeição possibilita a realização do diagnóstico precoce. A maioria dos pacientes

Aspectos Clínicos da Tuberculose Urinária

Dados	Frequência (%)	Sintomas
Infecção assintomática	25	Detectada durante autópsia, cirurgia, ou investigação de outras doenças
Anormalidades urinárias assintomáticas	25	Piúria persistente, anormalidades microscópicas, hematúria
Sintomas do trato urinário inferior (mais comuns)	40	Polaciúria, urgência, disúria, incontinência, noctúria, dor suprapúbica, dor perineal
Envolvimento do trato genital masculino	75	Epididimite, hemospermia, infertilidade, volume reduzido de sêmen
Envolvimento do trato genital feminino	<5	Amenorreia, infertilidade, sangramento vaginal, dor pélvica
Sintomas constitucionais	<20	Febre, perda de apetite, anorexia, perda de peso, sudorese noturna
Miscelânea	–	Urolitíase, hipertensão, lesão renal aguda, doença renal crônica, cólica abdominal, massa abdominal

Tabela 54-1 Aspectos clínicos da tuberculose urinária.

tem entre 20 a 40 anos de idade, com uma relação homem-mulher de 2:1. A tuberculose do trato geniturinário ocorre entre 5 a 15 anos após a primoinfecção pelo bacilo, sendo desse modo relativamente rara em crianças. Os fatores de risco para TB incluem contato próximo com indivíduos portadores de escarro com baciloscopia positiva, baixo nível socioeconômico, moradores de rua, imunossupressão, infecção pelo vírus do HIV ou síndrome da imunodeficiência adquirida (AIDS), diabetes melito, DRC, deficiência de vitamina D e outras doenças debilitantes.

Aproximadamente 25% dos pacientes não apresentam evidência clínica ou laboratorial de tuberculose, sendo o diagnóstico de TB de trato urinário realizado durante a investigação de outras doenças, no pós-operatório ou *post mortem*. Outros 25% têm anormalidades urinárias assintomáticas, geralmente piúria ou hematúria. Nesses pacientes com leucocitúria persistente, a urocultura convencional é negativa e a urina é ácida; portanto, o termo *leucocitúria ácida estéril*. Dentre os pacientes sintomáticos, sintomas do trato urinário inferior, como polaciúria, urgência miccional, disúria, noctúria, piúria franca ou hematúria ocorrem em mais de 75% dos pacientes. O aumento da frequência urinária é um sintoma precoce e resulta da inflamação da parede vesical. O defeito no mecanismo de concentração urinária explica a noctúria.

Episódios recorrentes de hematúria macroscópica indolor devem alertar o clínico para o possível diagnóstico de TB urinária, embora as doenças glomerulares, tais como a nefropatia por IgA também devam ser consideradas. A hematúria macroscópica em TB urinária resulta de sangramento de lesões ulceradas, inflamação do urotélio ou por ruptura de um vaso sanguíneo nas proximidades de uma cavidade. A dor tipo cólica pode ocorrer como manifestação de tuberculose em via urinária quando associada a coágulo, cálculo, necrose de papila ou outras causas de obstrução aguda de vias urinárias.

Na doença avançada podem ocorrer polaciúria e urgência miccional, relacionadas à redução da capacidade vesical (bexiga em dedal). Também podem ocorrer esvaziamento incompleto, aumento da suscetibilidade à infecção e refluxo vesicoureteral secundário. O aumento do tamanho renal, infecções recorrentes e presença de coleções perinefréticas levam a uma dor lombar persistente na obstrução ureteral crônica. A presença de dor suprapúbica intensa associada à dor lombar e disúria sugerem cistite tuberculosa aguda. Os pacientes com cistite tuberculosa podem apresentar aumento da frequência miccional ou piora da urgência após instituição de tratamento antituberculoso devido a fibrose e contração da parede vesical, o que é parte do processo de cura, não devendo ser confundido com falha terapêutica. A ocorrência de episódios de piúria, que podem ser secundários à infecção bacteriana ou a um foco de necrose caseosa com drenagem para a via excretora, também pode ser manifestação da tuberculose renal. A persistência da leucocitúria após instituição de terapêutica apropriada deve levar à investigação de tuberculose em via urinária.

A tuberculose renal de longa data pode resultar em proteinúria tubular leve (< 1 g/ 24 h) em até 50% dos pacientes. Cerca de 15% dos pacientes têm proteinúria maior que 1 g/24 h e pode ser observada, ainda, síndrome nefrótica secundária à amiloidose. Casos raros de glomerulonefrite proliferativa mesangial também têm sido relatados.

A anemia é observada em menos de 20% dos pacientes com tuberculose não miliar, porém a frequência é maior em pessoas com DRC.[9]Alguns poucos pacientes desenvolvem diabetes insípido nefrogênico. Pode ocorrer acidose tubular renal. O hipoaldosteronismo hiporreninêmico pode resultar de lesão tubulo intersticial secundária à uropatia obstrutiva.[10] A função renal geralmente é preservada, porém DRC pode se desenvolver se ambos os rins forem difusamente acometidos.

Alguns pacientes com TB urinária apresentam redução da taxa de filtração glomerular (TFG), leucocitúria, hematúria microscópica e proteinúria, porém com culturas de urina para micobactérias repetidamente negativas. Esses pacientes respondem favoravelmente à terapia antituberculosa combinada a corticosteroides. Os rins são de tamanho normal e apresentam nefrite intersticial difusa com granulomas caseosos contendo bacilos em 75% das amostras de biópsia.[11] A hipertensão arterial não é frequente em pacientes portadores de TB renal, mas a proliferação intimal dos vasos próximos a áreas inflamadas podem levar à isquemia segmentar e liberação de renina.[12] Em pacientes com rim não funcionante, a nefrectomia pode ajudar a melhorar a hipertensão. A correção de qualquer obstrução urinária pode ajudar a diminuir a pressão arterial. Pode ocorrer nefrolitíase em 7% a 18% dos pacientes. Pode ser encontrada infecção secundária por *Escherichia coli* em 20% a 50% dos pacientes.

O envolvimento genital é comum em homens com tuberculose urinária. A epididimite pode se apresentar como um desconforto escrotal, massa ou um abscesso frio que pode romper-se, com a formação de uma fístula escrotal. O espessamento dos canais deferentes pode resultar em canais "perolados". A TB prostática pode se manifestar por sintomas urinários baixos e dor perineal. A próstata pode ter consistência firme ou amolecida. O comprometimento pela TB do pênis e uretra pode resultar em estenoses, fístulas, úlceras ou lesões papulonecróticas. A presença de hemospermia, redução do volume de sêmen e infertilidade são outras manifestações do envolvimento genital. É possível a transmissão direta de *Mycobacterium tuberculosis* para o parceiro sexual.

Apenas 5% das mulheres com tuberculose renal apresentam também TB genital. A principal manifestação do envolvimento genital nas mulheres é a infertilidade resultante de salpingite aderente. Podem ocorrer amenorreia secundária, sangramento vaginal e dor pélvica causada por inflamação.

Os sintomas constitucionais, como febre, perda de peso, sudorese noturna, fadiga e anorexia ocorrem em menos de 20% dos pacientes e indicam infecção ativa em outros órgãos ou infecção bacteriana secundária do trato urinário. Um exame cuidadoso para identificar tuberculose pulmonar, em linfonodos mediastinais ou tuberculose óssea deve ser realizado em todos os pacientes que apresentem sintomas constitucionais. A radiografia de tórax pode mostrar evidências de lesões ativas ou cicatriciais em mais da metade dos casos. Mais

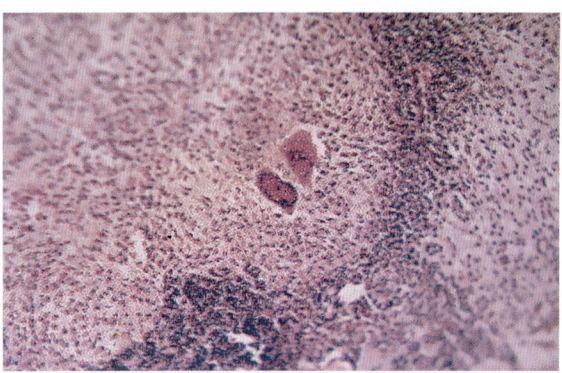

Figura 54-5 Granuloma tuberculoso. Granuloma com área de necrose caseosa central circundado por células epitelioides granulomatosas, linfócitos e células gigantes de Langhans. *(Cortesia do Departamento de Patologia, Amrita Institute of Medical Sciences, Kochi, Kerala, Índia.)*

raramente, pode ocorrer hipercalcemia, em decorrência do aumento da síntese de calcitriol pelos granulomas.

PATOLOGIA

A tuberculose urinária pode se apresentar como um processo patológico miliar ou ulcero cavernoso. A forma *miliar* da TB é rara e é vista particularmente em indivíduos imunossuprimidos. A aparência grosseira dos rins é característica; sendo o córtex coberto por nódulos branco-amarelados, endurecidos, do tamanho de cabeças de alfinete e que à microscopia mostram vários granulomas coalescentes com necrose caseosa central.

Na forma *ulcero cavernosa*, a mais comum, o rim parece normal inicialmente, podendo exibir nódulos amarelados na superfície exterior. Em um corte podem ser vistos granulomas e úlceras na pirâmide renal ou na medula. Cavidades maiores cheias de material caseoso podem se comunicar com o sistema coletor (Fig. 54-2). Outros achados grosseiros incluem úlceras na região infundibular dos cálices, estenose calicial, úlceras ou estenoses de uretra com hidronefrose, pionefrose, coleções subcapsulares e abscessos perinefréticos. A bexiga pode mostrar úlceras ou ser grosseiramente fibrótica e contraída.

Na fase precoce da doença podem estar presentes, à microscopia, um infiltrado neutrofílico e bacilos fagocitados. As alterações histológicas subsequentes dependem da virulência do organismo e da imunidade mediada por células. Em pacientes portadores de tuberculose e com uma resposta mediada por células eficaz, são observados granulomas, caracterizados pela presença de macrófagos com bacilos fagocitados, cercados por células epiteliais e células gigantes de Langhans (Fig. 54-5). Muitas vezes há um punhado de linfócitos e plasmócitos em torno desta lesão. A cura ocorre por fibrose e cicatrização. Nos pacientes com uma resposta imunológica menos eficaz, a necrose caseosa é caracteristicamente eosinofílica e amorfa, com um aspecto semelhante a queijo, substituindo a arquitetura normal do tecido. A presença de necrose caseosa geralmente indica que a lesão está ativa. Posteriormente, a lesão pode calcificar. A calcificação distrófica sugere atividade em vez de cura.

Os rins podem estar aumentados secundariamente à amiloidose ou à glomerulonefrite proliferativa difusa. Na nefrite intersticial por tuberculose, ocorre a formação de granuloma intersticial associado a rins de tamanho normal e culturas de urina negativas.

DIAGNÓSTICO E DIAGNÓSTICO DIFERENCIAL

É necessário um alto índice de suspeição para diagnosticar a tuberculose do trato geniturinário. Os pacientes de alto risco são os idosos, os recém-expostos à infecção, indivíduos imunocomprometidos e pacientes portadores de tuberculose em outros sítios. A suspeita clínica também pode ocorrer se houver leucocitúria estéril (presente em 50% dos pacientes). O teste tuberculínico (teste de Mantoux) é útil para provar a infecção (ou imunização prévia com BCG), mas não necessariamente a doença. A resposta positiva do teste apenas sugere exposição prévia ao antígeno e não indica infecção ativa. Um teste negativo, na ausência de uma situação de imunossupressão, ajuda a descartar infecção ativa por tuberculose em países de alta prevalência. Pacientes portadores de DRC estágio 4 ou 5, particularmente no cenário de desnutrição, podem exibir anergia e ter um resultado falso-negativo ao teste.[13] O ensaio immunospot enzima conjugado (ELISPOT) *Mycobacterium tuberculosis*-específico é útil para a confirmação do diagnóstico rápido da TB e está gradualmente substituindo o teste de Mantoux na maioria dos países.

O diagnóstico definitivo de tuberculose é feito através do isolamento de *M. tuberculosis* na cultura de urina. Amostras de urina matinal de 3 a 5 dias consecutivos são cultivadas em dois meios de cultura padrão, sólidos, para micobactérias: Lowenstein–Jensen (à base de ovo) e Agar Middlebrook 7H10. Esses meios transparentes permitem a visualização precoce de microcolônias, que crescem por volta de 6 a 12 semanas. Para escolher os agentes antituberculosos ideais, são realizados testes de sensibilidade. No entanto, isso pode demorar um período adicional de 6 a 12 semanas. Qualquer amostra de tecido submetido à cultura de micobactérias deve ser macerada com areia estéril e pilão antes da inoculação. A demonstração direta do bacilo álcool-ácido resistente (BAAR) na urina pela técnica de Ziehl-Neelsen não é confiável para o diagnóstico porque *M. smegmatis*, um saprófito, pode ser facilmente confundido com *M. tuberculosis*.

Cada vez mais testes rápidos estão disponíveis para diagnóstico de TB. Com o uso do método radiométrico para isolamento de BAAR, em cerca de 9 dias pode-se obter um crescimento positivo. Os testes sorológicos com o antigênio solúvel e anticorpo fluorescente e a reação em cadeia da polimerase (PCR) podem ser utilizados para o diagnóstico precoce da tuberculose.[14] Os ensaios ELISPOT são utilizados como testes *in vitro* para o diagnóstico de TB medindo antígenos do *M. tuberculosis* células T-específicos. Os resultados desses testes não são afetados por uma baixa contagem de CD4 ou por teste tuberculínico prévio.[15] Outro teste simples e confiável, utilizando sangue total, é baseado na quantificação de interferon-γ liberado dos leucócitos que tenham sido expostos a alguns dos antígenos micobacterianos. A disponibilidade do resultado em 24 horas é a principal vantagem.[16] A detecção de lipoarabinomanano (LAM) na urina utilizando o ensaio de fluxo lateral é um teste simples e rápido para a detecção de TB em pacientes com infecção avançada por HIV e com pesquisa de CD4 menor que 200 células/μL. O resultado fica disponível em 30 minutos. Atualmente, está disponível um teste rápido, baseado em cartuchos, automatizado, confiável e endossado pela OMS para identificar sequências de ácido nucleico direcionadas ao genoma do *M. tuberculosis* (Xpert MTB/RIF).[17] Esse teste detecta as sequências de DNA específicas para *M. tuberculosis* e resistência à rifampicina (RIF) por PCR e os resultados são gerados em 2 horas.[17] A pesquisa citológica realizada por punção aspirativa por agulha fina guiada por ultrassom é útil como uma ferramenta de diagnóstico na definição da natureza granulomatosa da lesão em pacientes com urocultura positiva. O diagnóstico histológico é feito através da identificação da tríade patológica da necrose caseosa, agregados soltos de histiócitos epitelioides e células gigantes de Langhans.

Os exames de imagem são essenciais para avaliar a extensão e a gravidade da tuberculose após a realização do diagnóstico de TB geniturinária. A calcificação distrófica extensa em tuberculose renal avançada é descrita como calcificação em "nuvens cúmulo" (Fig. 54-6). A radiografia simples de tórax e de coluna mostram, em 60% a 70%

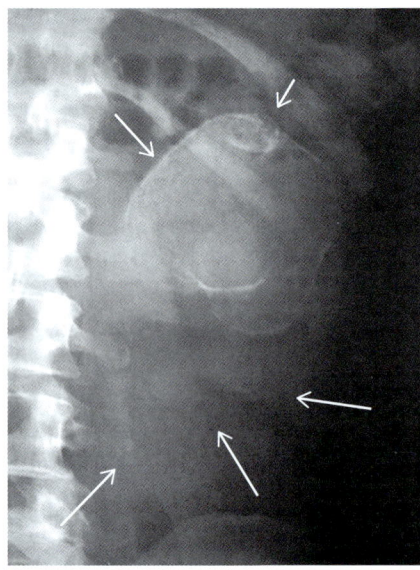

Figura 54-6 Calcificação renal. Radiografia simples mostra calcificação na metade superior do rim esquerdo. As setas delineiam o rim.

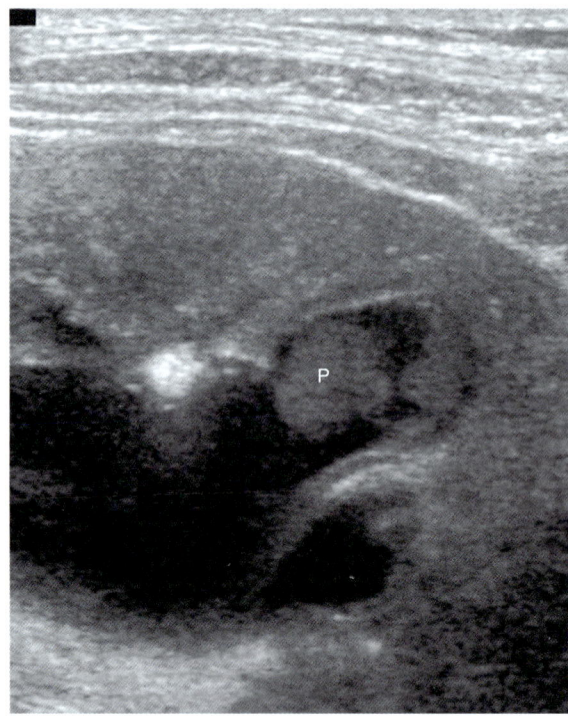

Figura 54-7 Papila necrosada. Ultrassonografia de alta resolução do rim mostra uma papila necrosada, amolecida (P) no cálice. *(Referência 19, com a permissão do American Institute of Ultrasound in Medicine.)*

dos pacientes, lesões compatíveis com TB ativa ou lesões cicatriciais. Podem ser vistas anormalidades na urografia excretora em 70% a 90% dos pacientes. Podem estar presentes erosão mínima da papila renal, espasticidade, enchimento incompleto, distorção, estenose infundibular, hidrocalicose, múltiplas estenoses ureterais, hidronefrose, hidroureter ou ausência de visualização do rim. A pelve renal, que pode inicialmente estar dilatada, pode eventualmente evoluir para a obliteração, levando a uma distorção chamada de "pelve em escalada" (*Kerr kink sign*). A presença de irregularidades ou múltiplas estenoses fazem com que o ureter tenha uma aparência frisada ou em saca-rolha, ou hidronefrose. Posteriormente, pode ocorrer o espessamento e alisamento de todo o ureter ("ureter *pipe-stem*"). A bexiga pode se

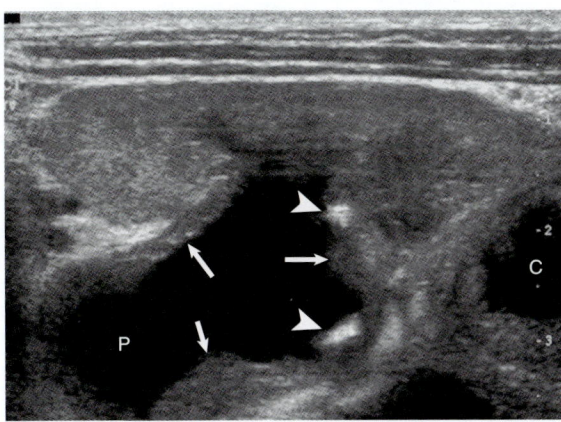

Figura 54-8 Mucosa espessada e calcificações. Ultrassonografia transversal de alta resolução do rim mostra espessamento da mucosa (*setas*) dos cálices e da pelve (*P*). Há calcificações na parede do cálice e da pelve (*pontas de setas*). Uma cavidade no parênquima (*C*) também é mostrada. (*Referência 19, com a permissão do American Institute of Ultrasound in Medicine*).

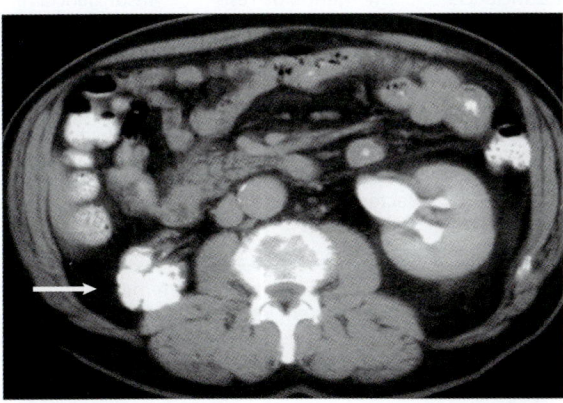

Figura 54-9 Rim calcificado. TC com contraste mostrando o rim direito contraído e calcificado (*seta*) e o rim contralateral normal.

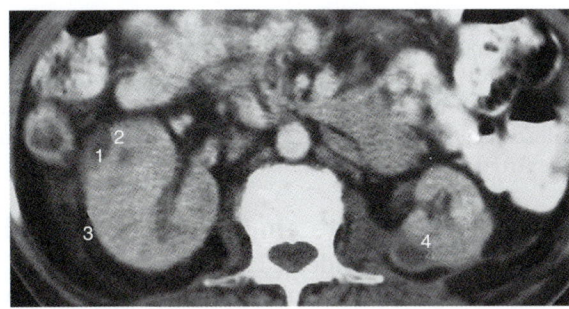

Figura 54-10 Tuberculose renal. TC mostrando um rim esquerdo aumentado e múltiplas cavidades presentes bilateralmente (assinaladas 1, 2, 3 e 4). (*Cortesia Professor K. Sasidharan, Kasturba Medical College, Manipal, Índia*).

apresentar irregular e fibrosada e pode ocorrer refluxo vesicoureteral. A pielografia retrógrada ou anterógrada pode identificar o número, a extensão ou o local das estenoses ureterais e ajudar na colocação de um *stent* ureteral nos segmentos estenosados.

O ultrassom de alta resolução é útil para descartar obstrução e para estudar o parênquima e identificar os granulomas, pequenos abscessos, espessamento da mucosa vesical ou calcificação[18] (Figs. 54-7 e 54-8). O achado mais precoce é o espessamento da mucosa e a irregularidade calicinal.

A tomografia computadorizada (TC) é o método mais sensível para identificação de calcificações, cicatrizes e lesões cavitadas no parênquima renal (Figs. 54-9 e 54-10). O afilamento cortical é um achado frequente na TC e pode ser focal ou global. Essa modalidade de imagem é útil para o acompanhamento de pacientes com lesões cavitadas ou massas renais. A cistoscopia sob anestesia geral ajuda a visualizar as lesões da mucosa, o orifício ureteral em buraco de golfe ou o efluxo de material caseoso, semelhante a pasta de dente. Evita-se realizar biópsia durante a fase aguda devido ao risco de disseminação da TB.

A tuberculose mimetiza inúmeras doenças. Infecções urinárias crônicas inespecíficas podem ser confundidas com TB renal e em 20% dos casos de TB ocorre infecção bacteriana secundária, um fator a mais de confusão. A ausência de resposta aos antibióticos usuais deve levantar a suspeita de TB urinária. Condições que causam hematúria recorrente e indolor, tais como nefropatia por IgA e esquistossomose (Cap. 56), são muitas vezes diagnosticadas como TB em áreas endêmicas. Na cistite intersticial, sintomas urinários baixos, semelhantes a cistite tuberculosa, podem ocorrer, mas o exame de urina não mostra leucocitúria grosseira e as culturas para BAAR são negativas. Ao exame radiológico, pielonefrite crônica, necrose de papila renal, rim esponjomedular, divertículo calicinal, carcinoma renal, pielonefrite xantogranulomatosa e vários pequenos cálculos renais precisam ser diferenciados de TB. Em alguns poucos casos relatados de pielonefrite pseudotuberculosa, foram observados no parênquima renal granulomas caseosos que se assemelhavam a TB, porém sem detecção de micobactérias ou outros microrganismos à cultura do tecido renal ou da urina.[19]

HISTÓRIA NATURAL

O prognóstico da tuberculose no trato geniturinário depende da resistência do hospedeiro e do inóculo e virulência do bacilo. Em muitos casos, focos de TB no trato urinário permanecem latentes indefinidamente. A progressão ocorre através da formação de um granuloma caseoso, ulceração e calcificação distrófica. A maioria das manifestações resulta das complicações, o que pode ser prevenido por tratamento medicamentoso e, quando indicada, intervenção cirúrgica adequados. Com o advento de drogas antituberculosas eficazes, as complicações a longo prazo e as sequelas de tuberculose diminuíram significativamente.

TRATAMENTO

A tuberculose do trato geniturinário é geralmente passível de tratamento clínico. Muitas drogas antituberculose alcançam com elevadas concentrações rins, trato urinário, urina e lesões cavitadas, e existem menos microrganismos nas lesões em comparação às lesões cavitadas pulmonares. Uma ampla variedade de agentes antituberculose está disponível (Tabela 54-2).

Um curso breve de tratamento é recomendado.[20] Deve-se iniciar rifampicina diariamente (600 mg), isoniazida (300 mg) e pirazinamida (1.500 mg) no período da manhã. A não ser que a sensibilidade da cultura indique o contrário, a pirazinamida deve ser descontinuada após dois meses e isoniazida e rifampicina são mantidas por mais quatro meses. Se o paciente apresentar muitos sintomas irritativos do trato urinário inferior, pode-se adicionar estreptomicina, em doses diárias de 1 g, durante os dois primeiros meses. No entanto, se o paciente tiver mais de 40 anos, a dose diária de estreptomicina deve ser reduzida para 0,75 g com monitorização periódica de ototoxicidade e toxicidade vestibular.

Se a probabilidade de resistência a uma das drogas antituberculose for alta, pode-se associar etambutol nos primeiros 2 meses de tratamento na dose diária de 800 a 1.200 mg. Cursos longos de tratamento, que variam de 9 meses a 2 anos, são úteis em pacientes que não toleram a pirazinamida, nos que respondem lentamente a um regime padrão, naqueles com tuberculose miliar, quando há

Drogas Antituberculosas

Drogas	Apresentação	Dosagem	Efeitos Colaterais	Mecanismo de Ação	Observação
Isoniazida	Comprimido: 100 mg, 300 mg	5 mg/kg/dia (oral) (máximo 300 mg/dia)	Neuropatia periférica, hepatite, reações de hipersensibilidade	Bactericida para os grupos I e II	Necessária profilaxia com piridoxina (50 mg)
Rifampicina	Cápsula ou comprimido: 150, 300, 450 mg	10 mg/kg/dia (oral) (máximo 600 mg/dia)	Hepatite, reação febril, nefrite intersticial aguda	Bactericida para os grupos I, II e III	–
Pirazinamida	Comprimido: 400 mg, 500 mg	25 mg/kg/dia (oral) (máximo 2 g/dia)	Hepatotoxicidade, hiperuricemia	Bactericida para o grupo II	Útil a combinação com aminoglicosídeos
Estreptomicina	Pó para injeção: 1 g	15 mg/kg/dia IM (dose máxima 1 g; dose reduzida se idade > 40 anos)	Ototoxicidade, nefrotoxicidade	Bactericida para o grupo I	–
Etambutol	Comprimido: 100 mg, 400 mg	15-25 mg/kg/dia (oral) (máximo, 2,5 g/dia)	Neurite óptica (reversível), rash	Bacteriostático para os grupos I e II	Utilizado para inibir o desenvolvimento de mutações resistentes; utilizar com cautela na insuficiência renal
Tiacetazona	Comprimido: 150 mg	150 mg (oral) (não para terapia intermitente)	*Rash*, dermatite esfoliativa, insuficiência hepática	Bacteriostática e inibe a emergência de resistência à isoniazida	Não utilizado na insuficiência renal
Ciprofloxacino	Comprimido: 250 mg, 500 mg	500-1.000 mg (oral)	Hipersensibilidade, interação medicamentosa	–	Não utilizado em crianças
Norfloxacina	Comprimido: 200 mg, 400 mg	400-500 mg (oral)	–	–	Não aprovado para tuberculose pelo FDA
Capreomicina Canamicina	–	15-30 mg/kg/dia IM	Ototoxicidade, nefrotoxicidade	Bactericida para o grupo I	Evitado em pacientes idosos e naqueles com insuficiência renal

Tabela 54-2 Drogas antituberculosas. As drogas principais são listadas com forma de apresentação, dose, efeitos colaterais, e mecanismo de ação. O *Mycobacterium tuberculosis* existe na forma de três subpopulações. O grupo I é extracelular, ocorre principalmente em lesões cavitadas e responde à estreptomicina, isoniazida, e rifampicina. O grupo II reside intracelularmente em macrófagos, replica-se lentamente, e responde à pirazinamida, isoniazida ou rifampicina. Os organismos do grupo III existem no interior de lesões caseosas fechada, sobrevivem melhor em pH neutro, replicam-se lentamente, e respondem melhor à rifampicina. *FDA*, U.S. Food and Drug Administration; *IM* intramuscular.

comprometimento do sistema nervoso central e em crianças com envolvimento de vários órgãos.

Doses fixas combinadas de medicamentos antituberculose, incorporando dois ou mais medicamentos no mesmo comprimido, têm as vantagens de aumentar a aderência, garantir a administração da dose adequada, a minimização de erros de medicação e a prevenção de resistência aos medicamentos.

Durante o tratamento, a cicatrização por fibrose pode levar à obstrução de um ou ambos os ureteres causando hidronefrose, dano do parênquima e insuficiência renal. Podem ocorrer desidratação ou depleção do sal a partir de lesão tubulointersticial, resultando de função tubular alterada. O envolvimento da adrenal pode contribuir para a perda de sal. Lesão renal aguda oligúrica causada por nefrite intersticial alérgica pode ocorrer em pacientes que recebem terapia intermitente com rifampicina.

Tratamento Cirúrgico

O papel da cirurgia em pacientes em tratamento de tuberculose do trato geniturinário é limitado. Para estenoses ureterais, a introdução oportuna de *stents* no segmento estenosado pode evitar a necessidade de grandes procedimentos cirúrgicos. Dois grandes tipos de tratamentos cirúrgicos são considerados. A cirurgia de reconstrução envolve a correção da obstrução do ureter por pieloplastia, ureteroureterostomia, correção do refluxo por reimplante ureteral e aumento da capacidade vesical por cistoplastia, que envolve anastomose de um segmento isolado do intestino à bexiga contraída.

A cirurgia ablativa consiste na remoção das partes doentes junto a materiais infectados contendo organismos latentes. A necessidade

de remoção unilateral de um rim não funcionante é controversa. Já que o tratamento antituberculose prolongado de 18 a 24 meses efetivamente esteriliza as massas caseosas e calcificadas, a nefrectomia é defendida apenas em pacientes com sepse, dor, sangramento, hipertensão incontrolável ou culturas urinárias persistentemente positivas. Pode-se realizar aspiração guiada por ultrassom ou TC dos abscessos tuberculosos, e podem ser instiladas drogas antituberculosas diretamente dentro da cavidade.

Regimes de Tratamento em Situações Especiais
Mulheres durante a Gravidez e Lactação

A maioria das drogas antituberculose são seguras para uso durante a gravidez. No entanto, deve-se evitar a estreptomicina, pela ototoxicidade para o feto. Se um esquema de quatro drogas for indicado, a estreptomicina deve ser substituída pelo etambutol. Não há contraindicação para o uso dessas drogas durante a amamentação e não é necessário isolar o bebê da mãe. O bebê deve receber a vacina BCG e profilaxia com isoniazida. Como a rifampicina interage com os contraceptivos orais, as mulheres que tomam esses agentes em conjunto devem ser aconselhadas a tomar uma dose mais elevada de estrogênio ou de utilizar métodos contraceptivos alternativos.

Pacientes com Doença Hepática

O regime antituberculoso habitual de curto prazo (6 meses) pode ser utilizado em pacientes com doença hepática, exceto se apresentar evidência de doença hepática crônica, se for portador assintomático do vírus da hepatite, se tiver história pregressa de hepatite aguda ou se houver consumo excessivo de álcool. Na doença hepática crônica, a isoniazida e duas das drogas não hepatotóxicas (estreptomicina e etambutol) podem ser utilizadas por 8 a 12 meses. Se rifampicina for utilizada, a função hepática deve ser cuidadosamente monitorada. A pirazinamida é contraindicada. Nos pacientes com hepatite aguda não relacionada à tuberculose ou à sua terapia, seria mais seguro suspender o tratamento antituberculose até que a hepatite aguda tenha sido resolvida. Se houver a necessidade de manter o tratamento para a tuberculose em vigência de hepatite aguda, é aconselhável associar estreptomicina ao etambutol nos primeiros 3 meses seguidos de isoniazida e rifampicina por 6 meses.

Pacientes com Doença Renal Crônica

Não é necessário correção de dose de isoniazida, rifampicina e pirazinamida para função renal em pacientes portadores de doença renal crônica já que essas drogas são eliminadas pela via biliar. Pacientes que recebem isoniazida devem receber também piridoxina (50 mg/dia) para prevenir neuropatia periférica. É necessário correção conforme *clearence* de creatinina para a estreptomicina e o etambutol, já que essas drogas são excretadas pelo rim. A estreptomicina (15 mg/kg) é administrada a cada 24 a 72 horas para uma taxa de filtração glomerular (TFG) de 10 a 50 mL/min e a cada 72 a 96 horas para uma TFG de menos do que 10 mL/min para manter um nível terapêutico de 20 a 30 mg/mL. Os pacientes que tomam estreptomicina e têm uma sensação de plenitude no ouvido, zumbido ou que têm mais de 45 anos devem realizar um audiograma para detectar precocemente sinais de ototoxicidade. Para etambutol, a dose é administrada a cada 24 a 36 horas se a TFG for de 10 a 50 mL/min ou a cada 48 horas, se a TFG for inferior a 10 mL/min. Os pacientes devem ser questionados mensalmente sobre sintomas de disfunção visual (alterações de campos visuais, acuidade, visão azul-esverdeada), com encaminhamento para exame oftalmológico, no propósito de identificar precocemente toxicidade ao etambutol, condição potencialmente reversível.

Receptores de Transplante Renal

Recomenda-se um regime de tratamento modificado para pacientes receptores de aloenxertos renais com doses ajustadas de isoniazida e etambutol por 18 meses, combinado com ofloxacina (200 mg duas vezes por dia) para os primeiros 9 meses, e pirazinamida (750 mg duas vezes por dia) para os primeiros 3 meses.[21] Deve-se evitar a rifampicina em pacientes que recebem inibidor de calcineurina (ICN), porque a indução enzimática torna difícil a manutenção de concentrações adequadas de ICN. Se a rifampicina for utilizada em pacientes que recebam um esquema de imunossupressão sem ciclosporina, a deve-se duplicar a dose de manutenção de prednisolona.

Síndrome da Imunodeficiência Adquirida

A quimioterapia de curto prazo é suficiente para pacientes com AIDS. Se as culturas de acompanhamento persistirem positivas a despeito da terapia, pode ser necessário prolongar o tratamento antituberculose por até 2 anos, com base na sensibilidade aos antibióticos.

Pacientes com Falha Terapêutica

A ausência de melhora clínica e radiológica a despeito do tratamento pode significar baixa aderência, dosagem inadequada, diagnóstico incorreto, tuberculose multidroga resistente, atraso na resposta ou ainda uma reação paradoxal conhecida como "síndrome de reconstituição imune". Essa síndrome é caracterizada por um inesperado agravamento dos sintomas ou aparecimento de novas lesões, incluindo linfadenopatia, derrames cavitários e infiltrados pleurais. Essa síndrome é mais frequente em pacientes cujo tratamento antirretroviral para o HIV foi prescrito concomitantemente ao esquema antituberculose.[22]

Monitorização dos Pacientes

Após 2 meses de tratamento antituberculose intensivo, a urina é cultivada para pesquisa de *M. tuberculosis* por 3 dias consecutivos. Se as culturas permanecerem positivas, realiza-se um teste de sensibilidade e o tratamento é modificado em conformidade. Após a conclusão do tratamento, todos os pacientes devem ter três amostras consecutivas de urina matinal coletadas para cultura de *M. tuberculosis*, sendo esse processo repetido após 3 meses e ao final de 1 ano. Dois meses após a instituição do tratamento e ao término do mesmo, repete-se a urografia intravenosa ou o ultrassom para detectar qualquer evidência de obstrução. Nos casos de calcificação renal, o paciente deve ser avaliado anualmente com três amostras de urocultura matinal para micobactérias e com radiografia simples de abdome por até 10 anos, já que a calcificação pode abrigar *M. tuberculosis* e evoluir para destruição do rim.

Um progresso considerável foi feito nas áreas de diagnóstico de tuberculose, nas drogas antituberculose e em vacinas durante a última década. Novos agentes antituberculose e diversas vacinas estão em várias fases de ensaios clínicos. O plano mundial para a erradicação da tuberculose tem se mostrado bastante promissor.

Referências

1. World Health Organization. *Tuberculosis Report*. Geneva: WHO; 2012.
2. Selwyn PA, Hartel D, Lewis VA, et al. A prospective study of the risk of tuberculosis among intravenous drug users with human immunodeficiency virus infection. *N Engl J Med*. 1989;370:546-547.
3. Gulati S, Kher V, Gulati K, Arora P. Tuberculosis in childhood nephrotic syndrome in India. *Pediatr Nephrol*. 1977;11:695-698.
4. Schafer M, Kim D, Weiss J, et al. Extrapulmonary tuberculosis in patients with HIV infection. *Medicine (Baltimore)*. 1991;70:384-396.
5. Ho JL, Rilay LW. Defenses against tuberculosis. In: Crystal RG, West JB, Weibel ER, Barnes PJ, eds. *The Lung: Scientific Foundations*. 2nd ed. Philadelphia: Lippincott-Raven; 1997:2381-2391.
6. Turk JL. Granulomatous diseases. In: McGee JOD, Isacson PG, Wright NA, eds. *Oxford Textbook of Pathology*. Oxford: Oxford University Press; 1992:394-404.
7. Simon HB, Weinstein AJ, Pasternak MS, et al. Genitourinary tuberculosis: Clinical features in a general hospital population. *Am J Med*. 1977;63:410-414.
8. Mourad G, Soullilon JP, Chong G, et al. Transmission of mycobacterium TB with renal allografts. *Nephron*. 1985;41:82-85.
9. Wisnia LG, Kukolj S, Lopez de Santa Maria J, Camuzzi F. Renal function damage in 131 cases of urogenital tuberculosis. *Urology*. 1978;11:457-461.
10. De Frongs RA. Hyperkalemia and hyporeninemic hypoaldosteronism. *Kidney Int*. 1980;17:118-134.
11. Mallinson WJW, Fuller RW, Levison DA, et al. Diffuse interstitial renal tuberculosis: An unusual cause of renal failure. *Q J Med*. 1981;50:137-148.
12. Marks LS, Poutasse EF. Hypertension from renal tuberculosis: Operative cure predicted by renal vein renin. *J Urol*. 1973;109:149-152.
13. Shankar MS, Aravindan AN, Sohal PM, et al. The prevalence of tuberculin sensitivity and anergy in chronic renal failure in an endemic area: Tuberculin test and the risk of post-transplant tuberculosis. *Nephrol Dial Transplant*. 2005;20:2720-2724.
14. Baniel J, Maunia A, Liamen G. Fine needle cytodiagnosis of renal tuberculosis. *J Urol*. 1999;146:689-691.
15. Richeldi L. An update on the diagnosis of tuberculosis infection. *Am J Respir Crit Care Med*. 2006;174:736-742.
16. Pai M, Gokhale K, Joshi R, et al. *Mycobacterium tuberculosis* infection in health workers in rural India: Comparison of whole blood interferon gamma assay with tuberculin skin testing. *JAMA*. 2005;293:2746-2755.
17. Boehme CC, Nabeta P, Hillemann D, et al. Rapid molecular detection of tuberculosis and resistance to rifampicin. *N Engl J Med*. 2010;363:1005-1015.
18. Vijayaraghavan SB, Kandasamy SV, Arul M, et al. Spectrum of high-resolution sonographic features of urinary tuberculosis. *J Ultrasound Med*. 2004;23:585-594.
19. Casasole SV, Muntaner LP, Alonso UJ. Pseudo tuberculous pyelonephritis. *Arch Esp Urol*. 1994;47:172-174.
20. Standardised treatment regimens. In: Maher D, Chaulet P, Spinaci S, Harries A, eds. *Treatment of Tuberculosis: Guidelines for National Programmes*. 2nd ed. Geneva: World Health Organization; 1997:25-31.
21. Sundaram M, Adhikary SD, John GT, Kekre NS. Tuberculosis in renal transplant recipients. *Indian J Urol*. 2008;24:396-400.
22. Manosuthi W, Kiertiburanakul S, Phoorisri T, Sungkanuparph S. Immune reconstitution inflammatory syndrome of tuberculosis among HIV-infected patients receiving antituberculous and antiretroviral therapy. *J Infect*. 2006;53:357-363.

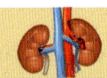

CAPÍTULO 55

Infecções Fúngicas do Trato Urinário

Carol A. Kauffman

A fungúria é um achado frequente em pacientes hospitalizados. Quase sempre, os organismos encontrados na urina são espécies de *Candida*, embora várias outras leveduras, e, menos frequentemente, fungos filamentosos e fungos endêmicos também possam ser encontrados (Tabela 55-1). Frequentemente, a candidúria não constitui um sintoma, sinal ou doença, mas sim um epifenômeno desconcertante para o médico. Na realidade, a maioria dos pacientes com candidúria são assintomáticos e têm colonização da bexiga ou de um cateter urinário. O maior desafio diagnóstico é determinar quando a *infecção*, em vez da colonização, está presente. Os testes diagnósticos para definir se a candidúria está relacionada à colonização ou à infecção ainda não foram padronizados; do mesmo modo, não estão bem estabelecidas as provas complementares para localizar o sítio da infecção, se bexiga ou rins. Ao contrário da candidúria, o crescimento na urina de organismos tais como *Blastomyces dermatitidis*, *Aspergillus* spp. e *Cryptococcus neoformans* quase sempre reflete infecção disseminada. Este capítulo apresenta uma abordagem ao diagnóstico e ao tratamento de candidúria e outras infecções fúngicas menos comuns do trato urinário (ITU).

CANDIDA

Epidemiologia

As espécies de Candida são habitantes comuns da região perineal, mas não são geralmente encontradas na urina de indivíduos saudáveis. No entanto, fatores de predisposição contribuem para permitir que estes comensais colonizem a urina e, em alguns casos, invadam a bexiga ou o trato urinário superior, causando infecção. Esses fatores são mais frequentemente encontrados em pacientes hospitalizados, especialmente em unidade de terapia intensiva (UTI).[1] Em uma recente investigação da prevalência pontual de culturas de urina positivas obtidas de pacientes hospitalizados, espécies de *Candida* foram encontradas em quase 10% das amostras, e foram o terceiro microrganismo mais comumente isolado.[2]

Fatores de risco para candidúria, mas não especificamente para infecção urinária por *Candida*, incluem idade avançada, sexo feminino, uso de antibióticos, dispositivos de drenagem urinária, intervenções cirúrgicas anteriores, e diabetes melito[3-5] (Tabela 55-2). No maior estudo de vigilância disponível, os dispositivos de drenagem urinária, principalmente cateteres uretrais, estavam presentes em 83% dos pacientes que apresentaram candidúria.[3] Em um estudo multicêntrico de pacientes em UTI, os fatores de risco independentes associados a candidúria foram: idade acima de 65 anos, sexo feminino, diabetes melito, uso prévio de antibiótico, ventilação mecânica, nutrição parenteral e tempo de internação hospitalar antes da admissão na UTI.[4] Um estudo caso-controle que comparou candidúria causada por *Candida glabrata* versus *Candida albicans* demonstrou que a *C. glabrata* foi mais frequente em pacientes com diabetes melito e naqueles que haviam recebido tratamento prévio com fluconazol.[5] A maioria dos pacientes nestes estudos apresentavam colonização e não infecção por *Candida*.

Estudos prospectivos controlados que avaliem fatores de risco para ITU bem documentada por *Candida* ainda não foram realizados,

principalmente porque os critérios diagnósticos ainda não são estabelecidos. No entanto, a experiência clínica sugere que a ITU seja mais comum em pacientes diabéticos e naqueles com obstrução do trato urinário.

Patogênese

As espécies de *Candida* podem causar doença por disseminação hematogênica ou pela via ascendente. Isto contrasta com a maioria das infecções do trato urinário causadas por bactérias, em que a infecção ascende da bexiga ao sistema coletor renal. A patogênese da disseminação hematogênica da *Candida* aos rins já foi estudada em modelos animais.[6] Ocorre o desenvolvimento de múltiplos microabscessos corticais e a penetração das leveduras através dos glomérulos ao interior dos túbulos proximais, de onde são eliminadas na urina (Fig. 55-1). Animais saudáveis, eventualmente, são capazes de controlar a infecção, mas isto não acontece entre os animais imunossuprimidos. Consistente com os estudos experimentais, microabscessos renais foram identificados na autópsia na maioria dos pacientes com candidíase invasiva. A obstrução do trato urinário é um fator importante para a ocorrência de infecção ascendente por *Candida* em alguns pacientes. Alguns fatores de virulência da *Candida*, tais como aqueles que controlam a adesão e a formação de biofilme, também parecem ser relevantes, mas ainda não foram estudados no contexto da ITU por *Candida*.[6-7]

Uma síndrome peculiar observada logo após o transplante renal é a infecção do enxerto por candidíase, que parece resultar da contaminação do rim do doador durante o procedimento de extração do órgão.[8] A invasão fúngica da parede arterial pode resultar em arterite, formação de aneurisma e ruptura da artéria renal. A maioria dos pacientes evoluem com perda do enxerto, e a mortalidade é elevada.

Microbiologia

A *Candida albicans* é responsável por 50% a 70% de todas as culturas de urina positivas para *Candida*, e a *C. glabrata*, por cerca de 20%.[3] *Candida tropicalis* e a *Candida parapsilosis* são menos comuns, e outras espécies são raramente isoladas. Certos grupos de pacientes apresentam predominância de *C. glabrata*. Os adultos mais idosos, frequentemente, apresentam *C. glabrata* isolada a partir da urina, mas as culturas de urina de recém-nascidos raramente são positivas para este microrganismo. Em um estudo prospectivo de candidúria em receptores de transplante renal, a *C. glabrata* representou 53%, e, a *C. albicans*, apenas 35% dos isolados.[9]

A distinção entre as espécies que causam candidúria é importante por razões terapêuticas. A resistência ao fluconazol, o principal agente utilizado para o tratamento de infecções do trato urinário por *Cândida*, é comum entre os isolados de *C. glabrata*, e em todos os isolados de *Cândida krusei*. Em contrapartida, quase todos os isolados de *C. albicans*, *C. tropicalis* e *C. parapsilosis* são suscetíveis ao fluconazol.

Manifestações Clínicas

A maioria dos pacientes com candidúria são assintomáticos e, na verdade, a maioria não apresenta verdadeiramente infecção. Um grande estudo prospectivo de pacientes com candidúria observou que menos

Infecções Fúngicas do Trato Genitourinário

Infecção Fúngica	Próstata	Bexiga	Rins
Blastomicose	+++	+	++
Histoplasmose	+	+/–	++
Coccidioidomicose	+	+/–	++
Aspergilose	+/–	+/–	++
Mucormicose	+/–	+/–	++
Criptococose	++	+/–	+++
Candidíase	++	++++	++++

Tabela 55-1 Infecções fúngicas do trato genitourinário. Frequência relativa da localização da infecção por vários microrganismos.

Fatores de Risco para os Diferentes Tipos de Infecção Urinária por Cândida

Tipo	Fatores de Risco
Renal (hematogênica)	Neutropenia, cirurgia recente, cateter venoso central, nutrição parenteral, antibioticoterapia, diálise
Trato urinário inferior	Dispositivo urinário invasivo, idade avançada, gênero feminino, diabetes melito, obstrução do trato urinário, antibioticoterapia, instrumentação do trato urinário
Trato urinário superior	Idade avançada, diabetes melito, antibioticoterapia, obstrução do trato urinário, instrumentação do trato urinário (p. ex., nefrostomia, *stent* ureteral)

Tabela 55-2 Fatores de risco para candidúria.

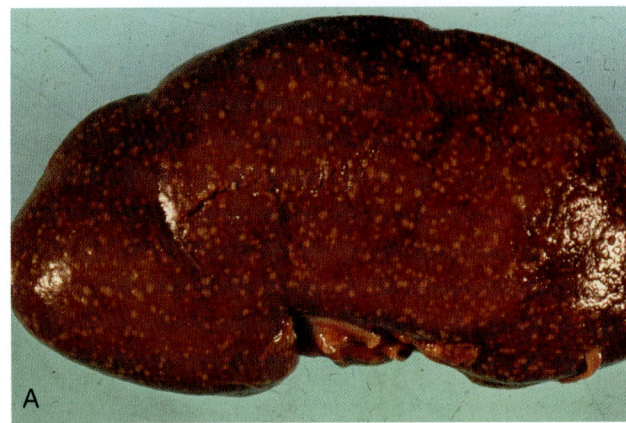
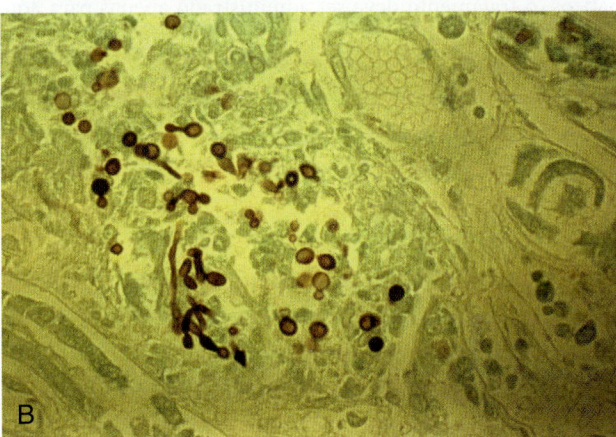

Figura 55-1 Candidíase renal hematogênica. A, Múltiplos pequenos abcessos são vistos à macroscopia em toda a superfície do rim. **B**, Aspecto histopatológico dos microabcessos causados por *Candida albicans* no cortex renal (coloração por metenamina de prata; leveduras em cor cinza-amarronzado).

de 5% dos pacientes com candidúria demonstrava quaisquer sintomas sugestivos de ITU.[3] Nos casos de cistite sintomática ou pielonefrite, os sintomas são indistinguíveis daqueles observados nas infecções bacterianas. A cistite se manifesta como disúria, frequência, urgência e desconforto suprapúbico; pacientes com infecção do sistema urinário superior podem se apresentar com febre, calafrios e dor em flanco. Casos de obstrução do trato urinário podem ocorrer, por formação de um bezoar ou bola fúngica na bexiga ou o sistema coletor.

Os pacientes com disseminação hematogênica para o parênquima renal durante um episódio de candidemia manifestam sinais e sintomas associados a candidíase invasiva, e não ITU. Calafrios, febre, hipotensão e outras manifestações de sepse são frequentemente observados em pacientes com candidemia.

Diagnóstico

O maior desafio diagnóstico é a diferenciação entre contaminação da amostra de urina por colonização da bexiga ou de um cateter uretral *versus* infecção invasiva da bexiga ou dos rins.[10] A contaminação é mais facilmente diferenciada simplesmente repetindo-se a cultura de urina, para determinar se a candidúria persiste. Pode ser necessária a obtenção da segunda amostra de urina por cateterismo vesical estéril se o paciente for incapaz de realizar uma coleta com técnica antisséptica. Naqueles pacientes portadores de um cateter uretral, o cateter deve ser substituído e uma segunda amostra de urina coletada. Em qualquer uma dessas circunstâncias, se a cultura repetida não for positiva para leveduras, estudos diagnósticos ou intervenções terapêuticas adicionais são desnecessários.

Distinguir colonização de infecção não é simples. Ao contrário das ITUs bacterianas, em que o diagnóstico é baseado nos sintomas típicos combinados a leucocitúria e contagens bacterianas

quantitativas, não há estudos que demonstrem a importância das culturas quantitativas de urina ou da leucocitúria para o diagnóstico de ITU por *Candida*.[11]

O papel das culturas quantitativas de urina na diferenciação entre infecção do trato urinário superior *versus* colonização vesical foi avaliado na década de 1970 e, infelizmente, foram demonstradas amplas gamas de contagem de colônias, tanto para colonização quanto para infecção.[11] Em pacientes sem cateteres urinários, a pielonefrite foi documentada com contagens de leveduras tão baixas quanto 10^4 unidades formadoras de colônia por mililitro (UFC/mL). Para os pacientes portadores de cateter vesical de demora, contagens entre 2×10^4 e 10^5 UFC/mL ou mais foram observadas, e não houve correlação com pielonefrite comprovada por biópsia. Um modelo murino de candidíase renal hematogênica observou que o envolvimento renal pode ser visto com qualquer concentração de *Candida* na urina.[12]

As técnicas rotineiramente utilizadas na maioria dos laboratórios clínicos para a detecção de bactérias também são capazes de detectar a presença de *Candida* na urina. No entanto, a *C. glabrata* apresenta crescimento mais lento que as outras espécies, e ainda mais lento que as bactérias, e as colônias podem não aparecer durante 48 horas, tempo em que muitas culturas de urina de rotina são descartadas. Portanto, recomenda-se que os laboratórios sejam notificados sempre que a *C. glabrata* for um patógeno provável.

Em pacientes com candidúria, a piúria muitas vezes não é um critério de diagnóstico útil para infecção. Frequentemente, observa-se bacteriúria concomitante em pacientes com candidúria, e esta pode ser responsável pela piúria. Em pacientes com cateter vesical, a piúria é observada rotineiramente, independentemente da presença de infecção. Por outro lado, a presença de piúria é útil em pacientes sem cateter vesical ou bacteriúria.

Os procedimentos de imagem, incluindo a ultrassonografia abdominal e a tomografia computadorizada (TC), são essenciais para documentar a obstrução em qualquer nível no trato urinário e para determinar a presença de bolas fúngicas na bexiga ou no sistema coletor renal (Fig. 55-2). Em alguns pacientes, a realização de cistoscopia e biópsia da parede da bexiga é útil para se determinar presença de inflamação e para avaliar a extensão da invasão (Fig. 55-3).

Tratamento com Agentes Antifúngicos Sistêmicos

A maioria dos pacientes que apresentam candidúria não necessita de tratamento com um agente antifúngico. Para os pacientes assintomáticos, o tratamento deve ser administrado apenas para aqueles sob alto risco para o desenvolvimento de candidemia ou naqueles em que a presença de candidúria, independentemente dos sintomas, possivelmente represente infecção disseminada. As diretrizes para o manejo da candidíase publicadas pela Infectious Diseases Society of America (IDSA) recomendam o tratamento para pacientes que serão submetidos a procedimentos urológicos, lactentes de muito baixo peso ao nascer e pacientes neutropênicos (Tabela 55-3).[13] Os pacientes portadores de candidúria e que serão submetidos a um procedimento urológico estão sob risco aumentado de desenvolvimento de candidemia e devem ser tratados com um agente antifúngico, alguns dias antes e alguns dias depois do procedimento. A candidúria em pacientes neutropênicos e em crianças de muito baixo peso ao nascer tem alta probabilidade de representar candidíase disseminada; portanto, estes grupos também devem receber medicamentos antifúngicos. A candidúria assintomática em receptores de transplante renal não

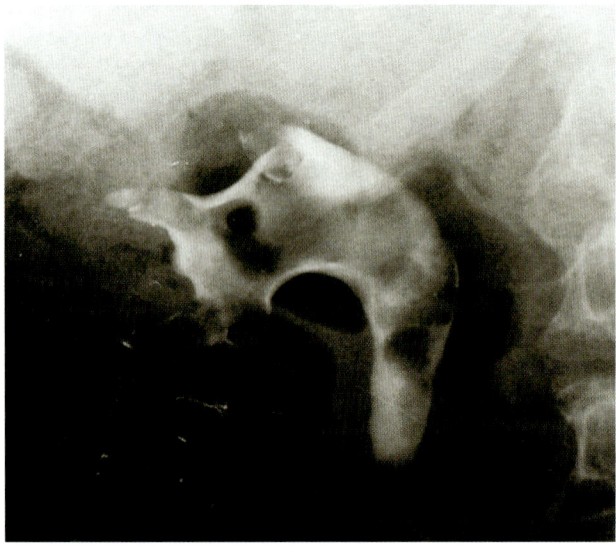

Figura 55-2 Hidronefrose fúngica. Várias bolas fúngicas ("buracos" arredondados escuros no meio do contraste) na pelve e no ureter do rim direito, produzindo hidronefrose.

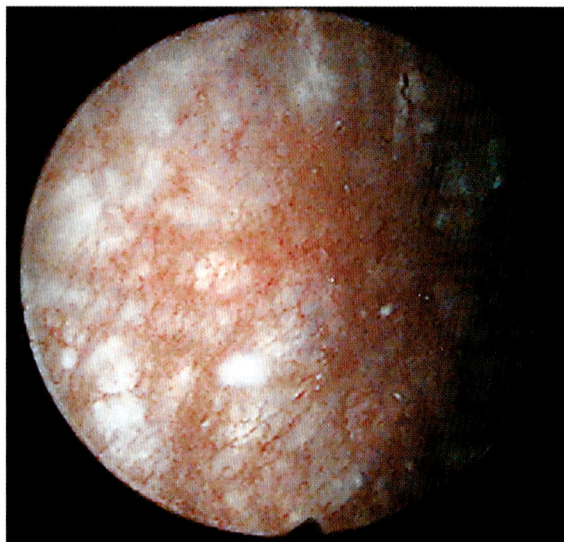

Figura 55-3 Cistite por *Candida*. Aspecto de extensa cistite causada por *Candida krusei* à cistoscopia.

Recomendações Terapêuticas para Infecções do Trato Urinário por *Candida*

Infecção	Tratamento	Terapia Alternativa
Candidúria assintomática	Não está indicado tratamento exceto em: Cirurgia urológica	Tratamento por alguns dias antes e depois da cirurgia com fluconazol, 200-400mg/dia, ou anfotericina B, 0,3-0,6 mg/kg/dia
	Recém-nascido com muito baixo peso ou pacientes neutropênicos	Trate como para candidíase disseminada/candidemia
Cistite	Escolha: fluconazol por via oral, 200 mg/dia, x 14 dias*	Alternativas incluem: Anfotericina B, 0,3-0,6 mg/kg/dia x 1-7 dias Fluocitosina, 25 mg/kg q6h x 7-10 dias†
Pielonefrite	Escolha: fluconazol por via oral, 200-400 mg/dia x 14 dias	Alternativas incluem: Anfotericina B, 0,5-0,7 mg/kg/dia x 14 dias Fluocitosina, 25 mg/kg q6h x 14 dias
Renal (hematogênica)	Trate como para candidíase disseminada/candidemia	–
Bola fúngica	Remoção cirúrgica Fluconazol, 200-400 mg/dia, até resolução	Alternativas incluem: Anfotericina B, 0,5-0,7 mg/kg/dia Fluocitosina, 25 mg/kg q6h
Prostatite Orquiepididimite	Drenagem cirúrgica Fluconazol, 400 mg/dia, até resolução observada por exames de imagem	Alternativas incluem: Anfotericina B, 0,5-0,7 mg/kg/dia

Tabela 55-3 Recomendações terapêuticas para candidúria e infecções do trato urinário (ITUs) por *Candida*. *Posologia do fluconazol na disfunção renal: *clearance* de creatinina (ClCr) 20-50 mL/min, reduza a dose em 50%; ClCr < 20 mL/min, reduza a dose em 75%; *q6h*, a cada 6 horas. †Posologia da fluocitosina na disfunção renal: ClCr 20-40 mL/min, reduza a dose para 25 mg/kg a cada 12 horas; ClCr < 20 mL/min, reduza a dose para 25 mg/kg a cada 24 horas.

exige tratamento antifúngico sistêmico, a menos que exista obstrução do trato urinário ou que se desenvolvam sinais ou sintomas sugestivos de infecção local ou sistêmica.

Em pacientes com candidúria assintomática, na ausência de fatores de alto risco, a remoção do dispositivo urinário erradica a candidúria na maioria das vezes.[3] Se o cateterismo não pode ser interrompido, o cateter já existente deve ser removido e um novo deve ser inserido. Este procedimento muitas vezes erradicará a candidúria transitoriamente, mas é altamente provável que os organismos voltem a colonizar o cateter dentro de um curto espaço de tempo. A resolução da obstrução, seja ela do trato urinário superior ou inferior, é essencial para a erradicação em longo prazo da *Candida* no trato urinário.

Pacientes com sintomas sugestivos de cistite ou pielonefrite e positividade para bactérias e *Candida* na amostra de cultura de urina devem ser tratados inicialmente com um agente antibacteriano. Se a cultura é negativa para agentes bacterianos, é apropriado o início de tratamento com uma droga antifúngica. A erradicação do organismo com terapia antifúngica é mais provável, se o dispositivo urinário também for removido.[14] O fluconazol oral, um agente antifúngico imidazólico excretado na forma de droga ativa na urina, é o agente de escolha (Tabela 55-3). A dose de ataque inicial é de 400 mg, seguida por 200 mg/dia durante 14 dias.[13,15] O fluconazol não é eficaz no tratamento de infecções por *C. krusei*, e muitas infecções por *C. glabrata* também não são responsivas.

Recomenda-se a avaliação das possibilidades de interação medicamentosas antes do início da terapia com fluconazol. Fenitoína, varfarina, ciclosporina, tacrolimus e sulfonilureias são algumas das drogas que têm suas concentrações séricas aumentadas até possíveis níveis tóxicos após a administração concomitante de fluconazol. Os imidazólicos devem ser utilizados com precaução em pacientes em uso de medicamentos que prolonguem o intervalo QT.

Os outros agentes imidazólicos disponíveis, como itraconazol, voriconazol e posaconazol, não são excretados na urina como droga ativa. Não se sabe se as concentrações teciduais são altas o suficiente para tratamento eficaz de infecções renais ou vesicais invasivas, mas existe alguma experiência clínica que sugere que esses agentes são efetivos.[15]

A anfotericina B intravenosa (IV) é eficaz no tratamento de ITUs por *Candida*, mas deve ser reservada aos pacientes com infecção do trato urinário superior e falha terapêutica da terapia com fluconazol, o que ocorre principalmente nos casos de infecção por *C. glabrata*. Devido à sua inerente nefrotoxicidade, a anfotericina B IV deve ser utilizada judiciosamente em pacientes com disfunção renal. A dosagem recomendada é de 0,3 a 0,7 mg/kg/dia durante 1 a 7 dias, com possibilidade de extensão do tratamento total para 2 semanas naqueles pacientes com infecção complicada do trato urinário superior.[13] A dose utilizada depende da função renal e da duração total da terapia; por exemplo, alguns clínicos reportam sucesso com doses de 0,3 mg/kg/dia durante 3 dias, enquanto outros utilizam uma única dose de 0,7 mg/kg. Alguns pacientes exibem efeitos secundários relacionados à infusão, como febre, calafrios, náusea, vômitos e cefaleia, que podem ocorrer mesmo quando são utilizadas baixas dosagens.

As formulações lipídicas da anfotericina B não são recomendadas para o tratamento de infecções fúngicas do trato urinário. A diminuição da nefrotoxicidade resultante da adição do componente lípido provavelmente também impede a eficácia da droga, ao não alcançar concentrações adequadas no trato urinário.[15]

Uma das poucas indicações da flucitosina é para o tratamento das infecções do trato urinário por *Candida*. A flucitosina, que é excretada na urina em concentrações elevadas como fármaco ativo, deve ser utilizada somente quando o fluconazol não é bem tolerado ou quando o microrganismo é resistente ao fluconazol. A dose habitual de flucitosina é de 25 mg/kg por via oral, a cada 6 horas, durante 7 a 10 dias.[15] A maioria das espécies de *Candida*, com a exceção da *C.*

krusei, são sensíveis à flucitosina, mas a resistência emerge rapidamente quando este agente é utilizado de forma isolada. Os efeitos adversos graves da flucitosina incluem mielossupressão e hepatotoxicidade. Esses efeitos são relacionados à dose, e o risco aumenta muito em pacientes com insuficiência renal (Tabela 55-3).

As equinocandinas (caspofungina, micafungina e anidulafungina) têm pouca ou nenhuma excreção pela urina como droga ativa. As concentrações teciduais obtidas com esses agentes podem ser adequadas para o tratamento de infecções invasivas renais ou vesicais por *Candida*, mas os dados clínicos são limitados.[16] Portanto, atualmente, as equinocandinas não são recomendadas para o tratamento de infecções do trato urinário por *Candida*.

Administração Local de Antifúngicos

Algumas vezes, se utiliza infusão vesical contínua com 50 mg de anfotericina B em 1 litro de água esterilizada através de um cateter de triplo lúmen para o tratamento de infecção vesical por *Candida*. A irrigação vesical elimina a candidúria de forma mais rápida que o uso de antifúngicos sistêmicos.[17] Entretanto, o efeito obtido é fugaz, e a recolonização ocorre dentro de 1 a 2 semanas. Portanto, a irrigação vesical com anfotericina B raramente é uma estratégia indicada, considerando-se a necessidade de implantação de um dispositivo urinário e a disponibilidade de opções de tratamento mais convenientes.[18] A única exceção pode ser a infecção do trato urinário inferior por *C. krusei* ou *C. glabrata* resistentes aos imidazólicos.

Nos casos de pacientes com obstrução do trato urinário por bola fúngica, recomenda-se o uso de irrigação com anfotericina B por nefrostomia percutânea combinada à terapia antifúngica sistêmica com fluconazol.[13] Não ocorre absorção sistêmica da anfotericina B, e a infusão direta não é nefrotóxica. Para erradicar-se a infecção, é essencial que seja realizada a remoção cirúrgica ou endoscópica da bola fúngica.

Infecções Localizadas por *Candida*

A prostatite e o abcesso prostático causados por espécies de *Candida* se apresentam com sinais e sintomas semelhantes aos da infecção bacteriana prostática. A apresentação inicial pode ser retenção urinária; o exame físico revela uma próstata edemaciada, e os exames de imagem podem mostrar pequenos abcessos ou inflamação difusa. O tratamento consiste em drenagem do abcesso, se possível, e administração de fluconazol, que alcança excelentes concentrações na próstata, por vários meses, até que a infecção tenha sido resolvida.[19] A orquiepididimite é menos comum e geralmente se apresenta como uma massa escrotal. É necessária a drenagem cirúrgica ou a orquiectomia, associada a terapia com fluconazol até a resolução do quadro.

OUTRAS LEVEDURAS

A infecção por *Cryptococcus neoformans* em hospedeiros imunossuprimidos, especialmente pacientes com síndrome da imunodeficiência adquirida (AIDS), é uma doença sistêmica com envolvimento de vários órgãos, incluindo o trato geniturinário (GU). Em séries de autópsias, o envolvimento renal foi observado em 25% a 50% dos pacientes que faleceram por criptococose, mas raramente os sintomas desses pacientes em vida conduziam para o trato GU. A próstata é frequentemente infectada, e pode constituir um reservatório para a infecção persistente por *C. neoformans*. Prostatite e orquiepididimite isoladas já foram relatadas na ausência de criptococose sistêmica.[20] O diagnóstico habitualmente é feito no momento da biópsia de um nódulo ou de uma massa; observa-se, tipicamente, inflamação granulomatosa. O tratamento da infecção localizada do trato GU por criptococos é com o emprego de fluconazol, 400 mg por dia, durante 6 a 12 meses.

Saccharomyces cerevisiae foi descrito, raramente, com um agente causador de ITU. A apresentação clínica *é* semelhante à de espécies de *Candida*. Em laboratórios clínicos de microbiologia que não identificam espécies de leveduras urinárias, este microrganismo não será diferenciado da *Candida*. Entretanto, a infecção por *S. cerevisiae* frequentemente *é* resistente ao fluconazol, e o sucesso do tratamento pode exigir a administração de anfotericina B.

ASPERGILLUS E OUTROS FUNGOS FILAMENTOSOS

O trato urinário é um local incomum de infecção por fungos filamentosos. Contudo, relatos de casos individuais descreveram infecções geniturinárias causadas por várias ordens de fungos filamentosos, incluindo Mucorales (p. ex., *Rhizopus*, *Mucor*), *Aspergillus*, *Penicillium* e *Paecilomyces*.[21] A aspergilose é a infecção mais comum por fungos filamentosos. A disseminação hematogênica em pacientes imunossuprimidos resulta em doença invasiva renal com inúmeros microabscessos e infartos renais. Este pode ser um achado incidental em autópsia de pacientes com infecção disseminada. Os pacientes com ITU sintomática apresentam-se, geralmente, com obstrução do trato urinário por massas de elementos fúngicos causando bola fúngica, que podem ser visualizadas na tomografia computadorizada ou ultrassonografia. O tratamento recomendado é a remoção cirúrgica da massa obstrutiva, frequentemente evoluindo para nefrectomia, e terapia antifúngica sistêmica dirigida para o fungo filamentoso específico. A mortalidade é extremamente alta.

FUNGOS ENDÊMICOS

Todas as principais micoses endêmicas já foram relatadas como infecções do trato GU. Em todos os casos, a infecção ocorre por disseminação hematogênica. O tratamento dos casos de infecção do trato urinário superior é idêntico ao dos casos de infecção disseminada. O tratamento da infecção local, que mais frequentemente envolve o trato urinário inferior, *é* geralmente a extirpação do tecido infectado combinado à terapia antifúngica.

Blastomyces dermatitidis é a espécie de maior propensão a causar infecção sintomática. Em pacientes com blastomicose disseminada, ocorre envolvimento do trato GU em até um terço dos casos, que geralmente se manifesta como prostatite ou epididimite.[22] Na maioria dos casos, este envolvimento é descoberto incidentalmente, quando culturas de urina revelam este microrganismo ou a partir de uma biópsia de massa prostática ou de epidídimo.

Na histoplasmose, o envolvimento sintomático do trato GU é incomum. No entanto, lesões renais são frequentemente encontradas em autópsias de pacientes com histoplasmose disseminada.[23] Os pacientes são geralmente assintomáticos em relação aos sintomas urinários. Registraram-se casos individuais de abcessos testiculares, epididimite e nódulos prostáticos.

A coccidioidomicose raramente causa ITU sintomática. Contudo, séries de autópsias de casos de coccidioidomicose disseminada observaram envolvimento renal em mais de 50% dos casos.[24] A recuperação de espécies de *Coccidioides* na urina desses pacientes não é incomum. A infecção localizada, apresentando-se como abcessos ou massas de epidídimo ou próstata, também ocorre em pacientes com coccidioidomicose disseminada.

Referências

1. Sobel JD, Fisher JF, Kauffman CA, et al. *Candida* urinary tract infections: Epidemiology. *Clin Infect Dis.* 2011;52(suppl 6):S433-S436.
2. Bouza E, San Juan R, Munoz P, et al. A European perspective on nosocomial urinary tract infections. I. Report on the microbiology workload, etiology, and antimicrobial susceptibility (ESGNI-003 study). *Clin Microbiol Infect.* 2001;7:523-531.
3. Kauffman CA, Vazquez JA, Sobel JD, et al. Prospective multicenter surveillance study of funguria in hospitalized patients. *Clin Infect Dis.* 2000;30:14-18.
4. Alvarez-Lerma F, Nolla-Salas J, Leon C, et al. Candiduria in critically ill patients admitted to intensive care medical units. *Intensive Care Med.* 2003; 29:1069-1076.
5. Harris AD, Castro J, Sheppard DC, et al. Risk factors for nosocomial candiduria due to *Candida glabrata* and *Candida albicans*. *Clin Infect Dis.* 1999;29: 926-928.
6. Achkar JM, Fries BC. *Candida* infections of the genitourinary tract. *Clin Microbiol Rev.* 2010;23:253-273.
7. Fisher JF, Kavanaugh K, Sobel JD, et al. *Candida* urinary tract infection: Pathogenesis. *Clin Infect Dis.* 2011;52(suppl 6):S437-S451.
8. Albano L, Bretagne S, Mamzer-Bruneel M-F, et al. Evidence that graft-site candidiasis after kidney transplantation is acquired during organ recovery: A multicenter study in France. *Clin Infect Dis.* 2009;48:194-202.
9. Safdar N, Slattery WR, Knasinski V, et al. Predictors and outcomes of candiduria in renal transplant recipients. *Clin Infect Dis.* 2005;40:1413-1421.
10. Kauffman CA. Candiduria. *Clin Infect Dis.* 2005;41:S371-S376.
11. Kauffman CA, Fisher JF, Sobel JD, et al. *Candida* urinary tract infection: Diagnosis. *Clin Infect Dis.* 2011;52(suppl 6):S452-S456.
12. Navarro EE, Almario JS, Schaufele RL, et al. Quantitative urine cultures do not reliably detect renal candidiasis in rabbits. *J Clin Microbiol.* 1997;35: 3292-3297.
13. Pappas PG, Kauffman CA, Andes D, et al. Clinical practice guidelines for the management of candidiasis: 2009 update by the Infectious Diseases Society of America. *Clin Infect Dis.* 2009;48:503-535.
14. Sobel JD, Kauffman CA, McKinsey D, et al. Candiduria: A randomized, double-blind study of treatment with fluconazole and placebo. *Clin Infect Dis.* 2000;30:19-24.
15. Fisher JF, Sobel JD, Kauffman CA, et al. *Candida* urinary tract infection: Treatment. *Clin Infect Dis.* 2011;52(suppl 6):S457-S466.
16. Sobel JD, Bradshaw SK, Lipka CJ, et al. Caspofungin in the treatment of symptomatic candiduria. *Clin Infect Dis.* 2007;44:e46-e49.
17. Leu HS, Huang CT. Clearance of funguria with short-course antifungal regimens: A prospective, randomized, controlled study. *Clin Infect Dis.* 1995;20:1152-1157.
18. Drew RH, Arthur RR, Perfect JR. Is it time to abandon the use of amphotericin B bladder irrigation? *Clin Infect Dis.* 2005;40:1465-1470.
19. Finley RW, Cleary JD, Goolsby J, et al. Fluconazole penetration into the human prostate. *Antimicrob Agents Chemother.* 1995;39:553-555.
20. Seo IY, Jeong HJ, Yun KJ, et al. Granulomatous cryptococcal prostatitis diagnosed by transrectal biopsy. *Int J Urol.* 2006;13:638-639.
21. Meybodi NT, Amouian S, Mohammadin-Roashan N. Renal allograft mucormycosis: Report of two cases. *Urol J.* 2005;2:54-56.
22. Bradsher RW, Bariola JR. Blastomycosis. In: Kauffman CA, Pappas PG, Sobel JD, Dismukes WE, eds. *Essentials of Clinical Mycology.* 2nd ed. New York: Springer; 2011:337-348.
23. Kauffman CA. Histoplasmosis. A clinical and laboratory update. *Clin Microbiol Rev.* 2007;20:115-132.
24. Sohail MR, Andrews PE, Blair JE. Coccidioidomycosis of the male genital tract. *J Urol.* 2005;173:1978-1982.

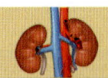

CAPÍTULO 56

O Rim na Esquistossomose

Rashad S. Barsoum

A esquistossomose é uma doença parasitária, adquirida, na maioria das vezes, durante a adolescência, que pode apresentar complicações que se estendem para a quarta e quinta décadas de vida. Era conhecida pelos antigos egípcios como a "doença da urina sanguinolenta"[1] e foi também conhecida como *bilharziose* em homenagem a seu descobridor, Theodor Bilharz, um médico alemão que trabalhava no Egito na década de 1850.

O ciclo de vida do parasita é mostrado na Figura 56-1. A infecção é adquirida pelo contato com águas contaminadas em lagoas e em alguns rios de fluxo lento. A cercária penetra através da pele ou mucosa e migra através dos vasos linfáticos e sanguíneos para o sistema porta ou o sistema venoso perivesical, onde amadurecem em vermes adultos sexualmente diferenciados, vivendo em cópula quase contínua. As fêmeas deixam os machos só para depositar os ovos, viajando contra o fluxo sanguíneo, visando a mucosa retal ou vesical. Os ovos são expulsos pela contração visceral durante a defecação ou micção. O contato com água fresca possibilita que os ovos se rompam, liberando miracídios que infectam caramujos específicos. No hospedeiro "intermediário", os organismos assexuados amadurecem em cercárias, que são finalmente lançadas em busca de seu hospedeiro "definitivo", quase sempre os seres humanos e, ocasionalmente, macacos e bovinos. A demografia do caracol define a endemicidade e a frequência da esquistossomose em diferentes regiões geográficas. Já que ele é largamente influenciado por fatores climáticos, como a temperatura e umidade, é possível monitorar com precisão a epidemiologia da esquistossomose por satélite de sensoriamento remoto.[2]

De acordo com estimativas da Organização Mundial de Saúde, cerca de 200 milhões de habitantes em 76 países nos cinco continentes está infectada, e um adicional de 600 milhões está em risco. Dos indivíduos infectados, 60% são sintomáticos, 10% têm sequelas graves e 1% morre da doença a cada ano, sobretudo na China, Filipinas, Egito, Brasil, norte do Senegal e Uganda.

São três os principais responsáveis por quase toda a morbidade da doença, o *Schistosoma haematobium,* que predomina na África e em regiões adjacentes; o *Schistosoma mansoni*, na África, América do Sul e nas ilhas do Caribe; e o *Schistosoma japonicum*, no Extremo Oriente (Fig. 56-2). As outras quatro espécies de esquistossomose patogênica (*Schistosoma intercalatum, Schistosoma mekongi, Schistosoma guineensis* e *Schistosoma mattheei*) têm uma distribuição desigual em certas localizações geográficas, daí o impacto limitado sobre a epidemiologia global de esquistossomose.

O *S. haematobium* acomete o trato urinário, enquanto o *S. mansoni* e o *S. japonicum* afetam o cólon e o reto e, em última análise, comprometem o fígado e induzem fibrose periportal. Esporadicamente, as três espécies podem causar "lesões metastáticas" quando os ovos são movidos pela corrente sanguínea para os pulmões, cérebro, medula espinhal, coração, olhos e outros locais.[3] A morbidade geral é variável e depende da virulência das cepas infectantes, da resistência do hospedeiro, fatores ambientais e dos cuidados médicos primários. Por exemplo, uma doença crônica do trato urinário inferior entre os indivíduos infectados varia de 2% na Nigéria, região oeste da África, a 52% na Tanzânia, na região leste.[4]

PATOGÊNESE

A esquistossomose causa morbidade por meio de dois mecanismos principais: (1) reações locais ao redor dos ovos depositados nos diferentes tecidos e (2) efeitos sistêmicos atribuídos à resposta do hospedeiro aos antígenos circulantes liberados pelo verme ou ovo (Fig. 56-3).[4,5]

A reação local é uma resposta imune celular ao antígeno solúvel do ovo que se difunde através dos microporos da casca do ovo. A resposta inicial é a inata, sendo conduzida por macrófagos teciduais e envolve as células *natural Killers*, neutrófilos e complemento. Essa resposta é acompanhada por uma resposta imune específica orquestrada pelos linfócitos T-*helper* (Th).

O granuloma esquistosomótico é formado por células mononucleares, eosinófilos, neutrófilos, basófilos e fibroblastos, que são recrutados e ativados por uma variedade de linfocinas T-*helper*, bem como quimiocinas específicas de origem parasitária (Fig. 56-4). O parasita é eliminado por fagocitose direta (monócitos), linfocitotoxicidade (linfócitos T), citotoxicidade dependente de anticorpo (eosinófilos) e citotoxicidade dependente de anticorpos e complemento (neutrófilos). Posteriormente, o granuloma é modulado por comutação gradual da ativação do Th1 ao Th2, em grande parte mediada por uma mudança no perfil de monocinas que favorecem a liberação de interleucina IL-4, que está associada à alteração fenotípica de macrófagos teciduais comprometidos. Nesse momento, a intensidade da reação inflamatória diminui e há indução de fibrose progressiva pela liberação de IL-4, IL-5, IL-10, somatostatina e fator de transformação de crescimento-β. Posteriormente, alcança-se a tolerância ao parasita por meio de uma população de células T reguladoras estabelecidas que se desenvolve sob a influência combinada dos mediadores derivados do parasita e do hospedeiro. Após o término da reação inflamatória, os granulomas da bexiga, porção distal do ureter e as vesículas seminais cicatrizam com calcificação distrófica.[6,7]

A resposta imune sistêmica é uma reação humoral aos antígenos circulantes da esquistossomose, que se originam sobretudo das enzimas digestivas do verme (antígenos do intestino), e uma contribuição menor do tegumento e do ovo. Os antígenos intestinais são formados por uma glicoproteína carregada positivamente e um proteoglicano carregado negativamente (antígenos circulantes catiônicos e aniônicos, respectivamente). Esses antígenos estão presentes na maioria das lesões mediadas por complexos imunes do esquistossoma, de modo particular no glomérulo.[8] A resposta aos anticorpos é bifásica, refletindo as etapas sucessivas de Th1 e Th2 na ativação de linfócitos. Na fase de Th1, as células B tendem a sintetizar IgM, IgG1, IgG3 sob a influência da IL-2. Durante a fase de Th2, IgG2, IgG4 e IgA predominam; estes têm uma capacidade limitada em fixar o complemento e, até mesmo, bloquear a sua deposição, portanto a sua importância na modulação dos granulomas.[4,6]

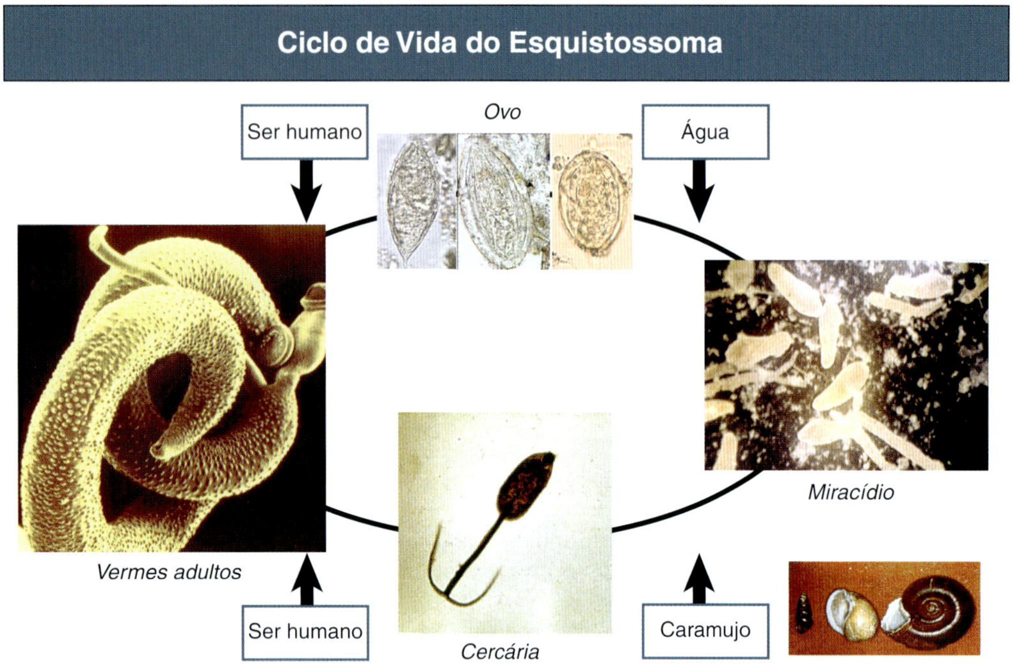

Ciclo de Vida do Esquistossoma

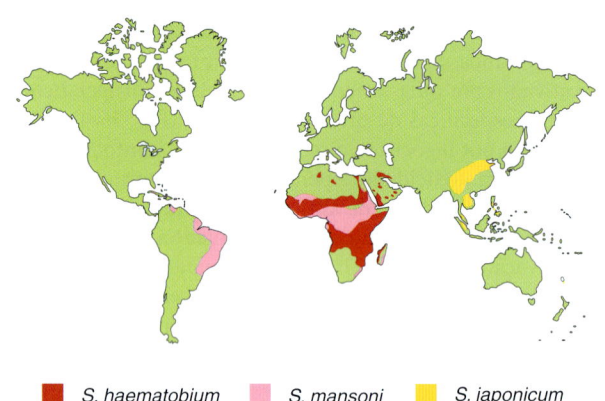

Ser humano

Ovo

Água

Vermes adultos

Miracídio

Ser humano

Cercária

Caramujo

Figura 56-1 Ciclo de vida do esquistossoma.

Distribuição Global da Esquistossomose

■ S. haematobium   ■ S. mansoni   ■ S. japonicum

Figura 56-2 Mapa mundial mostrando a distribuição geográfica dos principais esquistossomas patogênicos.

MANIFESTAÇÕES CLÍNICAS

Os dois principais mecanismos patogênicos da esquistossomose podem ocorrer também no sistema urinário. Os ovos do S. haematobium causam lesões inflamatórias locais, afetando, sobretudo, o trato urinário inferior.[9] Além disso, há as lesões causadas pela deposição de imunocomplexos nos glomérulos, quase sempre associados à forma hepatointestinal do S. mansoni e, menos comumente, às infecções urogenitais do S. haematobium.[10] Embora o S. japonicum possa induzir lesões glomerulares em modelos experimentais animais,[11] não parece causar doença renal significativa em seres humanos.

Esquistossomose no Trato Urinário Inferior

Os sítios primários de infecção pelo S. haematobium são o trato urinário inferior e as estruturas genitais adjacentes. A doença clínica inicia-se pela coalescência dos múltiplos granulomas que formam pequenos "pseudotubérculos" na mucosa da bexiga (Fig. 56-5). Eles podem consolidar-se na forma séssil, formando, ocasionalmente, massas pedunculadas ou ulceradas, e levando à hematúria terminal dolorosa, o sintoma mais típico. A hematúria pode variar desde microscópica (40% a 100%, em diferentes relatos) a hematúria macroscópica (0% a 97%).[12] As úlceras podem, eventualmente, cicatrizar por fibrose, apresentando granulomas calcificados sob a mucosa atrófica e friável, levando ao surgimento de lesões cistoscópicas características, as manchas em areia, e também ao aspecto radiológico de calcificações lineares na bexiga em 2% a 62% dos casos.[12] Lesões semelhantes podem ocorrer na porção inferior dos ureteres, colo vesical, vesículas seminais e outros órgãos próximos (Fig. 56-6).

As lesões vesicais predispõem à infecção bacteriana secundária, sobretudo por espécies de Pseudomonas ou Proteus, geralmente após instrumentação. A formação de cálculos após a infecção por Proteus é notória, o que complica ainda mais a situação. O processo fibrótico subsequente pode envolver o colo vesical ou a junção vesicouretral, dificultando o escoamento urinário e levando à obstrução ureteral ou ao refluxo vesicoureteral. O envolvimento do detrusor é um evento final que pode interferir na função motora vesical conduzindo a uma bexiga atônita ou hiper-reativa. A bexiga pode se tornar um órgão deformado, contraído e calcificado que acomoda uma pequena quantidade de urina, na qual a micção torna-se bem difícil.

Câncer de Bexiga

A cistite bilharzial crônica é uma lesão pré-cancerosa. Em um estudo de quase 10.000 pacientes egípcios com neoplasia de bexiga, a associação com esquistossomose estava presente em 55,3%. As lesões predominantes eram os carcinomas de células transicionais (65,8%) e o carcinoma espinocelular (28,4%).[13] A neoplasia, sobretudo a do tipo de células escamosas, permanece restrita à bexiga por um longo tempo antes da disseminação para as estruturas pélvicas adjacentes ou sítios distantes, graças à oclusão dos vasos linfáticos pelo processo fibrótico.

A infecção associada ao papilomavírus humano é encontrada em um quarto dos casos, sugerindo um papel etiológico em sua transformação maligna.[14] Mutações específicas no gene p53 foram detectadas em um terço dos casos.[15] Pode-se atribuir essa alteração aos neutrófilos originados pelas moléculas reativas de oxigênio, clivagem dos carcinógenos urinários conjugados ou à produção de nitrosaminas por enzimas bacterianas.[16]

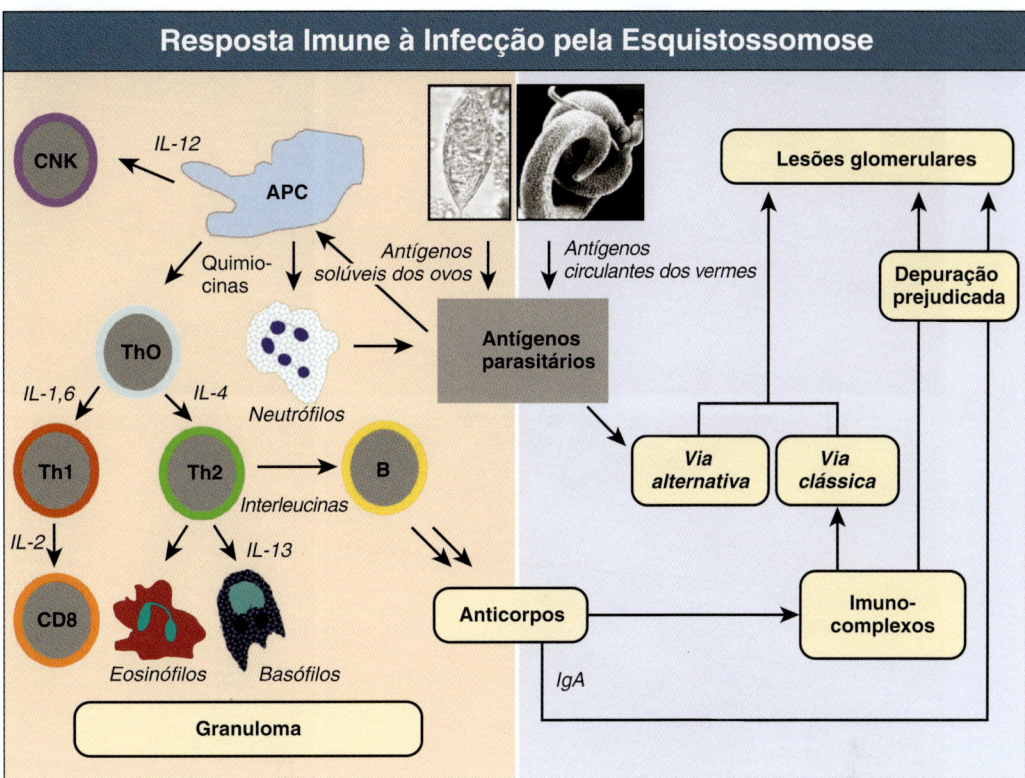

Figura 56-3 Resposta imune à infecção esquistossomótica. A resposta imune local ao ovo depositado leva à formação de granulomas e é mostrada à esquerda; todas as células mostradas no diagrama, associadas aos anticorpos ou ao complemento, participam na eventual eliminação do parasita (consulte o texto). A resposta sistêmica do sistema imune é mostrada à direita; note o importante papel do depuramento prejudicado dos antígenos da esquistossomose e do IgA no desenvolvimento das lesões glomerulares. *APC*, célula apresentadora de antígeno; *IL*, interleucina; *CNK*, células *natural killer*.

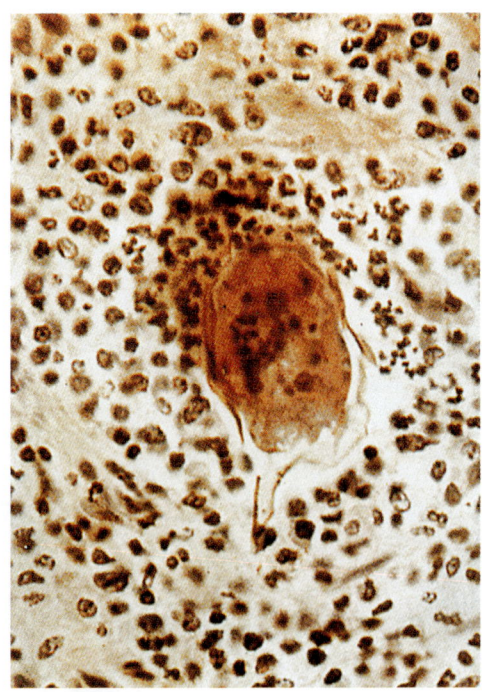

Figura 56-4 Granuloma por *Schistosoma haematobium.* Observe as espículas terminais dos ovos, que identificam o *S. haematobium* e a distorção da casca por proteases e oxidantes liberados pelos neutrófilos infiltrados. (*Hematoxilina-eosina*; ×500.)

Suspeita-se do desenvolvimento de neoplasias, quando há a exacerbação dos sintomas de cistite crônica, recorrência de hematúria anos após a apresentação inicial e passagem de pequenos fragmentos de tecidos necróticos na urina (necrotúria). O sinal radiológico característico é a calcificação irregular da parede vesical em "mordida",

evidenciado em uma radiografia simples. Na cistografia, úlcera vesical ou presença de falhas de enchimento na bexiga são sinais sugestivos do tumor. A cistoscopia mostra o tumor e possibilita a realização de diagnóstico histológico (Fig. 56-7).

Infecção pelo Vírus da Imunodeficiência Humana

Vários estudos recentes estabeleceram uma relação epidemiológica entre a esquistossomose e o vírus da imunodeficiência humana (HIV). Homens e mulheres portadores de lesões esquistossomóticas em trato urinário inferior apresentam risco significativamente maior de adquirir e, posteriormente, transmitir o vírus do HIV aos seus parceiros sexuais. O distúrbio imunológico induzido pela esquistossomose acelera a progressão e dissemina a infecção pelo HIV em áreas endêmicas.[17]

Complicações a Montante

Embora as estenoses e calcificações ureterais sejam comuns, a hipertrofia da musculatura uretral superior geralmente supera a obstrução inferior, limitando assim as consequências a montante. As cicatrizes ureterais extensas, na presença de cálculos, infecção bacteriana secundária ou incompetência da junção vesicoureteral produzem hidronefrose e insuficiência renal progressiva (Fig. 56-8). A frequência de infecção por *S. haematobium* no trato urinário superior varia de acordo com as diferentes regiões geográficas; por exemplo, menos de 10% na Nigéria até 48% em Camarões.[10]

Nefrite Intersticial

O resultado final da infecção pelo *S. haematobium* é a pielonefrite crônica, resultante de obstrução, refluxo e infecção bacteriana secundária. Ocasionalmente, evidenciam-se granulomas discretos e destituídos de significado funcional no interstício renal (Fig. 56-9). A nefrite tubulointersticial imunomediada em infecções por *S. mansoni* foi descrita em seres humanos,[18] mas o papel dos mecanismos imunes permanece questionável na pielonefrite por *S. haematobium*.

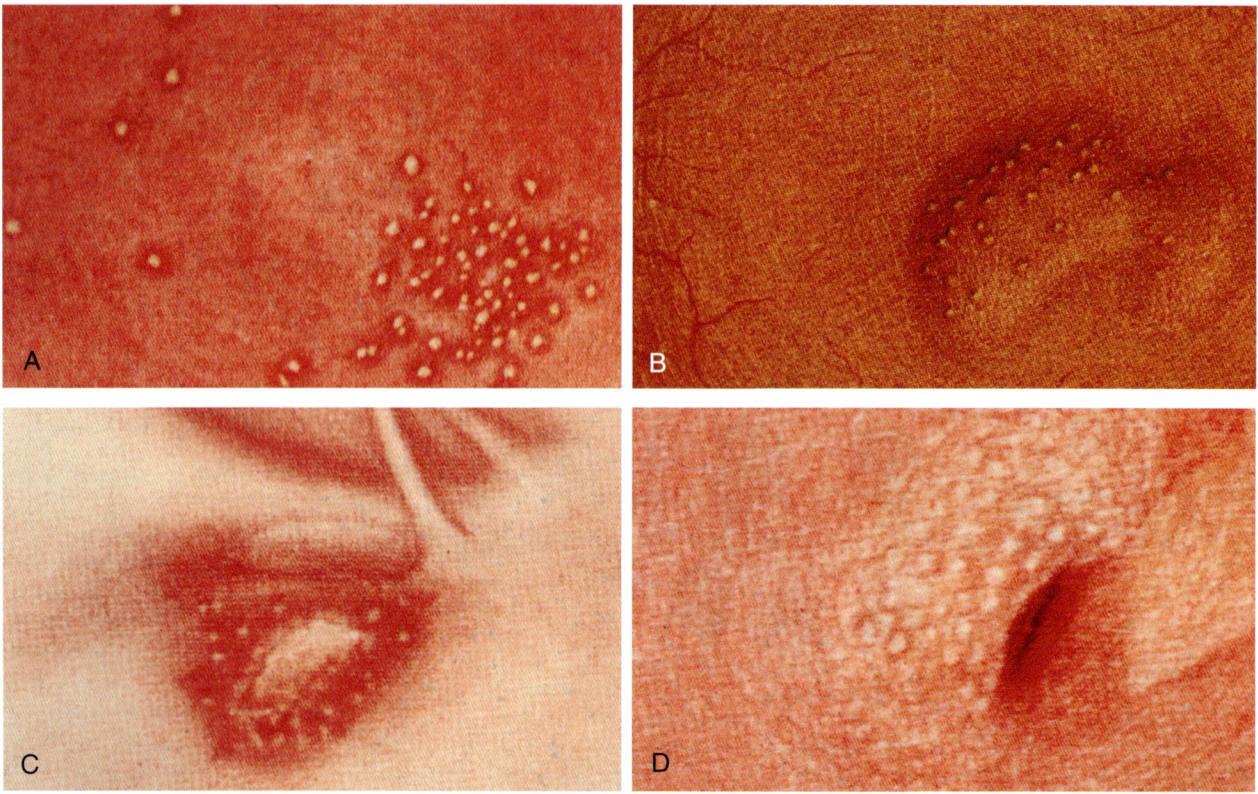

Figura 56-5 Achados cistoscópicos na esquistossomose urinária. A, Pseudotubérculos. **B**, Massa séssil coberta por pseudotuberculose. **C**, Úlcera cercada por pseudotubérculos. **D**, Manchas em areia. *(Cortesia Professor Naguib Makar.)*

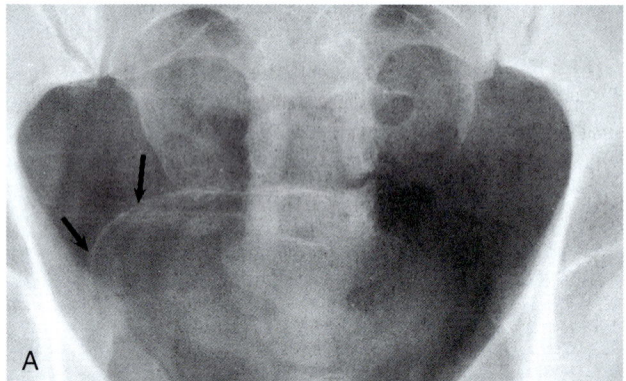

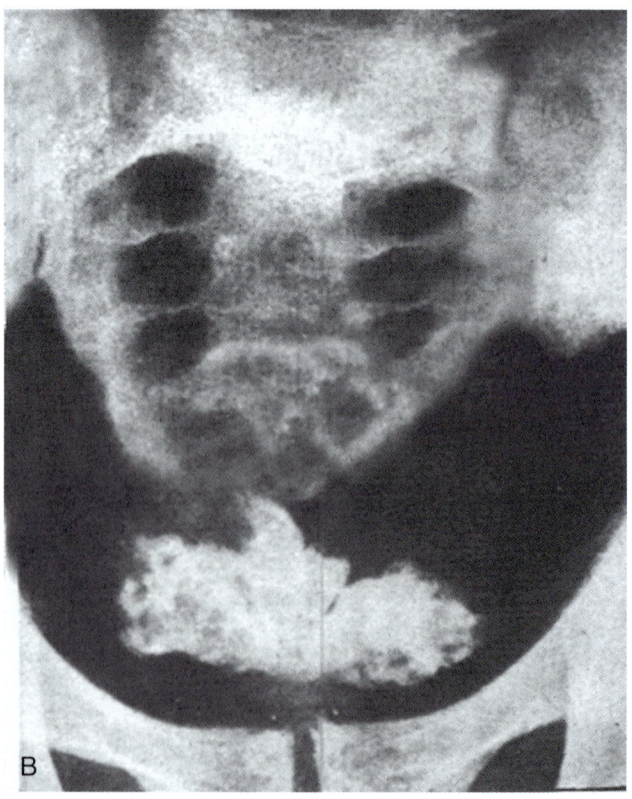

Figura 56-6 Achado na radiografia plana de infecção por *Schistosoma haematobium.* **A**, Calcificação linear fraca da parede vesical (*setas*). **B**, Calcificações densas em uma bexiga contraída e vesículas seminais.

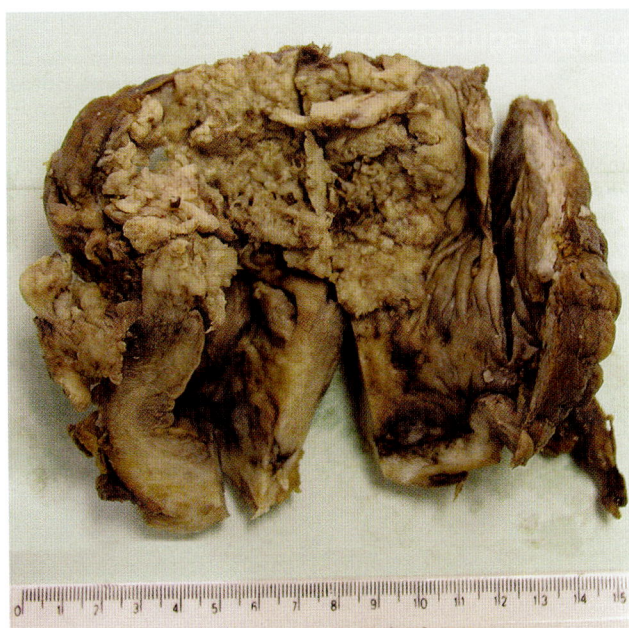

Figura 56-7 Câncer de bexiga bilharzial.

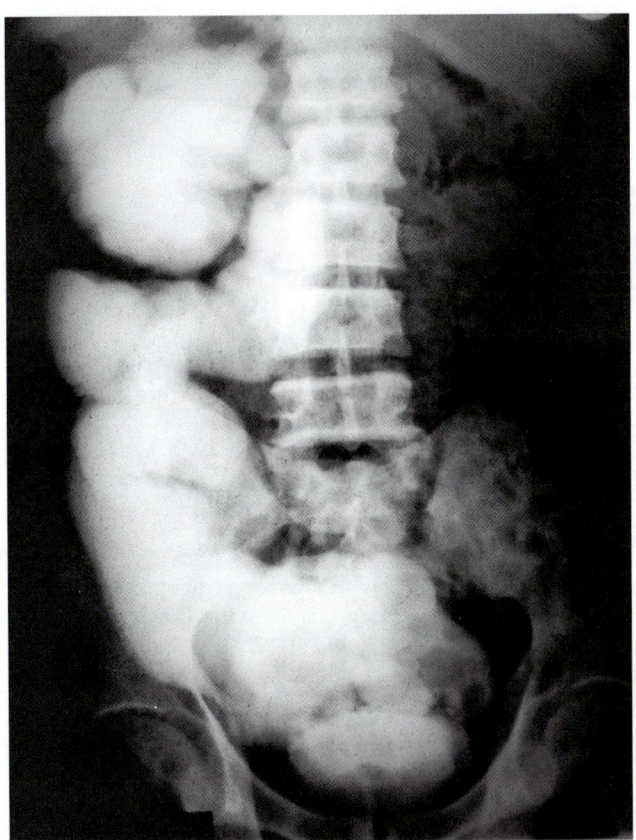

Figura 56-8 Cistografia ascendente mostrando um megaureter direito causado por refluxo vesicoureteral.

O típico quadro patológico é de um rim deformado, distorcido, com dilatação pielocalicial e atrofia parenquimatosa. Há presença de infiltrado intersticial denso, fibrose e cicatrizes periglomerulares. Os glomérulos podem apresentar colapso isquêmico ou outras lesões esquistossomóticas, como glomerulonefrite proliferativa (GN) ou amiloidose.

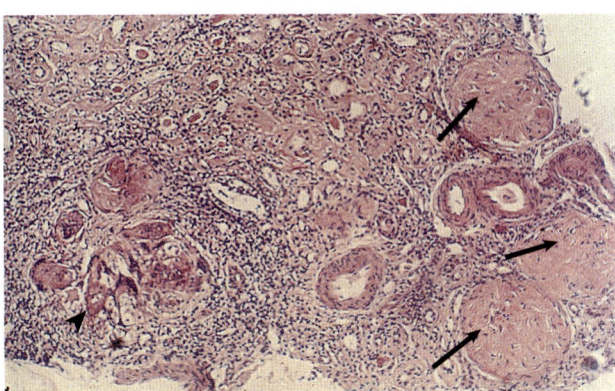

Figura 56-9 Nefrite intersticial crônica esquistossomótica. Note infiltração celular densa, fibrose, túbulos dilatados e atróficos, e vasos espessados. Três glomérulos fortemente infiltrados com amiloide são vistos do lado direito (*setas*); granuloma esquistossomótico é visto no canto inferior esquerdo (*ponta de seta*). (Coloração hematoxilina-eosina; aumento original ×75).

O quadro clínico é de nefrite tubulointersticial crônica (Cap. 64), muitas vezes associado a manifestações residuais do envolvimento do trato urinário inferior. A hipertensão arterial é um achado tardio e pode vir associada à perda tubular de sal. A anemia e a osteodistrofia podem ser desproporcionalmente graves devido à acidose tubular distal secundária e à deficiência nutricional em áreas endêmicas.

Glomerulonefrite

A glomerulonefrite mediada por imunocomplexo associada a *S. japonicum* e *S. mansoni* foi descrita em infecções experimentais[11] e em seres humanos.[10] Esses agentes são responsáveis pelo maior número de doenças com significado clínico em humanos. A glomerulonefrite por *S. haematobium* é rara e geralmente subclínica, embora uma pequena epidemia de nefrite aguda tenha sido relatada em uma aldeia egípcia, onde a infecção foi introduzida recentemente como um resultado de uma mudança no sistema de irrigação agrícola.[19]

Os imunocomplexos circulantes, depósitos imunes mesangiais, subendotelial e intramembranosos são derivados dos antígenos intestinais da esquistossomose. A presença de fibrose hepática é crítica porque resulta em redução da depuração de antígenos da esquistossomose e dos imunocomplexos. Estes são formados, sobretudo, no sistema venoso portal que acomoda o verme adulto. A reatividade autoimune também foi descrita, mas o seu potencial papel patogênico é mal definido.

A maioria dos pacientes são homens entre 20 e 40 anos de idade com evidência de acometimento hepatoesplênico da esquistossomose. O envolvimento renal é assintomático em até a 40% dos pacientes, sendo identificado acidentalmente em um exame de urina de rotina e pode exibir vários graus de proteinúria ou alterações do sedimento urinário. Cerca de 15% dos pacientes portadores de esquistossomose na forma hepatoesplênica apresenta glomerulonefrite evidente, com proteinúria e hematúria microscópica, associado ou não a síndrome nefrótica, hipertensão e insuficiência renal. Os testes de função hepática geralmente são normais. Gamopatia policlonal é vista na maioria dos casos, enquanto observa-se uma resposta IgM monoclonal em indivíduos com hepatite associada ao vírus C (HCV) e à crioglobulinemia. Detectam-se fator reumatoide e anticorpos anti-DNA em 5% a 10% dos casos, sobretudo em associação à infecção por *Salmonella* (discussão mais adiante), mas eles não se correlacionam à gravidade clínica. A titulação do fator reumatoide está bastante elevada quando há associação com o vírus HCV.[20]

Foram propostas seis classes histológicas de glomerulonefrite por esquistossomose (Tabela 56-1 e Fig. 56-10).[10,20] A Classe I (proliferativa mesangial), a classe III (membranoproliferativa) e a classe IV

Classificação da Glomerulonefrite por Esquistossomose

Classe	Histologia	Imunofluorescência	Agente Etiológico	Prevalência	Achados Clínicos	Tratamento da Doença Renal
I	GN proliferativa mesangial	IgM, antígeno do intestino esquistossomótico C3	*S. haematobium* *S. mansoni* *S. japonicum*	27%-60% dos pacientes assintomáticos, 10%-40% dos pacientes com insuficiência renal	Micro-hematúria Proteinúria	Pode responder ao tratamento antiparasitário
II	GN proliferativa exsudativa difusa	C3, antígeno da *Salmonella*	*S. haematobium* *S. mansoni* + espécies de *Salmonella*	Infecção por *Salmonella* Redução do C3 sérico	Síndrome nefrótica aguda, toxemia	Pode responder ao tratamento para *Salmonella* e infecções por esquistossomose
III	GN membrano-proliferativa	IgA, IgG, C3, antígenos esquistossomóticos	*S. mansoni* (*S. haematobium?*)	7%-20% dos pacientes assintomáticos e 80% dos pacientes com doença renal	Hepatoesplenomegalia, síndrome nefrótica, hipertensão, insuficiência renal	Não
IV	Glomeruloesclerose focal e segmentar	IgM, IgG (ocasionalmente IgA)	*S. mansoni*	11%-38%	Hepatoesplenomegalia, síndrome nefrótica, hipertensão, insuficiência renal	Não
V	Amiloide	Proteína AA	*S. haematobium* *S. mansoni*	16%-39%	Hepatoesplenomegalia, síndrome nefrótica, hipertensão, insuficiência renal	Não
VI	GN crioglobulinêmica	IgM, C3	*S. mansoni* + vírus da hepatite C	Desconhecido	Hepatoesplenomegalia, síndrome nefrótica, púrpura, vasculite, arterite, hipertensão, insuficiência renal	Interferon + ribavirina, corticoide, imunossupressão, plasmaférese

Tabela 56-1 **Classificação da glomerulonefrite por esquistossomose.** *GN*, Glomerulonefrite.

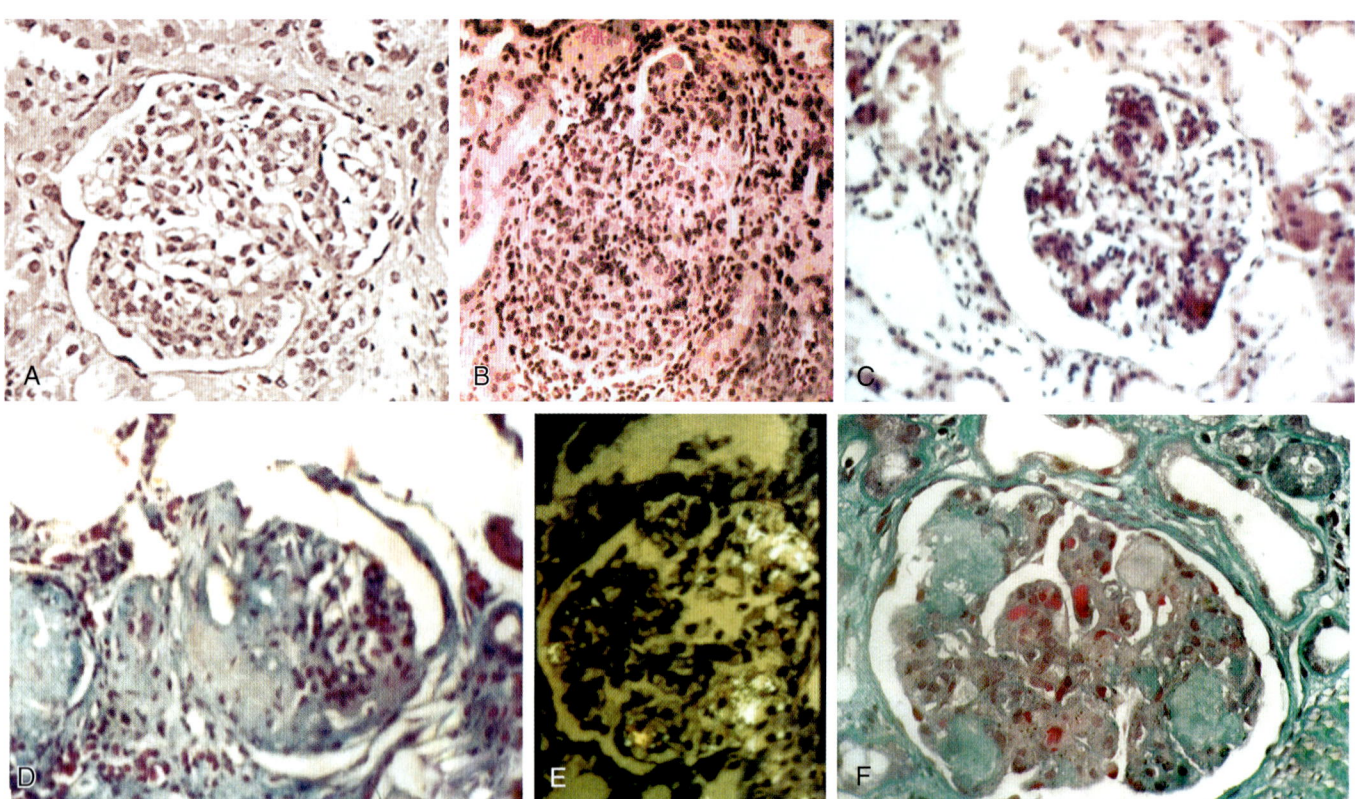

Figura 56-10 **Glomerulopatia esquistossomótica. A**, Glomerulonefrite proliferativa mesangial (GN), coloração hematoxilina-eosina (classe I). **B**, GN exsudativa associada ao esquistossoma e infecção por *Salmonella*, hematoxilina e eosina (classe II). **C**, GN membranoproliferativa tipo I (mesangiocapilar), coloração hematoxilina e eosina (classe III). **D**, Glomeruloesclerose segmentar e focal, tricromo Masson (classe IV). **E**, Birrefringência verde à luz polarizada em um glomérulo com proliferação mesangial em um paciente com infecção mista por *Schistosoma haematobium* e *Schistosoma mansoni*, coloração vermelho Congo (classe V). **F**, Depósitos amiloides e trombos capilares de crioglobulinemia (coloração vermelha) em um glomérulo visualizado com proliferação mesangial focal em um paciente com fibrose hepática por esquistossomose e infecção pelo vírus da hepatite C (classe VI).

(glomerulonefrite proliferativa e esclerosante segmentar e focal) resultam da deposição de imunocomplexos representando diferentes estágios na evolução da forma de "esquistossomose pura" da doença hepatoesplênica. Os principais depósitos da classe I são antígenos esquistossomóticos, IgM e C3; na classe III e classe IV, IgG, IgA e, geralmente, sem antígenos da esquistossomose. Os depósitos de IgA ocorrem em paralelo à proliferação mesangial e gravidade da proteinúria. A piora da depuração hepática e o aumento da síntese de IgA pela mucosa foram documentados nesses pacientes.[21] Enquanto as lesões de classe I são, na maioria dos casos, assintomáticas, as lesões de classe III e classe IV são quase sempre sintomáticas e progressivas, mesmo com a erradicação do parasita.

A classe II (glomerulonefrite proliferativa e exsudativa difusa) está associada à coinfecção por cepas de *Salmonella* em via urinária ou biliar, geralmente a *Salmonella paratyphi*, na África, e a *Salmonella typhimurium*, no Brasil, que está ligada a receptores específicos nos tecidos dos esquistossomas adultos. Detectou-se C3 e antígenos da *Salmonella* na parede dos capilares glomerulares e no mesângio. Nesses pacientes, a apresentação clínica típica é de GN pós-infecciosa aguda, associada a manifestações de toxemia relacionadas à *Salmonella* (febre, exantema e anemia grave).

O depósito de proteína amiloide A é detectado por colorações especiais ou microscopia eletrônica em até 15% das amostras de biópsia de pacientes com classe III e classe IV, enquanto a amiloidose AA pode ser a lesão predominante (classe V) em menos de 5% dos pacientes com glomerulonefrite por esquistossomose evidente. Ela ocorre na infecção mista independentemente da localização anatômica. Os depósitos amiloides mínimos não alteram a apresentação clínica ou o prognóstico, mas a típica lesão de classe V é nefrótica e implacavelmente progressiva.

A lesão de classe VI foi mais recentemente descrita em pacientes com esquistossomose hepatoesplênica e infecção pelo HCV.[20] Essa associação é muito comum, sobretudo no Egito, onde se acredita que o vírus foi adquirido décadas atrás por meio de injeções intravenosas utilizadas para o tratamento em massa da esquistossomose. Algumas evidências sugerem que a transmissão do vírus ocorreu pela cercária infectada. A lesão consiste em proliferação mesangial, depósito amiloide, necrose fibrinoide e trombos crioglobulinêmicos nos capilares glomerulares e cilindros tubulares. Os pacientes têm hepatite crônica, cirrose, síndrome nefrótica, vasculite cutânea crioglobulinêmica, poliartrite e insuficiência renal rapidamente progressiva associada à grave desnutrição calórico-proteica.

DIAGNÓSTICO

Doença do Trato Urinário pelo *Schistosoma haematobium*

A realização do diagnóstico à beira leito de esquistossomose do trato urinário inferior é fácil, sobretudo em pacientes com o padrão típico de hematúria terminal dolorosa após exposição a rios e áreas de água doce em uma região endêmica. O diagnóstico é mais difícil quando a história de exposição é menos convincente (p. ex., piscinas) ou quando a apresentação clínica é atípica (como pielonefrite bacteriana, febre tifoide ou amiloidose).

O encontro de ovos em uma amostra de urina isolada confirma o diagnóstico, que é fácil por sua abundância, tamanho grande e aparência típica com uma espícula terminal (Fig. 56-4). Os ovos vivos contêm miracídios móveis e indicam infecção ativa, enquanto o ovo morto, calcificado, pode continuar a ser liberado a partir de lesões fibróticas por meses ou mesmo anos.

O diagnóstico sorológico é fundamentado no encontro de antígenos circulantes do esquistossoma ou anticorpos por difusão em gel, precipitação, fixação do complemento, cromatografia, imunoeletro-forese, hemaglutinação indireta, microfluorometria, radioimunoensaio ou várias formas de ensaio imunoabsorvente ligados à enzima (ELISA). O teste de precipitação circumoval é mais frequentemente utilizado em laboratórios clínicos. Essa técnica é útil para a confirmação do diagnóstico na ausência de ovos, o que ocorre em infecções antigas quando os vermes são estéreis, mas continuam a liberar seus antígenos. Testes sorológicos são também úteis para a avaliação da resposta ao tratamento, porque os títulos tornam-se, na maioria das vezes, negativos dentro de três a seis meses após a erradicação completa da infecção.

Os achados radiológicos de calcificação da bexiga e das vesículas seminais são tão típicos que não é necessário nenhum outro teste confirmatório em áreas endêmicas. Os achados cistoscópicos são igualmente patognomônicos, embora raramente necessário. Os pseudotubérculos precoces são distintos facilmente da infecção por micobactérias pelo seu tamanho e pelas alterações patológicas da mucosa adjacente. A presença de manchas de areia associadas a massas, pólipos e, até mesmo, neoplasias faz o diagnóstico. A biópsia do tecido confirma a natureza parasitária das lesões. Diferentes técnicas de imagem (p. ex., ultrassom, urografia intravenosa, cistografia miccional) são úteis no diagnóstico de complicações a montante, como obstrução e refluxo (Cap. 60).

O principal diagnóstico diferencial para esquistossomose urinária é a tuberculose, que também causa hematúria, estenose, pressão aumentada na via urinária e doença renal crônica. O diagnóstico diferencial pode ser resolvido com técnicas bacteriológicas e parasitológicas apropriadas (Cap. 54).

Glomerulonefrite por *Schistosoma mansoni*

Deve-se suspeitar de doença glomerular em pacientes com esquistossomose na forma hepatoesplênica que desenvolvem hipertensão, síndrome nefrótica, síndrome nefrítica ou doença renal crônica. A doença glomerular oculta ocorre em pacientes que apresentam sedimento urinário ou função renal anormal. Embora a biópsia renal seja essencial para o diagnóstico e classificação, nenhuma das lesões é patognomônica, a menos que antígenos da esquistossomose sejam detectados, o que é clinicamente infrequente mesmo quando a imunofluorescência convencional é solicitada. A identificação de ovos de *S. mansoni* nas fezes (Fig. 56-11) ou na amostra de biópsia da submucosa retal auxilia no diagnóstico. A infecção concomitante por *Salmonella* ou por HCV é detectada por testes específicos. As diversas anormalidades sorológicas descritas têm valor diagnóstico limitado, exceto a elevação do fator reumatoide, a expansão monoclonal de IgM e a redução de C4 que são típicas da classe VI.

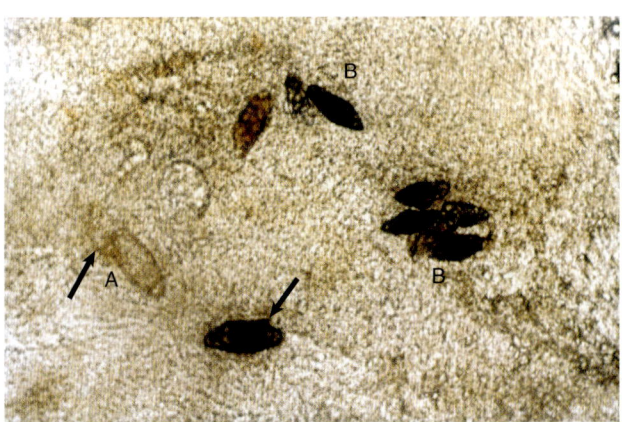

Figura 56-11 Exames de fezes evidenciando ovos de esquistossomas vivos (A) e mortos (B). As espécies são identificadas pelas espículas laterais (*setas*).

Outras desordens glomerulares associadas à fibrose hepática, como, por exemplo, a nefropatia por IgA secundária e a glomeruloesclerose hepática, devem ser consideradas no diagnóstico diferencial. No entanto, nas duas condições as lesões renais são relativamente leves, de modo especial com microematúria na apresentação, mas raramente com síndrome nefrótica ou comprometimento da função renal. Os depósitos glomerulares são, sobretudo, mesangiais, contrastando com aqueles observados na esquistossomose, em que os depósitos subendoteliais e intramembranosas também podem ser encontrados.

TRATAMENTO

Doenças do Trato Urinário Causadas pelo *Schistosoma haematobium*

O *S. haematobium* é suscetível aos compostos de antimônio, organofosfatos (metrifonato) e niridazol, mas a substância de escolha atual é o praziquantel, já que é mais efetivo e menos tóxico. É administrado em dose oral única de 40 mg/kg de peso corporal. O tratamento antiparasitário cura a doença vesical precoce, não apresentando efeito, porém, nas lesões fibróticas e de manchas de areia. A distensão ureteral, pelo achado radiológico de hidronefrose, pode ser revertida poucas semanas após a instituição do tratamento adequado.

A terapia antibacteriana geralmente controla os episódios de cistite e pielonefrite agudas. No entanto, o tratamento antimicrobiano deve ser combinado à erradicação simultânea da infecção parasitária caso ela ainda permaneça ativa, sobretudo quando a infecção bacteriana urinária resultar de infecção por *Salmonella typhi* (febre tifoide).

As lesões fibróticas crônicas são difíceis de tratar. Procedimentos cirúrgicos ou colocação de *stents* podem ser necessários para o alívio de uma lesão obstrutiva. No entanto, é necessário cuidado especial no manejo de lesões na junção vesicoureteral, a fim de evitar a indução de refluxo. Vários procedimentos plásticos estão disponíveis para restaurar a distorção ureteral, vesical ou da anatomia uretral. As infecções bacterianas associadas podem necessitar de antibioticoterapia de baixa dosagem em longo prazo.

A diálise regular em tais pacientes pode ser difícil devido aos efeitos negativos da infecção crônica; às lesões hepáticas, pulmonares e em outros órgãos associados à esquistossomose; e ao impacto das comorbidades, subnutrição, infecção viral ou doença maligna. Os mesmos fatores refletem no desfecho de um transplante renal com o risco adicional de fístula urinária, que é mais frequente que o habitual devido à presença de granulomas fibróticos e distorções anatômicas na parede vesical. A reinfecção por *S. haematobium* também foi descrita em pacientes que vivem em uma área endêmica.[22]

Glomerulonefrite por *Schistosoma mansoni*

O *S. mansoni* é mais resistente ao tratamento e pode exigir doses maiores de praziquantel (40 a 60 mg/kg de peso corporal) ou a utilização de oxamniquina (dose única de 15 mg/kg de peso corporal na América do Sul ou duas doses de 15 mg/kg de peso corporal, administrada a cada 12 horas na África). No entanto, a erradicação do parasita pode ser curativa nas classes I e II. Na classe II, ela deve ser combinada com antibióticos para o controle da infecção por *Salmonella* (geralmente ampicilina e cotrimoxazol). A terapia antiesquistossomose (praziquantel ou oxamniquine) e a terapia imunossupressora são ineficazes em todas as outras classes de glomerulonefrite por esquistossomose.[10]

A diálise pode ser difícil naqueles pacientes que desenvolvem insuficiência renal crônica, pela presença frequente de varizes gástricas e de esôfago que estão associadas ao risco de sangramento pelo uso de anticoagulante durante a hemodiálise. A realização de endoscopia é essencial antes do início de hemodiálise regular, com a finalidade de realização de escleroterapia profilática, se necessário. Embora a diálise peritoneal seja uma opção viável, é contraindicada nos casos de pacientes com ascite significativa pelo risco de perda excessiva de proteína no efluente.

O transplante renal é uma opção viável em todos os pacientes que desenvolvem doença renal em estágio terminal, na ausência dos principais fatores de risco, como infecção viral, desnutrição, deficiência ou insuficiência hepática. A fibrose hepática residual não complicada no receptor não parece alterar significativamente a farmacocinética dos agentes imunossupressores utilizados nos receptores de transplantes. No entanto, variações nas concentrações sanguíneas de ciclosporina foram observadas[15] e atribuídas a alterações na absorção do fármaco. As hepatites virais associadas podem ter um considerável impacto sobre os protocolos de seleção dos doadores, da imunossupressão de manutenção e no desfecho final (Caps. 102 e 105).

A recorrência de glomerulonefrite esquistossomótica foi descrita em alguns pacientes,[23] sugerindo a liberação persistente de antígenos dos vermes vivos. Embora não seja uma prática baseada em evidências, muitas autoridades recomendam a administração de uma dose única de praziquantel para os receptores que sabidamente foram infectados pelo parasita.

Referências

1. Ghalioungui P. *Magic and Medical Science in Ancient Egypt*. London: Hodder and Stoughton; 1963.
2. Yang GJ, Vounatsou P, Zhou XN, et al. A review of geographic information system and remote sensing with applications to the epidemiology and control of schistosomiasis in China. *Acta Trop*. 2005;96:17-29.
3. Abdel-Wahab MF. *Schistosomiasis in Egypt*. Boca Raton, FL: CRC Press; 1982.
4. Barsoum RS. Schistosomiasis. In: Davison AM, Cameron JS, Grunfeld JP, et al., eds. *Oxford Textbook of Clinical Nephrology*. 3rd ed. Oxford: Oxford University Press; 2005:1173-1184.
5. Wahl SM, Frazier-Jessen M, Jin WW, et al. Cytokine regulation of schistosome-induced granuloma and fibrosis. *Kidney Int*. 1997;51:1370-1375.
6. Barsoum RS. Schistosomiasis and the kidney. *Semin Nephrol*. 2003;23:4-41.
7. Hartgers FC, Smits HH, van der Kleij D, Yazdanbakhsh M. Innate, adaptive and regulatory responses in schistosomiasis: Relationship to allergy. *Chem Immunol Allergy*. 2006;90:157-175.
8. deWater R, Van Marck EA, Fransen JA, Deelder AM. *Schistosoma mansoni*: Ultrastructural localization of the circulating anodic antigen and the circulating cathodic antigen in the mouse kidney glomerulus. *Am J Trop Med Hyg*. 1988;38:118-124.
9. Badr MM. Surgical management of urinary bilharziasis. In: Dudley H, Pories WJ, Carter DC, McDougal WS, eds. *Rob Smith's Operative Surgery*. London: Butterworth; 1986.
10. Barsoum RS. Schistosomal glomerulopathies. *Kidney Int*. 1993;44:1-12.
11. Houba V. Experimental renal disease due to schistosomiasis. *Kidney Int*. 1979;16:30-43.
12. Gryseels B. The relevance of schistosomiasis for public health. *Trop Med Parasitol*. 1989;40:134-142.
13. Gouda I, Mokhtar N, Bilal D, et al. Bilharziasis and bladder cancer: A time trend analysis of 9843 patients. *J Egypt Natl Canc Inst*. 2007;19:158-162.
14. el-Mawla NG, el-Bolkainy MN, Khaled HM. Bladder cancer in Africa: Update. *Semin Oncol*. 2001;28:174-178.
15. Warren W, Biggs PJ, el-Baz M, et al. Mutations in p53 gene in schistosomal bladder cancer. *Carcinogenesis*. 1995;16:1181-1189.
16. Mostafa MH, Sheweita SA, O'Connor PJ. Relationship between schistosomiasis and bladder cancer. *Clin Microbiol Rev*. 1999;12:97-111.
17. Secor WE. The effects of schistosomiasis on HIV/AIDS infection, progression and transmission. *Curr Opin HIV AIDS*. 2012;7:254-259.
18. Nessim I, Francis M, Abdel-Rahman H, et al. Tubular proteins (TP) in hepatosplenic schistosomiasis (HSS). In: *Proceedings of the 2nd International Congress of Geographical Nephrology*; Hurghada, Egypt; 1993.
19. Ezzat E, Osman R, Ahmed KY, Soothill JF. The association between *Schistosoma haematobium* infection and heavy proteinuria. *Trans R Soc Trop Med Hyg*. 1974;68:315-317.
20. Barsoum R. The changing face of schistosomal glomerulopathy. *Kidney Int*. 2004;66:2472-2484.
21. Barsoum R, Nabil M, Saady G, et al. Immunoglobulin A and the pathogenesis of schistosomal glomerulopathy. *Kidney Int*. 1996;50:920-928.
22. Mahmoud KM, Sobh MA, El-Agroudy AE, et al. Impact of schistosomiasis on patient and graft outcome after renal transplantation: 10 years' follow-up. *Nephrol Dial Transplant*. 2001;16:2214-2221.
23. Azevedo LS, de Paula FJ, Ianhez LE, et al. Renal transplantation and schistosomiasis mansoni. *Transplantation*. 1987;44:795-798.

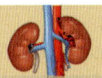

CAPÍTULO 57

Doenças Glomerulares Associadas a Infecção

Bernardo Rodriguez-Iturbe, Emmanuel A. Burdmann e Rashad S. Barsoum

CARACTERÍSTICAS GERAIS DAS GLOMERULOPATIAS ASSOCIADAS A INFECÇÕES

A presença de urina escura e escassa no período de convalescência da escarlatina foi descrita há mais de dois séculos. No início do século passado, Clemens von Pirquet, a partir de observação clínica, sugeriu que tal condição era o resultado da existência de anticorpos que, em vez de exercer efeitos benéficos, se comportavam como patogênicos – uma observação que deu início ao estudo das doenças renais imunomediadas.

Atualmente, a incidência da glomerulonefrite (GN) associada a processos infecciosos vem declinando nos países desenvolvidos, e geralmente se associa a indivíduos mais idosos e a portadores de comorbidades como diabetes melito, neoplasias malignas, síndrome da imunodeficiência adquirida (AIDS) e alcoolismo. Nos idosos, apresenta mau prognóstico, com apenas 25% dos pacientes acometidos atingindo recuperação completa da função renal. Recentemente, observou-se aumento da GN associada ao *Staphylococcus* (IgA predominante) e redução do número de casos associados ao *Streptococcus,* mas vários outros agentes patogênicos têm sido descritos (Quadro 57-1). Em geral, as GNs relacionadas a infecções apresentam melhor prognóstico que outras formas de GN, mas quando ocorrem em pacientes adultos com comorbidades implicam um risco significativo de evolução para doença renal crônica (DRC).[1]

Padrões Histológicos e Patogênese

Os padrões histológicos e os processos infecciosos mais frequentemente associados a eles são demonstrados na Tabela 57-1. A GN proliferativa mesangial é, geralmente, aguda e autolimitada. Hematúria miscroscópica e proteinúria não nefrótica associadas a depósitos de IgG, IgM e C3 estão presentes. Pode haver redução transitória do complemento sérico. A GN proliferativa difusa também apresenta curso agudo e autolimitado, se há a erradicação da infecção. Os depósitos de IgG, IgM e C3 são exuberantes no mesângio e nos capilares glomerulares, e podem-se encontrar depósitos eletrodensos nos espaços mesangiais, subendoteliais e subepiteliais. As infecções por *Staphylococcus*, particularmente *resistentes à meticilina*, podem induzir a GN proliferativa difusa com formação de crescentes, e depósitos exclusivos/predominantes e exuberantes de IgA. A GN membranoproliferativa (GNMP) é frequentemente observada nos processos infecciosos crônicos. A apresentação clínica geralmente é de proteinúria maciça, hematúria microscópica e graus variáveis de hipertensão. Estão presentes depósitos de imunoglobulinas e C3. Em um contexto de doença hepática (como na infecção por *Schistosoma mansoni*), a IgA pode ser o componente principal dos depósitos imunes. A glomerulopatia membranosa (GM) é associada a infecções crônicas e pode se manifestar como síndrome nefrótica. Finalmente, infecções virais (especialmente por vírus da hepatite B [VHB] ou vírus da imunodeficiência humana [HIV]) ou bacterianas (raramente *Streptococcus*) podem evoluir com vasculites.

As GN relacionadas às infecções, especialmente quando associadas a imunocomplexos, ocorrem com maior frequência e apresentam um pior prognóstico naquelas condições em que há dificuldade em se controlar a infecção ou a formação de imunocomplexos. Essas condições incluem a infecção por HIV, as infecções adquiridas no período neonatal (quando um estado de tolerância é frequentemente induzido, tal como é observado nos casos de infecção por VHB), a doença hepática crônica, o diabetes melito e o alcoolismo crônico.

A glomerulonefrite associada a infecções geralmente resulta da deposição glomerular de imunocomplexos contendo antígenos bacterianos, embora outros mecanismos também possam ocorrer. As infecções estafilocócicas podem causar GN induzida por superantígenos da parede celular bacteriana, que induzem uma resposta inespecífica de produção de imunoglobulinas policlonais. A glomeruloesclerose segmentar e focal (GESF) com colapso glomerular (GESF colapsante) pode ocorrer nas infecções por HIV ou parvovírus B19. A síndrome hemolítico-urêmica (SHU) pode ocorrer como resultado da presença de *Escherichia coli* ou espécies de *Shigella* produtoras de verotoxina (Cap. 29).

Infecções crônicas como tuberculose, hanseníase e esquistossomose podem resultar em amiloidose. Nefrite intersticial com insuficiência renal aguda pode resultar de vários processos infecciosos virais (especialmente por vírus Epstein-Barr [EBV]) ou bacterianos (especialmente *Legionella*). Os hantavírus também podem induzir uma síndrome de febre hemorrágica e insuficiência renal, com disfunção renal aguda por infecção dos capilares intersticiais e túbulos (Caps. 69 e 70).

INFECÇÕES BACTERIANAS

Glomerulonefrite Pós-estreptocócica
Epidemiologia
A glomerulonefrite pós-estreptocócica (GNPS) é mais comum em indivíduos do sexo masculino (2:1), e geralmente acomete crianças entre 2 e 14 anos. Algumas cepas do *Streptococcus pyogenes* do grupo A são sabidamente nefritogênicas: impetigo causado por estreptococos dos tipos M 47, 49, 55 e 57 e infecções do trato respiratório superior causadas pelos tipos 1, 2, 4 e 12.[2] Mais recentemente, a ingestão de leite não pasteurizado contaminado por *Streptococcus* do grupo C (*Streptococcus zooepidemicus*) foi responsável pela ocorrência de aglomerados de casos e de pelo menos uma grande epidemia.[3] O risco de desenvolvimento de nefrite em uma epidemia pode variar desde 5% em faringites até 25% na piodermite pelo tipo M 49. O risco de GNPS pode ser minimizado pela terapia antimicrobiana precoce. Estudos sugerem a existência de uma predisposição genética, uma vez que parece existir uma associação entre a GNPS e HLA-DR4 e HLA-DR1, e a observação de uma taxa de ataque mais alta entre irmãos que entre a população geral.

A glomerulonefrite pós-estreptocócica é cada vez menos comum em países industrializados e, em vez de acometer predominantemente as crianças, agora ocorre mais comumente em indivíduos idosos debilitados, alcoólatras, diabéticos e usuários de drogas intravenosas.

A redução da incidência da GNPS provavelmente se relaciona à melhoria da saúde pública, à instituição mais rápida e frequente da terapia antibiótica, e, talvez, à prática comum de fluoração de água, o que reduz a expressão de fatores de virulência em culturas de *S. pyogenes*. No entanto, a GNPS permanece frequente em países em desenvolvimento, onde se pode observar uma incidência de 9,3-9,8 casos por 100.000 habitantes,[4] e representa um grande problema entre populações indígenas. Por exemplo, na Austrália, mais de 95% dos casos ocorrem em tribos indígenas em locais remotos.[5]

Patogênese

Dois antígenos estreptocócicos nefritogênicos foram identificados até o momento: o receptor de plasmina associado a nefrite (NAPLr), caracterizado como gliceraldeído-3-fosfato desidrogenase (GAPDH); e a exotoxina pirogênica estreptocócica B (SPEB) e seu precursor mais imunogênico, o zimogênio. GAPDH e SPEB foram demonstrados em amostras de biópsias renais de GNPS aguda, e os títulos de anticorpo contra esses antígenos são mais elevados em soros convalescentes.[2] O GAPDH foi localizado em áreas de glomérulos com atividade semelhante à plasmina, sugerindo um mecanismo local direto dos danos inflamatórios glomerulares, mas não se localiza nas mesmas regiões que o complemento ou as imunoglobulinas.[6,7] Por outro lado, a SPEB se localiza nas mesmas regiões que os fragmentos do complemento e a IgG, sugerindo-se uma participação do dano glomerular imunomediado.[8] A SPEB é o único antígeno estreptocócico nefritogênico demonstrado, até o momento, nos depósitos eletrondensos subepiteliais conhecidos como *humps*, a lesão histológica mais típica da GNPS aguda (Fig. 57-1). Em estudos realizados na América Latina e na Europa central, detectou-se a presença de SPEB, mas não GAPDH, nas amostras de biópsia renal de pacientes com GNPS.[9] Por outro lado, GAPDH esteve presente em pacientes japoneses com GNPS.[6,7] Estes resultados aparentemente contraditórios levantam a possibilidade de que diferentes antígenos estreptococos sejam responsáveis pela nefrite aguda em diferentes subgrupos étnicos. Adicionalmente, uma análise das cepas de *S. zooepidemicus* grupo C causadoras de um surto epidêmico no Brasil relatou a ausência do gene relacionado à SPEB, documentando que este antígeno específico não esteve envolvido na epidemia.[9]

A glomerulonefrite pós-estreptocócica parece ocorrer quando uma infecção estreptocócica persistente evolui com desenvolvimento de imunocomplexos circulantes que se depositam, principalmente, nas áreas subendoteliais e mesangiais, iniciando uma cascata inflamatória com ativação do sistema complemento em nível local e recrutamento de neutrófilos, monócitos e macrófagos. Os depósitos imunes subepiteliais (*humps*) se desenvolvem quando antígenos catiônicos (p. ex., SPEB) são envolvidos, e resultam da dissociação dos imunocomplexos em nível dos espaços subendoteliais, com migração e reconstituição na face externa da membrana basal glomerular.

Várias questões neste tema permanecem não resolvidas. Por exemplo, a doença por imunocomplexos geralmente resulta na ativação da via clássica do complemento, ainda que, na maioria dos casos, observam-se níveis normais de C4 e deposição apenas de C3. Estes achados poderiam ser explicados pela presença de antígenos (como GAPDH) capazes de ativar a via alternativa. Anticorpos da classe IgG C3Nef, capazes de ativar a via alternativa do complemento, foram demonstrados no soro de alguns pacientes. Também foi levantada a hipótese de ativação da via do complemento lecitina-manose

---

Alguns Agentes Infecciosos Associados a Doenças Renais

Bacterianos
Streptococcus (grupo A, Streptococcus viridans), Staphylococcus (aureus, epidermidis), Salmonella (typhi, paratyphi), Escherichia coli, Leptospira, Treponema pallidum, Neisseria species, Mycobacterium leprae, Yersinia enterocolitica, Coxiella burnetii, Brucella abortus, Listeria monocytogenes

Vírus
Hepatite A, B e C; vírus da imunodeficiência humana, varicella-zóster vírus, parvovírus B19, citomegalovírus, vírus da caxumba, vírus influenza, vírus Epstein-Barr, coxsackievírus, vírus órfão citopático entérico humano (ECHO vírus)

Fungos
Histoplasma capsulatum, Candida

Protozoários
Plasmodium (falciparum, malariae, vivax e ovale); Trypanosoma, Toxoplasma

Helmintos
Schistosoma (mansoni, haematobium), Wuchereria bancrofti, Trichinella spiralis; filárias *(Onchocerca volvulus, Loa loa)*

Quadro 57-1 Alguns dos agentes infecciosos associados a doenças renais.

Síndromes Renais Associadas às Infecções

Apresentação Clínica	Curso Temporal	Achados Anatomopatológicos	Exemplos
Subclínica, hematúria microscópica, proteinúria não nefrótica	Agudo	GN mesangioproliferativa	Febre tifoide, *Plasmodium falciparum*, GNPS
Síndrome nefrítica aguda	Agudo	GN proliferativa difusa	GNPS
Insuficiência renal aguda, síndrome nefrótica	Agudo, crônico	GN proliferativa difusa, crescentes IgG, IgM dominante IgA dominante	Endocardite, GNPS *Staphylococcus aureus* meticilino-resistente
Síndrome nefrótica e redução da TFG	Crônico	GNMP tipo I ± crioglobulinemia Glomeruloesclerose segmentar e focal	Vírus da hepatite C, derivações AV infectadas Parvovírus, HIV
Síndome nefrótica	Crônico	Glomerulopatia membranosa Amiloidose	Vírus da hepatite B Hanseníase, *Shistosoma*, calazar
Insuficiência renal aguda, sintomas sistêmicos, artralgias, úlceras cutâneas	Agudo, crônico	Vasculite, crescentes, inflamação, atrofia e fibrose tubulointersticial	Vírus da hepatite B, HIV
Síndrome hemolítica urêmica	Agudo	Oclusão e espessamento arteriolar, microtrombos, espessamento da parede capilar	*Escherichia coli* O157:H7
Disfunção renal, proteinúria não nefrótica, eosinofilia	Agudo, crônico	Nefrite tubulointersticial	Vírus Epstein-Barr, doença dos legionários, Hantavírus, calazar

Tabela 57-1 Síndromes renais associadas às infecções. *AV*, Arteriovenoso; *TFG*, taxa de filtração glomerular; *GN*, glomerulonefrite; *HIV*, vírus da imunodeficiência humana; *GNMP*, glomerulonefrite membranoproliferativa; *GNPS*, glomerulonefrite pós-estreptocócica.

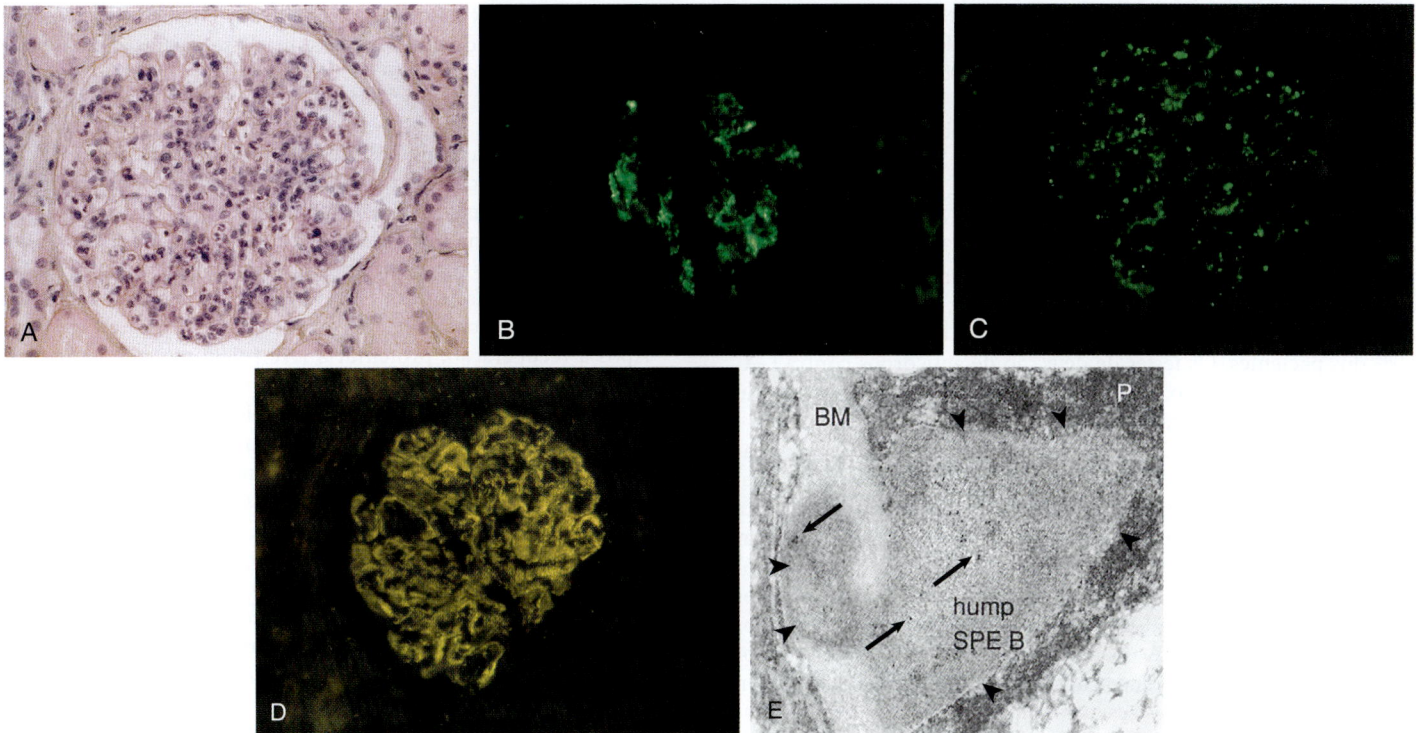

Figura 57-1 Glomerulonefrite (GN) pós-estreptocócica. A, Uma GN proliferativa e exsudativa difusa pode ser observada à microscopia óptica. **B** a **D**, Imunofluorescência demonstra os padrões mesangial (**B**), em "céu estrelado" (**C**), e "em guirlanda" (**D**). **E**, Imunomicroscopia eletrônica demonstra os depósitos eletrondensos subepiteliais característicos (humps) *(cabeças de seta)*, dentro do quais pode-se identificar a exotoxina pirogênica estreptocócica B (SPE B) *(setas)* (Coloração com anticorpos marcados com ouro). *BM*, membrana basal; *P*, podócito. *(Reimpresso com permissão da referência 8.)*

por antígenos bacterianos (Cap. 16), mas foi demonstrado que indivíduos geneticamente incapazes de ativar o complemento por esta via podem ainda desenvolver a GNPS.

Finalmente, ainda não está esclarecido o papel dos mecanismos autoimunes na patogênese da GNPS. Foi demonstrada a presença de fatores reumatoides (especialmente fator reumatoide IgG) e de crioglobulinas no soro de um terço dos pacientes na primeira semana de doença. Os fatores reumatoides (anticorpos anti-IgG) também foram demonstrados em um terço das amostras de biópsia renal e no eluato de um rim em um caso de evolução fatal. A reatividade anti-IgG pode resultar da perda do ácido siálico da IgG autóloga por ação da neuraminidase (sialidase) estreptocócica, ou da ligação entre o fragmento Fc da IgG aos receptores Fc tipo II da parede celular estreptocócica.[2] Anticorpos anti-IgG, induzidos pela proteína estreptocócica ligante à porção Fc da IgG, também podem desempenhar um papel no acúmulo renal de complexos contendo IgG.[10] Manifestações adicionais de reatividade autoimune incluem a presença de anticorpos anti-C1q, particularmente nos casos mais graves e, raramente a reatividade anti-DNA, a presença de anticorpos anticitoplasma de neutrófilos (ANCAs) e a ocorrência de anemia hemolítica autoimune.[2]

Patologia

À biópsia renal, observa-se uma GN endocapilar difusa, com proliferação de células mesangiais e endoteliais (Fig. 57-1). Há infiltração de monócitos e linfócitos nos compartimentos glomerular e intersticial. O acúmulo glomerular de neutrófilos é comum, e é denominado GN exsudativa. Nos capilares glomerulares e no mesângio são encontrados depósitos imunes de C3 (100% dos casos), IgG (62%), IgM (76%) e properdina mais complexo C5b-C9 de ataque à membrana (85% dos casos, geralmente depositado em conjunto com C3). Um estudo clássico de Sorger *et al.*[11] descreveu três padrões de imunofluorescência glomerular e suas correlações clínicas: um padrão mesangial, de depósitos imunes irregulares e grosseiros; um padrão de "céu

estrelado", de depósitos salpicados no mesângio e nas paredes dos capilares; e um padrão "em guirlanda", formado por depósitos sólidos nas alças capilares (Fig. 57-1). O padrão "em guirlanda" é clinicamente relevante, uma vez que se associa a proteinúria grave e depósitos imunes subepiteliais eletrondensos intensos. Estudos ultraestruturais demonstram os *humps* subepiteliais, alterações típicas embora não patognomônicas da GNPS, já que também podem ser observados na GN pós-infecciosa por outras causas (classicamente na GN associada à endocardite secundária a infecção lúpica. Análises mais recentes chamam a atenção para a identificação do antígeno NAPLr em biópsias com características de GNMP, levantando a possibilidade de uma apresentação histológica mais variada na GNPS que aquela reconhecida anteriormente.

A glomerulonefrite se resolve pela apoptose das células infiltrantes. A evolução para lesão renal residual é comum, e amostras de biópsia obtidas anos mais tarde demonstram graus variáveis de glomerulosclerose focal e expansão mesangial, mesmo na ausência de doença clínica. O significado prognóstico dessas alterações é indeterminado.

Manifestações Clínicas

A maioria dos pacientes informam história de infecção estreptocócica anterior, embora esta esteja frequentemente resolvida à apresentação. O período de incubação é mais longo após infecções de pele (várias semanas) que após faringites (2 semanas).

O quadro clássico é a síndrome nefrítica aguda. A hipertensão é encontrada em 80% dos pacientes. O edema está presente em 80% a 90% dos casos, e é a queixa principal de 60% dos pacientes; tipicamente, ascite é incomum. A retenção primária de sódio é a causa da expansão do volume intravascular, hipertensão e edema. Há redução da atividade da renina plasmática e dos níveis de aldosterona, e aumento dos níveis de peptídeo natriurético. A hematúria é universal, e em 30% dos casos é macroscópica. A síndrome nefrótica pode ocorrer em 2% das crianças e em 20% dos adultos à apresentação inicial.

Insuficiência renal rapidamente progressiva, resultante da formação de crescentes extracapilares, ocorre em menos de 1% dos doentes. Incrementos da creatinina sérica ocorrem em 25% a 40% das crianças e em até 83% dos adultos.

Culturas positivas para *Streptococcus* são obtidas em 10% a 70% dos casos durante as epidemias, e em cerca de 20% a 25% dos casos esporádicos. Os títulos de antiestreptolisina O (ASO) são aumentados em mais de dois terços dos pacientes com GNPS após faringite, e os títulos de anti-ADNase B são elevados em 73% dos casos pós-impetigo. O painel streptozima (que mensura os anticorpos para quatro antígenos, anti-ADNase B, anti-hialuronidase, ASO e antiestreptoquinase) é um teste mais sensível, e o resultado é positivo em mais de 80% dos pacientes. Os testes de detecção de anticorpos contra GAPDH e SPEB/zimogênio, embora mais sensíveis e específicos,[2,4] não são disponíveis na prática clínica.

Os níveis séricos de C3 estão deprimidos em mais de 90% dos pacientes na primeira semana de doença, e retornam ao normal em menos de 2 meses. Os níveis de C4, uma medida da ativação via clássica do complemento, podem ser normais. IgG e IgM séricas são elevadas em 80% dos casos, e em contraste com outra doença pós-estreptocócica, a febre reumática, a IgA sérica é normal. Crioglobulinas, fator reumatoide elevados, e anti-C1q estão presentes em até um terço dos pacientes na fase aguda. A doença subclínica, que se manifesta por hematúria microscópica e queda no complemento sérico, ocorre com frequência quatro a cinco vezes maior que a doença clinicamente manifesta, e muitas vezes envolve os irmãos de casos índices. Ocasionalmente, famílias inteiras apresentam manifestações variadas da GNPS; portanto, é importante investigar história de infecções por estreptococos e sinais de síndrome nefrítica entre os membros da família.

Abordagem

A biópsia renal não é indicada rotineiramente nos casos de GNPS, mas pode ser necessária para confirmar o diagnóstico na presença de características clínicas incomuns, como proteinúria nefrótica, diminuição persistente dos níveis de C3 além de um mês (sugerindo lúpus ou GNMP hipocomplementêmica), ou disfunção renal progressiva (sugerindo GN crescêntica).

O manejo clínico inclui investigação microbiológica e tratamento de qualquer infecção estreptocócica remanescente. A instituição precoce do tratamento antibiótico pode impedir o desenvolvimento da GNPS.

O tratamento antimicrobiano consiste em administração de penicilina por via intramuscular (dose única intramuscular [IM] de 1,2 milhão de unidades de penicilina benzatina em adultos, ou metade desta dose em crianças pequenas), penicilina por via oral ou eritromicina (em pacientes alérgicos à penicilina ou cefalosporinas). O tratamento por via oral deve ser administrado em doses a cada 6 horas, durante 7 a 10 dias.[12]

O tratamento da síndrome nefrótica aguda inclui restrição da ingestão de fluidos e de sódio, e a utilização de diuréticos de alça para tratar a hipervolemia. A prescrição de antagonista do cálcio de ação prolongada, por via oral, geralmente é suficiente para controlar a hipertensão. O nitroprussiato endovenoso é utilizado em casos excepcionais, com encefalopatia hipertensiva. A terapia dialítica (hemodiálise ou diálise peritoneal) é necessária em 25% a 30% dos adultos, mas raramente em crianças.

As complicações raras da GNPS aguda incluem vasculite cerebral, edema cerebral vasogênico e leucoencefalopatia posterior reversível. A última manifesta-se por alteração do sensório, alucinações visuais, cefaleia e convulsões, podendo ser confundida com a encefalopatia hipertensiva. O diagnóstico requer a utilização de estudos de ressonância magnética.

Relatos de casos esporádicos sugerem que os raros pacientes com GN crescêntica associada à GNPS podem se beneficiar da pulsoterapia com metilprednisolona. Se não se observa uma melhora espontânea do quadro em duas semanas, esta terapia pode ser tentada. O

prognóstico da PSGN crescêntica é significativamente melhor do que a de crescêntica GN de outras causas, mas a recuperação total pode ser esperada em menos de metade dos casos.

Prognóstico

A maioria das crianças com GNPS evolui com recuperação completa. Em pacientes mais idosos, as taxas de complicações são mais altas, incluindo disfunção renal (60% a 70%), insuficiência cardíaca congestiva (40%), proteinúria nefrótica (20%) e mortalidade (25%).[4] A deficiência de proteínas regulatórias do sistema complemento (como a proteína 5 relacionada ao fator H) pode representar um fator de risco para desenvolvimento de DRC nesses pacientes.[13]

Após a recuperação, proteinúria leve (<500 mg/d) e hematúria microscópica podem persistir por até um ano, sem que haja piora do prognóstico de longo prazo. Ainda assim, alguns pacientes, especialmente entre os adultos, podem evoluir com disfunção renal, proteinúria e/ou hipertensão persistentes. A doença renal em estádio terminal (DRET) ocorre em menos que 1% das crianças observadas por uma a duas décadas após o quadro agudo.[4]

Em algumas epidemias descritas, observou-se uma frequência elevada de evolução para lesões crônicas, talvez devido a uma população predominantemente adulta.[14] Fatores de risco para o desenvolvimento da DRC incluem apresentação inicial com proteinúria nefrótica, idade avançada e nefropatia diabética e síndrome metabólica coexistentes.[15]

Glomerulonefrite Associada à Endocardite

A epidemiologia da endocardite infecciosa sofreu alterações nas últimas três ou quatro décadas, especialmente nos países desenvolvidos. Antes uma doença que acometia predominantemente adultos jovens com cardiopatia reumática, agora é observada em indivíduos mais idosos e entre pacientes sob risco, uma categoria que inclui usuários de drogas endovenosas, portadores de próteses valvares e dispositivos implantáveis, pacientes com infecção pelo HIV e pacientes que desenvolvem bacteremias associadas à assistência à saúde. *Staphylococcus aureus* e *Staphylococcus epidermidis* são os patógenos mais comumente isolados na endocardite infecciosa de origem nosocomial, enquanto as infecções por *Streptococcus* são mais frequentes nos casos de endocardite de válvula nativa adquirida na comunidade.[16] No entanto, a incidência de *S. aureus* meticilino-resistente (MRSA) como agente etiológico da endocardite adquirida na comunidade vem aumentando.[17] As bactérias Gram-negativas (*Enterococcus faecalis*, *E. coli*, *Brucella*, e *Proteus*) causam endocardite menos frequentemente. A endocardite infecciosa com culturas negativas geralmente é causada por espécies de *Bartonella* e *Tropheryma whipplei*.[18]

Em um estudo envolvendo 62 pacientes com endocardite infecciosa com amostras de tecido renal disponíveis, análise por biópsia ou autópsia demonstrou GN em 26% dos casos; infartos localizados em 31%, metade dos quais infartos sépticos, e nefrite intersticial, principalmente atribuível aos antimicrobianos, em 10%. A necrose cortical foi encontrada em 10% dos pacientes.[19] A GN mais comumente encontrada foi a do tipo proliferativa difusa, seguida com menos frequência por GN focal, GM e GNMP tipo I. Crescentes formações são encontradas em cerca de metade dos casos de GN proliferativa. Geralmente, são evidentes os depósitos difusos de IgM, IgG e C3, e depósitos eletrondensos nos espaços subendotelial, mesangial e subepitelial (que se assemelham aos *humps* da GN pós-estreptocócica). Na endocardite subaguda, podem estar presentes lesões segmentares proliferativas focais com necrose fibrinoide ou trombos intracapilares e depósitos imunes mesangiais. Graus variáveis de infiltração celular, atrofia e fibrose podem ser vistas nas regiões tubulointersticiais. Infiltração eosinofílica intensa deve sugerir um outro diagnóstico, tal como nefrite intersticial aguda secundária aos antibióticos.[19]

A patogênese da GN associada à endocardite envolve a deposição glomerular de imunocomplexos contendo antígenos bacterianos, um mecanismo semelhante ao proposto para a GNPS. Crioglobulinas (policlonais, i.e., do tipo III) estão presentes em 50% dos pacientes e podem ser encontradas nos glomérulos. Algumas bactérias (MRSA) classicamente expressam superantígenos que também podem ativar as células T diretamente, desencadear uma gamopatia policlonal e GN por imunocomplexos (mais adiante).

Manifestações Clínicas e Diagnóstico

Muitas vezes, os pacientes se apresentam com febre, artralgias, anemia e púrpura. Raramente, a endocardite infecciosa pode manifestar-se como doença renal sem os sintomas sistêmicos característicos. Os achados clássicos da endocardite, como nódulos de Osler, lesões de Janeway e hemorragia subungueais raramente são observados, e o diagnóstico pode não ser identificado até a realização de autópsia em 38% dos pacientes.[20]

As manifestações renais geralmente incluem hematúria microscópica e proteinúria discreta (exceto em pacientes com GN membranosa, em que pode haver proteinúria nefrótica), com ou sem comprometimento discreto da função renal (exceto em pacientes com vasculite renal, em quem a insuficiência renal é comum). Uma evolução rapidamente progressiva ou com síndrome nefrótica é incomum. Anormalidades comuns incluem redução dos níveis de C3 e C4 (consistentes com a ativação da via clássica do complemento), altos títulos de fator reumatoide, imunocomplexos circulantes e crioglobulinas tipo III. Tais alterações são observadas em 50% dos pacientes com endocardite infecciosa e em uma proporção maior de pacientes com GN associada à endocardite, embora níveis normais de complemento possam ser encontrados na GN mediada por superantígenos.

O diagnóstico diferencial inclui nefrotoxicidade associada a antibióticos, nefrite intersticial e embolia. A embolia pode se originar das câmaras cardíacas esquerdas ou direitas, se houver forame oval patente. Êmbolos microscópicos ou maiores podem ocluir pequenos ou grandes vasos. Este último evento é observado na endocardite por fungos ou por *Haemophilus*. Grandes êmbolos renais podem produzir dor nos flancos, hematúria e piúria; microêmbolos produzem infartos e microabscessos que dão ao rim o clássico aspecto de "picada de pulga". A nefrite intersticial é frequentemente associada a febre, eosinofilia e eosinofilúria (Cap. 62). Entretanto, a GN associada à endocardite também pode evoluir com febre, e a eosinofilúria pode estar presente na glomerulonefrite crescêntica de qualquer etiologia.

O tratamento antimicrobiano geralmente resulta em completa erradicação da endocardite, com resolução das anormalidades sorológicas. Entretanto, hematúria microscópica, proteinúria e elevação da creatinina sérica podem persistir por meses após a erradicação da infecção. O diagnóstico precoce, a estratificação de risco e o rápido início da antibioticoterapia são fundamentais para um melhor prognóstico.[21] A normalização dos níveis de C3 durante a terapia correlaciona-se a melhores resultados. Em pacientes com GN crescêntica, pulsoterapia com corticosteroides e plasmaférese são geralmente associadas à antibioticoterapia, mas o valor destes tratamentos adjuvantes permanece indefinido. A mortalidade global associada à endocardite bacteriana é de 20%, e aumenta para 36% em pacientes que desenvolvem insuficiência renal.[22]

Infecções Estafilocócicas com Deposição Glomerular de IgA

Em 1995, Koyama *et al.*[23] descreveram uma nova forma de GN grave que foi associada a infecções por estafilococos resistentes à meticilina, e incluíam insuficiência renal, proteinúria nefrótica e graus variáveis de formação de crescentes. Havia deposição de IgA, de forma dominante ou codominante, em associação a outras imunoglobulinas e fragmentos do sistema complemento. Os pacientes apresentavam níveis séricos aumentados de IgA e receptores específicos de células T do subconjunto V_b^+ durante o curso da doença. Os autores sugeriram que

superantígenos estafilocócicos seriam envolvidos na patogênese da doença. A frequência desta condição é indefinida, mas representa 1,6% das biópsias de rim adulto em uma instituição.[24]

Características Clínicas e Patológicas

Em uma recente revisão,[25] a GN pós-infecciosa IgA-dominante foi quatro vezes mais frequente entre indivíduos do gênero masculino, e a média de idade dos pacientes foi de 60 anos. Diabetes estava presente em 55% dos pacientes, e frequentemente coexistia glomeruloesclerose diabética. O sítio infeccioso primário mais comum foi a pele. Insuficiência renal aguda ou rapidamente progressiva e proteinúria nefrótica estavam presentes em metade dos pacientes, e hematúria macroscópica em 20%. Entretanto, também se observaram cursos clínicos benignos. Níveis de complemento se encontravam baixos em quase 70% dos pacientes.

A biópsia renal pode demonstrar GN proliferativa e exsudativa endocapilar (63%), GN proliferativa mesangial (33%), GN crescêntica (4%). Tipicamente, a coloração para C3 é intensa, em contraste com a nefropatia primária por IgA.[25] Fibrose intersticial e atrofia tubular podem estar presentes nos variados graus de intensidade. A microscopia eletrônica demonstra depósitos eletrondensos no mesângio, na membrana basal glomerular e em áreas subendoteliais (Fig. 57-2). Grandes depósitos eletrondensos subepiteliais são relatados em algumas séries de casos.[26]

Patogênese

A GN IgA-dominante relacionada a infecção é causada por *S. aureus* sensíveis ou resistentes à meticilina na maioria das vezes.[25] A patogênese desta doença pode envolver superantígenos estafilocócicos que se ligam diretamente às moléculas do complexo principal de histocompatibilidade classe II das células apresentadoras de antígenos, que, em seguida, se ligam à região V_b do receptor de células T.[23] O resultado é uma intensa ativação das células T, com produção de citocinas que ativam nas células B uma resposta policlonal de IgG e IgA. Investigadores identificaram um antígeno da parede celular do *S. aureus* juntamente com os depósitos glomerulares de IgA.[27] Pequenas elevações nos níveis séricos de IgA ocorrem em alguns pacientes, sugerindo ativação seletiva de uma resposta de IgA. Se os antígenos estafilococos estão envolvidos na patogênese da nefropatia primária por IgA (Cap. 23) é uma possibilidade que merece um estudo mais aprofundado.

Diagnóstico Diferencial e Tratamento

Na GN IgA-dominante relacionada ao *Staphylococcus*, o tratamento com antibióticos direcionados pode levar à recuperação da função renal. A corticoterapia é contraindicada, pelo menos enquanto houver infecção ativa. Portanto, é importante estabelecer o diagnóstico diferencial com nefropatia por IgA, condição em que pode existir indicação de corticosteroides, sobretudo nos casos graves (Cap. 23). Características úteis no diagnóstico diferencial com nefropatia por IgA incluem a associação a infecção estafilocócica (em contraste com infecção respiratória superior na nefropatia por IgA), a ocorrência frequente de hipocomplementemia, proteinúria maciça (rara na nefropatia por IgA) e depósitos intensos de C3 à biópsia renal.

Nefrite por Shunts

Derivações atrioventriculares utilizadas para aliviar a hipertensão intracraniana podem ser infectadas em cerca de 6% dos pacientes adultos.[28] GN pode se desenvolver em 0,7% a 2% dos casos de derivação atrioventriculares infectadas; o tempo de ocorrência é de 2 meses a muitos anos após a inserção. Os agentes etiológicos são normalmente *S. epidermidis* e *S. aureus* e, menos frequentemente *Propionibacterium acnes*, difteoides, *Pseudomonas* ou *Serratia*. Ao contrário das derivações atrioventriculares, as derivações ventriculares raramente são complicadas por GN.

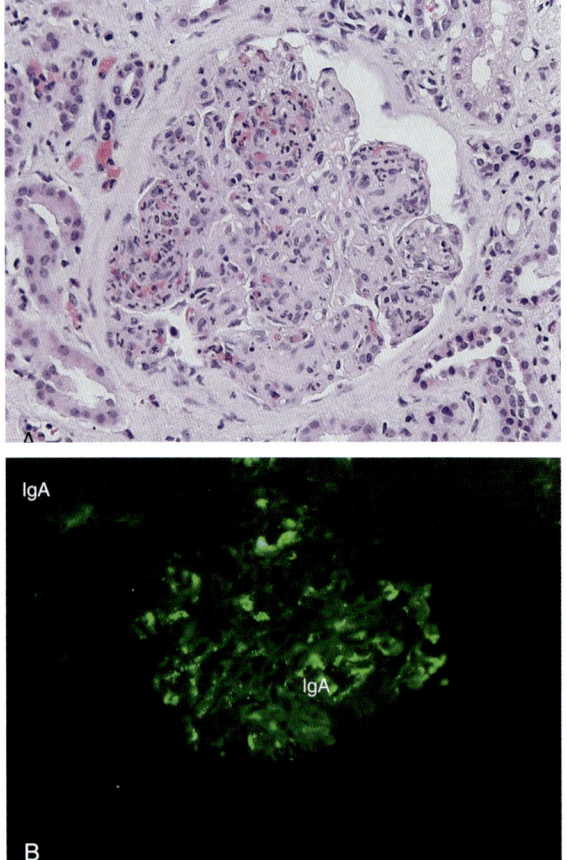

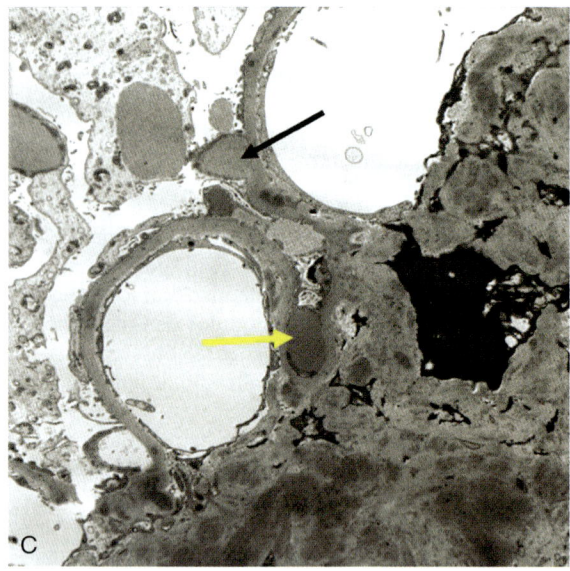

Figura 57-2 Glomerulonefrite (GN) em um paciente diabético com infecção por *Staphylococcus aureus* sensível a meticilina. **A**, Presença de GN exsudativa difusa com infiltração neutrofílica. **B**, Imunofluorescência demonstra depósitos mesangiais IgA-dominantes. **C**, Microscopia eletrônica demonstra depósitos subepiteliais em forma de corcovas *(seta negra)* e depósitos mesangiais *(seta amarela)*. *(Cortesia de Surya Seshan.)*

Os pacientes apresentam febre baixa e insidiosa, artralgia, perda de peso, anemia, erupção cutânea, hepatoesplenomegalia, hipertensão e sinais de aumento da pressão intracraniana. Hematúria microscópica está presente em 90% dos pacientes, e proteinúria atinge muitas vezes a faixa nefrótica. Alterações sorológicas incluem fator reumatoide positivo, crioglobulinemia e diminuição dos níveis de C3, C4, CH50. Títulos aumentados de C-ANCA podem ser encontrados. A eosinofilia no líquido cefalorraquidiano, que é um sinal de derivação mal funcionante, pode ser útil para o diagnóstico.

A histologia renal demonstra GNMP tipo I em quase 60% dos casos e GN mesangial não proliferativa por IgA nos demais. Depósitos de IgM, IgG e C3 estão presentes no mesângio e nos capilares glomerulares.

O tratamento exige antibioticoterapia e pronta remoção da derivação atrioventricular infectada, que normalmente é substituída por um derivação ventriculoperitoneal. O atraso no diagnóstico e na remoção da derivação piora o prognóstico da lesão renal. Nos casos que requerem terapia dialítica, a hemodiálise é a modalidade preferida porque a ocorrência de peritonite como complicação da diálise peritoneal crônica incorre no risco de meningite em pacientes com uma derivação ventriculoperitoneal. A recuperação completa do quadro ocorre em mais da metade dos pacientes; anormalidades urinárias persistentes são encontradas em 22%, e DRET em 6% dos pacientes.

Glomerulonefrite Associada a Outras Infecções Bacterianas

Osteomielite e abcessos intra-abdominais, pélvicos, pleurais e dentários podem se associar a GN. A infecção geralmente está presente há vários meses antes do diagnóstico. O espectro da doença renal pode variar desde a anormalidades urinárias discretas até GN rapidamente progressiva, mas a apresentação mais frequente é a síndrome nefrótica. Ao contrário de outras GN associadas à infecção, os níveis séricos dos componentes do sistema complemento são, muitas vezes, normais. A histologia renal revela GNMP, GN proliferativa difusa ou GN proliferativa mesangial. Crescentes podem estar presentes. O tratamento com antibióticos, desde que iniciado precocemente, pode resultar em recuperação da função renal.

A sífilis congênita e secundária (ou latente precoce) pode estar associada a GN. Na sífilis congênita, a apresentação típica é anasarca, 4 a 12 semanas após o nascimento. A síndrome nefrótica pode ser a principal manifestação clínica (em oposição à tríade mais clássica de rinite, osteocondrite e erupção cutânea). Na sífilis adquirida, o envolvimento renal ocorre raramente. Nos adultos, apresenta-se como síndrome nefrótica ou, ocasionalmente, síndrome nefrítica aguda. Os resultados dos testes sorológicos para sífilis são positivos (não treponêmicos: teste de reagina plasmática rápido, Venereal Disease Research Laboratory [VDRL] e treponêmicos: Fluorescent Treponemal Antibody Absorption [FTA-abs]). GM é a patologia renal mais comum, mas também foram observadas GN proliferativa difusa com ou sem crescentes, GNMP e GN proliferativa mesangial. Antígenos treponêmicos foram identificados nos depósitos imunes. A GN sifilítica responde ao tratamento com antibióticos, embora a remissão completa possa tardar entre 4 e 18 meses.

A febre tifoide aguda por *Salmonella typhi* é caracterizada por febre, esplenomegalia e sintomas gastrointestinais. Em casos graves, os pacientes podem desenvolver choque circulatório e insuficiência renal aguda secundária a coagulação intravascular disseminada ou SHU, mas estas complicações são raras. A GN proliferativa mesangial ocorre ocasionalmente, mas hematúria microscópica e proteinúria discreta podem estar presentes em 25% dos pacientes.[29] A GN também pode ocorrer em pacientes com esquistossomose e infecção do trato urinário por *Salmonella* coexistente (Cap. 56).

A hanseníase (infecção por *Mycobacterium leprae*) está associada a proteinúria e disfunção renal em 3% a 5% dos pacientes.[30] Em estudos de autópsia, anormalidades renais incluem GN (5% a 14% dos pacientes, normalmente GNMP ou GN proliferativa difusa com depósitos de IgG, C3, IgM, IgA e fibrina), nefrite intersticial (4% a 54%) ou amiloidose (4% a 31%).[31] Permanece controverso se a GN é mais comum na hanseníase virchowiana ou na hanseníase tuberculoide. A síndrome nefrótica é a apresentação clínica habitual. A resposta da glomerulopatias ao tratamento da hanseníade é variável. A poliquimioterapia pode ser associada a insuficiência hepática e DRC em mais de 20% dos pacientes.[32]

A pneumonia pneumocócica raramente pode se associar a micro-hematúria e proteinúria, especialmente se o tratamento for postergado. Foram descritas GN proliferativa difusa e GNMP, e o antígeno pneumocócico foi encontrado nos depósitos imunes. Raramente, a pneumonia pneumocócica também pode associar a SHU secundária à exposição dos antígenos de Thomsen-Friedenreich presentes nas células glomerulares pela neuraminidase pneumocócica. Isto permite que os anticorpos pré-formados se liguem aos antígenos e desencadeiem a resposta imunológica.

A gastroenterite causada por *Campylobacter jejuni* pode se associar a GN proliferativa difusa ou mesangioproliferativa. A GN também pode ocorrer secundariamente a outras infecções bacterianas, incluindo aquelas causadas por *E. coli*, *Yersinia*, meningococos e *Mycoplasma pneumoniae*.

INFECÇÕES VIRAIS

As infecções virais podem causar GN aguda (vírus da hepatite A [VHA], parvovírus B19, sarampo, EBV), GN crônica (VHB, vírus da hepatite C [VHC], HIV, parvovírus B19) e nefrite intersticial (hantavírus, vírus da gripe, dengue, vírus BK, coronavírus, citomegalovírus [CMV], VHA). As infecções mais comuns são aquelas associadas a VHB, VHC e HIV. Mecanismos patogênicos envolvidos incluem a deposição ou formação *in situ* de imunocomplexos exógenos (virais); formação de autoanticorpos dirigidos contra antígenos endógenos modificados por lesão viral; liberação de citocinas pró-inflamatórias, quimiocinas, moléculas de adesão e fatores de crescimento induzidos por vírus; e efeitos citopáticos diretos de proteínas virais.[33]

Doença Renal Associada ao Vírus da Hepatite A
Insuficiência renal aguda (IRA) pode se desenvolver em 6% a 8% dos pacientes com infecção por hepatite A, e a maioria deles apresenta recuperação completa do quadro.[34] Menos frequentemente, podem ser descritas nefrite intersticial ou GN proliferativa difusa por imunocomplexos, com depósitos de imunoglobulinas e C3. Os pacientes com esta última condição podem se apresentar com síndrome nefrítica ou síndrome nefrótica. A recuperação da GN geralmente coincide com a melhora da hepatite.

Doença Renal Associada ao Vírus da Hepatite B
O vírus da hepatite B é um vírus DNA da família Hepadnaviridae, que tem o ser humano como seu único hospedeiro natural conhecido. Estima-se que, no mundo, existam 350 milhões de pessoas com infecção crônica pelo VHB, e a maioria desconhece seu diagnóstico.[35] A hepatite se desenvolve como um resultado da reatividade imunológica dirigida contra os hepatócitos infectados.

A infecção aguda pelo VHB pode causar náuseas, vômitos, febre, hepatomegalia e uma síndrome de curta duração semelhante à doença do soro: urticária ou erupção cutânea maculopapular, neuropatia, artralgia ou artrite, hematúria microscópica e proteinúria não nefrótica.[36] A biópsia renal, se for realizada nesta fase, demonstra uma GN proliferativa mesangial. O quadro clínico se resolve espontaneamente com a melhora da hepatite.

A infecção aguda por VHB pode se resolver sem maiores consequências. Entretanto, mais de 90% dos recém-nascidos infectados, de 25% a 50% das crianças entre 1 e 5 anos infectadas e de 6% a 10% das crianças mais velhas e adultos podem desenvolver infecção crônica (definida como persistência de sorologia positiva para HBsAg, mas negativa para os anticorpos IgM contra o antígeno core do VHB [HBc]). A transmissão vertical (materno-infantil ao nascimento) é comum nas áreas endêmicas, como a China e o Sudeste Asiático. A transmissão horizontal ocorre através da contaminação com sangue ou por contato direto com as membranas mucosas. Na Europa e nos Estados Unidos, a prevalência da infecção é menor, e a maioria dos pacientes adquirem a infecção como adolescentes ou adultos por transmissão horizontal, como consequência do abuso de drogas endovenosas, transfusões sanguíneas ou relações sexuais. Os portadores do VHB podem apresentar uma ampla variedade de síndromes renais.[37]

Nefropatia Membranosa Associada ao Vírus da Hepatite B
A nefropatia membranosa pode ocorrer em portadores crônicos do VHB. As crianças acometidas são, predominantemente, do gênero masculino, e muitas vezes se apresentam com proteinúria assintomática ou síndrome nefrótica, hematúria microscópica e função renal normal, muitas vezes com mínima evidência de doença hepática. O prognóstico é geralmente bom, e a remissão espontânea é comum, em associação ao aparecimento de anticorpos anti-HBe circulantes. Os adultos também podem desenvolver síndrome nefrótica, mas muitas vezes apresentam disfunção renal e doença hepática clinicamente aparentes, e estão sob maior risco de progressão da insuficiência renal. A redução da concentração sérica de C3 e C4 ocorre em menos de metade dos pacientes. A histologia renal é consistente com GM, mas também podem estar presentes depósitos imunes mesangiais, ao contrário da GM idiopática. Partículas semelhantes a vírus foram identificadas em várias áreas do glomérulo. O HBeAg muitas vezes pode ser demonstrado nos depósitos imunes pela técnica de imuno-histoquímica.[33]

Glomerulonefrite Membranoproliferativa Associada ao Vírus da Hepatite B
A glomerulonefrite membranoproliferativa é a lesão glomerular mais comum entre adultos portadores do VHB. A crioglobulinemia pode estar presente, especialmente se existe coinfecção por VHC. Doença hepática crônica geralmente existe, mas pode ser clinicamente assintomática. É comum a detecção de proteinúria nefrótica ou não nefrótica, muitas vezes associada à hematúria microscópica. A biópsia renal demonstra a GNMP tipo I, e, ocasionalmente, pode-se encontrar o HBsAg nos depósitos imunes.

Glomerulonefrite Proliferativa Mesangial com Depósitos de IgA
Há vários relatos de casos de nefropatia por IgA na infecção pelo VHB. É possível que esses casos sejam consequência da doença hepática crônica com depuração inadequada dos imunocomplexos de IgA circulantes, desencadeando a nefropatia por IgA de origem hepática (Cap. 23).

Tratamento da Glomerulopatia Associada ao Vírus da Hepatite B
O tratamento visa a erradicação do VHB. A utilização de interferon-alfa (5 milhões de unidades por dia, durante 6 meses) ou interferon-alfa peguilado pode resultar em remissão da nefropatia, especialmente nos casos de GM associada ao VHB. A lamivudina (100 mg por via oral, uma vez por dia, durante 52 semanas), também é eficaz no clareamento do VHB e na indução da remissão da GM associada. Recomenda-se redução da dose quando a taxa de filtração glomerular (TFG) é menor que 50 mL/min/1,73 m^2. Entre 30 e 49 mL/min/1,73 m^2, recomenda-se dose inicial de 100 mg, seguida por 50 mg por via oral diariamente; entre 15 e 29 mL/min/1,73 m^2, recomenda-se

a mesma dose inicial, com doses subsequentes de 25 mg por dia. Em pacientes com doença renal em estádio terminal, a dose inicial é de 35 mg, seguida por 10 mg por dia.[38] Entecavir e adefovir-dipivoxil constituem alternativas terapêuticas, mas a nefrotoxicidade por adefovir pode ser um impedimento, embora o risco seja baixo com o emprego de doses padrão entre pacientes com função renal normal.[38] Estudos recentes alertam para a recorrência de replicação viral após a administração prolongada de lamivudina, secundária a mutações nos códons que codificam o domínio tirosinametionina-aspartato-aspartato (YMDD) da polimerase do VHB. Isto pode levar ao agravamento da doença renal em pacientes com GM associada à infecção por VHB. Outra complicação potencial da terapia é o desenvolvimento de nefropatia membranosa após terapia prolongada com interferon-α2a peguilado.

Existem argumentos contra a utilização de agentes imunossupressores e corticosteroides, porque são ineficazes e podem atrasar ou impedir a seroconversão e acelerar a progressão da doença hepática. No entanto, uma recente metanálise, incluindo 12 ensaios clínicos e 317 pacientes demonstrou que a terapia antiviral e a imunossupressora combinadas podem melhorar a proteinúria em pacientes com GN-VHB sem alterar a replicação do VHB ou prejudicar as funções hepática e renal.[39]

A opinião prevalente indica que o tratamento não é necessário para crianças com GM associada ao VHB, porque ocorre remissão espontânea na maiora dos casos. Entretanto, tem-se obtido o desaparecimento do DNA-VHB e do HBeAg em cerca de metade das crianças em estudos controlados, com uma maior incidência de resolução da proteinúria no grupo tratado. Uma vez que a GM associada a VHB raramente progride para insuficiência renal em estágio terminal em crianças, é razoável indicar o tratamento quando existir proteinúria importante ou se houver progressão da doença renal.

Poliarterite Nodosa

A vasculite relacionada ao vírus da hepatite B (poliarterite nodosa [PAN] secundária ao VHB) tornou-se progressivamente mais rara, e atualmente é observada principalmente em homens adultos que adquirem a infecção através do uso de drogas injetáveis ou transfusão sanguínea. Ocorre geralmente menos de 12 meses após um episódio de hepatite leve. Quase nunca é observada em crianças, e é rara em áreas do mundo onde a infecção pelo VHB é adquirida ao nascimento ou na infância, como na Ásia.

O paciente típico com PAN secundária ao VHB apresenta manifestações da doença do soro anteriormente e durante um surto leve ou assintomático da hepatite, ao contrário da doença do soro associada ao VHB, que se resolve espontaneamente com o desaparecimento do HBsAg. Nesses pacientes, a doença progride e ocorre o envolvimento de vários órgãos. A vasculite acomete tipicamente artérias médias e pode cursar com uma grande variedade de apresentações, incluindo isquemia do miocárdio, angina mesentérica, isquemia cerebral e mononeurite múltipla. A vasculite renal manifesta-se com proteinúria nefrótica ou não nefrótica, hematúria microscópica e hipertensão dependente de renina. As manifestações clínicas são semelhantes às observadas na PAN não infecciosa, mas os pacientes com PAN secundária ao VHB com mais frequência apresentam neuropatia periférica, dor abdominal, cardiomiopatia, orquite, hipertensão e envolvimento vascular renal, enquanto as manifestações pulmonares e cutâneas são mais raras.[40] A GN rapidamente progressiva, como observada na poliangeíte microscópica, é infrequente nos casos de PAN secundária ao VHB.[40]

A patogênese da PAN secundária ao VHB parece ser um resultado da deposição de imunocomplexos HBsAg/anti-HBs na parede arterial, provocando uma reação inflamatória com subsequente ativação do sistema complemento. Os vasos apresentam depósitos com predominância de IgM e HBsAg, sugerindo que a lesão seja mediada por complexos HBsAg-IgM. Testes sorológicos demonstram anticorpos HBsAg e anti-HBc. O complemento sérico geralmente é normal, e ANCAs estão ausentes.

O diagnóstico requer a detecção de HBsAg circulante em asssociação a evidências histológicas ou angiográficas de vasculite. Estudos de biópsia renal demonstram lesões vasculares tipicamente panmurais e em diferentes estágios de acometimento. Graus variáveis de necrose fibrinoide, deposição de fibrina e infiltração leucocitária estão presentes. Depósitos de HBsAg, IgM, e, ocasionalmente, IgG são encontrados nas paredes dos vasos. Estudos angiográficos demonstram estenoses segmentares e aneurismas saculares ou fusiformes nas artérias celíacas ou renais, e têm valor preditivo mais elevado que o exame anatomopatológico.

A biópsia hepática demonstra hepatite crônica ativa ou persistente ou, mais raramente, hepatite aguda. A biópsia renal, além das lesões arteriolares, pode demonstrar glomérulos relativamente preservados, com graus variáveis de colapso dos capilares, provavelmente resultante das agressões isquêmicas. Ao contrário da poliangeíte microscópica idiopática, as lesões necrosantes com formação de crescentes são raras. Também foi descrita a ocorrência de GN proliferativa mesangial, GN proliferativa difusa, GNMP e GM.

O tratamento consiste em um curso curto de corticoterapia (prednisona 1 mg/kg/dia por 2 semanas) e plasmaférese (9-12 sessões durante 3 semanas), seguido por terapia com lamivudina ou interferon-alfa.

Doença Renal Associada ao Vírus da Hepatite C

O vírus da hepatite C, um vírus RNA da família Flaviviridae, é uma causa comum de hepatite crônica, cirrose e hepatocarcinoma. Estima-se que, no mundo, 170 milhões de pessoas estejam cronicamente infectadas pelo VHC; existem nove genótipos geneticamente distintos, dos quais o mais comum é o genótipo 1. A hepatite C crônica também pode se associar ao desenvolvimento de vários tipos de glomerulopatia. A mais comum é a GNMP com ou sem crioglobulinemia, e esta condição é discutida no Capítulo 21. VHC pode também ser associado à GM, especialmente em receptores de transplante renal.

As alterações clínicas e histológicas são semelhantes às observadas na GM idiopática, exceto pela detecção de RNA-VHC e de anticorpos anti-VHC circulantes. Existem relatos de associações da infecção por VHC com GN fibrilar, glomeruloesclerose focal (especialmente em afro-americanos) e microangiopatia trombótica com presença de anticorpos anticardiolipina (especialmente após o transplante renal). A patogênese destas lesões envolve a deposição de imunocomplexos nos glomérulos. Recentemente, foi proposta a participação dos receptores *Toll-like* 3, sugerindo uma ligação entre a infecção viral e a GN.[41] As terapias antiviral e imunossupressora (ciclofosfamida ou rituximab com corticosteroides) combinadas parecem ser tratamento de escolha para os pacientes com doença renal grave, ou seja, síndrome nefrótica com ou sem disfunção renal progressiva ou doença refratária a terapia anti-VHC isolada.[42] A infecção pelo VHC parece ser fator de risco para perda do enxerto renal, sendo recomendada a instituição de terapia com interferon antes do transplante.[43]

Doença Renal Associada ao Vírus da Imunodeficiência Adquirida

A infecção pelo vírus da imunodeficiência humana pode ser associada a uma miríade de complicações renais. Uma das mais comuns é a nefropatia associada ao HIV. Uma discussão sobre nefropatia associada ao HIV e outras doenças renais associadas ao HIV é fornecida no Capítulo 58.

Doença Renal Associada a Outros Vírus

A nefropatia por poliomavírus, causadas pelo vírus BK, é uma complicação cada vez mais reconhecida no transplante renal, e pode ser uma causa de disfunção do enxerto. É descrita em maiores detalhes no Capítulo 105.

A infecção por citomegalovírus pode ocorrer entre pacientes transplantados renais. Esse vírus pode infectar as células tubulares e os macrófagos intersticiais, resultando na formação de inclusões intracitoplasmáticas características em "olhos de coruja". Apesar de existirem algumas evidências de que tal infecção possa ser causa de disfunção tubular, não há demonstração de que resulte em lesão glomerular. Entretanto, existem raros relatos de casos de pacientes não transplantados com infecção por CMV e desenvolvimento de GN proliferativa difusa, com depósitos imunes contendo antígenos desse vírus. Além disso, outra rara descrição de caso relacionou a infecção por CMV à ocorrência de glomerulopatia colapsante e insuficiência renal em estádio terminal em pacientes não infectados por HIV.

O parvovírus B19 é um vírus DNA de cadeia simples com tropismo importante para as células precursoras eritroides. Em condições de maior destruição ou menor produção de hemácias, como no transplante renal e na anemia falciforme, a infecção por parvovírus pode causar anemia aplástica. Em pacientes com doença falciforme, crises aplásticas induzidas por parvovírus são ocasionalmente seguidas por síndrome nefrítica ou nefrótica. Aparentemente, resultam da deposição de complexos imunes. GN proliferativa difusa, GNMP e glomerulosclerose segmentar e focal colapsante (semelhante à relacionada ao uso de heroína e ao HIV) já foram descritas em associação à infecção pelo parvovírus B19. Alguns estudos detectaram DNA viral em amostras de biópsia renal, mas outras análises não foram capazes de reproduzir estes achados. Existe deposição granular de C3 e IgG nas paredes capilares e depósitos subendoteliais. Também parece haver uma relação entre a infecção renal pelo parvovírus e a nefropatia crônica do enxerto.[44]

Muitas outras infecções virais, incluindo varicela, caxumba, adenovirose, virose por coxsackie e gripe podem ser associadas a hematúria microscópica transitória, proteinúria não nefrótica e GN proliferativa mesangial ou difusa. Antígenos virais podem ser identificados no mesângio. O sarampo também pode causar uma GN proliferativa

difusa, tipicamente é conhecido por induzir remissão em pacientes com síndrome nefrótica e doença por lesões mínimas.

A febre hemorrágica do dengue, atualmente a infecção viral urbana transmitida por mosquitos mais prevalente em todo o mundo, pode ser causada por quatro serotipos de vírus da família Flaviviridae. As manifestações clínicas, que refletem o aumento da permeabilidade vascular, incluem febre, cefaleia, dor muscular generalizada, sintomas gastrointestinais, e, em casos graves, manifestações de sangramento e choque circulatório. A complicação renal mais comum é a insuficiência renal aguda. Foram descritos alguns casos de GN endocapilar aguda com depósitos de IgG, IgM e C3, apresentando-se com hematúria, proteinúria e insuficiência renal.

Discretas anormalidades urinárias também podem ser observadas na infecção aguda por EBV, com micro-hematúria e proteinúria em 10% a 15% dos casos. A nefrite intersticial aguda é a complicação renal mais comum dessa infecção viral, mas também podem ocorrer GN proliferativa difusa e GNMP. A replicação viral foi identificada nos macrófagos infiltrantes e células tubulares proximais renais, que sabidamente expressam o receptor CD21 para o EBV.[33]

INFECÇÕES PARASITÁRIAS

O envolvimento renal é bastante comum em diferentes doenças parasitárias. Com a exceção da esquistossomose, malária, filariose e leishmaniose, este envolvimento é leve, transitório e muitas vezes mascarado pelas manifestações da doença primária (Tabela 57-2).

Malária

A malária é causada por um protozoário do gênero *Plasmodium* e adquirida através da picada de mosquitos *Anopheles* infectados.

Lesões Renais nas Infecções Parasitárias

	Lesão Glomerular	Lesão Tubulointersticial	Amiloidose	Infestação Tecidual Local	Lesão Renal Aguda	Doença Pós-transplante
Esquistossomose						
S. hematobium*	GNPMes	+++	++	Granulomas		+
S. mansoni*	GNPMes, GNPD, GNMP, GESF	+	++	Granulomas		+
S. japonicum	GNPMes	+				
S. mekongi		+++				
Malária						
P. malarie*	GNMP					
P. falciparum*	GNPD, GNMP	+			++	+
Filariose						
Oncocercose*	DLM, GNPMes, GNMP					+
Loíase	GM, GNPMes					
Bancroftíase	GNPMes, GNMP, GNPD			Quilúria		
Dirofilariose	GNMP (cães), GM (cães, gatos)					
Brugia malayi	GNPMes, GNMP, GNPD					
Calazar*	GNMP (humanos), GNMP (cães)	++	++	Intersticial	+	+
Triquinose	GNPMes					
Estrongiloidíase	GNPMes					
Equinococose	GNMP			Cistos hidáticos		
Opistorquíase*	GNPMes	++	+		++	
Doença de Chagas*	GNPMes (ratos)					
Babesiose	GNPMes				++	+
Tripanosomíase africana	GNPMes (macacos, ratos)					
Toxoplasmose*	GNPMes	+				

Tabela 57-2 Lesões renais nas infecções parasitárias. Todas as condições são documentadas em humanos, a menos que especificamente mencionado. *GNPD*, glomerulonefrite proliferativa difusa; *GESF*, glomeruloesclerose segmentar e focal, *DLM*, doença por lesões mínimas; *GNMP*, glomerulonefrite membranoproliferativa; *GNPMes*, glomerulonefrite proliferativa mesangial; *GM*, glomerulopatia membranosa. *Antígenos parasitários ou anticorpos específicos detectados nos glomérulos.

Distribuição Geográfica da Doença Glomerular Associada à Malária

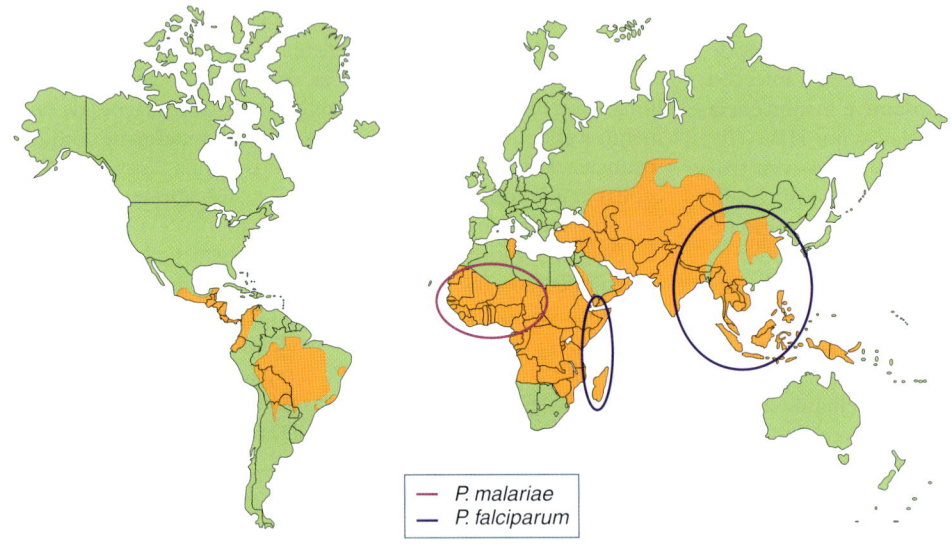

Figura 57-3 Distribuição geográfica da doença glomerular associada à malária. Embora a malária seja endêmica em várias regiões do mundo (*sombreado em laranja*), as áreas com maiores frequências de doença glomerular (áreas circuladas) e suas respectivas espécies associadas são indicadas.

— P. malariae
— P. falciparum

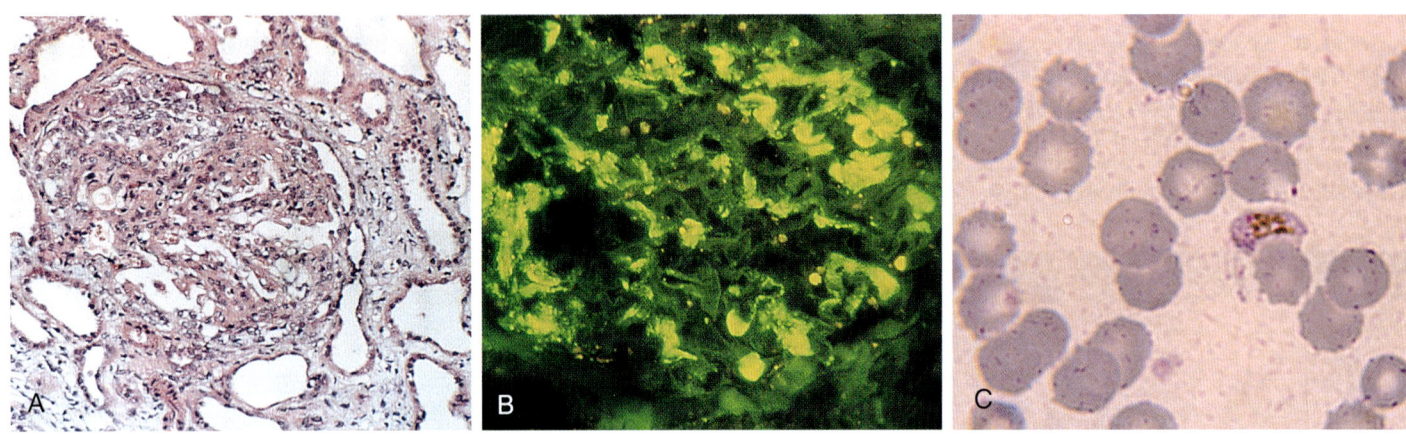

Figura 57-4 Glomerulonefrite (GN) associada à malária por *Plasmodium falciparum*. A, Microscopia óptica mostra GN proliferative mesangial. **B**, Imunofluorescência pode revelar antígenos de *P. falciparum* com um padrão mesangial. C, Esfregaço de sangue periférico confirma a infecção aguda por *P. falciparum*, com gametócitos em forma de banana e múltiplos anéis no interior dos eritrócitos. (**A** *reimpresso com permissão da referência 50;* **B** *e* **C** *cortesia de V. Boonpucknavig.*)

Constitui um problema de saúde mundial, com 300 a 500 milhões de casos e 1,5 a 2,7 milhões de óbitos a cada ano (Fig. 57-3). Cerca de 90% dos casos ocorrem na África, Índia, Sudeste da Ásia e América Latina. A malária também pode ser adquirida por transfusões sanguíneas (a prevalência entre doadores de sangue em um hospital de ensino na Nigéria foi de 32%), por transplante de órgãos de doadores infectados e pela picada de vetores infectados introduzidos nas aeronaves ("malária do aeroporto").[45,46] Quatro principais espécies são responsáveis pela malária. O *Plasmodium falciparum* é geralmente associado a parasitemia maciça, uma vez que é capaz de invadir células vermelhas em qualquer estádio de maturação. Por este motivo, o *P. falciparum* pode se associar a IRA e falência de múltiplos órgãos. Esta condição é discutida com maiores detalhes no Capítulo 70.

A resposta imune à malária é altamente sofisticada, adaptada à multiplicidade dos antígenos parasitários – que variam com as gerações sucessivas do ciclo de vida do microrganismo – e aos antígenos gerados pelas células vermelhas parasitadas. Os antígenos do plasmódio ativam o sistema imunológico por interação inicial com os monócitos e por ativação direta da via alternativa do complemento. A ativação dos monócitos resulta em estimulação dos linfócitos T *helper* tipo 1 (Th 1)

e, subsequentemente, dos linfócitos tipo 2 (Th 2). Tais linfócitos ativados iniciam a secreção das respectivas quimiocinas e citocinas. Os glóbulos vermelhos infectados são pelo menos parcialmente responsáveis pela conversão da resposta imune para o perfil Th 2, através da expressão preferencial de certos antígenos de superfície.[46,47]

A GN aguda associada à malária pode ocorrer secundariamente à infecção por *P. falciparum* ou *Plasmodium vivax*.[48] Anormalidades urinárias discretas como proteinúria transitória e micro-hematúria são encontradas em 25% a 50% dos pacientes; a ocorrência de síndrome nefrítica franca com hipertensão, edema e insuficiência renal é incomum. As frações do complemento sérico C3 e C4 podem estar consumidas nestes casos. A biópsia renal tipicamente demonstra proliferação endocapilar com expansão mesangial e infiltração de macrófagos pigmentados e glóbulos vermelhos parasitados. Pode haver necrose focal dos túbulos e formação de trombos fibrino plaquetários. A imunofluorescência demonstra a deposição granular de IgM, C3, antígenos da malária e, ocasionalmente, IgG.[46] À microscopia eletrônica, se observam depósitos de complexos imunes densos, contendo antígenos do plasmódio (Fig. 57-4).

Uma outra espécie, o *Plasmodium malariae*, infecta apenas eritrócitos senescentes e, por conseguinte, está associada a uma forma

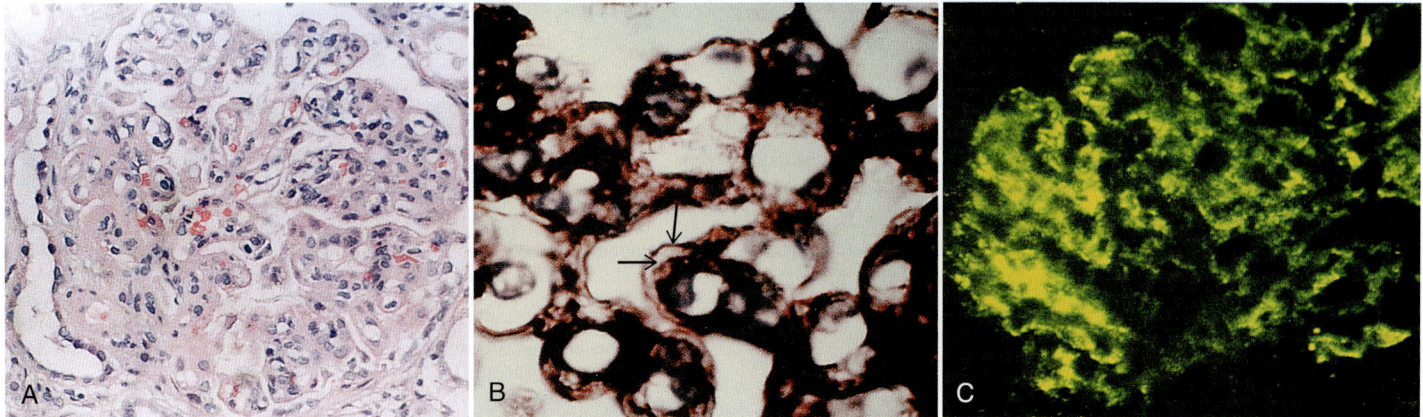

Figura 57-5 Nefropatia por malária quartã. A, Microscopia óptica demonstra glomerulonefrite membranoproliferativa esclerosante. **B**, Coloração pela prata demonstra o duplo contorno da membrane basal (*setas*). **C**, Antígenos dos plasmódios estão presentes à imunofluorescência. *(Da referência 50.)*

menos grave de malária (malária quartã). Estudos epidemiológicos sugerem que a malária quartã crônica pode se associar a uma síndrome nefrótica resistente a corticoterapia, historicamente denominada nefrite tropical[49] e, mais recentemente, síndrome nefrótica tropical. A doença geralmente acomete crianças, geralmente entre 4 e 8 anos de idade, e só raramente adultos. Ela provoca proteinúria maciça e síndrome nefrótica grave, hipertensão de início tardio e insuficiência renal progressiva. Apesar da hipoproteinemia grave, o colesterol sérico geralmente encontra-se em níveis normais, presumivelmente devido à deficiência nutricional associada. A biópsia renal demonstra os hiatos intramembranosos (pela reabsorção de complexos imunes). A imunofluorescência demonstra depósitos grosseiramente granulares de IgG, IgM e C3, e a microscopia eletrônica exibe deposição subendotelial de material eletrondenso (Fig. 57-5).[50] Como mencionado anteriormente, a doença é resistente à corticoterapia e progride para a fase final da doença renal crônica em poucos anos, mesmo com o sucesso terapêutico da infecção pela malária. Parece existir envolvimento de mecanismos autoimunes na progressão da nefropatia.

A identificação da nefropatia por malária quartã como uma doença específica é amplamente baseada em evidências experimentais e epidemiológicas.[45] É muito impressionante se observar o declínio da incidência de síndrome nefrótica esteroide-resistente na Nigéria após a adoção de medidas efetivas de controle da malária. Entretanto, a melhoria simultânea dos cuidados de saúde em geral pode ter resultado em efeito semelhante.

A falta de provas robustas continua a desafiar a relação causal entre malária e DRC presumida.[51] O argumento contrário mais significativo é a inconsistência dos perfis de imuno-histoquímica em diferentes regiões geográficas. Mesmo em nível epidemiológico, não se sabe por que a nefropatia da malária quartã se limita à Nigéria entre os países do oeste africano e à Uganda na África oriental, apesar da endemicidade semelhante da mesma espécie de malária nos países vizinhos. Aventa-se a possibilidade de que a coinfecção por outros parasitas (p. ex,, esquistossomíase) por vírus (p. ex., EBV) possa estar envolvida na patogênese da lesão renal, existindo assim uma influência potencial na variação geográfica. As mutações nos genes da *APOL1* recentemente descobertas em afro-americanos podem vir a ser um fator de risco neste contexto, mas esta hipótese permanece sob investigação.

Filariose

As filárias são nemátodos que infectam os seres humanos e várias outras espécies de animais. De centenas de filárias parasitas conhecidas, oito espécies acometem os seres humanos. Apenas três delas,

Wuchereria bancrofti, Onchocerca volvulus, e *Loa loa* estão associadas à doença renal. Como todas as espécies de filária, são transmitidas por vetores artrópodes, ou seja, moscas pretas e mosquitos.

A *W. bancrofti* acomete mais de 90 milhões de pessoas no mundo, principalmente na África Subsaariana, Sudeste Asiático, Índia e ilhas do Pacífico. Ela é responsável por várias síndromes clínicas. As mais conhecidas incluem pneumonia eosinofílica tropical, elefantíase e quilúria. Esta última foi tipicamente responsabilizada pela ocorrência de proteinúria, hipoproteinemia e até mesmo hematúria em pacientes infectados. Somente na década de 1970, as alterações urinárias em uma pequena proporção de pacientes foram atribuídas a doenças do parênquima renal. A GN proliferativa mesangial constituiu a lesão predominante. Alguns anos mais tarde, depósitos de imunocomplexos contendo antígenos do parasita foram demonstrados nos glomérulos.[52] Ocasionalmente, foi descrita uma GN proliferativa e exsudativa aguda, com predominância eosinofílica, em associação à infecção por *W. bancrofti.*[53]

A bancroftíase frequentemente coexiste com infecções bacterianas, geralmente por estafilococos e algumas cepas de estreptococos. O impacto dessas coinfecções na patogênese da GN por filária não é bem estabelecido. Muito menos conhecido é o papel patogênico das bactérias semelhantes às riquétsias, *Wolbachia*, recentemente descobertas no interior dos nematoides filarioides, e responsabilizadas pela ativação da resposta imune inata.[54]

O. volvulus é um nematoide menos difundido, mas ainda assim acomete 21 milhões de pessoas na África Ocidental, em particular em Camarões, Burkina Faso e Gana, bem como na América do Sul, e em algumas regiões do Sul da Arábia Saudita e Iêmen. Os vermes adultos se instalam nos tecidos subcutâneos, provocando uma ampla variedade de manifestações cutâneas incluindo, dermatite papular e liquenificada, hiperpigmentação, despigmentação e atrofia. Também parasita os linfonodos inguinais, provocando obstrução dos vasos linfáticos escrotais e produzindo uma deformação característica. A oncocercose está associada a várias manifestações imunomediadas, como queratite, uveíte anterior e atrofia óptica. Estas lesões podem provocar cegueira em grandes populações que vivem em torno dos rios onde vivem os mosquitos vetores, daí o termo "cegueira dos rios".

Em um grande estudo envolvendo 1.011 indivíduos infectados em Camarões, a proteinúria foi mais de cinco vezes mais frequente que nos pacientes controle.[55] A síndrome nefrótica resistente à corticoterapia com insuficiência renal progressiva foi a apresentação clínica habitual nesta e em outras séries. Lesões mínimas, GNMP e lesões esclerosantes crônicas foram as alterações mais encontradas nas biópsias renais. Encontram-se imunocomplexos subendoteliais e mesangiais contendo IgM, IgG e C3. Antígenos oncocercóticos foram detectados por imunofluorescência e depósitos mesangiais eletrondensos foram identificados por microscopia eletrônica. A GN oncocercótica pode recorrer em rins transplantados.[45]

L. loa é a menos prevalente entre as filárias nefritogênicas, e se localiza na América Central, onde cerca de 3 milhões de pessoas estão infectadas. Como a *Onchocerca*, *L. loa* se aloja nos tecidos subcutâneos; a infecção pode resultar em edemas não eritematosos transitórios das extremidades, particularmente nas proximidades das articulações ("edemas de Calabar"). Podem se associar a dor localizada, prurido e urticária. Pode ser observada a migração de vermes adultos sob a conjuntiva. A nefropatia associada a esta infecção inclui a nefropatia membranosa e, menos comumente GNMP e GESF.[56]

Leishmaniose

As leishmanias são protozoários intracelulares obrigatórios que infectam 12 milhões de seres humanos e muitos animais. Estes últimos servem como hospedeiros, ajustados de acordo com a localização geográfica: cães no Mediterrâneo e China, roedores na África, e raposas no Brasil e na Ásia Central. Os seres humanos podem servir como reservatório para a transmissão, em particular na Índia. A infecção é transmitida por fêmeas de flebotomíneos (*Phlebotomus*). Das 30 espécies conhecidas de Leishmania, 21 são patogênicas para os seres humanos. As mais conhecidas são *Leishmania donovani*, *Leishmania infantum*, *Leishmania chagasi*, *Leishmania tropica*, *Leishmania major*, *Leishmania mexicana* e *Leishmania braziliensis*.

O envolvimento renal pode ocorrer somente na leishmaniose visceral (calazar), uma doença sistêmica causada pela *L. donovani* em Bangladesh, China, Índia, Nepal e Sudão; por *L. infantum* no Norte da África e Sul da Europa; e por *L. chagasi* na América Latina. A doença é caracterizada por febre, mal-estar, anorexia, perda de peso e hepatoesplenomegalia maciça. Linfadenopatia generalizada pode ocorrer em algumas localizações geográficas. Embora muitos estudos descrevam diferentes frequências e perfis de DRC na leishmaniose visceral, a incidência global permanece desconhecida. Defeitos de concentração e de acidificação urinária estão presentes em um terço dos pacientes.[57]

As lesões descritas incluem nefrite intersticial crônica, GNMP e amiloidose renal.[58] Esta última foi a mais frequentemente descrita entre pacientes com coinfecção por HIV.[59] A IRA induzida por Leishmania foi relatada principalmente em crianças com leishmaniose visceral,[60] e reativação da leishmaniose é uma complicação potencial em pacientes transplantados.[61]

Referências

1. Nast CC. Infection-related glomerulonephritis: Changing demographics and outcomes. *Adv Chronic Kidney Dis*. 2012;19:68-75.
2. Rodríguez-Iturbe B, Batsford S. Pathogenesis of poststreptococcal glomerulonephritis a century after Clemens von Pirquet. *Kidney Int*. 2007;71:1094-1104.
3. Balter S, Benin A, Pinto SW, et al. Epidemic nephritis in Nova Serrana, Brazil. *Lancet*. 2000;355:1776-1780.
4. Rodríguez-Iturbe B, Musser JM. The current state of poststreptococcal nephritis. *J Am Soc Nephrol*. 2008;19:1855-1864.
5. Marshall CS, Cheng AC, Markey PG, et al. Acute post-streptococcal glomerulonephritis in the Northern Territory of Australia: A review of 16 years data and comparison with the literature. *Am J Trop Med Hyg*. 2011;85:703-710.
6. Oda T, Yamakami K, Omasu F, et al. Glomerular plasmin-like activity in relation to nephritis-associated plasmin receptor in acute poststreptococcal glomerulonephritis. *J Am Soc Nephrol*. 2005;16:247-254.
7. Oda T, Yoshizawa N, Yamakami K, et al. Localization of nephritis-associated plasmin receptor in acute poststreptococcal glomerulonephritis. *Hum Pathol*. 2010;41:1276-1285.
8. Batsford SR, Mezzano S, Mihatsch M, et al. Is the nephritogenic antigen in post-streptococcal glomerulonephritis pyrogenic exotoxin B (SPE B) or GAPDH? *Kidney Int*. 2005;68:1120-1129.
9. Beres SB, Sesso R, Pinto SW, et al. Genome sequence of a Lancefield group C *Streptococcus zooepidemicus* strain causing epidemic nephritis: New information about an old disease. *PLoS ONE*. 2008;3:e3026.
10. Burova L, Pigarevsky P, Seliverstova V, et al. Experimental poststreptococcal glomerulonephritis elicited by IgG Fc-binding M family proteins and blocked by IgG Fc fragment. *APMIS*. 2012;120:221-230.
11. Sorger K, Gessler M, Hübner FK, et al. Follow-up studies of three subtypes of acute postinfectious glomerulonephritis ascertained by renal biopsy. *Clin Nephrol*. 1987;27:111-124.
12. Johnston F, Carapetis J, Patel MS, et al. Evaluating the use of penicillin to control outbreaks of acute poststreptococcal glomerulonephritis. *Pediatr Infect Dis J*. 1999;18:327-332.
13. Vernon KA, Goicoechea de Jorge E, Hall AE, et al. Acute presentation and persistent glomerulonephritis following streptococcal infection in a patient with heterozygous complement factor H-related protein 5 deficiency. *Am J Kidney Dis*. 2012;60:121-125.
14. Sesso R, Pinto SWL. Five-year follow-up of patients with epidemic glomerulonephritis due to *Streptococcus zooepidemicus*. *Nephrol Dial Transplant*. 2005;20:1808-1813.
15. Hoy WE, White AV, Dowling A, et al. Post-streptococcal glomerulonephritis is a strong risk factor for chronic kidney disease in later life. *Kidney Int*. 2012;81:1026-1032.
16. Que YA, Moreillon P. Infective endocarditis. *Nat Rev Cardiol*. 2011;8:322-336.
17. David MZ, Daum RS. Community-associated methicillin-resistant *Staphylococcus aureus*: Epidemiology and clinical consequences of an emerging epidemic. *Clin Microbiol Rev*. 2010;23:616-687.
18. Geissdörfer W, Moos V, Moter A, et al. High frequency of *Tropheryma whipplei* in culture-negative endocarditis. *J Clin Microbiol*. 2012;50:216-222.
19. Majumdar A, Chowdhary S, Ferreira MAAS, et al. Renal pathological findings in infective endocarditis. *Nephrol Dial Transplant*. 2000;15:1782-1787.
20. Fernández Guerrero ML, Álvarez B, Manzarbeitia F, Renedo G. Infective endocarditis at autopsy: A review of pathologic manifestations and clinical correlates. *Medicine (Baltimore)*. 2012;91:152-164.
21. Thuny F, Grisoli D, Collart F, et al. Management of infective endocarditis: Challenges and perspectives. *Lancet*. 2012;379:965-975.
22. Badour LM, Wilson WR, Bayer AS, et al. Infective endocarditis. Diagnosis, antimicrobial therapy and management of complications. *Circulation*. 2005;111:3167-3184.
23. Koyama A, Kobayashi M, Yamaguchi N, et al. Glomerulonephritis associated with MRSA infection: A possible role of bacterial superantigen. *Kidney Int*. 1995;47:207-216.
24. Satoskar AA, Nadasdy G, Plaza JA, et al. *Staphylococcus* infection–associated glomerulonephritis mimicking IgA nephropathy. *Clin J Am Soc Nephrol*. 2006;1:1179-1186.
25. Nasr SH, D'Agati VD. IgA-dominant postinfectious glomerulonephritis: A new twist on an old disease. *Nephron Clin Pract*. 2011;119:c18-c25.
26. Haas M, Racusen LC, Bagnasco SM. IgA-dominant postinfectious glomerulonephritis: A report of 13 cases with common ultrastructural features. *Hum Pathol*. 2008;39:1309-1316.
27. Koyama A, Sharmin S, Sakurai H, et al. *Staphylococcus aureus* cell envelope antigen is a new candidate for the induction of IgA nephropathy. *Kidney Int*. 2004;66:121-132.
28. Korinek AM, Fulla-Oller L, Boch AL, et al. Morbidity of ventricular cerebrospinal fluid shunt surgery in adults: An 8-year study. *Neurosurgery*. 2011;68:985-994.
29. Chugh KS, Sakhuja V. Glomerular disease in the tropics. *Am J Nephrol*. 1990;10:437-450.
30. Daher EF, Silva GB Jr, Cezar LC, et al. Renal dysfunction in leprosy: A historical cohort of 923 patients in Brazil. *Trop Doct*. 2011;41:148-150.
31. Lomonte C, Chiarulli G, Cazzato F, et al. End-stage renal disease in leprosy. *J Nephrol*. 2004;17:302-305.
32. Shen J, Liu M, Zhou M, Li W. Causes of death among active leprosy patients in China. *Int J Dermatol*. 2011;50:57-60.
33. Lai ASH, Lai KN. Viral nephropathy. *Nat Clin Pract Nephrol*. 2006;2:254-262.
34. Choi HK, Song YG, Han SH, et al. Clinical features and outcomes of acute kidney injury among patients with acute hepatitis A. *J Clin Virol*. 2011;52:192-197.
35. Thomas D, Zoulim F. New challenges in viral hepatitis. *Gut*. 2012;61 (suppl 1):i1-i5.
36. Johnson RJ, Couser WG. Hepatitis B infection and renal disease: Clinical, immunopathogenetic, and therapeutic considerations [editorial review]. *Kidney Int*. 1990;37:663-676.
37. Chan TM. Hepatitis B and renal disease. *Curr Hepatol Rep*. 2010;9:99-105.
38. Elewa U, Sandri AM, Kim WR, Fervenza FC. Treatment of hepatitis B virus-associated nephropathy. *Nephron Clin Pract*. 2011;119:c41-c49.

39. Zheng XY, Wei RB, Tang L, et al. Meta-analysis of combined therapy for adult hepatitis B virus–associated glomerulonephritis. *World J Gastroenterol.* 2012; 18:821-832.

40. Pagnoux C, Seror R, Henegar C, et al. Clinical features and outcomes in 348 patients with polyarteritis nodosa: A systematic retrospective study of patients diagnosed between 1963 and 2005 and entered into the French Vasculitis Study Group Database. *Arthritis Rheum.* 2010;62:616-626.

41. Merkle M, Ribeiro A, Wörnle M. TLR3-dependent regulation of cytokines in human mesangial cells: A novel role for IP-10 and TNF-alpha in hepatitis C–associated glomerulonephritis. *Am J Physiol Renal Physiol.* 2011;301: F57-F69.

42. Morales JM, Kamar N, Rostaing L. Hepatitis C and renal disease: Epidemiology, diagnosis, pathogenesis and therapy. *Contrib Nephrol.* 2012;176: 10-23.

43. Morales JM, Marcén R, Andres A, et al. Renal transplantation in patients with hepatitis C virus antibody. A long national experience. *NDT Plus.* 2010; 3(suppl 2):ii41-ii46.

44. Waldman M, Kopp JB. Parvovirus B19 and the kidney. *Clin J Am Soc Nephrol.* 2007;2:S47-S56.

45. Barsoum RS. Parasitic infections in transplant recipients. *Nat Clin Pract Nephrol.* 2006;2:490-503.

46. Barsoum RS. Malarial acute renal failure. *J Am Soc Nephrol.* 2000;11:2147-2154.

47. Autino B, Corbett Y, Castelli F, Taramelli D. Pathogenesis of malaria in tissues and blood. *Mediterr J Hematol Infect Dis.* 2012;4:e2012061.

48. Anstey NM, Douglas NM, Poespoprodjo JR, Price RN. *Plasmodium vivax:* Clinical spectrum, risk factors and pathogenesis. *Adv Parasitol.* 2012;80: 151-201.

49. Atkinson LE. Bright's disease of malarial origin. *Am J Med Sci.* 1884;88: 149-153.

50. Barsoum RS. Malarial nephropathies. *Nephrol Dial Transplant.* 1998;13:1588-1597.

51. Ehrich JH, Eke FU. Malaria-induced renal damage: Facts and myths. *Pediatr Nephrol.* 2007;22:626-637.

52. Ngu JL, Chatelanat F, Leke R, et al. Nephropathy in Cameroon: Evidence for filarial derived immune-complex pathogenesis in some cases. *Clin Nephrol.* 1985;24:128-134.

53. Chugh KS, Singhal PC, Tewari SC, et al. Acute glomerulonephritis associated with filariasis. *Am J Trop Med Hyg.* 1978;27:630-631.

54. Hise AG, Daehnel K, Gillette-Ferguson I, et al. Innate immune responses to endosymbiotic *Wolbachia* bacteria in *Brugia malayi* and *Onchocerca volvulus* are dependent on TLR2, TLR6, MyD88, and Mal, but not TLR4, TRIF, or TRAM. *J Immunol.* 2007;178:1068-1076.

55. Ngu JL, Chatelanat F, Leke R, et al. Nephropathy in Cameroon: Evidence for filarial derived immune-complex pathogenesis in some cases. *Clin Nephrol.* 1985;24:128-134.

56. Pillay VK, Kirch E, Kartzman NA. Glomerulopathy associated with filarial loiasis. *JAMA.* 1973;225:179-182.

57. Oliveira RA, Diniz LF, Teotônio LO, et al. Renal tubular dysfunction in patients with American cutaneous leishmaniasis. *Kidney Int.* 2011;80:1099-1106.

58. Clementi A, Battaglia G, Floris M, et al. Renal involvement in leishmaniasis: A review of the literature. *Clin Kidney J.* 2011;4:147-152.

59. de Vallière S, Mary C, Joneberg JE, et al. AA-amyloidosis caused by visceral leishmaniasis in a human immunodeficiency virus–infected patient. *Am J Trop Med Hyg.* 2009;81:209-212.

60. Libório AB, Rocha NA, Oliveira MJ, et al. Acute kidney injury in children with visceral leishmaniasis. *Pediatr Infect Dis J.* 2012;31:451-454.

61. Postorino MC, Bellantoni M, Catalano C, et al. Visceral leishmaniasis reactivation in transplant patients: A minireview with report of a new case. *J Nephrol.* 2011;24:530-535.

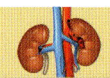

Infecção pelo Vírus da Imunodeficiência Humana e os Rins

Jeffrey B. Kopp e Saraladevi Naicker

A infecção pelo vírus da imunodeficiência humana (HIV) é a doença infecciosa que define a nossa era. De acordo com o relatório da UNAIDS, em 2012, existiam cerca de 35,3 milhões de pessoas convivendo com a infecção pelo HIV, e haviam ocorrido 2,3 milhões de novos casos de infecção[1]; houve 16 milhões de mortes desde o começo da epidemia. No que diz respeito a questões nefrológicas, a infecção pelo HIV-1 está associada a doença glomerular e tubulointersticial, e os pacientes com infecção pelo HIV também estão sob risco de nefrotoxicidade pela terapia antirretroviral (TARV), bem como por outros medicamentos. As coinfecções por outros agentes patogênicos, em particular o vírus da hepatite B (VHB) e vírus da hepatite C (VHC), podem complicar o quadro clínico. A injúria renal aguda (IRA) e a nefrite intersticial, resultantes de eventos adversos das medicações e de infecções oportunistas, também não são incomuns. Como os pacientes com infecção por HIV vivem mais tempo com o advento da TARV, estes agora experimentam a complexa interação entre os efeitos da própria infecção pelo HIV, a TARV e as doenças mundiais do desenvolvimento, incluindo a aterosclerose, a síndrome metabólica, o diabetes tipo 2 e a doença renal em estádio terminal (DRET). Os pacientes com infecção por HIV e doença renal crônica (DRC) ou DRET, bem como aqueles submetidos à terapia dialítica crônica ou ao transplante renal, agora enfrentam questões e preocupações particulares.

Além do HIV-1, o vírus HIV-2 também pode causar imunodeficiência, mas raramente provoca doença renal. Neste capítulo, o termo "HIV" é utilizado para se referir especificamente ao vírus HIV-1.

DOENÇA RENAL ASSOCIADA AO VÍRUS DA IMUNODEFICIÊNCIA HUMANA

A avaliação da IRA ou da DRC em um paciente com infecção pelo HIV se assemelha à de outros cenários: requer obtenção da história médica, centrada especialmente no uso de medicamentos e outras infecções, exame físico, exame do sedimento urinário, bioquímica sérica e urinária e, em muitos casos, estudos de imagem renal. A bioquímica urinária pode incluir a mensuração de proteína e albumina em amostra de urina isolada ou em urina de 24 horas (por suspeita de doença glomerular) e glicose, fosfato e ácido úrico (por suspeita de doença tubular proximal). As indicações de biópsia renal incluem IRA sem causa aparente, especialmente na presença de um sedimento urinário "nefrítico", proteinúria nefrótica, evidência clínica de microangiopatia trombótica (MAT) e DRC inexplicável. No passado, alguns médicos argumentavam que a presença de proteinúria nefrótica em um indivíduo de descendência africana era muito provavelmente secundária à glomerulopatia colapsante (GC) relacionada ao HIV e que, por isso, a realização da biópsia renal não era necessária. Entretanto, o amplo acesso à TARV na era atual torna esta inferência menos robusta, e a biópsia renal está indicada para orientar o prognóstico e a terapia, particularmente quando uma proteinúria substancial está presente.

GLOMERULOPATIAS

Glomerulopatia Colapsante Associada ao Vírus da Imunodeficiência Humana

A infecção por vírus da imunodeficiência humana está associada a várias glomerulopatias (Tabela 58-1). A glomerulopatia clássica da infecção pelo HIV é a GC. As alterações patológicas foram descritas nos relatos iniciais como glomeruloesclerose focal e segmentar (GESF) e, mais recentemente, como nefropatia associada ao HIV (HIVAN), mas o último termo também tem sido utilizado para descrever outros processos patológicos glomerulares associados à infecção pelo HIV.

Etiologia e Patogênese

A GC associada ao vírus da imunodeficiência humana ocorre na infecção aguda e na infecção crônica; nesse último caso, se relaciona a níveis mais elevados de RNA viral e menor contagem de linfócitos T CD4+. Parece que o HIV pode infectar células glomerulares e tubulares, originando um estado de infecção crônica e, possivelmente, latente.[2] Proteínas acessórias específicas do HIV, como Vpr e Nef, também podem danificar as células renais, de forma independente da infecção direta. Em ratos transgênicos, a expressão das proteínas acessórias do HIV-1, Nef ou Vpr, em podócitos se associou à progressão da DRC levando à insuficiência renal terminal, com perda de marcadores de diferenciação podocitária e características morfológicas semelhantes às GC e glomeruloesclerose segmentar humana. Outros experimentos em ratos transgênicos também sugerem que os produtos do gene do HIV-1 são tóxicos para as células epiteliais tubulares, resultando em apoptose e impedindo a proliferação celular.

Fatores do hospedeiro também determinam a suscetibilidade a GC associada ao HIV, especialmente em indivíduos de ascendência africana quando comparados aos de ascendência europeia. Essa predileção de aproximadamente 20 vezes era originalmente relacionada a polimorfismos do gene *MYH9*, que codifica a miosina de cadeia pesada 9, um componente da miosina não muscular IIA. Mais recentemente, a maior parte do risco atribuível à variação genética *MYH9* parece ser, na verdade, relacionada a polimorfismos da região codificadora do gene da *APOL1* (que codifica a apolipoproteína (L1)). Esse gene ocorre em desequilíbrio de ligação com polimorfismos *MYH9*. A apolipoproteína L1 é um constituinte da lipoproteína de alta densidade. As variantes da *APOL1* conferem de 29 para GC, um efeito surpreendentemente alto para uma doença tão complexa.[3] Ainda não se sabe se esses polimorfismos *APOL1* causam DRC, nem quais são os mecanismos moleculares envolvidos. No entanto, homozigose ou heterozigose dupla para dois alelos de risco (G1 e G2) são observados em aproximadamente 50% dos afro-americanos com CG associada ao HIV, em comparação com apenas 12% dos controles afro-americanos. É interessante notar que essas variantes parecem proteger os indivíduos contra a doença do sono africana, causada pelo *Trypanosoma brucei rhodesiense*, e isto pode explicar o rápido aumento da frequência do alelo mutante em certas populações africanas, particularmente na África Ocidental, observado nos últimos 40 mil anos.[4,5]

Doenças Renais Associadas à Infecção por HIV

	Condição	Frequência	Associações
Glomerular	Glomerulopatia colapsante	Comum	Descendência africana; particularmente doença avançada por HIV
	Glomerulonefrite por imunocomplexos	Comum	Europeus, descendentes de asiáticos e negros africanos na África
	Microangiopatia trombótica	Incomum	
	Glomerulonefrite membranoproliferativa, com ou sem vasculite associada a crioglobulinemia	Raro*	Hepatite C; enfuvirtida
	Nefropatia membranosa	Raro*	Hepatite B
	Glomerulopatias fibrilares e imunotactoide	Raro*	
	Nefropatia amiloide (tipo AA)	Raro*	
	Nefropatia por lesões mínimas	Raro*	Anti-inflamatórios não esteroides
Tubular	Injúria renal aguda	Moderadamente comum	Aminoglicosídeos, cidofovir, foscarnet
	Lesão tubular proximal (Síndrome de Fanconi)	Moderadamente comum	Tenofovir, adefovir, cidofovir, didanosina
	Diabetes insipidus	Incomum	Anfotericina, tenofovir, didanosina, abacavir
	Lesão tubular crônica	Moderadamente comum	Anfotericina, cidofovir, adefovir, tenofovir
	Nefropatia por cristais	Incomum	Indinavir, atazanavir, sulfadiazina, ciprofloxacino, aciclovir intravenoso
Intersticial	Nefrite intersticial	Incomum	Alergia a β-lactâmicos, sulfa, ciprofloxacino, rifampicina, inibidores da bomba de prótons, alopurinol, fenitoína; também as causas de nefropatia por cristais descritas Vírus BK, geralmente doença avançada Síndrome inflamatória da reconstituição imune; geralmente doença avançada; após início da TARV

Tabela 58-1 Doenças renais associadas à infecção pelo vírus da imunodeficiência humana (HIV). São mostradas doenças associadas à infecção pelo HIV ou ao seu tratamento. *TARV*, terapia antirretroviral. *Algumas glomerulopatias são comumente associadas a outras infecções virais, ou podem ser idiopáticas; a associação com a infecção por HIV é incerta ou duvidosa. A glomerulopatia colapsante é notável pelo seu acometimento glomerular, tubular e intersticial, mas aqui é classificada como doença glomerular, para maior simplificação.

Manifestações Clínicas

Os pacientes com GC associada ao HIV tipicamente se apresentam com anormalidades aos exames laboratoriais, incluindo proteinúria e insuficiência renal; alguns pacientes apresentam edema, embora este seja menos comum que em outras condições associadas a proteinúria nefrótica ou uremia. Os estudos de imagem podem revelar rins de tamanho aumentado apesar de reduzida taxa de filtração glomerular (TFG) e, em alguns casos, ecogenicidade aumentada; esta característica incomum é também observada na nefropatia diabética e na nefropatia amiloide. No entanto, as características histológicas não são capazes de predizer a histologia renal, e a biópsia renal é necessária para o diagnóstico.

Patologia

A GC associada ao vírus da imunodeficiência humana é indistinguível de CG idiopática, com alterações patológicas em glomérulos (proliferação e desregulação dos podócitos ou das células progenitoras de podócitos, juntamente com colapso glomerular), túbulos (lesão aguda e crônica, às vezes com alterações tubulares microcísticas) e interstício (inflamação crônica, fibrose) (Fig. 58-1). Ambas as condições podem provocar inclusões tubulorreticulares no interior de compartimentos endossomais dilatados das células endoteliais glomerulares. Acredita-se que tais lesões sejam um marcador de lesão mediada por citocina (interferon). Alguns patologistas observam lesões clássicas de GESF no contexto da infecção por HIV; outros raramente detectam tais alterações. Não está claro se essas diferenças diagnósticas são o resultado de diferenças populacionais ou de diferentes padrões diagnósticos na distinção entre GESF e GG. Alguns pacientes com perda progressiva da função renal (p. ex., secundariamente a glomerulonefrite por imunocomplexos [GNIC] ou nefrite intersticial) podem desenvolver GESF adaptativa, como uma consequência da hiperperfusão e da hiperfiltração dos glomérulos remanescentes.

Diagnóstico e Diagnóstico Diferencial

O diagnóstico da GC associada ao HIV é feito por biópsia renal. Entre os indivíduos de ascendência africana, proteinúria nefrótica e baixa contagem de linfócitos CD4+ são sugestivos de GC associada ao HIV; por outro lado, RNA-HIV plasmático abaixo de 400 cópias/mL sugere uma outra doença. Entre os indivíduos de ascendência africana, outros diagnósticos possíveis incluem GESF primária ou adaptativa (embora o papel patogênico do HIV não possa ser excluído em conferir suscetibilidade) e arterionefrosclerose (mais adiante). Em todos os indivíduos, a nefropatia diabética e a GNIC relacionada ao HIV devem ser consideradas (discussão adiante e Tabela 58-1).

Tratamento

A nefropatia associada ao vírus da imunodeficiência humana é uma indicação para o início da TARV em pacientes que ainda não estejam sob tratamento; isto é, independentemente da contagem de linfócitos T.[6] É razoável estender essa recomendação aos casos de GNIC associada ao HIV, apesar da ausência de evidências específicas.

Na era anterior à TARV, o curso da GC associada ao HIV era de progressão rápida, com desenvolvimento de doença renal em estádio terminal em meses a poucos anos. O declínio acentuado da DRET associada ao HIV observado nos Estados Unidos após a introdução da TARV em 1995 sugere que o controle efetivo da replicação viral com a terapia é capaz de impedir o desenvolvimento da GC associada ao HIV. Estudos retrospectivos também sugerem que o tratamento da CG associada ao HIV com a utilização de TARV pode prolongar a sobrevida renal.[7] O estudo DART (Development of Anti-Retroviral Therapy in Africa), conduzido em Uganda e no Zimbabwe, demonstrou melhoria da função renal de 2 a 6 ml/min/1,73 m^2 após 4 a 5 anos de TARV.[8] Outros estudos sugerem que a TARV é mais eficaz quando iniciada antes do aparecimento da doença renal grave.[9-12] Em alguns casos, demonstrou-se regressão das lesões histológicas com o emprego da TARV.[12,13] As diretrizes atuais da Infections Disease Society of America

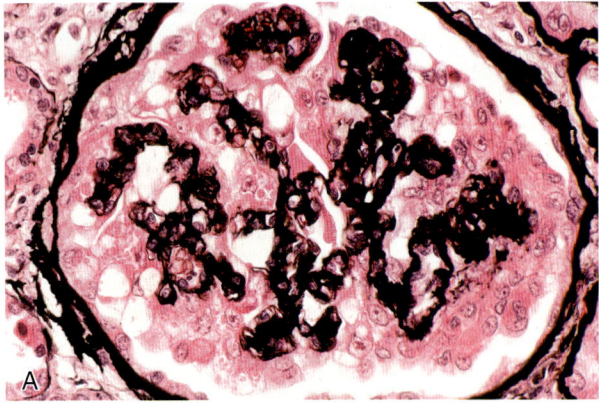

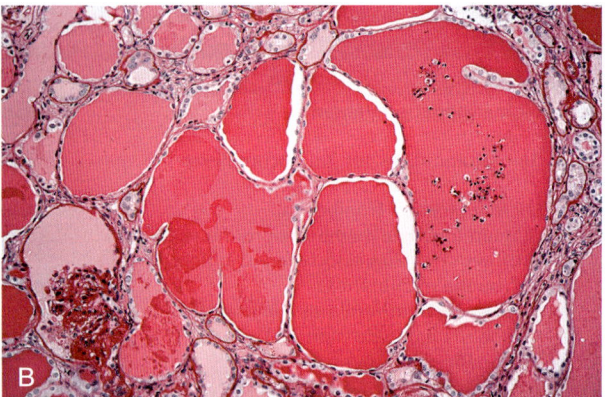

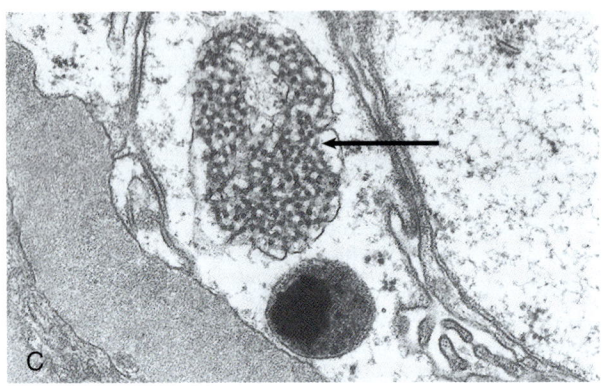

Figura 58-1 Glomerulopatia colapsante associada ao vírus da imunodeficiência humana (HIV). Histologia típica da glomerulopatia colapsante (GC) associada ao HIV, frequentemente denominada *nefropatia associada ao HIV.* **A**, Um glomérulo globalmente esclerosado, com importante hipertrofia e hiperplasia podocitária (prata metenamina de Jones). **B**, Em menor aumento, o parênquima renal contém abundantes microcistos tubulares e cilindros proteináceos. O glomérulo está colapsado e apresenta dilatação do espaço urinário (Ácido periódico de Schiff). **C**, A célula endotelial glomerular aqui apresentada contém uma grande inclusão tubulorreticular intracitoplasmática ("pegada de interferon"; *seta*), composta por estruturas tubulares interconectadas no interior de uma cisterna dilatada do retículo endoplasmático (Microscopia eletrônica).

sugerem iniciar TARV no momento do diagnóstico da HIVAN, nos casos de pacientes virgens de tratamento.[14] As diretrizes não abordam o papel da TARV em outros quadros histológicos renais, mas os autores acreditam que seja prudente iniciar a terapia para qualquer doença glomerular possivelmente ligada à infecção pelo HIV.

O tratamento da doença renal associada ao HIV também inclui terapias padrão para DRC, incluindo o controle da pressão arterial para abaixo de 130/80 mmHg e a utilização de inibidores da enzima de conversão da angiotensina (ECA) ou bloqueadores dos receptores da angiotensina (BRA). Estudos não randomizados na doença renal associada ao VIH sugerem benefício destas intervenções, mas estudos controlados e randomizados não foram realizados. Vários estudos não randomizados têm sugerido um benefício da corticoterapia, mas porque a eficácia parece ser modesta e de curta duração, isto não é considerado uma terapia padrão.

História Natural

A progressão da doença renal crônica é mais rápida em indivíduos infectados pelo HIV de ascendência africana, provavelmente refletindo o efeito das variantes da *APOL1*.[9] Isto é de particular relevância para a população da África subsaariana, que apresenta as mais altas taxas de prevalência de infecção pelo HIV.

Os pacientes com HIVAN também podem progredir para insuficiência renal terminal apesar da TARV.[15,16] Os preditores de progressão compreendem um elevado grau de lesões crônicas à histologia[15], disfunção renal grave na apresentação, proteinúria maciça e presença de um grande número de glomérulos esclerosados.[16] O bloqueio concomitante do sistema renina-angiotensina se associa à melhoria da sobrevida renal.[16]

Glomerulonefrite por Imunocomplexos Associada ao Vírus da Imunodeficiência Humana

Em populações de ascendência europeia e asiática, a doença glomerular mais comumente associada à infecção pelo HIV é a GNIC; isso é verdade entre os países desenvolvidos (p. ex., da União Europeia) e em desenvolvimento (p. ex., Tailândia). A GNIC associada ao HIV também é observada em populações de ascendência africana.[17] A patogênese da

GNIC associada ao HIV não é bem compreendida. Em alguns casos, os complexos imunes incluem antígenos do próprio HIV. Outros casos podem representar expansão de células B policlonal e generalizada que acompanha a infecção por HIV. Clinicamente, os pacientes se apresentam com proteinúria nefrótica e hematúria, um quadro indistinguível da GC associada ao HIV. A biópsia renal demonstra alterações variáveis, com glomerulonefrite (GN) proliferativa mesangial, GN proliferativa focal ou difusa com proliferação endocapilar (Fig. 58-2). Em alguns casos, anormalidades consistentes com GC associada ao HIV podem também estar presentes, e assim como inclusões tubuloreticulares dentro de células endoteliais dos capilares glomerulares. Os depósitos imunes podem se localizar no espaço mesangial, subendotelial e, em alguns casos, subepitelial. Podem ser constituídos por IgG e IgM ou por IgG, IgM e IgA (os chamados "depósitos *full house*"), muitas vezes com C3. Essas formas se assemelham à nefrite lúpica, embora os resultados dos testes sorológicos para lúpus sejam tipicamente negativos. Os pacientes com coinfecção por VHC podem desenvolver glomerulonefrite membranoproliferativa (GNMP), com duplo-contorno da membrana basal do capilar glomerular. Outros pacientes podem apresentar apenas depósitos mesangiais de IgA, e isto é observado especialmente nos casos de micro-hematúria e proteinúria não nefrótica, assemelhando-se à nefropatia por IgA idiopática. A evolução em longo prazo da GNIC associada ao HIV não está bem definida, mas parece ser mais favorável quando as alterações histológicas se assemelham à nefropatia por IgA em oposição à GN assemelhada ao lúpus. Existem poucos estudos sobre a terapia; presumivelmente, o controle da infecção pelo HIV e medidas conservadoras para controlar a pressão arterial e a proteinúria são indicados.

OUTRAS GLOMERULOPATIAS

Além da GC associada ao HIV, da GESF e da doença por imunocomplexos mencionadas anteriormente, outras glomerulopatias foram observadas no contexto da infecção por HIV. A MAT pode ocorrer com a infecção pelo HIV e está associada a baixas contagens de

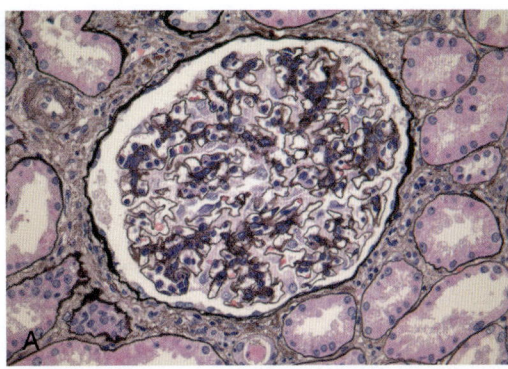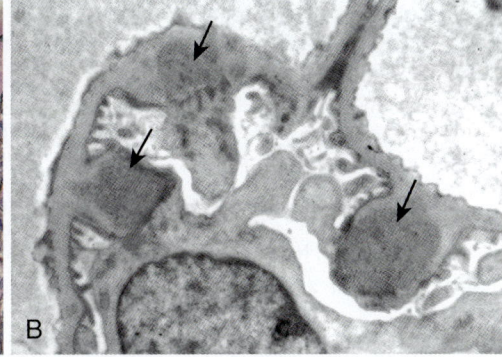

Figura 58-2 GN associada ao vírus da imunodeficiência humana (HIV). Este paciente portador da infecção por HIV se apresenta com micro-hematúria, proteinúria não nefrótica e função renal normal. A biópsia renal demonstra expansão mesangial discreta **(A)**, com depósitos mesangiais e paramesangiais, bem como depósitos subepiteliais variáveis (*setas*), resultando em um aspecto em "bilboquê" **(B)**. *(Cortesia Professor Stewart Goetsch, Universidade de Witwatersrand, Joanesburgo, África do Sul).*

células CD4, maior carga viral e síndrome da imunodeficiência adquirida (AIDS). Nefropatia membranosa (NM), GN fibrilar, GN imunotactóide e amiloidose também já foram relatadas na infecção pelo HIV. Entretanto, não foi estabelecido um papel causal do vírus em relação a essas glomerulopatias.

ARTERIONEFROESCLEROSE

À medida em que a infeção por HIV tornou-se uma doença crônica, que se estende ao longo de décadas, tornou-se aparente sua associação ao envelhecimento prematuro, afetando diversos órgãos e sistemas. Nos rins, este processo toma a forma de arterionefrosclerose, manifesta por espessamento arterial da camada íntima, hipertrofia da camada média e duplicação da lâmina elástica interna, em conjunto com glomeruloesclerose global, e habitualmente atribuída a hipertensão. No entanto, evidências crescentes sugerem que as lesões das arteríolas aferentes não só predispõem a glomeruloesclerose ao alterar a autorregulação renal, mas também podem ter um papel na patogênese da hipertensão. Sob esse ponto de vista, a arteriosclerose é uma doença associada a mutações genéticas (p. ex., *APOL1*), doenças metabólicas (p. ex., diabetes, obesidade, hiperlipidemia, síndrome metabólica e infecção pelo HIV) e inflamação crônica (tabagismo, estresse oxidativo, estresse hemodinâmico e ativação do sistema renina-angiotensina).[18] Muitos desses fatores surgem como resultado de estilos de vida, padrões de atividade, dietas e hábitos adotados em diferentes partes do mundo. Alguns desses fatores patogênicos são exacerbados no contexto da infecção por HIV e sua terapia, incluindo inflamação crônica, doenças metabólicas e envelhecimento precoce. Em uma recente série de biópsias realizadas em pacientes com infecção por HIV nos Estados Unidos, arteriosclerose isolada com glomeruloesclerose foi a lesão anatomopatológica mais comumente observada,[19] e acredita-se que essa observação seja uma forte tendência.

TUBULOPATIAS

A infecção pelo vírus da imunodeficiência humana é associada a várias tubulopatias, muitas vezes secundárias a eventos adversos aos fármacos utilizados (Tabela 58-1).[20] A IRA associada ao HIV é definida pelo AIDS Clinical Trials Group como concentração sérica de creatinina igual ou maior que 1,5 mg/dL ou um aumento maior que 1,3 vez o limite superior do intervalo normal, que se resolve dentro de 3 meses.[21] A IRA associada ao HIV ocorre principalmente fora do ambiente hospitalar, e suas principais causas são insuficiência pré-renal ou pós-renal (secundária a doenças da próstata, litíase renal ou cristalúria), toxicidade medicamentosa (nefrite intersticial causada

por antibióticos ou indinavir, lesão tubular causada por tenofovir ou outros agentes e rabdomiólise por estatinas) e, menos comumente, apresentações agudas de glomerulopatias. Fatores de risco para lesão renal aguda associada ao HIV incluem sexo masculino, raça negra, baixa contagem de CD4, carga viral elevada, diabetes melito, doença renal crônica e doença hepática preexistentes.[22]

A disfunção tubular proximal é moderadamente comum, manifestando-se com várias combinações de glicosúria, fosfatúria (por vezes associada a hipofosfatemia clinicamente significante), uricosúria, proteinúria e aminoacidúria. Diabetes insípidos pode também estar presente, indicando envolvimento do néfron distal. A causa mais comum destas condições é o tenofovir, que é absorvido pelas células tubulares proximais através de um ou mais transportadores de ânions orgânicos e provoca lesão mitocondrial (depleção, edema e alterações dismórficas mitocondriais) e inibição da replicação e reparação do DNA.[23,24] Uma discreta diminuição na taxa de filtração glomerular também é associada à utilização de tenofovir, mas geralmente não é grave o suficiente para exigir a descontinuação do tratamento.[23] Embora três estudos controlados tenham sugerido nefrotoxicidade mínima (talvez 1%) quando o tenofovir é utilizado por períodos de até 48 semanas, um número crescente de séries de casos sugere que alguns pacientes desenvolvem lesão tubular manifesta, que se resolve ao longo de meses ou anos[25], e outras descrevem recuperação apenas parcial ou progressão para doença renal crônica.[24,26] Essa aparente divergência de informações pode ser explicada pela utilização de tenofovir, na prática clínica, em pacientes com outros fatores de risco para nefropatia e pela sua frequente utilização em longo prazo. Fatores de risco para toxicidade renal incluem baixa contagem de CD4, insuficiência renal prévia e, possivelmente, terapia combinada com inibidores de protease e didanosina (lopinavir e ritonavir). Cinco transcritos gênicos parecem mediar o manuseio do tenofovir pelas células tubulares proximais: *SLC22A6* (transportador aniônico orgânico 1 [OAT1]) e, em menor grau, *SLC22A8* (OAT3) são responsáveis pela absorção de tenofovir pelas células tubulares a partir do fluido tubular; *ABCC2* (que codifica MRP2 [proteína de resistência a múltiplas drogas 2]), *ABCC4* (que codifica MRP4) e *ABCC10* (que codifica MRP10) podem contribuir para o efluxo apical do tenofovir. Mutações em *ABCC4* estão associadas a concentrações plasmáticas aumentadas de tenofovir,[27] e mutações em *ABCC10* estão associadas a um risco aumentado de perda tubular de fosfato.[28]

Outros inibidores de protease estão também associados a risco variável para nefrotoxicidade (Tabela 58-2). Inibidores da transcriptase reversa análogos de nucleotídeos e nucleosídeos (NRTIs) podem exercer efeitos variáveis sobre a função tubular. Em adição ao tenofovir, toxicidade renal é observada, mais comumente, com indinavir,

Toxicidade Renal da Terapia Antirretroviral			
Classe de Antirretrovirais	**Terapia Antirretroviral**	**Efeito Renal**	**Recomendação Clínica**
Inibidor da Protease	Indinavir	Nefrolitíase, cristalúria, disúria, necrose papilar, lesão renal aguda Ritonavir e lopinavir podem acentuar a toxicidade do indinavir	Ingestão hídrica > 2L/dia
	Ritonavir	LRA reversível (geralmente em combinação com outras drogas nefrotóxicas)	
	Saquinavir, Nelfinavir	Litíase renal (raro)	Aumentar a ingesta hídrica
Inibidores da transcriptase reversa	Tenofovir, abacavir	Lesão tubular renal: disfunção tubular proximal, síndrome de Fanconi, diabetes insipidus nefrogênico, necrose tubular aguda, LRA	Pacientes em uso de tenofovir devem ser monitorados para sinais de disfunção tubular (elevação da creatinina sérica, hipofosfatemia, níveis séricos baixos de ácido úrico, acidose, glicosúria, proteinúria)
	Didanosina, lamivudina, Estavudina	Relatos de casos isolados de disfunção tubular	
Outros	Cidofovir, adefovir	Lesão tubular renal, disfunção tubular proximal (cidofovir)	

Tabela 58-2 Toxicidade renal da terapia antiviral. A toxicidade desses agentes foi objeto de uma recente revisão. *LRA*, lesão renal aguda. (Adaptado da referência 23.)

associado a cristalúria, nefrolitíase e IRA (Tabela 58-2). A maioria dos outros relatos de casos envolvendo inibidores de protease apresentam múltiplos fatores de confusão (sepse e agentes nefrotóxicos concomitantes), e a maioria destes fatores são reversíveis.[23] Lopinavir e ritonavir podem aumentar as concentrações plasmáticas de tenofovir em cerca de 30%. NRTIs têm um bom perfil de segurança renal.[23] Inibidores da transcriptase reversa não análogos de nucleosídeos (NNRTI) apresentam um bom perfil de segurança, com um relato de caso isolado de IRA e nefrite intersticial causada por reação de hipersensibilidade ao efavirenz. O inibidor de fusão enfuvirtida foi associado a GNMP em um relato de um caso isolado num paciente diabético.

DOENÇA RENAL CRÔNICA E DOENÇA RENAL EM ESTÁDIO TERMINAL EM PACIENTES INFECTADOS PELO VÍRUS DA IMUNODEFICIÊNCIA HUMANA

Epidemiologia
O Mundo Desenvolvido
Com o advento da TARV, as possibilidades diagnósticas em nefrologia se expandiram de GC associada ao HIV em indivíduos de descendência africana e GNIC por IgA ou outras imunoglobulinas para doenças como GESF, nefropatia diabética e arterionefrosclerose. Em pacientes com hepatite, a MN associada à hepatite B e a GNMP associada à hepatite C devem ser consideradas. Diagnósticos raros, mas importantes, incluem nefropatia membranosa (presumivelmente idiopática, mas possivelmente relacionada a expansão policlonal de células B típica da doença por HIV) e nefropatia amiloide. A lesão tubular crônica, especialmente associada à terapia com tenofovir e também aos outros antirretrovirais, não é incomum. Entretanto, quando o diagnóstico precoce leva à interrupção da medicação envolvida, pode-se evitar a progressão para DRC. Apesar da pletora de diagnósticos, a GC associada ao HIV continua sendo a principal causa de doença renal em estádio terminal entre pacientes com infecção por HIV.

Existem poucos dados sobre a prevalência mundial da DRC na infecção pelo HIV. Em um estudo transversal, envolvendo 31 países europeus, Israel e Argentina, a DRC nos estádios 3 a 5 estava presente em 4,7% dos pacientes infectados pelo HIV, considerando-se a estimativa da taxa de filtração glomerular pela equação do estudo Modification of Diet in Renal Disease (MDRD). Um estudo em Hong Kong demonstrou DRC (definida como taxa de filtração glomerular [TFG] ≤ 60 mL/min/1,73 m² ou proteinúria por mais de 3 meses) em 18% dos pacientes infectados pelo HIV, mas neste estudo foram excluídos aqueles com doença renal em estadio terminal.

Os relatórios do United States Renal Data System (USRDS) demonstram que, entre 2006 e 2010, houve 3.834 casos de nefropatia relacionada a AIDS (0,7% do total de casos de DRET); a distribuição racial foi de 86% entre afro-americanos e 15% entre caucasianos.[29] O Department of Health and Human Services informou que, em 2009, cerca de 787.701 americanos viviam com a infecção por HIV, dos quais e 43% eram afro-americanos e 35% caucasianos.[30] Assim, o risco relativo não ajustado para doença renal em estádio terminal foi de 4,7 para aqueles de raça negra. Este risco relativo é menor que o estimado anteriormente para GC associada ao HIV, e suporta a hipótese de que a distribuição das causas de nefropatia associada à infecção pelo HIV vem se modificando.

O Mundo em Desenvolvimento
Mais de dois terços (69%) do total da população infectada pelo HIV no mundo vivem na África subsaariana, e maioria dos infectados são mulheres (58%). A transmissão da infecção pelo HIV se dá, em grande parte, por contato heterossexual. Dos indivíduos infectados pelo HIV na África subsaariana, 56% têm acesso à TARV.[1] O acesso à terapia renal substitutiva (TRS), no entanto, é frequentemente limitado. Na África, a prevalência de DRC, avaliada pela presença de proteinúria ou redução da TFG estimada (com base em mensuração de creatinina sérica), varia amplamente entre 6% e 48,5%.[31] Esta grande variação pode ser parcialmente atribuída a diferenças no desenho dos estudos, nas populações estudadas e nas definições utilizadas para DRC, se baseadas em proteinúria por fita reagente, medida quantitativa da proteinúria ou creatinina sérica. Estudos de rastreamento, com número relativamente pequeno de pacientes, utilizando proteinúria persistente como um marcador de DRC foram realizados, com as seguintes taxas de prevalência: 1% a 6% no Brasil, 27% na Índia e 20% no Irã.

A GC associada ao vírus da imunodeficiência humana é a doença dominante, documentada em até 80% das amostras de biópsia renal, o que é consistente com os resultados dos Estados Unidos. Como nos países desenvolvidos, outras causas renais também são observadas, incluindo GNIC pós-infecciosa e por outras causas, NM e nefrite intersticial. Podem-se encontrar alterações histológicas não específicas, tais como hiperplasia mesangial e nefrite intersticial crônica ativa. Essas alterações não necessariamente preenchem os critérios diagnósticos para GC associada ao HIV, mas sofrem regressão em vigência de TARV, o que sugere que os critérios histológicos para definição de DRC associada ao HIV devam ser revistos.[32-34]

Tem-se demonstrado uma melhoria significante da DRC associada ao HIV após TARV, com aumento mediano da TFG estimada de 21% após 2 anos em terapia.[35] Um estudo recente na África do Sul, incluindo 221 pacientes com infecção por HIV e análise da histologia renal, demonstrou resposta da GC e da GNIC à TARV.[36] A presença de disfunção renal, no contexto da infecção por HIV, é um preditor independente de má evolução, com um aumento da mortalidade após 90 dias.[37]

Ajuste de Doses dos Medicamentos Antirretrovirais na Doença Renal Crônica

Muitos medicamentos antirretrovirais são parcial ou completamente eliminados pelos rins, e necessitam de ajuste de dose na vigência de

DRC (Tabela 58-3). Algumas classes de medicamentos, tais como os inibidores de protease e os NNRTIs, são extensamente metabolizados pelo fígado, e não necessitam de ajuste de dose.[38] A maioria dos NRTIs são excretados inalterados na urina e exigem ajuste da dose, com exceção da zidovudina e abacavir, que têm biotransformação extrarrenal substancial e requerem mínimo ou nenhum ajuste de dose. No contexto de uremia, a cinética das drogas pode ser afetada por alteração do pH gástrico e por volumes variáveis de distribuição.[39] Os fatores que influenciam a "dialisabilidade" dos medicamentos antirretrovirais se relacionam às propriedades da membrana de diálise e ao peso molecular, ao grau de ligação às proteínas, à carga molecular e à hidrossolubilidade do fármaco. Se a medicação é fortemente

Nome	DRC (Ajuste Segundo *Clearance* de Creatinina [ClCr] por TFG estimada)		Diálise
Análogos de nucleosídeo ou nucleotídeo			
Abacavir	Sem ajuste		Sem ajuste HD: dose independente das sessões de diálise
Azidotimidina (AZT), zidovudina*	ClCr ≥ 15 mL/min: sem ajuste ClCr < 15 mL/min: 100 mg VO a cada 6 a 8 horas		HD: 100 mg a cada 6 a 8 h* ou 300 mg 1× dia DP: sem dados
Didanosina (ddi)	Peso > 60 kg ClCr 30-59 mL/min: 200 mg VO 1× dia ClCr 10-29 mL/min: 150 mg VO 1× dia ClCr < 10 mL/min: 125 mg VO 1× dia	Peso < 60 kg 150 mg VO 1× dia 100 mg VO 1× dia 75 mg VO 1× dia	Dose para ClCr < 10 mL/min† HD, DP: mesma dose
Emtricitabina‡	ClCr > 50 mL/min: sem ajuste ClCr 30-49 mL/min: 125 200 mg VO a cada 48 h ClCr 15-29 mL/min: 200 mg VO a cada 72 h ClCr < 15 mL/min: 200 mg VO a cada 96 h		HD: 200 mg VO a cada 96 h† DP: sem dados
Lamivudina* (3TC)	ClCr > 50 mL/min: sem ajuste ClCr 30-49 mL/min: 150 mg VO 1× dia ClCr 15-29 mL/min: 150 mg primeira dose, depois 100 mg VO 1× dia ClCr 5-14 mL/min: 150 mg primeira dose, depois 50 mg VO 1× dia ClCr < 5 mL/min: 50 mg primeira dose, depois 25 mg VO 1× dia		HD: 50 mg primeira dose, depois 25 mg VO 1× dia†
Estavudina (d4T)	ClCr > 50 mL/min: sem ajuste ClCr 26-50 mL/min: 15-20 mg VO 2× dia ClCr £ 25 mL/min: 15-20 mg VO 1× dia		20 mg VO 1× dia† DP: vem sendo utilizado com segurança
Tenofovir‡	ClCr > 50 mL/min: sem ajuste ClCr 30-49 mL/min: 300 mg a cada 48 h ClCr 10-29 mL/min: 300 mg a cada 72 h		300 mg a cada 7 dias†
Zalcitabina	ClCr ≥ 40 mL/min: sem ajuste ClCr 10-40 mL/min: 0,75 mg a cada 12 h ClCr < 10 mL/min: 0,75 mg a cada 24 h		HD: dose para ClCr < 10 mL/min† DP: sem dados
Inibidores da transcriptase reversa não análogos de nucleosídeos§	Sem ajuste		
Inibidores de protease§	Sem ajuste		Sem ajuste
Inibidores de entrada ou de fusão			
Enfuvirtida	ClCr ≥ 35 mL/min: sem ajuste ClCr < 35 mL/min: desconhecido, utilize com cautela		Desconhecido, utilize com cautela
Antagonistas CCR5			
Maraviroc	Sem recomendações de dosagem Pacientes com ClCr < 50 mL/min devem receber maraviroc e inibidores da CYP3A4 em combinação somente se os benefícios superarem os riscos		Sem dados
Inibidores da integrase§			
Raltegravir	Sem ajuste		Sem ajuste

Ajuste de Doses da TARV na DRC e DRET

Tabela 58-3 Ajuste de doses da TARV em DRC e DRET. As recomendações do US Food and Drug Administration (FDA) se baseiam em ClCr ou TFG estimada calculados como mL/min, mas possivelmente são válidas para expressão em mL/min/1,73m². Atripla (efavirenz, tenofovir e emtricitabina) não é recomendado para ClCr < 5 mL/min. *TARV*, terapia antirretroviral; *CCR5*, receptor de quimiocina cisteína-cisteína do tipo 5; *DRC*, doença renal crônica; *ClCr*, *Clearance* de creatinina; *TFG*, taxa de filtração glomerular; *DRET*, doença renal em estádio terminal; *HD*, hemodiálise; *DP*, diálise peritoneal; *VO*, via oral. *Comprimidos da combinação AZT/lamivudina (300mg/150mg) devem ser administrados separadamente quando TFG estimado < 50 mL/min. †Postergue a dose diária para após a hemodiálise (remoção da droga pela diálise). ‡Comprimidos da combinação emtricitabina/tenofovir (2300mg/300mg): se ClCr = 30-49 mL/min, 1 comprimido a cada 48 horas; se ClCr < 30 mL/min, as drogas em combinação não devem ser prescritas. §Sem necessidade de ajuste de dose para essa classe de drogas na presença de disfunção renal, hemodiálise ou diálise peritoneal.

dialisável, recomenda-se administração da dose após a hemodiálise (HD). Se a droga é eliminada no efluente da diálise peritoneal (DP), pode ser necessária suplementação da dose.[39] As recomendações de dosagem em HD e DP são limitadas pela falta de dados confiáveis. Combinações fixas de drogas não devem ser utilizadas em pacientes com TFG estimada abaixo de 30 a 50 mL/min.[38]

TERAPIA RENAL SUBSTITUTIVA EM PACIENTES COM INFECÇÃO PELO VÍRUS DA IMUNODEFICIÊNCIA HUMANA

Com o aumento da sobrevida dos pacientes com infecção pelo HIV, secundário ao maior acesso à TARV, estima-se que a magnitude da DRET associada ao HIV aumente em todo o mundo, assim como já foi observado em países desenvolvidos.[40] A expectativa de vida na infecção pelo HIV com TARV aumentou em 10 a 20 anos nos países desenvolvidos, e muitos desses pacientes estão agora morrendo de complicações da insuficiência renal em estádio terminal, e não de infecção por HIV. Atualmente os pacientes infectados pelo HIV e estáveis com TARV que necessitam de HD ou DP atingem taxas de sobrevivência comparáveis aos dos pacientes em diálise sem infecção pelo HIV, e a escolha da modalidade de diálise não exerce impacto na sobrevida.

As recomendações de imunização são similares às de pacientes em diálise sem a infecção, e devem incluir vacinas contra *Streptococcus pneumoniae*, vírus da gripe, vírus da hepatite A e da hepatite B.[21] Tanto na DRC quanto na infecção pelo HIV, a presença de anemia está associada de forma independente à menor sobrevida. A resposta a eritropoietina recombinante (EPO) em pacientes com infecção por HIV e doença renal em estádio terminal é semelhante à de pacientes HIV negativos.[41] A avaliação da cinética do ferro é complicada nessa população, de forma semelhante à anemia de doença crônica, especialmente porque os níveis de ferritina (um reagente de fase aguda) são muitas vezes elevados em pacientes com infecção pelo HIV. Concentrações de receptor solúvel da transferrina elevados são mais confiáveis do que a ferritina sérica para distinguir a deficiência de ferro dos estados de doença inflamatória.[42]

Hemodiálise

A utilização rigorosa das precauções universais é a melhor forma de prevenção da transmissão do HIV em unidades de diálise. Embora o paciente com infecção por HIV não requeira isolamento de outros pacientes ou deva ser dialisado em máquinas separadas, o receio da equipe e dos pacientes pode fazer com que esses pacientes sejam dialisados em instalações separadas, em algumas instituições. Uma vez tomadas as medidas de precaução necessárias, o reuso dos capilares dos pacientes com infecção por HIV não coloca os funcionários sob risco aumentado de contaminação. O risco de soroconversão para HIV após um ferimento perfurante por agulha de um paciente infectado é estimado em 0,2% a 0,5%, e é inferior ao risco associado aos VHB e VHC (5% a 40% e 3% a 10%, respectivamente). A utilização da TARV pode reduzir o risco de transmissão após um ferimento perfurante por agulha, e a profilaxia pós-exposição com combinação de dois inibidores da transcriptase inversa e um inibidor de protease é recomendada.

Fístulas arteriovenosas nativas são os tipos preferíveis de acesso vascular, uma vez que apresentam melhores taxas de patência e menores índices de complicação complicações, quando comparadas às outras opções de acesso.

Diálise Peritoneal

O vírus da imunodeficiência humana é capaz de sobreviver em efluentes peritoneais à temperatura ambiente durante 7 dias, e em equipos de troca de DP por até 48 horas. O dialisato deverá, portanto, ser tratado como um fluido corporal contaminado.[43] A adição de hipoclorito de sódio (solução a 50%) ou de água sanitária doméstica (solução a 10%), diluídas a 1: 512, são eficazes em eliminar o HIV no dialisato. Os pacientes em DP devem ser instruídos a desprezar o dialisato no vaso sanitário em casa, e dispor as bolsas de diálise e as linhas em sacos plásticos de lixo, descartando-os em lixo doméstico convencional.[21,43,44]

Transplante Renal

O transplante renal tem sido realizado com sucesso em pacientes com infecção por HIV. Dados preliminares e em curto prazo do transplante de fígado, rim e coração sugerem taxas de sobrevivência dos pacientes semelhantes às dos receptores de transplante não infectadas pelo HIV e nenhum aumento da prevalência de infecções oportunistas.[45] A maior série até o momento inclui 150 transplantes renais nos Estados Unidos, com sobrevida do paciente e do enxerto, em 3 anos, de 88% e 74%, respectivamente. Apesar das altas taxas de rejeição aguda ao enxerto, a sobrevivência parece ser semelhante à dos receptores não infectados pelo HIV, situando-se entre as de receptores de transplante renal idosos e à do restante dos receptores.[46] Em áreas com altas taxas endêmicas de infecção pelo HIV, foi proposta a alocação de órgãos de doadores falecidos com a infecção por HIV para receptores também positivos, com doença renal em estádio terminal.[47] Quatro desses transplantes foram relatados, com sobrevidas do paciente e do enxerto satisfatórias.[48] Uma série mais recente, incluindo 20 transplantes de rins de doadores falecidos com infecção por HIV demonstrou taxas de sobrevida do enxerto em 1 e 4 anos de 88% e 83%, respectivamente, e taxas de sobrevida do paciente de 94% e 89% (E. Muller, comunicação pessoal).

RASTREAMENTO PARA DOENÇA RENAL CRÔNICA

Como observado anteriormente, o tratamento da GC associada ao HIV e, possivelmente, da GNIC associada ao HIV podem retardar o declínio da função renal. Estudos sugerem que medida da depuração da creatinina e a estimativa da TFG pela equação Chronic Kidney Disease Epidemiology Collaboration (CKD-EPI) a partir da creatinina sérica fornecem estimativas adequadas da TFG real, quando avaliada pelo método do iotalamato.[45]

Os pacientes com infecção por HIV estão sob risco aumentado para DRC e devem ser regularmente rastreados. Um comitê da Infectious Diseases Society of America sugeriu um algoritmo de rastreamento.[21] Anualmente, deve-se proceder à avaliação da pressão arterial, da creatinina sérica e/ou cistatina C, e de uma medida quantitativa da proteinúria. Em um ambiente com recursos financeiros limitados, essa última avaliação pode compreender a medida da relação proteína/creatinina na urina. Em outros cenários, o acréscimo da relação albumina/creatinina na urina (ACR) fornece informações adicionais sobre o risco cardiovascular e sobre a fonte da proteinúria, uma vez que a ACR pode indicar uma doença glomerular *versus* tubular.[50] Os argumentos a favor do rastreamento derivam de publicações confirmando que a DRC na infecção pelo HIV é comum, pode ocorrer em qualquer estádio da infecção (mesmo antes da soroconversão) e pode progredir rapidamente para DRET, se não for tratada.

O papel da microalbuminúria na história natural da DRC associada ao HIV e no seu rastreamento é uma área de ativa investigação. A microalbuminúria pode indicar doença glomerular inicial, inclusive nos casos de diabetes melito, arterionefrosclerose, doença glomerular associada ao HIV, doença tubular (toxicidade a fármacos), síndrome metabólica ou inflamação sistêmica.[51] O seu papel no diagnóstico e rastreamento, no contexto da infecção por HIV, ainda não foi determinado. A microalbuminúria está associada a um risco aumentado de doença cardiovascular e mortalidade em pacientes com diabetes melito e hipertensão, e também na população em geral.[52] Han *et al.*[32] observaram que seis entre sete pacientes sul-africanos com microalbuminúria persistente apresentaram GC associada a HIV; tais resultados dizem-nos que a GC associada ao

HIV pode se apresentar insidiosamente, numa fase em que o tratamento é capaz retardar sua progressão. No entanto, esses pacientes eram virgens de TARV, e nessa população pode estar ausente a alta prevalência de diabetes melito, hipertensão e toxicidade renal induzida por drogas que caracteriza os pacientes com infecção por HIV nos países desenvolvidos. Szczech et al.[53] encontraram microalbuminúria em 11% dos pacientes com infecção por HIV em comparação com 2% entre os controles; a presença de microalbuminúria foi associada a resistência à insulina, hipertensão sistólica e doença avançada pelo HIV, caracterizada por uma baixa contagem de CD4. Ainda não se sabe se esta associação prevê um risco aumentado de doença cardiovascular e de mortalidade. Recentemente, Hadigan et al., relataram uma prevalência de microalbuminúria persistente, definida como a média de três amostras ao longo de 6 a 9 meses, de 14% em uma população de pacientes com infecção por HIV,

após se excluir pacientes portadores de diabetes melito, outras infecções virais crônicas e neoplasia. Além disso, um único resultado de ACR apresentou um valor preditivo negativo de 98%, mas um valor preditivo positivo de 74% para a identificação dos pacientes com microalbuminúria persistente.[47]

O rastreamento, a detecção precoce e o tratamento da DRC associada ao HIV são fortemente recomendados (Fig. 58-3). No algoritmo, além da proteinúria, foi incluída a abordagem da leucocitúria, porque esta ocorre com frequência e porque a presença de leucocitúria estéril pode ser se associar a outra comorbidade. A análise do sedimento urinário é barata e de fácil execução e interpretação, desde que a equipe de cuidados primários seja treinada para iniciar tratamento, investigar e, se necessário, referenciar os pacientes. Programas eficazes de rastreamento são mais factíveis em países em desenvolvimento com

---

Algoritmo para o Rastreamento de Doença Renal Crônica em Pacientes com Infecção pelo HIV Virgens de Terapia Antirretroviral

Investigação de nefropatia em todos os pacientes com infecção por HIV à apresentação inicial
Fatores de risco: raça, história familiar de DRC, uso de agentes nefrotóxicos (inclusive medicamentos tradicionais), diabetes melito, hepatite C, carga viral do HIV > 4.000 cópias/mL, CD4 < 200 células/mm^3.
Investigação: urinálise por tira reagente, creatinina sérica; TFGe calculada (Cap. 3).

Tira reagente para leucócitos
Se leucócitos presentes ou nitrito positivo: sedimentoscopia e urinocultura.
Sintomas de ITU: tratamento empírico; ajuste tratamento de acordo com resultados da cultura, se necessário.
Piúria estéril: exclua DST (inclusive sífilis) e tuberculose
Repita tira reagente a cada visita ambulatorial.

Tira reagente para proteinúria
Se negativo, pesquise microalbuminúria (Caps. 29 e 76). Se ausência de proteinúria e microalbuminúria, repita rastreamento a cada 12 meses nos pacientes com fatores de risco para desenvolvimento de DRC.

Proteinúria ou microalbuminúria: exclua potenciais causas de proteinúria: febre, infecção (ITU, DST, tuberculose), gestação, diabetes descompensado, hipertensão não controlada, insuficiência cardíaca.
Trate comorbidades: repita tira reagente em um mês.
Se nefrótica, nefrítica ou nefrítica/nefrótica mista: referencie para avaliação e abordagem especializadas.
Inicie TARV.

No seguimento: Em pacientes com proteinúria persistente (relação proteína/creatinina aleatória ≥ 2g/g) ou TFGe por MDRD < 60 mL/min/1,73m^2, investigue com ultrassonografia renal, sorologia para hepatites B e C, *Plasmodium malariae* (se apropriado, a depender da endemicidade), rastreamento para doenças autoimunes. Em pacientes com microalbuminúria persistente (relação albumina/creatinina aleatória 17-250 mg/g em homens e 25-355 mg/g em mulheres), é prudente considerar a presença de nefropatia diabética (indicação de inibidores da ECA ou BRA) e, em outros pacientes, avalie regularmente, investigando o surgimento de macroproteinuria ou redução da TFG.
Se possível, referencie a um nefrologista.

Se referência não disponível: inicie TARV, ajuste segundo TFGe
Se proteinúria ainda presente após 3 meses em TARV: inicie agentes antiproteinúricos (Cap. 76).
    K$^+$ < 5 mmol/L: inibidor da ECA ou BRA, reavaliação do potássio em uma semana.
    K$^+$ > 5 mmol/L: resina quelante de potássio ou bloqueador de canal de cálcio não diidropiridínico: verapamil ou diltiazem.
Manejo apropriado da DRC (Cap. 80).

Figura 58-3 **Algoritmo para o rastreamento de doença renal crônica em pacientes com infecção pelo vírus da imunodeficiência humana (HIV) virgens de terapia antirretroviral.** Tuberculose pode ser pulmonar ou extrapulmonar. Agentes antiproteinúricos podem ser utilizados em indivíduos normotensos com gradual incremento da dose, a depender da tolerabilidade e da intensidade da proteinúria. *ECA*, enzima conversora da angiotensina; *BRA*, bloqueador do receptor da angiotensina II; *TARV*, terapia antirretroviral; *DRC*, doença renal crônica; *TFGe*, taxa de filtração glomerular estimada, calculada pelas equações de Cockroft-Gault ou *Modification of Diet in Renal Disease* (MDRD) modificada; *DST*, doença sexualmente transmissível; *ITU*, infecção do trato urinário.

recursos econômicos limitados quando a alternativa é considerada: o acesso à TRS é extremamente limitado e a progressão da DRC para DRET é, em última análise, fatal para a maioria dos pacientes.

Referências

1. UNAIDS global report. 2013 http://www.unaids.org/en/media/unaids/contentassets/documents/epidemiology/2013/gr2013/UNAIDS_Global_Report_2013_en.pdf. Accessed March 24, 2014.
2. Bruggeman LA, Ross MD, Tanji N, et al. Renal epithelium is a previously unrecognized site of HIV-1 infection. J Am Soc Nephrol. 2000;11:2079-2087.
3. Kopp JB, Nelson GW, Sampath K, et al. APOL1 genetic variants in focal segmental glomerulosclerosis and HIV-associated nephropathy. J Am Soc Nephrol. 2011;11:2129-2137.
4. Genovese G, Friedman DJ, Ross MD, et al. Association of trypanolytic ApoL1 variants with kidney disease in African-Americans. Science. 2010;329(5993):841-845.
5. Tzur S, Rosset S, Shemer R, et al. Missense mutations in the APOL1 gene are highly associated with end stage kidney disease risk previously attributed to the MYH9 gene. Hum Genet. 2010;128(3):345-350.
6. Winston JA, Klotman ME, Klotman PE. HIV-associated nephropathy is a late, not early, manifestation of HIV-1 infection. Kidney Int. 1999;55:1036-1040.
7. Atta MG, Gallant JE, Rahman MH, et al. Antiretroviral therapy in the treatment of HIV-associated nephropathy. Nephrol Dial Transplant. 2006;21:2809-2813.
8. Stöhr W, Reid A, Walker AS, et al. DART Trial Team Glomerular dysfunction and associated risk factors over 4-5 years following antiretroviral therapy initiation in Africa. Antivir Ther. 2011;16:1011-1020.
9. Lucas GM, Lau B, Atta MG, et al. Chronic kidney disease incidence, and progression to end-stage renal disease, in HIV-infected individuals: A tale of two races. J Infect Dis. 2008;197:1548-1557.
10. Ifudu O, Rao TK, Tan CC, et al. Zidovudine is beneficial in human immunodeficiency virus associated nephropathy. Am J Nephrol. 1995;15:217-221.
11. Michel C, Dosquet P, Ronco P, et al. Nephropathy associated with infection by human immunodeficiency virus: A report on 11 cases including 6 treated with zidovudine. Nephron. 1992;62:434-440.
12. Winston JA, Burns GC, Klotman PE. Treatment of HIV-associated nephropathy. Semin Nephrol. 2000;20:293-298.
13. Pope SD, Johnson MD, May DB. Pharmacotherapy for human immunodeficiency virus–associated nephropathy. Pharmacotherapy. 2005;25:1761-1772.
14. Gupta AK, Eustace JA, Winston JA, et al. Guidelines for management of chronic kidney disease in HIV-infected patients: Recommendations of the HIV Medicine Association of the Infectious Diseases Society of America. Clin Infect Dis. 2005;40:1559-1585.
15. Post FA, Campbell LJ, Hamzah L, et al. Predictors of renal outcome in HIV-associated nephropathy. Clin Infect Dis. 2008;46:1282-1289.
16. Bigé N, Lanternier F, Viard JP, et al. Presentation of HIV-associated nephropathy and outcome in HAART-treated patients. Nephrol Dial Transplant. 2012;27:1114-1121.
17. Haas M, Kaul S, Eustace JA. HIV-associated immune complex glomerulonephritis with "lupus-like" features: A clinicopathologic study of 14 cases. Kidney Int. 2005;67:1381-1390.
18. Kopp JB. Rethinking hypertensive kidney disease: Arterionephrosclerosis as a genetic, metabolic, and inflammatory disorder. Curr Opin Nephrol Hypertension. 2013;22:1-7.
19. Wyatt CM, Morgello S, Katz-Malamed R, et al. The spectrum of kidney disease in patients with AIDS in the era of antiretroviral therapy. Kidney Int. 2009;75:428-434.
20. Fine DM, Perazella MA, Lucas GM, Atta MG. Kidney biopsy in HIV: Beyond HIV-associated nephropathy. Am J Kidney Dis. 2008;51:504-514.
21. Gupta SK, Eustace JA, Winston JA, et al. Guidelines for the management of chronic kidney disease in HIV-infected patients: Recommendations of the HIV Medicine Association of the Infectious Diseases Society of America. Clin Infect Dis. 2005;40:1559-1585.
22. Cohen SD, Chawla LS, Kimmel PL. Acute kidney injury in patients with human immunodeficiency virus infection. Curr Opin Crit Care. 2008;14:647-653.
23. Röling J, Schmid H, Fischereder M, et al. HIV-associated renal diseases and highly active antiretroviral therapy–induced nephropathy. Clin Infect Dis. 2006;42:1488-1495.
24. Herlitz LC, Mohan S, Stokes MB, et al. Tenofovir nephrotoxicity: Acute tubular necrosis with distinctive clinical, pathological, and mitochondrial abnormalities. Kidney Int. 2010;78:1171-1177.
25. Szczech LA. Renal dysfunction and tenofovir toxicity in HIV-infected patients. Top HIV Med. 2008;16:122-126.
26. Scherzer R, Estrella M, Li Y, et al. Association of tenofovir exposure with kidney disease risk in HIV infection. AIDS. 2012;26:867-875.
27. Kiser JJ, Aquilante CL, Anderson PL, et al. Clinical and genetic determinants of intracellular tenofovir diphosphate concentrations in HIV-infected patients. J Acquir Immune Defic Syndr. 2008;47:298-303.
28. Pushpakom SP, Liptrott NJ, Rodríguez-Nóvoa S, et al. Genetic variants of ABCC10, a novel tenofovir transporter, are associated with kidney tubular dysfunction. J Infect Dis. 2011;204:145-153.
29. U.S. Renal Data System (USRDS). 2011 Annual data report. Atlas of End-Stage Renal Disease in the United States. Bethesda, MD: USRDS; 2006.
30. U.S. Department of Health and Human Services Office of Minority Health. HIV/AIDS and African Americans. http://minorityhealth.hhs.gov/templates/content.aspx?lvl=3&lvlID=7&ID=3019.
31. Naicker S, Fabian J. Risk factors for the development of chronic kidney disease with HIV/AIDS. Clin Nephrol. 2010;74(suppl 1):S51-S56.
32. Han TM, Naicker S, Ramdial PK, Assounga AG. A cross-sectional study of HIV-seropositive patients with varying degrees of proteinuria in South Africa. Kidney Int. 2006;69:2243-2250.
33. Fabian J. Proteinuria in HIV Seropositive Individuals [masters thesis]. Johannesburg: University of Witwatersrand; 2008.
34. Gerntholtz TE, Goetsch SJ, Katz I. HIV-related nephropathy: A South African perspective. Kidney Int. 2006;69:1885-1891.
35. Peters PJ, Moore DM, Mermin J, et al. Antiretroviral therapy improves renal function among HIV-infected Ugandans. Kidney Int. 2008;74:925-929.
36. Wearne N, Swanepoel CR, Boulle A, et al. The spectrum of renal histologies seen in HIV with outcomes, prognostic indicators and clinical correlations. Nephrol Dial Transplant. 2012;27:4109-4118.
37. Mulenga LB, Kruse G, Lakhi S, et al. Baseline renal insufficiency and risk of death among HIV-infected adults on antiretroviral therapy in Lusaka, Zambia. AIDS. 2008;22:1821-1827.
38. Berns JS, Kasbekar JN. Highly active antiretroviral therapy and the kidney: An update on antiretroviral medications for nephrologists. Clin J Am Soc Nephrol. 2006;1:117-129.
39. Izzedine H, Launay-Vacher V, Baumelou A, Deray G. An appraisal of antiretroviral drugs in hemodialysis. Kidney Int. 2001;60:821-830.
40. Ahuja TS, Grady J, Khan S. Changing trends in the survival of dialysis patients with human immunodeficiency virus in the United States. J Am Soc Nephrol. 2002;13:1889-1893.
41. Shrivastava D, Rao TK, Sinert R, et al. The efficacy of erythropoietin in human immunodeficiency virus–infected end-stage renal disease patients treated by maintenance hemodialysis. Am J Kidney Dis. 1995;25:904-909.
42. Eley BS, Sive AA, Shuttleworth M, Hussey GD. A prospective, cross-sectional study of anaemia and peripheral iron status in antiretroviral naïve, HIV-1 infected children in Cape Town, South Africa. BMC Infect Dis. 2002;2:1-6.
43. Farzadegan H, Ford D, Malan M, et al. HIV-1 survival kinetics in peritoneal dialysis effluent. Kidney Int. 1996;50:1659-1662.
44. Rao TK. Human immunodeficiency virus infection in end-stage renal disease patients. Semin Dial. 2003;16:233-244.
45. Roland ME, Stock PG. Review of solid-organ transplantation in HIV-infected patients. Transplantation. 2003;75:425-429.
46. Stock PG, Barin B, Murphy B, et al. Outcomes of kidney transplantation in HIV-infected recipients. N Engl J Med. 2010;363:2004-2014.
47. Venter WD, Naicker S, Dhai A, et al. Uniquely South African: Time to consider offering HIV-positive donor kidneys to HIV-infected renal failure patients? S Afr Med J. 2008;98:182-183.
48. Muller E, Kahn D, Mendelson M. Renal transplantation between HIV-positive donors and recipients. N Engl J Med. 2010;362:2336-2337.
49. Vrouenraets SM, Fux CA, Wit FW, et al. A comparison of measured and estimated glomerular filtration rate in successfully treated HIV-patients with preserved renal function. Clin Nephrol. 2012;4:311-320.
50. Samarawickrama A, Cai M, Smith ER, et al. Simultaneous measurement of urinary albumin and total protein may facilitate decision-making in HIV-infected patients with proteinuria. HIV Med. 2012;13:526-532.
51. Hadigan C, Edwards E, Roseberg A, et al. Microalbuminuria in HIV disease. Am J Nephrol. 2013;37:443-451.
52. Weir MR. Microalbuminuria and cardiovascular disease. Clin J Am Soc Nephrol. 2007;2:581-590.
53. Szczech LA, Grunfeld C, Scherzer R, et al. Microalbuminuria in HIV infection. AIDS. 2007;21:1003-1009.

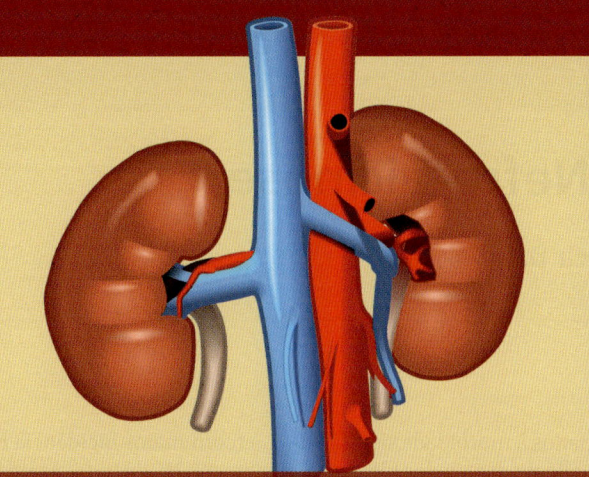

Distúrbios Urológicos

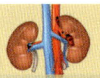

CAPÍTULO 59

Nefrolitíase e Nefrocalcinose

David A. Bushinsky e Rebeca D. Monk

Cálculos renais são comuns e são associados à morbidade significativa. *Nefrolitíase* refere-se à formação de cálculo dentro dos túbulos renais ou do sistema coletor, embora os cálculos sejam, na maioria das vezes, achados nos ureteres ou na bexiga.[1-3] A maioria dos cálculos renais é de oxalato de cálcio, fosfato de cálcio, estruvita, ácido úrico e cistina. A apresentação clínica varia de pequenos cálculos assintomáticos a cálculos obstrutivos coraliformes que ocasionam danos à função renal e causam doença renal crônica (DRC). A gravidade da nefrolitíase depende da patogênese, assim como do tamanho, tipo e localização do cálculo. *Nefrolitíase* classicamente se apresenta como um cólica ureteral, mas também pode se apresentar como hematúria e infecção do trato urinário (ITU). Calcificação difusa do parênquima renal é denominada *nefrocalcinose*. Essas calcificações são usualmente de fosfato de cálcio ou oxalato de cálcio e podem se depositar no córtex ou na medula renal, dependendo da causa.

NEFROLITÍASE

Epidemiologia

Cálculos renais são comuns em nações industrializadas, com incidência anual de cerca de 1/1.000 pessoas, e o risco de formação de cálculos por toda vida é de cerca de 5% em mulheres e de aproximadamente 13% em homens.[1,3,4] Nos EUA, a prevalência de nefrolitíase aumentou de 3,2%, no fim da década de 1970, para 5,2%, na década de 1990[5], e para 8,8% na década de 2000, em paralelo com a incidência crescente de obesidade, resistência insulínica e diabetes melito tipo 2.[6-8] A incidência tem picos nas terceiras e quartas décadas de vida, e a prevalência aumenta com a idade até cerca de 70 anos em homens e 60 anos em mulheres.[5] Fatores que determinam a prevalência incluem idade, sexo, raça e distribuição geográfica. Nos EUA, caucasianos são mais propensos a desenvolver cálculos renais que afro-americanos, latinos ou americanos de descendência asiática, mas a prevalência também tem aumentando em não caucasianos.[8] Homens são mais propensos à formação de cálculos que mulheres.[8] Nos EUA, a tendência de formação de cálculo também depende da localização geográfica, com aumento da prevalência no norte em relação ao sul, e, em menor grau, no oeste em relação ao leste. O aumento nas temperaturas ambientais é associado ao crescimento nas taxas de formação de cálculos.[9] Taxas aumentadas de nefrolitíase podem ser resultado de maior exposição solar, levando a perdas insensíveis maiores através do suor e urina mais concentrada.[4,10] A excreção aumentada de cálcio urinário em um menor volume urinário pode aumentar o risco de supersaturação para cristais contendo cálcio, promovendo, portanto, a formação de cálculos.

O tipo de cálculo varia com a geografia mundial e a predisposição genética. No Mediterrâneo e no Oriente Médio, 75% dos cálculos são compostos de ácido úrico, enquanto, nos EUA, a maioria deles são de oxalato de cálcio ou fosfato de cálcio (> 70%), com menos de 10% sendo cálculos de ácido úrico puro. Cálculos de fosfato de amônio magnesiano (estruvita) contabilizam 10-25% dos cálculos formados (com maior incidência no Reino Unido) e cálculos de cistina constituem 2% de todas as litíases (Fig. 59-1).[11]

Surtos de litíase renal também podem ocorrer como resultados de suplementos dietéticos ou medicações. Um grande número de bebês e crianças chinesas desenvolveu litíase renal e, em alguns, falência renal por causa de obstrução por cálculos. Esse surto foi associado à contaminação de fórmulas infantis e de leite em pó com melamina, como modo de aumentar aparentemente a concentração de proteína desses produtos.[12]

Patogênese

Cálculos ocorrem em uma urina que está supersaturada em relação aos componentes iônicos de cada tipo específico de cálculo. Supersaturação é dependente do produto da atividade de íons livres dos componentes do cálculo mais do que de suas concentrações molares. Enquanto uma concentração crescente dos componentes dos cristais aumenta a sua atividade do íon livre, outros fatores a diminuem. Quando o cálcio e o oxalato são dissolvidos na água pura, por exemplo, a solução torna-se saturada quando a adição de qualquer quantidade de cálcio ou oxalato não resulta em posterior dissolução. Entretanto, a urina, diferentemente da água pura, contém numerosos íons e moléculas que podem formar complexos solúveis com os componentes solúveis do cálculo. As interações com esses outros solutos (p. ex., citrato) podem resultar em redução da atividade de íons livres, o que possibilita que os constituintes dos cálculos aumentem em concentração total a níveis que poderiam normalmente levar à formação de cálculos na água. O pH urinário também influencia a atividade do íon livre. O nível de atividade do íon químico livre em que os cálculos não vão crescer ou serem dissolvidos é referido como *produto de solubilidade de equilíbrio*, ou o limite superior de metaestabilidade. Acima desse nível, a urina ficará supersaturada e qualquer cálculo presente irá aumentar de tamanho.

Quando a solução se torna supersaturada em relação à fase sólida, íons podem se unir e formar uma fase mais estável e sólida, um processo chamado de *nucleação*. A nucleação homogênea refere-se à união de íons similares em cristais. As nucleações heterogêneas mais comuns e termodinamicamente favorecidas ocorrem quando cristais crescem adjacentes a outros cristais ou outras substâncias na urina, como as células epiteliais destacadas. Cristais de oxalato de cálcio, por exemplo, podem se nuclear com cristais de ácido úrico. Esses pequenos cristais podem, então, agregar-se e formar cálculos maiores, que irão passar na urina, caso eles não ancorem no urotélio, causando cristalúria.

Cristais de oxalato de cálcio ancoram-se em áreas de depósitos de fosfato de cálcio, chamadas de *placas de Randall*, que estão localizadas na papila renal e são compostas de cristais de apatita (um complexo com maior parte de cálcio e um pouco de fosfato). Essa apatita parece originar-se nas proximidades da alça fina de Henle, na membrana basal tubular, e estender-se ao interstício sem preencher o lúmen tubular ou danificar as células tubulares. Cristais de oxalato de cálcio grudam nas placas de Randall, possibilitando crescimento

Distribuição dos Tipos de Cálculos Renais

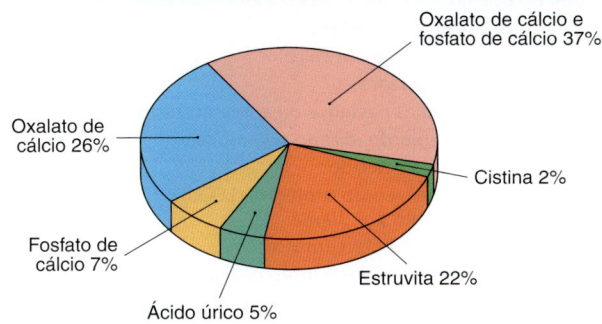

Oxalato de cálcio e fosfato de cálcio 37%

Oxalato de cálcio 26%

Cistina 2%

Fosfato de cálcio 7%

Estruvita 22%

Ácido úrico 5%

Figura 59.1 Proporção dos tipos de cálculos renais em uma população típica dos EUA.

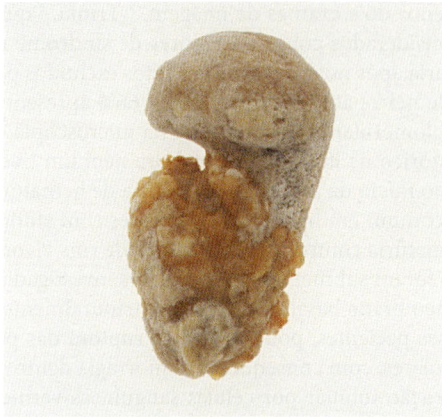

Figura 59-2 **Cálculo ureteral.** Um cálculo de oxalato de cálcio com 1 cm de largura que provocou cólica ureteral e necessitou de remoção cirúrgica.

Manifestações Clínicas de Nefrolitíase

Manifestações Clínicas	Características
Dor	Cólica ureteral, dor lombar, disúria
Hematúria	–
Infecção do trato urinário	Recorrente, infecção crônica, pielonefrite
Anormalidade urinária assintomática	Hematúria microscópica, proteinúria, leucocitúria estéril
Interrupção do jato urinário	–
Anúria por cálculo	–

Tabela 59-1 **Manifestações clínicas de nefrolitíase.**

significativo do cálculo.[13-15] Doença litiásica clinicamente aparente ocorre quando os cristais de oxalato de cálcio separam-se das placas de Randall e causam lesão ou obstrução.

Manifestações Clínicas

Os sintomas característicos de nefrolitíase são dor e hematúria. Outras apresentações incluem ITUs e lesão renal aguda (LRA), causada por uropatia obstrutiva, quando cálculos causam obstrução renal bilateral ou obstrução unilateral em um único rim funcionante (Tabela 59-1).

Dor

A apresentação clássica de dor em pacientes com nefrolitíase é cólica ureteral. A dor é de início abrupto e se intensifica com o tempo até uma dor grave e excruciante no flanco que se resolve apenas com a passagem ou a remoção do cálculo. A dor pode migrar anteriormente pelo abdome e inferiormente pela virilha, testículos ou grandes lábios, à medida que o cálculo se move pela junção ureterovesical. Hematúria macroscópica, urgência urinária, polaciúria, náusea e vômitos podem ocorrer. Cálculos menores que 5 mm podem passar espontaneamente com hidratação, enquanto os maiores podem requerer intervenção urológica (Fig. 59-2).[14,16] Cólica ureteral pode ocorrer também pela passagem de coágulos de hematúria de qualquer causa ("cólica por coágulo") ou com necrose de papila. Além de cólica, a nefrolitíase pode provocar dor dorsal menos específica que se localiza ao redor do rim e, portanto, apresenta amplo diagnóstico diferencial, particularmente se não associada a sintomas urinários. O achado de cálculo em um exame radiológico não exclui uma causa coincidente de dor de outra fonte.

Causas de Hematúria

Nefrolitíase

Infecção: cistite, prostatite, uretrite, pielonefrite aguda, tuberculose, esquistossomose

Malignidade: carcinoma de células renais, carcinoma de células transicionais, carcinoma da próstata, tumor de Wilms

Trauma

Doença glomerular

Nefrite intersticial

Doença renal policística

Necrose de papila

Rim esponja medular

Coagulopatia: distúrbios hemorrágicos, terapia de anticoagulação

Miscelânia: síndrome de dor lombar e hematúria, malformação arteriovenosa, cistite química, carúncula, factícia

Quadro 59-1 **Causas de hematúria.**

Hematúria

Doença calculosa é a uma causa comum de hematúria. Hematúria macroscópica ocorre mais comumente com cálculos maiores e quando há ITU e cólica. Embora tipicamente associada à cólica ureteral ou dor dorsal, a hematúria da nefrolitíase pode ser indolor. O diagnóstico diferencial de hematúria é, portanto, vasto (Quadro 59-1). Hematúria microscópica indolor em crianças pode ocorrer com hipercalciúria na ausência de litíase demonstrável.

Síndrome de Dor Lombar e Hematúria

A síndrome da dor lombar e hematúria é uma condição mal compreendida que sempre deve ser considerada no diagnóstico diferencial de nefrolitíase. É diagnóstico de exclusão quando o paciente (a maioria tipicamente mulheres de meia-idade e jovens) apresenta dor lombar, hematúria microscópica persistente e hematúria macroscópica intermitente.[17,18] Avaliação cuidadosa é requerida para excluir pequenos cálculos, tumores, ITU e doença glomerular. Anormalidades angiográficas com vasoespasmo intrarrenal ou oclusão têm sido relatadas, assim como alterações na biópsia renal como deposição de C3 na parede vascular arteriolar. Entretanto, esses achados não são consistentes nem fornecem um quadro coerente para explicar a patogênese dessa condição.

Em um estudo, 43 pacientes com manifestações clínicas de síndrome de dor lombar e hematúria foram avaliados por meio de biópsia renal depois que outras causas de seus sintomas foram excluídas com pelo menos dois exames de imagem.[17] Trinta e quatro pacientes foram considerados como portadores de síndrome de dor lombar e hematúria após nove casos terem sidos excluídos por evidência histológica de nefropatia por IgA. Destes, 66% apresentavam membrana basal glomerular espessa ou fina na microscopia eletrônica, e 47%, um histórico de litíase renal, embora nenhum tivesse cálculos obstrutivos no início da avaliação. Evidência de hematúria glomerular foi mais comum em biópsias de pacientes com síndrome de dor lombar e hematúria comparada a doadores de rins vivos e saudáveis que também foram submetidos à biópsia. Os investigadores postularam que a membrana basal glomerular, estruturalmente alterada na maioria desses pacientes, poderia levar à ruptura das paredes capilares glomerulares, com consequente hemorragia dentro dos túbulos renais. Obstrução tubular por células sanguíneas vermelhas ou potencialmente seguida por microcristais. Edema parenquimatoso local e global segue, em última análise, resultando em estiramento da cápsula renal e em grave dor lombar.

Síndrome de dor lombar e hematúria são condições crônicas que requerem confirmação diagnóstica, manejo cuidadoso de analgesia e apoio psicológico contínuo. A condição usualmente remite após vários anos. Denervação do rim por autotransplante é raramente bem-sucedida.[18] A medida extrema de nefrectomia pode ser usada; porém, na maioria das vezes, a dor recorre prontamente no rim contralateral. Nefrectomia bilateral e terapia de substituição renal são relatadas com uma abordagem de último recurso. Referência para o médico especialista em dor pode ajudar no aconselhamento psiquiátrico, analgesia e exclusão de outras desordens. Em um estudo retrospectivo, pacientes que eventualmente aceitavam uma abordagem não cirúrgica, juntamente com estratégias de combate à dor que não envolvesse analgésicos narcóticos, tiveram os melhores desfechos.[19]

Litíase Assintomática

Até cálculos grandes podem ser assintomáticos e descobertos apenas durante a investigação de sintomas não relacionados abdominais ou musculoesqueléticos. Uropatia obstrutiva causada por cálculo pode ser indolor; portanto, nefrolitíase pode ser considerada no diagnóstico diferencial de falência renal aguda não explicada.

No surto de nefrolitíase associada à melamina de bebê chineses, a maioria dos acidentes trazidos para rastreio não tinham sinais ou sintomas de litíase, e o diagnóstico de nefrolitíase foi feito apenas por ultrassom em bebês e crianças sob risco.[12]

Avaliação Clínica de Formadores de Cálculos

Todos os pacientes com nefrolitíase recorrente merecem avaliação metabólica para determinar a causa dos cálculos renais. Uma completa avaliação de pacientes que tiveram apenas um único cálculo é controversa por causa da relação custo-benefício. O National Institutes of Health Consensus Development Conferencie on the Prevention and Treatment of Kidney Stones determina que todos os pacientes, mesmo aqueles com cálculo único, devem ser submetidos à avaliação básica, que não precisa incluir uma coleta de urina de 24 h. Aqueles com cálculos metabólicos ativos (cálculos crescendo em número ou tamanho em um ano), todas as crianças, formadores de litíase não cálcicas e pacientes em grupos demográficos não tipicamente propensos à formação de cálculos merecem uma avaliação mais completa, o que inclui uma coleta de urina de 24 h feita pelo paciente com sua dieta habitual.[20]

Avaliação Básica

A avaliação clínica de formadores de cálculos inclui uma história e exame físico e requer informações específicas em relação a formação de cálculos, dieta e estudos laboratoriais específicos, como mostrado no Quadro 59-2.

Avaliação Básica da Nefrolitíase

História do cálculo
  Número de cálculos formados
  Frequência de formação dos cálculos
  Idade no início do quadro
  Tamanho dos cálculos passados ou ainda presentes
  Rim envolvido (esquerdo, direito ou ambos)
  Tipo de cálculo, se conhecido
  Necessidade de intervenção urológica: LECO, nefrolitotomia percutânea, e assim por diante
  Resposta ao procedimento cirúrgico
  Os cálculos estão associados a infecções do trato urinário?
Histórico médico
Medicamentos
História familiar
Ocupação e estilo de vida
Ingestão hídrica e dieta
Exame físico
  Evidência de causas sistêmicas de cálculos (p. ex., tofos)
Exames laboratoriais
  Exame de urina
  Urocultura
  Análise do cálculo
Exames de sangue
  Sódio, potássio, cloreto, bicarbonato
  Creatinina, cálcio, fósforo, ácido úrico
  Nível de paratormônio, se cálcio elevado
Avaliação radiológica
  Radiografia de abdome (sem contraste)
  TC sem contraste
  UE
  Ultrassonografia

Quadro 59-2 A avaliação básica da nefrolitíase. *TC*, Tomografia computadorizada; *LECO*, litotripsia extracorpórea por ondas de choque; *UE*, urografia excretora.

História. A história serve para descobrir uma causa sistêmica de nefrolitíase. Qualquer doença pode levar à hipercalcemia (como malignidade, hiperparatiroidismo e sarcoidose) e resultar em hipercalciúria e aumento da formação de cálculos de cálcio. Um número de desordens gastrointestinais mal-absortivas (como doença de Chron e espru [doença celíaca]) pode resultar em formação de cálculo de oxalato de cálcio como resultado de depleção de volume e hiperoxalúria. Cálculos de ácido úrico ocorrem em pacientes com a história de gota e, cada vez mais, em pacientes com resistência insulínica.[11]

A história de cálculo (Quadro 59-2) inclui o número e a frequência de cálculos formados, idade do paciente na incidência do primeiro cálculo, tamanho dos cálculos, tipo de cálculo (se conhecido) e se o paciente foi submetido à remoção cirúrgica do cálculo. Essas informações indicam a gravidade da doença litiásica e fornecem pistas para a causa da formação de cálculos. Por exemplo, cálculos grandes, que não passam espontaneamente e recorrem apesar de intervenção cirúrgica frequente, são mais consistentes com cálculos de estruvita que de oxalato de cálcio. Cálculos que se desenvolvem em uma idade jovem podem ser causados por cistinúria ou hiperoxalúria primária. A resposta do cálculo à intervenção é também significativa; cálculos de cistina, por exemplo, não se fragmentam bem com litotripsia. Se os cálculos recorrem frequentemente em um mesmo rim, a possibilidade de uma anormalidade congênita, como um rim esponjoso medular ou megacálices, deve ser explorada.

História familiar é importante porque vários tipos de cálculos têm uma base genética. Hipercalciúria idiopática é mais provavelmente uma desordem poligênica. Mutações nas claudinas, que regulam a reabsorção de cálcio na alça espessa ascendente de Henle, causam hipercalciúria familiar e nefrocalcinose. Um estudo de associação de todo o genoma em pacientes formadores de cálculos identificou variantes na sequência de genes codificadores da claudina 14 que foi associada à hipercalciúria. [21]

Na maioria das vezes, cistinúria é autossômica recessiva e a hiperuricosúria é associada a desordens metabólicas herdadas. Nefrolitíase e nefrocalcinose podem resultar de uma variedade de desordens monogênicas, como a doença de Dent (nefrolitíase recessiva ligada ao X), síndrome de McCune-Albright, osteogênese imperfeita tipo 1 e deficiência de lactato congênita. As várias desordens genéticas podem levar à hipercalciúria por aumentar a reabsorção óssea, afetar a absorção intestinal ou reduzir o transporte e a reabsorção tubular renal, ou por meio de outros mecanismos ainda não conhecidos. [4,14,15,22,23]

Muitas medicações são conhecidas como potencial indutoras de formação de cálculos de cálcio (p. ex., diuréticos de alça podem ser calciúricos) ou podem predispor à litíase de ácido úrico (salicilatos, probenecida) (Quadro 59-3). Certas substâncias podem precipitar em cálculos por si próprias, como aciclovir infundido por via endovenosa de modo rápido, sulfadiazina em altas doses, triamtereno e agentes antirretrovirais, como indinavir e nelfinavir. [24] Além disso, algumas medicações, como a acetazolamida e o topiramato (uma medicação usada para convulsões e cefaleias tipo enxaqueca), promovem nefrolitíase por inibir a atividade da anidrase carbônica. Nessa situação, a acidose metabólica que se sucede junto com hipocitratúria, o maior pH urinário e a excreção aumentada de cálcio predispõem à formação de cálculos de fosfato de cálcio. [25]

A história social deve incluir detalhes em relação a ocupação e estilo de vida. Cirurgiões cardiotorácicos e agentes do estado real, por exemplo, podem minimizar a ingesta hídrica para evitar intervalos para ida ao banheiro durante o dia de trabalho. Aqueles que participam de atividade física vigorosa, como corridas, podem não se reidratar adequadamente para compensar as perdas insensíveis, produzindo urina excessivamente concentrada, e precipitação de cristais de cálculo naqueles propensos à nefrolitíase.

Uma história dietética e uma revisão da ingesta de fluidos são essenciais na determinação de potenciais causas ou contribuintes para a formação de cálculos. O paciente deve ser interrogado sobre as principais comidas consumidas, com atenção a comidas contendo sódio, assim como quantidades de cálcio, proteína animal, purina e oxalato (Quadro 59-4). A ingesta de cálcio na dieta dever ser revisada já que muitos pacientes com nefrolitíase são erroneamente instruídos a eliminar todo o cálcio da dieta, uma sugestão que pode resultar não apenas em desmineralização óssea, sobretudo em mulheres e crianças, mas também em *aumento* da formação de cálculos. [1-3,26-28] Refrigerantes adoçados com açúcar parecem estar associados a aumento do risco de formação de cálculo, enquanto o consumo de café, chá, cerveja, vinho e suco de laranja parece estar associado a menor risco. [29] O exato mecanismo de nefrolitíase associado ao refrigerante não é conhecido, mas é provavelmente relacionado ao alto conteúdo de frutose no refrigerante que pode alterar a composição urinária e o pH. [30]

Exame Físico.   A maioria dos pacientes com hipercalciúria idiopática é saudável e tem achados normais ao exame físico. Pacientes com hiperuricosúria e formação de litíase de ácido úrico podem ter tofos. Obesidade central é associada a predisposição de síndrome metabólica e cálculos de ácido úrico. Pacientes paraplégicos com um cateter vesical de demora podem ser predispostos à ITU crônica e a cálculos de estruvita.

Achados Laboratoriais.   O pH urinário está quase sempre alto em pacientes com cálculo de estruvita e cálculos de fosfato de cálcio, mas menor em pacientes com ácido úrico e cálculos de oxalato de cálcio. A densidade específica, se maior, confirmará a ingesta inadequada de fluidos em muitos pacientes. Hematúria pode implicar doença calculosa ativa com passagem de cristais ou cálculos. Exame de urina pode revelar células sanguíneas vermelhas além de cristais característicos (Fig. 59-3) Bacteriúria com pH urinário de 6 a 6,5 sugere cálculo de estruvita. A cultura da urina deve ser realizada e, já que muitas bactérias produzem urease mesmo quando a contagem de colônias

---

Medicações Associadas a Nefrolitíase e Nefrocalcinose

Formação de Cálculos de Cálcio
Diuréticos de alça
Vitamina D
Corticosteroides
Suplementos de cálcio
Antiácidos (antiácidos com e sem cálcio)
Teofilina
Acetazolamida*
Anfotericina*
Topiramato
Formação de Cálculos de Ácido Úrico
Salicilatos
Probenecida
Alopurinol (geralmente associado a cálculos de xantina)
Melamina (em fórmulas infantis e produtos lácteos contaminados)
Medicamentos que Podem Precipitar em Cálculos
Triantereno
Aciclovir (se infundido rapidamente por via intravenosa)
Indinavir
Nelfinavir

Quadro 59-3 Medicações associadas a nefrolitíase e nefrocalcinose.
*Associado a nefrocalcinose.

Alimentos Ricos em Oxalato e Purinas

Alimentos Ricos em Oxalato (Evitar no Contexto de Hiperoxalúria)
Feijões verdes
Beterraba
Aipo
Cebolas verdes
Alho-poró
Folhas verdes: couve-manteiga, dente de leão, acelga, espinafre, escarola, mostarda, azeda, couve, ruibarbo
Cacau
Chocolate
Chá preto
Frutas: amoras, mirtilos, morangos, framboesas, groselhas, groselhas verdes
Casca de laranja
Casca de limão
Figos secos
Abobrinha
Nozes, manteiga de amendoim
Tofu (queijo de soja)
Alimentos Ricos em Purinas (Evitar no Contexto de Hiperuricosúria)
Carnes de órgãos: timo, fígado, rim, cérebro, coração
Marisco
Carnes: carne de vaca, porco, cordeiro, aves
Peixes: anchovas, sardinhas (enlatadas), arenque, cavala, bacalhau, linguado, atum, carpa
Extratos de carne: caldo, caldo de carne, *consommé*, sopa
Molho de carne
Alguns vegetais: aspargos, couve-flor, ervilhas, espinafres, cogumelos, feijão-de-lima e feijão, lentilhas

Quadro 59-4 Alguns alimentos ricos em oxalato e purinas.

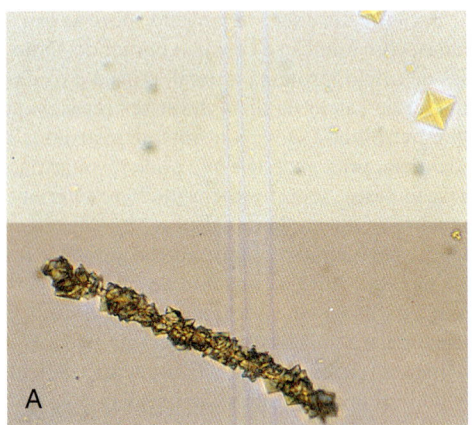
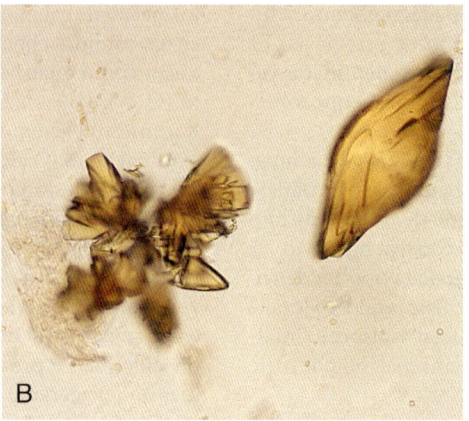
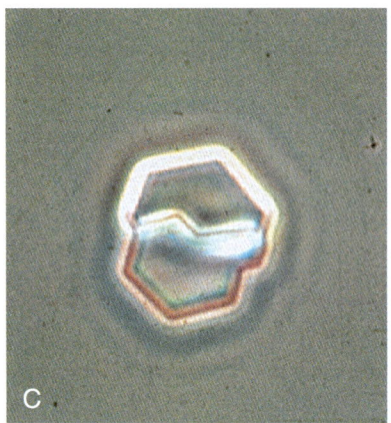
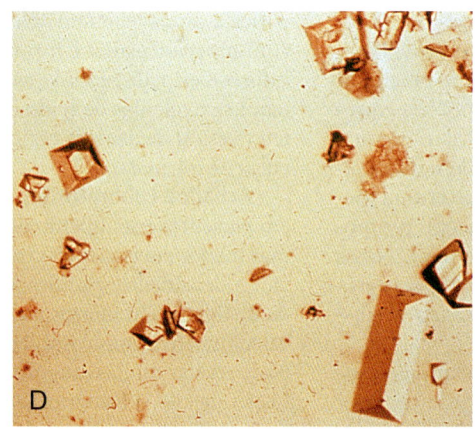

Figura 59-3 Cristais urinários. A, Cristais de oxalato: um pseudocilindro de cristais de oxalato de cálcio acompanhado de cristais de oxalato de cálcio diidratado. **B**, Cristais de ácido úrico: cristais complexos sugestivos de nefropatia aguda por ácido úrico ou nefrolitíase por ácido úrico. **C**, Cristal hexagonal típico de cistina; um único cristal fornece o diagnóstico definitivo de cistinúria. **D**, Cristais em formato de tampa de caixão de fosfato de amônio e magnésio (estruvita). *(Cortesia do Dr. Patrick Fleet, da Universidade de Washington, Seattle.)*

de bactérias urinárias é baixa, o laboratório de microbiologia deve ser instruído a tipificar o organismo mesmo quando há menos de 100.000 unidades formadoras de colônia/mL.

Exames sanguíneos requeridos na avaliação básica são eletrólitos séricos (sódio, potássio, cloreto e bicarbonato), creatinina, cálcio, fósforo e ácido úrico. Se o cálcio é elevado ou no limite superior da normalidade, o nível de hormônio paratireoideano deve ser dosado. Um nível de potássio ou bicarbonato baixo pode indicar uma causa de hipocitratúria, como a acidose renal tubular distal.

Análise do Cálculo. Pacientes devem ser encorajados a recuperar o cálculo que excretarem para análise química, que pode ajudar a definir a anormalidade metabólica subjacente e guiar terapia.

Imagem. Pacientes devem ter uma radiografia simples de abdome com visualização de rins, ureteres e bexiga. Isso pode revelar opacificações em áreas de rins e ureteres que podem ser resultados de cálculos de cálcio, cistina e estruvita (Fig. 59-4) Cálculos de ácido úrico e xantina são radiolucentes e não serão visíveis em radiografias. A tomografia computadorizada helicoidal de alta resolução (TC), também conhecida como Uro-TC, tem substituído a urografia excretora (UE) como o teste diagnóstico de escolha para cólica ureteral aguda; ela tem sensibilidade e especificidade mais altas que a UE para detectar cálculos ureterais e obstrução ureteral[16] e evita a necessidade de contraste. TC é mais útil para revelar outras causas de cólica que não dos cálculos. É mais rápida, com resultados disponíveis em minutos em vez de horas, o que é uma vantagem na sala de emergência. Entretanto, um radiologista experiente requerido para a ótima interpretação de imagens pode não estar disponível em todos os momentos nas instalações hospitalares. Desvantagens da imagem por TC incluem dose de radiação três vezes maior que a UE convencional e maior custo. Ambos os testes devem ser evitados ou limitados em pacientes sob risco de exposição à radiação, como crianças e mulheres grávidas.[31,32] O papel da Uro-TC é também discutido no Capítulo 5.

O contraste deve ser geralmente evitado em pacientes com disfunção renal ou com outras contraindicações ao uso de contraste. Na maioria das vezes, a UE demonstra obstrução do trato urinário que pode ser causada por cálculo e pode identificar anormalidades do trato urinário que predispõem à formação de cálculos, como rim esponjoso medular (Cap. 47) ou anomalias calicinais (Cap. 52) (Fig. 59-5). Durante a cólica aguda, o contraste radiográfico usado na UE, por formação de uma forte diurese osmótica, pode ajudar na movimentação do cálculo ao longo do ureter. Se os cálculos são radiopacos, uma radiografia de rins e vias urinárias pode ser obtida se o paciente desenvolve sintomas sugestivos de doença litiásica recorrente.

Ultrassom renal fornece maior especificidade na avaliação de cálculos, mas não é um teste de rastreio sensível. Ambos os cálculos dentro dos rins – radiopacos e radiotransparentes – –devem ser detectáveis no ultrassom, mas os cálculos ureterais não são geralmente vistos. Não obstante, esse é o exame de escolha para os pacientes em que se deve evitar a exposição à radiação.

Monitoramento periódico, se necessário, deve ser obtido com radiografia simples de rins e vias urinárias e/ou ultrassom mais do que por TC, sempre que possível, para minimizar a exposição à radiação. A combinação de ultrassom e radiografia simples de rins e vias urinárias é considerada mais sensível em detectar cálculos do que cada exame separado, enquanto se minimiza a exposição à radiação comparada com o uso da TC.[33] Muitos pacientes com litíase têm doença recorrente e estão, portanto, sob risco de exposição repetida à radiação. Especialmente em pacientes que podem ser pais ou posteriormente constituirão prole, cada esforço deve ser feito para limitar a exposição à radiação. Em geral, não solicitamos exames de seguimento de raios X nem radiografias, a não ser que isso modifique subsequentemente a conduta. Caso sejam solicitadas radiografias ou estudo por imagem, contrastados ou não, deve ser feito um esforço para limitar a

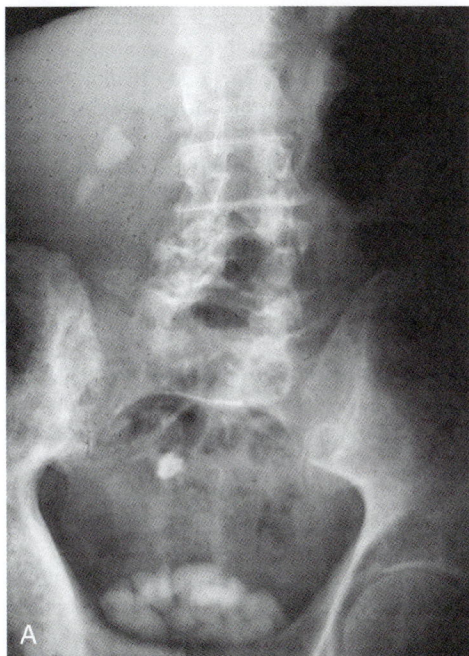

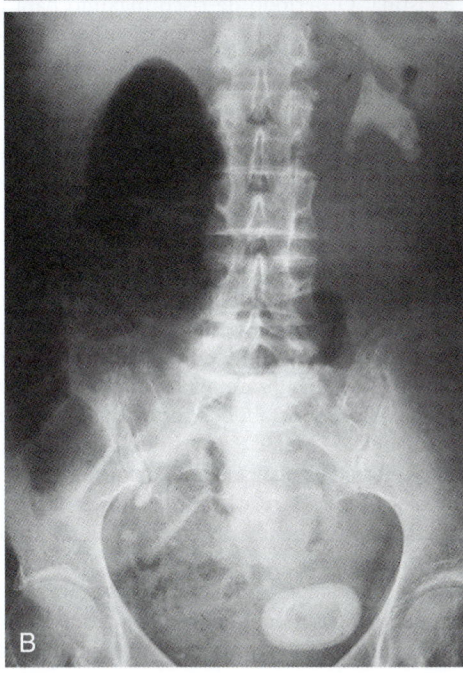

Figura 59-4 Cálculos renais radiopacos. A, Radiografia simples mostrando diversos cálculos de cistina no rim direito, ureter direito e bexiga. **B**, Cálculos de estruvita: cálculo à esquerda em chifre-de-veado e um único cálculo vesical.

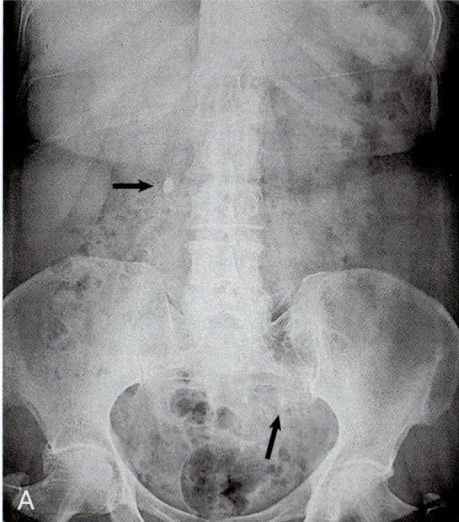

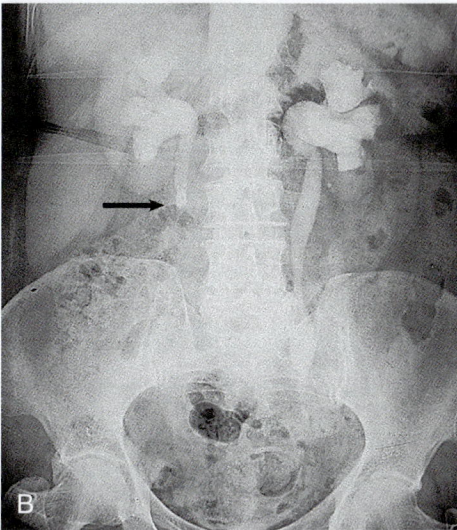

Figura 59-5 Uropatia obstrutiva resultante de nefrolitíase em um paciente com insuficiência renal aguda. A, Radiografia simples mostrando cálculo no ureter superior direito e um pequeno cálculo no ureter inferior esquerdo (*setas*). **B**, Urografia excretora, mostrando ao mesmo tempo hidronefrose bilateral causada por obstrução uretral.

exposição à radiação. Na maioria das vezes, os resultados de estudos não contrastados sozinhos são suficientes para guiar a terapia.

Avaliação Completa

Uma avaliação completa dever ser feita em pacientes com cálculos múltiplos ou metabolicamente ativos (p. ex., cálculos que crescem em tamanho e aumentam em número dentro de um ano), em todas as crianças, em pacientes de grupos demográficos que tipicamente não são propensos para a formação de cálculo e naqueles cujos cálculos não contêm cálcio.

A avaliação completa deve incluir a medida do volume urinário e a quantidade de cálcio, oxalato, fósforo, ácido úrico, sódio, citrato e creatinina excretados na urina coletada em 24 horas (Tabela 59-2). Creatinina urinária é útil para acessar a adequação da coleta; homens devem excretar mais de 15 mg/kg (132,6 μmol/kg) e mulheres devem excretar mais de 10 mg/kg (88,4 μmol/kg), diariamente. Pacientes devem ser encorajados a realizar a coleta de urina de 24 horas em um dia típico enquanto estiver sob dieta típica, embora muitos pacientes prefiram coletar a urina no fim de semana, quando suas dietas e hábitos podem diferir daqueles dos dias de trabalho. Exames específicos, como os coletados em vigência de dietas com baixo ou alto conteúdo de cálcio, não são recomendados.[20] Instruções cuidadosas devem ser dadas a fim de evitar coletas em excesso ou escassez. Deve-se instruir os pacientes a descartar a primeira urina da manhã e coletar toda a urina nas próximas 24 horas, incluindo a segunda urina da manhã.

Uma desvantagem da coleta padrão de urina de 24 horas é que há variação laboratorial nos preservativos necessários para o processamento de vários constituintes. Muitos requerem mais de uma coleta para medir todos os constituintes urinários, reduzindo a aderência e, portanto, a acurácia dos resultados.

Uma abordagem melhor e disponível em alguns laboratórios é submeter a urina de 24 horas à quantificação de supersaturação para

Valores Ideais em Urina de 24 Horas na Nefrolitíase Recorrente

Valores em Urina de 24 Horas	
Volume	> 2 a 2,5 L
Cálcio	< 4 mg/kg (0,1 mmol/kg), ~300 mg (7,5 mmol) em homens, ~250 mg (6,3 mmol) em mulheres
Oxalato	< 40 mg (0,36 mmol)
Ácido úrico	< 750 mg (4,5 mmol) em mulheres e < 800 mg (4,7 mmol) em homens (pode ser dependente do pH)
Citrato	> 320 mg (17 mmol)
Sódio	< 3.000 mg (< 130 mmol)
Fósforo	< 1.100 mg (35 mmol)
Creatinina	> 10 mg/kg (88 μmol/kg) em mulheres e > 15 mg/kg (132 μmol/kg) em homens, se a amostra é de uma coleta completa
Valores de Supersaturação da Urina	
Supersaturação de oxalato de cálcio	< 5
Supersaturação de fosfato de cálcio	0,5-2
Supersaturação de ácido úrico	0-1

Tabela 59-2 Avaliação da nefrolitíase: valores ideais em urina de 24 horas.

as fases sólidas comuns de oxalato de cálcio, bruxita (fosfato de cálcio) e ácido úrico (Tabela 59-2). A análise de supersaturação da urina tem se correlacionado bem com a composição do cálculo.[34] A determinação de supersaturação é muito mais informativa que a avaliação dos constituintes individuais da urina.

Os pacientes podem levar suas amostras ao laboratório local ou enviá-las a laboratórios especializados que medem cálcio, oxalato, citrato, ácido úrico, creatinina, sódio, potássio, magnésio, sulfato, fósforo, cloreto, nitrogênio e ureia urinária, e pH. A supersaturação é calculada com programa de computador como o EQUIL2.[35] O cálculo de supersaturação da amostra de urina de 24 horas fornecerá valores menores que o pico de supersaturação pós-prandial e o pico de supersaturação noturna, que podem iniciar a formação de cálculos. O paciente deverá suspender o uso de qualquer vitamina C ou multivitamínicos que contenham mais de 100 mg de vitamina C por pelo menos 5 dias antes da coleta de urina porque os antioxidantes presentes na vitamina C podem interferir no teste. Apenas urina subsaturada garante que cálculos não vão ocorrer; o risco de formação de cálculos aumenta com a supersaturação em ascensão.

JESS (Joint Expert Speciation System) é um outro programa que mede a concentração dos vários complexos em solução sob várias diferentes condições. É provado ser mais acurado que a análise de supersaturação, mas é utilizado hoje apenas para fins de pesquisa.[36,37]

Tratamento Geral

Intervenção para remoção de cálculo pode ser necessária quando a dor, obstrução e/ou infecção resultantes de litíase renal não respondem ao tratamento conservador. Manejo cirúrgico de cálculos inclui litotripsia por ondas de choque extracorpóreas (LECO) e tanto a remoção endoscópica de cálculos quanto a cirúrgica (Cap. 60). O risco de desenvolver disfunção renal varia com o tipo de cálculo, o que deve ser considerado no planejamento do tratamento.[38]

Manejo Clínico

Os pacientes que são vistos por "especialistas" em litíase têm muitas vezes uma diminuição da recorrência do cálculo, mesmo sem intervenção farmacológica.[39] Esse fenômeno, denominado "efeito clínico no cálculo" é provavelmente um resultado de modificações na dieta e ingestão de líquidos. Essas medidas não farmacológicas incluem: aumento na ingestão de líquidos, o que aumenta o volume urinário; restrição de sódio na dieta, o que leva à redução da excreção urinária de cálcio; restrição de proteína animal, o que também leva à redução da excreção de cálcio na urina e ao aumento na excreção do citrato que é um inibidor de calcificação; e ingestão de uma quantidade adequada para idade e para o gênero de cálcio na dieta. Embora a restrição dietética de cálcio continue a ser prescrita por muitos médicos, evidência crescente indica que isso não é benéfico e pode realmente aumentar a taxa de formação de cálculos (discussão sobre cálculos de cálcio mais adiante).[3,26]

Ingesta de Fluidos. Um aumento no volume de urina para mais de 2 a 2,5 L por dia reduz comprovadamente a incidência de cálculos.[39-41] Grandes volumes de urina reduzirão a supersaturação de oxalato de cálcio, assim como a precipitação de outros cristais. O aumento da ingestão de líquidos para aumentar o volume da urina é também a pedra angular da terapia para pacientes com cálculos de ácido úrico e cistina. O período de risco máximo para a formação de cálculos é a noite, quando a concentração de urina é fisiologicamente aumentada. Os pacientes devem ser encorajados a beber bastante líquido à noite para provocar noctúria e beber ainda mais fluido, antes dormir.

Ingesta de Sódio. Excreção urinária de sal se correlaciona diretamente com excreção urinária de cálcio;[1,2] assim, restrição dietética de sal está associada à excreção de cálcio diminuída na urina. Os pacientes devem ser instruídos a limitar a ingestão diária de sódio a 2 g (87 mmol de sódio).

Ingestão de Proteína Animal. A ingesta de proteína na dieta aumenta a frequência de formação de cálculos renais por uma série de mecanismos. O metabolismo de certos aminoácidos conduz à produção de íons de sulfato, que diminuem a solubilidade de íons de cálcio urinário.[42,43] A acidose metabólica resultante da ingestão de proteína provoca a liberação de cálcio a partir do osso e um consequente aumento da carga filtrada de cálcio.[42,43] A acidose também diminui a reabsorção tubular de cálcio, resultando em hipercalciúria. A excreção urinária de citrato também é dependente do pH, com a acidose levando à diminuição na excreção de citrato. O resultado do acréscimo da ingestão de proteína animal é um aumento na excreção urinária de cálcio que é liberado menos solúvel por causa de concomitante excreção de sulfato e da hipocitratúria. O pH urinário baixo, juntamente com o aumento da excreção de ácido úrico a partir do metabolismo de proteínas animais, pode resultar em cálculo de ácido úrico. Por isso, formadores de cálculo devem consumir apenas uma dieta moderada em proteínas (0,8 a 1,0 g/kg/dia).[1] Frutose na dieta também pode aumentar a litíase de ácido úrico.[30]

Cálcio Dietético Não obstante a sabedoria convencional, vários estudos têm demonstrado diminuição na incidência de cálculo quando as pessoas consomem dietas adequadas em cálcio.[41,44-46] Esse efeito benéfico é atribuído a ligação intestinal de oxalato ingerido (que é altamente litogênico) com o cálcio da dieta. Embora mulheres tenham reduzido a formação de cálculo sob ingestão de uma quantidade adequada para a idade de cálcio na dieta, este benefício não pode ser estendido àquelas que tomam cálcio sob a forma de suplementos.[47] Os dados são inconsistentes quanto ao fato de os suplementos de cálcio aumentarem o risco de nefrolitíase.[48,49] Alguns postularam que qualquer aumento de risco pode ser um resultado da escolha do horário da ingestão de suplementos de cálcio fora das refeições, o que iria aumentar a absorção de cálcio sem redução da absorção do oxalato.

Além disso, os suplementos de cálcio podem dissociar-se rapidamente, levando a uma rápida absorção, aumento da carga filtrada de cálcio e hipercalciúria transitória, e consequentemente ao aumento da supersaturação. Aconselhamos os pacientes que, em vez de utilizar suplementos, é melhor obter cálcio de produtos lácteos.

Alguns estudos recentes, mas não todos, têm demonstrado que as mulheres que ingerem suplementos de cálcio têm grande risco de doença cardiovascular e morte.[51-52] Em um estudo de longo prazo de mais de 60.000 mulheres suecas, aqueles com ingestão de cálcio superior a 1.400 mg/dia tiveram um risco aumentado de mortalidade cardiovascular com uma taxa de risco de 1,49 (1,09-2,02, 95% intervalo de confiança [IC]). O risco de mortalidade por todas as causas subiu para 2,57 (1,19-5,55, IC 95%), quando qualquer suplemento de cálcio foi adicionado a uma dieta rica em cálcio.[50] Bolland *et al.* revisaram a mortalidade cardiovascular em mais de 15 estudos envolvendo a suplementação de cálcio *versus* placebo. Eles observaram um aumento do risco de infarto do miocárdio em pessoas randomizadas para uso de suplementos de cálcio com uma taxa de risco de 1,31 (1,02-1,67, IC 95%) que subiu para 1,85 (1,28-2,67, IC 95%) em pacientes que já estavam tomando mais do que 805 mg de cálcio por dia na dieta.[51] O Institute de Medicine recentemente ajustou sua recomendação de ingestão de cálcio para 1.000 mg por dia para adultos com mais de 19 anos, e para 1.200 mg para as mulheres com idade acima de 50 anos.[53] Como observado anteriormente, nós recomendamos, na maioria das vezes, que as mulheres tomem a quantidade adequada de cálcio sob a forma de alimentos, com a ingestão de suplementos limitada, exceto em casos de osteoporose grave com consumo alimentar insuficiente.

Anteriormente, os pacientes hipercalciúricos eram divididos em vários grupos, incluindo aqueles com a excreção renal do cálcio excessivo ("perda renal") e aqueles que absorviam quantidades excessivas de cálcio pelo trato gastrointestinal ("hipercalciúria de absorção"). No entanto, é evidente que os pacientes hipercalciúricos, em regra, não têm um defeito de transporte limitada a um único sítio; eles parecem ter uma desregulação sistêmica de transporte de cálcio nos principais locais de transporte de cálcio, como intestino, rim e osso. Em ambos, ratos e seres humanos hipercalciúricos submetidos a uma dieta pobre em cálcio, há um amplo espectro contínuo de excreção de cálcio. Pacientes hipercalciúricos podem parecer ter excesso de excreção renal em um exame e hipercalciúria de absorção em outro.[1,2] Alguns pacientes excretam mais cálcio do que consomem, indicando um equilíbrio negativo do cálcio corporal total. Esse cálcio deve ser derivado das fases minerais do osso, que contém, de longe, o maior depósito de cálcio do corpo.[27] Apoio para a utilização de uma quantidade apropriada à idade e ao gênero de cálcio na dieta foi fornecido recentemente por um estudo prospectivo randomizado que comparou a taxa de formação de cálculos em homens de acordo com a dieta, com um grupo designado para receber dieta pobre em cálcio e outros grupos designados para receber dieta com cálcio normal, baixo teor de sódio e baixa proteína animal.[26] Os homens designados à dieta pobre em cálcio tiveram duas vezes mais propensão a ter cálculos recorrentes durante um período de cinco anos em comparação com os de dieta com cálcio normal, com baixo teor de sódio ou com baixa proteína animal. A supersaturação de oxalato de cálcio urinário também diminuiu mais rapidamente naqueles com dieta rica em cálcio e manteve-se mais baixa do que a dos homens com a dieta pobre em cálcio durante a maior parte dos cinco anos de estudo. Essa redução da supersaturação era o resultado de uma queda maior do oxalato urinário nos homens que ingeriam dietas normais em cálcio, baixo teor de sódio e baixo conteúdo de proteína animal.[26,54]

Os pacientes que recebem prescrição de uma dieta pobre em cálcio podem evitar hiperoxalúria excessiva quando adequadamente instruídos a consumir também uma dieta com baixo conteúdo de oxalato.[55] Alguns afirmam que essa abordagem pode beneficiar pacientes com absorção intestinal excessiva de cálcio associada a hipercalciúria grave, possibilitando a restrição de cálcio sem o risco de osteopenia significativa. Recomenda-se, no entanto, uma ingestão adequada de cálcio para idade e gênero, mais bem derivada de uma dieta contendo uma quantidade adequada de produtos lácteos. Porque a formação de cálculo pode ser reduzida com a ingestão normal de cálcio e há risco de desmineralização óssea com restrição de cálcio, consideramos a dieta pobre em cálcio obsoleta.[26,27,54] Ingestão de cálcio superior à recomendada para idade e gênero e suplementos de cálcio devem ser evitados em pacientes com cálculo renal de cálcio.

Vitamina D   Em função da grande deficiência e insuficiência de vitamina D em latitudes do norte, a suplementação de vitamina D é muito comum.[56] Os pacientes e os médicos muitas vezes expressam preocupação de que isso possa exacerbar litíase renal, dado o papel da vitamina D no metabolismo mineral. Na verdade, os estudos não mostraram nenhuma associação entre a suplementação de vitamina D ou níveis de 25-hidroxivitamina D no soro e a excreção de cálcio, nem um aumento da taxa de formação de cálculo em pacientes hipercalciúricos sob suplementação de vitamina D. É razoável tratar a deficiência de vitamina D (níveis de 25-hidroxivitamina D abaixo de 20 ng/mL), com colecalciferol ou ergocalciferol, sem medo de agravamento de hipercalciúria ou aumento de formação de cálculo.[57]

TIPOS ESPECÍFICOS DE CÁLCULOS

Cálculos de Cálcio

Cálculos renais que contêm cálcio constituem cerca de 70% de todas as litíases formadas. A maioria dos cálculos de cálcio é composta de oxalato de cálcio, quer sozinho, quer em combinação com fosfato de cálcio ou ácido úrico. Uma pequena porcentagem de cálculos é composta inteiramente de fosfato de cálcio.[1] A maioria dos cálculos de cálcio não deve exceder 1 a 2 cm de largura, embora a intervenção cirúrgica seja muitas vezes necessária para pedras maiores que 5 mm.

Cálculos à base de cálcio mais frequentemente se desenvolvem como resultado da excreção excessiva de cálcio (hipercalciúria). Outras causas de cálculos de cálcio são excreção excessiva de oxalato (hiperoxalúria) e ácido úrico (hiperuricosúria), excreção de citrato insuficiente (hipocitratúria), acidose tubular renal, certos medicamentos e anormalidades congênitas do trato genitourinário (Fig. 59-6). Terapia específica para pacientes com cálculos de cálcio depende das alterações metabólicas subjacentes detectadas na avaliação. Terapia não específica ou geral, conforme descrito anteriormente, deve ser sempre instituída; no entanto, tratamento mais definitivo é muitas vezes necessário para diminuir significativamente a taxa de recorrência de formação de cálculos.

Hipercalciúria

Etiologia   Hipercalciúria sem anormalidade metabólica causadora determinada é denominada *hipercalciúria idiopática*. Os pacientes afetados geralmente têm excesso de absorção intestinal de cálcio e também podem ter reabsorção tubular renal de cálcio diminuída e aumento da reabsorção óssea. A causa dessa doença sistêmica no transporte de cálcio, em ratos e seres humanos hipercalciúricos e formadores de cálculos, é associada a um número excessivo de receptores para a vitamina D.[58-60] Distúrbios metabólicos que levam à elevação nos níveis séricos de cálcio, hormônio paratireoideano ou 1,25(OH)$_2$D (1,25-diidroxivitamina D) podem resultar em hipercalciúria.

Tratamento   Para hipercalciúria, a terapia de primeira linha habitual é um diurético tiazídico, que atua para reduzir o cálcio urinário. Nos EUA, clortalidona 25 a 50 mg é a substância de escolha, uma vez que requer apenas uma administração diária. Indapamide de 1,25 a 2,5 mg por dia não tende a elevar lipídios séricos tanto quanto outros tiazídicos e pode ser preferida para pacientes com fatores de risco

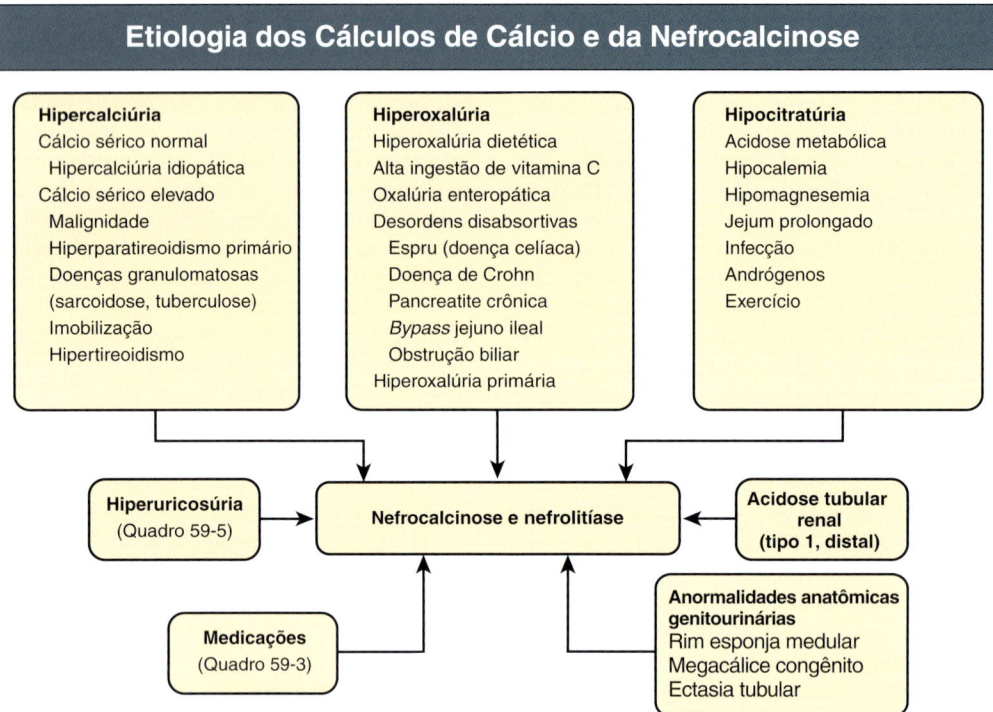

Figura 59-6 Etiologia dos cálculos de cálcio e da nefrocalcinose.

cardíaco ou lipídios séricos elevados. No início do uso desses medicamentos, os pacientes devem ser instruídos a aumentar a ingestão de potássio, e um nível de potássio sérico deve ser verificado de sete a 10 dias depois. Se o nível de potássio é baixo, a suplementação oral de potássio deve ser iniciada. Citrato de potássio é preferido sobre o cloreto de potássio porque o citrato forma complexos com o cálcio urinário, diminuindo ainda mais a supersaturação. No entanto, a maioria dos pacientes considera as preparações líquidas de citrato de potássio menos palatáveis. Comprimidos de citrato de potássio em matriz de cera são bem tolerados, e estão disponíveis em alguns países. Em geral, os pacientes são capazes de manter um nível normal de potássio no soro com citrato de potássio 20 a 40 mmol por dia. O potássio sérico e os níveis de bicarbonato devem ser verificados novamente sete a 10 dias mais tarde para mais ajuste da dose. Por ser uma base de citrato, o citrato de potássio pode aumentar excessivamente o nível de bicarbonato no soro ou o pH urinário, e uma mudança para cloreto de potássio pode ser necessária.

Os níveis de cálcio, sódio e citrato na urina de 24 horas devem ser verificados novamente depois de várias semanas. Se a excreção de cálcio permanecer elevada, a dose do tiazídico deve ser aumentada. No entanto, se a excreção de sódio também permanecer alta, os pacientes devem ser encorajados a limitar sua ingestão de sódio ainda mais porque eles não terão uma resposta adequada ao diurético em uma dieta rica em sódio. Se o potássio sérico permanecer baixo apesar de suplementação ou se a excreção de cálcio permanecer alta apesar do aumento da dosagem do tiazídico, a adição de um diurético poupador de potássio pode ser necessária para aumentar o potássio. Trianterceno não deve ser utilizado para o tratamento de hipocalemia porque pode precipitar-se em cálculos. Amilorida (dose inicial de 5 mg/dia) é a melhor opção para tratar hipocalemia induzida pelas tiazídicos.[1,2]

Recomendações Dietéticas Veja a discussão do tratamento geral.

Hiperoxalúria
Etiologia Elevação dos níveis de oxalato urinário é resultado de excesso de ingestão (oxalúria dietética), distúrbios gastrointestinais que podem levar à má absorção (oxalúria entérica) ou de uma deficiência enzimática hereditária que resulta no metabolismo excessivo de oxalato (hiperoxalúria primária) (Fig. 59-6).[61]

Na maioria das vezes, excesso de oxalato na dieta geralmente não aumenta o oxalato urinário acima de 60 mg/24 h (0,54 mmol/24 h). Oxalúria entérica pode ocorrer quando má absorção resulta em absorção colônica excessiva de oxalato, como um resultado de espru (doença celíaca), doença de Crohn, pancreatite crônica, síndrome do intestino curto ou após cirurgia bariátrica.

O transportador de troca aniônica Slc26a6 parece responsável pela secreção de oxalato intestinal, e ratinhos com inativação direcionada desse transportador têm hiperoxalúria.[62] Ainda não se sabe se os doentes com hiperoxalúria entérica têm mutações na Slc26a6. Oxalato urinário é geralmente superior a 60 e pode ultrapassar 100 mg/24 h (0,54 e 0,9 mmol/24 h).[63] Na hiperoxalúria primária, a imensa produção de oxalato resulta na deposição de oxalato de cálcio generalizada por todo o corpo em uma idade precoce. Essa infiltração de oxalato de cálcio em órgãos pode resultar em cardiomiopatia, supressão de medula óssea e insuficiência renal. Valores de oxalato urinário podem variar de 80 a 300 mg/24 h (0,72 para 2,70 mmol/24 h).

Existem três tipos de hiperoxalúria primária com defeitos enzimáticos únicos na via do glioxilato hepático.[64] No tipo 1, a enzima defeituosa é a alanina-glioxilato aminotransferase, codificada pelo gene *AGXT* no cromossomo 2; esta é responsável por cerca de 80% dos casos. O tipo 2 tende a ser uma doença mais leve e é causada por mutações no gene *GRHPR* no cromossomo 9, o que resulta na falha de redução do glioxilato em glicolato; este é responsável por cerca de 10% dos casos. O tipo 3 é um resultado de mutações no gene que codifica a enzima mitocondrial 4-hidroxi-2-oxoglutarato aldolase, que catalisa a clivagem de 4-hidroxi-2-oxoglutarato a piruvato e glioxilato e é responsável por cerca de metade dos casos restantes.[65]

Tratamento de Hiperoxalúria Dietética e Entérica. Tratamento de oxalúria dietética consiste na restrição de oxalato na dieta. Deve-se fornecer aos pacientes uma lista de comidas com alto conteúdo de oxalato que devem ser evitadas ou ingeridas com moderação (Quadro 59-4). Carbonato de cálcio 1 a 1,5 g pode ser adicionado em cada refeição e lanche para se ligar ao oxalato intestinal e prevenir a sua absorção.

Terapia específica para a desordem mal absortiva, como dieta livre de glúten para pacientes com doença celíaca, é a primeira linha do tratamento de hiperoxalúria entérica. Uma terapia mais geral para esteatorreia, como uma dieta com baixo teor de gordura, pode reduzir a má absorção de gordura assim como a absorção e subsequente excreção de oxalato. Uma dieta pobre em oxalato e prescrição de carbonato de cálcio nas refeições para pacientes com oxalúria dietética também é útil para esses pacientes. A diarreia associada a essas desordens pode resultar em volumes urinários baixos, hipocalemia, hipocitratúria e hipomagnesúria. Os pacientes devem ser aconselhados a aumentar a ingesta hídrica e a utilizar citrato de potássio (neste caso, a preparação líquida, embora intragável, é mais bem absorvida que o comprimido), assim como suplemento de magnésio. O magnésio também serve como um inibidor da formação de cálculos e pode ser administrado gluconato de magnésio 0,5 a 1 g, a cada 8 horas, ou óxido de magnésio 400 mg, a cada 12 horas.

Tratamento de Hiperoxalúria Primária A hiperoxalúria primária tipo 1 (HP1) é uma desordem grave que pode ser curada apenas pelo transplante hepático para substituir o defeito enzimático hepático. Piridoxina (vitamina B_6 em doses atingindo de 2,5 a 15 mg/kg/24 horas) pode reduzir a produção de oxalato em pacientes com HP1. Esforços devem ser feitos para deixar o cálcio e o oxalato mais solúveis na urina, aumentando o pH urinário (para pelo menos 6,5) e dando suplementos de citrato e magnésio. Citrato de potássio e suplementação de magnésio podem ser prescritos, como dito anteriormente. Ortofosfato é também um efetivo inibidor de precipitação de oxalato de cálcio e pode ser administrado seguramente em pacientes com taxa de filtração glomerular (TFG) maior que 50 mL/min. Pelo oxalato ser pouco excretado na DRC e não ser removido na diálise, transplante renal serve não apenas para melhorar função renal mas também para melhorar a excreção de oxalato e diminuir a oxalose sistêmica.[14,66]

Oxalobacter formigenes usa primordialmente o oxalato para metabolismo celular.[67,68] Formadores de oxalato de cálcio que são colonizados com *O. formigenes* têm menores níveis de oxalato urinário que aqueles que não o são.[67] Um pequeno estudo terapêutico em humanos envolvendo a administração de *O. formigenes* resultou em uma modesta redução do oxalato urinário em alguns pacientes.[68] Estudos posteriores com números maiores de pacientes e com desfecho primário de recorrência de formação de cálculos serão necessários antes que essa nova abordagem seja aceita.

Hipocitratúria

O citrato inibe a formação de cálculos. Várias condições reduzem a excreção de citrato urinário, predispondo à formação de cálculos. Ingestão excessiva de proteína, infecções, androgênios, jejum e acetazolamida foram implicados na redução da excreção urinária de citrato. A terapia envolve o tratamento da condição subjacente e a suplementação de citrato de potássio. O sal de potássio é preferido ao citrato de sódio porque o sódio promove excreção renal de cálcio. Citrato de potássio 15 a 25 mmol, duas ou três vezes ao dia, é necessário, e comprimidos são considerados mais palatáveis do que a preparação líquida para a maioria dos pacientes. Em pacientes com disfunção renal, o potássio sérico deve ser monitorizado cuidadosamente e a redução da dose pode ser necessária se a hipercalemia surgir.[14,69]

Acidose Tubular Renal Distal

Pacientes com acidose tubular renal distal (tipo 1) tem excreção tubular distal disfuncional de íons hidrogênios com uma acidose metabólica com ânion *gap* normal e uma urina alcalina (Cap. 12). A acidose causa liberação de cálcio e fósforo do osso com consequente aumento na excreção urinária desses íons. A acidose também leva a aumento de reabsorção de citrato pelo túbulo proximal. O resultado final é um alto pH urinário, hipocitratúria (citrato urinário) geralmente < 100 mg/24 h [0,53 mmol/24 h] e excreção urinária aumentada de cálcio e fósforo, o que aumenta a propensão à precipitação de fosfato de cálcio. Nefrocalcinose nesse cenário não é incomum por causa da precipitação de cálcio em um fluido tubular alcalino. A acidose metabólica e a hipocitratúria devem ser tratadas com a combinação de citrato de sódio (ou bicarbonato) e citrato de potássio (ou bicarbonato). Na maioria das vezes, quantidades grandes, 1 a 2 mmol/kg diários divididos em duas a três doses, são necessárias para neutralizar a acidose.[1] Citrato é geralmente preferido ao bicarbonato pelos pacientes, pois não produz dióxido de carbono em contato com o estômago com resultante inchaço gastrointestinal. Entretanto, citrato é quase sempre mais caro que bicarbonato.

Hiperuricosúria

Cristais de oxalato de cálcio geralmente formam núcleo com outros tipos de cristais, como o de ácido úrico. Hiperuricosúria contribui para a nefrolitíase em 10 a 15% dos cálculos de cálcio. Pacientes com cálculo de oxalato de cálcio hiperuricosúrico têm hiperuricosúria com cálcio e oxalato urinários normais, mas geralmente têm um pH urinário maior (> 5,5) que os pacientes com cálculos puros de ácido úrico. Terapia para hiperuricosúria consiste em ingesta de líquidos aumentada e ingesta dietética de purinas reduzida. Se a excreção de ácido úrico permanece elevada, alopurinol deve ser iniciado em 100 a 300 mg diários.[1]

Cálculos de Ácido Úrico

Epidemiologia

A prevalência de cálculos de ácido úrico depende muito da localização geográfica. Nos EUA, cálculos de ácido úrico constituem 5% a 10% de todas as litíases formadas, enquanto no Mediterrâneo e países do Oriente Médio os cálculos de ácido úrico podem constituir até 75% das litíases. Os cálculos são radiolucentes e, portanto, pouco visíveis em radiografias simples. Eles são detectáveis no ultrassom e tomografia computadorizada e como falhas de enchimento na UE (Fig. 59-7).

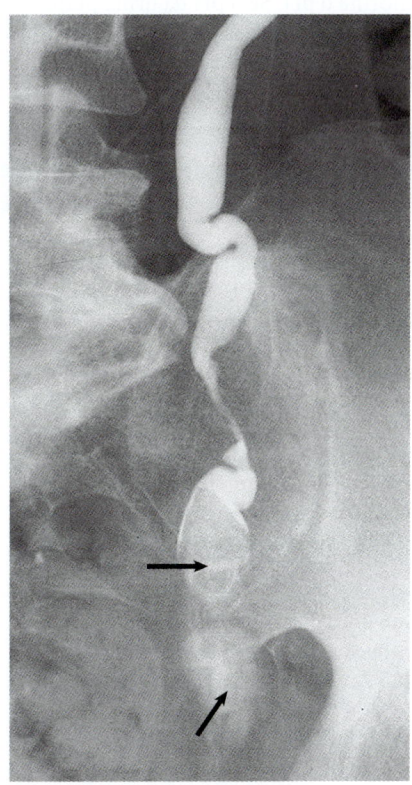

Figura 59-7 Cálculo de urato radiotransparente. Pielografia anterógrada mostrando múltiplos cálculos radiotransparentes de ácido úrico (*setas*) obstruindo o ureter distal.

Etiologia e Patogênese

Causas de hiperuricosúria incluem excesso de purina na dieta ou excessiva ingestão de proteínas, distúrbios associados à desagregação celular (síndrome de lise tumoral, desordens mieloproliferativas, anemia hemolítica), gota, medicamentos uricosúricos, certos erros inatos do metabolismo e possivelmente ingestão excessiva de frutose.

Três fatores principais influenciam a formação de cálculos de ácido úrico: pH urinário baixo, baixo volume de urina e níveis elevados de ácido úrico urinário (Quadro 59-5). Dos três, baixo pH urinário é o distúrbio metabólico principal encontrado em pacientes com nefrolitíase de ácido úrico. O ácido úrico é pouco solúvel em pH abaixo de 5,5. A solubilidade aumenta com a alcalinidade urinária, tal que uma urina de pH de 6,5 pode conter seis vezes mais quantidades de ácido úrico do que uma urina com pH de 5,3, sem exceder a supersaturação. A crescente incidência de obesidade e resistência à insulina nos EUA tem levado a um aumento paralelo de litíase por ácido úrico. A acidose urinária é provavelmente um resultado da amoniogênese prejudicada, o que resulta na excreção excessiva de ácido não tamponado e um pH urinário muito baixo.[7,11,70,71]

Tratamento

Tratamento de cálculos de ácido úrico envolve aumentar o pH da urina e o volume urinário, bem como diminuir a excreção de ácido úrico. Urina alcalina pode não apenas impedir a formação de cálculos de ácido úrico, mas também pode resultar em dissolução da litíase. Para elevar o pH da urina, citrato de potássio é recomendado. Embora o bicarbonato de sódio alcalinize a urina e aumente a solubilidade do ácido úrico, o sódio adicionado aumenta a formação de urato de sódio, que serve como um nicho para precipitação do oxalato de cálcio. O citrato de potássio 40 a 50 mmol/dia em doses divididas é administrado, aumentando-se a dose o necessário para atingir um pH urinário de 6,5 a 7. Os pacientes devem monitorar o pH com fitas reagentes de urina em vários momentos do dia e ajustar a dosagem conforme o pH. Se o pH da urina permanecer baixo apesar do citrato de potássio superior a 100 mmol por dia, ou se essa dose resultar em hipercalemia, a acetazolamida pode ser adicionada.

Esse inibidor da anidrase carbônica produz uma urina alcalina similar àquela vista na acidose tubular renal. Pacientes devem ser advertidos de que o pH urinário não deve exceder 7 porque isso pode ser resultar em precipitação de fosfato de cálcio.

Uma dieta pobre em purina e proteína animal também é útil em aumentar o pH urinário e reduzir a excreção de ácido úrico (Quadro 59-4). Se a excreção de ácido úrico permanecer alta apesar da intervenção dietética, como em pacientes com desordens de catabolismo celular, o alopurinol deve ser administrado, aumentando-se a dose de 100 a 300 mg diários se necessário para deixar a excreção urinária de ácido úrico menor que 750 mg/dia (4,5 mmol/24 h). Consulte o Quadro 59-4 para comidas com alto teor de purina que devem ser evitadas.[72]

Cálculos de Estruvita

Cálculos de estruvita são também referidos como "cálculos de infecção" ou "cálculos de fosfato triplo". Os cálculos crescem rapidamente a um grande tamanho, podem reduzir a função renal no rim afetado e são difíceis de se erradicar. Devido a morbidade significativa em pacientes com cálculos renais, eles também foram chamados de "pedra câncer". A maioria dos cálculos coraliformes, grandes cálculos que penetram em mais de um cálice renal, são compostas de estruvita. A sua formação requer a presença de bactérias produtoras de urease na urina (Quadro 59-6).[73]

Etiologia e Patogênese

Cálculos de estruvita são compostos de fosfato de amônio magnesiano e carbonato de cálcio apatita. Eles se formam quando a produção de urease por certas bactérias urinárias decompõem a ureia a amônio (NH_4^+) e um grupo carboxilo (OH^-). A urina torna-se bastante alcalina; o fosfato urinário torna-se insolúvel e forma uma fase sólida com o magnésio, o cálcio e os sais de amônio. As mulheres são mais propensas à nefrolitíase de estruvita do que os homens por causa de um aumento da propensão para a ITU. Outros predispostos a desenvolver cálculos de estruvita através de infecções ou estase urinária incluem pacientes com cateter vesical, bexiga neurogênica, anormalidades do trato genitourinário e lesões da medula espinhal. Uma urina alcalina (pH 7), cultura de urina com bactérias produtoras de urease e grandes cálculos sugerem o diagnóstico de nefrolitíase de estruvita.[73]

Um certo número de bactérias Gram-negativas e Gram-positivas tem sido implicado na produção de urease e consequente formação de estruvita, com as espécies mais comuns sendo *Proteus* (Quadro 59-6). *Escherichia coli*, que é frequentemente presente em culturas de urina, não é um produtor de urease. Se existe uma forte suspeita de cálculos renais, mas nenhum organismo é detectado na urina, um pedido específico de cultura de *Ureaplasma urealyticum* deve ser considerado, pois este não costuma crescer nos meios de culturas da rotina.

Fatores Associados à Formação de Cálculos de Ácido Úrico

Baixo pH Urinário (≤ 5,5)
Dieta rica em proteína animal
Diarreia
Resistência à insulina (índice de massa corporal elevado, síndrome metabólica, diabetes tipo 2)
Baixo volume urinário
Ingestão inadequada de fluidos
Perda extrarrenal de fluidos excessiva
   Diarreia
   Perdas insensíveis (p. ex., transpiração)
Hiperuricosúria
Ingestão dietética de purinas excessiva
Hiperuricemia
   Gota
   Troca de ácido úrico do intracelular para o extracelular
      Desordens mieloproliferativas
      Síndrome de lise tumoral
Erros inatos do metabolismo
   Síndrome de Lesch-Nyhan
   Deficiência de glicose-6-fosfatase
Medicamentos
Consulte o Quadro 59-3.

Quadro 59-5 Fatores associados à formação de cálculos de ácido úrico.

Fatores Associados à Formação de Cálculos de Estruvita

Bactérias Produtoras de Urease
   Proteus
   Haemophilus
   Espécies de *Yersinia*
   Staphylococcus epidermidis
   Pseudomonas
   Klebsiella
   Serratia
   Citrobacter
   Ureaplasma
pH urinário elevado

Quadro 59-6 Fatores associados à formação de cálculos de estruvita. *Escherichia coli* não é produtora de urease.

Tratamento

Cálculos de estruvita requerem manejo médico e cirúrgico agressivo. Terapia antibiótica é importante para reduzir posterior crescimento do cálculo e prevenção da formação de pedras. As bactérias permanecerão nos interstícios do cálculo; no entanto, o cálculo continuará a crescer, ao menos que a supressão crônica por antibiótico seja mantida ou os cálculos sejam completamente erradicados. Em função da necessidade de remoção completa do cálculo para efetuar uma cura, a intervenção urológica precoce é aconselhável. Cálculos menores que 2 cm podem responder bem a litotripsia extracorpórea por ondas de choque (LECO); no entanto, os cálculos maiores provavelmente vão exigir nefrolitotomia percutânea (NLPC), muitas vezes em combinação com LECO (Cap. 61). Quaisquer fragmentos de cálculo recuperados devem ser cultivados e a antibioticoterapia guiada pela cultura deve ser continuada. Uma vez que a urina esteja estéril, geralmente cerca de duas semanas após o início do tratamento, a dose é reduzida pela metade. Culturas de urina mensais devem ser realizadas e, se permanecerem estéreis durante três meses consecutivos, os antibióticos podem ser interrompidos, embora culturas de urina de vigilância devam ser solicitadas mensalmente por um ano completo.[74]

Terapias médicas adjuvantes incluem inibidores de urease e quimiólise. O inibidor de urease mais comumente usado é o ácido acetoidroxâmico. Ao inibir a urease, esses agentes retardam o crescimento do cálculo e impedem a formação de novo cálculo. Infelizmente, eles têm inúmeros efeitos colaterais que limitam seu uso, embora os efeitos adversos se resolvam após a descontinuação da substância. Além disso, eles requerem depuração renal adequada para ser eficaz e, portanto, não são úteis em pacientes com DRC (TFG estimada < 60 mL/min).[73] A quimiólise envolve irrigação do rim por um tubo de nefrostomia ou do ureter com uma solução concebida para dissolver as pedras. A solução mais comum é hemiacidrina 10%, que contém éster de ácido carbônico, ácido cítrico, ácido D-glucônico e magnésio a um pH de 3,9. Lavagem para a quimiólise é controversa porque anteriormente foi associada à alta taxa de mortalidade, mas agora é considerada segura com o acompanhamento adequado para ITU, avaliação de obstrução ao fluxo por medição da pressão intrapélvica e de níveis de magnésio no soro. Embora não seja um tratamento de escolha para grandes cálculos, pode ser útil quando as técnicas cirúrgicas forem eficazes, mas deixaram fragmentos de cálculos residuais.

Cálculos de Cistina

Cistinúria é um distúrbio autossômico em que ocorre um defeito no transporte tubular aminoácido dibásico, resultando num aumento da excreção de cistina, ornitina, lisina e arginina (Cap. 50). O padrão de herança pode ser autossômico recessivo ou autossômico dominante com penetrância incompleta. A doença litiásica é, na maioria das vezes, clinicamente manifesta nas segunda e terceira décadas de vida. Devido ao alto teor de enxofre da molécula de cistina, os cálculos são aparentes em radiografias simples (Fig. 59-4, *A*) e, muitas vezes, presentes como cálculos coraliformes ou vários cálculos bilaterais.

Cistina é fracamente solúvel, apenas cerca de 300 mg/L (1,25 mmol/L), a um pH neutro. A excreção normal de cistina de cerca de 30 a 50 mg (0,12 mmol para 0,21) por dia é facilmente solúvel na produção de urina diária habitual de cerca de 1 L. No entanto, muitas vezes cistinúricos homozigotos excretam 250 a 1.000 mg (1,04 para 4,20 mmol) de cistina por dia, com os heterozigotos excretando uma quantidade intermediária. O tratamento é dirigido à diminuição da concentração urinária de cistina para abaixo dos limites de sua solubilidade. Por ser o precursor dietético de cistina, metionina, um aminoácido essencial, é impraticável reduzir significativamente a sua ingestão. O aumento do volume de urina, de modo que a cistina permaneça abaixo dos limites de solubilidade, por vezes requer 4 L de urina

por dia. Uma dieta de baixo teor de sódio é capaz de reduzir a excreção de cistina urinária, embora o mecanismo para que isso ocorra não esteja claro.[75] Aumentar o pH da urina acima de 7,5 tornará a cistina mais solúvel, o que é difícil de conseguir a longo prazo. D-penicilamina (dose inicial de 250 mg por dia, dose máxima de 2 g por dia) ou tiopronina (800 mg/dia, em três doses divididas) irão ambos se ligar à cistina e reduzir a supersaturação urinária; no entanto, os efeitos colaterais podem limitar a sua utilização. O inibidor da enzima de conversão da angiotensina, o captopril, pode ser eficaz por formar uma ligação dissulfureto cisteína-tiol que é mais solúvel do que a cistina.[76]

Cálculos Associados a Exposição a Melamina

No final de 2008, mais de 50.000 crianças chinesas com idade inferior a três anos tinham sido relatadas por terem nefrolitíase associada a produtos lácteos contaminados. Leite e fórmulas infantis em pó foram notificados por conter melamina, uma substância nitrogenada sintetizada a partir de ureia que aumenta aparentemente o teor de proteína do produto.[12] Fatores de risco para nefrolitíase após a exposição a melamina podem incluir depleção de volume, pequena superfície corporal, uricosúria e baixo pH urinário.

Embora as crianças afetadas muitas vezes apresentassem disúria e hematúria, muitas crianças que foram posteriormente rastreadas estavam assintomáticas, apesar de cálculos renais identificados no exame de ultrassom.[12] No exame de urina, algumas crianças apresentavam cristais em forma de leque. Os cálculos formados nos rins eram radiolucentes e frágeis. Muitos eram compostos por uma combinação de ácido úrico com melamina e foram passíveis de dissolução por hidratação e alcalinização. Em estudos com animais com exposição à melamina, a deposição de cristais distais tubulares pode levar a inflamação e fibrose tubulointersticial. Desconhece-se se um processo semelhante possa ocorrer em humanos.[12]

NEFROCALCINOSE

Nefrocalcinose é um aumento do conteúdo cálcico dentro dos rins.[15,77] Essa desordem pode ser simétrica ou, em desordens anatômicas, como o rim esponjoso medular, pode envolver apenas um rim.

Etiologia e Patogênese
Nefrocalcinose Medular

Nefrocalcinose medular, em que a calcificação tende a ocorrer na área das pirâmides renais, é responsável pela maioria dos casos de nefrocalcinose. É tipicamente associada a elevação urinária de cálcio, fosfato e oxalato, ou pode ocorrer com urina alcalina (Quadro 59-7). Qualquer patologia que resulte em hipercalcemia e/ou hipercalciúria pode estar implicada. Em vez de formação de litíase, calcificações parenquimatosas menores se depositam na medula e são geralmente bilaterais e relativamente simétricas (Fig. 59-8). Alguns distúrbios metabólicos, sobretudo oxalose, causados por hiperoxalúria primária, podem resultar em nefrocalcinose tanto medular quanto cortical[77] (Fig. 59-9).

Em adultos, as causas mais comuns de nefrocalcinose medular são hiperparatireoidismo primário, acidose tubular renal distal e rim esponjoso medular (Cap. 47), bem como medicações como acetazolamida, anfotericina e triantereno (Quadro 59-3).

Considerando que uma gama de distúrbios semelhantes pode ser vista em crianças, as associações mais comuns são a terapia com furosemida e os distúrbios hereditários associados a hipercalciúria.[15,22] Furosemida, quando utilizado em recém-nascidos prematuros e lactentes mais velhos com insuficiência cardíaca congestiva, pode resultar em nefrocalcinose com ou sem hipercalciúria. As lesões geralmente se resolvem com a descontinuação da terapia. Uma relação normal

Causas de Nefrocalcinose

Medular

Distúrbio do Metabolismo do Cálcio
Hiperparatireoidismo
Sarcoidose
Síndrome leite-álcali
Osteoporose rapidamente progressiva
Hipercalciúria idiopática

Outras Doenças Tubulares
Acidose tubular renal distal (tipo 1)
Oxalose*
Doença de Dent (nefrolitíase hipercalciúrica ligada ao X)
Raquitismo hipofosfatêmico ligado ao X
Síndrome de Bartter
Síndrome de hipomagnesemia-hipercalciúria

Doença Anatômica
Rim esponja medular
Necrose de papila

Medicamentos
Acetazolamida
Anfotericina
Triantereno

Cortical
Necrose cortical
Rejeição do transplante
Glomerulonefrite crônica
Trauma
Tuberculose
Oxalose*

Quadro 59-7 Causas de nefrocalcinose. *A oxalose tipicamente causa nefrocalcinose cortical e medular.

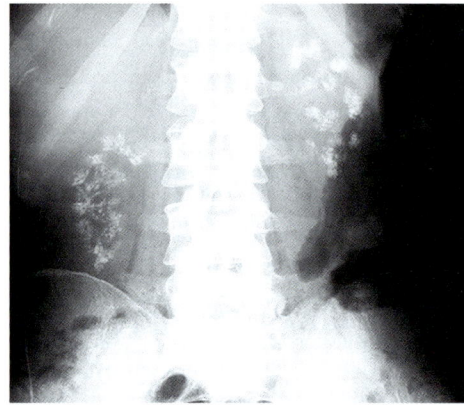

Figura 59-8 Nefrocalcinose medular. Radiografia simples mostrando nefrocalcinose medular metastática em um paciente com acidose tubular renal distal.

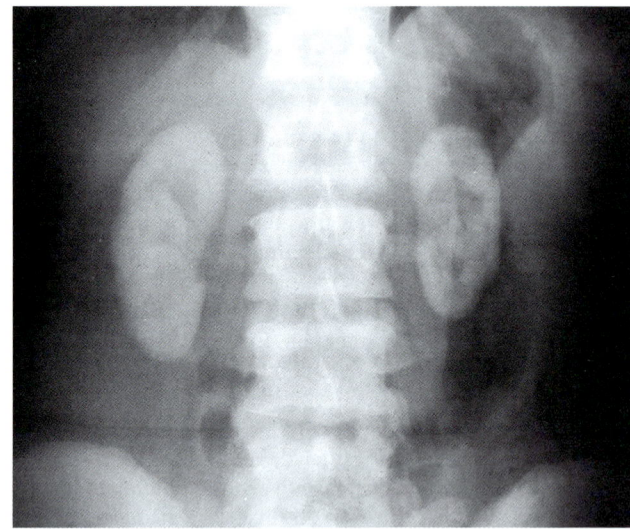

Figura 59-9 Nefrocalcinose. Calcificação cortical e medular densa em rins atrofiados de um paciente com oxalose e insuficiência renal de longa data.

de cálcio/creatinina no momento do diagnóstico da nefrocalcinose (cerca de 0,40 [mg/mg] em prematuros) parece ser um bom preditor de resolução.

Existem muitas doenças hereditárias raras associadas a nefrocalcinose, como nefrolitíase hipercalciúria ligada ao X, raquitismo hipofosfatêmico ligado ao X, síndrome de hipercalciúria e hipomagnesemia, e síndrome de Bartter.

Nefrolitíase hipercalciúrica ligada ao X é também denominada doença de Dent no Reino Unido, proteinúria de baixo peso molecular com hipercalciúria e nefrocalcinose no Japão, e raquitismo hipofosfatêmico recessivo ligado ao X na Itália[78] Uma série de mutações que afetam o gene CLCN5 no cromossomo X foi identificada, levando à inativação dos canais de cloreto dependentes de voltagem CLC-5. O resultado é uma síndrome clínica que afeta tipicamente meninos e geralmente inclui hipercalciúria, nefrocalcinose, nefrolitíase e hematúria, bem como proteinúria de baixo peso molecular, glicosúria, aminoacidúria, hipofosfatemia, insuficiência renal e raquitismo.[78]

No raquitismo hipofosfatêmico ligado ao X, o tratamento recomendado, com reposição de fosfato e vitamina D, pode resultar, por si próprio, em hipercalcemia, hipercalciúria e nefrocalcinose. Portanto, devem ser prescritos apenas fosfato e vitamina D suficientes para possibilitar o crescimento dos ossos e prevenir hipofosfatemia sintomática.

Outra causa de nefrocalcinose medular em crianças é a síndrome de hipomagnesemia e hipercalciúria primária.[14,15,79] Essa condição autossômica recessiva rara resulta da produção defeituosa da proteína celular de *tight-junction*, paracelina-1. Essa proteína da família das claudinas é necessária para adequada reabsorção de cálcio e de magnésio na alça ascendente espessa de Henle. As crianças costumam apresentar sintomas de ITU (muitas vezes com nefrolitíase),

poliúria, convulsões tetânicas (causadas por hipomagnesemia), cãibras musculares e fraqueza. Hipercalciúria, hipermagnesúria e um defeito de concentração urinária também ocorrem. Os pacientes muitas vezes têm insuficiência renal e podem precisar de terapia de substituição renal na terceira década de vida. Distúrbios auditivos neurossensoriais e comprometimento ocular podem acompanhar as manifestações renais em um subgrupo de pacientes. Esses distúrbios tubulares congênitos são discutidos no Capítulo 50.

Nefrocalcinose Cortical

Na maioria das vezes, nefrocalcinose cortical é o resultado de calcificação distrófica, que segue a destruição dos tecidos do parênquima, em vez de precipitação de componentes urinários em excesso. É secundária a infarto, neoplasias e infecção. É tipicamente assimétrica e normalmente localizada no córtex renal (Fig. 59-10). Causas de nefrocalcinose cortical incluem rejeição de transplante, necrose cortical, tuberculose, toxicidade ao etilenoglicol e glomerulonefrite crônica.

Manifestações Clínicas

Os pacientes que não têm nefrolitíase associada a nefrocalcinose são muitas vezes assintomáticos. O ultrassom e a tomografia computadorizada são exames diagnósticos sensíveis para ambas as nefrocalcinoses, cortical e medular, demonstrando as calcificações do parênquima

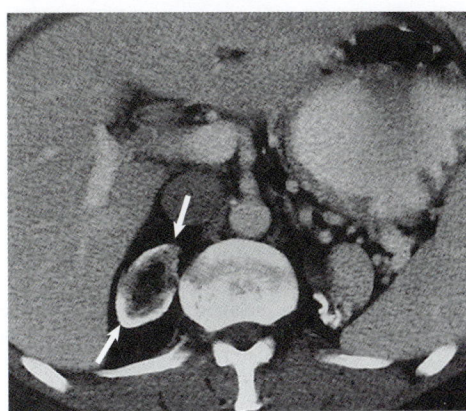

Figura 59-10 Nefrocalcinose cortical. Tomografia computadorizada (TC) sem contraste mostrando nefrocalcinose cortical (*setas*) no rim direito após necrose cortical.

antes que elas possam ser visualizadas em radiografias simples. O grau de calcificação correlaciona-se pouco com a função renal.

Tratamento

Da mesma maneira da litíase renal, o tratamento de nefrocalcinose depende de terapia para a doença de base, bem como de medidas para reduzir a hipercalcemia, hiperfosfatemia e oxalose, se possível. O objetivo do tratamento é, geralmente, evitar novos depósitos, porque a terapia não pode erradicar depósitos de cálcio existentes.

Referências

1. Bushinsky DA, Coe FL, Moe OW. Nephrolithiasis. In: Brenner BM, ed. *The Kidney*. Philadelphia: WB Saunders; 2012:1455-1507.
2. Bushinsky DA, Moe OW. Calcium Stones. In: De Broe ME, ed. *Oxford Textbook of Clinical Nephrology*. Oxford: Oxford University Press; 2012.
3. Monk RD, Bushinsky DA. Kidney stones. In: Kronenberg HM, Melmed S, Polonsky KS, Larsen PR, eds. *Williams Textbook of Endocrinology*. 12th ed. Philadelphia: WB Saunders; 2011:1350–1367.
4. Moe OW. Kidney stones: Pathophysiology and medical management. *Lancet*. 2006;367:333-344.
5. Stamatelou KK, Francis ME, Jones CA, et al. Time trends in reported prevalence of kidney stones in the United States: 1976-1994. *Kidney Int*. 2003;63: 1817-1823.
6. Curhan GC, Willett WC, Rimm EB, et al. Body size and risk of kidney stones. *J Am Soc Nephrol*. 1998;9:1645-1652.
7. Sakhaee K, Maalouf NM. Metabolic syndrome and uric acid nephrolithiasis. *Semin Nephrol*. 2008;28:174-180.
8. Scales CD Jr, Smith AC, Hanley JM, Saigal CS. Prevalence of kidney stones in the United States. *Eur Urol*. 2012;62:160-165.
9. Brikowski TH, Lotan Y, Pearle MS. Climate-related increase in the prevalence of urolithiasis in the United States. *Proc Natl Acad Sci U S A*. 2008;105:9841-9846.
10. Soucie JM, Thun MJ, Coates RJ, et al. Demographic and geographic variability of kidney stones in the United States. *Kidney Int*. 1994;893-899.
11. Maalouf NM, Cameron MA, Moe OW, Sakhaee K. Novel insights into the pathogenesis of uric acid nephrolithiasis. *Curr Opin Nephrol Hypertens*. 2004;13:181-189.
12. Guan N, Fan Q, Ding J, et al. Melamine-contaminated powdered formula and urolithiasis in young children. *N Engl J Med*. 2009;360:1067-1074.
13. Evan AP, Lingeman JE, Coe FL, et al. Randall's plaque of patients with nephrolithiasis begins in basement membranes of thin loops of Henle. *J Clin Invest*. 2003;111:607-616.
14. Coe FL, Evan A, Worcester E. Kidney stone disease. *J Clin Invest*. 2005;115: 2598-2608.
15. Sayer JA, Carr G, Simmons NL. Nephrocalcinosis: Molecular insights into calcium precipitation within the kidney. *Clin Sci (Lond)*. 2004;106:549-561.
16. Teichman JMH. Acute renal colic from ureteral calculus. *N Engl J Med*. 2004;350:684-693.
17. Spetie DN, Nadasdy T, Nadasdy G, et al. Proposed pathogenesis of idiopathic loin pain-hematuria syndrome. *Am J Kidney Dis*. 2006;47:419-427.
18. Sheil AG, Chui AK, Verran DJ, et al. Evaluation of the loin pain/hematuria syndrome treated by renal autotransplantation or radical renal neurectomy. *Am J Kidney Dis*. 1998;32:215-220.
19. Bass CM, Parrott H, Jack T, et al. Severe unexplained loin pain (loin pain haematuria syndrome): Management and long-term outcome. *QJM*. 2007; 100:369-381.
20. Consensus conference. Prevention and treatment of kidney stones. *JAMA*. 1988;260:977-981.
21. Thorleifsson G, Holm H, Edvardsson V, et al. Sequence variants in the CLDN14 gene associate with kidney stones and bone mineral density. *Nat Genet*. 2009;41:926-930.
22. Moe OW, Bonny O. Genetic hypercalciuria. *J Am Soc Nephrol*. 2005;16:729-745.
23. Gambaro G, Vezzoli G, Casari G, et al. Genetics of hypercalciuria and calcium nephrolithiasis: From the rare monogenic to the common polygenic forms. *Am J Kidney Dis*. 2004;44:963-986.
24. Daudon M, Jungers P. Drug-induced renal calculi: Epidemiology, prevention and management. *Drugs*. 2004;64:245-275.
25. Welch BJ, Graybeal D, Moe OW, et al. Biochemical and stone risk profiles with topiramate treatment. *Am J Kidney Dis*. 2006;555-563.
26. Borghi L, Schianchi T, Meschi T, et al. Comparison of two diets for the prevention of recurrent stones in idiopathic hypercalciuria. *N Engl J Med*. 2002; 346:77-84.
27. Asplin JR, Bauer KA, Kinder J, et al. Bone mineral density and urine calcium excretion among subjects with and without nephrolithiasis. *Kidney Int*. 2003; 63:662-669.
28. Freundlich M, Alonzo E, Bellorin-Font E, Weisinger JR. Reduced bone mass in children with idiopathic hypercalciuria and in their asymptomatic mothers. *Nephrol Dial Transplant*. 2002;17:1396-1401.
29. Ferraro PM, Taylor EN, Gambaro G, Curhan GC. Soda and other beverages and the risk of kidney stones. *Clin J Am Soc Nephrol*. 2013;8:1389-1395.
30. Taylor EN, Curhan GC. Fructose consumption and the risk of kidney stones. *Kidney Int*. 2007;73:207-212.
31. Smith RC, Coll DM. Helical computed tomography in the diagnosis of ureteric colic. *BJU Int*. 2000;86:33-41.
32. Nakada SY, Hoff DG, Attai S, et al. Determination of stone composition by noncontrast spiral computed tomography in the clinical setting. *Urology*. 2000;55:816-819.
33. Eisner BH, McQuaid JW, Hyams E, Matlaga BR. Nephrolithiasis: What surgeons need to know. *AJR Am J Roentgenol*. 2011;196:1274-1278.
34. Parks JH, Coward M, Coe FL. Correspondence between stone composition and urine supersaturation in nephrolithiasis. *Kidney Int*. 1997;51:894-900.
35. Werness PG, Brown CM, Smith LH, Finlayson B. Equil2: A BASIC computer program for the calculation of urinary saturation. *J Urol*. 1985;134:1242-1244.
36. Rodgers A, Lie-Hamdulay S, Jackson G. Therapeutic action of citrate in urolithiasis explained by chemical speciation: Increase in pH is the determinant factor. *Nephrol Dial Transplant*. 2006;21:361-369.
37. May PM, Muray K. Jess, a joint expert speciation system-II. The thermodynamic database. *Talanta*. 1991;38:1419-1426.
38. Gambaro G, Favaro S, D'Angelo A. Risk of renal failure in nephrolithiasis. *Am J Kidney Dis*. 2001;37:233-243.
39. Hosking DH, Erickson SB, Van den Berg CJ, et al. The stone clinic effect in patients with idiopathic calcium urolithiasis. *J Urol*. 1983;1115-1118.
40. Borghi L, Meschi T, Amato F, et al. Urinary volume, water, and recurrences in idiopathic calcium nephrolithiasis: A 5-year randomized prospective study. *J Urol*. 1996;155:839-843.
41. Lemann J Jr, Pleuss JA, Worcester EA, et al. Urinary oxalate excretion increases with body size and decreases with increasing dietary calcium intake among healthy adults. *Kidney Int*. 1996;49:200-208. (Erratum: *Kidney Int*. 1996;50:341.)
42. Frassetto L, Morris RC Jr, Sebastian A. Long-term persistence of the urine calcium-lowering effect of potassium bicarbonate in postmenopausal women. *J Clin Endocrinol Metab*. 2005;90:831-834.
43. Lemann J Jr, Bushinsky DA, Hamm LL. Bone buffering of acid and base in humans. *Am J Physiol Renal Physiol*. 2003;285:F811-F832.
44. Curhan GC, Willett WC, Rimm EB, Stampfer MJ. A prospective study of dietary calcium and other nutrients and the risk of symptomatic kidney stones. *N Engl J Med*. 1993;328:833-838.
45. Stauffer JQ. Hyperoxaluria and intestinal disease. The role of steatorrhea and dietary calcium in regulating intestinal oxalate absorption. *Am J Dig Dis*. 1977;22:921-928.
46. Curhan GC, Willett WC, Speizer FE, et al. Comparison of dietary calcium with supplemental calcium and other nutrients as factors affecting the risk for kidney stones in women. *Ann Intern Med*. 1997;126:497-504.
47. Jackson RD, LaCroix AZ, Gass M, et al. Calcium plus vitamin D supplementation and the risk of fractures. *N Engl J Med*. 2006;354:669-683.
48. Wactawski-Wende J, Kotchen JM, Anderson GL, et al. Calcium plus vitamin D supplementation and the risk of colorectal cancer. *N Engl J Med*. 2006;354: 684-696.

49. Candelas G, Martinez-Lopez JA, Rosario MP, et al. Calcium supplementation and kidney stone risk in osteoporosis: A systematic literature review. *Clin Exp Rheumatol.* 2012;30:954-961.

50. Michaelsson K, Melhus H, Warensjo Lemming E, et al. Long term calcium intake and rates of all cause and cardiovascular mortality: Community based prospective longitudinal cohort study. *BMJ.* 2013;346:f228.

51. Bolland MJ, Avenell A, Baron JA, et al. Effect of calcium supplements on risk of myocardial infarction and cardiovascular events: Meta-analysis. *BMJ.* 2010;341:c3691.

52. Xiao Q, Murphy RA, Houston DK, et al. Dietary and supplemental calcium intake and cardiovascular disease mortality: The National Institutes of Health-AARP Diet and Health Study. *JAMA Intern Med.* 2013;173:639-646.

53. Institute of Medicine. *Dietary Reference Intakes for Calcium and Vitamin D.* Washington, DC: National Academies Press; 2011.

54. Bushinsky DA. Recurrent hypercalciuric nephrolithiasis—does diet help? *N Engl J Med.* 2002;346:124-125.

55. Pak CYC, Odvina CV, Pearle MS, et al. Effect of dietary modification on urinary stone risk factors. *Kidney Int.* 2005;68:2264-2273.

56. Monk RD, Bushinsky DA. Making sense of the latest advice on vitamin D therapy. *J Am Soc Nephrol.* 2011;22:994-998.

57. Leaf DE, Korets R, Taylor EN, et al. Effect of vitamin D repletion on urinary calcium excretion among kidney stone formers. *Clin J Am Soc Nephrol.* 2012; 7:829-834.

58. Bushinsky DA, Frick KK, Nehrke K. Genetic hypercalciuric stone-forming rats. *Curr Opin Nephrol Hypertens.* 2006;15:403-418.

59. Frick KK, Asplin JR, Favus MJ, et al. Increased biological response to 1,25(OH)(2)D(3) in genetic hypercalciuric stone-forming rats. *Am J Physiol Renal Physiol.* 2013;304:F718-F726.

60. Li XQ, Tembe V, Horwitz GM, et al. Increased intestinal vitamin D receptor in genetic hypercalciuric rats. A cause of intestinal calcium hyperabsorption. *J Clin Invest.* 1993;91:661-667.

61. Asplin JR. Hyperoxaluric calcium nephrolithiasis. *Endocrinol Metab Clin North Am.* 2002;31:927-949.

62. Sakhaee K. Recent advances in the pathophysiology of nephrolithiasis. *Kidney Int.* 2008;75:5855-5895.

63. Worcester EM. Stones from bowel disease. *Endocrinol Metab Clin North Am.* 2002;31:979-999.

64. Milliner DS. The primary hyperoxalurias: An algorithm for diagnosis. *Am J Nephrol.* 2005;25:154-160.

65. Hoppe B. An update on primary hyperoxaluria. *Nat Rev Nephrol.* 2012;8: 467-475.

66. Smith LH. Hyperoxaluric states. In: Coe FL, Favus MJ, eds. *Disorders of Bone and Mineral Metabolism.* New York: Raven; 2000:707–727.

67. Kwak C, Kim HK, Kim EC, et al. Urinary oxalate levels and the enteric bacterium *Oxalobacter formigenes* in patients with calcium oxalate urolithiasis. *Eur Urol.* 2003;44:475-481.

68. Hoppe B, Beck B, Gatter N, et al. *Oxalobacter formigenes:* A potential tool for the treatment of primary hyperoxaluria type 1. *Kidney Int.* 2006;70:1305-1311.

69. Pak CYC, Fuller C. Idiopathic hypocitraturic calcium oxalate nephrolithiasis successfully treated with potassium citrate. *Ann Intern Med.* 1986;104:33-37.

70. Daudon M, Traxer O, Conort P, et al. Type 2 diabetes increase the risk for uric acid stones. *J Am Soc Nephrol.* 2006;17:2026-2033.

71. Cameron MA, Maalouf NM, Adams-Huet B, et al. Urine composition in type 2 diabetes: Predisposition to uric acid nephrolithiasis. *J Am Soc Nephrol.* 2006; 17:1422-1428.

72. Wainer L, Resnik BA, Resnick MI. *Nutritional Aspects of Stone Disease.* Boston: Martinus-Nijhoff; 1987.

73. Rodman JS. Struvite stones. *Nephron.* 1999;81(suppl 1):50-59.

74. Wong HY, Riedl CR, Griffith DP. Medical management and prevention of struvite stones. In: Coe FL, Favus MJ, Pak CYC, et al., eds. *Kidney Stones: Medical and Surgical Management.* Philadelphia: Lippincott-Raven; 1996:941-950.

75. Goldfarb DS, Coe FL, Asplin JR. Urinary cystine excretion and capacity in patients with cystinuria. *Kidney Int.* 2006;69:1041-1047.

76. Sakhaee K. Pathogenesis and medical management of cystinuria. *Semin Nephrol.* 1996;16:435-447.

77. Ramchandani P, Pollack HM. Radiologic evaluation of patients with urolithiasis. In: Coe FL, Favus MJ, Pak CYC, et al., eds. *Kidney Stones: Medical and Surgical Management.* Philadelphia: Lippincott-Raven; 1996:369-435.

78. Scheinman SJ. X-linked hypercalciuric nephrolithiasis: Clinical syndromes and chloride channel mutations. *Kidney Int.* 1998;53:3-17.

79. Benigno V, Canonica CS, Bettinelli A, et al. Hypomagnesaemia-hypercalciuria-nephrocalcinosis: A report of nine cases and a review. *Nephrol Dial Transplant.* 2000;15:605-610.

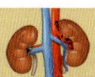
Obstrução do Trato Urinário

Jeremy Hughes

DEFINIÇÕES

O termo *uropatia obstrutiva* refere-se às alterações estruturais ou funcionais do trato urinário que impedem o fluxo de urina normal. *Nefropatia obstrutiva* refere-se à doença renal causada pelo distúrbio ao fluxo urinário ou de fluido tubular. *Hidronefrose*, refere-se à dilatação das vias urinárias – não é sinônimo de *uropatia obstrutiva*, já que a primeira pode ocorrer sem obstrução funcional do trato urinário e pode estar ausente em casos de obstrução estabelecida. A uropatia e a nefropatia obstrutivas frequentemente coexistem, e seu manejo requer uma estreita colaboração entre nefrologistas e urologistas. Alguns aspectos cirúrgicos da obstrução do trato urinário são discutidos no Capítulo 61.

A uropatia obstrutiva é classificada de acordo com a topografia, o grau e a duração da obstrução. Obstrução aguda ou crônica pode ocorrer em qualquer parte do trato urinário e inclui causas intrarrenais (cilindros, cristais) e causas extrarrenais. A obstrução aguda ou crônica é subdividida em obstrução do trato urinário superior (obstrução geralmente unilateral, que ocorre acima da junção vesicoureteral) e obstrução do trato urinário inferior (obstrução geralmente bilateral localizada abaixo da junção vesicoureteral). A obstrução completa do trato urinário é denominada *alto grau*, enquanto a obstrução parcial ou incompleta é denominada *baixo grau*.

Uma obstrução unilateral em um paciente com dois rins normais não resultará em disfunção renal significante porque ocorre compensação funcional pelo rim preservado. No entanto, obstrução bilateral ou obstrução de um único rim funcionante resultará em insuficiência renal. Em casos de obstrução aguda do trato urinário, as alterações são sobretudo funcionais, enquanto o dano estrutural renal resulta, na maioria das vezes, de obstruções crônicas. Os rins com alterações funcionais agudas podem se recuperar após o alívio eficaz da obstrução, mas as alterações estruturais podem ser permanentes e levar à insuficiência renal crônica. Mundialmente, a obstrução do trato urinário continua a ser uma das principais causas de insuficiência renal em crianças e adultos.

ETIOLOGIA E PATOGÊNESE

As causas de uropatia acometendo as vias urinárias superiores e inferiores estão resumidas na Tabela 60-1 e no Quadro 60-1.

Obstrução Congênita do Trato Urinário

A obstrução congênita do trato urinário ocorre com mais frequência entre homens, geralmente como resultado de válvula de uretra posterior ou obstrução da junção pieloureteral (JUP). Se a obstrução ocorre precocemente na organogênese, o rim não consegue se desenvolver e se torna displásico. Se a obstrução é bilateral, a taxa de mortalidade, como resultado de insuficiência renal grave, é alta. Se a obstrução acontece mais tarde na gestação e é de baixo grau ou unilateral, ainda ocorrerá hidronefrose e perda de néfrons, mas a função renal residual pode ser suficiente para possibilitar a sobrevivência, e a manifestação clínica pode não ocorrer até mais tarde na infância. A obstrução da junção pieloureteral, se discreta, pode não se manifestar até a idade adulta e, em alguns pacientes, pode ser um achado incidental (Fig. 60-1). No entanto, com a maior disponibilidade e a melhoria da sensibilidade dos testes diagnósticos pré-natais, as anomalias congênitas do trato urinário são frequentemente identificadas de modo precoce, possibilitando rápida intervenção pós-natal (e, em alguns casos, pré-natal) para aliviar a obstrução e, portanto, preservar a função renal. Causas congênitas de obstrução são discutidas no Capítulo 52.

Obstrução Adquirida do Trato Urinário

A obstrução adquirida do trato urinário pode acometer o trato urinário superior ou inferior, e pode resultar de causas intrínsecas ou extrínsecas. Causas intrínsecas de obstrução podem ser intraluminais ou intramurais.

Obstrução Intrínseca

Obstrução Intraluminal A obstrução intraluminal pode resultar da obstrução tubular intrarrenal, como, por exemplo, por deposição de cristais de ácido úrico no lúmen tubular após o tratamento de malignidades hematológicas (síndrome de lise tumoral). Além disso, pode ocorrer pela precipitação das proteínas de Bence-Jones, no mieloma, e pela precipitação ou formação de cristais de fármacos, como sulfonamidas, aciclovir, metotrexato e indinavir. Pouco frequentemente, os pacientes com glomerulonefrite subjacente, como nefropatia por IgA, podem desenvolver hematúria glomerular grave, com obstrução tubular por eritrócitos e disfunção renal aguda, que normalmente se resolve com o tempo.

A obstrução intraluminal extrarrenal em adultos jovens é mais comumente causada por cálculos renais (Cap. 59). Os cálculos de oxalato de cálcio são os mais comuns, e normalmente causam obstrução unilateral aguda intermitente do trato urinário, mas raramente resultam em disfunção renal crônica importante. Causas menos comuns de litíase urinária, como cálculos de estruvita, ácido úrico e cistinúria são frequentemente bilaterais e, portanto, mais propensos a causar insuficiência renal em longo prazo. Os locais de impactação mais comuns dos cálculos são o cálice, a JUP, a junção vesicoureteral e a cavidade pélvica. O tratamento cirúrgico da litíase renal é discutido no Capítulo 61. A obstrução intraluminal também pode resultar de debris descamados após necrose papilar, ou coágulos sanguíneos após hematúria macroscópica (cólicas por coágulo). A necrose papilar pode ocorrer no diabetes melito, no traço ou na doença falciforme, na nefropatia por analgésicos, na amiloidose renal e na pielonefrite aguda. Cólicas por coágulo podem ocorrer por hemorragias a partir de tumores renais ou malformações arteriovenosas, após o trauma renal e em pacientes com doença renal policística.

Obstrução Intramural A obstrução intramural pode resultar tanto de alterações funcionais como de anatômicas. Distúrbios funcionais incluem segmentos ureterais adinâmicos (geralmente na junção do ureter com a pelve ou bexiga) e distúrbios neurológicos. Estes últimos podem resultar em bexiga contraída (hipertônica) ou bexiga

Causas de Obstrução do Trato Urinário Superior

Causas Intrínsecas	Causas Extrínsecas

Intraluminal
Deposição intraluminal de cristais (ácido úrico, drogas)
Cálculos
Debris papilares
Coágulos
Bola fúngica
	Sistema reprodutivo
	Colo uterino: *carcinoma*
	Útero: *gravidez, tumores,*
	  prolapso, endometriose,
	  doença inflamatória pélvica
	Ovário: tumor, cistos
	Próstata: *carcinoma*

Intramural Funcional: disfunção da junção pieloureteral ou ureterovesical Anatômica: tumores (benignos ou malignos) Infecções, granulomas, estenoses	**Sistema vascular** Aneurisma: aorta, vasos ilíacos Artérias aberrantes: junção pieloureteral Veias: veias ovarianas, ureter retrocaval
	Trato gastrointestinal Doença de Crohn Pancreatite Apendicite Diverticulite Tumor
	Espaço retroperitoneal Linfonodos Fibrose: idiopática, drogas, doença inflamatória ou relacionada a IgG-4 Tumores: primários ou metastáticos Hematomas Radioterapia Ligadura ou trauma ureteral cirúrgico

Tabela 60-1 Causas de obstrução do trato urinário superior. As causas mais comuns são apresentadas em itálico.

Causas de Obstrução do Trato Urinário Inferior

Causas uretrais anatômicas
Estenoses uretrais: trauma, *após instrumentação*, infecções, como uretrite gonocócica, uretrite não gonocócica, tuberculose
Válvula de uretra posterior
  Cálculos
  Coágulos
  Abcesso periuretral
  Fimose
  Parafimose
  Estenose meatal
Causas funcionais uretrais
  Medicamentos anticolinérgicos, antidepressivos, levodopa
Próstata
  Hipertrofia benigna da próstata
  Carcinoma da próstata
Alterações anatômicas da bexiga
  Câncer da bexiga
  Esquistossomose (infecção por *Schistosoma haematobium*)
  Cálculos vesicais
  Fratura pélvica, trauma vesical
Alterações funcionais da bexiga
  Bexiga neurogênica: defeitos ou trauma da medula espinhal, diabetes melito, esclerose múltipla, doença de Parkinson, acidentes vasculares cerebrais

Quadro 60-1 Causas de obstrução do trato urinário inferior. As causas mais comuns são apresentadas em itálico.

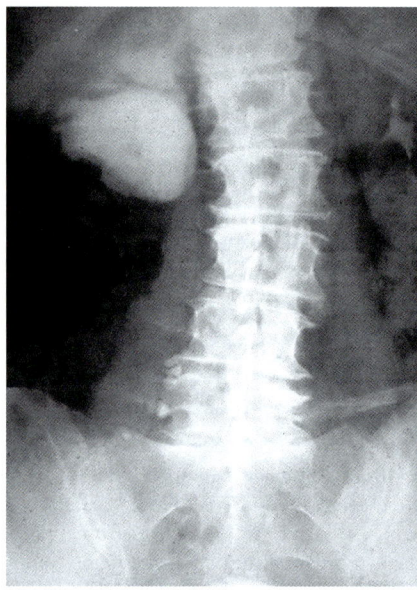

Figura 60-1 Urografia excretora demonstrando obstrução em nível da junção pieloureteral. O estudo foi realizado em um adulto assintomático, durante investigação de um quadro de dor lombar à direita. Há dilatação unilateral (à direita) do sistema pielocalicinal. O ureter não é visibilizado.

flácida (atônica), dependendo se a lesão afeta os neurônios motores superiores ou inferiores, e podem levar a esvaziamento vesical prejudicado, com refluxo vesicoureteral. A disfunção vesical é muito comum em pacientes que sofrem de esclerose múltipla e após a lesão da medula espinhal, e também é observada no diabetes melito, na doença de Parkinson e após acidentes vasculares cerebrais. Alguns fármacos (anticolinérgicos, levodopa) podem alterar a atividade neuromuscular da bexiga e resultar em obstrução funcional, sobretudo se houver obstrução preexistente (p. ex., hipertrofia da próstata).

Causas anatômicas de obstrução intramural do trato urinário superior incluem carcinoma de células transicionais da pelve renal e ureter e estenoses ureterais secundárias a radioterapia ou cirurgia retroperitoneal. Raramente, a obstrução pode resultar de mau funcionamento da válvula ureteral, pólipos ou estenoses após a terapia contra tuberculose. A obstrução intramural do trato urinário inferior pode resultar de estreitamentos uretrais, quase sempre secundários à instrumentação crônica ou uretrite anterior, ou tumores benignos e malignos da bexiga. A infecção por *Schistosoma haematobium* com deposição de ovos no ureter distal e na bexiga é uma causa comum de uropatia obstrutiva em todo o mundo; até 50% dos pacientes cronicamente infectados desenvolvem estenoses ureterais e fibrose, com a contração da bexiga.

Obstrução Extrínseca

A causa mais comum de compressão extrínseca em mulheres é a pressão de um útero gravídico; o ureter direito é mais o comumente afetado. Na maioria das vezes, é assintomática e as alterações se resolvem rapidamente após o parto. Raramente, pode ocorrer obstrução bilateral e injúria renal aguda (IRA). A dilatação ureteral pode ser observada quase sempre durante a gravidez, como resultado de efeitos hormonais (sobretudo progesterona) sobre o músculo liso, mas isso não indica obstrução funcional (Cap. 43, Fig. 43-1). O carcinoma do colo do útero pode também causar obstrução extrínseca, secundariamente à extensão direta do tumor, com envolvimento do aparelho urinário. Outros processos patológicos pélvicos que podem causar compressão ureteral incluem tumores uterinos e ovarianos benignos e malignos, abcessos, endometriose e doença inflamatória pélvica. A compressão dos ureteres fora da bexiga também pode ocorrer no prolapso uterino. Raramente, ligadura ureteral inadvertida pode ocorrer

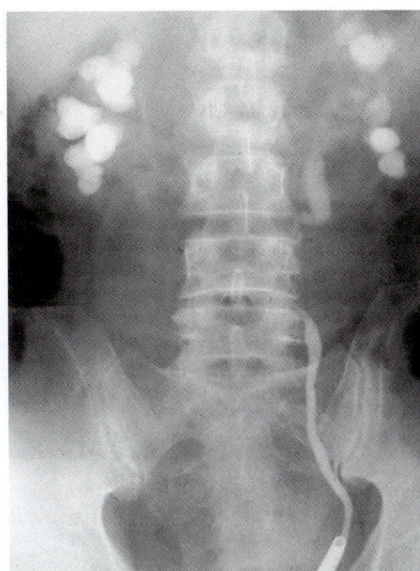

Figura 60-2 **Pielografia retrógrada demonstrando fibrose retrope-**
ritoneal idiopática. Observa-se, claramente, dilatação do sistema pielocalicial. Entretanto, não há dilatação ureteral, e pode-se observar o ureter
esquerdo deslocado medialmente, como resultado do seu encarceramento
pelo tecido fibrótico.

durante procedimentos cirúrgicos, sobretudo aqueles relacionados à
obstetrícia e ginecologia. A ligadura unilateral pode passar despercebida, mas IRA resultará da ligadura bilateral.

Em homens, a causa mais comum de obstrução extrínseca do trato urinário inferior é a hipertrofia prostática benigna. O carcinoma da
próstata também pode resultar em obstrução, seja por extensão direta do
tumor à saída da bexiga ou dos ureteres, seja por extensão metastática.

Além disso, patologias retroperitoneais podem resultar em obstrução extrínseca dos ureteres, como na extensão de metástases ou tumores do colo do útero, próstata, bexiga, colo, ovário e útero. Os
tumores primários do retroperitônio, como linfomas e sarcomas, comumente podem causar obstrução. A obstrução pode também resultar de condições inflamatórias do retroperitônio, como a doença de
Crohn e a diverticulite intestinal. Na doença de Crohn, a obstrução
é geralmente à direita, como resultado da doença ileocecal. Um processo patológico menos comum é a fibrose retroperitoneal, em que
o tecido fibroso espesso se estende a partir da aorta, envolvendo os
ureteres e deslocando-os medialmente (Fig. 60-2). A fibrose retroperitoneal pode ser idiopática, mas pode resultar de aneurismas inflamatórios da aorta, algumas substâncias (p. ex., β-bloqueadores, bromocriptina e metisergida), irradiação prévia, trauma ou cirurgia e
doenças granulomatosas (p. ex., tuberculose e sarcoidose). A fibrose
retroperitoneal também está associada à doença relacionada à IgG4,
que tipicamente se apresenta com pancreatite autoimune e níveis
elevados de IgG4 soro (sugerindo o diagnóstico).[1] O diagnóstico da
doença relacionada à IgG4 também pode ser sugerido pela análise de
biópsia do material retroperitoneal, que demonstra infiltrado rico em
plasmócitos IgG4-positivos, fibrose com um padrão em "roda de car-
roça ou redemoinho" e flebite venosa obliterante.[2] A compressão ureteral pode também ser resultado de anormalidades vasculares, como
dilatação aneurismática da aorta dos vasos ilíacos, vasos aberrantes
e variações anatômicas na localização do ureter (ureter retrocaval).

FISIOPATOLOGIA

A obstrução do trato urinário provoca profundas alterações estruturais e funcionais dos rins. A princípio, as alterações são predominantemente funcionais e potencialmente reversíveis, mas, com o tempo,
ocorrem alterações estruturais irreversíveis e crônicas. Nossa compreensão das consequências da obstrução do trato urinário advém
sobretudo do estudo em modelos animais.[3] Embora muitos estudos
tenham se centrado nos efeitos da obstrução ureteral completa em roedores, os investigadores também examinaram modelos de obstrução
completa, parcial, ou reversível crônica em animais adultos e recém-
-nascidos.[3] Os dados experimentais disponíveis demonstram pouca
variação interespécies na resposta à obstrução aguda, sugerindo que
alterações semelhantes ocorram em humanos. Os efeitos complexos
de obstrução do trato urinário sobre os rins se dão tanto sobre a hemodinâmica glomerular quanto sobre a função tubular.

Alterações na Função Glomerular

A taxa de filtração glomerular (TFG) diminui progressivamente após
o início da obstrução uretral completa.[4] A filtração glomerular é determinada pelo gradiente de pressão hidráulica média entre o lúmen
dos capilares glomerulares e o espaço de Bowman, pelo fluxo plasmático renal, pelo coeficiente de ultrafiltração da parede capilar glomerular e pela média da diferença da pressão oncótica por meio da
parede glomerular. A obstrução pode afetar todos esses componentes, e os seus efeitos variam com a duração da obstrução, o estado de
hidratação e a presença ou não de um rim contralateral funcionante.

Após obstrução uretral completa, há aumento inicial da pressão
tubular proximal. Ao mesmo tempo, ocorre dilatação arteriolar aferente, como resultado da geração de prostaglandinas vasodilatadoras. A pressão hidráulica do capilar glomerular aumenta, mas esse
aumento não ultrapassa o aumento da pressão tubular, e ocorre redução líquida do gradiente hidráulico pelos capilares glomerulares,
resultando em um declínio de 80% na taxa de filtração glomerular.[4]

Cerca de 2 a 5 horas após a obstrução, o fluxo sanguíneo renal começa a diminuir, ao passo que a pressão intratubular continua a aumentar. Dentro de cinco horas, a pressão proximal tubular começa a
diminuir para os valores basais. A partir desse momento, o principal determinante da diminuição da taxa de filtração glomerular é a queda
da pressão intraglomerular capilar, como resultado do aumento da
resistência das arteríolas aferentes. Isso resulta em diminuição progressiva do fluxo plasmático renal, que atinge 30% a 50% dos valores
basais em 24 horas. A vasoconstrição preferencial dos vasos sanguíneos pré-glomerulares reduz tanto o fluxo plasmático quanto a pressão capilar glomerular, resultando em diminuição na taxa de filtração
glomerular maior que a redução do fluxo plasmático, com redução da
fração de filtração. A queda da fração de filtração também resulta do
desvio de sangue para áreas não filtrantes do rim ou redução do coeficiente de ultrafiltração.[4] As alterações relativas da pressão uretral,
do fluxo plasmático renal e da TFG são resumidas na Figura 60-3.

A vasoconstrição intrarrenal é causada por geração de angiotensina II e tromboxane A_2, liberação de vasopressina (hormônio antidiurético) e diminuição da produção de óxido nítrico. A produção
intrarrenal de angiotensina II ocorre secundariamente a um aumento da liberação de renina, seja pelo menor aporte de sódio e cloreto
ao néfron distal (mecanismo da mácula densa), seja pela redução na
pressão transmural dos barorreceptores, como consequência da dilatação da arteríola aferente dependente da prostaglandina. A produção
de tromboxane A_2 ocorre nos glomérulos e nas células intersticiais. A
angiotensina II e o tromboxane A_2 também são capazes de reduzir o
coeficiente de ultrafiltração. O papel central desses dois vasoconstritores foi demonstrado por estudos em ratos: o pré-tratamento com
inibidores da enzima conversora da angiotensina e inibidores da sintase de tromboxane resultou em função renal praticamente normalizada após o alívio da obstrução uretral em curto prazo.[5]

Um infiltrado intersticial linfocitário, com predomínio de macrófagos, se desenvolve em resposta a substâncias quimiotáticas, como a
proteína quimiotática de monócitos 1 e a osteopontina, expressas por

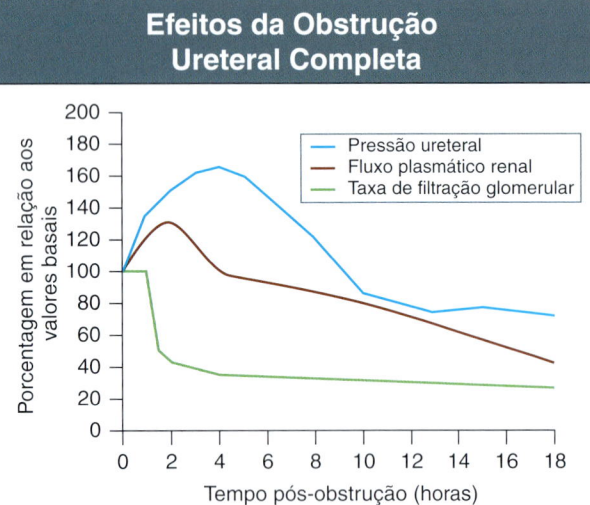

Figura 60-3 Efeitos da obstrução ureteral completa. Alterações relativas nas pressões ureterais, fluxo plasmático renal e taxa de filtração glomerular são demonstradas a partir de resultados de estudos experimentais de obstrução ureteral unilateral em ratos.

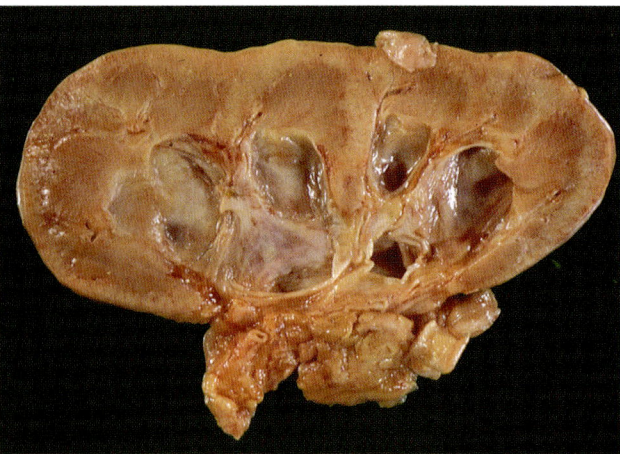

Figura 60-4 Espécime de autópsia de rim, demonstrando os efeitos iniciais da obstrução ureteral. O rim encontra-se edemaciado e aumentado de tamanho, e há dilatação pielocalicial. Há boa preservação do parênquima renal.

células tubulares. Esse infiltrado desempenha papel-chave nas alterações funcionais agudas após obstrução uretral[6] e na patogênese das alterações estruturais tardias após obstrução. Isso é sugerido porque a depleção de macrófagos limita a fibrose intersticial em estudos experimentais.[7]

O grau de recuperação da função glomerular após o alívio da obstrução uretral depende da duração da obstrução. A TFG retorna aos valores normais após obstrução de curto prazo (dias), enquanto a recuperação pode ser incompleta após obstrução prolongada. As evidências a partir de estudos em ratos sugerem que mesmo curtos períodos de obstrução (72 horas) podem levar à perda permanente de néfrons, e a recuperação da TFG aos valores normais se dá às custas de hiperfiltração (aumento da TFG por néfron) no restante dos néfrons funcionantes.[8]

Alterações na Função Tubular

Anormalidades na função tubular são comuns na obstrução do trato urinário, e se manifestam como alterações do manejo renal de eletrólitos e da regulação da excreção de água.[9] A severidade e a natureza dos defeitos tubulares após a obstrução dependem, em parte, se a obstrução é uni ou bilateral. Tais variações resultam de diferentes respostas hemodinâmicas, diferentes alterações intrínsecas dos néfrons ou diferentes fatores extrínsecos (p. ex., expansão do volume e acúmulo de substâncias natriuréticas nos casos de obstrução bilateral) observadas entre as duas condições, ou uma combinação de todos os três componentes.

Após obstrução uretral, a capacidade de concentração urinária é marcadamente prejudicada, com valores máximos de 350 a 400 mOsm/kg observados em ratos. Possíveis fatores causais incluem perda de tonicidade medular, diminuição global da TFG em néfrons mais profundos e redução da expressão de transportadores de sódio.[10] Além disso, o ducto coletor torna-se insensível à vasopressina, devido à redução da expressão de aquaporinas resultante da ação da ciclo-oxigenase-2[11] e da angiotensina II.[12]

Em ratos, a obstrução ureteral provoca redução da expressão de vários transportadores de ácidos e bases,[13] e pacientes com obstrução do trato urinário apresentam, na maioria das vezes, distúrbios de acidificação urinária. Esses distúrbios podem ser detectados, às vezes, apenas após sobrecarga de ácidos exógenos, mas já foram descritos casos de acidose hiperclorêmica (causada pela secreção distal

prejudicada de ácido), de hipoaldosteronismo hiporreninêmico (acidose tubular renal tipo IV) e de combinações desses dois distúrbios. O defeito de acidificação resulta de aumento significativo da excreção de bicarbonato ou de defeito de acidificação distal, possivelmente como resultado de anormalidades da bomba H⁺-ATPase nas células intercaladas do ducto coletor.

A obstrução altera a manipulação de potássio renal. Na presença de um rim contralateral funcionante, a excreção de potássio é reduzida após o alívio de obstrução, ou na mesma proporção, ou, talvez, mesmo superior à queda da TFG (ou seja, a fração de excreção de potássio é inalterada ou ligeiramente reduzida). Há um defeito no mecanismo secretor distal de potássio após obstrução unilateral, secundário à redução da capacidade de resposta desse segmento do néfron à aldosterona. Por outro lado, após alívio da obstrução uretral bilateral, ocorre aumento acentuado da fração de excreção e da excreção global de potássio. O principal mecanismo de perda de potássio nesse contexto é o maior aporte de sódio ao túbulo distal, resultando em uma troca acelerada de sódio por potássio.

A recuperação da função tubular após alívio da obstrução é lenta, e pode haver sequela funcional mesmo após recuperação completa da TFG. Em ratos, anormalidades da acidificação e da manipulação de potássio persistem por pelo menos 14 dias, e a capacidade de concentração urinária encontra-se anormal até 60 dias após o alívio de uma obstrução ureteral unilateral por 24 horas. Tais observações são consistentes com alterações persistentes da função dos túbulos distais e ductos coletores, ou com perda de néfrons justaglomerulares após a liberação da obstrução.

Alterações Histopatológicas

As alterações morfológicas da arquitetura renal são semelhantes, independentemente da causa da obstrução. A princípio, observa-se edema e aumento do tamanho renal com a dilatação pielocalicial (Fig. 60-4). Microscopicamente, observa-se dilatação tubular afetando, sobretudo, ductos coletores e segmentos distais dos túbulos, embora também possam estar presentes achatamento e atrofia celular de células tubulares proximais. Inicialmente, as estruturas glomerulares são preservadas. Entretanto, os espaços de Bowman podem se apresentar dilatados e, com a progressão, pode haver algum grau de fibrose periglomerular.

Se inadequadamente tratada, a obstrução provoca alterações estruturais irreversíveis. A pelve renal torna-se amplamente dilatada, com achatamento ou escavação das papilas renais. Ocorre adelgaçamento do córtex e da medula, de tal modo que o rim se torna uma estrutura com uma fina borda de parênquima em torno de uma grande pelve sacular (Fig. 60-5). O exame histológico demonstra fibrose tubulointersticial e esclerose glomerular. Observam-se proliferação e apoptose das células tubulares, acúmulo intersticial de miofibroblastos, deposição aumentada de matriz extracelular e atrofia tubular. Isquemia secundária a menor fluxo sanguíneo renal contribui para a lesão parenquimatosa após

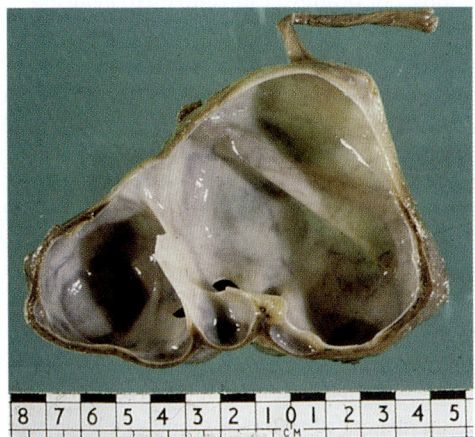

Figura 60-5 **Obstrução ureteral crônica.** Espécime cirúrgico de rim, demonstrando dilatação grosseira do sistema pielocalicial e redução do córtex renal a uma camada fina de tecido renal fibrótico. Nesse rim, não haveria perspectiva de qualquer recuperação funcional após alívio da obstrução.

a obstrução Em estudos genéticos e de intervenção, foi possível estabelecer um papel patológico importante para a angiotensina II e para o fator transformador de crescimento β (TGF-β).[14,15]

A infiltração por macrófagos desempenha um papel central na lesão tecidual crônica e no desenvolvimento de fibrose resultantes da obstrução ureteral prolongada (Fig. 60-6).[7,16] Os macrófagos liberam fatores pró-fibróticos, como TGF-β e galectina-3. A geração local de angiotensina II também pode estimular a produção de TGF-β por células tubulares. Em nível experimental, intervenções capazes de reduzir danos intersticiais crônicos incluem bloqueadores do receptor da angiotensina, pentoxifilina, sinvastatina e fatores de crescimento (proteína morfogenética óssea tipo 7, fator de crescimento de hepatócitos e fator de crescimento epidérmico); efeitos benéficos incluem redução da inflamação e fibrose tubulointersticial e da apoptose das células tubulares.[3] No entanto, deve-se mencionar que diferentes respostas às intervenções terapêuticas vêm sendo observadas entre roedores recém-nascidos *versus* adultos, e que não se sabe se tais respostas obtidas em modelos animais são alcançáveis em seres humanos.

EPIDEMIOLOGIA

A uropatia obstrutiva é uma condição comum e pode ocorrer em todas as idades. A prevalência de hidronefrose em autópsia é de 3,5% a 3,8%, com distribuição semelhante entre homens e mulheres. Entretanto, esses números subestimam a sua verdadeira incidência porque excluem obstrução transitória. A frequência e a causa da obstrução

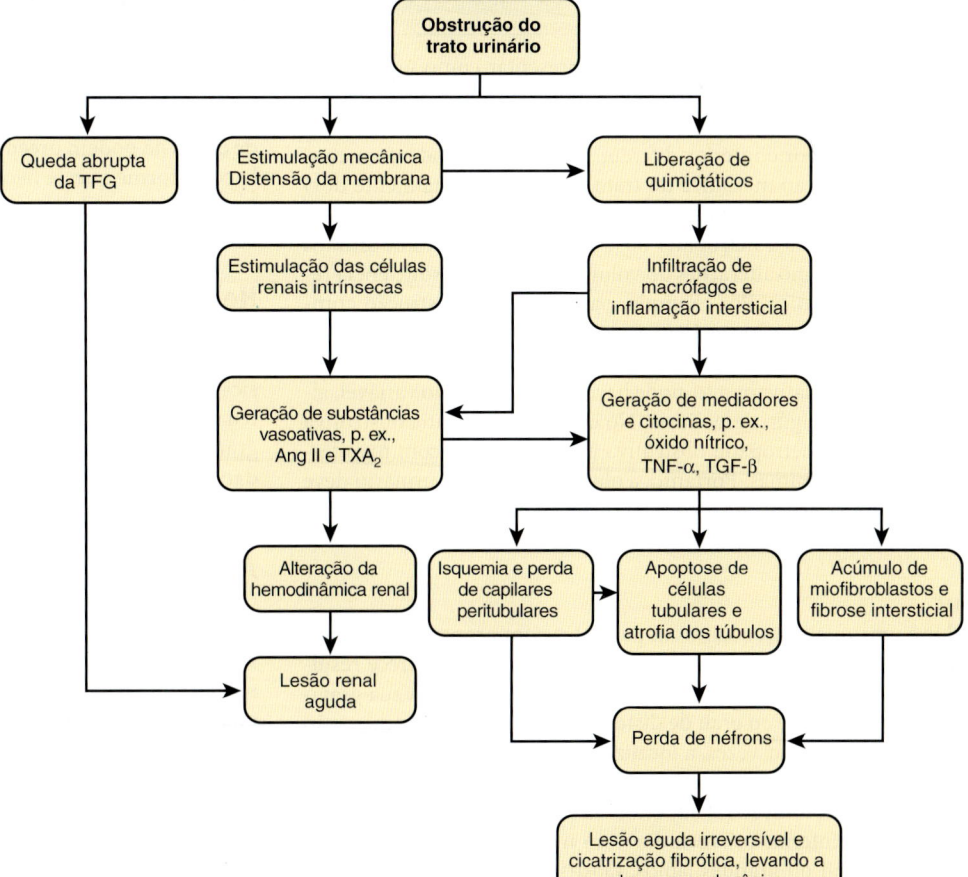

Lesão Funcional e Estrutural na Nefropatia Obstrutiva

Figura 60-6 Sequência de eventos que levam à disfunção renal aguda lesão estrutural crônica na nefropatia obstrutiva. *Ang II*, angiotensina II; *TFG*, taxa de filtração glomerular; *TGF-β*, fator transformador de crescimento β; *TNF-α*, fator de necrose tumoral a; *TXA₂*, tromboxane A₂.

Obstrução do trato urinário

Queda abrupta da TFG

Estimulação mecânica Distensão da membrana

Liberação de quimiotáticos

Estimulação das células renais intrínsecas

Infiltração de macrófagos e inflamação intersticial

Geração de substâncias vasoativas, p. ex., Ang II e TXA₂

Geração de mediadores e citocinas, p. ex., óxido nítrico, TNF-α, TGF-β

Alteração da hemodinâmica renal

Isquemia e perda de capilares peritubulares

Apoptose de células tubulares e atrofia dos túbulos

Acúmulo de miofibroblastos e fibrose intersticial

Lesão renal aguda

Perda de néfrons

Lesão aguda irreversível e cicatrização fibrótica, levando a doença renal crônica

variam em ambos os sexos com a idade. A utilização da ultrassonografia pré-natal aumentou de modo significativo a taxa de detecção de obstrução do trato urinário inferior no feto.[17] Em crianças menores de 10 anos, a obstrução é mais comum em meninos; anomalias congênitas do trato urinário, como a válvula de uretra posterior e obstrução pieloureteral, são responsáveis pela maioria dos casos. Na América do Norte, a uropatia obstrutiva continua a ser a causa mais comum de doença renal em estádio terminal (DRET) entre pacientes pediátricos inscritos para transplante renal, sendo responsável por 16% dos casos. Além disso, a uropatia obstrutiva congênita responde por 0,7% de todos os pacientes (idade mediana, 31 anos) mantidos em terapia renal substitutiva, demonstrando o impacto contínuo da doença na vida adulta.[18] Em adultos jovens (menores de 20 anos), a frequência de obstrução do trato urinário é semelhante entre homens e mulheres. Além de 20 anos de idade, a obstrução se torna mais comum entre mulheres, sobretudo como resultado de gestação e neoplasias malignas ginecológicas. O pico de incidência da litíase renal ocorre entre a segunda e a terceira décadas de vida, com incidência três vezes maior entre os homens. Após os 60 anos de idade, a uropatia obstrutiva ocorre com mais frequência entre homens, e é secundária à hipertrofia benigna e carcinoma da próstata. Cerca de 80% dos homens acima de 60 anos apresentam algum sintoma de obstrução do fluxo vesical, e até 10% apresentam hidronefrose. Na Europa, a obstrução adquirida do trato urinário é responsável por 3% a 5% dos casos de doença renal em estádio terminal em pacientes com mais de 65 anos, e a maior parte é secundária à doença prostática.[19] Nos EUA, o número de pacientes em terapia renal substitutiva por obstrução adquirida é crescente, e essa condição é responsável por 1,4% dos doentes prevalentes, embora o aumento não seja tão rápido como outras causas de DRET.[18]

MANIFESTAÇÕES CLÍNICAS

A obstrução do trato urinário pode se apresentar como uma ampla variedade de sintomas clínicos, dependendo do local, severidade e duração da obstrução. As manifestações clínicas da obstrução do trato urinário superior e inferior diferem. Os sintomas podem ser causados por obstrução mecânica do trato urinário (normalmente dor) ou podem resultar das complexas alterações da função glomerular e tubular secundárias à nefropatia obstrutiva. Em geral, estes últimos apresentam-se como alterações do volume urinário e insuficiência renal aguda ou crônica. Por exemplo, pacientes com obstrução completa manifestam anúria e IRA, e aqueles com obstrução parcial, com poliúria e polidipsia, provocadas por resistência adquirida à vasopressina. Alternativamente, pode haver débito urinário variável, alternando entre olígúria e poliúria. No entanto, a uropatia obstrutiva e a consequente nefropatia obstrutiva podem ocorrer com manifestações clínicas mínimas. Portanto, a obstrução do trato urinário deve ser considerada no diagnóstico diferencial de qualquer paciente com insuficiência renal.

Dor

A dor é uma queixa frequente em pacientes com uropatia obstrutiva, em particular entre aqueles com litíase ureteral. A dor parece resultar de distensão do sistema coletor ou da cápsula renal. A sua gravidade correlaciona-se ao grau de distensão, e não ao grau de dilatação do trato urinário. Por vezes, a localização da dor ajuda a determinar o local da obstrução. Normalmente, dor e hipersensibilidade no flanco indicam obstrução ureteral superior ou piélica, enquanto a obstrução do ureter inferior provoca dor com irradiação para virilha, testículo ipsilateral ou grandes lábios. Obstrução ureteral aguda de alto grau pode ser acompanhada por dor em flanco constante, "em

crescendo" e de forte intensidade, que se irradia para grandes lábios, testículos ou virilha ("clássica" cólica renal). A crise aguda pode durar menos de meia hora até um dia inteiro. Em comparação, pacientes com obstrução crônica lentamente progressiva podem não apresentar dor nenhuma, ou apenas desconforto mínimo, durante o decurso da sua doença. Em tais pacientes, a sensação raramente é de dor em cólica. Na obstrução da JUP, a dor pode ocorrer somente após sobrecarga de líquidos, por promover um alto fluxo de urina.

Sintomas do Trato Urinário Inferior

Lesões obstrutivas do colo vesical ou doenças da bexiga podem causar redução da força ou do calibre do jato urinário, intermitência, gotejamento pós-miccional, hesitação ou noctúria. Urgência, frequência e incontinência urinária podem resultar do esvaziamento vesical incompleto. Esses sintomas resultam, na maioria das vezes, da hipertrofia prostática e são frequentemente referidos como *prostatismo*, mas não são patognomônicos dessa condição.

Infecções do trato urinário

A estase urinária resultante da obstrução predispõe a infecções do trato urinário, e os pacientes podem desenvolver cistite, com disúria e frequência, ou pielonefrite, com dor lombar e sintomas sistêmicos. A infecção ocorre com mais frequência em pacientes com obstrução do trato urinário inferior que entre aqueles com obstrução do trato urinário superior.

Episódios de infecção do trato urinário em homens ou crianças de ambos os sexos, infecções recorrentes ou persistentes em mulheres, infecções por micro-organismos incomuns, como espécies de *Pseudomonas*, e mesmo um único episódio de pielonefrite aguda exigem investigação mais aprofundada para se excluir quadros de obstrução. Além disso, a presença de obstrução dificulta a erradicação eficaz da infecção. As infecções do trato urinário por micro-organismos produtores de urease, como *Proteus mirabilis*, predispõem à formação de cálculos. Esses micro-organismos produzem amônia, resultando em alcalinização da urina e favorecendo o desenvolvimento de cálculos de fosfato de amônio e magnésio (estruvita). Os cálculos de estruvita podem preencher toda a pelve renal, formando um cálculo coraliforme que, se não for adequadamente tratado, eventualmente leva à perda renal. Portanto, a formação de cálculos e a necrose papilar podem ser causas e consequências da obstrução do trato urinário.

Hematúria

Cálculos podem causar trauma do epitélio do trato urinário, levando à hematúria macroscópica ou microscópica. Qualquer lesão neoplásica que obstrua o trato urinário, sobretudo doenças malignas uroepiteliais, podem sangrar, resultando em hematúria macroscópica. Sangramentos do trato urinário podem também resultar em obstrução, dando origem à "cólica por coágulo", quando localizado no ureter, ou a coágulo de retenção, quando na bexiga.

Alterações do Débito Urinário

Obstrução bilateral completa ou obstrução unilateral de um rim único funcionante, como no caso do transplante renal, resultará em anúria. No entanto, em casos de obstrução parcial, o débito urinário pode ser normal ou aumentado (poliúria). Um padrão de alternância entre olígúria e poliúria ou a presença de anúria sugerem fortemente uropatia obstrutiva.

Anormalidades ao Exame Físico

O exame físico pode ser completamente normal. Alguns pacientes com obstrução do trato urinário superior podem apresentar hipersensibilidade ao exame do flanco. Uropatias obstrutivas de longa duração podem resultar em um rim palpável e aumentado em crianças. A obstrução do trato urinário inferior provoca uma bexiga distendida, palpável e ocasionalmente dolorosa. Deve-se realizar exame retal e, em mulheres, um exame pélvico, uma vez que pode revelar tumor maligno ou aumento prostático.

A hidronefrose aguda ou crônica, uni ou bilateral, pode causar hipertensão como resultado da excreção de sódio reduzida com expansão do volume extracelular ou da liberação anormal de renina. Ocasionalmente, em pacientes com obstrução parcial do trato urinário, pode haver hipotensão como resultado de poliúria e depleção de volume.

Anormalidades Laboratoriais

A urinálise pode demonstrar hematúria, bacteriúria, piúria, cristalúria e proteinúria de baixo grau, dependendo da causa da obstrução. No entanto, a urinálise pode ser completamente negativa, apesar de nefropatia obstrutiva avançada. Na fase aguda da obstrução, os eletrólitos urinários são semelhantes aos observados em um estado de insuficiência renal "pré-renal", com sódio urinário baixo (< 20 mmol/L), baixa fração de excreção de sódio (< 1%) e alta osmolalidade urinária (> 500 mOsm/kg). No entanto, com obstruções mais prolongadas, ocorre diminuição da capacidade de concentração urinária e incapacidade de reabsorção de sódio e outros solutos. Essas alterações são acentuadas, sobretudo, após o alívio de uma obstrução crônica, e dão origem à síndrome comumente referida como *diurese pós-obstrutiva*.

Aumentos nos níveis séricos de ureia e creatinina são as alterações laboratoriais mais importantes em pacientes com uropatia obstrutiva. Distúrbios eletrolíticos também podem ocorrer, como acidose metabólica hiperclorêmica e hipercalêmica (tipo 4) ou hipernatremia (secundária a diabetes insípido nefrogênico adquirido). O desenvolvimento de obstrução em pacientes com doença renal crônica subjacente pode acelerar a velocidade de progressão. DRET pode ocasionalmente ser causada por uropatia obstrutiva crônica, antes assintomática.

Obstrução Urinária em Recém-nascidos ou Crianças

Com o advento do rastreamento digital pré-natal de rotina, o diagnóstico das anomalias genitourinárias e da hidronefrose é realizado frequentemente antes do nascimento. Entretanto, a uropatia obstrutiva não diagnosticada pode se apresentar no período pós-natal com déficit de crescimento, dificuldades de micção, febre, hematúria ou sintomas de insuficiência renal. Oligoidrâmnio no momento do parto deve levantar a suspeita de uropatia obstrutiva, assim como a presença de anomalias congênitas da genitália externa. Anomalias não urológicas, como deformidades da orelha, artéria umbilical única, ânus imperfurado ou fístula retouretral ou retovaginal, também apontam para investigação de obstrução do trato urinário. Qualquer criança com anormalidades neurológicas pode apresentar bexiga neurogênica e uropatia obstrutiva associada.

DIAGNÓSTICO

O diagnóstico precoce da obstrução do trato urinário é essencial para o tratamento precoce, evitando consequências adversas em longo prazo. Sintomas como "cólica renal" podem sugerir o diagnóstico, e demandam investigação rápida e apropriada. No entanto, a obstrução do trato urinário deve ser ativamente considerada em qualquer paciente com insuficiência renal aguda ou crônica não explicada. A abordagem diagnóstica deve ser adaptada à apresentação clínica (Fig. 60-7), mas história cuidadosa e exame físico completo são obrigatórios em todos os pacientes.

A urinálise pode fornecer informações valiosas. Hematúria sugere que a lesão obstrutiva pode ser cálculo, papilas descamadas ou tumores. Bacteriúria sugere estase urinária, sobretudo entre homens ou mulheres grávidas, mas pode também ser uma complicação da obstrução crônica. A presença de cristais no sedimento urinário (cistina ou ácido úrico) pode ser uma indicação do tipo de cálculo causando obstrução uretral ou a intrarrenal, resultando em IRA. Outros testes laboratoriais devem incluir uma avaliação da função renal (creatinina e ureia séricas) e mensuração dos eletrólitos séricos.

Exames de Imagem

Nenhum exame isolado de imagem é capaz de diagnosticar a obstrução do trato urinário com certeza, uma vez que a localização, as causas e as consequências dessa condição são muito variáveis. Não se deve confiar em um teste isolado para se excluir definitivamente a obstrução, sobretudo em vigência de alta suspeita clínica. Portanto, a abordagem do paciente com suspeita de obstrução pode exigir a utilização complementar de uma série de técnicas de imagiologia.

A ultrassonografia é a modalidade de imagem mais amplamente utilizada. A tomografia computadorizada (TC) e a urografia por ressonância magnética (RM) tornam-se cada vez mais úteis no diagnóstico de precisão da localização e da causa da obstrução. Embora menos utilizadas, técnicas de imagem mais antigas, como a urografia intravenosa (IVU), podem ser utilizadas de modo eficaz para avaliação de pacientes com uropatia obstrutiva. O papel de técnicas de imagem é apresentado na Figura 60-7. As técnicas de imagem também são discutidas no Capítulo 5.

Ultrassonografia

A ultrassonografia pode definir o tamanho renal e demonstrar dilatação calicial,[20] mas depende da perícia do operador (Fig. 60-8). Embora seja sensível para a detecção de hidronefrose, muitas vezes não irá detectar a sua causa. Alterações patológicas no interior do ureter são de difícil visibilização, e pequenos cálculos podem não gerar sombras acústicas. No entanto, hidronefrose unilateral sugere obstrução do trato urinário superior por cálculos, coágulos sanguíneos ou tumores. Hidronefrose bilateral é mais provavelmente secundária a doença pélvica obstruindo ambos os ureteres ou a obstrução da via de saída vesical, caso em que a bexiga também se mostrará distendida. A ultrassonografia pode ser combinada ao exame radiográfico dos rins, ureteres e bexiga (muitas vezes conhecido como KUB, do inglês "*kidney, ureters and bladder*") a fim de garantir que os cálculos ureterais ou pequenos cálculos renais não sejam negligenciados.

A ultrassonografia produz resultados falso-negativos em casos de uropatia obstrutiva sem hidronefrose.[20] Imediatamente após a obstrução aguda (em até 24 h), pode não ter ocorrido ainda dilatação do sistema coletor relativamente não complacente, e o exame ultrassonográfico pode ser aparentemente normal. Além disso, se o fluxo urinário é baixo, como nos casos de hipovolemia grave ou de insuficiência renal, pode haver pequena dilatação do trato urinário. A dilatação pode também estar ausente em casos de obstrução lentamente progressiva, quando os ureteres são envoltos por tecido fibroso (como na fibrose retroperitoneal) ou tumores, e em alguns casos de transplante renal, em que há tecido cicatricial denso circundante. A sombra acústica de um cálculo coraliforme também pode mascarar a dilatação do trato urinário superior. A sensibilidade da ultrassonografia para o diagnóstico de obstrução pode ser melhorada pela mensuração do índice de resistência por Doppler colorido. Um índice de resistência acima de 0,7 reflete maior resistência vascular presente na obstrução, e discrimina, de modo eficaz, rins obstruídos e não obstruídos.[20] Essa técnica é sobretudo útil quando é importante minimizar a exposição à radiação, por exemplo, em mulheres grávidas e crianças, e no

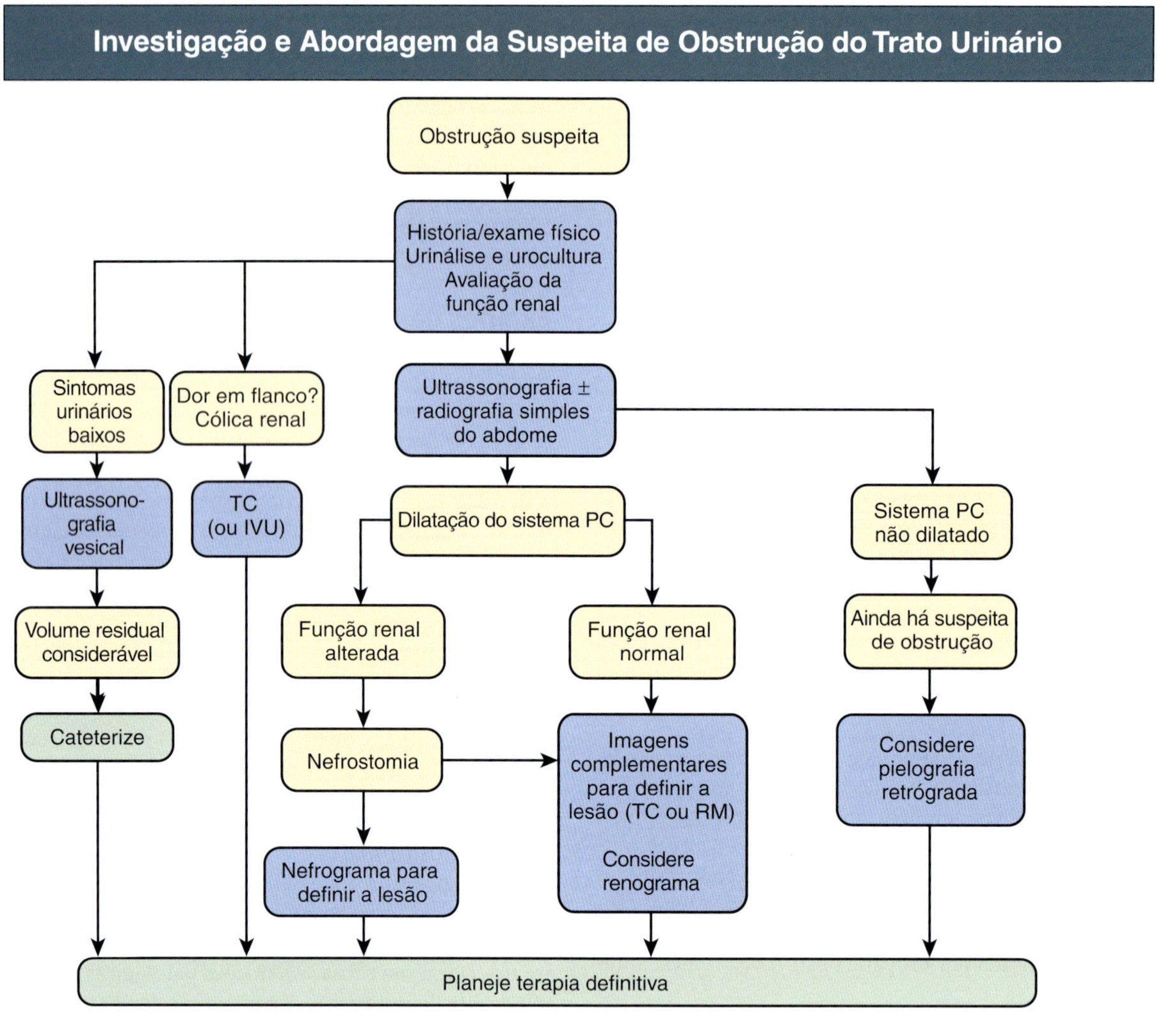

Investigação e Abordagem da Suspeita de Obstrução do Trato Urinário

Figura 60-7 **Investigação e abordagem da suspeita de obstrução do trato urinário.** Deve-se proceder a história clínica e exame físico completos, além de urinálise, exame do sedimento urinário, urocultura e mensuração da função renal e dos eletrólitos séricos. A ultrassonografia é o exame inicial de primeira escolha para qualquer paciente com suspeita de obstrução do trato urinário. A tomografia computadorizada (TC) é a técnica de imagem preferível na suspeita de litíase renal. TC ou urografia por ressonância magnética (RM) pode diagnosticar, com precisão, a localização e a causa da obstrução na maioria dos casos. Se ocorrer insuficiência renal, a nefrostomia torna possível o alívio eficaz da obstrução e promove tempo para recuperação da função renal, enquanto se planeja terapia definitiva. *IVU*, urografia intravenosa; *PC*, pielocalicial.

seguimento de pacientes que necessitam de imagens repetidas, como após litotripsia extracorpórea por ondas de choque.

Mesmo em mãos experientes, a ultrassonografia pode apresentar uma taxa de falso-positivo significativa, especialmente se forem adotados critérios mínimos para o diagnóstico de obstrução. Além disso, a ecogenicidade produzida por múltiplos cistos renais pode ser confundida com hidronefrose.

A ultrassonografia pode ser utilizada para avaliar o esvaziamento vesical, e deve ser realizada em pacientes com sintomas do trato urinário inferior. Um grande volume residual após a micção sugere obstrução ao fluxo vesical, exigindo uma investigação mais aprofundada e tratamento urológico.

A investigação de recém-nascidos com diagnóstico pré-natal de hidronefrose depende do grau de hidronefrose identificado. Recém-nascidos com hidronefrose grau 1 ou 2 (sem dilatação calicial) devem ser submetidos a ultrassonografia; recém-nascidos com hidronefrose grau 3 ou 4 (indicando dilatação pielocalicial mais grave) exigem tanto a ultrassonografia quanto a uretrocistografia miccional.[21] Essa combinação pode diferenciar entre megaureter secundário a obstrução e refluxo vesicoureteral, e tornar possível o diagnóstico de válvula de uretra posterior e obstrução da junção ureteropiélica.

Radiografia Simples de Abdome

A radiografia simples de abdome (ou KUB) possibilita uma avaliação do tamanho dos rins e do seu contorno, e frequentemente demonstra os cálculos renais, já que cerca de 90% deles é radiopaco.

Urografia Excretora

Anteriormente, a IVU era o exame de primeira escolha para investigação da obstrução do trato urinário superior. Nos pacientes com função renal normal, normalmente pode definir tanto a localização como a causa da obstrução. No entanto, a excreção do contraste pode ser pobre ou retardada em doentes com baixa TFG, devido à diminuição da carga filtrada de contraste que é potencialmente nefrotóxica. A IVU não é mais um teste de primeira linha para investigação da obstrução do trato urinário, de modo especial em pacientes com insuficiência renal.

Tomografia Computadorizada

A TC digital espiral não contrastada é utilizada cada vez mais como a modalidade de imagem principal para a avaliação de pacientes com dor lombar aguda.[22] Cálculos são facilmente detectados por sua alta densidade, e a TC pode fornecer um diagnóstico preciso e rápido de

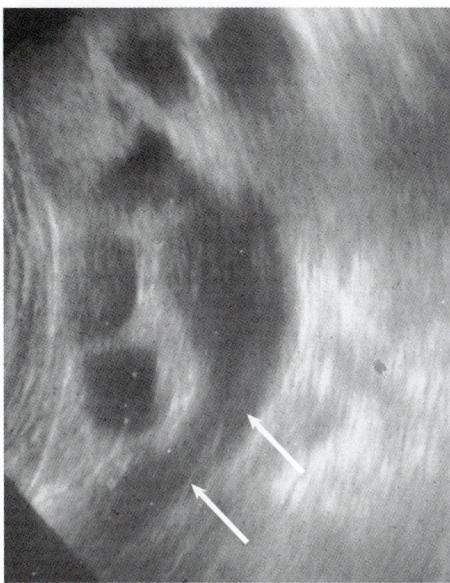

Figura 60-8 Ecografia renal de um paciente com obstrução do trato urinário causando hidronefrose. O rim é hidronefrótico, com dilatação do sistema pielocalicial; a dilatação do ureter superior também pode ser claramente visibilizada (*setas*).

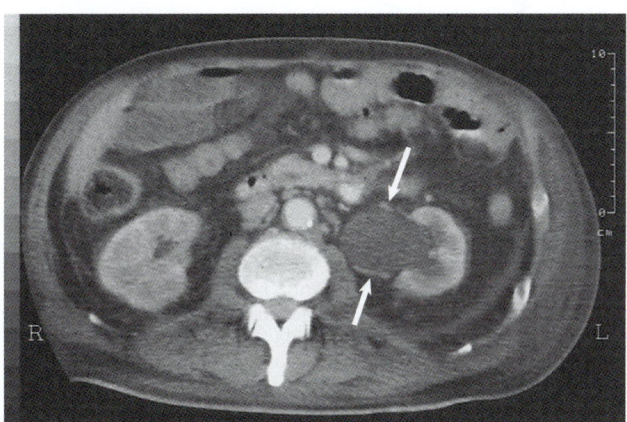

Figura 60-9 Tomografia computadorizada de abdome demonstrando um rim grosseiramente hidronefrótico à esquerda (setas indicam pelve renal dilatada). Alças dilatadas do intestino delgado são visibilizadas no hipocôndrio direito. Secções sequenciais demonstraram ureter dilatado ao longo do seu comprimento, e a presença de massa pélvica, responsável pela obstrução intestinal e ureteral esquerda. Posteriormente, demonstrou-se tratar de um carcinoma do colo.

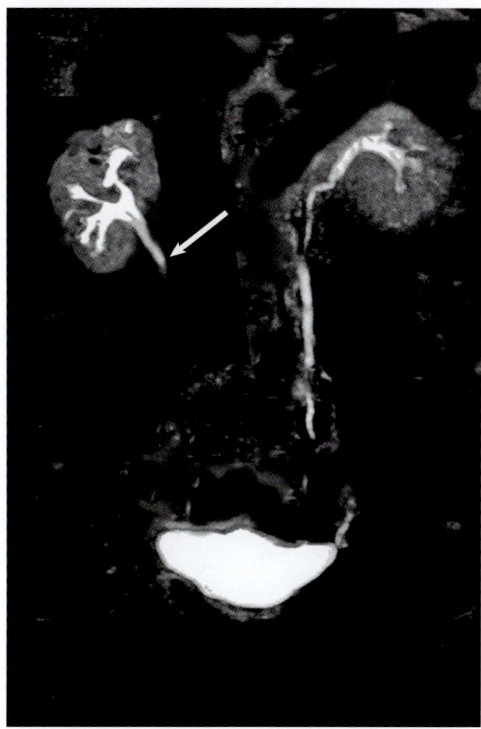

Figura 60-10 Urografia por ressonância magnética, demonstrando uropatia obstrutiva. Imagem por RM em T2 mostra obstrução proximal do ureter direito com hidronefrose leve associada (*seta*). A obstrução era secundária a um cálculo ureteral.

cálculo ureteral obstrutivo. Os cálculos são encontrados mais comumente em homens.[23] Além disso, fornece informações úteis sobre a localização e a natureza da lesão obstrutiva, sobretudo quando esta é extrínseca ao trato urinário (Fig. 60-9; Cap. 61, Fig. 61-1). A TC também demonstra doença retroperitoneal, como linfadenopatia para-aórtica e paracaval; a fibrose retroperitoneal é observada como um aumento da atenuação da gordura retroperitoneal, com encarceramento de um ou de ambos os ureteres. Hematomas, tumores primários do ureter e pólipos também são detectáveis. O potencial diagnóstico da TC é aumentado pela administração de contraste, mas isso pode limitar a sua utilização em pacientes com insuficiência renal. Além disso, a TC envolve exposição considerável à radiação ionizante.

Urografia por Ressonância Magnética

A urografia por ressonância magnética (combinado ao KUB) possibilita o diagnóstico de obstrução uretral por cálculos renais com precisão semelhante à TC espiral, mas sem a exposição ao contraste ou à radiação ionizante. A técnica tem menor variabilidade interobservador, e é mais precisa que a TC em detectar evidências indiretas de obstrução, como a presença de líquido perirrenal. A urografia por RM pode descrever, rapidamente e com precisão, as características morfológicas das vias urinárias dilatadas, e fornece informações sobre a severidade e o nível de obstrução (Fig. 60-10).[24] Urografia por RM é uma modalidade de imagem particularmente atraente na avaliação de hidronefrose em crianças, porque fornece dados anatômicos e funcionais e indica se a hidronefrose é compensada (alterações simétricas de intensidade de sinal do nefrograma) ou descompensada.[25] Sinais de descompensação (agudização da obstrução crônica) incluem edema do parênquima renal, nefrograma retardado e com densidade crescente, tempo de trânsito calicial retardado e diferença superior a 4% na função renal diferencial calculada. Provavelmente, a urografia por RM será cada vez mais utilizada no futuro.

Pielografia Retrógrada

A pielografia retrógrada (Fig. 60-11, Fig. 60-2) pode ser particularmente útil na identificação da localização e da causa da obstrução. Além disso, é útil quando há suspeita de obstrução do trato urinário na ausência de dilatação, ou quando há uma história de reações alérgicas ao contraste. Infecções do trato urinário potencialmente ameaçadoras à vida na presença de obstrução são contraindicações à pielografia retrógrada.

Renograma com Prova Diurética

O renograma com tecnécio ^{99m}Tc e mercaptoacetiltriglicina (^{99m}Tc-MAG3), combinado à furosemida intravenosa administrada 20 a 30 minutos após a injeção do isótopo (renograma com prova diurética), pode distinguir entre simples dilatação do sistema coletor *versus* obstrução verdadeira.[26] Normalmente, há uma rápida excreção do isótopo, e sua persistência sugere algum grau de obstrução (Fig. 60-12). A

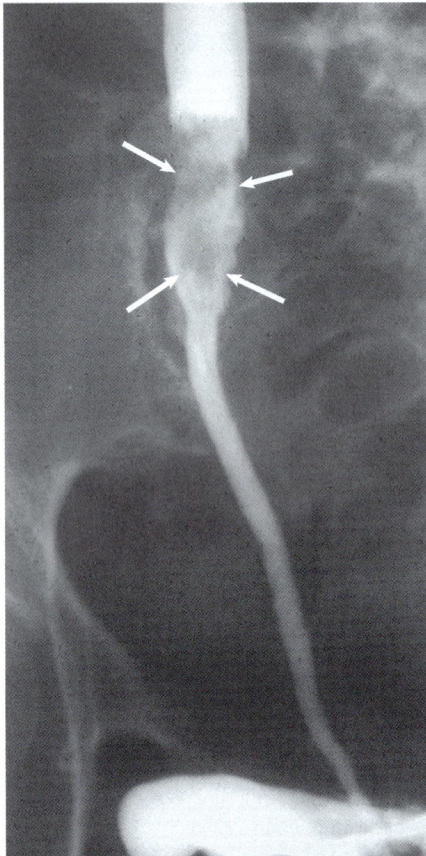

Figura 60-11 Obstrução ureteral por um tumor. A pielografia retrógrada demonstra que o tumor se localiza no interior do ureter, obstruindo-o (*setas*). Acima do tumor, há dilatação do ureter, e, abaixo, o ureter se mostra de calibre normal.

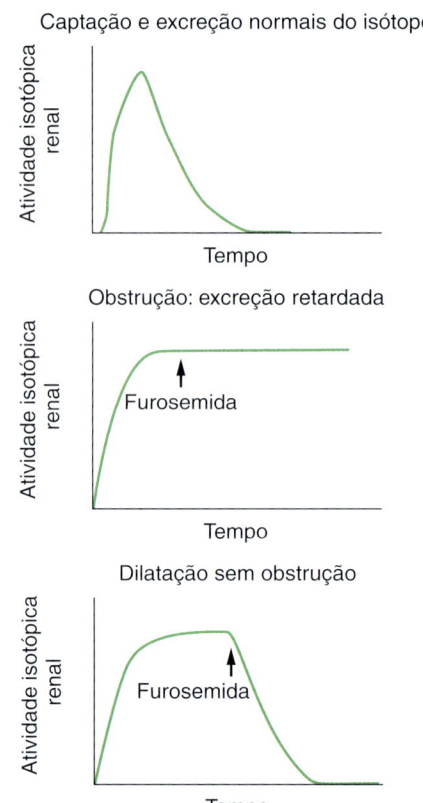

Renograma com Prova Diurética

Captação e excreção normais do isótopo

Obstrução: excreção retardada

Furosemida

Dilatação sem obstrução

Furosemida

Figura 60-12 Renograma com prova diurética. Traçados hipotéticos para rins normais, obstruídos e dilatados sem obstrução do trato urinário superior. Na obstrução, ocorre excreção retardada de ^{99m}Tc-MAG3, apesar da administração de furosemida. Quando há dilatação do trato urinário superior sem obstrução, o isótopo é concentrado, mas é rapidamente excretado após a administração de furosemida.

disfunção renal limita de modo significativo a utilidade do renograma porque a resposta diurética com furosemida pode estar ausente. O renograma com prova diurética também pode ser utilizado para o seguimento de pacientes submetidos a procedimentos cirúrgicos para aliviar a obstrução, como pieloplastia.

Avaliação da Pressão/Perfusão

A avaliação percutânea da pressão/perfusão (teste de Whitaker) envolve a punção do sistema coletor com uma agulha de fino calibre e a perfusão de líquido (a 10 mL/min) com mensuração simultânea da pressão diferencial entre a bexiga e o sistema coletor: uma pressão diferencial maior que 20 cm H_2O indica obstrução. Embora esse teste raramente seja necessário, pode fornecer informações importantes.[27]

Outras Avaliações

A obstrução do trato urinário inferior pode ser avaliada por cistoscopia, permitindo uma inspeção visual da totalidade da uretra e da bexiga. O estudo urodinâmico (Cap. 52, Fig. 52-15) pode avaliar a obstrução da saída da bexiga, medir o volume urinário residual pós-miccional e detectar anormalidades funcionais da bexiga.

DIAGNÓSTICO DIFERENCIAL

O diagnóstico diferencial das obstruções deve ser feito com dilatações não obstrutivas do trato urinário superior, que podem ser observadas no refluxo vesicoureteral, após administração de diuréticos, no diabetes insípido, no megacálice congênito, na pielonefrite crônica e na

atrofia pós-obstrutiva. O renograma com prova diurética ou a pielografia retrógrada podem ser necessários para excluir obstrução.

HISTÓRIA NATURAL

A uropatia obstrutiva é potencialmente curável; porém, se não adequadamente tratada, resulta em perda irreversível e progressiva de néfrons e cicatrizes renais (Fig. 60-13). Ocorrerá evolução para DRET se houver acometimento bilateral ou na presença de um rim único. As informações a respeito da evolução das uropatias são limitadas, mas o prognóstico depende do processo patológico responsável pela obstrução, da duração da obstrução e da presença de urosepse. O alívio da obstrução de curto prazo (< 1 a 2 semanas) resulta, na maioria das vezes, em um retorno adequado da função renal. Na obstrução progressiva crônica (> 12 semanas), há dano renal frequentemente grave e irreversível, e a recuperação da função renal pode ser limitada, mesmo após o alívio da obstrução. Um estudo de um único centro incluiu 104 pacientes que apresentavam nefropatia obstrutiva.[28] A TFG média à apresentação e aos 3, 12 e 36 meses foi de 9 mL/min, 28, 29 e 30 mL/min, respectivamente (excluídos pacientes em diálise), demonstrando insuficiência renal significativa, mas não progressiva, após o alívio da obstrução. É provável que o prognóstico da recuperação da função renal seja melhor quanto mais cedo a obstrução é diagnosticada e resolvida.

TRATAMENTO

Considerações Gerais

O tratamento é guiado pela localização da obstrução, da causa subjacente e do grau de disfunção renal. Se há insuficiência renal, o tratamento da obstrução requer uma estreita colaboração entre nefrologistas e urologistas, a fim de reduzir os riscos associados às consequências metabólicas e eletrolíticas da insuficiência renal, e de

maximizar as chances de recuperação da função renal em longo prazo. Por exemplo, a obstrução ureteral bilateral completa que se apresenta como IRA é uma emergência médica, e requer intervenção rápida para recuperação da função renal. A intervenção imediata de alívio da obstrução deve resultar em uma rápida melhoria da função renal. A terapia dialítica raramente deve ser indicada em pacientes com injúria renal aguda secundária à obstrução, a menos que seja para preparar o paciente para a intervenção, por exemplo, pela correção de hipercalemia com risco de vida ou de sobrecarga grave de volume. O rápido alívio da obstrução limita o dano renal permanente, mas a função renal pode não se recuperar imediatamente se ocorreu necrose tubular aguda, secundariamente à obstrução ou à sepse associada.

Alguns aspectos cirúrgicos do manejo da uropatia obstrutiva são discutidos no Capítulo 61. A localização da obstrução frequentemente determina a abordagem. Se a obstrução é distal à bexiga, a inserção de cateter uretral ou, na impossibilidade de sua instalação, a cistostomia suprapúbica efetivamente resultam em descompressão renal. A instalação de nefrostomia ou a passagem de um cateter ureteral de modo retrógrado por cistoscopia reverte a obstrução do trato urinário superior. A nefrostomia percutânea (PCN, do inglês *percutaneous nephrostomy*) é o tratamento de emergência apropriado da obstrução do trato urinário superior, sobretudo em um cenário de IRA. A PCN pode ser realizada com anestesia local e possibilita a recuperação rápida da função renal na maioria dos pacientes (> 70%), evitando a necessidade de diálise. Após o alívio da obstrução por nefrostomia, a localização exata e a natureza da lesão podem ser determinadas por um estudo anterógrado, com infusão de contraste radiográfico pelo tubo de nefrostomia (nefrostograma), e ganha-se tempo para o planejamento da terapia definitiva (Fig. 60-14). As principais complicações da inserção da nefrostomia (abcesso, infecção e hematoma) ocorrem em menos de 5% dos pacientes. Se ambos os rins estão obstruídos, a nefrostomia deve ser realizada a princípio no rim com parênquima renal mais preservado, embora procedimentos bilaterais possam ser necessários para maximizar o potencial de recuperação da função renal. Se infecção está presente a montante da obstrução uretral (pionefrose), a drenagem do rim por PCN pode desempenhar um papel terapêutico importante em conjunto com antibioticoterapia apropriada.

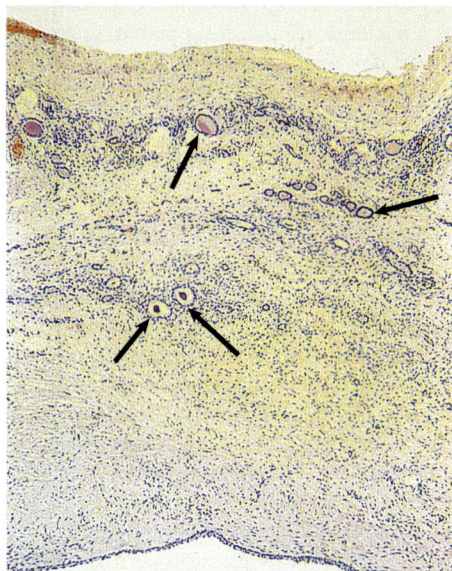

Figura 60-13 Patologia da obstrução ureteral crônica. Fragmento de tecido renal do rim demonstrado na Figura 60-5. A cápsula renal se encontra na parte superior da figura, e o espaço urinário na parte inferior. O córtex está consideravelmente afilado e há apenas alguns túbulos atróficos remanescentes (*setas*) circundado por interstício com denso tecido fibroso e infiltrado de células mononucleares (núcleos de coloração azul). Nenhum glomérulo pode ser visibilizado. Tais alterações demonstram por que não haveria qualquer perspectiva de recuperação funcional desse rim, mesmo após o alívio da obstrução.

Figura 60-14 Nefrostograma. Uma nefrostomia foi inserida, por via percutânea e guiada por ultrassonografia, no interior do sistema coletor renal dilatado **(A)**. Após infusão do contraste pela nefrostomia, foi possível delinear o sistema pielocalicial e o ureter superior dilatados **(B)**, bem como o ureter inferior **(C)**. O ureter mostra-se dilatado ao longo do seu comprimento, mas se afunila abruptamente em nível da junção vesicoureteral (*seta*). Nesse paciente, a obstrução foi causada por um cálculo radiolucente.

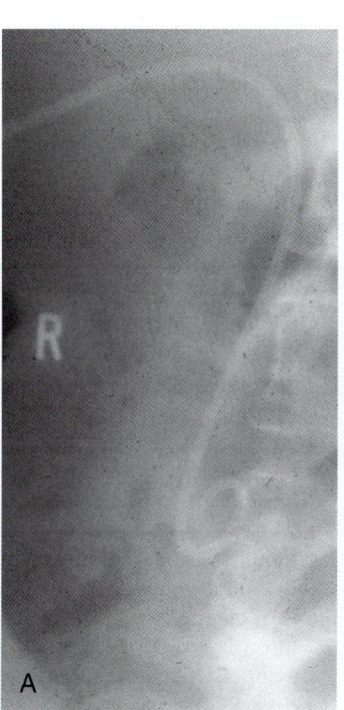
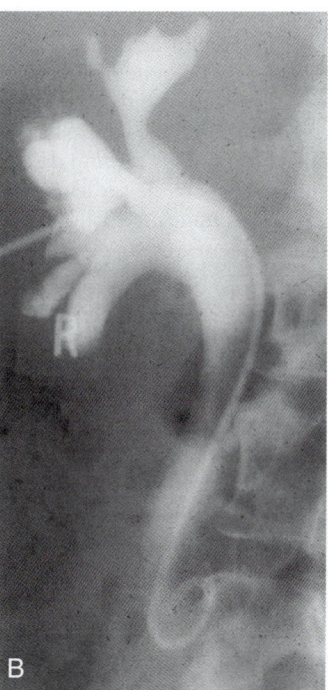
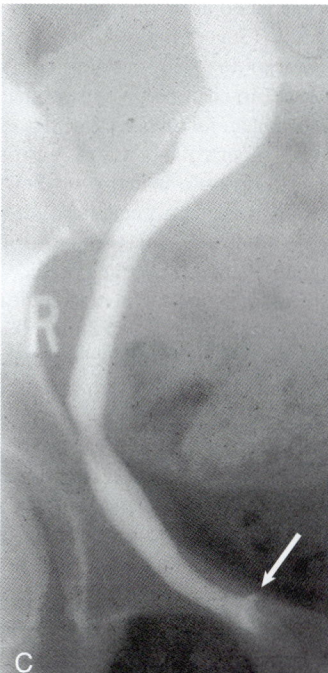

A nefrostomia pode ser utilizada para estimar o potencial de recuperação funcional em pacientes com obstrução crônica. Ausência de recuperação da função renal após várias semanas de drenagem por nefrostomia sugere fortemente danos estruturais irreversíveis e, portanto, nenhum benefício provável da realização de uma correção cirúrgica mais definitiva da lesão obstrutiva. A nefrostomia de longa duração é cada vez mais utilizada como terapia definitiva em pacientes inaptos para intervenção cirúrgica maiores e naqueles com doença maligna incurável (Cap. 59, discussão mais aprofundada).

Obstrução ureteral com necessidade de intervenção ocorre em até 3% dos pacientes transplantados renais.[29] Pode ser abordada por nefrostomia ou *stent* ureteral, incisão percutânea ou dilatação da estenose por balão, ou reparo cirúrgico aberto (Cap. 103).

Terapias Específicas

Cálculos são a causa mais comum de obstrução ureteral, e seu tratamento inclui alívio da dor, eliminação da obstrução e tratamento da infecção (Caps. 59 e 61). A obstrução ureteral por debris papilares, coágulos sanguíneos ou bola fúngica é abordada com procedimentos semelhantes aos utilizados para os cálculos. Quando a obstrução é provocada por doença neoplásica, inflamatória ou neurológica, é improvável que ocorra remissão espontânea, e algum tipo de desvio urinário, como um conduto ileal, deve ser considerado. Algumas lesões neoplásicas obstrutivas, como a linfadenopatia do linfoma, podem responder à quimioterapia. O manejo da obstrução maligna do trato urinário é discutido no Capítulo 61.

Na fibrose retroperitoneal idiopática, a ureterólise (em que os ureteres são liberados cirurgicamente do seu invólucro fibroso) pode ser benéfica, sobretudo se combinada à corticoterapia, para prevenir a reincidência. Um recente estudo retrospectivo demonstrou a eficácia da inserção de *stent* ureteral mais corticoterapia na fibrose retroperitoneal idiopática.[30] A fibrose retroperitoneal secundária à doença relacionada à IgG4 também pode responder ao tratamento com corticosteroides.[2]

A obstrução da JUP funcionalmente significativa deve ser corrigida cirurgicamente por pieloplastia aberta (Anderson-Hynes) ou abordagem laparoscópica. A abordagem laparoscópica resulta em menor morbidade e apresenta resultados satisfatórios em longo prazo e comparáveis aos da terapia aberta.[31] A dilatação por balão do segmento anormal do ureter também é possível, mas a taxa de recorrência é alta. Estudos sugerem a utilidade da análise proteômica de urina na identificação de recém-nascidos com obstrução da JUP que requerem intervenção cirúrgica.[32] Um pequeno estudo posterior indicou que essa abordagem foi menos específica e sensível em crianças mais velhas.[33]

A hipertrofia benigna da próstata é a causa mais comum de obstrução do trato urinário inferior em homens, e pode ser leve e não progressiva. Um paciente com sintomas mínimos, sem infecção e com um trato urinário superior normal pode seguir em conduta expectante até que ele e seu médico concordem com a indicação do tratamento. A terapia farmacológica com bloqueadores α-adrenérgicos (p. ex., tansulosina) ou com inibidores 5α-redutase (p. ex., finasterida) pode ser utilizada em pacientes com sintomas moderados.[34] Os α-bloqueadores relaxam o músculo liso do colo vesical e da próstata, e diminuem a pressão uretral e a obstrução ao fluxo. Inibidores da 5α-redutase inibem a conversão de testosterona em seu metabólito ativo, di-hidrotestosterona, e reduzem a hipertrofia prostática. A terapia de combinação com esses agentes pode ser sinérgica. A intervenção cirúrgica com ressecção transuretral da próstata é geralmente necessária nos casos de falha da terapia farmacológica, ou na presença de sintomas debilitantes, retenção urinária, infecção recorrente ou evidências de lesão do parênquima renal. Enucleação da próstata com *laser* de Holmium é uma alternativa menos invasiva à cirurgia de ressecção transuretral, com bons resultados em curto e longo prazos.[35]

A estenose da uretra em homens pode ser abordada por dilatação ou uretrotomia interna por visão direta. A incidência de obstrução uretral e do colo vesical em mulheres é baixa, e o tratamento raramente é necessário. A cistostomia suprapúbica pode ser necessária para drenagem vesical em pacientes incapazes de urinar após lesão uretral, ou naqueles com estenose uretral incorrigível.

Quando a obstrução é secundária à bexiga neuropática, a realização do estudo urodinâmico (Cap. 52, Fig. 52-15) é essencial para guiar a terapia. Os objetivos da terapia são readaptar a bexiga à função de um órgão de armazenamento da urina sem lesão do parênquima renal e proporcionar um mecanismo de esvaziamento vesical aceitável para o paciente. Os pacientes podem apresentar uma bexiga atônica e flácida ou uma bexiga hipertônica e instável. Em ambos os casos, refluxo ureteral e lesão parenquimatosa renal podem se desenvolver, embora tais consequências sejam mais comuns entre pacientes com bexiga hipertônica. A orientação de urinar a intervalos regulares pode alcançar esvaziamento vesical satisfatório. Pacientes com bexiga atônica e resíduo pós-miccional significativo associado a urossepse recorrente devem seguir as recomendações de autocateterização intermitente sob técnica limpa. O objetivo é de quatro a cinco cateterizações por dia, a fim de garantir que o volume de urina a cada drenagem seja inferior a 400 mL. A esfincterotomia externa também vem sendo utilizada em homens com bexiga atônica, e pode aliviar a obstrução da via de saída e promover o esvaziamento vesical. Entretanto, pode resultar em incontinência urinária e exigir a utilização de um dispositivo de coleta externo. Em pacientes com bexiga hipertônica, agentes anticolinérgicos podem promover melhorias da função de armazenamento. Ocasionalmente, também é necessária a autocateterização intermitente sob técnica limpa.

Sempre que possível, a cateterização permanente deve ser evitada em pacientes com bexiga neurogênica, porque podem levar à formação de cálculos vesicais, urossepse e erosão uretral, e predispor a carcinoma de células escamosas da bexiga. Os pacientes com cateterização permanente por mais de cinco anos devem ser submetidos a exames cistoscópicos anuais. Nos casos em que ocorre deterioração da função renal apesar das medidas conservadoras, ou em que há incontinência intratável ou uma bexiga pequena e contraída, pode haver a necessidade de um procedimento de desvio do trato urinário superior, como, por exemplo, um conduto ileal.

Manejo da Diurese Pós-obstrutiva

Repetidas vezes, observa-se acentuada poliúria após a resolução da obstrução bilateral ou da obstrução de um rim único funcionante (diurese pós-obstrutiva). Com efeito, diurese superior a 7 litros por dia se associa a um bom resultado funcional.[36] O alívio de uma obstrução unilateral raramente resulta em diurese pós-obstrutiva,[37] apesar da presença da disfunção tubular e do defeito de concentração urinária. Tal variação deve-se a diferenças intrínsecas na resposta tubular à obstrução unilateral *versus* bilateral e, mais importante, à retenção hidrossalina e à disfunção renal secundárias à obstrução bilateral (não evidentes na obstrução unilateral devido ao rim normofuncionante contralateral). O aumento da secreção de fatores natriuréticos (incluindo peptídeo natriurético atrial) e das substâncias promotoras de diurese osmótica, como a ureia,[38] promove a diurese pós-obstrutiva, apropriada para excretar água e eletrólitos acumulados durante o período de obstrução. No entanto, a diurese pós-obstrutiva pode também ser inadequada, como resultado de disfunção tubular, e, se não corretamente manejada, pode resultar em depleção de volume e grave desequilíbrio eletrolítico, com disfunção renal mantida. Geralmente, é necessária a reposição de líquidos por via oral e intravenosa, com avaliação regular e cuidadosa do balanço hídrico e dos eletrólitos séricos. Uma vez euvolêmico o paciente, a reposição deve ser calculada para contemplar a diurese e as perdas insensíveis.

O débito urinário deve ser mensurado regularmente (a cada uma hora), para facilitar a administração de fluidos. Os eletrólitos séricos devem ser mensurados ao menos uma vez ao dia e, quando houver diurese maciça, até a cada 6 horas. A pesagem diária do paciente também é útil. Os fluidos de reposição devem conter cloreto de sódio e uma fonte de bicarbonato e de potássio. A suplementação de cálcio, fosfato e magnésio pode também ser necessária.

Se a administração de fluidos for excessiva, os rins não recuperarão sua capacidade de concentração urinária, resultando em poliúria continuada. Nesse caso, pode ser necessário diminuir a velocidade de reposição de líquidos para níveis inferiores aos da produção de urina, e observar o paciente cuidadosamente em busca de sinais de depleção de volume.

Perspectivas Futuras

A compreensão das alterações fisiopatológicas consequentes à obstrução ureteral tornou possível o desenvolvimento de terapias intervencionistas racionais com o objetivo de acelerar a recuperação da função renal e limitar o dano renal permanente. Embora a melhor opção de tratamento em seres humanos continue a ser o alívio rápido e eficaz da obstrução, o desenvolvimento e a implementação de melhores métodos de imagem capazes de fornecer informações anatômicas e funcionais mais sofisticadas (como o gradiente intrarrenal de oxigênio[39]), bem como os futuros avanços em proteômica urinária, sem dúvida contribuirão para o refinamento do manejo do paciente e para a melhoria dos dados disponíveis para a tomada de decisões-chave, como "se" e "quando" o procedimento cirúrgico é necessário.

Referências

1. Khosroshahi A, Carruthers MN, Stone JH, et al. Rethinking Ormond's disease: "Idiopathic" retroperitoneal fibrosis in the era of IgG4-related disease. *Medicine (Baltimore)*. 2013;92:82-91.
2. Fujimori N, Ito T, Igarashi H, et al. Retroperitoneal fibrosis associated with immunoglobulin G4-related disease. *World J Gastroenterol*. 2013;19:35-41.
3. Chevalier RL, Forbes MS, Thornhill BA. Ureteral obstruction as a model of renal interstitial fibrosis and obstructive nephropathy. *Kidney Int*. 2009;75:1145-1152.
4. Klahr S, Harris K, Purkerson ML. Effects of obstruction on renal functions. *Pediatr Nephrol*. 1988;2:34-42.
5. Purkerson ML, Klahr S. Prior inhibition of vasoconstrictors normalizes GFR in postobstructed kidneys. *Kidney Int*. 1989;35:1305-1314.
6. Harris KP, Schreiner GF, Klahr S. Effect of leukocyte depletion on the function of the postobstructed kidney in the rat. *Kidney Int*. 1989;36:210-215.
7. Henderson NC, Mackinnon AC, Farnworth SL, et al. Galectin-3 expression and secretion links macrophages to the promotion of renal fibrosis. *Am J Pathol*. 2008;172:288-298.
8. Bander SJ, Buerkert JE, Martin D, Klahr S. Long-term effects of 24-hr unilateral ureteral obstruction on renal function in the rat. *Kidney Int*. 1985;28:614-620.
9. Klahr S. Obstructive nephropathy. *Intern Med*. 2000;39:355-361.
10. Li C, Wang W, Kwon TH, et al. Altered expression of major renal Na transporters in rats with bilateral ureteral obstruction and release of obstruction. *Am J Physiol Renal Physiol*. 2003;285:F889-F901.
11. Nørregaard R, Jensen BL, Li C, et al. COX-2 inhibition prevents downregulation of key renal water and sodium transport proteins in response to bilateral ureteral obstruction. *Am J Physiol Renal Physiol*. 2005;289:F322-F333.
12. Jensen AM, Li C, Praetorius HA, et al. Angiotensin II mediates downregulation of aquaporin water channels and key renal sodium transporters in response to urinary tract obstruction. *Am J Physiol Renal Physiol*. 2006;291:F1021-F1032.
13. Wang G, Li C, Kim SW, et al. Ureter obstruction alters expression of renal acid-base transport proteins in rat kidney. *Am J Physiol Renal Physiol*. 2008;295:F497-F506.
14. Misseri R, Meldrum KK. Mediators of fibrosis and apoptosis in obstructive uropathies. *Curr Urol Rep*. 2005;6:140-145.
15. Bascands JL, Schanstra JP. Obstructive nephropathy: Insights from genetically engineered animals. *Kidney Int*. 2005;68:925-937.
16. Ricardo SD, Diamond JR. The role of macrophages and reactive oxygen species in experimental hydronephrosis. *Semin Nephrol*. 1998;18:612-621.
17. Lissauer D, Morris RK, Kilby MD. Fetal lower urinary tract obstruction. *Semin Fetal Neonatal Med*. 2007;12:464-470.
18. U.S. Renal Data System. *Annual Data Report: Atlas of End-Stage Renal Disease in the United States*. Bethesda, MD: National Institutes of Health, National Institute of Diabetes and Digestive and Kidney Diseases; 2005.
19. Sacks SH, Aparicio SA, Bevan A, et al. Late renal failure due to prostatic outflow obstruction: A preventable disease. *BMJ*. 1989;298:156-159.
20. Mostbeck GH, Zontsich T, Turetschek K. Ultrasound of the kidney: Obstruction and medical diseases. *Eur Radiol*. 2001;11:1878-1889.
21. Belarmino JM, Kogan BA. Management of neonatal hydronephrosis. *Early Hum Dev*. 2006;82:9-14.
22. Pfister SA, Deckart A, Laschke S, et al. Unenhanced helical computed tomography vs intravenous urography in patients with acute flank pain: Accuracy and economic impact in a randomized prospective trial. *Eur Radiol*. 2003;13:2513-2520.
23. Patatas K, Panditaratne N, Wah TM, et al. Emergency department imaging protocol for suspected acute renal colic: Re-evaluating our service. *Br J Radiol*. 2012;85:1118-1122.
24. Semins MJ, Feng Z, Trock B, et al. Evaluation of acute renal colic: A comparison of non-contrast CT versus 3-T non-contrast HASTE MR urography. *Urolithiasis*. 2013;41:43-46.
25. Grattan-Smith JD, Little SB, Jones RA. MR urography evaluation of obstructive uropathy. *Pediatr Radiol*. 2008;38:S49-S69.
26. O'Reilly PH. Consensus Committee of the Society of Radionuclides in Nephrourology. Standardization of the renogram technique for investigating the dilated upper urinary tract and assessing the results of surgery. *BJU Int*. 2003;91:239-243.
27. Lupton EW, George NJ. The Whitaker test: 35 years on. *BJU Int*. 2010;105:94-100.
28. Ravanan R, Tomson CR. Natural history of postobstructive nephropathy: A single-center retrospective study. *Nephron Clin Pract*. 2007;105:c165-c170.
29. Faenza A, Nardo B, Catena F, et al. Ureteral stenosis after kidney transplantation. A study on 869 consecutive transplants. *Transpl Int*. 1999;12:334-340.
30. Fry AC, Singh S, Gunda SS, et al. Successful use of steroids and ureteric stents in 24 patients with idiopathic retroperitoneal fibrosis: a retrospective study. *Nephron Clin Pract*. 2008;108:c213-c220.
31. Uberoi J, Disick GI, Munver R. Minimally invasive surgical management of pelvic-ureteric junction obstruction: Update on the current status of robotic-assisted pyeloplasty. *BJU Int*. 2009;104:1722-1729.
32. Decramer S, Wittke S, Mischak H, et al. Predicting the clinical outcome of congenital unilateral ureteropelvic junction obstruction in newborn by urinary proteome analysis. *Nat Med*. 2006;12:398-400.
33. Drube J, Zürbig P, Schiffer E, et al. Urinary proteome analysis identifies infants but not older children requiring pyeloplasty. *Pediatr Nephrol*. 2010;25:1673-1678.
34. Beckman TJ, Mynderse LA. Evaluation and medical management of benign prostatic hyperplasia. *Mayo Clin Proc*. 2005;80:1356-1362.
35. Suardi N, Gallina A, Salonia A, et al. Holmium laser enucleation of the prostate and holmium laser ablation of the prostate: Indications and outcome. *Curr Opin Urol*. 2009;19:38-43.
36. Hamdi A, Hajage D, Van Glabeke E, et al. Severe post-renal acute kidney injury, post-obstructive diuresis and renal recovery. *BJU Int*. 2012;110:E1027-E1034.
37. Gillenwater JY, Westervelt FB Jr, Vaughan ED Jr, Howards SS. Renal function after release of chronic unilateral hydronephrosis in man. *Kidney Int*. 1975;7:179-186.
38. Harris RH, Yarger WE. The pathogenesis of post-obstructive diuresis. The role of circulating natriuretic and diuretic factors, including urea. *J Clin Invest*. 1975;56:880-887.
39. Thoeny HC, Kessler TM, Simon-Zoula S, et al. Renal oxygenation changes during acute unilateral ureteral obstruction: Assessment with blood oxygen level-dependent MR imaging—initial experience. *Radiology*. 2008;247:754-761.

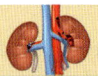

CAPÍTULO 61

Questões Urológicas para o Nefrologista

Sunjay Jain, James E. Dyer, Evangelos G. Gkougkousis e J. Kilian Mellon

A estreita interação entre nefrologistas e urologistas é crucial para o manejo otimizado de uma série de problemas clínicos comuns. Uma compreensão adequada das estratégias urológicas ajuda o nefrologista a garantir que pacientes com esses problemas recebam informações claras e sejam tratados de modo otimizado. As áreas em que tal trabalho coordenado é mais importante são discutidas neste capítulo. Elas incluem o tratamento da doença calculosa, abordagem cirúrgica para obstrução do trato urinário, investigação de hematúria e manejo das neoplasias malignas do trato urinário.

TRATAMENTO CIRÚRGICO DA LITÍASE

O manejo dos cálculos do trato urinário foi irrevogavelmente mudado com a introdução de litotripsia extracorpórea por ondas de choque (LECO), nefrolitotomia percutânea (NLPC) e ureteroscopia.

Tais avanços tornaram a cirurgia aberta de litíase uma opção de tratamento cada vez mais rara, que é agora, quando indicada, a segunda ou terceira linha de tratamento. A Tabela 61-1 detalha o uso de diferentes modalidades de tratamento ao longo do tempo, desde a introdução das novas técnicas.[1] Conforme a familiaridade com as técnicas disponíveis e a tecnologia se desenvolvem, estratégias de tratamento padronizado irão, sem dúvida, evoluir. Neste momento, no entanto, ainda há controvérsia sobre o tratamento ideal para uma variedade de pacientes com cálculo, os pormenores dos quais estão além do escopo deste texto.

Avanços em Exames de Imagens para Cálculos no Trato Urinário

Nos últimos anos, a tomografia computadorizada (TC) do abdome e da pelve substituiu a urografia excretora (UE), como modalidade de imagem padrão para o diagnóstico de cálculo (Fig. 61-1). A TC oferece sensibilidade aumentada em comparação a UE (99% *versus* 70%), sem a necessidade da administração intravenosa de contraste. Uma vantagem adicional é a capacidade da TC para demonstrar cálculos radiotransparentes (sobretudo cálculos de ácido úrico e de xantina) e para detectar lesões concomitantes e/ou alternativas diagnósticas. A TC requer uma dose maior de radiação, mas isso está diminuindo com máquinas modernas. As doses comparativas são 0,42 mSv para radiografia simples dos rins, ureteres e bexiga (RUB); 2,5 mSv para UE; e 4 mSv para TC sem contraste.

Tratamento de Cálculos no Trato Urinário

A passagem espontânea de cálculo pode ser esperada em até 80% dos pacientes com um cálculo menor do que 4 mm de tamanho. Por outro lado, para os cálculos com um diâmetro de mais de 7 mm, a possibilidade de passagem espontânea do cálculo é muito baixa. Além disso, a localização é importante; acima de 70% dos cálculos no ureter distal passam espontaneamente, em contraste com apenas 45% de ureter médio e 25% dos cálculos em ureter proximal. A intervenção

é altamente recomendada quando há dor persistente (por mais de 72 horas) apesar de analgesia adequada, obstrução persistente com risco de insuficiência renal (p. ex., com disfunção renal preexistente ou em rim único), obstrução bilateral ou sepse associada ao trato urinário.

Na ausência de uma indicação aguda para tratamento cirúrgico, a terapia expulsiva medicamentosa (tansulosina 400 μg, uma vez por dia, nifedipina 30 mg, uma vez por dia), que relaxa o ureter distal e aumenta a probabilidade de passagem do cálculo, agora é comum em muitos centros. Há um crescente corpo de evidências que apoiam o uso de terapia medicamentosa expulsiva na litíase ureteral. No entanto, há uma inconsistência em estudos relatados (em relação ao tamanho do cálculo e localização), e os resultados de ensaios randomizados controlados (ERCs) bem conduzidos ainda são aguardados.

Outra opção de tratamento conservador é a quimólise, já que vários tipos de cálculo são, em princípio, suscetíveis à dissolução por medicamentos orais ou por instilação direta de soluções químicas. No entanto, esse tipo de tratamento é impraticável ou clinicamente ineficaz para a maioria dos pacientes. A grande exceção são pacientes com cálculos de ácido úrico, que podem ser facilmente dissolvidos pela alcalinização da urina, quase sempre com citrato de potássio oral. (As preparações comercialmente disponíveis incluem, na maioria das vezes, citrato de potássio 30% e ácido cítrico mono-hidratado 5% para ser diluído em água para uma dose de 10 mL, três vezes ao dia.)

Intervenção Cirúrgica Aguda

O principal objetivo da intervenção cirúrgica aguda é aliviar a obstrução. Se o paciente estiver bem o suficiente para a anestesia geral, a destruição do cálculo por ureteroscópio, na maioria dos casos, pode ser tentada. Como alternativa, um cateter duplo J (um cateter ureteral com duas extremidades enroladas) pode ser inserido, que irá aliviar a obstrução até o tratamento definitivo ser realizado (Fig. 61-2). No entanto, num cenário de infecção urinária não controlada, a nefrostomia percutânea (NPC) é a opção preferencial, pois pode ser realizada com anestesia local e tem menor chance de causar sepse, em comparação com a cirurgia endoscópica (Fig. 61-3). Raramente torna-se necessário um procedimento aberto para remover um cálculo ou um rim grosseiramente infectado.

Intervenção Cirúrgica Eletiva
Litotripsia Extracorpórea por Ondas de Choque
Durante a LECO, a energia das ondas de choque acústicas é levada a um cálculo sob fluoroscopia ou guiada por ultrassom. As sessões de tratamento normalmente duram cerca de 30 minutos, durante os quais 1.500 a 2.500 ondas de choque são emitidas. As sessões são realizadas em ambulatório, com o paciente sob analgesia ou sedação endovenosa e podem ser repetidas em intervalos de 10 a 14 dias. Os cálculos de até 20 mm de tamanho podem ser tratados de modo eficaz, e foram relatadas taxas livre de cálculo de 60% a 98%. No entanto, a LECO é dependente do operador, e o resultado é influenciado pelo tamanho, composição e localização do cálculo e o tipo de litotritor

Mudanças no Uso das Técnicas para Remoção de Cálculos			
	1984	**1990**	**1999**
Localização (%)			
Cálculos no cálice	35	43	46
Cálculos na pelve	42	20	13
Cálculos coraliformes	8	3	1
Cálculos no ureter	15	34	40
Modalidade de Tratamento (%)			
LECO	60	79	78
NLPC	20	5	2
Ureteroscopia	11	15	20
Cirurgia aberta	9	1	0,1

Tabela 61-1 Mudanças no uso das técnicas para remoção de cálculos. A mudança na aplicação das técnicas cirúrgicas para a remoção de cálculos desde a introdução da litotripsia extracorpórea por ondas de choque (LECO) e nefrolitotomia percutânea (NLPC). *(Dados da referência 1.)*

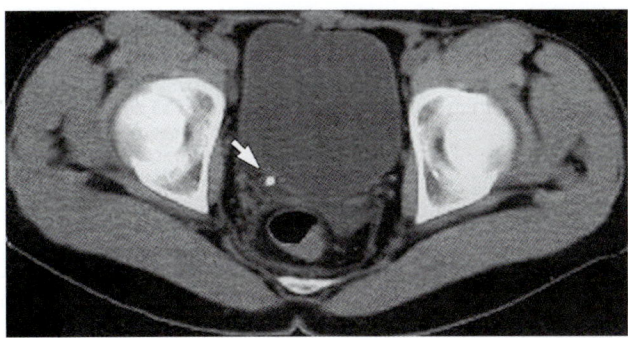

Figura 61-1 Tomografia computadorizada (TC) demonstrando um cálculo ureteral. TC não contrastada mostrando um cálculo *(seta)* na junção ureterovesical direita.

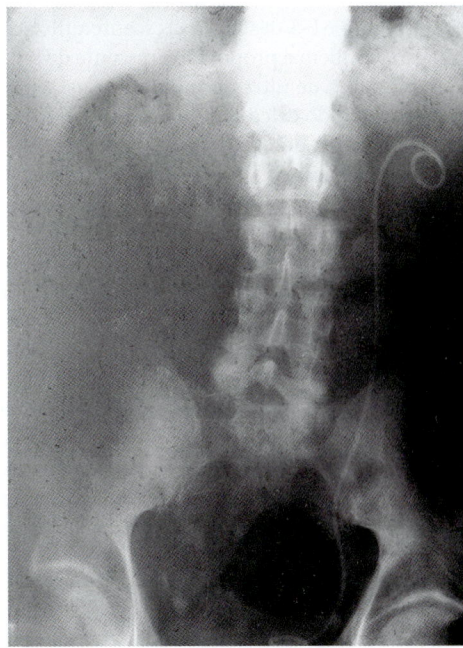

Figura 61-2 Cateter ureteral. Radiografia simples mostrando cateter duplo J ureteral no ureter esquerdo. Note que a extremidade curva do cateter permanece na pelve, apesar do peristaltismo ureteral.

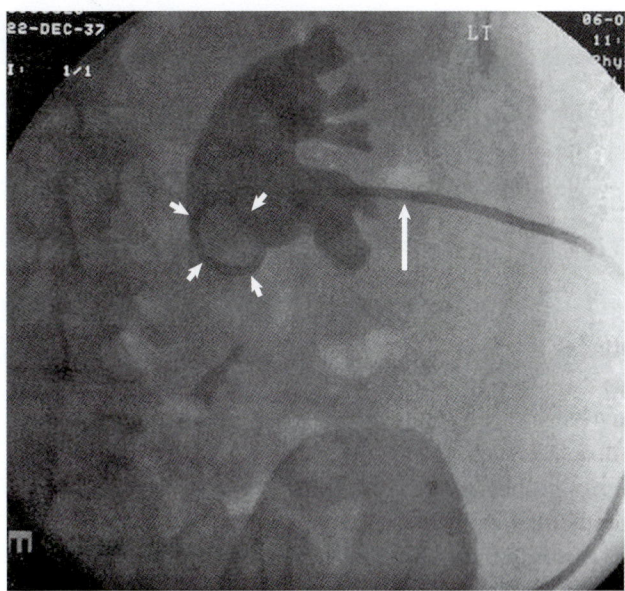

Figura 61-3 Nefrograma em obstrução ureteral causada por um cálculo. O contraste é injetado através de um cateter (tubo) de nefrostomia percutânea locado no cálice do polo inferior *(seta)*. O contraste esboça um cálculo simples, grande *(cabeças de seta)*, produzindo completa obstrução da junção ureteropiélica.

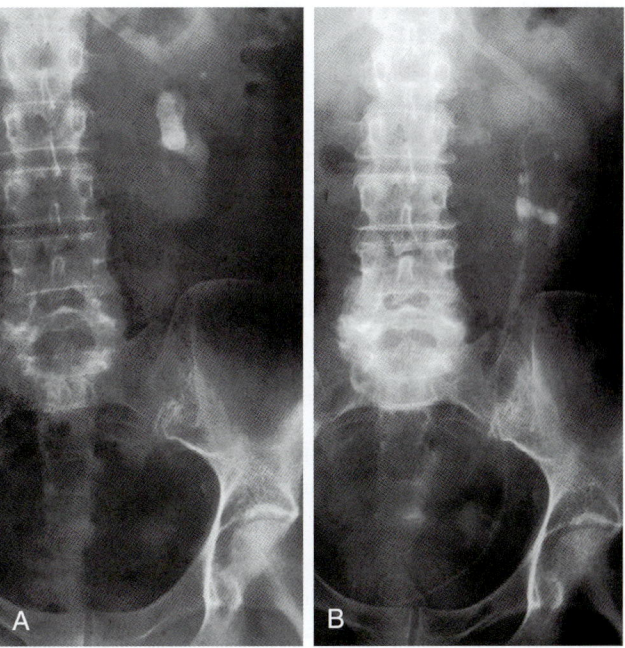

Figura 61-4 Litotripsia extracorpórea com ondas de choque (LECO) complicada por *Steinstrasse* (rua de pedras). A, Radiografia simples pré-operatória mostrando cálculos na pelve renal esquerda. **B,** Após LECO, notar o desaparecimento do cálculo na pelve, a sequência dos fragmentos de cálculo ao longo com comprimento do ureter e o cateter de duplo J locado para facilitar a passagem dos fragmentos.

utilizado. Os cálculos de cistina e de oxalato de cálcio mono-hidratado são especialmente resistentes. O direcionamento do cálculo pode ser impossível na presença de obesidade e deformidades esqueléticas (aumento da distância pele-cálculo), e a LECO está contraindicada em pacientes com aneurisma de artéria aórtica ou renal, infecção do trato urinário não controlada ou distúrbios de coagulação, e em mulheres grávidas.

Indicação para Nefrolitotomia Percutânea

Composição*	Cálculos de estruvita	A remoção completa é necessária para eliminar a infecção e misnimizar a recorrência do cálculo
	Oxalato de cálcio monoidratado	Dificuldade para pulverizar por LECO
	Cálculos de cistina	Dificuldade para pulverizar por LECO
Posição do cálculo	Cálculos no polo inferior	Fragmentos menos facilmente evacuados, dos cálices do polo inferior dependentes, sobretudo se o sistema coletor estiver dilatado
Anormalidades anatômicas	Obstrução de JUP Divertículos calicinais	Prevenir a passagem de fragmentos após a LECO
Características do paciente	Obesidade mórbida Obstrução ureteral	O cálculo não pode ser localizado no ponto focal da máquina de LECO

Tabela 61-2 Indicações para nefrolitotomia percutânea. LECO é a intervenção de primeira escolha para cálculo, exceto naqueles casos em que a NLPC é mais favorável. *LECO*, litotripsia extracorpórea por choque de onda; *NLPC*, nefrolitotomia percutânea; *JUP*, junção ureteropiélica. *A composição do cálculo pode ser definida com certeza apenas pela análise direta do cálculo, mas avanços nos exames de imagem podem finalmente fornecer um meio de avaliar com acurácia a composição do cálculo *in situ*, antes do tratamento, possibilitando, assim, que o urologista selecione o tratamento com maior probabilidade de ser bem-sucedido.

Um cateter ureteral de duplo J por vezes é colocado por endoscopia antes do tratamento com LECO, para evitar que os fragmentos do cálculo obstruam o ureter distal (*Steinstrasse*, literalmente, "rua de pedras"; Fig. 61-4). Outras complicações agudas de LECO incluem hemorragia ou hematoma, infecção e lesão de órgãos adjacentes. O risco para o desenvolvimento posterior de hipertensão ou disfunção renal após a LECO permanece controverso.

A litotripsia extracorpórea por ondas de choque é o tratamento de primeira linha para mais de 75% dos pacientes com cálculo. A Tabela 61-2 mostra as circunstâncias em que a LECO é menos eficaz e a NLPC torna-se a abordagem preferencial, ou uma combinação das duas modalidades é utilizada. Para cálculos de polo inferior, em particular, a LECO pode não fornecer eliminação ideal, por problemas com a drenagem de fragmentos residuais. Um ERC mostrou que, para cálculos no polo inferior, maiores do que 10 mm, a NLPC tem taxas de eliminação muito melhores do que as taxas de LECO (92% *versus* 23%).[2]

Nefrolitotomia Percutânea

Durante a NLPC, um canal é criado entre a pele e o sistema coletor do rim e utilizado como um canal de trabalho para remover os cálculos. No período pré-operatório, a UE ou a TC, às vezes com reconstrução tridimensional, são utilizadas para localizar, com precisão, cálculos e órgãos vizinhos (p. ex., baço, fígado, intestino, pleura ou pulmões) e planejar o acesso. O sítio de acesso mais frequentemente utilizado é o cálice dorsal do polo inferior, e a fragmentação do cálculo é realizada por ultrassom, pneumática ou dispositivos a *laser*. A técnica da NLPC é modificada para circunstâncias especiais, geralmente, alterando o local da punção (p. ex., diretamente em um divertículo calicinal) ou, se existem cálculos ureterais, utilizando uma punção de localização mais alta que possibilite a ureteroscopia anterógrada. A punção percutânea pode ser facilitada pela colocação preliminar de um cateter ureteral retrógrado para dilatar e opacificar o sistema coletor, que é então puncionado sob fluoroscopia. Após a conclusão da NLPC, um tubo de nefrostomia com balão autoinflável é utilizado para o tamponamento do canal e para fornecer acesso adicional, se

necessário. A hemorragia pode complicar a NLPC (do rim ou, raramente, artérias intercostais) e pode ser tratada, na maioria das vezes, conservadoramente ou por embolização angiográfica seletiva. Outras complicações incluem sepse, sobrecarga de volume (semelhante à síndrome de ressecção transuretral), lesão de baço, pleura ou colo, e extravasamento. A NLPC resulta, quase sempre, em lesões parenquimatosas mínimas, em média de apenas 0,15% do córtex renal total.[3]

As indicações para NLPC são mostradas na Tabela 61-2. Elas continuam a evoluir e são desafiadas pelos desenvolvimentos em técnicas ureteroscópicas, que possibilitam que cálculos em porções mais superiores do ureter e pelve renal sejam tratados por uma abordagem retrógrada.

Cirurgia Aberta de Cálculo

Embora seja realizada cada vez mais raramente, a cirurgia aberta ainda tem um lugar no tratamento da doença litiásica. Relata-se que cerca de 2% dos pacientes com cálculo são tratados com cirurgia aberta, sobretudo quando fatores anatômicos impedem o uso de métodos minimamente invasivos ou quando essas técnicas falharam. Outras indicações incluem cálculos complexos e grandes e a presença de anomalias anatômicas intrarrenais (p. ex., obstrução da junção ureteropiélica). Durante a cirurgia, a pelve renal bem como o parênquima podem ser abertos ao longo dos planos avasculares; o clampeamento dos vasos renais e a hipotermia do rim podem ser necessários. Em pacientes selecionados, uma abordagem laparoscópica pode ser utilizada para o tratamento da litíase.

Ureteroscopia

Os recentes avanços no desenho dos endoscópios para ureteronefroscopia tornou o trato urinário inteiro acessível para manipulação e exame endoscópico. Os ureteroscópios podem ser semirrígidos ou flexíveis, o último possibilitando acesso para a pelve renal e cálices. A fragmentação dos cálculos é conseguida idealmente por *laser*, mas também por ultrassom ou dispositivos pneumáticos (*lithoclast*). O uso de *laser* é igualmente eficaz para todos os tipos de cálculos e tem as vantagens adicionais de uma fibra flexível (permitindo a fragmentação intrarrenal de cálculo), baixa penetração nos tecidos e mínimo deslocamento do cálculo durante a utilização. As taxas de sucesso para a fragmentação por *laser* dos cálculos ureterais são elevadas, em torno de 80%. A Figura 61-5 destaca a crescente utilização de ureteroscopia na litíase e também a proporção crescente de procedimentos em que um *laser*, em vez de ultrassom ou *lithoclast*, é utilizado para alcançar a fragmentação do cálculo.

No caso de cálculos no polo inferior do rim, embora os ureteroscópios flexíveis possam acessar o polo inferior para facilitar o tratamento, a taxa livre de cálculo em estudos comparativos é similar à da LECO.[4,5] Além disso, a preferência dos pacientes é, muitas vezes, LECO em primeira instância. Como resultado, é comum que os pacientes sejam submetidos à LECO antes da ureteroscopia flexível e lasertripsia. Em caso de falha da remoção do cálculo após a ureteroscopia, a NLPC é comumente utilizada em seguida e é provável que se mantenha um tratamento necessário para cálculos do polo inferior. As complicações da ureteroscopia, sobretudo com o uso de alavancas e cestas, incluem avulsão ureteral, perfuração, extravasamento, danos na mucosa, hematúria, infecção e estenose. Avanços na tecnologia de *laser* possibilitam, neste momento, que os cálculos sejam reduzidos a partículas como pó, reduzindo a necessidade de alavancas e cestas e, consequentemente, reduzindo complicações.

Manejo de Cálculo Coraliforme

Um cálculo coraliforme geralmente deve ser tratado com intervenção, pois os relatos de terapia conservadora mostram uma alta taxa de eventual nefrectomia (até 50%) e um aumento na mortalidade (até 28%) e morbidade associada (sobretudo insuficiência renal).

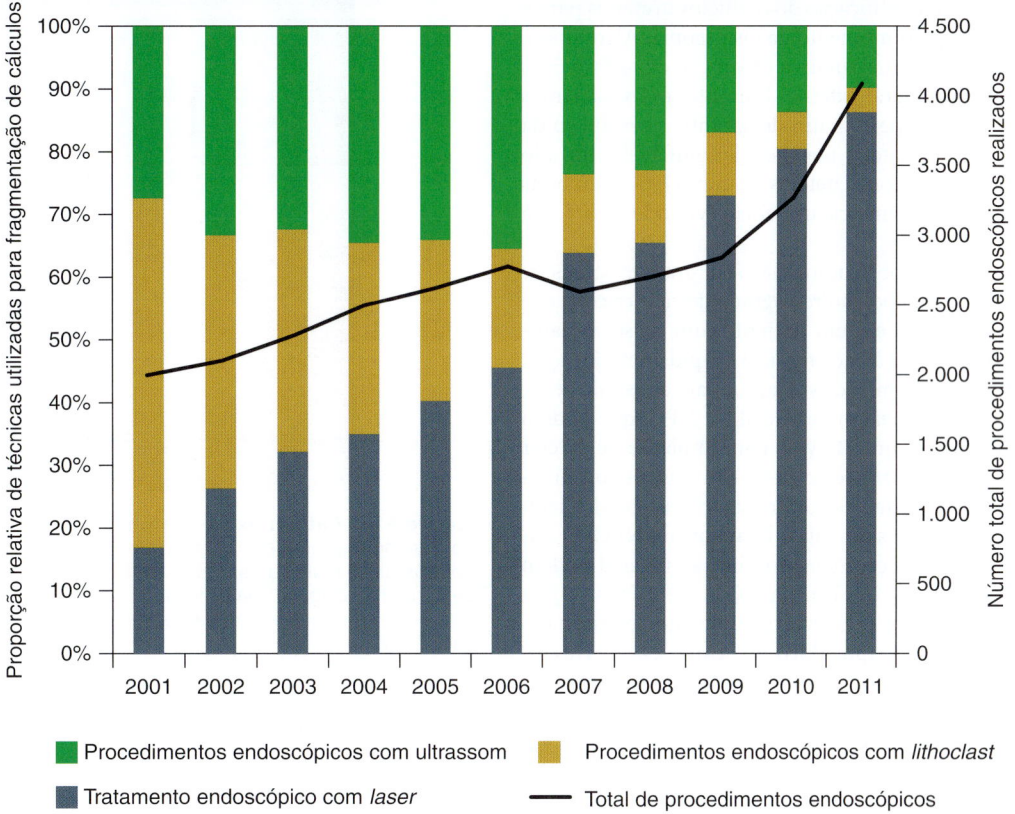

Figura 61-5 Mudanças no uso da endoscopia para alcançar a fragmentação do cálculo. Gráfico mostrando o aumento do uso de endoscopia na cirurgia para retirada de cálculo associado ao aumento proporcional de casos usando *laser* para alcançar a fragmentação do cálculo. *(Dados do UK Hospital Episode Statistics dataset.* http://www.hscic.gov.uk/hes. *Acessado em 9 de junho de 2012.)*

As opções cirúrgicas são monoterapia com LECO, completa remoção endoscópica do cálculo e uma abordagem combinada com uso de NLPC redutora (*debulking*) seguida por LECO. A vantagem da abordagem combinada é a menor necessidade de acesso renal adicional e procedimentos endourológicos secundários. A escolha do tratamento depende de muitos fatores, como a idade e a função renal do paciente. Na maioria das vezes, a LECO não tornará o paciente inteiramente livre do cálculo (o objetivo ideal do tratamento), sobretudo no tratamento de grandes cálculos coraliformes; no entanto, pode ser considerado bem-sucedido quando se alcança a persistência de menos de 40% de um cálculo coraliforme como fragmentos. Raramente, a remoção cirúrgica aberta do cálculo pode ser indicada.

Cálculos em Rins Transplantados

O tratamento da litíase em um rim transplantado é um desafio por ser um rim único, pela localização anatômica dentro da pelve e pela dificuldade com o acesso retrógrado para o ureter e o rim. A intervenção precoce ativa é indicada; implante profilático de cateter, ureteroscopia e NLPC são preferidos à LECO, pois direcionar para o cálculo pode não ser possível. A cirurgia aberta pode ser necessária em casos selecionados.

MANEJO DA OBSTRUÇÃO DO TRATO URINÁRIO

As causas de obstrução do trato urinário superior estão listadas no Capítulo 60, Tabela 60-1, e um resumo do manejo da obstrução é feito no Capítulo 60, incluindo a Figura 60-7. A obstrução do trato

urinário superior, causada por doença maligna, pode ser resultado da invasão direta do tumor ou compressão externa por envolvimento metastático de linfonodo ou, raramente, metástase verdadeira para o ureter. Cerca de 70% dos tumores causando obstrução ureteral são genitourinários (do colo do útero, da bexiga, da próstata) na origem; mama, carcinomas gastrointestinais e linfoma constituem a maioria do restante.[6] A apresentação de um paciente com obstrução pode variar de modo significativo, e a hidronefrose pode desenvolver-se progressiva e insidiosamente, e permanecem não reconhecidas até que o paciente desenvolva anúria e uremia. A obstrução do trato urinário superior por doença maligna raramente apresenta-se com a clássica cólica ureteral aguda, que é vista, na maioria das vezes, como uma causa benigna, como um cálculo. A obstrução do fluxo de saída da bexiga pode ser aguda e dramática ou crônica com poucos ou nenhum sintoma. A fim de ajudar no entendimento das necessidades imediatas e no prognóstico em longo prazo desses pacientes, são descritos o tratamento agudo bem como o tratamento definitivo das doenças urológicas mais comuns, associados a obstrução e disfunção renal.

Manejo Agudo da Obstrução do Trato Urinário

O alívio da obstrução é crucial para reverter a disfunção renal e para preservar a função renal remanescente. Em casos de obstrução do fluxo de saída da bexiga, um cateter uretral ou suprapúbico é indicado; ao passo que, na obstrução do trato urinário superior, um cateter duplo J ureteral é preferível, quando possível. A abordagem mais direta é a colocação retrógrada endoscópica sob fluoroscopia, com a

NPC reservada para pacientes em que houver falha no procedimento. Os cateteres bilaterais devem ser colocados se for tecnicamente possível. No entanto, a infiltração tumoral pode distorcer a anatomia do trígono, impossibilitando a identificação dos orifícios ureterais para a inserção do cateter duplo J, no momento da cistoscopia. Além disso, sugere-se que os cateteres não melhoram a obstrução em 40% a 50% dos casos de compressão ureteral externa. Portanto, esses pacientes precisam ser monitorados de perto a fim de garantir a resolução da obstrução. Um novo tipo de cateter metálico, autoinflável, utilizado isoladamente ou em conjunto com cateteres de duplo J, tiveram bons resultados na manutenção da patência ureteral e evitando a NPC em obstrução ureteral maligna.[6]

Um paciente estável com obstrução, mas sem grandes sinais de sepse, é um candidato para colocação retrógrada de cateter com uso de anestesia geral. No entanto, em um paciente com sepse, a manipulação endoscópica pode levar à bacteremia e à rápida deterioração. Além disso, tais pacientes podem não estar aptos para anestesia geral, casos em que a abordagem inicial preferencial é a NPC, que podem então ser seguidos depois de um intervalo com implante de cateter ureteral anterógrado. A taxa de sucesso desta abordagem combinada é elevada (> 90%).[8] Em pacientes com obstrução ureteral bilateral nem sempre é necessário inserir tubos bilaterais de NPC. O alívio significativo e retorno à função renal próxima ao normal podem ser realizados por drenagem de um rim único, de preferência aquele com o parênquima mais bem preservado, conforme determinado por ultrassom ou tomografia computadorizada. Uma vez que eles foram colocados, os tubos de NPC ou cateteres de duplo J precisam ser substituídos a cada quatro a seis meses. Se deixados por mais tempo, eles se tornam cada vez mais frágeis e incrustados e são suscetíveis a fraturar ou quebrar quando manipulados. As complicações de cateteres ureterais incluem migração, obstrução com material proteico, infecção, fragmentação e raramente erosão pelo trato urinário.[9] Até 70% dos pacientes com cateteres relatam sintomas do trato urinário inferior (STUI), sobretudo urgência, frequência e noctúria, bem como dor ao longo do trato urinário.

A morbidade após o implante do cateter ou da NPC é semelhante.[10] O principal problema com cateteres internos é o aumento do risco de obstrução recorrente (11% para cateteres *versus* 1% para NPC). A NPC pode ter uma taxa aumentada de infecção, além de problemas psicológicos relacionados com a necessidade do uso de uma bolsa de drenagem externa.

Os cateteres extra-anatômicos são uma alternativa para os pacientes nos quais a inserção de *stent* convencional falhou ou para quem a nefrostomia com drenagem permanente é inaceitável. Um cateter extra-anatômico é colocado por uma punção percutânea inicial e inserção da extremidade superior de um cateter de duplo J longo (50 cm) no rim. Um túnel subcutâneo, em seguida, é criado para trazer o cateter para o nível da crista ilíaca. Outro túnel é formado para trazer a extremidade inferior do *stent* para fora pela região suprapúbica, seguida, finalmente, por punção suprapúbica de uma bexiga cheia e inserção da extremidade inferior (Fig. 61-6).[11] Os cateteres extra-anatômicos geralmente são trocados em intervalos de seis meses, e a experiência preliminar confirma seu valor para manter a patência ureteral e evitar a NPC. Por causa da eficácia dos métodos minimamente invasivos, a cirurgia aberta hoje é raramente indicada num cenário agudo.

Obstrução da Junção Ureteropiélica

O tratamento cirúrgico da obstrução da junção ureteropiélica destina-se à remoção da porção redundante (aperistáltica) do ureter, tornando possível a normalização da drenagem do rim afetado. A necessidade de tratamento é marcada pelo aparecimento de dor, infecção, formação de cálculo, diminuição da função renal ou excreção

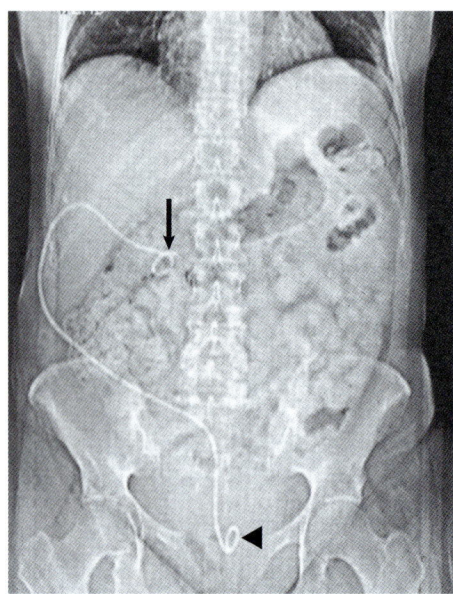

Figura 61-6 **Cateter extra-anatômico por obstrução ureteral maligna.** Radiografia simples mostrando colocação de cateter extra-anatômico por obstrução maligna do ureter direito. A extremidade superior do cateter de duplo J foi colocada na pelve renal direita (*seta*). O cateter então migrou através de túnel subcutâneo antes da extremidade inferior entrar na bexiga (*cabeça de seta*).

prejudicada comprovada na renografia MAG3 com iminente declínio da função renal. O tratamento padrão-ouro é, agora, a pieloplastia laparoscópica, embora as técnicas abertas tradicionais ainda sejam utilizadas. A pieloplastia robótica e os tratamentos endoscópicos também são realizados em alguns centros especializados.

Fibrose Retroperitoneal

A fibrose retroperitoneal pode ser tratada clínica ou cirurgicamente. Um fator causal deve ser excluído (Cap. 60). Há relatos de resultados favoráveis após imunossupressão com altas doses de corticosteroides ou azatioprina. Alternativamente, as cirurgias – ureterólise (libertar os ureteres das placas fibróticas) e omentoplastia (transposição dos ureteres para a cavidade peritoneal em envoltórios de omento) – podem ter bons resultados a longo prazo.

Obstrução por Doença Maligna

Para o carcinoma de células transicionais do trato urinário superior, a obstrução aguda é mais bem tratada por implante de cateter interno. A NPC é evitada devido ao risco de propagação do tumor. O carcinoma de células transicionais do trato urinário superior é um tumor agressivo e necessita prontamente de cirurgia extrativa.

O câncer de bexiga pode levar a hidronefrose pela invasão dos orifícios ureterais e ureter intramural. A cistectomia radical está indicada, embora a descompressão ureteral temporária possa normalizar a função renal se a quimioterapia neoadjuvante estiver planejada. Em casos selecionados, as estratégias de preservação de bexiga combinando radioterapia e quimioterapia sistêmica podem oferecer controle da doença a longo prazo.

O câncer de próstata provoca a obstrução pela oclusão da uretra ou invasão dos orifícios ureterais. O tratamento hormonal pode reduzir o tecido prostático e os depósitos malignos e oferecer remissão a longo prazo dos sintomas. Às vezes, a ressecção limitada da próstata pode ser indicada.

A decisão de oferecer a descompressão ureteral para obstrução do trato urinário superior, causada pelo câncer não é tão simples e requer entrada não só do urologista, mas também de colegas da radiologia e da

Nefrostomia Percutânea para Uropatia Obstrutiva Maligna

	Mediana de Sobrevida (semanas)	Taxa de Sobrevida em 5 anos (%)
Grupo I: malignidade primária não tratada	27	10
Grupo II: malignidade recorrente com tratamento adicional	20	20
Grupo III: malignidade recorrente sem nenhum tratamento adicional	6,5	Nenhuma sobre-vida maior que 1 ano
Grupo IV: doença benigna como resultado de tratamento prévio	Não relatado	64
Global	26	22

Tabela 61-3 Nefrostomia percutânea para uropatia obstrutiva maligna. Resultado de 77 pacientes submetidos a nefrostomia percutânea para uropatia obstrutiva secundária a doença maligna pélvica. *(Dados da referência 12.)*

oncologia médica e a equipe de cuidados paliativos. Além disso, é necessário uma discussão cuidadosa das opções com o paciente e a família.

A descompressão ureteral é justificada quando a radioterapia e a quimioterapia sistêmica permanecem como opções terapêuticas após a melhora da função renal, mas também podem ser justificadas para alívio da dor ou sepse do trato renal em curso.

Uma revisão dos pacientes submetidos à NPC para uropatia obstrutiva secundária à doença maligna pélvica identificou um grupo de pacientes com sobrevida muito pobre, nos quais a descompressão ureteral geralmente não se justifica (Tabela 61-3).[12] Os pacientes com câncer gástrico ou pancreático sobrevivem em média apenas 1,4 mês após a descompressão ureteral, chamando a atenção do benefício de tal procedimento nesse cenário.[13] Em outro relato, a média de sobrevida de pacientes com neoplasias malignas avançadas, submetidos a derivações endourológicas, foi apenas cinco meses – metade desse tempo foi gasto no hospital.[14]

Estenoses Ureterais Benignas

As estenoses podem ser secundárias a litíase, iatrogênicas ou causada por várias doenças benignas. O tratamento de escolha é a dilatação endoscópica por balão ou ureterotomia. A correção por cirurgia aberta ou cirurgia reconstrutiva principal pode ser necessária em casos de estenoses recorrentes.

Obstrução da Via de Saída da Bexiga

A obstrução da via de saída da bexiga em homens é causada, com mais frequência, por hiperplasia prostática benigna ou maligna. As apresentações comuns de ambas as condições incluem o aparecimento de STUI e retenção de urina aguda (dolorosa) ou crônica (indolor).

A retenção crônica pode ser considerada como a manutenção da micção com esvaziamento incompleto da bexiga, o que é classificado ainda como retenção crônica de baixa e alta pressão. A retenção crônica de baixa pressão ocorre na ausência de comprometimento do trato urinário superior, ao passo que a retenção crônica de alta pressão está associada a hidronefrose e lesão renal.

Na retenção aguda, na retenção crônica de baixa pressão e nos STUI causados por obstrução da via de saída da bexiga, a terapia medicamentosa, com inibidores da 5 α-redutase (finasterida, dutasterida) ou bloqueadores do receptor α-adrenérgico (tansulosina, alfuzosina) são aceitos como tratamentos de primeira linha antes que a cirurgia seja oferecida.[15] Se a terapia medicamentosa falhar e houver risco de agravamento da insuficiência renal, esta não é uma opção de tratamento segura em retenção crônica de alta pressão. O tratamento

cirúrgico é reservado para os pacientes que não obtêm nenhum benefício ou não estejam dispostos a prosseguir com a terapia medicamentosa, aqueles com retenção crônica agudizada e de baixa pressão e aqueles com retenção crônica de alta pressão. Antes da cirurgia, a avaliação da probabilidade de sucesso é essencial. Pacientes com volumes residuais de urina, pós-miccional (mais de 1 L), são menos propensos a se beneficiar da cirurgia devido a cronicidade dos seus sintomas e consequente fraqueza do músculo detrusor. Esses pacientes serão mais bem tratados com autocateterismo intermitente limpo ou um cateter uretral ou suprapúbico permanente.

O número de opções de tratamento cirúrgico disponível para obstrução da via de saída da bexiga está aumentando continuamente. Embora a ressecção transuretral da próstata (RTUP) continue sendo o procedimento padrão-ouro, é provável que o avanço da tecnologia a *laser* transforme isso no futuro. A enucleação da próstata com Holmium *laser* (HoLEP) e a vaporização do tecido prostático (*laser* de luz verde – *green light*) são realizadas em centros especializados, com resultados favoráveis no que diz respeito à reduzida permanência do paciente e à sondagem no pós-operatório. O uso difundido dessa tecnologia depende dos resultados dos estudos comparativos em andamento. Um estudo de sete anos de seguimento, recentemente publicado, comparando RTUP com HoLEP, não relatou nenhuma diferença significativa em qualidade de vida, fluxo urinário máximo, incontinência ou disfunção erétil, com uma menor necessidade de reabordagem no braço do estudo HoLEP.[16]

Doenças Neurológicas do Trato Urinário Inferior

As doenças do sistema nervoso central ou periférico podem apresentar-se com bexigas hipoativas ou dissinergia detrusor-esfincteriana e levar a hidroureter e hidronefrose bilateral. Diabetes melito também pode produzir uma bexiga flácida desnervada pela destruição dos nervos periféricos, podendo causar retenção crônica e insuficiência renal. Dos diabéticos que desenvolvem neuropatia periférica, 75% a 100% desenvolverão alguma disfunção neurogênica do trato urinário inferior. O tratamento de escolha é quase sempre o autocateterismo intermitente limpo, com um papel limitado para a cirurgia.

INVESTIGAÇÃO DE HEMATÚRIA

A hematúria visível, macroscópica (macro-hematúria), é talvez o sintoma mais importante na prática urológica, e, além de ser alarmante para o paciente, pode ser o primeiro sinal de apresentação de uma doença maligna subjacente do trato urinário (na maioria das vezes, um tumor de células transicionais da bexiga). Estudos mostram que 15% a 22% dos pacientes com hematúria visível têm um tumor maligno subjacente do trato genitourinário.

Pacientes com macro-hematúria devem ser diferenciados daqueles que descobriram ter hematúria por fita urinária ou hematúria microscópica, em quem o risco de transformação maligna é significativamente menor (2% a 11%).

O resultado de uma avaliação completa de um grande grupo de pacientes (com macro-hematúria e micro-hematúria) atendidos em uma clínica de hematúria é mostrado na Tabela 61-4.[17] Além disso, em um pequeno, mas importante, grupo de pacientes no qual a doença maligna foi identificada havia uma taxa de captação significativa de doença renal parenquimatosa (cerca de 10%) apresentando-se tanto com macro-hematúria como com micro-hematúria. Além disso, é importante observar a proporção considerável dos pacientes nos quais um diagnóstico definitivo não pode ser alcançado.

Avaliação de Hematúria Macroscópica

Todos os adultos com um único episódio de macro-hematúria requerem avaliação urológica completa, como imagem renal e cistoscopia.

Resultados da Avaliação em uma Clínica de Hematúria

Achados Diagnósticos	Total	Hematúria Microscópica	Hematúria Macroscópica
Sem diagnóstico	61	69	53
Câncer renal	0,6	0,3	0,9
Carcinoma de células transicionais do trato urinário superior	0,1	0,1	0,1
Câncer de bexiga	12	5	19
Câncer de próstata	0,4	0,2	0,6
Litíase	4	4	3
Infecção do trato urinário	13	13	13
Doença renal parenquimatosa	10	9	10

Probabilidade de Achados de Malignidade	Hematúria Microscópica	Hematúria Macroscópica
Masculino, idade > 40 anos	8	24
Masculino, idade < 40 anos	2	7
Feminino, idade > 40 anos	5	19
Feminino, idade < 40 anos	0	0

Tabela 61-4 Resultados da avaliação em uma clínica de hematúria. Porcentagem dos casos investigados, de acordo com a idade. *(Dados da referência 17.)*

A única exceção a essa regra ocorre quando um adulto mais jovem que 40 anos tem uma história característica de hematúria glomerular, como é normalmente visto na nefropatia por IgA, na qual a hematúria marrom escura, com duração de 24 a 48 horas, coincide com infecção de mucosa intercorrente, geralmente do trato respiratório superior. Ela pode ser indolor ou pode haver dor lombar bilateral. Esses jovens adultos devem ser encaminhados primeiro para avaliação do nefrologista.

Avaliação de Micro-hematúria

Talvez o maior grau de sobreposição na prática entre urologistas e nefrologistas ocorre na avaliação inicial dos pacientes com micro-hematúria. A infecção do trato urinário simultânea causará micro-hematúria e deve ser tratada antes de avaliação adicional. Além disso, aspectos, como menstruação, exercício vigoroso, doença viral e trauma podem, por si só, explicar a micro-hematúria. Na presença de uma causa subjacente transitória ou tratável, além de infecção do trato urinário, o exame de urina deverá ser repetido dois dias depois. Na presença de infecção do trato urinário confirmada, um exame de urina adicional deve ser repetido até seis semanas após o tratamento. Se a micro-hematúria se resolver, nenhuma investigação adicional é necessária.

Em 2012, a American Urological Association, após extensa revisão sistemática da literatura, produziu sua orientação relativa à avaliação e ao manejo da micro-hematúria assintomática (HMA).

A definição de HMA, para efeitos dessas diretrizes, foi a presença de três ou mais hemácias por campo de alta potência no exame microscópico de amostra de urina, coletada adequadamente, não contaminada. Além das causas benignas listadas, piúria e bacteriúria também devem ser excluídas com a fita urinária ou microscopia.

A orientação mais notável em relação à diretriz anterior é a recomendação de investigação urológica após um episódio de HMA, em vez de esperar por duas das três amostras positivas, como anterior-

Fatores de Risco Comuns para Malignidade do Trato Urinário em Pacientes com Micro-hematúria

Gênero masculino
Idade (> 35 anos)
Passado de tabagismo ou tabagismo atual
Exposição ocupacional ou outra exposição a químicos ou tinturas (benzeno ou amina aromática)
Abuso de analgésico
História de hematúria macroscópica
História de doença ou distúrbio urológico
História de sintomas miccionais irritativos
História de irradiação pélvica
História de infecção do trato urinário crônica
História de exposição a agentes carcinogênicos conhecidos ou quimioterápicos como agentes alquilantes
História de corpo estranho interno crônico

Quadro 61-1 Fatores de risco para malignidade em pacientes com micro-hematúria.

mente sugerido. Hoje, não há estudos comparativos diretos identificando produtos diagnósticos em pacientes com um ou mais de um episódio de HMA. A comparação indireta, no entanto, revela um produto diagnóstico de malignidade do trato urinário de 3,6% e 1,8% em pacientes com um ou mais de um episódio de HMA, respectivamente.[18] A hematúria positiva por fita urinária ainda pode anunciar doença significativa na ausência de células vermelhas na microscopia porque as células vermelhas podem sofrer lise na urina alcalina ou hipotônica, antes de chegar ao laboratório para análise.[19] A microscopia da urina é discutida no Capítulo 4.

A completa avaliação de micro-hematúria inclui história e exame físico, análises laboratoriais e exames de imagem radiológica do trato urinário superior, seguido por cistoscopia (Fig. 61-7). Em mulheres, o exame da uretra e da vagina devem ser realizados para excluir causas locais de micro-hematúria. Em homens não circuncisados, o prepúcio deve ser retraído, se possível, para expor a glande do pênis. Se houver fimose, uma amostra de urina por cateter pode ser necessária. Os pacientes com infecção do trato urinário devem ser tratados adequadamente, e o exame de urina deve ser repetido seis semanas após o tratamento. Se a hematúria se resolver com o tratamento, nenhuma avaliação adicional é necessária. Uma estimativa da função renal deve ser obtida (taxa de filtração glomerular estimada [TFGe], creatinina ou ureia nitrogenada no sangue [BUN]) porque a doença renal intrínseca pode ter implicações decorrentes do exame de imagem e tratamento. Os exames laboratoriais de investigação remanescentes são guiados pelos achados específicos da história, exame físico e exame de urina. A uro-TC multifásica, que torna possível tanto a avaliação do parênquima renal como também do sistema coletor, mostrou ter a mais alta sensibilidade e especificidade para exames de imagem do trato urinário superior. Se a uro-TC não estiver disponível, então a UE e o ultrassom combinados com radiografia simples de abdome são alternativas de estratégias de imagem. A cistoscopia é agora defendida em todos os pacientes com HMA que forem maiores de 35 anos de idade e naqueles com até 35 anos de idade com fatores de risco para malignidade urológica ou suspeita clínica de malignidade (Quadro 61-1). O uso de coadjuvantes para investigar HMA como citologia de urina e outros biomarcadores de urina já não é defendido.

A proteinúria significativa (> 0,3 g/24 h), os cilindros hemáticos, o predomínio de hemácias dismórficas na urina ou a disfunção renal devem prontamente ser encaminhados para um nefrologista e avaliados para doença renal parenquimatosa. Quando presente, os cilindros eritrocitários são virtualmente patognomônicos de sangramento

Avaliação de Hematúria Microscópica Assintomática

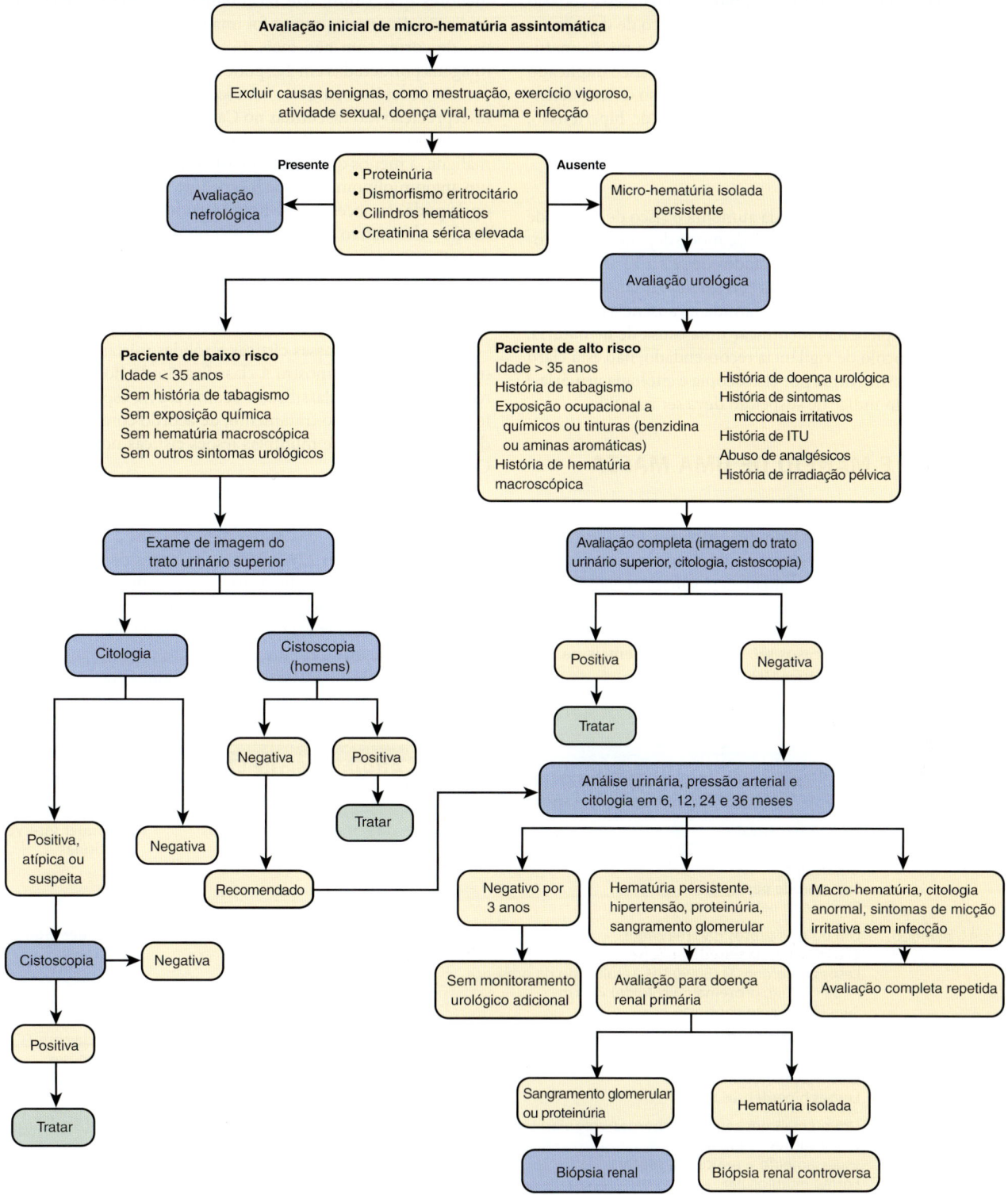

Figura 61-7 **Avaliação da hematúria microscópica assintomática.** *ITU,* infecção do trato urinário.

glomerular, mas muitas vezes estão ausentes em baixos graus de doença glomerular. A determinação com acurácia da morfologia de células vermelhas do sangue exige microscopia de contraste de fase invertida. Em geral, o sangramento glomerular está associado a mais de 80% de hemácias dismórficas e o sangramento do trato urinário inferior está associado a mais de 80% de hemácias normais.[20] Essa avaliação é dependente do operador. Uma alternativa é avaliar o tamanho dos eritrócitos urinários por análise de contador de Coulter, já que as hemácias dismórficas são menores do que as hemácias normais; porém, esse método não é útil quando o número de eritrócitos na urina é pequeno. Mesmo na ausência de características de sangramento glomerular, muitos pacientes com hematúria microscópica isolada têm doença glomerular, mais comumente a nefropatia por IgA ou nefropatia da membrana fina.[21] A biópsia renal nesse cenário não é normalmente recomendada, pois há baixo risco de doença renal progressiva. No entanto, um estudo mostrou que a microematúria não explicada pela avaliação urológica carrega um risco duplicado para eventual desenvolvimento da DRCT;[22] nesse caso, esses pacientes devem ser observados para o desenvolvimento de hipertensão, disfunção renal ou proteinúria.

Ciclofosfamida

Tratamento prévio com ciclofosfamida aumenta o risco de câncer de bexiga em até nove vezes, provavelmente de modo dependente da dose e da duração. Os tumores foram relatados de seis a 13 anos após a exposição à ciclofosfamida e são muitas vezes de alto grau. A hematúria também é comum depois de ciclofosfamida na ausência de câncer. Se uma avaliação completa não identificar uma causa de hematúria, não há nenhum protocolo de vigilância recomendado; não está claro se o acompanhamento de rotina por cistoscopia e citologia urinária é válido, embora um alto índice de suspeição deva ser mantido.

INVESTIGAÇÃO E MANEJO DE UMA MASSA RENAL

A incidência de câncer renal mais do que duplicou nos últimos 30 anos, e este câncer é agora responsável por 3% de todos os cânceres. É o terceiro tumor mais comum do trato urinário, mas é o mais letal. O aparente aumento da incidência é, em parte, atribuído ao uso generalizado de imagem "cross-sectional" e "outras modalidades de imagem"; mais de 50% dos novos casos são achados incidentais na TC, ultrassom ou ressonância magnética (RM).

O objetivo principal na investigação de uma massa renal é excluir a malignidade. Há relato de 79% de sensibilidade ao ultrassom para a detecção de massas parenquimatosas renais, mas não detecta lesões menores que 5 mm. Até recentemente, o método padrão-ouro de avaliação das massas renais foi imagens de TC com contraste, com o uso de cortes com não mais do que 5 mm. A RM, sobretudo com imagens ponderadas em T2, pode ser superior à TC na caracterização correta de lesões benignas.[23] A escolha das técnicas de imagem e sua interpretação são discutidas no Capítulo 5.

Qualquer massa sólida maior do que 3 cm deve ser considerada maligna, a menos que o radiologista esteja seguro de que a massa seja um angiomiolipoma porque há gordura nas imagens de TC. Uma biópsia pode ser necessária se houver evidências sugestivas de um diagnóstico alternativo (p. ex., linfoma ou metástase de outro sítio) para orientar o manejo adequado. Em um estudo recente, nos casos em que havia incerteza diagnóstica, uma biópsia da massa produziu alta taxa de acurácia diagnóstica (91,5%) com baixa incidência de hemorragia (2,8%) e nenhuma evidência de disseminação do tumor.[24]

O manejo de massas císticas e sólidas mistas é mais um problema. A Tabela 61-5 mostra a classificação de Bosniak de massas renais císticas.[25] Essa classificação, com base no aspecto do cisto na TC, fornece a base para o tratamento, de acordo com o risco de malignidade. A avaliação de múltiplas lesões císticas no rim é discutida no Capítulo 47.

O tamanho do tumor é importante; em um grande estudo retrospectivo de 2.935 pacientes com tumores renais sólidos tratados cirurgicamente, 46% das lesões menores que 1 cm foram benignas, em comparação com 22% e 10% de tumores de 1 a 2 cm e 4 a 5 cm, respectivamente. Além disso, apenas 2,3% dos cânceres menores do que 1 cm foram de alto grau, ao passo que, para tumores maiores que 7 cm, o percentual era de 58%.[26] Estudos de vigilância de pequenos tumores renais mostram uma taxa de crescimento médio de 0,28 cm por ano; cerca de 30% dessas lesões não aumentarão em tamanho.

Classificação e Manejo das Massas Renais Císticas

Classe de Bosniak	Características na Imagem	Comentário	Manejo
Classe I: cisto simples benigno	Redondo ou oval Densidade uniforme < 20 UH Unilocular Sem parede perceptível Sem realce pelo contraste	Maioria das lesões císticas assintomáticas	Não requer intervenção adicional
Classe II: cisto benigno	Um ou dois septos não realçados Calcificações na parede ou septo Lesões hiperdensas (50-90 UH, resultando da presença de sangue, proteína ou coloide) < 3 cm Sem realce pelo contraste		Não requer intervenção adicional
Classe II F: provável cisto benigno	Várias septações finas Realce "percebido" Calcificação nodular Lesões hiperdensas > 3 cm	Realce "percebido" resulta do contraste dentro dos capilares do septo	Vigilância com TC a cada 6-12 meses
Classe III: lesão cística indeterminada	Um ou mais dos seguintes: bordas irregulares e espessas Calcificações irregulares Espessamento e realce dos septos Forma multilocular Espessamento uniforme da parede Pequenos nódulos sem realce	Cerca de 40% são neoplásicos A imagem na ressonância magnética pode melhorar a caracterização	Exploração cirúrgica
Classe IV: massa cística presumida como maligna	Malignidade aparente Cistos heterogêneos Paredes grosseiras e espessas ou nódulos com realce	A aparência resulta da necrose e liquefação do tumor sólido ou tumor crescendo na parede	Exploração cirúrgica

Tabela 61-5 **Classificação e manejo das massas renais císticas.** Abordagem do achado incidental de massa renal por ultrassom ou tomografia computadorizada (TC). Todos os pacientes com massas renais sintomáticas devem ser encaminhados para avaliação urológica. Classificação de Bosniak. *UH*, unidades de Hounsfield. *(Dados da referência 25.)*

Tradicionalmente, a nefrectomia radical é considerada o tratamento padrão-ouro para cânceres renais localizados; no entanto, a nefrectomia parcial para pequenas massas renais está se tornando cada vez mais popular. A comparação dessas duas abordagens para ambas as lesões menor que 4 cm e 4 a 7 cm (doença T1 e T2, respectivamente) demonstrou resultado equivalente para tumor e redução nas complicações cardiovasculares a longo prazo com nefrectomia parcial em pacientes mais jovens.[27] Além disso, uma maior detecção precoce de pequenas lesões renais com possibilidade de desenvolvimento posterior de tumor contralateral deve ser considerada quando a cirurgia é planejada. A nefrectomia radical, portanto, deve ser reservada para grandes cânceres renais não passíveis de nefrectomia parcial.

A criocirurgia e a ablação por radiofrequência por abordagens aberta, laparoscópica ou percutânea são opções promissoras para o tratamento de cânceres renais localizados. Hoje, não há consenso sobre o tamanho máximo de lesões receptivas a essas técnicas, mas elas são geralmente reservadas para tumores menores que 4 cm de diâmetro. A crioterapia laparoscópica foi relatada em uma série de resultados de sobrevida específica, em cinco anos de câncer, de 100%.[28] A ablação por radiofrequência também resultou em uma taxa de sobrevida livre de recorrência, em cinco anos, de 93%.[29] Tais tratamentos oferecem as vantagens da "cirurgia conservadora de néfrons", além de seu potencial uso em pacientes com alto risco cirúrgico. As desvantagens incluem a ausência de confirmação histológica da destruição tecidual completa e potencial para cirurgia de resgate mais difícil, na presença de recidiva local. Essas técnicas até a presente data foram utilizadas em uma coorte de pacientes altamente selecionados, e não existem dados comparativos ou ERCs em curso comparando nefrectomia radical e parcial, criocirurgia e ablação por radiofrequência.

Terapia Adjuvante para Câncer Renal

A sobrevida em cinco anos para os pacientes com diagnóstico de carcinoma de células renais (CCR) localizado é de cerca de 90%. No entanto, mais de um terço dos pacientes com CCR apresentam-se com metástase, e a sobrevida em cinco anos cai para 60% e 10% na presença de metástases regionais e distantes, respectivamente. O CCR metastático (CCRm) é resistente aos agentes quimioterápicos comumente utilizados, e a terapia com citocina ou com interleucina (IL)-2 ou interferon-α (IFN-α) foi o tratamento-padrão para CCRm nos EUA e na Europa até 2005. Embora mais eficaz do que a quimioterapia tradicional, essa terapia produziu apenas modestas taxas de resposta com toxicidade significativa.[30] A identificação das vias moleculares implicadas na progressão do CCR localizada para CCRm levou ao desenvolvimento de novas terapias-alvo direcionadas contra o fator de crescimento endotelial vascular (VEGF) (sorafenib, sunitinib, bevacizumab, pazopanib) e alvo de rapamicina em mamíferos (mTOR) (temsirolimus, everolimus). Em ensaios de fase III, esses agentes causaram melhorias quando comparados com terapia com citocina, na mediana da sobrevida livre de progressão (de dois a oito meses para quatro a 11 meses) e na mediana de sobrevida global (de oito a 22 meses para 11 a 26 meses).[31-35] Além disso, eles causaram melhorias na sobrevida livre de progressão e sobrevida global, quando utilizados como terapia de segunda linha para CCRm. Não há ainda um consenso internacional no qual o agente ou a combinação de agentes seja superior, embora no Reino Unido o pazopanib seja considerado hoje terapia de primeira linha no CCRm.[36] Os efeitos adversos de pazopanib incluem hipertensão, hemorragia gastrointestinal e fadiga.

História Natural da Disfunção Renal após o Tratamento Cirúrgico de Câncer Renal

Está bem estabelecido que a função renal normal pode ser preservada a longo prazo após nefrectomia para doação em transplante. No entanto, os doadores são altamente selecionados para minimizar as comorbidades e geralmente são mais jovens do que os pacientes tratados por tumores renais. Após a cirurgia por suspeita de câncer renal, quando a massa renal residual é pequena, há um risco significativo de sequelas tardias, como proteinúria, glomeruloesclerose e insuficiência renal progressiva. Tais riscos são maiores quando é utilizada a nefrectomia radical em vez da nefrectomia parcial. Um levantamento retrospectivo estudou 662 pacientes que se submeteram à cirurgia por tumor de 4 cm ou menos, com concentração de creatinina sérica normal pré-operatória e um rim contralateral normal nos exames de imagem;[37] 26% dos pacientes tiveram TFG inferior a 60 mL/min no pós-operatório, e a TFG média foi de 69 mL/min, significativamente inferiores que os relatados após a nefrectomia do doador (92 a 103 mL/min). No período pós-operatório, as probabilidades em três e cinco anos de a TFG permanecer acima de 60 mL/min foram 80% e 67% após a nefrectomia parcial, e 35% e 23%, após nefrectomia radical. As probabilidades de a TFG permanecer acima de 45 mL/min foram 95% e 93% após nefrectomia parcial, e apenas 64% e 57% para nefrectomia radical em três e cinco anos no pós-operatório. Considerando a sobrevida de câncer específico excelente (> 90%) dos pacientes tratados para tumores renais menores que 4 cm, a insuficiência renal induzida pelo tratamento pode ter importantes consequências a longo prazo.

Em outro estudo, o efeito da "cirurgia conservadora de néfron" em rins únicos foi avaliado em uma série de 400 pacientes.[38] No período pré-operatório, 56% dos pacientes tiveram concentração de creatinina sérica acima de 1,5 mg/dL (136 μ mol/L). A insuficiência renal transitória foi observada em 21% dos pacientes no pós-operatório; a hemodiálise foi necessária em 3,5%. Em um seguimento médio de 44 meses, 38% tiveram aumento maior do que 50% da creatinina sérica, embora apenas 5% dos pacientes tenham evoluído para doença renal crônica terminal (DRCT), necessitando de terapia de substituição renal. Em geral, os pacientes com rim único congênito toleraram melhor a nefrectomia parcial do que os pacientes com rins únicos adquiridos. Outros fatores que afetaram a função renal a longo prazo foram a idade e a porcentagem de parênquima ressecado, mas não o uso de hipotermia ou a duração da isquemia renal durante a cirurgia.

Carcinoma de Células Renais em Doença de von Hippel-Lindau

A doença de von Hippel-Lindau (VHL) é uma condição rara, autossômica dominante, com uma predisposição para o desenvolvimento de CCR. A genética, as manifestações clínicas e o manejo geral da doença de VHL são discutidos no Capítulo 47. A incidência de CCR em pacientes com doença de VHL é cerca de 45%. Ao exame histológico, os tumores são do tipo células claras, quase sempre multifocais e bilaterais, e podem ser sólidos ou císticos. A idade média do diagnóstico é de 39 anos, e há risco de 30% a 35% para progressão do tumor, metástase e morte.

Um estudo de TC seriada[39] identificou múltiplas lesões (em média, oito por paciente) em pacientes com VHL, dos quais 74% foram classificados como cistos, 8% como cistos com componentes sólidos e 18% como massas sólidas. Os componentes sólidos dos cistos e as lesões sólidas quase sempre continham CCR. Durante um seguimento médio de 2,4 anos (variando de 1 a 12 anos), a maioria dos cistos permaneceram do mesmo tamanho (71%) ou aumentaram (20%), e 9% tornaram-se menores. Pelo contrário, 95% das massas sólidas aumentaram de tamanho. Embora pareça que os cistos sejam pré-malignos, a transformação de um cisto simples para uma lesão sólida foi observada em apenas dois pacientes. Os pacientes com VHL requerem tratamento multidisciplinar. A intervenção cirúrgica é adiada para tumores menores que 3 cm, porque a metástase é rara. Além disso, a nefrectomia bilateral deve ser evitada, se possível, pela substancial morbidade associada à terapia de substituição renal. O padrão de cuidado para esses pacientes é a nefrectomia parcial, e relatou-se uma taxa de sobrevida de 10 anos de 81%.

Os resultados da "cirurgia conservadora de néfrons" para VHL parecem menos satisfatórios do que para o CCR esporádico, por ter alto risco de recorrência local do tumor. Repetidas cirurgias podem ser necessárias para lesões novas ou em crescimento, e por isso investiga-se o uso de métodos minimamente invasivos. Repetidas ablações de tumores com radiofrequência e crioterapia são possíveis com mínima morbidade; no entanto, a eficácia a longo prazo desses métodos ainda não foi estabelecida.

Referências

1. Rassweiler JJ, Renner C, Eisenberger F. The management of complex renal stones. *BJU Int.* 2000;86:919-928.
2. Albala DM, Assimos DG, Clayman RV, et al. Lower pole I: A prospective randomized trial of extracorporeal shock wave lithotripsy and percutaneous nephrostolithotomy for lower pole nephrolithiasis: Initial results. *J Urol.* 2001; 166:72-80.
3. Webb DR, Fitzpatrick JM. Percutaneous nephrolithotripsy: A functional and morphological study. *J Urol.* 1985;134:587-591.
4. Galvin DJ, Pearle MS. The contemporary management of renal and ureteric calculi. *BJU Int.* 2006;98:1283-1288.
5. Pearle MS, Lingeman JE, Leveillee R, et al. Prospective, randomized trial comparing shock wave lithotripsy and ureteroscopy for lower pole caliceal calculi 1 cm or less. *J Urol.* 2005;173:2005-2009.
6. Zadra JA, Jewett MA, Keresteci AG, et al. Nonoperative urinary diversion for malignant ureteral obstruction. *Cancer.* 1987;60:1353-1357.
7. Wang HJ, Lee TY, Luo HL, et al. Application of resonance metallic stents for ureteral obstruction. *BJU Int.* 2011;108:428-432.
8. Chitale SV, Scott-Barrett S, Ho ET, Burgess NA. The management of ureteric obstruction secondary to malignant pelvic disease. *Clin Radiol.* 2002;57:118-121.
9. Saltzman B. Ureteral stents: Indications, variations, and complications. *Urol Clin North Am.* 1988;15:481-491.
10. Ku JH, Lee SW, Jeon HG, et al. Percutaneous nephrostomy versus indwelling ureteral stents in the management of extrinsic ureteral obstruction in advanced malignancies: Are there differences? *Urology.* 2004;64:95-99.
11. Minhas S, Irving HC, Lloyd SN, et al. Extra-anatomic stents in ureteric obstruction: Experience and complications. *BJU Int.* 1999;84:762-764.
12. Lau MW, Temperley DE, Mehta S, et al. Urinary tract obstruction and nephrostomy drainage in pelvic malignant disease. *Br J Urol.* 1995;76:565-569.
13. Donat SM, Russo P. Ureteral decompression in advanced non-urologic malignancies. *Ann Surg Oncol.* 1996;3:393-399.
14. Shekarriz B, Shekarriz H, Upadhyay J, et al. Outcome of palliative urinary diversion in the treatment of advanced malignancies. *Cancer.* 1999;85:998-1003.
15. Sarma AV, Wei JT. Benign prostatic hyperplasia and lower urinary tract symptoms. *N Engl J Med.* 2012;367:248-257.
16. Gilling PJ, Wilson LC, King CJ, et al. Long-term results of a randomized trial comparing holmium laser enucleation of the prostate and transurethral resection of the prostate: Results at 7 years. *BJU Int.* 2012;109:408-411.
17. Khadra MH, Pickard RS, Charlton M, et al. A prospective analysis of 1,930 patients with hematuria to evaluate current diagnostic practice. *J Urol.* 2000; 163:524-527.
18. Davis R, Jones JS, Barocas DA, et al. Diagnosis, evaluation and follow-up of asymptomatic microhematuria in adults: AUA guideline. *J Urol.* 2012;188(6 suppl):247324-247381.
19. Kincaid-Smith P. Haematuria and exercise-related haematuria. *Br Med J (Clin Res Ed).* 1982;285:1595.
20. De Santo NG, Nuzzi F, Capodicasa G, et al. Phase contrast microscopy of the urine sediment for the diagnosis of glomerular and nonglomerular bleeding—data in children and adults with normal creatinine clearance. *Nephron.* 1987; 45:35-39.
21. Topham PS, Harper SJ, Harris KPG, et al. Glomerular disease as a cause of isolated microscopic haematuria. *Q J Med.* 1994;87:329-336.
22. Iseki K, Iseki C, Ikemiya Y, Fukiyama K. Risk of developing end-stage renal disease in a cohort of mass screening. *Kidney Int.* 1996;49:800-805.
23. Curry NS, Bissada NK. Radiologic evaluation of small and indeterminate renal masses. *Urol Clin North Am.* 1997;24:493-505.
24. Thomas JW, Amery C, Moore D, et al. Utility of renal mass biopsy in a UK tertiary referral centre. *Br J Med Surg Urol.* 2012;5:216-223.
25. Israel GM, Bosniak MA. An update of the Bosniak renal cyst classification system. *Urology.* 2005;66:84-88.
26. Frank I, Blute ML, Cheville JC, et al. Solid renal tumors: An analysis of pathological features related to tumor size. *J Urol.* 2003;170(Pt 1): 2217-2220.
27. Van Poppel H, Becker F, Cadeddu JA, et al. Treatment of localized renal cell carcinoma. *Eur Urol.* 2011;60:662-672.
28. Davol PE, Fulmer BR, Rukstalis DB. Long-term results of cryoablation for renal cancer and complex renal masses. *Urology.* 2006;68(1 suppl):2-6.
29. Tracy CR, Raman JD, Donnally C, et al. Durable oncologic outcomes after radiofrequency ablation: Experience from treating 243 small renal masses over 7.5 years. *Cancer.* 2010;116:3135-3142.
30. Negrier S, Escudier B, Lasset C, et al. Recombinant human interleukin-2, recombinant human interferon alfa-2a, or both in metastatic renal-cell carcinoma. Groupe Français d'Immunothérapie. *N Engl J Med.* 1998;338:1272-1278.
31. Escudier B, Eisen T, Stadler WM, et al. Sorafenib for treatment of renal cell carcinoma: Final efficacy and safety results of the phase III treatment approaches in renal cancer global evaluation trial. *J Clin Oncol.* 2009;27: 3312-3318.
32. Motzer RJ, Hutson TE, Tomczak P, et al. Overall survival and updated results for sunitinib compared with interferon alfa in patients with metastatic renal cell carcinoma. *J Clin Oncol.* 2009;27:3584-3590.
33. Escudier B, Bellmunt J, Négrier S, et al. Phase III trial of bevacizumab plus interferon alfa-2a in patients with metastatic renal cell carcinoma (AVOREN): Final analysis of overall survival. *J Clin Oncol.* 2010;28:2144-2150.
34. Motzer RJ, Escudier B, Oudard S, et al. Phase 3 trial of everolimus for metastatic renal cell carcinoma: Final results and analysis of prognostic factors. *Cancer.* 2010;116:4256-4265.
35. Sternberg CN, Davis ID, Mardiak J, et al. Pazopanib in locally advanced or metastatic renal cell carcinoma: Results of a randomized phase III trial. *J Clin Oncol.* 2010;28:1061-1068.
36. Kilonzo M, Hislop J, Elders A, et al. Pazopanib for the first-line treatment of patients with advanced and/or metastatic renal cell carcinoma: A NICE single technology appraisal. *Pharmacoeconomics.* 2013;31:15-24.
37. Huang WC, Levey AS, Serio AM, et al. Chronic kidney disease after nephrectomy in patients with renal cortical tumours: A retrospective cohort study. *Lancet Oncol.* 2006;7:735-740.
38. Fergany AF, Saad IR, Woo L, Novick AC. Open partial nephrectomy for tumor in a solitary kidney: Experience with 400 cases. *J Urol.* 2006;175:1630-1633.
39. Weld KJ, Landman J. Comparison of cryoablation, radiofrequency ablation and high-intensity focused ultrasound for treating small renal tumours. *BJU Int.* 2005;96:224-229.

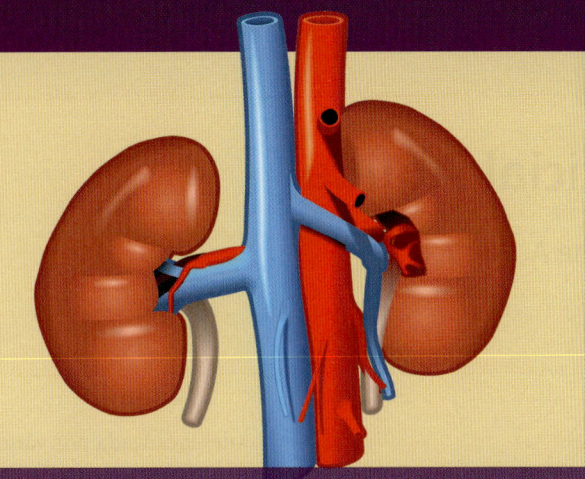

Doenças Tubulointersticiais e Vasculares

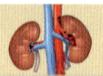

CAPÍTULO 62

Nefrite Intersticial Aguda

Jerome A. Rossert e Evelyne A. Fischer

DEFINIÇÃO

A nefrite intersticial aguda (NIA) é uma doença aguda, quase sempre reversível, caracterizada pela presença de infiltrado inflamatório no interstício. É uma causa rara de lesão renal aguda (LRA) que não deve ser esquecida, pois geralmente requer tratamento específico.

PATOGÊNESE

A maioria dos estudos sugere que a NIA é uma reação de hipersensibilidade induzida imunologicamente contra um antígeno que classicamente é alguma substância ou um agente infeccioso. As evidências de uma reação de hipersensibilidade induzida por uma substância são as seguintes: só acontece em um pequeno percentual de indivíduos; não é dose-dependente; geralmente está associada a reações extrarrenais de hipersensibilidade; recorre após nova exposição à mesma substância ou a outra relacionada; e, às vezes, está associada à reação de hipersensibilidade do tipo tardia (granuloma renal). De modo semelhante, NIA secundária à infecção pode ser distinguida da pielonefrite pela ausência relativa de neutrófilos no infiltrado intersticial e pela falha em isolar o agente infeccioso no parênquima renal, sugerindo componente imunológico na fisiopatologia da doença.

Estudos com modelos experimentais em NIA mostraram que existem três categorias de antígenos que podem induzir NIA.[1] Os antígenos podem ser componentes da membrana basal tubular (MBT), como as glicoproteínas 3M-1 e TIN-Ag/TIN1; proteínas secretadas pelos túbulos, como a proteína Tamm-Horsfall; ou proteínas não renais, como os imunocomplexos.

Embora alguns tipos de NIA sejam secundários à reação imune contra um antígeno renal, a maioria dos casos de NIA é induzida por antígenos extrarrenais, sobretudo medicamentos e agentes infecciosos. Esses antígenos podem provocar NIA por diversos mecanismos. Eles incluem ligação a estruturas renais; ação semelhante a haptenos, que modificam a imunogenética das proteínas renais; mimetização de antígenos renais, resultando em uma reação imune cruzada; e precipitação no interstício de imunocomplexos circulantes.

Estudos com modelos experimentais de NIA também demonstraram que a patogênese envolve tanto a imunidade mediada por célula quanto a mediada por anticorpo (Fig. 62-1). Em humanos, a maioria dos casos de NIA não está associada à deposição de anticorpos, sugerindo que a imunidade mediada por células desempenha o papel principal. Essa hipótese é reforçada pelo fato de que o infiltrado intersticial normalmente contém numerosas células T e que esses infiltrados, às vezes, formam granulomas. No entanto, a deposição de anticorpos anti-MBT ou imunocomplexos pode ser observada ocasionalmente em biópsias renais, e, nesses casos, a imunidade mediada por anticorpo pode ser a responsável pela patogênese.

A formação de imunocomplexos no interstício ou infiltrado intersticial com células T resulta em reação inflamatória. Essa reação é desencadeada por vários eventos, como ativação da cascata do complemento pelos anticorpos e liberação de citocinas pró-inflamatórias por linfócitos T e fagócitos (Fig. 62-1). Embora a reação inflamatória intersticial possa ser resolvida sem sequelas, ela pode, às vezes, induzir proliferação de fibroblastos intersticiais e produção de matriz extracelular, provocando fibrose intersticial e doença renal crônica. Citocinas, como a TGF-β, parecem desempenhar um papel importante nesse processo tardio.

EPIDEMIOLOGIA

Nefrite intersticial aguda é uma causa rara de LRA, sendo identificada em apenas 2% a 3% de todas as biópsias renais, porém essa proporção pode estar aumentando.[2] Contudo, isso pode corresponder até 10% a 25% dos pacientes que são submetidos à biópsia renal por LRA inexplicada ou droga-induzida, respectivamente.[2] Embora a NIA possa acontecer em qualquer idade, mostra-se incomum em crianças.

Antes de os antibióticos estarem disponíveis, a NIA era relacionada mais comumente a quadros infecciosos, como escarlatina e difteria. Hoje, a NIA é mais frequentemente induzida por medicamentos, sobretudo antibióticos, inibidores da bomba de prótons e anti-inflamatórios não hormonais (AINE). NIA droga-induzida é responsável por 75% a 90% de todos os casos.

NEFRITE INTERSTICIAL AGUDA DROGA-INDUZIDA

Manifestações Clínicas

Nas décadas de 1960 e 1970, a maioria dos casos de NIA droga-induzida era causada pela meticilina e as manifestações clínicas eram consideradas o protótipo da apresentação da NIA. Desde então, várias outras substâncias foram relacionadas à ocorrência de NIA (Quadro 62-1), dentre as quais os antibióticos (em particular, os beta-lactâmicos, sulfonamidas, fluoroquinolona e rifampicina) e os anti-inflamatórios não hormonais (sobretudo o fenoprofeno), assim como os inibidores da ciclo-oxigenase-2 (COX-2), que são os mais frequentemente relacionados. Os inibidores de bomba de prótons, diuréticos, fenindiona, fenitoína e alopurinol também foram relatados como causas de NIA. O número de casos de NIA induzida por inibidores da bomba de prótons está aumentando, com mais de 70 casos comprovados por biópsia.[3] Recentemente, foram relatados casos de NIA droga-induzida em pacientes infectados pelo vírus da imunodeficiência humana (HIV) em tratamento com antirretroviral (TARV)[4] e em pacientes com câncer tratados com inibidores da tirosina-quinase.[5] A maioria das outras substâncias raramente foi relacionada à NIA (Quadro 62-1). Hoje, sabe-se que as manifestações clínicas da NIA droga-induzida são variadas e não específicas, diferentemente do espectro clássico visto na NIA induzida pela meticilina (Fig. 62-2).[2,6,7]

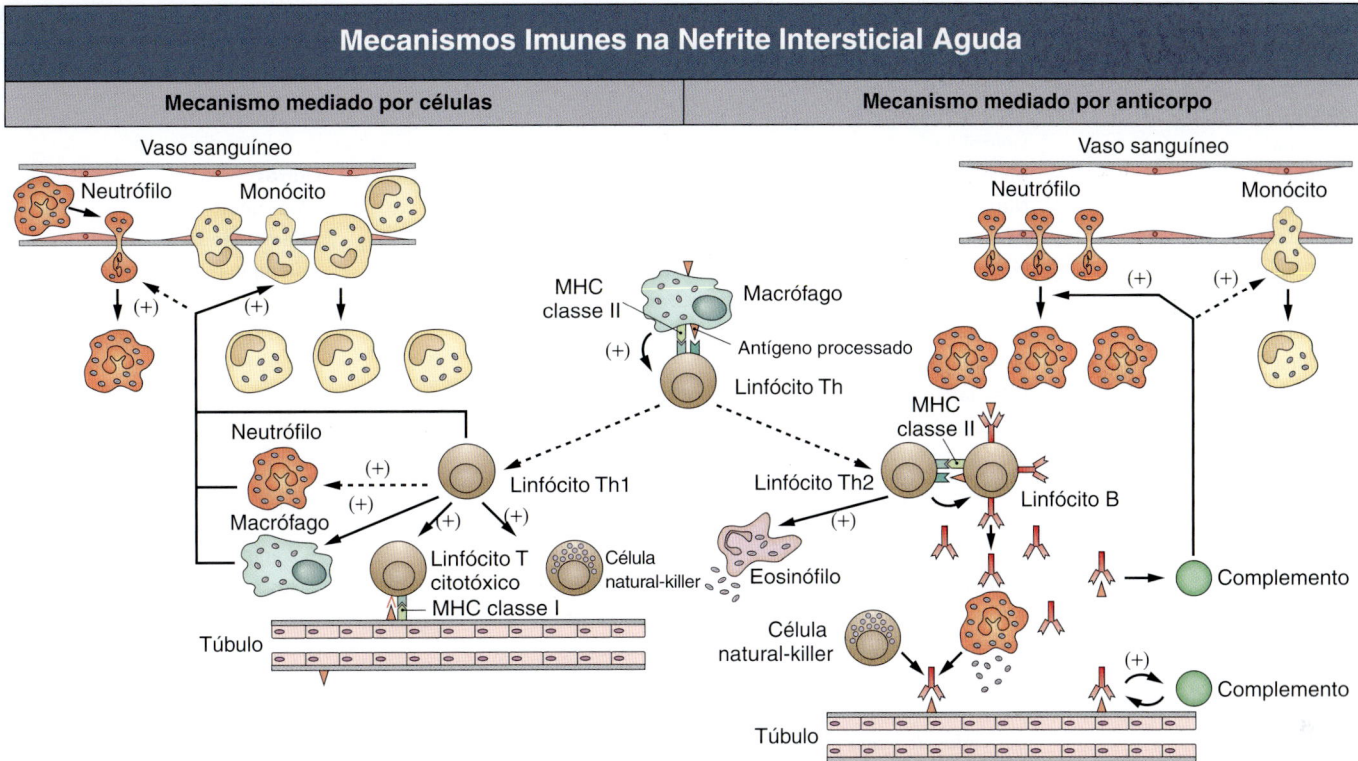

Figura 62-1 **Mecanismos imunes que podem estar envolvidos na nefrite intersticial aguda.** Tanto o mecanismo mediado por célula quanto o mediado por anticorpo podem ocorrer. O mecanismo mediado por célula está relacionado a macrófagos e células T. O mecanismo mediado por anticorpo é frequentemente associado a infiltrado neutrofílico ou eosinofílico, assim como a ativação local do complemento. *MHC*, complexo principal de histocompatibilidade.

Manifestação Renal

Os sintomas da NIA surgem em poucos dias a poucas semanas após o início da exposição à substância, porém existem casos em que os sintomas só surgiram após meses de uso. Alteração súbita da função renal é a apresentação típica, associada à proteinúria leve (< 1 g/dia) e anormalidades na urinálise, em pacientes com dor em flancos, pressão arterial dentro da normalidade e sem edema. Em pacientes com NIA não associada à meticilina, o quadro clínico geralmente é incompleto (Fig. 62-2), e NIA deve ser considerada em todos os pacientes com LRA não explicada.[2,6,7] A disfunção renal pode ser moderada a grave e a necessidade de diálise ocorre em cerca de 1/3 dos pacientes. Hematúria e leucocitúria estão presentes em metade dos casos, e embora cilindros leucocitários sejam comumente encontrados, a hematúria quase nunca é acompanhada da presença de cilindros hemáticos. Dor em flanco, secundária à distensão da cápsula renal, é descrita em 1/3 dos casos e pode ser a principal queixa do paciente na admissão hospitalar. Ocasionalmente, os pacientes podem apresentar baixa fração de excreção de sódio.

Exames de imagem evidenciam rins de tamanho normal ou levemente aumentados de tamanho. Na maioria das vezes, ultrassonografia demonstra aumento da ecogenicidade cortical (semelhante ou maior que a do fígado).

Manifestações Extrarrenais

As manifestações extrarrenais são decorrentes da reação de hipersensibilidade, podendo ocorrer febre baixa, *rash* maculopapular (Fig. 62-3), artralgia leve e eosinofilia. Se os casos de NIA induzida pela meticilina não forem considerados, esses sintomas só estarão presentes em menos da metade dos casos (Fig. 62-2), e todos os sintomas juntos estarão presentes em menos de 10% dos pacientes.[2,6,7] Com algumas substâncias, outros sintomas de hipersensibilidade podem ocorrer, como hemólise e hepatite. A dosagem sérica da IgE também pode estar aumentada.

A associação de LRA com sinais clínicos de hipersensibilidade ou eosinofilia sugere o diagnóstico de NIA. Entretanto, sintomas de hipersensibilidade podem ser observados em pacientes com LRA não relacionada à NIA, como nos casos de necrose tubular aguda droga-induzida.

Outras Associações com fármacos Específicos

Dependendo do fármaco envolvido, podem ocorrer algumas manifestações clínicas e biológicas específicas.

Como descrito anteriormente, NIA induzida pela meticilina é caracterizada pela presença de anormalidades na urinálise, sintomas extrarrenais e pela preservação da função renal. Insuficiência renal é descrita somente em torno de 50% dos casos (Fig. 62-2).

Mais de 200 casos de LRA induzida pela rifampicina já foram descritos. A maioria ocorreu após readministração da rifampicina ou vários meses após o uso intermitente do medicamento. A insuficiência renal é comumente associada ao surgimento súbito de febre, sintomas gastrointestinais (náusea, vômito, diarreia, dor abdominal) e mialgia. Além disso, podem ocorrer hemólise, trombocitopenia e, menos frequentemente, hepatite. Tipicamente, é encontrada na biópsia renal lesão tubular associada a infiltrado inflamatório intersticial. Embora anticorpos antirrifampicina sejam encontrados frequentemente nos pacientes, a imunofluorescência da biópsia renal é negativa na maioria dos casos, sugerindo que a imunidade mediada por células é responsável pela patogenia da nefrite. Em poucos casos, a NIA pode ocorrer após uma a 10 semanas do tratamento com rifampicina. Quase nunca é associada a sintomas extrarrenais ou a anticorpos antirrifampicina, e a biópsia renal evidencia infiltrado inflamatório intersticial grave com pouca lesão tubular.

A NIA induzida pela fenindiona é geralmente associada ao surgimento de hepatite, que pode ser fatal.

NIA induzida pelo alopurinol ocorre com mais frequência em paciente com doença renal crônica (DRC) e geralmente está

Fármacos Relacionadas à Nefrite Intersticial Aguda (NIA)

Antibióticos	Isoniazida	*Coxib*	Pantoprazol
Penicilina	Lincomicina	Colecoxib	Rabeprazol
Amoxicilina	Linezolida	Rofecoxib	
Ampicilina*	Minociclina		**Outros**
Aztreonam	Nitrofurantoína*	*Outros*	**Alopurinol***
Carbenicilina	Ácido piromídico	Azapropazona	Alfametildopa
Cloxacilina	Polimixina B*	Mesalamina (Mesalazina, 5-ASA)	Anlodipina
Flucloxacilina	Quinina	Fenazona	Azatioprina
Meticilina*	**Rifampicina***	**Fenilbutazona**	Betadine
Mezlocilina	Espiramicina*	Sulfasalazina	Sais de bismuto
Nafcilina	Sulfonamidas*	**Tolmetin**	Captopril*
Oxacilina*	Teicoplanina		Carbimazol
Penicilina benzatina*	Telitromicina	**Analgésicos**	Cetirizina
Piperacilina	Tetraciclina	Amunoprinia	Clorpropamida*
	Vancomicina*	Antipirina	Clofibrato
Cefalosporina			Clozapina
Cefaclor	**AINEs Incluindo Salicilatos**	**Anticonvulsivantes**	Ciclosporina
Cefazolina	**Salicilatos e Derivados**	Carbamazepina*	Citarabina
Cefotaxima	Aspirina (ácido acetilsalicílico)	Diazepam	Deferasinox
Cefotetana	Diflunisal*	Levetiracetam	Diltiazem
Cefoxitina		Fenobarbital	D-Penicilamina
Ceftriaxona	*Derivados do Ácido Propiônico*	**Fenitoína***	Etanercept
Cefalexina	Benoxaprofeno	Ácido valproico	Fenofibrato*
Cefaloridina	Fenbufen		Fluindiona
Cefalotina	**Fenoprofeno***	**Diuréticos**	Sais de ouro
Cefradina	Flurbiprofeno	Clortalidona	Griseofulvina
	Ibuprofeno*	Ácido etacrínico	Interleucina-2
Quinolonas	Cetoprofeno	**Furosemida***	Lamotrigina*
Ciprofloxacino*	**Naproxeno**	Hidroclorotiazida*	Lenalidomida
Levofloxacino*		Indapamida	**Fenindiona***
Moxifloxacino	*Derivados do Ácido Acético*	Triamtereno*	Fenotiazina
Norfloxacino	**Indometacina***		Fenilpropanolamina
	Aceclofenaco	**Protetores Gástricos**	Probenecida
Outros	Diclofenaco	*Antagonistas do receptor H2*	Propranolol
Aciclovir	Fenclofenaco	**Cimetidina***	Propiltiouracil
Azitromicina	Sulindac	Famotidina	Sirolimus
Claritromicina	Zomepirac	Ranitidina	Sorafenibe
Colistina			Estreptoquinase
Cotrimazol*	*Derivados do Ácido Enólico*	*Inibidores da bomba de prótons*	Sulfimpirazona
Eritromicina*	Meloxicam	Esomeprazol	Sunitinibe
Etambutol	**Piroxicam***	Lansoprazol	Varfarina
Fluritromicina		**Omeprazol**	Zopiclona
Foscarnet	*Derivados do Ácido Fenâmico*		
Gentamicina	Ácido mefenâmico		
Indinavir			
Interferon			

Quadro 62-1 **Fármacos relacionadas à nefrite intersticial aguda.** As mais frequentes estão em negrito. *AINEs*, anti-inflamatórios não esteroides. *Substâncias que podem causar NIA granulomatosa.

associada a *rash* e disfunção hepática, e, às vezes, à síndrome de Stevens-Johnson. Essa reação alérgica grave é observada em pacientes portadores do antígeno humano leucocitário (HLA) B58. É provável que a excreção reduzida do oxipurinol, metabólito do alopurinol, favoreça a ocorrência de NIA. Há também evidências experimentais que em pacientes com doença renal o alopurinol poderia precipitar na forma de cristais ou microcristais, causando

nefrotoxicidade direta. Não há comprovação desse fato em humanos, mas essa evidência reforça o motivo de se reduzir a dose do alopurinol em pacientes com DRC.

Nefrite intersticial aguda secundária aos AINEs está associada à síndrome nefrótica em cerca de ¾ dos casos. Em geral, isso ocorre em pacientes acima de 50 anos, e, embora já tenha sido observado em todos os AINEs, inclusive os inibidores seletivos da COX-2, metade dos

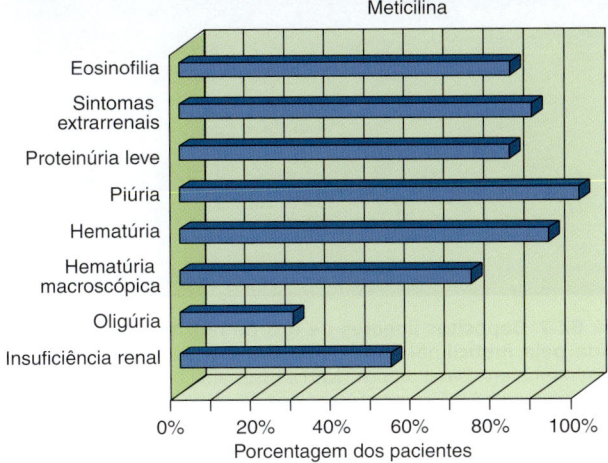

Manifestações Clínicas da Nefrite Intersticial Aguda Droga-induzida

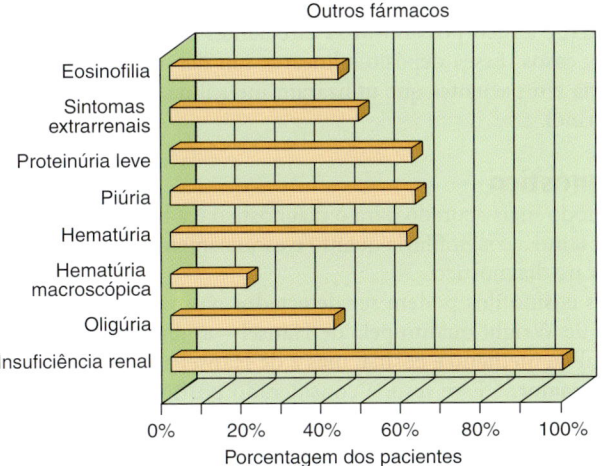

Figura 62-2 Manifestações clínicas da nefrite intersticial aguda (NIA) droga-induzida. Os dados foram retirados de diversos relatos de caso, incluindo 95 pacientes com NIA induzida pela meticilina e mais de 200 pacientes com NIA induzida por outros fármacos. Pacientes com NIA associada à síndrome nefrótica não foram incluídos.

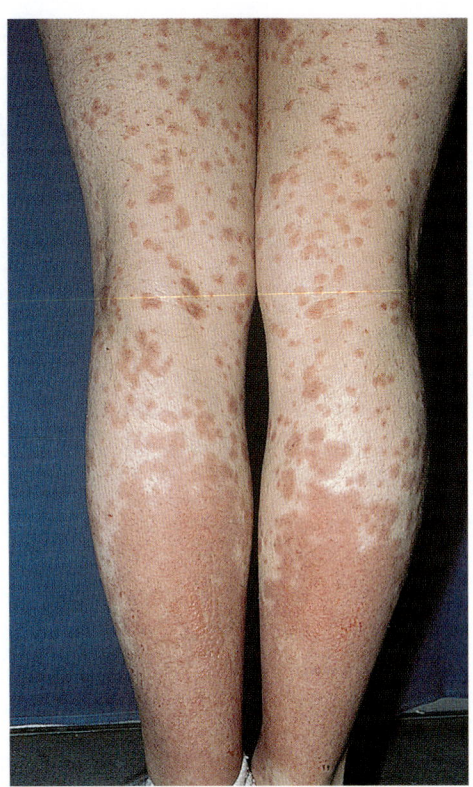

Figura 62-3 *Rash* **maculopapular em paciente com nefrite intersticial aguda (NIA) droga-induzida.** Essas lesões cutâneas ocorrem em 40% dos pacientes com NIA droga-induzida, mas também podem ser encontradas em pacientes com necrose tubular aguda droga-induzida.

Apresentação Clínica da NIA e Síndrome Nefrótica Associadas ao Uso de AINE

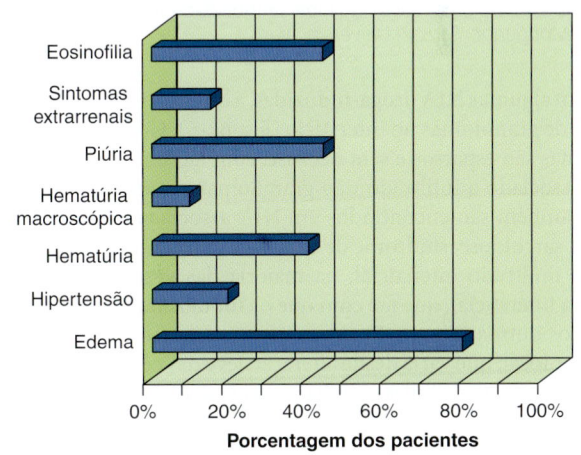

Figura 62-4 Apresentação clínica da nefrite intersticial aguda (NIA) e síndrome nefrótica associadas ao uso de anti-inflamatório não esteroide (AINE). Os dados foram retirados de diferentes relatos de casos de mais de 60 pacientes.

casos foram relacionados ao fenoprofeno. A maioria dos casos ocorreu após o uso prolongado da medicação (média de seis meses), mas a NIA pode ocorrer após dias ou até anos. Exceto pela proteinúria maciça associada ao edema, as manifestações clínicas são semelhantes a qualquer NIA droga-induzida (Fig. 62-4). A principal diferença é que os sintomas extrarrenais só estão presentes em 10% dos casos. A NIA causada pelo AINE deve ser diferenciada das outras nefropatias induzidas pelos AINEs, como a LRA hemodinâmica, necrose de papila e nefropatia membranosa. Outras substâncias raramente provocam NIA associada à síndrome nefrótica; alguns casos foram descritos após administração de ampicilina, rifampicina, lítio, interferon, fenitoína, pamidronato e D-penicilamina.

Patologia

O marco da NIA é a presença de infiltrado inflamatório no interstício (Fig. 62-5). Esses infiltrados são frequentemente focais, acometendo sobretudo a região mais profunda do córtex e a parte mais externa da medula, mas podem ocorrer infiltrados difusos em casos graves. O infiltrado é composto basicamente de células T e monócitos-macrófagos, mas também possui plasmócitos, eosinófilos e alguns granulócitos neutrofílicos. O número de células T-CD4+ e CD8+ varia entre os pacientes. Em alguns casos, há infiltrado de linfócitos T através da MBT e entre as células tubulares, sobretudo nos túbulos distais, e as lesões resultantes são descritas como tubulite.

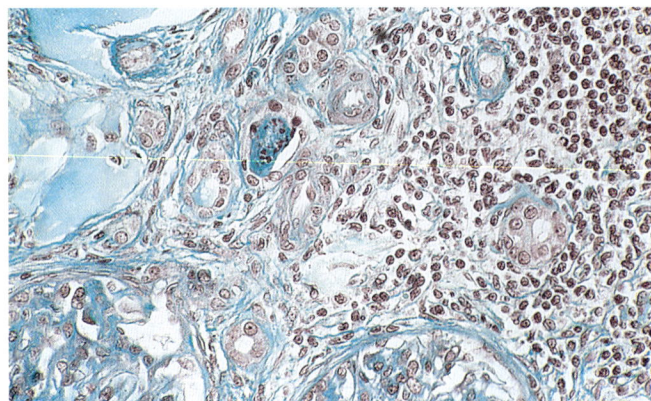

Figura 62-5 Nefrite intersticial aguda droga-induzida. Na microscopia óptica, o achado característico é o infiltrado intersticial com células mononucleares, com glomérulo normal. Geralmente, está associado a edema intersticial e lesões tubulares. *(Cortesia Dr. B. Mougenot, Paris VI University, Paris.)*

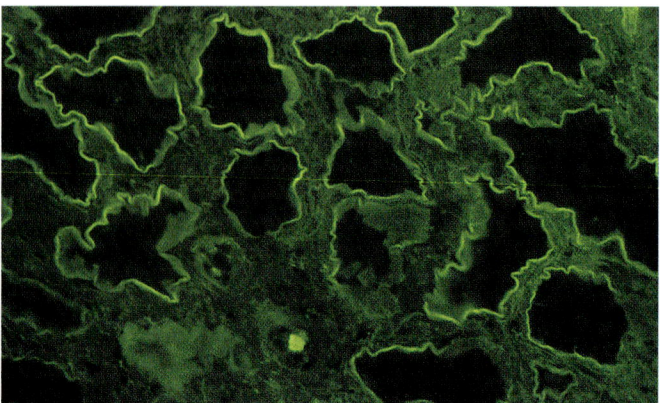

Figura 62-7 Depósitos lineares de IgG na nefrite intersticial aguda induzida pela meticilina. Imunofluorescência positiva com depósitos ao longo da membrana basal tubular (MBT). Esses anticorpos reconhecem tanto componentes da MBT como metabólitos da meticilina (dimetoxifenilpeniciloil) fixados na MBT. *(Cortesia Dr. B. Mougenot, Paris VI University, Paris.)*

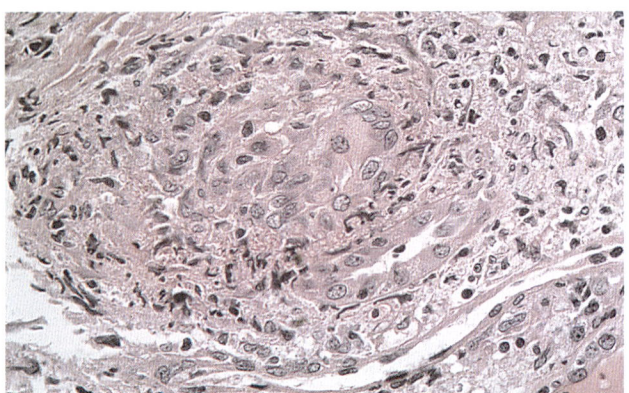

Figura 62-6 Nefrite intersticial aguda granulomatosa droga-induzida. Alguns fármacos podem induzir a formação de granulomas no interstício, que reflete uma reação de hipersensibilidade do tipo tardia. *(Cortesia Dr. B. Mougenot, Paris VI University, Paris.)*

Em algumas NIA droga-induzidas, a biópsia renal evidencia a presença de granulomas no interstício (Fig. 62-6). Geralmente, esses granulomas são esparsos e sem necrose, com algumas células gigantes e está associado a infiltrado não granulomatoso intersticial. Granulomas também são encontrados em NIA associada à infecção (Tabela 62-2), sarcoidose, síndrome de Sjögren e granulomatose de Wegener.

O infiltrado intersticial, na maioria das vezes, está associado a edema intersticial, que faz com que os túbulos fiquem mais distantes uns dos outros (Fig. 62-5). Além disso, pode estar associado à lesão tubular focal, que varia desde alteração leve das células tubulares a necrose extensa das células epiteliais e, às vezes, ruptura da MBT. Essas lesões tubulares predominam em regiões onde o infiltrado inflamatório é mais extenso.

As lesões tubulointersticiais não estão associadas a lesões vasculares e glomerulares. Mesmo na NIA associada à síndrome nefrótica, os glomérulos estão preservados na microscopia óptica; a lesão glomerular é semelhante à doença por lesão mínima (Cap. 17).

Na maioria dos casos, a biópsia renal não apresenta depósitos imunes com imunofluorescência e microscopia eletrônica negativas. Entretanto, ocasionalmente, pode-se encontrar imunofluorescência positiva para IgG ou complemento na membrana basal tubular ou capsular, com padrão linear ou granular (Fig. 62-7). O padrão linear de IgG ao longo da MBT indica a presença de anticorpos contra antígenos da membrana ou contra metabólitos da substância fixados

na MBT, e anticorpos anti-MBT circulantes já foram detectados em alguns casos. Esses depósitos lineares são descritos com mais frequência em pacientes que utilizaram meticilina, AINEs, fenitoína e alopurinol.

Diagnóstico

O método mais acurado para o diagnóstico é a biópsia renal. Entretanto, tanto a eosinofilúria quanto o escaneamento com gálio podem ajudar no diagnóstico.

Os eosinófilos podem ser detectados na urina tanto pela coloração de Wright quanto pela de Hansel – ambas são combinações de azul de metileno e eosina, mas a de Hansel aparenta ter sensibilidade maior.[8,9] Esse teste é considerado positivo quando mais de 1% dos glóbulos brancos urinários forem eosinófilos. Entretanto, embora a eosinofilúria seja utilizada para corroborar com o diagnóstico de NIA droga-induzida, uma revisão de quatro grandes séries evidenciou que esse teste tem pouca sensibilidade (67%) e baixo valor preditivo positivo, mesmo quando são considerados somente pacientes com LRA (50%) (Tabela 62-1).[8-11] Nessas séries, a especificidade do teste foi de 87%, e a eosinofilúria também foi encontrada em pacientes com necrose tubular aguda, glomerulonefrite pós-infecciosa ou crescêntica (GN), doença renal ateroembólica, infecção do trato urinário, esquistossomose urinária e LRA pré-renal. De modo particular, 28% dos pacientes com infecção do trato urinário tinham eosinofilúria. Embora a eosinofilúria seja o teste de triagem mais comumente utilizado, pela sua baixa sensibilidade e especificidade, o diagnóstico requer biópsia renal e/ou resposta clínica com a retirada da substância suspeita.

Aumento na captação do gálio 67 tem sido descrito na NIA.[12] A análise de séries disponíveis demonstrou que, em 45 pacientes com NIA, 88% tinham alteração no escaneamento renal (máximo após 48 horas), enquanto era normal em 17 dos 18 pacientes com necrose tubular aguda. Porém, esses estudos eram pequenos e retrospectivos, e o escaneamento renal com gálio 67 não é específico para NIA, podendo ser alterado em pacientes com pielonefrite, câncer e doenças glomerulares. Por isso, não recomendamos o uso do escaneamento com gálio para diagnóstico.

Pelo fato de a apresentação clínica ser variável e os exames não invasivos terem limitações, a biópsia renal é essencial para o diagnóstico de NIA. Vários estudos demostraram que o diagnóstico pré-biópsia pode estar errado em um número considerável de pacientes.

Eosinofilúria no Diagnóstico de Nefrite Intersticial Aguda (NIA)

	Corwin et al.[8]	Nolan et al.[9]	Corwin et al.[10]	Ruffing et al.[11]	Todas as séries n (%)
Pacientes com NIA (n)	9	11	8	15	43
Eosinofilúria	8	10	5	6	29 (67%)
Sem eosinofilúria	1	1	3	9	14 (33%)
Pacientes sem NIA (n)	56	81	175	184	496
Eosinofilúria	27	12	15	10	64 (13%)
Sem eosinofilúria	29	69	160	174	432 (87%)
Pacientes com Lesão Renal Aguda					
Pacientes com NIA (n)	9	11	8	15	43
Eosinofilúria	8	10	5	6	29 (67%)
Sem eosinofilúria	1	1	3	9	14 (33%)
Pacientes sem NIA (n)	14	46	84	23	167
Eosinofilúria	6	5	2	6	19 (11%)
Sem eosinofilúria	8	41	82	17	148 (89%)

Tabela 62-1 **Eosinofilúria para diagnóstico de nefrite intersticial aguda.** As quatro séries disponíveis foram analisadas para avaliar o valor da eosinofilúria (definida pela presença de > 1% de eosinófilos na urina) para o diagnóstico de NIA droga-induzida. Apenas 67% dos casos de NIA estavam associados à eosinofilúria, enquanto 13% de outras patologias também tinham associação com a eosinofilúria.

Identificação da Substância Causadora

Identificar a substância causadora é fácil quando a NIA ocorre no paciente que só está em uso de um medicamento. Entretanto, na maioria das vezes, o paciente está em uso de mais de um medicamento que poderia causar NIA. Dois exames biológicos já foram usados antes de tudo em laboratórios de pesquisa para ajudar a identificar a substância responsável: o teste de estimulação dos linfócitos e a identificação de anticorpos antidroga circulantes.

A identificação de anticorpos antidroga circulantes é mais utilizada para pacientes com suspeita de NIA induzida pela rifampicina. Anticorpos antirrifampicina estão presentes na maioria dos pacientes com NIA induzida pela rifampicina, mas, infelizmente, eles também já foram identificados em pacientes utilizando a rifampicina sem apresentar efeitos adversos à substância; então, esse teste tem valor diagnóstico limitado.

O teste da estimulação dos linfócitos tem sido utilizado desde a década de 1960 para identificar a substância sensibilizadora. Ele baseia-se na medição da proliferação dos linfócitos na presença de diferentes substâncias; um índice de proliferação alto reflete a sensibilização de linfócitos T contra determinada substância. Entretanto, esse teste não tem tanta especificidade e não é recomendável utilizá-lo.

História Natural

A NIA droga-induzida era considerada benigna, com completa recuperação da função renal após a retirada da substância relacionada. Por exemplo, na NIA induzida pela meticilina, é observada completa normalização da creatinina em 90% dos pacientes urêmicos. No entanto, apesar da hematúria, leucocitúria e os sintomas extrarrenais geralmente desaparecerem em duas semanas, a recuperação completa da função renal muitas vezes pode demorar, com um tempo médio de normalização de um mês e meio.

Estudos recentes demonstram que com outros fármacos, excluindo a meticilina, a evolução da NIA nem sempre é benigna e a creatinina permanece elevada em 40% a 50% dos pacientes.[6,13] Além disso, assim como com a meticilina, a recuperação da função renal pode demorar, e o aumento da creatinina pode persistir por várias semanas. Infelizmente, poucos fatores prognósticos estão disponíveis. A gravidade da lesão renal não parece estar relacionada ao prognóstico.[6] É provável que a presença, na biópsia renal, de infiltrado difuso com neutrófilos ou macrófagos, granuloma intersticial ou atrofia tubular esteja associada a pior prognóstico, mas isso não foi encontrado em todas as séries. Os fatores de melhor prognóstico seriam a duração da LRA e a gravidade da fibrose intersticial.

Tratamento

Além de suspender o uso do medicamento relacionado, o corticoide tem sido utilizado para o tratamento da NIA. Geralmente, os pacientes recebiam uma dose inicial de 1 mg/kg/dia de prednisona, que era diminuída gradualmente em um mês; essa terapia oral, às vezes, era associada a pulsos de metilprednisolona. A análise das séries que compararam pacientes que recebiam com os que não recebiam o corticoide não torna possível concluir qual o efeito da terapia com corticoide na função renal a longo prazo; todas as séries são pequenas, não controladas e retrospectivas. Entretanto, alguns autores defendem o uso precoce e sistemático de um curto curso de corticoide.[7,13] Além disso, aparentemente um curso breve de corticoide pode acelerar a recuperação da função renal. Em diferentes séries, o corticoide induziu rapidamente redução na creatinina sérica em pacientes nos quais a função renal não tinha melhorado após uma semana de suspensão do fármaco. É interessante notar que, em pacientes com NIA induzida pelo AINE, o corticoide parece não alterar a evolução da síndrome nefrótica.

Com base em relatos de casos anedóticos, alguns autores também defendem o uso de micofenolato mofetil em pacientes resistentes ao corticoide.[14]

Recomendamos a administração de um curso curto de prednisona em pacientes que estejam em diálise ou naqueles nos quais a função renal não melhore, com retorno para os valores basais, após uma semana de suspensão do medicamento, desde que o diagnóstico de NIA seja confirmado por biópsia renal. Iniciamos o tratamento com a dose de 1 mg/kg/dia de prednisona, não mais que 60 mg/dia, e, após uma a duas semanas, progressivamente reduzimos a dose de modo que o tratamento tenha duração total de quatro a seis semanas.

NEFRITE INTERSTICIAL AGUDA SECUNDÁRIA À INFECÇÃO

Infecção já foi a causa mais comum de NIA, porém a frequência de NIA induzida por infecção caiu drasticamente com a utilização dos antibióticos. No entanto, o diagnóstico de NIA secundária à infecção não deve ser esquecido, e casos de NIA em pacientes tratados com antibiótico não devem ser sempre atribuídos à substância.

Os agentes infecciosos podem provocar inflamação no parênquima renal por infecção direta, resultando em pielonefrite aguda (Cap. 53). Entretanto, vários agentes infecciosos também podem induzir NIA imunologicamente mediada na ausência de invasão direta (Tabela 62-2). Nesse caso, a manifestação clínica depende sobretudo da infecção. A análise histológica é semelhante à descrita na NIA droga-induzida, podendo ocorrer também formação de granulomas (Tabela 62-2). A NIA associada à infecção normalmente é resolvida com o tratamento da infecção, e o uso do corticoide não é recomendado.

Uma importante causa de NIA associada à infecção é o hantavírus.[15] A infecção pelo hantavírus ocorre no mundo todo e é responsável pela doença conhecida como febre hemorrágica com síndrome renal, febre hemorrágica epidêmica e nefropatia epidêmica. Os roedores são o principal reservatório do vírus, e os humanos são provavelmente infectados pela via aérea. Os sintomas extrarrenais são febre, cefaleia, tontura, dor abdominal, náusea, vômito e trombocitopenia, que pode ser responsável por complicações hemorrágicas. A LRA quase sempre está associada a proteinúria, às vezes, na faixa nefrótica, e a hematúria. A biópsia renal evidencia infiltrado inflamatório intersticial, predominantemente na medula, associado à congestão vascular e sangramento intersticial (Fig. 62-8). Em cerca de 50% dos pacientes, a imunofluorescência é positiva com depósitos imunes de aspecto granular ao longo da MBT e no glomérulo.

A creatinina sérica geralmente começa a diminuir após alguns dias, e a recuperação completa da função renal é a regra. No entanto, nos casos mais graves, recuperação pode não ocorrer devido a complicações hemorrágicas ou choque grave. O diagnóstico é feito pela sorologia que se torna positiva precocemente (em semanas) durante o curso da doença.

Lesões tubulointersticiais são comuns em pacientes HIV positivos submetidos à biópsia renal devido à LRA. Os infiltrados intersticiais são, na maioria das vezes, associados a lesões glomerulares, mas eles também podem ocorrer isoladamente. Esse tipo de NIA é observado tanto em pacientes caucasianos quanto em negros, e pode estar associado não somente a substâncias e infecções oportunistas mas também à infecção pelo próprio HIV.[16]

NEFRITE INTERSTICIAL AGUDA ASSOCIADA A DOENÇAS SISTÊMICAS

Sarcoidose

Na sarcoidose, o acometimento renal ocorre como complicação da hipercalciúria e hipercalcemia, porém NIA granulomatosa associada à sarcoidose também já foi relatada (Fig. 62-9).[17,18] A manifestação clínica geralmente é a LRA, que pode estar isolada ou associada a proteinúria leve e leucocitúria estéril. Os sintomas extrarrenais da sarcoidose estão presentes em cerca de 90% dos pacientes, sendo os

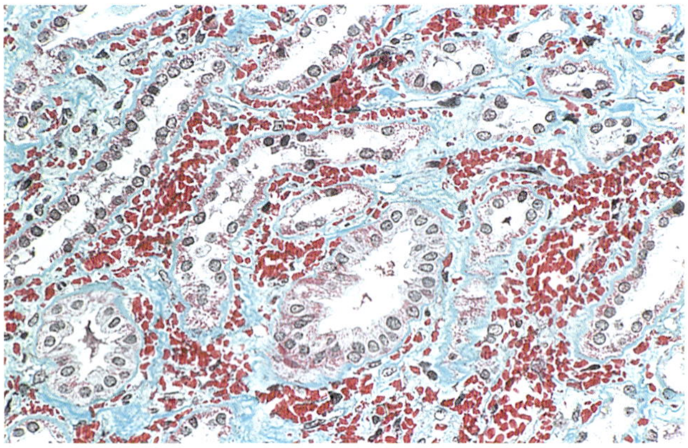

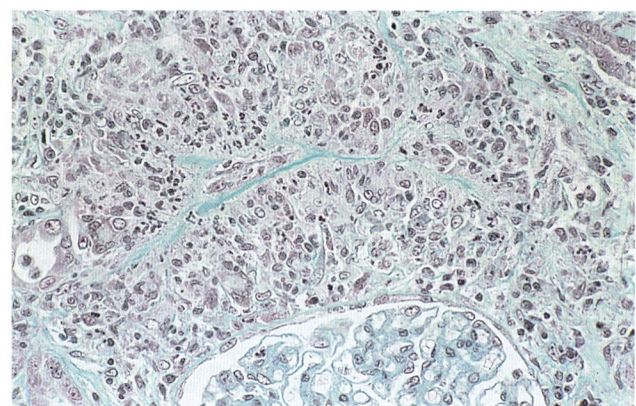

Figura 62-8 **Nefrite intersticial aguda secundária à infecção pelo hantavírus.** A presença de congestão vascular e focos de hemorragia medular sugerem o diagnóstico. (*Cortesia Dr. B. Mougenot, Paris VI University, Paris.*)

Figura 62-9 **Nefrite intersticial aguda granulomatosa em pacientes com sarcoidose.** (*Cortesia Dr. B. Mougenot, Paris VI University, Paris.*)

Infecções que Podem Estar Associadas à Nefrite Intersticial Aguda			
Bactérias	**Vírus**	**Parasitas**	**Outros**
Espécies da *Brucella*	Adenovírus	Espécies de *Toxoplasma**	Espécies de *Chlamydia*
Campylobacter jejuni	Citomegalovírus	*Leishmania donovani*	Espécies de *Mycoplasma*
Corynebacterium diphtheriae	Vírus Epstein-Barr*		
Escherichia coli	Hantavírus		
Espécies de *Legionella*	Vírus da Hepatite A		
Espécies de *Leptospira*	Vírus da Hepatite B		
*Mycobacterium tuberculosis**	Vírus Herpes simplex		
Espécies de *Salmonella**	Vírus da imunodeficiência humana		
Espécies de *Staphylococcus*	Sarampo		
Espécies de *Streptococcus*	Poliomavírus		
Yersinia pseudotuberculosis	Rickettsia		

Tabela 62-2 **Infecções que podem estar associadas à nefrite intersticial aguda.** *Infecções que podem induzir NIA granulomatosa.

mais frequentes a linfadenopatia e o envolvimento do pulmão, olho ou fígado. No entanto, apenas um pouco mais da metade dos pacientes apresentam linfadenopatia hilar ou fibrose intersticial pulmonar ao diagnóstico.[19] O tratamento com dose alta de corticoide rapidamente melhora a função renal, mas a maioria dos pacientes não se recupera completamente. A dose inicial deve ser de 1 mg/kg/dia de prednisona, não mais que 60 mg/dia, e o desmame deverá ser lento e não retirar o corticoide antes de, pelo menos, um ano, a fim de evitar recidivas. Enquanto alguns autores defendem a terapia de manutenção a longo prazo com corticoide em baixa dose, nós interrompemos o tratamento após dois a três anos. Devido ao risco de recidiva tardia, esses pacientes devem ser observados por longo período.

Síndrome de Sjögren

Nefrite intersticial clinicamente significativa é rara na síndrome de Sjögren e resulta, na maioria das vezes, em disfunção tubular crônica.[20] Alguns pacientes podem apresentar sintomas graves de hipocalemia com acidose tubular distal. Raramente, na síndrome de Sjögren, ocorre LRA como resultado de NIA. Nesses pacientes, o tratamento com dose alta de corticoide pode melhorar a função renal.

Lúpus Eritematoso Sistêmico

Cerca de dois terços das biópsias renais realizadas em pacientes com lúpus eritematoso sistêmico demonstra envolvimento tubulointersticial; porém, lesão significativa associada a alteração glomerular mínima é rara, com apenas 10 casos descritos na literatura.[21] Nesses casos, a biópsia renal tem alterações típicas de NIA na microscopia óptica, e a imunofluorescência sempre é positiva com depósitos geralmente granulares ao longo da MBT. A função renal melhora após dose alta de corticoide, e o uso de outros imunossupressores geralmente não é necessário. Entretanto, a azatioprina tem sido utilizada para poupar o uso do corticoide.

Outras Doenças Sistêmicas

Entre os pacientes com crioglobulinemia e LRA, alguns apresentam infiltrado inflamatório intersticial significativo associado a depósitos imunes granulares no interstício e ao longo da MBT. Essa NIA está quase sempre associada a lesões glomerulares e raramente a lesões arteriolares, e o tratamento é o mesmo da GN induzida pela crioglobulinemia (Cap. 21).

A doença relacionada a IgG4 é uma nova doença sistêmica autoimune reconhecida que acomete predominantemente homens acima de 50 anos. No rim, ela provoca, na maioria das vezes, NIA caracterizada pela presença de infiltrado intersticial rico em IgG4 e depósitos imunes ao longo da MBT.[22] Essa nefrite intersticial pode estar associada à glomerulopatia membranosa, à presença de massa renal inflamatória visível em exames de imagem ou à obstrução ureteral (Cap. 60). Geralmente, a resposta é rápida com a corticoterapia.

A maior parte das lesões renais associadas a vasculites de pequenos vasos consiste em GN extracapilar e nefrite tubulointersticial (Cap. 25). No entanto, poucos casos de NIA e lesão glomerular mínima já foram descritos.

NEFRITE INTERSTICIAL AGUDA ASSOCIADA A NEOPLASIAS MALIGNAS

A infiltração no parênquima renal por células malignas é comum em pacientes com leucemia ou linfoma. Na maioria das vezes, esse infiltrado é completamente assintomático ou somente provoca aumento dos rins, porém alguns casos de pacientes com LRA já foram descritos.[23] Quimioterapia ou radioterapia melhoram rapidamente a função renal nesses pacientes; contudo, antes de iniciar o tratamento, é importante excluir causas mais comuns de LRA associada a doenças neoplásicas (Cap. 68).

NEFRITE INTERSTICIAL AGUDA IDIOPÁTICA

Mais de 50 casos de NIA idiopática associada à uveíte anterior já foram descritos (síndrome TINU).[24] Essa síndrome é encontrada mais comumente em meninas na puberdade, mas também pode ocorrer em meninos e em adultos. Os sintomas iniciais podem ser oculares, com dor nos olhos e redução da acuidade visual, ou pseudoviral, com febre, mialgia e astenia. A NIA é responsável pela LRA, variando de moderada a grave, podendo estar associada ou não a anormalidades na urina 1. A biópsia renal apresenta infiltrado inflamatório intersticial difuso, quase sempre sem granulomas e sem depósitos imunes. Em crianças, o prognóstico renal é bom e a creatinina sérica geralmente retorna aos valores basais dentro de poucas semanas, com ou sem tratamento com corticoide. Em adultos, o prognóstico renal aparenta ser menos favorável e o tratamento com corticoide pode ser útil para prevenir a progressão para doença renal crônica. A uveíte, que pode ocorrer em qualquer momento da doença, geralmente responde bem ao tratamento com corticoide tópico, mas pode recorrer mesmo sem recidiva da NIA.

Casos de NIA idiopática sem a ocorrência de uveíte têm sido descritos. A imunofluorescência da biópsia renal pode ser positiva com depósitos lineares ou granulares de IgG ao longo da MBT, ou pode ser negativa, sugerindo heterogeneidade da doença. O tratamento da NIA idiopática ainda é controverso. Pacientes que recebem tratamento com corticoide evoluem, na maioria das vezes, com melhora da função renal, porém outros pacientes também apresentam melhora da função renal sem tratamento algum.

NEFRITE INTERSTICIAL AGUDA EM TRANSPLANTE RENAL

A rejeição aguda é a causa mais comum de NIA em pacientes transplantados renais (Cap. 104). No entanto, a NIA também pode ser induzida por medicamentos ou infecção. Casos de NIA droga-induzida já foram descritos até mesmo nas primeiras semanas de transplante, quando a imunossupressão é máxima.[25] Entre os pacientes com NIA associada a infecção, a frequência de NIA induzida pelo poliomavírus tem crescido, e deve ser suspeitada em pacientes com piora aguda da função renal e que apresentem *decoy cells* na urina (Cap. 105).[26]

Referências

1. Neilson EG. Pathogenesis and therapy of interstitial nephritis. *Kidney Int.* 1989;35:1257-1270.
2. Goicoechea M, Rivera F, López-Gómez JM, et al. Increased prevalence of acute tubulointerstitial nephritis. *Nephrol Dial Transplant.* 2013;28:112-115.
3. Brewster UC, Perazella MA. Acute kidney injury following proton pump inhibitor therapy. *Kidney Int.* 2007;71:589-593.
4. Schmid S, Opravil M, Moddel M, et al. Acute interstitial nephritis of HIV-positive patients under atazanavir and tenofovir therapy in a retrospective analysis of kidney biopsies. *Virchows Arch.* 2007;450:665-670.
5. Winn SK, Ellis S, Savage P, et al. Biopsy-proven acute interstitial nephritis associated with the tyrosine kinase inhibitor sunitinib: A class effect? *Nephrol Dial Transplant.* 2009;24:673-675.
6. Rossert J. Drug-induced acute interstitial nephritis. *Kidney Int.* 2001;60:804-817.
7. Baker RJ, Pusey CD. The changing profile of acute tubulointerstitial nephritis. *Nephrol Dial Transplant.* 2004;19:8-11.
8. Corwin HL, Bray RA, Haber MH. The detection and interpretation of urinary eosinophils. *Arch Pathol Lab Med.* 1989;113:1256-1258.
9. Nolan CR 3rd, Anger MS, Kelleher SP. Eosinophiluria—a new method of detection and definition of the clinical spectrum. *N Engl J Med.* 1986;315:1516-1519.
10. Corwin HL, Korbet SM, Schwartz MM. Clinical correlates of eosinophiluria. *Arch Intern Med.* 1985;145:1097-1099.
11. Ruffing KA, Hoppes P, Blend D, et al. Eosinophils in urine revisited. *Clin Nephrol.* 1994;41:163-166.

12. Linton AL, Richmond JM, Clark WF, et al. Gallium67 scintigraphy in the diagnosis of acute renal disease. *Clin Nephrol.* 1985;24:84-87.

13. González E, Gutiérrez E, Galeano C, et al. Early steroid treatment improves the recovery of renal function in patients with drug-induced acute interstitial nephritis. *Kidney Int.* 2008;73:940-946.

14. Preddie DC, Markowitz GS, Radhakrishnan J, et al. Mycophenolate mofetil for the treatment of interstitial nephritis. *Clin J Am Soc Nephrol.* 2006;1:718-722.

15. Krautkramer E, Zeier M, Plyusnin A. Hantavirus infection: An emerging infectious disease causing acute renal failure. *Kidney Int.* 2012;83:23-27.

16. Cohen SD, Chawla LS, Kimmel PL. Acute kidney injury in patients with human immunodeficiency virus infection. *Curr Opin Crit Care.* 2008;14:647-653.

17. Rajakariar R, Sharples EJ, Raftery MJ, et al. Sarcoid tubulo-interstitial nephritis: Long-term outcome and response to corticosteroid therapy. *Kidney Int.* 2006;70:165-169.

18. Mahévas M, Lescure FX, Boffa JJ, et al. Renal sarcoidosis: Clinical, laboratory, and histologic presentation and outcome in 47 patients. *Medicine (Baltimore).* 2009;88:98-106.

19. Hannedouche T, Grateau G, Noël LH, et al. Renal granulomatous sarcoidosis: Report of six cases. *Nephrol Dial Transplant.* 1990;5:18-24.

20. Goules A, Masouridi S, Tzioufas AG, et al. Clinically significant and biopsy-documented renal involvement in primary Sjögren syndrome. *Medicine (Baltimore).* 2000;79:241-249.

21. Mori Y, Kishimoto N, Yamahara H, et al. Predominant tubulointerstitial nephritis in a patient with systemic lupus nephritis. *Clin Exp Nephrol.* 2005;9:79-84.

22. Raissian Y, Nasr SH, Larsen CP, et al. Diagnosis of IgG4-related tubulointerstitial nephritis. *J Am Soc Nephrol.* 2011;22:1343-1352.

23. Törnroth T, Heiro M, Marcussen N, Franssila K. Lymphomas diagnosed by percutaneous kidney biopsy. *Am J Kidney Dis.* 2003;42:960-971.

24. Liakopoulos V, Ioannidis I, Zengos N, et al. Tubulointerstitial nephritis and uveitis (TINU) syndrome in a 52-year-old female: A case report and review of the literature. *Ren Fail.* 2006;28:355-359.

25. Josephson MA, Chiu MY, Woodle ES, et al. Drug-induced acute interstitial nephritis in renal allografts: Histopathologic features and clinical course in six patients. *Am J Kidney Dis.* 1999;34:540-548.

26. Hariharan S. BK virus nephritis after renal transplantation. *Kidney Int.* 2006;69:655-662.

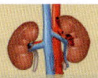

CAPÍTULO 63

Refluxo Vesicoureteral Primário e Nefropatia por Refluxo

Ranjiv Mathew e Tej K. Mattoo

DEFINIÇÃO

O refluxo vesicoureteral (RVU) é uma anormalidade congênita ou adquirida, em que há fluxo retrógrado de urina da bexiga para os rins. Esse fluxo retrógrado de urina, embora normal em alguns animais, não é normal em seres humanos. O RVU pode ser primário (congênito) e pode estar associado ou não a síndromes, ou secundário, que são produzidos a partir de alta pressão na bexiga, resultante de uropatia obstrutiva ou bexiga neurogênica.

O refluxo vesicoureteral pode ser sugerido por ultrassom fetal na gravidez (em que se observa a dilatação da pelve renal) ou após infecção do trato urinário (ITU) na infância. A presença de RVU aumenta o risco de ITU superior, e os dois juntos podem causar lesão renal, levando a cicatrizes do rim, denominada nefropatia do refluxo (NR). A NR pode apresentar-se como hipertensão, toxemia da gravidez, doença renal crônica (DRC) e até mesmo doença renal crônica terminal (DRCT). Considerando que a NR envolve lesão primária para o parênquima renal, alguns pacientes também têm proteinúria como resultado de glomeruloesclerose segmentar e focal (GESF) secundária.

O manejo tradicional inclui tratamento imediato da ITU e a longo prazo, profilaxia antimicrobiana até a resolução do RVU. A correção cirúrgica do RVU pode ser recomendada em pacientes com RVU de alto grau, que têm ITU recorrente, apesar da profilaxia antimicrobiana, ou que não são aderentes ao tratamento medicamentoso. O debate persiste em relação à superioridade de uma intervenção sobre a outra; a maioria dos estudos concluiu que os resultados a longo prazo são semelhantes.

CLASSIFICAÇÃO

O refluxo vesicoureteral é classificado por avaliação radiológica da uretrocistografia miccional (UCM) em cinco graus, conforme definido pelo International Reflux Study in Children (Fig. 63-1 e Tabela 63-1).[1] O grau I é refluxo para o ureter; o grau II é refluxo até a pelve renal sem qualquer dilatação dos cálices; o grau III é refluxo para a pelve renal com leve dilatação da pelve renal; o grau IV é refluxo para a pelve renal com grande dilatação da pelve renal; e o grau V é refluxo para a pelve renal com dilatação da pelve e do ureter. Um exemplo de refluxo grau V é mostrado na Figura 63-2.

A classificação do RVU é utilizada para prever os resultados de crianças com RVU. Como o RVU pode resolver-se espontaneamente, a classificação é usada para padronizar as estratégias de tratamento, bem como para comparar os desfechos clínicos entre as instituições. Embora seja amplamente utilizado, o sistema de classificação não é perfeito; as diferenças entre o grau III e o grau IV nem sempre são óbvias. O grau de refluxo pode ser modificado de acordo com a agressividade com que a bexiga é preenchida durante a UCM. A dilatação ureteral também pode estar presente, sem dilatação calicinal, levando a dificuldades na classificação.

EPIDEMIOLOGIA

Muitas vezes, o refluxo vesicoureteral é sugerido, antes de tudo, pela dilatação do rim fetal, durante o exame ultrassonográfico. Suspeita-se de RVU quando a pelve renal fetal é superior a 5 mm no diâmetro anteroposterior; mais de 10 mm de diâmetro é considerado RVU de alto grau. Em recém-nascidos que tinham evidência de dilatação fetal, até 13% a 22% terão RVU na UCM. De fato, estima-se que 1% a 2% das crianças saudáveis tenham RVU, com maior frequência em meninos e bebês prematuros.[2] A incidência de displasia renal também é maior em meninos com RVU.[3] A maioria dos casos de RVU de graus I a III resolverão espontaneamente dentro do primeiro ano de vida dos pacientes, ao passo que os graus IV e V são mais propensos a persistir. A resolução espontânea do RVU é maior em crianças do sexo masculino.

O refluxo vesicoureteral é também diagnosticado em 30% a 40% das crianças apresentando-se com ITU, predominantemente em meninas. Ele é menos comum e menos grave em crianças afro-americanas.[4,5] Apenas cerca de um terço, tanto dos afro-americanos como das meninas caucasianas com ITU, têm RVU e não há diferenças significativas existentes na idade ou no modo de apresentação entre as duas raças.

A cicatriz renal é responsável por 5% a 10% da DRCT em pacientes pediátricos e adultos.[6,7] No estudo Chronic Kidney Disease in Children (CKiD), em crianças com uma taxa de filtração glomerular estimada (TFGe) de 30 a 90 mL/min/1,73 m², a NR foi a causa subjacente de DRC em 14,8% dos pacientes.

ETIOLOGIA E PATOGÊNESE

O RVU primário é uma anomalia congênita da junção ureterovesical causada por uma anormalidade anatômica preexistente, com encurtamento do comprimento submucoso intravesical do ureter, levando a uma válvula incompetente (Fig. 63-3). A formação do broto ureteral do ducto mesonéfrico sinaliza o desenvolvimento inicial do rim metanéfrico, a fase final de desenvolvimento renal. O broto ureteral interage com o mesênquima para dar origem ao rim metanéfrico. Como o ducto mesonéfrico é gradualmente absorvido no seio urogenital em crescimento (precursor da bexiga em desenvolvimento), a localização do broto ureteral desempenha um papel na eventual localização do meato ureteral dentro da bexiga. Se o broto ureteral atinge o seio urogenital muito de modo precoce, ele eventualmente ficará localizado mais lateral e proximalmente na bexiga, devido ao padrão de absorção do ducto mesonéfrico. Essa localização está associada ao desenvolvimento do refluxo, pois há redução no comprimento submucoso intravesical do ureter.

A junção ureterovesical é projetada para prevenir o refluxo de urina, da bexiga para o rim. Os ureteres entram na bexiga pelo detrusor em um caminho oblíquo. A extremidade distal do ureter situa-se na submucosa dentro da bexiga. O comprimento do ureter

Graus de Refluxo Vesicoureteral

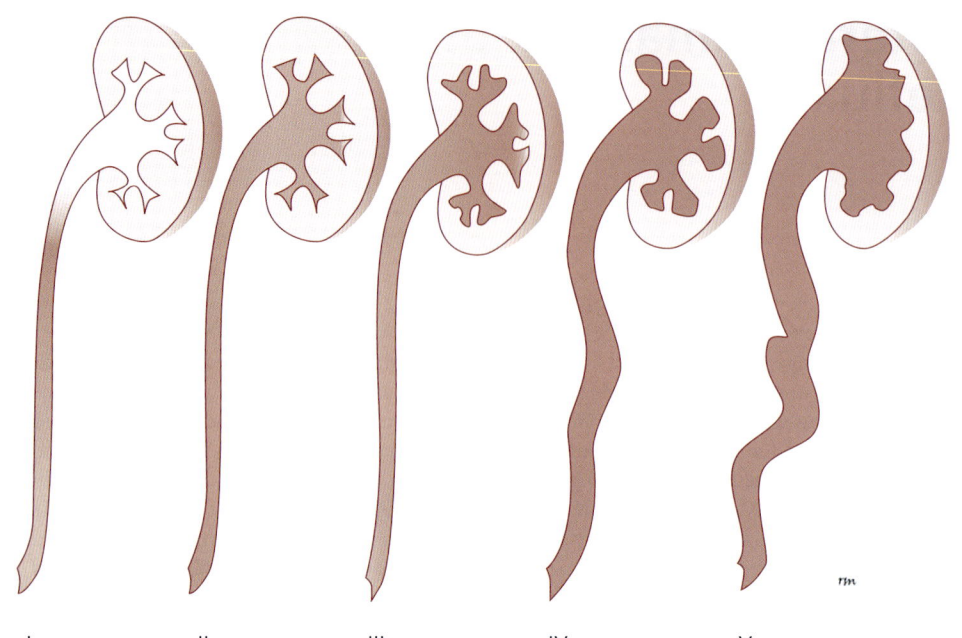

I   II   III   IV   V

Figura 63-1 Graus de refluxo vesicoureteral.

Classificação de Refluxo Vesicoureteral (RVU) do International Reflux Study in Children

Grau	Gradação do RVU
I	Apenas ureter
II	Refluxo no ureter, pelve e cálices, sem dilatação e com arco calicinal normal
III	Dilatação leve a moderada e/ou tortuosidade do ureter e dilatação leve a moderada da pelve; nenhum ou leve baqueteamento dos "fórnices"
IV	Moderada dilatação e/ou tortuosidade do ureter, e moderada dilatação da pelve e cálices; obliteração completa da pelve e cálices; obliteração completa do ângulo agudo do "fórnice", mas mantém a impressão das papilas na maioria dos cálices (Fig. 63-7C)
V	Grande dilatação e tortuosidade do ureter, pelve e cálices; as impressões papilares não são mais visíveis na maioria dos cálices (Fig. 63-2)

Tabela 63-1 **Classificação do RVU.** Classificação do International Reflux Study in Children.

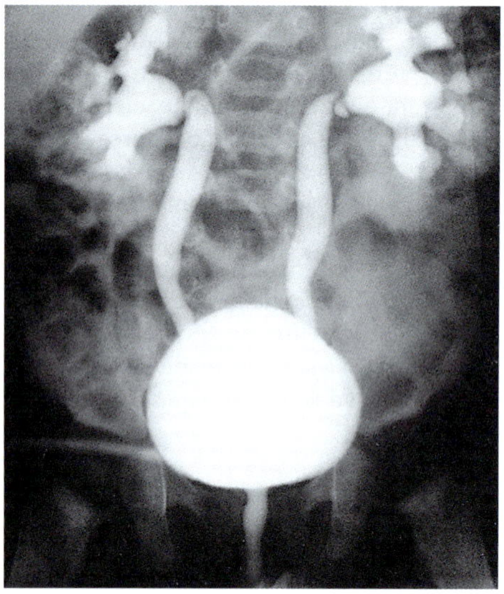

Figura 63-2 **Grande refluxo vesicoureteral (RVU) e refluxo intrarrenal.** Uma uretrocistografia miccional mostrando RVU grau V com refluxo intrarrenal nos diversos lobos renais em um lactente.

submucoso é fundamental na prevenção de RVU. Os músculos do ureter estendem-se até o trígono da bexiga e se entrelaçam com as fibras do ureter do lado oposto. Esse entrelaçamento de fibras ajuda a ancorar os ureteres no trígono da bexiga. O segmento distal da submucosa é comprimido contra a parede muscular da bexiga quando a bexiga se torna cheia, atuando como um mecanismo adicional para evitar o refluxo. Como a urina é propelida de modo anterógrado para baixo no ureter, o tônus do ureter e do meato na bexiga também ajudam a prevenir o refluxo.

Múltiplos genes estão envolvidos no desenvolvimento de RVU. O *PAX2* (necessário para o brotamento ureteral em ratos), o fator neurotrófico derivado da glia (GDNF), o receptor de tipo 2 da angiotensina II e a uroplaquina 3 (que é um componente das junções apertadas nas células uroepiteliais) foram implicados no desenvolvimento de RVU em ratos; no entanto, seu papel no RVU humano permanece controverso.[8,9] Nem a inervação autonômica nem a histologia da junção ureterovesical são diferentes entre pacientes com RVU e controles.[10]

Nefropatia do Refluxo

A nefropatia do refluxo pode resultar de um dos dois processos (Tabela 63-2).[51] A lesão renal pré-natal foi postulada ser secundária ao efeito de "martelo d'água" no refluxo de alto grau e ocorre na ausência de infecção. Isso normalmente causa displasia renal. Esse tipo de cicatriz renal, que é também chamada de NR congênita, é mais comumente observada em lactentes com RVU de alto grau, e há maior

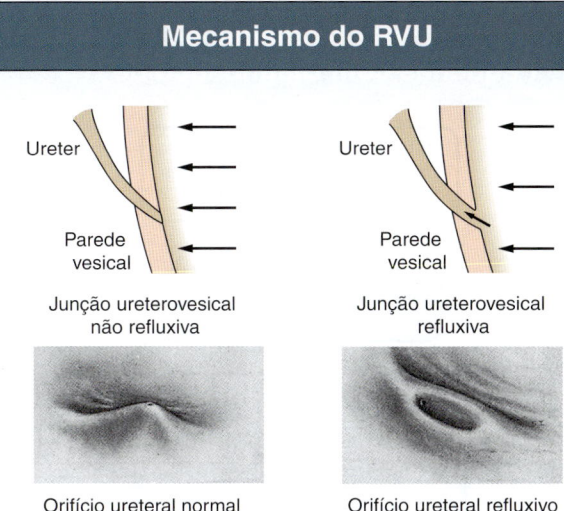

Figura 63-3 Patogênese do refluxo vesicoureteral. Junção vesicoureteral competente (*esquerda*) e incompetente (*direita*) e orifícios ureterais

Tipos de Dano Renal Associados a Refluxo Vesicoureteral

	Congênito	Adquirido
Tempo da ocorrência	Frequentemente pré-natal	Pós-natal, às vezes em adultos
Infecção urinária prévia	Incomum	Comum
Gênero	Normalmente meninos	Normalmente meninas (sobretudo após a primeira infância)
Grau do RVU	Normalmente graus IV e V	Graus IV e V menos comum
Cicatriz renal	Frequentemente presente	Presente na minoria dos casos*
Associado à disfunção vesical	Hipercontratilidade vesical comum	Menos comum, alta capacidade vesical com esvaziamento incompleto

Tabela 63-2 Tipos de dano renal associados a RVU. *Dependente do envolvimento unilateral *versus* bilateral, e da severidade do envolvimento renal. (*Adaptado da referência 51, com permissão.*)

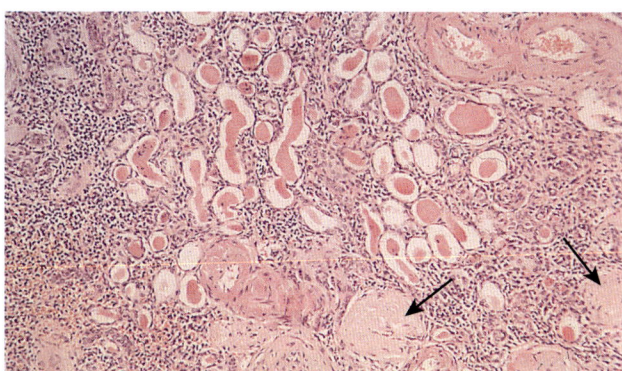

Figura 63-4 Mudanças histológicas na nefropatia do refluxo. Glomérulo esclerosado (*setas*), infiltração celular inflamatória crônica e túbulos atróficos com cilindros eosinofílicos estão presentes. (Hematoxilina-eosina; aumento do original 40×.)

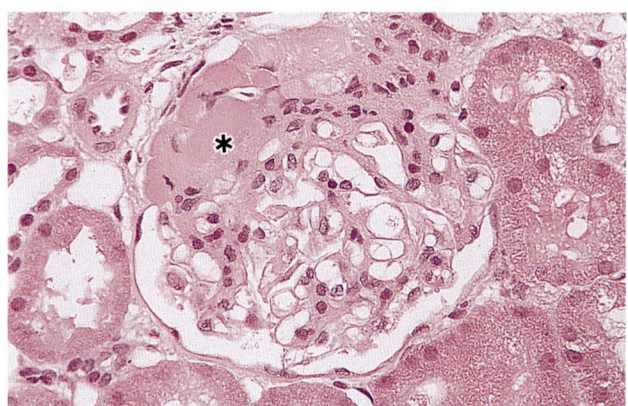

Figura 63-5 Glomeruloesclerose segmentar e focal (*) na nefropatia do refluxo. Microscopia óptica do glomérulo de um paciente com nefropatia do refluxo mostrando GESF. (Hematoxilina-eosina; aumento do original 400×.)

predominância em meninos nessa coorte. O segundo mecanismo para o desenvolvimento de lesão renal é a combinação de RVU e ITU de repetição, que também é denominada NR adquirida. Nessas crianças, que são mais comumente meninas, a combinação de infecção do trato urinário superior e refluxo leva à inflamação renal e a cicatrizes permanentes.

Em ambas as condições, os danos no rim são geralmente maiores em crianças menores de dois anos, sobretudo naquelas com RVU grave.[11] A lesão renal é mais comum nesse grupo de idade, devido ao atraso no diagnóstico de ITU como resultado da apresentação clínica inespecífica, às dificuldades na obtenção de amostras de urina e à maior prevalência e severidade de RVU em lactentes.

A nefropatia do refluxo é diagnosticada usando cintilografia renal com ácido dimercaptosuccínico (DMSA) marcada com tecnécio Tc 99m, demonstrando defeitos no contorno renal.[12] Esses defeitos são vistos na ausência de infecções do trato urinário febris. Conforme observado anteriormente, o refluxo pré-natal de alto grau pode levar à lesão renal, na ausência de infecção. Infelizmente, a cicatriz renal secundária à ITU é indistinguível pelo DMSA renal daquela causada por displasia renal pré-natal. Além disso, a lesão renal pode ser vista após a ITU febril, na ausência de RVU identificado.

Por fim, as cicatrizes renais, como mostrado por DMSA marcado com tecnécio Tc 99m, correlaciona-se mais estreitamente com a severidade do RVU do que com uma história de ITU.[13]

PATOLOGIA

O processo de cicatriz renal pode levar vários anos; em um estudo, o tempo médio entre a detecção de RVU e o aparecimento de uma cicatriz renal foi de 6,1 anos.[14] Grosseiramente, a lesão favorece os polos renais e está associada a baqueteamento dos cálices, com dano medular e cortical. A lesão resulta da resposta inflamatória local que pode persistir com inflamação crônica, lesão tubular, ativação local de fibroblastos e deposição intersticial de colágeno (Fig. 63-4).[15] A perda de néfrons está associada à hiperfiltração e hipertensão que resultam em proteinúria e perda progressiva da função renal. Isso também pode levar ao desenvolvimento de GESF (Fig. 63-5).

MANIFESTAÇÕES CLÍNICAS

Apresentação com Refluxo Vesicoureteral

Os pacientes com RVU primário podem apresentar-se de diversas maneiras (Quadro 63-1). As três apresentações mais comuns são

Apresentações Clínicas do Refluxo Vesicoureteral (RVU)

Infecção do trato urinário – normalmente pielonefrite aguda em lactentes e crianças

Assintomático

Detectado pelo ultrassom fetal

Detectado na avaliação dos membros de uma família afetada

Detectado na gestação de mulher com infecção do trato urinário

Detectado durante a avaliação de cálculos renais em crianças

Detectado durante a avaliação de outras anormalidades congênitas

Quadro 63-1 Apresentação clínica do RVU.

Prevalência de Refluxo Vesicoureteral (RVU) em Pacientes com Infecção do Trato Urinário, de Acordo com a Idade

Idade	Porcentagem com RVU
2-3 dias	57
3-6 dias	51
2-6 meses	60
7-12 meses	35
1-4 anos	50
5-9 anos	35
10-14 anos	14
14 anos	10
Adulto	5

Tabela 63-3 Prevalência de RVU em pacientes com infecção do trato urinário, de acordo com a idade. *(Da referência 25.)*

durante o seguimento de hidronefrose pré-natal, após um diagnóstico de ITU e na triagem de um irmão de paciente com RVU.

Refluxo Identificado Secundário à Hidronefrose Pré-natal

O diagnóstico de RVU pode ser suspeito no útero, com hidronefrose unilateral ou bilateral e confirmado ao nascimento com UCM. Há maior incidência de meninos diagnosticados com RVU, após a identificação de hidronefrose pré-natal.[16] A resolução espontânea do RVU ocorre mais comumente em meninos com baixos graus de refluxo e reflexo unilateral; as taxas de infecção são também mais baixas nessa coorte.[17] Lactentes do sexo feminino são mais propensas a terem RVU de baixo grau e também são menos propensas a desenvolverem dano renal, em comparação com os meninos recém-nascidos. O refluxo em meninos recém-nascidos pode ser resultado de pressões elevadas na bexiga, secundárias à dissinergia do esfíncter uretral, que melhoram com o tempo e apresentam resolução secundária até mesmo os graus mais altos de RVU.[18,19]

Refluxo Identificado após Infecção do Trato Urinário

O refluxo vesicoureteral é mais comumente encontrado após ITU, sobretudo em uma criança pequena. A prevalência de RVU é maior em pacientes mais jovens e diminui com a idade (Tabela 63-3). Em recém-nascidos e crianças pequenas, a ITU pode se manifestar como baixo crescimento em oposição aos sintomas típicos de disúria e aumento da frequência. O RVU é mais comum em pacientes com ITU complicada ou do trato urinário superior. As recomendações para a avaliação de ITU incluem ultrassom e UCM após resolução do

Algoritmo para Avaliação de Crianças Pequenas com Diagnóstico de ITU

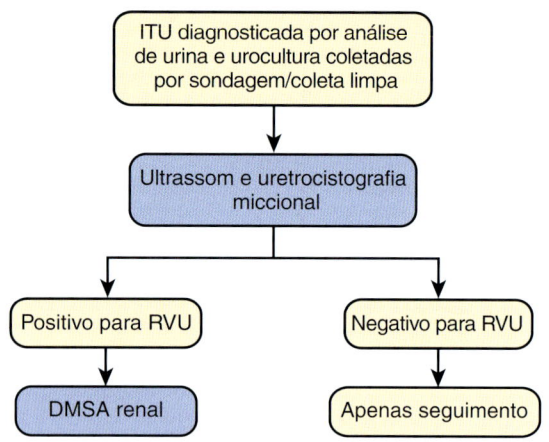

Figura 63-6 Algoritmo de recomendação atual para avaliação de criança pequena com diagnóstico de infecção do trato urinário (ITU).

primeiro episódio de ITU em ambos meninos e meninas, pois o RVU pode potencializar o efeito da ITU em crianças (Fig. 63-6). No entanto, nas recomendações mais recentes do National Institute for Health and Care Excellence (NICE) no Reino Unido e a American Academy of Pediatrics não defendem uretrocistografia miccional de rotina em todas as crianças e nas crianças de dois a 24 meses de idade, respectivamente, no primeiro episódio de ITU febril.[20]

A maioria das crianças diagnosticadas com RVU após ITU são menores de sete anos. A ITU nestes pacientes pode estar associada a fatores modificáveis do hospedeiro, como disfunção miccional e constipação. Por exemplo, crianças que não usam mais fraldas, com RVU identificado após ITU, têm incidência de 43% de disfunção miccional.[21]

Refluxo Vesicoureteral em Irmãos

Cerca de um terço dos irmãos de um paciente índice com RVU também tem RVU.[22] Há uma incidência ligeiramente maior de RVU em irmãs de pacientes do sexo feminino índice; 75% das crianças com RVU identificadas pelo rastreio de irmãos são assintomáticas. A incidência de dano renal também é mais baixa nos irmãos diagnosticados com refluxo, se comparados com o paciente índice com RVU.[23] Por exemplo, a ITU com progressão da cicatriz foi observada em apenas 5% dos irmãos com RVU seguidos por três a sete anos, e a maioria daqueles com RVU graus I e II tinha resolução.[23] O curso mais "benigno" de irmão com refluxo, se comparado ao refluxo identificado após uma infecção urinária, tem levado muitos a sugerirem a limitação daqueles que estão sendo rastreados. Neste momento, a maioria sugere a triagem dos irmãos mais novos (menores de dois anos) de crianças índice, com RVU e reservar a triagem dos irmãos mais velhos, para aqueles que apresentam uma ITU ou outros sintomas.

Nefropatia do Refluxo

As cicatrizes renais podem ocorrer em pacientes com RVU e podem ser vistas em pessoas com ou sem ITU comprovadas. Essa cicatriz é chamada de nefropatia do refluxo.[24,25] Crianças pequenas apresentam risco maior para cicatrizes renais. A cicatriz renal é mais comum em crianças com ITU febril, e naquelas menores de cinco anos, cerca de 75% desenvolvem pielonefrite aguda e cicatrizes renais. As alterações corticais renais (pelo exame de DMSA) estão presentes em 45% das crianças com ITU febril e RVU em comparação com 24% daquelas com

Apresentações Clínicas da Nefropatia do Refluxo
Infecção complicada do trato urinário – normalmente pielonefrite aguda em lactentes e crianças
Hipertensão: pode ser acelerada
Durante a gravidez: infecção urinária, hipertensão, pré-eclâmpsia
Proteinúria
Dano renal crônico
Cálculo renal
Assintomático
Detectado em avaliação de membros de famílias afetadas
Detectado por ultrassom fetal
Detectado durante avaliação de outras anormalidades urológicas congênitas

Quadro 63-2 Apresentações clínicas da nefropatia do refluxo.

ITU sem RVU.[25] Em um grande estudo prospectivo de uma coorte de base populacional de 1.221 crianças com idade entre 0 a 15 anos com ITU sintomática, a cicatriz primária durante a avaliação inicial foi ainda maior, ocorrendo em 86% dos meninos e 30% das meninas. As meninas tiveram significativamente mais recorrência de ITU febril do que os meninos e adquiriram cicatriz renal.[26]

As manifestações clínicas da NR são variadas e podem incluir ITU complicada, hipertensão, proteinúria e diversas manifestações da DRC (Quadro 63-2).

Hipertensão

A hipertensão ocorre em 10% a 30% das crianças e adultos jovens com NR,[26,27] e, de acordo com um estudo, a hipertensão pode levar oito anos para se desenvolver.[14] A causa exata da hipertensão resultante das cicatrizes renais não é conhecida, mas acredita-se ser causada por redução na excreção de sódio, resultantes da lesão renal. A hipertensão é relativamente incomum em crianças com RVU, com uma probabilidade estimada de 2%, 6% e 15% aos 10, 15 e 21 anos de idade, respectivamente. No entanto, a hipertensão aumenta proporcionalmente ao grau de lesão renal.[28] As cicatrizes renais (observadas nos exames de DMSA) foram relatadas em 20% dos diagnósticos recentes de hipertensão em crianças e adolescentes.

Proteinúria

Os pacientes podem também se apresentarem com microalbuminúria, proteinúria persistente ou, raramente, proteinúria em níveis nefróticos. A presença de proteinúria pode sugerir diagnóstico histológico de GESF secundária, que pode ser confirmada por biópsia renal, se o tamanho do rim é normal e o diagnóstico é incerto (Fig. 63-5).[29] A proteinúria é quase sempre moderada (0,5 a 4 g/dia) e é comumente associada à hipertensão e disfunção renal. A progressão da DRC muitas vezes ocorre gradualmente ao longo de cinco a 10 anos.

Doença Renal Crônica Terminal

De acordo com o relatório anual da North American Pediatric Renal Transplant Cooperative Study (NAPRTCS) de 2008, 3,5% das 6.491 crianças em diálise tinham NR, o que torna esta a quarta causa mais comum de DRCT depois da GESF; aplasia renal, hipoplasia ou displasia; e uropatia obstrutiva.[30,31] O número de pacientes pediátricos com NR que se apresentam com DRCT como adultos não está claro. De acordo com um estudo de 123 adultos com RVU diagnosticados na infância, a TFGe naqueles com RVU sem dilatação, em média, foi de 75 mL/1,73 m², e no grupo com dilatação foi de 72 mL/1,73 m²; quatro pacientes (9%) no grupo sem dilatação e 13 (17%) no grupo com dilatação tinham TFGe abaixo de 60 mL/1,73 m².[30]

Apresentação de Refluxo Vesicoureteral em Mães Durante a Gravidez

O refluxo vesicoureteral também pode ser manifestado pela primeira vez em mães durante a gravidez, e pode estar associado à bacteriúria assintomática ou ITU sintomática, hipertensão, pré-eclâmpsia, bebês com baixo peso ao nascer ou aborto. O RVU está presente em cerca de 5% das mulheres com ITU durante a gravidez e 4% a 5% das mulheres com pré-eclâmpsia. Ele distingue-se da dilatação ureteral normal que ocorre durante a gravidez, que afeta preferencialmente a porção média do ureter e não há envolvimento do parênquima renal.

Outras Apresentações

Um risco aumentado de cálculos renais também foi relatado em crianças com RVU. As infecções recorrentes causadas por organismos produtores de urease podem levar a cálculos de estruvita. O RVU ou a NR também podem ser descobertos em adultos, após ITU inferior ou superior recorrente; de fato, cerca de 5% das mulheres sexualmente ativas com ITU tem RVU.

DIAGNÓSTICO DE REFLUXO VESICOURETERAL E NEFROPATIA DO REFLUXO

Um algoritmo para o diagnóstico de RVU após a descoberta de ITU é mostrado na Figura 63-6, e um exemplo dos vários exames em uma criança com ITU e RVU é mostrado na Figura 63-7. Uma abordagem semelhante deve ser executada em crianças após o tratamento de sua primeira ITU.

Ultrassom Renal

O ultrassom é a modalidade inicial para a avaliação da hidronefrose pós-natal e ITU em crianças. Além disso, ele é utilizado como uma ferramenta de triagem em irmãos de crianças com RVU para determinar se a dilatação renal sugestiva de refluxo de alto grau está presente. Considerando que o ultrassom pode sugerir a possibilidade de RVU de alto grau, ele apresenta menos sensibilidade para o diagnóstico de pielonefrite aguda. Em pacientes com pielonefrite aguda, as anormalidades compatíveis com o diagnóstico foram relatadas em 20% a 69% por ultrassom, comparado com 40% a 92% pela cintilografia com DMSA.[32] No entanto, o ultrassom pode ser útil na detecção de abscesso renal e anormalidades do espaço perinéfrico. O ultrassom renal não é diagnóstico para RVU e não é um método sensível para o diagnóstico de cicatrizes renais.

Uretrocistografia Miccional

A uretrocistografia miccional é a modalidade diagnóstica primária para a identificação do RVU. Esse procedimento requer cateterização uretral, que pode levar à angústia significativa em crianças e pais. A classificação do RVU está baseada na aparência radiográfica da UCM (Fig. 63-1). Em crianças com ITU, a UCM deve ser realizada assim que a criança tiver concluído o curso de antibioticoterapia. A avaliação com UCM é sugerida após a primeira infecção febril, em crianças menores de cinco anos.

Os resultados da UCM podem ser afetados por tamanho, tipo e posição do cateter; taxa de enchimento da bexiga; altura da coluna do meio de contraste; estado de hidratação do paciente; e volume, temperatura e concentração do meio de contraste.

A cistografia nuclear foi usada para reduzir a exposição à radiação para crianças durante o seguimento de RVU. A cistografia nuclear, embora mais sensível, não torna possível a classificação específica do RVU ou revela outros defeitos anatômicos, como ureterocele e divertículo. Portanto, não é tipicamente o estudo preliminar

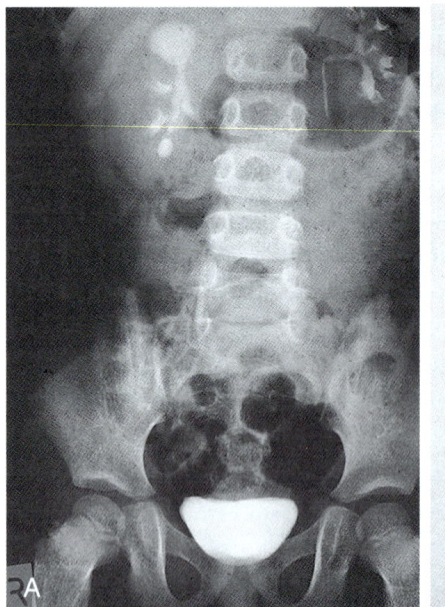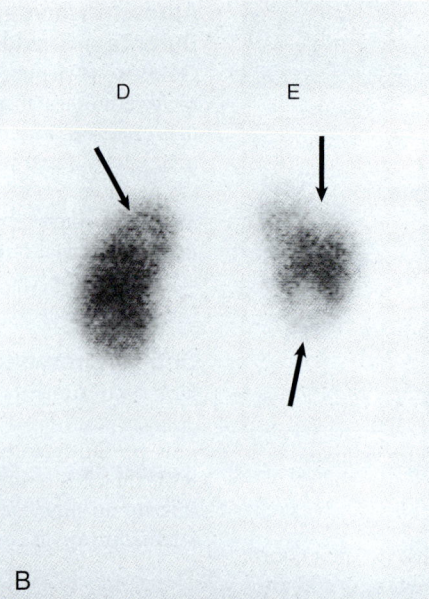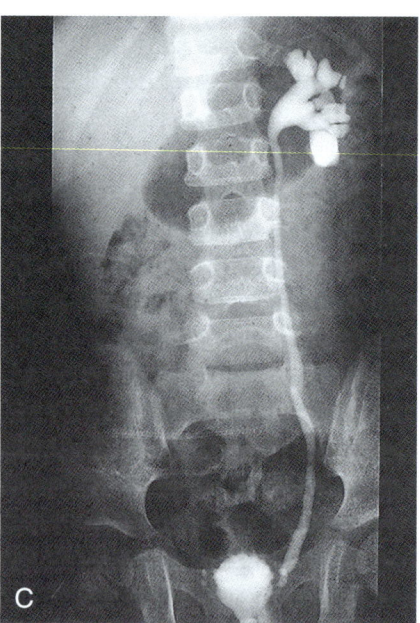

Figura 63-7 Investigação de nefropatia do refluxo. Investigação de uma criança de três anos de idade com infecção do trato urinário. **A**, Urografia excretora mostrando divertículo calicinal no polo superior do rim direito e cicatriz renal no polo superior e, provavelmente, no polo inferior do rim esquerdo. **B**, Cintilografia com DMSA (vista posterior) demonstrando cicatriz no polo superior e polo inferior (*setas*) no rim esquerdo e cicatriz no rim direito superior, em associação com divertículo calicinal. **C**, Uretrocistografia miccional mostrando refluxo vesicoureteral grau IV à esquerda.

realizado para identificação de RVU, mas é útil na determinação da melhora ou resolução do refluxo durante o seguimento ou após a correção cirúrgica.

Cintilografia Renal com DMSA

O uso da cintilografia com DMSA é hoje o padrão-ouro aceito para o diagnóstico de pielonefrite aguda e de cicatrizes renais. A cintilografia DMSA – tomografia computadorizada com emissão de fóton único (SPECT) – é superior à imagem planar para a detecção de dano cortical renal.[34,35] A sensibilidade da cintilografia com DMSA em pielonefrite aguda induzida experimentalmente, em um modelo de porco, foi relatada ser 92% quando correlacionada com os achados histológicos.[35] Pelo uso de critérios padronizados para sua interpretação, foram relatados altos níveis de concordância intraobservador e interobservador.[36]

Um exame de DMSA anormal durante uma ITU febril torna possível a identificação de crianças com inflamação renal que estão em risco para o desenvolvimento de cicatrizes renais. Para pielonefrite aguda, a cintilografia com DMSA pode ser realizada dentro de duas a quatro semanas após o início dos sintomas da ITU. No entanto, a rotina do uso de DMSA renal depois de pielonefrite aguda não é incentivada, porque isso não muda o manejo clínico. Idealmente, a cintilografia com DMSA, para identificar cicatriz renal, deve ser realizada seis meses após a infecção aguda, para que lesões agudas reversíveis se resolvam.[37,38]

A displasia secundária ao refluxo congênito aparecerá de modo semelhante à cicatriz renal após as infecções pós-natais. Uma criança que se apresentar com RVU, obtendo um DMSA renal de referência, possibilita a identificação de displasia renal e cicatrizes, que podem, então, ser observadas ao longo do tempo.

Ressonância Magnética

A ressonância magnética (RM) foi utilizada recentemente para o diagnóstico de cicatrizes renais porque ela discrimina o edema a partir das cicatrizes, que serão interpretadas pela cintilografia com DMSA como cicatrizes renais. Além disso, ela pode diagnosticar outras

doenças coexistentes, como nefrolitíase,[38,39] que não é diagnosticada pela cintilografia com DMSA. Novos métodos de imagens que mostram promessas no diagnóstico de cicatriz renal incluem RM dinâmica com contraste e ressonância magnética utilizando gadolínio numa sequência de inversão-recuperação com tau-curto (STIR – *short-tau inversion-recovery*). No entanto, o uso rotineiro da RM é menos prático devido à disponibilidade limitada, sobretudo para lactentes, necessidade de sedação prolongada e alto custo. Gadolínio é também contraindicado na presença de disfunção renal significativa (taxa de filtração glomerular abaixo de 30 mL/min/1,73 m²).

Proteinúria como Marcador de Nefropatia do Refluxo

A proteinúria prediz progressão de DRC devido à NR.[40] A microalbuminúria persistente é útil no diagnóstico de dano glomerular numa fase muito precoce.[41] Ela se eleva com o aumento da severidade do RVU e da cicatriz renal.[42] Em crianças com RVU bilateral, com cicatriz renal e *clearance* normal de creatinina, a microalbuminúria foi detectada em 54% dos casos.[43] A triagem com microalbuminúria oferece a possibilidade de intervenção precoce, como o uso de inibidores da ECA, almejando retardar a progressão da DRC. A proteinúria, quando é grave, está geralmente associada à GESF.

HISTÓRIA NATURAL DO REFLUXO VESICOURETERAL E NEFROPATIA DO REFLUXO

O RVU primário, sobretudo graus I a III, geralmente melhora com o tempo, e isso é atribuído ao alongamento do segmento submucoso do ureter. A resolução espontânea do RVU é mais comum na raça não caucasiana, em refluxos de baixo grau, na ausência de dano renal e de disfunção da micção. A resolução do RVU ocorre mais lentamente em crianças com RVU bilateral na maioria dos estudos, mas não em todos. Em um estudo de crianças menores de cinco anos com refluxo de graus I a III, a taxa de resolução para o RVU unilateral esquerdo foi melhor do que o RVU direito.[44] Em outro estudo, o tempo médio até a resolução espontânea, em crianças negras, foi de 15 meses contra 21

Orientações do Manejo do Refluxo Vesicoureteral da American Urologic Association

Grau de RVU	I	II	III	IV	V
< 1 ano, sem ITU	Considerar APC	Considerar APC	APC	APC	APC
< 1, com ITU	APC	APC	APC	APC	APC
> 1 ano, sem DBI ou ITU	Considerar APC	Considerar APC	Considerar APC	Possível cirurgia	Possível cirurgia
> 1 ano, sem DBI e ITU	APC/possível cirurgia	APC/possível cirurgia	APC/possível cirurgia	APC/possível cirurgia	APC/possível cirurgia
> 1 ano com DBI e sem ITU	Tratar DBI/APC	Tratar DBI/APC	Tratar DBI/APC/ possível cirurgia quando DBI melhorar	Tratar DBI/APC/ possível cirurgia quando DBI melhorar	Tratar DBI/APC/ possível cirurgia quando DBI melhorar
> 1 ano com DBI e ITU	Tratar DBI/APC/ modificar APC	Tratar DBI/APC/ modificar APC	Tratar DBI/APC/modificar APC/ possível cirurgia quando DBI melhorar	Tratar DBI/APC/modificar APC/ possível cirurgia quando DBI melhorar	Tratar DBI/APC/modificar APC/ possível cirurgia quando DBI melhorar

Tabela 63-4 Orientações do manejo do refluxo vesicoureteral (RVU) da American Urologic Association. *DBI*, Disfunção da bexiga e intestino; *APC*, antibioticoprofilaxia contínua; *possível cirurgia*, injeção de materiais ou reimplante para graus mais baixos e reimplante para graus mais altos. *Adaptado de American Urological Association. Refluxo vesicoureteral. Disponível em https://www.auanet.org/education/guidelines/vesicoureteral-reflux-a.cfm.*

meses em crianças caucasianas.[45] Aumentando-se a idade de apresentação do RVU e RVU bilateral, a probabilidade de resolução diminui, e RVU bilateral grau IV ou V tem um potencial muito baixo de resolução espontânea.[46]

A história natural do RVU em adultos foi relatada em alguns estudos. Em um estudo de adultos (idade média de 24 anos) com grande RVU diagnosticados na infância, proteinúria e DRC estavam presentes em três dos 13 pacientes com NR unilateral e dois dos quatro pacientes com NR bilateral.[47] Em outro estudo de 127 adultos (média de idade de 41 anos) com RVU diagnosticados durante a infância, 35% tinham cicatriz renal unilateral; 24%, cicatrizes renais bilaterais; 24%, albuminúria; e 11%, hipertensão. Dos pacientes com cicatriz renal bilateral, 83% tinham TFG reduzida.[48] Maior frequência de ITU e padrões de micção anormais também foram observados em adultos com RVU. As infecções do trato urinário também podem ser mais frequentes em adultos que tiveram o tratamento cirúrgico de RVU.

TRATAMENTO

O tratamento do RVU baseou-se na premissa que o RVU predispõe ao desenvolvimento de ITU recorrente e lesão parenquimatosa renal, mas também tem o potencial de resolução espontânea. Várias estratégias de tratamento foram utilizadas com o objetivo final de prevenir as lesões renais. As duas principais modalidades de tratamento são a profilaxia antimicrobiana a longo prazo e a correção cirúrgica. A correção cirúrgica de RVU era comum até que a profilaxia antimicrobiana para ITU na infância foi introduzida em 1975.[49] Muitos estudos posteriores não relataram nenhuma diferença significativa no resultado com o tratamento medicamentoso do RVU *versus* o tratamento cirúrgico na prevenção da lesão renal. Por exemplo, no International Reflux Study in Children, que envolveu 306 pacientes, nenhuma diferença significativa foi encontrada no resultado entre os tratamentos medicamentoso e cirúrgico, em relação ao desenvolvimento de novas lesões renais ou à progressão das cicatrizes renais já estabelecidas.[50] O acompanhamento dessa coorte a longo prazo, por um período de cinco anos no braço europeu do estudo, também não indicou nenhuma diferença em termos de resultados.[11]

As diretrizes da American Urological Association (AUA) de 2010 revisaram sete modalidades de tratamento usadas no manejo do RVU em crianças: antibioticoterapia intermitente; treinamento da bexiga; profilaxia antibiótica contínua; profilaxia antibiótica e treinamento da bexiga; profilaxia antibiótica, anticolinérgicos e treinamento da bexiga; cirurgia aberta; e correção endoscópica. Os desfechos avaliados foram resolução do RVU, risco de pielonefrite e de cicatrizes, e

complicações do tratamento medicamentoso *versus* o tratamento cirúrgico. O painel de recomendações do estudo é mostrado na Tabela 63-4. A profilaxia antibiótica é recomendada para todos os graus de RVU em crianças com menos de um ano devido a uma taxa muito alta de resolução espontânea. Para crianças de um a cinco anos de idade, o painel do estudo recomendou profilaxia antibiótica para todos os graus de RVU, com opções cirúrgicas em graus III a V, se o RVU for bilateral ou as cicatrizes renais estiverem presentes. Para crianças maiores de seis anos, o painel do estudo recomendou profilaxia antibiótica para os graus I e II (unilateral ou bilateral) e unilaterais graus III e IV, com as opções cirúrgicas se a cicatriz renal estiver presente, e correção cirúrgica para RVU bilateral graus III e IV e unilateral ou bilateral para grau V, com ou sem cicatrizes, pois o RVU tem menor possibilidade de resolução espontânea.[46]

Tratamento Clínico

O tratamento clínico envolve profilaxia antimicrobiana a longo prazo, manejo adequado da disfunção miccional e constipação, se presente, e acompanhamento renal com exames de imagem para avaliar a resolução do RVU e o potencial desenvolvimento de lesão renal. Os agentes antimicrobianos mais adequados para profilaxia incluem sulfametoxazol-trimetoprim (TMP-SMZ), o trimetoprim sozinho, a nitrofurantoína e a cefalexina. O acompanhamento de pacientes com RVU e ITU requer avaliação rápida (dentro de 72 horas após o início da febre) para possibilitar a detecção precoce e o tratamento imediato de ITU. O tempo de seguimento da UCM não é bem definido, mas os estudos sugerem intervalos de tempo de 12 a 24 meses. O tratamento da disfunção miccional ou da síndrome das eliminações (uma síndrome consistindo em constipação e de sintomas urinários de frequência, urgência e incontinência, associada à ITU recorrente, em crianças que não usam mais fraldas) pode incluir o uso de laxantes e controlar a frequência miccional a cada 2 a 3 horas. Exercícios do assoalho pélvico, modificação comportamental ou medicamentos anticolinérgicos podem ser necessários. Uma combinação conservadora medicamentosa e o retreinamento da musculatura do assoalho pélvico associado a jogos de computador diminuíram a incidência do avanço de ITU e facilitaram a resolução do RVU em crianças com disfunção da micção e RVU. O tratamento da constipação por medidas dietéticas, terapia comportamental e laxantes ajuda a reduzir a recorrência de ITU, resolver a enurese e as contrações não inibidas da bexiga.

Profilaxia Antibiótica *versus* Apenas Vigilância

Alguns estudos desafiam o benefício da profilaxia antimicrobiana a longo prazo na prevenção de lesão renal em pacientes com RVU. Os

Técnica Cirúrgica para o Tratamento do Refluxo Vesicoureteral (RVU)

Técnica	Taxas de sucesso	Prós	Contras
Cirurgia aberta de reimplante	95%	Altas taxas de sucesso Necessidade restrita ao seguimento por UCM Redução na estadia hospitalar	Incisão cirúrgica Necessita de hospitalização Necessita de cateteres no manejo pós-operatório Necessita de controle de dor
Injeção endoscópica com dextranômero e hialuronidase (Deflux)	70%-80%	Taxas razoáveis de sucesso Manejo ambulatorial Dor mínima	Caro Taxas de sucesso mais baixas Necessita repetir o procedimento Necessita de seguimento com UCM
Reimplante laparoscópico ou robótico	70%-90%	Taxas de sucesso razoáveis Pequenas incisões Menor desconforto	Taxas de sucesso mais baixas Necessita de hospitalização Necessita de seguimento com UCM Procedimento longo Equipamento caro Curva de conhecimento cirúrgico significativa

Tabela 63-5 **Técnica cirúrgica para RVU.** *UCM*, Uretrocistografia miccional.

riscos potenciais do uso de antibiótico a longo prazo provocam preocupações pela possibilidade do desenvolvimento de resistência ou alergia.

Nos últimos anos, seis estudos prospectivos randomizados avaliaram o papel da profilaxia antimicrobiana na prevenção da ITU recorrente e cicatrizes renais em crianças. No total, 1.435 pacientes foram randomizados e 961 (67%) dos incluídos eram do sexo feminino. Quatro estudos[13,52-54] não relataram nenhum benefício com profilaxia antimicrobiana em crianças com ou sem RVU. Um estudo[55] relatou diminuição de seis pontos percentuais (intervalo de confiança [IC] de 95% 1-13) no número de infecções do trato urinário com profilaxia, em comparação ao placebo. O Swedish reflux trial[56,57] demonstrou que a taxa de recorrência de ITU em meninas foi maior do que em meninos, e que essa taxa pode ser reduzida com antibioticoprofilaxia e procedimento endoscópico. Nenhum dos cinco estudos mostrou qualquer diferença na taxa de cicatriz renal, com ou sem profilaxia.

Esses estudos, embora sugestivos, não são conclusivos. Várias limitações do desenho do estudo estavam presentes, como coortes de estudo pequenas, seguimento curto, estudos não cegos, sem avaliação de aderência, sem uso de placebo, coleta de urina por sacos coletores estéreis em crianças que ainda usam fraldas e exclusão dos pacientes com RVU de alto grau (que são normalmente associados a maior risco de lesão renal), assim como a questão da variabilidade interobservador na interpretação dos exames de DMSA renais.

Hipertensão e Proteinúria

O manejo adequado de hipertensão e proteinúria inclui o uso de inibidores da enzima conversora de angiotensina (ECA) ou bloqueadores do receptor de angiotensina (BRAs), como em outras doenças renais (Cap. 80). Os inibidores da ECA reduzem a proteinúria em pacientes com NR e também podem reverter a microalbuminúria. As combinações de inibidores da ECA e BRAs podem proporcionar redução adicional da proteinúria.[58] No entanto, não se sabe se esse efeito antiproteinúrico retarda a progressão da doença renal. Historicamente, alguns pacientes ocasionalmente eram submetidos à nefrectomia do rim com cicatriz para ajudar a controlar a hipertensão, desde que o rim contralateral fosse saudável. No entanto, isso é excepcionalmente raro nos dias de hoje devido à disponibilidade de muitos agentes anti-hipertensivos potentes.

Tratamento Cirúrgico

O tratamento cirúrgico de RVU é agora uma estratégia de tratamento de segunda linha e é reservado para pacientes cujo tratamento medicamentoso com profilaxia antimicrobiana e acompanhamento falhou.

As indicações atuais para o tratamento cirúrgico de RVU são infecções recorrentes, apesar da aderência ao regime de antibioticoprofilaxia, agravamento das cicatrizes renais, de acordo com o DMSA, depois de uma ITU e má aderência repetida de um regime profilático. A introdução recente de modalidades minimamente invasivas para o manejo do RVU fez com que alguns clínicos considerassem a correção cirúrgica como potencial terapia de primeira linha. A correção imediata poderia potencialmente compensar a necessidade de profilaxia antibiótica em crianças. Embora a maioria das técnicas cirúrgicas tenha altas taxas de sucesso, a maioria dos estudos indica que a correção cirúrgica de RVU não impede a ITU ou a eventual cicatriz renal.[59] Uma revisão das técnicas cirúrgicas é apresentada na Tabela 63-5.

Referências

1. Lebowitz RL, Olbing H, Parkkulainen KV, et al. International system of radiographic grading of vesicoureteric reflux. International Reflux Study in Children. *Pediatr Radiol.* 1985;15:105.
2. Gargollo PC, Diamond DA. Therapy insight: What nephrologists need to know about primary vesicoureteral reflux. *Nat Clin Pract Nephrol.* 2007;3:551.
3. Arena F, Romeo C, Cruccetti A, et al. Fetal vesicoureteral reflux: Neonatal findings and follow-up study. *Pediatr Med Chir.* 2001;23:31.
4. Askari A, Belman AB. Vesicoureteral reflux in black girls. *J Urol.* 1982;127:747.
5. Kunin CM. A ten-year study of bacteriuria in schoolgirls: Final report of bacteriologic, urologic, and epidemiologic findings. *J Infect Dis.* 1970;122:382.
6. Becker GJ, Kincaid-Smith P. Reflux nephropathy: The glomerular lesion and progression of renal failure. *Pediatr Nephrol.* 1993;7:365-369.
7. el-Khatib MT, Becker GJ, Kincaid-Smith PS. Reflux nephropathy and primary vesicoureteric reflux in adults. *Q J Med.* 1990;77:1241-1253.
8. Shefelbine SE, Khorana S, Schultz PN, et al. Mutational analysis of the GDNF/RET-GDNFR alpha signaling complex in a kindred with vesicoureteral reflux. *Hum Genet.* 1998;102:474.
9. Cunliffe HE, McNoe LA, Ward TA, et al. The prevalence of PAX2 mutations in patients with isolated colobomas or colobomas associated with urogenital anomalies. *J Med Genet.* 1998;35:806.
10. Dixon JS, Jen PY, Yeung CK, et al. The structure and autonomic innervation of the vesico-ureteric junction in cases of primary ureteric reflux. *Br J Urol.* 1998;81:146.
11. Piepsz A, Tamminen-Mobius T, Reiners C, et al. Five-year study of medical or surgical treatment in children with severe vesico-ureteral reflux dimercaptosuccinic acid findings. International Reflux Study Group in Europe. *Eur J Pediatr.* 1998;157:753.
12. Wennerström M, Hansson S, Jodal U, Stokland E. Primary and acquired renal scarring in boys and girls with urinary tract infection. *J Pediatr.* 2000;136:30.
13. Pennesi M, Travan L, Peratoner L, et al. North East Italy Prophylaxis in VUR study group: Is antibiotic prophylaxis in children with vesicoureteral reflux effective in preventing pyelonephritis and renal scars? A randomized, controlled trial. *Pediatrics.* 2008;121:e1489.
14. Shindo S, Bernstein J, Arant BS Jr. Evolution of renal segmental atrophy (Ask-Upmark kidney) in children with vesicoureteric reflux: Radiographic and morphologic studies. *J Pediatr.* 1983;102:847.

15. Eddy AA. Interstitial macrophages as mediators of renal fibrosis. *Exp Nephrol.* 1995;3:76.
16. Marra G, Barbieri G, Dell'Agnola CA, et al. Congenital renal damage associated with primary vesicoureteral reflux detected prenatally in male infants. *J Pediatr.* 1994;124:726.
17. Papachristou F, Printza N, Kavaki D, Koliakos G. The characteristics and outcome of primary vesicoureteric reflux diagnosed in the first year of life. *Int J Clin Pract.* 2006;60:829.
18. Yeung CK, Godley ML, Dhillon HK, et al. Urodynamic patterns in infants with normal lower urinary tracts or primary vesico-ureteric reflux. *Br J Urol.* 1998;81:461.
19. Godley ML, Desai D, Yeung CK, et al. The relationship between early renal status, and the resolution of vesico-ureteric reflux and bladder function at 16 months. *BJU Int.* 2001;87:457.
20. Urinary Tract Infection: Clinical Practice Guideline for the Diagnosis and Management of the Initial UTI in Febrile Infants and Children 2 to 24 Months. *Pediatrics.* 2011.
21. Koff SA, Wagner TT, Jayanthi VR. The relationship among dysfunctional elimination syndromes, primary vesicoureteral reflux and urinary tract infections in children. *J Urol.* 1998;160:1019.
22. Noe HN. The long-term results of prospective sibling reflux screening. *J Urol.* 1992;148:1739.
23. Kenda RB, Zupancic Z, Fettich JJ, Meglic A. A follow-up study of vesico-ureteric reflux and renal scars in asymptomatic siblings of children with reflux. *Nucl Med Commun.* 1997;18:827.
24. Bailey RR. The relationship of vesico-ureteric reflux to urinary tract infection and chronic pyelonephritis-reflux nephropathy. *Clin Nephrol.* 1973;1:132.
25. Ditchfield MR, de Campo JF, Nolan TM, et al. Risk factors in the development of early renal cortical defects in children with urinary tract infection. *AJR Am J Roentgenol.* 1994;162:1393.
26. Smellie JM, Prescod NP, Shaw PJ, et al. Childhood reflux and urinary infection: A follow-up of 10-41 years in 226 adults. *Pediatr Nephrol.* 1998;12:727.
27. Wallace DM, Rothwell DL, Williams DI. The long-term follow-up of surgically treated vesicoureteric reflux. *Br J Urol.* 1978;50:479.
28. Silva JM, Santos Diniz JS, Marino VS, et al. Clinical course of 735 children and adolescents with primary vesicoureteral reflux. *Pediatr Nephrol.* 2006;21:981.
29. Morita M, Yoshiara S, White RH, Raafat F. The glomerular changes in children with reflux nephropathy. *J Pathol.* 1990;162:245.
30. Roihuvuo-Leskinen H, Lahdes-Vasama T, Niskanen K, Ronnholm K. The association of adult kidney size with childhood vesicoureteral reflux. *Pediatr Nephrol.* 2013;28:77-82.
31. 2008 annual report of the North American Pediatric Renal Trials and Collaborative Studies (NAPRTCS), p 8-5.
32. Lavocat MP, Granjon D, Allard D, et al. Imaging of pyelonephritis. *Pediatr Radiol.* 1997;27:159.
33. Applegate KE, Connolly LP, Davis RT, et al. A prospective comparison of high-resolution planar, pinhole, and triple-detector SPECT for the detection of renal cortical defects. *Clin Nucl Med.* 1997;22:673.
34. Yen TC, Tzen KY, Lin WY, et al. Identification of new renal scarring in repeated episodes of acute pyelonephritis using Tc-99m DMSA renal SPECT. *Clin Nucl Med.* 1998;23:828.
35. Majd M, Nussbaum Blask AR, Markle BM, et al. Acute pyelonephritis: Comparison of diagnosis with 99mTc-DMSA, SPECT, spiral CT, MR imaging, and power Doppler US in an experimental pig model. *Radiology.* 2001;218:101.
36. Patel K, Charron M, Hoberman A, et al. Intra- and interobserver variability in interpretation of DMSA scans using a set of standardized criteria. *Pediatr Radiol.* 1993;23:506.
37. Stokland E, Hellstrom M, Jakobsson B, et al. Imaging of renal scarring. *Acta Paediatr Suppl.* 1999;88:13.

38. Kavanagh EC, Ryan S, Awan A, et al. Can MRI replace DMSA in the detection of renal parenchymal defects in children with urinary tract infections? *Pediatr Radiol.* 2005;35:275-281.
39. Chan YL, Chan KW, Yeung CK, et al. Potential utility of MRI in the evaluation of children at risk of renal scarring. *Pediatr Radiol.* 1999;29:856.
40. Torres VE, Velosa JA, Holley KE, et al. The progression of vesicoureteral reflux nephropathy. *Ann Intern Med.* 1980;92:776.
41. Quattrin T, Waz WR, Duffy LC, et al. Microalbuminuria in an adolescent cohort with insulin-dependent diabetes mellitus. *Clin Pediatr (Phila).* 1995;34:12.
42. Bell FG, Wilkin TJ, Atwell JD. Microproteinuria in children with vesicoureteric reflux. *Br J Urol.* 1986;58:605.
43. Coppo R, Porcellini MG, Gianoglio B, et al. Glomerular permselectivity to macromolecules in reflux nephropathy: Microalbuminuria during acute hyperfiltration due to amino acid infusion. *Clin Nephrol.* 1993;40:299.
44. Arant BS Jr. Medical management of mild and moderate vesicoureteral reflux: Followup studies of infants and young children. A preliminary report of the Southwest Pediatric Nephrology Study Group. *J Urol.* 1992;148:1683.
45. Skoog SJ, Belman AB. Primary vesicoureteral reflux in the black child. *Pediatrics.* 1991;87:538.
46. Elder JS, Peters CA, Arant BS Jr, et al. Pediatric Vesicoureteral Reflux Guidelines Panel summary report on the management of primary vesicoureteral reflux in children. *J Urol.* 1997;157:1846.
47. Bailey RR, Lynn KL, Smith AH. Long-term followup of infants with gross vesicoureteral reflux. *J Urol.* 1992;148:1709.
48. Lahdes-Vasama T, Niskanen K, Ronnholm K. Outcome of kidneys in patients treated for vesicoureteral reflux (VUR) during childhood. *Nephrol Dial Transplant.* 2006;21:2491.
49. Grüneberg RN, Leakey A, Bendall MJ, Smellie JM. Bowel flora in urinary tract infection: Effect of chemotherapy with special reference to cotrimoxazole. *Kidney Int Suppl.* 1975;4:S122.
50. Smellie JM, Tamminen-Mobius T, Olbing H, et al. Five-year study of medical or surgical treatment in children with severe reflux: Radiological renal findings. The International Reflux Study in Children. *Pediatr Nephrol.* 1992;6:223.
51. Mattoo TK. Vesicoureteral reflux and reflux nephropathy. *Adv Chronic Kidney Dis.* 2011;18:348-354.
52. Roussey-Kesler G, Gadjos V, Idres N, et al. Antibiotic prophylaxis for the prevention of recurrent urinary tract infection in children with low grade vesicoureteral reflux: Results from a prospective randomized study. *J Urol.* 2008;179:674-679.
53. Garin EH, Olavarria F, Garcia Nieto V, et al. Clinical significance of primary vesicoureteral reflux and urinary antibiotic prophylaxis after acute pyelonephritis: A multicenter, randomized, controlled study. *Pediatrics.* 2006;117:626.
54. Montini G, Rigon L, Zucchetta P, et al. Prophylaxis after first febrile urinary tract infection in children? A multicenter, randomized, controlled, noninferiority trial. *Pediatrics.* 2008;122:1064-1071.
55. Craig JC, Simpson JM, Williams GJ, et al. Antibiotic prophylaxis and recurrent urinary tract infection in children. *N Engl J Med.* 2009;361:1748-1759.
56. Brandström P, Esbjörner E, Herthelius M, et al. The Swedish reflux trial in children: I. Study design and study population characteristics. *J Urol.* 2010;184:274-279.
57. Brandström P, Nevéus T, Sixt R, et al. The Swedish reflux trial in children: IV. Renal damage. *J Urol.* 2010;184:292-297.
58. Litwin M, Grenda R, Sladowska J, Antoniewicz J. Add-on therapy with angiotensin II receptor 1 blocker in children with chronic kidney disease already treated with angiotensin-converting enzyme inhibitors. *Pediatr Nephrol.* 2006;21:1716.
59. Yu TJ, Chen WF. Surgical management of grades III and IV primary vesicoureteral reflux in children with and without acute pyelonephritis as breakthrough infections: A comparative analysis. *J Urol.* 1997;157:1404.

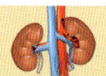

CAPÍTULO 64

Nefrite Intersticial Crônica

Masaomi Nangaku

DEFINIÇÃO

A nefrite intersticial crônica é uma entidade histológica caracterizada por fibrose progressiva do compartimento tubuloinstersticial, com atrofia tubular, infiltrado de linfócitos e macrófagos e fibrose interstícial. Uma vez que a lesão tubular que acompanha a nefrite intersticial é variável, o termo *nefrite tubuloinsterstícial* é utilizado com o mesmo significado de *nefrite interstícial. Tubulite* se refere ao infiltrado no epitélio tubular por leucócitos, geralmente linfócitos.

Existem várias causas primárias e secundárias de nefrite interstícial crônica (Tabela 64-1). A lesão tubuloinstersticial é clinicamente importante porque é um preditor de função renal do presente e do futuro, melhor do que a lesão glomerular. Embora qualquer doença glomerular possa provocar lesão no túbulo-interstício, secundária a mecanismos que envolvem diretamente o efeito da proteinúria e isquemia, neste capítulo discutiremos apenas a nefrite interstícial crônica primária.

PATOGÊNESE

O túbulo-interstício pode ser lesado por toxinas (p. ex., metais pesados), drogas (p. ex., analgésicos), cristais (p. ex., fosfato de cálcio, ácido úrico), infecção, obstrução, mecanismos imunológicos e isquemia. Independentemente do mecanismo inicial de lesão, a resposta tubuloinstersticial mostra pouca variação. A lesão tubular resulta da liberação de substâncias quimiotáxicas e da expressão de moléculas de adesão leucocitárias que atraem células inflamatórias para o interstício. As células tubulares expressam antígenos leucocitários humano que servem como células apresentadoras de antígenos e secretam componentes do complemento e mediadores vasoativos, que podem estimular ou atrair macrófagos e células T. Os fatores de crescimento liberados por células tubulares e macrófagos, como o fator de crescimento derivado da plaqueta e o TGF-β, podem estimular a proliferação e ativação de fibroblastos, levando ao acúmulo de matriz.[1] A origem dos fibroblastos na fibrose intersticial renal continua controversa, mas pode ser de uma população intrínseca de fibroblastos, da migração de fibrócitos circulantes de áreas perivasculares e da transdiferenciação de células tubulares, pericitos e células endoteliais em fibroblastos. Com o tempo, a perda dos capilares peritubulares e a redução na difusão do oxigênio causada pela expansão do interstício provocam hipóxia no rim, e a apoptose progressiva leva a hipocelularidade local e fibrose.[2] Ocorre perda progressiva da função renal, com posterior necessidade de terapia de substituição renal.

EPIDEMIOLOGIA

Enquanto a nefrite intersticial crônica ocorre em doenças renais progressivas de todas as causas, a nefrite intersticial crônica primária não é uma causa comum de doença renal crônica em estágio terminal (DRET); os relatos variam de 42% na Escócia a 3% a 4% na China e nos EUA.[3-5] Essa diferença na incidência pode se relacionar ao modo como o diagnóstico é feito, a causas e exposição a substâncias ou toxinas, e às modalidades de tratamento.

Em várias regiões do mundo, tem sido relatado aumento na incidência de nefrite intersticial crônica, como Sri Lanka, algumas áreas costeiras da América Central e a região dos Balcãs na Europa.

PATOLOGIA

Os aspectos patológicos da nefrite intersticial crônica não são específicos. Eles incluem atrofia ou dilatação da célula tubular; fibrose intersticial composta por colágeno do interstício (tipos I e II); e infiltrado mononuclear com macrófagos, células T e, ocasionalmente, outros tipos celulares (neutrófilos, eosinófilos e plasmócitos). O lúmen tubular varia em diâmetro, mas pode apresentar dilatações, com cilindros homogêneos produzindo um aspecto semelhante à tireoide, daí o termo *tireoidização.*

Enquanto o padrão de granuloma não caseoso é típico da sarcoidose, a reação intersticial granulomatosa também ocorre em resposta à infecção renal por micobactéria (Fig. 64-1), fungo ou bactéria; substâncias (como rifampicina, sulfonamidas e narcóticos); e deposição de cristais de oxalato e ácido úrico. A reação granulomatosa intersticial também já foi descrita na malacoplaquia renal, granulomatose de Wegener, abuso de heroína e após cirurgia de *bypass* jejunoileal.

MANIFESTAÇÕES CLÍNICAS

O comprometimento da função renal é muitas vezes insidioso, e as manifestações mais precoces da doença estão relacionadas à disfunção tubular, que podem não ser diagnosticadas (Quadro 64-1).[6] Na maioria das vezes, o diagnóstico é feito de modo incidental por meio de rotina laboratorial ou durante avaliação de hipertensão associada à redução da taxa de filtração glomerular (TFG). A proteinúria é comumente menor que 1 g/dia. O exame de urina pode apresentar leucócitos ocasionais e, raramente, cilindros leucocitários. A hematúria é incomum. Anemia pode ocorrer precocemente devido à perda de células intersticiais produtoras de eritropoietina.

Com frequência, a disfunção tubular é generalizada, mas algumas situações podem apresentar defeitos no túbulo proximal com aminoacidúria, fosfatúria, acidose tubular proximal (ATR) e, raramente, síndrome de Fanconi completa. A disfunção tubular distal pode se associar a ATR distal (tipo 1 ou tipo 4) (Cap. 12). Alteração na concentração urinária (aumento na frequência urinária e noctúria) pode ser um sinal de disfunção medular, podendo ser grave o suficiente e resultar em diabetes insípido nefrogênico. Além disso, alguns pacientes podem apresentar incapacidade na conservação de sódio, em uma dieta hipossódica, com consequente síndrome perdedora de sal. Outros, sobretudo aqueles com doença microvascular, podem

Principais Causas de Nefrite Intersticial Crônica

Doenças nas Quais os Rins São Macroscopicamente Normais	Doenças nas Quais os Rins São Macroscopicamente Alterados
Substâncias e toxinas (p. ex., ácido aristolóquico, lítio, ciclosporina, tacrolimo, indinavir, cisplatina)	Nefropatia por analgésico
Metabólico (hiperuricemia, hipocalemia, hipercalcemia, hiperoxalúria, cistinose)	Obstrução crônica (Caps. 60 e 63)
Metais pesados (chumbo, cádmio, arsênio, mercúrio, ouro, urânio)	Hereditário (nefronoftise, doença medular cística, nefropatia hiperuricêmica familial juvenil, doença policística autossômica dominante, doença policística autossômica recessiva)
Radiação	Infecção (pielonefrite crônica, malacoplaquia, pielonefrite xantogranulomatosa; Cap. 53)
Nefropatia dos Balcãs	
Condições imunomediadas (lúpus eritematoso sistêmico, síndrome de Sjögren, sarcoidose, granulomatose de Wegener, outras vasculites)	
Doenças vasculares (doença renal aterosclerótica) (Cap. 66)	
Transplante (rejeição crônica)	
Distúrbios hematológicos (mieloma múltiplo, doença por cadeia leve, linfoma, anemia falciforme, hemoglobinúria paroxística noturna) (Caps. 27, 51 e 65)	
Doença glomerular progressiva por todas as causas (p. ex., glomerulonefrite, diabetes, hipertensão)	
Idiopática	

Tabela 64-1 Principais causas de nefrite intersticial crônica. Note que os rins em estágio terminal, independentemente da etiologia, podem se mostrar reduzidos de tamanho. Algumas doenças categorizadas por terem rins macroscopicamente normais podem, em estágios mais avançados, apresentar alterações macroscópicas. Por exemplo, na nefropatia da anemia falciforme, os rins são macroscopicamente normais, a não ser que ocorra necrose da papila.

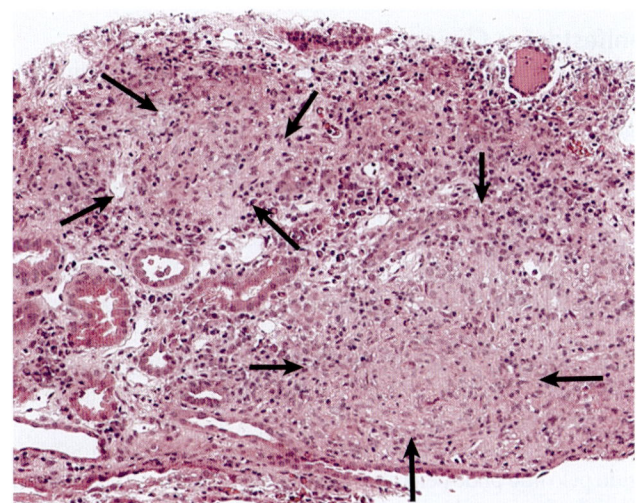

Figura 64-1 Tuberculose renal. Granuloma não caseoso com células epitelioides na tuberculose miliar (setas demonstrando a periferia do granuloma). Embora a alteração patológica típica seja o granuloma com necrose caseosa e com células gigantes de Langerhans, esse granuloma atípico pode ser observado na tuberculose e deve ser diferenciado da sarcoidose. (Coloração hematoxilina-eosina.) *(Cortesia Dr. Noriko Uesugi, Ibaraki, Japão.)*

Manifestações Funcionais da Nefrite Intersticial Crônica

- Deterioração da taxa de filtração glomerular com início insidioso
- Proteinúria tubular composta sobretudo por proteínas de baixo peso molecular (geralmente < 1 g/dia)
- Sedimento urinário inativo
- Anemia renal em um estágio relativamente precoce
- Disfunção do túbulo proximal (aminoacidúria, fosfatúria, acidose tubular proximal, síndrome de Fanconi)
- Disfunção do túbulo distal (acidose tubular tipo IV)
- Disfunção medular (distúrbios na concentração urinária)
- Síndrome perdedora de sal
- Hipertensão sal-dependente

Quadro 64-1 Manifestações funcionais da nefrite intersticial crônica.

apresentar incapacidade relativa na excreção de sódio e desenvolver hipertensão sal-dependente.[7]

As pistas para as causas de nefrite tubuloinstersticial pela história e exame físico estão descritas na Tabela 64-2.[8]

TRATAMENTO

O tratamento inclui a identificação e eliminação de qualquer agente exógeno (substâncias, metais pesados), causas metabólicas (hipercalcemia) ou qualquer situação (obstrução, infecção) que possa provocar lesão intersticial crônica. Tratamento específico, dependendo da causa, pode ser necessário, como o corticoide para a sarcoidose. Medidas gerais incluem o controle da pressão arterial. A maioria dos clínicos é a favor do uso de inibidores da enzima conversora da angiotensina (IECA) ou bloqueadores do receptor da angiotensina (BRA), que reduzem a pressão glomerular e sistêmica, diminuem a proteinúria e aumentam o fluxo sanguíneo renal. Os tratamentos específicos para cada situação clínica serão discutidos posteriormente.

NEFRITE INTERSTICIAL CRÔNICA DROGA-INDUZIDA

Várias substâncias e ervas podem causar nefrite intersticial crônica. A nefropatia induzida pelo tacrolimus e ciclosporina é abordada nos

Indícios de Causas de Nefrite Tubuloinstersticial mediante História e Exame Físico

Dados	Sintomas, Sinais e História clínica	Diagnósticos potenciais
História ocupacional	Exposição a metais pesados (p. ex., baterias, ligas)	Nefropatia pelo chumbo ou cádmio
Álcool	História de ingestão de bebidas contrabandeadas	Nefropatia pelo chumbo
História social	País de origem	Nefropatia dos Balcãs
Antecedentes pessoais	Lúpus eritematoso sistêmico Síndrome de Sjögren Sarcoidose Doença inflamatória intestinal Pancreatite autoimune Síndrome da dor crônica Gota	Nefrite associada à doença intersticial crônica Nefropatia por analgésico Nefropatia por chumbo
Medicações	Prescritas Vendidas sem prescrição (AINEs) Medicamentos à base de ervas Indinavir	Nefrite intersticial crônica induzida por substância Nefropatia por analgésico Nefropatia associada ao ácido aristolóquico Nefropatia por cristal
Exame físico	Olhos secos	Síndrome de Sjögren
Exames laboratoriais	Hiperuricemia Hipocalemia Hipercalcemia Concentração sérica elevada de IgG4	Nefropatia crônica por ácido úrico Nefropatia hipocalêmica Nefropatia hipercalcêmica Doença esclerosante relacionada à IgG4
Exames de imagem	Volume renal reduzido, contornos irregulares e calcificação da papila na TC Microcistos na RM ou ultrassom Nefrocalcinose na TC	Nefropatia por analgésico Nefropatia pelo lítio Nefropatia hipercalcêmica

Tabela 64-2 **Indícios para nefrite tubulointersticial mediante história e exame físico.** *TC*, Tomografia computadorizada; *RM*, ressonância magnética; *AINEs*, anti-inflamatório não esteroide. *(Modificado da referência 8.)*

Capítulos 101, 107 e 111; a nefropatia por ácido aristolóquico (antigamente conhecida como *Nefropatia por ervas medicinais chinesas*) é discutida no Capítulo 78.

Nefropatia pelo Lítio

Definição e Epidemiologia

O lítio é comumente utilizado para o tratamento do transtorno bipolar. As complicações do tratamento com lítio são diabetes insípido nefrogênico, intoxicação aguda e nefrotoxicidade crônica pelo lítio. Uma meta-análise de 14 estudos que envolviam 1.172 pacientes que recebiam tratamento com lítio cronicamente demonstrou a prevalência de 15% de redução na TFG.[9]

Patogênese

Diabetes insípido resulta do acúmulo de lítio nas células do túbulo coletor após entrada nessas células através dos canais de sódio da membrana luminal. O lítio bloqueia a reabsorção tubular induzida pela vasopressina por meio da inibição da atividade da adenilato ciclase, com consequente redução na produção de adenosina monofosfato cíclico, e também pela redução da expressão da aquaporina 2 na membrana apical, o canal de água do túbulo coletor. A nefrite intersticial crônica induzida pelo lítio também pode ocorrer possivelmente pela depleção do inositol e inibição da proliferação celular.

Patologia

As biópsias evidenciam nefrite intersticial crônica focal com fibrose intersticial, atrofia tubular e esclerose glomerular. Enquanto alterações histológicas semelhantes já foram descritas em pacientes psiquiátricos sem história de tratamento com lítio, pacientes com exposição ao lítio apresentam, na maioria das vezes, microcistos no túbulo distal; inflamação intersticial e alterações vasculares são relativamente menores. O grau de fibrose intersticial está relacionado ao tempo de exposição e à dose cumulativa.

Manifestações Clínicas

Diabetes Insípido Associado ao Lítio. A apresentação clínica mais comum da nefrotoxicidade induzida pelo lítio é diabetes insípido nefrogênico, caracterizado pela resistência a vasopressina, poliúria e polidipsia. O comprometimento na habilidade de concentração renal é encontrado em 50% dos pacientes, e a poliúria, resultante do diabetes insípido nefrogênico, ocorre em 20% dos pacientes cronicamente tratados com lítio.

O lítio também é causa rara de hipercalcemia, que pode potencializar o defeito na concentração tubular e contribuir para o desenvolvimento de nefrite intersticial crônica em pacientes tratados com lítio. Diabetes insípido nefrogênico no tratamento com lítio pode se associar a ATR distal; entretanto, essa alteração funcional quase nunca tem importância clínica.

Nefropatia Crônica pelo Lítio. Diabetes insípido nefrogênico induzido pelo lítio pode persistir mesmo com a suspensão do tratamento, indicando dano renal irreversível.

Em um estudo, a creatinina sérica média em pacientes com nefrotoxicidade crônica pelo lítio, comprovada por biópsia, era 2,8 mg/dL (247μmol/L) no momento da biópsia, e 42% dos pacientes tinham proteinúria maior que 1 g/dia.[10] Após a biópsia, todos os pacientes com exceção de um descontinuaram o tratamento com lítio, porém sete pacientes progrediram para DRET. Outro estudo com 74 pacientes tratados com lítio na França demonstrou que a nefropatia induzida pelo lítio se desenvolve de modo lento durante várias décadas, com um tempo de latência média, entre o início da terapia e a DRET, de 20 anos.[11]

A ressonância magnética, em particular *the half-fourier acquisition single-short turbo spin-echo T2-weighted sequence*, sem o uso do gadolínio, ou o ultrassom podem ajudar na detecção dos microcistos característicos nos rins.[12]

Tratamento

Após excluir outras possíveis causas de poliúria e polidipsia, sobretudo a polidipsia psicogênica, o primeiro passo seria a redução da dose do lítio. Amilorida, diurético poupador de potássio, reduz a poliúria e bloqueia a entrada de lítio pelos canais de sódio do túbulo coletor. Os diuréticos tiazídicos devem ser evitados porque eles aumentam o risco de intoxicação aguda pelo lítio devido à contração do volume e aumento da reabsorção de lítio e sódio no túbulo proximal.

Pacientes em uso crônico de lítio devem realizar anualmente medida da função renal e quantificação da diurese em 24 horas (creatinina sérica e TFG estimada [TFGe]). O lítio tem alvo terapêutico estreito, então a concentração sérica deve ser monitorada e mantida entre 0,6 e 1,25 mmol/L. A gravidade da intoxicação crônica pelo lítio está diretamente relacionada com a concentração sérica do lítio e pode ser categorizada em leve (1,5 a 2,0 mmol/L), moderada (2,0 a 2,5 mmol/L) ou grave (> 2,5 mmol/L). A administração uma vez ao dia é menos tóxica que várias administrações diárias, talvez pela possibilidade de regeneração tubular com o uso único diário.[13] A prevenção de depleção de volume também é importante.

É relativamente incomum a ocorrência de lesão renal progressiva com redução da TFG em pacientes sem intoxicação aguda pelo lítio prévia, por isso um aumento na creatinina sérica deve ser tratado inicialmente com redução da dose. Se a creatinina persistir elevada, biópsia renal deve ser considerada, embora os achados raramente indiquem interrupção do tratamento com lítio. O risco da descontinuação da terapia em pacientes com transtorno unipolar ou bipolar grave deve ser sempre balanceado com o risco relativamente baixo de lesão renal progressiva.

Nefropatia por Analgésicos
Definição e Epidemiologia
A nefropatia por analgésico resulta do abuso de analgésicos, comumente presentes em fórmulas com fenacetina, aspirina e cafeína, disponíveis para venda sem receita na Europa e Austrália. É atualmente rara; de fato, alguns duvidam que novos casos ainda aconteçam depois da restrição da venda de alguns analgésicos.[14] O uso a longo prazo da aspirina por si só não está associado à nefropatia por analgésico, e embora o uso prolongado de anti-inflamatório não esteroide (AINE) seja associado à nefrite intersticial crônica em um número pequeno de pacientes, um estudo caso-controle de larga escala não demonstrou aumento no risco de DRET em usuários de formulações combinadas ou não de analgésicos sem fenacetina.[15] Um estudo grande realizado nos EUA também não demonstrou associação entre o uso de combinações analgésicas atuais e o aumento do risco de disfunção renal crônica;[16] entretanto, está associado a aumento do risco de lesão renal aguda (Cap. 69).

Patogênese e Patologia
A lesão primária na nefropatia por analgésico é a isquemia medular causada pela concentração tóxica de metabólitos da fenacetina associada à hipóxia medular relativa, agravada pela inibição da síntese de prostaglandinas vasodilatadoras. A principal consequência é a necrose da papila, com atrofia tubular secundária, fibrose intersticial e infiltrado celular mononuclear (Fig. 64-2).

Manifestações Clínicas
A nefropatia por analgésico é cinco a sete vezes mais comum em mulheres do que em homens. As manifestações renais não são específicas, com progressão lenta para doença renal crônica (DRC), capacidade de concentração urinária prejudicada, defeito na acidificação urinária e dificuldade na conservação do sódio. O exame de urina apresenta piúria estéril e proteinúria leve. Pacientes com nefropatia por analgésico têm um risco aumentado de carcinoma de células transicionais do urotélio. Análises prospectivas recentes do Nurses' Health Study e do Health Professionals Follow-up Study também

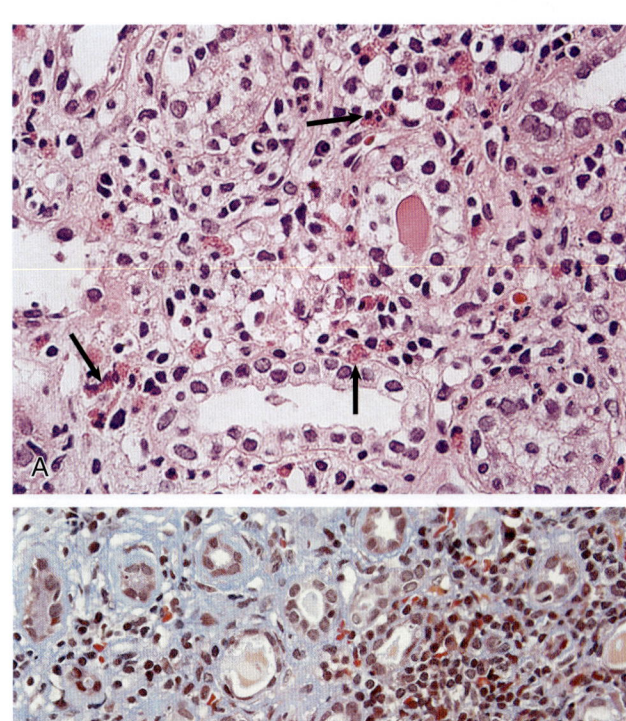

Figura 64-2 **Alterações histológicas na nefropatia por analgésico.** **A**, Nefrite intersticial em um paciente com nefropatia por analgésico associada a infiltrado importante de células mononucleares, como eosinófilos (*setas*). (Coloração hematoxilina-eosina; aumento original ×600.) **B**, Nefropatia por analgésico com fibrose intersticial e infiltrado inflamatório celular. (Coloração tricrômico de Masson; aumento original ×400.) *(Cortesia Dr. Akira Shimizu e Dr. Hideki Takano, Nippon Medical School, Tóquio.)*

demonstraram associação entre uso regular de AINEs e aumento do risco de carcinoma de células renais, enquanto o uso de aspirina e paracetamol não foram associados.[17]

Diagnóstico
A necrose da papila está presente histologicamente em quase todos os pacientes, mas ela só pode ser identificada por meio de exames de imagem se parte ou toda a papila tiver sido descamada. Ela não é patognomônica da nefropatia por analgésico, sendo também encontrada na nefropatia diabética (sobretudo durante episódio de pielonefrite aguda), nefropatia da anemia falciforme, obstrução do trato urinário e tuberculose renal. A tomografia computadorizada sem contraste evidencia redução da massa renal, com contornos irregulares ou calcificação da papila (Fig. 64-3; Fig.52-3,C).[18]

Tratamento
O manejo consiste em interromper ou reduzir o uso de medicações analgésicas. Por causa do risco aumentado de tumores uroteliais, é necessário um acompanhamento rigoroso. O surgimento de hematúria exige avaliação urológica precoce.

A nefropatia por analgésico associada a medicamentos vendidos sem receita também é discutida no Capítulo 78.

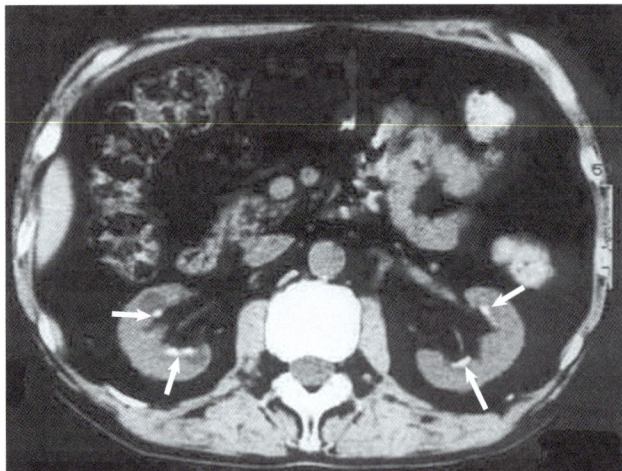

Figura 64-3 Calcificação da papila na nefropatia por analgésico. Tomografia computadorizada sem contraste de um paciente com uso abusivo prolongado de analgésico demonstrando afilamento do parênquima renal e calcificação típica da papila (*setas*). (*Cortesia Dr. Yoshifumi Ubara, Toranomom Hospital, Tóquio.*)

NEFRITE INTERSTICIAL CRÔNICA SECUNDÁRIA A DISTÚRBIOS METABÓLICOS

Os distúrbios metabólicos que causam nefrite intersticial serão discutidos aqui. A hiperoxalúria é descrita no Capítulo 59, e a cistinose, no Capítulo 48.

Nefropatia Crônica por Ácido Úrico
Definição e Epidemiologia
Historicamente, a nefrite intersticial crônica associada a hiperuricemia crônica era chamada de nefropatia gotosa e era atribuída à deposição medular de cristais com inflamação e fibrose ao redor. Mais tarde, esse conceito foi mudado, e a doença renal associada à gota foi considerada secundária a hipertensão coexistente, doença vascular ou lesão renal relacionada ao envelhecimento. Além disso, independente da nefropatia crônica por ácido úrico específica com deposição de cristais, estudos epidemiológicos recentes demonstraram que o ácido úrico sérico elevado é fator de risco para o desenvolvimento de DRC *de novo*.[20] Esse aumento no risco permaneceu significativo mesmo após ajustes para TFGe, proteinúria, idade e componentes da síndrome metabólica. Esses estudos sugerem que hiperuricemia crônica pode ser tanto um fator de risco para desenvolvimento de DRC quanto para progressão de DRC já estabelecida.[21]

Patogênese
A gota crônica e a hiperuricemia grave podem se associar à deposição de cristais de ácido úrico na medula renal (Fig. 64-4). Entretanto, independente da deposição de cristais, estudos experimentais indicam que a hiperuricemia provoca lesão renal crônica pela ativação do sistema renina-angiotensina (SRA) e da indução de estresse oxidativo, resultando em hipertensão glomerular e comprometimento da autorregulação renal.[22] Embora o ácido úrico possa funcionar como um antioxidante do meio extracelular, dentro da célula ele tem efeito pró-oxidante, podendo causar disfunção endotelial e mitocondrial.

Patologia
Alteração na função renal é observada em 30% a 50% dos pacientes que têm gota há muitos anos, e alterações histológicas são encontradas

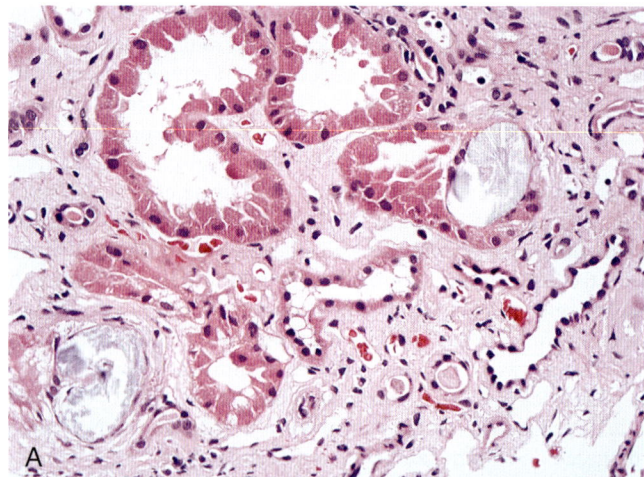

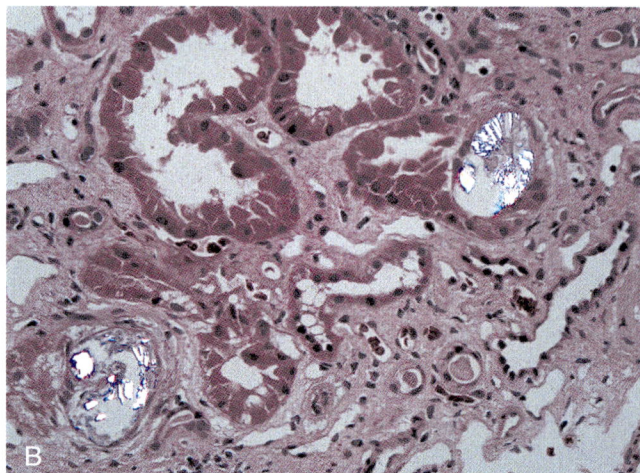

Figura 64-4 Nefropatia crônica por ácido úrico. A, Depósitos de cristais alongados ou fragmentados de ácido úrico em associação a túbulos atróficos. (Coloração hematoxilina-eosina; aumento original ×400.) **B**, Os cristais são facilmente visualizados sob a luz polarizada. (*Cortesia Dr. Akira Shimizu e Dr. Hideki Takano, Nippon Medical School, Tóquio.*)

em mais de 90%.[23] Os achados histológicos mais característicos são arteriolosclerose, glomeruloesclerose focal ou global e doença tubulointersticial crônica. Os cristais de ácido úrico também podem ser encontrados, ocasionalmente, dentro dos túbulos e no interstício (Fig. 64-4), sobretudo na medula externa e, raramente, pode-se encontrar tofo gotoso na medula renal durante dissecação anatômica. Estudos experimentais questionam se os próprios cristais de ácido úrico seriam responsáveis pela doença.

Manifestações Clínicas
Os pacientes com nefropatia crônica por ácido úrico apresentam hipertensão com função renal discretamente alterada, proteinúria leve, sedimento urinário inocente e pequena disfunção tubular (usualmente, comprometimento na capacidade de concentração urinária manifestado como isostenúria). A nefropatia por ácido úrico deve ser considerada se ocorrer elevação desproporcional no ácido úrico sérico em relação ao grau de comprometimento renal (Tabela 64-3).[24]

Diagnóstico
O diagnóstico diferencial mais importante da nefropatia crônica por ácido úrico é a nefropatia pelo chumbo. A nefropatia hiperuricêmica familial juvenil é uma doença autossômica dominante rara que

Creatinina e Ácido Úrico Séricos na Doença Renal Crônica			
Creatinina Sérica		**Ácido úrico Sérico**	
mg/dL	**µmol/L**	**mg/dL**	**µmol/L**
< 1,5	< 132	9	536
1,5-2,0	132-176	10	595
> 2,0	> 176	12	714

Tabela 64-3 **Creatinina e ácido úrico séricos na doença renal crônica.** Concentrações de ácido úrico superiores às estimadas devem alertar sobre a possibilidade de nefropatia crônica pelo ácido úrico, embora isso não seja diagnóstico. *(Modificado da referência 23.)*

mimetiza a nefropatia crônica gotosa, porém ocorre em adolescentes ou durante a primeira infância (Cap. 50).

Tratamento

Continua controverso se a redução do ácido úrico pode melhorar a doença renal em pacientes com gota ou hiperuricemia. Um estudo prospectivo e randomizado evidenciou que a terapia com alopurinol está associada à preservação da TFGe na DRC; entretanto, o tratamento não mostrou nenhum efeito no desfecho primário do estudo, que era a DRET.[25] A retirada do alopurinol dos pacientes com DRC estabilizada resultou em pior controle pressórico e acelerou a disfunção renal, sobretudo nos pacientes que não estavam em uso de IECA.[26] Reduzir o ácido úrico nos pacientes com hiperuricemia assintomática também está associado ao aumento na TFGe.[27] Além disso, há relatos de que reduzir o ácido úrico pode diminuir o risco de doença cardiovascular em pacientes com DRC.[25,28] Entretanto, até hoje, todos os estudos envolveram um número pequeno de pacientes, de modo que mais estudos definitivos são necessários antes de recomendar rotineiramente o tratamento medicamentoso da hiperuricemia.

Uma das razões para se ter cautela é o acúmulo de xantina na insuficiência renal, que pode ser agravada pelos inibidores da xantina oxidase, como o alopurinol, podendo ocorrer precipitação no rim e lesão renal aguda. Para minimizar essa complicação, é recomendada uma dose inicial de 50 a 100 mg/dia de alopurinol, devendo ser aumentada para 200 ou 300 mg/dia após várias semanas, de acordo com a tolerância. Outro efeito adverso do uso do alopurinol é reação de hipersensibilidade (síndrome de Stevens-Johnson-*like*) que pode ser mais comum em pacientes com comprometimento da função renal. O mais novo inibidor da xantina oxidase, o febuxostat, não necessita de ajuste da dose para função renal e aparenta ser menos frequentemente associado a reações de hipersensibilidade e nefrotoxicidade, porém mais estudos são necessários antes de ser recomendado como terapia de primeira linha.

Nefropatia Hipocalêmica

Definição e Epidemiologia

A hipocalemia, se persistente por períodos prolongados, pode induzir a formação de cistos renais, nefrite intersticial crônica e perda progressiva da função renal, conhecida como *nefropatia hipocalêmica*, que pode ser congênita ou adquirida. A nefropatia hipocalêmica ocorre em 15% a 20% dos indivíduos com anorexia nervosa.[29]

Patologia

O achado característico é a vacuolização dos túbulos renais como resultado da dilatação da cisterna do retículo endoplasmático e do

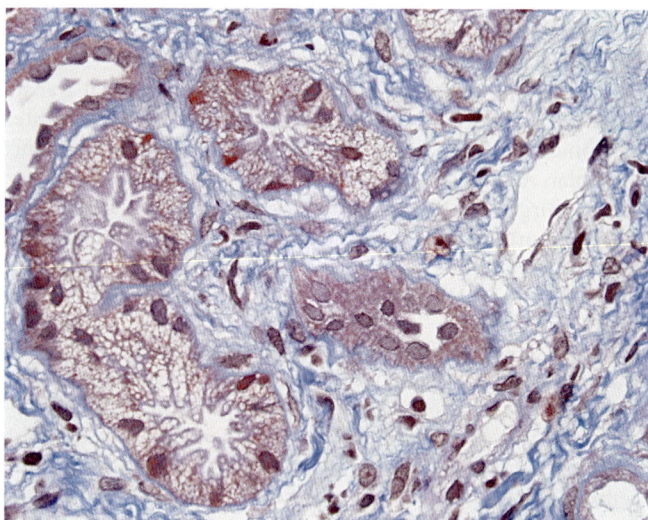

Figura 64-5 **Nefropatia hipocalêmica.** Vacuolização dos túbulos renais é observada em associação à fibrose intersticial em pacientes com nefropatia hipocalêmica. (Coloração tricrômico de Masson; aumento original ×400.) *(Cortesia Dr. Akira Shimizu e Dr. Hideki Takano, Nippon Medical School, Tóquio.)*

desdobramento da membrana basal, que é limitado quase sempre aos segmentos do túbulo proximal (Fig. 64-5). Geralmente, essa alteração requer pelo menos um mês para se desenvolver e é reversível com a suplementação de potássio. Hipocalemia mais prolongada pode provocar lesões mais graves, predominantemente na medula renal, como fibrose intersticial, atrofia tubular e formação de cistos. Há evidência experimental que a lesão hipocalêmica possa ser causada por vasoconstricção renal, induzida pela hipocalemia, provocando isquemia. A produção local de amônia, estimulada pela hipocalemia, também pode ocasionar ativação intrarrenal do complemento, contribuindo para a lesão renal. Além disso, a acidose intracelular associada pode estimular a proliferação celular, o que pode contribuir para o desenvolvimento eventual de cistos em pacientes hipocalêmicos.

Manifestações Clínicas

Comprometimento na concentração urinária, apresentada como noctúria, poliúria e polidipsia, pode ocorrer, em especial quando a concentração sérica do potássio é constantemente abaixo de 3,0 mmol/L por meses ou anos. A duração média relatada da hipocalemia nos pacientes com nefropatia crônica hipocalêmica é de 3,5 a 9 anos. A alteração renal está associada à redução da resposta do túbulo coletor a vasopressina, possivelmente pela expressão reduzida da aquaporina 2.

Diagnóstico

Embora as alterações degenerativas nas células do túbulo proximal sejam consistentes, elas não são específicas da nefropatia hipocalêmica, e um achado característico é a alteração vacuolar no túbulo proximal (Fig. 64-5). Vacuolização similar do túbulo contorcido é observada na intoxicação por etilenoglicol.

Tratamento

A hipocalemia pode ser tratada com suplementação oral de potássio. O tratamento da hipocalemia é discutido no Capítulo 9. Vacúolos citoplasmáticos grosseiros podem persistir por um tempo após a normalização do potássio sérico.

Nefropatia Hipercalcêmica
Definição e Epidemiologia
A hipercalcemia pode causar tanto vasoconstricção renal transitória e reversível, com redução na função renal, quanto nefrite intersticial crônica secundária à necrose das células tubulares e obstrução intratubular. Além disso, o hipoparatireoidismo (sobretudo após tratamento cirúrgico do hiperparatireoidismo) pode resultar em hipercalciúria importante com consequente síndrome similar na ausência de hipercalcemia.

Patologia
Degeneração focal e necrose do epitélio tubular, primariamente na medula onde o cálcio fica concentrado, se desenvolvem precocemente com hipercalcemia persistente. Embora a degeneração focal e as lesões necróticas do epitélio tubular possam ser encontradas na hipercalcemia aguda, o achado histológico mais característico da hipercalcemia persistente é depósito calcificado no interstício (nefrocalcinose; Fig. 64-6). Esses depósitos começam nos túbulos da medula, seguidos por depósitos nos túbulos proximais e distais corticais e no interstício, e secundariamente produzem infiltrado de células mononucleares e necrose tubular.

Manifestações Clínicas
Nefrocalcinose macroscópica é detectada frequentemente em radiografia ou ultrassonografia. A alteração na concentração urinária, secundária à disfunção tubular, se manifesta com poliúria e polidipsia. O mecanismo não é completamente compreendido, mas essa alteração na concentração urinária está relacionada tanto à redução do teor de solutos na medula quanto à interferência na resposta celular à vasopressina. A disfunção renal reversível resulta da hipercalcemia aguda ou crônica pela redução do fluxo sanguíneo renal e da TFG. A lesão renal irreversível é uma consequência rara da hipercalcemia persistente e está associada, na maioria das vezes, a depósitos de cristais de cálcio no interstício.

NEFRITE INTERSTICIAL CRÔNICA SECUNDÁRIA A DOENÇAS RENAIS HEREDITÁRIAS

A nefronoftise (NF) e a doença cística medular (DCM) (ou o complexo NF-DCM) são doenças hereditárias associadas a cistos renais na junção corticomedular. Esses distúrbios são descritos no Capítulo 47.

NEFRITE INTERSTICIAL CRÔNICA SECUNDÁRIA À EXPOSIÇÃO A METAIS PESADOS

Nefropatia pelo Chumbo
Definição e Epidemiologia
A intoxicação aguda pelo chumbo é rara, podendo apresentar-se com dor abdominal, encefalopatia, anemia hemolítica, neuropatia periférica e disfunção do túbulo proximal (síndrome de Fanconi). Em contraste, a exposição crônica a baixos níveis de chumbo pode se associar à DRC, frequentemente com hiperuricemia. Pelo fato de o chumbo ter meia-vida biológica de várias décadas, tanto a intoxicação aguda

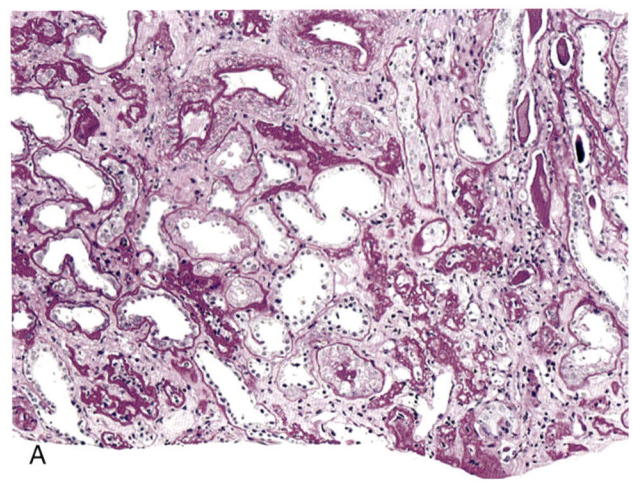

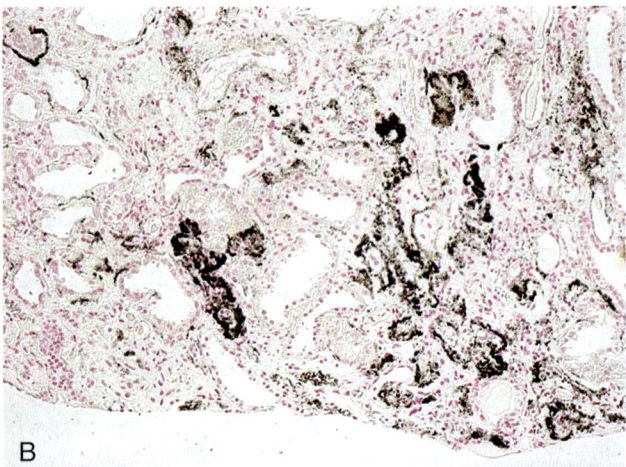

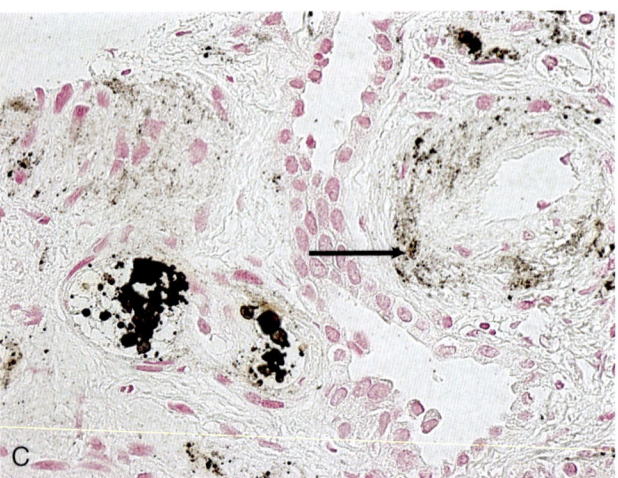

Figura 64-6 **Nefropatia hipercalcêmica causada pela sarcoidose. A,** Atrofia tubular importante e fibrose intersticial com infiltrado linfocítico leve. **B,** Depósitos densos de cálcio são vistos na membrana basal espessada dos túbulos atróficos e na área fibrosada do interstício (seção seriada de **A**). **C,** Placa de cálcio intraluminal nos túbulos atróficos. Depósitos granulares de cálcio são observados na parede arterial (*seta*). (**A**, Coloração ácido periódico – Schiff; **B** e **C**, Coloração de Von Kossa.) *(Cortesia Dr. Noriko Uesugi, Ibaraki, Japão.)*

intermitente quanto a exposição ambiental a baixos níveis resultam em intoxicação crônica cumulativa pelo chumbo.

Embora alguns estudos epidemiológicos tenham sugerido que exposição a baixos níveis de chumbo possa se associar a DRC e hipertensão,[30-32] os dados indicando que o chumbo é causa de DRC, e consequente DRET, são relativamente escarsos.[33] A patogênese da doença renal pode se relacionar ao acúmulo do chumbo reabsorvido nas células do túbulo proximal, aos efeitos da exposição crônica nos vasos e à hiperuricemia induzida pelo chumbo. Estudos controlados e longitudinais com exposição adequada e variáveis efetivas são necessários para confirmar se a exposição ao chumbo pode causar perda da função renal e eventual DRET.

Patologia

Os rins são granulares e contraídos. O achado morfológico característico é a nefrite intersticial crônica com atrofia tubular inespecífica, fibrose intersticial e células inflamatórias escassas. O achado mais precoce é a lesão no túbulo proximal com corpos de inclusão intranuclear, compostos por um complexo proteína-chumbo. Lesão glomerular pode ocorrer de modo secundário, e as artérias e arteríolas demonstram espessamento da média e estreitamento luminal, provavelmente relacionado à hipertensão. A imunofluorescência não contribui.

Manifestações Clínicas

A nefropatia crônica pelo chumbo é geralmente identificada quando uma fonte de exposição alta é conhecida (risco ocupacional ou consumo de bebidas destiladas ilícitas [contrabando]). A hiperuricemia é comum devido à redução na excreção de ácido úrico. O sedimento urinário é benigno e a proteinúria é inferior a 2 g/dia. Hipertensão quase sempre está presente, e, na ausência de testes apropriados ou de uma história cuidadosa sobre exposição, a nefropatia pelo chumbo é diagnosticada erroneamente como nefropatia hipertensiva. A artrite gotosa ("gota saturnina") acomete cerca de metade dos pacientes. Os pacientes com intoxicação crônica pelo chumbo podem manifestar ocasionalmente outros sintomas, como a neuropatia motora periférica, anemia com pontilhado basofílico e calcificação perivascular cerebelar.

Diagnóstico

A nefropatia pelo chumbo pode ser subdiagnosticada porque nenhum exame de sangue para diagnóstico está disponível. Ela é facilmente confundida com nefropatia crônica por ácido úrico, em que depósitos de ácido úrico (tofo) podem ocorrer no interstício. Todos os pacientes com hiperuricemia e disfunção renal devem ter história ocupacional de exposição ao chumbo excluída. A concentração sérica do chumbo é uma medida insensível do depósito corporal cumulativo. O diagnóstico clínico da nefropatia pelo chumbo é baseado na história de exposição, evidência de disfunção renal e teste de quelação do chumbo com sal dissódico de cálcio EDTA (EDTA CaNa$_2$) alterado. A associação entre gota e DRC é forte o suficiente para realizar rastreio com o teste da quelação de chumbo nos pacientes com DRC que têm gota e risco de exposição ao chumbo. O EDTA CaNa$_2$ é administrado (duas doses de 0,5 g em 250 mL de soro glicosado a 5%, de 12/12 h), e a urina é coletada durante três dias, já que a excreção urinária é diminuída na insuficiência renal. A dosagem normal do chumbo urinário é inferior a 650 μg/3 dias. A fluorescência de raios X, que provoca a emissão de prótons fluorescentes para a área demarcada, é um método alternativo que detecta o aumento dos níveis de chumbo no osso, que também é um reflexo da exposição cumulativa ao chumbo. Embora as medidas da fluorescência de raios X possibilitem uma estimativa rápida e não invasiva do chumbo ósseo, o equipamento só está disponível em um número pequeno de centros, tornando esse método limitado.

Tratamento

O tratamento consiste na infusão do EDTA CaNa$_2$ juntamente com a remoção da fonte de chumbo. A probabilidade de uma resposta satisfatória ao EDTA CaNa$_2$ é influenciada pelo grau de fibrose intersticial que já ocorreu.

Em ambientes industriais e ocupações, como as de trabalhadores de fundição e indivíduos que trabalham com tintas e esmaltes à base de chumbo, medidas preventivas para minimizar a exposição e reduzir a absorção são essenciais. Alguns estudos em crianças demonstram sucesso com o uso do quelante oral succimer (Chemet®). A terapia com quelante pode reduzir a progressão da DRC, mesmo em pacientes com intoxicação leve pelo chumbo.[34] Entretanto, ela não tem sido amplamente utilizada por causa dos efeitos adversos e pela preocupação com os efeitos do chumbo mobilizado. Geralmente, não está indicada para adultos com concentração sérica de chumbo inferior a 45 μg/dL. Devido à falta de estudos clínicos controlados demonstrando a eficácia da quelação e os potenciais efeitos adversos, as recomendações de tratamento com agentes quelantes são empíricas, e a decisão sobre o seu uso na intoxicação pelo chumbo pode ser controversa.

Nefropatias Induzidas por outros Metais Pesados

O cádmio é um metal com uso industrial variado, como a fabricação de vidro, ligas metálicas e equipamento elétrico. Ele é concentrado preferencialmente no rim, sobretudo no túbulo proximal, na forma de complexo cádmio-metalotioneína que tem meia-vida biológica de cerca de 10 anos. A contaminação pelo cádmio pode contribuir para o alto risco de nefrite intersticial crônica em algumas comunidades agrícolas em países em desenvolvimento. Um grande surto de intoxicação pelo cádmio ocorreu no Japão como resultado de contaminação industrial. A doença era chamada de "*itai-itai*" ou "*ouch-ouch*", porque a dor óssea é a principal manifestação clínica. Outras manifestações incluem a disfunção do túbulo proximal, cálculo renal devido a hipercalciúria, anemia e nefrite intersticial crônica progressiva. O mecanismo pelo qual o cádmio provoca inflamação crônica e fibrose no rim é relativamente pouco estudado. O diagnóstico é sugerido pela história de exposição ocupacional, aumento da β_2-microglobulina urinária e aumento dos níveis de cádmio na urina (> 7 μg de cádmio por grama de creatinina). Uma vez manifestada, a lesão renal tende a ser progressiva, mesmo que a exposição seja descontinuada. A quelação não é efetiva em humanos e a prevenção é o único tratamento eficaz.

O arsênio, usado como gás tóxico na Primeira Guerra Mundial, está presente em inseticidas, herbicidas, papel de parede e tintas. A intoxicação crônica pelo arsênio se manifesta comumente com neuropatia sensorial e motora, hiperqueratose de extremidade distal, descamação palmar, diarreia e náusea, linhas de Aldrich-Mees (linhas brancas nas unhas) e anemia. Em casos raros, pode causar lesão renal, com ATR proximal e fibrose intersticial crônica. O diagnóstico é feito mediante níveis elevados de arsênio urinário.

O mercúrio é encontrado em matriz de liga, matriz de espelho e algumas baterias, e a intoxicação geralmente ocorre decorrente de uma exposição acidental ao vapor do mercúrio. Foi demonstrado que o mercúrio pode induzir nefropatia membranosa (NM), em estudo com animais experimentais, após uso de cremes para clarear a pele contendo mercúrio.[35] Tanto o mercúrio elementar quanto o sal de mercúrio (Hg$_2$Cl$_2$) não causam lesão sustentada nos túbulos renais, mas o cloreto de mercúrio (Hg$_2$Cl$_2$) pode causar necrose tubular aguda com consequente nefrite intersticial crônica. Entretanto, um relato de intoxicação endêmica por metilmercúrio no Japão descreveu o quadro clínico com predomínio de sequela neurológica; a doença renal nesses pacientes foi incrivelmente benigna, com apenas proteinúria tubular sem alteração na creatinina sérica.

NEFRITE INTERSTICIAL CRÔNICA ENDÊMICA

Uma série de epidemias localizadas de DRC causada por nefrite intersticial crônica tem sido relatada. A mais conhecida é a nefropatia endêmica dos Balcãs, que está descrita no Capítulo 78 junto com outras manifestações da nefropatia por ácido aristolóquico.

Outra nefropatia epidêmica foi identificada em comunidades agrícolas na costa do Pacífico na América Central, sobretudo na Nicarágua, Honduras e El Salvador. A doença é observada, a princípio, nos trabalhadores em canaviais, mas também ocorre em trabalhadores que atuam no campo em ambientes quentes. A causa ainda é desconhecida, mas não aparenta ter relação com pesticidas, ácido aristolóquico ou metais pesados. Tem sido proposto que a doença pode resultar da infecção pela leptospirose ou de episódios de desidratação recorrente ou crônica, possivelmente em conjunto com uso de AINEs.

Além disso, foi descrita recentemente outra nefropatia epidêmica em comunidades agrícolas do Sri Lanka; a causa é desconhecida, mas a contaminação com metais pesados pode estar envolvida.

NEFRITE ACTÍNICA

Definição e Epidemiologia

Embora a nefrite actínica tenha sido relativamente comum em décadas atrás, a incidência reduziu de modo considerável devido ao reconhecimento da lesão renal induzida pela radiação, com posterior mudança dos protocolos de administração de radiação terapêutica. Em geral, a exposição direta ao rim de 20 a 30 Gy (1 Gy = 100 rad) durante cinco semanas ou menos irá provocar nefrite actínica.

Patologia

O alvo inicial da radiação ionizante no rim provavelmente são as células endoteliais, provocando edema delas. Como consequência, ocorre oclusão vascular levando à atrofia tubular. A microscopia eletrônica evidencia o surgimento de uma divisão da parede do capilar causada pela interposição do mesângio e alargamento do espaço subendotelial por um material macio indefinido. Esses achados são compartilhados com a síndrome hemolítica urêmica e púrpura trombocitopênica trombótica, sugerindo um mecanismo patogênico semelhante originado da lesão endotelial. A doença grave é caracterizada pela fibrose intersticial progressiva e pela presença de células inflamatórias intersticiais.

Manifestações Clínicas

Em geral, a lesão glomerular e vascular da microangiopatia trombótica predominam. Entretanto, alterações tubulointersticiais de gravidade variável também estão, na maioria das vezes, presentes. A hipertensão é comumente observada. A progressão para uma nefrite actínica "crônica" pode ocorrer, se a resolução da nefrite actínica aguda for incompleta. Esses pacientes apresentam proteinúria, DRC progressiva e, eventualmente, desenvolvem DRET após vários anos da irradiação, na ausência de uma fase aguda.

Tratamento

A prevenção é a melhor abordagem. O risco de desenvolver nefrite actínica pode ser minimizado através da proteção renal ou fracionando a irradiação corporal total em várias doses menores ao longo de vários dias. Nenhum tratamento específico está disponível para estabilizar a nefrite actínica; logo, o manejo principal é o controle da hipertensão e tratamento de suporte da DRC.

NEFRITE INTERSTICIAL MEDIADA POR MECANISMOS IMUNOLÓGICOS

Síndrome de Sjögren
Definição e Epidemiologia

A síndrome de Sjögren pode se associar à nefrite intersticial crônica. A prevalência descrita do envolvimento renal é bastante variável, de 2% a 67%, sobretudo devido às diferentes definições de acometimento renal. Uma análise recente de 130 pacientes com síndrome de Sjögren primária, na China, demonstrou incidência de 80% de nefrite intersticial crônica, comprovada por biópsia.[36]

Patologia

A lesão histológica é caracterizada por infiltrado de linfócitos e plasmócitos no interstício com lesão da célula tubular e, raramente, formação de granuloma. Com o tempo, ocorre progressão para atrofia tubular e fibrose intersticial. A imunofluorescência é positiva com depósitos granulares de IgG e C3 ao longo da membrana basal tubular (MBT).

Manifestações Clínicas

As manifestações clínicas e laboratoriais da nefrite intersticial podem ser apenas os sintomas da síndrome de Sjögren. A creatinina sérica está quase sempre aumentada levemente, associada a sedimento urinário pouco alterado e disfunção tubular, como síndrome de Fanconi, ATR distal, hipocalemia e diabetes insípido nefrogênico. A síndrome de Sjögren é uma das causas mais comuns de ATR distal (tipo 1) adquirida em adultos, e a hipocalemia pode ser importante, resultando em sintomas graves de fraqueza. A hipocalemia pode ocorrer na ausência de ATR, decorrente da perda de sal e do hiperaldosteronismo secundário.

Tratamento

O tratamento com corticoide, no estágio de infiltração celular, é frequentemente benéfico para proteção da função renal. Embora a doença renal tenha um curso lento e prolongado e a DRC se desenvolva ao longo do tempo, a progressão para DRET é rara.

Sarcoidose
Definição e Epidemiologia

A evidência histológica de nefrite intersticial com granuloma não caseoso é comum em pacientes com sarcoidose, mas a frequência de doença clinicamente relevante é baixa.[37] Ela pode apresentar-se tanto com nefrite intersticial aguda quanto com nefrite intersticial crônica.

Patogênese e Patologia

A biópsia renal revela glomérulo normal; infiltrado intersticial, sobretudo com células mononucleares; lesão tubular; e com doença mais crônica, fibrose intersticial. Embora o achado clássico seja granuloma não caseoso no interstício, ele é incomum e não específico. Uma análise de 18 pacientes com nefrite intersticial granulomatosa demonstrou que em cinco, o achado estava associado a sarcoidose; em dois, nefrite tubulointersticial e uveíte; em dois, medicamento; e em nove, o achado era idiopático.[38] A imunofluorescência e a microscopia eletrônica não apresentam, tipicamente, depósitos imunes.

Estudos recentes sugerem que a sarcoidose renal pode refletir um comprometimento na resposta imune a determinadas bactérias, sobretudo a *Propionibacterium acnes*. No entanto, são necessários estudos confirmatórios, e não se sabe se o tratamento com antibiótico direcionado à *P. acnes* traria algum benefício.

Manifestações Clínicas

A maioria dos pacientes afetados tem clara evidência de sarcoidose difusa ativa, embora alguns apresentem elevação da creatinina sérica isolada e apenas manifestações extrarrenais mínimas. O exame de urina, quando anormal, apresenta somente piúria estéril ou proteinúria leve.

Além disso, a hipercalcemia, induzida pela produção aumentada de calcitriol (1,25-diidroxivitamina D_3) pelas células mononucleares ativadas (sobretudo macrófagos) nos pulmões e linfonodos, ocasionalmente, provoca lesão renal (discussão prévia sobre a nefropatia hipercalcêmica).

A concentração sérica da ECA é utilizada não como ferramenta diagnóstica, mas como um marcador de atividade da doença e resposta ao tratamento. Uma concentração sérica normal não exclui sarcoidose renal.

Tratamento

O tratamento com corticoide tende a melhorar a função renal, embora a recuperação seja frequentemente incompleta. A redução rápida da dose do corticoide pode provocar recidiva.

Lúpus Eritematoso Sistêmico
Definição e Epidemiologia

A nefrite intersticial com imunocomplexos é definida pela presença de depósitos granulares de imunoglobulinas e complemento na MBT, no interstício ou em ambos. O lúpus eritematoso sistêmico é a causa mais comum desse tipo de nefrite intersticial (Fig. 64-7), e o comprometimento do interstício é visto em metade das biópsias renais. Raramente, a doença tubulointersticial por imunocomplexos pode ser a única manifestação da nefrite lúpica.

Manifestações Clínicas

A apresentação pode ser com nefrite intersticial aguda ou crônica. A possibilidade de comprometimento intersticial (sem doença glomerular) é sugerida pelo aumento da creatinina sérica e sedimento urinário pouco alterado. O acometimento do interstício pode ser acompanhado por sinais de disfunção tubular, como ATR distal (tipo 1 ou tipo 4); por hipercalemia isolada causada pelo comprometimento da secreção de potássio pelo túbulo distal; ou por hipocalemia provocada pela perda de sal. O efeito potencial da perda de sódio na secreção do potássio inclui aumento na chegada de sódio no sítio de secreção do potássio nos túbulos coletores, associado à depleção no volume com consequente estimulação na secreção de aldosterona.

Tratamento

O tratamento com corticoide geralmente é efetivo na supressão da disfunção tubular e na preservação da função renal.

Doença Inflamatória Intestinal

Embora as complicações renais mais frequentes da doença de Crohn sejam a formação de cálculos de oxalato de cálcio e amiloidose renal, a nefrite intersticial tem sido relatada em pacientes tratados para doença inflamatória intestinal crônica. Os aminossalicilatos (ácido 5-aminossalicílico, mesalazina e sulfassalazina) são o tratamento da maioria dos casos, mas nefrotoxicidade por esses agentes é muito incomum (taxa média de apenas 0,3% por paciente-ano).[39] A nefrotoxicidade ocorre mais comumente nos primeiros 12 meses de tratamento com aminossalicilato, mas já foram descritos casos após vários anos de uso. Não há relação clara entre a dose do aminossalicilato e o risco de nefrotoxicidade, sugerindo que se trata de uma resposta idiossincrásica. Já foram descritos alguns casos de pacientes que apresentaram nefrite intersticial comprovada por biópsia antes do diagnóstico de doença de Crohn.

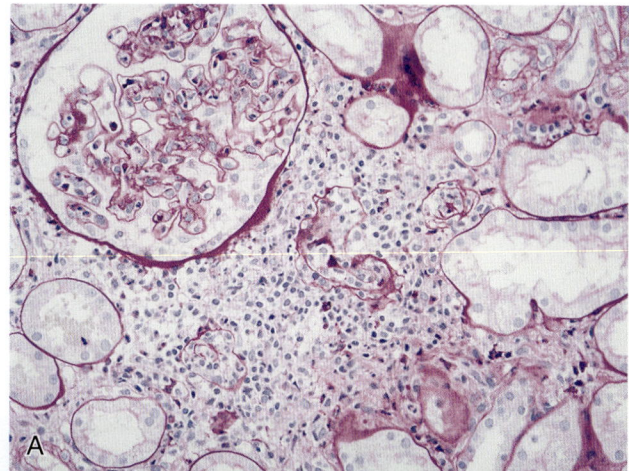
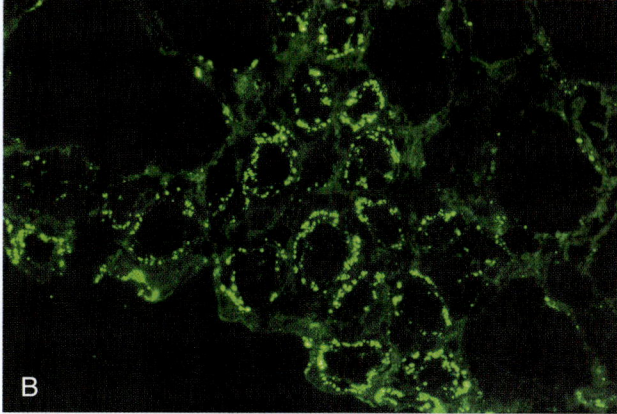

Figura 64-7 **Nefrite intersticial crônica no lúpus sistêmico. A**, Nefrite intersticial observada em pacientes com lúpus eritematoso sistêmico. (Coloração ácido periódico – Schiff; aumento original ×400.) **B**, Imunofluorescência do mesmo paciente com depósitos de IgG no interstício, nas células tubulares e ao longo da membrana basal tubular. *(Cortesia Dr. Akira Shimizu e Dr. Hideki Takano, Nippon Medical School, Tóquio.)*

Os aminossalicilatos devem ser suspensos quando ocorrer disfunção renal em paciente com doença inflamatória intestinal; se a creatinina persistir elevada após a suspensão, deve ser considerada a realização de biópsia renal. Tratamento com corticoide é recomendado quando a função renal não melhora com a suspensão do medicamento.

Doença Renal Relacionada à IgG4
Definição e Epidemiologia

Após análise histológica e imuno-histoquímica de vários órgãos em pacientes com pancreatite autoimune, uma nova entidade clínico-patológica foi proposta, a doença esclerosante relacionada à IgG4.[40] Uma doença sistêmica caracterizada pela presença de numerosos plasmócitos IgG4 positivos e pela infiltração de linfócitos T em vários órgãos (Fig. 64-8). Os primeiros relatos da doença esclerosante relacionada à IgG4 ocorreram no Japão, mas agora tem sido descrita na Europa e EUA, sendo considerada uma entidade mundial.

Patogênese

Permanece desconhecido se a IgG4 é patogênica ou não. A IgG4 não ativa efetivamente a via clássica do complemento. Entretanto, a formação de imunocomplexos pode participar da patogênese, levantando a possibilidade de fixação do complemento pela via da lectina ou pela ativação da via clássica do complemento por algum mecanismo desconhecido.

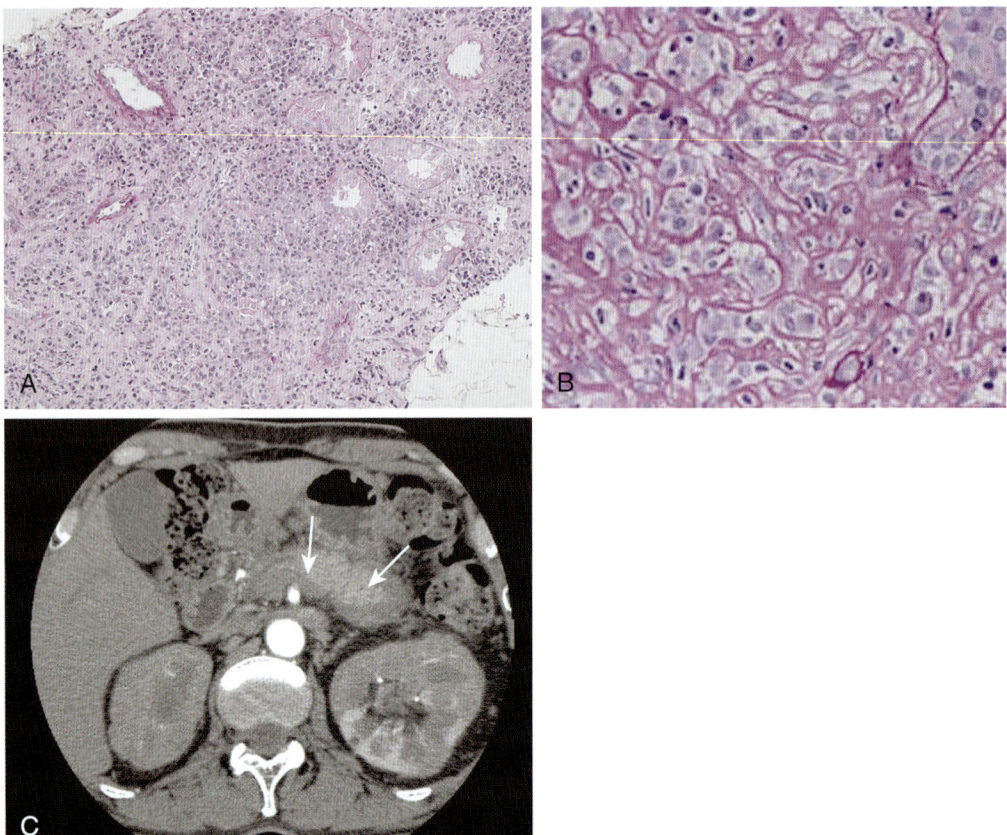

Figura 64-8 **Nefrite intersticial crônica na doença esclerosante relacionada à IgG4. A**, Nefrite intersticial, com infiltrado de numerosas células mononucleares, observada em paciente com pancreatite autoimune. A maioria dessas células são IgG4 positivas nos casos típicos. (Coloração ácido periódico – Schiff; aumento original ×200.) **B**, Pequeno aglomerado de plasmócitos edemaciados ou plasmócitos isolados são cercados por tecido conjuntivo. As características se assemelham a padrão da semente de madeira de bordo, conhecido como *"bird's eye"*. Os plasmócitos parecem olhos de pássaro na madeira, em que o tecido fibrosado corresponde aos ramos da madeira. **C**, Tomografia computadorizada do paciente evidenciando edema pancreático (*setas*). *(**A** e **C** cortesia Dr. Hiroshi Nishi, University of Tokyo, Tóquio. **B** retirada da referência 41.)*

Patologia

O padrão de envolvimento renal mais comum na doença relacionada à IgG4 é a nefrite tubuloinsterticial, com infiltração densa de células mononucleares IgG4 positivas. Características distintas da nefrite tubuloinsterticial incluem (1) fronteiras bem demarcadas entre as regiões afetadas e as não afetadas; (2) envolvimento do córtex e da medula interna, com extensão frequente para além da cápsula renal; (3) infiltrado inflamatório composto predominantemente por plasmócitos e linfócitos, com prevalência alta de células IgG4 positivas frequentemente misturadas com fibrose; (4) fibrose intersticial com característica peculiar semelhante a *"bird's-eye"*; e (5) depósitos visíveis na microscopia óptica e na imunofluorescência na MBT, cápsula de Bowman e interstício.[41] A imunofluorescência é positiva com depósitos granulares de IgG na MBT, acompanhado por C3 com menor intensidade de brilho. A NM também já foi descrita como manifestação da doença renal relacionada à IgG4.[42]

Manifestações Clínicas

As manifestações clínicas são observadas em vários órgãos, como colangite esclerosante, colecistite, sialadenite e fibrose retroperitoneal. A nefrite tubuloinsterticial relacionada à IgG4 pode formar massas de modo similar às outras lesões inflamatórias relacionadas à IgG4 em outros órgãos. Cerca de 80% dos pacientes com doença relacionada à IgG4 tem anormalidades renais radiográficas: múltiplas lesões pequenas de baixa atenuação bilaterais, massa ou aumento do tamanho renal bilateral.[43] Embora a maioria dos casos de doença esclerosante relacionada a

IgG4 estejam associados à pancreatite autoimune, casos sem o acometimento pancreático já foram descritos. A doença ocorre predominantemente em homens mais velhos. A concentração sérica de IgG4 está aumentada e células IgG4 positivas são encontradas no interstício. O aumento da concentração sérica da IgG4 não é específico, já que pode ocorrer em 5% da população normal. Na maioria das vezes, os pacientes apresentam hipocomplementemia e eosinofilia. Os critérios diagnósticos propostos recentemente estão descritos na Tabela 64-4.

Tratamento

A resposta a corticoides é geralmente favorável. Não há correlação entre padrão histológico e resposta à terapia, e mesmo pacientes com fibrose extensa à biópsia demonstram resposta ao tratamento com corticoide.[44]

Outras Formas de Nefrite Intersticial Imunomediada

A nefrite anti-MBT primária é uma forma extremamente rara de nefrite intersticial que usualmente é aguda e caracterizada por depósitos lineares de imunoglobulinas, quase sempre IgG, e complemento na MBT, associado à inflamação tubuloinsterticial e anticorpos séricos anti-MBT. Os anticorpos anti-MBT, geralmente IgG, podem ser encontrados em 50% a 70% dos pacientes com nefrite antimembrana basal glomerular e, ocasionalmente, em pacientes com NM, lúpus sistêmico, nefropatia por IgA, doença por lesão mínima e hipertensão maligna.

Critério Diagnóstico para Nefrite Tubuloinstersticial (NTI) Relacionada a IgG4	
Histologia	Nefrite tubuloinstersticial com numerosos plasmócitos, sendo > 10 plasmócitos IgG4 positivos por campo de grande aumento, na área mais concentrada* Depósitos de imunocomplexos na membrana basal tubular vistos pela imunofluorescência, imuno-histoquímica e/ou microscopia eletrônica†
Exame de imagem	Pequenos nódulos corticais de baixa atenuação periférica, lesões redondas ou em forma de cunha ou envolvimento difuso e desigual Aumento acentuado do tamanho renal
Dosagem sérica	Aumento da IgG4 ou IgG total séricos
Envolvimento de outros órgãos	Incluem pancreatite autoimune, colangite esclerosante, massa inflamatória em qualquer órgão, sialadenite, aneurisma aórtico inflamatório, envolvimento pulmonar, fibrose retroperitoneal

Tabela 64-4 Critério diagnóstico para NTI relacionada a IgG4. O diagnóstico de NTI relacionada a IgG4 requer a característica histológica de NTI com numerosos plasmócitos IgG4 positivos e pelo menos um dos outros critérios dentre exame de imagem, dosagem sérica de IgG4 ou acometimento de outro órgão. *Critério mandatório. †Critério de suporte, presente em > 80% dos casos. *(Da referência 43.)*

UROPATIA OBSTRUTIVA

Obstrução completa ou parcial do trato urinário é acompanhada por alterações patológicas tanto no glomérulo quanto no túbulo-interstício, como fibrose intersticial, atrofia tubular e, ocasionalmente, glomerulosclerose focal. Detalhes são discutidos no Capítulo 60.

DOENÇAS VASCULARES

A isquemia provocada pelo comprometimento dos vasos intrarrenais causa atrofia tubular, fibrose intersticial e infiltrado celular. Isso será mais discutido no Capítulo 66. Isquemia crônica do compartimento tubuloinstersticial também desempenha papel crucial na progressão das doenças glomerulares e tubulointersticiais.[2]

NEFRITE INTERSTICIAL CRÔNICA ASSOCIADA À INFECÇÃO

Embora uma variedade de infecções virais e bacterianas possam se associar à nefrite intersticial aguda (Cap. 62), a nefrite intersticial crônica secundária a agentes infecciosos aparentemente é rara. Infecção insidiosa por *Mycobacterium tuberculosis* pode causar nefrite tubuloinstersticial crônica granulomatosa.[45] Infecções bacterianas crônicas podem provocar pielonefrite xantogranulomatosa ou malacoplaquia renal (Cap. 53).

Referências

1. Boor P, Sebeková K, Ostendorf T, Floege J. Treatment targets in renal fibrosis. *Nephrol Dial Transplant*. 2007;22:3391-3407.
2. Nangaku M. Chronic hypoxia and tubulointerstitial injury: A final common pathway to end-stage renal failure. *J Am Soc Nephrol*. 2006;17:17-25.
3. Rastegar A, Kashgarian M. The clinical spectrum of tubulointerstitial nephritis. *Kidney Int*. 1998;54:313-327.
4. Rychlík I, Jancová E, Tesar V, et al. The Czech registry of renal biopsies. Occurrence of renal diseases in the years 1994-2000. *Nephrol Dial Transplant*. 2004;19:3040-3049.
5. Chen H, Tang Z, Zeng C, et al. Pathological demography of native patients in a nephrology center in China. *Chin Med J (Engl)*. 2003;116:1377-1381.
6. Braden GL, O'Shea MH, Mulhern JG. Tubulointerstitial diseases. *Am J Kidney Dis*. 2005;3:560-572.
7. Johnson RJ, Herrera-Acosta J, Schreiner GF, Rodriguez-Iturbe B. Subtle acquired renal injury as a mechanism of salt-sensitive hypertension. *N Engl J Med*. 2002;346:913-923.
8. Beck LH Jr, Salant DJ. Glomerular and tubulointerstitial diseases. *Prim Care*. 2008;35:265-296.
9. Boton R, Gaviria M, Batlle DC. Prevalence, pathogenesis, and treatment of renal dysfunction associated with chronic lithium therapy. *Am J Kidney Dis*. 1987;10:329-345.
10. Markowitz GS, Radhakrishnan J, Kambham N, et al. Lithium nephrotoxicity: A progressive combined glomerular and tubulointerstitial nephropathy. *J Am Soc Nephrol*. 2000;11:1439-1448.
11. Presne C, Fakhouri F, Noël LH, et al. Lithium-induced nephropathy: Rate of progression and prognostic factors. *Kidney Int*. 2003;64:585-592.
12. Farres MT, Ronco P, Saadoun D, et al. Chronic lithium nephropathy: MR imaging for diagnosis. *Radiology*. 2003;229:570-574.
13. Alexander MP, Farag YM, Mittal BV, et al. Lithium toxicity: A double-edged sword. *Kidney Int*. 2008;73:233-237.
14. Mihatsch MJ, Khanlari B, Brunner FP. Obituary to analgesic nephropathy—an autopsy study. *Nephrol Dial Transplant*. 2006;21:3139-3145.
15. van der Woude FJ, Heinemann LA, Graf H, et al. Analgesics use and ESRD in younger age: A case-control study. *BMC Nephrol*. 2007;8:15.
16. Rexrode KM, Buring JE, Glynn RJ, et al. Analgesic use and renal function in men. *JAMA*. 2001;286:315-321.
17. Cho E, Curhan G, Hankinson SE, et al. Prospective evaluation of analgesic use and risk of renal cell cancer. *Arch Intern Med*. 2011;171:1487-1493.
18. Elseviers MM, De Schepper A, Corthouts R, et al. High diagnostic performance of CT scan for analgesic nephropathy in patients with incipient to severe renal failure. *Kidney Int*. 1995;48:1316-1323.
19. Liu WC, Hung CC, Chen SC, et al. Association of hyperuricemia with renal outcomes, cardiovascular disease, and mortality. *Clin J Am Soc Nephrol*. 2012; 7:541-548.
20. Obermayr RP, Temml C, Gutjahr G, et al. Elevated uric acid increases the risk for kidney disease. *J Am Soc Nephrol*. 2008;19:2407-2413.
21. Johnson RJ, Nakagawa T, Jalal D, et al. Uric acid and chronic kidney disease: Which is chasing which? *Nephrol Dial Transplant*. 2013;28:2221-2228.
22. Feig DI, Kang DH, Johnson RJ. Uric acid and cardiovascular risk. *N Engl J Med*. 2008;359:1811-1821.
23. Johnson RJ, Kivlighn SD, Kim YG, et al. Reappraisal of the pathogenesis and consequences of hyperuricemia in hypertension, cardiovascular disease, and renal disease. *Am J Kidney Dis*. 1999;33:225-234.
24. Murray T. Goldberg M. Chronic interstitial nephritis: Etiologic factors. *Ann Intern Med*. 1975;82:453-459.
25. Goicoechea M, de Vinuesa SG, Verdalles U, et al. Effect of allopurinol in chronic kidney disease progression and cardiovascular risk. *Clin J Am Soc Nephrol*. 2010;5:1388-1393.
26. Talaat KM, el-Sheikh AR. The effect of mild hyperuricemia on urinary transforming growth factor beta and the progression of chronic kidney disease. *Am J Nephrol*. 2007;27:435-440.
27. Kanbay M, Huddam B, Azak A, et al. A randomized study of allopurinol on endothelial function and estimated glomular filtration rate in asymptomatic hyperuricemic subjects with normal renal function. *Clin J Am Soc Nephrol*. 2011;6:1887-1894.
28. Terawaki H, Nakayama N, Miyazawa E, et al. Effect of allopurinol on cardiovascular incidence among hypertensive nephropathy patients: The Gonryo study. *Clin Exp Nephrol*. 2013;17:549-553.
29. Bouquegneau A, Dubois BE, Krzesinski JM, Delanaye P. Anorexia nervosa and the kidney. *Am J Kidney Dis*. 2012;60:299-307.
30. Inglis JA, Henderson DA, Emmerson BT. The pathology and pathogenesis of chronic lead nephropathy occurring in Queensland. *J Pathol*. 1978;124:65-76.
31. Muntner P, He J, Vupputuri S, et al. Blood lead and chronic kidney disease in the general United States population: Results from NHANES III. *Kidney Int*. 2003;63:1044-1050.
32. Yu CC, Lin JL, Lin-Tan DT. Environmental exposure to lead and progression of chronic renal diseases: A four-year prospective longitudinal study. *J Am Soc Nephrol*. 2004;15:1016-1022.
33. Evans M, Elinder CG. Chronic renal failure from lead: Myth or evidence-based fact? *Kidney Int*. 2011;79:272-279.
34. Lin JL, Lin-Tan DT, Hsu KH, Yu CC. Environmental lead exposure and progression of chronic renal diseases in patients without diabetes. *N Engl J Med*. 2003;348:277-286.
35. Chakera A, Lasserson D, Beck LH Jr, et al. Membranous nephropathy after use of UK-manufactured skin creams containing mercury. *QJM*. 2011;104:893-896.

36. Ren H, Wang WM, Chen XN, et al. Renal involvement and followup of 130 patients with primary Sjögren's syndrome. *J Rheumatol.* 2008;35:278-284.
37. Berliner AR, Haas M, Choi MJ. Sarcoidosis: The nephrologist's perspective. *Am J Kidney Dis.* 2006;48:856-870.
38. Joss N, Morris S, Young B, Geddes C. Granulomatous interstitial nephritis. *Clin J Am Soc Nephrol.* 2007;2:222-230.
39. Gisbert JP, González-Lama Y, Mate J. 5-Aminosalicylates and renal function in inflammatory bowel disease: A systematic review. *Inflamm Bowel Dis.* 2007;13:629-638.
40. Kamisawa T, Okamoto A. IgG4-related sclerosing disease. *World J Gastroenterol.* 2008;14:3948-3955.
41. Yamaguchi Y, Kanetsuna Y, Honda K, et al. Characteristic tubulointerstitial nephritis in IgG4-related disease. *Hum Pathol.* 2012;43:536-549.
42. Alexander MP, Larsen CP, Gibson IW, et al. Membranous glomerulonephritis is a manifestation of IgG4-related disease. *Kidney Int.* 2013;83:455-462.
43. Raissian Y, Nasr SH, Larsen CP, et al. Diagnosis of IgG4-related tubulointerstitial nephritis. *J Am Soc Nephrol.* 2011;22:1343-1352.
44. Chapagain A, Dobbie H, Sheaff M, Yaqoob MM. Presentation, diagnosis, and treatment outcome of tuberculous-mediated tubulointerstitial nephritis. *Kidney Int.* 2011;79:671-677.

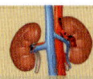

CAPÍTULO 65

Mieloma e o Rim

Ashley B. Irish

O mieloma é uma neoplasia hematológica maligna incomum, responsável por 1% de todas as neoplasias e 10% das neoplasias hematológicas malignas. Os afro-americanos têm duas vezes a incidência dos caucasianos, e existe predomínio de homens em relação às mulheres. É uma doença dos idosos, com idade média de diagnóstico acima de 65 anos. O achado característico do mieloma é a superprodução desregulada de imunoglobulinas (Ig), especialmente o componente da cadeia leve (CL), que pode ser nefrotóxico. Várias causas e manifestações de lesão renal aguda (LRA) são possíveis no mieloma (Tabela 65-1), porém o maior risco é a nefropatia por cilindros do mieloma (NCM), que é uma emergência médica com necessidade de diagnóstico rápido e intervenção, a fim de prevenir a insuficiência renal irreversível.

ETIOLOGIA E PATOGÊNESE DO MIELOMA

O mieloma é uma neoplasia maligna derivada de células B, com plasmócitos diferenciados de forma incompleta, que tem duas características proeminentes: o aumento na produção monoclonal de Ig e a destruição óssea. Normalmente, os plasmócitos derivam de células B maduras e, após estímulo antigênico, ocorre troca da expressão da cadeia pesada de μ (IgM) para α, δ, ε ou γ. A produção de Ig requer a junção intracelular de duas cadeias pesadas e duas CLs, kappa (κ) ou lambda (λ), formando, assim, as imunoglobulinas IgG, IgA, IgD e IgE. Geralmente, as CLs são excretadas em excesso, com relação κ:λ de aproximadamente 2:1. No mieloma, um clone de células secreta quantidades excessivas de uma Ig específica e/ou CL (paraproteína ou proteína M). As anormalidades genéticas e somáticas desse clone maligno são complexas e continuam não totalmente compreendidas, mas têm implicações importantes para o prognóstico e tratamento.[1] Tanto a desregulação do ciclo celular quanto o comprometimento da apoptose são importantes para o seu acúmulo disfuncional e progressivo na medula óssea e, ocasionalmente, em outros órgãos. Os plasmócitos expressam na sua superfície pouca Ig e são reconhecidos pela expressão de CD38 e CD138; normalmente, eles estão presentes somente na medula óssea. No mieloma, a proliferação descontrolada dos plasmócitos é estimulada por um complexo de citocinas autócrinas e parácrinas, especialmente a interleucina (IL)-6. Essas citocinas são secretadas pelas células estromais, células endoteliais e/ou osteoclastos, e elas mantêm o crescimento, a sobrevivência e a migração das células do mieloma; elas também contribuem para a disfunção local do órgão – por exemplo, reabsorção óssea, fratura e anemia.[2]

ETIOLOGIA E PATOGÊNESE DA DOENÇA RENAL

As cadeias leves livres (CLLs) circulam como monômeros (predominantemente κ, com cerca de 25 kD) e dímeros (predominantemente λ, com cerca de 50 kD) com uma meia-vida muito curta (2 a 6 horas) por causa da filtração glomerular livre, enquanto a Ig, muito maior, circula intacta por várias semanas. A CLL filtrada é reabsorvida pela célula do túbulo proximal (CTP) através de receptores via endocitose, após a ligação com o receptor da glicoproteína cubilina (Fig. 65-1).[3] As CLs em excesso podem induzir um efeito inibitório na endocitose *in vitro* e estão associadas a sobrecarga lisossomal com consequente ruptura e liberação do seu conteúdo enzimático no citosol, manifestado histologicamente pela evidência de cristalização, vacuolização e descamação da CTP. A endocitose das cadeias leves induz a liberação de citocinas pró-inflamatórias como a IL-6, a IL-8 e a proteína quimiotática de monócitos-1 (MCP-1), via ativação do fator nuclear de cadeia leve kappa potenciador de células B ativadas (NF-κB) na CTP.[4] Esse mecanismo sugere que a sobrecarga de CL induz a formação de fatores que promovem lesão e fibrose intersticial, como descrito em outras doenças em que ocorre proteinúria. A CL também pode ser citotóxica para a CTP através da lesão direta ao DNA e indução da apoptose.[5] A manifestação menos comum de lesão na CTP é a síndrome de Fanconi, que é associada a variantes específicas de CL κ e, frequentemente, à evidência patológica de inclusões cristalinas.[6]

A lesão da CTP permite o fluxo de CL para o néfron distal onde ela pode interagir com a proteína de Tamm-Horsfall (THP) secretada pelas células da porção espessa ascendente da alça de Henle (TAL). Variações na especificidade do determinante complementar da região 3 (CDR3) de diferentes CLs, modificam a afinidade da CL pela THP, através de alterações na região específica de ligação da CLL, que explicaria parcialmente a variabilidade da nefrotoxicidade de diferentes CLs (formação de cilindros).[7] Essa especificidade da cada CL com a THP foi demonstrada pela descoberta de que a infusão intra peritoneal de CL, isolada a partir de seres humanos com doença renal associada a CL, induz a mesma lesão renal em animais.[8] Embora a lesão renal ocorra somente com a presença de CL urinária, não são todas as CLs que estão associadas à lesão, e nem a quantidade, nem o tipo de CL urinária correlacionam-se com a gravidade da formação de cilindros. No entanto, geralmente, quanto maior for a excreção de CL urinária, maior é o risco de insuficiência renal e menor a resposta à quimioterapia.[9-11] Além dos fatores específicos da CL, a composição de solutos tubular e o fluxo tubular modulam o risco para formação de cilindros. Em animais, a acidificação urinária, a furosemida, o aumento do sódio urinário e o aumento da concentração de cálcio urinário podem aumentar a ligação ou agregação da CL a THP, enquanto a colchicina pode reduzir essa ligação em animais, mas não em seres humanos.[12,13] A formação e a passagem de cilindros distais podem ocluir os túbulos com consequente obstrução, ruptura e refluxo do conteúdo (Fig. 65-2).

EPIDEMIOLOGIA

A maioria dos mielomas apresenta-se *de novo*, embora um pequeno número de casos desenvolva-se em pacientes com gamopatia monoclonal de significado indeterminado (GMSI) a cada ano. Em pacientes com diagnóstico recente, a prevalência de mieloma tipo IgG, IgA, IgD e CLL era de 52%, 21%, 2% e 16%, respectivamente.[9] O mieloma tipo IgM e IgE são extremamente incomuns. Aproximadamente 70% dos pacientes com mieloma também apresentam a proteína M na urina. Ao diagnóstico do mieloma, mais de 50% dos pacientes têm comprometimento da função renal com aumento da creatinina sérica; aproximadamente 25% apresentam-se com creatinina sérica superior a 2 mg/dL (177 μmol/L).[9,10] Em séries com amostragem não selecionada, 2% a 10% dos pacientes apresentaram insuficiência renal grave com necessidade de diálise; esse número é maior em séries relatadas a partir de unidades de terapia renal. Em contraste com a distribuição geral de tipos de proteína M no mieloma, os mielomas tipo CL e IgD são particularmente associados ao risco de doença renal, presentes em aproximadamente 50% dos pacientes com doença renal grave e necessidade de diálise.[14]

APRESENTAÇÃO CLÍNICA

A maioria dos pacientes apresenta-se com sintomas constitucionais (fadiga, perda de peso) e dor óssea, especialmente lombalgia. O comprometimento da função renal é comum e tem causas variáveis (Tabela 65-1). Em uma pequena parte dos pacientes, a insuficiência renal é a manifestação do mieloma, e o diagnóstico do mieloma é feito ou sugerido através da biópsia renal. Em geral, esses pacientes

Etiologia da Lesão Renal e Manifestações Clínicas

	Causa	Manifestação
Pré-renal		
Depleção de volume	Hipercalcemia	Poliúria e Polidipsia
	Perdas gastrointestinais (náusea e vômitos)	Hipotensão
		Febre
	Sepse	
Hemodinâmica	Uso de AINEs	Oligúria, hipercalemia
Outros	Hiperviscosidade (IgA, IgG3)	Alterações mentais
		Lise tumoral
	Hiperuricemia	
Renal	Lesão no túbulo proximal pelas cadeias leves e ácido úrico, lesão no túbulo distal pelos cilindros	Síndrome de Fanconi Proteinúria tubular Cristalúria Proteinúria nefrótica Hematúria, sedimento ativo
	Doença glomerular (DDCL, amiloidose)	
Pós-renal	Litíase	Cólica nefrética

Tabela 65-1 Etiologia da lesão renal e manifestações clínicas. *DDCL*, doença por depósito de cadeia leve; *AINEs*, anti-inflamatórios não esteroides.

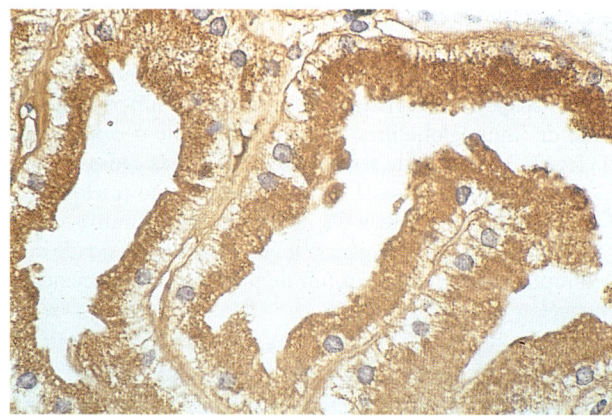

Figura 65-1 Endocitose de cadeias leves pelas células do túbulo proximal. Biópsia renal de um paciente com excreção de cadeia leve κ. Coloração pela imunoperoxidase evidenciando as cadeias leves κ ao longo da borda em escova e dentro do citoplasma da CTP (coloração marrom).

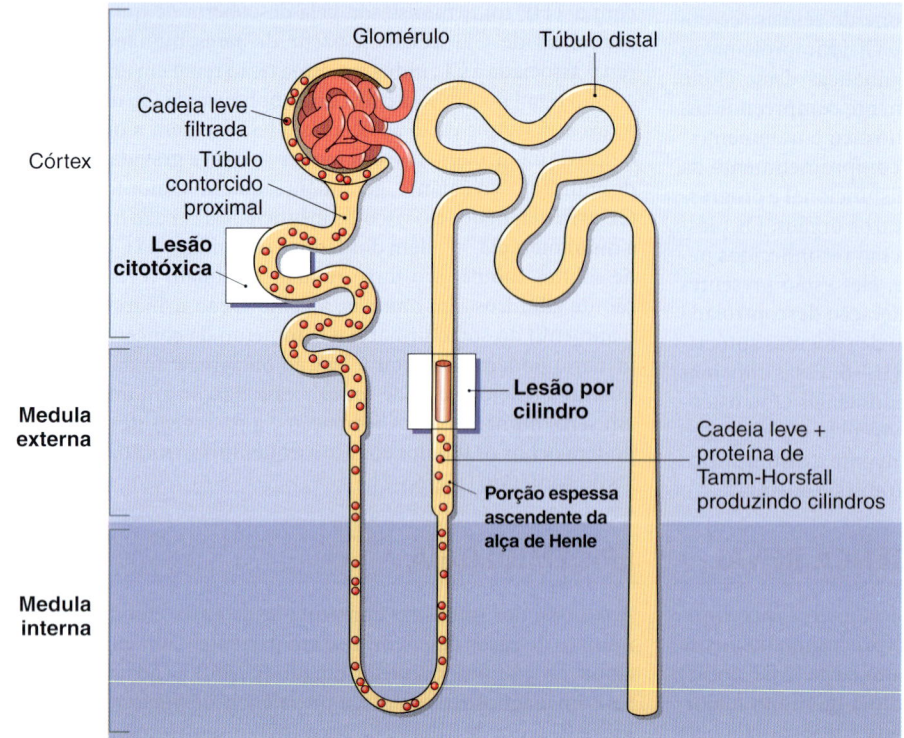

Lesão Renal Provocada pela Cadeia Leve

Glomérulo
Túbulo distal
Cadeia leve filtrada
Córtex
Túbulo contorcido proximal
Lesão citotóxica
Medula externa
Lesão por cilindro
Cadeia leve + proteína de Tamm-Horsfall produzindo cilindros
Porção espessa ascendente da alça de Henle
Medula interna

Figura 65-2 Lesão renal provocada pela cadeia leve. Locais *(destacados pela coloração)* onde as cadeias leves provocam lesão tubular. No túbulo proximal, ocorre citotoxicidade direta. No túbulo distal, ocorre a lesão por cilindros.

Diferenças nas Características do Rim do Mieloma e Outras Doenças por Depósito Imune Monoclonal (MIDDs)

	Rim do Mieloma	Outras MIDDs
Proteinúria	<3 g/L	>3 g/L
Hematúria	Rara	DDCL, ocasional Amiloidose, rara
Hipercalcemia	Comum	Ausente
Hipertensão	Incomum	DDCL, comum Amiloidose, incomum
Citopenias	Anemia, muito comum Leucopenia e tromboci-topenia, ocasionais	Incomum
Paresia imunológica*	Muito comum	Incomum
Lesão óssea lítica	Muito comum	Ausente
Comprometimento da função renal	Comum	Comum
Imunoglobulinas associadas	IgA, IgD, IgG	Nenhuma
Tipos de cadeia leve	Ambas	Amiloidose λ > κ DDCL κ > λ
Elevação da cadeia leve sérica	>500 mg/L	<500 mg/L

Tabela 65-2 Características clínicas do rim do mieloma *versus* MIDDs. *DDCL*, doença por depósito de cadeia leve. *Definida como uma redução da fração de globulinas não-paraproteínas.

Doença Renal em Pacientes com Mieloma Múltiplo

Característica Histológica	Prevalência
Rim do mieloma (nefropatia por cilindros do mieloma)	30%-50%
Nefrite intersticial ou fibrose sem nefropatia por cilindros	20%-30%
Amiloidose	10%
Doença por depósito de cadeia leve	5%
Necrose tubular aguda	10%
Outras (nefropatia por ácido úrico, cristais tubulares, hipercalcemia, GESF)	5%

Tabela 65-3 Doença renal em pacientes com mieloma múltiplo. *GESF*, glomeruloesclerose segmentar e focal. *(Retirada das referências 26,66 a 71.)*

Características Histológicas do Rim do Mieloma

Numerosos cilindros eosinofílicos, frequentemente com aspecto frag-mentado (predominantemente na porção medular do nefron distal)

Macrófagos intratubulares e intersticiais e células gigantes em resposta aos cilindros

Inflamação intersticial, fibrose, atrofia tubular, inclusões de cristais

Anormalidade glomerular mínima

Alteração vascular mínima ou ausente

Quadro 65-1 Características histológicas da nefropatia por cilindros do mieloma

apresentam a doença em estágio mais avançado com alta morbidade e mortalidade.[14] Os achados renais não são específicos e, geralmen-te, incluem rins de tamanho normal e urina sem alterações. A pro-teinúria pode estar significativamente aumentada devido à presença de CLs (proteína de Bence Jones), porém as fitas reagentes urinárias ou a quantificação de albumina podem não detectar, porque elas me-dem somente a albumina. Essa discrepância entre a dosagem de prote-ína total e albumina deve alertar os clínicos para o diagnóstico de mieloma. O cálcio iônico aumentado ou normal, a redução do ânion *gap* sérico, lesões ósseas líticas em radiografias, hipogamaglobuline-mia ou redução na concentração de outras classes de imunoglobuli-nas (paresia imunológica), taxa anormal de CLL sérica e citopenias significativas ou alterações no esfregaço de sangue periférico (plas-mócitos e/ou leucoeritroblastos) sugerem o mieloma. Os achados clí-nicos e laboratoriais que podem distinguir a NCM de outras doenças por depósito de imunoglobulina monoclonal (MIDD) estão listados na Tabela 65-2 e são discutidos no Capítulo 27.

PATOLOGIA

A análise histológica do rim no mieloma tem utilidade diagnóstica e prognóstica, embora, às vezes, não seja necessária e o risco de com-plicações pós-biópsia esteja aumentado em pacientes com LRA que requerem diálise. A biópsia é útil para avaliação inicial da LRA e para orientar tratamentos a fim de reverter a LRA. A Tabela 65-3 lista os achados e a prevalência de lesão renal verificados em amostra histo-lógica ou em mostra de autópsia. A nefropatia do cilindro é a altera-ção histológica mais encontrada e ocorre em 30% a 50% dos pacientes (Quadro 65-1 e Fig. 65-3, A). Ela é caracterizada pela presença de nu-merosos cilindros tubulares distais, eosinofílicos e constituídos de CL monoclonal associada a THP laminada, que, frequentemente, apre-sentam aparência fragmentada após a fixação. Os cilindros provocam

inflamação local com formação de células gigantes.[15,16] Em 30% dos pacientes, a formação de cilindros pode não ser proeminente, apesar da extensa lesão tubulointersticial (Fig. 65-3, B e C).[17] Normalmente, os glomérulos não são acometidos, a não ser que a doença por depó-sito de CL ou a amiloidose estejam associadas (Cap. 27).

DIAGNÓSTICO E DIAGNÓSTICO DIFERENCIAL

Os critérios diagnósticos para o mieloma sintomático do Internatio-nal Myeloma Working Group (2003) são (1) identificação e quanti-ficação da proteína monoclonal através da eletroforese de proteínas séricas (EPS) e caracterização pela imunofixação sérica (IFS); (2) pre-sença de plasmócitos (clonal) na medula óssea ou biópsia compro-vando plasmocitoma; e (3) evidência de lesão em órgão-alvo não justificada por outras patologias (hipercalcemia, insuficiência renal, anemia e doença óssea lítica).[18] A proteína M monoclonal é a alte-ração mais importante para o diagnóstico e 97% dos pacientes apre-sentam Ig intacta e/ou CL livre através da EPS e IFS. A quantidade de proteína M é estimada pela EPS e pode ser utilizada tanto para diagnóstico, quanto para monitoramento da resposta terapêutica. A CL urinária (proteína de Bence Jones) é identificada a partir de uma amostra concentrada; porém, apesar disso, a quantidade de CL pode estar abaixo da concentração necessária para sua identificação atra-vés da IFS. O exame específico para quantificar a CLL urinária e sé-rica (com mensuração apenas da CL não ligada a imunoglobulina) é significativamente mais sensível que a EPS e IFS, e é um método auto-matizado com rápido diagnóstico.[19-21] Um clone anormal de CLL mo-noclonal aumenta a fração de CL específica, com supressão da outra CL, o que altera a proporção normal de CLL (0,26 a 1,65 κ:λ), refletin-do a secreção excessiva do clone anormal (p. ex. <0,26 para clone de CLL λ, >1,65 para clone κ). A concentração sérica normal de CLL é muito baixa (7 a 13 mg/L); porém, em pacientes com disfunção renal,

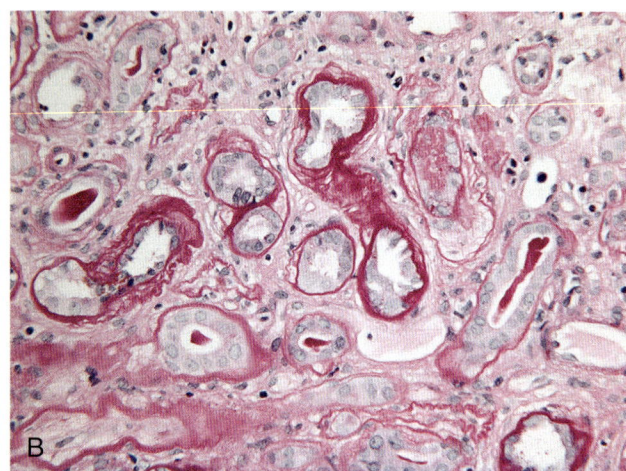

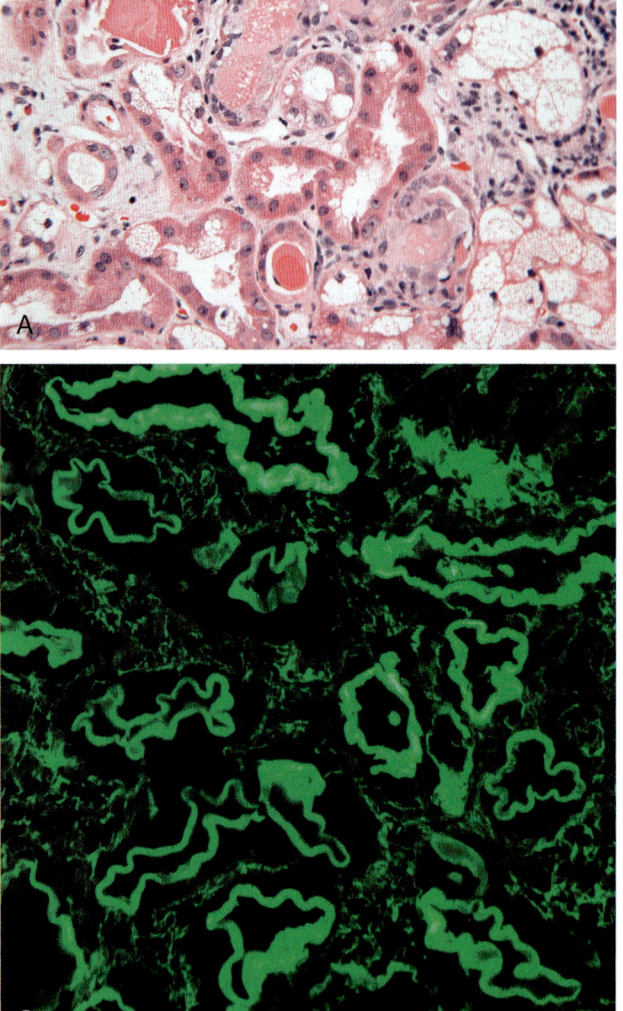

Figura 65-3 **Nefropatia por cilindros do mieloma. A**, Rim do mieloma. Vários túbulos dilatados estão obstruídos por cilindros eosinofílicos densos, com células gigantes reativas e infiltrado celular inflamatório. A vacuolização e a degeneração tubular também estão presentes. (Coloração hematoxilina-eosina; x160.) **B**, Depósito de cadeia leve ao longo da membrana basal tubular no rim do mieloma sem a presença de cilindros. O espessamento da membrana basal tubular pelos depósitos tem reação positiva a coloração ácido periódico – Schiff (PAS). Fibrose intersticial e inflamação crônica leve estão presentes. (Coloração PAS; x160.) **C**, Depósito de cadeia leve ao longo da membrana basal tubular. Depósito linear intenso de cadeia leve κ na membrana basal tubular espessa. (Imunofluorescência direta anticadeia leve κ; x160.) *(Cortesia R. Sinniah, Perth, Australia.)*

o acúmulo de CLL (κ e λ) ocorre como resultado da excreção renal reduzida e a proporção, geralmente, permanece dentro da normalidade. Entretanto, como a CLL λ tende a circular em dímeros, sua depuração é menor que em relação à CLL κ monomérica, e isso pode alterar a proporção. Por isso, um aumento no intervalo de referência para 0,37 a 3,1 é considerado normal em pacientes com insuficiência renal, e o uso desse ponto de corte melhora a sensibilidade diagnóstica do mieloma para 99% com especificidade de 100%.[21] O valor sérico absoluto da CL monoclonal não tem tanta importância para o diagnóstico, mas, em geral, os pacientes com insuficiência renal sem mieloma têm aumento de 10 a 20 vezes na CLL policlonal. Em contraste, na nefropatia por cilindros, comprovada por biópsia, a proporção está alterada e o aumento absoluto de CLL é 100 a 200 vezes o normal, com valores acima de 500 mg/L (usualmente acima de 1.000 mg/L) ao diagnóstico (Fig. 65-4).[21] A dosagem sérica de CLL tem vantagens significativas sobre a EPS e a IFS, e está incorporada nas diretrizes clínicas internacionais para o diagnóstico e manejo do mieloma.[22]

Podem existir dificuldades diagnósticas em pacientes idosos avaliados devido ao diagnóstico recente de insuficiência renal, em que o resultado do EPS de rotina evidencia a proteína M. Aproximadamente 3% da população acima de 70 anos apresentarão a proteína M

sérica, consistente com GMSI. O diagnóstico de GMSI é mais provável se a concentração sérica da proteína M for baixa (<3 g/dL), as CLs urinárias ausentes ou em níveis baixos (<1 g/24 h), e a proporção de CLL for normal com ausência de lesão de órgão-alvo (ausência de lesões líticas, <10% de plasmócitos no aspirado de medula óssea).[23] Essa distinção é importante porque a maioria dos pacientes com GMSI irão falecer de outras comorbidades não relacionadas, e apenas 1% ao ano progride para mieloma.[24] A maioria das doenças renais em pacientes com GMSI não são relacionadas a proteína M,[25] embora casos raros de glomerulosclerose segmentar e focal (GESF) tenham sido associados a disproteinemia.[26] Evidência de outras causas de doença renal (mais frequentemente diabetes e doença vascular), ao longo de um período de observação, pode esclarecer o significado da proteína M, embora a biópsia de medula óssea e/ou renal possa ser necessária quando o diagnóstico permanece incerto.

HISTÓRIA NATURAL

A maioria dos pacientes com comprometimento da função renal ao diagnóstico irão evoluir com resolução dessas alterações, que predominantemente são funcionais, após o início do tratamento que inclui

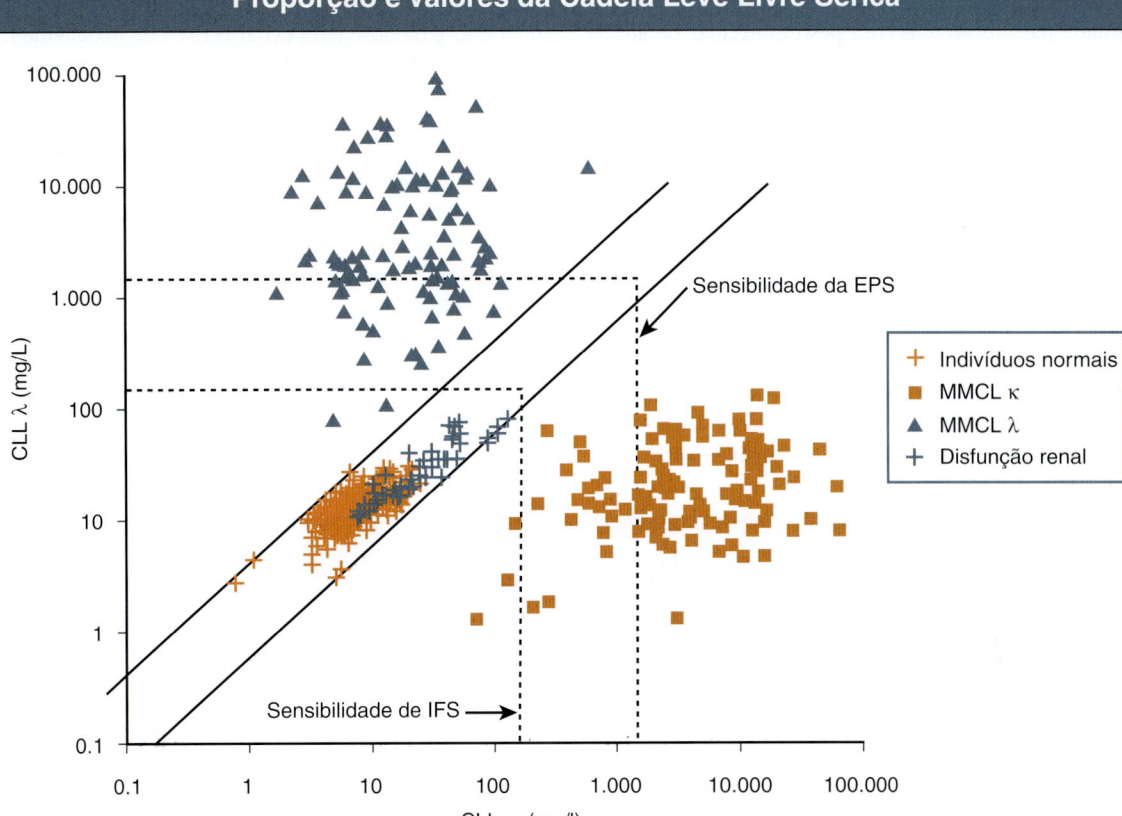

Figura 65-4 Proporção e valores da cadeia leve livre sérica em indivíduos normais, pacientes com disfunção renal e mieloma por cadeia leve.
CLL, cadeia leve livre; *IFS*, imunofixação sérica; *EPS*, eletroforese de proteínas séricas; *MMCL*, mieloma múltiplo por cadeia leve. *(Reproduzida da referência 21.)*

a retirada das nefrotoxinas, hidratação, tratamento da hipercalcemia, tratamento da sepse e redução da carga de CL com a quimioterapia. A resposta ao tratamento com melhora da função renal está associada à melhora do desfecho clínico.[27] A reversibilidade ocorre mais frequentemente com grau menor de disfunção renal inicial, pouca excreção de CL e hipercalcemia. Embora a função renal melhore na maioria dos pacientes, aproximadamente 10% dos pacientes com comprometimento da função renal ao diagnóstico podem necessitar de diálise. Os pacientes que requerem diálise têm taxas de recuperação da função renal de 5% a 15%, entretanto esse valor aumentou para 75% com o uso recente de novas estratégias para redução da CL.[28-30] Às vezes, essa recuperação ocorre vários meses após a apresentação.

TRATAMENTO

Há três estratégias importantes no manejo da NCM. A primeira é suspeitar e diagnosticar o mieloma dentre os diagnósticos diferenciais de LRA, e incluir a dosagem sérica de CLL como avaliação de rotina de LRA não explicada, em circunstâncias clínicas apropriadas, é essencial. Isso deve ser realizado porque a lesão renal no mieloma está diretamente relacionada ao excesso de CLL, e o aumento da sensibilidade e especificidade da dosagem de CLL associado à sua rápida disponibilidade podem levar ao diagnóstico de mieloma de forma mais precoce que os testes padrão (SPE e IFS) ou a biópsia renal. O diagnóstico precoce é importante para a segunda estratégia, que visa prevenir e reverter a oligúria através da rápida identificação e manejo de fatores que possam estar contribuindo para o comprometimento da função renal, presente em aproximadamente 50% dos pacientes. A hipercalcemia, sepse e o uso de anti-inflamatório não esteroide

(AINE) são os fatores precipitantes mais comuns. A expansão com volume intravenoso provoca aumento na filtração glomerular, reduz a concentração de CL em néfrons individuais e aumenta o fluxo tubular. O uso da furosemida para estimular a diurese deve ser cauteloso porque pode precipitar a formação de cilindros através do aumento da concentração de sódio urinário distal e da acidificação urinária. Não existe evidência clínica de superioridade na expansão volêmica com bicarbonato de sódio sobre o cloreto de sódio, embora a prevenção de acidificação urinária, em teoria, seja desejável e, na insuficiência renal grave, pode ser necessário para o controle da acidose metabólica. A manutenção de um consumo elevado de líquidos (3 L/dia) com água, após a correção inicial da volemia e restauração da diurese com cristaloide intravenoso, é recomendada para conservar um fluxo urinário alto. A hidratação antes de contraste endovenoso para exames radiológicos ou outros procedimentos é essencial.[31,32]

A terceira estratégia é a redução rápida da CLL sérica com a quimioterapia e, em pacientes com nefropatia por cilindro comprovada, com diálise (a seguir) ou, em alguns pacientes, plasmaférese. O início imediato de dexametasona em dose elevada, 40 mg por dia, é recomendado porque os plasmócitos respondem de forma eficaz ao corticoide, com indução rápida de apoptose e redução na concentração de CL. O uso de novas estratégias quimioterápicas (a seguir) com efeito imediato na redução da CL em combinação com o corticoide também é fundamental para resposta rápida.[33-35] O uso rotineiro da plasmaférese em associação ao tratamento convencional não melhorou a recuperação da insuficiência renal, nem a sobrevida dos pacientes.[36] Devido ao grande volume de distribuição das CLs (que atravessam livremente a membrana celular), a plasmaférese não é eficaz; entretanto, em algumas circunstâncias, a sua utilização como adjuvante à quimioterapia pode ser benéfica.[37] O uso do capilar de diálise com membrana de alto fluxo Polyflux (HCO 1100, Gambro), com poros com permeabilidade para moléculas com peso molecular de até 50 kD, em conjunto com a quimioterapia precoce, demonstrou reversão da insuficiência renal, em associação à redução rápida das CLLs circulantes, em pacientes com nefropatia por cilindros.[29,38,39] O uso otimizado dessa membrana está sob estudo clínico e pode diferir de acordo com o tipo de CL, a resposta a quimioterapia, o uso de terapia convectiva e a duração estendida da diálise.[40] Um fluxograma sugerido para o manejo do mieloma múltiplo com LRA é demonstrado na Figura 65-5.

Quimioterapia

Embora o mieloma, usualmente, não tenha cura, a quimioterapia irá induzir melhora clínica e aumento na sobrevida através do controle da doença na maioria dos pacientes. A quimioterapia no mieloma evoluiu de forma rápida e não se limita mais à terapia tradicional com melfalano e prednisolona. O uso do melfalano em pacientes com disfunção renal (taxa de filtração glomerular [TFG] <30 mL/min) requer ajuste da dose para evitar o risco de toxicidade hematológica.[41] O bortezomibe, um inibidor reversível da proteassoma, cuja depuração independe da função renal, tem sido utilizado com sucesso e segurança em pacientes com insuficiência renal grave e mieloma, sem toxicidade significativa, e é recomendado como agente de escolha para redução rápida de CL em combinação com a dexametasona e hemodiálise de alto fluxo.[33,42,43] O bortezomibe não só reduz a carga de CL através de efeito direto nos plasmócitos, como também protege as células do túbulo proximal pela inibição da ativação da IL-6 e NF-κB induzida pela endocitose da CL.[44] A talidomida e a lenalidomida são utilizadas cada vez mais como terapia de primeira linha ou como terapia de manutenção ou consolidação em conjunto com a dexametasona. Os efeitos colaterais da talidomida são neuropatia periférica, trombose venosa e teratogenicidade; e embora a talidomida tenha excreção renal mínima e seja removida pela hemodiálise, a redução na

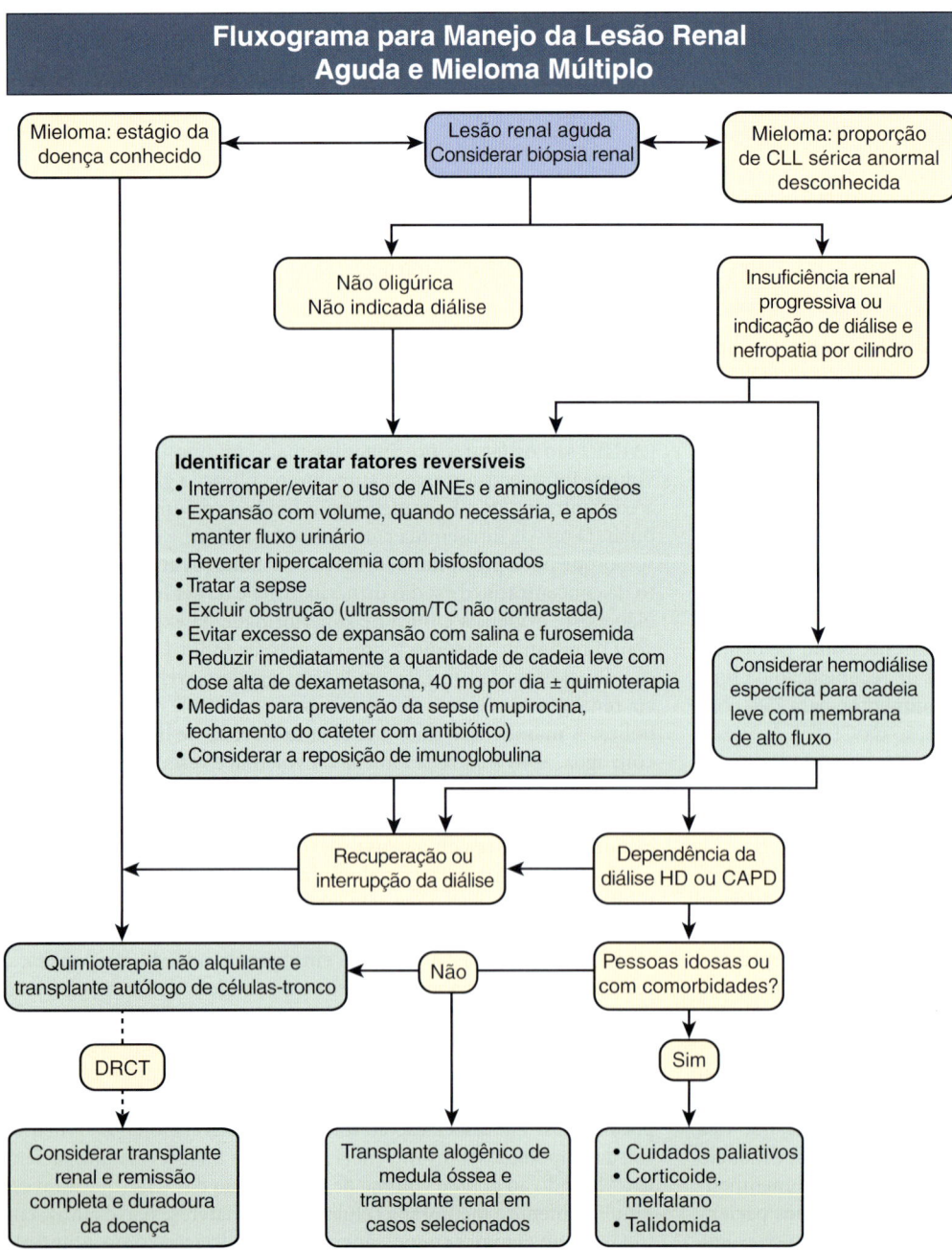

Figura 65-5 Manejo do mieloma múltiplo e lesão renal aguda. *CAPD*, diálise peritoneal ambulatorial contínua; *TC*, tomografia computadorizada; *DRCT*, doença renal crônica terminal; *CLL*, cadeia leve livre; *HD*, hemodiálise; *AINEs*, anti-inflamatórios não esteroides.

dose é prudente.[45,46] A lenolidomida tem neurotoxicidade reduzida; entretanto, o uso em pacientes com insuficiência renal requer ajuste na dose, e a mielossupressão pode ocorrer mais frequentemente em pacientes com TFG reduzida.[47,48] O transplante de células-tronco autólogo (ASCT) aumenta significativamente a sobrevida e hoje é o tratamento de escolha em pacientes elegíveis, normalmente aqueles com idade inferior a 60 anos, poucas comorbidades e com doença responsiva à quimioterapia.[49] Mesmo os pacientes com comprometimento da função renal e em diálise podem ser candidatos a ASCT, embora ocorra aumento na morbidade e mortalidade.[50,51] Para os pacientes mais idosos, a escolha da quimioterapia depende das comorbidades, e o uso de melfalano-prednisolona ou dexametasona-talidomida pode ser útil. O acompanhamento multiprofissional e a discussão com o hematologista e oncologista são necessários para individualizar o tratamento devido aos avanços contínuos nessa área.[52]

A infecção e a progressão da doença são os fatores que contribuem para redução na sobrevida, especialmente no grupo de alto risco com DRC em diálise. A sobrevida média, em uma série recente de DRC em diálise com terapia convencional antes da ASCT, foi de 4 a 8 meses; entretanto, sobrevida de até 7 anos foi relatada em alguns casos com DRET submetidos a ASCT.[43,53]

Terapias Adjuvantes

Os pacientes com DRC ou DRCT e mieloma múltiplo respondem a agentes estimuladores da eritropoiese, e eles devem ser utilizados associados a outros agentes hematopoiéticos, incluindo o fator estimulador de colônias de granulócitos (G-CSF), quando necessário, apesar de que no início da doença, podem ser necessárias transfusões frequentes.[54] O bisfosfonado intravenoso corrige rapidamente a hipercalcemia e são preferidos à furosemida (que pode agravar a lesão tubular por CL). A longo prazo, o bisfosfonado pode reduzir as fraturas ósseas.[55] Contudo, existem vários relatos de toxicidade (necrose tubular aguda, proteinúria) com doses elevadas e/ou infusão rápida do pamidronato e ácido zoledrônico; doses reduzidas (pamidronato, 30 a 60 mg; ácido zoledrônico, 4 mg) e diminuição na taxa de infusão são recomendadas.[56,57] A deficiência de imunoglobulina pode ser corrigida com a imunoglobulina intravenosa (IGIV) e essa reposição comprovadamente reduz as complicações infecciosas em pacientes estáveis em tratamento para mieloma, porém não é amplamente utilizada (embora recomendada).[58] É necessário cuidado para evitar LRA provocada pela hiperosmolaridade de algumas preparações da IGIV, porque sabe-se que o comprometimento da função renal e o diabetes são fatores de risco para essa complicação.[59]

Diálise e Transplante

Quando a terapia renal substitutiva é necessária por um longo período, tanto a hemodiálise quanto a diálise peritoneal são utilizadas com sucesso, e não existem dados que indiquem que o desfecho é influenciado pela modalidade dialítica. A escolha da terapia a longo prazo requer avaliação individual das circunstâncias do paciente. A maioria dos estudos apoiam a utilização da diálise, embora a sobrevida seja reduzida e a mortalidade precoce (30%) seja alta nesse grupo por causa da gravidade do tumor e das taxas elevadas de sepse.[60-62] Medidas agressivas para reduzir o risco de infecção sistêmica através do fechamento do cateter com antibiótico e/ou uso da mupirocina no sítio de saída do cateter, e a reposição de IGIV, devem ser consideradas por causa da necessidade frequente de cateter venoso central para diálise, plasmaférese e quimioterapia. O momento para confecção da fístula artériovenosa (FAV) permanente requer uma avaliação individualizada do risco porque pode ser vários meses antes de a irreversibilidade da insuficiência renal e da resposta à quimioterapia ser comprovada. O transplante renal tem um risco elevado de recorrência da doença no enxerto, e a mortalidade do paciente, devido à doença ser

incurável, é raramente reduzida.[63] O transplante alogênico de medula óssea e renal já foi relatado, demonstrando a capacidade para induzir tolerância ao enxerto em pares haploidênticos.[64] Esse tratamento é limitado devido à disponibilidade e aptidão para a maioria dos pacientes. O papel do transplante renal após as terapias de indução bem-sucedidas e o ASCT é desconhecido, mas pode ser apropriado para pacientes jovens quando a doença apresentar remissão pelos critérios padronizados e ocorrer normalização da razão de concentração sérica de CLL. O ASCT por si só é associado à recuperação da função renal quando a duração da diálise é inferior a 6 meses.[53,65]

Referências

1. San Miguel JF, Garcia-Sanz R. Prognostic features of multiple myeloma. *Best Pract Res Clin Haematol*. 2005;18:569-583.
2. Chen-Kiang S. Biology of plasma cells. *Best Pract Res Clin Haematol*. 2005; 18:493-507.
3. Batuman V, Verroust PJ, Navar GL, et al. Myeloma light chains are ligands for cubilin (gp280). *Am J Physiol*. 1998;275:F246-F254.
4. Sengul S, Zwizinski C, Simon EE, et al. Endocytosis of light chains induces cytokines through activation of NF-kappaB in human proximal tubule cells. *Kidney Int*. 2002;62:1977-1988.
5. Pote A, Zwizinski C, Simon EE, et al. Cytotoxicity of myeloma light chains in cultured human kidney proximal tubule cells. *Am J Kidney Dis*. 2000;36: 735-744.
6. Aucouturier P, Bauwens M, Khamlichi AA, et al. Monoclonal Ig L chain and L chain V domain fragment crystallization in myeloma-associated Fanconi's syndrome. *J Immunol*. 1993;150:3561-3568.
7. Ying WZ, Sanders PW. Mapping the binding domain of immunoglobulin light chains for Tamm-Horsfall protein. *Am J Pathol*. 2001;158:1859-1866.
8. Solomon A, Weiss DT, Kattine AA. Nephrotoxic potential of Bence Jones proteins. *N Engl J Med*. 1991;324:1845-1851.
9. Kyle RA, Gertz MA, Witzig TA, et al. Review of 1027 patients with newly diagnosed multiple myeloma. *Mayo Clinic Proc*. 2003;78:21-33.
10. Alexanian R, Barlogie B, Dixon D. Renal failure in multiple myeloma. Pathogenesis and prognostic implications. *Arch Intern Med*. 1990;150:1693-1695.
11. Kastritis E, Anagnostopoulos A, Roussou M, et al. Reversibility of renal failure in newly diagnosed multiple myeloma patients treated with high dose dexamethasone-containing regimens and the impact of novel agents. *Haematologica*. 2007;92:546-549.
12. Sanders PW, Booker BB. Pathobiology of cast nephropathy from human Bence Jones proteins. *J Clin Invest*. 1992;89:630-639.
13. Huang ZQ, Sanders PW. Biochemical interaction between Tamm-Horsfall glycoprotein and Ig light chains in the pathogenesis of cast nephropathy. *Lab Invest*. 1995;73:810-817.
14. Irish AB, Winearls CG, Littlewood T. Presentation and survival of patients with severe renal failure and myeloma. *QJM*. 1997;90:773-780.
15. Schwartz MM. The dysproteinemias and amyloidosis. In: Jennette JC, Olson JL, Schwartz MM, Silva FG, eds. *Hepinstall's Pathology of the Kidney*, Vol. 2. 5th ed. Philadelphia: Lippincott-Raven; 1998:1321-1369.
16. Start DA, Silva FG, Davis LD, et al. Myeloma cast nephropathy: Immunohistochemical and lectin studies. *Mod Pathol*. 1988;1:336-347.
17. Iványi B. Development of chronic renal failure in patients with multiple myeloma. *Arch Pathol Lab Med*. 1993;117:837-840.
18. International Myeloma Working Group. Criteria for the classification of monoclonal gammopathies, multiple myeloma and related disorders: A report of the International Myeloma Working Group. *Br J Haematol*. 2003;121:749-757.
19. Nowrousian MR, Brandhorst D, Sammet C, et al. Serum free light chain analysis and urine immunofixation electrophoresis in patients with multiple myeloma. *Clin Cancer Res*. 2005;11:8706-8714.
20. Katzmann JA, Abraham RS, Dispenzieri A, et al. Diagnostic performance of quantitative kappa and lambda free light chain assays in clinical practice. *Clin Chem*. 2005;51:878-881.
21. Hutchison CA, Plant T, Drayson M, et al. Serum free light chain measurement aids the diagnosis of myeloma in patients with severe renal failure. *BMC Nephrol*. 2008;9:11.
22. Dispenzieri A, Kyle R, Merlini G, et al. International Myeloma Working Group guidelines for serum-free light chain analysis in multiple myeloma and related disorders. *Leukemia*. 2009;23:215-224.
23. Rajkumar SV, Kyle RA, Therneau TM, et al. Serum free light chain ratio is an independent risk factor for progression in monoclonal gammopathy of undetermined significance. *Blood*. 2005;106:812-817.
24. Kyle RA, Therneau TM, Rajkumar SV, et al. Long-term follow-up of 241 patients with monoclonal gammopathy of undetermined significance: The original Mayo Clinic series 25 years later. *Mayo Clin Proc*. 2004;79:859-866.

25. Paueksakon P, Revelo MP, Horn RG, et al. Monoclonal gammopathy: Significance and possible causality in renal disease. *Am J Kidney Dis.* 2003;42: 87-95.

26. Dingli D, Larson DR, Plevak MF, et al. Focal and segmental glomerulosclerosis and plasma cell proliferative disorders. *Am J Kidney Dis.* 2005;46:278-282.

27. Knudsen LM, Hjorth M, Hippe E. Renal failure in multiple myeloma: reversibility and impact on the prognosis. Nordic Myeloma Study Group. *Eur J Haematol.* 2000;65:175-181.

28. Hutchison CA, Bradwell AR, Cook M, et al. Treatment of acute renal failure secondary to multiple myeloma with chemotherapy and extended high cut-off hemodialysis. *Clin J Am Soc Nephrol.* 2009;4:745-754.

29. Hutchison CA, Cockwell P, Stringer S, et al. Early reduction of serum-free light chains associates with renal recovery in myeloma kidney. *J Am Soc Nephrol.* 2011;22:1129-1136.

30. Kastritis E, Dimopoulos MA, Blade J. Evolving chemotherapy options for the treatment of myeloma kidney: A 40-year perspective. *Adv Chronic Kidney Dis.* 2012;19:312-323.

31. McCarthy CS, Becker JA. Multiple myeloma and contrast media. *Radiology.* 1992;183:519-521.

32. Yussim E, Schwartz E, Sidi Y, Ehrenfeld M. Acute renal failure precipitated by non-steroidal anti-inflammatory drugs (NSAIDs) in multiple myeloma. *Am J Hematol.* 1998;58:142-144.

33. San-Miguel JF, Richardson PG, Sonneveld P, et al. Efficacy and safety of bortezomib in patients with renal impairment: Results from the APEX phase 3 study. *Leukemia.* 2008;22:842-849.

34. Ludwig H, Drach J, Graf H, et al. Reversal of acute renal failure by bortezomib-based chemotherapy in patients with multiple myeloma. *Haematologica.* 2007;92:1411-1414.

35. Roussou M, Kastritis E, Christoulas D, et al. Reversibility of renal failure in newly diagnosed patients with multiple myeloma and the role of novel agents. *Leuk Res.* 2010;34:1395-1397.

36. Clark WF, Stewart AK, Rock GA, et al. Plasma exchange when myeloma presents as acute renal failure: A randomized, controlled trial. *Ann Intern Med.* 2005;143:777-784.

37. Leung N, Gertz MA, Zeldenrust SR, et al. Improvement of cast nephropathy with plasma exchange depends on the diagnosis and on reduction of serum free light chains. *Kidney Int.* 2008;73:1282-1288.

38. Hutchison CA, Cockwell P, Reid S, et al. Efficient removal of immunoglobulin free light chains by hemodialysis for multiple myeloma: *In vitro* and *in vivo* studies. *J Am Soc Nephrol.* 2007;18:886-895.

39. Hutchison CA, Bladé J, Cockwell P, et al. Novel approaches for reducing free light chains in patients with myeloma kidney. *Nat Rev Nephrol.* 2012;8:234-243.

40. Hutchison CA, Harding S, Mead G, et al. Serum free-light chain removal by high cutoff hemodialysis: Optimizing removal and supportive care. *Artif Organs.* 2008;32:910-917.

41. Carlson K, Hjorth M, Knudsen LM. Nordic Myeloma Study Group. Toxicity in standard melphalan-prednisone therapy among myeloma patients with renal failure—a retrospective analysis and recommendations for dose adjustment. *Br J Haematol.* 2005;128:631-635.

42. Dimopoulos MA, Richardson PG, Schlag R, et al. VMP (bortezomib, melphalan, and prednisone) is active and well tolerated in newly diagnosed patients with multiple myeloma with moderately impaired renal function, and results in reversal of renal impairment: Cohort analysis of the phase III VISTA study. *J Clin Oncol.* 2009;27:6086-6093.

43. Dimopoulos MA, Terpos E, Chanan-Khan A, et al. Renal impairment in patients with multiple myeloma: a consensus statement on behalf of the International Myeloma Working Group. *J Clin Oncol.* 2010;28:4976-4984.

44. Sarkozi R, Perco P, Hochegger K, et al. Bortezomib-induced survival signals and genes in human proximal tubular cells. *J Pharmacol Exp Ther.* 2008;327: 645-656.

45. Arai A, Hirota A, Fukuda T, et al. [Analysis of plasma concentration of thalidomide in Japanese patients of multiple myeloma with renal dysfunction]. *Rinsho Ketsueki.* 2009;50:295-299.

46. Tosi P, Zamagni E, Tacchetti P, et al. Thalidomide-dexamethasone as induction therapy before autologous stem cell transplantation in patients with newly diagnosed multiple myeloma and renal insufficiency. *Biol Blood Marrow Transplant.* 2010;16:1115-1121.

47. Chen N, Lau H, Kong L, et al. Pharmacokinetics of lenalidomide in subjects with various degrees of renal impairment and in subjects on hemodialysis. *J Clin Pharmacol.* 2007;47:1466-1475.

48. Niesvizky R, Naib T, Christos PJ, et al. Lenalidomide-induced myelosuppression is associated with renal dysfunction: Adverse events evaluation of treatment-naive patients undergoing front-line lenalidomide and dexamethasone therapy. *Br J Haematol.* 2007;138:640-643.

49. Smith A, Wisloff F, Samson D. Guidelines on the diagnosis and management of multiple myeloma 2005. *Br J Haematol.* 2006;132:410-451.

50. Badros A, Barlogie B, Siegel E, et al. Results of autologous stem cell transplant in multiple myeloma patients with renal failure. *Br J Haematol.* 2001;114: 822-829.

51. Knudsen LM, Nielsen B, Gimsing P, Geisler C. Autologous stem cell transplantation in multiple myeloma: outcome in patients with renal failure. *Eur J Haematol.* 2005;75:27-33.

52. San Miguel JF, Mateos MV, Ocio E, Garcia-Sanz R. Multiple myeloma: Treatment evolution. *Hematology.* 2012;17(suppl 1):S3-S6.

53. Lee CK, Zangari M, Barlogie B, et al. Dialysis-dependent renal failure in patients with myeloma can be reversed by high-dose myeloablative therapy and autotransplant. *Bone Marrow Transplant.* 2004;33:823-828.

54. Goldschmidt H, Lannert H, Bommer J, Ho AD. Multiple myeloma and renal failure. *Nephrol Dial Transplant.* 2000;15:301-304.

55. Ashcroft AJ, Davies FE, Morgan GJ. Aetiology of bone disease and the role of bisphosphonates in multiple myeloma. *Lancet Oncol.* 2003;4:284-292.

56. Desikan R, Veksler Y, Raza S, et al. Nephrotic proteinuria associated with high-dose pamidronate in multiple myeloma. *Br J Haematol.* 2002;119:496-499.

57. Munier A, Gras V, Andrejak M, et al. Zoledronic acid and renal toxicity: Data from French Adverse Effect Reporting Database. *Ann Pharmacother.* 2005; 39:1194-1197.

58. Chapel HM, Lee M. The use of intravenous immune globulin in multiple myeloma. *Clin Exp Immunol.* 1994;97(suppl 1):21-24.

59. Sati HIA, Ahya R, Watson HG. Incidence and associations of acute renal failure complicating high-dose intravenous immunoglobulin therapy. *Br J Haematol.* 2001;113:556-557.

60. Iggo N, Palmer AB, Severn A, et al. Chronic dialysis in patients with multiple myeloma and renal failure: A worthwhile treatment. *Q J Med.* 1989;73:903-910.

61. Korzets A, Tam F, Russell G, et al. The role of continuous ambulatory peritoneal dialysis in end-stage renal failure due to multiple myeloma. *Am J Kidney Dis.* 1990;16:216-223.

62. Sharland A, Snowdon L, Joshua DE, et al. Hemodialysis: An appropriate therapy in myeloma-induced renal failure. *Am J Kidney Dis.* 1997;30:786-792.

63. Heher EC, Spitzer TR, Goes NB. Light chains: Heavy burden in kidney transplantation. *Transplantation.* 2009;87:947-952.

64. Buhler LH, Spitzer TR, Sykes M, et al. Induction of kidney allograft tolerance after transient lymphohematopoietic chimerism in patients with multiple myeloma and end-stage renal disease. *Transplantation.* 2002;74: 1405-1409.

65. Tauro S, Clark FJ, Duncan N, et al. Recovery of renal function after autologous stem cell transplantation in myeloma patients with end-stage renal failure. *Bone Marrow Transplant.* 2002;30:471-473.

66. Montseny JJ, Kleinknecht D, Meyrier A, et al. Long-term outcome according to renal histological lesions in 118 patients with monoclonal gammopathies. *Nephrol Dial Transplant.* 1998;13:1438-1445.

67. Touchard G. Renal biopsy in multiple myeloma and in other monoclonal immunoglobulin-producing diseases. *Ann Med Interne (Paris).* 1992;143 (suppl 1):80-83.

68. Sanders PW, Herrera GA, Kirk KA, et al. Spectrum of glomerular and tubulointerstitial renal lesions associated with monotypical immunoglobulin light chain deposition. *Lab Invest.* 1991;64:527-537.

69. Iványi B. Frequency of light chain deposition nephropathy relative to renal amyloidosis and Bence Jones cast nephropathy in a necropsy study of patients with myeloma. *Arch Pathol Lab Med.* 1990;114:986-987.

70. Rota S, Mougenot B, Baudouin B, et al. Multiple myeloma and severe renal failure: A clinicopathologic study of outcome and prognosis in 34 patients. *Medicine (Baltimore).* 1987;66:126-137.

71. Herrera GA, Joseph L, Gu X, et al. Renal pathologic spectrum in an autopsy series of patients with plasma cell dyscrasia. *Arch Pathol Lab Med.* 2004;128: 875-879.

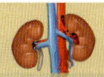

CAPÍTULO 66

Doença Renovascular Tromboembólica

Barbara A. Greco, Jamie P. Dwyer e Julia B. Lewis

A doença renal tromboembólica arterial e venosa tem apresentação clínica variável, desde infarto renal agudo até perda progressiva da função renal secundária à isquemia renal crônica. Exames de imagens específicos tornam possível o diagnóstico acurado do infarto renal, trombose venosa ou arterial renal e outras anormalidades renovasculares.

Microangiopatia trombótica é discutida no Capítulo 29, e hipertensão renovascular e doença renal isquêmica aterosclerótica são abordadas no Capítulo 39.

ANATOMIA

Artéria Renal

As considerações anatômicas que vão interferir na apresentação clínica e evolução do evento tromboembólico na artéria renal incluem o tamanho do vaso envolvido, desde a artéria renal principal e os seus ramos até as arteríolas e capilares glomerulares, e a circulação colateral existente. Na maioria dos indivíduos, o rim apresenta uma única artéria com diâmetro de 3 a 7 mm. A artéria renal principal se bifurca em dois ou três ramos, padrão forquilha ou, mais raramente, em um padrão de escada.[1] A incidência de múltiplas artérias renais é de cerca de 30%, com artérias supranumerárias bilaterais em 10%. A artéria renal direita quase sempre é posterior à veia cava inferior (VCI), porém raramente pode ser anterior.

Os vasos colaterais principais do rim incluem o suprarrenal, o lombar e o complexo de vasos ureterais, que podem manter a viabilidade do parênquima renal na oclusão da artéria renal principal. A circulação colateral renal é demonstrada na Figura 66-1. Em um estudo que avaliou 301 aortogramas, a artéria suprarrenal foi responsável pela circulação colateral renal em 60% dos casos; a lombar, em 55%; a ureteral, em 15%; e a gonadal, em 13%.[2] Os fatores que determinam o desenvolvimento e o calibre desses vasos não são conhecidos, porém incluem a anatomia individual, o estado da aorta, a taxa de progressão do estreitamento da artéria renal principal e as condições das artérias perfurantes intrarrenais.

Veia Renal

A veia renal tem origem na região subcapsular do rim. Essas veias estreladas se comunicam com canais venosos das regiões perirrenal e cortical com drenagem para a veia interlobular e, em seguida, para a veia arqueada. A vênula reta drena as pirâmides e se une às veias arqueadas. As veias arqueadas saem do parênquima renal através dos vasos interlobares, que convergem para quatro a seis ramos próximo ao hilo renal (Fig. 66-2). A presença de duas ou mais veias renais já foi descrita em até 20% da população; isso é mais comum à direita.[3] A veia renal principal drena na VCI; a veia renal esquerda é três vezes mais longa que a direita (7,5 cm *vs.* 2,5 cm). A veia renal esquerda atravessa atrás da veia esplênica e do corpo do pâncreas antes de cruzar pela frente da aorta, próximo ao seu local de drenagem na VCI. Variações anatômicas existem e até 2,3% da população tem veia renal retroaórtica, e menos de 1% tem veia renal circundando a aorta, com ramos envolvendo a aorta.[4] A veia renal esquerda recebe a drenagem das veias ureteral esquerda, gonadal, suprarrenal e frênica inferior. Na fáscia de Gerota, a rede venosa perirrenal se comunica com as veias colaterais retroperitoneais originadas da lombar, ázigos e tributárias do sistema porta.[5,6]

DOENÇA RENOVASCULAR TROMBOEMBÓLICA

A doença renovascular tromboembólica resulta da interrupção do fluxo sanguíneo renal, que provoca isquemia ou infarto renal. O calibre e o tipo de vaso envolvido (artéria, arteríola ou veia), mesmo com um ou ambos os rins envolvidos, determinam a apresentação clínica (Quadro 66-1).

DOENÇA RENAL ISQUÊMICA TROMBOEMBÓLICA

A doença renal isquêmica causada pela doença renovascular aterosclerótica (DRVA) é discutida no Capítulo 39. A trombose da artéria renal ou dos seus ramos ocorre de modo agudo e sem evidência de infarto renal, proporcionando oportunidade clínica para recuperação renal. As situações clínicas em que podem ocorrer incluem a trombose espontânea da artéria renal aterosclerótica, dissecção espontânea da aorta envolvendo a origem da artéria renal, dissecção da artéria renal em si, e como consequência das intervenções na artéria renal ou aorta, incluindo o *stent* endovascular.

A apresentação clínica da trombose da artéria renal ou seus ramos, sem infarto, envolve quase sempre aceleração da hipertensão, devido ao aumento da renina, piora da função renal e anúria, caso todo o rim seja acometido. Os pacientes podem desenvolver sobrecarga hídrica, edema pulmonar e sintomas urêmicos.

A avaliação clínica do paciente deve definir se ocorreu infarto renal e a viabilidade do parênquima renal, apesar da trombose do vaso renal principal ou de seus ramos. Isso pode ser feito por meio do nefrograma na fase venosa tardia na arteriografia convencional renal, na angiotomografia computadorizada (ATC) ou tomografia computadorizada com contraste (TC), na angiorressonância magnética (ARM) com gadolíneo ou na cintilografia renal. A abordagem diagnóstica é complicada na vigência de insuficiência renal devido ao risco de nefrotoxicidade induzida pelo contraste. Além disso, o uso do gadolíneo na ARM está contraindicado se a taxa de filtração glomerular (TFG) estiver abaixo de 30 mL/min devido ao risco de fibrose sistêmica nefrogênica.

O tratamento envolve a avaliação dos riscos *versus* o potencial benefício no procedimento de revascularização. O estado do rim contralateral e a função renal residual (FRR) devem ser ponderados em relação à função renal potencialmente recuperável do rim mal perfundido. O tamanho e a função renal basal do rim antes do evento tromboembólico influenciam o potencial benefício na revascularização renal. Os riscos cardíaco e anestésico da intervenção, como

Circulação Colateral Renal

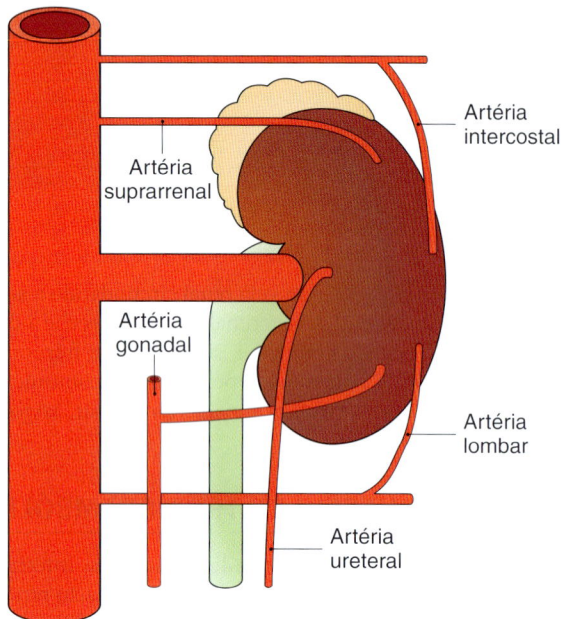

Figura 66-1 Circulação colateral renal. Representação esquemática dos potenciais vasos arteriais colaterais para o rim.

a trombectomia cirúrgica ou *bypass*, devem ser considerados. Além disso, a intervenção deve ser postergada enquanto os estados clínico e renal do paciente não estejam recuperados dos insultos transitórios, como lesão renal aguda (LRA), insuficiência cardíaca congestiva descompensada (ICC), infarto do miocárdio e hipertensão descontrolada.

A revascularização da artéria renal pode ser realizada pela trombólise endovascular, angioplastia com *stent* ou abordagem cirúrgica. Isso pode restaurar a função renal com sucesso mesmo em pacientes com insuficiência renal dependente de diálise causada pela doença renovascular oclusiva.[7-9] Os fatores preditores de recuperação renal estão listados no Quadro 66-2 e incluem tamanho renal preservado, evidência de coloração avermelhada "*blush*" no rim ou nefrograma por exame de imagem, declínio recente da TFG e creatinina basal abaixo de 3 mg/dL.[10] A Figura 66-3 demonstra trombose da artéria renal com um *stent* colocado há 1,5 ano devido à estenose aterosclerótica da artéria renal em um paciente com um único rim funcionante. O paciente apresentava LRA anúrica. O tratamento trombolítico percutâneo e a angioplastia da artéria renal recuperaram a perfusão e a função renal.

INFARTO RENAL

Quando ocorre interrupção abrupta do fluxo sanguíneo renal, na ausência de circulação colateral adequada, o infarto renal pode ocorrer. Em estudos de série com autópsias, a incidência é entre 0,5% e 1,5%. O infarto renal pode envolver o rim inteiro ou pequenas áreas do córtex ou medula. As tromboses arterial e venosa e a embolia da artéria renal podem causar infarto renal. Os sintomas mais comuns são dor lombar, em flanco ou abdominal, com náusea e/ou vômito. O exame de urina quase sempre apresenta hematúria microscópica e proteinúria. A hipertensão transitória ou acelerada pode ocorrer secundariamente à liberação abrupta de renina pelo segmento infartado. Até um quarto dos casos é assintomático e diagnosticado apenas pelo

Anatomia da Veia Renal

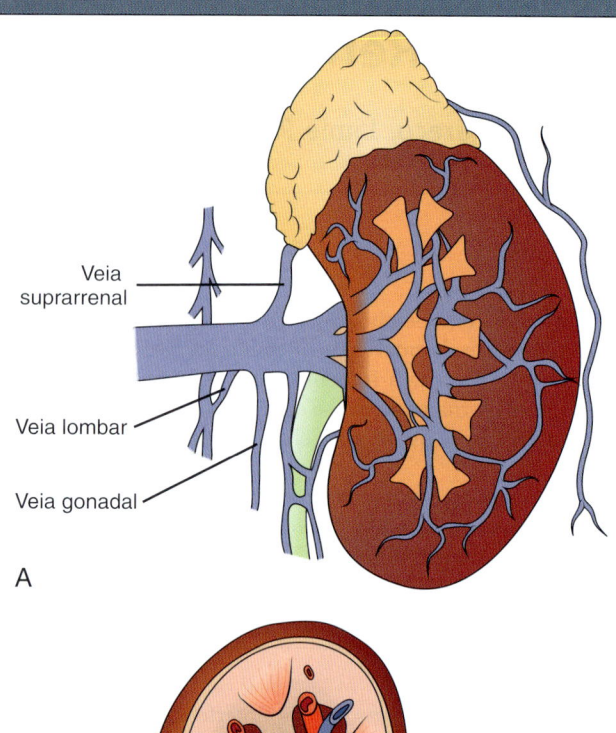

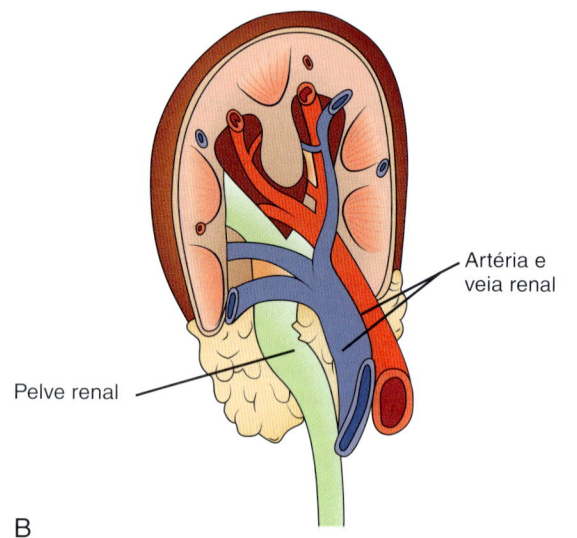

Figura 66-2 Anatomia da veia renal. A, Existe uma comunicação extensa entre o plexo venoso renal e as veias lombar, gonadal e suprarrenal, que proporciona fluxo alternativo na vigência de trombose da veia renal, sobretudo à esquerda. **B**, Secção transversal do rim demonstrando posição relativa das estruturas vasculares na pelve renal. *(Redesenhado da referência 11.)*

Síndromes Clínicas Associadas à Doença Tromboembólica Renal

Hipertensão renovascular (Cap. 39)

Doença renal isquêmica (Cap. 39)

Infarto renal

Doença ateroembólica renovascular

Trombose da veia renal

Trombose e estenose renovascular pós-transplante

Quadro 66-1 Síndromes clínicas associadas à doença tromboembólica renal.

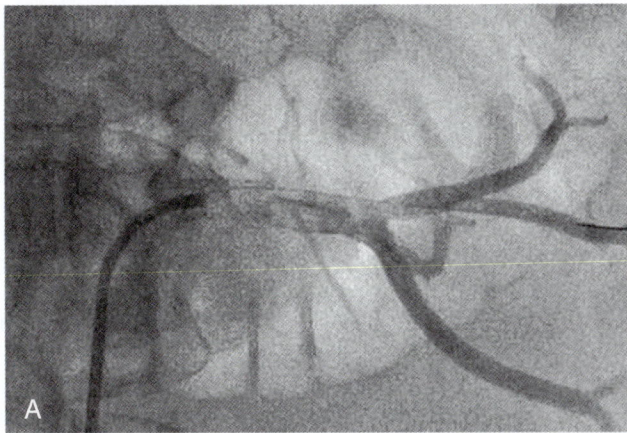
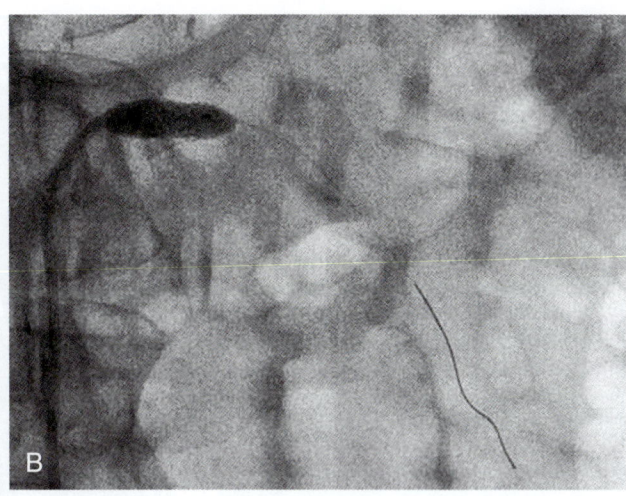
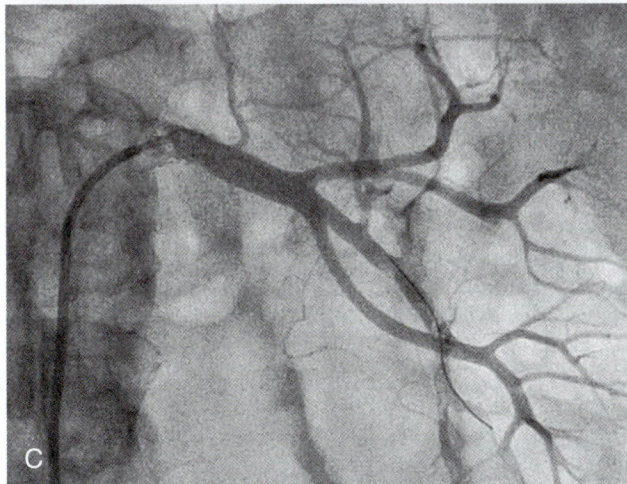

Figura 66-3 **A**, Trombose da artéria renal com *stent* prévio. Após a infusão do trombolítico, o ativador de plasminogênio tecidual, a recanalização tornou possível a passagem do fio-guia. **B**, Angioplastia percutânea com balão da estenose intra-*stent* da artéria renal. **C**, Reperfusão da artéria renal e do rim após a angioplastia transluminal percutânea.

Preditores de Recuperação da Função Renal na Oclusão da Artéria Renal
Tamanho renal preservado (> 7-8 cm)
Creatinina sérica basal recente < 3 mg/dL (284 μmol/L)
Declínio recente rápido da taxa de filtração glomerular
Nefrograma visível na fase venosa ou tardia do contraste em exames de imagem
Reconstituição distal da artéria renal ocluída

Quadro 66-2 **Preditores de recuperação da função renal na oclusão da artéria renal.**

aumento ou defeito funcional no exame de imagem renal. Elevação transitória na creatinina sérica não é incomum. Quando ocorre oclusão bilateral das artérias renais ou infarto do único rim funcionante, o paciente apresenta LRA oligúrica ou anúrica. Os sinais sistêmicos de infarto renal são febre e leucocitose. A lesão do tecido provoca elevação das enzimas séricas, mais comumente a lactato desidrogenase, porém as transaminases, a creatina quinase e a fosfatase alcalina também podem estar elevadas.[12,13]

Diagnóstico

Devido aos sintomas serem semelhantes a diversas outras doenças, é necessária uma suspeita clínica para o diagnóstico de infarto renal. A TC com contraste intravenoso é o exame de escolha para diagnosticar áreas do córtex renal que não estão perfundidas. A TC pode evidenciar áreas focais em forma de cunha de atenuação reduzida ou infarto global, com ou sem sinal do rim indicando circulação colateral para o córtex renal.[14] O encarceramento perinefrético também pode estar presente. Não é incomum ocorrerem infartos no baço e no fígado simultaneamente. Outras técnicas de imagem são a ARM com gadolíneo (se a TFG estiver acima de 30 mL/min) ou tempo de passagem do contraste ou imagem na fase contrastada ou, ainda, a cintilografia renal com ácido dimercaptossuccínico (DMSA) (Fig. 66-4). Quando todo o rim está sem perfusão, é difícil determinar se o parênquima renal tem viabilidade. Estudos com modelo animal experimental com oclusão aguda da artéria renal demonstraram que a circulação colateral pode manter a viabilidade renal por até três horas após a oclusão.[15] Nos pacientes com DRVA subjacente, os vasos colaterais podem ser mais desenvolvidos e a viabilidade renal poderá ser prolongada por dias a semanas. Nesses pacientes, a arteriografia na urgência para identificar a localização da trombose ou embolia arterial torna possível a revascularização percutânea ou cirúrgica.

Etiologia

As causas mais comuns de infarto renal são trauma, embolia da artéria renal secundária a trombo cardíaco e complicações iatrogênicas de procedimentos endovasculares (Quadro 66-3). A trombose espontânea da artéria renal ou a dissecção são mais frequentemente associadas a doença aterosclerótica da aorta ou das artérias renais; porém, outras causas vasculares são displasia fibromuscular, arterite de Takayasu, poliarterite nodosa, síndrome de Marfan e a síndrome de Ehlers-Danlos, com aneurisma ou dissecção associados. As causas menos comuns de infarto são os estados de hipercoagulabilidade, mais comumente a síndrome nefrótica e a síndrome do anticorpo

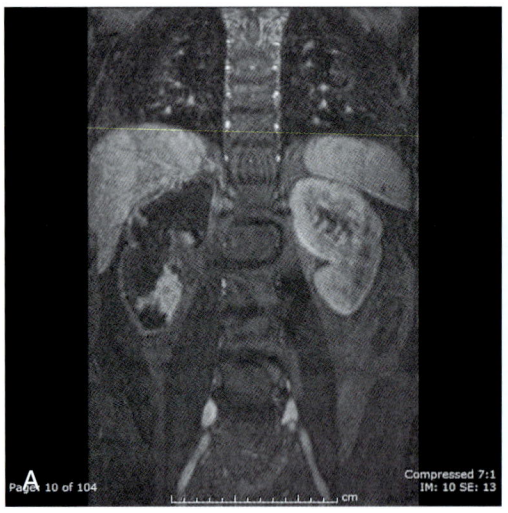
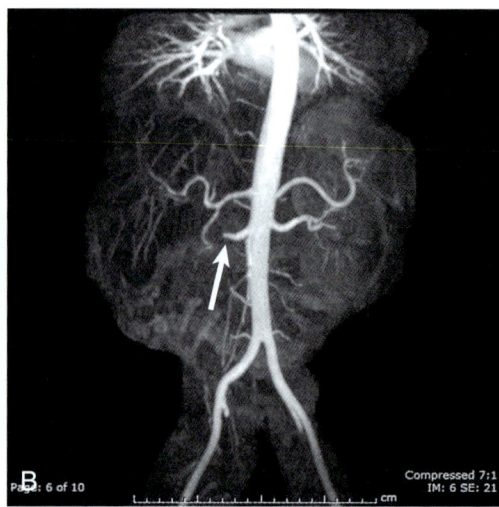

Figura 66-4 Infarto renal demonstrado na ressonância magnética com gadolíneo e angiografia por ressonância magnética (ARM) dos rins e das artérias renais. A, Infarto quase total do rim direito, com preservação de uma parte do polo inferior e com sinal da borda proeminente. **B**, ARM demonstrando interrupção abrupta da artéria renal direita que pode corresponder tanto à trombose quanto à embolia (*seta*).

Causas de Infarto Renal

Trombose da artéria renal
Espontânea
   Aterosclerose da artéria renal ou displasia fibromuscular
      Dissecção da artéria renal ou aórtica
      Aneurisma da artéria renal ou aórtica
Traumática
Pós-procedimento
   Stent endovascular
   Transplante renal
Distúrbios de hipercoagulabilidade
Malignidade
   Síndrome do anticorpo antifosfolípide
Vasculite da artéria renal
Rejeição vascular
Microangiopatia trombótica
Trombose da veia renal
Síndrome nefrótica
Embolia renal
Fibrilação atrial
Trombo mural intracardíaco
Doença cardíaca valvular
Embolia paradoxal
Embolia gordurosa ou tumor
Ateroembolismo

Quadro 66-3 Causas de infarto renal. O destaque em negrito se refere às causas comuns.

antifosfolípide; as doenças inflamatórias do retroperitôneo ou da vascularização aórtica-renal; e a microangiopatia trombótica (MAT).

Trombose Causada por Trauma

As lesões traumáticas às artérias renais compõem cerca de 1% a 4% de todos os traumas abdominais não penetrantes. Classicamente, o trauma renal resulta da lesão por desaceleração, como em uma queda de altura com impacto vertical na aterrissagem. Isso resulta em alongamento da artéria renal enquanto os rins continuam o movimento para baixo mesmo após o corpo ter parado. A reversão da artéria subsequente ao alongamento pode causar trombose aguda do vaso, que tipicamente é bilateral. O trauma contuso direto na região lombar ou dos flancos, associado a acidentes automobilísticos, brigas de rua e lesões esportivas, pode resultar em trombose da artéria renal.

A evidência de lesão na coluna lombar, na unidade de emergência, deve suscitar a suspeita de trauma renovascular. Mesmo que o diagnóstico seja realizado precocemente, a taxa de sucesso na revascularização renal após trauma dos vasos renais permanece baixa, entre 0% a 29%.[16] A classificação da lesão renal, recentemente revisada, define a lesão classe V pela presença de laceração da artéria ou veia renal, avulsão ou trombose. Em uma série com 3.580 pacientes com lesão renal traumática de uma instituição, as lesões classe V obtiveram taxa de recuperação renal de apenas 4,3%, e de nefrectomia, de 74%.[17]

A lesão no pedículo renal, que resulta em redução da perfusão em um rim único funcionante ou em ambos os rins, requer rápida intervenção, e a estabilização endovascular do fluxo sanguíneo renal pode ser útil enquanto a revascularização definitiva não for realizada.

Trombose Causada por Distúrbios de Hipercoagulabilidade

Os distúrbios da coagulação, como a deficiência da proteína C ou S, a deficiência da antitrombina III, o aumento do fator VIII e, raramente, a mutação do fator V de Leiden, podem predispor à trombose da artéria renal e ao infarto, além da associação da trombose da veia renal (TVR). Hipovolemia, policitemia e o uso de contraceptivos orais aumentam o risco de trombose quando esses distúrbios estão presentes.

A síndrome do anticorpo antifosfolípide é associada tanto à trombose arterial quanto à venosa, e pode acometer a circulação renal em intensidades diferentes. Em pacientes com menos de 50 anos, a síndrome é responsável por 15% a 20% de todos os casos de trombose venosa profunda e 30% dos acidentes vasculares encefálicos. Essa é a causa mais comum de trombose arterial espontânea. Em uma série com 16 casos de envolvimento renal nessa síndrome, 15 dos 16 pacientes apresentaram trombose arterial ou venosa; 10, microangiopatia intrarrenal,; um, oclusão aórtica suprarrenal; e um, trombose da artéria renal principal.[18] A presença de trombose concomitante à circulação mesentérica e cerebral já foi descrita.[19,20]

Embolia da Artéria Renal

Na maioria das vezes, os rins são alvos de êmbolos originados de trombos intracardíacos. Em uma série, 1,4% da população geral apresentava embolia da artéria renal na autópsia, na qual apenas dois dos 205 casos (1%) foram diagnosticados clinicamente.[21] A prevalência de embolia renal à direita e à esquerda é igual e 12% dos casos são bilaterais.[22] Fibrilação atrial, trombo cardíaco após infarto do miocárdio, mixoma atrial ou outros tumores cardíacos, endocardite, embolia paradoxal e trombose aórtica representam as situações clínicas associadas à embolia renal. Fibrilação atrial é a causa mais comum, com uma taxa de embolia quatro vezes maior que a da população geral; o risco é maior durante o primeiro ano após o diagnóstico da fibrilação atrial, quando a anticoagulação está subterapêutica. O ecocardiograma, quando realizado, raramente detecta o trombo intracardíaco. Outras causas de embolia renal são a fibra ou a espuma relacionada aos procedimentos de *bypass* cardíaco, o cálcio dos anéis das válvulas e até "êmbolo de bala" subsequente ao trauma. A colocação endovascular de *stent* na aorta está associada à incidência de 10% de infarto renal, presumidamente de origem embólica.[23]

A embolia paradoxal da artéria renal pode ocorrer em pacientes com *shunt* intracardíaco direito-esquerdo. A causa mais comum de *shunt* intracardíaco é o defeito no septo interatrial, presente em até 9% a 35% da população geral. O diagnóstico de embolia paradoxal requer evidência clínica, angiográfica ou patológica de embolia sistêmica, e a presença de trombose venosa associada à comunicação anormal entre a circulação direita e esquerda com um gradiente pressórico favorável (tipicamente diagnosticado pela presença de bolhas ao ecocardiograma) para a passagem do trombo do lado direito para o lado esquerdo do coração.

A apresentação clínica da embolia da artéria renal é semelhante à do infarto renal (Tabela 66-1).[22] A dor está presente em mais de 90% dos casos confirmados por exames de imagem. Na literatura, é desconhecida a quantidade de casos subdiagnosticados devido à ausência de sintomas clínicos. A taxa de mortalidade nos primeiros 30 dias é de 10% a 13% entre os pacientes com embolia renal associada à fibrilação atrial.[24] Em até 40% dos casos, ocorre redução transitória da função renal.

Embora a arteriografia seja o padrão-ouro para o diagnóstico da embolia da artéria renal, a cintilografia também é sensível (97%). A TC com contraste identifica 80% dos casos de embolia renal.[22] Em alguns relatos, a TC ou a ATC têm sensibilidade próxima à da arteriografia renal.

Dissecção da Artéria Renal e Aórtica

A dissecção da aorta pode acometer a origem das artérias renais, com o falso lúmen ocluindo a artéria e reduzindo a perfusão renal. Nesse caso, os fatores preditores de recuperação renal são os mesmos da oclusão arterial causada pela estenose da artéria renal aterosclerótica, que são a preservação do tamanho renal, a presença de circulação colateral possibilitando a viabilidade renal e a presença de aspecto avermelhado nos rins aos exames de imagem. Em um relato de caso, apesar da atrofia renal, a angioplastia com *stent* aórtico tornou possível a reperfusão renal com restauração do tamanho e da função renal.[25] A dissecção da aorta ocorre mais comumente associada à doença vascular ateromatosa da aorta torácica, porém também pode ocorrer nas doenças do colágeno, como na síndrome de Ehlers-Danlos tipo IV ou na síndrome de Marfan, e nas arterites, como na arterite de Takayasu. Embora a ARM tenha sensibilidade próxima a 100% para o diagnóstico de dissecção aórtica, a ATC apresenta sensibilidade de 93%, é mais disponível, realizada de modo mais rápido, menos dependente de fatores do paciente e, na maioria das vezes, é o exame de escolha.

A dissecção da artéria renal pode ocorrer após angioplastia percutânea da artéria renal com DRVA ou displasia fibromuscular, ou como complicação de aneurisma da artéria renal (Fig. 66-5). A patogênese é explicada pela penetração de sangue na parede arterial através de lesão na túnica íntima ou de sangramento do *vasa vasorum*. Os fatores de risco para dissecção são idade avançada, hipertensão, distúrbios do tecido conjuntivo, gravidez, válvula aórtica bicúspide e coarctação da aorta. Um alto índice de suspeita e um rápido exame de imagem são importantes para o aumento na chance de sobrevida renal e do paciente. A angiografia digital é o exame de imagem com maior sensibilidade porque as lesões iniciam-se quase sempre nos vasos médios ou nos vasos distais, e podem envolver as artérias polares ou seu ramo, que não são bem caracterizadas pela ARM ou ATC.[26] O melhor tratamento para a dissecção da artéria renal é incerto. A revascularização cirúrgica ou endovascular pode recuperar ou estabilizar a função renal e melhorar a hipertensão renovascular, dependendo do grau de dano renal, além da dissecção.

Apresentação Clínica da Embolia Renal

Infarto ou Embolia Renal	Doença Renal Ateroembólica
Sinais e Sintomas Clínicos	
Dor lombar ou em flanco (91%)	Dor lombar, abdominal ou em flanco (raro)
Febre (49%)	Febre (comum)
Náusea ou vômito (40%)	Mal-estar, indisposição (comum)
Oligúria (16%)	Ausência de oligúria (comum)
Hipertensão transitória (comum)	Hipertensão lábil (comum)
	Manifestações em pele (60%)
	Livedo reticular
	Síndrome do dedo azul
Anormalidades Laboratoriais	
Aumento da creatinina (53%)	Aumento da creatinina (100%)
Aumento do LDH (91%)	Aumento do VHS (97%)
Aumento da CPK (raro)	Aumento da CPK ou LDH (38% a 60%)
Leucocitose (85%)	Leucocitose (57%)
Aumento das transaminases (raro)	Aumento da amilase (57%)
Hematúria (72%)	Eosinofilia (57%)
	Eosinofilúria (raro)
	Hematúria, proteinúria transitória (comum)
	Sedimento pouco ativo (comum)
	Hipocomplementemia (25% a 70%)
Exames para Diagnóstico	
TC ou RM com contraste	Biópsia tecidual: pele, músculo, rim
Cintilografia com DMSA	
Angiograma renal	
Time off light ARM não contrastada	

Tabela 66-1 Apresentação clínica da doença renal embólica. *CPK*, creatina fosfoquinase; *TC*, tomografia computadorizada; *DMSA*, ácido dimercaptossuccínico; *VHS*, velocidade de hemossedimentação; *LDH*, lactato desidrogenase; *ARM*, angiografia por ressonância magnética; *RM*, ressonância magnética. *(Modificado da referência 22.)*

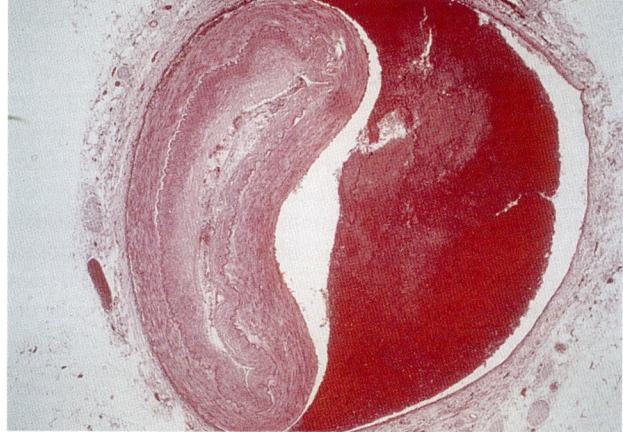

Figura 66-5 Secção transversal de uma artéria renal com dissecção após angioplastia renal. Dissecção com presença de trombo preenchendo o falso lúmen do vaso. O rim não pôde ser recuperado.

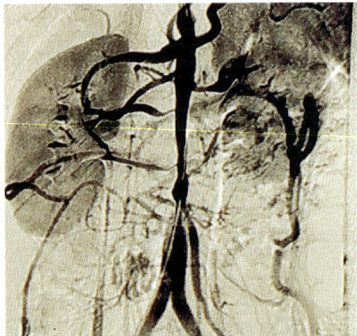

Figura 66-6 **Síndrome da aorta média.** Angiograma demonstrando estreitamento suave típico da aorta. A estenose bilateral das artérias renais está presente. *(Retirado da referência 30.)*

Síndrome da Aorta Média

A síndrome da aorta média é uma doença rara caracterizada pelo estreitamento difuso da aorta, e considerada como um tipo de coarctação da aorta, podendo causar hipertensão renovascular (Fig. 66-6).[30] A causa é desconhecida, porém há associação com displasia fibromuscular, anormalidades congênitas, neurofibromatose, síndrome de Williams e arterite de Takayasu. Ela pode apresentar-se com atresia ou estenose da artéria renal, ou trombose aórtica acometendo a artéria renal. A síndrome da aorta média manifesta-se quase sempre com hipertensão renovascular na infância e pode causar sintomas de claudicação em membros inferiores, assim como isquemia mesentérica. O objetivo na correção da síndrome é o tratamento da hipertensão e a prevenção de isquemia em órgãos e trombose. A angioplastia com *stent* dos segmentos estenosados, a cirurgia de *bypass* com prótese e o autotransplante dos órgãos isquêmicos já foram utilizados no tratamento. Uma nova abordagem, recentemente relatada, utilizou expansores de tecido para induzir o crescimento longitudinal da aorta e permitir a ressecção do segmento coarctado, com anastomose término-terminal dos segmentos da aorta de maior diâmetro.[27]

Complicações Tromboembólicas de Intervenções Endovasculares

Trombose, dissecção, laceração ou embolia da artéria renal podem ocorrer secundária às intervenções endovasculares, especialmente aquelas com implante de *stent*.[28] A oclusão do vaso com *stent* pode ocorrer vários meses a anos após o seu implante, particularmente quando ocorre estenose intra-*stent*. Durante a década passada, os *stents* endovasculares aórticos foram utilizados para o tratamento do aneurisma de aorta abdominal infrarrenal. Quando o *stent* cruza o orifício de saída da artéria renal, a perfusão renal fica prejudicada, com risco significativo de trombose da artéria renal.[29] O implante de *stent* na artéria renal pode causar dissecção da camada íntima e trombose e até dissecção da aorta. O rompimento do *stent* ou seu acotovelamento podem estar associados à trombose do lúmen. A Figura 66-7 demonstra a compressão do *stent* proximal da artéria renal associado à oclusão trombótica do vaso. Os estudos com utilização de filtros para capturar o material embólico confirmaram que a angioplastia com *stent* da artéria renal aterosclerótica libera, em 70% a 100% dos casos, um número elevado de partículas de vários tamanhos.[31] O tratamento pré-procedimento com agentes antiplaquetários e o uso de dispositivos para proteção da embolia durante o procedimento estão em estudo a fim de reduzir a frequência dessa causa subdiagnosticada de infarto renal e doença renal crônica (DRC).[32,33]

Aneurisma da Artéria Renal

O aneurisma da artéria renal é raro e, na maioria das vezes, está associado à doença ateromatosa, fibromuscular e vasculite (Fig. 66-8).

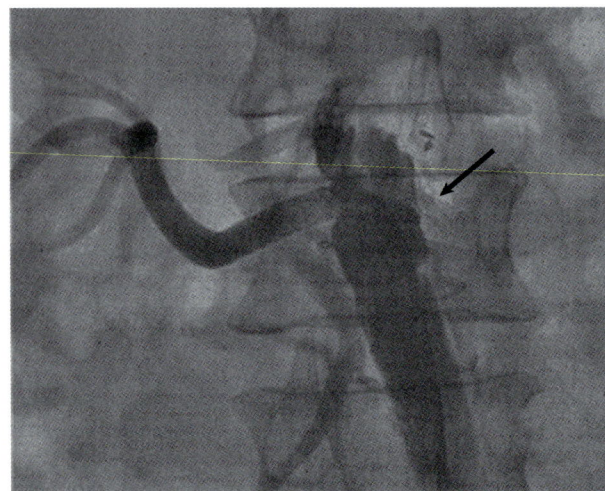

Figura 66-7 **Trombose da artéria renal complicando implante de *stent* na artéria renal.** *Stents* das artérias renais direita e esquerda. O *stent* da artéria esquerda (*seta*) é triangular, indicando estreitamento da porção proximal, que neste paciente estava associado à trombose da artéria renal, vista aqui como falha de enchimento do contraste no vaso. O *stent* da artéria direita está pérvio.

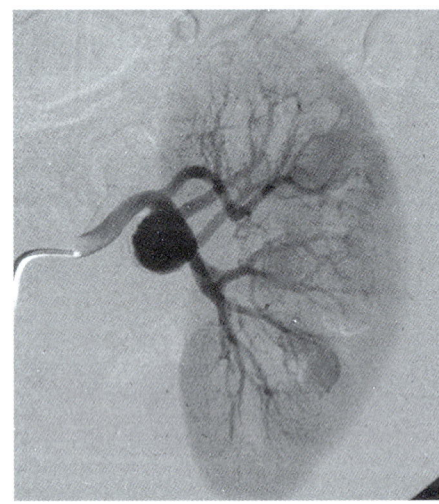

Figura 66-8 **Aneurisma da artéria renal.** Angiograma evidenciando extenso aneurisma da artéria renal. O aneurisma está pérvio, porém é um fator de risco para trombose da artéria renal.

Ele pode ser assintomático ou causar hipertensão renovascular, que é a característica de apresentação em 55% a 75% dos casos. A trombose do aneurisma pode causar embolia distal e infarto renal. Os aneurismas com diâmetro superior a 1,5 cm têm risco aumentado de ruptura. A correção eletiva dos grandes aneurismas renais deve ser considerada em mulheres em idade fértil pelo risco de ruptura durante o terceiro trimestre de gestação e em pacientes com hipertensão renovascular. Outras complicações são a dissecção do vaso e a formação de fístula arteriovenosa.

Causas Raras de Infarto Renal

As causas raras de infarto renal são as doenças autoimunes, como a síndrome de Behçet, o lúpus sistêmico e outras; a púrpura de Henoch-Schönlein (PHS); a amiloidose sistêmica senil; a doença de Chagas crônica; e o uso abusivo de drogas ilícitas, como a cocaína intravenosa ou nasal e até o uso da maconha. O mecanismo exato envolvido na patogênese do infarto renal, em algumas dessas condições, é desconhecido.

Tratamento da Lesão Aguda Vascular Renal

No infarto renal, o diagnóstico da causa do comprometimento vascular, embólico ou trombótico, deve ser realizado. O tratamento do infarto em si é, na maioria das vezes, conservador com controle da dor e da hipertensão que pode estar presente em alguns casos. Caso a oclusão da artéria renal seja causada por trombose associada a estados de hipercoagulabilidade ou por embolia de uma fonte central, está indicada a anticoagulação sistêmica. As fontes mais comuns de embolia são fibrilação atrial, trombo atrial ou mural, massa intracardíaca e lesões valvulares; por isso, está indicada a realização de ecocardiografia. A tentativa de reversão pela terapia trombolítica já foi utilizada com sucesso limitado. Não há evidência de que a terapia trombolítica possa reduzir o tamanho do infarto renal se for administrada na fase aguda.

A oclusão vascular renal traumática frequentemente causa infarto renal em 3 a 6 horas. As tentativas de resgate renal nessas circunstâncias são quase sempre malsucedidas, a não ser que o diagnóstico seja feito imediatamente na apresentação e as medidas para revascularização renal sejam rapidamente realizadas. A angiografia renal com terapia trombolítica intrarrenal e/ou o implante de *stent* pode recuperar a perfusão renal em alguns casos, mesmo após muitos dias do evento trombótico.[34]

A trombose da artéria renal aterosclerótica, devido à circulação colateral desenvolvida na maioria dos casos, frequentemente causa isquemia, mas sem infarto renal, o que possibilita a programação da melhor abordagem cirúrgica e, às vezes, a revascularização percutânea endovascular para restaurar a função renal.

DOENÇA RENAL ATEROEMBÓLICA

A doença renal ateroembólica é comum e pode representar até 10% dos casos de insuficiência renal não explicada em idosos. Ela ocorre mais comumente após a manipulação arterial em arteriografias, cirurgias vasculares, angioplastia e implante de *stent*. Em pacientes com aterosclerose extensa com placas instáveis, pode ocorrer ateroembolia espontânea, sobretudo depois da administração oral ou intravenosa de anticoagulantes ou agentes trombolíticos. A incidência da doença ateroembólica depois de intervenções vasculares é incerta; porém, os dados recentes sugerem que é comum.[35] Um estudo avaliou a frequência de alterações na perfusão renal em pacientes submetidos a tratamento de aneurisma de aorta abdominal com *stent* endovascular; 18% dos casos tiveram redução na perfusão renal e a ocorrência desses infartos era significativamente associada à carga aterosclerótica.[36] A ocorrência de ateroembolismo é esperada em até 30% dos pacientes com aterosclerose extensa da aorta após intervenção endovascular. A estenose da artéria renal ipsilateral pode estar presente em até 80% dos pacientes com embolização renal de colesterol. Por outro lado, os êmbolos de colesterol foram encontrados nos rins de 36% dos pacientes submetidos à revascularização cirúrgica.[37] Portanto, a embolização do colesterol pode contribuir para a perda de função renal em pacientes com doença renal isquêmica aterosclerótica.

A maioria dos pacientes tem idade superior a 50 anos com aterosclerose generalizada e história de procedimento endovascular recente ou sinais e sintomas de doença vascular aterosclerótica, como claudicação, dor abdominal, angina, infarto do miocárdio, ataque isquêmico transitório, embolia da artéria da retina, amaurose fugaz, acidente vascular encefálico, aneurisma de aorta abdominal, hipertensão renovascular e doença renal isquêmica. Muitos têm história de fatores de risco para aterosclerose, como hipertensão, hipercolesterolemia, diabetes e tabagismo.

Apresentação Clínica

A insuficiência renal aguda ou subaguda causada por microinfartos renais, em até seis meses do insulto ateroembólico, é a apresentação clínica mais comum que leva ao diagnóstico de embolia por colesterol. As manifestações clínicas são multissistêmicas com acometimento renal em cerca de 75% dos pacientes. Na autópsia, o envolvimento renal é observado em 92% a 100%.

Se um número grande de êmbolos provocar dano tubular significativo, a LRA pode apresentar uma fase oligúrica caracterizada por elevada fração de excreção de sódio. Mais frequentemente, a insuficiência renal é não oligúrica e progressiva devido à embolização contínua de uma placa instável ulcerada. Alguns pacientes têm apenas um comprometimento moderado da função renal, e outros progridem para doença renal em estágio terminal (DRET). A doença renal ateroembólica também pode apresentar-se de modo mais lento e progressivo, quase sempre com piora subaguda da função renal em degraus. Os achados da urina 1 não são específicos e incluem proteinúria leve, microematúria, piúria e eosinofilúria. O aumento da renina, pelas áreas isquêmicas, pode provocar hipertensão lábil precoce, associada, às vezes, à proteinúria transitória. A febre, geralmente baixa, é característica.

Embora o rim seja o órgão mais comumente envolvido, a embolização de colesterol extrarrenal provoca sintomas que corroboram para o diagnóstico. As alterações cutâneas, encontradas em até 60% dos pacientes na apresentação inicial, são a síndrome do dedo azul, livedo reticular, petéquias e púrpura ou ulceração necrótica em áreas de embolização na pele, como a região lombar, nádegas, abdome, pernas, pés ou dedos (Fig. 66-9).

Outros órgãos frequentemente envolvidos são o baço (em 55% dos casos), o pâncreas (52%), o trato gastrointestinal (31%), o fígado (17%) e o cérebro (14%). Esse acometimento pode provocar vários sintomas clínicos, como dor abdominal ou muscular, náusea, vômito, íleo, sangramento gastrointestinal, isquemia intestinal, hepatite, angina e déficit neurológico. Quando ocorre embolização de colesterol para a retina, depósitos amarelos refráteis, conhecidos como placas de Hollenhorst, podem ser vistos na bifurcação dos vasos da retina na fundoscopia (Fig. 66-10).

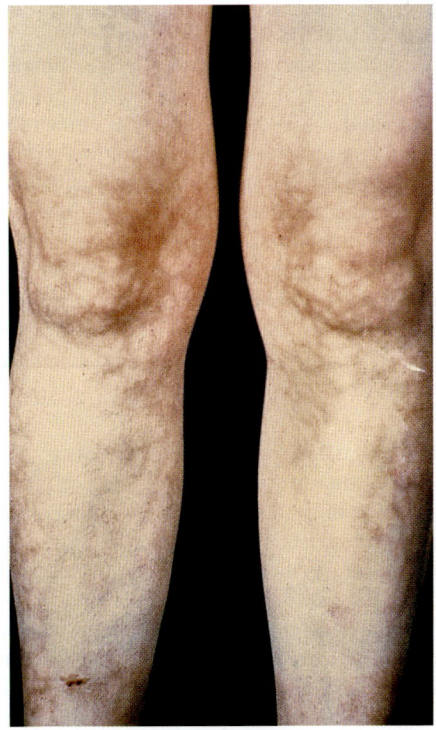

Figura 66-9 **Livedo reticular.** As alterações em forma de manchas na pele, associadas à embolização periférica de colesterol, podem ser encontradas ao longo das pernas, nádegas, costas ou flanco, e podem ser transitórias.

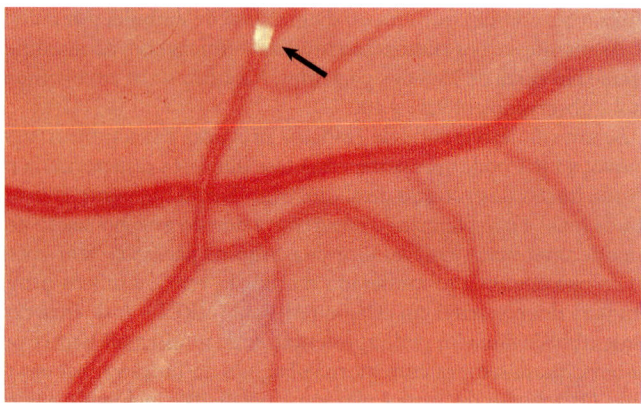

Figura 66-10 Placas de Hollenhorst. Êmbolo de colesterol na arteríola retiniana. (*seta*). *(Cortesia Richard Mills, University of Washington, Seattle.)*

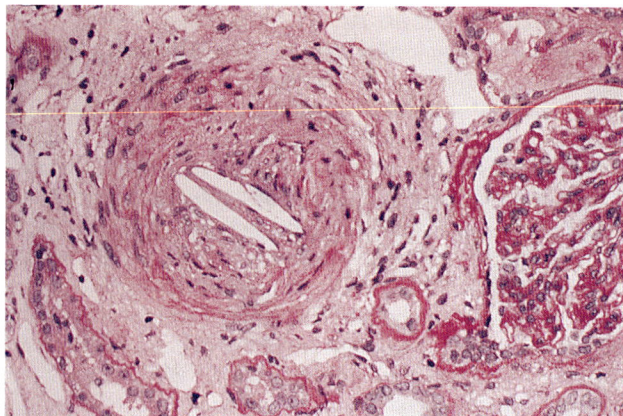

Figura 66-11 Êmbolo de colesterol na biópsia renal. Fendas biconvexas de colesterol com reação de células gigantes e recanalização do lúmen de um vaso renal de calibre médio. (Coloração ácido periódico-Schiff.) *(Cortesia Dr. R. Horn, Vanderbilt University, Nashville, Tennessee.)*

Diagnóstico

O diagnóstico da doença renal ateroembólica é suspeitado quando ocorre insuficiência renal subaguda após intervenção vascular na presença de livedo reticular. Inúmeras anormalidades laboratoriais indicativas de lesão tecidual são associadas à embolização de colesterol, como VHS aumentado (em 97% dos casos), aumento da amilase sérica (60%), leucocitose (57%), anemia (46%), hipocomplementemia (25% a 70%) e aumento da desidrogenase láctica e da creatina quinase (38% a 60%). A eosinofilia, que pode ser transitória, é encontrada em até 57% dos pacientes. Quando presente, ela deve levantar a suspeita de doença renal ateroembólica no contexto clínico apropriado. O lactato sérico geralmente não está aumentado, a não ser na presença de isquemia intestinal concomitante. O diagnóstico definitivo é realizado pela biópsia do órgão envolvido. A biópsia de pele ou músculo realizada em uma área acometida pode evitar a necessidade de biópsia renal. Na maioria dos casos, o diagnóstico é feito clinicamente.

Diagnóstico Diferencial

A síndrome da embolização de colesterol pode mimetizar vasculite, infecção oculta, neoplasia ou MAT. A nefropatia por contraste, com necrose tubular aguda (NTA) não oligúrica, também pode ocorrer após angiografia, angioplastia ou procedimentos cirúrgicos na aorta, porém quase sempre ocorre mais precocemente, ao contrário da apresentação subaguda do ateroembolismo. Eosinofilia e eosinofilúria, *rash*, febre e disfunção renal também podem ser nefrite intersticial aguda (NIA) não diagnosticada. A síndrome da embolização de colesterol crônica pode ser semelhante à nefroesclerose hipertensiva ou doença renal isquêmica. No receptor de transplante renal, o ateroembolismo renal pode mimetizar rejeição aguda ou nefropatia crônica do enxerto (NCE).

Patologia e Fisiopatologia

Se o quadro clínico ou outra evidência patológica não foi suficiente para o diagnóstico, a biópsia renal pode ser útil. O diagnóstico é baseado na presença de cristais de colesterol alongados, biconvexos e birrefringentes ou fendas bicôncavas dentro do lúmen de pequenos vasos em tecidos fixados na formalina (Fig. 66-11). Devido ao acometimento desigual dessa doença, a biópsia renal a céu aberto, guiada pela visualização de áreas isquêmicas do córtex, tem maior taxa de sucesso no diagnóstico em comparação à biópsia percutânea. O patologista deve ser alertado de que a embolização de colesterol é o diagnóstico diferencial, antes de o material da biópsia ser processado. Em secção de tecido congelado, o cristal de colesterol pode ser identificado pela microscopia com luz polarizada. Os achados patológicos

também incluem espessamento da íntima e fibrose concêntrica dos vasos, reação de células gigantes às partículas de colesterol, recanalização vascular, proliferação endotelial, fibrose tubulointersticial com infiltrado de células mononucleares e eosinófilos, isquemia glomerular, e, até mesmo, glomeruloesclerose segmentar e focal (GESF).[38] No rim, os vasos mais comumente afetados são as arteríolas arqueada e interlobular, que causam isquemia desigual distalmente a esses vasos.

História Natural

A história natural depende da extensão do acometimento do órgão envolvido e do grau de embolização. Em uma série de casos, a função renal declinou rapidamente em 29% dos casos, com um curso mais lento e progressivo em 79%.[39] Entre o último grupo, a hipótese era de que o declínio da função renal teria sido resultado de uma combinação entre a embolização de colesterol e a doença renal isquêmica. Em outra série, o pico na concentração sérica da creatinina ocorreu após oito semanas do procedimento angiográfico.[40] Os pacientes também podem manifestar insuficiência renal aguda ou subaguda com posterior recuperação parcial da função renal. Por outro lado, o desfecho pode não ser favorável, sobretudo quando ocorre embolização para o cérebro ou quando há grande placa ateromatosa instável. Alguns pacientes, com embolização de colesterol, podem desenvolver DRET. Esses pacientes têm uma taxa de mortalidade de 35% a 40%, durante cinco anos, mesmo quando a diálise é ofertada.[40]

Tratamento

Não existe tratamento específico para a síndrome de embolização de colesterol. Portanto, o risco deve ser considerado antes dos procedimentos cirúrgico vascular e angiográfico realizados em pacientes com doença aterosclerótica extensa e difusa. Devido à prevenção ser a estratégia mais efetiva nos pacientes com aterosclerose aórtica extensa, deve ser considerada a abordagem alternativa para o cateterismo cardíaco, como a cateterização pela artéria braquial. Se a intervenção vascular for realizada, os sinais de embolização devem ser pesquisados tanto no período de pós-operatório imediato quanto após vários meses do procedimento. Quando for possível, dispositivos de proteção para embolia distal devem ser utilizados para remover o material embólico da circulação e impedir a lesão em órgão terminal pelos debris embólicos.[41]

Após o diagnóstico de embolização de colesterol ter sido estabelecido, outras intervenções endovasculares devem ser evitadas. Desfechos ruins já foram relatados em pacientes com embolia de colesterol que foram submetidos subsequentemente à cirurgia de revascularização do miocárdio. Quando fatores clínicos determinam a necessidade de abordagem cirúrgica aórtica, renal ou arterial periférica, o momento ideal e a abordagem cirúrgica são fundamentais. Por outro lado, a experiência cirúrgica de troca aórtica segmentar para retirar a fonte de êmbolo, sobretudo quando a doença ateroembólica ocorre espontaneamente, está aumentando. O ecocardiograma transesofágico é utilizado, na maioria das vezes, para identificar a placa ulcerada móvel na aorta para guiar a intervenção.

Os inibidores da enzima conversora da angiotensina (IECAs) são efetivos no manejo da hipertensão lábil que ocorre precocemente após a embolia de colesterol. O corticoide já foi utilizado com sucesso em alguns pacientes com embolização sistêmica de colesterol associado a sintomas inflamatórios.[42] Além disso, há diversos relatos que comprovam a melhora ou estabilização das alterações na pele devido à embolia de colesterol após a administração de estatina,[43] que deve fazer parte do tratamento da aterosclerose generalizada presente nesses pacientes. A embolia de colesterol também pode ocorrer após tratamento com anticoagulantes. Embora a relação causal entre os anticoagulantes e a embolia de colesterol não seja estabelecida, o mecanismo proposto é que o anticoagulante impede a organização do trombo nas placas ulceradas. Portanto, a anticoagulação deve ser evitada durante um quadro agudo de embolia de colesterol, a não ser que ocorra uma indicação clínica precisa. Isso tem implicação para a terapia de substituição renal, se for indicada.

ESTENOSE E TROMBOSE DA ARTÉRIA RENAL DO RIM TRANSPLANTADO

Epidemiologia

A estenose da artéria renal do rim transplantado é uma complicação comum no pós-transplante e ocorre frequentemente no período entre três meses e dois anos após o transplante. A maior incidência relatada é de 23% em uma coorte em que a triagem foi realizada por meio da angiografia, comparado com as incidências de 1,3% a 12% descritas quando outros métodos de avaliação são utilizados.[44] Em vários casos, a estenose da anastomose não é hemodinamicamente significativa.[44] As complicações renovasculares, como a estenose da artéria renal e TVR, são mais comuns nos transplantes com doador falecido do que naqueles com doador vivo, e em enxertos com múltiplos vasos.[45] A utilização de rins pediátricos em receptores adultos é associada à taxa elevada de estenose devido ao tamanho pequeno dos vasos, que provoca turbilhonamento do fluxo e desalinhamento entre os vasos do doador e receptor. Com o envelhecimento da população transplantada, ocorre aumento do número de pacientes com pseudoestenose da artéria do rim transplantado, no qual a doença vascular proximal à artéria do enxerto, sobretudo os vasos ilíacos, resulta em isquemia renal.

Patogênese

A fisiopatologia da estenose da artéria do rim transplantado é multifatorial e inclui a doença ateromatosa da artéria do doador, a lesão intimal e a hiperplasia em resposta ao trauma durante a extração do órgão, e a estenose da anastomose, que é mais associada à anastomose termino terminal e pode estar relacionada à técnica de sutura. Na anastomose termino lateral, a estenose tende a se desenvolver no sítio pós-anastomose, sugerindo que o turbilhonamento ou outros fatores hemodinâmicos fazem parte do mecanismo. Causas imunológicas de estenose já foram propostas devido à semelhança histológica com rejeição crônica vascular e à associação com rejeição aguda prévia. Outros mecanismos patogênicos propostos são a toxicidade pelo inibidor de calcineurina (INC) e a infecção pelo citomegalovírus (CMV). A estenose da artéria renal, que ocorre vários anos após o transplante, representa, na maioria das vezes, a doença aterosclerótica da artéria renal.

Apresentação Clínica

Tipicamente, o paciente apresenta hipertensão nova ou dificuldade no controle da pressão arterial (PA), com ou sem disfunção do enxerto após três a 24 meses do transplante. Os pacientes também podem apresentar LRA. Quando a estenose ocorre na artéria ilíaca acima da anastomose da artéria do rim transplantado (pseudoestenose da artéria do rim transplantado), o paciente frequentemente apresenta claudicação do membro inferior ipsilateral associada à hipertensão e piora da função do enxerto.[46] A presença de sopro sistólico acima do enxerto não é diagnóstico porque ele pode representar o turbilhonamento do fluxo nos vasos principais, na ausência de estenose, ou fístula arteriovenosa relacionada à biópsia do enxerto. Os fatores de risco para o desenvolvimento de estenose da artéria renal são sexo masculino, hiperlipidemia e creatinina sérica elevada na alta do transplante.

Diagnóstico

A ultrassonografia com *Doppler* da artéria renal é o exame para triagem de escolha para a suspeita de estenose da artéria do rim transplantado porque o vaso é superficial e fácil de avaliar. A velocidade de pico sistólico inferior a 180 cm/s pode descartar a presença de estenose significativa. A razão entre as velocidades nos vasos renais e ilíacos e o índice de resistência no rim pode predizer a resposta hemodinâmica à angioplastia transluminal percutânea. A fase contrastada da ARM tem vantagem sobre a arteriografia na identificação da artéria renal tortuosa, e pode prover informações adicionais à ultrassonografia com *Doppler* em relação à aorta e aos vasos ilíacos. Entretanto, com a ARM, os artefatos provocados por clipes cirúrgicos podem impedir a visualização da parte proximal da artéria renal e, na maioria das vezes, a resolução dos vasos renais periféricos não é adequada. Uma taxa elevada de falso-positivo está associada à presença de ângulos na anastomose. A ATC tem vantagem sobre a ARM devido à perspectiva da imagem, porém requer uma quantidade grande de contraste. O exame padrão-ouro é a angiografia seletiva da artéria do rim transplantado e da artéria ilíaca. Nas situações em que o risco para a nefropatia pelo contraste é alto, a angiografia com dióxido de carbono pode ser realizada de modo seguro.

Tratamento

A estenose da artéria do rim transplantado que provoca hipertensão renovascular ou disfunção do enxerto requer intervenção.[47] A angioplastia é o método preferido para o tratamento da estenose da artéria do rim transplantado, com uma taxa de sucesso de até 75% e patência durante período de acompanhamento de até 30 meses. A taxa média de complicação na angioplastia da artéria do enxerto é 10%. Geralmente, quando existe acotovelamento da artéria, a angioplastia é malsucedida e está associada à maior taxa de complicação. A taxa de reestenose é de 10% a 33%, com necessidade de novo procedimento ou colocação de *stent* no local da reestenose ou na artéria ilíaca, quando a pseudoestenose da artéria do rim transplantado é causada pela doença aterosclerótica oclusiva proximal à anastomose da artéria do rim transplantado.[48]

A revascularização cirúrgica é reservada para pacientes nos quais a angioplastia ou a colocação de *stent* não obteve sucesso ou apresentou complicações. A revascularização cirúrgica do rim é difícil e está associada à taxa de mortalidade significativa. A fibrose extensa formada ao redor do enxerto e que frequentemente envolve os vasos renais faz com que o acesso cirúrgico aos vasos seja arriscado. As complicações são perda do enxerto (15% a 30% dos casos), lesão ureteral (14%) e morte (5%).

TROMBOSE DA VEIA RENAL

A trombose da veia renal é rara e é primariamente observada em crianças com desidratação severa (incidência em neonatos de 0,26% a

0,7%) ou em adultos com síndrome nefrótica, tumor renal ou estados de hipercoagulabilidade, e após cirurgia ou trauma dos vasos renais.[49] Quando ocorre em adultos, o diagnóstico não é, na maioria das vezes, considerado. A trombose da longa veia renal esquerda (7,5 cm) também pode envolver as veias ureteral, gonadal, suprarrenal e frênica que drenam nela, enquanto que, do lado direito, as veias gonadal e suprarrenal drenam diretamente na VCI. As veias renais também se comunicam com as veias perirrenais, por fora da cápsula de Gerota, como parte da rede de circulação colateral retroperitoneal: tributárias do sistema porta, lombar, ázigos e hemiázigos. Devido a essa rede de colaterais, a oclusão da veia renal esquerda resulta no alargamento dos vasos colaterais sistêmicos e promove proteção contra o infarto.

Trombose da Veia Renal Aguda *versus* Crônica

Experimentalmente, a TVR aguda está associada a aumento imediato do rim com elevação importante da pressão na veia renal e consequente redução do fluxo arterial renal. As complicações são infarto hemorrágico, ruptura renal e hemorragia retroperitoneal. Em cães, o rim aumenta durante o curso de uma semana, em seguida, evolui para atrofia como resultado de fibrose progressiva. Em contraste, a trombose lenta e progressiva ("crônica") torna possível a formação de circulação colateral, causando mínimos sintomas.

Apresentação Clínica

TVR aguda é quase sempre sintomática e está associada à dor lombar, testicular ou em flancos e até ao desenvolvimento de edema escrotal ou hidrocele; febre baixa; e, na presença de rim único ou no transplante renal, sintomas de insuficiência renal. A presença de náuseas e vômitos acompanham, em geral, a TVR aguda, e os sintomas podem ser confundidos com pielonefrite aguda. Além disso, pode ocorrer leucocitose. Os sinais clínicos incluem o aumento do tamanho renal, que em crianças se manifesta como uma massa abdominal palpável. Hematúria está presente em quase todos os casos e, na maioria das vezes, é microscópica. A elevação da pressão venosa provoca aumento importante da proteinúria. A urina 1 apresenta, às vezes, evidência de disfunção do túbulo proximal, como glicosúria. Insuficiência renal oligúrica ocorre quando a TVR resulta em infarto renal bilateral ou em pacientes com rim único. Em alguns pacientes, a TVR só é diagnosticada após o paciente desenvolver embolia pulmonar aguda e investigação da fonte de êmbolos ou com piora da função renal no contexto da DRC proteinúrica.

TVR crônica pode ser assintomática e está associada a uma rede extensa de colaterais e a um comprometimento mínimo da função renal e da sua estrutura. Muitas vezes, contudo, a micro-hematúria aumenta a proteinúria, e a evidência tanto da redução na TFG quanto da disfunção tubular estão presentes, e são percebidas, sobretudo, quando utilizados exames nucleares.

Quando a TVR causa infarto renal, a distribuição das regiões de hipoperfusão tende a ser medular ou subcortical. O comprometimento renal tende a ser desigual e subtotal. Esses pacientes podem desenvolver hipertensão severa aguda. O rim edemaciado pode romper a cápsula e resultar em hemorragia retroperitoneal maciça.

Etiologia

As causas de TVR estão listadas no Quadro 66-4.

Trombose da Veia Renal Neonatal

A trombose da veia renal ocorre em neonatos em situações de desidratação e trombofilia. A tríade clássica de apresentação inclui massa abdominal palpável, hematúria e trombocitopenia. Proteinúria, disfunção tubular, redução da TFG e hipertensão podem estar associadas. Há maior predileção para o desenvolvimento de TVR em crianças do sexo masculino, com 67% dos casos notificados em meninos.[50]

Causas de Trombose da Veia Renal

Malignidade
- **Invasão direta do tumor na veia renal**
- Adenopatia, fibrose ou tumor retroperitoneal
- Extensão da obstrução da veia cava inferior (VCI)
- Estados de hipercoagulabilidade associado a neoplasias malignas

Síndrome nefrótica
- **Nefropatia membranosa**
- Nefrite lúpica

Estados de hipercoagulabilidade
- **Síndrome do anticorpo antifosfolípide**
- Mutação do fator V de Leiden
- Deficiência da antitrombina III
- Anormalidades das proteínas S e C
- Trombocitopenia induzida pela heparina
- Contraceptivos hormonais
- Policitemia

Outras

Complicações cirúrgicas ou de procedimentos
- **Após correção de aneurisma ou ruptura da aorta**
- Após pieloplastia
- Após nefrectomia parcial
- Após fusão espinhal anterior
- Após filtro de VCI ou PICC
- Após embolização de varizes gástricas

Trauma

Complicação da gestação

Após transplante renal
- **Complicação relacionada à técnica**
- Rejeição aguda celular ou vascular
- Terapia com inibidor de calcineurina ou OKT3
- Síndrome da plaqueta viscosa
- **Estados de hipercoagulabilidade**

Infecções:
- **Pielonefrite aguda**
- Espondilite piogênica

Distúrbios inflamatórios
- **Pancreatite**
- Doença inflamatória intestinal
- Aneurisma de aorta inflamatório
- Doença de Behçet
- Síndrome de Budd-Chiari

Neonatal
- **Desidratação**
- Congênita

Quadro 66-4 Causas de trombose da veia renal. O destaque em negrito se refere às causas mais comuns. *PICC*, Inserção periférica de cateter central.

A maioria dos casos é unilateral, com acometimento mais comum da veia renal esquerda. As complicações são hemorragia da suprarrenal, atrofia renal, insuficiência renal e hipertensão. Nos neonatos, o diagnóstico é realizado mediante ultrassonografia com *Doppler* dos vasos renais. O preditor de pior prognóstico renal é a diminuição acentuada na perfusão renal detectada no *Doppler* inicial.[51] A abordagem ideal para o tratamento da TVR em neonatos é controversa. A terapia fibrinolítica pode ser associada a complicações hemorrágicas, como a hemorragia da suprarrenal, e, na maioria das vezes, não tem sucesso em restaurar a função renal, a não ser que seja realizada em até 24 horas após o evento trombótico.[52]

Síndrome Nefrótica

Os pacientes com síndrome nefrótica têm risco aumentado de tromboembolismo venoso; a trombose venosa profunda é mais comumente diagnosticada (Cap. 15).[53] A prevalência de TVR na síndrome nefrótica é desconhecida, porque é em grande parte não diagnosticada; a frequência descrita nos estudos varia de 5% a 62%.[49] Numerosas alterações que promovem estados pró-trombóticos ocorrem secundariamente à proteinúria grave. É interessante notar que a TVR aparenta ser mais comum na nefropatia membranosa (NM) e na nefrite lúpica (NL), mas ela pode ocorrer como complicação de qualquer causa de doença renal proteinúrica. Nesse caso, a TVR pode provocar aumento da proteinúria basal e apresentar LRA sobreposta à insuficiência renal crônica.

Após Transplante Renal

A trombose da veia renal após o transplante é rara e ocorre em menos de 0,5% a 4% dos transplantes, quase sempre na primeira semana do transplante.[54] Isso geralmente provoca infarto do enxerto, porém a ruptura também pode ocorrer. As causas incluem a técnica para anastomose, compressão da veia renal por coleções, depleção de volume, rejeição aguda e estados de hipercoagulabilidade e hemostático. A mutação do fator V de Leiden, que ocorre em 2% a 5% da população, é um fator de risco para TVR do transplante e deve ser investigada quando ocorre a trombose. Outra síndrome, conhecida como *síndrome da plaqueta viscosa*, pode causar TVR pós-transplante. Existem alguns dados que suportam o efeito protetor de doses baixas de ácido acetilsalicílico nessa população. A imunossupressão com ciclosporina e OKT3 pode aumentar o risco de TVR. A recuperação renal é possível com o diagnóstico precoce, exploração cirúrgica e trombectomia.[55]

Gravidez

Gravidez e puerpério são estados de hipercoagulabilidade. Há relatos de TVR espontânea no puerpério associada a infarto renal. A complicação de TVR na gravidez deve ser suspeitada na presença de sintomas clínicos, como dor em flancos e hematúria.

Neoplasias Malignas

As doenças malignas representam o maior número de casos de TVR.[56] Ela pode ocorrer como resultado da invasão do tumor de origem renal na veia renal. Cerca de metade dos carcinomas de células renais está associado à TVR na autópsia. Além disso, neoplasias de origem da veia renal ou da VCI, como o leiomiossarcoma ou hemangioma cavernoso, podem causar TVR. A compressão extrínseca da veia renal por um tumor ou por fibrose retroperitoneal também pode causar essa síndrome.

Diagnóstico

O diagnóstico de TVR requer exames de imagem. A ultrassonografia tradicional pode demonstrar alterações no tamanho e na ecogenicidade. Ultrassonografia com *Doppler* renal pode apresentar aumento do índice de resistência, e o ultrassom pode diretamente visualizar a falha de enchimento, mas isso depende do ângulo da veia, do corpo do paciente e da experiência do examinador. Nos neonatos, a ultrassonografia com *Doppler* é o exame de escolha para o diagnóstico. Os achados ultrassonográficos nos neonatos com TVR são o aumento do tamanho renal, perda da diferenciação corticomedular e alterações da ecogenicidade lineares que irradiam a partir do hilo renal como

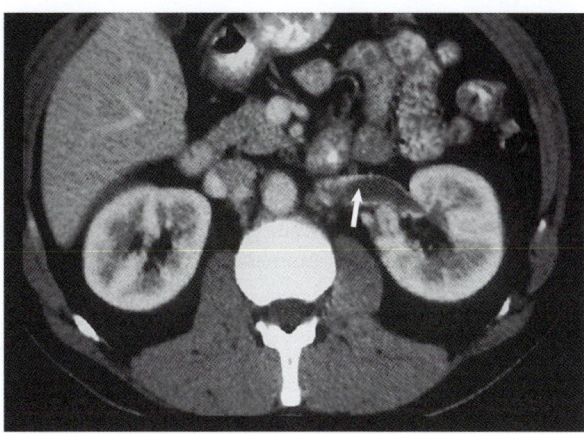

Figura 66-12 Venograma por tomografia computadorizada demonstrando trombose da veia renal esquerda (*seta*). *(Cortesia Dr. S. Rankin, Guy's Hospital, London.)*

resultado do coágulo venoso interlobular e interlobar. Exames posteriores podem evidenciar calcificações lineares, pontuais ou em formato de renda nessas regiões, que representam os trombos calcificados. Até 80% dos neonatos com TVR têm extensão do coágulo para a VCI. Em pacientes com TVR pós-transplante, o formato da onda no *Doppler* demonstra um fluxo diastólico reverso, que não é patognomônico ou específico de TVR. O exame de imagem da veia renal, com a ARM ou outros métodos, é necessário para confirmar a trombose da veia do enxerto. Em adultos, tanto a venografia com TC quanto com ressonância magnética (RM) têm sensibilidade maior que a ultrassonografia com *Doppler* para o diagnóstico de TVR. A venografia por TC requer um volume de contraste significativo, o que torna a venografia por RM preferível em pacientes alérgicos ao contraste ou naqueles com risco para nefropatia por contraste. A Figura 66-12 é uma venografia por TC que demonstra TVR unilateral.

Tratamento

O tratamento é controverso e depende do contexto clínico, se o evento é agudo ou não, e das consequências renais. Se não existirem contraindicações, a maioria dos pacientes é tratada com anticoagulação sistêmica. Em adultos com TVR aguda, com comprometimento da função renal, a terapia trombolítica direcionada por cateter com uroquinase ou ativador do plasminogênio tecidual, com ou sem trombectomia mecânica percutânea, pode obter sucesso em recuperar a permeabilidade do vaso e restaurar a função renal.[57] Existem relatos de terapia trombolítica bem-sucedida em TVR associada à gestação. O benefício a longo prazo dessa abordagem não é claro, e é menos eficaz quando o processo trombótico se inicia nas pequenas vênulas intrarrenais em vez de acometer as veias principais, como é o caso da doença renal primária ou estados de hipercoagulabilidade. Em neonatos com TVR, que muitas vezes resulta em um não funcionamento renal, a terapia trombolítica e a anticoagulação são utilizadas com resultados variáveis. Em dois relatos recentes de TVR em neonatos, o tratamento de suporte foi recomendado para TVR unilateral sem extensão para a VCI, enquanto a terapia trombolítica foi utilizada para as tromboses bilaterais com insuficiência renal iminente.

As intervenções cirúrgicas são nefrectomia, trombectomia e cirurgias retroperitoneais para anormalidades não relacionadas ao rim, como tumores, fibrose retroperitoneal, aneurisma de aorta e pancreatite aguda. As cirurgias tendem a ser reservadas para situações em que a TVR resulte em hemorragias devido ao rompimento da cápsula renal ou devido às consequências a longo prazo da TVR, como hipertensão ou infecção do rim não funcionante.

A abordagem conservadora pode ser favorável quando ocorre TVR esquerda devido à ampla circulação colateral presente desse lado, que torna possível a drenagem venosa e melhora a função renal. A anticoagulação sistêmica está indicada no evento agudo para prevenir a extensão da trombose para a VCI e a embolia pulmonar. Ela deve ser mantida indefinidamente em pacientes com estado de hipercoagulabilidade persistente após TVR. Além disso, uma eventual recanalização do sistema venoso pode resultar em melhora tardia da função renal, que pode ser medida por exames da medicina nuclear.

Referências

1. Shoja MM, Tubbs RS, Shakeri A, et al. Peri-hilar branching patterns and morphologies of the main renal artery: A review and anatomical study. *Surg Radiol Anat.* 2008;30:375-382.
2. Yune HY, Klatte EC. Collateral circulation to an ischemic kidney. *Radiology.* 1976;119:539-546.
3. Bouali O, Labarre D, Molinier F. Anatomic variations of the renal vessels: Focus on the precaval right renal artery. *Surg Radiol Anat.* 2012;34:441-446.
4. Dilli A, Ayaz UY, Karabacak OR, et al. Study of left renal vein variations by magnetic resonance imaging. *Surg Radiol Anat.* 2012;34:267-270.
5. Truty MJ, Bower TC. Congenital anomalies of the inferior vena cava and left renal vein: Implications during open abdominal aortic aneurysm reconstruction. *Ann Vasc Surg.* 2007;21:186-197.
6. Kaneko N, Kobayashi Y, Okada Y. Anatomic variations of the renal vessels pertinent to transperitoneal vascular control in the management of trauma. *Surgery.* 2008;143:616-622.
7. Hansen KJ, Cherr GS, Craven TE, et al. Management of ischemic nephropathy: Dialysis-free survival after surgical repair. *J Vasc Surg.* 2000;32:472-482.
8. Siddiqui S, Norbury M, Robertson S, et al. Recovery of renal function after 90 d on dialysis: Implications for transplantation in patients with potentially reversible causes of renal failure. *Clin Transplant.* 2008;22:136-140.
9. Thatipelli M, Misra S, Johnson CM, et al. Renal artery stent placement for restoration of renal function in hemodialysis recipients with renal artery stenosis. *J Vasc Interv Radiol.* 2008;19:1563-1568.
10. Dean RH, Kieffer RW, Smith BM, et al. Renovascular hypertension: Anatomic and renal function changes during drug therapy. *Arch Surg.* 1981;116:1408-1415.
11. Graham SD, Keane TE, Glenn JF, eds. *Glenn's Urologic Surgery.* 7th ed. Philadelphia: Wolters Kluwer/Lippincott Williams & Wilkins Health; 2010.
12. Tsai SH, Chu SJ, Chen SJ, et al. Acute renal infarction: A 10-year experience. *Int J Clin Pract.* 2007;61:62-67.
13. Antopolsky M, Simanovsky N, Stalnikowicz R, et al. Renal infarction in the ED: 10-year experience and review of the literature. *Am J Emerg Med.* 2012;30:1055-1060.
14. Hsiao PJ, Wu TJ, Lu ST. Cortical rim sign and acute renal infarction. *CMAJ.* 2010;182:E313.
15. Lohse JR, Shore RM, Belzer FO. Acute renal artery occlusion. *Arch Surg.* 1982;117:801-804.
16. van der Wal MA, Wisselink W, Rauwerda JA. Traumatic bilateral renal artery thrombosis: Case report and review of the literature. *Cardiovasc Surg.* 2003;11:27-29.
17. Buckley JC, McAninch JW. Revision of current American Association for the Surgery of Trauma Renal Injury grading system. *J Trauma.* 2011;70:35-37.
18. Nochy DE, Daugas E, Droz D, et al. The intrarenal vascular lesions associated with primary antiphospholipid syndrome. *J Am Soc Nephrol.* 1999;10:506-518.
19. Tektonidou MG. Renal involvement in the antiphospholipid syndrome (APS)—APS nephropathy. *Clin Rev Allergy Immunol.* 2009;36:131-140.
20. Nzerue CM, Hewan-Lowe K, Pierangeli S, Harris EN. "Black swan in the kidney": Renal involvement in antiphospholipid antibody syndrome. *Kidney Int.* 2002;62:733-744.
21. Hoxie HJ, Coggin CB. Renal infarction: Statistical study of two hundred and five cases and detailed report of an unusual case. *Arch Intern Med.* 1940;65:587-594.
22. Hazanov N, Somin M, Attali M, et al. Acute renal embolism: Forty-four cases of renal infarction in patients with atrial fibrillation. *Medicine (Baltimore).* 2004;83:92-99.
23. Böckler D, Krauss M, Mannsmann U, et al. Incidence of renal infarctions after endovascular AAA repair. *J Endovasc Ther.* 2003;10:1054.
24. Huang CC, Chen WL, Chen JH, et al. Clinical characteristics of renal infarction in an Asian population. *Ann Acad Med Singapore.* 2008;37:416-420.
25. Verhoye J, De Latour B, Heautot J. Return of renal function after endovascular treatment of aortic dissection. *N Engl J Med.* 2005;352:1824-1825.
26. Müller BT, Reiher L, Pfeiffer T, et al. Surgical treatment of renal artery dissection in 25 patients: Indications and results. *J Vasc Surg.* 2003;37:761-768.
27. Kim HB, Vakili K, Modi BP, et al. A novel treatment for the midaortic syndrome. *N Engl J Med.* 2012;367:2361-2362.
28. Görich J, Krämer S, Tomczak R, et al. Thromboembolic complications after endovascular aortic aneurysm repair. *J Endovasc Ther.* 2002;9:180.
29. Walsh SR, Boyle JR, Lynch AG, et al. Suprarenal endograft fixation and medium-term renal function: Systematic review and meta-analysis. *J Vasc Surg.* 2008;47:1364-1370.
30. Panayiotopoulos YP, Tyrrell MB, Koffman G, et al. Mid-aortic syndrome presenting in childhood. *Br J Surg.* 1996;83:235-240.
31. Edwards MS, Corriere MA, Craven TE, et al. Atheroembolism during percutaneous renal artery revascularization. *J Vasc Surg.* 2007;46:55-61.
32. Urbano J, Manzarbeitia F, Caramelo C. Cholesterol embolism evaluated by polarized light microscopy after primary renal artery stent placement with filter protection. *Vasc Interv Radiol.* 2008;19(Pt 1):189-194.
33. Henry M, Henry I, Polydorou A, Hugel MJ. Embolic protection for renal artery stenting. *Cardiovasc Surg (Torino).* 2008;49:571-589.
34. Morey AF. Re: Radiologic treatment of renal artery occlusion after blunt abdominal trauma in a pediatric patient: Is it never too late? *J Urol.* 2012;187:552-553.
35. Polu KR, Wolf M. Needle in a haystack. *N Engl J Med.* 2006;354:68-73.
36. Harris JR, Fan CM, Geller SC, et al. Renal perfusion defects after endovascular repair of abdominal aortic aneurysms. *J Vasc Interv Radiol.* 2003;14:329-333.
37. Krishnamurthi V, Novick AC, Myles JL. Atheroembolic renal disease: Effect on morbidity and survival after revascularization for atherosclerotic renal artery stenosis. *J Urol.* 1999;161:93-96.
38. Greenberg A, Bastacky SI, Iqbal A, et al. Focal segmental glomerulosclerosis associated with nephrotic syndrome in cholesterol atheroembolism: Clinicopathologic correlations. *Am J Kidney Dis.* 1997;29:334-344.
39. Blenfant X, Meyrier A, Jacquot C. Supportive treatment improves survival in multivisceral cholesterol crystal embolism. *Am J Kidney Dis.* 1999;33:840-850.
40. Scolari F, Ravani P, Pola A, et al. Predictors of renal and patient outcomes in atheroembolic renal disease: A prospective study. *J Am Soc Nephrol.* 2003;14:1584-1590.
41. Dubel GJ, Murphy TP. Distal embolic protection for renal arterial interventions. *Cardiovasc Intervent Radiol.* 2008;31:14-22.
42. Graziani G, Sanostasi S, Angelini C, Badalamenti S. Corticosteroids in cholesterol emboli syndrome. *Nephron.* 2001;87:371-373.
43. Finch TM, Ryatt KS. Livedo reticularis caused by cholesterol embolization may improve with simvastatin. *Br J Dermatol.* 2000;143:1319-1320.
44. Fervenza FC, Lafayette RA, Alfrey EJ, Petersen J. Renal artery stenosis in kidney transplants. *Am J Kidney Dis.* 1998;31:142-148.
45. Salehipour M, Salahi H, Jalaeian H, et al. Vascular complications following 1500 consecutive living and cadaveric donor renal transplantations: A single center study. *Saudi J Kidney Dis Transpl.* 2009;20:570-572.
46. Becker BN, Odorico JS, Becker YT, et al. Peripheral vascular disease and renal transplant artery stenosis: A reappraisal of transplant renovascular disease. *Clin Transplant.* 1999;13:349-355.
47. Deglise-Favre A, Hiesse C, Lantz O, et al. Long-term follow-up of 40 untreated cadaveric kidney transplant renal artery stenoses. *Transplant Proc.* 1991;23:1342-1343.
48. Bertoni E, Zanazzi M, Rosat A, et al. Efficacy and safety of Palmaz stent insertion in the treatment of renal artery stenosis in kidney transplantation. *Transplant Int.* 2000;13:S425-S430.
49. Harris R, Ismail N. Extrarenal complications of nephrotic syndrome. *Am J Kidney Dis.* 1994;23:477-497.
50. Lau KK, Stoffman JM, Williams S, et al. Neonatal renal vein thrombosis: Review of the English-language literature between 1992 and 2006. *Pediatrics.* 2007;120:e1276-e1284.
51. Kraft JK, Brandao LR, Navarro OM. Sonography of renal vein thrombosis in neonates and infants: Can we predict outcome? *Pediatr Radiol.* 2011;41:299-307.
52. Messinger Y, Sheaffer JW, Mrozek J, et al. Renal outcomes of neonatal renal venous thrombosis: Review of 28 patients and effectiveness of fibrinolytics and heparin in 10 patients. *Pediatrics.* 2006;118:e1478-e1484.
53. Kayali F, Najjar R, Aswad F, et al. Venous thromboembolism in patients hospitalized with nephrotic syndrome. *Am J Med.* 2008;121:226-230.
54. Akbar SA, Jafri SZ, Amendola MA, et al. Complications of renal transplantation. *Radiographics.* 2005;25:1335-1356.
55. Fathi T, Samhan M, Gawish A, et al. Renal allograft venous thrombosis is salvageable. *Transplant Proc.* 2007;39:1120-1121.
56. Wysokinski WE, Gosk-Bierska I, Greene EL, et al. Clinical characteristics and long-term follow-up of patients with renal vein thrombosis. *Am J Kidney Dis.* 2008;51:224-232.
57. Kim HS, Fine DM, Atta MG. Catheter-directed thrombectomy and thrombolysis for acute renal vein thrombosis. *J Vasc Interv Radiol.* 2006;17:815-822

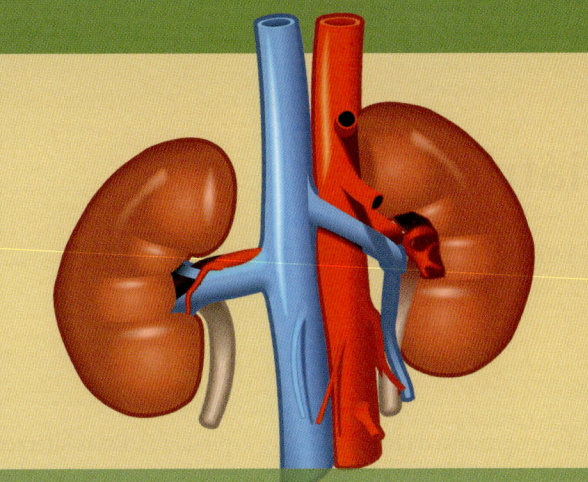

Nefrologia Geriátrica

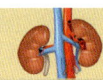

CAPÍTULO 67

Nefrologia Geriátrica

Mitchell H. Rosner, Edgar V. Lerma e Sundararaman Swaminathan

O envelhecimento está associado à redução progressiva da função renal, que pode manifestar-se de modo precoce na quarta década de vida e progredir mais rapidamente entre a quinta e sexta década. Essas alterações afetam a função glomerular e tubular, a hemodinâmica sistêmica e a homeostase corpórea. Este capítulo é direcionado para o manejo da população idosa, com idade acima de 65 a 70 anos.

ALTERAÇÕES ESTRUTURAIS ASSOCIADAS À IDADE

Alterações Anatômicas

O rim humano atinge um tamanho máximo de cerca de 400 g (12 cm de comprimento) na quarta década de vida. Em seguida, ocorre uma redução de cerca de 10% na massa renal por década. Esse declínio natural está associado ao afilamento cortical e à diminuição do número de néfrons funcionais.

Alterações Glomerulares

As alterações estruturais glomerulares que ocorrem com o envelhecimento incluem o espessamento da membrana basal, assim como o desenvolvimento de glomeruloesclerose focal e segmentar ou, raramente, esclerose global, que progride para 10% a 30% dos glomérulos, e em alguns estudos até excede 70% dos glomérulos na oitava década de vida (Figs. 67-1 e 67-2).[1] Os glomérulos preservados quase sempre apresentam aumento na área da secção transversal do tufo glomerular que representa a hipertrofia glomerular.[2] No envelhecimento de camundongos e ratos, uma relação próxima foi demonstrada entre a hipertrofia glomerular e a glomeruloesclerose, coerente com a hipótese de que a hipertrofia glomerular pode predispor ao desenvolvimento de glomeruloesclerose.[3] Nem a função renal nem os fatores de risco para doença renal crônica (DRC) podem explicar a associação entre a idade e a glomeruloesclerose em adultos saudáveis.[4]

Alterações Tubulointersticiais

A lesão tubulointersticial associada ao envelhecimento é mais evidente na medula externa, com dilatação tubular e atrofia, infiltrado de células mononucleares e fibrose intersticial. Alguns túbulos (sobretudo no túbulo distal e no ducto coletor) podem desenvolver pequenos divertículos; é sugerido que esses divertículos desempenham papel na ocorrência de infecções do trato urinário superior (ITUs; pielonefrites) por abrigar bactérias, predispondo, assim, à infecção recorrente.[5]

Alterações Vasculares

Com o envelhecimento, as arteríolas, com frequência, desenvolvem hialinose. O espessamento das arteríolas, com aumento da razão entre a espessura da camada média e o diâmetro do lúmen, é comum com o envelhecimento, porém é observada quase exclusivamente em indivíduos hipertensos.[5] As artérias arqueadas tornam-se mais anguladas e irregulares, e os vasos interlobares ficam mais tortuosos e

espiralados. Essas alterações ocorrem independentemente da presença de hipertensão, porém estão aumentadas na sua presença. Com o envelhecimento, algumas arteríolas aferentes, sobretudo as dos glomérulos justamedulares, desenvolvem *shunts* vasculares para as arteríolas eferentes; desse modo, o fluxo se desvia dos glomérulos, levando a "arteríolas sem glomérulos".[6]

ALTERAÇÕES NA FUNÇÃO RENAL ASSOCIADAS À IDADE

Taxa de Filtração Glomerular

Os estudos sobre o *clearance* de inulina documentaram redução progressiva na taxa de filtração glomerular (TFG) após os 40 anos, com redução relativamente maior no sexo masculino (Fig. 67-3).[7] Entretanto, a diminuição na TFG não é inevitável; em até um terço dos pacientes que permanecem normotensos não ocorre redução na depuração de creatinina com o envelhecimento.[5]

Além dessa diminuição na TFG com o envelhecimento, pode ocorrer redução na "reserva" renal. Enquanto alguns estudos sugerem que os idosos apresentam aumento normal na TFG após a infusão de aminoácidos, outros demonstraram redução importante no aumento do fluxo plasmático renal (FPR) e na TFG em resposta à infusão concomitante de aminoácidos e dopamina em indivíduos idosos saudáveis.[8,9]

Fluxo Plasmático Renal

O fluxo plasmático renal também diminui de uma média de 650 mL/min na quarta década para 290 mL/min na nona década, com aumento da resistência vascular renal (Fig. 67-4).[5] Essa redução no FPR com o envelhecimento é maior nos homens, quando comparado às mulheres, e nos indivíduos hipertensos.[10] Pelo fato de a FPR diminuir relativamente mais que a TFG, a fração de filtração (definida como TFG/FPR) aumenta com a idade. Os estudos com utilização da técnica *xenon washout* demonstraram que realmente há uma redução no fluxo sanguíneo renal quando é considerada a massa renal.[11] A diminuição do fluxo sanguíneo renal envolve sobretudo o córtex, enquanto o fluxo para a medula é relativamente preservado.

Proteinúria

A prevalência de microalbuminúria (nível de albumina urinária de 30 a 300 mg/dia) e albuminúria aumenta progressivamente após os 40 anos. O aumento da prevalência é mais evidente em pacientes diabéticos e hipertensos, porém também é observado em pacientes sem esses fatores de risco (Fig. 67-5).[12]

AVALIAÇÃO DA FUNÇÃO RENAL EM IDOSOS

A creatinina sérica é um indicador menos confiável da função renal na população idosa. Após os 60 anos, ocorre redução progressiva na excreção urinária da creatinina, que reflete em grande parte na diminuição

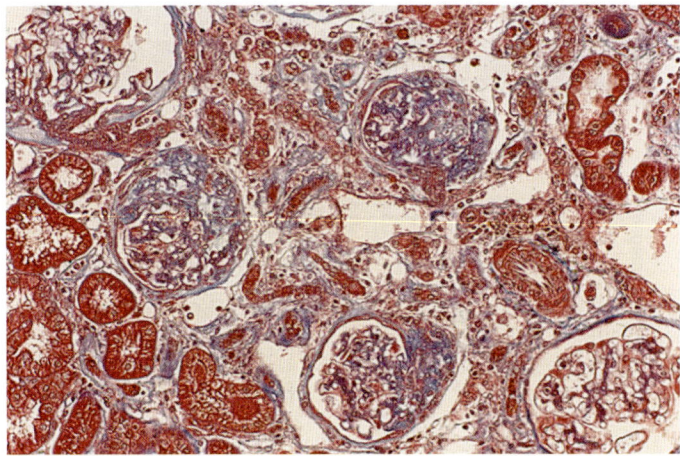

Figura 67-1 Glomeruloesclerose e fibrose tubulointersticial em um rato idoso. Alterações semelhantes, como glomeruloesclerose focal e segmentar, atrofia tubular e fibrose intersticial, ocorrem em humanos. (Coloração tricrômico; aumento original ×400.)

Incidência da Glomeruloesclerose por Idade

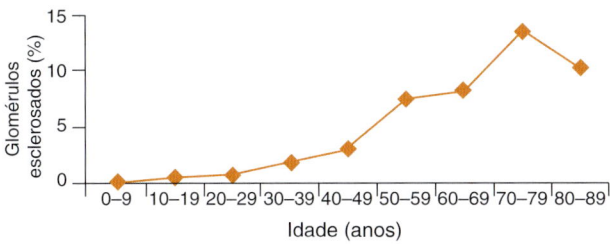

Figura 67-2 Aumento da glomeruloesclerose com o envelhecimento. *(Modificado da referência 1.)*

da massa muscular com o envelhecimento (Fig. 67-6).[13] Por exemplo, a creatinina sérica não muda entre pacientes jovens e idosos, apesar da redução na depuração de creatinina de 140 mL/min/1,73 m², na idade média de 30 anos, para 97, na idade média de 80 anos.[14]

Não existe consenso sobre o melhor modo de estimar a TFG nos idosos. Considerando que a equação MDRD (*Modification of Diet in Renal Disease*) e a fórmula Cockcroft-Gault para estimativa da TFG utilizam a idade para o cálculo (Cap. 3), nenhuma das duas foram validadas para pessoas com idade acima de 70 anos, por isso ambas subestimam a verdadeira TFG na população com idade acima de 65 anos, com utilização de técnicas convencionais, como a depuração de isótopo. Embora a equação MDRD seja mais fidedigna que a fórmula Cockcroft-Gault,[15] a cistatina C sérica, que independe da massa muscular, pode ser superior a ambas, e é um fator de risco independente para mortalidade nos idosos.[16] Uma nova equação para estimar a TFG foi derivada de um estudo com 610 pacientes, com idade superior a 70 anos, com utilização da depuração de iohexol como padrão--ouro. Essa equação do Berlin Initiative Study (BIS) foi particularmente bem-sucedida na classificação de pacientes com DRC estádio 2 a 4.[17] Mais estudos são necessários para determinar qual equação para estimativa da TFG melhor se aplica na população idosa.

PREVALÊNCIA DE DOENÇA RENAL CRÔNICA NOS IDOSOS

De acordo com o Renal Data System's Annual Data Report de 2010 e 2011, dos EUA, assim como o estudo National Health and Nutrition

Redução da TFG com o Envelhecimento

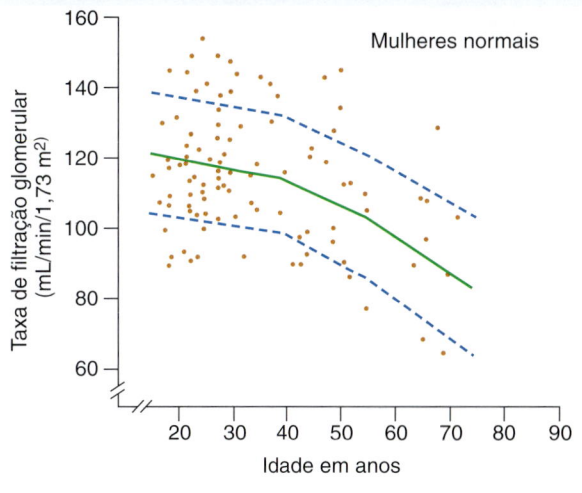

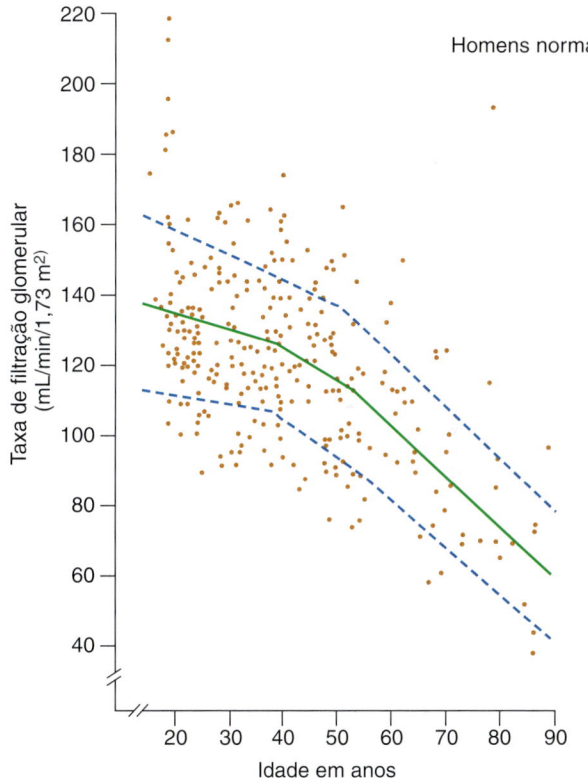

Figura 67-3 Redução da taxa de filtração glomerular (TFG) com o envelhecimento. A TFG (*clearance* de inulina) começa a reduzir após os 40 anos, e a taxa de declínio é mais rápida em homens do que em mulheres. *(Modificado da referência 7.)*

Examination Survey (NHANES), a incidência de DRC está aumentando mais rapidamente na população com idade igual ou superior a 65 anos, na qual a incidência de DRC mais do que dobrou entre 2000 e 2008 (Figs. 67-7 e 67-8).[18] A DRC está associada ao aumento global de todas as causas de mortalidade cardiovascular (Caps. 79 e 82). No entanto, a redução na TFG estimada (eTFG) para 50 a 59 mL/min/1,73 m² não aumenta a mortalidade entre os pacientes com idade igual ou superior a 65 anos, comparado a pacientes com eTFG maior que 60 mL/min (Fig. 67-9).[19] Essas observações levam ao questionamento sobre se a redução na TFG, que ocorre com o envelhecimento,

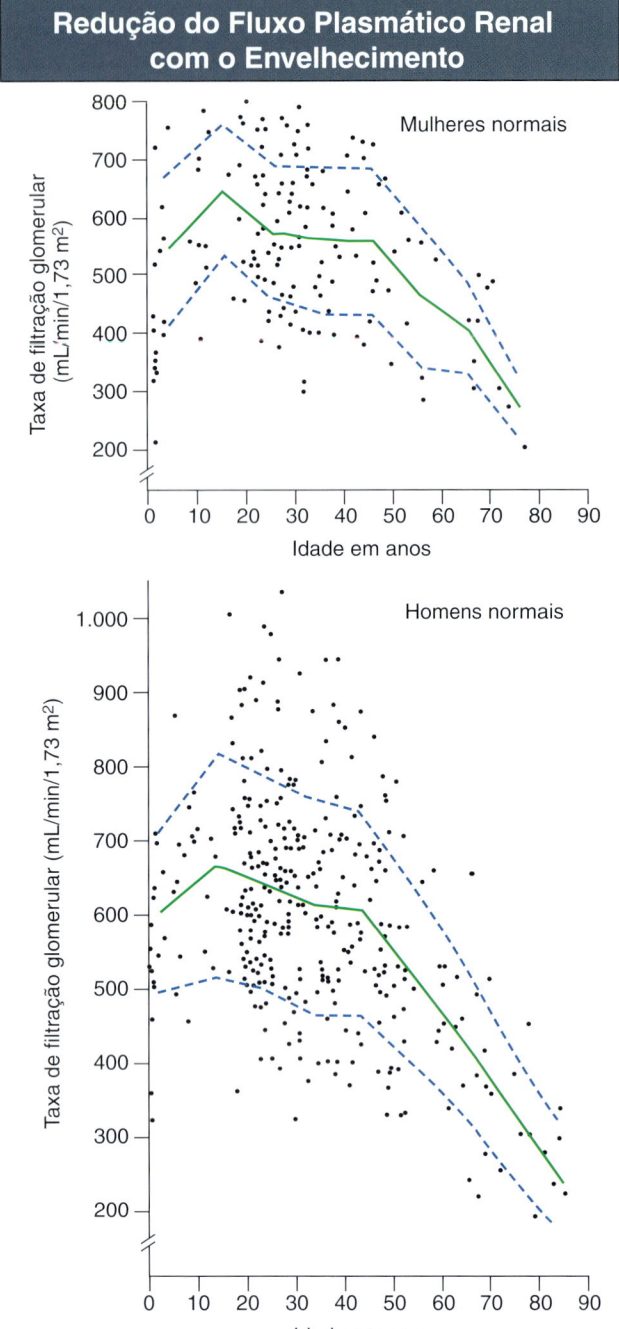

Figura 67-4 Redução do fluxo plasmático renal (FPR) com o envelhecimento. O FPR (*clearance* de *p*-aminoipurato) começa a diminuir rapidamente após os 50 anos, e a taxa de declínio é mais rápida em homens do que em mulheres. *(Modificado da referência 7.)*

deve realmente ser considerada doença[20] e se o termo "doença renal crônica", nesses casos, não deveria ser substituído por "redução da função renal relacionada à idade".[21]

FATORES DE RISCO PARA DOENÇA RENAL CRÔNICA EM IDOSOS

A variabilidade na gravidade da doença renal relacionada ao envelhecimento em humanos e em animais experimentais sugere que podem existir fatores de risco específicos para o seu desenvolvimento. Em modelos experimentais com animais, as alterações histológicas

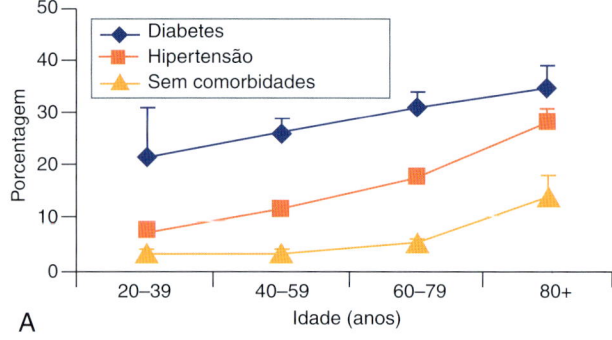

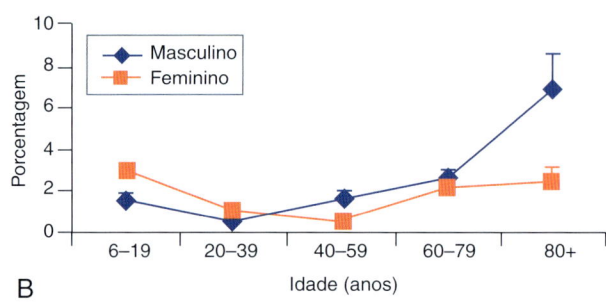

Figura 67-5 Aumento da proteinúria com o envelhecimento. A, Aumento da microalbuminúria com a idade, com prevalência maior em diabéticos, hipertensos e, então, nos pacientes que não apresentam essas comorbidades. **B**, Aumento da albuminúria com a idade, com prevalência maior em homens do que em mulheres. *(Modificado da referência 12.)*

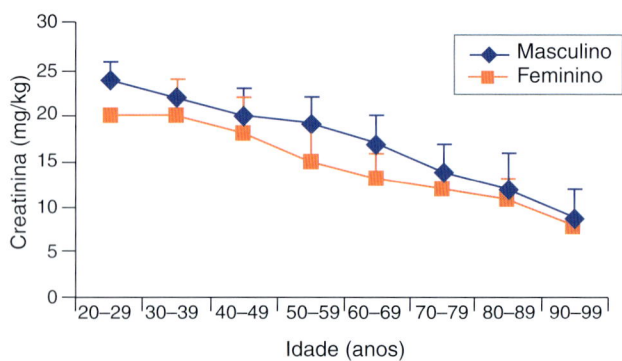

Figura 67-6 Redução da excreção urinária de creatinina (para o peso corporal) com o envelhecimento. *(Modificado da referência 13.)*

relacionadas ao envelhecimento variam de acordo com a genética, o sexo, o índice de massa corpórea e a dieta. Nos modelos animais, essas alterações relacionadas com a idade podem ser retardadas com a restrição proteica ou calórica, ou com o bloqueio do sistema renina-angiotensina (SRA).[22] De acordo com uma pesquisa baseada em uma comunidade de múltiplos estádios, idade, renda anual, uso de analgésicos orais, síndrome metabólica, hiperuricemia e hemoglobina foram os fatores de risco para DRC, tanto entre os pacientes idosos

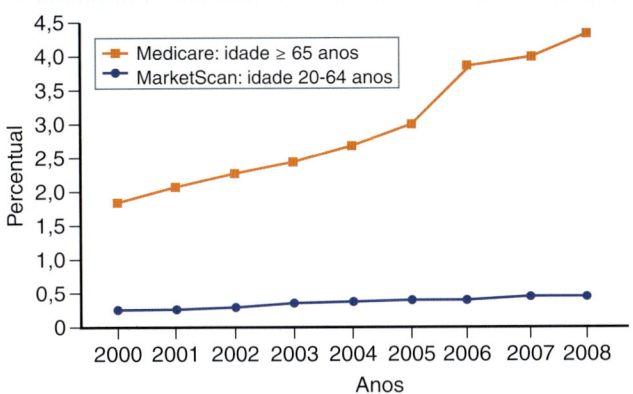

*MarketScan representa os dados dos planos de saúde do grupo de empregador

Figura 67-7 Novos casos de doença renal crônica (DRC) ao longo do tempo estratificados pela idade. Medicare é um programa de seguro social nacional dos EUA. MarketScan é um banco de dados *on-line* para pesquisa em saúde. *(Modificado da referência 18.)*

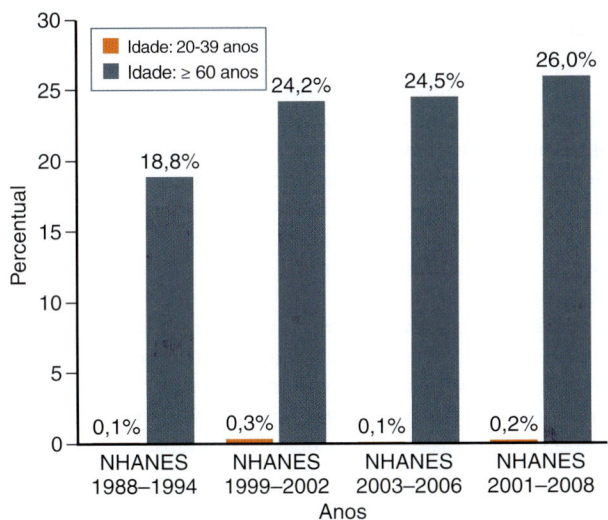

Figura 67-8 Prevalência de doença renal crônica (DRC) estádio 3, por idade, ao longo do tempo. *NHANES*, National Health and Nutrition Examination Survey. *(Modificado da referência 18.)*

quanto entre os não idosos.[23] Nos pacientes idosos, a história médica prévia de diabetes melito, DRC, acidente vascular cerebral e uso de analgésicos foram positivamente correlacionados com DRC.[23] Em outro estudo prospectivo, o aumento na frequência de atividade física foi correlacionado com baixo risco para o declínio rápido da TFG (definido como a perda superior a 3 mL/min/1,73 m² por ano na TFG, estimado por medidas longitudinais dos níveis de cistatina C) na população geral de adultos mais velhos.[24]

PATOGÊNESE DA DOENÇA RENAL CRÔNICA RELACIONADA AO ENVELHECIMENTO

Vários mecanismos foram propostos para as alterações renais relacionadas ao envelhecimento (Quadro 67-1).

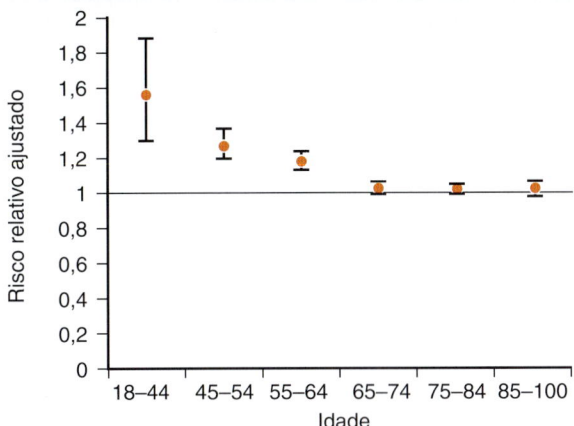

Figura 67-9 Risco ajustado de morte associado a uma eTFG de 50 a 59 mL/min/1,73 m². *(Modificado da referência 19.)*

Mecanismos Propostos para Doença Renal Associada ao Envelhecimento

Diminuição do Klotho
Estresse oxidativo
Senescência (encurtamento do telômero e perda de mitocôndrias)
Hipertensão glomerular e hiperfiltração
Ativação intrarrenal do sistema renina angiotensina
Redução da renalase
Hemodinâmica
    Hipertensão glomerular e hiperfiltração
    Ativação intrarrenal do sistema renina angiotensina
    Disfunção endotelial (perda do óxido nítrico)
    Isquemia renal
    Redução da renalase
Metabólico
    Acúmulo dos produtos finais da glicação avançada
    Efeitos crônicos do ácido úrico
Disfunção celular
    Estresse oxidativo
    Diminuição do Klotho
    Senescência (encurtamento do telômero e perda de mitocôndrias)
Inflamação
    Expressão renal do fator transformador de crescimento β (TGF-β)
Disfunção endotelial (perda do óxido nítrico)
Isquemia renal
Expressão renal do fator transformador de crescimento β (TGF-β)
Acúmulo dos produtos finais da glicação avançada (AGEs)
Efeitos crônicos do ácido úrico

Quadro 67-1 Mecanismos das alterações renais relacionadas ao envelhecimento.

O rim é a única fonte conhecida do hormônio antienvelhecimento Klotho. Os camundongos com deficiência do Klotho apresentam as características do envelhecimento sistêmico e renal. Ele é sintetizado pelo néfron distal e secretado na circulação sanguínea.[25] Uma proteína que apresenta múltiplas funções, e, além disso, participa como cofator do hormônio fosfatúrico, conhecido como fator de crescimento de fibroblasto 23 (FGF-23), regula o estresse oxidativo e age como antagonista do fator transformador de crescimento β (TGF-β). Os mecanismos pelos quais o Klotho regula o processo do envelhecimento estão sendo elucidados em modelos animais.

Outros mecanismos de envelhecimento renal podem envolver encurtamento do telômero do DNA cromossômico, perda de mitocôndrias e apoptose acelerada. Um aumento na apoptose das células tubulares e intersticiais foi demonstrado em ratos idosos.[26] Este processo pode envolver o estresse oxidativo.[27]

A doença renal associada ao envelhecimento também pode ser mediada pela ativação do SRA, que pode diminuir a expressão renal do Klotho. Por outro lado, em modelos animais, o bloqueio do receptor da angiotensina tipo I (ATI) suprarregula o Klotho,[28] e *in vivo* o gene do Klotho atenua a lesão renal induzida pela angiotensina II (Ang II).[29] O tratamento dos ratos com os inibidores da enzima conversora da angiotensina (IECA) reduz o estresse oxidativo relacionado ao envelhecimento e preserva as mitocôndrias nos túbulos proximais em associação à suprarregulação das enzimas antioxidantes celulares.[30] A ruptura direcionada do gene que codifica o receptor ATI também resulta no prolongamento acentuado do tempo de vida em camundongos.[31] A longevidade nesses camundongos foi associada à redução da lesão cardíaca e vascular, possivelmente devido à atenuação do estresse oxidativo e ao aumento da expressão de genes da sobrevivência (também no rim).

A perda de néfrons resulta na hiperfiltração, com aumento da pressão hidrostática glomerular, e na hipertrofia glomerular, que são conhecidas como fatores de risco para lesão glomerular.[32] Dependendo da espécie do animal, a pressão hidrostática glomerular pode estar aumentada ou normal com o envelhecimento.[22] Portanto, é provável que a hipertensão glomerular, quando ocorre com uma redução no número de néfrons, contribua para o declínio da função renal associado ao envelhecimento, em vez de ser a causa.

Com o envelhecimento, as artérias elásticas dilatam e endurecem, resultando no aumento da velocidade da onda de pulso com consequente aumento da pressão transmitida para a microvasculatura.[33] As medidas de rigidez das grandes artérias estão intimamente relacionadas aos marcadores de lesão da microvasculatura renal, como a albuminúria.[34] A hiperplasia intimal das artérias interlobulares, relacionada ao envelhecimento e à doença das arteríolas aferentes, também pode alterar a autorregulação renal, resultando em lesão glomerular.[35] A pressão de pulso sistêmica elevada, observada nos idosos, está associada a um declínio acelerado da TFG.[36]

A função endotelial também reduz com o envelhecimento, sobretudo no sexo masculino. Ela é associada à redução progressiva da produção de óxido nítrico pelas células endoteliais e é refletida clinicamente por uma diminuição na reatividade da artéria braquial.[37] A perda dos vasodilatadores endoteliais pode ser responsável pelo aumento da resposta vasoconstrictora renal à Ang II e à endotelina 1, observada em ratos idosos, e também pode contribuir para o desenvolvimento da doença da microvasculatura renal. A disfunção endotelial pode inibir a angiogênese renal, provocando perda progressiva de capilares e isquemia. Os camundongos com deficiência da enzima óxido nítrico-sintase apresentam progressão acelerada da doença renal associada ao envelhecimento.

O envelhecimento também está associado à hipóxia renal mais pronunciada, e a pressão parcial de oxigênio (PO_2) é cerca de 20 mmHg mais baixa, tanto no córtex quanto na medula renal, em indivíduos idosos e saudáveis quando comparado com os pacientes jovens.[38] A redução da capacidade do rim idoso de produzir vasodilatadores também pode contribuir para a hipóxia renal.[39]

Os produtos finais da glicação avançada (AGEs), embora tipicamente estejam relacionados a diabetes, também estão presentes na dieta e podem acumular no envelhecimento. Os AGEs presentes na dieta correlacionam-se com os níveis séricos de AGE, estresse oxidativo, disfunção orgânica e sobrevida em modelos animais.[40] Em modelos animais, a restrição calórica pode aumentar a sobrevida, em parte, pela redução dos níveis de AGE.[40,41] A administração crônica de aminoguanidina (um inibidor da síntese de AGE) também reduz a glomeruloesclerose em ratos idosos.

FLUIDOS E ELETRÓLITOS NO ENVELHECIMENTO

Balanço do Sódio e Hipertensão

O envelhecimento está associado tanto com a excreção inadequada da carga de sal[42] quanto com a deficiência na conservação, na restrição de sódio.[43] A reabsorção proximal de sódio está aumentada no envelhecimento, enquanto a reabsorção distal pode estar reduzida.[44] Estudos em ratos sugerem que a natriurese pressórica está comprometida no envelhecimento.[22] Pelo fato de a dieta da maioria dos indivíduos de países desenvolvidos conter excesso de sódio (8 a 10 g de sal por dia), há tendência, na população idosa, à sobrecarga do sódio corporal total.

A deficiência relativa na excreção de sódio e o aumento do sódio corporal total podem ser fatores predisponentes para o desenvolvimento de hipertensão. A pressão arterial aumenta com a idade. Após 60 anos, a maioria das pessoas são hipertensas (Fig. 67-10).[45] A sensibilidade ao sal ocorre em mais de 85% dos idosos, e a restrição de

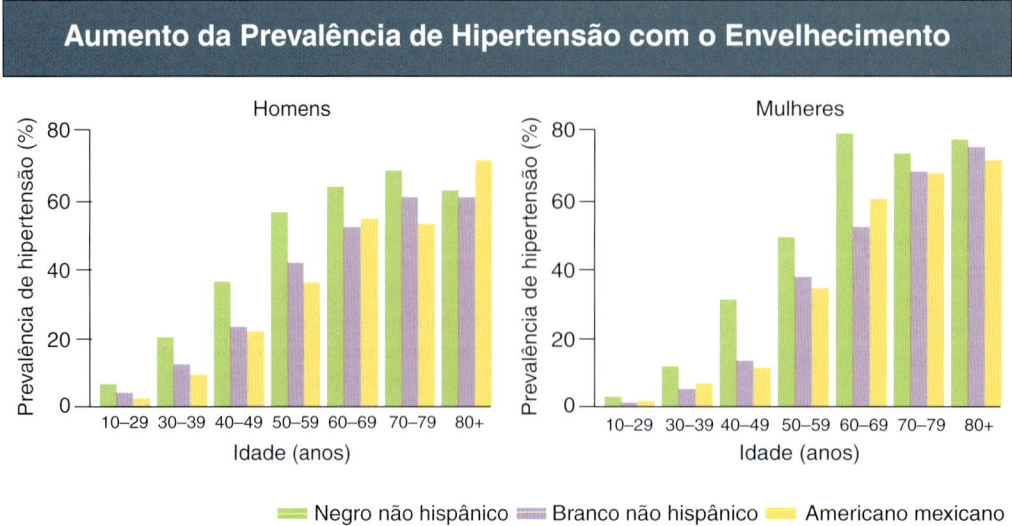

Figura 67-10 Prevalência de hipertensão baseada na idade, sexo e raça. *(Modificado da referência 45.)*

sódio irá resultar em redução significativa na pressão arterial média (> 10 mmHg).[46] As populações que ingerem uma dieta pobre em sódio, como os índios Yanomami do sul da Venezuela, não apresentam aumento da pressão arterial com o envelhecimento.[47] A perda da complacência vascular, devido à deposição de colágeno nas artérias de grande calibre, também pode contribuir para a hipertensão relacionada ao envelhecimento, assim como a disfunção endotelial, talvez mediada pelo estresse oxidativo. As alterações vasculares e renais associadas à idade podem explicar por que a correção dos tipos de hipertensão secundária (como hiperaldosteronismo primário, síndrome de Cushing, hipertensão renovascular e hipotireoidismo) é menos eficaz na cura da hipertensão em pacientes idosos. Em um estudo, a pressão arterial diastólica reduziu para abaixo de 90 mmHg em 24 dos 25 pacientes com idade inferior a 40 anos, após o tratamento do mecanismo responsável pela hipertensão secundária, mas isso só ocorreu em 38 dos 61 pacientes com idade superior a 40 anos.[48]

Na hipovolemia, a excreção inapropriada de sódio é observada nos idosos, que pode exacerbar a hipotensão e aumentar o risco para lesão renal aguda (LRA).[49]

Regulação Osmótica e Manejo da Água

As anormalidades eletrolíticas mais comuns em idosos são as disnatremias, que resultam do comprometimento no manejo da água com o envelhecimento. A hiponatremia é encontrada em até 11% da população geriátrica ambulatorial e em 5,3% dos pacientes idosos hospitalizados.[50] A hipernatremia é observada em cerca de 1% dos pacientes com idade superior a 60 anos que são admitidos em hospitais.[50] Tanto a concentração quanto a diluição urinária estão alteradas com o envelhecimento e são responsáveis, em parte, pela suscetibilidade às disnatremias.

Nos idosos, a osmolalidade urinária máxima e a sede, em resposta à hiperosmolalidade, estão diminuídas, o que pode predispor à desidratação e à hipernatremia.[51] O comprometimento da concentração urinária resulta do defeito no gradiente de concentração na região da medula, e pode provocar noctúria.[52] Outro risco para a hipernatremia é o fato de que o idoso doente pode não ter acesso à água.

O idoso também apresenta comprometimento da habilidade em diluir a urina e, por isso, a excreção da sobrecarga de volume está reduzida, aumentando a predisposição à hiponatremia, que é agravada quase sempre pelo uso de medicamentos, como os diuréticos tiazídicos e os inibidores seletivos da receptação da serotonina.[53]

Outras Alterações Tubulares e Eletrolíticas

A excreção de potássio também está comprometida com o envelhecimento, e o gradiente transtubular de potássio está reduzido.[54] A hipercalemia ocorre com mais frequência em pacientes idosos tratados com medicamentos que interferem na excreção de potássio (como os diuréticos poupadores de potássio). Outros fatores que contribuem para a predisposição à hipercalemia nos idosos são TFG reduzida, nível basal de aldosterona baixo e fibrose tubulointersticial, que prejudica os transportadores Na^+,K^+-ATPase. A hipocalemia também é comum devido à perda renal ou extrarrenal.

A maior parte dos indivíduos idosos mantém, em condições normais, o equilíbrio ácido-básico. Entretanto, durante situações de estresse, quando a produção de ácido está aumentada (sepse ou LRA), a incapacidade em excretar o excesso de ácido pode se tornar evidente. Isto é fundamentado em um estudo que demonstrou que pacientes idosos não conseguem aumentar a excreção de ácido, da mesma maneira que os adultos jovens conseguem, em resposta a uma dieta proteica.[55]

A hipercalcemia ocorre em 1% a 3% dos pacientes idosos. As causas são tumores malignos, hiperparatireoidismo, imobilização e o uso de diuréticos tiazídicos. A hipocalcemia é menos comum e é observada sobretudo em pacientes com DRC avançada (em associação com deficiência de vitamina D e hiperfosfatemia), má absorção crônica e desnutrição severa. O envelhecimento está associado ao aumento dos níveis do hormônio da paratireoide (com correlação inversa a TFG) e à redução do calcitriol e fósforo séricos.

Hipomagnesemia é relatada em 7% a 10% dos pacientes idosos admitidos em hospital; mais comumente, resultado da desnutrição, do uso de laxantes ou do uso de diuréticos. Hipermagnesemia é menos comum e é encontrada, a princípio, em pacientes com DRC ou que estejam em uso de doses elevadas de antiácidos que contenham magnésio. A gota (assim como uma elevação dos níveis de ácido úrico sérico) também é comum na população idosa.

FUNÇÃO ENDÓCRINA E HORMÔNIOS RENAIS

Os níveis de eritropoietina (EPO) aumentam com a idade, relacionados, provavelmente, a uma resposta compensatória à perda sanguínea subclínica, ao aumento da rotatividade dos eritrócitos e ao aumento da resistência à EPO.[56] No entanto, os níveis de EPO são significativamente mais baixos em pacientes idosos anêmicos, quando comparado a pacientes jovens anêmicos, sugerindo uma resposta atenuada à hemoglobina baixa.[57]

As mulheres idosas, com TFG inferior a 60 mL/min, apresentam baixa absorção de cálcio e baixos níveis de 1,25-hidroxivitamina D, provavelmente devido à redução da conversão da 25-hidroxivitamina D em 1,25-hidroxivitamina D pelos rins envelhecidos.[58]

Os rins removem cerca de 50% da insulina da circulação periférica por meio da filtração e absorção tubular, e degradação. O declínio da função renal nos idosos provoca redução da depuração de insulina. Isto é, em parte, compensado pela tolerância à glicose diminuída, que pode estar relacionada ao aumento da frequência de obesidade observada em indivíduos idosos.

MANIFESTAÇÕES CLÍNICAS

Considerações Gerais

O envelhecimento está associado ao declínio da função renal, que limita a capacidade de defesa contra eventos desestabilizadores. A perda moderada de líquidos (p. ex., episódios de diarreia) e o ganho moderado de líquidos (p. ex., hidratação venosa inapropriada no perioperatório) podem ser, respectivamente, pouco tolerados e provocar hipovolemia e sobrecarga hídrica. A hipovolemia nos pacientes que utilizam vários medicamentos, como os IECAs, pode resultar em LRA. O excesso de zelo na administração de água, como a solução glicosada a 5% ou a salina a 0,45%, pode provocar hiponatremia, sobretudo em pacientes em uso dos inibidores seletivos de recaptação da serotonina, que podem aumentar os níveis do hormônio antidiurético. O uso de anti-inflamatórios não esteroides (AINEs) em idosos está associado ao aumento do risco de hiponatremia, hipercalemia, hipertensão e insuficiência renal.

Doenças Glomerulares

Os pacientes idosos podem apresentar doenças renais, identificadas pela biópsia renal, que são tratáveis.[59] Em um estudo que avaliou 235 biópsias renais de pacientes com idade superior a 80 anos, 67% dos pacientes apresentaram lesões tratáveis.[60] O espectro patológico das doenças glomerulares, observado em pacientes idosos, é semelhante ao encontrado na população geral, embora a prevalência das diversas patologias varie. Por exemplo, a nefropatia diabética é observada com mais frequência na população idosa. Entre os pacientes com síndrome nefrótica, com idade superior a 60 anos, a nefropatia membranosa é o diagnóstico mais comum (32,1% dos pacientes), seguida pela amiloidose (tipicamente derivada de cadeias leves) e pela

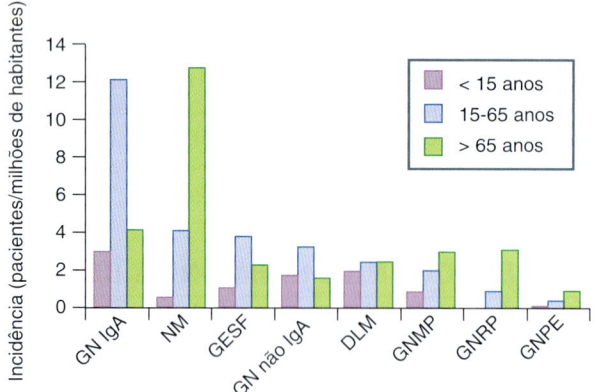

Figura 67-11 Prevalência de glomerulonefrite primária comprovada por biópsia por idade. As crianças que apresentam síndrome nefrótica são, na maioria das vezes, tratadas empiricamente como DLM; assim, a DLM, como um diagnóstico, é sub-representada nos dados derivados dos registros de biópsia renal. *GESF*, glomerulosclerose segmentar e focal; *GN IgA*, nefropatia por IgA; *DLM*, doença por lesão mínima; *NM*, nefropatia membranosa; *GNMP*, glomerulonefrite membranoproliferativa; *GN não IgA*, outra glomerulonefrite proliferativa mesangial; *GNPE*, glomerulonefrite pós-estreptocócica; *GNRP*, glomerulonefrite rapidamente progressiva. *(Modificado da referência 61.)*

doença por lesão mínima (Fig. 67-11).[60,61] Outra causa importante de LRA, secundária a doença glomerular, nos idosos é a glomerulonefrite (GN), rapidamente progressiva relacionada à GN pauci-imune (associada ao anticorpo anticitoplasma de neutrófilo – ANCA); ela representa cerca de 30% dos pacientes idosos com LRA que são submetidos à biópsia renal.[59] Em contraste, algumas doenças glomerulares são incomuns, como nefrite lúpica, nefropatia por lesão mínima e nefropatia por IgA. Apenas 2% dos pacientes com lúpus sistêmico têm apresentação clínica após os 60 anos.[60,61] O exame para detecção do anticorpo antinuclear, em pacientes idosos, é mais propenso a apresentar resultado falso-positivo.

Devido à piora da função renal relacionada à idade, assim como a presença de comorbidades, os pacientes idosos têm maior risco de desenvolver toxicidade secundária à terapia imunodepressora.[62] As séries retrospectivas que avaliaram a evolução da GN associada ao ANCA nos idosos evidenciaram prognóstico reservado, com altas taxas de doença renal crônica em estádio terminal (DRET), morte e complicações relacionadas ao tratamento.[63]

Doença Renovascular e Ateroembólica

Ocorre aumento da frequência de doença renovascular e ateroembólica com o envelhecimento. Em várias séries de caso, a LRA secundária à doença ateroembólica foi responsável por 4% a 7% dos casos.[59] A estenose da artéria renal aterosclerótica (EARA) é estimada para estar presente em cerca de 7% dos pacientes com idade superior a 65 anos, e é uma das principais causas de hipertensão secundária, nefropatia isquêmica e DRC nos idosos.[64] Na população idosa com hipertensão e creatinina sérica elevada, sobretudo com história de doença vascular, um exame de rastreio para doença renovascular, como a angiografia por ressonância magnética ou a ultrassonografia com *Doppler* das artérias renais, deve ser considerado (Cap. 39). A angioplastia transluminal percutânea renal e o implante de *stent* na artéria renal têm benefício variável nos idosos porque muitos apresentam arteriosclerose significativa, que pode limitar as vantagens da intervenção.[64] Portanto, justifica-se uma abordagem individualizada para o tratamento.

Lesão Renal Aguda

A polifarmácia associada ao envelhecimento aumenta o risco para o desenvolvimento de LRA.[65] Embora as causas de LRA nos pacientes idosos abranjam o mesmo espectro de causas pré-renais, renais e pós-renais observadas em outras faixas etárias, o paciente idoso tem um risco relativo maior para o desenvolvimento de LRA secundária à uropatia obstrutiva e sepse. A decisão sobre realizar uma intervenção ativa, como a terapia de substituição renal contínua, em pacientes idosos com LRA e falência múltipla de órgãos, será influenciada pelas comorbidades e desfechos prováveis.

Infecção do Trato Urinário

Há um risco aumentado de bacteriúria assintomática e ITU sintomática com o envelhecimento (Cap. 53). Nos homens, isso pode estar relacionado ao risco aumentado de hipertrofia prostática e cálculo urinário. Nas mulheres na pós-menopausa, pode ocorrer devido à maior prevalência de incontinência, cistocele e resíduo pós-miccional significativo. O uso crônico de sonda vesical de demora nos idosos também está associado ao aumento da taxa de colonização bacteriana; o tratamento dessas ITUs deve ser baseado na presença de sintomas ou sinais (febre, leucocitose ou disúria). As exceções são os pacientes de alto risco, como aqueles com ITU frequente ou recorrente, ou com alterações estruturais do trato urinário; os pacientes que serão submetidos a procedimento cirúrgico urológico, particularmente à ressecção transuretral da próstata; os pacientes neutropênicos; e os transplantados renais. Apresentações atípicas de ITU são comuns nos idosos e incluem letargia, *delirium* e anorexia. O tratamento de infecção associada à sonda vesical é discutido no Capítulo 53.

Uropatia Obstrutiva

A uropatia obstrutiva (Cap. 60) é comum nos homens idosos, na maioria das vezes como resultado de hipertrofia prostática benigna, câncer de próstata ou estenose uretral. A incidência da uropatia obstrutiva nas mulheres é em torno de um terço à metade comparada aos homens, e a principal causa é a neoplasia maligna do trato genitourinário. A obstrução do trato urinário inferior deve ser excluída pela quantificação do resíduo vesical pós-miccional pela ultrassonografia ou pela sondagem vesical de alívio. A ultrassonografia é o exame de imagem mais apropriado para o diagnóstico de obstrução do trato urinário superior (Cap. 60).

Incontinência Urinária

O trato urinário inferior também apresenta alterações significativas com o envelhecimento. A redução da contratilidade da bexiga ocorre devido ao enfraquecimento e afinamento do músculo liso detrusor, o que provoca disfunção do músculo, eventualmente culminando em contrações involuntárias do detrusor. A capacidade da bexiga diminui e ocorre aumento do resíduo pós-miccional para cerca de 50 a 100 mL. A população idosa também apresenta elevada frequência de noctúria, em parte, devido à redução da capacidade de concentração urinária, podendo também estar associada a distúrbios do sono e ao uso de diuréticos nessa população.

A incontinência urinária transitória é muito comum nos idosos e tem várias causas potencialmente tratáveis, que são mais bem recordadas pelo mnemônico DIAPPERS (Quadro 67-2).[66] Nos homens, a causa mais comum é a incontinência por transbordamento devido à obstrução prostática, enquanto nas mulheres, o prolapso uterino com cistocele é a causa mais frequente. Na ausência de uma causa facilmente reversível, as opções terapêuticas não cirúrgicas para a incontinência urinária são a terapia comportamental e *biofeedback*, os exercícios para assoalho pélvico, a terapia farmacológica (p. ex., antagonistas α-adrenérgicos para reduzir a hipertrofia prostática) e, se for

Causas Transitórias de Incontinência Urinária (DIAPPERS)	
D:	*Delirium* ou estados confusionais
I:	Infecção – urinária (sintomática)
A:	Uretrite, vaginite atrófica
P:	Medicamentos (p. ex., diuréticos)
P:	Psicológica, sobretudo depressão
E:	Endócrina (hipercalcemia, hipocalemia, glicosúria)
R:	Mobilidade restrita
S:	Impactação de fezes

Quadro 67-2 Causas transitórias de incontinência urinária nos idosos (DIAPPERS). *(Modificado da referência 66.)*

inevitável, a sondagem vesical de demora. A correção cirúrgica pode ser necessária para grandes cistoceles, prolapso da cúpula vaginal e incontinência de esforço após prostatectomia.[66]

Hematúria

As causas benignas de hematúria são as doenças prostática benigna, a ITU e a doença renal cística. As neoplasias malignas do trato urinário são mais comuns em pacientes idosos. Essa mudança na epidemiologia com o envelhecimento requer que a avaliação diagnóstica da hematúria inclua cistoscopia e exames de imagem do trato urinário. O carcinoma de bexiga raramente é observado antes dos 40 anos; a sua incidência aumenta progressivamente após a quarta década. O carcinoma de células renais (CCR) é mais comum na sétima década. Ele é mais agressivo nos idosos e a decisão sobre o tratamento pode ser difícil, especialmente na vigência de DRC, em que a nefrectomia pode resultar na necessidade de diálise.[67] Outras causas de hematúria devem ser investigadas, como discutido no Capítulo 61.

Nefrotoxicidade e Ajuste da Dose dos Medicamentos

Os pacientes idosos são propensos a maior risco de nefrotoxicidade porque quase sempre eles utilizam medicamentos baseados no fato de que a concentração de creatinina sérica normal ou próxima ao normal corresponderia à função renal normal. Portanto, a dosagem pode estar inapropriada; não é confiável utilizar isoladamente o valor da creatinina para determinar a dose, então a eTFG deve ser avaliada. Muitos idosos com DRC utilizam diversas medicações, prescritas, na maioria das vezes, por vários médicos, o que produz grande risco de interação medicamentosa, exacerbada quando a função renal está comprometida.

Doença Renal em Estádio Terminal e Terapia de Substituição Renal

A idade média para um paciente iniciar a terapia de substituição renal é hoje, nos EUA e na Europa, em torno de 60 anos. Já na maioria dos países em desenvolvimento, essa média é mais baixa, em torno de 32 a 42 anos. Recentemente, nos EUA, ocorreu um declínio na incidência de DRET em pacientes com idade superior a 65 anos, com manutenção da elevada incidência naqueles com idade superior a 75 anos (Fig. 67-12).[68] Não obstante a frequência de DRC entre os pacientes idosos, a DRET, como desfecho clínico, é muito menos comum que a morbidade ou a mortalidade cardiovascular.[69] Por exemplo, pacientes idosos com DRC estádio 3 têm maior risco de morrer do que evoluir para DRET, quando comparado a grupos mais jovens.[69]

A decisão sobre a terapia de substituição renal não deve ser baseada somente na idade do paciente. É importante reconhecer que essa decisão envolvendo pacientes idosos é mais complexa e repleta de

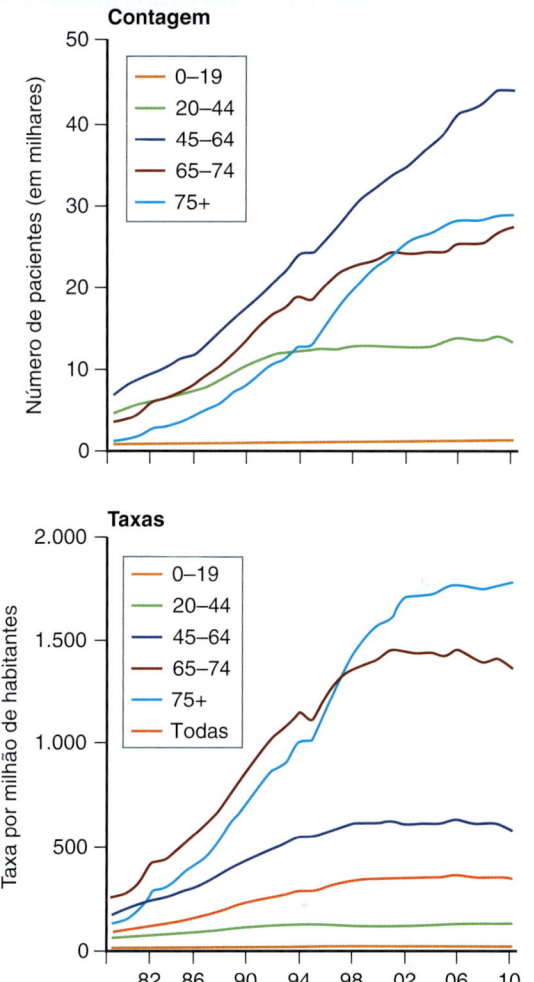

Incidência e Prevalência de DRET por Idade nos EUA

Figura 67-12 Incidência e prevalência da doença renal em estádio terminal (DRET) por idade nos EUA. Os pacientes com idade superior a 65 anos têm elevada incidência e prevalência de DRET; divididos por sexo e raça. *(Modificado da referência 68.)*

desafios do que em pacientes mais jovens, e necessita de uma abordagem multidisciplinar que envolva os membros da família. As barreiras não médicas podem ser importantes sobretudo nos idosos – por exemplo, transporte limitado, suporte familiar e custo. Embora o estudo IDEAL (Initiating Dialysis Early and Late) não tenha demonstrado nenhum benefício particular com o início precoce da terapia de substituição renal,[70] outro estudo motivou a hipótese de um potencial dano no início precoce da terapia de substituição renal, sobretudo nos idosos.[71] Os pacientes de uma casa de repouso que iniciaram diálise evoluíram com declínio acentuado das suas habilidades em realizar as atividades básicas diárias.[72] Um ano após o início da diálise, 58% dos pacientes haviam morrido e apenas 13% apresentavam as mesmas capacidades que tinham antes do início da diálise. Desse modo, embora a diálise possa prolongar a vida, ela não melhora o *status* funcional desse grupo de pacientes. O período antes e após o início da diálise é um momento de alto risco para os pacientes idosos, com risco de evoluir com piora da funcionalidade, que, na maioria das vezes, é permanente, assim como o risco de morte.[73]

Assim como em pacientes jovens, o acesso vascular é o calcanhar de Aquiles da hemodiálise. Do mesmo modo que em outras populações, a sobrevida da fístula arteriovenosa, em pacientes idosos, é significativamente maior do que a prótese arteriovenosa.[74] De fato, o sucesso da fístula arteriovenosa em idosos é semelhante às pessoas jovens, com funcionalidade prolongada e baixa incidência de infecções e trombose. Da mesma maneira, o uso de cateteres tunelizados para hemodiálise também está associado ao aumento da mortalidade dos pacientes idosos em hemodiálise.[74] Infelizmente, vários pacientes idosos em hemodiálise têm doença aterosclerótica grave afetando os leitos vasculares, e a hemodiálise pelo cateter pode ser a única opção viável.

As limitações para hemodiálise, nos idosos, são a sensibilidade às mudanças de fluidos e a presença de disfunção cardíaca significativa; por isso, a diálise peritoneal (DP) pode teoricamente oferecer vantagens por realizar a ultrafiltração de modo lento e contínuo, provocando maior estabilidade hemodinâmica. Infelizmente, as limitações funcionais e a falta de suporte social podem impedir a realização de DP nos idosos.[75] Os estudos demonstram desfechos semelhantes em pacientes idosos submetidos à hemodiálise *versus* DP.[75]

O transplante deve ser considerado no manejo dos pacientes idosos com DRET porque alguns estudos evidenciaram que receptores idosos selecionados se beneficiam do transplante renal, pela redução significativa na mortalidade, quando comparado a pacientes com DRET aguardando em fila para transplante.[76] Esse benefício na sobrevida é mais expressivo em pacientes com DRET secundária a diabetes ou hipertensão, porém se torna menos evidente à medida que o paciente aguarda antes do transplante.[76] Mesmo quando rins de doadores com critério expandido (DCE) são utilizados, uma redução de 25% na mortalidade é vista nos pacientes que são submetidos ao transplante, quando comparado com aqueles que estão na lista de espera.[77] A sobrevida do enxerto nos pacientes idosos transplantados é igual à dos pacientes jovens.[78] É relatado que doses mais baixas dos imunossupressores são suficientes nos receptores idosos de transplante renal.[78] Entretanto, quando o Eurotransplant Senior Program alocou os rins de receptores com idade igual ou superior a 65 anos para receptores também com idade igual ou superior a 65 anos, independentemente da correspondência entre o antígeno leucocitário humano (HLA), demonstrou aumento de 5% a 10% das taxas de rejeição nesse grupo "idoso para idoso", quando comparado com dois outros grupos com melhores correspondências entre o HLA, o "idoso para qualquer um" e o "qualquer um para idoso", utilizando o Sistema de Alocação de Rim do Eurotransplant.[79] Em uma subanálise do Efficacy Limiting Toxicity Elimination (ELiTE) – estudo Symphony –, um estudo prospectivo e randomizado que comparou regimes de imunossupressão em pacientes transplantados renais, taxas iguais de rejeição em receptores idosos (idade igual ou superior a 60 anos) *versus* jovens (idade inferior a 60 anos) foram demonstradas.[80] Além disso, essa subanálise sugere que os receptores idosos que recebem um rim de um doador idoso ou de critério expandido podem apresentar pior evolução que os receptores jovens, com um aumento do risco de morte, função tardia do enxerto, perda do enxerto, falha do tratamento e função insatisfatória do enxerto.

Para os pacientes que decidem não realizar a terapia de substituição renal, o tratamento conservador e o cuidado paliativo, com foco no tratamento dos sintomas, são opções possíveis. Esse conceito reforça a importância em individualizar o tratamento para cada paciente, com foco na qualidade de vida. Para aqueles com comprometimento funcional grave ou cognitivo, ou para aqueles nos quais as complicações da diálise afetaram negativamente a sua qualidade de vida, a descontinuação da terapia dialítica deve ser considerada. Os serviços de cuidado paliativo ainda são pouco utilizados para pacientes com DRET, porém podem fornecer um apoio importante para o paciente e seus familiares que desejam interromper o tratamento dialítico.

Referências

1. Kaplan C, Pasternack B, Shah H, Gallo G. Age-related incidence of sclerotic glomeruli in human kidneys. *Am J Pathol.* 1975;80:227-234.
2. McLachlan MS. The aging kidney. *Lancet.* 1978;2:143-145.
3. Fogo AB. Glomerular hypertension, abnormal glomerular growth, and progression of renal diseases. *Kidney Int.* 2000;57:S15-S21.
4. Rule AD, Amer H, Cornell LD, et al. The association between age and nephrosclerosis on renal biopsy among healthy adults. *Ann Intern Med.* 2010; 152:561-567.
5. Lindeman RD, Goldman R. Anatomic and physiologic age changes in the kidney. *Exp Gerontol.* 1986;21:379-406.
6. Takazakura E, Sawabu N, Handa A, et al. Intrarenal vascular changes with age and disease. *Kidney Int.* 1972;2:224-230.
7. Wesson LG Jr. *Renal Hemodynamics in Physiological States.* New York: Grune & Stratton; 1969.
8. Esposito C, Plati A, Mazzullo T, et al. Renal function and functional reserve in healthy elderly individuals. *J Nephrol.* 2007;20:617-625.
9. Fuiano G, Sund S, Mazza G, et al. Renal hemodynamic response to maximal vasodilating stimulus in healthy older subjects. *Kidney Int.* 2001;59:1052-1058.
10. Baylis C. Changes in renal hemodynamics and structure in the aging kidney; sexual dimorphism and the nitric oxide system. *Exp Gerontol.* 2005;40:271-278.
11. Hollenberg NK, Adams DF, Solomon HS, et al. Senescence and the renal vasculature in normal man. *Circ Res.* 1974;34:309-316.
12. Jones CA, Francis ME, Eberhardt MS, et al. Microalbuminuria in the U.S. population: Third National Health and Nutrition Examination Survey. *Am J Kidney Dis.* 2002;39:445-459.
13. Epstein M. Aging and the kidney. *J Am Soc Nephrol.* 1996;7:1106-1122.
14. Rowe JW, Andres R, Tobin JD, et al. The effect of age on creatinine clearance in men: A cross-sectional and longitudinal study. *J Gerontol.* 1976;31:155-163.
15. Verhave JC, Fesler P, Ribstein J, et al. Estimation of renal function in subjects with normal serum creatinine levels: Influence of age and body mass index. *Am J Kidney Dis.* 2005;46:233-241.
16. Shlipak MG, Wassel Fyr CL, Chertow GM, et al. Cystatin C and mortality risk in the elderly: The health, aging, and body composition study. *J Am Soc Nephrol.* 2006;17:254-261.
17. Schaeffner ES, Ebert N, Delanaye P, et al. Two novel equations to estimate kidney function in persons aged 70 years or older. *Ann Intern Med.* 2012;157: 471-481.
18. National Institute of Diabetes and Digestive and Kidney Diseases. *Kidney Disease Statistics for the United States.* NIH publication No. 12-3895, 2012. http://kidney.niddk.nih.gov/kudiseases/pubs/kustats/#4; Accessed January 5, 2013.
19. O'Hare AM, Bertenthal D, Covinsky KE, et al. Mortality risk stratification in chronic kidney disease: One size for all ages? *J Am Soc Nephrol.* 2006;17: 846-853.
20. Glassock RJ. Glomerular disease in the elderly population. *Geriatr Nephrol Urol.* 1998;8:149-154.
21. Glassock RJ, Winnearls C. CKD in the elderly. *Am J Kidney Dis.* 2008;52: 803-804.
22. Baylis C, Corman B. The aging kidney: Insights from experimental studies. *J Am Soc Nephrol.* 1998;9:699-709.
23. Lin MY, Chiu YW, Lee CH, et al. Factors associated with CKD in the elderly and nonelderly population. *Clin J Am Soc Nephrol.* 2013;8:33-40.
24. Johansen KL, Painter P. Exercise in individuals with CKD. *Am J Kidney Dis.* 2012;59:126-134.
25. Kuro-o M, Matsumara Y, Aizawa H, et al. Mutation of the mouse *klotho* gene leads to a syndrome resembling ageing. *Nature.* 1997;390:45-51.
26. Thomas SE, Anderson S, Gordon KL, et al. Tubulointerstitial disease in aging: Evidence for underlying peritubular capillary damage, a potential role for renal ischemia. *J Am Soc Nephrol.* 1998;9:231-242.
27. Beckman KB, Ames BN. The free radical theory of aging matures. *Physiol Rev.* 1998;78:547-581.
28. Yoon HE, Ghee JY, Piao SG, et al. Angiotensin II blockade upregulates the expression of *Klotho,* the anti-ageing gene, in an experimental model of chronic cyclosporine nephropathy. *Nephrol Dial Transplant.* 2011;26:800-813.
29. Mitani H, Ishizaka N, Aizawa T, et al. *In vivo klotho* gene transfer ameliorates angiotensin II-induced renal damage. *Hypertension.* 2002;39:838-843.
30. de Cavanagh EM, Piotrkowski B, Basso N, et al. Enalapril and losartan attenuate mitochondrial dysfunction in aged rats. *FASEB J.* 2003;17:1096-1098.
31. Benigni A, Corna D, Zoja C, et al. Disruption of the Ang II type 1 receptor promotes longevity in mice. *J Clin Invest.* 2009;119:524-530.
32. Anderson S, Brenner BM. Progressive renal disease: A disorder of adaptation. *Q J Med.* 1989;70:185-189.
33. Verhave JC, Fesler P, du Cailar G, et al. Elevated pulse pressure is associated with low renal function in elderly patients with isolated systolic hypertension. *Hypertension.* 2005;45:586-591.

34. Bakris G. Proteinuria: A link to understanding changes in vascular compliance? *Hypertension.* 2005;46:473-474.

35. Tracy RE, Newman WP 3rd, Wattigney WA, et al. Histologic features of atherosclerosis and hypertension from autopsies of young individuals in a defined geographic population: The Bogalusa Heart Study. *Atherosclerosis.* 1995;116:163-179.

36. Fesler P, Safar ME, du Cailar G, et al. Pulse pressure is an independent determinant of renal function decline during treatment of essential hypertension. *J Hypertens.* 2007;25:1915-1920.

37. Campo C, Lahera V, Garcia-Robles R, et al. Aging abolishes the renal response to L-arginine infusion in essential hypertension. *Kidney Int Suppl.* 1996;55:S126-S128.

38. Epstein FH, Prasad P. Effects of furosemide on medullary oxygenation in younger and older subjects. *Kidney Int.* 2000;57:2080-2083.

39. Baylis C. Nitric oxide deficiency in chronic kidney disease. *Am J Physiol Renal Physiol.* 2008;294:F1-F9.

40. Cai W, He JC, Zhu L, et al. Reduced oxidant stress and extended lifespan in mice exposed to a low glycotoxin diet: Association with increased AGER1 expression. *Am J Pathol.* 2007;170:1893-1902.

41. Cai W, He JC, Zhu L, et al. Oral glycotoxins determine the effects of calorie restriction on oxidant stress, age-related diseases, and lifespan. *Am J Pathol.* 2008;173:327-336.

42. Luft FC, Grim CE, Fineberg N, Weinberger MC. Effects of volume expansion and contraction in normotensive whites, blacks, and subjects of different ages. *Circulation.* 1979;59:643-650.

43. Epstein M, Hollenberg NK. Age as a determinant of renal sodium conservation in normal man. *J Lab Clin Med.* 1976;87:411-417.

44. Fliser D, Franek E, Joest M, et al. Renal function in the elderly: Impact of hypertension and cardiac function. *Kidney Int.* 1997;51:1196-1204.

45. Burt VL, Whelton P, Roccella EJ, et al. Prevalence of hypertension in the US adult population. Results from the Third National Health and Nutrition Examination Survey, 1988-1991. *Hypertension.* 1995;25:305-313.

46. Weinberger MH, Fineberg NS. Sodium and volume sensitivity of blood pressure. Age and pressure change over time. *Hypertension.* 1991;18:67-71.

47. Oliver WJ, Cohen EL, Neel JV. Blood pressure, sodium intake, and sodium related hormones in the Yanomamo Indians, a "no-salt" culture. *Circulation.* 1975;52:146-151.

48. Streeten DH, Anderson GH Jr, Wagner S. Effect of age on response of secondary hypertension to specific treatment. *Am J Hypertens.* 1990;3:360-365.

49. Reference deleted in proofs.

50. Schlanger LE, Bailey JL, Sands JM. Electrolytes in the aging. *Adv Chronic Kidney Dis.* 2010;17:308-319.

51. Stachenfeld NS, Mack GW, Takamata MA, et al. Thirst and fluid regulatory responses to hypertonicity in older adults. *Am J Physiol.* 1996;271:R757-R765.

52. Kishore BK, Krane CM, Reif M. Molecular physiology of urinary concentration defects in elderly population. *Int Urol Nephrol.* 2001;33:235-248.

53. Jacob S, Spinler SA. Hyponatremia associated with selective serotonin-reuptake inhibitors in older adults. *Ann Pharmacother.* 2006;40:1618-1622.

54. Musso CG, Miguel R, Algranati L, Dos Ramos Farias E. Renal potassium excretion: Comparison between chronic renal disease patients and old people. *Int Urol Nephrol.* 2005;37:167-170.

55. Agarwal BN, Cabebe FG. Renal acidification in elderly subjects. *Nephron.* 1980;26:219-295.

56. Ershler WB, Sheng S, McKelvey J, et al. Serum erythropoietin and aging: A longitudinal analysis. *J Am Geriatr Soc.* 2005;53:1360-1365.

57. Carpenter MA, Kendall RG, O'Brien AE, et al. Reduced erythropoietin response to anaemia in elderly patients with normocytic anaemia. *Eur J Haematol.* 1992;49:119-121.

58. Gallagher JC, Rapuri P, Smith L. Falls are associated with decreased renal function and insufficient calcitriol production by the kidney. *J Steroid Biochem Mol Biol.* 2007;103:610-613.

59. Bomback AS, Herlitz LC, Markowitz GS. Renal biopsy in the elderly and very elderly: Useful or not? *Adv Chronic Kidney Dis.* 2012;19:61-67.

60. Moutzouris DA, Herlitz LC, Appel GB, et al. Renal biopsy in the very elderly. *Clin J Am Soc Nephrol.* 2009;4:1073-1082.

61. Vendemia F, Gesualdo L, Schena FP, D'Amico G. Epidemiology of primary glomerulonephritis in the elderly. Report from the Italian Registry of Renal Biopsy. *J Nephrol.* 2001;14:340-352.

62. Harper L, Savage CO. ANCA-associated renal vasculitis at the end of the twentieth century—a disease of older patients. *Rheumatology.* 2005;44:495-501.

63. Chen M, Yu F, Zhang Y, Zhao MH. Antineutrophil cytoplasmic autoantibody-associated vasculitis in older patients. *Medicine.* 2008;87:203-209.

64. Kalra PA, Guo H, Kausz AT, et al. Atherosclerotic renovascular disease in United States patients aged 67 years or older: Risk factors, revascularization, and prognosis. *Kidney Int.* 2005;68:293-301.

65. Chronopoulos A, Rosner MH, Cruz DN, Ronco C. Acute kidney injury in elderly intensive care patients: A review. *Intensive Care Med.* 2010;36:1454-1464.

66. Sirls LT, Rashid T. Geriatric urinary incontinence. *Geriatr Nephrol Urol.* 1999;9:87-99.

67. Roos FC, Thüroff JW. Kidney cancer: Treatment of clinically localized renal tumors in the elderly. *Nat Rev Urol.* 2011;11:595-596.

68. *U.S. Renal Data System, USRDS 2013 Annual Data Report: Atlas of Chronic Kidney Disease and End-Stage Renal Disease in the United States.* Bethesda, MD: National Institutes of Health, National Institute of Diabetes and Digestive and Kidney Diseases; 2013. www.usrds.org/2012/view/v2_01.aspx; Accessed January 5, 2013.

69. Foley RN, Murray AM, Li S, et al. Chronic kidney disease and the risk for cardiovascular disease, renal replacement, and death in the United States Medicare population, 1998 to 1999. *J Am Soc Nephrol.* 2005;16:489-495.

70. Cooper BA, Branley P, Bulfone L, et al. IDEAL Study: A randomized controlled trial of early versus late initiation of dialysis. *N Engl J Med.* 2010;363:609-619.

71. Rosansky SJ, Eggers P, Jackson K, et al. Early start of hemodialysis may be harmful. *Arch Intern Med.* 2011;171:396-403.

72. Kurella Tamura M, Covinsky KE, Chertow GM, et al. Functional status of elderly adults before and after initiation of dialysis. *N Engl J Med.* 2009;361:1539-1547.

73. Jassal SV, Chiu E, Hladunewich M. Loss of independence in patients starting dialysis at 80 years of age or older. *N Engl J Med.* 2009;361:1612-1613.

74. Lazarides MK, Georgiadis GS, Antoniou GA, Staramos DN. A meta-analysis of dialysis access outcome in elderly partients. *J Vasc Surg.* 2007;45:420-426.

75. Brown EA, Johansson L, Farrington K, et al. Broadening Options for Long-term Dialysis in the Elderly (BOLDE): Differences in quality of life on peritoneal dialysis compared to haemodialysis for older patients. *Nephrol Dial Transplant.* 2010;25:3755-3763.

76. Couchoud C, Moranne O, Frimat L, et al. Associations between comorbidities, treatment choice and outcome in the elderly with end-stage renal disease. *Nephrol Dial Transplant.* 2007;22:3246-3254.

77. Hartmann EL, Wu C. The evolving challenge of evaluating older renal transplant candidates. *Adv Chronic Kidney Dis.* 2010;17:358-367.

78. Rao PS, Merion RM, Ashby VB, et al. Renal transplantation in elderly patients older than 70 years of age: Results from the Scientific Registry of Transplant recipients. *Transplantation.* 2007;83:1069-1074.

79. Frei U, Noeldeke J, Machold-Fabrizii V, et al. Prospective age-matching in elderly kidney transplant recipients—a 5-year analysis of the Eurotransplant Senior Program. *Am J Transplant.* 2008;8:50-57.

80. Ekberg H, Tedesco-Silva H, Demirbas A, et al. Reduced exposure to calcineurin inhibitors in renal transplantation. *N Engl J Med.* 2007;357:2562-2575.

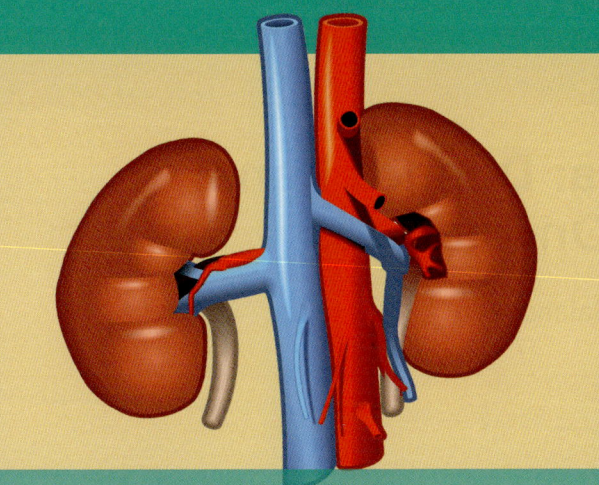

Doença Renal e Câncer

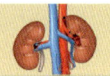

CAPÍTULO 68

Onconefrologia: Doença Renal em Pacientes Oncológicos

Ala Abudayyeh e Abdulla Salahudeen

A doença renal, além do seu tratamento e das suas consequências clínicas, é uma importante complicação do câncer. As síndromes renais, como a síndrome inapropriada do hormônio antidiurético (SIADH) e a síndrome de lise tumoral (SLT), são comumente associadas ao câncer. Entretanto, o câncer também está associado a outras anormalidades de eletrólitos e síndromes renais (Quadro 68-1). A frequência de complicações renais em pacientes com câncer, sobretudo naqueles que estão em tratamento, tem levado os oncologistas a incluírem um nefrologista como membro da equipe de acompanhamento do tratamento oncológico.[1] Neste capítulo, revisamos as principais síndromes renais associadas ao câncer ou ao seu tratamento.

LESÃO RENAL AGUDA

A lesão renal aguda (LRA) é a razão mais comum por que nefrologistas são convocados para a avaliação de pacientes com câncer internados e inclui LRA pré-renal, renal e pós-renal (Cap. 69). Em uma pesquisa recente, a taxa de LRA em pacientes admitidos em um centro de referência em câncer foi de 12%, quase três vezes maior que em centros não oncológicos, além disso, a LRA foi associada a piores desfechos clínicos.[2,3] A LRA se desenvolveu em 55% desses pacientes oncológicos, em até 48 horas após a admissão hospitalar (Fig. 68-1). Os fatores de risco significativos para a LRA nesses pacientes foram diabetes, hiponatremia, uso de contraste, quimioterapia e antibióticos.[2] Identificar pacientes oncológicos que estão propensos a desenvolver LRA no hospital torna possível o uso de estratégias de prevenção da lesão renal a fim de evitar o surgimento de LRA e melhorar os desfechos clínicos.[2]

Lesão Renal Aguda Pré-renal

Cerca de um terço dos casos de LRA em pacientes com câncer é de causa pré-renal, resultante de redução da perfusão renal causada por depleção de volume decorrente de náuseas, vômitos e diarreia após quimioterapia. Além disso, a hipoalbuminemia associada à quimioterapia contribui para a redução do volume plasmático efetivo e, consequentemente, para a diminuição da perfusão renal. A depleção do volume extracelular às custas de ocupação do terceiro espaço, como na ascite ou no derrame pleural malignos, bem como por meio de perdas insensíveis decorrentes de neutropenia febril, também pode causar LRA pré-renal. De modo semelhante, perdas de fluidos renais podem ocorrer como consequência de hipercalcemia associada ao diabetes insípido nefrogênico, que pode ser agravado pela vasoconstrição renal causada pela hipercalcemia (Cap. 10).[4] Em pacientes com disfunção pré-renal, uso de agentes nefrotóxicos, como contraste radiológico intravenoso, inibidores da enzima conversora de angiotensina (ECA) e bloqueadores do receptor de angiotensina (BRAs), anti-inflamatórios não esteroidais, inibidores da calcineurina e diversos antibióticos e agentes antivirais e antifúngicos, podem resultar em aumento da nefrotoxicidade, levando à LRA renal.

Lesão Renal Aguda Intrarrenal

A LRA intrarrenal é uma das formas mais comuns de lesão renal em pacientes com câncer, quase sempre precedida pela LRA pré-renal. A causa geralmente é multifatorial (Cap. 69). Muitos agentes quimioterápicos, assim como outras medicações comumente utilizadas em pacientes com câncer, podem causar IRA renal. Nesse contexto, descreve-se que a LRA tem toxicidade comparável à necrose tubular aguda (NTA), que tende a ser não oligúrica e menos grave (Tabela 68-1). Em contrapartida, pacientes oncológicos com sepse e choque séptico sustentam a NTA isquêmica, que geralmente é oligoanúrica e grave. Muitos desses pacientes com choque séptico e NTA isquêmica devem ter recebido quimioterapia com ou sem transplante de medula óssea (TMO) e estão, na maioria das vezes, neutropênicos. A recuperação renal é lenta na NTA isquêmica e quase sempre incompleta.[5] A presença da neoplasia por si só não deve impedir que esses pacientes sejam candidatos à diálise. É comum que a diálise seja realizada durante pelo menos 48 horas nos pacientes oncológicos críticos, com insuficiência renal avançada, e então uma melhor avaliação deve ser feita para definir a continuação ou não do tratamento dialítico. A maioria dos pacientes com câncer em choque séptico recebe grande quantidade de volume de ressuscitação, hemoderivados e vasopressores enquanto está oligoanúrica e, por conseguinte, necessita de terapia contínua de substituição renal (TCSR).[2,5] A ocorrência de LRA permanece um importante obstáculo para uso efetivo dos agentes quimioterápicos. Do mesmo modo, a continuação do tratamento quimioterápico, concomitante ao uso de outros agentes nefrotóxicos, deixa o paciente vulnerável à LRA.

Lesão Renal Aguda Pós-renal

Em pacientes com câncer do trato genitourinário, a obstrução do trato urinário é uma causa provável de LRA pós-renal ou de doença renal crônica (DRC). Os tipos de câncer normalmente associados à obstrução do trato urinário são os de bexiga, próstata, colo de útero e ovário. Dentre esses, pacientes que foram submetidos à irradiação pélvica ou à cirurgia do trato urogenital com desvio urinário estão mais propensos a evoluir com obstrução do trato urinário. A obstrução observada em pacientes com câncer de colo de útero e ovário pode ser resultante da disseminação metastática envolvendo os ureteres ou pode ser causada por compressão linfonodal do ureter ou da bexiga (Fig. 68-2). Em pacientes transplantados com infecção pelo vírus BK, a obstrução ureteral não é uma causa rara de disfunção renal. Embora a ultrassonografia (US) dos rins e da bexiga seja o teste de rastreio para obstrução nesses pacientes, ocasionalmente os achados à US podem ser negativos, se a obstrução for de curta duração, ou quando houver encarceramento renal por câncer retroperitoneal. Em pacientes com alto índice de suspeição para obstrução, pode ser necessário repetir o exame de US, realizar nefrogramas ou ambos.

Doença Renal Associada às Neoplasias Comuns e a Tratamento do Câncer

Leucemia
Comum: LRA por sepse, depleção volêmica, toxicidade a fármaco
Raro: Doença infiltrativa, glomerulonefrite, LRA por SLT

Mieloma
Comum: Rim do mieloma, LRA por depleção volêmica
Raro: Amiloidose, DDCL, síndrome de Fanconi, LRA por hipercalcemia, GNMP tipo I

Linfoma
Comum: LRA por SLT e depleção volêmica
Raro: Uropatia obstrutiva, doença infiltrativa, doença por lesões mínimas (Hodgkin), GNMP tipo I (linfoma não Hodgkin)

Carcinoma de Células Renais
Comum: Toxicidade do anti-VEGF
Raro: Uropatia obstrutiva, nefropatia membranosa

Câncer de Pulmão e de Cabeça e Pescoço
Comum: Toxicidade da platina
Raro: SIADH, GN membranosa

Cânceres Genitourinários e Ginecológicos
Comum: Uropatia obstrutiva
Raro: Toxicidade da platina

Doença Renal em Tratamentos de Câncer Comumente Utilizados
Comum: LRA, tubulopatia e DRC por agentes quimioterápicos (p. ex., cisplatina, ifosfamida, metotrexato); complicações do regime de condicionamento e do TMO e da toxicidade das terapias-alvo anticâncer (como proteinúria, MAT e hipertensão)
Raro: Nefrite por radiação, MAT, glomerulonefrite

Uropatia Obstrutiva
Comum: Cânceres genitourinários e ginecológicos
Raro: Linfoma

Quadro 68-1 **Doença renal associada às neoplasias comuns e a tratamento do câncer.** *LRA*, Lesão renal aguda; *DRC*, doença renal crônica; *GN*, glomerulonefrite; *TMO*, transplante de medula óssea; *DDCL*, doença por depósito de cadeias leves; *GNMP*, glomerulonefrite membranoproliferativa; *SIADH*, síndrome inapropriada do hormônio antidiurético; *SLT*, síndrome de lise tumoral; *MAT*, microangiopatia trombótica; *VEGF*, fator de crescimento do endotélio vascular.

MIELOMA E AMILOIDOSE

O mieloma e a amiloidose são discutidos em detalhes nos Capítulos 65 e 27, respectivamente. O envolvimento renal ocorre em cerca de 50% dos pacientes com mieloma múltiplo, mas o grau de acometimento renal varia, dependendo do tipo de mieloma.[6,7] O mieloma com superprodução de cadeias leves é comumente associado a envolvimento renal, com até 50% dos pacientes necessitando de diálise.[8] O tipo de cadeia leve também é importante; a nefropatia por cilindro (*cast nephropaty*) e a amiloidose renal são comuns com as cadeias leves lambda, enquanto a lesão tubular proximal grave, causando a síndrome Fanconi-símile, e a doença por depósito de cadeia leve são comuns com as cadeias leves kappa. O tratamento do mieloma com dexametasona, talidomida ou compostos relacionados, como a lenalidomida, ou os inibidores de proteassoma, como o bortezomibe, seguido do TMO mieloablativo, tem aumentado substancialmente a sobrevida desses pacientes.[9] Embora o envolvimento renal do mieloma esteja associado a desfechos clínicos ruins, a biópsia renal não é feita de rotina em centros de câncer. No entanto, a rápida instituição de quimioterapia quase sempre leva à rápida recuperação renal, evitando, ocasionalmente, a necessidade de diálise. A redução dos níveis séricos das cadeias leves, com a combinação

Início de LRA após a Admissão em um Centro de Câncer

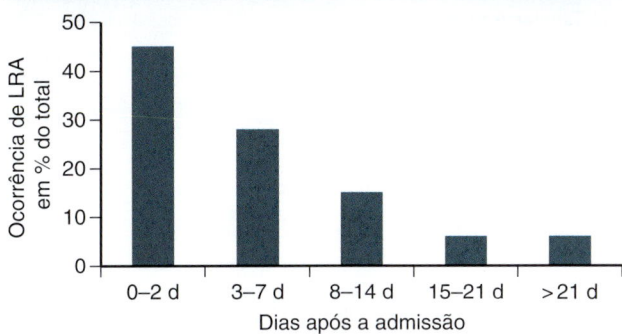

Figura 68-1 Início de lesão renal aguda (LRA) após a admissão em um centro de câncer. Em 55% dos pacientes, a LRA se desenvolveu após 48 horas da admissão, sugerindo uma oportunidade de serem tomadas medidas proativas para potencialmente prevenir a LRA. *(Modificado da referência 2.)*

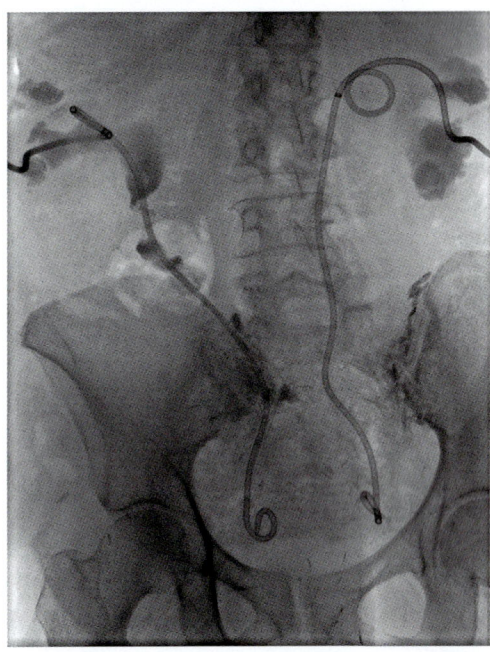

Figura 68-2 Nefrostografia mostrando uropatia obstrutiva bilateral (sistema pielocalicial dilatado) em um paciente com câncer de reto avançado tratado com quimioterapia, radioterapia e cirurgia. Cateteres nefroureterais bilaterais colocados para a drenagem da urina. *(Do MD Anderson Cancer Center da Universidade do Texas, 2013.)*

de quimioterapia e plasmaférese ou *high-cutoff dialysis*, também se relacionou à recuperação renal, hoje, porém, não há evidências sugerindo que adicionar a remoção extracorpórea de cadeia leve à terapia do mieloma possa promover vantagem adicional.[8] A presença de insuficiência renal ou a permanência em diálise não são contraindicações ao TMO para o mieloma.[10] Apesar disso, esses pacientes requerem redução de dose de lenalidomida e melfalano para evitar maiores toxicidades sistêmicas. Embora inicialmente os estudos sugerissem que a recuperação da função renal ocorria após TMO em boa parte dos pacientes em diálise por mieloma, esse fato é hoje a exceção e não a regra na prática clínica.[11,12]

A amiloidose primária sistêmica (AL) em pacientes com doença por cadeias leves é outra manifestação infrequente do mieloma. Quando a amiloidose complica o mieloma, implica pior prognóstico. Rins aumentados, proteinúria importante e deposição renal de

Tratamentos Comumente Utilizados em Pacientes com Câncer que Podem Causar Toxicidade Renal

Lesão Tubular	Lesão Glomerular	Lesão Vascular Renal
Lesão Tubular Aguda	**GESF**	**Microangiopatia Trombótica**
Platinas, zoledronato, ifosfamida, mitramicina, pentostatina, imatinibe, diaziquona, pemetrexede	Interferon (IFN), pamidronato, zoledronato	Bevacizumabe (anticorpo monoclonal anti-VEGF)
Síndromes Tubulares	**Doença por Lesões Mínimas**	**Inibidores da Tirosina Quinase**
Acidose Tubular Renal	IFN, pamidronato	Sorafenibe, sunitinibe, imatinibe
Ifosfamida, anfotericina, inibidores da calcineurina	**Proteinúria**	**Outros Agentes**
Síndrome Fanconi-símile	Sorafenibe, sunitinibe, vatalanibe, axitinibe	Gencitabina, mitimicina C, interferon-α (IFN-α)
Cisplatina, ifosfamida, azacitidina, diaziquona, imatinibe, pemetrexede		
Síndrome Perdedora de Sal		
Cisplatina, azacitidina		
Síndrome Perdedora de Magnésio		
Cetuximabe, cisplatina, panitumumabe		
Diabetes Insipido Nefrogênico		
Cisplatina, ifosfamida, pemetrexede		
Nefrite Intersticial Aguda		
Sorafenibe, sunitinibe		
Nefropatia por Cristais		
Metotrexato, aciclovir		
SIADH		
Ciclofosfamida, vincristina		

Tabela 68-1 Tratamentos comumente utilizados em pacientes com câncer que podem causar toxicidade renal. *GESF*, Glomeruloesclerose segmentar e focal; *SIADH*, síndrome inapropriada do hormônio antidiurético.

proteína amiloide são marcadores da amiloidose renal, e, com base em estudos de autópsia, ocorre em cerca de 5% a 10% dos pacientes com mieloma.[13] O tratamento de amiloidose AL com quimioterapia, seguido do TMO, tem demonstrado melhora da sobrevida e redução da proteinúria desses pacientes.

TERAPIA CONTRA O FATOR DE CRESCIMENTO DO ENDOTÉLIO VASCULAR

A descoberta de que o fator de crescimento do endotélio vascular (VE-GF) é um importante mediador do crescimento e da angiogênese do tumor possibilitou o desenvolvimento de terapias-alvo para o VE-GF e os receptores de VEGF (VEGFRs) para terapia do câncer.[15] No entanto, o VEGF também é um fator de crescimento essencial para manter o endotélio glomerular saudável. O VEGF é secretado pelos podócitos e atravessa a membrana basal, que se liga aos VEGFRs das células endoteliais e mantém a integridade das células endoteliais glomerulares, bem como a função da barreira de filtração (Fig. 68-3). Os medicamentos anti-VEGF, como o anticorpo monoclonal bevacizumabe, assim como as substâncias inibidoras da tirosina quinase, como o sunitinibe, bloqueiam a função do VEGF. Isso leva à disfunção das células endoteliais glomerulares e à quebra da barreira de filtração, resultando em proteinúria, microangiopatia trombótica (MAT), hipertensão e insuficiência renal.[16,17] A proteinúria leve e assintomática é comum, enquanto a proteinúria maciça ocorre em menos de 10% dos pacientes tratados.[18] Hipertensão ou agravamento de hipertensão preexistente é comum. A incidência reportada varia de 17% a 80%.[19,20] O início de hipertensão reflete a eficácia do bloqueio do VEGF, talvez porque a hipertensão induzida pelo bevacizumabe esteja correlacionada ao desfecho clínico em pacientes com câncer

colorretal avançado.[21] A hipertensão é manejada com o uso de medicações anti-hipertensivas padrão, embora o uso de inibidores da ECA ou BRAs seja preferível em pacientes com proteinúria.[20] A ocorrência de efeitos adversos renais com a terapia anti-VEGF geralmente implica necessidade de redução da dose e possibilidade de descontinuação do fármaco.

SÍNDROME DE LISE TUMORAL

Pacientes com linfoma de alto grau, leucemia aguda e outros tumores com rápida proliferação são mais propensos a desenvolver SLT, sobretudo com o início da quimioterapia (Caps. 69 e 71). Dentre esses, os pacientes com linfoma de Burkitt, que são tratados com rituximabe, estão particularmente em risco. Depleção de volume, hipotensão, grande volume da massa tumoral, primária ou metastática, DRC preexistente e exposição concomitante a agentes potencialmente nefrotóxicos são fatores de risco associados à LRA induzida pela SLT. A lise das células leva à hiperuricemia, hipercalemia, hiperfosfatemia e acidose, causando LRA, a princípio pela deposição de cristais de ácido úrico nos túbulos. Estudos recentes sugerem que a hiperuricemia também pode desempenhar um papel na LRA relacionada à SLT, independentemente dos cristais, possivelmente pelo efeito inflamatório do ácido úrico no endotélio, provocando disfunção.[23] A deposição de cristais de fosfato de cálcio nos tecidos também pode ocorrer, inclusive no miocárdio, podendo causar arritmias graves. Uma abordagem proativa é adotada sobretudo naqueles pacientes de alto risco para a SLT, consistindo em hidratação para manter um débito urinário alto (> 100 mL/h) e uso de alopurinol ou de enzima urato-oxidase recombinante (rasburicase) para bloquear o aumento dos níveis de ácido úrico sérico. A rasburicase degrada o ácido úrico

Anti-VEGF e Microangiopatia Trombótica

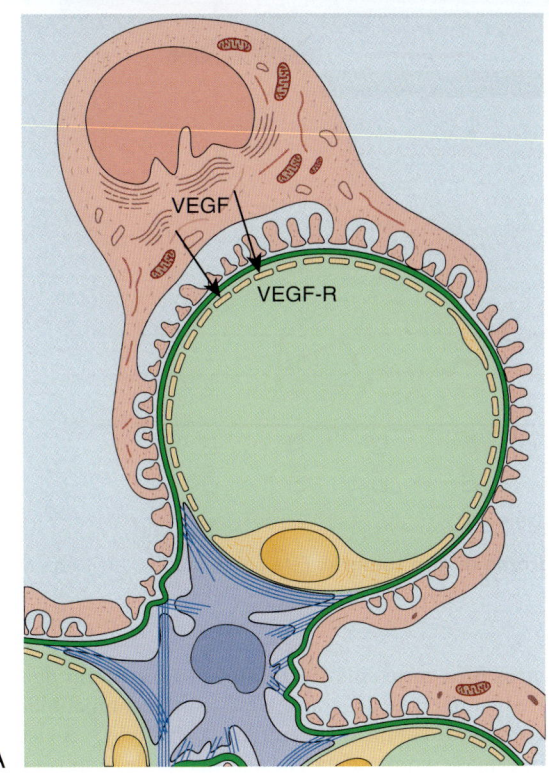
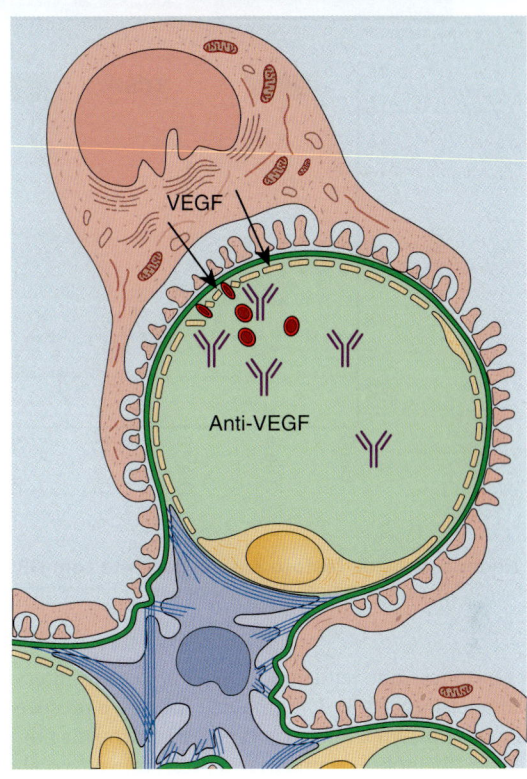

Figura 68-3 **Anticorpo contra o fator de crescimento do endotélio (anti-VEGF) e microangiopatia trombótica. A,** Em circunstâncias normais, o VEGF é produzido constitutivamente pelo podócito e atravessa a membrana basal glomerular (*setas*) para se ligar aos receptores do VEGF (VEGF-Rs) nas células endoteliais, onde ele mantém a saúde e a integridade do endotélio. **B,** Quando o anticorpo anti-VEGF é administrado, ele se liga ao VEGF e bloqueia sua ligação à célula endotelial, resultando em lesão à célula endotelial e microangiopatia trombótica. Legenda: Plaquetas (discos vermelhos circulares em **B**).

em um composto hidrossolúvel, a alantoína. Ela apresenta um custo mais elevado, e é mais efetiva em reduzir os níveis de ácido úrico; porém, ainda é incerto se é superior ao alopurinol na prevenção da LRA associada à SLT.[24] A diálise deve ser considerada precocemente em pacientes com SLT que desenvolvem sinais de insuficiência renal progressiva (elevação de creatinina sérica, p. ex., acima de 1,5 mg/dL [130 μmol]), porque mesmo a disfunção renal leve pode limitar a capacidade renal de eliminar os níveis rapidamente acumulados de potássio e outros produtos resultantes da lise tumoral que ocorrem na SLT maciça. Além disso, o acúmulo de produtos da lise tumoral pode agravar a lesão renal.[25] Pacientes em risco para SLT necessitam de vigilância laboratorial rigorosa, e naqueles com SLT grave, especialmente com débito urinário reduzido e disfunção renal, a diálise contínua (ou TCSR) pode ser necessária para controle de hipercalemia e hiperfosfatemia persistente (Fig. 68-4).[26] Em muitos pacientes, a diálise pode ser descontinuada depois de dois a três dias com bom volume urinário e com função renal adequada.

GLOMERULONEFRITES RELACIONADAS AO CÂNCER

Embora a presença de glomerulonefrites (GN) relacionadas ao câncer quase nunca alterem a abordagem do oncologista para o manejo do câncer, essa entidade relativamente rara é de considerável interesse para os nefrologistas, porque ela pode promover o conhecimento acerca da fisiopatologia das GN primárias. Raramente, proteinúria ou síndrome nefrótica pode ser o tipo de apresentação do câncer. A nefropatia membranosa (NM) é a doença glomerular mais comumente

associada aos tumores sólidos; na maior série de 240 pacientes com biópsia renal compatível com NM, o diagnóstico de câncer esteve presente em 10% dos casos, mas o diagnóstico de câncer em muitos deles foi feito após o diagnóstico de NM.[27] Os tipos de câncer que costumam se associar à NM são pulmão, estômago, colo e carcinoma de células renais, mas outros tumores sólidos também podem estar associados – por exemplo, os cânceres de próstata e mama (Tabela 68-2).[28] Na doença de Hodgkin, a lesão mais comum é a doença por lesões mínimas (DLM; Cap. 17), possivelmente relacionada à disfunção de células T relacionada ao tumor. A leucemia linfocítica crônica está quase sempre relacionada à glomerulonefrite membranoproliferativa (GNMP; Cap. 21), sobretudo na presença de crioglobulinemia. O TMO está relacionado à NM, e, raramente, a DLM pode ser uma manifestação da doença do enxerto *versus* hospedeiro (GVHD) crônica.[29] O uso de interferon-α (IFN-α), terapia anti-VEGF e bisfosfonatos no tratamento do câncer também foi associado a diversas doenças glomerulares e MAT.[28]

TRANSPLANTE DE MEDULA ÓSSEA

Entre os tipos de TMO, o transplante alogênico mieloablativo, que requer altas doses de radiação, quimioterapia ou uma combinação delas, acompanha-se do maior risco de desenvolvimento de lesão renal aguda – de até 70% – e a ocorrência de LRA no TMO está associada a piores desfechos clínicos, como sobrevida.[30] As causas de LRA no TMO são multifatoriais, e, além das causas habituais de LRA, como depleção de volume, uso de contraste intravenoso, sepse e substâncias nefrotóxicas, o TMO pode estar associado a um pequeno número

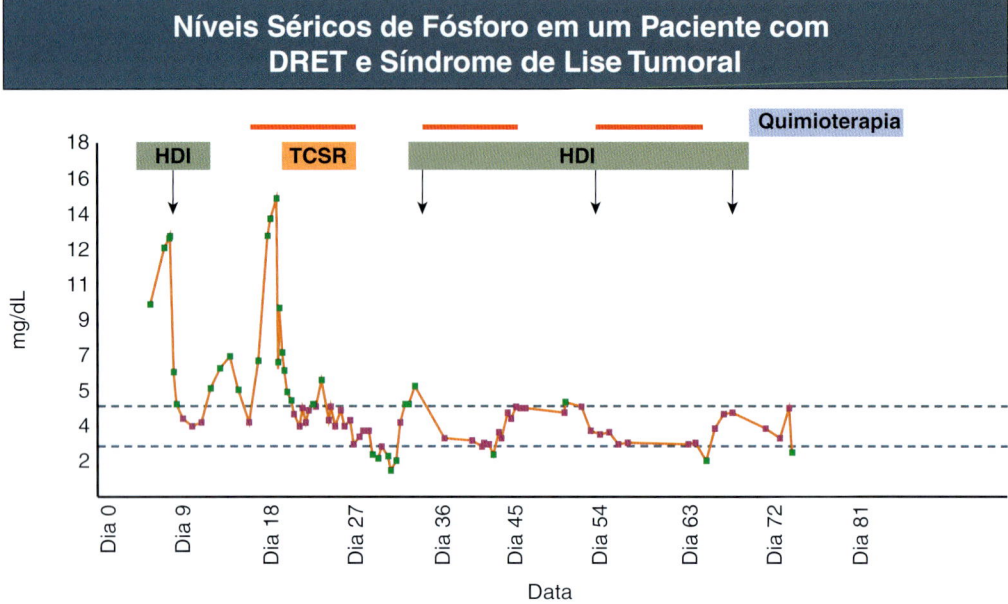

Figura 68-4 Níveis séricos de fósforo em um paciente com DRET e síndrome de lise tumoral. Está apresentado o efeito da terapia contínua de substituição renal (TCSR) ou da hemodiálise intermitente (HDI) (*setas*).

de síndromes específicas que tendem a ocorrer em certos intervalos após o transplante (Tabela 68-3). Um tipo de LRA raro e precoce pode ocorrer horas após o TMO, sendo causado pela nefropatia por pigmento relacionado à hemólise secundária ao preservativo das células-tronco, chamado dimetilsulfóxido. Poucos dias após o transplante, a rara "síndrome da enxertia", que consiste em febre, *rash* cutâneo e edema pulmonar, se relaciona à liberação acentuada de citocinas decorrente da recuperação neutrofílica, podendo causar falência de múltiplos órgãos, como LRA. Semanas a meses após o transplante, diversas síndromes que levam à LRA podem ocorrer, como doença hepática veno-oclusiva (DVO), GVHD, MAT e nefropatia pelo vírus BK.[31] A DVO é uma complicação grave e potencialmente fatal do transplante de medula óssea mieloablativo, que felizmente se encontra em declínio, em decorrência dos regimes de condicionamento menos intensivos.[32] As características da DVO, como retenção de líquidos, baixa excreção urinária de sódio e função hepática alterada, sugerem que ela seja um tipo de síndrome hepatorrenal. A DVO grave pode resultar em falência de múltiplos órgãos, como LRA, necessitando de diálise associada a uma alta taxa de mortalidade.[25] O defibrotibe é um oligonucleotídeo com atividade antitrombótica e fibrinolítica, com risco de sangramento mínimo, e que tem mostrado melhorar o prognóstico da DVO, mas a subsstância ainda está aguardando a aprovação do U. S. Food and Drug Administration (FDA).[33] A LRA tardia (20 a 99 dias) após transplante geralmente é causada por MAT, como resultado de lesão das células endoteliais e mesangiais (mesangiólise) secundária à radiação usada para o condicionamento antes do transplante ou como uma complicação da GVHD. A MAT assemelha-se à síndrome hemolítico-urêmica nas características presentes, como trombocitopenia, anemia, elevação de DHL e presença de esquizócitos no sangue periférico. Mais tardiamente (após três meses), o uso de agentes nefrotóxicos, como os inibidores da calcineurina, é uma causa comum de manutenção da disfunção renal progressiva, sobretudo quando as doses são escalonadas para prevenção ou tratamento de GVHD em pacientes que fizeram transplante alogênico. Os pacientes que foram submetidos ao TMO apresentam redução da taxa de filtração glomerular (TFG) em pelo menos 25 mL/min/1,73 m², independentemente da idade,[34] mas raramente eles desenvolvem doença renal em estágio terminal (DRET) como complicação do transplante. A infecção pelo

vírus BK ocorre em mais de 70% dos receptores de transplante, mais frequentemente nos transplantes com incompatibilidade ABO e com regimes de condicionamento mieloablativos.[35] A cistite por BK vírus, que quase sempre afeta a bexiga, mas pode envolver os rins e os ureteres, ocorre precocemente no curso do transplante e pode persistir. As opções de tratamento são limitadas; o cidofovir é utilizado em alguns casos, porém é fracamente efetivo e também está associado à nefrotoxicidade. A infecção dos ureteres pode causar ulcerações, resultando em hematúria, estenose ureteral e obstrução. O implante de um cateter de nefrostomia via percutânea alivia a obstrução e melhora de modo significativo a função renal.[36]

DISTÚRBIOS HIDROELETROLÍTICOS

Embora os distúrbios hidroeletrolíticos sejam comuns em pacientes com câncer, erros laboratoriais também não são raros e devem ser considerados, a fim de evitar internações, investigações e tratamentos potencialmente danosos e desnecessários para o paciente . As paraproteínas, sobretudo a IgM, podem causar interferências em diversos testes, sobretudo devido à interação com os reagentes, com as reações ou ambos.[37] A pseudo-hipercalemia pode ocorrer em pacientes com leucemia aguda, leucemia linfocítica crônica e doenças mieloproliferativas crônicas, sobretudo por causa da liberação de potássio pelas células durante o armazenamento. Quando erros laboratoriais são suspeitados, a coleta cuidadosa e a análise imediata da amostra (na maioria das vezes, incluindo a comparação dos valores plasmáticos séricos) são necessárias.

A hiponatremia é o distúrbio hidroeletrolítico verdadeiro mais comum e afeta cerca de 50% dos pacientes internados com câncer.[38] A hiponatremia quase sempre é causada por SIADH e pode estar associada a euvolemia ou hipervolemia. A SIADH foi originalmente descrita no câncer de pulmão pequenas células, mas pode ocorrer no câncer de pulmão não pequenas células, nos tumores de cabeça e pescoço e em inúmeros cânceres hematológicos.[39,40] Dor e medicações analgésicas, como a morfina e seus derivados, antidepressivos e diversos agentes quimioterápicos, podem causar hiponatremia, aumentando a secreção de arginina vasopressina (AVP) ou aumentando seu efeito no túbulo renal. A restrição de fluidos para

Doenças Glomerulares Associadas a Câncer

Malignidade	Doença Glomerular
Câncer de pulmão	NM, DLM, GNMP tipo 1, NIgA, GESF, GNRP, MAT
Câncer de colo	NM, DLM, GNRP
Câncer de estômago	NM
Câncer de pâncreas	NM, DLM, NIgA
Câncer de bexiga	DLM
Câncer de células renais	AAA, GNRP, NIgA, DLM, GESF, GNMP
Câncer de próstata	NM, GNRP
Câncer de mama	NM, GESF, GNMP tipo 1, MAT
Câncer de esôfago	GNMP tipo 1, GESF
Tumor estromal GI	AAA
Câncer gástrico	GNMP tipo 1, GNRP, MAT
Sarcoma de baço	AAA
Câncer de cabeça e pescoço	NM, NIgA
Tumor de Wilms	NM, GNMP tipo 1
Teratoma	NM
Câncer de ovário	NM, DLM
Câncer cervical	NM
Câncer de endométrio	NM
Câncer de língua	NIgA
Mesotelioma	NM
Melanoma	NM, GNMP tipo 1
Cânceres de pele (basocelular, espinocelular)	NM
Feocromocitoma	NM
Timoma	DLM, GESF, GNRP, GNMP tipo 1
Linfoma de Hodgkin	DLM, NM, GNMP tipo 1, NIgA, GESF, GNRP, AAA, anti-MBG
Linfoma não Hodgkin	NM, DLM, GNMP tipo 1, NIgA, GESF
LLC	NM, DLM, GNMP tipo 1, GESF, GNPR
LMA	NM, GESF
LMC	NM, DLM, GNMP tipo 1
GMSI	GNMP tipo 1
Leucemia de célula T	GESF

Tabela 68-2 Doenças glomerulares associadas a câncer. Inclui os cânceres tipo pequenas células, não pequenas células, células escamosas e broncogênico. *AAA*, Amiloidose AA; *LMA*, leucemia mielocítica aguda; *GNRP*, glomerulonefrite rapidamente progressiva (crescêntica); *LLC*, leucemia linfocítica crônica; *GESF*, glomeruloesclerose segmentar e focal; *MBG*, membrana basal glomerular; *GI*, gastrointestinal; *NIgA*, nefropatia por IgA; *DLM*, doença por lesões mínimas; *GMSI*, gamopatias monoclonal de significado indeterminado; *NM*, nefropatia membranosa; *GNMP*, glomerulonefrite membranoproliferativa; *MAT*, microangiopatia trombótica. *(Da referência 28.)*

Causas de Lesão Renal Aguda (LA) e Outras Doenças Renais em Relação ao Momento do Transplante de Medula Óssea (TMO)

Peri-TMO	Síndrome de lise tumoral do regime de condicionamento (rara) Toxicidade sistêmica do regime de condicionamento – por exemplo, depleção volêmica (comum) Hemólise induzida pelo dimetilsulfóxido (DMSO), acidose e nefropatia por pigmento (raras)
Dias a semanas após o TMO	LRA pré-renal pela depleção volêmica, LRA por neutropenia séptica e toxicidade às substâncias (comuns) LRA relacionada à síndrome de enxertia (rara)
Semanas a meses após o TMO	LRA por sepse, depleção volêmica, substâncias e toxicidade ao contraste radiológico (comuns) LRA por doença hepática veno-oclusiva, doença do enxerto *versus* hospedeiro (GVHD), microangiopatia trombótica e nefropatia pelo vírus BK (raras)
Meses a anos após o TMO	DRC por LRA prévia, pelo uso contínuo dos inibidores de calcineurina, sobretudo com GVHD, e pelo câncer preexistente – por exemplo, o mieloma (comuns)

Tabela 68-3 Causas de LRA e outras doenças renais em relação ao momento do TMO.

(Cap. 71). Nesses pacientes, reposição com soro fisiológico corrige prontamente a hiponatremia.

A hipernatremia é muito menos frequente em pacientes oncológicos internados, em comparação com a hiponatremia (3% e 47%, respectivamente), mas está associada à maior mortalidade e maior período de hospitalização.[42] A maioria das hiponatremias ocorre no hospital e é observada sobretudo em pacientes críticos com leucemia e TMO que estão recebendo diuréticos de alça. O tratamento da hipernatremia é abordado no Capítulo 8.

Outros distúrbios hidroeletrolíticos que são comuns em pacientes com câncer, especialmente naqueles recebendo quimioterapia, são hipocalemia, hipomagnesemia e hipofosfatemia. Vômitos e diarreia e desnutrição decorrentes da quimioterapia podem ser responsáveis por vários desses distúrbios. Entretanto, distúrbios graves são geralmente causados por lesão tubular induzida por substância resultante de alguma forma adquirida de síndrome de Fanconi. A ifosfamida e a cisplatina são os agentes mais comumente associados, porém as cadeias leves kappa do mieloma também podem estar associadas à síndrome de Fanconi adquirida. O cetuximabe, que quase sempre é utilizado para o tratamento do câncer colorretal, pode causar hipomagnesemia, que eventualmente pode ser grave. Em circunstâncias normais, o fator de crescimento epidérmico (EGF) se liga ao seu receptor (EGFR) e estimula a reabsorção de magnésio pelas células do túbulo contorcido distal. O cetuximabe é um anticorpo contra o EGFR que compete com EGF pelo seu receptor, inibindo, portanto, a reabsorção luminal normal de magnésio, causando perda urinária.

Quando se trata de reposição de eletrólitos, os princípios gerais de reposição do déficit e das perdas contínuas também se aplicam aos pacientes com câncer. Os pacientes com síndrome Fanconi-símile e hipomagnesemia grave induzida pelo cetuximabe podem necessitar de grandes quantidades de eletrólitos administrados por via parenteral para corrigir o distúrbio. A quantidade de eletrólitos necessária diminui com o tempo, mas as reposições podem precisar ser mantidas por semanas a meses. Acidose tubular renal (Cap. 12) resultante de perda tubular renal de bicarbonato também é comum em pacientes com cadeias leves kappa do mieloma e em pacientes tratados com

corrigir a hiponatremia é difícil em pacientes oncológicos, sobretudo em pacientes recebendo quimioterapia ou TMO, pois esses procedimentos estão associados à alta taxa de infusão de fluidos. O cloreto de sódio oral e os diuréticos de alça são apenas parcialmente efetivos, enquanto o uso de antagonistas seletivos do receptor V_2 da vasopressina, como o tolvaptan, é bastante efetivo em corrigir a hiponatremia.[41] Embora a SIADH seja comum em pacientes oncológicos, em um terço dos pacientes a hiponatremia pode resultar de depleção de volume. A hiponatremia hipovolêmica deve ser devidamente identificada pela história, exame físico e fração de excreção de sódio

Manejo da Hipercalcemia da Malignidade

1. Medidas gerais: fluidos intravenosos seguidos por diuréticos de alça.
2. Administrar calcitonina, corticosteroides ou ambos para controle agudo e em curto prazo da calcemia.
3. Se o paciente estiver gravemente sintomático e com redução do débito urinário e disfunção renal, considerar diálise com dialisato pobre em cálcio.
4. Iniciar bisfosfonatos para controle da hipercalcemia em longo prazo (ajustar para a função renal).
5. Tratar o câncer.
6. Para a hipercalcemia relacionada à reabsorção óssea: o anticorpo humanizado anti-RANKL (denosumabe) pode ser mais efetivo que os bisfosfonatos (em avaliação).
7. Para a hipercalcemia relacionada ao PTHrP: o anticorpo monoclonal humanizado contra o PTHrP humano pode ser mais efetivo que os bisfosfonatos (em avaliação).

Quadro 68-2 **Manejo da Hipercalcemia da Malignidade.** *RANKL,* Ligante do receptor ativador do fator nuclear κB; *PTHrP,* proteína relacionada ao paratormônio.

agentes antineoplásicos, antifúngicos ou inibidores da calcineurina, sendo geralmente responsivos à terapia oral com bicarbonato.

Hipercalcemia é comum em pacientes com câncer avançado, com metástases ósseas, e anuncia pior prognóstico. Na maioria das vezes, ela está associada ao mieloma múltiplo e pode ser a forma de apresentação. Diversos mecanismos podem explicar a hipercalcemia da malignidade, como a elevação dos níveis de peptídeo relacionado ao paratormônio (PTHrP) proveniente das células tumorais, como no câncer de pulmão, a vitamina D ectópica em certos linfomas ou a reabsorção óssea nos cânceres avançados (Cap. 10). O tratamento da hipercalcemia quase sempre se inicia com a administração vigorosa de fluidos por via intravenosa (Quadro 68-2). Embora os corticosteroides e a calcitonina ainda sejam úteis, a hipercalcemia persistente necessita de terapia com bisfosfonatos para um controle em longo prazo. Raramente, a diálise com soluções de dialisato pobres em cálcio pode ser utilizada em hipercalcemia grave sintomática, sobretudo na presença de alteração da função renal ou de baixo débito urinário. O uso de bisfosfonatos, especialmente o ácido zoledrônico e o pamidronato, podem complicar com LRA e GESF colapsante, respectivamente, mas não se sabe se o ibandronato, outra substância dessa classe, está associado à nefrotoxicidade.[43]

TRATAMENTO DE CÂNCER EM PACIENTES COM DOENÇA RENAL CRÔNICA E COM DOENÇA RENAL EM ESTÁGIO TERMINAL

Os pacientes com DRC ou DRET têm maior risco de desenvolvimento de câncer, sobretudo o carcinoma de células renais (Cap. 89). Devido à falência renal, o tratamento desses pacientes com agentes quimioterápicos também representa um desafio ímpar. A farmacocinética dos agentes quimioterápicos nos pacientes com câncer em diálise sugere que esses agentes tendem a estar, na maioria das vezes, em superdosagem.[44] A escolha cuidadosa da dose e do momento da diálise são fundamentais, pois a superdosagem pode agravar a toxicidade sistêmica com consequências fatais, enquanto doses abaixo do esperado podem levar a tratamento não efetivo contra o câncer (Cap. 77). Fatores de risco comuns para nefrotoxicidade induzida pela quimioterapia incluem depleção de volume, hipoalbuminemia (redução do volume plasmático efetivo), distúrbios metabólicos (hiperuricemia e hipercalcemia), idade avançada, presença de diabete ou outra comorbidade, LRA ou DRC subjacentes, presença de sepse e uso concomitante de outras nefrotoxinas. Portanto, otimizar a função renal

do paciente com doença renal crônica antes de iniciar quimioterapia – aplicando estratégias de prevenção de lesão renal –, como correção do *status* volêmico, ajuste da dose dos quimioterápicos de acordo com a função renal, suspensão de potenciais agentes nefrotóxicos e medidas de prevenção contra a síndrome de lise tumoral, podem reduzir a chance de LRA e, por sua vez, de quimiotoxicidade. Além disso, a administração de certos agentes quimioterápicos, como derivados da platina, requer ajuste de dose e do momento adequado da diálise. Outros agentes comumente utilizados para o tratamento do câncer que necessitam de considerações para ajuste de dose de acordo com TFG e diálise são melfalano, metotrexato, pemetrexede, capecitabina, hidroxiureia, fludarabina, etoposídeo, irinotecano e lenalidomida.[45,46] Quando a lise tumoral ocorre em pacientes com DRET, pode ser particularmente desafiadora devido à mínima função renal existente para eliminar os produtos da lise tumoral, e a instituição de dois a três dias de TCSR, ou mesmo hemodiálise contínua, pode ser necessária (Fig. 68-4). Ademais, nos pacientes com DRC-DRET em tratamento para câncer ativo, a eritropoetina (EPO) deve ser utilizada com cautela, pois vários estudos randomizados têm mostrado que altas doses podem estar associadas a piores desfechos oncológicos,[47] possivelmente como resultado da estimulação do crescimento tumoral pela EPO. O uso de EPO nessa população deve seguir as diretrizes do FDA e deve ser gerenciado em consulta com o oncologista.

Referências

1. Salahudeen AK, Bonventre JV. Onconephrology: The latest frontier in the war against kidney disease. *J Am Soc Nephrol.* 2013;24:26-30.
2. Salahudeen AK, Doshi SM, Pawar T, et al. Incidence rate, clinical correlates, and outcomes of AKI in patients admitted to a comprehensive cancer center. *Clin J Am Soc Nephrol.* 2013;8:347-354.
3. Lahoti A, Nates JL, Wakefield CD, et al. Costs and outcomes of acute kidney injury in critically ill patients with cancer. *J Support Oncol.* 2011;9:149-155.
4. Rosner MH, Dalkin AC. Onco-nephrology: The pathophysiology and treatment of malignancy-associated hypercalcemia. *Clin J Am Soc Nephrol.* 2012;7:1722-1729.
5. Salahudeen AK, Kumar V, Madan N, et al. Sustained low efficiency dialysis in the continuous mode (C-SLED): Dialysis efficacy, clinical outcomes, and survival predictors in critically ill cancer patients. *Clin J Am Soc Nephrol.* 2009;4:1338-1346.
6. Winearls CG. Acute myeloma kidney. *Kidney Int.* 1995;48:1347-1361.
7. Bladé J, Fernández-Llama P, Bosch F, et al. Renal failure in multiple myeloma: Presenting features and predictors of outcome in 94 patients from a single institution. *Arch Intern Med.* 1998;158:1889-1893.
8. Hutchison CA, Bladé J, Cockwell P, et al. Novel approaches for reducing free light chains in patients with myeloma kidney. *Nat Rev Nephrol.* 2012;8:234-243.
9. Caldera H, Giralt S. Stem cell transplantation for multiple myeloma: Current status and future directions. *Curr Hematol Rep.* 2004;3:249-256.
10. Heher EC, Spitzer TR. Hematopoietic stem cell transplantation in patients with chronic kidney disease. *Semin Nephrol.* 2010;30:602-614.
11. Lee CK, Zangari M, Barlogie B, et al. Dialysis-dependent renal failure in patients with myeloma can be reversed by high-dose myeloablative therapy and autotransplant. *Bone Marrow Transplant.* 2004;33:823-828.
12. Knudsen LM, Nielsen B, Gimsing P, Geisler C. Autologous stem cell transplantation in multiple myeloma: Outcome in patients with renal failure. *Eur J Haematol.* 2005;75:27-33.
13. Iványi B. Renal complications in multiple myeloma. *Acta Morphol Hung.* 1989;3:235-243.
14. Leung N, Dispenzieri A, Fervenza FC, et al. Renal response after high-dose melphalan and stem cell transplantation is a favorable marker in patients with primary systemic amyloidosis. *Am J Kidney Dis.* 2005;46:270-277.
15. Connolly DT, Olander JV, Heuvelman D, et al. Human vascular permeability factor. Isolation from U937 cells. *J Biol Chem.* 1989;264:20017-20024.
16. Eremina V, Jefferson JA, Kowalewska J, et al. VEGF inhibition and renal thrombotic microangiopathy. *N Engl J Med.* 2008;358:1129-1136.
17. Humphreys BD, Atkins MB. Rapid development of hypertension by sorafenib: Toxicity or target? *Clin Cancer Res.* 2009;15:5947-5949.
18. Izzedine H, Massard C, Spano JP, et al. VEGF signalling inhibition-induced proteinuria: Mechanisms, significance and management. *Eur J Cancer.* 2010;46:439-448.

19. Mouhayar E, Salahudeen A. Hypertension in cancer patients. *Tex Heart Inst J.* 2011;38:263-265.

20. Robinson ES, Khankin EV, Karumanchi SA, Humphreys BD. Hypertension induced by vascular endothelial growth factor signaling pathway inhibition: Mechanisms and potential use as a biomarker. *Semin Nephrol.* 2010;30:591-601.

21. Scartozzi M, Galizia E, Chiorrini S, et al. Arterial hypertension correlates with clinical outcome in colorectal cancer patients treated with first-line bevacizumab. *Ann Oncol.* 2009;20:227-230.

22. Reference deleted in proofs.

23. Shimada M, Johnson RJ, May WS Jr, et al. A novel role for uric acid in acute kidney injury associated with tumour lysis syndrome. *Nephrol Dial Transplant.* 2009;24:2960-2964.

24. Lopez-Olivo MA, Pratt G, Palla SL, Salahudeen AK. Rasburicase in tumor lysis syndrome of the adult: A systematic review and meta-analysis. *Am J Kidney Dis.* 2013;62:481-492.

25. Coppell JA, Richardson PG, Soiffer R, et al. Hepatic veno-occlusive disease following stem cell transplantation: Incidence, clinical course, and outcome. *Biol Blood Marrow Transplant.* 2010;16:157-168.

26. Bachmann-Gagescu R, Phelps IG, Stearns G, et al. The ciliopathy gene cc2d2a controls zebrafish photoreceptor outer segment development through a role in Rab8-dependent vesicle trafficking. *Hum Mol Genet.* 2011;20:4041-4055.

27. Lefaucheur C, Stengel B, Nochy D, et al. Membranous nephropathy and cancer: Epidemiologic evidence and determinants of high-risk cancer association. *Kidney Int.* 2006;70:1510-1517.

28. Jhaveri KD, Shah HH, Calderon K, et al. Glomerular diseases seen with cancer and chemotherapy: A narrative review. *Kidney Int.* 2013;84:34-44.

29. Lin J, Markowitz GS, Nicolaides M, et al. Membranous glomerulopathy associated with graft-versus-host disease following allogeneic stem cell transplantation. Report of 2 cases and review of the literature. *Am J Nephrol.* 2001; 21:351-356.

30. Parikh CR, Coca SG. Acute renal failure in hematopoietic cell transplantation. *Kidney Int.* 2006;69:430-435.

31. Parikh CR, Schrier RW, Storer B, et al. Comparison of ARF after myeloablative and nonmyeloablative hematopoietic cell transplantation. *Am J Kidney Dis.* 2005;45:502-509.

32. Carreras E, Diaz-Beya M, Rosinol L, et al. The incidence of veno-occlusive disease following allogeneic hematopoietic stem cell transplantation has diminished and the outcome improved over the last decade. *Biol Blood Marrow Transplant.* 2011;17:1713-1720.

33. Richardson PG, Soiffer RJ, Antin JH, et al. Defibrotide for the treatment of severe hepatic veno-occlusive disease and multiorgan failure after stem cell transplantation: A multicenter, randomized, dose-finding trial. *Biol Blood Marrow Transplant.* 2010;16:1005-1017.

34. Ellis MJ, Parikh CR, Inrig JK, et al. Chronic kidney disease after hematopoietic cell transplantation: A systematic review. *Am J Transplant.* 2008;8:2378-2390.

35. Silva Lde P, Patah PA, Saliba RM, et al. Hemorrhagic cystitis after allogeneic hematopoietic stem cell transplants is the complex result of BK virus infection, preparative regimen intensity and donor type. *Haematologica.* 2010; 95:1183-1190.

36. Khan H, Oberoi S, Mahvash A, et al. Reversible ureteral obstruction due to polyomavirus infection after percutaneous nephrostomy catheter placement. *Biol Blood Marrow Transplant.* 2011;17:1551-1555.

37. Dalal BI, Brigden ML. Factitious biochemical measurements resulting from hematologic conditions. *Am J Clin Pathol.* 2009;131:195-204.

38. Doshi SM, Shah P, Lei X, et al. Hyponatremia in hospitalized cancer patients and its impact on clinical outcomes. *Am J Kid Dis.* 2012;59:222-228.

39. Bartter FC. The syndrome of inappropriate secretion of antidiuretic hormone (SIADH). *Dis Mon.* 1973;Nov:1-47.

40. Sorensen JB, Andersen MK, Hansen HH. Syndrome of inappropriate secretion of antidiuretic hormone (SIADH) in malignant disease. *J Intern Med.* 1995;238:97-110.

41. Salahudeen AK, Ali N, George M, et al. A randomized double-blind placebo controlled trial of tolvaptan in hospitalized cancer patients with hyponatremia. *Cancer.* 2014;120:744-751.

42. Salahudeen AK, Doshi SM, Shah P. The frequency, cost, and clinical outcomes of hypernatremia in patients hospitalized to a comprehensive cancer center. *Support Care Cancer.* 2013;21:1871-1878.

43. Perazella MA, Markowitz GS. Bisphosphonate nephrotoxicity. *Kidney Int.* 2008;74:1385-1393.

44. Boesler B, Czock D, Keller F, et al. Clinical course of haemodialysis patients with malignancies and dose-adjusted chemotherapy. *Nephrol Dial Transplant.* 2005;20:1187-1191.

45. Tomita M, Aoki Y, Tanaka K. Effect of haemodialysis on the pharmacokinetics of antineoplastic drugs. *Clin Pharmacokinet.* 2004;43:515-527.

46. Janus N, Thariat J, Boulanger H, et al. Proposal for dosage adjustment and timing of chemotherapy in hemodialyzed patients. *Ann Oncol.* 2010;21:1395-1403.

47. Khuri FR. Weighing the hazards of erythropoiesis stimulation in patients with cancer. *N Engl J Med.* 2007;356:2445-2448.

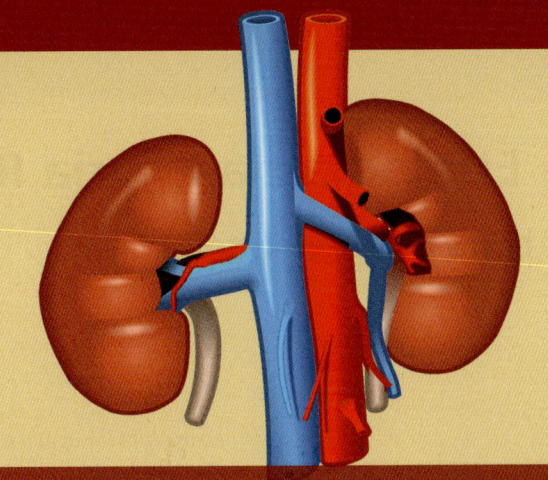

Injúria Renal Aguda

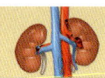

CAPÍTULO 69

Fisiopatologia e Etiologia da Injúria Renal Aguda

J. Ashley Jefferson, Joshua M. Thurman e Robert W. Schrier

DEFINIÇÃO

A injúria renal aguda (IRA) é uma síndrome clínica caracterizada por declínio abrupto da taxa de filtração glomerular (TFG) suficiente para diminuir a eliminação de produtos nitrogenados (ureia e creatinina) e outras toxinas urêmicas. Isso tem sido tradicionalmente referido como *insuficiência renal aguda* (FRA); porém, nos últimos anos, um esforço tem sido feito para implementar o termo *injúria renal aguda* e desenvolver uma definição padronizada de IRA. Uma definição proposta para IRA, por exemplo, é um declínio da função renal em 48 horas demonstrado por aumento na creatinina sérica de mais que 0,3 mg/dL, um aumento na creatinina sérica de mais de 50% ou desenvolvimento de oligúria.[1] Critérios de estadiamento também foram desenvolvidos baseados na magnitude do aumento da creatinina sérica e mudanças no volume do débito urinário em uma semana,[1] e estudos validaram que esses critérios de estadiamento são de valor prognóstico (Tabela 71-1).

VISÃO GLOBAL ETIOLÓGICA

Embora IRA seja definida por uma TFG reduzida, a causa base da piora da função renal é mais frequentemente o resultado de envolvimento de fatores tubulares e vasculares. A IRA pode ter um amplo espectro de causas, e o diagnóstico diferencial deve ser considerado de modo sistemático para evitar omissão de múltiplos fatores que podem estar contribuindo para a condição. O paradigma tradicional divide a IRA em causas pré-renal, renal e pós-renal. Uremia pré-renal pode ser causada por hipovolemia ou diminuição do volume arterial efetivo. Falência renal de causa obstrutiva pós-renal é diagnosticada, na maioria das vezes, por dilatação do trato urinário na ultrassonografia renal. Causas intrínsecas de IRA devem ser consideradas de acordo com os componentes anatômicos do rim (suprimento vascular e doenças glomerulares, tubulares e intersticiais; Fig. 69-1). Oclusão de artéria ou veia renal também deve ser considerada no diagnóstico diferencial (Cap. 66). De modo similar, desordens da vasculatura intrarrenal podem resultar em IRA (p. ex., vasculite, microangiopatia trombótica [MAT], hipertensão maligna, eclâmpsia, estados de pós-parto, coagulação intravascular disseminada [CIVD], esclerodermia; Caps. 25, 29, 37, 44 e 64). Todos os tipos de glomerulonefrite aguda (GN) podem se apresentar como IRA, bem como a ocorrência de inflamação aguda e processos infiltrativos do espaço do interstício renal (p. ex., desordens induzidas por substância, infecciosas e autoimunes, leucemia, linfoma, sarcoidose).

No ambiente hospitalar, uremia pré-renal e necrose tubular aguda (NTA) perfazem a maioria dos casos de IRA,[2-3] quase sempre no contexto de IRA superposta à doença renal crônica (DRC), denominada "lesão renal aguda em doença renal crônica" (Fig. 69-2). O termo *necrose tubular* é um termo inapropriado já que as alterações não são limitadas às estruturas tubulares e a presença de real necrose celular em humanos é frequentemente mínima. Entretanto, o termo

necrose tubular aguda é comumente utilizado na prática clínica. Para tornar as coisas ainda mais confusas, os termos *necrose tubular aguda*, *insuficiência renal aguda* e *injúria renal aguda* são frequentemente usados de maneira intercambiável na literatura. O termo *necrose tubular aguda* deve ser reservado para casos de IRA nos quais uma biópsia renal – se realizada – mostra alterações características de injúria tubular, e para pacientes com achados de injúria tubular (como células epiteliais tubulares renais no sedimento da urina) em um contexto clínico apropriado (Fig. 69-3).

Além disso, há diferenças geográficas significativas nas causas de IRA; o espectro de causas em países tropicais é descrito no Capítulo 70.

FISIOPATOLOGIA E ETIOLOGIA DA INJÚRIA RENAL AGUDA PRÉ-RENAL

Perfusão renal prejudicada com resultante queda na pressão de filtração capilar glomerular é uma causa comum de IRA. Nesse contexto, a função tubular é tipicamente normal, a reabsorção renal de sódio e água está aumentada e, consequentemente, a análise química da urina revela sódio urinário baixo (< 20 mmol/L) e urina concentrada (osmolalidade urinária > 500 mOsm/kg), desde que nenhum diurético de alça tenha sido administrado.

A redução marcada da perfusão renal pode superar a autorregulação e precipitar uma queda aguda na TFG. Com graus menores de hipoperfusão renal, a pressão de filtração glomerular e a TFG são mantidas por vasodilatação arteriolar aferente (mediada por eicosanoides vasodilatadores) e vasoconstrição arteriolar eferente (mediada pela angiotensina II). Nesse contexto, a IRA pode ser precipitada por agentes que prejudicam a vasodilatação arteriolar aferente (agentes anti-inflamatórios não esteroidais [AINES]) ou a vasoconstrição eferente (inibidores de enzima de conversão da angiotensina [ECA] e bloqueadores do receptor de angiotensina [BRA]).

IRA pré-renal é comumente secundária à depleção de volume extracelular resultante de perdas gastrointestinais (diarreia, vômitos, drenagem nasogástrica prolongada), perdas renais (diuréticos, diurese osmótica na vigência de hiperglicemia), perdas pela pele (queimaduras, sudorese abundante) ou possivelmente por sequestro de fluido, o assim chamado terceiro espaço (p. ex., pancreatite aguda, trauma muscular). A perfusão renal pode ser prejudicada até mesmo no contexto em que o fluido extracelular está normal ou até mesmo aumentado. Por exemplo, a perfusão renal pode estar reduzida por débito cardíaco reduzido (insuficiência cardíaca) ou por vasodilatação sistêmica arterial com redistribuição do débito cardíaco para leitos vasculares extrarrenais (p. ex., sepse, cirrose). A presença de IRA no contexto de insuficiência renal severa foi denominada *síndrome cardiorrenal* e é frequentemente exacerbada pelo uso de inibidores de ECA e diuréticos.

Uma causa não usual de IRA pré-renal é o estado hiperoncótico. Infusão de grandes quantidades de substâncias osmoticamente ativas, como manitol, dextran ou proteína, pode aumentar a pressão

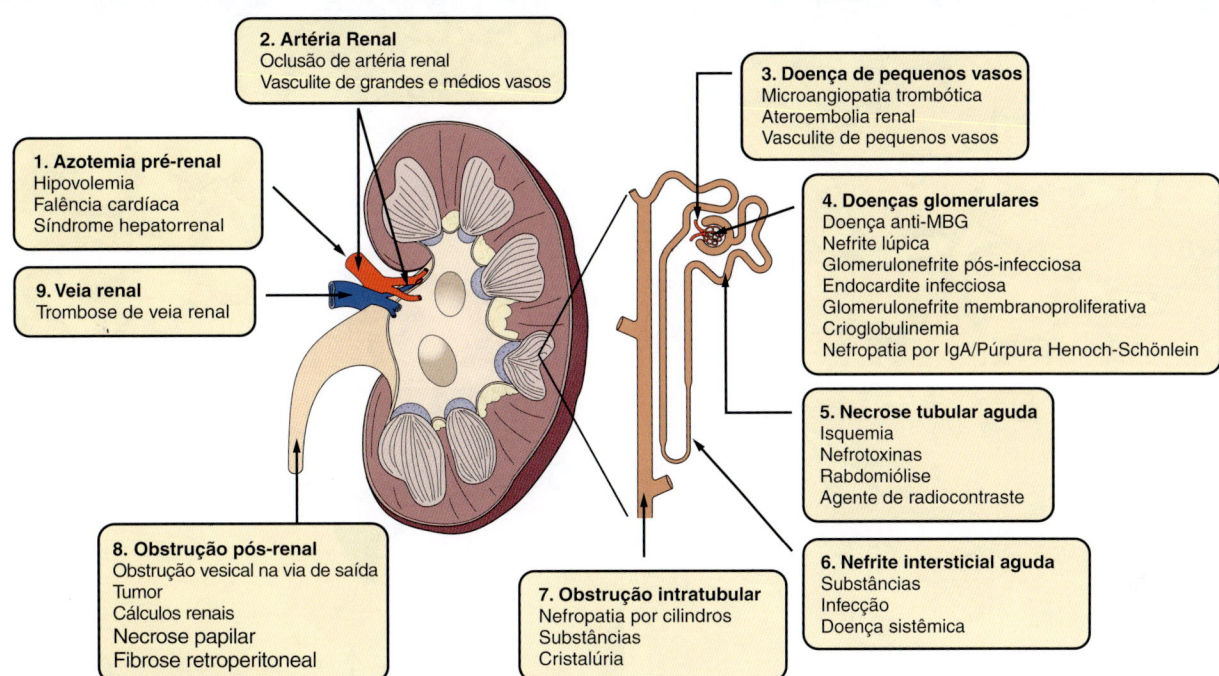

Causas de Injúria Renal Aguda

2. Artéria Renal
Oclusão de artéria renal
Vasculite de grandes e médios vasos

3. Doença de pequenos vasos
Microangiopatia trombótica
Ateroembolia renal
Vasculite de pequenos vasos

1. Azotemia pré-renal
Hipovolemia
Falência cardíaca
Síndrome hepatorrenal

9. Veia renal
Trombose de veia renal

4. Doenças glomerulares
Doença anti-MBG
Nefrite lúpica
Glomerulonefrite pós-infecciosa
Endocardite infecciosa
Glomerulonefrite membranoproliferativa
Crioglobulinemia
Nefropatia por IgA/Púrpura Henoch-Schönlein

5. Necrose tubular aguda
Isquemia
Nefrotoxinas
Rabdomiólise
Agente de radiocontraste

8. Obstrução pós-renal
Obstrução vesical na via de saída
Tumor
Cálculos renais
Necrose papilar
Fibrose retroperitoneal

7. Obstrução intratubular
Nefropatia por cilindros
Substâncias
Cristalúria

6. Nefrite intersticial aguda
Substâncias
Infecção
Doença sistêmica

Figura 69-1 Causas de Injúria Renal Aguda (IRA). IRA é classificada em causas pré-renal, renal e pós-renal. Causas renais de IRA devem ser consideradas de acordo com os diferentes componentes anatômicos do rim (suprimento vascular, doenças glomerulares, tubulares e intersticiais). *MBG*, Membrana basal glomerular.

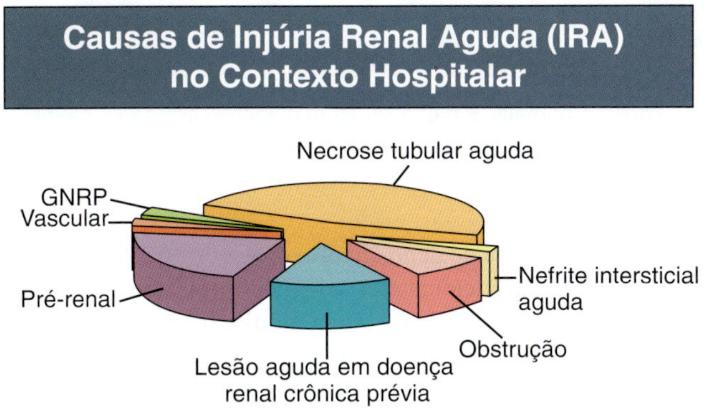

**Causas de Injúria Renal Aguda (IRA)
no Contexto Hospitalar**

Necrose tubular aguda
GNRP
Vascular
Pré-renal
Lesão aguda em doença
renal crônica prévia
Obstrução
Nefrite intersticial
aguda

Figura 69-2 Causas de injúria renal aguda (IRA) no contexto hospitalar. Madrid Acute Renal Failure Study (1996). *GNRP*, Glomerulonefrite rapidamente progressiva.

oncótica glomerular suficientemente para exceder a pressão hidrostática do capilar glomerular, que cessa a filtração glomerular, levando a um tipo de IRA anúrica.

IRA pré-renal pode ser corrigida se os fatores causadores extrarrenais, que causam hipoperfusão renal, forem rapidamente revertidos. A falha ao restaurar o fluxo sanguíneo renal (FSR) durante o estádio funcional pré-renal levará finalmente à NTA isquêmica e injúria das células tubulares.

PATOLOGIA E ETIOLOGIA DA INJÚRIA RENAL AGUDA PÓS-RENAL

Em qualquer paciente se apresentando com IRA, uma causa obstrutiva deve ser excluída porque intervenção imediata pode resultar em

melhora ou recuperação completa da função renal (Cap. 60). Tipos de IRA pós-renal são divididos em intratubular e extrarrenal. Precipitação de cristais insolúveis (fosfato, oxalato, ácido úrico, metotrexato, aciclovir, sulfonamidas, indinavir, triantereno) ou proteína (hemoglobina, mioglobina, paraproteína) podem aumentar a pressão intratubular. Se suficientemente alta, irá opor-se à pressão de filtração glomerular e pode diminuir a TFG. De modo similar, a obstrução do sistema coletor renal em qualquer local (pelve renal, ureteres, bexiga ou uretra) pode levar à IRA pós-renal. Uropatia obstrutiva é comum em homens mais velhos com doença prostática e em pacientes com rim único ou câncer intra-abdominal, sobretudo pélvico. Obstrução ureteral severa é vista também em casos de fibrose retroperitoneal. A maior parte das causas de uropatia obstrutiva é passível de terapia, e o prognóstico é quase sempre bom, dependendo da doença de base. Uropatia obstrutiva é discutida no Capítulo 60.

FISIOPATOLOGIA DA NECROSE TUBULAR AGUDA

Necrose tubular aguda comumente ocorre em cenários de alto risco, que incluem cirurgia vascular e cardíaca, queimaduras severas, pancreatite, sepse e doença hepática crônica. NTA é responsável pela maior parte dos casos de IRA adquirida no hospital e, na maioria das vezes, é o resultado de injúria isquêmica ou nefrotóxica. Na unidade de cuidados intensivos, dois terços dos casos de IRA são o resultado da combinação de perfusão renal prejudicada, sepse e agentes nefrotóxicos.[4]

A importância de mecanismos combinados de injúria também é enfatizada por dados experimentais. Em estudos experimentais, hipotensão severa e prolongada (< 50 mmHg por 2 a 3 horas no camundongo) não causa NTA. De maneira similar, em modelos animais, doses muito altas de um único agente nefrotóxico são necessárias

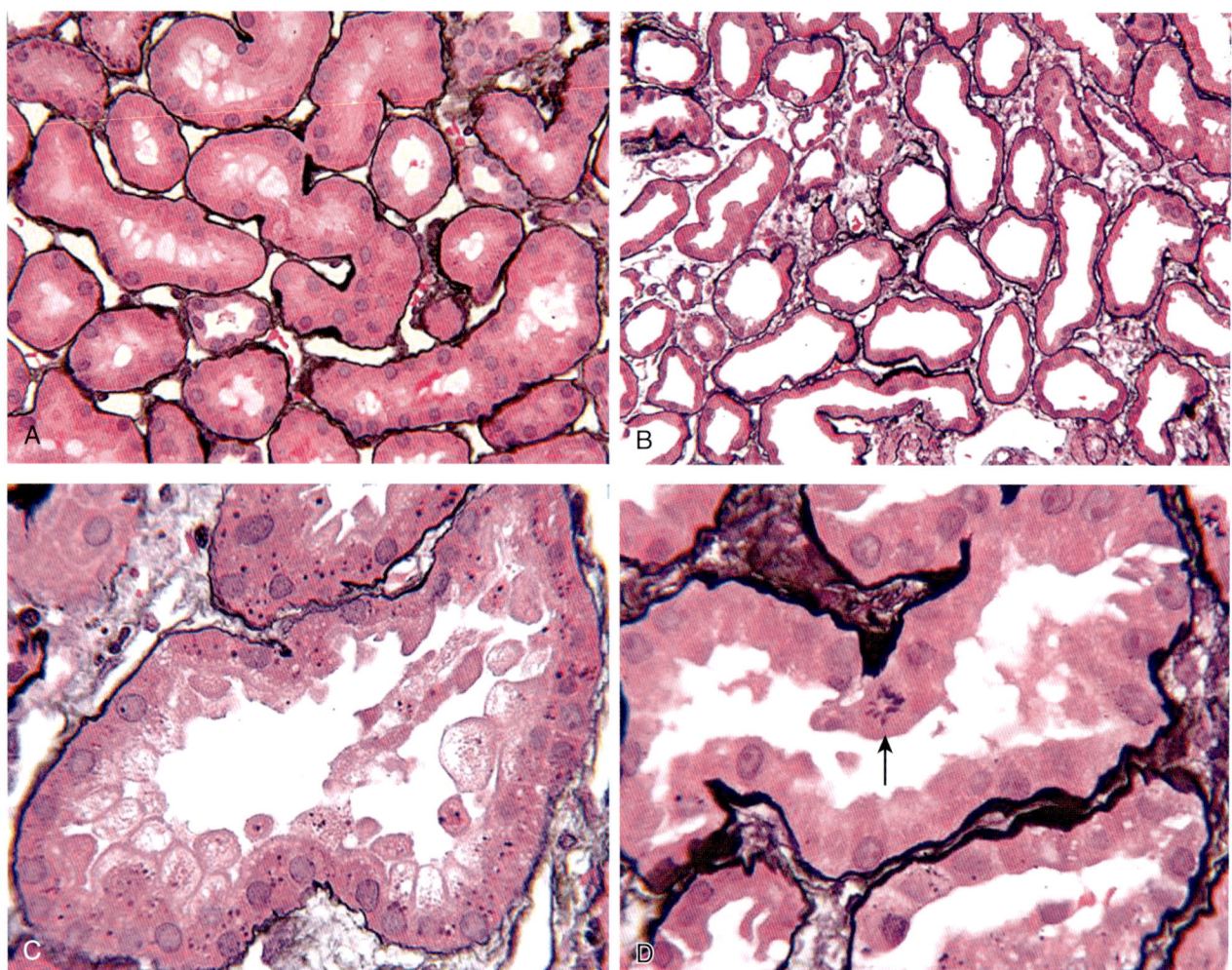

Figura 69-3 **Patologia renal na necrose tubular aguda (NTA). A**, Túbulos renais corticais normais. **B** e **C**, NTA. Note o epitélio achatado, membranas basais desnudas e debris celulares intraluminais. **D**, NTA em recuperação mostrando uma figura de mitose *(seta)* em célula epitelial tubular. *(Cortesia de Erika Bracamonte, MD, University of Arizona.)*

para induzir IRA. Essas características podem refletir resistência inerente à injúria tubular em modelos animais, mas também ilustram o fato de que um único insulto é raramente suficiente para induzir IRA. Febre pode exacerbar NTA por aumentar a taxa metabólica tubular, como resultado de aumentar o consumo de adenosina trifosfato (ATP). Em um modelo experimental (oclusão de artéria renal em camundongo), isquemia renal por 40 minutos resultou em injúria renal mínima com 32 °C e lesão renal pronunciada com 39,4 °C.

O curso típico da NTA não complicada é a recuperação em duas a três semanas; insultos superpostos frequentemente alteram esse padrão. Por exemplo, episódios de hipotensão induzidos por hemodiálise podem levar a lesões isquêmicas, prolongando potencialmente a recuperação da função renal, e pacientes com IRA com frequência tem múltiplas comodidades.

Histologia

As características típicas da NTA na biópsia renal incluem vacuolização e perda da borda em escova nas células tubulares proximais. Descamação das células tubulares para o lúmen leva à obstrução por cilindros, manifestada por dilatação tubular. Edema intersticial pode produzir túbulos amplamente separados, e infiltração leve de leucócitos pode estar presente (Fig. 69-3).

Não obstante o termo *necrose tubular "aguda"*, células francamente necróticas não são um achado muito comum na biópsia renal,

e evidência histológica de dano envolve apenas 10% a 15% dos túbulos, apesar do dano funcional marcado. Isso implica que outros fatores, que não apenas a injúria da célula tubular (como vasoconstrição ou obstrução tubular), são importantes para a perda da TFG.

INJÚRIA TUBULAR NA NECROSE TUBULAR AGUDA

O dano tubular é usualmente causado por uma combinação de injúria isquêmica, resultando na depleção celular de ATP e dano direto no epitélio tubular por nefrotoxinas. É bastante aceito que os segmentos S_3 dos túbulos proximais e o segmento medular ascendente espesso da alça de Henle (mAE) sejam os mais vulneráveis à injúria hipóxica (Fig. 69-4). Há várias razões para essa vulnerabilidade.[31]

Suprimento Sanguíneo

O fluxo de sangue para o rim não é uniforme, e a maior parte dele é dirigida para o córtex renal, onde a pressão parcial de oxigênio (PO_2) é de 50 a 100 mmHg para a filtração glomerular. Em contraste, a medula externa e os raios medulares são áreas banhadas pelo suprimento sanguíneo da vasa reta. Ocorre troca de oxigênio por contracorrente, levando a uma queda progressiva na PO_2 do córtex para a medula, que resulta em células medulares vivendo na "iminência

Locais de Injúria Tubular na NTA

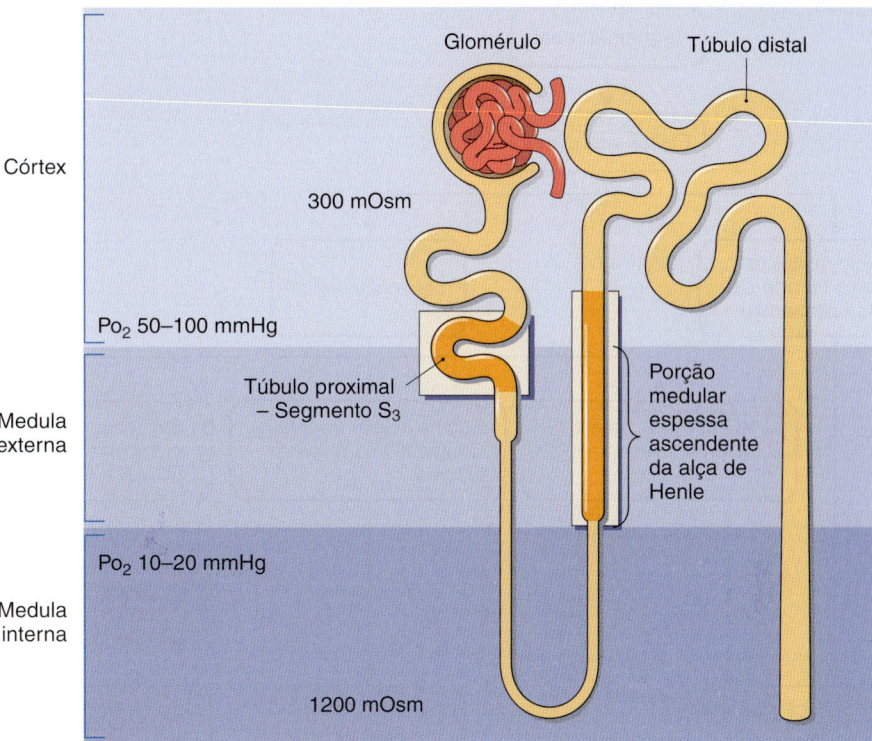

Figura 69-4 Locais de injúria tubular na necrose tubular aguda (NTA). O segmento S_3 do túbulo proximal e a porção medular espessa ascendente são vulneráveis sobretudo à injúria isquêmica devido à combinação do suprimento de oxigênio limítrofe e à demanda metabólica alta.

da hipóxia" (PO_2 medular tão baixo quanto 10 a 15 mmHg). Os segmentos S_3 das células dos túbulos proximais e a parte distal da porção mAE da alça de Henle são, portanto, expostos à privação crônica e limítrofe de oxigênio.

Alta Necessidade Energética Tubular

As células da região S_3 e porção mAE da alça de Henle têm alta atividade metabólica, sobretudo devido à reabsorção de sódio ligada à bomba Na^+-K^+-ATPase na membrana basolateral. Realmente, bloqueando a reabsorção de sódio na porção mAE da alça de Henle com diuréticos de alça, há aumento do PO_2 tissular na medula de cerca de 15 para 35 mmHg. Notar que a redução da TFG da IRA pode ser renoprotetora por diminuir a filtração de sódio e, portanto, limitar a reabsorção de sódio dependente de ATP.

Habilidade Glicolítica das Células Tubulares

Células tubulares proximais têm mínima "maquinaria" glicolítica e dependem quase exclusivamente da fosforilação oxidativa para produção de ATP. Em contraste, mAE da alça de Henle tem grande capacidade glicolítica e é muito mais resistente a insultos hipóxicos ou isquêmicos.

Fatores Hemodinâmicos no Desenvolvimento da Necrose Tubular Aguda

Autorregulação Renal Prejudicada

A autorregulação normalmente acontece entre valores de pressão arterial sanguínea de 80 a 150 mmHg; dentro dessa faixa, o FSR, as pressões glomerulares e a TFG são mantidas. Abaixo de 80 mmHg, essa regulação falha e pode haver injúria isquêmica. Em certas condições, como o envelhecimento e doença renal crônica, a autorregulação é

anormal, e injúria isquêmica pode ocorrer mais facilmente com reduções da pressão de perfusão. Além disso, estudos experimentais demonstram que a autorregulação é prejudicada na NTA isquêmica. Em contextos de perfusão renal baixa (p. ex., depleção de volume, falência de ventrículo esquerdo, estados edematosos, estenose de artéria renal), a TFG pode ser dependente da autorregulação mediada por prostaglandinas vasodilatadoras agindo na arteríola aferente e em vasoconstrição arteriolar eferente mediada por angiotensina II para manter a pressão glomerular. Qualquer interferência nesses mecanismos (p. ex., administração de inibidor da ECA ou inibição aguda da ciclo-oxigenase 1 [COX-1] ou COX-2 por AINES) pode produzir queda muito rápida na TFG.

Vasoconstrição Intrarrenal

Na NTA estabelecida, o FSR é diminuído de 30% a 50%. Na realidade, na IRA, mais que a vasodilatação da autorregulação renal que ocorre em resposta a uma pressão de perfusão diminuída, há evidência de vasoconstrição. Um número de vasoconstritores tem sido implicado nessa resposta, como angiotensina II, endotelina-1, adenosina, tromboxano A_2, prostaglandina H_2, leucotrieno C_4 e D_4 e estimulação nervosa simpática (Fig. 69-5). O mecanismo de retroalimentação tubuloglomerular (RTG) também contribui para essa vasoconstrição. Algumas dessas anormalidades vasculares podem ser mediadas por aumento do cálcio do citosol nas células das arteríolas aferentes como resultado de isquemia. Ruptura do citoesqueleto de actina nas células da camada muscular lisa dos vasos também prejudica a autorregulação.

Retroalimentação Tubuloglomerular

O papel da RTG (Cap. 2) no contexto da IRA pode ser parcialmente benéfico porque o declínio resultante da TFG limita a chegada de

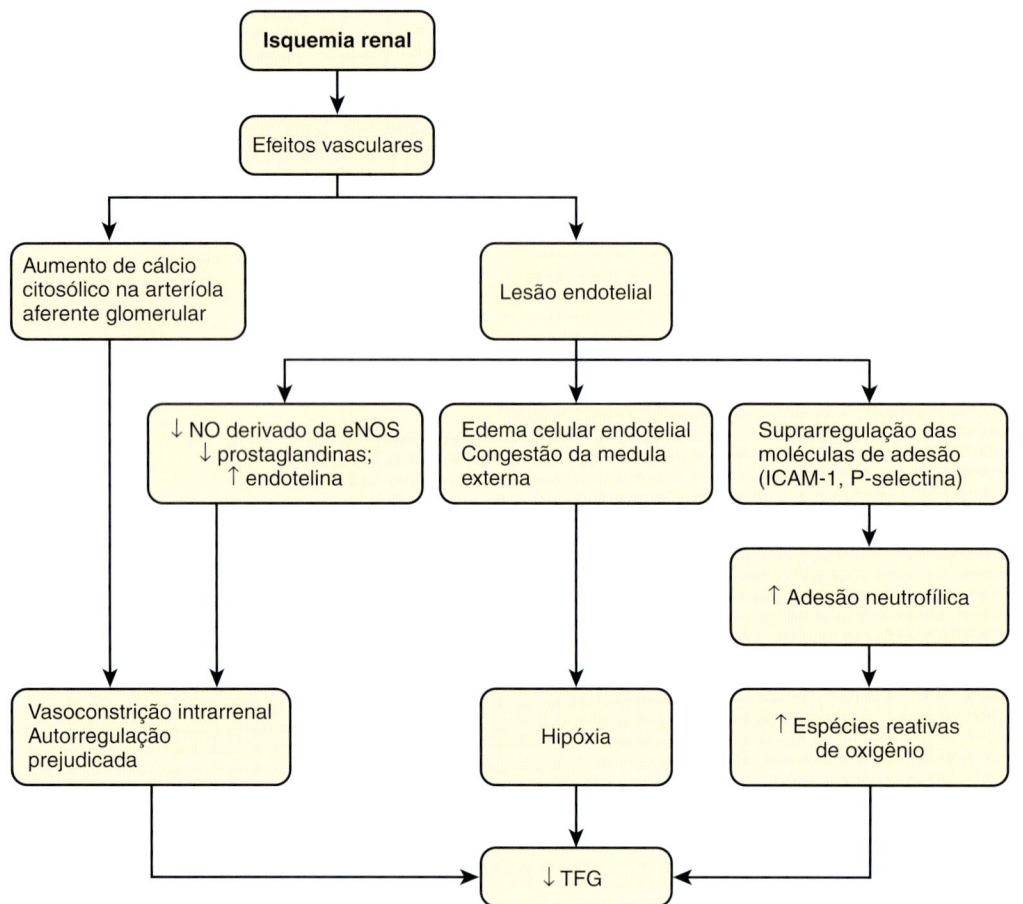

Fatores Vasculares Contribuidores para o Desenvolvimento de Necrose Tubular Aguda

Figura 69-5 Fatores vasculares contribuidores para o desenvolvimento de necrose tubular aguda. *eNOS*, Sintase endotelial de óxido nítrico; *ICAM-1*, molécula de adesão intercelular 1; *TFG*, taxa de filtração glomerular; *NO*, óxido nítrico.

sódio para os túbulos danificados e diminui a reabsorção dependente de ATP, protegendo contra a repleção intracelular de ATP e aumentando a injúria renal. Com relação a isso, em ratos sem o gene do receptor da adenosina A_1, com ausência da RTG, observou-se aumento da IRA depois de lesão de isquemia-reperfusão.

Injúria da Célula Endotelial e Desenvolvimento de Necrose Tubular Aguda

A injúria renal aguda não é limitada à célula tubular, e o dano à célula endotelial ocorre parcialmente como resultado de isquemia renal aguda e lesão oxidativa.[5] A injúria endotelial é caracterizada por edema celular, estímulo à formação de moléculas de adesão (com aumento da interação leucócito-endotélio) e vasodilatação prejudicada (sintase de óxido nítrico e prostaglandinas vasodilatadoras diminuídas), e estes fatores podem mediar, em alguma parte, a perda de autorregulação e da vasoconstrição intrarrenal descritas anteriormente. A injúria endotelial dentro dos capilares peritubulares (*vasa recta*) pode produzir congestão na medula externa, exacerbando a lesão hipóxica para o segmento S_3 do túbulo proximal e da porção ascendente espessa da alça de Henle.

Injúria da Célula Epitelial Tubular e Desenvolvimento da Necrose Tubular Aguda

A célula tubular pode estar lesionada por causa da isquemia, com resultante depleção de estoques energéticos celulares (ATP), ou por citotoxicidade direta. Seguindo a isquemia aguda renal, a lesão da célula tubular pode também resultar da restauração do FSR (lesão de reperfusão). Mediadores da lesão da célula tubular incluem espécies reativas de oxigênio (EROs), influxo intracelular de cálcio, óxido nítrico, fosfolipase A_2, complemento e citotoxicidade imunomediada por células. A lesão mitocondrial pode ser causada por EROs, depleção de antioxidantes e aumento do cálcio intracelular. A função mitocondrial prejudicada exacerba a lesão celular devido ao metabolismo energético prejudicado e liberação de proteínas pró-apoptóticas. A autofagia é um mecanismo pelo qual células degradam proteínas, e é uma parte central da resposta celular ao estresse e à injúria. Trabalhos experimentais demonstram que a autofagia é importante para a remoção de mitocôndrias lesionadas e para a recuperação de células epiteliais tubulares da injúria isquêmica. EROs podem vir de fontes locais (como a xantina oxidase e COXs, e, secundariamente, a lesão mitocondrial) ou da infiltração de leucócitos. Em modelos de NTA isquêmica, uma variedade de métodos que inibem a formação de EROs são protetores de lesão renal.[6] O fator indutível por hipóxia (FIH) e mediadores subsequentes, como a heme oxigenase 1, podem proteger células contra a lesão isquêmica.[7]

Fatores que afetam a integridade e função das células epiteliais tubulares e contribuem para a redução da TFG incluem (Fig. 69-6):

Morte celular – Não obstante o termo *necrose tubular aguda*, apenas uma pequena porcentagem de células tubulares sofre morte celular e, dessas, muitas verdadeiramente morrem de apoptose em vez de necrose. Realmente, estudos recentes com modelos

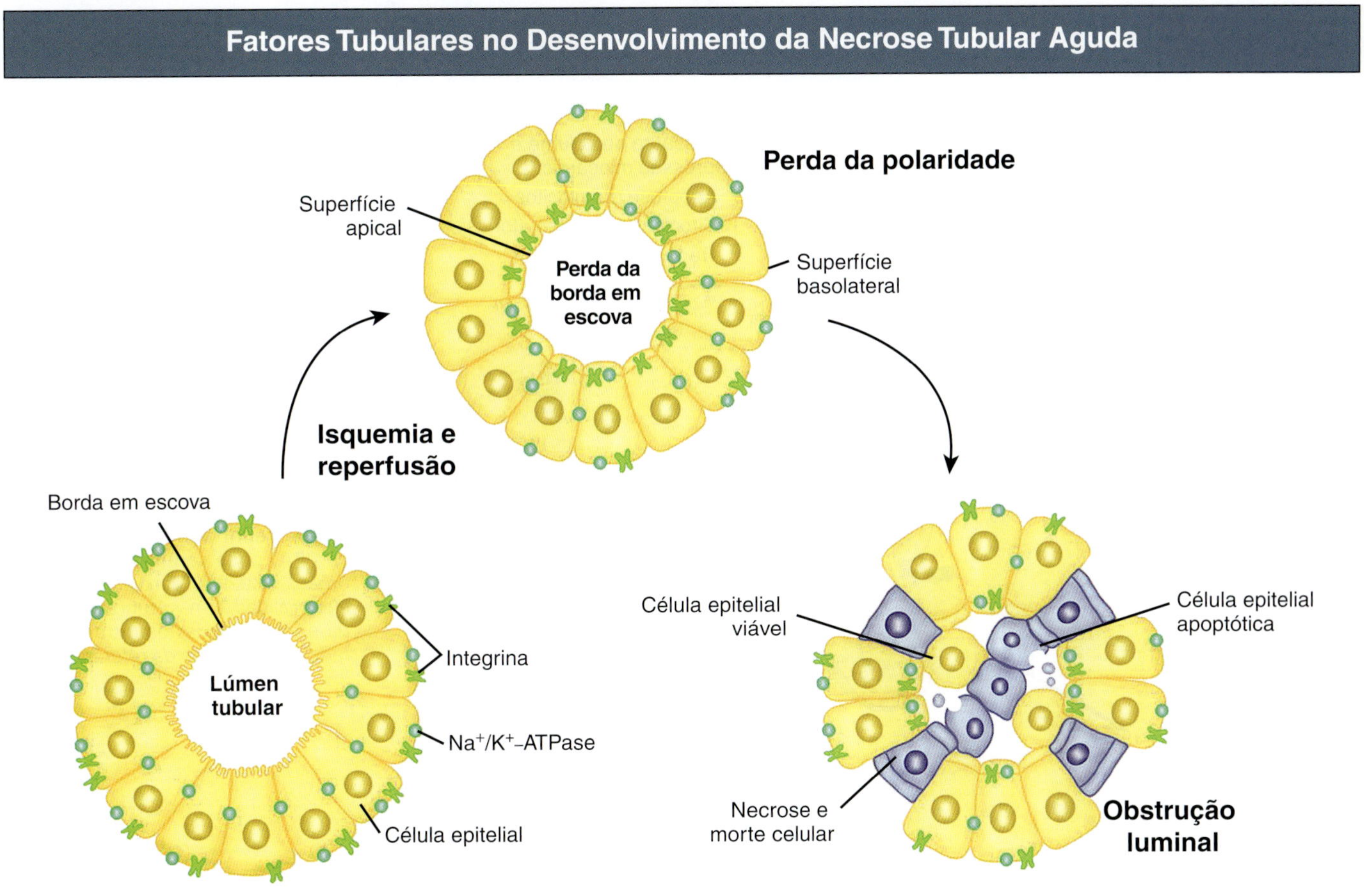

Fatores Tubulares no Desenvolvimento da Necrose Tubular Aguda

Figura 69-6 Fatores tubulares no desenvolvimento da necrose tubular aguda. Perda da polaridade celular resulta em enfraquecimento da adesão entre as células e entre a célula e a matriz, resultando em obstrução por cilindros e vazamento retrógrado do fluido tubular. *(Modificado da referência 31.)*

animais demonstram melhora da lesão renal com o uso de inibidores de caspase e inibidores do p53 que diminuem a apoptose.[8]

Desorganização do citoesqueleto de actina – Um traço característico das células lesionadas de maneira subletal é a desorganização do citoesqueleto de actina. A ativação da calpaína, uma cisteína protease (parcialmente decorrente ao aumento do cálcio intracelular), pode degradar proteínas ligadoras de actina, como a espectrina e a anquirina. Isso leva à translocação anormal da Na^+-K^+-ATPase e outras proteínas da membrana basolateral para o citoplasma ou membrana apical. Na célula tubular proximal, essa perda de polaridade resulta em reabsorção proximal prejudicada do filtrado com resultante aumento da quantidade de NaCl entregue distalmente e ativação do RTG.

Obstrução por cilindros – Células tubulares são ancoradas à membrana basal tubular por $\alpha_3\beta_1$ integrinas, que reconhecem sequências RGD (arginina-glicina-aspartato) nas proteínas da matriz. A ruptura do citoesqueleto de actina resulta em movimento das integrinas da posição basolateral para a apical da membrana basal, levando à adesão prejudicada da matriz das células e ao desprendimento da célula da membrana basal. Muitas dessas células desprendidas ainda são viáveis e podem ser obtidas por meio de culturas a partir da urina de pacientes com NTA. Células tubulares proximais descamadas podem ligar-se a sequências RGD nas proteínas de Tamm-Horsfall, resultando na formação de cilindros e obstrução intratubular. Em modelos de IRA isquêmica, a elevação das pressões tubulares pode ser inibida por peptídeos RGD, mitigando o processo obstrutivo.

Vazamento retrógrado – A perda de moléculas de adesão (E-caderina) e proteínas das *tight junctions* (ZO-1, ocludina) resulta no enfraquecimento das junções entre as células, possibilitando o vazamento do filtrado retrogradamente de volta para o interstício renal. Embora isso não altere a TFG do glomérulo, o efeito total é o de uma redução na TFG medida. Experimentos anteriores com *sieving* de dextra sugeriram apenas um efeito modesto do vazamento retrógrado no decréscimo da TFG na IRA (cerca de 10%); entretanto, no enxerto renal com função tardia do enxerto devido à NTA severa, tal mecanismo foi calculado como responsável por até 50% da redução da depuração de inulina.

Fatores Inflamatórios no Desenvolvimento de Necrose Tubular aguda

Não obstante a isquemia causar citotoxicidade renal direta, a inflamação do tecido durante a reperfusão também contribui para a injúria renal e pode causar alguns dos efeitos sistêmicos da IRA. Componentes do sistema imune inato e adaptativo contribuem para a patogênese da NTA.[9] O sistema imune inato é ativado por lesão celular e certos padrões de reconhecimento de moléculas. Receptores *Toll-like* 2 (TLR-2) e TLR-4 são estimulados no rim após isquemia e ativados por moléculas liberadas das células lesionadas; e induzem células renais epiteliais a produzirem citocinas. O sistema complemento também é ativado no compartimento tubulointersticial após isquemia e reperfusão, predominantemente pela via alternativa. Isto pode pode induzir diretamente células epiteliais próximas a produzir citocinas pró-inflamatórias (como fator de necrose tumoral-α [TNF-α], interleucina [IL]-6, IL-1β) e quimiocinas (como proteína quimioatrativa de monócitos [MCP-1], IL-18, regulada por ativação normal de células T expressadas e presumidamente secretadas [RANTES]) que promovem a infiltração do rim por leucócitos e são diretamente vasoativos.

Efeitos Sistêmicos da Injúria Renal Aguda

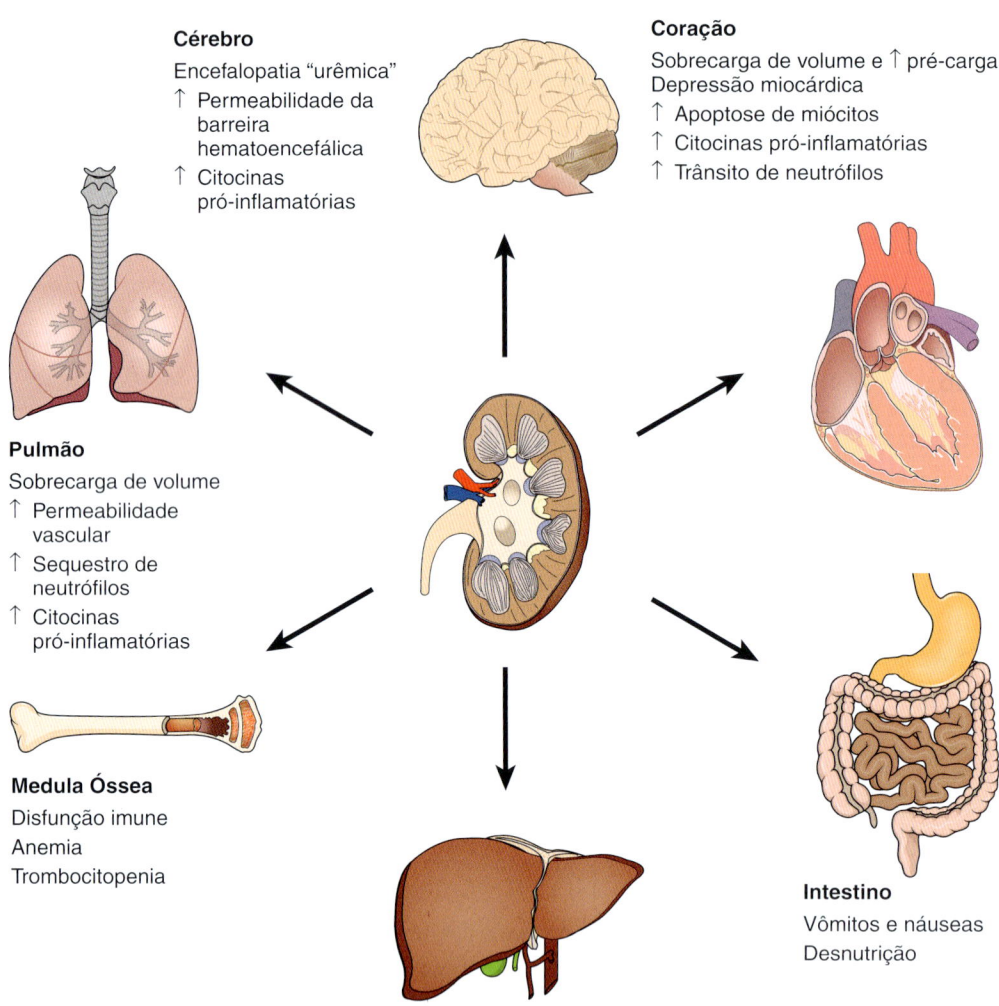

Cérebro
Encefalopatia "urêmica"
↑ Permeabilidade da
  barreira
  hematoencefálica
↑ Citocinas
  pró-inflamatórias

Coração
Sobrecarga de volume e ↑ pré-carga
Depressão miocárdica
↑ Apoptose de miócitos
↑ Citocinas pró-inflamatórias
↑ Trânsito de neutrófilos

Pulmão
Sobrecarga de volume
↑ Permeabilidade
  vascular
↑ Sequestro de
  neutrófilos
↑ Citocinas
  pró-inflamatórias

Medula Óssea
Disfunção imune
Anemia
Trombocitopenia

Fígado
↑ Congestão e permeabilidade
  vascular
Influxo de leucócitos
Elevação de transaminases e
  colestase

Intestino
Vômitos e náuseas
Desnutrição

Figura 69-7 Efeitos sistêmicos da injúria renal aguda. Injúria renal aguda (IRA) pode contribuir para lesão em órgãos distantes, parcialmente devido a anormalidades nas funções inflamatória e imune vindas da disfunção tubular renal. *(Modificado da referência 10).*

Uma rede de células dendríticas estende-se pelo compartimento tubulointersticial; essas células ajudam a dar forma à resposta inflamatória dentro do rim após a isquemia e reperfusão, provavelmente por meio de suas interações com outros tipos celulares inflamatórios. Neutrófilos e células mononucleares são vistas em capilares peritubulares na biópsia renal. Estudos experimentais mostraram que a ativação neutrofílica e a liberação de proteases e EROs podem exacerbar a lesão. Em contraste, depleção neutrofílica com anticorpos, ou inibição de moléculas de adesão de neutrófilos (ICAM-1) com anticorpos ou terapia gênica com oligonucleotídeos, melhora a injúria isquêmica na NTA. Ratos sem o gene (*knockout*) para ICAM-1 são semelhantemente protegidos. Monócitos infiltram o rim reperfundido e diferenciam-se em M1, ou tipo inflamatório. Os macrófagos M1 parecem exacerbar a lesão renal após a isquemia, mas estudos têm demonstrado que os macrófagos podem posteriormente converter-se para M2, ou tipo "anti-inflamatório" e promover reparo no rim.

Além disso, vários estudos têm demonstrado que células do sistema imune adaptativo, como linfócitos T e B, contribuem para a lesão

renal em modelos de NTA. Lesão experimental de isquemia e reperfusão pode ser melhorada pela deficiência de células T ou B. Não é sabido se essas respostas são antígeno específicas. Além do mais, algumas subpopulações de células B e T, como as células T reguladoras, ajudam a limitar a lesão renal.

Deve-se reconhecer que a IRA pode ter efeitos sistêmicos em outros sistemas.[10] O rim com lesão pode preparar e ativar leucócitos, com a produção de citocinas pró-inflamatórias, que podem mediar lesão de órgãos distantes (Fig. 69-7). Os pulmões podem ser particularmente vulneráveis pelos efeitos combinados de sobrecarga de volume, permeabilidade vascular aumentada e ambiente pró-inflamatório. Os efeitos nesses órgãos distantes podem, sobretudo, contribuir para o aumento de mortalidade nos pacientes com IRA (Cap. 72).

FASE DE RECUPERAÇÃO

Recuperação da IRA requer a restauração do número das células tubulares e a cobertura da membrana basal desnudada. Um aumento marcante na proliferação celular ocorre na NTA humana, e figuras de mitose podem ser vistas por microscopia óptica (Fig. 69-3). Tem havido debates sobre a origem das células tubulares que se renovam. Alguns estudos sugeriram que células-tronco mesenquimais localizam-se nas áreas de lesão tubular e transformam-se em células proximais tubulares. Na realidade, em modelos experimentais, a lesão de isquemia-reperfusão pode ser melhorada pela infusão de células-tronco mesenquimais. Evidência mais recente, entretanto, sugere que a restauração do número de células tubulares é resultado da desdiferenciação e proliferação das células tubulares sobreviventes.[11] Vários fatores de crescimento têm sido implicados na resposta proliferativa, como o fator de crescimento semelhante à insulina-tipo 1 (IGF-1) e o fator de crescimento de hepatócitos (HGF); entretanto, um teste terapêutico com IGF-1 recombinante subcutâneo em pacientes criticamente doentes falhou em mostrar uma recuperação acelerada da função renal.[12] Após a proliferação celular do epitélio tubular, as células desdiferenciadas devem migrar para áreas da membrana basal desnuda, ligar-se à membrana basal e diferenciar-se em células epiteliais tubulares maduras e polarizadas.

AGENTES NEFROTÓXICOS E MECANISMOS DE TOXICIDADE

A identificação e o ato de evitar agentes nefrotóxicos na IRA são críticos no manejo dessa condição porque a IRA pode ser rapidamente reversível com a remoção do agente causador. Os mecanismos da nefrotoxicidade são muito variados e incluem alterações na hemodinâmica renal, indução de lesão tubular direta, geração de reação alérgica resultando em nefrite intersticial e obstrução intratubular. A lista é extensa, mas os agentes mais comuns estão apresentados na Figura 69-8.

Drogas Anti-inflamatórias Não Esteroidais

Os AINES são uma causa comum de IRA na comunidade devido a grandes quantidades dessas substâncias tanto prescritas como compradas sem receita.[18] Os mais novos AINES específicos para COX-2 têm efeitos similares na função renal, como os AINES não seletivos e, portanto, não são mais seguros com respeito à IRA.

Esse tipo de IRA relacionada a AINES pode ser causada por uma redução hemodinamicamente mediada da TFG em situações clínicas particulares, como doença cardiovascular aterosclerótica em pacientes idosos, DRC preexistente, estados de hipoperfusão renal (como depleção de sódio, uso de diurético, hipotensão) e estados de avidez por sódio, como cirrose, síndrome nefrótica e insuficiência cardíaca congestiva. Há pouca evidência que AINES prejudiquem a função renal em indivíduos saudáveis. Esse tipo de IRA é usualmente reversível em dois a sete dias depois da descontinuação do fármaco.

Menos frequentemente, AINES induzem IRA ou, até mais raramente, necrose papilar.[13] AINES, incluindo os específicos para COX-2, também podem causar nefrite intersticial aguda, frequentemente com proteinúria significativa (Cap. 62). Outros efeitos colaterais renais dos AINES incluem distúrbios de fluidos e eletrólitos, como retenção de sódio exacerbando hipertensão, e insuficiência cardíaca congestiva, hiponatremia e hipercalemia.

Inibidores da Enzima Conversora de Angiotensina e Bloqueadores de Receptor de Angiotensina

Inibidores da enzima conversora de angiotensina e BRAs também podem causar IRA induzida hemodinamicamente no contexto de uma perfusão renal reduzida resultando na vasoconstrição prejudicada da arteríola eferente. Eles também podem diretamente prejudicar a perfusão renal por seus efeitos anti-hipertensivos. Pacientes nos quais a perfusão renal está comprometida devido à desidratação, doença renovascular ou autorregulação funcionalmente prejudicada estão em risco de desenvolver IRA após início de terapia com iECA ou BRA.

Pacientes cronicamente tratados com inibidores de ECA têm risco aumentado para disfunção renal pós-operatória, provavelmente como uma consequência de episódios intraoperatórios de hipotensão.

Aminoglicosídeos

Aminoglicosídeos são eliminados via filtração glomerular, e pode ocorrer toxicidade se a dose não for ajustada para a alteração da função renal subjacente. Grupos aminocatiônicos (NH_3^+) das substâncias ligam-se a megalina aniônica na borda em escova das células epiteliais do túbulo proximal e, assim, as substâncias são internalizadas por endocitose. Aminoglicosídeos acumulam-se nos lisossomos das células do túbulo proximal e podem alcançar 100 a 1.000 vezes a concentração sérica. A substância interfere no metabolismo energético da célula, danificando fosfolipases intracelulares e induzindo ao estresse oxidativo; entretanto, as exatas vias que culminam na necrose tubular permanecem incertas.[14]

IRA não oligúrica quase sempre ocorre com cinco a 10 dias de tratamento com gentamicina. Envolvimento dos segmentos tubulares distais pode produzir poliúria e perda renal de potássio e magnésio. O risco de IRA correlaciona-se com o acúmulo de gentamicina nas células tubulares proximais e é relacionado com a dose diária e duração da terapia. Acúmulo prolongado nas células tubulares proximais torna possível o desenvolvimento da IRA até mesmo após a substância ter sido descontinuada. Fatores de risco adicionais para toxicidade por gentamicina incluem idade, doença renal preexistente, hipotensão, doença hepática, sepse e nefrotoxinas concomitantes.

O nível sérico de aminoglicosídeos deve ser seguido para minimizar a nefrotoxicidade. Quando possível, a substância deve ser administrada em uma dose diária única, que leva a menor acúmulo nas células tubulares proximais. Gentamicina, tobramicina e netilmicina aparentam ter semelhantes efeitos nefrotóxicos. Amicacina, que tem menos grupos amino por molécula, pode ser menos nefrotóxica. Ototoxicidade, e possivelmente nefrotoxicidade, pode ser melhorada por uso de N-acetilcisteína.

O antibiótico macrolídeo vancomicina raramente tem sido associado ao desenvolvimento de IRA quando usado em monoterapia, tipicamente com níveis sérios muito elevados do fármaco. Entretanto, quando usado com gentamicina, ele pode aumentar o risco para IRA induzida por aminoglicosídeo.

Anfotericina

O antibiótico macrolídeo polieno anfotericina liga-se a esteróis nas membranas celulares de ambas as paredes celulares de fungos (ergosterol) e de membranas celulares de mamíferos (colesterol), resultando na formação de poros que possibilitam a passagem de água que aumentam a permeabilidade da membrana. O aumento de influxo de sódio leva à atividade aumentada da Na^+-K^+-ATPase e depleção de estoques energéticos celulares.[15] Em adição, a formulação padrão de anfotericina é suspensa no sal biliar deoxicolato, que tem um efeito detergente nas membranas celulares. Nefrotoxicidade relaciona-se com doses cumulativas, quase sempre ocorrendo após a administração de 2 a 3 gramas.

Sinais precoces de nefrotoxicidade incluem perda da habilidade de concentração da urina, seguida por um decréscimo na TFG. Hipocalemia e hipomagnesemia por toxicidade tubular distal são comuns. Acidose tubular distal pode estar presente por causa de vazamento retrógrado de próton no ducto coletor cortical.

Prevenção de nefrotoxicidade requer manutenção de alto fluxo urinário por infusão de salina durante a administração da anfotericina. A preparação liposomal de anfotericina, mais cara, reduz a incidência de IRA em 50%. A ligação da anfotericina ao ergosterol é

Agentes Nefrotóxicos Causando Injúria Renal Aguda

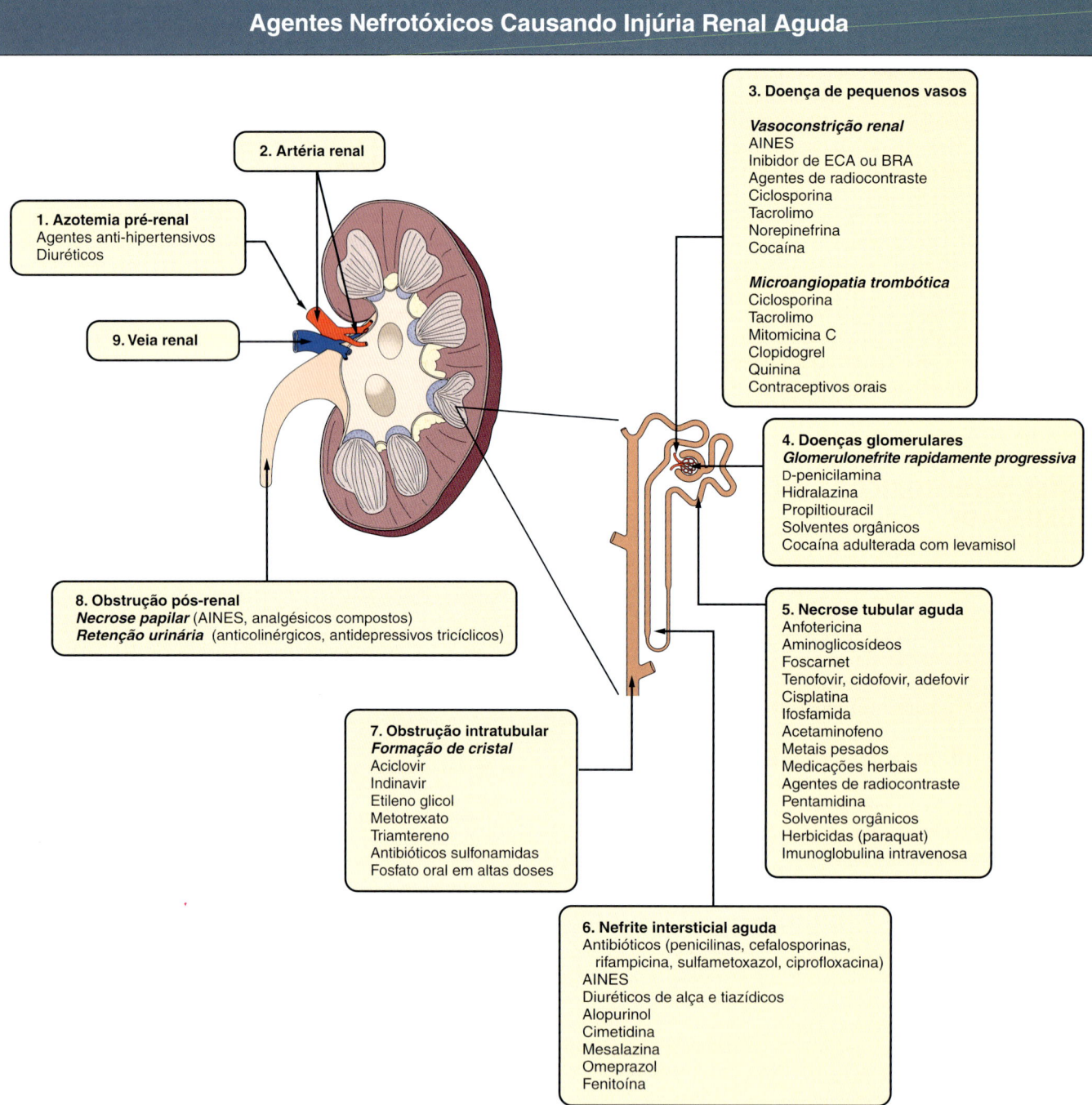

1. Azotemia pré-renal
Agentes anti-hipertensivos
Diuréticos

2. Artéria renal

9. Veia renal

3. Doença de pequenos vasos

Vasoconstrição renal
AINES
Inibidor de ECA ou BRA
Agentes de radiocontraste
Ciclosporina
Tacrolimo
Norepinefrina
Cocaína

Microangiopatia trombótica
Ciclosporina
Tacrolimo
Mitomicina C
Clopidogrel
Quinina
Contraceptivos orais

4. Doenças glomerulares
Glomerulonefrite rapidamente progressiva
D-penicilamina
Hidralazina
Propiltiouracil
Solventes orgânicos
Cocaína adulterada com levamisol

5. Necrose tubular aguda
Anfotericina
Aminoglicosídeos
Foscarnet
Tenofovir, cidofovir, adefovir
Cisplatina
Ifosfamida
Acetaminofeno
Metais pesados
Medicações herbais
Agentes de radiocontraste
Pentamidina
Solventes orgânicos
Herbicidas (paraquat)
Imunoglobulina intravenosa

8. Obstrução pós-renal
Necrose papilar (AINES, analgésicos compostos)
Retenção urinária (anticolinérgicos, antidepressivos tricíclicos)

7. Obstrução intratubular
Formação de cristal
Aciclovir
Indinavir
Etileno glicol
Metotrexato
Triamtereno
Antibióticos sulfonamidas
Fosfato oral em altas doses

6. Nefrite intersticial aguda
Antibióticos (penicilinas, cefalosporinas,
   rifampicina, sulfametoxazol, ciprofloxacina)
AINES
Diuréticos de alça e tiazídicos
Alopurinol
Cimetidina
Mesalazina
Omeprazol
Fenitoína

Figura 69-8 Agentes nefrotóxicos comuns que levam à necrose tubular aguda. *ECA*, Enzima conversora de angiotensina; *BRA*, bloqueador de receptor de angiotensina; *AINES*, drogas anti-inflamatórias não esteroidais.

mais ávida que ao colesterol, e administrar o fármaco como um lipossomo de colesterol resulta em diminuição da ligação a membranas celulares do epitélio tubular sem alterar a ligação a fungos. Ademais, preparações lipossomais não contêm deoxicolato. IRA induzida por anfotericina é quase sempre reversível com descontinuação do tratamento com a substância, embora o dano tubular distal, manifestado pela perda de magnésio, possa persistir.

Terapia Antiviral
Aciclovir
A nefrotoxicidade é tipicamente vista após administração de aciclovir intravenoso e pode ser resultado de toxicidade direta à célula tubular e à formação de cristais intracelulares de aciclovir. Estes últimos aparecem como cristais birrefringentes em forma de agulha na microscopia urinária. Entretanto, cristais também podem ser vistos em pacientes sem IRA, e dados de biópsia renal sugerem que nefrite intersticial aguda pode ser o mecanismo de toxicidade predominante. Ceftriaxona parece aumentar o risco de nefrotoxicidade pelo aciclovir. Em contraste, o ganciclovir tem baixa nefrotoxicidade.

A IRA oligúrica tipicamente ocorre dentro de alguns dias de tratamento e pode estar associada à dor abdominal e nos flancos. Altos níveis séricos de aciclovir resultantes de depuração renal diminuída podem produzir toxicidade neurológica. A IRA é usualmente moderada e recupera com a suspensão da substância.

Foscarnet

Foscarnet é um análogo de fosfato utilizado no tratamento de infecção grave por citomegalovírus, mas também inibe o cotransporte sódio-fosfato no túbulo proximal. IRA acontece em 10% a 20% dos pacientes tratados e pode causar NTA ou obstrução intratubular por cristais e nefrite intersticial aguda. A IRA geralmente é não oligúrica e associada à proteinúria leve (< 1 g) e sedimento urinário benigno. Hipocalcemia causada por quelação de cálcio pode estar presente. A falência renal é quase sempre reversível, embora a recuperação possa levar vários meses. Hidratação prévia marcadamente reduz a incidência de IRA.

Cidofovir e Adefovir

Os análogos de nucleotídeos cidofovir e adefovir foram associados à IRA secundária à lesão tubular proximal em 12% a 24% dos pacientes. Esses agentes são transportados no túbulo proximal pelo transportador de ânion orgânico humano (TAOh), e a nefrotoxicidade pode ser reduzida por hidratação e por uso de probenecida concomitantemente, que bloqueia o TAOh.

Outros Agentes Antivirais

A maioria dos outros agentes antivirais não são nefrotóxicos. No tratamento do vírus da hepatite C (HCV), houve raras notificações de NTA secundária ao interferon-α.

Agentes Imunossupressores

Inibidores de Calcineurina

Ciclosporina e tacrolimo podem causar lesão renal aguda como resultado de vasoconstrição arteriolar aferente parcialmente mediada por endotelina. Na maioria das vezes, isso é reversível por redução de dose. Lesão persistente pode levar à fibrose intersticial crônica com um padrão em faixas ao longo dos raios medulares, refletindo a natureza isquêmica do insulto, bem como o desenvolvimento de hialinose arteriolar. Características clínicas associadas incluem hipertensão, hipercalemia, hiperuricemia e perda de fosfato e magnésio da lesão tubular. Inibidores de calcineurina também causam disfunção tubular reversível e eles estão associados ao desenvolvimento de MAT, provavelmente por causa de seus efeitos no endotélio (Caps. 29 e 101).

Outros Agentes Imunossupressores

O anticorpo monoclonal anti-CD3 (OKT3) ou preparações policlonais antilinfócitos e antitimócitos (ALG, ATG) podem causar uma síndrome de liberação de citocinas com a primeira dose e IRA pré-renal secundária a extravasamento capilar. O OKT3 raramente tem sido associado à síndrome hemolítica urêmica (SHU). A imunoglobulina intravenosa (IGIV) pode causar IRA, que pode ser parcialmente mediada pela alta concentração de glicose nesses produtos. A absorção tubular de glicose pode resultar em edema celular osmótico e lesão. O metotrexato é tóxico para as células epiteliais tubulares proximais e raramente pode causar obstrução tubular por cristais. Embora não seja sabido ser causa de IRA, o sirolimo atrasa a recuperação da IRA em modelos animais e em pacientes com transplante renal e função tardia do enxerto.

Acetaminofeno (Paracetamol)

NTA isolada com acetaminofeno pode ocorrer em raros pacientes, mas lesão renal é mais tipicamente associada à hepatite aguda. Toxicidade renal e hepática usualmente ocorrem quando mais de 15 g foram ingeridas; porém, em dependentes de álcool, doses normais podem ser tóxicas. Acetaminofeno é conjugado no fígado e sofre excreção renal. Menos que 5% sofre metabolismo pelas enzimas do citocromo P-450 (CYP2E1) para formar um metabólito tóxico, N-acetilimidoquinona, que é inativada pelo grupo tiol da glutationa. Com altos níveis de acetaminofeno, a glutationa torna-se depletada, e o N-acetilimidoquinona pode ligar-se a grupos tiol das proteínas intracelulares, resultando em lesão celular. Porquanto a glutationa é um antioxidante intracelular importante, a sua perda pode predispor à lesão oxidativa de células tubulares.

Clinicamente, hepatite aguda e NTA começam apenas quando os níveis de glutationa são depletados, e manifestações clínicas apresentam-se, na maioria das vezes, três a quatro dias após a ingestão. N-acetilcisteína, se administrada precocemente, pode ser protetora porque provê um grupo tiol livre, substituindo a glutationa.

Etileno Glicol

Etileno glicol, encontrado em anticongelantes, continua uma causa de lesão deliberada e acidental. É rapidamente metabolizado pela desidrogenase alcoólica em glicoaldeído e glioxalato, que são tóxicos para as células tubulares. O metabolismo a seguir produz ácido oxálico, que pode precipitar nos túbulos renais, levando à obstrução intratubular.

O diagnóstico é sugerido pela presença de severa acidose metabólica com hiato aniônico (*anion gap*) e hiato osmolal sérico. Cristais de oxalato são tipicamente, mas não sempre, vistos na microscopia da urina (Cap. 4, Fig. 4-4). O manejo inclui a inibição da desidrogenase alcoólica com etanol intravenoso (visando níveis sanguíneos de 100 mg/dL [22 mmol/L]) ou preferencialmente com fomepizol, o inibidor específico da desidrogenase alcoólica. Hemodiálise deveria ser feita para remover o etileno glicol e metabólicos, quando o seu nível é maior que 20 mg/dL, e continuada até que seja menor que 5 mg/dL. Intoxicação por metanol pode apresentar-se com anormalidades metabólicas semelhantes, mas raramente causa IRA (Cap. 12).

Nefropatia por Varfarina

IRA tem sido descrita em pacientes tomando varfarina que desenvolvem aumento agudo na razão normalizada internacional (INR), quase sempre maior que 3. Isso ocorre majoritariamente em pacientes com DRC prévia, e estudos de biópsia têm sugerido que isso pode ser o resultado de hematúria glomerular aumentada com obstrução dos túbulos renais por cilindros de células vermelhas do sangue.

Uso de Substância Ilícita

Lesão renal aguda é uma condição comum naqueles que abusam de drogas e podem ser resultado de nefrotoxicidade da droga, infecção viral coexistente, (vírus da imunodeficiência humana [HIV], HCV), sepse, endocardite infecciosa, rabdomiólise ou abuso de álcool.

A cocaína induz vasoconstrição intensa, que pode levar à hipertensão severa e rabdomiólise.[16] Mecanismos para a rabdomiólise incluem a presença de coma e necrose causada por compressão muscular (imobilização prolongada), vasoespasmo levando à lesão muscular isquêmica, estímulo adrenérgico e temperaturas elevadas levando à aumento do metabolismo celular. Isso tipicamente ocorre naqueles que injetam cocaína, e o paciente frequentemente apresenta-se com febre, hipertensão, taquicardia e rebaixamento do nível de consciência.

Outras substâncias ilícitas associadas à IRA incluem opiáceos (associados a coma, rabdomiólise induzida por pressão), fenciclidina (rabdomiólise secundária a aumento de temperatura e vasoconstrição), heroína (rabdomiólise) e anfetaminas (IRA secundária à rabdomiólise, nefrite intersticial aguda ou angeíte aguda necrotizante).

Bisfosfonados

Injúria renal aguda resultante de lesão tubular tem sido descrita com bisfosfonados intravenosos, mas não orais (sobretudo zoledronato e pamidronato). Isso tipicamente ocorre após muitos meses de tratamento.

Nefropatia Aguda por Fosfato

Fosfato de sódio oral tem sido amplamente usado para a preparação colônica para procedimento de colonoscopia, mas casos recentes de IRA têm reduzido o uso desse agente laxante.[17] Acredita-se que IRA associada a fosfato de sódio seja causada pela fosfatúria e deposição aguda de cálcio e fósforo em pacientes com DRC, idosos e naqueles com depleção de volume.

Toxinas Ocupacionais

Metais Pesados

Intoxicação por chumbo quase sempre causa nefropatia crônica (Cap. 64). Raramente, a lesão tubular aguda pode estar associada à síndrome de Fanconi. NTA também pode acontecer com envenenamento por cádmio e mercúrio.

Solventes Orgânicos

Solventes orgânicos podem causar lesão tubular aguda devido à peroxidação da membrana lipídica. Uma lesão renal subaguda resultante de doença com anticorpo antimembrana basal glomerular (anti-MBG) foi relatada com a exposição de hidrocarbonetos halogenados.

Remédios Herbais

Ervas específicas utilizadas na medicina africana (p. ex., Cape aloes, *Callilepis laureola*) são causas comuns de IRA em partes da África. Um tipo subagudo de falência renal causado por ácido aristolóquico, encontrado em certas ervas e usado na tradicional medicina chinesa, tem sido descrito (Caps. 64 e 78).

Nefropatia Induzida por Radiocontraste

Lesão renal aguda secundária à nefrotoxicidade por contraste tipicamente ocorre em pacientes com doença renal subjacente e quase nunca é vista em pacientes com função renal normal.[18] Pode ocorrer com o uso de contraste tanto intravenoso quanto intra-arterial, mas não com contraste oral (assumindo que o intestino esteja intacto). A incidência da nefropatia por contraste (definida como aumento na creatinina sérica de mais de 0,5 mg/dL [44 micromol/L]) é cerca de 20% em pacientes com níveis séricos creatinina excedendo 2 mg/dL (176 micromol/L) e 50% quando os níveis excedem 5 mg/dL (440 micromol/L). Outros fatores de risco para o desenvolvimento dessa condição incluem nefropatia diabética, idade avançada (maior que 75 anos), insuficiência cardíaca congestiva, depleção de volume e doses altas ou repetidas do agente de radiocontraste. Contrastes de alta osmolaridade são mais tóxicos que os de baixa ou iso-osmolares. Uso concomitante de AINES, iECA ou diuréticos pode aumentar o risco.

Patogênese

Os principais fatores na patogênese da nefropatia por contraste são a hipóxia medular e a toxicidade direta à célula epitelial tubular. Tipicamente, é vista uma resposta hemodinâmica bifásica. A vasodilatação inicial (durante alguns segundos até minutos) é seguida por vasoconstrição renal mais prolongada. A consequente hipóxia medular pode ser exacerbada pela diurese osmótica, levando a aumento de sódio que chega à porção espessa ascendente da alça de Henle e requer maior consumo de oxigênio para reabsorção.

Agentes de radiocontraste também causam lesão direta na célula epitelial tubular e induz apoptose dessas células. Estudos em humanos têm demonstrado proteinúria de baixo peso molecular, sugestiva de lesão tubular proximal, parcialmente mediada por EROs. Marcadores aumentados de peroxidação lipídica têm sido descritos, e a administração de antioxidantes melhora a nefropatia por contraste em animais. Características clínicas, prevenção e terapia estão descritas no Capítulo 73.

OUTRAS CAUSAS ESPECÍFICAS DE LESÃO RENAL AGUDA

Nefropatia por Heme Pigmento

A nefropatia por heme pigmento é uma causa comum de IRA e usualmente secundária à ruptura de fibras musculares (rabdomiólise) que libera conteúdo intracelular potencialmente nefrotóxico (sobretudo mioglobina) na circulação sistêmica. Menos comumente, a nefropatia por heme pigmento pode ocorrer como resultado de hemólise intravascular maciça. Prevenção e terapia da nefropatia por heme pigmento são discutidas no Capítulo 73.

Causas de Rabdomiólise

Trauma muscular é a causa mais comum de rabdomiólise. A descrição inicial foi feita por Bywaters e Beall durante o bombardeio de Londres na Segunda Guerra Mundial.[19] Outras causas comuns de injúria muscular incluem exercício intenso, crises convulsivas, necrose por pressão secundária ao coma, abuso de álcool e isquemia de membros (Tabela 69-1). Em músculos esqueléticos confinados em compartimentos rígidos, o edema celular após injúria pode resultar em pressões intracompartimentais aumentadas, prejudicando a circulação microvascular local, levando à síndrome do compartimento (Fig. 69-9). No paciente com abuso de álcool, a abdomiólise é frequentemente multifatorial. Causas que contribuem incluem necrose por pressão quando há coma profundo, miotoxicidade direta do etanol, crises convulsivas e anormalidades eletrolíticas (hipocalemia e hipofosfatemia). Terapia com estatinas pode estar associada à rabdomiólise. O risco é aumentado por terapia concomitante com fibrato, ciclosporina ou eritromicina. Miopatias familiares, como a síndrome de McArdle e a deficiência da carnitil palmitoil transferase, devem ser suspeitadas em pacientes com história de episódios de rabdomiólise recorrentes associados a dor muscular, história familiar positiva, início na infância e falta de outras causas identificáveis. Em países em desenvolvimento, ingestão de tintura para cabelo contendo parafenilenodiamina como meio de autoagressão pode causar IRA secundária à rabdomiólise. Picada de cobra, aranha e abelha, e contato com centopeia venenosa podem causar rabdomiólise (Cap. 70).

Causas de Rabdomiólise	
Lesão muscular, isquemia	Trauma, necrose por pressão, choque elétrico, queimaduras, doença vascular aguda
Exaustão de miofibrila	Convulsões, exercício excessivo, exaustão por calor
Toxinas	Álcool, cocaína, heroína, anfetamina, *ecstasy*, fenciclidina, acidente ofídico
Substâncias	Estatinas, fibrato, zidovudina, síndrome neuroléptica maligna, azatioprina, teofilina, lítio, diurético
Distúrbios eletrolíticos	Hipofosfatemia, hipocalemia, transferência compartimental de excesso de água (hiperosmolaridade)
Infecções	Virais (influenza, vírus da imunodeficiência humana [HIV], vírus coxsackie, vírus Epstein-Barr), bacterianas (*Legionella*, *Francisella*, *Streptococcus pneumoniae*, *Salmonella*, *Staphylococcus aureus*)
Familiar	Doença de McArdle, deficiência de carnitina palmitoil transferase, hipertermia maligna
Outros	Hipotireoidismo, polimiosite, dermatomiosite

Tabela 69-1 Causas de rabdomiólise.

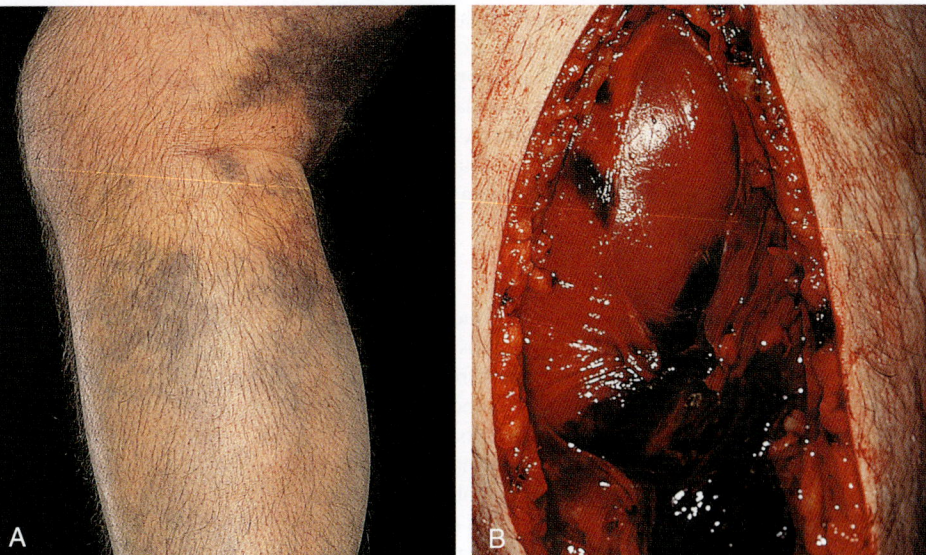

Figura 69-9 Síndrome compartimental.
A, Edema de panturrilha severo causado por síndrome do compartimento anterior e posterior após isquemia de reperfusão. **B**, Aparência após fasciotomia emergencial; note o músculo edemaciado e o hematoma. *(Cortesia de Michael J. Allen, FRCS, Leicester, United Kingdom.)*

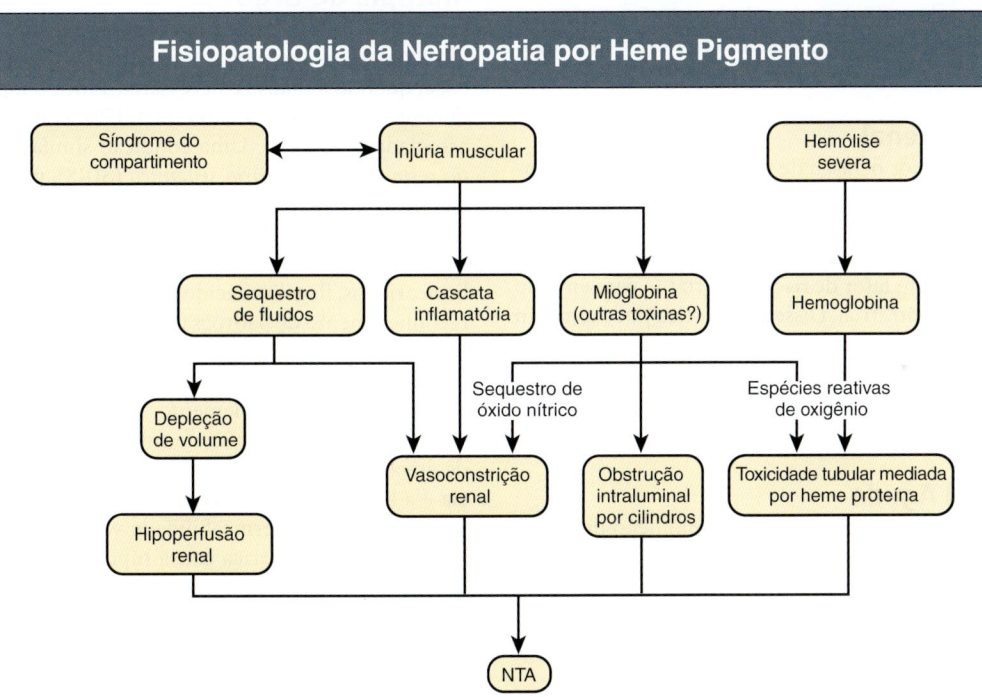

Figura 69-10 Patofisiologia da nefropatia por heme pigmento. *NTA*: necrose tubular aguda.

Causas de Hemoglobinúria

Hemólise intravascular resulta em hemoglobina livre circulante. Se a hemólise é leve, a hemoglobina liberada é ligada pela haptoglobina circulante. Com hemólise massiva, entretanto, a haptoglobina exaure-se. A hemoglobina (69 kd) então dissocia-se em α-β dímeros (34 kd) que são suficientemente pequenos para serem filtrados, resultando em hemoglobinúria, formação de cilindro de hemoglobina e reabsorção da heme por células epiteliais dos túbulos proximais. Como a mioglobina, esses processos podem resultar em NTA e falência de filtração. Causas de IRA hemoglobinúrica incluem incompatibilidade na transfusão de sangue, anemia hemolítica autoimune, malária, deficiência de 6-fosfato-glicose-desidrogenase, hemoglobinúria paroxística noturna, hemoglobinúria relacionada a exercícios e toxinas (dapsona, venenos).

Patogênese da Nefropatia por Heme Pigmento

A lesão renal é causada por uma combinação de fatores, como depleção de volume, vasoconstrição renal, citotoxicidade direta mediada pela proteína heme e formação de cilindros intraluminais (Fig. 69-10). Depleção de volume ativa o sistema nervoso simpático e o sistema renina angiotensina, resultando em vasoconstrição renal. Isso pode ser exacerbado pelo sequestro de ácido nítrico pelas proteínas heme circulantes. A mioglobina (17 kd) é filtrada livremente no glomérulo e é tóxica para células epiteliais tubulares. O centro heme da mioglobina pode diretamente induzir peroxidação lipídica e lesão renal,[20] e o ferro livre liberado catalisa a formação de radicais hidroxil pela reação de Fenton, induzindo lesão mediada por radicais livres. A renoproteção tem sido demonstrada em modelos animais com agentes quelantes de ferro livre e vários antioxidantes. Por fim, a precipitação de mioglobina com proteína de Tamm-Horsfall e células descamadas do túbulo proximal podem resultar em cilindros obstrutivos no néfron distal. Isso é ampliado por concentrações tubulares crescentes da proteína heme resultantes da depleção de volume com baixas taxas de fluxo do fluido tubular. A ligação da mioglobina com a proteína de Tamm-Horsfall é aumentada com urina ácida.

Características clínicas, prevenção e terapia são descritas no Capítulo 73.

Doença Renal Ateroembólica

Doença renal ateroembólica, uma condição pouco reconhecida, ocorre predominantemente em pacientes mais idosos com doença vascular aterosclerótica, ou espontaneamente ou, mais frequentemente, precipitada por arteriografia, cirurgia vascular, trombólise (estreptoquinase ou ativador do plasminogênio tissular) ou anticoagulação. Desestabilização de placas ateroscleróticas primariamente na aorta acima do nível das artérias renais resulta em distribuição de colesterol que se alojam em pequenas artérias dos rins (Fig. 66-11) e nas extremidades inferiores (Fig. 66-9). Fendas em forma de agulha características podem ser vistas na biópsia renal ou de pele, denotando a localização das placas de colesterol antes da dissolução com a fixação do tecido (Fig. 66-11). Os êmbolos de colesterol produzem uma reação inflamatória progressiva e acentuada, resultando na oclusão da vasculatura envolvida (ateroembolia renal é mais discutida no Capítulo 66).

Oclusão da Artéria Renal

Lesão renal aguda causada por oclusão de artéria renal ocorre quando a oclusão é bilateral ou, em caso de oclusão unilateral aguda, com um rim único não funcionante. Trombose ou embolização (não colesterol) da artéria renal ou de seus ramos intrarrenais é mais comum em pacientes mais idosos. Um fator de risco importante para êmbolo renal é a presença de fibrilação atrial. Dissecção aórtica pode também progredir para ocluir as artérias renais.

Trombose de veia renal ocorre com mais frequência no contexto da síndrome nefrótica e raramente, se for bilateral, causa IRA (Cap. 66).

Nefrite Intersticial Aguda

Nefrite intersticial aguda é mais comumente um fenômeno droga induzido e é um diagnóstico diferencial importante em IRA porque a remoção do agente ofensor pode resultar na reversão da condição. Menos comumente, pode ser causada por infecção ou doenças imunomediadas. Nefrite intersticial aguda é mais bem discutida no Capítulo 62.

Microangiopatia Trombótica

Microangiopatia trombótica constitui uma ampla gama de condições que devem ser consideradas quando um paciente se apresenta com IRA e trombocitopenia, embora a condição possa ocorrer na falta de contagem de plaqueta baixa. Ativação endotelial é seguida pela formação de trombos de plaquetas que ocluem vasos pequenos e levam à lesão isquêmica a jusante. Lesão endotelial pode ser iniciada por infecções (como com *Escherichia coli*), substâncias ou imunocomplexos. Púrpura trombótica trombocitopênica é associada à redução da atividade da protease do fator de von Willebrand (ADAMTS 13) e SHU atípica é associada a defeitos genéticos e adquiridos do sistema complemento. Essas entidades podem ser difíceis de diferenciar clinicamente, e todas os tipos de MAT podem apresentar-se como IRA. MAT é mais discutida no Capítulo 29.

Doença Glomerular

Todas as formas de doença glomerular podem apresentar-se como IRA, mas é mais comumente vista com formas de glomerulonefrite aguda, como GN pós-infecciosa, vasculite de pequenos vasos associada ao anticorpo anticitoplasma de neutrófilo (ANCA), doença anti-MBG, nefrite lúpica e nefropatia por IgA. O termo *glomerulonefrite rapidamente progressiva* tem sido utilizado nesse contexto e pode estar associado a crescentes glomerulares na biópsia renal. Doença glomerular associada à apresentação nefrótica é menos provável de apresentar-se como IRA, mas isso pode ocorrer como resultado de depleção de volume por uso de diurético, NTA superposta ou trombose de veia renal, e raramente devido à GN aguda superposta (p. ex., doença anti-MBG em uma nefropatia membranosa). Doença de lesões mínimas em adultos é a desordem nefrótica mais comum associada à IRA. Doença glomerular é discutida na Sessão IV.

SITUAÇÕES CLÍNICAS ESPECÍFICAS

A determinação das causas de IRA é frequentemente auxiliada por reconhecer padrões comuns de apresentação e ao se determinar as situações prováveis que surgem em condições clínicas específicas.

Lesão Renal Aguda no Paciente com Falência Múltipla de Órgãos

Cerca de 20% dos pacientes com sepse e 50% daqueles com choque séptico desenvolvem IRA. Isso piora significativamente o prognóstico, e, quando a diálise é necessária, a mortalidade na unidade de tratamento intensivo aumenta para 45% a 80%. Sepse é classicamente associada à infecção. Uma condição similar, denominada *síndrome da resposta inflamatória sistêmica* (SIRS), pode ocorrer de modo secundário a insultos não infecciosos, como pancreatite aguda, grande trauma ou lesão de isquemia e reperfusão. Ativação do sistema imune inato pode ser causada por numerosos produtos bacterianos (lipopolissacarídeos, flagelina, ácido lipotectoico e outros) com receptores de reconhecimento de padrões (como os receptores *Toll-like*) nas células imunes. Isso leva à ativação de uma vasta gama de sistemas mediadores celulares e humorais, como a cascata de citocinas (TNF-α, IL-1β, IL-6), o sistema complemento, fatores de coagulação e sistemas fibrinolíticos, e a liberação de mediadores, como eicosanoides, fator de ativação plaquetária, endotelina-1 e óxido nítrico. A consequência é a lesão endotelial disseminada, levando à vasodilatação periférica, aumento da permeabilidade vascular e infiltração leucocitária. Vasodilatação periférica causa hipotensão, com consequente ativação do sistema renina-angiotensina, aumento da vasopressina, aumento do débito cardíaco para manter a perfusão dos órgãos. Essa ativação neuro-hormonal pode realizar vasoconstrição das arteríolas aferentes e, posteriormente, prejudicar a perfusão renal. As causas de IRA nesse contexto são tipicamente multifatoriais, resultando de uma combinação de hipotensão, perfusão renal, mediadores inflamatórios e agentes nefrotóxicos.[21-23]

Injúria Renal Aguda no Paciente em Pós-operatório

Lesão renal aguda no período pós-operatório é comumente o resultado de problemas com balanço hídrico, instabilidade hemodinâmica perioperatória ou agentes nefrotóxicos. Os pacientes criticamente doentes em pós-operatório podem desenvolver SIRS. IRA pode ser particularmente comum após cirurgia vascular, cardíaca e hepatobiliar.

Há evidência de agentes anestésicos que podem prejudicar a função renal. Isso pode ocorrer parcialmente devido aos seus efeitos hipotensores, mas o metabolismo de agentes fluorados pode levar à produção de íons fluoretos potencialmente nefrotóxicos. Agentes inalados modernos (p. ex., isofluorano, halotano e enfluorano) causam um decréscimo transitório na TFG e o uso de metoxifluorano teve que ser descontinuado devido à nefrotoxicidade.

Após Cirurgia Vascular

Em pacientes com doença vascular periférica, doença isquêmica renal prévia está frequentemente presente, a função renal reduzida no pré--operatório é o maior fator preditor de risco para a IRA pós-operatória. Na cirurgia de aneurisma aórtico, apesar de a maioria dos aneurismas serem infrarrenais, a cirurgia que envolve diretamente as artérias renais ou o clampeamento da aorta acima das artérias renais pode resultar em isquemia severa. Além do mais, manipulação aórtica pode desalojar placa aterosclerótica, resultando em ateroembolia renal. Cirurgia periférica de membros pode ser complicada por rabdomiólise, e contraste é frequentemente utilizado para propósito de diagnóstico.

Após Cirurgia Cardíaca

Fatores de risco para IRA pós-operatória incluem a duração de circulação extracorpórea, função renal pré-operatória, hiperuricemia, idade, diabetes, cirurgia valvar, transfusões de sangue e função cardíaca ruim.[24] A cirurgia é realizada, na maioria das vezes, com o paciente com a temperatura diminuída para abaixo de 30 °C para proteger as células contra lesão isquêmica; entretanto, hipotermia sistêmica pode causar coagulação intravascular. Instrumentação aórtica e clampeamento podem levar à ateroembolia renal. A circulação extracorpórea causa exposição do sangue a uma superfície não endotelizada, resultando na ativação de neutrófilos, plaquetas, complemento e sistemas fibrinolíticos. Hemólise significativa pode também ocorrer, potencialmente resultando em hemoglobinúria. Infarto do miocárdico perioperatório ou disfunção ventricular esquerda podem prejudicar a perfusão renal no pós-operatório, embora o débito cardíaco baixo seja quase sempre transitório, recuperando-se dentro de 24 a 48 horas. Fibrilação atrial é uma complicação comum e pode estar associada à embolização periférica. Estudos têm sugerido que cirurgia de ponte de artéria coronária sem circulação extracorpórea tem risco menor de IRA que cirurgias nas quais os pacientes são postos em *bypass* cardiopulmonar.

Após Cirurgia Hepatobiliar

Cirurgia para aliviar icterícia obstrutiva é mais comumente associada à IRA que outros tipos de cirurgia abdominal. Isso pode ser o resultado da falta de sais biliares no lúmen intestinal, que normalmente degradam a endotoxina lipossacáride, prevenindo sua absorção. Um estudo sugeriu uma incidência diminuída de endotoxemia pós-operatória quando pacientes foram tratados via oral com sais biliares. Outros fatores podem incluir efeitos de nefrotoxicidade direta dos sais biliares nas células do túbulo renal e aumento de sepse biliar.

Síndrome do Compartimento Abdominal

Pressões intra-abdominais com aumento significativo (acima de 20 mmHg) podem ocorrer após trauma, após cirurgia abdominal ou secundária à ressuscitação volêmica maciça, e podem causar IRA.[25] Os mecanismos continuam não claros, mas isso pode ser relacionado ao aumento da pressão venosa renal e resistência vascular. Pressões intra-abdominais são pobremente avaliadas por exame clínico e são mais bem estimadas por medida de pressão intravesical (bexiga). Esforços para reduzir pressões intra-abdominais, como paracentese, sucção nasogástrica, ultrafiltração ou descompressão cirúrgica, podem ocasionalmente melhorar a função renal.

Síndromes Pulmão-Rim

O termo *síndrome pulmão-rim* usualmente descreve a presença de hemorragia pulmonar em um paciente com IRA. Pode ser causada por doença do anticorpo anti-MBG (síndrome de Goodpasture), vasculite sistêmica ou lúpus eritematoso sistêmico (Tabela 69-2, Caps. 24, 25 e 26). Dado o curso fulminante dessas doenças, pacientes com síndrome pulmão-rim requerem avaliação urgente e testes específicos para essas doenças devem ser requisitados.

Causas de Síndrome Pulmão-Rim	

Vasculite sistêmica	Doença anti-MBG (Goodpasture)
	Associada ao ANCA
	  Granulomatose com poliangeíte (Wegener)
	  Poliangeíte microscópica
	  Síndrome de Churg-Strauss
	  Substâncias (penicilamina, hidralazina, propiltiouracil)
	Doença por imunocomplexo
	  Lúpus eritematoso
	  Púrpura de Henoch-Schönlein
	  Crioglobulinemia mista
	  Vasculite reumatoide

Infecção	Pneumonia bacteriana severa, glomerulonefrite pós-infecciosa, *Legionella*, hantavírus, infecção oportunista em pacientes imunocomprometidos, endocardite infecciosa
Edema pulmonar e IRA	Sobrecarga de volume, falência ventricular esquerda severa
Falência múltipla de órgãos	Síndrome da angústia respiratória aguda e IRA
Outros	Envenenamento por Paraquat, trombose de veia renal ou VCI com embolia pulmonar

Tabela 69-2 Causas de síndrome pulmão-rim. *IRA*, Injúria renal aguda; *ANCA*, anticorpo citoplasmático antineutrófilo; *MBG*, membrana basal glomerular; *VCI*, veia cava inferior.

Uma apresentação clínica similar pode ocorrer com infecção e IRA, ou como resultado de edema pulmonar secundário à sobrecarga de volume na IRA. Outras condições que podem mascarar-se como síndrome pulmão-rim incluem infecção respiratória de vias superiores, iniciando uma exacerbação de nefropatia por IgA; pneumonia bacteriana severa complicada por NTA ou GN pós-infecciosa; infecção por espécimes de *Legionella*, causando pneumonia atípica severa; e nefrite intersticial aguda ou rabdomiólise.

Doença Hepática e Injúria Renal Aguda

O paciente com cirrose hepática está predisposto ao desenvolvimento de IRA, e o diagnóstico diferencial tipicamente inclui IRA pré--renal, síndrome hepatorrenal e NTA.[26] Em pacientes com cirrose, translocação bacteriana do lúmen intestinal pode iniciar a liberação de mediadores vasoativos e inflamatórios. Enchimento incompleto da circulação arterial também induz a liberação de agentes vasoconstritores, prejudicando a perfusão renal até mesmo em pacientes que clinicamente pareçam ter sobrecarga de volume. Avaliar o *status* do volume intravascular pode ser difícil, e um teste terapêutico de reposição de volume é tipicamente realizado. Perfusão renal prejudicada e hiperbilirrubinemia são fatores de risco predisponentes. Alternativamente, o mesmo agente causador pode ser responsável pelas lesões renal e hepática. Isso certamente ocorre com infecções (p. ex., leptospirose e hantavirose) e agentes nefrotóxicos (Tabela 69-3). Raramente, hiperbilirrubinemia da hemólise pode causar icterícia na falta de doença hepática. IRA em pacientes com doença hepática é mais discutida no Capítulo 76.

Injúria Renal Aguda na Insuficiência Cardíaca (Síndrome Cardiorrenal)

O desenvolvimento de IRA em pacientes com falência cardíaca descompensada é um achado comum e é associada com prognóstico ruim. Perfusão renal reduzida secundária ao débito cardíaco reduzido tem sido considerada como causa primária há muito tempo;

Causas de Injúria Renal Aguda e Doença Hepática	
Uremia pré-renal	Uso de diurético, perda gastrointestinal, aspiração peritoneal, hipoalbuminemia
Síndrome hepatorrenal	
Necrose tubular aguda	Hiperbilirrubinemia, sepse, síndrome do choque tóxico
Substâncias	Acetaminofeno (paracetamol), AINES, tetraciclina, rifampicina, isoniazida, agentes anestésicos, sulfonamidas, alopurinol, metotrexato
Infecções	Hepatite C e crioglobulinemia, hepatite B e poliarterite nodosa, leptospirose, hantavírus, vírus Epstein-Barr, sepse por Gram-negativo, peritonite bacteriana espontânea
Outros	Necrose papilar e obstrução, inalação de hidrocarbonos clorados, envenenamento por cogumelos (*Amanita phalloides*)

Tabela 69-3 Causas de injúria renal aguda e doença hepática. *AINES,* drogas anti-inflamatórias não esteroidais.

entretanto, há importantes contribuições da disfunção ventricular direita levando à hipertensão venosa renal e ativação dos sistemas renina-angiotensina e simpático.[27]

Injúria Renal Aguda em Pacientes com Câncer

Pacientes com câncer são predispostos à IRA como consequência da doença de base e de seu tratamento, e IRA pode ocorrer em até 50% dos pacientes criticamente doentes.[28] Também há alta incidência de IRA pré-renal nesse grupo de pacientes devido à frequência de náuseas, vômitos e diarreia (Tabela 69-4). Causas mais específicas de IRA são descritas nas sessões seguintes.

Síndrome de Lise Tumoral

Necrose de células tumorais, tipicamente seguindo quimioterapia, pode liberar grandes quantidades de conteúdo intracelular nefrotóxico (ácido úrico, fosfato, xantina) na circulação.[29] Isso usualmente ocorre após o tratamento de linfomas (sobretudo Burkitt) e leucemias, mas pode ocorrer com tumores sólidos. Raramente, um tipo espontaneamente ocorre em tumores de crescimento rápido que ultrapassam seu suprimento sanguíneo. Hiperuricemia pode causar nefropatia aguda por ácido úrico em pacientes com síndrome de lise tumoral como resultado de obstrução intratubular por cristais e nefrite intersticial, embora isso seja com frequência prevenido pelo uso profilático de alopurinol antes da quimioterapia. A liberação de outros componentes intracelulares pode também causar dano tubular. Por exemplo, a liberação de fosfato intracelular pode promover a precipitação de fosfato de cálcio nos túbulos. A IRA é tipicamente oligoanúrica, e a condição deve ser suspeitada em pacientes com altos níveis de lactato desidrogenase sugestivos de lise maciça celular. Níveis elevados de fosfato e ácido úrico podem ser encontrados. Hipercalemia pode ser significativa e ameaçadora à vida.

Medidas de prevenção incluem o uso de altas doses de alopurinol (100 mg/m² dado via oral a cada 8 horas [máximo, 800 mg por dia]), iniciado com dois a três dias antes da quimioterapia, e hidratação, tanto via oral quanto intravenosa para, assegurar um débito urinário excedendo 2,5 L/dia. Alcalinização da urina é de benefício menor do que meramente manter um fluxo urinário alto com solução salina, além de poder promover precipitação tubular de fosfato de cálcio. Entretanto, deve ser considerada quando os níveis de ácido úrico estão elevados (> 12 mg/dL [714 micromol/L]) ou cristais

Causas de Injúria Renal Aguda em Pacientes com Câncer	
Pré-renal	Náuseas e vômitos, hipercalcemia, cardiomiopatia secundária à quimioterapia
Vascular	Microangiopatia trombótica (adenocarcinoma de estômago, pâncreas, próstata, nefropatia por radiação) trombose de veia renal secundária à hipercoagulabilidade, coagulação vascular disseminada (leucemia pró-mielocítica aguda)
Glomerular	Glomerulonefrite rapidamente progressiva
Necrose tubular aguda	Sepse e nefrotoxicidade por antibióticos, hipercalcemia
Infiltração por malignidade	Linfoma, leucemia linfoblástica aguda
Obstrução intraluminal	Síndrome de lise tumoral, nefropatia por cilindros
Obstrução pós-renal	Carcinoma de células transicionais do ureter e bexiga, compressão ureteral extrínseca (tumor, nódulos, fibrose retroperitoneal)
Toxicidade tubular por agentes quimioterápicos	Cisplatina, ifosfamida, plicamicina (mitramicina), 5-fluorouracil, tioguanina (6-tioguanina), citarabina
Microangiopatia trombótica	Mitomicina C, bleomicina, cisplatina, inibidores de calcineurina
Outros mecanismos	Síndrome do extravasamento capilar (terapia com IL-2), nefrite intersticial aguda (interferon-α), obstrução intraluminal (metotrexato)

Tabela 69-4 Causas de injúria renal aguda em pacientes com câncer. *IL-2*: Interleucina-2.

de ácido úrico urinários estão presentes. Uricase recombinante (rasburicase) é muito efetivo em diminuir os níveis séricos de ácido úrico (para < 1 mg/dL em 24 horas) e deve ser considerado para profilaxia em pacientes de alto risco. Uma vez que o paciente desenvolveu IRA com hiperuricemia, rasburicase, que diminui o ácido úrico muito mais efetivamente que diálise, deve ser considerada. Caso não haja disponibilidade dessa terapia e os pacientes apresentarem uma hiperfosfatemia importante, a diálise precoce deve ser considerada para remoção desta potencial causa de dano renal. Em virtude de o fosfato ser menos removido por diálise do que o ácido úrico, o aumento na frequência (a cada 12 a 24 horas) ou o tratamento prolongado devem ser considerados.

Hipercalcemia

Depleção de volume secundária a náuseas e vômitos induzidos por hipercalcemia pode causar IRA, que pode ser exacerbada por diabetes insípido nefrogênico induzido por hipercalcemia. Outros fatores associados à hipercalcemia que podem contribuir para IRA incluem vasoconstrição infrarrenal direta, nefrite intersticial aguda e obstrução intratubular.

Agentes Quimioterápicos

Cisplatina é comumente associada à disfunção renal não oligúrica.[30] A injúria nefrotóxica afeta tanto o néfron proximal como o distal e clinicamente pode estar associada à perda de magnésio, concentração urinária prejudicada e quase nunca à perda de sal com depleção de volume. Íons cloreto na posição *cis* da molécula podem ser substituídos por água, liberando radicais tóxicos hidroxil. Profilaxia contra nefrotoxicidade inclui hidratação e redução de dose, quando possível. O agente alternativo carboplatina parece ser menos nefrotóxico. Uma vez que a lesão renal está presente, a recuperação pode ser ruim e a perda de magnésio pode ser persistente.

Ifosfamida é um análogo da ciclofosfamida com um metabólito nefrotóxico, cloroacetaldeído. IRA é usualmente leve, embora disfunção proximal tubular (síndrome de Fanconi) e hipocalemia possam ser proeminentes.

Metotrexato intravenoso em altas doses também é nefrotóxico, possivelmente por causa da deposição da substância dentro de túbulos renais e da toxicidade direta a células epiteliais renais.

Citosina-arabinosídeo (Ara-C) e 5-fluorouracil podem aumentar a chance de IRA quando incluídos em regimes multidroga. Ambos agentes, por exemplo, são associados à IRA quando administrados em combinação com cisplatina.

Referências

1. Mehta RL, Kellum JA, Shah SV, et al. Acute Kidney Injury Network: Report of an initiative to improve outcomes in acute kidney injury. *Crit Care*. 2007;11:R31.
2. Liano F, Pascual J. Epidemiology of acute renal failure: A prospective, multicenter, community-based study. Madrid Acute Renal Failure Study Group. *Kidney Int*. 1996;50:811-818.
3. Srisawat N, Kellum JA. Acute kidney injury: Definition, epidemiology, and outcome. *Curr Opin Crit Care*. 2011;17:548-555.
4. Brivet FG, Kleinknecht DJ, Loirat P, Landais PJ. Acute renal failure in intensive care units—causes, outcome, and prognostic factors of hospital mortality; a prospective, multicenter study. French Study Group on Acute Renal Failure. *Crit Care Med*. 1996;24:192-198.
5. Sharfuddin AA, Molitoris BA. Pathophysiology of ischemic acute kidney injury. *Nat Rev Nephrol*. 2011;7:189-200.
6. Aksu U, Demirci C, Ince C. The pathogenesis of acute kidney injury and the toxic triangle of oxygen, reactive oxygen species and nitric oxide. *Contrib Nephrol*. 2011;174:119-128.
7. Schley G, Klanke B, Schödel J, et al. Hypoxia-inducible transcription factors stabilization in the thick ascending limb protects against ischemic acute kidney injury. *J Am Soc Nephrol*. 2011;22:2004-2015.
8. Havasi A, Borkan SC. Apoptosis and acute kidney injury. *Kidney Int*. 2011;80:29-40.
9. Bonventre JV, Yang L. Cellular pathophysiology of ischemic acute kidney injury. *J Clin Invest*. 2011;121:4210-4221.
10. Grams ME, Rabb H. The distant organ effects of acute kidney injury. *Kidney Int*. 2012;81:942-948.
11. Humphreys BD, Czerniak S, DiRocco DP, et al. Repair of injured proximal tubule does not involve specialized progenitors. *Proc Natl Acad Sci USA*. 2011;108:9226-9231.
12. Hirschberg R, Kopple J, Lipsett P, et al. Multicenter clinical trial of recombinant human insulin-like growth factor I in patients with acute renal failure. *Kidney Int*. 1999;55:2423-2432.
13. Cheng HF, Harris RC. Renal effects of non-steroidal anti-inflammatory drugs and selective cyclooxygenase-2 inhibitors. *Curr Pharm Des*. 2005;11:1795-1804.
14. Lopez-Novoa JM, Quiros Y, Vicente L, et al. New insights into the mechanism of aminoglycoside nephrotoxicity: An integrative point of view. *Kidney Int*. 2011;79:33-45.
15. Safdar A, Ma J, Saliba F, et al. Drug-induced nephrotoxicity caused by amphotericin B lipid complex and liposomal amphotericin B: A review and meta-analysis. *Medicine (Baltimore)*. 2010;89:236-244.
16. Gitman MD, Singhal PC. Cocaine-induced renal disease. *Expert Opin Drug Saf*. 2004;3:441-448.
17. Markowitz GS, Perazella MA. Acute phosphate nephropathy. *Kidney Int*. 2009;76:1027-1034.
18. Weisbord SD, Palevsky PM. Contrast-induced acute kidney injury: Short- and long-term implications. *Semin Nephrol*. 2011;31:300-309.
19. Bywaters EG, Beall D. Crush injuries with impairment of renal function. *Br Med J*. 1941;1:427-432.
20. Holt S, Moore K. Pathogenesis of renal failure in rhabdomyolysis: The role of myoglobin. *Exp Nephrol*. 2000;8:72-76.
21. Remick DG. Pathophysiology of sepsis. *Am J Pathol*. 2007;170:1435-1444.
22. Schrier RW, Wang W. Acute renal failure and sepsis. *N Engl J Med*. 2004;351:159-169.
23. Zarjou A, Agarwal A. Sepsis and acute kidney injury. *J Am Soc Nephrol*. 2011;22:999-1006.
24. Shaw A. Update on acute kidney injury after cardiac surgery. *J Thorac Cardiovasc Surg*. 2012;143:676-681.
25. Mohmand H, Goldfarb S. Renal dysfunction associated with intra-abdominal hypertension and the abdominal compartment syndrome. *J Am Soc Nephrol*. 2011;22:615-621.
26. Gines P, Schrier RW. Renal failure in cirrhosis. *N Engl J Med*. 2009;361:1279-1290.
27. Ronco C, Cicoira M, McCullough PA. Cardiorenal syndrome type 1: Pathophysiological crosstalk leading to combined heart and kidney dysfunction in the setting of acutely decompensated heart failure. *J Am Coll Cardiol*. 2012;60:1031-1042.
28. Lameire N, Van Biesen W, Vanholder R. Electrolyte disturbances and acute kidney injury in patients with cancer. *Semin Nephrol*. 2010;30:534-547.
29. Howard SC, Jones DP, Pui CH. The tumor lysis syndrome. *N Engl J Med*. 2011;364:1844-1854.
30. Perazella MA, Moeckel GW. Nephrotoxicity from chemotherapeutic agents: Clinical manifestations, pathobiology, and prevention/therapy. *Semin Nephrol*. 2010;30:570-581.
31. Schrier RW, Wang W, Poole B, Mitra A. Acute renal failure: Definitions, diagnosis, pathogenesis, and therapy. *J Clin Invest*. 2004;114:5-14.

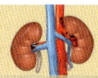

CAPÍTULO 70

Injúria Renal Aguda nos Trópicos

Emmanuel A. Burdmann, Vivekanand Jha e Visith Sitprija

A injúria renal aguda (IRA) nos trópicos é muito influenciada pelo impacto de doenças locais, o que pode ser estabelecido por infecções específicas, consumo de água não potável, uso de medicações naturais, exposição a toxinas ambientais e envenenamento por cobras e artrópodes. A pobreza, desnutrição, falta de infraestrutura e de um sistema de saúde público adequado, aliados à urbanização não controlada e não planejada, são problemas frequentes que influenciam significativamente a relevância e o impacto observado por esta doença. Realmente, a ruptura do balanço ecológico feita pelo homem induziu tipos de lesões renais específicos nos trópicos, como acidentes envolvendo abelhas africanizadas ou lagartas do gênero *Lonomia*.[1,2]

A epidemiologia da lesão renal aguda em áreas tropicais tem um padrão peculiar e bimodal. A maioria dos pacientes são encontrados na comunidade, e quase sempre são afetados previamente os saudáveis e jovens. Em contraste, a epidemiologia da IRA adquirida em hospitais de grandes cidades e em hospitais terciários é semelhante àquela vista em países não tropicais.[1-4]

A singularidade do ambiente tropical tem influência direta na qualidade da água e no padrão da doença. Nota-se forte variação sazonal na incidência de IRA nos trópicos, com um pico durante e logo após temporadas de chuvas. A precipitação pesada leva à erosão do solo, lixiviação de minerais e compostos orgânicos e consequentes alagamentos, condições favoráveis à sobrevivência de organismos que causam ou transmitem doenças infecciosas, como leptospirose, dengue e malária.[5-7] As chuvas tropicais forçam cobras venenosas a saírem das tocas inundadas e dirigirem-se aos campos, tornando mais provável o acontecimento de acidentes.

A importância das diferentes causas de IRA varia de região para região nos trópicos. Malária, leptospirose, tifo, doenças diarreicas e envenenamentos são causas comuns de IRA no sul da Ásia; malária, doenças diarreicas, acidentes obstétricos e uso de medicações herbais indígenas são causas frequentes de IRA na África; leptospirose, dengue, envenenamento e acidentes obstétricos são importantes causas de IRA na América do Sul.[8] Ademais, IRA clássica causada por rabdomiólise por insolação ou exaustão também pode ocorrer (Cap. 69).

MORDIDAS DE COBRA

A mordida de cobra é um risco ocupacional nas áreas rurais das regiões tropicais e subtropicais. Dados do estudo *Global Burden of Disease*, de 2005, sugerem que pelo menos 421.000 envenenamentos e 20.000 mortes ocorrem a cada ano como resultado de mordida de cobra, com maior impacto ocorrendo no sul e sudeste da Ásia e África subsaariana.[9] A lesão renal pode desenvolver-se em seguida à mordida de cobras com venenos hemotóxicos ou miotóxicos, pertencentes às famílias Viperidae e Elapidae, como a víbora de Russell, a pequena víbora indiana, biúta, cascavel, cobra-tigre, víbora-verde, espécies de *Bothrops, Lachesis* e *Crotalus*, cobra da árvore, cobra-marrom, espécies de *Hypnale* e *Cryptophis*, e cobra do mar. A IRA é mais frequente seguindo mordidas de víbora de Russell e acidentes botrópicos e crotálicos, com incidência variando de 10% a 32% (Fig. 70-1).[1,2,10-12] A prevalência é mais alta em crianças, provavelmente devido à maior dose do veneno em relação ao tamanho corporal.[12]

Características Clínicas

A manifestação depende da natureza e da dose do veneno injetada. Em acidentes por víbora de Russell e botrópicos, são comuns dor local, edema, formação de bolhas, equimoses e necrose tissular (Figs. 70-2 e 70-3). A manifestação sistêmica mais comum em acidentes envolvendo essas cobras é a anormalidade de coagulação levando à diátese hemorrágica (Fig. 70-3). Paralisia muscular e rabdomiólise podem ocorrer seguidos por mordida por cobra do mar e acidentes crotálicos. A IRA desenvolve-se dentro de poucas horas até após 96 horas da mordida. Urina com coloração de refrigerantes tipo cola é notada em pacientes com hemólise ou rabdomiólise. A IRA é usualmente oligúrica e catabólica, com elevação rápida de níveis de ureia (U), creatinina sérica e potássio. Oligúria pode perdurar por uma a duas semanas, e sua persistência sugere a possibilidade de necrose cortical aguda.[1,2,10-12] Proteinúria significativa e hematúria têm sido descritas em alguns estudos e podem refletir as diferenças na composição dos venenos.[10,13]

A investigação laboratorial pode mostrar hemólise (hemoglobina plasmática livre elevada, desidrogenase láctica [LDH] e haptoglobina reduzida) juntamente com hipofibrinogenemia, redução dos fatores V, X e XIIIa, proteína C e antitrombina III, e elevação de produtos da degradação de fibrina. Rabdomiólise pode ser indicada por creatinofosfoquinase aumentada. Outros achados incluem leucocitose e elevação do hematócrito resultantes de hemoconcentração.[1,2,10-12]

Patologia

À macroscopia, os rins podem mostrar hemorragias petequiais. Microscopia óptica usualmente revela lesão tubular renal aguda, variando de mudanças leves até quadro de franca necrose tubular, com cilindros hialinos ou pigmentados, graus variados de edema intersticial e infiltração e focos de hemorragias esparsas. Mesangiólise pode ocorrer (sobretudo com envenenamento crotálico) e vasos sanguíneos podem mostrar trombos de fibrina. Achados à microscopia eletrônica incluem achados de corpos densos intracitoplasmáticos representativos de organelas degeneradas nos túbulos proximais e depósitos eletrondensos mesangiais. Achados menos comuns são nefrite intersticial aguda, vasculite necrotizante e glomerulonefrite (GN) proliferativa e crescêntica imunomediada. Necrose cortical aguda é vista em 20% a 25% dos pacientes que tiveram mordidas comprovadas de víbora de Russell e *Echis carinatus* (pequena víbora indiana) e tem sido descrita após acidentes botrópicos.[1,2,10-12]

Patogênese

O veneno de cobra é uma mistura complexa de enzimas, toxinas e peptídeos. Injúria renal pode ocorrer como resultado de nefrotoxicidade direta, vasoconstrição renal, hipovolemia, hipotensão, depressão

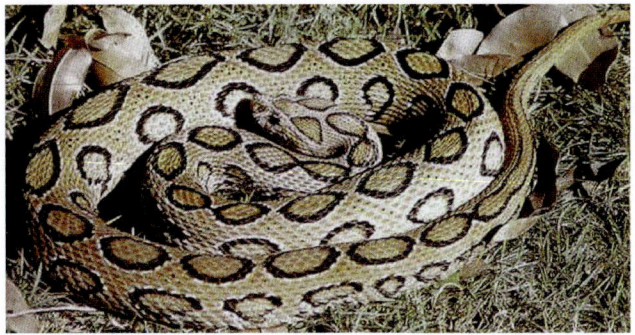

Figura 70-1 Víbora de Russell. Esta grande cobra é uma importante causa de injúria renal aguda induzida por mordida venenosa na Ásia.

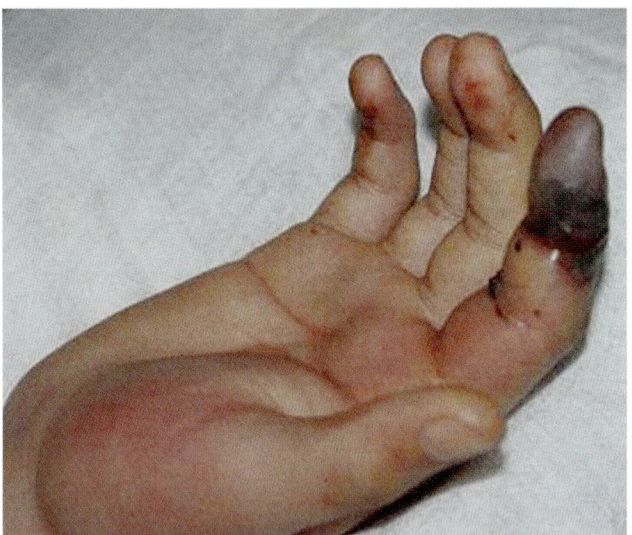

Figura 70-2 Dedo necrótico após mordida de *Bothrops*. *(Cortesia de Carlos A. C. Mendes, São José do Rio Preto, Brasil.)*

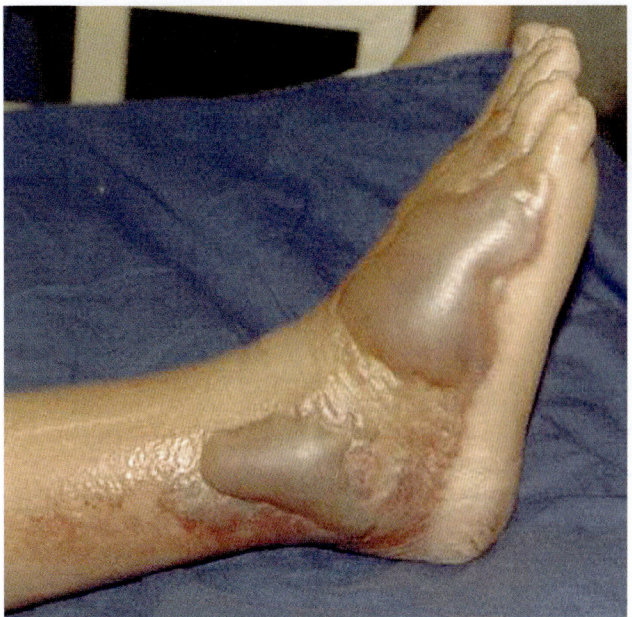

Figura 70-3 Bolha hemorrágica desenvolvendo-se poucas horas após mordida por *Bothrops*. *(Cortesia de Carlos A. C. Mendes, São José do Rio Preto, Brasil.)*

do centro vasomotor medular ou do miocárdio, hemólise, alteração da fibrinólise, mioglobinúria ou coagulação vascular disseminada.[1,2,10-12] Estudos experimentais demonstram evidência de lesão tubular manifestada por aumento de excreção de enzimas tubulares, fração de excreção de sódio alterada e necrose tubular aguda.[1,2,10-12,14] Outras mudanças têm sido notadas, como mesangiólise, perda de integridade das junções celulares, proteólise da matriz extracelular, lise das paredes dos vasos (levando à mesangiólise) e alteração na função das enzimas vitais para a integridade celular.[1,2,10-12] Recentemente, a liberação intensa de mediadores inflamatórios, indução de estresse oxidativo e liberação de alarminas mitocondriais têm sido evocados como possíveis fatores patogênicos na IRA induzida por veneno de cobra.[15-17]

Manejo

A avaliação terapêutica básica é a mesma daquela para a IRA secundária a qualquer outra causa (Caps. 73 e 74). Passos-chave para reduzir a morbidade e a mortalidade incluem a administração precoce de antídotos específicos (antiveneno monovalente), reposição de volume adequada, manutenção de bom volume urinário, alcalinização urinária em pacientes com rabdomiólise, correção de distúrbios eletrolíticos, administração de imunoglobulina antitetânica e tratamento de infecções.[1,2,10-12,14] O antiveneno polivalente disponível localmente é efetivo contra envenenamento por múltiplas cobras ou um tipo desconhecido de cobra.[18] A não disponibilidade do soro antiveneno em hospitais rurais e a infraestrutura ruim que impede o transporte para centros de saúde são fatores maiores que atrasam a administração do antídoto e contribuem para a alta mortalidade,[19] que pode chegar a 30%.[1,2,10-12] Estudos recentes sugeriram que até 40% dos pacientes afetados podem ser diagnosticados com doença renal crônica (DRC) no seguimento a longo prazo após IRA induzida por mordida de cobra.[20,21]

ARTRÓPODES

Artrópodes venenosos, como abelhas, vespas, lagartas e aranhas, podem causar IRA. Pacientes que apresentam centenas de picadas de abelhas repetidas ou simultâneas desenvolvem um quadro clínico multifacetado, que inclui hemólise intravascular, rabdomiólise, contagem baixa de plaquetas, distúrbios de coagulação e sangramento, lesões cardiovascular, hepática e pulmonar, e IRA, com mortalidade de até 16%.[1,22,23] Do mesmo modo, IRA pode ser resultado de incidentes envolvendo múltiplas picadas de vespas, *yellow jackets* e vespões.[22] Os mecanismos que levam à lesão renal são a nefrotoxicidade direta do veneno, vasoconstrição intrarrenal, hemoglobinúria, mioglobinúria, hipotensão, microangiopatia trombótica[24] e ativação de vias de inflamação e de estresse oxidativo.[25] A histologia renal usualmente mostra necrose tubular aguda.[1,22,24]

Acidentes envolvendo lagartas do gênero *Lonomia* produzem desordens hemorrágicas severas. O veneno produz uma diátese hemorrágica complexa com atividade fibrinolítica e também com atividade semelhante à coagulação intravascular disseminada.[22,26] Após acidentes com *Lonomia obliqua*, tem sido relatada IRA severa e prolongada com histologia renal sugerindo injúria isquêmica, que evolui para DRC em alguns pacientes (Fig. 70-4).[22,27,28] Disponibilidade de antídoto para *Lonomia* levou a uma aparente diminuição dos casos severos no Brasil.[27] A patogênese da lesão renal pode estar associada à deposição glomerular de microtrombos de fibrina, hemólise intravascular, deposição de tecido renal e nefrotoxicidade direta do veneno e ativação de via inflamatória da célula endotelial.[22,29-31]

Aranhas do gênero *Loxosceles* podem induzir necrose local no sítio da mordida, hemólise intravascular, rabdomiólise, mudanças no sistema de coagulação e IRA (Figs. 70-5 e 70-6).[23-32] Até pacientes com lesões cutâneas leves podem desenvolver hemólise severa e IRA, que é a principal causa de morte após esses acidentes. A patogênese da injúria renal aguda tem sido relacionada à hemólise intravascular maciça, vasoconstrição renal, nefrotoxicidade direta e rabdomiólise.[22,32-34]

ERVAS MEDICINAIS

As ervas de medicações indígenas são amplamente utilizadas em sociedades pobres vivendo nos trópicos. Cerca de 80% da população da África depende da medicina tradicional preparada por herbalistas e curandeiros que utilizam ingredientes desconhecidos. Envenenamento com medicações tradicionais é uma importante causa de lesão renal e mortalidade na África subsaariana.[35-37] IRA foi descrita em associação com vários remédios naturais. Uma avaliação acurada de suas contribuições para IRA é tida como difícil pela falha em

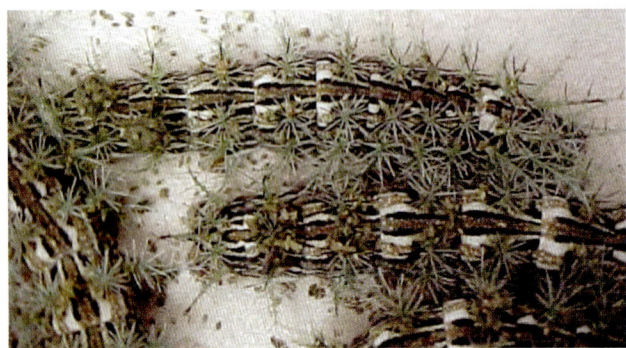

Figura 70-4 Centopeias *Lonomia obliqua.* Cada pelo funciona como uma agulha hipodérmica em miniatura para injetar a hemolinfa, que contém um poderoso veneno que é capaz de induzir mudanças severas na coagulação. *(Cortesia de Elvino J. G. Barros, Porto Alegre, Brasil.)*

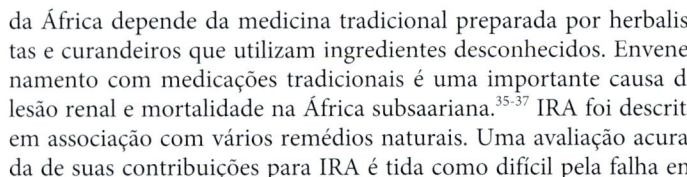
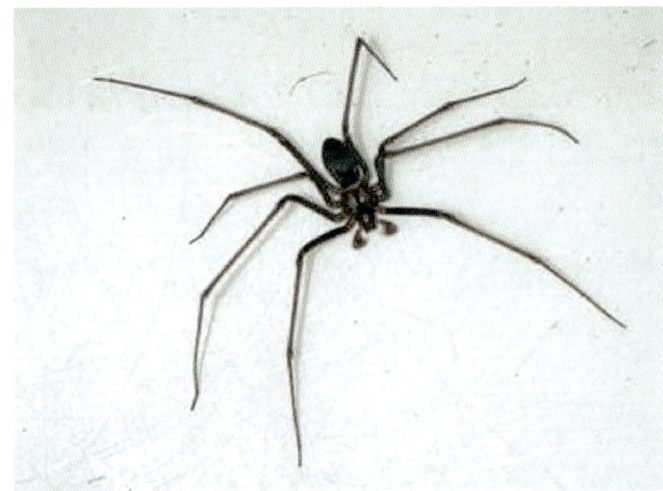

Figura 70-5 Espécie de *Loxosceles* (aranha marrom/reclusa marrom). *(Cortesia Katia C. Barbaro, São Paulo, Brasil.)*

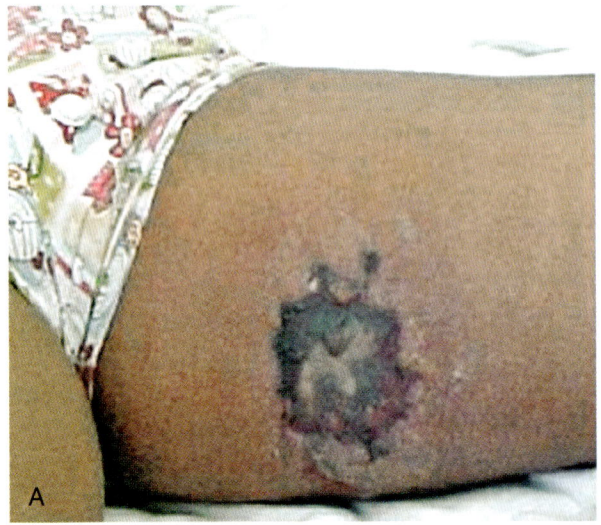
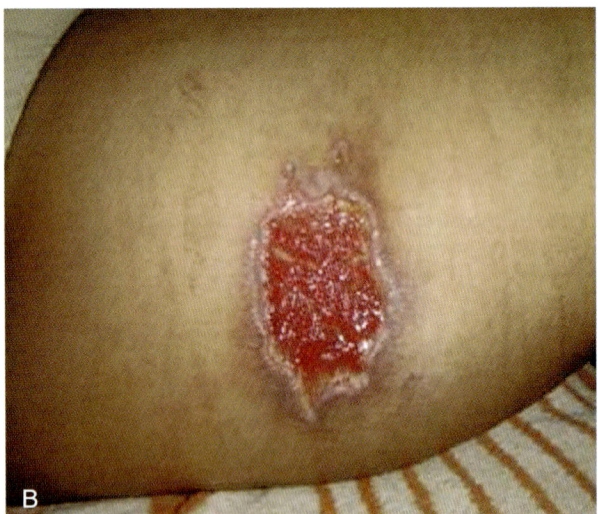
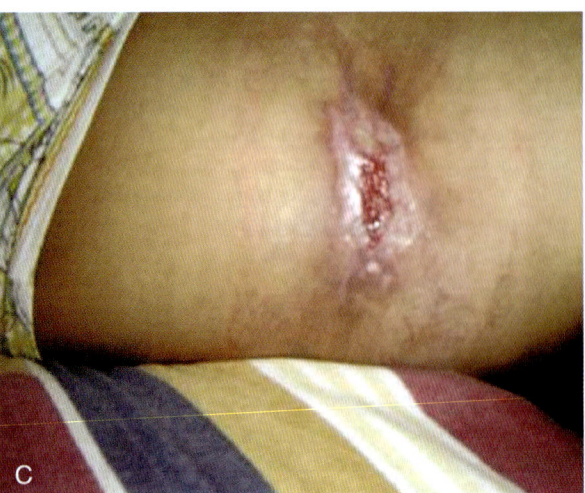

Figura 70-6 Lesão necrótica local na perna esquerda de uma paciente do gênero feminino após picada de *Loxoscele.* **A**, Quatro dias após mordida. **B**, Sessenta dias após a mordida. **C**, Três meses após mordida. *(Cortesia Carlos A. C. Mendes, São José do Rio Preto, Brasil.)*

Injúria Renal Aguda de Causas Herbais nos Países Tropicais				
Planta (nome comum ou local)	**País**	**Moléculas ativas**	**Manifestações renais**	**Outras manifestações**
Averrhoa bilimbi (bilimbi / caramboleira amarela/limão de caiena/ limão japonês)	Sul da Índia	Ácido oxálico	Obstrução intratubular	
Callilepis laureola (margarida selvagem)	África Subsaariana	Atractilosídeo	Necrose tubular aguda	Dor abdominal, diarreia, vômitos, icterícia, convulsões e coma
Catha edulis (Khat, qat, cat)	Oeste da África, Península arábica	Catinona e efedrina	Necrose tubular aguda	Efeitos hepatotóxicos
Cleistanthus collinus (oduvan)	Índia	Cleistantina A e B, colinusina e difilina	IRA	Hipotensão, hipocalemia, arritmia
Colchicum autumnale (açafrão do prado)	Turquia	Colchicina	Necrose tubular aguda	Gastroenterite hemorrágica, paralisia muscular e falência respiratória
Crotalaria laburnifolia (flor pássaro)	Zimbábue, Sri Lanka	Alcaloides pirrolizidínicos	Necrose tubular aguda, síndrome hepatorrenal	Doença hepática veno-oclusiva, lesão pulmonar, trombocitopenia
Dioscorea quartiniana (inhame)	África, Ásia	Dioscorina e diosina	Necrose tubular aguda	Convulsões
Pithecellobium lobatum e *Pithecellobium jiringa* (feijão djenkol, guaiacan)	Sudoeste da Ásia	Ácido djencólico	Obstrução intratubular e necrose tubular aguda	Dor abdominal ou lombar baixa, hipertensão
Dodonaea angustifolia (azeitona da areia)	África do Sul	Desconhecido	Nefrite intersticial aguda	Embolia pulmonar
Euphorbia metabelensis (eufórbio)	Zimbábue	Irritantes químicos no látex	Necrose tubular aguda	Trombocitopenia
Larrea tridentate (chaparral)	Chile, América do Sul	Ácido nordihidroguaiarético (NDGA) e S-quinona	Cistos renais, carcinoma de células renais	Falência hepática
Resina de própolis	Brasil	Desconhecido	Nefrite intersticial aguda	Dermatite de contato
Rhizoma rhei (ruibarbo)	Hong Kong	Antraquinonas (emodin, aloe-emodina)	Nefrite intersticial aguda	Nenhum
Securidaca longepedunculata (árvore de violeta Africana/wild wisteria)	Congo, Zâmbia e Zimbábue	Salicilato de metila, securinina, saponinas	Necrose tubular aguda	Vômitos, diarreia
Sutherlandia frutescens (arbusto do câncer)	África do Sul	Desconhecido	Nefrite intersticial aguda	Embolia pulmonar
Takaout roumia	Marrocos, Sudão	Parafenilenodiamina	Necrose tubular aguda	Rabdomiólise
Semecarpus anacardium (anacárdio oriental)	Índia	Desconhecido	Necrose tubular aguda e necrose cortical aguda	Bolhas corrosivas na faringe, irritação gastrointestinal, choque, coma
Taxus celebica (teixo chinês)	Ásia	Flavonoide	Necrose tubular aguda e nefrite intersticial aguda	Hepatite, hemólise, CIVD
Thevetia peruviana (oleandro amarelo)	Índia, Sri Lanka	Glicosídeos cardíacos	Necrose tubular aguda	Falência hepática, arritmia cardíaca
Tripterygium wilfordii (videira)	Taiwan	Triptolídeo	Necrose tubular aguda	Diarreia, choque
Uncaria tomentosa (unha de gato)	Peru	Alcaloides e flavonoides	Necrose tubular aguda	Diarreia, hipotensão, contusão e sangramento de gengivas

Tabela 70-1 **Causas de injúria renal aguda (IRA) induzida por ervas em países tropicais.** *CIVD,* Coagulação vascular disseminada. *(Da referência 8.)*

extrair a história como resultado da falta de informação médica, negação, o medo do paciente de estigmatização ou pressão social. Na maioria das vezes, é difícil estimar sua contribuição para a etiologia da IRA.[8,35-37]

Cerca de 25% a 35% de todas as causas de IRA nos hospitais africanos é relacionada a medicações herbais. As fontes de plantas mais associadas à IRA são a margarida selvagem (*Callilepis laureola*), feijão djenkol (*Pithecellobium*), bilimbi ou caramboleira amarela, limão de caiena, limão japonês (*Averrhoa bilimbi*), cogumelos (gênero *Amanita, Galerina, Cortinarius* e *Inocybe*), aloé e bile crua da carpa

herbívora.[8,36,37] Somado a isso, relatos de caso únicos de outras medicações naturais induzindo IRA já foram descritos (Tabela 70-1).[8,36,37]

Lesão renal pode tanto ser a única apresentação como parte de envolvimento multissistêmico e metabólico. Manejo da IRA é usualmente de suporte e inclui reposição de volume e correção de anormalidades metabólicas. Suporte dialítico é oferecido com as indicações usuais. Cerca de 60% todos os pacientes com IRA relacionada a medicações herbais precisam de diálise, com mortalidade de 25 a 75%. Hemoperfusão usando carvão é efetiva para depurar a α-amantina da circulação naqueles com envenenamento por cogumelos *Amanita*.[37]

Patogênese da Injúria Renal Aguda Induzida por Medicações Naturais

Vários fatores afetam a toxicidade e a chance de lesão renal. A identificação incorreta por pessoal não experiente pode levar à substituição de uma planta medicinal por uma tóxica. Um exemplo de substituição é de *Takaout el badia*, uma tintura de cabelo feita de sementes de *Tamarix orientalis* pela tóxica *Takaout roumia* (parafenilenodiamina) que causa IRA com a ingesta acidental ou intencional. Métodos incorretos de preparação ou uso podem levar à nefrotoxicidade, como o consumo de feijões djenkol inapropriadamente cozidos, tomada de grandes quantidades de carambola ou inhame mexicano ou erro em ingerir margarida selvagem da maneira prescrita (com água suficiente, seguida de regurgitação logo após o consumo). Por fim, substâncias exógenas que são adicionadas aos extratos de plantas são potencialmente nefrotóxicas, como solvente para tinta, terebintina, cloroxilenol, gengibre, pimento, sabão, vinagre, sulfato de cobre e permanganato de potássio. Os mecanismos que causam IRA são variáveis. Feijões Djenkol, suco de carambola ou de bilimbi/caramboleira amarela pode induzir a precipitação intratubular de ácido djencólico ou cristais de oxalato. A bile crua da carpa herbívora, os cogumelos venenosos e óleos de sementes de algodão são diretamente tóxicos para os túbulos renais. Mecanismos indiretos incluem a interação com o metabolismo de substâncias convencionais. O hipericão (St. John's Wort – *Hipericum perforatum*) diminui o nível sérico de substâncias que são metabolizadas por enzimas do citocromo P450. Em transplantados renais, essa interação pode diminuir os níveis dos inibidores de calcineurina e precipitar IRA por rejeição do enxerto. Administração concomitante de outras substâncias nefrotóxicas também pode potencializar nefrotoxicidade herbal.[8,37]

IRA causada por medicações herbais é também discutida no Capítulo 78.

MALÁRIA

A malária é causada por cinco espécies de parasitas do gênero *Plasmodium*: *Plasmodium falciparum, Plasmodium vivax, Plasmodium malariae, Plasmodium ovale* e *Plasmodium knowlesi*. A Organização Mundial de Saúde (OMS) estimou que a malária afeta mais que 200 milhões de pacientes anualmente com cerca de 1 milhão de mortes, em sua maioria de crianças com infecção por *P. falciparum*. Houve aumento de incidência da infecção por *P. knowlesi* no sudeste asiático, predominantemente em Sarawak na Malásia.[38] A contribuição da malária como causa de IRA entre diferentes áreas geográficas varia de 2% a 39%. A incidência de IRA na malária por *P. falciparum* pode ser tão elevada quanto 60% dos pacientes, e na malária *P. vivax* varia de 10% a 19%. A IRA induzida por malária relacionada a *P. malariae, P. knowlesi* e *P. ovale* é menos comum, mas pode ser observada em pacientes com casos complicados.[39] Neste capítulo, o foco será a IRA associada à malária causada por *P. falciparum*. Doença glomerular associada à infecção pela malária é discutida no Capítulo 57.

Fisiopatologia

As características inerentes de cada espécie do parasita da malária são determinantes importantes na sua patogênese. *P. vivax, P. ovale* e *P. knowlesi* infectam eritrócitos jovens, e *P. malariae*, as células envelhecidas. *P. falciparum* infecta eritrócitos de todas as idades, produzindo maior número de merozoítas (Fig. 70-7). Parasitemia intensa é, portanto, mais comumente observada na malária por *P. falciparum*, criando efeitos adversos na microcirculação. O processo fisiopatológico da malária envolve mudanças de membrana, inflamação e alterações hemodinâmicas. Parasitas do gênero *Plasmodium* primariamente infectam eritrócitos com efeitos secundários na microcirculação e sistema imune. Eritrócitos parasitados são essenciais para o processo fisiopatológico da

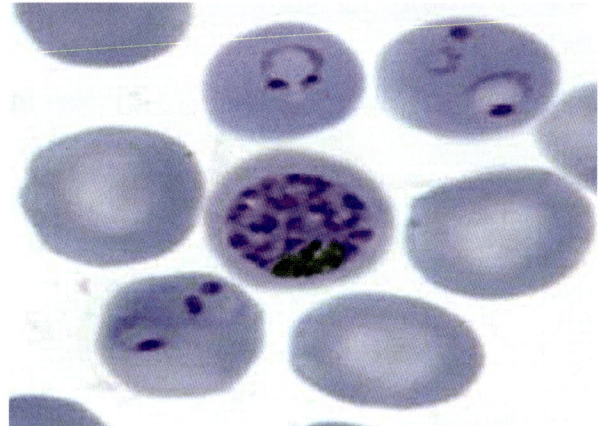

Figura 70-7 Forma em anel e merozoítas de *Plasmodium falciparum* em eritrócitos infectados.

doença por meio da diminuída deformabilidade e sequestro dos eritrócitos, formação de botões e rosetas, citoaderência e mudanças no transporte de membranas e permeabilidade. É interessante notar que os eritrócitos não parasitados também apresentam deformabilidade diminuída. A protrusão de botões nas membranas dos eritrócitos parasitados e a citoaderência entre os eritrócitos infectados e as células do endotélio vascular são características da malária por *P. falciparum*; os outros tipos de *Plasmodium* não apresentam essa propriedade. Recentemente, foi relatado que eritrócitos maduros sensibilizados por *P. vivax* podem ser capazes de realizar citoaderência ao endotélio vascular pela ligação mediada por ICAM-1 (molécula de adesão intercelular 1) e receptores de condroitina sulfato A. Essa citoaderência é menos intensa que aquela dos eritrócitos infectados pelo *P. falciparum*.[40] De modo similar a outras doenças infecciosas, várias citocinas inflamatórias e mediadores vasoativos são liberados. As alterações hemodinâmicas na malária são similares àquelas da sepse bacteriana, como a resistência vascular diminuída, aumento do débito cardíaco e aumento da resistência vascular renal. A hipervolemia inicial é seguida por hipovolemia e débito cardíaco reduzido, com decréscimo também do fluxo renal sanguíneo e da taxa de filtração glomerular. O fluxo sanguíneo renal é comprometido a seguir também por viscosidade sanguínea aumentada, coagulação intravascular, hemólise, rabdomiólise, icterícia, febre, acidose láctica, ativação do complemento e espécies reativas de oxigênio. A ativação da poli (ADPbose) polimerase pelo peroxinitrito e radicais livres diminuem o uso de oxigênio. A IRA na malária é, portanto, na sua origem, isquêmica e hipóxica, e quase sempre ocorre no paciente com grande parasitemia, coagulação intravascular ou hemólise intravascular e rabdomiólise.[39]

A resposta imune na malária envolve a resposta linfocitária com a ativação das vias Th1 e Th2. Depósitos granulares imunes glomerulares são usualmente observados com deposição de C3, IgM e antígenos da malária em áreas do mesângio com deposição de complexos imunes; alterações tubulares variam desde discreto edema dos túbulos até alterações, como degeneração tubular severa (*tubulorexis*) em pacientes com IRA. Cilindros biliosos e hemáticos e proteínas de Tamm-Horsfall (uromodulina) estão presentes no lúmen tubular, além de edema intersticial. A presença de microangiopatia trombótica tem sido reportada.[41] Antígenos maláricos podem ser vistos ocasionalmente ao longo do endotélio e capilares medulares. Moléculas de adesão e citocinas pró-inflamatórias estão hiperativadas no endotélio vascular e nos túbulos proximais.[39]

Manifestações Clínicas

A IRA relacionada à malária afeta adultos não imunes, em sua maioria afetados pelo *P. falciparum*. Os crescentes relatos de IRA severa

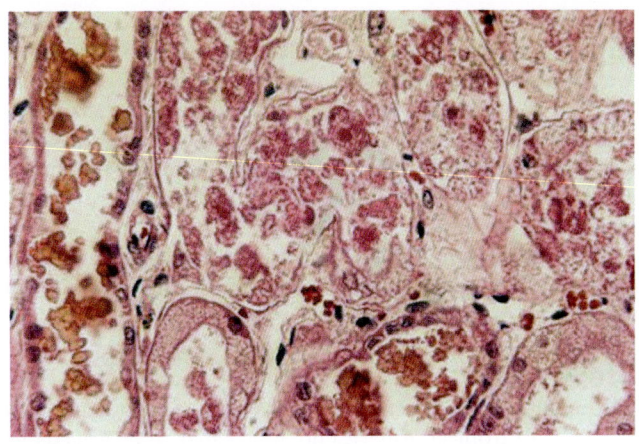

Figura 70-8 Necrose tubular aguda em malária por *P. falciparum*.

na infecção por *P. vivax* com microangiopatia trombótica levantam interesse. Infecções mistas por plasmódio e comorbidades resultantes de sepse são provavelmente fatores contribuintes importantes. Sintomas constitucionais incluem febre, calafrios, dores de cabeça e prostração. A icterícia pode estar presente. O exame de urina mostra, na maioria das vezes, eritrócitos, leucócitos, cilindros granulares e proteinúria leve (< 1 g/24 horas). A hemoglobinúria é notada no paciente com hemólise intravascular, quase sempre associada à deficiência de glicose-6-fosfato desidrogenase. Rabdomiólise com mioglobinúria tem sido observada. Alterações de fluido e eletrolíticas são comuns na malária.[39,42] Hiponatremia, usualmente assintomática, é observada em 67% dos pacientes e é relacionada à severidade da malária. Resposta diminuída à sobrecarga de água é vista em 20% dos pacientes hiponatrêmicos. Fluido deve ser administrado com cuidado em pacientes hiponatrêmicos para evitar sobrecarga. A hiponatremia é resolvida dentro de alguns dias depois do tratamento antimalárico. As causas da hiponatremia são múltiplas, como aumento do hormônio antidiurético com retenção de água, transporte intracelular de sódio causada por atividade diminuída da bomba de Na$^+$K$^+$-ATPase e depleção de sódio. A hipernatremia é incomum e, quando presente, indica lesões hipotalâmicas com diabetes insípido associado a prognósticos desfavoráveis. A hipocalemia causada por alcalose respiratória ocorre em 20% a 40% dos pacientes. A hipercalemia é observada em pacientes com hemólise intravascular, rabdomiólise ou IRA. A hipocalcemia com intervalo QTc prolongado ocorre em 45% dos pacientes com malária severa, é transitória e resolve quando a infecção está controlada.[42] As principais causas consideradas para a hipocalcemia são atividades diminuídas da Na$^+$K$^+$-ATPase, Ca^{+2}-ATPase e do paratormônio. A hipofosfatemia secundária à alcalose respiratória é observada em 6% a 30% dos pacientes. A significância clínica de ambas, hipocalcemia e hipofosfatemia, é desconhecida. Hipomagnesemia é vista em 30% dos pacientes.[42] Infrarregulação dos canais de sódio epiteliais (ENACs) na membrana apical das células epiteliais alveolares e a permeabilidade vascular aumentada são responsáveis pelo desenvolvimento de edema pulmonar e síndrome do desconforto respiratório agudo (SDRA).[43]

A IRA por malária é caracterizada por aumento rápido da ureia e da creatinina sérica e é quase sempre associada à icterícia colestática. Icterícia hepatocelular pode ser observada com hipotensão e lesão hepática secundária. Além disso, a síndrome hemolítica urêmica (SHU) foi descrita. Acidose severa, hipoglicemia e sintomas do sistema nervoso central podem ser observados. A duração da IRA varia de uma a várias semanas, e tal condição é oligúrica em 60% dos pacientes. A quinina e o artesunato são os agentes maláricos de escolha. Terapia de substituição renal precoce e frequente (hemodiálise e

diálise peritoneal) é salvadora.[39] Hemofiltração venovenosa contínua (CVVH) traz bons resultados em pacientes com envolvimento multiorgânico, sobretudo aqueles com edema pulmonar ou síndrome do desconforto respiratório agudo.[39] Exanguineotransfusão e eritrocitaférese são tratamentos adjuvantes para o paciente com severa parasitemia.[43] A taxa de mortalidade da IRA na malária varia de 10% a 50%. Envolvimento de múltiplos órgãos traz prognóstico ruim. O uso de dopamina com furosemida tem tido sucesso em atenuar o progresso da lesão renal por malária não complicada. Isso, em contraste com a experiência de outras causas de IRA, requer grandes estudos randomizados e controlados para validação.

LEPTOSPIROSE

A leptospirose, uma zoonose de distribuição mundial, é causada pela espiroqueta do gênero *Leptospira*. Há mais que 200 sorotipos patogênicos de *Leptospira*, presentes nas áreas tropicais e subtropicais, o que faz que esta infecção impacte de maneira importante o sistema de saúde pública. De fato, a OMS incluiu a leptospirose como uma doença infecciosa reemergente e ambas as áreas desenvolvidas e em desenvolvimento, e casos são relatados de modo crescente nos países desenvolvidos.[44,45] Mamíferos selvagens e domésticos, como roedores, cães, porcos, gado e cavalos são os vetores típicos para a leptospirose. A infecção é transmitida para humanos por meio de urina animal.[1,2,8,46]

A leptospirose humana é endêmica em muitos países tropicais e usualmente atinge níveis epidêmicos ou após período de chuvas abundantes, com inundações ou desastres naturais, como furacões. Os casos em humanos variam de 10 a 100 casos por 100.000 pessoas por ano nas áreas úmidas tropicais. Esse quadro aumenta durante surtos e em grupos populacionais de alto risco. Epidemias de leptospirose foram relatadas na Nicarágua e em Porto Rico após ocorrência de furacões, e no Brasil, após enchentes de verão. Alguns estudos mostraram alta soroprevalência de anticorpos anti-*Leptospira* na população geral assintomática, variando de 18% a 33%. Na verdade, a leptospirose é considerada uma das candidatas responsáveis pela epidemia de DRC nas comunidades agrárias da América Central (nefropatia mesoamericana, Cap. 64). Com o uso do ensaio da reação em cadeia da polimerase, 29% de pequenos animais selvagens na Amazônia peruana foram tidos como infectados por leptospira.[1,2,8,46]

Leptospira interrogans, a única espécie parasita, é um organismo móvel, aeróbico e não corado pelo método de Gram. As suas endotoxinas afetam as células tubulointersticiais. Alterações glomerulares não são usualmente relevantes. A membrana externa bacteriana contém lipopolissacarídeos (LPS), glicolipoproteína citotóxica (GLP) e lipoproteína (LipL), sobretudo LipL32, que é imunogênica. Dado que as leptospiras têm tropismo especial pelo rim, o efeito dos GLPs na atividade da Na$^+$K$^+$-ATPase tubular é potencialmente envolvido na patofisiologia da IRA celular,[47] em defeitos de concentração urinária e na hipocalemia paroxística quase sempre vista nesses pacientes.[1,2,8,46-49] Altas taxas de ácidos graxos livres no soro, sobretudo ácidos oleicos (C18:1), também são potencialmente implicados na manifestação hemorrágica pulmonar da síndrome do desconforto respiratório agudo associada a essa doença.[50]

O envolvimento renal é quase universal na leptospirose, mas torna-se relevante na doença de Weil, o tipo mais severo de leptospirose. A doença de Weil é caracterizada por envolvimento de múltiplos órgãos, com hemorragia alveolar difusa, edema pulmonar, síndrome do desconforto respiratório agudo ou uma combinação desses fatores; acompanhada de IRA, essa doença tem elevada taxa de mortalidade.[46,48] A incidência da IRA associada à leptospirose varia de menos que 10% até mais que 80%, e a sua severidade é associada ao aumento da mortalidade.[51-54] A IRA é tipicamente não oligúrica e associada à hipocalemia.[1,2,8,46]Oligúria, icterícia e arritmias mostraram-se preditoras do desenvolvimento da IRA.[51] Alterações tubulares caracterizadas por fração de excreção urinária de sódio e potássio elevadas precedem a diminuição da taxa de filtração glomerular, o que poderia explicar a alta prevalência de hipocalemia.[48] Tratamento com antibióticos é considerado eficiente na doença de início recente e nas fases tardias e severas, mas um estudo recente não demonstrou um decréscimo na mortalidade nos pacientes com leptospirose recebendo antibióticos.[46,55] Recomendações de tratamento incluem alta dose de diálise, administração conservadora de fluidos e estratégias para minimizar a lesão pulmonar, como baixo volume corrente e alta pressão positiva expiratória final quando a ventilação artificial é requerida.[46,56]

FEBRES HEMORRÁGICAS

Febres hemorrágicas virais (FHV) são causadas por RNA-vírus de quatro diferentes famílias (Flaviviridae, Arenaviridae, Bunyaviridae e Filoviridae). O contágio é feito através de picadas de artrópodes infectados (dengue, febre amarela do Vale do Rift, e vírus da Crimeia-Congo) ou por inalação de partículas excretadas por roedores (vírus da febre de Lassa, vírus Junin, vírus Mapucho e Hantavírus). O quadro clínico das FHV é caracterizado por febre, desconforto, permeabilidade vascular aumentada e anormalidades de coagulação que podem levar à sangramento. A IRA é uma complicação não usual dessas doenças, mas foi relatada em associação a vários tipos de FHV.[1,2,8,57] A dengue e a febre amarela são os tipos mais prevalentes de FHV nas regiões tropicais.[57]

Dengue

A dengue é uma doença febril causada por um arbovírus, transmitida primariamente por mosquitos, com uma evolução benigna na maioria dos pacientes. O vetor principal da dengue é o mosquito *Aedes aegypti* fêmea. A dengue é hoje a doença arboviral urbana mais importante, afetando mais de 50 milhões de pessoas anualmente em mais de 100 países em todas as regiões da OMS, exceto a Europa. Dois quintos da população global, cerca de 2,5 bilhões de indivíduos, estão sob risco de dengue. Ela é mais prevalente nas áreas tropicais e subtropicais, onde o ambiente é favorável para o desenvolvimento dos mosquitos. Vários fatores contribuem para a maior incidência e prevalência da dengue nestas áreas, como mudanças climáticas (aquecimento global, intensidade e duração do período de chuvas, furacões), modificações de ecossistemas, aumentos demográficos, urbanização não controlada e não planejada e migração de pessoas.[57]

Há quatro sorotipos de flavívírus da dengue (DEN1 a DEN4). Eles são antigenicamente relacionados, mas a imunidade para um sorotipo não confere imunidade durável para outro. A introdução de um novo sorotipo em uma determinada área conta para a ocorrência de epidemia e do tipo de febre hemorrágica da dengue, mais severo da doença e que pode ser mais letal.[57]

A infecção pelo vírus da dengue pode manifestar-se como uma febre indiferenciada, febre da dengue, febre hemorrágica da dengue (FHD) e síndrome do choque da dengue (SCD). Manifestações clínicas comuns da febre da dengue são febre alta, mialgia, artralgias, dor retro-ocular, dor de cabeça, falta de apetite, náuseas, vômitos e um *rash* cutâneo similar ao do sarampo ou da rubéola. FHD e SCD são tipos severos da doença, caracterizados por febre, fenômenos hemorrágicos, trombocitopenia, evidência de extravazamento de plasma (aumento de hematócrito, ascite e hipoalbuminemia), confusão mental, falta de ar, taquicardia, choque e morte.[57]

O envolvimento renal na dengue inclui IRA, proteinúria (algumas vezes nefrótica), GN e SHU.[57-64] Picos de proteinúria são sugeridos como preditor potencial de FHD em pacientes com dengue.[65]

A frequência relatada de IRA associada à dengue é extremamente variável, indo de 1% a cerca de 30%, mas o desenvolvimento de IRA e a severidade são consistentemente relacionados a prognóstico ruim.[58-61] A IRA induzida por dengue é usualmente associada a choque, hemólise e/ou rabdomiólise,[57] mas pode ocorrer sem nenhum dos fatores precipitantes.[64] FHD classe IV e obesidade em crianças e SCD em adultos foram identificados como fatores de risco para desenvolvimento de IRA.[60,61]

Não há tratamento específico para a febre da dengue. A terapia é majoritariamente de suporte, evitando o uso de aspirina, substâncias anti-inflamatórias não esteroidais.[57]

Febre Amarela

A febre amarela é uma doença infecciosa não contagiosa que é endêmica na África tropical, América do Sul e Panamá. O vírus da febre amarela é parte do gênero *Flavivirus* (família *Flaviviridae*).[57,66]

Ela é transmitida para humanos por picada de insetos que se alimentam de sangue, sobretudo o *Aedes* e os do gênero *Haemagogus*. Há ciclos silvestres e urbanos. O ciclo silvestre afeta indivíduos que esporadicamente entram em contato com outros vetores quando estão em atividades econômicas ou recreacionais em florestas infestadas. O ciclo urbano é caracterizado pela transmissão do vírus pelo *A. aegypti* para indivíduos moradores das áreas urbanas. O ciclo urbano foi eliminado nas Américas nos anos de 1940 até 1950, mas seu ressurgimento foi recentemente documentado na Bolívia. O movimento de indivíduos infectados, quando virêmicos para a cidade com grande população de vetores, pode potencialmente provocar explosivas epidemias urbanas afetando milhares de pessoas não vacinadas.[57,66] É interessante notar que não há evidência de febre amarela na Ásia, apesar da extensiva presença de vetores. É possível que a hiperendemicidade da dengue no sudoeste da Ásia tenha fornecido proteção como resultado de reação cruzada de anticorpos. Esse mecanismo também pode explicar por que a febre amarela urbana não reemergiu no Brasil após a reintrodução e difusão do vetor *Aedes* e porque um grande número de casos de dengue ocorreu nos últimos 20 anos.[57,66]

O diagnóstico da febre amarela é feito medindo a IgM sérica específica, por isolamento viral em células de inseto ou mamíferos e por métodos moleculares, como a reação em cadeia da polimerase em tempo real (PCR-RT). Os achados patológicos mais específicos da febre amarela são a lesão hepática com a formação de corpos de Councilman. São achados nessas células RNA viral e antígenos, sugerindo citopatia viral direta.[57,67]

Clinicamente, a infecção por febre amarela pode ser assintomática, causar doença febril moderada, ou ser severa, causando febre hemorrágica, falência hepática, IRA e morte. A maioria dos pacientes (85%) recuperou-se completamente após três a quatro dias e tornou-se permanentemente imunizada contra a doença. Cerca de 20% desenvolve o tipo severo, com as taxas de mortalidade alcançando até 50% nesses pacientes.[57,66]

Após três a seis dias de incubação, o quadro clínico da febre amarela inicia-se abruptamente com febre alta, calafrios, anorexia, mialgia, dor de cabeça, vômitos e bradicardia. Manifestações hemorrágicas podem ocorrer. Há, então, um período de remissão com melhora dos sintomas e pacientes com casos leves não têm mais manifestações. Nos tipos severos, a febre retorna, seguida de vômitos, dor epigástrica e icterícia; a chamada "fase de intoxicação". Há grandes aumentos das transaminases e bilirrubinas. Além disso, são achados leucopenia e anormalidades do segmento ST. Podem ocorrer eventos hemorrágicos, associados à lesão hepática e coagulopatia de consumo, como hematêmese, melena, petéquias, hematomas, sangramento de mucosas e metrorragia em mulheres. Também podem ocorrer trombose de microcirculação, coagulação intravascular disseminada, anoxia tissular, oligúria e choque.[57,66]

A lesão renal associada à febre amarela é quase sempre observada após cinco dias de doença nos tipos severos; pode evoluir para anúria e necrose tubular aguda, com aumento de mortalidade. Na África, IRA é observada mais precocemente e na ausência de icterícia ou anormalidades hepáticas, com alta mortalidade. Os mecanismos de injúria renal são pobremente compreendidos. Em estudos experimentais feitos em macacos Rhesus na década de 1980, a alteração renal aparentava ser pré-renal até as últimas 24 horas de vida do animal. A fase final foi caracterizada por oligúria, azotemia e acidose, com necrose tubular severa encontrada na autópsia. Em humanos, uma degeneração eosinofílica das células do epitélio renal foi descrita. A identificação viral no rim humano e após infecção experimental em animais sugere ação direta viral no tecido renal.[57,66,68,69]

Referências

1. Jha V, Chugh KS. Community-acquired acute kidney injury in Asia. *Semin Nephrol.* 2008;28:330-347.
2. Lombardi R, Yu L, Younes-Ibrahim M, et al. Epidemiology of acute kidney injury in Latin-America. *Semin Nephrol.* 2008;28:320-329.
3. Daher EF, Silva Junior GB, Santos SQ, et al. Differences in community, hospital and intensive care unit-acquired acute kidney injury: Observational study in a nephrology service of a developing country. *Clin Nephrol.* 2012;78:449-455.
4. Kaul A, Sharma RK, Tripathi R, et al. Spectrum of community-acquired acute kidney injury in India: A retrospective study. *Saudi J Kidney Dis Transpl.* 2012;23:619-628.
5. Githeko AK, Ototo EN, Guiyun Y. Progress towards understanding the ecology and epidemiology of malaria in the western Kenya highlands: Opportunities and challenges for control under climate change risk. *Acta Trop.* 2012;121:19-25.
6. Gomes AF, Nobre AA, Cruz OG. Temporal analysis of the relationship between dengue and meteorological variables in the city of Rio de Janeiro, Brazil, 2001-2009. *Cad Saude Publica.* 2012;28:2189-2197.
7. Haque U, Hashizume M, Glass GE, et al. The role of climate variability in the spread of malaria in Bangladeshi highlands. *PLoS One.* 2010;5:e14341.
8. Jha V, Parameswaran S. Community-acquired acute kidney injury in tropical countries. *Nat Rev Nephrol.* 2013;9:278-290.
9. Kasturiratne A, Wickremasinghe AR, de Silva N, et al. The global burden of snakebite: A literature analysis and modelling based on regional estimates of envenoming and deaths. *PLoS Med.* 2008;5:e218.
10. Kanjanabuch T, Sitprija V. Snakebite nephrotoxicity in Asia. *Semin Nephrol.* 2008;28:363-372.
11. Rodrigues Sgrignolli L, Florido Mendes GE, Carlos CP, Burdmann EA. Acute kidney injury caused by *Bothrops* snake venom. *Nephron Clin Pract.* 2011;119:c131-c137.
12. Pinho FM, Zanetta DM, Burdmann EA. Acute renal failure after *Crotalus durissus* snakebite: A prospective survey on 100 patients. *Kidney Int.* 2005;67:659-667.
13. Silva A, Gunawardena P, Weilgama D, et al. Comparative *in vivo* toxicity of venoms from South Asian hump-nosed pit vipers (Viperidae: Crotalinae: *Hypnale*). *BMC Res Notes.* 2012;5:471.
14. de Castro I, Burdmann EA, Seguro AC, Yu L. *Bothrops* venom induces direct renal tubular injury: Role for lipid peroxidation and prevention by antivenom. *Toxicon.* 2004;43:833-839.
15. Hernández Cruz A, Barbosa Navarro L, Mendonça RZ, Petricevich VL. Inflammatory mediators release in urine from mice injected with *Crotalus durissus terrificus* venom. *Mediators Inflamm.* 2011;2011:103193.
16. Frezzatti R, Silveira PF. Allopurinol reduces the lethality associated with acute renal failure induced by *Crotalus durissus terrificus* snake venom: Comparison with probenecid. *PLoS Negl Trop Dis.* 2011;5:e1312.
17. Zornetta I, Caccin P, Fernandez J, et al. Envenomations by *Bothrops* and *Crotalus* snakes induce the release of mitochondrial alarmins. *PLoS Negl Trop Dis.* 2012;6:e1526.
18. Tan CH, Leong PK, Fung SY, et al. Cross neutralization of *Hypnale hypnale* (hump-nosed pit viper) venom by polyvalent and monovalent Malayan pit viper antivenoms *in vitro* and in a rodent model. *Acta Trop.* 2011;117:119-124.
19. David S, Matathia S, Christopher S. Mortality predictors of snake bite envenomation in southern India—a ten-year retrospective audit of 533 patients. *J Med Toxicol.* 2012;8:118-123.
20. Herath HM, Wazil AW, Abeysekara DT, et al. Chronic kidney disease in snake envenomed patients with acute kidney injury in Sri Lanka: A descriptive study. *Postgrad Med J.* 2012;88:138-142.
21. Waikhom R, Sircar D, Patil K, et al. Long-term renal outcome of snake bite and acute kidney injury: A single-center experience. *Ren Fail.* 2012;34:271-274.
22. Abdulkader RC, Barbaro KC, Barros EJ, Burdmann EA. Nephrotoxicity of insect and spider venoms in Latin America. *Semin Nephrol.* 2008;28:373-382.
23. Mejía Vélez G. [Acute renal failure due to multiple stings by Africanized bees. Report on 43 cases]. *Nefrologia.* 2010;30:531-538.
24. Grisotto LS, Mendes GE, Castro I, et al. Mechanisms of bee venom–induced acute renal failure. *Toxicon.* 2006;48:44-54.
25. Prado M, Solano-Trejos G, Lomonte B. Acute physiopathological effects of honeybee (*Apis mellifera*) envenoming by subcutaneous route in a mouse model. *Toxicon.* 2010;56:1007-1017.
26. Pinto AF, Berger M, Reck J Jr, et al. *Lonomia obliqua* venom: *In vivo* effects and molecular aspects associated with the hemorrhagic syndrome. *Toxicon.* 2010;56:1103-1112.
27. Gamborgi GP, Metcalf EB, Barros EJ. Acute renal failure provoked by toxin from caterpillars of the species *Lonomia obliqua*. *Toxicon.* 2006;47:68-74.
28. Burdmann EA, Antunes I, Saldanha LB, Abdulkader RC. Severe acute renal failure induced by the venom of *Lonomia* caterpillars. *Clin Nephrol.* 1996;46:337-339.
29. Seibert CS, Oliveira MR, Gonçalves LR, et al. Intravascular hemolysis induced by *Lonomia obliqua* caterpillar bristle extract: An experimental model of envenomation in rats. *Toxicon.* 2004;44:793-799.
30. Da Silva GH, Panunto PC, Hyslop S, Da Cruz-Höfling MA. Immunochemical detection of *Lonomia obliqua* caterpillar venom in rats. *Microsc Res Tech.* 2004;65:276-281.
31. Nascimento-Silva V, Rodrigues da Silva G, Moraes JA, et al. A pro-inflammatory profile of endothelial cell in *Lonomia obliqua* envenomation. *Toxicon.* 2012;60:50-60.
32. Malaque CM, Santoro ML, Cardoso JL, et al. Clinical picture and laboratorial evaluation in human loxoscelism. *Toxicon.* 2011;58:664-671.
33. Chaim OM, Sade YB, da Silveira RB, et al. Brown spider dermonecrotic toxin directly induces nephrotoxicity. *Toxicol Appl Pharmacol.* 2006;211:64-77.
34. Lucato RV Jr, Abdulkader RC, Barbaro KC, et al. *Loxosceles gaucho* venom–induced acute kidney injury—in vivo and in vitro studies. *PLoS Negl Trop Dis.* 2011;5:e1182.
35. Jha V. Herbal medicines and chronic kidney disease. *Nephrology (Carlton).* 2010;15(suppl 2):10-17.
36. Jha V, Rathi M. Natural medicines causing acute kidney injury. *Semin Nephrol.* 2008;28:416-428.
37. Naicker S, Aboud O, Gharbi MB. Epidemiology of acute kidney injury in Africa. *Semin Nephrol.* 2008;28:348-353.
38. Daneshvar C, Davis TME, Cox-Singh J, et al. Clinical and laboratory features of human *Plasmodium knowlesi* infection. *Clin Infect Dis.* 2009;49:852-860.
39. Mishra SK, Fas BS. Malaria and acute kidney injury. *Semin Nephrol.* 2008;28:395-408.
40. Carvalho BO, Lopes SC, Nogueira PA, et al. On the cytoadhesion of *Plasmodium vivax*–infected erythrocytes. *J Infect Dis.* 2010;202:638-647.
41. Sinha A, Singh G, Bhat AS, et al. Thrombotic microangiopathy and acute kidney injury following vivax malaria. *Clin Exp Nephrol.* 2013;17:66-72.
42. Sitprija V. Altered fluid, electrolyte and mineral status in tropical disease, with an emphasis on malaria and leptospirosis. *Nat Clin Pract Nephrol.* 2008;4:91-101.
43. Hee L, Dinudom A, Mitchell AJ, et al. Reduced activity of the epithelial sodium channel in malaria-induced pulmonary oedema in mice. *Int J Parasitol.* 2011;41:81-88.
44. Inoue T, Yoshikawa K, Tada M, et al. Two cases of Weil's disease with acute renal failure in the central Tokyo metropolitan area. *Clin Nephrol.* 2010;73:76-80.
45. Toliver HL, Krane NK. Leptospirosis in New Orleans. *Am J Med Sci.* 2014;347:159-163.
46. Andrade L, Daher EF, Seguro AC. Leptospiral nephropathy. *Semin Nephrol.* 2008;28:383-394.
47. Younes-Ibrahim M, Burth P, Castro-Faria MV, et al. Inhibition of Na,K-ATPase by an endotoxin extracted from *Leptospira interrogans:* A possible mechanism for the physiopathology of leptospirosis. *C R Acad Sci III.* 1995;318:619-625.
48. Seguro AC, Andrade L. Pathophysiology of leptospirosis. *Shock.* 2013;39(suppl 1):17-23.
49. Cesar KR, Romero EC, de Bragança AC, et al. Renal involvement in leptospirosis: The effect of glycolipoprotein on renal water absorption. *PLoS One.* 2012;7:e37625.
50. Burth P, Younes-Ibrahim M, Santos MC, et al. Role of nonesterified insaturated fatty acids in the pathophysiological processes of leptospiral infection. *J Infect Dis.* 2005;191:51-57.

51. Dassanayake DL, Wimalaratna H, Nandadewa D, et al. Predictors of the development of myocarditis or acute renal failure in patients with leptospirosis: An observational study. *BMC Infect Dis.* 2012;12:4.

52. Sethi S, Sharma N, Kakkar N, et al. Increasing trends of leptospirosis in northern India: A clinico-epidemiological study. *PLoS Negl Trop Dis.* 2010;4:e579.

53. Daher EF, Lima RS, Silva Júnior GB, et al. Clinical presentation of leptospirosis: A retrospective study of 201 patients in a metropolitan city of Brazil. *Braz J Infect Dis.* 2010;14:3-10.

54. Silva Júnior GB, Abreu KL, Mota RM, et al. RIFLE and Acute Kidney Injury Network classifications predict mortality in leptospirosis-associated acute kidney injury. *Nephrology (Carlton).* 2011;16:269-276.

55. Daher EF, Silva GB Jr, de Abreu KL, et al. Leptospirosis-associated acute kidney injury: Penicillin at the late stage is still controversial. *J Clin Pharm Ther.* 2012;37:420-425.

56. Andrade L, Cleto S, Seguro AC. Door-to-dialysis time and daily hemodialysis in patients with leptospirosis: Impact on mortality. *Clin J Am Soc Nephrol.* 2007;2:739-744.

57. Lima EQ, Nogueira ML. Viral-hemorrhagic fever-induced acute kidney injury. *Semin Nephrol.* 2008;28:409-415.

58. Mehra N, Patel A, Abraham G, et al. Acute kidney injury in dengue fever using Acute Kidney Injury Network criteria: Incidence and risk factors. *Trop Doct.* 2012;42:160-162.

59. Basu G, Chrispal A, Boorugu H, et al. Acute kidney injury in tropical acute febrile illness in a tertiary care centre—RIFLE criteria validation. *Nephrol Dial Transplant.* 2011;26:524-531.

60. Laoprasopwattana K, Pruekprasert P, Dissaneewate P, et al. Outcome of dengue hemorrhagic fever–caused acute kidney injury in Thai children. *J Pediatr.* 2010;157:303-309.

61. Lee IK, Liu JW, Yang KD. Clinical characteristics, risk factors, and outcomes in adults experiencing dengue hemorrhagic fever complicated with acute renal failure. *Am J Trop Med Hyg.* 2009;80:651-655.

62. Hutspardol S, Prommalikit O, Upiya N, et al. Heavy proteinuria following dengue hemorrhagic fever. *Southeast Asian J Trop Med Public Health.* 2011;42:579-582.

63. Upadhaya BK, Sharma A, Khaira A, et al. Transient IgA nephropathy with acute kidney injury in a patient with dengue fever. *Saudi J Kidney Dis Transpl.* 2010;21:521-525.

64. Lima EQ, Gorayeb FS, Zanon JR, et al. Dengue haemorrhagic fever-induced acute kidney injury without hypotension, haemolysis or rhabdomyolysis. *Nephrol Dial Transplant.* 2007;22:3322-3326.

65. Vasanwala FF, Puvanendran R, Fook-Chong S, et al. Could peak proteinuria determine whether patient with dengue fever develop dengue hemorrhagic/dengue shock syndrome?—a prospective cohort study. *BMC Infect Dis.* 2011;11:212.

66. Gardner CL, Ryman KD. Yellow fever: A reemerging threat. *Clin Lab Med.* 2010;30:237-260.

67. Massad E, Burattini MN, Coutinho FA, Lopez LF. Dengue and the risk of urban yellow fever reintroduction in São Paulo State, Brazil. *Rev Saude Publica.* 2003;37:477-484.

68. Quaresma JA, Barros VL, Pagliari C, et al. Hepatocyte lesions and cellular immune response in yellow fever infection. *Trans R Soc Trop Med Hyg.* 2007;101:161-168.

69. Vasconcelos PF, Luna EJ, Galler R, et al. Serious adverse events associated with yellow fever 17DD vaccine in Brazil: A report of two cases. *Lancet.* 2001;358:91-97.

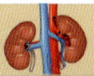

CAPÍTULO 71

Diagnóstico e Avaliação Clínica da Injúria Renal Aguda

Eric Judd, Paul W. Sanders e Anupam Agarwal

O termo *falência renal aguda* (FRA) descreve a síndrome clínica na qual existe um decréscimo abrupto (horas a dias) da função renal levando ao acúmulo de produtos nitrogenados e, comumente, à redução do débito urinário. *Injúria renal aguda* (IRA) é o novo nome de consenso da FRA.[1-4] Essa mudança de terminologia padroniza a definição para a síndrome, bem como incorpora o novo conhecimento que pequenos incrementos na creatinina sérica (0,3 mg/dL) também estão associados ao aumento da mortalidade e morbidade.[5]

A Acute Dialysis Quality Initiative definiu, a princípio, IRA com o critério RIFLE (risco, injúria, falência, perda e estágio – sigla com iniciais em inglês) em 2004 (Tabela 71-1).[2] A Acute Kidney Injury Network (AKIN) mais tarde apoiou o critério RIFLE com pequenas modificações (Tabela 71-1).[3,4] Ambas as definições foram validadas em grandes coortes de pacientes e o grupo Kidney Disease: Improving Global Outcomes (KDIGO) uniu as duas definições em uma atualização recente de diretriz (Tabela 71-2). A IRA é agora definida como um aumento de creatinina em 0,3 mg/dL ou mais dentro de 48 horas de observação, ou 1,5 vez ou mais em relação ao valor basal, conhecido ou presumidamente ocorrido dentro de sete dias; ou uma redução no volume de urina abaixo de 0,5 mL/kg/h por 6 horas.[1]

A incidência de IRA varia dependendo da população estudada e da definição utilizada na análise. Em uma coorte envolvendo a população da comunidade no norte da Califórnia, de 1996 a 2003, a incidência anual de IRA, em que a diálise não foi necessária, foi de 3.841 por milhão de pessoas por ano quando a IRA foi definida como aumento da creatinina sérica de 0,5 mg/dL ou mais a partir de uma concentração basal de menos de 2,0 mg/dL, ou um aumento de 1 mg/dL ou mais de uma concentração basal de 2,0 a 5,0 mg/dL.[6] Nos EUA, a IRA está presente em 1,9% dos pacientes hospitalizados e é comum sobretudo em pacientes criticamente doentes, nos quais a prevalência é maior que 60% durante a internação em unidade de terapia intensiva (UTI).[7,8] A severidade da IRA aumenta na UTI, com 5% a 6% dos pacientes requerendo terapia de substituição renal, e nos EUA a incidência de pacientes com IRA, que requerem diálise, está crescendo a uma taxa de 10% anualmente.[9,10]

O desenvolvimento da IRA tem consequências importantes no curto e no longo prazo. Não obstante os grandes avanços na diálise e nos cuidados intensivos, as taxas de mortalidade para pacientes com IRA na UTI permanecem elevadas, 37% a 60%.[9,11] Em uma grande população de quase 20.000 adultos hospitalizados, a severidade da IRA foi diretamente associada a um aumento da mortalidade intra-hospitalar, internação hospitalar prolongada e maiores custos finais. Essas associações estavam presentes para alterações na creatinina sérica tão baixas quanto de 0,3 mg/dL.[5] Os pacientes com IRA que sobreviveram à hospitalização também tiveram aumento da mortalidade em longo prazo, com um risco de morte ajustado de 1,4, o qual é incrementado em relação ao critério de gravidade estabelecido a partir do estágio da IRA.[12] Além disso, os sobreviventes da IRA estão em risco aumentado para desenvolver comorbidades, como a doença renal crônica (DRC).[13]

DIAGNÓSTICO E AVALIAÇÃO CLÍNICA DA INJÚRIA RENAL AGUDA

Detecção Precoce da Injúria Renal Aguda

Com o conhecimento de que os desfechos dos pacientes pioram com o aumento da severidade da IRA, começando com pequenos declínios na função renal, os esforços em pesquisa têm focado na detecção precoce da IRA. Aumentos nos níveis da creatinina sérica definem hoje a IRA; entretanto, quando usada como marcador da função renal, a concentração de creatinina sérica tem múltiplas limitações. Para a estimativa apropriada da taxa de filtração glomerular (TFG) são requeridos um equilíbrio de creatinina estável entre a sua produção e excreção, as concentrações de creatinina sérica podem não aumentar após uma queda sutil da TFG e demoram para elevar-se após rápidas quedas da TFG. Além disso, a produção da creatinina a partir do músculo está reduzida na IRA induzida pela sepse, e as concentrações de creatinina sérica podem não aumentar proporcionalmente ao declínio da TFG.[14] Há uma janela de tempo na qual o dano renal segue não detectado até que a concentração da creatinina sérica aumente (8 a 48 horas) (Figura 71-1).[15] Novos marcadores séricos e urinários estão sob investigação como potenciais marcadores precoces de IRA. Esses marcadores, que incluem a molécula de injúria renal 1 (KIM-1), a lipocalina associada à gelatinase de neutrófilo (NGAL), cistatina C, interleucina (IL)-18 e outros, não apenas oferecem o potencial para a detecção precoce da IRA, mas também possibilitam melhora da estratificação e entendimento da causa específica da IRA.

A Figura 71-2 retrata a sequência contínua da severidade da lesão renal e um número de biomarcadores propostos como úteis na detecção precoce. Cistatina C sérica, o inibidor da protease de cisteína que é livremente filtrado no glomérulo e normalmente reabsorvido pelas células do túbulo proximal, pode ser mais sensível que concentrações de creatinina sérica em detectar pequenas reduções na TFG.[16] A cistatina C urinária parece detectar IRA em múltiplos cenários clínicos, como o período pós-operatório de cirurgia cardíaca, IRA relacionada à sepse e função tardia do enxerto após transplante renal.[15]

A molécula de injúria renal 1 (KIM 1) é uma glicoproteína da membrana celular que mais se expressa acentuadamente nas células tubulares proximais lesadas por isquemia ou nefrotoxinas em animais e humanos. A KIM-1 pode funcionar como um receptor fosfatidilserina não mieloide que transforma as células epiteliais em fagócitos "semiprofissionais".[17] O domínio externo dessa molécula rica em mucina e associada à membrana é vertido na urina humana e rins de roedores com lesão renal, mas não é encontrado na urina produzida por rins saudáveis. Os níveis urinários estão aumentados especificamente com IRA, resultante de isquemia e exposição a toxinas.[18,18a]

A lipocalina associada à gelatinase de neutrófilos (NGAL), uma proteína expressa nas células tubulares renais proximais e distais, bem como em neutrófilos, liga e transporta ferro livre. Ela também medeia a resposta tubular ao fator de crescimento epidérmico e está,

Classificação da Injúria Renal Aguda de acordo com os Critérios Acute Kidney Injury Network (AKIN) e RIFLE

| Estágio AKIN | | RIFLE | |
Creatinina sérica	Débito urinário (Comum a ambos)	Classe	Creatinina sérica ou TFG
Estágio 1: aumento ≥ 0,3 mg/dL (≥ 26,5 μmol/L) ou aumento ≥150% a 200% (1,5 vez a duas vezes) da linha de base	<0,5 mL/kg/h por > 6 h	Risco	Aumento na creatinina sérica x 1,5 ou queda da TFG > 25%
Estágio 2: aumento > 200% a 300% (mais que 2 ou 3 vezes) da linha de base	<0,5 mL/kg/h por >12 h	Injúria	Creatinina sérica x 2 ou queda da TFG > 50%
Estágio 3: > 300% (mais que 3 vezes) da linha de base, ou ≥ 4 mg/dL (≥ 354 μmol/L) com uma elevação aguda de, ao menos, 0,5 mg/dL (44 μmol/L) ou em TRS	<0,3mL/kg/h por 24 h ou anúria por 12 h	Falência	Creatinina sérica x 3, ou creatinina sérica > 4 mg/dL (354 μmol/L) com elevação abrupta de > 0,5 mg/dL (44 μmol/L) ou queda da TFG > 75%
		Perda	Lesão renal aguda persistente = perda completa da função renal por não mais que 4 semanas
		Doença renal crônica terminal	DRCT > 3 meses

Tabela 71-1 Classificações de lesão renal aguda AKIN e RIFLE. Para conversão, a creatinina expressa em unidades do SI para mg/dL é dividida por 88,4. Para o critério AKIN, o aumento na creatinina deve ocorrer em menos que 48 horas. Para o critério RIFLE, a IRA deve ser tanto abrupta (dentro de um a sete dias) quanto sustentada (mais de 24 horas). *DRCT*, doença renal crônica em estágio terminal; *TFG*, taxa de filtração glomerular; *RIFLE*, risco, injúria, falência, perda e estádio; *TSR*, terapia de substituição renal.

Estadiamento Composto da IRA pelo Kidney Disease: Improving Global Outcomes (KDIGO)

Estágio	Creatinina sérica	Débito urinário
1	1,5 a 1,9 x basal OU aumento ≥ 0,3 mg/dL (≥ 26 μmol/L)	< 0,5 mL/kg/h por 6-12 h
2	2 a 2,9 × basal	< 0,5 mL/kg/h por ≥ 12 h
3	3 x basal OU aumento na basal ≥ 4 mg/dL (≥ 352 μmol/L) OU Início de terapia renal substitutiva OU, em pacientes mais jovens que 18 anos, queda na TFGe para < 35 mL/min/1,73 m²	< 0,3 mL/kg/h por ≥ 24 h OU Anúria por ≥ 12 h

Tabela 71-2 Estadiamento composto da IRA pelo KDIGO. *IRA,* Injúria renal aguda; *TFGe,* taxa de filtração glomerular estimada. *(Da referência 1.)*

portanto, envolvida na progressão da doença renal.[19] Os níveis da NGAL urinária estão aumentados no contexto de estresse tubular ou lesão, mas não na doença pré-renal.[20] A NGAL é o marcador renal mais estudado, com um grande número de estudos correlacionando os níveis urinários de NGAL com a detecção precoce da IRA.[15]

A interleucina (IL)-18 é uma citocina inflamatória encontrada em macrófagos e nas células tubulares proximais. Os níveis urinários de IL-18 são suprarregulados no contexto de injúria isquêmica renal nos múltiplos cenários clínicos, cuidado comum na UTI, síndrome do desconforto respiratório agudo, nefropatia por contraste e cirurgia cardíaca.[15]

Os novos biomarcadores de IRA não chegaram à pratica clínica; entretanto, eles têm potencial para detecção precoce da IRA, identificando lesões renais menores que não causam aumento da creatinina sérica, monitorando benefícios terapêuticos de novas intervenções para tratamento e especificando a causa da IRA. Ainda não foi estabelecido se o custo adicional de pesquisar a ocorrência de IRA ou se a detecção precoce possibilitará pesquisas que produzam terapias benéficas para seres humanos com IRA.[20]

Abordagem Diagnóstica na Injúria Renal Aguda

A abordagem diagnóstica básica para pacientes com IRA é determinar a causa (Cap. 69). Esse processo deve começar por excluir ou

Diagrama da Temporalidade da Detecção da Injúria Renal Aguda

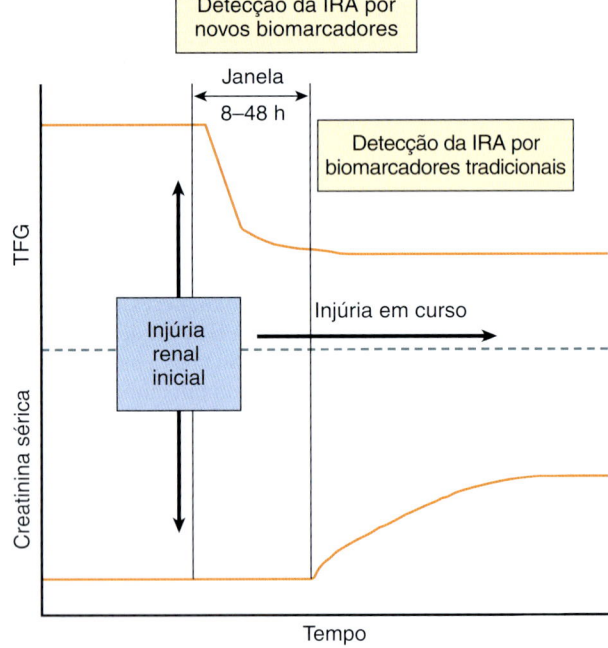

Figura 71-1 Diagrama da temporalidade da detecção da injúria renal aguda (IRA). *TFG,* Taxa de filtração glomerular. *(Adaptado da referência 15.)*

corrigir ambas as causas pré-renais e pós-renais. Em pacientes hospitalizados, a determinação da causa correta frequentemente envolve selecionar as causas mais prováveis dentro das muitas escolhas potenciais.[21] Nesse contexto, monitorar o volume urinário pode estreitar o diagnóstico diferencial, dividindo a IRA em oligúrica (menos de 500 mL de débito urinário ao dia) e não oligúrica.

Para identificar corretamente a causa da IRA, é necessário entender a história natural da IRA de diferentes causas, haver uma sequência cronológica de eventos precedendo a IRA e analisar os dados disponíveis sobre o paciente. Embora o diagnóstico diferencial para

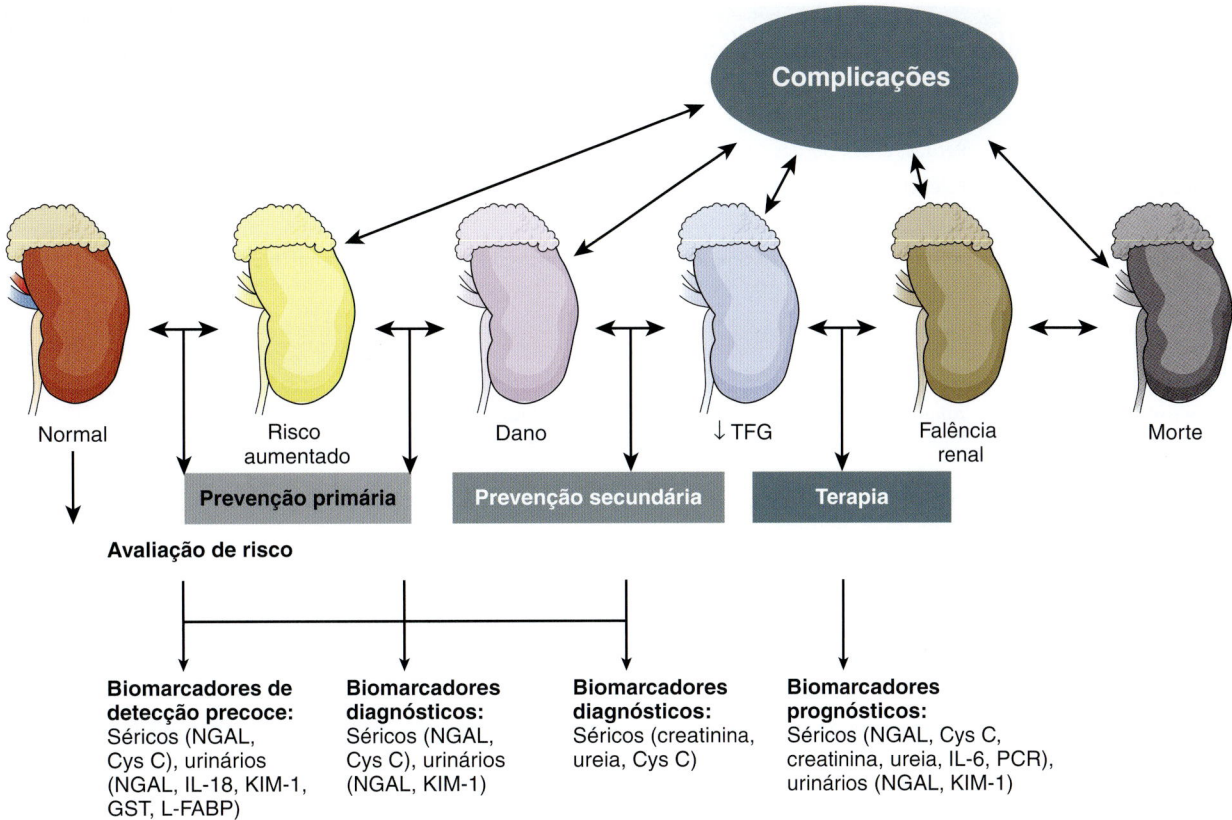

Figura 71-2 *Continuum* **da injúria renal e biomarcadores na injúria renal aguda (IRA).** A lesão inicia-se antes que a função de excreção seja perdida (p. ex., TFG diminuída) e pode potencialmente ser detectada por medidas de biomarcadores. *PCR*, Proteína C reativa; *Cys C*, cistatina C; *TFG*, taxa de filtração glomerular; *GST*, glutationa-S-transferase; *IL-6*, interleucina-6; *IL-18*, interleucina-18; *KIM-1*, molécula de injúria renal 1; *L-FABP*, proteína ligadora de ácidos graxos hepáticos; *NGAL*, lipocalina associada à gelatinase de neutrófilos. *(Modificado da referência 20.)*

IRA em pacientes hospitalizados seja vasto, uma história cuidadosa, exame físico e testes laboratoriais frequentemente são suficientes para o diagnóstico (Tabela 71-3).[21]

Injúria Renal Aguda *versus* Doença Renal Crônica

Em apenas um momento, pode ser difícil determinar se um paciente com falência renal tem IRA ou IRA superposta à DRC. A história do paciente e informações sobre o valor de creatinina prévia são inestimáveis na diferenciação de IRA e DRC. Evidência ultrassonográfica de rins pequenos e com cicatrizes é consistente com DRC. De modo notável, DRC causada por nefropatia diabética, desordens infiltrativas, como amiloidose, nefropatia relacionada ao vírus da deficiência humana ou doença renal policística podem estar presentes com rins de tamanho normal ou aumentado. Os achados na apresentação de anemia normocítica, hiperparatireoidismo, neuropatia periférica e amplos cilindros céreos no sedimento urinário sugeririam DRC. Pacientes com DRC estão sob alto risco para o desenvolvimento de IRA.[22] Para pacientes com IRA superposta à DRC, é requerido o conhecimento da concentração de creatinina sérica prévia para determinar o grau de reversibilidade potencial da IRA.

Avaliação Clínica

A avaliação de um paciente hospitalizado com IRA deveria começar com uma história médica completa e a revisão de anotações do prontuário. Uma vez que a concentração da creatinina sérica prévia ou outra evidência de doença renal preexistente estabeleceu o estágio inicial da doença renal, a história deveria ser dirigida em relação aos eventos precedendo a IRA. Esses eventos podem ser parte de um processo ligado à presença de uma doença sistêmica (p. ex., sepse e rabdomiólise), um evento ligado ao paciente internado (p. ex., procedimento cirúrgico, exposição a radiocontraste, exposição à medicação nefrotóxica) ou evento ligado ao paciente na comunidade (p. ex., uso de medicações ou substâncias, contração do volume intravascular por diarreia ou vômitos). Deve-se prestar atenção particular ao histórico de medicação, como fármacos anti-inflamatórios não esteroidais (AINES), antagonistas do sistema renina-angiotensina-aldosterona e medicações antibióticas. Outros dados da história incluem o uso de ervas chinesas que contenham ácido aristolóquico, uma conhecida nefrotoxina ou o uso de canabinoide sintético, uma nova nefrotoxina potencial identificada.[23] Na África e na Índia, a ingesta acidental ou intencional de corantes de cabelo contendo parafenilenodiamina (PPD) pode resultar em IRA. As pistas na história que apontam em direção a uma causa pós-renal (p. ex., hesitação urinária, noctúria frequente, dor pélvica ou no flanco, incontinência urinária por transbordamento, câncer metastático) devem ser investigadas precocemente, a fim de evitar injúria renal maior devido a um atraso no tratamento.

O exame físico revela, na maioria das vezes, sinais que apoiam uma causa específica da IRA. O peso corporal diminuído, marcada queda da pressão arterial em posição ortostática, aumento do pulso e ausência de distensão jugular – tudo sugerindo redução do volume de fluido extracelular. Notavelmente, os pacientes com IRA pré-renal podem apresentar-se com sobrecarga de volume, em casos de falência cardíaca, cirrose e síndrome nefrótica, quando o volume arterial efetivo está reduzido. Em pacientes criticamente doentes, a avaliação da situação do volume arterial por exame físico pode ser desafiadora, e o monitoramento hemodinâmico invasivo da pressão venosa central ou da pressão em cunha capilar pulmonar (PCCP)

Diagnóstico Diferencial por Classificação Fisiopatológica da Injúria Renal Aguda (IRA)

Causa	Comentários
Pré-renal	**30% a 60% das IRAs**
Depleção de volume	Perdas renais, perdas GI, hemorragia
Débito cardíaco diminuído	Falência cardíaca direita ou esquerda, tamponamento cardíaco
Vasodilatação sistêmica	Sepse, anafilaxia, anestésicos
Vasoconstrição arteriolar aferente	AINEs, inibidores de calcineurina, radiocontraste, síndrome hepatorrenal, hipercalcemia
Vasoconstrição arteriolar eferente	Inibidores de ECA, BRAs
Intrínseca	**Cerca de 40% das IRAs**

Injúria Tubular Aguda
  Isquêmica
  Nefrotóxica (substância)
  Nefrotóxica (pigmento)
	
	Aminoglicosídeos, lítio, anfotericina, pentamidina, cisplatina, ifosfamida, radiocontraste
	Rabdomiólise, hemólise intravascular

Nefrite Intersticial Aguda (NIA)
  Induzida por substâncias
  Relacionadas às infecções
  Doenças autoimunes
  Malignidade
	
	Penicilinas, cefalosporinas, AINEs, IBPs, alopurinol, rifampicina, sulfonamidas
	Pielonefrite, nefrites virais
	Síndrome de Sjögren, sarcoidose, LES
	Linfoma, leucemia

Obstrução intratubular
  Paraproteínas
  Cristais
	
	Imunoglobulinas de cadeia leve
	Nefropatia aguda por fosfato, síndrome de lise tumoral, etileno glicol, aciclovir, indinavir, metotrexato

Glomerulonefrite aguda	Pós-infecciosa, crioglobulinemia, GNRP, LES
Macrovascular	Pressão da veia renal aumentada por pressão intra-abdominal aumentada, trombose de veia renal bilateral, embolia de artéria renal bilateral
Microvascular	Doença ateroembólica, SHU, PTT, crise renal esclerodérmica, hipertensão maligna
Pós-renal (Obstrução)	**Cerca de 10% das IRAs**
Intrínseca	Litíase ureteral bilateral, obstrução da via de saída da bexiga (aumento prostático ou coágulo de sangue), bexiga neurogênica
Extrínseca	Fibrose retroperitoneal, câncer metastático

Tabela 71-3 Diagnósticos diferenciais por classificação fisiopatológica da IRA. *ECA*, Enzima de conversão de angiotensina; *BRAs*, bloqueadores do receptor de angiotensina; *GI*, gastrointestinal; *SHU*, síndrome hemolítico-urêmica; *AINEs*, fármacos anti-inflamatórios não esteroidais; *IBP*, inibidores de bombas de próton; *GNRP*, glomerulonefrite rapidamente progressiva; *LES*, lúpus eritematoso sistêmico; *PTT*, púrpura trombocitopênica trombótica.

podem ser necessários para diferenciar sobrecarga de volume de infiltrados pulmonares de origem não cardiogênica. Uma PCCP baixa sugere edema pulmonar não cardiogênico.[21] Avaliações entre a entrada e perdas dárias de volume e de sua saída (balanço hídrico) também auxiliam na avaliação do volume de fluido extracelular do paciente criticamente doente.

O exame físico inicial deveria incluir uma avaliação cuidadosa do abdome. Uma bexiga distendida, dolorosa, indica uma obstrução baixa do trato urinário, e, quando ocorrer, deve-se proceder ao cateterismo estéril para o esvaziamento vesical. O achado de uma parede abdominal distendida e tensa pode indicar a presença de ascite, ressuscitação volêmica intravenosa agressiva ou cirurgia abdominal recente. A pressão intra-abdominal pode ser mensurada na UTI para identificar IRA decorrente de síndrome compartimental abdominal, definida como pressão intra-abdominal excedendo 20 mmHg.[24]

Febre, *rash* cutâneo e artralgias podem ser sinais de um processo secundário à doença sistêmica, como lúpus eritematoso sistêmico, vasculite, endocardite, alergia a substâncias com nefrite intersticial aguda (NIA). Um *rash* leucocitoclástico nas extremidades inferiores pode, por exemplo, ser decorrente da púrpura de Henoch-Schönlein em um paciente jovem, ou crioglobulinemia em um paciente idoso com infecção por hepatite C. Uma história recente de cateterização de aorta (p. ex., cateterismo cardíaco) e achados de livedo reticular ou um dedo "sem cor" são as pistas diagnósticas para êmbolos de colesterol ou ateromatosos. Hematúria sem a ocorrência de dor sugere glomerulonefrite aguda (GN) ou malignidade genitourinária, enquanto hematúria acompanhada de dor é mais consistente com obstrução.[21]

Testes Laboratoriais

A diferenciação das duas causas mais comuns de IRA nos pacientes hospitalizados, IRA pré-renal e necrose tubular aguda (NTA), pode ser difícil quando ambos – o volume arterial efetivo e o tempo em curso da lesão renal – são desconhecidos.[25] Aqui o termo *injúria tubular aguda* (ITA) pode ser adicionado à NTA para descrever mais acuradamente a patologia envolvida na IRA intrínseca de insultos isquêmicos ou tóxicos.[26] A avaliação do volume urinário, do sedimento urinário e índices urinários (esses últimos sendo úteis apenas em pacientes com oligúria) são particularmente úteis para fazer o diagnóstico correto (Tabela 71-4). Testes laboratoriais iniciais incluem análise da urina e um painel metabólico básico com medidas de ureia sanguínea e sódio sérico, potássio, bicarbonato e níveis de creatinina. Esses testes são importantes não apenas para o diagnóstico mas também para a avaliação das complicações da IRA.[21]

Resultados de testes laboratoriais iniciais podem levar prontamente a mais testes. Por exemplo, a ocorrência de glicosúria com níveis de glicose plasmática normais oferece evidência de disfunção tubular proximal. A presença de aminoácidos e bicarbonato na urina com níveis elevados de fosfato urinário e ácido úrico confirma síndrome de Fanconi, um tipo de injúria renal tubular proximal vista na IRA relacionada ao uso de cisplatina ou tenofovir e à citotoxicidade por cadeias leves livres (CLL) de imunoglobulinas.

Variáveis Clínicas e Laboratoriais no Diagnóstico Diferencial entre Injúria Renal Aguda Pré-renal e Renal (IRA)

	Pré-renal	Renal
História	Perdas GI, urinárias, da pele, perda sanguínea ou para o terceiro espaço	Exposição a substâncias ou toxinas, mudanças hemodinâmicas
Apresentação clínica	Hipotensão ou depleção de volume	Sem sintomas específicos ou sinais
Estudos laboratoriais		
Relação U/Cr$_s$	> 20	< 20
Sedimento	Normal, poucos cilindros	Cilindros "lama marrom"
U$_{Osm}$ (mmol/kg)	> 500	< 350
Proteinúria	Nenhuma ou traço	Leve a moderado
U$_{Na}$ (mmol/L)	< 20	> 40
FE$_{Na}$ (%)	< 1	> 1
FE$_{Ureia}$ (%)	< 35	> 35
Novos biomarcadores	Nenhum	KIM-1, cistatina C, NGAL, CYR61, outros

Tabela 71-4 **Variáveis clínicas e laboratoriais no diagnóstico diferencial entre a IRA pré-renal e renal.** *U*, ureia; *CYR61*, proteína rica em cisteína 61; *FE$_{Na}$*, fração de excreção de sódio; *FE$_u$*, fração de excreção de ureia; *GI*, gastrointestinal; *KIM-1*, molécula de injúria renal 1; *NGAL*, lipocalina associada à gelatinase de neutrófilos; *Cr$_s$*, creatinina sérica; *U$_{Na}$*, sódio urinário; *U$_{Osm}$*, osmolalidade urinária.

Razão entre Nitrogênio Ureico Sanguíneo (NUS) e Creatinina

A razão NUS-creatinina é de 10:1 a 15:1 (quando ambos estão expressos em mg/dL, 40 a 60 quando expressos em mmol/L) em indivíduos normais.

Na IRA pré-renal, essa razão pode ser maior que 20:1 devido a um aumento desproporcional na reabsorção de ureia resultante da elevação dos níveis de hormônio antidiurético. Uma razão elevada não é específica para lesão pré-renal porque os níveis de ureia podem estar aumentados por sangramento gastrointestinal, anabolismo proteico prejudicado (p. ex., uso de corticosteroides sistêmicos e administração de tetraciclina), catabolismo aumentado (p. ex., sepse) e consumo aumentado de proteínas. A IRA pré-renal não deve ser excluída por uma razão normal porque pode haver diminuída produção de ureia por consumo menor de proteína ou doença hepática subjacente que podem impedir o aumento esperado da ureia por reabsorção tubular aumentada. Além disso, elevações dos níveis de creatinina podem exceder os níveis de ureia em pacientes com liberação de creatina quinase (creatinofosfoquinase – CK) de lesão muscular, como na rabdomiólise.

Volume de Urina

Na IRA, foi demonstrado que o volume de urina se correlaciona diretamente com TFG residual.[27] O volume de urina pode indicar, desse modo, tanto a severidade da IRA quanto prestar importantes informações diagnósticas. A IRA oligúrica (débito menor que 500 mL/dia) é tipicamente associada a piores desfechos que a IRA com a preservação do volume urinário, sobretudo com balanço hídrico positivo no cenário de cuidados críticos.[28-30] A oligúria comumente ocorre em IRA causada por NTA, embora isso também possa ser visto em IRA pré-renal com detecção recente ou NIA. Amplas variações no débito urinário diário sugerem obstrução. Anúria completa (sem débito de urinário) sugere obstrução ou catástrofe vascular aguda, como oclusão da veia ou artéria renais, embora possa ser vista em NTA ou NIA. Para que um evento vascular cause anúria completa, ele deve afetar os dois rins ou um rim funcionante único.[21]

Urinálise e Microscopia Urinária

Em um cenário de IRA, a urinálise com uma fita reagente provê a primeira evidência para a presença de células vermelhas do sangue (CVS) ou proteína na urina. Entretanto, os resultados da fita reagente urinária têm limitações significativas e devem ser interpretadas em conjunto com testes mais específicos como a razão proteína ou albumina – creatinina em urina isolada e a microscopia de urina. Algumas limitações notáveis da análise de urina por fita reagente incluem a inabilidade de detectar proteínas de cadeia leve de imunoglobulinas e a detecção falso-positiva de proteínas no cenário de uso de contraste radiográfico e urina alcalina. A fita reagente para urinálise pode prover informações diagnósticas úteis em conjunto com a microscopia de urina. Por exemplo, a presença de hemoglobina ou mioglobina na urina é apoiada pelo achado de sangue na fita reagente e pela não presença de CVS na microscopia de urina. A microscopia de urina foi validada como uma ferramenta diagnóstica e prognóstica nos pacientes hospitalizados com IRA.[25] Uma amostra de urina fresca é centrifugada e o sedimento examinado por microscopia óptica para a presença de células, cilindros e cristais (Figuras 71-3 e 71-4). Um sedimento urinário normal contém poucas células ou cilindros e é chamado "inocente". A microscopia urinária na IRA pré-renal recente é tipicamente normal com ocasionais cilindros hialinos. Na IRA ligada à NTA, a urina mostra cilindros granulares em degeneração ("lama marrom") e células epiteliais tubulares renais. Em um estudo com 197 pacientes hospitalizados com IRA definida pelo critério AKIN, a presença de mais de 10 cilindros granulares por campo de pequeno aumento teve valor preditivo positivo de 100% para o diagnóstico final de NTA. No mesmo estudo, um escore de sedimento urinário com base na presença de cilindros granulares e células epiteliais tubulares renais foi diretamente associado à IRA em piora, definida como um desfecho composto para um estágio AKIN mais avançado, necessidade de diálise e morte. Esses achados sugerem que a microscopia da urina é útil tanto para distinguir a IRA, relacionada à NTA daquela relacionada à pré-renal, quanto para predizer a sua severidade.[25]

Achados na urinálise e na microscopia de urina podem oferecer entendimento na história renal (cilindros céreos largos são frequentemente vistos na DRC); porém, mais importante, podem ser pistas diagnósticas para uma causa rara de IRA. A GN proliferativa é caracterizada por fita reagente de urina com 3+ ou 4+ de sangue e 2+ a 3+ de proteína com sedimento urinário ativo com hemácias e cilindros hemáticos identificados na microscopia da urina. Nesse cenário, a história e os achados de exame físico devem receber suporte de testes sorológicos e a realização de uma biópsia renal, se os rins forem normais em tamanho. A presença de agregados de leucócitos e cilindros, na ausência de bactéria, sugere NIA.[21] Células epiteliais tubulares renais, cilindros granulares, hemácias e até mesmo cilindros hemáticos podem ser vistos no sedimento urinário de pacientes com NIA. Eosinófilos na urina não são nem altamente sensíveis nem específicos para o diagnóstico de NIA associada à substância. Cistite, prostatite, pielonefrite, doença ateroembólica, NTA e glomerulonefrite rapidamente progressiva (GNRP) podem todas causar eosinofilúria na ausência de NIA.[31,32] Um sedimento de urina com abundantes cristais de ácido úrico acompanhado de elevados níveis séricos de fósforo em um paciente submetido à quimioterapia pode indicar síndrome de lise tumoral.

Urinálise e microscopia da urina são mais discutidas no Capítulo 4.

Fração de Excreção de Sódio e Ureia

A concentração de sódio urina-soro em relação à concentração de creatinina urina-soro (fração de excreção de sódio [FE$_{Na}$]) tem sido utilizada para uma estimativa aproximada da função renal tubular:

$$FE_{Na} = \frac{[U/S]_{Na}}{[U/S]_{Cr}} \times 100\%$$

em que U = urina, S = soro, Na = sódio e Cr = creatinina

A premissa básica é que as células tubulares renais reabsorverão sódio no cenário pré-renal, enquanto túbulos danificados por NTA

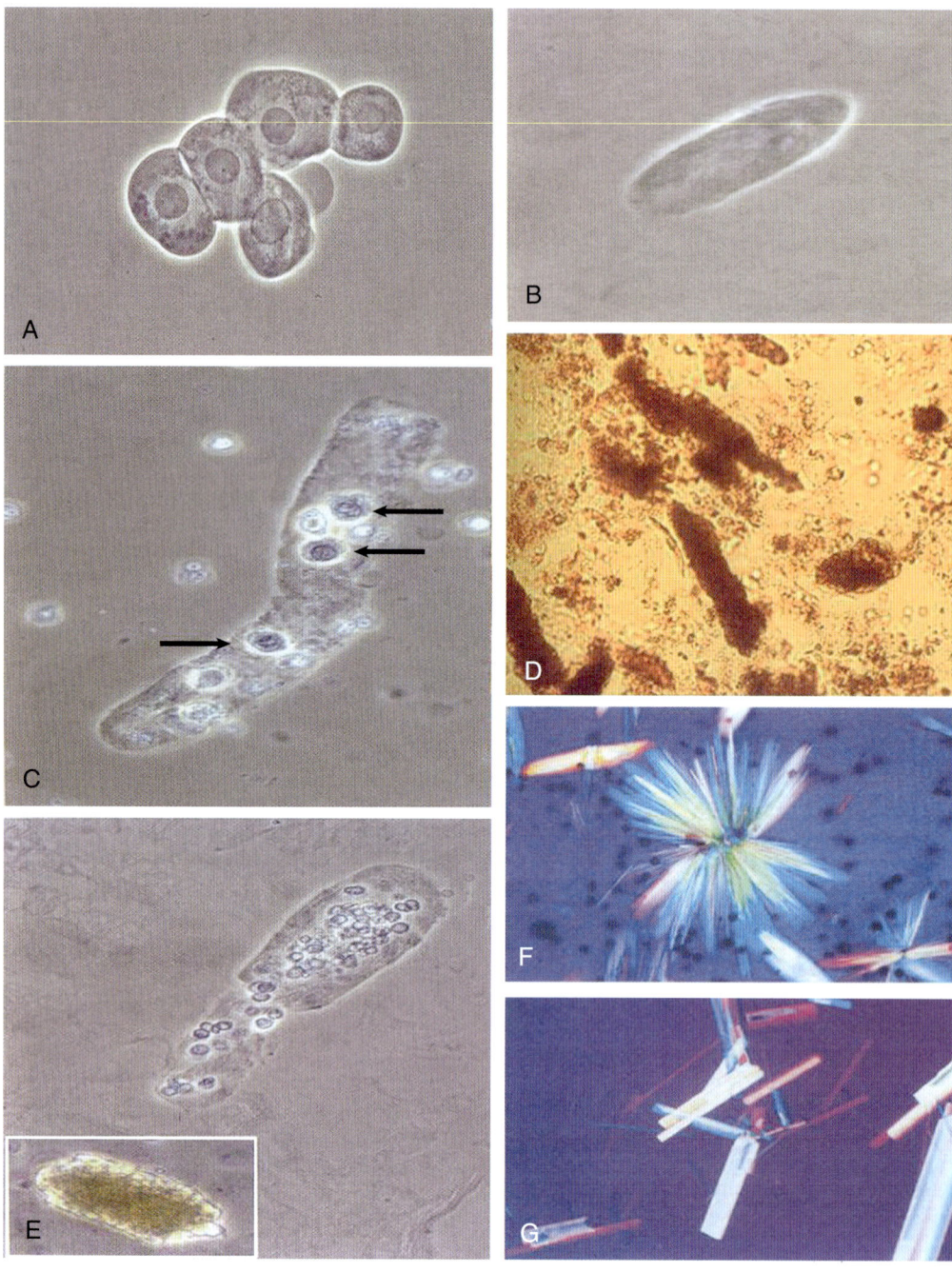

Figura 71-3 Exemplos de sedimento urinário vistos em injúria renal aguda. A, Agregado de células epiteliais. **B**, Cilindro hialino como pode ser visto na lesão renal aguda pré-renal. **C**, Cilindro epitelial como pode ser visto na necrose tubular aguda precoce (as *setas* indicam células epiteliais). **D**, Cilindro "lama marrom", típico da necrose tubular aguda estabelecida. **E**, Cilindro hemático como visto na glomerulonefrite e vasculite. *Detalhe*: cilindro de hemoglobina. **F** e **G**, Duas formas de cristais de indinavir.

não.[33] FE_{Na} abaixo de 1% é consistente com IRA pré-renal e FE_{Na} acima de 3% é típica de NTA. Entretanto, muitas exceções a esses valores de corte foram descritas desde que a FE_{Na} foi primeiramente introduzida na prática clínica, em 1976. A FE_{Na} pode ser menor que 1%, apesar da presença de NTA em contexto de sepse, hemoglobinúria ou mioglobinúria, exposição ao radiocontraste, IRA não oligúria, falência cardíaca e cirrose avançada. DRC subjacente, uso de diuréticos, administração recente de fluido intravenoso, glicosúria, bicarbonatúria e nefropatias perdedoras de sal podem estar associadas à FE_{Na} elevada a despeito da presença de IRA pré-renal.[33] Portanto a FE_{Na} tem limitações significativas no contexto da IRA adquirida no hospital, em que fatores de confusão são abundantes; entretanto, pode ser de ajuda em diferenciar IRA pré-renal de NTA em populações específicas de pacientes com oligúria. Reabsorção da ureia ocorrendo, a princípio, nos túbulos proximais, é menos afetada por diuréticos de alça e tiazídicos, e a fração de excreção de ureia (FE_{ureia}) pode ser uma

alternativa útil à FE_{Na} em pacientes que recebem diuréticos. O cálculo da FE_{Ureia} é idêntico ao da FE_{Na} com a substituição de ureia pelo sódio, e valores menores que 35% favorecem IRA pré-renal em vez de NTA.

Estudos de Imagem

Imagens dos rins podem não ser necessárias se houver um diagnóstico claro da IRA (p. ex., IRA pré-renal ou NTA). Entretanto, quando o diagnóstico é incerto, e especialmente quando o quadro clínico apoia a presença de obstrução urinária ou oclusão vascular renal, então mais testes diagnósticos são indicados.[21] A ultrassonografia renal é confiável, um método não invasivo de avaliação do rim e do trato urinário. Pode identificar obstrução urinária, doença policística renal e o tamanho e número dos rins. Quando o método Doppler é usado para avaliar o fluxo, a patência das veias e artérias renais pode ser avaliada. As imagens da tomografia computadorizada sem contraste e de alta resolução são o método preferido para a detecção de cálculos

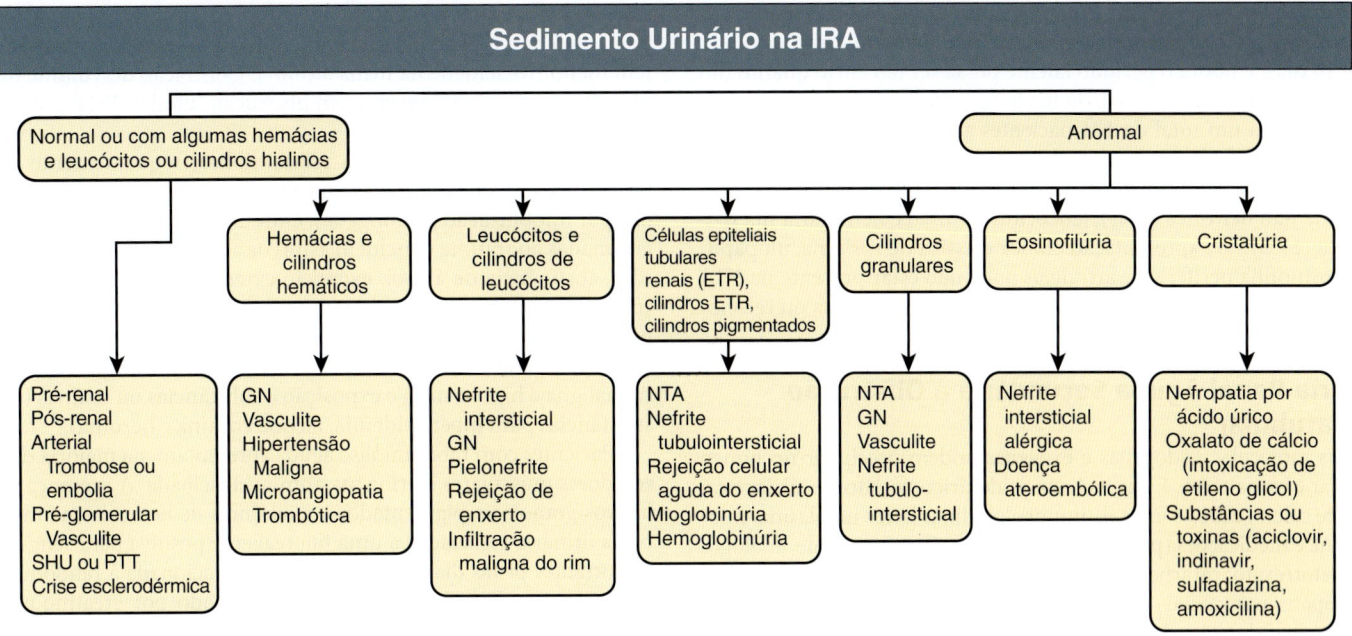

Figura 71-4 Sedimento Urinário na Injúria Renal Aguda (IRA). *NTA*, necrose tubular aguda; *GN*, glomerulonefrite; *SHU*, síndrome hemolítico-urêmica; *ETR*, epitélio tubular renal; *PTT*, púrpura trombocitopênica trombótica.

do trato urinário. A renografia com radioisótopos pode estimar o fluxo plasmático renal em um rim transplantado com IRA, mas tem sido substituída de maneira crescente por ultrassonografia Doppler. Outros métodos com radionuclídeos são menos úteis na IRA (p. ex., marcação de leucócitos para NIA). As imagens da ressonância magnética sem contraste são agora recomendadas para avaliar trombose de artéria ou veia renal.[21]

Biópsia Renal

A biópsia renal é reservada a pacientes nos quais a IRA pré-renal ou pós-renal foram excluídas, e a causa da lesão intrínseca da IRA permanece não clara. A biópsia renal é particularmente útil quando a avaliação clínica e a investigação laboratorial sugerem diagnósticos outros, que não isquêmicos, ou lesões nefrotóxicas que possam responder à terapia específica para a doença. Exemplos incluem GNRP, vasculites, lúpus eritematoso sistêmico e NIA.

LESÃO RENAL AGUDA EM SITUAÇÕES ESPECÍFICAS

Necrose Tubular Aguda

A necrose tubular aguda é uma síndrome clínica de declínio abrupto e sustentado na TFG que é iniciada por um evento agudo isquêmico ou nefrotóxico e desenvolve-se dentro de minutos ou dias após o insulto.[21] A biópsia renal é o único teste diagnóstico definitivo para NTA. O diagnóstico é sugerido pela história recente de hipotensão, depleção de volume, sepse e exposição nefrotóxica. Cilindros granulares em degeneração ("lama marrom"), grosseiros, estão presentes na microscopia de urina na maioria dos pacientes com NTA, sobretudo naqueles que estão oligúricos.[21] Outros achados laboratoriais consistentes com o diagnóstico de NTA são mostrados na Tabela 71-4.

A fisiopatologia da NTA envolve múltiplos caminhos (Cap. 69). A obstrução do fluxo dentro dos túbulos por debris celulares, a desorganização da polaridade da célula tubular e do citoesqueleto, a perda do alinhamento do epitélio tubular resultando em vazamento retrógrado do filtrado glomerular para o interstício renal e a vasoconstrição arteriolar efetiva foram propostos como participantes na fisiopatologia da NTA. Em geral, a NTA tem sido descrita como uma má resposta adaptativa do rim – "trocando" TFG pela preservação da oxigenação medular e a integridade tubular.[26]

A necrose tubular aguda no contexto de isquemia-reperfusão é usualmente mais severa dentro da medula externa do rim (Cap. 69).[34] As características histológicas típicas da lesão tubular proximal em humanos incluem vacuolização, perda da borda em escova, desorganização com um desalinhamento das células epiteliais no túbulo e presença de cilindros intratubulares. A necrose das células tubulares é desigual e não é usualmente dominante no espécime da biópsia, talvez em parte porque a maior parte dos espécimes biopsiados são provindos do córtex e a medula externa não é revelada adequadamente. A apoptose das células tubulares está presente nos espécimes de humanos com NTA e a evidência de regeneração celular é quase sempre vista, com mais frequência, naquelas áreas com maior perda de células tubulares. Ademais, as mudanças regenerativas e sinais de lesão epitelial recentes são frequentemente observadas no mesmo espécime da biópsia, sugerindo que episódios recorrentes de isquemia tubular continuam a ocorrer durante a fase de manutenção da NTA. A aparência morfológica dos tipos comuns de NTA induzida por nefrotoxinas é similar àquela da NTA isquêmica. Correlações de achados morfológicos com desfechos funcionais têm sido difíceis, sobretudo porque a biópsia representa uma visão limitada do processo patológico em um ponto do tempo e usualmente revela apenas a córtex do rim.

Nefrite Intersticial Aguda

A nefrite intersticial aguda é caracterizada pela presença de infiltrados inflamatórios e edema no interstício, com o acompanhamento de uma deterioração aguda da função renal (Cap. 69).[35] Ela não é uma causa incomum de IRA, perfazendo 15% a 27% das biópsias renais indicadas devido à IRA; entretanto, a NIA pode ser negligenciada como causa de IRA em contextos em que a NTA é comum (p. ex., sepse). O abuso de substâncias é a causa mais comum de NIA (Tabela 71-3), com antimicrobianos e AINES sendo os agentes responsáveis mais frequentes.[35]

A variabilidade na apresentação clínica de pacientes com NIA torna o diagnóstico desafiador, que geralmente requer biópsia renal.

Em pacientes com NIA induzida por substâncias, o atraso médio entre a exposição à substâncias e o surgimento de manifestações renais é de 10 dias, embora o período latente possa ser tão curto quanto um dia, com alguns antibióticos, ou tão longo quanto meses, com alguns AINES.[35] Em um total de 121 pacientes agrupados com NIA, a frequência relatada de sintomas inclui artralgias, 45%; febre, 36%; e *rash* cutâneo, 22%. Na mesma análise, os achados urinários incluem proteinúria não nefrótica (93%), leucocitúria (82%) e hematúria microscópica (67%).[35] A apresentação clínica clássica de *rash* maculopapular, eosinofilia periférica e artralgias pode não estar presente na NIA induzida por substâncias, e é incomum na NIA idiopática ou relacionada à infecção (Tabela 71-3).

Injúria Renal Aguda Secundária à Obstrução Intratubular

Várias moléculas endógenas e exógenas podem precipitar no lúmen tubular e causar IRA. Essas incluem ácido úrico, fosfato de cálcio, oxalato de cálcio, cadeias leves de imunoglobulinas livres no plasma, mioglobina e medicações (p. ex., aciclovir, indinavir, metotrexate, análogos de metotrexato, catárticos contendo fosfato de sódio e sulfadiazina).[21] Nefropatia por cristais induzida por medicações ocorre mais comumente quando altas doses de medicação são combinadas com baixo fluxo tubular secundário à contração de volume ou DRC subjacente.

Ingesta de etileno glicol pode resultar em IRA por deposição de oxalato de cálcio. O etileno glicol é um líquido adocicado e que não tem odor, é encontrado em solventes e anticongelantes. Pacientes com envenenamento por etileno glicol apresentam-se tipicamente com desorientação e agitação e são portadores de *gap* osmolar plasmático que progride para acidose metabólica com ânion *gap* elevado, na medida em que o etileno glicol é metabolizado em ácido glicólico. O ácido glicólico é convertido em ácido oxálico, que se liga ao cálcio livre para formar cristais de oxalato de cálcio. Deposição de cristais resultando em IRA tipicamente manifesta-se após 48 a 72 horas da ingesta; entretanto, cristais de oxalato de cálcio podem ser rapidamente identificados na urina logo após a ingesta.

A obstrução intratubular de fosfato de cálcio e cristais de ácido úrico é a patogênese presumida da IRA na síndrome de lise tumoral, que é caracterizada por uma constelação de desarranjos metabólicos causados por liberação massiva e abrupta de componentes intracelulares no sangue após rápida lise de células malignas. Isso é tipicamente visto após o início de terapia citotóxica para malignidades hematológicas com grandes cargas de tumor ou contagem de células, como no linfoma linfoblástico agudo (LLA), linfoma de Burkitt ou leucemia mieloide aguda (LMA).[36] Os traços clínicos da síndrome de lise tumoral resultam dos efeitos dos desarranjos metabólicos. A hipercalemia pode induzir arritmias cardíacas, fraqueza e parestesias. A hiperfosfatemia produz, a princípio, câimbras musculares e letargia, mas também pode promover náuseas, vômitos, diarreia e convulsões. A hipocalcemia, primariamente causada por ligação com o fósforo, causa sintomas similares com câimbras musculares, tetania, arritmias cardíacas e convulsões.[36] A presença de hipercalemia e hipocalcemia associadas à IRA no paciente que recebe quimioterapia citotóxica podem ser as únicas pistas iniciais para a síndrome porque o ácido úrico e o fósforo no sangue não são rotineiramente monitorados. Nesse cenário, a microscopia urinária pode assessorar o diagnóstico de IRA revelando a presença de muitos cristais de ácido úrico.

Rabdomiólise

A rabdomiólise é caracterizada pelo vazamento de conteúdo da célula muscular, como mioglobina, eletrólitos, creatinina quinase, aldolase, desidrogenase láctica e aspartato transaminase (TGO) na circulação.[37] A IRA, ocorrendo primariamente na rabdomiólise severa, resulta da vasoconstrição renal, lesão de célula tubular proximal por

estresse oxidativo e obstrução "intranéfron" (intratubular). Mioglobina, uma heme-proteína que contém ferro no estado ferroso (Fe^{+2}), tem menor toxicidade na urina alcalina. Contração do volume intravascular e urina ácida promovem obstrução tubular distal por precipitação de mioglobina.

Lesão muscular levando à rabdomiólise frequentemente segue trauma (p. ex., síndrome do esmagamento ou compressão de membro por imobilização prolongada); entretanto, existem causas não relacionadas ao trauma e incluem esforços aumentados (p. ex., convulsões, abstinência de álcool, exercício extenuante), defeitos genéticos (p. ex., desordens da glicólise ou gliconeogênese, do metabolismo lipídico e mitocondrial), infecções (p. ex., influenza A e B), mudanças de temperatura corporal (p. ex., insolação, síndrome neuroléptica maligna e hipotermia) e exposição a substâncias ou toxinas (p. ex., substâncias para hiperlipidemia, álcool, cocaína e heroína).[37]

Pacientes com rabdomiólise aguda apresentam, na maioria das vezes, dores musculares e urina marrom-avermelhada. A presença de cilindros granulares pigmentados e a ausência de hemácias na microscopia urinária associados a uma fita reagente positiva para sangue são importantes pistas diagnósticas para IRA relacionada à rabdomiólise. Entretanto, o diagnóstico deve ser confirmado por creatinoquinase elevada e presença da mioglobina urinária.[21] Há correlação fraca entre creatinina quinase e incidência de IRA, e o risco de IRA é menor quando os níveis da creatinoquinase são menores que 20.000U/L. A rabdomiólise pode contribuir para a IRA com níveis de creatinoquinase tão baixos quanto 5.000UI/L quando estão presentes condições coexistentes, como sepse, contração de volume intravascular e acidose.[37]

Injúria Renal Aguda no Mieloma Múltiplo

As cadeias leves de imunoglobulina monoclonal (CLL de imunoglobulina monoclonal) são responsáveis pela maioria das IRAs severas em pacientes com mieloma múltiplo. No contexto de discrasia de células plasmáticas, as cadeias leves de imunoglobulina monoclonal são produzidas em excesso, quase sempre com níveis circulantes centenas de vezes maior que o normal.[38] Essas proteínas de baixo peso molecular são livremente filtradas pelo glomérulo e reabsorvidas no túbulo proximal. Diferentemente da maioria das proteínas produzidas endogenamente, as CLLs têm forte propensão para causar dano tubular (Cap. 27).[38] Algumas CLLs são citotóxicas e promovem lesão da célula tubular, com um mecanismo resultante de um defeito no cotransporte acoplado com sódio produzindo acidose tubular renal tipo II, aminoacidúria, fosfatúria e glicosúria (p. ex., síndrome de Fanconi).[39] Um mecanismo separado de IRA mediada por CLL é a obstrução intratubular por precipitação de CLLs monoclonais no néfron distal, a nefropatia por cilindros.[21] A formação de cilindros acontece sob condições específicas mediadas pela condição iônica do fluido tubular, da taxa de fluxo do fluido tubular, a concentração da glicoproteína de Tamm-Horsfall e as CLL, a força da ligação entre as glicoproteínas de Tamm-Horsfall interagindo com as CLLs e a presença de furosemida.[38] A IRA atribuída à nefropatia por cilindros ocorre em cerca de um terço dos pacientes com mieloma múltiplo e IRA. Outras causas de IRA incluem obstrução extrarrenal (p. ex., nefrolitíase, deposição de amiloide no ureter), hipercalcemia, síndrome de hiperviscosidade e causas não relacionadas ao mieloma (p. ex., NIA ou nefropatia induzida por contraste [NIC]).[21]

Nefropatia por cilindros deveria ser considerada, sobretudo em um paciente mais idoso com IRA não explicada. As condições predisponentes podem incluir hipercalcemia, contração do volume intravascular, uso de furosemida, exposição ao radiocontraste e/ou uso de AINES. A IRA pode ser o evento inicial em pacientes com discrasia de célula plasmática não diagnosticada. Devido ao fato de CLLs não serem detectadas na análise por fitas reagentes, a análise de urina mostrará apenas traços ou não mostrará proteínas, e o sedimento urinário é tipicamente inocente. Um ensaio para nível de CLLs séricas é crítico para dar suporte no diagnóstico diferencial da IRA não explicada: níveis acima de 500 mg/dL apoiam fortemente um diagnóstico de nefropatia por cilindros. Entretanto, a nefropatia por cilindros pode ainda ocorrer quando o nível de CLLs ainda está abaixo de 500 mg/dL, se a CLL for particularmente nefrotóxica e se houver necessidade de biópsia renal para o diagnóstico da nefropatia por cilindros. Em um estudo que consultou dados de biópsia renal, baixa excreção de albumina urinária (< 10%) mostrada na eletroforese de proteínas na urina de 24 horas foi tida como útil em distinguir a nefropatia por cilindros da NTA, e causas menos agudas de lesão renal no mieloma múltiplo (p. ex., amiloidose por cadeia leve amiloide [AL] e doença de depósito por imunoglobulina monoclonal).[40]

Nefropatia Induzida por Contraste

A nefropatia induzida por contraste, definida como IRA que ocorre brevemente após exposição ao radiocontraste intravenoso, é uma causa comum de IRA. Entretanto, a incidência de NIC é baixa (< 1%) em pacientes com função renal normal e sem outros fatores de risco para IRA.[21] Os fatores de risco para NIC incluem DRC, nefropatia diabética, falência cardíaca avançada, estados de perfusão renal reduzida, alta dose total de contraste e exposição concomitante a outras nefrotoxinas. Dados de modelos animais sugerem que ambas, a vasoconstrição renal por efeitos diretos do meio de contraste e a lesão tóxica das células tubulares, são os principais fatores na fisiopatologia da NIC.[41] A lesão renal provavelmente ocorre dentro de minutos após a exposição ao contraste; entretanto, a detecção da IRA é tipicamente tardia por 24 a 48 horas após a exposição ao contraste. A relação temporal da IRA em relação à exposição ao contraste e à exclusão de outras causas de IRA são, na maioria das vezes, suficientes para o diagnóstico. A urinálise e os achados do sedimento urinário são tipicamente consistentes com NTA. A biópsia renal não é, em regra, de ajuda no contexto da NIC porque os achados esperados de NTA são inespecíficos, não há tratamento específico para a NIC e a lesão renal é tipicamente de curta duração.

AGRADECIMENTOS

Os autores agradecem à Dra. Li Yang e ao Dr. Joseph V. Bonventre por suas contribuições para a edição anterior da qual esta presente versão foi atualizada.

Referências

1. The Kidney Disease Improving Global Outcomes (KDIGO) Working Group. Definition and classification of acute kidney injury. *Kidney Int.* 2012;(suppl 2):19-36.
2. Bellomo R, Ronco C, Kellum JA, et al. Acute renal failure—definition, outcome measures, animal models, fluid therapy and information technology needs: The Second International Consensus Conference of the Acute Dialysis Quality Initiative (ADQI) Group. *Crit Care.* 2004;8:R204-R212.
3. Molitoris BA, Levin A, Warnock DG, et al. Improving outcomes from acute kidney injury. *J Am Soc Nephrol.* 2007;18:1992-1994.
4. Mehta RL, Kellum JA, Shah SV, et al. Acute Kidney Injury Network: Report of an initiative to improve outcomes in acute kidney injury. *Crit Care.* 2007;11:R31.
5. Chertow GM, Burdick E, Honour M, et al. Acute kidney injury, mortality, length of stay, and costs in hospitalized patients. *J Am Soc Nephrol.* 2005;16:3365-3370.
6. Hsu CY, McCulloch CE, Fan D, et al. Community-based incidence of acute renal failure. *Kidney Int.* 2007;72:208-212.
7. Hoste EA, Clermont G, Kersten A, et al. RIFLE criteria for acute kidney injury are associated with hospital mortality in critically ill patients: A cohort analysis. *Crit Care.* 2006;10:R73.
8. Liangos O, Wald R, O'Bell JW, et al. Epidemiology and outcomes of acute renal failure in hospitalized patients: A national survey. *Clin J Am Soc Nephrol.* 2006;1:43-51.
9. Uchino S, Kellum JA, Bellomo R, et al. Acute renal failure in critically ill patients: A multinational, multicenter study. *JAMA.* 2005;294:813-818.
10. Hsu RK, McCulloch CE, Dudley RA, et al. Temporal changes in incidence of dialysis-requiring AKI. *J Am Soc Nephrol.* 2013;24:37-42.
11. Mehta RL, Pascual MT, Soroko S, et al. Spectrum of acute renal failure in the intensive care unit: The PICARD experience. *Kidney Int.* 2004;66:1613-1621.
12. Lafrance JP, Miller DR. Acute kidney injury associates with increased long-term mortality. *J Am Soc Nephrol.* 2010;21:345-352.
13. Coca SG, Yusuf B, Shlipak MG, et al. Long-term risk of mortality and other adverse outcomes after acute kidney injury: A systematic review and meta-analysis. *Am J Kidney Dis.* 2009;53:961-973.
14. Doi K, Yuen PS, Eisner C, et al. Reduced production of creatinine limits its use as marker of kidney injury in sepsis. *J Am Soc Nephrol.* 2009;20:1217-1221.
15. Koyner JL. Assessment and diagnosis of renal dysfunction in the ICU. *Chest.* 2012;141:1584-1594.
16. Dharnidharka VR, Kwon C, Stevens G. Serum cystatin C is superior to serum creatinine as a marker of kidney function: A meta-analysis. *Am J Kidney Dis.* 2002;40:221-226.
17. Ichimura T, Asseldonk EJ, Humphreys BD, et al. Kidney injury molecule-1 is a phosphatidylserine receptor that confers a phagocytic phenotype on epithelial cells. *J Clin Invest.* 2008;118:1657-1668.
18. Vaidya VS, Ozer JS, Dieterle F, et al. Kidney injury molecule-1 outperforms traditional biomarkers of kidney injury in preclinical biomarker qualification studies. *Nat Biotechnol.* 2010;28:478-485.
18a. Bonventre JV, Vaidya VS, Schmouder R, et al. Next-generation biomarkers for detecting kidney toxicity. *Nat Biotechnol.* 2010;28:436-440.
19. Viau A, El Karoui K, Laouari D, et al. Lipocalin 2 is essential for chronic kidney disease progression in mice and humans. *J Clin Invest.* 2010;120:4065-4076.
20. Bellomo R, Kellum JA, Ronco C. Acute kidney injury. *Lancet.* 2012;380:756-766.
21. Sanders PW, Agarwal A. Acute kidney injury. In: Nabel EG, ed. *ACP Medicine, A Textbook of Medicine.* Hamilton, Canada: Decker Intellectual Properties; 2010.
22. Hsu CY, Ordoñez JD, Chertow GM, et al. The risk of acute renal failure in patients with chronic kidney disease. *Kidney Int.* 2008;74:101-107.
23. Bhanushali GK, Jain G, Fatima H, et al. AKI associated with synthetic cannabinoids: A case series. *Clin J Am Soc Nephrol.* 2013;8:523-526.
24. De Waele J, DeLaet I, Kirkpatrick A, Hoste E. Intraabdominal hypertension and abdominal compartment syndrome. *Am J Kidney Dis.* 2011;57:159-169.
25. Perazella MA, Coca SG, Hall IE, et al. Urine microscopy is associated with severity and worsening of acute kidney injury in hospitalized patients. *Clin J Am Soc Nephrol.* 2010;5:402-408.
26. Rosen S, Stillman IE. Acute tubular necrosis is a syndrome of physiologic and pathologic dissociation. *J Am Soc Nephrol.* 2008;19:871-875.
27. Rahman SN, Conger JD. Glomerular and tubular factors in urine flow rates of acute renal failure patients. *Am J Kidney Dis.* 1994;23:788.
28. Payen D, de Pont AC, Sakr Y, et al. Sepsis Occurrence in Acutely Ill Patients (SOAP) Investigators. A positive fluid balance is associated with a worse outcome in patients with acute renal failure. *Crit Care.* 2008;12:R74.
29. Bouchard J, Soroko SB, Chertow GM, et al. Program to Improve Care in Acute Renal Disease (PICARD) Study Group. Fluid accumulation, survival and recovery of kidney function in critically ill patients with acute kidney injury. *Kidney Int.* 2009;76:422-427.
30. RENAL Replacement Therapy Study Investigators, Bellomo R, Cass A, et al. An observational study fluid balance and patient outcomes in the Randomized Evaluation of Normal vs. Augmented Level of Replacement Therapy trial. *Crit Care Med.* 2012;40:1753-1760.
31. Grams ME, Estrella MM, Coresh J, et al. Fluid balance, diuretic use, and mortality in acute kidney injury. *Clin J Am Soc Nephrol.* 2011;6:966-973.
32. Perazella MA. AKI in a hospitalized patient with cellulitis. *Clin J Am Soc Nephrol.* 2013;8:658-664.
33. Perazella MA, Coca SG. Traditional urinary biomarkers in the assessment of hospital-acquired AKI. *Clin J Am Soc Nephrol.* 2012;7:167-174.
34. Lieberthal W, Nigam SK. Acute renal failure. I. Relative importance of proximal vs. distal tubular injury. *Am J Physiol.* 1998;275:F623-F631.
35. Praga M, González E. Acute interstitial nephritis. *Kidney Int.* 2010;77:956-961.
36. Judd E, Mehta S, Tolwani A. Specific etiologies of acute kidney injury. In: Lerma EV, Roner M, eds. *Clinical Decisions in Nephrology, Hypertension, and Renal Transplantation.* New York: Springer; 2013:199-236.
37. Bosch X, Poch E, Grau JM. Rhabdomyolysis and acute kidney injury. *N Engl J Med.* 2009;361:62-72.
38. Hutchison CA, Batuman V, Behrens J, et al; International Kidney and Monoclonal Gammopathy Research Group. The pathogenesis and diagnosis of acute kidney injury in multiple myeloma. *Nat Rev Nephrol.* 2011;8:43-51.
39. Sanders PW. Mechanisms of light chain injury along the tubular nephron. *J Am Soc Nephrol.* 2012;23:1777-1781.
40. Leung N, Gertz M, Kyle RA, et al. Urinary albumin excretion patterns of patients with cast nephropathy and other monoclonal gammopathy-related kidney diseases. *Clin J Am Soc Nephrol.* 2012;7:1964-1968.
41. Persson PB, Hansell P, Liss P. Pathophysiology of contrast medium-induced nephropathy. *Kidney Int.* 2005;68:14-22.

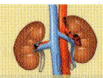

CAPÍTULO 72

Epidemiologia e Impacto Prognóstico da Injúria Renal Aguda

Neesh Pannu e Marcello Tonelli

Durante a última década, houve uma mudança de paradigma no nosso entendimento da injúria renal aguda (IRA). Embora a condição tenha sido, a princípio, descrita e definida como a perda completa da função do rim, hoje é amplamente reconhecido que graus menores de lesão renal têm implicações importantes para a saúde. A IRA representa uma síndrome clínica heterogênea com múltiplas causas em vez de uma doença específica. Entretanto, quer esteja ocorrendo de modo isolado ou em pacientes criticamente doentes com falência múltipla de órgãos, a IRA (definida como pequenas e muitas vezes reversíveis alterações da função) é consistentemente associada a um aumento de risco de eventos adversos.[1] Este capítulo revisa a incidência, os fatores de risco e os desfechos associados à IRA, bem como as evidências recentes relacionando a IRA ao desenvolvimento da doença renal crônica (DRC).

INCIDÊNCIA DA INJÚRIA RENAL AGUDA

A incidência da IRA em pacientes hospitalizados não selecionados foi estimada em 0,4% a 18% dependendo da definição utilizada, e a IRA foi responsável por 1% a 4% de todas as admissões hospitalares. Diversos grandes estudos americanos sugerem que a incidência de IRA em pacientes hospitalizados aumentou dramaticamente durante as últimas décadas. Um estudo sugeriu que o número de hospitalizações de pacientes com diagnóstico de falência renal aguda (FRA, definido pelo código da *International Classification of Diseases*, Nona Edição [CID-9]) aumentou de 35.000, em 1979, para 650.000, em 2002, – um aumento de 13% ao ano.[2] Estudos disponíveis são baseados nos códigos diagnósticos do CID-9, que são altamente específicos para IRA (definida como 100% de aumento na creatinina sérica), porém relativamente pouco sensíveis, especialmente para tipos mais leves de IRA. Portanto, a incidência relatada da IRA nesses estudos é provavelmente uma grosseira subestimativa da verdadeira incidência. Também apontando para um aumento da incidência de IRA na população geral, são observados 10% de aumento anual de episódios de diálises agudas nos EUA, entre 2000 e 2009, e o aumento em duas vezes no número de mortes atribuíveis à IRA em um período similar (Fig. 72-1).[3] As razões subjacentes da incidência aumentada da IRA não foram determinadas, mas estão provavelmente relacionadas ao aumento de idade do paciente e a maior frequência de comorbidades, como maior prevalência de DRC. Embora esses estudos demonstrem declínio na mortalidade atribuível ao longo do tempo, os sobreviventes da IRA apresentaram tempo de internação hospitalar prolongado e maior necessidade de cuidados pós-hospitalização,[4] e, portanto, aumento significativo dos custos de assistência à saúde.[5]

A incidência de IRA determinada pelo uso de definições consensuais, baseadas na creatinina sérica (Cr_s) e no débito urinário, tem sido mais bem caracterizada em populações de doentes críticos nas quais os dados laboratoriais e de débito urinário são frequentemente medidos. Não obstante o uso de definições comuns para a IRA nessas populações, estudos multicêntricos relataram a incidência de IRA variando entre 10% e 67%, provavelmente refletindo diferenças entre os casos atendidos por diferentes sistemas de cuidados de saúde e países.

CAUSAS DE INJÚRIA RENAL AGUDA

As causas de IRA em pacientes hospitalizados não são bem caracterizadas. Entretanto, vários estudos menores têm reportado necrose tubular aguda (nefrotóxica e isquêmica) e causas pré-renais como causas para a maioria dos pacientes (Cap. 69).[6] Outras causas de IRA potencialmente modificáveis incluem uso mais ampliado de radiocontraste e outras medicações nefrotóxicas, como substâncias anti-inflamatórias não esteroidais (AINEs), inibidores de enzima conversora de angiotensina (ECA), bloqueadores de receptor de angiotensina, diuréticos e agentes quimioterápicos. A exposição a medicações potencialmente nefrotóxicas é comum sobretudo em pacientes com DRC, o que sugere, enfim, que a IRA poderia ter efeitos importantes na incidência de DRC.

FATORES DE RISCO PARA INJÚRIA RENAL AGUDA

Os fatores de risco para IRA foram determinados em vários cenários clínicos, como cirurgias cardíacas, IRA induzida por contraste e populações criticamente doentes; entretanto, modelos de predição de risco que prevejam acuradamente a ocorrência de IRA foram inconclusivos. Fatores de risco bem descritos para a IRA são o diabetes, a depleção de volume como resultado de uso de medicações, perdas gastrointestinais e doenças intercorrentes. Fatores de risco não modificáveis comuns a todas as populações são apresentados no Quadro 72-1. Estudos observacionais recentes quantificaram mais acuradamente o risco associado a alguns desses fatores.

Idade

A incidência de IRA é maior em pessoas com 65 anos de idade ou mais idosos, e há uma associação independente entre IRA e idade mais avançada (Fig. 72-2).[2,3] Em um estudo prospectivo baseado na comunidade, os muito idosos (com idade entre 80 e 89 anos) eram 55 vezes mais propensos ao desenvolvimento de IRA que os adultos com menos de 50 anos de idade.[7] A associação entre idade e IRA é encontrada em estudos que utilizam dados administrativos (códigos CID-9) para definir IRA, assim como em banco de dados maiores nos quais a Cr_s é utilizada para definir IRA em pacientes internados e ambulatoriais. Existem várias razões possíveis para essa associação: (1) mudanças estruturais e funcionais associadas à idade que levam à diminuição da reserva de néfrons e capacidade reduzida de autorregulação renal; (2) acúmulo de comorbidades que aumentam a susceptibilidade para IRA (p. ex.,

Incidência Populacional de IRA-Necessidade de Diálise nos EUA de 2000 a 2009

Figura 72-1 Incidência populacional de pacientes com IRA que requerem diálise nos EUA de 2000 a 2009 (contagem absoluta e taxa de incidência por milhão de pessoas-ano). Sinalização vertical nas barras representam 95% do intervalo de confiança (IC) para taxas de incidência. O número de casos de IRA nos quais os pacientes requerem diálise aumentou de 63.000, em 2000, para quase 164.000, em 2009; a incidência populacional aumentou 10% ao ano de 222 a 533 casos por milhão de pessoa-ano. *(Da referência 3.)*

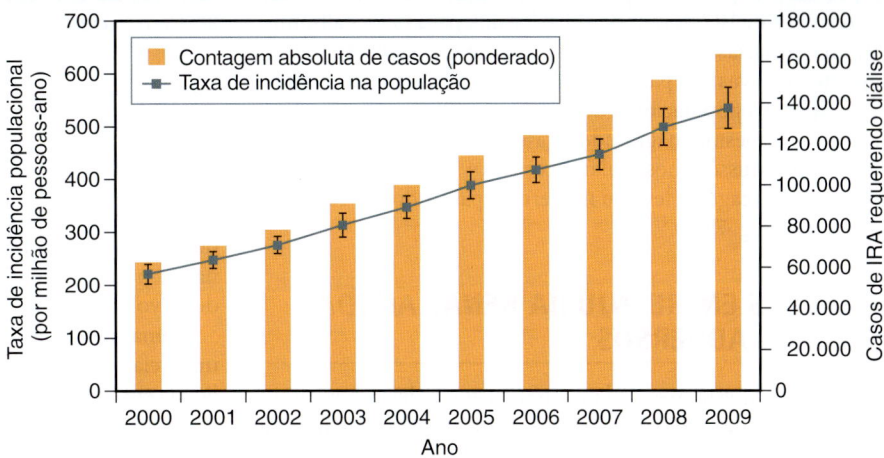

Incidência Populacional de IRA-Necessidade de Diálise nos EUA de 2000 a 2009

Figura 72-2 Incidência populacional de pacientes com injúria renal aguda (IRA) requerendo diálise nos EUA por faixa etária de 2000 a 2009. Sinalização vertical nas barras representam 95% do intervalo de confiança (IC) para taxas de incidência. Todos os grupos etários mostraram um padrão similar de aumento na incidência. *(Da referência 3.)*

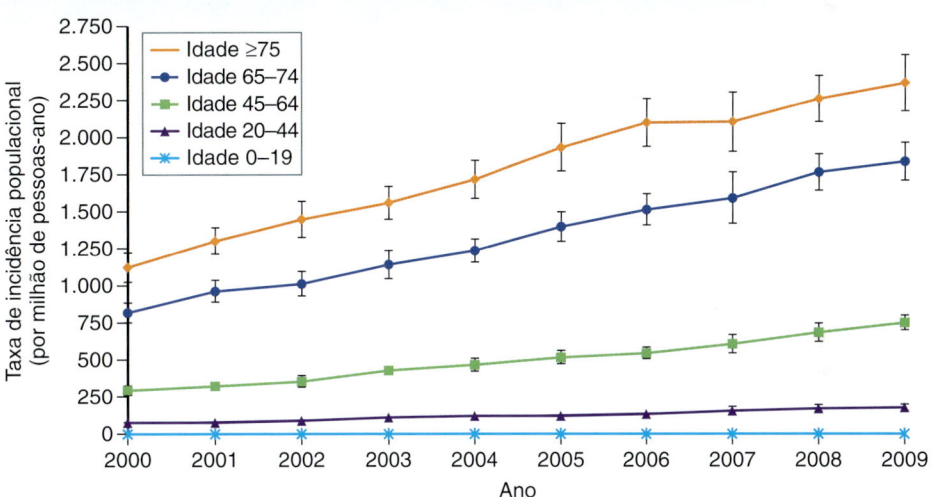

Fatores de Risco para Injúria Renal Aguda (IRA)

Idade	Insuficiência cardíaca congestiva
Gênero (masculino)	Sepse
Doença renal crônica	Depleção de volume
Proteinúria	Doença hepática crônica
Diabetes	Hiperuricemia

Quadro 72-1 Fatores de risco paciente-específicos para IRA.

doença vascular, diabetes, hipertensão, DRC); e (3) exposição aumentada a medicações em idosos (inibidores da ECA, AINEs, diuréticos) e procedimentos (cirurgia, testes diagnósticos com radiocontraste) que estão associados ao desenvolvimento da IRA.[8]

Doença Renal Crônica

A doença renal crônica parece estar entre os fatores de risco mais relevantes para o desenvolvimento de IRA após exposição ao contraste radiológico, grandes cirurgias e outras condições médicas. Um estudo dos EUA demonstrou relação direta entre o estágio da DRC subjacente e a IRA na qual a terapia substitutiva renal (TRS) foi requerida,[9] em que até mesmo pacientes com DRC subjacente leve (taxa de filtração glomerular estimada [TFGe] 45 a 60 mL/min/1,73 m^2) tiveram aumento de duas vezes no risco de necessidade de diálise. Pacientes com DRC mais severa (TFGe abaixo de 30 mL/min/1,73 m^2) tiveram o risco 30 a 40 vezes maior de desenvolver IRA. É interessante notar que foi relatado que os pacientes com DRC têm menor mortalidade absoluta intra-hospitalar comparados aos pacientes sem DRC que desenvolvem IRA a seguir.

Proteinúria

Um estudo caso-controle com mais de 600.000 pacientes que avaliou a associação entre pacientes com DRC e IRA identificou proteinúria como um preditor independente para IRA.[9] Esses achados foram desde então confirmados em uma série de cenários clínicos. Um estudo de coorte com 1.235 adultos submetidos à cirurgia de *bypass* coronariano em Taiwan demonstrou que níveis de proteinúria leves e significativos, detectados por fita reagente, foram associados a um *odds ratio* progressivamente mais elevado para IRA pós-operatória, independentemente do estágio da DRC.[10] Um estudo dos EUA com mais de 11.000 pacientes determinou que uma relação albumina-creatinina urinária (RACU) elevada foi um fator de risco independente para hospitalizações por IRA; após a estratificação por albuminúria, os riscos relativos de IRA foram de 1,9; 2,2 e 4,8, para razões albumina-creatinina urinárias de < 30 mg/g, 30-299 mg/g e > 300 mg/g, respectivamente, relativas aos pacientes sem proteinúria.[11] Uma grande coorte retrospectiva populacional de mais de 900.000 adultos no Canadá encontrou a mesma magnitude de associação e demonstrou taxas elevadas de admissões hospitalares com IRA para pacientes com proteinúria na fita reagente leve ou moderada, passando por todos os valores de TFGe (Fig. 72-3).[12]

ASSOCIAÇÕES ENTRE INJÚRIA RENAL AGUDA E DESFECHOS ADVERSOS

A lesão renal aguda está associada a altos custos e desfechos clínicos adversos, como mortalidade excessiva, aumento da permanência hospitalar, desenvolvimento e/ou progressão da DRC e necessidade para diálise crônica em sobreviventes. Em seu tipo mais severo (requerendo diálise agudamente), a IRA está associada à mortalidade, variando de 15% em pacientes com IRA isolada até tão alta quanto 80% em pacientes criticamente doentes.

MORTALIDADE

A mortalidade está aumentada entre os pacientes que experimentam IRA durante a hospitalização.[1] Entretanto, a comparação dos pacientes com IRA com aqueles sem IRA não distingue entre o risco elevado de morte causado pela IRA e o risco elevado comunicado (relacionado) pela severidade da doença causadora da IRA. No entanto, o desenvolvimento da IRA é um importante marcador de prognóstico.

Uma metanálise de estudos de pacientes hospitalizados confirma uma relação gradual entre o aumento da severidade da IRA e a mortalidade em curto prazo. De modo significativo, até mesmo tipos leves de IRA se mostraram clinicamente relevantes; um aumento na creatinina

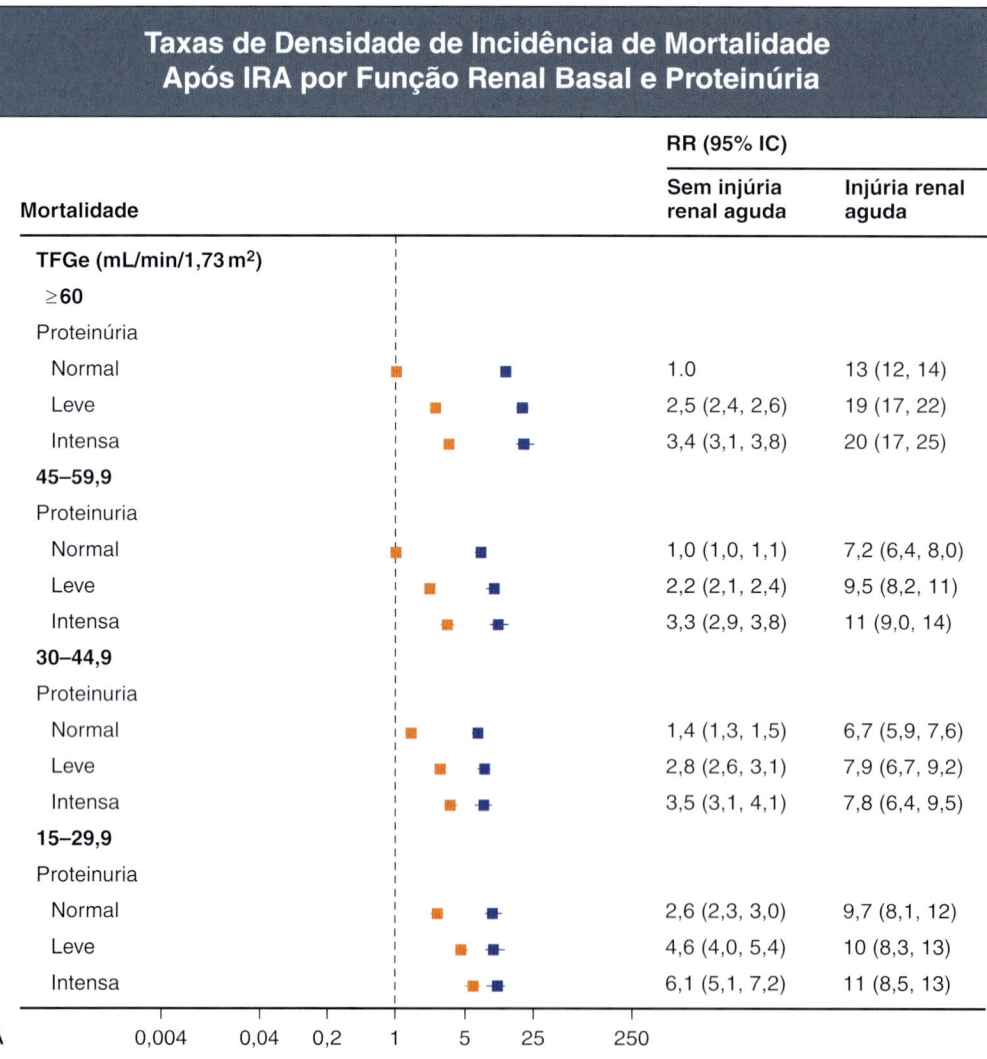

Mortalidade	RR (95% IC)	
	Sem injúria renal aguda	Injúria renal aguda
TFGe (mL/min/1,73 m²)		
≥60		
Proteinúria		
Normal	1.0	13 (12, 14)
Leve	2,5 (2,4, 2,6)	19 (17, 22)
Intensa	3,4 (3,1, 3,8)	20 (17, 25)
45–59,9		
Proteinuria		
Normal	1,0 (1,0, 1,1)	7,2 (6,4, 8,0)
Leve	2,2 (2,1, 2,4)	9,5 (8,2, 11)
Intensa	3,3 (2,9, 3,8)	11 (9,0, 14)
30–44,9		
Proteinuria		
Normal	1,4 (1,3, 1,5)	6,7 (5,9, 7,6)
Leve	2,8 (2,6, 3,1)	7,9 (6,7, 9,2)
Intensa	3,5 (3,1, 4,1)	7,8 (6,4, 9,5)
15–29,9		
Proteinuria		
Normal	2,6 (2,3, 3,0)	9,7 (8,1, 12)
Leve	4,6 (4,0, 5,4)	10 (8,3, 13)
Intensa	6,1 (5,1, 7,2)	11 (8,5, 13)

Taxas de Densidade de Incidência de Mortalidade Após IRA por Função Renal Basal e Proteinúria

A   0,004   0,04   0,2   1   5   25   250

Figura 72-3 Taxas de densidade de incidência (A) e o desfecho composto da doença renal crônica em estágio terminal ou o dobro da creatinina sérica (B) após injúria renal aguda (IRA) por função renal basal e proteinúria. *Quadrados azuis* e *linhas horizontais* representam o ponto estimado e 95% do intervalo de confiança (IC), respectivamente, para razões de taxas dos participantes que tiveram IRA para vários valores de TFGe e proteinúria. Os *quadrados alaranjados* e as *barras horizontais* de maneira similar representam o ponto estimado e 95% do intervalo de confiança (IC) para participantes que não tiveram injúria renal aguda. O grupo referente a todas as razões de taxas era de participantes que não tiveram IRA e tinham proteinúria normal e TFGe de 60 mL/min/1,73 m² ou maior. *TFGe,* Taxa de filtração glomerular estimada; *DRET,* doença renal crônica estágio terminal; *Cr$_s$,* creatinina sérica; *RR,* razão de taxas. (Da referência 12.)

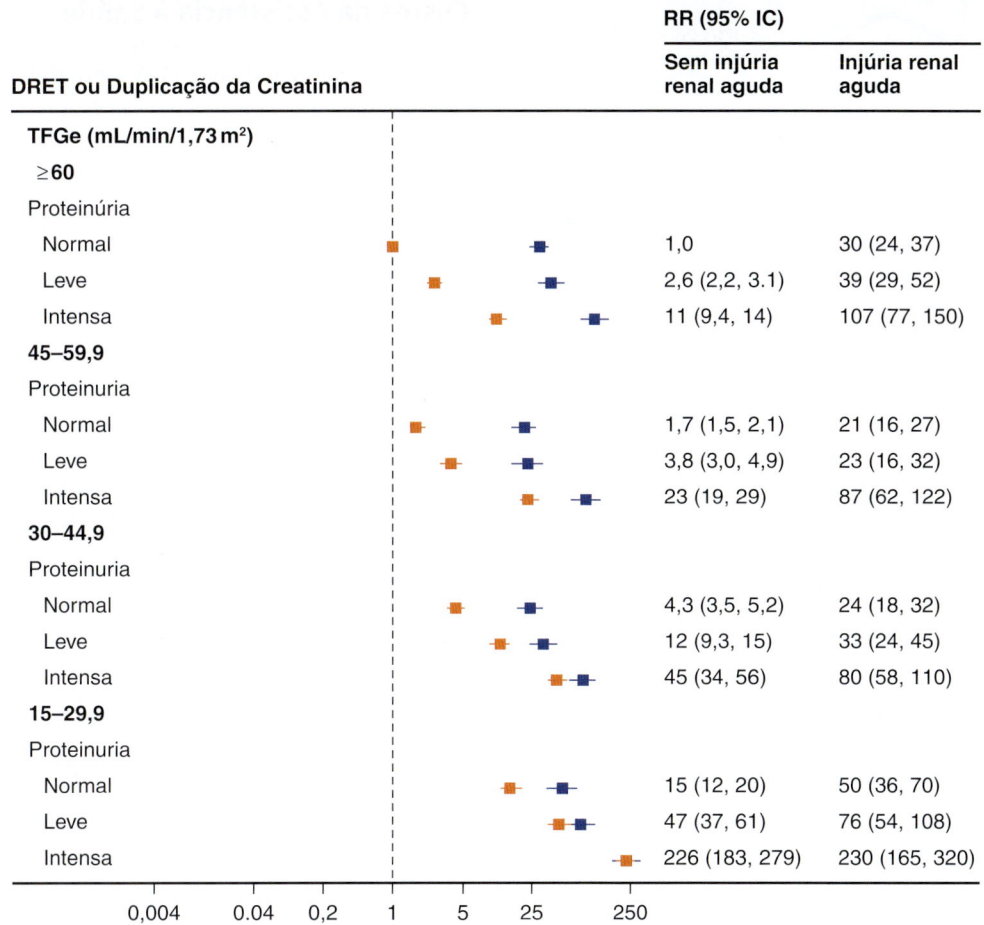

Figura 72-3 *Continuação*

sérica de 26 μmol/L (0,3 mg/dL) foi associado ao risco relativo de morte em curto prazo de 2,3 (intervalo de confiança de 95% [IC 1,8-3,0]). Nos estudos em que se ajustaram os riscos para as comorbidades, as chances ou riscos para morte variaram de 1,7 a 1,9, todos sendo estatisticamente significativos. Achados similares foram relatados em uma meta-análise recente, avaliando o critério RIFLE para a IRA. Enquanto esses estudos focaram os pacientes criticamente doentes ou populações específicas (pacientes com insuficiência cardíaca congestiva [ICC], pacientes que foram submetidos à cirurgia cardíaca), nas quais a IRA pode simplesmente ser um reflexo do impacto da comorbidade, vários estudos com base populacional de pacientes hospitalizados confirmam essas associações de mortalidade.

Achados recentes sugerem que a associação entre IRA e mortalidade é provavelmente influenciada por vários fatores, como a presença de DRC subjacente, a duração e a severidade da IRA e o grau de recuperação da função renal. Em uma coorte de base populacional de pacientes com DRC após hospitalização por um episódio de IRA, uma relação gradual foi observada entre o risco de morte intra-hospitalar e a TFGe pré-hospitalização; a mortalidade foi menor em pacientes que tinham DRC estágio basal.[13] Um estudo de coorte com a população de pacientes hospitalizados com IRA no Canadá encontrou que a relação entre IRA e mortalidade intra-hospitalar era mais forte nos pacientes com IRA severa e TFGe basal maior que 60 mL/min/1,73 m² (risco relativo ajustado [RR] 10,6, IC 95% 8,8-12,8).[14] Por comparação, em pacientes com uma TFGe basal inferior a 30 mL/min/1,73 m², o risco relativo ajustado da mortalidade intra-hospitalar em pacientes com a IRA mais severa foi de 4,7 (IC 95% 3,6-6,2).

Embora a incidência da IRA continue a aumentar com o decorrer do tempo, tem havido melhora correspondente da sobrevida. Uma recente análise da incidência de IRA e desfechos associados em um conjunto de dados nacionalmente representativo nos EUA revelou uma queda de 19% na mortalidade, entre 2000 e 2009, em pacientes que requereram diálise aguda. Embora o aumento da incidência de IRA e a melhora da sobrevida possam ser ambos explicados pelo aumento do uso de códigos diagnósticos para tipos mais leves de IRA (notificação inadequada) e pela tendência em direção a um uso mais precoce e mais agressivo da diálise, melhorias similares na sobrevida foram relatadas em outras coortes nas quais definições alternativas de IRA foram utilizadas.

Doença Renal Crônica

Até recentemente era aceito que, enquanto a IRA severa foi associada à alta taxa de mortalidade, os sobreviventes geralmente recuperavam a função renal e estavam independentes da diálise. Essa suposição foi

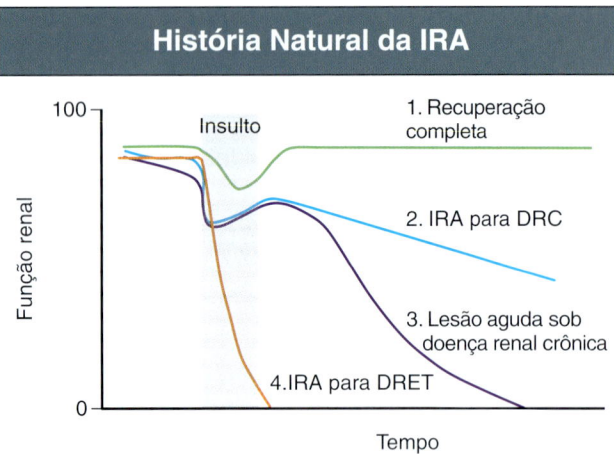

Figura 72-4 História natural da injúria renal aguda. Pacientes que desenvolvem IRA podem experimentar (1) recuperação completa da função renal, (2) desenvolvimento de doença renal crônica (DRC) progressiva, (3) exacerbação da taxa de progressão da DRC preexistente, (4) perda irreversível da função renal e evolução para estágio terminal da doença renal crônica (DRET). *(Da referência 21.)*

apoiada pelos achados de pequenos estudos de coorte de pacientes criticamente doentes. Entretanto, outros relataram menores taxas de recuperação renal, sobretudo em pacientes com DRC subjacente, e é provável que a trajetória da função renal nos sobreviventes de IRA seja variável dependendo da doença renal subjacente e da severidade da IRA (Figura 72-4).[15]

Estudos recentes ligaram a sobrevivência da IRA com o desenvolvimento da DRC ou de doença renal crônica em estágio terminal (DRET). Uma grande coorte dos EUA encontrou a IRA estando associada a risco aumentado em oito vezes de DRET quando comparado a pacientes sem IRA ou DRC.[16] Um estudo canadense semelhante comparou a incidência de DRET entre pacientes que requereram diálise para IRA, mas encontravam-se independentes da diálise dentro de 30 dias da alta, e um grupo de controles pareados sem IRA. Houve aumento de três vezes no risco de desenvolver DRET, com a incidência populacional de 26,3 por 1.000 pessoas-ano nos sobreviventes da IRA. Outro estudo americano avaliou o risco de DRC progressiva após a IRA em pacientes com TFGe maior que 45 mL/min/1,73 m².[17] Sobreviventes de uma hospitalização que requereram diálise por um episódio de IRA, mas estavam independentes de diálise por pelo menos 30 dias após a alta, tiveram aumento de 28 vezes no risco de desenvolver subsequentemente DRC estágio 4 ou pior.

Desde então, uma metanálise com 13 estudos de coorte relatou que as incidências agrupadas de DRC e DRET após IRA eram de 25,8 e 8,6 por 100 pessoas-ano, respectivamente.[18] Análise conjunta de riscos relativos ajustados para DRC e DRET foi de 8,8 (IC 95% 3,1-25,5) e 3,1 (IC 95% 1,9-5), comparado com pacientes sem IRA. Em adultos mais idosos, o risco para DRET após um único episódio de IRA é elevado 2 a 13 vezes, dependendo da severidade da IRA. O risco absoluto anual para o desenvolvimento de DRET após um episódio de IRA varia de 0,6% a 1,2% naqueles que experimentam IRA leve, e até 9% naqueles com DRC preexistente.[12]

A associação entre IRA e DRC poderia ser confundida pela idade, fragilidade e comorbidade não mensurável; entretanto, a IRA também tem sido ligada ao desenvolvimento da DRC em crianças, que estão geralmente livres desses fatores confundidores. Um estudo com 126 pacientes pediátricos criticamente doentes, que sobreviveram à IRA e que recuperaram completamente a função renal, revelou que 10% desses pacientes desenvolveram DRC (razão albumina-creatinina maior ou igual a 30 mg/g ou TFGe abaixo de 60 mL/min/1,73 m²)

ao longo de três anos de seguimento.[19] É importante notar que 38% da coorte tinha TFG levemente diminuída (60 a 90 mL/min/1,73 m²) e 3,2% tinha hipertensão – ambos fatores de risco para DRC futura. Dado o curto período de seguimento, esse estudo provavelmente subestima o risco de DRC em longo prazo e sua morbidade associada.

Custos da Assistência à Saúde

A maioria dos estudos descrevendo os custos associados a IRA é dos EUA. Um estudo dos EUA sobre IRA em pacientes hospitalizados demonstrou relação direta entre a severidade da IRA e o tempo de permanência hospitalar e custos hospitalares.[1] A IRA, definida como um aumento na creatinina sérica de 0,3 mg/dL (26 µmol/L), foi associada a um incremento total no custo de hospitalização de 4.886 dólares americanos, a duplicação do valor da creatinina sérica foi associada a um custo adicional de 9.000 dólares americanos. Estudos de populações específicas de pacientes hospitalizados apoiam esses achados; a média de custo adicional associada à IRA após cirurgia cardíaca varia de 9.000 a 14.000 dólares americanos, dependendo da severidade da IRA. Em uma análise multivariada, a IRA foi sozinha a complicação pós-operatória mais dispendiosa para esses pacientes e resultou na maior proporção de recursos utilizados comparadamente às outras complicações. Outro estudo com 5.875 pacientes cirúrgicos mostrou que a IRA severa com necessidade de diálise foi a segunda complicação pós-operatória mais cara, com um aumento médio de gastos hospitalares estimado em 28.359 dólares americanos comparado a um curso pós-operatório não complicado, e resultou em quase duas vezes o custo adicional comparado a uma parada cardíaca. Entretanto, nenhum desses estudos quantificou o impacto da DRC na IRA e custos associados, os quais são provavelmente substanciais.

INJÚRIA RENAL AGUDA COMO UM PROBLEMA DE SAÚDE PÚBLICA

Estimativas conservadoras de base populacional de incidência da IRA em pacientes adultos hospitalizados estão no alcance de 3.000 por 100.000 pessoas-ano. A maioria desses pacientes sobreviverá à alta hospitalar. A incidência do estágio 4 da DRC (TFGe abaixo de 30 mL/min/1,73 m²) ou maior em sobreviventes da IRA é de cerca de 120 por 100.000 pessoas-ano.[21] O número de adultos americanos desenvolvendo DRC como uma nova condição após a IRA pode ser tão alto quanto 100.000 por ano. Em função dos desfechos adversos com a DRC progressiva, bem como morbidade, mortalidade e custos associados à DRET, estratégias que atenuem a progressão da DRC após a IRA deveriam ser prioridades da saúde pública.

Referências

1. Chertow GM, Burdick E, Honour M, et al. Acute kidney injury, mortality, length of stay, and costs in hospitalized patients. *J Am Soc Nephrol.* 2005; 16:3365-3370.
2. Waikar SS, Curhan GC, Wald R, et al. Declining mortality in patients with acute renal failure, 1988 to 2002. *J Am Soc Nephrol.* 2006;17:1143-1150.
3. Hsu RK, McCulloch CE, Dudley RA, et al. Temporal changes in incidence of dialysis-requiring AKI. *J Am Soc Nephrol.* 2013;24:37-42.
4. Liangos O, Wald R, O'Bell JW, et al. Epidemiology and outcomes of acute renal failure in hospitalized patients: A national survey. *Clin J Am Soc Nephrol.* 2006;1:43-51.
5. Xue JL, Daniels F, Star RA, et al. Incidence and mortality of acute renal failure in Medicare beneficiaries, 1992 to 2001. *J Am Soc Nephrol.* 2006;17:1135-1142.
6. Nash K, Hafeez A, Hou S. Hospital-acquired renal insufficiency. *Am J Kidney Dis.* 2002;39:930-936.
7. Ali T, Khan I, Simpson W, et al. Incidence and outcomes in acute kidney injury: A comprehensive population-based study. *J Am Soc Nephrol.* 2007;18: 1292-1298.

8. Coca SG. Acute kidney injury in elderly persons. *Am J Kidney Dis*. 2010;56: 122-131.

9. Hsu CY, Ordonez JD, Chertow GM, et al. The risk of acute renal failure in patients with chronic kidney disease. *Kidney Int*. 2008;74:101-107.

10. Huang TM, Wu VC, Young GH, et al. Preoperative proteinuria predicts adverse renal outcomes after coronary artery bypass grafting. *J Am Soc Nephrol*. 2011;22:156-163.

11. Grams ME, Astor BC, Bash LD, et al. Albuminuria and estimated glomerular filtration rate independently associate with acute kidney injury. *J Am Soc Nephrol*. 2010;21:1757-1764.

12. James MT, Hemmelgarn BR, Wiebe N, et al. Glomerular filtration rate, proteinuria, and the incidence and consequences of acute kidney injury: A cohort study. *Lancet*. 2010;376:2096-2103.

13. Hsu CY, Chertow GM, McCulloch CE, et al. Nonrecovery of kidney function and death after acute on chronic renal failure. *Clin J Am Soc Nephrol*. 2009;4: 891-898.

14. Pannu N, James M, Hemmelgarn BR, et al. Modification of outcomes after acute kidney injury by the presence of CKD. *Am J Kidney Dis*. 2011;58:206-213.

15. Cerdá J, Lameire N, Eggers P, et al. Epidemiology of acute kidney injury. *Clin J Am Soc Nephrol*. 2008;3:881-886.

16. Ishani A, Xue JL, Himmelfarb J, et al. Acute kidney injury increases risk of ESRD among elderly. *J Am Soc Nephrol*. 2009;20:223-228.

17. Lo LJ, Go AS, Chertow GM, et al. Dialysis-requiring acute renal failure increases the risk of progressive chronic kidney disease. *Kidney Int*. 2009;76: 893-899.

18. Coca SG, Singanamala S, Parikh CR. Chronic kidney disease after acute kidney injury: A systematic review and meta-analysis. *Kidney Int*. 2012;81: 442-448.

19. Mammen C, Al Abbas A, Skippen P, et al. Long-term risk of CKD in children surviving episodes of acute kidney injury in the intensive care unit: A prospective cohort study. *Am J Kidney Dis*. 2012;59:523-530.

20. Hsu CY, McCulloch CE, Fan D, et al. Community-based incidence of acute renal failure. *Kidney Int*. 2007;72:208-212.

21 Amdur RL, Chawla LS, Amodeo S, et al. Outcomes following diagnosis of acute renal failure in U.S. veterans: Focus on acute tubular necrosis. *Kidney Int*. 2009;76:1089-1097.

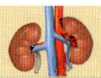

Prevenção e Manejo Não Dialítico da Injúria Renal Aguda

Etienne Macedo, Josée Bouchard e Ravindra L. Mehta

A injúria renal aguda (IRA) adquirida no hospital é quase sempre o resultado de uma combinação de insultos. As causas mais comumente associadas são falência da autorregulação renal, nefrotoxicidade direta, isquêmica e reperfusão e estados inflamatórios. A severidade da IRA prediz desfechos adversos, como a necessidade de terapia substitutiva renal (TSR), duração da internação hospitalar e mortalidade. Ademais, o uso disseminado dos sistemas de classificação RIFLE e Acute Kidney Injury Network (AKIN) mostrou que até mesmo pequenas mudanças nos níveis de creatinina estão associadas ao aumento de mortalidade em curto e longo prazos.[1-6] Além disso, os efeitos a distância da IRA contribuem para a disfunção de outros órgãos, como coração, pulmão, cérebro e fígado. Logo, a prevenção primária e o diagnóstico precoce da IRA são de importância clínica central. Uma vez que uma queda na taxa de filtração glomerular (TFG) foi detectada, são necessários a prevenção secundária para atenuar os efeitos da injúria e o tratamento das consequências.

AVALIAÇÃO DO RISCO

Considerando o modelo conceitual de IRA ilustrado na Figura 73-1, o primeiro passo para prevenir a IRA é uma avaliação de risco adequada. O cuidado inicial dos pacientes em risco deveria focar a identificação, e, se possível, a reversão dos fatores de risco. A determinação da função renal basal é fundamental para a avaliação de risco de IRA em pacientes hospitalizados. Entretanto, a creatinina basal não está disponível para a maioria dos pacientes e a primeira creatinina medida no hospital está provavelmente afetada pelo processo de adoecimento que ocorreu antes da admissão hospitalar. Esse problema reflete a necessidade de biomarcadores mais sensíveis e específicos de lesão celular a fim de possibilitar a avaliação de risco e limitar a extensão da injúria renal. As Tabelas 73-1 e 73-2 sumarizam os fatores de risco para a IRA em diferentes cenários clínicos. Para uma discussão posterior de fatores de risco e sistemas de classificação, consulte os Capítulos 69 e 71.

MEDIDAS DE PREVENÇÃO PRIMÁRIA

Otimizando o Estado Volêmico e Hemodinâmico

Independentemente da natureza do insulto, a estabilização hemodinâmica, com a otimização do débito cardíaco e da pressão arterial (PA), é um fator-chave na prevenção da IRA. Os objetivos gerais são otimizar o estado de volemia com base em medidas fisiológicas, a fim de manter o estado hemodinâmico e o débito cardíaco adequados, assegurando a perfusão renal e evitando mais insultos aos rins. No rim lesado, a autorregulação do fluxo de sangue, o mecanismo responsável por manter um fluxo constante durante flutuações da PA, está perdida. Essa perda aumenta a suscetibilidade para desenvolver IRA após episódios de hipotensão.

Portanto, o manejo de fluidos e substâncias vasoativas é uma intervenção importante para pacientes no início ou na fase de extensão da IRA. A expansão da volemia pode diminuir o risco de IRA no período pós-operatório de grandes cirurgias vasculares, transplante renal e procedimento para corrigir a icterícia obstrutiva. Nesses cenários clínicos, a administração de volume é mais benéfica na fase inicial. Entretanto, uma vez que a lesão é iniciada e tem início a fase de extensão da lesão, o impacto da expansão de volume com fluidos intravenosos nos desfechos clínicos não foi bem descrito e precisa ser levado em conta em relação às consequências não desejadas do acúmulo de fluidos e sobrecarga.

A avaliação do estado volêmico é desafiadora, sobretudo nos pacientes na unidade de terapia intensiva (UTI).[7] Na maioria dos pacientes, o efeito da expansão com fluidos sobre o estado hemodinâmico e na função renal é retrospectivo e frequentemente avaliado por tentativa e erro. Em pacientes na fase pré-renal da IRA, a expansão com fluidos pode aumentar a perfusão de órgãos e melhorar a perfusão renal. Em outras circunstâncias, como em pacientes com insuficiência cardíaca congestiva (ICC) severa ou disfunção diastólica, a perfusão renal é inadequada, apesar de um estado volêmico normal ou com sobrecarga de volume. Nesses pacientes, a expansão com fluidos pode levar à piora da função cardíaca e ao edema pulmonar.

Não há consenso específico para otimização hemodinâmica e do estado de fluidos para a preservação da função renal, mas a extrapolação de dados de cenários clínicos associados à IRA pode ser instrutiva. O consenso internacional para o manejo da sepse foi recentemente revisado pelo Surviving Sepsis Campaign. As recomendações incluem ressuscitação inicial com cristaloides, como fluido na quantidade mínima de 30 mL/kg, e a albumina adicionada àqueles pacientes que continuam a requerer quantidades substanciais de cristaloides para manter a pressão arterial média (PAM) adequada.[8] Desafios volêmicos devem ser continuados apenas se houver melhora hemodinâmica, baseada em variáveis dinâmicas ou estáticas. Vasopressores devem ser iniciados para manter a PAM acima de 65 mmHg, e a noradrenalina é o vasopressor de primeira escolha. Em relação ao rim, não há evidência, hoje, de que a noradrenalina tenha um efeito diferente da vasopressina com relação à função renal e à necessidade de diálise nos pacientes sépticos. Os agentes inotrópicos, como a dobutamina, devem ser administrados se a disfunção miocárdica ou sinais de hipoperfusão em progressão estiverem presentes.[8] A ressuscitação agressiva com fluidos tardia e prolongada em pacientes criticamente doentes também foi associada a piores desfechos da função renal e ao aumento da mortalidade. Assim, a expansão com fluidos deve ser interrompida quando os pacientes não forem mais responsivos ao fluido – não apenas pacientes com sepse, mas todos os pacientes. Os dados do estudo Fluid and Catheter Treatment Trial (FACTT) indicaram que, após a ressuscitação inicial, uma estratégia conservadora para a administração de fluidos está associada à retirada mais rápida

Modelo Conceitual para IRA

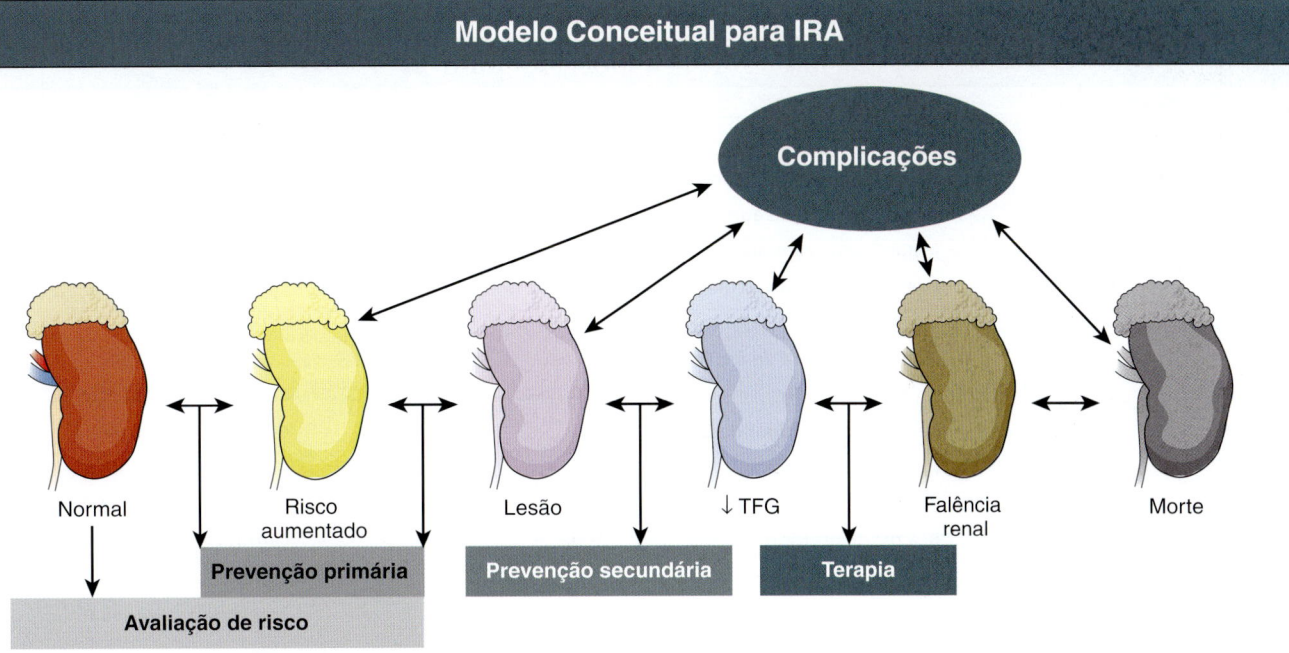

Figura 73-1 **Modelo conceitual para injúria renal aguda (IRA).** *TFG*, Taxa de filtração glomerular. *(Modificado da referência 7.)*

Fatores de Risco Maiores de Injúria Renal Aguda (IRA)

Fatores Ligados ao Paciente	Medicações e Agentes	Procedimentos
Idade maior que 75 anos	Substâncias anti-Inflamatórias não esteroidais	Procedimentos cardiopulmonares
Diabetes	Inibidores da ciclo-oxigenase-2	Cirurgia envolvendo clampeamento de aorta
Falência hepática	Ciclosporina ou tacrolimo	
Doença renal crônica	Inibidores da enzima conversora de angiotensina	Pressão intra-abdominal aumentada
Aterosclerose		
Estenose de artéria renal Hipertensão		Colocação de grandes cateteres arteriais com risco aterombolização
Hipotensão	Bloqueadores do receptor de angiotensina	
Hipercalcemia Sepse	Agentes de contraste iodados	
Disfunção cardíaca perioperatória	Amido hidroxietílico (HES)	Transplante de fígado
Rabdomiólise	Aminoglicosídeos	Transplante de rim
Síndrome de Lise Tumoral	Anfotericina	

Tabela 73-1 **Fatores de risco maiores para IRA.**

do suporte ventilatório mecânico e diminuição dos dias de permanência na UTI sem nenhuma deterioração da função renal ou piora dos desfechos renais em pacientes com lesão pulmonar aguda.[9] O estudo Vasopressin and Septic Shock Trial (VASST) comparou os efeitos da infusão de vasopressina (0,01 a 0,03 U/min) com noradrenalina (5 a 15 µg/min) nas taxas de mortalidade em pacientes com choque séptico e não mostrou diferença entre os grupos.[10] Uma análise secundária desse estudo encontrou que a sobrevida é ótima com o balanço hídrico positivo de cerca de 3 litros dentro das primeiras doze horas.[11] Em conclusão, uma estratégia liberal de fluidos como parte da terapia precoce e dirigida por metas parece ser benéfica durante as primeiras horas de choque e uma estratégia conservadora deveria seguir-se após a resolução do choque. Não se sabe se esses mesmos princípios aplicam-se para pacientes com IRA na ausência de choque. Os riscos potenciais de acúmulo de fluido e sobrecarga no contexto da IRA precisam ser considerados.[12]

Há controvérsia sobre o fluido de escolha para o uso em ressuscitações. As diretrizes recentes de IRA do KDIGO sugeriram que os cristaloides isotônicos devem ser utilizados, em vez dos coloides sintéticos (amido hidroxietílico [HES]) ou não sintéticos (albumina), para expansão de volume em pacientes sob risco de apresentar IRA e na ausência de choque hemorrágico.[13] Para a albumina, o estudo Saline Versus Albumine Fluid Evaluation (SAFE) com 6.997 pacientes encontrou que a ressuscitação com fluidos feita com salina ou albumina resultou em riscos relativos similares de morte em pacientes criticamente doentes.[14] Além disso, não houve diferença significativa na proporção de pacientes com falência nova de único órgão ou de vários órgãos ou dias em TRS. A análise de dois subgrupos do mesmo estudo mostrou que o uso da albumina pode ser deletério em pacientes com lesão encefálica causada por trauma[15] e potencialmente benéfico na sepse.[16] No passado, as preparações com HES eram comumente usadas como expansores de volume intravasculares não proteicos. Em adição à sua eficácia para o manejo de fluido, comparado à albumina, tais agentes também apresentam propriedades anti-inflamatórias e custo reduzido. Entretanto, eles potencialmente alteram a coagulação e a função plaquetárias bem como aumentam o risco de IRA. Os mecanismos de lesão renal induzida pelo HES podem estar associados à captação do HES pela célula renal epitelial proximal, causando uma doença adquirida de depósito lisossomal. Esse fenômeno dose-dependente é mais pronunciado em pacientes com função renal prejudicada, potencialmente resultando em acúmulo tecidual difuso e de macrófagos de aspecto "espumoso".[17] Um estudo experimental com modelo de perfusão isolada com HES 200/0,5-10% e HES 130/0,42-6%, comparados com Ringer lactato, propôs que outros potenciais mecanismos patológicos da lesão renal induzida por HES sejam a proliferação do interstício renal, infiltração macrofágica e dano tubular.[18] As soluções de HES são identificadas por três números que indicam a concentração da solução, o peso molecular médio e, o mais significativo, a substituição molar (p. ex., HES 200/0,5-10% e HES 130/0,4-6%). No passado, as soluções HES 130/0,4-6% eram consideradas mais seguras que soluções HES 200/0,5-10%. Um recente grande estudo randomizado multicêntrico, incluindo 804 pacientes com sepse grave, mostrou que até mesmo o HES 130/0,4-6% é danoso para a função renal e sobrevida, comparado ao Ringer lactato.[19] Outro grande estudo com 7.000 pacientes de UTI mostrou que o

Fatores de Risco Específicos para o Desenvolvimento da Injúria Renal Aguda (IRA) em Situações Clínicas Comuns

Pós-operatório (Geral)

Miscelânea	Hemodinâmica	Gastrointestinal e Endócrino
Idade < 70 anos	Insuficiência cardíaca congestiva	Cirrose/Cirurgia biliar
Proteinúria	Clampeamento da aorta	Icterícia obstrutiva
Hiperglicemia	Instabilidade cardíaca	Diabetes melito
Hipertensão	Grandes cirurgias vasculares	
Transfusão de sangue maciça	Infecção/sepse	
	Falência múltipla de órgãos	

Cirurgia Cardíaca

Gênero feminino	Terapia com inibidor da ECA	Cirurgia de emergência
DPOC	Insuficiência cardíaca	Cirurgia valvar isolada
Proteinúria	Fração de ejeção do VE < 35%	Cirurgia cardíaca prévia
Cr sérica > 2,1 mg/dL pré-operatória	BIA pré-operatório	Outras cirurgias cardíacas
Anemia	Hiperglicemia	Combinação de CRM e cirurgia valvar
Diabetes dependente de insulina		Transfusão sanguínea

Criticamente Doentes / Sepse

Criticamente Doentes	Sepse
Gradiente A-a elevado	Idade
Albumina sérica baixa	Cr sérica > 1,3 mg/dL
Proteinúria	Bilirrubina sérica > 1,5 mg/dL
Hiperglicemia	PVC elevada > 8 cm
Pressão intra-abdominal elevada	Instabilidade hemodinâmica
Câncer ativo	

Nefropatia por Contraste

Idade > 75 anos	Volume de contraste > 100 mL
Insuficiência cardíaca	Injeção intra-arterial
Diabetes melito	PAS < 80 mmHg por > 1 hora e necessidade de suporte de inotrópicos ou BIA 24 horas após procedimento
Cr sérica > 1,5 mg/dL ou TFGe < 60 mL/min/1,73 m²	Uso de BIA
História de edema pulmonar	
Anemia/perda de sangue (Ht: < 39% para homens, < 36% para mulheres)	

Antibióticos Nefrotóxicos

Aminoglicosídeos	Anfotericina
Idosos	Depleção de Volume
Disfunção renal preexistente	Outra nefropatia coexistente
Duração da terapia > 7 dias	
Depleção de volume	
Regime de doses fracionadas	
Doença hepática	

Tabela 73-2 Fatores de risco específicos para o desenvolvimento de IRA em situações clínicas comuns. *CRM*, Cirurgia de revascularização miocárdica; *DPOC*, doença pulmonar obstrutiva crônica; *PVC*, pressão venosa central; *Ht*, hematócrito; *BIA*, balão intra-aórtico. *Gradiente A-a:* gradiente alveoloarterial de oxigênio calculado de acordo com a fórmula padrão ao nível do mar $(713 \times Fio_2) - (Pco_2/0,8) - Pao_2$, em que Fio_2 é a concentração da fração de inspiração de oxigênio, Pao_2 é a pressão parcial de oxigênio arterial e $Paco_2$ é a pressão parcial de dióxido de carbono. *(Modificado da referência 77.)*

HES 130/0,4-6% aumentou a necessidade de TRS, mas não a mortalidade comparada à solução de cloreto de sódio 0,9% (salina). Portanto, o HES deve ser evitado em paciente sob risco de ou com IRA. O uso de albumina pode ser considerado quando pacientes requerem quantidades substanciais de cristaloides para manter uma adequada PAM, e seu efeito deve ser balanceado com seus potenciais riscos (possivelmente deletério em pacientes com trauma e baixo potencial para transmitir doenças infecciosas).

Alguns estudos em animais sugeriram que a hipercloremia resultante da infusão de salina 0,9% pode afetar a hemodinâmica renal. Em adultos saudáveis do gênero masculino, um estudo duplo-cego sequencial comparou a velocidade de fluxo da artéria renal e a perfusão tecidual cortical renal após a infusão de 2 litros de salina 0,9% (cloreto 154 mmol/L) com uma solução tampão balanceada com a concentração de cloreto de 98 mmol/L. Eles mostraram redução significativa no fluxo médio da artéria renal e na perfusão tecidual cortical renal com salina, mas não com o uso de fluidos com conteúdo restrito de cloreto.[21] Um recente estudo retrospectivo mostrou que fluidos com conteúdo restrito de cloreto (solução de lactato com concentração balanceada tampão-cloreto de 98 mmol/L ou albumina 20% pobre em cloreto – 19 mmol/L), comparado com fluido intravenoso rico em cloreto (salina 0,9%, solução de gelatina succinilada ou solução de albumina 4%), foram associados a uma queda significativa na incidência de IRA e necessidade de TSR.[22] Esses resultados precisarão ser confirmados com outros estudos.

Prevenção de Injúria Renal Aguda Induzida por Contraste

O Prevention of Contrast-Induced Acute Kidney Injury (CI-AKI) Consensus Working Panel recomenda que medidas para reduzir o risco de IRA deveriam ser implementadas em pacientes com taxa de filtração glomerular estimada (TFGe) basal menor que 60 mL/min/1,73 m². De acordo com a diretriz do KDIGO, esse limite poderia provavelmente ser diminuído para 45 mL/min/1,73 m². Para prevenção de IRA-IC, os pacientes sob risco deveriam receber hidratação intravenosa (Fig. 73-2). A hidratação com salina isotônica, começando na manhã do procedimento ou imediatamente antes em casos de intervenção de emergência, é superior ao uso de salina 0,45% (meio isotônica).[23] Um estudo controlado e randomizado (ECR) comparou solução salina isotônica com solução isotônica de bicarbonato de sódio (três ampolas de 50 mL de bicarbonato de sódio de 1 mmol/L adicionadas à 850 mL de dextrose 5%) em taxa de 3 mL/kg/h, por 1 hora antes do procedimento, seguida de 1 mL/kg/h, por 6 horas após o procedimento. IRA-IC foi significativamente menor no grupo do bicarbonato comparado ao grupo que usou salina (2% *versus* 14%).[24] O lógico para o uso de bicarbonato isotônico é fundamentado em estudos animais, mostrando que o bicarbonato é capaz de sequestrar espécies reativas de oxigênio, e o pH aumentado no túbulo proximal e na medula renal, associado à administração de bicarbonato, pode reduzir a produção de superóxidos. Em adição, a salina isotônica contém altas quantidades de cloreto, com um potencial efeito vasoconstritor. Considerando que a maioria dos estudos de hidratação com solução de bicarbonato isotônica utilizaram protocolos de infusão mais curtos (7 horas) do que aqueles com salina isotônica (usualmente 12 a 24 horas), a hidratação com bicarbonato é também uma alternativa atrativa para procedimentos de emergência. A superioridade do bicarbonato foi observada em alguns, mas não todos os ECR seguintes. As diretrizes de IRA do KDIGO recomendaram ou solução isotônica de cloreto de sódio ou solução de bicarbonato de sódio em pacientes sob risco de IRA-IC, a menos que haja contraindicações para a expansão volêmica.[13] O estudo Prevention of Serious Adverse Events Following Angiography (PRESERVE) é um ECR em andamento (NCT01467466) com um desenho fatorial 2 x 2, objetivando comparar a efetividade do bicarbonato de sódio com cloreto de sódio isotônico e *N*-acetilcisteína (NAC) oral com placebo em 8.680 pacientes de alto risco agendados para serem submetidos à angiografia coronariana ou não coronariana. O estudo deverá estar completo em 2016. O uso de NAC é discutido posteriormente neste capítulo.

Meios de contraste iodado podem ser categorizados de acordo com a osmolaridade em: meio de contraste de alta osmolaridade (cerca de 2.000 mOsm/kg), meio de contraste de baixa osmolaridade (600 a 800 mOsm/kg) e meio de contraste de iso-osmolar (290 mOsm/kg), e os estudos clínicos sugerem que o risco de nefrotoxicidade aumenta com a crescente osmolaridade do meio de contraste. O custo elevado dos agentes iso-osmolares limita o seu uso universal. As diretrizes de IRA do KDIGO recomendam o uso de meios de contraste ou iso-osmolar ou de baixa osmolaridade para pacientes sob risco de IRA-IC.

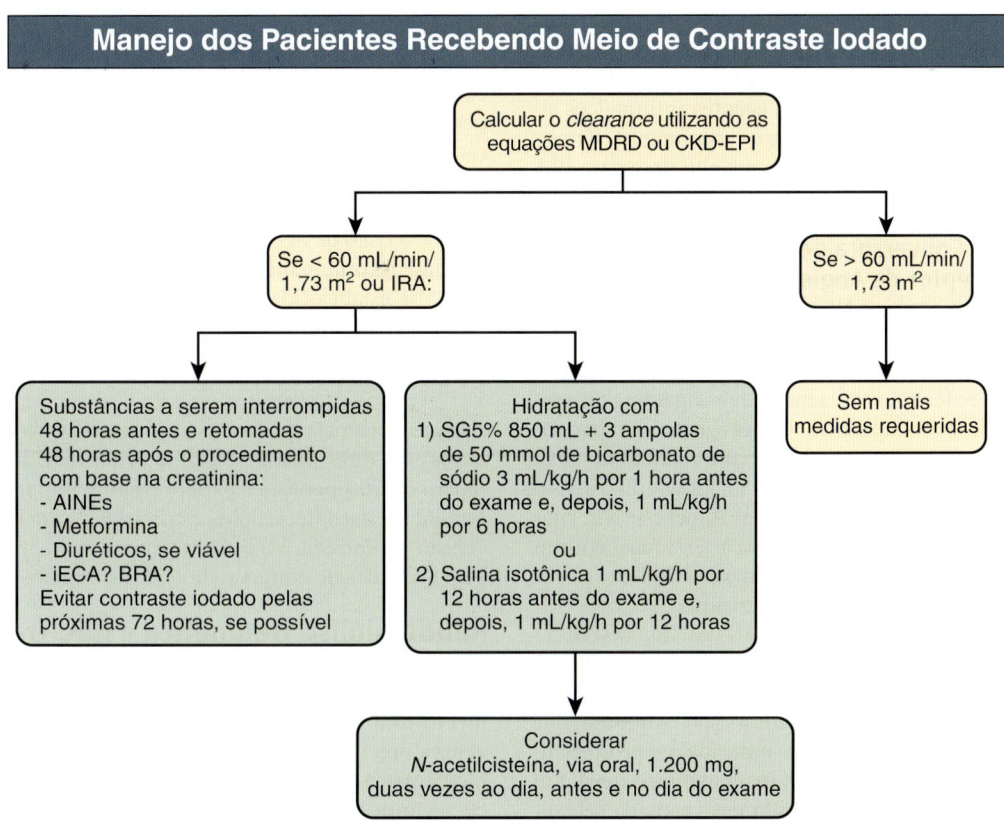

Figura 73-2 **Manejo de pacientes recebendo meio de contraste iodado.** *iECA,* Inibidor da enzima conversora de angiotensina; *IRA,* injúria renal aguda; *BRA,* bloqueador de receptor de angiotensina; *CKD-EPI,* Chronic Kidney Disease Epidemiology Collaboration; *SG5%,* solução glicosada 5%; *MDRD,* Modification of Diet in Renal Disease; *AINEs,* drogas anti-inflamatórias não esteroidais.

O volume administrado de material de contraste é também um fator de risco crucial e um preditor independente de IRA-IC, e deveria ser limitado tanto quanto possível. Com base no volume de contraste dado (V) e no *clearance* de creatinina (ClCr), uma razão V/ClCr acima de 3,7 foi mostrada como um preditor significativo e independente de IRA-IC na população geral. A administração de material de contraste mais que uma vez, em um curto período de tempo, é um outro fator de risco, e estudos contrastados devem ser adiados, se possível, ao menos por 48 a 72 horas após a última infusão de meios de contraste. As substâncias utilizadas para prevenção de IRA-IC são inclusas na sessão de abordagens farmacológicas.

Prevenção da Injúria Renal Aguda Induzida por Substância e Nefrotoxina

A nefrotoxicidade induzida por substância pode ser quase sempre prevista por ser mais comum em certos pacientes e em situações clínicas específicas. A prevenção envolve o conhecimento de mecanismos de injúria renal, fatores de risco relacionados ao paciente e fatores de risco relacionados às substâncias. Os mais importantes fatores de risco relacionados ao paciente são: idade maior que 60 anos, doença renal crônica (DRC) preexistente, depleção de volume, diabetes, insuficiência cardíaca e sepse. Um passo fundamental para a prevenção é a monitorização de potenciais substâncias nefrotóxicas em pacientes sob risco. Medida preventiva inclui a estimativa correta da TFG antes do início da terapia, ajuste de dose e monitoramento da função renal durante a terapia. Substâncias não nefrotóxicas alternativas deveriam ser utilizadas sempre que possível e combinações de substâncias nefrotóxicas deveriam, se possível, ser sempre evitadas.

Anfotericina

A nefrotoxicidade associada à anfotericina pode ocorrer em um terço dos pacientes tratados, e o risco de IRA aumenta com altas doses acumuladas. As formulações lipídicas causam menos nefrotoxicidade comparadas com a formulação padrão, e, portanto, a anfotericina deoxicolato é preferida em relação à anfotericina convencional, mas é significativamente mais cara. Recentemente, agentes antifúngicos alternativos, como o itraconazol, voriconazol e a caspofungina, têm sido mais comumente utilizados em pacientes com alto risco para IRA e devem ser preferidos à anfotericina convencional.

Inibidores da Enzima Conversora de Angiotensina, Bloqueadores de Receptor de Angiotensina e Substâncias Anti-inflamatórias Não Esteroidais

Inibidores da enzima conversora da angiotensina (ECA) e bloqueadores do receptor da angiotensina (BRAs) causam vasodilatação da arteríola glomerular aferente, reduzindo ainda mais a pressão intraglomerular já comprometida pelo efeito hipotensor desses agentes. Em pacientes com disfunção renal, eles podem contribuir com redução na TFG. Em pacientes com aumento da creatinina sérica maior que 30% após o início do inibidor da ECA ou tratamento com BRA, deve-se suspeitar de estenose bilateral de artéria renal, estenose de artéria renal em rim único, doença difusa de vasos pequenos intrarrenais ou depleção de volume, e esses medicamentos devem ser descontinuados.

Substâncias anti-inflamatórias não esteroidais (AINEs) devem ser utilizadas com cuidado em pacientes com doença cardiovascular (DCV) aterosclerótica. Os AINEs devem ser evitados naqueles com DRC e em vigência de depleção de volume por inibirem a ciclo-oxigenase, que bloqueia a vasodilatação da arteríola aferente induzida por prostaglandina, potencialmente reduzindo a TFG e o fluxo sanguíneo renal. Em pacientes criticamente doentes, a hipoperfusão renal causada pela diminuição do volume circulante efetivo é relativamente comum, e a inibição da vasodilatação induzida por prostaglandina pode comprometer ainda mais o fluxo sanguíneo renal e exacerbar a injúria aguda.

Aminoglicosídeos

A injúria renal aguda causada por nefrotoxicidade de aminoglicosídeos ocorre, em geral, 5 a 10 dias após o início do tratamento; esse tipo de IRA é tipicamente não oligúrica e está associada à diminuição da concentração urinária e à perda urinária de magnésio. As diretrizes de IRA do KDIGO recomendaram evitar o uso de aminoglicosídeos em pacientes com IRA e naqueles sob risco, a menos que nenhuma outra opção esteja disponível devido à nefrotoxicidade, ototoxicidade e toxicidade vestibular. Com uma agenda diária de múltiplas administrações, os picos de nível de aminoglicosídeo aparentam correlacionar-se com a nefrotoxicidade. Devido ao fato de a captação dos aminoglicosídeos pelas células proximais tubulares ser um processo saturável, a administração em dose única diária pode diminuir a toxicidade à célula tubular por reduzir a quantidade de substância reabsorvida pelas células tubulares proximais. Na população geral, os intervalos estendidos entre as doses mantêm a dose-alvo enquanto há risco de nefrotoxicidade em queda, comparado com doses múltiplas diárias; portanto, em pacientes com função renal normal que não estão sob risco para IRA, os aminoglicosídeos devem ser administrados diariamente, se necessário.

Síndrome da Lise Tumoral

A síndrome da lise tumoral (SLT) é causada por precipitação tubular de ácido úrico e fosfato de cálcio. A identificação correta daqueles sob alto risco é o primeiro passo em direção à prevenção da IRA nesse contexto. Em pacientes com neoplasias hematológicas malignas de alto grau, os fatores de risco para SLT são níveis de lactato desidrogenase acima de 1.500 UI, grande carga tumoral, envolvimento extenso da medula óssea, DRC e alta sensibilidade do tumor aos agentes quimioterápicos. Em pacientes com risco baixo ou intermediário de SLT, um inibidor de xantina oxidase, como o alopurinol, pode ser utilizado como agente hipouricêmico e deve ser iniciado dois dias antes da quimioterapia. A hidratação agressiva com salina isotônica é iniciada dois dias antes da quimioterapia para manter um alto débito urinário, tornando possível a eliminação de ácido úrico e fosfato. Se o débito urinário diminuir, apesar de adequada ingesta hídrica, um diurético de alça pode ser adicionado, mas TRS será necessária se a oligúria persistir.[25] O uso da alcalinização da urina para promover a eliminação de uratos não é recomendado porque pode induzir o depósito de fosfato de cálcio e, portanto, agravar a SLT. Em adição à hidratação, a urato-oxidase recombinante pode reduzir os níveis séricos de ácido úrico e o risco de nefropatia por deposição de ácido úrico.[26] A urato-oxidase recombinante deve ser iniciada em pacientes de alto risco ou para SLT estabelecida, quando houver hiperuricemia severa.

PREVENÇÃO SECUNDÁRIA

Após a ocorrência do insulto renal, medidas de prevenção secundária devem ser direcionadas a fim de evitar mais injúria, para facilitar o reparo e a recuperação e para prevenir complicações da IRA. A temporalidade das intervenções é crucial para sua efetividade para a prevenção secundária. Várias estratégias foram aplicadas, mas são mais bem avaliadas no contexto de cenários clínicos específicos.

Rabdomiólise Traumática e Não Traumática

Na prevenção da nefropatia induzida por mioglobina após síndrome do esmagamento, a hidratação intravenosa deve ser iniciada com salina isotônica antes que o membro esmagado seja liberado para prevenir a precipitação do pigmento no lúmen tubular. Uma solução de bicarbonato de sódio 2,7% (50 mmol/L) deve ser aplicada após o uso do segundo ou terceiro litros, a fim de manter o pH urinário acima de 6,5 e prevenir a deposição intratubular de mioglobina e ácido úrico. O débito urinário deve ser mantido em cerca de 300 mL/h, o que pode requerer a infusão de até 12 litros de fluido ao dia. O volume administrado é quase sempre muito maior que o débito urinário – o acúmulo de fluido nos músculos danificados pode exceder 4 litros. Esse protocolo deve ser continuado até que a evidência clínica ou bioquímica de mioglobinúria desapareça, em geral, no terceiro dia. Além disso, foi sugerido que o manitol é benéfico por suas propriedades diuréticas, antioxidantes e vasodilatadoras. O manitol poderia prevenir a deposição de cilindros tubulares renais, expandir o volume extracelular e reduzir a pressão intracompartimental, edema muscular e dor.[15] Entretanto, o manitol pode exacerbar a ICC e nefrotoxicidade, requer monitoramento próximo e é contraindicado em estado de oligúria, hipervolemia, hipertensão e falência cardíaca. A administração de manitol é considerada se o fluxo urinário é sustentado acima de 20 mL/h, dado a uma taxa de 5 g/h, adicionados a cada litro de infusato e não excedendo 1 a 2 g/kg/d.[27] O dano muscular induz canais iônicos ativados por estiramento, tornando possível o influxo de cálcio nas células após a reperfusão. A hipocalcemia resultante é, em geral, assintomática, mas pode levar a arritmias cardíacas. Então, deve-se tomar cuidado para evitar uma queda de cálcio ionizado (causada por alcalose metabólica) induzida por NaHCO$_3$ (bicarbonato de sódio), que pode precipitar tetania, convulsões e cardiotoxicidade e piorar o dano muscular existente. Durante a fase de recuperação da IRA, a hipercalcemia é frequente, sobretudo em pacientes que receberam infusão de cálcio, como resultado da mobilização do cálcio previamente precipitado nos músculos. Portanto, a hipocalcemia deve ser tratada apenas se for sintomática. A importância da administração precoce de fluido e os aspectos mais importantes do tratamento de vítimas da síndrome do esmagamento foram recentemente resumidos.[28]

Na rabdomiólise não traumática, a prevenção da IRA envolve expansão de fluidos vigorosa para manter a pressão de perfusão renal e diluir a mioglobina e outras toxinas. Um débito urinário de 200 a 300 mL/h é desejável até que a mioglobinúria desapareça. A alcalinização da urina pode ajudar a prevenir a formação de cilindros tubulares de pigmentos; entretanto, não há evidência clínica que o manitol ou o bicarbonato são mais efetivos que a apenas a solução salina. Além do mais, há riscos potenciais para a terapia com bicarbonato, como a precipitação de fosfato de cálcio e hipocalcemia.

Ao tratar pacientes com rabdomiólise, é importante considerar quando parar a ressuscitação agressiva com fluidos. Embora a expansão com fluidos seja a principal intervenção terapêutica para reduzir a precipitação de mioglobina no lúmen tubular, o risco de acúmulo de fluido e a expansão compartimental devem sempre ser parte do julgamento clínico. A avaliação frequente de parâmetros de função renal (p. ex., a cada 6 a 12 horas), associada a ácido úrico e níveis de creatinoquinase, ajuda o clínico a decidir o quão intensa deverá ser a expansão volêmica.

Hiperglicemia

Tem havido resultados conflitantes de estudos sobre o controle estrito da concentração glicêmica sanguínea em reduzir a incidência e mortalidade na IRA. No estudo Normoglycemia in Intensive Care Evaluation – Surviving Using Glucose Algorithm Regulation (NICE-SUGAR), um grande estudo multicêntrico randomizado em pacientes criticamente doentes, o controle intensivo da glicemia (glicose sanguínea alvo de 81 a 108 mg/dL [4,5 a 6 mmol/L]) aumentou o risco absoluto de mortes ao final de 90 dias, comparado ao controle de glicemia convencional (glicose sanguínea alvo < 180 mg/dL [< 10 mmol/L]).[29] O controle intensivo da glicemia também aumenta o risco para hipoglicemia severa. Não houve mudança na incidência de IRA ou de necessidade de TRS. Outros estudos não mostraram aumento da mortalidade com o controle intensivo de glicemia. Em resumo, o controle intensivo de glicemia de pacientes clínicos ou cirúrgicos criticamente doentes aumentou a incidência de hipoglicemia severa e, além disso, aumentou a mortalidade ou não teve efeito na

mortalidade quando comparado a variações de glicemia sanguíneas mais permissivas de 140 a 180 mg/dL (7,8 a 10 mmol/L) e 180 a 200 mg/dL (10 a 11 mmol/L). Portanto, em pacientes criticamente doentes, em concordância com as diretrizes de IRA-KDIGO, recomendamos manter o controle apropriado da concentração de glicose sanguínea no intervalo de 110 a 149 mg/dL (6,1 a 8,3 mmol/L) em vez de controle de glicemia intensivo.

Avaliação Farmacológica

Devido a múltiplas diferentes causas de IRA, várias vias tornaram-se alvo em estudos para prevenir ou alterar o curso da IRA. Essas vias incluem a inibição de mediadores inflamatórios, melhora da perfusão renal por bloqueio de mecanismos vasoconstritores e intensificação de mecanismos vasodilatadores, atenuação de infiltração leucocitária, inibição da cascata de coagulação e administração de fatores de crescimento para acelerar a recuperação renal.[30] A maioria dessas estratégias preventivas foram bem-sucedidas em modelos animais, mas não se traduziram em efeitos benéficos para os pacientes. Apenas alguns mostraram benefícios consistentes (Tabela 73-3).

N-Acetilcisteína

A *N*-acetilcisteína é um tripeptídio análogo à glutationa e é capaz de cruzar membranas celulares. A NAC pode reduzir a vasoconstrição e a produção de radicais livres de oxigênio após a administração de material de contraste. Entretanto, numerosos estudos posteriores mostraram resultados conflitantes. Em virtude de um aumento na produção de radicais livres pelos rins, o estresse oxidativo é parcialmente responsável pelo dano celular na IRA pós-isquêmica e nefrotóxica; assim, inúmeros estudos têm utilizado a NAC, principalmente na IRA induzida por contraste durante a cirurgia cardíaca.

No primeiro estudo, a NAC, na dose de 600 mg oral, duas vezes ao dia, no dia anterior e no dia do procedimento, preveniu a IRA após a administração e contraste. Contudo, inúmeros estudos posteriores falharam em confirmar esses achados. A NAC via oral não é cara e tem excelente perfil de efeitos colaterais comparada à NAC via endovenosa. Um grande estudo recente em pacientes submetidos à arteriografia coronária e angiografia vascular periférica não mostrou benefício associado à NAC oral.[31] Além disso, em uma metanálise sobre o uso de NAC oral, a estratificação dos estudos de acordo com a adequação das características metodológicas (viés de alocação, duplo-cego e análise de intenção de tratar) revelou redução no risco relativo composto de IRA-IC com o tratamento feito com NAC, observado nos estudos de baixa qualidade, ainda com ausência desse efeito em estudos respeitando os três critérios metodológicos. Se a NAC for utilizada, a dose preferida é de 1.200 mg administrada oralmente, duas vezes ao dia, no dia anterior e no dia do procedimento, em pacientes sob risco para IRA-CI. A NAC via oral nunca deveria substituir fluidos intravenosos, que apresentam benefício mais substancial.

Diuréticos de Alça e Natriuréticos

Os diuréticos são frequentemente utilizados para manejar os fluidos em pacientes que desenvolvem IRA.[32,33] Embora a IRA não oligúrica tenha sido associada a melhores desfechos que a IRA oligúrica, foi mostrado que os diuréticos não são efetivos na prevenção da IRA ou para melhorar os desfechos, uma vez que a IRA tenha ocorrido.[34] No mais, os diuréticos devem ser evitados quando a IRA é atribuída a causas pré-renais. As metanálises confirmaram que o uso de diuréticos para prevenir a IRA não reduziu a mortalidade intra-hospitalar, o risco de necessitar de diálise, o número de sessões de diálise requeridas ou a proporção de pacientes oligúricos.[34,35] Um ECR, incluindo 94 pacientes tratados com nesiritide profilático submetidos à cirurgia cardíaca de alto risco, não mostrou nenhum efeito na necessidade de TSR ou tempo de permanência hospitalar, embora as taxas de IRA fossem menores com o nesiritide.[36]

Resumo das Medicações Usadas na Prevenção da Injúria Renal Aguda (IRA)

Substâncias	Nível de Evidência	Resultados	Comentários
Dopamina	ECRs	Sem efeito na função renal	
Fenoldopam	Pequenos ECRs Uma metanálise	Sem efeito na função renal Efeito benéfico na função renal	Mais estudos necessários
Diuréticos de alça	ECRs e metanálises	Sem efeito na função renal	
N-acetilcisteína	ECRs e metanálises	Efeito variável na IRA-IC, majoritariamente relacionado à qualidade dos ECRs	1.200 mg via oral antes e no dia da administração do contraste iodado com salina ou bicarbonato
Estatinas	Retrospectivo, período perioperatório Um ECR em IRA-IC	Efeito benéfico na função renal Sem efeito na função renal	Mais estudos necessários
Insulina	Metanálises	Efeito controverso	KDIGO recomenda marcar a glicose sanguínea 110-149 mg/dL (6,1 a 8,3 mmol/L)
Bloqueadores de canal de cálcio	ECR no período peritransplante	Sem efeito na função renal	Mais estudos necessários
Antagonistas de adenosina	ECRs	Efeito controverso na função renal	Mais estudos necessários
Nesiritide	ECR	Incidência diminuída de IRA Sem efeito na necessidade de terapia renal substitutiva	Mais estudos necessários
Eritropoetina	Modelo animal	Efeitos benéficos na função renal	Estudos em humanos necessários*
Pequenos RNA interferentes com p53 como alvo	Modelo animal	Efeitos benéficos na função renal	Estudos em humanos necessários
Células-tronco Multipotentes	Modelo animal	Efeitos benéficos na função renal	Estudos em humanos necessários
Células-tronco Mesenquimais	Estudo clínico fase 1	Diminuição da incidência de IRA	Mais estudos necessários

Tabela 73-3 **Resumo das medicações usadas na prevenção da IRA.** *IRA-IC*, Injúria renal aguda induzida por contraste; *KDIGO*, Kidney Disease: Improving Global Outcomes (KDIGO); *VO*, via oral; *ECR*, estudos clínicos randomizados; *RNA*, ácido ribonucleico. *Resultado de estudos atuais mostram resultados conflitantes e não definitivos (consulte o texto para mais informação).

Agentes Vasoativos

A "dose renal" de dopamina (0,5 a 3 mcg/kg/min) dada como um vasodilatador renal aumenta o débito urinário, mas não afeta o desfecho da IRA ou a mortalidade.[37] A dopexamina, um análogo de dopamina sintético, é um agonista de receptor de dopamina tipo 1 e também agonista menos potente de receptor tipo 2. Pequenos estudos realizados em pacientes submetidos à cirurgia de transplante de fígado não encontraram efeito benéfico da dopexamina na prevenção da IRA.

O efeito da norepinefrina na prevenção da IRA não foi avaliado nos ECR. O fenaldopam é um agonista puro de receptor de dopamina tipo 1 com efeitos hemodinâmicos renais similares àqueles de baixa dose de dopamina, sem a estimulação sistêmica α ou β-adrenérgica. Em uma metanálise, foi mostrado que o fenaldopam reduziu o risco de IRA em pacientes durante o período pós-operatório ou criticamente doentes (*OR* = 0,43).[38] A administração intrarrenal de fenaldopam possibilita o uso de dose substancial de mesilato de fenaldopam enquanto os efeitos adversos sistêmicos são evitados, como a hipotensão. Em um registro de 268 pacientes tratados com fenaldopam intrarrenal infundido por ao menos 1 hora, a incidência de IRA-IC foi menor que 1%, comparado com 27% com base em dados históricos naquela população. Dados de modelos experimentais sugeriram que o fenaldopam pode ter adicionalmente efeitos anti-inflamatórios.[39] Hoje, não recomendamos a utilização de fenaldopam para prevenir a IRA em virtude da falta de estudo de alta qualidade feito com esse agente.

Estatinas

Embora a patogênese da IRA-IC não seja completamente conhecida, múltiplos mecanismos podem estar envolvidos. As estatinas induzem a infrarregulação de receptores de angiotensina, diminuem a síntese de endotelina e a inflamação, melhoram a função endotelial por inibir o fator nuclear (NF) κβ, diminuem a expressão de moléculas de adesão endoteliais, aumentam a biodisponibilidade de óxido nítrico (NO), atenuam a produção de espécies reativas de oxigênio e protegem contra a injúria mediada pelo complemento. Aqueles mecanismos podem estar envolvidos no efeito protetor contra a IRA-IC. Várias publicações observacionais apoiam o potencial de proteção renal com a administração de estatinas.[40] Entretanto, o único ECR que incluiu 304 pacientes com TFGe abaixo de 60 mL/min não mostrou benefício da atorvastatina comparado com o placebo.[41] Os pacientes que já recebem tratamento com estatina, ou precisam dela por outra indicação, deverão ter seu uso mantido, mas não há bases para recomendação do início do tratamento com estatina especificamente para prevenir IRA-IC.

Além disso, as estatinas podem reduzir o risco de IRA após cirurgia eletiva.[42] Um grande estudo retrospectivo identificou 213.347 pacientes que se submeteram à cirurgia no Canadá, entre os quais 32% eram tratados com estatina antes do procedimento. A IRA aconteceu em 1,9% desses pacientes. Após ajuste de múltiplas variáveis, o uso de estatina foi associado a um significativo menor risco de IRA, de necessidade aguda de TSR e da mortalidade no final de 30 dias. Não houve diferença entre grupos na necessidade de diálise 90 a 120 dias após a cirurgia. Porque esse foi um estudo retrospectivo, provavelmente havia fatores confundidores residuais que não puderam ser ajustados. Esses resultados precisam ser validados antes que recomendações clínicas possam ser feitas em relação ao uso de estatinas para prevenir a IRA perioperatória.

Bloqueadores de Canal de Cálcio

Bloqueadores de canal de cálcio (BCC) foram mostrados capazes de reverter a vasoconstrição arteriolar aferente induzida por uma variedade de estímulos e também apresentam efeito natriurético independente.[43] Essas substâncias têm sido exaustivamente avaliadas para a prevenção da IRA, especialmente no contexto da nefropatia associada ao transplante. Administrados profilaticamente, os BCC protegeram contra a função tardia do enxerto em alguns estudos. Entretanto, um grande ECR multicêntrico avaliando o efeito da isradipina na função renal, incidência e severidade da função tardia do enxerto e da rejeição aguda após transplante renal não encontrou nenhum benefício.[44] Uma revisão sistemática avaliou os benefícios e danos de usar os BCC no período peritransplante e não encontrou forte evidência dos BCC em prevenir a necrose tubular aguda (NTA) após o transplante.[42] Estudos mostraram melhora de desfechos em longo prazo sem melhoras significativas na função perioperatória. É possível que o uso de BCC durante a cirurgia de transplante renal possa ser benéfico em transplantes com doadores falecidos de critério expandido (p. ex., doadores com mais de 60 anos, creatinina sérica pré-doação maior que 1,5 mg/dL – 132 μmol/L –, doença cerebrovascular como causa de morte) ou aqueles com tempo de isquemia prolongado.

Antagonistas da Adenosina

A teofilina, um antagonista não seletivo do receptor de adenosina, previne a vasoconstrição mediada por adenosina na arteríola aferente. A adenosina é liberada em resposta a concentrações aumentadas de cloreto no lúmen dos túbulos renais distais, como parte do *feedback* tubuloglomerular. Estudos clínicos pequenos avaliando o papel da teofilina na prevenção da nefropatia por contraste mostraram resultados discordantes. Uma metanálise incluindo sete ECR concluiu que a administração profilática de teofilina ou aminofilina pareceu proteger contra IRA-IC.[45] Entretanto, essa metanálise incluiu estudos que não tinham controle para o estado de hidratação. Um ECR recente que adicionou teofilina ao uso de NAC mostrou incidência reduzida de IRA-IC. Hoje, permanece duvidoso se a teofilina como agente único pode ser útil em prevenir a IRA-IC, e as diretrizes do KDIGO sobre IRA não sugerem o uso de teofilina para prevenir a IRA-IC.

Agentes seletivos de bloqueio do receptor da adenosina, como a rolofilina, têm sido utilizados em estudos para a prevenção e tratamento da síndrome cardiorrenal. Em um estudo duplo-cego e placebo controlado com 63 pacientes com insuficiência cardíaca descompensada, enquanto pacientes que receberam furosemida apresentaram deterioração na TFG, a coadministração de antagonista de receptor de adenosina A1 com furosemida aumentou a diurese e preveniu o decréscimo na TFG.[46]

Agentes Emergentes

Mostrou-se que as células-tronco mesenquimais pluripotentes (CTM) previnem IRA induzida por isquemia-reperfusão em ratos. Um ensaio clínico de fase I avaliou a viabilidade e a segurança da infusão de CTM alogênicas na aorta suprarrenal em pacientes submetidos à cirurgia cardíaca com circulação extracorpórea.[47] Nenhum evento adverso foi associado à infusão de CTM; a permanência hospitalar e as taxas de readmissão diminuíram em 40% comparado com casos-controle históricos pareados. A função renal pós-operatória permaneceu em seus níveis basais, e nenhum paciente no grupo de tratamento requereu hemodiálise (HD), enquanto 20% dos controles desenvolveram IRA. Ademais, a função renal no grupo tratamento permaneceu estável por até 16 meses em pacientes com DRC subjacente, enquanto os pacientes-controle pareados mostraram deterioração progressiva da função renal.[47] A segurança em logo prazo dessa intervenção é hoje desconhecida.

O uso terapêutico da eritropoetina (EPO) parece promissor por resultados de estudos em animais e preliminares em humanos. A EPO pode prevenir IRA e melhorar a recuperação por meio de limitação da apoptose, promoção da neovascularização, ação anti-inflamatória e regeneração tissular. Em camundongos, a EPO administrada 30 minutos antes da infusão de endotoxinas melhorou significativamente a função renal 16 horas após a lesão. A EPO também parece ter efeito protetor contra lesão de isquemia-reperfusão no rim de ratos. Um estudo clínico com o uso de EPO pré-operatório em pacientes submetidos à cirurgia de revascularização coronária mostrou redução na incidência de IRA de 29% para 8% ($P = 0,035$) e melhora da função renal pós-operatória. Em outro estudo, doses diferentes de EPO recombinante administradas a pacientes após cirurgia cardíaca não resultaram em diferença no NGAL urinário entre 48 horas, e a incidência de IRA foi semelhante ao placebo, administrado randomizadamente.[48] No cenário de cuidados intensivos, um estudo recente também falhou em mostrar os benefícios terapêuticos renoprotetores da EPO. Embora o tempo de tratamento não tenha sido ideal – mais de 6 horas após a injúria renal ter sido detectada por biomarcadores – nesse estudo, a EPO em altas doses não alterou o desfecho em pacientes com IRA.[49] Outro ECR comparando o efeito da EPO ou do placebo em prevenir a IRA em pacientes recebendo material contrastado intravenoso foi terminado, mas os resultados ainda não estão disponíveis.

Pequenos ácidos ribonucleicos interferentes foram avaliados contra placebo para a prevenção da IRA em um estudo clínico de fase I. Em um modelo animal de IRA, os animais tratados com pequenos ácidos ribonucleicos interferentes, tendo como alvo o p53, apresentaram queda significativa na ureia sanguínea e nos níveis de creatinina 24 horas após a injúria isquêmica, comparado com aqueles tratados com placebo. Como o p53 tem, entre outras atividades, a função de supressão tumoral, um dos maiores impedimentos para o uso de um inibidor de p53 é o efeito pré-carcinogênico, e o estudo foi suspenso devido a dificuldades de captar pacientes.

TRATAMENTO DA INJÚRIA RENAL AGUDA

Uma vez que medidas para prevenir a IRA falharam, uma questão-chave é se a IRA pode ser manejada com apenas a terapia não dialítica ou se a TRS é necessária (Cap. 74). O manejo da IRA no contexto da falência cardíaca é discutido nos Capítulos 75 e 76, respectivamente.

Manejo Geral

O manejo terapêutico apropriado requer o diagnóstico oportuno da condição clínica. Esforços e investimentos consideráveis têm sido direcionados para a pesquisa de um biomarcador mais sensível e específico para diagnosticar a IRA. Devido à creatinina sérica ser um indicador relativamente tardio de injúria renal, IRA significativa pode ocorrer sem aumentos maiores no nível de creatinina sérica. Intervenções terapêuticas adequadas para reduzir a perda da função renal e para a prevenção e tratamento das complicações associadas à IRA precisam ser instituídas até mesmo com alterações mínimas na creatinina sérica. O manejo inicial da IRA estabelecida inclui a avaliação cuidadosa da causa da disfunção renal e do estado volêmico do paciente. O objetivo principal inclui a manutenção da estabilidade hemodinâmica adequada para assegurar a perfusão renal e evitar mais injúria renal. Qualquer agente potencialmente nefrotóxico deveria ser evitado, incluindo contraste radiológico intravascular. Agentes de contraste com base em gadolíneo deveriam ser evitados devido ao risco de desenvolvimento de fibrose nefrogênica sistêmica (FNS). Se agentes de contraste baseados em gadolíneo forem utilizados na IRA, os pacientes devem ser informados sobre o risco de FNS, e os quelantes macrocíclicos (p. ex., gadobutrol, gadoteridol, gadoterato de meglunima) devem ser preferidos em relação a quelantes de composição linear. A mais baixa dose possível deve ser administrada e exposições repetidas devem ser evitadas.

Agentes antimicrobianos, como aminoglicosídeos, anfotericina, aciclovir e pentamidina, devem ser evitados sempre que possível, ou sua dose deve ser ajustada para prevenir insultos futuros. Qualquer outra medicação associada à IRA (hemodinâmica, nefrotóxica, imunomediada) deve também, se possível, ser evitada.

Resumo das Substâncias Usadas no Tratamento da Injúria Renal Aguda (IRA)

Substâncias	Nível de Evidência	Resultados	Comentários
Dopamina	ECRs	Sem efeito na mortalidade ou função renal	
Fenaldopam	Pequenos ECRs e uma metanálise	Sem efeito na mortalidade ou função renal Efeito benéfico na mortalidade e necessidade de diálise	Mais estudos necessários
Norepinefrina	Estudos prospectivos observacionais	Possível efeito benéfico na função renal	Mais estudos necessários
Diuréticos de alça	ECRs e metanálises	Sem efeito na função renal	Mais estudos necessários Dois ECRs em andamento
Peptídio natriurético atrial	ECRs	Possível efeito benéfico na sobrevida e função renal	Mais estudos necessários
Peptídio natriurético tipo B	ECR em insuficiência cardíaca aguda	Sem efeito na função renal	
Células-tronco multipotentes	Modelo animal	Efeito benéfico na função renal	Mais estudos necessários
Eritropoetina	Modelo animal	Efeito benéfico na função renal	Mais estudos necessários*
Fosfatase alcalina	Pequenos ECRs	Efeito benéfico na função renal	Mais estudos necessários

Tabela 73-4 **Resumo das medicações usadas no tratamento da IRA.** *ECR*, Estudos clínicos randomizados. *Resultados de estudos atuais mostram resultados conflitantes e não definitivos (consulte o texto para mais informação).

Manejo de Fluidos e Eletrólitos

Enquanto a ressuscitação precoce e vigorosa com soluções cristaloides e um controle agressivo da infecção podem reduzir a incidência de IRA (discussão prévia), o papel da ressuscitação com fluidos na IRA estabelecida é menos claro. O estado volêmico é um dos parâmetros mais difíceis para se avaliar, e a ressuscitação com fluidos deve objetivar uma pré-carga, volume sistólico e débito cardíaco predefinidos em vez de determinar uma PAM. Não obstante, muitos estudos clínicos têm enfatizado o valor pobre da pressão atrial direita e a pressão de oclusão da artéria pulmonar em predizer a eficácia da expansão volêmica. Outros indicadores à beira do leito para a avaliar pré-carga, como o volume diastólico final ventricular direito (avaliado por termodiluição) e a área ventricular esquerda ao final da diástole (medida por ecocardiografia), também têm sido não efetivos em diferenciar pacientes respondedores de não respondedores ao volume.[50]

Em pacientes criticamente doentes recebendo ventilação mecânica, mudanças respiratórias no volume sistólico ventricular esquerdo podem predizer a responsividade ao fluido. Em pacientes hipovolêmicos, a ventilação com pressão positiva pode induzir à queda no retorno venoso e, portanto, ao débito cardíaco. Com base na relação positiva entre o volume diastólico final ventricular e o volume sistólico, a resposta hemodinâmica esperada à expansão volêmica é um aumento no volume diastólico final ventricular direito, volume diastólico final ventricular esquerdo, volume sistólico e débito cardíaco. Em virtude da diminuição da contratilidade ventricular, há um decréscimo na curva da relação entre o volume diastólico final e o volume sistólico; o aumento no volume sistólico como resultado do aumento do volume diastólico final depende da função ventricular.

A expansão de volume em pacientes criticamente doentes pode, na maioria das vezes, resultar em aumento relativo no peso corporal de 10% a 15% ou mais, algumas vezes dobrando a água corporal total em um curto período de tempo. Estudos demonstraram associação entre o acúmulo de fluido e mortalidade em crianças e adultos com IRA. Um estudo prospectivo observacional multicêntrico (Program to Improve Care in Acute Renal Disease [PICARD]) encontrou que pacientes com sobrecarga hídrica ao diagnóstico de IRA, definido como aumento no peso corporal relativo ao basal de mais de 10%, tiveram aumento de três vezes na mortalidade após o ajuste de múltiplas variáveis. O risco de morte foi proporcional à magnitude e à duração do acúmulo de fluidos. O efeito da sobrecarga de fluido na

recuperação renal foi inconsistente.[12] Uma segunda análise do estudo FACTT em pacientes com IRA também confirmou que, em pacientes com IRA recente, um balanço hídrico positivo após o diagnóstico de IRA é fortemente associado à mortalidade.[51] O estudo mostrou efeito protetor na mortalidade por furosemida, que desapareceu depois que houve o controle do balanço hídrico.[51] Outros estudos mostraram efeito deletério da sobrecarga de fluidos na função renal. Em resumo, resultados de estudos observacionais sugeriram que uma estratégia de fluidos conservadora pode ser benéfica em termos de mortalidade e de recuperação renal em pacientes com IRA severa; entretanto, ECRs são necessários para confirmar esses achados antes que qualquer recomendação clara possa ser feita.

Ademais, um aumento na água corporal total altera o volume de distribuição da creatinina, resultando em subestimação dos valores séricos. A subestimação resultante da severidade da disfunção renal pode atrasar o reconhecimento e o tratamento adequado da IRA. Em pacientes com IRA que apresentam sobrecarga de fluidos, a avaliação da função renal deve considerar o efeito do balanço hídrico, a fim de prevenir a subestimação da severidade da IRA, modificar corretamente a dosagem de medicamentos e evitar o uso de agentes nefrotóxicos.

Fármacos Promotores de Recuperação da Injúria Renal Aguda

Consulte a Tabela 73-4 para um resumo das substâncias utilizadas no tratamento da IRA.

Terapia com Diuréticos de Alça

Embora diuréticos de alça sejam quase sempre prescritos na IRA estabelecida,[52] uma metanálise confirmou que o seu uso não está associado à mortalidade reduzida ou melhor recuperação renal.[53] Duas outras metanálises mostraram que os diuréticos de alça não afetaram a mortalidade, necessidade de diálise ou o número de sessões de diálise requeridas.[35,54] Com relação à morbidade, os diuréticos estão associados a risco aumentado de ototoxicidade.[55] A prescrição concomitante de aminoglicosídeos e diuréticos deveria ser evitada devido a um risco aumentado de ototoxicidade. Estudos bem desenhados de diuréticos são necessários para ter acesso aos benefícios dessas substâncias e aos potenciais efeitos colaterais na IRA, e ECRs estão sendo feitos nesse campo atualmente. Nesse ínterim, sugerimos evitar diuréticos para tratar IRA, exceto para manejo da sobrecarga de volume.

Natriuréticos

O peptídio natriurético atrial (ANP) foi estudado como um tratamento para a IRA em quatro ECRs.[56-59] O ANP mostrou reduzir a necessidade de diálise mas não a mortalidade.[56] No maior estudo publicado até agora, o ANP melhorou a sobrevida geral sem diálise somente no subgrupo de pacientes oligúricos.[57] Infelizmente, um estudo subsequente incluindo 222 pacientes oligúricos não confirmou que o ANP reduz a mortalidade ou sobrevida livre de diálise.[40] Ambos os estudos administraram ANP por 24 horas e em altas doses, o que pode ter influenciado os resultados. Os estudos mais recentes incluíram 61 pacientes que se submeteram à cirurgia cardíaca e foram tratados com ANP com a média de duração de 5,3 ± 0,8 dias. Nesse pequeno estudo, o uso do ANP diminuiu a probabilidade de diálise e melhorou a sobrevida livre de diálise.[58] Hoje, as diretrizes de IRA do KDIGO não sugerem o uso de ANP para tratar a IRA. Maiores estudos são requeridos para confirmar os benefícios do ANP na IRA. O nesiritide, um peptídio natriurético do tipo B, pode ser utilizado para o tratamento da falência cardíaca. O nesiritide induz vasodilatação e aumento indireto no débito cardíaco, não tem efeitos inotrópicos e tem efeito neutro na frequência cardíaca. Além disso, ele inibe a ativação neuro-humoral adversa e pode resultar em natriurese e diurese em alguns indivíduos. Entretanto, em um grande ECR recente em pacientes com insuficiência cardíaca aguda,[60] essa substância não diminuiu a mortalidade ou as taxas de re-hospitalização, e teve um efeito não significativo na dispneia. O nesiritide não afetou adversamente a função renal, mas aumentou a hipotensão. Ele também foi avaliado na cirurgia cardiovascular de alto risco, em que reduziu as taxas de IRA no período pós-operatório imediato, mas não melhorou a sobrevida em longo prazo. As diretrizes de IRA do KDIGO não apoiaram o uso do nesiritide para tratar IRA.[13]

Agentes Vasoativos

O uso de dopamina para o tratamento de IRA estabelecida não é mais recomendado (discussão posterior).

Os vasopressores são, na maioria das vezes, considerados prejudiciais para a perfusão renal. No choque séptico, um pequeno estudo prospectivo com 14 pacientes mostrou que a norepinefrina melhorou a creatinina sérica e o *clearance* de creatinina quando a PAM aumentou acima de 70 mmHg.[61] Entretanto, em um pequeno ECR incluindo 28 pacientes, o aumento da PAM de 65 a 85 mmHg com norepinefrina não melhorou a função renal.[62]

Em uma metanálise, o fenoldopam diminuiu a necessidade de diálise (7% *versus* 10%) e a mortalidade intra-hospitalar (15% *versus* 19%) em pacientes em pós-operatório ou pacientes criticamente doentes.[38] Várias limitações estavam presentes nessa metanálise, como a não padronização de critério para o início de diálise, a heterogeneidade de populações e de definição da IRA, a dose ou duração dos tratamentos e a falta de uma medida independente da TFG. Em adição, o fenoldopam tem propriedades hipotensoras e pode ser mais perigoso no "mundo real" fora dos ECR.[40,63] Nenhum estudo prospectivo mostrou que o fenoldopam pode reduzir a necessidade de diálise. Esses resultados precisam ser confirmados com um estudo com o poder adequado, e não sugerimos utilizar o fenoldopam para tratar a IRA em concordância com as diretrizes de IRA do KDIGO.

A terapia específica para pacientes com síndrome hepatorrenal inclui o uso de terlipressina em combinação com octeotrídeo (Cap. 76). Nos EUA, a terlipressina não está disponível, e a maioria dos centros utiliza uma combinação de midodrina, octeotrídeo e infusão de albumina. A norepinefrina também tem sido usada nesses contextos com boa resposta, equivalente àquela da terlipressina.

Estudo clínicos atualmente em curso, registrados em www.clinicaltrials.gov, foram recentemente resumidos, e esperamos que alguns tragam novas perspectivas e opções terapêuticas para a IRA.[30,64]

Outros Agentes

Outros agentes foram estudados para o tratamento da IRA estabelecida. Uma terapia promissora é o uso de CTM.[65] As CTM são células multipotentes com propriedades anti-inflamatórias e imunomodulatórias comprovadamente benéficas em modelos animais de isquemia miocárdica, sepse e IRA. Nos modelos de IRA, a infusão de CTM melhorou a recuperação da função renal no modelo de IRA induzida por cisplatina, na injúria por isquemia-reperfusão ou induzida por glicerol. Um estudo clínico de fase I de aumento de doses foi conduzido para testar a segurança, a viabilidade e a eficácia preliminar das CTM em pacientes de alto risco para IRA.[47] Um estudo experimental, utilizando um modelo de nefrite mesangioproliferativa progressiva, avaliou os efeitos em longo prazo do transplante de CTMs singênicas intrarrenais.[66] Embora pacientes no grupo tratado com CTM tivessem menor proteinúria e melhor função renal no dia 60, 20% dos glomérulos dos ratos tratados com CTM continham alguns ou agrupamentos de adipócitos com pronunciada fibrose ao redor.[66] Portanto, o benefício das CTMs em manter a função renal em curto prazo precisa ser balizado com um possível efeito em longo prazo de mal diferenciação parcial das CTMs intraglomerulares em adipócitos e a subsequente esclerose glomerular.[66]

A eritropoetina também pode ser benéfica no tratamento da IRA, como mostrado em dois modelos animais. Um estudo randomizado, incluindo 71 pacientes com agendamento seletivo para cirurgia de revascularização coronária, a EPO, mostrou efeito benéfico na recuperação após IRA.[66a] Entretanto, em um estudo retrospectivo com 187 pacientes com IRA, o uso da EPO não foi associado à recuperação renal.[67]

Na sepse severa e choque séptico, um estudo com 36 pacientes mostrou que a infusão da fosfatase alcalina melhora a função renal, possivelmente por meio de produção reduzida de metabólitos do NO e atenuação da enzimúria tubular.[68]

Outro agente potencial é a enzima antioxidativa endógena heme-oxigenase 1 (HO-1), uma enzima induzível por estresse.[69] A HO-1 tem importantes funções antiapoptótica e anti-inflamatória, e a sua indução foi mostrada como protetora em diversos tipos de injúria, como a IRA.[70]

Tratamento das Complicações da Injúria Renal Aguda

Sobrecarga de Fluidos

Quando ocorre sobrecarga de fluidos em um paciente com IRA, todos os ganhos de volume devem ser minimizados e o tratamento médico deve ser tentado antes de iniciar a diálise. Em pacientes com balanço hídrico positivo com grandes ganhos de fluido e débito urinário inadequado e naqueles que apresentem sobrecarga de volume assintomática, a terapia com diuréticos de alça pode ser iniciada em conjunção com medidas para otimizar a perfusão sistêmica e renal. Doses intravenosas de diuréticos em *bolus* podem ser necessárias para otimizar a resposta, especialmente em pacientes com ICC e síndrome nefrótica. Se houver resposta ao *bolus* intravenoso, pode-se tentar infusão contínua por ela ser menos ototóxica.

Além dos diuréticos, novas substâncias que influenciam seletivamente a excreção de água ou sódio têm sido desenvolvidas e podem ser usadas em cenários clínicos específicos. Os aquaréticos agem no ducto coletor do rim nos receptores de vasopressina-2, contribuindo para a excreção de água livre. Os antagonistas de receptores de vasopressina necessitam de maiores estudos para estabelecer seu papel no tratamento da IRA com sobrecarga de volume e hiponatremia. Os peptídios natriuréticos inibem a reabsorção de sódio no néfron, resultando na excreção de sódio resultante. Hoje, não há evidência para apoiar o uso dos peptídios natriuréticos como um tratamento adjunto para a IRA.

As morfinas e os nitratos podem ser utilizados para aliviar os sintomas respiratórios em situações urgentes. A morfina reduz a ansiedade do paciente e diminui o trabalho respiratório; pode ser administrada na forma intravenosa na dose inicial de 2 a 4 mg, durante um período de 3 minutos, e pode ser repetida, se necessário, em intervalos de 5 a 15 minutos. Os nitratos são os vasodilatadores mais usados no edema pulmonar. A nitroglicerina reduz a pressão de enchimento do ventrículo esquerdo por meio de vasodilatação; uma dose inicial de 5 μg por minuto de nitroglicerina intravenosa pode ser utilizada, comumente em adição à terapia diurética. Quando a sobrecarga de fluido não pode ser rapidamente tratada com o manejo clínico, pode ser necessário o início da ventilação com pressão positiva com ou sem tubo endotraqueal e diálise, dependendo da situação clínica (Cap. 75).

Desordens do Potássio

A hipercalemia, discutida em detalhe no Capítulo 9, é uma complicação frequente da IRA. Seu risco primário é o seu efeito na condução cardíaca e pode causar bradicardia ou assistolia. Se mudanças eletrocardiográficas estão presentes, a administração de cálcio é urgentemente necessária. Ao mesmo tempo, fontes de potássio oral ou intravenosa deveriam ser identificadas e removidas, incluindo substâncias com efeito no manejo de potássio, como antagonistas β-adrenérgicos, diuréticos poupadores de potássio, inibidores de ECA, BRA e outras substâncias que inibem a excreção renal de potássio.

O próximo passo é aumentar a troca de potássio para o espaço intracelular por meio de infusão parenteral de glicose e insulina. O início da ação é de 20 a 30 minutos, e seu efeito tem duração de 2 a 6 horas. A infusão contínua de solução intravenosa contendo glicose e insulina pode ser utilizada para prolongar seus efeitos. O bicarbonato de sódio também promove a distribuição de K^+ para o espaço intracelular, o efeito ocorre em menos de 15 minutos e tem duração de 1 a 2 horas. Essa terapia pode ser iniciada se não houver preocupação com relação à sobrecarga de fluidos (50 mmol intravenoso durante 5 minutos), muito embora o efeito de diminuição de potássio do bicarbonato de sódio seja mais proeminente em pacientes com acidose metabólica. Os agonistas β-adrenérgicos dados por meio de aerossol são efetivos, mas é possível que produzam efeitos colaterais e, portanto, não são frequentemente prescritos para tratar a hipercalemia.

A excreção de potássio deveria ser aumentada por meio de administração de salina, diuréticos de alça e resinas de troca de cátions, como as resinas poliestirenosulfonato de sódio ou cálcio. Essas resinas podem ser administradas via oral ou retal como um enema de retenção. Em pacientes com emergência relacionada à hipercalemia, a administração retal é preferida, devido ao cólon ser o local de maior efeito dessa substância. Há preocupação com o risco de necrose intestinal que pode estar aumentado quando o poliestirenossulfonato de sódio é administrado com sorbitol. O poliestirenossulfonato de sódio deve ser evitado no período pós-operatório até que a função intestinal normal retorne, ou em pacientes com acúmulo de fezes. Se a hipercalemia foi não responsiva às medidas conservadoras, então a HD de emergência é o tratamento de escolha. A terapia renal substitutiva contínua (TRSC) também pode ser usada para a hipercalemia com grande volume de solução de reposição ou dialisato com pouco ou nenhum potássio, caso a diálise convencional não esteja disponível. Podendo haver atraso para iniciar a TSR, o manejo clínico deveria sempre ser utilizado para prevenir e tratar a hipercalemia de rebote do processo subjacente.

Desordens do Sódio

A hiponatremia é mais comum na IRA associada à insuficiência cardíaca ou hepática e diuréticos. Nesses cenários, a restrição de água para nível menor que o débito urinário é mandatória. A restrição de sódio é quase sempre necessária para tratar a sobrecarga de fluidos e o edema. Em pacientes com verdadeira depleção de volume com IRA pré-renal

associada, a salina isotônica deverá ser administrada para corrigir ambas as desordens (Caps. 7 e 8).

Pacientes sob cuidados intensivos com hipernatremia são mais suscetíveis à IRA. Na maioria dos pacientes, o tratamento da causa de base será necessário e o déficit de água deverá ser estimado. A água deverá ser administrada oral ou intravenosamente, como solução de dextrose em água livre para correção da concentração do sódio sérico em uma taxa máxima de 8 a 10 mmol/dia. Diálise e TRSC, em particular, podem ser requeridas para a correção otimizada de desordens do sódio na IRA.

Desordens do Cálcio, Fósforo e Magnésio

A hiperfosfatemia e a hipocalcemia são comuns na IRA. A hiperfosfatemia é quase sempre causada por redução de excreção pelos rins, embora também possa ser causada por liberação contínua na rabdomiólise ou SLT (Caps. 10 e 69). Assim que os níveis de fósforo aumentam, os de cálcio diminuem, resultando em hipocalcemia. Os níveis da redução são usualmente leves a moderados, com os níveis totais de cálcio caindo para 7 a 8 mg/dL (1,75 a 2,0 mmol/L). Outras causas de hipocalcemia na IRA são a resistência óssea ao hormônio paratireoideano (PTH) e baixa produção de calcitriol pelo rim disfuncionante. A hipocalcemia também pode ocorrer durante a rabdomiólise e pancreatite, duas condições frequentemente associadas à IRA. A hipocalcemia também é agravada quando o bicarbonato é administrado para corrigir acidose. Um produto cálcio-fósforo elevado poderia, teoricamente, iniciar deposição tissular de cálcio, o que pode causar arritmia cardíaca. Nenhum estudo randomizado avaliou os benefícios de tratar essas desordens. Entretanto, a IRA pode ocorrer devido à hiperfosfatemia causada por medicações orais contendo fósforo e secundária à SLT,[71] e hiperfosfatemia severa deve ser evitada para prevenir futuros danos. Quelantes de fosfato baseados em cálcio e outros quelantes de fosfato podem ser utilizados nesse cenário.[72] Se houver sintomas de hipocalcemia ou instabilidade hemodinâmica, uma infusão de gluconato de cálcio deve ser administrada.

Hipercalcemia é rara na IRA e é vista, na maioria das vezes, na fase de recuperação da rabdomiólise quando o cálcio é liberado dos complexos contendo cálcio no músculo (Caps. 10 e 69). Ademais, quando a produção de calcitriol é reestabelecida pela recuperação renal, uma responsividade aumentada ao PTH pode ser vista. Hipercalcemia nesse contexto é raramente problemática e pode facilmente ser tratada com manejo médico. Hipermagnesemia leve é frequente na IRA e, em geral, não tem consequências clínicas.

Desordens Ácido-Base

Na IRA, a acidose metabólica é a anormalidade ácido-base mais comum (Cap. 12) e é causada por regeneração reduzida de bicarbonato e falência para excretar íons amônia. O acúmulo de fosfato e ânions não medidos e não excretados, como sulfato, urato, hipurato, hidroxipropionato, furanpropionato e oxalato é fator contribuinte. A hipoalbuminemia pode atenuar o processo de acidificação e é exacerbado por acidose láctica. Não obstante a retenção de ânions não mensuráveis, o ânion *gap* permanece dentro dos limites da normalidade em 50% dos pacientes. Enquanto a acidose metabólica é frequente, distúrbios ácido-base triplos podem ocorrer.

A avaliação dos distúrbios ácido-base na IRA necessita ser ajustada de acordo com as causas base.

Há controvérsias ao redor do que seria o tratamento ótimo da acidose metabólica aguda. Quando a acidose metabólica é simplesmente uma complicação da IRA, o bicarbonato de sódio pode ser administrado se a sua concentração sérica cair abaixo de 15 a 18 mmol/L. A sobrecarga de volume pode ocorrer após a administração de bicarbonato. A administração de bicarbonato na acidose láctica, causada por choque circulatório subjacente, é controversa, dada a possibilidade de aumento na produção de dióxido de carbono, piora da acidose intracelular e sobrecarga de volume. A melhora rápida no estado metabólico pode ainda aumentar a hipocalcemia, o que pode diminuir o débito cardíaco. Portanto, em pacientes com acidose láctica, a maioria dos médicos restringiria a administração de bicarbonato de sódio para pacientes com acidose respiratória severa (pH arterial 7,10 a 7,15) para manter o pH acima de 7,15 a 7,20 até o processo primário poder ser revertido. Formas alternativas de tratamento de base não foram estudadas extensivamente em pacientes com IRA. O composto tris (hidroximetil)aminometano (THAM) é excretado na urina e sua eficácia clínica, comparada com aquela do bicarbonato de sódio, permanece não provada.[47] Não recomendamos o seu uso em pacientes com IRA, sobretudo em pacientes com hipercalemia, porque, em contraste ao bicarbonato, o THAM não diminui o potássio sérico, podendo até mesmo causar hipercalemia. A restrição de ingesta proteica também foi sugerida como um método de controle de acidose porque a quebra de proteína foi associada à piora da acidose, tal qual na DRC.[73] Entretanto, a restrição proteica não é recomendada na IRA (discussão posterior sobre considerações nutricionais).

Nutrição

Pacientes com IRA têm risco aumentado de desnutrição proteico-calórica devido à ingesta pobre em nutrientes e taxa catabólica alta. O suporte nutricional deveria ser direcionado para garantir adequada nutrição, prevenir gastos proteico-calóricos com as suas complicações metabólicas concomitantes, promoção de fechamento de feridas e reparo de tecidos, apoio à função do sistema imune e redução da mortalidade.

A avaliação nutricional é difícil, especialmente em pacientes com IRA com alta demanda metabólica. A avaliação global subjetiva avalia o estado nutricional, não requerendo testes laboratoriais adicionais, e é altamente preditiva de desfecho.[74]

Pacientes com IRA deveriam receber ingesta básica de 0,8 a 1,0 g de proteína por quilograma por dia, se não estiver catabólico, e um ganho energético total de 20 a 30 kcal/kg/dia, como recomendado pelas diretrizes de IRA do KDIGO. Ademais, em pacientes sob TRS, 1,0 a 1,5 g de proteína por quilograma por dia deveria ser administrado até o valor máximo de 1,7 g/kg/dia em pacientes com TRSC e em pacientes hipercatabólicos. O catabolismo proteico pode ser apurado pelo aumento da taxa de ureia acompanhada em intervalos com ajustes apropriados para sessões de diálise e TRSC.[75]

O monitoramento do balanço nitrogenado para acessar a efetividade da terapia nutricional complementar é determinado por medir a ingesta de proteínas durante 12 a 24 horas e pela excreção urinária de ureia (compostos nitrogenados) durante esse mesmo período de tempo. Um balanço proteico positivo ou negativo é utilizado para determinar a adequação da ingesta proteica do paciente. É calculada como se segue:

Balanço de Nitrogênio = (Ingesta Proteica/6,25) – (NUU + 4)

Ingesta proteica e nitrogênio urinário ureico (NUU) são expressos em grama. A via enteral deveria ser a primeira escolha para o suporte nutricional, se o trato gastrointestinal estiver funcionante; a nutrição parenteral deveria ser reservada para quando o trato gastrointestinal não puder ser utilizado ou quando a via enteral aparentar inadequada para alcançar os objetivos de ingesta nutricional.[76] A IRA em si e outros fatores, em geral, presentes em pacientes criticamente doentes, como uso de medicação, hiperglicemia e desordens eletrolíticas, podem prejudicar a motilidade gastrointestinal.

Referências

1. Clec'h C, Gonzalez F, Lautrette A, et al. Multiple-center evaluation of mortality associated with acute kidney injury in critically ill patients: A competing risks analysis. *Crit Care*. 2011;15:R128.
2. Joannidis M, Metnitz B, Bauer P, et al. Acute kidney injury in critically ill patients classified by AKIN versus RIFLE using the SAPS 3 database. *Intensive Care Med*. 2009;35:1692-1702.
3. Coca SG, Yusuf B, Shlipak MG, et al. Long-term risk of mortality and other adverse outcomes after acute kidney injury: A systematic review and meta-analysis. *Am J Kidney Dis*. 2009;53:961-973.
4. Ricci Z, Cruz D, Ronco C. The RIFLE criteria and mortality in acute kidney injury: A systematic review. *Kidney Int*. 2008;73:538-546.
5. Thakar CV, Christianson A, Freyberg R, et al. Incidence and outcomes of acute kidney injury in intensive care units: A Veterans Administration study. *Crit Care Med*. 2009;37:2552-2558.
6. Ali T, Khan I, Simpson W, et al. Incidence and outcomes in acute kidney injury: A comprehensive population-based study. *J Am Soc Nephrol*. 2007;18: 1292-1298.
7. Mehta RL, Kellum JA, Shah SV, et al. Acute Kidney Injury Network: Report of an initiative to improve outcomes in acute kidney injury. *Crit Care*. 2007; 11:R31.
8. Dellinger RP, Levy MM, Carlet JM, et al. Surviving Sepsis Campaign: International guidelines for management of severe sepsis and septic shock: 2008. *Intensive Care Med*. 2008;34:17-60.
9. National Heart, Lung, and Blood Institute Acute Respiratory Distress Syndrome (ARDS) Clinical Trials Network; Wiedemann HP, Wheeler AP, Bernard GR, et al. Comparison of two fluid-management strategies in acute lung injury. *N Engl J Med*. 2006;354:2564-2575.
10. Gordon AC, Russell JA, Walley KR, et al. The effects of vasopressin on acute kidney injury in septic shock. *Intensive Care Med*. 2010;36:83-91.
11. Boyd JH, Forbes J, Nakada TA, et al. Fluid resuscitation in septic shock: A positive fluid balance and elevated central venous pressure are associated with increased mortality. *Crit Care Med*. 2011;39:259-265.
12. Bouchard J, Soroko SB, Chertow GM, et al. Fluid accumulation, survival and recovery of kidney function in critically ill patients with acute kidney injury. *Kidney Int*. 2009;76:422-427.
13. KDIGO Clinical Practice Guideline for Acute Kidney Injury. *Kidney International Supplements*. 2012;2,1:1-124.
14. Finfer S, Norton R, Bellomo R, et al. The SAFE study: Saline vs. albumin for fluid resuscitation in the critically ill. *Vox Sang*. 2004;87(suppl 2):123-131.
15. Finfer S, Bellomo R, Boyce N, et al. A comparison of albumin and saline for fluid resuscitation in the intensive care unit. *N Engl J Med*. 2004;350:2247-2256.
16. SAFE Study Investigators; Finfer S, McEvoy S, Bellomo R, et al. Impact of albumin compared to saline on organ function and mortality of patients with severe sepsis. *Intensive Care Med*. 2011;37:86-96.
17. Auwerda JJ, Leebeek FW, Wilson JH, et al. Acquired lysosomal storage caused by frequent plasmapheresis procedures with hydroxyethyl starch. *Transfusion*. 2006;46:1705-1711.
18. Hüter L, Simon TP, Weinmann L, et al. Hydroxyethylstarch impairs renal function and induces interstitial proliferation, macrophage infiltration and tubular damage in an isolated renal perfusion model. *Crit Care*. 2009;13:R23.
19. Perner A, Haase N, Guttormsen AB, et al. Hydroxyethyl starch 130/0.42 versus Ringer's acetate in severe sepsis. *N Engl J Med*. 2012;367:124-134.
20. Myburgh JA, Finfer S, Bellomo R, et al. Hydroxyethyl starch or saline for fluid resuscitation in intensive care. *N Engl J Med*. 2012;367:1901-1911.
21. Chowdhury AH, Cox EF, Francis ST, Lobo DN. A randomized, controlled, double-blind crossover study on the effects of 2-L infusions of 0.9% saline and Plasma-Lyte 148 on renal blood flow velocity and renal cortical tissue perfusion in healthy volunteers. *Ann Surg*. 2012;256:18-24.
22. Yunos NM, Bellomo R, Hegarty C, et al. Association between a chloride-liberal vs chloride-restrictive intravenous fluid administration strategy and kidney injury in critically ill adults. *JAMA*. 2012;308:1566-1572.
23. Mueller C, Buerkle G, Buettner HJ, et al. Prevention of contrast media-associated nephropathy: Randomized comparison of 2 hydration regimens in 1620 patients undergoing coronary angioplasty. *Arch Intern Med*. 2002;162:329-336.
24. Merten GJ, Burgess WP, Gray LV, et al. Prevention of contrast-induced nephropathy with sodium bicarbonate: A randomized controlled trial. *JAMA*. 2004;291:2328-2334.
25. Cairo MS, Bishop M. Tumour lysis syndrome: New therapeutic strategies and classification. *Br J Haematol*. 2004;127:3-11.
26. Coiffier B, Mounier N, Bologna S, et al. Efficacy and safety of rasburicase (recombinant urate oxidase) for the prevention of hyperuricemia during induction chemotherapy of aggressive non-Hodgkin's lymphoma: Results of the GRAAL1 (Groupe d'Etude des Lymphomes de l'Adulte Trial on Rasburicase Activity in Adult Lymphoma) study. *J Clin Oncol*. 2003;21:4402-4406.
27. Sever MS, Vanholder R, Lameire N. Management of crush-related injuries after disasters. *N Engl J Med*. 2006;354:1052-1063.
28. Sever MS, Vanholder R. Management of crush victims in mass disasters: Highlights from recently published recommendations. *Clin J Am Soc Nephrol*. 2013;8:328-335.

29. Egi M, Finfer S, Bellomo R. Glycemic control in the ICU. *Chest.* 2011;140: 212-220.

30. Zarjou A, Sanders PW, Mehta RL, Agarwal A. Enabling innovative translational research in acute kidney injury. *Clin Transl Sci.* 2012;5:93-101.

31. ACT Investigators. Acetylcysteine for prevention of renal outcomes in patients undergoing coronary and peripheral vascular angiography: Main results from the randomized Acetylcysteine for Contrast-induced nephropathy Trial (ACT). *Circulation.* 2011;124:1250-1259.

32. Mehta RL, Pascual MT, Soroko S, Chertow GM. Diuretics, mortality, and nonrecovery of renal function in acute renal failure. *JAMA.* 2002;288:2547-2553.

33. Uchino S, Doig GS, Bellomo R, et al. Diuretics and mortality in acute renal failure. *Crit Care Med.* 2004;32:1669-1677.

34. Karajala V, Mansour W, Kellum JA. Diuretics in acute kidney injury. *Minerva Anestesiol.* 2009;75:251-257.

35. Ho KM, Sheridan DJ. Meta-analysis of frusemide to prevent or treat acute renal failure. *BMJ.* 2006;333:420.

36. Ejaz AA, Martin TD, Johnson RJ, et al. Prophylactic nesiritide does not prevent dialysis or all-cause mortality in patients undergoing high-risk cardiac surgery. *J Thorac Cardiovasc Surg.* 2009;138:959-964.

37. Friedrich JO, Adhikari N, Herridge MS, Beyene J. Meta-analysis: Low-dose dopamine increases urine output but does not prevent renal dysfunction or death. *Ann Intern Med.* 2005;142:510-524.

38. Landoni G, Biondi-Zoccai GG, Tumlin JA, et al. Beneficial impact of fenoldopam in critically ill patients with or at risk for acute renal failure: A meta-analysis of randomized clinical trials. *Am J Kidney Dis.* 2007;49: 56-68.

39. Aravindan N, Natarajan M, Shaw AD. Fenoldopam inhibits nuclear translocation of nuclear factor kappa B in a rat model of surgical ischemic acute renal failure. *J Cardiothorac Vasc Anesth.* 2006;20:179-186.

40. Yasuda H, Yuen PS, Hu X, et al. Simvastatin improves sepsis-induced mortality and acute kidney injury via renal vascular effects. *Kidney Int.* 2006;69: 1535-1542.

41. Toso A, Maioli M, Leoncini M, et al. Usefulness of atorvastatin (80 mg) in prevention of contrast-induced nephropathy in patients with chronic renal disease. *Am J Cardiol.* 2010;105:288-292.

42. Molnar AO, Coca SG, Devereaux PJ, et al. Statin use associates with a lower incidence of acute kidney injury after major elective surgery. *J Am Soc Nephrol.* 2011;22:939-946.

43. Epstein M. Calcium antagonists and the kidney. Implications for renal protection. *Am J Hypertens.* 1993;6:251S-259S.

44. van Riemsdijk IC, Mulder PG, de Fijter JW, et al. Addition of isradipine (Lomir) results in a better renal function after kidney transplantation: A double-blind, randomized, placebo-controlled, multi-center study. *Transplantation.* 2000;70:122-126.

45. Ix JH, McCulloch CE, Chertow GM. Theophylline for the prevention of radiocontrast nephropathy: A meta-analysis. *Nephrol Dial Transplant.* 2004; 19:2747-2753.

46. Gottlieb SS, Brater DC, Thomas I, et al. BG9719 (CVT-124), an A1 adenosine receptor antagonist, protects against the decline in renal function observed with diuretic therapy. *Circulation.* 2002;105:1348-1353.

47. Tögel FE, Westenfelder C. Mesenchymal stem cells: A new therapeutic tool for AKI. *Nat Rev Nephrol.* 2010;6:179-183.

48. de Seigneux S, Ponte B, Weiss L, et al. Epoetin administered after cardiac surgery: Effects on renal function and inflammation in a randomized controlled study. *BMC Nephrol.* 2012;13:132.

49. Endre ZH, Walker RJ, Pickering JW, et al. Early intervention with erythropoietin does not affect the outcome of acute kidney injury (the EARLYARF trial). *Kidney Int.* 2010;77:1020-1030.

50. Tousignant CP, Walsh F, Mazer CD. The use of transesophageal echocardiography for preload assessment in critically ill patients. *Anesth Analg.* 2000; 90:351-355.

51. Grams ME, Estrella MM, Coresh J, et al. Fluid balance, diuretic use, and mortality in acute kidney injury. *Clin J Am Soc Nephrol.* 2011;6:966-973.

52. Bagshaw SM, Delaney A, Jones D, et al. Diuretics in the management of acute kidney injury: A multinational survey. *Contrib Nephrol.* 2007;156:236-249.

53. Bagshaw SM, Delaney A, Haase M, et al. Loop diuretics in the management of acute renal failure: A systematic review and meta-analysis. *Crit Care Resusc.* 2007;9:60-68.

54. Sampath S, Moran JL, Graham PL, et al. The efficacy of loop diuretics in acute renal failure: Assessment using Bayesian evidence synthesis techniques. *Crit Care Med.* 2007;35:2516-2524.

55. Egi M, Naka T, Bellomo R, et al. A comparison of two citrate anticoagulation regimens for continuous veno-venous hemofiltration. *Int J Artif Organs.* 2005;28:1211-1218.

56. Rahman SN, Kim GE, Mathew AS, et al. Effects of atrial natriuretic peptide in clinical acute renal failure. *Kidney Int.* 1994;45:1731-1738.

57. Allgren RL, Marbury TC, Rahman SN, et al. Anaritide in acute tubular necrosis. Auriculin Anaritide Acute Renal Failure Study Group. *N Engl J Med.* 1997; 336:828-834.

58. Swärd K, Valsson F, Odencrants P, et al. Recombinant human atrial natriuretic peptide in ischemic acute renal failure: A randomized placebo-controlled trial. *Crit Care Med.* 2004;32:1310-1315.

59. Lewis J, Salem MM, Chertow GM, et al. Atrial natriuretic factor in oliguric acute renal failure. Anaritide Acute Renal Failure Study Group. *Am J Kidney Dis.* 2000;36:767-774.

60. O'Connor CM, Starling RC, Hernandez AF, et al. Effect of nesiritide in patients with acute decompensated heart failure. *N Engl J Med.* 2011;365:32-43.

61. Albanèse J, Leone M, Garnier F, et al. Renal effects of norepinephrine in septic and nonseptic patients. *Chest.* 2004;126:534-539.

62. Bourgoin A, Leone M, Delmas A, et al. Increasing mean arterial pressure in patients with septic shock: Effects on oxygen variables and renal function. *Crit Care Med.* 2005;33:780-786.

63. Kellum JA. Prophylactic fenoldopam for renal protection? No, thank you, not for me—not yet at least. *Crit Care Med.* 2005;33:2681-2683.

64. Faubel S, Chawla LS, Chertow GM, et al. Ongoing clinical trials in AKI. *Clin J Am Soc Nephrol.* 2012;7:861-873.

65. Imai N, Kaur T, Rosenberg ME, Gupta S. Cellular therapy of kidney diseases. *Semin Dial.* 2009;22:629-635.

66. Kunter U, Rong S, Boor P, et al. Mesenchymal stem cells prevent progressive experimental renal failure but maldifferentiate into glomerular adipocytes. *J Am Soc Nephrol.* 2007;18:1754-1764.

66a. Oh SW, Chin HJ, Chae DW, Na KY. Erythropoietin improves long-term outcomes in patients with acute kidney injury after coronary artery bypass grafting. *J Korean Med Sci.* 2012;27:506-511.

67. Park J, Gage BF, Vijayan A. Use of EPO in critically ill patients with acute renal failure requiring renal replacement therapy. *Am J Kidney Dis.* 2005;46: 791-798.

68. Heemskerk S, Masereeuw R, Moesker O, et al. Alkaline phosphatase treatment improves renal function in severe sepsis or septic shock patients. *Crit Care Med.* 2009;37:417-423, e1.

69. Nath KA. Heme oxygenase-1: A provenance for cytoprotective pathways in the kidney and other tissues. *Kidney Int.* 2006;70:432-443.

70. Jarmi T, Agarwal A. Heme oxygenase and renal disease. *Curr Hypertens Rep.* 2009;11:56-62.

71. Tsokos GC, Balow JE, Spiegel RJ, Magrath IT. Renal and metabolic complications of undifferentiated and lymphoblastic lymphomas. *Medicine (Baltimore).* 1981;60:218-229.

72. Lameire N, Van Biesen W, Vanholder R. Acute renal failure. *Lancet.* 2005; 365:417-430.

73. Clinical practice guidelines for nutrition in chronic renal failure. K/DOQI, National Kidney Foundation. *Am J Kidney Dis.* 2000;35:S1-S140.

74. Jeejeebhoy KN, Detsky AS, Baker JP. Assessment of nutritional status. *JPEN J Parenter Enteral Nutr.* 1990;14:193S-196S.

75. Monson P, Mehta RL. Nutritional considerations in continuous renal replacement therapies. *Semin Dial.* 1996;9:152-159.

76. Fiaccadori E, Maggiore U, Giacosa R, et al. Enteral nutrition in patients with acute renal failure. *Kidney Int.* 2004;65:999-1008.

77. Lameire N, Van Biesen W, Vanholder R. Epidemiology, clinical evaluation, and prevention of acute renal failure. In: Feehally J, Floege J, Johnson RJ, eds. *Comprehensive Clinical Nephrology.* Philadelphia: Mosby-Elsevier; 2007:771–785.

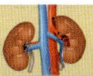

CAPÍTULO 74

Manejo Dialítico da Injúria Renal Aguda e Nefrologia na Unidade de Tratamento Intensivo

Mark R. Marshall e Luis A. Juncos

A nefrologia na Unidade de Terapia Intensiva (UTI) pode ser definida como uma subespecialidade que enfoca as anormalidades de fluido, eletrólitos e homeostase do pH em pacientes na UTI, e na prevenção e manejo do dano funcional renal relativo à demanda fisiológica. Este capítulo descreve as melhores práticas bem estabelecidas com respeito à terapia de reposição renal aguda (TRSA) e oferece estratégias para evitar complicações comuns relacionadas ao tratamento. Este capítulo usa diretrizes apropriadas da prática clínica como pontos de partida para a discussão e resume suas recomendações (Quadro 74-1).[1-8]

Quando são aplicados os critérios da Acute Kidney Injury Network (AKIN), aproximadamente 40% dos pacientes na UTI desenvolvem evidência de injúria renal aguda (IRA), um fator de risco independente para morte. A terapia não dialítica para a IRA foi discutida no Capítulo 73. Aproximadamente 5% dos pacientes na UTI requerem TRSA, e a mortalidade nessa população está melhorando ao longo do tempo, apesar de um grau aumentado da severidade da doença.[9] A morte atribuível à IRA aparenta ser resultado de infecção não resolvida, hemorragia ou choque não resolvido, apesar do cuidado otimizado. Tais condições podem, portanto, ser consideradas como uma "síndrome urêmica aguda" que é específica da IRA e um possível alvo para a modulação com TRSA – análoga à tradicional síndrome urêmica no contexto da diálise de manutenção.

ASPECTOS ORGANIZACIONAIS DOS PROGRAMAS DA TERAPIA RENAL SUBSTITUTIVA AGUDA

As unidades de terapia intensiva podem ser descritas como abertas (o paciente permanece sob o cuidado do seu médico), fechadas (o cuidado do paciente é transferido para um intensivista) ou coadministradas (uma UTI aberta, como definida anteriormente, em que os pacientes recebem consulta mandatória de um intensivista). A maioria das UTIs nos Estados Unidos são abertas, enquanto a maioria na Austrália e Nova Zelândia são fechadas. Aquelas da Europa são aproximadamente divididas pela metade. Quando a IRA e a TRSA são consideradas, as vantagens do manejo do cuidado pelo intensivista incluem a disponibilidade imediata do serviço e menor fragmentação do cuidado. Esse modelo de cuidado é apoiado por estudos ecológicos que sugerem melhora geral dos desfechos dos pacientes nos sistemas de saúde com UTIs fechadas. Alternativamente, as vantagens do cuidado centrado no nefrologista incluem maior entendimento do processo de diálise e IRA subjacente. Esse modelo de cuidado é apoiado por estudos que mostram desfechos melhores em pacientes de UTI com IRA associados ao encaminhamento precoce para o nefrologista. Todos esses estudos têm definições diferentes e análises que fazem a comparação difícil. Portanto, a gestão clínica sobre a TRSA provavelmente permanecerá contenciosa, embora seja a expertise da equipe provedora dos cuidados que provavelmente influencia o desfecho do paciente mais que a especialidade a que ela pertence. O treinamento específico em nefrologia na UTI e a exposição à TRSA é inadequado em muitos programas de treinamento de cuidados intensivos e nefrologia e deveria ser um componente de ambos os currículos.

Em muitas partes do mundo, os membros da equipe de enfermagem executam todas as modalidades de TRSA, em outros países, o apoio da equipe da nefrologia é necessário. Como as plataformas das máquinas tornam-se universais para a terapia renal substitutiva contínua (TRSC) e hemodiálise intermitente (HDi), é provável que a expertise da UTI em todas as modalidades cresça, uma vez que a educação na prática do trabalho e apoio sejam adequados para desenvolver e manter a base das habilidades.

VISÃO GERAL DAS TERAPIAS RENAIS SUBSTITUTIVAS AGUDAS

As principais modalidades de TRSA são a HD intermitente aguda e suas variantes, a TRSC e a diálise peritoneal (DP) aguda. A HD intermitente aguda e a TRSC são as mais populares, embora os padrões de prática variem regionalmente devido aos custos, disponibilidade da tecnologia e políticas de reembolso. Recentemente, a HD intermitente ressurgiu por meio de variantes que promovem remoção de fluido mais lenta com períodos de tempo mais longos, resultando em melhora da estabilidade hemodinâmica e aumento do clearance de solutos. Essas variantes são mais comumente referidas como diálise sustentada de baixa eficiência (SLED). Coletivamente, entretanto, elas são mais bem descritas sob o termo "guarda-chuva" de terapia renal substitutiva prolongada intermitente (TRS-IP) – ou então terapias híbridas, um termo mais alinhado à nomenclatura endossada pela Acute Dialysis Quality Initiative (www.adqi.net) (Fig. 74-1). A DP aguda é majoritariamente usada no mundo desenvolvido para pacientes pediátricos e não será mais considerada neste capítulo.

Os alvos da terapia para TRSA não são bem definidos. A recomendação mínima usual é corrigir a acidose ou a hipercalemia, a hipervolemia refratária e as complicações urêmicas como a pericardite ou o coma. As concentrações séricas de eletrólitos e bicarbonato devem ser mantidas na faixa de normalidade. Apesar de intervalos laboratoriais específicos para o início e a finalização da terapia serem desconhecidos, a dose da diálise deve ser medida e ajustada para alcançar alvos mínimos, que serão discutidos posteriormente. É importante notar que o processo de TRSA por si não deverá ameaçar o paciente por exacerbar a instabilidade hemodinâmica, aumentando o dano de órgãos alvo ou atrasando a recuperação renal.

A determinação de objetivos com respeito ao status de volume extracelular do paciente não é muito fácil ou objetiva. A avaliação em si é difícil; os sinais de exame físico tais como turgência venosa jugular são geralmente não informativos, especialmente para pacientes ventilados mecanicamente. Além do mais, os valores basais de pressão venosa central, pressão capilar pulmonar e dimensões diastólicas do ventrículo esquerdo pela ecocardiografia podem ser substitutos incorretos para o status de volume intravascular, especialmente para

Diretrizes-chave de Prática Clínica

Kidney Disease: Improving Global Outcomes (KDIGO): Diretrizes de prática clínica para injúria renal aguda[1] Kidney Disease Outcomes Quality Inititive (KDOQI) Vascular Access Work Group: Diretrizes de prática clínica para acessos vasculares[2] Healthcare Infection Control Practices Advisory Committee (HICPAC) do Centers for Disease Control and Prevention (CDC): Diretrizes para a prevenção de infecções de cateteres intravasculares[3] Diretrizes Nacionais baseadas em evidência para a prevenção de infecções relacionadas ao cuidado de saúde em hospitais NHS (do inglês Serviço Nacional de Saúde) na Inglaterra[5] Institute for Healthcare Improvement: *How-to Guide: Prevent Central Line–Associated Bloodstream Infections*[4]	Documentos ISO 11663 (*Qualidade do Fluido da Diálise para Hemodiálise e Terapias Relacionadas*), ISO 13958 (*Concentrados para a Hemodiálise e Terapias Relacionadas*), ISO 13959 (*Água para Hemodiálise e Terapias Relacionadas*) e ISO 26722 (*Equipamento de Tratamento de Água para Aplicação em Hemodiálise e Terapias Relacionadas da International Organization for Standardization*) (www.iso.org) Parenteral anticoagulants: American College of Chest Physicians Evidence-Based Clinical Practice Guidelines (8ª edição) European Best Practice Guidelines Expert Group on Hemodialysis, European Renal Association. Seção V: Hemodiálise crônica intermitente e prevenção de coagulação no sistema extracorpóreo[8] Solução de fechamento para cateteres de hemodiálise; heparina e citrato – um posicionamento da American Society of Diagnostic and Interventional Nephrology[7]

Quadro 74-1 Diretrizes clínicas chave citadas neste capítulo

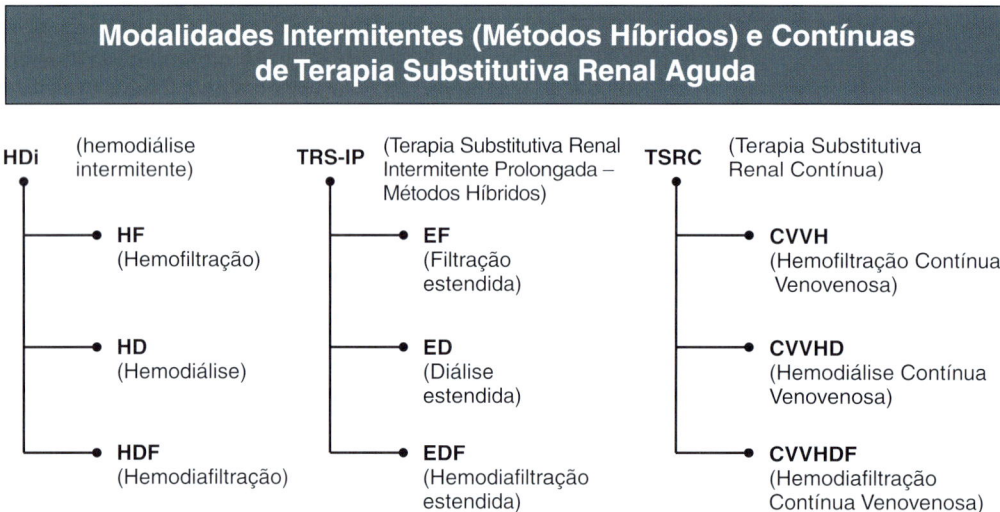

Figura 74-1 **Modalidades Intermitentes e contínuas da terapia substitutiva renal aguda.** (*Adaptado da referência 40.*)

pacientes em sepse. Uma avaliação alternativa é usar o efeito terapêutico de manobras tais como um desafio de fluido em relação à pressão arterial, volume sistólico ou a avaliação de veia cava colapsante ou não. Mesmo após o *status* de fluido ter sido adequadamente avaliado, determinar o objetivo terapêutico é também difícil; os pacientes com excesso de fluido extracelular na ausência de hipervolemia intravascular podem beneficiar-se de retirada de fluido se desenvolverem síndrome do compartimento abdominal, dano à complacência pulmonar e oxigenação ou fechamento de feridas prejudicado. Em particular, pacientes com lesão pulmonar aguda requerem um período de tempo mais curto de ventilação quando há menor sobrecarga hídrica (guiado por pressão venosa central).

Variações da TRSA são utilizadas para aumentar a remoção de citocinas. As citocinas são moléculas médias (300 a 12.000 Da) e grandes (> 12.000 Da) que são essenciais na modulação da resposta imune. Entretanto, a sua produção é aumentada com a doença aguda, e o seu *clearance* diminuído durante a IRA, resultando em níveis excessivos que têm propriedades cardiodepressoras, vasodilatadoras e imunossupressoras.[10] Consequentemente, isso deflagrou o interesse em aumentar o *clearance* de citocinas durante a doença aguda ou IRA. Diferentes graus de remoção de citocinas podem ser alcançados por meio de membranas de alto fluxo ou super-alto fluxo (*cutoff* de moléculas de aproximadamente 60 a 150 KDa), bioadsorção e filtração-adsorção de plasma acopladas e altas taxas de *clearance* convectivo. Esse último sendo atingido pela ultrafiltração de grandes quantidades de plasma por meio de

um hemofiltro padrão e reposição do ultrafiltrado com um fluido de reposição fisiológico, portanto diluindo os solutos restantes no corpo. Deve ser notado, entretanto, que a TRSA removerá tanto citocinas pró-inflamatórias quanto anti-inflamatórias, com o potencial de inadvertidamente exacerbar o meio inflamatório. Não obstante, uma técnica promissora é a hemofiltração de alto volume, apoiada pela observação de melhores desfechos nos pacientes de UTI com sepse e maiores doses de hemofiltração (≥ 45 mL/kg/h), e melhora da estabilidade hemodinâmica com doses ainda mais altas (60 a 100 mL/kg/h) aplicada como com um "pulso" ou como manobra contínua. Até o presente, apenas dados preliminares de desfecho apoiam essa estratégia, embora os estudos clínicos estejam a caminho.[11]

O momento de início da TRSA é controverso. Os defensores do início precoce argumentam que é interesse do paciente prevenir em vez de tratar a síndrome urêmica aguda e recomendam o seu início uma vez que a lesão renal ou falência está presente. Na verdade, essa visão é apoiada por estudos observacionais sugerindo que o início precoce pode alcançar melhores desfechos (nenhum sugere maior dano). Entretanto, não há evidência de alta qualidade, e um único estudo clínico desenhado para responder a essa questão, teve poder estatístico inadequado.[12] Atualmente, o momento de início é variável, um grande estudo de coorte multinacional mostrou que a TRSA foi iniciada quando a creatinina sérica média (intervalo interquartil, ou variação *interquartile* [IQR – em inglês]) era 3,49 (2,28 a 5,0) mg/dL (309 [202 a 442] μmol/L) e o débito urinário era 576 (192 a 1272) mL/dia, respectivamente.[13]

TERAPIA DE SUBSTITUIÇÃO RENAL AGUDA INTERMITENTE

Técnicas para a Hemodiálise Intermitente Aguda

A HD intermitente aguda é categorizada de acordo com a membrana do hemodialisador e o mecanismo da remoção de soluto. Membranas de alto fluxo permitem maior remoção convectiva de solutos médios e grandes, mas dados clínicos limitados não mostram vantagens óbvias no cenário da UTI. Biocompatibilidade é uma característica da membrana que inclui uma baixa capacidade para a ativação do complemento e leucócitos. Após a ativação do complemento, existe uma estase de leucócitos no pulmão, no parênquima renal e em outros órgãos e a liberação de produtos de ativação leucocitária. Apesar de os estudos terem sido inconsistentes, o uso de membranas biocompatíveis deveria afetar favoravelmente a mortalidade e a recuperação da função renal em pacientes de UTI com IRA, e são recomendadas.

A hemodiafiltração (HDF) é usualmente feita na UTI como uma modalidade contínua. Entretanto, HDF aguda intermitente pode ser realizada com o uso de fluido de reposição estéril gerado a partir do dialisato ultrapuro ("*online*"), que é infundido diretamente no circuito extracorpóreo. Assim como a diálise de alto fluxo, dados clínicos limitados não mostram vantagens óbvias.

O dialisato para TRSA pode tanto ser entregue por um sistema descontínuo ou gerado *online* por um sistema de único passo. O último usa concentrado e água potável que é purificada por osmose reversa em uma central de purificação de água construída na clínica ou por unidade portátil. A maioria das UTIs não tem uma central construída, embora isso esteja tornando-se mais comum em unidades nas quais a HDF *online* é realizada. Há preocupação sobre a possibilidade de filtração reversa de contaminantes bacterianos, especificamente endotoxinas, que poderiam exacerbar a lesão mediada por citocina. Nesse momento, os padrões de referência para a pureza da água no cenário da UTI são os mesmos que aqueles para a doença renal crônica em estádio terminal (DRET) (www.iso.org, Quadro 74-1). O fluido de reposição *online* para a HDF é esterilizado com ultrafiltros na via do dialisato e não difere das preparações comerciais em termos de contagem de agentes microbianos, concentração de endotoxina e atividade indutora de citocinas. O dialisato estéril é sugerido por alguns para uso em toda HD intermitente aguda, embora haja dados insuficientes para apoiar uma recomendação forte.

Estratégias para Reduzir a Instabilidade Hemodinâmica durante a Hemodiálise Intermitente

A hipotensão intradialítica é danosa para a função de órgãos e sua recuperação. Lesões isquêmicas recentes nas amostras de biópsia renal podem ser encontradas em pacientes sob TRSA com mais de 3 semanas de duração. A taxa de ultrafiltração (TUF) relativamente elevada com HD intermitente aguda frequentemente leva à hipotensão intradialítica, que reduz a função renal residual. Aumentando a frequência e o tempo de tratamento da HD intermitente diminuem-se os objetivos de ultrafiltração e é a medida mais efetiva para minimizar a hipotensão intradialítica. Certas características técnicas da maquinaria da diálise são também de ajuda. A estabilidade hemodinâmica é facilitada pela remoção de fluido precisa e previsível, especialmente quando essa remoção de fluido é maior que a requerida para restaurar a euvolemia, como com a HDF. Portanto, máquinas com fluxo computadorizado ou controle de ultrafiltração volumétrica são preferidas.

Dialisato com tampão de bicarbonato deveria ser usado rotineiramente em pacientes criticamente doentes com IRA. Está associado a menos hipotensão que o dialisato com acetato, que possui um efeito vasodilatador e depressor do miocárdio.

A estabilidade hemodinâmica é também facilitada pelo perfil de sódio durante a HD intermitente. A rápida redução na osmolalidade sérica com a HD intermitente promove movimento da água para as células, portanto reduzindo o volume circulante efetivo. A concentração de sódio no dialisato pode variar de aproximadamente 130 a 150 mmol/L. O padrão para a HD intermitente e a terapia intermitente prolongada (TRS-IP) é aproximadamente 145 mmol/L e evita mudanças no balanço da massa de sódio que pode levar à mudança de compartimentos marcada de fluidos e, portanto, hipotensão, intradialítica. O perfil de sódio melhora ainda mais esse processo por induzir o fluxo de água para o compartimento vascular, embora uma estratégia alternativa e mais simples seja o uso de dialisato com sódio elevado (p. ex. 145 a 150 mmol/L) também pode funcionar e precisa ser testada. Um estudo randomizado mostrou que a HD intermitente com perfil de sódio (começando com 160 mmol/L e reduzindo até 140 mmol/L) combinado com perfil de ultrafiltração (50% do volume da ultrafiltração removido no primeiro terço do tratamento) melhorou a estabilidade hemodinâmica.[14] O uso de perfil parece ser efetivo, embora ele deva ser usado com cuidado em pacientes com disnatremias, nos quais as concentrações de sódio devem ser corrigidas vagarosamente para minimizar o risco de complicações neurológicas.

Temperatura do sangue *online* e monitoramento do volume sanguíneo envolvem sistemas de retorno de informações biológicas em tempo real (*biofeedback systems*) e que automaticamente ajustam os parâmetros de operação da HD intermitente. O monitoramento do volume sanguíneo ajusta a TUF e o conteúdo do sódio no dialisato em resposta à queda no volume sanguíneo circulante, e o monitoramento da temperatura do sangue mantém a mesma em valor alvo por controlar a transferência térmica do e para o dialisato a fim de evitar vasodilatação e diminuir a resistência vascular. Embora de ajuda no contexto da DRET, nenhuma técnica mostrou-se capaz de prevenir a hipotensão intradialítica no cenário da UTI.[15,16] As principais razões pertencem às diferentes causas e mecanismos compensatórios para a hipotensão que provavelmente diferem nos dois contextos.[17]

O dialisato com cálcio alto (1,75 mmol/L) foi usado para melhorar a estabilidade hemodinâmica durante a HD intermitente em pacientes com DRET com cardiomiopatia. Essa técnica é limitada pelo desenvolvimento da hipercalcemia; entretanto, isso não foi estudada no contexto da UTI.

Um número de estudos observacionais demonstrou menos hipotensão intradialítica durante a HDF intermitente no contexto da DRET, embora estudos prospectivos controlados, tais como o Convective Transport Study (CONTRAST), não tenham apoiado esse achado.[18] É improvável que a HDF intermitente reduza a hipotensão intradialítica em pacientes criticamente doentes com IRA.

A experiência clínica cumulativa extensa mostra que modalidades de TRSA de baixa eficiência proveem melhor estabilidade hemodinâmica devido à remoção de fluido e solutos ser mais lenta. Isso é apoiado por metanálises mostrando melhor preservação da pressão sanguínea e menor necessidade de vasopressores naqueles tratados com TRSC do que naqueles com HD intermitente.[1,19] Vários estudos clínicos prospectivos e muitos estudos observacionais também mostraram estabilidade hemodinâmica comparável entre a TRSC e as técnicas intermitentes prolongadas (TRS-IP – métodos híbridos).[20-23] Prescrições com menor eficiência das intermitentes prolongadas e TRSC são, portanto, adequadas para melhorar a hipotensão intradialítica e a primeira escolha de modalidade de TRSA para pacientes hemodinamicamente estáveis.

Terapia Substitutiva Renal Intermitente Prolongada – Métodos Híbridos

A terapia substitutiva renal intermitente prolongada usa o equipamento e insumos padrão de HD intermitente, mas com menor

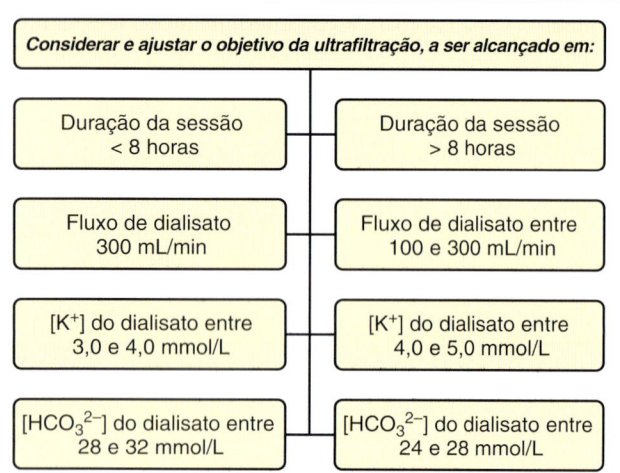

Visão Geral dos Processos de Decisão para a Prescrição da Terapia Renal Substitutiva Intermitente Prolongada

Considerar e ajustar o objetivo da ultrafiltração, a ser alcançado em:

| Duração da sessão < 8 horas | Duração da sessão > 8 horas |

| Fluxo de dialisato 300 mL/min | Fluxo de dialisato entre 100 e 300 mL/min |

| [K$^+$] do dialisato entre 3,0 e 4,0 mmol/L | [K$^+$] do dialisato entre 4,0 e 5,0 mmol/L |

| [HCO$_3^{2-}$] do dialisato entre 28 e 32 mmol/L | [HCO$_3^{2-}$] do dialisato entre 24 e 28 mmol/L |

Figura 74-2 Visão geral dos processos de decisão para a prescrição de terapia renal substitutiva intermitente prolongada.

clearance de solutos e TUF mantida por períodos de tempo prolongados.[24] Tipicamente, a duração do tratamento é de 6 a 18 horas. O fluxo de dialisato (Qd) é usualmente de 200 a 300 mL/min, e os clearances de ureia são, portanto, menores e maiores do que na HD intermitente e TRSC, respectivamente, permitindo a interrupção programada, sem comprometer a dose de diálise. Com tratamentos mais longos, a reposição de fosfato pode ser requerida de 0,1 a 0,2 mmol/kg ou pela adição de 30 a 45 mL de preparação de contraste para uso oral e visualização intestinal contendo di-hidrogeno fosfato di-hidratado e fosfato dissódico (p. ex., Fleet Phospho-Soda®) ao dialisato. Em adição, a proteína da dieta deveria ser suplementada por 0,2 g de proteína por quilograma por dia. O algoritmo de prescrição é mostrado na Figura 74-2.

A terapia substitutiva renal intermitente prolongada promove uma maior dose diária de diálise com desequilíbrio mínimo de ureia, excelente controle de eletrólitos e boa tolerância à ultrafiltração.[20] Ela é usualmente entregue como uma terapia de difusão, embora haja experiência crescente com clearances de difusão e convectivos.

Dosagem da Terapia Substitutiva Renal Intermitente Prolongada

A relação entre o clearance de solutos pequenos e os desfechos dos pacientes criticamente doentes com IRA é agora bem estabelecida. Um estudo-chave de 20 anos atrás mostrou que o single pool Kt/V (spKt/V) (Kt/V de compartimento único) acima de 1,0 por tratamento administrado com a HD intermitente estava associado a sobrevida de pacientes com doença de severidade intermediária, embora o estudo não tenha relacionado desfechos com a frequência de tratamentos.[25] Mais recentemente, um estudo controlado randomizado prospectivo bem planejado e executado mostrou que o sp Kt/V de 1,2 a 1,4, por HD intermitente ou tratamento intermitente prolongado (métodos híbridos), cinco ou seis vezes por semana não melhorou a sobrevida comparado com essa dose de três vezes por semana.[26] Há dados consistentes restritos à terapia prolongada derivados do Hannover Dialysis Outcome Study, um estudo clínico randomizado menor mas bem executado (posteriormente).[27]

Portanto, a dose ótima da HD intermitente parece estar relacionada ao clearance de pequenas moléculas, embora pareça haver uma

Medidas para Aumentar a Dose de Hemodiálise Intermitente

Maximizar a superfície da área do hemodialisador (até 2 a 2,2 m²)

Maximizar a porosidade do hemodialisador (alto fluxo)

Maximizar a taxa do fluxo de sangue por:

> Maximizar o diâmetro do lúmen interno do cateter (até 2,0 a 2,2 mm)

> Titular o fluxo de sangue para a máxima pressão arterial e venosa (até – e + 300 a 350 mmHg, respectivamente)

> Corrigir a posição da ponta do cateter na VCS e VCI como apropriado

> Usar a VJI a direita e VS preferencialmente em relação à VJI e VS a esquerda

Minimizar a recirculação do acesso por corrigir a posição da ponta do cateter na veia cava superior ou inferior como apropriado, usando a jugular interna ou a subclávia, em vez de cateteres femorais

Maximizar o fluxo de dialisato (até 800 a 1.000 mL/min)

Associar HDF pós-diluição

Otimizar a anticoagulação para reduzir a coagulação do feixe de fibras do hemodialisador

Aumentar a frequência do tratamento (até mesmo diariamente)

Aumentar a duração do tratamento (até 6 a 8 horas, então considere TRS-IP [SLED] ou TRSC)

Quadro 74-2 Medidas para aumentar a dose da hemodiálise intermitente. *TRSC*, Terapia Renal Substitutiva Contínua; *HDF*, Hemodiafiltração; *VJI*, Veia Jugular Interna; *VCI*, Veia Cava Inferior; *TRS-IP*, Terapia Renal Substitutiva – Intermitente Prolongada; *VS*, Veia Subclávia; *SLED*, diálise sustentada de baixa eficiência; *VCS*, Veia Cava Superior. *(Modificada da referência 55.)*

dose acima da qual a sobrevida torna-se dose independente. A dose mínima recomendada para as HDs intermitentes e intermitentes prolongadas em pacientes na UTI com IRA é um spKt/V entregue de ao menos 1,3 por tratamento por ao menos três vezes na semana.[1] Devido aos regimes de diálise de rotina usados nos Estados Unidos nesse contexto terem sido reportados como capazes de entregar dose de spKt/V que é menor que 1, a medida rotineira da dose deveria ser feita para guiar os ajustes apropriados dos parâmetros operados como o resumido no Quadro 74-2. Se o alvo de dose não puder ser atingido, a dose deve ser mantida a mais elevada possível e a frequência do tratamento deve ser aumentada. O número de tratamentos requeridos por semana e o intervalo de administração pode ser estabelecido a partir do nomograma na Figura 74-3, expressando combinações de doses de HD intermitente e frequência de tratamento como um clearance de pequenos solutos contínuo (expresso como o equivalente corrigido do clearance renal de ureia [EKRc]), objetivando um valor de 13 mL/min ou mais elevado.[28,29] Essa expressão de dose é útil para a interpretação do Hannover Outcome Dialysis Study: pacientes tratados com terapia prolongada intermitente para manter a ureia plasmática em 11,3 ± 4 mmol/L (EKRc igual a 20mL/min, assumindo a geração de ureia de 20 mg/min) tiveram desfechos indistinguíveis daqueles de pacientes tratados para manter a ureia plasmática de 19 ± 6 mmol/L (EKRc igual a 13 mL/min).[27] Em ambos os braços, as doses expressas com EKRc estavam acima do valor que define a entrega adequada da HD intermitente com um spKt/V de 1,3 ou mais por pelo menos três vezes semanalmente (EKRc ≥ 13 mL/min na Fig. 74-3).

TERAPIA SUBSTITUTIVA RENAL CONTÍNUA

A terapia substitutiva renal envolve a aplicação de TUF mais baixas e clearance de solutos por períodos substanciais todos os dias. A TUF mais baixa promove comparativamente melhor estabilidade hemodinâmica que a HD intermitente, especialmente durante a ultrafiltração obrigatória de grandes cargas de fluido, e os menores clearances de solutos resultam em cinética de solutos em compartimento único,

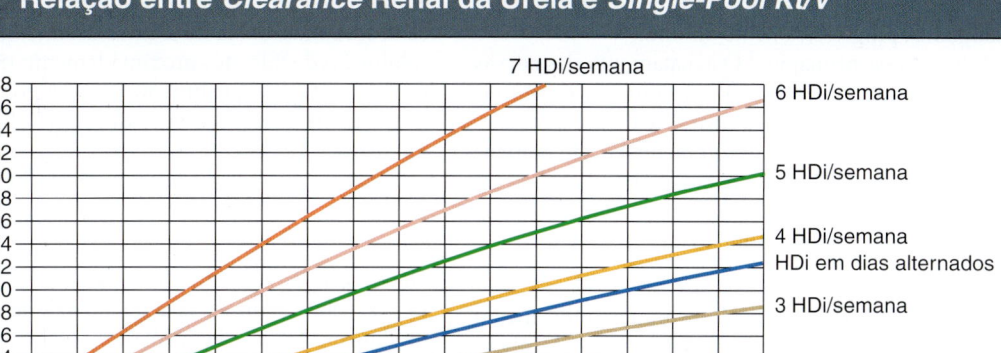

Figura 74-3 Relação entre *clearance* renal de ureia contínuo corrigido e o *single-pool Kt/V* (compartimento único) (*clearance* de ureia semanal / volume de distribuição da ureia) por tratamento para uma frequência de três a sete tratamentos por semana. *HDi* Hemodiálise intermitente. *(Da referência 56.)*

apesar das disparidades entre os fluxos de sangue regionais resultantes de uso de pressor. A mais longa a duração do tratamento resulta em controle de solutos urêmicos melhor e mais consistente, especialmente para pacientes severamente catabólicos.

Interrupções na TRSC devido à coagulação do circuito ou procedimentos fora da unidade levam à redução da dose pela cessação bem como o gasto relacionado a mudanças de circuito sanguíneo. O tempo médio de funcionamento da TRSC foi relatado estando entre 17 e 22 horas por dia.[30] É, portanto, importante aplicar protocolos rigorosos, incluindo o posicionamento apropriado da ponta do cateter e anticoagulação, para assegurar a entrega adequada entrega da TRSC.

Técnicas para a Terapia Substitutiva Renal Contínua

A classificação da Acute Dialysis Quality Initiative (www.adqi.net) sobre a TRSC é aceita como padrão e usa a nomenclatura baseada no tipo de acesso vascular e o método de remoção de solventes.

Venovenosa (VV) denota um circuito com um cateter venoso central, promovendo um fluxo sanguíneo mais confiável e rápido (Qb) de aproximadamente 250 mL/min com uma bomba mecânica. Circuitos VV com bomba são mais complexos e caros e têm a desvantagem da potencial e inadvertida desconexão de linhas, resultando em hemorragia ou embolia gasosa com operação continuada da bomba, o risco é minimizado por monitores e alarmes. *Arteriovenosa* (AV) denota um circuito sanguíneo extracorpóreo no qual um cateter arterial permite que o sangue circule pela pressão sanguínea sistêmica. Um cateter venoso é colocado para o retorno. Circuitos AV são simples, mas envolvem punção arterial, o que pode levar a embolização distal, hemorragia e dano de vasos. Um Qb de 90 a 150 mL/min é típico em paciente com pressão arterial média acima de 80 mmHg, embora o fluxo possa ser errático, predispondo a coagulação.

Mecanismos de Remoção de Solutos
Hemodiálise

A HD continua provê transporte de pequenos solutos por difusão. Qb e Qd durante a TRSC são usualmente relativamente baixos

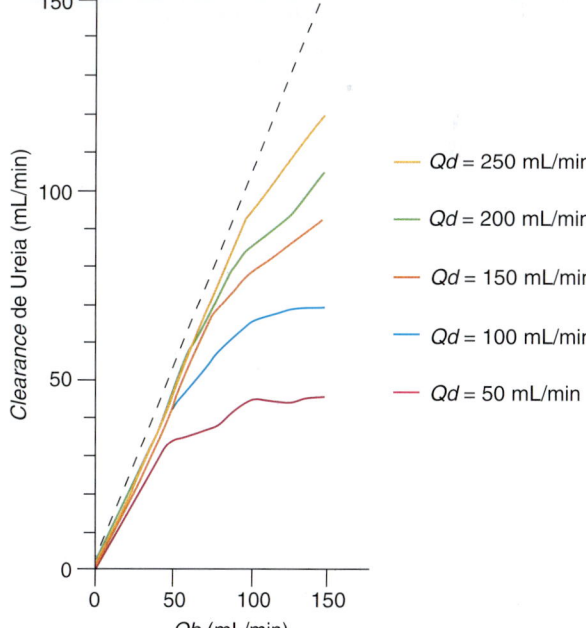

Figura 74-4 Determinantes do *clearance* de ureia durante a hemodiálise contínua. A relação entre o *clearance* de ureia, Qb (fluxo de sangue) e Qd (fluxo de dialisato) durante a hemodiálise contínua. O achatamento das curvas do *clearance* de ureia descreve as condições em que aumentos no Qb não aumentam o *clearance*. *(Da referência 31.)*

(aproximadamente 150 mL/min e aproximadamente 2 L/h, respectivamente). Sob essas condições, a razão da ureia no dialisato para a ureia no sangue é 1,0, indicando a completa saturação. O *clearance* de ureia, portanto iguala-se a Qd e não é afetado pelo Qb até que ele diminua abaixo de 50 mL/min.

Quando aumentado Qd, há proporcionalmente ganhos decrescentes no *clearance* de pequenos solutos à medida que a relação Ureia dialisato/Ureia sanguínea progressivamente diminui.

A Figura 74-4 ilustra esse princípio.[31] O achatamento das curvas descreve as condições em que aumentar o Qb não aumenta o *clearance*. Em um valor de Qb de 200 mL/min, o clearance de ureia irá corresponder a um Qd em uma taxa de 2 L/h (ou menos) e não aumentará com aumentos de Qb. Se Qd for aumentado para 4 L/h, isso irá corresponder a um *clearance* de ureia de aproximadamente 3 L/h que irá progressivamente aumentar com o aumento de Qb.

Hemofiltração

A HF contínua promove transporte de solutos de tamanho médio e pequeno. Um determinante importante do *clearance* é o local em que acontece a reposição de fluido, que pode ser infundido tanto na linha de sangue arterial levando ao hemofiltro (pré-diluição) ou na linha de sangue venosa deixando o hemofiltro (pós-diluição). O método padrão é o da pós-diluição. Entretanto, maiores TUF podem levar a hemoconcentração no hemofiltro, resistência aumentada na via do fluxo sanguíneo, reduções no Qb e, finalmente, risco aumentado de coagulação no hemofiltro. Na prática, a TUF não deveria exceder 30% da taxa de fluxo da água no plasma (i. e., a fração de filtração deveria ser abaixo de 0,30). O problema pode ser resolvido aumentando Qb para ao menos 200 a 250 mL/min ou diluindo o sangue e os fatores coagulantes com o fluido de reposição antes que ele atinja o hemofiltro (pré-diluição), portanto melhorando a patência do filtro e diminuindo a requisição de anticoagulantes.

A desvantagem da pré-diluição é que o filtrado é gerado do sangue diluído com o fluido de reposição e, portanto, contém uma concentração mais baixa de solutos urêmicos. O *clearance* de pequenos solutos é reduzido até aproximadamente 15% com baixa TUF, embora essa configuração aumente até 40% com TUF mais elevada.[32,33] O *clearance* de qualquer soluto durante a HF contínua é calculado como segue:

$$K \text{ (pós-diluição)} = TUF \times S$$

$$K \text{ (pré-diluição)} = TUF \times S \times [Qbw/(Qbw + Qr)]$$

Onde K é o *clearance* (mL/min), S é o coeficiente "*sieving*" ("peneiramento") do soluto, Qbw é a taxa do fluxo de água no sangue que é igual ao produto de Qb e $(1 -$ hematócrito) e Qr é a taxa do fluido de reposição.

Hemodiafiltração

A *HDF contínua* refere-se a uma combinação das técnicas precedentes. Com membranas grandes o suficiente, os *clearances* de pequenos solutos obtidos aproximam-se da soma das técnicas individuais.[32]

Técnicas Específicas

As técnicas de terapia renal substitutiva contínua estão mostradas na Figura 74-5. A escolha da técnica é dependente da disponibilidade do equipamento, *expertise* do clínico, perspectivas para acesso vascular e se a necessidade inicial é por remoção de fluido ou remoção de soluto. A maioria dos clínicos evita circuitos AV devido a maiores taxas de complicação.

Terapias Substitutivas Renais Contínuas

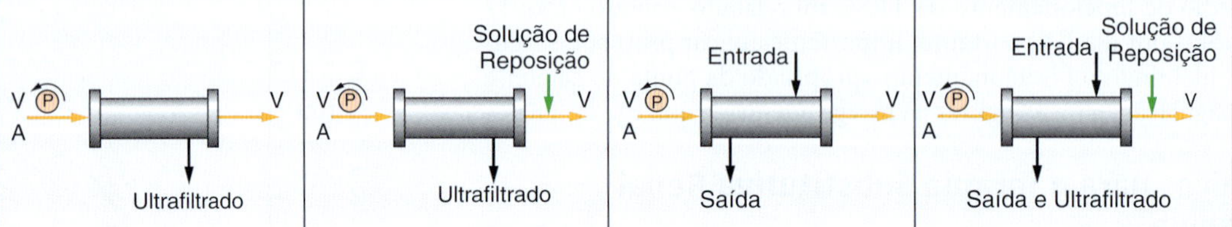

	Ultrafiltração Contínua Lenta (*Slow Continous Ultrafiltration* – SCU)	Hemofiltração Contínua	Hemodiálise Contínua	Hemodiafiltração Contínua
	Ultrafiltrado	Solução de Reposição / Ultrafiltrado	Entrada / Saída	Solução de Reposição / Saída e Ultrafiltrado
Arteriovenosa (AV) ou venovenosa (VV)	AV ou VV	AV ou VV	AV ou VV	AV ou VV
Fluxo de sangue (mL/min)	50–100	50–200	50–200	50–200
Fluxo de dialisato (mL/min)	–	–	10–20	10–20
Clearance (L/24h)	–	12–36	14–36	20–40
Taxa de ultrafiltração (mL/min)	2–5	8–25	2–4	8–12
Hemofiltro	Filtro altamente permeável	Filtro altamente permeável	Dialisador com baixa permeabilidade com fluxo em contracorrente através do compartimento do dialisador	Dialisador altamente permeável com fluxo contracorrente através do compartimento do dialisador
Ultrafiltrado	Corresponde exatamente à perda de peso do paciente	Reposto em parte ou completamente para atingir purificação e controle de volume	Corresponde à perda de peso do paciente, *clearance* de soluto por difusão	Excede a perda de peso do paciente, *clearance* de soluto por ambas difusão e convecção
Solução de reposição	Nenhum	Sim	Nenhum	Sim, para alcançar o balanço hídrico
Eficiência	Usado apenas para controle de volume em estados de super-hidratação	*Clearance* para todos os solutos igual a ultrafiltração	Limitado a moléculas menores	Estende-se de pequenas a grandes moléculas

Figura 74-5 Modalidades de terapia substitutiva renal contínua. A bomba (*B*) é usada apenas em modos venovenosos. (*Modificado da referência 57.*)

Para remoção de fluidos isoladamente, pode ser usada a ultrafiltração contínua lenta (SCUF). Dado o seu *clearance* de soluto mínimo (igual à TUF geralmente 4 a 5 mL/min), a SCUF foi inicialmente provada útil para o tratamento da síndrome cardiorrenal.

A maioria dos pacientes da UTI requerem a remoção de solutos além da de fluido. Para isso, a maioria dos clínicos prefere o acesso VV com presença de bomba em relação aos circuitos AV devido ao *Qb* maior e mais confiável, permitindo maior clearance de soluto. Deve ser notado que o benefício do *clearance* de solutos grandes é incerto nessa população, enquanto os benefícios do *clearance* de moléculas pequenas são mais evidentes (posteriormente). Deveria também ser notado que a prática de tratar acidose lática com TRSC deveria ser descartada. O único tratamento efetivo para a acidose lática é identificar a causa da formação do lactato (melhorando a oxigenação tissular, remoção de intestino necrosado, e assim por diante); o *clearance* extracorpóreo de lactato é 10 a 100 vezes mais baixo que o *clearance* de plasma por meio do metabolismo hepático.

Dose da Terapia Substitutiva Renal Contínua

A dose da terapia substitutiva renal contínua é expressa como a taxa do fluxo de volume de efluente por unidade de peso pré-morbidade ou pré-UTI (mL/kg/h). Apesar de resultados mistos em estudos iniciais de centros únicos, a relação entre a dose da TRSC e a mortalidade foi estabelecida em vários estudos clínicos definitivos e com bom poder, os mais importantes dos quais são o Acute Renal Failure Trial Network Study e o Randomized Evaluation of Normal Versus Augmented Level of Replacement Therapy (RENAL). Como acontece com a HD intermitente, parece haver uma dose de TRSC acima da qual a sobrevivência torna-se dose independente. Esse "ponto de mudança" na curva dose-resposta da TRSC varia por estudo, embora os dados analisados juntos não mostram benefícios em aumentar a dose da TRSC acima da taxa de fluxo do volume de efluente de 20 a 25 mL/kg/h. Na prática clínica, as interrupções na TRSC comprometerão a dose e geralmente será necessário prescrever a terapia na faixa de 25 a 30 mL/kg/h enquanto minimizam-se as paradas. Tal como a HD intermitente, assegurar a qualidade tornam mandatórias medidas rotineiras de dose para guiar os ajustes apropriados dos parâmetros operados. De nota, a dose ótima aparenta estar relacionada mais ao *clearance* de pequenos solutos que ao de grandes solutos, embora vários estudos clínicos de convecção aumentada por meio de hemofiltração de alto volume sejam aguardados.

Aspectos Técnicos da Terapia Substitutiva Renal Contínua

Equipamento

As máquinas dedicadas à TRSC VV estão disponíveis comercialmente, com a bomba de sangue integrada, monitores de pressão arterial e venoso, um sistema de detecção de ar, um método de remoção de bolhas de ar e sistema computadorizado, volumétrico ou gravimétrico para balancear a entrada do dialisato e a solução de reposição com a saída do dialisato/filtrado.

Hemofiltros

Acessórios específicos para a TRSC são usualmente referidos como *hemofiltros*. Entretanto, hemodialisadores convencionais não caros podem servir como hemofiltro. Para uma TUF adequada ser alcançada, a área de superfície deve ser grande (aproximadamente 2 m²) para baixo fluxo ou, alternativamente, mais modesta (aproximadamente 0,5 m²) para hemodialisadores de alto fluxo. Algumas máquinas de TRSC usam um hemofiltro específico devido a um sistema de cartucho único. Coeficientes de *sieving* dos pequenos solutos são mantidos ao longo da vida do hemofiltro apenas na ausência de coagulação do feixe de fibras,

e pode ser notada durante o tratamento uma queda progressiva na razão da ureia no dialisato/ureia sérica ou da razão da ureia no filtrado – ureia sanguínea. A monitorização desses parâmetros é recomendada por alguns para guiar mudanças profiláticas de hemofiltros, portanto, evitando o advento da coagulação de todo o circuito de circulação extracorpórea e perda de sangue, bem como qualquer comprometimento associado da dose da TRSC por declínio da saturação do efluente.

Existe a promessa do uso de hemofiltros com superfluxo como discutido previamente, e há estudos a caminho para determinar os efeitos nos desfechos clínicos. Perdas de albumina podem prevenir o uso prolongado de tais filtros.

Solução de Reposição e Dialisato

A terapia renal substitutiva contínua requer solução de reposição estéril ou dialisato para purificação sanguínea, com a composição que é determinada pelas necessidades clínicas para o controle ácido-base e manejo eletrolítico. As soluções estão comercialmente disponíveis ou podem ser preparadas de maneira asséptica em farmácias hospitalares.

A escolha do tampão é entre o bicarbonato e o lactato, o último sendo metabolizado no fígado para bicarbonato na razão de 1:1. Embora muitos pacientes tolerem soluções de lactato, as soluções de bicarbonato são superiores em termos de controle ácido-base, estabilidade hemodinâmica, geração de ureia, disfunção cerebral e possibilidade de sobrevivência em pacientes com história de falência cardíaca. Acima de tudo, o bicarbonato tornou-se o tampão de escolha e é preferido em pacientes com acidose lática e/ou falência hepática. Se soluções com o tampão lactato são usadas, o desenvolvimento de intolerância ao lactato (aumento >5 mmol/L no lactato sérico durante a TRSC) pode requerer uma mudança para uma solução baseada em bicarbonato. As concentrações da solução de bicarbonato são tipicamente entre 25 a 35 mmol/L: concentrações na parte mais inferior desta faixa são indicadas durante a TRSC em altas doses ou prolongada e durante a terapia com anticoagulação regional com citrato para prevenir alcalose metabólica.

Concentrações de glicose nos fluidos variam de 0,1% nos preparados comercialmente até 1,5% a 4,25% nas soluções de DP adaptadas para uso com TRSC. Até 3.600 kcal/dia podem ser derivadas dessas últimas soluções, apesar de a hiperglicemia poder sobrevir para o prejuízo do desfecho do paciente. É recomendado que a ingesta de glicose seja menor que 5 g/kg/dia e que a concentração de glicose na solução seja aproximadamente 100 a 180 mg/dL (aproximadamente 5,5 a 10 mmol/L) para manter zerado o balanço de glicose.

A suplementação intravenosa de fosfato é frequentemente requerida durante a TRSC e é usualmente administrada separadamente devido ao potencial para precipitação com cálcio e magnésio no dialisato ou na solução de reposição. Essa preocupação pode ter sido exagerada no passado, e o fosfato é seguramente suplementado por injeções de fosfato nessas soluções. Ainda mais, soluções de reposição contendo até 1,2 mmol/L de fosfato são comercialmente disponíveis ou logo se tornarão disponíveis.

ACESSOS VASCULARES

Um pré-requisito para todas as modalidades de TRSA é um acesso vascular confiável caracterizado por baixa resistência ao fluxo e mínima recirculação no acesso. Fístulas AV e próteses devem ser usadas nos pacientes que os possuem. Entretanto, o acesso é usualmente um cateter duplo lúmen temporário não tunelizado e sem *cuff* de poliuretano ou silicone nas veias jugular interna, femorais ou, menos frequentemente, subclávias, porque eles estão associados a uma maior incidência de complicações de procedimentos como estenose venosa e trombose.

Para TRSC e TRS-IP (métodos híbridos), *Qb* abaixo de 250 mL/min é usualmente suficiente. Para HD intermitente aguda, *Qb* maiores são algumas vezes necessários para permitir *clearance* de soluto suficiente dentro de uma agenda de diálise apropriada clínica e logisticamente. Os fluxos podem ser aumentados seguramente até que as pressões venosa e arterial sejam, 350 e -350 mmHg, respectivamente, após os quais a hemólise pode ocorrer. A jugular interna e a subclávia à esquerda promovem fluxos que são mais erráticos e até 100mL/min menores que qualquer outro local de acesso. Cateteres nas Femorais e jugular interna e subclávia à direita proporcionam os melhores Qb.[34]

A recirculação do acesso para todos os sítios é de aproximadamente 10% com Qb 250 a 350 mL/min e pode aumentar até 35% com Qb acima de 500 mL/min. Ele é menor nos cateteres das jugulares internas e maior naqueles cateteres das femorais que têm extensão menor que 20 cm. Até metade dos tratamentos com HDs intermitentes agudas requererão que cateteres sejam usados em configuração invertida, ou seja, a linha venosa original é usada como a entrada de sangue (relativo ao dialisador) e a linha arterial original para a saída. A recirculação do acesso nessa condição dobra para aproximadamente 20% com 250 a 350 mL/min.[34] Isso também afeta a dose de diálise, e vários estudos mostraram doses de diálise mais baixas com cateteres femorais, apesar de parâmetros de operação idênticos. Avanços recentes no desenho dos cateteres minimizam a recirculação do acesso por meio de pontas espiraladas cortadas oblíqua e simetricamente. Em estudos, ambos com animais e preliminares em humanos, esse desenho resultou em recirculação do acesso mínima ou aceitável, tanto na configuração normal ou invertida. De maneira geral, os dados apoiam a recomendação para cateteres locados na veia jugular interna direita, com pontas espiraladas obliquamente cortadas como a primeira escolha para a HD intermitente e TRS-IP (métodos híbridos), com a femoral e a jugular interna esquerda como segunda e terceira escolha, respectivamente.

No cenário da UTI, a infecção de corrente sanguínea associada ao cateter é comum e é associada a alto risco para mortalidade, estimado de 10% a 50%. Existe uma controvérsia em andamento sobre o risco de infecção com diferentes sítios de inserção, mas o saldo é a preferência da jugular interna – embora seja provável que a maneira como o cateter é manuseado seja mais importante na prevenção da infecção do que o sítio em que ele está inserido.

Baixas taxas de infecção requerem aderência a diretrizes clínicas específicas e a atividades de formação dentro de uma grade formal de melhoria de qualidade.[35] Há forte evidência que padronizar a técnica de inserção do cateter e aderir às previamente mencionadas iniciativas de qualidade resulta em taxa de infecção relacionada ao cateter próxima a zero. As diretrizes relevantes na escolha de um pacote de intervenções são aquelas contidas nas orientações do Institute of Healthcare Improvement (IHI) e a Healthcare Infection Control Practices Advisory Committee (HICPAC) do Center for Disease Control and Prevention (CDC).[3,4] Os elementos centrais dessas diretrizes apropriados para cateteres de diálise são listados no Quadro 74-3.

Linhas impregnadas com antibióticos ou antissépticos são recomendadas pelo CDC para pacientes em que se espera que os cateteres permaneçam no local por um longo período (maior que 5 dias), quando houver ótima aderência a medidas para reduzir a infecção, e também em pacientes com alto risco para infecção (pacientes com extensas áreas de queimadura, neutropenia e IRA – discutivelmente). Uma potencial desvantagem dessas linhas impregnadas é a anafilaxia.[37] Pomadas tópicas antibióticas não são recomendadas devido ao seu potencial de promover infecções fúngicas e resistência antimicrobiana. Soluções de fechamento de cateteres (*locking*) são efetivas em reduzir infecções associadas a cateter em pacientes em HD intermitente crônica.[3,5] Entretanto, a sua eficácia em pacientes criticamente doentes com IRA não é conhecida e garante futuro estudo.

ANTICOAGULAÇÃO NA TERAPIA RENAL SUBSTITUTIVA AGUDA

A maioria dos pacientes na UTI pode, com sucesso, evitar qualquer anticoagulação durante a HD intermitente devido à duração curta do tratamento. Entretanto, apenas uma minoria pode valer-se disso durante a TRS-IP (métodos híbridos) ou TRSC e a anticoagulação é requerida para prevenir coagulação no circuito extracorpóreo sem produzir sangramento significativo. Mais comumente, heparina não fracionada é infundida na porção mais proximal do circuito extracorpóreo, deixando o tempo de tromboplastina parcial ativada (TTPa) na linha venosa 1,5 a 2,0 vezes o tempo controle e o TTPa sistêmico abaixo dos 50 segundos. Isso tipicamente requer uma dose inicial em bólus de aproximadamente 2.000 UI e uma infusão de manutenção de aproximadamente 500 UI/h. Vantagens da heparina não fracionada incluem baixo custo, segurança relativa e facilidade de monitoramento. Riscos incluem sangramentos, hipercalemia, elevação de transaminases hepáticas e trombocitopenia induzida po heparina (HIT) em 3% a 5% dos pacientes.

A heparina de baixo peso molecular (HBPM) é teoricamente vantajosa devido à atividade antitrombótica aumentada e menor risco hemorrágico. Entretanto, as desvantagens incluem uma meia-vida prolongada (aproximadamente dobrada na IRA AKIN estádio 3, sem *clearance* significativo durante TRSA), reversão incompleta com o uso de protamina e disponibilidade limitada do monitoramento apropriado por determinações seriadas do antifator X ativado (nível recomendado 0,25 a 0,35 U/mL). Metanálises e diretrizes do American College of Chest Physicians (ACCP) concluem que o uso de HBPM está associado a sangramentos maiores em pacientes com *clearance* de creatinina abaixo de 30mL/min, e recomendam a heparina não fracionada ou a redução de 50% da dose da HBPM para tais pacientes.[6,38] A dosagem da HBPM não é intercambiável entre diferentes drogas. Se a HBPM for usada, a maior experiência é com a dalteparina administrada em único bólus de 20 a 30 UI/kg para a HD intermitente, seguida por uma infusão de aproximadamente 10 UI/kg/h para TRS-IP (métodos híbridos). No geral, evidências não apoiam uma recomendação de HBPM sobre a heparina não fracionada em

---

Melhores Práticas para Minimizar a Infecção de Corrente Sanguínea Associadas a Cateter

Inserção

Higiene das mãos e técnica asséptica (incluindo substituição precoce de cateteres inseridos em contextos não controlados, se a aderência a essas medidas não puder ser assegurada)

Precauções de barreira máximas (capuz, máscara, luvas estéreis, vestimenta estéril e cobertura completa do paciente com campos cirúrgicos)

Preparação apropriada da pele (clorexidina 2% em álcool 70%)

Evitar o sítio femoral para a colocação de cateter, especialmente em pacientes obesos

Evitar a colocação de cateteres próximos a feridas abertas

Manutenção

Revisão diária da necessidade da presença do cateter, com pronta remoção de cateteres desnecessários

Curativo apropriado com gaze estéril ou um curativo estéril, transparente e semipermeável

Agenda apropriada para trocas de curativos de acordo com a condição e o tipo de curativo

Revisão diária do sítio de saída do cateter por inspeção ou palpação com manipulação mínima do curativo a menos que clinicamente indicado

Preparação apropriada da pele antes dos ports serem acessados

Limpeza diária dos pacientes com banho usando clorexidina 2%

Uso de um dispositivo de segurança sem o uso de sutura para a estabilização de cateter

Quadro 74-3 Melhores práticas para minimizar a infecção de corrente sanguínea associada a cateter

termos de segurança e eficácia nos criticamente doentes em contexto de IRA, embora não seja contraindicada naqueles com baixo risco de sangramento.

Outras estratégias para a anticoagulação incluem inibidores diretos da trombina (p. ex. argatroban), inibidores da antitrombina dependentes do fator Xa (p. ex. fondaparinux) e inibidores da serina protease (mesilato de nafamostat). Seus papéis são usualmente limitados à anticoagulação de pacientes com HIT. O argatroban não apresenta reação cruzada com anticorpos contra heparina e é a estratégia preferida devido ao seu *clearance* hepático (meia-vida de aproximadamente 35 minutos, sem *clearance* significativo durante a HD intermitente ou a TRS-IP[39]) e facilidade de monitoramento com o TTPa. Ele é administrado como 0,1 mg/kg em bólus antes da HD intermitente ou como infusão de 0,1 a 0,2 mg/kg/h durante a TRS-IP (métodos híbridos), titulado de acordo com o TTPa. O manejo seguinte da HIT é dado pelas diretrizes da ACCP e da European Best Practice Guidelines.[6,8]

Para aqueles recebendo anticoagulação sistêmica com heparina, a complicação pela incidência de sangramento significativo é de até 25% a 30%. Alternativas à anticoagulação sistêmica incluem a anticoagulação regional com citrato, anticoagulação regional com heparina e prostaciclina (epoprostenol). As mais baixas taxas de hemorragia e maior prolongamento da vida útil do filtro são associadas à anticoagulação regional com citrato e ela é a técnica regional preferida.

A anticoagulação regional com citrato envolve quelar o cálcio no circuito de sangue extracorpóreo com reversão pelo cálcio. Para a HD intermitente e TRS-IP (métodos híbridos), isso mais comumente envolve uma infusão de citrato trissódico a 4% no circuito proximal, com dialisato com zero ou baixo cálcio e uma infusão de cloreto de cálcio na linha de sangue venosa. Uma estratégia mais simples foi descrita na qual a infusão do citrato é combinada com dialisato contendo cálcio normal e ausência da infusão de cálcio. O fluxo positivo de cálcio para o hemodialisador mantém o balanço de cálcio sem a necessidade de uma infusão separada e provê quelação parcial do citrato não dialisado.

Para a TRSC, a anticoagulação regional com citrato pode ser realizada com citrato trissódico a 4% ou com o anticoagulante dextrose citrato ácido. Esse último é preferido em relação ao citrato de sódio porque é menos hipertônico, potencialmente reduzindo complicações de superinfusão e erros de mistura. Para a HD contínua, uma infusão pré-filtro de 3% a 7% do Qb com uma infusão pós filtro de cloreto de sódio é usada. Isso requer dialisato que seja hiponatrêmico e desprovido de álcali porque o citrato é metabolizado ao bicarbonato no fígado na razão de 1:3. Para a HF contínua, uma infusão pré-filtro de solução de reposição que não contenha cálcio mas contenha citrato como tampão pode ser usada (Tabela 74-1). Monitoramento frequente e titulação da dose do citrato foram comumente tidos como capazes de manter o cálcio ionizado dentro do intervalo terapêutico. Muitos centros agora usam um protocolo de anticoagulação simplificado de dose fixa com citrato dextrose ácido que minimiza a necessidade de medir o cálcio pós-filtro ou ajustar as infusões de citrato. Complicações maiores da anticoagulação regional com citrato incluem hipocalemia sistêmica e alcalose metabólica da toxicidade pelo citrato, particularmente em pacientes com disfunção hepática.

A anticoagulação regional com heparina envolve a neutralização de heparina por infusão de protamina na linha venosa. Isso pode ser complicado por sangramento de rebote, ocorrendo quando a neutralização com protamina tem seu efeito finalizado antes do efeito da heparina na anticoagulação. Além disso, a protamina pode causar hipotensão inesperada, bradicardia ou reações anafilactoides.

A prostaciclina é um anticoagulante alternativo efetivo. Entretanto, é um vasodilatador, causando um decréscimo variável, mas ocasionalmente marcado da pressão arterial. Além do mais, há um risco de piora de mismatch ventilação-perfusão e acidose lática em pacientes com disfunção multiorgânica, e um risco de aumentar a pressão intracraniana em pacientes com falência combinada de fígado e de rim.

ESCOLHA DA MODALIDADE E DESFECHOS NA TERAPIA SUBSTITUTIVA RENAL AGUDA

Com base nas evidências atuais, o uso de uma modalidade de TRSA em relação à outra é improvável de traduzir-se em benefício clínico geral, se aplicado a todos os pacientes.[1,19] A relação entre a escolha da modalidade e desfechos está sendo estudada em situações clínicas específicas tais como injúria pulmonar aguda, sepse e insuficiência cardíaca descompensada agudamente. Tais estudos podem ainda render

	Modalidade	Fluxo sanguíneo (mL/min)	Composição da Solução de Reposição (mmol/L)	Composição do Fluido de Diálise (mmol/L)	Fonte de Citrato
Mehta *et al.*[47] (1990)	CAV-HD	52-125	Salina normal	Na 117, Cl 122,5, Mg 0,75, K 4, dextrose 2,5%	Citrato Trissódio 4%
Hoffmann *et al.*[49] (1995)	CVV-HD	125	Pré-filtro: salina normal + KCl 4, alternado com salina 0,45% + KCl 4 Pós-filtro: salina 0,45% + MgSo₄ + CaCl₂	–	Citrato Trissódio 4%
Palsson e Niles[48] (1999)	CVV-HD	180	Citrato 13,3, Na 140, Cl 101,5, Mg 0,75, dextrose 0,2%	–	Solução de citrato customizada
Tolwani *et al.*[50] (2001)	CVV-HD	125-150	–	Salina normal + MgSO₄ 1,0, KCl 3	Citrato Trissódio 4%
Tobe *et al.*[51] (2003)	CVV-HDF	100	Salina normal	Normocarb	ACD-A
Mitchell *et al.*[52] (2003)	CVV-HD	75	–	Variável Ca 1,75 0 1,78	ACD-A
Swartz *et al.*[53] (2004)	CVV-HD	200	–	Na 135, HCO₃ 28, Cl 105, MgSO₄ 1,3, glicose 1 g/L	ACD-A
Gupta *et al.*[54] (2004)	CVV-HDF	150	Salina normal ± MgSO₄ e KCl	Fluido de DP, Na 132, Ca 1,25, Cl 95, Mg 0,5, lactato 360 mg/dL, 1,5% dextrose	ACD-A

Tabela 74-1 **Comparação de protocolos de anticoagulação regional com citrato.** *ACD-A,* citrato dextrose anticoagulante, forma A; *CAV-HD* hemodiálise arteriovenosa contínua; *CVV-HD* hemodiálise contínua venovenosa; *CVV-HDF* hemodiafiltração contínua veno venosa; *DP* diálise peritoneal. Números dos eletrólitos são expressos em concentração em mmol/L.

dados definitivos, mas nesse ínterim, a escolha da modalidade depende da taxa de remoção de soluto e fluido mais clinicamente apropriada para cada situação. Certos pacientes são mais bem tratados com uma modalidade de baixa eficiência, tais como aqueles que estão hemodinamicamente estáveis, incluindo aqueles com choque cardiogênico,[40] Embora a tolerância à ultrafiltração durante a HD intermitente possa ser melhorada, os pacientes frequentemente requerem uma mudança para modalidades de baixa eficiência como evidenciado pela contaminação entre os braços no estudo Continuous Venovenous Haemodiafiltration Versus Intermittent Haemodialysis for Acute Renal Failure in Patients with Multiple-Organ Dysfunction Syndrome (Hemodiafe).[41] Dados os riscos de hipotensão e injúria isquêmica recente subsequente, métodos de TRS-IP (métodos híbridos) e TRSC são mais desejáveis para tais pacientes. O mesmo aplica-se àqueles que estão sob risco para a síndrome do desequilíbrio na diálise. Desequilíbrio de soluto deveria ser minimizado para evitar influxo de água no cérebro naqueles com edema cerebral ou pressão intracraniana elevada, e influxo para o abdome naqueles com síndrome do compartimento.[40]

Um importante determinante da escolha da modalidade é o custo, e os complexos circuitos extracorpóreos e requerimento por soluções de reposição geralmente fazem a TRSC mais cara que a HD intermitente ou TRS-IP (métodos híbridos). Estudos farmacoeconômicos comparando TRSA são todos limitados por grande variação no custo da UTI e estruturas de reembolso. A modalidade que é a mais fácil de organizar e a menos cara para ser realizada será a mais bem-sucedida, se todos os desfechos forem equivalentes. Finalmente, a habilidade e a experiência da equipe provedora da TRSA provavelmente influenciam os desfechos do paciente tanto quanto a escolha da modalidade em si.

TERAPIA SUBSTITUTIVA RENAL AGUDA DURANTE O SUPORTE CIRCULATÓRIO MECÂNICO

Recentemente houve um aumento no uso de equipamentos de suporte circulatório mecânico. Dois são particularmente importantes para os provedores de TRSA: oxigenação extracorpórea por membrana (ECMO) e dispositivos de assistência ventricular (DAVs). A ECMO é usada para suporte cardíaco e/ou respiratório agudos e refratários. O seu uso foi grandemente limitado à pediatria, mas avanços recentes renovaram seu interesse em adultos. A ECMO pode

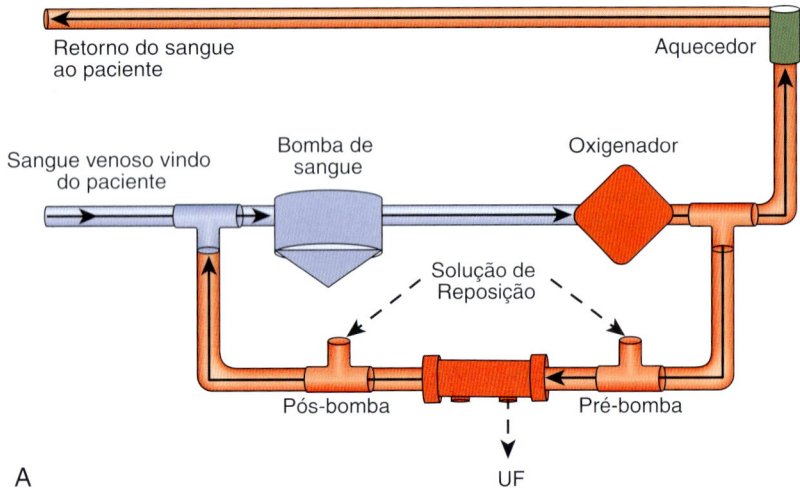

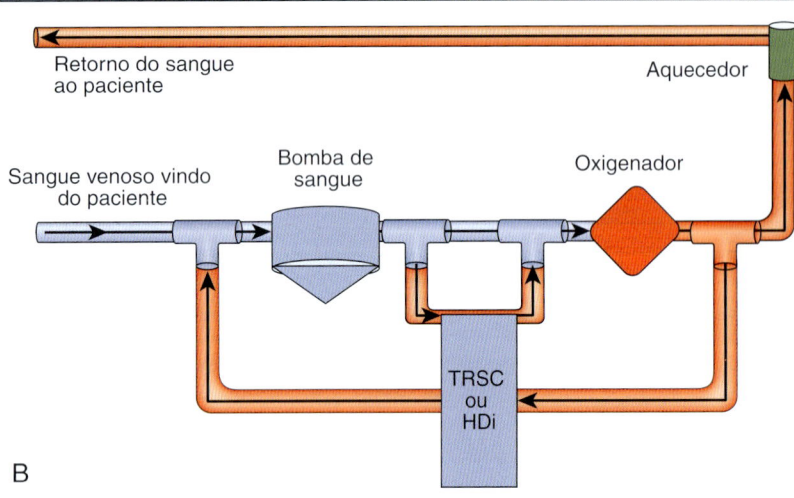

Figura 74-6 Técnicas usadas para incorporar a TRSA com circuitos ECMO e DAV. A, Inclusão na linha de um hemofiltro no circuito da ECMO. Note que a inclusão em um circuito de DAVR seria similar, exceto simplificado no fato de o sangue vir do corpo para a bomba e depois retornar ao corpo sem passar através de um oxigenador. **B**, Duas variações pelas quais um dispositivo de TRSA pode ser conectado a um circuito de ECMO. Note que o fluxo no suporte mecânico circulatório é alto suficiente para a recirculação não ser preocupante até quando a entrada do acesso arterial estiver distal à entrada do acesso venoso. *TRSA*, terapia renal substitutiva aguda; *TRSC*, terapia renal substitutiva contínua; *ECMO*, oxigenação extracorpórea por membrana; *HDi*, hemodiálise intermitente; *DAVD*, dispositivo de assistência ventricular à direita; *UF*, ultrafiltração.

tanto ser venoarterial, na qual o sangue é drenado do sistema venoso, oxigenado e devolvido na circulação arterial (provendo suporte cardiorrespiratório), ou VV, no qual o sangue oxigenado é retornado na circulação venosa (provendo apenas suporte respiratório).

Dispositivos de assistência ventricular são bombas de sangue que prestam assistência aos ventrículos esquerdo e/ou direito em pacientes com falência cardíaca refratária ou choque cardiogênico. Eles são usados como uma ponte para a recuperação, como uma ponte para o transplante ou como terapia em longo prazo em pacientes inelegíveis para o transplante. Os DAVs iniciais tinham fluxo pulsátil, mas limitações dessas bombas levaram ao desenvolvimento de bombas axiais e centrífugas que criam um fluxo não pulsátil.[42] A confiança melhorada e os resultados obtidos com os DAVs, juntamente com a prevalência crescente da falência cardíaca severa, causaram um rápido aumento em seu uso.

A injúria renal aguda é comum em pacientes com falência circulatória e respiratória. Se a causa de IRA é simplesmente hipoperfusão, o início do suporte circulatório mecânico pode melhorar a função renal.[43] Entretanto, ele também pode ser associado a mecanismos que induzem IRA, incluindo hipotensão periprocedimento, inflamação, tromboembolismo, hemólise e medicações. Consequentemente, a IRA segue uma complicação comum do suporte circulatório mecânico e frequentemente requer TRSA. Embora poucos dados estejam disponíveis para guiar o uso da TRSA nessa situação, os princípios gerais são similares àqueles para outros pacientes na UTI. Entretanto, consideração especial deve ser dada para o manejo de volume nesses pacientes, não apenas porque a sobrecarga de volume é associada a piores desfechos, mas também porque o manejo de volume facilita a suspensão progressiva do suporte circulatório mecânico e permite melhor entrega de nutrição.[44,45] Consequentemente, muito embora todas as formas de TRSA tenham sido usadas com sucesso em pacientes com suporte circulatório mecânico, geralmente as modalidades prolongada ou contínua são vantajosas. O monitoramento do *status* de volume em pacientes com dispositivos de suporte circulatório em fluxo contínuo pode ser particularmente desafiador. Os pacientes têm pulsos débeis, portanto manguitos especializados com modos de pulsatilidade diminuída são necessários, ou o fluxo sanguíneo é monitorado com fluxômetros ou Doppler. Devido às bombas de fluxo contínuo serem dependentes de pré-carga, a hipovolemia leva ao colapso do ventrículo esquerdo com queda subsequente no fluxo do suporte circulatório mecânico, funcionamento excessivo da bomba, hipotensão e arritmias ventriculares. Isso deveria ser corrigido por cuidadosa administração de volume enquanto outras causas de redução de pré-carga (p. ex., sangramento, sepse) são consideradas. Diminuir a velocidade da bomba e tratar arritmias deveriam usualmente ser feitos apenas após avaliação detalhada. Compressões torácicas não devem ser realizadas.

Aspectos Técnicos da Terapia Renal Aguda durante o Suporte Circulatório Mecânico

Pacientes em suporte circulatório mecânico apresentam várias opções de acesso. O primeiro é via cateter padrão de HD, que tem a vantagem de manter dois circuitos independentes um do outro. Os riscos são os mesmos que em outros pacientes, mas infecções são especialmente ameaçadoras por serem uma importante causa de morte.

Um método alternativo de acessar a circulação é diretamente a partir do circuito do suporte circulatório mecânico. Esse método é apenas para a ECMO ou circuito de dispositivo de assistência ventricular direita (DAVD), não o circuito de dispositivo de assistência ventricular esquerda (DAVE) devido ao risco inaceitável de tromboembolismo. Duas torneiras de três vias são colocadas ao longo do

circuito do suporte circulatório mecânico para criar um *shunt* para a TRSA. Os sítios de ligação dependem do tipo de TRSA que será usado. No primeiro método, um hemofiltro será diretamente colocado no circuito do *shunt*. O fluxo sanguíneo através do filtro é determinado pelo gradiente de pressão entre a entrada arterial (localizada pós-bomba, onde a pressão é positiva) e a entrada venosa (localizada pré-bomba, onde a pressão é negativa). O ultrafiltrado, dialisato e/ou solução de reposição são regulados por bombas de infusão (Fig. 74-6, *A*). Esse método é simples, adiciona pouca despesa e não requer outra máquina especializada. Entretanto, as bombas de infusão são uma fonte de erros, portanto a acurácia dos volumes infundidos e removidos deveria ser confirmada (especialmente em crianças).

No segundo método, as torneiras de três vias são usadas para conectar a diálise ou máquina de TRSC ao circuito de suporte circulatório mecânico. Máquinas modernas de TRSA podem acomodar pressões positivas de acessos arteriais, portanto, numerosos sítios para acesso foram usados com sucesso (Fig. 74-6, B).[46] Essa configuração usa máquinas de TRSA comercialmente disponíveis que controlam o procedimento de terapia substitutiva renal. É necessário o uso de uma máquina de TRSA e pode ser intensamente trabalhoso. A técnica usada deveria ser determinada pela disponibilidade do equipamento apropriado e pela habilidade e experiência da equipe.

DOSAGEM DE DROGAS NA TERAPIA SUBSTITUTIVA RENAL

Para pacientes submetidos à TRSC, 20 litros de filtrado diariamente correspondem à taxa de filtração glomerular (TFG) de aproximadamente 14 mL/min, e a dose de drogas deveria ser calculada de acordo com a mesma. Qualquer droga com índice terapêutico baixo que puder ser rapidamente medida, deveria ser medida frequentemente no curso inicial da TRSA, até que um padrão de estabilidade apareça. Um dia de TRSC é em geral comparável a um tratamento com HD intermitente com respeito à remoção de drogas.

Referências

1. Kidney Disease: Improving Global Outcomes (KDIGO) Acute Kidney Injury Work Group. Section 5: Dialysis Interventions for Treatment of AKI. *Kidney Int Suppl.* 2012;2:89-115.
2. Vascular Access Work Group. Clinical practice guidelines for vascular access. *Am J Kidney Dis.* 2006;48(suppl 1):S176-S307.
3. O'Grady NP, Alexander M, Burns LA, et al. Guidelines for the prevention of intravascular catheter–related infections. *Clin Infect Dis.* 2011;52:e162-e193.
4. Institute for Healthcare Improvement. *How-to Guide: Prevent Central Line–Associated Bloodstream Infections.* Cambridge, MA: Institute for Healthcare Improvement; 2012.
5. Pratt RJ, Pellowe CM, Wilson JA, et al. epic2: National evidence-based guidelines for preventing healthcare-associated infections in NHS hospitals in England. *J Hosp Infect.* 2007;65(suppl 1):S1-S64.
6. Hirsh J, Bauer KA, Donati MB, et al. Parenteral anticoagulants: American College of Chest Physicians Evidence-Based Clinical Practice Guidelines (8th Edition). *Chest.* 2008;133(6 suppl):141S-159S.
7. Moran JE, Ash SR; ASDIN Clinical Practice Committee. Locking solutions for hemodialysis catheters; heparin and citrate—a position paper by ASDIN. *Semin Dial.* 2008;21:490-492.
8. European Best Practice Guidelines Expert Group on Hemodialysis, European Renal Association. Section V. Chronic intermittent haemodialysis and prevention of clotting in the extracorporal system. *Nephrol Dial Transplant.* 2002; 17(suppl 7):63-71.
9. Waikar SS, Curhan GC, Wald R, et al. Declining mortality in patients with acute renal failure, 1988 to 2002. *J Am Soc Nephrol.* 2006;17:1143-1150.
10. Rimmelé T, Kellum JA. Clinical review: Blood purification for sepsis. *Crit Care.* 2011;15:205.
11. Honore PM, Jacobs R, Joannes-Boyau O, et al. Septic AKI in ICU patients. diagnosis, pathophysiology, and treatment type, dosing, and timing: A comprehensive review of recent and future developments. *Ann Intensive Care.* 2011;1:32.
12. Bouman CS, Oudemans-Van Straaten HM, Tijssen JG, et al. Effects of early high-volume continuous venovenous hemofiltration on survival and reco-

very of renal function in intensive care patients with acute renal failure: A prospective, randomized trial. *Crit Care Med.* 2002;30:2205-2211.

13. Bagshaw SM, Uchino S, Bellomo R, et al. Timing of renal replacement therapy and clinical outcomes in critically ill patients with severe acute kidney injury. *J Crit Care.* 2009;24:129-140.

14. Paganini E, Sandy D, Moreno L, et al. The effect of sodium and ultrafiltration modeling on plasma volume and haemodynamic stability in intensive care patients receiving haemodialysis for acute renal failure: A prospective, stratified, randomized, cross-over study. *Nephrol Dial Transplant.* 1996;11(suppl):32-37.

15. Tonelli M, Astephen P, Andreou P, et al. Blood volume monitoring in intermittent hemodialysis for acute renal failure. *Kidney Int.* 2002;62:1075-1080.

16. du Cheyron D, Terzi N, Seguin A, et al. Use of online blood volume and blood temperature monitoring during haemodialysis in critically ill patients with acute kidney injury: A single-centre randomized controlled trial. *Nephrol Dial Transplant.* 2013;28:430-437.

17. Garg N, Fissell WH. Intradialytic hypotension: A case for going slow and looking carefully. *Nephrol Dial Transplant.* 2013;28:247-249.

18. Grooteman MP, van den Dorpel MA, Bots ML, et al. Effect of online hemodiafiltration on all-cause mortality and cardiovascular outcomes. *J Am Soc Nephrol.* 2012;23:1087-1096.

19. Rabindranath K, Adams J, Macleod AM, Muirhead N. Intermittent versus continuous renal replacement therapy for acute renal failure in adults. *Cochrane Database Syst Rev.* 2007;3:CD003773.

20. Kielstein JT, Kretschmer U, Ernst T, et al. Efficacy and cardiovascular tolerability of extended dialysis in critically ill patients: A randomized controlled study. *Am J Kidney Dis.* 2004;43:342-349.

21. Schwenger V, Weigand MA, Hoffmann O, et al. Sustained low efficiency dialysis using a single-pass batch system in acute kidney injury—a randomized interventional trial: The REnal Replacement Therapy Study in Intensive Care Unit PatiEnts. *Crit Care.* 2012;16:R140.

22. Kumar VA, Craig M, Depner TA, Yeun JY. Extended daily dialysis: A new approach to renal replacement for acute renal failure in the intensive care unit. *Am J Kidney Dis.* 2000;36:294-300.

23. Kielstein JT, Schiffer M, Hafer C. Back to the future: Extended dialysis for treatment of acute kidney injury in the intensive care unit. *J Nephrol.* 2010;23:494-501.

24. Marshall MR, Golper TA. Sustained low efficiency or extended daily dialysis. In: Basow D, ed. *UpToDate.* Waltham, MA: 2013 Available at: http://www.uptodate.com/contents/sustained-low-efficiency-or-extended-daily-dialysis; Accessed Dec. 31, 2013.

25. Paganini EP, Tapolyai M, Goormastic M, et al. Establishing a dialysis therapy/patient outcome link in intensive care unit: Acute dialysis for patients with acute renal failure. *Am J Kidney Dis.* 1996;28(suppl 3):S81-S89, 1996.

26. VA/NIH Acute Renal Failure Trial Network, Palevsky PM, Zhang JH, et al. Intensity of renal support in critically ill patients with acute kidney injury. *N Engl J Med.* 2008;359:7-20.

27. Faulhaber-Walter R, Hafer C, Jahr N, et al. The Hannover Dialysis Outcome study: Comparison of standard versus intensified extended dialysis for treatment of patients with acute kidney injury in the intensive care unit. *Nephrol Dial Transplant.* 2009;24:2179-2186.

28. Casino FG, Marshall MR. Simple and accurate quantification of dialysis in acute renal failure patients during either urea non-steady state or treatment with irregular or continuous schedules. *Nephrol Dial Transplant.* 2004;19:1454-1466.

29. Claure-Del Granado R, Macedo E, Chertow GM, et al. Toward the optimal dose metric in continuous renal replacement therapy. *Int J Artif Organs.* 2012;35:413-424.

30. Frankenfield DC, Reynolds HN, Wiles CE 3rd, et al. Urea removal during continuous hemodiafiltration. *Crit Care Med.* 1993;22:407-412.

31. Kudoh Y, Iimura O. Slow continuous hemodialysis—new therapy for acute renal failure in critically ill patients. Part 1. Theoretical considerations and new technique. *Jpn Circ J.* 1988;52:1171-1182.

32. Brunet S, Leblanc M, Geadah D, et al. Diffusive and convective solute clearances during continuous renal replacement therapy at various dialysate and ultrafiltration flow rates. *Am J Kidney Dis.* 1999;34:486-492.

33. Troyanov S, Cardinal J, Geadah D, et al. Solute clearances during continuous venovenous haemofiltration at various ultrafiltration flow rates using Multiflow-100 and HF1000 filters. *Nephrol Dial Transplant.* 2003;18:961-966.

34. Oliver M. Acute dialysis catheters. *Semin Dial.* 2001;14:432-435.

35. Shannon RP, Frndak D, Grunden N, et al. Using real-time problem solving to eliminate central line infections. *Jt Comm J Qual Patient Saf.* 2006;32:479-487.

36. McLaws ML, Burrell AR. Zero risk for central line-associated bloodstream infection: Are we there yet? *Crit Care Med.* 2012;40:388-393.

37. Pittaway A, Ford S. Allergy to chlorhexidine-coated central venous catheters revisited. *Br J Anaesth.* 2002;88:304-305, author reply 305.

38. Lim W, Dentali F, Eikelboom JW, Crowther MA. Meta-analysis: Low-molecular-weight heparin and bleeding in patients with severe renal insufficiency. *Ann Intern Med.* 2006;144:673-684.

39. Murray PT, Reddy BV, Grossman EJ, et al. A prospective comparison of three argatroban treatment regimens during hemodialysis in end-stage renal disease. *Kidney Int.* 2004;66:2446-2453.

40. Marshall MR, Golper TA. Low-efficiency acute renal replacement therapy: Role in acute kidney injury. *Semin Dial.* 2011;24:142-148.

41. Vinsonneau C, Camus C, Combes A, et al. Continuous venovenous haemodiafiltration versus intermittent haemodialysis for acute renal failure in patients with multiple-organ dysfunction syndrome: A multicentre randomised trial. *Lancet.* 2006;368:379-385.

42. Caccamo M, Eckman P, John R. Current state of ventricular assist devices. *Curr Heart Fail Rep.* 2011;8:91-98.

43. Hasin T, Topilsky Y, Schirger JA, et al. Changes in renal function after implantation of continuous-flow left ventricular assist devices. *J Am Coll Cardiol.* 2012;59:26-36.

44. Kelly RE Jr, Phillips JD, Foglia RP, et al. Pulmonary edema and fluid mobilization as determinants of the duration of ECMO support. *J Pediatr Surg.* 1991;26:1016-1022.

45. Roy BJ, Cornish JD, Clark RH. Venovenous extracorporeal membrane oxygenation affects renal function. *Pediatrics.* 1995;95:573-578.

46. Ricci Z, Ronco C, Picardo S. CRRT in series with extracorporeal membrane oxygenation in pediatric patients. *Kidney Int.* 2010;77:469-470, author reply 471.

47. Mehta RL, McDonald BR, Aguilar MM, Ward DM. Regional citrate anticoagulation for continuous arteriovenous hemodialysis in critically ill patients. *Kidney Int.* 1990;8:976-981.

48. Palsson R, Niles JL. Regional citrate anticoagulation in continuous venovenous hemofiltration in critically ill patients with a high risk of bleeding. *Kidney Int.* 1999;55:1991-1997.

49. Hoffmann JN, Hartl WH, Deppisch R, et al. Hemofiltration in human sepsis: Evidence for elimination of immunomodulatory substances. *Kidney Int.* 1995;48:1563-1570.

50. Tolwani AJ, Campbell RC, Schenk MB, et al. Simplified citrate anticoagulation for continuous renal replacement therapy. *Kidney Int.* 2001;60:370-374.

51. Tobe SW, Aujla P, Walele AA, et al. A novel regional citrate anticoagulation protocol for CRRT using only commercially available solutions. *J Crit Care.* 2003;18:121-129.

52. Mitchell A, Daul AE, Beiderlinden M, et al. A new system for regional citrate anticoagulation in continuous venovenous hemodialysis (CVVHD). *Clin Nephrol.* 2003;59:106-114.

53. Swartz R, Pasko D, O'Toole J, Starmann B. Improving the delivery of continuous renal replacement therapy using regional citrate anticoagulation. *Clin Nephrol.* 2004;61:134-143.

54. Gupta M, Wadhwa NK, Bukovsky R. Regional citrate anticoagulation for continuous venovenous hemodiafiltration using calcium-containing dialysate. *Am J Kidney Dis.* 2004;43:67-73.

55. Marshall M, Golper T. Intermittent hemodialysis. In: Murray P, Brady H, Hall J, eds. *Intensive Care in Nephrology.* Oxon, UK: Taylor & Francis; 2006:181-198.

56. Casino F, Lopez T. The equivalent renal urea clearance: A new parameter to assess dialysis. *Nephrol Dial Transplant.* 1996;11:1574-1581.

57. Ronco C. Continuous renal replacement therapies for the treatment for acute renal failure in intensive care patients. *Clin Nephrol.* 1993;40:187-198.

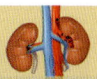

CAPÍTULO 75

Manejo da Falência Cardíaca Refratária

Edward A. Ross e Kevin Damman

Os nefrologistas estão sendo consultados cada vez mais com relação ao manejo de volume em pacientes com falência cardíaca refratária. A expertise da nefrologia estende-se além dos diuréticos e homeostase eletrolítica e agora inclui avanços recentes em remoção de fluidos aguda ou crônica por terapia extracorpórea por máquinas de diálise e dispositivos de ultrafiltração isolada, bem como modalidades peritoneais.

DEFINIÇÃO E ESCOPO DO PROBLEMA

Falência cardíaca e disfunção renal podem coexistir, mas cada doença pode também causar ou exacerbar a outra. O débito cardíaco ruim resulta em reduzida perfusão renal podendo resultar em isquemia renal e doença renal crônica (DRC) progressiva.[1] Reciprocamente, a DRC pode resultar em retenção de sal e água com congestão venosa subsequente, hipertensão, ativação do sistema renina-angiotensina-aldosterona (SRAA) e calcificação vascular que causa disfunção cardíaca, aterosclerose acelerada, hipertrofia ventricular esquerda e remodelamento. Essas condições subsequentemente podem exacerbar a falência cardíaca, o que resulta em um ciclo vicioso de débito cardíaco reduzido e disfunção renal.

Dos 100.000 pacientes no Acute Decompensated Heart Failure National Registry (ADHERE) 57% tinham DRC estádios 3 e 4, 7% estavam no estádio 5 (68% recebendo diálise) e apenas 9% tinham função renal normal. Em pacientes com falência cardíaca que se apresentaram com DRC no momento da admissão, houve maior uso de diuréticos e inotrópicos, e menor administração de inibidores da enzima de conversão da angiotensina (iECA) e bloqueadores do receptor de angiotensina (BRA) e a taxa de mortalidade intra-hospitalar foi 5% mais elevada.[2]

A síndrome cardiorrenal foi classificada[3] em várias categorias, incluindo cardiorrenal (o coração causando doença renal), renocardíaca (DRC levando a falência cardíaca) e síndromes nas quais ambas são desordens primárias ou secundárias a condições sistêmicas, embora a significância dessa classificação para estratégias de tratamento não seja clara.

PATOGÊNESE

A Figura 75-1 ilustra a patogênese da falência cardíaca refratária.

Na síndrome cardiorrenal o débito cardíaco baixo é o mais importante aspecto da falência cardíaca. O débito cardíaco baixo piora a perfusão renal e função, ativando o SRAA e outros sistemas, levando à retenção de sal e água com uma subsequente e paradoxal piora da função cardíaca. De importância central para esse ciclo vicioso é a retroalimentação (*feedback*) tubuloglomerular (FTG, descrita no Cap. 2), a qual é mal adaptada na insuficiência cardíaca e no caso de algumas drogas que alteram a oferta tubular de sódio. (Hiper)aldosteronismo secundário (resultando em uma retenção de sódio aumentada), aumento da resistência vascular periférica sistêmica (portanto, colocando mais tensão sob o coração) e pressões de enchimento cardíaco maiores podem reduzir o débito cardíaco como descrito pelo mecanismo de Frank-Starling, em que maior aumento na pré-carga

reduz o volume sistólico. Isso ainda ativa o sistema nervoso simpático (SNS), o qual por sua vez piora a vasoconstrição, a função cardíaca e a perfusão renal. A ativação excessiva de ambas as vias do SRAA e do SNS há tempos foi considerada a marca da insuficiência cardíaca piorada. Entretanto, outros mecanismos fisiopatológicos que poderiam ter implicações terapêuticas importantes agora foram elucidados e são discutidos nos próximos parágrafos.

Congestão Venosa

Há uma crescente valorização da ideia de que por meio de múltiplas vias a congestão do lado direito e a hipertensão venosa central causam disfunção renal.[4] A esse respeito, a insuficiência cardíaca seria análoga a desordens tais como a síndrome de compartimento abdominal, hipertensão portal ou trombose venosa renal; entretanto, algumas dessas condições diferem no ponto de haver ou não pressão hidrostática extravascular ou intravascular transmitida para os rins. Acredita-se que a hipertensão venosa desencadeie mudanças neuromiogênicas que diminuam a perfusão renal, aumentem a pressão intersticial do rim, estreitem o gradiente de pressão arteriovenosa, diminuam o fluxo renal sanguíneo e a taxa de filtração glomerular (TFG), disparem respostas autorregulatórias mal adaptativas e exacerbem as vias neuro-humorais já problemáticas na falência cardíaca. Além disso, há também um efeito direto da pressão venosa renal mais elevada transmitida ao parênquima renal. A pressão mais elevada opõe-se diretamente à filtração na cápsula de Bowman, causa colapso de túbulos e pode ser o primeiro desencadeante iniciador para a fibrose tubulointersticial.[5] Esses mecanismos são consistentes com um papel crítico do sistema adrenérgico em modular o tônus venoso e, portanto, capacidade. Uma vez que as veias contêm 70% do volume circulatório, mudanças na capacitância venosa (e pressão) podem descompensar ou melhorar a insuficiência cardíaca, sem mudanças da quantidade de sal total corpórea, fluido ou peso.[6] Essa variação no reservatório do volume venoso explica como aproximadamente um terço dos pacientes não internados tem falência cardíaca descompensada com mudança mínima de seu peso, e como 16% dos pacientes internados com insuficiência cardíaca podem melhorar de seus sintomas apesar de não haver perda de peso. Se validada, essa via poderia potencialmente levar a tratamentos farmacológicos baseados na modulação do tônus adrenérgico. Mudanças na capacidade do reservatório também confundiriam a interpretação de mudanças simultâneas no volume pela UF extracorpórea. A importância da insuficiência renal congestiva é iluminada por estudos nos quais a função renal na insuficiência cardíaca descompensada correlaciona-se melhor com pressões provindas do lado direito do que com a fração de ejeção ou índice cardíaco. Ademais, a pressão venosa central elevada correlaciona-se com a mortalidade.[7] Houve melhora da função renal quando foi atingida a pressão venosa central abaixo de 8 mmHg.[8]

Mediadores de Adenosina

Os receptores de adenosina estão envolvidos com a sinalização da retroalimentação (*feedback*) tubuloglomerular e manutenção do tônus

Patogênese de Insuficiência Cardíaca Refratária

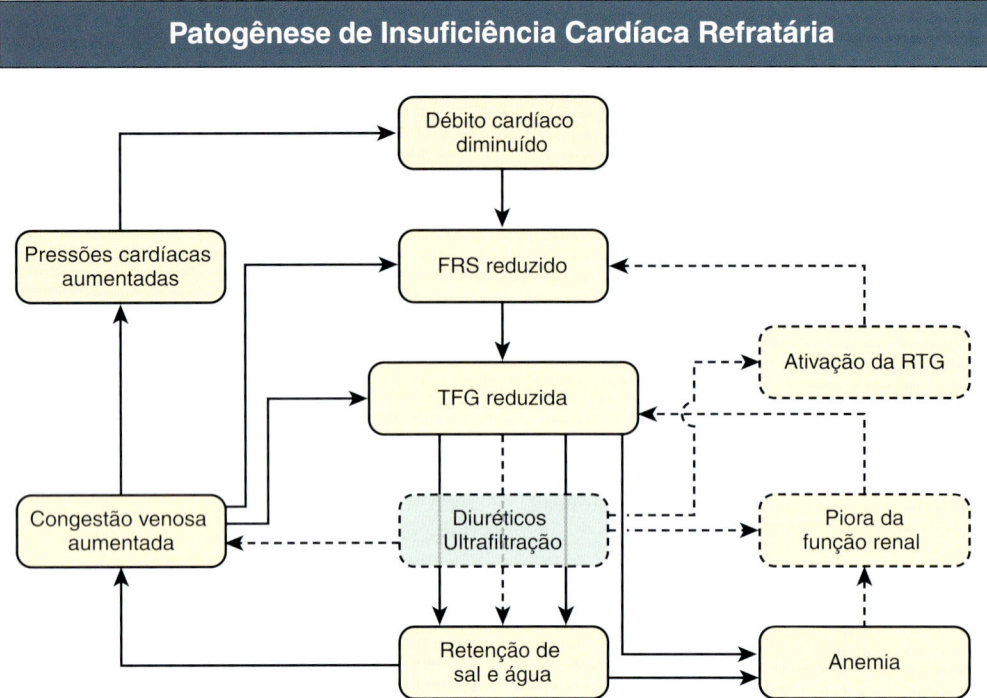

Figura 75-1 Patogênese da insuficiência cardíaca refratária. *TFG* taxa de filtração glomerular, *FRS* fluxo renal sanguíneo, *RTG* retroalimentação túbulo glomerular. Linhas ponteadas indicam tratamentos e seus efeitos.

vascular intrarrenal por meio de numerosas vias complexas; essas incluem os receptores A_1 (A_1R_S), os quais causam vasoconstrição aferente arteriolar, e receptores A_2, os quais induzem dilatação de vasos eferentes. As ações da adenosina na mácula densa e mesângio dependem de níveis de angiotensina, renina, óxido nítrico e prostaglandinas. Os antagonistas de A_1R poderiam, portanto, não apenas restaurar a sensibilidade ao diurético, mas também permitir aquarese apropriada na falência cardíaca severa.

Citocinas Inflamatórias
Exacerbações tanto crônicas quanto agudas da insuficiência cardíaca estão associadas a inflamação muito difundida e altos níveis de citocinas pró-inflamatórias, as quais podem posteriormente impulsionar a disfunção cardíaca, renal e de outros tecidos.

Anemia
A anemia pode ser causada por doença crônica ou DRC coexistente, ou pode ser a consequência de hemodiluição por congestão venosa. O termo *anemia da síndrome cardiorrenal* enfatiza esse aspecto farmacologicamente reversível da insuficiência cardíaca.

Tolerância aos Diuréticos e Efeitos Adversos
Muitos pacientes com insuficiência cardíaca desenvolvem tolerância à terapia crônica com diuréticos, falham ao ter a natriurese apropriada, apesar das doses escalonadas e têm níveis de mediadores neuro-humorais em piora – isto é, resistência aos diuréticos.[9] Portanto alguns benefícios cardíacos dos inibidores de ECA podem ser do bloqueio da ativação diurética induzida pelo SRAA. Consistente com esse paradigma e dados do registro ADHERE, a morbidade e a mortalidade na insuficiência cardíaca avançada aumentou quatro vezes com mais altas doses de diuréticos, apesar do fato de que não houve parâmetros clínicos ou ecocardiográficos para sugerir que o grupo de alta dose tivesse função cardíaca pior.[10] Entretanto, quando foram controladas as diferenças nas características basais, os desfechos

com respeito à terapia diurética foram similares em um grande registro francês de pacientes com insuficiência cardíaca aguda.[11] Em uma análise multicêntrica, pacientes com altas doses de diuréticos tiveram piora da TFG comparados com os grupos-controle em medicações alternativas, apesar de perdas de fluido equivalentes.[12] Finalmente, no estudo Diuretic Optimization Strategies Evaluation (DOSE) (posteriormente), não houve diferenças de desfecho em terapia de dose diurética alta *versus* baixa, apesar da alta incidência da piora (transitória) da TFG no grupo de alta dose de diurético.[13]

TRATAMENTO

Estratégias Gerais e Limitações
Uma estratégia pragmática é primeiramente cuidar de problemas potencialmente tratáveis tais como doença valvar, desordens de condução e arritmias, efusão pericárdica ou isquemia coronária (p. ex., por angioplastia e *stent*) (Quadro 75-1). O clínico pode então aproximar o volume do excesso de fluido e pode determinar um objetivo terapêutico diário concomitante com a restrição de sal. Pacientes livres de medicação podem então ser cuidadosamente tratados como descrito nas sessões seguintes, com monitoramento seriado devido à hipotensão ou disfunção renal, que podem comumente limitar o uso desses fármacos. Determinar até qual estádio um paciente em particular pode ser capaz de tolerar a hipotensão induzida por droga (p. ex., advinda de agentes redutores de pós-carga) é clinicamente desafiador. Se há sensibilidade marcada da pressão sanguínea ou da TFG a baixas doses do bloqueio do SRAA, a estenose de artéria renal bilateral deve ser considerada (Cap. 39).

Estratégias Terapêuticas Farmacológicas
O manejo farmacológico da insuficiência cardíaca é sumarizado no Quadro 75-1 e inclui estratégias tradicionais para arritmias (p. ex., para fibrilação atrial) e redução de pós-carga, o bloqueio do SNS e o antagonismo do receptor de mineralocorticoide. Embora os diuréticos

Modalidades de Tratamento para Insuficiência Cardíaca Refratária

Tratamento Tradicional
Diuréticos: diuréticos de alça, tiazídicos de longa ação
Digoxina
Inibidores de ECA e BRA
Antagonistas de receptor de mineralocorticoides
β-Bloqueadores
Vasodilatadores
Transfusões sanguíneas

Farmacológico
Inotrópicos – por exemplo, milrinona, dobutamina*
Peptídeos natriuréticos sintéticos*
Aquaréticos: antagonistas da vasopressina*
Agentes estimuladores da eritropoiese*
Bloqueio dos receptores da adenosina*

Tratamento mecânico
Marca-passo biventricular
Dispositivos de assistência ventricular

Ultrafiltração
Diálise peritoneal
   Manual (CAPD) e automatizada usando uma cicladora (DPA)
Terapias extracorpóreas
   Ultrafiltração intermitente de curta duração
   Ultrafiltração lenta contínua (SCUF)

Quadro 75-1 **Modalidades de tratamento para insuficiência cardíaca refratária.** *ECA*, enzima conversora de angiotensina; *DPA*, diálise peritoneal automática; *BRA*, bloqueador do receptor de angiotensina; *CAPD*, diálise peritoneal ambulatória contínua. *Sem benefício clínico estabelecido.

continuem sendo o tratamento de primeira linha para pacientes com insuficiência cardíaca, o *clearance* adequado de sal e água na insuficiência cardíaca aguda é frequentemente difícil; dados de registros indicam que, dos pacientes admitidos com insuficiência cardíaca aguda, aproximadamente 16% receberam alta com maior peso corporal.[14]

Diuréticos

Apesar das preocupações descritas previamente, a maioria dos pacientes inicialmente respondem a doses escalonadas de diuréticos. Diuréticos de alça precisam ser administrados em intervalos frequentes e em doses altas o suficiente para alcançar níveis da droga adequados dentro do filtrado glomerular. Coadministrando um diurético tiazídico de longa ação pode ajudar a manter a natriurese. Na insuficiência cardíaca severa, a infusão contínua em baixa dose de um diurético de alça pode ser requerida. No estudo DOSE,[13] doses altas *versus* baixas e contínuas *versus* em bólus de diuréticos de alça foram testadas na insuficiência cardíaca aguda. Nenhum dos regimes de doses dos diuréticos foi associado a desfecho superior. Embora doses mais elevadas de diuréticos resultassem em decréscimos transitórios da TFG mais frequentes, isso não afetou os desfechos em longo prazo. Baseado no estudo recentemente completado, o Cardiorenal Rescue Study in Acute Decompensated Heart Faliure (CARRESS-HF), no qual houve uma função renal piorada na insuficiência cardíaca descompensada, algoritmos eficazes e seguros puderam ser construídos para cuidado farmacológico passo a passo em que inotrópicos são adicionados aos diuréticos.[15]

Antagonistas do Sistema Renina Angiotensina Aldosterona

Embora a TFG baixa seja um marcador de mortalidade aumentada com insuficiência cardíaca, uma queda maior na TFG após o início do bloqueio do SRAA não necessariamente pressagia um desfecho piorado.[16] Os inibidores de ECA e BRAs, entretanto, podem piorar a TFG em pacientes submetidos à diurese ou naqueles com DRC avançada até o ponto em que seja necessário um decréscimo temporário na dose ou retirada. Alternativamente, a dosagem de diurético pode necessitar de reduções antes que a dose do inibidor de ECA seja ajustada. A hipercalemia pode também limitar o uso de bloqueadores de SRAA.

Antagonistas dos Receptores de Adenosina

Apesar de achados encorajantes em um antigo estudo do antagonista seletivo de A_1R – rolofilina – para insuficiência cardíaca aguda com disfunção renal, nenhum benefício clínico foi notado em mais de 2.000 pacientes na investigação do PROTECT (Placebo-Controlled Randomized Study of the Selective Adenosine A_1 Receptor Antagonist Rolofylline for Patients Hospitalized with Decompensated Heart Failure and Volume Overload to Assess Treatment Effect on Congestion and Renal Function).[17]

Agentes Estimuladores de Eritropoiese

Em um grande registro, 25% dos pacientes com insuficiência cardíaca exibiam hemoglobina de 5 a 10,7 g/dL, e a anemia (hemoglobina 12,1 mg/dL), foi associada a mortalidade intra-hospitalar mais elevada, maior duração da estada e mais readmissões ao final de 90 dias.[18] Em séries pequenas, a correção da anemia severa (hemoglobina < 10g/dL) melhorou a insuficiência cardíaca e os desfechos clínicos. Entretanto, em um recente estudo controlado e randomizado, o Reduction of Events by Darbepoetin Alfa in Heart Failure (RED-HF) em 2.278 pacientes, não houve benefícios com o aumento da hemoglobina de tão baixa quanto 9,0 mg/dL até o alvo de 13 mg/dL. Nós acreditamos que o curso mais prudente para a correção farmacológica da anemia é seguir as diretrizes baseadas na doença renal crônica coexistente (Cap. 83).[18a]

Antagonistas de Hormônio Antidiurético

A liberação da vasopressina por baixo débito cardíaco (não osmótica) resulta em retenção de água e hiponatremia. Os antagonistas seletivos de vasopressina (V_2), tais como tolvaptan e lixivaptan, ou um antagonista oral não seletivo V_{1a}/V_2 aumentaram o débito urinário e o sódio sérico. Entretanto, no estudo Efficacy of Vasopressin Antagonism in Heart Failure Outcome Study with Tolvaptan (EVEREST), no qual o tolvaptan foi usado por um mínimo de 60 dias, não houve efeitos em 10 meses na mortalidade, incluindo todas as causas ou morbidade relacionada à insuficiência cardíaca.[19] Por ora, os antagonistas de vasopressina não estão indicados em pacientes com insuficiência cardiorrenal.

Peptídeos Natriuréticos

Estudos clínicos iniciais foram encorajadores para um benefício cardíaco, mas não houve melhora na função renal. O estudo Acute Study of Clinical Effectiveness of Nesiritide and Decompensated Heart Failure (ASCEND-HF), incluindo mais de 7.000 pacientes com insuficiência cardíaca aguda, não mostrou efeito benéfico do nesiritide quando comparado com placebo.[20]

Remoção de Sal e Água Não Renal

Métodos não renais para remoção de sal e água são considerados vantajosos porque eles evitam a ativação da retroalimentação (*feedback*) tubuloglomerular pela via neuro-humoral e são efetivos em pacientes cuja condição é refratária ao tratamento farmacêutico. Entretanto, o estabelecimento dos seus desfechos benéficos e a determinação do seu uso ótimo (como sumarizado no Quadro 75-2) é controverso.

Paracentese

Em um subgrupo de pacientes, a hipertensão intra-abdominal pode causar hipertensão venosa renal e congestão renal. Em cinco pacientes, a remoção de aproximadamente 3 litros de ascite diminuiu a

Estratégias de Tratamento Passo a Passo para a Insuficiência Cardíaca Sintomática (IC) e Síndrome Cardiorrenal

Passo 1

1. Conformidade: otimizar a aderência ao regime medicamentoso e restrição de sal
2. Eletromecânico: Avaliar e tratar arritmias e disssincronias
3. Anatômico, com imagem (cateterismo cardíaco, ecocardiograma) apropriadas para:
   a. Isquemia: angioplastia, stents ou cirurgia quando apropriado para estenoses arteriais coronárias
   b. Outras desordens reversíveis como doença cardíaca valvular, derrames pericárdicos, pericardite constritiva
4. Controle de anemia, seguindo as diretrizes de DRC (Cap. 83)
5. Farmacológico, com reduções de dose para hipotensão:
   a. Inibidores de ECA e BRA
   b. Terapia com bloqueadores
   c. Antagonista de receptores de mineralocorticoides
   d. Diuréticos se sobrecarga de volume, congestão, sintomas estão presentes
   e. Outros agentes: medicações redutoras de pós-carga (p. ex., hidralazina), digoxina

Passo 2: Para piora da função renal, Diurese Inefetiva, IC persistente

1.1 Iniciar estratégia passo a passo para escalonar tratamento farmacológico, preferencialmente baseado em algoritmo. Focar no ajuste de dose para evitar hipotensão e piora renal

2. Reavaliar para doença renal coexistente (p. ex., síndrome renocardíaca)
   a. Considerar desordens nefrológicas primárias (p. ex., parenquimatosas, obstrução)
   b. Considerar avaliação para estenose de artéria renal unilateral e bilateral
   c. Se necessário, paracentese ou outras terapias específicas para reduzir a hipertensão intra-abdominal, aliviar hipertensão venosa e congestão

Passo 3: Para hipotensão persistente, Disfunção Renal e IC Agudamente descompensada

1. Reavaliar para otimizar o cuidado farmacológico com diuréticos e inotrópicos
2. Considerar a ultrafiltração, mas reconhecer riscos de deterioração renal, complicações relacionadas ao cateter e/ou anticoagulação
3. Iniciar ultrafiltração extracorpórea cuidadosa, especialmente se a condição do paciente é refratária a pressores:
   a. Ultrafiltração lenta intermitente, quando a hipotensão não se opõe a remoção de fluido adequada por sessões de tipicamente 4 a 6 horas
   b. Ultrafiltração contínua, quando o equipamento estiver disponível e o paciente tornar-se hipotenso ou tiver função renal em piora com sessões de tratamento intermitentes

Quadro 75-2 **Estratégias de tratamento passo a passo para insuficiência cardíaca sintomática e síndrome cardiorrenal.** *ECA* enzima conversora de angiotensina, *BRA* bloqueador do receptor de angiotensina.

pressão intra-abdominal e melhorou a TFG.[21] A paracentese de repetição, entretanto, causa significante perda de proteína, frequentemente a necessidade de replicação de albumina e a possibilidade de vazamento de fluido e/ou infecção. Não obstante, o papel dessa estratégia em pacientes selecionados precisa ser mais bem definido, especialmente naqueles contextos nos quais as metodologias não farmacológicas mais elaboradas e caras não estão disponíveis.

Ultrafiltração: Diálise Peritoneal

A maioria das experiências com o uso da UF por diálise peritoneal (DP) para tratar a insuficiência cardíaca é vinda de pequenas séries.[22] Há assuntos específicos com respeito ao uso da DP para insuficiência cardíaca. Além do *clearance* de volume e sódio, outras potenciais vantagens incluem a remoção da ascite induzida pela insuficiência cardíaca (portanto, diminuindo o risco de peritonite bacteriana espontânea e hipertensão intra-abdominal). Comparada com rigorosas prescrições de DP na doença renal crônica em pacientes com estádio terminal (DRCT), pode haver regimes simplificados de baixa frequência desenhados apenas para remoção de fluidos usando agentes osmóticos não absorvíveis tais como a icodextrina. A literatura é, entretanto, confundida por uma variação ampla da DRC subjacente dos pacientes, bem como o fato de que muitos indivíduos tiveram o cuidado inicial com hemofiltração, e nesses pacientes é difícil provar melhora da sobrevida com insuficiência cardíaca. Na prática, a DP para a insuficiência é mais comumente tida como um tratamento crônico, com métodos farmacêuticos avançados e extracorpóreos usados como estratégias iniciais para a descompensação aguda.

A respeito de desfechos adversos potenciais, como o uso rápido de cateteres de DP locados recentemente, os pacientes com insuficiência cardíaca aguda têm risco aumentado de vazamentos precoces de fluido e infecção peritoneal. Somando-se a isso, distúrbios eletrolíticos induzidos pela DP (p. ex., hipocalemia ou hipomagnesemia) podem piorar o controle de ritmo. De maneira notável, aproximadamente metade dos ultrafiltrados de DP provém por meio de aquaporinas. Portanto, as perdas de fluidos são hipotônicas e conseguem promover menor perda de sódio do que as isotônicas pelas modalidades extracorpóreas baseadas em hemofiltração sanguínea. Grandes volumes de fluidos peritoneais podem também potencialmente comprometer a respiração, a qual pode já ser tênue na insuficiência cardíaca; isso pode ser evitado por trocas frequentes com baixo volume via cicladoras automáticas. Embora a limitada literatura tenha descrito a eficácia da DP nos pacientes com doença cardiorrenal (além dos renocardíacos) para remoção de fluido; seu uso restaurou a responsividade aos diuréticos, reduziu o peso corporal, resultou em melhores parâmetros ecocardiográficos e outros parâmetros cardíacos hemodinâmicos objetivos, melhorou os biomarcadores de insuficiência cardíaca (p. ex., peptídeo natriurético cerebral e aldosterona), melhorou a classe da New York Heart Association (NYHA), aumentou a capacidade do teste de caminhada de 6 minutos, promoveu uma ponte para o transplante cardíaco, diminuiu dias de hospitalização e melhorou a qualidade de vida.[23] Vários desses estudos usaram regimes simples de DP tais como uma a três trocas ao dia[24] ou tratamentos realizados na clínica (três vezes por semana em sessões de 12 horas).[24] No geral, os estudos mostraram que a DP crônica na insuficiência cardíaca teve uma aceitável baixa taxa de complicações e foi bem tolerada, mas a DP até o momento não foi associada a melhora da mortalidade nos pacientes com insuficiência cardíaca.[24]

Ultrafiltração Extracorpórea: Hemodiálise Convencional ou Hemofiltração

Existe extensa experiência com técnicas de hemodiálise intermitente para remoção de fluidos na insuficiência cardíaca. Cateteres de duplo-lúmen temporários ou tunelizados são inseridos para uso "agudo" (Cap. 91). O acesso vascular permanente (como usado para pacientes com DRCT) é frequentemente preterido porque essas fístulas arteriovenosas ou enxertos podem promover *shunt* de um litro de sangue ou mais por minuto. As estratégias técnicas incluem "UF isolada" (Cap. 93) ou técnicas de diálise tradicional quando desordens eletrolíticas já estão presentes. Até mesmo com ajuste cuidadoso da taxa de UF, muitos pacientes com insuficiência cardíaca instável não irão tolerar a remoção de 2 litros ou mais durante um tempo de tratamento típico de 2 a 4 horas. É importante notar que episódios de hipotensão não apenas irão impedir maior remoção de fluidos, mas também podem induzir injúria renal aguda (IRA) e potencialmente fazer o paciente dependente de diálise.

A chave para a estabilidade hemodinâmica pode ser uma taxa de UF dramaticamente lenta (mais adiante), e essa estratégia levou a modalidades de tratamentos mais longas e, então, contínuas: UF isolada lenta e de duração estendida e hemofiltração venovenosa contínua (CVVH). Entretanto, faltam na literatura grupos maiores de pacientes tratados com tais técnicas, populações homogêneas de pacientes, grupos controles apropriados, medidas de desfecho bem definidas e protocolos estritos de tratamento.

Ultrafiltração: Ajustando a Taxa de Remoção de Fluidos

O conceito-chave é evitar a depleção de fluido intravascular assegurando que a taxa de UF não exceda a taxa pela qual o compartimento plasmático vascular recebe fluidos do espaço intersticial (*refilling*). A taxa de *refilling* do plasma pode variar ao longo do curso da remoção de fluidos, uma vez que é dependente das forças de Starling (geradas pela pressão oncótica do plasma e pelo gradiente entre as pressões hidrostáticas intersticial e vascular) e a permeabilidade da membrana basal vascular. Se a taxa de UF excede a taxa de *refilling* plasmática, desenvolver-se-ão a hemoconcentração, a hipovolemia, a hipotensão e a diminuição da função renal. Existe equipamento desenvolvido para máquinas de diálise que monitora oticamente a hemoconcentração e essa estratégia também pode ser usada como um guia para a UF nos pacientes com insuficiência cardíaca refratária. Em adição, a determinação da água corporal pode ser feita por análise vetorial de bioimpedância, embora seu papel em guiar o tratamento de insuficiência cardíaca ainda precise ser estabelecido.

Efeito da Ultrafiltração Extracorpórea na Fisiopatologia da Insuficiência Cardíaca

Em um relato de 24 pacientes com insuficiência cardíaca refratária, a remoção de até 4 litros de fluido em poucas horas[25] não afetou o volume plasmático – desta forma, a UF pareou a taxa de *refill*. Mesmo até 24 horas após o procedimento, os pacientes tinham pressões reduzidas do átrio direito, artéria pulmonar e capilar; aumentado o volume sistólico; frequências cardíacas estáveis e resistência vascular sistêmica; e responsividade aos diuréticos aumentada.

A ultrafiltração nos pacientes com insuficiência cardíaca diminui os níveis de norepinefrina, aldosterona e renina.[26] Em contraste ao uso de diuréticos isolados, a UF também reduziu os níveis sistêmicos de citocinas inflamatórias. Alguns pacientes supostamente também melhoraram a capacidade de exercício e a função pulmonar. Por último, quando comparando a UF com diuréticos, é importante analisar que as perdas de sal variam entre essas terapias. Parte do benefício da UF pode ser um resultado da convecção de fluido isotônico, comparado com menor sódio sendo removido na hipotônica urina induzida por diurético.

Efeito da Ultrafiltração Extracorpórea na Função Renal

Foi proposto que os benefícios da UF para a função renal ocorrem predominantemente em pacientes com baixo débito urinário (<1 L/dia), nos quais a UF reverte a ativação do RAAS e do SNS, portanto melhorando a perfusão renal e a TFG e restaurando a sensibilidade aos diuréticos.[27] Em contraste, em pacientes com insuficiência cardíaca com um valor basal médio de TFG 48 mL/min e sensibilidade diurética preservada, não houve diferenças significativas nos parâmetros renais antes ou após 2 dias de UF ou terapia diurética intravenosa.[28]

Embora haja relatos encorajantes (mas não unânimes) de melhora da função renal com UF quando comparado com diuréticos, é importante que a remoção de fluido cautelosa seja alcançada sem uma queda significativa na TFG ou de maneira que seja prejudicial à hemodinâmica renal.[29,30] A determinação de uma taxa segura de UF, entretanto, pode ser difícil, e a remoção de fluido excessiva pode inquestionavelmente levar a um aumento na creatinina sérica em mais pacientes.[31]

Ultrafiltração: Avanços Recentes nas Técnicas Extracorpóreas

As barreiras dos tratamentos de tempo estendido e a necessidade de supervisão individual por enfermeiras ("1:1") tornaram-se desnecessárias com os dispositivos modernos comercialmente disponíveis dedicados à UF isolada. Esses agora têm pequenos volumes de sangue em circulação extracorpórea (<100 mL), permitem fluxos de sangue baixos o suficiente (<50 mL) para permitir o uso de cateteres temporários em veia periférica e têm tubulação pré-montada para preparação em um passo, interfaces computadorizadas de uso simples com telas de ajuda incorporadas, capacidade de monitoração remota e miniaturização para portabilidade. Os tempos de tratamento variam de 6 h/dia até o tratamento contínuo ao longo de múltiplos dias. Um primeiro estudo de viabilidade[32] demonstrou que cateteres de 16 a 18 gauge poderiam promover fluxo de sangue até 40 mL/min, resultando em 2,6 ± 1,0 litros (até 3,7 L) de UF por aproximadamente 7 horas. Em outro estudo[29] de 20 pacientes com insuficiência cardíaca descompensada e níveis de creatinina sérica de ao menos 1,5 mg/dL (132 μmol/L) e/ou resistência diurética, mais de 8 litros de fluido foram removidos. Os pacientes receberam alta mais cedo e sem mudanças na TFG e tiveram melhora da classificação da insuficiência cardíaca; alguns tiveram resolução da hiponatremia e menos readmissões. No estudo Relief for Acutely Fluid-Overloaded Patients with Decompensated Congestive Heart Failure (RAPID-CHF) com 40 pacientes, a UF não afetou significativamente a perda de peso, mas melhorou a remoção de fluidos e sintomas comparados ao cuidado usual.[33]

Dois grandes estudos prospectivos subsequentemente, entretanto, tiveram conclusões opostas. No estudo UNILOAD (Ultrafiltration Versus Intravenous Loop Diuretics for Patients Hospitalized for Acute Decompensated Congestive Heart Failure), 200 pacientes com insuficiência cardíaca foram randomizados para UF precoce ou diuréticos intravenosos e seguidos por 90 dias.[30] A UF alcançada pelo estudo foi de 241 mL/h por 12,3 ± 12 horas, o que levou a uma redução de peso de 5 ± 3,1 kg ao longo de 2 dias, aproximadamente 2 kg a mais que aqueles no grupo controle de diuréticos. Embora a dispneia tenha melhorado naqueles submetidos à UF em 8 horas, isso não foi diferente em 48 horas. Desfechos renais também não foram diferentes. Em 90 dias, o grupo submetido à UF teve menos readmissão hospitalar (18% *versus* 32%), dias na readmissão hospitalar (1,4 *versus* 3,8 dias) e visitas não agendadas ao consultório e à sala de emergência (21% *versus* 44%), mas o estudo não tinha poder para permitir conclusões sobre esses desfechos clínicos. Fraquezas potenciais do desenho do estudo incluíram patrocínio do fabricante, terapia médica submáxima no grupo de diuréticos e incertezas com relação a cuidado pós-hospitalização e readmissão. No estudo CARRESS-HF[34], 188 pacientes foram comparados em 96 horas após randomização para um protocolo de terapia escalonada com drogas (diuréticos com inotrópicos intravenosos) ou UF extracorpórea com taxa 200 mL/h. Não houve diferença na perda de peso (aparentemente 5,6 Kg), dispneia, escalas de bem-estar ou dose diurética; entretanto, o grupo da UF, mas não o grupo farmacológico, experimentou um declínio da TFG. Em 60 dias não houve diferenças na mortalidade, visitas emergenciais ou readmissão hospitalar por insuficiência cardíaca de outra causa. Permanece não claro se esses achados desapontadores para a UF podem ser extrapolados para todos esses pacientes e metodologias. Esse estudo teve limitações uma vez que os critérios de inclusão exigiam que os pacientes estivessem em insuficiência cardíaca descompensada agudamente e já tivessem IRA com um aumento na creatinina de ao menos 0,3 mg/dL, o que poderia indicar que a injúria renal inicial já havia ocorrido. Notavelmente, a maioria das UF foram alcançadas precocemente no protocolo, com uma duração média de 40 horas comparado com o cuidado farmacológico por 96 horas. Portanto, segue desconhecido se protocolos alternativos com UF mais lenta ou mais prolongada podem ter tido diferentes desfechos de insuficiência cardíaca ou função renal. Além do mais, uma grande proporção de pacientes no grupo que recebeu UF (10%) não recebeu o tratamento randomizado por várias razões, e 30% neste grupo também recebeu diurético intravenoso após a UF ter sido cessada. Portanto, o cruzamento de pacientes entre terapias foi um confundidor importante, e não está claro quais são as implicações dessas limitações.

Segurança e Riscos das Terapias Extracorpóreas

Embora dispositivos mais novos e simplificados para a UF isolada tenham melhorado a facilidade no cuidado do paciente, essas modalidades não são livres de risco. Em um estudo pequeno de 1 ano com 14 pacientes não internados, duas mortes foram atribuídas a complicações do procedimento de UF.[35] No estudo CARRESS-HF,[34] tais complicações relacionadas ao procedimento de UF incluíram hemorragia do sítio de saída do cateter e infecção sistêmica. No estudo UNLOAD,[30] entretanto, a terapia por UF provou ser segura. As máquinas recentemente desenvolvidas dedicadas à UF isolada têm uma margem de segurança conferida por baixas taxas de filtração e fluxo de sangue, bem como programas automáticos de monitoramento mais robustos. Não obstante, todas as complicações que podem ocorrer nas terapias de hemodiálise são também claramente relevantes para pacientes com insuficiência cardíaca recebendo UF isolada (Cap. 95).

RESUMO

Apesar da evidência duradoura a respeito da patofisiologia da sobrecarga de volume na insuficiência cardíaca e efeitos neuro-humorais adversos dos diuréticos, é difícil alcançar um consenso sobre os benefícios, técnicas de UF ou terapia com diuréticos. A DP parece ter um papel no cuidado na falência cardíaca crônica, especialmente em indivíduos cujo manejo é complicado pela DRC. Para a insuficiência cardíaca agudamente descompensada, evidências recentes sugerem que o cuidado do protocolo farmacológico gradual pode ser eficaz e mais seguro que a UF rápida; entretanto, permanece a ser determinado se pode haver benefícios de protocolos extracorpóreos alternativos.

Referências

1. Ljungman S, Laragh JH, Cody RJ. Role of the kidney in congestive heart failure. Relationship of cardiac index to kidney function. *Drugs.* 1990;9 (suppl 4):10-21, discussion 22-24.
2. Heywood JT, Fonarow GC, Costanzo MR, et al. High prevalence of renal dysfunction and its impact on outcome in 118,465 patients hospitalized with acute decompensated heart failure: A report from the ADHERE database. *J Card Fail.* 2007;13:422-430.
3. Ronco C, House AA, Haapio M. Cardiorenal syndrome: Refining the definition of a complex symbiosis gone wrong. *Intensive Care Med.* 2008;34:957-962.
4. Ross EA. Congestive renal failure: The pathophysiology and treatment of renal venous hypertension. *J Card Fail.* 2012;18:930-938.
5. Braam B, Cupples WA, Joles JA, Gaillard C. Systemic arterial and venous determinants of renal hemodynamics in congestive heart failure. *Heart Fail Rev.* 2011;17:161-175.
6. Fallick C, Sobotka PA, Dunlap ME. Sympathetically mediated changes in capacitance: Redistribution of the venous reservoir as a cause of decompensation. *Circ Heart Fail.* 2011;4:669-675.
7. Damman K, van Deursen VM, Navis G, et al. Increased central venous pressure is associated with impaired renal function and mortality in a broad spectrum of patients with cardiovascular disease. *J Am Coll Cardiol.* 2009;53:582-588.
8. Mullens W, Abrahams Z, Francis GS, et al. Importance of venous congestion for worsening of renal function in advanced decompensated heart failure. *J Am Coll Cardiol.* 2009;53:589-596.
9. Bayliss J, Norell M, Canepa-Anson R, et al. Untreated heart failure: Clinical and neuroendocrine effects of introducing diuretics. *Br Heart J.* 1987;57:17-22.
10. Eshaghian S, Horwich TB, Fonarow GC. Relation of loop diuretic dose to mortality in advanced heart failure. *Am J Cardiol.* 2006;97:1759-1764.
11. Yilmaz MB, Gayat E, Salem R, et al. Impact of diuretic dosing on mortality in acute heart failure using a propensity-matched analysis. *Eur J Heart Fail.* 2011;13:1244-1252.
12. Butler J, Forman DE, Abraham WT, et al. Relationship between heart failure treatment and development of worsening renal function among hospitalized patients. *Am Heart J.* 2004;147:331-338.
13. Felker GM, Lee KL, Bull DA, et al. Diuretic strategies in patients with acute decompensated heart failure. *N Engl J Med.* 2011;364:797-805.
14. Gheorghiade M, Filippatos G. Reassessing treatment of acute heart failure syndromes: The ADHERE Registry. *Eur Heart J.* 2005;7(suppl B):B13-B19.
15. Bart BA, Goldsmith SR, Lee KL, et al. Cardiorenal rescue study in acute decompensated heart failure: Rationale and design of CARRESS-HF, for the Heart Failure Clinical Research Network. *J Card Fail.* 2012;18:176-182.
16. Testani JM, Kimmel SE, Dries DL, Coca SG. Prognostic importance of early worsening renal function after initiation of angiotensin-converting enzyme inhibitor therapy in patients with cardiac dysfunction. *Circ Heart Fail.* 2011;4:685-691.
17. Massie BM, O'Connor CM, Metra M, et al. Rolofylline, an adenosine A1-receptor antagonist, in acute heart failure. *N Engl J Med.* 2010;363:1419-1428.
18. Young JB, Abraham WT, Albert NM, et al. Relation of low hemoglobin and anemia to morbidity and mortality in patients hospitalized with heart failure (insight from the OPTIMIZE-HF registry). *Am J Cardiol.* 2008;101:223-230.
18a. Swedberg K, Young JB, Anand IS, et al. Treatment of anemia with darbepoetin alfa in systolic heart failure. *N Engl J Med.* 2013;368:1210-1219.
19. Konstam MA, Gheorghiade M, Burnett JC Jr, et al. Effects of oral tolvaptan in patients hospitalized for worsening heart failure: The EVEREST Outcome Trial. *JAMA.* 2007;297:1319-1331.
20. O'Connor CM, Starling RC, Hernandez AF, et al. Effect of nesiritide in patients with acute decompensated heart failure. *N Engl J Med.* 2011;365:32-43.
21. Mullens W, Abrahams Z, Francis GS, et al. Prompt reduction in intra-abdominal pressure following large-volume mechanical fluid removal improves renal insufficiency in refractory decompensated heart failure. *J Card Fail.* 2008;14:508-514.
22. Mehrotra R, Kathuria P. Place of peritoneal dialysis in the management of treatment-resistant congestive heart failure. *Kidney Int Suppl.* 2006;103:S67-S71.
23. Ryckelynck JP, Lobbedez T, Valette B, et al. Peritoneal ultrafiltration and treatment-resistant heart failure. *Nephrol Dial Transplant.* 1998;13(suppl 4):56-59.
24. Koch M, Haastert B, Kohnle M, et al. Peritoneal dialysis relieves clinical symptoms and is well tolerated in patients with refractory heart failure and chronic kidney disease. *Eur J Heart Fail.* 2012;14:530-539.
25. Marenzi G, Lauri G, Grazi M, et al. Circulatory response to fluid overload removal by extracorporeal ultrafiltration in refractory congestive heart failure. *J Am Coll Cardiol.* 2001;38:963-968.
26. Cipolla CM, Grazi S, Rimondini A, et al. Changes in circulating norepinephrine with hemofiltration in advanced congestive heart failure. *Am J Cardiol.* 1990;66:987-994.
27. Marenzi G, Grazi S, Giraldi F, et al. Interrelation of humoral factors, hemodynamics, and fluid and salt metabolism in congestive heart failure: Effects of extracorporeal ultrafiltration. *Am J Med.* 1993;94:49-56.
28. Rogers HL, Marshall J, Bock J, et al. A randomized, controlled trial of the renal effects of ultrafiltration as compared to furosemide in patients with acute decompensated heart failure. *J Card Fail.* 2008;14:1-5.
29. Costanzo MR, Saltzberg M, O'Sullivan J, Sobotka P. Early ultrafiltration in patients with decompensated heart failure and diuretic resistance. *J Am Coll Cardiol.* 2005;46:2047-2051.
30. Costanzo MR, Guglin ME, Saltzberg MT, et al. Ultrafiltration versus intravenous diuretics for patients hospitalized for acute decompensated heart failure. *J Am Coll Cardiol.* 2007;49:675-683.
31. Bartone C, Saghir S, Menon SG, et al. Comparison of ultrafiltration, nesiritide, and usual care in acute decompensated heart failure. *Congest Heart Fail.* 2008;14:298-301.
32. Jaski BE, Ha J, Denys BG, et al. Peripherally inserted veno-venous ultrafiltration for rapid treatment of volume overloaded patients. *J Card Fail.* 2003;9:227-231.
33. Bart BA, Boyle A, Bank AJ, et al. Ultrafiltration versus usual care for hospitalized patients with heart failure: The Relief for Acutely Fluid-Overloaded Patients with Decompensated Congestive Heart Failure (RAPID-CHF) trial. *J Am Coll Cardiol.* 2005;46:2043-2046.
34. Bart BA, Goldsmith SR, Lee KL, et al. Ultrafiltration in decompensated heart failure with cardiorenal syndrome. *N Engl J Med.* 2012;367:2296-2304.
35. Sheppard R, Panyon J, Pohwani AL, et al. Intermittent outpatient ultrafiltration for the treatment of severe refractory congestive heart failure. *J Card Fail.* 2004;10:380-383.

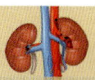

CAPÍTULO 76

Síndrome Hepatorrenal

Javier Fernández e Vicente Arroyo

DEFINIÇÃO

A síndrome hepatorrenal (SHR) é uma lesão renal funcional potencialmente reversível que ocorre em pacientes com doença hepática aguda ou crônica, insuficiência hepática avançada e hipertensão portal. Embora ela possa ocorrer em pacientes com falência hepática aguda ou hepatite alcoólica aguda grave, ela é principalmente observada em pacientes com cirrose avançada. A SHR é caracterizada por função renal debilitada e anormalidades marcadas na circulação arterial e sistemas vasoativos endógenos. No rim, há vasoconstrição pronunciada resultando em baixa taxa de filtração glomerular (TFG). Na circulação esplâncnica, existe vasodilatação arteriolar marcada resultando na redução da resistência vascular sistêmica e hipotensão arterial.[1-3] Duas formas de SHR podem ser identificadas com base na progressão da doença (Quadro 76-1). A forma aguda (SHR tipo 1) é caracterizada por uma deterioração na função renal aguda e rápida que ocorre no contexto de falência multiorgânica (insuficiência hepática crônica agudizada), enquanto a forma crônica (tipo 2) tem um início insidioso, e é caracterizada por insuficiência renal moderada que segue um curso estável ou lentamente progressivo.[1-3]

SÍNDROME PSEUDO-HEPATORRENAL

A síndrome pseudo-hepatorrenal descreve disfunção renal e hepática concomitantes e secundárias a uma grande variedade de doenças infecciosas, sistêmicas, circulatórias, genéticas e outras; e após a exposição a uma variedade de drogas e toxinas (Tabela 76-1).[4] Todas essas condições devem ser excluídas antes que o diagnóstico de SHR possa ser estabelecido. Em todas essas condições, o fígado não desempenha papel causador na patogênese da falência renal. A síndrome pseudo-hepatorrenal é usualmente fácil de excluir porque o agente causador é frequentemente conhecido e ambas as anormalidades funcionais, hepática e renal, são frequentemente encontradas na apresentação clínica inicial, quando não há evidência de falência hepática avançada e hipertensão portal. Em contraste, a SHR invariavelmente ocorre após a falência hepática e a hipertensão portal estarem completamente estabelecidas e frequentemente desenvolve-se quando o paciente está sob tratamento para essas condições ou suas complicações.

FISIOPATOLOGIA E PATOGÊNESE

Disfunção Circulatória: Mudanças Hemodinâmicas Renais e Sistêmicas

Na SHR, a redução da TFG ocorre principalmente como resultado da hipoperfusão renal cortical após a intensa vasoconstrição renal cortical, que pode ser demonstrada angiograficamente como constrições marcadas e tortuosidades das interlobulares e artérias arqueadas proximais e a ausência de um nefrograma cortical distinto e do preenchimento vascular dos vasos corticais (Fig. 76-1).[5] Vasoconstrição renal intensa é a consequência final da disfunção circulatória sistêmica acentuada, caracterizada por vasodilatação arterial esplâncnica progressiva, redução do volume de sangue arterial efetivo, hipotensão e ativação homeostática dos sistemas vasconstritores.[3] Isso compromete mais a perfusão renal porque a vasoconstrição renal intensa resulta em diminuição da autorregulação do fluxo sanguíneo renal, de forma que a perfusão renal se torna mais pressão dependente. Na SHR, a fração de filtração é também reduzida, refletindo um aumento dominante no tônus arteriolar aferente e um decréscimo no coeficiente de ultrafiltração. Estudos hemodinâmicos sistêmicos seriados mostraram que a SHR ocorre no contexto da pressão arterial média (PAM), débito cardíaco e pressão capilar pulmonar reduzidos sem mudança na resistência vascular sistêmica. Esses achados sugerem que a inabilidade do coração em aumentar seu débito cardíaco para compensar uma queda na pré-carga cardíaca (secundária à acentuação da vasodilatação arterial esplâncnica) também contribui para a patogênese da SHR.[6] A vasoconstrição não é confinada ao leito vascular renal. Na SHR também é observada em outros territórios extraesplâncnicos, incluindo fígado, cérebro, músculo e pele.[2,3]

Anormalidades Neuro-humorais

As mudanças renais e hemodinâmicas sistêmicas que caracterizam a SHR são uma consequência direta de distúrbios neuro-humorais.[2,3] A ativação de sistemas vasoconstritores (o sistema renina-angiotensina-aldosterona [SRAA], o sistema nervoso simpático e vasopressina) é a causa da vasoconstrição renal; enquanto isso, a ativação de sistemas vasodilatadores principalmente na circulação esplâncnica e leva à vasodilatação esplâncnica. Aumento nos níveis de vasoconstritores séricos e urinários e no nível plasmático de vasodilatadores são observados em pacientes com SHR. Os vasoconstritores incluem renina, norepinefrina, neuropeptídeo Y, arginina vasopressina, endotelina e isoprostanos F_2; e ainda cisteinil leucotrienos urinários; os vasodilatadores incluem endotoxina plasmática, nitrito e nitrato (produtos finais do metabolismo do ácido nítrico) e glucagon. As descargas simpáticas por meio de nervos renais são também marcadamente aumentadas.

Em contraste aos níveis aumentados de vasoconstritores plasmáticos e urinários, níveis de vasodilatadores urinários diminuídos são observados na SHR. Esses incluem a prostaglandina E_2, a 6-cetoprostaglandina F_1 (um metabólito estável da prostaciclina renal) e calicreína. Na cirrose compensada com ascite os níveis desses vasodilatadores urinários são normais e na cirrose descompensada com ascite e função renal normal esses níveis são mais altos que o normal; postula-se que a redução da síntese renal de vasodilatadores é o evento final que leva ao desenvolvimento da SHR.[3]

A maior parte dessas anormalidades neuro-humorais encontradas na SHR também são encontradas, embora em menor extensão, na cirrose descompensada (com ascite) com função renal normal e na cirrose compensada (sem ascite). Esses achados apoiam a hipótese de

Causas de Síndrome Pseudo-hepatorrenal

Causas Potenciais	Envolvimento Predominantemente Tubulointersticial	Envolvimento Predominantemente Glomerular
Infecções	Sepse, leptospirose, brucelose, tuberculose, vírus Epstein-Barr, vírus da hepatite A	Vírus da hepatite B e C, Infecção pelo HIV, *Schistosoma mansoni*, abcesso hepático
Drogas	Tetraciclina, rifampicina, sulfonamidas, fenitoína, alopurinol, fluroxeno, metotrexato (altas doses), superdosagem de acetaminofeno	
Toxinas	Tetracloreto de carbono, tricloroetileno, clorofórmio, fósforo elementar, arsênico, cobre, cromo, bário, amatoxinas*, toxinas da bile da carpa crua†	
Doenças sistêmicas	Sarcoidose, Síndrome de Sjögren	Lúpus eritematoso sistêmico, vasculite, crioglobulinemia, amiloidose
Falência circulatória	Choque hipovolêmico ou cardiogênico	
Malignidade	Linfoma, leucemia	
Desordens congênitas e genéticas	Doença policística renal e hepática, nefronoftise, fibrose hepática congênita	
Miscelânea	Esteatose hepática da gravidez, síndrome de Reye	Eclâmpsia, síndrome HELLP §, glomerulopatia cirrótica

Tabela 76-1 Causas de síndrome pseudo-hepatorrenal. * Envenenamento acidental após a ingestão de cogumelos do gênero *Amanita*. † Envenenamento acidental após a ingestão de vesícula crua ou bile da carpa de grama (uma prática comum na zona rural do leste da Ásia). § Hemólise, enzimas hepáticas elevadas, baixa contagem de plaquetas. *(Dados da referência 10).*

Principais Características Clínicas da Síndrome Hepatorrenal (SHR) Tipos 1 e 2

SHR Tipo 1
- Piora aguda e rápida na função renal (creatinina sérica ≥ 2,5 mg/dL ou 220 µmol/L em menos de 2 semanas)
- Ocorre em paralelo com a falência de outros órgãos ou sistemas (p. ex., coagulopatia, encefalopatia hepática)
- Na cirrose, é uma forma de falência hepática aguda sobre crônica
- Frequentemente segue um evento precipitante, principalmente infecção bacteriana
- Rapidamente fatal sem tratamento: sobrevida média 2 a 3 semanas

SHR Tipo 2
- Piora da função renal estável moderada (creatinina sérica média 2 mg/dL [176 µmol/L])
- Causa principalmente ascite refratária
- Sobrevida média sem tratamento: 6 meses

Quadro 76-1 Principais características clínicas da síndrome hepatorrenal tipo 1 e tipo 2.

que a SHR representa mais provavelmente um fim do espectro das anormalidades homeostáticas que ocorrem na falência hepática e hipertensão portal.

Sumário dos Eventos Patogênicos

A Figura 76-2 mostra os eventos patogênicos que levam à SHR. A falência hepática e a hipertensão portal por meio de endotoxemia e a tensão de cisalhamento aumentam a produção vascular de vasodilatadores, incluindo o óxido nítrico, monóxido de carbono e glucagon na circulação esplâncnica, levando ao evento iniciador da vasodilatação arteriolar esplâncnica (a hipótese da vasodilatação arterial periférica). A vasodilatação esplâncnica também diminui o enchimento arterial e reduz o volume sanguíneo arterial efetivo. A estimulação subsequente dos baroreceptores centrais de volume leva à ativação compensatória de sistemas vasoconstritores, em particular o sistema arginina vasopressina, SRAA e sistema nervoso simpático (incluindo os hormônios norepinefrina e neuropeptídeo Y), os quais ajudam restaurar o volume sanguíneo arterial efetivo. A restauração é alcançada em pacientes com cirrose compensada, mas não em pacientes

com cirrose descompensada, nos quais a vasodilatação esplâncnica arteriolar progressiva leva a uma pressão capilar esplâncnica aumentada, resultando em um aumento na formação de linfa que excede a capacidade de reabsorção. Em paralelo, mais contração do volume de sangue arterial efetivo leva à redução da PAM sistêmica e maior estímulo de sistemas vasoconstritores, resultando em retenção de sódio e água. O resultado final desses efeitos combinados é a formação contínua de ascite (a teoria da formação da ascite)[2,3]

A circulação esplâncnica é resistente aos efeitos dos vasoconstritores devido à liberação local de vasodilatadores, a vasodilatação esplâncnica progressiva continua a ocorrer enquanto a falência hepática e a hipertensão portal progridem. Isso leva a uma contração continuada do volume sanguíneo arterial efetivo, o que, em combinação com a progressiva inabilidade do coração do cirrótico em responder à pré-carga reduzida consequente à vasodilatação esplâncnica, resulta em maior redução da PAM e na mais intensa estimulação dos sistemas vasoconstritores. Normalmente, o efeito dos vasoconstritores na circulação renal é contrabalanceado pela produção reativa de vasodilatadores intrarrenais. É postulado que a SHR desenvolve-se quando o balanço das atividades entre os vasoconstritores renais e os vasodilatadores intrarrenais finalmente se perde. A probabilidade de que isso ocorra aumenta com a deterioração progressiva ou aguda da função hepática ou na severidade em crescente da hipertensão portal (p. ex., após hepatite alcoólica aguda) e é precipitada por eventos que levem à maior contração de volume e redução do volume sanguíneo arterial efetivo (p. ex., peritonite bacteriana espontânea, ver discussão a seguir).

EPIDEMIOLOGIA

A possibilidade de desenvolvimento da SHR no paciente cirrótico é estimada em 18% em 1 ano e 39% em 5 anos.[7] Nem a causa e nem o escore de Child-Pugh ou o escore do modelo para doença hepática em estádio terminal (MELD) *(http://www.mdcalc.com/child-pugh-score-for-cirrhosis-mortality/)* predizem a incidência de SHR. Em vez disso, preditores independentes de SHR incluem hiponatremia dilucional, hemodinâmica sistêmica em piora (alta atividade plasmática de renina e concentração de noradrenalina; e baixo débito cardíaco),[6,7] achados de estudo ultrassonográfico com Doppler com anormalidade renal (índice de resistência > 0,7)[8] e baixa TFG.[3]

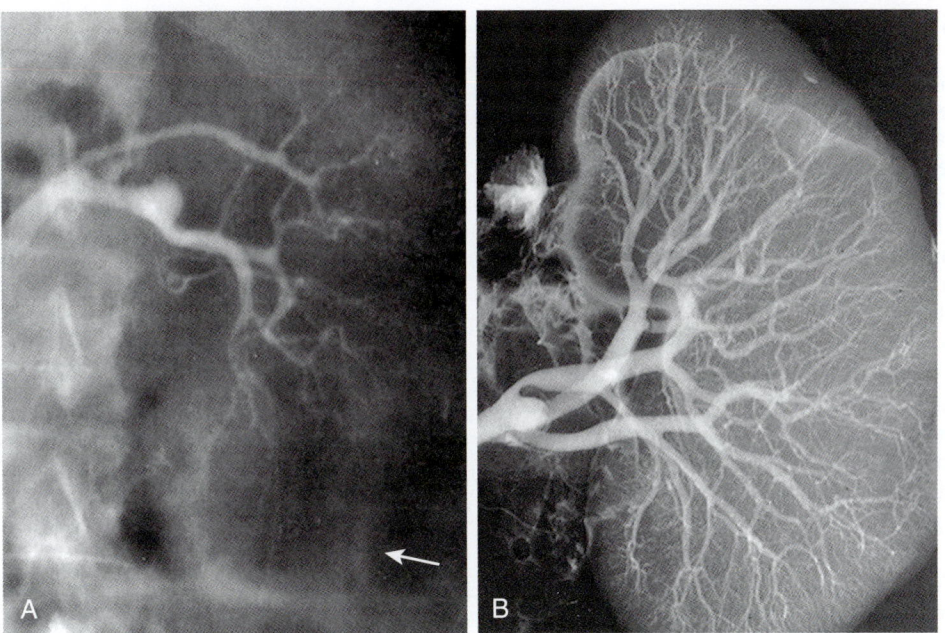

Figura 76-1 **Arteriografia renal de um paciente com síndrome hepatorrenal (SHR). A**, Angiograma renal (a seta marca a borda do rim). **B**, O angiograma feito no mesmo rim na autópsia. Note o completo enchimento do sistema arterial renal por meio do leito vascular até a periferia do córtex. A atenuação vascular e a tortuosidade vistas previamente **(A)** não estão mais presentes. Os vasos são também histologicamente normais. Isso indica a natureza funcional da anormalidade vascular na SHR.[4]

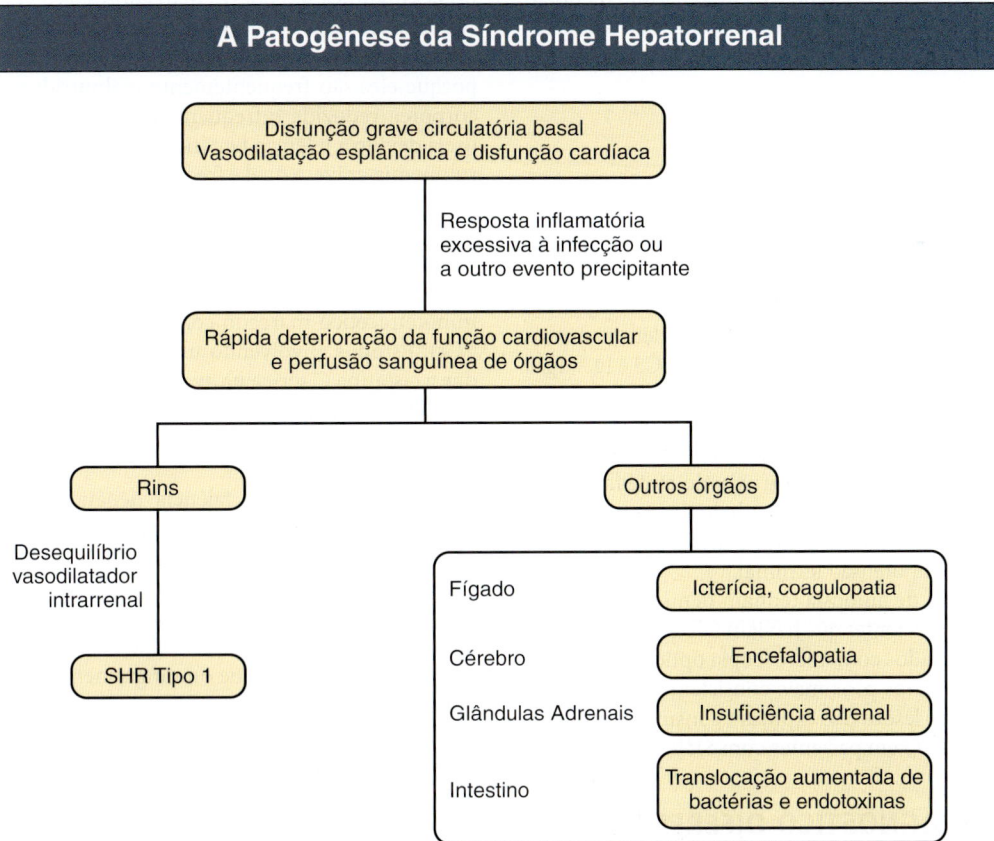

Figura 76-2 **A patogênese da síndrome hepatorrenal (SHR).** Mecanismos levando à síndrome hepatorrenal tipo 1 e falência multiorgânica. Pacientes com cirrose e ascite apresentam uma disfunção cardiocirculatória grave que pode ainda mais ser agravada por infecção. Embora a disfunção circulatória afete predominantemente os rins e leve ao desenvolvimento da SHR tipo 1, ela também diminui a perfusão de outros órgãos e sistemas como o fígado, com piora acentuada na função hepática e agravo da hipertensão portal; o cérebro, com o desenvolvimento da encefalopatia hepática; as glândulas adrenais, com o desenvolvimento de disfunção adrenal relativa; e o intestino, diminuindo a motilidade intestinal e promovendo o supercrescimento bacteriano intestinal e a translocação bacteriana.[2,3]

MANIFESTAÇÕES CLÍNICAS

As SHR tipo 1 e tipo 2 são consideradas diferentes síndromes em vez de diferentes expressões de uma desordem comum subjacente.[2,3]

A SHR tipo 1 é caracterizada por um rápido declínio na função renal (Quadro 76-1) e é observada em pacientes com descompensação aguda da cirrose avançada, hepatite alcoólica aguda grave ou falência hepática aguda. Em adição ao desenvolver uma injúria renal aguda (IRA) rapidamente progressiva, os pacientes também desenvolvem disfunção multiorgânica incluindo a insuficiência hepática grave (icterícia e coagulopatia), alteração cerebral (encefalopatia hepática) e a relativamente frequente insuficiência adrenal. A hiponatremia está quase sempre presente e a pressão sanguínea arterial é usualmente baixa. A SHR tipo 1 pode ser precipitada por infecções bacterianas (especialmente a peritonite bacteriana espontânea), sangramento gastrointestinal ou paracentese total sem a administração de albumina. Se deixada sem tratamento, a SHR 1 tende a ter um curso rápido e de piora progressiva, resultando em morte do paciente em 2 a 3 semanas.[7]

A SHR tipo 2 é caracterizada pelo início insidioso e progressão lenta da deterioração da função renal. Isso é mais frequentemente observado em pacientes com cirrose e hipertensão portal. Esses pacientes tendem a ser menos gravemente ictéricos e apresentam-se principalmente com ascite refratária causada por baixa resposta aos diuréticos. Pressão sanguínea arterial baixa a normal, prolongamento do tempo de protrombina modesto e hipoalbuminemia moderada ou acentuada e hiponatremia estão usualmente presentes. A SHR tipo 2 tende a ter um curso vagarosamente progressivo de piora ao longo de meses, o que mais provavelmente reflete o curso natural da doença porque fatores precipitantes adicionais usualmente não são identificados.[2,3,7] A média do tempo de sobrevida após o início da SHR 2 é de 6 meses.

PATOLOGIA

A síndrome hepatorrenal é, por definição, uma desordem renal funcional, e a presença de doença significativa glomerular e/ou tubular exclui o diagnóstico.

Entretanto, anormalidades glomerulares, incluindo expansão mesangial, espessamento da parede capilar, depósitos elétron-densos no mesângio e na parede capilar e depósitos imunes de C3 e IgA, IgM e IgG são frequentemente encontrados em pacientes cirróticos com função renal normal e anormalidades urinárias mínimas. A presença de tais anormalidades urinárias em um paciente cirrótico, portanto, não exclui o diagnóstico de SHR. A protrusão do epitélio tubular proximal para o espaço de Bowman (refluxo tubuloglomerular) não é específica para SHR e é encontrada em outras condições associadas a isquemia renal profunda e hipotensão terminal.

Embora estudos iniciais de autópsia tenham demonstrado morfologia tubular normal em pacientes que haviam falecido de SHR, estudos microscópicos detalhados com microscopia óptica e eletrônica documentaram lesões tubulares proximais consistentes com injúria isquêmica. Entretanto, essas lesões não explicam a insuficiência renal e a redução observada da TFG em pacientes com SHR.[3]

DIAGNÓSTICO E DIAGNÓSTICO DIFERENCIAL

Os critérios diagnósticos de SHR foram estabelecidos pelo International Ascites Club em 1996[1] e recentemente foram revisados (Quadro 76-2).[9] As principais diferenças entre os critérios novos e antigos incluem a exclusão do *clearance* de creatinina como uma medida de função renal devido à dificuldade em obter dados adequados da co-

> ### Critérios Diagnósticos de Síndrome Hepatorrenal de acordo com o International Ascites Club
>
> - Cirrose com ascite
> - Creatinina sérica > 1,5 mg/dL (133μmol/L)
> - Sem melhora na creatinina sérica (diminuição para um nível de 1,5 mg/dL ou menor) após ao menos 2 dias de suspensão de diuréticos e expansão de volume com albumina. A dose recomendada de albumina é de 1 g/kg de peso corpóreo por dia até o máximo de 100 g/dia
> - Ausência de choque
> - Sem tratamento atual ou recente com drogas nefrotóxicas
> - Ausência de doença parenquimatosa renal como indicado por proteinúria >500 mg/dia, micro-hematúria e/ou achados anormais na ultrassonografia renal

Quadro 76-2 Critérios diagnósticos de síndrome hepatorrenal de acordo com o International Ascites Club.[9]

leta de urina, a remoção da infecção bacteriana em curso como critério de exclusão para que o tratamento não seja atrasado nesses pacientes, a substituição da salina com albumina como o fluido preferido para a expansão de volume plasmático e a remoção dos critérios menores porque eles não são tidos como essenciais.

O diagnóstico de SHR é principalmente de exclusão e deveria ser suspeitado em qualquer paciente com doença hepática aguda ou crônica com falência hepática avançada e hipertensão portal que desenvolve piora renal progressiva. A concentração sérica de creatinina e ureia sanguínea são pobres marcadores da TFG na cirrose.[3] Pacientes cirróticos podem ter piora significante da função renal, apesar de creatinina sérica normal ou valores de concentração sanguínea de ureia, porque eles são frequentemente malnutridos, com massa muscular corpórea reduzida e frequentemente têm taxa de geração baixa de ureia devido à falência hepática e baixa ingesta proteica. A hiperbilirrubinemia grave, a qual é frequentemente presente nos pacientes com SHR, interfere na reação de Jaffé para a quantificação de creatinina e pode causar falsos resultados baixos. Ensaios de creatinina enzimáticos são menos suscetíveis aos níveis elevados de bilirrubina. Em casos de incerteza, a TFG pode ser avaliada com o uso de ácido etilenodiaminotetracético marcado com ^{125}I-iotamalato ou Cromo 51 (EDTA ^{51}Cr). Estudos envolvendo um baixo número de pacientes sugerem que a cistatina C sérica na avaliação da TFG em cirróticos poderia ser um marcador acurado na população de cirróticos.[10] Entretanto, a utilidade real da cistatina C sérica na avaliação da TFG na cirrose precisa ser confirmada.

Em pacientes com falência hepática preexistente, hipertensão portal e falência renal, o uso de agentes nefrotóxicos (p. ex. drogas anti-inflamatórias não esteroidais [AINES] e aminoglicosídeos) deve ser cessado, e condições levando à falência renal devem ser excluídas por história cuidadosa, exame físico, exame de urina e estudo ultrassonográfico, antes que o diagnóstico de SHR possa ser considerado. A falta de choque ou sangramento gastrointestinal e a perda de fluido excessivo gastrointestinal, peritoneal ou renal também devem ser documentadas. A IRA pré-renal deve ser excluída pela suspensão dos diuréticos e teste terapêutico de hidratação com 1,5 litro de salina normal ou preferencialmente com albumina, 1g/kg de peso corporal por dia até o máximo de 100 g/dia por 2 dias. A falta de micro-hematúria e proteinúria de menos de 500 mg/dia ajuda a excluir doença glomerular ou tubular coexistentes significantes levando à falência renal e apoio ao diagnóstico de SHR.

O diagnóstico diferencial mais importante para a insuficiência renal na cirrose é entre a SHR tipo 1 e a "verdadeira" IRA com dano tubular, porque eles requerem decisões terapêuticas rápidas com tratamentos diferentes. Os parâmetros tradicionalmente utilizados para diferenciar a IRA com dano tubular da injúria renal funcional (excreção urinária de sódio e razão da osmolalidade urina-plasma) não têm valor nesses pacientes com cirrose e ascite.[3] Cilindros granulares podem ser encontrados no sedimento urinário em ambas SHR e IRA com dano tubular. Dados recentes sugerem que a determinação dos níveis da gelatinase de neutrófilos associada à lipocalina (NGAL), um biomarcador urinário de dano tubular, poderia ser de ajuda para diferenciar essas duas entidades.[11] Entretanto, mais estudos são necessários para confirmar esse achado porque os biomarcadores da IRA podem também estar aumentados na injúria aguda pré-renal[12] e a SHR pode progredir para IRA nos estágios finais.

HISTÓRIA NATURAL

O prognóstico da SHR é ruim. Sem tratamento, a média de sobrevida para a SHR tipo 1 é de cerca de 2 semanas; e aquela da SHR tipo 2 é de cerca de 4 a 6 meses.[3,7] Os pacientes com SHR tipo 1 usualmente falecem no contexto da falência de múltiplos órgãos e são agora considerados como tendo falência hepática aguda sob crônica, uma síndrome recentemente redefinida como caracterizada pela presença de não apenas falência de órgão (ou órgãos) e alta taxa de mortalidade mas também de inflamação sistêmica.[13] Encefalopatia hepática grave, sangramento gastrointestinal e sepse são eventos finais comuns nesses pacientes. Os pacientes com SHR tipo 2 estão sob um maior risco de SHR tipo 1 após o desenvolvimento de um evento precipitante.[3]

PREVENÇÃO E TRATAMENTO

Princípios Gerais na Prevenção da Falência Renal

Em pacientes com cirrose e ascite, a terapia diurética resulta em contração de volume e falência renal. Para evitar essa última, uma estratégia em etapas para o tratamento da ascite é recomendada. Todos os pacientes são aconselhados a repousar no leito e seguir uma dieta com pouco sódio (60 a 90 mmol/dia, equivalente a cerca de 1,5 a 2 g de sal por dia). Após isso, a espironolactona é prescrita em doses crescentes (100 mg/dia é a dose inicial; se não houver resposta dentro de 4 dias, 200 mg/dia). Quando não há resposta a essa dose de espironolactona, a furosemida é adicionada em doses crescentes a cada 2 dias (40 a 80 mg/dia). Doses máximas de espironolactona e furosemida são 400 e 160 mg/dia, respectivamente. Em pacientes com resistência aos diuréticos, a paracentese terapêutica é indicada, mas deve ser combinada com expansão do volume plasmático com o uso de albumina (8 g/L de ascite removido) para diminuir a incidência de disfunção circulatória após o tratamento e para prevenir o desenvolvimento de SHR. O uso de bloqueadores do sistema renina angiotensina (SRA) bem como agentes potencialmente nefrotóxicos, incluindo AINES, aminoglicosídeos e meios de contraste deveriam ser evitados tanto quanto possível.[2,3] Os β-bloqueadores, utilizados para profilaxia primária ou secundária de sangramento de varizes esofagianas, reduzem a PAM e a TFG e devem ser utilizados com cautela em pacientes com cirrose e ascite. Monitoração próxima da função renal é recomendada, especialmente em pacientes com ascite refratária. β-bloqueadores podem aumentar a mortalidade em curto prazo nessa subpopulação específica de cirróticos e devem portanto ser substituídos pela ligadura elástica das varizes.[14]

Medidas Preventivas

Aceitando a hipótese de que a SHR representa um final do espectro de anormalidades homeostáticas na falência hepática e hipertensão portal e que ela é precipitada por eventos clínicos como contração de volume ou infecção bacteriana, segue-se que um foco importante do tratamento deve ser prevenir tais eventos e tratá-los prontamente quando eles ocorrem. Deve haver um baixo limiar para terapia antibiótica para infecção suspeita em cirróticos. A peritonite bacteriana espontânea deve ser excluída por exame da ascite regular em qualquer momento que o paciente seja admitido no hospital ou apresente deterioração clínica. Essa infecção deve ser tratada não apenas com antibióticos de amplo espectro mas também com infusão de albumina (1,5 g/kg no diagnóstico e 1g/kg no dia 3) porque essa última mostrou ser eficaz na prevenção de desenvolvimento subsequente de SHR e melhora a sobrevida em curto prazo.[15] A profilaxia primária da peritonite bacteriana espontânea com norfloxacina foi recentemente mostrada como não apenas capaz de prevenir seu desenvolvimento, mas também de atrasar o desenvolvimento da HSR e melhorar a sobrevida do paciente em cirróticos sob alto risco de complicações (baixo nível de proteína na ascite 15 g/L; falência hepática avançada com escore de Child-Pugh ≥ 9 e bilirrubina sérica ≥ 3 mg/dL, ou função renal prejudicada com creatinina sérica ≥ 1,2 mg/dL ou sódio sérico ≤ 130 mmol/L).[16] Acredita-se que a norfloxacina exerce seu efeito nefroprotetor por reduzir a translocação bacteriana do intestino, endotoxemia e geração de óxido nítrico, o que por sua vez leva à melhora hemodinâmica. O uso profilático da pentoxifilina (400 mg oralmente, três vezes ao dia) também previne o desenvolvimento da SHR em pacientes com hepatite alcoólica aguda, provavelmente por inibir a síntese do fator de necrose tumoral α.[17]

Estratégia Geral de Tratamento

Como mencionado anteriormente, em pacientes com falência hepática preexistente, hipertensão portal e falência renal, o uso de agentes nefrotóxicos deve ser cessado. A ausência de choque e sangramento gastrointestinal, e o excesso de perdas de fluido gastrointestinal, peritoneal ou renal também deve ser documentado. A IRA pré-renal deve ser excluída pela suspensão dos diuréticos e por teste terapêutico com fluido feito com salina normal ou preferencialmente com albumina. Falta da micro-hematúria e proteinúria deveria também ser confirmada.

Uma vez que o diagnóstico de SHR foi feito, os pacientes deveriam ser avaliados para o transplante de fígado ortotópico (TxH). Candidatos adequados deveriam ser colocados na lista de espera para doador falecido ou, se possível, avaliados para transplante com doador vivo. Tratamentos de ponte também são necessários. Farmacoterapia, *shunt* transjugular intra-hepático portossistêmico, terapia extracorpórea de suporte hepático e, em pacientes com uremia avançada, terapia substitutiva renal são tratamentos que podem ser utilizados em pacientes do SHR. Eles podem melhorar a função renal e a condição clínica do paciente antes do TxH, em alguns pacientes que não são candidatos ao transplante, podem prolongar a sobrevivência em meses.

Farmacoterapia

No presente momento, a farmacoterapia mais promissora parece ser a terapia vasoconstritora com alvo na vasodilatação arteriolar esplâncnica e restauração do volume arterial efetivo com o uso de albumina (Quadro 76-3). A terapia vasodilatadora, que objetiva a reversão da vasoconstrição renal, está contraindicada na SHR devido a ser inefetiva e poder induzir acentuada hipotensão.

Os análogos de vasopressina exibem ação vasoconstritora preferencial no leito vascular esplâncnico do que no leito vascular renal. A terlipressina (vasopressina triglicilisina) é um análogo sintético da vasopressina que, além de ter um maior efeito nos receptores vasculares de vasopressina (V_1) que nos receptores renais de vasopressina (V_2), é uma pró-droga que requer a transformação para a forma ativa, a lisina vasopressina.

Estudos Controlados e Randomizados sobre o Uso de Terlipressina ou Norepinefrina na Síndrome Hepatorrenal

Referência	Tratamento	Dose vasoconstritora	Pacientes (n)*	Reversão Da SHR†	Sobrevida 3 meses	Sobrevida 6 meses
Solanki et al., 2003[24]	Terlipressina + Albumina	1mg/12h	12 (0)	42%§	NA	NA
	Placebo	–	12(0)	0%	0%	0%
Sanyal et al., 2008[25]	Terlipressina + Albumina	1-2mg/6h	56 (0)	34%†	NA	43%
	Placebo	–	56 (0)	13%	NA	38%
Neri et al., 2008[26]	Terlipressina + Albumina	0,5-1mg/8h	26 (0)	80%†	54%†	42%
	Albumina	–	26 (0)	19%	19%	15%
Martin-Lhahí et al., 2008[27]	Terlipressina + Albumina	1-2mg/4h	23 (6)	39%†	26%	NA
	Albumina	–	23 (5)	4%	17%	NA
Alessandria et al., 2007[33]	Terlipressina + Albumina	1-2mg/4h	12 (7)	83%	67%	67%
	Norepinefrina + Albumina	0,1-0,7µg/kg/min	10 (6)	70%	70%	70%
Sharma et al., 2008[34]	Terlipressina + Albumina	0,5-2mg/6h	20 (0)	50%	NA	NA
	Norepinefrina + Albumina	0,5-3mg/h	20 (0)	50%	NA	NA

Tabela 76-2 Estudos controlados e randomizados sobre o uso da terlipressina ou norepinefrina na síndrome hepatorrenal.* Número de pacientes com síndrome hepatorrenal tipo 2 em parênteses. † Creatinina sérica ≤ 1,5 mg/dL. § P < 0,05 *versus* placebo ou controle.

Opções Farmacológicas no Tratamento da Síndrome Hepatorrenal

Terlipressina + albumina*: Terlipressina: 1mg/4-6h para começar, † aumentando até o máximo de 2 mg/4-6h se creatinina sérica diminuir <25% no dia 3. O tratamento é mantido até que a creatinina sérica tenha diminuído abaixo de 1,5 mg/dL (133 µmol/L). Duração máxima do tratamento: 14 dias

Norepinefrina + albumina*: Norepinefrina: infusão IV em taxa 0,5 mg/h para iniciar, aumentando a dose de 0,25 a 0,5 mg/h a cada 4 horas até um máximo de 3mg/h para alcançar um aumento na PAM de ao menos 10 mmHg. Duração máxima do tratamento 14 dias.

Vasopressina + albumina*: Vasopressina: infusão IV em 0,01U/min para começar, aumentando-se a dose de forma crescente até um máximo de 0,8 U/min para alcançar um aumento na PAM de ao menos 10 mmHg. Duração máxima do tratamento: 11 dias

Midodrina + octeotrídeo + albumina*: Midodrina oral 2,5 a 7,5 mg/8h + octeotrídeo subcutâneo 100µg/8h para iniciar, aumentando a dose da midodrina para um máximo de 12,5-15 mg/8 h e dose de octeotrídeo até um máximo de 200µg/8 h para alcançar um aumento na PAM de ao menos 15 mmHg. Duração máxima do tratamento não está definida.

Quadro 76-3 Opções farmacológicas no tratamento da síndrome hepatorrenal. *IV* intravenoso, *PAM* pressão arterial média. *Dose de albumina: 1g/kg no dia 1 (até o máximo de 100 g) seguido por 20 a 40 g/dia. Monitoramento da pressão venosa central é aconselhável (mas não mandatório) para alcançar um valor de 10 a 15 mmHg. †Terlipressina pode também ser administrada como infusão contínua.

Devido a isso, a terlipressina possui meia-vida prolongada e pode ser dada na forma de um bólus intravascular ou em infusão intravenosa contínua. A administração contínua melhora a probabilidade de reversão da SHR e reduz a incidência dos efeitos colaterais isquêmicos.[3] Estudos prospectivos de longo prazo[18-22] e um grande estudo retrospectivo[23] em pacientes com SHR tipo 1 e tipo 2 mostraram que a terlipressina combinada com infusão de albumina diária melhorou a função renal em 60% dos pacientes tratados, com 37% de sobrevida além de 1 mês, 60% sem TxH. A reversão da SHR foi associada a melhora da sobrevida.[21,23] A eficácia da terlipressina no tratamento da SHR foi confirmada em quatro estudos randomizados (Tabela 76-2).[24-27] A terlipressina foi dada em uma dose inicial de 2 a 6 mg/dia, e em dois estudos a dose foi titulada superiormente na base da resposta até a dose máxima de 12 mg/dia. Ambos os pacientes tratados e controles receberam infusão de albumina diária de 20 a 40 g/dia. A reversão da SHR foi associada a melhora na sobrevida em apenas um estudo.[26] A inclusão de pacientes com falência renal mais grave no grupo tratado[25] e a inesperada alta resposta e taxa de sobrevivência em controles[27] pode explicar a inabilidade de alguns desses estudos em mostrar um benefício na sobrevivência do tratamento, apesar do sucesso em reverter a SHR. O último estudo é provavelmente o resultado do uso mais agressivo da infusão de albumina nesses estudos porque tal estratégia mostrou reverter a HSR em uma grande proporção de pacientes.[28] Uma metanálise recentemente publicada confirma que a terlipressina mais albumina prolonga a sobrevida em curto prazo em pacientes com SHR tipo 1.[29] A resposta à terapia é caracterizada por uma redução lenta e sustentada da creatinina sérica e melhora na hemodinâmica sistêmica (supressão marcada dos níveis de renina plasmáticos e norepinefrina, aumento da PAM), volume de urina e concentração sérica de sódio. O tempo médio para a reversão da SHR é 7 dias e depende da creatinina sérica pré-tratamento.[3]

As taxas de recorrência da SHR após tratamento bem-sucedido são variáveis e tendem a ser mais comuns no tipo 2 (cerca de 50%) do que no tipo 1 (20%).*

O retratamento com terlipressina é bem-sucedido na maioria dos pacientes.[19,21,25] Menor idade,[23,26] menor nível de creatinina sérica basal,[27] escore de Child-Pugh de 12 ou menor,[23,26] administração de albumina,[21] bilirrubina sérica menor que 10 mg/dL e aumento na PAM de 5 mmHg após o início da terlipressina[30] são preditores independentes de uma resposta bem-sucedida ao tratamento. Em pacientes com hepatite alcoólica grave, a ausência de cirrose subjacente aumenta a probabilidade de resposta ao tratamento médico. O escore de Child-Pugh (<12)[21,23,25,26] e o escore MELD[27] são preditores independentes de sobrevida. Dor abdominal transitória e diarreia após a primeira dose do tratamento com terlipressina são comuns. Efeitos colaterais isquêmicos significantes atribuídos à terlipressina ocorreram em uma média de 4% a 12% dos pacientes.[18-27]

A vasopressina intravenosa é utilizada como uma alternativa à terlipressina no tratamento da SHR em países em que essa droga não está disponível e foi bem-sucedida na reversão da SHR tipo 1 e tipo 2 em 42% dos pacientes em um estudo retrospectivo.[31] Os respondedores tiveram mortalidade significativamente mais baixa e uma maior taxa de transplante de fígado que os não respondedores. Nenhum efeito adverso relacionado à terapia foi observado.

---

* Referências 18, 19, 21, 22, 25 e 27

Shunt e *Stent* Transjugular Intra-hepático Portossistêmico

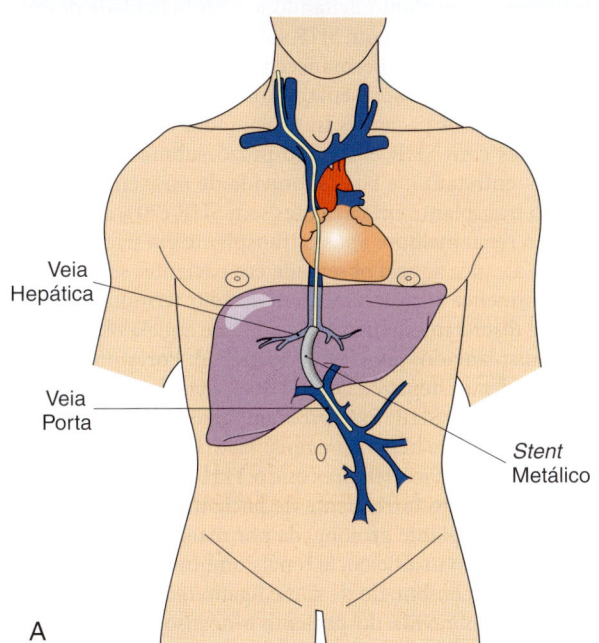

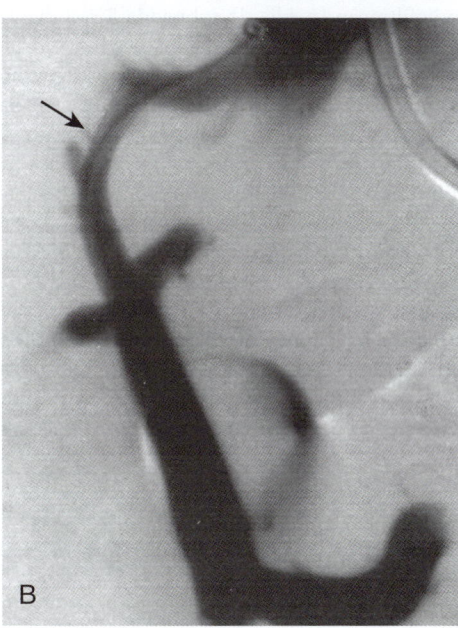

Figura 76-3 *Shunt* **transjugular intra-hepático portossistêmico. A**. Um percurso intra-hepático foi criado entre a veia hepática direita e a veia portal direita. **B**. O percurso foi dilatado (*seta*) e recebeu um *stent*, criando um *shunt* como demonstrado pelo exame contrastado ("shuntograma"). *(Cortesia Dr W.K.Tso, Queen Mary Hospital, Hong Kong)*

A norepinefrina intravenosa combinada com a albumina intravenosa e furosemida reverteram a SHR tipo 1 em 10 de 12 pacientes, três sobreviveram com TxH e quatro sobreviveram por uma média de 332 dias sem TxH.[32] Com o uso de um regime de dose similar, dois estudos randomizados comparativos mostraram que a norepinefrina é tão efetiva quanto a terlipressina no tratamento da SHR do tipo 1 e 2 (Tabela 76-2).[33,34] Todas as recorrências foram bem-sucedidas com o retratamento com o regime original. Efeitos colaterais significantes do tratamento são baixos, e o custo do tratamento com norepinefrina foi 3 a 15 vezes mais baixo, respectivamente, do que com terlipressina. Administração de midodrina (um vasoconstritor oral com efeito α adrenérgico), octeotrídeo subcutâneo e infusão de albumina foram demonstrados como capazes de melhorar a função renal em pacientes com SHR em estudos com baixo número de pacientes.[35-38] Entretanto, esse tratamento é menos efetivo que a combinação de terlipressina mais albumina.[3]

Shunt Transjugular Intra-hepático Portossistêmico

A hipertensão portal é central na patogênese das anormalidades homeostáticas na SHR. A mortalidade operatória elevada opõe-se à realização de *shunts* laterolaterais portocava nos pacientes com SHR. O *shunt* transjugular intra-hepático portossistêmico (TIPS) cria um caminho no parênquima entre os ramos das veias hepáticas e porta (Fig. 76-3). Em mãos experientes, as taxas de mortalidade operatórias são de 1% a 2%, e a taxa de morbidade é de 10%. Complicações relacionadas ao procedimento incluem sangramento intra-abdominal, arritmia cardíaca, migração de *shunt* e trombose, anemia hemolítica, febre, infecção e reações ao meio de contraste (incluindo a nefrotoxicidade). O desvio resultante do fluxo de sangue portal do fígado para a circulação sistêmica pode resultar em deterioração transitória da função hepática. A estenose do *shunt* e a encefalopatia hepática são as principais complicações em longo prazo da TIPS. Excepcionalmente,

a TIPS induz encefalopatia incapacitante. Nesses casos, o fechamento do *shunt* deveria ser feito.[39] Em um estudo prévio, a TIPS melhorou a função renal em seis de sete pacientes com SHR (todos com escore de Child-Pugh <12) e alcançou uma média de sobrevida de 4,7 (0,3 a 17 meses).[40] Um estudo em longo prazo com 31 pacientes cirróticos com SHR (14 tipo 1 e 17 tipo 2), que não eram candidatos ao transplante e não tinham falência hepática grave confirmou que o TIPS melhorou a função renal e sobrevida comparada aos controles.[41] A estenose de *shunt* e oclusão ocorreram em sete pacientes e pode ser tratada em seis por dilatação por balão ou prolongamento do *stent*, e 11 desenvolveram encefalopatia hepática durante o seguimento. O TIPS, portanto, poderia ser um tratamento alternativo da SHR tipo 1 em pacientes sem resposta à terlipressina/norepinefrina mais albumina.

O TIPS combinado à terapia com terlipressina intravenosa foi realizado em nove pacientes com SHR tipo 2.[22] Todos os sete pacientes que responderam à terlipressina e recorreram após o tratamento cessado responderam ao TIPS. Em outro estudo, o TIPS foi feito em cinco pacientes com SHR tipo 1 após tratamento bem-sucedido com midodrina, octeotrídeo e albumina.[37] Normalização completa da função renal foi observada em todos os pacientes 12 meses após o TIPS. Em ambos os estudos, a melhora ou eliminação da ascite foi um benefício adicionado.

Terapia de Suporte Hepático Extracorpórea

A terapia de suporte hepático extracorpórea, como ponte para o TxH, apoia-se em métodos biológicos (hepatócitos de fonte humana e animal em um sistema de perfusão *ex vivo*) e não biológicos, incluindo sistemas de troca plasmática e diálise de albumina. Numerosos estudos sugeriram que a diálise de albumina (sistema recirculante de adsorção molecular [MARS] ou a separação fracionada do plasma e adsorção [FPSA]) podem ter efeitos benéficos em pacientes com SHR tipo 1. Em um pequeno estudo prospectivo controlado e randomizado, uma média de cinco tratamentos com MARS efetivamente removeu metabólitos tóxicos ligados à albumina (p. ex., bilirrubina e sais biliares), melhorou a função renal e prolongou a sobrevida em oito pacientes (média de sobrevida 25 ± 5 dias) com SHR tipo 1 e falência hepática grave comparado com cinco pacientes controles tratados apenas com hemodiafiltração (média de sobrevida 5 ± 2 dias).[42] Em outro estudo com oito pacientes com encefalopatia e hepatite alcoólica aguda (cinco com SHR tipo 1 e 2 com tipo 2), a MARS melhorou a função renal, bilirrubinas, tempo de protrombina, grau de encefalopatia, PAM, resistência vascular sistêmica e débito cardíaco, com quatro pacientes ainda vivos sem TxH após 3 meses.[43] Três grandes estudos controlados e randomizados foram feitos até o momento, avaliando a diálise de albumina em pacientes com falência hepática aguda sob crônica.[44-46] No primeiro estudo, a diálise de albumina com MARS mostrou-se mais efetiva que a terapia médica padrão no manejo dos pacientes com encefalopatia hepática graus III ou IV. A maioria dos pacientes tiveram SHR e o tratamento mostrou-se seguro.[44] Os dois outros estudos compararam a diálise de albumina com terapia médica padrão em pacientes com SHR tipo 1 (MARS) ou com SHR tipo 1 e tipo 2 (FPSA). Efeito benéfico significativo na encefalopatia hepática foi observado no estudo MARS, porém não na sobrevida.[45] No estudo do FPSA nenhum efeito na sobrevida foi observado em todo o grupo ou nos pacientes com SHR tipo 1, mas uma melhora significativa foi observada em pacientes com escore MELD elevado (>30 pontos). A dose administrada de diálise foi muito baixa em ambos os estudos (seis sessões de 6 horas em 21 dias). Nesses estudos, a terapia foi bem tolerada.[45,46] Mais estudos são claramente necessários para verificar o papel potencial da diálise de albumina na SHR tipo 1. Pacientes com SHR tipo 2 são usualmente tratados por paracentese total ou TIPS.

Terapia Renal Substitutiva

A hemodiálise e a diálise peritoneal nos pacientes com SHR com uremia em avanço são ambas difíceis. A hemodiálise convencional é dificultada pelas invariáveis hipotensões sistêmicas, e a eficácia e segurança da diálise peritoneal não foram bem avaliadas nesses pacientes. A hemofiltração venovenosa contínua (CVVH) ou hemodiafiltração venovenosa contínua (CVVHDF) foi advogada para o tratamento da uremia em avanço na SHR.[47] Isso é particularmente verdadeiro para pacientes com falência hepática fulminante nos quais a diálise intermitente pode aumentar a pressão intracraniana. A anticoagulação deve ser minimizada ou pode ser totalmente evitada, especialmente em pacientes com coagulopatia preexistente, dando a solução de reposição no modo pré-diluicional. Quando a anticoagulação for necessária, a heparina convencional é geralmente recomendada. A anticoagulação regional com citrato não é recomendada na cirrose avançada porque o fígado tem um papel significativo em seu metabolismo. Se utilizada, a adaptação da dose e monitorização metabólica próxima será requerida, especialmente após o uso prolongado. A monitorização do cálcio plasmático cuidadosa é mandatória porque a hipocalcemia é comum como resultado de *clearance* de citrato prejudicado. O bicarbonato deve ser utilizado em vez do lactato como o tampão para a solução de reposição a fim de minimizar a acidose metabólica. A MARS pode ser combinada tanto com a CVVH ou com a hemodiálise para o tratamento da SHR. Essa estratégia pode ser a mais desejável em pacientes que também apresentam encefalopatia hepática grave. Em pacientes que possam também requerer um *bypass* venovenoso para transplante de fígado, o sítio de locação do cateter de diálise deve ser escolhido cuidadosamente para que a veia jugular interna direita e a veia femoral direita possam ser preservadas para a canulação.

Transplante de Fígado

O transplante de fígado é o tratamento renal de escolha em pacientes com cirrose avançada, incluindo aqueles com SHR tipo 1 e tipo 2.[48-51] As anormalidades hemodinâmicas e neuro-hormonais associadas à SHR desaparecem dentro do primeiro mês após o transplante de fígado. Por essa razão, os inibidores de calcineurina devem ser segurados nos primeiros dias após o TxH para dar ao rim isquêmico a chance de recuperação, portanto evitando a nefrotoxicidade desses imunossupressores. Pacientes com SHR submetidos ao transplante apresentam mais complicações, permanecem mais tempo na unidade de tratamento intensivo e apresentam uma mortalidade hospitalar mais elevada do que os pacientes transplantados sem SHR. A sobrevida dos pacientes com SHR em longo prazo submetidos ao transplante de fígado, entretanto, é boa (sobrevida de 60% em 3 anos) comparado com o transplante em pacientes sem SHR (70% a 80%).[48,49] Embora a função renal melhore após o transplante em pacientes com SHR, ela nunca alcança aquela observada em pacientes sem SHR.[52] A incidência da doença renal crônica em estádio terminal em pacientes com SHR é discretamente mais elevada que aquela observada em pacientes transplantados sem SHR (7% *vs.* 2%). Portanto, o TxH e é associado a desfecho hepático comparável, mas desfecho renal inferior em pacientes com SHR. Esse problema não pode ser superado realizando o transplante hepático e renal na SHR, o qual de forma geral produz desfechos não melhores que o TxH sozinho.[53] Entretanto, em um subgrupo muito infrequente de pacientes com SHR que requer diálise pré-transplante prolongada por mais de 2 meses (provavelmente pacientes com insuficiência renal combinada funcional e orgânica), o transplante combinado de rim e fígado realmente conferiu uma vantagem na sobrevida do paciente e no uso de recursos hospitalares. Esses pacientes pouco frequentes usualmente apresentam rins de tamanho e morfologia normal à ultrassonografia, mas desenvolvem algumas indicações adicionais de nefropatia orgânica durante o seguimento (proteinúria leve ou micro-hematúria).[54]

O problema principal com o transplante de fígado na SHR tipo 1 é que devido à sua sobrevida extremamente curta, a maioria dos pacientes falece antes do transplante. A introdução do escore MELD para listagem parcialmente resolveu o problema porque os pacientes com SHR são geralmente alocados nos primeiros lugares da lista de espera. Como mencionado anteriormente, o tratamento da SHR com vasoconstritores e albumina melhora a sobrevida nos grupos de pacientes com resposta ao tratamento, aumentando o número de pacientes alcançando o transplante de fígado. Ademais, a reversão da SHR antes do transplante pode diminuir a morbidade inicial e mortalidade após o transplante e prolongar a sobrevida.[51]

Algoritmo Terapêutico

A Figura 76-4 mostra o algoritmo recomendado para o manejo da SHR. Recomendações recentes também foram publicadas pelo International Ascites Club.[9,55] O TxH é indubitavelmente o tratamento de escolha para pacientes com SHR, mas outros tratamentos descritos anteriormente devem ser utilizados como uma ponte para o TxH, e eles podem melhorar o desfecho renal após um TxH bem-sucedido. Em pacientes que não são candidatos ao transplante, esses tratamentos são sua única chance para aumento da sobrevida e em alguns casos podem melhorar sua condição de tal forma que pode permitir que eles sejam reconsiderados para o transplante. A escolha da modalidade terapêutica depende da disponibilidade de recursos e da *expertise* por um lado e, por outro, da gravidade da falência renal e hepática subjacentes e da condição geral do paciente. Todos os pacientes deveriam ser considerados para terapia vasoconstritora combinada com infusão de albumina. Em meio às terapias vasoconstritoras, a terlipressina endovenosa, combinada com infusão de albumina diária, é mais estabelecida e a terapia preferida.[55] Em países onde a terlipressina não está disponível, a norepinefrina contínua intravenosa ou a vasopressina podem ser utilizadas como alternativa. Pacientes com história de aterosclerose significante ou doença cardiovascular devem ser tratados com norepinefrina e albumina. Midodrina oral

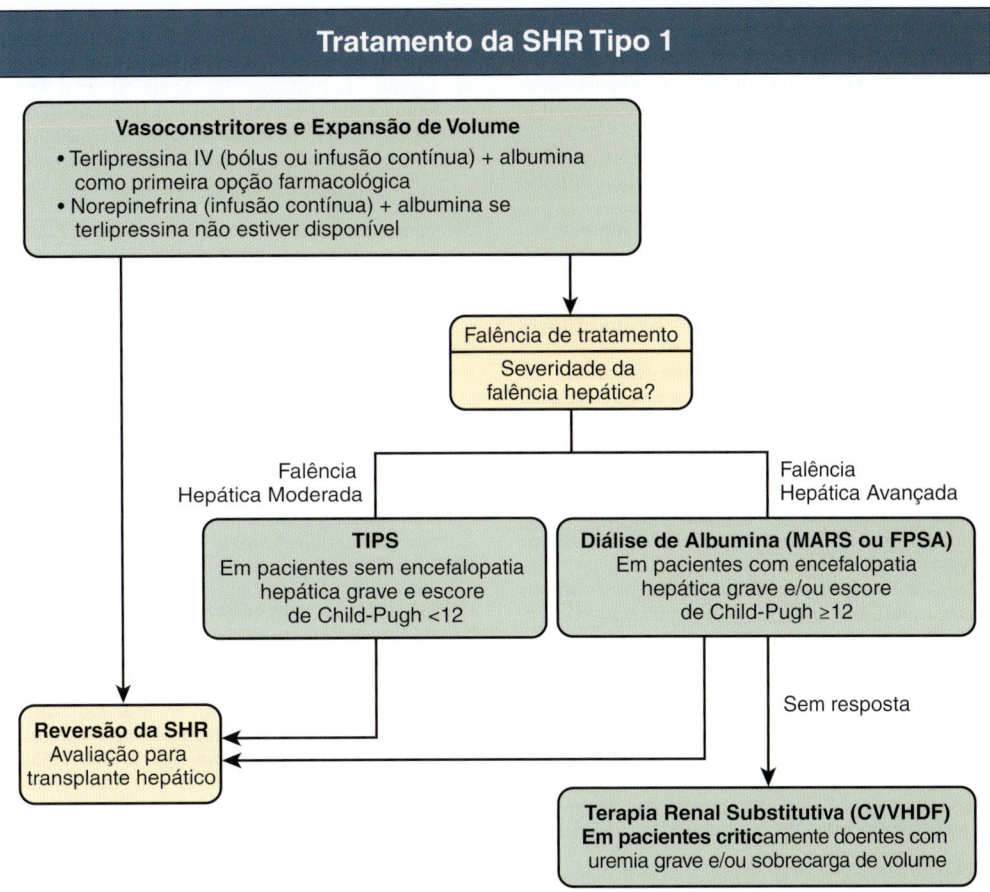

Tratamento da SHR Tipo 1

Vasoconstritores e Expansão de Volume
- Terlipressina IV (bólus ou infusão contínua) + albumina como primeira opção farmacológica
- Norepinefrina (infusão contínua) + albumina se terlipressina não estiver disponível

Falência de tratamento
Severidade da falência hepática?

Falência Hepática Moderada

Falência Hepática Avançada

TIPS
Em pacientes sem encefalopatia hepática grave e escore de Child-Pugh <12

Diálise de Albumina (MARS ou FPSA)
Em pacientes com encefalopatia hepática grave e/ou escore de Child-Pugh ≥12

Sem resposta

Reversão da SHR
Avaliação para transplante hepático

Terapia Renal Substitutiva (CVVHDF)
Em pacientes criticamente doentes com uremia grave e/ou sobrecarga de volume

Figura 76-4 **Algoritmo para o manejo da síndrome hepatorrenal (SHR) tipo 1.** O tratamento inicial é baseado no uso de terapias vasoconstritoras mais albumina. A terlipressina endovenosa é a terapia mais estabelecida e preferida.[55] Se a terlipressina não estiver disponível, a norepinefrina intravenosa em infusão contínua deve ser utilizada. Pacientes com história de aterosclerose significante ou doença cardiovascular devem ser tratados com norepinefrina. Se a terapia farmacológica falhar, a severidade da falência hepática deve ser avaliada. Em pacientes com disfunção hepática menos grave (bilirrubina <5 mg/dL ou 85,5 µmol/L e escore de Child-Pugh <12) sem encefalopatia hepática grave (grau ≤2) ou história de encefalopatia recorrente, o shunt transjugular intra-hepático portossistê-mico (TIPS) deve ser considerado.[3] Em pacientes com falência hepática mais grave (escore de Child-Pugh ≥12) e/ou encefalopatia hepática grave (grau >2), a di-álise de albumina (sistema recirculante de adsorção molecular [MARS] ou a separação fracionada do plasma e adsorção [FPSA]) devem ser consideradas. Em pa-cientes cirróticos criticamente doentes com falência renal aguda em progressão, a hemodiafiltração venovenosa contínua (CVVHDF) é o tratamento de escolha.

combinada com octreotide subcutâneo e albumina é outra opção pa-ra o tratamento da SHR, especialmente em pacientes com SHR tipo 2. Em pacientes com função hepática relativamente bem preservada (bilirrubina sérica <5 mg/dL ou 85,5 µmol/L e escore de Child-Pugh <12) sem encefalopatia hepática grave (grau <2) ou história de ence-falopatia recorrente, infecção bacteriana concomitante grave ou do-ença cardiovascular ou pulmonar séria, o TIPS deve ser considerado, especialmente em pacientes com recorrência após terapia vasocons-tritora, uma situação mais comumente observada em pacientes com SHR tipo 2.[3] Nesses pacientes, o TIPS pode adicionar benefício ao aliviar a ascite refratária. O TIPS também parece alcançar normali-zação completa da função renal em pacientes selecionados após uma reposta inicial bem-sucedida à terapia vasoconstritora. Em pacientes com falência hepática grave (escore de Child-Pugh ≥12) e encefalo-patia hepática severa (grau >2), a MARS deve ser considerada. Em pacientes cirróticos criticamente doentes com falência hepática em progressão, a CVVH é o tratamento de escolha e pode ser combinado com outras modalidades terapêuticas, especialmente MARS e FPSA.

Referências
1. Arroyo V, Ginès P, Gerbes AL, et al. Definition and diagnostic criteria of re-fractory ascites and hepatorenal syndrome in cirrhosis. International Ascites Club. *Hepatology*. 1996;23:164-176.
2. Arroyo V, Fernandez J, Ginès P. Pathogenesis and treatment of hepatorenal syndrome. *Semin Liver Dis*. 2008;28:81-95.
3. Arroyo V, Fernandez J. Management of hepatorenal syndrome in patients with cirrhosis. *Nat Rev Nephrol*. 2011;7:517-526.
4. Levenson D, Korecki KL. Acute renal failure associated with hepatobiliary disease. In: Brenner BM, Lazarus JM, eds. *Acute Renal Failure*. New York: Churchill Livingstone; 1988:535-580.
5. Epstein M, Berk DP, Hollenberg NK, et al. Renal failure in the patient with cirrhosis. The role of active vasoconstriction. *Am J Med*. 1970;49:175-185.
6. Ruiz-del-Arbol L, Monescillo A, Arocena C, et al. Circulatory function and hepatorenal syndrome in cirrhosis. *Hepatology*. 2005;42:439-447.
7. Ginès A, Escorsell A, Ginès P, et al. Incidence, predictive factors, and prog-nosis of the hepatorenal syndrome in cirrhosis with ascites. *Gastroenterology*. 1993;105:229-236.
8. Platt JF, Ellis JH, Rubin JM, et al. Renal duplex Doppler ultrasonography: A noninvasive predictor of kidney dysfunction and hepatorenal failure in liver disease. *Hepatology*. 1994;20:362-369.
9. Salerno F, Gerbes A, Ginès P, et al. Diagnosis, prevention and treatment of hepatorenal syndrome in cirrhosis. *Gut*. 2007;56:1310-1318.
10. Demirtaş S, Bozbaş A, Akbay A, et al. Diagnostic value of serum cystatin C for evaluation of hepatorenal syndrome. *Clin Chim Acta*. 2001;311:81-89.
11. Fagundes C, Pépin MN, Guevara M, et al. Urinary neutrophil gelatinase–as-sociated lipocalin as biomarker in the differential diagnosis of impairment of kidney function in cirrhosis. *J Hepatol*. 2012;57:267-273.
12. Nejat M, Pickering JW, Devarajan P, et al. Some biomarkers of acute kidney injury are increased in pre-renal acute kidney injury. *Kidney Int*. 2012;81:1254-1262.
13. Moreau R, Jalan R, Gines P, et al. Acute-on-chronic liver failure is a distinct syndrome that develops in patients with acute decompensation of cirrhosis. *Gastroenterology*. 2013;144:1426-1437.
14. Serstè T, Melot C, Francoz C, et al. Deleterious effects of beta-blockers on sur-vival in patients with cirrhosis and refractory ascites. *Hepatology*. 2010;52:1017-1022.

15. Sort P, Navasa M, Arroyo V, et al. Effect of intravenous albumin on renal impairment and mortality in patients with cirrhosis and spontaneous bacterial peritonitis. *N Engl J Med*. 1999;341:403-409.

16. Fernández J, Navasa M, Planas R, et al. Primary prophylaxis of spontaneous bacterial peritonitis delays hepatorenal syndrome and improves survival in cirrhosis. *Gastroenterology*. 2007;133:818-824.

17. Akriviadis E, Botla R, Briggs W, et al. Pentoxifylline improves short-term survival in severe acute alcoholic hepatitis: A double-blind, placebo-controlled trial. *Gastroenterology*. 2000;119:1637-1648.

18. Uriz J, Ginès P, Cárdenas A, et al. Terlipressin plus albumin infusion: An effective and safe therapy of hepatorenal syndrome. *J Hepatol*. 2000;33:43-48.

19. Mulkay JP, Louis H, Donckier V, et al. Long-term terlipressin administration improves renal function in cirrhotic patients with type 1 hepatorenal syndrome: A pilot study. *Acta Gastroenterol Belg*. 2001;64:15-19.

20. Halimi C, Bonnard P, Bernard B, et al. Effect of terlipressin (Glypressin) on hepatorenal syndrome in cirrhotic patients: Results of a multicentre pilot study. *Eur J Gastroenterol Hepatol*. 2002;14:153-158.

21. Ortega R, Ginès P, Uriz J, et al. Terlipressin therapy with and without albumin for patients with hepatorenal syndrome: Results of a prospective, nonrandomized study. *Hepatology*. 2002;36:941-948.

22. Alessandria C, Venon WD, Marzano A, et al. Renal failure in cirrhotic patients: Role of terlipressin in clinical approach to hepatorenal syndrome type 2. *Eur J Gastroenterol Hepatol*. 2002;14:1363-1368.

23. Moreau R, Durand F, Poynard T, et al. Terlipressin in patients with cirrhosis and type 1 hepatorenal syndrome: A retrospective multicenter study. *Gastroenterology*. 2002;122:923-930.

24. Solanki P, Chawla A, Garg R, et al. Beneficial effects of terlipressin in hepatorenal syndrome: A prospective, randomized placebo-controlled clinical trial. *J Gastroenterol Hepatol*. 2003;18:152-156.

25. Sanyal AJ, Boyer T, Garcia-Tsao G, et al. A randomized, prospective, double-blind, placebo-controlled trial of terlipressin for type 1 hepatorenal syndrome. *Gastroenterology*. 2008;134:1360-1368.

26. Neri S, Pulvirenti D, Malaguarnera M, et al. Terlipressin and albumin in patients with cirrhosis and type I hepatorenal syndrome. *Dig Dis Sci*. 2008;53:830-835.

27. Martín-Llahí M, Pépin MN, Guevara M, et al. Terlipressin and albumin vs albumin in patients with cirrhosis and hepatorenal syndrome: A randomized study. *Gastroenterology*. 2008;134:1352-1359.

28. Péron JM, Bureau C, Gonzalez L, et al. Treatment of hepatorenal syndrome as defined by the International Ascites Club by albumin and furosemide infusion according to the central venous pressure: A prospective pilot study. *Am J Gastroenterol*. 2005;100:2702-2707.

29. Gluud LL, Christensen K, Christensen E, Krag A. Systematic review of randomized trials on vasoconstrictor drugs for hepatorenal syndrome. *Hepatology*. 2010;51:576-584.

30. Nazar A, Pereira GH, Guevara M, et al. Predictors of response to therapy with terlipressin and albumin in patients with cirrhosis and type 1 hepatorenal syndrome. *Hepatology*. 2010;51:219-226.

31. Kiser TH, Fish DN, Obritsch MD, et al. Vasopressin, not octreotide, may be beneficial in the treatment of hepatorenal syndrome: A retrospective study. *Nephrol Dial Transplant*. 2005;20:1813-1820.

32. Duvoux C, Zanditenas D, Hezode C, et al. Effects of noradrenalin and albumin in patients with type I hepatorenal syndrome: A pilot study. *Hepatology*. 2002;36:374-380.

33. Alessandria C, Ottobrelli A, Debernardi-Venon W, et al. Noradrenalin vs terlipressin in patients with hepatorenal syndrome: A prospective, randomized, unblinded, pilot study. *J Hepatol*. 2007;47:499-505.

34. Sharma P, Kumar A, Shrama BC, Sarin SK. An open label, pilot, randomized controlled trial of noradrenaline versus terlipressin in the treatment of type 1 hepatorenal syndrome and predictors of response. *Am J Gastroenterol*. 2008;103:1689-1697.

35. Angeli P, Volpin R, Gerunda G, et al. Reversal of type 1 hepatorenal syndrome with the administration of midodrine and octreotide. *Hepatology*. 1999;29:1690-1697.

36. Esrailian E, Pantangco ER, Kyulo NL, et al. Octreotide/midodrine therapy significantly improves renal function and 30-day survival in patients with type 1 hepatorenal syndrome. *Dig Dis Sci*. 2007;52:742-748.

37. Wong F, Pantea L, Sniderman K. Midodrine, octreotide, albumin, and TIPS in selected patients with cirrhosis and type 1 hepatorenal syndrome. *Hepatology*. 2004;40:55-64.

38. Pomier-Layrargues G, Paquin SC, Hassoun Z, et al. Octreotide in hepatorenal syndrome: A randomized, double-blind, placebo-controlled, crossover study. *Hepatology*. 2003;38:238-243.

39. Pomier-Layrargues G. TIPS and hepatic encephalopathy. *Semin Liver Dis*. 1996;16:315-320.

40. Guevara M, Ginès P, Bandi JC, et al. Transjugular intrahepatic portosystemic shunt in hepatorenal syndrome: Effects on renal function and vasoactive systems. *Hepatology*. 1998;28:416-422.

41. Brensing KA, Textor J, Perz J, et al. Long term outcome after transjugular intrahepatic portosystemic stent-shunt in non-transplant cirrhotics with hepatorenal syndrome: A phase II study. *Gut*. 2000;47:288-295.

42. Mitzner SR, Stange J, Klammt S, et al. Improvement of hepatorenal syndrome with extracorporeal albumin dialysis MARS: Results of a prospective, randomized, controlled clinical trial. *Liver Transpl*. 2000;6:277-286.

43. Jalan R, Sen S, Steiner C, et al. Extracorporeal liver support with molecular adsorbents recirculating system in patients with severe acute alcoholic hepatitis. *J Hepatol*. 2003;38:24-31.

44. Hassanein TI, Tofteng F, Brown RS Jr, et al. Randomized controlled study of extracorporeal albumin dialysis for hepatic encephalopathy in advanced cirrhosis. *Hepatology*. 2007;46:1853-1862.

45. Bañares R, Nevens F, Larsen FS, et al. Extracorporeal albumin dialysis with the molecular adsorbent recirculating system in acute-on-chronic liver failure: The RELIEF trial. *Hepatology*. 2013;57:1153-1162.

46. Kribben A, Gerken G, Haag S, et al. Effects of fractionated plasma separation and adsorption on survival in patients with acute-on-chronic liver failure. *Gastroenterology*. 2012;142:782-789.

47. Epstein M, Perez GO. Continuous arterio-venous ultrafiltration in the management of the renal complications of liver disease. *Int J Artif Organs*. 1986;9:217-218.

48. Gonwa TA, Morris CA, Golstein RM, et al. Long-term survival and renal function following liver transplantation in patients with and without hepatorenal syndrome-experience in 300 patients. *Transplantation*. 1991;51:428-430.

49. Gonwa TA, McBride MA, Anderson K, et al. Continued influence of preoperative renal function on outcome of orthotopic liver transplant in the US: Where will MELD lead us? *Am J Transplant*. 2006;6:2651-2659.

50. Nair S, Verma S, Thuluvath PJ. Pretransplant renal function predicts survival in patients undergoing orthotopic liver transplantation. *Hepatology*. 2002;35:1179-1185.

51. Restuccia T, Ortega R, Guevara M, et al. Effects of treatment of hepatorenal syndrome before transplantation on posttransplantation outcome. A case-control study. *J Hepatol*. 2004;40:140-146.

52. Gonwa TA, Klintmalm GB, Levy M, et al. Impact of pretransplant renal function on survival after liver transplantation. *Transplantation*. 1995;59:361-365.

53. Jeyarajah DR, Gonwa TA, McBride M, et al. Hepatorenal syndrome: Combined liver kidney transplants versus isolated liver transplant. *Transplantation*. 1997;64:1760-1765.

54. Ruiz R, Kunitake H, Wilkinson AH, et al. Long-term analysis of combined liver and kidney transplantation at a single center. *Arch Surg*. 2006;141:735-741.

55. European Association for the Study of the Liver. EASL clinical practice guidelines on the management of ascites, spontaneous bacterial peritonitis and hepatorenal syndrome in cirrhosis. *J Hepatol*. 2010;53:397-417.

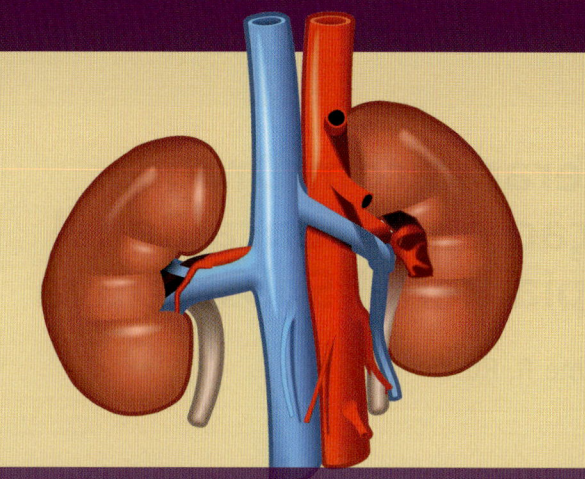

Terapia Medicamentosa e Doença Renal

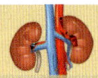

Princípios da Terapia com Drogas, Dose e Prescrição em Doença Renal Crônica e Terapia Renal Substitutiva

Matthew J. Cervelli e Graeme R. Russ

A piora renal pode alterar a farmacocinética e a farmacodinâmica de drogas e, consequentemente, os pacientes com função renal diminuída estão sob riscos de efeitos adversos. Ademais, esses pacientes tomam múltiplas drogas e estão sob risco elevado de interações de drogas e problemas relacionados a drogas.[1] Para prescrever de forma segura e efetiva, os clínicos devem familiarizar-se com a farmacocinética das drogas em estádios variados da disfunção renal e na terapia renal substitutiva (TRS), e idealmente confiar nos dados dessas populações. Infelizmente, tal informação não está sempre disponível, e a exclusão desses pacientes dos estudos clínicos pode levar a recomendações restritivas. Este capítulo descreve os princípios farmacocinéticos e elucida problemas comuns de prescrição em pacientes com função renal prejudicada, em diálise e transplantados. Doses específicas recomendadas e dados farmacocinéticos não estão incluídos, mas podem ser obtidos de referências especificamente desenvolvidas para fornecer informação concisa, confiável e prática para a prescrição em cenários de função renal prejudicada, diálise e transplante.[2-5]

PRINCÍPIOS DE FARMACOCINÉTICA

A *Farmacocinética* descreve o comportamento de uma droga (ou metabólito) em relação à absorção, distribuição, metabolismo e eliminação (Fig. 77-1 e Tabela 77-1).[6,7]

Absorção: Biodisponibilidade

A biodisponibilidade *(F)* é a porção da dose de uma droga que aparece na circulação sistêmica após a administração por via não intravenosa. Enquanto drogas dadas por via intravenosa têm 100% de biodisponibilidade, drogas dadas por vias alternativas passam por uma série de membranas biológicas antes de adentrar a circulação sistêmica então apenas uma fração pode chegar à circulação.

Após a administração oral, o fígado pode metabolizar uma droga durante a "primeira passagem", quando é absorvida, ou mais tardiamente, quando é entregue através do fluxo de sangue sistêmico. O metabolismo de primeira passagem pode reduzir significativamente a absorção. A mucosa gastrointestinal também age como uma barreira para a absorção por metabolizar drogas ou retardar a absorção.[8] A piora da função renal pode influenciar a absorção, embora o efeito seja difícil de quantificar e os exemplos clínicos sejam limitados. O edema gastrointestinal pode limitar a absorção oral, por exemplo, da furosemida. As náuseas e os vômitos da uremia podem prejudicar a absorção e o tempo de contato entre a droga e a mucosa gastrointestinal. Em pacientes com uremia avançada, o efeito alcalinizante da ureia salivar pode diminuir a absorção de drogas otimamente absorvidas em meio ácido. Os quelantes de fosfato, usando íons metálicos, comumente prescritos podem diminuir a absorção de drogas pela formação de complexos não absorvíveis com as drogas (Tabela 77-2).[9] Mudanças no débito cardíaco na falência renal podem reduzir

a taxa e a extensão da absorção para drogas significantemente com metabolismo de primeira passagem A absorção aumentada em pacientes com função renal prejudicada devido ao metabolismo de primeira passagem reduzido é vista com alguns β-bloqueadores, dextropropoxifeno e di-hidrocodeína. Comorbidades em pacientes com doença renal também têm um efeito; por exemplo, a absorção pode ser errática devido à neuropatia gastrointestinal diabética.

Distribuição
Volume de Distribuição

Após a absorção, as drogas podem distribuir-se do plasma para um compartimento extravascular. Cada droga tem um volume de distribuição característico (V_D) que é realmente um V_D aparente porque ele não corresponde a um espaço anatômico, mas em vez disso relaciona-se com a quantidade de droga no corpo e com sua concentração plasmática. O V_D é utilizado para calcular a dose de ataque para atingir uma concentração plasmática desejável $(V_D = dose/plasma)$. Drogas solúveis em água tendem a ser restritas ao fluido do espaço extracelular e têm um V_D relativamente pequeno. Drogas lipossolúveis penetram os tecidos do corpo e têm um grande V_D. Um V_D aumentado pode ocorrer com edema, ascite ou infecção, particularmente para drogas solúveis em água. Se as doses usuais são dadas, resultam em baixas concentrações. Alternativamente, a diminuição da massa muscular e a depleção de volume podem diminuir o V_D das drogas solúveis em água, e doses usuais produzem altas concentrações.

Ligação a Proteínas Plasmáticas

Drogas podem ligar-se extensivamente a proteínas plasmáticas.[10] A fração livre (não ligada) de uma droga é usualmente a porção que exerce o efeito farmacológico. Se a ligação à proteína é reduzida, uma maior fração livre é disponível para qualquer concentração total da droga, o que pode aumentar a atividade da droga. Ácidos orgânicos usualmente têm apenas um sítio de ligação na albumina, enquanto bases orgânicas têm múltiplos sítios de ligação em glicoproteínas. A ligação à proteína pode ser alterada em pacientes com função renal diminuída, especialmente se a albumina sérica for baixa (p. ex., síndrome nefrótica) ou quando as toxinas urêmicas deslocam drogas dos sítios de ligação (Tabela 77-3). Predizer o efeito das mudanças na ligação de proteínas é difícil, porque embora haja mais droga livre disponível no sítio de ação, a maior parte dela também está disponível para metabolismo ou excreção renal. Portanto, concentrações plasmáticas mais baixas podem ocorrer e a meia-vida da droga pode diminuir mais em vez de aumentar. A fenitoína, por exemplo, tem decréscimos marcados na ligação proteica em pacientes com doença renal, e a toxicidade pode acontecer, apesar de concentrações plasmáticas normais ou baixas devido a um aumento na fração livre. Com a albuminúria, a droga ligada pode também ser perdida, o que pode parcialmente explicar a refratariedade de pacientes nefróticos

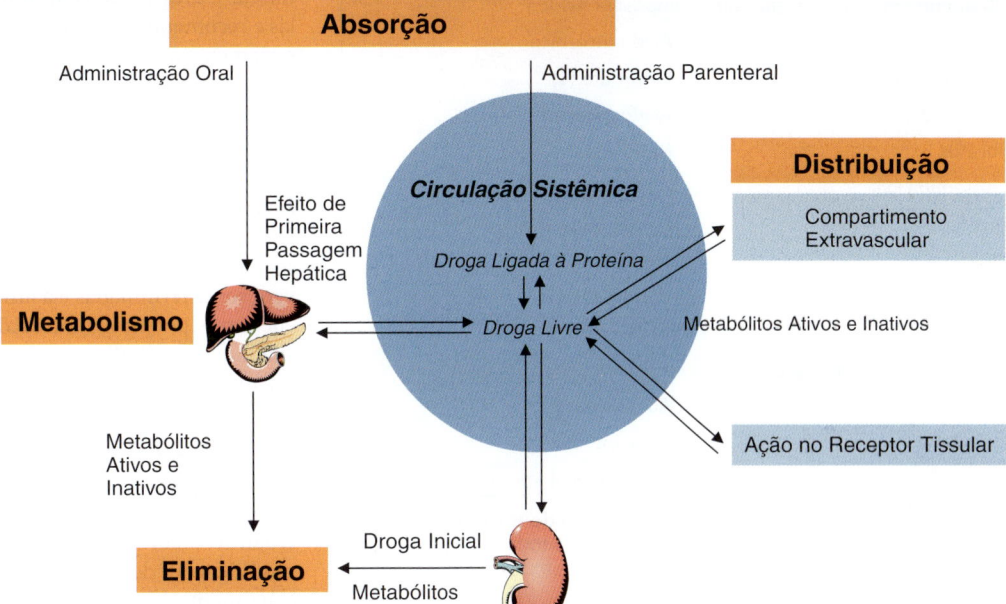

Figura 77-1 Passagem de uma dose de droga através do corpo.

Parâmetros Farmacocinéticos

Parâmetro	Definição	Aplicação
Biodisponibilidade (F)	Porcentagem de uma droga que aparece na circulação sistêmica após a administração por uma rota não intravenosa	Determina a quantidade de droga alcançando a circulação sistêmica
Volume de Distribuição (V_D)	Constante de proporcionalidade relatando a quantidade da droga no corpo em um dado momento com relação simultaneamente à concentração da droga no plasma, sangue ou outro fluido de referência no momento idêntico	Determina o tamanho das doses de ataque
Depuração (Clearance – Cl)	Constante de proporcionalidade entre a taxa de eliminação de uma droga do corpo (unidades = massa/unidade de tempo) e a concentração da droga no plasma ou sangue no mesmo momento	Determina a dose de manutenção
Meia-vida ($t_{1/2}$)	Tempo levado para que a concentração da droga no plasma diminua para a metade de seu valor corrente	Determina a frequência da administração e o tempo para a homeostase

Tabela 77-1 Parâmetros Farmacocinéticos.

Efeito da Alimentação e dos Quelantes de Fósforo na Absorção Oral

Droga	Efeito da Alimentação
Captopril	Diminui os níveis séricos das drogas
Bisfosfonatos (oral)	Reduz significativamente a absorção da droga
Cinacalcet	Aumenta significativamente a absorção da droga
Ferro (oral)	Diminui a absorção
Cetoconazol ou Itraconazol	Aumenta a absorção com pH reduzido
Sirolimo	Refeições ricas em gordura aumentam a absorção
Tacrolimo	Reduz a absorção da droga
Droga	**Efeito do Quelante de Fósforo Metálico**
Bisfosfonatos (oral)	Quelantes que contenham cálcio reduzem significativamente a absorção
Fluoroquinolonas	Redução na absorção
Tetraciclina	Redução na absorção
Hormônios da Tireoide	Redução na absorção

Tabela 77-2 Efeito da alimentação e dos quelantes de fósforo na absorção oral.

aos diuréticos. Em pacientes com doença renal crônica (DRC), altos níveis plasmáticos de α_1-glicoproteína ácida são induzidos por inflamação aguda ou crônica, o que pode aumentar a ligação da droga.

Metabolismo

O metabolismo de drogas é primariamente uma função hepática pela qual as drogas são convertidas em entidades mais solúveis em água para promover a eliminação pelos rins ou pela bile. Apesar de assumir-se

que o *clearance* não renal não está modificado, a disfunção renal pode alterar e tornar vagaroso o metabolismo de drogas.[11] É importante notar que algumas drogas clareiam por mecanismo renal metabólitos ativos ou tóxicos que, embora insignificantes para a função renal normal, podem acumular em pacientes com disfunção renal.

Eliminação

O rim é o órgão mais importante para a eliminação de drogas e metabólitos. Os termos para descrever a depuração (ou *clearance*) são mostrados no Quadro 77-1. A depuração total da droga iguala-se ao

Ligação à Proteína das Drogas na Doença Renal

Efeitos Maiores	Efeitos Menores
Albumina: Sítios de Ligação para Compostos Ácidos	
Barbiturato ($\downarrow$)	Ácido ascórbico
Benzodiazepínico	Valproato ($\downarrow$)
Carbamazepina	Ácidos graxos
Fibratos	Naficilina
Furosemida ($\downarrow$)	Fenibutazona ($\downarrow$)
Micofenolato mofetil	Probenecida
Penicilina	Tiopental ($\downarrow$)
Fenitoína ($\downarrow$)	Varfarina ($\downarrow$)
Sulfonamidas ($\downarrow$)	Tiroxina ($\downarrow$)
Globulinas: Sítio de Ligação para Compostos Básicos	
Digoxina ($\downarrow$)	Adenosina
Metadona	Amitriptilina
Propanolol	Cloranfenicol

Tabela 77-3 Ligação à proteína das drogas na doença renal. $\downarrow$ indica reduzida ligação à proteína na disfunção renal. Para todas as outras drogas listadas, a ligação à proteína está aumentada. O efeito terapêutico é, entretanto, não facilmente previsível (consulte o texto).

Matemática da Eliminação de Drogas

Depuração total corpórea = Dose de Droga / AUC

Depuração Renal = Quantidade total da droga na urina/concentração da droga no plasma

Quantidade total da droga na urina = Droga x volume da amostra coletada em um tempo fixo

Meia-Vida da Droga ($t_{1/2}$) = $V_D \times 0,693$ / Depuração

Quadro 77-1 Matemática da eliminação de drogas. AUC Área sob a curva concentração-tempo; V_D Volume de distribuição (dose/concentração no sangue).

aparente volume de sangue ou de plasma de que a droga é depurada por unidade de tempo e é expressa como a dose dividida pela área sob a curva de concentração da droga (AUC). A *meia-vida* descreve o tempo tomado para as concentrações plasmáticas chegarem à metade e relaciona-se ao V_D e à depuração. A quantificação da eliminação da droga pelo rim é expressa como a depuração renal, que depende do fluxo sanguíneo renal e da habilidade do rim em remover a droga. A depuração renal da droga é o balanço da sua taxa de filtração glomerular (TFG), da secreção tubular renal e da reabsorção tubular. A filtração glomerular depende do tamanho molecular (<10 kDa), carga e ligação proteica (aumentando quando a ligação diminui). A secreção das drogas eliminadas por transporte tubular pode mudar com a doença renal, mas a mensuração da função tubular é difícil. Praticamente, com a diminuição da TFG, as drogas dependentes da secreção tubular são também secretadas mais lentamente. Assumindo que não haja mudanças na depuração não renal, quando a TFG diminui, a depuração das drogas (e metabólitos) eliminados pelo rim diminui, e sua meia-vida é prolongada.

PRINCÍPIOS DE PRESCRIÇÃO PARA DOENÇA RENAL CRÔNICA E TERAPIA RENAL SUBSTITUTIVA

Idealmente, as recomendações de modificação de dose deveriam ser feitas comparando a farmacocinética da droga em estádios variáveis da disfunção renal relativa à função normal. Entretanto, a falta de dados confiáveis e fatores individuais dos pacientes limitam tais generalizações, e o julgamento clínico sobre a habilidade do paciente de manusear a droga é de vital importância.[12] Nomogramas de dose, tabelas e recomendações computadorizadas são de ajuda, mas não necessariamente associadas aos melhores desfechos. Os médicos deveriam usar o julgamento clínico para avaliar cada situação individualmente, escolher um regime de doses baseado em fatores daquele paciente, e continuamente reavaliar a resposta à terapia.

Avaliação Inicial e Dados Laboratoriais

Uma história dirigida é importante em avaliar a dose em pacientes com disfunção renal. Eficácia ou toxicidade prévias por drogas devem ser determinadas e a atual lista de drogas deve ser revisada para encontrar potenciais interações ou nefrotoxinas. Parâmetros físicos e laboratoriais indicam o *status* de volume, altura, peso e doença extrarrenal (p. ex., fígado).

Estimando a Função Renal para a Dosagem de Drogas

Estimar a função renal é essencial para determinar doses de drogas. Quanto maior o grau de disfunção renal, maior o potencial para modificações de doses. Com exceções, a modificação de dose não é usualmente necessária clinicamente até que a TFG esteja abaixo de 30 mL/min. A avaliação da função renal para a administração de drogas não é uma ciência precisa, e o que é essencial para a tomada de decisão clínica é a consciência de que a função renal está prejudicada, e aproximadamente em que extensão, mais do que o conhecimento preciso da TFG.[13] Para a prescrição de drogas, a disfunção renal é geralmente graduada como leve (30 a 60 mL/min), moderada (10 a 30 mL/min) ou severa (diálise). Para o cálculo da dosagem da droga, os métodos de estimativas da TFG são suficientes (Cap. 3). A equação de Cockcroft-Gault tem sido o método mais amplamente utilizado e aceito para o cálculo da dosagem das drogas. A fórmula Modification of Diet in Renal Disease (MDRD), se não corrigida para a área de superfície corpórea, pode levar a diferentes recomendações daquelas obtidas pela equação de Cockcroft-Gault. Uma importante limitação das muitas estimativas de função renal é a inacurácia de estimativas de um único ponto quando a função renal está rapidamente mudando. Isso pode levar a uma superestimação ou subestimação da função renal e, consequentemente, superdose ou subdose. Em pacientes com injúria renal aguda (IRA) severa, o declínio da TFG é tão rápido que os pacientes devem receber doses apropriadas para uma TFG abaixo de 10mL/min. O oposto é verdadeiro na função renal em melhora após a IRA ou nos pós-transplante imediato.

Atividade e Toxicidade de Metabólitos

É essencial considerar a atividade (ou toxicidade) dos metabólitos das drogas somando-se àquela da droga inicial por si só. Metabólitos depurados pelo rim podem acumular, levando à ação aumentada da droga ou toxicidade (Tabela 77-4).

Fração Ativa da Droga (e Metabólitos Ativos ou Tóxicos) Excretados Sem Modificação na Urina

Quanto maior a fração da droga ativa ou de metabólitos excretados sem modificação pelos rins (fe), maior a necessidade por modificações de dose. É geralmente clinicamente necessário modificar doses apenas se o fe for maior que 25% a 50%. O fe relatado é frequentemente determinado por estudos que não distinguem entre a droga inicial e os seus metabólitos. A contribuição de metabólitos não tóxicos inativos para a eliminação geral renal da droga pode exagerar o

Fração de Droga ou Metabólitos Excretados na Urina

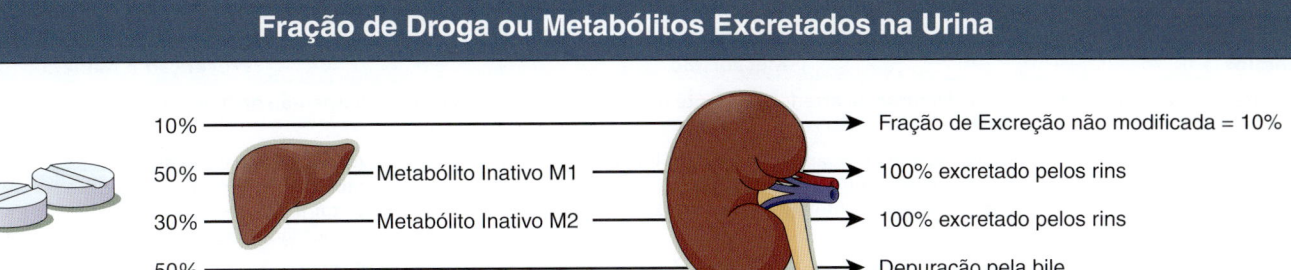

Figura 77-2 Fração de droga ou metabólitos excretados na urina. Nesse exemplo hipotético, 10% da dose é excretada não modificada na urina (fe = 10%); 50% da dose é metabolizada em M1, um metabólito inativo, que é então totalmente excretado pelos rins; 30% da dose é metabolizada em M2, um metabólito inativo, que é totalmente excretado pelos rins; e os 10% restantes são excretados, não modificado, na bile. Para essa droga, a excreção total da dose na urina é 90%. Entretanto, esses 90% contemplam 10% como a droga inicial e 80% de metabólitos inativos, e a modificação de dose provavelmente não é essencial até na disfunção renal severa. A excreção renal total é de 90%; entretanto, a fração clinicamente significativa da droga excretada na urina é de 10%.

Drogas com Depuração Renal Ativa ou Metabólitos Tóxicos que Acumulam em Sujeitos com TFG Reduzida

Droga	Metabólito Ativo	Consequência
Alopurinol	Oxupurinol	
Cefotaxima	Desacetilcefotaxima	
Gliburida	4-*trans*-hidroxigliburida 3-*cis*-hidroxiglibenclamida	Hipoglicemia
Morfina	Morfina-6-glicuronídeo	Efeitos colaterais SNC
Tramadol	*O*-Desmetiltramadol	Efeitos colaterais SNC
Venlafaxina	*O*-Desmetiltramadol	Efeitos colaterais SNC e cardiovasculares
Droga	**Metabólito Tóxico**	**Consequência**
Dapsona	Metabólito monoacetilado	
Meperidina (petidina)	Normeperidina (norpetidina)	SNC (convulsões)
Nitroprussiato	Tiocianato	Toxicidade pelo cianeto
Procainamida	*N*-acetilprocainamida (NAPA)	Arritmia
Propoxifeno	Norpropoxifeno	Toxicidade cardíaca

Tabela 77-4 Drogas com depuração renal ativa ou metabólitos tóxicos. SNC, Sistema Nervoso Central.

potencial para dano. Metabólitos ativos ou tóxicos devem ser avaliados separadamente por sua dependência da eliminação renal da mesma forma da droga inicial (Fig. 77-2).

Índice Terapêutico da Droga ou Metabólitos

A decisão de modificar a dosagem para pacientes com disfunção renal é influenciada pela janela terapêutica ou índice da droga. A janela terapêutica é o intervalo da concentração plasmática de droga abrangendo a concentração mínima para eficácia clínica e toxicidade. O índice terapêutico é a razão dessas concentrações (Fig. 77-3). Se a janela terapêutica for ampla (p. ex., muitas penicilinas), pode não haver necessidade clínica para modificação de dose, apesar de eliminação renal significativa. Se a janela terapêutica é estreita (p. ex., digoxina), a modificação de dose é mais crítica. Os clínicos deveriam julgar a relevância clínica da exposição aumentada à droga ou metabólitos.

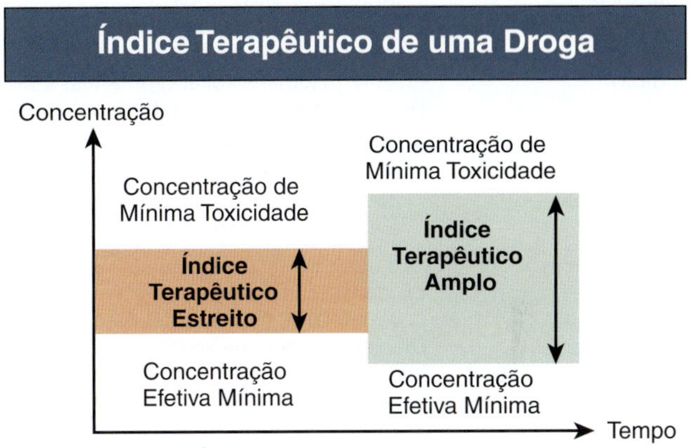

Índice Terapêutico de uma Droga

Figura 77-3 Índice terapêutico de uma droga. Dois exemplos de drogas com, à esquerda, índice terapêutico estreito, e à direita, índice terapêutico amplo.

Evitar Drogas Nefrotóxicas

Uma ampla variedade de drogas pode causar nefrotoxicidade (Tabela 77-5). A nefrotoxicidade idiossincrásica (p. ex., nefrite intersticial) é imprevisível e independente de dose. A nefrotoxicidade previsível relacionada à hemodinâmica pode ocorrer com os inibidores da enzima conversora de angiotensina (ECA), bloqueadores do receptor de angiotensina (BRAs), drogas anti-inflamatórias não esteroidais (AINEs), diuréticos, anti-hipertensivos e laxativos. Nefrotoxinas diretas tubulares incluem aminoglicosídeos, vancomicina, anfotericina, cisplatina, inibidores de calcineurina (ICNs) e meio de contraste radiológico. A uropatia obstrutiva pode ocorrer com a cristalização tubular de aciclovir, rabdomiólise induzida por estatina ou uso de antidepressivo tricíclico. Em pacientes dialíticos sem função renal residual, o uso de drogas nefrotóxicas pode ser aceitável. A nefrotoxicidade por drogas é mais discutida no Capítulo 69.

Drogas que Agravam os Efeitos Metabólicos da Disfunção Renal

Algumas drogas não têm efeitos adversos diretos na função renal, mas quando utilizadas em pacientes com disfunção renal podem agravar as consequências metabólicas da insuficiência renal. A hipercalemia é piorada com suplementos de potássio, diuréticos poupadores de potássio, antagonistas de aldosterona e bloqueadores do sistema renina-angiotensina. O efeito catabólico da tetraciclina pode exacerbar a uremia. Drogas contendo sódio e aquelas que promovem retenção de sódio e água devem ser utilizadas com cuidado, pois podem provocar sobrecarga de volume e hipertensão.

Drogas Nefrotóxicas

Exemplos	Mecanismo	Prevenção e Manejo
Inibidores de ECA, BRAs	Prejudica a dilatação da arteríola aferente mediada por angiotensina II durante a hipoperfusão renal	Suspensão na hipoperfusão renal

Aminoglicosídeos
    Amicacina
    Gentamicina
    Tobramicina
	Nos túbulos proximais, os aminoglicosídeos ligados a fosfolípides aniônicos são entregues para a megalina, são absorvidos para o interior da célula, acumulam e causam toxicidade direta	Alternativa se possível
		Monitorar concentrações de drogas
		Evitar múltiplas doses diárias
		Suspensão se houver aumento da creatinina

Antifúngicos Anfotericina	Vasoconstrição aferente e ação direta para reduzir a TFG Injúria tubular distal por meio de criação de poros que aumentam a permeabilidade da membrana levando à hipocalemia, hipomagnesemia, acidose metabólica causada por acidose tubular, poliúria do diabetes insípido nefrogênico	Evitar o uso Administrar vagarosamente com hidratação Usar preparação lisossomal

Antivirais
    Aciclovir
 	
    Cidofovir
    Foscarnet
 	
    Indinavir
	Deposição de cristais de drogas → obstrução intratubular e focos de inflamação intersticial
	Induz apoptose no túbulo proximal → disfunção tubular, diabetes insípido, falência renal
	Toxicidade tubular direta → necrose tubular aguda, diabetes insípido nefrogênico
	Cristais no lúmen capilar glomerular e no lúmen tubular proximal
	Neuropatia por cristais, nefrolitíase → IRA obstrutiva
		Evitar dose em bólus
		Reduzir a dose na difunção renal
		Hidratar durante a terapia
		Probenecida oral e hidratação
		Hidratação
		
		Hidratação

Inibidores de
    Calcineurina
    Ciclosporina
    Tacrolimo
	Produção ↓ PG e ↑ ácido 20-HETE → vasoconstrição, geração de H_2O_2 resultando em depleção de glutationa → diminuição da TFG, colapso isquêmico, ou cicatrizes do glomérulo, vacuolização dos túbulos e áreas focais de atrofia tubular e fibrose intersticial	Medidas de concentrações plasmáticas
		Evitar drogas que interajam
		Suspensão da droga (mudança para inibidores da mTOR)

Quimioterápicos
    Cisplatina
 	
    Ifosfamida
	Cis cloreto substituído por H_2O → radical OH altamente reativo → injúria para o DNA, morte de células tubulares
	Diabetes insípido nefrogênico, hipomagnesemia (pode ser persistente)
	Injúria tubular direta e dano mitocondrial → acidose tubular renal, síndrome Fanconi-Like, diabetes insípido nefrogênico, hipocalemia
		Diurese forçada e hidratação

Imunoglobulina
    Intravenosa
    (produtos contendo
    sacarose)
	Acúmulo de sacarose no túbulo contorcido proxima, ↑ osmolaridade → edema celular, vacuolização e oclusão tubular luminal	Taxa de infusão <3 mg sacarose/kg/min
		Evitar contraste radiológico
		Evitar produtos contendo sacarose
		Hidratação

Lítio	Disfunção da habilidade de concentração do ducto coletor → diabetes insípido Nefropatia crônica tubulointersticial (atrofia tubular e fibrose intersticial)	Medidas de concentração plasmáticas Prevenir a desidratação Evitar tiazídicos
AINEs	IRA induzida hemodinamicamente por vasoconstrição por meio de produção reduzida de prostaglandinas Recrutamento e ativação de linfócitos → nefrite tubulointersticial aguda ou crônica, com ou sem síndrome nefrótica	Evitar o uso Suspensão durante hipoperfusão Suspensão (adicionar corticosteroides)
Inibidores de Bomba de Prótons	Nefrite intersticial	Suspensão (adicionar corticosteroides)
Meio de contraste radiológico	Alta osmolaridade, vasoconstrição medular, ↑ transporte ativo na porção espessa ascendente da alça de Henle → ↑ demanda O_2	Hidratação antes e após o procedimento Acetilcisteína
Sulfonamidas	Precipitação intrarrenal → formação de litíase renal	Ingestão de líquidos >3 L/dia, monitoramento da urina para cristais Alcalinização da urina para >7,15 se cristais forem vistos

Tabela 77-5 Alguns exemplos de drogas nefrotóxicas. *ECA*, enzima conversora de angiotensina; *IRA*, injúria renal aguda. *BRAs*, bloqueadores de receptor de angiotensina; *TFG*, taxa de filtração glomerular; ácido 20-HETE, ácido 20-hidroxieicosatetraenoico; H_2O_2, peroxido de hidrogênio; *mTOR*, alvo da rapamicina de mamíferos; *AINEs*, drogas anti-inflamatórias não esteroidais; *PG* prostaglandina.

Efeito da Disfunção Renal nos Mecanismos Farmacodinâmicos e Fisiológicos

A doença renal pode alterar a resposta farmacodinâmica ou o processo fisiológico, que por sua vez afeta a resposta clínica. Por exemplo, a inabilidade dos rins disfuncionais para ativar os precursores da vitamina D significa que as vitaminas D_2 e D_3 podem ser menos efetivas. Pacientes com disfunção renal frequentemente têm coagulopatia dos efeitos da uremia na função plaquetária e podem ter maior tendência às complicações da terapia anticoagulante e antiplaquetária.

Efeito da Disfunção Renal na Concentração da Droga no Sítio de Ação

A disfunção renal pode alterar a concentração de drogas no sítio de ação. Alguns diuréticos e antibióticos tornam-se inefetivos em pacientes com disfunção renal porque eles não alcançam a concentração adequada em seu sítio de ação nos túbulos renais ou bexiga. Isso pode opor-se ao uso de drogas tais como os diuréticos tiazídicos e a nitrofurantoína ou podem requerer doses aumentadas de outros (p. ex., diuréticos de alça).

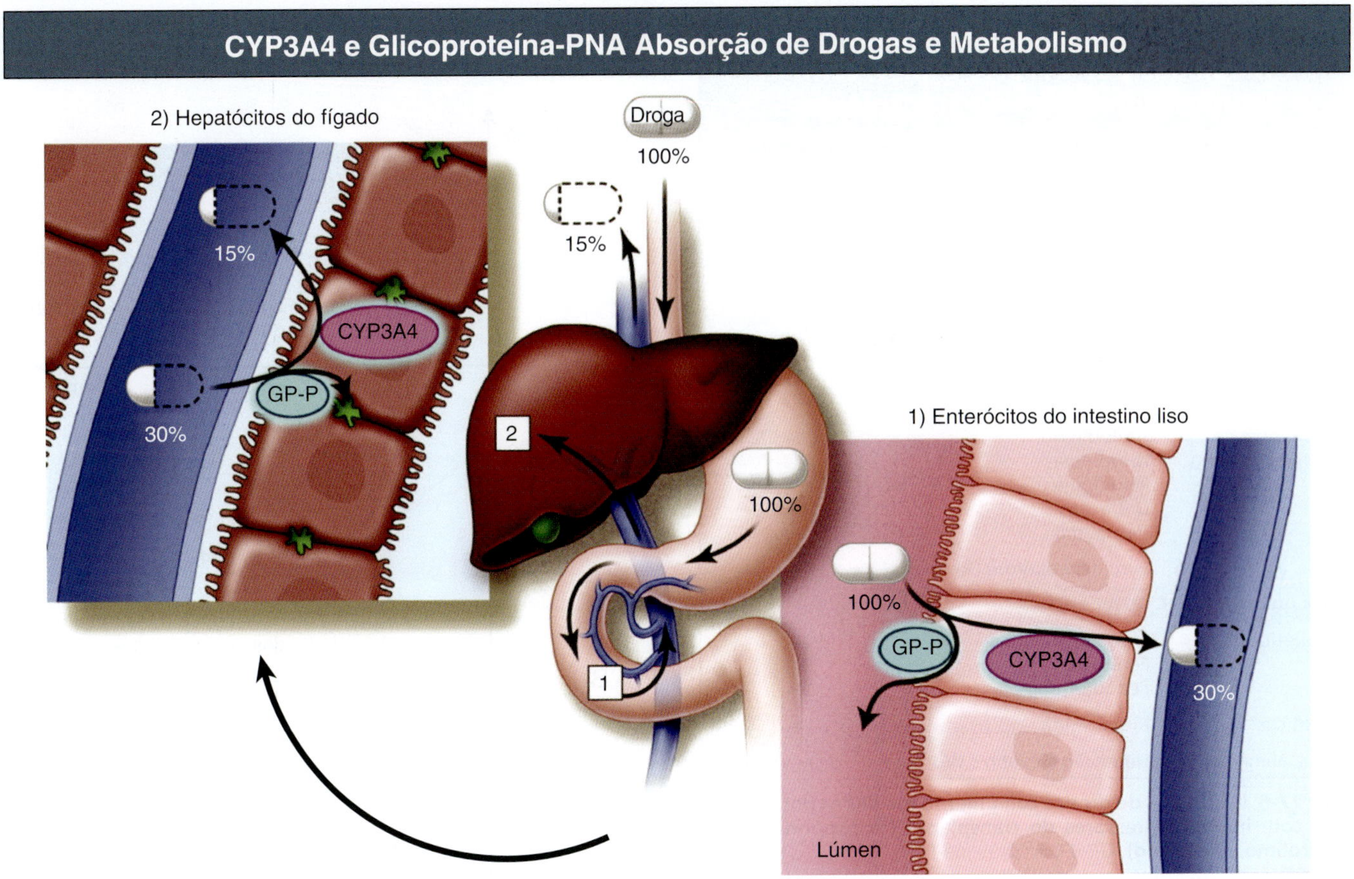

CYP3A4 e Glicoproteína-PNA Absorção de Drogas e Metabolismo

Figura 77-4 CYP3A4 e Glicoproteína-P na absorção de drogas e metabolismo. Esquema para a absorção e metabolismo de drogas que são substratos para a CYP3A4 e a Glicoproteína-P. Na visão geral, aproximadamente 15% da droga ingerida alcança a circulação sistêmica. *1)* Enterócito: a glicoproteína-P na superfície apical dos enterócitos impede a absorção de drogas, mantendo a droga no lúmen gastrointestinal; o CYP3A4 nos enterócitos metabolizam a droga. O efeito final é que aproximadamente 30% da droga ingerida alcança a circulação portal. *2)* Hepatócitos: a glicoproteína-P na superfície celular impede a entrada da droga nos hepatócitos; a CYP3A4 nos hepatócitos metaboliza a droga. O efeito final é que a entrada da droga para a circulação sistêmica é ainda mais reduzido.

Local de Ação da Droga

Drogas que têm biodisponibilidade negligenciável e que são utilizadas para efeito local ou tópico podem ser dadas de forma segura e em dose normal, apesar da toxicidade com doses sistêmicas. Essas incluem os AINEs tópicos, a gentamicina nebulizada e a vancomicina oral.

Método de Administração

Em pacientes com restrição de fluidos, a administração de infusões de drogas intravenosas com os volumes de fluidos apropriados à diluição pode ser indesejada. Quando a administração excede a restrição de fluido diária, deve-se considerar alternativas ou soluções mais concentradas, se os parâmetros físico-químicos permitirem. De maneira similar, a administração da droga via oral com grandes quantidades de volume (p. ex., bisfosfonatos) pode não ser aconselhada. Em paciente com náusea e vômitos severos, imunossupressores considerados essenciais devem ser administrados por via intravenosa.

Interações entre Drogas

Interações farmacocinéticas entre drogas são frequentemente problemáticas e a consciência de interações clinicamente significantes é essencial, especialmente em relação a pacientes recebendo imunossupressores para o transplante. O mais importante desses são a ciclosporina, o tacrolimo, o everolimo e o sirolimo, que são substratos tanto do sistema enzimático CYP3A4 e da glicoproteína-P expressos na mucosa gastrointestinal e no fígado.[14] A prescrição conjunta de drogas que inibem esses sistemas (p. ex., alguns azóis antifúngicos, bloqueadores de canal de cálcio [BCCs], macrolídeos e suco de toranja – *grapefruit*) podem aumentar a absorção e reduzir o metabolismo dos imunossupressores e causar toxicidade. Contrariamente, as drogas que induzem esse sistema (p. ex., barbitúricos, fenitoína, carbamazepina, rifampicina, e o hipericão [*St John's wort*]) podem reduzir a absorção e aumentar o metabolismo e, portanto, aumentar o risco de rejeição (Fig. 77-4 e Tabela 77-6). Todas as mudanças de drogas em pacientes recebendo a imunossupressão do transplante devem ser consideradas pelo seu potencial de interação, e consideradas também modificações de dose apropriadas e utilizadas alternativas.

Condições Clínicas do Paciente

O bem-estar do paciente deveria prevalecer as preocupações teóricas. Doses maiores que as recomendadas podem ser apropriadas quando há uma indicação clínica forte. Por exemplo, a redução excessiva nas doses iniciais dos antibióticos baseadas na função renal pode ser inapropriada em pacientes com infecções ameaçadoras de sua vida quando as consequências da falha de terapia são maiores que o potencial de toxicidade.

Métodos para a Redução de Dose
Doses de Ataque

Para a maioria das drogas, as concentrações homeostáticas são alcançadas após cinco meias-vidas da droga. Portanto, para algumas drogas, uma dose de ataque é dada para reduzir o tempo para alcançar

Interações de Drogas Comumente Mediadas por CYP3A4 e GP-P com Imunossupressores do Transplante		
Classe de Droga	**Exemplos**	**Potência Relativa**
Drogas que Inibem CYP3A4 e GP-P		
Antibióticos macrolídeos	Azitromicina	–
	Claritromicina	+++
	Eritromicina	+++
	Rositromicina	+
Antifúngicos azólicos	Fluconazol	+/–
	Itraconazol	++
	Cetoconazol	+++
	Voriconazol	+++
Bloqueadores de canal de cálcio	Amlodipino	+/–
	Nifedipina	+/–
	Felodipina	+/–
	Diltiazem	++
	Verapamil	+++
Herbais, alimentação	Suco de *grapefruit* (toranja)	++
Drogas que Induzem CYP3A4 e GP-P		
Antiepiléticos	Carbamazepina	++
	Fenitoína	+++
	Fenobarbital	++
Antibióticos	Rifampicina	+++
Herbais, alimentação	Hipericão (*St John's Wort*)	+++

Tabela 77-6 Interações de drogas comumente mediadas por CYP3A4 e GP-P com imunossupressores do transplante (ciclosporina, tacrolimo, sirolimo, everolimo). *GP-P,* Glicoproteína-P.

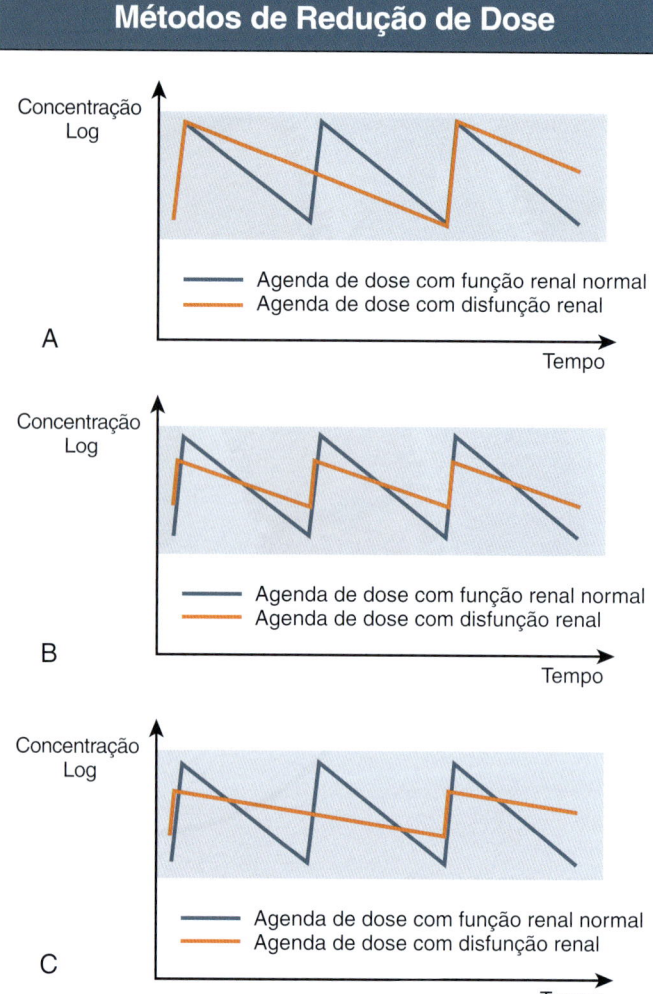

Figura 77-5 Métodos de Redução de Dose. A. Método de Intervalo. **B**. Método de Dose. **C**. Método Combinado

a homeostase. Supondo-se que a disfunção renal pode prolongar a meia-vida da droga, simplesmente reduzir a dose de droga poderia ser um erro terapêutico, porque isso irá atrasar mais o alcance da homeostase. A dose de ataque (mg/kg) é igual ao produto da concentração desejada no plasma (mg/mL) e o V_D (mL/kg) e é independente da depuração. Uma vez que a concentração desejada e o V_D não sejam modificáveis, as doses de ataque não requerem modificações em pacientes com disfunção renal. Em alguns casos, o V_D está alterado, especialmente com hipoproteinemia ou sobrecarga de volume, e, portanto, alguns clínicos alteram a dose de ataque de algumas drogas com índice terapêutico estreito tais como a digoxina. Pode ser necessário aumentar as doses de aminoglicosídeos em pacientes com sobrecarga de volume ou sepse que tenham o V_D aumentado.

Doses de Manutenção

Quando informações farmacocinéticas específicas não estão disponíveis, e assumindo que não houve mudanças na depuração não renal, as doses de manutenção devem ser reduzidas proporcionalmente de acordo com a extensão da disfunção renal e da eliminação renal da droga. Por exemplo, se a função renal estiver 50% do normal e se a droga é excretada 100% pelos rins, uma dose de manutenção de 50% será requerida. Se a droga for 50% depurada pelos rins e o paciente tiver 20% de função renal, então a dose deverá ser de 60% da dose normal. O fator para a redução da dose é estimado dos primeiros princípios da seguinte fórmula:

Dose na disfunção renal/Dose na função renal normal
= (1 – fe) x (1 – Fração da função renal restante)

Em que fe é a fração da droga ativa excretada não modificada na urina.

Uma vez que o fator da redução de dose tenha sido determinado, o clínico deve decidir por um método de redução de dose. Dois métodos são utilizados, ou isoladamente ou em combinação (Fig. 77-5).

Método de Intervalo: Devido à depuração da droga estar reduzida, uma redução na dose entregue é alcançada pela administração da mesma dose menos frequentemente. Esse método é particularmente útil quando o tamanho da dose e o pico de concentração sanguínea são importantes para a eficácia (p. ex., aminoglicosídeos). Se esse método for utilizado, os intervalos de dose práticos deveriam ser recomendados em lugar de intervalos complexos e inconvenientes.

Método de Dose: Um método alternativo é administrar uma menor dose no intervalo usual. Esse método é comum, especialmente quando o tamanho da dose e os picos de concentrações são menos críticos para a eficácia. Se esse método for utilizado, os clínicos devem considerar a disponibilidade de formulações com doses menores e a habilidade do paciente para dividir as formas disponíveis de maneira acurada e segura.

Método Combinado: Por vezes, especialmente para drogas com índice terapêutico estreito, para que um controle estrito de concentração seja requerido (p. ex., digoxina), uma combinação de métodos de dose e intervalo é utilizada.

Avaliação Continuada

Mesmo com modificações apropriadas de dose em pacientes com disfunção renal, os clínicos deveriam sempre permanecer vigilantes e monitorando de maneira próxima a resposta à terapia para guiar a titulação de dose.

Monitoramento de Intervalos Terapêuticos de Drogas na Disfunção Renal

Droga	Intervalo Terapêutico e Quando Coletar Amostras
Aminoglicosídeos (dosagem a cada 24 horas)	Pico (30 mim após uma infusão de 30 min) Vale (6 a 12 horas após a dose)
Gentamicina	Pico >10 mg/L
Tobramicina	Vale depende do tempo após a dose 0,5-2 mg/L
Amicacina	Pico >30 mg/L
	Vale: depende do tempo após a dose 1,5-6 mg/L
Imunossupressores	
Ciclosporina	C_0 (vale) 150-200 µg/mL C_2 (2h após a dose) 1.200-1.500 µg/mL AUC_{0-4} >4.400 µg/mL/h
Tacrolimo	C_0 (vale) 4-12 µg/mL
Sirolimo	C_0 (vale) 5-15 µg/mL
Antiarrítmicos	
Digoxina	0,8-2,0 µg/mL (vale após ao menos 6 horas da dose)
Lidocaína	1-5 µg/mL 8 h após o início da infusão IV ou é alterado
Antipsicóticos (Lítio)	Agudo 0,8-1,2 mmol/L (vale) Crônico 0,6-0,8 mmol/L (vale)
Antiepiléticos	
Carbamazepina	4-12 µg/mL (vale antes da administração)
Fenitoína	10-20 µg/mL (vale antes da administração)
Fenitoína livre	1-2 µg/mL (vale antes da administração)
Fenobarbital	15-40 µg/mL (vale antes da administração)
Ácido Valproico	40-100 µg/mL (vale antes da administração)
Vancomicina	Vale: 10-20 mg/L

Tabela 77-7 **Monitoramento de intervalos terapêuticos de drogas na disfunção renal.** Os níveis alvo são dependentes da metodologia do ensaio e do contexto clínico. *IV*, Intravenoso.

Monitoramento Terapêutico de Droga

O monitoramento terapêutico de droga pode prover informações objetivas para guiar o cálculo da dose e é de valor para drogas tais como aminoglicosídeos, glicopeptídeos, digoxina, lítio, antiepiléticos e imunossupressores (Tabela 77-7). Ensaios usualmente medem as concentrações sanguíneas totais e podem significativamente subestimar os níveis plasmáticos das formas ativas e livres da droga.

Resposta Clínica

Finalmente, a resposta clínica deveria influenciar a necessidade de modificar as doses. As doses devem ser cuidadosamente tituladas de acordo com a resposta e os efeitos adversos. Por exemplo, a pressão sanguínea para os anti-hipertensivos, a glicose sanguínea e a hemoglobina A1c (Hb A1c) para os hipoglicemiantes orais, e a função renal para a toxicidade vinda dos ICNs, inibidores de ECA e BRAs.

Perdas Extracorpóreas de Drogas

Falha em considerar a depuração de droga por diálise pode diminuir significativamente a eficácia da droga.[5,7] De forma alternativa, a diálise pode ser utilizada em casos de superdosagem para ajudar na remoção de drogas (Cap. 98). Estudos de depuração de drogas com modalidades de TRS têm utilizado frequentemente variações na técnica de diálise que torna difícil comparar seus resultados. Muitos estudos antes de 1990 relatam dados de hemodiálise padrão (HD) com membranas de baixo fluxo, que são menos eficientes para a remoção de drogas do que as membranas de alto fluxo agora amplamente utilizadas. Muitas recomendações relatam a necessidade por doses suplementares. Clinicamente, as doses suplementares são raramente utilizadas, especialmente se menos que 30% da droga é depurada ou a droga tem um índice terapêutico amplo. Em vez disso, as drogas conhecidas por serem significativamente depuradas pela diálise devem ser administradas após a diálise (Tabela 77-8). Quando as drogas são dadas em doses diárias múltiplas, ao menos uma das doses diárias deve ser administrada logo após a sessão da diálise ter sido completada.

Hemodiálise

A depuração de droga pela hemodiálise ocorre principalmente por difusão passiva, juntamente com o gradiente de concentração, mas também por movimento de convecção de droga solúvel com a água plasmática ultrafiltrada.[7,15] A eficiência da remoção da droga depende das suas propriedades físico-químicas. Com a diminuição do tamanho molecular (<500 Da) e o aumento da solubilidade em água, a remoção da droga é aumentada. Pelo contrário, com a ligação a proteínas e o V_D aumentando, a depuração pela hemodiálise diminui. Os fatores da HD influenciadores da remoção de drogas incluem o tipo de membrana e a área de superfície, taxas de fluxo sanguíneo e a frequência e duração da diálise. A HD pode remover drogas do plasma mais rapidamente que a mesma possa redistribuir-se a partir de tecidos, então as concentrações da droga determinadas por amostras de sangue coletadas logo após o começo ou o final da HD podem estar baixas. As amostras devem preferencialmente ser coletadas antes da diálise ou cerca de 1 a 2 horas após a sessão para permitir a redistribuição da droga.

Diálise Peritoneal

Muitas propriedades de drogas que podem afetar a remoção pela HD também se aplicam à diálise peritoneal (DP), mas a DP é usualmente menos eficiente.[16] Para a remoção significativa pela DP, a droga deve ter um V_D muito pequeno e baixa ligação a proteínas. Para a maioria das drogas, há pouca evidência de remoção significativa durante a PD realizada em pacientes crônicos. Poucos estudos examinaram a depuração de drogas da DP automatizada que usa grandes volumes com curta permanência de dialisato na cavidade à noite, frequentemente acompanhado por uma ou mais permanência de tratamento mais longa durante o dia. A depuração de algumas drogas pela DP automatizada é aumentada devido ao gradiente aumentado da concentração da droga entre o sangue e o dialisato. A capacidade aumentada da droga ser dialisada pode ocorrer com fluxos de dialisato peritoneal aumentados ou durante uma peritonite.

Terapia Renal Substitutiva Contínua

A depuração de droga por TRS contínua (TRSC) com hemofiltração, HD ou hemodiafiltração difere da HD intermitente.[17] Confiando na ultrafiltração contínua da água plasmática, a TRSC pode remover grandes quantidades de droga ultrafiltrável. A TRSC geralmente usa membranas com poros maiores e envolve o transporte convectivo de soluto. Portanto, a TRSC permite a passagem de moléculas maiores (até 5.000 Da). Um V_D e ligação a proteínas grandes ainda impedem a remoção por TRSC. A ligação a proteínas e os dispositivos de taxa de filtração determinam a taxa de remoção. Uma série de coeficientes de *sieving* ("peneiramento") está disponível para permitir o cálculo da quantidade de droga realmente perdida, se a taxa de fluxo de ultrafiltração é conhecida.[5] O coeficiente de *sieving* é a razão da concentração da droga no ultrafiltrado em relação à concentração da droga na água plasmática pré-filtro. Quanto mais próximo o coeficiente de *sieving* for de 1,0, maior a passagem pelo filtro. Existem alguns estudos detalhados de depuração de drogas com o uso desses métodos, e os clínicos devem confiar nas estimativas vindas da HD, propriedades físico-químicas conhecidas e resposta clínica.

PROBLEMAS COMUNS DE PRESCRIÇÃO NA DOENÇA RENAL CRÔNICA E TERAPIA RENAL SUBSTITUTIVA

Anemia

Proteínas Estimuladoras da Eritropoiese

A farmacocinética dos agentes estimuladores de eritropoiese (AEEs) não é afetada pela função renal em si. Entretanto, uma vez que a função

Depuração na Diálise de Drogas Comumente Prescritas

Drogas significativamente depuradas por Hemodiálise que requerem administração após a diálise ou a suplementação após a diálise	Drogas não significativamente depuradas pela hemodiálise e que não requerem administração após a diálise ou a suplementação após a diálise ou que precisam ser administradas em momentos específicos independentemente da hemodiálise
Analgésicos Morfina 6-glucoronídeo (intoxicação) Aspirina, dose alta (contraindicado) **Antibióticos** Aminoglicosídeos 　Amicacina 　Gentamicina 　Tobramicina Cefalosporinas 　Cefotaxima 　Cefazolina 　Ceftazidima Carbapenêmicos 　Imipenem 　Meropenem Metronidazol Penicilinas 　Amoxicilina 　Ticarciclina 　Piperacilina Fluoroquinolona 　Ciprofloxacina Glicopeptídeos 　Vancomicina (dialisadores de alto fluxo) Teicoplanina Miscelânea Etambutol Cotrimoxazol **Antifúngicos** Fluconazol **Antivirais** Aciclovir Cidofovir Famciclovir Foscarnet Ganciclovir Ribavirina Valganciclovir Zidovudina **Antineoplásicos** Ciclofosfamida Metotrexato **Anticoagulantes** Lepirudina **Antiepiléticos** Gabapentina Pregabalina Levetiracetam **Agente Cardiovascular** Sotalol **Antidiabetogênicos** Metformina (em superdosagem) **Vitaminas** Solúveis em água B, C e folato Psicotrópico Lítio	**Anemia** Eritropoetina Ferro **Analgésicos** Morfina Paracetamol Fentanil Oxicodona AINEs **Antibióticos** Penicilinas 　Amoxicilina 　Flucoxacilina Fluoroquinolonas 　Moxifloxacina Rifamicinas 　Rifampicina 　Rifabutina Glicopeptídeos Vancomicina (oral ou capilar de baixo fluxo) Tetraciclinas 　Tetraciclina 　Doxiciclina 　Minociclina **Antifúngicos** Anfotericina Voriconazol Cetoconazol Itraconazol **Antivirais** Anfotericina **Antiepiléticos** Carbamazepina **Agentes Cardiovasculares** Amiodarona Perhexilina Nitratos **Anticoagulantes** Heparina Varfarina HBPMs **Drogas Antiplaquetárias** Aspirina em baixa dose Clopidogrel Dipiridamol **Imunossupressores** Azatioprina Ciclosporina ou Tacrolimo Micofenolato Prednisolona Sirolimo e Everolimo Anticorpos depletores de células T Rituximabe Anticorpos anti-CD25 **Antidiabetogênicos** Sulfonilureias **Agentes Musculoesqueléticos** Bisfosfonatos **Antiepiléticos** Valproato de sódio Carbamazepina **Antidepressivos** IRSSs (administrar na manhã) **Vitaminas** Vitaminas lipossolúveis A, D, E, K

Tabela 77-8 Depuração de drogas na diálise. *HBPMs* heparinas de baixo peso molecular, *AINEs* drogas anti-inflamatórias não esteroidais, *IRSS* inibidores da recaptação seletiva da serotonina.

renal diminui, pode ser necessário que a sua dose seja aumentada para compensar a produção endógena de eritropoetina reduzida. O uso de AEEs é mais discutido no Capítulo 83.

Terapia com Ferro

Os suplementos orais podem ser suficientes em estádios precoces da DRC ou em pacientes em DP que não têm o mesmo grau de perda sanguínea regular como os pacientes em HD. A absorção máxima do ferro oral ocorre com administrações frequentes de pequenas doses distantes da alimentação, embora a intolerância gastrointestinal limite a terapia. É importante evitar interações com drogas cuja absorção é afetada pelo ferro oral. Pacientes com deficiência de ferro severa e aqueles em HD frequentemente requerem suplementação intravenosa (Cap. 83).

Analgésicos

Vários analgésicos (ou seus metabólitos) sofrem excreção renal ou são nefrotóxicos, e é requerida a modificação de dose ou evitá-los.[20,21] O medo de efeitos adversos frequentemente impede o uso de doses suficientes para manejar apropriadamente a dor. Doses iniciais adequadas deveriam ser seguidas pela avaliação cuidadosa e titulação da dose.

Acetaminofeno (Paracetamol)

Apesar de sugestões que o acetaminofeno possa ser nefrotóxico, a falta de inibição plaquetária e a irritação gastrointestinal fazem dele uma base analgésica mais segura no contexto da DRC e da TRS do que os AINEs e opioides. O acetaminofeno é metabolizado pelo fígado e não requer ajuste de dose.

Analgésicos Opioides

Os opioides têm metabólitos com atividade variável e dependente da excreção renal.[22,23] O acúmulo de metabólitos em pacientes com disfunção renal prolonga a ação da droga e predispõe à toxicidade do sistema nervoso central (SNC) (sedação, depressão respiratória, confusão, alucinações e convulsões), o que é frequentemente difícil de distinguir de sintomas urêmicos. O uso regular de opioides em pacientes com doença renal em restrição de fluidos pode exacerbar a constipação. Os opioides devem ser utilizados cautelosamente em pacientes com disfunção renal, com doses adequadas dadas para estabelecer o controle e tituladas até a menor dose efetiva pelo período mais curto possível.[24] A morfina é metabolizada em dois metabólitos ativos que são depurados pelos rins (morfina 3-glucoronídeo e morfina 6-glucoronídeo). O acúmulo desses em pacientes com disfunção renal pode ser responsável por toxicidade de SNC, depressão respiratória e sedação.[25] É melhor evitar a morfina, mas se essa for essencial, então uma significante redução de dose é recomendada. A meperidina (normeperidina) que causa a toxicidade do SNC (convulsões, mioclonia, mudanças de estado mental, depressão respiratória e psicose).[26] Deve ser evitada em pacientes com disfunção renal de moderada a severa. O dextropropoxifeno deve ser evitado por ser metabolizado em norpropoxifeno que é um metabólito depurado pelos rins, que pode causar toxicidade cardíaca. A hidromorfona é metabolizada em hidromorfona 3-glucoronídeo, que tem uma menor atividade e não sofre acúmulo substancial. A buprenorfina é metabolizada em metabólitos relativamente inativos, que são excretados na bile, e é relativamente segura. Opioides mais fracos (codeína, di-hidrocodeína e hidrocodona) podem ainda causar depressão do SNC e respiratória. Eles devem ser evitados ou utilizados com cautela em pacientes com disfunção renal severa. Com a titulação apropriada, o alfentanil, o fentanil, o sufentanil, a metadona e a oxicodona são relativamente escolhas mais seguras porque não possuem metabólitos significantemente ativos. O opioide parcial tramadol é metabolizado em um metabólito ativo depurado via renal, o O-desmetiltramadol; sua meia-vida dobra em pacientes com disfunção renal e predispõe pacientes a convulsões, depressão respiratória e outros efeitos adversos do SNC. Em pacientes com intoxicação por opioide, a naloxona pode ser utilizada em doses normais para a reversão.

Drogas Anti-inflamatórias Não Esteroidais

O efeito nefrotóxico mais frequente dos AINEs é a disfunção renal aguda por impedir a vasodilatação da arteríola aferente mediada por prostaglandina (Cap. 69). Em indivíduos saudáveis, a inibição da ciclo-oxigenase tem pouco efeito na função renal. A nefrotoxicidade acontece mais provavelmente naqueles com um estado de renina elevada ou hipoperfusão renal, naqueles em que as prostaglandinas estão suprarreguladas e têm um papel de suporte na manutenção da filtração glomerular. O uso de AINEs com inibidores de ECA, BRAs, diuréticos ou anti-hipertensivos aumenta o potencial de nefrotoxicidade, e essas combinações deveriam ser prescritas cautelosamente. Quando essencial, os AINEs devem ser utilizados na menor dose efetiva pelo menor período de tempo e com monitoramento da função renal. Aumentos no potássio, sódio e retenção de fluido podem também ocorrer.

Drogas anti-inflamatórias não esteroidais podem causar uma nefrite idiossincrática rara que pode apresentar-se com nefrite intersticial aguda ou síndrome nefrótica com doença de lesões mínimas.[27] Os AINEs também têm sido associados à necrose papilar renal e outras mudanças patológicas durante administração em longo prazo. Devido a COX-2 ser expressa no rim, os agentes seletivos para a COX-2 não oferecem vantagem na toxicidade renal em relação inibidores não seletivos.[28] O potencial para complicações cardiovasculares dos inibidores da COX-2 também é indesejável em pacientes com doença renal sob alto risco para doença cardiovascular.

Drogas para Dor Neuropática

Antidepressivos tricíclicos em baixa dose são utilizados em doses habituais, embora em pacientes com doença renal serem mais sensíveis aos efeitos colaterais anticolinérgicos. O valproato em baixa dose e carbamazepina são utilizados em dose habitual. Cautela extrema é requerida com a gabapentina[29] e pregabalina[30] porque elas são extensivamente depuradas pelo rim e podem causar efeitos colaterais no SNC significantes (sonolência, letargia, tontura e ataxia).

Anti-histamínicos

Doses normais de anti-histamínicos podem ser utilizadas inicialmente com titulação baseada na resposta e nos efeitos colaterais tipicamente colinérgicos para os quais os pacientes com doença renal podem ser mais suscetíveis. Anti-histamínicos sedativos devem ser utilizados com cautela em pacientes com obstrução do fluxo de saída da bexiga porque eles podem causar ou agravar a frequência urinária e a retenção. Anti-histamínicos mais novos e menos sedativos são mais bem tolerados e têm um índice terapêutico mais amplo, e o acúmulo raramente causa complicações significantes durante o tratamento em curto prazo. A cetirizina depende mais de depuração renal, e a redução de dose é sugerida. A loratadina e a desloratadina têm metabólitos ativos, mas são seguras. A fexofenadina é segura; entretanto, a terfenadina deve ser evitada devido ao risco de arritmias.

Agentes Anti-infecciosos

Os rins excretam muitos agentes anti-infecciosos, e a redução de dose é frequentemente requerida em pacientes com disfunção severa ou que são submetidos à terapia estendida. Muitos anti-infecciosos têm um amplo índice terapêutico, e o ajuste de dose é clinicamente desnecessário, apesar de sua dependência da excreção renal. Um princípio importante da dose de anti-infecciosos em pacientes com disfunção renal é iniciar drogas efetivas em doses suficientes. Reduções de doses excessivas podem falhar em alcançar concentrações efetivas das drogas. Doses normais ou maiores que o esperado com base

na função renal podem ser apropriadas em tratamento de organismos menos suscetíveis e quando a distribuição da droga no sítio da infecção está reduzida (p. ex., meningite). Doses normais de ataque podem ser apropriadas para alcançar concentrações terapêuticas. Infecção mais severa, particularmente em pacientes gravemente imunossuprimidos, pode requerer terapia estendida. Em pacientes com infecção do trato urinário, se a TFG estiver abaixo de 30mL/min e a droga não for submetida à secreção tubular, pode-se ter concentração inadequada no trato renal e o acúmulo sistêmico pode levar à toxicidade. A nitrofurantoína torna-se ineficaz em pacientes com doença renal avançada,[31] e o acúmulo causa neuropatia periférica. A prescrição de agentes anti-infecciosos para infecções de trato urinário será discutida no Capítulo 53.

Antibacterianos

Variações na farmacocinética dos antibióticos em pacientes com disfunção renal têm impacto significante no cuidado crítico.[32]

Aminoglicosídeos

Os aminoglicosídeos são extensivamente excretados sem modificações pelos rins e podem causar nefrotoxicidade e ototoxicidade.[33] Quando seu uso é essencial, a dose diária total deve ser reduzida, os cursos de tratamento mantidos com duração mínima e as concentrações séricas e função renal monitoradas de perto. Porque os aminoglicosídeos são submetidos à secreção tubular, as altas concentrações urinárias são alcançadas até mesmo em pacientes com disfunção renal avançada, e doses mais baixas podem ser apropriadas para infecções do trato urinário não complicadas.

Agendas de Dose de Aminoglicosídeos Apesar das meias-vidas curtas (2 a 3 horas com função renal normal), os aminoglicosídeos são usualmente dados uma vez ao dia em vez de doses diárias divididas para a maioria das indicações. Isso é baseado em dados mostrando que sua ação é dependente do pico de concentração e que os regimes de dose diária diminuíam a toxicidade. O regime de dose requerido depende do V_D e da depuração renal. O cálculo da dose na disfunção renal primeiramente envolve reduzir a dose diária normal (5 a 7 mg/kg para a gentamicina e a tobramicina ou 15 mg/kg para a amicacina) de acordo com a função renal (p. ex., com 25% restantes da função renal, reduza a dose diária total para 25% da dose normal). Devido à sua atividade dependente do pico de concentração, os aminoglicosídeos devem ser administrados em sua mínima dose efetiva (≥2,5 mg/kg para a gentamicina e tobramicina; ≥7,5 mg/kg para a amicacina) para atingir o alvo sérico do pico de concentração (>10 µg/mL para gentamicina e tobramicina; >30 µg/mL para amicacina). A dose diária calculada reduzida da normal pode ser mais baixa que a dose mínima individual requerida para atingir o alvo sérico do pico de concentração. Caso isso seja verdade (p. ex., com disfunção renal de moderada a severa), pode ser necessário administrar a dose minimamente efetiva em um intervalo estendido (p. ex., a cada 36 ou 48 horas) em vez de reduzir o tamanho da dose individual. Embora o uso de intervalos de administração mais longos (>48 horas) seja uma prática comum, a sua eficácia depende de um efeito pós-antibiótico, e é incerto se esse efeito perdura por regimes de doses estendidas.

Monitoramento das Concentrações de Aminoglicosídeos Devido à variabilidade farmacocinética em pacientes com infecção e disfunção renal bem como toxicidade, o monitoramento é essencial para calcular a dose dos aminoglicosídeos. É particularmente importante no início da terapia ou quando mudanças significativas na função renal ou nas condições clínicas acontecem. O monitoramento de rotina não é requerido para períodos de tratamento curto (menos que 48 horas). Métodos gráficos que usam concentração de ponto único 6 a 14 horas após a administração são válidos apenas com função renal relativamente normal. Eles não oferecem informação do alcance do pico de concentração e não são recomendados em pacientes com disfunção renal. Concentrações de vale podem ser medidas, mas devem ser interpretadas no contexto de tempo após a dose quando a amostra foi coletada. Esse monitoramento do vale não oferece informações sobre o alcance do pico de concentração e pode estar abaixo do limite de quantificação de alguns ensaios. Alguns pacientes, especialmente aqueles com sepse severa e disfunção renal podem ter alterado o V_D (usualmente o mais alto), o que resulta em concentrações de pico mais baixas. Medir a concentração de pico (30 minutos após a dose) é a única forma certa de determinar se as concentrações de pico foram alcançadas e em auxiliar na determinação do tamanho das doses subsequentes e os intervalos de administração. Uma vez que a relação entre o tempo de administração e a amostragem sanguínea é conhecida, modificações simples de dose são feitas com estimativas do primeiro princípio (discussão prévia de métodos de redução de dose).

Carbapenêmicos

Ertapenem, doripenem, imipenem,[34] e meropenem[35] são excretados significativamente na urina, mas com modificação de dose apropriada podem ser seguramente utilizados.

O imipenem pode causar significante toxicidade neurológica (atividade mioclônica, convulsões e confusão), especialmente em altas doses naqueles com desordens do SNC subjacente ou disfunção renal. O meropenem e o doripenem podem ser preferíveis, porque eles aparentam ser menos neurotóxicos. O imipenem é inativado pela de-hidropeptidase 1 renal e é combinado com cilastatina para impedir essa degradação.

Cefalosporinas

Apesar do fato de que as cefalosporinas são predominantemente depuradas pelos rins, a segurança relativa de muitas delas significa que doses normais são utilizadas para cursos terapêuticos curtos, mesmo em pacientes em diálise (p. ex., ceftriaxona, cefaclor e cefalexina). A terapia parenteral em alta dose e cursos prolongados de alguns agentes requer a redução de dose em pacientes com disfunção severa. A redução é sugerida em pacientes com disfunção severa para o cefepime,[36] cefotaxima,[37] ceftazidima,[38] cefoxitima, e cafazolina.[39] As concentrações terapêuticas da cefazolina são mantidas após doses de 20 mg/kg (aproximadamente 2 g) após a diálise três vezes por semana.[40] Algumas cefalosporinas causam uma reação semelhante à da creatinina em ensaios baseados no método de picrato. Isso pode falsamente elevar a creatinina sérica e ser confundido com nefrotoxicidade.[41]

Fluoroquinolonas

A excreção renal é significante com ciprofloxacina, norfloxacina e gatifloxacina, e as doses devem ser diminuídas pela metade se a TFG estiver abaixo de 30 mL/min.[42,43] A moxifloxacina é 20% excretada pelos rins e a redução de dose não é necessária. A norfloxacina é bem secretada pelos rins e útil na infecção do trato urinário. As quinolonas são geralmente bem toleradas, mas podem causar efeitos no SNC (dor de cabeça, tontura, insônia, depressão, inquietação e tremores), nefrite intersticial e cristalúria. A tomada de fluidos deve ser encorajada (se bem tolerado) e urina excessivamente alcalina evitada para prevenção de cristalúria. A absorção das quinolonas é reduzida quando a droga é coadministrada com compostos contendo metal como magnésio, cálcio, alumínio e ferro e, portanto, elas devem ser administradas distante das refeições e de quelantes metálicos de fosfato.[9]

Glicopeptídeos

Os glicopeptídeos (vancomicina e teicoplanina) são extensivamente excretados pelo rim. Devido à nefrotoxicidade e ototoxicidade potenciais, a modificação de dose é essencial até mesmo em disfunções de leves a moderadas. A nefrotoxicidade é maior naqueles com disfunção renal, terapia prolongada, altas doses e nefrotoxinas concomitantes. A nefrotoxicidade pode ser menos comum com teicoplanina. A ototoxicidade pode envolver surdez neurossensorial e tinido. A surdez permanente é mais provável com o comprometimento prévio da audição ou disfunção renal. Se os glicopeptídeos forem essenciais, a duração da terapia deve ser minimizada com monitoramento regular de concentrações séricas e da função renal. Os glicopeptídeos demonstram atividade antibacteriana dependente de tempo, então o cálculo de dose deve ser repetido uma vez que a concentração sérica caia abaixo de concentrações inibitórias mínimas. Em pacientes em diálise, doses únicas (p. ex., 1 g) de vancomicina mantêm concentrações terapêuticas (15 µg/mL) por 3 a 5 dias.[44] A vancomicina é mais extensivamente removida com membranas de diálise de alto fluxo do que com aquelas de baixo fluxo.

Lincosamidas

As lincosamidas (p. ex., clindamicina e lincomicina) são relativamente seguras e não são significativamente excretadas pelos rins. Um efeito adverso significativo é a colite pseudomembranosa. Se isso ocorrer, a droga deverá ser suspensa. O manejo de fluidos e o tratamento com metronidazol oral ou vancomicina são requeridos para prevenir a hipovolemia e distúrbios eletrolíticos.

Macrolídeos

Os macrolídeos são em sua maior parte depurados pelo fígado, e modificações de dose não são usualmente requeridas até mesmo em pacientes com doença renal crônica em estádio terminal (DRCT). A redução da dose é requerida com dose elevada ou eritromicina intravenosa,[45] que pode prolongar o intervalo QT e causar ototoxicidade. Vários macrolídeos são potentes inibidores do CYP3A4 e da glicoproteína-P, então poderá haver interações maiores e exposição aumentada com drogas coadministradas que dependem do CYP3A4 ou da absorção mediada pela glicoproteína-P e metabolismo (ciclosporina, tacrolimo, sirolimo e estatinas). A eritromicina e a claritromicina são os mais potentes inibidores e a modificação de dose da droga concomitante é requerida. A rositromicina é um inibidor muito mais fraco e usualmente causa pouca interação ou não clinicamente significativa. A azitromicina não interage.

Penicilinas

A maioria das penicilinas tem uma meia-vida curta e são rapidamente eliminadas pela filtração renal e secreção. A maioria tem uma janela terapêutica relativamente ampla e são utilizadas em doses normais para curtos cursos de tratamento oral. A terapia parenteral em alta dose ou terapia oral prolongada oral podem requerer redução de dose para prevenir distúrbios eletrolíticos e neurotoxicidade em pacientes com doença renal avançada. Devido a maior parte das penicilinas exercer pequeno ou nenhum efeito pós-antibiótico, a quantidade de tempo acima da concentração inibitória mínima é mais importante que a concentração máxima. Reduções severas na frequência da administração não são aconselhadas. A redução de dose de ticarciclina-clavulanato[46] e piperacilina é aconselhável.

Rifamicinas

As rifamicinas são principalmente metabolizadas no fígado e utilizadas em doses normais. A coloração vermelho-alaranjada dos fluidos corporais (p. ex., urina e dislisato da DP) é comum. Infrequentemente, esses agentes causam hepatotoxicidade e discrasias sanguíneas. A rifampicina é um potente indutor enzimático e aumenta significativamente o metabolismo das drogas, incluindo imunossupressores. Embora estruturalmente similar, a rifabutina não induz as enzimas do CYP450 na mesma extensão.

Tetraciclinas

As tetraciclinas dependem mais da excreção renal do que a doxiciclina e minociclina. Em pacientes com disfunção renal, a tetraciclina é antianabólica causando uremia, hiperfosfatemia e acidose metabólica, ela pode também agravar a falência renal preexistente.[47] A tetraciclina deve ser evitada na disfunção renal; entretanto, a doxiciclina, a minociclina e a tigeciclina não são antianabólicos e podem ser utilizadas de maneira usual. A nefrotoxicidade ocorreu em associação com esteatose hepática aguda com tetraciclina em alta dose. A tetraciclina degradada (anidro-4-epitetraciclina) pode resultar em dano tubular renal e uma síndrome semelhante à de Fanconi.

Sulfonamidas e Trimetoprim

A maior parte do uso das sulfonamidas é devido ao uso de cotrimoxazol (sulfametoxazol em uma combinação de 5:1 de trimetoprim). As sulfonamidas são eliminadas por acetilação seguida de excreção renal. Os metabólitos acetilados podem causar cristalúria e dano tubular. O sulfametoxazol e trimetoprim têm excreção renal similar exceto em extremos de pH urinário. A urina alcalina promove a excreção de sulfametoxazol, enquanto a urina ácida promove a excreção de trimetoprim. O acúmulo de ambos ocorre na disfunção renal,[48] e a redução de dose é aconselhável, exceto talvez no tratamento inicial da infecção por *Pneumocystis jirovecii*, em que o risco de toxicidade é contrabalanceado pela seriedade da infecção. O trimetoprim inibe a secreção tubular de creatinina[49] que pode ser mal interpretada como nefrotoxicidade pelo trimetoprim.

Outros Antibióticos

A linezolida é utilizada em dose normal. O metronidazol tem um metabólito parcialmente ativo e excretado pelos rins, embora apenas 15% da droga em sua forma inicial seja de depuração renal. É geralmente dado em doses usuais ou reduzido para duas vezes ao dia com diálise.[50]

Antimicobactérias

O tratamento com antimicobactérias (Cap. 54) requer modificação de dose de acordo com a função renal e evitar interações de drogas.[51] O etambutol é significativamente excretado pelo rim (80%) e tem uma meia-vida prolongada em pacientes com disfunção renal. A redução de dose é essencial para evitar a toxicidade visual. A isoniazida, a pirazinamida e a rifampicina-rifabutina podem ser dadas em doses usuais. A rifampicina causa a indução de enzimas hepáticas e severas interações de drogas com os imunossupressores do transplante. Dos agentes de segunda linha, a amicacina, a canamicina, a estreptomicina, a capreomicina e a gatifloxacina são extensivamente depuradas pelos rins, são nefrotóxicas e requerem significante redução de doses.

Antifúngico
Anfotericina

O uso da anfotericina é limitado pela nefrotoxicidade (Caps. 55 e 69). A nefrotoxicidade com anfotericina cristalina pode ser minimizada com pré-hidratação e administração por infusão contínua. Formulações lipossomais mais novas têm menos problemas relacionados à infusão e são menos nefrotóxicas,[52] porém mais caras. Na diálise de manutenção, os pacientes que não têm o potencial para maior perda de função renal clinicamente significativa, as preparações lipossomais e lipídicas não oferecem maiores vantagens exceto uma menor incidência de reações de infusão. A anfotericina oral não é absorvida e não contribui para a nefrotoxicidade.

Antifúngicos Azóis

A maioria dos antifúngicos azóis (cetoconazol, itraconazol e voriconazol) são extensivamente metabolizados e não requerem redução de dose. O fluconazol[53] é excretado pelos rins; após uma dose de ataque adequada, as doses de manutenção devem ser reduzidas em pacientes com disfunção renal de moderada a severa, e deve ser dada após a diálise. O fluconazol é significantemente excretado na urina e, portanto, preferido para infecções fúngicas do trato urinário. A literatura recomenda evitar o voriconazol intravenoso devido ao possível acúmulo do veículo intravenoso (betadex sulfobutil de sódio). O cetoconazol e o itraconazol requerem um ambiente com meio ácido para a absorção. Dado o uso amplo de supressores ácidos na doença renal, essa é uma interação clinicamente importante. O voriconazol, o cetoconazol e o itraconazol são inibidores potentes do CYP3A4 e da glicoproteína-P, que estão envolvidos no metabolismo e na absorção de várias drogas, incluindo a ciclosporina, o tacrolimo, o sirolimo, o everolimo e as estatinas. Uma redução de duas a 10 vezes da droga concomitante pode ser requerida com o monitoramento; entretanto, a magnitude da interação pode restringir a habilidade de usar drogas concomitantes. As interações entre o cetoconazol e os ICNs ou os inibidores de alvo da rapamicina de mamíferos (mTOR) foram explorados como uma estratégica de redução de custos, "poupadora de imunossupressão". A exposição aumentada às estatinas (exceto a pravastatina) aumenta o risco de rabdomiólise induzida na disfunção renal. O fluconazol é um inibidor fraco de enzima, e embora o cuidado deva ser exercido, a necessidade para a redução de dose preemptiva das drogas concomitantes é menos certa. Azóis tópicos, incluindo bifonazol, clotrimazol, econazol, cetoconazol (tópico), tinidazol e miconazol são minimamente absorvidos e não causam interações.

Outros Antifúngicos

A absorção da nistatina de preparações tópicas e orais é mínima e segura para pacientes com disfunção renal. A terbinafina é hepatotóxica e a redução de dose de 50% é sugerida em pacientes com disfunção renal de moderada a severa. A griseofulvina e a caspofungina podem ser dadas em doses usuais. A flucitosina[54] é depurada extensivamente pelos rins e requer redução de doses. Esses agentes não interferem nas enzimas CYP450 ou a glicoproteína-P.

Antivirais

Muitos antivirais (ou seus metabólitos ativos) são excretados extensivamente pelos rins e podem causar nefrotoxicidade (Cap. 69)

Análogos da Guanina

O aciclovir, sua pró-droga valaciclovir, e o famciclovir[55] são depurados extensivamente pelos rins e podem cristalizar nos túbulos, causando a uropatia obstrutiva. Altas concentrações causam toxicidade do SNC severa (irritação cerebral, ataxia e mioclonia). O ganciclovir e sua pró-droga valganciclovir são depurados extensivamente pelos rins,[56] e seu acúmulo leva a toxicidade de medula óssea extensa. Redução de dose estrita baseada em função renal é essencial, mesmo em disfunção renal leve. Todos esses agentes são livremente dialisados e deveriam ser dados após a HD.

Hepatites B e C

Interferon alfa-2a peguilado tem uma maior depuração metabólica que o interferon alfa-2b peguilado,[57] que apresenta maior depuração renal e requer redução de dose em pacientes com disfunção renal. Os interferons podem suprarregular a expressão de antígenos de histocompatibilidade de classe II na superfície celular, o que aumenta o potencial para rejeição de um transplante. A ribavirina e seus metabólitos dependem da excreção renal, e seu acúmulo pode causar anemia severa; portanto a ribavirina é contraindicada se a TFG for mais baixa que 50mL/min. O adefovir,[58] o entecavir, a lamivudina[59] e a telbivudina[60] são depurados extensivamente pelos rins, e redução de dose significativa é essencial.

Inibidores da Neuraminidase

O oseltamivir é convertido por esterases hepáticas ao seu metabólito ativo, o oseltamivir carboxilato, que é depurado extensivamente pelos rins (99%) por meio de filtração e secreção.[61] A AUC é aumentada 10 vezes em pacientes com disfunção renal severa (TFG <30 mL/min). Embora a droga seja bem tolerada, é recomendado dobrar o intervalo da dose em pacientes com TFG <30 mL/min. Apesar do fato que doses intravenosas mostram confiança significativa para o zanamivir na depuração renal, a modificação da dose não é necessária devido à absoluta biodisponibilidade vinda de doses inaladas ser de aproximadamente 2% e altas doses intravenosas são bem toleradas.[61]

Outros Antivirais

O cidofovir[62] e o foscarnet[63] são depurados extensivamente pelos rins e requerem redução de dose em pacientes com disfunção renal. Ambos são nefrotóxicos, requerem monitoramento próximo da função renal e devem ser administrados com hidratação. O cidofovir é frequentemente administrado com probenecida para tornar mais vagarosa a secreção renal e minimizar a nefrotoxicidade.

Anticoagulantes, Agentes Antiplaquetários, Trombolíticos e Hemostáticos

O risco de complicações com sangramento usando anticoagulantes, agentes antiplaquetários, trombolíticos e hemostáticos é aumentado em pacientes com DRC e DRCT.[64,65]

Heparina Não Fracionada

A depuração da heparina não fracionada (HNF) ocorre por um mecanismo de saturação rápido do endotélio e do sistema reticuloendotelial e um mecanismo não saturável mais lento por meio dos rins.[64,66]

A meia-vida é discretamente prolongada (1,5 vez) em pacientes com disfunção renal, especialmente em doses mais elevadas, quando a eliminação renal é mais significativa. Entretanto, a HNF é inicialmente utilizada em dose normal com a titulação baseada no monitoramento do tempo de tromboplastina parcial ativada. Em alguns centros, a HNF é preferida em pacientes com disfunção renal severa devido ao seu efeito ser mais curto e mais facilmente medido e revertido.

Heparinas de Baixo Peso Molecular

Heparinas de baixo peso molecular (HBPM) dependem mais da depuração renal que as HNF, e há acúmulo em pacientes com disfunção renal moderada a severa, aumentando o risco de sangramento sério.[67] Deve-se fortemente ponderar o uso de HNF nesse cenário. Alguns estudos sugerem que a enoxaparina não precisa de redução de dose nas primeiras 48 horas de terapia e que a tinzaparina provavelmente sofre menor acúmulo. Se doses em tratamento prolongado de HBPM são utilizadas, a dose deve ser reduzida e, se possível, a atividade do anti-fator Xa medida para guiar a terapia.

Outros Anticoagulantes Parenterais

Outros anticoagulantes que acumulam nos pacientes com disfunção renal e que devem ser evitados ou utilizados com significante redução de dose incluem a bivalirudina,[68] danaparoide,[69] fondaparinux,[70] lepirudina,[71] ximelagatran[72] e melagatran.[72] Argatroban pode ser utilizado em dose normal.[73] Prostaciclina, utilizada para prevenir a agregação plaquetária nos circuitos de HD, é rapidamente hidrolisada e não é afetada pela disfunção renal.

Anticoagulantes Orais

O fígado metaboliza extensamente a varfarina. Em pacientes com disfunção renal, ela é usualmente iniciada em doses normais e titulada de acordo com a razão internacional normalizada. A varfarina é altamente ligada à proteína, e em pacientes com doença renal com hipoalbuminemia poderá haver uma sensibilidade aumentada à varfarina.[74] Similarmente, o metabolismo hepático pode ser alterado com a disfunção renal, aumentando a sensibilidade.[75] A dose de varfarina em pacientes com DRC avançada torna-se difícil dado que a DRC é frequentemente acompanhada por deficiência de vitamina K.

Ademais, a varfarina promove calcificação vascular e deveria ser evitada em pacientes com DRC avançada a menos que absolutamente necessário – por exemplo, na presença de valva cardíaca mecânica.

Drogas Antiplaquetárias

Doses comumente prescritas de drogas antiplaquetárias (aspirina, clopidogrel e dipiridamol) não requerem ajustes. Apesar de sua eficácia em pacientes com função renal reduzida, o epitifibatide[74] e o tirafiban são excretados pelos rins e têm sido associados a sangramento nesse cenário. O abciximab é depurado pela ligação às plaquetas e não está associado a risco aumentado de sangramento em pacientes com disfunção renal.

Trombolíticos

A estreptoquinase, a anisteplase e a alteplase são utilizadas em doses normais, mas o alto risco de hemorragia deveria ser considerado. A uroquinase é também utilizada para desobstruir cateteres de diálise.

Hemostáticos

O ácido tranexâmico requer redução de dose em pacientes com disfunção renal de moderada a severa. A protamina e a vitamina K são utilizadas como o habitual, bem como o plasma fresco congelado e o sangue total com sangramento crítico.

Diuréticos

Os diuréticos devem alcançar o lúmen do túbulo renal não ligado para exercer um efeito.[77] As propriedades farmacocinéticas e farmacodinâmicas dos diuréticos podem mudar com proteinúria e com a disfunção renal, geralmente causando uma resistência ao efeito deles.[77] A secreção tubular de vários diuréticos com forma de ácidos orgânicos é reduzida devido à competição com ácidos orgânicos urêmicos. Os diuréticos, em particular os diuréticos de alça, devem ser utilizados com cuidado em pacientes com IRA ou hipoperfusão renal para evitar a nefrotoxicidade. O uso de diurético no cenário de pós-transplante imediato pode aumentar o fluxo urinário em rins nativos, dando uma falsa aparência à função do transplante.

Diuréticos Tiazídicos

Os diuréticos tiazídicos geralmente tornam-se inefetivos como diuréticos quando a TFG está abaixo de 30mL/min, embora eles possam aumentar a efetividade de um diurético de alça e reter seus efeitos anti-hipertensivos. Metolazona pode manter a eficácia em TFG mais baixas.

Diuréticos de Alça

Os diuréticos de alça (furosemida, bumetanida, torsemida e ácido etacrínico) permanecem efetivos em baixas TFG e são geralmente os diuréticos preferidos em pacientes com disfunção renal, embora altas doses sejam usualmente requeridas.

Diuréticos Poupadores de Potássio

Os diuréticos poupadores de potássio são os diuréticos menos efetivos e devem ser utilizados apenas com grande cuidado e em uma baixa dosagem em pacientes com disfunção renal de moderada a severa devido ao risco de hipercalemia ameaçadora da vida.

Anti-hipertensivos

Os anti-hipertensivos devem ser utilizados cautelosamente para evitar a hipoperfusão renal.[78] A hipotensão da HD pode requerer que doses sejam suspensas ou atrasadas nos dias de diálise.

Inibidores de Enzima Conversora de Angiotensina e Bloqueadores de Receptor de Angiotensina

Embora vários BRAs e os metabólitos ativos dos inibidores de ECA sejam excretados pelos rins, eles podem ser utilizados efetivamente em pacientes com DRC se iniciados em doses moderadas e titulados cautelosamente de acordo com a resposta, função renal e nível de potássio sérico. Um aumento na creatinina sérica (até 20% a 30% nos primeiros dois meses) pode ser associado a resposta pressórica sanguínea. Todos os inibidores de ECA e BRAs podem causar disfunção renal aguda por inibir a vasoconstrição homeostática da arteríola eferente renal mediada por inibição da angiotensina II durante hipoperfusão renal (p. ex., com desidratação, hipotensão, perda de sangue e infecção) ou disfunção renal preexistente (Cap. 69). A nefrotoxicidade é mais provável com a coadministração de drogas que reduzem a perfusão renal incluindo diuréticos, anti-hipertensivos e AINEs.[79] A hipercalemia é mais provável naqueles com disfunção renal e naqueles tomando diuréticos poupadores de potássio ou suplementos. Raramente, os inibidores de ECA ou BRAs podem piorar a anemia.

β-Bloqueadores

A maioria dos β-bloqueadores (carvedilol, labetalol, metoprolol, pindolol e propranolol) são metabolizados no fígado e usados em doses normais de acordo com a resposta. O sotalol[80] e o atenolol[81] dependem de depuração renal, e a redução da dose e titulação são essenciais, embora o atenolol possa ser titulado até doses normais até em pacientes de diálise. Os β-bloqueadores podem discretamente elevar o potássio sérico.

Bloqueadores de Canal de Cálcio

Os parâmetros farmacocinéticos dos BCCs são essencialmente inalterados em pacientes com disfunção renal. Essas drogas são geralmente bem toleradas e utilizadas em doses normais de acordo com a resposta. Os BCCs diidropiridínicos podem causar edema significativo, que pode agravar o edema provindo da disfunção renal. Com intensidades diferentes, os BCCs inibem a CYP3A4 e a glicoproteína-P, causando absorção aumentada e reduzida eliminação de vários substratos de drogas, incluindo a ciclosporina, o tacrolimo, o sirolimo e o everolimo. O verapamil e o diltiazem são inibidores de potência moderada, e a modificação de dose e o monitoramento de drogas concomitantes é requerido. Essa interação tem sido explorada para que os BCCs sejam utilizados como agentes poupadores de imunossupressão.[82] Outros BCCs não causam usualmente mudanças clinicamente significativas nas concentrações de drogas concomitantes, e a modificação de dose não é usualmente requerida.

Outros Anti-hipertensivos

A metildopa, a clonidina, o prazosin, o terazosin, a doxazosina e o minoxidil são de excreção renal, mas podem ser iniciados e titulados na dose convencional. Eles são frequentemente associados a uma mais alta incidência de efeitos adversos em pacientes com disfunção renal. Os α-bloqueadores causam profunda hipotensão ortostática. O nitroprussiato deve ser utilizado cautelosamente porque o seu metabólito tóxico, o tiocianato, pode acumular com a disfunção renal, mas é dialisável.[83]

Agentes Antianginosos

A maioria dos antianginosos (nitratos, BCCs, o nicorandil e a perexilina) podem ser utilizados normalmente.

Antiarrítmicos

Vários antiarrítimicos (digoxina, disoiramida, procainamida,[84] e sotalol[80]) dependem de excreção renal e requerem modificação de dose. A digoxina é comumente utilizada, e devido à sua significante dependência da excreção renal e janela terapêutica estreita, a redução de dose é essencial até mesmo em pacientes com disfunção leve. Devido à reduzida ligação de proteínas tissulares e ao V_D, alguns médicos usam uma menor dose de ataque de digoxina que em pacientes

com função renal normal. A monitorização cuidadosa e a titulação devem ser exercidas para prevenir acúmulo e maior toxicidade. Quando possível, o monitoramento de concentrações de drogas antiarrítmicas e do eletrocardiograma é recomendado. Outros agentes (amiodarona, flecainida, metoprolol, mexiletina e verapamil) são utilizados em doses normais.

Agentes Hipolipemiantes

Resinas Quelantes de Ácido Biliar

As resinas quelantes de ácido biliar são agora raramente utilizadas. Os grandes volumes de fluido requeridos para administrá-las limitam o seu uso. Elas podem interferir na absorção e recirculação êntero-hepática de várias drogas, incluindo o micofenolato.

Estatinas

As estatinas (inibidores da HMG-CoA redutase) podem ser utilizadas efetivamente em pacientes com disfunção renal e naqueles que foram submetidos ao transplante.[85] A maioria é extensivamente metabolizada em produtos com atividade variável; entretanto, doses normais podem ser utilizadas em primeira instância e tituladas para atingir os alvos de valores de colesterol. A rabdomiólise com injúria renal aguda pode ocorrer, embora o risco não aparente estar grandemente aumentado com a disfunção renal. O risco aumenta com o uso de fibratos e drogas que inibam o metabolismo das estatinas pela CYP3A4. Os pacientes começando a terapia devem ter monitorados regularmente os lípides, a função renal e a creatinoquinase.

Fibratos

O fenofibrato, mas não o gemfibrozil é extensivamente excretado pelos rins, e a redução de dose é requerida. A combinação de estatinas e fibratos aumenta significativamente o risco de rabdomiólise e deverá ser utilizada apenas quando os benefícios superarem os riscos, e com o monitoramento de sintomas musculares, da creatinoquinase e da alanina aminotransferase.

Diabetes

O rim tem um importante papel no metabolismo de insulina,[86] e, portanto, a função renal influencia o controle glicêmico. O diabete é também comum após o transplante devido ao recomeço do metabolismo da insulina pelo enxerto funcionante e ao efeito de drogas (tacrolimo e corticosteroides). Várias drogas antidiabetogênicas (ou seus metabólitos) dependem da excreção renal, e o acúmulo em pacientes com disfunção renal pode causar efeitos adversos.[87] Os pacientes com disfunção renal estão sob um risco marcadamente aumentado de hipoglicemia, e drogas devem ser iniciadas e tituladas cautelosamente.[88] O manejo de diabetes em pacientes com DRC é discutido no Capítulo 32.

Manejo do Diabetes na Diálise Peritoneal

Os pacientes da diálise peritoneal podem ter requerimentos hipoglicemiantes mais elevados devido à carga de glicose no dialisato da DP. Se a insulina intraperitoneal é utilizada, as doses podem variar em relação aos requerimentos intravenosos. Soluções de icodextrina podem significantemente interferir no monitoramento de glicose sanguínea devido aos seus metabólitos (maltose, maltotriose ou maltotetraose) que falsamente elevam as leituras da glicose sanguínea com o uso de monitores que se valem da enzima glicose desidrogenase pirroloquinolina quinona. Uma fita reagente específica para leitura de glicose é requerida para evitar a interferência.

Biguanidas

A metformina é excretada quase que inteiramente não modificada na urina, e o acúmulo pode contribuir para a acidose lática severa ou fatal (Cap. 32).[89] A metformina deve ser temporariamente desconti-nuada em situações que sabidamente aumentam o risco de acidose lática ou que reduzem de função renal (p. ex., hipóxia tissular aguda, desidratação, infecções sérias ou trauma) e 24 a 48 horas antes de ci-rurgias ou uso de meio de contraste iodado. Embora a metformina não seja recomendada se a TFG estiver abaixo de 60 mL/min e cer-tamente abaixo de 30 mL/min, protocolos com baixas doses podem ser considerados em um cenário especializado. Não obstante, a esta-bilidade de um paciente com disfunção renal recebendo metformina em baixas doses não abole o risco de acidose lática. A acidose lática tem ocorrido com doses de 500 mg ao dia, e qualquer deterioração aguda na função renal pode resultar em depuração reduzida da droga em qualquer momento. Pacientes sob esse regime devem ser avisados para procurar aconselhamento médico precoce em qualquer caso de deterioração aguda de sua saúde.

Insulina

A medida em que a função renal diminui, a depuração de insulina diminui. A uremia, entretanto, pode causar resistência periférica à insulina, requerendo doses aumentadas. A maioria dos regimes de insulina podem ser utilizados em pacientes com DRC ou transplan-tados com titulação cautelosa e monitoramento. Teoricamente, a in-sulina glargina é preferível à insulina detemir devido à última ser alta-mente ligada à albumina sérica, e em pacientes com albumina sérica diminuída ou instável, uma porção livre mais elevada pode ocorrer.

Meglitinidas

Os secretagogos de insulina não sulfonilureia repaglinida e nateglinida podem ser utilizados em pacientes com falência renal sem ajuste de dose.

Sulfonilureias

As sulfonilureias são metabolizadas e algumas (glibenclamida e gli-mepiridas) têm metabólitos ativos que são de excreção renal. Em pa-cientes com disfunção renal moderada a severa, o risco de hipogli-cemia está aumentado.[90] Esses agentes devem ser iniciados em baixa dose e titulados de acordo com a resposta. A glicazida e a glipizida são preferíveis porque não possuem metabólitos ativos. Independente-mente de qual agente é utilizado, o efeito das sulfonilureias pode ain-da ser aumentado porque insulina liberada pela droga irá por si só ter uma duração de ação prolongada com a disfunção renal.

Tiazolinedionas

As tiazolinedionas são extensivamente metabolizadas e excretadas na bile. As farmacocinéticas delas não são significantemente alteradas pela disfunção renal e de fato mostra exposição reduzida, possivelmente de-vido à ligação reduzida às proteínas.[91,92] Entretanto, elas podem causar retenção de fluidos e edema, exacerbando as dificuldades do manejo de fluidos e da insuficiência cardíaca.[87] As tiazolinedionas têm sido asso-ciadas a anemia dilucional devido ao aumento no volume plasmático, que pode complicar o manejo da anemia de causa renal.

Drogas para Desordens da Tireoide

Os hormônios tireoidianos geralmente não requerem alteração de dose em pacientes com DRC.[93] As doses devem ser iniciadas e titula-das de acordo com níveis de hormônio tireoido-estimulante e com o efeito clínico. Na circulação, a tiroxina (T_4) é 99,98% ligada à prote-ína (0,02% livre) e a triiodotironina (T_3) é 99,8% ligada (0,2% livre). T_3 e T_4 ligam-se parcialmente, em proporções discretamente diferen-tes, a três proteínas plasmáticas diferentes: a globulina ligadora de ti-roxina, a pré-albumina ligadora de tiroxina e a albumina. Em esta-dos de deficiência de proteínas (p. ex., síndrome nefrótica), existe a possibilidade de mudanças transitórias ou permanentes na proteína ligadora do hormônio tireoideano que pode alterar a fração livre do T_3 e T_4 levando à toxicidade transitória. As toxinas urêmicas podem

também inibir enzimas associadas à conversão do T_4 para o T_3. A ab-sorção oral do hormônio tireoideano é afetada pela coadministração com quelantes de fosfato metálico e ferro. Pacientes eutireoideos com DRC podem ter resultados de testes de função tireoidiana anormais, possivelmente devido à conversão periférica diminuída de T_4 a T_3, a depuração diminuída de T_3 reverso gerado a partir de T_4 ou ligação diminuída dos hormônios tireoidianos às proteínas. Drogas antiti-reoide podem ser utilizadas em doses usuais.

Desordens Minerais e Ósseas

Quelantes de Fósforo

Os quelantes de fósforo devem ser tomados com as refeições para eficá-cia máxima. Os pacientes podem ser instruídos a personalizar a toma-da do quelante de fósforo para o conteúdo de fósforo e a frequência das refeições. A administração não é afetada pela função renal exceto pelo fato de que a redução da função aumenta a necessidade dos quelantes de fósforo. A dose é baseada em níveis de fosfato e na necessidade de evitar anormalidades bioquímicas (Cap. 85). A supressão de ácidos po-de reduzir a efetividade dos quelantes de fósforo por inibir a hidrólise dos íons metálicos no intestino. Os quelantes de fósforo podem redu-zir a absorção gastrointestinal das drogas, incluindo hormônios tireoi-dianos, fluoroquinolonas, tetraciclinas, digoxina e imunossupressores.

Vitamina D

Em pacientes com disfunção renal, a inabilidade dos rins de ativar a 25-hidroxicolecalciferol a calcitriol pode produzir deficiência relati-va de vitamina D e hipocalcemia. O uso de preparações de vitamina D em pacientes com desordens mineral e óssea da DRC é discutido no Capítulo 85.

Calcimiméticos

A dose do cinacalcet (Cap. 85) é independente da função renal exce-to que a disfunção renal progressiva exacerba o hiperparatireoidis-mo secundário. Quando possível, o cinacalcet deve ser administrado com a refeição do final da tarde para minimizar a náusea. Amostras de sangue matinais para o hormônio paratireoideo devem ser coleta-das ao menos 12 horas após administração.

Dispepsia, Doença do Refluxo Gastroesofágico e Úlceras Pépticas

Os inibidores de bombas de prótons e os bloqueadores do receptor H_2 são comumente utilizados em pacientes com DRC (Cap. 87). A su-pressão de ácido pode reduzir a efetividade dos quelantes de fósforo por inibir a liberação de íons metálicos livres no trato gastrointestinal.

Antiácidos

Alginatos, trissilicatos de magnésio e bicarbonato de sódio são úteis para o controle de sintomas, mas têm alto conteúdo de sódio, o que exacerba a hipertensão e o *status* volêmico. Os sais de magnésio e o alumínio podem reduzir a absorção do micofenolato. Os sais de alu-mínio deveriam ser evitados em pacientes com DRC avançada.

Antagonistas H_2

A maioria dos antagonistas H_2 são depurados pelo rim, mas relativa-mente seguros, então a redução de dose não é requerida.[94] A ligação proteica e o V_D são inalterados; entretanto, a biodisponibilidade da nizatidina é reduzida em pacientes com disfunção renal. O acúmu-lo de cimetidina[95] produz efeitos no SNC e também causa interações significativas por meio do sistema CYP 450 e eleva falsamente os ní-veis de creatinina sérica.[96]

Inibidores de Bomba de Próton

Os inibidores de bomba de próton são geralmente seguros e bem to-lerados e têm um índice terapêutico amplo, embora eles raramente estejam associados à nefrite intersticial.[97]

Antieméticos
Antagonistas da Dopamina
A domperidona, a metoclopramida e a proclorperazina não são significantemente excretados pelo rim; entretanto, efeitos extrapiramidais e no SNC podem ocorrer em pacientes com DRC, especialmente em doses elevadas.

A dose deve ser cuidadosamente titulada para obter o efeito. A domperidona não cruza a barreira hematoencefálica e pode ser preferível para o manejo em longo prazo. A metoclopramida e a domperidona aumentam o esvaziamento gástrico, o que pode alterar a farmacocinética de drogas.

Antagonistas 5-HT$_3$
A maioria dos antagonistas são minimamente excretados na urina com uma ampla janela terapêutica. O dolasetron, o granisetron, o ondansetron e o tropisetron são seguros e a modificação de dose não é requerida.

Iniciadores de Apetite e Laxativos
Agentes comuns e de baixa potência, incluindo o docusate, o bisacodil, a glicerina, a lactulose, a parafina líquida, sene e o sorbitol podem ser utilizados para a constipação aguda e crônica. Doses normais deveriam ser tituladas até o efeito enquanto evita-se desidratação significante, transportes de fluidos ou distúrbios eletrolíticos. Os laxativos de alta potência e preparações intestinais devem ser utilizados cautelosamente. Eles podem causar distúrbios de fluidos e eletrólitos, principalmente em pacientes com doença renal suscetíveis. Preparações contendo altas quantidades de fosfato devem ser evitadas. Apesar da grande quantidade de volume requerida para administração, os laxativos isosmóticos podem ser utilizados para o preparo intestinal em pacientes com disfunção renal e diálise.

Antidiarreicos
Opioides e seus derivados devem ser utilizados com o mesmo cuidado de quando eles são utilizados como analgésicos. A loperamida e a atropina difenoxilato podem ser dados em doses habituais.

Drogas para Disfunção Erétil
Inibidores da Fosfodiesterase 5
As AUC do sildenafil, tadalafil e vardenafil são aumentadas em pacientes com disfunção renal severa (sildenafil – duas vezes, tadalafil – quatro vezes, vardenafil – 20% a 30%) apesar da dependência mínima da excreção renal.[98] Entretanto, uma vez que contraindicações cardiovasculares relevantes e de drogas sejam excluídas, eles podem ser utilizados seguramente. Eles devem ser iniciados em doses baixas e titulados até a resposta. Agentes de curta duração (sildenafil e vardenafil) podem ser preferíveis. O vardenafil pode prolongar o intervalo QT.

Terapia Intracavernosa
As drogas dadas diretamente por injeção intracavernosa não alcançam concentrações significativas na circulação sistêmica e podem ser utilizadas em pacientes com disfunção renal.

Imunossupressores
Os imunossupressores no transplante renal bem como seus efeitos adversos são discutidos no Capítulo 101. As doses iniciais e de manutenção em qualquer indivíduo são altamente variáveis e dependem de protocolo local, terapia concomitante, risco de rejeição, concentração de droga e resposta. A imunossupressão é requerida para a vida do transplante e nunca deve ser suspensa, exceto em circunstâncias excepcionais (infecção ou malignidade ameaçadora da vida). Os regimes devem ser limitados a duas vezes ao dia preferencialmente, distribuídos em tempos convenientes separados por cerca de 12 horas.

Na prática, a temporalidade precisa das doses ou tomadas relativas ao tempo e alimentação não são tão importantes quanto é a consistência da tomada. Os pacientes devem tomar suas medicações consistentemente, e as doses podem ser tituladas até níveis e resposta. A maioria dos imunossupressores são metabolizados no fígado e não requerem modificação da dose com base na excreção alterada em pacientes com disfunção renal.

Os imunossupressores tendem a apresentar uma variedade significativa de interações com drogas e isso deve ser considerado sempre que um paciente recebendo esses agentes tem uma mudança no regime de droga. Interações significantes podem também ocorrer com medicações "naturais" e "herbais" (p. ex., hipericão – *St John's wort*, Cap. 78). Se esses produtos são considerados essenciais, é aconselhável monitorar a resposta, a função renal, o hemograma e a concentração de droga sérica regularmente. O monitoramento terapêutico é recomendado para vários imunossupressores[99] (tacrolimo, ciclosporina, everolimo, sirolimo e micofenolato). Os níveis alvo devem ser interpretados no contexto da resposta do paciente, regimes imunossupressores, tempo após o transplante e metodologia de ensaios.[100] A farmacocinética pode variar em relação à alimentação (p. ex., tacrolimo) ou drogas concomitantes (p. ex., sirolimo com ou sem ciclosporina), então a coleta de sangue deve objetivar refletir a rotina usual do paciente.

Inibidores de Calcineurina
Os inibidores de calcineurina são extensivamente transformados em metabólitos inativos. O efeito adverso maior dos ICNs é a nefrotoxicidade (aguda ou crônica),[101] e a avaliação regular da função renal é essencial. A nefrotoxicidade pode aumentar com o uso concomitante de inibidores do mTOR. A detecção precoce da nefrotoxicidade dos ICNs em biópsias ajuda a planejar a terapia de manutenção (Caps. 101 e 104). Doses mais baixas ou suspensões temporárias podem ser utilizadas quando os ICN tiverem causado ou provavelmente causaram nefrotoxicidade (p. ex., função atrasada do enxerto).

Os inibidores de calcineurina são substratos da glicoproteína-P e CYP3A4. As drogas que inibem ou competem como substratos por essas enzimas podem aumentar a absorção e reduzir o metabolismo dos ICNs, causando a concentração aumentada e efeitos adversos. As drogas que induzem essas enzimas podem reduzir a absorção e aumentar o metabolismo dos ICNs, causando reduzidas concentrações séricas e aumento do risco de rejeição (Tabela 77-6). A ciclosporina, mas não o tacrolimo, interfere na recirculação êntero-hepática do micofenolato, e então a dose do micofenolato pode ser mais elevada, caso esse agente seja administrado juntamente com a ciclosporina do que caso ele seja administrado sozinho ou com outros imunossupressores. As concentrações de vale isoladas de tacrolimo (C_0) mostram boa correlação com exposição de drogas (AUC) e são usadas para monitorar a terapia. O debate sobre qual seria o método ótimo de monitorar a ciclosporina continua. Clinicamente, uma combinação de C_0 (vale), C_2 (concentração após 2 horas após a dose), e AUC_{0-4} (AUC multipontos, 0 a 4 horas) é utilizada. Diferentes metodologias de ensaios a (cromatografia líquida de alta performance [HPLC] e imunoensaios) têm habilidades diferentes para detectar compostos iniciais dos metabólitos. Métodos específicos de HPLC são recomendados, e resultados de laboratórios diferentes podem não ser intercambiáveis.[100]

Corticosteroides
Os corticoiteroides são predominantemente depurados por metabolismo hepático a metabólitos inativos. A modificação de dose baseada em disfunção renal não é requerida.

Agentes Antiproliferativos e Citotóxicos
Vários antiproliferativos e citotóxicos são utilizados para prevenir a rejeição (azatioprina e micofenolato) e em pacientes com desordens autoimunes e inflamatórias (azatioprina, ciclofosfamida,

clorambucil, metotrexato e micofenolato). A toxicidade primária deles limitadora de dose é a supressão da medula óssea, que é exacerbada pelo uso combinado de outros supressores de medula óssea (p. ex., ganciclovir, cotrimoxazol, e inibidores de mTOR). A monitorização regular do hemograma é necessária para guiar a dose.

O metotrexato apoia-se na depuração renal e deve ser evitado ou utilizado com cautela em uma dose reduzida em pacientes com DRC. Ele pode também causar uropatia obstrutiva. A depuração renal é significante com a ciclofosfamida[102] (que também causa cistite hemorrágica) e clorambucil, e a modificação de dose é requerida. O acúmulo de metabólitos do micofenolato em pacientes com disfunção renal severa predispõe à toxicidade. O alopurinol interfere significativamente no metabolismo do metabólito ativo da azatioprina (6-mercaptopurina) e a prescrição conjunta pode levar à supressão de medula óssea ameaçadora da vida. A combinação deveria ser evitada pela troca de azatioprina com o micofenolato ou por uma redução de dose significativa (75%) da azatioprina ou mercaptopurina.

Inibidores de mTOR
Embora não sejam nefrotóxicos quando utilizados sozinhos, os inibidores de mTOR (sirolimo e everolimo) podem potencializar a nefrotoxicidade dos ICNs. Os inibidores de mTOR são quase inteiramente metabolizados pelo fígado para metabólitos essencialmente inativos. A dose é independente da função renal e baseada na resposta, níveis sanguíneos da droga e toxicidades específicas (especialmente hematológica e de lipídios). Os inibidores de mTOR são substratos da CYP3A4 e glicoproteína-P. As drogas que inibem ou competem como substratos para essas enzimas podem aumentar a absorção e reduzir o metabolismo dos inibidores de mTOR, causando concentrações sanguíneas aumentadas e efeitos adversos. As drogas que induzem essas enzimas podem reduzir a absorção e reduzir o metabolismo dos inibidores de mTOR e consequentemente reduzir a concentração sérica e aumentar o risco de rejeição (Tabela 77-6). A toxicidade da medula óssea (neutropenia, anemia e trombocitopenia) é aumentada quando são utilizados em combinação com outros mielossupressores (azatioprina, micofenolato, ganciclovir e cotrimoxazol). Os níveis de vale mostram boa correlação com a exposição à droga (AUC) e são utilizados para monitorar a terapia. Diferentes metodologias de ensaios (HLPC *versus* imunoensaios) variam em sua habilidade para detectar a droga inicial dos metabólitos. Métodos específicos de HPLC são recomendados, e resultados de laboratórios diferentes ou métodos podem não ser intercambiáveis.

Anticorpos Imunossupressores
Anticorpos utilizados para a imunossupressão incluem os anticorpos depletores de células T (globulina antitimócitos [ATG], anticorpos anti-CD3 [OKT3], anticorpos contrarreceptores de interleucina 2 (CD25) [basiliximabe e daclizumabe] e anticorpos depletores de células B [rituximabe]) (Cap. 101). A dose é independente da função renal e esses agentes deveriam ser administrados após troca de plasma[103] para evitar a remoção de droga. Eles não são removidos por HD.

Drogas Musculoesqueléticas
Drogas Anti-inflamatórias Não Esteroidais
Os AINEs podem causar nefrotoxicidade significativa (Cap. 69) e devem ser evitados ou utilizados com extrema cautela em pacientes com DRC.

Drogas Miscelânea para Artrite
Sais de ouro e penicilamina[104] são agora raramente utilizados para artrite reumatoide. Ambas são associadas à síndrome nefrótica causada por nefropatia membranosa. A glucosamina e o óleo de peixe podem ser usados com segurança.

Gota e Hiperuricemia
A gota é altamente prevalente em pacientes com disfunção renal. Para a terapia aguda, cursos curtos de corticosteroides orais são seguros e preferíveis aos AINEs. O acúmulo da colchicina[105] em pacientes com disfunção renal pode causar diarreia e disfunção induzida por hipoperfusão bem como a mielossupressão. Na terapia de manutenção, o alopurinol é efetivo, mas a dose deve inicialmente ser reduzida em pacientes com disfunção renal moderada a severa devido ao seu metabólito ativo com depuração renal (o oxipurinol).[106] Apesar disso, alguns pacientes com DRCT toleram doses normais. O alopurinol interage significativamente na azatioprina, com um risco severo de mielossupressão. Se a combinação é inevitável, a dose da azatioprina deve ser reduzida em 75% e o hemograma monitorado cuidadosamente. Os agentes uricosúricos (p. ex., probenecida) inibem a secreção de ácido no túbulo proximal e previnem a absorção do ácido úrico do lúmen tubular. Eles frequentemente tornam-se inefetivos com a diminuição da função renal e é melhor se forem evitados com a TFG menor que 40 mL/min.[107] A probenecida também interfere na secreção tubular de muitas drogas, causando interações.

Bisfosfonatos
Os bisfosfonatos são extensivamente excretados na urina. A fração não excretada é incorporada no osso, de que vagarosamente é dissociada. Em pacientes com disfunção renal, a depuração prejudicada da droga absorvida pode aumentar a fração disponível para a incorporação no osso. A meia-vida de eliminação longa desses agentes reflete a limitação da taxa de dissociação do osso e pode não ser significativamente alterada em pacientes com disfunção renal. Os bisfosfonatos orais parecem ser seguros em pacientes com DRC estádios 2 e 3.[108] Sua segurança em pacientes com DRC estádios 3 e 4 é menos bem estabelecida; eles são contraindicados em doença adinâmica do osso. A administração rápida dos bisfosfonatos intravenosos (pamidronato e ácido zoledrônico[109]) sem hidratação tem sido associada a nefrotoxicidade aguda. Preparações intravenosas devem ser administradas vagarosamente com hidratação e a função renal acessada regularmente. A administração de bisfosfonatos orais pode ser complicada pelo volume de fluido recomendado. Ademais, muitos pacientes com disfunção renal estão tomando quelantes de fósforo com base em cálcio ou suprimentos que prejudicam a absorção oral dos bisfosfonatos. A administração semanal dada ao menos 30 minutos antes da comida e sem nenhuma medicação contendo cálcio ou suplementos é preferível em relação a doses diárias para reduzir o fluido semanal total requerido para administrar esses comprimidos e ajuda a assegurar a absorção.

Antiepilépticos
Pacientes com doença renal crônica podem ser mais tendenciosos a convulsões (p. ex., encefalopatia urêmica e síndrome do desequilíbrio na diálise) e aos efeitos no SNC dos antiepiléticos. Alguns antiepiléticos dependem da excreção renal, e a modificação da dose é essencial. Alguns antiepiléticos (barbituratos, fenitoína e carbamazepina) são fortes indutores de enzimas metabolizadoras de drogas. A coadministração com drogas que dependem do metabolismo hepático (p. ex., imunossupressores) pode reduzir a exposição e a eficácia da droga concomitante. A monitorização terapêutica das drogas está disponível para muitos antiepiléticos e deve ser utilizada como guia de doses.

Benzodiazepínicos
Discussão posterior de drogas psicotrópicas

Carbamazepina
A carbamazepina é inicialmente administrada normalmente e titulada até a resposta e concentrações sanguíneas. É um indutor potente de enzimas, e é necessário cuidado para perceber importantes interações de drogas.

Fenitoína

Deve ser cuidadoso o uso de fenitoína em pacientes com disfunção renal devido à sua absorção errática, metabolismo saturável, farmacocinética não linear, ligação a proteínas reduzida e V_D aumentado. A concentração livre da droga pode ser mais elevada do que em pacientes com função renal normal; devido a maioria dos laboratórios medir a concentração total da droga, um nível sérico total baixo da fenitoína em pacientes com disfunção renal não deve ser confundido como subterapêutico. O nistagmo, a ataxia cerebelar e as convulsões podem ocorrer na superdosagem, e aumentos pequenos de doses podem resultar em aumentos desproporcionais nas concentrações séricas. Achados de exame físico como nistagmo são de ajuda ao decidir não aumentar a dose. A titulação cuidadosa baseada no efeito e monitoramento da concentração livre no plasma é aconselhável. A fenitoína é um agente potente indutor de enzimas e deve ser tomado cuidado para perceber interações com outras drogas.

Outros Antiepiléticos

O levetiracetam, o topiramato, a vigabatrina são submetidos à excreção renal significante e a modificação de dose é requerida. O valproato e a lamotrigina não são significantemente excretados pelos rins e não causam indução ou inibição de enzimas. A mudança de ligação de proteínas pode aumentar a fração livre de ácido valproico, predispondo à responsividade aumentada.

Drogas Antiparkinsonianas

Além do seu uso para a doença de Parkinson e desordens de hiperprolactinemia, as drogas dopaminérgicas são utilizadas para tratar a síndrome das pernas inquietas e outras desordens de movimentação de membros com disfunção renal. A maioria é de depuração hepática e segura, embora os agentes dopaminérgicos possam exacerbar a hipotensão postural. A amantadina[110] é altamente dependente da excreção renal e a modificação de dose é essencial.

Drogas Antimigranosas

Analgésicos simples (acetaminofeno – paracetamol) são utilizados normalmente, embora a aspirina deva ser evitada em doses terapêuticas e os opioides utilizados cautelosamente (discussão sobre analgésicos). Os AINEs são evitados devido sua nefrotoxicidade potencial. Os agonistas 5-HT$_1$ são efetivos em pacientes com disfunção renal e transplantados. O naratriptano depende majoritariamente da excreção renal (50%), e uma dose máxima mais baixa é recomendada. O sumatriptano e o zolmitriptano são preferidos porque eles são menos dependentes de excreção renal.

Drogas Psicotrópicas

A maioria dos psicotrópicos são solúveis em gordura e não dialisáveis, são submetidos a significante metabolismo hepático e são excretados como compostos inativos. Mesmo assim, os pacientes com disfunção renal são frequentemente mais suscetíveis a efeitos adversos comuns (especialmente efeitos do SNC).[111,112] Consequentemente, a titulação vagarosa e a modificação de dose são requeridas. Efeitos adversos não são facilmente distinguidos dos sintomas de uremia. Apesar de ser extensivamente metabolizado pelas enzimas do CYP450, muito poucos psicotrópicos causam inibição ou indução do CYP3A4 clinicamente significativas.

Inibidores da Monoamina Oxidase

Os inibidores da monoamina oxidase são extensivamente metabolizados pelo fígado. Embora eles sejam menos comumente utilizados na prática corrente, doses normais de inibidores de monoamina oxidase reversíveis (moclobemida) são preferidas, e podem ser tituladas cautelosamente até doses altas. Os inibidores da monoamina oxidase podem causar edema periférico, que não está usualmente associado a retenção de fluidos e é não responsivo aos diuréticos. A hipertrofia prostática e retenção urinária pode também ocorrer.

Inibidores Seletivos da Recaptação da Serotonina

A maior parte dos inibidores seletivos da recaptação da serotonina (IRSS) são extensivamente metabolizados em compostos sem atividade IRSS significante.[113] Doses normais da maioria dos IRSS (citalopram, fluvoxamina, paroxetina e sertralina) podem ser utilizadas com cuidadosa titulação de dose. A fluoxetina é metabolizada em um metabólito ativo (norfluoxetina), mas estudos de única e múltiplas doses têm mostrado poucas mudanças na farmacocinética, mesmo em pacientes dialíticos.[114] Pacientes com disfunção renal podem ter maior tendência à toxicidade do SNC dos IRSS e síndrome serotoninérgica. Os IRSSs podem causar a síndrome da secreção inapropriada do hormônio antidiurético e agregação plaquetária ou complicações hemorrágicas, que teoricamente aumentam o risco de sangramento em pacientes urêmicos que já têm tendência a complicações que cursam com sangramento. Embora a maioria dos IRSSs tenham algum efeito inibitório no CYP3A4, isso é usualmente não significativo. A fluoxetina e a fluvoxamina são as mais prováveis drogas a interagir do que o citalopram e a sertralina, mas todas podem ser utilizadas em pacientes usando imunossupressores. O cinacalcet pode causar inibição significativa do metabolismo dos IRSSs mediado por CYP2D6 e perhexilina. Isso pode aumentar a possibilidade de síndrome serotoninérgica ou a toxicidade por perhexilina.

Antidepressivos Tricíclicos

Os antidepressivos tricíclicos são agora infrequentemente utilizados para depressão, mas mais ainda para dor neuropática e suas propriedades anticolinérgicas em desordens do trato urinário. Eles são predominantemente metabolizados em subprodutos com atividade variável. Os pacientes com disfunção renal podem ter maior tendência aos efeitos adversos anticolinérgicos comuns, particularmente retenção urinária, hipotensão ortostática, confusão e sedação.[115] A uropatia obstrutiva pode ocorrer por propriedades anticolinérgicas. Doses iniciais cautelosas e titulação de antidepressivos tricíclicos são recomendadas. Dependendo da resposta, muitos agentes podem ser utilizados com doses normais ou até máximas em pacientes com disfunção renal.

Outros Antidepressivos

A dose da venlafaxina deve ser inicialmente reduzida em pacientes com disfunção renal severa devido à depuração reduzida do metabólito ativo *O*-desmetilvenlafaxina.[116] A nefazodona é utilizada em dose normal.

Antipsicóticos

Os antipsicóticos convencionais causam vários efeitos colaterais a que os pacientes com disfunção renal podem ser suscetíveis (sedação, confusão e hipotensão postural). É aconselhada a cautela com antipsicóticos atípicos que prolongam o intervalo QT (p. ex., pimozida, tioridazina, mesoridazina, droperidol e ziprasidona). Agentes atípicos mais novos são mais comumente utilizados e mais bem tolerados. A clozapina, a olanzapina, a quetiapina e o aripiprazol são iniciados em doses normais e titulados até a obtenção de resposta. A risperidona[117] e seu metabólito ativo 9-hidroxirisperidona são excretados pelo rim, e a depuração é diminuída em 60% em pacientes com disfunção renal severa. O lítio é filtrado e reabsorvido principalmente nos túbulos proximais. Ele é extensivamente excretado pelos rins e acumula até mesmo em pacientes com disfunção renal leve, causando toxicidade, e deve ser evitado se possível. Se o seu uso for essencial, a dose deve ser reduzida com monitoramento das concentrações plasmáticas. Em pacientes hiponatrêmicos, a reabsorção tubular do lítio é aumentada, levando a concentrações plasmáticas aumentadas e toxicidade. A prescrição conjunta de AINEs pode também aumentar a toxicidade. A HD é eficiente na remoção do lítio e pode ser utilizada na superdosagem; entretanto, múltiplos tratamentos dialíticos são usualmente requeridos devido ao rebote de concentrações plasmáticas logo após a HD. A nefrotoxicidade crônica pelo lítio é mais discutida no Capítulo 64.

Benzodiazepínicos

Os benzodiazepínicos são extensivamente metabolizados pelo fígado a uma variedade de metabólitos ativos e inativos. A toxicidade aumentada do SNC, especialmente sedação, é a principal preocupação em pacientes com doença renal.[118,119] Devido ao seu potencial para acúmulo, o uso crônico deveria ser desencorajado. Os benzodiazepínicos de curta ação são preferidos, e a dose deve ser titulada cuidadosamente de acordo com a resposta. A dose do midazolam deve ser reduzida devido às mudanças na ligação de proteínas plasmáticas. A hemoperfusão e a diálise não são úteis em pacientes com intoxicação por benzodiazepínicos. O flumazenil pode ser utilizado normalmente em pacientes com superdosagem.

Vacinas

As vacinas com organismos vivos (bacilos de Calmette-Guérin, poliovírus oral, rubéola, tifoide, febre amarela e varicela) em pacientes imunossuprimidos são contraindicadas devido ao potencial para causar doença. Vacinas atenuadas (difteria e tétano, hepatite B, influenza, meningocócica e pneumocócica) podem ser utilizadas; mas a resposta prejudicada nos indivíduos imunossuprimidos pode levar à proteção inadequada (Cap. 84). A hepatite B pode precisar de mais doses para a soroconversão ser alcançada nos pacientes em HD. A imunização deve preferencialmente ocorrer ao menos 1 mês antes do início da imunossupressão. Após o transplante, a resposta imune pode ser inadequada por ao menos 6 a 8 meses, significando que a vacinação deveria ser suspense até lá.[120]

Suplementação Vitamínica

Pacientes com disfunção renal podem tornar-se deficientes de vitaminas como o resultado de ingesta dietética pobre e do efeito da diálise na remoção de vitaminas solúveis em água. A administração de suplementos vitamínicos (vitaminas B, C e ácido fólico) é recomendada após a diálise.

Referências

1. Manley HJ, McClaran ML, Overbay DK, et al. Factors associated with medication related problems in ambulatory hemodialysis patients. *Am J Kidney Dis.* 2003;41:386-393.
2. Cervelli MJ, ed *The Renal Drug Reference Guide.* Adelaide: MJC Pharma; 2007. Disponível em www.renaldrugreference.com.au
3. Ashley C, Currie A, eds. *The Renal Drug Handbook.* 2nd ed. Oxford: Radcliffe Medical Press; 2004.
4. Aronoff GR, Berns JS, Brier ME, et al, eds. *Drug prescribing in Renal Failure (Dosing Guidelines for Adults).* 4th ed. Philadelphia: American College of Physicians; 1999. Disponível em www.kdp-baptist.louisville.edu/renalbook
5. Johnson CA. *Dialysis of Drugs.* Verona, WI: CKD Insights; 2009.
6. Meibohm B, Evans WE. Clinical pharmacokinetics and pharmacodynamics. In: Helms R, Quani D, Herfindal ET, eds. *Textbook of Therapeutics: Drug and Disease Management.* Philadelphia: Lippincott Williams & Wilkins; 2006:1-30.
7. Matzke GR, Comstock TJ. Influence of renal function and dialysis on drug disposition. In: Burton ME, Shaw LM, Schentag JJ, et al., eds. *Principles of Therapeutic Drug Monitoring.* 4th ed. Philadelphia: Lippincott Williams & Wilkins; 2006.
8. Zhang Y, Benet LZ. The gut as a barrier to drug absorption: Combined role of cytochrome P450 3A and P-glycoprotein. *Clin Pharmacokinet.* 2001;40:159-168.
9. Frost RW, Lasseter KC, Noe AJ, et al. Effects of aluminum hydroxide and calcium carbonate antacids on the bioavailability of ciprofloxacin. *Antimicrob Agents Chemother.* 1992;36:830-832.
10. Reidenberg MM, Drayer DE. Alteration of drug-protein binding in renal disease. *Clin Pharmacokinet.* 1984;9(suppl 1):18-26.
11. Dreisbach AW, Lertora JJL. The effect of chronic renal failure on hepatic drug metabolism and drug disposition. *Semin Dial.* 2003;16:45-50.
12. Lam YW, Banerji S, Hatfield C, Talbert RL. Principles of drug administration in renal insufficiency. *Clin Pharmacokinet.* 1997;32:30-57.
13. Reidenberg M. Kidney function and drug action. *N Engl J Med.* 1985;313:816-817.
14. Elbarbry FA, Marfleet T, Shoker AS. Drug-drug interactions with immunosuppressive agents: Review of the *in vitro* functional assays and role of cytochrome P450 enzymes. *Transplantation.* 2008;85:1222-1229.
15. Lee CS, Marbury TC. Drug therapy in patients undergoing haemodialysis (clinical pharmacokinetic considerations). *Clin Pharmacokinet.* 1984;9:42-66.
16. Paton TW, Cornish WR, Manuel MA, Hardy BG. Drug therapy in patients undergoing peritoneal dialysis: Clinical pharmacokinetic considerations. *Clin Pharmacokinet.* 1985;10:404-426.
17. Bohler J, Donauer J, Keller F. Pharmacokinetic principles during continuous renal replacement therapy: Drugs and dosage. *Kidney Int.* 1999;56(suppl 72):S24-S28.
18. Referência excluída nas provas
19. Referência excluída nas provas
20. Kurella M, Bennett WM, Chertow GM. Analgesia in patients with ESRD: A review of the available evidence. *Am J Kidney Dis.* 2003;42:217-228.
21. Davison SN. Pain in hemodialysis patients: Prevalence, cause, severity, and management. *Am J Kidney Dis.* 2003;42:1239-1247.
22. Davies G, Kingswood C, Street M. Pharmacokinetics of opioids in renal dysfunction. *Clin Pharmacokinet.* 1996;31:410-422.
23. Dean M. Opioids in renal failure and dialysis patients. *J Pain Symptom Manage.* 2004;28:497-504.
24. Murtagh FEM, Chai MO, Donohoe P, et al. The use of opioid analgesia in end-stage renal disease patients managed without dialysis. *J Pain Palliat Care Pharmacother.* 2007;21:5-16.
25. Peterson GM, Randall CT, Paterson J. Plasma levels of morphine and morphine glucuronides in the treatment of cancer pain: Relationship to renal function and route of administration. *Eur J Clin Pharmacol.* 1990;38:121-124.
26. Clark RF, Wei EM, Anderson PO. Meperidine: Therapeutic use and toxicity. *J Emerg Med.* 1995;13:797-802.
27. Rose BD, Post TW. NSAIDs: Acute kidney injury (acute renal failure) and nephrotic syndrome. *UpToDate.* Online 2009;version 17.1.
28. Perazella M, Tray K. Selective cyclooxygenase-2 inhibitors: A pattern of nephrotoxicity similar to traditional nonsteroidal anti-inflammatory drugs. *Am J Med.* 2001;111:64-67.
29. Blum RA, Comstock TJ, Sica DA, et al. Pharmacokinetics of gabapentin in subjects with various degrees of renal function. *Clin Pharmacol Ther.* 1994;56:154-159.
30. Randinitis EJ, Posvar EL, Alvey CW, et al. Pharmacokinetics of pregabalin in subjects with various degrees of renal function. *J Clin Pharmacol.* 2003;43:277-283.
31. Sullivan JM, Bueschen AJ, Schlegel JU. Nitrofurantoin, sulfamethizole and cephalexin urinary concentrations in unequally functioning pyelonephritic kidneys. *J Urol.* 1975;114:343-347.
32. St. Peter WL, Redic-Kill KA, Halstenson CE. Clinical pharmacokinetics of antibiotics in patients with impaired renal function. *Clin Pharmacokinet.* 1992;22:169-210.
33. Decker BS, Molitoris BA. Manifestations of and risk factors for aminoglycoside nephrotoxicity. *UpToDate.* Online 2009;version 17.1.
34. Gibson TP, Demetriades JL, Bland JA. Imipenem/cilastatin: Pharmacokinetic profile in renal insufficiency. *Am J Med.* 1985;78:54-61.
35. Christensson BA, Nilsson-Ehle I, Hutchison M, et al. Pharmacokinetics of meropenem in subjects with various degrees of renal impairment. *Antimicrob Agents Chemother.* 1992;36:1532-1537.
36. Barbhaiya RH, Knupp CA, Forgue ST, et al. Pharmacokinetics of cefepime in subjects with renal insufficiency. *Clin Pharmacol Ther.* 1990;48:268-276.
37. Doluisio JT. Clinical pharmacokinetics of cefotaxime in patients with normal and reduced renal function. *Rev Infect Dis.* 1982;4(suppl):S333-S345.
38. Lin MS, Wang LS, Huang JD. Single- and multiple-dose pharmacokinetics of ceftazidime in infected patients with varying degrees of renal function. *J Clin Pharmacol.* 1989;29:331-337.
39. Brogard JM, Pinget M, Brandt C, Lavillaureix J. Pharmacokinetics of cefazolin in patients with renal failure; special reference to hemodialysis. *J Clin Pharmacol.* 1977;17:225-230.
40. Ahern JW, Possidente CJ, Hood V, Alston WK. Cefazolin dosing protocol for patients receiving long-term hemodialysis. *Am J Health Syst Pharm.* 2003;60:178-181.
41. Kroll MH, Hagengruber C, Elin RJ. Reaction of picrate with creatinine and cepha antibiotics. *Clin Chem.* 1984;30:1664-1666.

42. Fillastre JP, Leroy A, Moulin B, et al. Pharmacokinetics of quinolones in renal insufficiency. *J Antimicrob Chemother*. 1990;26(suppl B):51-60.

43. Shah A, Lettieri J, Blum R, et al. Pharmacokinetics of intravenous ciprofloxacin in normal and renally impaired subjects. *J Antimicrob Chemother*. 1996;38:103-116.

44. Decker BS, Molitoris BA. Vancomycin dosing and serum concentration monitoring in adults. *UpToDate*. Online 2009;version 17.1.

45. Kanfer A, Stamatakis G, Torlotin JC, et al. Changes in erythromycin pharmacokinetics induced by renal failure. *Clin Nephrol*. 1987;27:147-150.

46. Parry MF, Neu HC. Pharmacokinetics of ticarcillin in patients with abnormal renal function. *J Infect Dis*. 1976;133:46-49.

47. Phillips ME, Eastwood JB, Curtis JR, et al. Tetracycline poisoning in renal failure. *Br Med J*. 1974;5:149-151.

48. Siber GR, Gorham CC, Ericson JF, Smith AL. Pharmacokinetics of intravenous trimethoprim-sulfamethoxazole in children and adults with normal and impaired renal function. *Rev Infect Dis*. 1982;4:566-578.

49. Dijkmans BA, van Hooff JP, de Wolff FA, Mattie H. The effect of co-trimoxazole on serum creatinine. *Br J Clin Pharmacol*. 1981;12:701-703.

50. Houghton GW, Dennis MJ, Gabriel R. Pharmacokinetics of metronidazole in patients with varying degrees of renal failure. *Br J Clin Pharmacol*. 1985; 19:203-209.

51. Launay-Vacher V, Izzedine H, Deray G. Pharmacokinetic considerations in the treatment of tuberculosis in patients with renal failure. *Clin Pharmacokinet*. 2005;44:221-235.

52. Saliba F, Dupont B. Renal impairment and amphotericin B formulations in patients with invasive fungal infections. *Med Mycol*. 2008;46:97-112.

53. Berl T, Wilner KD, Gardner M, et al. Pharmacokinetics of fluconazole in renal failure. *J Am Soc Nephrol*. 1995;6:242-247.

54. Cutler RE, Blair AD, Kelly MR. Flucytosine kinetics in subjects with normal and impaired renal function. *Clin Pharmacol Ther*. 1978;24:333-342.

55. Boike SC, Pue MA, Freed MI, et al. Pharmacokinetics of famciclovir in subjects with varying degrees of renal impairment. *Clin Pharmacol Ther*. 1994;55:418-426.

56. Czock D, Scholle C, Rasche FM, et al. Pharmacokinetics of valganciclovir and ganciclovir in renal impairment. *Clin Pharmacol Ther*. 2002;72:142-150.

57. Gupta SK, Swan SK, Marbury T, et al. Multiple-dose pharmacokinetics of peginterferon alfa-2b in patients with renal insufficiency. *Br J Clin Pharmacol*. 2007;64:726-732.

58. Fontaine H, Vallet-Pichard A, Chaix ML, et al. Efficacy and safety of adefovir dipivoxil in kidney recipients, hemodialysis patients, and patients with renal insufficiency. *Transplantation*. 2005;80:1086-1092.

59. Heald AE, Hsyu PH, Yuen GJ, et al. Pharmacokinetics of lamivudine in human immunodeficiency virus–infected patients with renal dysfunction. *Antimicrob Agents Chemother*. 1996;40:1514-1519.

60. Zhou XJ, Swan S, Smith WB, et al. Pharmacokinetics of telbivudine in subjects with various degrees of renal impairment. *Antimicrob Agents Chemother*. 2007;51:4231-4235.

61. Karie S, Launay-Vacher V, Janus N, et al. Pharmacokinetics and dosage adjustment of oseltamivir and zanamivir in patients with renal failure. *Nephrol Dial Transplant*. 2006;21:3606-3608.

62. Brody SR, Humphreys MH, Gambertoglio JG, et al. Pharmacokinetics of cidofovir in renal insufficiency and in continuous ambulatory peritoneal dialysis or high-flux hemodialysis. *Clin Pharmacol Ther*. 1999;65:21-28.

63. Aweeka FT, Jacobson MA, Martin-Munley S, et al. Effect of renal disease and hemodialysis on foscarnet pharmacokinetics and dosing recommendations. *J Acquir Immune Defic Syndr Hum Retrovirol*. 1999;20:350-357.

64. Grand'Maison A, Charest AF, Geerts WH. Anticoagulant use in patients with chronic renal impairment. *Am J Cardiovasc Drugs*. 2005;5:291-305.

65. Lobo BL. Use of newer anticoagulants in patients with chronic kidney disease. *Am J Health Syst Pharm*. 2007;64:2017-2026.

66. Follea G, Laville M, Pozet N, Dechavanne M. Pharmacokinetic studies of standard heparin and low molecular weight heparin in patients with chronic renal failure. *Haemostasis*. 1986;16:147-151.

67. Crowther M, Lim W. Low molecular weight heparin and bleeding in patients with chronic renal failure. *Curr Opin Pulm Med*. 2007;13:409-413.

68. Robson R, White H, Aylward P, Frampton C. Bivalirudin pharmacokinetics and pharmacodynamics: Effect of renal function, dose, and gender. *Clin Pharmacol Ther*. 2002;71:433-439.

69. Danhof M, de Boer A, Magnani HN, Stiekema JC. Pharmacokinetic considerations on Orgaran (Org 10172) therapy. *Haemostasis*. 1992;22:73-84.

70. Donat F, Duret JP, Santoni A, et al. The pharmacokinetics of fondaparinux sodium in healthy volunteers. *Clin Pharmacokinet*. 2002;41(suppl 2):1-9.

71. Tschudi M, Lämmle B, Alberio L. Dosing lepirudin in patients with heparin-induced thrombocytopenia and normal or impaired renal function: A single-center experience with 68 patients. *Blood*. 2009;113:2402-2409.

72. Eriksson UG, Johansson S, Attman P-O, et al. Influence of severe renal impairment on the pharmacokinetics and pharmacodynamics of oral ximelagatran and subcutaneous melagatran. *Clin Pharmacokinet*. 2003;42:743-753.

73. Swan SK, Hursting MJ. The pharmacokinetics and pharmacodynamics of argatroban: Effects of age, gender, and hepatic or renal dysfunction. *Pharmacotherapy*. 2000;20:318-329.

74. Bachmann K, Shapiro R, Maciewicz J. Warfarin elimination and responsiveness in patients with renal dysfunction. *J Clin Pharmacol*. 1977;17:292-299.

75. Dreisbach AW, Japa S, Gebrekal AB, et al. Cytochrome P4502C9 activity in endstage renal disease [letter]. *Clin Pharmacol Ther*. 2003;73:475-477.

76. Gretler DD, Gueriolini R, Williams PJ. Pharmacokinetic and pharmacodynamic properties of eptifibatide in subjects with normal or impaired renal function. *Clin Ther*. 2004;26:390-398.

77. Wilcox CS. New insights into diuretic use in patients with chronic renal disease. *J Am Soc Nephrol*. 2002;13:798-805.

78. Carter BL. Dosing of antihypertensive medications in patients with renal insufficiency. *J Clin Pharmacol*. 1995;35:81-86.

79. Thomas MC. Diuretics, ACE inhibitors and NSAIDs—the triple whammy. *Med J Aust*. 2000;172:184-185.

80. Berglund G, Descamps R, Thomis JA. Pharmacokinetics of sotalol after chronic administration to patients with renal insufficiency. *Eur J Clin Pharmacol*. 1980;18:321-326.

81. Flouvat B, Decourt S, Aubert P, et al. Pharmacokinetics of atenolol in patients with terminal renal failure and influence of hemodialysis. *Br J Clin Pharmacol*. 1980;9:379-385.

82. McDonald SP, Russ GR. Associations between use of cyclosporin-sparing agents and outcome in kidney transplant recipients. *Kidney Int*. 2002;61: 2259-2265.

83. Schulz V. Clinical pharmacokinetics of nitroprusside, cyanide, thiosulphate and thiocyanate. *Clin Pharmacokinet*. 1984;9:239-251.

84. Vlasses PH, Ferguson RK, Rocci MLJ, et al. Lethal accumulation of procainamide metabolite in severe renal insufficiency. *Am J Nephrol*. 1986;6:112-116.

85. Strippoli GFM, Navaneethan SD, Johnson DW, et al. Effects of statins in patients with chronic kidney disease: Meta-analysis and meta-regression of randomised controlled trials. *Br Med J*. 2008;336:645-651.

86. Duckworth WC. Insulin degradation: Mechanisms, products and significance. *Endocr Rev*. 1988;9:319-345.

87. Yale JF. Oral antihyperglycemic agents and renal disease: New agents, new concepts. *J Am Soc Nephrol*. 2005;16:S7-S10.

88. Management of diabetes in chronic renal failure. *Indian J Nephrol*. 2005; 15(suppl 1):S23-S31.

89. Salpeter S, Greyber E, Pasternak G, Salpeter E. Risk of fatal and nonfatal lactic acidosis with metformin use in type 2 diabetes mellitus. *Cochrane Database Syst Rev*. 2006;(25):CD002967.

90. Krepinsky J, Ingram AJ, Clase CM. Prolonged sulfonylurea induced hypoglycemia in diabetic patients with end stage renal disease. *Am J Kidney Dis*. 2000;35:500-505.

91. Chapelsky MC, Thompson-Culkin K, Miller AK, et al. Pharmacokinetics of rosiglitazone in patients with varying degrees of renal insufficiency. *J Clin Pharmacol*. 2003;43:252-259.

92. Budde K, Neumayer HH, Fritsche L, et al. The pharmacokinetics of pioglitazone in patients with impaired renal function. *Br J Clin Pharmacol*. 2003; 55:368-374.

93. Iglesias P, Díez JJ. Thyroid dysfunction and kidney disease. *Eur J Endocrinol*. 2009;160:503-515.

94. Manlucu J, Tonelli M, Ray JG, et al. Dose-reducing H2 receptor antagonists in the presence of low glomerular filtration rate: A systematic review of the evidence. *Nephrol Dial Transplant*. 2005;20:2376-2384.

95. Larsson R, Norlander B, Bodemar G, et al. Steady-state kinetics and dosage requirements of cimetidine in renal failure. *Clin Pharmacokinet*. 1981;6: 316-325.

96. Dubb JW, Stote RM, Familiar RG, et al. Effect of cimetidine on renal function in normal man. *Clin Pharmacol Ther*. 1978;24:76-83.

97. Geevasinga N, Coleman P, Roger S. *Proton Pump Inhibitors: The Most Common Iatrogenic Cause of Acute Interstitial Nephritis?* Singapore: Third World Congress of Nephrology; 2005.

98. Mehrotra N, Gupta M, Kovar A, Meibohm B. The role of pharmacokinetics and pharmacodynamics in phosphodiesterase-5 inhibitor therapy. *Int J Impot Res*. 2007;19:253-264.

99. Kahan BD, Keown P, Levy GA, Johnston A. Therapeutic drug monitoring of immunosuppressant drugs in clinical practice. *Clin Ther*. 2002;24:330-350.

100. Morris RG. Immunosuppressant drug monitoring: Is the laboratory meeting clinical expectations? *Ann Pharmacother*. 2005;39:119-127.

101. Naesens M, Kuypers DRJ, Sarwal M. Calcineurin inhibitor nephrotoxicity. *Clin J Am Soc Nephrol*. 2009;4:481-508.

102. Haubitz M, Bohnenstengel F, Brunkhorst R, et al. Cyclophosphamide pharmacokinetics and dose requirements in patients with renal insufficiency. *Kidney Int*. 2002;61:1495-1501.

103. Ibrahim RB, Liu C, Cronin SM, et al. Drug removal by plasmapheresis: An evidence-based review. *Pharmacotherapy*. 2007;27:1529-1549.

104. Lange K. Nephropathy induced by D-penicillamine. *Contrib Nephrol.* 1978; 10:63-74.

105. Wallace SL, Singer JZ, Duncan GJ, et al. Renal function predicts colchicine toxicity: Guidelines for the prophylactic use of colchicine in gout. *J Rheumatol.* 1991;18:264-269.

106. Day RO, Graham GG, Hicks M, et al. Clinical pharmacokinetics and pharmacodynamics of allopurinol and oxypurinol. *Clin Pharmacokinet.* 2007;46: 623-644.

107. Cunningham RF, Israili ZH, Dayton PG. Clinical pharmacokinetics of probenecid. *Clin Pharmacokinet.* 1981;6:135-151.

108. Jamal SA, Bauer DC, Ensrud KE, et al. Alendronate treatment in women with normal to severely impaired renal function: An analysis of the fracture intervention trial. *J Bone Miner Res.* 2007;22:503-508.

109. Chang JT, Green L, Beitz J. Renal failure with the use of zoledronic acid. *N Engl J Med.* 2003;349:1676-1679.

110. Horadam VW, Sharp JG, Smilack JD, et al. Pharmacokinetics of amantadine hydrochloride in subjects with normal and impaired renal function. *Ann Intern Med.* 1981;94:454-458.

111. Cohen LM, Tessier EG, Germain MJ, Levy NB. Update on psychotropic medication use in renal disease. *Psychosomatics.* 2004;45:34-48.

112. Levey NB. Psychopharmacology in patients with renal failure. *Int J Psychiatry Med.* 1990;20:325-334.

113. Preskorn SH. What are the clinically relevant pharmacokinetic differences among SSRIs? In: *Clinical Pharmacology of SSRIs.* Caddo, Oklahoma: Professional Communications, Inc; 1996.

114. Blumenfield M, Levy NB, Spinowitz B, et al. Fluoxetine in depressed patients on dialysis. *Int J Psychiatry Med.* 1997;27:71-80.

115. Lieberman JA, Cooper TB, Suckow RF, et al. Tricyclic antidepressant and metabolite levels in chronic renal failure. *Clin Pharmacol Ther.* 1990;37:301-307.

116. Troy SM, Schultz RW, Parker VD, et al. The effect of renal disease on the disposition of venlafaxine. *Clin Pharmacol Ther.* 1994;56:14-21.

117. Heykants J, Haung ML, Mannens G. The pharmacokinetics of risperidone in humans: A summary. *J Clin Psychiatry.* 1994;55(suppl 5):13-17.

118. Schmith VD, Piraino B, Smith RB, Kroboth PD. Alprazolam in end-stage renal disease: I. Pharmacokinetics. *J Clin Pharmacol.* 1991;31:571-579.

119. Ochs HR, Greenblatt DJ, Kaschell HJ, et al. Diazepam kinetics in patients with renal insufficiency or hyperthyroidism. *Br J Clin Pharmacol.* 1981;12: 829-832.

120. Cohn J, Blumberg EA. Immunizations for renal transplant candidates and recipients. *Nat Clin Pract Nephrol.* 2009;5:46-53.

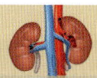

CAPÍTULO 78

Medicações Herbais e de Venda Livre e os Rins

Mark S. Segal e Xueqing Yu

Nos últimos anos, o uso de medicações herbais e suplementos dietéticos para promover a saúde e tratar várias doenças crônicas aumentou globalmente. Estima-se que um terço dos adultos em países desenvolvidos e mais de 80% da população em países em desenvolvimento utilizam medicações herbais e populares (*folk* no sentido de medicina tradicional) para promover a saúde e manejar doenças comuns, tais como resfriados, febre do feno, inflamação, doença cardíaca, indigestão, constipação, cirrose hepática, câncer, síndrome da imunodeficiência adquirida, diabete e doenças do sistema nervoso central.[1] Na África, até 80% da população depende da medicina tradicional para o cuidado primário em saúde; na China, as preparações herbais são responsáveis por até 50% do consumo total dos agentes farmacêuticos. Houve uma explosão na popularidade das medicações herbais do mundo ocidental. Por exemplo, o tamanho do mercado de medicina herbal nos Estados Unidos aumentou de $1,6 bilhão de dólares em 1994 para $5,3 bilhões em 2011.[1,2] Ademais, países europeus gastaram quase $5 bilhões (no preço dos fabricantes para os atacadistas) nos medicamentos herbais de balcão (MB) em 2003. A Alemanha e a França são líderes em vendas de MB e também têm grandes mercados para a prescrição de preparações herbais (Fig. 78-1).[3] A União Europeia vem avançando com a Traditional Herbal Medicine Products Directive (THMPD, também conhecida como Directive 2004/24/EC) implementado em maio de 2012 para regular as medicações herbais. A THMPD determina que todos os produtos de medicações herbais sejam requeridos a obter uma autorização para o mercado dentro da União Europeia e que as medicações herbais sejam manufaturadas sob a boa prática de manufatura (Good Manufacturing Practices – diretrizes recomendadas pelas agências que controlam o processo produtor de manufaturas). Medicações complementares e alternativas, incluindo medicina herbal chinesa e plantas "medicinais", são utilizadas por cerca de 50% dos australianos.[1]

Os medicamentos herbais foram amplamente descritos na literatura antiga. Atualmente, existem ao menos 11.000 espécies de plantas para uso medicinal, e cerca de 500 delas são comumente utilizadas por vários grupos étnicos.[1,4] Essas plantas podem ser utilizadas tanto em suas formas primárias quanto em misturas. Entretanto, a fonte e a composição dos medicamentos botânicos variam, dependendo da prevalência das práticas locais. Notadamente, esses remédios herbais não foram testados para eficácia e segurança, seus ingredientes são majoritariamente desconhecidos; e a dose e a via de administração não são padronizadas. Embora a prevalência da toxicidade dos órgãos causada por medicações tradicionais sejam diretamente relacionadas com uma combinação de falta de informação, pobreza, falta de estrutura médica, falta de legislação e crença amplamente difundida no sistema de medicina local nas áreas rurais, foi percebido recentemente que problemas e preocupações em relação aos medicamentos herbais surgem como o resultado de toxicidade intrínseca, adulteração, contaminação, substituição e identificação errada, rotulação com engano, interações desfavoráveis de produtos herbais com outros medicamentos, falta de padronização e controle de qualidade ruim.[1,4] Evidências crescentes para ambas as reações adversas das drogas e eventos de envenenamento associados ao uso de medicações herbais são reladas em todo o mundo. As medicações herbais podem ser adulteradas com drogas sintéticas e outros compostos potencialmente tóxicos. Por outro lado, a coadministração de medicações herbais com drogas convencionais aumenta o potencial de interação droga – composto herbal, o que pode causar alteração da eliminação da droga, subtratamento e/ou toxicidade.[1,4,5]

MEDICAÇÕES HERBAIS E O RIM

Os rins são particularmente vulneráveis à injúria tóxica devido à sua taxa de fluxo sanguíneo alta, grande área de superfície endotelial, atividade metabólica alta, absorção ativa pelas células tubulares, concentração intersticial medular e pH urinário baixo. Os túbulos renais estão envolvidos no transporte ativo e na concentração urinária, e, portanto, a concentração local dessas toxinas é potencialmente elevada, levando à injúria direta das células tubulares. Medicamentos herbais podem ser tóxicos por meio de um ou mais mecanismos patogênicos comuns. Esses incluem alterações na hemodinâmica glomerular, toxicidade celular tubular, inflamação, nefropatia por cristal, rabdomiólise e microangiopatia trombótica. A nefrotoxicidade relacionada à droga está tornando-se mais comum; as pessoas estão requerendo mais comumente múltiplas medicações para múltiplas comorbidades, e estão sendo expostas a mais procedimentos diagnósticos e terapêuticos com o potencial de prejudicar a função renal. Fatores de risco relacionados ao paciente para nefropatia induzida por droga incluem idade maior que 60 anos, lesão renal subjacente e taxa de filtração glomerular (TFG) menor que 60 mL/min/1,73m², depleção de volume, diabetes, insuficiência cardíaca e sepse.[6] Esses fatores de risco podem também tornar os indivíduos suscetíveis à toxicidade renal das medicações herbais. Uma visão geral dos efeitos colaterais renais potenciais das medicações herbais é mostrado na Tabela 78-1.

NEFROPATIA PELO ÁCIDO ARISTOLÓQUICO OU NEFROPATIA ENDÊMICA DOS BÁLCÃS

Ácidos Aristolóquicos

Os ácidos aristolóquicos (AA) são uma família estruturalmente relacionada de ácidos carboxílicos nitrofenanterenos que são originariamente derivados da medicina herbal tais como a espécie *Aristolochia*, incluindo a *Aristolochia fangchi*, a *Aristolochia clematitis* e a *Aristolochia manshuriensis* (Tabela 78-2). Os AAs predominantes são AAI ácidos (8-metoxi-6-nitro-fenantro-[3,4-*d*]-1,3-dioxolo-5-carboxílico) e AAII (6-nitro-fenantro-[3,4-*d*]-1,3-dioxolo-5-carboxílico). Os AA ativados pelo NAD(P)H: quinona oxiredutase[7] e reagem com o DNA para formas covalentes adutasde dA-aristolactama e dG-aristolactama.[8] Esses adutos de aristolactama são mutagênicos.[8] Após mesmo uma única dose, o AAI é detectável nos rins por um longo período de tempo. A nefropatia humana pelo ácido aristolóquico (NAA) é reprodutível em roedores nos quais a intoxicação pelo AA resulta em atrofia tubular e fibrose intersticial, levando à falência renal.[9] A atrofia tubular progressiva é relacionada à regeneração prejudicada e à apoptose das células epiteliais tubulares proximais, o qual é considerado um mecanismo possível de

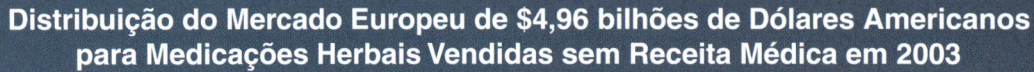

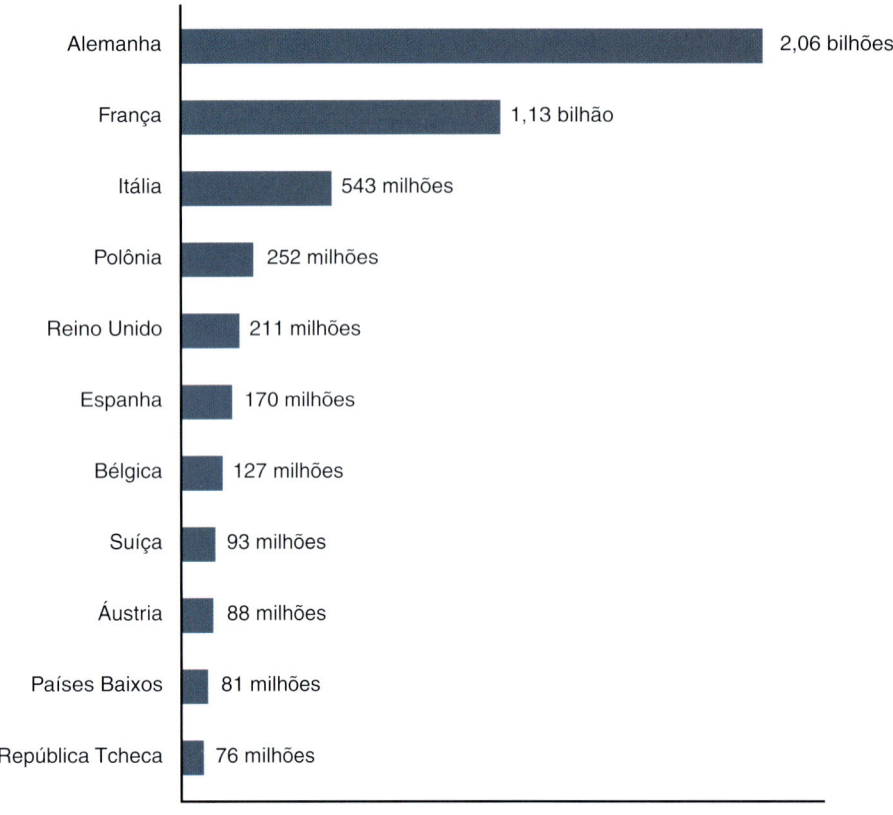

Figura 78-1 Distribuição do mercado europeu de $4,96 bilhões de dólares americanos para medicações herbais vendidas sem receita médica em 2003. *(Da referência 3).*

Síndromes Renais Induzidas por Medicações Herbais	
Hipertensão	Espécies de *Glycyrrhiza* (chás de ervas chinesas, Gan Cao – raiz de alcaçuz, boui-ougi-tou) Espécies de *Ephedra* (ma huang)
Necrose tubular aguda	Medicações africanas tradicionais: plantas tóxicas (*Securidaca longepedunculata, Euphoria matabelensis, Callileps laureola, Cape aloe*), ou adulteração por dicromato Medicina Chinesa: *Taxus celebica* Marrocos: *Takaout roumia* (parafenilenodiamina)
Nefrite intersticial aguda	Medicação peruana (Unha de gato) Pílulas de Tung Shueh (adulterada por ácido mefenâmico)
Síndrome de Fanconi	Ervas chinesas contendo AAs (espécies de *Akebia*, boui-ougi-tou, Mokutsu) Ervas chinesas adulteradas por cádmio
Necrose de papila	Ervas chinesas adulteradas por fenilbutazona
Fibrose intersticial renal crônica	Ervas chinesas ou Kampo contendo AAs (espécies de *Aristolochia*, espécies de *Akebia*, Mu Tong, Boui, Mokutsu)
Retenção urinária	Espécies de *Datura, Rhododendron molle* (atropina, escopolamina)
Litíase Renal	Ma huang (efedrina) Suco de cramberry (oxalato)
Carcinoma de trato urinário	Ervas chinesas contendo AAs

Tabela 1 Síndromes renais induzidas por medicações herbais. *AA*, ácidos aristolóquicos. *(Da referência 6).*

deleção da célula tubular epitelial. A ativação local do fibroblasto tem um papel crítico no processo de fibrose renal durante a toxicidade pelo AA.[10] Os efeitos nefrotóxico e carcinogênico dos AA em animais foram relatados, e toxicidades similares foram observadas em humanos. É agora sabido que a exposição ao AA causa uma progressiva fibrose intersticial renal associada à malignidade urotelial.

Nefropatia do Ácido Aristolóquico

A associação da doença renal com o consumo em longo prazo da *Aristolochia fanchi* para propósitos de emagrecimento foi primeiramente relatada na Bélgica. Mais de 100 mulheres jovens desenvolveram doença renal crônica (DRC) e muitas desenvolveram câncer renal e do trato urinário (Fig. 78-2).[11] Evidência crescente demonstra

Compostos Botânicos Conhecidos por Conter ou Suspeitos de Conter Ácido Aristolóquico

Nome Botânico	Nome Comum ou Outros nomes
Espécies de *Aristolochia*	Aristolochia, Guan Mu Tong, Guang Mu Tong
Aristolochia acuminata (sin. *Aristolochia tagala*)	Oval leaf Dutchman's Pipe
Aristolochia bracteata	Ukulwe
Aristolochia clematitis	Birthwort
Aristolochia contorta	Ma Dou Ling (fruta), Bei Ma Dou Ling (raiz), Tian Xian Teng (erva)
Aristolochia cymbifera	Mil homens
Aristolochia debilis (sin *Aristolochia longa, Aristolochia recurvilabra, Aristolochia sinarum*)	Ma Dou Ling (fruta), Tian Xian Teng (erva), Qing Mu Xiang (raiz), Sei-Mokkou (Japonesa), Birthwort, Long Birthwort, Slender Dutchman's pipe
Aristolochia fangchi	Guang Fang ji (raíz), Fang ji, Fang chi, Makuboi (Japonês), Kou-boui (Japonês), Kwangbanggi (Coreano)
Aristolochia heterophylla	Han Fang Ji
Aristolochia indica	Birthwort indiana (raíz), Yin Du Ma Dou Ling
Aristolochia kaempferi (sin *Aristolochia chrysops, Aristolochia feddei, Aristolochia heterophylla, Aristolochia mollis, Aristolochia setchuenensis, Aristolochia, shimadai, Aristolochia thibetica, Isotrema chrysops, Isotrema heterophylla, Isotrema lasiops*)	Yellowmouth Dutchman's pipe, Zhu Sha Lian
Aristolochia macrophylla (sin *Aristolochia sipho*)	Dutchman's pipe
Aristolochia manshuriensis (sin *Hocquartia manshuriensis, Isotrema manshuriensis*)	Birthwort da Manchúria, Dutchman's pipe da Manchúria (caule), Guan Mutong (caule), Kan-Mokutsu (Japonês), Mokubai (Japonês), Kwangbanggi (Coreano)
Aristolochia maxima (sin *Howardia hoffmannii*)	Dutchman's pipe máxima, Da Ma Dou Ling
Aristolochia mollissima	Dutchman's pipe felpuda, Mian Mao Dou Ling
Aristolochia moupinensis	Moupin Dutchman's pipe, Huai Tong
Aristolochia sarpentaria (sin *Aristolochia serpentaria*)	Virginia snakeroot (raíz de cobra da Virginia), Serpentaria, Virginia serpentary
Aristolochia triangularis	Dutchman's pipe triangular, San Jiao Ma Dou Ling
Aristolochia tuberosa	Dutchman's pipe Tuberosa, Kuai Jing Ma Dou Ling
Aristolochia tubiflora	Tubeflower, Dutchman's pipe, Guan Hua Ma Dou Ling
Aristolochia versicolar	Versicolarus DUtchman's pipe, Bian Se Ma Dou Ling
Asarum canodense (sin. *Asarum acuminatum, Asarum ambiguum, Asarum canadense, Asarum furcatum, Asaruma medium, Asarum parvifolium, Asarum reflexum, Asarum rubrocinctum*)	Gengibre selvagem, gengibre indiano, snakeroot do Canadá, falsa coltsfood, colic root, heart snakerrot, snakeroot de Vermont, snakerrot do Sul, Jia Na Da Xi Xin
Asarum himalai(y)cum	Tanyou-saishin (Japonês)
Asarum splendens	Do-saishin (Japonês)

Tabela 78-2 Compostos botânicos conhecidamente ou suspeitos contendo ácido aristolóquico e seus nomes vernaculares. *(Da referência 16.)*

que os AA presentes em ervas são os compostos responsáveis por essa toxicidade renal (Fig. 78-3 e 78-4)[12,13]. A síndrome renal foi inicialmente referida como *nefropatia por erva chinesa* e posteriormente pelo nome mais específico e mecanístico de *nefropatia por AA.*

A NAA é caracterizada por nefrite tubulointersticial que rapidamente progride para fibrose com deterioração da função renal, finalmente levando à doença renal crônica em estádio terminal (DRET), algumas vezes dentro de meses após a primeira exposição. A toxicidade renal do AA é dependente da dose e duração da administração.[14]

Epidemiologia

Logo após a sua descrição inicial, a NAA foi reconhecida como um problema de saúde global.[11,12,15] Uma vez que houve a publicação de casos índice, novos casos de NAA foram relatados, não apenas na Bélgica, mas em todo o mundo[10,11,13] (Fig. 78-2). A incidência verdadeira da NAA permanece desconhecida e provavelmente subestimada devido a numerosos ingredientes reconhecidamente ou que provavelmente contêm AA e que são utilizados na medicina tradicional da China, Japão e Índia (Fig. 78-3).[16]

Manifestações Clínicas

A apresentação inicial da NAA é usualmente silenciosa, e a doença renal é descoberta por teste sanguíneo rotineiro. Pacientes ocasionalmente apresentam-se com síndrome de Fanconi ou com injúria renal aguda (IRA) causada por necrose tubular aguda.[17] A anemia é com frequência desproporcionalmente grave para o grau de dano renal. O sedimento urinário não apresenta achados, e a urinálise é negativa para albuminúria. Entretanto, a excreção urinária de proteínas de baixo peso molecular (p.ex., microglobulina, cistatina C) é marcadamente aumentado, e a razão da proteína urinária de baixo peso molecular para a albumina é mais alta que nas doenças glomerulares.[18]

Patologia

A nefropatia pelo ácido aristolóquico é caracterizada por fibrose intersticial renal extensa e atrofia tubular, a qual geralmente diminui em severidade do córtex mais externo para o mais interno (Fig. 78-4). Os glomérulos são relativamente poupados, embora no estádio mais avançado da doença exista algum colapso dos capilares e da membrana basal. Há o edema de células endoteliais com espessamento

Casos de Nefropatia por Ervas Chinesa e Nefropatia por Ácido Aristolóquico Relatadas no Mundo

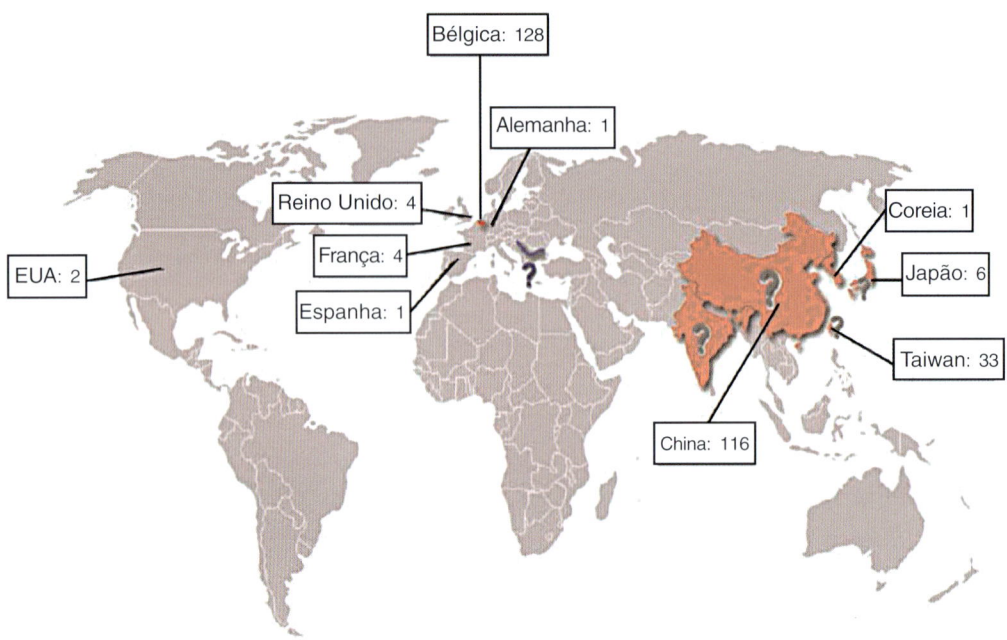

Figura 78-2 Casos de nefropatia por erva chinesa ou ácido aristolóquico relatados no mundo. *(Da referência 16.)*

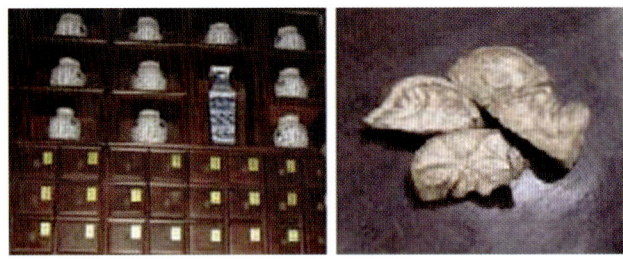

Figura 78-3 Uma farmácia vendendo medicações herbais tradicionais incluindo Fang Chi e Mu Tong. A verdadeira incidência da nefropatia pelo ácido aristolóquico é grandemente desconhecida e provavelmente subestimada devido aos numerosos ingredientes conhecidos ou suspeitos de conter AA são utilizados na medicina tradicional na Índia e no Leste da Ásia. *(Da referência 16.)*

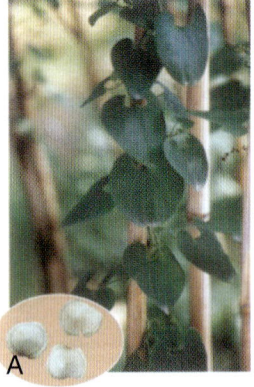

consequente das interlobulares e arteríolas aferentes.[16,19] Não há depósitos imunes.

Patogênese

A associação evidente entre a exposição aos AA e anormalidades uroteliais foi primeiramente notada em estudos mostrando atipia moderada e hiperplasia atípica em espécimes de nefroureterectomia removidos no mesmo tempo do transplante de indivíduos com NAA (Fig. 78-4).[21] A persistência dos adutos DNA-AA no tecido renal de mulheres belgas em uma coorte é consistente com o papel postulado do AA no câncer urotelial. Dos pacientes com NAA, de 40% a 45% desenvolvem carcinomas de células transicionais multifocais de alto grau, principalmente no trato urinário superior.[13] Uma série de casos com 15 anos de seguimento identificou carcinoma urotelial do trato superior como um fator de risco potente para o subsequente desenvolvimento do carcinoma urotelial de bexiga após transplante renal devido à NAA.[22] Há uma forte associação entre a formação de adutos de DNA, padrão de mutação e desenvolvimento tumoral.

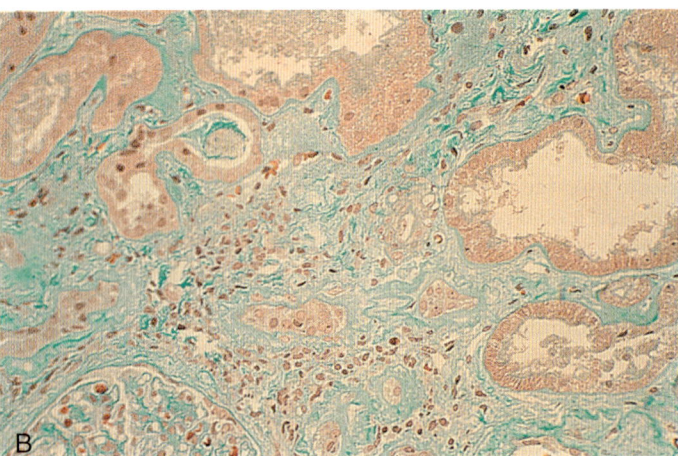

Figura 78-4 Nefropatia por erva chinesa ou ácido aristolóquico. **A**, Guang Mu Tong, uma erva chinesa que contém AAs **B**, Extensa fibrose intersticial paucicelular e atrofia tubular tipicamente encontrada na nefropatia por erva chinesa ou ácido aristolóquico. *(Da referência 16.)*

Em modelos animais, a ingestão oral de AA é seguida por formação extensiva de adutos de DNA-AA no rúmen, acompanhados pelo desenvolvimento de tumores.[22] Uma inflamação intersticial precoce e massiva caracterizada por monócitos e macrófagos ativados e linfócitos T citotóxicos CD8+/CD103+ vistos na NAA experimental[23] sugere que a patologia inclui um elemento imunológico. Em 2002, o grupo de trabalho da International Agency for Research on Cancer concluiu que há suficiente evidência em humanos para identificar a carcinogênese de remédios herbais contendo espécies de plantas do gênero *Aristolochia*.[24]

Tratamento

Nenhum tratamento para a NAA foi provado eficaz em estudos randomizados. Entretanto, um estudo piloto com corticosteroides em 35 pacientes com NAA com DRC demonstrou uma redução significativa no número de pacientes alcançando a DRET após 1 ano de terapia com corticoide.[25] A terapia com corticoide foi posteriormente confirmada, em uma coorte maior com controles históricos, para tornar mais vagarosa a progressão da falência renal,[26] entretanto, não houve estudo controlado e randomizado. Os corticosteroides, quando utilizados para NAA, são iniciados naqueles em que a TFG estimada (TFGe) é maior que 20 mL/min com a dose de 1mg por quilograma de peso.

Porque os pacientes com NAA estão sob risco aumentado para malignidades uroepiteliais, eles devem ao menos ser regularmente rastreados com cistoscopia. Em adição, a remoção profilática dos rins nativos e ureteres deve ser realizada em todos os pacientes com DRC causada por NAA que receberão um transplante renal e, portanto, irão ser imunossuprimidos.[27]

Nefropatia Endêmica dos Bálcãs

Outra manifestação da NAA é a nefropatia endêmica dos Bálcãs (NEB).

Definição

A nefropatia endêmica dos Bálcãs[28] é uma condição lentamente progressiva que causa fibrose intersticial crônica levando à DRET e também à malignidade urotelial. A NEB afeta milhares de pessoas vivendo na Bulgária, Croácia, Romênia e Sérvia ao longo da bacia do rio Danúbio (Fig. 78-5).[29]

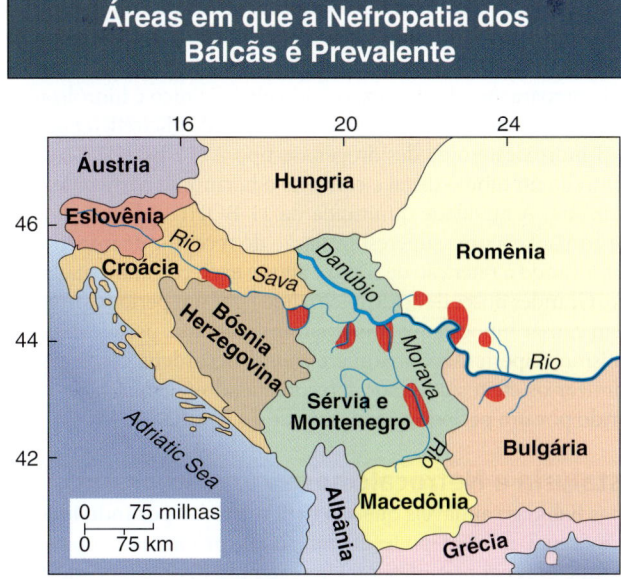

Figura 78-5 **Áreas em que a nefropatia dos Bálcãs está presente.** A área endêmica está em *vermelho*.

Manifestações Clínicas

A nefropatia endêmica dos Bálcãs tipicamente apresenta-se na quarta ou quinta década de vida e é apenas raramente vista em indivíduos mais novos que 20 anos. Quando há um monitoramento prospectivo, a proteinúria tubular é usualmente o primeiro sinal. A proteinúria é usualmente leve ou intermitente, mas pode aumentar em estádios avançados. O sedimento urinário geralmente não apresenta achados dignos de nota. Outras manifestações de disfunção tubular incluem a acidificação prejudicada, excreção diminuída de amônia e de ácido úrico e defeitos de concentração urinária com perda renal de sal, a qual pode preceder a queda da TFG. A doença progride vagarosamente para DRET. Há anemia desproporcional ao grau de disfunção renal. A pressão sanguínea é usualmente normal até que a DRET seja alcançada. Há uma incidência aumentada de carcinoma uroepitelial.

Patogênese

O quadro clínico é muito semelhante ao da NAA, e há agora forte evidência para o papel dos AA na patogênese da NEB.

Em regiões endêmicas, o pão é um alimento cru e é tradicionalmente preparado de farinha feita de trigo cultivado localmente. As sementes de *A.clematitis*, uma planta nativa da região, foram encontradas intercaladas com o grão de trigo colhido. Adutos de DNA dA-aristolactama e dG-aristolactama são encontrados no córtex renal de pacientes com NEB, mas não naqueles com outras doenças renais crônicas.[30] Neoplasias de células transicionais de pacientes com NEB contêm adutos de aristolactama e também contêm um padrão característico de mutação da proteína tumoral p53 (PT35): 89% ocorrem em pares A:T e 78% desses são transversões A:T para T:A, que são eventos raros, encontrados em 0% dos carcinomas de células transicionais da pelve renal em uma base de dados internacional de mutação da *PT53*. Evidências moleculares e epidemiológicas relacionam o carcinoma urotelial em pacientes com NEB à exposição dietética aos AA.[31] Os adutos de DNA-aristolactama foram encontrados em 70% das pessoas nas áreas endêmicas com exposição dietética ao AA, e em 94% dos pacientes com mutações específicas A:T para T:A na PT53. Nem os adutos de DNA-aristolactama nem mutações específicas foram detectados em tecidos daqueles em região não endêmica. Porque a NEB ocorre apenas em uma fração daqueles indivíduos expostos ao AA, assumiu-se que há uma suscetibilidade genética que coloca o indivíduo sob risco para NEB com a exposição dietética ao AA e seus resultantes carcinomas uroteliais.

Diagnóstico

Os critérios diagnósticos para NEB em áreas endêmicas são mostrados no Quadro 78-1. A análise recente de 182 pacientes na Sérvia mostrou que proteinúria, α_1 microglobulina urinária e tamanho renal são preditores significativos da NEB, enquanto a falência renal bem como as diversas desordens tubulares (densidade urinária, fração de excreção de sódio, reabsorção de fosfato tubular) tiveram um valor preditivo insignificante.

Tratamento

Como na NAA, não houve estudo randomizado realizado para o tratamento da NEB. Baseado em estudos não randomizados de corticosteroides na NAA, um curso experimental de corticosteroides é razoável naqueles com NEB somado ao controle da pressão arterial e manejo das anormalidades urinárias.

INJÚRIA RENAL AGUDA CAUSADA POR ERVAS

A maior frequência relatada de nefrotoxicidade causada por ervas medicinais encontra-se no Sul da África e Ásia. O uso de remédios herbais tradicionais foi implicado em 37% de todas as causas de

Procedimentos Diagnósticos para a Nefropatia Endêmica dos Bálcãs

Diagnóstico da nefropatia dos Bálcãs é feito nos habitantes de áreas de moradia endêmicas usando o seguinte:

1. Critério epidemiológico

2. Demonstração de
   - Decréscimo da TFG
   - Proteinúria geralmente abaixo de 1 g/24h
   - Microalbuminúria
   - Sedimento urinário sem muitas alterações
   - Marcadores tubulares (glicosúria renal, excreção urinária aumentada de α_1-microglobulina e N-acetil-β-D-glicosaminidase)
   - Histologia renal típica mostrando fibrose intersticial cortical hipocelular diminuindo do córtex mais externo para o mais interno (se biópsia renal factível)

3. Exclusão de outras doenças renais conhecidas (p. ex., pielonefrite crônica [obstrutiva e atrófica], doença renal policística do adulto dominante, glomerulonefrites)

Quadro 78-1 Procedimentos diagnósticos para a nefropatia endêmica dos Bálcãs. *(Modificado da referência 30.)*

falência renal aguda na Nigéria.[32] As plantas herbais relatadas como causa de lesão renal incluem *Securidaca longepedunculata* (ou árvore violeta), a qual contém metil salicilato e saponinas; *Euphorbia matabelensis*, que contém latex; *Crotalaria laburnifolia*, a qual contém alcaloides hepatonefrotóxicos; *Uncaria tomentosa* (unha de gato); *Lepidium meyenii* (nome comum: maca peruana); *Tripterygium wilfordii* (Lei Gong Teng – videira do trovão de Deus); raiz de licorice (alcaçuz) (*Glycyrrhiza glabra*) e *Callileps laureola* (Impila – margarida selvagem). A sessão seguinte descreve alguns dos importantes exemplos de nefrotoxicidade causada por remédios herbais.

T. wilfordii Hook F (TWHF) é um remédio herbal chinês utilizado há mais de 2.000 anos. Como um creme, era utilizado externamente para tratamento de artrite e inflamação com edema tecidual por muitos anos. Extratos de TWHF também são utilizados oralmente para artrite reumatoide, lúpus, doença de lesões mínimas e outras condições inflamatórias. Os efeitos adversos da TWHF incluem alterações gastrointestinais, infertilidade e supressão de proliferação de linfócitos *in vitro*. Em ratos, ingestão intragástrica diária de um composto efetivo extraído do TWHF por 16 dias levou à disfunção tubular proximal.[33]

A unha de gato é uma preparação herbal peruana feita de uncária, uma vinha amadeirada encontrada na bacia amazônica. Ela foi utilizada para tratamento de cirrose, gastrite, gonorreia, neoplasias do trato genital feminino e reumatismo. Os alcaloides oxíndoles da casca da raiz da unha de gato são tidos como capazes de invocar seus efeitos medicinais mais amplamente procurados de um remédio herbal contra a inflamação, mas parece que outras substâncias desconhecidas contribuem para o efeito geral dos extratos de unha de gato. Um caso de nefrite intersticial aguda reversível após o uso dessa preparação foi relatado, provavelmente uma reação alérgica idiossincrática ao remédio.[34]

A maioria dos problemas renais associados a cogumelos são uma consequência da falência renal resultante de falência hepática induzida pelos cogumelos. Entretanto, por toda a Europa e América do Norte existem vários cogumelos nefrotóxicos que podem ser confundidos com cogumelos comestíveis e podem causar diretamente IRA. As espécies *Cortinarius* (*Cortinarius callisteus*, o grupo *Cortinarius cinnamomeus*, *Cortinarius gentilis Cortinarius orellanus*, *Cortinarius rainierensis*, *Cortinarius speciossissimus*, *Cortinarius splendens* e o grupo *Cortinarius semisanguineus*) são as mais notórias. O cogumelo nefrotóxico mais comum é provavelmente o *C. gentilis*. Em 2011, houve 6.818 exposições a cogumelos relatadas nos Estados Unidos, na Samoa Americana, nos Estados Federados da Micronésia, Ilha

de Guam, Porto Rico e Ilhas Virgens dos Estados Unidos com duas ocorrências fatais, mas apenas oito exposições foram atribuídas aos grupos *Cortinarius*. Entretanto, o tipo de cogumelo é desconhecido em mais de 80% dos casos, então a exposição ao *Cortinarius* é certamente mais elevada.[35] A história da ingestão de cogumelos pode ser remota, particularmente com *Cortinarius*. Embora os sintomas gastrointestinais sejam usualmente notados no momento da ingestão, eles podem não ser severos o suficiente para que os pacientes procurem atenção médica, e os sintomas de insuficiência renal podem não se apresentarem até 1 a 3 semanas após a exposição. A apresentação com um período latente mais curto sugere uma toxicidade mais grave e um maior risco de insuficiência renal grave. A melhora na função renal pode ocorrer dentro de várias semanas até meses, mas os pacientes podem requerer diálise crônica ou transplante renal.

Uma síndrome de cogumelo mais recentemente descrita envolve a *Amanita smithiana* ou *Amanita proxima*. Acredita-se que a toxina seja o ácido 2-amino-4,5-hexadienoico.[36] Embora ele cause necrose tubular aguda dentro de horas do tempo da ingestão, o desfecho clínico é geralmente bom.

OUTRAS COMPLICAÇÕES RENAIS DE REMÉDIOS HERBAIS

Hipertensão

Ma huang é uma preparação herbal contendo efedrina utilizada no tratamento da asma brônquica, dos sintomas de resfriado e gripe, da febre e calafrios, cefaleias e outras dores, edema e falta de perspiração. Em países ocidentais, a efedrina e as suas preparações herbais são utilizadas para promover perda de peso e aumentar a performance de atletas. Suplementos dietéticos que contêm alcaloides de efedrina são relatados como indutores de hipertensão, palpitações, taquicardia e acidente vascular encefálico. A efedrina prescrita não foi associada a aumento substancial do risco de desfecho adverso cardiovascular em um estudo de *case-crossover* (o indivíduo – case – é exposto a uma intervenção curta e de efeitos transitórios – *crossover* – e serve como seu próprio controle) baseado em registro.[37,38] Entretanto, a efedrina pode implicar um sério risco de saúde para alguns usuários, tais como pacientes com doença renal que são particularmente tendenciosos à hipertensão.

As raízes secas do alcaçuz (*G. glabra*) são consumidas por mais de 6.000 anos e são utilizadas como agentes flavorizantes e adoçantes, como emolientes e expectorantes no mundo ocidental, e como um agente antialérgico e anti-inflamatório em países da Ásia, incluindo China, Japão e Coreia. O alcaçuz contém glicirrizina. Após a administração oral de preparações de alcaçuz, o ácido glicirrizínico é hidrolizado por bactérias intestinais em ácido glicirético. O ácido glicirético pode inibir a 11-β-hidroxiesteroide desidrogenase tipo 2 (11-BOHD-2), a qual é encontrada no túbulo distal e converte o hormônio corticoide cortisol à cortisona. A atividade diminuída da 11-BOHD-2 leva a um excesso de cortisol e a uma superestimulação do receptor de mineralocorticoide, levando à retenção de sódio e água e excreção aumentada de potássio. Grandes doses de ácido glicirizínico por um período prolongado podem causar hipocalemia, hipernatremia, edema, pseudo-hipoaldosteronismo, hipertensão, arritmia e outras desordens cardíacas.[1] Para minimizar os efeitos adversos, é recomendado que o alcaçuz não seja ingerido por um período não maior que 4 a 6 semanas.[39]

Cristalúria e Nefrocalcinose

Muitas bebidas saudáveis que são bem toleradas por indivíduos com função renal normal pode causar sérios problemas em pacientes com função renal prejudicada. Um exemplo disso é a cristalúria por oxalato. O suco de carambola pode conter tanto quanto 800 mg de oxalato em 100 mL. O suco de carambola azedo é uma bebida popular em Taiwan, e embora a preparação de suco de carambola comercial com conservas e diluição marcadamente diminui o conteúdo de oxalato, o suco fresco ou apenas pouco diluído pode conter grandes quantidades de oxalato.

Os comprimidos de cramberry concentrados também podem levar a um aumento da excreção urinária de oxalato. A ingestão de Ma Huang também foi relatada como capaz de levar à litíase renal, e o uso de efedrina e guaifenesina individualmente ou em combinação foi mostrado como causador de mais de 35% das litíases urinárias que são relacionadas a metabolitos farmacológicos e 0,1% de todas as litíases renais.[37]

Hipercalemia

A restrição dietética de potássio é comumente recomendada para pessoas com função renal prejudicada, especialmente porque a hipercalemia é um efeito colateral de medicações usadas para tornar mais lenta a progressão da doença renal. Alimentos comuns ricos em potássio incluem laranja, banana, tomate e batata. Entretanto, algumas bebidas saudáveis também são muito ricas em potássio. O suco de noni, frequentemente tomado para aumentar a energia, contém mais potássio que qualquer outro suco de fruta. Os legumes alfafa (*Medicago sativa*) e a planta dente de leão (*Taraxacum officinale*), urtiga (*Urtica dioica*) e cavalinha (*Equisetum arvense*) todos contêm quantidades significantes de potássio[40] e podem induzir hipercalemia em pessoas com DRC.

Obstrução Urinária

Feijões djenkol ou Jering (*Pithecellobium jiringa*) são feijões grandes, redondos e avermelhados que crescem durante as moções em Mianmar, na Indonésia e na Malásia e são considerados um produto delicado. As suas sementes são elogiadas por sua suposta habilidade de prevenir o diabetes e a pressão arterial elevada. Ademais, as sementes possuem propriedades espasmódicas sobre a bexiga e são utilizadas como uma medicação para eliminar as pedras da bexiga. O envenenamento ou djenkolismo é caracterizado por dor espasmódica, obstrução urinária e IRA.[41] A patologia subjacente é uma uropatia obstrutiva. De forma mais crônica, o consumo de feijão djenkol está associado ao risco quatro vezes mais elevado de hematúria não glomerular.[42]

Toxicidade Renal de Contaminantes Dentro de Medicações Herbais

Medicações herbais podem estar contaminadas com pesticidas em excesso ou já proibidos , contaminantes microbianos, metais pesados, toxinas químicas ou adulterados com drogas conhecidas. Esses contaminantes estão relacionados com a fonte desses materiais herbais, quer sejam cultivados em um ambiente contaminado ou coleta contaminada desses materiais de plantas. Os materiais herbais podem estar contaminados com toxinas químicas não intencionalmente ou intencionalmente adicionadas durante a estocagem. A presença de drogas conhecidas é frequentemente o resultado de adulteração intencional do remédio herbal pelos manufatores.[43] Um relato encontrou compostos farmacológicos não declarados ou metais pesados em 32% das medicações da Ásia vendidas no estado da Califórnia. Essas incluíam efedrina, clorfeniramina, metiltestosterona, fnacetina, sildenafil, corticosteroides e fenfluranina; 10% a 15% continham chumbo, mercúrio ou arsênico. De mais de 500 drogas chinesas, aproximadamente 10% continham drogas não declaradas ou metais pesados.[4]

Houve relatos de caso que se preocuparam com essas adulterações levando à injúria renal aguda. O primeiro foi um relato de uma mulher da Malásia de 73 anos que se apresentou com insuficiência renal e necrose papilar bilateral após ter consumido dois comprimidos diariamente de uma preparação herbal tradicional por 10 anos para osteoartrite, livremente disponível de locais de venda de medicações chinesas. Ela negou o consumo de qualquer outro analgésico, mas a análise da preparação herbal mostrou 120 mg de fenilbutazona em cada comprimido. O segundo relato foi de uma dona de casa de 34 anos usando uma mistura de ervas chinesas que se apresentou com síndrome de Fanconi e diabetes insípido nefrogênico. Encontrou-se que ela tinha excreção urinária de cádmio 50 vezes mais elevada que a normal. Em outro relato, um paciente apresentou-se com IRA, com albuminúria significativa piúria microscópica e hematúria após um tratamento de 4 semanas com pílulas de Tung Shueh para artralgias. A causa foi nefrite intersticial aguda, e as pílulas de Tung Shueh foram tidas como contendo diazepam e ácido mefenâmico. No Marrocos, o tradicional *el badia*, um pó feito das sementes de *Tamarix orientalis*, é utilizado por mulheres como tintura de cabelo; entretanto, em época em que as sementes de *T orientalis* estão escassas, elas são substituídas com *Takaout roumia*, que contém parafenilnodiamina. Essa substituição é responsável por cerca de 10% dos casos de IRA no Marrocos, 50% de todos os casos de rabdomiólise, 25% das admissões na unidade de tratamento intensivo (UTI) por envenenamento e dois terços de mortes relacionadas a envenenamento.[4,6]

Na Tailândia e em outras partes do Sudoeste da Ásia e Índia, mostrou-se que os remédios herbais são contaminados por chumbo, cádmio e/ou mercúrio. Na África do Sul, cerca de 15% de remédios herbais são contaminados com urânio. Nos Estados Unidos, suplementos dietéticos de ginseng foram relatados como possuindo os pesticidas quintozene e hexaclorobenzeno, ou ter excedido o conteúdo padrão para chumbo.

Interações Ervas-Droga Resultando em Efeitos Renais Adversos

Ervas são frequentemente administradas em combinação com drogas terapêuticas, com potencial de interação droga-erva farmacocinética e/ou farmacodinâmica. As interações farmacocinética droga-erva são causadas por alteração de absorção, metabolismo, distribuição e excreção das drogas. Um frequente mecanismo subjacente de concentrações alteradas de drogas por medicações herbais concomitantes é a indução ou inibição das enzimas do citocromo P450 hepático ou intestinal (CYPs). Existem relatos de 32 drogas que interagem com medicações herbais em humanos. Essas drogas incluem anticoagulantes (varfarina, aspirina e femprocumona), sedativos e antidepressivos (midazolam, alprazolam e amitriptilina), contraceptivos orais, agentes contra o vírus da imunodeficiência humana (HIV) (indinavir, ritonavir e saquinavir), drogas cardiovasculares (digoxina), imunossupressores (ciclosporina e tacrolimo) e drogas anticâncer (imatinib e irinotecan). A maioria desses são substratos para as CYPs e/ou glicoproteínas P (gp-P) e muitos têm índices terapêuticos estreitos. A toxicidade crescente de interações drogas-ervas pode ser menor, moderada ou até mesmo fatal, dependendo de um número de fatores associados aos pacientes, ervas e drogas.[1]

O hipericão (*St John's Wort*), derivado da planta *Hypericum perforatum*, é usado desde os tempos antigos para depressão e ansiedade. É o antidepressivo mais comumente utilizado na Alemanha. O hipericão induz uma enzima hepática por meio de ativação do sistema CYP, levando a níveis plasmáticos diminuídos de uma ampla gama de drogas prescritas, com possíveis consequências clínicas importantes. Por exemplo, o hipericão ingerido por 10 dias por um grupo de voluntários saudáveis reduziu a biodisponibilidade da digoxina em média de 25%. O hipericão ingerido por duas semanas reduziu a absorção total de indinavir em 50%, o que é grande o suficiente para causar falência de tratamento. Outros relatos indicaram aumentos significantes no metabolismo da varfarina, teofilina e contraceptivos ou ciclosporina. Em pacientes transplantados, a toxicidade e subdosagem do inibidor de calcineurina em regimes de imunossupressão que o tem como base, foram ligadas a mudanças de atividade do metabolismo e

Websites que Fornecem Dados dos Perigos da Terapia Herbal	
www.fda.org	No *website* da Food and Drug Administration sob o título Medwatch, alguns avisos sobre ervas podem ser encontrados (*link* "sistema de monitoramento de eventos adversos especiais")
www.nnlm.nlm.nih.gov/pnr/uwmhg/	Jardim de Ervas Medicinais da University of Washington
www.nim.nih.gov/medlineplus/ herbalmedicine.html	Fornece uma atualização de estudos clínicos em andamento envolvendo produtos herbais, novidades e muitos *links*
www.uptodate-software.com/ abstracts.mainindex.html	A Cochrane Collaboration mantém uma base de dados internacional atualizada de estudos clínicos envolvendo medicina complementar e alternativa
www.amfoundation.org	Uma organização que oferece aos consumidores e profissionais com responsabilidade com informação baseada em evidência na integração da medicina alternativa e convencional
www.herbmed.org	Uma base de dados eletrônica alternativa que oferece acessos por *hiperlinks* para dados científicos sob o uso de ervas para a saúde; uma fonte de informação baseada em evidência para profissionais, pesquisadores e para o público geral
http://nccam.nih.gov	O National Center for Complimentary and Alternative Medicine é um dos 27 institutos e centros que compõem o National Institutes of Health Americano; a missão deles é apoiar a pesquisa rigorosa da medicina complementar e alternativa, treinar pesquisadores, e disseminar informações para o público e profissionais
http://toxnet.nlm.nih.gov	Uma junção de bases de dados em toxicologia, produtos químicos perigosos e áreas relacionadas

Tabela 78-3 Alguns *sites* que fornecem dados dos perigos da terapia herbal. *(Da referência 6.)*

proteínas de transporte de drogas da isoenzima CYP3A4 do citocromo P450 acionada fitoquimicamente. O uso concomitante do hipericão em pacientes do transplante renal tratados com ciclosporina ou tacrolimo pode favorecer a rejeição do enxerto.[44,45]

Gingko biloba é um dos extratos de plantas mais populares na Europa e recentemente recebeu aprovação na Alemanha para o tratamento de demência. *G. biloba* é composto de vários flavonoides, terpenoides (p. ex., ginkgolides) e ácidos orgânicos que, acredita-se, agem sinergisticamente como antioxidantes. Foi sugerido que *G. biloba* não deveria ser administrado com anticoagulação concomitante ou em pacientes com desordens de sangramento. O uso concomitante de aspirina e de drogas anti-inflamatórias não esteroidais (AINEs), bem como de anticoagulantes tais como varfarina e heparina, é pouco recomendado. O hifema espontâneo (sangramento na câmara anterior do olho) e hematomas subdurais bilaterais espontâneos foram observados em pacientes tomando *G. biloba* e atribuídos a ginkgolide B, um potente inibidor de fator ativador de plaquetas necessário para induzir a agregação plaquetária independente de aracdonato. Complicações hemorrágicas foram observadas frequentemente em pacientes que tiveram administradas concomitantemente terapias antiagregantes e/ou anticoagulantes. O mecanismo exato da interação do *G. biloba* com a aspirina, a varfarina e os AINEs permanece não esclarecido. Dados experimentais de ratos sugerem que dieta com *G. biloba* marcadamente aumentou o conteúdo de CYP e a atividade da glutationa-S-transferase e também marcadamente aumentou os níveis de RNA mensageiro de CYP2B2/2, CYP3A1 e CYP3A2 no fígado.[46]

Em resumo, as medicações herbais podem exercer toxicidade renal por meio de propriedades inerentes, ocasionalmente relacionadas à dose ou toxicidade idiossincrásica, interações droga-erva, identificação errônea e adulteração da preparação. Os medicamentos herbais também podem ser perigosos para pacientes com doença renal devido à interação com drogas tais como a ciclosporina ou devido ao seu conteúdo de potássio. Entretanto, a maioria da informação sobre a toxicidade das medicações herbais é encontrada apenas em relatos de caso. A identidade precisa das substâncias culpadas e das características toxicológicas e mecanismos patogênicos das medicações herbais permanecem em sua maioria desconhecidos. Enquanto muitas ervas têm sido utilizadas há séculos sem incidência de lesão renal aguda, o dano insidioso causado por uso em longo prazo é uma preocupação porque muitas ervas não foram rigorosamente testadas para toxicidade. Existem *sites* na internet que fornecem dados sobre riscos de terapia herbal (Tabela 78-3).

MEDICAÇÕES DE BALCÃO E O RIM

Em adição à popularidade crescente das comidas de saúde vendidas sem receita médica, suplementos nutricionais e produtos medicinais de plantas ou outras fontes naturais, há um consumo crescente em muitos países de produtos farmacêuticos vendidos sem receita médica. Esses particularmente incluem analgésicos e agentes para o tratamento da dispepsia.

Analgésicos

Analgésicos vendidos no balcão constituem uma das classes de droga mais amplamente utilizadas no mundo desenvolvido. As indicações primárias para o uso de analgésicos de balcão incluem febre e sintomas musculoesqueléticos menores; estudos populacionais e estatísticas da Organização Mundial da Saúde (OMS) indicam que de 10% a 50% dos indivíduos têm uma história de alterações musculoesqueléticas. Os AINEs, tais como a aspirina, ibuprofeno e naproxeno são também utilizados para tratar condições inflamatórias e a aspirina é utilizada profilaticamente como um anticoagulante em desordens relacionadas à trombose. O acetaminofeno (paracetamol), a aspirina, o ibuprofeno e o naproxeno estão disponíveis para compra no balcão em muitos países, algumas vezes em combinações. O fácil acesso aos analgésicos de venda livre se associa ao risco de tomada crônica não justificada e não supervisionada. Embora estudos sobre a associação entre o uso em longo prazo de aspirina, AINEs e outros analgésicos e DRET apresentem resultados conflitantes, muitos estudos sugerem associação entre a ingestão crônica de analgésicos e a doença renal.

Devido ao fato de o uso de analgésicos ser amplamente difundido, até mesmo uma pequena porcentagem de aumento de risco da doença renal pode ter grandes implicações de saúde pública. AINES inibem a ciclo-oxigenase e podem inibir a lipoxigenase, diminuindo a produção de prostaglandinas e leucotrienos, que são responsáveis por muitos efeitos renais induzidos por AINEs. Em pacientes com depleção de volume, a perfusão renal depende das prostaglandinas circulantes para dilatar as arteríolas aferentes, permitindo maior fluxo sanguíneo através do glomérulo. Portanto, a contribuição das prostaglandinas para a homeostase renal é mais crítica em pacientes idosos e naqueles com distúrbios circulatórios, tais como disfunção renal e do fígado, insuficiência cardíaca congestiva ou depleção de volume.[47]

Os pacientes que fazem uso de terapia crônica com analgésicos e AINEs deveriam ser monitorados de perto com rastreio regular com fita reagente urinária e creatinina sérica para evidência precoce de injúria renal. A detecção precoce e a remoção do agente agressor poderiam impedir ou até mesmo reverter a injúria renal induzida por analgésicos. Há uma necessidade imperiosa por estudos multicêntricos prospectivos para avaliar a verdadeira incidência desse problema e para estudar os efeitos de vários agentes analgésicos (sozinhos e em combinação) em populações sob risco.

Nefropatia por Analgésicos

A nefropatia por analgésicos é definida como a doença resultante do consumo habitual ao longo de vários anos de componentes analgésicos o qual é caracterizado por necrose papilar renal e nefrite intersticial crônica. É uma condição cada vez mais rara porque a fenacetina (o analgésico mais implicado como agente causador) foi banida em muitos países. Um estudo de coorte retrospectivo usando dados do registro de diálise e transplante da Austrália e da Nova Zelândia mostrou que entre 31.654 pacientes que receberam terapia renal substitutiva durante os 35 anos prévios, 10,2% tiveram nefropatia por analgésicos, mas houve um marcado decréscimo na incidência mais recente para menos de 3,5% em 2005.[48] A nefropatia por analgésicos é mais discutida no Capítulo 64.

Referências

1. Zhou SF, Xue CC, Yu XQ, Wang G. Metabolic activation of herbal and dietary constituents and its clinical and toxicological implications: An update. *Curr Drug Metab*. 2007;8:526-553.
2. De Smet PA. Herbal remedies. *N Engl J Med*. 2002;347:2046-2056.
3. De Smet PA. Herbal medicine in Europe—relaxing regulatory standards. *N Engl J Med*. 2005;352:1176-1178.
4. Jha V, Rathi M. Natural medicines causing acute kidney injury. *Semin Nephrol*. 2008;28:416-428.
5. Naughton CA. Drug-induced nephrotoxicity. *Am Fam Physician*. 2008;78:743-750.
6. Isnard Bagnis C, Deray G, Baumelou A, et al. Herbs and the kidney. *Am J Kidney Dis*. 2004;44:1-11.
7. Martinek V, Kubickova B, Arlt VM, et al. Comparison of activation of aristolochic acid I and II with NADPH:quinone oxidoreductase, sulphotransferases and N-acetyltranferases. *Neuro Endocrinol Lett*. 2011;32(suppl 1):57-70.
8. Schmeiser HH, Janssen JW, Lyons J, et al. Aristolochic acid activates *ras* genes in rat tumors at deoxyadenosine residues. *Cancer Res*. 1990;50:5464-5469.
9. Debelle FD, Vanherweghem JL, Nortier JL. Aristolochic acid nephropathy: A worldwide problem. *Kidney Int*. 2008;74:158-169.
10. Pozdzik AA, Salmon IJ, Debelle FD, et al. Aristolochic acid induces proximal tubule apoptosis and epithelial to mesenchymal transformation. *Kidney Int*. 2008;73:595-607.
11. Vanherweghem JL, Depierreux M, Tielemans C, et al. Rapidly progressive interstitial renal fibrosis in young women: Association with slimming regimen including Chinese herbs. *Lancet*. 1993;341:387-391.
12. Lord GM, Cook T, Arlt VM, et al. Urothelial malignant disease and Chinese herbal nephropathy. *Lancet*. 2001;358:1515-1516.
13. Nortier JL, Vanherweghem JL. Renal interstitial fibrosis and urothelial carcinoma associated with the use of a Chinese herb (*Aristolochia fangchi*). *Toxicology*. 2002;181-182:577-580.
14. Lai MN, Lai JN, Chen PC, et al. Increased risks of chronic kidney disease associated with prescribed Chinese herbal products suspected to contain aristolochic acid. *Nephrology (Carlton)*. 2009;14:227-234.
15. Gillerot G, Jadoul M, Arlt VM, et al. Aristolochic acid nephropathy in a Chinese patient: Time to abandon the term "Chinese herbs nephropathy"? [Comment]. *Am J Kidney Dis*. 2001;38:E26.
16. Debelle FD, Vanherweghem JL, Nortier JL. Aristolochic acid nephropathy: A worldwide problem. *Kidney Int*. 2008;74:158-169.
17. Kong PI, Chiu YW, Kuo MC, et al. Aristolochic acid nephropathy due to herbal drug intake manifested differently as Fanconi's syndrome and end-stage renal failure—a 7-year follow-up. *Clin Nephrol*. 2008;70:537-541.
18. Kabanda A, Jadoul M, Lauwerys R, et al. Low molecular weight proteinuria in Chinese herbs nephropathy. *Kidney Int*. 1995;48:1571-1576.
19. Depierreux M, Van Damme B, Vanden Houte K, Vanherweghem JL. Pathologic aspects of a newly described nephropathy related to the prolonged use of Chinese herbs. *Am J Kidney Dis*. 1994;24:172-180.
20. Pozdzik AA, Salmon IJ, Husson CP, et al. Patterns of interstitial inflammation during the evolution of renal injury in experimental aristolochic acid nephropathy. *Nephrol Dial Transplant*. 2008;23:2480-2491.
21. Cosyns JP, Jadoul M, Squifflet JP, et al. Chinese herbs nephropathy: A clue to Balkan endemic nephropathy? *Kidney Int*. 1994;45:1680-1688.
22. Lemy A, Wissing KM, Rorive S, et al. Late onset of bladder urothelial carcinoma after kidney transplantation for end-stage aristolochic acid nephropathy: A case series with 15-year follow-up. *Am J Kidney Dis*. 2008;51:471-477.
23. Wang Y, Meng F, Arlt VM, et al. Aristolochic acid-induced carcinogenesis examined by ACB-PCR quantification of H-Ras and K-Ras mutant fraction. *Mutagenesis*. 2011;26:619-628.
24. World Health Organization. International Agency for Research on Cancer. *IARC Monographs on the Evaluation of Carcinogenic Risks to Humans—Some Traditional Herbal Medicines, Some Mycotoxins, Naphthalene and Styrene*, vol. 82. Lyon, France: IARC Press; 2002:118.
25. Vanherweghem JL, Abramowicz D, Tielemans C, Depierreux M. Effects of steroids on the progression of renal failure in chronic interstitial renal fibrosis: A pilot study in Chinese herbs nephropathy. *Am J Kidney Dis*. 1996;27:209-215.
26. Martinez MC, Nortier J, Vereerstraeten P, Vanherweghem JL. Steroid therapy in chronic interstitial renal fibrosis: The case of Chinese-herb nephropathy. *Nephrol Dial Transplant*. 2002;17:2033-2034.
27. Nortier JL, Martinez MC, Schmeiser HH, et al. Urothelial carcinoma associated with the use of a Chinese herb (*Aristolochia fangchi*) [Comment]. *N Engl J Med*. 2000;342:1686-1692.
28. de Jonge H, Vanrenterghem Y. Aristolochic acid: The common culprit of Chinese herbs nephropathy and Balkan endemic nephropathy. *Nephrol Dial Transplant*. 2008;23:39-41.
29. Lincoln T. Toxicology: Danger in the diet. *Nature*. 2007;448:148.
30. Grollman AP, Shibutani S, Moriya M, et al. Aristolochic acid and the etiology of endemic (Balkan) nephropathy. *Proc Natl Acad Sci U S A*. 2007;104:12129-12134.
31. Jelaković B, Karanović S, Vuković-Lela I, et al. Aristolactam-DNA adducts are a biomarker of environmental exposure to aristolochic acid. *Kidney Int*. 2012;81:559-567.
32. Kadiri S, Ogunlesi A, Osinfade K, Akinkugbe OO. The causes and course of acute tubular necrosis in Nigerians. *Afr J Med Med Sci*. 1992;21:91-96.
33. Dan H, Peng RX, Ao Y, Liu YH. Segment-specific proximal tubule injury in *Tripterygium* glycosides intoxicated rats. *J Biochem Mol Toxicol*. 2008;22:422-428.
34. Hilepo JN, Bellucci AG, Mossey RT. Acute renal failure caused by 'cat's claw' herbal remedy in a patient with systemic lupus erythematosus. *Nephron*. 1997;77:361.
35. Bronstein AC, Spyker DA, Cantilena LR Jr, et al. 2011 Annual Report of the American Association of Poison Control Centers' National Poison Data System (NPDS): 29th Annual Report. *Clin Toxicol (Phila)*. 2012;50:911-1164.
36. Saviuc P, Danel V. New syndromes in mushroom poisoning. *Toxicol Rev*. 2006;25:199-209.
37. Bennett S, Hoffman N, Monga M. Ephedrine- and guaifenesin-induced nephrolithiasis. *J Altern Complement Med*. 2004;10:967-969.
38. Hallas J, Bjerrum L, Størvring H, Andersen M. Use of a prescribed ephedrine/caffeine combination and the risk of serious cardiovascular events: A registry-based case-crossover study. *Am J Epidemiol*. 2008;168:966-973.
39. de Klerk GJ, Nieuwenhuis MG, Beutler JJ. Hypokalaemia and hypertension associated with use of liquorice flavoured chewing gum. *BMJ*. 1997;314:731-732.
40. Leung AY, Foster S. *Encyclopedia of Common Natural Ingredients Used in Food, Drugs, and Cosmetics*. New York: John Wiley & Sons; 1996.
41. Segasothy M, Swaminathan M, Kong NC, Bennett WM. Djenkol bean poisoning (djenkolism): An unusual cause of acute renal failure. *Am J Kidney Dis*. 1995;25:63-66.
42. Vachvanichsanong P, Lebel L. Djenkol beans as a cause of hematuria in children. *Nephron*. 1997;76:39-42.
43. Chan K. Some aspects of toxic contaminants in herbal medicines. *Chemosphere*. 2003;52:1361-1371.
44. Yang XX, Hu ZP, Duan W, Zhu YZ, Zhou SF. Drug-herb interactions: Eliminating toxicity with hard drug design. *Curr Pharm Des*. 2006;12:4649-4664.
45. Ernst E. The risk-benefit profile of commonly used herbal therapies: Gingko, St John's wort, ginseng, *Echinacea*, saw palmetto, and kava. *Ann Intern Med*. 2002;136:42-53.
46. Shinozuka K, Umegaki K, Kubota Y, et al. Feeding of *Gingko biloba*, extract (GBE) enhances gene expression of hepatic cytochrome P-450 and attenuates the hypotensive effect of nicardipine in rats. *Life Sci*. 2002;70:2783-2792.
47. Schlondorff D. Renal prostaglandin synthesis. Sites of production and specific actions of prostaglandins. *Am J Med*. 1986;81:1-11.
48. Chang SH, Mathew TH, McDonald SP. Analgesic nephropathy and renal replacement therapy in Australia: Trends, comorbidities and outcomes. *Clin J Am Soc Nephrol*. 2008;3:768-776.

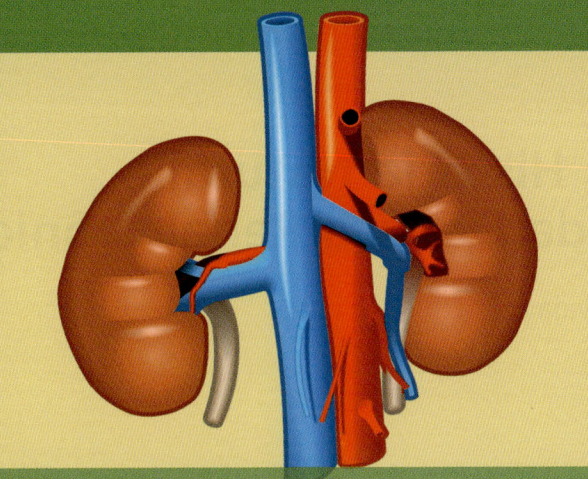

SEÇÃO **XVI**

Doença Renal Crônica e Síndrome Urêmica

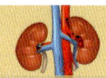

Epidemiologia, História Natural e Fisiopatologia da Doença Renal Crônica

Meguid El Nahas e Arif Khwaja

DEFINIÇÃO E CLASSIFICAÇÃO DA DOENÇA RENAL CRÔNICA

A doença renal crônica (DRC) é definida como lesão renal ou uma taxa de filtração glomerular estimada (TFGe) abaixo de 60 mL/min/1,73 m^2 persistente por 3 meses ou mais, independentemente da causa. As diretrizes da *Kidney Disease Outcomes Quality Initiative* (KDOQI) classificaram a DRC em cinco estágios.[1] O grupo do *Kidney Disease: Improving Global Outcomes* (KDIGO) propôs esclarecimentos incluindo a adição do sufixo *T* para pacientes com aloenxerto renal e *D* para identificar pacientes DRC estágio 5 em diálise.

A última classificação de DRC de 2012 do KDIGO recomenda detalhar a causa de DRC, classificando-a dentro de seis categorias relacionadas com a taxa de filtração glomerular (G1 a G5, com G3 dividida em 3a e 3b), e também com base em três níveis de albuminúria (A1, A2 e A3), cada uma avaliada de acordo com a relação albumina-creatinina urinária (em mg/g ou mg/mmol em uma amostra isolada matinal de urina). O termo *microalbuminúria* não é mais incorporado nessa classificação; é usado o termo *nível moderado de albuminúria* (30 a 300 mg/g ou 2,5 a 30 mg/mmol), (Fig. 79-1).[2]

A melhoria na classificação da DRC foi benéfica ao identificar aspectos prognósticos relacionados com a função renal diminuída e com o aumento da albuminúria. Isso levou a uma maior vigilância para a DRC e ao reconhecimento de seu impacto significativo na atenção à saúde em todo o mundo. No entanto, uma desvantagem da utilização dos sistemas de classificação é o possível excesso de diagnósticos de DRC, ao menos entre certas categorias de TFGe e albuminúria, especialmente entre os idosos.

Limitações da Classificação da Doença Renal Crônica
Estimativa da Taxa de Filtração Glomerular
A atual classificação de DRC é baseada na TFGe (Cap. 3). A equação do estudo *Modification of Diet in Renal Disease* (MDRD) e a equação *Chronic Kidney Disease Epidemiology Collaboration* (CKD-EPI), desenvolvida mais recentemente, são equações comumente usadas para se calcular a TFGe; entretanto, ambas são relativamente imprecisas ao refletir a taxa de filtração glomerular medida (TFGm) quando maior que 60 mL/min/1,73m^2. Essa subestimação da verdadeira TFGm pela TFGe pode levar a uma classificação errônea de um grande número de indivíduos como portadores de DRC estágio 3a, ao passo que, na realidade, a sua verdadeira TFG é acima de 60 mL/min. Além disso, a imprecisão da TFGe para refletir a TFGm acima de 60 mL/min/1,73 m^2 torna a distinção entre DRC estágios 1 e 2 difícil e artificial. As limitações do uso de estimativas baseadas na creatinina induziram à busca de biomarcadores de filtração alternativos, tais como a proteína β-traço (bTP), cistatina C e β$_2$-microglobulina (β$_2$M). (Cap. 3 para estimativas de TFG alternativas.)

Microalbuminúria (Albuminúria Moderadamente Aumentada) como uma Definição de Doença Renal Crônica
A microalbuminúria isolada (i.e., nível moderado de albuminúria; categoria A2), é uma característica comum do envelhecimento e pode estar associada a um grande número de doenças inflamatórias agudas e crônicas, bem como a doenças vasculares.[3] Também se associa à obesidade, ao tabagismo e a dietas pouco saudáveis. Além disso, a microalbuminúria é amiúde transitória e reversível, não justificando, portanto, o seu papel definidor específico na DRC (estágios 1 e 2). Apesar de a microalbuminúria poder destacar aqueles com aumento do risco relativo de progressão da DRC ou do risco cardiovascular, o risco absoluto para o indivíduo permanece baixo. Por conseguinte, a manutenção de microalbuminúria como um definidor único de DRC, a despeito de sua óbvia falta de especificidade para doença renal, permanece controversa e potencialmente enganosa.

Declínio da Função Renal Relacionado com a Idade
A grande maioria dos indivíduos na comunidade classificados como portadores de DRC têm idade superior a 60 anos – um reflexo, em parte, da diminuição fisiológica da função renal relacionada com a idade.[3] A definição e classificação atuais de DRC são neutras em relação à idade; não se reconhecendo, portanto, diferença de desfechos entre grupos etários distintos. Desse modo, segundo a classificação atual, um homem de 80 anos de idade classificado como G4A1 é tido como em maior risco de progressão para doença renal estágio terminal (DRET) que um de 20 anos classificado como G3A2, ainda que os desfechos em DRC sejam acentuadamente sensíveis à idade. Isso foi demonstrado de modo elegante pelo cálculo de um limiar de TFGe. A DRET excedeu o risco de morte em uma coorte de mais de 200.000 veteranos dos EUA com DRC estágios 3 a 5; o nível de TFGe abaixo do qual o risco de DRET excedeu o risco de morte variou por idade, sendo de 45 mL/min/1,73 m^2 para indivíduos de 18 a 44 anos de idade e de 15 mL/min/1,73 m^2 para aqueles entre 65 a 85 anos de idade.[4] Assim, na ausência de albuminúria associada, a DRC raramente é progressiva para DRET em idosos, uma vez que pode refletir, em grande parte, o declínio da função renal relacionado com a idade.

Outras Considerações
A classificação atual não leva em consideração o fator de risco mais importante associado à DRC, ou seja, a hipertensão arterial sistêmica. A atual classificação também não determina se a DRC é progressiva ou não – isto é, não incorpora valores para a trajetória da função renal (TFGe) ao longo do tempo. O KDIGO sugere definir doença renal progressiva como um declínio sustentado na TFGe de mais de 5 mL/min/1,73 m^2/ano ou um declínio na categoria de TFG acompanhado de uma queda maior que 25% da TFGe comparada a basal. Definir progressão é problemático, porque o desempenho das equações de TFGe é relativamente baixo quando a TFG é maior que 60 mL/min/1,73 m^2 e porque a creatinina sérica frequentemente flutua em pacientes com

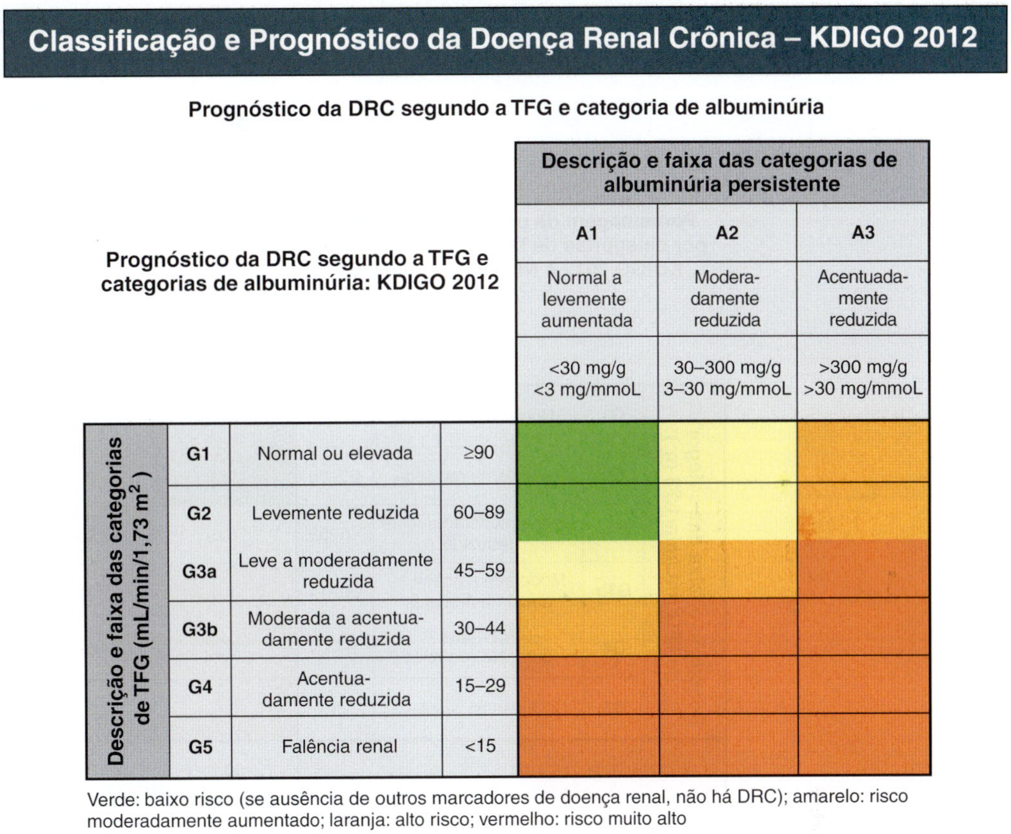

Classificação e Prognóstico da Doença Renal Crônica – KDIGO 2012

Prognóstico da DRC segundo a TFG e categoria de albuminúria

Prognóstico da DRC segundo a TFG e categorias de albuminúria: KDIGO 2012			Descrição e faixa das categorias de albuminúria persistente		
			A1	**A2**	**A3**
			Normal a levemente aumentada	Moderadamente reduzida	Acentuadamente reduzida
			<30 mg/g <3 mg/mmoL	30–300 mg/g 3–30 mg/mmoL	>300 mg/g >30 mg/mmoL
Descrição e faixa das categorias de TFG (mL/min/1,73 m²)	**G1**	Normal ou elevada	≥90		
	G2	Levemente reduzida	60–89		
	G3a	Leve a moderadamente reduzida	45–59		
	G3b	Moderada a acentuadamente reduzida	30–44		
	G4	Acentuadamente reduzida	15–29		
	G5	Falência renal	<15		

Verde: baixo risco (se ausência de outros marcadores de doença renal, não há DRC); amarelo: risco moderadamente aumentado; laranja: alto risco; vermelho: risco muito alto

Figura 79-1 Classificação e prognóstico da doença renal crônica segundo a diretriz do KDIGO de 2012. *DRC*, Doença renal crônica; *TFG*, taxa de filtração glomerular; *KDIGO*, Kidney Disease: Improving Global Outcomes. (Da referência 2.)

DRC não progressiva. Além disso, o declínio verdadeiro ou medido da TFG concomitante a perda de massa muscular (sarcopenia) pode não ser adequadamente detectado por avaliação de TFGe baseada na creatinina. Portanto, o atual sistema de classificação não tem nenhum mecanismo para alertar o clínico dos pacientes nos quais a doença está de fato progredindo e quem realmente pode necessitar de intervenção.

De modo geral, embora a classificação da DRC com base na TFGe e albuminúria possua vantagens indubitáveis e tenha alcançado maior vigilância para a DRC e seu impacto sobre a saúde global, ainda persiste uma série de limitações que pode dar origem a erros de interpretação e categorização errônea de indivíduos, particularmente na população idosa crescente.

EPIDEMIOLOGIA DA DOENÇA RENAL CRÔNICA

É difícil determinar a verdadeira incidência e prevalência de DRC dentro de uma comunidade, pois a DRC leve a moderada é normalmente assintomática. No entanto, vários estudos epidemiológicos sugerem uma prevalência de DRC de aproximadamente 10% a 14% na população geral, albuminúria (sobretudo microalbuminúria ou A2) de aproximadamente 7%, e TFG abaixo de 60 mL/min/1,73 m² de aproximadamente 3% a 5% (Fig. 79-2 e Tabela 79-1).[5]

A maioria desses estudos é limitada pelo fato de que os indivíduos foram testados uma única vez; assim, os estudos refletem meramente um determinado momento, sem evidência clara de cronicidade.[6] O KDOQI estipula que os testes devam ser realizados em três ocasiões ao longo de um período de 3 meses, com dois dos três resultados sendo consistentemente positivos para justificar o rótulo de cronicidade e DRC.[1]

A alta prevalência relatada de DRC é confundida por uma série de fatores, a saber:

- Baixo nível de albuminúria (anteriormente designado *microalbuminúria*) está incluído, apesar de sua evidente falta de especificidade para doença renal (discutido anteriormente)

- A maioria daqueles indivíduos rastreados na comunidade e constatados com uma redução da TFGe são idosos, provavelmente com declínio da função renal relacionado com a idade.
- Fórmulas como MDRD e CKD-EPI são usadas para estimar a TFG, apesar de suas conhecidas limitações (Cap. 3). É interessante notar que a prevalência de DRC nas comunidades varia em até três vezes a depender do tipo de equação aplicada.[7]

Com todas essas limitações nas estratégias atuais de rastreio de DRC, corre-se o risco de superestimar a verdadeira prevalência de DRC significativa.

RECOMENDAÇÕES PARA A DETECÇÃO DE DOENÇA RENAL CRÔNICA

A justificativa para o rastreio de indivíduos em risco para DRC é permitir a detecção precoce de DRC, possibilitando intervenções com o objetivo de retardar a sua progressão. Além disso, a detecção de DRC pode identificar indivíduos em risco de complicações nas comunidades, incluindo doença cardiovascular (DCV) e morbidade e mortalidade associadas.

Várias diretrizes de rastreio, dirigidas principalmente a indivíduos de alto risco, foram lançadas e implementadas em todo o mundo. Dentre elas, estão as diretrizes da KDOQI nos Estados Unidos, as diretrizes de DRC do *National Institute for Health and Care Excellence* (NICE) e as diretrizes do *Australian Caring for Australasians with Renal Impairment* (CARI). Existem poucas diferenças no que diz respeito às populações-alvo de alto risco a serem investigadas, mas elas invariavelmente incluem indivíduos com hipertensão e diabetes melito (Tabela 79-2). As diretrizes da KDOQI recomendam adicionalmente o rastreio em maiores de 65 anos. O rastreio deve consistir em exame de urina, uma estimativa da albuminúria ou proteinúria (como a relação albumina-creatinina urinária [RACu]), e medição de creatinina sérica e estimativa da TFG (Cap. 3), de preferência pela equação CKD-EPI (KDIGO 2012). O rastreio direcionado é

Prevalência da DRC por Estágios de DRC nos Estados Unidos

Porcentagem da população dos EUA por categorias de TFGe e albuminúria: KDIGO 2012 e NHANES 1999–2006			Descrição e faixa das categorias de albuminúria persistente			
			A1	**A2**	**A3**	
			Normal a levemente aumentada	Moderadamente aumentada	Acentuadamente aumentada	
			<30 mg/g <3 mg/mmol	30-300 mg/g 3-30 mg/mmol	>300 mg/g >30 mg/mmol	
Descrição e faixa das categorias de TFG (mL/min/1,73 m²)	G1	Normal ou elevada ≥90	55,6	1,9	0,4	57,9
	G2	Levemente reduzida 60–89	32,9	2,2	0,3	35,4
	G3a	Leve a moderadamente reduzida 45–59	3,6	0,8	0,2	4,6
	G3b	Moderada a acentuadamente reduzida 30–44	1,0	0,4	0,2	1,6
	G4	Acentuadamente reduzida 15–29	0,2	0,1	0,1	0,4
	G5	Falência renal <15	0,0	0,0	0,1	0,1
			93,2	5,4	1,3	100,0

Figura 79-2 Prevalência da doença renal crônica (DRC) por estágio de DRC nos Estados Unidos. *TFGe*, Taxa de filtração glomerular estimada; *KDIGO*, Kidney Disease: Improving Global Outcomes; *NHANES*, National Health and Nutrition Examination Survey. (Da referência 2.)

Estudos Populacionais Representativos Sobre a Epidemiologia da Doença Renal Crônica (DRC)

Estudo	País	Desenho	N	Desfecho (%) MA	Desfecho (%) DRC
NHANES III	Estados Unidos	T, L	15.626	12	11
PREVEND	Holanda	T, L	Aproximadamente 40.000	7	
NEOERICA	Reino Unido	T, dados do serviço	130.226		F 11, M 6
HUNT II	Noruega	T	65.181	6	10
EPIC-Norfolk	Reino Unido	T	23.964	12	
MONICA Augsburg	Alemanha	T	2.136	8	
AusDiab	Austrália	T	11.247	6	10
Taiwan	Taiwan	T, L	462.293		12
Pequim	China	T	13.925		13
Takahata	Japão	T	2.321	14	
CNSCKD	China	T	47.204	9,4	1,7
India	Índia	T	5.000	2,25	4,2/13,3
Japão	Japão	T	527.594		20

Tabela 79-1 Estudos populacionais representativos sobre a epidemiologia da DRC. Desfecho = pacientes com DRC ou microalbuminúria (MA). *AusDiab*, Australian Diabetes, Obesity and Lifestyle study; *CNSCKD*, China National Survey of Chronic Kidney Disease; *T*, transversal; *EPIC*, European Prospective Investigation into Cancer and Nutrition; *F*, paciente feminina; *HUNT II*, second Nord-Trøndelag health study; *L*, longitudinal; *M*, paciente masculino; *MONICA*, Monitoring Trends and Determinants in Cardiovascular Diseases; *N*, número de participantes; *NEOERICA*, New Opportunities for Early Renal Intervention by Computerised Assessment; *NHANES III*, Third National Health and Nutrition Evaluation Survey; *PREVEND*, Prevention of Renal and Vascular End-Stage Disease; *dados do serviço*, os dados dos pacientes foram coletados de registros de computador do médico generalista.

Recomendações Internacionais para Alvos de Rastreio para Doença Renal Crônica (DRC)

Grupo Alvo	Diretrizes			
	KDOQI	NICE	CARI	CSN
Idosos	•			
Hipertensão	•	•	•	•
Diabetes melito	•	•	•	•
Aterosclerose		•		•
Doença cardiovascular, insuficiência cardíaca		•		•
Doença urológica, litíase, infecções urinárias de repetição	•	•		
Doenças sistêmicas autoimunes	•	•		•
Drogas nefrotóxicas	•	•		
Grupos étnicos de alto risco	•	•		•
História familiar de DRC	•	•		
Outros grupos de alto risco podem incluir tabagistas e pacientes com síndrome metabólica, obesidade, baixo peso ao nascer, infecções sistêmicas, massa renal reduzida e lesão renal aguda pregressa.				

Tabela 79-2 Recomendações internacionais para alvos de rastreio para DRC. *KDOQI*, Kidney Disease Outcomes Quality Initiative; *NICE*, U.K. National Institute for Health and Care Excellence; *CARI*, Caring for Australasians with Renal Impairment; *CSN*, Canadian Society of Nephrology.

Incidência e Prevalência de Doença Renal Crônica Estágio Terminal (DRET) em Diferentes Países (2010)

País e Etnicidade	Incidência	Prevalência
Estados Unidos	348	1.752
Caucasianos	295	1.218
Afro-americanos	924	5.242
Asiáticos	320	2.000
Hispânicos	480	2.606
Austrália	101	849
Aborígenes/Ilhas de Torres Strait	353	2.151
Japão	288	2.260
Taiwan	361	2.584
México	425	1.402
Bangladesh	20	158
Reino Unido	107	832
França	149	1.060
Rússia	40	186

Tabela 79-3 Incidência e prevalência de DRET em diferentes países.

a abordagem de melhor relação custo-benefício, e não há nenhuma evidência justificando o rastreio para DRC em indivíduos assintomáticos na população geral (Tabela 79-2).[8]

O rastreio de doença renal crônica seria melhor se estivesse associado a estratégias e programas nacionais mais amplos para reduzir a obesidade, diabetes, hipertensão e, sobretudo, DCV. Essa é a essência da estratégia da *U.K. National Vascular Campaign*, lançada em 2009, e das campanhas implementadas pelos *Centers for Disease Control and Prevention* (CDC) dos Estados Unidos e Austrália.

EPIDEMIOLOGIA DA DOENÇA RENAL EM ESTÁGIO TERMINAL

As taxas de incidência de DRET se referem ao número de pacientes por milhão de população por ano (pmp/ano) que iniciam terapia renal substitutiva (TRS). As taxas de incidência de DRET na maioria dos registros nacionais não levam em conta os pacientes não tratados com TRS e subestimam, portanto, a verdadeira incidência de DRET (DRC estágio G5). Isso é verdade não somente nos países onde a disponibilidade de TRS é limitada ou ausente, mas também em países onde há um programa de manejo conservador ativo para pacientes que optam por não realizar TRS (Tabela 79-3).

A taxa de prevalência de DRET consiste no número de pacientes por milhão de população (pmp) que são submetidos a tratamento para DRET. A taxa de prevalência é uma função da taxa de incidência (novos casos tratados) e dos desfechos (ou seja, a mortalidade e retorno a DRET após falência de um transplante renal) em uma dada população. É importante observar que a TFGe ao início da diálise terá um impacto acentuado na prevalência de DRET – de fato, a maior parte do crescimento da população com DRET nos Estados Unidos nos últimos 15 anos pode ser explicada pelo início precoce de diálise em vez do aumento verdadeiro da incidência de DRET.[9,10]

As disparidades na incidência e prevalência de DRET têm relação com fatores culturais, socioeconômicos e demográficos. A diversidade racial e étnica entre as sociedades afeta não só a prevalência de diabetes e hipertensão, mas também as taxas de progressão e prevalência de DRET.

Os diferentes padrões de encaminhamento e a qualidade do tratamento conservador foram todos relacionados com a heterogeneidade das taxas de DRET em diferentes partes do mundo. Os países desenvolvidos com políticas de acesso liberal em relação à TRS terão logicamente as maiores taxas de prevalência de pacientes com DRET tratados,[11] embora os países economicamente emergentes com baixas taxas históricas de tratamento de DRET possam experimentar taxas rápidas de crescimento quando o acesso ao tratamento melhorar. Atualmente, 90% da população mundial em TRS provêm de economias de alta renda, e mais de 100 países não financiam a TRS. Durante as próximas décadas, até mesmo nações industrializadas vão lutar para atender às demandas de expansão dos programas de DRET; nos Estados Unidos, o gasto anual com DRET vai provavelmente superar mais de US$ 52 bilhões até 2030.[12] A melhora da taxa de sobrevida nos pacientes submetidos a tratamento (diálise ou transplante) aumenta ainda mais o custo galopante da assistência. No Reino Unido, a despesa com DRET consome atualmente cerca de 2% do orçamento do *National Health Service*, mesmo que o número de pacientes submetidos ao tratamento de DRET seja de cerca de 0,05% da população. Globalmente, o número de indivíduos que recebem TRS aumentou de 426.000 em 1990 para 2,5 milhões em 2010, e estima-se que o custo global cumulativo de TRS exceda US$ 1 trilhão na década atual.[12]

O financiamento limitado da TRS em algumas economias de baixo e médio porte pode também refletir o fato de que a DRC e DRET não serem prioridades na atenção à saúde nesses países. Isso é uma consequência direta do fato de que a DRC e sua mortalidade associada alcançaram apenas a 18ª posição como causa de óbito em 2010, bem atrás de doença arterial coronariana, doenças respiratórias crônicas, diabetes, hipertensão, câncer e grande parte de doenças transmissíveis.[13] Uma maior consciência do efeito multiplicador e de piora da DRC sobre as outras grandes causas globais de morbidade e mortalidade pode, no futuro, aumentar a conscientização do impacto da DRC sobre a atenção à saúde em nível mundial.

Impacto da Doença Renal Crônica na Morbidade e Mortalidade

Uma redução na TFGe inferior a 60 mL/min/1,73 m² e uma elevação na albuminúria estão associadas ao aumento da morbidade e mortalidade cardiovascular e geral, sendo sinérgicos os efeitos da combinação entre TFG reduzida e albuminúria aumentada sobre a mortalidade (Cap. 82).[14] No entanto, TFG diminuída e o aumento da albuminúria são marcadores de doença, geralmente refletindo desfechos negativos. Além disso, a albuminúria é cada vez mais definida por uma elevação na RACu. A interpretação do valor preditivo da albuminúria como a relação albumina-creatinina (RAC) se confunde pela inclusão da creatinina urinária, pois uma queda na excreção urinária de creatinina que provoca um aumento da RAC pode também refletir doença e a sarcopenia associada. A sarcopenia também pode estar associada a uma creatinina sérica baixa e a uma elevação da TFGe (> 120 mL/min), a qual foi associada a desfechos negativos.[14]

A queda na TFG com a idade tem sido associada a comorbidades subjacentes, tais como hipertensão e diabetes de longa data. Cunhou-se o termo *dano cardiorrenal* para destacar a estreita ligação entre dano cardiovascular e dano renal.[15] Portanto, não é surpreendente que a DRC seja preditora de morbidade e mortalidade cardiovascular em idosos.

Todavia, quando os valores preditivos de albuminúria e/ou de TFGe na morbidade e mortalidade foram comparados ou quando foram adicionados a marcadores e escores de prognóstico cardiovascular bem estabelecidos, como o Escore de Risco de Framingham (FRS), verificou-se que acrescentavam pouca acurácia à predição de risco.[16]

HISTÓRIA NATURAL DA DOENÇA RENAL CRÔNICA

A descrição da história natural da DRC requer uma distinção entre DRC detectada na população geral (DRC da comunidade) e naqueles que são encaminhados para centros de nefrologia (DRC encaminhada).

A DRC da comunidade é, em grande parte, uma doença de pessoas idosas com comorbidades, associada a um declínio da TFG leve e muito lento, relacionado com a idade, com a maioria morrendo antes de atingir a DRET. Em contrapartida, pacientes com DRC encaminhada geralmente têm nefropatia significativa, herdada ou adquirida, que causa dano precoce à função renal e progressão com o tempo para DRET. A causa e história natural dessas duas populações parecem ser consideravelmente distintas

Causas e História Natural da Doença Renal Crônica da Comunidade

Nos países desenvolvidos, a maioria dos casos de DRC da comunidade é identificada em pessoas idosas. A taxa média de declínio da TFG nessa população é aproximadamente de 0,75 mL a 1 mL/min/ano após a idade de 40 a 50 anos.[3] A DRC afeta aqueles que tiveram uma exposição prolongada ao longo da vida a fatores de risco cardiovascular – hipertensão e diabetes – que também podem afetar os rins. Os dados da U.S. Medicare demonstram que 48% dos pacientes com DRC têm diabetes, 91% são hipertensos e 46% têm doença coronária aterosclerótica. Devido ao fato de que mais de um terço dos idosos têm hipertensão sistólica e cerca de 20% têm diabetes melito tipo 2 (DM2), não é de se estranhar que até 40% desses indivíduos têm evidência de DRC. Eles também têm uma maior incidência de doenças cardiovasculares e ateroscleróticas. Isso levou à formulação dos escores de predição de incidência DRC da comunidade, com base na presença de fatores de risco vasculares, como hipertensão e diabetes, assim como a doença vascular periférica e insuficiência cardíaca – o modelo SCORED (*Screening for Occult Renal Disease*).[17]

Em uma grande análise da DRC da comunidade ao longo de 5 anos, apenas 1% e 20% dos pacientes com DRC G3 e G4 necessitaram de TRS, enquanto 24% e 45%, respectivamente, morreram, predominantemente de DCV.[18]

Dessa forma, a morte e não a progressão para DRET é o desfecho predominante nos idosos com DRC da comunidade.[18]

A DRC da comunidade em países emergentes é na maioria das vezes multifatorial devido a doenças transmissíveis e não transmissíveis que afetam os rins. Nesses países, além da pobreza, que tem um impacto sobre a DRC, os indivíduos geralmente desenvolvem infecções que podem causar DRC (Caps. 53 a 58). Eles também estão sujeitos à crescente globalização e ocidentalização do estilo de vida, que os predispõem a obesidade, diabetes, hipertensão e doenças cardiovasculares, podendo levar à DRC. Além disso, o risco renal aumenta devido a fatores ambientais desfavoráveis, incluindo privação materna e desnutrição, que se relacionam com a ocorrência futura de DRC[19]; poluição do ar e da água; exposição a metais pesados e poluição agrícola; e ácido aristolóquico (Cap. 64) e outras toxinas de ervas, em particular na China e Taiwan (Cap. 78). Surgiram relatos de epidemias de DRC provenientes de várias regiões do mundo, incluindo países da América Central, como El Salvador, entre trabalhadores agrícolas de plantações de cana-de-açúcar e algodão que são expostos a calor excessivo, resultando em desidratação crônica, hipocalemia e morte prematura.[20] Esses efeitos podem ser agravados pela exposição a pesticidas e pelo consumo de drogas anti-inflamatórias não esteroidais (AINEs).

Causas e História Natural da Doença Renal Crônica Encaminhada

Diferentemente da DRC da comunidade, as causas e história natural da DRC encaminhada variam consideravelmente. Os pacientes geralmente apresentam DRC encaminhada em uma idade menor, por conta de uma nefropatia hereditária subjacente (como a doença renal policística autossômica dominante [ADPKD]) ou nefropatia adquirida (como glomerulonefrite [GN], nefropatia diabética ou doença tubulointersticial) causando dano progressivo e perda de função. Alguns se apresentam inicialmente com sinais de lesão renal, como albuminúria moderada ou hematúria na ausência de perda da função renal (DRC estágios G1 e G2, A1 e A2). O prognóstico de tais pacientes, na ausência de hipertensão, macroalbuminúria e/ou função renal diminuída é quase sempre bom, porque eles podem permanecer dentro desses estágios por anos sem progredir para DRC estágio G3 ou superior. No entanto, alguns vão ter progressão com o tempo, justificando, assim, vigilância e seguimento regular.

A taxa de progressão da DRC encaminhada varia de acordo com a nefropatia subjacente e entre pacientes distintos. Historicamente, a taxa de declínio na TFG de pacientes com nefropatia diabética tem sido das mais rápidas, com média em torno de 10 mL/min/ano. O controle da hipertensão arterial sistêmica, hiperglicemia e outros fatores retarda a taxa de declínio da TFG (Cap. 80). Em nefropatias não diabéticas, a taxa de progressão da DRC é geralmente mais rápida nos pacientes com GN crônica proteinúrica que naqueles com nefrite intersticial crônica e com baixo nível de proteinúria. É a mais lenta naqueles com nefroesclerose hipertensiva com bom controle pressórico e proteinúria mínima. Os pacientes com ADPKD e função renal diminuída, DRC estágio G3b e além, podem também ter uma rápida taxa de progressão quando comparados a pacientes com outras nefropatias.

Geralmente, assume-se que a maioria dos pacientes com nefropatias que atingem os estágios G3 a G5 de DRC progridem invariavelmente para DRET, porém mesmo na população encaminhada, a progressão é variável, com uma percentagem considerável de pacientes tendo função renal estável ou morrendo prematuramente de DCV. Um estudo canadense mostrou que a história natural da DRC encaminhada estágios G3 e G4 vem a ser variável, refletindo o perfil de risco do paciente.[21,22] Até mesmo alguns pacientes com DRC estágio G5 permanecem estáveis por vários anos.

Geralmente, observa-se uma relação linear entre os valores da relação inversa da creatinina sérica (1/Crs) ou da TFGe e o tempo (para aspectos metodológicos, consulte o Cap. 80). Todavia, essa não é a regra, porque muitos pacientes têm uma redução não linear da função renal.

Muitos pacientes têm pontos de interrupção em suas curvas de progressão, sugerindo aceleração ou desaceleração da taxa de progressão de DRC, em especial devido a lesão renal aguda (LRA) intercorrente ou sobreposta. Contudo, ainda é necessário elucidar o verdadeiro significado da associação entre LRA e DRC, pois existe sobreposição de fatores de risco para essas duas condições.[23]

PREDITORES DE DOENCA RENAL CRÔNICA PROGRESSIVA

É essencial predizer a progressão da DRC para o direcionamento de intervenções terapêuticas e o planejamento da assistência. Em pacientes idosos com DRC da comunidade, um histórico de manifestações de DVC ou até mesmo sinais subclínicos, tais como um aumento da espessura intimal da carótida ou microinfartos cerebrais, foram todos associados à incidência e também à progressão de DRC.[24]

Em pacientes mais jovens com DRC encaminhada, a progressão é previsível pelo grau da função renal comprometida à apresentação; pela hipertensão e o seu controle; e pela gravidade da proteinúria e albuminúria. Um desses modelos inclui idade, sexo, TFGe, albuminúria, cálcio e fosfato sérico, bicarbonato sérico e albumina sérica.[21] Os modelos de progressão de DRC e suas complicações cardiovasculares, bem como os preditores de mortalidade por todas as causas ligados à doença renal crônica, têm sido sistematicamente revistos, sendo encontrada uma forte falta de validação e utilidade, justificando assim investigação adicional.[25]

Ainda não está claro se novos biomarcadores de DRC (circulatórios ou genéticos) podem melhorar a predição, não tendo sido realizados estudos de impacto dos modelos preditores de DRC.[25] Dada a diversidade e complexidade dos processos fisiopatológicos inerentes à progressão, é improvável que um único biomarcador identifique os indivíduos em risco de progressão com sensibilidade e especificidade robustas.

FATORES DE RISCO PARA A DOENÇA RENAL CRÔNICA

A progressão da DRC da comunidade, na maior parte das vezes relacionada com a idade, tende a ser lenta e muito provavelmente afetada pela gravidade da doença aterosclerótica vascular subjacente (Quadro 79-1). Algumas pesquisas, de fato, têm demonstrado que a gravidade basal da aterosclerose, estimada pela espessura mediointimal da carótida, tem boa correlação com a magnitude do declínio relativo à idade da função renal.

Na DRC encaminhada, uma vez que a função renal atinge o estágio G3 em diante (TFGe < 60 mL/min), a progressão é comum e sofre influência de uma série de fatores de risco modificáveis e não modificáveis.

Fatores de Risco Não Modificáveis Para a Progressão de Doença Renal Crônica

A idade (idosos), o sexo (em geral, pior em homens) e a etnia (geralmente, pior em não caucasianos e minorias étnicas do Ocidente: afro-americanos, indivíduos afro-caribenhos, hispânicos e asiáticos [sul-asiáticos e pacífico-asiáticos]) todos afetam a progressão da DRC.

Fatores de Risco Associados à Doença Renal Crônica

- Idade (idosos)
- Raça ou etnicidade (não caucasianos)
- Genética
- Peso ao nascer (baixo)
- Hipertensão arterial sistêmica
- Diabetes melito
- Doença cardiovascular
- Albuminúria
- Obesidade ou síndrome metabólica
- Dislipidemia
- Hiperuricemia
- Tabagismo
- Baixo nível socioeconômico
- Exposição a nefrotóxicos: anti-inflamatórios não esteroides (AINEs), analgésicos, fitoterápicos populares, metais pesados (como o chumbo)

Quadro 79-1 Fatores de risco associados à doença renal crônica (DRC).

Genética

Fatores genéticos desempenham um papel importante na DRC e na sua progressão (discutido no Cap. 19). Estudos de associação genômica ampla (GWASs) identificaram alguns *loci* do complexo principal de histocompatibilidade (MHC) que afetam a taxa de progressão da DRC. Os pacientes com condições monogênicas, tais como ADPKD portadores do genótipo PKD1, parecem ter um prognóstico pior que outros. A progressão da DRC também pode ser influenciada por polimorfismos de genes que codificam supostos mediadores de fibrose renal, incluindo aqueles que codificam o sistema renina-angiotensina-aldosterona (SRAA).[26]

Um maior interesse tem sido dado ao papel do *locus* da cadeia pesada de miosina MYH9 e ao gene adjacente *APOL1* que codifica a apolipoproteína L1, no cromossomo 22, no desenvolvimento e progressão de doença renal em indivíduos de descendência africana (discutido no Cap. 19). Além disso, mutações afetando a estrutura e composição dos podócitos (podocitopatias) foram identificadas em indivíduos afetados por uma série de condições causadoras de síndrome nefrótica em crianças e adultos, com algumas sendo ligadas a resistência aos tratamentos disponíveis e glomerulosclerose segmentar e focal (GESF) progressiva. As análises de GWAS também mostraram que os polimorfismos de nucleotídeos únicos (SNPs) nos genes *TCF7L2* e *MTHFS* estão associados a doença renal diabética e progressão da DRC em coortes populacionais.[26] Além disso, tem-se dado cada vez mais atenção a mutações do gene *(UMOD)* da uromodulina (proteína de Tamm-Horsfall) e sua ligação com hipertensão, hiperuricemia, fibrose tubulointersticial e progressão da DRC.[27,28] Finalmente, modificações epigenéticas podem também estar envolvidas na expressão e progressão de DRC.

Fatores de Risco Modificáveis Para a Progressão de Doença Renal Crônica

Os fatores de risco modificáveis para a progressão da DRC incluem hipertensão arterial sistêmica, proteinúria e fatores metabólicos.[29] Além disso, tem-se dado interesse na contribuição de tabagismo, consumo de álcool, agentes herbais e uso recreacional de drogas para o risco de desenvolvimento de DRET (Caps. 78 e 80).

Hipertensão

A hipertensão arterial sistêmica é uma causa, consequência e forma de apresentação importante da DRC (Cap. 80), (Fig. 79-3). É uma

Sobrevida Renal e Pressão Arterial

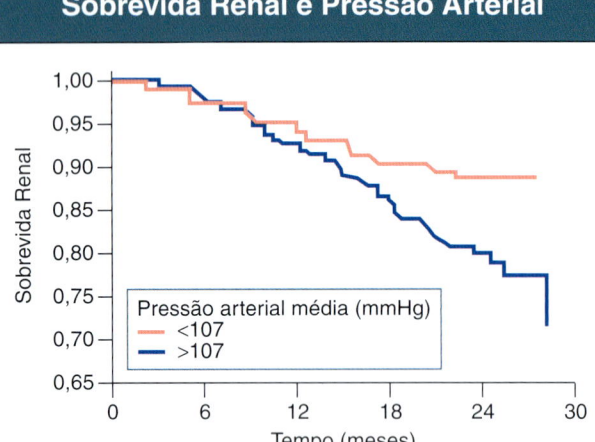

Figura 79-3 Sobrevida renal atuarial em relação à pressão arterial *(Modificado da referência 65)*

Sobrevida Renal e Nível de Proteinúria

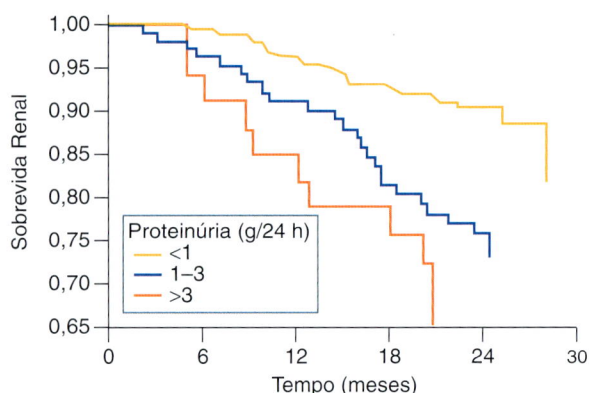

Figura 79-4 Sobrevida renal atuarial em relação à proteinúria *(Modificado da referência 65)*

das principais causas de DRET em todo o mundo, a segunda principal causa nos Estados Unidos após o diabetes. Alguns estudos experimentais e epidemiológicos mostraram que a hipertensão sustentada é de fato um fator contribuidor significativo para a progressão da DRC. Fortes evidências ligam a progressão da DRC à hipertensão arterial sistêmica em doença renal diabética e não diabética.[1] Acredita-se que a transmissão da hipertensão arterial sistêmica aos leitos capilares glomerulares e a hipertensão glomerular resultante contribui para a progressão de glomerulosclerose.[30]

Os parâmetros da pressão arterial que se correlacionam com a taxa de progressão da DRC incluem medidas de pressão arterial (PA) casuais ou em consultório, PA diurna *versus* noturna e monitorização ambulatorial da pressão arterial (MAPA) de 24 horas. A PA noturna e a MAPA de 24 horas parecem melhor se correlacionar com a progressão da DRC. A PA sistólica (PAS) também é mais preditiva de progressão de DRC que a PA diastólica e também foi associada a complicações da DRC. No entanto, também relatou-se uma curva da PAS em forma de U, com valores de PAS menores que 110 mmHg associados a velocidade mais rápida de declínio na TFGe.[31,32]

Os alvos de PA em pacientes com DRC são discutidos no Capítulo 80. É aconselhável que, ao se tratar pacientes com DRC, os níveis-alvo de PA sejam individualizados, levando-se em consideração idade, nível de proteinúria e comorbidades, tal como sugerido pelas diretrizes de DRC e manejo de pressão arterial de 2012 do KDIGO.[32]

Proteinúria

Numerosos estudos em doentes com nefropatia diabética e não diabética confirmaram que proteinúria acentuada (ou albuminúria A3) associa-se a uma taxa mais rápida de progressão de DRC (Fig. 79-4).[33] Além disso, a redução da proteinúria franca por dieta ou bloqueio do sistema renina-angiotensina (SRA) geralmente se associa a um melhor prognóstico renal (também Cap. 80); a magnitude da redução da proteinúria é frequentemente, mas não sempre, proporcional ao benefício acarretado por tal intervenção na progressão da DRC. Um limiar de 1 g/dia prediz a progressão na maioria das doenças renais, mas pode ser mais elevada em certas doenças glomerulares (como a nefropatia membranosa).

Mais que causa, é provável que a albuminúria ou proteinúria represente um marcador de progressão de DRC porque reflete a gravidade do dano renal subjacente. As intervenções destinadas a modificar o nível de proteinúria, embora na maior parte das vezes são benéficas no que diz respeito à progressão de DRC, foram dissociadas da taxa de declínio da função renal em alguns grandes estudos de intervenção

(p.ex. *Avoiding Cardiovascular Events Through Combination Therapy in Patients Living with Systolic Hypertension* [ACCOMPLISH],[34] *Ongoing Telmisartan Alone and in Combination with Ramipril Global End Point Trial* [ONTARGET],[35] *Aliskiren Trial in Type 2 Diabetes Using Cardio-Renal Endpoints* [ALTITUDE][36]), nos quais declínios significativos da TFG foram observados apesar da redução acentuada da albuminúria. Por conseguinte, albuminúria de nível moderado (A2) não é um marcador confiável para a progressão da DRC em ensaios clínicos de intervenção, haja vista que a redução da albuminúria pode ser ligada tanto à melhora quanto à piora da progressão da DRC.

Sistema Renina-Angiotensina-Aldosterona (SRAA)

As interações entre a hipertensão arterial sistêmica, proteinúria e albuminúria e DCV podem ser mediadas por alterações no SRA na DRC.

Estudos experimentais e clínicos implicaram o SRAA na patogênese da hipertensão, proteinúria e fibrose renal durante todo o curso da DRC. Consequentemente, as intervenções destinadas a inibir o SRAA se mostraram efetivas em retardar a progressão de DRC (Cap. 80). Isso levou ao tratamento quase universal dos pacientes com proteinúria e/ou nefropatia diabética com bloqueadores do SRAA.

Ainda é incerto se o efeito nefroprotetor dos bloqueadores SRA é completamente dissociado de seu efeito anti-hipertensivo.[37] A pressão arterial raramente foi medida com precisão, além de medidas casuais de consultório, em estudos de progressão da DRC e bloqueio do SRA, para derrubar essa suposição. Além disso, uma vez que a TFG foi medida com precisão uma única vez em ensaios controlados e randomizados (ECRs) de inibição do SRA e progressão de DRC; a única exceção é uma pequena análise de subgrupo do estudo *Ramipril Efficacy in Nephropathy* (REIN).[38]

Chama atenção uma análise da progressão de nefropatia diabética em DM1 ao longo dos últimos 20 anos, desde a introdução dos bloqueadores do SRA, a qual não conseguiu demonstrar um impacto significativo das intervenções sobre a incidência crescente de DRET causada por nefropatia diabética nos Estados Unidos.[39]

Em pacientes idosos com DM2, alguns estudos mostraram um impacto prejudicial do bloqueio do SRA sobre a progressão da DRC.[40,41] Finalmente, algumas observações preliminares sugerem que a descontinuação de bloqueadores do SRA na DRC avançada pode reverter o declínio de função para DRET, promover alguma recuperação funcional e postergar o início de TRS em pacientes selecionados.[42]

Em relação ao bloqueio duplo do SRA, o estudo ONTARGET provou que tal combinação pode ser prejudicial à função renal, apesar de uma redução na proteinúria.[35] O bloqueio duplo com antagonistas da

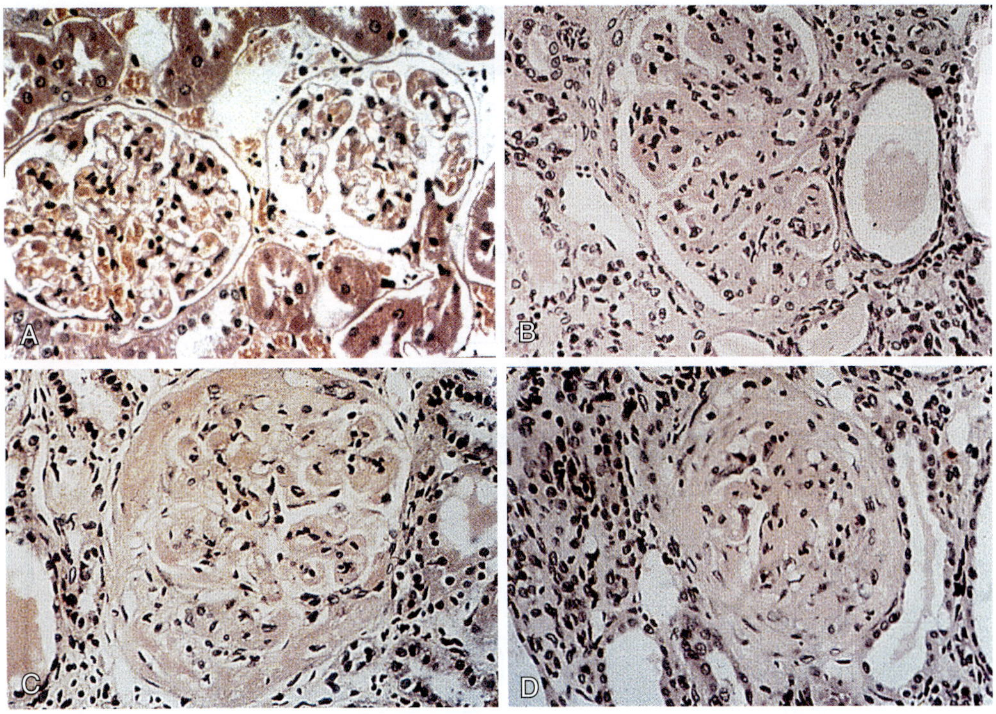

Figura 79-5 Desenvolvimento histológico da glomerulosclerose. **A**, glomérulo normal. **B**, hipercelularidade mesangial. **C** e **D**, glomerulosclerose de gravidade progressiva. Notar a atrofia e dilatação dos túbulos em **B** a **D**, indicando o desenvolvimento paralelo de áreas cicatriciais no tubulointerstício.

renina falhou no estudo ALTITUDE, onde foi combinado um inibidor da ECA e alisquireno (um antagonista da renina) para retardar a progressão de nefropatia diabética, teve que ser interrompido devido ao aumento da mortalidade; isso apesar de uma redução na proteinúria.[36] Existe consenso que o bloqueio do SRA é benéfico em nefropatias hipertensivas e com proteinúria,[32] mas seu uso deve ser monitorizado cuidadosamente e deve-se ter cautela quando prescrito para idosos e para aqueles com doença aterosclerótica subjacente. A terapia combinada deve ser evitada em pacientes diabéticos e indivíduos de alto risco.

Fatores Adicionais Implicados na Progressão da Doença Renal Crônica

A obesidade e o tabagismo têm sido associados ao desenvolvimento e à progressão da DRC. Fatores metabólicos, incluindo a síndrome metabólica e alguns de seus componentes – tais como resistência à insulina, dislipidemia[43] e hiperuricemia[44] – foram implicados no desenvolvimento e progressão da DRC. Além disso, o uso abusivo de álcool, uso recreacional de drogas, agentes herbais e fitoterápicos, analgésicos (paracetamol, fenacetina, e combinações de fenacetina, aspirina e cafeína) e AINEs; e exposição crônica ao chumbo e outros metais pesados todos têm sido associados ao desenvolvimento de DRC. O impacto do controle da glicemia na progressão da nefropatia diabética é discutido no Capítulo 31.

MECANISMOS DE PROGRESSÃO DA DOENÇA RENAL CRÔNICA

O manejo da DRC visa a retardar a progressão, minimizar complicações e controlar fatores de progressão modificáveis, tais como hipertensão, proteinúria e estimulação do SRA. Além disso, uma melhor compreensão da fisiopatologia da DRC pode abrir caminho a tratamentos com base na correção de mediadores-chave de cicatrização e fibrose renais.[45,46]

Ao contrário da LRA transitória, que frequentemente cura e após a qual o rim se recupera funcionalmente, insultos crônicos e sustentados ao rim, tais como aqueles que caracterizam nefropatias crônicas e progressivas, evoluem para fibrose renal progressiva com destruição da microarquitetura normal do rim e a sua substituição por tecido fibroso feito de matriz colágena extracelular, levando à perda da função, DRC e DRET. Isso afeta todos os três compartimentos funcionais do rim, ou seja, os glomérulos, os túbulos e o interstício, bem como os vasos, e manifesta-se histologicamente como glomerulosclerose, fibrose tubulointersticial e esclerose vascular (Fig. 79-5 até 79-8).

A cicatrização ou a fibrose renal é um fenômeno complexo, com sobreposição de fenômenos e de múltiplos estágios, que pode ser caracterizado por uma série de processos:

■ Uma resposta inflamatória com infiltração nos rins lesados por células inflamatórias extrínsecas aos rins (derivadas do sangue e medula óssea)

■ Ativação, proliferação e perda de células renais intrínsecas (por meio de apoptose ou necrose e incluindo mesangiólise e podocitopenia)

■ Ativação e proliferação de matriz extracelular (MEC) – produzindo células, inclusive miofibroblastos e fibroblastos

■ Deposição de MEC substituindo a arquitetura renal normal

Resposta Inflamatória à Injúria Tecidual

As células inflamatórias desempenham um papel importante tanto na cura renal quanto nos processos de cicatrização renal.[47,48] O desfecho do dano renal inicial depende do equilíbrio entre a cura e cicatrização, determinando então se a função renal se recupera ou diminui.

A gravidade do infiltrado celular inflamatório renal se correlaciona intimamente com o grau de disfunção renal, predizendo progressão da DRC. A não resolução da lesão tecidual invariavelmente inicia uma resposta inflamatória com o recrutamento subsequente de neutrófilos, linfócitos, monócitos e macrófagos, células dendríticas e mastócitos para o tecido lesado, perpetuando um ciclo de inflamação contínua, dano tecidual, fibrose.[47,48]

Os neutrófilos, plaquetas, eosinófilos e mastócitos, através da liberação de seus produtos, também foram implicados na patogênese da inflamação renal aguda e crônica e fibrose. Na maior parte das vezes, porém, um infiltrado intersticial renal linfomonocitário acentuado representa o grande marco de progressão da DRC.

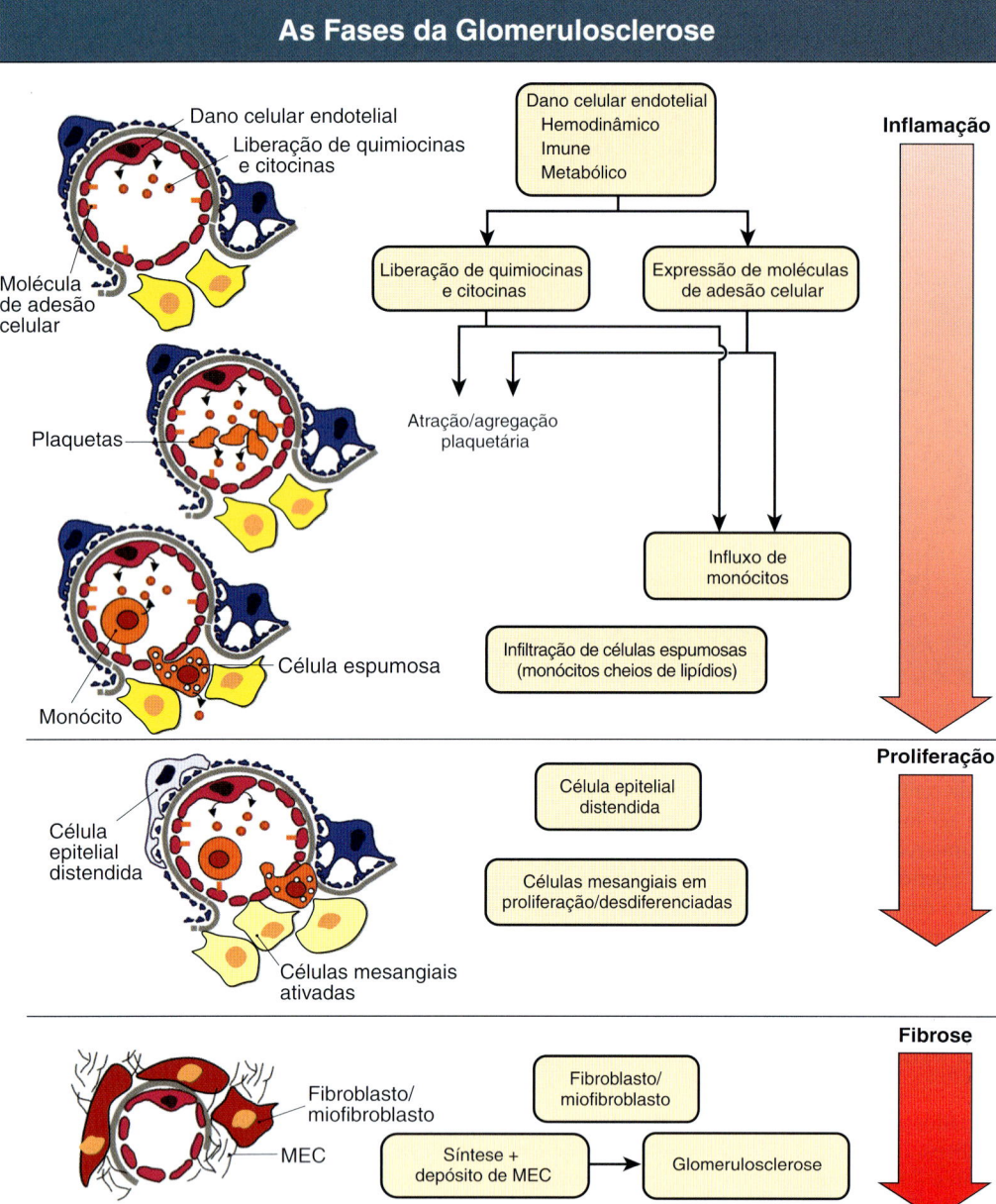

As Fases da Glomerulosclerose

Figura 79-6 As fases da glomerulosclerose. *MEC*, Matriz extracelular.

Linfócitos

Os linfócitos, incluindo células T auxiliadoras e citotóxicas, são frequentemente identificados em rins com lesão. Postulou-se que o equilíbrio entre os linfócitos T auxiliadores 1 (Th1) pró-inflamatório e o T auxiliadores 2 (Th2) anti-inflamatório pode ser um fator-chave na progressão ou na resolução da cicatrização renal.[49] Isso pode também depender do perfil de citocinas liberadas pelas células T, com algumas delas – como a interleucina (IL)-1 e a IL-2 e fator de necrose tumoral α (TNF-α) – tendo propriedades pró-inflamatórias e proliferativas, e outras – IL-4, IL-10, IL-13, e IL-25 – tendo propriedades anti-inflamatórias e antifibróticas. Os linfócitos T podem ser diretamente citotóxicos mas podem também ativar ou atenuar a resposta efetora de outras células inflamatórias incluindo monócitos.[49] As evidências também implicam as células T CD4[+] na fibrogênese, tanto diretamente através da estimulação da proliferação de miofibroblastos e fibroblastos e produção de MEC quanto indiretamente através da ativação de macrófagos. Outro subconjunto de células T (células T regulatórias [Tregs]) pode exercer efeitos benéficos sobre a inflamação e a fibrose no rim ao desligar os efeitos pró-inflamatórios dos macrófagos ativados.

Monócitos

Os monócitos desempenham um papel importante na cicatrização renal, assim como nos processos fibróticos porque se diferenciam nos macrófagos teciduais após a infiltração no rim lesado.[49,50] Atualmente, é claro que quando os monócitos circulantes são recrutados para os rins com lesão, eles se diferenciam em dois grandes grupos fenotípicos de macrófagos. Os macrófagos ativados pela via clássica (M1) têm um fenótipo pró-inflamatório, citotóxico, ao passo que os macrófagos ativados pela via alternativa (M2; "a" até "c") exibem um fenótipo cicatrizador que parece ser a forma predominante na resposta a uma injúria crônica.[50] Os macrófagos parecem trocar de fenótipo em resposta ao seu microambiente. A liberação por parte dessas células de citocinas, fatores de crescimento, espécies reativas de oxigênio (EROs) e fatores pró-coagulantes parece contribuir para a patogênese de glomerulosclerose e de fibrose tubulointersticial.

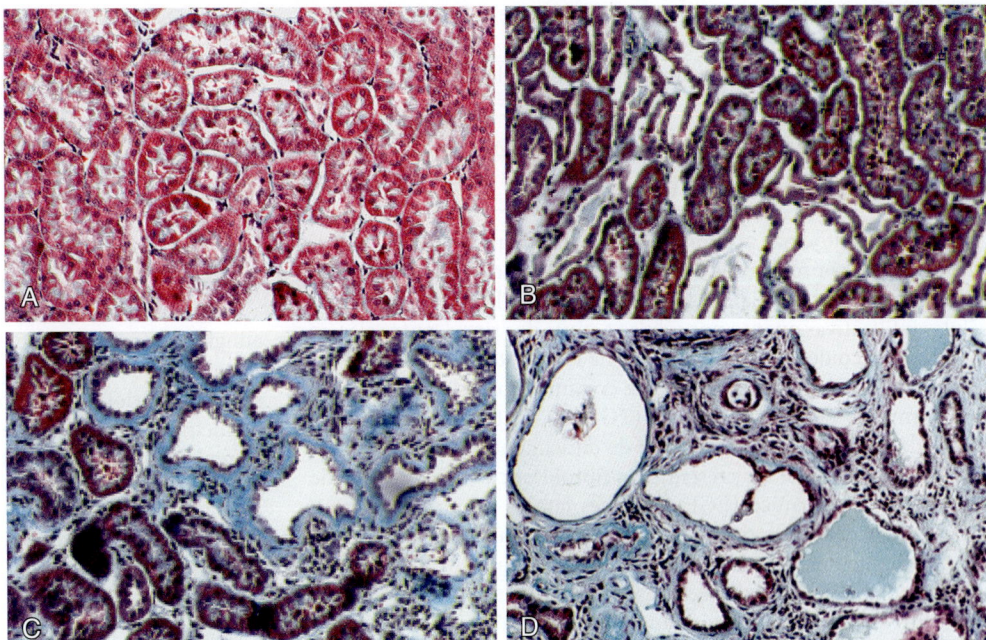

Figura 79-7 Desenvolvimento histológico da fibrose tubulointersticial. A, Tubulointerstício normal. **B**, Pequenas áreas cicatriciais no tubulointerstício com atrofia tubular e edema intersticial. **C**, Fibrose intersticial segmentar. **D**, Fibrose intersticial difusa com atrofia tubular e dilatação.

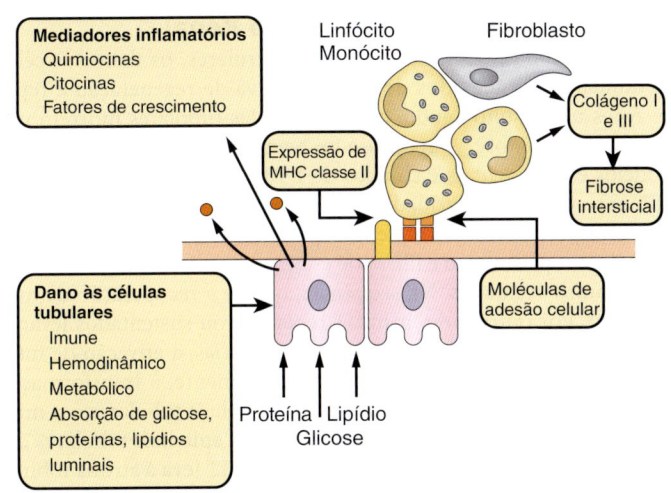

Figura 79-8 Desenvolvimento da fibrose tubulointersticial. *MHC,* Complexo principal de histocompatibilidade.

Atualmente, reconhece-se um papel protetor dos macrófagos na cicatrização renal; essas células também contribuem para o término e para a resolução da resposta inflamatória renal, impedindo assim a fibrose. Pesquisas com base na depleção de macrófagos M1 numa gama de modelos experimentais de inflamação renal e fibrose mostraram um efeito protetor. De maneira similar, a estimulação de macrófagos M2 e/ou a sua administração atenua a inflamação renal e a subsequente fibrose.[49,50] Portanto, microambientes específicos ao órgão e à fase da doença, bem como o equilíbrio entre mudanças fenotípicas e funcionais dos macrófagos, podem determinar se ocorre resolução da inflamação ou progressão para fibrose. Os macrófagos são também capazes de estimular a fibrogênese diretamente através de sua conversão para fibrócitos ou ativação de miofibroblastos; ou indiretamente ao estimular a transformação de pericitos a miofibroblastos.[51]

Células Dendríticas

As células dendríticas (CDs), um subtipo de células que desempenha um papel essencial na imunopatologia renal e na interface com outras células inflamatórias, incluindo os linfócitos T, também têm um papel central na patogênese da inflamação renal em processos patológicos diversos.[52,53] Células dendríticas imaturas (iCDs) recebem sinais de ativação de células renais lesada e adquirem um fenótipo maduro que permite a sua migração para os linfonodos. Essas CDs maduras (mDCs) são altamente estimulatórias (eCDs) e induzem uma gama de respostas efetoras através de interações com outras células inflamatórias teciduais.

Tal como acontece com linfócitos e macrófagos, as células dendríticas desempenham um papel na resolução da injúria ao assumirem fenótipos de proteção, como células tolerantes (tCDs) e células dendríticas exaustas (exCDs). De fato, a administração de células dendríticas plasmocitoides ativadas em um modelo experimental de fibrose renal levou a uma atenuação significativa da resposta inflamatória e redução da fibrose.

Células Derivadas da Medula Óssea

A remodelação glomerular (cura por reparação ou fibrose) pode depender do influxo de células tronco mesenquimais (CTMs) e hematopoéticas com o potencial para a reparação ou fibrose.[54] A detecção nos glomérulos de células que exibem características mesenquimais embrionárias levou à hipótese de que as células-tronco hematopoéticas podem estar envolvidas na renovação celular glomerular normal, bem como na resposta dos glomérulos frente a injúria. Os experimentos baseados em transplante de medula óssea demonstraram o potencial envolvimento de células derivadas da medula óssea na turnover renovação celular normal do mesângio e na reparação e repovoamento glomerular após lesão mesangial experimental. Além disso, células progenitoras renais intersticiais e medulares podem ser recrutadas após uma lesão aguda para acelerar a homeostase e a reparação renais.

Também foi postulado que as CTMs derivadas da medula óssea podem estar envolvidas na fibrogênese ao migrar para rins com fibrose, contribuindo para o conjunto total (pool) de fibroblastos. No entanto, deve-se ter precaução antes de atribuir um potencial terapêutico a essas células, pois alguns experimentos demonstraram a sua diferenciação defeituosa, por exemplo, em adipócitos no interior de glomérulos. Até agora em seres humanos, a segurança da terapia com CTMs parece promissora, mas a sua eficácia ainda não foi estabelecida.

ATIVAÇÃO, PROLIFERAÇÃO E PERDA DAS CÉLULAS RENAIS INTRÍNSECAS

A secreção de citocinas profibróticas em um rim inflamado leva à ativação de células produtoras de matriz nos glomérulos e no compartimento tubulointersticial. Esses mediadores são liberados tanto por células infiltrativas quanto por células nativas dos rins. Dentre eles, se incluem autacoides como a angiotensina II, endotelina, óxido nítrico e prostanoides, bem como fatores de crescimento tais como fator de transformação de crescimento b1 (TGF-b1),[55] fator de crescimento do tecido conjuntivo (CTGF), fator de crescimento derivado de plaquetas (PDGF), fator de crescimento fibroblástico (FGF) e fator de crescimento epidérmico (EGF).[47,48] Esses fatores promovem fibrose pela ativação de uma variedade de cascatas de sinalização intracelular com consequentes múltiplos efeitos na ativação, transformação, proliferação e migração celular e síntese de MEC. Muitos desses mediadores são alvos potenciais para a terapia antifibrótica. Vale ressaltar que a progressão da cicatrização renal e a fibrose associada dependem de um equilíbrio entre esses mediadores potencialmente prejudiciais e alguns protetores, como as lipoxinas, resolvina e relaxina,[56] bem como fatores de crescimento, como o fator de crescimento de hepatócitos (HGF) e proteína morfogenética óssea 7 (BMP-7).

Células Glomerulares

Células Endoteliais

A lesão endotelial glomerular pode ser desencadeada por um processo inflamatório agudo bem como por um insulto metabólico, como no diabetes, ou tensão de cisalhamento hemodinâmica, como na hipertensão. O revestimento endotelial capilar normalmente apresenta funções protetoras anticoagulante, anti-inflamatória, e antiproliferativa. Danos ao endotélio glomerular transformam essa camada celular de proteção em uma superfície pró-agregatória, pró-inflamatória e mitogênica, levando à acumulação das células inflamatórias discutidas anteriormente, bem como de plaquetas dentro dos capilares glomerulares.[57] Isso leva à estimulação e proliferação das células mesangiais. Esse processo apresenta fortes semelhanças à aterosclerose com formação de microtrombos, infiltração dos tufos glomerulares por macrófagos e células espumosas e proliferação das células musculares lisas equivalentes, a célula mesangial.

Células Mesangiais

A célula mesangial é o equivalente do capilar glomerular à célula muscular lisa e fornece suporte estrutural para o glomérulo, regula fortemente o turnover da MEC, e interage estreitamente com as células endoteliais e os podócitos. Os miofibroblastos glomerulares provêm de células mesangiais e promovem o acúmulo de MEC na glomerulosclerose. A desdiferenciação das células mesangiais em um fenótipo mesenquimal embrionário (ou seja, miofibroblastos) com a aquisição de fibras de estresse e α-actina de músculo liso (αAML) permite que essas células proliferem, migrem e restabeleçam a integridade estrutural glomerular através da fixação de MEC colagenosa para selar a lesão e para reparar os danos estruturais. A injúria crônica, entretanto, conduzirá à hipertrofia aberrante das células mesangiais, proliferação e subsequente acúmulo de MEC, com o desenvolvimento de lesões e glomerulosclerose.[58]

Podócitos

As células epiteliais glomerulares viscerais ou podócitos são células epiteliais especializadas, terminalmente diferenciadas, de origem mesenquimal, que têm pequena capacidade de proliferação em resposta à lesão. Os processos interdigitais podocitários, mantidos por microfilamentos no citoplasma, são parte integrante da barreira de filtração. Mutações em proteínas do interior desses processos são comumente associadas a síndrome nefrótica ou o risco de desenvolvimento de GESF (Cap. 19). Dados experimentais indicam que a perda de mais de 40% dos podócitos leva a esclerose segmentar e DRC progressiva. Dessa forma, existe agora uma evidência clara de que o podócito é um alvo em várias doenças glomerulares progressivas, incluindo nefropatia diabética, a maioria das glomerulonefrites e doenças sistêmicas como nefrite lúpica.

Além das mutações causadoras de doença, os podócitos podem ser atingidos por outros insultos, tais como fatores circulantes, o que leva à reorganização do citoesqueleto de actina e apagamento dos processos podocitários. Se a lesão é severa ou crônica, o podócito se destaca da membrana basal glomerular (MBG) porque tem baixa capacidade de replicação e como resultado expõe áreas de MBG desnuda. Isso leva a esclerose dos capilares glomerulares e, na sequência, interações entre a MBG exposta e as células epiteliais parietais, o levando à formação de adesões capsulares e GESF subsequente.[59] Aderências capsulares formadas pelo contato entre a MBG e o revestimento epitelial parietal da cápsula de Bowman podem levar à filtração mal direcionada com o acúmulo de material amorfo no espaço paraglomerular e a subsequente ruptura da junção glomerulotubular, resultando em glomérulos atubulares. A filtração mal direcionada pode também contribuir para atrofia tubular e fibrose intersticial. Aderências do tufo na cápsula podem permitir o influxo de fibroblastos periglomerulares no interior do tufo glomerular, contribuindo assim para a glomerulosclerose.

Células Tubulares e o Interstício Renal

Tal como acontece com as células glomerulares, os danos às células tubulares são seguidos de uma tentativa de regeneração e reparo. Após um insulto agudo, algumas células tubulares morrem por necrose ou apoptose. A apoptose foi bem documentada no curso de modelos experimentais e clínicos de DRC. As células sobreviventes tentam restaurar a integridade tubular através da desdiferenciação em um fenótipo embrionário que lhes permite, através da aquisição de (αAML) citoplasmático e fibras de estresse, proliferar, migrar e repovoar túbulos acelulares. Na sequência, ocorre a recuperação da função renal. Por outro lado, insultos repetidos ou sustentados levarão à infiltração peritubular de células inflamatórias, à ativação de miofibroblastos produtores de MEC, e possivelmente, à transformação epitélio-mesenquimal (EMT) de células epiteliais tubulares em miofibroblastos (ver adiante). A perda de células epiteliais tubulares como resultado tanto de apoptose quanto de EMT leva à atrofia tubular e declínio subsequente da função renal.

Os miofibroblastos são os maiores efetores de fibrose intersticial e, além de (αAML), expressam também outros marcadores fibroblásticos incluindo a vimentina *proteína específica de fibroblastos-1* (FSP1). Eles derivam de várias fontes celulares (Fig. 79-9).[51] A maior parte do *pool* de miofibroblastos provavelmente surge como um resultado da ativação e proliferação de fibroblastos intersticiais por fatores de crescimento e citocinas tais quais o PDGF, TGF-β1, CTGF, FGF básico e ativador do plasminogênio tipo tecidual. No entanto, existem diversas outras fontes importantes de miofibroblastos intersticiais.

Originalmente, pensou-se que a EMT de células epiteliais tubulares com a subsequente migração através da membrana basal tubular faz uma contribuição significativa ao número de fibroblastos. Evidências mais recentes sugerem que alguns miofibroblastos podem surgir como resultado da transformação endotélio-mesenquimal (EndMT), a qual foi demonstrada elegantemente pela coexpressão de marcadores endoteliais e fibroblásticos em modelos murinos de fibrose renal. Outra fonte de miofibroblastos pode ser a medula óssea, células sanguíneas conhecidas como *fibrócitos* (CTMs derivadas

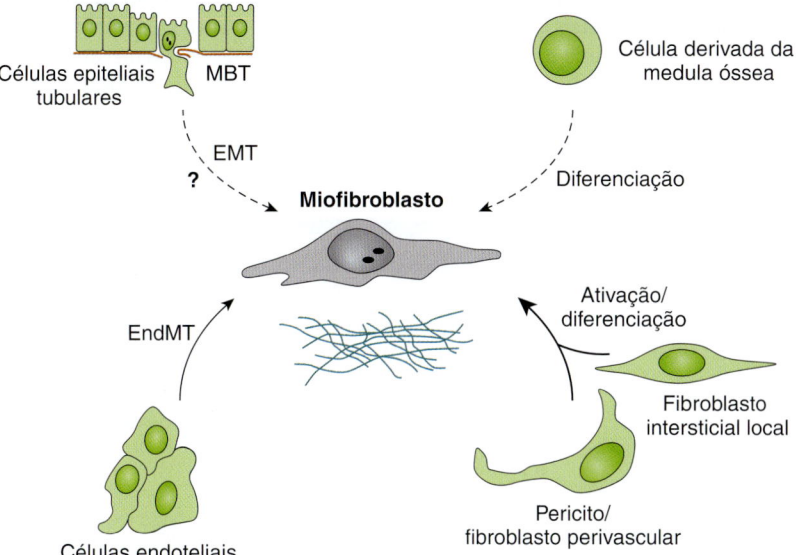

Fontes de Miofibroblastos Renais na Fibrose

Células epiteliais tubulares — MBT

Célula derivada da medula óssea

EMT
?
Miofibroblasto
Diferenciação

EndMT

Ativação/ diferenciação

Células endoteliais

Pericito/ fibroblasto perivascular

Fibroblasto intersticial local

Figura 79-9 Fontes de miofibroblastos renais na fibrose. *EMT*, Transformação epitélio-mesenquimal; *EndMT*, transição endotélio-mesenquimal; *MBT*, membrana basal tubular. (Modificado da referência 50.)

da medula óssea), que podem migrar a partir da circulação para o tubulointerstício com cicatrizes. A detecção dessas células nos glomérulos levou à hipótese de que as células-tronco hematopoéticas podem estar envolvidas na renovação normal das células glomerulares, bem como na remodelação glomerular em resposta à lesão. Finalmente, há um crescente interesse no pericito perivascular, que é uma célula estromal αAML-negativa, receptor de PDGF positiva que interage estreitamente com os capilares peritubulares, ajudando a manter, assim, a integridade do endotélio. Estudos de mapeamento genético sugeriram que os pericitos sejam uma fonte do *pool* de miofibroblastos intersticiais e não de EMT,[51] mas até mesmo o papel dos pericitos tornou-se controverso recentemente.

Células Vasculares

A esclerose vascular é uma característica integrante do processo de formação de cicatrizes renais. A hialinose arteriolar renal aparece precocemente na DRC, mesmo na ausência de hipertensão grave. Além disso, essas mudanças vasculares geralmente não são proporcionais à gravidade da hipertensão arterial sistêmica. A esclerose vascular está associada à progressão de DRC em GN. A hialinose de arteríolas aferentes foram implicadas na patogênese da glomerulosclerose diabética. Alterações nas arteríolas eferentes e lesões aos capilares peritubulares podem exacerbar a isquemia intersticial e a fibrose.[50] A isquemia e a hipoxia resultantes são influências fibrogênicas que estimulam as células tubulares e os fibroblastos renais a produzir componentes de MEC e a reduzir a sua atividade colagenolítica.[61]

A perda de capilares peritubulares com o prejuízo associado da angiogênese relacionou-se, em modelos experimentais de cicatrização renal, a uma diminuição na expressão renal do fator de crescimento endotelial vascular (VEGF) pró-angiogênico. Juntamente com uma superexpressão pelos rins com fibrose de trombospondina, um fator antiangiogênico, isso perpetuaria a deleção microvascular e a isquemia.

Evidências recentes também apontam para a neoangiogênese linfática como um fator associado à inflamação intersticial e à fibrose renal progressiva.[62] Esse processo parece ser coordenado por macrófagos que expressam o fator de crescimento linfangiotrófico VEGF-C.

Ele pode desempenhar um papel na remodelação intersticial, pois fornece uma rota de saída para as células inflamatórias envolvidas na inflamação intersticial.

ACÚMULO DE MATRIZ EXTRACELULAR

O acúmulo de MEC anormal proveniente de miofibroblastos ativados é a etapa final na fibrogênese renal. A MEC é composta por uma série de proteínas, incluindo vários colágenos, elastina, laminina, fibronectina e glicoproteínas. A MEC não é inerte, e existe em um estado de fluxo constante, migração de células moduladoras, proliferação e sobrevivência. O acúmulo, portanto, resulta não somente em substituição de tecido renal normal por matriz, mas também promove a perda de células renais nativas resultante da sub-regulação de sinais de sobrevivência mediados por integrina procedentes da matriz normal.

As citocinas fibrogênicas, discutidas anteriormente, estimulam uma série de cascatas de sinalização intracelular que em última instância suprarregulam a transcrição de proteínas da matriz como o colágeno e a fibronectina. Existe, portanto, uma mudança tanto qualitativa quanto quantitativa na natureza da MEC depositada, com a fibrose tubulointersticial estando associada ao depósito excessivo de colágenos I, III e IV, enquanto que o colágeno tipo III predomina na glomerulosclerose.

Em última análise, acúmulo de MEC reflete o equilíbrio entre síntese a partir dos miofibroblastos e a degradação por enzimas colagenolíticas, tais como as metaloproteinases da matriz (MMPs) e a plasmina. As MMPs são ainda reguladas por inibidores teciduais das metaloproteinases da matriz (TIMPs), e a plasmina pode tanto diretamente degradar proteínas da matriz como ativar indiretamente as MMPs. A própria plasmina é gerada como um resultado da clivagem do plasminogênio pelo ativador do plasminogênio tipo uroquinase (uPA) e do ativador do plasminogênio tipo tecidual (tPA), ambos os quais são inibidos pelo inibidor do ativador do plasminogênio 1 (PAI-1). Citocinas como a TGF-β, pode aumentar ainda mais o acúmulo de MEC através da (1) diminuição da degradação de matriz através da inibição de proteases, bem como pela ativação de inibidores de protease (p.ex. o PAI-1), e (2) promoção de interações na matriz celular através da suprarregulação da expressão de integrina.[63]

Evidências recentes apontam para uma outra suposta via de deposição excessiva de MEC, isto é, resistência ao colapso através de mudanças estruturais e ligações cruzadas de MEC depositada por uma enzima tecidual chamada transglutaminase.[64] Essa enzima é suprarregulada durante o curso de nefropatias experimentais e clínicas. Os camundongos que não possuem essa enzima têm uma propensão reduzida para a fibrose renal. Mostrou-se que os inibidores sintéticos dessa enzima atenuaram consideravelmente a fibrose renal experimental.

O processo pelo qual a formação de cicatrizes e fibrose renal causam DRC progressiva é intrincado, envolvendo interações entre células extrínsecas e presentes originalmente nos rins, com transformação, proliferação e produção de MEC culminando em fibrose renal, perda de função e DRET. Mediante uma melhor compreensão da história natural da DRC e dos mecanismos envolvidos no processo de fibrose renal, uma série de novos tratamentos tem sido proposta e, sem dúvida, abrirá caminho para novas estratégias e terapias destinadas a prevenção e retardo na progressão da DRC (Tabela 79-4).

Mediadores de Doença Renal Crônica e Intervenções

Alvo	Intervenção	Mecanismo de Ação	Nível de Evidência
Fator de transformação de crescimento β1 (TGF- β1)	Administração de proteína morfogenética óssea 7 (BMP-7)	Inibidor da via de sinalização TGF-β1-Smad	Modelos experimentais de doença renal. Desenvolvimento clínico limitado pela formação óssea no local de administração. Miméticos ativos oralmente em desenvolvimento
	Administração de fator de crescimento de hepatócitos (HGF)	Inibe a translocação nuclear de Smads regulados por receptor e suprarregula a expressão de correpressores de Smad	Modelos experimentais de doença renal e estudos de promoção de angiogênese
	Inibição do fator de crescimento do tecido conjuntivo (CTGF)	Mediador da fibrose induzida por TGF-β1	Estudo experimentais em doença renal e estudos clínicos iniciais em nefropatia diabética
	Anticorpos TGF-β	Inibe a via de sinalização TGF-β1	Fresolimumabe em estudo fase I na GESF. Outros anticorpos TGF-β resultaram em eventos adversos em esclerose sistêmica
	Inibidores do receptor de serina-treonina quinase e de pequenas moléculas	Inibe a via de sinalização TGF-β1-Smad ao atingir o receptor de ativina semelhante à quinase 5	Modelos experimentais de fibrose
	Tranilast	Inibe a síntese de MEC induzida por TGF- β1	Modelos experimentais de doença renal. Dados clínicos iniciais em nefropatia diabética e utilizado no tratamento de cicatrizes hipertróficas e esclerodermia
	Decorina	Sequestra o TGF-β1 na matriz extracelular	Modelos experimentais de doença renal
Mitogênicos proliferativos	Antifator de crescimento derivado de plaquetas (PDGF) — por exemplo, aptâmeros de PDGF, mesilato de imatinibe, CR002, trapidil	Mesilato de imatinibe, inibidor quinase da transdução do PDGF CR002, anticorpo monoclonal direcionado ao PDGF-D	Dados experimentais sugerem potencial efeito de CR002 na doença mesangioproliferativa — Fase I do estudo completa. A cardiotoxicidade limita o uso de mesilato de imatinibe na prática clínica oncológica e os efeitos benéficos em modelos experimentais de doença renal
	Antifator de crescimento epidérmico (EGF)	Inibição da proliferação de fibroblastos renais e expressão de colágeno	Modelos experimentais de doença renal
Cascata de transdução intracelular	Inibição da Via Sra-Raf-Mek-Erk pelo Sra: inibidores de preniltransferase, ácido farnesiltiosalicílico (FTS), inibidores quinase de Raf e Mek	Inibição da proliferação celular, diferenciação e apoptose	Modelo experimental e ensaio clínico de Fase II no tratamento de câncer
	Inibição da Rho quinase: fasudil	Interferência com a proliferação celular, a fibrose tubulointersticial e a hemodinâmica glomerular	Modelos experimentais de doença renal e na doença arterial coronariana. Fasudil em uso clínico no Japão para vasoespasmo cerebral
	Inibidores das proteínas quinases p38 ativadas por mitogeno	Inibição de fatores pró-inflamatórios e profibróticos	Modelos experimentais e ensaios clínicos em artrite reumatoide e diabetes melito tipo I
	Inibidores de proteína quinase C tal como a ruboxistaurina	Inibição do crescimento celular mais evidente em nefropatia diabética	Modelos experimentais. Dados clínicos iniciais com a ruboxistaurina em pacientes com nefropatia diabética incipiente. Em desenvolvimento na retinopatia diabética
	Antagonista do receptor 2 da vasopressina	Inibição da proliferação celular e tubulogênese mediada por AMPc	O estudo TEMPO revelou efeitos promissores do tolvaptan na função renal e tamanhos dos cistos na doença renal policística (DRP)
Inibidores do ciclo celular	Inibidores de quinase dependentes da ciclina	Inibição da progressão do ciclo celular	Modelos experimentais incluindo doença renal policística e estudos de Fase II em câncer

Tabela 79-4 Mediadores de DRC e intervenções. *AMPc*, monofosfato cíclico de adenosina; *MEC*, matriz extracelular, assim como no corpo do capítulo; *EMT*, transformação epitélio-mesenquimal; *EPO*, eritropoetina; *Erk*, quinase regulada por sinais extracelulares; *GESF*, glomerulosclerose segmentar e focal; *HIF*, fator induzido por hipóxia; *mTOR*, alvo de rapamicina em mamíferos; *Nrf2*, Fator nuclear eritroide 2 (fator relacionado); *Raf*, fibrossarcoma rapidamente acelerado; *Sra*; sistema renina-angiotensina; *TEMPO*, Tolvaptan Efficacy and Safety in Management of Autosomal Dominant Polycystic Kidney Disease and Its Outcomes; *VEGF*, fator de crescimento endotelial vascular.

Mediadores de Doença Renal Crônica e Intervenções

Alvo	Intervenção	Mecanismo de Ação	Nível de Evidência
Imunossupressores	Inibidores do mTOR	Interferência com a proliferação celular pela regulação da biogênese ribossomal e translação proteica	Modelos experimentais variáveis, mas podem induzir proteinúria O everolimo mostrou redução de tamanho de cistos na DRP, mas sem efeito na função renal Licenciados para o tratamento de angiomiolipomas
Outros agentes	Pentoxifilina	Inibidor da fosfodiesterase interferindo na proliferação celular e EMT	Modelos experimentais de DRC Ensaios clínicos em andamento analisando seu papel na DRC proteinúrica com alguma redução de proteinúria em estudos de Fase II
	Antagonistas de endotelina	Reduzem a proliferação celular e a hipertensão intraglomerular, inflamação e disfunção podocitária	Modelos experimentais Ensaios clínicos em andamento em nefropatia diabética Redução da pressão arterial e proteinúria, porém risco de retenção hídrica
	Pirfenidona	Inibe o acúmulo de MEC	Modelos experimentais de DRC Dados de Fase II em nefropatia diabética de GESF Licenciada para fibrose pulmonar
	Agonistas do Receptor Ativado por Proliferadores de Peroxissoma Gama	Reduzem o crescimento celular, inflamação Efeito antiproteinúrico	Dados clínicos e experimentais Reduzem a proteinúria em nefropatia diabética Ensaios clínicos em andamento em DRC diabética e não diabética
	Inibidores de domínio prolil hidroxilase (PHD)	Suprarregulação de genes regulados por HIF tais quais VEFG e EPO	Modelos experimentais Ensaios clínicos de Fase II e III em andamento para o tratamento de anemia
	Bardoxolona	Efeitos antioxidantes e anti-inflamatórios através da indução da via de resposta antioxidante Nrf2	Ensaio em Fase III cancelado devido à toxicidade da droga – melhoras da creatinina e taxa de filtração glomerular estimada (TFGe) causadas por perda de peso em vez de efeito intrínseco na função renal Ressalta a importância de se medir a TFG na avaliação de novos tratamentos
	N-acetilcisteína	Anti-inflamatória	Estudos de Fase II em andamento na nefropatia diabética
	Vitamina D	Multifuncional	Estudos de Fase II mostrando redução da albuminúria
	Alopurinol	Reduz o ácido úrico	Estudos piloto mostram desaceleração da TFGe em DRC com hiperuricemia assintomática

Tabela 79-4 Mediadores de DRC e intervenções (*Continuação*).

Referências

1. National Kidney Foundation. K/DOQI clinical practice guidelines for chronic kidney disease: Evaluation, classification, and stratification. *Am J Kidney Dis.* 2002;39(suppl 1):S1-S266.
2. Kidney Disease: Improving Global Outcomes (KDIGO) CKD Work Group. KDIGO 2012 clinical practice guideline for the evaluation and management of chronic kidney disease. *Kidney Int Suppl.* 2013;3:1-150.
3. Muntner P. Longitudinal measurements of renal function. *Semin Nephrol.* 2009;29(6):650-657.
4. O'Hare AM, Bertenthal D, Covinsky KE, et al. Mortality risk stratification in chronic kidney disease: One size for all ages? *J Am Soc Nephrol.* 2006;17: 846-853.
5. Coresh J, Astor BC, Greene T, et al. Prevalence of chronic kidney disease and decreased kidney function in the adult U.S. population: Third National Health and Nutrition Examination Survey. *Am J Kidney Dis.* 2003;41:1-12.
6. McCullough K, Sharma P, Ali T, et al. Measuring the population burden of chronic kidney disease: A systematic literature review of the estimated prevalence of impaired kidney function. *Nephrol Dial Transplant.* 2012;27:1812-1821.
7. Pattaro C, Riegler P, Stifter G, et al. Estimating the glomerular filtration rate in the general population using different equations: Effects on classification and association. *Nephron Clin Pract.* 2013;123:102-111.
8. Moyer VA, U.S. Preventive Services Task Force. Screening for chronic kidney disease: U.S. Preventive Services Task Force recommendation statement. *Ann Intern Med.* 2012;157:567-570.
9. U.S. Renal Data System. *USRDS 2012 Annual Data Report: Atlas of Chronic Kidney Disease and End-Stage Renal Disease in the United States.* Bethesda, MD: National Institute of Health, National Institute of Diabetes and Digestive and Kidney Disease; 2012.
10. Rosansky SJ, Clark WF, Eggers P, Glassock RJ. Initiation of dialysis at higher GFRs: Is the apparent rising tide of early dialysis harmful or helpful? *Kidney Int.* 2009;76:257-261.
11. Caskey FJ, Kramer A, Elliott RF, et al. Global variation in renal replacement therapy for end-stage renal disease. *Nephrol Dial Transplant.* 2011;26:2604-2610.
12. Lysaght MJ. Maintenance dialysis population dynamics: Current trends and long-term implications. *J Am Soc Nephrol.* 2002;13(suppl 1):S37-S40.
13. Lozano R, Naghavi M, Foreman K, et al. Global and regional mortality from 235 causes of death for 20 age groups in 1990 and 2010: A systematic analysis for the Global Burden of Disease Study 2010. *Lancet.* 2012;380:2095-2128.
14. Chronic Kidney Disease Prognosis Consortium, Matsushita K, van der Velde M, et al. Association of estimated glomerular filtration rate and albuminuria with all-cause and cardiovascular mortality in general population cohorts: A collaborative meta-analysis. *Lancet.* 2010;375:2073-2081.
15. El Nahas M. Cardio-kidney-damage: A unifying concept. *Kidney Int.* 2010;78: 14-18.
16. Chang A, Kramer H. Should eGFR and albuminuria be added to the Framingham risk score? Chronic kidney disease and cardiovascular disease risk prediction. *Nephron Clin Pract.* 2011;119:c171-c177, discussion c177-c178.
17. Kshirsagar AV, Bang H, Bomback AS, et al. A simple algorithm to predict incident kidney disease. *Arch Intern Med.* 2008;168:2466-2473.
18. Keith DS, Nichols GA, Gullion CM, et al. Longitudinal follow-up and outcomes among a population with chronic kidney disease in a large managed care organization. *Arch Intern Med.* 2004;164:659-663.
19. Crowther NJ. Early determinants of chronic disease in developing countries. *Best Pract Res Clin Endocrinol Metab.* 2012;26:655-665.
20. Peraza S, Wesseling C, Aragon A, et al. Decreased kidney function among agricultural workers in El Salvador. *Am J Kidney Dis.* 2012;59:531-540.

21. Tangri N, Stevens LA, Griffith J, et al. A predictive model for progression of chronic kidney disease to kidney failure. *JAMA*. 2011;305:1553-1559.

22. Levin A. Nondialysis chronic kidney disease in 2011: Progression, prediction, populations and possibilities. *Nat Rev Nephrol*. 2011;8:70-72.

23. Bedford M, Farmer C, Levin A, et al. Acute kidney injury and CKD: Chicken or egg? *Am J Kidney Dis*. 2012;59:485-491.

24. Garimella PS, Sarnak MJ. Cardiovascular disease in CKD in 2012: Moving forward, slowly but surely. *Nat Rev Nephrol*. 2013;9:69-70.

25. Tangri N, Kitsios GD, Inker LA, et al. Risk prediction models for patients with chronic kidney disease: A systematic review. *Ann Intern Med*. 2013; 158:596-603.

26. Luttropp K, Stenvinkel P, Carrero JJ, et al. Understanding the role of genetic polymorphisms in chronic kidney disease. *Pediatr Nephrol*. 2008;23:1941-1949.

27. El-Achkar TM, Wu X-R. Uromodulin in kidney injury: An instigator, bystander, or protector? *Am J Kidney Dis*. 2012;59:452-461.

28. Bleyer AJ, Zivná M, Kmoch S. Uromodulin-associated kidney disease. *Nephron Clin Pract*. 2011;118:c31-c36.

29. Levey AS, Coresh J. Chronic kidney disease. *Lancet*. 2012;379:165-180.

30. Hostetter TH, Olson JL, Rennke HG, et al. Hyperfiltration in remnant nephrons: A potentially adverse response to renal ablation. *J Am Soc Nephrol*. 2001;12:1315-1325.

31. Faqah A, Jafar TH. Control of blood pressure in chronic kidney disease: How low to go? *Nephron Clin Pract*. 2011;119:c324-c331.

32. KDIGO Clinical Practice Guideline for the Management of Blood Pressure; 2012. Available at www.kdigo.org/clinical_practice_guidelines/pdf/KDIGO _BP_GL.pdf.

33. Ruggenenti P, Cravedi P, Remuzzi G. Mechanisms and treatment of CKD. *J Am Soc Nephrol*. 2012;23:1917-1928.

34. Jamerson K, Weber MA, Bakris GL, et al. Benazepril plus amlodipine or hydrochlorothiazide for hypertension in high-risk patients. *N Engl J Med*. 2008;359:2417-2428.

35. ONTARGET Investigators; Yusuf S, Teo KK, et al. Telmisartan, ramipril, or both in patients at high risk for vascular events. *N Engl J Med*. 2008;358:1547-1559.

36. Parving HH, Brenner BM, McMurray JJ, et al. Cardiorenal end points in a trial of aliskiren for type 2 diabetes. *N Engl J Med*. 2012;367:2204-2213.

37. Casas JP, Chua W, Loukogeorgakis S, et al. Effect of inhibitors of the renin-angiotensin system and other antihypertensive drugs on renal outcomes: Systematic review and meta-analysis. *Lancet*. 2005;366:2026-2033.

38. Ruggenenti P, Perna A, Gherardi G, et al. Renal function and requirement for dialysis in chronic nephropathy patients on long-term ramipril: REINfollow-up trial. Gruppo Italiano di Studi Epidemiologici in Nefrologia (GISEN). Ramipril Efficacy in Nephropathy. *Lancet*. 1998;352:1252-1256.

39. Rosolowsky ET, Skupien J, Smiles AM, et al. Risk for ESRD in type 1 diabetes remains high despite renoprotection. *J Am Soc Nephrol*. 2011;22:545-553.

40. Suissa S, Hutchinson T, Brophy JM, Kezouh A. ACE-inhibitor use and the long-term risk of renal failure in diabetes. *Kidney Int*. 2006;69:913-919.

41. Turgut F, Balogun RA, Abdel-Rahman EM. Renin-angiotensin-aldosterone system blockade effects on the kidney in the elderly: Benefits and limitations. *Clin J Am Soc Nephrol*. 2010;5:1330-1339.

42. Ahmed AK, Kamath NS, El Kossi M, El Nahas AM. The impact of stopping inhibitors of the renin-angiotensin system in patients with advanced chronic kidney disease. *Nephrol Dial Transplant*. 2010;25:3977-3982.

43. Moorhead JF, Chan MK, El-Nahas M, Varghese Z. Lipid nephrotoxicity in chronic progressive glomerular and tubulo-interstitial disease. *Lancet*. 1982;2: 1309-1311.

44. Johnson RJ, Nakagawa T, Jalal D, et al. Uric acid and chronic kidney disease: Which is chasing which? *Nephrol Dial Transplant*. 2013;28:2221-2228.

45. Turner JM, Bauer C, Abramowitz MK, et al. Treatment of chronic kidney disease. *Kidney Int*. 2012;81:351-362.

46. Khwaja A, El Kossi M, Floege J, El Nahas M. The management of CKD: A look into the future. *Kidney Int*. 2007;72:1316-1323.

47. Hewitson TD. Fibrosis in the kidney: Is a problem shared a problem halved? *Fibrogenesis Tissue Repair*. 2012;5(suppl 1):S14.

48. Wynn TA. Cellular and molecular mechanisms of fibrosis. *J Pathol*. 2008;214: 199-210.

49. Alikhan MA, Ricardo SD. Mononuclear phagocyte system in kidney disease and repair. *Nephrology (Carlton)*. 2013;18:81-91.

50. Duffield JS. Macrophages and kidney disease: Macrophages and immunologic inflammation of the kidney. *Semin Nephrol*. 2010;30:234-254.

51. Grgic I, Duffield JS, Humphreys BD. The origin of interstitial myofibroblasts in chronic kidney disease. *Pediatr Nephrol*. 2012;27:183-193.

52. Lindenmeyer M, Noessner E, Nelson PJ, Segerer S. Dendritic cells in experimental renal inflammation–Part I. *Nephron Exp Nephrol*. 2011;119: e83-e90.

53. Noessner E, Lindenmeyer M, Nelson PJ, Segerer S. Dendritic cells in human renal inflammation–Part II. *Nephron Exp Nephrol*. 2011;119:e91-e98.

54. Morigi M, Benigni A. Mesenchymal stem cells and kidney repair. *Nephrol Dial Transplant*. 2013;28:788-793.

55. López-Hernández FJ, López-Novoa JM. Role of TGF-β in chronic kidney disease: An integration of tubular, glomerular and vascular effects. *Cell Tissue Res*. 2012;347:141-154.

56. Börgeson E, Godson C. Resolution of inflammation: Therapeutic potential of pro-resolving lipids in type 2 diabetes mellitus and associated renal complications. *Front Immunol*. 2012;3:318.

57. Savage CO. The biology of the glomerulus: Endothelial cells. *Kidney Int*. 1994;45:314-319.

58. Gómez-Guerrero C, Hernández-Vargas P, López-Franco O, et al. Mesangial cells and glomerular inflammation: From the pathogenesis to novel therapeutic approaches. *Curr Drug Targets Inflamm Allergy*. 2005;4:341-351.

59. Smeets B, Moeller MJ. Parietal epithelial cells and podocytes in glomerular diseases. *Semin Nephrol*. 2012;32:357-367.

60. Kang DH, Kanellis J, Hugo C, et al. Role of the microvascular endothelium in progressive renal disease. *J Am Soc Nephrol*. 2002;13:806-816.

61. Fine LG, Orphanides C, Norman JT. Progressive renal disease: The chronic hypoxia hypothesis. *Kidney Int*. 1998;53(suppl 65):S74-S78.

62. Sakamoto I, Ito Y, Mizuno M, et al. Lymphatic vessels develop during tubulointerstitial fibrosis. *Kidney Int*. 2009;75:828-838.

63. Ma LJ, Fogo AB. PAI-1 and kidney fibrosis. *Front Biosci*. 2009;14:2028-2041.

64. Johnson TS, Griffin M, Thomas GL, et al. The role of transglutaminase in the rat subtotal nephrectomy model of renal fibrosis. *J Clin Invest*. 1997;99: 2950-2960.

65. Locatelli F, Marcelli D, Comelli M, et al. Northern Italian Cooperative Study Group: Proteinuria and blood pressure as causal components of progression to end-stage renal failure. *Nephrol Dial Transplant*. 1996;11:461-467.

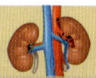

CAPÍTULO 80

Retardando a Progressão da Doença Renal

Samir V. Parikh, Nabil J. Haddad e Lee A. Hebert

A progressão para a doença renal estágio terminal (DRET) geralmente ocorre devido à atividade da doença renal primária e aos mecanismos de progressão natural (Cap. 79). Naqueles com mais de 40 anos de idade, a nefropatia do envelhecimento também pode contribuir para a progressão. A nefropatia do envelhecimento, apesar de ter patogênese obscura, parece ser categoricamente diferente da progressão natural porque, ao contrário desta, a nefropatia do envelhecimento prossegue sem aumentos importantes na proteinúria (Cap. 67). Não está claro se o tratamento pode retardar a nefropatia do envelhecimento. A progressão natural, no entanto, é tratável. Este capítulo se concentra no seu tratamento.

A progressão natural cria um círculo vicioso que se inicia quando a perda de néfrons leva à hiperperfusão dos glomérulos remanescentes e a disfunções metabólicas decorrentes da redução da taxa de filtração glomerular (TFG). Entra-se nesse círculo vicioso quando a hiperperfusão e as disfunções metabólicas são suficientes para deflagrar lesão renal. Nesse ponto, a perda de néfrons gera mais perda de néfrons. Aqui são descritas as terapias baseadas em evidências para impedir o início desse círculo vicioso ou para retardá-lo uma vez que iniciado.

NÍVEL DE TAXA DE FILTRAÇÃO GLOMERULAR E O RISCO DE PROGRESSÃO NATURAL

Normalmente, a progressão natural não ocorre até que a perda de néfrons seja superior a 50%.[1,2] Por exemplo, a nefrectomia unilateral, como ocorre em doadores vivos de rim, não costuma levar à progressão natural.[1,2] No entanto, um rim único normal é vulnerável à progressão natural se a condição é congênita ou adquirida no início da vida[3] ou se associa-se à obesidade, hipertensão, dislipidemia ou hiperglicemia. O baixo peso ao nascer, particularmente no sexo masculino, pode levar à DRET na idade adulta por progressão natural, presumivelmente por causa de defeito no desenvolvimento dos néfrons.[2]

MAGNITUDE DA PROTEINÚRIA E O RISCO DE PROGRESSÃO NATURAL

A ocorrência de lesão glomerular e tubular renal induzida por proteinúria é um mecanismo chave de progressão natural (Cap. 79). O limiar para a progressão natural atribuível à proteinúria parece ser atingido quando a proteinúria excede 500 mg/dia.[2] A magnitude da proteinúria é o fator isolado de risco mais forte na progressão da doença renal crônica (DRC) (Fig. 80-1).[1] Uma exceção é a proteinúria altamente seletiva (a proteína na urina é quase inteiramente albumina), que pode persistir em valores nefróticos por mais de 10 anos, sem causar dano estrutural renal.[2]

DIAGNÓSTICO DE PROGRESSÃO NATURAL

A progressão natural é um diagnóstico de exclusão. Portanto, primeiramente deve-se determinar se a doença renal primária está ativa no paciente com DRC que mostra sinais de progressão. Se isso for razoavelmente descartado, deve-se então determinar se uma outra doença renal está sobreposta (Cap. 71). A nefropatia do envelhecimento também deve ser excluída, o que é relativamente fácil pois inicia após os 40 anos de idade, o declínio na TFG é lento (cerca de 1 mL/ano), e geralmente não envolve um aumento importante na proteinúria (Cap. 67).[1] Os seguintes achados ajudam a confirmar o diagnóstico de progressão natural:

- Creatinina sérica (Cr_s) geralmente acima do nível esperado para a idade, sexo e raça do paciente (Quadro 80-1). É improvável tratar-se de progressão natural quando a Cr_s é normal.
- A progressão natural é geralmente indolente – por exemplo, a Cr_s aumentada fica estável durante pelo menos vários anos antes que ocorram sinais de progressão.[4] Pode ocorrer uma exceção na presença de forças extraordinariamente elevadas promovendo a progressão natural, tais como um consumo muito grande de sal, hipertensão mal controlada, ou ambos.[4]
- O primeiro sinal de progressão natural é geralmente um aumento na proteinúria. Somente a partir de um ano de proteinúria elevada a Cr_s começa a aumentar.[4]
- O sedimento urinário é normal, embora grandes cilindros granulares e hialinos possam estar presentes.

Em resumo, vê-se a progressão natural principalmente naqueles com aumento da Cr_s. Uma proteinúria aumentada é o primeiro sinal de progressão natural. Somente após um período prolongado de aumento na proteinúria é que a Cr_s começa a aumentar. Esse padrão também é comumente visto em pacientes com DRC cuja condição progride devido à atividade da doença glomerular. Por outro lado, certas formas de DRC podem apresentar progressão substancial, apesar de proteinúria mínima. (Quadro 80-2).

MONITORANDO A PROGRESSÃO DA DOENÇA RENAL

A progressão pode ser monitorada através de alterações estruturais – por exemplo, com biópsia renal ou ultrassom renal – ou de alterações funcionais, como por exemplo, mudanças na TFG ou proteinúria. Aqui vamos discutir essas últimas, que são os métodos mais práticos e comumente usados para monitorar a progressão.

Monitorando a Tendência da Proteinúria

A proteinúria é o preditor isolado mais forte de declínio da TFG. As terapias que reduzem a proteinúria geralmente lentificam o declínio da TFG (Cap. 79).[1,5] Os métodos mais utilizados para avaliar a proteinúria são a medição da albumina urinária e das proteínas totais urinárias (Cap. 4). Estas representam a soma da albumina da urina mais as proteínas urinárias não albumina. No paciente com DRC típico, as proteínas urinárias não albumina consistem principalmente em proteínas de baixo peso molecular, tais como b_2-microglobulina. Elas escapam da reabsorção devido a danos tubulares (Cap. 15). Neste capítulo, a proteinúria total é referida simplesmente como *proteinúria*.

Relação Entre a Proteinúria de Base e o Declínio Subsequente da Taxa de Filtração Glomerular

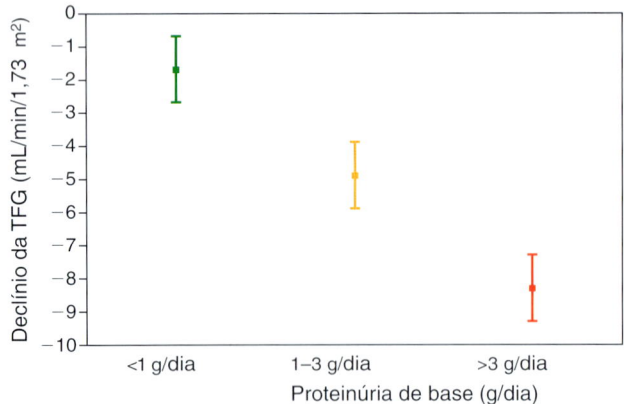

Figura 80-1 Relação entre a proteinúria de base e o declínio subsequente da taxa de filtração glomerular (TFG). *(Dados do Estudo A do estudo Modification of Diet in Renal Disease. Modificado da referência 41.)*

Limiares Sugeridos como Anormais de Creatinina Sérica (Cr$_s$)

- Homens grandes (p. ex. > 90 kg), não obesos: Cr$_s$ ≥ 1,30 mg/dL (1,40 mg/dL se ancestral Africano)
- Homens pequenos (p. ex. < 60 kg), não desnutridos: Cr$_s$ ≥ 1,10 mg/dL (1,20 mg/dL se ancestral Africano)
- Mulheres grandes (p. ex. > 70 kg), não obesas: Cr$_s$ ≥ 1,00 mg/dL (1,10 mg/dL se ancestral Africano)
- Mulheres pequenas (p. ex. < 60 kg), não desnutridas: Cr$_s$ ≥ 0,80 mg/dL (0,90 mg/dL se ancestral Africano)

Quadro 80-1 Limiares sugeridos de Cr$_s$ de acordo com o peso, sexo e raça. As estimativas se baseiam na experiência de um laboratório clínico que reporta como normal uma faixa de creatinina de 0,8 a 1,3 mg/dL para homens e de 0,6 a 1,10 mg/dL para mulheres. A taxa de filtração glomerular estimada (TFGe) pelo estudo Modification of Diet in Renal Disease que corresponde a cada uma das categorias de Cr$_s$ listadas, de acordo com o sexo e raça, foram calculadas para pessoas com 40 anos de idade. Cada valor de Cr$_s$ resultou em um valor alterado de TFGe (< 90 mL/min/1,73 m²). Para os homens, os valores de TGFe variaram de 65 a 86 mL/min/1,73 m²; para as mulheres, os valores de TGFe variaram de 65 a 79 mL/min/1,73 m². Para pessoas com mais de 40 anos, os valores correspondentes de TGFe seriam ainda menores.

Recentemente, a medição da albuminúria ganhou espaço sobre a medição da proteinúria no manejo da DRC. No entanto, dos dois estudos que compararam a relação albumina-creatinina na urina (RAC) e a relação proteína-creatinina na urina (RPC) como preditores de declínio da TFG, um deles identificou a RAC como melhor do que a RPC,[6] e o outro identificou a RPC como não inferior à RAC.[7] O Kidney Disease: Improving Global Outcomes (KDIGO) recomenda o uso da RAC. No entanto, os ensaios de albumina são caros comparados aos ensaios de proteína. Além disso, a partir de uma proteinúria de 500 mg/dia, tanto a RAC quanto a RPC geralmente se alteram de maneira equivalente.[7,8] Se a proteinúria de 24 horas for inferior a 500 mg/dia, essa equivalência é perdida e a RAC é mais sensível. Com base nisso, recomendamos a RAC para a detecção de progressão inicial da DRC. A partir de então, recomenda-se a RPC. Os métodos recomendados para monitorar a tendência da proteinúria em pacientes individuais são apresentados na Tabela 80-1. Os pontos-chave são os seguintes:

- O padrão-ouro para a monitorização da proteinúria é o conteúdo de proteína de uma amostra de urina de 24 horas coletada com

Formas Comuns de Doença Renal Crônica (DRC) nas quais Pode Ocorrer Progressão Importante com Proteinúria Mínima

1. Fases iniciais de nefropatia diabética, diabetes melito tipo 1 ou tipo 2
2. Nefroesclerose hipertensiva em indivíduos com ascendência africana
3. Doença renal policística autossômica dominante
4. Nefropatia crônica por AINE (anti-inflamatório não esteroidal)
5. Uropatia obstrutiva
6. Nefropatia do envelhecimento

Quadro 80-2 Formas comuns de DRC nas quais pode ocorrer progressão importante com proteinúria mínima. Por exemplo, a Cr$_s$ ultrapassa 2,0 mg/dL, porém a proteinúria de 24 horas é baixa – por exemplo, relação albumina-creatinina (RAC) abaixo de 0,2 e relação proteína-creatinina (RPC) abaixo de 0,3. Para as condições de 1 a 6, ver Capítulos 29, 33, 44, 56, 62 e 65, respectivamente.

precisão. Infelizmente, na prática, coletas nominais de urina de 24 horas frequentemente apresentam excesso ou falta de urina. Por essa razão, preferimos o termo de coleta de urina "pretendida" de 24 horas quando tais coletas são feitas.[9,10]

- A creatinina deve ser medida em todas as amostras de coletas de urina pretendidas de 24 horas. A RPC da coleta *pretendida* é uma estimativa confiável da RPC do volume completo de 24 horas, se corresponder a no mínimo 50% desse volume, com base no conteúdo total de creatinina.[9,10]

- Em pacientes individuais, a RPC de amostra isolada de urina não é uma estimativa confiável da magnitude de proteinúria, devido à grande e inerente variabilidade da RPC (Fig. 80-2).

- As coletas de urina de duração intermediária (p. ex., coletas noturnas) têm seu mérito. No entanto, essas coletas podem não ser representativas da RAC ou RPC da coleta completa de 24 horas. Por exemplo, variações na dieta, horário de medicamentos anti-hipertensivos, exercícios no dia da coleta noturna, ou contaminação com sêmen podem alterar substancialmente a RAC ou a RPC, tornando a coleta noturna não representativa.

- O custo da RAC e RPC de amostras isoladas de urina é essencialmente o mesmo da RAC e RPC de amostras de urina de 24 horas. Dado o alto grau de falta de confiabilidade da RAC/RPC de amostras isoladas, costuma-se atribuir a elas uma relação custo-benefício desfavorável.

- A inconveniência de coletas de urina de 24 horas pode ser reduzida por:
  - É aceitável a perda de uma micção ocasional, entretanto o hiato não pode ser grande (p. ex. o dia inteiro de trabalho).
  - Uma garrafa de boca larga, carregada em uma bolsa ou sacola, pode ser usada para coletar a urina quando não se está em casa. Não é necessário refrigerar a urina coletada, a menos que leve vários dias para que a amostra de urina seja enviada para o laboratório clínico.

Os testes com fitas reagentes para proteinúria são convenientes, mas não confiáveis (Cap. 4). Não são recomendados para avaliação de proteinúria em pacientes com DRC.[9]

Recomenda-se o teste de proteinúria na DRC a cada 6 a 12 meses, se o nível de proteinúria for baixo (p. ex., < 500 mg/dia, RAC < 0,2, RPC < 0,3 quando expressas em mg/mg creatinina, em uma pessoa de peso mediano) e a cada 2-4 meses para aqueles com proteinúria maior. Se a RPC aumenta de menos de 0,5 para 1,0 ou mais, ou de menos de 1,0 para 2,0 ou mais, provavelmente trata-se de uma mudança real.[11] A maior parte das medidas que retardam a progressão natural também reduzem a proteinúria.

Métodos Recomendados e Não Recomendados para Monitoração de Proteinúria ou Albuminúria

Métodos	Comentários
Recomendados	
RPC ou RAC* de coleta de urina pretendida de 24 horas que esteja pelo menos 50% completa, com base no conteúdo de creatinina†	Método mais acurado (ver texto). Também pode ser usado para avaliar ingestão nutricional relevante no manejo de DRC (p. ex. Na, K, ureia, água). Inconveniente, porém isso pode ser minimizado (ver texto).
RPC ou RAC de coleta de urina noturna (primeira micção matinal)	Mais conveniente que a coleta de 24 horas, porém fornece uma estimativa menor de proteinúria do que amostras de 24 horas e é mais vulnerável a artefatos (ver texto)
Não Recomendados	
Coleta de urina pretendida de 24 horas onde se mede a proteína ou albumina mas não a creatinina	Amostras com grande excesso ou falta de urina são comuns em coletas de urina pretendidas de 24 horas. Se o conteúdo de creatinina não for medido, o volume excedido ou faltante não pode ser avaliado com confiabilidade.
RPC ou RAC em amostra isolada	Estimativa conveniente porém altamente sem acurácia. A relação custo-benefício é baixa devido ao fato de que o custo é praticamente igual ao do teste em urina de 24 horas, porém o resultado dos testes em amostra isolada frequentemente são enganosos.
Teste com fita reagente para proteinúria (albuminúria)	Medida conveniente, de baixo custo, disponível no próprio local de atendimento, porém não confiável no monitoramento de paciente com DRC.

Tabela 80-1   Métodos recomendados e não recomendados para monitoração de proteinúria ou albuminúria. E = (140 – Idade) × Peso (não obesos) em Kg × 0,2 × 0,85 se mulher. Uma relação M/E maior que 0,5 é evidência de que a coleta é mais de 50% completa. *RAC*, relação albumina-creatinina; *DRC*, doença renal crônica; *RPC* relação proteína-creatinina. *Recomenda-se a RAC se a proteinúria de 24 horas for menor que 500 mg (RPC se menor que 0,3 para uma pessoa de peso médio). Recomenda-se a RPC se a proteinúria de 24 horas for maior que 500 mg. †Grau de completude de uma coleta de urina pretendida de 24 horas = conteúdo medido de creatinina *(M)*/conteúdo esperado de creatinina *(E)*.

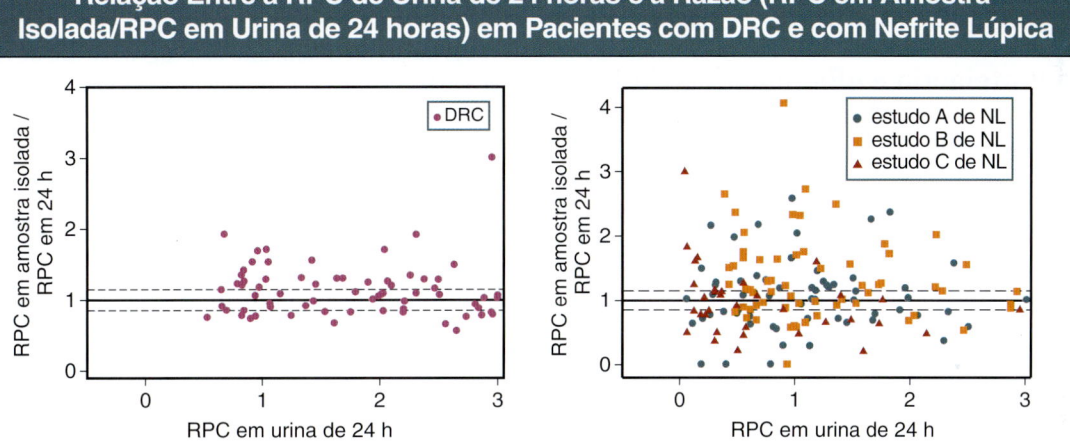

Relação Entre a RPC de Urina de 24 horas e a Razão (RPC em Amostra Isolada/RPC em Urina de 24 horas) em Pacientes com DRC e com Nefrite Lúpica

Figura 80-2   Relação entre a relação proteína-creatinina (RPC) em urina de 24 horas e razão entre RPC em amostra isolada e RPC em urina de 24 horas em pacientes com doença renal crônica (DRC) e com nefrite lúpica (NL). As *linhas pontilhadas* indicam os limites esperados de concordância para que as amostras matinais de RPC forneçam os mesmos resultados do teste de uma alíquota de coleta pretendida de 24 horas. Essa figura mostra que a amostra isolada não é uma estimativa confiável da RPC de 24 horas, especialmente na nefrite lúpica. *(Da referência 8.)*

Monitoramento das Tendências de Taxa de Filtração Glomerular

Em pacientes individuais, geralmente é suficiente monitorar as tendências da TFG através de medidas seriadas da Cr$_s$. Ao se interpretar uma mudança da Cr$_s$, deve-se ter em mente as circunstâncias que podem alterar a Cr$_s$ por mecanismos que não envolvem uma mudança na TFG, como por exemplo: aumento da produção de creatinina (ingestão de carne, ingestão de creatina, o aumento do exercício, aumento da massa muscular, uso de fenofibrato), ou produção reduzida de creatinina (dieta vegetariana, perda de massa muscular, diminuição do exercício). Além disso, a Cr$_s$ pode ser falsamente aumentada por certas drogas e pelo aumento das cetonas séricas (por jejum ou mau controle do diabetes) ou verdadeiramente aumentada por drogas que reduzem a secreção tubular de creatinina (cimetidina, trimetoprim). Caso ocorra uma alteração crônica e progressiva na produção de creatinina (p. ex. perda de massa muscular), a tendência da TFG pode ser monitorada por meio da medição da depuração da creatinina em urina de 24 horas. A depuração de creatinina não é afetada de modo importante pela alteração na produção de creatinina. Se for utilizada a depuração da creatinina, é essencial uma coleta precisa de urina de 24 horas.[1]

A taxa de filtração glomerular também pode ser monitorada por equações que estimam a taxa de filtração glomerular estimada (TFGe) – em particular, as equações do Modification of Diet in Renal Disease (MDRD4) and Chronic Kidney Disease Epidemiology Collaboration (CKD-EPI) (Cap. 3). Essas abordagens para padronizar a avaliação da TFG fizeram avançar bastante o estudo da epidemiologia da DRC. Além disso, elas consideram a influência da idade sobre a TFG. Isso é importante ao monitorar as tendências de TFG por 10 anos ou mais.[1] No entanto, as equações de TFGe têm limitações importantes quando aplicadas a indivíduos, como se segue:

- As equações MDRD4 e CKD-EPI assumem que todos os pacientes de uma mesma idade, sexo, raça têm a mesma taxa de produção de creatinina e a mesma área de superfície corporal (ASC). Como resultado, essas equações subestimam substancialmente a

TFG real em pessoas com alta produção de creatinina e superestimam substancialmente a TFG real em pacientes com baixa produção de creatinina.[12]

■ Por causa da imprecisão, os laboratórios clínicos geralmente não relatam a TFGe pela equação MDRD4 ou CKD-EPI se a TFGe for maior que 60 mL/min/1,73 m². Nesse caso, o médico deve determinar se a Cr_s deve ser normal ou anormal. Os dados a seguir podem ser úteis:
  • Pessoas grandes normais têm valores mais elevados de Cr_s do que pessoas pequenas normais.
  • Os homens têm valores de Cr_s mais elevados do que as mulheres.
  • Na América do Norte, aqueles com ascendência africana têm valores de Cr_s maiores que os de ascendência não africana.

O Quadro 80-1 fornece recomendações numéricas específicas para a interpretação de Cr_s quando a TFGe for maior do que 60 mL/min/1,73 m².

Trajetórias da Taxa de Filtração Glomerular em Doença Renal Crônica

A trajetória da TFG na doença renal crônica geralmente é bem descrita como um declínio linear; assim, a perda na TGF por unidade de tempo é aproximadamente constante.[1,2] No entanto, aqueles de ascendência africana destinados a ter nefroesclerose hipertensiva podem experimentar mudanças grandes e inexplicáveis na tendência de TFGe, especialmente reduções seguidas por estabilidade. Uma preocupação é a de que a grande variabilidade do declínio da TFG ao longo do tempo esteja associada ao aumento da mortalidade.[13]

Indexação da Proteinúria e Albuminúria pela Taxa de Filtração Glomerular Estimada para Predizer o Risco de Progressão da Doença Renal Crônica

Trabalhos recentes têm enfatizado que, para um determinado nível de albuminúria, quanto menor for a TFGe, maior é o risco de progressão da DRC. Isso é chamado de *indexação* do risco de progressão de acordo com a proteinúria e a TFGe.[14] Os níveis indexados de TFG e albuminúria também se associam ao aumento da mortalidade cardiovascular.

TRATAMENTO DA PROGRESSÃO NATURAL

Devido ao benefício de até mesmo pequenas reduções da taxa de progressão da DRC em retardar o aparecimento da DRET (Doença Renal Crônica Estágio Terminal), se faz necessária uma intervenção agressiva e direcionada a múltiplos fatores de risco a fim de lentificar o declínio da TFG. Isso não se aplica, no entanto, a pacientes com baixo risco de DRET. Os pacientes de baixo risco incluem aqueles com doença de lesões mínimas responsiva a corticosteroide (DLM); aqueles com um rim único normal, adquirido na idade adulta, e não acompanhado de outros fatores de risco para DRC; adultos normotensos com nefrite hereditária ou doença da membrana fina onde a única manifestação renal é a hematúria microscópica; e os idosos com Cr_s moderadamente elevada por causa idiopática (1,3-2,0 mg/dL), uma RPC na urina de 24 horas inferior a 1,0, e com parâmetros renais estáveis durante pelo menos 1 ano. Os pacientes desse último grupo são muito mais propensos a morrer de doença cardiovascular (DCV) do que de progredir para DRET.[2]

Os tratamentos recomendados neste capítulo estão listados no Quadro 80-3. Uma recomendação de Nível 1 (mais alto) é baseada em um ou mais ensaios clínicos randomizados, grandes, de alta qualidade (ECRs), que mostraram efeitos documentados no declínio da TFG. Uma recomendação de Nível 2 é baseada na análise secundária do ECR de Nível 1, ECRs que mostraram efeitos documentados sobre proteinúria, mas não sobre o declínio da TFG, ECRs que parecem ter tido qualidade adequada, porém não definitiva devido ao tamanho

---

Medidas de Proteção Renal de Acordo com o Grau de Recomendação
Recomendações Grau I
1. Controlar a pressão arterial (PA).
2. Administrar o inibidor da enzima conversora de angiotensina (ECA), bloqueador do receptor da angiotensina (BRA) ou inibidor da renina.
3. Evitar bloqueadores de canais de cálcio diidropiridínicos, a não ser que sejam necessários para o controle de PA.
4. Controlar a ingestão de proteínas.
Recomendações Grau II
1. Restringir a ingestão de NaCl e uso de diuréticos.
2. Administrar bloqueador de canais de cálcio não diidropiridínicos.
3. Controlar cada componente da síndrome metabólica.
4. Administrar antagonista da aldosterona.
5. Administrar alopurinol.
6. Controlar o fósforo sérico.
7. Estimular a cessação do tabagismo.
8. Fornecer terapia alcalina.
9. Administrar β-bloqueador.
10. Evitar anticoagulação excessiva com varfarina.

Quadro 80-3 Medidas de proteção renal de acordo com o grau de recomendação. O objetivo para o paciente com doença renal crônica (DRC) é implementar todas as recomendações de Grau I e quantas recomendações de Grau II forem factíveis.

do estudo, e os estudos não randomizados que foram rigorosos e confirmados por outros estudos rigorosos.

As metas do tratamento da progressão são de reduzir a proteinúria o máximo possível, idealmente para menos de 500 mg/dia, e de retardar o declínio da TFG o tanto quanto possível, de preferência para cerca de 1 mL/min/ano, que é a velocidade de declínio da TFG atribuível à nefropatia do envelhecimento (Cap. 67).

Recomendações de Nível 1 para Retardar a Progressão Natural

Controle da Pressão Arterial

Recomenda-se o alvo baixo de pressão arterial (PA) (PA sistólica sentado na faixa dos 120 mmHg ou menos, se tolerada). No entanto, a evidência que apoia esse alvo baixo não é consistente.[15] Ela baseia-se em grande parte no subgrupo de pacientes do estudo MDRD cuja proteinúria basal foi maior do que 1,0 g/dia; no African American Study of Kidney Disease and Hypertension (AASK), mas apenas no estudo de coorte de longa duração; e no estudo Effect of Strict Blood Pressure Control and ACE Inhibition on Progression of Chronic Renal Failure in Pediatric Patients (ESCAPE), em crianças.

Outra razão que favorece o alvo baixo de PA é que tanto no estudo MDRD quanto no AASK, aqueles contemplados com um alvo baixo de PA tinham um risco significativamente menor de DRET no seguimento a longo prazo (pós-estudo) do que aqueles contemplados com um alvo habitual (superior) de PA. Isso é notável porque durante o seguimento pós-estudo, recomendou-se o alvo baixo de PA para todos os pacientes.[15] Além disso, em uma metanálise de ensaios randomizados placebo-controlados de drogas anti-hipertensivas, onde havia um acompanhamento pós-estudo de pelo menos 7 anos, verificou-se que a taxa de mortalidade durante o seguimento pós-estudo foi significativamente menor no grupo intervenção do que no grupo placebo – apesar de ambos os grupos terem sido aconselhados a receber o fármaco em questão durante o seguimento pós-estudo. Esse benefício de ter recebido a droga anti-hipertensiva em estudo durante o ensaio randomizado ocorreu independentemente da classe do fármaco anti-hipertensivo usado no estudo.[16]

Quando esses achados são considerados em conjunto, parece que o alvo baixo de PA é mais benéfico do que o alvo habitual de PA, embora possa levar vários anos para que esse benefício seja provado. Esses resultados também sugerem que é importante alcançar o alvo baixo de PA precocemente.

Em pacientes com DRC, em geral, quanto maior a proteinúria, maior é o benefício do alvo baixo de PA em retardar a progressão da DRC.[1,17,18] O alvo baixo de PA também foi melhor do que o alvo habitual de PA ao retardar a progressão da proteinúria durante os ensaios.[1,2] Isso pode ser evidência de proteção renal.

A pressão sistólica é o parâmetro recomendado porque em geral se correlaciona melhor com a progressão da DRC do que a PA diastólica.[1,19,20] Além disso, se forem especificados alvos tanto de PA sistólica quanto de PA diastólica, pode haver confusão se somente um deles for atingido, podendo acarretar tratamento excessivo ou insuficiente da hipertensão.[1]

No entanto, o alvo baixo de PA não é recomendado para todos os pacientes com DRC. O alvo tradicional (habitual) de PA, uma PA sistólica sentado na faixa de 130 a 140 mmHg, é recomendado para o paciente DRC que é idoso (frágil), tem evidências de DCV significativa, ou não tolera o alvo baixo de PA. A intolerância pode se manifestar por tonturas, sintomas ortostáticos, dor no peito, fadiga ou Cr_s que ascende progressivamente após o paciente atingir o alvo baixo de PA.

A administração de medicamentos anti-hipertensivos à noite pode aumentar a sua eficácia na prevenção de eventos cardiovasculares.

Sempre que possível, o controle da pressão arterial deve ser avaliado com medida residencial da pressão arterial (MRPA) em vez de medidas de consultório. Essa última é um preditor ruim de risco, em comparação com MRPA ou medida ambulatorial da PA (MAPA). Dentre os pacientes com DRC hipertensiva, são comuns a hipertensão mascarada (PA normal no consultório, mas hipertensos pela MRPA ou MAPA) e a hipertensão do avental branco, e podem estar presentes em mais de 50% dos pacientes com DRC.[20,21] A técnica da MRPA é discutida no Capítulo 33.

A frequência ideal de aferição na MRPA não foi rigorosamente estudada. Recomendamos que a MRPA seja inicialmente realizada duas vezes ao dia – manhã e noite – até que seja alcançada a meta de PA. Em seguida, a frequência da MRPA pode então ser reduzida. A frequência mínima recomendada da MRPA é a cada 1 ou 2 semanas, incluindo ambas as medidas da manhã e noite. É necessário que se registrem as aferições da MRPA e que se calcule a sua média. Deve-se utilizar a média de PA para determinar o grau de controle da PA.

As classes de drogas anti-hipertensivas utilizadas para alcançar o controle da PA exercem influência importante na progressão da DRC.[1] Algoritmos para o controle da PA na DRC baseados em evidências e em experiência são exibidos nas Figuras 80-3 e 80-4. Embora os algoritmos recomendem começar com uma única droga, se a PA sistólica superar o alvo em mais de 20 mmHg, geralmente serão necessários dois ou mais agentes anti-hipertensivos.[1]

Bloqueadores do Sistema Renina-Angiotensina

Recomenda-se o bloqueio do sistema renina-angiotensina (SRA) com inibidores da ECA ou bloqueadores do receptor da angiotensina (BRAs) como terapia de primeira linha para reduzir a proteinúria, a progressão da DRC e o risco cardiovascular (Fig. 80-3). Esses benefícios parecem ser comparáveis entre os inibidores da ECA e BRAs. Os BRAs não aumentam o risco de câncer. O bloqueio do SRA é recomendado na DRC, mesmo que a hipertensão não esteja presente, pois a proteção renal e cardiovascular do bloqueio do SRA é, pelo menos em parte, independente do controle de PA.[1] De um modo geral, quanto maior a dose de inibidor de ECA ou BRA, maior será o efeito sobre o controle da hipertensão e proteinúria.[1,22]

Os bloqueadores do sistema renina-angiotensina são antiproteinúricos, mesmo em glomerulonefrites (GN) inflamatórias, e devem ser continuados, mesmo se a TFG diminui ao estágio 4 da DRC (15 a 29 mL/min/1,73 m²).[1] Para a prevenção de hipercalemia, pode ser necessária restrição dietética de potássio e o uso concomitante de furosemida e bicarbonato de sódio.[1]

O tecido adiposo expressa todos os componentes do SRA. Dessa forma, a angiotensina II pode desempenhar um papel maior em pacientes com DRC obesos. De fato, no estudo Ramipril in Non-diabetic Renal Failure (REIN), a terapia com inibidor da ECA foi significativamente mais eficaz em retardar o declínio da TFG em obesos do que em não obesos.[23]

Combinação entre Inibidor da Enzima Conversora da Angiotensina e Bloqueador do Receptor de Angiotensina

Em geral, a combinação do uso de inibidor da ECA e BRA tem maior efeito anti-hipertensivo e antiproteinúrico do que o uso de inibidor da ECA ou BRA isolados. Dessa forma, é surpreendente que ensaios randomizados comparando inibidores da ECA, BRAs e inibidores da ECA mais BRAs não tenham encontrado benefício na combinação. No entanto, em camundongos, o bloqueio intenso do SRA pode causar lesão renal, dessa forma, a terapia combinada pode bloquear o SRA intensamente. Atualmente, a terapia combinada não é recomendada no manejo de DRC, sobretudo em idosos.[24] No entanto, pode haver espaço para a terapia combinada em não idosos com proteinúria severa. Ainda não foi bem estudado se os pacientes com proteinúria muito severa (p. ex., 10 g/dia, albumina sérica 2,5 g/dL) teriam algum benefício se a dose de terapia combinada for aumentada além dos níveis recomendados. No entanto, na nossa experiência, tal terapia de alta dose não tem sido útil, mesmo quando combinada com antagonistas da aldosterona, restrição de sal, restrição de proteína, uso de diuréticos e estatinas. Além disso, essa abordagem antiproteinúrica agressiva frequentemente teve que ser abandonada por conta de hipotensão.

Inibidores da Renina

O alisquireno, um inibidor direto da renina, é um agente anti-hipertensivo eficaz capaz de reduzir a albuminúria em nefropatia diabética e nefropatia por IgA. No entanto, quando o alisquireno foi adicionado à terapia com inibidor da ECA ou BRA em pacientes com diabetes tipo 2 e nefropatia, houve aumento do risco de lesão renal, hipotensão e hipercalemia, sem percepção de benefício. O alisquireno pode ser um bloqueador do SRA alternativo adequado para aqueles com intolerância tanto aos inibidores da ECA ou quanto aos BRAs.

Evitar Bloqueadores de Canais de Cálcio Diidropiridínicos

Houve três ensaios randomizados em DRC mostrando que aqueles pacientes que utilizaram bloqueadores de canais de cálcio diidropiridínicos (BCC-DIP) experimentaram menos proteção renal do que aqueles que não os utilizaram.[1,25] O mecanismo pode envolver vasodilatação arteriolar induzida por BCC-DIP resultando em hipertensão glomerular e dessa forma, promoção de proteinúria.[1] No entanto, no estudo Avoiding Cardiovascular Events Through Combination Therapy in Patients Living with Systolic Hypertension (ACCOMPLISH), a terapia com inibidor da ECA mais anlodipino protegeu melhor a função renal do que inibidor da ECA associado a diuréticos, especialmente em não negros.[26] Possivelmente, observou-se o benefício do anlodipino no ACCOMPLISH porque os pacientes com DRC tinham baixo nível de proteinúria.[26] Além disso, existe evidência de que o tratamento crônico com tiazídicos seja nefrotóxico.[27] Portanto, caso seja necessário um bloqueador de canais de cálcio (BCC) para o controle da PA, a primeira escolha deve ser por um BCC não diidropiridínico (BCC-NDIP) (discutido adiante).

Controle da Ingestão Proteica

Reduzir a ingestão de proteína na dieta do nível habitual (nos países desenvolvidos cerca de 1 a 1,5 g/kg de peso corporal ideal por dia) até cerca de 0,7 g/kg de peso corporal ideal por dia (dieta pobre em proteína) retarda o declínio da TFG naqueles com proteinúria maior que 1 g/dia.[1] Outro benefício da menor ingestão de proteína na DRC é

Terapia Anti-Hipertensiva Inicial

Iniciar com inibidor da ECA ou BRA: São igualmente protetores. Os inibidores da ECA têm mais efeitos colaterais (tosse, angioedema), porém os BRAs podem custar mais. O alisquireno, inibidor direto da renina, não é recomendado como tratamento de primeira linha a não ser que o paciente não tolere inibidores da ECA nem BRAs, o que é raro. Na DRC, essa classe de drogas (bloqueadores do SRAA) é indicada para a proteção renal e cardiovascular mesmo se a hipertensão não estiver presente. De forma geral, quanto maior a proteinúria, maior é o benefício dessas terapias no retardo da progressão da DRC.

Meta de PA: PA sistólica na casa de 120 mmHg ou menos, se tolerada. Hipertensão mascarada e hipertensão do avental branco são comuns na DRC. Os níveis de PA precisam ser documentados por monitorização residencial da pressão arterial (MRPA). Se a MRPA não for possível, recomenda-se a monitorização ambulatorial da pressão arterial (MAPA) para avaliar a presença de hipertensão mascarada ou hipertensão do avental branco. Se elas forem descartadas, as medidas de PA no consultório podem ser satisfatórias.

Se a PA não alcançar a meta após 2-4 semanas, aumentar progressivamente a dose de inibidor da ECA ou BRA até a dose máxima recomendada. Racional: Inibidor da ECA ou BRA em altas doses podem ter mais efeito protetor cardíaco e renal do que em baixas doses.

Se a meta de PA não for alcançada após 2 a 4 semanas, sugere-se uma abordagem individualizada.

Painel A: Se a proteinúria for de baixo grau (p. ex. em urina de 24 horas, RPC < 0,6 ou RAC < 0,4); acrescentar anlodipino (p. ex. iniciar com 2,5 mg/dia a 5,0 mg/dia).

Painel B: Se a proteinúria for de grau mais elevado acrescentar um BCC-NDIP (p. ex. diltiazem de liberação prolongada, iniciar com 180 mg/dia).

Racional: Demonstrou-se proteção renal e CV na combinação inibidor da ECA + BCC em pacientes com DRC com proteinúria de baixo grau. Em pacientes com DRC com proteinúria de alto grau a vantagem do BCC-DIP pode se perder porque essa classe de anti-hipertensivos eleva substancialmente a proteinúria. Por outro lado, os BCC-NDIP tendem a reduzir a proteinúria. Então, inibidor da ECA + BCC-NDIP pode ser melhor em pacientes com DRC e proteinúria de alto grau.

Se a meta de PA não for alcançada após 2 a 4 semanas, sugere-se uma abordagem individualizada.

Painel C: Acrescentar antagonista da aldosterona, especialmente na presença de um ou mais dos seguintes:
• Pré-diabetes melito ou diabetes melito
• K+ sérico tendendo ao limite inferior da normalidade
• Arritmia/cardiomiopatia são problemas

Iniciar espironolactona 25 mg/dia ou eplerenona 50 mg/dia

Painel D: Acrescentar diurético, especialmente na presença de um ou mais dos seguintes:
• Ascendência africana
• Ingestão habitual de grande quantidade de sal
• Estados edemigênicos
Se C_{Rs} < 2,5 mg/dL iniciar clortalidona 12,5 mg em dias alternados
Se C_{Rs} > 2,5 mg/dL iniciar furosemida na dose 20-40 mg/dia ou torasemida 10-20 mg/dia
Os diuréticos são relegados a terapia de terceira linha ou menos porque causam várias disfunções metabólicas e associam-se a aumento do risco cardiovascular e renal (ver texto).

Se a meta de PA não for alcançada após 2 a 4 semanas:
• Para os pacientes do Painel C, acrescentar diurético como descrito no Painel D
• Para os pacientes do Painel D, acrescentar antagonista da aldosterona como descrito no Painel C

Se a meta de PA não for alcançada após 2 a 4 semanas, reavaliar os seguintes itens:
• A MRPA é precisa? Se há dúvida, faz-se necessária uma MAPA.
• Aderência ao tratamento medicamentoso (a prescrição é seguida corretamente?)
• Auto medicação por drogas que podem elevar a PA (descongestionantes, colírios ou sprays nasais vasoconstritores, AINEs), terapia estrogênica, uso diário de mais de duas doses de álcool, cocaína ou alcaçuz
• Ingestão excessiva de sal (medir Na urinário de 24 horas (ou Na+Cl se o paciente também NaHCO3 e/ou KCl)
• Apneia do sono
• Novos fatores de estresse
Se a abordagem acima for inconclusiva, proceder à Figura 80-4.

Figura 80-3 Terapia anti-hipertensiva inicial. O algoritmo aqui mostrado considera que o tratamento não medicamentoso da hipertensão esteja otimizado (ver texto) e que o paciente não tenha hipertensão renovascular, insuficiência cardíaca congestiva ou doença cardíaca isquêmica, e não esteja em urgência hipertensiva. Essa abordagem tem foco no controle de PA em nefropatias proteinúricas, mas é também apropriada para a nefroesclerose, doença renal policística e nefropatias intersticiais. No texto são fornecidos mais detalhes de cada uma das drogas recomendadas. *ECA*, Enzima conversora da angiotensina; *RAC*, relação albumina-creatinina; *BRA*, bloqueador do receptor da angiotensina; *PA*, pressão arterial; *DRC*, doença renal crônica; *CV*, cardiovascular; *BCC-NDIP*, bloqueador de canais de cálcio não diidropiridínicos; *AINEs*, drogas anti-inflamatórias não esteroidais; *RPC*, relação proteína-creatinina; *SRAA*, sistema renina-angiotensina-aldosterona.

Abordagem Recomendada se a Figura 80-3 Falha ao Controlar a PA

Reavaliar o paciente para causas secundárias de hipertensão, especialmente através de:
- Ultrassonografia com Doppler de artérias renais para avaliar estenose unilateral ou bilateral significativa de artérias renais.
- Renina e aldosterona plasmáticas para rastreio de hiperaldosteronismo primário, Síndrome de Liddle e outros distúrbios raros que induzem hipertensão, cuja presença pode ser revelada pela dosagem de renina e aldosterona plasmáticas (Caps. 40 e 41); notar que os níveis de renina não são válidos em pacientes que recebem alisquireno devido à interferência direta dessa droga no teste de renina.
- Coarctação da aorta, particularmente em pacientes jovens com DRC e hipertensão de difícil controle. Rastreio recomendado: PA no braço esquerdo < PA braço direito? PA no membro inferior < PA no braço? Há atraso entre o pulso das artérias femoral direita e radial direita?
- Busca por uma condição nova que possa afetar o controle de PA, tal como tromboembolismo renal crônico ou ateroembolismo, dissecção de artéria renal, certas formas de glomerulonefrite subaguda, como crioglobulinemia tipo 2, vasculite restrita ao rim ou nefropatia por C3.

Se os testes anteriores não revelarem uma razão para a hipertensão persistente, recomenda-se individualizar a abordagem, como mostrado a seguir:
Nota: Os β-bloqueadores não são uma parte recomendada do algoritmo a não ser que o paciente tenha doença cardíaca isquêmica, arritmia ou outras condições cardiológicas para as quais o β-bloqueador esteja indicado. Se esse for o caso, os β-bloqueadores estão indicados a qualquer ponto do algoritmo. Os β-bloqueadores devem ser evitados, usados em baixas doses, ou não utilizados em pacientes que também estejam recebendo BCC-NDIP (ver texto).
Racional para o uso restrito de betabloqueadores no controle da PA: Os β-bloqueadores reduzem a PA, mas não o risco cardiovascular como as outras classes de agentes anti-hipertensivos, e levam a disfunções metabólicas. Nesse sentido, o carvedilol pode ser uma exceção, especialmente no que diz respeito a indivíduos com hiperglicemia.

Painel E: Na presença de proteinúria nefrótica e se o paciente não apresentar doença CV conhecida e não for idoso, adicionar um BRA ao paciente que já recebe inibidor da ECA ou adicionar um inibidor da ECA ao paciente que já recebe um BRA.
Racional: É bem estabelecido que em pacientes nefróticos a combinação de inibidor da ECA + BRA é mais eficaz na redução da proteinúria do que qualquer uma dessas drogas isoladamente. Entretanto, essa combinação (assim como a combinação alisquireno + BRA) mostrou uma elevação do risco CV. Dessa forma, pacientes com risco CV aumentado devem ser excluídos do uso dessa combinação (ver a seguir).
Precaução: O risco de hipercalemia é aumentado. São necessárias medidas preventivas.

Painel F: Na ausência de proteinúria nefrótica, adicionar um BCC-DIP.
Racional: Duas classes diferentes de BCC (BCC-DIP e BCC-NDIP) usados em conjunto geralmente são eficazes no controle da hipertensão grave (ver texto).
Precaução: É comum o aumento da ocorrência de edema, especialmente se a ingestão de sal não for controlada. A terapia diurética associada à restrição de sal pode ser necessária para o controle do edema. Não recomenda-se terapia diurética agressiva porque o edema provavelmente não resulta de expansão de volume intravascular (ver texto).

Até este ponto do algoritmo, quase todos os pacientes com DRC devem ter atingido o alvo de PA ou estar próximo dele. Entretanto, se o alvo de PA ainda não tiver sido alcançado, outros anti-hipertensivos podem ser acrescentados. Não existem evidências de ensaios clínicos de que essas drogas exerçam proteção renal ou cardiovascular. Entretanto, é provado que elas reduzem a pressão arterial.
- **Minoxidil:** Não existe evidência clara de que essa droga melhore o controle alcançado com as combinações citadas. Além disso, o surgimento de edema, derrame pericárdico e hirsutismo são problemas significativos.
- **Clonidina:** Essa medicação quase sempre reduz a pressão arterial, mesmo naqueles que recebem polifarmácia para o controle da pressão arterial. Infelizmente, tem curta duração de ação. Além disso, se tomada em altas doses, resultará em efeito rebote intenso se a droga for abruptamente descontinuada. Apesar dessas deficiências, temos usado largamente a clonidina no manejo a curto prazo de "hipertensão paroxística" (também conhecida por pseudofeocromocitoma). Isso é um problema raro. Às vezes é crônico, mas geralmente é de curta duração, sendo a clonidina apropriada.
- **Guanfacina:** É uma versão de longa duração da clonidina. Alguns a consideram útil no manejo da hipertensão crônica. É cara.
- **Doxazosina:** Esta droga foi um tratamento adicional, geralmente em altas doses, no African American Study of Kidney Disease and Hypertension (AASK). Foi geralmente bem tolerada. Entretanto, no ALLHAT, a doxazosina foi associada de maneira significativa ao aumento do risco de insuficiência cardíaca congestiva e mortalidade. Desde então, esta droga vem caindo em desuso, exceto no controle de sintomas de prostatismo.
- **Hidralazina:** Esta droga tem uma duração de ação relativamente curta. Precisa ser administrada três vezes ao dia, o que leva geralmente a não aderência. Cefaleia e edema são comuns.

Figura 80-4 **Abordagem recomendada se a Figura 80-3 falha em controlar a PA.** Se os pacientes forem intolerantes ou alérgicos às drogas recomendadas no algoritmo, sugere-se como alternativas o ácido etacrínico para diuréticos tiazídicos, alisquireno para inibidores da ECA ou BRAs, e minoxidil para BCCs. Carvedilol ou doxazosina podem ser apropriados a qualquer momento em pacientes cujo estresse pode exercer um papel importante na sua hipertensão ou nos quais a PA é particularmente lábil, na ausência de fatores corrigíveis responsáveis pela labilidade. *ECA,* Enzima conversora da angiotensina; *ALLHAT,* Antihypertensive and Lipid-Lowering Treatment to Prevent Heart Attack Trial; *BRA,* bloqueador do receptor da angiotensina; *PA,* pressão arterial; *BCC,* bloqueador de canais de cálcio; *DRC,* doença renal crônica; *CV,* cardiovascular; *BCC-DIP,* bloqueador de canais de cálcio diidropiridínicos; *BCC-NDIP,* bloqueador de canais de cálcio não-diidropiridínicos.

que ela diminui a progressão da proteinúria, mesmo naqueles que no início do estudo têm um nível apenas baixo de proteinúria.[1] As dietas que incorporam proteínas de soja podem ser mais antiproteinúricas do que aquelas compostas apenas por proteínas de origem animal.[1] A ingestão proteica na dieta deve ser monitorizada periodicamente, por exemplo, a cada 4 a 6 meses, medindo a excreção de nitrogênio da ureia na urina (NUU) em coletas de urina de 24 horas. Para uma pessoa de 70 kg, uma dieta com 50 g de proteínas atingiria o objetivo de 0,7 g de proteína/kg de peso corporal ideal por dia.

Nesse paciente, a coleta de urina de 24 horas conteria cerca de 8 g de NUU. A monitoração da ingestão proteica é particularmente importante naqueles que não estão atingindo a meta de proteinúria. Em particular os homens e os indivíduos com doença glomerular podem se beneficiar de uma ingestão proteica baixa.[2]

No estudo MDRD, o seguimento a longo prazo daqueles com ingestão muito baixa de proteínas (< 0,6 g/kg/dia) não mostrou qualquer redução adicional no declínio da TFG, entretanto, esses pacientes parecem ter tido um aumento do risco de óbito.[1] Um risco de restrição excessiva de proteína é a depleção energético-proteica. Isso ocorre quando o catabolismo proteico não compensa adequadamente a ingestão reduzida de proteína. Suas consequências incluem a perda de massa muscular e uma baixa albumina sérica. O risco de depleção energético-proteica aumenta com a coexistência de distúrbios inflamatórios, tais como diabetes, aterosclerose grave ou doenças autoimunes. Pacientes com DRC estágios 4 e 5 são particularmente vulneráveis à depleção energético-proteica, a qual pode ser atenuada pela terapia alcalina (ver discussão de terapia alcalina adiante). Devido à forte evidência recente que a carne vermelha e carne vermelha processada estão associadas a um risco aumentado de mortalidade, câncer, e DCV, é razoável que a maior parte da redução na ingestão de proteína deva envolver essas fontes de proteínas.

Recomendações de Nível 2 para Retardar a Progressão Natural

Restrição da Ingestão de Sal e Diuréticos

A ingestão elevada de sal (p. ex., 200 mmol NaCl /dia = 11,6 g NaCl e 4,6 g Na) pode eliminar completamente os efeitos antiproteinúricos do tratamento com inibidores da ECA, BRAs ou BCC-NDIP. Além disso, a ingestão basal elevada de sal é um preditor significativo de declínio mais rápido da TFG.[28] Além disso, é bem estabelecido que a ingestão elevada de sal agrava a hipertensão. Apesar da ampla aceitação de que a restrição de sal é importante no manejo da DRC, não houve ensaios randomizados rigorosos sobre a restrição de sal na DRC.

A ingestão recomendada de NaCl na DRC (assumindo que não haja perda renal de sal) é de cerca de 2 a 3 g de Na (5-7,5 g de NaCl). A ingestão de NaCl do adulto norte-americano médio é de cerca de 10 g de NaCl (4 g de Na). Pode-se documentar se o paciente atingiu o alvo de ingestão de sal na DRC através de uma coleta de urina de 24 horas que contenha 80 a 120 mmol de sódio, sendo isso particularmente importante se as metas de PA ou de proteinúria não estejam sendo alcançadas. O sódio urinário deve ser medido toda vez que se medir a proteinúria em urina de 24 horas (veja a discussão sobre monitoramento de proteinúria). Nos pacientes recebendo reposição de NaHCO, deve-se monitorizar o cloreto urinário, em vez do sódio, levando em conta se o paciente também recebe KCl.[1] O racional é de que o cloreto urinário é quase inteiramente derivado da ingestão de NaCl, a menos que o paciente também esteja recebendo KCl. Assim, caso o paciente não esteja recebendo KCl, o cloreto urinário de 24 horas em miliequivalentes é igual ao NaCl urinário de 24 horas em milimoles.

Os pacientes com DRC devem evitar a ingestão elevada de frutose (sob a forma de açúcar de mesa ou de xarope de milho rico em frutose usado em bebidas doces) devido ao aumento da reabsorção renal de sódio, o que pode piorar o controle da PA (ver a discussão de síndrome metabólica).

Em pacientes que recebem bloqueadores do SRA, o uso de diuréticos melhora o controle da PA e diminui a proteinúria. No entanto, o ideal é evitar o uso de diuréticos devido à evidência de nefrotoxicidade[27] e à ocorrência de várias disfunções metabólicas, incluindo hipocalemia, hiperglicemia, hiperlipidemia e a estimulação do SRA, todos os quais fatores que sabidamente aumentam o risco cardiovascular.[1] Os diuréticos de alça são mais eficazes do que os tiazídicos se a TFG for inferior a 30 mL/min. Se a TFG for maior, o diurético preferido é a clortalidona devido à evidência de maior proteção contra eventos cardiovasculares comparada à hidroclorotiazida. O mecanismo de superioridade da clortalidona pode estar relacionado à sua supressão mais efetiva sobre a anidrase carbônica e da sua melhor capacidade em ajudar a regular o óxido nítrico do que a hidroclorotiazida.[29]

Bloqueadores de Canais de Cálcio Não Diidropiridínicos

Os agentes da classe dos BCC-NDIP, que incluem o diltiazem e verapamil, são antiproteinúricos e podem ser renoprotetores. Um BCC-NDIP associado a um BCC-DIP pode ser uma combinação anti-hipertensiva potente quando usada em conjunto com outras classes de anti-hipertensivos (Fig. 80-4).[1,2]

Controle de Cada Componente da Síndrome Metabólica

A síndrome metabólica e cada um de seus componentes são fatores de risco para a progressão da DRC e estão associados ao desenvolvimento de uma TFGe inferior a 60 mL/min, à microalbuminúria e à proteinúria franca.[2] Além disso, a prevalência de microalbuminúria e de DRC aumentam proporcionalmente ao número de componentes da síndrome metabólica.[30]

Não se estudou de maneira rigorosa cada um dos componentes da síndrome metabólica em ensaios clínicos randomizados. No entanto, é apropriado discuti-los porque, em geral, uma intervenção que beneficia um dos aspectos da síndrome metabólica provavelmente beneficia todos eles.

A obesidade aumenta o risco de DRC e está associada a glomerulopatia, glomeruloesclerose segmentar e focal, e proteinúria, a qual pode ser progressiva. A redução até mesmo da obesidade moderada pode reduzir a proteinúria na DRC.[1,2] A cirurgia bariátrica em pacientes com obesidade mórbida reduz fatores de risco para a DRC, incluindo a PA sistólica e a resistência insulínica.

Na DRC, a ingestão elevada de bebidas doces, especialmente aquelas adoçadas com frutose, é um fator contribuinte importante para a síndrome metabólica. Em pacientes com DRC, a redução da ingestão de frutose reduz a PA e a inflamação.[31]

Em relação ao controle lipídico na DRC, as diretrizes atuais do KDIGO (www.kdigo.org) recomendam uma estatina ou uma estatina associada a ezetimiba para todos os pacientes com DRC não-DRET com 50 anos de idade ou mais, independentemente dos níveis lipídicos. Isso é baseado no Study of Heart and Renal Protection (SHARP), que mostrou que o benefício da terapia antilipemiante não tem relação com os níveis lipídicos basais. Para os pacientes com DRC não DRET com menos de 50 anos, o KDIGO não recomenda a terapia com estatinas a menos que haja um risco cardiovascular aumentado. As doses recomendadas de estatina pelo KDIGO são baixas (p. ex., 20 mg/dia de atorvastatina).

Sugerimos uma política menos restritiva do que a do KDIGO para o uso de estatina. Por exemplo, todos os pacientes adultos com DRC não DRET, independentemente do estágio e da idade, devem receber pelo menos uma dose moderada de estatina (p. ex. 40 mg/dia de atorvastatina). O racional é que a própria DRC é um forte fator de risco cardiovascular, que aparece no início da DRC (Cap. 82). A DCV tem um longo período de incubação, de modo que é sensato iniciar precocemente a terapia antilipemiante em pacientes com DRC. Além disso, as estatinas são bem toleradas na DRC, mesmo em doses elevadas (p.ex., 80 mg/dia de atorvastatina).[32]

No que diz respeito à escolha da estatina na DRC, a atorvastatina pode ser melhor do que a sinvastatina,[32] e a rosuvastatina pode ser nefrotóxica.[33] Também deve-se considerar a recente metanálise de estudos randomizados do uso de fibratos em comparação a placebo na DRC leve a moderada. A terapia com fibratos reduz o risco cardiovascular e a albuminúria; contudo, o risco de DRET não foi alterado. O aumento da Cr$_s$ observado em doentes que usam fenofibrato provavelmente foi devido ao aumento da produção de creatinina. Quando o fibrato foi suspenso após o estudo, a Cr$_s$ diminuiu para abaixo dos valores basais, sugerindo que a função renal foi protegida durante a terapia com fibrato.[34] Os fibratos reduzem significativamente os triglicerídeos. Talvez haja lugar para a associação de fibrato em pacientes com DRC e alto risco cardiovascular cujos triglicerídeos não estejam controlados por terapia com estatina ou por combinação de estatina e ezetimiba.

Antagonistas da Aldosterona

A espironolactona e o antagonista mais seletivo da aldosterona, a eplerenona, têm efeito anti-hipertensivo, cardioprotetor e antiproteinúrico substanciais, mesmo em doses baixas (p. ex., espironolactona 25 mg/dia) e na presença de terapia combinada com inibidor da ECA e BRA.[35]O mecanismo pode envolver o bloqueio dos efeitos da aldosterona sobre o endotélio e sobre a fibrose. Embora não existam dados de ensaios clínicos rigorosos com desfechos graves, tais como DRET, a evidência disponível apoia a utilização de antagonistas de aldosterona em pacientes DRC com alto risco que não tenham atingido os seus alvos de PA e proteinúria apesar de outra terapia (Fig. 80-3). No entanto, a utilização de antagonistas da aldosterona deve ser restrita a pacientes com TFGe acima de 30 mL/min. Se a espironolactona ou a eplerenona for utilizada em pacientes que recebem bloqueadores do SRA, é muito importante evitar a hipercalemia. Essas medidas incluem o uso de bicarbonato de sódio (ver a discussão de terapia alcalina), evitar alimentos ricos em potássio e vigilância de sintomas de hipercalemia grave, dentre os quais início relativamente súbito de fraqueza muscular proximal simétrica (dificuldade de subir escadas ou de se levantar de uma cadeira) ou rigidez muscular. Isso deve desencadear uma visita imediata ao setor de emergência mais próximo. Na chegada, o paciente deve avisar imediatamente à equipe médica que o problema pode ser o potássio sérico muito elevado.

β-bloqueadores

O estudo AASK mostrou que o uso de β-bloqueadores tem maior efeito antiproteinúrico e retarda mais o declínio da TFG do que o uso de BCC-DHP. Contudo, os β-bloqueadores aumentam a probabilidade de diabetes e, como monoterapia ou quando combinados com diuréticos, aumentam a mortalidade em comparação com inibidores da ECA mais diuréticos.[1,2] Os β-bloqueadores devem ser usados na DRC no manejo de doença arterial coronariana ou arritmia. No entanto, devem ser geralmente evitados no manejo da hipertensão.[1,2] O carvedilol, que possui efeito tanto β-bloqueador quanto a1-bloqueador pode ser menos propenso a aumentar a resistência insulínica do que o metoprolol quando é usado em combinação com um inibidor da ECA.[1,2]

Controle do Fósfoso Sérico

O fósforo sérico geralmente não se eleva anormalmente até os estágios 3 ou 4 da DRC. Na DRC, há uma associação significativa entre o aumento de fósforo sérico e a progressão da DRC ou incidência de DRC e DRET. Há forte evidência experimental de que a hiperfosfatemia é prejudicial. No entanto, não houve nenhum ensaio clínico randomizado de alta qualidade para testar essa hipótese. Visando o controle do fósforo (Cap. 85), sugere-se o seguinte:

O controle do fósforo deve começar antes que os níveis séricos de fósforo sejam consistentemente maiores que 4,0 mg/dL (1,3 mmol/L).

A primeira abordagem é reduzir a ingestão de fósforo com a precaução de que a redução drástica da carne e produtos lácteos pode levar à desnutrição proteica. As proteínas de cereais (p. ex. uma dieta vegetariana) têm um teor de fósforo inferior ao das proteínas de carne ou leite. Pode-se então conseguir um melhor controle de fósforo sérico se a carne e produtos lácteos forem substituídos pelos grãos.

Se as medidas dietéticas forem ineficazes, o uso de quelantes de fósforo são geralmente recomendados. O melhor tipo de quelante de fósforo é um assunto controverso. A evidência favorece a noção de que quelantes de fósforo que contêm cálcio são mais propensos a acarretar calcificação vascular e aumentar o risco cardiovascular do que quelantes de fósforo que não contêm cálcio (Cap. 85).

Cessação do Tabagismo

Há muitas razões convincentes para que o portador de DRC não fume. O tabagismo promove a progressão de todas as formas de doença renal de uma maneira dose-dependente, talvez maior naqueles de ascendência afro-americana.[1] O tabagismo está associado ao aumento do risco de hiperfiltração glomerular e proteinúria e pode causar uma glomerulopatia que se assemelha à nefropatia diabética.

Alopurinol e Febuxostat

Três ensaios randomizados[1,36] e um estudo de caso-controle revelaram que o uso de alopurinol retarda a progressão da DRC. Há vasta evidência experimental de que o ácido úrico é proinflamatório e vasculotóxico[1] e de que o alopurinol é anti-inflamatório e cardioprotetor por múltiplos mecanismos.

Uma ressalva em se recomendar o alopurinol para retardar a DRC é que os ensaios, embora randomizados, foram abertos. Além disso existe um risco, embora muito pequeno, de reações de hipersensibilidade graves e até mesmo fatais ao alopurinol (p. ex. síndrome de Stevens-Johnson). No entanto, levando em conta a probabilidade de que o alopurinol tenha propriedades de proteção renal e cardiovascular e de que se os riscos graves sejam evitáveis (ver mais adiante), pode-se argumentar de modo convincente que o alopurinol tem uma relação risco-benefício favorável na DRC, particularmente em relação às suas indicações tradicionais, que são o tratamento de gota e cálculos renais.

Pode-se reduzir o risco de reações graves de hipersensibilidade ao alopurinol em pacientes com DRC ao diminuir a dose[37] (ver o resumo adiante) e ao alertar os pacientes que estão prestes a iniciar o alopurinol para parar o imediatamente medicamento e procurar seu médico, caso desenvolvam *rash*, febre ou outros sinais de doença. Esses são conselhos práticos, porque o risco de reações graves ao alopurinol parece estar restrito às primeiras 8 semanas de tratamento, e a pronta retirada da droga associa-se à redução do risco de mortalidade.[38] Além disso, deve-se evitar o alopurinol em pacientes com alelos de alto risco para hipersensibilidade grave a essa droga. Isso é particularmente encontrado naqueles de ascendência asiática, dessa forma, recomenda-se que seja realizado o teste desses alelos de risco em indivíduos asiáticos.

Outro inibidor da xantina oxidase, o febuxostat, já está disponível. É seguro em pacientes com intolerância ao alopurinol. Não precisa de ajustes de dose se a TFGe for superior a 30 mL/min/1,73 m^2. Houve relatos de síndrome de Stevens-Johnson na vigilância pós-comercialização do febuxostat.

Em resumo, há evidências de nível 2 de que a terapia com alopurinol devidamente conduzida é prudente em pacientes com DRC hiperuricêmicos, para reduzir o risco cardiovascular e o risco de progressão da DRC. Para a prevenção de reações alérgicas graves, a dose inicial deve ser de 1,5 mg × TFGe em mL/min/1,73 m^2. Se após 8 semanas essa dose for bem tolerada, ela pode então ser aumentada até que o nível de ácido úrico alcance a meta (menos de 7 mg/dL). Além disso, ao iniciar o alopurinol, ou quando sua dose é aumentada, o paciente deve estar fortemente advertido a interromper o uso, caso desenvolva *rash*, febre ou outros sinais de doença. O paciente deve, em seguida, procurar imediatamente um médico. Se for considerado o uso do alopurinol em indivíduos de ascendência asiática, recomenda-se o teste para antígenos leucocitários humanos (HLA) de alto risco. Caso presentes, o alopurinol não deve ser usado. Não está claro se o febuxostat é a escolha subsequente adequada, porque não há evidência por ensaios clínicos de que o febuxostat exerça proteção renal em pacientes com DRC hiperuricêmicos, embora isso seja plausível. Além disso, faltam dados sobre a segurança a longo prazo do febuxostat. Tendo em conta essas ressalvas, talvez o uso mais apropriado de febuxostat na DRC seja de tratar gota ou cálculos renais naqueles alérgicos ao alopurinol. O febuxostat também pode ser apropriado no paciente com DRC intolerante ao alopurinol que tem hiperuricemia grave (p. ex. > 9,0 mg/dL). O racional é que estudos observacionais evidenciam que quanto maior o nível de ácido úrico, maior o risco de desfechos renais e cardiovasculares.

Evitar Anticoagulação Excessiva com Varfarina

A nefropatia relacionada à varfarina (NRV) é uma síndrome clínica recém-reconhecida. Nessa condição, os pacientes com coagulopatia por varfarina (INR superior a 3,0) podem ter lesão renal aguda (LRA) manifesta por hemorragia glomerular grave, embora os glomérulos sejam normais ou quase normais. A NRV é particularmente comum na DRC.[39] Embora a maioria dos pacientes com DRC recuperem-se da LRA, há um aumento da taxa de progressão da DRC.[39] Investiga-se se outras classes de anticoagulantes sistêmicos podem causar LRA.

Terapia Alcalina

A evidência de que a terapia alcalina retarda a progressão da DRC baseia-se em três ensaios clínicos randomizados e um estudo não randomizado.[1] A terapia alcalina pode ser protetora renal pelo bloqueio da produção de endotelina, supressão da via alternativa do complemento ou redução do dano oxidativo. Três diferentes formas de terapia alcalina foram estudadas: bicarbonato de sódio (NaHCO3), citrato de sódio e as dietas ricas em frutas e vegetais (isto é, citrato de potássio). Se for utilizada reposição de bicarbonato, a dose recomendada é de três ou quatro comprimidos de 650 mg por dia, que podem ser dados duas vezes ao dia. Tomados em conjunto, a evidência que favorece a terapia alcalina na progressão da DRC é plausível e prudente. Além disso, a terapia alcalina melhora a nutrição proteica ao suprimir o catabolismo proteico e protege contra a hipercalemia. Não é claro se é necessário existir acidose metabólica para haver benefício decorrente da suplementação alcalina. No entanto, vê-se benefício no retardo da progressão da DRC até mesmo naqueles cujos níveis plamásticos de bicarbonato pré-tratamento estejam dentro do intervalo normal.

Correção da Deficiência de Vitamina D

A deficiência severa de 25-OH vitamina D é comum na DRC. Há fortes evidências de estudos transversais de que a deficiência grave de vitamina D (níveis de 25-OH vitamina D inferiores a 15 ng/mL) é fortemente associada ao aumento do risco de DCV, infecções, doença trombótica, doenças autoimunes, diabetes melito, doença óssea e progressão da DRC.[3] Recomenda-se a suplementação de vitamina D₃ para aqueles com níveis de 25-OH vitamina D inferiores a 30 ng/mL.[40] Doses de vitamina D₃ de 1.000 ou 2.000 UI/dia ou 50.000 UI/mês normalmente restauram os níveis de 25-OH vitamina D ao normal.

Referências

1. Brown C, Haddad N, Hebert LA. Retarding progression of kidney disease. In: Floege J, Johnson RJ, Feehally J, eds. *Comprehensive Clinical Nephrology*. 4th ed. Philadelphia: Elsevier; 2010:919-926.
2. Agarwal A, Haddad N, Hebert LA. Progression of kidney disease: Diagnosis and management. In: Molony D, Craig J, eds. *Evidence-Based Nephrology*. Hoboken, NJ: John Wiley & Sons; 2008:311-322.
3. Chevalier RL. When is one kidney not enough? *Kidney Int*. 2009;76:475-477.
4. Hebert LA, Bay WH. On the natural tendency to progressive loss of remaining kidney function in patients with impaired renal function. *Med Clin North Am*. 1990;74:1011-1024.
5. Heerspink HJ. Therapeutic approaches in lowering albuminuria: Travels along the renin-angiotensin-aldosterone-system pathway. *Adv Chronic Kidney Dis*. 2011;18:290-299.
6. Lambers Heerspink HJ, Gansevoort RT, Brenner BM, et al. Comparison of different measures of urinary protein excretion for prediction of renal events. *J Am Soc Nephrol*. 2010;21:1355-1360.
7. Methven S, MacGregor MS, Traynor JP, et al. Comparison of urinary albumin and urinary total protein as predictors of patient outcomes in CKD. *Am J Kidney Dis*. 2011;57:21-28.
8. Birmingham DJ, Rovin BH, Shidham G, et al. Relationship between albuminuria and total proteinuria in systemic lupus erythematosus nephritis: Diagnostic and therapeutic implications. *Clin J Am Soc Nephrol*. 2008;3:1028-1033.
9. Birmingham D, Shidham G, Perna A, et al. Spot PC ratio is more unreliable in estimating 24hr urine proteinuria in lupus nephritis than in other forms of chronic glomerular disease. *Ann Rheum Dis*. 2014;73:475-476.
10. Birmingham DJ, Rovin BH, Shidham G, et al. Spot urine protein/creatinine ratios are unreliable estimates of 24 h proteinuria in most systemic lupus erythematosus nephritis flares. *Kidney Int*. 2007;72:865-870.
11. Ardoin S, Birmingham DJ, Hebert PL, et al. An approach to validating criteria for proteinuric flare in systemic lupus erythematosus glomerulonephritis. *Arthritis Rheum*. 2011;63:2031-2037.
12. Hebert PL, Nori US, Bhatt UY, Hebert LA. A modest proposal for improving the accuracy of creatinine-based GFR-estimating equations. *Nephrol Dial Transplant*. 2011;26:2426-2428.
13. O'Hare AM, Batten A, Burrows NR, et al. Trajectories of kidney function decline in the 2 years before initiation of long-term dialysis. *Am J Kidney Dis*. 2012;59:513-522.
14. Upadhyay A, Earley A, Haynes SM, Uhlig K. Systematic review: Blood pressure target in chronic kidney disease and proteinuria as an effect modifier. *Ann Intern Med*. 2011;154:541-548.
15. Lewis JB. Blood pressure control in chronic kidney disease: Is less really more? *J Am Soc Nephrol*. 2010;21:1086-1092.
16. Kostis WJ, Thijs L, Richart T, et al. Persistence of mortality reduction after the end of randomized therapy in clinical trials of blood pressure-lowering medications. *Hypertension*. 2010;56:1060-1068.
17. Appel LJ, Wright JT Jr, Greene T, et al. Long-term effects of renin-angiotensin system-blocking therapy and a low blood pressure goal on progression of hypertensive chronic kidney disease in African Americans. *Arch Intern Med*. 2008;168:832-839.
18. ESCAPE Trial Group, Wühl E, Trivelli A, et al. Strict blood-pressure control and progression of renal failure in children. *N Engl J Med*. 2009;361:1639-1650.
19. Agarwal R. Blood pressure components and the risk for end-stage renal disease and death in chronic kidney disease. *Clin J Am Soc Nephrol*. 2009;4:830-837.
20. Minutolo R, Agarwal R, Borrelli S, et al. Prognostic role of ambulatory blood pressure measurement in patients with nondialysis chronic kidney disease. *Arch Intern Med*. 2011;171:1090-1098.
21. Pogue V, Rahman M, Lipkowitz M, et al. Disparate estimates of hypertension control from ambulatory and clinic blood pressure measurements in hypertensive kidney disease. *Hypertension*. 2009;53:20-27.
22. Hou FF, Zhou QG. Optimal dose of angiotensin-converting enzyme inhibitor or angiotensin II receptor blocker for renoprotection. *Nephrology (Carlton)*. 2010;15(suppl 2):57-60.
23. Mallamaci F, Ruggenenti P, Perna A, et al. ACE inhibition is renoprotective among obese patients with proteinuria. *J Am Soc Nephrol*. 2011;22:1122-1128.
24. Sleight P, Redon J, Verdecchia P, et al. Prognostic value of blood pressure in patients with high vascular risk in the Ongoing Telmisartan Alone and in combination with Ramipril Global Endpoint Trial study. *J Hypertens*. 2009;27:1360-1369.
25. Saruta T, Hayashi K, Ogihara T, et al. Effects of candesartan and amlodipine on cardiovascular events in hypertensive patients with chronic kidney disease: Subanalysis of the CASE-J study. *Hypertens Res*. 2009;32:505-512.
26. Weir MR, Bakris GL, Weber MA, et al. Renal outcomes in hypertensive Black patients at high cardiovascular risk. *Kidney Int*. 2012;81:568-576.
27. Johnson RJ, Segal MS, Srinivas T, et al. Essential hypertension, progressive renal disease, and uric acid: A pathogenetic link? *J Am Soc Nephrol*. 2005;16:1909-1919.
28. Vegter S, Perna A, Postma MJ, et al. Sodium intake, ACE inhibition, and progression to ESRD. *J Am Soc Nephrol*. 2012;23:165-173.
29. Flack JM, Sica DA, Nesbitt S. Chlorthalidone versus hydrochlorothiazide as the preferred diuretic: Is there a verdict yet? *Hypertension*. 2011;57:665-666.

30. Thomas G, Sehgal AR, Kashyap SR, et al. Metabolic syndrome and kidney disease: A systematic review and meta-analysis. *Clin J Am Soc Nephrol.* 2011; 6:2364-2373.

31. Brymora A, Flisiński M, Johnson RJ, et al. Low-fructose diet lowers blood pressure and inflammation in patients with chronic kidney disease. *Nephrol Dial Transplant.* 2012;27:608-612.

32. Preiss D, Seshasai SR, Welsh P, et al. Risk of incident diabetes with intensive-dose compared with moderate-dose statin therapy: A meta-analysis. *JAMA.* 2011;305:2556-2564.

33. Campese VM, Ku E, Bigazzi R, Bianchi S. Do HMG-CoA reductase inhibitors improve kidney function? The saga continues. *J Nephrol.* 2011;24:550-553.

34. Jun M, Zhu B, Tonelli M, et al. Effects of fibrates in kidney disease: A systematic review and meta-analysis. *J Am Coll Cardiol.* 2012;60:2061-2071.

35. Shavit L, Lifschitz MD, Epstein M. Aldosterone blockade and the mineralocorticoid receptor in the management of chronic kidney disease: Current concepts and emerging treatment paradigms. *Kidney Int.* 2012;81:955-968.

36. Gibson T, Rodgers V, Potter C, Simmonds HA. Allopurinol treatment and its effect on renal function in gout: A controlled study. *Ann Rheum Dis.* 1982;41: 59-65.

37. Stamp LK, Taylor WJ, Jones PB, et al. Starting dose is a risk factor for allopurinol hypersensitivity syndrome: A proposed safe starting dose of allopurinol. *Arthritis Rheum.* 2012;64:2529-2536.

38. Halevy S, Ghislain PD, Mockenhaupt M, et al. Allopurinol is the most common cause of Stevens-Johnson syndrome and toxic epidermal necrolysis in Europe and Israel. *J Am Acad Dermatol.* 2008;58:25-32.

39. Brodsky SV, Nadasdy T, Rovin BH, et al. Warfarin-related nephropathy occurs in patients with and without chronic kidney disease and is associated with an increased mortality rate. *Kidney Int.* 2011;80:181-189.

40. Monk RD, Bushinsky DA. Making sense of the latest advice on vitamin D therapy. *J Am Soc Nephrol.* 2011;22:994-998.

41. Wilmer WA, Rovin BH, Hebert CJ, et al. Management of glomerular proteinuria: A commentary. *J Am Soc Nephrol.* 2003;14:3217-3232.

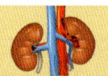

Avaliação Clínica e Manejo da Doença Renal Crônica

Laurie A. Tomlinson e David C. Wheeler

Embora muitos pacientes com doença renal crônica (DRC) progridam para doença renal crônica estágio terminal (DRET) e necessitam de terapia renal substitutiva (TRS), a maioria morre de causas não renais, em particular de eventos cardiovasculares prematuros.[1] O diagnóstico precoce da DRC é importante, porque cria a oportunidade de retardar a progressão da doença (Cap. 80) e de evitar complicações cardiovasculares (Cap. 82).

DEFINIÇÕES

A *doença renal crônica* é definida por anormalidades na estrutura ou função renal, presentes por no mínimo 3 meses, com implicações à saúde (Tabela 81-1). As diretrizes do Kidney Disease: Improving Global Outcomes (KDIGO) recomendam a classificação da DRC baseada em causa, categoria de taxa de filtração glomerular (TFG) e albuminúria (Fig. 79-1).[2] Por causa das dificuldades práticas da utilização de radioisótopos e coletas de urina de 24 horas, o sistema de classificação do KDIGO recomenda que a função renal seja avaliada pela estimativa da TFG (TFGe) a partir do nível de creatinina no soro através da utilização de uma equação apropriada, exceto em circunstâncias onde a estimativa da TFG seja sabidamente imprecisa, por exemplo, quando existe perda significativa de massa muscular. A equação do Modification of Diet in Renal Disease (MDRD) tem sido comumente usada em laboratórios clínicos até recentemente, porém o KDIGO tem recomendado que seja substituída pela equação do Chronic Kidney Disease Epidemiology Collaboration (CKD-EPI), que categoriza com mais precisão o risco de mortalidade e progressão para DRET (Cap.o 3).[3] Embora os sistemas de estadiamento de DRC com base na TFGe tenham limitações, eles se provaram úteis em muitas situações clínicas e estão agora profundamente enraizados nas diretrizes desenvolvidas para o manejo de DRC.

A base de evidências para o manejo da DRC está sempre em evolução constante, resultando na constante atualização de diretrizes. Embora tenha sido feito um esforço para assegurar que este Capítulo reflita as recomendações atuais, aconselha-se o leitor a verificar se há qualquer atualização relevante de diretrizes.

APRESENTAÇÃO CLÍNICA

A doença renal crônica é geralmente assintomática até o estágio 4 avançado ou o estágio 5 e é comumente detectada por exame de sangue de rotina. Há algumas evidências de que o diagnóstico precoce seguido de manejo adequado possa retardar a taxa de declínio da função renal e reduzir o risco cardiovascular.[4] A triagem da população geral para DRC não é recomendada, porém, no Reino Unido, o National Institute for Health and Care Excellence (NICE) propõe uso de testes para as pessoas com condições associadas a um aumento da prevalência – aqueles com diabetes, hipertensão, doença cardiovascular (DCV), doença estrutural do trato urinário, litíase renal,

hipertrofia prostática, doenças sistêmicas do sistema múltiplo com potencial envolvimento renal (p. ex. lúpus sistêmico), uma história familiar DRC G5 ou doença renal hereditária – e após detecção oportuna de hematúria ou proteinúria.[5]

Avaliação da Doença Renal Crônica
Estabelecendo Cronicidade
Quando se detecta uma taxa de filtração glomerular menor que 60 mL/min/1,73 m² em um paciente, deve-se dar atenção cuidadosa aos resultados de exames de sangue e de urina prévios e à história clínica para determinar se trata-se de lesão renal aguda (LRA), uma queda abrupta na função renal, ou de DRC que já está presente, porém assintomática, há algum tempo.

Uma história clínica detalhada, incluindo outras condições clínicas, história familiar de doença renal, uso de medicamentos e uso de drogas ilícitas, pode sugerir uma causa subjacente. Pode haver indícios de problemas renais prévios (p. ex. hipertensão, proteinúria, hematúria microscópica) ou sintomas sugestivos de doença prostática. Os achados de exame físico geralmente não são úteis, embora a presença de pigmentação da pele, marcas de arranhões, hipertrofia de ventrículo esquerdo e alterações hipertensivas no fundo de olho favoreçam uma apresentação crônica (Fig. 81-1). Detalhes sobre a história social e pessoal do indivíduo também são cruciais, especialmente para pacientes com doença renal progressiva nos quais é provável que a TRS seja necessária.

Exames de sangue direcionados para outras condições podem ser úteis, se os achados indicam evidência de uma doença aguda que pode ser a causa da falência renal, como, por exemplo vasculite sistêmica ou mieloma múltiplo. A anemia normocrômica normocítica é habitual na DRC, mas também pode ser uma característica de doenças sistêmicas agudas e, portanto, não é discriminatória. Um nível sérico baixo de cálcio ou um nível aumentado de fosfato também tem pouco valor discriminatório, porém níveis normais de paratormônio (PTH) falam mais a favor de LRA. Pacientes com valores de exames bioquímicos largamente alterados – como ureia sanguínea superior a 140 mg/dL, creatinina sérica acima de 13,5 mg/dL (> 1200 mmol/L), ou ureia superior a 300 mg/dL (> 50 mmol/L) – que aparentam estar relativamente bem e têm volumes de urina normais de urina são muito mais propensos a ter doença renal crônica do que aguda.

Avaliação da Taxa de Filtração Glomerular
Para pacientes nos quais a distinção entre LRA e DRC é incerta, deve-se repetir o teste de função renal dentro de 2 semanas do achado inicial de uma TFGe abaixo de 60 mL/min/ 1,73 m². No entanto, se os resultados de exames anteriores confirmarem que se trata de um achado crônico, ou se os resultados de repetidos exames ao longo de 3 meses forem consistentes, a DRC é confirmada. Outros testes (como a cistatina C ou uma medição de clearance por isótopo) podem ser necessários para a confirmação da DRC em circunstâncias quando a TFGe baseada na creatinina sérica for sabidamente menos acurada.

Critérios para a Definição de Doença Renal Crônica (DRC)

DRC é definida por anormalidades na estrutura ou função dos rins, presentes por mais de 3 meses, com implicações para a saúde. Dentre elas, pode estar incluído:

Marcadores de lesão renal	Albuminúria (TEA ≥ 30 mg/24 h; RAC ≥ 30 mg/g [≥ 3 mg/mmol]) Anormalidades do sedimento urinário Distúrbios eletrolíticos ou outras anormalidades causadas por desordens tubulares Anormalidades detectadas na histologia Anormalidades estruturais detectadas através de exames de imagem História de transplante renal
TFG reduzida	TFG < 60 mL/min/1,73 m²

Tabela 81-1 Critérios para a definição de doença renal crônica. *RAC*, Relação albumina-creatinina; *TEA*, taxa de excreção de albumina; *TFG*, taxa de filtração glomerular. *(Da referência 2.)*

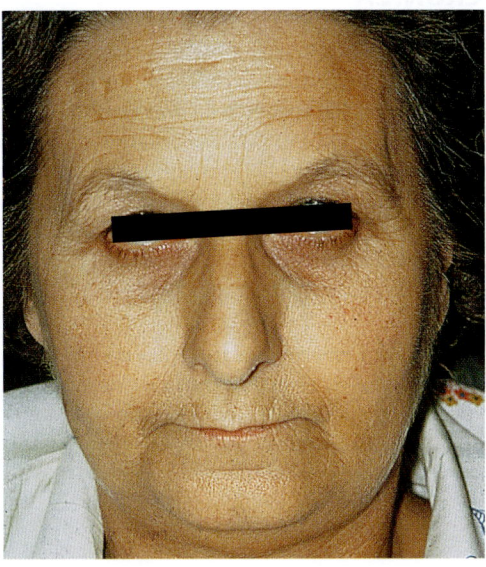

Figura 81-1 Pigmentação urêmica. A pigmentação acastanhada difusa que se observa aqui sugere doença renal crônica em vez de lesão renal aguda.

Avaliação da Proteinúria

O teste de urina com tira reagente e a cultura da urina são importantes.[6] Pode revelar hematúria microscópica, que pode ser um indicador útil de um diagnóstico de base. O manejo de hematúria é discutido no Capítulo 4. Ocorrendo ou não a detecção de proteinúria por tira reagente, deve-se prosseguir com a medição da excreção urinária de proteínas. A proteinúria é um marcador diagnóstico e prognóstico importante, e sua presença indica um maior risco tanto de progressão da doença renal quanto de complicações cardiovasculares.[7] O KDIGO recomenda que o método preferencial de avaliação da proteinúria seja a medição da relação albumina-creatinina urinária (RAC), utilizando uma amostra de urina matinal.[2] O grau de albuminúria se dá através da classificação em categorias A1 a A3, substituindo termos anteriores, como microalbuminúria (Fig. 79-1). No entanto, é importante estar ciente de que alguns pacientes irão excretar proteínas outras que não a albumina, e uma relação proteína-creatinina na urina (RPC) pode ser mais útil em algumas condições.[8] Medições em série de RPC podem ser particularmente úteis em doença glomerular devido à maior variabilidade da RAC e ao maior custo de se determinar albumina na urina. Quando apropriado, pode ser necessário realizar testes de proteína de Bence-Jones (cadeias leves de imunoglobulina), pois ela não é detectada através dos testes padrão de proteinúria ou albuminúria.

Exames de Imagem Renal

A aquisição de imagens dos rins por ultrassom é útil por uma série de motivos. Rins pequenos com espessura cortical reduzida, exibindo aumento de ecogenicidade, cicatrizes ou múltiplos cistos sugerem um processo crônico. Pode-se detectar anormalidades estruturais tais como doença renal policística autossômica dominante (ADPKD), hidronefrose causada por obstrução, ou cicatrizes renais grosseiras. O NICE afirma que a ultrassonografia renal é importante somente em certas circunstâncias e sugere o aconselhamento dos pacientes se houver suspeita de ADPKD antes de realizar o exame.[5] Em algumas situações, a imagem com tomografia computadorizada, ressonância magnética ou angiografia pode ser útil, levando em conta os riscos da administração de contraste (Cap. 5).

Outras Investigações

Quando possível, é importante estabelecer a causa de DRC, podendo haver necessidade de outros exames específicos, conforme indicado pela história e resultados de investigações iniciais. Pode existir uma condição tratável que requeira manejo adequado, ou pode haver uma causa genética como ADPKD, para a qual deve-se fornecer aconselhamento. Além disso, algumas doenças renais podem recorrer após o transplante (Cap. 108), e um diagnóstico preciso pode, por conseguinte, influenciar o manejo subsequente. Apesar de investigação ampla, no entanto, a causa da DRC é frequentemente incerta, com um histórico médico que não ajuda, anormalidades mínimas no exame de urina, e rins pequenos ao ultrassom. Nesses pacientes, a investigação não deve ser perseguida implacavelmente porque as implicações no tratamento são geralmente mínimas. A tentativa de obter material de biópsia a partir de rins pequenos está associada ao risco, e, mesmo se uma biópsia for realizada, a avaliação histológica pode simplesmente mostrar cicatrizes crônicas inespecíficas em vez de dados diagnósticos que explicam a causa de lesão renal.

PREDIÇÃO DO PROGNÓSTICO

Após estabelecer – se possível – a causa de DRC, quantificar a taxa de filtração glomerular e o nível de proteinúria, e identificar outras comorbidades, pode ser possível estimar o risco de progressão da DRC e a probabilidade futura de TRS. O KDIGO recomenda a classificação de risco da TFG e a albuminúria em categorias de acordo com um "mapa de calor" (Fig. 79-1).[2] Outros fatores associados à progressão da DRC também ajudarão a definir o prognóstico. Dentre eles, estão incluídos a causa de DRC, idade, sexo, etnia, dislipidemia, tabagismo, obesidade, história de DCV cardiovasculares, a exposição contínua a agentes nefrotóxicos, e grau de controle da hipertensão e hiperglicemia. No entanto, geralmente o melhor parâmetro para avaliar mudanças futuras da função renal é o padrão anterior de declínio, o que ressalta a importância de se considerar os resultados de exames de sangue e urina pregressos durante a avaliação inicial.

Monitoramento e Definição da Progressão

Uma vez que um diagnóstico de DRC foi estabelecido, precisa-se realizar arranjos para garantir a monitorização regular da função renal e proteinúria. Em pacientes com baixo risco de declínio, isso pode ser feito anualmente. No entanto, a avaliação deve ser realizada com mais regularidade se a trajetória da doença não for clara, e em pacientes com maior risco de progressão.

Determinar uma alteração concreta na função renal pode ser difícil porque é comum a ocorrência de pequenas flutuações na TFGe, e não necessariamente são indicativas de progressão. Elas podem ser causadas por fatores reversíveis, tais como depleção de volume intravascular ou consumo elevado de carnes, de forma que pode ser necessário repetir o teste. O NICE define progressão como um declínio na TGFe superior a 5 mL/min/1,73 m^2 dentro de 1 ano ou maior que 10 mL/min/1,73 m^2 dentro de 5 anos.[5] O KDIGO considera um declínio sustentado na TFGe de mais de 5 mL/min/1,73 m^2 em um ano como progressão rápida e também define progressão por uma queda na categoria de TGF acompanhada por um declínio de 25% ou mais na TGFe basal.[2] Em pacientes com progressão da DRC, o manejo atual deve ser revisado para se detectar causas reversíveis, e deve-se condiserar referência para o especialista.

Quando Encaminhar ao Nefrologista

Embora o manejo de pacientes com DRC leve e não progressiva tenha se tornado cada vez mais responsabilidade de médicos de atenção primária, os nefrologistas precisam avaliar aqueles indivíduos suscetíveis de progressão para DRET e que virão a necessitar de TRS. Tanto o NICE quanto o KDIGO desenvolveram critérios substancialmente semelhantes para o encaminhamento (Tabela 81-2). Tais critérios não são absolutos, mas devem servir de guia ao médico da atenção primária para quais pacientes se beneficiariam de cuidados do especialista. Por exemplo, muitos pacientes com DRC categoria G4 são manejados com sucesso na comunidade, geralmente após avaliação inicial ou aconselhamento de colegas de atenção secundária.

Infelizmente, uma proporção substancial de pacientes com DRC avançada é encaminhada tardiamente, não raro quando já existe a necessidade de diálise. Encaminhamento tardio é geralmente evitável, embora em alguns casos os pacientes possam ter tido uma doença verdadeiramente silenciosa ou uma apresentação aguda de uma doença com rápido declínio da função renal.[9] Existe evidência de que, com a introdução nos últimos anos de relatórios rotineiros da TFGe, e consequente melhor comunicação entre os profissionais de atenção primária e secundária, houve uma queda substancial dos encaminhamentos tardios.[10]

A apresentação tardia é desvantajosa para o paciente, pois limita o tempo para selecionar o modo de diálise ou ser listado para transplante de rim "preemptivo". Pode ocorrer aumento do estresse psicológico, tornando difícil para o paciente aceitar a doença. Além disso, como uma fístula arteriovenosa leva várias semanas para amadurecer, os pacientes que se apresentam tardiamente iniciam a hemodiálise com cateteres venosos centrais. Os cateteres são propensos a complicações infecciosas e inevitavelmente lesam veias centrais, levando a tromboses e estenoses, as quais podem se manifestar numa fase posterior, quando o retorno venoso de um ou do outro braço aumenta após a confecção de uma fístula arteriovenosa (Cap. 91).[11] A apresentação tardia da DRC também impede o tratamento eficaz de complicações como a hipertensão e a anemia, o que pode contribuir para o dano cardiovascular e, em último grau, limitar a expectativa de vida.[12] Mais importante, a referência tardia está associada subsequentemente a maiores custos na assistência médica e a um pior prognóstico.[13]

PREVENÇÃO DA PROGRESSÃO DA DOENÇA RENAL CRÔNICA

O manejo da DRC deve ter como objetivos retardar a taxa de declínio da função renal e minimizar os efeitos de outras complicações da DRC. Exceto pelo manejo específico da doença renal de base quando possível, a intervenção mais efetiva é o controle da pressão arterial, incluindo, em pacientes com DRC proteinúrica, o uso de inibidores da enzima conversora de angiotensina (ECA) e bloqueadores do receptor de angiotensina (BRAs). O controle da glicemia em pacientes diabéticos com DRC é abordado no Capítulo 32.

Hipertensão

A hipertensão é muito comum em pacientes com DRC, e o nível de pressão arterial associa-se à taxa de perda da função renal.[14] O controle da pressão arterial reduz a taxa de declínio da função renal (Cap. 80), e isso levou até recentemente à ideia de "quanto mais baixo, melhor" em referência ao alvo para o controle da hipertensão. Entretanto, à luz das crescentes evidências sobre os efeitos adversos da hipotensão,

Critérios Sugeridos para o Encaminhamento de Pacientes com Doença Renal Crônica (DRC) para um Nefrologista

	NICE 2008	**KDIGO 2012**
DRC avançada	DRC estágios 4 e 5	DRC categorias G4 e G5
Proteinúria	Proteinúria elevada: RAC ≥ 70 mg/mmoL exceto se sabidamente causada por diabetes e tratada apropriadamente	Proteinúria consistente: RAC ≥ 300 mg/g (≥ 30 mg/mmoL)
Hematúria	Proteinúria (RAC ≥ 30 mg/mmoL) associada a hematúria	Cilindros hemáticos, hemácias > 20 por campo sustentado, sem causa justificada
Progressão da DRC	Declínio rápido da TFGe: > 5 mL/min/1,73 m^2 em 1 ano > 10 mL/min/1,73 m^2 em 5 anos	Progressão da DRC: Declínio sustentado da TFGe > 5 mL/min/1,73 m^2 em 1 ano Queda na categori TFG com uma redução ≥ 25% na TFGe de base
Hipertensão mal controlada	Hipertensão que permanece mal controlada a despeito do uso de pelo menos quatro classes de anti-hipertensivos em doses terapêuticas	DRC e hipertensão refratária ao tratamento com quatro ou mais classes de anti-hipertensivos
Doença renal hereditária	Causas raras ou genéticas, conhecidas ou suspeitas, de DRC	Doença renal hereditária
Outras condições	Suspeita de estenose de artéria renal	Nefrolitíase recorrente ou extensa Anormalidades persistentes do potássio sérico

Tabela 81-2 Critérios sugeridos para o encaminhamento de pacientes com DRC para um nefrologista. *RAC*, Relação albumina-creatinina; *TFGe*, taxa de filtração glomerular estimada; *KDIGO*, Kidney Disease: Improving Global Outcomes; *NICE*, National Institute for Health and Care Excellence; *PTH*, paratormônio. (*Dados das referências 2 e 5.*)

o paradigma se deslocou em direção ao controle menos intenso e individualizado da pressão arterial.[15] Recentemente, as diretrizes de ambos o NICE e o KDIGO abordaram com profundidade o manejo da hipertensão em pacientes com DRC.[5,16] Ambas as diretrizes enfatizam a importância de se verificar a coexistência de DCV, outras comorbidades e efeitos colaterais ao definir medicamentos e alvos de pressão arterial, em particular nos pacientes idosos. Devem ser encorajadas mudanças no estilo de vida, incluindo a manutenção de um peso saudável, redução na ingesta de sal e álcool e atividade física regular (Cap. 35).

Embora as recomendações atuais sejam baseadas em registros de pressão arterial de consultório, estudos recentes sugerem que medidas obtidas em casa e monitorização ambulatorial têm melhor correlação com desfechos cardiovasculares e renais.[17] É alarmante notar que até 30% dos pacientes com DRC presumidamente hipertensos têm pressão arterial normal em domicílio e 40% dos pacientes presumidamente normotensos (ou com hipertensão adequadamente tratada) eram hipertensos no domicílio.[18]

Embora a monitorização ambulatorial não seja ainda universalmente recomendada, deve haver um limiar bem baixo para indicar monitorização de 24 horas ou pedir aos pacientes que realizem aferições em casa, se preferirem.

Os níveis alvo de pressão arterial e a terapêutica anti-hipertensiva em pacientes com DRC são discutidos no Capítulo 80. Os inibidores da ECA e BRAs são recomendados como agentes de primeira linha para pacientes com evidência de proteinúria, porém geralmente é necessário um regime multidroga para obter um bom controle pressórico. Durante doenças intercorrentes, os pacientes com DRC são vulneráveis a efeitos colaterais de drogas, em particular hipercalemia e LRA.[19] A diretriz do KDIGO recomenda a descontinuação temporária de drogas potencialmente nefrotóxicas e de excreção renal (incluindo inibidores da ECA, BRAs, inibidores da aldosterona, inibidores diretos da renina, diuréticos, drogas anti-inflamatórias não esteroidais (AINEs), metformina, lítio e digoxina) em pacientes com uma TFG menos que 60 mL/min/1,73 m² (DRC categorias G3a a G5) que têm doenças graves como intercorrência.

Aconselhamento Nutricional

O aconselhamento e educação nutricionais detalhados, juntamente com suporte contínuo a partir de um profissional apropriadamente treinado são importantes no manejo de pacientes com DRC. A obesidade se associa a um declínio mais rápido da função renal, portanto, a perda de peso é apropriada na DRC em fases iniciais. Entretanto, na DRC avançada é comum a desnutrição (Cap. 87). As causas são multifatoriais, e incluem anorexia, acidose, resistência insulínica, inflamação, estresse oxidativo e perda urinária de proteínas. Os exames bioquímicos podem apontar uma redução na albumina sérica, transferrina e colesterol. O peso deve ser monitorado em pacientes que progridem para DRC categorias G4 e G5. As concentrações séricas de creatinina, que em parte refletem a massa muscular, podem parar de subir, apesar de uma perda progressiva de função renal, devido a um comprometimetno do estado nutricional.

Em função disso, tem havido controvérsia nas recomendações de que se restrinja a ingestão de proteínas. Embora haja evidência de que a redução da ingesta proteica pode retardar a progressão de declínio da função renal, muitos pacientes desenvolvem desnutrição proteico-calórica na vigência de uma dieta com baixa carga de proteínas.[20] O KDIGO recomenda que a ingesta proteica deve ser reduzida para 0,8 g/kg/dia em adultos com DRC e TFG inferior a 30 mL/min/1,73 m² ao passo que uma ingesta proteica elevada (> 1,3 g/kg/dia) deve ser evitada em adultos com DRC em risco de progressão. Quando essa recomendação é seguida, são necessários acompanhamento e supervisão nutricional detalhados para garantir que se evite a desnutrição.

Um dos efeitos mais precoces da DRC é limitar a capacidade do rim de compensar grandes mudanças na ingesta de sal e água (Cap. 7).

A retenção de sal e água são fatores contributores preponderantes para a hipertensão em pacientes com DRC, e, em estágios mais avançados, para a morbidade e mortalidade devido a edema sistêmico ou pulmonar. A ingesta de sódio deveria, portanto, ser restrita a menos de 90 mmol/dia (5 g/dia de cloreto de sódio), exceto em condições de perda de sal. É necessário aconselhamento sobre a ingesta hídrica ideal para cada estágio de DRC para se prevenir sobrecarga de volume. Os substitutos de sal contendo potássio devem ser evitados devido ao risco de hipercalemia. Nas categorias G4 e G5 de DRC, pode ser necessário aconselhamento e educação sobre restrição de potássio e fosfato.

MANEJO DE COMPLICAÇÕES DA DOENÇA RENAL CRÔNICA

Uma discussão detalhada das complicações da DRC é realizada nos Capítulos 82 a 89. Com a exceção da hipertensão, geralmente existem poucas manifestações clínicas associadas às categorias G1 e G2 de DRC (TFG > 60 mL/min/1,73 m²). Outras complicações (discutidas nas sessões seguintes) tendem a se desenvolver de maneira progressiva à medida que a TFG atinge menos de 60 e em particular menos de 30 mL/min/1,73m² (isto é, na DRC categorias G4 e G5).

Anemia

A anemia é comum na DRC categorias G3a a G5 e é causada por uma deficiência relativa de eritropoetina (EPO), embora a disponibilidade reduzida de ferro e a inflamação crônica sejam fatores contributores frequentes (ver também Cap. 83). A anemia pode ter múltiplos efeitos colaterais, incluindo a piora de disfunção cardíaca através do aumento do débito cardíaco e exacerbação da hipertrofia ventricular esquerda, acelerando a queda da função renal e reduzindo a cognição e a concentração. Entretanto, falta evidência de que a reversão da anemia com o uso de agentes estimuladores da eritropoiese (AEEs) esteja associada a melhora dos desfechos clínicos, e estudos randomizados sugeriram que, em algumas circunstâncias, esses agentes podem causar dano. Isso levou à reconsideração no manejo da anemia na DRC nos últimos anos.

Um parâmetro recente do KDIGO recomenda que todos os pacientes identificados como portadores de DRC categorias G3a e abaixo devem ter seus níveis de hemoglobina monitorados anualmente, aumentando para duas vezes por ano nas categorias G4 e G5.[2] A anemia em adultos é diagnosticada quando a concentração de Hb cai abaixo de 13,0 g/dL em homens e abaixo de 12,0 g/dL em mulheres. O NICE recomenda que se deve considerar o manejo da anemia nos pacientes com DRC quando o nível de Hb for igual ou inferior a 11,0 g/dL.[5] Em pacientes anêmicos, deve ser realizada investigação para outras causas, incluindo a medida dos estoques de ferro e os níveis séricos de vitamina B_{12} e de folato. Os AEEs não devem ser iniciados até que o tratamento da deficiência de ferro ou outras causas subjacentes tenha sido realizado, e somente após considerar o balanço entre os benefícios (redução da necessidade de transfusões e melhora dos sintomas relacionados à anemia) e os potenciais danos, dentre os quais um aumento no risco de acidente vascular cerebral e malignidade.

Se a anemia não responde à correção das causas de base, como deficiência de ferro, o KDIGO recomenda que se inicie os AEEs quando as concentrações sejam menores que 10,0 g/dL, se indicado.[21] As faixas-alvo de Hb são discutidas no Capítulo 83.

Metabolismo Ósseo e Mineral

A hiperfosfatemia, juntamente com uma deficiência de 1,25-di-hidroxivitamina D3, contribui para o hiperparatiroidismo secundário e, em último grau, para o desenvolvimento de doença óssea renal. Essas alterações bioquímicas e endócrinas, em estreita associação às anormalidades histológicas de calcificação óssea e de tecidos moles são coletivamente denominadas distúrbio mineral ósseo da DRC (Cap. 85).[22] A doença óssea pode se manifestar já na categoria G3b da DRC, e está bem estabelecida na DRET, muito embora os doentes possam permanecer assintomáticos. Além da necessidade de se prevenir as complicações ósseas, o manejo ativo do distúrbio mineral ósseo da DRC pode ajudar a prevenir algumas das complicações cardiovasculares da DRC.[23]

O KDIGO recomenda a medida dos níveis séricos de cálcio, fosfato, PTH e fosfatase alcalina em adultos com TFG inferior a 45 mL/min;1,73 m² (DRC categorias G3b até G5). A determinação do nível ideal de PTH na DRC tem sido controversa. Para os pacientes com valores de PTH intacto acima do limite superior da normalidade do método, deve-se tomar medidas para corrigir a hiperfosfatemia, a hipocalcemia e a deficiência de vitamina D, se presentes. O KDIGO recomenda que as concentrações de fosfato sérico sejam mantidas na faixa normal de acordo com os valores de referência do laboratório local,[24] enquanto o NICE defende um nível entre 0,9 a 1,5 mmol/L para pacientes com DRC categorias G4 e G5.[25] O aconselhamento precoce a respeito do manejo de fostato na dieta por um nutricionista especializado ou outro profissional é importante para ajudar o paciente a alcançar esse objetivo. Pode ser necessário o uso de quelantes de fosfato, e a escolha de um deles é discutida no Capítulo 85. A prescrição de suplementação de vitamina D ou análogos, na ausência de deficiência documentada, para suprimir concentrações elevadas de PTH em pacientes com DRC que não estejam em diálise não é rotineiramente recomendada.

Acidose Metabólica

A acidose metabólica associada à DRC é causada por falha de excreção de íons de hidrogênio e pode ser agravada pelo acúmulo de ácidos orgânicos e pela perda de bicarbonato, particularmente em doenças renais intersticiais. Os sintomas clínicos decorrentes da acidose são raros até que os pacientes atinjam a categoria G5 da DRC, quando pode ocorrer dispneia como resultado de compensação respiratória. Deve-se sempre considerar outras causas de dispneia na DRC avançada, como anemia e edema pulmonar. A acidose agrava a hipercalemia, inibe o anabolismo proteico e acelera a perda óssea de cálcio, onde são tamponados os íons de hidrogênio.[26] A correção da acidose metabólica também pode retardar a progressão da doença renal.[27]

O KDIGO recomenda a suplementação de bicarbonato por via oral para pacientes com DRC e concentrações séricas de bicarbonato inferiores a 22 mmol/L, para mantê-las dentro da faixa, salvo se contraindicado. No entanto, a carga de sódio associada pode agravar a hipertensão e retenção hídrica, e acidose metabólica severa associada a sintomas em um paciente com DRC categoria G5 pode ser uma indicação para iniciar diálise.[2]

Risco Cardiovascular

Os pacientes com DRC têm uma maior prevalência de DCV e têm probabilidades bem maiores de morrer de uma causa relacionada a DCV do que da progressão para DRET (Cap. 82). Portanto, a abordagem adequada de DCV existentes CVD e a minimização do risco cardiovascular futuro é vital para todos os pacientes com DRC.

Infelizmente, muitos ensaios de intervenção para DCV excluíram pacientes com DRC,[28] e uma atualização recente do KDIGO ressalta dúvidas sobre a relevância dos padrões vigentes de tratamento de DCV em pacientes com DRC.[29] No entanto, o KDIGO recomenda que nível de assistência para a doença arterial coronariana oferecido aos pacientes com DRC não seja prejudicado pela sua própria DRC. O NICE sugere que deve-se oferecer terapias antiplaquetáriass aos pacientes com DRC para a prevenção secundária de DCV, e o KDIGO estende essa recomendação para a prevenção primária para aqueles em risco de eventos ateroscleróticos. No entanto, existe um risco aumentado de hemorragias menores, e uma revisão sistemática recente de agentes antiplaquetários para pacientes com DRC revelou que, embora a incidência de infarto do miocárdio seja reduzida, a de hemorragias graves aumentou. Os riscos, portanto, podem superar os benefícios nos indivíduos com baixo risco de eventos cardiovasculares, incluindo aqueles em estágios iniciais de DRC, que não têm doença arterial oclusiva clinicamente evidente.[30]

Para o manejo da dislipidemia, o KDIGO recomenda que o tratamento de redução do colesterol seja rotineiramente prescrito para a prevenção de DCV em pacientes com DRC que têm mais de 50 anos e para pacientes mais jovens com fatores de risco adicionais, independentemente dos valores basais de perfil lipídico.[31]

Risco de Infecções

A infecção é a segunda causa mais comum de óbito, após DCV, em pacientes com DRET. Isso se deve, em parte, a defeitos tanto na imunidade celular quanto na humoral, que fazem da DRC um estado de imunossupressão crônica (Cap. 84).[32] As respostas de células T para antígenos *de novo* são deficientes, em parte por defeitos na apresentação de antígenos pelos monócitos. A ativação dos neutrófilos é prejudicada, e embora os níveis séricos de imunoglobulinas estejam normais, as respostas imunológicas podem ser pobres após vacinação. Os pacientes com DRC têm maior suscetibilidade a infecções bacterianas (particularmente estafilocócicas), aumento do risco de reativação da tuberculose (tipicamente com uma resposta negativa ao teste tuberculínico), e falha na eliminação dos vírus de hepatite B e C após infecção.

Levando em conta esses riscos aumentados, o KDIGO recomenda que deve ser indicada a todos os adultos com DRC vacinação anual contra influenza a menos que contraindicado; e para todos os adultos com TFGe abaixo de 30 mL/min/1,73 m² (DRC categorias G4 a G5) e para aqueles com alto risco de infecção por pneumococos (p. ex. pacientes com síndrome nefrótica, com diabetes, ou que estejam recebendo imunossupressão) está indicada vacinação com a vacina pneumocócica polivalente, exceto se contraindicado.[2] Aos pacientes que já receberam a vacinação pneumocócica, indica-se a revacinação dentro de 5 anos. Além disso, aqueles em elevado risco de progressão de DRC com a TFGe inferior a 30 mL/min/1,73 m² (DRC categorias G4 a G5) devem ser imunizados contra a hepatite B e ter a resposta confirmada por teste sorológico apropriado. Isso deve ser realizado o mais precocemente possível para maximizar as chances de soroconversão.[33]

ASSISTÊNCIA AO PACIENTE COM DOENÇA RENAL CRÔNICA PROGRESSIVA

O atendimento ideal a pacientes com DRC progressiva é proporcionado num ambiente multidisciplinar onde uma gama de profissionais podem proporcionar educação e informação sobre a dieta, diferentes modalidades de TRS, opções de transplante, cirurgia de acesso vascular e assistência social. As comorbidades psicológicas são comuns entre os pacientes com DRC. Os profissionais de saúde que trabalham com pacientes com DRC devem levar em consideração os aspectos psicológicos ao lidar com essa condição e oferecer acesso a grupos de apoio, aconselhamento ou um enfermeiro especializado. O objetivo é criar um ambiente no qual os pacientes podem tornar-se informados e proativos em seus tratamentos.

Doença Renal Crônica e Risco de Lesão Renal Aguda

Todos os pacientes com DRC têm maior risco de desenvolver LRA, e a LRA pode se associar a uma progressão mais rápida para DRET.[34] Os exames de imagem que exigem radiocontrastes iodados implicam risco de LRA, e deve-se avaliar o benefício de um teste diagnóstico diante dos riscos.

Se a investigação for necessária, deve-se usar a menor dose de radiocontraste, com hidratação prévia adequada do paciente e retirada de agentes potencialmente nefrotóxicos antes e após o procedimento; no entanto, o receio de uma LRA induzida por contraste radiológico não deve impedir ou prejudicar uma investigação diagnóstica necessária. O risco potencial de fibrose sistêmica nefrogênica por meio de contraste à base de gadolínio e medidas para reduzi-lo são discutidos no Capítulo 5.

Muitos medicamentos de uso comum aumentam o risco de LRA, e deve-se considerar o nível de TFG ao prescrever qualquer medicamento ou determinar sua dose. Como discutido anteriormente, deve-se considerar a necessidade de suspensão temporária de todos os medicamentos deve ser considerada durante períodos de doenças graves intercorrentes. Outras causas de redução na perfusão renal podem também levar a LRA, incluindo a depleção de volume devido ao uso excessivo de diuréticos, ingestão hídrica insuficiente em climas quentes, diarreia ou vômitos, insuficiência cardíaca, infarto do miocárdio e taquiarritmias. A hipercalcemia grave, resultante tanto de coadministração de doses elevadas de vitamina D e quelantes de fosfato contendo cálcio quanto de doença de base, também pode ser causa de LRA.

Os clínicos devem sempre considerar se a aceleração da perda da função renal é resultado de uma recorrência da doença de base ou de uma condição sobreposta, como nefrite intersticial aguda (Cap. 62), uropatia obstrutiva (Cap. 60) ou trombose de veia renal.

Temporizando o Início de Terapia Renal Substitutiva

Apesar de todas as tentativas de otimizar o manejo da DRC, muitos pacientes vão evoluir para a necessidade de TRS. Todos os pacientes com TFGe inferior a 20 mL/min/1,73 m² e/ou que têm probabilidade de evoluir para DRET dentro de 12 meses devem receber informação e aconselhamento para ajudá-los em sua escolha da modalidade de TRS mais adequada. Se a hemodiálise for a opção de escolha, deve-se proceder à confecção de uma fístula arteriovenosa, tendo em mente que pode levar de 8 a 12 semanas para que as veias se tornem adequadamente arterializadas antes da tentativa de punção (Cap. 91). Deve-se fazer planejamento semelhante antes da inserção preemptiva de um cateter de diálise peritoneal, para possibilitar tempo suficiente para a cicatrização e treinamento adequado antes de qualquer necessidade aguda de início da diálise (Cap. 96). Os cateteres de diálise peritoneal podem ser inseridos e tunelizados completamente no subcutâneo algum tempo antes da necessidade de diálise, para depois vir a ser superficializados para o uso, se as condições clínicas assim ditarem.

O transplante renal precoce pode estar associado a um melhor desfecho no longo prazo,[35] dessa forma, os pacientes devem ser avaliados quanto à sua adequação e, quando viável, ativados na lista de espera antes do início da diálise. Isso maximiza as chances de que o potencial receptor permaneça com razoável estado de saúde. Deve-se explorar a disponibilidade de um doador vivo para aumentar as chances de transplante preemptivo antes que o paciente comece a diálise. O KDIGO recomenda que se considere o transplante renal com doador vivo em adultos quando a TFG for inferior a 20 mL/min/1,73 m² e que haja evidências de DRC progressiva e irreversível nos últimos 6 a 12 meses.[2]

O início precoce e planejado de diálise não está associado à melhora dos desfechos em comparação com início após sinais e sintomas de uremia.[36] O KDIGO sugere que se inicie a diálise quando um ou mais dos seguintes fatores estejam presentes: sintomas ou sinais atribuíveis à insuficiência renal (serosite, distúrbios ácido-básicos ou eletrolíticos, prurido); incapacidade de controlar o estado volêmico ou pressão arterial; uma deterioração progressiva do estado nutricional refratária à intervenção dietética; ou comprometimento cognitivo.[2] Esses problemas ocorrem frequentemente, porém não invariavelmente quando a TFG é inferior a 15 mL/min/1,73 m² (Cap. 90).

Tratamento conservador

Cada vez mais, reconhece-se o ônus potencial de se iniciar TRS em termos de altas taxas de mortalidade no curto prazo, internações hospitalares recorrentes, tempo gasto em deslocamentos e melhoria limitada na qualidade de vida de alguns pacientes idosos e daqueles com múltiplas comorbidades. Isso levou à prática de propor aos pacientes com DRET a opção adicional de não iniciar diálise, mantendo assim um acompanhamento contínuo e controle de sintomas através do tratamento conservador. Embora a diálise possa oferecer maior sobrevida, aqueles que optam pelo tratamento conservador podem ter tantos dias livres de internação quanto aqueles que escolhem a hemodiálise.[37] Os sintomas de uremia avançada podem ser angustiantes, e é importante garantir que os pacientes que escolhem essa via tenham acesso a membros da equipe multidisciplinar com experiência em cuidados paliativos para facilitar uma sobrevida livre de sofrimento.

Referências

1. Keith DS, Nichols GA, Gullion CM, et al. Longitudinal follow-up and outcomes among a population with chronic kidney disease in a large managed care organization. *Arch Intern Med.* 2004;164:659-663.
2. Kidney Disease: Improving Global Outcomes (KDIGO) CKD Work Group. KDIGO 2012 clinical practice guideline for the evaluation and management of chronic kidney disease. *Kidney Int Suppl.* 2013;3:1-150.
3. Matsushita K, Mahmoodi BK, Woodward M, et al. Comparison of risk prediction using the CKD-EPI equation and the MDRD study equation for estimated glomerular filtration rate. *JAMA.* 2012;307:1941-1951.
4. Richards N, Harris K, Whitfield M, et al. Primary care–based disease management of chronic kidney disease (CKD), based on estimated glomerular filtration rate (eGFR) reporting, improves patient outcomes. *Nephrol Dial Transplant.* 2008;23:549-555.
5. National Institute for Health and Care Excellence. Chronic kidney disease: Early identification and management of chronic kidney disease in adults in primary and secondary care. 2008 Available at http://publications.nice .org.uk/chronic-kidney-disease-cg73.
6. Arm JP, Peile EB, Rainford DJ, et al. Significance of dipstick hematuria. 1. Correlation with microscopy of the urine. *Br J Urol.* 1986;58:211-217.
7. Matsushita K, van der Velde M, Astor BC, et al. Association of estimated glomerular filtration rate and albuminuria with all-cause and cardiovascular mortality in general population cohorts: A collaborative meta-analysis. *Lancet.* 2010;375:2073-2081.
8. Methven S, Traynor JP, Hair MD, et al. Stratifying risk in chronic kidney disease: An observational study of UK guidelines for measuring total proteinuria and albuminuria. *QJM.* 2011;104:663-670.
9. Roderick P, Jones C, Drey N, et al. Late referral for end-stage renal disease: A region-wide survey in the south west of England. *Nephrol Dial Transplant.* 2002;17:1252-1259.
10. Caskey F, Davenport A, Dawnay A, et al. UK Renal Registry 2013: 16th Annual Report of the Renal Association. *Nephron Clin Pract.* 2013;125(1–4).
11. Roy-Chaudhury P, Kelly BS, Melhem M, et al. Vascular access in hemodialysis: Issues, management, and emerging concepts. *Cardiol Clin.* 2005;23: 249-273.
12. Foley RN, Parfrey PS, Sarnak MJ. Epidemiology of cardiovascular disease in chronic renal disease. *J Am Soc Nephrol.* 1998;9(suppl 12):S16-S23.
13. Smart NA, Titus TT. Outcomes of early versus late nephrology referral in chronic kidney disease: A systematic review. *Am J Med.* 2011;124:1073-1080.
14. Klag MJ, Whelton PK, Randall BL, et al. Blood pressure and end-stage renal disease in men. *N Engl J Med.* 1996;334:13-18.
15. Kovesdy CP, Trivedi BK, Kalantar-Zadeh K, Anderson JE. Association of low blood pressure with increased mortality in patients with moderate to severe chronic kidney disease. *Nephrol Dial Transplant.* 2006;21:1257-1262.
16. Kidney Disease: Improving Global Outcomes (KDIGO) Blood Pressure Work Group. KDIGO clinical practice guideline for the management of blood pressure in chronic kidney disease. *Kidney Int Suppl.* 2012;2:337-414.
17. Minutolo R, Agarwal R, Borrelli S, et al. Prognostic role of ambulatory blood pressure measurement in patients with nondialysis chronic kidney disease. *Arch Intern Med.* 2011;171:1090-1098.

18. Bangash F, Agarwal R. Masked hypertension and white-coat hypertension in chronic kidney disease: A meta-analysis. *Clin J Am Soc Nephrol.* 2009;4:656-664.

19. Lapi F, Azoulay L, Yin H, et al. Concurrent use of diuretics, angiotensin converting enzyme inhibitors, and angiotensin receptor blockers with non-steroidal anti-inflammatory drugs and risk of acute kidney injury: Nested case-control study. *BMJ.* 2013;346:e8525.

20. Effects of diet and antihypertensive therapy on creatinine clearance and serum creatinine concentration in the Modification of Diet in Renal Disease Study. *J Am Soc Nephrol.* 1996;7:556-566.

21. Kidney Disease: Improving Global Outcomes (KDIGO) Anemia Work Group. KDIGO clinical practice guideline for anemia in chronic kidney disease. *Kidney Int Suppl.* 2012;2:279-335.

22. Moe S, Drüeke T, Cunningham J, et al. Definition, evaluation, and classification of renal osteodystrophy: A position statement from Kidney Disease: Improving Global Outcomes (KDIGO). *Kidney Int.* 2006;69:1945-1953.

23. Foley RN. Phosphate levels and cardiovascular disease in the general population. *Clin J Am Soc Nephrol.* 2009;4:1136-1139.

24. Kidney Disease: Improving Global Outcomes (KDIGO) CKD-MBD Work Group. KDIGO clinical practice guideline for the diagnosis, evaluation, prevention, and treatment of chronic kidney disease–mineral and bone disorder (CKD-MBD). *Kidney Int Suppl.* 2009;76:S1-S130.

25. National Institute for Health and Care Excellence. Hyperphosphataemia in chronic kidney disease. CG157. 2013 Available at http://publications.nice.org.uk/hyperphosphataemia-in-chronic-kidney-disease-cg157.

26. Alpern RJ, Sakhaee K. The clinical spectrum of chronic metabolic acidosis: Homeostatic mechanisms produce significant morbidity. *Am J Kidney Dis.* 1997;29:291-302.

27. de Brito-Ashurst I, Varagunam M, Raftery MJ, Yaqoob MM. Bicarbonate supplementation slows progression of CKD and improves nutritional status. *J Am Soc Nephrol.* 2009;20:2075-2084.

28. Charytan D, Kuntz RE. The exclusion of patients with chronic kidney disease from clinical trials in coronary artery disease. *Kidney Int.* 2006;70:2021-2030.

29. Herzog CA, Asinger RW, Berger AK, et al. Cardiovascular disease in chronic kidney disease. A clinical update from Kidney Disease: Improving Global Outcomes (KDIGO). *Kidney Int.* 2011;80:572-586.

30. Palmer SC, Di Micco L, Razavian M, et al. Antiplatelet agents for chronic kidney disease. *Cochrane Database Syst Rev.* 2013;(2):CD008834.

31. Kidney Disease: Improving Global Outcomes (KDIGO) Dyslipidemia Work Group. KDIGO clinical practice guideline for lipid management in chronic kidney disease. *Kidney Int Suppl.* 2013;3:263.

32. Descamps-Latscha B, Herbelin A, Nguyen AT, et al. Immune system dysregulation in uraemia. *Semin Nephrol.* 1994;14:253-260.

33. DaRoza G, Loewen A, Djurdjev O, et al. Stage of chronic kidney disease predicts seroconversion after hepatitis B immunization: earlier is better. *Am J Kidney Dis.* 2003;42:1184-1192.

34. Lafrance JP, Djurdjev O, Levin A. Incidence and outcomes of acute kidney injury in a referred chronic kidney disease cohort. *Nephrol Dial Transplant.* 2010;25:2203-2209.

35. Wolfe RA, Ashby VB, Milford EL, et al. Comparison of mortality in all patients on dialysis, patients on dialysis awaiting transplantation, and recipients of a first cadaveric transplant. *N Engl J Med.* 1999;341:1725-1730.

36. Cooper BA, Branley P, Bulfone L, et al. A randomized, controlled trial of early versus late initiation of dialysis. *N Engl J Med.* 2010;363:609-619.

37. Carson RC, Juszczak M, Davenport A, Burns A. Is maximum conservative management an equivalent treatment option to dialysis for elderly patients with significant comorbid disease? *Clin J Am Soc Nephrol.* 2009;4:1611-1619.

Doença Cardiovascular na Doença Renal Crônica

Peter Stenvinkel e Charles A. Herzog

A expectativa de vida de pacientes com doença renal crônica (DRC), particularmente aqueles com doença renal em estágio terminal (DRET), é reduzida. Nos Estados Unidos, no ano de 2010, a taxa de mortalidade por todas as causas em pacientes em diálise foi de 193 mortes por 1.000 pacientes/ano, sendo 38% atribuíveis a causas cardíacas.[1] Uma reduzida taxa de filtração glomerular estimada (eTFG) é um preditor forte e independente de morbidade e mortalidade[2] cardiovascular, assim como mortalidade por todas as causas (Fig. 82-1).[3] Mesmo em disfunções renais discretas, como a sugerida pela albuminúria, o risco cardiovascular[4] aumenta, pois ela pode refletir a saúde microvascular incluindo a função endotelial. Existe uma forte associação entre a excreção urinária de albumina e outros fatores de risco cardiovasculares.[5] Pacientes em DRET apresentam um risco extraordinário de morte prematura, resultantes de complicações cardiovasculares. No entanto, os números de pacientes em DRC não dialítica são muito maiores, e aqueles com eTFG >60 mL/min/1,73m² têm maior probabilidade de morrer do que desenvolver DRET[6], refletindo o fardo da doença cardiovascular (DCV) nessa população de alto risco. A estratégia mais efetiva para reduzir a morbidade e mortalidade cardiovascular seria dar enfoque à prevenção e ao tratamento dos pacientes com leve disfunção renal antes do desenvolvimento de DRC avançada.

Infelizmente, pacientes com DRC são frequentemente excluídos de estudos randomizados controlados em DCV, ou a função renal é pobremente descrita,[7] possivelmente reduzindo a aceitação de terapias baseadas em evidências (validadas em pacientes não renais) e fomentando o "niilismo terapêutico" em clínicos que tratam pacientes com DRC.

Como na doença ateromatosa oclusiva vascular convencional, a DRC é caracterizada por vasculopatia generalizada com outras características, como a hipertrofia ventricular esquerda (HVE), as calcificações vasculares e a perda da complacência vascular. Numerosos fatores de risco cardiovasculares específicos da DRC atuam em adição aos fatores de risco convencionais encontrados na população geral.

EPIDEMIOLOGIA

Prevalência de Complicações Cardiovasculares na Doença Renal Crônica

A interpretação de estudos epidemiológicos em DRC é problemática devido à dificuldade em definir a causa de morte nesta população, porém esta dificuldade não é limitada a pacientes com doença renal. A morte súbita é mais provavelmente um resultado de arritmia, entretanto uma hemorragia subaracnoide, um acidente vascular encefálico embólico maciço ou uma dissecção aórtica podem ser indistinguíveis de um evento arrítmico primário na ausência de uma necrópsia. O verdadeiro enigma, entretanto, é definir a "doença arterial coronariana" (DAC). Na população geral, a morte súbita cardíaca é acertadamente considerada uma complicação primária de DAC; intervenções baseadas em evidências (p. ex. Estatinas) visam suprimir a progressão da doença aterosclerótica e reduzir a incidência de morte súbita. Entretanto, em pacientes dialíticos, a morte súbita cardíaca pode não ser

um marcador de DAC. Mesmo o uso de uma história prévia de angina para classificar um paciente como portador de DAC é problemático, pois a angina (como um resultado de um desequilíbrio entre oferta/demanda) pode ocorrer em pacientes com HVE e coronárias angiograficamente pérvias. Isso provavelmente se relaciona ao aumento na fibrose miocárdica, diminuição da densidade capilar relativa e aumento do espessamento vascular parietal dos vasos intramiocárdicos relacionados a uremia.

Setenta e cinco por cento dos pacientes em DRET têm HVE. A prevalência de hipertensão aumenta proporcionalmente à queda da TFG; de 75% a 85% dos pacientes em diálise têm hipertensão. Em conjunto com a hipertensão, a anemia, o aumento na resistência vascular e a sobrecarga de volume contribuem para o desenvolvimento de HVE. Com base em ecocardiogramas, de 85% a 90% dos pacientes possuem uma fração de ejeção do ventrículo esquerdo (FEVE) de 50% ou mais apesar da presença frequente de insuficiência Cardíaca Congestiva (ICC).[8] Como a ICC é diagnosticada em cerca de 40% dos pacientes no primeiro ano de DRET,[9] muitos episódios de sobrecarga volêmica podem ser atribuíveis à disfunção diastólica ou à congestão circulatória. Hospitalizações por ICC são associadas a alta mortalidade a longo prazo.[10] Embora a DAC seja comum em pacientes com DRC, o infarto agudo do miocárdio (IAM) é relacionado a apenas 13% das mortes por causas cardíacas; segundo o sistema de dados do United States Renal Data System (USRDS), 69% das mortes são atribuídas a arritmias.[11] Em pacientes idosos em diálise, uma nova fibrilação atrial (FA) ocorre numa taxa anual de 15% com 59% de mortalidade no primeiro ano após episódio de FA.[12] A Figura 82-2 mostra a prevalência de eventos cardiovasculares em pacientes com DRET.

A ICC resulta da sobrecarga pressórica, sobrecarga volêmica e dos fatores não hemodinâmicos que alteram o miocárdio.[13] A Figura 82-3 resume a fisiopatologia da síndrome cardiorrenal levando a miocardiopatia e ICC.

A Doença Cardiovascular está Presente antes do Início da Terapia de Substituição Renal

Em pacientes idosos portadores de DRC nos estágios 2 ou 3, os fatores de risco tradicionais aparentam ser os maiores contribuintes para a mortalidade cardiovascular. Dados da Atherosclerotic Risk in Communities (ARIC) sugerem que ambos os fatores de risco tradicionais e novos são relevantes no estágio 4 da DRC,[14] e estudos em pacientes dialíticos sugerem que os novos fatores de risco são mais prevalentes do que na população geral (Fig. 82-4).[15] O escore preditivo de Framingham não prediz acuradamente os eventos coronarianos na DRC.[16] A DRC de leve a moderada é associada a aumento do risco de tromboembolismo venoso,[17] reforçando o conceito de hipercoagulabilidade na DRC. Uma metanálise colaborativa do Kidney Disease: Improving Global Outcomes (KDIGO) mostra uma estimativa do risco de mortalidade vascular e por todas as causas, estratificada pela eTFG e pela relação albumina-creatinina urinárias (Fig. 82-5).[18] A Figura 82-6 mostra a DCV em pacientes idosos, portadores ou não, de DRC não dialítica.

Taxas Idade-ajustadas de Morte por Todas as Causas, Eventos Cardiovasculares e Hospitalizações

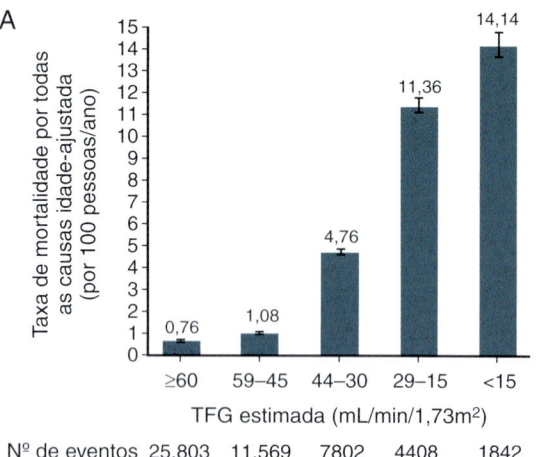

A

Nº de eventos   25.803   11.569   7802   4408   1842

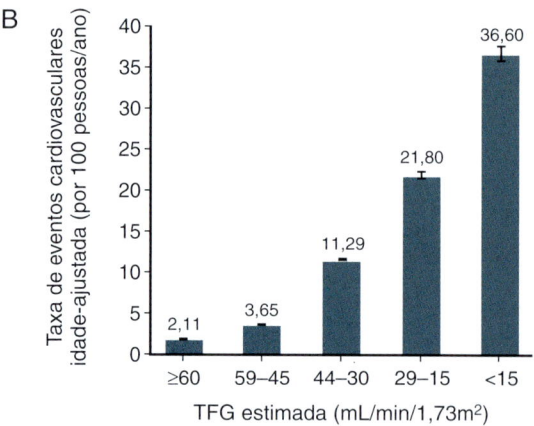

B

Nº de eventos   73.108   34.690   18.580   8809   3824

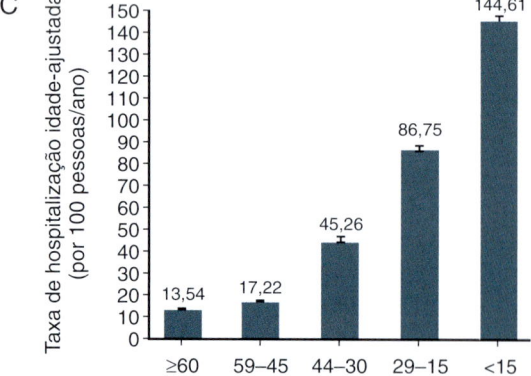

C

Nº de eventos   366.757   106.543   49.77   20.581   11.593

Figura 82-1 Taxas idade-ajustadas de mortalidade por todas as causas (A), eventos cardiovasculares (B) e hospitalizações (C) de acordo com a Taxa de Filtração Glomerular (TFG) entre 1.120.295 adultos em acompanhamento ambulatorial. Um evento cardiovascular foi definido como: hospitalização por doença arterial coronariana, insuficiência cardíaca, acidente vascular encefálico isquêmico ou doença arterial periférica. O intervalo de confiança entre as barras foi de 95%.[2] A taxa de eventos está listada acima de cada barra).

Diferenças Raciais e Internacionais na Prevalência da Doença Cardiovascular

Nos Estados Unidos, pacientes negros em diálise têm maior sobrevida em relação aos caucasianos em diálise. Entretanto, a mortalidade cardiovascular entre todos os pacientes em diálise nos Estados Unidos é significativamente maior do que a observada no Japão e na Europa,[19] mesmo após ajuste para fatores de risco padrão e dose de diálise. A maior taxa de mortalidade em pacientes dialíticos nos Estados Unidos pode ser relacionada a uma maior taxa de pacientes mais graves ou diabéticos ou a diferentes padrões dediálises; entretanto, hábitos culturais, diferenças na dieta ou variações genéticas também podem contribuir para esta diferença.

Epidemiologia Reversa

A *epidemiologia reversa* se refere a observação paradoxal de que a associação vista na população geral entre hipercolesterolemia, hipertensão, obesidade e mau prognóstico, incluindo morte por causa cardiovascular, não existe e pode até ser inversa na população com DRC.[20] Esse conceito é desnecessariamente confuso e deve ser substituído por *epidemiologia desconcertada*. A causalidade não deve ser confundida com a associação. É presumido (porém, aberto para debates) que pacientes com maior consunção e inflamação encontram geralmente uma pior sobrevida e uma epidemiologia desconcertada.

ETIOLOGIA E FATORES DE RISCO

Fatores de Risco Tradicionais

Idade, Sexo e Tabagismo

O U.S. National Health and Nutrition Examination Surveys (NHANES) mostra a prevalência de fatores de risco cardiovascular e de DCV em relação a idade e ao estágio da DRC. Nos Estados Unidos, a média de idade dos pacientes em início da terapia de substituição renal é de 63 anos, quando a DCV já é comum. A nível individual, uma metanálise incluindo mais de 2 milhões de participantes mostrou que uma baixa eTFG e alta albuminúria foram independentemente associados a mortalidade e DRET independente da idade.[21] O Sexo feminino é associado a um aumento de risco independente de 4% na mortalidade nos pacientes incidentes em diálise,[5] e o tabagismo com um aumento de 52% no risco de morte em pacientes dialíticos.[22]

Diabetes Melito

Em 2010, o Diabetes causou 44% dos casos de DRET nos Estados Unidos,[1] e também é a causa mais comum de DRET em muitos países. Pacientes diabéticos que iniciam terapia de substituição renal têm numerosos fatores de risco cardiovasculares, incluindo: dislipidemia, hipertensão, inflamação persistente, aumento do estresse oxidativo e desnutrição calórico-proteica. Logo, o diabetes no início da diálise é um fator de risco independente para mortalidade por todas as causas e também para morte por causas cardiovasculares, inclusive após revascularização miocárdica ou IAM; A DRET de etiologia diabética confere um aumento no risco de mortalidade de 34% após IAM em comparação com pacientes não diabéticos com DRET. Apesar da diabetes ser um "DAC equivalente", a incidência de IAM nos pacientes com DRC nos estágios 3b a 4 sem diabetes é mais alta do que em pacientes não diabéticos com eTFG de 60 mL/min/1,73 m² ou mais.

Hipertensão

A hipertensão é comum, porém tratada de maneira variável em pacientes com DRC. Dos participantes do NHANES[5] com DRC estágios 3 e 4, 80% eram hipertensos (definida como pressão arterial ≥ 130/80mmHg para pacientes com DRC), e apenas 20% sabiam do diagnóstico e se tratavam adequadamente. Entre os participantes com DRC estágio 1 e 2, 63% eram hipertensos e apenas 11% deles eram tratados adequadamente. Dados mais recentes do NHANES 2001 a 2010 sugerem uma

Taxas de Eventos de Diagnósticos e Procedimentos Cardiovasculares por Modalidade

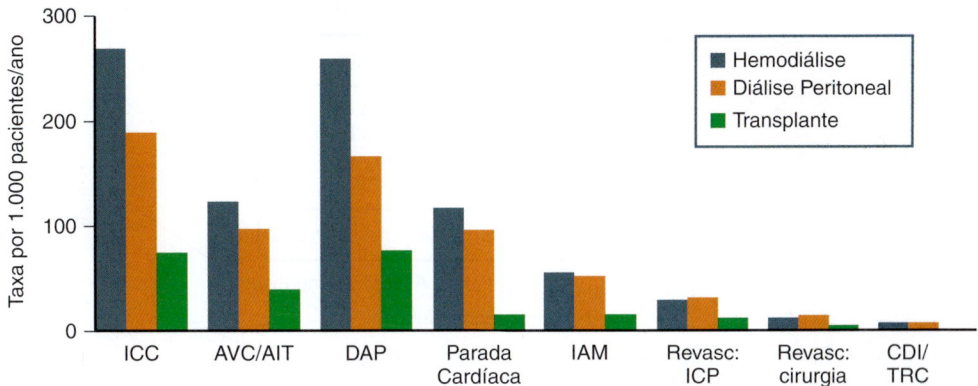

Figura 82-2 Taxas de eventos diagnósticos e procedimentos cardiovasculares por modalidade dialítica. A prevalência de pacientes em doença renal em estágio terminal (DRET) em 01 de janeiro de 2005, com idade maior ou igual a 20 anos, com Medicare como principal provedor e sobrevida por 90 dias após o diagnóstico da DRET. *IAM* (Infarto Agudo do Miocárdio), *ICC* (Insuficiência Cardíaca Congestiva), *TRC* (Terapia de Ressincronização Cardíaca), *AVC* (Acidente Vascular Cerebral), *CDI* (Cardiodesfibrilador Implantável), *DAP* (Doença Arterial Periférica), *ICP* (Intervenção Coronária Percutânea), *AIT* (Ataque Isquêmico Transitório).[166]

Fisiopatologia da Síndrome Cardiorrenal

Mudanças miocárdicas associadas à DRC
Hipertrofia de miócitos
Disfunção e miócitos
↑↑Fibrose intersticial
↓Densidade capilar
↑↑Massa do VE
Níveis séricos elevados de Troponina

Mudanças vasculares associadas à DRC
Aterosclerose acelerada
↑Enrijecimento vascular
↓Densidade muscular lisa
Transformação osteoblástica da CMLV
Calcificação intra e extracelular

Disfunção cardíaca aguda na IC

Neuro-hormonal crônico
↑SNS,RAS, aldosterona
↓Vitamina D
↑PTH
↑PO4
↓EPO
↓Utilização de Fe
↓Na-K ATPase
↓Testosterona

Eventos facilitadores
↓Aderência terapêutica
↑Ingesta de sódio
Isquemia
Arritmias
SAOS

Outros insultos
AINEs, TZDs, meio de radiocontraste

Disfunção sistólica e/ou diastólica

Alteração hemodinâmica intrarrenal

Aumento na pressão venosa

Queda na perfusão

Precipitadores
Diuréticos
Vasodilatadores
Procedimentos

Congestão renal

Vasoconstrição tóxica

Ativação Neuro-hormonal aguda
SNS + SRA + Aldosterona + Endotelina
+ ADH; vasoconstricção renal (adenosina)
+ desregulação das prostaglandinas

Mecanismos de falência de VE
• Sobrecarga pressórica
• Sobrecarga volêmica
• Fatores não hemodinâmicos relacionados à DRC

ANP/BNP — Peptídeos natriuréticos

Bloqueio da natriurese

Anemia/ ↓ relativa de EPO/bloqueio no transporte de Fe

Secreção de citocinas

Sinalização humoral

IL-1, TNF

Ativação monocitária

Disfunção endotelial

↓Função tubuloglo-merular

Lesão renal aguda em renais crônicos
DM+HAS+outras DRC
Hipoperfusão renal
Queda na TFG
Resistência aos diuréticos
Resistência aos ANP/BNP
Retenção de Na+H2O
Necrose/apoptose
Fibrose

Biomarcadores
↑BNP/NT-proBNP
↑N-GAL
↑MIR-1
↑IL-18
Ferro catalítico
↑Cistatina C
↑Creatinina
Albuminúria
Muitos outros

↑Moléculas de adesão, ↑ativação enzimática e ↑estresse oxidativo

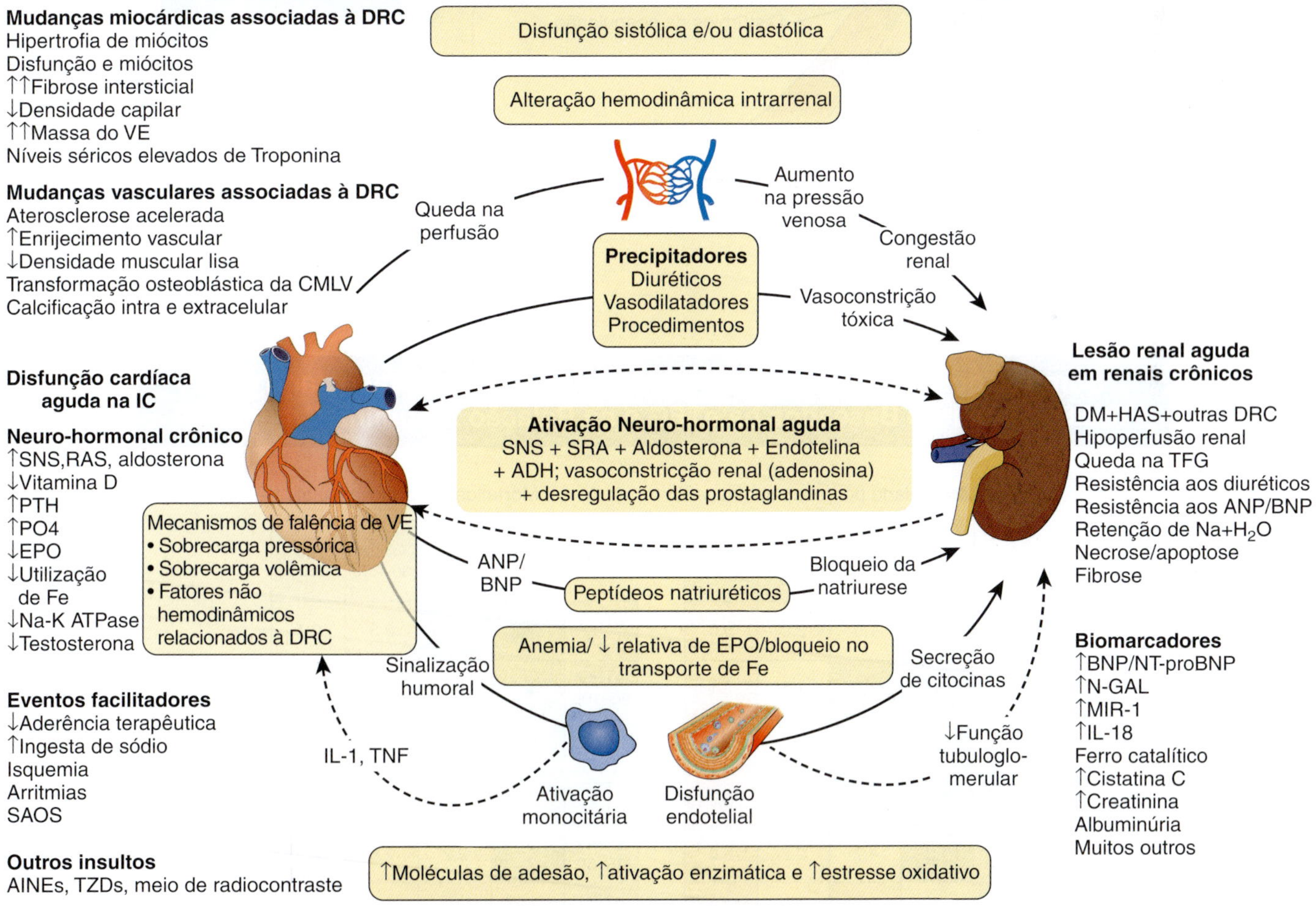

Figura 82-3 Fisiopatologia da Síndrome Cardiorrenal. *ADH*, hormônio antidiurético; *FA*, Fibrilação atrial; *PNC*, peptídeo natriurético cerebral; *DRC*, doença renal crônica; *DM*, diabetes melito; *EPO*, eritropoietina; *TFG*, taxa de filtração glomerular; *HAS*, Hipertensão arterial sistêmica; *IL-1*, interleucina 1; *MIR-1*, molécula de injúria renal 1; *VE*, ventrículo esquerdo; *AINEs*, antinflamatórios não esteroides; *N-GAL*, lipocalina associada a gelatinase de neutrófilos; *NT-proBNP*, pró-hormônio *N*-terminal do peptídeo natriurético cerebral; *SAOS*, síndrome da apneia obstrutiva do sono; *PTH*, parato-hormônio; *SRA*, sistema renina-angiotensina; *SNS*, sistema nervoso simpático; *FNT*, fator de necrose tumoral; *TZD*, tiazolinedionas; *CMLV*, célula muscular lisa vascular.[13]

Fatores de Risco para Doença Cardiovascular na Doença Renal Crônica

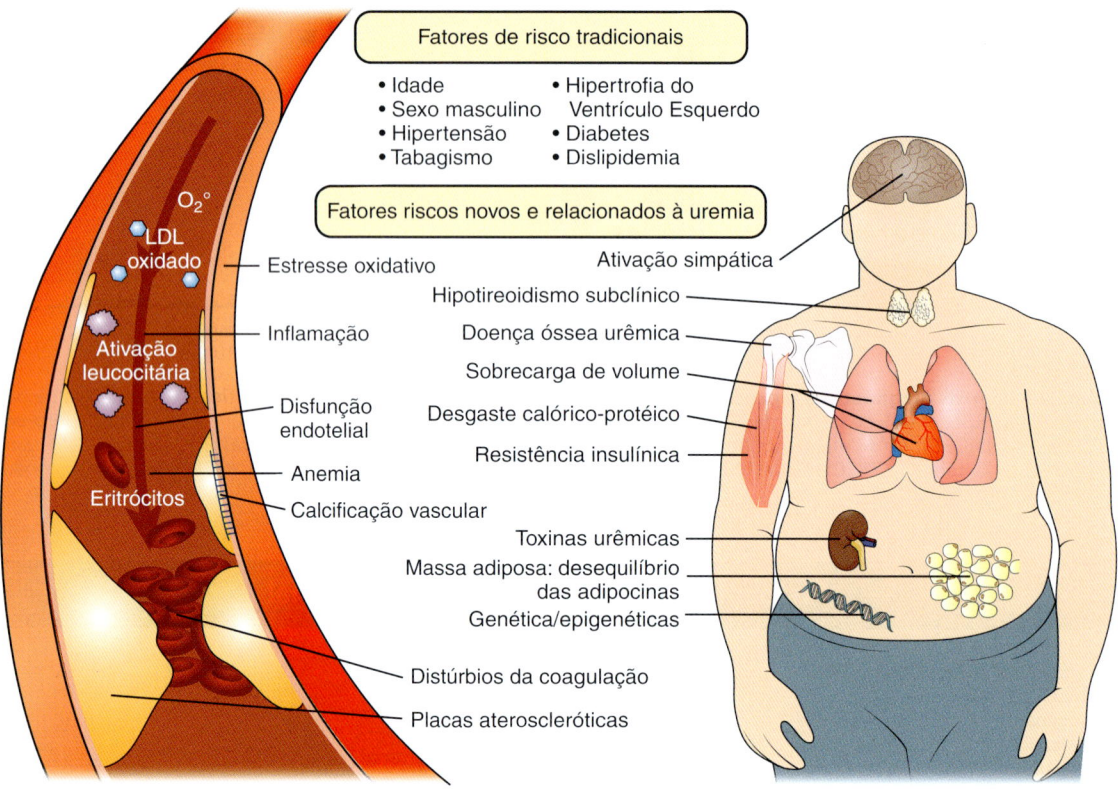

Figura 82-4 **Fatores de risco para doença cardiovascular na doença renal crônica.** Visão geral dos fatores de risco tradicionais (p.ex. Framingham), assim como dos novos e relacionados à uremia. *LDL*, lipoproteína de baixa densidade.[15]

Sumário dos Riscos Relativos de Mortalidade Cardiovascular e por Todas as Causas Baseados na eTFG e na Relação Albumina-Creatinina

	Mortalidade por todas as causas					Mortalidade cardiovascular			
	A/C <10	A/C 10–29	A/C 30–299	A/C ≥300		A/C <10	A/C 10–29	A/C 30–299	A/C ≥300
eTFG >105	1,1	1,5	2,2	5,0	eTFG >105	0,9	1,3	2,3	2,1
eTFG 90–105	Ref	1,4	1,5	3,1	eTFG 90–105	Ref	1,5	1,7	3,7
eTFG 75–90	1,0	1,3	1,7	2,3	eTFG 75–90	1,0	1,3	1,6	3,7
eTFG 60–75	1,0	1,4	1,8	2,7	eTFG 60–75	1,1	1,4	2,0	4,1
eTFG 45–60	1,3	1,7	2,2	3,6	eTFG 45–60	1,4	2,2	2,8	4,3
eTFG 30–45	1,9	2,3	3,3	4,9	eTFG 30–45	2,2	2,7	3,4	5,2
eTFG 15–30	5,3	3,6	4,7	6,6	eTFG 15–30	14	7,9	4,8	8,1

Figura 82-5 **Sumário dos riscos relativos por metanálise categórica.** *A/C*, relação albumina-creatinina; *eTFG*, taxa de filtração estimada.[18]

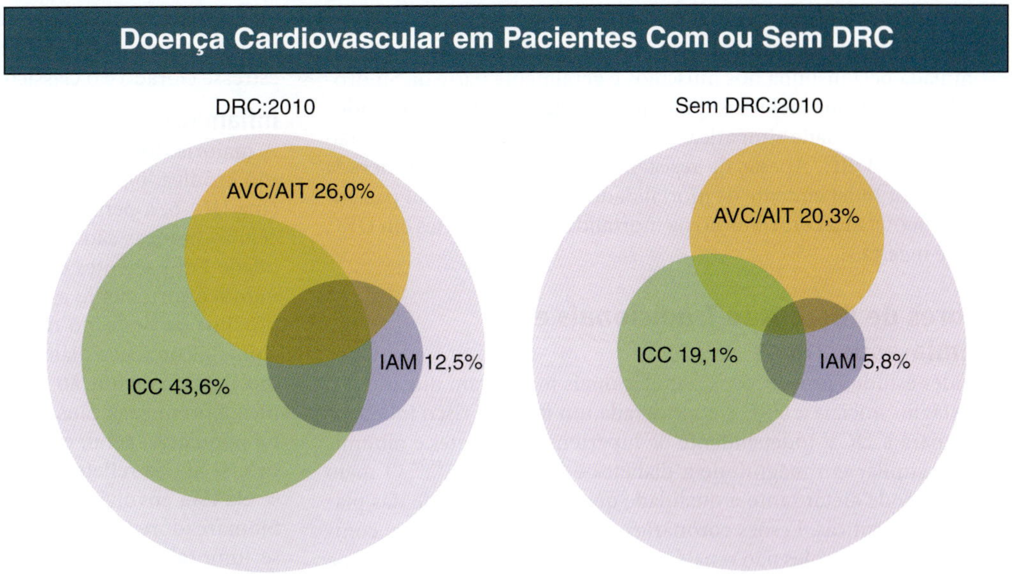

Doença Cardiovascular em Pacientes Com ou Sem DRC

DRC:2010

Sem DRC:2010

Figura 82-6 Doença cardiovascular em pacientes com ou sem doença renal crônica, 2010. Frequência relativa de doença cardiovascular em inscritos na Medicare, com idade igual ou maior a 66 anos, com ou sem DRC. *IAM*, Infarto Agudo do Miocárdio; *ICC*, Insuficiência Cardíaca Congestiva; *DRC*, Doença Renal Crônica; *AVC*, acidente Vascular Cerebral e *AIT*, Ataque Isquêmico Transitório.[1]

AVC/AIT 26,0%

ICC 43,6%

IAM 12,5%

AVC/AIT 20,3%

ICC 19,1%

IAM 5,8%

Anormalidades Lipídicas na Doença Renal

| Estágio da Doença Renal | Níveis de Colesterol | | | |
	Total	Lipoproteínas de Alta Densidade	Lipoproteínas de Baixa Densidade	Triglicérides
Síndrome Nefrótica	↑↑↑	↓	↑↑	↑
Doença Renal Crônica	Sem mudanças	↓	Sem mudanças*	↑↑
Hemodiálise	Sem mudanças	↓	Sem mudanças*	↑↑
Diálise Peritoneal	↑	↓	↑	↑
Transplante	↑↑	Sem mudanças	↑	↑

Tabela 82-1 Anormalidades lipídicas na doença renal. Padrões comuns de hiperlipidemia em diferentes estágios da doença renal em comparação com a população saudável. *Alteração na composição.

discreta melhora nos portadores de hipertensão e DRC estágios 3 a 4.[24] Em alguns pacientes em diálise, uma baixa pressão arterial correlaciona-se com aumento de mortalidade (ver a discussão em epidemiologia reversa). Entretanto, como na população geral, a hipertensão prediz mortalidade em portadores de DRC antes e depois do início da diálise. Hipertensão sistólica isolada com pressão de pulso elevada é de longe a anomalia pressórica mais comum em pacientes dialíticos, resultando da esclerose da camada média arterial com endurecimento secundário. Vasos endurecidos causam um aumento na velocidade de ondas de pulso, resultando em aumento da pressão de pico sistólico por uma onda de pulso prematuramente refletida, disfunção progressiva do VE e finalmente ICC. Isto pode resultar subsequentemente numa queda da pressão arterial média e diastólica, e aumento no risco de morte cardiovascular. A relação entre a pressão arterial e a mortalidade é uma curva em formato de U: hipertensão sistólica isolada e aumento da pressão de pulso provavelmente indicam um alto risco a longo prazo em pacientes dialíticos, enquanto uma baixa pressão arterial média e diastólica são preditores de mortalidade precoce. O perigo invisível da hipertensão são os numerosos pacientes portadores de DRC com ausência de descenso noturno (Cap. 33). Pacientes portadores de DRC também apresentam frequentemente apneia obstrutiva do sono a qual está associada a ausência do descenso noturno, ativação do sistema nervoso simpático e risco cardiovascular.

Dislipidemia

A associação entre hipercolesterolemia, DCV e mortalidade em pacientes portadores de DRC é fraca, porque as anormalidades cardiovasculares maiores, como a miocardiopatia e a aterosclerose, podem ser menos dependentes da dislipidemia do que de outros fatores. Paradoxalmente, baixos níveis de colesterol sérico estão associados a uma maior mortalidade em pacientes em hemodiálise (HD),[20] uma epidemiologia reversa certamente associada ao desgaste calórico-proteico e inflamação. Após ajuste para os níveis de proteína C-reativa (PCR) os altos níveis de colesterol foram preditores de risco em pacientes portadores de DRET relativamente saudáveis e sem inflamação.[25]

A DRC progressiva leva a mudanças no perfil lipídico associadas a doença vascular, incluindo: queda dos níveis de lipoproteínas contendo a apolipoproteína A (apo-A) (Tabela 82-1). Os níveis plasmáticos de triglicérides estão elevados na maioria dos pacientes em DRET, já os níveis de colesterol total podem ser elevados, normais ou baixos, dependendo do estado nutricional e da presença ou não de inflamação. A lipoproteína de alta densidade (High-Density Lipoprotein – HDL) é tipicamente reduzida, e a lipoproteína de baixa densidade (Low-Density Lipoprotein – LDL), de densidade intermediária e de muito baixa densidade (Very Low Density-Lipoprotein – VLDL), assim como os níveis de lipoproteína (a), tendem a ser elevadas. Devido a mudanças específicas na sua composição molecular, as atividades anti-inflamatórias do HDL são defeituosas no meio urêmico.[26] Comparados com pacientes em HD a longo prazo, pacientes em diálise peritoneal (DP) apresentam mais frequentemente hipercolesterolemia em conjunto com hipertrigliceridemia. Ambos os grupos se caracterizam por baixo nível de HDL e elevados níveis de colesterol LDL oxidado; elevados níveis de lipoproteína (a) estão associados a aumento na mortalidade de causa cardiovascular.

Resistência Insulínica e Aterosclerose

Na população geral, uma deficiência da disponibilização de glicose estimulada pela insulina nos músculos é geralmente parte da Síndrome Metabólica, que inclui dislipidemia, hipertensão, disfunção endotelial e hiperatividade simpática. Muitas dessas anormalidades estão presentes da DRC. Apesar da resistência insulínica ser considerada um preditor independente de mortalidade cardiovascular em pacientes dialíticos,[27] sua contribuição na mortalidade de pacientes em DRC ainda é incerta.

Fatores de Risco Não Tradicionais e Uremia-específicos

Grandes estudos prospectivos populacionais mostraram que mesmo em estágios iniciais a DRC é considerada um fator de risco independente para a DCV independente de hipertensão, diabetes e albuminúria e similar em magnitude a diabetes e hipertensão.[28,29] O meio urêmico pode afetar tanto a qualidade quanto a quantidade das placas ateroscleróticas. Lesões coronárias em pacientes urêmicos, comparadas com controles não renais, são caracterizadas por aumento na espessura da média, infiltração e ativação macrofágica e marcada calcificação.[30] O mecanismo pelo qual o meio urêmico pode acelerar a aterosclerose não é bem estabelecido, mas a prevalência e magnitude de vários fatores de risco não tradicionais, como estresse oxidativo, inflamação, calcificação vascular e aumento de produtos avançados de glicação (PAGs), os quais aumentam com a deterioração da função renal. Outros solutos de retenção urêmica, como a dimetil-arginina assimétrica (ADMA), guanidina, indoxyl sulfato e p-cresol que se acumulam na DRC, podem ter propriedades proaterogênicas.[31] Finalmente, os rins produzem substâncias que podem inibir a DCV e a aterogênese – por exemplo, a renalase, uma monoamina oxidase que regula a função cardíaca e a pressão arterial.[32]

Estresse Oxidativo

O estresse oxidativo pode estar implicado na patogênese da aterosclerose e no aumento do risco de eventos cardiovasculares ateroscleróticos, além de outras complicações da DRC, como o degaste calórico-proteico e a anemia.[33] Um aumento na produção de espécies reativas de oxigênio nas paredes vasculares é um evento característico da aterosclerose.[33] A DRC nas fases iniciais (estágio 3), e em particular a uremia, é um estado pro-oxidante resultando na redução de sistemas antioxidantes (deficiência de vitamina C e selênio, redução nos níveis intracelulares de vitamina E e redução na atividade do sistema glutationa) e no aumento da atividade pró-oxidante associada a idade avançada, diabetes, inflamação crônica, retenção de solutos urêmicos

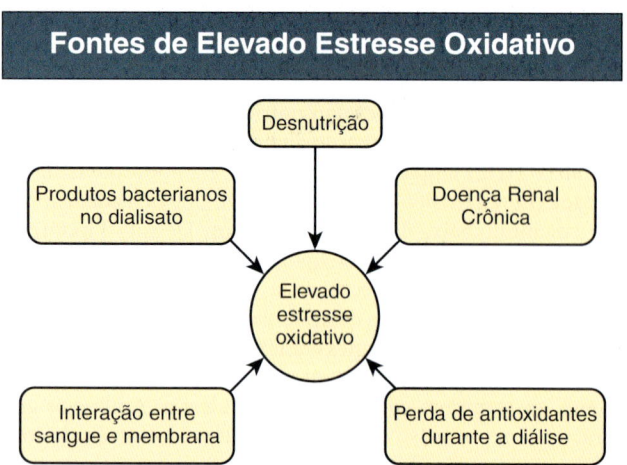

Figura 82-7 Fontes de elevado estresse oxidativo.

e soluções e membranas de diálise.[33] Quatro vias de estresse oxidativo podem ser aventadas na DRC: estresse carbonila, estresse nitrosativo, estresse clorado e o clássico estresse oxidativo (Fig. 82-7).

Inflamação

A maioria dos pacientes em diálise estão em um estado de inflamação crônica; biomarcadores inflamatórios, como a PCR, a interleucina (IL)-6, a pentraxina 3 (PTX3), o fibrinogênio e a contagem de células brancas são preditores robustos e independentes de mortalidade em pacientes com DRC. A hipoalbuminemia, um fator bioquímico fortemente associado a inflamação sistêmica, é outro forte preditor de desfecho na DRC. Ao passo que ambos os fatores relacionados ou não a diálise (infecção, comorbidades, fatores genéticos, dieta, perda de função renal) podem contribuir para inflamação crônica, porém suas causas primárias não são sempre evidentes. Como na população geral, é incerto nos pacientes com DRC, se a resposta de fase aguda reflete apenas a doença aterosclerótica estabelecida ou se ela está envolvida no início e progressão da aterosclerose. Alguns biomarcadores inflamatórios, como a IL-6, a PTX3 e o fator de necrose tumoral podem ter propriedades pró-aterogênicas, promovendo calcificação vascular, estresse oxidativo e disfunção endotelial (Fig. 82-8). Evidências também sugerem associações entre inflamação e o desenvolvimento de albuminúria. A ligação entre septicemia e o risco subsequente de morte e eventos cardiovasculares, incluindo IAM, em estudos observacionais, corroboram o papel da inflamação como um gatilho para eventos cardiovasculares.[34]

Disfunção Endotelial

A disfunção endotelial (definida como disfunção da vasodilatação dependente do endotélio) é uma característica proeminente da DRC. As causas incluem inflamação, retenção de ADMA, estresse oxidativo, dislipidemia, hiperglicemia e hipertensão. A concentração plasmática de ADMA está associada a disfunção endotelial e aumento da resistência vascular urêmicas.[35] Marcadores de disfunção endotelial, como ADMA, PTX3 e moléculas de adesão, são preditores independentes de morte.[15] Células endoteliais circulantes servem como potenciais marcadores de dano endotelial em pacientes com ou sem doença renal, e têm valor prognóstico nos pacientes em HD.[15] Normalmente, em resposta ao insulto isquêmico e estímulo de citocinas, células progenitoras endoteliais são mobilizadas da medula óssea para agir como reparadoras para o dano endotelial. Pacientes com DRC parecem ter um número reduzido ou uma disfunção funcional de células progenitoras endoteliais, como resultado de inflamação ou toxinas urêmicas, logo eles são predispostos a disfunção endotelial. Existe uma associação independente entre o fator de crescimento de fibroblastos 23 (FGF 23) circulante e a disfunção endotelial.[36]

Anemia

A anemia é uma causa importante de HVE e dilatação do VE na DRC. Embora a correção parcial da anemia com agentes estimuladores da eritropoiese (AEE) resulte em regressão da HVE, dados atuais sugerem ausência de benefício no prognóstico cardiovascular com a normalização na hemoglobina (Cap. 83).

Hiperparatireoidismo Secundário e Metabolismo Mineral

Distúrbios no metabolismo do cálcio e fósforo iniciando-se tão precocemente quanto nos estágios 3 e 4 podem acelerar a aterosclerose calcificante e arteriosclerose. Evidências recentes sugerem que níveis cronicamente elevados de FGF23 contribuem diretamente para altos índices de HVE e de mortalidade na DRC.[37] Num registro de dados, a hiperfosfatemia foi um forte preditor independente de mortalidade, a hipercalcemia representou um risco intermediário e altos ou baixos níveis de Paratormônio (PTH) foram associados a um baixo mas significante risco. O risco de mortalidade por todas as causas atribuíveis aos distúrbios do metabolismo mineral é estimado em 17% dos pacientes em HD.[38]

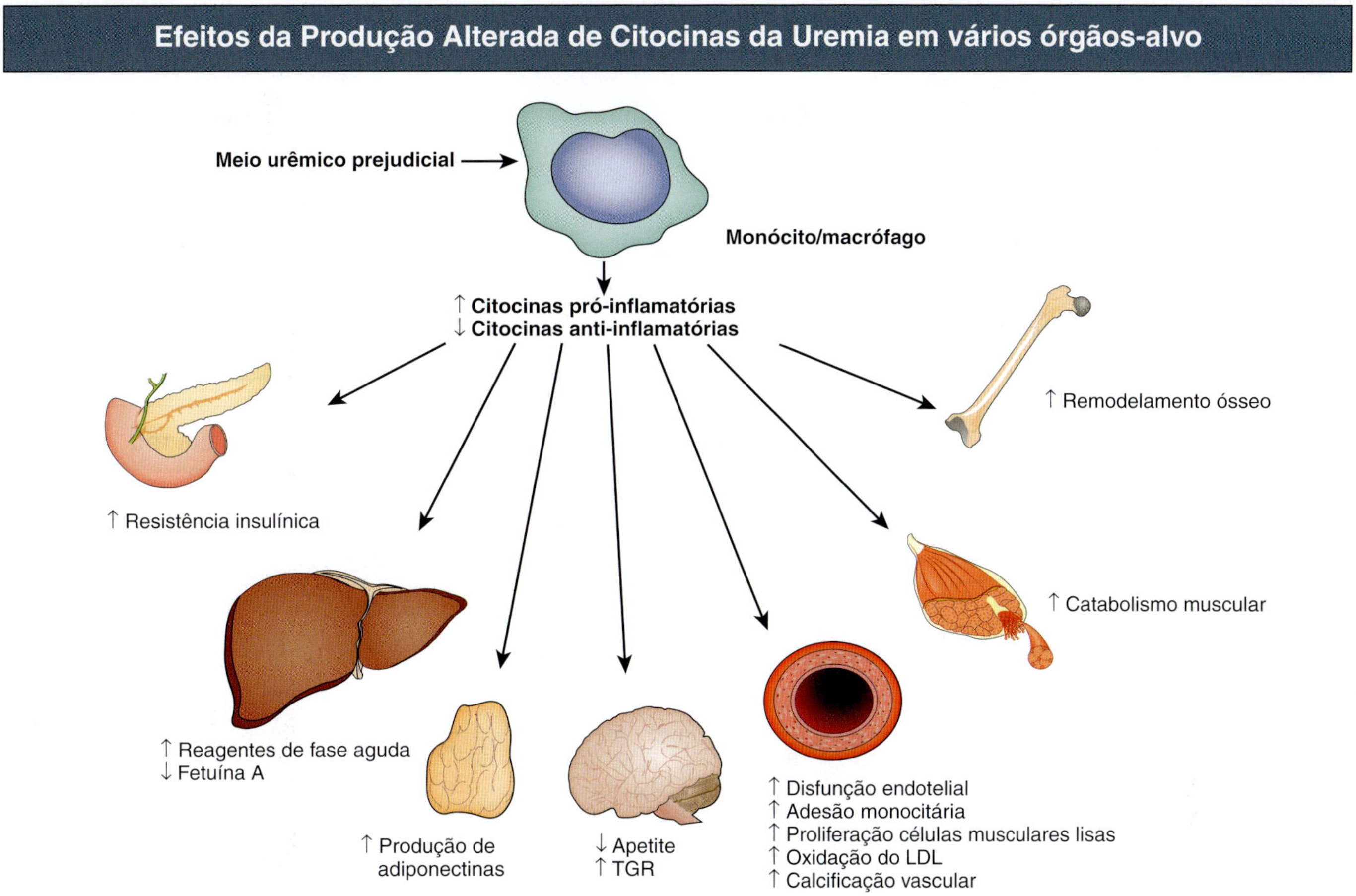

Efeitos da Produção Alterada de Citocinas da Uremia em vários órgãos-alvo

Figura 82-8 Mecanismos potenciais com os quais a elevação de níveis circulantes de citocinas pró-inflamatórias e anti-inflamatórias podem acelerar a aterosclerose, outras complicações urêmicas e o desgaste. LDL, lipoproteína de baixa densidade; TGR, teste de gasto calórico em repouso. [31]

Calcificação Vascular

As calcificações cardiovasculares podem afetar a camada arterial média, placas ateroscleróticas, o miocárdio e as valvas cardíacas. Calcificações na camada média causam endurecimento arterial e, consequentemente, elevação na pressão de pulso. O papel fisiopatológico das placas calcificadas é menos claro, porque placas moles são aquelas que assumidamente sofrem causando IAM. Calcificações ateroscleróticas são potentes marcadores de risco cardiovascular, porém sua utilidade como marcador de risco no manejo clínico da DRC permanece controversa. Em pacientes em diálise as calcificações valvulares afetam principalmente as valvas aórtica e mitral (anel) e contribuem para estenose progressiva e a morbidade associada.[39] Em pacientes dialíticos, calcificações vasculares extensas, especialmente nas artérias coronárias, podem ocorrer em pacientes mais jovens. Os distúrbios no metabolismo do cálcio e fósforo são um importante fator nas calcificações cardiovasculares na DRET. Um fosfato sérico maior ou igual a 5,0 mg/dL ($\geq$1,62 mmol/L) é associado a um risco aumentado de cirurgia cardíaca para troca valvar nos pacientes em hemodiálise.[40] A calcifilaxia (arteriolopatia calcificante urêmica), caracterizada por calcificações severas de arteríolas cutâneas e necrose tissular, é discutida no capítulo 88.

As calcificações vasculares não são derivadas apenas da precipitação passiva de cálcio e fósforo, mas também, é regulada por um processo ativo que envolve diferenciação de células musculares lisas vasculares em osteoblastos, induzido pelo fosfato, cálcio e outros fatores como o calcitriol e citocinas pró-inflamatórias. Uma via pela qual a inflamação crônica promove a calcificação vascular pode envolver a hiporregulação da fetuína-A, o mais potente inibidor circulante da calcificação extraóssea e da formação de partículas de calciproteínas.[41]

Em estudos de coorte transversais, pacientes em diálise com baixos níveis séricos de fetuína-A, apresentaram menor sobrevida do que aqueles com valores normais.[42] Além da fetuína-A, outros inibidores provavelmente neutralizam a calcificação indesejada. Leptina, proteína de matriz GLA, FGF23, pirofosfatos, proteínas morfogênicas ósseas (p.ex. BMP-2 e BMP-7) e osteoprotegerina podem estar relacionados a calcificação vascular acelerada na DRET. Estudos recentes indicam que a deficiência de vitamina K e/ou o tratamento com antagonistas da mesma (varfarina) podem acelerar as calcificações vasculares no meio urêmico.[43]

Produtos Finais Avançados de Glicação

Produtos finais avançados de glicação se acumulam na DRC como resultado de glicação não enzimática, estresse oxidativo e diminuição no clearance de precursores dos PFGs. Resíduos estáveis dos PFGs de proteínas de meia-vida longa são biomarcadores de estresse cumulativo metabólico, inflamatório e oxidativo. Especula-se que o estresse carbonila contribua para o envelhecimento tissular e complicações da DRC a longo prazo. Ainda é incerto se a inibição dos PFGs pode ser uma intervenção útil na redução de eventos cardiovasculares, da progressão e da mortalidade da DRC.

Modalidade Dialítica

Há inconsistências nos relatos dos registros de diálise em relação a associação entre a HD ou DP e melhor evolução. Estudos comparativos válidos entre estas modalidades requerem estratificação de pacientes quanto a etiologia da DRET, idade e comorbidades.[44] Tais dados não estão disponíveis atualmente.

Sobrevida de Pacientes com Diagnósticos e Procedimentos Cardiovasculares por Modalidade

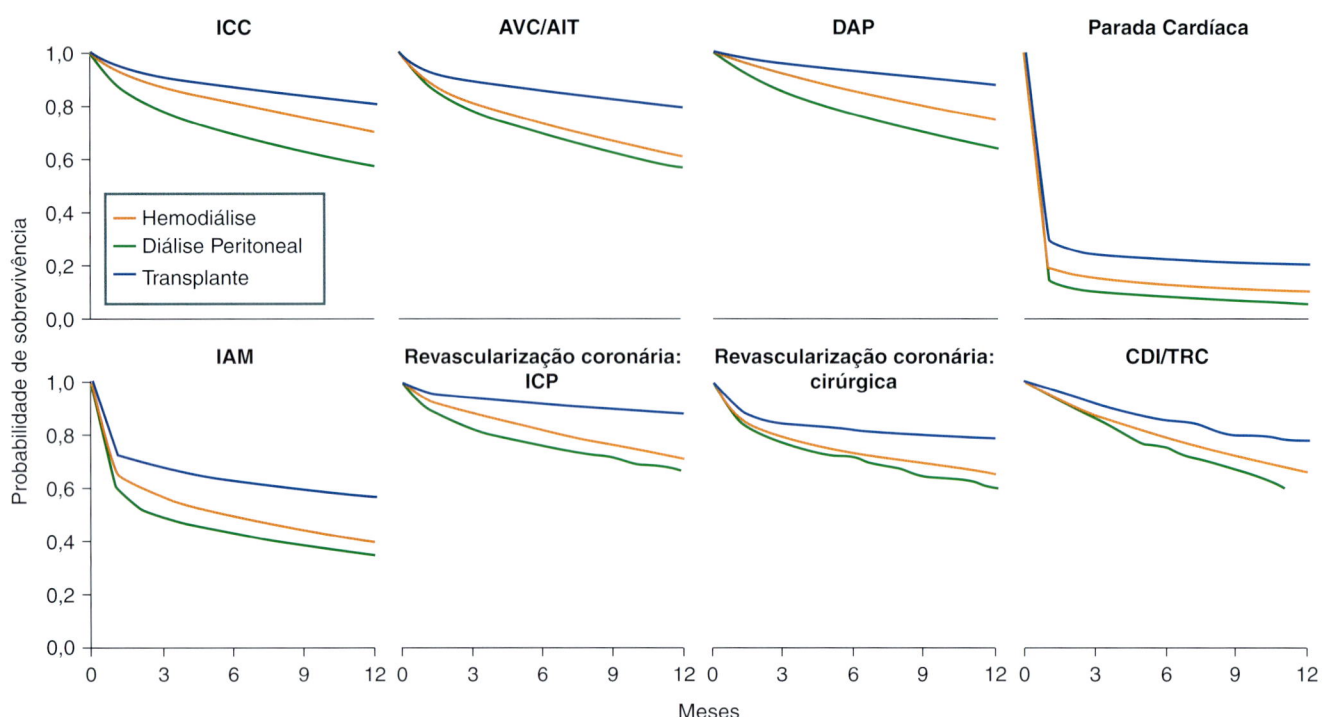

Figura 82-9 Sobrevida de pacientes com diagnósticos e procedimentos cardiovasculares de acordo com a modalidade. Prevalência de DRET em 01 de janeiro de 2005, com idade maior ou igual a 20 anos, com um primeiro diagnóstico ou procedimento cardiovascular de 2005-2007. *IAM* (Infarto Agudo do Miocárdio), *ICC* (Insuficiência Cardíaca Congestiva), *TRC* (Terapia de Ressincronização Cardíaca), *AVC* (Acidente Vascular Cerebral), *CDI* (Cardio-desfibrilador Implantável), *DAP* (Doença Arterial Periférica), *ICP* (Intervenção Coronária Percutânea), *AIT* (Ataque Isquêmico Transitório). [166]

MANIFESTAÇÕES CLÍNICAS E HISTÓRIA NATURAL DA DOENÇA

A Figura 82-9 mostra a sobrevida de pacientes com diagnósticos e procedimentos cardiovasculares por modalidade de terapia renal substitutiva.

Dor precordial, Doença Arterial Coronariana e Infarto Agudo do Miocárdio

O Infarto agudo do miocárdio é associado a baixa sobrevida a longo prazo nos pacientes dialíticos. A taxa de mortalidade não ajustada de 73% em 2 anos teve mudanças mínimas nos últimos 25 anos,[45] apesar da melhora dramática do prognóstico do IAM na população em geral (Fig. 82-10). Este aumento na mortalidade não está restrito somente aos pacientes em DRET, pois óbitos intra-hospitalares também aumentam com o declínio da TFG (Fig. 82-11).[46-48] Além disso, a probabilidade de prescrição de terapias baseadas em evidências, como aspirina e betabloqueadores, em pacientes portadores de DRC é diminuído historicamente[46-49] (apesar de um aumento recente),[1] apesar da redução da mortalidade induzida por estas terapias em tais pacientes.

Especulações prévias têm atribuído essa pobre evolução ao menor reconhecimento da doença resultante de apresentações atípicas,[49] baixo uso de investigação diagnóstica adequada e pobreza de tratamento (niilismo terapêutico).[49-50] O estudo colaborativo USRDS/National Registry of Myocardial Infarction study,[50] em pacientes dialíticos hospitalizados por IAM encontrou:

- 45% dos pacientes dialíticos, *versus* 21% dos não-dialíticos foram diagnosticados incorretamente em relação à síndrome coronariana aguda;

Mortalidade Estimada em Pacientes Dialíticos Após Infarto Agudo do Miocárdio (IAM)

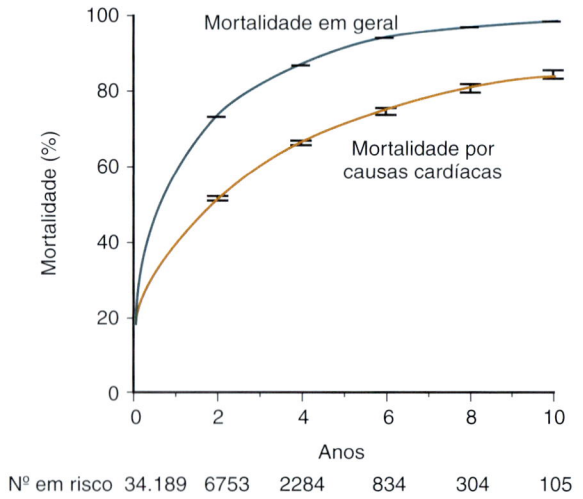

| Nº em risco | 34.189 | 6753 | 2284 | 834 | 304 | 105 |

Figura 82-10 Mortalidade estimada em pacientes dialíticos após infarto agudo do miocárdio. (Reimpresso com permissão da referência 167. Copyright © 2003 American Society of Nephrology).

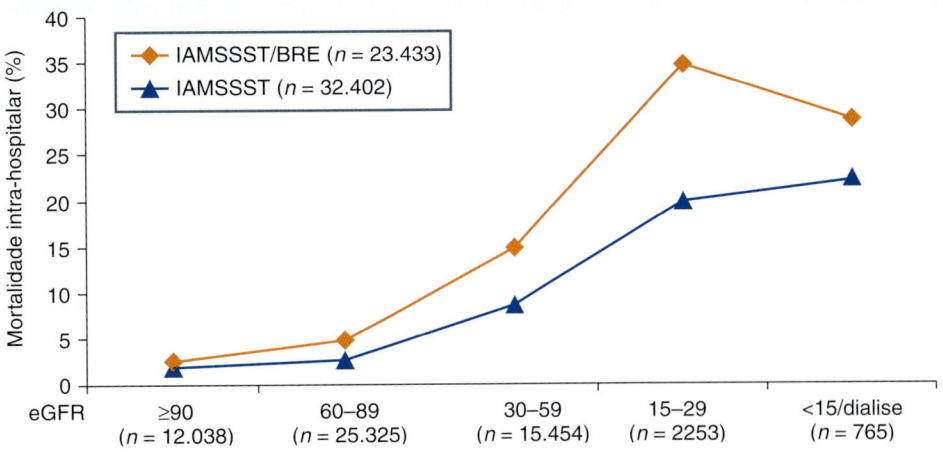

Figura 82-11 Mortalidade intra-hospitalar não ajustada pela taxa de filtração glomerular (eTFG) e eletrocardiograma na admissão. BRE, Bloqueio do Ramo Esquerdo; *IAMSSST*, Infarto do Miocárdio sem Supra de ST; *IAMCSST*, Infarto do Miocárdio com Supra de ST.[46]

- 44% dos pacientes dialíticos *versus* 68% dos não dialíticos apresentaram dor precordial;
- 19% dos pacientes dialíticos *versus* 36% dos não dialíticos apresentaram supradesnivelamento do segmento ST;
- Apenas 10% dos pacientes dialíticos *versus* 25% dos não dialíticos foram elegíveis para reperfusão coronária, após outras exclusões clínicas;
- Daqueles elegíveis, 47% dos pacientes dialíticos e 75% dos não dialíticos foram submetidos à estratégia de reperfusão coronária;
- Óbitos intra-hospitalares foram 21% em pacientes dialíticos e 12% em pacientes não dialíticos. E a parada cardíaca intra-hospitalar ocorreu com frequência duas vezes maior em pacientes dialíticos em relação aos não dialíticos (11% *vs.* 5%).

Achados similares ocorreram em todo o espectro da DRC. A probabilidade de elevada mortalidade e a baixa prevalência do IAM sem supradesnivelamento de ST (IAMSSST) e da dor precordial correlacionam-se com a severidade da DRC não dialítica nos pacientes com IAM.[47,48-51] Pacientes com a eTFG abaixo de 45 mL/min/1,73m^2 têm três vezes mais chance de desenvolverem um IAM e uma angina estável como manifestação inicial da DCV.[52]

Doença Arterial Periférica

O risco de doença arterial periférica (DAP) é maior em pacientes dialíticos portadores de diabetes ou aterosclerose preexistente. Nos pacientes em HD, a DAP também está associada ao tempo de diálise, hipoalbuminemia, baixos níveis de PTH e baixa pressão arterial diastólica pré-diálise. A calcificação medial das grandes artérias periféricas pode não indicar a presença de doença arterial oclusiva. A gangrena periférica está normalmente associada ao diabetes ou a outras doenças de pequenos vasos, sendo raramente associada a arteriolopatia calcificante urêmica (Cap. 88). A DAP está associada a um aumento na mortalidade e a um prognóstico pior após revascularização comparado à população geral,[53] refletindo, em parte, vasculopatia avançada. Cerca de um quarto dos pacientes portadores de DRC e metade dos pacientes em hemodiálise têm DAP[1,54] e as falhas no conhecimento em relação ao tratamento da DAP nos pacientes renais crônicos são grandes.[13]

Doença Cerebrovascular e Fibrilação Atrial

Disfunção cognitiva severa está presente em mais de um terço dos pacientes dialíticos e apenas 15% têm cognição normal.[55] A prevalência

de disfunção cognitiva aumenta aproximadamente 10% para cada queda de 10 mL/min/1,73m^2 na eTFG < 60 mL/min/1,73m.[2,56] A presença de microalbuminúria e DRC estágio 3 aumenta o risco de acidente vascular encefálico (AVE) em 1,5 a 2 vezes numa análise multivariada.[57,58] Pacientes incidentes em diálise têm um risco relativo ajustado de AVE seis vezes maior comparados com a população geral. O risco não ajustado de hospitalização por AVE em pacientes dialíticos foi de 48/1000 pacientes/ano e 11% destas hospitalizações foram atribuídas a um AVE hemorrágico.[59] O início de diálise é associado a uma incidência de quatro a sete vezes maior de AVE em comparação aos 12 meses prévios ao início de TSR.[60] O AVE representa 3% das mortes em pacientes em DRET no registro do USRDS[1] (Cap. 86).

Fibrilação Atrial (FA) é a arritmia mais comum em pacientes renais crônicos. A prevalência de FA em pacientes dialíticos é de 15 a 20% e ela se associa a um maior risco de AVE. O surgimento de FA é um fator de risco independente para o desenvolvimento de DRET em pacientes portadores de DRC.[61] A incidência de FA é alta e está aparentemente se elevando em pacientes idosos iniciando diálise nos Estados Unidos.[12] Entre os pacientes portadores de FA crônica tratados com varfarina no estágio 3 da DRC o risco de AVE dobrou comparado aos estágios iniciais da DRC. E uma dose ajustada de varfarina está associada a uma redução de 76% no risco relativo de AVE isquêmico ou embolia sistêmica.[63] Em pacientes com IAM e FA o tratamento com varfarina está associado a um baixo risco em 1 ano para a composição de morte, IAM e AVE isquêmico, sem um aumento no risco de sangramento, independente do estágio da DRC.[63a] No entanto, a utilidade da varfarina para a prevenção primária de AVE em pacientes dialíticos portadores de FA é controversa, devido a estudos observacionais sugerindo dano, as recomendações atuais do KDIGO não incluem terapia com varfarina de rotina para prevenção primária de AVE em pacientes com FA e DRC estágio 5D (entretanto, o uso de varfarina na prevenção secundária do AVE é recomendado).[13,64]

Remodelamento e Hipertrofia do Ventrículo Esquerdo

A Hipertrofia de VE é um potente preditor de mortalidade em pacientes com DRET. A HVE está associada a um aumento de 60% no risco de morte súbita e a um aumento maior que duas vezes no risco de AVE.[65] A HVE ocorre precocemente na DRC progressiva, provavelmente devido à alta prevalência de hipertensão arterial, incluindo a hipertensão arterial noturna frequente. A sobrecarga pressórica causada pela hipertensão e pelo enrijecimento arterial resulta na hipertrofia concêntrica. A sobrecarga de volume se manifesta como hipertrofia excêntrica. A dilatação do VE é um forte preditor de mau prognóstico, e ela pode ser o resultado final de HVE severa, dano isquêmico difuso ou sobrecarga volêmica recorrente. Uma fístula arteriovenosa de alto débito pode contribuir. A disfunção diastólica está fortemente associada a HVE e com um elevado risco de hipotensão intradialítica, pois reduções relativamente pequenas no enchimento atrial esquerdo têm efeitos significantes no débito cardíaco nesses corações hipertróficos e endurecidos, sensíveis à pré-carga, em conjunto com o efeito da ativação do reflexo Bezold-Jarisch promovido pela estimulação de receptores contráteis na parede posterior desses ventrículos hipocontráteis e hipertróficos.

O termo "miocardiopatia urêmica" pode levar à interpretação errônea: "cardiomiopatia da DRC avançada" seria uma descrição mais adequada para a doença cardíaca estrutural que ocorre antes do desenvolvimento da DRET. O estudo Chronic Renal Insufficiency Cohort (CRIC) não encontrou mudanças no índice de massa do VE em pacientes com eTFG abaixo de 20 mL/min/1,73m^2 (não dialíticos) submetidos à ecocardiogramas seriados, antes e após o início da diálise, um achado corroborado pelo Initiating Dialysis Early and Late (IDEAL) Trial.[66] No estudo CRIC o início da diálise foi associado a uma pequena queda na Fração de Ejeção do VE (FEVE; média de 53% a 50%), comparado com a ausência de alterações na FEVE no IDEAL trial. Nos pacientes do CRIC com DRC estágio 4 (e sem Insuficiência cardíaca clínica) 75% tinham HVE e apenas 10% tinham uma geometria normal do VE.[67]

A realização de hemodiálise convencional pode produzir danos miocárdicos repetitivos, levando a redução da função sistólica global e segmentar do VE.[68] A ocorrência de miocárdio atordoado induzido pela hemodiálise está associada a mortalidade em 1 ano.[69] Mesmo em pacientes pediátricos em hemodiálise pode acontecer a indução de miocárdio atordoado, indicando que a ICC por obstrução de grandes vasos não é um prerrequisito para esse achado patológico.[70] A Diálise com *biofeedback* ou uma temperatura reduzida no dialisato podem ajudar a reduzir a hipotensão intradialítica e a severidade do miocárdio atordoado induzido pela HD.[71]

Sobrecarga de Volume Extracelular

A sobrecarga de volume extracelular, resultante da perda da capacidade de excreção de sódio, é a principal causa de hipertensão em pacientes dialíticos. Permanece incerto se a prevenção de hipervolemia recorrente reduz a morbidade e a mortalidade cardiovascular. Se feitos ajustes para comorbidades e idade avançada, existe um forte e adicional aumento de risco de mortalidade cardiovascular e por todas as causas associado ao ganho de peso intradialítico.[72] A hipervolemia recorrente pode resultar em hipertrofia e dilatação do VE, edema pulmonar e periférico, elevação do pulso venoso jugular e terceira bulha, ou pode ser largamente assintomático. A tolerância à ultrafiltração de grandes volumes pode indicar que o alvo do peso seco (Cap. 94) não foi atingido. Atingir um ótimo peso seco, entretanto, não necessariamente leva à correção imediata da pressão arterial, essa melhora pode ser precedida por um atraso de algumas semanas.

Pericardite

A pericardite por uremia não tratada é rara nos dias de hoje. A pericardite associada à diálise pode estar relacionada a doenças intercorrentes (incluindo infecções virais), recirculação pela FAV levando a pior diálise e outras doenças preexistentes como Lúpus Eritematoso Sistêmico, entretanto a sua patogênese exata permanece obscura. A presença de febre, com dor precordial e atrito pericárdico, cardiomegalia não explicada em radiografias de tórax ou instabilidade hemodinâmica devem prontamente ser seguidos da realização de um ecocardiograma. A presença de derrame com comprometimento hemodinâmico (tamponamento pericárdico), ou grandes derrames pericárdicos com baixa probabilidade de se resolverem com medidas conservadoras, necessitam de pericardiocentese guiada por ecocardiograma ou Tomografia Computadorizada (TC) ou de drenagem cirúrgica. Diálise intensiva é indicada para pericardite urêmica verdadeira. O tratamento ideal para a pericardite associada a diálise é muito mais incerto em pacientes sem comprometimento hemodinâmico.[73] Anticoagulação agressiva deve ser evitada devido ao elevado (porém indefinido) risco de pericardite hemorrágica e tamponamento pericárdico.

Disfunção Autonômica

A DRC promove uma diminuição na sensibilidade dos barorreceptores, a qual tem sido relacionada a um elevado risco de morte súbita.[74] Uma elevação na atividade simpática, incluindo aquela secundária à apneia obstrutiva do sono, é uma alteração comum e associada a prognóstico adverso em pacientes com DRC.[75]

Doença Valvar

A taxa de progressão da estenose aórtica por calcificação é cerca de três vezes mais rápida em pacientes dialíticos do que na população geral.[76] Seguimento anual com ecocardiograma é recomendado para pacientes assintomáticos em diálise que apresentam uma área valvar aórtica igual ou menor que 1 cm^2 e que são adequados para serem submetidos a troca valvar.[77] Um estudo do USRDS e uma metanálise com pacientes dialíticos submetidos à cirurgia de troca valvar encontrou menos complicações relacionadas às valvas nas valvas biológicas;[78,79] porém não encontrou diferença na sobrevida entre pacientes que receberam valva biológica em comparação com valva mecânica.[78,79] A mortalidade por todas as causas é alta, com mortalidade intra-hospitalar de cerca de 20% (quatro vezes mais alta que em pacientes não dialíticos) e sobrevida em 2 anos de 40%. Em pacientes transplantados renais a mortalidade intra-hospitalar foi de 11% para troca valvar biológica e 15% para mecânica, e a sobrevida em 2 anos foi de 62% e 60%, respectivamente. Na coorte inteira de pacientes transplantados renais a taxa de endocardite infecciosa após cirurgia de troca valvar foi de 5% ao ano.[80]

Endocardite Infecciosa

A incidência estimada de endocardite infecciosa em pacientes dialíticos nos Estados Unidos é de 267 casos por 100.000 pacientes/ano.[81] O acesso vascular, incluindo os cateteres temporários e semipermanentes são uma importante fonte de infecção. O risco aumentado de bacteremia relacionado à HD é provavelmente um aspecto relevante no risco de endocardite. Pacientes dialíticos com endocardite bacteriana têm uma pobre sobrevida a longo prazo. A mortalidade intra-hospitalar foi de 24% e a sobrevida em 1 ano de apenas 38% para pacientes hospitalizados entre 1997 a 2000.[82]

Um modelo de risco para mortalidade operativa pode ser útil no manejo desses pacientes de alto risco.[83]

Morte Súbita Cardíaca

Na base de dados do USRDS, dois terços de todas as mortes cardíacas e um quarto da mortalidade por todas as causas em pacientes dialíticos são atribuíveis a arritmias.[1] Apesar da DAC obstrutiva ser uma causa importante de morte súbita cardíaca, ela possivelmente não é a causa principal (ao contrário da população geral). A terapia com estatinas não tem impacto na morte súbita cardíaca,[84] e um estudo do USRDS mostrou que a revascularização coronária não anula o risco de morte súbita cardíaca em pacientes dialíticos.[85] Entretanto, no Hemodialysis (HEMO) trial os mais fortes preditores multivariados de morte súbita cardíaca foram: história de DAC, DAP e diabetes.[86] A morte súbita cardíaca está independentemente associada a biomarcadores inflamatórios.[87] O mapeamento por imagem dos ácidos graxos miocárdicos pode identificar pacientes em risco de morte súbita.[88]

Fatores que provavelmente contribuem para a vulnerabilidade de pacientes em DRET para a morte súbita cardíaca incluem: HVE: rápidas mudanças eletrolíticas e hipercalemia na hemodiálise, disfunção autonômica e hiperatividade simpática, incluindo apneia do sono, anormalidades na ultraestrutura e função miocárdica, incluindo disfunção endotelial, fibrose intersticial, diminuição da reserva de perfusão e da tolerância à isquemia.[49,89-91] Uma baixa concentração de potássio no dialisato (<2mEq/L) está associada a um aumento de duas vezes no risco independente de parada cardíaca, logo é um fator de risco modificável.[92] A taxa de parada cardíaca é 50% maior em pacientes em HD do que em DP nos 3 meses após o início da diálise, porém é maior nos pacientes em DP após 3 anos do início da terapia dialítica.[93] A mais alta taxa de morte súbita cardíaca ocorre nos dois meses seguintes ao início da hemodiálise.[94] Uma FEVE reduzida é um forte preditor independente de morte cardiovascular, sendo nove vezes maior nos pacientes incidentes em hemodiálise com FEVE abaixo de 30% (*versus* ≥ a 60%).[94] Mesmo uma redução discreta da FEVE é importante no prognóstico, em ambos os pacientes em HD (aumento de 2,5 vezes o risco de morte cardiovascular para FEVE de 40 a 50%)[8] e DP, uma FEVE abaixo de 49% foi considerado o ponto de corte para a predição de morte súbita cardíaca numa coorte prospectiva com pacientes em DP de Hong Kong.[95] Um estudo que avaliou as paradas cardíacas ocorridas em um centro de hemodiálise observou que a Fibrilação Ventricular (FV) foi o ritmo predominante (66%), seguido da Atividade Elétrica sem Pulso (AESP) (23%) e Assistolia (10%).[96]

A DRC não dependente de diálise também está associada a aumento do risco de morte súbita cardíaca. Em mulheres com DAC, uma eTFG abaixo de 40 mL/min/1,73m^2 foi associada a um aumento de 2 a 3 vezes no risco de morte súbita cardíaca. Apesar do incremento no risco de morte por arritmia associado à perda gradual da função renal, a magnitude do risco em pacientes portadores de DRC estágio 3 é pequena, em comparação com pacientes dialíticos.

A taxa relatada de parada cardíaca em centros de hemodiálise é de 3,8 a 7,1 eventos por 100.000 sessões de diálise.[96-98] A capacitação de pessoal e presença de desfibriladores no local (de preferência desfibriladores automáticos externos) foi recomendada pela diretriz americana de 2005.[77]

O papel que o cardioversor-desfibrilador implantável (CDI) pode desempenhar na redução da mortalidade em pacientes com DRC é controverso, particularmente em relação a prevenção primária de morte súbita em pacientes com FEVE igual a 35% ou menor (na população geral comparável utiliza-se o CDI conforme diretrizes americanas vigentes de implantação). A DRC pode atenuar o ganho de sobrevida associado aos CDIs para a prevenção primária de morte súbita,[99,100] porém uma idade avançada ou a presença de comorbidades não deveriam rotineiramente excluir estes pacientes de receberem um CDI. Em pacientes dialíticos que sobreviveram a uma parada cardíaca, a implantação de um CDI foi associada a uma redução de 14% a 42% na mortalidade a longo prazo.[101,102] O papel dos CDIs em pacientes dialíticos permanece incerto porque esta população nunca foi incluída em ensaios clínicos de prevenção de morte súbita tanto primária quanto secundária. O Wearable External Defibrillator in Hemodialysis Patients (WED-HED) trial, um grande estudo, randomizado e controlado, incluirá pacientes dialíticos com FEVE maior que 35%, os quais não se qualificam para CDIs, segundo as diretrizes vigentes, para a prevenção primária de morte súbita cardíaca (mas que constituem a maioria dos pacientes em risco para este evento).

DIAGNÓSTICO E DIAGNÓSTICO DIFERENCIAL

Problemas-chaves no diagnóstico da DCV são o sub-reconhecimento dos sintomas, uso subótimo e interpretação das investigações diagnósticas apropriadas.

Mensuração de Pressão Arterial

A predição de desfechos baseada na monitorização ambulatorial da pressão arterial não é necessariamente melhor que a medição da pressão arterial no consultório. Entretanto, a monitorização ambulatorial é útil na identificação de pacientes de alto risco, com descenso noturno ausente e acentuado, permitindo os ajustes de tratamento consequentes.

Eletrocardiografia e Ecocardiografia

As diretrizes do Kidney Disease Outcomes Quality Initiative (KDOQI) para DCV em pacientes dialíticos recomenda a realização de um eletrocardiograma no início da diálise e em intervalos anuais.[77] Pacientes diabéticos em hemodiálise que não apresentaram ritmo sinusal (11% da coorte) tiveram uma probabilidade 89% maior de morrer (baseado em análise multivariada) e probabilidade 164% maior de apresentar AVC.[65] Pacientes portadores de DRC (eTFG < 60 mL/min/1,73m^2) com alargamento da duração do QRS tiveram aumento em 15% no risco de ICC, 13% de aumento na incidência de DAC e aumento de 17% na mortalidade para cada aumento de 10 milissegundos. O prolongamento do intervalo QT também foi independentemente associado a um desfecho adverso.[103]

Guidelines do KDOQI recomendam a realização de ecocardiogramas de rotina em todos os pacientes em diálise após atingirem o alvo do peso seco, de preferência de 1 a 3 meses após o início da diálise, em um dia interdialítico para pacientes em HD, e em intervalos de 3 anos posteriormente.[77] O fundamento para essa recomendação é de que uma redução na função do VE é independentemente associada à incidência de ICC, descompensação de ICC, incidência de DAC e aumento na mortalidade,[77] e esta alteração não pode ser identificada por uma história clínica, exame físico ou radiografia de tórax. A detecção de uma cardiomiopatia não suspeitada é também importante, pois à terapia com carvedilol, nestes pacientes melhorou a função sistólica do VE, reduziu a taxa de hospitalizações e reduziu a mortalidade.[104] Assim como na população geral, pacientes renais crônicos com FEVE abaixo de 40% devem ser estudados para DAC (com exceção os pacientes pediátricos ou adultos jovens com DRET de etiologia não diabética e outros pacientes sabidamente de baixo risco para DAC).

Testes de Estresse e *Screening* de Candidatos para Transplante Renal

Testes de esforço convencionais são normalmente inadequados para pacientes com doença renal em estágio terminal, devido à limitada tolerância ao exercício e às frequentes anormalidades eletrocardiográficas presentes ao repouso. A acurácia do ecocardiograma de estresse farmacológico e de técnicas de cintilografia nuclear é muito variável ao redor do mundo, são testes claramente operador-dependente, logo a abordagem de *screening* cardiovascular em cada local deve depender da experiência institucional. Além disso, a predição da chance de futuros eventos pode ser consideravelmente diferente da predição da anatomia coronariana. Na DRC severa o ecocardiograma de estresse com dobutamina é um preditor independente de mortalidade a longo prazo.[105] A sensibilidade e a especificidade reportada para a detecção de DAC em candidatos a transplante renal foi em torno de 44% a 90%.[106] Uma metanálise[107] concluiu que a presença de isquemia induzida por qualquer teste de estresse é um preditor independente de aumento do risco de IAM e de morte cardíaca, enquanto a presença de um defeito ou anormalidade fixo ou em repouso é preditor de morte cardíaca, mas não de IAM. Uma metanálise subsequente da colaboração Cochrane concluiu que o ecocardiograma de estresse com dobutamina é provavelmente mais acurado do que a cintilografia miocárdica de estresse no diagnóstico não invasivo de DAC em candidatos à transplante renal.[108]

O maior problema com o *screening* é o uso dos resultados dos testes no manejo clínico. A evidência do benefício da revascularização profilática em pacientes assintomáticos candidatos a transplante renal é

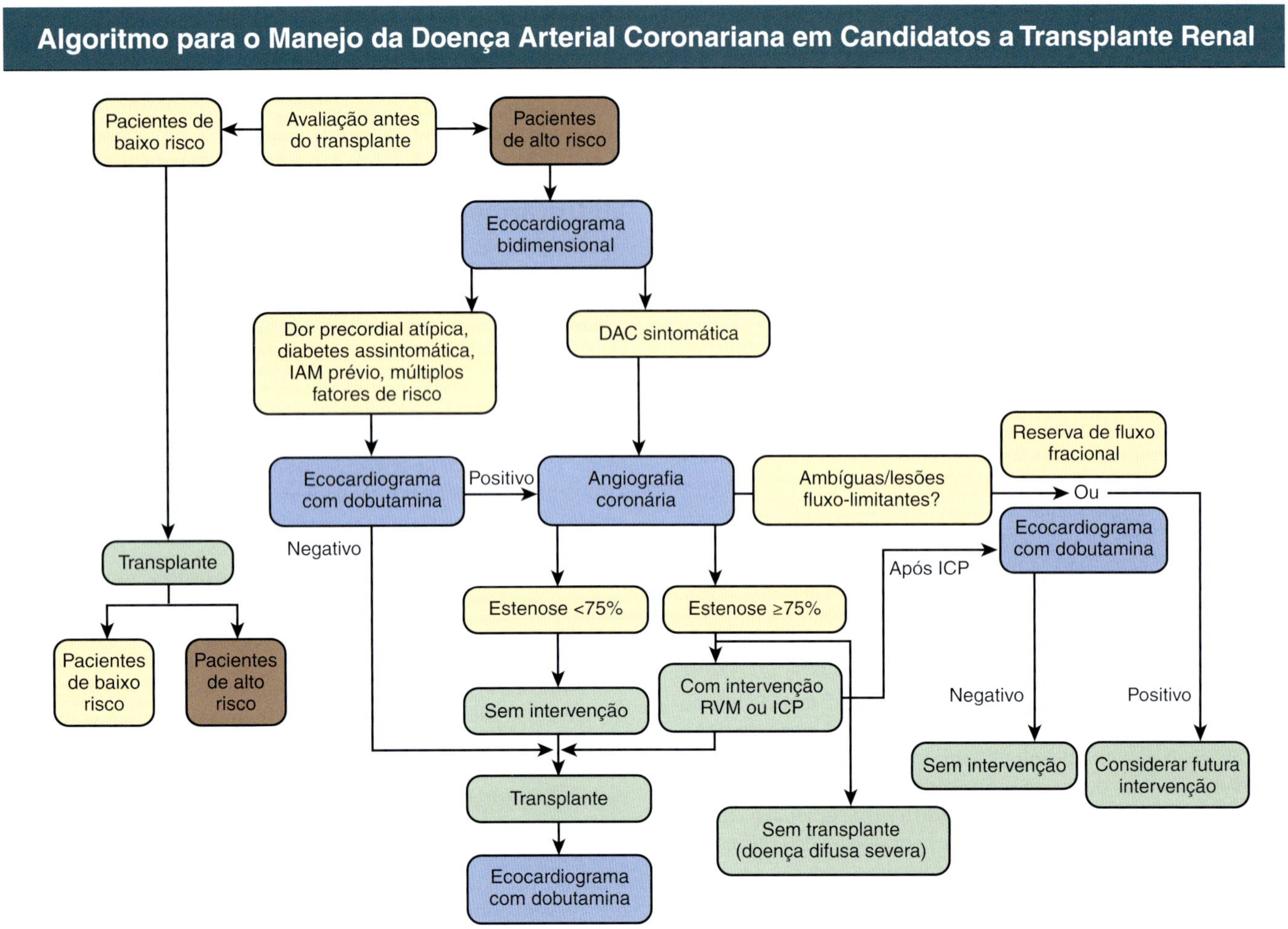

Algoritmo para o Manejo da Doença Arterial Coronariana em Candidatos a Transplante Renal

Figura 82-12 Algoritmo para o manejo da doença arterial coronariana (DAC) em candidatos a transplante renal. CRVM, cirurgia de revascularização miocárdica; *DAC*, Doença Arterial Coronariana; *IAM*, Infarto Agudo do Miocárdio; *ICP*, Intervenção coronária percutânea. (modificado da referência 168)

fraca.[49,109] Os melhores dados observacionais apoiando a utilidade da revascularização coronária preventiva (em 184 de 657 candidatos a transplante renal triados com angiografia coronária) mostrou um total de 3 anos livres de eventos cardíacos em 90% dos pacientes revascularizados em lista de espera.[110] Uma terapia medicamentosa otimizada (que deve constituir a estratégia de tratamento para todos os pacientes) pode atenuar o benefício putativo da revascularização coronária profilática. Um algoritmo para *screening* e manejo de DAC em candidatos a transplante renal é apresentado na Figura 82-12. Todos os pacientes devem ser submetidos a ecocardiograma de repouso, e pacientes de alto risco (p. ex. DRET etiologia diabética, qualquer idade, história prévia de DAC ou angina, dois ou mais fatores de risco de DAC clássicos (assintomáticos e com idade maior que 45 anos) devem ser submetidos a ecocardiograma de estresse. Para pacientes que subsequentemente apresentarem lesões angiográficas indeterminadas na angiografia coronária a mensuração da reserva de fluxo fracionada é usada na tomada de decisões quanto à necessidade de revascularização.[111]

Angiografia Coronária

A Angiografia coronária é o padrão-ouro na avaliação de DAC na doença renal crônica (DRC), e deve ser considerada em pacientes ESRD estáveis com evidência de isquemia miocárdica induzida, pacientes instáveis com síndrome coronariana aguda (realizada de urgência no IAM C/SST), e pacientes com fração de ejeção do VE abaixo de 40%. Alguns estudos sugerem a predileção por DAC mais proximal em pacientes com DRC, o que pode predizer um pior desfecho.[112, 113]

Em pacientes com DRC e DRET com função renal residual, o receio da nefropatia induzida por contraste pode restringir o uso da angiografia coronária (ver Cap. 73 para medidas preventivas); um estudo retrospectivo com 76 pacientes não dialíticos com eTFG de 12,5 mL/min/1,73 m^2 não encontrou deterioração significativa da função renal pós-angiografia.[114] Entretanto, pacientes mantendo injúria renal aguda (IRA) após angiografia coronária são de risco aumentado para mortalidade de longo prazo, DRCT e hospitalização.[115] Ecocardiografia deve ser realizada antes de qualquer angiografia coronária não urgente em pacientes com DRC para diagnosticar doença valvar clinicamente não suspeita ou miocardiopatia, para avaliar a volemia pré-procedimento e a função do VE (para evitar exposição excessiva ao meio de contraste através da ventriculografia).

Angiotomografia coronária não invasiva pode ser problemática em pacientes dialíticos, pois a calcificação da media pode interferir na interpretação angiográfica. Outro problema pode ser a necessidade de um acesso venoso de grande calibre para rápida injeção de meio de contraste. A imagem angiográfica não invasiva da aressonância magnética com gadolíneo em pacientes com DRC severa mantém-se problemática devido a preocupações relacionadas à dermopatia nefrogênica fibrosante; a utilidade de imagem sem meios de contraste é incerta.

Imagem da Calcificação Vascular

A calcificação vascular pode ser visualizada por técnicas de radiografia convencional e por tomografia computadorizada (CT) multislice ou electron-beam CT. Calcificações valvares em grandes artérias podem ser visualizadas por ultrassonografia. A detecção de qualquer calcificação cardiovascular prediz um pior desfecho em pacientes dialíticos. O valor dos exames de imagem de rotina de calcificações vasculares em pacientes portadores de DRC atualmente não é bem definido. A significância diagnóstica das calcificações em artérias coronárias como preditoras de severidade da DAC nos pacientes em diálise tem sido questionada.[116]

Biomarcadores

O peptídeo natriurético plasmático cerebral (BNP e pró-BNP), as troponinas cardíacas (cTnT, cTnI) e a PCR ultrassensível são marcadores prognósticos de risco na avaliação da doença cardíaca na DRET.[117-119] O BNP reflete as pressões de enchimento cardíaco (não limitadas ao lado esquerdo do coração), as troponinas refletem a morte celular miocárdica (mas não necessariamente isquemia) e a PCR ultrassensível é um marcador de inflamação. Elevações na cTnT ocorrem em pacientes pediátricos portadores de DRC e é associada à disfunção cardíaca.[120] Elevações nos níveis plasmáticos de troponina em pacientes com DRET não são falso-positivas, a origem é o miocárdio, porém a interpretação está incorreta, se atribuída a isquemia miocárdica secundária a doença arterial coronariana obstrutiva. Níveis elevados de cTnT estão associados a presença e severidade do atordoamento miocárdico induzido pela HD.[121] O diagnóstico de síndrome coronariana aguda baseado em biomarcadores cardíacos requer o tempo adequado para a elevação e queda apropriadas. A combinação de biomarcadores mais custo-efetiva para a estratificação de risco em pacientes dialíticos pode ser a cTnT e a PCR ultrassensível, porém este dado é controverso. Na DRC, o NT-proBNP e o BNP são preditores equivalentes de IC descompensada, porém o NT-proBNP é um melhor preditor de sobrevida.[122] A Figura 82-13 graficamente mostra a relação dos níveis de cTnT e cTnI e a sobrevida a longo prazo em pacientes assintomáticos em diálise. Com base nesses dados, o US Food and Drug Administration aprovou a dosagem da cTnT em pacientes dialíticos para a indicação da estratificação de risco (predição de mortalidade) em 2004.[77] O FGF-23 também é um forte preditor de desfechos em portadores DRC,[123] porém estudos adicionais são necessários para demonstrar seu papel como um biomarcador clínico adicional.

TRATAMENTO E PREVENÇÃO DA DOENÇA CARDIOVASCULAR

Redução de Fatores de Risco

Estilo de vida e Tabagismo

Devido à associação do sedentarismo com albuminúria[124] e mortalidade cardiovascular,[125] pacientes portadores de DRC devem ser aconselhados a se manterem o mais ativos fisicamente possível. Claramente que é imperativo encorajar a cessação do tabagismo em qualquer estágio da DRC.

Peso e Dieta

Mudanças no estilo de vida, incluindo uma dieta balanceada em relação à gordura saturada e carboidratos (em pacientes diabéticos), provavelmente reduzirão a morbidade cardiovascular e devem ser encorajadas. Entretanto, em todos os estágios da DRC, o desgaste calórico-proteico deve ser evitado, especialmente nos pacientes dialíticos, nos quais um aumento no índice de massa corporal foi associado a melhor desfecho[126], possivelmente refletindo uma epidemiologia desconcertada. A correção da obesidade deve ser encorajada. A dieta hipossódica e a restrição de fósforo são discutidas no Capítulo 87.

Hipertensão e Doença Arterial Coronariana

A hipertensão arterial é insuficientemente tratada em muitos pacientes com DRC e DRET, e apesar de os dados serem controversos sobre

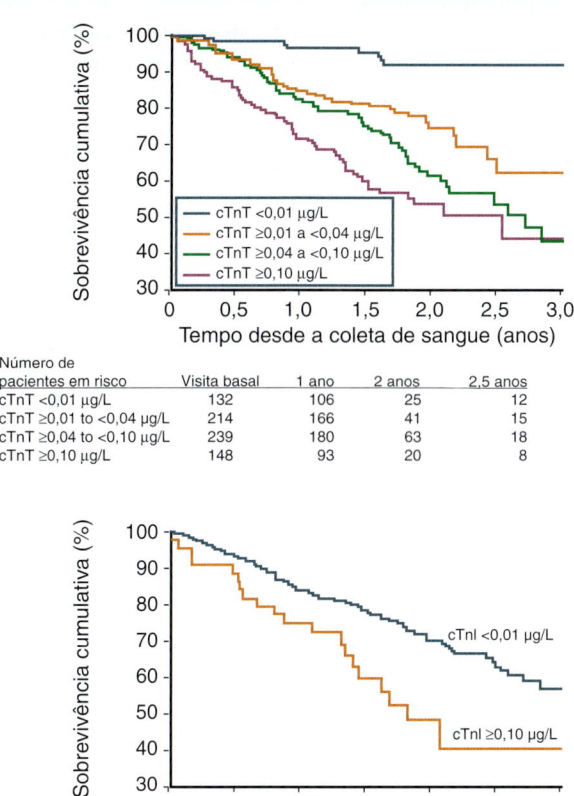

Curva Kaplan-Meier de Sobrevivência Baseada no Cutoff da Troponina Basal

Número de pacientes em risco	Visita basal	1 ano	2 anos	2,5 anos
cTnT <0,01 µg/L	132	106	25	12
cTnT ≥0,01 to <0,04 µg/L	214	166	41	15
cTnT ≥0,04 to <0,10 µg/L	239	180	63	18
cTnT ≥0,10 µg/L	148	93	20	8

Número de pacientes em risco	Visita basal	1 ano	2 anos	2,5 anos
cTnI <0,01 µg/L	688	514	120	51
cTnI ≥0,10 µg/L	45	31	6	2

Figura 82-13 Curva de sobrevida Kaplan-Meier baseada no cutoff da troponina basal. cTnT, troponina cardíaca T; cTnI, troponina cardíaca I.[117]

a predição de risco pela pressão diastólica e sistólica em pacientes dialíticos, o tratamento anti-hipertensivo adequado está associado a uma melhora na sobrevida. Os alvos pressóricos nos pacientes com DRC, especialmente os portadores de diabetes ou proteinúria que excede 1g/dia são discutidos no Capítulo 80. Os pilares da terapia anti-hipertensiva são controle volêmico (Cap.94) e prevenção da sobrecarga de sódio, particularmente através da restrição dietética de sódio. Sessões de diálise mais longas ou mais frequentes podem ser beneficiais no controle da hipertensão. Devido aos seus efeitos cardioprotetores paralelos, os inibidores da enzima conversora de angiotensina (IECA), os bloqueadores dos receptores da angiotensina (BRA) e os betabloqueadores com ação vasodilatadora (p. ex. Carvedilol) são as drogas de primeira linha para o tratamento da hipertensão associada a DRC e DRET. Bloqueadores do canal de cálcio e a maioria dos outros anti-hipertensivos, inclusive inibidores da atividade simpática de ação central, são úteis quando administrados de maneira complementar. Vasodilatadores puros (p. ex. minoxidil) devem ser usados com cautela, pois eles podem elevar a sobrecarga volêmica e ocasionalmente causar derrame pericárdico. Novas abordagens à hipertensão resistente a drogas, como a denervação simpática, oferecem uma alternativa a pacientes com hipertensão refratária, entretanto, um recente e surpreendente resultado negativo do SIMPLICITY HTN-3 (Renal Denervation in Patients With Uncontrolled Hypertension) trial refuta a eficácia da terapia de denervação simpática renal.[127] Como distúrbios respiratórios do sono ocorrem em cerca de 50% dos pacientes com DRC estágios 4 e 5 e são associados à hipertensão, a apneia obstrutiva do sono deve ser considerada na hipertensão resistente à terapêutica adequada.

Doença arterial coronariana e seus eventos relacionados devem ser tratados com o mesmo arsenal terapêutico e intervenções ativas que a população em geral, dada a ausência de dados específicos na DRC que mostrem o oposto. O tratamento clínico inclui agentes antiplaquetários, IECA, BRA, betabloqueadores, nitroglicerina e estatinas. Não existe racional para uma abordagem terapêutica menos agressiva nos portadores de DRC e DRET do que na população em geral.

Diabetes Melito

Um controle glicêmico otimizado (Cap. 32), a obtenção de níveis pressóricos adequados e monitorização lipídica (com o tratamento subsequente da dislipidemia) são cruciais no manejo dos pacientes diabéticos com DRC. A DAC e outras DCV devem ser tratadas agressivamente nesse grupo de alto risco. Como dados recentes mostram um dano associado à hipoglicemia severa, o qual pode se contrapor ao potencial benefício do tratamento hipoglicemiante intensivo, a manutenção dos níveis de hemoglobina glicada (HbA1c) abaixo de 7,0% não é recomendada.[128]

Dislipidemia

Assim como a diabetes e a hipertensão, a DRC é considerada um equivalente de risco cardiovascular[28,29], logo pacientes com DRC devem ser tratados visando alvos de LDL colesterol (<100 mg/dL ou 2,6 mmol/L) da prevenção secundária. Entretanto, esse alvo não foi apoiado por ensaios clínicos em pacientes dialíticos.[84,129] Uma análise *post hoc* de um subgrupo do Heart Protection Study,[130] Cholesterol and Recurring Events (CARE) study,[131] e o Treating to New Targets (TNT) study,[132] juntos numa metanálise[133] trouxeram evidências que apoiam o papel de estatinas na melhora dos desfechos em pacientes com DRC estágios 1 ou 2. O Study of Heart and Renal Protection (SHARP) mostrou que a redução do colesterol LDL através de sinvastatina 20 mg em associação a ezetimibe 10 mg ao dia reduziu de maneira segura eventos ateroscleróticos maiores em pacientes com DRC avançada.[134] Logo, tratamento com estatinas é recomendado em pacientes com DRC acima dos 20 anos, com um alvo de LDL colesterol abaixo de 130mg/dL (3,4 mmol/L) ou abaixo de 100mg/dL (2,6 mmol/L) para prevenção secundária. Entretanto, os resultados negativos do estudo 4D e do A Study to Evaluate the Use of Rosuvastatin in Subjects on Regular Hemodialysis: An Assessment of Survival and Cardiovascular Events (AURORA) não apoiam estas recomendações em pacientes dialíticos.

Volume

Na DRC prediálise a restrição de sódio e o uso de diuréticos são importantes para contrapor a retenção de fluidos. Na DRET sessões mais longas e mais frequentes de hemodiálise podem permitir um controle de volume mais efetivo. No centro de HD em Tassin, França, mais de 90% dos pacientes eram normotensos com 8 horas de hemodiálise, três vezes por semana, com restrição dietética de sódio e sem drogas anti-hipertensivas. No Frequent Hemodialysis Network (FHN) trial, HDs frequentes (6 vezes na semana), *versus* as sessões convencionais três vezes na semana, levaram a um melhor controle da hipertensão, a uma redução do índice de massa do VE em 12 meses[135,136] e menos atordoamento miocárdico.[135,136] Episódios de hipotensão relacionada à dialise devem levar prontamente à reavaliação do peso seco, tratamento anti-hipertensivo e exclusão de derrame pericárdico, doença valvar, cardiomiopatia e isquemia cardíaca silenciosa (Cap. 95).

Anemia

A correção parcial de anemia severa através dos agentes estimuladores de eritropoiese (AEE) resulta na regressão da HVE. O tratamento da anemia severa também está relacionado com menos sintomas isquêmicos em portadores de DAC. Entretanto, evidências de redução na mortalidade cardiovascular pelos AEE é baseado apenas em dados observacionais. Até esta data, estudos controlados randomizados na população em HD[137] e DRC[138] não mostraram benefícios da normalização dos índices hematimétricos na mortalidade como objetivo primário (Cap. 83). Logo, a correção da anemia em pacientes com DRC para níveis de hemoglobina de 11 a 12g/dL parece lógico.

Inflamação

Estratégias de tratamento anti-inflamatórias, como estatinas e aspirina, têm benefício na mortalidade cardiovascular na população em geral. Dados do estudo 4D[84] mostram que enquanto níveis basais da PCR não eram diferentes entre os grupos em tratamento e placebo, eles permaneceram estáveis dentro de 6 meses no grupo em uso de atorvastatina e se elevaram significativamente no grupo placebo.[139] Embora os níveis de PCR ultrassensível estivessem elevados nas características de base e se reduziram após o uso de rosuvastatina no estudo AURORA,[129] não houve redução nos eventos cardiovasculares. Entretanto, uma procura cuidadosa por processos infecciosos, como doença periodontal e o uso de água ultrapura são recomendados em pacientes em diálise com inflamação. A restrição do uso de cateteres também é importante. Sessões curtas diárias de hemodiálise com melhor status volêmico foi associada à redução dos níveis de PCR comparadas com a hemodiálise convencional.[140] O status volêmico deve ser cuidadosamente monitorado para evitar inflamação. Uma flora microbiana intestinal alterada é um novo fator de risco potencial para inflamação sistêmica urêmica, que demanda estudos posteriores.

Estresse Oxidativo

O estresse oxidativo provavelmente desempenha um papel mediando a DCV na DRC. Dois estudos placebo-controlados intervencionistas mostraram que a vitamina E[141] e a *N*-acetilcisteína[142] reduziram o número de eventos cardiovasculares nos pacientes em HD. Infelizmente, ambos os estudos eram pequenos e de duração limitada. Como a administração de *N*-acetilcisteína levou a uma redução de lesões ateromatosas em um modelo apoE *knockout* de aterosclerose acelerada pela DRC, estudos randomizados adequados com estratégias de tratamento antioxidativas são necessárias. Uma metanálise recente mostrou que o uso de dialisato ultrapuro resulta em redução de marcadores de inflamação e estresse oxidativo nos pacientes em HD.[143] No entanto, a administração de uma mistura de tocoferóis e ácido a-lipoico não influenciou biomarcadores de inflamação e estresse oxidativo ou a resposta eritropoiética num estudo randomizado recente com 353 pacientes em HD.[143a]

Doença Renal Crônica e Distúrbios Minerais Ósseos

Num estudo randomizado japonês, o sevelamer, quando comparado ao tratamento com carbonato de cálcio, reduziu a velocidade da progressão dos escores de calcificação arterial coronária.[144] Baseado nestes e em outros estudos, os nefrologistas devem reduzir o aporte oral de cálcio em pacientes com DRC, em particular se calcificações vasculares já estão documentadas.[145] Como o tratamento com vitamina D está associado à melhor sobrevida em pacientes dialíticos,[146] a insuficiência de vitamina D também deve ser levada em consideração. Entretanto, resultados do Dialysis Outcomes and Practice Patterns Study (DOPPS)[147] questionam as vantagens na sobrevida associadas ao uso de vitamina D nos pacientes em HD. O estudo PRIMO (Paricalcitol Capsules Benefits Renal Failure Cardiac Morbidity in Subjects With Chronic Kidney Disease Stage ¾) mostrou que 48 semanas de terapia com paricalcitol não alteraram o índice de massa de VE e não melhoraram certas medidas de disfunção diastólica em pacientes com DRC.[148] No que diz respeito aos calcimiméticos, o estudo Evaluation of Cinacalcet HCl Therapy to Lower Cardiovascular Events (EVOLVE)[149] mostrou que o cinacalcet não reduziu significativamente o risco de morte ou de evento cardiovascular maior nos pacientes em diálise com hiperparatireoidismo secundário de moderado a severo, a não ser que os grupos fossem ajustados para a idade. Um estudo randomizado desenhado para avaliar os efeitos do cinacalcet em associação a baixas doses de vitamina D na calcificação vascular em pacientes com doença renal crônica em hemodiálise (ADVANCE)[150] mostrou que esta associação pode atenuar calcificações vasculares e em valvas cardíacas em pacientes em HD com hiperparatireoidismo secundário moderado a severo. Os alvos do KDOQI e KDIGO para os níveis de paratormônio, cálcio e fosfato são discutidos no Capítulo 85.

O FGF23 é um hormônio ósseo que tem atraído muito interesse recentemente como um presumido atuante no processo de calcificação vascular. O FGF23 é cardiotóxico e induz HVE[37], porém não induz calcificação vascular.[151]

Revascularização

A doença renal crônica é um importante fator de risco para morte após revascularização coronária através de intervenção coronária percutânea (ICP) ou cirurgia de revascularização miocárdica (RVM), através de *bypass* coronário com enxertos.[152,153] A revascularização coronária complicada por lesão renal aguda é associada a alta mortalidade. A mortalidade em doentes sem DRET submetidos à cirurgia cardíaca que necessitam de diálise agudamente é de 44%.[154]

Dados comparando a revascularização coronária com o tratamento clínico na DRC são limitados por serem retrospectivos, de natureza observacional e falharem na otimização terapêutica, incluindo o uso de betabloqueadores. Estudos observacionais sugerem uma menor mortalidade em pacientes com DRC (incluindo com necessidade de diálise) que se submeteram à revascularização coronária em comparação com o grupo que recebeu tratamento clínico.[155,156] Uma análise *post hoc* de pacientes em DRC no estudo FRISC II (Fast Revascularization During Instability in Coronary Artery Disease) indicou um desfecho superior com uma estratégia invasiva precoce na síndrome coronariana aguda em comparação com o tratamento clínico conservador.[157]

O melhor método de revascularização coronária em pacientes com DRC permanece controverso devido à ausência de dados clínicos adequados. Uma análise *post hoc* de pacientes com DRC inclusos no estudo ARTS (Arterial Revascularization Therapies Study)[158] encontrou desfechos similares com RVM ou ICP com implante de *stents* não farmacológicos em múltiplos vasos para morte, IAM ou AVC. Não surpreendentemente, a cirurgia de RVM foi associada à menor necessidade de repetidas revascularizações. Em pacientes idosos renais crônicos não dialíticos, a incidência de DRET é mais baixa após ICP (5,4% após 3 anos *vs.* 6,8% na RVM), porém o risco de morte a longo prazo (28% após 3 anos de RVM *vs.* 33% na ICP), além do risco do desfecho combinado de morte ou DRET é menor após RVM. A vantagem na sobrevida associada a RVM (*vs.* ICP) ocorre apenas após os primeiros 6 meses seguintes à revascularização.[159] A sobrevida de pacientes dialíticos após RVM é melhor do que após ICP com *stents* farmacológicos[160] ou não[161], porém a mortalidade após 2 anos permanece alta em 44% (*vs.*52% com a ICP).[160] Com base em dois grandes estudos observacionais,[160,161] recomendamos o seguinte:

1. Pacientes em DAC em múltiplos vasos (incluindo a artéria descendente anterior esquerda – ADA), que têm anatomia viável para um enxerto com artéria mamária, devem realizar cirurgia de RVM.
2. A melhor sobrevida após RVM ocorre em mais do que 6 meses após a revascularização. Pacientes com limitada expectativa de vida ou que estão preocupados com a morbidade pré-operatória (mais alta com a RVM) devem escolher ICP (melhores resultados nos primeiros 6 meses).
3. Se o enxerto com a artéria mamária interna esquerda (para a ADA) não é uma parte da estratégia cirúrgica é provável que a RVM não traga vantagens.

Na população em geral uma vantagem comprovada dos *stents* farmacológicos (comparados com os não farmacológicos) é uma menor incidência de reestenose intra-*stent*. Em pacientes dialíticos, a dependência de sinais clínicos (p. ex. precordialgia) para a detecção de reestenose pode ser problemática e levar à subestimação de sua real incidência. O segmento angiográfico de *stents* farmacológicos mais completo (realizado em pacientes dialíticos japoneses) detectou uma incidência de 22 a 31% de reestenose angiográfica com *stents* farmacológicos e de 24 a 43% não farmacológicos.[162-165] A reestenose clinicamente inaparente é o racional para a vigilância com testes de estresse associados a imagem para detectar reestenose oculta como parte de nossa estratégia no manejo dos pacientes em diálise submetidos a ICP (Fig. 82-12).

Referências

1. U.S. Renal Data System. *USRDS 2012 Annual Data Report: Atlas of Chronic Kidney Disease and End-Stage Renal Disease in the United States*. Bethesda, MD: National Institutes of Health, National Institute of Diabetes and Digestive and Kidney Diseases; 2012.
2. Go AS, Chertow GM, Fan D, et al. Chronic kidney disease and the risks of death, cardiovascular events, and hospitalization. *N Engl J Med*. 2004;351: 1296-1305.
3. Tonelli M, Wiebe N, Culleton B, et al. Chronic kidney disease and mortality risk: A systematic review. *J Am Soc Nephrol*. 2006;17:2034-2047.
4. Gerstein HC, Mann JF, Yi Q, et al. Albuminuria and risk of cardiovascular events, death, and heart failure in diabetic and nondiabetic individuals. *JAMA*. 2001;286:421-426.
5. U.S. Renal Data System. *USRDS 2008 Annual Data Report: Atlas of Chronic Kidney Disease and End-Stage Renal Disease in the United States*. Bethesda, MD: National Institutes of Health, National Institute of Diabetes and Digestive and Kidney Diseases; 2008.
6. Foley RN, Murray AM, Li S, et al. Chronic kidney disease and the risk for cardiovascular disease, renal replacement, and death in the United States Medicare population, 1998 to 1999. *J Am Soc Nephrol*. 2005;16:489-495.
7. Coca SG, Krumholz HM, Garg AX, Parikh CR. Underrepresentation of renal disease in randomized controlled trials of cardiovascular disease. *JAMA*. 2006;296:1377-1384.
8. Yamada S, Ishii H, Takahashi H, et al. Prognostic value of reduced left ventricular ejection fraction at start of hemodialysis therapy on cardiovascular and all-cause mortality in end-stage renal disease patients. *Clin J Am Soc Nephrol*. 2010;5:1793-1798.
9. U.S. Renal Data System. *USRDS 2007 Annual Data Report: Atlas of Chronic Kidney Disease and End-Stage Renal Disease in the United States*. Bethesda, MD: National Institutes of Health, National Institute of Diabetes and Digestive and Kidney Diseases; 2007.
10. Banerjee D, Ma JZ, Collins AJ, Herzog CA. Long-term survival of incident hemodialysis patients who are hospitalized for congestive heart failure, pulmonary edema, or fluid overload. *Clin J Am Soc Nephrol*. 2007;2:1186-1190.
11. U.S. Renal Data System. *USRDS 2010 Annual Data Report: Atlas of Chronic Kidney Disease and End-Stage Renal Disease in the United States*. 2010 ed. Bethesda, MD: National Institutes of Health, National Institute of Diabetes and Digestive and Kidney Diseases; 2010.
12. Goldstein BA, Arce CM, Hlatky MA, et al. Trends in the incidence of atrial fibrillation in older patients initiating dialysis in the United States. *Circulation*. 2012;126:2293-2301.
13. Herzog CA, Asinger RW, Berger AK, et al. Cardiovascular disease in chronic kidney disease. A clinical update from Kidney Disease: Improving Global Outcomes (KDIGO). *Kidney Int*. 2011;80:572-586.
14. Muntner P, He J, Astor BC, et al. Traditional and nontraditional risk factors predict coronary heart disease in chronic kidney disease: Results from the atherosclerosis risk in communities study. *J Am Soc Nephrol*. 2005;16:529-538.
15. Stenvinkel P, Carrero JJ, Axelsson J, et al. Emerging biomarkers for evaluating cardiovascular risk in the chronic kidney disease patient: How do new pieces fit into the uremic puzzle? *Clin J Am Soc Nephrol*. 2008;3:505-521.
16. Weiner DE, Tighiouart H, Elsayed EF, et al. The Framingham predictive instrument in chronic kidney disease. *J Am Coll Cardiol*. 2007;50:217-224.
17. Mahmoodi BK, Gansevoort RT, Naess IA, et al. Association of mild to moderate chronic kidney disease with venous thromboembolism: Pooled analysis of five prospective general population cohorts. *Circulation*. 2012; 126:1964-1971.
18. Levey AS, de Jong PE, Coresh J, et al. The definition, classification, and prognosis of chronic kidney disease: A KDIGO Controversies Conference report. *Kidney Int*. 2011;80:17-28.

19. Yoshino M, Kuhlmann MK, Kotanko P, et al. International differences in dialysis mortality reflect background general population atherosclerotic cardiovascular mortality. *J Am Soc Nephrol.* 2006;17:3510-3519.

20. Kalantar-Zadeh K, Block G, Humphreys MH, Kopple JD. Reverse epidemiology of cardiovascular risk factors in maintenance dialysis patients. *Kidney Int.* 2003;63:793-808.

21. Hallan SI, Matsushita K, Sang Y, et al. Age and association of kidney measures with mortality and end-stage renal disease. *JAMA.* 2012;308:2349-2360.

22. Foley RN, Herzog CA, Collins AJ. Smoking and cardiovascular outcomes in dialysis patients: The United States Renal Data System Wave 2 study. *Kidney Int.* 2003;63:1462-1467.

23. Tonelli M, Muntner P, Lloyd A, et al. Risk of coronary events in people with chronic kidney disease compared with those with diabetes: A population-level cohort study. *Lancet.* 2012;380:807-814.

24. Gu Q, Burt VL, Dillon CF, Yoon S. Trends in antihypertensive medication use and blood pressure control among United States adults with hypertension: The National Health And Nutrition Examination Survey, 2001 to 2010. *Circulation.* 2012;126:2105-2114.

25. Liu Y, Coresh J, Eustace JA, et al. Association between cholesterol level and mortality in dialysis patients: Role of inflammation and malnutrition. *JAMA.* 2004;291:451-459.

26. Weichhart T, Kopecky C, Kubicek M, et al. Serum amyloid A in uremic HDL promotes inflammation. *J Am Soc Nephrol.* 2012;23:934-947.

27. Shinohara K, Shoji T, Emoto M, et al. Insulin resistance as an independent predictor of cardiovascular mortality in patients with end-stage renal disease. *J Am Soc Nephrol.* 2002;13:1894-1900.

28. Fox CS, Matsushita K, Woodward M, et al. Associations of kidney disease measures with mortality and end-stage renal disease in individuals with and without diabetes: A meta-analysis. *Lancet.* 2012;380:1662-1673.

29. Mahmoodi BK, Matsushita K, Woodward M, et al. Associations of kidney disease measures with mortality and end-stage renal disease in individuals with and without hypertension: A meta-analysis. *Lancet.* 2012;380:1649-1661.

30. Schwarz U, Buzello M, Ritz E, et al. Morphology of coronary atherosclerotic lesions in patients with end- stage renal failure. *Nephrol Dial Transplant.* 2000;15:218-223.

31. Vanholder R, Massy Z, Argiles A, et al. Chronic kidney disease as cause of cardiovascular morbidity and mortality. *Nephrol Dial Transplant.* 2005;20:1048-1056.

32. Xu J, Li G, Wang P, et al. Renalase is a novel, soluble monoamine oxidase that regulates cardiac function and blood pressure. *J Clin Invest.* 2005;115:1275-1280.

33. Himmelfarb J, Stenvinkel P, Ikizler TA, Hakim RM. The elephant in uremia: Oxidant stress as a unifying concept of cardiovascular disease in uremia. *Kidney Int.* 2002;62:1524-1538.

34. Ishani A, Collins AJ, Herzog CA, Foley RN. Septicemia, access and cardiovascular disease in dialysis patients: The USRDS Wave 2 study. *Kidney Int.* 2005;68:311-318.

35. Luksha L, Stenvinkel P, Hammarqvist F, et al. Mechanisms of endothelial dysfunction in resistance arteries from patients with end-stage renal disease. *PLoS One.* 2012;7:e36056.

36. Mirza MA, Larsson A, Lind L, Larsson TE. Circulating fibroblast growth factor-23 is associated with vascular dysfunction in the community. *Atherosclerosis.* 2009;205:385-390.

37. Faul C, Amaral AP, Oskouei B, et al. FGF23 induces left ventricular hypertrophy. *J Clin Invest.* 2011;121:4393-4408.

38. Block GA, Hulbert-Shearon TE, Levin NW, Port FK. Association of serum phosphorus and calcium x phosphate product with mortality risk in chronic hemodialysis patients: A national study. *Am J Kidney Dis.* 1998;31:607-617.

39. Sharma R, Pellerin D, Gaze DC, et al. Mitral annular calcification predicts mortality and coronary artery disease in end stage renal disease. *Atherosclerosis.* 2007;191:348-354.

40. Rubel JR, Milford EL. The relationship between serum calcium and phosphate levels and cardiac valvular procedures in the hemodialysis population. *Am J Kidney Dis.* 2003;41:411-421.

41. Jahnen-Dechent W, Heiss A, Schafer C, Ketteler M. Fetuin-A regulation of calcified matrix metabolism. *Circ Res.* 2011;108:1494-1509.

42. Ketteler M, Bongartz P, Westenfeld R, et al. Association of low fetuin-A (AHSG) concentrations in serum with cardiovascular mortality in patients on dialysis: A cross-sectional study. *Lancet.* 2003;361:827-833.

43. Krueger T, Westenfeld R, Ketteler M, et al. Vitamin K deficiency in CKD patients: A modifiable risk factor for vascular calcification? *Kidney Int.* 2009;76:18-22.

44. Vonesh EF, Snyder JJ, Foley RN, Collins AJ. The differential impact of risk factors on mortality in hemodialysis and peritoneal dialysis. *Kidney Int.* 2004;66:2389-2401.

45. Shroff GR, Li S, Herzog CA. Survival of US dialysis patients after acute myocardial infarction: Is it finally getting better in the modern treatment era [abstract]? *Circulation.* 2012;126:A11138.

46. Wright RS, Reeder GS, Herzog CA, et al. Acute myocardial infarction and renal dysfunction: A high-risk combination. *Ann Intern Med.* 2002;137:563-570.

47. Szummer K, Lundman P, Jacobson SH, et al. Relation between renal function, presentation, use of therapies and in-hospital complications in acute coronary syndrome: Data from the SWEDEHEART register. *J Intern Med.* 2010;268:40-49.

48. Fox CS, Muntner P, Chen AY, et al. Use of evidence-based therapies in short-term outcomes of ST-segment elevation myocardial infarction and non–ST-segment elevation myocardial infarction in patients with chronic kidney disease: A report from the National Cardiovascular Data Acute Coronary Treatment and Intervention Outcomes Network registry. *Circulation.* 2010; 121:357-365.

49. Herzog CA. How to manage the renal patient with coronary heart disease: The agony and the ecstasy of opinion-based medicine. *J Am Soc Nephrol.* 2003;14:2556-2572.

50. Herzog CA, Littrell K, Arko C, et al. Clinical characteristics of dialysis patients with acute myocardial infarction in the United States: A collaborative project of the United States Renal Data System and the National Registry of Myocardial Infarction. *Circulation.* 2007;116:1465-1472.

51. Shroff GR, Frederick PD, Herzog CA. Renal failure and acute myocardial infarction: Clinical characteristics in patients with advanced chronic kidney disease, on dialysis, and without chronic kidney disease. A collaborative project of the United States Renal Data System/National Institutes of Health and the National Registry of Myocardial Infarction. *Am Heart J.* 2012;163:399-406.

52. Go AS, Bansal N, Chandra M, et al. Chronic kidney disease and risk for presenting with acute myocardial infarction versus stable exertional angina in adults with coronary heart disease. *J Am Coll Cardiol.* 2011;58:1600-1607.

53. Reddan DN, Marcus RJ, Owen WF Jr, et al. Long-term outcomes of revascularization for peripheral vascular disease in end-stage renal disease patients. *Am J Kidney Dis.* 2001;38:57-63.

54. Garimella PS, Hart PD, O'Hare A, et al. Peripheral artery disease and CKD: A focus on peripheral artery disease as a critical component of CKD care. *Am J Kidney Dis.* 2012;60:641-654.

55. Murray AM, Tupper DE, Knopman DS, et al. Cognitive impairment in hemodialysis patients is common. *Neurology.* 2006;67:216-223.

56. Kurella Tamura M, Wadley V, Yaffe K, et al. Kidney function and cognitive impairment in US adults: The Reasons for Geographic and Racial Differences in Stroke (REGARDS) Study. *Am J Kidney Dis.* 2008;52:227-234.

57. Ovbiagele B. Impairment in glomerular filtration rate or glomerular filtration barrier and occurrence of stroke. *Arch Neurol.* 2008;65:934-938.

58. Koren-Morag N, Goldbourt U, Tanne D. Renal dysfunction and risk of ischemic stroke or TIA in patients with cardiovascular disease. *Neurology.* 2006;67:224-228.

59. Seliger SL, Gillen DL, Longstreth WT Jr, et al. Elevated risk of stroke among patients with end-stage renal disease. *Kidney Int.* 2003;64:603-609.

60. Murray AM, Seliger S, Lakshminarayan K, et al. Incidence of stroke before and after dialysis initiation in older patients. *J Am Soc Nephrol.* 2013;24:1166-1173.

61. Bansal N, Fan D, Hsu CY, et al. Incident atrial fibrillation and risk of end-stage renal disease in adults with chronic kidney disease. *Circulation.* 2013;569-574.

62. Referência removida nas provas.

63. Hart RG, Pearce LA, Asinger RW, Herzog CA. Warfarin in atrial fibrillation patients with moderate chronic kidney disease. *Clin J Am Soc Nephrol.* 2011;6:2599-2604.

63a. Carrero JJ, Evans M, Szummer K, et al. Warfarin, kidney dysfunction, and outcomes following acute myocardial infarction in patients with atrial fibrillation. *JAMA.* 2014;311:919-928.

64. Hart RG, Eikelboom JW, Ingram AJ, Herzog CA. Anticoagulants in atrial fibrillation patients with chronic kidney disease. *Nat Rev Nephrol.* 2012;8:569-578.

65. Krane V, Heinrich F, Meesmann M, et al. Electrocardiography and outcome in patients with diabetes mellitus on maintenance hemodialysis. *Clin J Am Soc Nephrol.* 2009;4:394-400.

66. Whalley GA, Marwick TH, Doughty RN, et al. Effect of early initiation of dialysis on cardiac structure and function: Results from the echo substudy of the IDEAL Trial. *Am J Kidney Dis.* 2013;61:262-270.

67. Park M, Hsu CY, Li Y, et al. Associations between kidney function and subclinical cardiac abnormalities in CKD. *J Am Soc Nephrol.* 2012;23:1725-1734.

68. Burton JO, Jefferies HJ, Selby NM, McIntyre CW. Hemodialysis-induced repetitive myocardial injury results in global and segmental reduction in systolic cardiac function. *Clin J Am Soc Nephrol.* 2009;4:1925-1931.

69. Burton JO, Jefferies HJ, Selby NM, McIntyre CW. Hemodialysis-induced cardiac injury: Determinants and associated outcomes. *Clin J Am Soc Nephrol.* 2009;4:914-920.

70. Hothi DK, Rees L, Marek J, et al. Pediatric myocardial stunning underscores the cardiac toxicity of conventional hemodialysis treatments. *Clin J Am Soc Nephrol.* 2009;4:790-797.

71. McIntyre CW. Effects of hemodialysis on cardiac function. *Kidney Int.* 2009;76:371-375.

72. Kalantar-Zadeh K, Regidor DL, Kovesdy CP, et al. Fluid retention is associated with cardiovascular mortality in patients undergoing long-term hemodialysis. *Circulation.* 2009;119:671-679.

73. Alpert MA, Ravenscraft MD. Pericardial involvement in end-stage renal disease. *Am J Med Sci.* 2003;325:228-236.

74. Johansson M, Gao SA, Friberg P, et al. Baroreflex effectiveness index and baroreflex sensitivity predict all-cause mortality and sudden death in hypertensive patients with chronic renal failure. *J Hypertens.* 2007;25:163-168.

75. Zoccali C, Mallamaci F, Parlongo S, et al. Plasma norepinephrine predicts survival and incident cardiovascular events in patients with end-stage renal disease. *Circulation.* 2002;105:1354-1359.

76. Ureña P, Malergue MC, Goldfarb B, et al. Evolutive aortic stenosis in hemodialysis patients: Analysis of risk factors. *Nephrologie.* 1999;20:217-225.

77. K/DOQI Workgroup. K/DOQI clinical practice guidelines for cardiovascular disease in dialysis patients. *Am J Kidney Dis.* 2005;45:S1-S153.

78. Herzog CA, Ma JZ, Collins AJ. Long-term survival of dialysis patients in the United States with prosthetic heart valves: Should ACC/AHA practice guidelines on valve selection be modified? *Circulation.* 2002;105:1336-1341.

79. Chan V, Chen L, Mesana L, et al. Heart valve prosthesis selection in patients with end-stage renal disease requiring dialysis: A systematic review and meta-analysis. *Heart.* 2011;97:2033-2037.

80. Sharma A, Gilbertson DT, Herzog CA. Survival of kidney transplantation patients in the United States after cardiac valve replacement. *Circulation.* 2010;121:2733-2739.

81. Abbott KC, Agodoa LY. Hospitalizations for bacterial endocarditis after initiation of chronic dialysis in the United States. *Nephron.* 2002;91:203-209.

82. Shroff GR, Herzog CA, Ma JZ, Collins AJ. Long-term survival of dialysis patients with bacterial endocarditis in the United States. *Am J Kidney Dis.* 2004;44:1077-1082.

83. Rankin JS, Milford-Beland S, O'Brien SM, et al. The risk of valve surgery for endocarditis in patients with dialysis-dependent renal failure. *J Heart Valve Dis.* 2007;16:617-622.

84. Wanner C, Krane V, März W, et al. Atorvastatin in patients with type 2 diabetes mellitus undergoing hemodialysis. *N Engl J Med.* 2005;353:238-248.

85. Herzog CA, Strief JW, Collins AJ, Gilbertson DT. Cause-specific mortality of dialysis patients after coronary revascularization: Why don't dialysis patients have better survival after coronary intervention? *Nephrol Dial Transplant.* 2008;23:2629-2633.

86. Shastri S, Tangri N, Tighiouart H, et al. Predictors of sudden cardiac death: A competing risk approach in the hemodialysis study. *Clin J Am Soc Nephrol.* 2012;7:123-130.

87. Parekh RS, Plantinga LC, Kao WH, et al. The association of sudden cardiac death with inflammation and other traditional risk factors. *Kidney Int.* 2008;74:1335-1342.

88. Nishimura M, Tsukamoto K, Hasebe N, et al. Prediction of cardiac death in hemodialysis patients by myocardial fatty acid imaging. *J Am Coll Cardiol.* 2008;51:139-145.

89. Herzog CA, Mangrum JM, Passman R. Sudden cardiac death and dialysis patients. *Semin Dial.* 2008;21(4):300-307.

90. Bleyer AJ, Russell GB, Satko SG. Sudden and cardiac death rates in hemodialysis patients. *Kidney Int.* 1999;55:1553-1559.

91. Foley RN, Gilbertson DT, Murray T, Collins AJ. Long interdialytic interval and mortality among patients receiving hemodialysis. *N Engl J Med.* 2011;365:1099-1107.

92. Pun PH, Lehrich RW, Honeycutt EF, et al. Modifiable risk factors associated with sudden cardiac arrest within hemodialysis clinics. *Kidney Int.* 2011;79:218-227.

93. U.S. Renal Data System. *USRDS 2006 Annual Data Report: Atlas of Chronic Kidney Disease and End-Stage Renal Disease in the United States.* Bethesda, MD: National Institutes of Health, National Institute of Diabetes and Digestive and Kidney Diseases; 2006.

94. Li S, Herzog C. Temporal trends in sudden cardiac death in incident US hemodialysis patients [abstract]. *J Am Soc Nephrol.* 2012;23:229A.

95. Wang AY, Lam CW, Chan IH, et al. Sudden cardiac death in end-stage renal disease patients: A 5-year prospective analysis. *Hypertension.* 2010;56:210-216.

96. Davis TR, Young BA, Eisenberg MS, et al. Outcome of cardiac arrests attended by emergency medical services staff at community outpatient dialysis centers. *Kidney Int.* 2008;73:933-939.

97. Lehrich RW, Pun PH, Tanenbaum ND, et al. Automated external defibrillators and survival from cardiac arrest in the outpatient hemodialysis clinic. *J Am Soc Nephrol.* 2007;18:312-320.

98. Karnik JA, Young BS, Lew NL, et al. Cardiac arrest and sudden death in dialysis units. *Kidney Int.* 2001;60:350-357.

99. Cuculich PS, Sánchez JM, Kerzner R, et al. Poor prognosis for patients with chronic kidney disease despite ICD therapy for the primary prevention of sudden death. *Pacing Clin Electrophysiol.* 2007;30:207-213.

100. Amin MS, Fox AD, Kalahasty G, et al. Benefit of primary prevention implantable cardioverter-defibrillators in the setting of chronic kidney disease: A decision model analysis. *J Cardiovasc Electrophysiol.* 2008;19:1275-1280.

101. Herzog CA, Li S, Weinhandl ED, et al. Survival of dialysis patients after cardiac arrest and the impact of implantable cardioverter defibrillators. *Kidney Int.* 2005;68:818-825.

102. Charytan DM, Patrick AR, Liu J, et al. Trends in the use and outcomes of implantable cardioverter-defibrillators in patients undergoing dialysis in the United States. *Am J Kidney Dis.* 2011;58:409-417.

103. Kestenbaum B, Rudser KD, Shlipak MG, et al. Kidney function, electrocardiographic findings, and cardiovascular events among older adults. *Clin J Am Soc Nephrol.* 2007;2:501-508.

104. Cice G, Ferrara L, D'Andrea A, et al. Carvedilol increases two-year survival in dialysis patients with dilated cardiomyopathy: A prospective, placebo-controlled trial. *J Am Coll Cardiol.* 2003;41:1438-1444.

105. Bergeron S, Hillis GS, Haugen EN, et al. Prognostic value of dobutamine stress echocardiography in patients with chronic kidney disease. *Am Heart J.* 2007;153:385-391.

106. Sharma R, Pellerin D, Gaze DC, et al. Dobutamine stress echocardiography and cardiac troponin T for the detection of significant coronary artery disease and predicting outcome in renal transplant candidates. *Eur J Echocardiogr.* 2005;6:327-335.

107. Rabbat CG, Treleaven DJ, Russell JD, et al. Prognostic value of myocardial perfusion studies in patients with end-stage renal disease assessed for kidney or kidney-pancreas transplantation: A meta-analysis. *J Am Soc Nephrol.* 2003;14:431-439.

108. Wang LW, Fahim MA, Hayen A, et al. Cardiac testing for coronary artery disease in potential kidney transplant recipients. *Cochrane Database Syst Rev.* 2011;(12):CD008691.

109. Lentine KL, Costa SP, Weir MR, et al. Cardiac disease evaluation and management among kidney and liver transplantation candidates: A scientific statement from the American Heart Association and the American College of Cardiology Foundation. *J Am Coll Cardiol.* 2012;60:434-480.

110. Kumar N, Baker CS, Chan K, et al. Cardiac survival after pre-emptive coronary angiography in transplant patients and those awaiting transplantation. *Clin J Am Soc Nephrol.* 2011;6:1912-1919.

111. Tonino PA, De Bruyne B, Pijls NH, et al. Fractional flow reserve versus angiography for guiding percutaneous coronary intervention. *N Engl J Med.* 2009;360:213-224.

112. Charytan D, Kuntz RE, Mauri L, deFilippi C. Distribution of coronary artery disease and relation to mortality in asymptomatic hemodialysis patients. *Am J Kidney Dis.* 2007;49:409-416.

113. Charytan DM, Kuntz RE, Garshick M, et al. Location of acute coronary artery thromboses in patients with and without chronic kidney disease. *Kidney Int.* 2009;75:80-87.

114. Kumar N, Dahri L, Brown W, et al. Effect of elective coronary angiography on glomerular filtration rate in patients with advanced chronic kidney disease. *Clin J Am Soc Nephrol.* 2009;4:1907-1913.

115. James MT, Ghali WA, Knudtson ML, et al. Associations between acute kidney injury and cardiovascular and renal outcomes after coronary angiography. *Circulation.* 2011;123:409-416.

116. Fujimoto N, Iseki K, Tokuyama K, et al. Significance of coronary artery calcification score (CACS) for the detection of coronary artery disease (CAD) in chronic dialysis patients. *Clin Chim Acta.* 2006;367:98-102.

117. Apple FS, Murakami MM, Pearce LA, Herzog CA. Predictive value of cardiac troponin I and T for subsequent death in end-stage renal disease. *Circulation.* 2002;106:2941-2945.

118. Apple FS, Murakami MM, Pearce LA, Herzog CA. Multi-biomarker risk stratification of N-terminal pro-B-type natriuretic peptide, high-sensitivity C-reactive protein, and cardiac troponin T and I in end-stage renal disease for all-cause death. *Clin Chem.* 2004;50:2279-2285.

119. Wang AY, Lai KN. Use of cardiac biomarkers in end-stage renal disease. *J Am Soc Nephrol.* 2008;19:1643-1652.

120. Lipshultz SE, Somers MJ, Lipsitz SR, et al. Serum cardiac troponin and subclinical cardiac status in pediatric chronic renal failure. *Pediatrics.* 2003;112:79-86.

121. Breidthardt T, Burton JO, Odudu A, et al. Troponin T for the detection of dialysis-induced myocardial stunning in hemodialysis patients. *Clin J Am Soc Nephrol.* 2012;7:1285-1292.

122. deFilippi CR, Seliger SL, Maynard S, Christenson RH. Impact of renal disease on natriuretic peptide testing for diagnosing decompensated heart failure and predicting mortality. *Clin Chem.* 2007;53:1511-1519.

123. Gutiérrez OM, Mannstadt M, Isakova T, et al. Fibroblast growth factor 23 and mortality among patients undergoing hemodialysis. *N Engl J Med.* 2008;359:584-592.

124. Robinson ES, Fisher ND, Forman JP, Curhan GC. Physical activity and albuminuria. *Am J Epidemiol.* 2010;171:515-521.

125. Stack AG, Molony DA, Rives T, et al. Association of physical activity with mortality in the US dialysis population. *Am J Kidney Dis.* 2005;45:690-701.

126. Kalantar-Zadeh K, Abbott KC, Salahudeen AK, et al. Survival advantages of obesity in dialysis patients. *Am J Clin Nutr.* 2005;81:543-554.

127. Bhatt DL, Kandzari DE, O'Neill WW, et al. SYMPLICITY HTN-3 Investigators. A controlled trial of renal denervation for resistant hypertension. *N Engl J Med.* 2014;370:1393-1401.

128. ACCORD Study Group; Gerstein HC, Miller ME, et al. Long-term effects of intensive glucose lowering on cardiovascular outcomes. *N Engl J Med.* 2011;364:818-828.

129. Fellström BC, Jardine AG, Schmieder RE, et al. Rosuvastatin and cardiovascular events in patients undergoing hemodialysis. *N Engl J Med.* 2009;360:1395-1407.

130. Heart Protection Study Collaborative Group. MRC/BHF Heart Protection Study of cholesterol lowering with simvastatin in 20,536 high-risk individuals: A randomised placebo-controlled trial. *Lancet.* 2002;360:7-22.

131. Tonelli M, Moye L, Sacks FM, et al. Pravastatin for secondary prevention of cardiovascular events in persons with mild chronic renal insufficiency. *Ann Intern Med.* 2003;138:98-104.

132. Shepherd J, Kastelein JJ, Bittner V, et al. Intensive lipid lowering with atorvastatin in patients with coronary heart disease and chronic kidney disease: The TNT (Treating to New Targets) study. *J Am Coll Cardiol.* 2008;51:1448-1454.

133. Strippoli GF, Navaneethan SD, Johnson DW, et al. Effects of statins in patients with chronic kidney disease: Meta-analysis and meta-regression of randomised controlled trials. *BMJ.* 2008;336:645-651.

134. Baigent C, Landray MJ, Reith C, et al. The effects of lowering LDL cholesterol with simvastatin plus ezetimibe in patients with chronic kidney disease (Study of Heart and Renal Protection): A randomised placebo-controlled trial. *Lancet.* 2011;377:2181-2192.

135. FHN Trial Group; Chertow GM, Levin NW, Beck GJ, et al. In-center hemodialysis six times per week versus three times per week. *N Engl J Med.* 2010;363:2287-2300.

136. Jefferies HJ, Virk B, Schiller B, et al. Frequent hemodialysis schedules are associated with reduced levels of dialysis-induced cardiac injury (myocardial stunning). *Clin J Am Soc Nephrol.* 2011;6:1326-1332.

137. Besarab A, Bolton WK, Browne JK, et al. The effects of normal as compared with low hematocrit values in patients with cardiac disease who are receiving hemodialysis and epoetin. *N Engl J Med.* 1998;339:584-590.

138. Singh AK, Szczech L, Tang KL, et al. Correction of anemia with epoetin alfa in chronic kidney disease. *N Engl J Med.* 2006;355:2085-2098.

139. Krane V, Winkler K, Drechsler C, et al. Effect of atorvastatin on inflammation and outcome in patients with type 2 diabetes mellitus on hemodialysis. *Kidney Int.* 2008;74:1461-1467.

140. Ayus JC, Mizani MR, Achinger SG, et al. Effects of short daily versus conventional hemodialysis on left ventricular hypertrophy and inflammatory markers: A prospective, controlled study. *J Am Soc Nephrol.* 2005;16:2778-2788.

141. Boaz M, Smetana S, Weinstein T, et al. Secondary prevention with antioxidants of cardiovascular disease in endstage renal disease (SPACE): Randomised placebo-controlled trial. *Lancet.* 2000;356:1213-1218.

142. Tepel M, van der GM, Statz M, et al. The antioxidant acetylcysteine reduces cardiovascular events in patients with end-stage renal failure: A randomized, controlled trial. *Circulation.* 2003;107:992-995.

143. Susantitaphong P, Riella C, Jaber BL. Effect of ultrapure dialysate on markers of inflammation, oxidative stress, nutrition and anemia parameters: A meta-analysis. *Nephrol Dial Transplant.* 2013;28:438-446.

143a. Himmelfarb J, Ikizler TA, Ellis C, et al. Provision of antioxidant therapy in hemodialysis (PATH): A randomized clinical trial. *J Am Soc Nephrol.* 2014;25:623-633.

144. Kakuta T, Tanaka R, Hyodo T, et al. Effect of sevelamer and calcium-based phosphate binders on coronary artery calcification and accumulation of circulating advanced glycation end products in hemodialysis patients. *Am J Kidney Dis.* 2011;57:422-431.

145. Floege J. Calcium-containing phosphate binders in dialysis patients with cardiovascular calcifications: Should we CARE-2 avoid them? *Nephrol Dial Transplant.* 2008;23:3050-3052.

146. Naves-Díaz M, Alvarez-Hernández D, Passlick-Deetjen J, et al. Oral active vitamin D is associated with improved survival in hemodialysis patients. *Kidney Int.* 2008;74:1070-1078.

147. Tentori F, Albert JM, Young EW, et al. The survival advantage for haemodialysis patients taking vitamin D is questioned: Findings from the Dialysis Outcomes and Practice Patterns Study. *Nephrol Dial Transplant.* 2009;24:963-972.

148. Thadhani R, Appelbaum E, Pritchett Y, et al. Vitamin D therapy and cardiac structure and function in patients with chronic kidney disease: The PRIMO randomized controlled trial. *JAMA.* 2012;307:674-684.

149. EVOLVE Trial Investigators; Chertow GM, Block GA, Correa-Rotter R, et al. Effect of cinacalcet on cardiovascular disease in patients undergoing dialysis. *N Engl J Med.* 2012;367:2482-2494.

150. Raggi P, Chertow GM, Torres PU, et al. The ADVANCE study: A randomized study to evaluate the effects of cinacalcet plus low-dose vitamin D on vascular calcification in patients on hemodialysis. *Nephrol Dial Transplant.* 2011;26:1327-1339.

151. Scialla JJ, Lau WL, Reilly MP, et al. Fibroblast growth factor 23 is not associated with and does not induce arterial calcification. *Kidney Int.* 2013;83:1159-1168.

152. Best PJ, Lennon R, Ting HH, et al. The impact of renal insufficiency on clinical outcomes in patients undergoing percutaneous coronary interventions. *J Am Coll Cardiol.* 2002;39:1113-1119.

153. Cooper WA, O'Brien SM, Thourani VH, et al. Impact of renal dysfunction on outcomes of coronary artery bypass surgery: Results from the Society of Thoracic Surgeons National Adult Cardiac Database. *Circulation.* 2006;113:1063-1070.

154. Mehta RH, Grab JD, O'Brien SM, et al. Bedside tool for predicting the risk of postoperative dialysis in patients undergoing cardiac surgery. *Circulation.* 2006;114:2208-2216.

155. Hemmelgarn BR, Southern D, Culleton BF, et al. Survival after coronary revascularization among patients with kidney disease. *Circulation.* 2004;110:1890-1895.

156. Yasuda K, Kasuga H, Aoyama T, et al. Comparison of percutaneous coronary intervention with medication in the treatment of coronary artery disease in hemodialysis patients. *J Am Soc Nephrol.* 2006;17:2322-2332.

157. Johnston N, Jernberg T, Lagerqvist B, Wallentin L. Early invasive treatment benefits patients with renal dysfunction in unstable coronary artery disease. *Am Heart J.* 2006;152:1052-1058.

158. Aoki J, Ong AT, Hoye A, et al. Five year clinical effect of coronary stenting and coronary artery bypass grafting in renal insufficient patients with multivessel coronary artery disease: Insights from ARTS trial. *Eur Heart J.* 2005;26:1488-1493.

159. Charytan DM, Li S, Liu J, Herzog CA. Risks of death and end-stage renal disease after surgical compared with percutaneous coronary revascularization in elderly patients with chronic kidney disease. *Circulation.* 2012;126:S164-S169.

160. Shroff GR, Solid CA, Herzog CA. Long-term survival and repeat coronary revascularization in dialysis patients after surgical and percutaneous coronary revascularization with drug-eluting and bare metal stents in the United States. *Circulation.* 2013;127:1861-1869.

161. Chang TI, Shilane D, Kazi DS, et al. Multivessel coronary artery bypass grafting versus percutaneous coronary intervention in ESRD. *J Am Soc Nephrol.* 2012;23:2042-2049.

162. Aoyama T, Ishii H, Toriyama T, et al. Sirolimus-eluting stents vs bare metal stents for coronary intervention in Japanese patients with renal failure on hemodialysis. *Circ J.* 2008;72:56-60.

163. Ishio N, Kobayashi Y, Takebayashi H, et al. Impact of drug-eluting stents on clinical and angiographic outcomes in dialysis patients. *Circ J.* 2007;71:1525-1529.

164. Ikari Y, Tanabe K, Koyama Y, et al. Sirolimus eluting coronary stent implantation in patients on maintenance hemodialysis: The OUCH study (outcome of cypher stent in hemodialysis patients). *Circ J.* 2012;76:1856-1863.

165. Ichimoto E, Kobayashi Y, Iijima Y, et al. Long-term clinical outcomes after sirolimus-eluting stent implantation in dialysis patients. *Int Heart J.* 2010;51:92-97.

166. U.S. Renal Data System. *USRDS 2009 Annual Data Report: Atlas of Chronic Kidney Disease and End-Stage Renal Disease in the United States*, vol 2. Bethesda, MD: National Institutes of Health, National Institute of Diabetes and Digestive and Kidney Diseases; 2009:311.

167. Herzog CA, Ma JZ, Collins AJ. Poor long-term survival after acute myocardial infarction among patients on long-term dialysis. *N Engl J Med.* 1998;339:799-805.

168. Herzog C. Acute MI in dialysis patients: How can we improve the outlook? *J Crit Illn.* 1999;14:613-621.

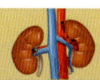

CAPÍTULO 83

Anemia na Doença Renal Crônica

Iain C. Macdougall e Kai-Uwe Eckardt

A anemia é uma complicação praticamente universal da doença renal crônica (DRC). Ela contribui consideravelmente para a redução da qualidade de vida desses pacientes, e tem sido associada a vários desfechos clínicos desfavoráveis. Antes da disponibilidade da eritropoetina humana recombinante (rHuEPO ou epoetina), pacientes em diálise frequentemente necessitavam de transfusões sanguíneas, ficando expostos aos riscos de sobrecarga de ferro, transmissão de hepatites virais, sensibilização ao HLA, reduzindo as chances de transplante com sucesso. O advento da rhEPO no final dos anos 1980 mudou completamente essa situação. A capacidade de se corrigir a anemia mostrou que suas consequências podem ir além de fadiga e capacidade física reduzida, para interferir em um espectro amplo de funções fisiológicas. Existe, portanto, uma forte justificativa para manejar anemia em pacientes com DRC, e até hoje as melhores estratégias clínicas ainda não estão totalmente definidas. Além da terapia com agentes estimuladores da eritropoiese (AEEs), reposição de ferro é essencial no manejo da anemia. É importante ressaltar que pacientes com DRC necessitam de alvos diferentes de marcadores de ferro daqueles dos indivíduos normais para garantir taxas adequadas de produção de células vermelhas. Os custos envolvidos no manejo da anemia são consideráveis, e também ficou evidente que a correção completa da anemia pode causar dano, sendo mandatória, portanto, uma consideração racional e cuidadosa dos riscos e benefícios.

PATOGÊNESE

A anemia da DRC é tipicamente normocrômica e normocítica, isolada, sem leucopenia ou plaquetopenia. Tanto a sobrevida das hemácias quanto a taxa de produção de células vermelhas estão reduzidas, sendo a última mais importante. A medula óssea normal tem capacidade considerável de aumentar a taxa de eritropoiese, e a redução na sobrevida dos eritrócitos observada na DRC seria, normalmente, facilmente compensada. Esse aumento compensatório na produção eritrocitária induzido pela eritropoietina (EPO), entretanto, está danificado na DRC. Os níveis séricos de EPO permanecem na faixa normal e não mostram a relação exponencial inversa com o conteúdo sanguíneo de oxigênio, característica de outros tipos de anemia. A EPO é normalmente produzida pelos fibroblastos do interstício do córtex renal, em proximidade ao epitélio tubular e capilares peritubulares.[1,2] Além disso, hepatócitos e células de Ito peri sinusoidais no fígado podem produzir EPO (Fig. 83-1). A produção hepática de EPO é predominante durante a vida fetal e pós-natal precoce, porém não é capaz de compensar a perda de produção renal em adultos. Mudanças sutis no conteúdo sanguíneo de oxigênio induzido pela anemia, uma concentração reduzida de oxigênio no ambiente e altitude elevada estimulam a secreção de EPO através de um sistema amplo de expressão gênica dependente de oxigênio.[2-4] Um grupo de fatores de transcrição induzidos por hipóxia (HIFs) têm papel central nesse processo. Os dois membros mais importantes desse grupo, HIF-1 e HIF-2, são compostos por uma subunidade α regulada por oxigênio, (HIF-1α ou HIF-2α), e uma subunidade β constitutiva. A produção de HIF-1α e HIF-2α é largamente independente de oxigênio, porém sua degradação é relacionada com as concentrações celulares de oxigênio. A hidroxilação de resíduos específicos prolil e asparagil de HIF-α, para o qual se requer oxigênio molecular como substrato determina a destruição proteassomal do HIF e inibe sua atividade de transcrição. Além da EPO, foram identificados mais de 100 genes alvos de HIF. O HIF-2, mais que HIF-1, é o fator de transcrição primariamente responsável pela regulação de produção de EPO.[5,6]

O papel da produção renal de EPO na patogênese da anemia da DRC tem suporte na observação de que a anemia é particularmente grave em indivíduos anéfricos. Entretanto, os mecanismos que prejudicam a produção renal de EPO em rins doentes ainda permanecem pouco compreendidos. A capacidade de produção de EPO permanece significativa, mesmo na doença renal terminal. Pacientes com anemia e DRC podem, portanto, responder com um aumento significativo da produção de EPO frente a um estímulo adicional de hipóxia.[1] O problema principal parece então ser uma falha na produção de EPO em resposta às concentrações cronicamente reduzidas de hemoglobina (Hb). Seguindo esse racional, a produção endógena de EPO pode ser induzida em pacientes com DRC através da inibição farmacológica da degradação do HIF (ver discussão a seguir).

A eritropoetina é um hormônio glicoproteico que consiste em uma cadeia proteica axial de 165 aminoácidos e quatro cadeias de carboidratos fortemente ligadas ao ácido siálico.[1,2] Essas últimas são essenciais para a atividade biológica *in vivo* da EPO, porque, quando deglicosilada parcial ou totalmente, é rapidamente removida da circulação. É também por isso que a rHuEPO deve ser produzida em linhagens celulares de mamíferos; bactérias não têm a capacidade de glicosilar proteínas recombinantes.

A eritropoetina estimula a produção eritrocitária ao se ligar aos receptores de EPO homodiméricos, os quais estão primariamente localizados em células progenitoras eritroides imaturas, unidades formadoras da explosão eritroide (BFU-e) e as células formadoras de colônia eritrocítica (CFU-e). A ligação da EPO a esses receptores salva essas células progenitoras e a geração eritroblástica subsequente da apoptose, permitindo, por conseguinte, a divisão celular e a maturação em eritrócitos.[7] A inibição da produção eritrocitária por toxinas urêmicas também pode contribuir para a patogênese da anemia da DRC, embora ainda não tenham sido identificadas. Apesar disso, a diálise *per se* pode melhorar a anemia da DRC e a eficácia dos AEEs. Ademais, as doses necessárias de AEEs para cada indivíduo variam significativamente entre pacientes com DRC, sendo a dose média semanal muito mais alta que a taxa de produção estimada de EPO endógena em indivíduos normais. Uma outra visão para a acumulação de inibidores de eritropoiese em DRC é que, em muitos pacientes, existe uma sobreposição entre a anemia da DRC e a anemia de doença crônica, que é caracterizada pela inibição da produção e eficácia da EPO, bem como pela redução da disponibilidade de ferro, mediada através de citocinas inflamatórias.[8] A liberação hepática de hepcidina, o regulador-chave do metabolismo do ferro, está suprarregulada nos estados de inflamação; ela simultaneamente bloqueia a absorção de ferro a partir do intestino e promove o sequestro de ferro em macrófagos.[9]

Controle de *Feedback* da Eritropoiese

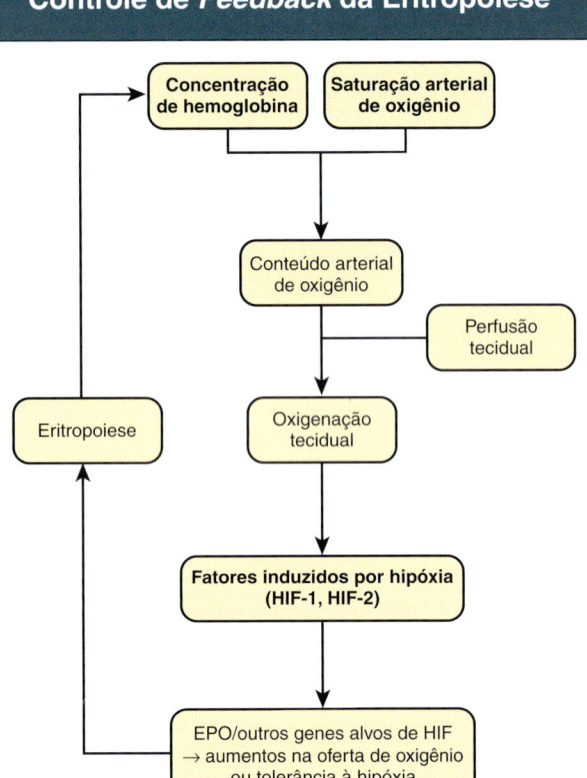

Figura 83-1 Controle de *feedback* da eritropoiese. *EPO, Eritropoetina*

Relação Entre Hb e eTFG

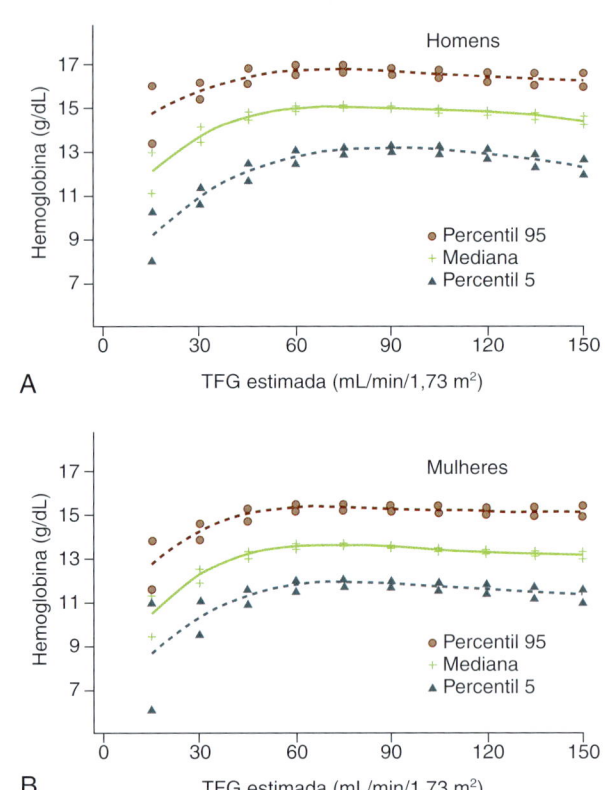

Figura 83-2 **Relação entre concentração de hemoglobina (Hb) e taxa estimada de filtração glomerular (eTFG).** Os dados são de um estudo transversal de indivíduos selecionados aleatoriamente na população geral dos Estados Unidos *(Third National Health and Nutrition Examination Survey* [NHANES III]). Os resultados e o intervalo de confiança de 95% são exibidos para cada intervalo de TFG para homens (A) e mulheres (B). *(da referência 11.)*

EPIDEMIOLOGIA E HISTÓRIA NATURAL

Em geral, existe um aumento progressivo na incidência e na gravidade da anemia com o declínio da função renal. A prevalência de anemia relatada por cada estágio de DRC varia significativamente e depende, em grande parte, da definição de anemia e se os participantes do estudo são selecionados a partir da população geral, se são de alto risco para DRC, diabéticos ou se já estão sob os cuidados de um médico. Dados do *National Health and Nutrition Examination Survey* (NHANES) mostraram que as distribuições dos níveis de hemoglobina começam a cair a partir de uma taxa de filtração glomerular estimada (eTFG) inferior a 75 mL/min/1,73 m² em homens e 45 mL/min/1,73 m² em mulheres (Fig. 83-2).[10] A prevalência de valores de hemoglobina inferiores a 13 g/dL aumenta com eTFG menores que 60 mL/min/1,73 m² em homens e 45 mL/min/1,73 m² em mulheres, na população geral. Dentre os pacientes em acompanhamento regular e sabidamente portadores de DRC, a prevalência de anemia se mostrou muito maior, com níveis médios de hemoglobina de 12,8 ± 1,5 (DRC estágios 1 e 2), 12,4 ± 1,6 (DRC estágio 3), 12,0 ± 1,6 (DRC estágio 4) e 10,9 ± 1,6 (DRC estágio 5).[11] Ainda que a anemia se desenvolva de modo bastante independente da causa da doença renal, existem duas exceções importantes. Os pacientes diabéticos desenvolvem anemia mais frequentemente, em estágios mais precoces de DRC, e de intensidade mais severa a um dado nível de insuficiência renal.[12,13] Por outro lado, em pacientes com doença renal policística, a hemoglobina é geralmente maior que em outros pacientes com graus semelhantes de insuficiência renal, podendo ocasionalmente se desenvolver policitemia.[1]

Com o advento da epoetina e seus derivados, houve uma mudança nos valores de hemoglobina em pacientes com DRC. Nos pacientes em diálise, particularmente, os valores médios de hemoglobina aumentaram de forma constante por muitos anos, e depois diminuíram novamente, tendo em vista novas evidências sugerindo níveis-alvo mais baixos.[12] O valor médio de Hb, entretanto, ainda varia bastante entre os países, refletindo considerável variabilidade na prática médica (Tabela 83-1).[13] Além disso, valores de hemoglobina variam consideravelmente entre pacientes no mesmo ambiente de tratamento, bem como no mesmo paciente ao longo do tempo, refletindo alterações persistentes ou transitórias na capacidade de resposta do indivíduo (ver discussão adiante).

DIAGNÓSTICO E DIAGNÓSTICO DIFERENCIAL

O diagnóstico de anemia e a avaliação da sua gravidade são mais bem realizados através da mensuração da concentração de Hb em vez do hematócrito. A Hb é uma substância estável que é medida diretamente e de forma padronizada, enquanto o hematócrito é relativamente instável, obtido indiretamente por analisadores automáticos, sem padronização. Os coeficientes de variação intra e interensaio de Hb nas medições por analisadores automáticos representam metade e um terço daqueles para hematócrito, respectivamente.[12]

Existe variabilidade considerável no alvo de Hb utilizado para se definir anemia. De acordo com a mais recente definição no *Kidney Disease: Improving Global Outcomes* (KDIGO), deve-se diagnosticar anemia com concentrações de hemoglobina menores que 13,0 g/dL

Níveis de Hemoglobina em Pacientes em Diálise						
	Pacientes em Diálise há mais de 180 dias			**Novos pacientes com DRET, no início da diálise**		
País	**N**	**Hb médio (g/dL)**	**Hb < 11 g/dL (% de pacientes)**	**n**	**Hb médio (g/dL)**	**Hb < 11 g/dL (% de pacientes)**
Suécia	456	12,0	23	168	10,7	55
Estados Unidos	1690	11,7	27	458	10,4	65
Espanha	513	11,7	31	170	10,6	61
Bélgica	442	11,6	29	213	10,3	66
Canadá	479	11,6	29	150	10,1	70
Austrália e Nova Zelândia	423	11,5	36	108	10,1	70
Alemanha	459	11,4	35	142	10,5	61
Itália	447	11,3	38	167	10,2	68
Reino Unido	436	11,2	40	93	10,2	67
França	341	11,1	45	86	10,1	65
Japão	1210	10,1	77	131	8,3	95

Tabela 83-1 **Níveis médios de hemoglobina (Hb) e percentagem de pacientes com níveis de Hb inferiores a 11 g/dL que estão em diálise há mais de 180 dias e no momento que iniciaram diálise, por país.** Os dados são do *Dialysis Outcomes and Practice Patterns Study*, fase II (DOPPS II), e são procedentes de 308 centros de diálise representativos, selecionados aleatoriamente. Notar que existem diferenças acentuadas entre os países, porém no mínimo um quarto até três quartos dos pacientes já em diálise e, na maioria dos países, mais de dois terços dos pacientes que iniciam diálise têm valores de Hb menores que o limite inferior recomendado de 11 g/dL. *DRET*, Doença renal estágio terminal. *(Modificado da referência 13.)*

em homens e menores que 12,0 g/dL em mulheres.[14] Esses valores representam a definição de anemia da Organização Mundial da Saúde (OMS). Em crianças, deve-se levar em conta diferenças nos valores normais dependentes da idade. Os valores normais de hemoglobina são maiores em habitantes de altitude elevada. É importante notar que os valores utilizados para o diagnóstico de anemia e avaliação de suas causas não devem ser interpretados como alvos para o tratamento de anemia.[14]

Além do valor de Hb, a avaliação de anemia em pacientes com DRC deve incluir um hemograma completo, com índices hematimétricos (*concentração de hemoglobina corpuscular média* [CHCM], volume corpuscular médio [VCM]), contagem de glóbulos brancos (incluindo diferencial) e contagem de plaquetas. Embora a anemia da DRC seja tipicamente normocrômica e normocítica, deficiência de vitamina B_{12} ou ácido fólico pode levar a macrocitose, enquanto deficiência de ferro ou doenças hereditárias da formação da Hb (como a talassemia) podem causar microcitose. Macrocitose com leucopenia ou trombocitopenia sugere um distúrbio generalizado da hematopoiese, causado por toxinas, deficiência nutricional ou mielodisplasia. Hipocromia reflete provável eritropoiese deficiente em ferro. Uma contagem absoluta de reticulócitos, a qual normalmente varia entre 40.000 e 50.000 células/mL de sangue, é um marcador útil da atividade eritropoética.

O perfil bioquímico do ferro deve ser realizado para avaliar os níveis de ferro alojados nos tecidos ou a adequação do estoque de ferro para a eritropoiese. Apesar da ferritina sérica ser o único marcador de armazenamento de ferro disponível até agora, diversos testes refletem a adequação de ferro para eritropoiese, incluindo a saturação da transferrina, o percentual de hemácias hipocrômicas (PHRC), o conteúdo de Hb dos reticulócitos (CHr), o VCM e o CHCM. O tempo de armazenamento da amostra de sangue pode elevar o PHRC, e o VCM e o CHCM ficam abaixo do valor normal somente após deficiência de ferro prolongada.

É importante identificar a anemia em pacientes com DRC, pois ela pode refletir déficits nutricionais, doença sistêmica ou outras condições que necessitem atenção, e, até mesmo em graus moderados, a anemia representa um fator de risco independente para hospitalizações, doença cardiovascular e mortalidade.[12] O diagnóstico de anemia renal, isto é, uma anemia causada por DRC, requer avaliação cuidadosa do grau de anemia em relação ao grau de insuficiência renal e exclusão de causas outras ou adicionais. Devido à existência de uma variabilidade significativa no grau de anemia em relação ao comprometimento da função renal, não se pode aplicar simples critérios diagnósticos. Causas de anemia que não deficiência de EPO devem ser consideradas quando (1) a gravidade da anemia é desproporcional ao comprometimento da função renal, (2) há evidência de deficiência de ferro, ou (3) há evidência de leucopenia ou plaquetopenia. Condições concomitantes, tais como a anemia falciforme podem exacerbar a anemia, assim como terapia medicamentosa. Por exemplo, os inibidores do sistema renina-angiotensina podem reduzir os níveis de Hb por (1) efeitos diretos da angiotensina II em células progenitoras eritroides,[15] (2) acumulação de N-acetil-seril-aspartil-lisil-prolina (Ac-SDKP), um inibidor endógeno da eritropoiese em pacientes tratados com inibidores da enzima conversora de angiotensina (ECA),[16] e (3) redução da produção endógena de EPO, possivelmente devido a efeitos hemodinâmicos da inibição da angiotensina II. Efeitos mielotóxicos de drogas imunossupressoras podem contribuir posteriormente para anemia.[17] A dosagem das concentrações séricas de EPO geralmente não é útil no diagnóstico de anemia da DRC, pois há deficiência relativa e não absoluta, com um intervalo vasto de concentrações de EPO para um determinado valor de Hb, que ultrapassa a faixa normal de níveis de EPO de indivíduos saudáveis, sem anemia. Deve-se procurar anormalidades de outros parâmetros laboratoriais, como VCM ou CHCM baixos (podem indicar hemoglobinopatia subjacente), VCM elevado (pode indicar deficiência de vitamina B_{12} ou folato), ou uma contagem anormal de leucócitos ou plaquetas (pode sugerir um distúrbio primário de medula óssea, como mieloma ou síndrome mielodisplásica), e outros testes devem ser realizados conforme indicado na investigação dessas condições em potencial. No entanto, quando não há indícios de outras causas confundidoras de anemia, e deficiência de ferro tenha sido excluída, é justificável um teste com epoetina ou seus derivados, mesmo quando a eTFG for apenas moderadamente reduzida.

MANIFESTAÇÕES CLÍNICAS

Nos ensaios clínicos iniciais de rHuEPO realizados no final dos anos 1980, a concentração média inicial de Hb era cerca de 6 a 7 g/dL,

---

Efeitos Secundários da Correção de Anemia Sobre o Sistema Cardiovascular

Redução do débito cardíaco elevado
Redução da extensão de acidente vascular cerebral
Redução da frequência cardíaca
Aumento da resistência vascular periférica
Redução dos episódios de angina
Redução da isquemia miocárdica
Regressão da hipertrofia ventricular esquerda
Estabilização da dilatação ventricular esquerdo
Aumento da viscosidade sanguínea

Quadro 83-1 Efeitos secundários da correção de anemia sobre o sistema cardiovascular

---

Outros Efeitos Secundários da Correção da Anemia

Redução no número de transfusões sanguíneas
Maior qualidade de vida
Aumento da capacidade de exercício
Melhora da função cognitiva
Melhora do padrão de sono
Melhora da função imunológica
Melhora da função muscular
Melhora da depressão
Melhora nutricional
Melhora da função plaquetária
(Hipertensão)
(Trombose do acesso vascular)

Quadro 83-2 Outros efeitos secundários da correção da anemia. Parênteses indicam efeitos negativos e adversos.

---

progressivamente aumentada para cerca de 11 ou 12 g/dL após o tratamento. Os pacientes se sentiam subjetivamente melhor, com redução da fadiga, aumento do vigor e da capacidade física, havendo também melhoras objetivas na função cardiorrespiratória.[18] Dessa forma, agora está claro que muitos dos sintomas anteriormente atribuídos à "síndrome urêmica" podem ter sido causados por anemia grave associada à DRC (Quadros 83-1 e 83-2). Embora a não necessidade de transfusões de sangue e melhora na qualidade de vida representem mudanças precoces óbvias, existem também possíveis efeitos sobre o sistema cardiovascular (Quadro 83-1). As consequências fisiológicas de anemia persistente são um aumento do débito cardíaco e uma redução da resistência vascular periférica. A anemia está associada ao desenvolvimento de hipertrofia ventricular esquerda em pacientes com DRC, e acredita-se que exacerbe a dilatação ventricular esquerda. A correção sustentada de anemia grave em pacientes com DRC tende a reverter a maioria dessas anormalidades cardiovasculares, com a notável exceção da dilatação do ventrículo esquerdo. O tracionamento deste, além dos limites de sua elasticidade, é irreversível, mesmo com a correção da anemia.[19] Essa correção pode, entretanto, impedir a progressão em alguns pacientes. Outros efeitos da correção da anemia em ensaios clínicos incluem melhorias na qualidade de vida, função cognitiva, padrões de sono, nutrição, função sexual, regularidade menstrual, capacidade de resposta imune e função plaquetária. A maioria desses estudos, contudo, não foi placebo-controlada, de modo que a extensão e o espectro dos possíveis benefícios permanecem incertos.

Ao longo dos anos, também tem havido uma grande discussão sobre a faixa-alvo ideal de Hb em pacientes com DRC. Uma melhora presumida na qualidade de vida e a expectativa de efeitos positivos sobre a função cardiovascular e progressão da doença renal após o aumento das concentrações de hemoglobina sugeriram um nível acima de 10 a 11 g/dL em todos os pacientes com DRC,[12,13] porém vários estudos têm indicado aumento dos riscos relacionados com tentativas de se corrigir completamente a anemia. Em especial, não houve evidência de aumento de sobrevida ao se corrigir a anemia até níveis mais altos,[20-23] e tentativas de normalizar as concentrações de Hb têm mostrado vários riscos, incluindo aumento das taxas de eventos tromboembólicos, acidentes vasculares cerebrais e até óbito. Deve-se portanto, buscar um equilíbrio entre a melhoria da qualidade de vida, menor necessidade de transfusões e risco de eventos adversos (ver discussão mais adiante), devendo ser evitado um nível alvo de Hb acima de 13 g/dL.[12,14]

TRATAMENTO

Agentes Estimuladores de Eritropoiese
Terapia com Epoetina

A produção de rHuEPO é obtida por transferência gênica para uma linhagem celular de mamíferos adequada, tal como células de ovário de hamster chinês (CHO) ou indução gênica em linhagens de hepatoma humano. Os primeiros ensaios clínicos de rHuEPO foram conduzidos com alfa EPO e beta EPO, ambas produzidas em células de CHO. Assim como a hormônio endógeno, a rHuEPO consiste em uma cadeia principal de 165 aminoácidos com uma cadeia O-glicosilada e três cadeias N-glicosiladas. Invariavelmente, porém, existem algumas diferenças no padrão de glicosilação entre diferentes preparações de rHuEPO e o hormônio endógeno. Estão disponíveis atualmente várias formulações de EPO, incluindo versões «biossimilares», que foram desenvolvidas após a expiração da patente dos compostos originais.[24] Outras "cópias" de EPO estão disponíveis em outros países (p.ex. China, Índia, Peru, Argentina, Rússia e Cuba) e não são necessariamente produzidas sob as mesmas normas reguladoras como as formulações de EPO comercializadas nos Estados Unidos e na Europa. Outra EPO que foi inicialmente desenvolvida para o mercado europeu foi a EPO delta, o que difere das outras EPOs no seu padrão de glicosilação, pois foi produzida a partir de uma linhagem celular de fibrossarcoma humano.

Antes de 1998, a EPO alfa era formulada na Europa com albumina sérica humana, mas por conta de uma mudança na regulação europeia, essa foi substituída por polissorbato 80. A EPO beta é formulada com polissorbato 20, juntamente com ureia, cloreto de cálcio e cinco aminoácidos como excipientes. A importância da formulação dos produtos de EPO foi destaque em 2002, com um aumento nos casos de aplasia pura de células vermelhas mediada por anticorpos, associada à utilização subcutânea de EPO alfa após mudança de sua formulação. Os pacientes afetados por esta complicação desenvolvem anticorpos neutralizantes tanto contra rHuEPO como contra o hormônio endógeno, o que resulta em anemia grave e dependência de transfusões.[25] A causa dessa complicação grave, onde ocorre uma quebra na tolerância de células B, permanece obscura, apesar de parecerem relevantes fatores como a violação da cadeia de armazenamento frio, com a via de aplicação subcutânea como pré-requisito; existe também evidência circunstancial de que êmbolos de borrachas de seringas pré-preenchidas utilizadas em uma das formulações de EPO alfa livre de albumina possam ter liberado compostos orgânicos que funcionaram como adjuvantes imunológicos.[26] Embora essa combinação infeliz de fatores adversos tenha sido específica para um composto, um índice basal baixo de aplasia pura de células vermelhas também ocorre com EPO beta e darbepoetina alfa.

As EPOs são administradas por via intravenosa ou subcutânea. A biodisponibilidade após a administração intraperitoneal (em pacientes em diálise peritoneal) é muito baixa. Os primeiros estudos clínicos de EPO utilizaram injeções intravenosas duas ou três vezes por semana. Isso se deve, em parte, à curta meia-vida da EPO (6 a 8 horas após a administração intravenosa)[27] e em parte à conveniência para o paciente em diálise. Com o uso desse regime, 90% dos pacientes mostraram um aumento significativo na concentração de Hb. Um bom manejo do ferro é crucial para o sucesso da terapia com EPO (ver discussão mais adiante). Ainda que a biodisponibilidade da EPO subcutânea seja de 20% a 30%, a meia-vida prolongada após administração subcutânea quanto comparada à administração intravenosa permite aplicações menos frequentes. Além disso, a dose necessária para se obter a mesma resposta de Hb é cerca de 30% menor com administração subcutânea que com a intravenosa.[27] Dentre os locais de aplicação, parece haver pouca diferença entre a coxa, braço ou abdome.

Darbepoetina Alfa

A darbepoetina alfa é um AEE de segunda geração que é um análogo de EPO com mais ácido siálico, possuindo duas cadeias N-glicosiladas extras. Essa particularidade confere maior estabilidade metabólica e uma menor taxa de depuração *in vivo*, sendo a meia-vida de eliminação deste composto em humano três vezes maior que a da epoetina alfa após uma única administração intravenosa (25,3 horas *versus* 8,5 horas). Portanto, esse agente pode geralmente ser dado com menor frequência que as epoetinas-padrão, com intervalos de administração de uma vez por semana e uma vez a cada duas semanas.[28] Ao contrário das epoetinas, as doses necessárias de darbepoetina alfa para a correção de anemia e de manutenção da concentração de Hb em pacientes com DRC são os mesmos para administração intravenosa e subcutânea. O fator de conversão para troca de epoetina alfa ou beta para darbepoetina alfa é em geral citado como 200:1, podendo haver variabilidade considerável disso, a depender da população, da dose e da via de administração.

CERA (Metoxi Polietileno Glicol-Epoetina Beta)

Técnicas alternativas de bioengenharia para se prolongar a meia-vida da EPO resultaram no desenvolvimento de CERA, que é um derivado peguilado da epoetina beta com uma meia-vida de eliminação de cerca de 130 horas quando administrado por via intravenosa ou subcutânea. Uma série de estudos randomizados controlados de fase III sugeriram que é possível manter vários pacientes com uma única administração mensal de CERA, e um estudo de superioridade (*Comparator Study of C.E.R.A. and Darbepoetin Alfa in Patients Undergoing Dialysis* [PATRONUS]) sugeriu uma maior eficácia dessa frequência de administração, quando comparada a uma dose mensal de darbepoetina alfa, administrada em pacientes de hemodiálise por via intravenosa.[29]

Efeitos Adversos dos Agentes Estimuladores da Eritropoiese

Efeitos adversos do tratamento com AEE incluem um aumento moderado da pressão arterial e um aumento da taxa de eventos tromboembólicos, incluindo trombose do acesso vascular. Considerando que esses efeitos provavelmente dependem, em grande parte, do aumento da concentração de hemoglobina, existe a preocupação de que o tratamento com AEE possa aumentar a trombogenicidade e o crescimento tumoral em pacientes com doença maligna, assim como agravar eventos vasculares em DRC, independentemente das concentrações de Hb. Deve-se tentar, então, usar as doses mais baixas possíveis de AEE no intuito de evitar os efeitos pleiotrópicos presumidos dessa classe de drogas. Da mesma forma, como não foi determinada a dose máxima "segura", é aconselhável evitar seguidos aumentos de dose.[14] No estudo TREAT (*Trial to Reduce Cardiovascular Events with Aranesp Therapy*), pacientes com história de doença maligna apresentaram maior taxa de óbito relacionado com o câncer quando tratados com darbepoetina.[23] Embora nenhum estudo tenha investigado o manejo da anemia em pacientes com DRC e câncer ativo, em tais pacientes os AEEs somente devem ser usados com grande cautela, em especial quando a cura do câncer for o desfecho esperado.[14] Do mesmo modo, em pacientes com história recente de acidente vascular cerebral ou evento tromboembólico venoso, deve-se considerar a relação risco-benefício do tratamento com AEE cuidadosamente.

Outros Agentes Estimuladores de Eritropoiese

Além das epoetinas originais e dos dois derivados de ação prolongada, várias outras abordagens para estimular a eritropoiese têm sido exploradas,[24] e AEEs mais recentes incluem peginesatide e os estabilizadores de HIF.[24]

O peginesatide (anteriormente chamado Hematide) é um peptídio EPO-mimético, com uma sequência de aminoácidos sem qualquer relação com a EPO nativa ou recombinante,[24] apesar de partilhar as mesmas propriedades funcionais e biológicas da EPO. Ele tem se demonstrado como um tratamento eficaz para a aplasia pura de células vermelhas mediada por anticorpos devido a uma falta de reatividade cruzada com anticorpos anti-EPO.[30] O peginesatide também se demonstrou equivalente à epoetina e à darbepoetina no aumento das concentrações de Hb em pacientes em diálise e não dialíticos, respectivamente, sendo observada porém, nos não-dialíticos, uma maior taxa de eventos cardiovasculares.[31,32] Por isso, foi aprovado nos Estados Unidos para utilização exclusiva nos pacientes em diálise. Cerca de 1 ano após a sua introdução, o peginesatide precisou ser retirado do mercado devido a reações graves de hipersensibilidade, incluindo eventos anafiláticos fatais.

Os estabilizadores de HIF são inibidores competitivos de HIF prolil-hidroxilase[24] e asparagil-hidroxilase, as enzimas envolvidas no metabolismo do HIF e na sua atividade de transcrição. Os estabilizadores de HIF causam, portanto, um aumento na produção de EPO endógena.[33] Esses inibidores de prolil-hidroxilase são ativos oralmente e várias dessas drogas, fabricadas por diferentes empresas, estão atualmente sendo testadas em ensaios clínicos de fase II e III.[24] Existe muita discussão se esses agentes vão suprarregular positivamente não apenas a expressão do gene da EPO, mas também a expressão de outros genes alvos de HIF, como aqueles envolvidos no metabolismo do ferro e na neoangiogênese. Considerando que alguns desses efeitos possam facilitar um aumento nas concentrações de hemoglobina, as consequências a longo prazo desses efeitos adicionais em potencial não foram estabelecidas e merecem monitoração cuidadosa.[24]

Terapia Inicial e de Manutenção com Agentes Estimuladores de Eritropoiese

Antes de se considerar tratamento com AEE em pacientes com DRC, é essencial a exclusão e correção de outras causas de anemia além da deficiência de EPO, tais como deficiências hematínicas (Fig. 83-3). Se a concentração de ferritina for menor que 100 mg/L, primeiramente deve ser administrada suplementação de ferro. A melhor via de administração de ferro é a intravenosa, embora possa-se considerar a via oral em pacientes que ainda não tenham iniciado diálise. Alguns pacientes podem responder ao uso isolado de ferro intravenoso (ver discussão adiante). Se o nível de ferritina for superior a 100 mg/L (na ausência de inflamação sistêmica) ou se houver uma resposta subótima ao ferro, o tratamento com AEE é uma opção. Contudo, o nível de Hb a partir do qual os AEEs devem ser iniciados permanece controverso, sobretudo porque esse tópico não foi rigorosamente estudado. O TREAT, maior ensaio de AEE realizado até o momento, comparou o uso de darbepoetina com um nível alvo de Hb de 13 g/dL *versus* placebo, com um protocolo de resgate quando a Hb de um paciente caía abaixo de 9 g/dL.[23] No braço darbepoetina, o número de pacientes transfundidos foi menor, e houve um pequeno incremento na qualidade de vida, entretanto a incidência de acidente vascular cerebral foi duas vezes mais elevada, de modo que a relação risco-benefício foi claramente negativa. Esses dados argumentam fortemente contra o

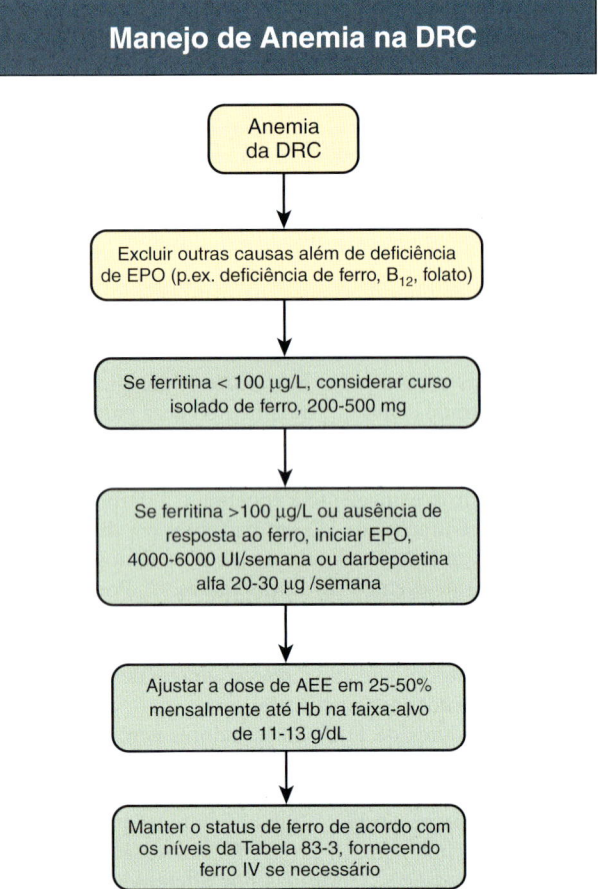

Figura 83-3 Manejo da anemia em pacientes com doença renal crônica (DRC). *EPO*, Eritropoetina; *AEE*, agentes estimuladores da eritropoiese; *Hb*, hemoglobina; *IV*, intravenoso.

Maiores (frequentes)	Menores (menos comuns)
Deficiência de ferro	Baixa aderência à terapia com AEE
Infecção, inflamação Subdiálise	Perdas sanguíneas Hiperparatireoidismo Intoxicação por alumínio (hoje rara) Deficiência de vitamina B_{12} ou folato Hemólise Distúrbios primários da medula óssea (p.ex. síndrome mielodisplásica) Hemoglobinopatias (p.ex. anemia falciforme) Inibidores da ECA, bloqueadores do receptor de angiotensina Deficiência de carnitina Anticorpos anti-EPO causando APCV

Causas de Resposta Inadequada ao Tratamento com Agentes Estimuladores da Eritropoiese

Tabela 83-2 Causas de resposta inadequada à terapia com AEE. *ECA*, Enzima conversora de angiotensina; *EPO*, eritropoetina; *APCV*, aplasia pura de células vermelhas.

início de AEE em pacientes com anemia leve, em contraste, há apenas um ensaio randomizado controlado, muito menor, que testou duas diferentes faixas-alvo de 9,5-11,0 g/dL e 11,5-13,0 g/dL *versus* placebo em pacientes com anemia grave.[34] Os pacientes de ambos os braços de tratamento com EPO experimentaram uma melhoria na qualidade de vida e na capacidade de exercício, porém não houve diferença entre os braços. Com base nesses achados, a diretriz do KDIGO recomenda o uso de AEE, para evitar que o nível de Hb caia abaixo de 9 g/dL.[14] Todavia, a individualização é possível, reconhecendo o fato de que alguns pacientes tiveram melhora dos sintomas com níveis mais elevados de Hb e estão preparados para assumir riscos maiores.

A dose inicial habitual de epoetina é cerca de 25 a 50 UI/kg (p.ex. 2000 UI) de duas a três vezes por semana, por via intravenosa ou subcutânea. Uma possível dose inicial de darbepoetina alfa é de 20 a 30 µg uma vez por semana por via intravenosa ou subcutânea; uma dose inicial adequada de CERA é de 30 a 60 mg uma vez a cada 2 semanas, por via intravenosa ou subcutânea. Dentro de 3 a 4 dias após o início do tratamento, nota-se um aumento na contagem de reticulócitos, e dentro de 1 a 2 semanas, há um aumento significativo na concentração de Hb, normalmente na ordem de 0,25 a 0,5 g/dL/semana. Dessa maneira, durante o curso de um mês, obtém-se na maioria das vezes um aumento significativo de 1 a 2 g/dL na concentração de Hb. Se um paciente não responde satisfatoriamente aos AEEs, a dose é aumentada em pequenas titulações de 25% a 50%, e caso ainda ocorra uma resposta inadequada, causas de resistência ao tratamento com AEE devem ser investigadas (ver discussão adiante).

Devido aos riscos observados nos ensaios com o objetivo de normalização de Hb, recomenda-se que o nível de Hb não deva ser intencionalmente aumentado para 13 g/dL ou acima disso, e geralmente não deve ser mantido acima de 11,5 g/dL.

Hiporresponsividade aos Agentes Estimuladores de Eritropoiese

Não há definição absoluta de hiporresponsividade ao tratamento com AEE, contudo, de acordo com as diretrizes mais recentes, ela é identificada quando a concentração de Hb não aumenta a partir dos valores iniciais após o primeiro mês de tratamento com AEE, em doses apropriadas ao peso ou se, após o tratamento com doses estáveis, o paciente necessite de dois aumentos nas doses de AEE, até 50% além da dose com a qual sua condição vinha estável anteriormente.[14] Os pacientes hiporresponsivos têm um prognóstico pior que aqueles com resposta adequada.[35] As causas de resistência ao tratamento com AEE estão listadas na Tabela 83-2 e, quando possível, é importante corrigi-las. As principais causas incluem deficiência de ferro (ver discussão adiante), infecção ou inflamação e subdiálise.[12,14] Se o paciente realiza autoadministração (p.ex., pacientes em diálise peritoneal), deve-se excluir má aderência ao tratamento. Se houver qualquer dúvida sobre a possibilidade de deficiência de ferro, pode ser útil um teste com ferro intravenoso. A deficiência de vitamina B_{12}, ácido fólico e de tiroxina podem ser facilmente excluídas por testes laboratoriais adequados, assim como o hiperparatiroidismo grave. A intoxicação por alumínio não é mais uma causa significativa de resistência a AEE. Dependendo da origem étnica do paciente, deve-se excluir hemoglobinopatias, com a realização de eletroforese de Hb. Alguns pacientes que tomam inibidores da ECA ou bloqueadores do receptor da angiotensina podem necessitar de doses mais elevadas de AEE, embora raramente seja necessário ou até mesmo aconselhável interromper o uso desses medicamentos. A possibilidade de um distúrbio primário da medula óssea, como a síndrome mielodisplásica, deve ser investigada por exame apropriado (aspirado e biópsia de medula óssea) caso todas as outras causas tiverem sido excluídas. Um exame da medula óssea também pode ser necessário para o diagnóstico de aplasia pura de células vermelhas mediada por anticorpos, ainda que a medida da contagem de reticulócitos e anticorpos anti-EPO possa fornecer indícios mais precoces.[25] Se um paciente que recebe tratamento com AEE tiver uma alta contagem de reticulócitos, sua medula óssea está a produzir quantidades mais que adequadas de novas células vermelhas, devendo se investigar hemorragia ou hemólise por meio de endoscopia digestiva alta, colonoscopia ou provas de hemólise (teste de Coombs, bilirrubina sérica, desidrogenase láctica e níveis de haptoglobina).

Não há dose máxima definida de AEE, e, não raramente, doses de 60.000 UI de EPO por semana foram utilizadas nos Estados Unidos. Existe, porém uma preocupação recente de que doses elevadas de AEE possam aumentar os efeitos colaterais independentemente da concentração de Hb, tal como descrito anteriormente. Em pacientes com doença aguda com necessidade de hospitalização, a Hb cai frequentemente apesar de se manter o tratamento com AEE, indicando um aumento das perdas sanguíneas e hiporresponsividade temporária. O manejo ideal da anemia nessas condições continua incerto. Considerando-se os custos, tende-se à retirada do tratamento com AEE até que seja restabelecida a capacidade de resposta; em oposição, foi também proposto um aumento, na tentativa de compensar a hiporresponsividade. Doses muito elevadas podem ser eficazes até mesmo em pacientes gravemente enfermos em unidades de terapia intensiva, entretanto um estudo fundamental[36] não conseguiu demonstrar uma redução das necessidades de transfusão e observou-se um aumento de trombose venosa profunda. Do ponto de vista prático, e sem evidências em contrário, parece sensato manter a mesma dose de AEE.

Manejo do Ferro

O ferro é um ingrediente essencial para a síntese de heme, e quantidades adequadas desse mineral são necessárias para a produção de novas células vermelhas. Desse modo, sob uma maior estimulação de eritropoetina, usa-se maiores quantidades de ferro, e muitos pacientes com DRC (particularmente aqueles em hemodiálise) têm quantidades inadequadas desse elemento disponíveis para satisfazer a elevada demanda da medula óssea.[37] Antes mesmo da introdução do tratamento com AEE, muitos pacientes com DRC apresentavam balanço negativo de ferro como consequência de baixa ingestão alimentar, falta de apetite e de aumento das perdas de ferro decorrentes de sangramentos ocultos e evidentes (Cap. 87). As perdas em pacientes em hemodiálise são de até 5 a 6 mg/dia, em comparação com 1 mg em indivíduos saudáveis, e isso pode exceder a capacidade de absorção do trato gastrointestinal, em particular quando há qualquer inflamação subjacente. A capacidade de absorção de ferro em pacientes com DRC é consideravelmente mais baixa que em indivíduos não urêmicos, particularmente na presença de inflamação sistêmica, e isso é provavelmente mediado por regulação positiva da hepcidina (ver discussão prévia).[9] Por essa mesma razão, o ferro oral é ineficaz em muitos pacientes com DRC, sendo a administração parenteral de ferro necessária, sobretudo naqueles pacientes em hemodiálise.[37] Entretanto, mesmo com essas limitações na absorção de ferro oral, o menor custo associado ao uso dessa via, juntamente com a conveniência para o paciente, muitas vezes convencem os médicos a tentar primeiramente suplementação de ferro oral em pacientes não dialíticos; se, no entanto, a resposta for insatisfatória após 2 a 3 meses, deve ser administrado ferro intravenoso.

Um fornecimento insuficiente de ferro para a medula óssea pode ser causado por uma deficiência absoluta ou funcional de ferro.[37] A deficiência absoluta de ferro ocorre quando existe uma baixa reserva corporal total de ferro, indicada por um nível de ferritina sérica inferior a 30 mg/L. A deficiência funcional de ferro ocorre quando suas reservas são suficientes ou estão até mesmo aumentadas, entretanto falham em liberá-lo com rapidez suficiente para satisfazer as demandas da medula óssea. Diversos marcadores de status de ferro estão disponíveis, mas nenhum deles é ideal (Tabela 83-3). A ferritina sérica é um marcador de armazenamento de ferro, mas eleva-se falsamente em condições inflamatórias e doenças hepáticas. A saturação de transferrina é uma relação entre o ferro circulante no soro e a capacidade total de ligação de ferro e é frequentemente considerada como uma melhor mensuração de ferro disponível; porém, os níveis podem ser muito flutuantes, devido à variação diurna significativa na medição de ferro no soro.[37] A percentagem de hemácias hipocrômicas e o conteúdo de hemoglobina dos reticulócitos (CHr) são parâmetros eritrocitários e reticulocitários, respectivamente, que são medidas indiretas de quanto ferro está sendo incorporado às células vermelhas maduras ou jovens. De maneira geral, nenhum marcador de status de ferro é adequado para excluir a deficiência de ferro, e os níveis recomendados para esses marcadores são baseados em evidências científicas limitadas. A deficiência funcional de ferro é geralmente diagnosticada quando há um nível de ferritina normal ou aumentado e uma saturação de transferrina reduzida (<20%) ou aumento das hemácias hipocrômicas (>10%). A diretriz sobre manejo de anemia da DRC do KDIGO sugere um curso de ferro em pacientes com DRC e anemia que não estejam em uso de ferro ou AEE, para os quais deseja-se um aumento na concentração de Hb, e em pacientes em tratamento com AEE, nos quais é necessário um aumento da concentração de Hb ou uma diminuição da dose de AEE, quando a saturação da transferrina (TSAT) for igual ou inferior a 30% e o nível de ferritina for igual ou inferior a 500 ng/L[14] (Tabela 83-3). Níveis de ferritina acima desse patamar normalmente não conferem qualquer vantagem clínica e podem exacerbar a toxicidade do ferro. O valor ideal de saturação de transferrina é acima de 20% a 30%, para garantir uma pronta disponibilidade de fornecimento de ferro à medula óssea. Na diretriz de anemia do KDIGO, não foram especificados limites superiores de ferritina ou TSAT, principalmente porque não há nenhuma evidência sólida para determinar um alvo além do qual sobrevém dano ou perda de eficácia. Contudo, até que mais dados estejam disponíveis, é aconselhável que o nefrologista assistente seja cauteloso na administração de ferro por via intravenosa a pacientes com níveis de ferritina acima de 800 ng/mL ou com níveis de TSAT acima de 30%. Vários estudos defendem a manutenção da percentagem de hemácias hipocrômicas em níveis menores que 6% e o CHr em níveis maiores que 29 pg/célula. Outros marcadores de *status* de ferro, tais como nível de receptor de transferrina sérica e nível de zinco protoporfirina eritrocitária, são sobretudo ferramentas de pesquisa e não foram estabelecidas na prática clínica rotineira.

O ferro é pouco absorvido por via oral em indivíduos urêmicos, com uma elevada incidência de efeitos colaterais gastrointestinais. A administração intramuscular de ferro não é recomendada na DRC devido à tendência aumentada de sangramento, à dor da aplicação, e ao potencial de causar pigmentação acastanhada da pele. Por isso, a administração intravenosa de ferro tornou-se o padrão de tratamento para muitos pacientes com DRC, particularmente naqueles tratados com hemodiálise.[37] Existem várias preparações de ferro intravenoso disponíveis em todo o mundo, incluindo ferro dextran, ferro sacarato, ferro gluconato e as preparações mais recentes de ferro carboximaltose férrica, ferumoxitol e ferro isomaltosido 1000. As três últimas preparações de ferro permitem que doses mais elevadas de ferro intravenoso sejam administradas mais rapidamente, sem a

Marcadores de Status de Ferro em Pacientes com Doença Renal Crônica

Marcador	Faixa Recomendada
Ferritina sérica	100-500 mg/L (DRC) 200-500 mg/L (HD)
Saturação de transferrina	20%-40%
Hemácias hipocrômicas	< 10%
Conteúdo de hemoglobina dos reticulócitos (CHr)	> 29 pg/célula
Receptor de transferrina sérica	Não estabelecido
Zinco protoporfirina eritrocitária	Não estabelecido

Tabela 83-3 **Marcadores de status de ferro e as faixas-alvo recomendadas em DRC.** *HD*, Hemodiálise

necessidade de uma dose de teste. Todas as preparações de ferro contêm ferro elementar rodeado por um invólucro de carboidratos, o que lhes permite ser injetadas por via intravenosa. A labilidade do ferro quanto liberado por essas preparações varia, sendo o ferro dextran o mais e o ferro gluconato o menos estável. O ferro é liberado a partir desses compostos para a transferrina no plasma e outras proteínas de ligação do ferro; bem como, eventualmente, é captado pelo sistema reticuloendotelial.

Em pacientes de hemodiálise, é fácil e prático fornecer doses baixas de ferro intravenoso (p.ex., 10 a 20 mg em cada sessão de diálise) ou, como alternativa, 100 mg por semana. Em pacientes em diálise peritoneal e portadores de DRC não dialíticos, todavia, tais regimes de baixa dose não são práticos, podendo ser administradas doses maiores. Quanto mais estável a preparação de ferro for, maior é a taxa de dose que pode ser administrada. Por exemplo, 1 g de ferro dextran pode ser dado por infusão intravenosa, ao passo que a dose máxima recomendada de ferro gluconato é de 125 mg. A dose habitual de ferumoxitol é de 510 mg, mas, por outro lado, pode ser dada em uma única administração até 1 g de carboximaltose férrica ou ferro isomaltosido 1000. Todas as preparações de ferro intravenoso contêm um risco associado de reações imediatas de hipersensibilidade, que podem ser caracterizadas por hipotensão, tonturas e náusea. Essas reações são geralmente de curta duração e causadas pela administração de doses muito altas em tempo muito curto. O ferro dextran também apresenta o risco de reações anafiláticas agudas devido a anticorpos pré-formados contra dextran, e embora esse risco possa ser menor com o ferro dextran de baixo peso molecular, ainda permanece o potencial de anafilaxia. Outras preocupações de longo prazo acerca da administração intravenosa de ferro incluem o potencial de aumentar a suscetibilidade a infecções e estresse oxidativo. Grande parte da evidência científica para isso foi gerada a partir de experimentos *in vitro*, cuja significância clínica é incerta.

Há evidência crescente de que o ferro intravenoso possa melhorar a anemia da DRC em até 30% dos pacientes que não receberem tratamento com AEE e têm um baixo nível de ferritina.[38] Em tais pacientes, uma resposta ao ferro intravenoso isolado pode ocorrer dentro de 2 a 3 semanas de administração de ferro. Naqueles que já recebem AEEs, há evidências consideráveis de que ferro intravenoso concomitante possa aumentar a resposta aos AEEs, resultando na necessidade de doses mais baixas destes.[12,14,37]

Referências

1. Eckardt KU. Erythropoietin: Oxygen-dependent control of erythropoiesis and its failure in renal disease. *Nephron*. 1994;67:7-23.
2. Jelkmann W. Molecular biology of erythropoietin. *Intern Med*. 2004;43:649-659.
3. Mole DR, Ratcliffe PJ. Cellular oxygen sensing in health and disease. *Pediatr Nephrol*. 2008;23:681-694.
4. Maxwell P. HIF-1: An oxygen response system with special relevance to the kidney. *J Am Soc Nephrol*. 2003;14:712-722.
5. Warnecke C, Zaborowska Z, Kurreck J, et al. Differentiating the functional role of hypoxia-inducible factor (HIF)-1α and HIF-2α (EPAS-1) by the use of RNA interference: Erythropoietin is a HIF-2α target gene in Hep3B and Kelly cells. *FASEB J*. 2004;18:462-464.
6. Scortegagna M, Morris MA, Oktay Y, et al. The HIF family member EPAS1/HIF-2alpha is required for normal hematopoiesis in mice. *Blood*. 2003;102:634-640.
7. Chen C, Sytkowski AJ. The erythropoietin receptor and its signalling cascade. In: Jelkmann WFP, ed. *Erythropoietin: Molecular Biology and Clinical Use*. Johnson City, TN: Graham Publishing; 2003:165-194.
8. Weiss G, Goodnough LT. Anemia of chronic disease. *N Engl J Med*. 2005;352:11-23.
9. Drakesmith H, Prentice HM. Hepcidin and the iron-infection axis. *Science*. 2012;338:768-772.
10. Astor BC, Muntner P, Levin A, et al. Association of kidney function with anemia: The Third National Health and Nutrition Examination Survey, 1988-1994. *Arch Intern Med*. 2002;162:1401-1408.
11. McClellan W, Aronoff SL, Bolton WK, et al. The prevalence of anemia in patients with chronic kidney disease. *Curr Med Res Opin*. 2004;20:501-510.
12. K/DOQI. Anemia guidelines in CKD patients. *Am J Kidney Dis*. 2006;47(suppl 3):S1-S146.
13. Pisoni RL, Bragg-Gresham JL, Young EW, et al. Anemia management and outcomes from 12 countries in the Dialysis Outcomes and Practice Patterns Study (DOPPS). *Am J Kidney Dis*. 2004;44:94-111.
14. KDIGO Anemia Guideline Work Group. KDIGO clinical practice guideline for anemia in chronic kidney disease. *Kidney Int Suppl*. 2012;2:279-335.
15. Cole J, Ertoy D, Lin H, et al. Lack of angiotensin II–facilitated erythropoiesis causes anemia in angiotensin-converting enzyme–deficient mice. *J Clin Invest*. 2000;106:391-398.
16. Le Meur Y, Lorgeot V, Comte L, et al. Plasma levels and metabolism of AcSDKP in patients with chronic renal failure: Relationship with erythropoietin requirements. *Am J Kidney Dis*. 2001;38:10-17.
17. Winkelmayer WC, Kewalramani R, Rutstein M, et al. Pharmacoepidemiology of anemia in kidney transplant recipients. *J Am Soc Nephrol*. 2004;15:347-352.
18. Macdougall IC, Lewis NP, Saunders MJ, et al. Long-term cardiorespiratory effects of amelioration of renal anaemia by erythropoietin. *Lancet*. 1990;335:489-493.
19. Parfrey PS, Foley RN, Wittreich BH, et al. Double-blind comparison of full and partial anemia correction in incident hemodialysis patients without symptomatic heart disease. *J Am Soc Nephrol*. 2005;16:2180-2189.
20. Besarab A, Bolton WK, Browne JK, et al. The effects of normal as compared with low hematocrit values in patients with cardiac disease who are receiving hemodialysis and epoetin. *N Engl J Med*. 1998;339:584-590.
21. Drüeke TB, Locelli F, Clyne N, et al. Normalization of hemoglobin level in patients with chronic kidney disease and anemia. *N Engl J Med*. 2006;355:2071-2084.
22. Singh AK, Szczech L, Tang KL, et al. Correction of anemia with epoetin alfa in chronic kidney disease. *N Engl J Med*. 2006;355:2085-2098.
23. Pfeffer MA, Burdmann EA, Chen CY, et al. A trial of darbepoetin alfa in type 2 diabetes and chronic kidney disease. *N Engl J Med*. 2009;361:2019-2031.
24. Macdougall IC. New anemia therapies: Translating novel strategies from bench to bedside. *Am J Kidney Dis*. 2012;59:444-451.
25. Macdougall IC, Roger SD, de Francisco A, et al. Antibody-mediated pure red cell aplasia in chronic kidney disease patients receiving erythropoiesis-stimulating agents: New insights. *Kidney Int*. 2012;81:727-732.
26. Boven K, Stryker S, Knight J, et al. The increased incidence of pure red cell aplasia with an Eprex formulation in uncoated rubber stopper syringes. *Kidney Int*. 2005;67:346-353.
27. Kaufman JS, Reda DJ, Fye CL, et al. Subcutaneous compared with intravenous epoetin in patients receiving hemodialysis. Department of Veterans Affairs Cooperative Study Group on Erythropoietin in Hemodialysis Patients. *N Engl J Med*. 1998;339:578-583.
28. Vanrenterghem Y, Barany P, Mann JF, et al, for the European/Australian NESP 970200 Study Group. Randomized trial of darbepoetin alfa for treatment of renal anemia at a reduced dose frequency compared with rHuEPO in dialysis patients. *Kidney Int*. 2002;62:2167-2175.
29. Carrera F, Lok CE, de Francisco A, et al. Maintenance treatment of renal anaemia in haemodialysis patients with methoxy polyethylene glycol-epoetin beta versus darbepoetin alfa administered monthly: A randomized comparative trial. *Nephrol Dial Transplant*. 2010;25:4009-4017.
30. Macdougall IC, Rossert J, Casadevall N, et al. A peptide-based erythropoietin-receptor agonist for pure red-cell aplasia. *N Engl J Med*. 2009;361:1848-1855.
31. Macdougall IC, Provenzano R, Sharma A, et al. Peginesatide for anemia in patients with chronic kidney disease not receiving dialysis. *N Engl J Med*. 2013;368:320-332.
32. Fishbane S, Schiller B, Locatelli F, et al. Peginesatide in patients with anemia undergoing hemodialysis. *N Engl J Med*. 2013;368:307-319.
33. Bernhardt W, Wiesener MS, Scigalla P, et al. Inhibition of prolyl hydroxylases increases erythropoietin production in ESRD. *J Am Soc Nephrol*. 2010;21:2151-2156.
34. Canadian Erythropoietin Study Group. Association between recombinant human erythropoietin and quality of life and exercise capacity of patients receiving haemodialysis. *BMJ*. 1990;300:573-578.
35. Solomon SD, Uno H, Lewis EF, et al. Erythropoietic response and outcomes in kidney disease and type 2 diabetes. *N Engl J Med*. 2010;363:1146-1155.
36. Corwin HL, Gettinger A, Fabian TC, et al, EPO Critical Care Trials Group. Efficacy and safety of epoetin alfa in critically ill patients. *N Engl J Med*. 2007;357:965-976.
37. Macdougall IC. Monitoring of iron status and iron supplementation in patients treated with erythropoietin. *Curr Opin Nephrol Hypertens*. 1994;3:620-625.
38. Mircescu G, Garneata L, Capusa C, Ursea N. Intravenous iron supplementation for the treatment of anaemia in pre-dialyzed chronic renal failure patients. *Nephrol Dial Transplant*. 2006;1:120-124.

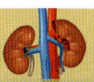

CAPÍTULO 84

Outros Distúrbios Hematológicos e Imunológicos na Doença Renal Crônica

Walter H. Hörl[†]

DISFUNÇÃO PLAQUETÁRIA E DEFEITOS DA COAGULAÇÃO

A hemostasia normal se inicia com a adesão plaquetária ao endotélio vascular, e requer uma vasoconstrição relativa da parede do vaso, integridade das glicoproteínas (GPs) plaquetárias e uma quantidade normal de fator de von Willebrand (FvW) multimérico, de alto peso molecular (Figs. 84-1 e 84-2). As principais GPs plaquetárias são a GPIb, o receptor plaquetário de FvW, envolvido na adesão plaquetária, e a GPIIb/IIIa, o receptor plaquetário do fibrinogênio, envolvido na agregação plaquetária. Dentro de condições estáticas, a GPIb e o FvW não têm afinidade mútua. Entretanto, essas moléculas desenvolvem uma afinidade específica entre si com uma alta tensão de cisalhamento, resultando em adesão plaquetária arterial. A rede de agregação fibrinogênio-plaquetas atua como um gatilho ao ligar e ativar outros fatores de coagulação. A exposição desses fatores de coagulação a fatores teciduais, presentes em células endoteliais lesadas, catalisa a conversão de protrombina em trombina, a qual converte o fibrinogênio em fibrina. A ligação cruzada subsequente da fibrina insolúvel resulta em um tampão hemostático estável.

DIÁTESE HEMORRÁGICA NA UREMIA

O sangramento urêmico causado por disfunção plaquetária adquirida é uma causa maior de morbidade e mortalidade em pacientes com doença renal estadio terminal (DRET). Os episódios de sangramento se caracterizam por prolongamento anormal do tempo de sangramento e por sintomas hemorrágicos, geralmente equimoses ou petéquias na pele, epistaxe, sangramentos gastrointestinais ou gengivais ou sangramento pós-cirúrgico prolongado e após punções com agulha. O tempo de sangramento cutâneo (valores normais de 1 a 7 minutos) é o melhor teste laboratorial de sangramento clínico por uremia; entretanto é muito difícil de ser padronizado, não sendo, portanto, amplamente utilizado. Outros testes de coagulação, como o tempo de tromboplastina parcial ativado (TTPA), tempo de protrombina e o tempo de trombina são geralmente normais em pacientes com uremia.[1] As complicações hemorrágicas em pacientes com DRET também podem se manifestar por pericardite hemorrágica e/ou derrame pleural hemorrágico, assim como por sangramento intracraniano, retroperitoneal, ocular ou uterino.

DISFUNÇÃO PLAQUETÁRIA

A patogênese da disfunção plaquetária na uremia é multifatorial, incluindo redução da aderência das plaquetas ao endotélio vascular (Quadro 84-1). Em pacientes urêmicos, o conteúdo total de GPIb nas plaquetas é reduzido, enquanto o conteúdo total de GPIIb e GPIIIa é normal.

[†] Falecido.

Nas plaquetas urêmicas, os níveis de GPIb na membrana das plaquetas e a expressão de GPIIb/IIIa foram descritos como normais, reduzidos ou aumentados. O nível de FvW no plasma de pacientes urêmicos é normal ou elevado. Entretanto, observou-se que a administração nesses pacientes de agentes que aumentam o FvW plasmático ou o complexo fator VIII-FvW resultou numa reversão transitória da tendência de sangramento, e numa redução do tempo de sangramento, sugerindo anormalidades no metabolismo, estrutura e/ou função do FvW.

Várias proteases plasmáticas circulantes, como a plasmina, clivam a cadeia α da GPIb plaquetária. O produto resultante da degradação proteolítica, a glicocalicina, contém sítios de ligação para a trombina e o FvW. Níveis plasmáticos elevados de glicocalicina em pacientes urêmicos podem contribuir para a redução da ligação das plaquetas urêmicas ao subendotélio devido ao sítio de ligação da glicocalicina. Além disso, a glicocalicina contém o sítio de ligação da trombina da GPIb, podendo também contribuir para a redução da função plaquetária na uremia.

A baixa expressão de GPIb em plaquetas em repouso obtidas de pacientes com doença renal crônica (DRC) se correlaciona com a gravidade do dano à função renal. Entretanto, a expressão de GPIb em plaquetas urêmicas aumenta após a estimulação. Por outro lado, a expressão de GPIIb/IIIa em plaquetas urêmicas em repouso é normal, porém reduzida após estimulação, indicando hiporresponsividade dessas plaquetas.

Na uremia, a capacidade do FvW e do fibrinogênio de se ligar às GPs está reduzida, devido a uma mudança na conformação do receptor GPIIb/IIIa. A melhora da ligação do fibrinogênio à GPIIb/IIIa com a hemodiálise (HD) sugere que as toxinas urêmicas como a metilguanidina, ácido guanidinosuccínico, ácido fenólico e ácido hidroxifenilacético também contribuem para a disfunção plaquetária. A HD e a diálise peritoneal (DP) corrigem parcialmente as anormalidades plaquetárias porque ambos os procedimentos não removem todas as toxinas urêmicas efetivamente. A DP é mais efetiva que a HD em melhorar a alteração da função plaquetária e o tempo de sangramento prolongado na uremia possivelmente devido a uma melhor depuração de moléculas médias urêmicas. Além disso, o contato das plaquetas com membranas antigas de HD à base de celulose causava defeitos nos receptores do FvW e fibrinogênio na membrana das plaquetas, impedindo dessa forma a interação normal entre as plaquetas e a parede do vaso e das plaquetas entre si. Isso pode ser demonstrado por um prolongamento no tempo de sangramento, uma redução da responsividade plaquetária à trombina e uma redução da aglutinação plaquetária imediatamente após o procedimento de HD em resposta à ristocetina. A heparina administrada durante a HD contribui para o tempo de sangramento prolongado imediatamente após a diálise, mas não contribui para as alterações plaquetárias discutidas anteriormente. O contato das plaquetas com as superfícies artificiais pode resultar em internalização da GPIb, a qual também pode ocorrer durante a ativação plaquetária.

Moléculas como a prostaciclina e o óxido nítrico (NO) inibem a função plaquetária, modulam o tônus vascular, afetam as interações plaqueta-parede do vaso e plaqueta-plaqueta e têm um papel

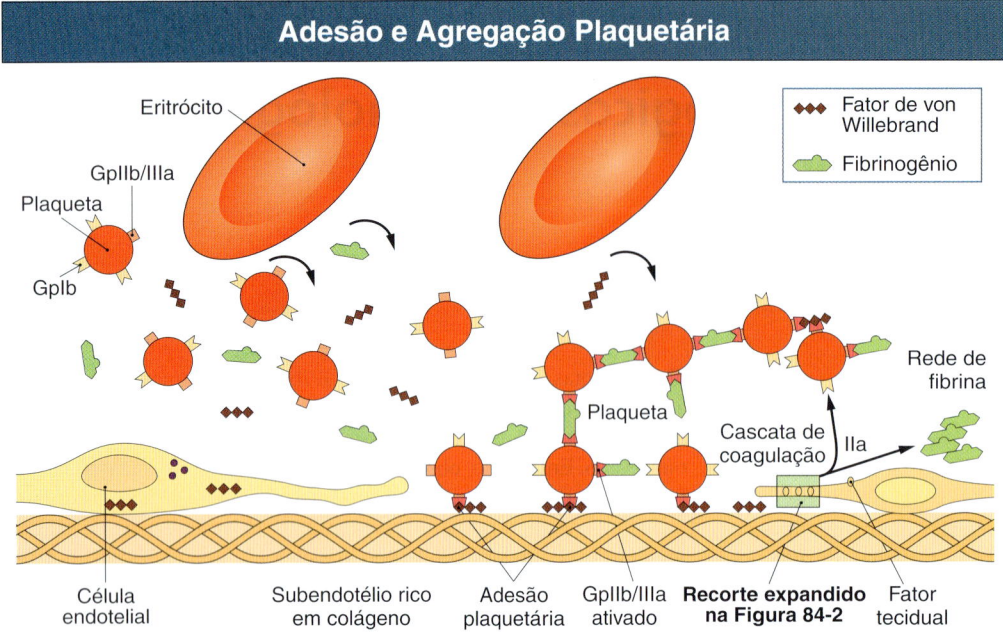

Figura 84-1 Adesão e agregação plaquetária. As plaquetas são empurradas perifericamente em direção à parede vascular com os glóbulos vermelhos atravessando pelo meio a corrente sanguínea. Dano à parede do vaso resulta numa perda do alinhamento das células endoteliais e exposição das estruturas subendoteliais. Enquanto o colágeno ancora a adesão plaquetária inicial (e a subsequente agregação), a deposição de fator de von Willebrand (FVW) no subendotélio serve como o principal suporte para a adesão plaquetária através do receptor GPIb plaquetário. A mudança conformacional pós-adesão do receptor GPIIb/IIIa plaquetário (fibrinogênio ou receptor do FVW) promove uma interligação pela agregação plaquetária.

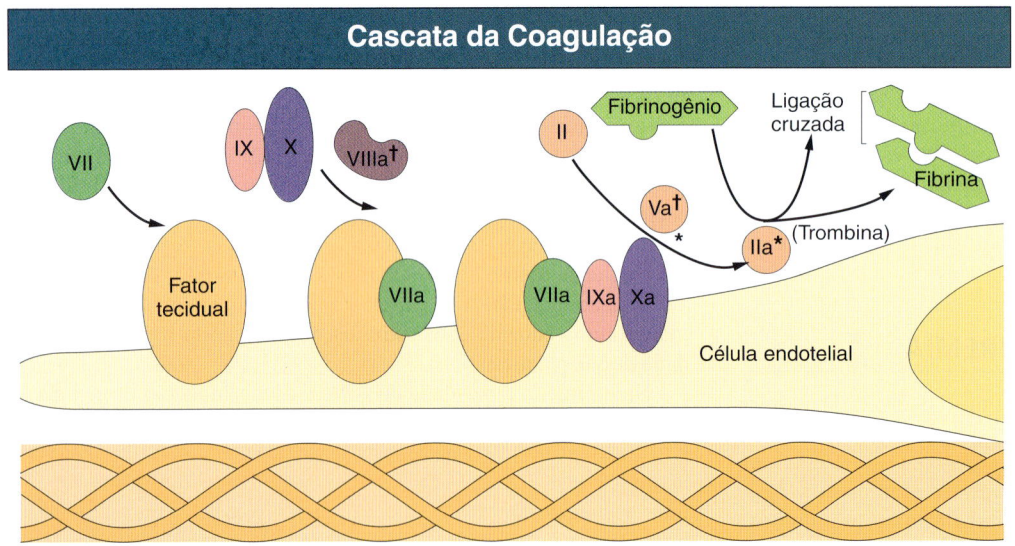

Figura 84-2 Cascata da coagulação. A expansão do recorte da Figura 84-1 mostra a cascata da coagulação que acontece na parede vascular lesada. A exposição do fator tecidual subendotelial, presente nos pericitos e nos fibroblastos, permite a ativação eventual da protrombina (fator II) em trombina. A trombina converte o fibrinogênio em fibrina, ativa a ligação cruzada da fibrina, estimula a agregação plaquetária subsequente e ativa a proteína C anticoagulante. Os anticoagulantes naturais antitrombina III, proteína C e proteína S ajudam a manter o controle e o equilíbrio da anticoagulação. *Local do efeito anticoagulante da antitrombina III. †Local do efeito anticoagulante do complexo proteína C-proteína S. *(Cortesia James A. Sloand, MD, FACP, Baxter Health-care Corporation, EUA.)*

importante em evitar a ativação plaquetária sob condições normais. Entretanto, as plaquetas urêmicas geram mais NO do que plaquetas obtidas de pacientes saudáveis, o que pode contribuir para o tempo de sangramento aumentado na uremia. O plasma urêmico induz a síntese de NO nas células endoteliais. A tendência de sangramento nos pacientes urêmicos é relacionada ao aumento da atividade da óxido nítrico sintase (NOS) plaquetária. O substrato da NOS L-arginina inibe a agregação plaquetária, enquanto os inibidores da NOS NG-mono-metil-L-arginina (L-NMMA) e NG-nitro-L-arginina metil éster (L-NAME) restauram a adesão e a agregação plaquetária. A inibição da NOS pela L-NMMA normaliza o tempo de sangramento prolongado em uremia experimental. O transporte aumentado de arginina nas plaquetas urêmicas é mediado pelo sistema de transporte de aminoácidos de alta afinidade de y$^+$L. Dessa forma, o aumento do influxo de L-arginina nas plaquetas urêmicas é sustentado e pode contribuir para a disfunção plaquetária até mesmo em um ambiente urêmico privado de L-arginina.

A anemia renal é outro determinante do tempo de sangramento aumentado em pacientes com DRET. Na circulação normal, os glóbulos vermelhos aumentam o contato plaqueta-parede do vaso ao afastar as plaquetas do fluxo axial, em direção à parede do vaso. Os glóbulos vermelhos também melhoram a função plaquetária ao liberar adenosina difosfato (ADP) e inativar a prostaciclina. Os efeitos vasodilatadores da prostaciclina e do NO aumentam o diâmetro luminal do vaso e diminuem a dispersão periférica das plaquetas e seu contato com a parede do vaso. A eritropoetina recombinante humana (rHuEPO) melhora a função plaquetária principalmente através do aumento do hematócrito, enquanto um acréscimo da viscosidade sanguínea pode aumentar o risco de eventos trombóticos. A agregação plaquetária na uremia melhora com o tratamento com rHuEPO mesmo em uma dose que não influencie a hemoglobina e o hematócrito através da liberação de plaquetas jovens no sangue. O tratamento com rHuEPO em baixas doses em pacientes com uremia também melhora a agregação plaquetária defeituosa pelo estímulo do ADP e da ristocetina.

CONTAGEM DE PLAQUETAS NA UREMIA

A trombocitopenia moderada (80 a 150 mil/mL) é um achado comum em pacientes com DRET. O número de plaquetas é reduzido em 16% a 55% dos pacientes urêmicos. Entretanto, a contagem de

Patogênese da Disfunção Plaquetária na Uremia

- **Anormalidades das plaquetas**
  - Alterações na fluidez da membrana
  - Redução na serotonina e ADP intracelular
  - Aumento do AMPc intracelular
  - Prejuízo na liberação de β-tromboglobulina e ATP
  - Aumento da produção de NO
  - Aumento do Ca^{2+} intracelular (causado por hiperparatireoidismo secundário)
  - Mobilização anormal de Ca^{2+} das plaquetas
  - Defeito na atividade da ciclooxigenase
  - Geração de tromboxano A_2 diminuída
  - Diminuição da disponibilidade do fator plaquetário 3
  - Redução do conteúdo total de GPIb (com aumento da formação de glicocalicina)
  - Redução de GPIIb/IIIa após estimulação
  - Resposta diminuída aos agonistas de plaquetas
  - Diminuição da retração do coágulo
  - Anormalidades na agregação (principalmente hiperagregação)
  - Adesão plaquetária anormal
- **Toxinas urêmicas**
- **Anemia**
- **Anormalidades do FvW**
- **Anormalidades vasculares**
- **Drogas** (antibióticos β-lactâmicos, anti-inflamatórios não esteroidais, agentes antiplaquetários)

Quadro 84-1 Patogênese da disfunção plaquetária na uremia. *ADP,* Adenosina difosfato; *ATP,* adenosina trifosfato; *AMPc,* monofosfato cíclico de adenosina; *NO,* óxido nítrico; *FvW,* fator de von Willebrand.

plaquetas raramente é menor que 80 mil/mL, um número de plaquetas considerado adequado para a hemostasia normal. No passado, a interação entre o sangue e membranas de diálise à base de celulose (p. ex. cuprofane) resultou em ativação do complemento e trombocitopenia transitória durante o procedimento de hemodiálise. Por outro lado, atualmente não se observa redução relevante das plaquetas com o uso das membranas de diálise mais recentes, não ativadoras de complemento. A heparina pode ocasionar trombocitopenia pelo surgimento de anticorpos. O antígeno envolvido é um complexo do fator plaquetário 4 e heparina (FP-4/H). A frequência de anticorpos anti-FP-4/H varia entre 0% a 12% em pacientes em HD continuamente expostos à heparina. Em pacientes com trombocitopenia induzida por heparina (TIH) tipo II, a contagem de plaquetas varia de 50 a 80 mil/mL (ver adiante). Um aumento do número de plaquetas reticuladas circulantes na uremia sugere redução da sobrevida de plaquetas nessa condição. Ainda na uremia, a redução da meia-vida das plaquetas e uma contagem abaixo do normal sugere um aumento na produção e destruição das plaquetas (*turnover* plaquetário). Os controles normais têm uma média de 2,8% ± 0,2% de plaquetas reticuladas (um marcador de *turnover* plaquetário), enquanto os pacientes de DP e HD têm uma porcentagem significativamente maior, de 6,9% ± 0,7% e 8,2% ± 0,4% respectivamente, sugerindo um aumento do *turnover* plaquetário na uremia. A redução da sobrevida das plaquetas na uremia pode ser resultado de um aumento da exposição à fosfatidilserina, de carga negativa. Esse sinal é reconhecido pelos macrófagos, promovendo a fagocitose das plaquetas.

ESTRATÉGIAS TERAPÊUTICAS

O distúrbio de sangramento de pacientes urêmicos foi classicamente definido como um defeito adquirido da hemostasia primária, caracterizado por aumento do tempo de sangramento. As estratégias

Mecanismos pelos Quais o Tratamento com Agentes Estimuladores da Eritropoiese (AEE) Melhora a Tendência ao Sangramento na Uremia

Disposição das plaquetas mais próximo ao endotélio vascular com o aumento dos eritrócitos circulantes

Aumento das plaquetas reticuladas (metabolicamente ativas)

Aumento na agregação plaquetária

Melhora da sinalização plaquetária (e desse modo melhor resposta aos estímulos)

Inativação do NO pela hemoglobina, resultando em aumento da adesão plaquetária

Quadro 84-2 Mecanismos pelos quais o tratamento com AEE melhora a tendência ao sangramento na uremia. *(Dados da referência 2.)*

terapêuticas incluem a prevenção do sangramento por procedimentos invasivos ou cirurgia em pacientes de alto risco, e o tratamento de pacientes com sangramento ativo. Várias opções estão disponíveis para a prevenção ou tratamento do sangramento urêmico.

Diálise

Uma diálise adequada (Kt/V > 1,2 em pacientes em HD e Kt/V > 1,7 em pacientes em DP; Cap. 94) melhora as anormalidades da função plaquetária através da remoção de toxinas urêmicas. Os eventos hemorrágicos têm menor frequência na DP do que na HD. Nos pacientes em HD, biópsias profundas ou procedimentos cirúrgicos invasivos que requerem uma melhor hemostasia devem ser idealmente agendados para 12 a 24h após a diálise. O efeito anticoagulante residual da heparina não fracionada (HNF) utilizada durante a HD dura 2,5 horas ou até mais, caso seja utilizada a heparina de baixo peso molecular (HBPM). No caso de urgência clínica ou risco elevado de sangramento pós-operatório, o uso da heparina deve ser minimizado ou suspenso (utilizando solução salina, 100 a 200 mL a cada 15 ou 30 minutos, e uma membrana de diálise com baixa trombogenicidade, como a polissulfona), ou trocada por anticoagulação regional com citrato durante a HD. Deve-se considerar a administração de sulfato de protamina (1 mg/100 U de heparina infundidos em 10 minutos), se houver prolongamento acentuado do tempo de tromboplastina parcial (TTP) induzido pela HD e sangramento grave.

Correção da Anemia

A gravidade da anemia em pacientes urêmicos tem correlação com o prolongamento do tempo de sangramento. Os efeitos benéficos da transfusão de glóbulos vermelhos no tempo de sangramento prolongado não dependem de mudanças nos testes de função plaquetária ou nos níveis de FvW. O tratamento com agentes estimuladores de eritropoiese (AEE) melhora a tendência de sangramento na uremia por uma série de mecanismos (Quadro 84-2),[2] tendo isso diminuído os eventos hemorrágicos nos pacientes urêmicos. Relatou-se um aumento de complicações hemorrágicas no intraoperatório em pacientes com DRET com baixos níveis pré-operatórios de hematócrito. Infelizmente, em pacientes com DRET, a transfusão intraoperatória de concentrado de hemácias pode causar ou agravar a hipercalemia. Se a cirurgia for eletiva, o tratamento com AEE (em combinação com ferro intravenoso) pode ser administrado no pré-operatório para elevar a hemoglobina e o hematócrito para os limites aceitáveis (Cap. 83). Em pacientes urêmicos recebendo AEEs, um limiar de hematócrito de 27% a 32% normalizou o tempo de sangramento de modo efetivo.[1]

Crioprecipitado

O crioprecipitado é um hemoderivado rico em fator VII, FvW e fibrinogênio. Em pacientes urêmicos com alto risco de sangramento ou com sangramento ativo, o efeito do crioprecipitado aparece 1 hora após a infusão, porém os efeitos máximos sobre o tempo de sangramento são obtidos de 4 a 12 horas após a infusão. Até 24 a 36 horas, o efeito do crioprecipitado não é mais detectado. Cerca de 50% dos pacientes não respondem ao crioprecipitado.[1] As desvantagens incluem o risco de exposição a várias infecções transmissíveis pelo sangue e reação alérgica.[2] Tem sido, portanto, amplamente substituído por outras abordagens.

Desmopressina

O acetato de desmopressina (1-deamino-8-D-arginina-vasopressina, DDAVP) é um derivado sintético da vasopressina, o hormônio antidiurético. Foi demonstrado que esse composto é útil em uma variedade de condições hemorrágicas herdadas e adquiridas, como uremia, e em pacientes com defeitos da hemostasia induzidos pelo uso terapêutico de drogas antitrombóticas, como aspirina, dipiridamol, clopidogrel ou ticlopidina. Além disso, o DDAVP reduz o tempo de sangramento e o TTPA de pacientes que recebem heparina, sendo útil, portanto, no manejo de complicações hemorrágicas durante o tratamento com heparina. A desmopressina reduz o TTPA e tempo de sangramento prolongados através de um aumento nos níveis plasmáticos do fator VIII e do FvW. O aumento de grandes multímeros FvW-fator VIII após a infusão de DDAVP se associa à redução do tempo de sangramento. Isso também aumenta a expressão de GPIb plaquetária.

A desmopressina é o agente mais comum utilizado em pacientes urêmicos. A doses recomendadas variam de 0,3 a 0,4 mg/kg administradas por via intravenosa em 50 mL de solução salina em 20 a 30 minutos em infusão única. As vias de administração subcutânea (0,3 mg/kg) ou intranasal (2 a 3 mg/kg) também são eficazes. Uma vantagem importante do DDAVP é seu rápido início de ação num cenário de sangramento agudo. A desmopressina reduz o tempo de sangramento dentro de aproximadamente 1 hora após sua administração. Essa vantagem é importante para pacientes com DRC com tempo de sangramento prolongado que necessitam de biópsia ou cirurgia de grande porte. As desvantagens do DDAVP incluem taquifilaxia causada por depleção de FvW nos estoques do endotélio até mesmo após uma única dose, cefaleia, rubor facial e eventos trombóticos raros. Devido à curta duração da atividade do DDAVP (4 a 6 horas), o tempo de sangramento tende a retornar em direção aos valores basais dentro de 24 horas, colocando novamente os pacientes em risco de sangramento.[2] O DDAVP pode ser administrado repetidamente, porém seu efeito pode diminuir em alguns pacientes como resultado de taquifilaxia, se for dado em intervalos de tempo pequenos.

Estrógenos Conjugados

Os estrógenos conjugados podem ser administrados por via intravenosa, oral ou transdérmica. A via intravenosa de administração em uma dose cumulativa de 3 mg/kg dividida ao longo de 5 dias consecutivos produz uma redução de longa duração no tempo de sangramento de pacientes urêmicos. É necessário pelo menos 0,6 mg/kg de estrógeno conjugado para reduzir o tempo de sangramento. Uma única dose oral de 25 mg normaliza o tempo de sangramento em 3 a 10 dias. A aplicação transdérmica de baixa dose de um estrógeno conjugado (50 a 100 mg de estradiol por 24 horas) na forma de adesivo duas vezes por semana também melhora o tempo de sangramento e reduz as complicações hemorrágicas. Os estrógenos conjugados são seguros e bem tolerados.[1] Os efeitos colaterais incluem rubor, elevação da pressão arterial e alteração dos testes de função hepática.

Ácido Tranexâmico

O ácido tranexâmico (ATX) é um análogo da lisina antifibrinolítico que reduz o tempo de sangramento em pacientes urêmicos. O ATX impede a ligação do plasminogênio à fibrina e à ativação do plasminogênio em plasmina. O tempo de sangramento melhora ou normaliza em pacientes urêmicos após 6 dias de tratamento com o ATX

(20 a 25 mg/kg/dia), administrado por via intravenosa ou oral, sendo observada melhora já nas primeiras 24 a 48 horas. O ATX pode ser combinado com o DDAVP para evitar ou tratar o sangramento em pacientes urêmicos, caso outras opções de tratamento não ofereçam a resposta desejada.

HIPERAGREGABILIDADE PLAQUETÁRIA NA UREMIA

Os pacientes urêmicos também têm uma tendência trombofílica e uma incidência aumentada de eventos trombóticos devido à hiperagregabilidade plaquetária e hipercoagulabilidade. A ligação do fator V ativado à fosfatidilserina exposta na superfície das plaquetas induz à coagulação. Em pacientes urêmicos que receberam infusão de muromonabe-CD3 (okt3) para a profilaxia de rejeição do enxerto, houve aumento da atividade pró-coagulante plaquetária através da ligação do antifatorV/Va, resultado do aumento da exposição de fosfolipídios aniônicos nas plaquetas.

A ativação plaquetária também resulta em alteração da forma, ativação de receptores de superfície de fibrinogênio e outras proteínas de adesão, secreção de FP-4, β-tromboglobulina, tromboxano B_2, e serotonina; e indução da atividade pró-coagulante. Em pacientes de HD, demonstrou-se uma relação entre falência recorrente do acesso vascular e elevação de plaquetas CD62P-positivas e plaquetas com receptor do fibrinogênio positivas (antígeno PAC-1.

As plaquetas cronicamente ativadas circulantes observadas em pacientes com DRET interagem com leucócitos e eritrócitos, resultando em agregados plaquetas-eritrócitos e agregados plaquetas-leucócitos. Os agregados plaquetas-eritrócitos aumentam a reatividade plaquetária, medida pela formação de tromboxano B_2 e pela liberação de β-tromboglobulina. Encontram-se baixos níveis de agregados plaquetas-eritrócitos em pacientes saudáveis (1,2% ± 0,1%). Essa porcentagem aumenta aproximadamente em seis vezes em pacientes com DRET, porém em aproximadamente oito a dez vezes durante a HD. Os agregados plaquetas-leucócitos são o gatilho para a indução do estresse oxidativo dos neutrófilos.

As plaquetas, após a sua ativação liberam pequenas partículas chamadas "micropartículas plaquetárias" (MPPs). As MPPs expressam proteínas pró-coagulantes como o fator tecidual e contêm um receptor de membrana para o fator V da coagulação. Além disso, as MPPs fornecem uma superfície altamente catalítica para a reação da protrombinase em razão da grande quantidade de fosfolipídios de carga negativa na sua membrana externa. A contagem de MPPs é significativamente aumentada em pacientes pré-diálise, assim como em pacientes em DP ou HD regular, comparados a pacientes saudáveis.[3] O procedimento de HD não afeta a contagem de MPPs. Entretanto, o tratamento com AEE aumenta a liberação de MPPs. Alguns estudos sugerem um maior nível de MPPs em pacientes urêmicos com eventos trombóticos, porém nem todos os estudos confirmaram esses achados.

INDICAÇÕES DE AGENTES ANTIPLAQUETÁRIOS EM DOENÇA RENAL ESTADIO TERMINAL

Apesar do risco aumentado de sangramento em pacientes com DRET que recebem agentes antiplaquetários, as evidências atuais sugerem que a ocorrência de trombose ou perda de patência do acesso de diálise é reduzida pelos agentes antiplaquetários, porém somente em fístulas nativas e não em enxertos.[4] Por outro lado, observou-se tendência de melhora na maturação do acesso ou redução da necessidade de intervenção para obter patência ou auxiliar na maturação, porém sem alcançar significância em uma recente metanálise (Cap. 91).[4] Não há indicação para o uso rotineiro de varfarina, considerando particularmente seus efeitos adversos em pacientes em HD (ver adiante).

Uma metanálise recente da Cochrane concluiu que, em pacientes com DRC, os agentes antiplaquetários reduziram a mortalidade por infarto do miocárdio, mas não a mortalidade por todas as causas, a um preço, porém, de elevação de 30% a 50% dos episódios maiores e menores de sangramento.[4] A redução do risco de infarto agudo do miocárdio não foi grande, e o número necessário para tratar para evitar um infarto foi estimado em 77, o que deve ser contrabalançado com um número necessário para causar efeitos colaterais ao redor de 115 ao se observar um episódio grave de sangramento. Os riscos associados à terapia antiplaquetária na análise Cochrane pode ser, entretanto, uma superestimativa com relação à aspirina em dose baixa. Vale ressaltar que a análise Cochrane não mostrou evidência de aumento de mortalidade dos agentes antiplaquetários, particularmente a aspirina, em pacientes com DRC. Para maior discussão sobre esse assunto, consultar o Capítulo 82.

Devido ao aumento do tempo de sangramento decorrente do uso de agentes antiplaquetários como aspirina (em baixas e altas doses), dipiridamol, clopidogrel ou ticlopidina, não se deve administrar essas drogas menos de 72 horas antes de biópsias e cirurgias de grande porte. Outras drogas que podem aumentar o risco de sangramento intraoperatório em pacientes urêmicos incluem a varfarina e cumarínicos, antibióticos β-lactâmicos, anti-inflamatórios não hormonais e a difenidramina.

ANTICOAGULAÇÃO E COMPLICAÇÕES ASSOCIADAS NA UREMIA

Trombocitopenia Induzida por Heparina

A heparina não fracionada é o anticoagulante mais comumente utilizado nos Estados Unidos. Os riscos do uso de HNF incluem o sangramento, a trombocitopenia induzida por heparina, a hipertrigliceridemia, anafilaxia e possivelmente doença mineral óssea, hipercalemia e sepse relacionada ao cateter causada pelo desenvolvimento de biofilme.[5] A TIH tipo II é uma grave complicação imunomediada do tratamento com heparina. Ocorre trombocitopenia grave (contagem média de plaquetas de 60.000/mm[3]) causado pelo consumo de plaquetas após 4 a 14 dias da administração de heparina, sendo associada ao tromboembolismo arterial ("síndrome do coágulo branco") e, particularmente ao tromboembolismo venoso em 20% a 50% dos pacientes. Deve-se considerar a TIH tipo II sempre que a contagem de plaquetas cai até 50% em um paciente recebendo heparina. A TIH pode se desenvolver quando novos epítopos de FP-4 presentes na membrana da superfície das plaquetas são expostos devido à ligação cruzada com a heparina, resultando na formação de autoanticorpos. Esses anticorpos ativam o FP-4, resultando em trombocitopenia periférica. Pacientes com anticorpos de TIH sem complicações clínicas devem ser diferentes daqueles com anticorpos de TIH que apresentam trombose ativa (síndrome trombocitopênica-trombótica induzida por heparina [STTIH]) ou hemorragia. A STTIH pode ser ameaçadora à vida. Esses pacientes, além da suspensão total da heparina, também necessitam de anticoagulação sistêmica. Os inibidores diretos da trombina, como o argatroban, heparinoides sintéticos e o danaparoide são as opções atuais de tratamento (Fig. 84-3). Após a retirada da heparina, a trombocitopenia geralmente se resolve dentro de 5 a 7 dias.[6,7] Um teste de anticorpo de TIH negativo não exclui o diagnóstico de síndrome de TIH tipo II. Em pacientes com TIH tipo II, não se deve utilizar heparina até que a contagem de plaquetas esteja recuperada.

Por outro lado, a TIH tipo I se apresenta com uma redução leve transitória não imune da contagem de plaquetas (raramente abaixo

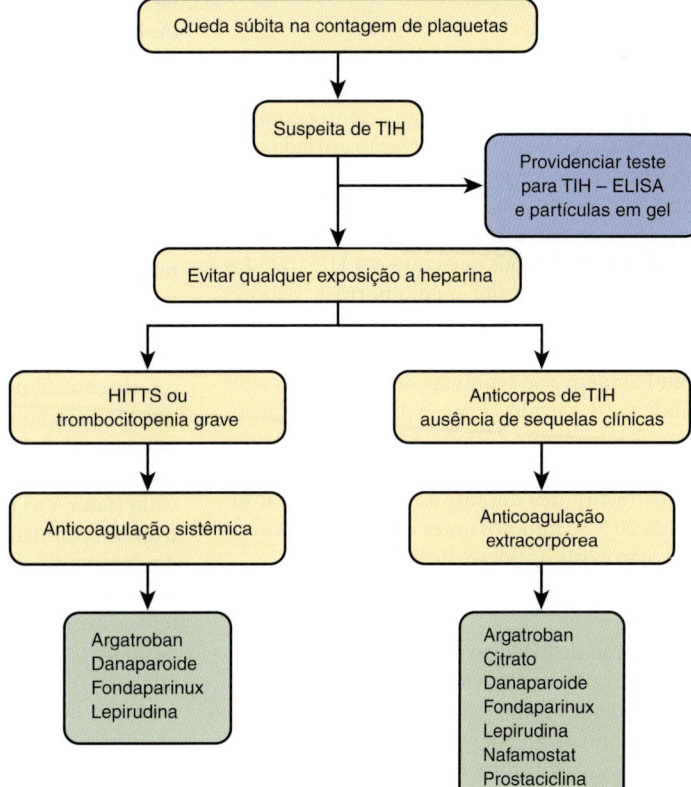

Figura 84-3 Algoritmo para o manejo de trombocitopenia induzida por heparina (TIH) e de síndrome trombocitopênica-trombótica induzida por heparina (STTIH). *ELISA,* Ensaio de imunoadsorção ligado à enzima. (Modificado da referência 6.)

Algoritmo para o Manejo de Trombocitopenia Induzida por Heparina (TIH) e de Síndrome Trombocitopênica-Trombótica Induzida por Heparina (STTIH)

Queda súbita na contagem de plaquetas

Suspeita de TIH

Providenciar teste para TIH – ELISA e partículas em gel

Evitar qualquer exposição a heparina

HITTS ou trombocitopenia grave

Anticorpos de TIH ausência de sequelas clínicas

Anticoagulação sistêmica

Anticoagulação extracorpórea

Argatroban
Danaparoide
Fondaparinux
Lepirudina

Argatroban
Citrato
Danaparoide
Fondaparinux
Lepirudina
Nafamostat
Prostaciclina

de 100.000/mm³) 1 a 4 dias após o início do tratamento com heparina. Ocorre em 10% a 20% dos pacientes sem consequências clínicas significativas e geralmente se resolve espontaneamente, mesmo que se continue o tratamento com heparina.

Num resumo de seis estudos realizados em pacientes em HD, 2,6% dos pacientes tiveram um resultado positivo do teste de anticorpo de TIH, com uma porcentagem menor naqueles usando HBPM comparados à HNF.[8] Menos de 1% dos pacientes em HD eram trombocitopênicos, e nenhum teve complicações trombóticas graves. Uma pesquisa recente relatou uma prevalência de 0,26 por 100 pacientes e uma incidência de 0,32 por 100 pacientes de síndrome TIH tipo II na população em HD do Reino Unido. Apenas 17% dos pacientes tiveram complicações da síndrome TIH tipo II. Trinta e seis por cento das unidades de diálise utilizaram o danaparoide como um método alternativo de anticoagulação nesses pacientes.[9]

Danaparoide

O danaparoide é uma mistura de glicosaminoglicanos e age através da ativação da antitrombina. O danaparoide é um heparinoide com um peso molecular de 5,5 kDa e consiste em sulfato de heparina (83%), sulfato de dermatan e sulfato de condroitina. É utilizado como um anticoagulante alternativo em pacientes de HD com TIH tipo II no Canadá e na Europa. O danaparoide diminui os imunocomplexos contendo FP-4, podendo, portanto, evitar a ativação de plaquetas por anticorpos de TIH. Ele inibe o fator Xa mais seletivamente que a HBPM.[7] Em 6,5% dos pacientes com TIH, a reatividade cruzada contra o danaparoide pode resultar em trombocitopenia. Para a monitoração do tratamento com o danaparoide, deve-se medir a atividade anti-Xa. A meia-vida da atividade anti-Xa do danaparoide é de 31 horas em pacientes com função renal normal, sendo mais prolongada na uremia. No tratamento de pacientes com STTIH é necessária anticoagulação sistêmica. Recomenda-se começar com um bólus de 2.500 UI (1.250 UI se < 55 Kg e 3.750 UI se > 90 kg), seguida de uma infusão de 200 UI/h, ajustada subsequentemente para manter a atividade anti-Xa entre 0,5 e 0,8 UI/mL.[6] Não existe antídoto.[7]

Argatroban

O argatroban é um potente inibidor sintético da trombina derivado da arginina. Ele é primariamente metabolizado pelo fígado. Sua meia-vida é moderadamente estendida apenas em pacientes com diminuição da função renal. O argatroban não tem reação cruzada com os anticorpos de TIH. Ele se liga de forma reversível à trombina, por isso requer infusão intravenosa contínua. Recomenda-se uma dose de ataque de 250 mg/kg antes da HD e uma dose de manutenção de 1,7 a 3,3 mg/kg/min. O alvo de TTPA dos pacientes em HD tratados com argatroban é de 1,5 a 3,0 vezes o valor médio normal.[7] São necessárias doses muito menores para pacientes com doença hepática. Com o passar do tempo, o argatroban e o metabólito primário (com um efeito anticoagulante) tendem a se acumular, sendo a anticoagulação excessiva um grande risco. Devido à ligação proteica, o argatroban não é depurado significativamente durante a HD. Em pacientes com anticorpos de TIH sem trombose, o argatroban pode ser utilizado para anticoagulação extracorpórea durante a HD, embora a infusão deva ser interrompida 20 a 30 minutos antes do fim da sessão de diálise.[6] Até o momento, não existe antídoto disponível.

Lepirudina

A lepirudina é uma formulação de hirudina recombinante. É principalmente eliminada pelos rins. Sua meia-vida é, portanto, acentuadamente prolongada em pacientes com DRET. Após uma única dose de ataque (0,1 mg/kg), a anticoagulação terapêutica pode persistir por 1 semana ou até mais. A hirudina não tem reação cruzada com anticorpos de TIH, porém de 44% a 74% dos pacientes tratados

com hirudina por mais de 5 dias desenvolvem anticorpos anti-hirudina. Os anticorpos anti-lepirudina não se associam necessariamente a uma redução na eficácia. Apenas em 2% a 3% dos pacientes com anticorpos antilepirudina vê-se um efeito inibitório, sendo necessário ajuste na dose. O alvo de TTPA é de 1,5 a 2,5 vezes o valor normal.

Fondaparinux

O fondaparinux é um pentassacarídeo totalmente sintético com elevada atividade anti-Xa. Sua meia-vida é prolongada em pacientes com redução da função renal. Dados preliminares sugerem que a administração de fondaparinux (2,0 a 3,5 mg por no mínimo 5 dias) é segura.[6] Em pacientes com STTIH que necessitam de anticoagulação sistêmica, 2,5 mg por via subcutânea nos dias sem diálise e 2 mg por via intravenosa antes da diálise resulta em anticoagulação sistêmica (anti-Xa 0,5 a 0,8 UI/mL). Em pacientes que não necessitam de anticoagulação sistêmica, 2,5 mg antes da diálise fornece anticoagulação extracorpórea adequada. O fondaparinux atualmente não é aprovado nos Estados Unidos.[6]

Anticoagulação Regional com Citrato

O citrato infundido na linha arterial durante a HD inibe a cascata de coagulação na circulação extracorpórea através da quelação de cálcio e de magnésio. O déficit local de cálcio iônico é corrigido pela reposição de cálcio na linha venosa antes que o sangue seja reinfundido no paciente. Em pacientes em HD, a anticoagulação regional com citrato reduz as complicações hemorrágicas e melhora a biocompatibilidade da membrana de diálise, comparada com a anticoagulação sistêmica com HNF ou HBPM.

A leitura cuidadosa da informação fornecida pelos fabricantes e as recomendações de dose são prerequisitos antes que se inicie anticoagulação alternativa em pacientes com TIH tipo II.

EVENTOS TROMBÓTICOS EM PACIENTES COM DOENÇA RENAL ESTÁDIO TERMINAL

Os pacientes em hemodiálise frequentemente experimentam eventos trombóticos do acesso vascular, assim como em artérias coronárias, cerebrais e retinianas. Os mecanismos patogenéticos incluem aumento da agregabilidade plaquetária, redução da atividade anticoagulante da proteína C, liberação deficiente do ativador do plasminogênio tecidual (tPA), e níveis plasmáticos elevados de anticorpos antifosfolípide (aFL), anticorpos antiproteína C e antiproteína S, anticorpos anticardiolipina, fator VIII, fragmentos de protrombina 1+2, fibrinogênio, homocisteína e lipoproteína (a). Os pacientes com DRET também desenvolvem complicações trombóticas como resultado de mudanças na hemostasia secundária e de alterações na atividade do sistema fibrinolítico. Os anticorpos aFL podem desencadear a ativação da cascata de coagulação na superfície endotelial. Esses anticorpos têm reação-cruzada com a proteína C e S, tornando-as funcionalmente deficientes. A redução da atividade da antitrombina III na uremia resulta no aumento da formação de trombina. O fator V ativado (fator Va) funciona como um cofator para a conversão de protrombina em trombina. Sua inativação ocorre pela proteína C ativada. A mutação do fator V de Leiden altera o sítio de clivagem do fator V através da substituição de um único aminoácido, tornando-o resistente à degradação pela proteína C ativada. A heterozigose para a mutação do fator V de Leiden ocorre em 2% a 5% da população ocidental. Sua prevalência não é aumentada em pacientes com DRC, porém o fator V de Leiden aumenta o risco de complicações trombóticas.

Aproximadamente 6% dos pacientes com DRET em risco de trombose ou eventos tromboembólicos podem ser tratados com anticoagulantes orais, o que eleva a frequência de hemorragias. Outros efeitos adversos potenciais do uso prolongado de antagonistas da vitamina K, em particular na população em diálise, são as calcificações vasculares e valvares aceleradas[10] (Cap. 82), bem como um aumento em 10 vezes no risco de arteriopatia calcificante urêmica (calcifilaxia) (Cap. 88). A anticoagulação oral padrão com uma relação normatizada internacional (RNI) de 2 a 3 não é suficiente para evitar a coagulação durante a HD. São necessárias doses adicionais de HBPM ou de HNF para facilitar o adequado tratamento extracorpóreo.

O surgimento de anticorpos anticardiolipina em pacientes com lúpus eritematoso sistêmico é uma ocorrência grave devido ao maior risco de complicações trombóticas e tromboembólicas. A imunoadsorção pode ser um método efetivo para diminuir rapidamente os níveis de anticorpos anticardiolipina e mantê-los em baixos níveis a longo prazo.[11]

DISFUNÇÃO IMUNE NA UREMIA

A doença renal crônica estádio terminal se associa à ativação imune, marcada por inflamação sistêmica, e simultaneamente, à imunodeficiência, caracterizada por resposta pobre à vacinação e aumento da incidência e da gravidade de infecções microbianas. A imunodeficiência relacionada à uremia é causada por várias alterações nos leucócitos (Quadro 84-3).[12] A inflamação sistêmica e o estresse oxidativo associados à DRET são comumente associados a aterosclerose, doença cardiovascular (DCV), caquexia e anemia, entre outras morbidades. As infecções bacterianas permanecem como causa mais comum de hospitalização e como segunda causa mais comum de óbito em pacientes com DRET.

A vacinação contra o vírus da hepatite B (HBV) reduziu a incidência de portadores crônicos de HBV dentre os pacientes com DRET. Entretanto, somente 50% a 75% dos pacientes em diálise desenvolvem anticorpos protetores (>10 UI/L) contra o antígeno de superfície do HBV, comparados a mais de 90% na população geral. Foram também relatadas altas taxas de falha de vacinação contra o vírus da influenza, *Clostridium tetani* e *Corynebacterium diphtheriae*. Como os antígenos em todas essas vacinas são proteínas, a resposta imune é dependente de linfócitos T. Por outro lado, a resposta a antígenos polissacarídeos é normal em pacientes em diálise. Portanto, a produção de anticorpos após

a vacinação contra pneumococos é normal da DRET. Portanto, o distúrbio na imunidade adquirida em pacientes urêmicos envolve principalmente o linfócito T e não o linfócito B. Isso tem apoio no fato de que os isotipos de IgG sérica tanto a produção de IgM quanto a de IgA são normais em pacientes com DRET. Apesar disso, a ativação de linfócitos B não específicos pode ser responsável pelo aumento da produção de autoanticorpos observado nessa população.[13]

O envelhecimento prematuro do sistema imune em pacientes com DRET pode estar relacionado a uma distorção permanente da população de células-tronco hematopoiéticas em direção a linhagem mieloide, similar àquela observada em indivíduos idosos saudáveis.[14] Na uremia, a diminuição da resposta imune contribui para a alta prevalência de infecções, enquanto a pré-ativação e a ativação persistente de células imunes levam à inflamação e consequentemente a DVC (Cap. 82). Enquanto a remoção coordenada via apoptose de células imunes ativadas é crucial para a resolução da inflamação, taxas de apoptose inapropriadamente elevadas levam a uma diminuição da resposta imune. Na uremia, ocorre uma perturbação no equilíbrio entre os fatores proinflamatórios e anti-inflamatórios e entre os fatores pró-apoptóticos e antiapoptóticos. As DCV e as infecções se associam direta ou indiretamente a uma alteração da resposta imune e contribuem para a elevada incidência de morbidade e mortalidade em pacientes com disfunção renal. Além do acúmulo de toxinas urêmicas nos pacientes com DRC como consequência da redução da filtração glomerular, o desarranjo das atividades metabólicas na DRET interfere na defesa imune na uremia.[15] Uma série de fatores adicionais como a deficiência de ferro, sobrecarga de ferro ou deficiência de vitamina D também podem contribuir para as complicações cardiovasculares e infecciosas nos pacientes com DRET.

VACINAÇÃO NA UREMIA

Vacinação contra Hepatite B
Os pacientes que recebem HD de manutenção têm risco aumentado de infecção pelo HBV. Dessa forma, recomenda-se a vacinação contra HBV para os pacientes com DRC negativos para o antígeno de superfície da hepatite B (HBsAg) e para os anticorpos contra o antígeno do core (Anti-HBcAg), com anticorpos contra o antígeno de superfície (Anti-HBsAg) menores que 10 UI/L. Devido à resposta reduzida na DRET, os pacientes geralmente recebem três ou quatro doses da vacina, com uma dose maior de uma vacina recombinante contra hepatite B (40 mg/dose) do que a de adultos imunocompetentes (20 mg/dose), por via intramuscular no músculo deltoide (Fig. 84-4). As taxas de conversão de pacientes com DRET após a vacinação contra hepatite B são bastante variáveis. Geralmente aceitam-se níveis de Anti-HBsAg acima de 10 UI/L como resposta adequada. A idade avançada e o diabetes melito, mas não o vírus da hepatite C (HCV), atenuam a resposta imunológica à vacina contra o HBV tanto em pacientes não dialíticos quanto naqueles em diálise.[16,17] Devido à correlação das taxas de soroconversão ao estádio de DRC, a vacinação dos pacientes com DRC deveria idealmente ser realizada antes de se tornarem dependentes de diálise. Obteve-se sucesso na vacinação dos não respondedores através da administração de vacina contra tétano, difteria, poliomielite oral ou inativada, pertussis ou *Haemophilus influenzae* tipo B, simultaneamente à vacina contra a hepatite B. De forma similar, a imunização com vacinas combinadas contra os vírus da hepatite A e B resulta em melhor soroproteção contra a hepatite B comparada com a vacina monovalente para o HBV em pacientes em HD.[18] A soroproteção persistiu em 92% dos respondedores fortes, porém em apenas 44% dos respondedores fracos após um ano de imunização contra o HBV.[19] A recomendação atual é que sejam administradas doses de reforço subsequentes se os títulos de anticorpos protetores

---

Causas de Imunodeficiência Associada à Uremia

Anormalidades dos Leucócitos Polimorfonucleares (PMNs) e dos Monócitos-Macrófagos
- Redução da função fagocitária dos granulócitos e dos monócitos-macrófagos e da atividade destruidora microbiana
- Redução do número e diminuição da capacidade de apresentação de antígenos das células dendríticas
- Suprarregulação dos receptores Toll-like TLR-2 e TLR-4
- Suprarregulação da expressão de integrina
- Aumento da produção de radicais reativos de oxigênio
- Degranulação acentuada
- Aumento da apoptose dos neutrófilos polimorfonucleares

Anormalidades de Células B e T
- Linfopenia B significativa
- Redução da capacidade de produção de anticorpos dos linfócitos B
- Diminuição da população de células B inatas CD5+ e células B de memória CD27+ como resultado do aumento da apoptose e prejuízo da maturação induzida pela uremia
- Redução e disfunção das células T regulatórias
- Depleção dos linfócitos T de memória CD4+ e CD8+
- Redução da relação CD4/CD8, aumento da relação Th1/Th2 e depleção das células T de memória CD4+ e CD8+ devido a aumento da apoptose

Quadro 84-3 Causas de imunodeficiência associada à uremia. *(Dados da referência 12.)*

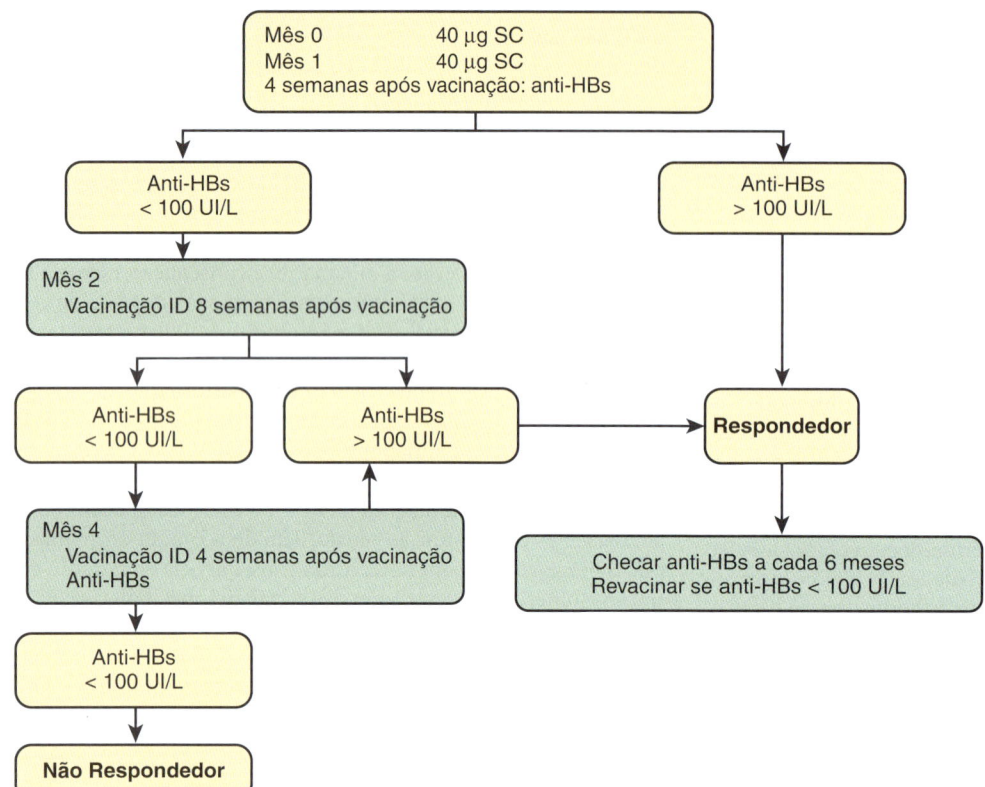

Esquema de Vacinação Contra Hepatite B em Pacientes com Doença Renal Estádio Terminal

Figura 84-4 Esquema de vacinação contra hepatite B em pacientes com doença renal estadio terminal. *Anti-HBs*, Anticorpo contra o antígeno de superfície da hepatite B; *ID*, intradérmica

caírem para abaixo de 10 UI/L, entretanto, são necessários estudos para determinar se o limiar em indivíduos imunossuprimidos deveria ser de 100 UI/L ou maior para maximizar a duração da soroproteção.[20]

Vacinação contra Hepatite A

Demonstrou-se que a vacina contra a hepatite A é segura e eficaz em pacientes em diálise quando administrada nas doses padrão. As taxas de soroconversão também foram satisfatórias em receptores de transplante renal, quando comparados aos controles saudáveis, porém a maioria desses pacientes perderá a soroproteção após dois anos, provavelmente devido à terapia imunossupressora.[20]

Vacinação contra Influenza e Doença Pneumocócica

Os pacientes com DRET são considerados uma população de alto risco para hospitalização e óbito por influenza sazonal e doença pneumocócica. Os pacientes em diálise que receberam vacina contra influenza, vacinação contra doença pneumocócica, ou ambas, tiveram aumento da sobrevida. A razão de chances ajustada da mortalidade por todas as causas da vacina contra influenza isolada foi de 0,79, e a razão de chances ajustada para a coadministração da vacina contra influenza e pneumocócica foi de 0,70, comparada à não vacinação, sugerindo que ambas as vacinas evitam o óbito e provavelmente têm um efeito sinérgico.[21]

Foram relatadas taxas de resposta à vacinação contra a influenza similares ou inferiores àquelas da população geral. Nos pacientes em diálise, pode ser preferível uma única imunização utilizando uma dose de vacina maior que a habitual, pois os efeitos das doses de reforço não foram uniformes.[20]

Nos pacientes em diálise, a resposta imunológica à vacina antipneumocócica é menor, comparada à população geral. Os níveis de anticorpos são consideravelmente menores do que aqueles de adultos saudáveis vacinados e diminuem rapidamente (dentro de 6 meses a 5 anos), enquanto em pacientes saudáveis eles geralmente se mantêm adequados após 5 anos. Portanto, em pacientes com DRC recomenda-se vacinação a cada 2 anos ou até com uma maior frequência, em regime anual.[20]

Tétano e Difteria

A resposta sorológica à vacinação contra o tétano em pacientes em HD é subótima devido ao dano na imunidade célula T-específica. Os títulos de proteção antitétano (≥ 0,1 UI/mL) se desenvolvem com uma frequência cerca de 20% menor em pacientes em HD em comparação a indivíduos saudáveis. Mostrou-se que a soroproteção contra o tétano em pacientes em HD declina com o tempo.[20]

A imunização contra a difteria também resulta em menores taxas de proteção e baixa imunidade a longo prazo em pacientes com DRET em comparação a pacientes saudáveis. Nos pacientes em HD, a imunidade a longo prazo contra o tétano é melhor do que a contra a difteria. Em pacientes com DRET, necessita-se de uma monitoração regular dos níveis de anticorpos do indivíduo e, se necessária, a revacinação.[20]

Vacinação contra o Vírus Varicela Zóster

Nas populações com DRC e DRET, foi relatada uma prevalência relativamente elevada de herpes zóster. Mostrou-se que a vacina com vírus vivos atenuados é altamente eficaz na redução do risco de zóster em idosos ou pacientes com DRET. Uma única dose de vacina contra o zóster tem sido recomendada para pessoas com idade maior ou igual a 60 anos com DRET.

Não se deve realizar a vacinação contra a doença pneumocócica e contra varicela ao mesmo tempo, pois mostrou-se que tal combinação reduz a eficácia da vacina contra a varicela.[20]

Referências

1. Galbusera M, Remuzzi G, Boccardo P. Treatment of bleeding in dialysis patients. *Semin Dial*. 2009;22:279-286.
2. Hedges SJ, Dehoney SB, Hooper JS, et al. Evidence-based treatment recommendations for uremic bleeding. *Nat Clin Pract Nephrol*. 2007;3:138-153.
3. Ando M, Iwata A, Ozeki Y, et al. Circulating platelet-derived microparticles with procoagulant activity may be a potential cause of thrombosis in uremic patients. *Kidney Int*. 2002;62:1757-1763.
4. Palmer SC, Di Micco L, Razavian M, et al. Antiplatelet agents for chronic kidney disease. *Cochrane Database Syst Rev*. 2013;(2):CD008834.
5. Shen JI, Winkelmayer WC. Use and safety of unfractionated heparin for anticoagulation during maintenance hemodialysis. *Am J Kidney Dis*. 2012;60: 473-486.
6. Davenport A. What are the options for anticoagulation needs in dialysis for patients with heparin-induced thrombocytopenia? *Semin Dial*. 2011;24:382-385.
7. Fischer KG. Essentials of anticoagulation in hemodialysis. *Hemodial Int*. 2007;11:178-189.
8. Reilly RF. The pathophysiology of immune-mediated heparin-induced thrombocytopenia. *Semin Dial*. 2003;16:54-60.
9. Hutchinson CA, Dasgupta I. National survey of hepatic-induced thrombocytopenia in the haemodialysis population of the UK population. *Nephrol Dial Transplant*. 2007;22:1680-1684.
10. Krueger T, Westenfeld R, Ketteler M, et al. Vitamin K deficiency in CKD patients: A modifiable risk factor for vascular calcification? *Kidney Int*. 2009;76:18-22.
11. Hauser AC, Hauser L, Pabinger-Fasching I, et al. The course of anticardiolipin antibody levels under immunoadsorption therapy. *Am J Kidney Dis*. 2005;46: 446-454.
12. Vaziri ND, Pahl VM, Crum A, Norris K. Effect of uremia on structure and function of immune system. *J Ren Nutr*. 2012;22:149-156.
13. Eleftheriadis T, Antoniadi G, Liakopoulos V, et al. Disturbances of acquired immunity in hemodialysis patients. *Semin Dial*. 2007;5:440-451.
14. Betjes MHG. Immune cell dysfunction and inflammation in end-stage renal disease. *Nat Rev Nephrol*. 2013;9:255-265.
15. Cohen C, Hörl WH. Immune dysfunction in uremia – an update. *Toxins*. 2012;4:962-990.
16. Ocak S, Eskiocak AF. The evaluation of immune responses to hepatitis B vaccination in diabetic and non-diabetic haemodialysis patients and the use of tetanus toxoid. *Nephrology*. 2008;13:487-491.
17. Fabrizi F, Dixit V, Martin P, Messa P. Hepatitis C virus and the immunological response to hepatitis B virus vaccine in dialysis patients: Meta-analysis of clinical studies. *J Viral Hepat*. 2011;18:871-876.
18. Tung J, Carlisle E, Smieja M, et al. A randomized clinical trial of immunization with combined hepatitis A and B versus hepatitis B alone for hepatitis B seroprotection in hemodialysis patients. *Am J Kidney Dis*. 2010;56:713-719.
19. Chaves SS, Daniels D, Cooper BW, et al. Immunogenicity of hepatitis B vaccine among hemodialysis patients: Effect of revaccination of non-responders and duration of protection. *Vaccine*. 2011;29:9618-9623.
20. Soni R, Horowitz B, Unruh M. Immunization in end-stage renal disease: Opportunity to improve outcomes. *Semin Dial*. 2013;26:416-426.
21. Bond TC, Spaulding AC, Krisher J, McClellan W. Mortality of dialysis patients according to influenza and pneumococcal vaccination status. *Am J Kidney Dis*. 2013;60:959-965.

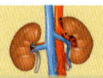

CAPÍTULO 85

Metabolismo Mineral e Ósseo na Doença Renal Crônica

Kevin J. Martin, Jürgen Floege e Markus Ketteler

DEFINIÇÃO

Distúrbios do metabolismo mineral e ósseo são comuns, se não ubíquos, durante o curso da Doença Renal Crônica (DRC), e levam a sérias e debilitantes complicações, a menos que essas anormalidades sejam diagnosticadas e tratadas. O espectro dos distúrbios inclui concentração anormal de cálcio sérico, fosfato e magnésio; desordens no hormônio paratireoideano (PTH), no fator de crescimento fibroblástico-23 (FGF-23) e no metabolismo da vitamina D. Essas anormalidades, assim como outros fatores relacionados ao estado urêmico afetam o esqueleto e resultam desordens complexas do osso conhecidas como *osteodistrofia renal*, a recomendação atual é que este termo seja utilizado exclusivamente para doença óssea associada a DRC. As anormalidades clínicas, bioquímicas e de imagem até agora identificadas relacionadas à chamada de osteodistrofia renal devem ser definidas mais amplamente como uma entidade ou síndrome chamada de *Distúrbio Mineral e Ósseo da Doença Renal Crônica* (DMO-DRC).[1] O espectro das anormalidades esqueléticas observadas na osteodistrofia renal incluem (Fig. 85-1):

- Osteíte fibrosa, uma manifestação do hiperparatireoidismo caracterizada por aumento da atividade de osteoclastos e de osteoblastos, fibrose peritrabecular e aumento da remodelação óssea.
- Osteomalácia, uma manifestação da mineralização defeituosa do osteoide recém-formado frequentemente causada por deposição de alumínio; remodelamento ósseo está diminuído
- Doença Óssea Adinâmica (DOA), uma condição caracterizada por baixo remodelamento ósseo anormal
- Osteopenia ou osteoporose
- Combinação destas anormalidades denominada *osteodistrofia renal mista*
- Outras anormalidades com manifestação esquelética (p. ex.: acidose crônica, amiloidose derivada da β_2-microglobulina).

EPIDEMIOLOGIA

A prevalência dos vários tipos da doença renal óssea em pacientes com Doença Renal Crônica em Estádio Terminal (DRET) está ilustrada na Figura 85-2.[2] Em pacientes em hemodiálise, a osteíte fibrosa e a DOA agora ocorrem com quase igual frequência. Em contraste, em pacientes em diálise peritoneal, a lesão óssea adinâmica predomina. A osteomalácia representa apenas uma pequena fração de casos em cada grupo, mas é mais comum em certos grupos étnicos, particularmente em indo-asiáticos. Essas anormalidades do esqueleto começam relativamente precoce no curso da DRC.

PATOGÊNESE

Várias anormalidades bioquímicas e hormonais que são encontradas durante o curso da DRC contribuem para doença renal óssea e podem ser afetadas por esforços na prevenção e terapia. Os principais fatores que são eficazes na DRC precoce podem variar com o progresso da DRC (Fig. 85.3). Similarmente, a predominância de um mecanismo patogênico particular sobre outro pode contribuir para a heterogeneidade das desordens ósseas. Nós, portanto, discutiremos separadamente as duas principais entidades nomeadas osteodistrofia de alta e de baixa remodelação.

Osteíte Fibrosa: Hiperparatireoidismo-Doença Renal Óssea de Alta Remodelação

Elevados níveis de PTH no sangue, hiperplasia das glândulas e elevação do FGF-23 são observados no início da DRC. Enquanto o nível de cálcio livre (isto é, não ligado a proteína) é normalmente o principal determinante da secreção de PTH, durante o curso da DRC, vários distúrbios metabólicos também alteram a regulação da secreção de PTH.

Anormalidades do Metabolismo do Cálcio

Existem três principais *compartimentos* de cálcio corporais: esqueleto ósseo (componente mineral), *compartimento* intracelular (principalmente ligado a proteína) e *compartimento* extracelular (Cap. 10). O cálcio no compartimento extracelular está em constante troca com o do osso das células e é alterado pela dieta e excreção. O metabolismo do cálcio depende da íntima interação de dois sistemas hormonais: PTH e vitamina D. Perturbações em ambos os sistemas ocorrem durante o curso da DRC, com consequências adversas no esqueleto. O cálcio sérico total tende a diminuir durante o curso da DRC como resultado da retenção de fosfato e diminuição da produção de 1,25 di-hidroxi-vitamina D (calcitriol) pelo rim, diminuição da absorção intestinal de cálcio e resistência do esqueleto a ação calcêmica do PTH, mas níveis de cálcio livre permanecem dentro de uma variação normal na maioria dos pacientes como resultado do hiperparatireoidismo compensatório. Em virtude de o cálcio ser o principal regulador da secreção de PTH, a hipocalcemia persistente é um poderoso estímulo ao desenvolvimento do hiperparatireoidismo e também contribui para o crescimento glandular.

Anormalidades do Metabolismo do Fósforo

Com a progressão da DRC, o fósforo é retido, pelo menos, transitoriamente, pela insuficiência renal. Entretanto, hiperfosfatemia normalmente não se torna evidente antes do estádio 4 da DRC. Até lá, o hiperparatireoidismo compensatório e o aumento do FGF-23 circulante resultam em aumento da fosfatúria, mantendo os níveis de fosfato sérico na variação normal.[4]

Um mecanismo pelo qual a retenção de fósforo pode levar ao hiperparatireoidismo é pelo decréscimo da fração livre do cálcio, que, por sua vez, estimula a secreção de PTH (Fig. 85-4). Assim, um novo equilíbrio é atingido, em que o fosfato sérico retorna ao normal às custas de altos níveis sustentados de PTH. Este ciclo é repetido com o declínio da função renal até o hiperparatireoidismo grave e sustentado estar presente. Segundo, a retenção de fosfato

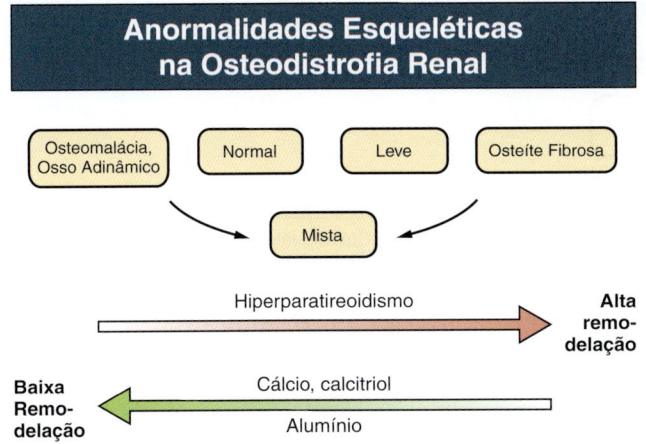

Figura 85-1 O Espectro da Osteodistrofia renal. A variedade das anormalidades na doença renal óssea engloba síndromes com ambos alto e baixo remodelamento.

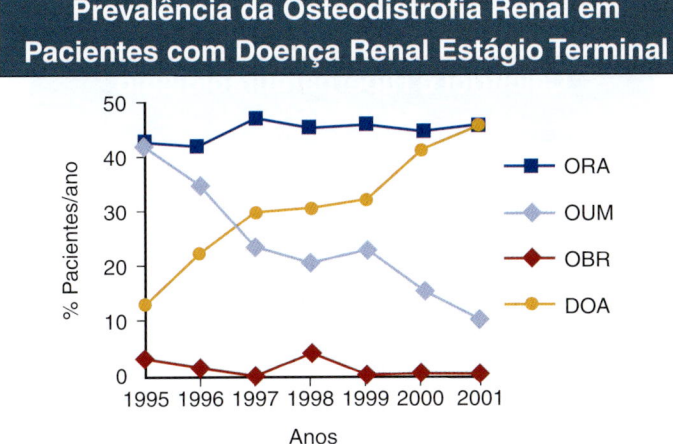

Figura 85-2 Prevalência da Osteodistrofia Renal em pacientes com Doença Renal Estágio Terminal. *DOA*, doença óssea adinâmica; *ORA*, osteodistrofia renal de alta remodelação; *OBR*, osteomalácia de baixa remodelação; *OUM*, osteodistrofia urêmica mista *(Adaptado da referência 40).*

leva a diminuição da produção de calcitriol pelo rim, diretamente ou pelo aumento dos níveis de FGF-23 (que diminui a atividade da 1-a-hidroxilase). O decréscimo no calcitriol permite o aumento na transcrição do gene do PTH por ação direta e também diminui a absorção intestinal de cálcio, levando a hipocalcemia, que estimula a secreção de PTH. Terceiro, a hiperfosfatemia está associada a resistência das ações do calcitriol nas glândulas paratireoides, que também favorece o desenvolvimento do hiperparatireoidismo e também induz a resistência das ações do PTH no osso. Finalmente, o fosfato *per se* parece afetar a secreção de PTH independentemente das mudanças no cálcio sérico ou no calcitriol sérico.[5,6] O fósforo também pode ter um efeito no crescimento da paratireoide, independente do cálcio sérico.[7,8] Independente do mecanismo pelo qual a retenção de fósforo causa hiperparatireoidismo, a restrição do fósforo dietético na proporção da queda da taxa de filtração glomerular (TFG), em animais experimentais, pode prevenir o desenvolvimento do hiperparatireoidismo. Evidências atuais sugerem que o FGF-23 também age diretamente na glândula paratireoide e tem efeitos inibitórios na secreção do PTH e no crescimento paratireoideano.[9,10] Isto poderia sugerir que os principais efeitos do FGF-23 na patogênese do hiperparatireoidismo parecem ser indiretos como

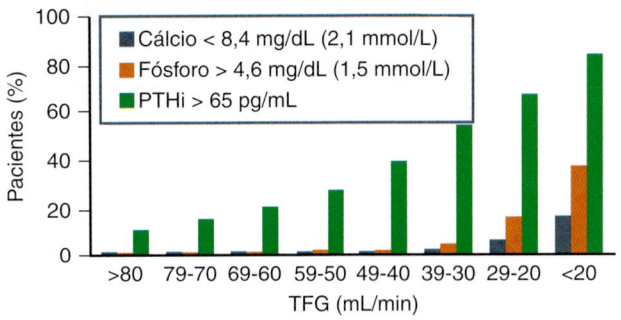

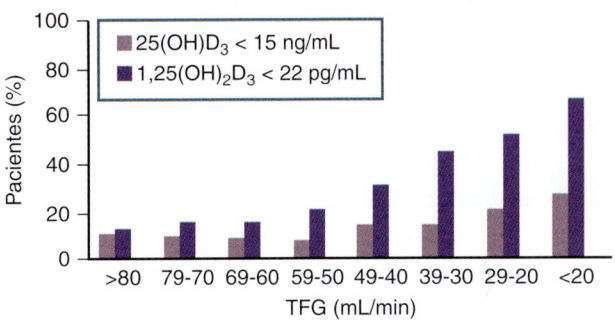

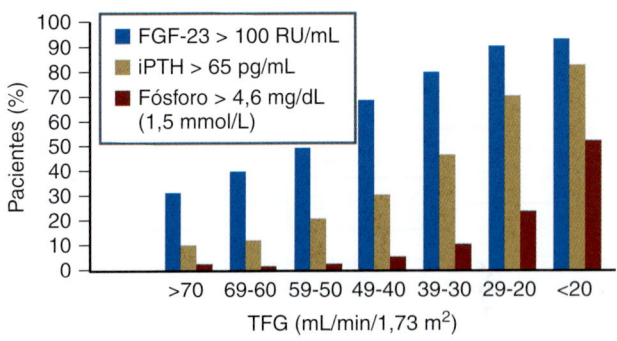

Figura 85-3 Porcentagem de pacientes exibindo níveis circulantes elevados de cálcio, fósforo, PTHi, 25-OH Vitamina D₃, calcitriol e FGF-23 na DRC avançada. Particularmente em estágios precoces da DRC existe uma grande variabilidade do nível individual e, alguns pacientes, por exemplo, podem exibir aumento da FGF-23 e PTHi normal, enquanto outras podem ter elevados níveis de PTH com FGF-23 normal ou ambos. FGF-23, fator de crescimento fibroblástico 23, *iPTH*, PTH intacto *(Adaptado das referências 65 e 66).*

um resultado do potente efeito do FGF-23 da diminuição da produção de calcitriol. Estas várias ações podem explicar a associação dos níveis de FGF-23 com o prognóstico do paciente.[11]

Anormalidades do Metabolismo da Vitamina D

A conversão da 25-hidroxi-vitamina D em seu metabólito ativo 1,25 di-hidroxi-vitamina D ocorre principalmente no rim pela enzima 1-a-hidroxilase. A produção extrarrenal de calcitriol também ocorre e contribui para níveis circulantes de calcitriol. A produção renal de calcitriol declina progressivamente durante o curso da DRC como resultado de vários mecanismos (Fig. 85-5).

A produção de calcitriol é comprometida no contexto da DRC pela redução dos níveis de 25-hidroxi-vitamina D[12] e pelo decréscimo

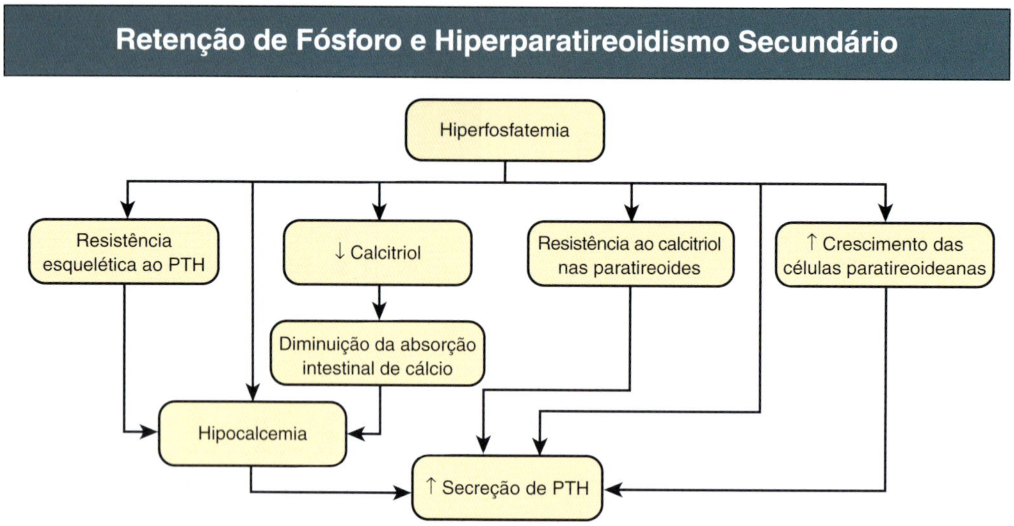

Retenção de Fósforo e Hiperparatireoidismo Secundário

Hiperfosfatemia

Resistência esquelética ao PTH

↓ Calcitriol

Resistência ao calcitriol nas paratireoides

↑ Crescimento das células paratireoideanas

Diminuição da absorção intestinal de cálcio

Hipocalcemia

↑ Secreção de PTH

Figura 85-4 Papel da retenção de fósforo na patogênese do hiperparatireoidismo secundário. A hiperfosfatemia estimula a secreção do hormônio paratireoideano *(PTH)* indiretamente por induzir a hipocalcemia, resistência esquelética ao PTH, baixos níveis de cálcio e resistência ao calcitriol. A hiperfosfatemia também tem efeito direto na glândula paratireoide por aumentar a secreção de PTH e crescimento das células paratireoideanas.

Mecanismos Contribuintes para Diminuir os Níveis de Calcitriol na DRC

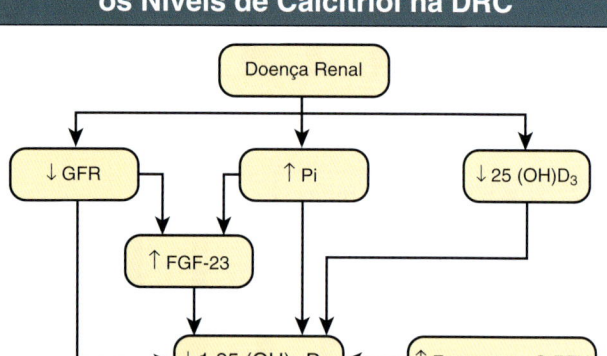

Figura 85-5 Mecanismos contribuintes para diminuir os níveis de calcitriol na Doença Renal Crônica (DRC). *C-PTH,* Fragmentos carboxiterminais do hormônio paratireoideano; *FGF-23,* fator de crescimento fibroblástico 23; *TFG,* taxa de filtração glomerular; *Pi,* fósforo inorgânico.

da TFG, que limita ainda mais o fornecimento de 25-hidroxi-vitamina D ao sítio da 1-a-hidroxilase no túbulo proximal. A retenção de fósforo diretamente ou por induzir o aumento do FGF-23 também declina a atividade da 1-a-hidroxilase. Finalmente, aparece na circulação fragmentos de PTH que podem também diretamente diminuir a produção de calcitriol. O resultado da diminuição dos níveis de calcitriol contribuem para a patogênese do hiperparatireoidismo por vários mecanismos diretos e indiretos (Fig. 85-6). Baixos níveis de calcitriol liberam o gene do PTH da supressão pelo receptor da vitamina D e permite aumentar a secreção de PTH. Em muitos tecidos, a vitamina D regula seu próprio receptor por retroalimentação positiva, a quantidade do receptor da vitamina D na paratireoide está diminuída no tecido paratireoideano na DRC. Foi demonstrado que a administração de calcitriol pode aumentar a quantidade de receptor de vitamina D nas glândulas paratireoides coincidente com a supressão da secreção de PTH. Estudos *in vitro* demonstraram que o calcitriol regula negativamente o crescimento das células paratireoideanas, portanto, a deficiência de calcitriol em pacientes com DRC pode facilitar a proliferação das células paratireoideanas. Outras consequências diretas nos baixos níveis de calcitriol que contribuem

Calcitriol e Hiperparatireoidismo Secundário

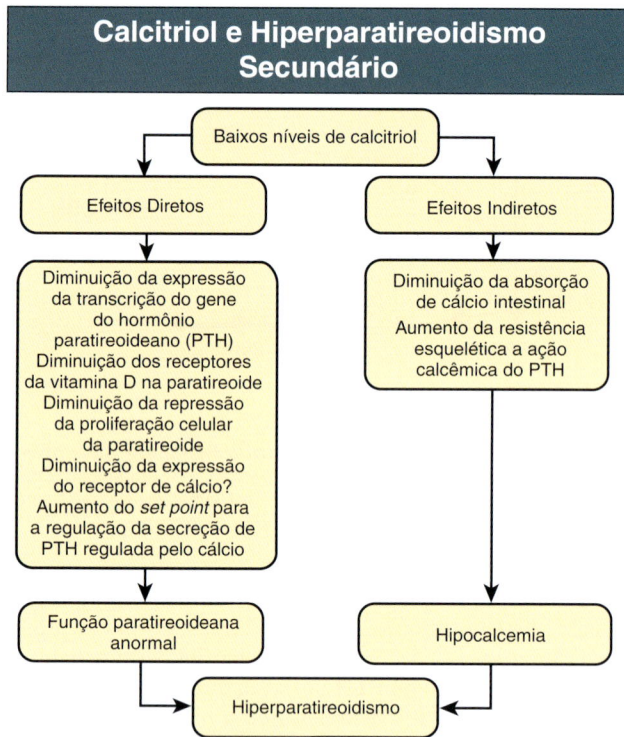

Figura 85-6 Papel dos baixos níveis de calcitriol na patogênese do hiperparatireoidismo secundário.

para o hiperparatireoidismo secundário incluem um aumento no *limiar de sensibilidade (set point)* paratireoideo para secreção de PTH regulada pelo cálcio e possivelmente uma diminuição na expressão de receptores de cálcio.

Baixos níveis de cálcio também podem promover o hiperparatireoidismo indiretamente. Primeiro, a diminuição na produção de calcitriol com a queda da função renal pode levar a progressiva redução da absorção intestinal de cálcio, levando a hipocalcemia e a estimulação da liberação do PTH. Segundo, baixos níveis de calcitriol são implicados na resistência esquelética das ações calcêmicas do PTH, que também contribui para o desenvolvimento do hiperparatireoidismo.

Anormalidades da Paratireoide da Doença Renal Crônica
• Hiperplasia da glândula paratireoide: difusa e nodular • Diminuição da expressão dos receptores de vitamina D • Diminuição da expressão dos receptores de cálcio • Aumento do *set point* da secreção do paratormônio regulado pelo cálcio

Quadro 85-1 Anormalidades da Paratireoide da doença renal crônica.

Anormalidades da Função da Glândula Paratireoide

Existem anormalidades intrínsecas na função da glândula paratireoide no curso da DRC além daquelas causadas pela hipocalcemia, baixos níveis de calcitriol e resistência esquelética às ações do PTH (Quadro 85-1).

A hiperplasia da paratireoide é um achado precoce na DRC. Em modelos experimentais, a hiperplasia começa em poucos dias após a indução de DRC e pode ser prevenida pela restrição dietética de fósforo ou pelo uso de agentes calcimiméticos.[7,13] Paratireoides ressecadas de pacientes com hiperparatireoidismo grave apresentam áreas nodulares ao longo da glândula que representam expansão monoclonal de células paratireoideanas.[14] Dentro desses nódulos, existe uma diminuição da expressão dos receptores de vitamina D, assim como dos receptores de cálcio.[15,16] A diminuição da expressão de receptores de cálcio torna os esforços para a terapêutica dessas glândulas hiperplásicas difícil.

O receptor paratireoideo de cálcio está centralmente envolvido na regulação da secreção de PTH pelo cálcio.[17] Sua expressão e síntese estão diminuídas nas glândulas paratireoideanas de pacientes com hiperparatireoidismo,[16] levando a uma secreção alterada de PTH regulada pelo cálcio. Concentrações aumentadas de cálcio são necessárias *in vitro* para suprimir a liberação de PTH das células da paratireoide de pacientes urêmicos comparadas com controles normais. Assim, o *set point* da concentração de cálcio requerida para diminuir a liberação de PTH em 50% parece estar aumentado.

Resposta Anormal do Esqueleto ao Hormônio Paratireoideano

Em pacientes com DRC, existe uma resposta deficiente do cálcio sérico na administração de PTH e um atraso na recuperação da hipocalcemia induzida na presença de maiores incrementos nos níveis de PTH. Assim, na DRC o esqueleto está relativamente resistente às ações calcêmicas do PTH. A resultante diminuição nos níveis do cálcio sérico estimula a secreção do PTH e contribui para a patogênese do hiperparatireoidismo secundário. Os fatores envolvidos na resistência do esqueleto ao PTH na DRC incluem diminuição dos níveis de calcitriol, *downregulation* hiporregulação do receptor de PTH e retenção de fósforo. Além disso, fragmentos circulares de PTH, truncados na porção aminoterminal, que ainda reagem nos antigos ensaios de dois sítios de PTH de segunda geração, podem servir para opor as ações calcêmicas do PTH, provavelmente agindo no receptor para a região carboxiterminal do PTH.[18,19]

MANIFESTAÇÕES CLÍNICAS DA OSTEODISTROFIA DE ALTA REMODELAÇÃO

As manifestações clínicas do hiperparatireoidismo são geralmente inespecíficas e frequentemente precedidas de anormalidades bioquímicas e de imagem. Queixas de dores são manifestações comuns, de natureza não específica, ocorrendo na parte inferior das costas, quadris, pernas e são agravadas ao se carregar de peso. Dor óssea localizada aguda também pode se manifestar e pode sugerir artrite aguda. Dor ao redor de articulações pode ser causada por periartrite aguda, associada a deposição periarticular de cristais de fosfato de cálcio, especialmente em pacientes com hiperfosfatemia acentuada. Os sintomas podem ser confundidos clinicamente com gota ou pseudogota e frequentemente respondem a drogas anti-inflamatórias não esteroidais (AINES). O começo gradual da fraqueza muscular é também comum em pacientes com DRET. Muitos fatores estão provavelmente envolvidos em sua patogênese, incluindo o hiperparatireoidismo e as anormalidades da vitamina D. A artropatia associada a amiloidose derivada da β_2-microglobulina (discussão adiante) deve ser considerada um diagnóstico diferencial em pacientes em muito tempo em diálise. As deformidades ósseas podem ocorrer no hiperparatireoidismo grave, particularmente em crianças. Nos adultos, as deformidades surgem como uma consequência de fraturas, às vezes induzidas pelos tumores marrons (discussão adiante); em quem o esqueleto axial é mais comumente afetado. Isso pode levar a cifoescoliose ou deformidades da parede torácica. O deslizamento epifisário pode ocorrer em crianças e achados de franco raquitismo são ocasionalmente evidentes. Retardo do crescimento é também comum em crianças e, apesar de algumas melhoras mostradas com calcitriol, isto não é um achado universal.

Calcificações extraesqueléticas são frequentemente encontradas em pacientes com DRC avançada e são agravadas pelo persistente elevado produto cálcio-fósforo. Mais comumente, calcificações vasculares são observadas, mas calcificações podem também ocorrer em outros sítios, como pulmão, miocárdio e áreas periarticulares (Fig. 85-7). Na pele, o hiperparatireoidismo pode se manifestar com prurido (Cap. 88). Raramente, pode também fundamentar o desenvolvimento de calcifilaxia ou arteriolopatia urêmica calcificante (Cap. 88, Fig. 88-6 e Fig. 88-7).

DIAGNÓSTICO E DIAGNÓSTICO DIFERENCIAL

Além das manifestações clínicas da osteodistrofia renal, uma variedade de técnicas bioquímicas e radiológicas são úteis para estabelecer o diagnóstico específico e para servir como guia para o início e ajustes nas intervenções terapêuticas. Apesar da biópsia óssea não ser frequentemente utilizada na prática clínica, ela continua sendo o padrão ouro para o diagnóstico de osteodistrofia renal.

Bioquímica sérica

Os níveis séricos de cálcio livres e fósforo são geralmente normais em pacientes com DRC leve e moderada. Geralmente no estádio 4 da DRC, os níveis de cálcio sérico tendem a cair e a hiperfosfatemia se manifesta. A hipercalcemia pode ser resultado da administração de grandes doses de antiácidos contendo cálcio ou administração de metabólitos da vitamina D. Pacientes com hiperparatireoidismo grave podem desenvolver hipercalcemia. É importante a diferenciação dentre as diferentes causas de hipercalcemia no contexto da DRC (Cap. 10) porque o manejo pode variar muito de acordo com a causa. Também, os níveis de cálcio sérico e fósforo, quando utilizados sozinhos, não são úteis na predição de um tipo específico de doença óssea.

Hormônio Paratireoideano

Medidas do PTH são importantes para efeitos diagnósticos e para guia terapêutico no manejo da osteodistrofia renal. Com a piora da função renal, há um acúmulo de fragmentos de PTH circulantes, o que complica a interpretação dos ensaios de PTH, incluindo o ensaio

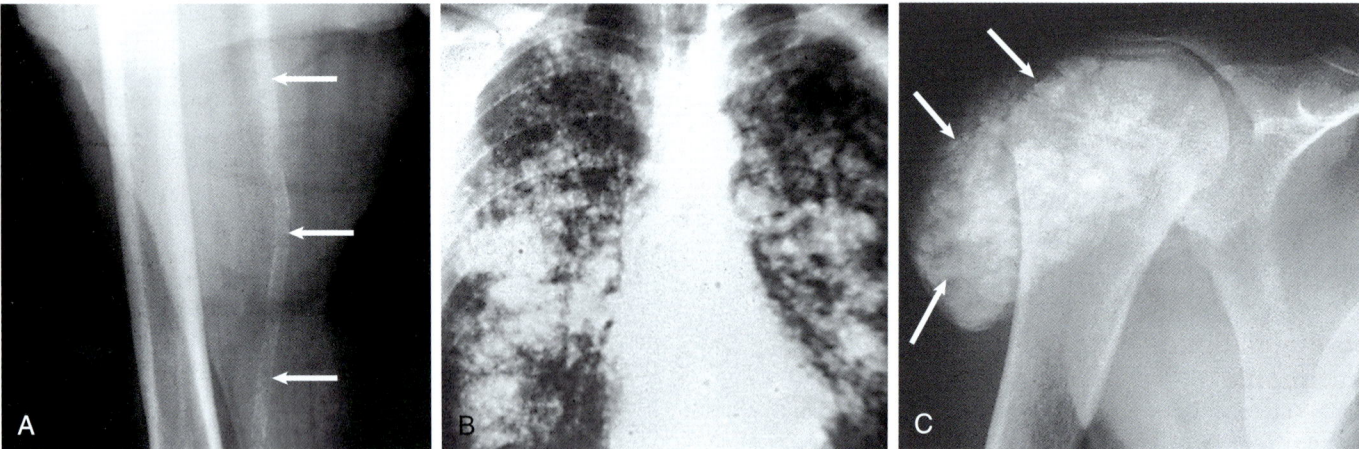

Figura 85-7 Calcificação extraesquelética na doença renal terminal. A, Calcificação Arterial (setas). **B**, Calcificação pulmonar. **C**, Calcificação periarticular (setas).

imunométrico de dois sítios (sanduíche), desenhado para medir o PTH "intacto" (PTHi). Refinamentos nos ensaios de PTH têm demonstrado que estes ensaios de PTHi também medem alguns fragmentos grandes de PTH, que são truncados na porção N – terminal e podem ter importante atividade biológica. Apesar de muitos ensaios específicos para o chamado PTH "biointacto" (PTH 1-84) terem sido desenvolvidos e excluírem estes fragmentos das medidas, investigações ainda buscam para definir a utilidade clínica de ensaios cada vez mais específicos.[20,22] Recentes demonstrações da presença de PTH oxidado, biologicamente inativo, em pacientes com DRET, pode complicar ainda mais a medida do PTH.[23] É esperado que esforços contínuos possam levar a melhora da padronização dentre os diferentes ensaios de PTH dos vários laboratórios e dos vários fabricantes de reagentes de ensaios. Com a existência do ensaio do PTHi (limite superior alcança aproximadamente 60 pg/mL), somente extremos valores são úteis para o diagnóstico não invasivo de osteodistrofia renal. Em pacientes dialíticos, níveis de PTHi acima de aproximadamente 600 pg/mL são característicos de pacientes com osteíte fibrosa. É bem aceito que há um elemento de resistência esquelética ao PTH em pacientes com DRC, portanto, níveis supranormais de PTH parecem ser necessários para manter normal a remodelação óssea. Medidas seriadas de PTH são úteis no início da avaliação de pacientes com doença renal óssea e são essenciais durante o manejo destas desordens para avaliar a resposta à terapia e evitar supertratamento ou subtratamento porque qualquer um pode ter efeitos prejudiciais sobre histologia óssea. Existem diferenças marcantes nos resultados entre os ensaios comerciais de PTH, então recomendações precisas de alcance desejado não podem ser fornecidas de forma confiável.[24]

Vitamina D

Os níveis de calcitriol em pacientes com DRC não são úteis na diferenciação das lesões histológicas da osteodistrofia renal. Medidas do calcitriol não são utilizadas rotineiramente para propósito de diagnóstico a menos que a produção extrarrenal deste metabólito seja suspeita, como em desordens granulomatosas (Cap. 10).

A deficiência de vitamina D em DRC raramente resulta em osteomalácia nos Estados Unidos e na Europa, mas pode contribuir para o hiperparatireoidismo. Em pacientes com DRC com proteinúria, há uma perda da proteína ligante de vitamina D na urina, resultando em níveis diminuídos de 25-hidroxivitamina D. A deficiência de vitamina D pode ser encontrada em pacientes com exposição limitada ao sol, naqueles com má absorção intestinal e desnutrição, e em grupos raciais suscetíveis, particularmente, indo-asiáticos. Avaliação da vitamina D nutricional é medida pela 25-hidroxivitamina D_3.

Marcadores da Formação e Reabsorção óssea

Níveis circulantes de fosfatase alcalina óssea oferecem um índice aproximado de atividade de osteoblasto em pacientes com DRC. Altos níveis são comumente presentes na doença óssea pelo hiperparatireoidismo. O poder discriminatório da medida da fosfatase alcalina ácida é aumentado pela medida da isoenzima fosfatase alcalina osso específica (FA osso específica) e em particular em conjunção com valores de PTH. Medidas seriadas de fosfatase alcalina podem ser úteis na avaliação da progressão da doença óssea. Osteocalcina é outro marcador de atividade osteoblástica, mas não superior a fosfatase alcalina. Fosfatase ácida resistente ao tartarato e produtos da degradação do colágeno são ambos marcadores de atividade osteoclástica mas estão em investigação adicional neste momento.

Radiografia do Esqueleto

O exame de Raio-X de rotina do esqueleto é relativamente insensível para o diagnóstico de osteodistrofia renal, e a radiografia pode parecer virtualmente normal em pacientes com evidência histológica grave de doença renal óssea. Entretanto, erosões subperiostais são frequentemente presentes no hiperparatireoidismo secundário grave, detectado nas mãos (Fig. 85-8), clavículas e pelve. Radiografia de crânio pode mostrar radioluscências focais e aparência de vidro fosco, conhecida como crânio em "sal e pimenta". Intensa esclerose vertebral cursando com osteopenia da vértebra é responsável pela aparência "*rugger jersey*" na coluna (Fig. 85-9). Muito raramente, tumores marrons, coleções focais de células gigantes e típicos do hiperparatireoidismo grave, são observados em zonas radiolucentes bem demarcadas em ossos longos, clavículas e dígitos. Eles podem ser confundidos com metástases osteolíticas. Zonas mais frouxas ou pseudofraturas são características da osteomalácia. Radiografia do esqueleto de rotina não são indicadas, a menos que haja sintomas.

Medidas da densidade óssea

A densitometria por DEXA (absortometria de Raio-X por dupla energia) é utilizada para avaliar a densidade óssea. Entretanto, não está clara a utilidade desta técnica na avaliação da doença renal óssea (veja discussão mais adiante), porque medidas da densidade óssea não se correlacionam com a histologia óssea na doença renal óssea.

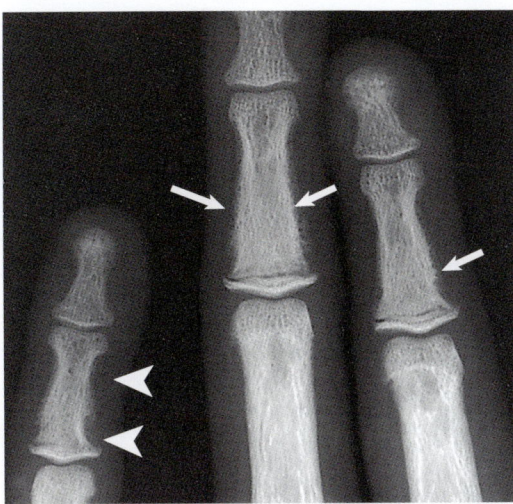

Figura 85-8 Erosões subperiostais no hiperparatireoidismo. Erosões periosteais graves como uma manifestação do hiperparatireoidismo *(setas)*. A extensiva aparência das bordas da falange média na esquerda *(pontas de seta)* representa um pequeno tumor marrom.

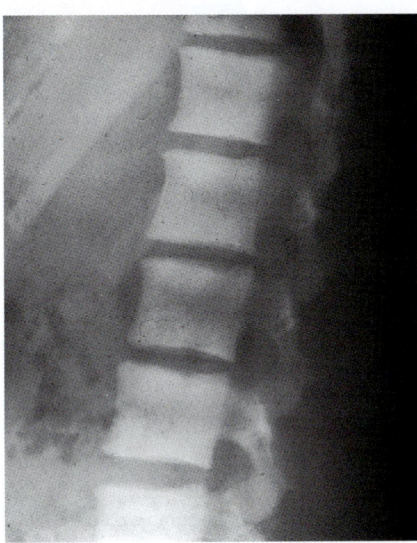

Figura 85-9 "Espinha Coluna em camisa de *rugby Rugger Jersey*" no hiperparatireoidismo. Os corpos vertebrais mostram-se esclerosados com uma radioluscência das regiões centrais, que dá uma aparência listrada como camisa de *rugby*.

Calcificação vascular e de tecidos moles podem contribuir para erros nas medidas da densidade óssea.

Biópsia óssea

A biópsia do osso e a análise microscópica das seções abaixo calcificadas após marcação dupla com tetraciclina providenciam um diagnóstico definitivo e quantitativo da doença renal óssea.[25] Para padronizar os laudos da histologia óssea, o Kidney Disease: Improving Global Outcomes (KDIGO) CKD – MBD work group propuseram uma classificação TMV, uma avaliação do remodelamento ósseo (T – "*turnover*"), mineralização (M) e volume ósseo (V).[1] A mineralização óssea é avaliada pela administração de duas diferentes tetraciclinas administradas em intervalos distintos (p. ex.: tetraciclina 500 mg três vezes ao dia por dois dias, seguida por 10 dias de intervalo, então, demeclociclina 300 mg, três vezes ao dia por 3 dias) e biópsia 4 dias depois; a quantificação do índice de mineralização óssea se faz medindo a distância entre as duas bandas fluorescentes de tetraciclina.

A biópsia óssea não é rotineiramente realizada na prática clínica devido à natureza invasiva do procedimento. Apesar de um teste não invasivo ser útil para distinguir um remodelamento ósseo, há uma considerável sobreposição, e, portanto, a biópsia poderia ser necessária para o diagnóstico definitivo quando a bioquímica não é conclusiva (p. ex.: PTH no limite recomendado, mas fosfatase alcalina óssea elevada, hipercalcemia com PTH apenas modestamente elevado ou dor óssea).

A osteíte fibrosa (doença óssea do hiperparatireoidismo) é caracterizada pelo aumento do remodelamento ósseo, aumento do número e da atividade de osteoblastos e osteoclastos, quantidades variáveis de fibrose peritrabecular (Fig. 85-10, *A*). O osteoide pode estar aumentado, mas geralmente tem um padrão de tecido distinto da aparência normal do lamelar. A osteomalácia é caracterizada pelo aumento da largura do osteoide, aumento na superfície trabecular coberta com osteoide, e diminuição da mineralização óssea como avaliada na marcação com tetraciclina (Fig. 85-10, *B*). A presença de alumínio pode ser detectada na frente de mineralização óssea por uma coloração específica (Fig. 85-10, *C*). A doença óssea relacionada ao alumínio é definida como uma coloração ao alumínio superior a 15% da superfície trabecular e com índice de formação óssea menor que 220 mm²/dia. Achados da osteíte fibrosa podem ocorrer junto com os da osteomalácia; a combinação é denominada de *osteodistrofia renal mista*.

TRATAMENTO DA DOENÇA ÓSSEA DE ALTA REMODELAÇÃO

A prevenção é o objetivo primário no manejo da osteodistrofia renal. A terapia para o hiperparatireoidismo deve idealmente ser iniciada no estágio 3 da DRC no qual a hiperplasia glandular pode ser prevenida. Em virtude da osteodistrofia renal ser geralmente assintomática no curso da DRC, não se dá muita atenção ao hiperparatireoidismo secundário. No momento em que a DRC avança, os pacientes podem já ter desenvolvido anormalidades esqueléticas significantes ou hiperplasia paratireoideana nodular, e terapia mais agressiva é necessária para prevenir as consequências de longo prazo da doença renal óssea. O sucesso na abordagem da prevenção e do manejo destas desordens envolve a integração de uma variedade de medidas diretas em direção a supressão da secreção de PTH e na prevenção da hiperplasia glandular.

Prevenção da Hipocalcemia

A hipocalcemia, se presente, deve ser corrigida uma vez que é um potente estímulo a secreção de PTH. Em pacientes com hipoalbuminemia, a fração livre de cálcio deve ser medida. A abordagem inicial na terapia para hipocalcemia em paciente com leve a moderada DRC está na administração de suplementos de cálcio como carbonato de cálcio, administrados entre as refeições, com aumento da dose, se necessário. A avaliação do status da vitamina D deve ser empreendida pela medida da 25-hidroxi-vitamina D, e esta deve ser corrigida se sua concentração estiver abaixo de 30 ng/mL. A determinação do nível da 1,25 di-hidroxivitamina D não é útil a esse respeito, dada sua meia-vida de 8 horas. A avaliação da eficácia da terapia é pelo seguimento nas determinações do cálcio sérico e do PTH. Terapia adjuvante com esteroides ativos da vitamina D deve ser considerada, se o hiperparatireoidismo ou a hipocalcemia persistirem. Em pacientes com DRET, esteroides ativos da vitamina D são frequentemente requeridos. Em pacientes em diálise, o objetivo é atingir níveis de PTHi que sejam aproximadamente de duas a nove vezes o limite superior do ensaio utilizado.[26] Também, os níveis séricos do PTHi devem ser monitorados ao longo do tempo. Em DRC estágios 3 a 5, progressivos aumentos no PTHi acima do limite normal devem ser atenuados pela correção da hipocalcemia, da deficiência de vitamina D e da hiperfosfatemia.

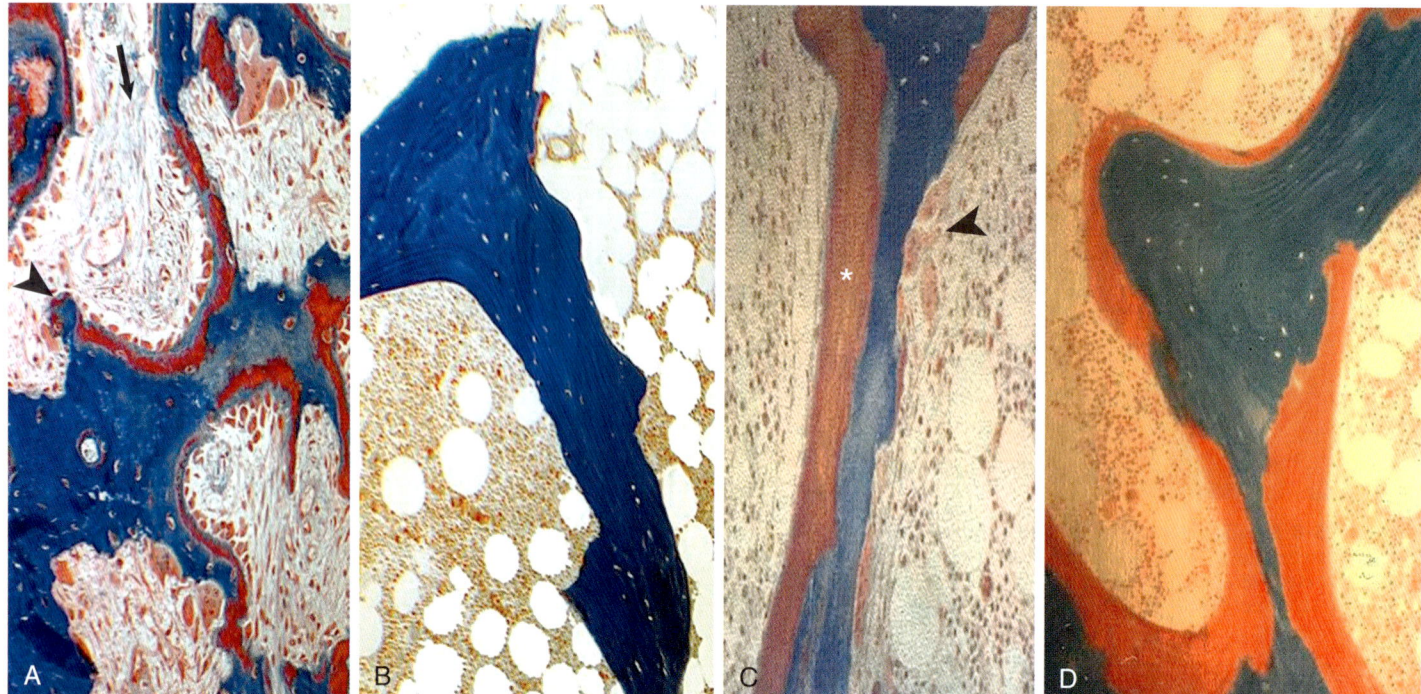

Figura 85-10 **Histologia Óssea na Osteodistrofia Renal. A**, Osteíte fibrosa: manifestações características do hiperparatireoidismo acentuado com aumento da atividade do osteoclasto e osteoblasto e fibrose peritrabecular (corado em azul, *seta*). **B**, Doença Óssea Adinâmica: Não existe atividade celular ao longo da superfície do osso e não há osteoide visível. **C**, *(pontas da seta)* Osteodistrofia renal mista: Há evidência de atividade de osteoclastos na superfície do osso *(pontas da seta)* e evidência de osteoide espesso (corado em vermelho, *asterisco*). Indicando um defeito na mineralização sobre o outro. **D**, Osteomalácia: marcado excesso de osteoide não mineralizado *(corado em vermelho)* ao redor do osso mineralizado *(pintado de azul).*

Controle do Fósforo

O controle do fósforo é o pilar do efetivo manejo do hiperparatireoidismo secundário. Na DRC leve a moderada, uma concentração sérica de fósforo normal não indica necessariamente status normal da paratireoide exceto para os estadios tardios da DRC, a normofosfatemia pode ser mantida às custas de elevados níveis de PTH e FGF-23 séricos. Portanto, esforços no controle do fósforo, incluindo restrição dietética de fósforo e uso de quelantes de fósforo, não devem ser postergados até o desenvolvimento franco do hiperparatireoidismo.

Restrição dietética de fósforo

Em animais experimentais com DRC leve, a restrição dietética de fósforo pode prevenir a síntese e a secreção excessiva de PTH, assim como a proliferação celular paratireoideana, independentemente das mudanças na concentração sérica de cálcio e de calcitriol. Por consequência, a restrição da ingesta de fósforo da dieta poderia ser considerada em pacientes com DRC estágio 2 ou 3. A avaliação nutricional é essencial. A restrição proteica e a suspensão de derivados de leite, em particular alimentos processados contendo altas concentrações de fósforo, são o esteio deste regime. Além disso, para reduzir a progressão da DRC, a restrição de fósforo e proteínas mostrou um aumento dos níveis de calcitriol nos pacientes com leve a moderada DRC. A restrição de fósforo por uma dieta com uma restrição significativa de proteínas deve ser evitada porque pode levar a uma desnutrição proteico-calórica. Uma restrição da ingesta dietética de 0,8 g/kg deve ser suficiente para prover restrição de fósforo sem o risco de desnutrição.

Quelantes de fósforo

Enquanto a restrição dietética de fósforo é geralmente suficiente na fase precoce da DRC, o controle do fósforo se tôrna mais difícil com a deterioração da função renal. Então torna-se necessário também o uso de agentes que se ligam ao fósforo ingerido no lúmen intestinal e limitam sua absorção. Compostos utilizados para este propósito incluem antiácidos contendo cálcio, sais de magnésio, hidróxido de alumínio, e, nos anos mais recentes, quelantes de fósforo não contendo cálcio nem alumínio (Fig. 85-11).

Antiácidos contendo alumínio são efetivos quelantes de fósforo, mas em pacientes com DRC, seu uso não pode ser recomendado devido ao risco de toxicidade ao alumínio. Existem certas circunstâncias que limitam o uso de quelantes de fósforo contendo cálcio como a hipercalcemia, extensa calcificação vascular e calcifilaxia. Nestes pacientes, antiácidos contendo alumínio podem ser utilizados por um curto período, mas a dose deve ser restrita a não mais que 40 a 45 mg/kg/dia e frequentes reavaliações devem ser feitas para instituir uma terapia alternativa assim que possível. A ingesta de antiácidos contendo alumínio junto com alimentos contendo ácido cítrico (como suco de frutas e alimentos com sódio, cálcio ou citrato de potássio) pode aumentar significantemente a absorção de alumínio e, portanto, devem ser evitados.

Carbonato de cálcio ou acetato de cálcio administrado junto com as refeições efetivamente se ligam ao fósforo e limitam sua absorção. Eles são efetivos quelantes de fósforo em 60 a 70% dos pacientes em hemodiálise. As doses requeridas na prevenção de hiperfosfatemia podem variar de acordo com a conformidade do paciente com a restrição dietética de fósforo assim como o estágio da DRC. Hipercalcemia e sobrecarga de cálcio são os principais efeitos colaterais potencialmente sérios. O citrato de cálcio potencializa a absorção de alumínio e deve ser evitado na DRC. As recomendações atuais são limitar a ingesta de cálcio elementar em 1500 mg/dia. Considerações no balanço global de cálcio podem ser importantes com o uso de quelantes de fósforo contendo cálcio.

Sais de magnésio também são quelantes de fósforo efetivos para pacientes que se tornaram hipercalcêmicos com quelantes de fósforo contendo cálcio, mas devem ser administrados com cautela em pacientes com DRC que não estejam em diálise porque a hiper-

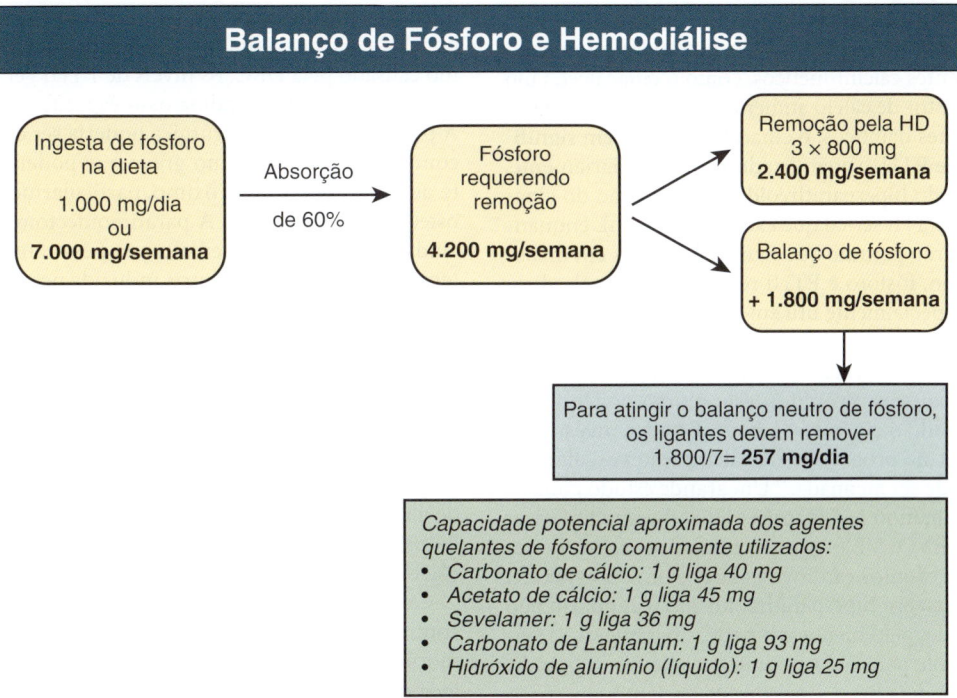

Figura 85-11 Balanço de fósforo e quelantes de fósforo utilizados em pacientes em hemodiálise.

magnesemia pode ter sérios efeitos adversos. Em pacientes em diálise, o carbonato de magnésio (200 a 500 mg de magnésio elementar por dia) é utilizado com sucesso na prevenção da hipermagnesemia através da redução da concentração do magnésio do dialisato. O uso do carbonato de magnésio também permite a redução da dose de carbonato de cálcio pela metade, mas seu uso está frequentemente limitado pelo desenvolvimento de diarreia.

Os riscos de hipercalcemia por causa da alta carga de cálcio dos quelantes de fósforo contendo cálcio podem ser evitados com o uso de polímeros não absorvíveis. O hidrocloridrato de sevelamer na dose máxima de 2,4 a 4,8 g por dia fornece o controle de fósforo sem hipercalcemia e também produz uma redução significativa no colesterol total e de baixa densidade (LDL). Agentes como o sevelamer podem oferecer grande vantagem sobre os quelantes de fósforo contendo cálcio em termos da limitação da dose de cálcio ofertada, apesar de serem significantemente mais caros. Estudos sugerem que o uso de sevelamer está associado a diminuição da progressão da calcificação vascular.[27,28] O hidrocloridrato de sevelamer foi amplamente substituído pelo carbonato de sevelamer, que tem propriedades semelhantes.[29] O sevelamer pode ser combinado com ambos os quelantes de fósforo contendo cálcio e magnésio, se necessário. O carbonato de lantanum é um efetivo quelante de fósforo.[30] Toxicidade significante não foi observada, apesar de algum lantanum aparecer acumulado no osso e fígado.[31] Recentemente, quelantes de fósforo contendo ferro entraram no mercado.

Uso dos Metabólitos da Vitamina D

O calcitriol e outros esteróis da 1 α hidroxilato vitamina D, como o 1 alfa hidroxivitamina D_3 (alfacalcidol), 1 α hidroxivitamina D_2 (doxercalciferol) e 19-nor-1 α, 25 di-hidroxivitamina D (paricalcitol), são efetivos no controle do hiperparatireoidismo secundário. O calcitriol baixa os níveis de PTH e melhora a histologia óssea. Em pacientes com altos níveis de PTH e glândulas marcadamente aumentadas com hiperplasia nodular grave, a efetividade dos metabólitos da vitamina D pode ser limitada devido aos níveis dos receptores de vitamina D neste tecido estarem baixos. Portanto, parece racional iniciar o tratamento do

hiperparatireoidismo secundário com metabólitos da vitamina D precocemente na DRC quando as glândulas paratireoides são mais sensíveis a esta terapia e assim, prevenir a progressão para estágios refratários. O efeito benéfico da terapia com metabólitos da vitamina D no tratamento do hiperparatireoidismo secundário em pacientes com leve a moderada DRC já foi demonstrado, mas a preocupação com o início da terapia com vitamina D nestes estágios é que com a progressão da doença renal crônica, a hipercalcemia deve aparecer. Por causa do efeito do calcitriol no aumento da absorção de fósforo no intestino, a hiperfosfatemia e elevação no produto cálcio – fósforo pode predispor pacientes ao desenvolvimento de calcificação metastática; entretanto, parece que doses de 1 alfa hidroxivitamina D_3 ou calcitriol até 0,5 µgrama/dia não estão comumente associadas a hipercalcemia, hiperfosfatemia e piora da função renal. Outra preocupação com o uso de metabólitos da vitamina D antes da diálise é que a hiper-supressão do hiperparatireoidismo pode aumentar o risco de doença óssea adinâmica. Portanto, a terapia com vitamina D deve ser monitorizada cuidadosamente e não deve ser instituída sem a a evidência diagnóstica do hiperparatireoidismo, correção da deficiência da 25-hidroxivitamina D e principalmente, controle do fósforo sérico.

Em pacientes com DRET, as indicações para terapia com metabólitos da vitamina D são melhor definidas, entretanto, a hipercalcemia e o agravamento da hiperfosfatemia são complicações frequentes da terapia. Os metabólitos da vitamina D são cada vez mais utilizados em pulsos orais ou intravenosos dados de forma intermitente (p. ex.: três vezes por semana), em vez da terapia oral contínua. Recentemente, foram desenvolvidos análogos do calcitriol com menos atividade calcêmica que o composto original e ainda com a habilidade de suprimir a liberação de PTH. Como os análogos da vitamina D estudados em pacientes com DRET são o 22 oxacalcitriol (OCT), 1 α hidroxivitamina D_2, e o 19-nor-1 α,25-di-hidroxivitamina D_2 (paricalcitol).[32-34] Comparações diretas entre estes componentes não estão disponíveis. É provável que uma janela terapêutica ampla possa ser oferecida por estes análogos. Muitos, mas não todos os estudos, sugerem que exista uma vantagem na sobrevida com a administração da vitamina D ativa em pacientes com DRC, assim como nos pacientes com DRET.[35,36]

O Papel dos Calcimiméticos

Uma abordagem adicional no tratamento do hiperparatireoidismo na DRET é o uso de agentes calcimiméticos, como o cinacalcet, cujo alvo terapêutico é o receptor de cálcio aumentando a sua sensibilidade a este íon. Em pacientes dialíticos, o cinacalcet resulta em significante queda dos níveis de PTH, e quando administrado diariamente, pode facilitar o controle do hiperparatireoidismo. A adição do cinacalcet em pacientes com PTHi sérico que excede 300 pg/mL enquanto recebem a terapia padrão permite que muitos pacientes em diálise atinjam os alvos de cálcio, fósforo e PTHi recomendados pelasdiretrizes.[37] O cinacalcet é especialmente útil em pacientes com hipercalcemia limítrofe ou elevada ou com hiperfosfatemia e pode ser utilizado em conjunto com outras terapias. Os efeitos colaterais centrais incluem hipocalcemia, náuseas e vômitos, este último podendo ser melhorado, se administrado o cinacalcet à noite. Estudos investigando o efeito do cinacalcet na progressão da calcificação vascular demonstraram que esta pode ser atenuada.[38] Um grande estudo controlado randomizado – Evaluation of Cinacalcet HCL therapy to Lower Cardiovascular Events (EVOLVE) – para examinar os efeitos da terapia com cinacalcet nos eventos cardiovasculares e na sobrevida em pacientes em hemodiálise com hiperparatireoidismo secundário não foi definitivo por causa de, pelo menos em parte, uma migração significativa do braço controle para o do cinacalcet comercial e pela diferença de idade entre os dois braços, em que os pacientes do grupo do cinacalcet eram mais velhos e assim com maior risco cardiovascular.[39] Neste estudo, entretanto, o cinacalcet reduziu significantemente a quantidade de paratireoidectomia e de calcifilaxia.[39] Em pacientes com DRC, mas não em diálise, o uso de calcimiméticos é acompanhado por uma significante retenção de fósforo e frequentemente não é recomendado.

O Papel da Paratireoidectomia

Apesar das estratégias discutidas anteriormente serem efetivas para o controle do hiperparatireoidismo em muitos pacientes, existem ocasiões em que esses passos falham ou são contraindicados, e a remoção cirúrgica deve ser considerada (Quadro 85-2). A paratireoidectomia está indicada em pacientes com hiperparatireoidismo grave que não é controlado por medicamentos (quelantes de fósforo, análogos da vitamina D ou calcimiméticos). A hiperfosfatemia grave nestes pacientes impede o uso de metabólitos da vitamina D por causa do risco de calcificação metastática. Algum controle dos níveis de PTHi pode ser obtido com calcimiméticos, mas mesmo estes compostos podem falhar no hiperparatireoidismo grave por causa da diminuição dos receptores de cálcio nas glândulas paratireoides. Alguns pacientes com hiperparatireoidismo grave podem se tornar hipercalcêmicos na ausência de terapia com calcitriol, consequentemente, o calcitriol e quelantes de fósforo com cálcio não podem ser administrados. Nestas circunstâncias, calcimiméticos e quelantes de fósforo não contendo cálcio devem ser administrados. É importante se certificar que a

hipercalcemia representa hiperparatireoidismo grave e não é causada por doença óssea adinâmica ou outra doença. No hiperparatireoidismo causado pela DRC, os níveis de PTHi geralmente excedem 1.000 pg/mL e a fosfatase alcalina osso específica está geralmente elevada. A paratireoidectomia cirúrgica poderia ser considerada em pacientes com hiperparatireoidismo grave que podem receber um transplante de rim num futuro próximo, particularmente se for mulher e tiver osteopenia significativa. A paratireoidectomia nestes pacientes pode ajudar a evitar uma hipercalcemia pós-transplante e uma hipofosfatemia (causada pela fosfatúria induzida pelo PTH) assim como osteopenia. Evitando a hipercalcemia, pode levar a uma melhora da função renal e possibilidade de menor calcificação intraenxerto. A paratireoidectomia poderia ser também considerada em pacientes com hiperparatireoidismo grave com evidência de calcificação metastática. O desenvolvimento de calcifilaxia é uma indicação urgente de paratireoidectomia se os níveis de PTH estiverem elevados (Cap. 84). Antes da paratireoidectomia, a possibilidade de doença óssea por acúmulo de alumínio deve ser considerada, com o teste da desferroxamina e biópsia óssea, se necessário, em virtude destas condições predispor a osteomalácia após a paratireoidectomia.

A escolha do procedimento cirúrgico da paratireoidectomia é controversa. Os procedimentos mais comumente utilizados são a remoção subtotal da glândula ou a total remoção com o reimplante do tecido paratireoideano no antebraço. A recorrência do hiperparatireoidismo ocorre em até 10% dos pacientes. A paratireoidectomia total isolada é menos comumente realizada, apesar de ser um procedimento apropriado em pacientes em diálise, há uma preocupação com o hipoparatireoidismo após o transplante renal e pode ser uma desvantagem nesta abordagem se não existir tecido paratireoideano residual remanescente. O fator de crescimento tumoral-símile desregulado do tecido paratireoideano implantado já foi descrito e pode ser relacionado a natureza monoclonal da hiperplasia nodular do hiperparatireoidismo grave. A paratireoidectomia total com implante em antebraço (nossa preferência) ou paratireoidectomia subtotal no pescoço, marcando o tecido com grampos, pode ser realizado.

O hiperparatireoidismo recorrente pode responder a terapia medicamentosa adicional, porém há necessidade de mais cirurgia para remover o implante em antebraço ou nova exploração do pescoço para procurar glândulas adicionais é geralmente necessário e pode ser guiada por imagem da paratireoide.

Síntese das Estratégias Terapêuticas

As recomendações gerais para a prevenção e terapia da osteodistrofia estão resumidas na Figura 85-12, em que as manobras terapêuticas estão estratificadas de acordo com o estágio da DRC. A terapia deve ser iniciada, se possível, no estágio 2 ou 3 da DRC (TFG 30 a 90 mL/min) e a ingesta de fósforo na dieta deve ser restrita logo que o paciente entrar no estágio 3 da DRC. Os níveis de PTHi devem ser medidos, se elevados acima do limite normal, os níveis de 25– hidroxivitamina D devem ser medidos e corrigidos, se menores de 30 ng/mL. Se o hiperparatireoidismo persistir, quelantes de fósforo contendo cálcio ou outros devem ser iniciados. Como a DRC progride dentro do estágio 3, a restrição de fósforo na dieta deve ser continuada ou intensificada, e as doses dos quelantes de fósforo contendo cálcio devem ser ajustadas baseadas na medida seriada de PTHi, com atenção para evitar hipercalcemia ou sobrecarga excessiva de cálcio. Acidose, se presente, deve ser tratada com bicarbonato de sódio oral; porque a acidose persistente tem efeito deletério no esqueleto. A carga adicional de sódio pode requerer maiores restrições de sódio ou aumento de diuréticos. Os quelantes de fósforo contendo alumínio devem ser evitados. Se o hiperparatireoidismo (PTHi maior aproximadamente 2 a 3 vezes acima do limite superior normal do ensaio) persistir apesar destas medidas, considerações devem ser dadas a adição do

---

Indicações de Paratireoidectomia

Hiperparatireoidismo grave
  Com hiperfosfatemia persistente
  Não responsivo ao cálcio e calcitriol
  Com hipercalcemia
  Com intolerância ou não responsividade aos calcimiméticos
  Candidatos a transplante renal
  Com evidência de calcificação metastática
Calcifilaxia com evidência de hiperparatireoidismo
Prurido grave, apenas se evidência adicional de hiperparatireoidismo

Quadro 85-2 Indicações de Paratireoidectomia.

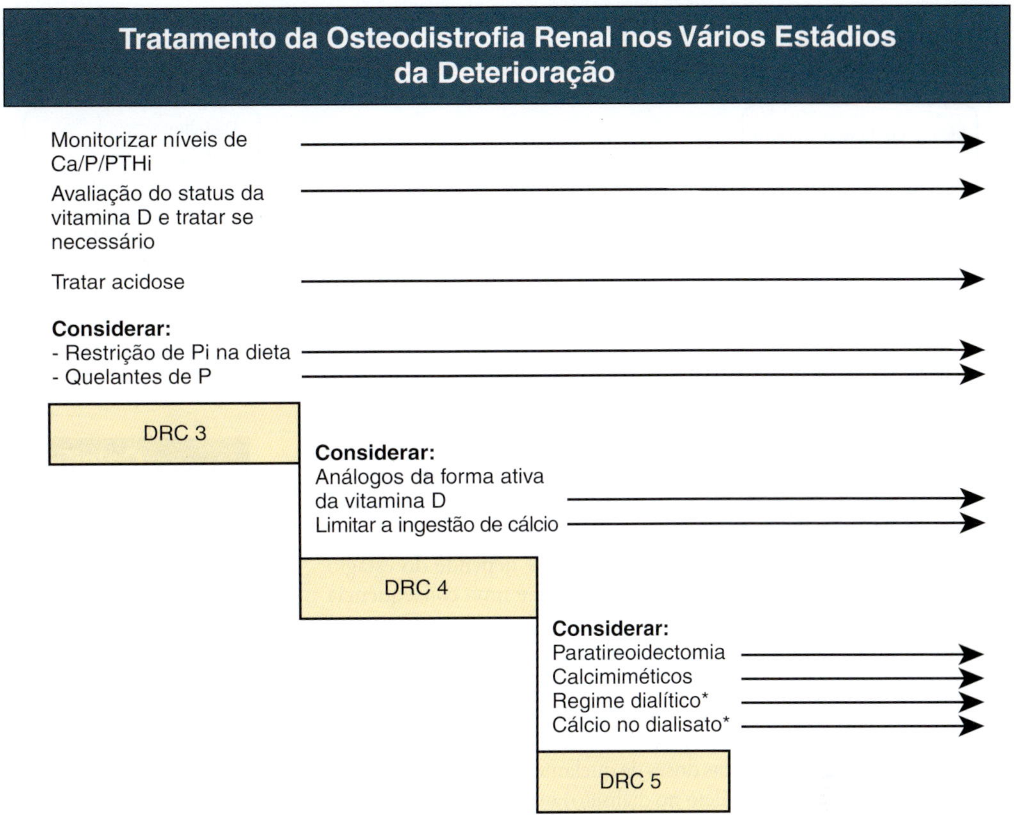

Figura 85-12 Tratamento da osteodistrofia renal nos vários estádios da deterioração renal.* Considerar em DRC estágio 5 (isto é, dependente de diálise) apenas; *Ca*, cálcio; *DRC*, doença renal crônica; *PTHi*, hormônio paratireoideano intacto; *P*, fósforo; *Pi*, fósforo inorgânico *(Modificado da referência 67).*

Tratamento da Osteodistrofia Renal nos Vários Estádios da Deterioração

Monitorizar níveis de Ca/P/PTHi

Avaliação do status da vitamina D e tratar se necessário

Tratar acidose

Considerar:
- Restrição de Pi na dieta
- Quelantes de P

DRC 3

Considerar:
Análogos da forma ativa da vitamina D
Limitar a ingestão de cálcio

DRC 4

Considerar:
Paratireoidectomia
Calcimiméticos
Regime dialítico*
Cálcio no dialisato*

DRC 5

calcitriol (0,25 a 0,5 microgramas/dia), análogos da vitamina D ou pró-hormônios da vitamina D ao regime. Como a terapia deve ser monitorizada com cuidado para evitar hipercalcemia e aceleração da progressão da DRC.

Nos estágios 4 e 5, as terapias anteriores devem ser intensificadas para evitar a hiperfosfatemia. O uso de quelantes contendo alumínio é particularmente indesejável nesta fase em vista do aumento do risco e acúmulo de alumínio com a piora da função renal. Em pacientes dialíticos, a terapia com calcitriol deve ser intensificada, com atenção para os níveis séricos de cálcio e fósforo e monitorização dos níveis de PTHi. No estágio 5, os níveis de PTHi devem ser mantidos aproximadamente duas a nove vezes acima do limite superior do ensaio utilizado para manter normal a remodelação óssea.[26] O calcitriol deve ser administrado oralmente (terapia de pulso) ou administrado intravenosamente em paciente em hemodiálise. Durante a terapia com calcitriol, é imperativo garantir que o fósforo sérico se mantenha controlado e que elevações no cálcio sérico não ocorram a fim de prevenir a calcificação metastática. Análogos da vitamina D, menos calcêmicos e fosfatêmicos que o calcitriol, já que possuem a habilidade de suprimir os níveis de PTH, podem ser úteis. O calcimimético cinacalcet fornece um controle adicional efetivo do hiperparatireoidismo em pacientes com DRET e podem ser utilizados sozinhos ou em combinação com outras estratégias se os níveis de PTHi não caírem até o limite alvo. A paratireoidectomia necessita ser considerada em circunstâncias seletivas. A biópsia óssea pode ser indicada em pacientes selecionados, particularmente se a sobrecarga de alumínio é suspeita. A sobrecarga de alumínio pode requerer terapia de quelação com desferroxamina em circunstâncias selecionadas, especialmente se é sintomática, mas em muitos pacientes a prevenção de maiores exposições ao alumínio é suficiente para permitir a gradual redução dos níveis séricos de alumínio. Durante a terapia com metabólitos potentes da vitamina D, atenção deve ser dada a concentração de cálcio no dialisato, porque altas concentrações podem agravar a hipercalcemia. Entretanto, o uso cada vez mais frequente de dialisato

com baixos níveis de cálcio, ao redor de 1,25 mmol/L, requer cuidadosa monitorização dos pacientes para garantir a conformidade com os quelantes, contendo cálcio e metabólitos da vitamina D para evitar progressivo balanço negativo de cálcio. O cálcio no dialisato não deve sair do limite de 1,25 a 1,75 mmol/L e, quando possível, deve ser prescrito individualmente.

DOENÇA ÓSSEA DE BAIXA REMODELAÇÃO

A doença óssea adinâmica descreve as consequências morfológicas da osteopatia de baixa remodelação na DRC. Como a DRC progride, a osteodistrofia renal de alta remodelação inicialmente se desenvolve como uma resposta adaptativa para neutralizar o aumento da resistência do esqueleto ao PTH e a sobrecarga de fósforo. A doença óssea adinâmica provavelmente resulta de uma reposta supressiva muito vigorosa desta resposta adaptativa. A doença óssea adinâmica é cada vez mais importante na DRC–DMO, por causa da alta porcentagem de indivíduos afetados (> 40 % nos pacientes com estágio 5 da DRC) e por causa de sua associação com calcificação vascular e mortalidade.[40,41] Além disso, estima-se que a incidência de fraturas seja duas vezes mais alta em indivíduos com baixa do que com alta remodelação óssea. A prevalência da doença óssea adinâmica é marcadamente aumentada em registros de biópsia óssea em pacientes dialíticos, o que pode se relacionar ao aumento da prevalência de seus fatores de risco centrais, nominalmente, idade avançada e diabetes melito. A diálise peritoneal também representa um fator de risco, possivelmente por causa da contínua exposição do paciente a altas concentrações de cálcio no dialisato, em oposição a hemodiálise, em que a exposição ao cálcio é cíclica.

Patogênese da Doença Óssea Adinâmica

Como apontado anteriormente, o osso desenvolve uma resistência do receptor PTH-1 ao seu ligante PTH com a progressão da DRC. Portanto, níveis de PTH acima do limite normal são requeridos para

Patogênese da Doença Óssea Adinâmica

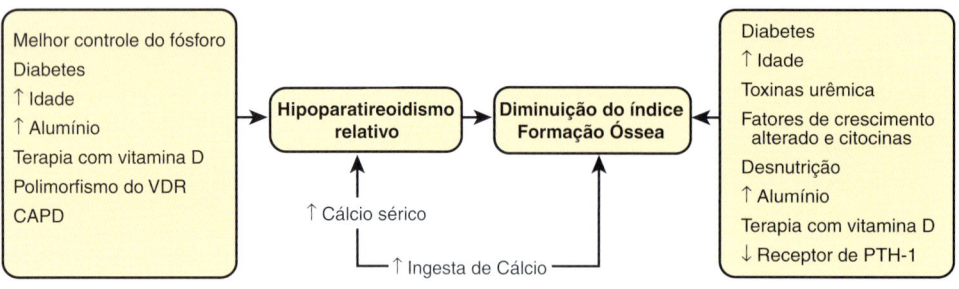

Figura 85-13 Patogênese da Doença óssea Adinâmica. *Ca*, cálcio; *CAPD*, Diálise Peritoneal Contínua Ambulatorial, *PTH*, Hormônio Paratireoideano, *VDR*, receptor de vitamina D *(Modificado da referência 68)*.

manter adequado remodelamento ósseo. Infelizmente, não há limites definidos para níveis elevados PTH que podem com segurança diferenciar uma resposta adaptativa (remodelação óssea normal) da resposta mal adaptativa (aumento do remodelamento ósseo) por causa da variação individual da resistência do PTH e porque depende do estágio da DRC. Sendo assim, a doença óssea adinâmica é uma consequência dos níveis inadequadamente baixos de PTH, o que causa supressão ou cessação de ambas as atividades de osteoblastos e de osteoclastos, resultando no reduzido índice de formação óssea e menor massa óssea. Hiperssupressão iatrogênica do PTH na DRC, na maior parte das vezes, é o resultado do tratamento com altas doses de metabólitos ativos de vitamina D, da carga de cálcio (altas doses de quelantes de fósforo contendo cálcio, alta concentração de cálcio no dialisato) ou depois da paratireoidectomia. Os feitos do tratamento intensivo com calcimiméticos no remodelamento ósseo foi avaliado prospectivamente em paciente em hemodiálise (Bone Histomorphometry Assessment For Incident Dialysis Patients with Secondary Hyperparatireoidism of End Stage Renal Disease – BONAFIDE), mas os resultados finais não estão disponíveis ainda, sendo que pacientes estudados nesta coorte tinham osteopatia de alta remodelação óssea neste patamar. (média de PTHi > 1200 pg/mL). Finalmente, diabetes, toxinas urêmicas, desnutrição e um aparecimento de fragmentos de PTH C-terminal podem ser fatores adicionais ao estado de baixa remodelação óssea (Fig. 85-13).

Diagnóstico e Diagnóstico Diferencial
Bioquímica sérica
Baixos níveis de PTHi (< 100 pg/mL) são quase indicativos de baixa remodelação óssea na DRC estágio 5. Entretanto, é histologicamente comprovado que a doença óssea adinâmica pode ocorrer em pacientes dialíticos com níveis de PTHi acima de 300 pg/mL e, excepcionalmente, acima de 600 pg/mL.[42,43] Portanto, níveis de PTH isolados não são marcadores sensíveis da doença óssea adinâmica. Níveis séricos ou atividade da fosfatase alcalina ou fosfatase ácida óssea são geralmente normais ou baixas, tendências decrescentes podem indicar desenvolvimento de doença óssea adinâmica. O cálcio sérico e o fósforo podem ser normais ou elevados, dependendo do tratamento utilizado (quelantes de fósforo, metabólitos da vitamina D) ou do status nutricional. Particularmente em exemplos de sobrecarga de cálcio e fósforo, a hipercalcemia e a hiperfosfatemia podem ser pronunciadas porque o osso adinâmico é incapaz de tamponar as cargas de cálcio e de fósforo por deposição óssea (Fig. 85-14).

Nos estágios 3 e 4 da DRC, existem incertezas com respeito ao diagnóstico da doença óssea adinâmica e suas consequências clínicas. Não está claro quais níveis de PTH são requeridos para manter o remodelamento ósseo adequado nestes estágios. Parece razoável corrigir a deficiência de vitamina D, a hiperfosfatemia e a hipocalcemia quando os níveis de PTH começarem a aumentar, mas além disso, não há recomendações concretas que possam ser dadas neste momento.

Calcificação Extraesquelética na Doença Óssea Adinâmica

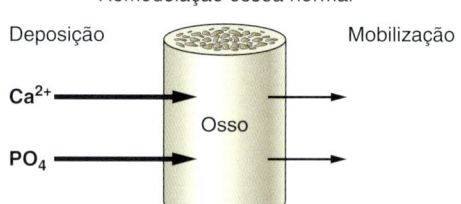

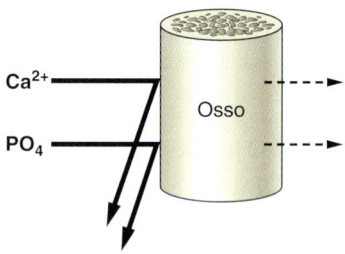

Figura 85-14 Remodelamento ósseo na Doença óssea Adinâmica. Remodelamento ósseo reduzido leva ao aumento de calcificação extra esquelética. *Ca²⁺*, cálcio iônico; *PO₄*, fósforo.

Biópsia Óssea
O padrão ouro para o diagnóstico da Doença óssea adinâmica é a biópsia óssea. De acordo com a classificação TVM (veja discussão anterior)[1], a doença adinâmica é caracterizada por baixa remodelação, mineralização normal (ou secundariamente alta) e baixo volume ósseo (osteoide). A indicação individual para realizar biópsia óssea deve ser considerada em pacientes sintomáticos baseados com parâmetros bioquímicos inconsistentes associados a fraturas, dores ósseas, calcificação extraóssea progressiva ou hipercalcemia não explicadas. O KDIGO recentemente investigou mais de 600 biópsias (América do Sul, Portugal e Turquia) concomitante com amostras de soro para identificar padrões de biomarcadores que possam permitir testes não invasivos do status do remodelamento ósseo. Estes dados ainda não estão publicados, mas resultados preliminares sugeriram a predominância da Doença Óssea Adinâmica que foi fortemente associada a níveis baixos de fosfatase ácida óssea. A toxicidade do alumínio é um diagnóstico diferencial relevante *versus* doença óssea adinâmica. Assim, se a história do paciente sugere exposição ao alumínio significativa, a deposição do alumínio deve ser excluída por uma coloração específica.

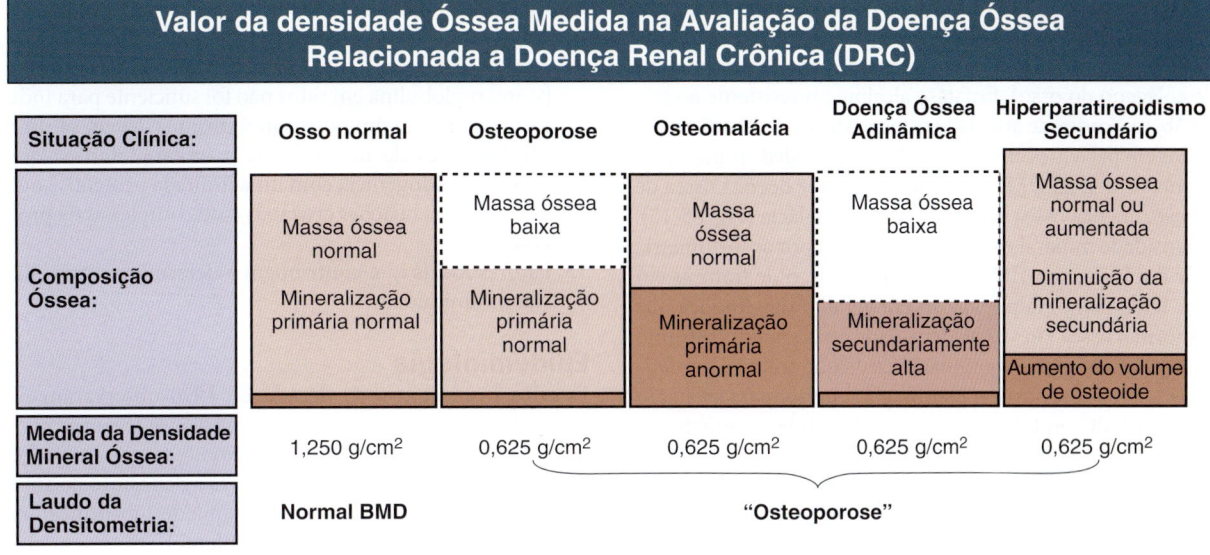

Figura 85-15 Valor da densidade óssea medida na avaliação da doença óssea relacionada a Doença Renal Crônica (DRC). Caixas rosas indicam a mineralização óssea, caixas vermelhass indicam o osteoide. *BMD*, densidade mineral óssea *(Cortesia do Prof. M.H. Laage – Proust, St Etienne, França).*

Radiologia e Medidas da Densidade óssea

Não existem características típicas da Doença óssea adinâmica na radiografia óssea ou na absortometria de Raio-X por dupla energia. Nesta, a densidade do osso pode ser baixa, normal ou alta, dependendo do estado de mineralização primária ou secundária, mas nunca reflete o remodelamento atual e, portanto, não é útil para um teste diagnóstico (Fig. 85-15). Uma calcificação cardiovascular muito proeminente na radiografia convencional pode aumentar a suspeição de estado de baixo remodelamento ósseo se parâmetros bioquímicos em paralelo são compatíveis com este diagnóstico. A doença óssea adinâmica comprovada por biópsia está associada a maiores magnitudes de calcificação vascular em pacientes dialíticos.[41]

Tratamento da Doença Óssea Adinâmica

As abordagens terapêuticas chaves no tratamento da doença óssea adinâmica são evitar a hiperssupressão do PTH e restaurar níveis adequados de PTH, sem acionar o progressivo desenvolvimento do hiperparatireoidismo secundário. Como uma abordagem passo a passo no tratamento inclui redução ou retirada de metabólitos ativos da vitamina D, redução ou retirada de quelantes de fósforo contendo cálcio, redução da concentração de cálcio no dialisato (geralmente 1,24 mmol/L). Qualquer composto a base de alumínio deve ser retirado. Depois destas intervenções, parâmetros bioquímicos (PTH, cálcio, fósforo, talvez a fosfatase alcalina e especialmente a fosfatase ácida óssea) devem ser monitorizados mais frequentemente que o usual.

As melhores bases de dados de estudo compararam quelantes de fósforo contendo e não contendo cálcio em pacientes em diálise.[42,44] Na comparação quando do início do estudo com as biópsias de seguimento nestas coortes, a administração de quelantes de fósforo contendo cálcio foi associada a alta porcentagem de indivíduos que desenvolveram doença óssea adinâmica. Este desenvolvimento foi associado a uma queda do PTH sérico por causa das altas cargas de cálcio. Em estudos observacionais, foi mostrado que a ingesta de altas doses de quelantes contendo cálcio foi associada tanto a uma baixa remodelação óssea e a um aumento da calcificação da aorta.[45] Outras abordagens terapêuticas para doença óssea adinâmica não foram estudadas sistematicamente. Elas incluem a otimização do controle do diabetes, uma mudança da diálise peritoneal para a hemodiálise a fim de facilitar a prescrição de cálcio no dialisato mais flexível, a administração de

PTH recombinante (p. ex: para pacientes depois da paratireoidectomia total) e compostos calciolíticos[46] No momento, muitos pacientes com doença óssea adinâmica se mantêm refratários ao tratamento.

OSTEOPOROSE NA DOENÇA RENAL CRÔNICA

Enquanto a anormalidade óssea é comum e o risco de fratura é aumentado em pacientes com DRC, a contribuição relativa da osteoporose clássica (como definida pelos critérios da OMS) para a DMO-DRC é complexa e não bem definida. Dados de estudos com agentes antiosteoporose são disponíveis apenas para pacientes com DRC estágio 1 a 3. Todavia, mulheres em pós-menopausa e homens idosos, hoje em dia, são altamente prevalentes nas populações com DRC avançada, e é provável que a osteoporose clássica contribua também para a doença óssea desses pacientes.

Patogênese da Osteoporose na Doença Renal Crônica

A osteoporose pode estar associada a baixa, normal ou alta remodelação óssea e é caracterizada por uma fina e desconectada trabécula e por uma perda da estrutura óssea plana. Muitos pacientes com DRC têm mineralização anormal e aumento do osteoide, bastante atípica para osteoporose. Os fatores patogênicos típicos da osteoporose, incluindo hipoestrogenemia, imobilização e uso de corticoide, são frequentes em pacientes com DRC, apesar de algumas mulheres na pós-menopausa com estágio tardio de DRC poderem ter níveis de estrogênio relativamente normais. Entretanto, a soma dos distúrbios bioquímicos relacionados a DMO – DRC provavelmente representa os fatores decisivos para o fenótipo ósseo predominante. O hiperparatireoidismo secundário, o hipoparatireoidismo relativo (como na doença óssea adinâmica) e a deficiência de 25 – hidroxivitamina D assim como da 1,25 di-hidroxivitamina D podem dominar e sobrepor o fenótipo ósseo da osteoporose, mesmo que fatores de risco clássicos estejam presentes.

Diagnóstico e Diagnóstico Diferencial

Em paciente com DRC avançada, marcadores de remodelação óssea e medidas da densidade mineral óssea por absortometria de raios X por dupla energia são ferramentas inúteis (Fig. 85-15) no diagnóstico diferencial da osteoporose clássica *versus* outra doença óssea relacionada a

DMO-DRC. Ensaios para biomarcadores, como um *beta-crosslaps* (telopeptídeo C terminal, CTX, marcador da degradação do colágeno ósseo), propeptídeo aminoterminal do colágeno tipo 1 (PINP, marcador de síntese de colágeno do osso), fosfatase alcalina 5b resistente ao tartarato (TRAP5b; marcador de atividade osteoclástica) são insuficientemente validados em pacientes com DRC, e baixa densidade mineral óssea pode ser encontrada na DMO-DRC induzida por doença óssea de alta remodelação, doença óssea adinâmica e osteomalácia (Fig. 85-15). Além disso, densidade mineral óssea (como medida por absortometria de Raio-X por dupla energia [DXA]) não prediz risco de fraturas em pacientes com DRC como na população em geral, o que implica que a qualidade anormal óssea em vez de densidade seja o maior distúrbio nesses pacientes. A tomografia computadorizada quantitativa periférica (TCQp) do rádio pode ser uma metodologia superior para avaliação dos pacientes com DRC no futuro, mas aguarda validação suficientemente em grandes coortes de pacientes.[47] A metodologia apenas confiável para o diagnóstico de osteoporose para discriminá-la de outras manifestações ósseas de pacientes com DRC é a biópsia óssea. Em um estudo grande de biópsia óssea, incluindo 1.429 amostras de pacientes em diálise, a osteoporose foi diagnosticada em 52% dos indivíduos, e 49% deles tinham também doença óssea adinâmica.[48] Estas percentagens podem ser bastante diferentes em pacientes com estágios precoces da DRC, mas não há dados sistematizados disponíveis nestas coortes.

Tratamento da Osteoporose na Doença Renal Crônica

Análises *post hoc* de tratamentos de grandes estudos prospectivos usando medicações antiosteoporóticas demonstraram que é seguro e eficaz o tratamento de mulheres na pós-menopausa nos estágios 1 a 3 da DRC se elas tiverem alto risco de fraturas (de acordo com os critérios da Organização Mundial da Saúde), e sem características de DMO-DRC.[49-52] Nestas populações, bisfosfonatos, raloxifeno e eteriparatide parecem ser opções de tratamento possíveis. Uma recente subanálise do estudo Following Rehabilitation, Economics and Everyday – Dialysis Outcomes Measurements (FREEDOM) identificou pacientes nos estágios 2 a 4 da DRC e demonstrou uma significante redução do risco de fratura com desunomab *versus* placebo, independente do estágio da DRC.[53] Em contraste, para pacientes com DRC nos estágios 3 a 5 com características de DMO-DRC, não houve dados disponíveis de segurança e eficácia para nenhuma das medicações antiosteoporose. Em pacientes com DRC e doença óssea adinâmica, os bisfosfonatos podem agravar a "paralisia" dos osteoclastos. Em pacientes com DRC e hiperparatireoidismo secundário, os bisfosfonatos podem aumentar a secreção de PTH. Nenhum destes compostos antiosteoporóticos podem assim ser recomendados em pacientes com DRC por um período, a menos que a biópsia prove a presença exclusiva de osteoporose.

AMILOIDOSE DERIVADA DA β₂-MICROGLOBULINA

A amiloidose derivada da β₂-microglobulina (Aβ₂M), também nomeada de *amiloidose associada a diálise,* afeta exclusivamente pacientes no estágio 5 da DRC. É uma amiloidose sistêmica. As manifestações clínicas são largamente confinadas ao sistema musculoesquelético. Em anos recentes, a doença tem se tornado notavelmente infrequente. A Aβ₂M da DRC estágio 5 não deve ser confundida com a rara hereditária amiloidose sistêmica derivada da variante Asp76Asn da β₂-microglobulina, que se manifesta na ausência de DRC.

Patogênese

As fibrilas de amiloide Aβ₂M são derivadas de um precursor proteico circulante da β₂-microglobulina, a cadeia leve não variável do antígeno leucocitário humano (HLA) do complexo Classe I. A patogênese parece estar evolvida a três eventos:

1. Retenção renal pronunciada de β₂-microglobulina (11,8 kd), elevando os níveis plasmáticos que podem atingir até 60 vezes em pacientes dialíticos;[54] entretanto, até mesmo a produção maciça de β₂-microglobulina em ratos não foi suficiente para induzir depósito amiloide, e assim outros mecanismos devem ser importantes.[55]
2. Modificações da molécula da β₂-microglobulina que a tornam mais amiloidogênica, com uma limitada proteólise ou a formação de diferentes ligações cruzadas com complexos de proteínas –carboidratos.[56]
3. Fatores locais que contribuem e determinam a localização espacial da amiloidose.

Epidemiologia

Estudos histológicos da década de 1990 observaram depósitos de amiloide em 100% dos pacientes em diálise tratados por mais de 13 anos.[57] Muitos depósitos de amiloide nunca causam problemas clínicos. Os principais fatores de risco para a deposição de amiloide Aβ₂M são a idade quando do início da terapia de substituição renal e a duração da terapia dialítica (não transplante).[54,56]

Os sintomas relatados ao amiloide Aβ₂M atualmente são largamente confinados a pacientes que realizam diálise por mais de 15 anos.

Manifestações Clínicas e Diagnóstico

A amiloidose por Aβ₂M se manifesta principalmente em sítios osteoarticulares, particularmente na membrana sinovial, manifestações viscerais são raras.[54,56] A síndrome do túnel do carpo tipicamente piora à noite e durante a hemodiálise. É frequente ser bilateral e geralmente necessita de cirurgia. A osteopatia das articulações periféricas, resultado da deposição amiloide em osso periarticular e cápsula sinovial (Fig. 85-16), é caracterizada por recorrentes ou persistentes artralgias, rigidez de grandes ou médias articulações, e edema de cápsula e tendões adjacentes. Derrames articulares recorrentes e sinovites, frequentes nos ombros e joelhos, podem ocorrer. A apresentação clínica pode variar de franca e aguda artrite a lenta, progressiva destruição das articulações afetadas. A espondiloartropatia destrutiva (Fig. 85-17) resultante da A amiloidose Aβ₂M pode se manifestar como depósito assintomático, radiculopatia, rigidez, "dor mecânica" e, finalmente, compressão medular com resultante paraplegia ou síndrome da cauda equina.[54,55] Outras manifestações incluem camptodactilia (uma deformidade em flexão resultando em dedos flexionados que não podem se estender completamente ou se endireitar) resultado da

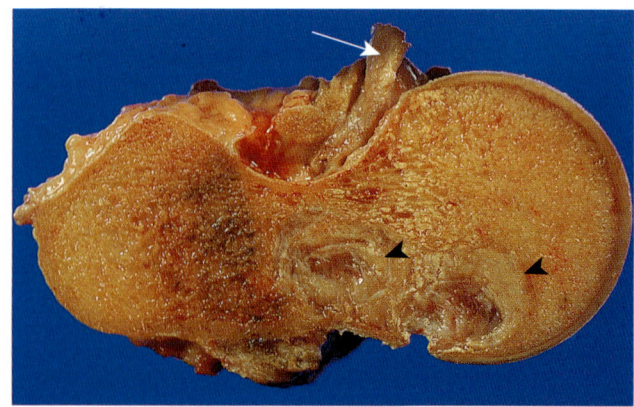

Figura 85-16 A deposição de Amiloide Aβ₂M na cabeça femoral. Espécime *post mortem* de um paciente com muito tempo de hemodiálise. Duas grandes lesões *(ponta de seta)*, parcialmente cheias com amiloide acinzentado e parcialmente císticas, são notadas na cabeça femoral. Também observe o espessamento marcado da cápsula sinovial da deposição amiloide *(setas)*.

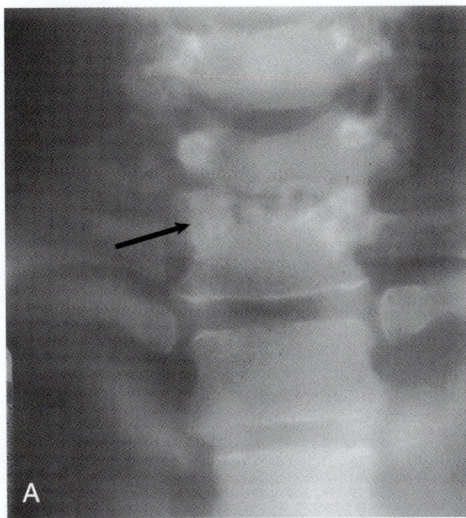

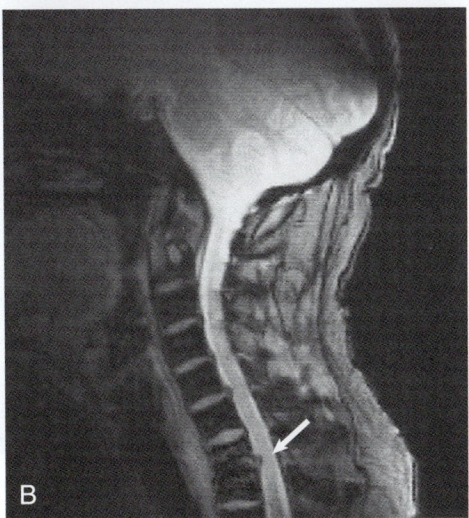

Figura 85-17 Espondiloartropatia associada a amiloidose Aβ₂M. A, Destruição de um disco vertebral *(seta)* na vértebra do pescoço de um paciente com muito tempo de hemodiálise. **B,** Imagem de Ressonância Nuclear Magnética do mesmo paciente de A. Note a destruição do espaço vertebral e a protrusão do material para dentro do canal espinhal *(setas)*.

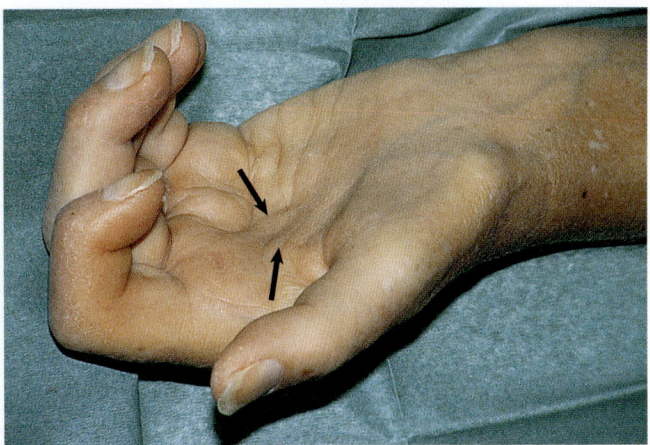

Figura 85-18 Envolvimento da mão na Amiloidose Aβ₂M. Mão de paciente com muito tempo de hemodiálise mostrando a extensão máxima da mão. Note a proeminência dos tendões flexores contraídos *(setas)*. Isto também é conhecido como sinal da "corda de violão".

deposição amiloide ao longo dos tendões flexores das mãos (Fig. 85-18). Pacientes submetidos a diálise podem ter deposições tumorais de amiloide Aβ₂M, entretanto, a infiltração difusa da gordura subcutânea ou pele não é observada.

Manifestações clínicas relevantes são frequentemente relatadas em paciente em hemodiálise por mais de 15 anos, e incluem insuficiência cardíaca, odinofagia, perfuração intestinal de ambos os intestinos delgado e grosso, dilatação gástrica, íleo paralítico, diarreia persistente, macroglossia, distúrbios funcionais da língua (paladar anormal, mobilidade, articulação), estenose ureteral e cálculo renal. [54,56]

Diagnóstico

Os níveis plasmáticos de Aβ₂M não se distinguem os pacientes com amiloidose daqueles sem amiloidose. A ultrassonografia pode detectar amiloidose sinovial por Aβ₂M como espessamento das cápsulas das articulações do quadril e joelhos, tendões do bíceps e manguitos rotadores, assim como a presença de estruturas ecogênicas entre os grupos musculares e derrame articular.[54,56] No exame radiológico, as articulações afetadas podem se apresentar como únicas ou múltipla justa articular, "cistos" (isto é, preenchida por amiloide) ósseos radiolucentes (Fig. 85-19, veja também Fig. 85-16).

Os defeitos ósseos são propensos a fraturas patológicas. Os critérios diagnósticos para cistos ósseos radiolucentes induzidos por amiloidose Aβ₂M foram publicados.[58] Eles incluem (1) diâmetro das lesões maior que 5 mm em pulsos e mais de 10 mm em ombros e quadris, (2) espaço articular normal adjacente ao osso afetado, (3) exclusão de pequeno cisto subcondral na região adjacentes a áreas de suporte de peso da articulação e defeitos do tipo de "inclusão sinovial", (4) aumento do diâmetro defeituoso de mais de 30% por ano, e (5) presença de defeitos em pelo menos duas articulações. A cintilografia, usando componente P amiloide sérico radiomarcado ou β₂-microglobulina,[59] oferece detecção mais específica do depósito amiloide, mas não é largamente disponível. A definição diagnóstica de amiloidose Aβ₂M baseia-se na histologia. Aspiração da gordura e biópsia retal não são úteis na amiloidose Aβ₂M, mas o material para diagnóstico pode ser obtido de membranas e fluido sinovial ou lesões ósseas.[54]

Tratamento e Prevenção

A terapia para amiloidose Aβ₂M é sintomática. Anti-inflamatórios não esteroidais, medidas físicas e cirúrgicas, como descompressão do túnel do carpo, liberação endoscópica do ligamento coracoacromial e estabilização óssea em áreas de destruição cística são utilizados.[54] Apesar de algumas modalidades de diálise permitirem uma remoção significativa de β₂-microglobulina, não há no momento evidências convincentes que há valor terapêutico na amiloidose Aβ₂M estabelecida. O transplante renal é o tratamento de escolha, porque leva a uma melhora sintomática rápida e interrompe a progressão da doença, mas se isso pode levar a regressão dos depósitos da amiloidose Aβ₂M estabelecida é um assunto controverso.

Um número de estratégias existe para prevenir as manifestações clínicas da amiloidose Aβ₂M.[54] O risco de síndrome do túnel do carpo é reduzido em 40 a 50% em pacientes tratados com hemodiafiltração de alto fluxo[60] e é mínima em pacientes recebendo hemodiafiltração *online*.[61] Uma redução dramática na prevalência da síndrome do túnel do carpo ocorreu em pacientes dialisados com dialisato ultrapuro.[62] Em outro estudo, uma redução de 80% dos sinais de amiloidose na população crônica em hemodiálise pareceu estar relacionado a fatores do dialisato como a pureza microbiológica, e o uso de tampão de bicarbonato.[63] Finalmente, em estudos não controlados, uma coluna de adsorção de β₂-microglobulina foi relatada para diminuir os sintomas associados a amiloidose Aβ₂M, mas os efeitos na lesão óssea não foram significativos.[64]

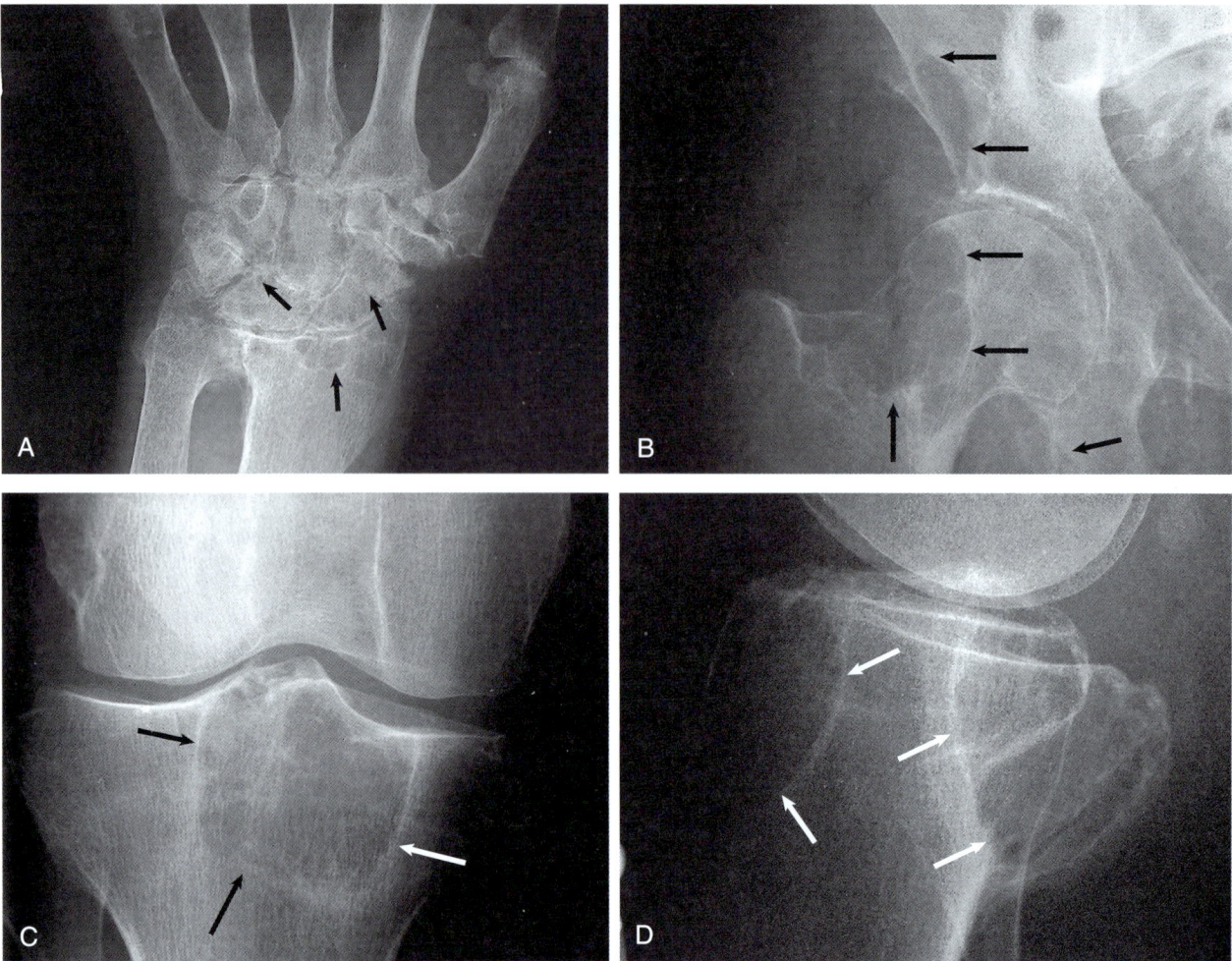

Figura 85-19 Cistos ósseos periféricos radioluscentes na Amiloidose Aβ₂M. Achados radiológicos de pacientes com muito tempo de hemodiálise. **A**, lesões císticas múltiplas *(setas)* estão presentes nos ossos da mão. **B**, cistos grandes *(setas)* no colo do fêmur e ossos pélvicos adjacentes. **C** e **D**, visões anteriores e lateral da cabeça da tíbia com duas grandes lesões císticas *(setas)* resultando na protrusão do platô tibial posterior

Referências

1. Moe S, Drueke T, Cunningham J, et al. Definition, evaluation, and classification of renal osteodystrophy: A position statement from Kidney Disease: Improving Global Outcomes (KDIGO). *Kidney Int.* 2006;69:1945-1953.
2. Sherrard DJ, Hercz G, Pei Y, et al. The spectrum of bone disease in end-stage renal failure—an evolving disorder. *Kidney Int.* 1993;43:436-442.
3. Martinez I, Saracho R, Montenegro J, Llach F. The importance of dietary calcium and phosphorous in the secondary hyperparathyroidism of patients with early renal failure. *Am J Kidney Dis.* 1997;29:496-502.
4. Gutierrez O, Isakova T, Rhee E, et al. Fibroblast growth factor-23 mitigates hyperphosphatemia but accentuates calcitriol deficiency in chronic kidney disease. *J Am Soc Nephrol.* 2005;16:2205-2215.
5. Almaden Y, Canalejo A, Hernandez A, et al. Direct effect of phosphorus on PTH secretion from whole rat parathyroid glands *in vitro. J Bone Miner Res.* 1996;11:970-976.
6. Slatopolsky E, Finch J, Denda M, et al. Phosphorus restriction prevents parathyroid gland growth. High phosphorus directly stimulates PTH secretion *in vitro. J Clin Invest.* 1996;97:2534-2540.
7. Naveh-Many T, Rahamimov R, Livni N, Silver J. Parathyroid cell proliferation in normal and chronic renal failure rats. The effects of calcium, phosphate, and vitamin D. *J Clin Invest.* 1995;96:1786-1793.
8. Denda M, Finch J, Slatopolsky E. Phosphorus accelerates the development of parathyroid hyperplasia and secondary hyperparathyroidism in rats with renal failure. *Am J Kidney Dis.* 1996;28:596-602.
9. Ben-Dov IZ, Galitzer H, Lavi-Moshayoff V, et al. The parathyroid is a target organ for FGF23 in rats. *J Clin Invest.* 2007;117:4003-4008.
10. Krajisnik T, Bjorklund P, Marsell R, et al. Fibroblast growth factor-23 regulates parathyroid hormone and 1alpha-hydroxylase expression in cultured bovine parathyroid cells. *J Endocrinol.* 2007;195:125-131.

11. Gutierrez OM, Mannstadt M, Isakova T, et al. Fibroblast growth factor 23 and mortality among patients undergoing hemodialysis. *N Engl J Med.* 2008;359:584-592.
12. Gonzalez EA, Sachdeva A, Oliver DA, Martin KJ. Vitamin D insufficiency and deficiency in chronic kidney disease. A single center observational study. *Am J Nephrol.* 2004;24:503-510.
13. Wada M, Furuya Y, Sakiyama J, et al. The calcimimetic compound NPS R-568 suppresses parathyroid cell proliferation in rats with renal insufficiency. Control of parathyroid cell growth via a calcium receptor. *J Clin Invest.* 1997;100:2977-2983.
14. Arnold A, Brown MF, Urena P, et al. Monoclonality of parathyroid tumors in chronic renal failure and in primary parathyroid hyperplasia. *J Clin Invest.* 1995;95:2047-2053.
15. Fukuda N, Tanaka H, Tominaga Y, et al. Decreased 1,25-dihydroxyvitamin D₃ receptor density is associated with a more severe form of parathyroid hyperplasia in chronic uremic patients. *J Clin Invest.* 1993;92:1436-1443.
16. Gogusev J, Duchambon P, Hory B, et al. Depressed expression of calcium receptor in parathyroid gland tissue of patients with hyperparathyroidism. *Kidney Int.* 1997;51:328-336.
17. Brown EM, Gamba G, Riccardi D, et al. Cloning and characterization of an extracellular Ca(2+)-sensing receptor from bovine parathyroid. *Nature.* 1993;366:575-580.
18. Slatopolsky E, Finch J, Clay P, et al. A novel mechanism for skeletal resistance in uremia. *Kidney Int.* 2000;58:753-761.
19. Murray TM, Rao LG, Divieti P, Bringhurst FR. Parathyroid hormone secretion and action: Evidence for discrete receptors for the carboxyl-terminal region and related biological actions of carboxyl- terminal ligands. *Endocr Rev.* 2005;26:78-113.

20. Monier-Faugere MC, Geng Z, Mawad H, et al. Improved assessment of bone turnover by the PTH-(1-84)/large C-PTH fragments ratio in ESRD patients. *Kidney Int.* 2001;60:1460-1468.
21. Martin KJ, Akhtar I, Gonzalez EA. Parathyroid hormone: New assays, new receptors. *Semin Nephrol.* 2004;24:3-9.
22. Coen G, Bonucci E, Ballanti P, et al. PTH 1-84 and PTH "7-84" in the noninvasive diagnosis of renal bone disease. *Am J Kidney Dis.* 2002;40:348-354.
23. Hocher B, Armbruster FP, Stoeva S, et al. Measuring parathyroid hormone (PTH) in patients with oxidative stress – do we need a fourth generation parathyroid hormone assay? *PLoS One.* 2012;7:e40242.
24. Souberbielle JC, Boutten A, Carlier MC, et al. Inter-method variability in PTH measurement: Implication for the care of CKD patients. *Kidney Int.* 2006;70:345-350.
25. Malluche HH, Monier-Faugere MC. The role of bone biopsy in the management of patients with renal osteodystrophy. *J Am Soc Nephrol.* 1994;4:1631-1642.
26. KDIGO clinical practice guideline for the diagnosis, evaluation, prevention, and treatment of chronic kidney disease–mineral and bone disorder (CKD-MBD). *Kidney Int Suppl.* 2009;S1-S130.
27. Floege J. Calcium-containing phosphate binders in dialysis patients with cardiovascular calcifications: Should we CARE-2 avoid them? *Nephrol Dial Transplant.* 2008;23:3050-3052.
28. Kakuta T, Tanaka R, Hyodo T, et al. Effect of sevelamer and calcium-based phosphate binders on coronary artery calcification and accumulation of circulating advanced glycation end products in hemodialysis patients. *Am J Kidney Dis.* 2011;57:422-431.
29. Delmez J, Block G, Robertson J, et al. A randomized, double-blind, crossover design study of sevelamer hydrochloride and sevelamer carbonate in patients on hemodialysis. *Clin Nephrol.* 2007;68:386-391.
30. Hutchison AJ. Oral phosphate binders. *Kidney Int.* 2009;75:906-914.
31. Hutchison AJ, Barnett ME, Krause R, Siami GA. Lanthanum carbonate treatment, for up to 6 years, is not associated with adverse effects on the liver in patients with chronic kidney disease stage 5 receiving hemodialysis. *Clin Nephrol.* 2009;71:286-295.
32. Martin KJ, Gonzalez EA, Gellens M, et al. 19-Nor-1-alpha-25-dihydroxyvitamin D_2 (paricalcitol) safely and effectively reduces the levels of intact parathyroid hormone in patients on hemodialysis. *J Am Soc Nephrol.* 1998;9:1427-1432.
33. Kurokawa K, Akizawa T, Suzuki M, et al. Effect of 22-oxacalcitriol on hyperparathyroidism of dialysis patients: Results of a preliminary study. *Nephrol Dial Transplant.* 1996;11(suppl 3):121-124.
34. Tan AU Jr, Levine BS, Mazess RB, et al. Effective suppression of parathyroid hormone by 1 alpha-hydroxy-vitamin D_2 in hemodialysis patients with moderate to severe secondary hyperparathyroidism. *Kidney Int.* 1997;51:317-323.
35. Kovesdy CP, Ahmadzadeh S, Anderson JE, Kalantar-Zadeh K. Association of activated vitamin D treatment and mortality in chronic kidney disease. *Arch Intern Med.* 2008;168:397-403.
36. Shoben AB, Rudser KD, de Boer IH, et al. Association of oral calcitriol with improved survival in nondialyzed CKD. *J Am Soc Nephrol.* 2008;19:1613-1619.
37. Moe SM, Chertow GM, Coburn JW, et al. Achieving NKF-K/DOQI bone metabolism and disease treatment goals with cinacalcet HCl. *Kidney Int.* 2005;67:760-771.
38. Raggi P, Chertow GM, Torres PU, et al. The ADVANCE study: A randomized study to evaluate the effects of cinacalcet plus low-dose vitamin D on vascular calcification in patients on hemodialysis. *Nephrol Dial Transplant.* 2011;26:1327-1339.
39. Chertow GM, Block GA, Correa-Rotter R, et al. Effect of cinacalcet on cardiovascular disease in patients undergoing dialysis. *N Engl J Med.* 2012;367:2482-2494.
40. Malluche HH, Mawad H, Monier-Faugere MC. The importance of bone health in end-stage renal disease: Out of the frying pan, into the fire? *Nephrol Dial Transplant.* 2004;19(suppl 1):i9-i13.
41. London GM, Marty C, Marchais SJ, et al. Arterial calcifications and bone histomorphometry in end-stage renal disease. *J Am Soc Nephrol.* 2004;15:1943-1951.
42. Ferreira A, Frazao JM, Monier-Faugere MC, et al. Effects of sevelamer hydrochloride and calcium carbonate on renal osteodystrophy in hemodialysis patients. *J Am Soc Nephrol.* 2008;19:405-412.
43. Barreto FC, Barreto DV, Moyses RM, et al. K/DOQI-recommended intact PTH levels do not prevent low-turnover bone disease in hemodialysis patients. *Kidney Int.* 2008;73:771-777.
44. D'Haese PC, Spasovski GB, Sikole A, et al. A multicenter study on the effects of lanthanum carbonate (Fosrenol) and calcium carbonate on renal bone disease in dialysis patients. *Kidney Int Suppl.* 2003;S73-S78.
45. London GM, Marchais SJ, Guerin AP, et al. Association of bone activity, calcium load, aortic stiffness, and calcifications in ESRD. *J Am Soc Nephrol.* 2008;19:1827-1835.
46. Brandenburg VM, Floege J. Adynamic bone disease. *Nephrol Dial Transplant Plus.* 2008;1:134-147.
47. Jamal SA, West SL, Miller PD. Fracture risk assessment in patients with chronic kidney disease. *Osteoporos Int.* 2012;23:1191-1198.
48. Ballanti P, Wedard BM, Bonucci E. Frequency of adynamic bone disease and aluminum storage in Italian uraemic patients—retrospective analysis of 1429 iliac crest biopsies. *Nephrol Dial Transplant.* 1996;11:663-667.
49. Miller PD, Roux C, Boonen S, et al. Safety and efficacy of risedronate in patients with age-related reduced renal function as estimated by the Cockcroft and Gault method: A pooled analysis of nine clinical trials. *J Bone Miner Res.* 2005;20:2105-2115.
50. Jamal SA, Bauer DC, Ensrud KE, et al. Alendronate treatment in women with normal to severely impaired renal function: An analysis of the fracture intervention trial. *J Bone Miner Res.* 2007;22:503-508.
51. Neer RM, Arnaud CD, Zanchetta JR, et al. Effect of parathyroid hormone (1-34) on fractures and bone mineral density in postmenopausal women with osteoporosis. *N Engl J Med.* 2001;344:1434-1441.
52. Ishani A, Blackwell T, Jamal SA, et al. The effect of raloxifene treatment in postmenopausal women with CKD. *J Am Soc Nephrol.* 2008;19:1430-1438.
53. Jamal SA, Ljunggren O, Stehman-Breen C, et al. Effects of denosumab on fracture and bone mineral density by level of kidney function. *J Bone Miner Res.* 2011;26:1829-1835.
54. Floege J, Ketteler M. Beta2-microglobulin-derived amyloidosis: An update. *Kidney Int Suppl.* 2001;78:S164-S171.
55. Zhang P, Fu X, Sawashita J, et al. Mouse model to study human A beta2M amyloidosis: Generation of a transgenic mouse with excessive expression of human beta2-microglobulin. *Amyloid.* 2010;17:50-62.
56. Corlin DB, Heegaard NH. beta(2)-Microglobulin Amyloidosis. *Subcell Biochem.* 2012;65:517-540.
57. Jadoul M, Garbar C, Noel H, et al. Histological prevalence of beta 2-microglobulin amyloidosis in hemodialysis: A prospective post-mortem study. *Kidney Int.* 1997;51:1928-1932.
58. van Ypersele de Strihou C, Jadoul M, Malghem J, et al. Effect of dialysis membrane and patient's age on signs of dialysis-related amyloidosis. The Working Party on Dialysis Amyloidosis. *Kidney Int.* 1991;39:1012-1019.
59. Ketteler M, Koch KM, Floege J. Imaging techniques in the diagnosis of dialysis-related amyloidosis. *Semin Dial.* 2001;14:90-93.
60. Locatelli F, Marcelli D, Conte F, et al. Comparison of mortality in ESRD patients on convective and diffusive extracorporeal treatments. The Registro Lombardo Dialisi E Trapianto. *Kidney Int.* 1999;55:286-293.
61. Nakai S, Iseki K, Tabei K, et al. Outcomes of hemodiafiltration based on Japanese dialysis patient registry. *Am J Kidney Dis.* 2001;38(4 suppl 1):S212-S216.
62. Baz M, Durand C, Ragon A, et al. Using ultrapure water in hemodialysis delays carpal tunnel syndrome. *Int J Artif Organs.* 1991;14:681-685.
63. Schwalbe S, Holzhauer M, Schaeffer J, et al. Beta 2-microglobulin associated amyloidosis: A vanishing complication of long-term hemodialysis? *Kidney Int.* 1997;52:1077-1083.
64. Kuragano T, Inoue T, Yoh K, et al. Effectiveness of beta(2)-microglobulin adsorption column in treating dialysis-related amyloidosis: A multicenter study. *Blood Purif.* 2011;32:317-322.
65. Levin A, Bakris GL, Molitch M, et al. Prevalence of abnormal serum vitamin D, PTH, calcium, and phosphorus in patients with chronic kidney disease: Results of the study to evaluate early kidney disease. *Kidney Int.* 2007;71:31-38.
66. Isakova T, Wahl P, Vargas GS, et al. Fibroblast growth factor 23 is elevated before parathyroid hormone and phosphate in chronic kidney disease. *Kidney Int.* 2011;79:1370-1378.
67. Martin KJ, Gonzalez EA. Metabolic bone disease in chronic kidney disease. *J Am Soc Nephrol.* 2007;18:875-885.
68. Couttenye MM, D'Haese PC, Verschoren WJ, et al. Low bone turnover in patients with renal failure. *Kidney Int Suppl.* 1999;73:S70-S76.

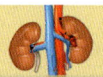

CAPÍTULO 86

Complicações Neurológicas da Doença Renal Crônica

Julian L. Seifter e Martin A. Samuels

Distúrbios do sistema nervoso estão associados a doença renal em pacientes com doenças sistêmicas (p. ex. encefalopatia hipertensiva, microangiopatias trombóticas, doença ateroembólica e aterosclerótica, vasculites) e distúrbios hidroeletrolíticos. A lesão renal aguda é acompanhada por complicações neurológicas no cenário da terapia intensiva e em pacientes ambulatoriais com doença renal crônica (DRC). Além disso, os pacientes com DRC têm risco aumentado de neurotoxicidade induzida por toxinas e agentes farmacológicos. Este capítulo se concentra nas consequências neurológicas diretas da DRC.

ENCEFALOPATIA URÊMICA

A síndrome da encefalopatia urêmica (EU) compreende um espectro de anormalidades cerebrais que podem variar clinicamente desde mudanças quase imperceptíveis do sensório até o coma.

Patogênese

Na DRC, o cérebro tem redução da atividade metabólica e do consumo de oxigênio.[1,2] Enquanto a doença renal de base não afetar a hemodinâmica cerebral e a responsividade ao dióxido de carbono, tais funções parecem não estar afetadas, porém mudanças sutis foram detectadas após a diálise.

Várias teorias favorecem o papel de toxinas urêmicas, acumuladas na DRC. O equilíbrio entre neurotransmissores excitatórios e inibitórios pode ser interrompido por substâncias orgânicas,[3] em particular compostos guanidínicos, que estão aumentados no líquido cefalorraquidiano.[4,5] Esses compostos antagonizam os receptores ácido γ-aminobutíricos $GABA_A$ e ao mesmo tempo têm efeitos agonistas em receptores de N-metil-D-aspartato glutamato, levando a um aumento da excitabilidade cortical. A dimetil-arginina assimétrica,[6] que está elevada na DRC, inibe a óxido nítrico sintase endotelial, havendo correlação de níveis com complicações cerebrovasculares na uremia. Distúrbios no metabolismo na monoamina incluem a depleção de norepinefrina e a supressão de dopamina central, a qual foi relacionada a defeito da atividade motora em ratos urêmicos. O mioinositol, a carnitina, o indoxil sulfato, conteúdos de poliamina, a interrupção do transporte de solutos e a permeabilidade foram implicados na disfunção neuronal da uremia. Alguns metabólitos de drogas, dentre os quais a cimetidina e o aciclovir, estão aumentados na uremia devido à inibição do transportador de ânions orgânicos 3 (OAT3), podendo resultar em síndromes neurotóxicas.[7] Os níveis plasmáticos de opioides e em particular de metabólitos de meperidina aumentam devido à redução da excreção através do transporte secretor catiônico renal, com neurotoxicidade subsequente.

O hiperparatireoidismo secundário também pode exercer um papel sobre a EU[8,9] porque o cálcio cerebral está aumentado na DRC e os transportadores de cálcio entre neurônios são sensíveis ao paratormônio. O cálcio celular aumentado pode exercer um papel na neuroexcitação.

A regulação do apetite não é normal na uremia (Cap. 87). Uma alta taxa de entrada de triptofano através da barreira hematoencefálica pode aumentar a síntese de serotonina, um importante inibidor do apetite.[10] Foram observados níveis elevados de colecistocinina, um anorético potente, e baixos níveis de neuropeptídeo Y, um estimulante do apetite. A caquexia pode resultar de anorexia, acidose e inflamação. Citocinas inflamatórias como a leptina, fator de necrose tumoral-α e a interleucina-1 podem sinalizar neuropeptídeos anorexígenos como a pró-opiomelanocortina e o hormônio estimulante de α-melanócitos no núcleo arqueado do hipotálamo.

Manifestações Clínicas

Enquanto 20% dos pacientes com lesão renal aguda desenvolveram acometimento neurológico no ambiente de terapia intensiva,[11] na DRC essa síndrome é mais sutil, não havendo correlação estreita com o nível de azotemia.[12] Estudos transversais em pacientes de hemodiálise (HD) encontraram acometimento cognitivo em 30% dos pacientes, com cerca de 10% apresentando acometimento grave. Os déficits neurocognitivos podem ter implicações especiais para a DRC na infância, afetando de maneira adversa o desenvolvimento cerebral.[13]

A encefalopatia urêmica pode se manifestar por alterações mentais complexas ou distúrbios motores (Tabela 86-1). A síndrome plenamente estabelecida é um fator de risco para morbidade e mortalidade.[1,2] Os achados mentais incluem alterações emocionais, depressão, déficits cognitivos e de memória desabilitantes, e, na forma mais severa, um distúrbio generalizado caracterizado por delirium, psicose, convulsões, coma e em último grau o óbito. Uma EU grave dessa maneira é mais provável de ocorrer em pacientes para os quais decidiu-se não iniciar terapia renal substitutiva (Cap. 90). Os sinais ou sintomas motores graves são raros. A depressão, ansiedade e até o suicídio são aspectos importantes, subdiagnosticados e subtratados da uremia e podem estar relacionados a um estado metabólico ou nutricional ruim e o medo da diálise ou da morte. Deve-se procurar sempre outras causas de depressão.

A EU estável se manifesta por tremor de ação fino, asterixis e hiperreflexia. O asterixis se caracteriza por perda intermitente do tônus muscular em músculos antigravitacionais. Distingue-se do tremor pelo fato de que não é uma oscilação e sim uma perda intermitente de tônus. Também se encontram mioclonias em pacientes com EU. Elas são similares ao asterixis na frequência (10 a 100 milissegundos) mas são causadas por ativação dos músculos antigravitacionais. Por essa razão, alguns consideram o asterixis como uma forma de mioclonia negativa. A distinção entre asterixis e mioclonia é menos importante do que se pensava, porque ambas ou nenhuma delas podem estar presentes em várias encefalopatias metabólicas, assim como em algumas doenças cerebrais estruturais. Pode-se provocar o asterixis e a mioclonia com as mãos estendidas, mas a avaliação é mais sensível com o paciente olhando para a língua protusa ou levantando o dedo indicador com a mão em repouso sobre uma superfície firme. O asterixis e a mioclonia podem ser encontrados em pacientes com insuficiência

Manifestações Clínicas da Encefalopatia Urêmica	
Encefalopatia Inicial	**Encefalopatia Avançada**
Alterações Mentais	
Oscilações de humor	Alteração da cognição e percepção
Prejuízo da concentração, perda de memória recente	Ilusões, alucinações visuais, agitação, *delirium*
Insônia, fadiga, apatia	Estupor, coma
Alterações Motoras	
Hiperreflexia	Mioclonias, tetanias
Tremor, asterixis	Hemiparesias
Disartria, alterações de marcha, instabilidade	Convulsões

Tabela 86-1 Manifestações clínicas da encefalopatia urêmica

renal que receberam várias drogas (p. ex. metoclopramida, fenotiazinas, drogas antiepiléticas incluindo gabapentina e opioides, especialmente a meperidina). A acidose metabólica também pode causar uma encefalopatia indistinguível, assim como também a toxicidade por alumínio. Portanto, antes que se considere a EU como uma condição clínica de uremia avançada que requer terapia renal substitutiva, deve-se proceder uma busca cuidadosa por outras causas.

A EU avançada geralmente caracteriza-se por uma redução do nível de consciência, anorexia, asterixis, mioclonias e sintomas do neurônio motor superior que resultam em distúrbios da marcha e da fala.

Diagnóstico e Diagnóstico Diferencial

O diagnóstico de EU é baseado em achados clínicos e na melhora após tratamento adequado (ver próxima seção). A realização de punção lombar, eletroencefalograma e procedimentos de imagem servem basicamente para descartar outras causas em pacientes nos quais o diagnóstico clínico é duvidoso. O líquor na EU é geralmente anormal, por vezes demonstrando pleocitose (geralmente < 25 células/mm^3) e proteína aumentada (geralmente < 100 mg/dL). O eletroencefalograma é geralmente anormal, porém inespecífico. Encontra-se uma lentificação generalizada com um excesso de ondas delta e teta.[14] Os exames de imagem geralmente mostram atrofia cerebral e dilatação dos ventrículos (Fig. 86-1).

O diagnóstico diferencial da EU é mostrado na Tabela 86-2. Episódios de convulsão podem ser secundários à EU, encefalopatia hipertensiva, embolia cerebral, trombose venosa cerebral ou distúrbios eletrolíticos ou ácido-básicos. Pode-se desenvolver tetania quando o tratamento envolve alcalinização de um paciente com doença renal, acidemia e hipocalcemia.

Tratamento

A maioria dos nefrologistas consideram a presença de prejuízo cognitivo ou de memória avançados como sendo uma indicação para o início de terapia renal substitutiva. A maioria das manifestações do acometimento do sistema nervoso central são reversíveis após diálise num período de dias a semanas, porém podendo persistir sinais leves de EU. Em pacientes em diálise com sintomas persistentes ou recorrentes, o aumento da dose de diálise oferecida pode melhorar os achados clínicos. O transplante renal bem-sucedido geralmente resulta em resolução da síndrome de EU em questão de dias.

A correção de anemia com eritropoetina recombinante no paciente em diálise para um nível-alvo de hemoglobina (Cap. 83) pode associar-se à melhora da função cognitiva e redução da lentificação do eletroencefalograma.[15] A correção exagerada muito rápida da anemia pode associar-se a convulsões. De modo similar, é importante suprimir o paratormônio com análogos da vitamina D e um

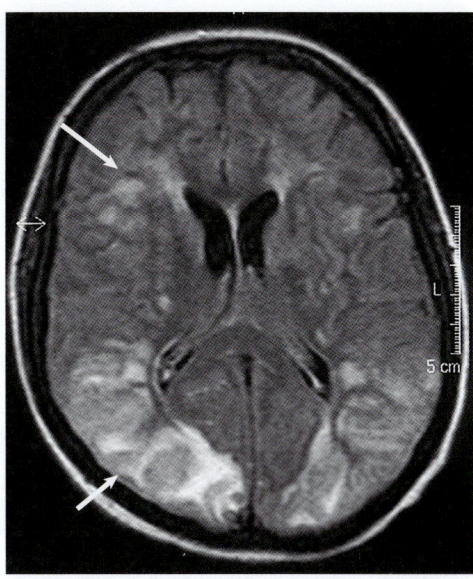

Figura 86-1 **Achados de Ressonância nuclear magnética (RNM) na encefalopatia urêmica.** Corte axial T2 (recuperação de inversão atenuada por fluidos) de RNM de uma mulher de 40 anos de idade. A extensa lesão hiperintensa envolve as áreas corticais e subcorticais de ambos os lobos occipitais, e numa distribuição mais focal, os gânglios da base e a substância branca frontal *(setas)*. O volume do parênquima cerebral afetado é aumentado. Notou-se reversão das alterações da RNM 2 semanas após o início de diálise regular. *(Cortesia A. Thron, Aachen, Alemanha.)*

calcimimético, devido ao potencial de neurotoxidade do paratormônio (Cap. 85). O tratamento da psicose na doença renal deve levar em consideração a farmacocinética da agente em questão. A risperidona, por exemplo, pode ser útil, sendo necessária a redução da dose devido à sua meia-vida prolongada na DRC.

NEUROPATIA PERIFÉRICA

Os pacientes com DRC são suscetíveis tanto a polineuropatias quanto a mononeuropatias. O processo fisiopatológico da polineuropatia envolve degeneração axonal de uma maneira dependente da extensão do comprometimento. As neuropatias desmielinizantes primárias são raras no contexto da DRC, exceto quando a doença renal for resultado de uma doença que também cause desmielinização (p. ex., mieloma múltiplo). As mononeuropatias na DRC podem ser causadas por aprisionamento nervoso com compressão de nervos metabolicamente enfraquecidos, particularmente em pacientes acamados ou cadeirantes. Mononeurite múltipla deve levantar suspeita para neuropatia por vasculite, especialmente quando a DRC for causada por vasculite sistêmica (p. ex. vasculite de pequenos vasos anticorpo anticitoplasma de neutrófilos [ANCA]-positiva ou poliarterite nodosa). Sugere-se que os axônios de pequeno diâmetro sejam poupados funcionalmente na uremia, pois os limiares térmicos permanecem relativamente intactos (o teste do limiar térmico é um substituto do limiar de dor). Nas polineuropatias por uremia, a leve redução da velocidade de condução nervosa pode estar relacionada à inibição reversível da sódio-potássio adenosina trifosfatase por uma toxina urêmica. De acordo com a hipótese da molécula média, toxinas acumuladas na faixa de 300 a 12.000 d, incluindo hormônios peptídicos e poliaminas, podem levar à progressão da neuropatia em pacientes de HD.[4,8,9] Os axônios motores do membro inferior nos pacientes urêmicos se despolarizam antes, porém não após a diálise, consistente com um papel da hipercalemia no desenvolvimento de alteração da excitabilidade nervosa.[16]

Os níveis elevados de magnésio também reduzirão a velocidade de condução nervosa. *In vitro*, a acidose extracelular contribui para a

Diagnóstico Diferencial da Encefalopatia Urêmica

Diagnóstico Diferencial	Comentários
Encefalopatia hipertensiva	
Síndrome da Resposta Inflamatória Sistêmica (SIRS)	Observada em pacientes sépticos
Vasculite sistêmica	Vasculite ou lupus com envolvimento cerebral
Neurotoxicidade induzida por droga	
Analgésicos	Meperidina, codeína, morfina, gabapentina
Antibióticos	Penicilinas em altas doses (pode causar convulsões), aciclovir, etambutol (dano ao nervo óptico), eritromicina e aminoglicosídeos (podem causar ototoxicidade), nitrofurantoína e isoniazida (neuropatia periférica)
Psicotrópicos	Lítio, haloperidol, clonazepam, diazepam, clorpromazina
Imunossupressores	Ciclosporina, tacrolimo
Quimioterápicos	Cisplatina, ifosfamida
Outros	Altas doses de diuréticos de alça (ototoxicidade), efedrina, metildopa, alumínio, metoclopramida (mioclonias, distonia)
Doença ateroembólica cerebral	Após a realização de angiografia aórtica ou cerebral recente; associada a manifestações periféricas incluindo cianose de extremidades distais, livedo reticular e eosinofilia
Hematoma subdural	
Leucoencefalopatia posterior	Observada particularmente após o transplante renal como resultado de aumento reversível da permeabilidade da barreira hematoencefálica
	Frequentemente manifesta-se por cefaleia seguida de rebaixamento do nível de consciência, perda visual e convulsões no contexto de expansão volêmica, hipertensão aguda e geralmente tratamento com corticosteroides ou inibidores de calcineurina
	Pode-se ver lesões nos lobos parietal, temporal e occipital em exames de imagem

Tabela 86-2 Diagnóstico diferencial da encefalopatia urêmica.

condutância reduzida do sódio em grandes neurônios sensoriais. Velocidades de condução nervosa muito baixas (isto é, menos da metade do normal) sugerem uma neuropatia desmielinizante, um achado que deveria levar o médico a buscar uma causa específica (p. ex. uma paraproteína).

As polineuropatias ocorrem em cerca de dois terços dos pacientes urêmicos e podem progredir rapidamente na DRC avançada.[1,16,17] Os sinais e sintomas característicos são perda sensorial, dor, parestesias e insensibilidade à temperatura, particularmente o frio. Esses sinais podem progredir até manifestações motoras, como o pé caído. A neuropatia frênica pode causar dispneia devido à fraqueza motora do diafragma, enquanto os soluços resultam provavelmente dos efeitos da uremia sobre o sistema nervoso central. As porções distais dos membros inferiores geralmente são as primeiras a serem afetadas, pois as polineuropatias axonais dependem do comprimento do nervo. Achados comuns incluem a redução da sensibilidade vibratória e da sensação de posição, e o sinal de Romberg (isto é, maior instabilidade de posição com os olhos fechados do que com os olhos abertos). Os reflexos de estiramento muscular estão reduzidos ou ausentes. Nos pacientes diabéticos em diálise com neuropatia progressiva é

importante estabelecer a adequação de diálise assim como o controle glicêmico. A polineuropatia urêmica agrava-se com a desnutrição, mau controle pressórico, e na presença de várias comorbidades, incluindo diabetes melito, abuso de álcool, doença vascular aterosclerótica e medicações (p. ex., nitrofurantoína, isoniazida, hidralazina).

O diagnóstico da polineuropatia urêmica geralmente pode ser feito através dos achados clínicos. A velocidade de condução nervosa é pouco reduzida, e a eletroneuromiografia mostra achados de denervação crônica e algumas vezes reinervação. Caso sejam realizadas a eletroneuromiografia e os testes de condução nervosa, não se deve utilizar um membro que contenha uma fístula arteriovenosa, pois a cirurgia pode causar lesão nervosa local, o que pode complicar a interpretação dos estudos neurofisiológicos clínicos.[16]

Deve-se considerar a polineuropatia por chumbo, particularmente quando há uma história conhecida de exposição. O chumbo acumula-se no paciente em diálise, porém também pode ser a causa da DRC. Pode-se confundir uma síndrome do neurônio motor inferior causada por toxicidade ao chumbo por esclerose lateral amiotrófica. Um rastreio ósseo de chumbo utilizando espectroscopia de fluorescência de raios-X K-line da tíbia é um teste não invasivo recente promissor que pode se tornar útil. Os índices séricos de chumbo e a protoporfirina eritrocitária podem estar normais se a exposição for antiga. Pode haver depressão associada, o chamado "temperamento saturnino", assim chamado porque os antigos acreditavam que Saturno era feito de chumbo, e associava-se a uma inclinação melancólica. A toxicidade pelo chumbo também pode causar gota, hipertensão, glicosúria renal e anemia microcítica.

Outras condições no diagnóstico diferencial de polineuropatia mista incluem outros metais pesados (como arsênio ou mercúrio), deficiências nutricionais (como piridoxina, tiamina e niacina), neuropatia relacionada ao vírus da imunodeficiência humana, amiloidose, vasculite, sarcoidose, lupus e presença de síndrome paraneoplásica.

Polineuropatia progressiva pode ser uma indicação para o início de diálise ou para o transplante renal. A partir de então, os sintomas não se deterioram, podendo até apresentar uma pequena melhora. Caso ocorra piora dos sintomas de polineuropatia em um paciente em diálise, deve-se aumentar a dose de diálise. A fisioterapia é um componente importante desse manejo. Pacientes que apresentam dor neuropática podem ser tratados com antidepressivos tricíclicos (p. ex. amitriptilina 10 a 25 mg, podendo aumentar até 75 a 150 mg ao deitar) ou drogas antiepiléticas (p. ex. carbamazepina, inicialmente 200 a 400 mg, até o máximo de 1.200 mg; fenitoína inicialmente 100 a 200 mg, máximo de 600 mg).[1,2] A gabapentina é uma droga antiepilética usada às vezes no tratamento de neuropatia mas que pode resultar em sedação excessiva e mioclonias na DRC, devido ao importante aumento da meia-vida. Quanto for utilizada, deve ser monitorada de perto e em doses reduzidas. As deficiências de cobalamina (vitamina B_{12}), folato e piridoxina podem se refletir em um nível sérico elevado de homocisteína. A deficiência de tiamina, geralmente associada à desnutrição, pode também agravar a neuropatia, porém não está bem estabelecido se a reposição de qualquer uma dessas vitaminas é eficaz na prevenção ou cura da polineuropatia em pacientes urêmicos. A deficiência de tiamina é a causa da encefalopatia de Wernicke em pacientes em diálise ou desnutridos. Suspeita-se dessa síndrome quando ocorre a tríade de alteração mental (em geral amnésia), ataxia e distúrbios oculomotores (geralmente paralisia do abducente com nistagmo provocado pelo olhar fixo) em qualquer paciente cuja dieta seja pobre em vitaminas do complexo B.

Quando a amnésia se combina com uma polineuropatia, pode-se aplicar o termo *psicose de Korsakoff*. Em pacientes desnutridos, a psicose de Korsakoff geralmente é causada por múltiplos ataques de encefalopatia de Wernicke, daí o termo *doença de Wernicke-Korsakoff*.

Síndromes específicas de mononeuropatia incluem o aprisionamento do nervo ulnar, associado à calcinose tumoral urêmica e isquemia subsequente, e síndrome do túnel do carpo, por exemplo, causada por amiloidose por depósito de β_2-microglobulina (Cap. 85) ou uma fístula arteriovenosa.[1,17] Essas síndromes podem ser tratadas com agentes anti-inflamatórios, anticonvulsivantes e descompressão cirúrgica. É importante garantir a adequação do tratamento dialítico.

O prurido no paciente urêmico pode ser intenso e não é um problema primário da pele (Cap. 88). Em vez disso, pode representar uma forma de neuropatia sensorial. Esse sintoma geralmente melhora com as terapias renais substitutivas. Os anti-histamínicos, com seu efeito sedativo, nem sempre são eficazes. A gabapentina e a carbamazepina bloqueiam a via aferente no prurido por neuropatia urêmica. A gabapentina e a pregabalina inibem o peptídeo relacionado ao gene da calcitonina dos neurônios aferentes primários ao inibir os antagonistas dos receptores GABA e opioides (naloxone e naltrexone) e podem antagonizar a transmissão do prurido. Tem-se obtido sucesso também com os antidepressivos, possivelmente interferindo na recaptação de serotonina e noradrenalina para reduzir a percepção do prurido.[18]

NEUROPATIA AUTONÔMICA

A neuropatia autonômica também é muito comum em pacientes com DRC avançada, provavelmente porque o diabetes é uma causa comum de DRC. A hiperglicemia pode ser mais difícil de ser controlada na DRC porque a filtração da glicose é reduzida. A amiloidose, uma causa menos comum de DRC, também se associa a neuropatia autonômica. Uma manifestação típica é a hipotensão ortostática, que é mais severa em pacientes com diabetes melito ou amiloidose como causa de DRC. Alguns pacientes têm evidência de neuropatia periférica e podem manifestar hipoaldosteronismo hiporreninêmico com hipercalemia e acidose tubular renal. A baixa pressão arterial pode dificultar o tratamento antiproteinúrico com antagonistas da angiotensina no paciente pré-diálise e pode complicar a retirada de fluido durante a diálise. Os pacientes em diálise peritoneal podem ser particularmente afetados. Pensava-se que os pacientes com DRC apresentavam uma diminuição da função dos barorreceptores, porém foram descritas respostas normais desses barorreceptores a reduções programadas da pressão arterial média.[19] Ao contrário, os pacientes com DRC têm hiperatividade simpática, o que contribui para a hipertensão, progressão mais rápida para insuficiência renal no paciente pré-diálise e maior risco cardiovascular. De acordo com isso, foi advogado o bloqueio a e b adrenérgico na DRC.[19] A neuropatia autonômica é causada por doença axonal, dependendo, portanto, do comprimento do nervo. Por essa razão, o nervo autonômico mais longo, o vago, geralmente é o primeiro a ser afetado, resultando na perda do ritmo sinusal, reduções significativas da variação circadiana da PA e possivelmente morte cardíaca súbita relacionada à perda do equilíbrio entre os braços simpático e parassimpático do sistema nervoso autonômico. Queixas gastrointestinais incluem a gastroparesia, particularmente problemática para o paciente diabético. No paciente pré-dialítico, náusea e saciedade precoce associadas a gastroparesia podem ser confundidas com uremia. Vários regimes medicamentosos foram usados para o paciente urêmico com gastroparesia, incluindo a eritromicina, que pode ativar o receptor gástrico da motilina. A levodopa-carbidopa, como um agonista dopaminérgico, pode ser efetivo, assim como a metoclopramida, 10 mg antes de dormir, ou domperidona 10 a 20 mg. A diarreia noturna é outra consequência de neuropatia do vago. Disfunção erétil e incontinência (urinária mais comumente que fecal) podem também estar relacionadas à neuropatia autonômica.

NEUROPATIAS CRANIANAS

O nervo vestibulococlear é o mais frequentemente envolvido dentre os pares cranianos. A perda auditiva deve ser distinguida de ototoxicidade induzida por droga ou da surdez neurossensorial de nefropatia

hereditária.[1,2] A falência vestibular bilateral leva à incapacidade para ficar de pé ou caminhar normalmente sem vertigem ou nistagmo. Geralmente relaciona-se ao uso de aminoglicosídeos no paciente com DRC, a não ser que a dose seja apropriadamente ajustada. A N-acetilcisteína administrada juntamente com os aminoglicosídeos pode reduzir o risco de toxicidade coclear. Diuréticos de alça derivados da sulfa, geralmente usados em doses elevadas em pacientes com DRC, podem causar dano vestibular ou coclear. Em pacientes com DRC, comumente vê-se uma redução da função olfatória, em especial uma capacidade reduzida de identificar e diferenciar odores, além de disgeusia.

DISTÚRBIOS DO SONO

Vários pacientes de HD e diálise peritoneal apresentam apneia obstrutiva do sono, independente de obesidade.[20] A privação de sono associada contribui para a fadiga e prejuízo cognitivo e aumenta o risco de complicações cardiovasculares.[20] Nos pacientes com DRC observa-se tanto a apneia do sono obstrutiva quanto a central. A apneia obstrutiva do sono é uma condição na qual o bloqueio das vias aéreas superiores pode interferir na respiração noturna. Oxigenioterapia noturna e pressão positiva contínua nas vias aéreas (CPAP) podem ser úteis. O tratamento da apneia do sono obstrutiva, com o uso de CPAP em um modo similar ao tratamento de indivíduos não urêmicos é eficaz. Tem-se reportado que a HD noturna reduz significativamente a ocorrência de apneia do sono.[20] A apneia do sono central, frequentemente acompanhada por insuficiência cardíaca, causa episódios de apneia prolongados e também pode responder a oxigênio. O início de diálise pode ser útil.

Sonolência diurna é comum e subdiagnosticada em pacientes com DRC e contribui não somente para a piora da hipertensão e aumento do risco cardiovascular, como também para disfunção social. Ainda não está estabelecido se a apneia obstrutiva do sono e a sonolência diurna excessiva decorrente são um fator de risco independente para a progressão da falência renal. Isso é avaliado por um teste múltiplo de latência do sono, ou seja, a duração do tempo desde o "apagar das luzes" até o início do sono. Se for menor que 5 minutos, é consistente com privação de sono. Também houve uma redução proporcional da fase de sono REM (movimento rápido dos olhos). Um aumento da frequência de excitação foi relacionado a movimentos periódicos dos membros durante o sono e à presença de apneia de sono.

Queixas de sono-vigília são comuns em pacientes em diálise, com uma incidência superior a 80%. Fatores contributores incluem neuropatia periférica, dor e prurido.

SÍNDROME DAS PERNAS INQUIETAS (SÍNDROME DE EKBOM)

A síndrome das pernas inquietas (SPI), descrita por K. A. Ekbom em 1944,[21] é frequente na DRC, particularmente em mulheres. Pode resultar de uma diminuição na modulação dopaminérgica da excitabilidade intracortical, com redução da inibição supraespinhal e aumento da excitabilidade da medula espinhal. A SPI é caracterizada por sensações de parestesias desconfortáveis nas extremidades e uma necessidade compulsiva de mover os membros, geralmente as pernas.[22-24] Esse movimento piora em períodos de repouso ou inatividade e alivia ao caminhar ou alongar-se. Os sintomas pioram à noite e podem levar à insônia e, por conseguinte, sonolência diurna e redução da qualidade de vida. Cãibras musculares noturnas também são comuns na DRC e devem ser distinguidas da SPI. A síndrome de Ekbom consiste em pernas inquietas mais outros distúrbios de natureza obsessivo-compulsiva, incluindo vários comportamentos de pica, como pagofagia (ingestão de gelo), geofagia (ingestão de barro) e amilofagia (ingestão de amido de milho ou mandioca).

O distúrbio do movimento periódico das pernas se caracteriza por episódios de extensão repetitiva involuntária do hálux e dorsiflexão no tornozelo, bem como flexão do joelho e do quadril.[23,24] Esse distúrbio é mais provável de ocorrer naqueles com SPI.

A deficiência ou o transporte de ferro para o sistema nervoso central exercem um papel central na SPI. O ferro é um cofator para a enzima tirosina hidroxilase, um fator que limita a taxa de biossíntese da dopamina, o que possivelmente explica a associação entre a deficiência de ferro e de dopamina na SPI. A deficiência severa de ferro é facilmente diagnosticável e deve ser tratada.[23,24] Em pacientes com índices eritrocitários, ferro sérico e capacidade total de ligação do ferro normais, deve-se testar a ferritina sérica. A saturação de transferrina pode até ser um marcardor mais sensível de deficiência de ferro. Se ambos estiverem normais, uma análise da ferritina do líquor pode revelar uma sutil síndrome de deficiência de ferro do sistema nervoso central. A SPI frequentemente persiste após o início de diálise, mas pode melhorar após o transplante e tem sido relacionada a anormalidades do metabolismo do cálcio e do fósforo bem como à anemia. Deve-se iniciar a reposição de ferro, se houver qualquer indício de deficiência de ferro. A suplementação oral é o método mais seguro, podendo ser necessário o ferro endovenoso (Cap. 83). O tratamento dopaminérgico frequentemente é útil, geralmente iniciando pelos agonistas dos receptores de dopamina pramipexol e ropinirol. Pode-se usar a levodopa combinada com inibidores da decarboxilase (p. ex. carbidopa-levodopa), bem como a gabapentina, opioides e benzodiazepínicos.[22,24] Deve-se tomar cuidado com a gabapentina devido ao acúmulo tóxico, cujos sintomas são sedação, lentificação cognitiva e vários distúrbios do movimento como tremor, ataxia e asterixis (ver discussões prévias). Agonistas dopaminérgicos mais antigos, como a bromocriptina e a pergolida, raramente são usados hoje em dia para a SPI.

SÍNDROMES NEUROLÓGICAS ASSOCIADAS À TERAPIA RENAL SUBSTITUTIVA

A terapia renal substitutiva associa-se a um aumento da incidência de hematoma subdural e hemorragia intracraniana, presumivelmente ligada à hipertensão e anticoagulação na HD, assim como à encefalopatia de Wernicke (ver discussão prévia).[1,2] Uma síndrome de fraqueza muscular foi atribuída à depleção de L-carnitina pela diálise, ocasionando uma redução do uso de ácidos graxos pelas mitocôndrias.

A síndrome do desequilíbrio da diálise é uma complicação rara devido a mudanças metabólicas rápidas que ocorrem com a diálise, geralmente acometendo pacientes nos quais a diálise acabou de ser iniciada (Cap. 95).[25] É mais comum em pacientes com uremia severa e de longa duração e na presença de hipertensão grave. Caracteriza-se por início súbito de cefaleia, náusea, vômito, desorientação, estado confusional e convulsões, sendo um diagnóstico de exclusão. Geralmente resulta de mudanças agudas da osmolaridade durante a HD, onde a rápida redução da ureia no fluido extracelular favorece o movimento de água para o interior das células cerebrais, resultando em edema cerebral. De maneira alternativa, outros osmólitos intracelulares no interior das células cerebrais podem arrastar a água do fluido extracelular. A síndrome geralmente reverte-se espontaneamente após um período regular de HD. Se não for observada uma melhora após um mês de diálise, deve-se investigar outras possíveis causas da síndrome clínica através de exame de imagem cerebral, eletroencefalograma e análise do líquor. A prevenção da síndrome do desequilíbrio doa diálise se dá com a redução da duração da diálise para 2 a 3 horas, diálise diária e redução da eficiência da HD durante as primeiras sessões.

A encefalopatia da diálise (previamente chamada *demência da diálise*) é provavelmente uma síndrome multifatorial que ocorre de forma esporádica-endêmica e epidêmica. Em particular na forma epidêmica, considera-se como principais causas o uso de quelantes de fósforo que contêm alumínio e exposição a dialisato contendo mais de 20 μg de alumínio por litro.[26,27] O alumínio ao ser transferido ao sistema nervoso central, pela transferrina, resulta numa condição clínica característica, com balbuciação proeminente que geralmente piora ao término de uma sessão de diálise e encefalopatia, que inicialmente responde bem a benzodiazepínicos intravenosos, porém se torna irresponsiva, levando a encefalopatia grave e óbito. Com o tratamento quase universal da água da diálise por osmose reversa e a redução pronunciada do uso de quelantes de fósforo que contêm alumínio, a encefalopatia induzida por alumínio praticamente desapareceu. Caso presente, a toxicidade pelo alumínio é tratada com deferoxamina (Cap. 85). O transplante renal é um tratamento efetivo para a demência da diálise.

Referências

1. Brouns R, De Deyn PP. Neurologic complications in renal failure: A review. *Clin Neurol Neurosurg*. 2004;107:1-16.
2. Burn DJ, Bates D. Neurology and the kidney. *J Neurol Neurosurg Psychiatry*. 1998;65:810-821.
3. Smogorzewski MJ. Central nervous dysfunction in uremia. *Am J Kidney Dis*. 2001;38:S122-S128.
4. Vanholder R, Glorieux G, DeSmet R, Lameire N. New insights in uremia toxins. *Kidney Int Suppl*. 2003;63:S6-S10.
5. De Deyn PP, D'Hooge R, Van Bogaert PP, Mareskau B. Endogenous guanidine compounds as uremic neurotoxins. *Kidney Int Suppl*. 2001;59:S77-S83.
6. De Deyn PP, Vanholder R, D'Hooge R. Nitric oxide in uremia: Effects of several potentially toxic guanidino compounds. *Kidney Int Suppl*. 2003;63:S25-S28.
7. Ohtsuki S, Asaba H, Takanaga H, et al. Role of blood-brain barrier organic anion transporter 3 (OAT3) in the efflux of indoxyl sulfate, a uremic toxin: Its involvement in neurotransmitter metabolite clearance from the brain. *J Neurochem*. 2002;83:57-66.
8. Fraser CL, Arieff AI. Nervous system complications in uremia. *Ann Intern Med*. 1988;109:143-153.
9. Lockwood AH. Neurologic complications of renal disease. *Neurol Clin*. 1989;7:617-627.
10. Aguilera A, Codoceo R, Bajo MA, et al. Eating behavior disorders in uremia: A question of balance in appetite regulation. *Semin Dial*. 2004;17:44-52.
11. Mehta RL, Pascual MT, Soroko S, et al. Spectrum of acute renal failure in the intensive care unit: The PICARD experience. *Kidney Int*. 2004;66:1613-1621.
12. Tyler HR. Neurologic disorders seen in the uremic patient. *Arch Intern Med*. 1970;126:781-786.
13. Gipson DS, Wetherington CE, Duquette PJ, Hooper SR. The nervous system and chronic kidney disease in children. *Pediatr Nephrol*. 2004;19:832-839.
14. Balzar E, Saletu B, Khoss A, Wagner U, Quantitative EEG. Investigation in children with end stage renal disease before and after haemodialysis. *Clin Electroencephalogr*. 1986;17:195-202.
15. Stivelman JC. Benefits of anaemia treatment on cognitive function. *Nephrol Dial Transplant*. 2000;15:29-35.
16. Krishnan AV, Phoon RK, Pussell BA, et al. Altered motor nerve excitability in end-stage kidney disease. *Brain*. 2005;128:2164-2174.
17. Krishnan AV, Phoon RK, Pussell BA, et al. Sensory nerve excitability and neuropathy in end stage kidney disease. *J Neurol Neurosurg Psychiatry*. 2006; 77:548-551.
18. Patel TS, Freedman BI, Yosipovitch G. An update on pruritus associated with CKD. *Am J Kidney Dis*. 2007;50:11.
19. Koomans HA, Blankestijn PJ, Joles JA. Sympathetic hyperactivity in chronic renal failure: A wake-up call. *J Am Soc Nephrol*. 2004;15:524-537.
20. Hanly P. Sleep apnea and daytime sleepiness in end-stage renal disease. *Semin Dial*. 2004;17:109-114.
21. Ekbom KA. Asthenia crurumparaesthetica (irritable legs). *Acta Med Scand*. 1944;118:197-209.
22. Earley CJ. Restless legs syndrome. *N Engl J Med*. 2003;348:2103-2109.
23. Collado-Seidel V, Winkelmann J, Trenkwalder C. Aetiology and treatment of restless legs syndrome. *CNS Drugs*. 1999;12:8-20.
24. Barrière G, Cazalets JR, Bioulac B, et al. The restless legs syndrome. *Prog Neurobiol*. 2005;77:139-165.
25. Arieff AI. Dialysis disequilibrium syndrome: Current concepts on pathogenesis and prevention. *Kidney Int*. 1994;45:629-635.
26. Alfrey AC. Dialysis encephalopathy. *Kidney Int*. 1986;29(suppl 18):S53-S57.
27. Nayak P. Aluminum: Impacts and disease. *Environ Res*. 2002;89:101-115.

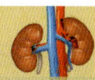

CAPÍTULO 87

Gastroenterologia e Nutrição na Doença Renal Crônica

Gemma Bircher e Graham Woodrow

PROBLEMAS GASTROINTESTINAIS NA DOENÇA RENAL CRÔNICA

Doenças e sintomas gastrointestinais (GI) são comuns em pacientes com doença renal crônica (DRC), incluindo aqueles recebendo terapia renal substitutiva (Tabela 87-1). Anorexia, náuseas e vômitos podem resultar de toxicidade urêmica, podendo indicar a necessidade de se iniciar diálise ou representar uma inadequação de diálise. Os distúrbios GI contribuem para o desenvolvimento de desnutrição e caquexia. Essas complicações comuns de DRC avançada implicam um mau prognóstico na sobrevida. Algumas condições GI são consequências da uremia ou dos efeitos da terapia renal substitutiva. Outros sintomas GI são manifestações de condições também responsáveis pela doença renal. Alguns medicamentos podem resultar em uma série de complicações GI em pacientes com DRC.

DOENÇA GASTROINTESTINAL NA DOENÇA RENAL CRÔNICA

Doenças Orais na Doença Renal Crônica

A glossite pode resultar de deficiência de ferro, vitamina B_{12}, outras vitaminas do complexo B ou de ácido fólico. A halitose é uma característica da uremia, e a redução da sensação de paladar ou a presença de gosto anormal ou desagradável pode prejudicar a ingestão alimentar. Doenças dentárias podem prejudicar uma adequada nutrição. A hiperplasia gengival é uma complicação frequente do tratamento com bloqueadores de canais de cálcio ou ciclosporina. A candidíase oral ocorre em pacientes recebendo drogas imunossupressoras (incluindo corticosteroides), naqueles em uso de terapêutica antimicrobiana, pacientes com diabetes e em indivíduos idosos e desnutridos. Se for extensa, particularmente com envolvimento esofágico, pode levar a disfagia (Fig. 87-1).

Doença do Refluxo Gastroesofágico e Esofagite

A doença do refluxo gastroesofágico é uma queixa comum, sendo definida por sintomas de azia ou alterações da mucosa decorrentes do refluxo do conteúdo gástrico para o esôfago. Ocorre com maior frequência em pacientes com DRC devido à dismotilidade ou retardo do esvaziamento gástrico, podendo ser mais prevalente na diálise peritoneal (DP) em razão do aumento da pressão intra-abdominal.[1] É mais comum em pacientes com esclerodermia devido à redução da peristalse esofágica. A esofagite também resulta do efeito irritativo de fármacos, incluindo formulações de liberação lenta de potássio, tetraciclinas, formulações de ferro, aspirina, drogas anti-inflamatórias não esteroidais e bisfosfonatos. O diagnóstico é feito a partir dos sintomas do paciente. A endoscopia mostra aspectos típicos, que podem, contudo, estar ausentes em pacientes sintomáticos. Outras investigações incluem a monitoração do pH esofágico ambulatorial de 24 horas e a demonstração de refluxo por exame contrastado com bário.

É importante considerar doença cardíaca isquêmica na DRC como causa alternativa de sintomas atípicos. O tratamento inclui perda de peso; em pacientes obesos; evitar alimentação antes de dormir; evitar alimentos gordurosos, tabagismo e álcool; e elevação da cabeceira do paciente. Os inibidores da bomba de prótons representam o tratamento mais efetivo, podendo ser necessária terapia de manutenção. Outras drogas incluem antagonistas do receptor H_2 de histamina e formulações antiácidas. Deve-se evitar o sucralfato em pacientes com DRC devido ao risco de intoxicação alumínica.

Doença Ulcerosa Péptica, Gastrite e Duodenite

Nos primórdios da diálise, a úlcera péptica e a hemorragia GI eram grandes complicações da insuficiência renal. Entretanto, com o desenvolvimento de drogas eficazes e o aperfeiçoamento da terapia dialítica, a doença ulcerosa péptica tem a mesma incidência na DRC que na população geral, embora permaneça como causa importante de hemorragia GI. Nos pacientes com DRC, as úlceras pépticas são mais comuns na forma de múltiplas úlceras pós-bulbar duodenal, quando comparadas à população geral.[2] Hemorragia ocorre com maior frequência, porém a dor é menos frequente.[2]

A gastrite e a duodenite são comuns em pacientes com DRC e sintomas abdominais. A hipergastrinemia ocorre na DRC, porém não sendo importante como causa de gastrite, duodenite ou úlceras pépticas. Apesar das altas concentrações de ureia nos pacientes com DRC, não há aumento da incidência de infecção por *Helicobacter pylori*. O aumento da suscetibilidade da mucosa gástrica e duodenal aos danos na DRC pode ser um mecanismo subjacente. Sugeriu-se a presença de infecção por *H. pylori* na DP como possível causa de anorexia, inflamação e desnutrição.[4]

A dispepsia sem outros critérios de alarme (perda de peso, vômitos, hemorragia) pode ser abordada através de teste respiratório ou teste do antígeno fecal para *H. pylori* e um curso empírico de terapia supressora ácida. É indicada a realização de endoscopia digestiva alta em pacientes com mais de 55 anos com persistência de sintomas de início recente para excluir doença maligna. A coexistência frequente de outros sintomas na DRC, como náuseas, vômitos e perda de peso podem levar a uma maior realização de endoscopia nestes pacientes. O tratamento inclui o uso de inibidores de bomba de prótons e antagonistas dos receptores H_2 de histamina. Há um risco de absorção excessiva de cálcio e magnésio com o uso de alguns antiácidos na DRC, devendo evitar-se o uso de formulações contendo alumínio ou bismuto.

Retardo do Esvaziamento Gástrico e Gastroparesia

O esvaziamento gástrico é prejudicado na uremia (possivelmente em um maior grau na DP)[5,6] sendo afetado por algumas condições que levam a doença renal, particularmente o diabetes e a amiloidose. Isso resulta em redução do apetite, saciedade precoce, náuseas, vômitos e desnutrição. Na uremia, os mecanismos podem incluir neuropatia

Causas Importantes de Sintomas Gastrointestinais Frequentes em Pacientes com Doença Renal Crônica

Dado clínico	Causas importantes na DRC
Anorexia	Toxicidade urêmica Inadequação de diálise Retardo do esvaziamento gástrico
Náuseas e vômitos	Toxicidade urêmica Retardo do esvaziamento gástrico Gastrite, duodenite Doença ulcerosa péptica Drogas
Constipação	Drogas, incluindo analgésicos opioides Pseudo-obstrução GI Doença diverticular
Diarreia	Enteropatia diabética Amiloidose relacionada à diálise Doença diverticular Infecção por *Clostridium difficile*
Hemorragia GI	Gastrite, duodenite Esofagite Doença ulcerosa péptica Angiodisplasia Isquemia intestinal Amiloidose relacionada à diálise Vasculites
Dor abdominal aguda	Gastrite, duodenite Complicações de doença ulcerosa péptica Pancreatite aguda Isquemia intestinal Diverticulite Pseudo-obstrução GI Perfuração colônica de impactação fecal Complicações da diálise peritoneal (peritonite, mal posicionamento do cateter de diálise, dor à infusão do dialisato) Complicações da doença renal policística autossômica dominante Hemorragia retroperitoneal

Tabela 87-1 Causas importantes de sintomas gastrointestinais (GI) frequentes em pacientes com doença renal crônica (DRC).

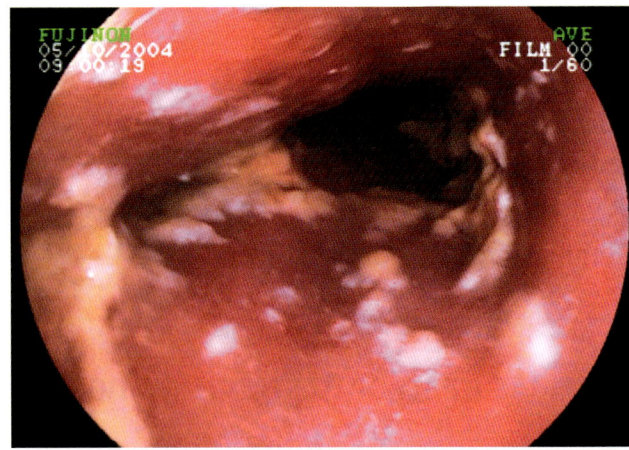

Figura 87-1 **Aspecto endoscópico da candidíase esofágica** *(Cortesia Dr. B. Rembacken, Leeds, Reino Unido.)*

autonômica e retenção de peptídeos GI. Pode-se suspeitar do diagnóstico quando a endoscopia demonstra conteúdo gástrico residual, apesar de jejum, confirmando-se pela medição do esvaziamento gástrico através de cintilografia. A endoscopia é importante para descartar obstrução da via de saída gástrica. Deve-se abordar potenciais causas reversíveis, o que inclui a otimização do controle do diabetes, a correção de anormalidades eletrolíticas e a descontinuação de drogas que interferem no esvaziamento gástrico (p. ex. drogas com efeitos anticolinérgicos e opioides). As medidas alimentares, como refeições fracionadas e pobre em gordura e evitar alimentos sólidos de difícil digestão, são geralmente desapontadoras. Agentes antieméticos também são geralmente ineficazes. O cerne do tratamento é o uso de drogas procinéticas, incluindo a metoclopramida, domperidona e eritromicina. As drogas procinéticas melhoram o estado nutricional em pacientes com retardo do esvaziamento gástrico.[7] Pode ser necessário o suporte nutricional através de alimentação por sonda nasoenteral ou jejunostomia.

Distúrbios do Intestino Grosso

A incidência de doença diverticular nos pacientes com DRC é similar à da população geral, exceto em pacientes com doença renal policística autossômica dominante (DRPAD), nos quais observa-se uma incidência aumentada.[8] Ela se apresenta como diverticulite aguda ou perfuração colônica e se associa à peritonite da DP causada por organismos entéricos. Na DRC, observa-se um risco aumentado de sangramento (devido à tendência de sangramento da uremia) e perfuração após altas doses de corticoides (p. ex. após o transplante renal).

A constipação é comum na DRC. Fatores predisponentes incluem drogas, restrições alimentares, baixa ingestão de líquidos e anormalidades eletrolíticas, incluindo hipercalcemia. Na DP, a constipação resulta em prejuízo na drenagem do dialisato e em mau posicionamento do cateter. A constipação grave é um fator de risco para perfuração do cólon. O tratamento inclui agentes lubrificantes, laxativos e formulações com fibras. Dentre as drogas que contribuem para a constipação estão os quelantes de fósforo à base de cálcio, sevelamer, ferro oral, analgésicos opioides e resinas contendo cálcio.

A perfuração colônica pode ocorrer na DRC por uma série de fatores, dentre os quais a diverticulite, impactação fecal e amiloidose relacionada à diálise. Essa condição tem uma maior mortalidade em pacientes com DRC.

Pseudo-obstrução Gastrointestinal

A pseudo-obstrução gastrointestinal se apresenta como sintomas agudos ou subagudos de dor abdominal, vômitos, constipação ou diarreia. Ela decorre de alterações da motilidade intestinal, sendo mais comum em estados de dismotilidade como o diabetes, a amiloidose e a esclerodermia. As drogas que reduzem a motilidade gastrointestinal e os distúrbios eletrolíticos como a hipocalemia predispõem à pseudo-obstrução, a qual pode ser precipitada de forma aguda por cirurgia, constipação ou hemorragia retroperitoneal. A investigação se dá por radiografia simples do abdome, tomografia computadorizada e estudos contrastados do intestino. O tratamento inclui suporte nutricional (podendo ser necessária dieta parenteral) e agentes procinéticos. A inserção de sonda nasogástrica e aspiração pode ser necessária para o controle dos sintomas. As complicações incluem perfuração intestinal[9] e supercrescimento bacteriano.

Doença Vascular do Trato Gastrointestinal

A isquemia intestinal é uma causa importante de abdome agudo em pacientes idosos com DRC. Parte desses casos resulta de isquemia mesentérica não oclusiva, onde não há oclusão vascular crítica.[10] Pode ser precipitada por remoção de fluidos em excesso na hemodiálise (HD). Os fatores predisponentes incluem hipotensão, insuficiência cardíaca, hipóxia, aumento da viscosidade plasmática e constipação (a qual aumenta a pressão intraluminal, prejudicando a perfusão vascular). A apresentação clínica se dá por dor abdominal, diarreia ou

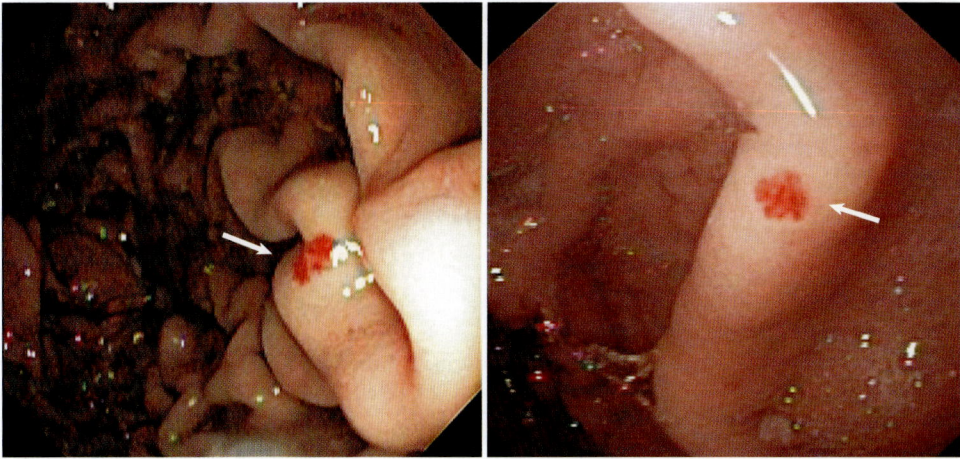

Figura 87-2 Dois exemplos de angiodisplasia gástrica *(setas)* em um paciente em diálise. *(Cortesia Drs. R. Winograd e C. Trautwein, Aachen, Alemanha.)*

hemorragia digestiva baixa. Achados abdominais como o peritonismo podem ser enganosamente leves no momento da apresentação, porém geralmente há leucocitose neutrofílica e acidose láctica progressiva. Casos leves podem se resolver com ressuscitação hemodinâmica. Pacientes em casos mais graves com sinais de peritonite e infarto intestinal necessitam de cirurgia e têm uma maior mortalidade.

HEMORRAGIA GASTROINTESTINAL

A hemorragia gastrointestinal é uma complicação importante da DRC, com uma maior incidência comparada à população geral. As causas incluem uma maior incidência de lesões como gastrite e duodenite,[11] angiodisplasia e, mais raramente, amiloidose relacionada à diálise e vasculites sistêmicas (Fig. 87-2). Defeitos da hemostasia decorrentes da uremia e a anticoagulação durante a HD também são importantes. A endoscopia digestiva alta é a principal investigação diagnóstica na hemorragia digestiva alta, permitindo ainda procedimentos terapêuticos para cessar o sangramento. Para a hemorragia digestiva baixa, são realizadas a sigmoidoscopia flexível e a colonoscopia. A investigação dos casos cujas causas permanecem obscuras inclui angiografia, enteroscopia do intestino delgado ou cápsula endoscópica e cintilografia com hemácias marcadas.

A ressuscitação requer monitorização cuidadosa em pacientes com DRC. É crucial a reposição adequada de fluido para manter a perfusão renal em pacientes que ainda não estão em diálise ou naqueles em diálise com função renal residual, porém evitando a sobrecarga de volume. Também é importante monitorar o potássio sérico evitando hipercalemia como complicação de transfusões sanguíneas. A correção de defeitos da coagulação em pacientes com DRC inclui a otimização da depuração na diálise, correção de anemia e uso de DDAVP ou crioprecipitados. As drogas que aumentam o risco de sangramento devem ser descontinuadas, se possível. A HD, quando necessária, deve ser realizada sem anticoagulação com heparina. O tratamento específico é direcionado à causa da hemorragia. O sangramento por angiodisplasia na HD pode melhorar com a conversão para a DP.[12] A presença de DRC aumenta o risco de mortalidade na hemorragia digestiva.[10]

Infecção por *Clostridium difficile*

O *Clostridium difficile* é uma causa importante de doença diarreica nosocomial. As manifestações clínicas variam desde diarreia leve até colite pseudomembranosa grave (Fig. 87-3). Os pacientes com DRC têm maior risco de infecções recorrentes ou graves e têm uma maior

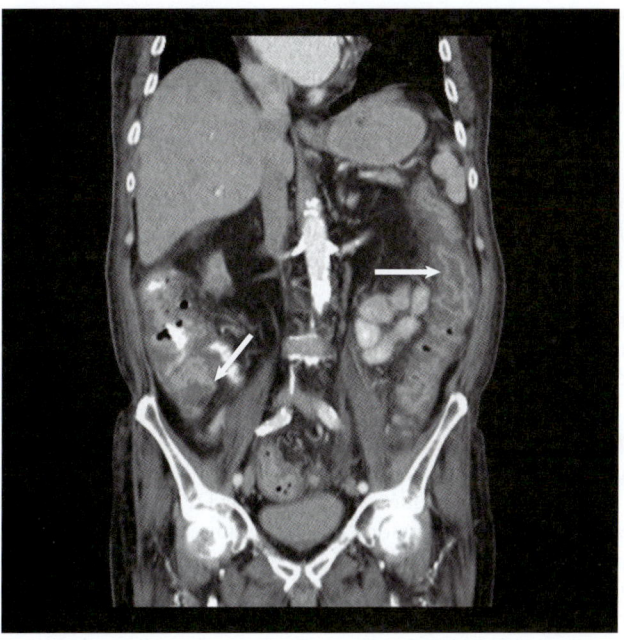

Figura 87-3 Aspecto à tomografia computadorizada de colite por *Clostridium difficile* em um paciente em hemodiálise, demonstrando pancolite e edema parietal acentuado das alças colônicas *(setas)* após tratamento com antibióticos de largo espectro. *(Cortesia Dr. M. Weston, Leeds, Reino Unido.)*

mortalidade associada.[13] As razões incluem a idade mais avançada dos pacientes com DRC, uso frequente de drogas supressoras da secreção ácida e antibióticos. O diagnóstico é feito pela identificação da toxina do *C. difficile* nas fezes. Nos casos mais graves, observam-se achados radiológicos de colite aguda com edema da mucosa, porém não específicos de *C. difficile*. Na sigmoidoscopia, pode-se visualizar uma pseudomembrana, porém pode haver diarreia mesmo na ausência dela. O antibiótico precipitador deve ser descontinuado, se possível. O metronidazol oral é a terapia antibiótica de primeira linha; a vancomicina oral é usada, caso exista intolerância ou falha na resposta ao metronidazol. A fidaxomicina é um agente novo e caro, que pode ser utilizado em infecções recorrentes, e a imunoglobulina intravenosa tem sido utilizada para casos refratários.[14] A reposição de fluidos e eletrólitos é importante, e drogas que reduzem a diarreia ou prejudicam a motilidade intestinal devem ser evitadas porque podem precipitar megacólon tóxico. A colectomia pode ser necessária

Síndromes Gastrointestinais-Renais: Condições que Resultam Tipicamente em Doença Renal e GI Simultâneas

Doença	Envolvimento Renal	Envolvimento GI
Diabetes	Proteinúria, DRC	Gastroparesia, enteropatia diabética, constipação
Vasculites sistêmicas	Glomerulonefrites proliferativas, DRC	Isquemia intestinal, hemorragia GI, perfuração intestinal, envolvimento hepatobiliar, pancreatite aguda
Amiloidose sistêmica	Síndrome nefrótica, DRC	Diarreia, má absorção, ruptura esplênica
Doença renal policística autossômica dominante	DRC, hemorragia e infecção dos cistos	Dor abdominal (dos cistos renais ou hepáticos), doença diverticular, hérnia
Doença inflamatória intestinal	Amiloidose AA, nefrite intersticial induzida por droga, nefropatia por IgA, cálculos renais de oxalato (com doença de Crohn do íleo terminal)	Dor abdominal, diarreia, hemorragia GI, má absorção
Esclerodermia	DRC, crise renal esclerodérmica aguda	Disfagia, constipação, má absorção e supercrescimento bacteriano
Doença de Fabry	Hematúria, proteinúria, DRC	Dor abdominal, episódios de diarreia ou constipação
Doença celíaca	Nefropatia por IgA	Má absorção, anemia ferropriva
Nefrite tubulointersticial relacionada à IgG4	Nefrite tubulointersticial	Pancreatite autoimune

Tabela 87-2 Síndromes Gastrointestinais-Renais: Condições que Resultam Tipicamente em Doença Renal e Gastrointestinal Simultâneas. *DRC*, Doença renal crônica.

nos casos de doença grave, com ameaça à vida. A infecção por *C. difficile* é um grande problema no cenário hospitalar, incluindo as unidades de nefrologia. São essenciais as medidas de prevenção, como lavagem das mãos, limpeza do ambiente físico e isolamento de contato dos pacientes acometidos. As políticas de terapia antimicrobiana devem minimizar o uso de antibióticos de largo espectro, que predispõem à infecção por *C. difficile*.

Pancreatite Aguda

Algumas evidências sugerem que a pancreatite aguda é mais comum na DRC, podendo a incidência ser maior na DP do que em outros pacientes com DRC.[15] A maioria dos casos são secundários a doença do trato biliar, uso de álcool ou idiopáticos. Causas mais raras, nos pacientes com DRC, são a hipercalcemia, vasculites e drogas, incluindo corticosteroides, azatioprina, inibidores da enzima conversora de angiotensina (ECA) e diuréticos. O exame diagnóstico habitual é a amilase sérica, embora as concentrações sejam normalmente elevadas em até três vezes na insuficiência renal e menores em pacientes em DP recebendo dialisato de icodextrina (devido à inibição competitiva da icodextrina e metabólitos com o ensaio de amilase). A lipase sérica é um marcador diagnóstico alternativo (embora também seja elevado na uremia). As concentrações de amilase e lipase podem ser dosadas no dialisato em pacientes em DP com suspeita de pancreatite. Os exames radiológicos, incluindo o ultrassom, a tomografia computadorizada e a ressonância magnética são úteis para confirmar o diagnóstico e para detectar doença biliar subjacente e complicações como necrose pancreática e formação de pseudocistos. Em pacientes em DP com pancreatite aguda, o dialisato pode se tornar turvo com aumento de leucócitos, hemorrágico ou marrom-escuro (cor de refrigerante à base de cola).

Abdome Agudo

Algumas causas de dor abdominal ocorrem mais comumente na DRC ou são específicas de pacientes com DRC. É importante um alto índice de suspeição para isquemia intestinal devido à elevada frequência de doença vascular na DRC. A dor pode resultar de complicações da doença renal policística autossômica. Hemorragia retroperitoneal

pode decorrer da anticoagulação, inclusive durante a HD. Na DP, a dor abdominal decorre de peritonite, acidez do fluido (causando dor à infusão do dialisato), mau posicionamento do cateter, constipação e peritonite esclerosante encapsulante. Outras condições cirúrgicas devem ser distinguidas das causas relacionadas à diálise. Embora possa ocorrer, de forma incomum, entrada de ar na cavidade peritoneal durante a DP, o achado de gás livre em exames radiológicos do abdome num cenário de sintomas de abdome agudo sugere perfuração visceral.

SÍNDROMES GASTROINTESTINAIS-RENAIS

Várias condições resultam em manifestações renais e GI simultâneas (Tabela 87-2).

Diabetes

O diabetes é comumente complicado por distúrbios da motilidade intestinal. A gastroparesia deve ser distinguida de sintomas urêmicos gastrointestinais altos. A diarreia causada por enteropatia diabética também é comum, sendo classicamente noturna e geralmente neurogênica em sua origem. O tratamento geralmente é com agentes antimotilidade. O supercrescimento bacteriano é incomum, sendo diagnosticado pelo teste do hidrogênio no ar expirado. Os sintomas GI podem ser exacerbados por tratamento medicamentoso para o diabetes, incluindo a metformina e inibidores da α-glicosidase. A gastroparesia resulta em dificuldade no controle glicêmico, desequilíbrio hidroeletrolítico, má absorção de medicamentos e desnutrição. A velocidade do transporte colônico é diminuída no diabetes, podendo resultar em constipação.

Vasculites Sistêmicas

Manifestações gastrointestinais de vasculites incluem isquemia ou infarto intestinal, hemorragia e perfuração com peritonite. Alterações nos testes de função hepática decorrem de hepatite, tendo sido também descritas colecistite e pancreatite. A serosite com dor abdominal é uma característica do lúpus eritematoso sistêmico. Dor abdominal, vômitos e hemorragia GI são típicos de púrpura de Henoch-Schönlein.

Amiloidose Sistêmica

A amiloidose primária AL pode resultar em envolvimento renal e GI. Por outro lado, a doença inflamatória intestinal é uma causa importante de amiloidose AA secundária, que pode resultar em envolvimento renal. Portanto, em um paciente com amiloidose renal que tem sintomas GI, é importante caracterizar o tipo de amiloide e a causa subjacente do distúrbio GI.

Doença Renal Policística Autossômica Dominante (DRPAD)

As hérnias abdominais são mais comuns na DRPAD[16] e são um problema particularmente em pacientes em DP. A doença diverticular dos cólons ocorre com maior frequência. Os rins aumentados podem resultar em dor abdominal, hemorragia, plenitude abdominal e anorexia. Os cistos hepáticos e, ocasionalmente, a hepatomegalia maciça podem causar dor abdominal crônica e plenitude. A dilatação do ducto biliar comum, de significado incerto, ocorre mais frequentemente na DRPAD.

Doença Inflamatória Intestinal

A doença inflamatória intestinal pode ser complicada por amiloidose AA e nefropatia por IgA. Algumas drogas, como os aminosalicilatos, podem levar a doença renal, incluindo nefrite intersticial crônica. A doença ileal terminal na doença de Crohn pode levar a hiperoxalúria e cálculos de oxalato.

Doença Celíaca

A doença celíaca é uma condição relativamente comum e ocorre frequentemente em associação a outras condições autoimunes, como o diabetes melito. Há também relato de associação a nefropatia por IgA.[17]

DROGAS E DOENÇA GASTROINTESTINAL NA DOENÇA RENAL CRÔNICA

Drogas comumente utilizadas na DRC podem levar a distúrbios GI (Tabela 87-3). Os quelantes de fósforo resultam comumente em sintomas abdominais. Náuseas e vômitos são complicações importantes do cinacalcete. Outras drogas importantes na DRC que podem causar problemas GI incluem as estatinas, inibidores da ECA, suplementos de ferro, bicarbonato de sódio, bisfosfonatos e a metformina. Drogas supressoras da secreção ácida, incluindo os inibidores da bomba de prótons e os bloqueadores dos receptores H_2, são comumente prescritos na DRC, sendo muitas vezes inapropriadamente continuados por longos períodos[18] e com efeitos colaterais próprios associados, dentre os quais o aumento do risco de infecção por *C. difficile*. Os inibidores da bomba de prótons podem resultar em sintomas incluindo náuseas, vômitos, dor abdominal, diarreia e constipação. Ao reduzir a acidez gástrica podem também reduzir a efetividade do carbonato de cálcio prescrito como quelante de fósforo (solúvel somente em meio ácido).

COMPLICAÇÕES GASTROINTESTINAIS ESPECÍFICAS DA TERAPIA RENAL SUBSTITUTIVA

Ascite Idiopática Relacionada à Diálise

A ascite idiopática ocorre em pacientes em HD e pode ser causada por adequação subótima da diálise. O diagnóstico é por exclusão de outras causas de ascite. O líquido ascítico usualmente tem um conteúdo elevado de proteínas. O manejo inclui restrição da ingestão de sódio e de fluidos e ultrafiltração na diálise. A depuração dos pequenos solutos deve ser otimizada, podendo ser necessária paracentese para controle dos sintomas. Essa condição pode se resolver após o transplante renal, podendo-se tentar a conversão para DP.

Efeitos Colaterais Gastrointestinais de Drogas Comumente Utilizadas em Pacientes com Doença Renal Crônica

Droga	Efeitos colaterais GI
Quelantes de fósforo à base de cálcio	Constipação, desconforto abdominal
Sevelamer	Constipação, dispepsia, obstrução intestinal (muito rara)
Carbonato de lantânio	Dispepsia, náuseas, diarreia
Cinacalcete	Anorexia, náuseas e vômitos
Estatinas	Desconforto abdominal, diarreia, constipação
Inibidores da ECA	Náuseas, constipação, diarreia, pancreatite aguda
Suplementação de ferro	Náuseas, dor epigástrica, constipação, diarreia
Bisfosfonatos	Esofagite, ulcerações e estenoses esofágicas
Sulfonato de poliestireno (resina de cálcio, Sorcal)	Constipação grave, necrose colônica
Bloqueadores de canais de cálcio	Constipação, pseudo-obstrução intestinal
Metformina	Anorexia, náuseas, vômitos, diarreia
Inibidores da bomba de prótons	Náuseas, vômitos, dor abdominal, constipação, diarreia
Micofenolato mofetil	Diarreia, dor abdominal, vômitos
Azatioprina	Dispepsia, pancreatite aguda, hepatite

Tabela 87-3 Efeitos colaterais gastrointestinais (GI) de drogas comumente utilizadas em pacientes com doença renal crônica (DRC). *ECA,* Enzima conversora de angiotensina.

Condições Gastrointestinais Relacionadas à Diálise Peritoneal

Várias complicações relacionadas à diálise peritoneal podem afetar o abdome, incluindo peritonite infecciosa, dor à infusão e drenagem do dialisato e peritonite esclerosante encapsulante (Cap. 97). O hemoperitônio na DP é tipicamente relacionado ao ciclo menstrual, ocorrendo durante a menstruação ou ovulação, ou pode ser autolimitado, provavelmente resultando de traumas menores da membrana peritoneal pelo cateter de DP (Fig. 87-4). Raramente, estão presentes causas patológicas subjacentes, incluindo a peritonite esclerosante encapsulante, doença maligna, pancreatite, doença hepatobiliar e hemorragia proveniente de rins policísticos.

Amiloidose Relacionada à Diálise

A amiloidose causada por depósito de β_2-microglobulina em raríssimos pacientes com muito tempo de diálise pode resultar em manifestações GI, dentre as quais hemorragia GI, diarreia, pseudo-obstrução, isquemia e perfuração (Cap. 85).

Transplante e Distúrbios Gastrointestinais

Uma variedade de problemas GI ocorre após o transplante renal (Caps. 104 e 105). Gastrite ou duodenite resultam da terapia corticosteroide, e úlceras pépticas ocorrem mais comumente no primeiro ano após o transplante.[19] O micofenolato mofetil leva comumente a diarreia, dor abdominal ou vômitos. Complicações infecciosas do trato

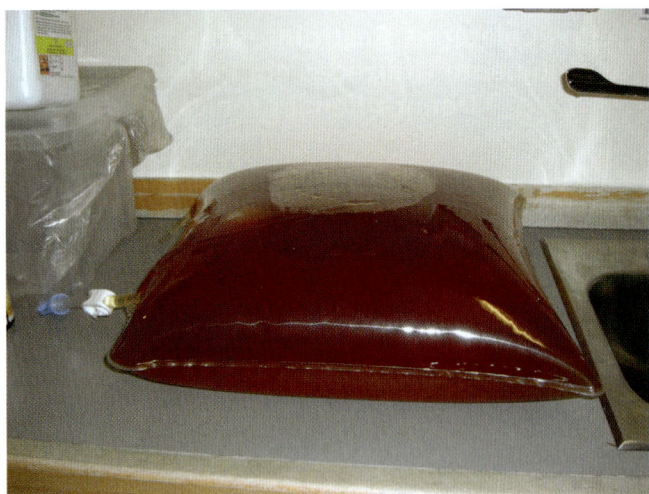

Figura 87-4 Hemoperitônio. Líquido de diálise peritoneal contendo sangue de um paciente em diálise peritoneal que desenvolveu pancreatite aguda.

GI incluem candidíase oral e esofágica, doença por citomegalovírus e diarreia por infecção por *C. difficile*. A doença linfoproliferativa pós-transplante pode também acometer o trato GI.

NUTRIÇÃO NA DOENÇA RENAL CRÔNICA

A nutrição tem um papel importante no manejo da hipertensão, obesidade, dislipidemia e diabetes, todas as quais afetam a progressão da DRC. À medida que a taxa de filtração glomerular (TFG) se deteriora, mudanças alimentares podem alterar o curso da retenção de metabólitos nitrogenados, da menor capacidade de regular os níveis de água e eletrólitos e de certas deficiências vitamínicas. Além disso, a desnutrição energético-proteica é um preditor de mau prognóstico.

Má Nutrição: Desnutrição Proteico-Energética

Na doença renal geralmente existem condições que levam à desnutrição que não estão relacionadas à redução da ingestão isoladamente. Existem vários termos para indicar a desnutrição na DRC, incluindo *má nutrição urêmica, má nutrição energético-proteica e síndrome do complexo da má nutrição-inflamação*. Como o termo *má nutrição* se refere a uma ingestão inadequada às necessidades do indivíduo, pode haver confusão ao usar esse termo comum considerando que a ingestão reduzida não é necessariamente a única causa de desnutrição. A intervenção alimentar isolada nesses casos pode não reverter com sucesso a perda de massa muscular e gordura. Definições aceitas são úteis ao ajudar os clínicos a reconhecer problemas e desenvolver estratégias de tratamento apropriadas assim como pesquisas direcionadas; em 2008 a *International Society of Renal Nutrition and Metabolism* recomendou que o termo *desnutrição proteico-energética* seja utilizado para perda de proteína corporal e reservas de energia.[20]

A prevalência de desnutrição energético proteica em pacientes em diálise varia de 10% a 70%, dependendo da escolha de marcador nutricional e da população estudada.[21,22] Ocorre também uma redução do estado nutricional antes do início da diálise, o qual é forte preditor de mortalidade na diálise. Paradoxalmente, vários investigadores encontraram uma relação inversa significativa entre o risco de mortalidade e o tamanho corporal em populações em HD, um fenômeno chamado *epidemiologia reversa* (Cap. 82). Vários fatores relacionados ao estado urêmico podem contribuir para a elevada incidência de desnutrição energético proteica:

Avaliação do Estado Nutricional

Área	Avaliações
Exame físico	
Avaliação da ingestão alimentar	Histórico de alimentação, diário alimentar, questionários de avaliação do apetite
Medidas antropométricas	Peso corporal, altura, índice de massa corporal Percentual de mudança de peso Medidas das pregas cutâneas Circunferência do meio do braço
Composição corporal	Ativação com nêutrons Espectometria de infravermelho próximo Impedância bioelétrica Absortometria radiológica de dupla energia (DEXA) Potássio corporal total
Determinadores bioquímicos	Eletrólitos séricos Proteínas séricas PNA, PCR Colesterol sérico Índice de creatinina
Sistemas de escore nutricional	Avaliação global subjetiva
Ensaios imunológicos	Linfócitos Testes cutâneos de hipersensibilidade tardia
Testes funcionais	Força de preensão manual

Tabela 87-4 Avaliação do estado nutricional. São exibidos os métodos utilizados na avaliação do estado nutricional. *PCR*, taxa de catabolismo proteico (do inglês *protein catabolic rate*; matematicamente idêntica ao PNA); *PNA*, equivalente proteico do aparecimento do nitrogênio total (do inglês *protein equivalent of total nitrogen appearance*). O índice de creatinina é medido pela soma da creatinina removida do organismo (medida a partir da creatinina removida no dialisato, ultrafiltrado e/ou urina), qualquer elevação no *pool* de creatinina do organismo e da taxa de degradação da creatinina. Ver também http://www.kidney.org/professionals/kdoqi/pdf/KDOQI2000NutritionGL.pdf .

- Ingestão inadequada de proteínas e calorias. A ingestão de nutrientes acompanha o decréscimo da TFG, sendo amplamente relacionada à anorexia associada à DRC.[23] Essa anorexia é causada pelo prejuízo da acuidade gustativa e redução da função olfatória, medicações, gastroparesia autônômica, fatores psicológicos e socioeconômicos e diálise inadequada. A elevação da leptina sérica, um regulador de apetite de longo prazo, também foi ligada à anorexia observada na DRC.[24]
- Perdas nutricionais ocorrem durante o tratamento. Perde-se de 8 a 12 g de aminoácidos por sessão de HD, e perde-se de 5 a 10 g de proteínas por dia durante a DP, a depender do tipo de transporte da membrana peritoneal. Isso pode ser significativamente maior durante episódios de peritonite relacionada à DP.
- A acidose metabólica e períodos de doença aguda ou crônica podem induzir o catabolismo proteico, mediado em grande parte pela via proteolítica dependente de ubiquitina-proteassoma.[25]
- Os efeitos do catabolismo proteico que podem comprometer os pacientes logo após o transplante incluem altas doses de corticosteroides, a resposta de estresse à cirurgia e função tardia do enxerto.
- Estado inflamatório da uremia (Cap. 82).[26]
- Distúrbios endocrinológicos, como a resistência insulínica, a concentração aumentada de paratormônio (que pode promover catabolismo de aminoácidos e gliconeogênese) e a deficiência de vitamina D (que pode contribuir para miopatia proximal) podem ter um efeito adverso sobre o estado nutricional.

Avaliação do Estado Nutricional

A avaliação do estado nutricional não se resume a um único teste, sendo necessário um painel de medidas para um rastreio ideal do estado nutricional. A tabela 87-4 sumariza alguns dos métodos utilizados para essa avaliação.

Estimativa da Ingestão

O histórico de alimentação e o diário alimentar representam os pilares da estimativa da ingestão alimentar. Além disso, uma redução gradual no nitrogênio ureico no sangue e uma redução dos níveis de fósforo e potássio podem indicar uma ingestão reduzida de proteínas em pacientes dependentes de diálise, e um baixo nível de colesterol sérico pode indicar uma baixa ingestão de calorias.

A excreção de ureia, o produto final do metabolismo proteico, é facilmente medida, sendo geralmente utilizada para estimar a adequação da diálise. O *equivalente proteico* do *aparecimento* do *nitrogênio total* (PNA) pode ser estimado na HD através de mudanças interdialíticas na concentração sérica de nitrogênio ureico e no conteúdo de nitrogênio ureico na urina e no dialisato. O nPNA é o termo para o PNA relacionado ao peso corporal. Ao assumir que a excreção de nitrogênio iguala a ingestão de nitrogênio no estado de equilíbrio metabólico, o nPNA tem sido utilizado como estimativa da ingestão de proteínas da dieta em curto prazo. Os resultados, entretanto, devem ser interpretados com cautela (o modelo da cinética da ureia e a adequação da diálise são discutidos adiante nos Caps. 94 e 96). As equações para estimar a nPNA foram recomendadas pelo Kidney Disease Outcomes Quality Initiative (KDOQI).[27]

Composição Corporal

Estão disponíveis uma série de técnicas que podem distinguir os compartimentos corporais com base nas características físicas, podendo fornecer informações acerca do estado nutricional (massa magra e conteúdo de gordura) e hidratação.

A medida das pregas cutâneas pode ser utilizada para avaliar a gordura corporal, e a massa muscular pode ser avaliada pela medida da circunferência muscular do meio do braço (CMB; Fig. 87-5). Utiliza-se o ponto médio do braço dominante, pois esse é o braço menos provável de conter uma fístula arteriovenosa.

$$\text{CMB (cm)} = \text{circunferência do meio do braço (cm)}$$
$$- [3{,}14 \times \text{prega do tríceps (cm)}]$$

A medida é tomada após a diálise nos pacientes em HD. Embora essas medidas antropométricas sejam baratas e relativamente fáceis de aprender e de rápida realização, são limitadas pela intervariabilidade e intravariabilidade. Apesar disso, medidas seriadas ao longo do tempo podem ser úteis para buscar mudanças no mesmo paciente quando utilizadas em conjunto com outros índices nutricionais.

A avaliação subjetiva global (ASG) é uma ferramenta de avaliação nutricional confiável para pacientes em diálise.[28] Utiliza-se uma série de perguntas acerca de mudanças recentes na ingestão de nutrientes com observações simples do peso corporal e massa muscular do paciente para determinar subjetivamente o estado nutricional do indivíduo; os pacientes são classificados como bem nutridos; levemente desnutridos ou com suspeita de desnutrição; ou gravemente desnutridos. As Figuras 87-6 e 87-7 mostram perda de massa muscular em um paciente em HD classificado pela ASG como gravemente desnutrido. A ASG é por definição subjetiva e tem sido criticada por não

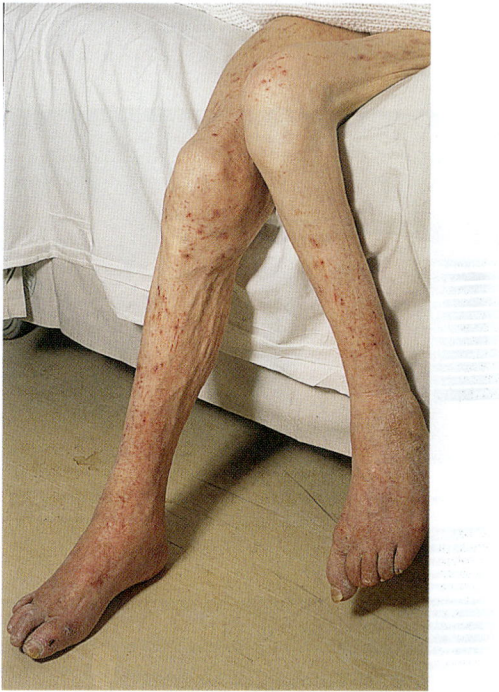

Figura 87-6 Um paciente em hemodiálise gravemente desnutrido. Há perda acentuada de massa muscular do quadríceps e da panturrilha. Além disso, notar as lesões de pele de coçadura decorrentes do prurido urêmico.

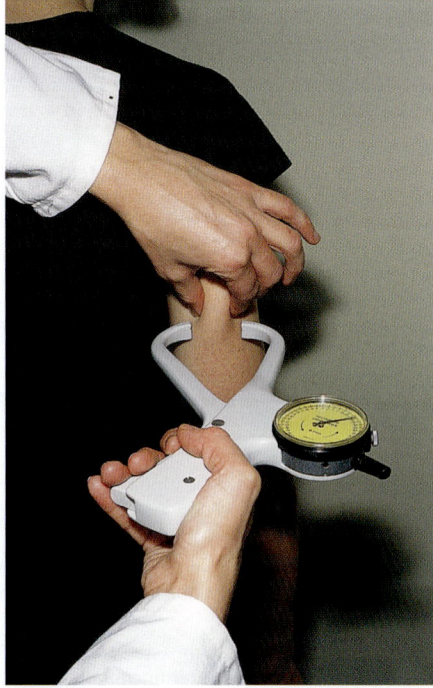

Figura 87-5 Medição de rotina de pregas cutâneas. Em pacientes com insuficiência renal, utiliza-se o braço dominante sem um enxerto ou fístula arteriovenosa.

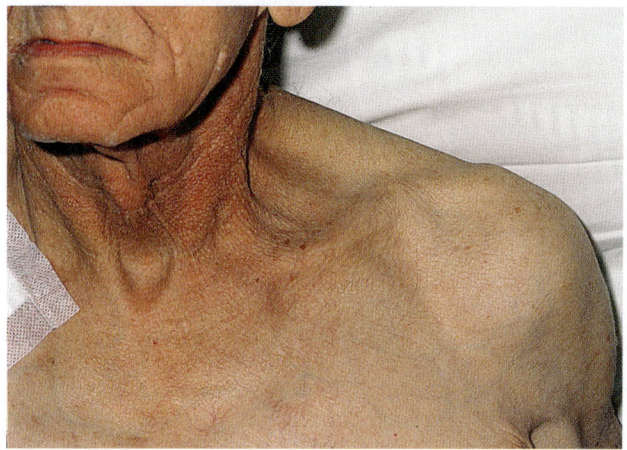

Figura 87-7 Um paciente em hemodiálise gravemente desnutrido. Perda de massa muscular ao redor da clavícula e ombro.

ter sensibilidade suficiente para definir o grau de desnutrição. Outros sistemas de pontuação que utilizam componentes da ASG convencional estão atualmente sendo avaliados.

Proteína Visceral

O estado volêmico, alterações da função hepática, idade e condições inflamatórias agudas, todas podem afetar os níveis de albumina. Entretanto, apesar de sua meia-vida relativamente longa (20 dias), a albumina ainda permanece como uma medida importante do estado nutricional e saúde do indivíduo. Clinicamente, pode ser possível observar o crescimento de unhas esbranquiçadas se houver um período transitório de hipoalbuminemia (Fig. 87-8). Outras proteínas séricas marcadoras do estado nutricional também são de difícil interpretação devido à influência de outros fatores além da nutrição. A transferrina sérica é ligada aos estoques corporais de ferro e pode se alterar com mudanças no status de ferro. Os níveis de pré-albumina podem estar elevados pela DRC devido ao metabolismo renal prejudicado. Os níveis de pré-albumina também se reduzem rapidamente durante episódios de inflamação aguda. Com a baixa especificidade e sensibilidade de vários dos marcadores antropométricos e bioquímicos,

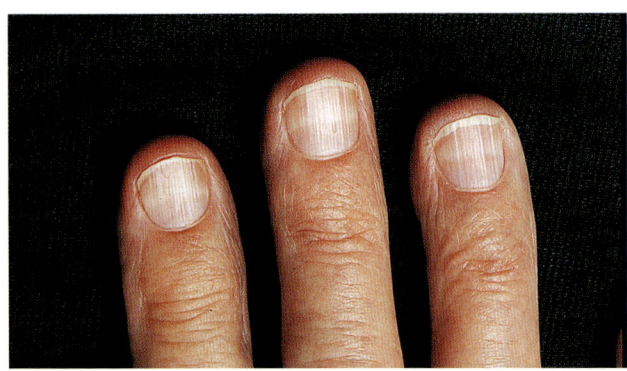

Figura 87-8 Unhas esbranquiçadas na hipoalbuminemia. A faixa esbranquiçada se desenvolveu durante um período transitório de hipoalbuminemia causada por síndrome nefrótica.

torna-se claro que, para a avaliação do estado nutricional, é necessária a integração de uma série de medidas, juntamente com a avaliação do bem-estar subjetivo do paciente (Tabela 87-5).

Diretrizes Nutricionais

As diretrizes são úteis, porém é importante que não sejam impostas restrições alimentares desnecessárias e que o aconselhamento seja individualizado e modificado se as circunstâncias assim o ditarem. A Tabela 87-6 sumariza as recomendações nutricionais para DRC.

Hiperlipidemia

Embora sejam observados distúrbios do metabolismo lipídico na DRC frequentemente, existem poucos dados sobre o efeito da terapia nutricional nesse grupo. Uma dieta pobre em gordura, particularmente gordura saturada, com um aumento na ingestão de fibras solúveis pode ser útil em reduzir os níveis de colesterol, embora o

Alguns Indicadores de Desnutrição	
Avaliação	**Indicadores**
Parâmetros bioquímicos	Albumina sérica abaixo da faixa normal Pré-albumina sérica< 300 mg/L (30 mg/dL) (apenas para pacientes em diálise de manutenção, porque os níveis podem variar de acordo com o nível de TFG para DRC 2-5) Níveis séricos baixos de creatinina, fósforo, potássio e ureia em pacientes em diálise Colesterol sérico < 150 mg/dL (3,8 mmol/L) Baixo index de creatinina PNA e PCR baixos
Parâmetros antropométricos	Redução contínua do peso, medidas das pregas cutâneas, circunferência do meio do braço Índice de massa corporal < 20 kg/m² Peso corporal < 90% do ideal Força muscular anormal

Tabela 87-5 Alguns indicadores de desnutrição. *TFG*, Taxa de filtração glomerular; *PCR*, taxa de catabolismo proteico; *PNA*, equivalente proteico do aparecimento de nitrogênio total.

Recomendações Nutricionais na Doença Renal Crônica			
Ingestão Diária	**DRC Pré-Diálise**	**Hemodiálise**	**Diálise Peritoneal**
Proteína (g/kg PC ideal) (ver KDOQI[27] para a estimativa do peso corporal corrigido livre de edema)	0,6-1,0 O nível depende da visão do nefrologista 1,0 para síndrome nefrótica.	1,1-1,2[27,31] Essa é uma recomendação ampla; a ingestão de proteínas deve ser individualizada de acordo com o estado nutricional, níveis séricos de fósforo e adequação da diálise do paciente.	1,0-1,3[27,38]
Energia (kcal/kg PC)	35[27] (menor que 60 anos) 30-35[27] (maior que 60 anos)	35[27] (menor que 60 anos) 30-35[27] (maior que 60 anos)	35[27] incluindo as calorias do dialisato (menor que 60 anos) 30-35[27] incluindo as calorias do dialisato (maior que 60 anos)
Sódio (mmol)	<100 (mais se perda de sal)	< 100	< 100
Potássio	Reduzir, se hipercalemia Se hipercalemia, o aconselhamento se dá através da redução de certos alimentos (p. ex. algumas frutas e vegetais) e de orientações acerca dos métodos de cozimento.	Reduzir, se hipercalemia	Reduzir, se hipercalemia; geralmente não é necessária restrição de potássio
Fósforo	Reduzir; nível depende da ingestão proteica O aconselhamento se dá através da diminuição de certos alimentos (p. ex. laticínios, miúdos, mariscos), alimentos processados com alto teor de fósforo, e orientações sobre o uso de quelantes associados a refeições e lanches com alto teor de fósforo.		
Cálcio	Na DRC estágios 3-5, a ingestão total de cálcio elementar (incluindo cálcio da dieta) não deve exceder 2.000 mg/dia.	A ingestão total de cálcio elementar (incluindo cálcio da dieta) não deve exceder 2.000 mg/dia.	A ingestão total de cálcio elementar (incluindo cálcio da dieta) não deve exceder 2.000 mg/dia.

Tabela 87-6 Recomendações nutricionais na doença renal crônica (DRC). As recomendações são para pacientes típicos, porém devem sempre ser individualizadas com base em parâmetros clínicos, bioquímicos e antropométricos. *PC*, peso corporal; *KDOQI*, Kidney Disease Outcomes Quality Initiative.

papel da redução do colesterol em pacientes com DRC seja controverso (Cap. 82). A perda de peso no caso de sobrepeso e o consumo de dieta pobre em açúcar pode melhorar a hipertrigliceridemia, porém deve-se atingir um equilíbrio entre os conceitos de alimentação saudável e adequação nutricional. O consumo adicional de fibras, nos limites da dieta, tem o benefício de ajudar na regulação da função intestinal, o que é particularmente importante em pacientes em DP.

Hipertensão

O papel da dieta na prevenção e tratamento da hipertensão é completamente discutido no Capítulo 35.

Vitaminas, Minerais e Elementos-Traço

As alterações de vitaminas, minerais e elementos-traço na DRC estão relacionadas a restrições alimentares, perdas pelo dialisato e à necessidade de função renal intacta para o metabolismo de certas vitaminas. Entretanto, as necessidades nutricionais para os pacientes com DRC não são claras.

A restrição de proteínas e potássio pode levar à ingestão inadequada de piridoxina, vitamina B_{12}, ácido fólico, vitamina C, ferro e zinco. O uso de eritropoetina recombinante humana pode aumentar a requisição de ferro e ácido fólico (Cap. 83).

A homocisteína sérica elevada é um fator de risco conhecido para morbidade cardiovascular na DRC (Cap. 82). Entretanto, a redução da homocisteína sérica com o uso de ácido fólico, vitamina B_{12} e suplementos de piridoxina demonstrou não ter efeito sobre a mortalidade ou risco de eventos cardiovasculares em pacientes com doença renal em estágio terminal (DRET).[29] Uma revisão sistemática e metanálise recente também mostraram que a redução da homocisteína baseada em ácido fólico não reduziu os eventos cardiovasculares em pessoas com doença renal.[30]

Várias formulações multivitamínicas estão disponíveis, contendo um perfil recomendado de vitaminas para pacientes em diálise. Essas formulações variam levemente entre si, sendo um exemplo: vitamina C, 60 mg; biotina, 300 mg; pantetonato de cálcio, 10 mg; cianocobalamina, 6 mg; ácido fólico, 800 mg; niacinamida, 20 mg; piridoxina, 10 mg; riboflavina, 1,7 mg; e tiamina, 1,5 mg. Na falta de evidência robusta, é prudente ter um baixo limiar para começar tal reposição. O European Best Practice Guidelines (EBPGs) de nutrição fornece recomendações baseadas em opinião para a ingestão de vitaminas, minerais e alguns elementos-traço em pacientes em HD.[31]

Embora haja evidência de que a vitamina C tenha um papel na melhora do manejo da anemia na DRET, a suplementação de altas doses dessa vitamina, comum na população geral, não deve ser realizada devido ao risco de deposição tecidual de oxalato como consequência da depuração inadequada do oxalato sérico elevado na insuficiência renal.

Uma revisão que sumariza a literatura atual sobre vitaminas lipossolúveis na DRC avançada foi publicada recentemente.[32] Há concordância universal de que a suplementação de vitamina A geralmente não é recomendada (exceto se o paciente estiver recebendo nutrição parenteral total), porque a deficiência é rara, as perdas na diálise são mínimas, e pode ocorrer acúmulo levando a toxicidade. Sabe-se que a vitamina E tem propriedades antioxidantes. A deficiência e a toxicidade são relatadas como raras, e avaliação de seus níveis em pacientes em diálise são ainda inconsistentes. Precisa-se de mais orientação acerca dos potenciais benefícios da suplementação de vitamina E na DRC, embora o EBPGs recomende que a vitamina E possa ser suplementada em pacientes em HD para a prevenção secundária de eventos cardiovasculares (com base nos resultados do estudo Secondary Prevention with Antioxidants of Cardiovascular Disease in Endstage Renal Disease [SPACE]) e prevenção de cãibras musculares recorrentes.[31]

A vitamina K funciona como um cofator para a enzima gama-glutamil carboxilase e pode ter um papel na inibição de calcificação vascular (Cap. 85). Evidências sugerem que a maioria dos pacientes dependentes de diálise tem deficiência subclínica de vitamina K, sem toxicidade conhecida. Entretanto, estão em andamento pesquisas nessa área para determinar se, e a partir de qual nível, a suplementação de vitamina K pode ter um papel benéfico na prevenção de calcificação vascular e na redução da mortalidade em pacientes com DRC avançada.

O KDOQI forneceu diretrizes sobre o tipo e a dose de vitamina D, assim como a ingestão de cálcio e fósforo na DRC, com recente atualização pelo Kidney Disease: Improving Global Outcomes (KDIGO) (Cap. 85).

As recomendações para a ingestão de minerais são exibidas na Tabela 87-6.

Monitoração e Tratamento

A monitoração dos pacientes com DRC envolve a combinação de avaliação nutricional e análise de exames bioquímicos relevantes (potássio, fósforo, lípides) e do estado volêmico. O desafio consiste em fornecer um aconselhamento que equilibre cuidadosamente o controle dos eletrólitos sem comprometer o estado nutricional. Quando a anorexia estiver presente, deve-se considerar estratégias para o seu tratamento, maximizando a ingestão de nutrientes através do uso de um ou mais dos métodos discutidos nas seções a seguir.

Suplementação Enteral

Se o aconselhamento para o reforço alimentar for insuficiente, deve-se administrar suplementos na forma de pós e bebidas de alto conteúdo proteico e calórico. A dieta por sonda enteral também é uma opção caso a ingestão de nutrientes não possa ser aumentada de forma suficiente pelo uso de suplementos orais. Estão disponíveis dietas enterais e suplementos renais específicos com menor conteúdo de fluidos e eletrólitos. Uma revisão sistemática sugeriu que o suporte enteral multinutrientes eleva a concentração de albumina sérica e melhora a ingestão total de alimentos em pacientes em hemodiálise de manutenção.[33] Além disso, pacientes em diálise de manutenção com níveis de albumina iguais ou menores que 3,5 g/dl receberam suplementos nutricionais orais intradialíticos em um grande estudo recente de coorte pareada. Apesar das limitações, os resultados indicaram uma sobrevida significativamente melhor no grupo suplementado *versus* pacientes controle similarmente pareados.[34]

Suplementação de Fluidos no Dialisato

A nutrição parenteral intradialítica (NPID) tem sido utilizada para fornecer terapia nutricional parenteral intensiva com o uso de soluções hipertônicas concentradas três vezes por semana, durante as sessões de HD, sem a necessidade de estabelecer um acesso venoso central. Os nutrientes, geralmente uma mistura de aminoácidos, glicose e lipídios, são infundidos através da linha venosa, com perda no dialisato de apenas cerca de 10% dos aminoácidos infundidos. Em 2010 foi publicada uma revisão sistemática do uso desse tratamento, concluindo que a evidência a partir de estudos clínicos é insuficiente para demonstrar um benefício ou um dano associado ao fornecimento de NPID para pacientes em HD desnutridos. Os autores recomendaram que são necessárias outras pesquisas clínicas nessa área.[35]

A utilização intraperitoneal de aminoácidos pode ser realizada na DP. Uma solução de aminoácidos de 1,1% substitui a glicose no fluido de DP, e cerca de 80% dos aminoácidos são absorvidos num período de 4 horas.[36] Não se conhece os efeitos a longo prazo do uso intraperitoneal de aminoácidos sobre o estado nutricional e os desfechos clínicos, e a solução é frequentemente utilizada primariamente para reduzir a exposição à glicose.

O Kidney Disease Outcomes Quality Initiative sugeriu que o uso intraperitoneal de aminoácidos (na DP) ou a NPID (na HD) devem ser considerados para pacientes que têm evidência de desnutrição proteica ou energética e ingestão inadequada de proteínas ou calorias e que são incapazes de tolerar adequadamente suplementação oral ou dieta por sonda.[27] Entretanto, a American Society for Parenteral and Enteral Nutrition (ASPEN) atualmente recomenda que a NPID não seja utilizada como um suplemento nutricional em pacientes em hemodiálise desnutridos, porque os estudos até agora não mostram uma forte evidência que apoie o uso da NPID.[37] Certamente são necessários ensaios controlados randomizados maiores para determinar o benefício clínico desse tratamento.

Estimuladores de Apetite

O acetato de megestrol, um derivado da progesterona, melhorou moderadamente o apetite de pacientes em HD em pequenos estudos. Entretanto, como o acetato de megestrol não deixa de ter efeitos colaterais, são necessários ensaios maiores antes que se possam fazer recomendações para pacientes com DRC. Também são necessários mais estudos para a grelina, um hormônio orexígeno, e para os antagonistas do receptor de melanocortina.

Acidose Metabólica

Embora alguns estudos não tenham mostrado nenhum efeito deletério da acidose metabólica leve, vários outros relataram que a normalização da concentração do bicarbonato sérico pré-diálise é benéfica para o estado nutricional proteico e o metabolismo ósseo. O manejo clínico da acidose metabólica é discutido no Capítulo 12. As atuais diretrizes recomendam a correção da acidose em pacientes dependentes de diálise.[31,38]

Atividade Física

Existe uma ampla linha de pesquisa na área de atividade física para adultos com doença renal crônica mostrando efeitos benéficos significantes sobre a aptidão física, parâmetros cardiovasculares, bem-estar e marcadores nutricionais.[39] É provável que no futuro tenhamos maiores informações nessa área para a prática clínica.

Referências

1. Kim MJ, Kwon KH, Lee SW. Gastroesophageal reflux in CAPD patients. *Adv Perit Dial*. 1998;14:98-101.
2. Kang JY, Ho KY, Yeoh KG, et al. Peptic ulcer and gastritis in uremia, with particular reference to the effect of *Helicobacter pylori* infection. *J Gastroenterol Hepatol*. 1999;14:771-778.
3. Sugimoto M, Sakai K, Kita M, et al. Prevalence of *Helicobacter pylori* infection in long-term hemodialysis patients. *Kidney Int*. 2009;75:96-103.
4. Aguilera A, Codoceo R, Bajo MA, et al. *Helicobacter pylori* infection: A new cause of anorexia in peritoneal dialysis patients. *Perit Dial Int*. 2001; 21(suppl 3):S152-S156.
5. De Schoenmakere G, Vanholder R, Rottey S, et al. Relationship between gastric emptying and clinical and biochemical factors in chronic hemodialysis patients. *Nephrol Dial Transplant*. 2001;16:1850-1855.
6. Strid H, Simrén M, Stotzer PO, et al. Delay in gastric emptying in patients with chronic renal failure. *Scand J Gastroenterol*. 2004;39:516-520.
7. Silang R, Regalado M, Cheng TH, Wesson DE. Prokinetic agents increase plasma albumin in hypoalbuminemic chronic dialysis patients with delayed gastric emptying. *Am J Kidney Dis*. 2001;37:287-293.
8. Scheff RT, Zuckerman G, Harter HR, et al. Diverticular disease in patients with chronic renal failure due to polycystic kidney disease. *Ann Intern Med*. 1980;92:202-204.
9. Adams PL, Rutsky EA, Rostand SG, Han SY. Lower gastrointestinal tract dysfunction in patients receiving long-term hemodialysis. *Arch Intern Med*. 1982;142:303-306.
10. Zeier M, Weisel M, Ritz E. Non-occlusive mesenteric infarction (NOMI) in dialysis patients: Risk factors, diagnosis, intervention and outcome. *Int J Artif Organs*. 1992;15:387-389.
11. Tsai CJ, Hwang JC. Investigation of upper gastrointestinal hemorrhage in chronic renal failure. *J Clin Gastroenterol*. 1996;22:2-5.
12. Yorioka K, Hamaguchi N, Taniguchi Y, et al. Gastric antral vascular ectasia in a patient on hemodialysis improved with CAPD. *Perit Dial Int*. 1996;16:177-178.
13. Cunney RJ, Magee C, McNamara E, et al. *Clostridium difficile* colitis associated with chronic renal failure. *Nephrol Dial Transplant*. 1998;13:2842-2846.
14. Chandrasekar T, Naqvi N, Waddington A, et al. Intravenous immunoglobulin therapy for refractory *Clostridium difficile* toxin colitis in chronic kidney disease: case reports and literature review. *Clin Kidney J*. 2008;1:20-22.
15. Lankisch PG, Weber-Dany B, Maisonneuve P, Lowenfels AB. Frequency and severity of acute pancreatitis in chronic dialysis patients. *Nephrol Dial Transplant*. 2008;23:1401-1405.
16. Morris-Stiff G, Coles G, Moore R, et al. Abdominal wall hernia in autosomal dominant polycystic kidney disease. *Br J Surg*. 1997;84:615.
17. Woodrow G, Innes A, Boyd SM, Burden RP. A case of IgA nephropathy and coeliac disease responding to a gluten free diet. *Nephrol Dial Transplant*. 1993; 8:1382-1383.
18. Strid H, Simrén M, Björnsson ES. Overuse of acid suppressant drugs in patients with chronic renal failure. *Nephrol Dial Transplant*. 2003;18:570-575.
19. Telkes G, Peter A, Tulassay Z, Asderakis A. High frequency of ulcers, not associated with *Helicobacter pylori*, in the stomach in the first year after kidney transplantation. *Nephrol Dial Transplant*. 2011;26:727-732.
20. Fouque D, Kalantar-Zadeh K, Kopple J, et al. A proposed nomenclature and diagnostic criteria for protein-energy wasting in acute and chronic kidney disease. *Kidney Int*. 2008;73:391-398.
21. Bergstom J. Nutrition and mortality in hemodialysis. *J Am Soc Nephrol*. 1995;6:1329-1341.
22. Churchill DN, Taylor DW, Keshaviah PR. The CANUSA Peritoneal Dialysis Study Group: Adequacy of dialysis and nutrition in continuous peritoneal dialysis: Association with clinical outcomes. *J Am Soc Nephrol*. 1996;7:198-207.
23. Kopple JD, Greene T, Chumlea W. Relationship between nutritional status and the glomerular filtration rate: Results from the MDRD Study. *Int Soc Nephrol*. 2000;57:1688-1703.
24. Cheung W, Yu PX, Little BM, et al. Role of leptin and melanocortin signaling in uremia-associated cachexia. *J Clin Invest*. 2005;115:1659-1665.
25. Mitch W. Mechanisms causing loss of lean body mass in kidney disease. *Am J Clin Nutr*. 1998;67:359-366.
26. Stenvinkel P, Heimbürger O, Paultre F, et al. Strong association between malnutrition, inflammation and atherosclerosis in chronic renal failure. *Kidney Int*. 1999;55:1899-1911.
27. Clinical practice guidelines for nutrition in chronic renal failure. K/DOQI, National Kidney Foundation. *Am J Kidney Dis*. 2000;35(suppl 2):S1-S140.
28. Enia G, Sicuso C, Alati G, Zoccali C. Subjective global assessment of nutrition in dialysis patients. *Nephrol Dial Transplant*. 1993;8:1094-1098.
29. Heinz J, Kropf S, Domröse U, et al. B vitamins and the risk of total mortality and cardiovascular disease in end-stage renal disease: Results of a randomized controlled trial. *Circulation*. 2010;121:1432-1438.
30. Jardine MJ, Kang A, Zoungas S, et al. The effect of folic acid based homocysteine lowering on cardiovascular events in people with kidney disease: Systemic review and meta-analysis. *BMJ*. 2012;344:e3533.
31. Fouque D, Vennegoor M, ter Wee P, et al. EBPG guideline on nutrition. *Nephrol Dial Transplant*. 2007;22(suppl 2):ii45-ii87.
32. Holden RM, Ki V, Morton AR, Clase C. Fat-soluble vitamins in advanced CKD/ESKD: A review. *Semin Dial*. 2012;25:334-343.
33. Stratton RJ, Bircher G, Fouque D, et al. Multinutrient oral supplements and tube feeding in maintenance dialysis: A systematic review and meta-analysis. *Am J Kidney Dis*. 2005;46:387-405.
34. Lacson E Jr, Wang W, Zebrowski B, et al. Outcomes associated with intradialytic oral nutritional supplements in patients undergoing maintenance hemodialysis: A quality improvement report. *Am J Kid Dis*. 2012;60:591-600.
35. Sigrist MK, Levin A, Tejani AM. Systematic review of the use of intradialytic parenteral nutrition in malnourished hemodialysis patients. *J Ren Nutr*. 2010;20:1.
36. Bruno M, Gabella P, Ramello A. Use of amino acids in peritoneal dialysis solutions. *Perit Dial Int*. 2000;20(suppl 2):s166-s171.
37. Brown RO, Compher C, American Society for Parenteral and Enteral Nutrition Board of Directors. ASPEN clinical guidelines: Nutrition support in adult acute and chronic renal failure. *JPEN J Parenter Enteral Nutr*. 2010;34:366-377.
38. Dombros N, Dratwa M, Feriani M, et al. European best practice guidelines for peritoneal dialysis. 8. Nutrition in peritoneal dialysis. *Nephrol Dial Transplant*. 2005;20(suppl 9):ix28-ix33.
39. Heiwe S, Jacobson SH. Exercise training for adults with chronic kidney disease. *Cochrane Database Syst Rev*. 2011;(10):CD003236.

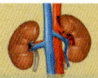

CAPÍTULO 88

Manifestações Dermatológicas da Doença Renal Crônica

Pieter Evenepoel e Dirk R. Kuypers

Manifestações cutâneas são comuns em pacientes com doença renal crônica terminal (DRCT), sendo a hiperpigmentação a mais prevalente. Várias dessas manifestações são causadas pela doença renal de base, enquanto outras estão relacionados à severidade e à duração da uremia.

As lesões de pele associadas ao envelhecimento cutâneo têm uma incidência elevada em pacientes com DRCT, incluindo enrugamento, púrpura senil, ceratose actínica e perda difusa de pelos. A prevalência de câncer de pele não parece estar aumentada, a menos que o paciente tenha recebido ou esteja recebendo imunossupressão.

A evolução do tratamento dos pacientes em diálise resultou em mudanças na frequência e nos tipos de distúrbios dermatológicos observados em associação à DRCT. Alterações dermatológicas como a "neve" urêmica, eritema papular urêmico, roséola urêmica e erisipeloide urêmico raramente ocorrem hoje em dia. Alterações de pigmentação, xerose, ictiose, unhas meio a meio, dermatose perfurante adquirida, dermatoses bolhosas, prurido e arteriopatia calcificante urêmica (ACU) são prevalentes (Fig. 88-1), enquanto a fibrose sistêmica nefrogênica é uma entidade rara e em extinção, agora que o agente causador foi identificado.[1,2] As quatro últimas dermatoses são o foco deste capítulo, pelo fato de estarem associadas a morbidade ou mortalidade significativas e representarem um atual desafio diagnóstico ou terapêutico.

PRURIDO URÊMICO

Manifestações Clínicas

O prurido urêmico (PU) é um sintoma frequente na DRCT, com uma prevalência relatada que varia de 22 a 48%. Embora sua incidência em pacientes adultos em diálise tenha reduzido como resultado da melhoria da eficiência da diálise e da introdução das chamadas "membranas de diálise biocompatíveis", o prurido permanece um problema frustrante para os pacientes, causando sérios desconfortos e danos à pele, frequentemente associado a alteração do ciclo sono-vigília, distúrbios do sono, depressão, ansiedade e redução da qualidade de vida.[3,4] A intensidade e a distribuição anatômica do PU variam significativamente entre os pacientes e com o tempo de curso da doença renal. Em pacientes com acometimento grave, observam-se frequentemente escoriações causadas por coçadura incontrolável com ou sem infecção sobreposta, em raros casos levando ao prurigo nodular, isto é, uma erupção cutânea papulonodular crônica escoriada ou liquenificada, resistente a tratamento (Fig. 88.2). As áreas mais frequentemente acometidas envolvem o dorso, membros, tronco e face. Cerca de 20 a 50% dos pacientes apresentam prurido generalizado.[5]

Patogênese

Vários fatores urêmicos são implicados no desenvolvimento do PU. O paratormônio (PTH) e íons divalentes (cálcio, fosfato e magnésio) têm sido implicados, por isso o prurido é um sintoma frequente que acompanha o hiperparatiroidismo secundário grave e o produto cálcio-fósforo elevado. Entretanto, a falta de correlação consistente

entre os níveis de PTH, cálcio, fósforo e magnésio no soro e na pele e a gravidade do PU indica que outros fatores contribuem no seu desenvolvimento. A histamina liberada pelos mastócitos foi implicada no PU. Nos pacientes urêmicos, ocorre aumento do número de mastócitos, sendo observadas maiores concentrações plasmáticas de triptase e histamina nos casos graves. O gatilho para a liberação de histamina é a substância P, um neurotransmissor envolvido na sensação de prurido. Tem-se debatido o papel dos níveis elevados de serotonina (5-hidroxitriptamina [5-HT$_3$]) em pacientes em diálise com PU; ensaios clínicos utilizando um inibidor seletivo de 5-HT$_3$ tiveram resultados conflitantes (ver discussão adiante). A xerose é um problema de pele comum em pacientes em diálise (60% a 90%) que predispõe ao PU. A secura da pele é causada por alterações primárias da derme associadas à uremia, como atrofia das glândulas sudoríparas com defeito na secreção de suor, prejuízo na hidratação do estrato córneo, atrofia das glândulas sebáceas e arborização anormal das terminações nervosas livres da pele.

Existem duas hipóteses mais importantes para os mecanismos de PU. A hipótese opioide propõe que o PU seja causado por superexpressão dos receptores opioides μ das células da derme e linfócitos. Consistente com essa hipótese, a ativação do sistema opioide κ usando um agonista do receptor κ foi eficiente na redução do prurido num modelo de camundongos. Por outro lado, a hipótese imune considera o PU como uma doença inflamatória sistêmica em vez de um distúrbio local da pele. Alguns estudos que analisaram os efeitos benéficos da exposição a raios ultravioletas B (UVB) no prurido mostraram que os raios UVB diminuem o desenvolvimento de linfócitos Th1, favorecendo os Th2. De fato, o número de células CD4$^+$ que expressam CXCR3 e que secretam interferon γ (indicando diferenciação Th1) é significativamente maior na circulação de pacientes em diálise com prurido em comparação àqueles sem prurido. Os níveis de marcadores séricos de inflamação, como a proteína C reativa, interleucina-2 e interleucina-6 também estão elevados em pacientes com PU.

Tratamento

Deve-se descartar e tratar adequadamente as causas comuns de PU em pacientes com doença renal crônica (DRC) em tratamento conservador e em diálise, como dermatoses primárias (p. ex. urticária, psoríase, dermatite de contato e atópica), doença hepática (p. ex. hepatite), e doenças endócrinas (p. ex. hipotiroidismo, diabetes melito). A abordagem para o tratamento do PU é exibida na Figura 88-3.

Otimizar a Diálise e o Tratamento da Doença Mineral Óssea

Otimizar a biocompatibilidade e a eficácia da diálise e melhorar o status nutricional pode resultar na redução da prevalência e na gravidade do PU. O controle adequado das concentrações séricas de cálcio e fósforo por uso de dialisato pobre em cálcio e magnésio por curto intervalo de tempo melhorou os sintomas de prurido apenas em alguns estudos pequenos, e pode levar à piora da doença mineral óssea em

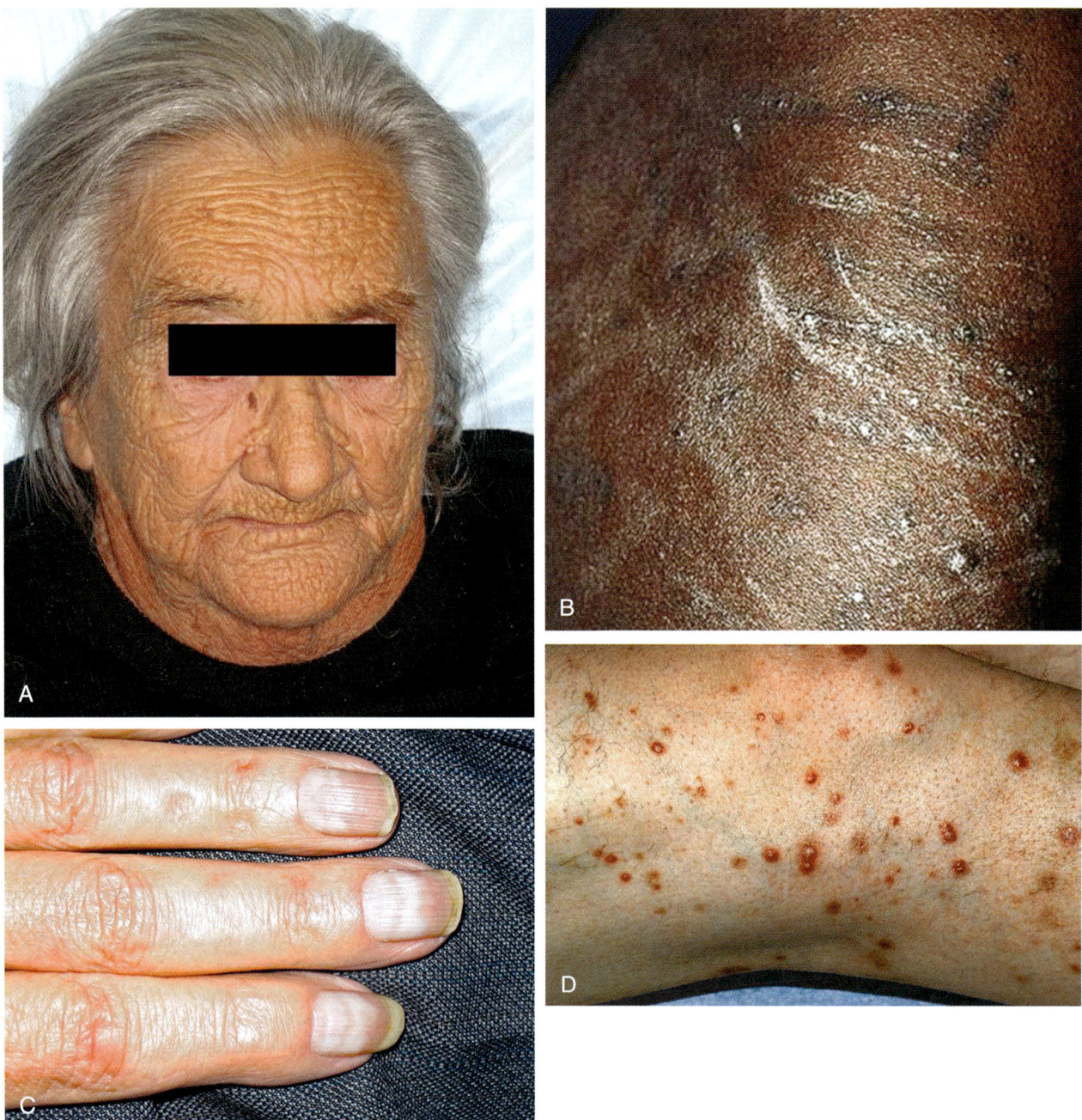

Figura 88-1 Manifestações cutâneas em pacientes com doença renal estágio terminal. A, Um espectro de alterações de pigmentação ocorre em pacientes em diálise, sendo a hiperpigmentação acastanhada em áreas expostas ao sol a mais prevalente. **B**, Xerose, uma textura de pele seca ou áspera, é encontrada em até 75% dos pacientes em diálise. **C**, Unhas meio a meio (também chamadas unhas vermelho e branco) ocorrem em cerca de 40% dos pacientes em diálise. As unhas apresentam uma porção proximal normal ou esbranquiçada e uma porção distal anormal, marrom. **D**, Dermatose perfurante adquirida afeta aproximadamente 10% da população em diálise. A lesão é geralmente assintomática e consiste em pápulas e nódulos em forma de cúpula, de 1 a 10 mm de diâmetro. O tronco e os membros são mais comumente envolvidos.

casos de uso prolongado. A paratireoidectomia não é indicada para alívio do PU, pois não foram demonstrados benefícios consistentes.

Emolientes

Os emolientes continuam a ser o tratamento primário dado pelos nefrologistas, embora a literatura seja controversa no que diz respeito à eficácia dessa abordagem. Prefere-se o uso de emolientes simples, sem perfume ou outros aditivos. O tratamento por banhos contínuos com óleos contendo polidocanol, uma mistura de compostos de monoéter de álcool lauril e macrogol, parece ter algum valor para alguns pacientes. A sericina, uma proteína de biopolímero do bicho-da-seda *(Bombyx mori)* contém 32% de serina, o aminoácido principal do fator de hidratação natural da pele humana e suprime a liberação de citocinas pró-inflamatórias. A sericina mostrou reduzir efetivamente o escore de PU em um estudo randomizado, duplo-cego e placebo-controlado de 6 semanas em 50 pacientes em diálise.[6]

Drogas anti-histamínicas

Os anti-histamínicos clássicos têm eficácia limitada e não diferem em eficácia quando comparados aos emolientes; os anti-histamínicos mais novos, de segunda geração (p. ex., desloratadina), podem ter algum efeito no PU. O cetotifeno (2 a 4 mg/dia), um suposto estabilizador de mastócitos, foi benéfico em um pequeno estudo.

Fototerapia

A luz ultravioleta, especialmente a UVB (comprimento de onda de 280 a 315 nm), é eficaz no tratamento do PU e é bem tolerada, exceto por queimaduras ocasionais. A duração do efeito antiprurítico do tratamento com UVB no corpo inteiro três vezes por semana (total de 8 a 10 sessões) é variável, mas pode durar vários meses. O efeito potencial carcinogênico da radiação UV requer grande atenção, sendo contraindicado o uso prolongado em pacientes com compleição clara (fototipos de pele I e II).

Antagonistas da 5-Hidroxitriptamina

A ondansetrona, um antagonista 5-HT$_3$ seletivo, foi utilizado com sucesso num pequeno estudo com pacientes em diálise peritoneal.

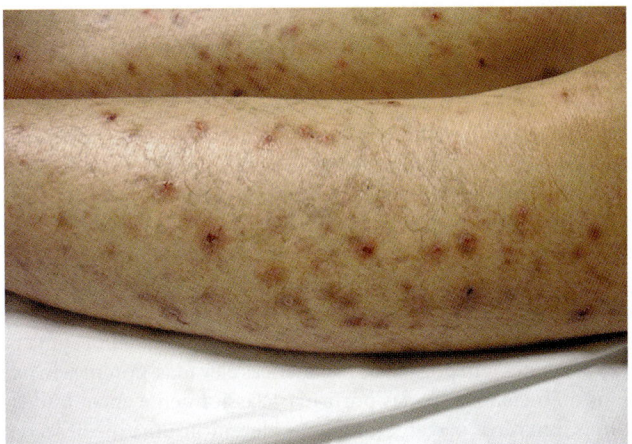

Figura 88-2 Prurigo nodular. *(Cortesia I. Macdougall, Londres, Reino Unido.)*

Entretanto, um estudo maior subsequente, placebo controlado, falhou em mostrar superioridade sobre o placebo em pacientes em HD.

Agonistas de Receptores Opioides

Um agonista do receptor opioide κ, a nalfurafina, administrada por via intravenosa após a HD, foi testada em dois ensaios randomizados, duplo-cegos e placebo-controlados, incluindo 144 pacientes. A intensidade do prurido, escoriações e perturbações do sono reduziram significativamente em pacientes que receberam o composto ativo, sem um aumento de efeitos colaterais comparados aos que receberam placebo.[7] Doses diárias de 2,5 a 5 mg por via oral de nalfurafina foram igualmente eficazes ao reduzir os escores de PU comparadas ao placebo durante um tratamento por um período de 2 semanas em 337 pacientes em diálise.[8] Um estudo subsequente de 1 ano (n = 211) confirmou o efeito benéfico sustentado de 5 mg de nalfurafina no PU, sendo os efeitos adversos relatados com maior frequência a insônia (19%), a constipação (7%) e o aumento da concentração sanguínea de prolactina.[9]

Gabapentina

A gabapentina, uma droga anticonvulsivante, administrada após a diálise (300 mg) foi eficaz na redução do prurido. É necessária uma dose menor se for dada continuamente para pacientes com DRCT, devido à sua estreita janela terapêutica, podendo acumular e causar efeitos colaterais neurotóxicos.[10] O escore de PU reduziu significativamente em dois estudos controlados após 4 semanas de tratamento com gabapentina numa dose de 100 a 300 mg administrada três vezes por semana após a diálise. A gabapentina foi bem tolerada, nenhum paciente interrompeu o tratamento devido a efeitos colaterais, que se limitaram a tonturas, sonolência, fadiga e náusea. Foram demonstrados efeitos similares em um estudo menor utilizando a pregabalina.

Imunomoduladores e Agentes Imunossupressores

Um curso de 7 dias de talidomida reduziu a intensidade de PU em até 80% em um estudo transversal controlado por placebo de 29 pacientes em HD. Devido às suas fortes propriedades teratogênicas, a

Figura 88-3 Abordagem sequencial no paciente urêmico com prurido. *Ver o texto para detalhes. †Benefício terapêutico foi variavelmente descrito em estudos; ver o texto para detalhes. *HD*, Hemodiálise.

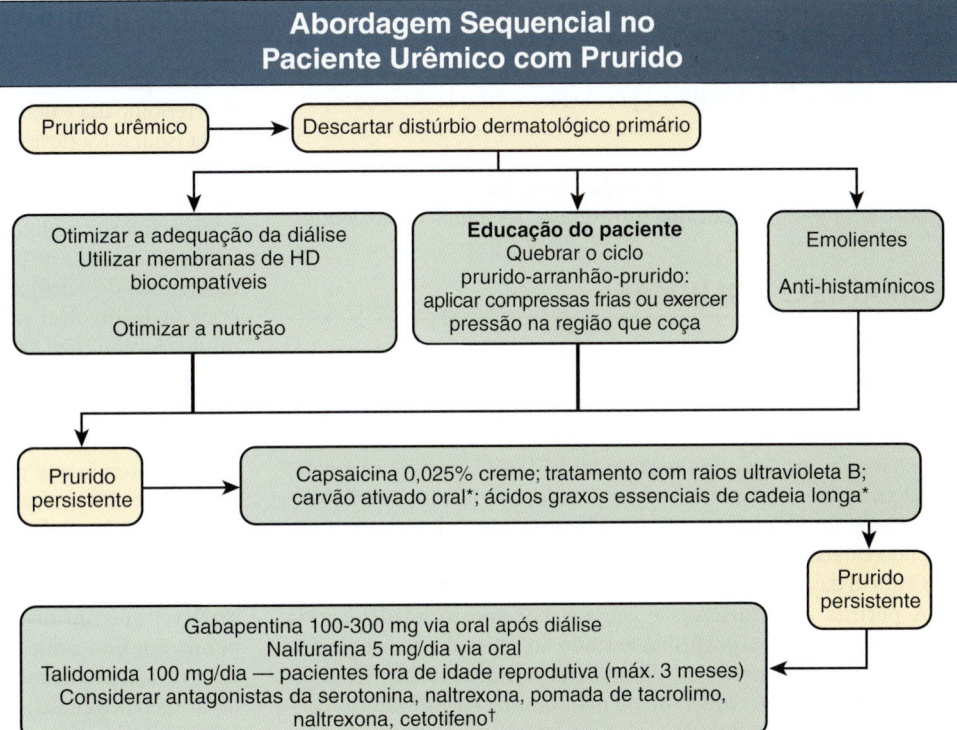

Abordagem Sequencial no Paciente Urêmico com Prurido

- Prurido urêmico → Descartar distúrbio dermatológico primário
  - Otimizar a adequação da diálise / Utilizar membranas de HD biocompatíveis / Otimizar a nutrição
  - **Educação do paciente** Quebrar o ciclo prurido-arranhão-prurido: aplicar compressas frias ou exercer pressão na região que coça
  - Emolientes / Anti-histamínicos
- Prurido persistente → Capsaicina 0,025% creme; tratamento com raios ultravioleta B; carvão ativado oral*; ácidos graxos essenciais de cadeia longa*
- Prurido persistente → Gabapentina 100-300 mg via oral após diálise / Nalfurafina 5 mg/dia via oral / Talidomida 100 mg/dia — pacientes fora de idade reprodutiva (máx. 3 meses) / Considerar antagonistas da serotonina, naltrexona, pomada de tacrolimo, naltrexona, cetotifeno†

talidomida deve ser reservada para os casos de PU graves resistentes ao tratamento em indivíduos fora da idade reprodutiva. Os efeitos adversos da talidomida, como a neuropatia periférica e efeitos colaterais cardiovasculares limitam seu uso contínuo e prolongado. Um estudo prospectivo de centro único de 25 pacientes em diálise crônica com PU demonstrou que 6 semanas de tratamento com pomada de tacrolimo (0,1%) reduziu significativamente a gravidade do PU. O tacrolimo foi bem tolerado nesse estudo, não tendo sido detectada exposição sistêmica ou efeitos colaterais.[11] Entretanto, um estudo subsequente menor, veículo-controlado, mostrou equivalência entre o veículo e o tacrolimo no alívio do PU. Os riscos do uso tópico a longo prazo desses agentes ainda permanecem desconhecidos, não sendo recomendado o uso prolongado até que mais dados estejam disponíveis.

Ácidos Graxos Essenciais de Cadeia Longa

A administração oral de óleo de prímula rico em ácido γ-linoleico (GLA) resultou em melhora significativa do PU em pacientes em diálise crônica. A suplementação de óleo de prímula rico em GLA parece aumentar a síntese de eicosanoides anti-inflamatórios. Pode-se obter efeitos similares com o uso de óleo de peixe, óleo de oliva e óleo de cártamo.

Capsaicina

A capsaicina (*trans*-8-metil-N-vanilil-6-nonenamida) é um alcaloide natural encontrado na pimenta que depleta a substância P das terminações nervosas sensoriais tipo C da pele. Dois estudos clínicos mostraram que a aplicação de creme de capsaicina a 0,025% aliviou significativamente o PU em pacientes em diálise, os quais não apresentaram efeitos colaterais.

Carvão Ativado Oral

Os sintomas de prurido desapareceram completamente ou foram significativamente reduzidos em pacientes em diálise crônica tratados com carvão ativado (6 g/dia) por 8 semanas. Em dois estudos clínicos distintos, foram obtidos resultados comparáveis com esse composto barato e bem tolerado, tornando-o uma alternativa valiosa para pacientes com PU.

Miscelânea

Vários outros tipos de agentes foram testados no tratamento de prurido. Entretanto, apesar da efetividade de alguns, não são considerados como primeira escolha em pacientes em HD crônica devido a efeitos colaterais indesejáveis, posologia incômoda ou incompatibilidade com terapia renal substitutiva (sauna, colestiramina, nicergolina). Outros tratamentos que não reduziram o PU em um cenário controlado, não sendo, portanto, indicados incluem acupuntura, dieta pobre em proteína, lidocaína intravenosa, sertralina e mexiletina.

DERMATOSES BOLHOSAS

As dermatoses bolhosas são descritas em até 16% dos pacientes em diálise crônica. Esse grupo de doenças dermatológicas compreende sobretudo as pseudoporfirias (p. ex. secundária a drogas e agentes químicos não porfirinogênicos) e outras fotodermatoses, enquanto as porfirias verdadeiras (p. ex. a porfiria cutânea tardia [PCT], porfiria variegata) persistem como entidades raras.[9] As pseudoporfirias, as porfirias verdadeiras e as fotodermatoses são semelhantes clínica e histologicamente, sendo caracterizadas por uma erupção cutânea bolhosa fotossensível. O dorso das mãos e a face são as áreas mais afetadas (Fig. 88-4).

A porfiria cutânea tardia é causada por anormalidades na via biossintética da heme-porfirina, levando ao acúmulo de uroporfirinas altamente carboxiladas no plasma e na pele. A expressão fenotípica da doença também requer um ou mais de uma série de fatores contribuintes externos, incluindo álcool, estrogênios, sobrecarga de ferro

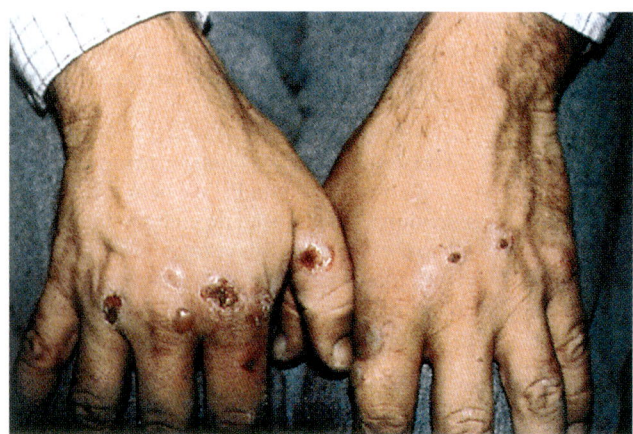

Figura 88-4 Porfiria cutânea tardia. Bolhas tensas, erosões e crostas no dorso das mãos. *(Da referência 12.)*

e infecção por hepatite B e C. É importante distinguir a PCT de outras porfirias nas quais os pacientes têm risco de desenvolver complicações neurológicas potencialmente fatais caso expostos a drogas porfirinogênicas e outros precipitantes. As opções terapêuticas incluem evitar gatilhos ambientais, HD com membranas de alto fluxo, flebotomias repetidas de pequeno volume e quelantes de ferro.

O termo *pseudoporfiria* foi utilizado originalmente para pacientes com porfirinas plasmáticas normais que exibiam lesões de pele semelhantes a PCT secundárias a drogas ou agentes químicos. Entretanto, alguns pacientes em diálise também desenvolvem lesões de pele semelhantes que se curam espontaneamente, deixando uma área hipopigmentada; essa entidade é conhecida como *porfiria da diálise*; uma parte desses pacientes tem porfirinas plasmáticas elevadas, porém sem os distúrbios do metabolismo das porfirinas classicamente encontrados nas porfirias. Em raros pacientes, pode-se identificar uma medicação causadora. Entretanto, na maioria dos pacientes em diálise, a proteção contra a exposição solar parece ser a única medida preventiva.

ARTERIOLOPATIA CALCIFICANTE URÊMICA (CALCIFILAXIA)

Definição

A arteriolopatia calcificante urêmica, ou calcifilaxia, é uma vasculopatia isquêmica devastadora e ameaçadora à vida, restrita principalmente a pacientes com DRC. Também existem relatos dessa doença em pacientes não urêmicos. A isquemia pode ser tão grave que pode ocorrer infarto franco dos tecidos a jusante. O dano mais comum e mais perceptível é na pele e no tecido subcutâneo.[12,13] A ACU deve ser distinguida da calcificação nodular benigna (calcinose cutânea), que pode se desenvolver em pacientes com produto cálcio-fósforo sérico muito elevado (Fig. 88-5).

Patogênese

A patogênese da ACU envolve anormalidades no metabolismo mineral na uremia que predispõem à calcificação vascular e de tecidos moles,[14] porém nenhuma anormalidade isolada é suficiente para predizer a ocorrência dessa doença. Níveis elevados de PTH e tratamento com análogos de vitamina D foram associados a um risco elevado de ACU, embora a evidência não seja sempre contundente. É mais provável que um distúrbio na homeostase de cálcio e fósforo responda por esta associação. Entretanto, na ACU aguda, os níveis séricos de cálcio e fósforo podem estar baixos. Também deve-se considerar na patogênese a ativação ou expressão insuficiente de inibidores da calcificação vascular, que incluem a proteína de matriz GLA

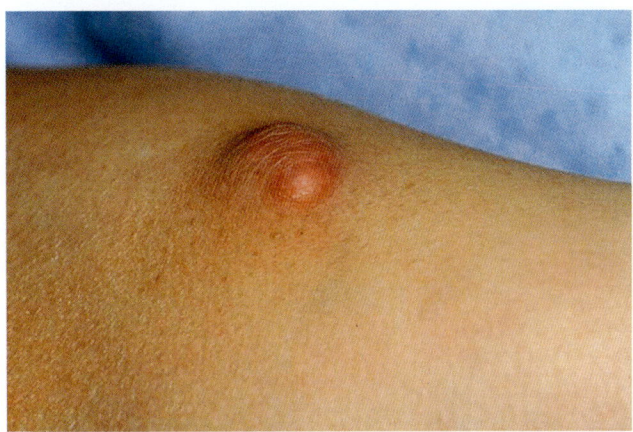

Figura 88-5 Calcificação nodular benigna (calcinose cutânea). Nódulo subcutâneo firme adjacente ao cotovelo.

(MPG), osteoprotegerina, pirofosfato e fetuína-A. A MPG requer γ-carboxilação mediada por vitamina K para a sua atividade funcional. Como consequência, os anticoagulantes cumarínicos e a deficiência de vitamina K podem antagonizar a função da MPG e estimular a calcificação vascular. Os níveis tanto de osteoprotegerina quanto de fetuína-A reduzem na presença de inflamação. Finalmente, várias linhas de evidência indicam que um estado de hipercoagulabilidade secundário a uma deficiência absoluta ou funcional de proteína C ou proteína S pode estar envolvido na patogênese da ACU.[11]

Epidemiologia e Fatores de Risco

Embora faltem dados epidemiológicos fortes, a incidência de ACU pode estar aumentando. Isso pode resultar em parte do aumento no diagnóstico feito pelos médicos e do perfil de alto risco dos pacientes em diálise atualmente. A incidência estimada varia de 1 a 4 por 100 pacientes-anos.

O sexo feminino, raça caucasiana, obesidade, diabetes, uso de anticoagulantes cumarínicos e duração da diálise são fatores de risco estabelecidos. Num estudo caso-controle recente, mostrou-se que a incidência de ACU foi dez vezes maior em pacientes em diálise tratados com varfarina ou cumarínicos. Os fatores de risco prováveis incluem baixa concentração de albumina sérica, uso de sais de cálcio e análogos da vitamina D e exposição a altas doses de sais de ferro. Não há correlação entre a gravidade de quaisquer desses fatores e o desenvolvimento de ACU.[11]

Manifestações Clínicas

A arteriolopatia calcificante urêmica caracteriza-se tipicamente por áreas dolorosas semelhante a zóster e necrose isquêmica da derme, tecido subcutâneo e, menos comumente, músculos. Essas alterações isquêmicas levam à presença de livedo reticular ou violáceo, nódulos subcutâneos dolorosos em placa no tronco, nádegas ou extremidades proximais – ou seja, em áreas de grande adiposidade (ACU proximal; Fig. 88-6, *A*). As placas purpúricas e os nódulos iniciais progridem para úlceras isquêmicas ou necróticas com escaras que não raro se tornam infectadas. A ACU proximal geralmente é precipitada por um evento específico, como um trauma local da pele ou um episódio de hipotensão. A ACU também pode afetar as mãos, dedos e membros inferiores, dessa forma mimetizando doença vascular periférica aterosclerótica (ACU distal; Fig. 88-6, *B*). Os pulsos periféricos distais às áreas de necrose são perservados. Foram descritos, em associação à necrose cutânea, miopatia, hipotensão, febre, demência e infarto do sistema nervoso central, intestino ou miocárdio. Essa condição é denominada ACU *sistêmica*.[11,12]

Patologia

Os aspectos histológicos da ACU são sugestivos, porém não patognomônicos. Os espécimes de biópsias incisionais de lesões em estágio inicial mostram alterações histológicas sutis. As lesões tardias caracteristicamente exibem ulcerações epidérmicas, necrose da derme e calcificação mural com hiperplasia da íntima de vasos de pequeno e médio calibre da derme e tecido subcutâneo (Fig. 88-7).

Diagnóstico e Diagnóstico Diferencial

Vários clínicos baseiam o diagnóstico de ACU em achados de exame físico apenas. Embora a ulceração seja uma apresentação óbvia da ACU, um aumento da vigilância para essa condição poderia permitir o diagnóstico em um estágio mais inicial, sem ulcerações, com a presença de uma sensação dolorosa localizadas no subcutâneo abaixo de lesões de pele incipientes.[12] As biópsias não são recomendadas, porém não pela totalidade dos especialistas, devido à potencial ulceração no local da incisão e ao risco de erro de amostra. Outros procedimentos diagnósticos potencialmente úteis incluem a medição da saturação de oxigênio transcutânea, cintilografia óssea (Fig. 88-8) e xerorradiografia.[12]

As seguintes condições devem ser consideradas no diagnóstico diferencial: herpes zóster, vasculites sistêmicas, doença vascular periférica, pioderma gangrenoso, ateroembolismo, crioglobulinemia, necrose cutânea induzida pela varfarina e oxalose sistêmica. Uma biópsia de pele deve ser realizada quando as circunstâncias clínicas não sugerem ACU ou quando os achados clínicos ou de exames laboratoriais, incluindo a avaliação dos parâmetros de coagulação e imunológicos, apontam para um diagnóstico alternativo.

História Natural

Apesar da combinação de tratamentos intensivos, o prognóstico de pacientes com ACU permanece ruim, sendo a sobrevida geral em 1 ano de 45% e a sobrevida em 5 anos de 35%, com um risco relativo de óbito de 8,5 comparado a outros pacientes em diálise. Os pacientes com ACU ulcerativa ou proximal têm pior prognóstico. As infecções respondem por até 60% da mortalidade.[12]

Prevenção e Tratamento

As estratégias de prevenção incluem atenção à homeostase do cálcio, fósforo e PTH e ao estado nutricional. Os esquemas específicos de tratamento se limitaram a séries de casos não controlados (Quadro 88-1). Um plano razoável de intervenção deve incluir um programa agressivo de cuidados de feridas e prevenção de infecções associadas, controle adequado da dor e correção de anormalidades subjacentes nas concentrações de cálcio e fósforo. Isso inclui cessar a suplementação de vitamina D, intensificar o regime de diálise e utilizar dialisato pobre em cálcio e quelantes de fósforo livres de cálcio (p. ex. sevelamer, carbonato de lantânio). Além disso, deve-se evitar trauma tecidual local, incluindo injeções subcutâneas. A paratireoidectomia é eficaz no controle da ACU em algumas séries, porém não em outras e deve ser reservada aos pacientes com hiperparatiroidismo grave.[11] Em tais pacientes, os agentes calcimiméticos podem ser uma alternativa não invasiva apropriada. Recomenda-se a suplementação de vitamina K em pacientes com ACU associada a varfarina ou cumarínicos. O tiossulfato de sódio e os bisfosfonatos são tratamentos novos e promissores. O tiossulfato de sódio foi recentemente licenciado como uma droga órfã para a ACU pela Agência Europeia de Medicamentos. Ele aumenta a solubilidade dos depósitos de cálcio[12] porque a troca de cálcio por sódio resulta no extremamente solúvel tiossulfato de cálcio. Além de ser um quelante de cálcio, o tiossulfato de sódio também é um potente antioxidante. O tiossulfato de sódio é dado por via intravenosa ao final de toda sessão de HD (12,5 a 25g durante 30 a 60

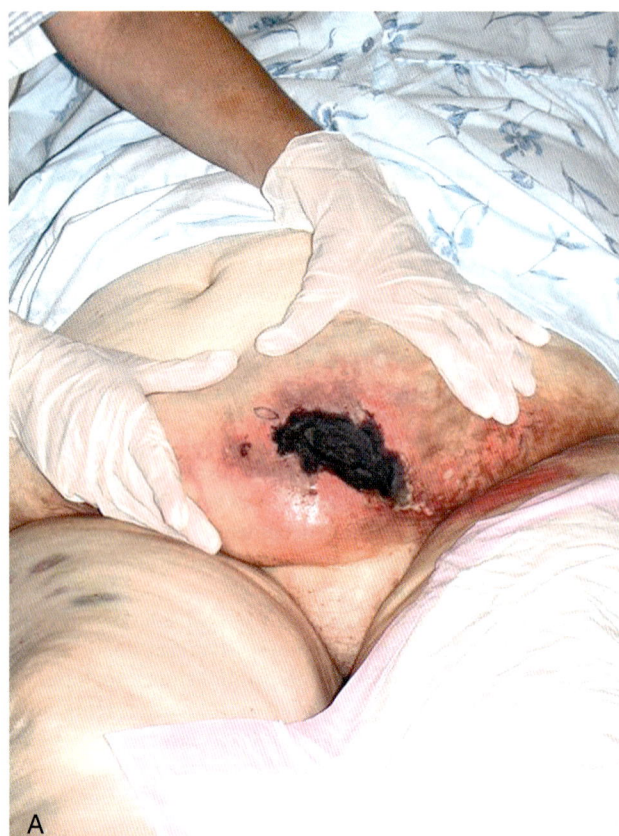

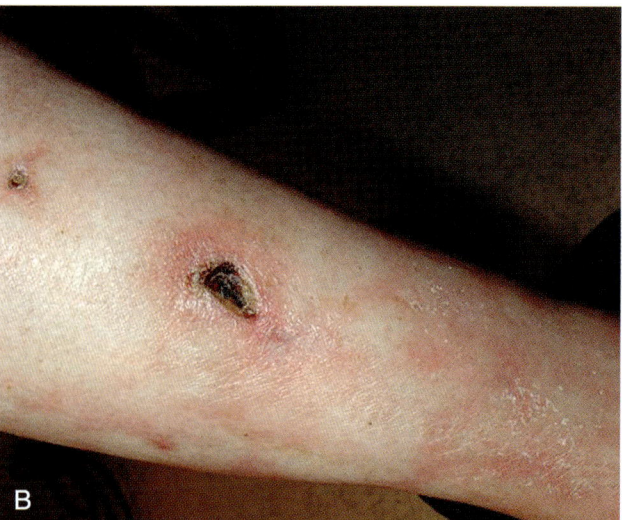

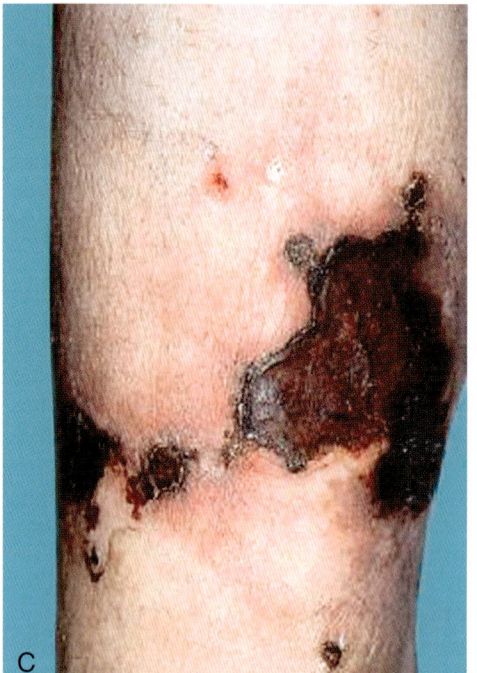

Figura 88-6 Arteriopatia calcificante urêmica proximal (A), e distal (B, C).

minutos). Exceto por náuseas e vômitos, o tratamento é bem tolerado. O maior efeito colateral da administração de tiossulfato de sódio é a ocorrência de acidose metabólica. Não se sabe a duração ideal do tratamento e efeitos potenciais do tratamento a longo prazo no osso.

FIBROSE SISTÊMICA NEFROGÊNICA

Definição

A fibrose sistêmica nefrogênica (FSN), previamente conhecida por dermopatia fibrosante nefrogênica, é um distúrbio fibrosante semelhante à esclerodermia que se desenvolve no cenário de insufiência renal. O processo fibrótico afeta a derme, tecido subcutâneo, fáscia e outros órgãos, incluindo músculos esqueléticos, coração e pulmões.[17]

Patogênese

Os contrastes à base de gadolínio (CBG) foram recentemente identificados como a causa da FSN; a exposição ao gadolínio antes do início da doença foi confirmada em mais de 95% dos casos relatados. Os

íons livres de gadolínio são altamente tóxicos aos tecidos. Os efeitos tóxicos do gadolínio são contornados pelo sequestro do metal por quelantes, grandes moléculas orgânicas que formam um complexo estável com o gadolínio, tornando o íon bioquimicamente inerte e atóxico. Dentro de circunstâncias normais, os CBG são eliminados pelo rim através da filtração glomerular. As evidências apontam para a ativação aberrante de fibrócitos circulantes como um evento central na gênese da FSN. Outros investigadores suspeitaram que o profibrótico fator de crescimento transformador β pode estar envolvido na patogênese da FSN.

Epidemiologia

A fibrose sistêmica nefrogênica é um distúrbio raro. Desde a identificação dos primeiros pacientes com FSN, em 1997, o registro de FSN confirmou mais de 215 casos de centros médicos de todo o mundo. A FSN afeta de maneira igual homens e mulheres. O risco de desenvolvimento de FSN após exposição a CBG tem relação com o grau de insuficiência renal e com a estabilidade do quelante. A incidência de FSN em pacientes com disfunção renal grave (taxa de filtração

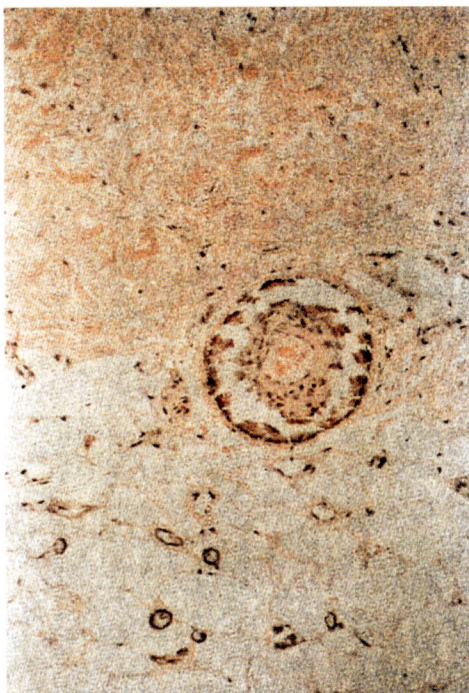

Figura 88-7 Aspectos histopatológicos da arteriopatia calcificante urêmica. Calcificação da camada média e hiperplasia da íntima de uma arteríola da junção derme-subcutânea. Notar a calcificação dos capilares interlobulares no tecido subcutâneo. Coloração de Von Kossa. *(Da referência 12.)*

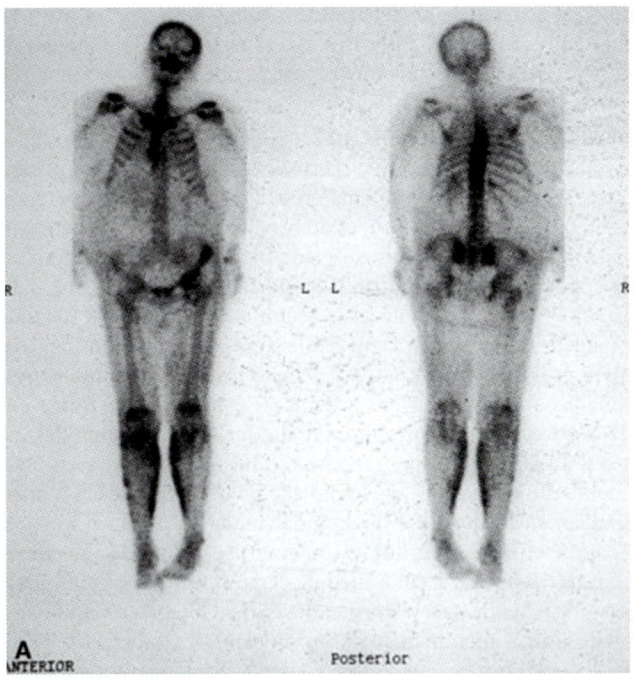

Figura 88-8 Alterações da cintilografia óssea na arteriopatia calcificante urêmica. Calcificação da panturrilha em um paciente com grandes ulcerações em ambas as pernas das fossas poplíteas aos tornozelos. *(Da referência 15.)*

glomerular inferior a 30) varia de 0,19% a 4%. Com base em dados epidemiológicos e estudos em animais, atribui-se maior risco à gadodiamida (nome comercial Omniscan, nos EUA), uma formulação à base de quelante não iônico de conformação linear. O gadopentetato, um produto à base de quelante iônico de conformação linear, tem

Opções de Tratamento em Pacientes com Arteriopatia Calcificante Urêmica (ACU)

1. Redução de fatores procalcificantes
- Intensificação da diálise (p. ex. hemodiálise diária; conversão de diálise peritoneal para hemodiálise; dialisato pobre em cálcio)
- Evitar suplementação de cálcio e vitamina D; administração de quelantes de fósforo livres de cálcio; administração de bisfosfonatos (cautela na suspeita de doença óssea adinâmica)
- Paratiroidectomia (em caso de hiperparatiroidismo) ou administração de cinacalcete

2. Aumentar a ação de inibidores de calcificação
- Interromper antagonistas de vitamina K (varfarina)
- Tratamento agressivo de infecções ou outros estímulos pró-inflamatórios para aumentar os níveis de fetuína-A (uma proteína de fase aguda negativa)
- Experimental:
  - *Administração de vitamina K_2 em altas doses?*
  - *Administração de fetuína-A (p. ex. por plasma fresco congelado ou plasmaférese?)*

3. Prevenção ou reversão da precipitação cálcio-fosfato
- Administração de tiossulfato de sódio

4. Medidas de suporte
- Evitar trauma tecidual local adicional através de cuidados atraumáticos em feridas com desbridamento suave dos tecidos necróticos e evitar injeções subcutâneas
- Anticoagulação (heparina e heparina de baixo peso molecular)
- Manejo adequado da dor
- Controle adequado de infecções

Quadro 88-1 Opções de tratamento em pacientes com ACU (calcifilaxia). Opções teóricas baseadas em considerações fisiopatológicas, que não foram testadas na prática clínica, são mostradas em itálico. *(Modificado da referência 16.)*

provavelmente um risco médio, menos que os quelantes não iônicos lineares, porém mais que os quelantes macrocíclicos. Outros fatores que se associaram à FSN (sem prova definitiva) incluem anormalidades de anticoagulação e trombose venosa profunda, cirurgia recente (particularmente cirurgia vascular), hiperfosfatemia e o uso de altas doses de eritropoetina recombinante. Os inibidores da enzima conversora de angiotensina (ECA) podem proteger contra a FSN. Espera-se que o banimento dos quelantes de gadolínio de conformação linear como a gadodiamida, gadoversetamida e gadopentetato em indivíduos com disfunção renal (taxa de filtração glomerular estimada [TGFe] < 30 mL/min/1,73 m^2) resultará no desaparecimento progressivo da FSN num futuro próximo.

Manifestações Clínicas e História Natural

As lesões da FSN são tipicamente simétricas e se desenvolvem nos membros e tronco. Uma localização comum é entre os tornozelos e o meio das coxas e entre os punhos e o meio dos braços, bilateralmente. Ocasionalmente pode surgir edema das mãos e pés, às vezes associado a bolhas. As lesões primárias são pápulas da cor da pele a eritematosas que coalescem em placas eritematosas a amarronzadas com um aspecto de *peau d'orange* (Fig. 88-9, *A*). Essas placas foram descritas como tendo uma borda ameboide. Às vezes também se descrevem nódulos. A pele acometida se torna acentuadamente espessa e com textura áspera. Pode-se desenvolver contraturas nas articulações de maneira rápida, com pacientes tornando-se dependentes de cadeira de rodas dentro de dias a semanas do início do quadro (Fig. 88-9, *B*). Os pacientes geralmente se queixam de prurido, causalgia e dores em pontada nas áreas acometidas.[13] Embora a FSN não tenha

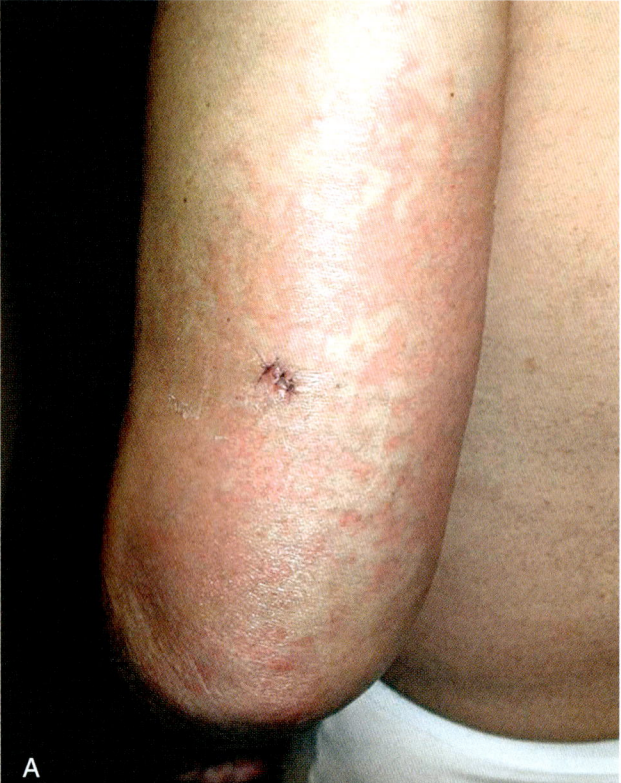

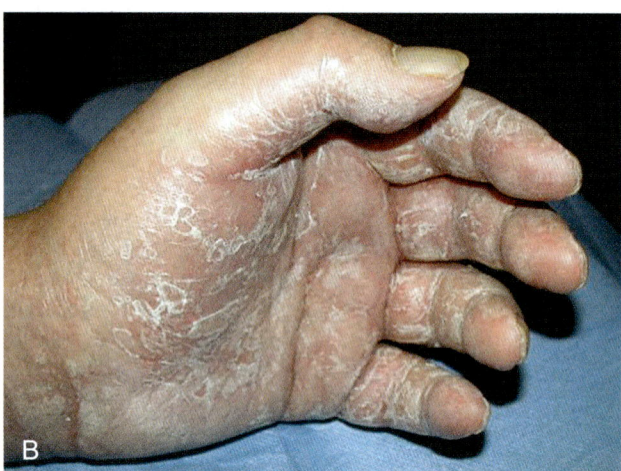

Figura 88-9 Fibrose sistêmica nefrogênica. A, Aspecto de *peau d'orange*. **B**, Edema das mãos, acompanhado de eritema palmar, bolhas e contratura dos dedos.

sido apontada como causa de óbito, o prejuízo à mobilidade encontrado nessa doença levou a fraturas que resultaram em último grau em internação prolongada e morte.

Patologia

As alterações histopatológicas na pele acometida incluem proliferação acentuada de células fusiformes, presença de numerosas células dendríticas e acúmulo de material mucinoso e feixes espessos de colágeno (Fig. 88-10). A maioria das células fusiformes da derme na FSN tem o imunofenótipo de um fibrócito circulante, uma célula circulante caracterizada recentemente que expressa marcadores tanto de células do tecido conjuntivo quanto de leucócitos circulantes. Na mesma lesão, pode-se encontrar calcificações metastáticas e FSN.

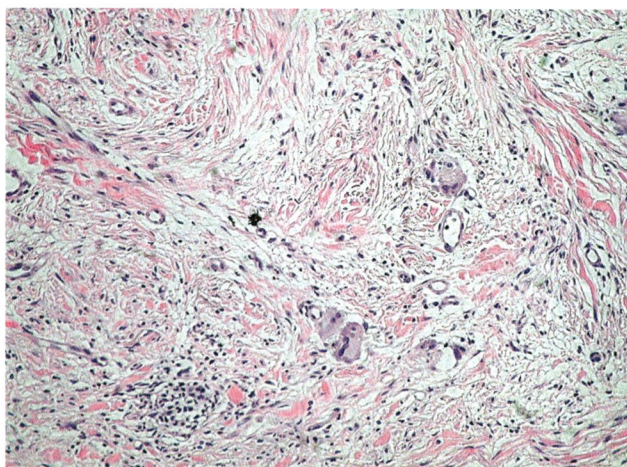

Figura 88-10 Aspectos histopatológicos da fibrose sistêmica nefrogênica. Feixes de colágeno dispostos desordenadamente na derme rodeados por fendas e uma grande quantidade de células similarmente dispostas, fusiformes e arredondadas, semelhantes a fibroblastos.

Diagnóstico e Diagnóstico Diferencial

O padrão ouro no diagnóstico é a análise histopatológica de fragmentos de pele biopsiados de um sítio envolvido. As lesões de pele também podem ser visualizadas por tomografia por emissão de pósitrons de corpo inteiro com [^{18}F]-fluorodeoxiglicose. A FSN assemelha-se a outras doenças fibrosantes da pele, incluindo escleromixedema, esclerodermia, fasceíte eosinofílica, síndrome de eosinofilia-mialgia e síndrome do óleo tóxico. A distribuição específica do envolvimento cutâneo, a ocorrência no cenário de insuficiência renal, a história de exposição recente a CBG lineares e os aspectos histopatológicos únicos distinguem a FSN das outras doenças fibróticas.

Tratamento e Prevenção

Não existe tratamento efetivo consistente para a FSN. Há evidência variável para a eficácia da plasmaférese. Outras modalidades terapêuticas que foram utilizadas (ou estão sob investigação) incluem o imatinibe, corticosteroides orais e tópicos, bloqueadores histamínicos seletivos, pomada de calcipotriol, ciclofosfamida, ciclosporina, talidomida, interferon alfa, fotoférese e tratamento com PUVA (psoraleno ultravioleta A). Recomenda-se fisioterapia intensa a todos os pacientes para prevenir ou reverter deficiências nos membros inferiores relacionadas a contraturas das articulações. Atualmente, a prevenção da FSN parece ser mais importante do que qualquer uma das intervenções atualmente disponíveis, sendo necessária uma atenção amplamente difundida para essa condição. Evitar o uso de CBG lineares em pacientes de alto risco (lesão renal aguda [LRA] e pacientes com DRC com uma taxa de filtração glomerular estimada inferior a 30 mL/min/1,73 m²) é a melhor medida de prevenção dessa complicação catastrófica. Se for necessária a exposição a CBG, recomenda-se fortemente usar a menor dose de um quelante macrocíclico. Deve-se considerar HD (três sessões dentro de 72 horas) após a exposição a CBG em pacientes que já realizam essa modalidade.

Referências

1. Abdelbaqi-Salhab M, Shalhub S, Morgan MB. A current review of the cutaneous manifestations of renal disease. *J Cutan Pathol.* 2003;30:527-538.
2. Markova A, Lester J, Wang J, Robinson-Bostom L. Diagnosis of common dermopathies in dialysis patients. *Semin Dial.* 2012;25:408-418.
3. Zucker I, Yosipovitch G, David M, et al. Prevalence and characterization of uremic pruritus in patients undergoing hemodialysis: Uremic pruritus is still a major problem for patients with end-stage renal disease. *J Am Acad Dermatol.* 2003;49:842-846.

4. Mathur VS, Lindberg J, Germain M, et al. A longitudinal study of uremic pruritus in hemodialysis patients. *Clin J Am Soc Nephrol.* 2010;5:1410-1419.

5. Mettang T, Pauli-Magnus C, Alscher DM. Uremic pruritus–new perspectives and insights from recent trials. *Nephrol Dial Transplant.* 2002;17:1558-1563.

6. Aramwit P, Keongamaroon O, Siritientong T, et al. Sericin cream reduces pruritus in hemodialysis patients: A randomized, double-blind, placebo-controlled experimental study. *BMC Nephrol.* 2012;13:119.

7. Wikström B, Gellert R, Soren D, et al. Kappa opioid system in uremic pruritus: Multicenter, randomized, double-blind, placebo-controlled clinical studies. *J Am Soc Nephrol.* 2005;16:3742-3747.

8. Kumagai H, Ebata T, Takamori K, et al. Effect of a novel kappa-receptor agonist, nalfurafine hydrochloride, on severe itch in 337 haemodialysis patients: A phase III, randomized, double-blind, placebo-controlled study. *Nephrol Dial Transplant.* 2010;25:1251-1257.

9. Kumagai H, Ebata T, Takamori K, et al. Efficacy and safety of a novel κ–agonist for managing intractable pruritus in dialysis patients. *Am J Nephrol.* 2012;36:175-183.

10. Gunal AI, Ozalp G, Kurtulus Yoldas T, et al. Gabapentin therapy for pruritus in haemodialysis patients: A randomized, placebo-controlled, double-blind trial. *Nephrol Dial Transplant.* 2004;19:3137-3139.

11. Kuypers DR, Claes K, Evenepoel P, et al. A prospective proof of concept study of the efficacy of tacrolimus ointment on uremic pruritus (UP) in patients on chronic dialysis therapy. *Nephrol Dial Transplant.* 2004;19:1895-1901.

12. Robinson-Bostom L, DiGiovanna JJ. Cutaneous manifestations of end-stage renal disease. *J Am Acad Dermatol.* 2000;43:975-986.

13. Wilmer WA, Magro CM. Calciphylaxis: Emerging concepts in prevention, diagnosis, and treatment. *Semin Dial.* 2002;15:172-186.

14. Kramann R, Brandenbrug V, Schurgers L, et al. Novel insights into osteogenesis and matrix remodelling associated with calcific uraemic arteriolopathy. *Nephrol Dial Transplant.* 2013;28:856-868.

15. Fine A, Zacharias J. Calciphylaxis is usually non-ulcerating: Risk factors, outcome and therapy. *Kidney Int.* 2002;61:2210-2217.

16. Schlieper G, Brandenburg V, Ketteler M, Floege J. Sodium thiosulfate in the treatment of calcific uremic arteriolopathy. *Nat Rev Nephrol.* 2009;5:539-543.

17. Bernstein EJ, Schmidt-Lauber C, Kay J. Nephrogenic systemic fibrosis: A systemic fibrosing disease resulting from gadolinium exposure. *Best Pract Res Clin Rheumatol.* 2012;26:489-503.

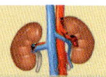

CAPÍTULO 89

Doença Renal Cística Adquirida e Neoplasias Malignas

Anja S. Mühlfeld e Frank Eitner

DEFINIÇÃO

A doença renal cística adquirida (DRCA) foi reconhecida pela primeira vez, em 1847, por John Simon, em pacientes com doença de Bright crônica. Ele descreveu o desenvolvimento de alterações císticas nos rins com cistos variando desde "sementes de mostarda para tão grandes quanto sementes de cacau" e também percebeu que eles "progrediam de maneira lenta e insidiosa durante a vida, e geralmente não deixam rastros óbvios nos cadáveres como pensaria o observador superficial." A DRCA foi "redescoberta" por Dunnill *et al.*,[1] em 1977, em rins de pacientes em diálise.

A doença renal cística adquirida consiste em doença renal crônica de qualquer etiologia e deve ser diferenciada de outros tipos de doença renal cística (Caps. 46 e 47). Geralmente é definida pela presença de mais de três a cinco cistos macroscópicos em cada rim de um paciente que não tenha uma causa hereditária de doença cística. A DRCA se associa a neoplasias renais com frequência tão alta que alguns autores a consideram como pré-neoplásica.[2]

PATOGÊNESE

A maioria dos cistos são delimitados por uma única camada epitelial composta por células achatadas indefinidas, células com citoplasma abundante e partículas hialinas, ou pequenas células cuboidais semelhantes às dos túbulos distais ou túbulos coletores.[2] Alguns autores afirmaram que a presença de uma borda em escova na membrana luminal sugere que os cistos seriam originados primariamente a partir da proliferação de células epiteliais do túbulo proximal. Embora os mecanismos da transformação dos túbulos em cistos não estejam totalmente claros, a hiperplasia de células epiteliais tubulares é tida como um evento central precoce na patogênese da DRCA (Fig. 89-1).[3] Vários fatores foram implicados no desenvolvimento da hiperplasia tubular, incluindo plasticidade, isquemia e metabólitos urêmicos. Entretanto, o fator mais importante parece ser a perda lenta e progressiva do parênquima, a qual poderia explicar por que o desenvolvimento ou progressão da DRCA parece não ser influenciada pelo tipo de doença renal de base ou pela escolha da modalidade de diálise. A perda de néfrons intactos é um forte estímulo para o crescimento compensatório dos néfrons remanescentes ainda intactos, o que ocorre por hipertrofia inicialmente e, posteriormente, por hiperplasia. Nesses túbulos hiperplásicos ocorrerá o desenvolvimento de um cisto se a secreção transepitelial de fluidos persistir, com prejuízo do escoamento distal se isso resultar em obstrução ou distorção anatômica.

Com a presença contínua de estímulos mitogênicos, a camada epitelial única do cisto dá origem a múltiplas camadas e ocorre a formação de estruturas papilares intracísticas ou adenomas murais por células atípicas. A ativação de proto-oncogenes, anormalidades cromossômicas, e fatores adicionais como fator genético, agentes químicos ambientais e hormônios sexuais provavelmente justificam a transição do processo proliferativo para o crescimento neoplásico (Fig. 89-1).[3]

EPIDEMIOLOGIA

Dentre os pacientes que iniciam tratamento de diálise de manutenção, a prevalência descrita de DRCA foi da ordem de 5% a 20%. A DRCA, em alguns pacientes, pode ocorrer até mesmo antes que a diálise seja iniciada. Tanto em pacientes de hemodiálise crônica quanto em pacientes de diálise peritoneal, a prevalência aumenta numa taxa semelhante, alcançando de 80% a 100% após 10 anos de tratamento (Fig. 89-2).[4-7] As crianças também são propensas ao desenvolvimento de DRCA. Vários estudos, porém não todos, reportaram uma maior frequência ou uma progressão mais rápida em homens do que em mulheres. A taxa de progressão parece diminuir após 10 a 15 anos de diálise.

Baseada em métodos isolados de imagem, a frequência de DRCA, bem como a de tumores renais em pacientes em diálise pode ser subestimada. Os cistos renais são detectáveis ao ultrassom a partir de tamanho mínimo de 0,5 cm. Os dados obtidos de 260 nefrectomias de rins nativos na ocasião do transplante após uma duração média de 1,0 ano de diálise identificou DRCA em 33%, adenomas renais em 14% e carcinomas de células renais (CCRs) em 4% dos espécimes.[8]

MANIFESTAÇÕES CLÍNICAS

A doença renal cística adquirida pode se manifestar por cistos unilaterais ou bilaterais, principalmente corticais, e variáveis em tamanho e número. Raramente, a DRCA severa pode se tornar macroscopicamente indistinguível da doença renal policística do adulto (DRP). Ao contrário das doenças císticas hereditárias, os cistos da DRCA são estritamente restritos ao rim. A doença é geralmente assintomática e acidentalmente diagnosticada por exames de imagem abdominais. Por outro lado, a DRCA pode se manifestar através de potenciais complicações ou consequências:

- Hemorragia dos cistos com ou sem hematúria; pode ocorrer sangramento por ruptura dos cistos com subsequente hemorragia perinefrética ou hemorragia retroperitoneal, que pode em raros pacientes ser grave o suficiente para levar a choque hipovolêmico.
- Calcificações no interior ou ao redor dos cistos e, em raros pacientes, formação de cálculos (cálculos de cálcio ou cálculos de β_2-microglobulina).
- Infecção dos cistos, formação de abscessos ou sepse.
- Eritrocitose em casos avançados, semelhante à eritrocitose observada na DRP.
- Transformação maligna.[9]

Carcinoma de Células Renais Associado à Doença Renal Cística Adquirida

A transformação maligna, a complicação mais temida da DRCA, responde por cerca de 80% das neoplasias de células renais observadas em pacientes urêmicos. Em uma série não selecionada de pacientes em diálise ou transplantados, a incidência cumulativa de CCR complicando DRCA provavelmente é menor que 1%, embora taxas de até

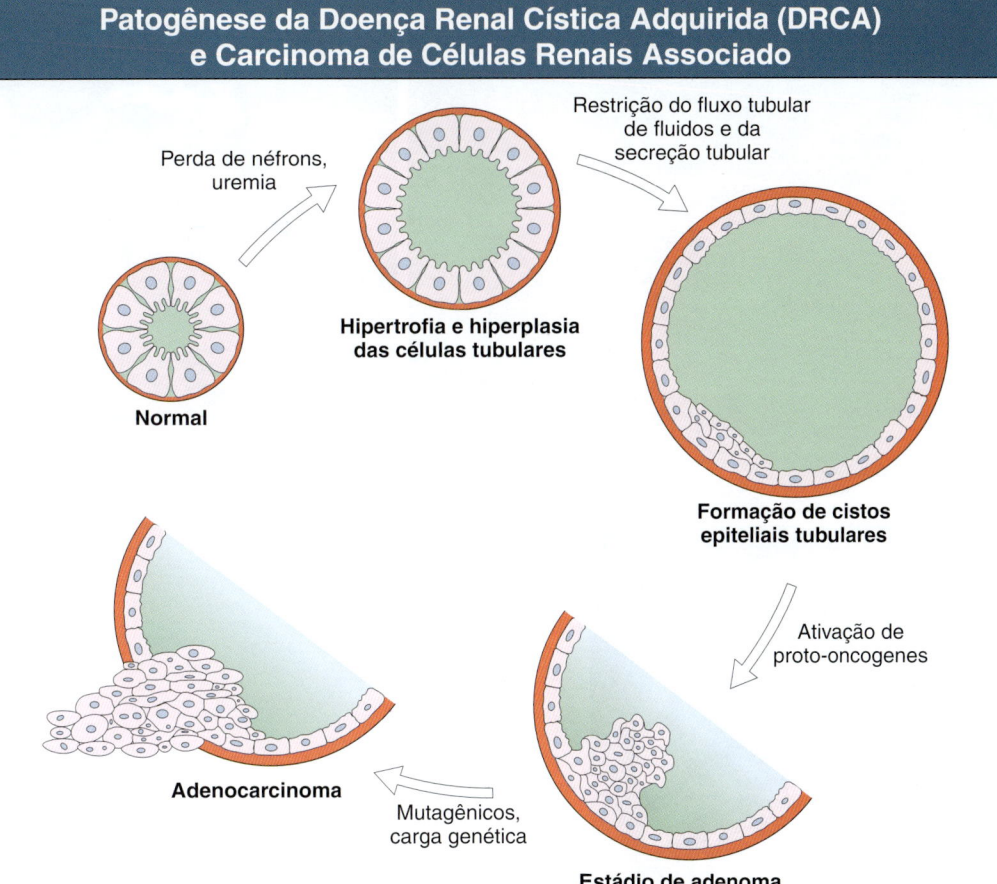

Figura 89-1 **Patogênese da doença renal cística adquirida (DRCA) e carcinoma de células renais associado.** Diagrama dos eventos que levam ao desenvolvimento de DRCA e transformação maligna subsequente. *(Modificada da referência 3.)*

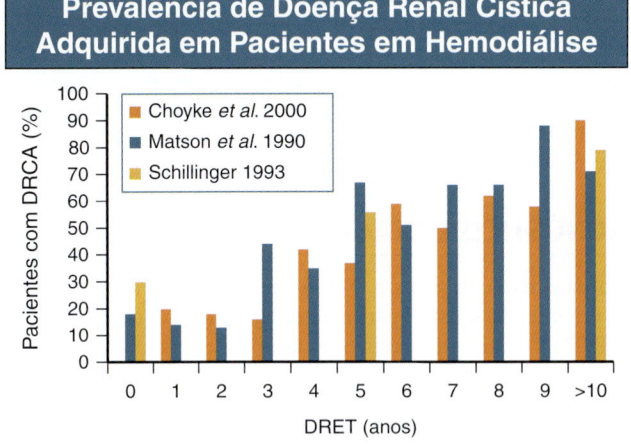

Figura 89-2 **Prevalência de doença renal cística adquirida (DRCA) em pacientes em hemodiálise.** Sumário das prevalências de DRCA relatadas em pacientes em hemodiálise crônica em relação à duração do tratamento de hemodiálise. São exibidos os resultados de três estudos distintos. *DRET*, doença renal estádio terminal. *(Dados das referências 5 a 7.)*

7% tenham sido relatadas em alguns estudos pequenos. Esses dados indicam um risco até 40 vezes maior de CCR em pacientes com DRCA comparado com CCR na população geral. Os fatores de risco incluem o sexo masculino (relação homem-mulher 7:1), etnia afro-americana, longa duração da diálise, e DRCA severa com aumento pronunciado do órgão. Não se sabe se o risco de transformação maligna difere entre os pacientes em hemodiálise e os pacientes em diálise peritoneal.

Cerca de 85% dos CCRs associados à DRCA são assintomáticos na ocasião do diagnóstico. A maioria dos casos remanescentes se manifesta principalmente por sangramento do tumor, geralmente hematúria macroscópica. Nos casos onde foi necessária a nefrectomia em pacientes em diálise por hematúria intratável, foram diagnosticados CCRs não visualizados antes da cirurgia em cerca de um terço dos pacientes.

Comparados aos CCRs esporádicos, os CCRs relacionados à DRCA caracterizam-se por idade menor dos pacientes, predominância em homens, manifestação mais frequente multicêntrica e bilateral e menor frequência de metástases.[2]

PATOLOGIA

As alterações císticas da DRCA são tipicamente bilaterais, mas podem variar entre os rins, com cistos geralmente restritos ao córtex renal. A maioria dos rins com DRCA são menores que o normal. Pode-se observar rins de tamanho acima do normal em pacientes com hematoma ou transformação maligna dos cistos. O tamanho dos cistos varia de microscópicos até cerca de 2,0 cm; cerca de 60% são menores que 0,2 cm.[2] Alterações pré-neoplásicas podem ser detectadas em rins com DRCA, incluindo a presença de células atípicas na cápsula cística formando múltiplas camadas de células e formações nodulares intracísticas.

Até 25% dos rins com DRCA contém tumores, cerca de um terço dos quais carcinomas. Os CCRs originados de DRCA são multicêntricos em cerca de 50% dos casos e bilaterais em cerca de 10%.

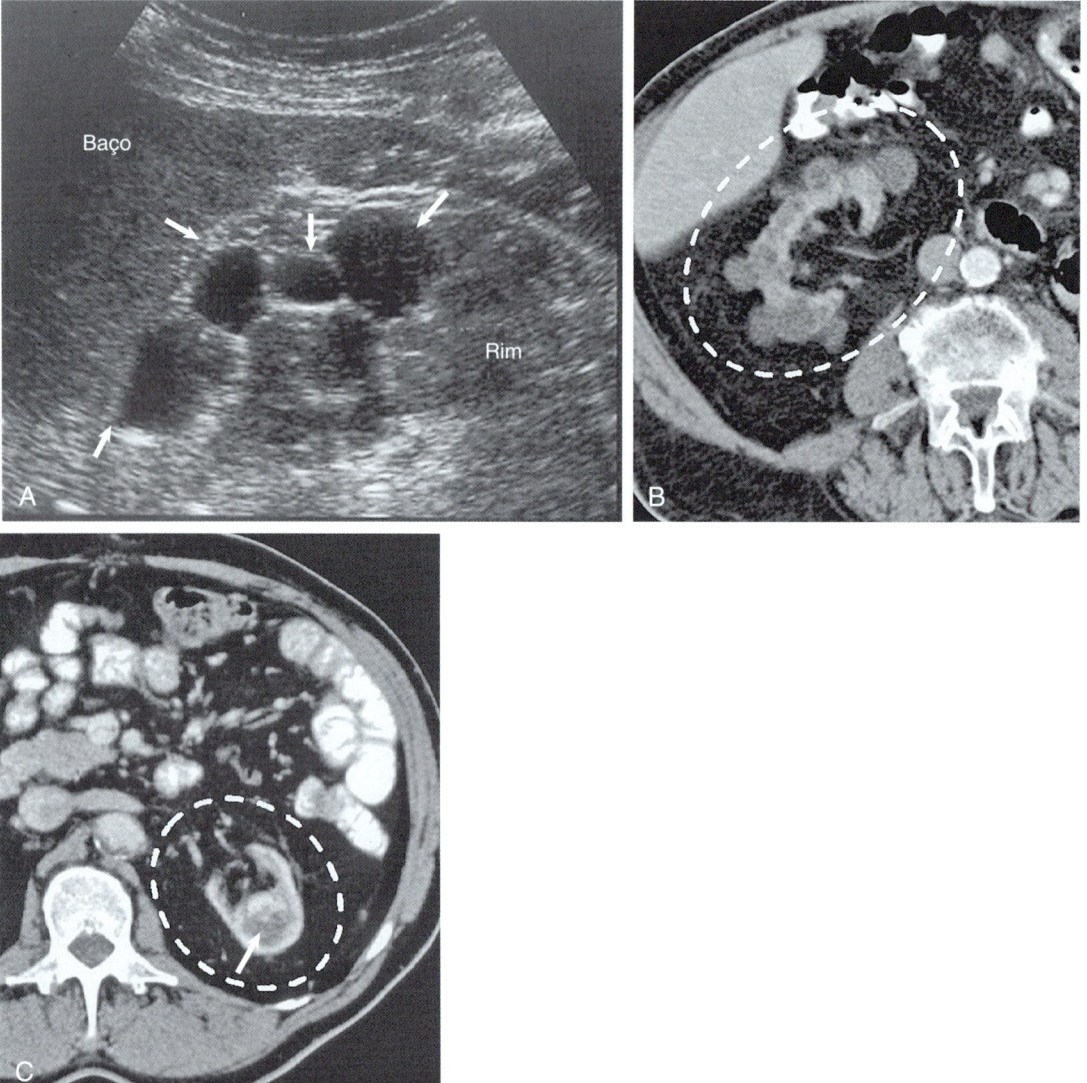

Figura 89-3 **Exames de imagem em doença renal cística adquirida (DRCA). A**, Imagem de ultrassom do rim nativo esquerdo de um paciente após 16 anos de hemodiálise (HD) crônica. No córtex renal estão presentes múltiplos cistos *(setas)*. **B**, Imagem de tomografia computadorizada (TC) de um paciente após 5 anos de HD crônica demonstrando múltiplos cistos no interior do rim direito *(círculo pontilhado)*. **C**, Imagem de TC realçada por contraste de um paciente transplantado renal que desenvolveu um carcinoma de células renais *(seta)* originário do rim nativo esquerdo com DRCA *(círculo pontilhado)*.

Os tumores originados de rins com DRCA têm um padrão histológico único chamado *carcinoma associado a DRCA*. Caracteriza-se por uma arquitetura microcística típica, citoplasma eosinofílico com núcleos grau 3 de Fuhrman, e uma associação frequente com cristais de oxalato intratumorais. Além disso, esses tumores exibem comumente arquitetura papilar e citoplasma claro.[10]

Em pacientes com doença renal estadio terminal sem DRCA, o tipo histológico mais comum é o carcinoma de células claras (44%) e o segundo mais comum é o carcinoma associado a DRCA (23%).[9] O carcinoma de células claras parece ser o tipo mais frequente em pacientes com duração da diálise menor que 10 anos, enquanto o carcinoma associado a DRCA é o tipo de tumor predominante em pacientes com mais de 10 anos de diálise.[11,12]

Os carcinomas de células renais em pacientes transplantados renais tendem a ser menores e a exibir um menor estádio T e menor grau histológico no diagnóstico quando comparados a pacientes com doença renal crônica estádio terminal. Os tumores são mais comumente multifocais e bilaterais, e o subtipo papilar ocorre com maior frequência.[13,14] Devido à detecção em estádio mais inicial, o prognóstico do CCR após o transplante renal geralmente é mais favorável.

DIAGNÓSTICO E DIAGNÓSTICO DIFERENCIAL

A abordagem diagnóstica da DRCA geralmente envolve o ultrassom, que é um método sensível para a detecção de DRCA ou grandes CCRs (Fig. 89-3).[4,5] Entretanto, a diferenciação entre cistos simples e carcinomas renais pode ser difícil devido à ecogenicidade do parênquima do rim terminal e da complexidade dos cistos na DRCA. A tomografia computadorizada (TC), particularmente com realce precoce pelo contraste, é superior ao ultrassom na detecção de lesões malignas pequenas (Fig. 89-3)[4,5,15] Uma classificação dos cistos renais baseada na sua aparência à TC, desenvolvida por Bosniak, é amplamente aceita hoje em dia e é também aplicada para imagens por ultrassom e ressonância nuclear magnética (RNM; Tabela 89-1).[17] Os critérios que favorecem o diagnóstico de CCR em oposição a cisto simples incluem paredes espessadas ou irregulares, a presença de septos ou tecido renal no interior das lesões, realce pós-contraste, multilocularidade e tamanho grande (> 4 cm). Devido ao risco de desenvolvimento de fibrose nefrogênica, a RNM contrastada por gadolíneo não é atualmente recomendada para pacientes em diálise e pacientes transplantados renais com uma taxa de filtração glomerular (TFG)

Sistema de Classificação dos Cistos Renais

Categoria	Sinonímia	Descrição
I	Cisto cimples benigno	Parede fina; ausência de septos; ausência de calcificações; ausência de componentes sólidos; ausência de realce pós-contraste
II	Cisto benigno	Mínimo espessamento regular da parede cística; poucas septações finas; calcificações finas e lisas na parede ou septos; ausência de realce pós-contraste
IIF	Cisto mode-radamente complexo	Mínimo espessamento regular da parede cística; múltiplas septações com leve espessamento liso; calcificações nodulares espessas na parede ou septos; ausência de realce pós-contraste
III	Massa cística indetermi-nada	Espessamento irregular da parede cística; septos irregulares, com espessamento mensurável; calcificações nodulares irregulares e espessas na parede ou septos; presença de realce pós-contraste
IV	Massa cística claramente maligna	Espessamento irregular grosseiro da parede cística; espessamento gros-seiro irregular dos septos; calcifica-ções nodulares irregulares e espessas na parede ou septos; presença de realce pós-contraste no tecido e cistos

Tabela 89-1 **Sistema de classificação dos cistos renais.** *(Modificado da referência 16.)*

menor que 60 mL/min. O valor diagnóstico da RNM sem contras-te nesse cenário não é bem estabelecido. Um pequeno estudo ava-liou ultrassom com contraste na avaliação de cistos complexos em receptores de transplante renal e comparou esse método com o ul-trassom padrão. Os autores encontraram um benefício do ultras-som com contraste, especialmente ao caracterizar corretamente cis-tos Bosniak I e II.[18]

Devido ao risco de transformação maligna, têm-se defendido o rastreio de DRCA de forma regular, assim como um acompanha-mento regular por exames de imagem em pacientes com DRCA es-tabelecida. A Figura 89-4 esboça uma proposta para o rastreio de DRCA e tumores. Entretanto, deve-se pesar o custo do rastreio e a relação risco-benefício da nefrectomia em pacientes em diálise. Uma análise de decisão[19] concluiu que o rastreio da DRCA (atra-vés de ultrassom ou TC) em pacientes jovens com expectativa de vi-da de 25 anos acarreta um ganho de 1,6 ano na expectativa de vida, similar ao ganho obtido em pessoas jovens e saudáveis que param de fumar. Por outro lado, em pacientes com DRCA com idade su-perior a 60 anos, não houve ganho na expectativa de vida através do rastreamento regular.[20] Numa análise distinta de 797 pacientes em diálise que desenvolveram CCRs (90% identificados por rastreio, 10% por sintomas clínicos), o rastreio propiciou um benefício de sobrevida médio de 3,3 anos após o ajuste para a idade e tempo de diálise.[20] O rastreamento durante a avaliação pré-transplante através de ultrassom seguido de TC no caso de lesões suspeitas é recomendado com base em dados recentes que mostram uma pre-valência de câncer renal de até 4% nos pacientes e tem importância em virtude do papel dos imunossupressores na aceleração do cres-cimento tumoral.[21]

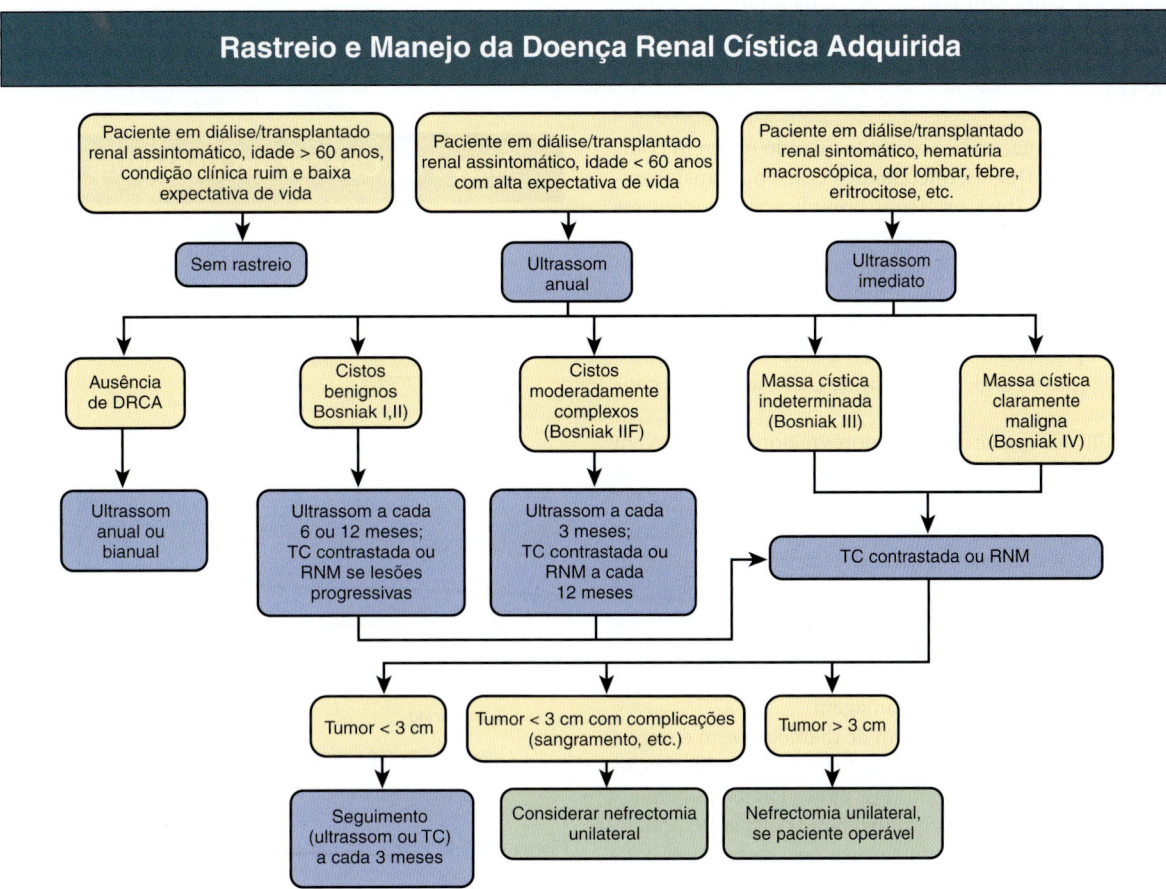

Figura 89-4 **Abordagem proposta para o rastreio e manejo da suspeita de carcinoma de células renais na doença renal cística adquirida (DRCA).** *TC*, Tomografia computadorizada; *RNM*, ressonância nuclear magnética. *(Modificado das referências 9,19 e 24.)*

HISTÓRIA NATURAL

A dilatação cística dos túbulos renais pode já ocorrer microscopicamente a partir de uma depuração de creatinina abaixo de 70 mL/min.[22] Como discutido previamente, a partir daí ocorre a progressão da DRCA, alcançando uma prevalência de praticamente 100% após mais de 10 anos de diálise (Fig. 89-2). Um estudo de TC demonstrou uma elevação constante no volume renal que parece alcançar um platô após cerca de 20 anos de hemodiálise, podendo ocorrer regressão ao menos parcial após ultralonga duração de hemodiálise.[23] Na transformação maligna, as taxas de crescimento tumoral são altamente variáveis. A incidência de metástases na ocasião do diagnóstico (15 a 30% dos pacientes) e as taxas de sobrevida em 5 anos (35%) são comparáveis àquelas observadas em CCRs da população geral. A ocorrência de óbito geralmente está associada a metástases disseminadas e responde por cerca de 2% dos óbitos em pacientes transplantados renais.

Após o transplante renal, o curso da DRCA é variável. Não é estabelecido se o transplante renal afeta a história natural da DRCA complicada por CCR, embora a imunossupressão tenha sido apontada como um fator de risco para o CCR em pacientes transplantados com DRCA.[9] Um rastreamento prospectivo de centro único através de ultrassom de rins nativos de 561 receptores de transplante renal identificou DRCA em 23% deles.[24] A duração média da diálise foi de 4 a 5 anos, e a sobrevida média do enxerto foi de 9 anos. Nessa coorte, a DRCA teve frequência discretamente menor do que a relatada em pacientes em diálise, indicando que o transplante renal possivelmente poderia inibir o desenvolvimento de DRCA.[24] A prevalência de CCRs entre todos os 561 pacientes foi de 4,8%. Entretanto, entre os pacientes com DRCA, os CCRs foram detectados em quase 20%, enquanto entre os pacientes sem DRCA, os CCRs foram detectados somente em 0,5%.[24]

TRATAMENTO

O tratamento da DRCA é necessário somente quando ocorrem complicações, tais como hemorragias, infecção dos cistos ou transformação maligna. Enquanto as duas primeiras complicações podem ser manejadas de forma conservadora, e apenas raramente necessitam de cirurgia, a transformação maligna deve levantar a discussão sobre nefrectomia. Em razão da morbidade e mortalidade perioperatória da nefrectomia, particularmente em pacientes em diálise ou transplantados com múltiplas comorbidades, não é surpreendente que o limiar para a intervenção cirúrgica em casos de CCRs ainda seja controverso.

A maioria dos autores concorda que tumores maiores que 3 cm em diâmetro justificam a nefrectomia, porque quando maiores que isso, os CCRs na população geral frequentemente se metastatizam (Fig. 89-4).[7] Entretanto, essa estratégia se baseia numa extrapolação de pessoas saudáveis e, sob certas circunstâncias, pode ser necessária uma abordagem mais agressiva. Isso é particularmente verdadeiro porque geralmente é difícil estabeler o tamanho tumoral na DRCA através de exames de imagem (devido à presença frequente de múltiplas loculações) e porque já foram descritas metástases na DRCA, mesmo quando não foram detectados tumores renais por exames de imagem.

No caso de tumores menores que 3 cm de diâmetro, sem complicações, o crescimento tumoral mais lento pode justificar a observação através de repetidos exames de imagem (Fig. 89-4). Pacientes com alta expectativa de vida ou pacientes listados para transplante podem ser considerados para nefrectomia também em caso de tumores com diâmetro menor que 3 cm. Em geral, o crescimento crônico do tumor deve ser usado como uma indicação para a nefrectomia se o status do paciente permitir.

No caso de tumores unilaterais, não se recomenda a nefrectomia contralateral profilática rotineiramente devido à morbidade associada ao procedimento, à piora da anemia e à perda da função renal residual naqueles não considerados candidatos a transplante. Geralmente não se sugere que o transplante seja postergado em pacientes que tiveram um CCR assintomático associado à DRCA na ocasião da nefrectomia. Em tal cenário, pode-se recomendar uma nefrectomia contralateral para reduzir o risco potencial de neoplasia e evitar um atraso no transplante.

A maioria dos autores realiza rastreamento de massas renais em receptores de transplante, indicando a nefrectomia em caso de massa suspeita ou CCR dos rins nativos. Entretanto, embora a imunossupressão seja possivelmente associada ao desenvolvimento de CCR, ela parece não diminuir a probabilidade de cura, sobretudo porque os CCRs em pacientes transplantados renais tendem a ser detectados em estádios mais iniciais, possivelmente como resultado do rastreio regular para malignidades.[25] Além disso, a nefrectomia em receptores de transplante renal pode ser realizada de forma segura sem um risco elevado de complicações cirúrgicas.[26]

NEOPLASIAS MALIGNAS EM PACIENTES EM DIÁLISE

Mesmo desconsiderando o risco de transformação maligna da DRCA, os pacientes em diálise têm um risco levemente maior de câncer quando comparados à população geral. A análise de mais de 800.000 pacientes em diálise por três registros dos Estados Unidos, Europa, Austrália e Nova Zelândia revelou que o aumento do risco foi resultado de tumores de rim, bexiga e órgãos endócrinos em maior parte (Fig. 89-5.)[27] Além do risco específico associado à transformação maligna da DRCA, parte do aumento do risco teve relação direta com a doença renal de base ou com a imunossupressão que pode ter sido administrada a pacientes com doença renal imunomediada. O

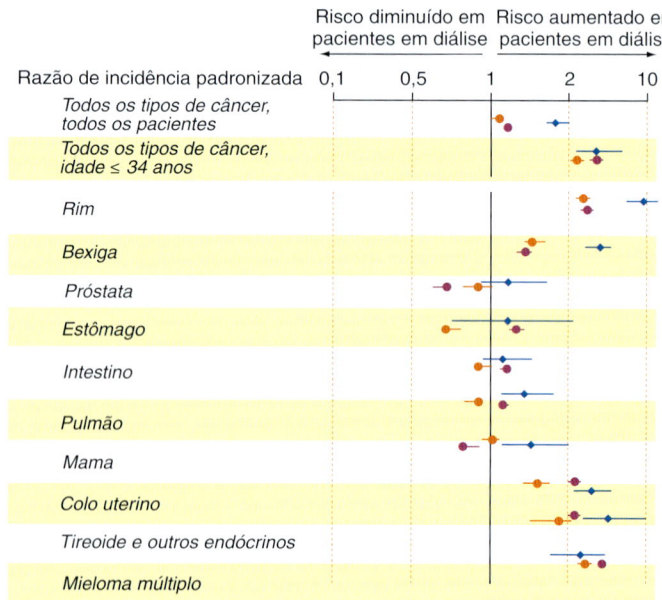

Figura 89-5 Risco de câncer em pacientes em diálise. Risco relativo de câncer (e intervalo de confiança de 95%) comparado à população geral em 831.804 pacientes em diálise da Austrália e Nova Zelândia *(losangos azuis)*, Europa *(círculos laranja)*, e Estados Unidos *(círculos roxos)*. *(Modificado da referência 27.)*

tratamento com ciclofosfamida, por exemplo, pode predispor a câncer ureteral e de bexiga, que ocorrem após os pacientes terem iniciado diálise. A doença renal ou a terapia imunossupressora podem favorecer o risco aparente de pacientes em diálise de desenvolver mieloma múltiplo (Fig. 89-5). Além disso, paciente com nefropatia por analgésicos ou nefropatia por erva chinesa ou ácido aristolóquico têm maior risco de desenvolver carcinoma de células transicionais do trato urinário superior.[28] Particularmente após o transplante renal, esses tumores tendem a ser menos diferenciados e a ocorrer em estádio mais avançado, apresentando um desfecho, portanto, relativamente ruim para os pacientes. Por esse motivo, pacientes com nefropatia por analgésicos e nefropatia por ácido aristolóquico devem ser rastreados para a presença de carcinoma de células transicionais antes do transplante e anualmente após o transplante. Tem-se defendido que o rastreio deve incluir a cistoscopia, cateterização ureteral retrógrada com lavado e escovação, e imagem por ultrassom.[29] Outras neoplasias malignas observadas com maior frequência em pacientes em diálise incluem carcinoma cervical e tireoide e outras neoplasias endócrinas (Fig. 89-5). Além disso, pelo menos na base de dados do United States Renal Data System (USRDS), os pacientes em diálise têm um risco aumentado em 1,5 a 2 vezes para linfoma não Hodgkin, doença de Hodgkin e leucemias.[27] Isso sugere que mulheres em diálise deveriam ser submetidas a rastreio ginecológico incluindo esfregaço do colo nos mesmos intervalos sugeridos para a população geral. O ultrassom regular da tireoide provavelmente também se justifica, embora não esteja disponível nenhuma conclusão formal para apoiar essa recomendação; o rastreio de linfoma e de leucemia será difícil de estabelecer, sendo defendida a vigilância clínica.

Referências

1. Dunnill MS, Millard PR, Oliver D. Acquired cystic disease of the kidneys: A hazard of long-term intermittent maintenance haemodialysis. *J Clin Pathol.* 1977;30:868-877.
2. Truong LD, Choi YJ, Shen SS, et al. Renal cystic neoplasms and renal neoplasms associated with cystic renal diseases: Pathogenetic and molecular links. *Adv Anat Pathol.* 2003;10:135-159.
3. Grantham JJ. Acquired cystic kidney disease. *Kidney Int.* 1991;40:143-152.
4. Levine E. Acquired cystic kidney disease. *Radiol Clin North Am.* 1996;34: 947-964.
5. Choyke PL. Acquired cystic kidney disease. *Eur Radiol.* 2000;10:1716-1721.
6. Matson MA, Cohen EP. Acquired cystic kidney disease: Occurrence, prevalence, and renal cancers. *Medicine (Baltimore).* 1990;69:217-226.
7. Schillinger F. Acquired cystic kidney disease in renal insufficiency: A multicentre study. Group of Nephrologists of the East of France. *Eur J Med.* 1993;2: 457-460.
8. Denton MD, Magee CC, Ovuworie C, et al. Prevalence of renal cell carcinoma in patients with ESRD pre-transplantation: A pathologic analysis. *Kidney Int.* 2002;61:2201-2209.
9. Truong LD, Krishnan B, Cao JT, et al. Renal neoplasm in acquired cystic kidney disease. *Am J Kidney Dis.* 1995;26:1-12.
10. Tickoo SK, dePeralta-Venturina MN, Harik LR, et al. Spectrum of epithelial neoplasms in end-stage renal disease: An experience from 66 tumor-bearing kidneys with emphasis on histologic patterns distinct from those in sporadic adult renal neoplasia. *Am J Surg Pathol.* 2006;30:141-153.
11. Sassa N, Hattori R, Tsuzuki T, et al. Renal cell carcinomas in haemodialysis patients: does haemodialysis duration influence pathological cell types and prognosis? *Nephrol Dial Transplant.* 2011;26:1677-1682.
12. Nouh M, Kuroda N, Yamashita M, et al. Renal cell carcinoma in patients with end-stage renal disease: Relationship between histological type and duration of dialysis. *BJU Int.* 2009;105:620-627.
13. Klatte T, Seitz C, Waldert M, et al. Features and outcomes of renal cell carcinoma of native kidneys in renal transplant recipients. *BJU Int.* 2009;105: 1260-1265.
14. Gigante M, Neuzillet Y, Patard JJ, et al. Renal cell carcinoma (RCC) arising in native kidneys of dialyzed and transplant patients: Are they different entities? *BJU Int.* 2012;110(11 Pt B):E570-E573.
15. Takebayashi S, Hidai H, Chiba T, et al. Using helical CT to evaluate renal cell carcinoma in patients undergoing hemodialysis: Value of early enhanced images. *AJR Am J Roentgenol.* 1999;172:429-433.
16. Israel GM, Bosniak MA. An update of the Bosniak renal cyst classification system. *Urology.* 2005;66:484-488. and modified according to Eknoyan G. A clinical view of simple and complex renal cysts. *J Am Soc Nephrol.* 2009;20:1874-1876.
17. Israel GM, Bosniak MA. An update of the Bosniak renal cyst classification system. *Urology.* 2005;66:484-488.
18. Paudice N, Zanazzi M, Agostini S, et al. Contrast-enhanced ultrasound assessment of complex cystic lesions in renal transplant recipients with acquired cystic kidney disease: preliminary experience. *Transplant Proc.* 2012;44:1928-1929.
19. Sarasin FP, Wong JB, Levey AS, Meyer KB. Screening for acquired cystic kidney disease: A decision analytic perspective. *Kidney Int.* 1995;48:207-219.
20. Ishikawa I, Honda R, Yamada Y, Kakuma T. Renal cell carcinoma detected by screening shows better patient survival than that detected following symptoms in dialysis patients. *Ther Apher Dial.* 2004;8:468-473.
21. Gulanikar AC, Daily PP, Kilambi NK, et al. Prospective pretransplant ultrasound screening in 206 patients for acquired renal cysts and renal cell carcinoma. *Transplantation.* 1998;66:1669-1672.
22. Liu JS, Ishikawa I, Horiguchi T. Incidence of acquired renal cysts in biopsy specimens. *Nephron.* 2000;84:142-147.
23. Ishikawa I, Hayama S, Morita K, et al. Long-term natural history of acquired cystic disease of the kidney. *Ther Apher Dial.* 2010;14:409-416.
24. Schwarz A, Vatandaslar S, Merkel S, Haller H. Renal cell carcinoma in transplant recipients with acquired cystic kidney disease. *Clin J Am Soc Nephrol.* 2007;2:750-756.
25. Tollefson M, Krambeck A, Leibovich B, et al. Surgical treatment of renal cell carcinoma in the immunocompromised transplant patient. *Urology.* 2010;75: 1373-1377.
26. Suson K, Sausville J, Sener A, Phelan MW. Native nephrectomy for renal cell carcinoma in transplant recipients. *Transplantation.* 2011;91:1376-1379.
27. Maisonneuve P, Agodoa L, Gellert R, et al. Cancer in patients on dialysis for end-stage renal disease: An international collaborative study. *Lancet.* 1999; 354:93-99.
28. Stewart JH, Buccianti G, Agodoa L, et al. Cancers of the kidney and urinary tract in patients on dialysis for end-stage renal disease: Analysis of data from the United States, Europe, and Australia and New Zealand. *J Am Soc Nephrol.* 2003;14:197-207.
29. Swindle P, Falk M, Rigby R, et al. Transitional cell carcinoma in renal transplant recipients: The influence of compound analgesics. *Br J Urol.* 1998;81: 229-233.

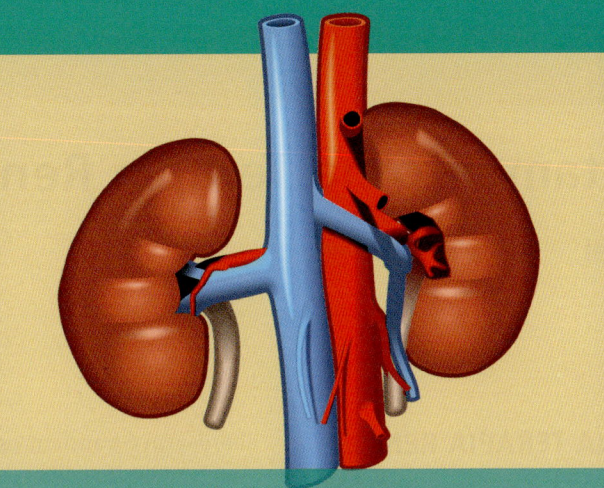

Terapias Dialíticas

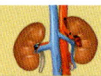

CAPÍTULO 90

Opções de Tratamento na Terapia Renal Substitutiva

Hugh C. Rayner e Enyu Imai

OPÇÕES DE TRATAMENTO NA TERAPIA RENAL SUBSTITUTIVA

O número de pacientes recebendo terapia renal substitutiva (TRS) a cada ano, expresso em taxa por milhão de população, varia enormemente entre os países (Fig. 90-1). Essas taxas aumentaram constantemente na última década, apesar de haver redução mais recentemente em alguns países. A taxa de incidência de TRS é o produto de uma mistura complexa de fatores: a incidência e prevalência de doenças que podem levar a doença renal estágio terminal (DRET), mais notavelmente diabetes melito[1]; a efetividade do manejo da doença renal crônica (DRC) para retardar a progressão para DRET; o nível de função renal ao qual a TRS é iniciada; e por último a disponibilidade de recursos para prover TRS.

A terapia renal substitutiva é um grande empreendimento para qualquer paciente. É uma terapia cara e que consome tempo e, uma vez iniciada, pode continuar por muitos anos. Cada opção de tratamento para DRET requer preparo, tanto físico quanto psicológico. Todos os pacientes com probabilidade de atingir a DRET, e suas famílias e cuidadores, necessitam de educação sobre suas opções futuras de um modo que lhes seja acessível. Este capítulo estabelece uma abordagem a essas situações desafiadoras.

PREDIÇÃO DO INÍCIO DE DIÁLISE

O preparo para o tratamento da DRET requer: (1) identificação dos pacientes que estão sob alto risco de atingir DRET e (2) predição do tempo provável à qual a TRS será necessária. Diabetes melito, proteinúria maciça, taxa de filtração glomerular estimada (TFGe) declinante e episódios prévios de lesão renal aguda tornam mais provável que um paciente progrida para DRET. A predição da DRET é facilitada pela visualização gráfica das TFGe, derivadas de fórmulas da creatinina tais como *Modification of Diet in Renal Disease* (MDRD) ou *Chronic Kidney Disease Epidemiology Collaboration* (CKD-EPI) ou da cistatina C[2,3]. O gráfico conta a história de um paciente com DRC e é mais fácil de entender que colunas ou figuras (Fig. 90-2). A trajetória da TFGe acuradamente reflete mudanças na TFG verdadeira através do tempo.[4]

CUIDADO MULTIDISCIPLINAR NA DOENÇA RENAL CRÔNICA AVANÇADA

O cuidado a DRC avançada almeja uma séria de questões: preservação da função renal residual; prevenção ou tratamento de complicações da DRC; envolvimento do paciente, sua família e cuidadores na escolha entre diálise peritoneal (DP), hemodiálise (HD) e tratamento conservador estendido; criação de acesso para diálise em tempo hábil; e, em pacientes apropriados, preparo para transplante renal, idealmente antes do início da diálise.

Os pacientes necessitam de tempo, geralmente meses, para entender e tomar uma decisão sobre diálise e suas implicações.[5] A melhor abordagem é transferir os pacientes com TFG em declínio para uma equipe multidisciplinar ao menos 12 meses antes da data prevista para diálise. Infelizmente, muitas vezes é difícil prever a trajetória futura da TFGe.[6] A TFGe pode permanecer entre 20 e 30mL/min/1,73m^2 por muitos anos, particularmente em pacientes idosos; e, portanto, a discussão sobre diálise pode ser precoce e ocasionar ansiedade desnecessária. De outro modo, doenças intercorrentes podem causas uma queda abrupta da TFG e precipitar a necessidade urgente de diálise. As complicações e os sintomas da DRC se tornam mais comuns e graves quando a TFGe cai para abaixo de 20 mL/min/1,73m^2. Os pacientes com TFGe mais estável podem ser transferidos para uma equipe de cuidado multidisciplinar quando esse nível for atingido.

O cuidado da DRC avançada é melhor realizado por uma equipe multidisciplinar que inclua: nutricionista, enfermeiro educador, farmacêutico, fisioterapeuta, terapeuta ocupacional, assistente social e, algumas vezes, um voluntário treinado para auxílio. Os pacientes que recebem esse cuidado adicional têm melhores resultados bioquímicos, maior probabilidade de início de diálise de modo planejado e com menos hospitalização e podem até apresentar melhora na taxa de sobrevida uma vez que iniciem diálise.[8,9] Além de ser uma boa prática clínica, esses programas têm um bom senso financeiro, uma vez que a economia dos custos de manejo do paciente internado sobrepuja os custos requeridos para manejar a clínica.

A ausência de acesso ao cuidado pré-diálise efetivo é um problema significativo nos Estados Unidos. Considerando os novos pacientes com DRET em 2011, 42% não foram vistos por nefrologista antes do início da terapia, e isso está associado a uma redução do uso de fístulas arteriovenosas (FAV) como acesso vascular.[60] Dentre esses pacientes, apenas 10,5% iniciaram hemodiálise com uma fistula madura comparados a 50,2% dos que receberam mais de 1 ano de cuidado com nefrologista.

Programas de Educação Pré-diálise

Os programas pré-diálise abordam as escolhas no cuidado da DRET através da tomada de decisão compartilhada. Enquanto os clínicos são especialistas nos aspectos técnicos da diálise e do transplante, o paciente sabe o melhor sobre suas necessidades e preferências. Os pacientes com DRC avançada podem não adquirir conhecimento e entendimento suficiente para realizar boas decisões em consultas ambulatoriais convencionais mesmo quando foram vistos em múltiplas ocasiões por um nefrologista.[10]

A educação do paciente deve seguir os princípios de aprendizagem a adultos: primeiramente, avalie o nível existente de conhecimento e entendimento do paciente; em segundo lugar construa sobre esse conhecimento através da entrega de informação apropriada e de forma adequada; em terceiro lugar, estabeleça que o paciente tenha entendido e aceitado a informação fornecida. A educação pode ser realizada tanto individualmente quanto em grupos. O clínico é encorajado a enviar uma carta pessoal para o paciente resumindo as questões, uma vez que isso aumenta o valor educacional da consulta. Essa

Incidência e Prevalência de Doença Renal Estágio Terminal por Milhão de População

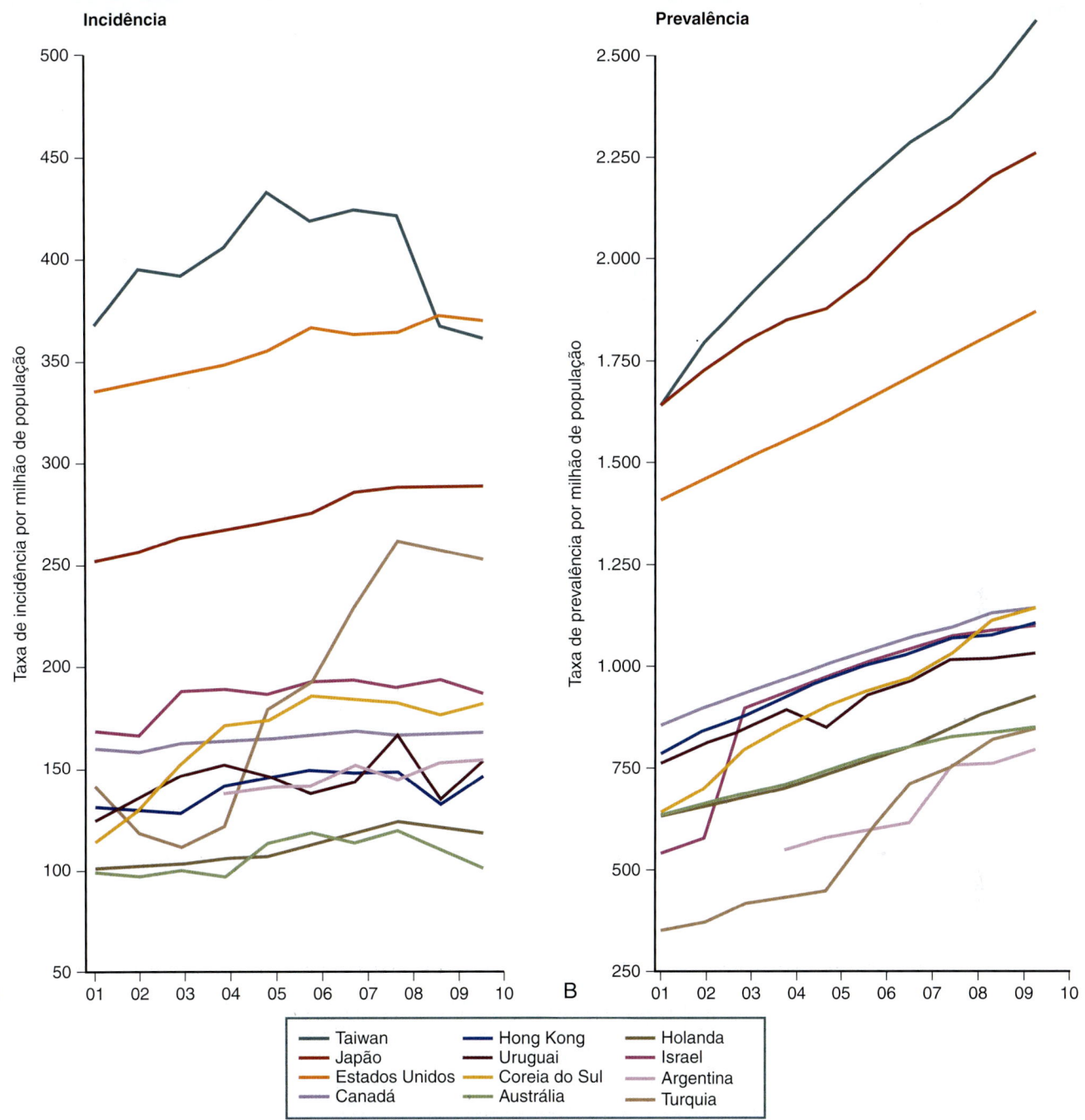

Figura 90-1 **Incidência (A) e prevalência (B) da doença renal estágio terminal por milhão de população.** Todas as taxas são não ajustadas. Dados da Argentina (2005 a 2007), Japão e Taiwan são apenas de diálise. *Os dados reportados aqui foram fornecidos pelo *United States Renal Data System* (USRDS). A interpretação e publicação desses dados são de responsabilidade dos autores e de nenhuma forma devem ser encaradas como política oficial ou interpretação do governo estadunidense. *(Referência 60)*

carta deve ser copiada ao médico da família para melhorar a coordenação do cuidado. Em uma sessão de educação em grupo, os pacientes podem aprender mais de pacientes próximos dentro de um grupo de apoio que do facilitador do grupo. Além do mais, os grupos de apoio ao paciente ajudam pacientes e familiares a reconhecer que não estão sozinhos para encarar as demandas da DRET.

Os representantes de todos os membros de uma equipe multidisciplinar, tanto médicos quanto não médicos, deveriam fazer parte da realização do programa pré-diálise. Por exemplo, um ensaio clínico controlado na Califórnia estudou o valor da visão do assistente social para o programa pré-diálise na redução do desemprego[11]. No grupo-intervenção, pacientes e seus familiares se encontraram regularmente com um assistente social licenciado antes e após o início da diálise, a fim de explorar estratégias para a continuidade do emprego atual do paciente. Trabalhadores manuais, no grupo-intervenção, tiveram 2,8 vezes maior probabilidade de continuarem trabalhando. Os pacientes

Predizendo Início de Diálise

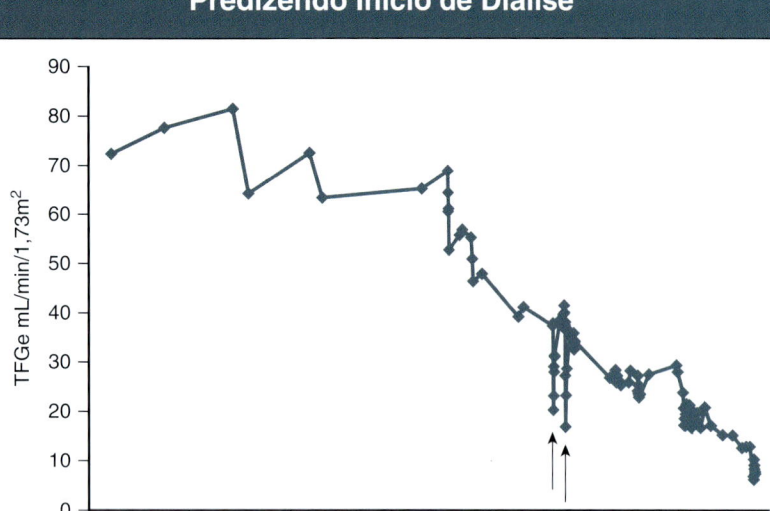

Figura 90-2 Predizendo início de diálise. Gráfico da Taxa de Filtração Glomerular estimada (TFGe) pelo tempo para um paciente com diabetes melito e doença renal crônica progressiva. O gráfico mostra TFGe sequenciais, contando a história da DRC deste paciente. 1996: Diabetes melito diagnosticado. 2000: Pressão arterial 196/108 mmHg e proteinúria detectada. 2002: Infarto agudo do miocárdio. 2005: Iniciada diálise. As setas indicam episódios de lesão renal aguda induzida por contraste seguida de uma tomografia computadorizada e uma angiografia coronária.

que trabalhavam tiveram melhor qualidade de vida, melhora na autoestima e uma recuperação mais positiva com relação ao trabalho. Após a perda de um trabalho, é difícil para pacientes em diálise recuperá-lo, e esse resultado é particularmente valioso para a reabilitação dos pacientes em longo prazo.

Em adição ao engajamento em sessões frente a frente, os pacientes devem ser direcionados a ampla gama de materiais educacionais disponíveis. Um grande número de livros foi escrito especificamente para os pacientes em diálise. Muitas organizações nacionais fornecem informação a pacientes com base na *web* e produzem material audiovisual e impresso – por exemplo, o *National Kidney Foundation*, nos Estados Unidos (www.kidney.org). O apoio na decisão ajuda o paciente a pensar nas suas opções e a escolher o tratamento que melhor se adequa às suas necessidades e prioridades.

Educação sobre o Transplante

Para aquele paciente que se enquadra, o transplante oferece a perspectiva para melhora de sobrevida e de qualidade de vida, especialmente em pacientes jovens.[12] Mesmo em pacientes idosos com maiores comorbidades, o transplante pode melhorar a sobrevida e ser custo-efetivo.[13]

As opções de realizar o transplante com rim de doador falecido ou vivo devem ser discutidas, assim como transplante combinado rim-pâncreas para pacientes com diabetes melito. Embora os dados de desfecho dos centros de transplante local devam ser disponibilizados, dados publicados podem ser utilizados para informar os pacientes (www.ustransplant.org/annualreports/current/survival_rates.htm).

O tempo ideal para o transplante ser realizado é antes do início da diálise: transplante preemptivo. Um estudo nos Estados Unidos[14] mostrou que o transplante preemptivo estava associado a uma redução de 52% no risco de falência do enxerto durante o primeiro ano após o transplante, uma redução de 82% no segundo ano e uma redução de 86% durante os anos subsequentes quando comparado com o transplante após início de diálise. O aumento da duração em diálise foi associado a possibilidade crescente de rejeição no prazo de 6 meses de transplante, possivelmente devido a estimulação imunológica durante a diálise de longo prazo.

QUANDO A DIÁLISE DEVE SER INICIADA?

A TFGe ao início da diálise vem aumentando constantemente nos anos recentes e varia entre os países. A TFGe média de pacientes japoneses ao início da diálise aumentou de 5,0 mL/min/1,73m² em 1989 para 6,5 mL/min/1,73 m² em 2007. No Reino Unido, a TFGe média ao início de diálise aumentou de 6 mL/min/1,73m² em 1997 para 8,5 mL/min/1,73m² em 2012 (www.renalreg.com, *UK Renal Registry 2011 Report*). Nos Estados Unidos, 17,7% dos pacientes iniciaram diálise com uma TFGe de 10 a 15 mL/min/1,73 m² em 2000; em 2011 este número tinha aumentado para 29%, com mais 16% iniciando diálise com TFGe maior que 15mL/min/1,73m²[60].

O envelhecimento da população de pacientes com DRC pode contribuir para o início precoce em diálise. No Japão, a idade média ao início de diálise aumentou de 59 para 69 anos de 1989 para 2007.[15] Um maior corte de TFGe pode ser utilizado em diabéticos, uma vez que tendem a tolerar mal a uremia e são frequentemente injuriados pela retenção de sódio e hipervolemia. Outros fatores a serem considerados incluem fósforo sérico em ascensão, queda no bicarbonato sérico e desnutrição proteico-calórica que persiste a despeito de tentativas vigorosas de aperfeiçoar o consumo da dieta. A queda da albumina sérica é um sinal tardio da redução do consumo proteico e de debilidade[7].

Diretrizes arbitrárias foram estabelecidas para aprovação do *Medicare* para reembolso de diálise nos Estados Unidos. Essas incluem que TFGe menor que 15 mL/min/1,73m² para pacientes maiores que 18 anos e TFGe menor que 20 mL/min/1,73m² (Fórmula de Schwartz) para os mais jovens que 18 anos. Alternativamente, adultos devem ter um nível de creatinina acima de 8 mg/dL (700 mmol/L; > 6 mg/dL [530 mmol/L] em diabetes melito). Os pacientes podem também se qualificar ao *Medicare* se não preencherem esses critérios, mas apresentarem sintomas urêmicos (náuseas, vômitos, dor pericárdica, acidose ou hipercalemia) ou edema pulmonar refratário a diuréticos.

Limitações para uma Abordagem Puramente Clínica para o Início de Diálise

Esperar que os pacientes desenvolvam sintomas urêmicos acarreta o risco de que o paciente iniciará a diálise em um estado desnutrido e com aumento do risco de mortalidade. A insuficiência renal *per se* é um estado catabólico e comumente é difícil para os pacientes em diálise recuperarem o peso perdido.

Dada à natureza crônica da doença renal, os pacientes muitas vezes desconhecem a gravidade de sua doença. O consumo proteico pode cair espontaneamente com o resultado de que os sintomas de uremia não se desenvolvam, porém isso ocorre à custa da perda de massa corporal magra. Similarmente, os pacientes podem gradualmente reduzir suas atividades, uma vez que ocorre declínio de sua tolerância ao exercício. Apenas quando a diálise é iniciada que os pacientes percebem o quão doente haviam se tornado.

A falta de percepção pode ser evitada pelo questionamento cuidadoso do paciente para sintomas insidiosos de uremia. Por exemplo, pacientes devem ser perguntados a comparar seus hábitos de dieta e de estilo de vida atuais com aqueles de 6 a 12 meses previamente. Os amigos próximos e familiares fornecem uma visão externa útil do bem-estar dos pacientes.

Limitações de uma Abordagem Puramente "Baseada em Resultados Laboratoriais" para o Início de Diálise

O início precoce e rotineiro de diálise necessitaria conferir benefícios significantes para justificar a inconveniência dos riscos de complicações relacionadas com a diálise ao paciente, além do custo adicional. Uma vez que o tratamento de diálise tem uma vida finita, tanto por perda da função peritoneal quanto por falência de acesso vascular, iniciar o tratamento precocemente adiantará o tempo quando procedimentos adicionais ou mudança de modalidade se farão necessários.

Além disso, há probabilidade de resistência de muitos pacientes para a sugestão de que eles deveriam iniciar diálise quando os mesmos não apresentem sintomas de uremia. O nefrologista necessitaria de confiança completa nos valores laboratoriais assim como na evidência que apoiaria o início precoce em diálise, para persuadir um paciente assintomático relutante.

O início de diálise é o primeiro passo em uma vida de comprometimento com a terapia renal substitutiva. Os pacientes serão questionados a aderir a uma ampla variedade de tratamentos inconvenientes e algumas vezes desagradáveis. Um alto nível de adesão é requerido para um desfecho de sucesso e, particularmente nos Estados Unidos, existe preocupação sobre o nível de má-adesão que se associa ao aumento de mortalidade.[16] O compromisso com a diálise tem maior probabilidade de ser maior se o paciente se sente bem após o seu início.

Um estudo prospectivo na Holanda fornece dados úteis para auxiliar o paciente e o nefrologista a concordarem em quando se deve iniciar o tratamento.[17] Os pacientes que iniciaram diálise com menor função renal residual (5 mL/min/1,73m^2 contra 7 mL/min/1,73m^2) tiveram pior qualidade de vida no período logo após o início da diálise. Entretanto, essa diferença não estava presente ao final dos primeiros 12 meses de tratamento. Isso foi subsequentemente confirmado em um estudo controlado e randomizado que não mostrou diferenças em sobrevida ou qualidade de vida entre pacientes que iniciaram diálise com uma TFGe (equação MDRD) de 9 mL/min/1,73m^2 e aqueles que iniciaram diálise 6 meses após com uma TFGe de 7,2 (Fig. 90-3).[18] O início de diálise precoce não foi associado a melhor qualidade de vida e incorreu em custos de cuidado de saúde maiores.[19] Uma vantagem do grupo de início precoce foi que uma proporção maior de pacientes que haviam escolhido DP realmente iniciaram diálise com DP (80% contra 70%, p = 0,01).[20]

A ESCOLHA ENTRE DIÁLISE PERITONEAL E HEMODIÁLISE

A maioria dos pacientes com DRET são aptos ao tratamento tanto com DP quanto HD. É difícil considerar um estudo eticamente aceitável nos quais os pacientes são alocados aleatoriamente para DP ou HD, e as várias possíveis modificações em cada modalidade tornam um simples estudo comparativo impraticável. Estudos comparativos não randomizados prospectivos e retrospectivos falharam em indicar uma vantagem de sobrevida consistente com qualquer das modalidades.[20] Há alguma evidência de que DP possa ser inferior a HD no

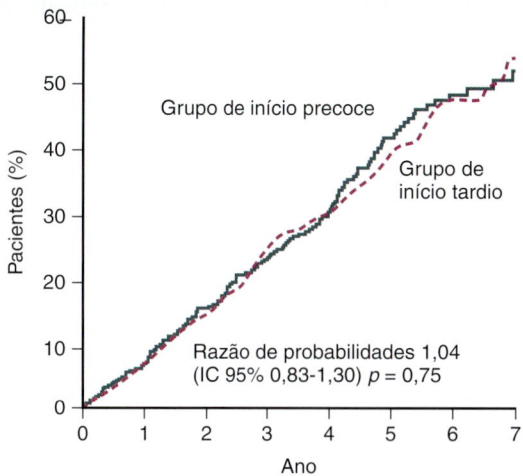

Figura 90-3 Sobrevida de pacientes iniciados em diálise precocemente ou tardiamente. Dados do estudo IDEAL. Curvas de Kaplan-Meier que não mostram diferenças na mortalidade após diálise com início precoce ou tardio. *IC* Intervalo de confiança. *(Referência 18.)*

Contraindicações para Modalidades de Diálise

Contraindicações absolutas	Contraindicações relativas
Diálise Peritoneal	
Perda da função peritoneal produzindo depuração inadequada	Enxerto aórtico abdominal recente
Adesões bloqueando o fluxo do dialisato	Derivação ventrículo-peritoneal
Hérnia abdominal cirurgicamente incorrigível	Intolerância a fluido intra-abdominal
Estoma de parede abdominal	Grande massa muscular
Vazamento de fluido pelo diafragma	Obesidade mórbida
Incapacidade de realizar trocas na ausência de um assistente capacitado	Desnutrição grave
	Infecção da pele adjacente
	Doença Inflamatória Intestinal
Hemodiálise	
Ausência de acesso vascular possível	Acesso vascular difícil
	Fobia de agulhas
	Insuficiência cardíaca avançada
	Coagulopatia

Tabela 90-1 Contraindicações para modalidades de diálise. Contraindicações relativas e absolutas para hemodiálise e diálise peritoneal. *(Adaptado da referência 25)*

longo prazo em pacientes com doença cardíaca coronária e insuficiência cardíaca congestiva.[21,22] Isso contradiz uma opinião comum expressada de que DP é mais suave para tais pacientes uma vez que evita trocas rápidas de fluidos e causa menos estresse ao coração. A mudança no tratamento de DP para HD é associada a um aumento no risco de hospitalização e mortalidade.[23] Uma mudança planejada de DP para HD pode não se associar com este risco aumentado apesar de que isso não foi estudado sistematicamente em uma grande população. Os pacientes em DP por tempo superior a 7 anos têm risco aumentado de esclerose peritoneal encapsulante.[24] Isso pode ocasionar uma mudança planejada para HD.

Contraindicações a Diálise Peritoneal

Existem poucas situações nas quais DP é contraindicada (Tabela 90-1). Contraindicações relativas à DP são discutidas nas seções que se seguem.

Corpo estranho intra-abdominal recentemente implantado

Os pacientes com enxerto aórtico prostético têm sido tratados com sucesso com DP. A HD é em geral utilizada inicialmente por até 16 semanas, para permitir que o enxerto seja coberto por epitélio e evitar o risco de infecção do enxerto via dialisato peritoneal. Entretanto esse risco deve ser ponderado contra o risco de semeadura bacteriana do acesso para HD.

Limitações de tamanho corporal e intolerância a volume de fluido intra-abdominal

O tamanho corporal pode ser um problema em ambos os lados do espectro. Pacientes pequenos podem ser intolerantes ao volume de dialisato necessário para atingir uma diálise adequada, particularmente se eles têm função renal residual desprezível. Métodos alternativos de troca de fluido tais como a DP automatizada noturna pode ser utilizada para superar essa limitação. Pode ser difícil atingir uma depuração adequada em pacientes com índice de massa corporal que exceda 35 Kg/m². O desconforto resultante do aumento do volume intra-abdominal pode ser significante em pacientes com doença respiratória crônica, lombalgia ou grandes rins policísticos. Em geral, é difícil a previsão de tolerabilidade de fluido intra-abdominal de um paciente, e estas limitações comumente aparecem após o início da DP.

Doenças intestinais e outras fontes de infecção

A presença de doença intestinal isquêmica, doença inflamatória intestinal ou diverticulite provavelmente aumentam a incidência de peritonite como resultado da translocação de microorganismos da parede intestinal ao peritônio. A infecção da parede abdominal pode levar a peritonite via sítio de saída e túnel do cateter.

O rastreio de *Staphylococcus aureus* meticilina-resistente (MRSA) antes de todos os procedimentos cirúrgicos eletivos é considerada boa prática clínica. O carreador nasal de *S. aureus* aumenta o risco subsequente de infecção de sítio de saída estafilocócica e peritonite, e a eliminação nasal de *S. aureus* com creme de mupirocina tópica demonstrou redução significante do risco de infecção estafilocócica no sítio de saída.[26]

Desnutrição grave e obesidade mórbida

Os pacientes deveriam, idealmente, iniciar a DP em um estado nutricional adequado. A desnutrição grave pode levar a cicatrização de feridas inadequada e a vazamento pelo túnel do cateter. Além disso, perdas proteicas durante a diálise peritoneal podem exacerbar a hipoalbuminemia. No outro lado do espectro, pode ser difícil a colocação satisfatória de cateter pela parede abdominal em pacientes com obesidade mórbida. Além disso, a absorção de glicose do dialisato, cuja média pode ser de até 800 Kcal/dia, pode contribuir para ganho ponderal adicional.

Contraindicações a Hemodiálise

As contraindicações para hemodiálise são poucas (Tabela 90-1). Como discutido no Capítulo 91, o acesso à circulação pode ser comumente obtido mesmo em pacientes com doença vascular difusa ou com cirurgia prévia. A aversão à punção com agulha de fístula AV é comum nos estágios iniciais, mas pode ser normalmente melhorada com o uso de anestésico local e encorajamento pela enfermagem. Uma coagulopatia grave pode tornar o manejo da anticoagulação para o circuito extracorpóreo difícil.

HEMODIÁLISE DOMICILIAR

Nas últimas duas décadas, o uso de HD domiciliar declinou. Por exemplo, no Reino Unido, a porcentagem de população em diálise em HD domiciliar reduziu de 35% em 1984 para 3% em 2010. Nova Zelândia,

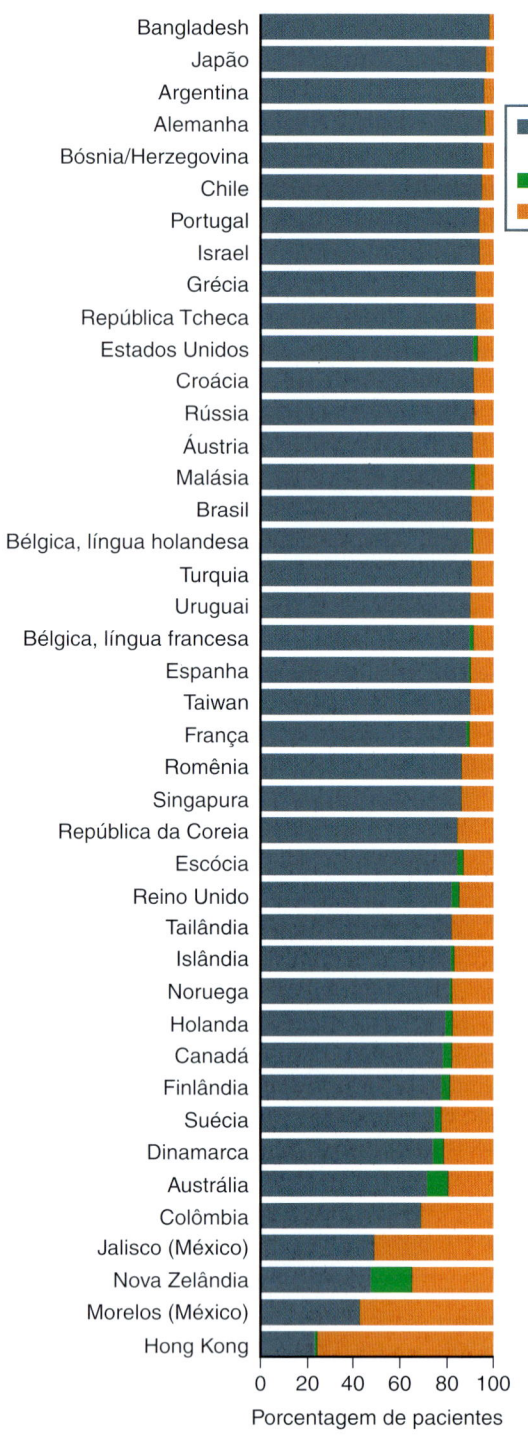

Distribuição Prevalente de Pacientes em Diálise por Modalidade 2010

Legenda:
- HD na unidade de diálise
- HD domiciliar
- DPAC/DPCC

Países (de cima para baixo): Bangladesh, Japão, Argentina, Alemanha, Bósnia/Herzegovina, Chile, Portugal, Israel, Grécia, República Tcheca, Estados Unidos, Croácia, Rússia, Áustria, Malásia, Brasil, Bélgica, língua holandesa, Turquia, Uruguai, Bélgica, língua francesa, Espanha, Taiwan, França, Romênia, Singapura, República da Coreia, Escócia, Reino Unido, Tailândia, Islândia, Noruega, Holanda, Canadá, Finlândia, Suécia, Dinamarca, Austrália, Colômbia, Jalisco (México), Nova Zelândia, Morelos (México), Hong Kong

Eixo X: 0 20 40 60 80 100 — Porcentagem de pacientes

Figura 90-4 Distribuição prevalente de pacientes em diálise por modalidade, 2010. Todos os dados não são ajustados para casos mistos. Os dados reportados aqui foram fornecidos pelo *United States Renal Data System* (USRDS). A interpretação e publicação desses dados são de responsabilidade dos autores e de nenhuma forma devem ser encaradas como política oficial ou interpretação do governo estadunidense. *DPAC/DPCC*, Diálise Peritoneal Ambulatorial Contínua/Diálise Peritoneal Contínua com Cicladora (Modificado da Referência 60)

Austrália e Dinamarca são os únicos países com uma proporção significativa de pacientes em HD domiciliar. Existem inúmeras razões para a queda da HD domiciliar. Primeiramente, a HD normalmente requer a presença de um assistente durante o período de diálise no caso do paciente ficar hipotenso ou inconsciente. Devido ao aumento da proporção de pacientes incidentes em diálise que são idosos, pode não haver uma pessoa disponível e apta a tomar esta responsabilidade. Em segundo lugar, há o custo adicional para a instalação de uma máquina de diálise e seu tratamento de água associado, o que não é requerido para DP. Entretanto, os custos de manejo subsequentes são menores para HD domiciliar que para HD no centro de diálise. Com a melhoria na tecnologia das máquinas de diálise, a HD domiciliar poderá se tornar mais barata e mais amplamente disponível.

A HD domiciliar provê benefícios significativos. Ela remove a inconveniência do deslocamento até a clínica de diálise e permite aos pacientes a liberdade de dialisar no tempo que lhes for mais adequado. Apesar da ausência de ensaios controlados randomizados comparando HD em unidade de diálise e domiciliar, estudos comparativos, com correção para diferenças em comorbidades, sugerem que pacientes em HD domiciliar têm melhores desfechos em termos de morbidade e mortalidade.[27] Os pacientes são aptos a realizar mais tratamentos com maior frequência semanal, e alguns dialisam no período noturno. A diálise mais frequente reduz significativamente o tempo de recuperação após cada tratamento, melhora as restrições dietéticas e reduz as medicações anti-hipertensivas além de promover uma melhor qualidade de vida.[28]

A ESCOLHA DO PACIENTE POR HEMODIÁLISE OU DIÁLISE PERITONEAL

Na unidade de diálise de um dos autores, em Birmingham, Reino Unido, todos os pacientes que iniciam o programa de DRET recebem aconselhamento "modalidade-neutro" e permitidos a selecionar seu modo preferido de tratamento.[29] Dos pacientes sem contraindicação médica à DP, 45% selecionam este método. Essas proporções relativas são similares às encontradas em estudo estadunidense de escolhas após aconselhamento.[30] Os preditores independentes para escolher HD são idade aumentada, número de comorbidades e sexo masculino. Os preditores independentes para escolher DP incluem casamento, aconselhamento antes do início de diálise e maior distância do domicílio à unidade-base de diálise.[31] Entretanto, apesar de 45% dos pacientes escolherem DP, nem todos iniciam diálise nesta modalidade. Os pacientes que requerem início urgente de diálise invariavelmente recebem HD em vez de DP. Uma vez iniciado em HD, apenas uma pequena proporção de pacientes transfere o método para DP, mesmo quando esta era a sua preferência original. Os pacientes que se apresentam tardiamente para diálise ainda se beneficiam de um programa de educação sobre suas opções e tratamento a longo prazo.[32]

As maiores diferenças em modalidade de diálise entre os países (Fig. 90-4) sugerem que o tipo de diálise recebida pelos pacientes é mais comumente determinado pelos médicos e fatores organizacionais que pelos pacientes. Possíveis fatores afetando essas decisões são discutidos nas sessões subsequentes.[33, 34]

Reembolso de Médicos e Financiamento de Unidades de Diálise

Os modos pelos quais médicos e unidades de diálise são reembolsados para o custo da provisão de tratamento variam amplamente ao redor do mundo. Existem também grandes diferenças entre os níveis de pagamento para HD e DP em muitos países. Em países tais como o Reino Unido e Canadá, nos quais as unidades recebem financiamento público provindo de tributações, o uso de tipos de diálise mais custosa – por exemplo, hemodiafiltração de alto volume – é limitado. Ao contrário, em lugares como Hong Kong, em que a diálise é disponível apenas no setor privado, mais pacientes são tratados por DP, uma vez que é menos custosa. Em unidades de HD, o acordo no qual o pagamento depende do número de pacientes tratados cria um incentivo para aumentar o número de pacientes. Se o nefrologista do paciente tem interesse financeiro na unidade de HD, isso pode influenciar diretamente sobre qual modalidade de tratamento é recomendada.

Preferência do Médico

Em um inquérito da *United States Renal Data System* (USRDS) publicado em 1997, apenas 25% dos pacientes em HD se lembravam da discussão acerca da DP com eles. Em contraste, 68% dos pacientes em DP relataram discussões sobre HD. É interessante notar que uma proporção grande de pacientes em HD sente que a escolha foi mais realizada pelo time médico que por eles mesmos ou por decisão conjunta. Desde então, houve um declínio marcado na proporção de pacientes em diálise tratados por diálise peritoneal ambulatorial contínua (DPAC) nos Estados Unidos, de 14% em 1995 para 7% em 2010. Isso se compara com 35% na Nova Zelândia em 2010.

IMPORTÂNCIA DO ACESSO PARA DIÁLISE

Idealmente, cada paciente realizaria uma escolha informada entre DP e HD após um período de aconselhamento e preparação em profundidade, e o acesso para diálise seria estabelecido com antecedência do início de diálise. A apresentação tardia com DRET é um fenômeno mundial, indicando que nenhum sistema de assistência de saúde sobrepujou os problemas na identificação de pacientes com DRC progressiva, e trazendo-os para a atenção de nefrologistas em tempo hábil (Fig. 90-5).

Relatórios tanto europeus quanto estadunidenses documentam o excesso de morbidade e mortalidade associada à apresentação tardia com DRET e a necessidade emergencial de diálise.[9] Quando comparados aos pacientes não emergenciais, seu tempo de internação hospitalar é significativamente maior, e, durante este período, há maior incidência de complicações maiores e morte. Uma parte significativa do aumento de mortalidade é relacionada com o uso de cateter em detrimento de fistula AV. Nos Estados Unidos, muitos pacientes incidentes em HD recebem um enxerto AV em vez de uma fistula, pois enxertos podem ser canulados mais fácil e precocemente que fistulas (Fig. 90-6).[35]

Dados internacionais do *Dialysis Outcomes and Practice Patterns Study* (DOPPS) mostram que o risco de morte é maior para pacientes dialisando em unidades que utilizam cateter em uma alta proporção de seus pacientes.[36] O risco também é aumentado, porém em grau menor, se enxertos AV são utilizados. Os efeitos prejudiciais de cateteres venosos centrais persistem mesmo após sua remoção. A taxa de sobrevida associada a fistulas AV subsequentes é significativamente pior em pacientes que tiveram um cateter prévio quando comparados ao grupo dos que iniciaram diretamente em uma fistula, mesmo após correção para casos mistos e comorbidades, possivelmente devido ao desenvolvimento de estenose venosa central após remoção de um cateter.[35] Existe uma ampla variação entre países no tempo requerido para um acesso permanente ser criado e utilizado.[35] Os detalhes da cirurgia de acesso para HD são discutidos no Capítulo 91, e a colocação de cateter de DP é discutida no Capítulo 96.

DECISÃO SOBRE OFERECER TERAPIA RENAL SUBSTITUTIVA

Disponibilidade de Unidades de Diálise

A terapia renal substitutival não está disponível para a maioria da população mundial com DRET.[37] A prática de racionamento de diálise

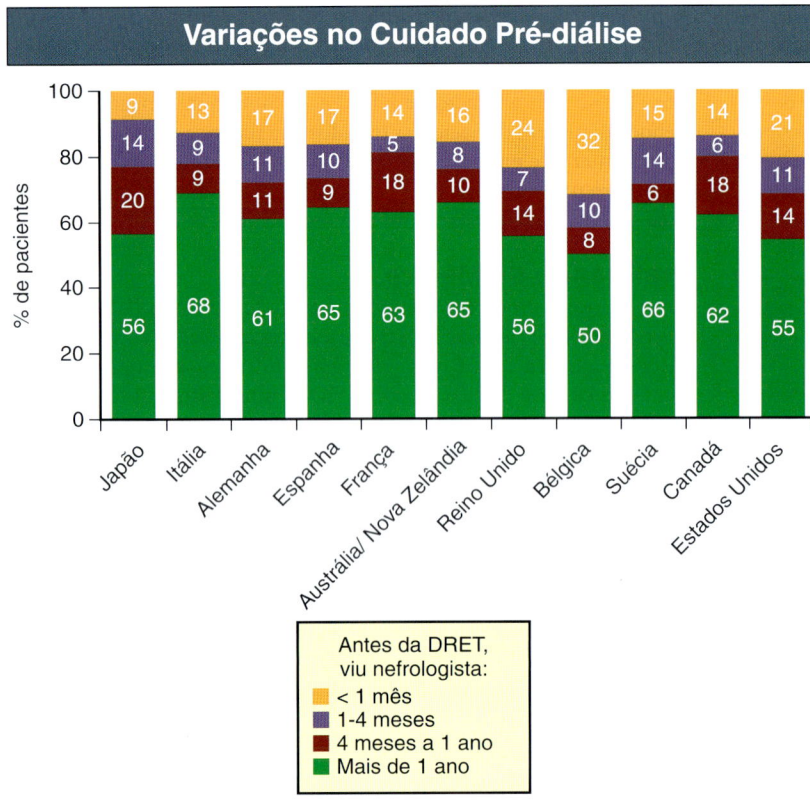

Figura 90-5 Variações no cuidado pré-diálise. Porcentagem de pacientes que foi vista por nefrologista em diferentes períodos de tempo antes da DRET. *DRET*, Doença Renal em Estágio Terminal. (Referência 61)

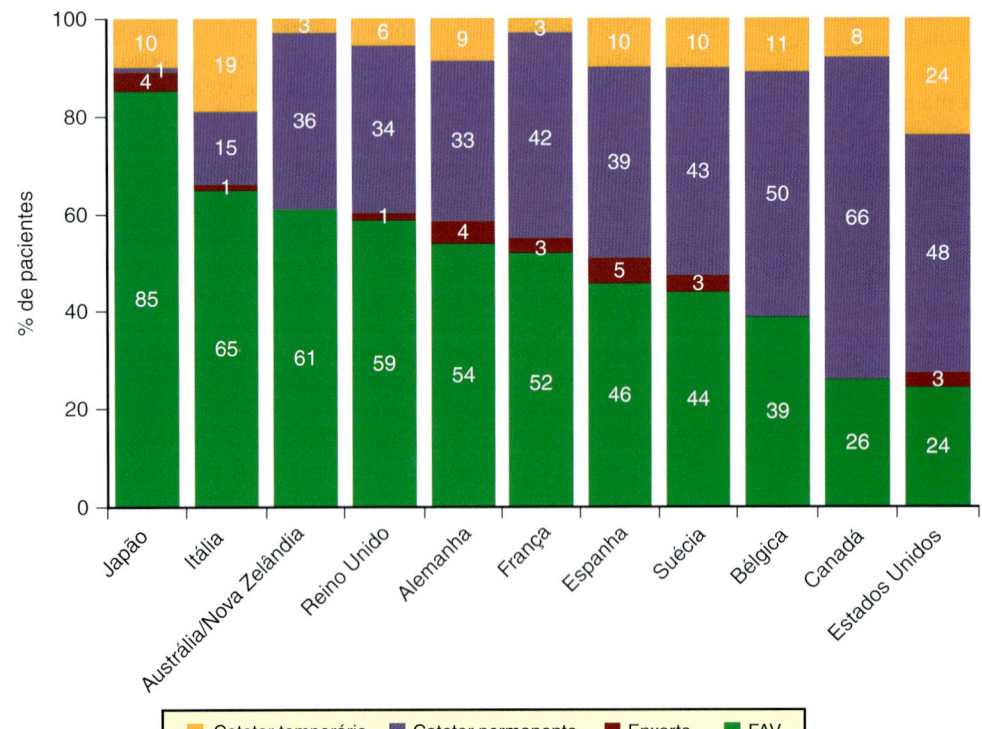

Figura 90-6 Diferenças por país no uso do acesso vascular em pacientes em hemodiálise (HD) por 60 dias ou menos. Porcentagem de pacientes em HD por menos de 60 dias (média de 32 a 38 dias em cada país) utilizando uma fistula arteriovenosa (*FAV*), um enxerto arteriovenoso ou um cateter intravenoso, por país (Referência 61).

foi candidamente documentada em um relatório de um centro sul-africano[38] em que a mais da metade dos pacientes com DRET avaliados entre 1988 e 2003 não foi oferecida diálise; fatores socioeconômicos tais como idade, etnia, emprego e estado civil foram mais importantes que fatores médicos na decisão de iniciar o tratamento.

Seleção de Pacientes por Médicos e Nefrologistas

As taxas de incidência de TRS têm aumentado nas últimas décadas. Nem todo esse aumento é atribuível a mais pacientes desenvolvendo DRET. Um estudo de longo prazo da Califórnia demonstrou um aumento constante na probabilidade de pacientes continuando a receber TRS que não poderia ser explicado por aumento da idade, diabetes melito, hipertensão, proteinúria ou redução da TFGe.[39] Isso indica um maior entusiasmo no uso da TRS nos anos recentes.

No mundo desenvolvido, a prática de se iniciar diálise em pacientes muito idosos ou dependentes de outros para seu cuidado ou que apresentam múltiplas comorbidades varia significativamente entre os países e entre os nefrologistas destes países.[40] Por exemplo, a porcentagem de pacientes vivendo em uma casa de repouso ou que não eram aptos a se alimentar independentemente em 90 dias do início de diálise é muito maior nos Estados Unidos (11,6%) e Japão (19,2%) que na França (1,3%), Alemanha (6,4%), Itália (4,7%), Espanha (2,0%) e Reino Unido (1,5%).

A disfunção cognitiva grave em um paciente influenciaria mais fortemente um nefrologista no Reino Unido a não iniciar diálise que nos Estados Unidos.[40] Além do mais, nefrologistas nos Estados Unidos eram muito mais propensos que aqueles no Reino Unido e Canadá a iniciar diálise em pacientes com demência ou em estado vegetativo persistente, se pressionado por membros familiares. Em um estudo japonês, déficit cognitivo estava presente em 9,9% dos pacientes crônicos em diálise.[41] Medo de litígio foi particularmente influenciador na persuasão de nefrologistas a oferecer este tratamento.

A associação de médicos nefrologistas (*Renal Physicians Association* – RPA) nos Estados Unidos emitiu diretrizes para decisão de não iniciar ou descontinuar diálise[42] e provê um conjunto de ferramentas abrangente para apoiar a tomada de decisão compartilhada (www.renalmd.org/End-Stage-Renal-Disease), (Fig, 90-7). Ela também emitiu uma abordagem sistematizada para resolução de conflitos se há desacordo a respeito dos benefícios de diálise (Fig. 90-8).

TRATAMENTO DIALÍTICO RACIONAL *VERSUS* RACIONAMENTO

Com o fundamento de que o bem maior deve ser derivado dos recursos limitados disponíveis, argumenta-se que pacientes com expectativa de sobrevida de apenas alguns meses não devam ser oferecidos diálise. Isso é apoiado pela visão de que é preferível evitar sofrimento por não iniciar diálise que suspender o tratamento quando a condição do paciente se tornar angustiante. A suspensão de diálise parece mais ativamente causadora de morte que quando não se inicia diálise, pelo que a morte é permitida ocorrer naturalmente.

Esta abordagem utilitária para a alocação de recursos vai contra o instinto de agir no melhor interesse do paciente e pode ser inaceitável para muitos médicos. Além do mais, ela não leva em consideração o valor de uma curta extensão de vida que permita ao paciente e seus familiares se prepararem para a morte. Isso se torna apenas uma pequena contribuição para a minimização do uso de recursos, uma vez que os custos de um programa de HD são proporcionais ao tempo no qual o paciente continua a receber tratamento.

Contra este fundo ético, existe qualquer critério objetivo que possa ser aplicado para identificar pacientes inaptos para diálise? Um critério a ser descartado é a idade. Apesar de idade avançada ter sido utilizada como um critério simples de exclusão nos dias iniciais da diálise, os idosos são agora a seção com crescimento mais rápido da população em diálise.

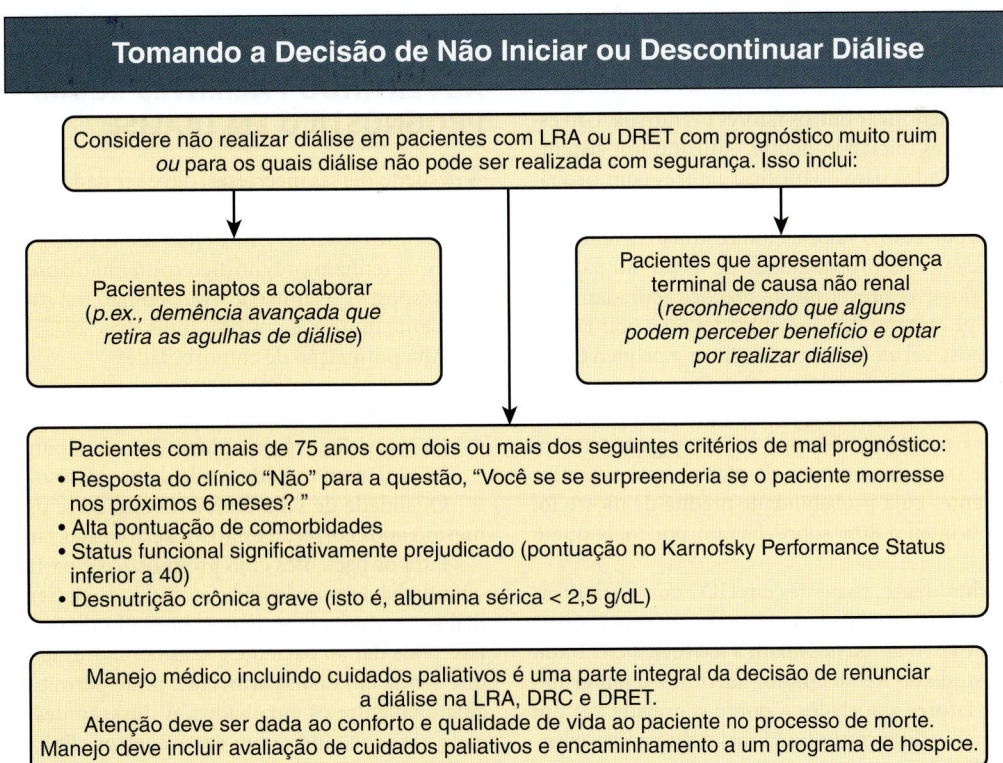

Figura 90-7 Tomando a decisão de não iniciar ou descontinuar diálise. *LRA*, Lesão Renal Aguda; *DRC*, Doença Renal Crônica; *DRET*, Doença Renal em Estágio Terminal *(Adaptado de referência 42)*

Passos Sugeridos para a Resolução de Conflitos na Decisão Compartilhada sobre Início de Diálise

Questões a serem perguntadas:
– O paciente ou representante legal entende o diagnóstico, prognóstico e opções de tratamento?
– O nefrologista entende as razões do paciente ou seus familiares de requisitarem diálise e suas preocupações e valores psicossociais, culturais ou espirituais?
– Um psicólogo, assistente social ou capelão foram consultados para assistência na decisão?
– Outros médicos estão de acordo com a recomendação do médico assistente?

↓

A consulta a um comitê de ética ou a consultores éticos pode ser necessária para esclarecer questões em desacordo e negociar uma resolução.

↓

O médico e os consultores éticos devem documentar suas avaliações sobre o diagnóstico e prognóstico do paciente, suas recomendações e as razões por trás de suas decisões em prontuário médico.

↓

Se uma conciliação não é obtida e o médico, em boa consciência, não pode concordar com a requisição do paciente ou seu representante legal, este médico é ética e legalmente obrigado a tentar transferir o cuidado do paciente a outro médico.

↓

Pode não ser encontrado outro médico e/ou instituição que estejam dispostos a aceitar o paciente sob os termos de solicitação da família do paciente. Os médicos e instituições que recusem a aceitar o paciente e suas razões também devem ser documentados em prontuário médico. Nessas circunstâncias, considere consulta com um mediador, comitê de ética extrauniversitário ou a rede de DRET na região.

Figura 90-8 Passos sugeridos para a resolução de conflitos na decisão compartilhada sobre início de diálise. *DRET*, Doença Renal em Estágio Terminal *(Adaptado da referência 42).*

Fatores Preditivos

Alguns estudos tentaram identificar outros fatores preditivos. Um estudo canadense de pacientes iniciando diálise[43] utilizou um sistema de pontuação de comorbidades para quantificar fatores com probabilidade de predizer morte precoce. O valor preditivo desse sistema de pontuação foi comparado com o valor de uma estimativa realizada pelo nefrologista do paciente da probabilidade de morte do paciente em 6 meses. Não foi possível prever morte precoce acuradamente utilizando o sistema de pontuação de comorbidades ou a opinião do médico. De fato, foi impossível até mesmo identificar a pequena proporção de pacientes com prognóstico muito ruim. Os médicos foram mais acurados que o sistema de pontuação em identificar pacientes com menos de 50% de risco de morte em 6 meses, porém tendem a sobrestimar o risco de morte nos grupos de pior prognóstico. Por exemplo, 30% dos pacientes cuja probabilidade predita de morte foi considerada superior ou igual a 80% sobreviveram por mais que 6 meses.

Em um estudo estadunidense, pacientes em HD eram estratificados por fatores de risco para mortalidade; entretanto, mesmo pacientes na maior categoria de risco ainda possuíam a sobrevida em 1 ano maior que 50%.[44] Um estudo do Reino Unido[45] identificou um grupo de alto risco utilizando fatores associados à pobre sobrevida em um modelo estatístico, o qual incluía *status* funcional pobre na apresentação, comorbidades e doença subjacente. Embora esses pacientes tenham apresentado sobrevida em 1 ano de apenas 19%, alguns sobreviveram pelo menos 2 anos.

ADVERTINDO PACIENTES SOBRE O PROGNÓSTICO EM DIÁLISE

A despeito dessas incertezas, deve ser dada uma estimativa individual a um paciente sobre seu futuro provável em diálise.[42] A RPA sugeriu os seguintes critérios para ajudar identificar pacientes com mais de 75 anos que tenham prognóstico ruim em diálise:[42]
1. Resposta do clínico a "Não, eu não me surpreenderia se meu paciente morresse nos próximos 6 meses".
2. Alta pontuação de comorbidades
3. *Status* funcional significativamente prejudicado (p.ex., pontuação no *Karnofsky Performance Status* inferior a 40)
4. Desnutrição crônica grave (isto é, albumina sérica menor que 2,5g/dL com método verde de bromcresol)

Qualidade de vida também é um forte preditor de mortalidade, mesmo após correção estatística para esses fatores comórbidos.[46]

Para os pacientes cujo prognóstico é particularmente incerto, ou quando há desacordo entre as visões do paciente e aquelas do time de diálise, um teste com tempo limitado de diálise pode ser oferecido. Isso pode dar ao paciente e seus familiares um melhor entendimento que a vida em diálise acarreta e pode permitir tempo para discussão adicional entre os envolvidos. A duração desse período deve ser julgada para cada indivíduo e parâmetros clínicos e bioquímicos como a albumina sérica deve ser revista regularmente.

A maior parte das pessoas concordaria que pacientes que estão certos de que têm uma qualidade de vida inaceitável não deveriam se submeter ao desconforto da HD.[47] Os pacientes que escolhem o manejo renal conservador estendido são poupados da inconveniência e desconforto do deslocamento até a unidade de diálise e de procedimentos cirúrgicos. Apesar de sua sobrevida poder ser mais curta que se iniciada diálise (sobrevida média ajustada 13 meses menor para manejo conservador estendido que para HD), a maior parte dessa diferença de tempo (11 meses) seria de dias realizando tratamento de diálise. A qualidade de vida é melhor sem diálise, e pacientes tem maior probabilidade de morrer em casa.[48,49]

Muitos dos sintomas e complicações da DRET – anemia, acidose, prurido, insônia, depressão, sobrecarga de fluidos e hipertensão – podem ser tratados com medicação e dieta hipoproteica,[50] logo uma decisão para não iniciar diálise não é a mesma de suspender um tratamento ativo. O tratamento conservador é mais bem realizado por uma equipe multidisciplinar especialista em cuidados pré-diálise e deve incluir nutricionista, assistente social e suporte psicológico. A equipe deve ter relação próxima com especialistas em cuidados paliativos, para que ocorra uma transição tranquila da terapia médica ativa para o cuidado de fim de vida.[42]

O PACIENTE QUE NÃO QUER DIÁLISE

Os nefrologistas podem ser apresentados ao dilema de um paciente mentalmente competente o qual normalmente tratariam, mas que não deseja dialisar. Do ponto de vista ético, a decisão do paciente em não iniciar diálise ou descontinuar é justificado no princípio da autonomia individual – com suporte legal no Reino Unido com base na lei de direito comum da autodeterminação individual e nos Estados Unidos no direito constitucional de liberdade. Quando o paciente é apto a expressar claramente seu desejo, o médico é obrigado a respeitá-lo, uma vez que tratar um paciente contra seu desejo constitui uma infração. O médico, porém, deve garantir que todos os fatores reversíveis tenham sido avaliados, tais como o medo infundado sobre o que a diálise acarretará ou uma doença depressiva afetando o julgamento do paciente e idealmente deve requerer uma avaliação psiquiátrica. Não é incomum para pacientes expressarem um forte desejo em não dialisar, em particular se eles estão relativamente assintomáticos, apenas para mudar sua opinião quando se tornam mais sintomáticos. Nesse estágio tardio, a vontade básica de sobrevivência vem à tona. Uma diretiva antecipada, escrita pelo paciente nunca deveria ser tomada como razão contra uma mudança de opinião.

DISCORDÂNCIA SOBRE A DECISÃO DE DIALISAR

Inevitavelmente haverá diferenças de opinião sobre os benefícios de diálise para os pacientes individuais. A enfermagem da diálise pode discordar com a decisão do nefrologista de tratar um paciente. Se a enfermagem e médicos funcionam bem como uma equipe, eles devem se sentir aptos a expressar essas opiniões e devem ter o assunto adequadamente discutido. É muito desmoralizante para o funcionário individual e para a equipe como um todo se há pressão em administrar tratamento que sintam ser inapropriado.

O nefrologista pode permanecer relutante a oferecer tratamento de diálise a despeito da insistência do paciente, ou mais comumente, provedores de cuidado ao paciente, agente legal ou outro médico (Fig. 90-7). A diálise nunca deve ser realizada por insistência de outros contra os desejos claramente expressados dos pacientes. Entretanto, se o paciente insiste no tratamento contra o conselho do nefrologista, a diálise deve geralmente ser realizada enquanto uma resolução é atingida. As discussões e explicações extensivas das opções de tratamento e prognóstico podem ser necessárias para um melhor entendimento das razões por trás das diversas visões. Um bom conselho

pode ser obtido de outro médico, particularmente o médico de família do paciente, que terá um entendimento mais amplo das circunstâncias do paciente. Pode ser apropriado envolver um psicólogo, assistente social ou conselheiro religioso. Pode ser necessário referir o caso ao conselho de ética formal, se existir localmente, para clarificar os assuntos de discordância e permitir uma resolução. Um médico não pode ser obrigado a oferecer tratamento contra seu julgamento profissional, porém o médico é ética e legalmente obrigado a tentar transferir o cuidado do paciente a outro médico. Apenas como último recurso, se nenhuma unidade de diálise alternativa puder ser encontrada e após aviso prévio com antecedência adequada, a diálise deve ser suspensa.

GESTÃO DE PACIENTES PERTURBADORES EM DIÁLISE

A maioria dos nefrologistas teve a experiência de tratar um pequeno número de pacientes que, por uma razão ou outra, não vai cumprir com a disciplina requerida para diálise de manutenção e que se tornará perturbador para os funcionários e outros pacientes. Esse comportamento pode variar de não aderência ao tratamento, que prejudica o próprio paciente e é meramente inconveniente aos funcionários, até mesmo agressão verbal ou física com os funcionários e outros pacientes da unidade. O impacto deste pequeno número de pacientes pode ser muito grande.[51]

A estratégia para lidar com tais pacientes deve ser adaptada ao indivíduo. Entretanto, sugestões úteis para a resolução de conflitos são realizadas pela RPA (Quadro 90-1). Eles enfatizam a importância do entendimento, informação, paciência e persistência. No entanto, a linha final para pacientes que são agressivos com funcionários durante a diálise é que eles devam ser desligados do tratamento e mandados para casa.

Passos Sugeridos para Lidar com Pacientes Perturbadores

Identifique e documente problemas de comportamento e discuta-os com o paciente.
- Busque entender a perspectiva do paciente.
- Identifique os alvos do paciente para o tratamento.
- Compartilhe controle e responsabilidade para o tratamento com o paciente.

Eduque o paciente para que ele ou ela possa tomar decisões informadas.

Envolva o paciente no tratamento tanto quanto possível.

Negocie um contrato comportamental com o paciente.
- Consulte um psiquiatra, psicólogo ou assistente social para assistência no manejo do paciente ou determinação de sua capacidade decisória.
- Seja paciente e persistente; tente não ser um adversário.
- Permita ao paciente expressar preocupações, mas não tolere abuso verbal ou ameaças à equipe ou demais pacientes.
- Contate oficiais da lei se houver ameaça ou ocorrência de abuso físico.
- Se uma resolução satisfatória não ocorreu com as estratégias acima, contate a rede de DRET local para discutir a situação e garantir o processo adequado.
- Em última instância, considere a transferência do paciente para outra unidade ou o libere.

Obtenha aconselhamento legal antes de proceder com o plano de liberar o paciente e não o libere sem notificação expressa com antecedência e com uma ampla explicação de opções de tratamentos futuros.

Quadro 90-1 **Passos sugeridos para lidar com pacientes perturbadores.** *ESRD*, End-stage renal disease. *(Adaptado da Referência 42).*

RESSUSCITAÇÃO E SUSPENSÃO DE DIÁLISE

Reanimação Cardiopulmonar

Se os pacientes são amplamente envolvidos na decisão sobre seu tratamento, dois assuntos sensíveis necessitam ser discutidos: reanimação cardiopulmonar (RCP) e a possibilidade de suspensão de diálise.[52] As duas não necessariamente estão ligadas; pacientes podem optar por continuar em diálise, mas expressar o desejo de que reanimação não seja realizada se forem acometidos por uma parada cardíaca. Tal decisão seria apoiada por evidência no desfecho de RCP em pacientes em diálise; apenas 6 de 74 pacientes em diálise que receberam RCP sobreviveram até a alta hospitalar e, 6 meses após a RCP, apenas dois ainda estavam vivos; significantemente inferior a 23 dos 247 "pacientes-controle" que não estavam em diálise, ainda vivos em 6 meses. Essa diferença não pode ser explicada por idade ou comorbidades.[53] A RCP com sucesso geralmente resultou na morte com "má qualidade" em 20 dos 27 pacientes em diálise reanimados com sucesso, morrendo alguns dias após em ventilação mecânica, em uma unidade de terapia intensiva.

A decisão de não se iniciar RCP deve ser cuidadosamente documentada no prontuário médico e de enfermagem e todos os funcionários de enfermagem devem estar cientes disso. É importante ser claro quanto ao significado de parada cardíaca e para ocorrer concordância de como os funcionários de enfermagem devem agir quando o paciente apresentar um pico de hipotensão enquanto em diálise. Essas notas podem formar parte de uma diretiva antecipada completa, como discutida anteriormente.

Retirada de Diálise

Como discutido anteriormente, não é possível prever acuradamente quais pacientes ganharão benefício de diálise no longo prazo. Desse modo, muitos nefrologistas optam por uma política liberal de oferecer diálise para todos os pacientes com DRET que desejem o tratamento. Essa política garante que não seja negada diálise a nenhum paciente, porém tem a consequência inevitável de que um número iniciará diálise e que subsequentemente não apresentarão qualidade de vida aceitável com o método. A possibilidade de retirada de diálise necessita ser abordada, com a finalidade de que esses pacientes não sofram sem razão.

As taxas de retirada variam amplamente entre países e culturas. As taxas de retirada na Itália e França são menores que no Reino Unido e Estados Unidos.[52] Nos Estados Unidos, afro-americanos têm aproximadamente um terço da taxa de retirada de caucasianos. As taxas de retirada podem variar entre unidades de diálise e são significativamente associadas à opinião do diretor médico sobre se a retirada é permitida ou facilitada naquela unidade.[52] Isso sugere que os desejos do paciente não são sempre completamente incluídos nessas decisões. Os pacientes podem ser muito reticentes a expressar o desejo de se retirar de diálise. Muitos veem seu objetivo como paciente a necessidade de continuar com o tratamento recomendado por seu médico e não querem parecer ingratos pelos esforços que estão sendo realizados para mantê-los vivos. O médico do paciente pode ser o último membro da equipe a entender a visão do paciente, e é muito importante que boa comunicação exista dentro da equipe multidisciplinar, a fim de que as dicas dadas pelos pacientes sejam aproveitadas.

Os funcionários devem adotar uma abordagem proativa e retornar a questão de descontinuação da diálise com pacientes que não estão prosperando. As pesquisas qualitativas sugerem que levantar a questão de morte com os pacientes não destrói sua esperança para o futuro.[54] A discussão precoce dessas questões pode levar a desfechos mais satisfatórios para pacientes, familiares e funcionários quando o paciente eventualmente morre.[55] Nos Estados Unidos, diretivas antecipadas formais têm papel importante nessas discussões e guias úteis em como conduzir de forma sensível a entrevista foram publicadas.[56] No Reino Unido, grupos de diálise podem receber pacientes com registro de risco, para que possam receber avaliação e cuidado apropriados.[57]

Quando um paciente não é mais competente para realizar uma decisão, uma diretiva antecipada pode oferecer base legal clara para a decisão de parar a diálise. De fato, na ausência de evidência escrita clara e convincente, alguns estados dos Estados Unidos insistem que a diálise seja continuada. Em outros estados dos Estados Unidos e no Reino Unido, é dada ao médico a prerrogativa da decisão pelo paciente. Aconselhamento útil está disponível na diretriz de cuidados clínicos da RPA a pacientes e equipe da diálise com desejo de completar diretivas antecipadas.[42]

Uma vez que um paciente tenha expressado o desejo de descontinuar a diálise ou a questão tenha sido levantada por seus familiares, a maior prioridade é a identificação de possíveis fatores que possam melhorar a saúde do paciente suficientemente para que esta decisão seja revertida. Em particular, qualquer episódio depressivo deve ser identificado e tratado.[58] Uma vez que todos esses fatores foram excluídos, o processo de descontinuação da diálise deve ser manejado de acordo com alguns princípios-chave (Quadro 90-2).

A suspensão de diálise não deve ser encarada como admissão de falha, porém como um estágio final no processo de terapia renal substitutiva. A oportunidade para pacientes completarem situações financeiras e emocionais pode tornar o luto subsequente muito menos traumático. O manejo desta fase terminal pode ser excepcionalmente gratificante, particularmente se permite ao paciente, seus familiares e cuidadores se prepararem para a morte do paciente.[59]

Princípios Subjacentes à Retirada de Diálise

- A última responsabilidade pela decisão é do médico, e não dos familiares e/ou cuidadores do paciente.
- Os interesses dos pacientes e sua dignidade devem ser protegidos a todo o tempo.
- O processo não deve ser apressado. Se há qualquer dúvida sobre a decisão correta, o tratamento deve continuar.
- Deve haver uma discussão aberta entre a equipe multidisciplinar, a fim de evitar quaisquer desacordos danosos.
- As necessidades psicológicas da equipe em cuidado em saúde não devem ser menosprezadas.
- Os cuidados paliativos devem ser realizados no ambiente mais apropriado – por exemplo, em um hospital ou, idealmente, na própria casa do paciente.

Quadro 90-2 Princípios-chave subjacentes ao processo de retirada de diálise.

Referências

1. Rayner HC, Baharani J, Dasgupta I, et al. Does community-wide chronic kidney disease management improve patient outcomes? *Nephrol Dial Transplant*. 2014;29:644-649.
2. Matsushita K, Mahmoodi BK, Woodward M, et al. Comparison of risk prediction using the CKD-EPI equation and the MDRD study equation for estimated glomerular filtration rate. *JAMA*. 2012;307:1941-1951.
3. Inker LA, Schmid CH, Tighiouart H, et al. Estimating glomerular filtration rate from serum creatinine and cystatin C. *N Engl J Med*. 2012;367:20-29.
4. Padala S, Tighiouart H, Inker LA, et al. Accuracy of a GFR estimating equation over time in people with a wide range of kidney function. *Am J Kidney Dis*. 2012;60:217-224.

5. Devins GM, Mendelssohn DC, Barré PE, Binik YM. Predialysis psychoeducational intervention and coping styles influence time to dialysis in chronic kidney disease. *Am J Kidney Dis.* 2003;42:693-703.

6. Li L, Astor BC, Lewis J, et al. Longitudinal progression trajectory of GFR among patients with CKD. *Am J Kidney Dis.* 2012;59:504-512.

7. KDIGO 2012 clinical practice guideline for the evaluation and management of chronic kidney disease. *Kidney Int Suppl.* 2013;3:136-150.

8. Curtis BM, Ravani P, Malberti F, et al. The short- and long-term impact of multi-disciplinary clinics in addition to standard nephrology care on patient outcomes. *Nephrol Dial Transplant.* 2005;20:147-154.

9. Bradbury BD, Fissell RB, Albert JM, et al. Predictors of early mortality among incident U.S. HD patients in the Dialysis Outcomes and Practice Patterns Study (DOPPS). *Clin J Am Soc Nephrol.* 2007;2:89-99.

10. Manns BJ, Taub K, Vanderstraeten C, et al. The impact of education on chronic kidney disease patients' plans to initiate dialysis with self-care dialysis: A randomized trial. *Kidney Int.* 2005;68:1777-1783.

11. Rasgon S, Schwankovsky L, James-Rogers A, et al. An intervention for employment maintenance among blue-collar workers with end stage renal disease. *Am J Kidney Dis.* 1993;22:403-412.

12. Van Walraven C, Austin PC, Knoll G. Predicting potential survival benefit of renal transplantation in patients with chronic kidney disease. *CMAJ.* 2010; 182:666-672.

13. Wong G, Howard K, Chapman JR, et al. Comparative survival and economic benefits of deceased donor kidney transplantation and dialysis in people with varying ages and co-morbidities. *PLoS ONE.* 2012;7:e29591.

14. Mange KC, Joffe MM, Feldman HI. Effect of the use or nonuse of long-term dialysis on the subsequent survival of renal transplants from living donors. *N Engl J Med.* 2001;344:726-731.

14a. Gilg J, Rao A, Fogarty D. UK Renal Renal Registry 16th Annual Report: Chapter 1 UK renal replacement therapy incident in 2012: National and centre-specific analyses. Available at http://www.renalreg.com/Reports/2013 .html; Accessed April 20, 2014.

15. Yamagata K, Nakai S, Masakane I, et al. Ideal timing and predialysis nephrology care duration for dialysis initiation: from analysis. *Ther Apher Dial.* 2012;16:54-62.

16. Saran R, Bragg-Gresham JL, Rayner HC, et al. Nonadherence in HD: Associations with mortality, hospitalization, and practice patterns in the DOPPS. *Kidney Int.* 2003;64:254-262.

17. Korevaar JC, Jansen MA, Dekker FW, et al. Evaluation of DOQI guidelines: early start of dialysis treatment is not associated with better health-related quality of life. National Kidney Foundation-Dialysis Outcomes Quality Initiative. *Am J Kidney Dis.* 2002;39:108-115.

18. Cooper BA, Branley P, Bulfone L, et al. IDEAL study. A randomized, controlled trial of early versus late initiation of dialysis. *N Engl J Med.* 2010;363:609-619.

19. Harris A, Cooper BA, Li JJ, et al. Cost-effectiveness of initiating dialysis early: A randomized controlled trial. *Am J Kidney Dis.* 2011;57:707-715.

20. Mehrotra R, Chiu YW, Kalantar-Zadeh K, et al. Similar outcomes with HD and PD in patients with end-stage renal disease. *Arch Intern Med.* 2011;171:110-118.

21. Ganesh SK, Hulbert-Shearon T, Port FK, et al. Mortality differences by dialysis modality among incident ESRD patients with and without coronary artery disease. *J Am Soc Nephrol.* 2003;14:415-424.

22. Sens F, Schott-Pethelaz AM, Labeeuw M, et al. Survival advantage of HD relative to PD in patients with end-stage renal disease and congestive heart failure. *Kidney Int.* 2011;80:970-977.

23. Rayner HC, Pisoni RL, Bommer J, et al. Mortality and hospitalization in haemodialysis patients in five European countries: Results from the Dialysis Outcomes and Practice Patterns Study (DOPPS). *Nephrol Dial Transplant.* 2004;19:108-120.

24. Kawaguchi Y, Saito A, Kawanishi H, et al. Recommendations on the management of encapsulating peritoneal sclerosis in Japan, 2005: Diagnosis, predictive markers, treatment, and preventive measures. *Perit Dial Int.* 2005;25(suppl 4):S83-S95.

25. Peritoneal Dialysis Adequacy 2006 Work Group. Clinical practice guidelines for peritoneal adequacy, update 2006. *Am J Kidney Dis.* 2006;48(suppl 1):S91-S97.

26. Mupirocin Study Group. Nasal mupirocin prevents *Staphylococcus aureus* exit-site infection during peritoneal dialysis. *J Am Soc Nephrol.* 1996;7:2403-2408.

27. Tennankore KK, Chan CT, Curran SP. Intensive home haemodialysis: Benefits and barriers. *Nat Rev Nephrol.* 2012;8:515-522.

28. FHN Trial Group, Chertow GM, Levin NW, et al. In-center hemodialysis six times per week versus three times per week. *N Engl J Med.* 2010;363: 2287-2300.

29. Little J, Irwin A, Marshall T, et al. Predicting a patient's choice of dialysis modality: Experience in a United Kingdom renal department. *Am J Kidney Dis.* 2001;37:981-986.

30. Stack AG. Determinants of modality selection among incident U.S. dialysis patients: Results from a National Study. *J Am Soc Nephrol.* 2002;13:1279-1287.

31. Chanouzas D, Ng KP, Fallouh B, Baharani J. What influences patient choice of treatment modality at the pre-dialysis stage? *Nephrol Dial Transplant.* 2011; 1-6.

32. Rioux JP, Cheema H, Bargman JM, et al. Effect of an in-hospital chronic kidney disease education program among patients with unplanned urgent-start dialysis. *Clin J Am Soc Nephrol.* 2011;6:799-804.

33. Lameire N, Van Biesen W. Epidemiology of PD: A story of believers and nonbelievers. *Nat Rev Nephrol.* 2010;6:75-82.

34. Mendelssohn DC, Mullaney SR, Jung B, et al. What do American nephrologists think about dialysis modality selection? *Am J Kidney Dis.* 2001;37: 22-29.

35. Rayner HC, Pisoni RL, Young EW, et al. Creation, cannulation and survival of arteriovenous fistulae: Data from the Dialysis Outcomes and Practice Patterns Study. *Kidney Int.* 2003;63:323-330.

36. Pisoni RL, Arrington CJ, Albert JM, et al. Facility HD vascular access use and mortality in countries participating in DOPPS: An instrumental variable analysis. *Am J Kidney Dis.* 2009;53:475-491.

37. Schieppati A, Remuzzi G. Chronic renal diseases as a public health problem: epidemiology, social, and economic implications. *Kidney Int Suppl.* 2005;98: S7-S10.

38. Moosa MR, Kidd M. The dangers of rationing dialysis treatment: The dilemma facing a developing country. *Kidney Int.* 2006;70:1107-1114.

39. Hsu C, Go AS, McCulloch CE, et al. Exploring secular trends in the likelihood of receiving treatment for end-stage renal disease. *Clin J Am Soc Nephrol.* 2007;2:81-88.

40. Lambie M, Rayner HC, Bragg-Gresham JL, et al. Starting and withdrawing haemodialysis–associations between nephrologists' opinions, patient characteristics and practice patterns (data from the Dialysis Outcomes and Practice Patterns Study). *Nephrol Dial Transplant.* 2006;10:2814-2820.

41. Nakai S, Iseki K, Itami N, et al. An overview of regular dialysis treatment in Japan as of December 31, 2010. *Ther Apher Dial.* 2012;16:483-521.

42. Renal Physicians Association. *Shared Decision-Making in the Appropriate Initiation of and Withdrawal from Dialysis. Clinical Practice Guideline.* 2nd ed. Rockville, MD: Renal Physicians Association; 2010.

43. Barrett BJ, Parfrey PS, Morgan J, et al. Prediction of early death in endstage renal disease patients starting dialysis. *Am J Kidney Dis.* 1997;29:214-222.

44. Cohen LM, Ruthazer R, Moss AH, Germain MJ. Predicting six-month mortality for patients who are on maintenance HD. *Clin J Am Soc Nephrol.* 2010;5: 72-79.

45. Chadna SM, Schulz J, Lawrence C, et al. Is there a rationale for rationing chronic dialysis? A hospital based cohort study of factors affecting survival and morbidity. *BMJ.* 1999;318:217-222.

46. Mapes DL, Lopes AA, Satayathum S, et al. Health-related quality of life as a predictor of mortality and hospitalization: the Dialysis Outcomes and Practice Patterns Study (DOPPS). *Kidney Int.* 2003;64:339-349.

47. Morton RL, Snelling P, Webster AC, et al. Factors influencing patient choice of dialysis versus conservative care to treat end-stage kidney disease. *CMAJ.* 2012;184:E277-E283.

48. Chandna SM, Da Silva-Gane M, Marshall C, et al. Survival of elderly patients with stage 5 CKD: Comparison of conservative management and renal replacement therapy. *Nephrol Dial Transplant.* 2011;26:1608-1614.

49. Da Silva-Gane M, Wellsted D, Greenshields H, et al. Quality of life and survival in patients with advanced kidney failure managed conservatively or by dialysis. *Clin J Am Soc Nephrol.* 2012;7:2002-2009.

50. Brunori G, Viola BF, Parrinello G, et al. Efficacy and safety of a very-low-protein diet when postponing dialysis in the elderly: A prospective randomized multicenter controlled study. *Am J Kidney Dis.* 2007;49:569-580.

51. Hashmi A, Moss AH. Treating difficult or disruptive dialysis patients: Practical strategies based on ethical principles. *Nat Clin Pract Nephrol.* 2008;4: 515-520.

52. Fissell RB, Bragg-Gresham JL, Lopes AA, et al. Factors associated with "do not resuscitate" orders and rates of withdrawal from hemodialysis in the international DOPPS. *Kidney Int.* 2005;68:1282-1288.

53. Moss AH, Holley JL, Upton MB. Outcomes of cardiopulmonary resuscitation in dialysis patients. *J Am Soc Nephrol.* 1992;3:1238-1243.

54. Davison SN, Simpson C. Hope and advance care planning in patients with end stage renal disease: Qualitative interview study. *BMJ.* 2006;333:886.

55. Swartz RD, Penny E. Advance directives are associated with good deaths in chronic dialysis patients. *J Am Soc Nephrol.* 1993;3:1623-1630.

56. Davison SN. Torgunrud C. The creation of an advance care planning process for patients with ESRD. *Am J Kidney Dis.* 2007;49:27-36.

57. Feyi K, Klinger S, Pharro G, et al. Predicting palliative care needs and mortality in end stage renal disease: use of an at-risk register. *BMJ Sup-*

port Palliat Care. 2013. doi:10.1136/bmjspcare-2011-000165. [Epub ahead of print].

58. Lopes AA, Albert JM, Young EW, et al. Screening for depression in HD patients: Associations with diagnosis, treatment, and outcomes in the DOPPS. *Kidney Int.* 2004;66:2047-2053. Erratum in *Kidney Int.* 2004;66:2486.

59. Moss A, Holley J, Davison S, et al. Palliative care. *Am J Kidney Dis.* 2004;43: 172-185.

60. United States Renal Data System. *USRDS 2013 Annual Data Report: Atlas of Chronic Kidney Disease and End-Stage Renal Disease in the United States.* Bethesda, MD: National Institutes of Health, National Institute of Diabetes and Digestive and Kidney Diseases; 2013.

61. *2012 Annual Report of the Dialysis Outcomes and Practice Patterns Study: Hemodialysis Data 1997-2011.* Ann Arbor, MI: Arbor Research Collaborative for Health; 2012.

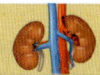

CAPÍTULO 91

Acesso Vascular para Terapias Dialíticas

Jan H. M. Tordoir

Um acesso vascular funcional é necessário a todas as terapias dialíticas extracorpóreas e ainda é a linha da vida para pacientes com doença renal em estágio terminal (DRET) que necessitem de terapia crônica com hemodiálise (HD) intermitente. O acesso ideal para HD deve compreender uma veia superficial com comprimento longo adequada para canulação em dois sítios com mais do que 5 cm de distância entre eles, com um fluxo sanguíneo para diálise efetiva, normalmente além de 400 a 1500 mL/min. O acesso vascular deve permitir boa patência primária, ter baixo risco de complicações e efeitos colaterais e manter a oportunidade de procedimentos adicionais no evento de sua falência. Idealmente, o primeiro acesso deve ser uma fístula arteriovenosa (FAV) realizada perifericamente próxima ao punho. Entretanto, o uso de sítios de acesso em membros superiores e membros inferiores têm aumentado, uma vez que a população idosa em diálise, com múltiplas comorbidades, possuem vasos pobres e doentes no antebraço, que podem não se tornar aptos à confecção de uma simples fístula próxima ao punho.

O acesso vascular deve ser realizado por um cirurgião com experiência na confecção de acesso vascular e, sempre que possível, precocemente para que a diálise possa ser iniciada com um acesso definitivo, em vez do uso de um cateter venoso central o qual deve ser minimizado devido ao aumento do risco de sepse, aumento de mortalidade, além do desenvolvimento de estenose venosa central ou trombose, que comprometem a criação de acesso vascular nos membros superiores. Infelizmente, muitos pacientes requerem um cateter venoso central tanto para iniciar diálise quanto como ponte entre a falência de acesso permanente e a criação de uma nova fístula AV.[1]

A necessidade de procedimentos de revisão devido a complicações do acesso incluindo trombose, obstrução venosa central e isquemia está aumentando. Uma abordagem multidisciplinar para criação e manutenção de acesso vascular, incluindo nefrologistas, cirurgiões vasculares, radiologistas intervencionistas e enfermagem em diálise é mandatória para contornar os problemas relacionados ao acesso vascular para HD nas unidades de cuidado à saúde e custos.

AVALIAÇÃO DO PACIENTE PARA O ACESSO VASCULAR

Quanto mais precocemente um paciente com doença renal crônica (DRC) é visto pelo cirurgião vascular, melhor a chance de ele ter um acesso vascular bem funcionante ao início de HD. A decisão precoce do tipo, do lado e do sítio do primeiro acesso vascular será baseada nos seguintes aspectos:

- *Exame clínico* com palpação cuidadosa de pulsos arteriais e da vasculatura venosa. Atenção particular é dada à capacidade de enchimento venoso, com o uso de um esfigmomanômetro e com pressões variáveis, e a presença de vasos venosos colaterais e edema. O braço não dominante não é necessariamente o lado preferencial e a decisão deve ser baseada na qualidade dos vasos.
- *Mapeamento vascular por ultrassonografia com Doppler.* Essa técnica provê informações sobre a vasculatura venosa, parti-

cularmente em pacientes obesos e no membro superior, e sobre o diâmetro das artérias braquial, ulnar e radial. O índice de resistência, uma medida de complacência arterial, pode ser calculado das diferenças entre o sinal trifásico de alta resistência ao Doppler e a onda bifásica de baixa resistência após relaxamento do punho. No pré-operatório, um índice de resistência maior ou igual a 0,7 nas artérias nutrizes indica complacência arterial insuficiente (geralmente associada à calcificação arterial) tal que a chance de confecção efetiva da fístula AV é reduzida. A angiografia adicional é necessária apenas em casos muitos difíceis ou em pacientes com cateteres venosos centrais isolaterais prévios para excluir obstrução venosa central; o uso de contraste radiológico deve ser minimizado.

A preservação de veias durante estágios precoces da DRC é crucial para o sucesso do acesso vascular. Pacientes devem ser instruídos a proteger suas veias, restringindo para coleta de sangue, o dorso de mãos sempre que possível.

ACESSO VASCULAR AUTÓLOGO PRIMÁRIO

Fístula Arteriovenosa Radiocefálica

Uma fístula arteriovenosa radiocefálica distal bem funcionante no membro superior não dominante é o acesso permanente ideal para HD. Este acesso comumente permite um fluxo de sangue adequado e com bom comprimento de veia superficial para canulação. Esse acesso também permite manter intactos os sítios mais proximais para procedimentos adicionais no evento de sua falência. Uma fístula AV radiocefálica distal deve ser possível de ser obtida na maioria dos pacientes incidentes, mas pode se tornar inapta devido a tromboflebite e canulação venosa periférica ou punções venosas prévias. Por essa razão, é essencial que essas veias sejam evitadas para acesso venoso periférico que devem se restringir ao dorso das mãos em todos os pacientes com DRC, exceto em situações emergenciais quando acesso rápido a circulação é requerido.

Uma fístula arteriovenosa radiocefálica é comumente criada no punho, porém pode ser criada mais proximalmente no antebraço se vasos distais forem inadequados (Fig. 91-1). Ocasionalmente, três ou quatro fístulas radiocefálicas podem ser criadas em sítios progressivamente mais proximais no antebraço antes de uma fístula braquicefálica ser confeccionada. A fístula radiocefálica no punho foi inicialmente descrita por Brescia e Cimino, em 1966, como uma anastomose laterolateral, mas uma configuração terminolateral é preferida pela maioria no intuito de reduzir o risco de hipertensão venosa no aspecto radial da mão.

A patência primária de fístulas radiocefálicas varia de centro para centro, mas publicações recentes reportam altas taxas de falência primária variando de 5% a 41% e taxas de patência primária em 1 ano de 52% a 71%. (Tabela 91-1)[2-7]. A trombose precoce e a não maturação de uma fístula AV na população idosa com comorbidades, que têm vasos pobres em membros superiores, são as maiores causas dessa alta taxa de falência primária e baixa taxa de patência. A patência

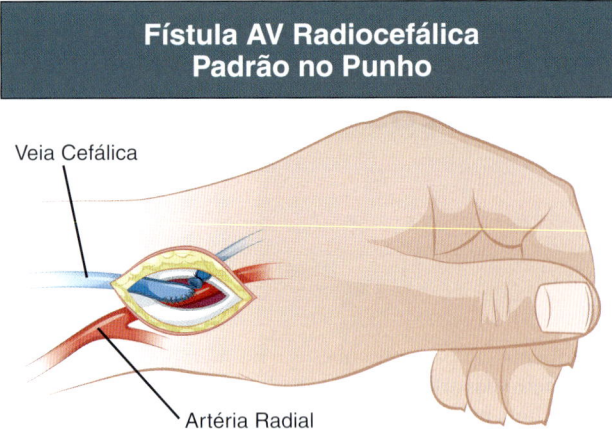

Fístula AV Radiocefálica Padrão no Punho

Veia Cefálica

Artéria Radial

Figura 91-1 Fístula arteriovenosa (AV) radiocefálica padrão no punho. Anastomose da porção terminal da veia a porção lateral da artéria.

Falência Precoce e Taxas de Patência em 1 Ano de Fístulas Arteriovenosas (AV) Radiocefálicas

Autor	Ano	Número de Fístulas	Falência Precoce (%)	Patência em 1 Ano (%)
Wolowczyk et al.[2]	2000	208	20	65
Gibson et al.[3]	2001	130	23	56
Allon et al.[4]	2001	139	46	42
Ravani et al.[5]	2002	197	5	71
Roijens et al.[6]	2005	86	41	52
Biuckians et al.[7]	2008	80	37	63

Tabela 91-1 Falência precoce e taxas de patência em 1 ano de fístulas AV radiocefálicas.

das fístulas AV radiocefálicas é pior em mulheres, de modo que uma fístula AV proximal pode ser preferível, se a veia cefálica ou a artéria radial forem pequenas.

Não maturação de Fístula Arteriovenosa Radiocefálica

A fístula AV radiocefálica autóloga necessita de tempo para sua maturação e para que a veia aumente para o tamanho em que possa ser puncionada por agulha para diálise. Normalmente são recomendadas 6 semanas para sua maturação. A punção precoce pode lesionar os vasos finos. A taxa de não maturação varia de 25% a 33%. Os componentes essenciais de uma fístula AV de sucesso são um diâmetro venoso de 4 a 5 mm para punção, e um alto fluxo de sangue, de modo que possa ser retirado da fístula a 300 a 400 mL por minuto. Na realidade, isso requer que um fluxo na fístula de aproximadamente 600 mL/min para prevenir recirculação excessiva e permitir diálise adequada durante o período de tempo usual de 4 horas para o tratamento de HD. As fístulas que falham imediatamente são consequência de seleção inadequada de vasos ou falha na técnica. A investigação ultrassonográfica regular e precocemente após a formação da fístula AV, especialmente em fístulas que não estão maturando, pode detectar fluxo pobre, estenose e ramos acessórios, guiando o radiologista intervencionista e o cirurgião para o tratamento apropriado.

ACESSO VASCULAR AUTÓLOGO SECUNDÁRIO

Apesar da preferência pela fístula AV radiocefálica primária, uma fístula AV em braço com o uso de veia autóloga superficialmente localizada no braço vem aumentando como procedimento de primeira escolha, especialmente na população em diálise com comorbidades associadas, tais como diabetes melito, doença coronariana e doença arterial obstrutiva periférica.[1]

O membro superior é preferido ao membro inferior para acesso vascular devido à facilidade de punção, conforto ao paciente e consideravelmente menor incidência de complicações. Similarmente, condutos autólogos são preferíveis ao uso de enxertos prostéticos devido a melhor patência e menor risco de infecção.

Transposição e Elevação de Veia Basílica e Cefálica no Antebraço

A transposição ou elevação venosa melhora as possibilidades de criação de fístula em antebraço. A veia cefálica é preferível, porém se inadequada, a veia basílica, mais profundamente localizada, pode ser transposta do lado ulnar para o lado radial junto a um trajeto subcutâneo direto do cotovelo à artéria radial. Alternativamente uma anastomose da artéria ulnar com a veia basílica pode ser realizada com transposição volar adicional para facilitar a punção para diálise.

Diferentes técnicas cirúrgicas, com ou sem transposição, têm sido sugeridas de acordo com a localização da artéria e veia do antebraço. Em um estudo[8], 91% de maturação de fístula foi obtido com uma série de técnicas; 15% eram aptos diretamente para confecção de fístula AV, 33% necessitaram de transposição de veias dorsais para face volar para anastomose da artéria apropriada, e os 52% remanescentes necessitaram de transposição superficial de uma veia na face volar do antebraço antes da anastomose arterial. As taxas de patência primária foram de 84% em 1 ano e 69% em 2 anos.

A punção com agulha pode ser difícil, particularmente em pacientes obesos. Uma veia cefálica de antebraço que está muito profundamente localizada pode se tornar acessível para punção por transposição ou elevação. Em um estudo, a técnica de elevação foi aplicada em pacientes obesos com fístulas AV radiocefálicas e com dificuldades na punção; a taxa de falência primária foi de 15%, com taxa de patência em 1 ano de 84%. Após a cirurgia, todos os pacientes puderam ser puncionados com sucesso para diálise.[9]

Recentemente, a lipectomia cirúrgica ou lipossucção têm sido sugeridas para facilitar a punção de fístulas localizadas profundamente.

Fístulas Arteriovenosas em Veia Cefálica do Braço e Cotovelo

As fístulas antecubitais e braquicefálicas são duas anastomoses AV possíveis na região do cotovelo. Além disso, anastomoses entre a veia cefálica transposta e a artéria braquial 2 cm proximais ao cotovelo podem ser executadas, o que proporciona uma situação ideal para punção da veia cefálica (Fig. 91-2). O desfecho da fístula braquicefálica AV é geralmente bom, com alta taxa de funcionamento primário e boa patência ao longo prazo; estudos mostraram uma taxa de falência precoce de 10% ocasionada por não maturação e taxa de patência em 1 ano de 80%.[11,12] As taxas de patência primária, primária assistida e secundária em 2 anos foram 40%, 59% e 67%, respectivamente. (Patência primária é um acesso funcionante sem qualquer intervenção; patência primária assistida é um acesso funcionante após intervenção preemptiva para declínio de fluxo; patência secundária é um acesso funcionante após intervenção por trombose). Os preditores de falência incluem diabetes melito e histórico de enxerto AV em antebraço contralateral (indicando vasos ruins). Deste modo, a patência primária de fístulas braquicefálicas é comparável às fístulas radiocefálicas. As taxas de falência precoce e patência com 1 ano são mostradas da Tabela 91-2.[11-15]

Fístula Arteriovenosa de Veia Basílica no Braço

A veia basílica no braço é normalmente inacessível para punção de diálise devido a sua posição medial e profunda. Desse modo, a veia

Opções para Criação de Fístulas AV do Cotovelo

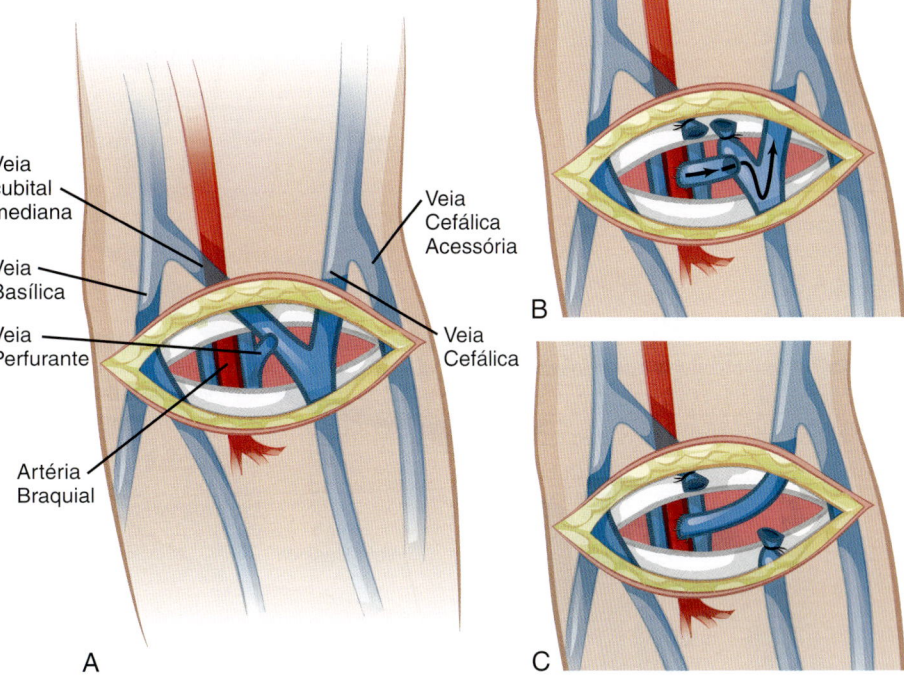

Figura 91-2 Opções para criação de fístulas arteriovenosas (AV) do cotovelo. A, Fístula AV Braquiocubital. **B**, Fístula AV Braquiocubital com ligadura da veia cubital proximal. **C**, Fístula AV Braquicefálica.

Veia cubital mediana
Veia Basílica
Veia Perfurante
Artéria Braquial
Veia Cefálica Acessória
Veia Cefálica

A   B   C

Falência Precoce e Taxas de Patência em 1 Ano de Fístulas Arteriovenosas (AV) Braquicefálicas

Autor	Ano	Número de Fístulas	Falência Precoce (%)	Patência em 1 Ano (%)
Murphy et al.[14]	2002	208	16	75
Zeebregts et al.[12]	2005	100	11	79
Lok et al.[11]	2005	186	9	78
Woo et al.[15]	2007	71	12	66
Koksoy et al.[13]	2009	50	10	87

Tabela 91-2 Falência precoce e taxas de patência em 1 ano de fístulas AV braquicefálicas.

Falência Precoce e Taxas de Patência em 1 Ano de Fístulas Arteriovenosas (AV) Braquiobasílicas

Autor	Ano	Número de Fístulas	Falência Precoce (%)	Patência em 1 Ano (%)
Segal et al.[17]	2003	99	23	64
Wolford et al.[18]	2005	100	20	47
Harper et al.[19]	2008	168	23	66
Keuter et al.[20]	2008	52	2	89
Koksoy et al.[13]	2009	50	4	86

Tabela 91-3 Falência precoce e taxas de patência em 1 ano de fístulas AV braquiobasílicas.

basílica necessita ser superficializada e transposta de uma posição anterolateral. A técnica original da construção de fístula AV braquiobasílica é uma abordagem em 2 tempos. Primeiramente, uma anastomose braquiobasílica é realizada e, na segunda cirurgia, normalmente após 6 semanas, a veia arterializada é mobilizada para uma posição subcutânea, se tornando acessível para punção por agulha (Fig. 91-3); atualmente a criação da fístula AV braquiobasílica pode ser realizada em um único tempo cirúrgico, com elevação ou transposição da veia para uma posição subcutânea e anterolateral no momento da criação da anastomose arteriovenosa. Um estudo não randomizado comparando diferentes técnicas de criação de fístula AV braquiobasílica relatou patência em 1 ano de 86% a 90% em todos os grupos, com apenas 5% a 7% de taxa de não maturação.[16] Taxas de falência primária de 2% a 23% com patência em 1 ano variando de 55% a 89% têm sido reportadas (Tabela 91-3).[13,17-20] Em comparação a fístulas braquicefálicas, fístulas braquiobasílicas têm maior probabilidade de maturar, apesar de maior suscetibilidade de trombose tardia. Entretanto, um ensaio clínico randomizado mostrou taxas de patência similares entre fístulas AV braquicefálicas e braquiobasílicas.[13]

A técnica de disposição subcutânea da veia basílica tem várias vantagens sobre a implantação de enxerto no antebraço ou braço, com menos infecção e trombose. Uma metanálise comparando fístulas AV braquiobasílicas com enxertos prostéticos mostrou superioridade da fístula AV braquiobasílica em taxas de patência primária e secundária e, portanto, essa deveria ser utilizada precocemente em casos de acesso difícil antes do uso de enxertos prostéticos.[21]

ACESSO VASCULAR PROSTÉTICO NÃO AUTÓLOGO

Quando a criação de fístula AV autóloga é impossível ou quando há falha das fístulas, o implante de enxerto deve ser considerado com opção para acesso vascular. Xenoenxertos, tais como enxerto de ovinos (Omniflow), são materiais populares como alternativa de acesso vascular, com taxas de patência aceitável e baixa taxa de infecção. Os implantes mais comumente utilizados são enxertos prostéticos feitos tanto de poliuretano (Vectra) quanto politetrafluoretileno (PTFE).

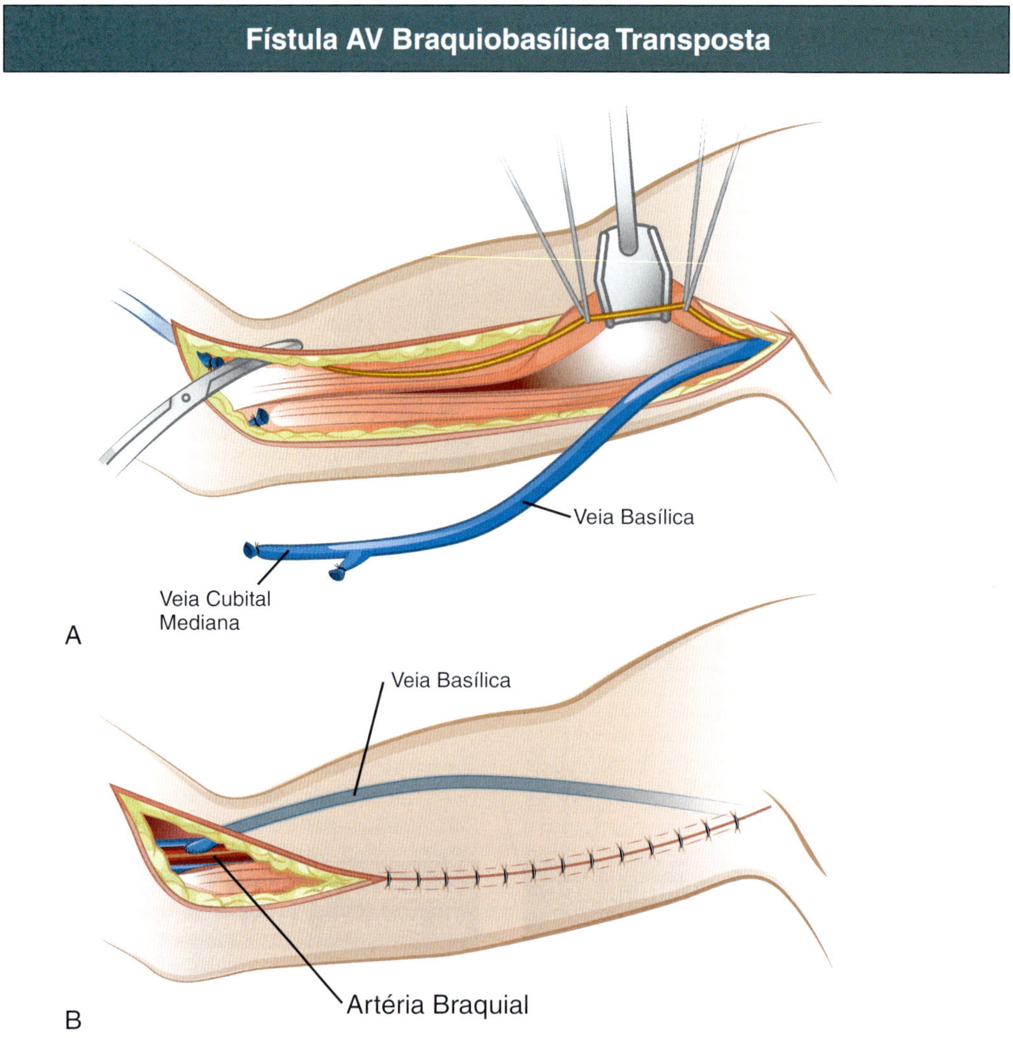

Fístula AV Braquiobasílica Transposta

Figura 91-3 **Fístula arteriovenosa (AV) braquiobasílica transposta. A**, Dissecção da veia basílica. **B**, Transposição anterolateral e anastomose com a artéria braquial.

Esses enxertos prostéticos podem ser implantados em uma ampla variedade de localizações e configurações no membro superior (Fig. 91-4). Atualmente, a punção precoce dos enxertos de PTFE (dentro de 24 horas da cirurgia) é possível devido às novas composições dos enxertos. A patência funcional de curto prazo é geralmente boa, porém estenoses (principalmente na porção da anastomose enxertovenosa) podem levar a oclusão trombótica em 12 a 24 meses. As taxas de patência primária de enxertos prostéticos AV variam de 60% a 80% em 1 ano e de 30% a 40% em 2 anos de seguimento. A taxa de patência secundária varia de 70% a 90% e de 50% a 70% em 1 e 2 anos, respectivamente.[22-25] A hiperplasia intimal, com proliferação e migração de células musculares lisas, além de deposição de matriz, é a principal causa de formação de estenose e trombose. A causa da hiperplasia intimal é incerta, apesar do alto estresse de cisalhamento na parede, ocasionado pelo alto fluxo do acesso poder desnudar a camada de células endoteliais resultando em adesão plaquetária e iniciação de uma cascata de proteínas que estimulam a migração e a proliferação de células musculares lisas.

Medidas para Melhorar a Patência do Enxerto

Numerosos estudos clínicos e experimentais definiram a influência do material e do *design* do enxerto na patência do enxerto AV. A modulação da geometria do influxo arterial e do efluxo venoso tem efeito benéfico na hiperplasia intimal. Ensaios clínicos utilizando enxertos cônicos (no lado arterial do enxerto) não melhoraram taxas de patência, assim como a implantação de manguitos na anastomose venosa.[26,27] Entretanto, houve melhora da patência primária com o uso de próteses em forma de manguito (Venaflo).[28] Enxertos tais como poliuretano, que são mais distensíveis, poderiam a princípio influenciar a hiperplasia intimal por melhor acoplamento da prótese rígida com a veia complacente no sítio de anastomose; entretanto, em estudos clínicos, não se comprovou tal benefício.[29]

ABORDAGENS FARMACOLÓGICAS PARA PATÊNCIA DE ACESSOS

A aspirina, a ticlopidina e o dipiridamol têm algum efeito benéfico na manutenção de patência de fístulas AV e enxertos, mas aumentam o risco de hemorragias.[30] O clopidogrel também pode ser efetivo na redução de trombose de fístulas AV e enxertos. A varfarina diminui o risco de trombose no enxerto AV, porém aumenta o risco de hemorragias.[31] Um grande ensaio demonstrou que o dipiridamol associado a aspirina tem um efeito significativo, porém modesto, na redução do risco de estenose e melhorando a duração de patência primária não assistida de um enxerto AV recém-criado.[33] Dada a evidência disponível, agentes antiplaquetários devem ser utilizados rotineiramente em pacientes com enxerto AV, mas não fístula. Não há papel para uso rotineiro de varfarina, particularmente com

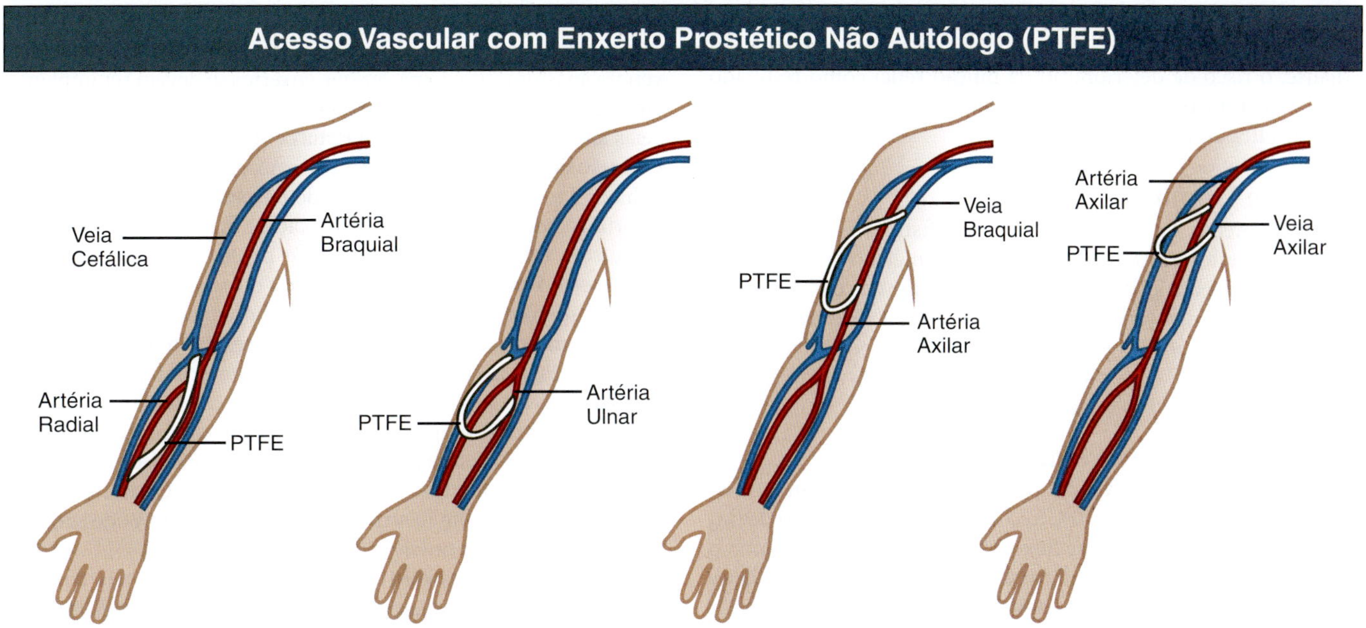

Acesso Vascular com Enxerto Prostético Não Autólogo (PTFE)

Figura 91-4 **Acesso vascular com enxerto prostético não autólogo (politetrafluoroetileno [PTFE]).** Configuração reta e em alça no membro superior.

a evidência recente de efeitos adversos da varfarina para pacientes em HD.

Há sugestões de que outras drogas, tais como bloqueadores de canal de cálcio e inibidores da enzima conversora de angiotensina, pudessem ser associados a melhora na patência de fístulas AV, mas tal informação necessita ser confirmada em ensaios clínicos randomizados.[34] O óleo de peixe reduziu trombose de enxerto AV em um estudo randomizado.[35]

Esforços têm sido feitos para inibir o desenvolvimento da hiperplasia intimal farmacologicamente com o uso do agente citotóxico paclitaxel. Os envoltórios de paclitaxel têm mostrado redução da hiperplasia do enxerto prostético em modelos animais, mas ainda têm que ser clinicamente avaliados.

ACESSO VASCULAR DE MEMBROS INFERIORES

Provavelmente a única indicação de acesso vascular de membros inferiores é a obstrução venosa central bilateral ou a obstrução de cava superior, que prejudicam o efluxo das fístulas AV de membro superior. A transposição de veia femoral superficial ou de veia safena é a opção primária para fístulas AV da coxa, apesar do alto risco relativo de isquemia distal. Se a avaliação clínica indicar isquemia incipiente, a redução primária do fluxo com afunilamento da anastomose está indicada para prevenir isquemia.[36]O implante de enxerto prostético na coxa possui um alto risco de infecção e septicemia.

COMPLICAÇÕES DE ACESSO VASCULAR

Não Maturação de Fístulas Arteriovenosas

Fístulas que falham imediatamente são consequência de seleção inadequada de vasos, técnica cirúrgica pobre ou instabilidade hemodinâmica após o procedimento. As anormalidades vasculares, incluindo estenoses, oclusões e veias acessórias serão identificadas em quase todas as falências precoces e mais da metade das estenoses está relacionada à área perianastomótica da fístula AV não maturada. A estenose de influxo arterial superior a 50% de redução do diâmetro do vaso acompanhadas de baixos fluxos são vistas em menos de 10% de fístulas que não

maturam, porém, se identificadas, devem ser submetidas à angioplastia. Se isso falha em melhorar as taxas de fluxo da fístula, é improvável que um *bypass* cirúrgico seja de ajuda. A estenose do segmento anastomótico e do seguimento de *swing* da veia (no qual a veia foi mobilizada e contornada sobre a artéria) pode ser tratada de forma percutânea ou cirúrgica, de acordo com a experiência de cada local.

O tamanho do balão da angioplastia é escolhido para corresponder ao diâmetro do vaso próximo a lesão estenótica ou oclusiva e comumente não menor que 5 mm para lesões estenóticas da veia e 4 mm para lesões estenóticas arteriais ou anastomóticas.

Os balões de ultra-alta pressão infláveis até 36 atm são utilizados para abolir a circunferência da estenose com o balão. Além de infecção local, contraindicações a angioplastia por balão incluem estenoses anastomóticas em fístulas com menos de 4 a 6 semanas após construção cirúrgica, o que aumenta o risco de ruptura anastomótica durante a angioplastia. A angioplastia por balão percutânea é discutida adicionalmente no Capítulo 92.

A abordagem cirúrgica é de reconstruir a fístula AV, comumente com o uso de anestesia local. A anastomose é exposta e ligada; a veia pode ser então dividia, mobilizada proximalmente e reanastomosada a artéria radial proximal.

Um ensaio não randomizado, prospectivo, de 64 pacientes mostrou que os desfechos eram similares entre cirurgia e angioplastia.[37] As taxas de restenose eram significativamente maiores com a angioplastia, mas, de modo geral, os custos de tratamento eram semelhantes.

As fístulas não maturadas podem ser recuperadas por angioplastia de lesões estenóticas ou oclusivas, ligadura de veias acessórias ou ambas. As veias acessórias podem ser obliteradas por embolização com stent, ligadura percutânea ou ligadura cirúrgica. O uso de stent com diâmetro pelo menos 1 mm superior ao do vaso alvo previne deslocamento do stent. Apesar da ligadura de veias acessórias ser usualmente realizada em uma única intervenção cirúrgica, três variantes de ligadura venosa em uma abordagem por etapas também foi descrita.[38]

Com o uso dessa abordagem, a cirurgia é limitada à ligadura de veias acessórias se a fístula AV apresentar o tamanho adequado para permitir sua punção. Se a veia ainda for considerada de tamanho pequeno, a veia cubital mediana é ligada. Se ainda assim a fístula AV é considerada inadequada, a bandagem temporária do canal venoso principal é realizada. Além da ligadura cirúrgica, veias acessórias também podem ser ligadas por via percutânea. Em pacientes em pré-diálise, o risco de deterioração da função renal como resultado da carga de contraste iodado pode ser sobrepujado pela angioplastia guiada por ultrassonografia.[39]

Estenose e Trombose

O desenvolvimento de estenoses tanto nas fístulas AV autólogas, quanto nos enxertos prostéticos é comumente iniciado pela hiperplasia intimal, ocasionada por migração e proliferação de células musculares lisas do vaso, que formam matriz extracelular. A estenose progressiva leva à deterioração do fluxo do acesso e, subsequentemente, à oclusão trombótica. O reparo profilático das estenoses do acesso pode reduzir tromboses e prolongar a patência do acesso.

Estenose ou Trombose de Fístula Autóloga

A estenose de fístula arteriovenosa deve ser tratada se o diâmetro do vaso for reduzido em mais de 50% e acompanhado de redução de fluxo do acesso (25% de declínio de fluxo entre as medidas ou quando o valor absoluto for inferior a 500mL/min) ou redução na dose de diálise medida. Outras indicações para intervenção são dificuldade na canulação e tempo de sangramento prolongado após decanulação, indicando alta pressão intra-acesso decorrente de estenose de efluxo venoso. Uma pressão venosa acima de 250 mmHg com um fluxo de sangue de 200 mL/min também é sugestiva de estenose. Em fístulas AV, 55% a 75% das estenoses são próximas à anastomose AV, 25% no trato de efluxo venoso e 15% no influxo arterial. Nas fístulas braquicefálicas e braquiobasílicas, a localização típica de estenose (além da anastomose) é na junção da veia cefálica com veia subclávia (arco cefálico) e na junção da veia basílica com a axilar (estenose juncional). A avaliação inicial por suspeição de estenose de acesso é por ultrassonografia; a angiografia é utilizada subsequentemente quando uma intervenção é planejada.

O tratamento endovascular por angioplastia transluminal percutânea (PTCA) é a primeira opção para estenoses de influxo arterial, efluxo venoso ou anastomóticas com a possibilidade de colocação de stent.[40] Essas técnicas são discutidas adicionalmente no Capítulo 92. Algumas estenoses podem não ser adequadamente dilatadas por balões (12 a 16 mm) e, nesses pacientes, balões de corte ou balões de ultra-alta pressão (até 36 atm) podem ser aplicados. Balões com stent farmacológicos podem prevenir restenose; entretanto, a revisão cirúrgica com uma reanastomose mais proximal para o segmento é indicada na falha da PTCA da fístula AV radiocefálica.

A trombose da fístula deve ser tratada tão precocemente quanto possível, uma vez que a retirada precoce do coágulo permite o uso imediato do acesso, sem necessidade de cateter venoso central; o procedimento para salvar a fístula requer intervenção em até 6 horas (enxertos podem ser salvos em até 24 horas). A duração e sítio de trombose da fístula AV, assim como o tipo de acesso, são determinantes importantes do desfecho do tratamento. O trombo se torna progressivamente mais fixo à parede da veia, o que torna a remoção cirúrgica mais difícil. Quando o coágulo está localizado na anastomose de fístulas radiocefálicas e braquicefálicas, o efluxo venoso pode permanecer patente devido à continuidade de fluxo em suas tributárias, tornando possível criar uma nova anastomose proximal.[41]

A trombólise pode ser realizada mecanicamente ou fármaco-mecanicamente.[42-44] Enquanto a taxa de sucesso imediato é maior com enxertos AV do que com fístulas AV autólogas (99% contra 93% em fístulas de antebraço), a taxa de patência primária da fístula AV de antebraço em 1 ano é muito maior (49% contra 14%). As taxas de patência secundária em um ano são de 80% no antebraço e 50% nas fístulas do braço.

Em fístulas AV, a combinação de agente trombolítico (uroquinase ou ativador de plasminogênio tecidual [tPA]) com angioplastia por balão resultou em uma taxa imediata de sucesso de 94%.[43]

Trombose ou Estenose de Enxerto Arteriovenoso

A causa mais comum de disfunção do enxerto e trombose é a estenose venosa anastomótica. Uma vez que enxertos só devem ser implantados em pacientes com veias periféricas escassas, procedimentos que salvam veias tais com PTCA ou angioplastia com patch são preferidos sobre a extensão do enxerto para segmentos venosos mais centrais. Quando há falha de stent ou patch, a extensão do enxerto ainda é possível. A monitorização do enxerto por mensuração de fluxo no acesso é recomendada; com o tratamento endovascular preemptivo, isso pode reduzir trombose no enxerto, mas não estende a duração de sua patência.

As estenoses intraenxerto (ou médio-enxerto) são encontradas no segmento de punção do enxerto. Elas resultam de crescimento interno excessivo de tecido fibroso através dos orifícios de punção. Essas estenoses podem ser tratadas por PTCA, curetagem do enxerto ou troca segmentar do enxerto. Quando apenas a parte do segmento do enxerto de canulação é trocado, o acesso pode ser utilizado para HD, sem a necessidade de cateter venoso central. Quando a restenose ocorrer em uma parte não trocada do enxerto, essa pode ser trocada após cicatrização do novo segmento.

A trombose do enxerto prostético pode ser tratada com várias técnicas e ferramentas percutâneas, incluindo combinações de tromboaspiração, agentes trombolíticos tais como tPA, e trombectomia mecânica. Uma taxa de sucesso inicial de 73% e taxas de patência primária de 32% e 26% em 1 e 3 meses, respectivamente, são relatadas.[45-48] É importante realizar trombólise tão cedo quanto possível para evitar a necessidade de cateter venoso central e como um procedimento ambulatorial para diminuir custos, sempre que possível. A angiografia pós-procedimento é mandatória para detectar e corrigir estenoses de influxo, intra-acesso e de efluxo venoso.

Quando o tratamento endovascular falha ou não é possível, a trombectomia cirúrgica pode ser realizada com um cateter de Fogarty após venotomia, com correção da obstrução subjacente. Angiografia na mesa deve ser realizada após completada a trombectomia de ambos os ramos arterial e venoso do enxerto.

Obstrução Venosa Central

Na maioria dos pacientes, a obstrução venosa central é o resultado de cateteres venosos centrais previamente inseridos ou cabos de marca-passos. Em 40% dos pacientes com cateteres em veia subclávia e 20% com cateteres de veia jugular, estenose venosa ou oclusão se desenvolverá. O edema crônico no membro superior do acesso é o sinal mais importante, comumente com veias colaterais superficiais ao redor do ombro. As indicações para intervenção por PTCA e colocação de stent são edema grave e debilitante do membro, ulceração em dedos, e dor ou HD inadequada. Angiografia com contraste do acesso e trato de efluxo venoso completo devem ser realizados, uma vez que as veias centrais podem ser difíceis de examinar com ultrassonografia na posição retroclavicular.

Intervenção Endovascular

A intervenção endovascular é a primeira opção de tratamento para a obstrução venosa central. A PTCA isoladamente resulta em baixa taxa de patência primária de 10% ou menos em 1 ano, e numerosas restenoses podem se desenvolver. A implantação primária ou adicional de stent resulta em desfecho melhor, com taxas de patência em 1 ano de 56% ou superior.[49,50] Reintervenções são comumente requeridas para manutenção da patência e para atingir sucesso clínico de longo prazo.

A colocação de stent deve evitar a sobreposição do óstio da veia jugular interna, uma vez que essa veia é essencial para a colocação futura de cateteres venosos centrais. Similarmente, um stent colocado na veia inominada (braquicefálica) não deve atingir o óstio da veia contralateral; igualmente, estenose contralateral pode ocorrer e limitar o uso futuro do membro contralateral para criação de acesso.

Intervenção Cirúrgica

Quando ocorre falha no tratamento intervencionista da obstrução venosa central, a revisão cirúrgica com enxerto de desvio é indicada. Um desvio (*bypass*) cirúrgico para a veia jugular ipsilateral ou veia jugular ou subclávia contralateral é a primeira opção nesses pacientes. Abordagens cirúrgicas alternativas para acesso vascular em membros superiores com comprometimento do efluxo venoso são desvios (*bypass*) da veia axilar para femoral, safena ou poplítea e desvios de átrio direito.[51] No caso de obstrução bilateral de veias do mediastino, incluindo a veia cava superior, não será possível a manutenção de acesso em membros superiores e um acesso de membro inferior pode ser necessário.

Em última análise, a ligadura do acesso vascular de membro superior pode ser considerada, com alívio de sintomas locais, porém perda de um valioso acesso para diálise.

Isquemia Induzida por Acesso Vascular

A isquemia induzida por acesso de membro superior é uma complicação séria que, sem a pronta intervenção pode levar a amputação. A incidência de isquemia sintomática varia de 2% a 8% da população em HD.[52] Os pacientes idosos, diabéticos e aqueles com doença arterial obstrutiva periférica e coronariana estão em maior risco de isquemia. Adicionalmente, acesso vascular ipsilateral prévio está relacionado a aumento do risco. A isquemia induzida por acesso vascular ocorre com maior frequência com fístulas AV com localização mais proximal. Essas fístulas AV de alto fluxo induzem um fenômeno de roubo de fluxo com redução da pressão de perfusão distal e, quando a circulação colateral é inadequada, sintomas podem ocorrer. A presença de dor durante a |HD é um sintoma precoce característico. Uma classificação de graduação de 1 a 4 para isquemia induzida por acesso pode ser utilizada para demonstrar a gravidade da doença; observa-se uma variação de sintomas menores até necrose digital.

- Grau 1: Mão pálida e azul ou fria sem dor
- Grau 2: dor durante exercício ou HD
- Grau 3: dor isquêmica em repouso
- Grau 4: ulceração, necrose e gangrena

Para os graus 1 e 2, o tratamento conservador da isquemia é sugerido. Com os graus 3 e 4, o tratamento intervencionista é mandatório.

Diagnóstico de Isquemia

O exame físico, incluindo observação e palpação de vasos periféricos, pode ser inadequado e enganador para o diagnóstico de isquemia sintomática. Os testes não invasivos adicionais com mensuração da pressão digital e cálculo do índice braquiodigital, oximetria transcutânea ($TcPO_2$), ultrassonografia de artérias do antebraço e mensuração do fluxo de sangue do acesso são passos importantes no diagnóstico e no processo decisório. Finalmente, a angiografia contrastada com visualização da árvore arterial em extremidade superior da artéria subclávia proximal aos arcos palmares distais é obrigatória para definir a estratégia de tratamento e determinar se as opções intervencionistas ou cirúrgicas são preferidas.

Manejo Cirúrgico e Endovascular da Isquemia

A estratégia de tratamento depende da causa da isquemia. A obstrução de influxo arterial e lesões arteriais distais são recanalizadas com balões de pequeno calibre ou colocação de *stent*;[53] as fístulas AV de alto fluxo são adequadas para procedimentos redutores de fluxo, tais como bandagem de acesso e redução de influxo arterial por interposição de enxerto para uma artéria menor do antebraço (revisão utilizando influxo distal) (Fig. 91-5).[54,55] O roubo de fluxo em si pode ser curado pela ligação da artéria distal a anastomose AV (ligadura da artéria radial distal). Na maioria dos pacientes, faz-se necessária a adição de enxerto de veia safena ou prostético com desvio (*bypass*) para artérias do antebraço para aumentar a perfusão distal da mão

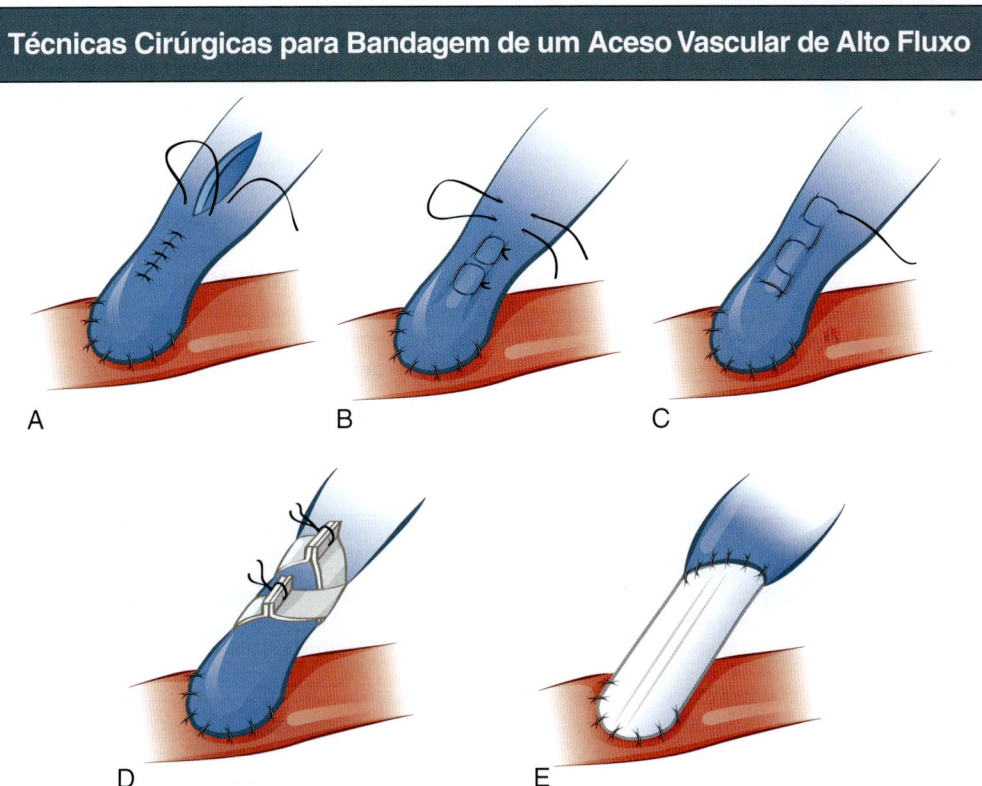

Técnicas Cirúrgicas para Bandagem de um Aceso Vascular de Alto Fluxo

A   B   C

D   E

Figura 91-5 Técnicas cirúrgicas para bandagem de um aceso vascular de alto fluxo. A, Venoplastia aberta. **B**, Sutura de colchoeiro interrompida **C**, Sutura de colchoeiro contínua. **D**, Bandagem com PTFE. **E**, Interposição de enxerto com politetraefluoroetileno (PTFE). A escolha da técnica é feita pelo cirurgião com avaliação caso a caso.

(ligadura interna e revascularização distal; Fig. 91-6). Os resultados desses procedimentos são normalmente bons, com alívio dos sintomas e preservação do sítio de acesso (Tabela 91-4).[56-60]Uma alternativa mais simples para o procedimento de ligadura com intervalo de revascularização distal é a técnica de anastomose AV proximal, na qual a anastomose AV no cotovelo é desconectada e movida para a axila, com anastomose à artéria axilar com interposição por meio de um enxerto.[61] O procedimento minimamente invasivo de revisão de ligadura limitada com assistência endoluminal tem sido descrito; este procedimento utiliza uma técnica percutânea minimamente invasiva com bandagem do acesso por sobre um balão de 4 mm.[62]

A mensuração da pressão digital intraoperatória ou a TcPO₂ é mandatória para garantir uma intervenção cirúrgica adequada com desfechos aceitáveis. Um índice de pressão braquiodigital acima de 0,6 ou TcPO₂ acima de 40 mmHg é indicativo de perfusão distal da mão suficiente. Em alguns pacientes, a ligadura da fístula AV e transição para acesso de diálise com uso de cateter de longa permanência ou mudança da modalidade de terapia renal substitutiva para diálise peritoneal pode ser a única solução.

ACESSO POR CATETER VENOSO CENTRAL

Os cateteres venosos centrais são ainda amplamente utilizados como acesso vascular para HD. Dados do estudo *Dialysis Outcomes and Practice Patterns Study* (DOPPS)[63] indicam que 25% dos pacientes em HD dos Estados Unidos são dialisados por cateter; em outros países, o uso de cateteres é ainda mais comum (Bélgica 41%, Reino Unido 28%). Os cateteres venosos centrais são o acesso vascular preferido apenas para pacientes que se apresentam com lesão renal aguda e para pacientes com doença renal crônica sem acesso AV permanente ou com falha no acesso vascular. Dois tipos de cateteres são utilizados na prática: cateteres não tunelizados de curta permanência para diálise, com uso limitado e alta morbidade; e cateteres tunelizados, os quais podem ser utilizados por vários meses, com menor morbidade. As características físicas (isto é, *design* e geometria) não apenas influenciam no desempenho (fluxo de sangue, recirculação e resistência), mas também afetam a eficiência global da terapia de HD e risco de morbidades (infecção, trombose).

Cateteres Não Tunelizados

Os cateteres de lúmen único ou duplo lúmen são normalmente feitos de polímeros (polietileno, poliuretano), permitindo implante simples e direto. O comprimento do cateter deve ser escolhido em conformidade com o sítio de inserção. A rota femoral requer cateteres de 30 a 35 cm de comprimento para que a ponta distal do cateter esteja localizada na veia cava inferior. O trajeto da veia jugular interna necessita de cateteres mais curtos de 20 a 25 cm de comprimento, com localização da ponta na junção da veia cava superior com o átrio direito. A veia subclávia não deve ser utilizada devido ao risco muito alto de estenose venosa subsequente. O diâmetro dos cateteres venosos deve ser idealmente de 4,0 a 4,5 mm (12 a 14 *french*) para que taxas de fluxo sanguíneo sejam adequadamente atingidos. É recomendado que o uso de cateteres não tunelizados não exceda 7 dias.

Cateteres Tunelizados

Os cateteres venosos centrais tunelizados têm dois lúmens, cada um com comprimento de 40 cm, 10 cm dos quais fica tunelizado sob a pele; as cânulas são feitas de polímero sintético com um grande lúmen interno e um *cuff* de Dacron que garanta o ancoramento subcutâneo. As características do cateter dependem do tipo de polímero, design e geometria (cateteres duplo-lúmen, cateteres duais, cateteres

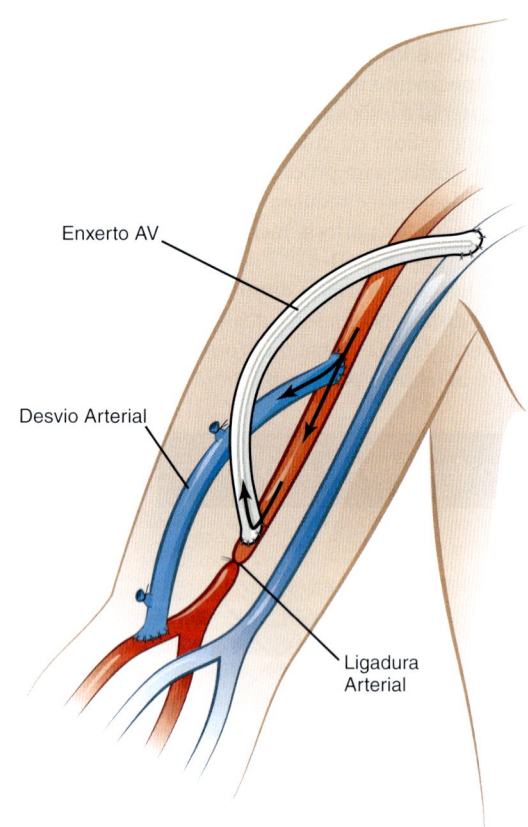

Ligadura com Intervalo de Revascularização Distal (DRIL) para Isquemia em Acesso Vascular de Membro Superior

Enxerto AV

Desvio Arterial

Ligadura Arterial

Figura 91-6 Ligadura com intervalo de revascularização distal para isquemia em acesso vascular de membros superior. AV, arteriovenoso.

			Resultados do Procedimento de Ligadura com Intervalo de Revascularização Distal (DRIL) para Isquemia Relacionada a Acesso Vascular			
Autor	Ano	Número de Fístulas	Isquemia Curada (%)	Isquemia Melhorada (%)	Isquemia Não Melhorada (%)	Patência do Acesso (%)
Haimov et al.[56]	1996	23	86	14	–	95
Knox et al.[57]	2002	55	55	25	11	86
Waltz et al.[58]	2007	36	100	–	–	54
Yu et al.[59]	2008	24	96	–	4	88
Huber et al.[60]	2008	64	78	–	ND	68

Tabela 91-4 Resultados do procedimento DRIL para isquemia relacionada a acesso vascular. *ND*, não declarado.

do tipo *split*). O uso de cateter venoso central tunelizado é associado a redução de morbidade, assim como melhor e constante desempenho comparado aos não tunelizados.[64]

Tanto cateteres tunelizados quanto não tunelizados são inseridos via percutânea pela técnica de Seldinger e guiados por ultrassonografia. Essas técnicas são descritas no Capítulo 92. A veia jugular interna e a veia femoral são as vias de preferência devido à facilidade de implantação e baixo risco de complicações como a estenose venosa central (Fig. 91-7).

Infecção de Cateter

As infecções de corrente sanguínea relacionada a cateter são uma causa de significante morbidade e mortalidade em pacientes em HD. Os resultados do *Hemodialysis Study* (HEMO) indicam que pacientes com cateteres venosos centrais têm aumento do risco relativo de mortalidade de 3,4 quando comparados a pacientes com fístulas AV.

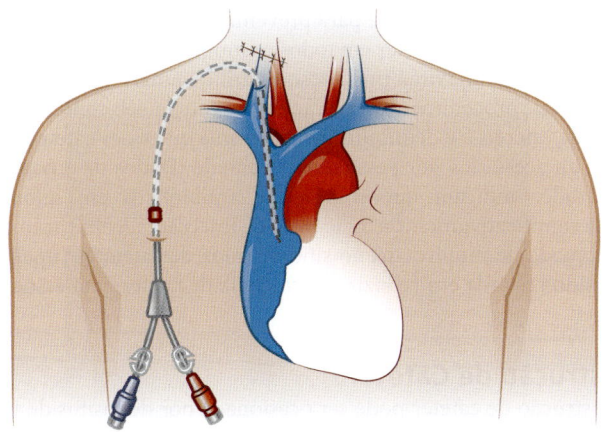

Cateter Venoso Central Duplo Lúmen Tunelizado com *Cuff* Inserido na Veia Jugular Interna Direita

Figura 91-7 Cateter venoso central com duplo lúmen tunelizado com *cuff* inserido na veia jugular interna direita.

A troca de cateteres venosos centrais para fístulas AV reduz o risco relativo de mortalidade para 1,4.[65] A explicação mais provável para esse aumento do risco de mortalidade é infecção e sepse relacionada a cateter venoso central, incluindo infecção de sítio de saída. As taxas típicas de infecção são de 3 episódios de infecção por 1.000 cateter-dia para os cateteres tunelizados e maior com cateteres não tunelizados.[66] Essas infecções localizadas podem progredir para complicações metastáticas que incluem osteomielite, artrite séptica, abscesso epidural e endocardite. Várias sociedades emitiram recomendações para o manejo de infecção de cateter.[67] Um algoritmo de tratamento é mostrado na Figura 91-8.

Infecções Envolvendo Cateteres Temporários

Quando um cateter temporário de diálise se torna infectado, ele deve ser sempre removido. Não há papel de terapia de resgate ou salvamento para cateteres temporários.[67]

Infecções de Sítio de Saída contra Infecções de Túnel

Uma infecção de sítio de saída é uma celulite localizada e confinada, de 1 a 2 cm, ao sítio de saída do cateter na pele. A maioria dessas infecções responde bem à antibioticoterapia sistêmica e, com o cuidado meticuloso do sítio de saída, a remoção do cateter não é geralmente necessária.[67] Entretanto, infecções de sítio de saída podem progredir para infecções de túnel, que envolvem o espaço potencial subcutâneo que envolve o cateter com distância superior a 2 cm do sítio de saída (Fig. 91-9). Os pacientes com infecção de túnel algumas vezes, mas não sempre, têm infecção de sítio de saída associada; se não tratados, podem evoluir rapidamente com bacteremia. Os pacientes com infecção de túnel se apresentam com febre, além de sinais locais de dor, edema, flutuação e eritema ao longo do túnel do cateter. Uma vez que as infecções de túnel de cateter envolvem um espaço potencial, em uma área com suprimento vascular limitado e um material sintético implantado, elas respondem mal à antibioticoterapia isolada e requerem remoção do cateter.[67]

Bacteremia associada a Cateter

Quando um paciente com cateter de diálise tem febre, a infecção do cateter deve ser sempre considerada. Se o paciente não tem uma explicação alternativa clara e convincente para a febre, espécimes de

Figura 91-8 Algoritmo de manejo de infecção de cateter venoso central de diálise. *(Modificado com permissão da referência 67)*

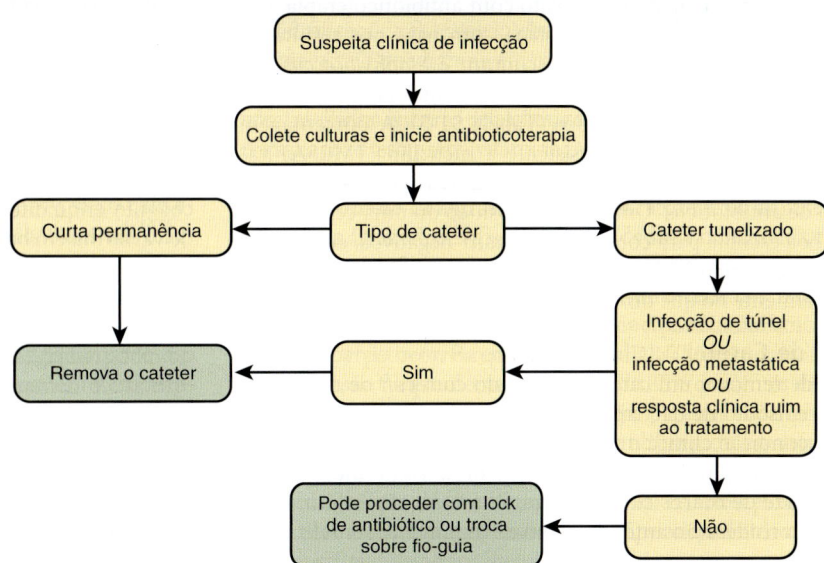

Manejo de Infecção de Cateter Venoso Central de Diálise

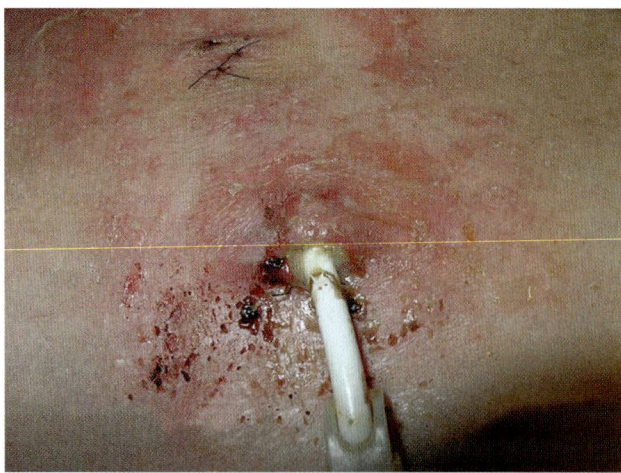

Figura 91-9 Infecção de túnel de cateter de diálise. *(Cortesia do Dr. I. M. Leidig, University Hospital Erlangen, Alemanha.)*

Organismos Causadores da Infecção de Cateter de Diálise

Polimicrobiano	16%
Gram-positivos	89%
Staphylococcus aureus	30%
Staphylococcus epidermidis	37%
Enterococcus	17%
Corynebacterium	5%
Gram-negativos	33%
Enterobacter	11%
Pseudomonas	7%
Acinetobacter	4%
Citrobacter	4%
Serratia	2%
Klebsiella	3%
Outros organismos gram-negativos	3%
Micobactérias	2%

Tabela 91-5 Organismos causadores de infecção de cateter de diálise. Números somados não atingem 100% porque 16% das infecções eram polimicrobianas. *(Modificado com permissão da referência 70.)*

hemoculturas devem ser obtidas perifericamente, assim como do cateter, e deve ser introduzido tratamento com antibioticoterapia empírica, que é subsequentemente ajustada com base nos resultados de cultura.[67] O microrganismo mais comum é *Staphylococcus aureus*, apesar de uma ampla variedade de organismos Gram-positivos e Gram-negativos serem reportados (Tabela 91-5). A porcentagem de pacientes com *S. aureus* – resistente a meticilina (MRSA) varia enormemente entre os centros, com maiores taxas associadas a maior uso de antibióticos. Um aminoglicosídeo ou uma cefalosporina é uma boa escolha para cobertura de Gram-negativos; entretanto, a epidemiologia microbiológica local deve ser levada em consideração, especialmente no que diz respeito à resistência antimicrobiana.

Remoção de Cateter

A decisão de remover um cateter tunelizado com *cuff* de diálise devido a um episódio de bacteremia associada a cateter não é simples e direta. A condição clínica do paciente e a resposta à terapia inicial, a presença de complicações metastáticas, o organismo infectante e a disponibilidade de outros sítios de acesso vascular devem ser todos levados em consideração antes do plano de tratamento ser selecionado (Fig. 91-8).

A abordagem convencional é a remoção do cateter com uma troca com intervalo em sítio diferente após a infecção ter resolvido. Apesar de isso ser efetivo, leva a uso adicional de cateter temporário se a diálise é necessária antes da troca do cateter. As tentativas de salvamento de um cateter infectado com antibioticoterapia sistêmica levam à resolução da infecção em apenas aproximadamente 30% dos pacientes. Uma outra opção de tratamento é a combinação de antibioticoterapia sistêmica com soluções de antibiótico em selo (*lock*). Muitos coquetéis diferentes de antibióticos misturados tanto a heparina quanto a citrato foram testados; um regime popular é vancomicina 2,5mg/mL, gentamicina 1 mg/mL e heparina 2500UI/mL. As taxas de resolução de infecção de 50% a 70% são reportados com uso de antibiótico em selo (*lock*).

Vários estudos referem que a troca do cateter sobre fio-guia, 48 horas após o tratamento antibiótico inicial é mais efetiva que o tratamento com antibióticos isoladamente e é tão efetiva quanto a retirada do cateter e substituição adiada após resolução da infecção, com vantagens de apenas um procedimento invasivo e preservação do sítio venoso de acesso.[68] Não há ensaios clínicos randomizados publicados de antibioticoterapia em selo ou troca de cateter sobre fio-guia.

Prevenção da Infecção

A medida mais importante para prevenir infecção de cateter é o manejo meticuloso do cateter em todos os momentos. O cateter deve ser inserido com a máxima precaução estéril. A enfermagem de diálise necessita de procedimentos para acesso ao cateter sob condições estritamente estéreis e é de importância extrema que esses cateteres nunca sejam acessados por pessoal não treinado. Dados de ensaios randomizados indicam que solução de antibióticos em selo (*lock*) reduz significativamente a incidência de infecção.[69] A aplicação tópica de pomada de mupirocina ao sítio de saída de cateteres tunelizados tem sido relatada em reduzir a incidência de bacteremia associada a cateter.

Obstrução de Cateter

A obstrução de cateter pode ser ocasionada por depósitos de fibrina endoluminais, restringindo o lúmen do cateter ou obstruindo o orifício lateral do cateter na ponta, ou por capas de fibrina externa envolvendo o cateter e resultando em fluxo inadequado e alarmes excessivos de pressão sanguínea extracorpórea durante a sessão de diálise. A depender da localização do coágulo de fibrina (linha venosa ou arterial), pode haver alta pressão arterial negativa (obstrução da linha arterial do cateter) ou pressão venosa positiva alta (obstrução da linha venosa do cateter).

A prevenção de formação de coágulo na ponta do cateter durante o período interdialítico é crucial. Isso é obtido pela instilação de solução antitrombótica em selo (*lock*) (citrato trissódico a 30% é superior a heparina padrão ou heparina de baixo peso molecular).[70] Uma certa quantidade da solução pode vazar para a circulação pelos orifícios lateral e central do cateter, facilitando a formação de coágulo enquanto aumenta o risco de hemorragia. O uso regular de varfarina em baixa dose ou agentes antiplaquetários falharam em melhorar a função do cateter em pacientes em diálise em ensaios randomizados.

Para corrigir a disfunção do cateter, é recomendado que o lúmen do cateter seja limpo periodicamente com a aplicação de agente fibrinolítico (uroquinase) como solução de selo (*lock*) ou por infusão contínua em ambas as linhas arterial e venosa. Os cateteres ocluídos são reabertos tanto por método mecânico (escova) ou farmacológico (uroquinase). A remoção da capa de fibrina pode ser obtida por passagem de fio cirúrgico ou por infusão de uma solução fibrinolítica (uroquinase) por 3 a 6 horas. Alternativamente o cateter pode ser trocado sobre fio-guia.

Referências

1. Pisoni RL, Young EW, Dykstra DM, et al. Vascular access use in Europe and the United States: Results from the DOPPS. *Kidney Int.* 2002;61:305-316.
2. Wolowczyk L, Williams AJ, Donovan KL, Gibbons CP. The snuffbox arteriovenous fistula for vascular access. *Eur J Vasc Endovasc Surg.* 2000;19:70-76.
3. Gibson KD, Caps MT, Kohler TR, et al. Assessment of a policy to reduce placement of prosthetic hemodialysis access. *Kidney Int.* 2001;59:2335-2345.
4. Allon M, Lockhart ME, Lilly RZ, et al. Effect of preoperative sonographic mapping on vascular access outcomes in hemodialysis patients. *Kidney Int.* 2001;60:2013-2020.
5. Ravani P, Marcelli D, Malberti F. Vascular access surgery managed by renal physicians: The choice of native arteriovenous fistulas for hemodialysis. *Am J Kidney Dis.* 2002;40:1264-1276.
6. Rooijens PP, Burgmans JP, Yo TI, et al. Autogenous radial-cephalic or prosthetic brachial-antecubital forearm loop AVF in patients with compromised vessels? A randomized, multicenter study of the patency of primary hemodialysis access. *J Vasc Surg.* 2005;42:481-486.
7. Biuckians A, Scott EC, Meier GH, et al. The natural history of autologous fistulas as first-time dialysis access in the KDOQI era. *J Vasc Surg.* 2008;47:415-421.
8. Silva MB Jr, Hobson RW 2nd, Pappas PJ, et al. Vein transposition in the forearm for autogenous hemodialysis access. *J Vasc Surg.* 1997;26:981-986.
9. Weyde W, Krajewska M, Letachowicz W, et al. Obesity is not an obstacle for successful autogenous arteriovenous fistula creation in haemodialysis. *Nephrol Dial Transplant.* 2008;23:1318-1323.
10. Bourquelot P, Tawakol JB, Gaudric J, et al. Lipectomy as a new approach to secondary procedure superficialization of direct autogenous forearm radial-cephalic arteriovenous accesses for hemodialysis. *J Vasc Surg.* 2009;50:369-374.
11. Lok CE, Oliver MJ, Su J, et al. Arteriovenous fistula outcomes in the era of the elderly dialysis population. *Kidney Int.* 2005;67:2462-2469.
12. Zeebregts CJ, Tielliu IF, Hulsebos RG, et al. Determinants of failure of brachiocephalic elbow fistulas for haemodialysis. *Eur J Vasc Endovasc Surg.* 2005; 30:209-214.
13. Koksoy C, Demirci RK, Balci D, et al. Brachiobasilic versus brachiocephalic arteriovenous fistula: A prospective randomized study. *J Vasc Surg.* 2009;49:171-177.
14. Murphy GJ, Saunders R, Metcalfe M, Nicholson ML. Elbow fistulas using autogenous vein: Patency rates and results of revision. *Postgrad Med J.* 2002; 78:483-486.
15. Woo K, Farber A, Doros G, et al. Evaluation of the efficacy of the transposed upper arm arteriovenous fistula: A single institutional review of 190 basilic and cephalic vein transposition procedures. *J Vasc Surg.* 2007;46:94-99.
16. Hossny A. Brachiobasilic arteriovenous fistula: Different surgical techniques and their effects on fistula patency and dialysis-related complications. *J Vasc Surg.* 2003;37:821-826.
17. Segal JH, Kayler LK, Henke P, et al. Vascular access outcomes using the transposed basilic vein arteriovenous fistula. *Am J Kidney Dis.* 2003;42:151-157.
18. Wolford HY, Hsu J, Rhodes JM, et al. Outcome after autogenous brachial-basilic upper arm transpositions in the post–National Kidney Foundation Dialysis Outcomes Quality Initiative era. *J Vasc Surg.* 2005;42:951-956.
19. Harper SJ, Goncalves I, Doughman T, Nicholson ML. Arteriovenous fistula formation using transposed basilic vein: Extensive single centre experience. *Eur J Vasc Endovasc Surg.* 2008;36:237-241.
20. Keuter XH, De Smet AA, Kessels AG, et al. A randomized multicenter study of the outcome of brachial-basilic arteriovenous fistula and prosthetic brachial-antecubital forearm loop as vascular access for hemodialysis. *J Vasc Surg.* 2008;47:395-401.
21. Lazarides MK, Georgiadis GS, Papasideris CP, et al. Transposed brachial-basilic arteriovenous fistulas versus prosthetic upper limb grafts: A meta-analysis. *Eur J Vasc Endovasc Surg.* 2008;36:597-601.
22. Glickman MH, Stokes GK, Ross JR, et al. Multicenter evaluation of a polyurethane vascular access graft as compared with the expanded polytetrafluoroethylene vascular access graft in hemodialysis applications. *J Vasc Surg.* 2001;34:465-472.
23. Kaufman JL, Garb JL, Berman JA, et al. A prospective comparison of two expanded polytetrafluoroethylene grafts for linear forearm hemodialysis access: Does the manufacturer matter? *J Am Coll Surg.* 1997;185:74-79.
24. Lenz BJ, Veldenz HC, Dennis JW, et al. A three-year follow-up on standard versus thin wall ePTFE grafts for hemodialysis. *J Vasc Surg.* 1998;28:464-470.
25. Garcia-Pajares R, Polo JR, Flores A, et al. Upper arm polytetrafluoroethylene grafts for dialysis access. Analysis of two different graft sizes: 6 mm and 6-8 mm. *Vasc Endovasc Surg.* 2003;37:335-343.
26. Dammers R, Planken RN, Pouls KP, et al. Evaluation of 4-mm to 7-mm versus 6-mm prosthetic brachial-antecubital forearm loop access for hemodialysis: Results of a randomized multicenter clinical trial. *J Vasc Surg.* 2003; 37:143-148.
27. Lemson MS, Tordoir JH, van Det RJ, et al. Effects of a venous cuff at the venous anastomosis of polytetrafluoroethylene grafts for hemodialysis vascular access. *J Vasc Surg.* 2000;32:1155-1163.
28. Sorom AJ, Hughes CB, McCarthy JT, et al. Prospective, randomized evaluation of a cuffed expanded polytetrafluoroethylene graft for hemodialysis vascular access. *Surgery.* 2002;132:135-140.
29. Hofstra L, Bergmans DC, Hoeks AP, et al. Mismatch in elastic properties around anastomoses of interposition grafts for hemodialysis access. *J Am Soc Nephrol.* 1994;5:1243-1250.
30. DaSilva AF, Escofet X, Rutherford PA. Medical adjuvant treatment to increase patency of arteriovenous fistulas and grafts. *Cochrane Database Syst Rev.* 2003;(2):CD002786.
31. Crowther MA, Clase CM, Margetts PJ, et al. Low-intensity warfarin is ineffective for the prevention of PTFE graft failure in patients on hemodialysis: A randomized controlled trial. *J Am Soc Nephrol.* 2002;13:2331-2337.
32. Dixon BS, Beck GJ, Vazquez MA, et al. Effect of dipyridamole plus aspirin on hemodialysis graft patency. *N Engl J Med.* 2009;360:2191-2201.
33. Dember LM, Beck GJ, Allon M, et al. Effect of clopidogrel on early failure of arteriovenous fistulas for hemodialysis: A randomized controlled trial. *JAMA.* 2008;299:2205-2207.
34. Saran R, Dykstra DM, Wolfe RA, et al. Association between vascular access failure and the use of specific drugs: The Dialysis Outcomes and Practice Patterns Study (DOPPS). *Am J Kidney Dis.* 2002;40:1255-1263.
35. Schmitz PG, McCloud LK, Reikes ST, et al. Prophylaxis of hemodialysis graft thrombosis with fish oil: Double-blind, randomized, prospective trial. *J Am Soc Nephrol.* 2002;13:184-190.
36. Gradman WS, Laub J, Cohen W. Femoral vein transposition for arteriovenous hemodialysis access: Improved patient selection and intraoperative measures reduce postoperative ischemia. *J Vasc Surg.* 2005;41:279-284.
37. Tessitore N, Mansueto G, Lipari G, et al. Endovascular versus surgical preemptive repair of forearm arteriovenous fistula juxta-anastomotic stenosis: Analysis of data collected prospectively from 1999 to 2004. *Clin J Am Soc Nephrol.* 2006;1:448-454.
38. Beathard GA, Arnold P, Jackson J, et al. Aggressive treatment of early fistula failure. *Kidney Int.* 2003;64:1487-1494.
39. Ascher E, Hingorani A, Marks N. Duplex-guided balloon angioplasty of failing or nonmaturing arterio-venous fistulae for hemodialysis: A new office-based procedure. *J Vasc Surg.* 2009;50:594-599.
40. Turmel-Rodrigues L, Pengloan J, Rodrigue H, et al. Treatment of failed native arteriovenous fistulas for hemodialysis by interventional radiology. *Kidney Int.* 2000;57:1124-1140.
41. Oakes DD, Sherck JP, Cobb LF. Surgical salvage of failed radiocephalic arteriovenous fistulas: Techniques and results in 29 patients. *Kidney Int.* 1998;53:480-487.
42. Patel AA, Tuite CM, Trerotola SO. Mechanical thrombectomy of hemodialysis fistulas and grafts. *Cardiovasc Intervent Radiol.* 2005;28:704-713.
43. Schon D, Mishler R. Salvage of occluded autologous arteriovenous fistulas. *Am J Kidney Dis.* 2000;36:804-810.
44. Haage P, Vorwerk D, Wildberger JE, et al. Percutaneous treatment of thrombosed primary arteriovenous hemodialysis access fistulae. *Kidney Int.* 2000; 57:1169-1175.
45. Marston WA, Criado E, Jaques PF, et al. Prospective randomized comparison of surgical versus endovascular management of thrombosed dialysis access grafts. *J Vasc Surg.* 1997;26:373-380.
46. Beathard GA. Thrombolysis versus surgery for the treatment of thrombosed dialysis access grafts. *J Am Soc Nephrol.* 1995;6:1619-1624.
47. Beathard GA, Welch BR, Maidment HJ. Mechanical thrombolysis for the treatment of thrombosed hemodialysis access grafts. *Radiology.* 1996;200:711-716.
48. Falk A, Mitty H, Guller J, et al. Thrombolysis of clotted hemodialysis grafts with tissue-type plasminogen activator. *J Vasc Interv Radiol.* 2001;12:305-311.
49. Mansour M, Kamper L, Altenburg A, Haage P. Radiological central vein treatment in vascular access. *J Vasc Access.* 2008;9:85-101.
50. Mickley V, Görich J, Rilinger N, et al. Stenting of central venous stenoses in hemodialysis patients: Long-term results. *Kidney Int.* 1997;51:277-280.
51. Mickley V. Central vein obstruction in vascular access. *Eur J Vasc Endovasc Surg.* 2006;32:439-444.
52. Morsy AH, Kulbaski M, Chen C, et al. Incidence and characteristics of patients with hand ischemia after a hemodialysis access procedure. *J Surg Res.* 1998;74:8-10.
53. Guerra A, Raynaud A, Beyssen B, et al. Arterial percutaneous angioplasty in upper limbs with vascular access devices for haemodialysis. *Nephrol Dial Transplant.* 2002;17:843-851.
54. van Hoek F, Scheltinga MR, Luirink M, et al. Access flow, venous saturation, and digital pressures in hemodialysis. *J Vasc Surg.* 2007;45:968-973.
55. Minion D, Moore E, Endean E. Revision using distal inflow: A novel approach to dialysis-associated steal syndrome. *Ann Vasc Surg.* 2005;19:625-628.

56. Haimov M, Schanzer H. Skladani M. Pathogenesis and management of upper-extremity ischemia following angioaccess surgery. *Blood Purif.* 1996;14:350-354.

57. Knox RC, Berman SS, Hughes JD, et al. Distal revascularization–interval ligation: A durable and effective treatment for ischemic steal syndrome after hemodialysis access. *J Vasc Surg.* 2002;36:250-256.

58. Walz P, Ladowski JS, Hines A. Distal revascularization and interval ligation (DRIL) procedure for the treatment of ischemic steal syndrome after arm arteriovenous fistula. *Ann Vasc Surg.* 2007;21:468-473.

59. Yu SH, Cook PR, Canty TG, et al. Hemodialysis-related steal syndrome: Predictive factors and response to treatment with the distal revascularization–interval ligation procedure. *Ann Vasc Surg.* 2008;22:210-214.

60. Huber TS, Brown MP, Seeger JM, Lee WA. Midterm outcome after the distal revascularization and interval ligation (DRIL) procedure. *J Vasc Surg.* 2008;48:926-932.

61. Zanow J, Kruger Ulf, Scholz H. Proximalization of the arterial inflow: A new technique to treat access-related ischemia. *J Vasc Surg.* 2006;43:1216-1221.

62. Goel N, Miller GA, Jotwani MC, et al. Minimally invasive limited ligation endoluminal-assisted revision (MILLER) for treatment of dialysis access–associated steal syndrome. *Kidney Int.* 2006;70:765-770.

63. Ethier J, Mendelssohn DC, Elder SJ, et al. Vascular access use and outcomes: An international perspective from the dialysis outcomes and practice patterns study. *Nephrol Dial Transplant.* 2008;23:3219-3226.

64. Weijmer MC, Vervloet MG, ter Wee PM. Compared to tunnelled cuffed haemodialysis catheters, temporary untunnelled catheters are associated with more complications already within 2 weeks of use. *Nephrol Dial Transplant.* 2004;19:670-677.

65. Allon M, Daugirdas J, Depner TA, et al. Effect of change in vascular access on patient mortality in hemodialysis patients. *Am J Kidney Dis.* 2006;47:469-477.

66. Gersch MS. Treatment of dialysis catheter infections in 2004. *J Vasc Access.* 2004;5:99-108.

67. NKF-K/DOQI Clinical Practice Guidelines for Vascular Access: Update 2000. *Am J Kidney Dis.* 2001;37:S137-S181.

68. Langer JM, Cohen RM, Berns JS, et al. *Staphylococcus*-infected tunneled dialysis catheters: Is over-the-wire exchange an appropriate management option? *Cardiovasc Intervent Radiol.* 2011;34:1230-1235.

69. McIntyre CW, Hulme LJ, Taal M, Fluck RJ. Locking of tunneled hemodialysis catheters with gentamicin and heparin. *Kidney Int.* 2004;66:801-805.

70. Weijmer MC, van den Dorpel MA, Van de Ven PJ, et al. Randomized controlled trial comparison of trisodium citrate 30% and heparin as catheter-locking solution in hemodialysis patients. *J Am Soc Nephrol.* 2005;16:2769-2777.

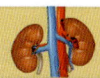

CAPÍTULO 92

Nefrologia Intervencionista e Diagnóstica

W. Charles O'Neill, Haimanot Wasse, Arif Asif e Stephen R. Ash

Muitos procedimentos são essenciais ao cuidado do paciente em nefrologia, e incluem ultrassonografia, biópsia renal, inserção de cateteres de hemodiálise e diálise peritoneal, confecção de fístulas arteriovenosas, além de procedimentos intervencionistas e diagnósticos em acessos vasculares. Esses procedimentos têm sido realizados tradicionalmente por outros especialistas e isso pode levar a um cuidado fragmentado do paciente renal. O desejo de prover maior continuidade no cuidado destes pacientes levou ao aumento do número de nefrologistas a realizar esses procedimentos – a área da nefrologia intervencionista e diagnóstica. Esse campo é mais desenvolvido nos Estados Unidos, onde a American Society of Diagnostic and Interventional Nephrology (ASDIN) estabeleceu padrões de treinamento em procedimentos e certificação (www.asdin.org). Este capítulo cobre aspectos da ultrassonografia, inserção de cateteres de diálise e intervenções no acesso vascular, com foco nas aplicações desses procedimentos e sua realização por nefrologistas. A biópsia renal é avaliada no Capítulo 6, e a confecção de fístulas AV e enxertos AV são objetos no Capítulo 91.

ULTRASSONOGRAFIA

Uma razão importante para os nefrologistas estarem envolvidos em procedimentos com o uso da ultrassonografia é que muitos dos achados no ultrassom não são específicos e necessitam de correlação clínica. O papel e a interpretação da ultrassonografia são discutidos no Capítulo 5.

Aplicações e Limitações da Ultrassonografia

O ultrassom é uma ferramenta excelente para o exame dos rins e do trato urinário. Sob condições ótimas, ambos os rins, a artéria e a veia renal, o ureter proximal e distal (quando aumentado), e a bexiga podem ser visualizados. O ureter é comumente visualizado apenas quando dilatado. A porção média do ureter é normalmente obscurecida pelas alças intestinais sobrejacentes, mas ainda pode ser visualizada quando está muito dilatada. Em transplantados, todo o ureter pode ser visualizado, mesmo quando não está marcadamente dilatado, devido à proximidade do transdutor e a ausência de alças intestinais. Em pacientes muito doentes, que não podem ser posicionados adequadamente, que não podem controlar sua respiração, com feridas abdominais ou presença de distensão, a visualização dos rins pode ser limitada, mas ainda é possível na maior parte desses pacientes determinar se uma hidronefrose está ou não presente.

Doença Renal Crônica

A ultrassonografia está indicada em qualquer paciente com doença renal crônica (DRC) para estabelecer o tamanho renal e para excluir doença renal policística ou obstrução do trato urinário. Rins pequenos e ecogênicos indicam doença grave e irreversível, eliminando a necessidade de biópsia.[1]

Lesão Renal Aguda

Apesar da elucidação diagnóstica ser muito baixa nos pacientes nos quais a causa para a falência renal seja provável por necrose tubular aguda ou etiologias pré-renais, a ultrassonografia ainda é indicada em certos pacientes para excluir obstrução e identificar DRC preexistente.[2]

Transplante Renal

A ultrassonografia está indicada quando há declínio agudo da função do enxerto renal, uma vez que a obstrução urinária é comum nesse cenário.[3] No período pós-transplante imediato, a avaliação por *Doppler* do fluxo sanguíneo renal também deve ser realizada para excluir trombose. As indicações adicionais no paciente transplantado são dor, edema de parede abdominal, edema em membro inferior ipsilateral ao enxerto e infecção. Outra indicação importante, tanto em rins nativos quanto transplantados, é servir de guia para biópsia percutânea, nefrostomia ou drenagem de coleções líquidas.

Biópsia Renal

A ultrassonografia é o método de escolha para guiar a biópsia renal percutânea.[4] Exceto em raros pacientes, a tomografia computadorizada não oferece vantagens sobre o ultrassom,[5] além de resultar em irradiação desnecessária. Isso é discutido adicionalmente no Capítulo 6.

Bexiga

A ultrassonografia é o procedimento de escolha para mensuração do volume residual pós-miccional, pois é indolor e suficientemente acurada[6] e quando um aparelho está prontamente disponível, representa uma tarefa simples. Indicações adicionais incluem a checagem do posicionamento e patência do cateter de Foley e a avaliação dos ureteres distais. A inserção do cateter na uretra proximal é incomum, porém não rara, e a obstrução de cateteres é frequente, desse modo a avaliação da bexiga deve ser sempre considerada quando o débito urinário reduz. A hiperplasia prostática, prostatite, carcinoma de bexiga, edema de mucosa, coágulos sanguíneos, cálculos, *stents* e outros corpos estranhos podem ser reconhecidos pelo ultrassom, apesar da ultrassonografia transabdominal não ser o método apropriado para excluir câncer de bexiga (que requer cistoscopia) ou câncer prostático (que requer ultrassonografia transretal e biópsia).

Acesso para Hemodiálise

A ultrassonografia é essencial no manejo do acesso vascular, incluindo a orientação da inserção de cateter, avaliação de disfunção de fístula, mapeamento venoso pré-operatório e monitorização de fluxo de acesso. Desses procedimentos, os dois primeiros podem ser prontamente realizados por nefrologistas. A orientação da cateterização é melhor realizada com um aparelho dedicado a essa função, apesar de poder ser realizado com qualquer aparelho que tenha um transdutor vascular e não requer necessariamente realização de imagem com *Doppler*. O exame de fístulas com disfunção também é uma indicação e não requer a realização de imagem com *Doppler*. O mapeamento venoso e a monitorização de fluxo de acesso são melhores realizados por técnico com experiência na análise de vasos.

Ultrassonografia Renovascular

A ultrassonografia com *Doppler* das artérias e veias renais é um estudo difícil que requer um operador experiente e não é comumente prático para realização por nefrologistas. Os traçados das artérias segmentares são mais facilmente obtidos e podem ser úteis no diagnóstico de estenose da artéria renal e trombose venosa. Entretanto, a mensuração dos índices de resistividade pode não ser confiável além de inespecífica (estes podem ser influenciados por fatores externos tais como pressão sanguínea sistêmica e frequência cardíaca) e é de utilidade questionável na avaliação de lesão renal aguda tanto em rins nativos quanto em transplantados.

Equipamento

Considerações importantes na escolha do equipamento são: qualidade de imagem, tipo e frequência de transdutor, custo, tamanho, portabilidade e saída. A qualidade de imagem é difícil de quantificar e é relacionada ao número de elementos (cristais) no transdutor e o número de canais que podem ser processados. Os transdutores devem ser eletrônicos e com variação de frequência de 2,0 a 5,0 MHz (até 7,5 MHz para uso pediátrico) para realização de imagem abdominal. Preferivelmente devem ter frequência variável com transdutor curvilíneo. Os transdutores para imagem vascular são comumente lineares com uma frequência de 7,5 a 12 MHz. Para ultrassonografia renal na escala de cinza, aparelhos portáteis e de baixo peso com boa qualidade de imagem estão disponíveis; a capacidade de realizar *Doppler* pode adicionar custo, mas vem, crescentemente, sendo ofertada como uma característica padrão dos equipamentos. Aparelhos mais caros e maiores são difíceis de manejar e possuem características adicionais que são de pouco uso para o nefrologista. Os controles do aparelho permitem ajuste da profundidade da imagem, comprimento focal, compensação de tempo e de ganho de imagem, intensidade de som e escala de cinza. Apesar de parecer uma quantidade assustadora de variáveis, o ajuste é normalmente direto e na maior parte dos casos empírico. As imagens podem ser impressas diretamente ou armazenadas eletronicamente.

Procedimento

A descrição dos procedimentos de escaneamento não pode substituir o treinamento prático, uma vez que é uma habilidade adquirida e que requer prática. Idealmente, o paciente deve estar em jejum para o exame abdominal para minimizar interferência de gases abdominais, mas isso não é essencial para o exame dos rins e não tem consequência para o exame da bexiga e do rim transplantado. É necessário um contato íntimo e bem ajustado entre o transdutor e a pele, o que é obtido com a utilização de gel no transdutor ou na pele e aplicando-se pressão firme contra a pele. Para evitar a compressão de vasos, mínima pressão deve ser aplicada para avaliações vasculares, com o uso de mais gel. O uso de gel especificamente designado para ultrassonografia deve ser utilizado, pois outros géis, como gel lubrificante, dão qualidade de imagem pior. A luz ambiente deve ser reduzida para aperfeiçoar a visualização do monitor.

O paciente deve estar na posição supina ou em decúbito lateral com realização de imagem pelo abdome para avaliação dos rins nativos. Tentativas iniciais devem ser realizadas com o paciente em posição supina antes de recorrer à posição de decúbito lateral. A realização de imagens no dorso não é recomendada com intuito diagnóstico devido à atenuação do som por músculos e fáscia e limitações da angulação do transdutor. A colocação do membro superior sobre a cabeça, a remoção de travesseiros sob a cabeça e a inspiração profunda auxiliam a movimentação das costelas superiormente. A visualização do rim transplantado ou da bexiga pode ser realizada com o paciente na posição supina, mas não há obrigatoriedade de o paciente estar completamente na horizontal.

Inicialmente, são realizadas medidas longitudinais do rim para avaliar seu comprimento máximo. No lado direito esta visão deve ser obtida próxima ao fígado, se possível (Fig. 92-1, *A*). O transdutor deve ser orientado de modo que o polo superior do rim esteja localizado na porção esquerda da imagem. O transdutor deve ser então movido a 90 graus para obtenção de imagens transversais (Fig. 92-1, *B*) e para que o rim seja escaneado de polo a polo para garantir visualização de todo o órgão. O exame de cada rim deve incluir imagens longitudinais com fígado ou baço adjacente, se possível, além de imagens transversais do rim na porção média e em cada um dos pólos.[7] Outras medidas além do comprimento são de pouca utilidade clínica e a medida do volume renal não é acurada e não é melhor que o comprimento para avaliar o tamanho renal.[8] A visualização sagital e transversa da bexiga é realizada com o transdutor superiormente a sínfise púbica com a angulação voltada inferiormente (Fig. 92-1, *C* e *D*). O volume é obtido multiplicando as duas dimensões transversas e o comprimento sagital por 0,523.[6] A técnica de biópsia renal é discutida no Capítulo 6.

Treinamento e Certificação

Não há dados para definir o que se constitui um treinamento adequado em ultrassonografia renal. O treinamento é fundamental tanto para a realização quanto para interpretação e deve incluir componentes didáticos, práticos ("exames na prática") e supervisionados. O último pode variar consideravelmente, dependendo do volume de casos e particularmente da presença de alterações ao exame, uma vez que qualquer quantidade de estudos será inadequada se os exames forem todos normais. Desse modo, o número de estudos requeridos para competência é inversamente proporcional à frequência da doença. As qualificações mínimas para ultrassonografistas médicos foram estabelecidas pelo American Institute of Ultrasound in Medicine[9] e pelo American College of Radiology,[6] mas nenhuma das duas organizações estabeleceu diretrizes traçando limites na realização da ultrassonografia abdominal. A American Society of Diagnostic and Interventional Nephrology (www.asdin.org) estabeleceu a padronização de treinamento em ultrassonografia limitada aos rins e a bexiga que especifica 50 horas de treinamento com 125 estudos de casos (pelo menos 80 sob supervisão direta e os demais com confirmação com outro profissional posteriormente).[10] Uma vez que o treinamento em ultrassonografia renal não é normalmente um componente do treinamento formal em nefrologia, um curso para nefrologistas foi estabelecido nos Estados Unidos (http://medicine.emory.edu/divisions/renal_medicine/renal-ultrasound/index.html).[7]

O treinamento e a certificação são disponíveis em ultrassonografia vascular, mas não é limitada a aplicação específica em nefrologia. Tal treinamento é importante para o estudo vascular dos rins, mas não é necessário para o exame de fístulas AV e enxertos não funcionantes (a não ser que haja medida de fluxo) uma vez que isto não requer análise do *Doppler*. Não há atualmente diretrizes ou treinamento estabelecido para ultrassonografia vascular relacionada à nefrologia.

CATETERES DE DIÁLISE PERITONEAL

A diálise peritoneal com sucesso depende da inserção e manejo adequados do cateter de diálise. A viabilidade, a segurança e o sucesso desses procedimentos, quando realizados pelos nefrologistas, foram bem documentados,[11-13] e isto leva a uma maior admissão de pacientes em diálise peritoneal (DP). Os cateteres de DP crônicos são feitos com uma borracha de silicone com diâmetro externo de 5 mm e diâmetro interno que varia de 2,6 a 3,5 mm. Alguns projetos de cateter de DP comumente utilizados são mostrados na Figura 96-6. A porção

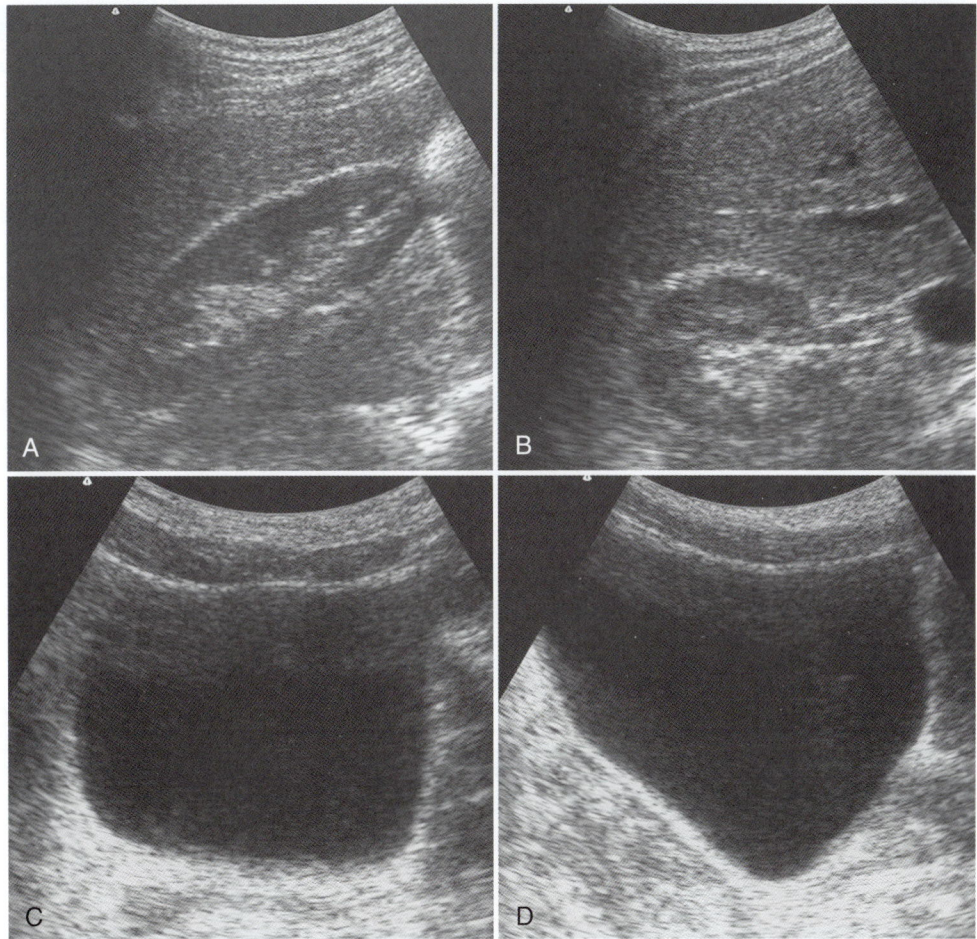

Figura 92-1 Imagens planas para sonografia renal e de bexiga. A, Imagem longitudinal do rim direito. O polo superior deve estar no lado esquerdo da imagem. **B**, Imagem transversal do rim direito pelo hilo renal. **C**, Imagem transversal da bexiga urinária. Dimensões anteroposteriores e mediolaterais são obtidas nesse plano. **D**, Imagem sagital da bexiga. Porção superior da bexiga está à esquerda. A dimensão superoinferior é obtida nesse plano.

intraperitoneal pode ser reta, reta com discos de silicone perpendiculares, ou curva com orifícios laterais ou em forma de T com ranhuras ou estrias lineares com orifícios laterais. Esses modelos são criados para reduzir obstrução de efluxo do líquido de diálise. A porção subcutânea é reta ou curva e possui um ou dois *cuffs* de Dacron que previnem vazamento de fluidos ou migração de bactérias pelo entorno do cateter. Todas as formas do cateter subcutâneo proveem um direcionamento lateral ou inferiormente para o sítio de saída. Um sítio de saída direcionado superiormente coleta debris e fluidos, aumentando o risco de infecção do sítio de saída. Atualmente, o método de inserção do cateter exerce mais efeito sobre o desfecho do que a escolha do cateter em si.

Inserção do Cateter

As quatro técnicas de inserção de cateter de DP são dissecção (cirúrgica), a técnica de Seldinger (cega ou com fluoroscopia), peritoneoscópica e laparoscópica.[14] As técnicas de Seldinger e peritoneoscópica são as mais frequentemente utilizadas por nefrologistas. A inserção peritoneoscópica é uma técnica de punção única utilizando um pequeno (2,2 mm de diâmetro) peritoneoscópio ótico para inspeção direta da cavidade abdominal e com identificação de sítio adequado para o posicionamento ótimo da porção intraperitoneal do cateter. A inserção peritoneoscópica é usualmente realizada com anestesia local (algumas vezes com sedação consciente) e infusão manual de aproximadamente 1 litro de ar. As técnicas laparoscópicas são realizadas com paciente sob anestesia geral, com grandes telescópios, múltiplos

sítios de inserção e com infusão automatizada de gás. Tanto as técnicas laparoscópicas quanto peritoneoscópica permitem visualização direta das estruturas intraperitoneais.

A escolha da técnica deve levar em consideração a experiência local com complicações (vazamento pericateter, falência de efluxo, infecção de sítio de saída e do túnel) e a função no longo prazo do cateter associada a cada técnica, custos, facilidade, e inserção em tempo oportuno do cateter, e fatores que contribuem para o risco de mortalidade (anestesia local *versus* geral). Estudos randomizados e não randomizados têm documentado que as técnicas peritoneoscópica e de Seldinger fluoroscópica resultam em menos complicações relacionadas ao cateter (infecção, falência de efluxo, vazamento pericateter) e melhor sobrevida do cateter quando comparadas à inserção cirúrgica.[12-15] Os resultados superiores da inserção peritoneoscópica podem estar relacionados à visualização direta da cavidade abdominal, menos dissecção tecidual e o fato de evitar anestesia geral. Uma vez que a dissecção tecidual é mínima, o cateter pode ser utilizado imediatamente (após 36 horas), apesar de ser recomendado um tempo de espera de 2 a 3 semanas.[16]

Para a inserção peritoneoscópica (Fig. 92-2), uma pequena incisão cutânea (de 2 a 3 cm) é realizada e uma dissecção posterior é realizada apenas no tecido subcutâneo.[23] A bainha do músculo reto abdominal é identificada, mas não incisada. Uma cânula pré-montada com trocater e bainha espiral é então inserida em um ângulo de 40 a 50 graus na cavidade abdominal pela bainha do músculo reto abdominal (Fig. 92-2 *A* e Fig. 92-3). O trocater é então removido e trocado

Passos para Inserção de um Cateter de Diálise Peritoneal

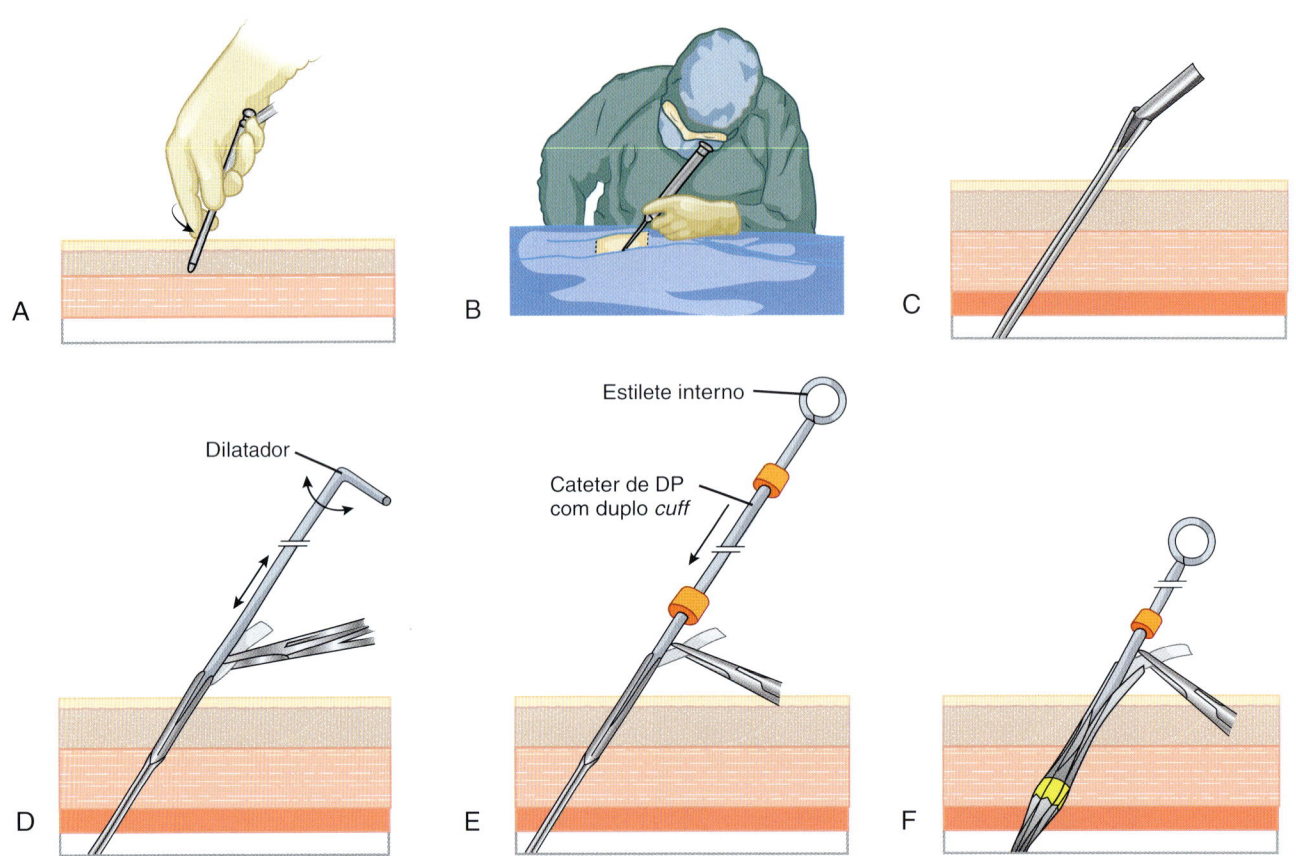

Figura 92-2 **Passos para a inserção de um cateter de diálise peritoneal (DP) por peritoneoscopia. A**, Um trocater e uma cânula com bainha são inseridos na cavidade abdominal. **B**, Um peritoneoscópio é passado pela cânula e preso a esta. **C**, A bainha passada a cavidade abdominal e o peritoneoscópio e cânula são removidos sequencialmente. **D**, A bainha é segurada com fórceps pinça enquanto ocorre a dilatação. **E**, Um cateter de DP (com cuff duplo) é passado pela bainha dilatada com o uso de um estilete interno. **F**, O *cuff* interno é implantado no músculo reto abdominal. *(Redesenhado de instruções Y-Tec: Inserção Laparoscópica e Peritoneoscópica de Cateteres de Diálise Peritoneal. Oswego, IL: Medigroup Inc. [divisão de Grupo Janin]; 2014: 1-5.)*

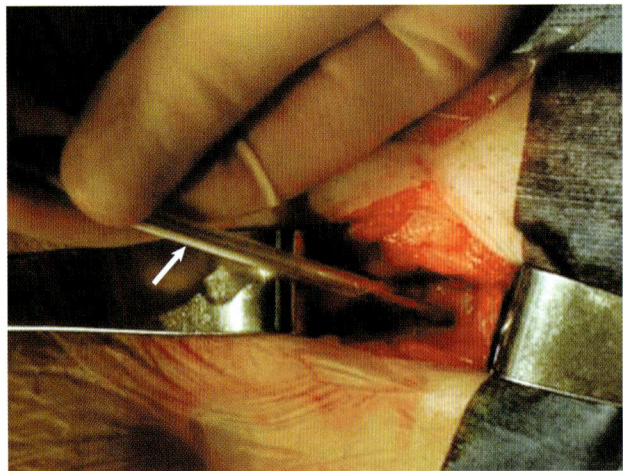

Figura 92-3 **Inserção peritoneoscópica de um cateter de diálise peritoneal.** Durante a inserção peritoneoscópica de um cateter de diálise peritoneal, um trocater guia de Quill e uma cânula *(seta)*, com sua bainha espiral envolta, está sendo inserida pela bainha do músculo reto abdominal sob anestesia local.

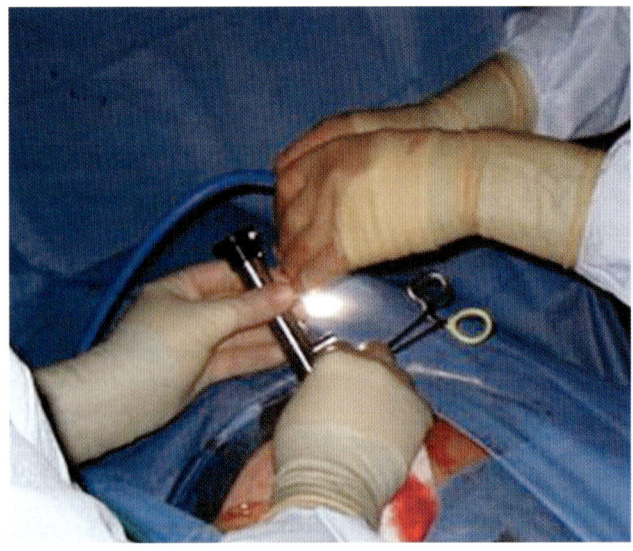

Figura 92-4 **Inserção peritoneoscópica de um cateter de diálise peritoneal.** Um peritoneoscópio foi introduzido na cavidade abdominal pela cânula, e a fonte de luz de fibra óptica está sendo conectada ao peritoneoscópio.

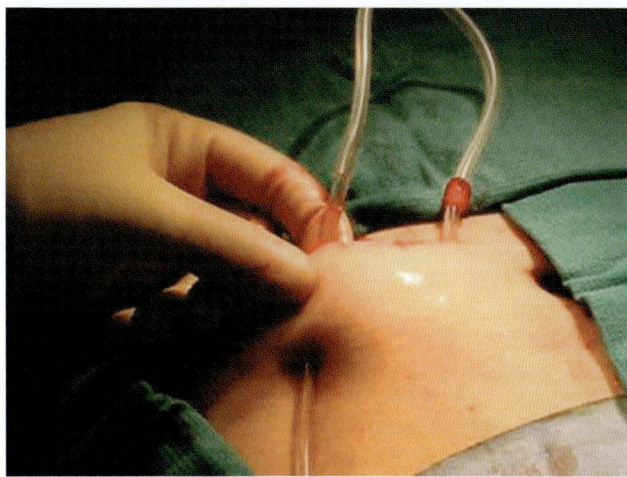

Figura 92-5 **Inserção peritoneoscópica de um cateter de diálise peritoneal.** Com o uso de um instrumental, um túnel é criado para o cateter. O *cuff* esterno l mostrado será inserido no túnel subcutâneo.

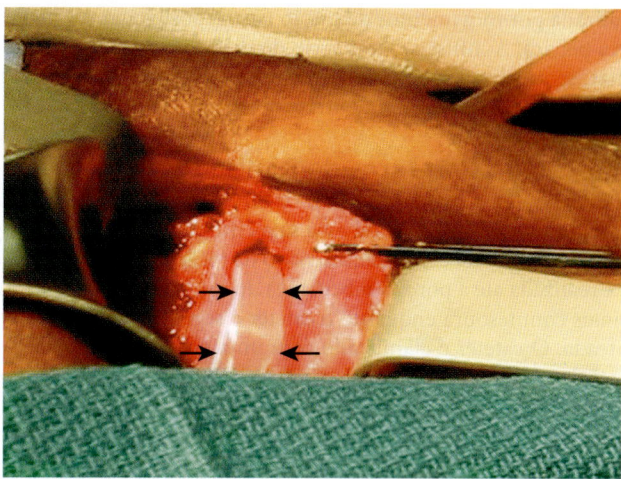

Figura 92-6 **Remoção de um cateter de diálise peritoneal.** O cateter (as setas mostram a margem lateral do cateter) foi exposto por dissecção do túnel subcutâneo.

pelo peritoneoscópio para confirmar a posição intra-abdominal da cânula (Fig. 92-2 *B* e Fig. 92-4). Ar é então infundido (600-1000 mL) para separar o peritônio visceral do parietal. Alternativamente, uma agulha de Veress pode ser utilizada.[17] As alças intestinais, a cúpula da bexiga e quaisquer adesões intrabdominais são identificadas. A cânula e a bainha espiral são introduzidas até a pelve (Fig. 92-2, *C*). A cânula e o peritoneoscópio são então removidos, e a bainha espiral é dilatada a um diâmetro de 6 mm (Fig. 92-2, *D*) e o cateter é inserido pela bainha por um estilete (Fig. 92-2, *E*). O *cuff* interno é implantado no músculo reto abdominal , sem dissecção da bainha anterior ou do músculo reto abdominal (Fig. 92-2, *F*). Um túnel e um sítio de saída são então criados (Fig. 92-5) e o *cuff* externo é implantado no tecido subcutâneo. O tecido subcutâneo é suturado com material absorvível; a pele é fechada com fio de náilon. As suturas não são realizadas na bainha do músculo reto abdominal ou na pele do sítio de saída.

A técnica de Seldinger utilizando fluoroscopia se inicia com a dissecção romba até a borda lateral da bainha do músculo retoabdominal. Uma agulha de 22-gauge de um kit de micropunção de 5-french é inserida em um ângulo de 45 graus, direcionado até a pelve inferior dentro do peritônio (o uso de ultrassonografia pode ser útil). A localização da agulha na cavidade peritoneal é confirmada injetando-se 3 a 5 mL de material de contraste, que é visualizado no entorno das alças intestinais. Um fio de micropunção de 0,018 polegadas é inserido pela agulha sob fluoroscopia. Uma vez na pelve inferior, um cateter de 5 *french* é colocado sobre o fio guia. O material de contraste pode ser utilizado mais uma vez para confirmar o posicionamento. Um guia de 0,035 polegadas é então passado pelo cateter e dilatadores são avançados sequencialmente até o final do dilatador 18-french e a bainha destacável. O fio-guia é então removido e o cateter de DP é inserido ao longo de um estilete de metal pela bainha, separando a bainha com o avançar do *cuff* interno de Dacron. O *cuff* é empurrado para a musculatura do retoabdominal enquanto a bainha está no lugar e posteriormente é retirada ao redor do cateter e do *cuff*. O cateter é tunelizado lateralmente com um material de tunelização.[18, 19]

Implantando o Cateter de Diálise Peritoneal

Se o cateter não vai ser utilizado imediatamente, pode ser implantado sob a pele (sepultado) por semanas a meses antes de ser tunelizado ao exterior e utilizado. O cateter é colocado de maneira usual, depois bloqueado com um tampão (*plug*) e tunelizado em uma linha reta por sob a pele. Em alguns centros o cateter é ancorado com uma sutura

de seda e enrolado em uma bolsa sob o sítio de saída. Isso permite o crescimento de tecido por sobre o *cuff* do cateter sem oportunidade para colonização bacteriana e diminui a incidência de infecção precoce pericateter.[20, 21] Os cateteres implantados dessa maneira têm sido usados com sucesso mais de 1 ano após sua inserção.[22] Nós recomendados o sepultamento do cateter quando não for utilizado por pelo menos 1 mês.

Complicações da Inserção do Cateter de Diálise Peritoneal

A perfuração intestinal é a complicação mais temida da inserção do cateter. A incidência é de 1 a 1,4% com a inserção cirúrgica,[12,13] mas 0 a 0,8% com a inserção peritoneoscópica.[11,13] O diagnóstico é estabelecido por visualização peritoneoscópica direta da mucosa intestinal, conteúdo intestinal, ou fezes duras ou pelo retorno de material fecal ou saída de gás com odor fétido pela cânula. Enquanto alguns investigadores sugerem que essa complicação deva ser tratada com intervenção cirúrgica,[24] o manejo conservador de sucesso da perfuração intestinal com repouso intestinal e antibioticoterapia intravenosa também foi reportado.[19,25] Para minimizar o risco de perfuração, uma agulha (tal qual a agulha de Veress) que é menor e tem ponta romba e autorretratil pode ser utilizada em vez de um trocater para ganhar acesso à cavidade abdominal.[17] A cirurgia abdominal prévia é mencionada como contraindicação relativa à DP devido às adesões intraperitoneais.[26, 27] Entretanto, com o uso da peritoneoscopia, a qual pode ser utilizada para identificar adesões intraperitoneais, avaliar sua extensão e localizar um sítio adequado para a inserção do cateter, a incidência de perfuração intestinal não é maior que a dos pacientes sem cirurgia abdominal prévia e a taxa de sucesso excede 95%.[11,13]

Reposicionamento do Cateter

A migração do cateter de DP para o abdome superior é uma causa frequente de falência do cateter. Várias técnicas são utilizadas para o reposicionamento, incluindo inserção de fio-guia ou estilete, cateteres de Fogarty e laparoscopia, e são viáveis aos nefrologistas. A taxa de sucesso em longo prazo é de apenas 27 a 48%,[28,29] provavelmente porque a migração do cateter é o resultado de encapsulamento por omento. Desse modo, a inserção de um novo cateter é requerida em muitos pacientes. A manipulação do cateter com Fogarty é talvez o método mais custo-efetivo, seguro e simples. Um cateter de Fogarty é avançado dentro do cateter de DP, e o balão é inflado. A manipulação é realizada por movimentos de tração para reposicionar o cateter até a área pélvica. A infusão e drenagem do dialisato, assim como radiografias, são realizadas para determinar a patência e posicionamento do cateter de DP, respectivamente.

Remoção de Cateteres de Diálise Peritoneal

Um Tenckhoff curvo ou um cateter de DP reto pode ser seguramente removido sem necessidade de uma sala cirúrgica ou de anestesia geral.[16] Anestesia local é infiltrada no sítio da incisão primária, e dissecção é realizada até a porção subcutânea do cateter por incisões longitudinais com tesoura enquanto o cateter é segurado com uma pinça denteada. O cateter é clampeado com uma pinça hemostática, uma sutura de náilon é realizada no cateter além da pinça hemostática como reparo, e o cateter é cortado entre os dois. A dissecção é continuada até o *cuff* interno (Fig. 92-6), e anestesia adicional é infiltrada no entorno do *cuff* interno. Para cateteres que foram colocados com menos de 1 mês, dissecção romba é normalmente suficiente para liberar o *cuff* interno. Cateteres mais antigos necessitam de dissecção mais vigorosa. A exposição do *cuff* interno e da bainha anterior do músculo reto abdominal é requerida. Uma vez que o *cuff* é separado do tecido circunjacente, a porção intraperitoneal é gentilmente retirada da cavidade abdominal e a abertura da bainha do músculo reto abdominal é fechado com uma sutura em bolsa com fio absorvível. A sutura de náilon é então tracionada para expor a porção de cateter subcutânea remanescente, e a dissecção é realizada na direção do *cuff* externo. Uma vez que o *cuff* esteja livre, essa porção do cateter é removida pelo sítio de incisão primária ou no sítio de saída. Um material de sutura absorvível é utilizado para fechar o tecido subcutâneo; náilon é utilizado para fechar a pele. O sítio de saída não é suturado.

Treinamento e Certificação

A American Society of Diagnostic and Interventional Nephrology estabeleceu diretrizes e critérios de certificação para médicos na inserção dos cateteres de DP (www.asdin.org).[10] Além de treinamento didático apropriado, devem ocorrer duas práticas de inserção (em modelos, animais ou cadáveres humanos), observação de duas inserções em pacientes e depois 6 inserções em pacientes como o operador primário.

CATETERES DE HEMODIÁLISE TUNELIZADOS

Os cateteres venosos centrais são utilizados como acesso para hemodiálise temporário, como uma ponte para o uso de fístula AV ou enxerto, e quando todos os sítios de acesso permanente forem exauridos. Cateteres não tunelizados são utilizados quando um número limitado de sessões de diálise é antecipado, ou existam contraindicações a cateteres tunelizados (infecção sistêmica, risco de sangramento) e são apropriados ao uso apenas no paciente internado. Os cateteres tunelizados podem ser colocados tanto no paciente internado quanto no paciente ambulatorial, podem ser inseridos em múltiplas localizações venosas e são relativamente de baixo custo além de prover acesso vascular imediato. Entretanto, há desvantagens significativas, incluindo morbidade por infecção e trombose e o risco de estenose venosa central ou oclusão.[30, 31] O papel do cateter de diálise tunelizado na provisão do acesso vascular para hemodiálise é discutido adicionalmente no Capítulo 91.

Inserção do Cateter

A veia jugular interna direita é a localização preferida do cateter quando comparada à veia jugular interna esquerda e às veias subclávias; ela permite um trajeto direto e linear ao átrio direito, desse modo reduzindo o risco de estenose venosa central. Os cateteres também podem ser inseridos em veias femorais.

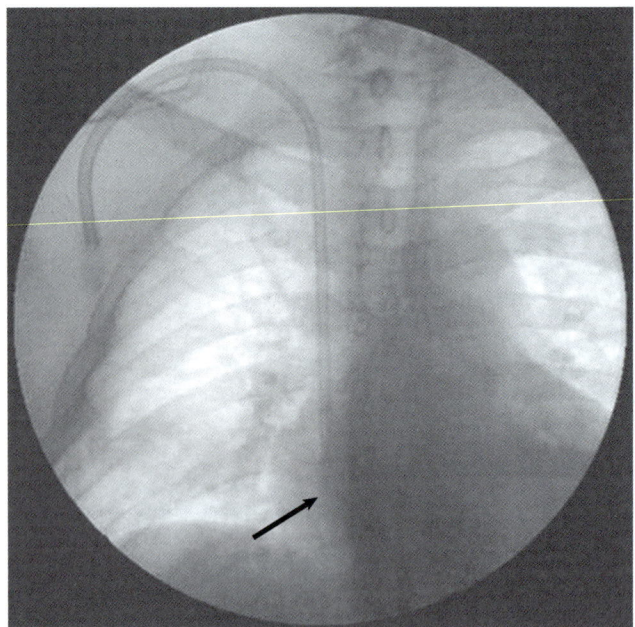

Figura 92-7 Inserção de um cateter venoso para hemodiálise. A radiografia de tórax confirmando que a ponta do cateter *(seta)* está na junção da veia cava superior e o átrio direito.

A inserção de cateter é realizada utilizando um kit estéril, idealmente em um ambiente de sala cirúrgica com fluoroscopia disponível ou no mínimo uma sala exclusiva ao procedimento com monitorização cardíaca. Antes da canulação a veia deve ser localizada por ultrassonografia para detectar variação anatômica ou trombose venosa. A região cervical do paciente deve ser preparada e protegida utilizando técnica estéril; sob guia por ultrassonográfica, a veia é canulada com uma agulha de micropunção (18 a 22 gauge), e um fio-guia de micropunção é inserido e posicionado na veia cava superior. A agulha é então removida, e o dilatador de micropunção é inserido ao longo do fio-guia para que possa ser trocado por fio-guia padrão. O uso de agulha menor do que a agulha padrão de 15-gauge minimiza trauma na veia. Uma pequena incisão subcutânea é realizada adjacente ao dilatador ou fio-guia, uma dilatação adicional é realizada e o cateter é colocado por sobre o fio-guia, com cuidado para segurar o fio-guia no local. Se um cateter tunelizado for utilizado, um sítio de saída é escolhido inferiormente à clavícula e suficientemente lateral à venotomia para evitar um dobramento do cateter. Uma incisão de 1 cm superficial é realizada neste ponto, e um trajeto subcutâneo adjacente à venotomia é infiltrado com lidocaína. Um cateter duplo-lúmen, geralmente de 28 a 32 cm de comprimento, é acoplado ao dispositivo de tunelização e tracionado pelo túnel subcutâneo em um caminho curvilíneo. Um fio-guia é passado pelo dilatador até a veia cava superior. O sítio de venotomia é então progressivamente dilatado por sobre o fio guia. O cateter pode então ser inserido pela via venosa. Quando um cateter com ponta duplicada (Split) é utilizado, o fio-guia é passado por entre os dois *ports* venosos e pelo *port* arterial ou por um enrijecedor oco intracateter. Alternativamente, uma bainha destacável é colocada por sobre o fio-guia e o cateter é inserido após remoção deste; entretanto, esse método se relaciona a um maior risco de perda de sangue e embolia gasosa. A fluoroscopia é utilizada para confirmação da localização da ponta ao nível do átrio direito, com a via arterial sem contato com a parede atrial, e para garantir que não há dobras no cateter (Fig. 92-7). Cada via do cateter é então lavada com salina e fechada com a quantidade apropriada de heparina baseada no comprimento do cateter e designação de volume de *priming*, seguido do posicionamento da capa (*hub*) do cateter.

Disfunção de Cateter

A disfunção do cateter é definida como a falência em manter um fluxo sanguíneo suficiente para realizar hemodiálise, sem necessidade de prolongamento significativo do tempo de tratamento; isso é normalmente 300 mL/min.[39] As causas de disfunção imediata incluem dobras no cateter, posicionamento incorreto ou orientação (via arterial contra a parede do vaso), e canulação venosa malfeita. Esses problemas devem ser averiguados e corrigidos no momento da passagem do cateter. A trombose do cateter é a causa mais comum de disfunção tardia. A trombose extrínseca é menos comum do que a intrínseca e é ocasionada por trombose venosa central, mural ou atrial direita. A obstrução intrínseca resulta do trombo dentro do lúmen do cateter ou na ponta, ou mais comumente de uma bainha de fibrina. As bainhas de fibrina tipicamente se desenvolvem em semanas a meses após a inserção do cateter e são resultantes do "enluvamento" de tecido conjuntivo que se forma no sítio de venotomia e se estende e encasula a ponta do cateter, criando um mecanismo valvular. A primeira linha de tratamento da trombose do cateter inclui um esguicho (*flush*) forte do cateter com solução salina. Se o fluxo não é retomado, um agente fibrinolítico deve ser instilado. O ativador de plasminogênio tecidual (tPA) é comumente utilizado e parece ser mais efetivo do que uroquinase na restauração da patência e fluxo adequado.[32,33] Tipicamente, 2 mg de tPA é instilado por lúmen de cateter ocluído com cloreto de sódio a 0,9% para preencher o volume interno de cada lúmen e é mantido por um tempo de permanência de 30 minutos. Se isso falha, o cateter deve ser trocado. Estratégias para minimizar trombose de cateter são discutidas no Capítulo 91.

Troca de Cateter e Remoção de Bainha de Fibrina

A troca de cateter por fio-guia é útil no caso de trombose do cateter ou bacteremia e permite a preservação da venotomia, túnel e sítio de saída. O túnel e os sítios de saída devem se apresentar livres de infecção, se os mesmos sítios forem utilizados. A troca de cateter deve ser realizada em 72 horas do início da antibioticoterapia.[39] Sob condições estéreis, o sítio de saída é anestesiado e o *cuff* é liberado. Uma vez que o cateter seja tracionado 8 a 10 cm para trás, material de contraste é injetado pelo cateter sob fluoroscopia para checar a presença de bainha de fibrina (Fig. 92-8). Para obliterar a bainha, um fio-guia é passado pela via venosa do cateter até a veia cava superior. O cateter é então removido e um cateter com balão é inserido ao longo do fio-guia até a localização da bainha e inflado para romper a bainha. O fio-guia é então limpo com solução de iodo-povidine (Betadine®), e um novo cateter é inserido pelo fio guia. Quando a ponta do cateter estiver além do ponto de venotomia, próximo à veia cava superior, um material de contraste pode ser injetado novamente para checar se houve remoção da bainha de fibrina antes de se proceder com a inserção de cateter.

Treinamento e Certificação

As diretrizes da American Society of Diagnostic and Interventional Nephrology para certificação no procedimento de acesso vascular para hemodiálise especificam treinamento didático formal na anatomia venosa central, exame ultrassonográfico de veias centrais, fluoroscopia e design de cateteres e complicações. Além disso, o treinamento prático para certificação inclui a inserção satisfatória de 25 cateteres tunelizados de longa permanência. Maiores informações podem ser obtidas de www.asdin.org.

PROCEDIMENTOS EM FÍSTULAS E ENXERTOS ARTERIOVENOSOS

As indicações mais comuns de intervenção são fluxo inadequado durante a diálise, trombose e falência de maturação de fístulas AV. As intervenções específicas incluem angiografia, trombectomia, angioplastia e colocação de *stent*. Todos esses procedimentos requerem uma unidade dedicada a isso, tanto ambulatorial quanto para pacientes internados, com fluoroscopia, equipamento de monitorização e equipe para auxiliar com os procedimentos e realizar uma sedação com o paciente consciente. Existem muitas técnicas diferentes para procedimento de acesso AV e poucos dados para indicar a superioridade de um método sobre o outro, de modo que a escolha é geralmente por preferência pessoal e por custo. Entretanto, o primeiro passo

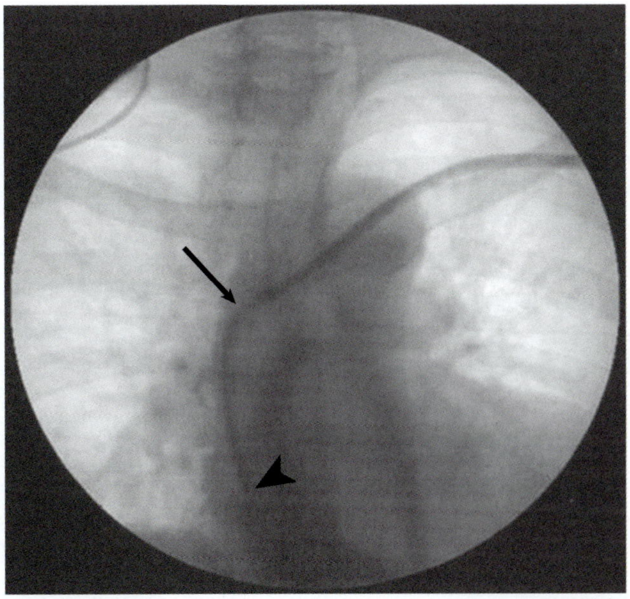

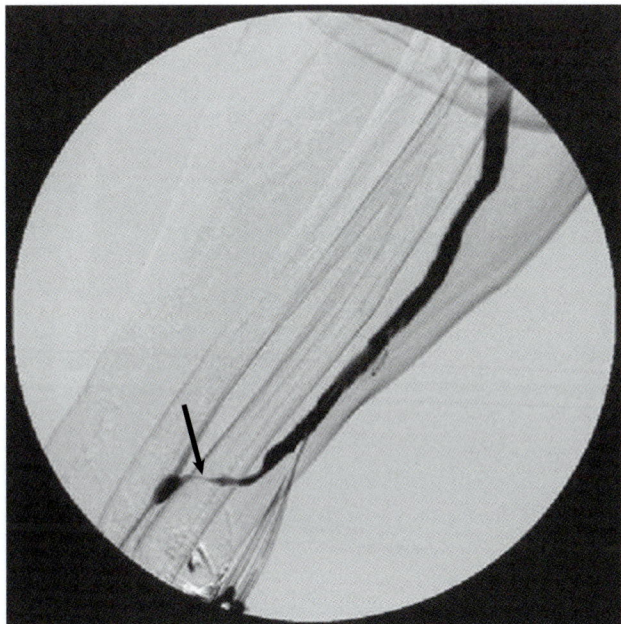

Figura 92-8 Uma bainha de fibrina em um cateter venoso tunelizado. Material de contraste foi injetado pelo cateter tunelizado após a ponta (*seta*) ter sido tracionada dentro da veia inominada. O material de contraste enche a bainha que se estende da ponta do cateter até a ponta de seta na figura.

Figura 92-9 Estenose justa-anastomótica em uma fístula arteriovenosa radiocefálica. O material de contraste foi injetado na anastomose arterial (porção inferior esquerda da imagem) e demonstra um estreitamento da porção inicial da fístula (*seta*).

deve sempre incluir um exame físico cuidadoso do acesso e exame ultrassonográfico do acesso. A avaliação geralmente vai identificar o problema e permitir detecção de infecção de acesso, uma contraindicação absoluta à intervenção. A intervenção apropriada pode então ser planejada. A monitorização e manejo do acesso vascular para minimizar estenose, trombose e falência são discutidas adicionalmente no Capítulo 91.

Angioplastia por Balão Percutânea

A estenose de enxertos e fístulas AV é rotineiramente manejada por angioplastia por balão percutâneo, que pode ser seguramente realizada em base ambulatorial, causa desconforto mínimo e permite uso imediato do acesso. Nem todas as lesões estenóticas respondem ao tratamento, no entanto, e algumas requerem tratamentos repetidamente. Em fístulas, a estenose é mais comumente localizada no ponto de *"swing"*, a porção da veia nativa mobilizada durante a criação da anastomose AV (Fig. 92-9); em enxertos, a anastomose venosa é o sítio de estenose mais comum.[34-38] A angioplastia é indicada se estenose for de 50% ou mais e é associada a anormalidades clínicas ou fisiológicas.[39] O tratamento da estenose aumenta a longevidade e o fluxo de sangue no acesso, reduz a trombose do acesso, e reduz hospitalização relacionadas a acesso vascular.[38,40,41] Uma contraindicação relativa à angioplastia é um acesso recentemente criado (< 4 a 6 semanas de criação).

O acesso é canulado com uma agulha introdutora, uma bainha é inserida e a angiografia inicial é realizada. Isso deve incluir visualização do acesso, veias de drenagem (periféricas e centrais), e anastomose arterial e é utilizada para confirmar a localização e o grau de estenose. Sedação e analgesia são utilizados, a não ser que haja contraindicação com agentes de curta ação, assim que uma lesão tenha sido identificada na angiografia inicial, uma vez que a angioplastia por balão é dolorosa.

Um fio-guia é passado pela bainha e além da estenose. Um cateter de angioplastia por balão é passado pelo fio-guia e posicionado no sítio de estenose e inflado com seringa até 18 a 20 atm (Fig. 92-10). Várias bainhas, fios-guia, tamanhos de balão e pressões máximas são disponíveis. O fio-guia é mantido no local, e a angiografia é repetida para identificar estenose residual ou quaisquer complicações. A angioplastia é repetida para estenose residual ou quando múltiplas

lesões estão presentes e podem requerer uma segunda canulação do acesso na direção oposta para estenoses de influxo. Após remoção de todos os dispositivos, a hemostasia no sítio de canulação é realizada por pressão manual ou colocação de sutura. Não há evidência para apoiar o uso de agentes antiplaquetários ou anticoagulantes após a intervenção. De acordo com as diretrizes da Kidney Disease Outcomes Quality Initiative (KDOQI), uma angioplastia de sucesso é obtida quando não há mais do que 30% de estenose residual e indicadores físicos de que a estenose tenha resolvido.[39]

Trombectomia Percutânea

Várias técnicas são utilizadas para a remoção de trombo. Na tromboaspiração – o método menos custoso, e tão efetivo e eficiente quanto a trombólise mecânica ou fármaco-mecânica – baixa dose de tPA é instilada dentro do acesso trombosado, o coágulo é manualmente macerado, há retorno de fluxo e a angioplastia é usada para dilatar as estenoses do acesso.[42] A trombectomia por aspiração do trombo combina angiografia com angioplastia por balão e trombectomia por aspiração de coágulo. As contraindicações absolutas incluem infecção do acesso e *shunt* cardíaco direita-esquerda conhecido; as contraindicações relativas incluem uma grande dimensão e quantidade de coágulos e oclusão do cateter de por longo período.

O acesso é canulado em uma direção anterógrada, e um fio-guia é passado ao nível das veias centrais. Um cateter reto é inserido ao longo do fio-guia até as veias centrais, e a angiografia é realizada para confirmar a patência venosa central. Anticoagulação e medicações sedativas e analgésicas de curta ação são administradas na circulação central. Uma angiografia é então obtida enquanto o cateter é tracionado para trás a fim de identificar a localização da estenose. O fio-guia é então inserido além da lesão estenótica, seguido de angioplastia por balão. O cateter do balão é insuflado manualmente com uma seringa, e a lesão estenótica é dilatada. O acesso é então canulado na direção retrógrada, uma bainha é inserida, um cateter de Fogarty é passado pela anastomose arterial, inflado e tracionado para trás por toda a extensão do acesso enquanto o fragmento de coágulo é aspirado. No retorno do fluxo pelo acesso, a angiografia é realizada para

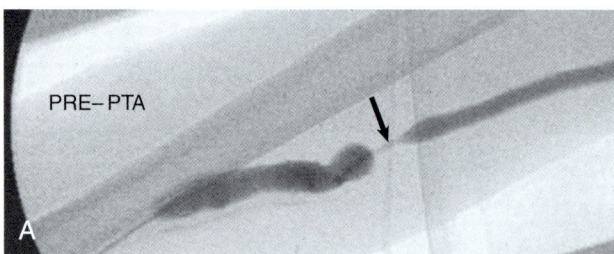

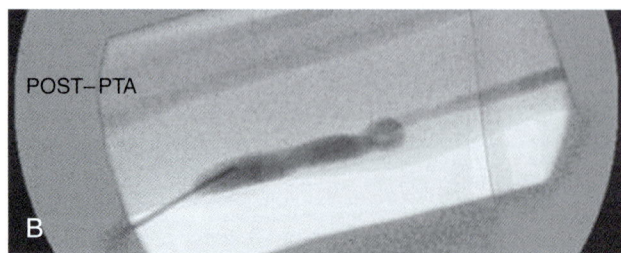

Figura 92-10 Estenose de enxerto arteriovenoso. A, Estenose da veia de retorno de um enxerto em membro superior *(seta).* **B**, Angiografia realizada imediatamente após a angioplastia percutânea. *PTA*, Angioplastia Transluminal Percutânea.

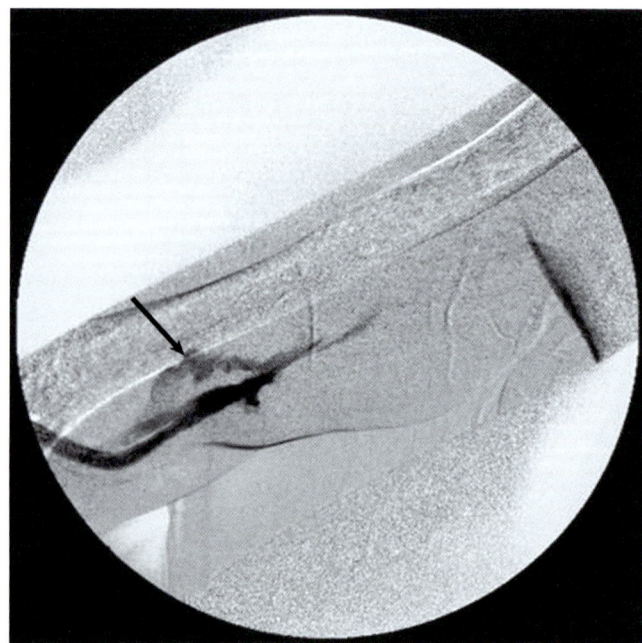

Figura 92-11 Ruptura venosa. Angiografia pós-angioplastia de uma fístula arteriovenosa mostrando extravasamento de contraste *(seta)* indicativo de ruptura venosa. *(Cortesia do Dr. G. Beathard, Austin, Texas).*

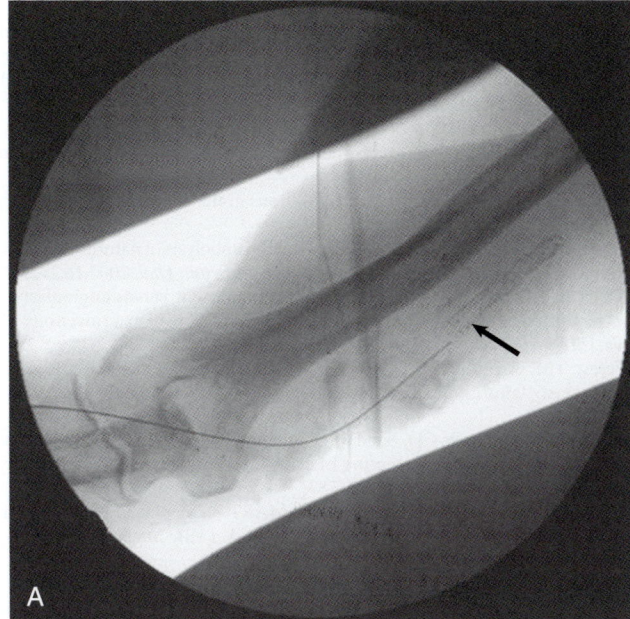

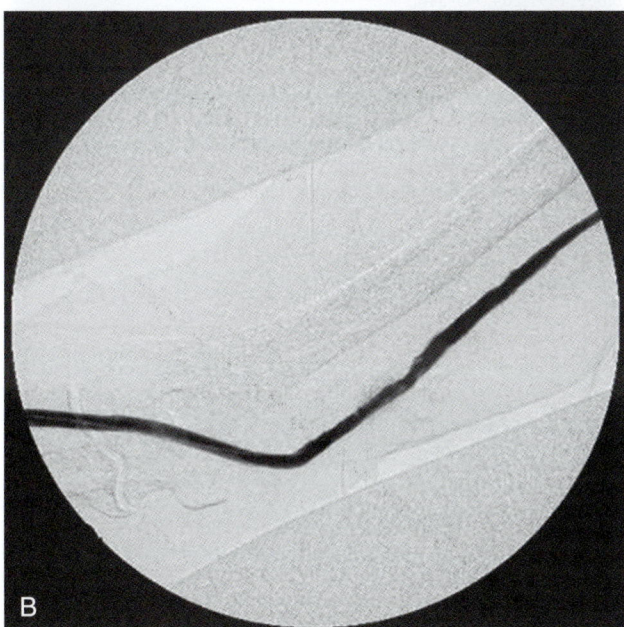

Figura 92-12 **Tratamento de ruptura venosa com** *stent* **intralumi-nal. A**, Inserção de *stent (seta)*. **B**, Uma angiografia obtida após inserção de *stent* mostrando que o retorno venoso foi reestabelecido. *(Cortesia do Dr. G. Beathard, Austin, Texas).*

avaliar o influxo e a anastomose arterial, e angioplastia é repetida, se necessário. A hemostasia é adquirida por pressão manual ou por sutura nos sítios de canulação.

Stents

O papel preciso do *stent* endovascular de fístulas e enxertos AV não foi ainda definido. Os resultados de ensaios não randomizados diferem quanto ao benefício de patência do uso primário de stent *versus* a angioplastia isoladamente de um acesso ou veia central estenóticos.[43-46] Os *stents* são custosos e têm sido utilizados geralmente em situações nas quais seu uso não vai aumentar a sobrevida do acesso. Os *stents* podem ser considerados na falha da angioplastia por balão (uma lesão elástica), quando há poucos sítios de acesso remanescentes, se o paciente não é um candidato a um novo procedimento cirúrgico para

acesso, ou quando uma veia de retorno rompe após angioplastia por balão (Fig. 92-11 e Fig. 92-12).[47, 48] Finalmente, um *stent* pode ser útil no cenário de um pseudoaneurisma em expansão.[49, 50]

Treinamento e Certificação

As diretrizes da American Society of Diagnostic and Interventional Nephrology para certificação no procedimento de acesso vascular para hemodiálise especifica treinamento didático em anatomia venosa, fluoroscopia, equipamentos para procedimentos e sedação e analgesia. Os requerimentos para treinamento prático incluem 25 procedimentos tanto em fístulas quanto enxertos de cada um dos seguintes: anigiografia, angioplastia e trombectomia como operador primário (refira a www.asdin.org para maiores informações). Em geral, várias vezes aquele número como um operador secundário será necessário antes que se torne o operador primário do procedimento.

Referências

1. Moghazi S, Jones E, Schroepple J, et al. Correlation of renal histopathology with sonographic findings. *Kidney Int.* 2005;67:1515-1520.
2. Gottlieb RH, Weinberg EP, Rubens DJ, et al. Renal sonography: Can it be used more selectively in the setting of an elevated serum creatinine level? *Am J Kidney Dis.* 1997;29:362-367.
3. O'Neill WC, Baumgarten DA. Ultrasonography in renal transplantation. *Am J Kidney Dis.* 2002;39:663-678.
4. Korbet SM. Percutaneous renal biopsy. *Semin Nephrol.* 2002;22:254-267.
5. Nass K, O'Neill WC. Bedside renal biopsy: Ultrasound guidance by the nephrologist. *Am J Kidney Dis.* 1999;34:955-959.
6. Riccabona M, Nelson TR, Pretorius DH, Davidson TE. *In vivo* three-dimensional sonographic measurement of organ volume: Validation in the urinary bladder. *J Ultrasound Med.* 1996;5:627-632.
7. O'Neill WC. Renal ultrasonography: A procedure for nephrologists. *Am J Kidney Dis.* 1997;30:579-585.
8. Emamian SA, Nielsen MB, Pedersen JF. Intraobserver and interobserver variations in sonographic measurements of kidney size in adult volunteers. A comparison of linear measurements and volumetric estimates. *Acta Radiol.* 1995;36:399-401.
9. *Training Guidelines for Physicians Who Evaluate and Interpret Diagnostic Ultrasound Examinations.* Laurel, MD: American Institute of Ultrasound in Medicine; 1997.
10. American Society of Diagnostic and Interventional Nephrology. Guidelines for training, certification, and accreditation in placement of permanent tunneled and cuffed peritoneal dialysis catheters. *Semin Dial.* 2002;15:440-442.
11. Asif A, Byers P, Vieira CF, et al. Peritoneoscopic placement of peritoneal dialysis catheter and bowel perforation: Experience of an interventional nephrology program. *Am J Kidney Dis.* 2003;42:1270-1274.
12. Pastan S, Gassensmith C, Manatunga AK, et al. Prospective comparison of peritoneoscopic and surgical implantation of CAPD catheters. *ASAIO Trans.* 1991;37:M154-M156.
13. Gadallah MF, Pervez A, el-Shahawy MA, et al. Peritoneoscopic versus surgical placement of peritoneal dialysis catheters: A prospective randomized study on outcome. *Am J Kidney Dis.* 1999;33:118-122.
14. Ash SR. Chronic peritoneal dialysis catheters: Procedures for placement, maintenance, and removal. *Semin Nephrol.* 2002;22:221-236.
15. Scalamogna A, De Vecchi A, Castelnovo C, Ponticelli C. Peritoneal catheter outcome effect of mode of placement. *Perit Dial Int.* 1994;14:S81.
16. Asif A, Byers P, Gadalean F, Roth D. Peritoneal dialysis underutilization: The impact of an interventional nephrology peritoneal dialysis access program. *Semin Dial.* 2003;16:266-271.
17. Asif A, Tawakol J, Khan T, et al. Modification of the peritoneoscopic technique of peritoneal dialysis catheter insertion: Experience of an interventional nephrology program. *Semin Dial.* 2004;17:171-173.
18. Zaman F, Pervez A, Atray NK, et al. Fluoroscopy-assisted placement of peritoneal dialysis catheters by nephrologists. *Semin Dial.* 2005;18:247-251.
19. Maya ID. Ultrasound/fluoroscopy-assisted placement of peritoneal dialysis catheters. *Semin Dial.* 2007;20:611-615.
20. Moncrief JW, Popovich RP, Broadrick LJ, et al. The Moncrief-Popovich catheter. A new peritoneal access technique for patients on peritoneal dialysis. *ASAIO J.* 1993;39:62-65.
21. Prischl FC, Wallner M, Kalchmair H, et al. Initial subcutaneous embedding of the peritoneal dialysis catheter – a critical appraisal of this new implantation technique. *Nephrol Dial Transplant.* 1997;12:1661-1667.
22. Ash SR. Chronic peritoneal dialysis catheters: Overview of design, placement, and removal procedures. *Semin Dial.* 2003;16:323-334.

23. Ash SR. Bedside peritoneoscopic peritoneal catheter placement of Tenckhoff and newer peritoneal catheters. *Adv Perit Dial*. 1998;14:75-79.

24. Simkin EP, Wright FK. Perforating injuries of the bowel complicating peritoneal catheter insertion. *Lancet*. 1968;1:64-66.

25. Rubin J, Oreopoulos DG, Lio TT, et al. Management of peritonitis and bowel perforation during chronic peritoneal dialysis. *Nephron*. 1976;16:220-225.

26. Nkere UU. Postoperative adhesion formation and the use of adhesion preventing techniques in cardiac and general surgery. *ASAIO J*. 2000;46:654-656.

27. Brandt CP, Franceschi D. Laparoscopic placement of peritoneal dialysis catheters in patients who have undergone prior abdominal operations. *J Am Coll Surg*. 1994;178:515-516.

28. Gadallah MF, Arora N, Arumugam R, Moles K. Role of Fogarty catheter manipulation in management of migrated, nonfunctional peritoneal dialysis catheters. *Am J Kidney Dis*. 2000;35:301-305.

29. Siegel RL, Nosher JL, Gesner LR. Peritoneal dialysis catheters: Repositioning with new fluoroscopic technique. *Radiology*. 1994;190:899-901.

30. Schwab SJ, Beathard G. The hemodialysis catheter conundrum: Hate living with them, but can't live without them. *Kidney Int*. 1999;56:1-17.

31. Vanherweghem JL, Yassine T, Goldman M, et al. Subclavian vein thrombosis: A frequent complication of subclavian vein cannulation for hemodialysis. *Clin Nephrol*. 1986;26:235-238.

32. Haire WD, Atkinson JB, Stephens LC, Kotulak GD. Urokinase versus recombinant tissue plasminogen activator in thrombosed central venous catheters: A double-blinded, randomized trial. *Thromb Haemost*. 1994;72:543-547.

33. Zacharias JM, Weatherston CP, Spewak CR, Vercaigne LM. Alteplase versus urokinase for occluded hemodialysis catheters. *Ann Pharmacother*. 2003; 37:27-33.

34. Falk A, Teodorescu V, Lou WY, et al. Treatment of "swing point stenoses" in hemodialysis arteriovenous fistulae. *Clin Nephrol*. 2003;60:35-41.

35. Beathard GA, Arnold P, Jackson J, Litchfield T. Aggressive treatment of early fistula failure. *Kidney Int*. 2003;64:1491-1494.

36. Maya ID, Oser R, Saddekni S, et al. Vascular access stenosis: Comparison of arteriovenous grafts and fistulas. *Am J Kidney Dis*. 2004;44:859-865.

37. Sivanesan S, How TV, Bakran A. Sites of stenosis in AV fistulae for haemodialysis access. *Nephrol Dial Transplant*. 1999;14:118-120.

38. Badero OJ, Salifu MO, Wasse H, Work J. Frequency of swing-segment stenosis in referred dialysis patients with angiographically documented lesions. *Am J Kidney Dis*. 2008;51:93-98.

39. III. NKF-K/DOQI Clinical Practice Guidelines for Vascular Access: Update 2000. *Am J Kidney Dis*. 2001;37:S137-S181.

40. Schwab SJ, Oliver MJ, Suhocki P, McCann R. Hemodialysis arteriovenous access: Detection of stenosis and response to treatment by vascular access blood flow. *Kidney Int*. 2001;59:358-362.

41. Beathard GA. Angioplasty for arteriovenous grafts and fistulae. *Semin Nephrol*. 2002;22:202-210.

42. Schon D, Mishler R. Pharmacomechanical thrombolysis of natural vein fistulas: Reduced dose of TPA and long-term follow-up. *Semin Dial*. 2003;16:272-275.

43. Chan MR, Bedi S, Sanchez RJ, et al. Stent placement versus angioplasty improves patency of arteriovenous grafts and blood flow of arteriovenous fistulae. *Clin J Am Soc Nephrol*. 2008;3:699-705.

44. Vesely TM, Amin MZ, Pilgram T. Use of stents and stent grafts to salvage angioplasty failures in patients with hemodialysis grafts. *Semin Dial*. 2008;21: 100-104.

45. Bakken AM, Protack CD, Saad WE, et al. Long-term outcomes of primary angioplasty and primary stenting of central venous stenosis in hemodialysis patients. *J Vasc Surg*. 2007;45:776-783.

46. Vogel PM, Parise C. Comparison of SMART stent placement for arteriovenous graft salvage versus successful graft PTA. *J Vasc Interv Radiol*. 2005;16: 1619-1626.

47. Vesely TM, Hovsepian DM, Pilgram TK, et al. Upper extremity central venous obstruction in hemodialysis patients: Treatment with Wallstents. *Radiology*. 1997;204:343-348.

48. Funaki B, Szymski GX, Leef JA, et al. Wallstent deployment to salvage dialysis graft thrombolysis complicated by venous rupture: Early and intermediate results. *AJR Am J Roentgenol*. 1997;169:1435-1437.

49. Vesely TM. Use of stent grafts to repair hemodialysis graft-related pseudoaneurysms. *J Vasc Interv Radiol*. 2005;16:1301-1307.

50. Barshes NR, Annambhotla S, Bechara C, et al. Endovascular repair of hemodialysis graft-related pseudoaneurysm: An alternative treatment strategy in salvaging failing dialysis access. *Vasc Endovasc Surg*. 2008;42:228-234.

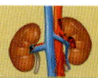

CAPÍTULO 93

Hemodiálise: Princípios e Técnicas

Peter Kotanko, Martin K. Kuhlmann e Nathan W. Levin

Apesar do amplo uso da diálise peritoneal e transplante renal, a hemodiálise (HD) persiste como a terapia renal substitutiva principal na maioria dos países. Atualmente, mais de 2 milhões de pacientes são tratados com HD em aproximadamente 28.500 unidades de diálise ao redor do mundo. Apesar dos avanços substanciais no nosso entendimento da biologia da doença renal crônica (DRC) e nos fatores de risco para desfecho desfavorável em HD e melhorias na tecnologia de diálise, a mortalidade anual em pacientes em HD varia de 5% a 25% internacionalmente, dependendo de fatores demográficos e possivelmente genéticos.

SISTEMAS DE DIÁLISE

O objetivo do sistema de HD é transferir sangue de um modo seguro do paciente ao dialisador, permitir a remoção eficiente de toxinas urêmicas e fluidos em excesso, e devolver o sangue depurado de volta ao paciente. Os componentes principais do sistema de diálise são o circuito de circulação extracorpórea, o dialisador, a máquina de diálise e o sistema de purificação (tratamento) de água.[1] A máquina de diálise transfere fluido de diálise com o fluxo, temperatura e composição química pretendidos. A máquina de diálise possui sistemas de segurança e monitoramento para ar, sangue, condutividade e pressão; bombas de sangue e de dialisato; sistema de aquecimento; unidade de degaseificação e mistura do dialisato; e um sistema de balanceamento de remoção de ultrafiltrado volumétrico preciso. O papel do sistema de purificação de água é produzir água para diálise que esteja em conformidade com os padrões microbiológicos e químicos internacionais.

PROJETOS DE DIALISADOR

O dialisador proporciona a transferência controlável de solutos e água através de uma membrana semipermeável. Os fluxos do dialisato e de sangue são separados e dispõem-se em contracorrente. O dialisador tem quatro orifícios, um de entrada e outro de saída para cada um, sangue e dialisato. A membrana de diálise semipermeável separa o compartimento de sangue do compartimento do dialisato. Os processos de transporte através da membrana são difusão (diálise) e convecção (ultrafiltração). A remoção de pequenos solutos ocorre primariamente por difusão, enquanto componentes maiores tais como β_2-microglobulina são mais eficientemente removidos por convecção. A fibra oca do dialisador é atualmente o design mais efetivo; ela proporciona alta eficiência de diálise com baixa resistência ao fluxo num pequeno dispositivo.

MEMBRANAS DE DIÁLISE

As membranas variam com respeito à estrutura química, propriedades biofísicas tais como características do transporte e biocompatibilidade (Tabela 93-1).

Materiais

O material original da membrana amplamente utilizada era a celulose, que é constituída de unidades de polissacarídeo repetitivas contendo grupos hidroxila. No acetato de celulose, 80% dos grupos hidroxila são substituídos por radicais acetato. Os compostos de aminas terciárias sintéticas são adicionados durante a síntese da membrana de celulose para formar membranas sintéticas de celulose. As membranas mais recentes não são compostas por celulose e sim construídas de materiais inteiramente sintéticos, tais como poliacrilonitrila, polissulfona, policarbonato, poliamida e polimetilmetacrilato. Essas membranas sintéticas proporcionam biocompatibilidade superior e são amplamente utilizadas.

Propriedades de Transporte

O transporte de moléculas através da membrana de diálise ocorre devido a (1) gradiente de concentração (transporte difusivo) e (2) o gradiente de pressão hidrostática através da membrana (transporte convectivo) e é dependente do tamanho do poro da membrana. A eficiência do dialisador em termos de remoção de ureia depende da área de superfície (normalmente de 0,8 a 2,1 m²). Os dialisadores de alta eficiência têm uma área de superfície grande, independentemente do tamanho do poro e possui um *clearance* superior para moléculas pequenas, mas pode ter poros pequenos e, portanto, uma baixa habilidade de remoção de moléculas maiores tais como β_2-microglobulina. O coeficiente de área de transferência de massa do dialisador (K_oA) para a ureia é uma medida de *clearance* máximo de ureia possível (em mililitros por minuto) teoricamente com taxas de fluxo de sangue e dialisato infinitas. A eficiência do dialisador pode ser categorizada de acordo com o K_oA para ureia como baixo (< 500 mL/min), moderado (500 a 700 mL/min) e alto (> 700 mL/min). Em contraste ao *clearance* do dialisador para uma determinada substância, seu K_oA é independente das taxas de fluxo nos compartimentos de sangue e dialisato. Os dialisadores de alto fluxo têm poros grandes o suficiente para permitir a passagem de moléculas maiores, tais como $\beta2$-microglobulina (peso molecular de 11800 d). A permeabilidade à água é definida pelo coeficiente de ultrafiltração (K_{uf}) em mililitros de ultrafiltração transmembrana por hora por milímetro de mercúrio da pressão transmembrana (mL/ h/ mm Hg). O K_{uf} é alto nos dialisadores de alto fluxo, com K_{uf} de até 80 mL/h/mm Hg. Durante a HD de alto fluxo, a retrofiltração (o fluxo de dialisato para o sangue devido a maior pressão hidrostática no lado do dialisato) pode ocorrer na porção distal do compartimento de sangue do dialisador e pode resultar na transferência de 5 a 10 litros do dialisato para o sangue durante um tratamento; isso é compensado pela remoção aumentada de água do sangue na porção mais proximal do dialisador. Desse modo, a qualidade de água é de importância fundamental quando dialisadores de alto fluxo são utilizados.

No estudo prospectivo e randomizado *Membrane Permeability Outcome* (MPO) um benefício na sobrevida com membranas de alto fluxo foi observado entre pacientes com albumina sérica de 4g/dL ou

Propriedades da Membrana de Diálise			
Membrana	**Nome da Membrana (Exemplo)**	**Alto ou Baixo Fluxo**	**Biocompatibilidade**
Celulose	Cuprofano	Baixo	Baixa
Celulose semissintética			
Diacetato de celulose	Acetato de celulose	Alto e Baixo	Intermediária
Triacetato de celulose	Triacetato de celulose	Alto	Boa
Celulose dietilaminoetil-substituída	Hemofano	Alto	Intermediária
Polímeros sintéticos			
Polimetilmetacrilato	PMMA	Alta	Boa
Copolímero poliacrilonitrilo metacrilato	PAN	Alto	Boa
Copolímero poliacrilonitrilo metalil sulfonato	PAN/ AN69	Alto	Boa
Poliamido	Poliflux	Alto e Baixo	Boa
Policarbonato-polieter	Gambrane	Alto	Boa
Copolímero etileno vinil álcool	EVAL	Alto	Boa
Polissulfona	Polissulfona	Alto e Baixo	Boa

Tabela 93-1 Propriedades da membrana de diálise.

inferior, e em pacientes diabéticos[2]. Esses resultados estão em contraste com resultados do estudo *Hemodialysis* (HEMO), o qual não mostrou qualquer efeito em pacientes com hipoalbuminemia, mas mostrou benefício de sobrevida em pacientes que estavam em diálise por mais de 3,7 anos antes do estudo[3]. Essas diferenças podem estar relacionadas, em parte, a características da população (etnia, recrutamento de pacientes incidentes ou prevalentes em diálise) ou aos fluxos obtidos.

MONITORES DE SEGURANÇA

Os monitores de segurança são parte integral da máquina de diálise. Os monitores de pressão são integrados na maioria das máquinas para monitorar o sistema de pressão em posições críticas (Fig, 93-1)[1]:

- Entre o lado arterial e a bomba de sangue (pressão arterial pré--bomba) para avaliar a pressão de sucção; valores excessivamente negativos sinalizam para influxo arterial reduzido e problemas no acesso vascular.
- Entre a bomba de sangue e a entrada do dialisador (pressão pós--bomba para avaliar o influxo do dialisador); uma alta pressão sinaliza coagulação no dialisador.
- Entre a saída do dialisador e a câmara detectora de ar (*air trap*) (pressão venosa) para controlar a pressão de retorno; uma alta pressão pode indicar uma obstrução na alça venosa. É importante considerar que no evento de desconexão da agulha venosa, a pressão venosa persistirá positiva devido à resistência ao fluxo da agulha e um alarme de pressão pode não disparar.

Um detector venoso de ar e cata bolhas estão localizados à jusante do monitor de pressão venosa. Um sinal positivo no detector de ar automaticamente clampeia a linha venosa e para a bomba de sangue. Um detector de vazamento de sangue é colocado na linha de efluxo do dialisador. A temperatura do dialisato é constantemente monitorada. O dialisato é produzido por um sistema de proporção que mistura concentrados ácidos e bicarbonato com água purificada. A osmolaridade do dialisato se traduz em condutividade, a qual é medida pelo monitor de condutividade da diálise. A taxa de ultrafiltração deve ser controlada precisamente, na maioria das máquinas por um sistema de controle volumétrico.

ANTICOAGULAÇÃO

Tanto heparina não fracionada ou, em alguns países, heparina de baixo peso molecular (HBPM), são utilizadas para prevenir coagulação de sangue no circuito extracorpóreo. A infusão constante de heparina, bólus repetidos de heparina ou bólus único de HBPM podem ser

Circuito de Sangue para Hemodiálise

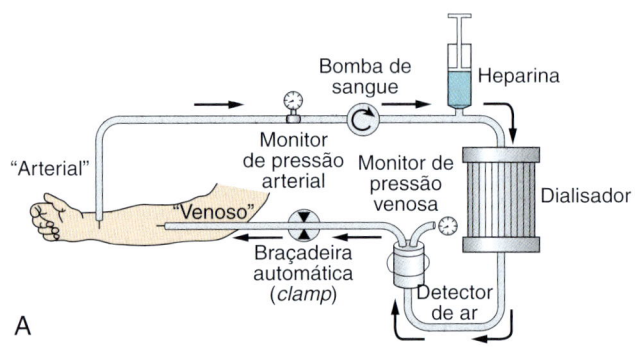

A

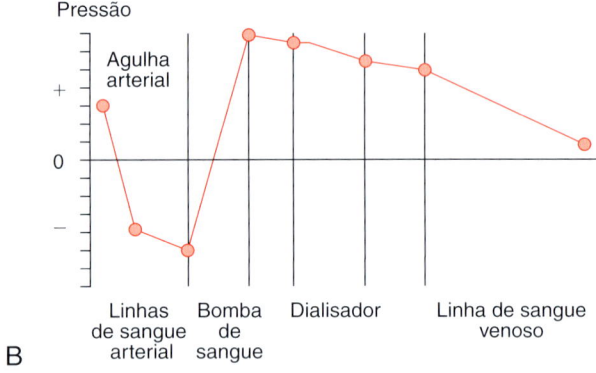

B

Figura 93-1 **Circuito de sangue para hemodiálise: A**, Circuito de sangue. **B**, O perfil de pressão no circuito de sangue com uma fístula arteriovenosa como acesso vascular.

utilizados. A HBPM não foi aprovada pela U.S. Food and Drug Administration (FDA) para uso em pacientes em diálise nos Estados Unidos. Um número de modalidades alternativas está disponível para pacientes de alto risco de sangramento ou que têm contraindicações a heparina tais como *flush* de salina, anticoagulação regional com citrato (RCA), prostaciclina, danaparoide, argatroban (inibidor direto de trombina) e lepirudina (hirudina recombinante). A lepirudina tem a desvantagem de meia-vida extremamente prolongada em pacientes em diálise. Em algumas instituições, RCA é utilizada rotineiramente, especialmente em pacientes com cirurgia recente, coagulopatias, trombocitopenia, sangramento ativo, pericardite ou efeitos adversos associados à heparina (tais como trombocitopenia induzida por heparina tipo 2, prurido, osteoporose rapidamente progressiva e alopecia). A ativação de neutrófilos pode ser reduzida com RCA comparada a anticoagulação com heparina. As necessidades de heparina podem ser reduzidas com o uso de dialisato contendo citrato.[4]

Uma prescrição típica e rotineira de uma infusão constante de heparina é administrar um bólus inicial de 2000 UI seguido de infusão de heparina (800 a 1200 UI/hora) terminando 30 a 60 minutos antes do término da sessão. Aplicando o método de bólus repetido de heparina, por exemplo, um bólus inicial de 4000UI é realizado seguido de 1000 a 2000 UI após 2 horas. Apesar da meia vida da HBPM ser prolongada na insuficiência renal, ela tem se provado segura com menos episódios de sangramento, se reduções apropriadas de dose são realizadas. A HBPM se tornou o anticoagulante de escolha em muitos centros para HD rotineira. A HBPM é realizada como um bólus no início da sessão. O monitoramento do tempo de tromboplastina parcial de sangue total, tempo de coagulação ativado, ou fator Xa não é usualmente necessário.

FLUIDO DE DIALISATO

Água e Tratamento de Água

Uma sessão de HD de 4 horas, padrão, expõe o paciente de 120 a 160 litros de água. Portanto, a qualidade da água tem importância crucial para o bem-estar do paciente. Uma planta típica de purificação de água é mostrada na Figura 93-2. A água de fontes municipais é filtrada para remover partículas em suspensão. O carvão ativado, com alta área de superfície, adsorve substâncias tais como endotoxinas, cloro e cloraminas. Os abrandadores de água a jusante utilizam resinas revestidas por íons sódio, que são trocados por íons cálcio e magnésio, antes da água entrar no sistema de osmose reversa (OR). Durante a OR, a água é bombeada sob altas pressões (15 a 20 bar) através de uma membrana estreita. O pequeno tamanho do poro dessas membranas (0,5 a 0,5 nm) possibilita uma barreira absoluta para moléculas maiores que 100 a 300 d. Esse processo rejeita mais de 99% de todas as bactérias, vírus, pirógenos e matéria orgânica. Posteriormente a água é bombeada ao tanque de armazenamento da OR e dali em uma alça (*loop*) que suprirá as estações de diálise. As falhas comuns incluem filtros de carvão com capacidade inadequada e substituição com frequência inadequada. A irradiação ultravioleta opcional, para ser adicionada a montante de um filtro, é utilizada para danificar bactérias.

A padronização de qualidade química da água é amplamente aceita, mas há menos consenso com respeito aos níveis aceitáveis de contaminação bacteriana e de endotoxinas[5]. Concentrações de endotoxina, de pelo menos, 0,25 unidades de endotoxina (EU)/mL são sugeridas, e muitos apoiam o uso de 0,06 EU/mL ou inferior. Os sistemas de abastecimento de água municipais podem conter uma variedade de contaminantes que são tóxicos para os pacientes em HD. As substâncias adicionadas ao abastecimento de água tais como alumínio e cloraminas ocasionam morbidades significativas. O acúmulo de alumínio pode resultar em desordem neurológica grave (anormalidades da fala, espasmos musculares, convulsão e demência), doença óssea e anemia resistente a eritropoietina. A concentração de alumínio plasmático deve ser monitorada regularmente; níveis devem ser inferiores a 1 μmol/L, e níveis acima de 2 μmol/L deveriam levar a pesquisa da exposição excessiva. As cloraminas têm sido associadas a hemólise e metemoglobinemia. Cobre e zinco podem se dissolver vindo dos componentes de encanamento de água e podem ocasionar hemólise. O chumbo foi associado a dor abdominal e fraqueza muscular. Nitratos e nitritos podem ocasionar náuseas e crises convulsivas. Altas concentrações de cálcio podem

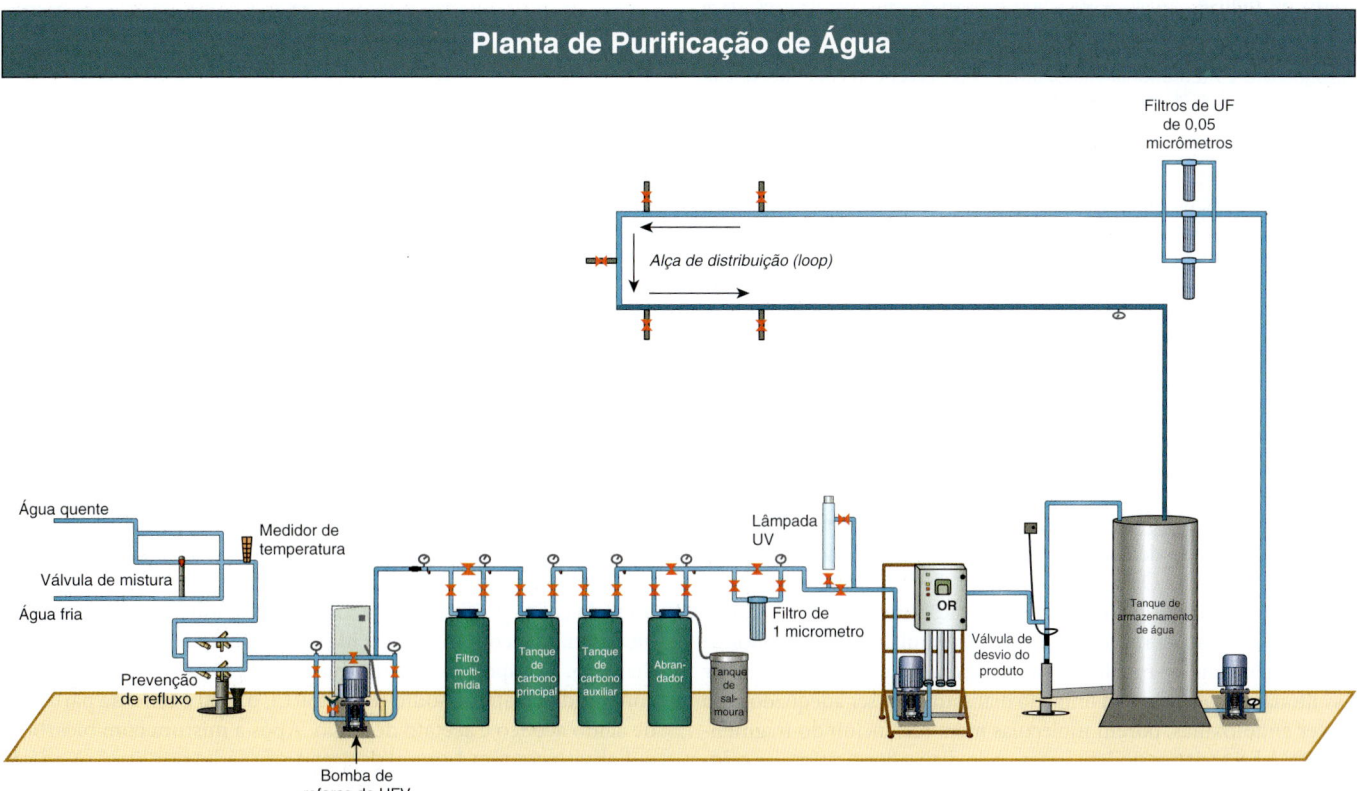

Planta de Purificação de Água

Figura 93-2 Planta de purificação de água. Os quatro domínios principais são suprimento de água, pré-tratamento de água, purificação primária e entrada da água na alça de alimentação. Uma série de filtros e abrandadores de água são os componentes técnicos chave para o pré-tratamento, enquanto a osmose reversa (OR) é o componente principal da purificação primária. Note que vários processos são opcionais, por exemplo, o tanque de armazenamento de água. *UF*, Ultrafiltração; *UV*, luz ultravioleta; *UFV* unidade de frequência variável *(Desenho de arte original por Rob Levin e Randy Hux, Nova Iorque, EUA.)*

Padronização Microbiológica para Água, Concentrados e Fluido de Diálise[4]

Padronização Nacional e Internacional	Ano de Emissão	Microrganismos (UFC/mL)	Endotoxinas (EU/mL)
Água			
EDTA-ERA	2001	<100	<0,25
USA (AAMI DR 52)	2004	200 (alerta 50)	2 (alerta 1)
ISO/DIS 13959 (projeto)	2009	100	0,25
Concentrados (Ácido e Básico)			
USA (AAMI DR 52)	2004	200 (alerta 50)	2 (alerta 1)
Ph Eur, 5ª edição	2005	–	<0,5*
Fluido de Diálise			
EDTA-ERA	2001	<100	<0,25
USA (AAMI DR 52)	2004	200 (alerta 50)	2 (alerta 1)
ISO/DIS 11663 (projeto)	2009	100 (alerta 50)	0,5
Fluido de Diálise Ultrapuro Antes do Último Filtro para Hemodiafiltração On-line			
EDTA-ERA	2001	<0,1	<0,03
USA (AAMI DR 52)	2004	0,1	0,03
ISO/DIS 11663	2009	<0,1	<0,03
Fluido de Substituição On-line			
EDTA-ERA	2001	$<10^{-6}$	<0,25
USA (AAMI DR 52)	2004	$<10^{-6}$	<0,03
ISO/DIS 11663	2009	Estéril	Não pirogênico

Tabela 93-2 Padronização microbiológica para água, concentrados e fluido de diálise. *AAMI*, Association for the Advancement of Medical Instrumentation; *EDTA-ERA*, European Dialysis and Transplant Association–European Renal Association; *ISO/DIS*, International Organization for Standardization/Draft International Stand2ard; *Ph Eur*, European Pharmacopoeia; *RD*, Doença Renal. *Diluída para a concentração do usuário.

Composição dos Dialisatos de Bicarbonato para Diálise

Componente	Concentração	
	Variação	Típico
Eletrólitos (mmol/L)		
Sódio	135-145	140
Potássio	0-4	2
Cálcio	0-2	1,25
Magnésio	0,5-1	0,75
Cloreto	87-124	105
Bases (mmol/L)		
Acetato	2-4	3
Bicarbonato	20-40	35
pH	7,1-7,3	7,2
PCO_2 (mm Hg)	40-100	
Glicose	0-11 (0-200 mg/dL)	5,5 (100 mg/dL)

Tabela 93-3 Composição dos dialisatos de bicarbonato para diálise.

O uso de água ultrapura é recomendado por diretrizes internacionais para uso de dialisadores de alto fluxo. A água ultrapura representa um pré-requisito básico para as modalidades de diálise convectivas na qual a produção *on-line* de fluido de substituição é utilizada (hemofiltração *on-line* ou hemodiafiltração).

O concentrado de bicarbonato líquido para fluido de diálise utilizado em um sistema de distribuição central de dialisato pode ser fonte de crescimento bacteriano e deveria ser trocado diariamente; concentrados ácidos em recipiente e bicarbonato em pó não representam risco para crescimento bacteriano.

Solução de Diálise

O fluido de diálise pode ser considerado como uma droga a ser ajustada às necessidades individuais do paciente (Tabela 93-3). Em máquinas modernas, o dialisato é elaborado pela mistura de dois componentes de concentrado, os quais podem ser apresentados como concentrados líquidos ou secos (pó). O concentrado com base contém bicarbonato de sódio, cálcio, magnésio e potássio, glicose mono-hidratada e um ácido orgânico. O ácido orgânico pode ser em forma de ácido acético, ácido cítrico ou ácido lático. O concentrado ácido também pode conter o sal de um ácido orgânico, tal como acetato de sódio. O propósito do ácido é reduzir o pH do dialisato abaixo de 7,3 para que cálcio e magnésio não se precipitem como sais de carbonato quando o bicarbonato é adicionado. Os componentes ácidos e básicos são misturados simultaneamente com água purificada para confeccionar o dialisato. As bombas de proporção do dialisato garantem a mistura adequada. Uma relação de mistura típica é 1: 1,72: 42,28 (concentrado ácido – concentrado de base – água; também conhecida como *preparação em 45X*). As quantidades relativas de água, bicarbonato e componente ácido determinam a composição final do dialisato. É importante notar que alguns concentrados ácidos secos contêm diacetato de sódio (8 mmol/L), o qual é feito de partes iguais de ácido acético e acetato de sódio. Após a mistura com bicarbonato, o dialisato contém 1 mmol de acetato de sódio por litro[6]. A adição de acetato de sódio aumenta a carga tamponante total e pode ocasionar alcalose metabólica. A composição do dialisato pode ser modificada adicionalmente por pequenas mudanças na proporção da mistura e pela adição de soluções de sal; potenciais vantagens e desvantagens das modificações do dialisato são mostradas na Tabela 93-4.

causar a síndrome da água dura caracterizada por hipercalcemia aguda e hipomagnesemia, instabilidade hemodinâmica, náuseas, vômitos, fraqueza muscular e sonolência.

As bactérias Gram-negativas produzem endotoxinas (lipopolissacarídeos pirogênicos derivados da parede celular externa das bactérias), e fragmentos dessas endotoxinas podem ser responsáveis por alguns dos sintomas relacionados à diálise. A exposição a bactérias e endotoxinas é associada a tremores, hipotensão e febre. Os baixos níveis de contaminantes microbiológicos podem ser a causa principal de inflamação crônica em pacientes em HD. A matriz extracelular secretada por bactérias forma o biofilme, que reveste superfícies, as quais ficam protegidas de antibióticos e desinfetantes. A padronização microbiológica para água de HD, fluido de diálise e fluido de substituição varia entre os países (Tabela 93-20).[5] O dano ocasionado pela passagem de endotoxinas pela membrana de diálise por retrofiltração inclui estimulação da inflamação, redução da resposta a agentes estimulantes da eritropoiese e possivelmente agravamento da aterosclerose. O uso de um filtro de polissulfona ou poliamido na linha do dialisato pode ser adequado para remover endotoxinas, porém moléculas menores, incluindo fragmentos de DNA bacterianos podem passar pelo dialisador e estimular células imunes. Na ausência da desinfecção rotineira com água quente da máquina e as conexões para o *loop* de água, a única forma de a concentração de endotoxinas poder ser tornada baixa é através da mensuração frequente e da desinfecção de todo o sistema quando a concentração excede os padrões aceitos.

Vantagens e Desvantagens de Modificações na Composição do Dialisato		
Componente	**Vantagens**	**Desvantagens**
Sódio		
Aumentado	Estabilidade hemodinâmica	Sede; Ganho de peso inter-dialítico; hipertensão arterial; toxicidade pelo sódio
Reduzido	Redução do estresse osmótico na presença de hiponatremia pré-diálise	Instabilidade hemodinâmica intradialítica
Potássio		
Aumentado	Menos arritmias na intoxicação digitálica com hipocalemia; pode melhorar a estabilidade hemodinâmica	Hipercalemia
Reduzido	Aumento da ingestão de potássio da dieta	Arritmias; risco de morte súbita
Cálcio		
Aumentado	Suprime o PTH, aumento da estabilidade hemodinâmica	Hipercalcemia, calcificação vascular, doença óssea adinâmica resultante da supressão do PTH
Reduzido	Permite o uso mais liberal de quelantes de fósforo a base de cálcio	Estimulação do PTH, redução da estabilidade hemodinâmica
Bicarbonato		
Aumentado	Melhora no controle da acidose	Alcalose pós-dialítica; aumento de mortalidade
Reduzido	Sem alcalose pós-dialítica	Promove acidose; aumento de mortalidade
Magnésio		
Aumentado	Estabilidade hemodinâmica, menos arritmias, suprime o PTH	Alteração da condução nervosa, prurido, doença óssea renal
Reduzido	Permite o uso de quelantes de fósforo à base de magnésio; melhora a mineralização óssea; menos dor óssea	Arritmias, fraqueza muscular e cãibras, aumento do PTH
Glicose		
Reduzido	Evita hiperglicemia intradialítica e hiperinsulinemia	Aumento do risco de desequilíbrio (raro), hipoglicemia
Aumentado	Diminui o risco de desequilíbrio	Hiperglicemia intradialítica e hiperinsulinismo
Citrato	Efeito poupador de heparina	Altos níveis sanguíneos de citrato na falência hepática

Tabela 93-4 **Vantagens e desvantagens das modificações na composição do dialisato.** *PTH*, Paratormônio.

BIOCOMPATIBILIDADE

O contato de sangue com algumas linhas e membranas desencadeia uma resposta inflamatória semelhante àquela vista com uma infecção. *Biocompatibilidade* é a propriedade de uma membrana que não produz uma resposta tóxica, lesiva ou imunológica ao contato com o sangue. Apesar de muitos componentes do procedimento de diálise contribuírem para o grau de biocompatibilidade, a membrana *per se* é o fator mais importante. A biocompatibilidade é de particular importância com o uso de membranas de celulose, enquanto membranas sintéticas e reusadas ativam complemento em uma menor proporção (Fig. 93-3). O pico de ativação do complemento ocorre com 15 minutos do início da diálise e persiste por até 90 minutos. O uso de RCA pode melhorar a biocompatibilidade devido à redução da degranulação de granulócitos[7]. O reprocessamento do dialisador com substâncias antibacterianas tais como ácido peracético também está associado à melhoria de biocompatibilidade, mas também com redução da difusão de moléculas maiores.

HEMOFILTRAÇÃO

A hemofiltração (HF) difere marcadamente da HD pelos mecanismos sob os quais a composição de sangue é modificada (Fig. 93-4). A HF é principalmente utilizada na unidade de terapia intensiva. Na forma mais simples de HF, sangue sob pressão passa de um lado de uma membrana altamente permeável, que permite a passagem de água e substâncias de peso molecular de até 20 kd pela membrana por fluxo convectivo, dependendo da permeabilidade da membrana.

Durante a HF, o filtrado é descartado e o paciente recebe um fluido de substituição, ou antes, (pré-diluição) ou após (pós-diluição) do dialisador. O fluido de substituição contém os componentes cristaloides principais do plasma em níveis fisiológicos. Tanto bicarbonato quanto lactato são utilizados como tampão. A taxa de remoção de fluido e a infusão de fluido de reposição podem ser adaptadas para as necessidades do paciente. A HF é particularmente útil como terapia renal substitutiva contínua em uma unidade de terapia intensiva.[8]

HEMODIAFILTRAÇÃO

A hemodiafiltração (HDF) combina os benefícios de HD (alta taxa de transporte de solutos de baixo peso molecular por difusão) e HF (alto transporte convectivo de substâncias) (Fig. 93-5). A HDF é utilizada tanto como terapia renal substitutiva contínua quanto intermitente. A HDF oferece potenciais benefícios com respeito a correção de anemia, inflamação, estresse oxidativo, perfil lipídico, produto cálcio-fósforo[9] e possivelmente prevenção de complicações crônicas tais como amiloidose da diálise (β2-microglobulina). Dois ensaios clínicos randomizados (ECR) não demonstraram ganho em sobrevida, mas sugeriram que volumes de substituição mais altos seriam benéficos. Essa noção foi corroborada por um ECR recentemente publicado de HDF on-line pós-dilucional de alta eficiência em pacientes que atingiam um alto volume de substituição. Esse ensaio demonstrou que, comparado a pacientes que continuaram em HD de alto fluxo, aqueles designados ao grupo de HDF on-line tiveram um risco 30% menor de mortalidade por todas as causas, 33% menor risco de mortalidade cardiovascular e 55% menor risco de mortalidade relacionada à infecção. (Cap. 94).[10]

Mecanismos de Incompatibilidade de Membrana

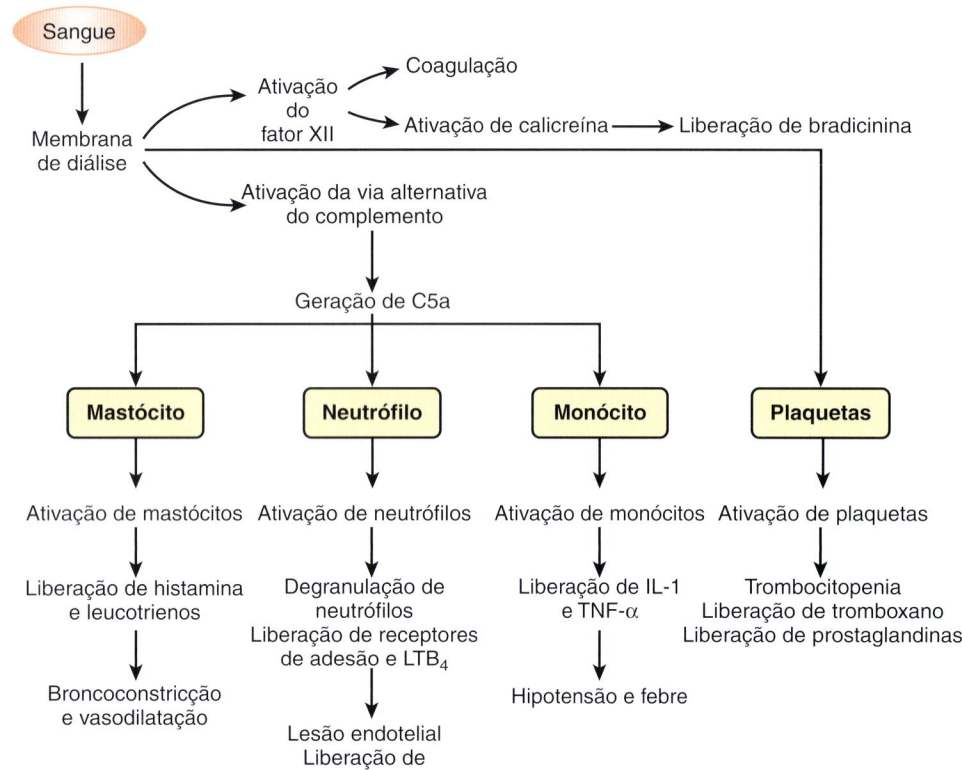

Figura 93-3 Mecanismos de incompatibilidade de membrana. Vias envolvidas na resposta do corpo às membranas de diálise. LTB_4 Leucotrieno B_4; TNF-α fator de necrose tumoral α.

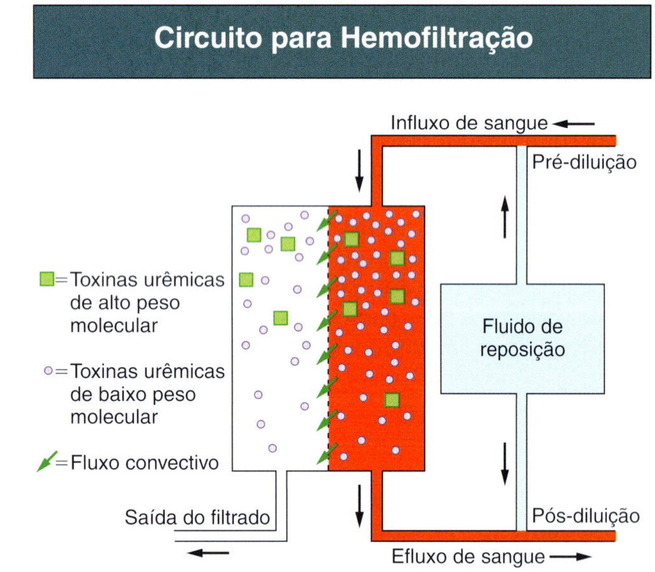

Circuito para Hemofiltração

Circuito para Hemofiltração

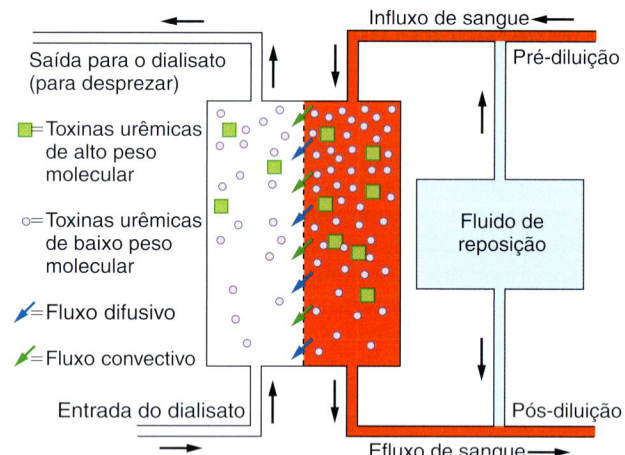

Figura 93-4 Circuito para hemofiltração.

Figura 93-5 Circuito para hemodiafiltração.

TEMPO E FREQUÊNCIA DA DIÁLISE

A hemodiálise tem sido realizada convencionalmente em três sessões de tratamento por semana. Isso se desenvolveu como um compromisso prático entre os benefícios fisiológicos de substituição da função renal por HD ("quanto mais, melhor") e a praticidade de realizar HD, em termos de tolerância do paciente e organização da unidade de diálise. Existe boa evidência de que HD duas vezes na semana proporciona desfechos inferiores do que três vezes na semana, exceto em alguns pacientes com função renal residual substancial. Os tempos de

tratamento de 3 a 5 horas por sessão são agora típicos, mas um número crescente de centros também oferece tempo mais prolongados (até 8 horas por sessão), originalmente necessárias devido a relativa ineficiência das técnicas de HD disponíveis. Há ainda controvérsia se os desfechos excelentes no longo prazo de pacientes recebendo HD prolongada são relacionados a viés de seleção do que a vantagens reais.

Dois ECR investigaram o efeito do aumento da frequência de HD em mudanças na massa ventricular esquerda, com mensuração por ressonância magnética e qualidade de vida incluindo medidas cognitivas[11,12]. A HD frequente, quando comparada a HD convencional, foi associada a resultados positivos com respeito a desfechos compostos de morte ou mudança na massa ventricular esquerda e morte ou mudança em pontuação composta de saúde física. Entretanto, o número de complicações de acesso (mas não falência de acesso) aumentou com a HD frequente.

DISPOSITIVOS E TECNOLOGIAS ADICIONAIS

Monitoramento de Volume de Sangue Relativo (BVM)

A redução do volume sanguíneo devido à ultrafiltração é uma das principais causas de hipotensão intradialítica. Os monitores de volume de sangue proporcionam monitorização não invasiva contínua das mudanças relativas no volume de sangue por mensuração contínua da concentração de proteínas do plasma por ultrassom ou do hematócrito por dispersão óptica. Mudanças muito rápidas no volume de sangue em relação ao basal indicam redução das taxas de reenchimento (*refilling*) vascular e podem preceder a hipotensão intradialítica. A monitorização de volume de sangue pode ser particularmente útil em pacientes em diálise hemodinamicamente instáveis. Em algumas máquinas de diálise a taxa de mudança de volume de sangue é utilizada para ajustar a taxa de ultrafiltração automaticamente, ou para avisar sobre a marcada redução no volume de sangue relativo. Essa abordagem tem mostrado redução na frequência de hipotensão intradialítica sintomática.[13]

Perfil de Ultrafiltração

A taxa de ultrafiltração é normalmente mantida constante, mas pode ser modificada durante a sessão de diálise de uma maneira pré-programada (perfil de ultrafiltração). Ela pode ser vantajosa para remover uma grande proporção, por exemplo, dois terços do volume de ultrafiltração na primeira metade da sessão de HD. Devido à alta taxa de reenchimento plasmático inicial, pacientes gravemente hipervolêmicos podem tolerar uma taxa maior de ultrafiltração nos estágios precoces e o estado de fluido normal pode ser obtido mais facilmente. Em algumas máquinas, perfis de ultrafiltração pré-definidos estão incorporados. Os benefícios clínicos do perfil de ultrafiltração ainda não foram adequadamente avaliados.

Perfil de Sódio

Normalmente, a concentração de sódio do dialisato é mantida constante durante o tratamento de diálise. A opção de sódio variável permite mudanças dinâmicas na concentração de sódio do dialisato durante o tratamento (perfil de sódio). Alguns pacientes com instabilidade hemodinâmica podem se beneficiar dessa opção se a concentração de sódio inicial é mantida alta e posteriormente ocorrer redução progressiva na concentração para evitar carga de sódio residual. Na ausência de reduções apropriadas da concentração de sódio no dialisato, a sede subsequente pode aumentar o ganho de peso interdialítico.

Monitorização de Clearance Online (OCM)

Os clearances de sódio e ureia são idênticos para propósitos práticos. Uma vez que a condutividade do dialisato é em grande parte função da concentração de sódio no dialisato, os monitores de clearance online podem utilizar essa característica para computar o clearance (K) de ureia de um dialisador durante o tratamento de diálise. As mudanças no influxo da concentração de sódio do dialisato são relacionadas com as respectivas mudanças de condutividade no efluxo do dialisato. O clearance de condutividade é equivalente ao clearance de ureia, e Kt, o produto de K e tempo de tratamento (t), são facilmente calculados. Associando-se a estimativas de V (água corporal total), o Kt/V pode ser determinado durante cada tratamento.

Monitorização da Temperatura de Sangue

A temperatura central usualmente aumenta durante uma HD padrão. Uma vez que a resposta termoregulatória ao aumento da temperatura central (dilatação de vasos termoregulatórios) pode contrabalançar a resposta vascular à hipovolemia (vasoconstrição), esse aumento da produção de calor interno pode ser em parte responsável pela instabilidade hemodinâmica intradialítica. O dialisato frio tem mostrado melhorar a estabilidade vascular durante a diálise. A temperatura central deve ser controlada por um monitor de temperatura de sangue, que adapta a temperatura do dialisato de acordo com a temperatura central desejada. Quando não há monitor de temperatura de sangue disponível, a temperatura do dialisato pode ser reduzida até 0,5°C abaixo da temperatura central do paciente, a não ser que ocorra desconforto pelo frio. Uma metanálise de 22 estudos concluiu que a hipotensão intradialítica ocorreu 7 vezes menos frequentemente com dialisato frio[14] sem redução do *clearance* de ureia.

Bioimpedância

Os dispositivos de bioimpedância estão crescentemente sendo utilizados para determinar o estado volêmico dos pacientes em HD. Um ECR recente em 156 pacientes crônicos em HD indicou que a avaliação de hipervolemia com espectroscopia por bioimpedância de corpo inteiro permite melhor manejo do estado volêmico, podendo levar a regressão do índice de massa ventricular esquerdo, redução na pressão arterial e melhora na rigidez arterial quando comparada a cuidados padrão.[15] Os métodos de espectroscopia de bioimpedância de panturrilha (cBIS) foram desenvolvidos para identificar o estado de fluido normal em pacientes em HD, e um estudo recente mostrou que o cBIS se compara favoravelmente com os métodos de bioimpedância de corpo inteiro.[16]

Sorbentes, Nanotecnologia e Rim Artificial Vestível

O uso de sorbentes para absorver moléculas não dialisáveis permitirá o teste de relevância das toxinas urêmicas e muitas da substâncias derivadas de proteínas que se acumulam no plasma de pacientes urêmicos. A nanotecnologia se aproxima da terapia de diálise e está sob investigação intensiva. Um estudo recente reportou o uso com sucesso em curto prazo de um rim artificial portátil.[17]

Referências

1. Misra M. The basics of hemodialysis equipment. *Hemodial Int*. 2005;9: 30-36.
2. Locatelli F, Martin-Malo A, Hannedouche T, et al. Effect of membrane permeability on survival of hemodialysis patients. *J Am Soc Nephrol*. 2009;20: 645-654.
3. Eknoyan G, Beck GJ, Cheung AK, et al. Effect of dialysis dose and membrane flux in maintenance hemodialysis. *N Engl J Med*. 2002;347:2010-2019.
4. Sands JJ, Kotanko P, Segal JH, et al. Effects of citrate acid concentrate (Citrasate() on heparin N requirements and hemodialysis adequacy: A multicenter, prospective noninferiority trial. *Blood Purif*. 2012;33:199-204.
5. Glorieux G, Neirynck N, Veys N, Vanholder R. Dialysis water and fluid purity: more than endotoxin. *Nephrol Dial Transplant*. 2012;27:4010-4021.
6. Kohn OF, Kjellstrand CM, Ing TS. Dual-concentrate bicarbonate-based hemodialysis: Know your buffers. *Artif Organs*. 2012;36:765-768.
7. Bohler J, Schollmeyer P, Dressel B, et al. Reduction of granulocyte activation during hemodialysis with regional citrate anticoagulation: Dissociation of complement activation and neutropenia from neutrophil degranulation. *J Am Soc Nephrol*. 1996;7:234-241.
8. Forni LG, Hilton PJ. Continuous hemofiltration in the treatment of acute renal failure. *N Engl J Med*. 1997;336:1303-1309.
9. Vaslaki L, Major L, Berta K, et al. On-line haemodiafiltration versus haemodialysis: Stable haematocrit with less erythropoietin and improvement of other relevant blood parameters. *Blood Purif*. 2006;24:163-173.
10. Maduell F, Moreso F, Pons M, et al. High-efficiency postdilution online hemodiafiltration reduces all-cause mortality in hemodialysis patients. *J Am Soc Nephrol*. 2013;24:487-497.

11. Chertow GM, Levin NW, Beck GJ, et al. In-center hemodialysis six times per week versus three times per week. *N Engl J Med.* 2010;363:2287-2300.

12. Rocco MV, Lockridge RS Jr, Beck GJ, et al. The effects of frequent nocturnal home hemodialysis: The Frequent Hemodialysis Network Nocturnal Trial. *Kidney Int.* 2011;80:1080-1091.

13. Santoro A, Mancini E, Basile C, et al. Blood volume controlled hemodialysis in hypotension-prone patients: A randomized, multicenter controlled trial. *Kidney Int.* 2002;62:1034-1045.

14. Selby NM, McIntyre CW. A systematic review of the clinical effects of reducing dialysate fluid temperature. *Nephrol Dial Transplant.* 2006;21:1883-1898.

15. Hur E, Usta M, Toz H, et al. Effect of fluid management guided by bioimpedance spectroscopy on cardiovascular parameters in hemodialysis patients: A randomized controlled trial. *Am J Kidney Dis.* 2013;61:957-965.

16. Liu L, Zhu F, Raimann J, et al. Determination of fluid status in haemodialysis patients with whole body and calf bioimpedance techniques. *Nephrology (Carlton).* 2012;17:131-140.

17. Davenport A, Gura V, Ronco C, et al. A wearable haemodialysis device for patients with end-stage renal failure: A pilot study. *Lancet.* 2007;370:2005-2010.

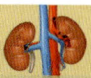

CAPÍTULO 94

Hemodiálise: Desfechos e Adequação

Martin K. Kuhlmann, Peter Kotanko e Nathan W. Levin

De uma perspectiva clínica ideal, um paciente em hemodiálise (HD) adequadamente tratado é fisicamente ativo, bem nutrido, euvolêmico, e normotenso com manutenção de boa qualidade de vida e expectativa de vida que não é inferior à de pacientes saudáveis. Apesar desses objetivos otimísticos, os desfechos de pacientes em diálise expressos em termos de mortalidade, hospitalização e qualidade de vida, lamentavelmente, permanecem comparáveis àqueles observados em pacientes com câncer de órgão sólidos. A expectativa de vida média de um paciente de 60 anos de vida, em programa de diálise crônica, atualmente pode ser estimada em 5 a 7 anos, com taxa de mortalidade anual de 13% a 20% (www.usrds.org). A mortalidade dos pacientes em HD difere por sexo e etnia; por exemplo, nos Estados Unidos há menor mortalidade em afro-americanos quando comparados a caucasianos, em hispânicos quando comparados a não hispânicos, e em asiáticos quando comparados a quaisquer outros grupos étnicos. Dados do Dialysis Outcomes and Practice Patterns Study (DOPPS) sugerem que as variações nos padrões de prática, tais como tempo de tratamento de diálise prescrito, dose média de eritropoietina, tipo de acesso vascular preferido e número de pacientes com cateter venoso central, podem ser os responsáveis por algumas dessas diferenças. Os desfechos também são diretamente relacionados às comorbidades presentes durante a evolução da doença renal crônica (DRC), tais como doença vascular aterosclerótica, diabetes e hipertensão arterial, além da mortalidade cardiovascular primária, da respectiva população geral.[1] De fato, a maioria dos pacientes com DRC morrem principalmente de causas cardiovasculares antes de atingir a doença renal estágio terminal (DRET). Além da doença cardiovascular (Cap. 82), outros fatores principais que influenciam o desfecho e que são comuns a todos os pacientes com DRET incluem anemia (Cap. 83) e controle do metabolismo ósseo e mineral (Cap. 85).

Neste capítulo, discutiremos os fatores relacionados à diálise que influenciam o desfecho em pacientes que realizam HD de manutenção e as medidas para influenciar esses fatores clinicamente (Tabela 94-1). Um fator chave que influencia o desfecho é a "adequação" da diálise, um termo que foi originalmente cunhado exclusivamente para descrever a dose de diálise medida por remoção de pequenos solutos, mas que agora tem um significado mais amplo abrangendo todos os aspectos da substituição das funções endócrinas e de excreção renais que afetam os desfechos clínicos.

ADEQUAÇÃO DA DOSE DE DIÁLISE

Toxinas Urêmicas

A retenção de compostos em nosso organismo, que normalmente são metabolizados em rins saudáveis ou filtrados e secretados na urina resulta na síndrome urêmica. Esses compostos retidos são chamados de *solutos de retenção urêmica* ou *toxinas urêmicas* quando eles interagem de forma deletéria com as funções biológicas. As toxinas urêmicas incluem um pequeno grupo de compostos inorgânicos, tais como água, potássio, fosfato e oligoelementos, e um grupo muito maior de compostos orgânicos que são adicionalmente subdivididos em solutos pequenos solúveis em água (< 500 d), moléculas médias (> 500 d) e solutos ligados a proteínas (Tabela 94-2). Uma lista continuamente atualizada de toxinas urêmicas é fornecida em www.uremic-toxins.org. O catálogo de toxinas urêmicas é longo, e um número crescente de compostos é associado aos desfechos. A mortalidade tem se mostrado, repetidamente, associada ao clearance reduzido de ureia. Das substâncias de tamanho molecular médio comumente medidas, as concentrações séricas de β_2-microglobulina são associadas a mortalidade, assim como concentrações de p-cresil sulfato entre os solutos urêmicos ligados a proteína.[2] Apesar de ser evidente que a toxicidade urêmica é mais do que a retenção de ureia ou compostos solúveis em água isoladamente, a diálise atual e os tratamentos relacionados à diálise não removem qualquer quantidade significante maior do que 10 a 15 kd. O futuro almeja a remoção de toxinas de maior peso molecular ou substâncias ligadas a proteínas e pode incluir o uso de sorbentes além das estratégias de diálise difusivas e convectivas tradicionais.

Ureia como um Marcador da Toxicidade Urêmica

Entre todas as toxinas urêmicas potenciais, apenas a ureia, um pequeno composto solúvel em água de 60-Dalton, é estabelecida como marcador de retenção e remoção de solutos urêmicos. A ureia, que por si só mostra pequena toxicidade, é um metabólito oriundo do metabolismo de aminoácidos; a geração de ureia por consequência depende da ingestão de proteínas e do balanço entre o anabolismo e o catabolismo proteicos. A remoção de ureia foi originalmente considerada ser representativa para a remoção de outros solutos solúveis em água com um impacto patogênico maior, mas é agora claro que a remoção de ureia não mantém paralelo próximo ao de outros pequenos compostos solúveis em água, solutos ligados a proteínas ou moléculas médias. Isso é porque a ureia, em contraste a outros solutos urêmicos, é livremente difusível através de membranas celulares, o que permite o rápido equilíbrio da concentração de ureia na água corporal total após a ureia ter sido removida do compartimento de sangue. Considerando-se outras toxinas urêmicas, a taxa de transferência entre compartimentos é muito mais lenta, levando a um equilíbrio mais lento entre o intravascular e outros compartimentos teciduais. Mesmo assim, o conhecimento da cinética da ureia é essencial ao entendimento geral da física de remoção de solutos durante a diálise.[3]

Avaliação da Dose de Diálise

Adequação em termos de dose de diálise se refere ao fornecimento de uma dose de tratamento considerada suficiente para promover o resultado ideal de desfecho clínico em longo prazo. A dose de diálise fornecida é convencionalmente avaliada pela remoção de ureia e expressada tanto pela razão de redução de ureia (URR) ou pelo índice de tratamento conhecido como *Kt/V* (que será detalhado posteriormente). A simples análise do nitrogênio ureico sanguíneo (BUN) ou

Fatores Relacionados aos Desfechos de Diálise

Fatores	Modos de manejar esses fatores
Características do Paciente	
Idade	Nada
Sexo	Nada
Raça/ Etnia	Nada
Tamanho corporal	Alvo de IMC acima de 23 kg/m²; trate desnutrição se o IMC estiver caindo.
Estado social	Suporte social e familiar
Tempo em Diálise	Transplante renal precoce
Comorbidades	
Diabetes Melito	Prevenção de hipoglicemia, alvo de HbA1c abaixo de 7,5%
Hipertensão arterial	Atingir o peso seco, diminuir a ingestão de sal da dieta, evite o balanço de sódio positivo intradialítico.
Insuficiência cardíaca congestiva	Otimizar a volemia com a redução gradual do peso pós-diálise, diminua a ingestão de sal da dieta, evite o balanço positivo de sódio intradialítico.
Depressão	Tratamento médico
Doença vascular periférica	Aspirina, substâncias redutoras de lípides, manejo da hiperfosfatemia
Elegibilidade para transplante	Transplante com doador vivo
Fragilidade	Programa de reabilitação nefrológica, exercício durante a diálise para evitar quedas e fraturas.
Atividade física	Programa de reabilitação nefrológica, exercício durante a diálise, evitar imobilização.
Arritmias	Evitar hipocalemia e prevenir hipercalcemia; não utilize banho de dialisato com zero de potássio.
Apneia obstrutiva do sono	Otimizar a volemia; use CPAP se indicado.
Anemia	
Concentração de hemoglobina	Alvo de HB de 10-11 g/dL
Resistência a EPO	Vigilância do perfil de ferro; alvo de saturação de transferrina > 25%; identifique e trate fontes de inflamação.
DRC-DMO	
PTH	Diminuir o fósforo sérico em direção ao valor de normalidade, utilize vitamina D e calcimiméticos.
FGF-23	Diminuir o fósforo sérico em direção ao valor de normalidade
Hiperfosfatemia	Aperfeiçoar a eliminação de fósforo pela diálise; terapia com quelantes de fósforo, restrição dietética de fósforo
Nutrição e Inflamação	
Inflamação	Dialisato ultrapuro, evitar cateteres venosos centrais e enxertos como acesso.
Albumina sérica baixa	Dialisato ultrapuro, evitar cateteres venosos centrais e enxertos como acesso.
Desnutrição proteico-calórica	Aconselhamento nutricional, suplementos enterais.
Hipervolemia	Definir o peso alvo pós-HD, bioimpedância?
Acesso vascular	Evitar cateteres venosos centrais e enxertos como acesso
β₂-microglobulina	Aumentar o *clearance* de moléculas médias, HDF.
Fatores do Tratamento de Diálise	
Duração da sessão	A duração da sessão é mais importante que o *clearance* de ureia assim que o *Kt/V* mínimo tenha sido atingido; duração mínima de 4 h?
Frequência	Quatro a sete sessões por semana; HD curta diária no centro, HD domiciliar noturna diária ou a cada 2 dias
Longo intervalo dialítico	Diálise a cada 2 dias ou quatro sessões por semana
Dose de diálise	*Kt/V* alvo > 1,3; URR > 65% por tratamento
Modalidade de diálise	HDF *on-line* de alta eficiência; volume convectivo alvo > 22 L por tratamento
Biocompatibilidade da membrana de diálise	Membranas biocompatíveis
Tipo de membrana de hemodiálise	Membranas de alto fluxo
Qualidade do dialisato	Dialisato ultrapuro
Composição do dialisato (acidose, hipercalemia)	Concentrações individualizadas de bicarbonato, potássio, sódio e cálcio no dialisato.
Acidose	Alvo pré-HD de bicarbonato > 22 mmol/L, evitar alcalose grave pós-HD

Tabela 94-1 Fatores relacionados a desfechos de diálise e modos de manejar esses fatores. *IMC*, Índice de massa corpórea; *DRC-DMO*, Distúrbio mineral e ósseo da doença renal crônica; *CPAP*, pressão positiva contínua nas vias aéreas; *EPO*, eritropoietina; *FGF-23*, fator de crescimento derivado de fibroblasto 23; *Hb* hemoglobina; *HbA1C* hemoglobina glicada; *HD*, hemodiálise; *HDF*, hemodiafiltração; *Kt/V* índice de tratamento de diálise; *PTH* paratormônio; *TUF*, taxa de ultrafiltração; *URR* razão de redução de ureia.

Fatores Relacionados aos Desfechos de Diálise

Fatores	Modos de manejar esses fatores
Hipercalemia	Aconselhamento nutricional, suplementação com bicarbonato oral
Tempo de início de diálise	Evite o início precoce da diálise, sem sintomas clínicos de uremia.
Estabilidade hemodinâmica intradialítica	Diálise termo neutra, evitar alta TUF.
Função renal residual	Evitar hipotensão intradialítica, depleção de volume e alta TUF.

Tabela 94-1 Fatores relacionados a desfechos de diálise e modos de manejar esses fatores (*continuação*).

Solutos Urêmicos Orgânicos

Solutos de Baixo Peso Molecular Solúveis em Água	PM	Solutos Ligados a Proteínas	PM	Moléculas Médias	PM
Guanidinas		**AGEs**		**Citocinas**	
ADMA	202	3-deoxiglucosona	162	Interleucina-1β	32.000
Ácido arginínico	175	Frutoselisina	308	Interleucina-6	24.500
Creatinina	113	Glioxal	58	Fator de necrose	26.000
Guanidina	59	Pentosidina	342	tumoral α	
Metilguanidina	73	**Hipurato**		**Peptídeos**	
Peptídeo		Ácido hipúrico	179	Adrenomedulina	5.729
β-lipotropina	461	**Indóis**		PNA	3.080
Polióis		Indoxil sulfato	251	β2-microglobulina	11.818
Eritritol	122	Melatonina	126	β-endorfina	3.465
Mioinositol	180	Ácido quinolínico	167	Colecistocinina	3.866
Sorbitol	182	**Fenóis**		Cistatina C	13.300
Treitol	122	Hidroquinona	110	Peptídeo indutor do	848
Purinas		p-cresol	108	sono Delta	
Citidina	234	Fenol	94	Ácido hialurônico	25.000
Hipoxantina	136	**Poliaminas**		Leptina	16.000
Uracil	112	Putrescina	88	Neuropeptídeo Y	4.572
Ácido úrico	168	Espermidina	145	PTH	9.225
Xantina	152	Espermina	202	Proteína ligadora de	
Pirimidinas		**Outros**		retinol (RBP)	21.200
Ácido orótico	174	Homocisteína	135	**Outros**	
Timina	126			Fator D do complemento	23.750
Uridina	244				
Ribonucleosídeos					
1-metiladenosina	281				
Pseudouridina	244				
Xantosina	284				
Outros					
Malondialdeído	71				
Oxalato	90				
Ureia	60				

Tabela 94-2 Solutos urêmicos orgânicos. *ADMA*, dimetilarginina assimétrica; *AGEs*, produtos finais de glicação avançados; *PNA*, peptídeo natriurético atrial; *PTH*, paratormônio; *PM*, peso molecular.

a concentração sérica de ureia é enganadora; uma ureia sérica baixa pode muito mais refletir desnutrição por ingestão proteica inadequada do que remoção de ureia adequada pela diálise. Se a remoção de ureia está inadequada, então a diálise está inadequada, independentemente do nível sérico de ureia.

Cinética da Ureia Intradialítica

Os dialisadores são altamente eficientes na remoção de ureia do sangue, reduzindo a concentração de ureia durante uma passagem em 80% a 90%. A cinética da ureia intradialítica foi originalmente descrita em modelos de compartimento único (*single-pool*), assumindo que houvesse um equilíbrio completo, de maneira imediata, entre os compartimentos de sangue e tecidual e sem atraso. Em tais modelos, a mudança na ureia segue uma cinética de primeira ordem, com um declínio linear e sem o chamado efeito rebote da ureia (Fig. 94-1, *linha pontilhada*). *In vivo*, entretanto, a redistribuição da ureia entre os compartimentos ocorre de maneira gradual, e desse modo a concentração intradialítica de ureia no compartimento de sangue é sempre inferior à dos compartimentos teciduais. O equilíbrio completo entre todos os compartimentos é atingido entre 30 a 60 minutos após

o término do tratamento de diálise. Essas características da cinética da ureia são mais acuradamente descritas por modelos de compartimento duplo (*double-pool*) que levam em consideração a taxa de redistribuição de ureia e o efeito rebote de ureia pós-diálise. (Fig. 94-1, *linha sólida*).

Os métodos atuais de avaliação da dose de diálise são baseados na diferença pré-diálise e pós-diálise da ureia sérica e incluem URR, *single-pool Kt/V (spKt/V), Kt/V* equilibrado (*eKt/V*), e *Kt/V* semanal padrão (*standard*) (*std-Kt/V*).

Razão de Redução da Ureia

A *razão de redução da ureia* se refere à redução relacionada ao tratamento da concentração de ureia sérica e é calculada como se segue:

$$\text{URR (\%)} = (1 - C_t/C_0) \times 100\%$$

Onde C_t é pós-diálise e C_0 é concentração da ureia sérica pré-diálise.

A razão de redução de ureia é um modo simples, porém impreciso de quantificar a dose de diálise porque não leva em consideração a geração de ureia intradialítica e a remoção convectiva de ureia por ultrafiltração. Apesar dessas limitações, a URR se correlaciona bem com os desfechos de diálise e é um método aceitável para avaliar a adequação de diálise. Um mínimo de URR de 65% a 70% é recomendado para uma HD adequada.

Single-Pool Kt/V (spKt/V)

O índice de tratamento *Kt/V* é o parâmetro mais amplamente utilizado para avaliar a dose de diálise. *Kt/V* é um número adimensional representando o total de volume plasmático depurado (*K × t*, em litros) dividido pelo volume de distribuição (*V*, em litros). O conceito de *Kt/V* pode ser aplicado para qualquer substância, mas na prática clínica é utilizada quase que exclusivamente para ureia, no qual *K* é o *clearance* de ureia de sangue do dialisador (litros por hora), *t* é a duração da sessão de diálise (horas), e *V* é o volume de distribuição de ureia (litros), que se iguala proximamente à água corporal total. Um *Kt/V* fornecido de 1, implica que o volume de plasma depurado de ureia (*K × t*) durante uma sessão de diálise é igual ao volume de distribuição de ureia (*V*).

Na prática clínica diária *spKt/V* pode ser calculado de acordo com a equação de Daugirdas clássica, que é baseada na URR e leva em consideração a geração de ureia intradialítica e o volume de ultrafiltração.[4] A equação de Daugirdas é validada para uma variação de *Kt/V* de 0,8 a 2 e é amplamente utilizada devido a sua simplicidade e acurácia.

$$spKt/V = -\ln(R - 0{,}008 \times t) + (4 - 3{,}5 \times R) \times UF/P$$

onde *ln* é o logaritmo natural, *R* é a razão de ureia sérica pós-diálise-pré-diálise, *t* é o tempo de tratamento (horas), *UF* é o volume de ultrafiltração, e *P* é o peso corporal do paciente pós-diálise (quilogramas).

O método mais acurado para prescrição e avaliação da dose de diálise é o modelo de cinética de ureia formal (MCU), onde *spKt/V* é prescrito partindo-se do *clearance* do dialisador prescrito (*K*), taxas de fluxo de sangue e do dialisato, volume de ultrafiltração, tempo de tratamento e volume de distribuição de ureia presumido. Através da comparação do *Kt/V* prescrito com o *Kt/V* ofertado ao paciente, problemas na acurácia da dose de diálise fornecida, tais como recirculação do acesso vascular, podem ser identificados. Devido à complexidade matemática, o MCU requer suporte avançado por computador.

O *Kt/V single-pool* sobrestima frequentemente a dose de diálise fornecida devido à concentração de ureia pós-diálise não equilibrada ser utilizada quando de seu cálculo. Uma estimativa mais acurada para a dose de diálise fornecida pode ser obtida levando-se em consideração a concentração de ureia equilibrada pós-HD. A diferença entre a concentração de ureia equilibrada e não equilibrada depende da intensidade da diálise; quanto mais curto e mais intenso um tratamento, maior é o rebote. Equações simples podem ser aplicadas para cálculo do *eKt/V* derivado do *spKt/V*. Considerando que a concentração da ureia sérica não equilibrada pós-HD é inferior às concentrações equilibradas, os resultados do *eKt/V* serão sempre inferiores ao *spKt/V*. Os resultados típicos do *spKt/V* e *eKt/V* para características de tratamento idênticas são mostrados na Tabela 94-3.

O cálculo do *spKt/V* requer a coleta de sangue acurada em tempo adequado. As amostras de sangue pré-diálise devem ser coletadas logo ao início do tratamento, e as amostras pós-diálise imediatamente ao término do tratamento após a taxa de fluxo de sangue na máquina de diálise ser reduzida para diminuir qualquer efeito potencial de recirculação do acesso vascular. Os procedimentos de coleta de amostra de sangue devem ser padronizados em cada centro (para recomendações, veja as diretrizes para a prática clínica para adequação em HD, atualização de 2006 de *Kidney Disease Outcomes Quality Initiative*[5] [KDOQI]). A URR, *spKt/V* ou *eKt/V* deveriam ser avaliados mensalmente com ajuste da prescrição de diálise de acordo com os achados. Em grandes estudos transversais, a mortalidade aumentou quando o *spKt/V* encontrava-se abaixo de 1,2, e um alvo de *spKt/V* de 1,3 é recomendado para a diálise convencional 3 vezes por semana.[5] As comparações de dose com esquemas de diálise mais frequentes ou diálise peritoneal podem ser realizadas com o cálculo da dose de diálise semanal.

Kt/V Padrão Semanal (std-Kt/V)

A dose semanal de HD não é equivalente ao produto do *Kt/V* da sessão e o número de tratamentos na semana uma vez que a massa total

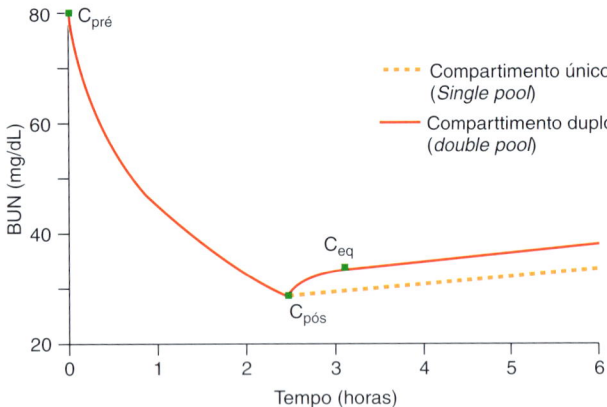

Cinética de Ureia Durante a Hemodiálise

Figura 94-1 Cinética da ureia durante a hemodiálise. A cinética da ureia é determinada pela diferença entre a concentração de nitrogênio ureico sanguíneo (*BUN*) pré-diálise (C_{pre}) e pós-diálise ($C_{pós}$). O modelo de compartimento único (*single pool*) assume que não há modificação relevante na concentração de BUN após o término da diálise, exceto por um aumento constante e lento devido a geração de BUN *(linha amarela pontilhada)*. O modelo de *Kt/V* de dois compartimentos (*double pool*) *(linha vermelha)* descreve mais acuradamente a situação *in vivo*, na qual a redistribuição de ureia entre compartimentos leva a aumento de rebote da ureia até que um equilíbrio completo entre compartimentos de sangue e tecido seja atingido. A concentração de BUN pós-diálise equilibrada (C_{eq}) pode ser matematicamente predita do BUN pós-diálise ($C_{pós}$).

Cálculo da Dose de Diálise: Resultados Derivados de Diferentes Modelos de Equações

Fórmula	Resultado	Comentário
$URR = (1 - C_t / C_0) \times 100\%$	67%	Rebote de ureia, geração de ureia e ultrafiltração não são levados em consideração
$Kt/V = \ln(C_0/C_t)$	1,10	Rebote de ureia, geração de ureia e ultrafiltração não são levados em consideração
$spKt/V = -\ln(R - 0{,}008 \times t) + (4 - 3{,}5R) \times UF/P$	1,33	Modelo de compartimento único; rebote da ureia não é levado em consideração
$eKt/V = spKt/V - 0{,}6 \times spKt/V / t + 0{,}03$	1,16	Modelo de duplo compartimento para acesso arteriovenoso incluindo rebote de ureia
$eKt/V = spKt/V - 0{,}47 \times spKt/V / t + 0{,}02$	1,20	Modelo de duplo compartimento para acesso venoso central incluindo rebote de ureia

Tabela 94-3 Cálculo da dose de diálise: resultados derivados de diferentes modelos de equações. Os cálculos são baseados em duração de diálise (*t*) = 4 horas; nitrogênio ureico sanguíneo (BUN) pré-diálise (C_0) = 90 mg/dL; BUN pós-diálise não equilibrado (C_t) = 30 mg/dL; volume de ultrafiltração (UF) = 3 litros; peso corporal pós-diálise (P)= 72 Kg; R = C_t / C_0. *URR*, razão de redução de ureia.

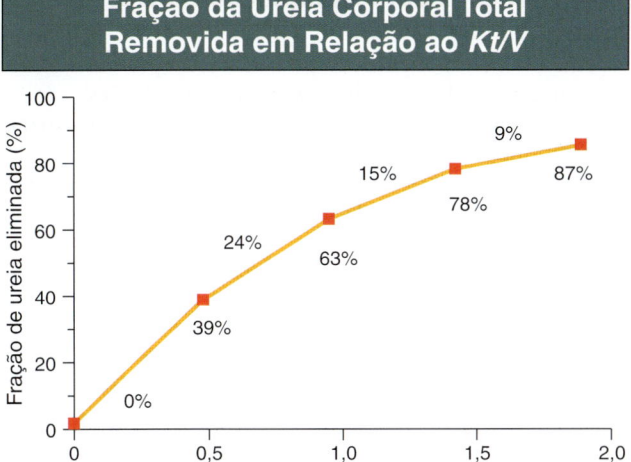

Figura 94-2 Fração da ureia corporal total em relação ao *Kt/V*. Nesse exemplo, uma fração de 63% de ureia corporal total é removida com um *Kt/V* de 1,0; a duplicação do *Kt/V* para 2 aumenta a fração removida de ureia em 24% adicionais.

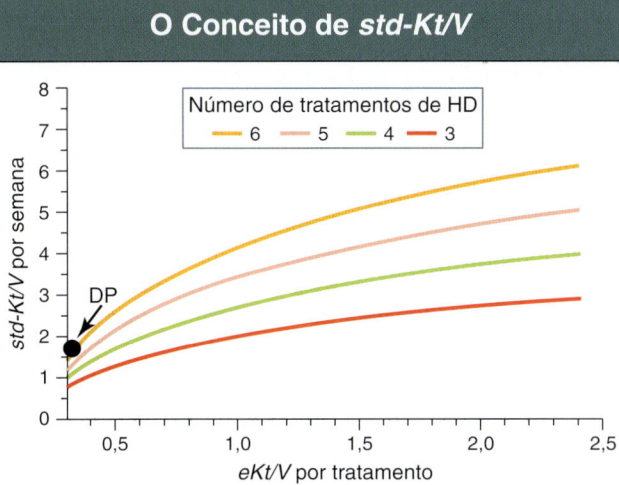

Figura 94-3 O conceito do *std-Kt/V* semanal. O *std-Kt/V* semanal para qualquer frequência de hemodiálise (HD) é derivada pela plotação do *eKt/V* de uma sessão de diálise representativa na curva de frequência respectiva. *CAPD*, diálise ambulatorial peritoneal contínua.

de ureia removida por unidade de tempo diminui com o aumento do tempo de tratamento de diálise e dose como resultado da redução da concentração de ureia sérica ao longo do tempo. Isso é exemplificado quando se duplica o *Kt/V* de 1 para 2 por sessão, quando a massa total de ureia removida não é duplicada, mas apenas diminuída em 24% aproximadamente (Fig. 94-2). Com o conceito de *std-Kt/V* semanal, o *clearance* de ureia provido intermitentemente da diálise durante 1 semana é convertido para um *clearance* de ureia "extracorpórea" equivalente e contínuo (em mililitros por minuto), depois multiplicado por 10.080 (minutos por semana) e dividido pelo volume de distribuição de ureia V (em mililitros).[6] O valor de *std-Kt/V* adimensional resultante é diretamente compatível com o *Kt/V* semanal da diálise peritoneal e com o *Kt/V* renal residual nativo. O *std-Kt/V* semanal pode ser derivado graficamente plotando o *eKt/V* de uma sessão de diálise representativa para uma curva de frequência respectiva (Fig. 94-3). Um *std-Kt/V* máximo de aproximadamente 3/semana pode ser obtido com diálise convencional três vezes por semana. Para incrementar adicionalmente a dose semanal, a frequência de diálise necessita ser alterada. A função renal residual expressada como *Kt/V*

renal semanal é adicionada ao *std-Kt/V*. Independentemente da programação de tratamento, um alvo mínimo de *std-Kt/V* de 2/semana incluindo o *Kt/V* renal é recomendado para todos os pacientes. Esse é exatamente o valor obtido com um *spKt/V* de 1,2 ou *eKt/V* de 1 ofertados 3 vezes por semanas em pacientes anúricos.

Prescrição da Dose de Diálise

A dose de diálise ofertada depende das taxas de fluxo de sangue e dialisato, eficiência do dialisador (K_oA), tempo da sessão (*t*) e volume de distribuição da toxina urêmica avaliada. Como mencionado anteriormente, a ureia é distribuída em volume de água corporal total; mas para todos os outros compostos de baixo peso molecular, o *V* pode ser substancialmente diferente. Uma prescrição de diálise padrão deve incluir um mínimo de tratamento de 4 horas, uma taxa de fluxo de sangue de pelo menos 250 mL/min, uma taxa de fluxo de dialisato de 500 a 800 mL/min. Em um novo paciente de diálise, *V* é desconhecido e necessita ser estimado (homens, 58% do peso corporal; mulheres, 55% do peso corporal).

Exemplo

Sexo masculino, peso corporal de 76 Kg; *V* = 58% do peso corporal = 44 litros

Taxa de fluxo de sangue alvo, 300 mL/min; *clearance* de ureia efetivo do dialisador (K_d) = 240 mL/min; *spKt/V* alvo = 1,3

Tempo de tratamento requerido (min): 1,3 × *V* (mL)/K_d (mL/min) = 238 min

Assim que a diálise ofertada e o *Kt/V* forem medidos, a prescrição é ajustada para atingir o *Kt/V* alvo. Em uremia grave e de duração prolongada, a dose alvo é atingida lentamente durante o curso de várias sessões para evitar a síndrome do desequilíbrio da diálise.

O *V* é o Denominador Adequado para o Cálculo do *Kt/V*?

Os pacientes com pequeno *V* de ureia, tipicamente mulheres, tendem a evoluir desfavoravelmente do que pessoas relativamente maiores. Uma vez que a água corporal total é muito mais intimamente relacionada com a massa muscular do que com o peso corporal, um *V* de ureia pequeno é um bom indicador para baixa massa muscular. É interessante notar que no estudo *Hemodialysis* (HEMO), um efeito benéfico do *Kt/V* maior foi reportado para mulheres, mas não para homens. Isso implica que indivíduos com baixa massa muscular pode requerer um *clearance* maior em relação ao *V* e deste modo levanta a questão de se o *V* é um denominador apropriado para o cálculo da dose de diálise. Os *clearances* dos rins nativos, em contraste, são comumente relacionados à área de superfície corporal (ASC), mas não à água corporal total. Por analogia, foi proposto relacionar os *clearances* à ASC. A razão da ASC para o *V* de ureia é geralmente maior em mulheres do que em homens e decresce com o incremento do *V*. A prescrição da dose de diálise em relação à ASC (*K x t* / ASC) resultaria em mais diálise para pacientes menores de qualquer gênero e para mulheres de qualquer tamanho. Redimensionando a dose de diálise para ASC na população do HEMO apoiaria essa hipótese por mostrar que a dose ofertada em mulheres era substancialmente menor do que em homens, o que pode justificar algumas diferenças de desfecho observadas no ensaio.[7] Apesar de não completamente validada, uma dose de diálise alvo maior pode ser recomendada para subpopulações com baixa massa muscular e alto risco de mortalidade associado.

Fatores que Afetam o *Kt/V* Ofertado

O *clearance* de ureia efetivo do dialisador K_d depende das taxas de fluxo nos compartimentos de sangue e dialisato, K_oA do dialisador, área de superfície efetiva da membrana, hematócrito, anticoagulação e recirculação. O tempo de tratamento *t* é importante para atingir o alvo

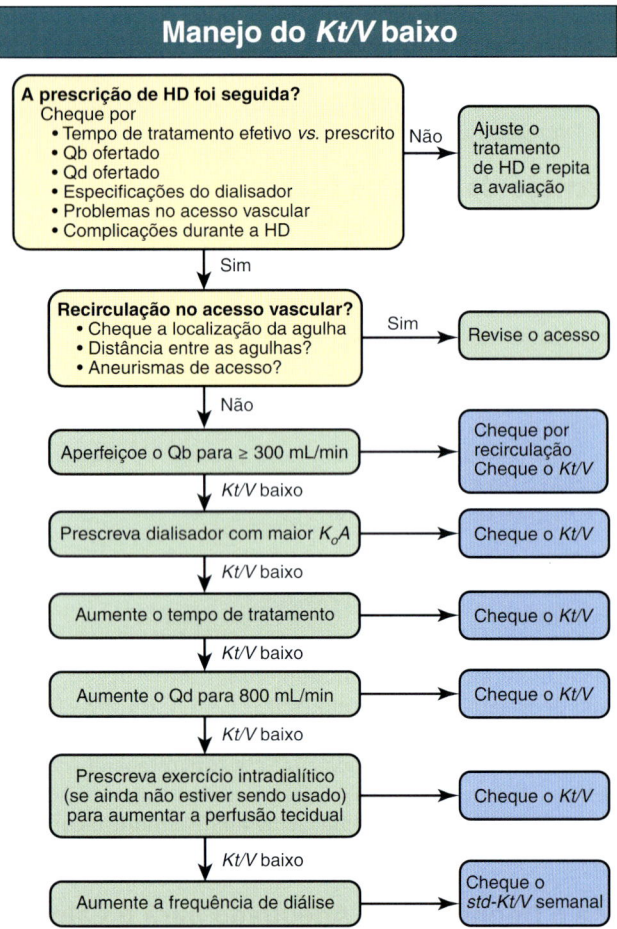

Figura 94-4 Manejo de *Kt/V* baixo e inadequado. *HD*, Hemodiálise; K_oA coeficiente de transferência de massa de ureia por área do dialisador; *Qb* taxa de fluxo de sangue; *Qd* taxa de fluxo do dialisato.

do *Kt/V*. O tempo de tratamento efetivo pode ser substancialmente menor que o tempo de tratamento prescrito devido às pausas intermitentes nas bombas ou por demanda do paciente. O *V* não se modifica substancialmente durante uma única sessão de HD, mas pode se modificar com o decorrer do tempo. A dose de diálise necessita ser ajustada para um aumento no *V*. Ao contrário, se há perda de massa corporal, que é associada a uma diminuição no *V*, o *Kt/V* não deveria ser reduzido, mas sim ajustado para o maior, *V* ideal do paciente ou, como apontado anteriormente, para a ASC.

Quando nos confrontamos com um URR ou *Kt/V* inadequados, é prudente checar se a sessão avaliada foi representativa da sessão habitual devido a problemas incomuns que possam ter ocorrido (p. ex., tempo encurtado de sessão, HD com agulha única). As causas frequentes de baixa oferta da dose de diálise são problemas no acesso vascular levando a recirculação. Erros na coleta de amostra de sangue também deveriam ser considerados, pois a amostra coletada tardiamente pós-HD reduzirá os resultados do *Kt/V*. Se um *Kt/V* baixo permanece sem explicação, o tempo de tratamento deve ser aumentado e um dialisador mais eficiente e taxas de fluxo de sangue e dialisato mais altas deveriam ser consideradas (Fig. 94-4). A estimulação muscular, passiva ou ativa, durante a diálise melhora o *Kt/V* por aumentar o suprimento de sangue para o tecido muscular pobremente perfundido e facilitar a remoção de ureia e fósforo.[8] O *Kt/V* ofertado deve ser checado sempre que a prescrição de diálise tiver sido modificada substancialmente. As ferramentas de monitorização de clearance *on-line* permitem a avaliação do *Kt/V* durante cada sessão de diálise sem a necessidade do uso de amostras de sangue.

Recomendações para Adequação da Dose de Diálise

As recomendações da diretriz europeia atual (*European Best Practice*)[9] para estratégias em diálise inclui as seguintes orientações:

- A diálise deve ser ofertada pelo menos três vezes na semana e a duração total deveria ser de pelo menos 12h/semana, a não ser que apoiada por presença de função renal residual significativa.
- A dose de diálise ofertada deveria ser mensurada pelo menos mensalmente.
- Em pacientes anúricos com diálise três vezes na semana, o *eKt/V* alvo prescrito deve ser de pelo menos 1,2. Doses mais altas de até 1,4 devem ser consideradas em pacientes do sexo feminino e em pacientes com altas comorbidades.
- Para pacientes com função renal residual ou aqueles com prescrição de diálise outra que não três vezes na semana, a dose de diálise semanal deve ser pelo menos equivalente a um *std-Kt/V* de 2.

OUTROS FATORES DA DIÁLISE RELACIONADOS AOS DESFECHOS

Remoção de Moléculas Médias

É amplamente difundido que a retenção de solutos de tamanho molecular médio poderia desempenhar um papel importante na patogênese do estado urêmico e contribuir significativamente para a alta mortalidade dos pacientes em diálise. Devido a maior porosidade da membrana, dialisadores de alto fluxo têm a capacidade de remover maiores quantidades de moléculas médias do que dialisadores de baixo fluxo, e isso pode ser adicionado ao tratamento pelo uso de estratégias convectivas de diálise, tais como hemodiafiltração (HDF). Devido às taxas mais lentas de equilíbrio entre compartimentos, a remoção de moléculas médias é limitada durante sessões de diálise convencional de 4 horas. A β_2-microglobulina, um marcador substituto para as moléculas médias urêmicas, podem apenas ser eficientemente removidas durante diálise de alto fluxo, e os níveis pré-diálise de β_2-microglobulina foram relacionados à mortalidade em pacientes randomicamente tratados com dialisadores de alto fluxo ou baixo fluxo.[10] Certos subgrupos de pacientes em diálise, tais como diabéticos, e pacientes incidentes com albumina sérica menor que 40g/L, são os que mais se beneficiam de diálise de alto fluxo.[11,12] As diretrizes europeias (European Best Practice) recomendam o uso de membranas sintéticas de alto fluxo para reduzir o risco cardiovascular e melhorar o controle da hiperfosfatemia e da anemia.[9]

A HDF on-line tem o potencial de proporcionar a remoção mais intensa da mais ampla gama de solutos de tamanho molecular pequeno e médio. As vantagens documentadas da HDF on-line incluem uma maior taxa de remoção de creatinina, fósforo, β_2-microglobulina e alguns compostos urêmicos ligados a proteínas. Três ensaios clínicos randomizados e controlados examinaram recentemente os desfechos da HDF on-line comparada a HD de baixo fluxo ou alto fluxo. Em dois desses estudos nenhum benefício significativamente estatístico foi observado para HDF on-line na análise de intenção de tratar de toda a população dos estudos.[13,14] Entretanto, em ambos os estudos, análise *post hoc* do tratamento revelaram um desfecho significativamente melhor para subgrupos de pacientes tratados com um volume convectivo ofertado médio de mais de 18 a 22 litros por sessão. Os resultados de um terceiro ensaio clínico randomizado e controlado da Espanha (ensaio ESHOL)[15] confirmaram essas observações. Comparado com pacientes que permaneceram em HD, aqueles que foram submetidos à HDF on-line de alta eficiência com um volume convectivo médio ofertado de 22 a 24 litros tiveram 30% menor risco de mortalidade por todas as causas, 33% menor risco de mortalidade cardiovascular e 55% menor risco de mortalidade relacionada

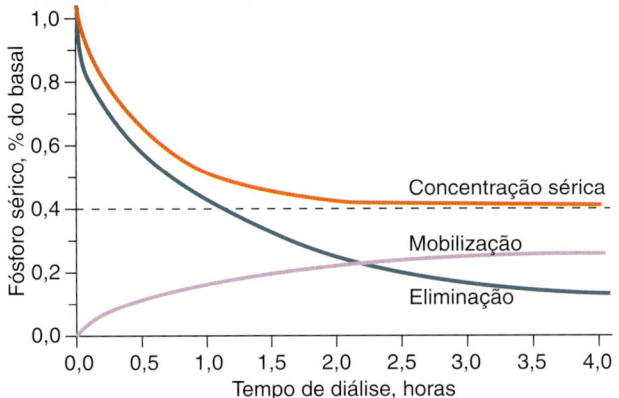

Figura 94-5 **Cinética da remoção e mobilização de fósforo intradialítico.**

à infecção. Baseados nesses três estudos, HDF de alta eficiência com um volume de fluido de reposição excedendo 22 litros por sessão poderia bem se tornar a modalidade de diálise padrão no futuro.

Remoção de Fósforo

A hiperfosfatemia é um problema principal em HD (Cap. 85).[16] O manejo da hiperfosfatemia é baseado na remoção de fósforo da diálise, restrição de fósforo da dieta e sequestro do fósforo intestinal com o uso de drogas quelantes de fósforo. A cinética de fósforo intradialítica difere significantemente da cinética de ureia, com níveis séricos de fósforo com queda progressiva nos primeiros 90 a 120 minutos de diálise e com estabilização desse ponto em diante (Fig. 94-5). O platô intradialítico é explicado pela mobilização de fósforo de vários compartimentos com uma taxa similar à da remoção de fósforo pelo dialisador. A remoção de fósforo pode ser melhorada com HD de alto fluxo e HDF, pelo uso de área de superfície maior do dialisador, e, mais dramaticamente por esquemas de diálise de maior frequência, tais como diálise curta diária e HD noturna diária. Esquemas longos e frequentes de diálise podem até mesmo resultar em hipofosfatemia e até fósforo necessita ser adicionado ao dialisato. Em todos os pacientes, o fósforo sérico pré-diálise deve ser reduzido aos níveis de normalidade.

Preservação de Função Renal Residual

A maioria dos pacientes que inicia diálise ainda tem uma função renal residual (FRR) considerável; mas ao término do primeiro ano, a maioria perdeu a FRR completamente. Apenas 10% a 20% dos pacientes ainda tem FRR após mais de 3 anos de diálise. FRR de 2 a 3 mL/min de *clearance* de ureia contribui significativamente para a eliminação das toxinas urêmicas.[17] Isso se traduz em níveis séricos mais baixos de β_2-microglobulina, fósforo, potássio, ureia, creatinina e ácido úrico, assim como manutenção das funções endócrinas, metabólicas, e antiestresse oxidativo; concentração de hemoglobina maior; melhora no estado nutricional; melhores escores de qualidade de vida e necessidade reduzida de restrição dietética e de fluidos. A perda da FRR, em contraste, é associada à hipertrofia ventricular esquerda. Para avaliar a contribuição relativa da FRR a dose diálise total ofertada, a dose de diálise semanal deveria ser expressa como *std-Kt/V*. Para um paciente com uma água corporal total estimada em 40 litros, um *clearance* residual de ureia de 2 a 3 mL/min é equivalente a um *std--Kt/V* de 0,5 a 0,75/semana. Os fatores de risco para perda de FRR incluem a ativação do sistema imune por membranas a base de celulose e dialisato com impureza da água; hipotensão intradialítica; uso de

inibidores da enzima conversora da angiotensina ou agentes nefrotóxicos, tais como contraste radiológico, aminoglicosídeos e anti-inflamatórios não esteroidais; e hipercalcemia. A perda da FRR pode ser retardada por prescrição de peso seco pós-HD adequado e prevenção de episódios hipotensivos intradialíticos.

Composição do Dialisato

Durante uma sessão de tratamento padrão, o sangue do paciente é exposto a 120 a 200 litros de dialisato. Os diversos componentes do dialisato devem, portanto, ser prescritos com bastante cuidado.

Sódio

A retenção de sódio é uma característica típica da DRET e um fator importante na patogênese da hipertensão em pacientes em HD. O controle judicioso do balanço de sódio é efetivo na normalização da pressão arterial, e a ingestão de sódio da dieta deveria ser restrita para 6 g de sal ou 100 mmol de sódio por dia. O sódio é removido principalmente através de ultrafiltração; porém, dependendo da razão da concentração de sódio do dialisato e da concentração de sódio na água plasmática, ele será removido ou ofertado ao paciente por difusão. Para a prevenção do balanço positivo de sódio, tanto a concentração de sódio do dialisato e sérica devem ser alinhadas ou cuidado deve ser tomado para que o sódio do dialisato não exceda a concentração de sódio sérico pré-diálise por não mais do que 2 a 3 mmol/L.

Potássio

A remoção de potássio durante a diálise deveria idealmente ser igual à quantidade acumulada durante o período interdialítico. A concentração de potássio no dialisato tem que ser ajustada a um nível que evite hipercalemia pré-HD assim como hipocalemia intradialítica, o que pode provocar arritmia induzida por diálise. A concentração típica de potássio no dialisato é ajustar para 2 a 4 mmol/L. A prescrição de concentração de potássio no dialisato inferior a 2 mmol/L é associada a aumento no risco de taquiarritmias e morte cardíaca súbita e deve, deste modo, ser evitada.[18]

Cálcio

A oferta de cálcio intradialítica para o paciente deve ser evitada, sob a ótica do balanço de cálcio positivo interdialítico e calcificação vascular acelerada como fator de risco cardiovascular principal na DRET. Em pacientes que usam sais de cálcio como quelantes de fósforo, um balanço de massa total de cálcio negativo é desejável.[19] Uma concentração padronizada de cálcio no dialisato de 1,25 a 1,50 mmol/L é recomendada pelo Kidney Disease: Improving Global Outcomes (KDIGO), mas alguns pacientes terão balanço positivo, mesmo com concentração de 1,25 mmol/L.[20] Esses e as concentrações maiores de cálcio do dialisato podem ser associados a um acúmulo tecidual de cálcio, enquanto o cálcio do dialisato mais baixo estimulará a secreção de paratormônio (PTH).

Bicarbonato

A acidose metabólica crônica está associada a redução da síntese proteica e aumento do catabolismo proteico e contribui para as desordens minerais e ósseas. Um nível normalizado pré-HD de bicarbonato no alvo de 20 a 23 mmol/L são associados a melhora de sobrevida. A concentração de dialisato é tipicamente ajustada em 35 a 40 mmol/L para gerar um gradiente de concentração transmembrana que favoreça a oferta de bicarbonato ao paciente. Dados do DOPPS indicam que níveis de bicarbonato sérico alto (> 27 mmol/L) e baixo (< 17 mmol/L) estão associados a aumento de risco de mortalidade e hospitalização.[21]

Tempo de Tratamento

O tempo de tratamento convencional é de 3 vezes por semana, na maioria dos países; sendo que o tempo prescrito deve ter como base a dose de diálise ofertada *(Kt/V),* traduzindo-se em um tempo maior de tratamento para pacientes com maior volume de distribuição de ureia. Em função das dificuldades na remoção de quantidades suficientes de pequenas e médias moléculas de toxinas urêmicas, com diálise curta um tratamento mínimo de duração de 4 horas é recomendado em vários países como a Alemanha, por exemplo. Ao se comparar pacientes com o mesmo Kt/V, o tratamento prolongado está associado a uma maior remoção da massa total de ureia, creatinina, fosfato e β_2 -microglobulina comparado a tratamentos mais curtos.[22]

O tempo de tratamento semanal é um dos fatores com maior impacto na adequacidade e nos desfechos clínicos. Maior tempo e frequência de tratamento nos centros de diálise e a diálise domiciliar noturna são alternativas que hoje se apresentam cada vez mais como opções ao tratamento convencional. Ambas as modalidades oferecem uma possibilidade de um melhor *clearance* de solutos e uma completa remoção do ganho de peso interdialítico, o que atenuaria os efeitos colaterais (hipotensão) que acontecem quando há necessidade de remoção de grandes volumes de ultrafiltrado no tratamento convencional.

O estudo randomizado (FHN – Frequent Hemodialysis Network)[23] demonstrou que a hemodiálise diária, de curta duração, esta associada a uma redução na massa ventricular esquerda e melhora dos escores de saúde nestes pacientes. Embora possa se assumir que isto poderia traduzir-se em redução dos índices de mortalidade as vantagens da HD diária, em termos de sobrevida ainda devem ser melhor demonstradas quando comparadas a HD convencional. Vários estudos retrospectivos epidemiológicos contendo um maior número de pacientes sugerem uma vantagem na sobrevida para pacientes que são tratados com maior tempo de sessão de HD assim como um maior número de sessões semanais tais como a diálise noturna (diária/três vezes por semana) comparada a HD convencional.[24-26]

Estado Volêmico

A hipervolemia, que é encontrada na maioria dos pacientes em HD, é um fator de risco estabelecido para o desenvolvimento de hipertensão arterial, hipertrofia ventricular esquerda e mortalidade cardiovascular. O alvo de um tratamento adequado de HD é normalizar a homeostase de água corporal e volume extracelular comparável com a dos pacientes de idade similar e função renal normal. Na prática clínica, esse peso corporal pós-diálise idealizado é chamado de *peso seco*, e pode ser diferente substancialmente do peso alvo prescrito pelo médico. Devido às dificuldades de detectar excesso de fluido de 2 a 3 litros clinicamente além da presença de edema, hipertensão arterial, dispneia e aumento da pressão venosa jugular, outros métodos de avaliação tais como ultrassonografia (diâmetro da veia cava inferior), radiografia de tórax, ultrassonografia de pulmão e bioimpedância de corpo inteiro deveriam ser aplicadas regularmente.[27] O peso alvo pós-HD prescrito é obtido por ultrafiltração. As taxas de ultrafiltração acima de 1000 mL/h são associadas a aumento do risco de hipotensão intradialítica, que em contrapartida é associada a aumento do risco de mortalidade no longo prazo. Isquemia miocárdica transitória parece acontecer regularmente durante a diálise em relação a taxa de ultrafiltração que exceda 500 mL/hora. A hemodinâmica intradialítica pode ser estabilizada por HD isotérmica, na qual o aumento fisiológico e intradialítico da temperatura central corporal, um fator chave na patogênese da hipotensão intradialítica, é prevenido através do resfriamento do dialisato.[28] Em pacientes hemodinamicamente instáveis, apenas baixas taxas de ultrafiltração e desse modo, tempos de tratamento mais longos podem atingir a meta alvo da remoção adequada de fluidos.

Os pacientes de diálise são orientados a limitar a ingestão de fluido para 0,5 a 0,75 litros em excesso a sua diurese média diária e para controlar o sal da dieta. Um balanço de sódio positivo interdialítico ou intradialítico é um fator principal que governa a sede e a ingestão de água interdialítica. A restrição dietética de 6 g de sal por dia é recomendada para prevenir o alto ganho de peso interdialítico e o desenvolvimento de hipertensão arterial e insuficiência cardíaca congestiva. Isso geralmente requer educação constante, incluindo a família. Uma redução gradual no peso interdialítico pode refletir pobre apetite e diminuição da ingestão de comida e, junto com a redução da pressão arterial sistólica, albumina sérica e proteína C-reativa, é identificado como marcador de mortalidade iminente dentro de 1 ano.[29]

Estado Nutricional

Os pacientes em hemodiálise estão sob risco de desnutrição proteico-calórica, redução do apetite, infecção, doenças intercorrentes, admissões hospitalares e perda de refeições após diálise.[30] A ingestão diária recomendada de 1 a 1,2 g de proteína por quilograma de peso corporal ideal e 35 Kcal/Kg de peso corporal ideal é geralmente não atingida. O estado nutricional de pacientes em diálise deveria ser avaliado regularmente por métodos clínicos e bioquímicos, incluindo a medida de aparência de nitrogênio proteico (Cap. 87).

Acesso Vascular

A escolha do acesso vascular fortemente afeta os desfechos de pacientes em diálise. Um acesso vascular funcionante é uma pré-condição para o tratamento em diálise adequado. As fístulas nativas deveriam ser o acesso vascular de primeira escolha. Em pacientes nos quais uma fístula nativa não possa ser criada, um enxerto vascular pode ser uma alternativa. Os cateteres venosos centrais deveriam ser utilizados como ponte até que um acesso vascular definitivo possa ser utilizado para diálise. Apenas quando uma fístula nativa ou um enxerto não estiver disponível e a conversão para diálise peritoneal não parecer factível é que os cateteres venosos tunelizados subcutâneos deveriam ser utilizados como acessos permanentes. Ao redor do mundo, existem grandes diferenças na fração de pacientes com cateteres venosos centrais utilizados como acesso permanente. O uso de cateter no longo prazo é associado a maior taxa de inflamação crônica e infecção aguda, menores níveis séricos de albumina, piora da resposta a eritropoietina, e maiores taxas de hospitalização e mortalidade, principalmente devido à infecção (Cap. 91). A qualidade do acesso vascular deve ser avaliada regularmente por meios clínicos, tais como inspeção, palpação e ausculta, assim como por meios técnicos, incluindo a mensuração intradialítica de recirculação ou taxa de fluxo do acesso e tecnologia de ultrassonografia com Doppler.

Qualidade de vida

As medidas de qualidade de vida devem estar entre os indicadores mais sensíveis para a eficácia das terapias de diálise. As medidas dos aspectos físicos e mentais de qualidade de vida são reconhecidas para avaliar os distúrbios físicos e psicológicos que podem acompanhar o estado urêmico e podem ser modificados por terapia renal substitutiva.[31] Atualmente, vários testes padronizados de qualidade de vida são rotineiramente utilizados em ensaios clínicos envolvendo pacientes em HD. Além da adequação em diálise, a qualidade de vida pode também ser significantemente afetada por fatores relacionados a problemas organizacionais – por exemplo, atrasos em viagens, tempo de espera na unidade de diálise para o tratamento iniciar, tempo de diálise em relação ao trabalho ou necessidades educacionais, e falta de exercício.

A depressão é um dos principais aspectos que afetam a qualidade de vida e pode ser avaliada separadamente por questionários padronizados e validados, tais como o questionário de depressão de Beck.[32] A depressão é frequentemente associada a evidência bioquímica de inflamação ou infecção e pode melhorar com o tratamento apropriado. Um modo potencial de fazer algum impacto em alguns desses problemas é modificar a característica de "linha de montagem" de muitos centros de diálise com variações que incluam exercício físico e programas de terapia ocupacional e oportunidades para os pacientes terem encontros regulares com a equipe para discutir seus problemas.

Referências

1. Yoshino M, Kuhlmann MK, Kotanko P, et al. International differences in dialysis mortality reflect background general population atherosclerotic cardiovascular mortality. *J Am Soc Nephrol.* 2006;17:3510-3519.
2. Duranton F, Cohen G, De Smet R, et al. Normal and pathologic concentrations of uremic toxins. *J Am Soc Nephrol.* 2012;23:1258-1270.
3. Eloot S, Schneditz D, Vanholder R. What can the dialysis physician learn from kinetic modelling beyond Kt/V(urea). *Nephrol Dial Transplant.* 2012;27:4021-4029.
4. Daugirdas JT. Second generation logarithmic estimates of single-pool variable volume Kt/V: An analysis of error. *J Am Soc Nephrol.* 1993;4:1205-1213.
5. Hemodialysis Adequacy 2006 Work Group. Clinical practice guidelines for hemodialysis adequacy, update 2006. *Am J Kidney Dis.* 2006;48(suppl 1):S2-S90.
6. Gotch FA. The current place of urea kinetic modeling with respect to different dialysis modalities. *Nephrol Dial Transplant.* 1998;13(suppl 6):10-14.
7. Daugirdas JT, Greene T, Chertow GM, Depner TA. Can rescaling dose of dialysis to body surface area in the HEMO study explain the different responses to dose in women versus men? *Clin J Am Soc Nephrol.* 2010;5:1628-1636.
8. Farese S, Budmiger R, Aregger F, et al. Effect of transcutaneous electrical muscle stimulation and passive cycling movements on blood pressure and removal of urea and phosphate during hemodialysis. *Am J Kidney Dis.* 2008;52:745-752.
9. Tattersall J, Martin-Malo A, Pedrini L, et al. EBPG guideline on dialysis strategies. *Nephrol Dial Transplant.* 2007;22(suppl 2):ii5-ii21.
10. Cheung AK, Rocco MV, Yan G, et al. Serum ($_2$-microglobulin levels predict mortality in dialysis patients: Results of the HEMO study. *J Am Soc Nephrol.* 2006;17:546-555.
11. Eknoyan G, Beck GJ, Cheung AK, et al. Effect of dialysis dose and membrane flux in maintenance hemodialysis. *N Engl J Med.* 2002;347:2010-2019.
12. Locatelli F, Martin-Malo A, Hannedouche T, et al. Effect of membrane permeability on survival of hemodialysis patients. *J Am Soc Nephrol.* 2009;20:645-654.
13. Grooteman MPC, van den Dorpel MA, Bots ML, et al. Effect of online hemodiafiltration on all-cause mortality and cardiovascular outcomes. *J Am Soc Nephrol.* 2012;23:1087-1096.
14. Ok E, Asci G, Toz H, et al. Mortality and cardiovascular events in online haemodiafiltration (OL-HDF) compared with high-flux dialysis: Results from the Turkish OL-HDF study. *Nephrol Dial Transplant.* 2012;28:192-202.
15. Maduell F, Moreso F, Pons M, et al. High-efficiency postdilution online hemodiafiltration reduces all-cause mortality in hemodialysis patients. *J Am Soc Nephrol.* 2013;24:487-497.
16. Levin NW, Gotch FA, Kuhlmann MK. Factors for increased morbidity and mortality in uremia: Hyperphosphatemia. *Semin Nephrol.* 2004;24:396-400.
17. Bargman JM, Golper TA. The importance of residual renal function for patients on dialysis. *Nephrol Dial Transplant.* 2005;20:671-673.
18. Pun PH, Lehrich RW, Honeycutt EF, et al. Modifiable risk factors associated with sudden cardiac arrest within hemodialysis clinics. *Kidney Int.* 2011;79:218-227.
19. Gotch FA. Calcium and phosphorus kinetics in hemodialysis therapy. *Contrib Nephrol.* 2008;161:210-214.
20. Kidney Disease: Improving Global Outcomes (KDIGO) CKD-MBD Work Group. KDIGO clinical practice guideline for the diagnosis, evaluation, prevention, and treatment of chronic kidney disease–mineral and bone disorder (CKD-MBD). *Kidney Int.* 2009;76(suppl 113):S1-S130.
21. Bommer J, Locatelli F, Satayathum S, et al. Association of predialysis serum bicarbonate levels with risk of mortality and hospitalization in the Dialysis Outcomes and Practice Patterns Study (DOPPS). *Am J Kidney Dis.* 2004;44:661-671.
22. Eloot S, Van Biesen W, Dhondt A, et al. Impact of hemodialysis duration on the removal of uremic retention solutes. *Kidney Int.* 2008;73:765-770.
23. FHN Trial Group, Chertow GM, Levin NW, et al. In-center hemodialysis six times per week versus three times per week. *N Engl J Med.* 2010;363:2287-2300.
24. Lacson E, Xu J, Suri R, et al. Survival with three times weekly in-center nocturnal versus conventional hemodialysis. *J Am Soc Nephrol.* 2012;23:687-695.
25. Weinhandl ED, Liu J, Gilbertson DT, et al. Survival in daily home hemodialysis and matched thrice-weekly in-center hemodialysis patients. *J Am Soc Nephrol.* 2012;23:895-904.
26. Nesrallah GE, Lindsay RM, Cuerden MS, et al. Intensive hemodialysis associates with improved survival compared with conventional hemodialysis. *J Am Soc Nephrol.* 2012;23:696-705.
27. Kuhlmann MK, Zhu F, Seibert E, Levin NW. Bioimpedance, dry weight and blood pressure control: New methods and consequences. *Curr Opin Nephrol Hypertens.* 2005;14:543-549.
28. Selby NM, McIntyre CW. A systematic review of the clinical effects of reducing dialysate fluid temperature. *Nephrol Dial Transplant.* 2006;21:1883-1898.
29. Usvyat LA, Barth C, Bayh I, et al. Interdialytic weight gain, systolic blood pressure, serum albumin and C-reactive protein change in chronic dialysis patients prior to death. *Kidney Int.* 2013;84:149-157.
30. Carrero JJ, Stenvinkel P, Cuppari L, et al. Etiology of the protein-energy wasting syndrome in chronic kidney disease: A consensus statement from the International Society of Renal Nutrition and Metabolism (ISRNM). *J Ren Nutr.* 2013;23:77-90.
31. Unruh ML, Weisbord SD, Kimmel PL. Health-related quality of life in nephrology research and clinical practice. *Semin Dial.* 2005;18:82-90.
32. Kimmel PL, Peterson RA. Depression in patients with end-stage renal disease treated with dialysis: Has the time to treat arrived? *Clin J Am Soc Nephrol.* 2006;1:349-352.

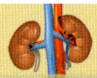

CAPÍTULO 95

Complicações Agudas Durante a Hemodiálise

Kevan R. Polkinghorne e Peter G. Kerr

Apesar dos avanços técnicos na hemodiálise (HD) resultarem em um procedimento cada vez mais seguro e bem tolerado, ainda ocorrem importantes complicações agudas entre pacientes submetidos a HD, tanto no contexto clínico de instalação aguda ou nos pacientes em programa crônico. Essas complicações, bem como suas causas e seu manuseio, serão discutidos neste Capítulo.

COMPLICAÇÕES CARDIOVASCULARES

Hipotensão Intradialítica

A hipotensão intradialítica, que ocorre em 10% a 30% das sessões, varia desde episódios assintomáticos a marcado comprometimento na perfusão de órgãos, resultando em isquemia miocárdica, arritmias cardíacas, tromboses vasculares, perda de consciência, convulsões ou óbito.[1] Além disso, em pacientes com injúria renal aguda, a hipotensão intradialítica pode induzir isquemia renal adicional e retardar a recuperação da função. A hipotensão intradialítica e a hipotensão ortostática pós-diálise constituem fatores de risco independentes de mortalidade.[2] A patogênese da hipotensão intradialítica é complexa[3] e está resumida na Figura 95-1. Comumente, no entanto, a hipotensão intradialítica resulta da necessidade de se lidar com o excesso de fluidos e ganho de peso interdialítico. Dessa forma, a remoção da taxa de fluidos requerida excede a taxa de enchimento intravascular, resultando em relativa depleção do volume intravascular.

O tratamento imediato é a restauração do volume sanguíneo circulante, colocando o paciente na posição de Trendelenburg, reduzindo ou interrompendo a ultrafiltração, e infundindo solução salina isotônica a 0,9% em bólus (100 mL ou mais, conforme necessidade). A albumina pobre em sal e outras soluções hipertônicas não oferecem vantagem em relação à salina isotônica, e apresentam maior custo. A taxa de fluxo sanguíneo não deve ser reduzida no manejo da hipotensão, uma vez que os benefícios dessa manobra não foram demonstrados. Se há a necessidade de redução temporária do fluxo sanguíneo, uma atenção particular deve ser tomada para se minimizar a subdiálise. Contudo, em um contexto de ganho de peso excessivo, a administração de bólus de solução salina dificulta a aquisição do peso seco almejado. Já que fatores cardiovasculares podem precipitar um episódio de hipotensão intradialítica, deve-se manter um alto índice de suspeição para isquemia cardíaca, especialmente se a hipotensão for acompanhada de angina ou dispneia. Nesses casos, é recomendada a realização de eletrocardiograma e curva de troponina sérica. Da mesma forma, episódios recorrentes e não explicados de hipotensão podem justificar a realização de ecocardiograma, para se descartar pericardite ou derrame pericárdio.

Estratégias preventivas da hipotensão incluem a correção da anemia e da hipoalbuminemia, o tratamento da insuficiência cardíaca congestiva ou arritmias, evitar a administração de drogas anti-hipertensivas antes da diálise e evitar a ingestão de alimentos antes ou durante a diálise. Os pacientes devem ser aconselhados a evitar excesso de ganho de peso interdialítico e há necessidade de se obter uma estimativa precisa do peso seco do paciente. Deve-se assegurar ingesta mínima de sal. O uso de midodrina, um α_1-agonista seletivo por via oral, em dose de 5 a 10 mg, antes da sessão de diálise, pode ser uma medida preventiva útil.[4]

As estratégias preventivas através da modificação no procedimento de diálise incluem: o uso de bicarbonato no dialisato, o controle de ultrafiltração e a modelagem de sódio. Subsequentemente, pode-se tentar a redução da taxa de ultrafiltração através do aumento do número de horas ou da frequência da diálise.[5] A monitoração "on-line" do volume sanguíneo e técnicas de "biofeedback" vêm sendo desenvolvidas para melhorar a estabilidade cardiovascular intradialítica.[6] Embora os dispositivos de monitoração "on-line" tenham demonstrado diminuição na incidência de hipotensão intradialítica em uma população de alto risco, há evidências limitadas de que o monitoramento do volume sanguíneo possa prever hipotensão intradialítica ou produzir benefício sobre morbidade e mortalidade a longo prazo, especialmente na população geral em HD.[7] O resfriamento do dialisato a 35,5°C a 36°C (95,9° F a 96,8° F), uma medida que induz a liberação de catecolaminas e resulta em vasoconstrição, ou pelo menos impede a vasodilatação, pode reduzir a ocorrência de hipotensão. Uma revisão sistemática dos ensaios clínicos randomizados utilizando o biofeedback da modulação da temperatura do dialisato demonstrou redução significativa na incidência de hipotensão intradialítica, quando comparada com diálise convencional.[8] A modulação da temperatura do dialisato é alcançada através da aferição da temperatura sanguínea no circuito venoso e arterial, retroalimentando a informação aos termostatos venoso e arterial da máquina de diálise. A máquina pode ser programada ou para permitir uma temperatura corporal constante e uma transferência de energia global negativa, assim chamada de hemodiálise isotérmica, ou para produzir uma hemodiálise termoneutra, que visa prevenir a transferência de energia entre o dialisado e o sangue extracorporeo. Ambas, HD isotérmica ou termoneutra, foram capazes de reduzir a ocorrência da hipotensão intradialitica em estudos randomizados, quando comparadas à HD convencional.

Hipertensão Intradialítica

A hipertensão intradialítica ocorre em 8% a 30% dos tratamentos.[9] A hipertensão durante ou imediatamente após a HD constitui um fator importante de risco para mortalidade cardiovascular. Além disso, um aumento intradialitico na pressão sistólica está associado a um risco aumentado de hospitalização e morte.[10]

Na maioria das circunstâncias, uma elevação na pressão arterial intradialítica indica sobrecarga de volume. Contudo, em alguns pacientes, a pressão arterial permanece elevada, apesar da remoção de fluidos, uma síndrome denominada hipertensão dialítica refratária. Estes pacientes são geralmente jovens, com história de hipertensão preexistente, excessivo ganho de peso interdialítico e hiperatividade do sistema renina-angiotensina em resposta a remoção de fluidos.[11] Mesmo entre esses pacientes, a hipertensão pode ser mediada pela expansão de volume, mas, muitas vezes, há uma defasagem de dias até duas ou mais semanas antes que sua pressão arterial se normalize (conhecido como "fenômeno de defasagem" da diálise). Geralmente,

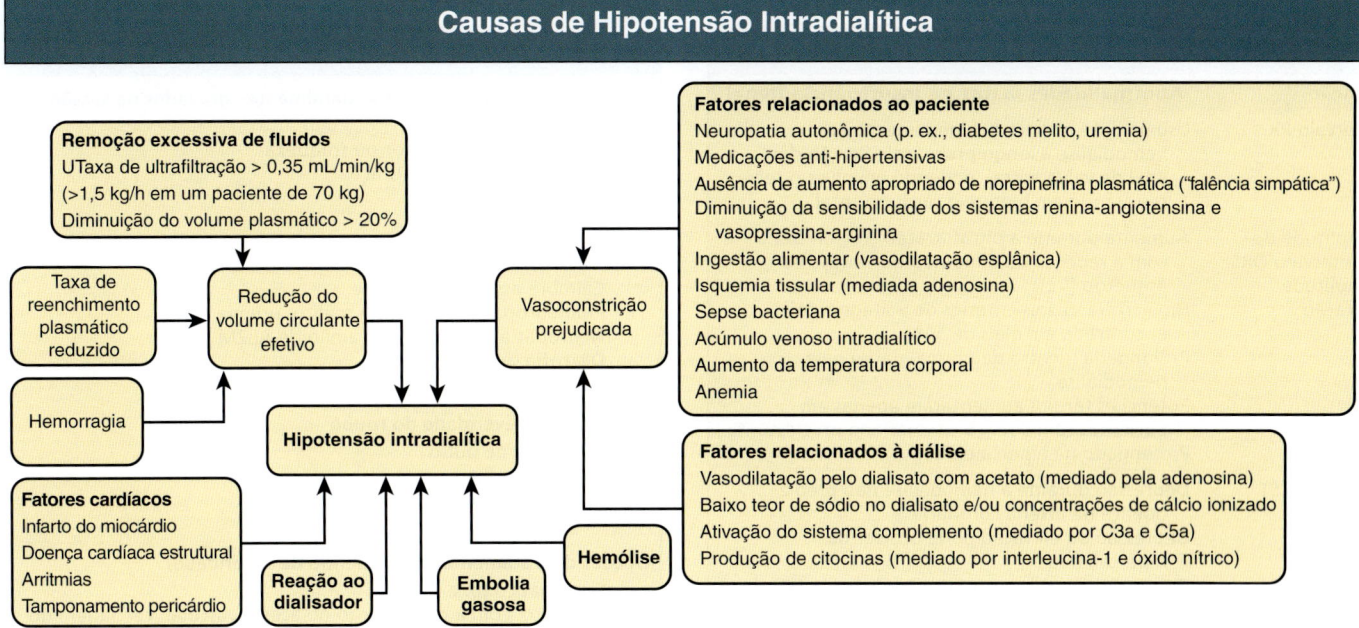

Figura 95-1 Patogênese e causas de hipotensão intradialítica

após essa fase, os pacientes conseguem descontinuar a maioria dos anti-hipertensivos.

A eritropoeitina (EPO) e outros agentes estimuladores da eritropoiese se associam a uma incidência de 20% a 30% de surgimento ou agravamento da hipertensão. Além disso, entre os pacientes recebendo EPO intravenosa (não subcutâneo), níveis elevados de endotelina-1 (potente agente vasoconstritor) se relacionam ao aumento da pressão arterial. Predominantemente, esses aumentos da pressão arterial induzidos por EPO estão associados a rápidas elevações da hemoglobina, e podem ser evitados através de uma abordagem mais conservadora para a correção da anemia.

A hipertensão intradialítica pode ser precipitada pelo uso de dialisato rico em sódio, com o intuito de minimizar o declínio da osmolalidade sérica intradialítica, que ocorre com a remoção por difusão do sódio e da ureia.[12] Embora essa abordagem estabilize a pressão arterial durante a diálise, melhorando o preenchimento intravascular, o dialisato rico em sódio resulta em um balanço de sódio positivo intradialítico, e está associado ao aumento da sede pós-diálise, resultando em significativo ganho de peso no período interdialítico. Para contornar esses problemas, o perfil de sódio tem sido adotado como uma abordagem para utilização de concentrações variáveis de sódio no dialisato, geralmente com reduções contínuas ou com o modo passo a passo, que prevê níveis iniciais de sódio entre 150-154 mmol/L e redução progressiva até 138-142 mmol/L. Apesar do perfil de sódio ser amplamente utilizado, faltam evidências de seu benefício em estudos randomizados[13]. Outras hipóteses sobre os mecanismos de hipertensão intradialítica incluem hiperatividade do sistema nervoso simpático[14] e aumento do débito cardíaco resultante da remoção de fluidos, particularmente entre os pacientes com miocardiopatia.[15] Os clínicos também devem estar atentos à possibilidade de remoção de certas drogas anti-hipertensivas pela diálise, como os inibidores da enzima conversora da angiotensina (ECA) e betabloqueadores.

O aumento da pressão arterial durante a sessão de diálise requer intervenção, caso a pressão sistólica esteja acima de 180 mm Hg. É mais bem manejada com agentes de ação central, como a clonidina ou com inibidores da ECA de ação curta, como o captopril. O tratamento bem-sucedido da hipertensão em longo prazo requer a determinação precisa do peso seco, através da ultrafiltração gradual

durante várias semanas de diálise. Assim que o peso seco é alcançado, a otimização da terapia anti-hipertensiva está justificada, incluindo a utilização de medicamentos minimamente ou não dialisáveis, como os bloqueadores dos receptores de angiotensina, bloqueadores de canal de cálcio, clonidina e carvedilol. No entanto, deve-se lembrar que o uso de agentes anti-hipertensivos pode dificultar a aquisição do peso seco ao induzir hipotensão intradialítica. Evidências do estudo Dry-Weight Reduction in Hypertensive Hemodialysis Patients (DRIP)[16] sugerem que o controle da pressão arterial em pacientes em HD é conseguido através do controle de volume e não do uso de agentes anti-hipertensivos. Um equívoco comum no manejo da hipertensão dialítica é o emprego de medicamentos para controle pressórico em vez da obtenção do peso seco. O uso de drogas vasodilatoras (hidralazina, minoxidil) pode levar a maior retenção de fluidos, piorando a hipertensão e a sobrecarga de volume. O minoxidil também está associado ao aparecimento de derrames pleural e pericárdico.

Arritmias Cardíacas

As arritmias intradialíticas são comuns e frequentemente multifatoriais[17,18]. A hipertrofia ventricular esquerda, a cardiomiopatia congestiva, a pericardite urêmica, a isquemia miocárdica silenciosa e a calcificação do sistema de condução são frequentemente encontradas em pacientes adultos dialíticos. Além disso, polifarmácia associada a constantes alterações de volume, eletrólitos e da homeostase ácido-base podem precipitar arritmias durante a sessão de diálise. As anormalidades eletrocardiográficas mais encontradas entre pacientes com insuficiência renal são demonstradas na Tabela 95-1. A dispersão do intervalo QTc, definida como a diferença entre o intervalo QTc mínimo e o máximo em um eletrocardiograma padrão de 12 derivações, é prolongada após HD, e vem sendo proposta como um indicador prognóstico de complicações cardíacas em pacientes dialíticos.[19]

As medidas preventivas incluem a utilização de dialisato com bicarbonato e uma cuidadosa atenção aos níveis de cálcio e potássio no dialisato. Existem muito poucos estudos demonstrando o nível adequado de potássio no dialisato, embora evidências observacionais recentes sugiram que um nível de potássio abaixo de 2 mmol/L deve ser evitado na maioria dos pacientes.[20] O uso de dialisato sem potássio

Anormalidades Eletrocardiográficas na Insuficiência Renal

Função	Anormalidades vistas na Insuficiência Renal
Intervalo PR	Usualmente normal; prolongamento em hemodiálise a longo prazo; calcificação do anel da valva mitral, podendo envolver o feixe resultando em bloqueio cardíaco total
Amplitude do intervalo QRS Amplitude Duração	Aumenta durante a ultrafiltração (correlaciona com a redução da dimensão do ventrículo esquerdo [VE]) Hipertrofia VE nos critérios de voltagem foi encontrado em mais de 50% Prolongada (dentro da normalidade) pela hemodiálise Potenciais tardios aumentaram apenas em pacientes com doença coronariana preexistente Prolongado na hipercalemia
Segmento ST	Depressão durante a hemodiálise não prediz doença na artéria coronária Depressão ou elevação pode ocorrer na hipercalemia Depressão durante a monitorização ambulatorial é um mau preditor de doença arterial coronariana
Intervalo QTc	Aumento durante hemodiálise (correlaciona com redução do K^+ e Mg^{2+}) Aumento da dispersão QT foi relatada em pacientes em diálise
Onda T	Pico ou inversão pode ocorrer na hipercalemia Inversão na anterolateral leva a HVE com padrão de *strain*
Ritmo	Alta incidência de arritmias atriais e ventriculares durante a hemodiálise

Tabela 95-1 Anormalidade eletrocardiográfica na insuficiência renal. Fatores de risco incluem disfunção do VE, alterações de motilidade, doença coronariana conhecida, perfusão miocárdica anormal (mesmo sem doença coronariana), utilização de glicosídeos cardíacos e baixa concentração de potássio no dialisato.

dever ser evitado, devido o seu potencial arritmogênico, especialmente em pacientes recebendo digoxina, porque a concentração de potássio sérico se reduz a menos de 3.5 mmol/L. Os níveis de digoxina sérica devem ser monitorizados regularmente, e as indicações dessa medicação devem ser revistas com frequência.

Morte Súbita

A parada cardíaca ocorre a cada 7 de 100.000 sessões de HD e é mais comum em idosos, em portadores de diabetes melito e entre aqueles com cateter venoso central.[21] Cerca de 80% das mortes súbitas durante a diálise são causadas por fibrilação ventricular, mais frequentemente observada após o maior intervalo interdialítico em pacientes em programa de diálise três vezes por semana, presumivelmente devido ao maior acúmulo de solutos e fluidos.[22-24] Consistente com essa hipótese, tanto pacientes em diálise peritoneal quanto paciente submetidos a diálise de longa duração não apresentaram essa alta taxa de eventos em um determinado dia da semana[24]. Embora a doença coronariana se associe a maior risco de morte súbita, outros eventos catastróficos intradialíticos devem ser descartados. O pronto reconhecimento e tratamento da hipercalemia frequentemente encontrada em pacientes jovens e não aderentes é imperativo. A fraqueza muscular profunda generalizada pode ser um sinal de alerta para hipercalemia com risco de vida iminente.

Na vigência de parada cardiorrespiratória durante a sessão de diálise, o passo imediato a ser seguido é determinar se o evento resulta de doença intrínseca do paciente ou de erro técnico, como nos casos

Síndrome de Roubo Vascular Associada à Diálise

Apresentação clínica (sintomas geralmente agravados na sessão de diálise)
    Dormência na mão, dor ou fraqueza
    Resfriamento do antebraço
    Pulsos diminuídos
    Acrocianose, gangrena

Diagnóstico diferencial
    Câimbra associada à diálise
    Polineuropatias – diabetes melito, uremia
    Neuropatia compressiva – amiloide Aβ2M
    Distrofia simpático refexa
    Calcifilaxia

Avaliação da severidade do roubo
    Oximetria de pulso
    Pletismografia
    Fluxo sanguíneo ao Doppler
    Angiografia

Opções de tratamento (dependendo da severidade)
    Sintomático (p. ex., luvas)
    Cirúrgico, com a preservação do acesso vascular: cerclagem do acesso com interposição de bandagem ou técnica de ligadura arterial e revascularização distal (DRIL), Figura 91-6
    Cirúrgica, com perda do acesso vascular: ligadura

Quadro 95-1 Síndrome de roubo vascular associada à diálise

de embolia gasosa, composição inadequada do dialisato, superaquecimento do dialisato, desconecção da linha de diálise ou presença esterilizante no dialisador. A presença de bolhas de ar no dialisato, de hemólise maciça e de hemorragia causadas por desconecção das linhas podem ser facilmente detectadas. No entanto, se nenhuma causa óbvia é identificável, o volume sanguíneo das linhas não deve ser devolvido ao paciente, especialmente se o colapso ocorreu imediatamente após o início da diálise. Um paciente exposto ao formaldeído pode ter apresentado queixas iniciais de queimação no local do acesso; felizmente, esse agente é raramente utilizado na atualidade. Se a possibilidade de um problema com a composição do dialisato é remota, o volume sanguíneo pode ser devolvido ao paciente. No entanto, amostras do sangue e do dialisato devem ser imediatamente enviadas para análise de eletrólitos. Além disso, o capilar e as linhas devem ser separados para posterior análise, e a máquina de diálise deve ser substituída até que todos os seus mecanismos de segurança sejam verificados contra a possibilidade de mau funcionamento. A disponibilidade de desfibriladores nas unidades de diálise deve ser universal. O manejo da parada cardiopulmonar durante a sessão de diálise deve obedecer aos princípios da ressuscitação cardiopulmonar; o diagnóstico e o manejo de erros técnicos serão discutidos posteriormente.

A prevenção de morte súbita em pacientes em HD, incluindo o papel de desfibriladores implantáveis, é discutida no Capítulo 82.

Pericardite

O manejo da pericardite em pacientes em diálise é discutido no Capítulo 82.

Síndrome de "Roubo" Sanguíneo Associada à Diálise

A construção de uma fístula arteriovenosa ou a implantação de uma prótese vascular frequentemente resultam em redução do fluxo sanguíneo para a mão ipsilateral. Embora geralmente não ocorra isquemia clinicamente significativa, os sintomas não são raros, particularmente em portadores de diabetes melito ou em pacientes idosos com doença vascular periférica. A síndrome do roubo de fluxo associada a diálise é mais comum em fístulas arteriovenosas no braço (cerca de 4%), se comparada a enxertos arteriovenosos e fístulas arteriovenosas no antebraço (cerca de 1%). A apresentação clínica, o diagnóstico diferencial e a avaliação da síndrome de roubo de fluxo associada a diálise estão resumidas no Quadro 95-1 e são discutidas no Capítulo 91.[25,26]

O tratamento depende da gravidade clínica da isquemia e da anatomia do acesso vascular.[26] A isquemia grave pode causar danos irreparáveis aos nervos, em um intervalo de horas, e deve ser considerada uma emergência cirúrgica. A isquemia leve, que se manifesta por leve dor durante HD, sensação de frio subjetivo e parestesias, e redução objetiva da temperatura da pele, mas sem perda de sensibilidade ou movimento, são comuns e geralmente melhoram com o tempo.[27] Os pacientes com isquemia leve devem ser submetidos a terapia específica conforme sintomatologia (p. ex., usar luvas) e exame físico frequente, com atenção especial às alterações neurológicas sutis e perda de massa muscular.[28] Ausência de melhoria pode requerer intervenção cirúrgica ou radiológica (Cap. 91). A persistência dos sintomas após uma correção aparentemente bem-sucedida do fluxo do acesso vascular deve alertar para outras causas não relacionadas ao acesso.

COMPLICAÇÕES NEUROMUSCULARES

Câimbras musculares

As câimbras musculares ocorrem em 5% a 20% dos pacientes durante as sessões de diálise, e frequentemente envolvem as pernas. Elas são responsáveis por 15% das interrupções precoces na diálise.[30] A eletromiografia demonstra aumento da atividade elétrica no tônus muscular durante a diálise. Pode-se observar elevação sérica dos níveis de creatinoquinase.

Embora a patogênese seja desconhecida, a contração de volume e a hipo-osmolaridade induzidas pela diálise são fatores predisponentes comuns. Além disso, o aparecimento de câimbras musculares indica que o alvo do peso seco desejado foi atingido. No entanto, hipomagnesemia e deficiência de carnitina também podem ser fatores contribuintes.

O tratamento agudo é direcionado para aumentar a osmolaridade plasmática. A interrupção da ultrafiltração não é útil. A infusão parenteral de solução salina a 23,5% (15 a 20 mL), manitol a 25% (50 a 100 mL) ou dextrose a 50% em água (25 a 50 mL) são igualmente eficazes. Contudo, a salina hipertônica pode resultar em sede pós-diálise, e tanto salina hipertônica quanto manitol podem causar calor e rubor transitório durante a infusão. Além disso, grandes e repetidas infusões de manitol podem levar ao aumento da sede, do ganho de peso interdialítico e sobrecarga de volume. Em geral, a dextrose em água é preferível, particularmente em não diabéticos.

As medidas preventivas incluem aconselhamento dietético sobre o ganho de peso excessivo interdialítico. Diante de um paciente sem sinais clínicos de sobrecarga volêmica, é razoável aumentar o peso seco em 0,5 kg e observar resposta clínica. O sulfato de quinino (250 a 300 mg) ou oxazepam (5 a 10 mg), admnistrados duas horas antes da sessão de diálise, também podem ser efetivos. Embora a agência U.S Food and Drug Administration considere o sulfato de quinino inseguro e ineficaz em prevenir as câimbras, este fármaco funciona bem em alguns pacientes, e é usado livremente em muitos países do mundo. Alguns serviços também utilizam a vitamina E nesse contexto.[31] O uso do perfil de sódio durante a diálise pode resultar também em algum benefício. As estratégias propostas incluem iniciar a sessão com uma concentração de sódio no dialisato entre 145 e 155 mmol/L e reduzi-la, linearmente, até 135 a 140 mmol/L no fim tratamento. Uma comparação entre perfis de sódio exponenciais, lineares ou progressivos produziu resultados semelhantes.[32] Resultados anedóticos, reportam que a administração de 5 mg de enalapril duas vezes por semana pode ser uma medida eficaz, presumivelmente pela inibição da sede mediada

pela angiotensina II. Exercícios de alongamento, administração de sais de magnésio, de creatina mono-hidratada (12 mg antes da sessão de diálise)[33] e suplementação com L-carnitina (20 mg/kg por sessão de diálise) podem ser benéficos.[34] A utilização de técnicas de controle do volume sanguíneo intradialítico por "*biofeedback*" demonstrou-se eficaz em reduzir a incidência de câimbras musculares.[35]

Síndrome das Pernas Irriquietas

A síndrome das pernas irriquietas é uma condição comum entre pacientes dialíticos. A queixa típica é a sensação de inquietude nas pernas durante períodos de inatividade, e os sintomas podem piorar durante a diálise. A etiologia, a prevenção e o tratamento da síndrome das pernas irriquietas são discutidos no Capítulo 86.

Síndrome do Desequilíbrio Dialítico

Apesar do declínio de sua incidência, a síndrome do desequilíbrio dialítico (SDD) ainda é observada, esporadicamente, em pacientes que iniciam HD com dialisadores de alto fluxo com grandes áreas de superfície e curto tempo de diálise. Os fatores de risco incluem jovens, uremia grave, rápida e marcante queda intradialitica das concentrações de ureia, baixa concentração de sódio no dialisato e distúrbios neurológicos preexistentes (Cap. 86).

A síndrome do desequilíbrio dialítico comumente se apresenta com queixas de inquietação, cefaleia, náuseas, vômitos, visão turva, espasmos musculares, desorientação, tremor e hipertensão. As manifestações mais graves incluem rebaixamento do nível de consciência, convulsões e coma. A SDD geralmente aparece no final da diálise, mas pode se manifestar em até 24 horas após a sessão. Embora o edema cerebral seja um achado consistente na tomografia computadorizada, a SDD continua sendo um diagnóstico clínico, uma vez que os testes laboratoriais, incluindo eletroencefalograma, são inespecíficos. É geralmente autolimitada, mas a recuperação total pode levar alguns dias.

A patogênese da SDD ainda é um assunto discutido. A teoria do efeito reverso da ureia, que propõe que um desequilíbrio osmótico transitório ocorra durante a diálise como resultado de uma remoção mais rápida da ureia do sangue do que do fluido cerebroespinhal, vem sendo contestada.[36] Em animais submetidos a diálise agressiva, observa-se acidose paradoxal no fluido cerebroespinhal apesar da correção da acidose sistêmica. Esse fenômeno é abortado na diálise lenta. Um mecanismo fisiopatológico adicional pode ser o acúmulo intracerebral de osmoles idiogênicos, tais como inositol, glutamina e glutamato.

Em pacientes de alto risco, medidas preventivas incluem o uso de máquinas com controle de ultrafiltração, dialisato de bicarbonato, perfil de sódio, reconhecimento precoce de estados urêmicos e iniciação de diálise de forma gradual (tempo de tratamento curto com fluxo sanguíneo reduzido). Além disso, tratamentos curtos e mais frequentes são recomendados, com uso de dialisadores com pequena área de superfície e fluxo sanguíneo reduzido. O alvo de redução da ureia sanguínea deve ser limitado em 30%. O uso profilático de manitol ou anticonvulsivantes não é recomendado.

Uma extensão dessa síndrome pode ser um fenômeno que imita a síndrome de desmielinização osmótica – similar ao que acontece com a rápida correção da hiponatremia. Vários casos foram relatados em associação às primeiras sessões de diálise com manifestações clínicas semelhantes à síndrome de "*locked-in*" pontina observada na desmielinização central. A diferença é que, na condição relacionada à diálise, observa-se recuperação clínica entre 5 e 7 dias. Além disso, parece estar relacionada à edema cerebral, e não desmielinização.[37]

Crises Convulsivas

As crises convulsivas intradialíticas ocorrem em menos de 10% dos pacientes e tendem a ser generalizadas, mas facilmente controladas. No entanto, crises focais ou refratárias devem ser investigadas em

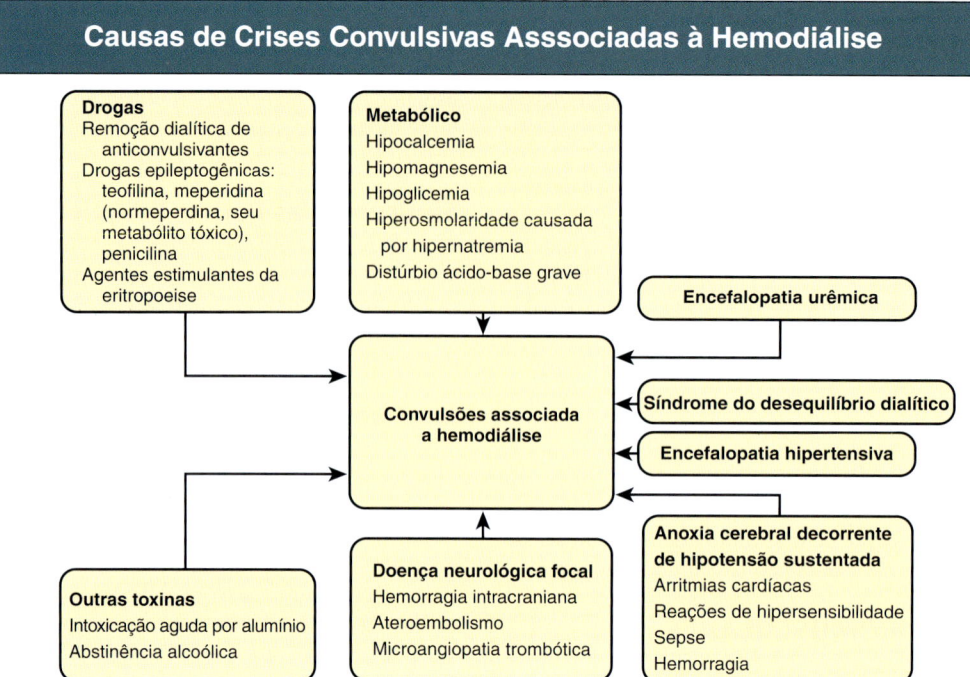

Figura 95-2 Causas de crises convulsivas associadas à hemodiálise

busca de doença neurológica focal, particularmente hemorragia intracraniana. Causas de convulsões estão resumidas na Figura 95-2 e são discutidas no Capítulo 86.

O tratamento das crises estabelecidas exigem a cessação da diálise, manutenção da permeabilidade das vias aéreas e investigação de anormalidades metabólicas. O uso de diazepam intravenoso, alprazolam ou clonazepam e fenitoína podem ser necessários. Na suspeita de hipoglicemia, a administração de glicose hipertônica a 50% deve ser realizada.

Cefaleia

A cefaleia durante as sessões de diálise é uma queixa comum, e geralmente consiste em um desconforto bifrontal, que se desenvolve durante a sessão e que pode se tornar intenso e pulsátil, e se acompanhar de náuseas e vômitos. É geralmente agravada pela posição supina, mas não se associa a distúrbios visuais.

Embora a sua causa não tenha sido esclarecida, a cefaleia na diálise pode ser uma manifestação sutil da SDD, ou pode estar relacionada ao uso de acetato, presente em baixas concentrações (3 a 4 mmol/L) em quase todos os dialisatos. Um papel para o óxido nítrico também foi postulado.[38] Alternativamente, pode ser uma manifestação da remoção de cafeína pela diálise.

O tratamento consiste em administração de analgésicos orais (p. ex., acetaminofeno [paracetamol]). As medidas preventivas incluem redução do fluxo sanguíneo, mudança para dialisato com bicarbonato, perfil de sódio e ultrafiltração, ingestão de café durante a diálise e o uso de dialisadores reprocessados. Atenção também deve ser dada a lavagem adequadas das linhas e dos dialisadores antes do início da diálise. A substituição da membrana de diálise por uma membrana sintética ou de celulose substituída às vezes é útil em pacientes com queixas refratárias.

COMPLICAÇÕES HEMATOLÓGICAS

Ativação do Sistema Complemento e Neutropenia Associada a Diálise

Durante sessões de diálise com dialisadores de celulose não substituída, hoje em dia raramente utilizados, os grupos livres de hidroxila

presentes na membrana são capazes de ativar da via alternativa do complemento.[39] Isto resulta no aumento da aderência e ativação dos neutrófilos circulantes na vasculatura endotelial do capilar pulmonar, levando à neutropenia transitória, que atinge o nadir após 15 minutos de diálise, seguido de uma leucocitose rebote 1 hora após. A ativação do complemento e neutropenia também foram detectados com outras membranas de dialisato mais amplamente utilizadas, incluindo as de acetato de celulose e polissulfona, embora em menor gravidade. Embora a relevância clínica em longo prazo deste fenômeno permaneça especulativa, sua contribuição para a morbidade aguda intradialítica será discutida posteriormente.

Hemólise intradialítica

A hemólise aguda pode ser causada por equipamento defeituoso de diálise, produtos químicos, drogas, toxinas ou fatores relacionados ao paciente (Fig. 95-3).[40] Com o advento de melhores equipamentos de diálise e do uso generalizado da osmose reversa e/ou sistemas de desionização e filtros de carbonos, a fragmentação traumática dos glóbulos vermelhos por bombas de sangue mal desenvolvidas e a meta-hemoglobinemia por contaminação da água com cloramina ou cobre tornaram-se fenômenos raramente observados. No entanto, a intoxicação por nitrito ou nitrato, com meta-hemoglobinemia secundária, ainda ocorre esporadicamente em pacientes em HD domiciliar que utilizam água de poço artesiano contaminada com urina de animais domésticos. Além disso, durante o reprocessamento do dialisador, a retenção de formaldeído pode resultar em hemólise, por induzir a formação de aglutininas frias ou inibição do metabolismo das células vermelhas.

O diagnóstico de hemólise aguda é evidente quando o sangue hemolisado é observado nas linhas. Os pacientes com meta-hemoglobinemia apresentam náuseas, vômitos, hipotensão e cianose, e tipicamente a oxigenoterapia não melhora o sangue de coloração negra presente no circuito extracorpóreo. A contaminação por cobre deve ser suspeitada na presença de rubor na pele e dor abdominal ou diarreia.

A avaliação inicial deve incluir a contagem de reticulócitos, haptoglobina, lactato desidrogenase, esfregaço sanguíneo, teste de Coombs

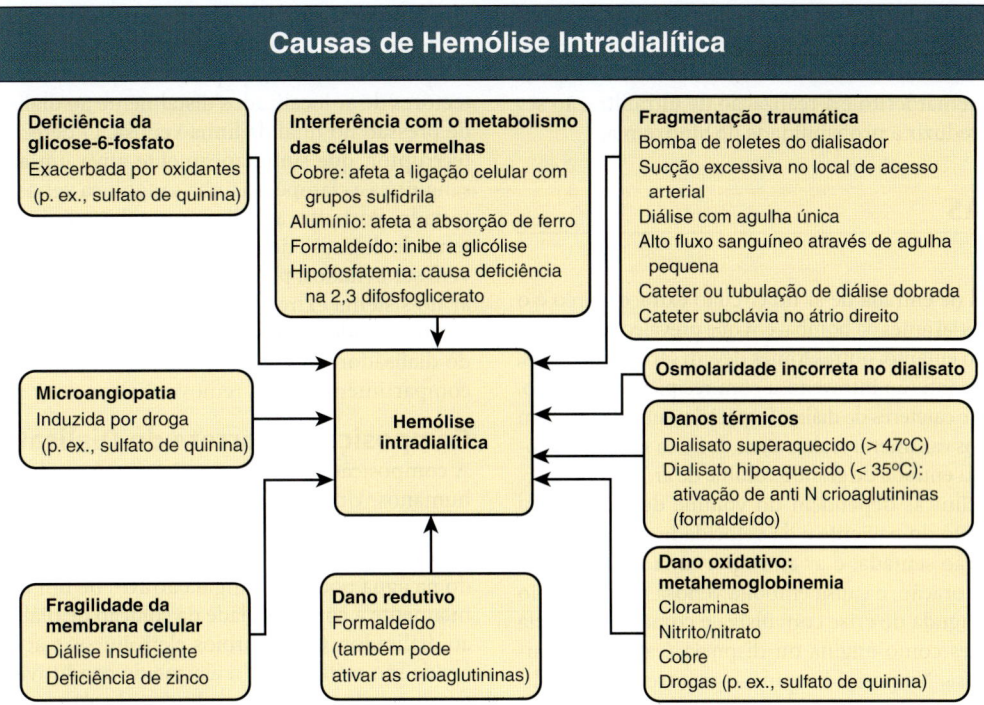

Figura 95-3 Causas de hemólise intradialítica

e mensuração da meta-hemoglobina. Se houver hemólise recorrente, pode ser indicada a determinação do conteúdo de Cromo 51 (^{51}Cr) marcado nas células vermelhas sobreviventes e a avaliação da medula óssea. Os procedimentos mais importantes são a análise da água utilizada para a presença de cloraminas e metais contaminantes e a análise aprofundada do equipamento de diálise para indícios de aumento da turbulência sanguínea.

Hemorragias

As complicações hemorrágicas são frequentemente relacionadas ao uso de anticoagulação durante as sessões de diálise, o que confunde com o sangramento urêmico (Cap. 84).[41] Além disso, pacientes em diálise são propensos a hemorragia espontânea em sítios específicos, como em malformações arteriovenosas gastrointestinais; nos espaços subdural, pericárdico, pleural, retroperitoneal e subcapsular hepático e na câmara ocular anterior. Apesar de suas limitações, o tempo de coagulação continua sendo o melhor indicador de predisposição hemorrágica.

Além das medidas terapêuticas específicas direcionadas ao sítio da hemorragia, a reversão da disfunção plaquetária secundária à uremia é imperativa. As estratégias incluem utilização de agentes estimuladores da eritropoiese ou transfusões sanguíneas, para alcançar hematócrito superior a 30% e melhorar as interações reológicas entre plaquetas e vasos, o uso de estrógeno conjugado intravenoso em doses de 0,6 mg/kg/dia durante 5 dias consecutivos, a administração de desmopressina (DDAVP) intravenosa ou subcutânea em doses de 0,3 µg/kg ao longo de 15-30 minutos e a infusão intravenosa de crioprecipitado (Quadro 84-2). Para pacientes com hemorragias graves, é aconselhável diálise livre de heparina com o uso de *flushes* de solução salina a cada 15-30 minutos e ajustes de ultrafiltração. Outras opções podem incluir anticoagulação com citrato ou heparina local e, em longo prazo, utilização de heparina de baixo peso molecular, modelagem de heparina ou prostaciclina. Mais recentemente, a utilização de dialisadores com heparina (tal como Hemophan ou AN69ST) vem sendo aconselhada em pacientes de risco para sangramento.[42] Em pacientes com programação de cirurgias eletivas ou procedimentos invasivos, deve-se proceder à interrupção da aspirina com intervalo de uma semana do procedimento, a

depender dos protocolos locais. Além disso, a dose de anticoagulante deve ser reduzida ao mínimo necessário, e o hematócrito mantido acima de 30%. Em alguns pacientes, a administração de DDAVP intravenoso pode ser necessária para reverter a disfunção plaquetária relacionada à uremia. O ácido tranexâmico, um potente inibidor fibrinolítico, tem sido utilizado ocasionalmente como tratamento adjuvante para controlar hemorragia em pacientes dialíticos.[43]

Trombocitopenia

Uma causa cada vez mais importante de trombocitopenia em pacientes dialíticos é a trombocitopenia induzida pela heparina. O diagnóstico e tratamento, incluindo estratégias alternativas de anticoagulação, são discutidas no Capítulo 84.

COMPLICAÇÕES RESPIRATÓRIAS

Hipoxemia Associada à Diálise

Na maioria dos pacientes, a PaO$_2$ diminui de 5 a 20 mm Hg (0,6 para 4 kPa) durante a diálise, atingindo um nadir aos 30 a 60 minutos, e se recuperando dentro de 60 a 120 minutos após a interrupção da sessão. Esta diminuição normalmente não tem um significado clínico para os pacientes, a menos que haja um doença cardiopulmonar crônica preexistente.

A hipoventilação é o principal fator envolvido e a origem primária é central, como resultado de uma diminuição na produção de dióxido de carbono após o metabolismo do acetato (específico para o dialisado com acetato), a perda do dióxido de carbono no dialisador (tanto com o dialisato com bicarbonato quanto com acetato) e a rápida alcalinização dos fluidos corporais (particularmente com os dialisadores com grande área de superfície).[44] Além disso, a fadiga muscular respiratória induzida pelo acetato pode levar a hipoventilação, especialmente em pacientes agudamente enfermos. Além disso, a incompatibilidade na ventilação-perfusão comumente observada pode ser causada pela aglutinação leucocitária pulmonar (em parte resultante da ativação do sistema complemento) ou pela redução do débito cardíaco (resultante da depressão miocárdica induzida pelo acetato).

Em pacientes de alto risco com sobrecarga volêmica, as medidas preventivas consistem na suplementação de oxigênio e no uso de dialisato convencional com bicarbonato e de membranas biocompatíveis. A otimização do hematócrito e a realização de ultrafiltração seguida por HD podem reduzir a probabilidade de hipoxemia.

FALHAS TÉCNICAS

Embolia Gasosa

A fonte mais vulnerável de entrada de ar no circuito extracorpóreo é o segmento do equipo arterial antes da bomba, em que prevalecem as pressões subatmosféricas. No entanto, outras fontes devem ser consideradas, incluindo os circuitos de infusão intravenosa com recipientes de vidro, bolhas de ar no dialisato e cateteres de diálise (especialmente aqueles sem cuff). Apesar de pequenos vazamentos, altas taxas de fluxo sanguíneo podem permitir uma rápida entrada de grande volume de ar.

As manifestações clínicas dependem do volume de ar, do local de introdução, da posição do paciente e da velocidade em que o ar é introduzido.[45] Na posição sentada, o ar entra por uma veia periférica sem passagem pelo coração, e causa embolia venosa na circulação cerebral. A ocorrência aguda de crise convulsiva e coma na ausência de sintomas precedentes como angina ou dispneia é altamente sugestiva de embolia gasosa. Na posição supina, o ar introduzido na linha venosa será aprisionado no ventrículo direito, onde forma uma "espuma" que interfere no débito cardíaco e, se volumosa o suficiente, leva a choque obstrutivo. A disseminação de microêmbolos para a vasculatura pulmonar resulta em dispneia, tosse seca, desconforto torácico em opressão ou parada respiratória. Além disso, a passagem de ar através do leito capilar pulmonar pode levar ao arterioembolistmo coronariano ou cerebral. Na posição de Trendelenburg esquerda, a embolia gasosa migra para a circulação venosa dos membros inferiores, levando à isquemia como resultado do aumento da resistência periférica. A espuma pode ser visível na tubulação extracorpórea, e a ausculta cardíaca pode revelar um ruído peculiar.

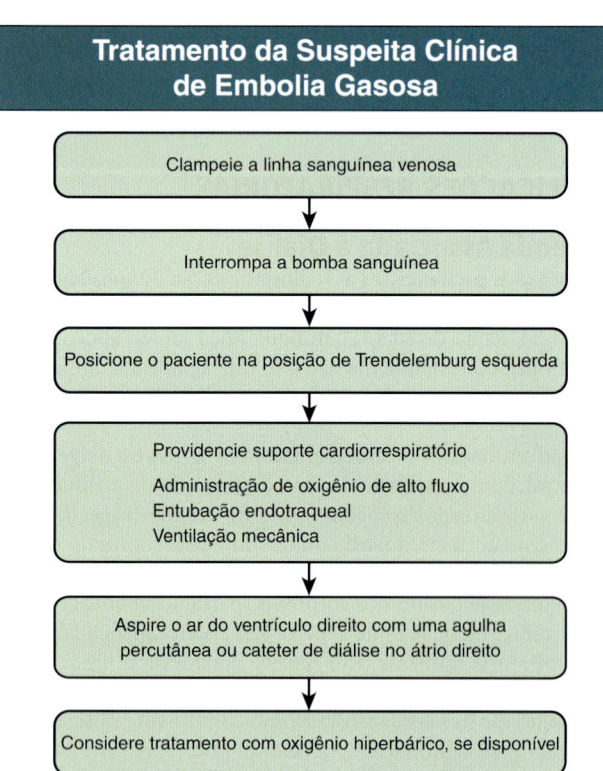

Figura 95-4 Tratamento de suspeita clínica de embolia gasosa

O tratamento imediato da suspeita clínica de embolia gasosa está resumido na Figura 95-4. A prevenção depende principalmente de máquinas de diálise equipadas de aprisionamento venoso de ar e detectores de ar localizados distalmente ao dialisador, e de um monitor de pressão no final da linha venosa. O detector é acoplado a um interruptor, que simultaneamente ativa um alarme, desliga a bomba sanguínea e clampeia a linha sanguínea venosa, sempre que ar for detectado. Portanto, a diálise nunca deve ser iniciada se o alarme do sistema de detecção de ar estiver inoperante. Os recipientes de vidro devem ser evitados, pois criam vácuo que podem permitir a entrada de ar no sistema extracorpóreo. Os cateteres de diálise devem ser aspirados e lavados com solução salina antes da sua conexão. A rinsagem do dialisador, antes de sua utilização, deve ser realizada em todos os compartimentos, para remover bolhas de ar residual.

Composição Incorreta do Dialisato

A composição incorreta do dialisato é resultante de erros técnicos ou humanos. Uma vez que os solutos primários que constituem o dialisato são eletrólitos, a concentração do dialisato será refletida por sua condutividade elétrica. Portanto, a proporção adequada de concentrado na água pode ser atingida através de um medidor que afere continuamente a condutividade da solução de diálise, conforme esta chega ao dialisador. Os distúrbios eletrolíticos e acidobásicos ameaçadores à vida são evitáveis, se o alarme de condutividade estiver funcionando adequadamente, e se os limites do alarme forem definidos corretamente. No entanto, em máquinas de diálise equipadas com sistemas de mistura com controle de condutividade, o sistema muda a proporção de mistura dos concentrados automaticamente até que a condutividade da solução do dialisato esteja dentro dos limites estabelecidos. Isso pode inadvertidamente levar a um dialisato sem bicarbonato, com condutividade aparentemente aceitável. Portanto, se os sistemas de controle da condutividade são utilizados, é mais seguro também checar o pH do dialisato antes da diálise. Os monitores de condutividade podem falhar ou ser ajustados indevidamente por erro humano. Portanto, é importante acrescentar o monitoramento humano da composição do dialisato antes de cada tratamento, sempre que a máquina for esterilizada ou realocada ou sempre que um novo concentrado for utilizado. Além disso, muitas soluções não padronizadas estão disponíveis, e algumas apresentam sistema de proporção inadequado. Portanto, também é essencial que o suprimento combine com a proporcionalidade da máquina a qual foi preparada, para obtenção apropriada da composição final do dialisato. A dupla checagem das variações de concentração (p. ex., de cálcio e potássio) deve ser realizada, como é feita para administração intravenosa de drogas.

Hipernatremia

A hipernatremia ocorre quando a concentração ou a proporção de concentratação de água está incorreta e os monitores de condutividade ou os alarmes não estão funcionando adequadamente. A hiperosmolaridade resulta na depleção de água do compartimento intracelular. As manifestações clínicas incluem sede, cefaleia, náusea, vômito, coma e morte. O tratamento agressivo é obrigatório, e inclui a interrupção da diálise, a hospitalização e a administração de soro glicosado a 5%. A diálise deve ser retomada com uma máquina diferente, o valor do sódio no dialisato deve ser 2 mmol/L inferior ao nível sanguíneo e solução salina isotônica deve ser infundida concomitantemente. Uma diálise contra um nível de sódio 3 a 5 mmol/L inferior ao nível sérico pode aumentar o risco de desequilíbrio. Uma ultrafiltração com reposição equivalente de solução salina normal constitui outra opção terapêutica.

Hiponatremia

A falha ou a taxa de diluição inadequada do soluto, a disfunção do monitor de condutividade ou do alarme podem causar hiponatremia. A hiponatremia também pode ocorrer durante a diálise com sistema de proporção se o recipiente de concentrado trabalhar seco e se os limites de condutividade forem ajustados inapropriadamente. A hipo-osmolalidade aguda provoca hemólise com hipercalemia e hemodiluição de todos os constituintes do plasma. Os sintomas incluem agitação, ansiedade, dor no acesso venoso para devolução do sangue hemolisado hipotônico, angina, cefaleia, náuseas e, ocasionalmente, fortes cólicas abdominais e lombares. Palidez, vômitos e convulsões podem ocorrer. O tratamento consiste em clampear as linhas venosa e arterial e descartar o sangue hemolisado do circuito extracorpóreo. O uso de oxigênio em alto fluxo e monitorização cardíaca é imperativo, pelo risco de hipercalemia e potencial lesão miocárdica. A diálise deve ser reiniciada com um novo lote de dialisato contendo pouco potássio, e alta pressão transmembrana deve ser aplicada para remover o excesso de água. A correção do sódio sérico não deve ultrapassar 1 a 2 mmol/L/h. O uso de anticonvulsivante está indicado no caso de convulsões e transfusões sanguíneas em anemia grave. A correção bem-sucedida de hiponatremia grave foi relatada com uma única sessão de 3 horas de HD, com um dialisato com concentração de sódio de 135 mmol/L, sem quaisquer consequências neurológicas adversas, apesar da taxa de correção do sódio sérico de 3 mmol/L/h.[46] Isto sugere que níveis elevados de ureia no sangue podem ser protetores contra o desenvolvimento de síndromes desmielinizantes em pacientes urêmicos quando a hiponatremia é corrigida rapidamente.

Acidose Metabólica

Embora a acidose metabólica aguda intradialítica possa ocorrer devido a uma mistura inapropriada de solutos ou falha nos monitores de pH, outras causas devem ser excluídas, como cetoacidose diabética ou alcoólica, acidose lática, ingestão de toxinas e acidose dilucional.[47] O diagnóstico é usualmente sugestivo pela instalação aguda de hiperventilação durante a diálise, e confirmado pela avaliação laboratorial. Na maioria dos casos, a correção da causa de base e o uso de dialisato com bicarbonato na concentração apropriada (32 a 35 mmol/L) são suficientes para reversão do quadro.

Alcalose Metabolica

A alcalose metabólica grave intradialítica é rara, e pode ser causada por erro nas concentrações dos dialisatos, pela ligação invertida dos recipientes ácido e base na máquina de diálise ou pelo uso de anticoagulação com citrato regional. A causa mais comum, no entanto, é a perda de ácido clorídrico pelo vômito ou aspiração nasogástrica. Deve-se também investigar atentamente fontes exógenas de álcali.[48] Além disso, o uso concomitante de poliestireno sulfonato de sódio e hidróxido de alumínio podem levar à absorção dos álcalis normalmente neutralizados no intestino delgado.

O tratamento agudo é raramente necessário, a menos que tenha ocorrido um erro técnico. A remoção da fonte álcali é usualmente suficiente, e antagonistas H_2 ou inibidores da bomba de prótons são eficazes, se há perda de ácido gástrico. A administração de cloreto de sódio em paciente anéfricos com alcalose sensível ao cloreto não corrigirá a alcalose. Se uma redução mais rápida no bicarbonato sérico é desejada, a modificação no banho de diálise pela substituição de cloreto com álcali, substituição do bicarbonato pelo acetato no dialisato, o uso de dialisato ácido e infusão de ácido hidroclorídrico são medidas efetivas, apesar de pouco práticas. O uso de dialisato com bicarbonato padrão ou baixo (25 a 30 mmol/L) é provavelmente tão eficaz quanto as medidas anteriores.

Mau Funcionamento do Monitor de Temperatura

O mau funcionamento do termostato na máquina de diálise pode resultar na produção de dialisato excessivamente quente ou frio. Considerando-se que o dialisato frio não é perigoso e pode ter efeitos hemodinâmicos benéficos (ver discussão sobre hipotensão intradialítica), o dialisato hiperaquecido pode causar hemólise e risco de vida por hipercalemia, particularmente se a temperatura do dialisato se elevar a níveis maiores que 51°C. Nesses casos, a diálise deve ser interrompida e todo sistema descartado. O paciente deve ser monitorado para hemólise e hipercalemia. A diálise deve ser retomada para esfriar o paciente através da utilização de um dialisato com temperatura de 34°C para o tratamento de hipercalemia e para permitir transfusões sanguíneas, se necessário. Os alarmes visuais e sonoros são mandatórios para prevenir esta complicação.

Perda Sanguínea

A perda sanguínea intradialítica pode ser resultante da desconexão da agulha da punção venosa ou arterial, separação das conexões das linhas venosas e arteriais, deslocamento ou perfuração do cateter central de diálise ou ruptura da membrana de diálise com ou sem mau funcionamento do detector de vazamento de sangue. Os achados clínicos incluem hipotensão, perda de consciência e parada cardíaca. Além disso, após inserção traumática de cateter de diálise, a perda sanguínea pode resultar em dor ou tumoração local devido a rápida expansão do hematoma; dor torácica, ombro ou pescoço por perda sanguínea intrapericárdio; dor nas costas, flanco, virilha e na parte inferior do abdome por sangramento retroperitoneal; ou hemopstise por sangramento pulmonar. O tratamento agudo consiste na descontinuação da HD, compressão para hemostasia local, reversão da anticoagulação (p. ex., sulfato de protamina para a heparina), suporte hemodinâmico, oxigenioterapia e intervenção cirúrgica, se necessário.

Coagulação do Circuito de Diálise

A coagulação do circuito extracorpóreo durante a sessão de diálise é um problema comum, tem causa multifatorial e merece uma investigação detalhada. Fatores técnicos incluem uma técnica de *priming* inadequada ou deficiente, resultando em retenção de ar no dialisador e infusão inadequada de heparina nas linhas de diálises. Os erros induzidos pelo operador devem ser corrigidos através de educação continuada da equipe e da avaliação de suas competências. Dose de ataque incorreta de heparina, tempo insuficiente após a dose de ataque de heparina que ocorra a anticoagulação sistêmica, ajuste incorreto da bomba de infusão constante de heparina, atraso no início da bomba de heparina e falha para desclampear a linha de heparina são causas corrigíveis importantes de coagulação do circuito, e devem ser sempre consideradas. A heparina de baixo peso molecular é frequentemente utilizada em bólus único no início da diálise, mas pode ser suficiente para manter a anticoagulação em diálises estendidas (p. ex., na diálise noturna). Questões relacionadas a fluxo sanguíneo inadequado a partir dos acessos vasculares (secundárias a mau posicionamento do cateter ou da agulha de punção ou por coagulação), recirculação excessiva e interrupção frequente do fluxo sanguíneo resultante do aporte inadequado ou de falha dos alarmes da máquina são causas adicionais de coagulação do sistema. O tratamento exige imediato reconhecimento da causa e implementação de ações corretivas, incluindo ajuste da dose de heparina em curso e, se indicado, revisão do acesso vascular.

REAÇÕES DURANTE A SESSÃO DE DIÁLISE

Durante a HD, o sangue é exposto aos componentes do circuito extracorpóreo, incluindo dialisador, linhas, meios de esterilização e outras substâncias estranhas relacionadas ao processo de fabricação e reprocessamento. Essa interação entre o sangue do paciente e o sistema extracorpóreo pode levar a várias reações adversas (Fig. 95-5).[49]

Reações Anafiláticas e Anafilactoides
Apresentação Clínica
Anafilaxia é o resultado de uma reação alérgica aguda mediada por IgE em pacientes sensibilizados, enquanto reações anafilactoides

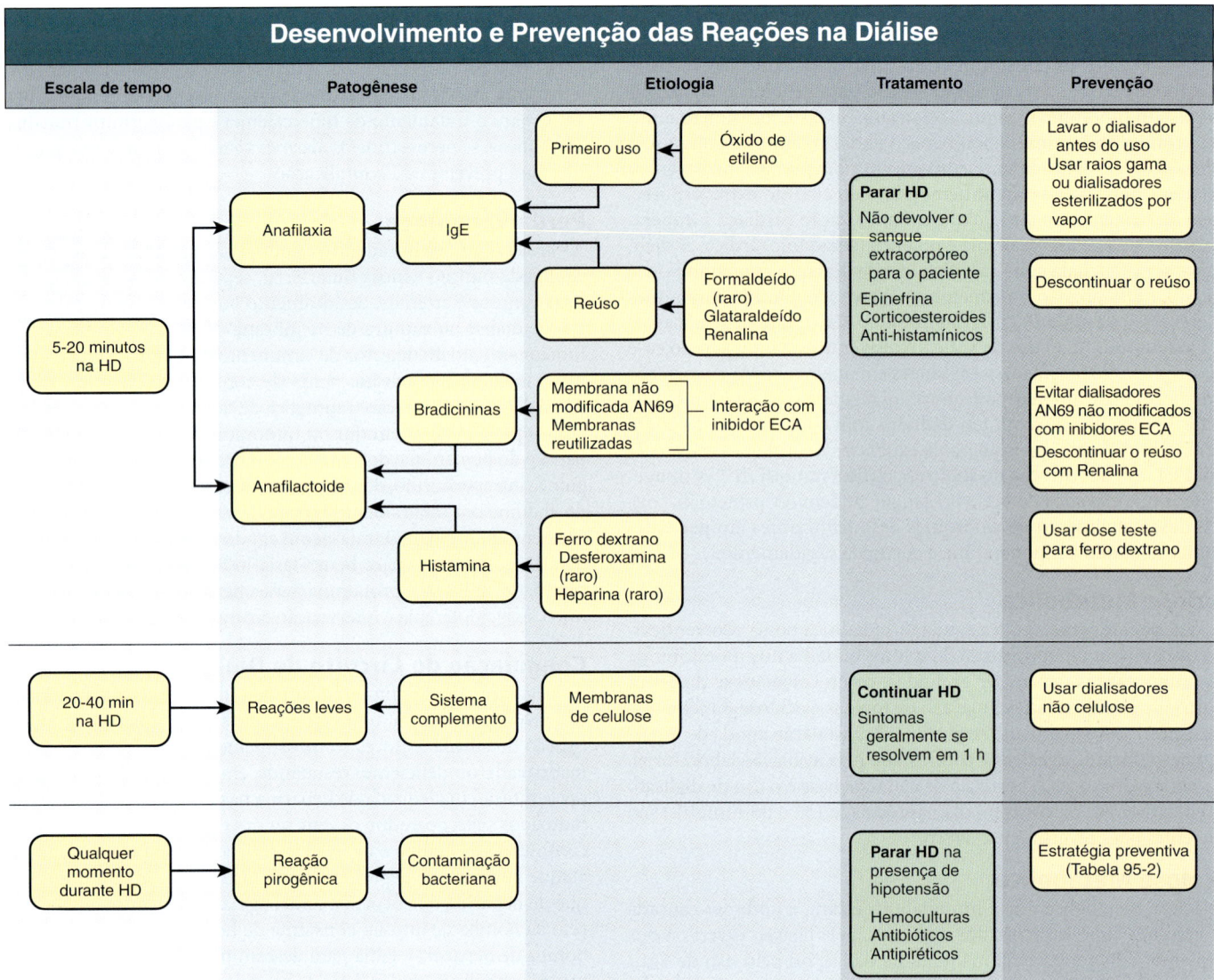

Figura 95-5 Desenvolvimento e prevenção das reações na diálise. *ECA*, enzima conversora de angiotensina; *HD*, hemodiálise.

resultam da liberação direta de mediadores para as células hospedeiras. O início dos sintomas geralmente ocorre dentro dos primeiros 5 minutos após o início da diálise, entretanto é possível um tempo de até 20 minutos. Os sintomas variam de discretos a graves, e incluem queimação e calor pelo corpo ou no local do acesso; dispneia, sensação de opressão no peito e angioedema ou edema de laringe; parestesia envolvendo os dedos, lábios ou língua; rinorreia, lacrimejamento, espirros ou tosse; rubor de pele; prurido; náusea ou vômito; cólicas abdominais; e diarreia. Fatores predisponentes incluem história de atopia, aumento da IgE sérica total, eosinofilia e uso de inibidores da ECA. A etiologia das reações na diálise é diversa, e uma investigação completa é necessária.

Reações de primeiro uso

A maioria das reações de primeiro uso são atribuídas ao dialisador fabricado com esterilizante óxido de etileno (ETO), raramente utilizado hoje em dia. O composto de revestimento que ancora as fibras ocas do dialisador atua como reservatório para o ETO, e pode impedir a sua remoção do dialisador durante a limpeza, levando à sensibilização. Quando conjugado à albumina do soro humano (HSA), o ETO atua como um alérgeno. Através da utilização de um teste de radioalergoabsorção (RAST), antígenos específicos IgE contra o complexo ETO-HSA são detectados em dois terços dos pacientes com tais reações. No entanto, 10% dos pacientes sem história de reações na diálise apresentam resultados positivo para RAST.

Reações de reúso

Visto que a maioria do ETO residual é removido do dialisador após sua primeira utilização, as reações de reúso são resultantes principalmente dos desinfetantes utilizados no reprocessamento do dialisador. Esses agentes incluem formaldeído, glutaraldeído e ácido peracético com peróxido de hidrogênio (Renalin); em pacientes alérgicos, anticorpos IgE específicos contra formaldeído são ocasionalmente detectáveis.

Reações mediadas por bradicininas

No início dos anos 1990, as reações anafilactoides foram descritas na Europa entre os pacientes dialisados com dialisadores de acrilonitrilo modificado (AN69) que também estavam em uso de inibidores da ECA. A investigação destes incidentes revelou que a ligação do fator XII a esta membrana negativamente carregada contendo sulfonato resultava em formação de calicreína e liberação de bradicinina. Esta última, por sua vez, levava à produção de prostaglandina e histamina, com subsequente vasodilatação e aumento da permeabilidade vascular. A ECA inativa a bradicinina, e por conseguinte, os inibidores da ECA podem prolongar as atividades biológicas da bradicinina.[50] Desde então, estas membranas foram quimicamente modificadas, reduzindo-se, assim, o risco de desenvolvimento desse fenômeno.

As reações anafilactoides também foram observadas em pacientes em uso de inibidores da ECA dialisados com membranas reprocessadas. A Renalina foi o esterilizante utilizado, e as reações eram amenizadas uma vez que o reprocessamento era interrompido, apesar do uso continuado dos inibidores de ECA. Especula-se que a Renalina pode oxidar proteínas contendo cisteína, absorvidas na membrana do dialisador, levando à formação de sulfonato de cisteína e ativação do fator XII.

Reações induzidas por droga

As reações anafilactoides por ferro dextrano parenteral correm em 0,6% a 1% dos pacientes em HD. As taxas de reações anafilactoides são significativamente elevadas em usuários de ferro dextrano de alto peso molecular, comparada aos de baixo peso molecular.[51] *In vitro*, o dextrano produz uma liberação dose-dependente de histamina pelos basófilos. Devido à ocorrência das reações de hipersensibilidade, as diretrizes de práticas clínicas do National Kidney Foundation recomendam que estejam prontamente disponíveis medicações de ressuscitação e equipe treinada para avaliar e reverter quadros de anafilaxia sempre que uma dose de ferro dextrano for administrada[52]. Existem hoje preparações alternativas de ferro que provocam menos reações anafilactoides. Tais preparações são discutidas no Capítulo 83.

A hipersensibilidade a formulações de heparina é rara e, geralmente, responde ao se substituir a heparina bovina pela suína, ou vice-versa. Uma alternativa consiste em substituir por heparina de baixo peso molecular. Um recente surto nacional nos Estados Unidos de reações adversas graves em pacientes em HD foi atribuído aos frascos de heparina contaminados com sulfato de condroitina super sulfatada.[56]

Tratamento e prevenção

O tratamento da reação anafilática e anafilactoide exige a interrupção imediata da HD sem devolver o sangue do sistema extracorpóreo para o paciente. Pode ser necessária a utilização de epinefrina, anti-histamínico e corticoides, e deve-se garantir suporte respiratório. As medidas preventivas específicas incluem a lavagem do dialisador imediatamente antes do primeiro uso, a substituição de ETO por esterilização por raios gamma ou vapor, a não utilização de membranas AN69 não modificadas em pacientes em uso de inibidores da ECA e a descontinuação de procedimentos de reprocessamento em pacientes selecionados.

Reações Leves

As reações leves ocorrem particularmente nos primeiros 20 a 40 minutos após o ínico da diálise, principalmente em dialisadores de celulose não substituída, e consitem em dor torácica ou nas costas. A diálise pode ser mantida, uma vez que os sintomas usualmente diminuem após a primeira hora, sugerindo uma relação com o grau de ativação do sistema complemento. De fato, essas reações diminuem com o uso de membranas de celulose substituídas e não substituídas, mas reprocessadas. Oxigenioterapia e analgésicos geralmente são suficientes. As medidas preventivas incluem a lavagem automática dos novos dialisadores e o uso de dialisadores não celulose.

Reações Pirogênicas e Febre

A febre durante a diálise pode ser resultante de uma infecção localizada ou sistêmica ou de contaminação microbiana grosseira dos equipamentos de diálise. Este último, conhecido como *reação pirogênica*, é normalmente um diagnóstico de exclusão. Vários fatores durante a diálise expõem o paciente às bactérias, incluindo utilização de água ou dialisato com bicarbonato contaminados, dialisadores

esterilizados de forma incorreta, uso de cateter venoso central de diálise e canulação de enxerto ou fístula arteriovenosa infectadas[49]. Os produtos bacterianos solúveis como os fragmentos de endotoxinas podem difundir através do dialisador pelo sangue, resultando na produção de citocinas e, consequentemente, reações pirogênicas. Considerando-se que os dialisadores de alto fluxo possuem largos poros que potencialmente permitem que fragmentos maiores passem do dialisato para o paciente, as membranas sintéticas de alto fluxo possuem uma parede espessa que tende a ser bastante absortiva para fragmentos de endotoxinas, evitando assim a maioria destes fenômenos.[57] As estratégias para a prevenção de reações pirogênicas estão resumidas na Tabela 95-2.[58]

Quando a febre aparece durante a HD, o primeiro passo é garantir a estabilidade hemodinâmica. Administrar fluidos, se o paciente estiver hipotenso, cessar a ultrafiltração e interromper a diálise são muitas vezes medidas necessárias, e hipotensão refratária sugerindo sepse grave requer hospitalização.

O próximo passo é identificar o sítio potencial de infecção. O acesso vascular de diálise deve ser cuidadosamente examinado. Se um sítio infeccioso não relacionado ao acesso vascular for identificado, terapia específica deve ser ser instituída com base no diagnóstico. Os

Estratégias para Prevenção de Contaminação Bacteriana		
Aderência ao Padrão AAMI		
Tipos de fluidos	**Contagem microbiana**	**Endotoxinas**
Água	< 200 UFC/mL	<2 UE
Dialisato	< 200 UFC/mL	Não padronizado
Dialisadores reprocessados	Nenhum crescimento	–

Uso de germicida apropriado:
  Formaldeído a 4%*
  Formaldeído a 1% aquecido a 40°C*†
  Glutaraldeído*†
  Mistura de peróxido de hidrogênio com ácido peracético (Renalin)*†
  Esterilização por calor (105°C durante 20 horas) para o reprocessamento de membranas de polissulfona		

Lavar e enxaguar o braço do acesso vascular com água e sabão		
Antes da canulação, inspecionar sinais inflamatórios no acesso vascular		
Esfregar a pele com povidine ou clorexidina e deixar secar por 5 minutos antes da punção		
Registrar a temperatura antes e após a diálise		

Quando um sistema central de entrega é utilizado:
  Limpar e desinfetar os tubos de ligação regularmente
  Remover as bactérias residuais e endotoxinas através de filtração adicional		

Quando uma máquina de diálise de proporção é utilizada por paciente:
  Preparar o dialisado com bicarbonato diariamente
  Descartar as soluções não utilizadas no final de cada dia
  Lavar e desinfetar os recipientes com líquidos que atendam os padrões da AAMI
  Secar os recipientes antes da preparação do dialisato		

Seguir a orientação do fabricantes para o uso de medicamentos livres de preservativos		

Tabela 95-2 Estratégias para prevenção de contaminação bacteriana. *AAMI*, Associação para o Avançdo da Instrumentação Médica; *UFC*, unidades formadoras de colônias; *UE*, unidades de endotoxinas. * É necessário uma exposição mínima de 11 ou 24 horas ao ácido peracético ou formaldeído, respectivamente. † Esses germicidas são superiores ou equivalentes ao formaldeído a 4%. O nível de ação para a contagem microbiana total na água e no dialisado convencional é de 50 UFC/mL, e o nível de ação para a concentração de endotoxinas é de 50% do padronizado.

cateteres venosos centrais de diálise tunelizados ou não devem sempre ser o foco suspeito da infecção, mesmo na ausência de sinais de infecção local, como eritema ou drenagem do orifício de saída. Os cateteres com sinais evidentes de infecção no local da inserção devem ser removidos, e a ponta deve ser enviada para cultura.

Antitérmicos devem ser administrados, e deve-se proceder à coleta de hemocultura antes do início da antibioticoterapia; isso deve incluir culturas de acessos temporários. A escolha inicial do antibiótico deve incluir cobertura para microrganismos Gram-positivos e Gram-negativos, e a antibioticoterapia dever ser posteriormente ajustada de acordo com os resultados das culturas.[59]

Na presença de cateter de diálise, hemocultura pareada de veia periférica e do lúmen do cateter devem ser coletadas, e um regime antimicrobiano de largo espectro deve ser iniciado. As soluções selantes de cateter que utilizam antibióticos ou esterilizantes como citrato de cálcio demonstraram reduzir significativamente a taxa de bacteremia relacionada ao cateter.[60-62] Nos casos de bacteremia realacionada ao cateter, a remoção do cateter é indicada. Além disso, deve-se realizar ecocardiograma transesofágico para se descartar endocardite, principalmente em casos de sepse por estafilococos. Um regime com pelo menos 14 dias de antibioticoterapia também é recomendado.[59]

Um surto de bacteremia entre vários pacientes da diálise envolvendo um microrganismo semelhante deve levar a busca minuciosa de contaminação bacteriana nos equipamentos de diálise.[49] Atenção também deve ser dada a frascos de uso único puncionados várias vezes, como frascos de EPO, já associados a um surto de infecção de corrente sanguínea.[63]

Investigação de um Surto na Diálise

Embora as causas de surto na diálise sejam geralmente facilmente identificáveis, muitas vezes a razão para o surto é menos clara, como a contaminação da água com toxinas bacterianas,[64] impurezas químicas dos medicamentos,[56] contaminantes bacterianos,[63] embolização sistêmica do polímero de membrana do dialisador degradado após armazenamento prolongado e impróprio[65] e hemólise a partir das linhas sanguíneas defeituosas.[66] A investigação de um surto na diálise requer uma abordagem metódica, incluindo uma revisão crítica dos registros médicos e dos vários passos do procedimento de diálise (Quadro 95-2)

OUTRAS COMPLICAÇÕES

Fadiga Após a Diálise

Uma sensação definida como "esgotamento" ou mal-estar durante ou após HD é um sintoma inespecífico comum observado em um terço dos pacientes,[67] e sua origem é multifatorial. Redução do débito cardíaco, doença vascular periférica, depressão, mau condicionamento, hipotensão pós-diálise, hipocalemia ou hipoglicemia, encefalopatia urêmica leve, miopatia causada por deficiência de carnitidina e membrana bioincompatível, levando produção de citocinas, foram todos incriminados. A utilização de dialisato com bicarbonato com ou sem adição de glicose (5 a 10 mmol/L) e a suplementação com L-carnitina (20 mg/kg/dia) resultaram em melhorias do bem-estar pós-diálise. Um estudo com o uso de L-carnitidina três vezes por semana em doses de 20 mg/kg, durante 6 meses, resultou numa diminuição do nível de proteína C reativa acompanhada por um aumento no índice de massa corporal.[68] Até o momento, no entanto, não existem dados suficientes em apoiar o uso de L-carnitinina na melhoria da qualidade de vida em pacientes de diálise não selecionados.[52]

Sessões de diálise mais frequentes, incluindo HD noturna e HD diária curta, comparadas com HD três vezes por semana, têm sido associadas a um tempo mais curto de recuperação às suas atividades diárias, um marcador de fadiga pós diálise.[69]

Investigação de Surto na Diálise
Revisão do histórico médico
Demografia
Doenças subjacentes
Cronograma da diálise
Máquina de diálise
Dialisador utilizado
• membrana
• tipo
• método de esterilização do fabricante
• germicida do reúso (se for o caso)
Histórico medicametoso
Sinais e sintomas de doença
Testes laboratoriais
Entrevista da equipe médica que cuidava do paciente durante o incidente
Revisão do procedimento
O sistema e práticas no tratamento da água
• desinfecção
• distribuição
• procedimentos de armazenamento
Desinfecção e manutenção dos dialisadores reprocessados
Desinfecção e manutenção das máquinas de diálise
Revisão das sessões de diálise do paciente

Quadro 95-2 Investigação de surto na diálise

Prurido

O prurido é uma queixa comum. A etiologia é frequentemente multifatorial, incluindo xerose, hiperparatireoidismo, neuropatia, distúrbios imunológicos e diálise inadequada. Em muitos pacientes, o prurido é mais grave durante e após a diálise, e pode ser uma manifestação de reação alérgica à heparina, a ETO, ao formaldeído, ao acetato ou a membrana de diálise. Neste subgrupo de pacientes, o uso de dialisadores esterilizados com raios gama, a interrupção do uso de formaldeído, a substituição por dialisato com bicarbonato e o uso de dialisato com pouco cálcio e magnésio podem resultar na resolução das queixas. As reações eczematosas por soluções antissépticas, luvas de látex ou pelos componentes da punção ou da agulha, as fitas adesivas usadas para proteger as agulhas de diálise, também devem ser consideradas.[70]

O tratamento do prurido urêmico é discutido no Capítulo 88 (Fig. 88-3)

Problemas Genitourinários

O priapismo ocorre em menos que 0,5% dos pacientes masculinos em HD. Não está relacionado à atividade sexual e ocorre enquanto o paciente está em diálise. O paciente geralmente é despertado do sono por uma ereção dolorosa. Embora a maioria dos casos sejam idiopáticos, causas secundárias incluem hiperviscosidade induzida pela heparina; hematócrito elevado por terapia androgênica ou com epoetina; hipoxemia induzida pela diálise e hipovolemia por ultrafiltração excessiva, particularmente em homens afro-americanos com doença falciforme; e uso de a-bloqueadores, como a prazosina, ou um antidepressivo, como a trazadona.[71]

A referência urológica urgente é obrigatória. O tratamento agudo consite em punção e aspiração do corpo cavernoso. Embora o desvio cirúrgico forneça saída venosa do corpo cavernoso, impotência secundária comumente se desenvolve, mas pode ser tratada de forma eficaz com prótese peniana.

Um caso incomum de angina testicular ocorrido durante uma ultrafiltração excessiva foi relatado. O paciente era portador de diabetes melito e apresentava extensa calcificação vascular evidente em exame de imagem. Foi necessário orquiectomia[72]. Um mecanismo semelhante para este tipo de "angina" foi descrito para cólon direito e mesentério.

Perda visual e auditiva

A perda auditiva intradialítica pode ser causada por sangramento no ouvido interno, como consequência da anticoagulação ou lesão de células ciliadas da cóclea por edema.

A perda visual intradiálitica é rara, mas pode ser provocada por oclusão da veia central da retina, por hemorragia na retina secundária à exposição a heparina em diabéticos, precipitação de glaucoma agudo, neuropatia óptica isquêmica secundária à hipotensão, ou retinopatia de Purtscher-like secundária à embolização leucocitária.

Referências

1. Lewicki M, Kerr PG, Polkinghorne KR. Blood pressure and blood volume: Acute and chronic considerations in hemodialysis. *Semin Dial*. 2013;26:62-72.
2. Shoji T, Tsubakihara Y, Fujii M, Imai E. Hemodialysis-associated hypotension as an independent risk factor for two-year mortality in hemodialysis patients. *Kidney Int*. 2004;66:1212-1220.
3. Daugirdas JT. Dialysis hypotension: A hemodynamic analysis. *Kidney Int*. 1991;39:233-246.
4. Cruz DN, Mahnensmith RL, Brickel HM, Perazella MA. Midodrine and cool dialysate are effective therapies for symptomatic intradialytic hypotension. *Am J Kidney Dis*. 1999;33:920-926.
5. Okada K, Abe M, Hagi C, et al. Prolonged protective effect of short daily hemodialysis against dialysis-induced hypotension. *Kidney Blood Press Res*. 2005;28:68-76.
6. Locatelli F, Buoncristiani U, Canaud B, et al. Haemodialysis with on-line monitoring equipment: Tools or toys? *Nephrol Dial Transplant*. 2005;20:22-33.
7. Damasiewicz MJ, Polkinghorne KR. Intra-dialytic hypotension and blood volume and blood temperature monitoring. *Nephrology (Carlton)*. 2011;16:13-18.
8. Selby NM, McIntyre CW. A systematic review of the clinical effects of reducing dialysate fluid temperature. *Nephrol Dial Transplant*. 2006;21:1883-1898.
9. Chen J, Gul A, Sarnak MJ. Management of intradialytic hypertension: The ongoing challenge. *Semin Dial*. 2006;19:141-145.
10. Inrig JK, Oddone EZ, Hasselblad V, et al. Association of intradialytic blood pressure changes with hospitalization and mortality rates in prevalent ESRD patients. *Kidney Int*. 2007;71:454-461.
11. Rahman M, Dixit A, Donley V, et al. Factors associated with inadequate blood pressure control in hypertensive hemodialysis patients. *Am J Kidney Dis*. 1999;33:498-506.
12. Sang GL, Kovithavongs C, Ulan R, et al. Sodium ramping in hemodialysis: A study of beneficial and adverse effects. *Am J Kidney Dis*. 1997;29:669-677.
13. Phipps LM, Harris DC. Review: Modeling the dialysate. *Nephrology (Carlton)*. 2010;15:393-398.
14. Ligtenberg G, Blankestijn PJ, Oey PL, et al. Reduction of sympathetic hyperactivity by enalapril in patients with chronic renal failure. *N Engl J Med*. 1999;340:1321-1328.
15. Günal AI, Karaca I, Celiker H, et al. Paradoxical rise in blood pressure during ultrafiltration is caused by increased cardiac output. *J Nephrol*. 2002;15:42-47.
16. Agarwal R, Alborzi P, Satyan S, Light RP. Dry-Weight Reduction in Hypertensive Hemodialysis Patients (DRIP): A randomized controlled trial. *Hypertension*. 2009;53:500-507.
17. Bailey RA, Kaplan AA. Intradialytic cardiac arrhythmias: I. *Semin Dial*. 1994;7:57-58.
18. Kant KS. Intradialytic cardiac arrhythmias: II. *Semin Dial*. 1994;7:58-60.
19. Nakamura S, Ogata C, Aihara N, et al. QTc dispersion in haemodialysis patients with cardiac complications. *Nephrology (Carlton)*. 2005;10:113-118.
20. Jadoul M, Thumma J, Fuller DS, et al. Modifiable practices associated with sudden death among hemodialysis patients in the Dialysis Outcomes and Practice Patterns Study. *Clin J Am Soc Nephrol*. 2012;7:765-774.
21. Karnik JA, Young BS, Lew NL, et al. Cardiac arrest and sudden death in dialysis units. *Kidney Int*. 2001;60:350-357.
22. Zhang H, Schaubel DE, Kalbfleisch JD, et al. Dialysis outcomes and analysis of practice patterns suggests the dialysis schedule affects day-of-the-week mortality. *Kidney Int*. 2012;81:1108-1115.
23. Foley RN, Gilbertson DT, Murray T, Collins AJ. Long interdialytic interval and mortality among patients receiving hemodialysis. *N Engl J Med*. 2011;365:1099-1107.
24. Krishnasamy R, Badve SV, Hawley CM, et al. Daily variation in death in patients treated by long-term dialysis: Comparison of in-center hemodialysis to peritoneal and home hemodialysis. *Am J Kidney Dis*. 2012;61:96-103.
25. Kwun KB, Schanzer H, Finkler N, et al. Hemodynamic evaluation of angioaccess procedures for hemodialysis. *Vasc Surg*. 1979;13:170-177.
26. Schanzer H, Skladany M, Haimov M. Treatment of angioaccess-induced ischemia by revascularization. *J Vasc Surg*. 1992;16:861-864, discussion 864-866.
27. Vascular Access 2006 Work Group. Clinical practice guidelines for vascular access. *Am J Kidney Dis*. 2006;48(suppl 1):S176-S247.
28. Mattson WJ. Recognition and treatment of vascular steal secondary to hemodialysis prostheses. *Am J Surg*. 1987;154:198-201.
29. Reference deleted in proofs.
30. Canzanello VJ, Burkart JM. Hemodialysis-associated muscle cramps. *Semin Dial*. 1992;5:299-304.
31. Khajehdehi P, Mojerlou M, Behzadi S, Rais-Jalali GA. A randomized, double-blind, placebo-controlled trial of supplementary vitamins E, C and their combination for treatment of haemodialysis cramps. *Nephrol Dial Transplant*. 2001;16:1448-1451.
32. Sadowski RH, Allred EN, Jabs K. Sodium modeling ameliorates intradialytic and interdialytic symptoms in young hemodialysis patients. *J Am Soc Nephrol*. 1993;4:1192-1198.
33. Chang CT, Wu CH, Yang CW, et al. Creatine monohydrate treatment alleviates muscle cramps associated with haemodialysis. *Nephrol Dial Transplant*. 2002;17:1978-1981.
34. Eknoyan G, Latos DL, Lindberg J, et al. Practice recommendations for the use of l-carnitine in dialysis-related carnitine disorder. National Kidney Foundation Carnitine Consensus Conference. *Am J Kidney Dis*. 2003;41:868-876.
35. Basile C, Giordano R, Vernaglione L, et al. Efficacy and safety of haemodialysis treatment with the Hemocontrol biofeedback system: A prospective medium-term study. *Nephrol Dial Transplant*. 2001;16:328-334.
36. Arieff AI. Dialysis disequilibrium syndrome: Current concepts on pathogenesis and prevention. *Kidney Int*. 1994;45:629-635.
37. Tarhan NC, Agildere AM, Benli US, et al. Osmotic demyelination syndrome in end-stage renal disease after recent hemodialysis: MRI of the brain. *AJR Am J Roentgenol*. 2004;182:809-816.
38. Antoniazzi AL, Corrado AP. Dialysis headache. *Curr Pain Headache Rep*. 2007;11:297-303.
39. Cheung AK. Biocompatibility of hemodialysis membranes. *J Am Soc Nephrol*. 1990;1:150-161.
40. Eaton JW, Leida MN. Hemolysis in chronic renal failure. *Semin Nephrol*. 1985;5:133-139.
41. Remuzzi G. Bleeding in renal failure. *Lancet*. 1988;1:1205-1208.
42. Lee KB, Kim B, Lee YH, et al. Hemodialysis using heparin-bound Hemophan in patients at risk of bleeding. *Nephron Clin Pract*. 2004;97:c5-c10.
43. Sabovic M, Lavre J, Vujkovac B. Tranexamic acid is beneficial as adjunctive therapy in treating major upper gastrointestinal bleeding in dialysis patients. *Nephrol Dial Transplant*. 2003;18:1388-1391.
44. Cardoso M, Vinay P, Vinet B, et al. Hypoxemia during hemodialysis: A critical review of the facts. *Am J Kidney Dis*. 1988;11:281-297.
45. O'Quin RJ, Lakshminarayan S. Venous air embolism. *Arch Intern Med*. 1982;142:2173-2176.
46. Oo TN, Smith CL, Swan SK. Does uremia protect against the demyelination associated with correction of hyponatremia during hemodialysis? A case report and literature review. *Semin Dial*. 2003;16:68-71.
47. Gennari FJ. Acid-base balance in dialysis patients. *Semin Dial*. 2000;13:235-239.
48. Gennari FJ, Rimmer JM. Acid-base disorders in end-stage renal disease: Part II. *Semin Dial*. 1990;3:161-165.
49. Jaber BL, Pereira BJG. Dialysis reactions. *Semin Dial*. 1997;10:158-165.
50. Coppo R, Amore A, Cirina P, et al. Bradykinin and nitric oxide generation by dialysis membranes can be blunted by alkaline rinsing solutions. *Kidney Int*. 2000;58:881-888.
51. Chertow GM, Mason PD, Vaage-Nilsen O, Ahlmén J. On the relative safety of parenteral iron formulations. *Nephrol Dial Transplant*. 2004;19:1571-1575.
52. KDIGO Anemia Work Group. KDIGO clinical practice guidelines for anemia in chronic kidney disease. *Kidney Int Suppl*. 2012;2:279-335.
53. Referência removida durante as provas
54. Referência removida durante as provas
55. Referência removida durante as provas
56. Blossom DB, Kallen AJ, Patel PR, et al. Outbreak of adverse reactions associated with contaminated heparin. *N Engl J Med*. 2008;359:2674-2684.
57. Hoenich NA. Membranes for dialysis: Can we do without them? *Int J Artif Organs*. 2007;30:964-970.
58. *Dialysate for Hemodialysis*. Arlington: American National Standards, Association for the Advancement of Medical Instrumentation; 2009:1-66.
59. Mermel LA, Allon M, Bouza E, et al. Clinical practice guidelines for the diagnosis and management of intravascular catheter-related infection: 2009 Update by the Infectious Diseases Society of America. *Clin Infect Dis*. 2009;49:1-45.

60. Jaffer Y, Selby NM, Taal MW, et al. A meta-analysis of hemodialysis catheter locking solutions in the prevention of catheter-related infection. *Am J Kidney Dis*. 2008;51:233-241.

61. Yahav D, Rozen-Zvi B, Gafter-Gvili A, et al. Antimicrobial lock solutions for the prevention of infections associated with intravascular catheters in patients undergoing hemodialysis: Systematic review and meta-analysis of randomized controlled trials. *Clin Infect Dis*. 2008;47:83-93.

62. Boyce JM. Prevention of central line associated blood stream infections in hemodialysis patients. *Infect Control Hosp Epidemiol*. 2012;33:936-944.

63. Grohskopf LA, Roth VR, Feikin DR, et al. *Serratia liquefaciens* bloodstream infections from contamination of epoetin alfa at a hemodialysis center. *N Engl J Med*. 2001;344:1491-1497.

64. Carmichael WW, Azevedo SM, An JS, et al. Human fatalities from cyanobacteria: Chemical and biological evidence for cyanotoxins. *Environ Health Perspect*. 2001;109:663-668.

65. Hutter JC, Kuehnert MJ, Wallis RR, et al. Acute onset of decreased vision and hearing traced to hemodialysis treatment with aged dialyzers. *JAMA*. 2000; 283:2128-2134.

66. Duffy R, Tomashek K, Spangenberg M, et al. Multistate outbreak of hemolysis in hemodialysis patients traced to faulty blood tubing sets. *Kidney Int*. 2000; 57:1668-1674.

67. Parfrey PS, Vavasour HM, Henry S, et al. Clinical features and severity of nonspecific symptoms in dialysis patients. *Nephron*. 1988;50:121-128.

68. Savica V, Santoro D, Mazzaglia G, et al. l-Carnitine infusions may suppress serum C-reactive protein and improve nutritional status in maintenance hemodialysis patients. *J Ren Nutr*. 2005;15:225-230.

69. Lindsay RM, Heidenheim PA, Nesrallah G, et al. Minutes to recovery after a hemodialysis session: A simple health-related quality of life question that is reliable, valid, and sensitive to change. *Clin J Am Soc Nephrol*. 2006;1: 952-959.

70. Weber M, Schmutz JL. Hemodialysis and the skin. *Contrib Nephrol*. 1988; 62:75-85.

71. Singhal PC, Lynn RI, Scharschmidt LA. Priapism and dialysis. *Am J Nephrol*. 1986;6:358-361.

72. Sequeira A, Buffington M, Gu X, Abreo K. Testicular angina during hemodialysis: An unusual complication of ultrafiltration. *Hemodial Int*. 2013;17:323-326.

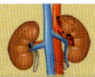

CAPÍTULO 96

Diálise Peritoneal: Princípios, Técnicas e Adequação

Bengt Rippe

A diálise peritoneal (DP) é atualmente utilizada por aproximadamente 180.000 pacientes com doença renal crônica terminal (DRCT) ao redor do mundo, representando aproximadamente 7% da população total em diálise[1]. Na DP, a cavidade peritoneal, que é o maior espaço potencial do tecido seroso do corpo, é utilizada como um recipiente para 2 a 2,5l de fluido de diálise, estéril, normalmente contendo glicose, que é trocado 4 a 5 vezes ao dia através de um cateter peritoneal permanente. O fluido de diálise é fornecido em bolsas plásticas. A membrana peritoneal, via capilares peritoneais, age como uma membrana dialisadora endógena. Através da membrana produtos de resíduo difundem para o dialisato, e o excesso de fluido é removido por osmose induzida por glicose ou outro agente osmótico no fluido de diálise, geralmente promovendo a *ultrafiltração* (UF). A DP é normalmente ofertada 24 horas/dia e 7 dias/semana na forma de diálise peritoneal ambulatorial contínua (DPAC). Aproximadamente um terço dos pacientes, na maioria dos centros, está em diálise peritoneal automatizada (DPA; algumas vezes também referida como diálise peritoneal contínua com cicladora [DPCC]), na qual as trocas noturnas são realizadas através de uma cicladora automática de DP. O uso de DP como modalidade para o tratamento de DRCT varia amplamente entre os países, principalmente devido a fatores não médicos tais como a política de reembolso. Um estudo indicou que de 81% de todos os pacientes em diálise de Hong Kong eram tratados com DPAC ou DPA em 2006, seguidos pelo México (71%) e Nova Zelândia (39%), enquanto, nos Estados Unidos, a DP era utilizada por apenas 7,5% e, na Alemanha, por 4,8% dos pacientes em terapia renal substitutiva.

VANTAGENS E LIMITAÇÕES DA DIÁLISE PERITONEAL

Se os pacientes ou seus cuidadores forem competentes para realizar a DP, as únicas contraindicações absolutas são grandes defeitos diafragmáticos, adesões peritoneais excessivas, hérnias abdominais incorrigíveis, ou doença intestinal infecciosa ou isquêmica aguda. Essas e outras contraindicações são discutidas adicionalmente no Capítulo 97. A DP é mais bem utilizada em pacientes com alguma função renal residual, apesar de pacientes anúricos também poderem ir muito bem. A maioria dos pacientes que iniciam DP necessitará, eventualmente, após vários anos, de transferência para outras modalidades de terapia renal substitutiva (TRS), tais como hemodiálise (HD), se a adequação não puder ser mantida ou como resultado de outras complicações como peritonite recorrente, ou no sítio de saída ou problemas do cateter. Apenas raramente os pacientes em HD se transferem para DP, mais comumente devido à falência de manter acesso vascular para HD.

A diálise peritoneal oferece muitas vantagens sobre a HD, pelo menos durante os primeiros 2 a 3 anos de tratamento. Primeiramente, a DP representa um modo contínuo, fisiológico e lento, de remoção de pequenos solutos e excesso de água corporal, associados a uma estabilização da bioquímica sanguínea e estado de hidratação corporal relativamente estável. Em segundo lugar, não há necessidade de acesso vascular. A ausência de acesso vascular e a ausência de contato sangue-membrana da HD tornam o estimulo catabólico menos proeminente na DP do que na HD. Além disso, a função renal residual é mais bem preservada em pacientes em DP do que em pacientes em HD. Devido à sua natureza contínua, a DP proporciona um *Kt/V* semanal padrão (*standard*) similar ao da HD três vezes por semana apesar da *depuração* menos eficiente de pequenos solutos.

A diálise peritoneal é uma terapia domiciliar, e a maioria dos pacientes são treinados a realizar a troca de bolsa por si mesmos. Em geral, os pacientes em diálise domiciliar têm uma qualidade de vida melhor do que aqueles em outros tipos de diálise. O número de visitas hospitalares é reduzido, e a possibilidade de viajar é aumentada. Existe ainda alguma evidência que pacientes em DP são melhores candidatos ao transplante do que pacientes em HD; vários estudos mostram uma menor incidência e gravidade de disfunção tardia do enxerto (DTE) em pacientes em DP após o transplante[2]. Em crianças, a DP (normalmente a DPA) é a modalidade de diálise preferida porque é não invasiva e socialmente aceita, reduzindo visitas hospitalares e permitindo à criança frequentar a escola. Os defensores da DP geralmente recomendam que a TRS deveria inicialmente começar com DP de acordo com a escolha do paciente e posteriormente proceder, como requerido quando a função renal residual declinar, para HD ou transplante. A DP deveria então ser considerada como parte integral de um programa de TRS, junto com a HD e o transplante[3]. Os fatores que influenciam a escolha da modalidade de diálise entre DP e HD, assim como as variações globais no uso da DP, são discutidos adicionalmente no Capítulo 90.

PRINCÍPIOS DA DIÁLISE PERITONEAL

Modelo dos Três Poros

Os principais princípios que governam o transporte de fluidos e solutos através da membrana peritoneal são difusão, conduzida pelo gradiente de concentração, e convecção (filtração ou UF), conduzida por gradientes de pressão hidrostática ou osmótica. A barreira que separa o plasma nos capilares peritoneais do fluido na cavidade peritoneal é representada pela parede capilar e o interstício. O interstício pode ser considerado como uma barreira acoplada em série com aquela da parede capilar; o mesotélio que reveste a cavidade peritoneal é de muito menor significância como obstáculo para o transporte de solutos e de fluidos. Para o transporte de fluido (UF) e de grandes solutos, a parede capilar é de longe a barreira principal. Entretanto, para a difusão de pequenos solutos o interstício é responsável por aproximadamente um terço da resistência ao transporte (difusão). A permeabilidade da parede capilar pode ser descrita como um modelo de transporte de membrana em três poros (Fig. 96-1).[4,5] Na parede capilar a principal via para a troca de pequenos solutos e de fluidos entre o plasma e a cavidade peritoneal é o espaço entre as células endoteliais individuais, a chamada fenda interendotelial. O raio funcional das vias permeáveis nessas fendas, conhecidas como *pequenos poros*, é de 40 a 50 Å, ligeiramente maior que o raio

Modelo de Três Poros

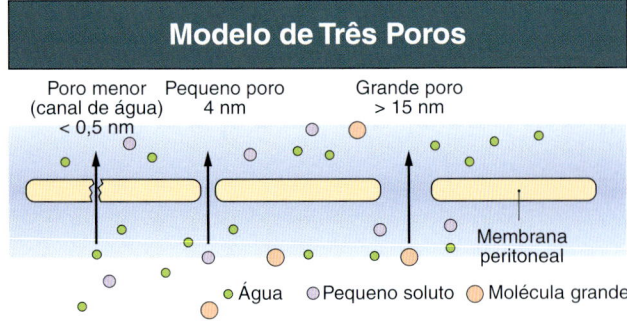

Figura 96-1 Modelo de três poros. Os poros pequenos no meio representam uma via principal do peritônio através das quais pequenos solutos se movem por difusão e convecção por água conduzida por diferenças de pressão hidrostática, coloidosmótica e cristaloidosmótica. Através de poros grandes (à direita), macromoléculas se movem para fora lentamente por convecção do plasma para a cavidade peritoneal. Os poros menores (à esquerda) são representados por aquaporinas permeáveis a água, mas impermeáveis a solutos. A água se move aqui exclusivamente por pressão osmótica cristaloide.

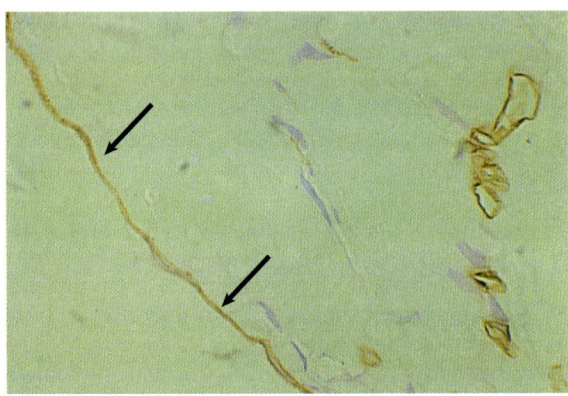

Figura 96-2 Secção de microscopia ótica de uma membrana peritoneal com capilares e vênulas (à direita) em um interstício "amorfo". O peritônio é revestido por uma fina camada de mesotélio (à esquerda). Os capilares e vênulas, assim como o mesotélio, são corados imunocitoquimicamente e corados para aquaporinas-1 (AQP-1) (coloração amarronzada). (Da referência 55)

da albumina (36 Å). O tamanho desses poros marcadamente impede o transito de albumina e completamente previne a passagem de moléculas maiores (p. ex., imunoglobulinas e α_2-macroglobulina). Entretanto, proteínas maiores podem transitar através de poros grandes muito raros (raio de aproximadamente 250 Å) em capilares e vênulas pós-capilares. Os poros grandes constituem apenas 0,01% do total de poros capilares, e o transporte através deles ocorre por filtração unidirecional direcionada por pressão hidrostática do plasma para a cavidade peritoneal. Adicionalmente a parede capilar tem alta permeabilidade para o transporte osmótico de água via canais de aquaporina-1 (AQP-1) nas membranas celulares endoteliais. (Fig. 96-2).[6]

Cinética de Fluidos

Em condições normais (não DP), a maioria dos transportes ocorre através dos pequenos poros. Apenas 2% do transporte de água peritoneal ocorre através da AQP-1. Na DP, a remoção de fluido é marcadamente aumentada pela infusão de dialisato hiperosmolar dentro da cavidade peritoneal. O tipo de agente osmótico utilizado marcadamente afeta o mecanismo de osmose. A glicose induzirá fluxo de fluido através de ambos, AQP-1 (aproximadamente 45%) e pequenos poros (55%, aproximadamente), enquanto moléculas maiores, como poliglicose (icodextrina), removerão fluido principalmente por pequenos poros (aproximadamente 90%). Desse modo, a osmose de glicose resultará em uma rápida diluição do dialisato peritoneal,

Volume de Ultrafiltração como Função do Tempo de Permanência e Concentração de Glicose

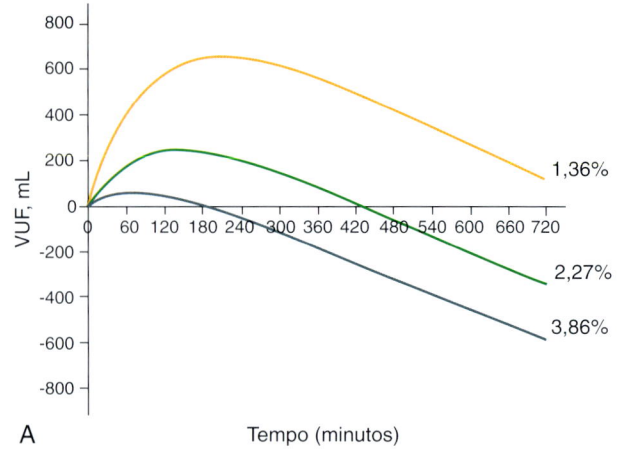

Concentração do Sódio do Dialisato como Função do Tempo de Permanência

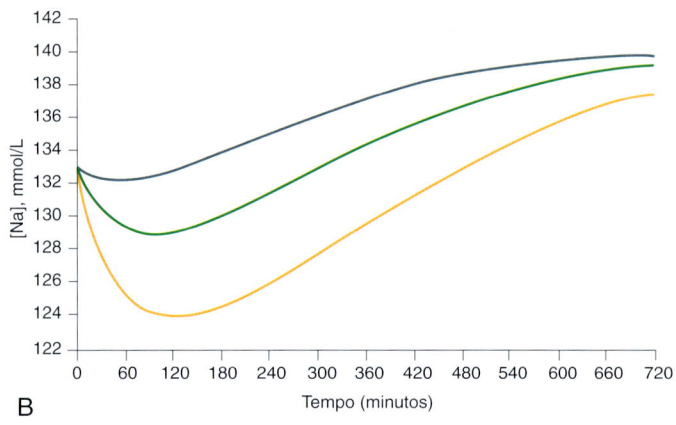

Figura 96-3: A, Ultrafiltração como função do tempo de permanência. O volume de ultrafiltração (VUF) como função do tempo de permanência para glicose a 3,86% (linha amarela), 2,27% (linha verde), e 1,36% (linha azul), simulado por computador utilizando o modelo de transporte peritoneal de três poros. **B, O sódio do dialisato como função do tempo de permanência.** O sódio do dialisato como função do tempo de permanência para glicose a 3,86% (linha amarela), 2,27% (linha verde), e 1,36% (linha azul), simulado por computador utilizando o modelo de transporte peritoneal de três poros.

refletido como a queda na concentração de sódio (sieving de sódio) durante as primeiras duas horas da permanência do dialisato, ocasionada pelo transporte relativamente grande de água isoladamente através dos canais de AQP-1; isso tende a corrigir posteriormente, pois a difusão através dos pequenos poros eventualmente aumenta a concentração de sódio para aquela do plasma.

A glicose, o agente osmótico comumente utilizado, é normalmente disponível em três concentrações: 1,36%, 2,27% e 3,86%. A Figura 96-3, A, demonstra a cinética de fluido intraperitoneal, simulada por computador, utilizando o modelo de três poros, em um período de 12 horas de permanência com essas três soluções. A glicose é um osmol de tamanho intermediário com baixa eficiência osmótica (coeficiente de reflexão osmótica [σ] = 0,03) através de pequenos poros, enquanto a glicose é 100% eficiente como agente osmótico através de AQP-1 (s = 1). Por essa razão, a glicose marcadamente impulsionará (30 vezes) o transporte de fluido através de AQPs e desse modo redistribuirá o transporte de fluido dos pequenos poros em direção a

AQP-1, resultando em um *"sieving"* de sódio significativo. Por exemplo, para glicose a 3,86% na solução de DP, a concentração de sódio no dialisato cairá de 132 mmol/L para 123 mmol/L em 60 a 10 minutos, que posteriormente aumentará em direção à concentração de sódio sérico (Fig. 96-3, *B*). Por outro lado, icodextrina, com um peso molecular médio de 17 kd, tem uma alta eficiência osmótica (de aproximadamente 0,5) através dos pequenos poros e em termos relativos é ineficiente através das AQPs. Consequentemente, durante a osmose induzida por icodextrina, apenas uma pequena fração da UF ocorrerá através de AQP-1, produzindo *sieving* de sódio insignificante (Fig. 96-7, *B*).

Além do tamanho do agente osmótico, o grau de *sieving* de sódio é dependente da presença e quantidade de AQP-1, e também da taxa total de ultrafiltrado (que é principalmente determinada pela concentração de glicose), e a capacidade de difusão de sódio. Uma alta taxa de transporte de solutos, e assim de difusão de sódio, nos chamados alto transportadores se manifestará como equilíbrio rápido de pequenos solutos (creatinina e glicose) no teste de equilíbrio peritoneal (PET; veja posteriormente) e também reduzirá o *sieving* de sódio.

Na ausência de um agente osmótico no fluido de DP, o dialisato deveria ser reabsorvido para dentro do plasma dentro de algumas horas, em virtude principalmente da diferença de pressão coloidosmótica entre o plasma e o peritônio. Essa absorção ocorrerá em maior extensão via pequenos poros, enquanto 30% do fluido peritoneal será removido por absorção linfática. O fluxo de fluido parcial na membrana peritoneal modelada através das diferentes vias de condutividade de fluidos no modelo de três poros (para glicose a 3,86%), que são mostrados na Figura 96-4. É a presença de concentrações relativamente altas de glicose no fluido peritoneal que previne a reabsorção de fluido para o plasma durante as primeiras horas de permanência.

Os pacientes que têm uma alta taxa de difusão de sódio (alto-transportadores) também têm um transporte rápido de glicose para fora da cavidade peritoneal. Desse modo, o gradiente que favorece a UF se dissipa mais rapidamente, e é difícil de obter remoção de fluido comparados ao "baixo transportadores". Nos alto-transportadores, o volume de UF máximo é reduzido e a UF ocorre precocemente. Existe também uma reabsorção de fluido mais rápido na fase tardia

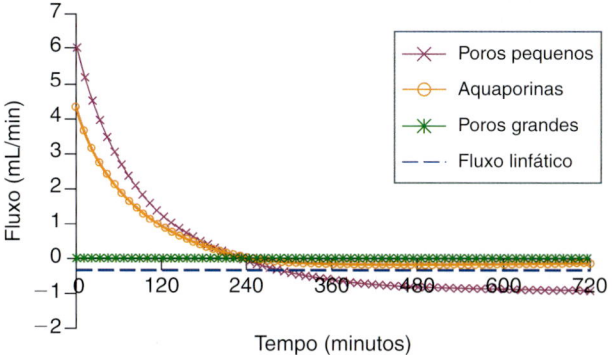

Figura 96-4 **Fluxo de volume peritoneal como função do tempo de permanência.** Os fluxos de volume como função do tempo de permanência para glicose a 3,86% particionada entre aquaporinas, poros pequenos, poros grandes e absorção linfática. O fluxo de volume de pequenos poros é inicialmente aproximadamente 60% do fluxo de volume total e se torna negativo após um tempo pico (220 min). O fluxo de água mediado por aquaporinas se torna levemente negativo após aproximadamente 250 min. O fluxo de volume de poros grandes é desprezível e permanece constante durante toda a permanência, assim como a absorção linfática (0,3 mL/min). *(Modifica da referência 56).*

da permanência. A questão da perda de fluido do peritônio é, entretanto, muito controversa, uma vez que alguns autores sugerem que a perda de fluido peritoneal que ocorre na fase tardia da permanência da DP é dominada pela absorção linfática.[7]

Área de Superfície Peritoneal (Vascular) Efetiva

A área de superfície funcional do peritônio reflete a área de superfície peritoneal efetiva dos capilares[8]. O transporte de pequenos solutos tais como ureia, creatinina e glicose, é parcialmente limitado pelo grau de perfusão desses capilares – o fluxo de sangue efetivo da membrana peritoneal. Além disso, como mencionado anteriormente, parte da resistência à difusão de pequenos solutos (ureia e creatinina) é localizada no interstício. O número de capilares efetivamente perfundido é aumentado por vasodilatação arteriolar e reduzido por vasoconstrição. Essas alterações geralmente ocorrem sem grandes mudanças na permeabilidade de fluido (condutância hidráulica [L_pS]) do peritônio. Assim, durante a vasodilatação ou vasoconstrição existe geralmente uma dissociação entre as mudanças no produto de superfície de permeabilidade por área (PS) para pequenos solutos e na L_pS da membrana. A vasodilatação, com recrutamento de área de superfície capilar, ocorre precocemente durante a permanência da bolsa quando a glicose é utilizada como agente osmótico, ocasionando aumento precoce e transitório da PS.[9]

A peritonite também é associada a marcada vasodilatação, novamente levando a aumentos no PS de pequenos solutos, na ausência de grandes mudanças em L_pS, durante os primeiros 60 a 100 minutos de permanência. Entretanto, em alguns pacientes com peritonite, um aumento do L_pS resultará em aumento do transporte de fluido através dos pequenos poros. Além do mais, existe usualmente uma abertura de grandes poros nos capilares (e vênulas pós-capilares), resultando no aumento do vazamento de macromoléculas (p. ex., albumina e imunoglobulinas) do plasma para o peritônio. A peritonite pode então resultar em relativa dificuldade de remoção de fluidos (devido à rápida dissipação da glicose intraperitoneal), redução no *sieving* de sódio (devido à redução da UF e aumento da difusão de sódio), e ao aumento marcado do extravasamento de proteínas para o dialisato.

A área de contato entre o dialisato e o tecido peritoneal varia como resultado da posição do paciente e volume de enchimento da cavidade peritoneal. Os pacientes adultos normalmente toleram de 2 a 2,5 litros de volume infundido. Uma pressão hidrostática intraperitoneal (PHI) de menos de 18 cm H_2O (posição supina) é normalmente tolerada[10]. Em pressões maiores (> 18 cm H_2O), o paciente normalmente sente algum desconforto. Em volumes intraperitoneais de menos de 2 litros existe uma redução no PS de pequenos solutos, enquanto a PS é apenas moderadamente aumentada com altos volumes de enchimento. No geral, um aumento do volume de enchimento implica uma troca mais eficiente com relação tanto a troca de pequenos-solutos quanto UF, sendo o último muito mais pronunciado com soluções hipertônicas[11]. Por muito tempo se pensava que o aumento do volume de enchimento afetaria diretamente a reabsorção de fluido peritoneal pelo efeito da pressão hidrostática (aumentos na PHI). Entretanto, uma vez que 80% de qualquer aumento na PHI é transmitida via compressão venosa de volta aos capilares, as mudanças reais no gradiente de pressão hidrostática transcapilar, que governa a UF, será desse modo menor.[12] Assim, o impacto da PHI na absorção de fluido é moderado.[13]

ACESSO PERITONEAL

A chave para a DP crônica de sucesso é um acesso permanente e seguro para a cavidade peritoneal (Fig. 96-5). Apesar de melhorias na sobrevida do cateter dos últimos anos, complicações relacionadas ao cateter ainda ocorrem, ocasionando significativa morbidade e algumas vezes forçando a retirada do cateter. Os problemas relacionados ao

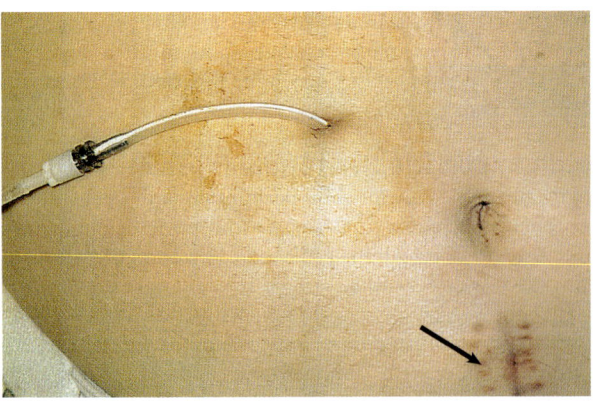

Figura 96-5 Um cateter *in situ* de diálise peritoneal recentemente implantado. Note a cicatriz subumbilical, por onde o cateter entra na cavidade peritoneal *(seta)*.

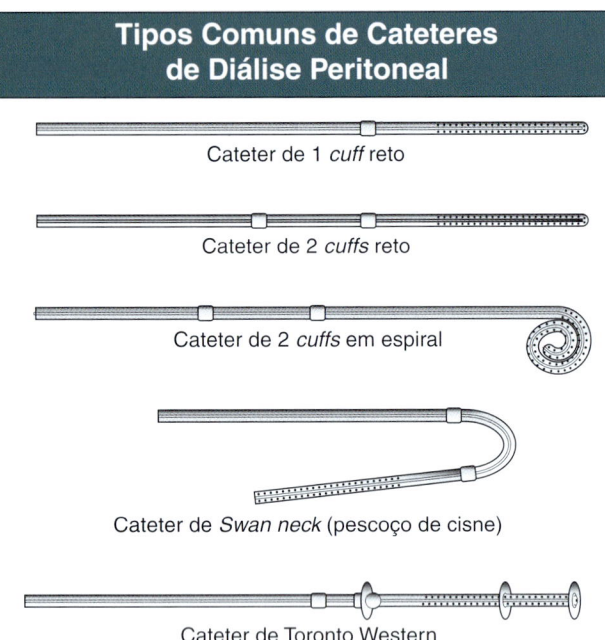

Tipos Comuns de Cateteres de Diálise Peritoneal

Cateter de 1 *cuff* reto

Cateter de 2 *cuffs* reto

Cateter de 2 *cuffs* em espiral

Cateter de *Swan neck* (pescoço de cisne)

Cateter de Toronto Western

Figura 96-6 Tipos comuns de cateteres de diálise peritoneal.

cateter são a causa de transferência definitiva para HD em até 20% de todos os pacientes. A maioria dos cateteres é derivada da ideia original descrita por Tenckhoff e Schechter.[14] O cateter de Tenckhoff é um tubo elástico com orifícios laterais ao longo de sua porção intraperitoneal. Existem habitualmente um ou dois *cuffs* de Dacron que permite o crescimento de tecido, que segura o cateter no seu sítio e previne o vazamento pericateter e infecção. A ponta do cateter de Tenckhoff é reta, tendo um *cuff* no peritônio com a ponta do cateter apontando para a direção caudal; o *cuff* externo é próximo ao sítio de saída na pele. Desse modo, vários centímetros de cateter estão localizados no subcutâneo. As modificações intraperitoneais e transcutânea continuam a aparecer indicando que nenhum design único é perfeito (Fig. 96-6). Apesar de um número de estudos reportarem menor frequência de falência de drenagem com o uso do cateter curvo "em pescoço de cisne" (*swan neck*) (Fig. 96-6) comparados com cateteres retos, não há evidência significativa que quaisquer dos cateteres modificados no mercado sejam realmente superiores ao cateter de Tenckhoff original (um ou dois *cuffs*).[15]

Idealmente, a inserção do cateter deve ocorrer em condições estéreis em sala cirúrgica por um operador com experiência, tanto um cirurgião ou um nefrologista treinado por técnicas de nefrologia intervencionista. A avaliação pré-cirúrgica para a presença de herniação ou qualquer fraqueza da parede abdominal é essencial. Se presente, pode ser possível corrigir essa anormalidade no momento da inserção do cateter. Antes da inserção, a erradicação do carreador nasal de *Staphylococcus aureus* com antibacterianos aplicados localmente (tal como mupirocina) significativamente reduz taxas de infecção de sítio de saída. Uma dose única intraoperatória de uma cefalosporina de primeira ou segunda geração também é recomendada. Para evitar o desenvolvimento de enterococos resistentes à vancomicina, essa droga não deve ser utilizada como agente profilático. Várias técnicas de inserção foram descritas e praticadas: minilaparotomia cirúrgica e dissecção, colocação as cegas utilizando um fio-guia (técnica de Seldinger), colocação miniperitoneoscópica com trocarte e laparoscopia. Essas técnicas são discutidas adicionalmente no Capítulo 92.

TÉCNICAS DE DIÁLISE PERITONEAL

Na DPAC, 2 a 2,5 litros de fluido de diálise são infundidos na cavidade peritoneal 4 a 5 vezes ao dia. Em 4 a 5 horas há 95% de equilíbrio da ureia e aproximadamente 65% de equilíbrio da creatinina, enquanto o gradiente de glicose se dissipou para aproximadamente 40% do valor inicial. Para a glicose como agente osmótico, 4 a 5 horas é um tempo de permanência adequado. Para trocas de permanência noturna, maiores tempos de permanência podem ser aceitos (8 a 10 horas), apesar de isso aumentar a quantidade de glicose e, portanto, calorias, absorvidas. Além do mais, existe espaço para esquemas de trocas individuais que podem ser ajustados para se adequar à conveniência do paciente individual. Os tempos de permanência mais curtos que 4 a 5 horas podem ser realizados com o uso de uma máquina (cicladora). Essa técnica pode ser utilizada para manter diálise adequada quando trocas de menor volume e maior frequência são necessárias – por exemplo, para minimizar o vazamento em conjunção com a inserção do cateter, reparo de hérnia ou cirurgias abdominais. As trocas rápidas também podem ser requeridas durante tratamento de peritonite ou em pacientes com hipervolemia quando o estado de hidratação do paciente necessite ser corrigido rapidamente.

Hoje em dia, sistemas de duas bolsas (chamados sistemas em Y) estão em uso geral de acordo com o princípio de "enxague antes de encher". O sistema de duas bolsas contém o fluido de diálise não utilizado conectado a uma bolsa de drenagem estéril vazia via um sistema de tubos em Y. Após o paciente se conectar com o sistema, faz-se um *flush* na conexão (por 2 a 3 segundos), procedendo-se então a drenagem do líquido da cavidade abdominal para, em 10 a 15 minutos encher a bolsa de drenagem. Após a bolsa é clampeada e a bolsa "nova" é aberta, para encher a cavidade peritoneal em outros 10 a 15 minutos. O tempo de troca (infusão e drenagem), se o cateter está funcionando, não deveria exceder um total de 30 minutos. Normalmente o primeiro 1,6 a 1,8 litro drenará rapidamente (em ≥ 200 mL/min), enquanto os 200 a 300 mL remanescentes drenarão muito mais lentamente. O ponto de transição entre a fase rápida e a fase lenta de drenagem pode variar muito de indivíduo a indivíduo.

A diálise peritoneal automatizada é normalmente realizada com o uso de uma cicladora ao longo da noite (8 a 10 horas), durante a qual grandes volumes (10 a 20 litros) podem ser trocados. Durante o período diurno o paciente em DPA normalmente tem o chamado dia úmido – que é, uma troca de longa permanência, usualmente com icodextrina como o agente osmótico de fluido de diálise. Alguns pacientes em DPA noturna realizam uma troca diária de modo que existam 2 trocas de longa permanência durante o dia (6 a 8 horas). A maioria das cicladoras pode ser programada para variar o volume de influxo, tempo de influxo, tempo de permanência e tempo de drenagem. As cicladoras normalmente aquecem o fluido antes da infusão, e também monitoram o volume e o excesso de drenagem (volume de UF). As máquinas de DPA atuais têm alarmes para falência de infusão superaquecimento e drenagem ineficaz. Algumas cicladoras interrompem a drenagem no ponto de transição entre a fase rápida e a lenta para tornar a drenagem mais eficiente. Uma outra forma de acelerar as trocas é permitir que um volume residual persista na cavidade peritoneal não deixando todo o fluido drenar; os volumes de influxo subsequentes são proporcionalmente reduzidos, e após um número de ciclos completarem a drenagem ocorre. Essa técnica é chamada diálise peritoneal em *tidal*.

O volume de troca peritoneal também deve ser ajustado de acordo com o tamanho do paciente. Os pacientes adultos que pesem menos do que 60 Kg deveriam iniciar com bolsas de 1,5 litros. O paciente médio (60 a 80 Kg) deveria receber trocas de 2 litros, e para pacientes pesando mais do que 80 Kg, 2,5 litros deveriam ser utilizados. Se o sistema de monitoramento de pressão estiver disponível, a PHI pode informar a escolha do volume de troca. Na posição supina a maioria dos pacientes tem uma PHI de 12 cm H_2O.

FLUIDOS DE DIÁLISE PERITONEAL

A maioria dos fluidos de DP utilizados atualmente tem uma composição com tampão de lactato, solução de sal balanceada desprovida de potássio, com glicose como agente osmótico (1,36%, 2,27% ou 3,86%). A concentração de potássio em fluidos de DP atualmente é zero para ajudar no controle do balanço do potássio.

O lactato é utilizado como tampão em vez de bicarbonato, pois o bicarbonato e cálcio podem precipitar (para formar carbonato de cálcio) durante a estocagem. Com o advento de novos sistemas de oferta de DP multicamerais, é possível substituir o lactato por bicarbonato e realizar um número de outras modificações na solução que não eram factíveis previamente. Entretanto, o maior custo de um número de novas formulações de fluidos novas e mais fisiológicas deve estar na mente.

Concentração de Eletrólitos

Nos fluidos de DP atuais, as concentrações de Na^+, Cl^-, Ca^{+2} e Mg^{+2} são selecionadas para estarem próximas às concentrações séricas. A remoção desses íons através do peritônio é desse modo o resultado do baixo gradiente de difusão, mais ou menos completamente dependente da convecção. Para cada decilitro de fluido removido em uma permanência de 4 horas, aproximadamente 10 mmol de Na^+ e 0,1 mmol de Ca^{+2} são removidos[16], garantindo que o Na^+ e Ca^{+2} séricos estejam dentro dos intervalos de referência[12].

O uso frequente de quelantes de fósforo que contêm cálcio requer o entendimento da cinética do Ca^{+2} para vários tipos de fluidos de diálise a fim de evitar hipercalcemia. A concentração de cálcio para as soluções de DP atuais é normalmente de 1,25 a 1,75 mmol/L. Entretanto, uma vez que Ca^{+2}, assim como Na^+ e Mg^{+2}, tem um transporte dominante por UF, 1,25 mmol/L pode ser considerado apropriado apenas para glicose 1,36%, para atingir uma remoção de cálcio neutra (zero). Para atingir o mesmo objetivo para 3,86% de glicose, o cálcio do fluido de diálise deveria ser aumentado para 2,3 mmol/L para prevenir a perda de cálcio (dirigida por UF) durante um tempo de permanência de 4 horas. Com o uso do sistema de três compartimentos para bolsas de DP, seria possível adaptar a concentração do fluido de diálise peritoneal para obter um transporte de cálcio através do peritônio de zero, ou para atingir um alvo de remoção de cálcio pré-ajustado, para cada concentração de glicose de fluido peritoneal.[17] Contudo, nas soluções de DP atualmente disponíveis, a concentração de cálcio não é variável de acordo com a concentração de glicose; assim, uma concentração de 1,25 mmol/L é recomendada quando os pacientes utilizarem quelantes de fósforo a base de cálcio. No entanto, deve ser notado que a remoção de cálcio peritoneal com 1,25 mmol/L de concentração de cálcio na solução pode ser obtida apenas por fluidos de DP contendo glicose a 2,27% ou 3,86%.

A concentração de Mg^{+2} comumente utilizada nas soluções atuais de DP são de 0,25 a 0,75 mmol/L. Para a glicose a 1,36%, 0,25 mmol/L seria apropriado para transporte zero durante a permanência, enquanto com maiores concentrações de glicose no dialisato haverá balanço negativo de magnésio.

Agentes Osmóticos

A glicose é o principal agente osmótico utilizado para remoção de fluido (UF) na DP. Os agentes osmóticos alternativos e comercialmente disponíveis são aminoácidos e icodextrina. A icodextrina é um polímero de glicose polidisperso com um peso molecular médio de 17 kd.[18] No entanto, devido a polidispersidade da icodextrina, aproximadamente 70% das moléculas têm um peso molecular de 3 kd ou menos.[11] A icodextrina está disponível como uma solução a 7,5% com essencialmente a mesma composição eletrolítica dos dialisatos baseados em glicose. A osmolalidade da solução de polímeros de glicose, ao contrário do fluido de diálise com glicose a 1,36% (osmolalidade de 350 mOsm/Kg), está no mesmo patamar, ou ligeiramente inferior, aquela do soro normal. A presença de maiores moléculas na solução de icodextrina, comparadas com aquelas das soluções baseadas em glicose, melhora a eficiência osmótica marcadamente através dos pequenos poros ($\sigma = 0,5$) e também reduz a dissipação do gradiente osmótico ao longo do tempo. Isso rende uma UF sustentada por 8 a 12 horas (Fig. 96-7, *A*). Portanto, a icodextrina é preferivelmente

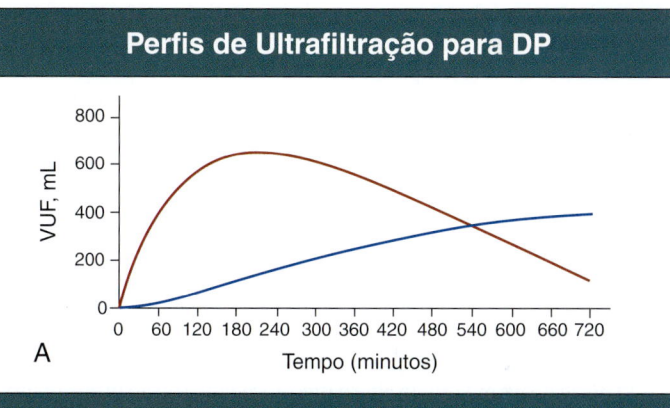

Perfis de Ultrafiltração para DP

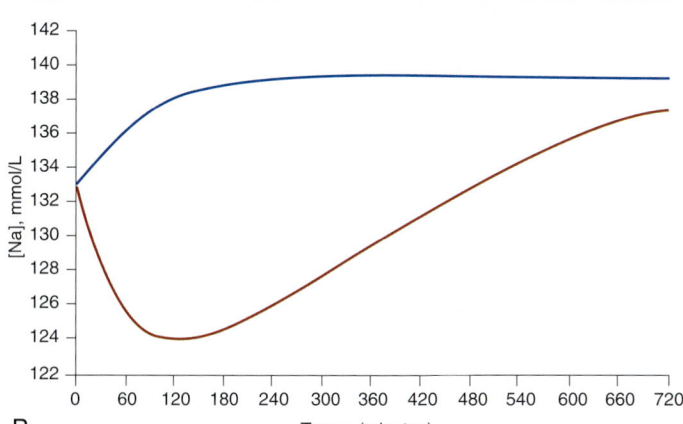

Curvas de *Sieving* de Sódio para DP

Figura 96-7: A, Perfis de ultrafiltração para diálise peritoneal (*DP*). O perfil de ultrafiltração para icodextrina a 7,5% *(linha azul)*, simulado por computador de acordo com o modelo de três poros em um paciente mediano que já faz uso de icodextrina, em comparação com a curva de UF simulada por computador para glicose a 3,86% *(linha vermelha)*. VUF, volume de ultrafiltração. **B, Curvas de sieving de sódio para DP**. As curvas de *sieving* de sódio para icodextrina a 7,5% *(linha azul)* e 3,86% de glicose *(linha vermelha)* (Fig. 96-3). Na, sódio. *(A da referência 11)*

utilizada em trocas de longa permanência, por exemplo, noturnas, e particularmente para pacientes que tendem a absorver a glicose rapidamente (alto transportadores, veja posteriormente). A icodextrina é absorvida lentamente no soro e degradada (α-amilase circulante) para oligossacarídeos, tais como maltose, que podem dar resultados falso-positivos para glicose, levando a medidas errôneas de hiperglicemia e ao uso inapropriado de agentes hipoglicemiantes.[19]

Um outro agente osmótico alternativo comercialmente disponível é uma mistura de aminoácidos a 1,1% que tem a mesma osmolaridade da glicose a 1,36%.[20] De acordo com alguns estudos, o uso regular desse dialisato pode aumentar certos índices nutricionais, apesar de haver alguma evidência que soluções de aminoácidos piorem a acidose e aumente a ureia plasmática. Tanto as soluções de icodextrina quanto de aminoácidos poderiam ser utilizadas para reduzir a exposição a glicose da membrana peritoneal e a carga total de glicose ao paciente.

Até recentemente, as soluções de DP tradicionais tinham um pH baixo e uma alta concentração de produtos de degradação de glicose (PDG). Os PDGs são compostos carbonil reativos que se formam durante a esterilização por calor e/ou com a estocagem de soluções baseadas de glicose. Os PDGs são tóxicos para uma variedade de células *in vitro* e também potencialmente tóxicas *in vivo*.[21] Com o uso dos sistemas de multicompartimentos, é possível compor novas soluções com muito menores concentrações de PDGs e um pH neutro, e também utilizar bicarbonato ou misturas de bicarbonato-lactato como tampões.[22-24] As soluções que usam bicarbonato ou misturas de bicarbonato-lactato resultam em menos dor na infusão e são tão efetivas quanto o lactato na correção da acidose, quando utilizados na mesma concentração de íons tamponantes total[25]. Em estudos prospectivos e randomizados esses fluidos são associados a melhoria em marcadores do dialisato efluente quanto a integridade da membrana peritoneal, particularmente CA-125, uma medida de massa celular mesotelial peritoneal.[22-24] Existem também alguns indicadores de melhor função renal residual em pacientes com soluções de DP com baixos níveis de PDG,[24] apesar de isso não ter sido confirmado em estudos randomizados e prospectivos recentes.[26, 27] Um desses estudos, no entanto, o estudo balANZ,[27] sugeriu que as soluções de DP biocompatíveis podem retardar o início de anúria e reduzir a incidência de peritonite quando comparada as soluções convencionais.

O piruvato é um tampão alternativo ao lactato (ou ao bicarbonato), mas não está ainda clinicamente disponível. Finalmente, certos aditivos podem ajudar a preservar a membrana peritoneal tais como *N*-acetiglucosamina (NAG), ácido hialurônico (AH), citrato e heparina de baixo peso molecular (HBPM). A HBPM, 4500 UI em cada bolsa da manhã por 3 meses aumentou a UF como resultado da redução da absorção de glicose durante a permanência.[28] Esse efeito não foi, entretanto, encontrado em um ensaio aberto multicêntrico e randomizado de adição de HBPM (3500 UI) alto administrada para a troca de longa permanência com icodextrina durante o dia.[29] Conceitualmnte, se a HBPM de fato aumenta a UF, essa ação pode ser resultante da redução da vasodilatação inicial que normalmente ocorre com a instilação intraperitoneal de soluções de DP baseadas em glicose.[28] O AH parece reduzir a reabsorção de fluido que ocorre na fase tardia da permanência, possivelmente produzindo um "bolo de filtro" na superfície peritoneal.[30] Nenhum dos aditivos mencionados (NAG, AH ou HBPM) ou tampões (piruvato, citrato) podem já ser recomendados na prática clínica rotineira, e dados de ensaios adicionais são aguardados.

AVALIAÇÃO DO TRANSPORTE DE SOLUTOS PERITONEAIS E ULTRAFILTRAÇÃO

Remoção de Pequenos Solutos

A remoção de solutos e fluidos durante a DP, em excesso a excreção renal residual, pode ser mensurada pela avaliação do dialisato drenado.

Para esse propósito as concentrações de ureia e creatinina são medidas no dialisato e no plasma. As razões de concentração do dialisato-plasma de quaisquer desses solutos multiplicados pelo volume de drenagem diária permitem o cálculo da *depuração* de 24 horas. As *depurações* de creatinina e ureia são obtidas por multiplicar esses dados por 7. Para comparação entre pacientes, a *depuração* de creatinina é convencionalmente relacionada à área de superfície corpórea padronizada (1,73 m²), e a *depuração* de ureia (principalmente para comparação com HD) é expressa como Kt/V (onde Kt é a depuração semanal e V é o volume de distribuição de ureia). Na DP, a avaliação rotineira de V é imprecisa, em contraste com a situação em HD, na qual o V pode ser matematicamente derivado diretamente da cinética de ureia. O V deve preferencialmente ser determinado por técnicas diretas tais como diluição de água isotópica (água corporal total); na prática, no entanto, o V é normalmente aproximado de tabelas padrão que utilizam peso corporal (PC) e altura como parâmetros antropométricos de acordo com o gênero.[31] A crítica do conceito de Kt/V em DP é baseada na incerteza da determinação do valor correto para V. Nos pacientes que estão marcadamente abaixo ou acima do peso, o peso corporal ideal deve ser utilizado para calcular o V.[32]

Remoção de Grandes Solutos

Para mais detalhes do transporte peritoneal, a depuração de solutos maiores tais como β_2-microglobulina, assim como marcadores de transporte através de poros grandes como albumina, imunoglobulinas e α_2-macroglobulina, podem ser medidos. Apesar de muitos centros avaliarem a remoção peritoneal diária de proteínas e/ou albumina, a medida da maioria dos outros solutos não é realizada na prática clínica rotineira.

Ultrafiltração

A ultrafiltração pode ser avaliada com uma coleção de 24 horas. Mesmo se realizada acuradamente, existe considerável variabilidade na UF de troca para troca e de dia para dia, dependendo das condições de drenagem, postura e níveis variáveis de volume intraperitoneal residual (*tidal*). Razoavelmente as estimativas acuradas do volume de UF diário podem ser obtidas pela média de coletas de todos os fluidos durante um período de vários dias. Na prática clínica a anotação do próprio paciente deveria também ser examinada com respeito aos volumes de UF de troca para troca e o número de bolsas hipertônicas utilizadas por dia. Para uma troca de glicose a 3,86%, um volume de UF menor que 400 mL indicará UF insuficiente, isto é, falência de ultrafiltração (FUF). O volume de UF também pode ser determinado pelo PET descrito posteriormente. Em um PET de 2,27% de glicose de rotina, a UF menor do que 200 mL em 4 horas sinaliza para FUF. A determinação mais acurada do volume intraperitoneal deve ser obtida como uma função do tempo com um marcador, tal como iodo 125 (I^{125}) – ligado a albumina sérica humana ou dextran 70. Isso não é requerido na prática clínica, mas como ferramenta de pesquisa permite estimativa de volume de UF mais precisa.

Função da Membrana Peritoneal
Teste de Equilíbrio Peritoneal (PET)

O PET traz estimativa de rendimento aproximada da taxa de transporte peritoneal de pequenos solutos e da capacidade de UF.[33] A taxa de transporte de pequenos solutos e a área de superfície peritoneal efetivas, os quais são essencialmente dependentes do número de capilares perfundidos efetivamente e disponíveis para troca (e o fluxo de sangue). O volume ultrafiltrado em 4 horas é uma função da chamada condutância osmótica a glicose (COg; o coeficiente de UF peritoneal vezes o coeficiente de reflexãoão para glicose), assim como a taxa de dissipação do gradiente osmótico de glicose (a taxa de transporte de pequenos solutos). Em geral, quando a taxa de desaparecimento da glicose é alta, o volume de UF é baixo.

O procedimento do PET é sumarizado no Quadro 96-1. Após uma permanência noturna (de 8 a 12 horas), o fluido de dialisato é drenado, e uma bolsa de glicose de 2 litros a 2,27% é infundida em 10 minutos com o paciente na posição supina (rolando de lado a lado a cada 2 minutos). Após 10 minutos – isto é, ao completar a infusão – 200 mL é drenado na bolsa de drenagem e misturado, e uma amostra de dialisato no tempo zero é obtida. Ao fim de um período de 4 horas de permanência, o dialisato é drenado e medido. O volume total de drenagem é anotado. As concentrações de glicose e creatinina no efluente e no plasma são medidas, assim como a concentração da glicose da amostra no tempo zero. Os resultados são expressos como a razão de concentração do dialisato sobre plasma (D/P) e a glicose do dialisato em 4 horas sobre a concentração de glicose no tempo zero (D/ D_0). Quanto maior razão D/P para creatinina, mais rápido o transporte para pequenos solutos. De acordo com as razões para creatinina D/P ou D/D_0 para glicose os pacientes podem ser divididos entre baixo transportadores, transportadores médio-baixos, transportadores médio-altos ou alto transportadores (Fig. 96-8).

Deve ser enfatizado, no entanto, que as medidas de D/P dão apenas uma estimativa aproximada da taxa de transporte de pequenos solutos. Informação adicional pode ser obtida de variações incluindo

o PET modificado (instilando solução de glicose a 3,86% e drenando após 4 horas),[34] o mini-PET (instilando solução de 3,86% e drenando após 1 hora), e o mini-PET duplo (instilando sequencialmente solução de 1,36% e 3,86%, drenando cada após 1 hora).

Mini Teste de Equilíbrio Peritoneal (Mini-PET)

No mini-PET, uma solução de glicose a 3,86% é infundida e completamente drenada após 1 hora. A concentração de sódio do dialisato drenado avalia o grau de *sieving* de sódio e, consequentemente, fornece uma medida de fluxo de água ("livre") mediado por AQP.[35,36] A fração de transporte de água "livre" pode ser avaliada na fase precoce da permanência do volume de drenagem de 1 hora menos a depuração peritoneal de sódio em 1 hora (isto é, o Na^+ drenado menos o Na^+ instilado dividido pela concentração de Na^+ sérico). Na primeira hora, quando a difusão de sódio é desprezível, a depuração peritoneal de sódio (através de pequenos poros) refletirá diretamente a depuração de fluido peritoneal por pequenos poros (UF). Esse valor é então subtraído do volume de UF total (1 hora) para obter uma estimativa do transporte de água livre (mediado por AQP). As reduções nesse parâmetro usualmente ocorrem com o tempo em DP, e marcadas reduções no transporte de água livre refletem fibrose peritoneal.[37,38]

Mini Teste de Equilíbrio Peritoneal Duplo (Mini-PET Duplo)

O COg pode ser medido com um mini-PET duplo, ou seja, uma permanência de uma hora com glicose a 1,36% e também uma permanência de uma hora com solução de glicose a 3,86%. O cálculo de COg é baseado na diferença de volume drenado em 1 hora entre as soluções de glicose de 3,86% e 1,36%.[39] Na DP de longo prazo, aumentos na relação D/P de creatinina e reduções na concentração D/ D_0 de glicose são normalmente observadas, eventualmente resultando em FUF. Essas mudanças são geralmente combinadas com reduções moderadas do COg, o último talvez associado a fibrose peritoneal.[40] Reduções acentuadas no COg pode sinalizar para o desenvolvimento iminente da esclerose peritoneal.

Uma visão geral das técnicas atuais para avaliar clinicamente a função de membrana peritoneal foi recentemente publicada.[41]

Função Renal Residual

Na DP, a função renal residual é de considerável importância para a sobrevida do paciente e da técnica. A função renal residual é um pouco

---

Teste de Equilíbrio Peritoneal

1. A bolsa noturna (8 a 12 horas) deve ser de 1,36% ou 2,27% de glicose, drenada por 20 minutos com o paciente sentado.
2. Dois litros de solução de glicose a 2,27% (aquecida) é infundida por 10 minutos com os pacientes em posição supina e rolando de lado a lado a cada 2 minutos.
3. Exatamente em 10 minutos após o início da infusão, 200 mL é drenado para a bolsa coletora. Extraia 5 mL (descarte); os próximos 5 mL são retirados para determinação da creatinina e glicose.
4. Após 2 horas, novas amostras são coletadas como no item 3.
5. Após 4 horas (exatamente), drenagem por 20 minutos. Anote o peso total da bolsa de drenagem. Subtraia o peso da bolsa vazia. Extraia amostras (após mistura) para creatinina e glicose.
6. A glicose D/ D_0 (a razão da glicose do dialisato em 4 horas sobre o tempo zero) e a creatinina D/P (a razão da creatinina do dialisato e a creatinina sérica em 4 horas) são plotadas *versus* o tempo (como mostrado na Fig. 96-8). O volume de drenagem é anotado.

Quadro 96-1 Teste de equilíbrio peritoneal.

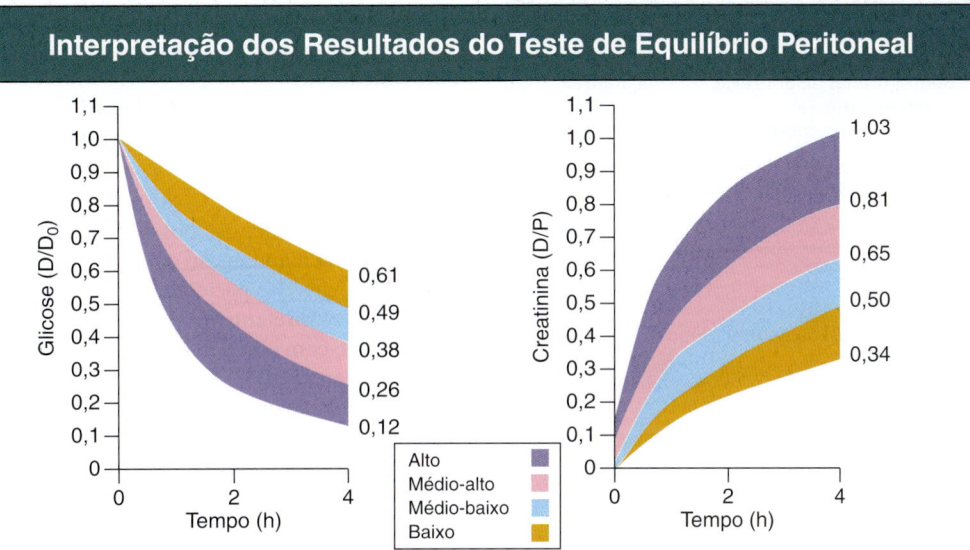

Figura 96-8 Interpretação dos resultados do teste de equilíbrio peritoneal (PET). As mudanças na concentração de soluto durante o PET permitem classificar entre diferentes tipos de transporte. *(Modificado da referência 33).*

melhor preservada em relação ao tempo de tratamento com DP do que com HD.[42] A função renal residual pode ser avaliada coletando toda a urina durante um dia e acessando as concentrações urinárias de ureia e creatinina e o volume total de urina. Considerando que a depuração renal de creatinina, como resultado da secreção tubular, fornece taxa de filtração glomerular (TFG) sobrestimada (por 1 a 2 mL/min) quando a TFG é de 10 mL/min ou inferior, e a depuração renal de ureia fornece uma subestimativa (por 1 a 2 mL/min) no mesmo intervalo de TFG (reduzida), uma boa estimativa da TFG atual pode ser calculada como a média da depuração renal de creatinina e ureia. Entretanto, se o volume de urina diário é menor que 200 mL, a função renal residual será muito pequena para ser mensurada acuradamente.

ADEQUAÇÃO

A medida mais importante de adequação de diálise é o estado clínico geral do paciente, manifestado como bom estado nutricional (massa muscular mantida), e ausência de anemia, edema, hipertensão, distúrbios eletrolíticos e ácido-básico, sintomas neurológicos, prurido e insônia. O manejo de anemia e doença óssea em pacientes com DRET são discutidos nos Capítulos 83 e 85, respectivamente. Alguns critérios para adequação em DP são realizados na Tabela 96-1.

Depuração de Pequenos Solutos

Poucos estudos prospectivos e randomizados definem DP adequada. De um ponto de vista clínico, um Kt/V semanal acima de 1,7 e uma *depuração* de creatinina semanal acima de 50 L/1,73 m^2 seriam (minimamente) adequados para pacientes em CAPD. Em um grande estudo prospectivo nos Estados Unidos e Canadá, o estudo CANUSA, o desfecho para uma coorte de 680 pacientes que iniciando DPAC foi estudado com uma média de seguimento de até 2 anos.[43] Nesse estudo, os pacientes mantidos com um Kt/V alto ou alta *depuração* de creatinina ao longo do tempo obtiveram um melhor desfecho clínico. Um aumento de 0,1 unidade de Kt/V semanal (peritoneal + renal) foi associado a diminuição de 5% no risco relativo de morte e um aumento de 5l/1,73 m^2 de *depuração* de creatinina por semana (peritoneal + renal) foi associado a redução de 7% do risco relativo de morte. A análise adicional dos achados do estudo CANUSA indicaram que

a vantagem de sobrevida em pacientes com maior *depuração* total de pequenos solutos foi inteiramente atribuída a função renal residual. Para cada aumento de 250 mL de débito urinário por dia, havia uma redução de 36% do risco relativo de morte. No estudo *Adequacy of Peritoneal Dialysis in Mexico* (ADEMEX),[44] um grande ensaio clínico randomizado (ECR) desenhado para testar o valor do aumento da *depuração* peritoneal de pequenos solutos em uma coorte de DP, no México, não houve vantagem de sobrevida com o aumento da *depuração* peritoneal para obter uma *depuração* de creatinina semanal total acima de 60 L/1,73 m^2 com um Kt/V peritoneal médio de 2,12 (grupo intervenção) comparado a *depuração* acima de 50 L/1,73 m^2 com um Kt/V peritoneal médio de 1,56 (grupo controle). Contudo, apesar da mortalidade geral, hospitalização, retirada e sobrevida da técnica serem semelhantes nos dois grupos, as causas de retiradas foram diferentes. Relativamente mais pacientes no grupo controle foram retiradas devido a uremia, hipercalemia e acidose e morreram de insuficiência cardíaca congestiva do que no grupo intervenção.

Desses estudos parece que as *depurações* renal e peritoneal não são mutuamente comparáveis. Uma boa função renal residual é de maior vantagem de sobrevida do que uma boa capacidade de transporte de solutos peritoneais. O fato de que a sobrevida de pacientes em DP é igual ou superior à dos pacientes em HD durante os primeiros 2 a 3 anos de diálise (veja posteriormente), a despeito do fato que a DP proporciona aproximadamente 50% do Kt/V da HD, indica que o benefício da DP vai além da *depuração* de pequenos solutos. Em um estudo europeu multicêntrico de DPA, o *European Automated Peritoneal Dialysis Outcome Study* (EAPOS), a *depuração* de pequenos solutos não se correlacionou com sobrevida em pacientes anúricos.[45] Ao contrário, a remoção de volume total e o estado de hidratação foram fatores importantes. Ainda assim, há evidência razoavelmente boa de que um Kt/V acima de 1,7 e uma *depuração* de creatinina semanal acima de 50L/1,73 m^2 são alvos de adequação que devem ser obtidos e mantidos na maioria de pacientes. Os valores mais baixos de Kt/V e *depuração* de creatinina foram associados a mais problemas clínicos e maior consumo de agentes estimuladores da eritropoiese em um grande ECR.[46]

Os programas de computador comercialmente disponíveis* podem predizer as *depurações* de ureia e creatinina e o desempenho de UF peritoneal e proporciona sugestões para opções de tratamento, baseados nos volumes drenados e nos valores de ureia e creatinina do plasma e do dialisato. Esses parâmetros são geralmente obtidos durante o PET ou por esquemas padronizados para troca com tempo de permanência especificados. Alguns desses programas ofertam uma estimativa da *depuração* peritoneal de albumina, que em grande extensão é dependente da filtração que ocorre através de poros grandes, estando aumentado na "inflamação". Os horários de diálise recomendados baseados na categorização do PET são mostrados na Tabela 96-2.

Balanço Hídrico

Assim como em todos os tipos de TRS, o balanço adequado de fluidos e eletrólitos na manutenção em longo prazo é de importância crucial para a sobrevida dos pacientes em DP. Como já mencionado, o desfecho da DP é diretamente relacionado a função renal residual, particularmente com alto débito de urina. Além do mais, pacientes alto transportadores no PET (uma absorção mais rápida de glicose e perda mais rápida do gradiente osmótico) tem uma sobrevida na técnica reduzida. Parece evidente que após 2 a 3 anos em DP, quando a função renal residual é baixa, que a maioria dos pacientes em DP é hipervolêmica.[47, 48] É provável que a sobrecarga de volume não apenas

Critérios para Adequação em Diálise Peritoneal	
Clínicos	O paciente se sente bem e tem massa corporal magra estável Sem sintomas de anorexia, astenia, náusea, êmese, insônia Velocidade de condutância nervosa estável
Depuração de pequenos solutos	Kt/V semanal de ureia > 1,7 (renal + peritoneal) Depuração de creatinina semanal > 50 L/1,73 m^2
Depuração de grandes solutos	Depuração de albumina < 0,15 mL/min
Balanço hídrico	Sem edema Sem hipertensão Sem hipotensão postural
Balanço de eletrólitos	Potássio sérico < 5 mmol/L
Balanço acidobásico	Bicarbonato sérico > 24 mmol/L
Nutrição	Ingestão diária de proteína ≥ 1,2g/Kg Ingestão diária de caloria > 35 Kcal/Kg/dia Albumina sérica > 3,5 g/dL IMC 20-30 Kg/m^2 Circunferência muscular do braço estável

Tabela 96-1 Critérios para adequação em diálise peritoneal. *IMC*, Índice de massa corporal.

* www.baxter.com/products/renal/software/pdadequest/index.html www.gambro.com/int/2713/Peritoneal-Dialysis/Products/Synergy/ www.fmc-ag.com/internet/fmc/fmcag/neu/fmcpub.nsf/Content/Soft ware_%28Peritoneal_Dialysis%29

Regimes Típicos de Diálise Peritoneal Requeridos para Atingir Depuração de Solutos Adequado

Área de Superfície Corporal do Paciente (m²)	Características de Transporte de Soluto Peritoneal – D/P de Creatinina em 4 Horas			
	Baixo (< 0,5)	Médio-baixo (0,5 a < 0,65)	Médio-alto (0,65 a 0,82)	Alto (> 0,83)
< 1,7	CAPD/ APD 10-12,5 L	CAPD/ APD + 10-12,5 L	APD + * 10-12,5 L	APD 10-12,5 L
1,7-2	CAPD+/APD+ 12,5-15 L	APD+ 12,5-15 L	APD+* 12,5-15 L	APD+* 12,5-15 L
> 2,0	CAPD+, HD	APD+ 15-20 L	APD+* 15-20 L	APD+* 15-20 L

Tabela 96-2 Regimes de diálise peritoneal. Os regimes de diálise peritoneais típicos requeridos para atingir uma *depuração* de solutos adequado de acordo com o tamanho do paciente e as características da membrana em pacientes anúricos. O volume total de dialisato requerido aumenta com o tamanho corporal, com o uso de trocas de 2,5 ou mesmo 3 litros. Com o aumento do transporte de soluto, o uso de diálise peritoneal automatizada (APD) com trocas noturnas mais curtas é favorecido sobre a diálise peritoneal ambulatorial contínua (CAPD). Tanto a CAPD quanto a APD podem necessitar ser aumentadas pelo uso de uma troca adicional (denotada por +); isso é realizado por uma troca adicional no período da tarde para pacientes em CAPD ou pelo uso de um equipamento de troca que oferta uma troca única adicional noturna. *D/P*, razão de concentração dialisato-plasma; *HD*, hemodiálise.

agrave a hipertensão, mas também leve a progressão da hipertrofia ventricular esquerda, geralmente já presente ao início da DP. Entretanto, durante o primeiro ano em DP existe geralmente uma queda na pressão arterial e uma redução da necessidade de agentes anti-hipertensivos. Infelizmente com o tempo em DP, a pressão arterial usualmente aumenta e o número de drogas anti-hipertensivas necessárias normalmente aumenta de novo.[49] Por conseguinte, é aconselhável avaliar regularmente a remoção de fluido nos pacientes com o passar do tempo, pelo menos semestralmente, com um PET modificado (4 horas de permanência com glicose a 3,86%, em conjunção com um PET padrão de 4 horas com glicose a 2,27%).

Manejo da Hipervolemia

Com o declínio da excreção urinária total de água (e sódio) e o declínio do volume de UF peritoneal, é aconselhável instruir os pacientes a restringir ingestão de sal e água. Em vista da dificuldade de aderência com a restrição de sal, o uso de soluções de DP com menor concentração de sódio é sugerido. Os estudos preliminares de soluções de DP com sódio baixo são muito promissoras com relação à redução da necessidade de drogas anti-hipertensivas para controlar a hipertensão;[50] contudo, soluções de sódio baixo não estão ainda disponíveis comercialmente. Os diuréticos de alça tais como a furosemida de 250 a 500 mg por dia podem ser utilizados para manter os volumes urinários, mas não mantêm a *depuração* renal. Se a restrição de sal e água além de diuréticos não for efetiva na manutenção da UF, ela pode ser aumentada com o aumento da concentração de glicose do dialisato. Os pacientes com alterações na função de membrana peritoneal, que se manifesta durante os primeiros anos de diálise, normalmente apresentam um transporte aumentado de pequenos solutos, combinado com apenas uma mudança moderada na capacidade de UF peritoneal[40], e existe aumento da reabsorção de fluido na fase tardia da permanência. Esses pacientes podem se beneficiar de troca para DPA e ao uso de icodextrina para uma das trocas (diurna). Os ensaios clínicos randomizados que utilizaram icodextrina para a troca de permanência longa diurna em DPA têm demonstrado uma melhoria na UF e redução do volume de fluido extracelular (FEC).[51] Os pacientes que estão em DP por vários anos podem ter uma capacidade de UF reduzida (redução do COg).[39,40] Esses pacientes se beneficiariam menos (teoricamente) da troca por icodextrina devido a capacidade reduzida de UF.[11]

Nutrição

Os pacientes em DPAC, durante o primeiro ano de tratamento, tem tipicamente evidência de anabolismo; o ganho de peso médio pode exceder 5 Kg sem qualquer sinal clínico de hipervolemia. A reabsorção da glicose peritoneal (em média de 100 a 150 gramas por dia) contribui para esse ganho de peso, o que adiciona uma ingestão de energia diária de 400 a 600 Kcal e resulta em síndrome metabólica em aproximadamente 50% dos pacientes prevalentes em DP.[52] Com o declínio da função renal residual a anormalidades nutricionais e metabólicas em DPAC se tornam crescentemente manifestas, com redução na massa corporal magra. A principal causa de desnutrição proteico-calórica e perda ponderal, para além do reduzido consumo alimentar, é o metabolismo debilitado de proteínas e calorias na uremia. Apesar da absorção de glicose, muitos pacientes em DPAC em longo prazo têm sinais de desnutrição calórica, um componente principal da síndrome de debilitação urêmica. Os fatores contribuintes são inflamação (de baixo grau), associada a estresse oxidativo e além de aterosclerose acelerada, a chamada síndrome de aterosclerose inflamação e desnutrição (*MIA syndrome*).[53] É importante prescrever quantidades adequadas de proteínas (> 1,2 g proteína/Kg/ dia) e calorias (ingestão de energia total > 35 Kcal/ Kg/ dia) para os pacientes em DPAC e uma dose de diálise suficiente, permitindo que o paciente ingira essa dieta. Deve ser notado que as perdas diárias de proteína no dialisato não são desprezíveis, mas aproximadamente 5 a 7 gramas por dia, das quais 4 a 5 gramas é albumina. Isso, na verdade, se compara às perdas que ocorrem na proteinúria nefrótica. O manejo nutricional de pacientes em DP deve incluir avaliação frequente do estado nutricional, e se inadequado, encaminhamento para HD (ou transplante) deve ser considerado. A nutrição de pacientes em DP é discutida adicionalmente no Capítulo 87.

DESFECHO DA DIÁLISE PERITONEAL

Os dados de registro indicam um menor risco de morte em pacientes tratados com DP durante os primeiros 3 anos de tratamento, comparados com aqueles tratados com HD embora a mortalidade geral dos pacientes em DP comparados a HD não ser significativamente diferente[1]. As diferenças de sobrevida parecem variar substancialmente de acordo com a causa subjacente de DRET, idade e comorbidades de base. Em um estudo baseado nos dados de registro do U.S Medicare,[54] a HD esteve associada a um maior risco de morte entre pacientes diabéticos sem comorbidades e entre pacientes mais jovens (idade de 18 a 44 anos), enquanto a DP esteve associada a um risco maior de morte entre pacientes mais idosos (idade de 45 a 64 anos). Em pacientes com taxas de mortalidade ajustada para as comorbidades ao início de diálise, não houve diferenças entre a HD e a DP entre pacientes não diabéticos e pacientes diabéticos mais jovens (idade de 18 a 44 anos), mas a mortalidade era maior em DP para diabéticos mais idosos com comorbidades de base.

Referências

1. United States Renal Data System. Available at: www.usrds.org. Accessed Nov 27. 2012.
2. Bleyer AJ, Burkart JM, Russell GB, Adams PL. Dialysis modality and delayed graft function after cadaveric renal transplantation. *J Am Soc Nephrol*. 1999; 10:154-159.

3. Coles GA, Williams JD. What is the place of peritoneal dialysis in the integrated treatment of renal failure? *Kidney Int*. 1998;54:2234-2240.

4. Rippe B, Stelin G. Simulations of peritoneal solute transport during continuous ambulatory peritoneal dialysis (CAPD). Application of two-pore formalism. *Kidney Int*. 1989;35:1234-1244.

5. Rippe B, Stelin G, Haraldsson B. Computer simulations of peritoneal fluid transport in CAPD. *Kidney Int*. 1991;40:315-325.

6. Ni J, Verbavatz JM, Rippe A, et al. Aquaporin-1 plays an essential role in water permeability and ultrafiltration during peritoneal dialysis. *Kidney Int*. 2006;69:1518-1525.

7. Krediet RT. The effective lymphatic absorption rate is an accurate and useful concept in the physiology of peritoneal dialysis. *Perit Dial Int*. 2004;24:309-313, discussion 316-307.

8. Flessner MF. Peritoneal transport physiology: Insights from basic research. *J Am Soc Nephrol*. 1991;2:122-135.

9. Waniewski J, Heimbürger O, Werynski A, Lindholm B. Diffusive mass transport coefficients are not constant during a single exchange in continuous ambulatory peritoneal dialysis. *ASAIO J*. 1996;42:M518-M523.

10. Fischbach M, Dheu C. Hydrostatic intraperitoneal pressure: An objective tool for analyzing individual tolerance of intraperitoneal volume. *Perit Dial Int*. 2005;25:338-339.

11. Rippe B, Levin L. Computer simulations of ultrafiltration profiles for an icodextrin-based peritoneal fluid in CAPD. *Kidney Int*. 2000;57:2546-2556.

12. Rippe B, Venturoli D, Simonsen O, de Arteaga J. Fluid and electrolyte transport across the peritoneal membrane during CAPD. *Perit Dial Int*. 2004;1:10-27.

13. Rippe B. Is intraperitoneal pressure important? *Perit Dial Int*. 2006;26:317-319, discussion 411.

14. Tenckhoff H, Schechter H. A bacteriologically safe peritoneal access device. *Trans Am Soc Artif Intern Organs*. 1973;10:363-370.

15. Flanigan M, Gokal R. Peritoneal catheters and exit-site practices toward optimum peritoneal access: A review of current developments. *Perit Dial Int*. 2005;25:132-139.

16. Heimbürger O, Waniewski J, Werynski A, Lindholm B. A quantitative description of solute and fluid transport during peritoneal dialysis. *Kidney Int*. 1992;41:1320-1332.

17. Simonsen O, Venturoli D, Wieslander A, et al. Mass transfer of calcium across the peritoneum at three different peritoneal dialysis fluid Ca^{2+} and glucose concentrations. *Kidney Int*. 2003;64:208-215.

18. Mistry CD, Gokal R, Peers E. A randomized multicenter clinical trial comparing isosmolar icodextrin with hyperosmolar glucose solutions in CAPD. MIDAS Study Group. Multicenter Investigation of Icodextrin in Ambulatory Peritoneal Dialysis. *Kidney Int*. 1994;46:496-503.

19. Oyibo SO, Pritchard GM, McLay L, et al. Blood glucose overestimation in diabetic patients on continuous ambulatory peritoneal dialysis for end-stage renal disease. *Diabet Med*. 2002;19:693-696.

20. Kopple JD, Bernard D, Messana J, et al. Treatment of malnourished CAPD patients with an amino acid based dialysate. *Kidney Int*. 1995;47:1148-1157.

21. Wieslander AP, Nordin MK, Kjellstrand PT, Boberg UC. Toxicity of peritoneal dialysis fluids on cultured fibroblasts, L-929. *Kidney Int*. 1991;40:77-79.

22. Rippe B, Simonsen O, Heimbürger O, et al. Long-term clinical effects of a peritoneal dialysis fluid with less glucose degradation products. *Kidney Int*. 2001;59:348-357.

23. Jones S, Holmes CJ, Krediet RT, et al. Bicarbonate/lactate-based peritoneal dialysis solution increases cancer antigen 125 and decreases hyaluronic acid levels. *Kidney Int*. 2001;59:1529-1538.

24. Williams JD, Topley N, Craig KJ, et al. The Euro-Balance Trial: The effect of a new biocompatible peritoneal dialysis fluid (balance) on the peritoneal membrane. *Kidney Int*. 2004;66:408-418.

25. Mactier RA, Sprosen TS, Gokal R. Bicarbonate and bicarbonate/lactate peritoneal dialysis solutions for the treatment of infusion pain. *Kidney Int*. 1998; 53:1061-1067.

26. Fan SL, Pile T, Punzalan S, et al. Randomized controlled study of biocompatible peritoneal dialysis solutions: Effect on residual renal function. *Kidney Int*. 2008;73:200-206.

27. Johnson DW, Brown FG, Clarke M, et al. Effects of biocompatible versus standard fluid on peritoneal dialysis outcomes. *J Am Soc Nephrol*. 2012;23:1097-1107.

28. Sjøland JA, Smith Pedersen R, Jespersen J, et al. Intraperitoneal heparin reduces peritoneal permeability and increases ultrafiltration in peritoneal dialysis patients. *Nephrol Dial Transplant*. 2004;19:1264-1268.

29. Del Peso G, Bajo MA, Fontán MP, et al. Effect of self-administered intraperitoneal bemiparin on peritoneal transport and ultrafiltration capacity in peritoneal dialysis patients with membrane dysfunction. A randomized, multi-centre open clinical trial. *Nephrol Dial Transplant*. 2012;27:2051-2058.

30. Rosengren BI, Carlsson O, Rippe B. Hyaluronan and peritoneal ultrafiltration: A test of the "filter-cake" hypothesis. *Am J Kidney Dis*. 2001;37:1277-1285.

31. Watson PE, Watson ID, Batt RD. Total body water volumes for adult males and females estimated from simple anthropometric measurements. *Am J Clin Nutr*. 1980;33:27-39.

32. Blake PG, Bargman JM, Brimble KS, et al. Clinical Practice Guidelines and Recommendations on Peritoneal Dialysis Adequacy 2011. *Perit Dial Int*. 2011;31:218-239.

33. Twardowski ZJ, Nolph DK, Khanna R, et al. Peritoneal equilibration test. *Perit Dial Bull*. 1987;7:138-147.

34. Mujais S, Nolph K, Gokal R, et al. Evaluation and management of ultrafiltration problems in peritoneal dialysis. International Society for Peritoneal Dialysis Ad Hoc Committee on Ultrafiltration Management in Peritoneal Dialysis. *Perit Dial Int*. 2000;20(suppl 4):S5-S21.

35. Smit W, Struijk DG, Ho-Dac-Pannekeet MM, Krediet RT. Quantification of free water transport in peritoneal dialysis. *Kidney Int*. 2004;66:849-854.

36. La Milia V, Di Filippo S, Crepaldi M, et al. Mini-peritoneal equilibration test: A simple and fast method to assess free water and small solute transport across the peritoneal membrane. *Kidney Int*. 2005;68:840-846.

37. Rippe B, Venturoli D. Simulations of osmotic ultrafiltration failure in CAPD using a serial three-pore membrane/fiber matrix model. *Am J Physiol Renal Physiol*. 2007;292:F1035-F1043.

38. Parikova A, Smit W, Struijk DG, Krediet RT. Analysis of fluid transport pathways and their determinants in peritoneal dialysis patients with ultrafiltration failure. *Kidney Int*. 2006;70:1988-1994.

39. La Milia V, Limardo M, Virga G, et al. Simultaneous measurement of peritoneal glucose and free water osmotic conductances. *Kidney Int*. 2007;72:643-650.

40. Davies SJ. Longitudinal relationship between solute transport and ultrafiltration capacity in peritoneal dialysis patients. *Kidney Int*. 2004;66:2437-2445.

41. van Biesen W, Heimburger O, Krediet R, et al. Evaluation of peritoneal membrane characteristics: Clinical advice for prescription management by the ERBP working group. *Nephrol Dial Transplant*. 2010;25:2052-2062.

42. Rottembourg J, Issad B, Gallego JL, et al. Evolution of residual renal function in patients undergoing maintenance haemodialysis or continuous ambulatory peritoneal dialysis. *Proc Eur Dial Transplant Assoc*. 1983;19:397-403.

43. Canada-USA (CANUSA) Peritoneal Dialysis Study Group. Adequacy of dialysis and nutrition in continuous peritoneal dialysis: association with clinical outcomes. *J Am Soc Nephrol*. 1996;7:198-207.

44. Paniagua R, Amato D, Vonesh E, et al. Effects of increased peritoneal clearances on mortality rates in peritoneal dialysis: ADEMEX, a prospective, randomized, controlled trial. *J Am Soc Nephrol*. 2002;13:1307-1320.

45. Brown EA, Davies SJ, Rutherford P, et al. Survival of functionally anuric patients on automated peritoneal dialysis: The European APD Outcome Study. *J Am Soc Nephrol*. 2003;14:2948-2957.

46. Lo WK, Ho YW, Li CS, et al. Effect of Kt/V on survival and clinical outcome in CAPD patients in a randomized prospective study. *Kidney Int*. 2003;4:649-656.

47. Van Biesen W, Williams JD, Covic AC, et al. Fluid status in peritoneal dialysis patients: The European Body Composition Monitoring (EuroBCM) study cohort. *PLoS ONE*. 2011;6:e17148.

48. John B, Tan BK, Dainty S, et al. Plasma volume, albumin, and fluid status in peritoneal dialysis patients. *Clin J Am Soc Nephrol*. 2010;5:1463-1470.

49. Faller B, Lameire N. Evolution of clinical parameters and peritoneal function in a cohort of CAPD patients followed over 7 years. *Nephrol Dial Transplant*. 1994;9:280-286.

50. Davies S, Carlsson O, Simonsen O, et al. The effects of low-sodium peritoneal dialysis fluids on blood pressure, thirst and volume status. *Nephrol Dial Transplant*. 2009;24:1609-1617.

51. Davies SJ, Woodrow G, Donovan K, et al. Icodextrin improves the fluid status of peritoneal dialysis patients: results of a double-blind randomized controlled trial. *J Am Soc Nephrol*. 2003;14:2338-2344.

52. Fortes PC, de Moraes TP, Mendes JG, et al. Insulin resistance and glucose homeostasis in peritoneal dialysis. *Perit Dial Int*. 2009;29(suppl 2):S145-S148.

53. Stenvinkel P, Heimbürger O, Paultre F, et al. Strong association between malnutrition, inflammation, and atherosclerosis in chronic renal failure. *Kidney Int*. 1999;55:1899-1911.

54. Vonesh EF, Snyder JJ, Foley RN, Collins AJ. The differential impact of risk factors on mortality in hemodialysis and peritoneal dialysis. *Kidney Int*. 2004;66:2389-2401.

55. Carlsson O, Nielsen S, Zakaria el R, Rippe B. *In vivo* inhibition of transcellular water channels (aquaporin-1) during acute peritoneal dialysis in rats. *Am J Phsyiol*. 1996;271:H2254-H2262.

56. Venturoli D, Rippe B. Validation by computer simulation of two indirect methods for quantification of free water transport in peritoneal dialysis. *Perit Dial Int*. 2005;25:77-84.

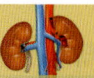

CAPÍTULO 97

Complicações da Diálise Peritoneal

Simon J. Davies e Martin E. Wilkie

A diálise peritoneal é associada a um número de potenciais complicações que afetam a técnica e a sobrevida dos pacientes. O entendimento de sua etiologia, apresentação e manejo frequentemente permitem a prevenção, a correção ou a melhora no tratamento. Essas complicações podem ser divididas entre aspectos mecânicos com relação a técnica de DP e ao cateter *per se*, infecções tanto do sítio de saída do cateter ou peritonite, mudanças que afetam a membrana peritoneal, e consequências metabólicas que surgem dos componentes das soluções de diálise – predominantemente o conteúdo de glicose. Os problemas relacionados ao cateter ou mecânicos são mais prováveis de acontecer ao início ou precocemente no curso de tratamento, ou quando há um aumento prescrito do volume de dialisato; complicações infecciosas podem ocorrer em qualquer estágio durante o curso de tratamento, enquanto problemas metabólicos e de membrana são mais proeminentes após o paciente estar em tratamento há meses ou anos.

DISFUNÇÃO DE CATETER

Momento Ideal e Colocação do Cateter de Diálise Peritoneal

A disfunção do cateter afeta adversamente o desfecho do paciente por prevenir o início da modalidade de diálise escolhida, assim como prejudica a programação de início de treinamento aumentando os custos relacionados ao método. A literatura publicada não dá uma indicação consistente que uma técnica de inserção seja melhor que a outra, contudo uma metanálise recente sugeriu uma vantagem da técnica de inserção laparoscópica quando comparada à inserção cirúrgica aberta[1] (técnicas de inserção de cateter são discutidas adicionalmente nos Caps. 92 e 96). É claro que o entusiasmo e a experiência do operador são determinantes chaves para o desfecho do cateter,[2] e diretrizes internacionais descrevem as técnicas adequadas para inserção do cateter.[3] O momento ideal também é importante: os pacientes randomizados para o braço de início tardio do estudo *Initiating Dialysis Early and Late* (IDEAL) (taxa de filtração glomerular [TFGe] de 5 a 7 mL/min), quando comparados aos pacientes que iniciaram precocemente (TFGe de 10 a 14 mL/min), tiveram menor probabilidade de início em DP, apesar de ser seu tratamento de escolha, provavelmente devido ao planejamento atrasado.[4] Os problemas precoces com o cateter são mais difíceis de manejar na ausência de função renal residual. Para a função ótima do cateter é necessário que cada centro monitore seu sucesso com a colocação de cateter comparada à padronização internacional como parte de ciclos de melhora na sua qualidade l.[2,3]

Função do Cateter: Infusão

Uma bolsa de 2-litros de dialisato deveria levar 15 minutos ou menos de tempo de infusão para a cavidade peritoneal. Se a infusão é significativamente reduzida ou mesmo parada completamente, causas mecânicas devem ser suspeitadas. Após checar para garantir que as linhas e o cateter não estão dobrados, que todos os engates (*clamps*) ou roletes

estão abertos para a posição de influxo e que todos os selos frágeis foram completamente quebrados, o cateter deve ser enxaguado (*flush*) vigorosamente com 20 mL de solução salina heparinizada. Se o cateter está desobstruído, então a heparina deveria ser adicionada (500UI/L) aos próximos ciclos, uma vez que a causa do bloqueio é geralmente um plugue de fibrina. Se o cateter continuar bloqueado, uma radiografia simples de abdome plana é necessária. Se a radiografia mostra que o cateter está adequadamente posicionado na pelve, uma tentativa de restaurar a permeabilidade do cateter deve ser realizada com um agente trombolítico (uroquinase 100.000 U ou ativador de plasminogênio tecidual [tPA], 2 mg em 40 mL de salina normal, qualquer uma instilada por pelo menos 1 hora)[5] diluído em salina normal, que pode ser instilado no cateter de DP por aproximadamente 1 hora antes de ser retirada. Se o fluxo é restaurado, heparina deve ser adicionada nos próximos novos ciclos no dialisato. Não recomendamos mais o uso de escova endoscópica devido a preocupações com segurança.

Se a radiografia mostra que o cateter está mal posicionado, uma tentativa deve ser realizada a fim de reposicionar a ponta do cateter para dentro da pelve (Fig. 97-1). Isso pode ser realizado com vigilância radiológica com um guia de cateter estéril, apesar de não ser amplamente realizado. Alternativamente, o cateter pode ser reposicionado com laparotomia ou com o laparoscópio. Algumas vezes o cateter se torna preso ao omento, esta suspeita acontece usualmente por infusão completa e falência de drenagem. Isso requer que uma omentectomia parcial ou um "engate" omental, um procedimento cirúrgico em que o omento é temporariamente mantido longe do cateter por uma sutura dissolvível. O valor da laparoscopia nesse contexto é que ela pode proporcionar uma solução – por exemplo, reposicionar o cateter, remover o envoltório de omento ou realizar uma omentectomia parcial.

Função do Cateter: Drenagem

A razão mais comum para falência da drenagem é constipação, apesar de as causas da falência de infusão também deverem ser consideradas. A quantidade de material fecal do intestino é geralmente óbvia em uma radiografia simples, mas o tratamento para constipação deve ser iniciado sem recurso a essa investigação, pois é muito comum. A constipação deve ser tratada com laxativos orais ou um enema. Subsequentemente, a ação intestinal deve ser mantida regularmente pelo aumento de fibras na dieta e, se necessário, adicionando um laxativo leve. A drenagem lenta pode ser um problema em pacientes que usam diálise peritoneal automatizada (APD), resultando em alarmes da máquina excessivos. Isso pode ser manejado para a troca para APD *tidal* e utilizando um volume residual relativamente maior, por exemplo, 25% a 50% do volume de enchimento.

Fibrina no Dialisato

As células mesoteliais na membrana peritoneal têm amplas funções fisiológicas, incluindo a produção de agentes fibrinolíticos, tais como o tPA. Esse processo é alterado durante a peritonite quando o aparecimento de fibrina no dialisato é comum. Se a fibrina causa restrição de

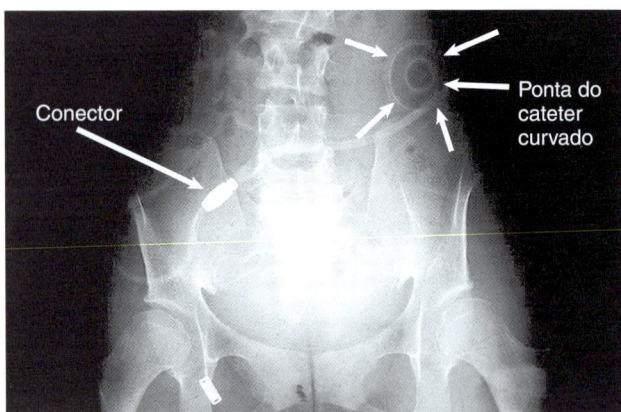

Figura 97-1 Deslocamento do cateter. Radiografia simples de abdome com o cateter curvado deslocado para o abdome superior esquerdo.

fluxo do dialisato, heparina (500 UI/L) deve ser adicionada a cada bolsa. Um pequeno número de pacientes tem formação de fibrina na ausência de peritonite. Imediatamente à drenagem a bolsa pode parecer turva, mas com o repouso a fibrina se agregará e o fluido se tornará claro. A primeira vez que isso ocorre, uma amostra deve ser enviada ao laboratório de microbiologia para excluir infecção. Se os resultados desse teste se provarem negativos, o paciente pode ser tranquilizado.

VAZAMENTO DE FLUIDOS

Os vazamentos de fluidos ocorrem quando o vazamento de dialisato sai da cavidade peritoneal – que podem ser ou não visíveis externamente. É recomendado que após a cirurgia do cateter de DP, permita-se que se aguarde um período de cicatrização da ferida operatória antes do uso (2 semanas) para minimizar esse risco. Se o cateter for utilizado precocemente, baixos volumes deveriam ser utilizados (inicie com 1l) na posição supina (p. ex., APD com "abdome seco" durante o dia), com o paciente instruído a não se mobilizar enquanto o dialisato está na cavidade peritoneal durante as primeiras 2 semanas após a inserção do cateter. Apesar de os cateteres de DP poderem ser utilizados como abordagem de primeira escolha para pacientes que apresentam diagnóstico tardio e necessidade de início de terapia substitutiva renal ou para lesão renal aguda, a incidência de vazamento é maior nessas condições[6].

Vazamentos Externos

Em ocasião, o fluido pode vazar do sítio de saída ou mesmo da incisão utilizada para inserir o cateter na cavidade peritoneal. O vazamento de dialisato, que é confirmado pela mensuração da concentração de glicose no fluido que extravasa, é um fator de risco para infecção. É importante que os cateteres de DP sejam adequadamente imobilizados, se utilizados precocemente no início da DP para reduzir o risco de traumas (tracionados) e vazamento.

Vazamentos Internos

Edema isolado da parede abdominal sugere que há um vazamento interno da cavidade peritoneal, tanto espontaneamente ou em associação a uma hérnia cirúrgica. Em contraste, edema genital sugere uma hérnia inguinal ou patência do processo *vaginalis*. De vez em quando, ambas podem estar presentes. O sítio de vazamento pode ser visualizado por tomografia computadorizada (TC) após instilação intraperitoneal de material de contraste ou com ressonância magnética (RM) sem o uso de contraste. Pode ser necessário que o paciente fique em pé ou realize outras manobras para aumentar a pressão intra-abdominal antes de o vazamento ser demonstrado (Fig. 97-2, *A*).

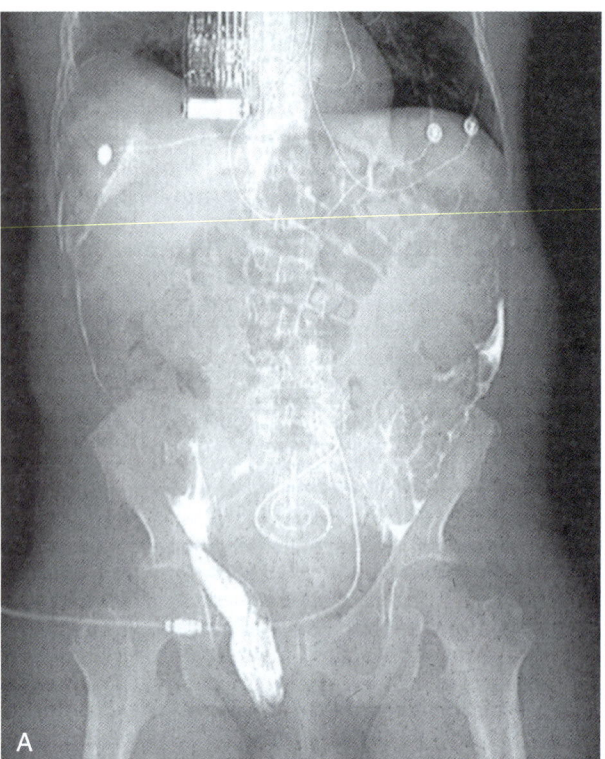

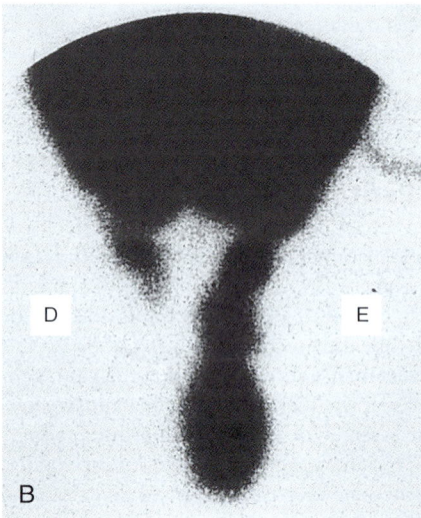

Figura 97-2 Hérnia inguinal durante diálise peritoneal. A, TC (*scout*) após a injeção de material de contraste intraperitoneal em paciente do sexo masculino mostrando fluxo do dialisato para dentro da hérnia inguinal direita. **B**, Cintilografia peritoneal de um paciente do sexo masculino em diálise peritoneal mostrando hérnias inguinais bilaterais. A hérnia esquerda se estende para dentro do escroto; a hérnia direita é menos extensa.

Um teste diagnóstico alternativo é realizar cintilografia após injeção de um composto tal como tecnécio Tc 99m-marcado com ácido dietilenotriaminopenta acético (^{99m}Tc-DTPA; Fig. 97-2, *B*). Um reparo cirúrgico pode ser necessário se um vazamento maior é visualizado e deve ser sempre considerado quando há uma hérnia. A maioria dos vazamentos, contudo, evoluirá com cura após repouso ou com APD, utilizando dias secos ou HD temporária.

Hidrotórax

Um derrame pleural pode ocorrer com a hipervolemia generalizada ou com doença pulmonar local, mas é às vezes causado por um

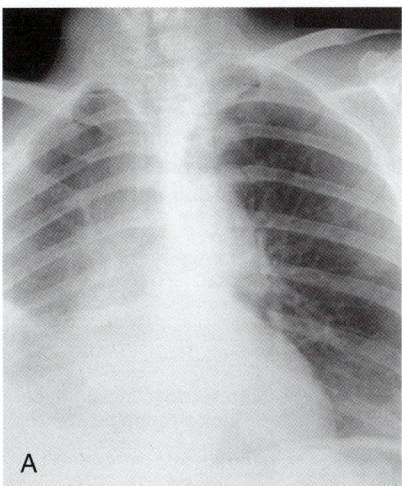
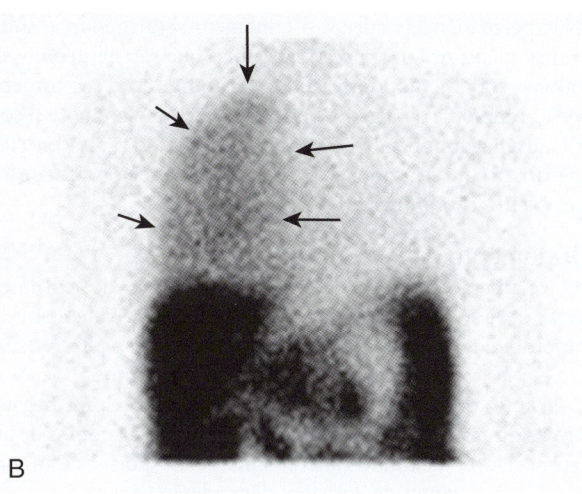

Figura 97-3 Hidrotórax na diálise peritoneal. A, Radiografia de tórax mostrando um derrame pleural à direita com colapso parcial do pulmão direito ocasionado por vazamento diafragmático. **B**, Cintilografia em um paciente em diálise peritoneal mostrando isótopo no hemitórax direito *(setas)* confirmando o derrame pleural direito.

vazamento de dialisato através do diafragma (Fig. 97-3, *A*). Isso ocorre mais comumente no lado direito. Um vazamento é mais simplesmente indicado pela aspiração de uma amostra do derrame e pela demonstração que a concentração de glicose é maior que a concentração de glicose sanguínea do paciente, e isso pode ser confirmado com cintilografia após instilação intraperitoneal de isótopo, usualmente ⁹⁹ᵐTc-DTPA (Fig. 97-3, *B*). Se há confiança que o derrame pleural não é ocasionado pela DP, então a DP pode ser continuada enquanto o derrame é investigado e manejado. Apesar de vários relatos de que o reparo do sítio de vazamento pleural permite a DP subsequente, o melhor conselho é a transferência do paciente para HD, a não ser que existam razões muito fortes para não realizá-la.

DOR RELACIONADA A DIÁLISE PERITONEAL

Dor na Infusão

Logo após o início da DP, os pacientes podem experimentar dor durante a infusão de dialisato, e ocasionalmente a dor afeta os ombros e é de natureza pleurítica, possivelmente devido a irritação diafragmática, o que geralmente se resolve com os dias seguintes. A redução na taxa de infusão reduzirá os sintomas, e peritonite deve ser excluída e tratada. Um pequeno número de indivíduos tem dor persistente ao influxo e o uso de dialisato tamponado com lactato-bicarbonato com pH fisiológico melhora os sintomas nesses pacientes.[7]

Dor na Drenagem

Alguns pacientes têm desconforto ou mesmo dor quando o fluido é drenado, o que pode ser observado na área genital ou reto, e é comumente resultado de irritação pélvica relacionada à ponta do cateter. Essa sensação de esvaziamento é abolida quando o próximo ciclo se inicia e é mais bem tratada deixando um pequeno volume de fluido residual na cavidade peritoneal ao término da drenagem, por exemplo utilizando APD *tidal*.

Dialisato com presença de Sangue

O dialisato com presença de sangue é incomum. É raramente grave, mas causa alarme considerável ao paciente. Existe algumas vezes uma história clara de trauma abdominal ou um esforço muscular inesperado. Uma gama de condições raras é associada a essa complicação[8]; poucas pacientes relatam que o episódio está associado ao período de sua ovulação ou menstruação. O tratamento é infundir (*flush*) o abdome com alguns ciclos de dialisato contendo heparina (500 UI/L) para minimizar as chances de coágulo no cateter. O problema normalmente se resolve espontaneamente e geralmente é visível apenas em uma drenagem . É incomum que o dialisato manchado por sangue seja associado a infecção, apesar de ser sensata a coleta de fluido para cultura. O uso rotineiro de antibióticos não é necessário.

COMPLICAÇÕES INFECCIOSAS

Peritonite

Existem amplas variações nas taxas de peritonite tanto entre quanto dentro dos países. A redução das taxas de peritonite requer uma abordagem multidisciplinar e multifacetada baseada no uso de medidas preventivas ao redor do tempo de inserção do cateter, o uso de sistemas modernos de desconexão, manejo de sítio de saída, e educação de pacientes e profissionais de saúde[9]. Isso deve ser apoiado por um controle do centro de diálise regular das taxas de peritonite incluindo organismos causadores e sensibilidades locais aos antibióticos, o que tem importância crescente devido a emergência de organismos resistentes e o requerimento do uso de antibióticos efetivamente. A análise da causa deve chegar à raiz e deve ser realizada após cada episódio de peritonite relacionada a DP, com retreinamento, se apropriado. As diretrizes para o diagnóstico e manejo da peritonite em DP foram publicadas pela *International Society for Peritoneal Dialysis* (ISPD; www.ispd.org)[10]. Os espectros de peritonites e seu manejo em crianças também foram recentemente descritos em detalhes.[11] O leitor é direcionado para uma revisão detalhada para reduzir o risco de peritonite.[9]

Diagnóstico de Peritonite

O diagnóstico de peritonite deve ser suspeito em qualquer paciente que desenvolva uma bolsa turva quando o fluido de DP é drenado ou há dor abdominal. Febre também pode estar presente, mas não é uma característica universal. Os pacientes devem ser aconselhados a contatar sua unidade de diálise imediatamente, se observarem uma bolsa turva ou desenvolverem dor abdominal persistente. Amostras de dialisato devem ser obtidas para contagem celular e exame microbiológico. O diagnóstico é confirmado com o achado de mais de 100 leucócitos/ mm³ (1×10^7 células/ L). A coloração de Gram do sedimento após centrifugação também deve ser realizada para ajudar a identificar o tipo do organismo causador, apesar de o tratamento inicial ser usualmente empírico aguardando cultura e antibiograma. Várias técnicas de cultura foram propostas, mas a lise de leucócitos e inoculação em meio de cultura com sangue é geralmente útil no aumento do rendimento para crescimento positivo.

A leucometria do dialisato será afetada pelo tempo de permanência e isso necessita ser levado em consideração em pacientes em APD.

Nas permanências curtas, a contagem será menor, e sob essas circunstâncias, se a proporção de células que são neutrófilos excederem 50%, o tratamento empírico de peritonite deve ser começado. Reciprocamente, se o paciente permaneceu com o abdome seco durante o dia, drenagem inicial na conexão pode ser turva. Isso se clareará com o primeiro ou segundo ciclo e a maioria das células encontradas serão leucócitos mononucleares.

Tratamento da Peritonite

O tratamento empírico da peritonite vai variar de acordo com o centro e deve ser desenvolvido em colaboração próxima com o serviço de microbiologia local, levando em consideração padrões de sensibilidade e políticas de controle de infecções. Os regimes iniciais devem cobrir tanto organismos Gram-positivos quanto Gram-negativos; as últimas diretrizes da ISPD (www.ispd.org) dão exemplos de antibióticos apropriados, incluindo vancomicina, cefalosporinas e aminoglicosídeos.[10, 11] Os regimes de dosagem dependerão se o paciente está em CAPD ou APD. Para a CAPD, o antibiótico é administrado com uma dose de "ataque" na primeira bolsa e depois como dose de manutenção nas bolsas subsequentes. Apesar de ser costumeira a transferência de APD para CAPD com o propósito de tratar peritonite, isso não é mais necessário. Os pacientes em APD recebem grandes doses de ataque no fluido de diálise com um mínimo de permanência de 6 horas (p.ex., vancomicina 30mg/Kg) e então recebem doses adicionais a cada 3 ou 5 dias de acordo com o nível sérico. Assim que o resultado da cultura estiver disponível, o regime deve ser modificado de acordo (Tabela 97-1). Se o organismo é o *Staphylococcus aureus* meticilina-resistente (MRSA), a vancomicina será continuada como parte do regime.

Se a cultura é negativa, a terapia empírica deveria ser continuada por 2 semanas, assumindo que exista resposta clínica. Se um organismo Gram-negativo é identificado, o manejo subsequente dependerá da sensibilidade (Fig. 97-4). O isolamento de múltiplos organismos, incluindo anaeróbios sugere perfuração dos intestinos delgado ou grosso ou sistema biliar. Metronidazol deve ser adicionado a esse regime para cobertura de organismos anaeróbicos, e consideração deve ser dada a abordagem cirúrgica.

Uma ampla variedade de antibióticos além daqueles citados são utilizados com sucesso. Em particular, uma estratégia utilizada comumente é incluir uma quinolona oral, tal como ciprofloxacino. Existe debate a

Regimes de Antibióticos para Peritonite Bacteriana Relacionada à DP

Cultura	Antibiótico
Enterococos (incluindo enterococos vancomicina-resistente)	Ampicilina
*Staphylococcus aureus** Meticilina resistente*	Cefalosporina-floxacilina (flucloxacilina) Vancomicina
Outros Gram-positivos†	Cefalosporinas-floxacilina
Organismos Gram-negativos (incluindo espécies de *Pseudomonas*)*	Cefazolina, quinolona ou aminoglicosídeos+, dependendo das sensibilidades e função renal residual
Múltiplos ou organismos anaeróbicos*	Metronidazol ± laparotomia
Cultura negativa	Continue tratamento empírico

Tabela 97-1 Regimes de antibióticos para peritonite bacteriana relacionada à DP. Regimes antibióticos sugeridos quando a cultura do fluido do dialisato está disponível. Exceto para episódios cultura-negativos, o tratamento empírico deve ser parado uma vez que as sensibilidades são conhecidas. Todos os regimes antibióticos deveriam ser desenvolvidos em consulta com as práticas microbiológicas locais. * Tratamento por 3 semanas; † tratamento por 2 semanas; + evite uso desnecessário, se há função renal residual.

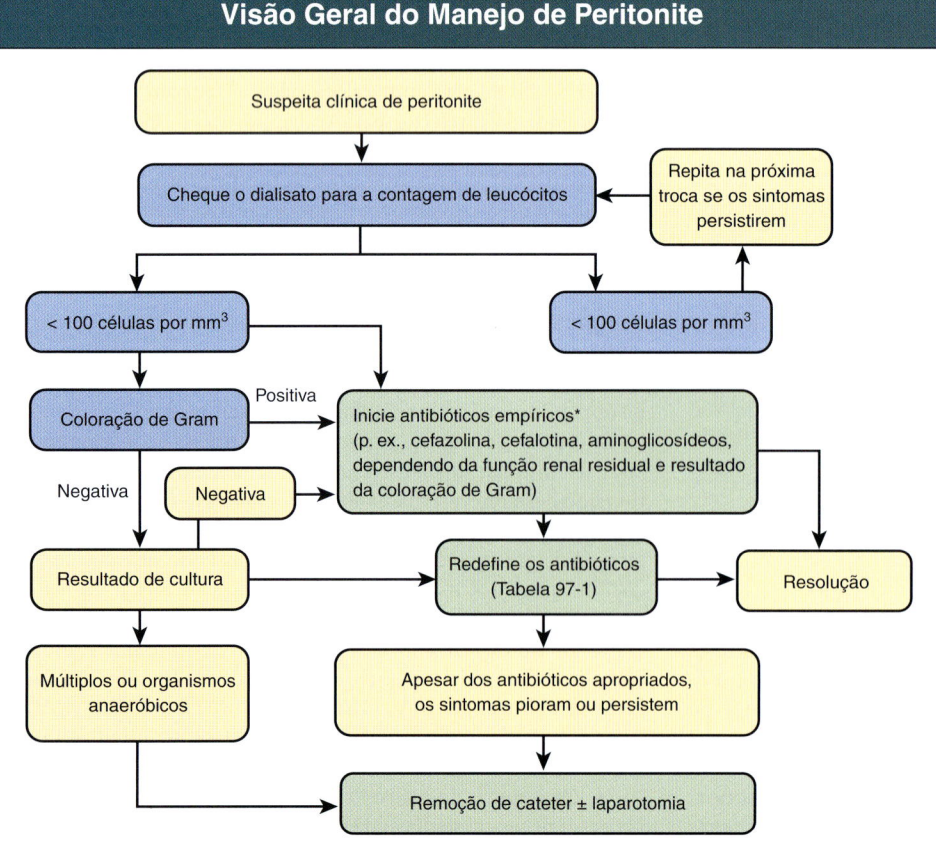

Figura 97-4 Visão Geral do manejo de peritonite.

respeito do papel dos aminoglicosídeos – as vantagens sendo a simplicidade de uso e boa cobertura contra organismos Gram-negativos; entretanto, existem preocupações quanto à ototoxicidade e nefrotoxicidade, a primeira das quais é irreversível. Relatos no que diz respeito ao impacto desses agentes na função renal residual não são consistentes e é claro que um episódio grave de peritonite tem *per se* um efeito adverso na função renal residual. É, entretanto, aconselhável evitar o curso recorrente de aminoglicosídeos; e se eles forem utilizados, uso concomitante de *N*-acetilcisteína deve ser considerado por bloquear ototoxicidade. As recomendações atuais são de que para organismos Gram-positivos, a terapia deva ser de 14 dias, exceto no caso de *S.aureus,* para que 21 dias são sugeridos. Para episódios de cultura negativa, 14 dias de terapia deve ser adequado. O mesmo é verdadeiro no caso de peritonite por organismo único Gram-negativo. Para espécies de *Pseudomonas, Xanthomonas* ou múltiplos organismos, 21 dias é recomendado.

Muitos pacientes podem ser tratados com sucesso ambulatoriamente. É extremamente importante, entretanto, que eles sejam seguidos tanto na clínica quanto por telefone. Na maioria dos pacientes, a resolução clínica, julgada pelo clareamento das bolsas, se inicia com 48 horas. Se não há melhoria em 96 horas, apesar do uso correto de antibióticos, baseado em exames de sensibilidade, o fluido deve ser retestado por contagem celular, coloração de Gram e cultura. A IS-PD recomenda que o cateter seja removido se não ocorrer melhoria em 5 dias; entretanto, na infecção grave isso pode ser realizado mais precocemente e, em um caso mais indolente, o período de observação pode ser mais longo. Adicionalmente, a possibilidade de doença intra-abdominal ou ginecológica ou a presença de organismos atípicos tais como micobactérias deve ser considerada. Nessas circunstâncias, uma minilaparotomia deve ser realizada para excluir doença intra-abdominal e, se infecção por micobactéria é suspeitada, um espécime de biópsia peritoneal deve ser obtido para cultura.

Peritonite Fúngica

Se a peritonite é ocasionada por leveduras ou fungos, o cateter de diálise peritoneal deve ser sempre removido. Isso deve ser combinado com tratamento antifúngico com fluconazol, combinado com flucitosina intraperitoneal até que as sensibilidades sejam conhecidas, com cuidado haja vista sua toxicidade na falência renal. Os antifúngicos orais devem ser continuados por pelo menos 10 dias e até 4 semanas após a remoção do cateter, momento em que a troca de cateter pode ser considerada.[10,11]

Peritonite Recidivante

A *peritonite recidivante* é definida como a infecção ocasionada pelo mesmo organismo da infecção original ocorrendo dentro de 4 semanas, enquanto *peritonite recorrente* é definida como um organismo diferente dentro de 4 semanas de término do curso de antibióticos apropriado. Em geral, o conselho é tratar como a infecção primária, mas tentar estabelecer uma causa subjacente. Por exemplo, a recorrência da infecção por *S.aureus* deve deflagrar uma busca por infecção pericateter. Se enterococos ou organismos Gram-negativos são a causa da recidiva, a possibilidade de doença intra-abdominal ou um abscesso deve ser considerada (apesar de esses organismos serem frequentemente presentes na água). Quando um paciente tem outros sintomas gastrointestinais, tais como mudança do hábito intestinal, investigação adequada deve ser conduzida. Alguns organismos (incluindo estafilococos coagulase-negativos) produzem biofilme que pode levar a recidiva da infecção. Deve-se considerar a troca de cateter uma vez que a infecção tenha sido tratada; claro, o cateter necessitará ser removido se a infecção não responder ao tratamento. A prática atual, na maioria das unidades de diálise, é esperar por até 3 semanas antes de um novo cateter ser inserido.

Peritonite com Cultura Negativa

A importância da peritonite com cultura negativa está associada a aumento na falência do tratamento. Comumente, a causa tem relação

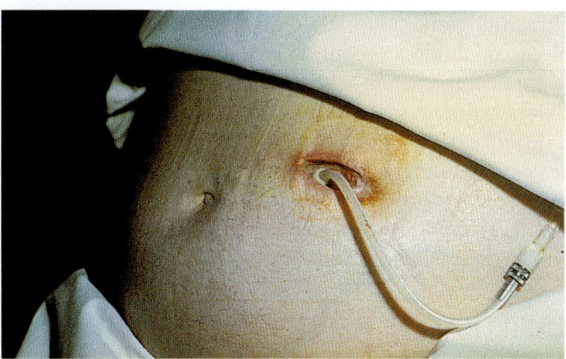

Figura 97-5 infecção de sítio de saída. Uma infecção de sítio de saída grave que expôs o *cuff* externo do cateter.

com a técnica de coleta ou a abordagem microbiológica; alternativamente o uso concomitante de antibióticos pode ser responsável. É importante estar ciente da possibilidade de organismos fastidiosos (p. ex., micobactérias atípicas ou leveduras). Além disso, outras causas de inflamação peritoneal podem ser responsáveis; essas incluem a presença de uma neoplasia intra-abdominal, doença cirúrgica ou reações eosinofílicas – por exemplo, no caso de alergia à vancomicina ou infecções fúngicas. O efluente quiloso é um achado raro em diálise peritoneal; a causa geralmente não é clara, mas, se recorrente, condições que afetam a drenagem linfática devem ser consideradas.

Infecção de Sítio de Saída

A infecção de sítio de saída é uma complicação importante da DP em longo prazo. O diagnóstico é suspeito com bases clínicas, normalmente pela presença de marcado eritema ou secreção no sítio de saída (Fig. 97-5). Um sistema de pontuação para sítio de saída foi desenvolvido para determinar a probabilidade de infecção e quantificar sua gravidade, com pontos atribuídos a crosta, edema, dor e secreção de acordo com sua gravidade; se a secreção é purulenta ela exige tratamento[10]. A extensão da infecção para dentro do túnel pode ser avaliada tanto clinicamente quanto por ultrassonografia. O organismo mais comumente infectante é o *S. aureus*. Há evidência para o uso de antibióticos tópicos profiláticos no sítio de saída, mais fortemente para mupirocina; uma revisão sistemática concluiu que a profilaxia com mupirocina foi efetiva na prevenção da infecção de sítio de saída e peritonite ocasionada pelo *S. aureus*[12]. Existe ainda evidência para o uso de gentamicina tópica; entretanto, alguns relatos de resistência à gentamicina que se seguiram ao uso tópico regular levantaram preocupações com respeito a seu uso como agente profilático rotineiramente.

Todos os sítios de saída suspeitos de infecção devem ter coletadas amostras com *swab*; o uso rotineiro de *swabs* em sítios de saída saudáveis deve ser evitado, e crescimentos bacterianos acidentais não necessitam de tratamento. A não ser que exista evidência prévia que o paciente seja carreador de MRSA ou *Pseudomonas*, o tratamento inicial deve conter um antibiótico efetivo contra *S. aureus* – por exemplo, flucloxacilina (500 mg 4 vezes ao dia) ou uma cefalosporinas se o paciente é alérgico a penicilina. Na maioria dos pacientes a droga pode ser utilizada por via oral; se o indivíduo tem acometimento sistêmico, os antibióticos devem ser administrados intravenosamente até que ocorra a melhoria clínica. A hospitalização, o uso de antibióticos parenterais, e geralmente a remoção urgente do cateter são requeridos se existir evidência de progressão para dentro do túnel. Se a infecção é com MRSA, a terapia de erradicação deve ser tentada com vancomicina sistêmica, assim como na peritonite. Se a cultura mostrar crescimento de organismo Gram-negativo, ciprofloxacino (500 mg 2 vezes ao dia oralmente) será uma terapia empírica efetiva na maioria dos pacientes.

O tratamento é recomendado por um mínimo de 2 semanas. Em infecções por Gram-positivos, se não houver melhoria após 7 dias, uma ultrassonografia do túnel do cateter deve ser realizada uma vez que coleção de fluido ao redor do cateter significa infecção de túnel. Se uma cura completa não se realizar em 4 semanas de terapia, medidas adicionais devem ser consideradas, tal como exteriorização e raspagem do *cuff* externo pois ele pode estar envolvido na infecção. Se a infecção persiste ou recidiva, a remoção do cateter deve ser considerada, porque existe um alto risco que a infecção do sítio de saída leve à peritonite. É importante que o novo sítio de saída seja realizado em uma porção diferente da parede abdominal anterior.

ULTRAFILTRAÇÃO REDUZIDA E FALÊNCIA DE ULTRAFILTRAÇÃO

Definição e Significância de Falência de Ultrafiltração

Existem duas abordagens complementares para definir falência de ultrafiltração. A primeira é absoluta e baseada na membrana: com o uso de um teste de equilíbrio peritoneal padrão de 4 horas (PET), a capacidade de ultrafiltração inferior a 400 mL com uma troca com bolsa de glicose hipertônica (3,86%) é indicativa de membrana inadequada,[13] tendo em mente que isso pode não ser clinicamente relevante em um paciente com a função renal residual bem preservada. Se uma solução de glicose de concentração média (2,27%) for utilizada, então o valor equivalente é 0 mL (excluindo excesso de volume da bolsa). Em ambos os casos, na mensuração da capacidade de ultrafiltração é importante que o excesso de enchimento das bolsas de diálise pelos produtores, que pode ser de até 200 mL, seja levado em consideração. Apesar de essa definição ser clara o suficiente, a principal limitação é que ela conta com uma única medida da capacidade de ultrafiltração, que é sujeita a erro significativo (o coeficiente de variação é de até 25%). A segunda abordagem para definir falência de ultrafiltração é mais holística, pois considera fatores do paciente que afetam o estado de volemia (tais como comorbidades) e uma exposição aceitável a glicose é requerida para manter o estado de hidratação adequado. Muitos clínicos agora têm a visão de que o uso regular de soluções hipertônicas não é aceitável, a não ser que a expectativa de vida seja mais curta do que o desenvolvimento de falência de membrana grave e suas complicações.

A falência de ultrafiltração é uma causa significativa de falência da técnica[14]; ela resulta em baixa ultrafiltração, que em contrapartida aumenta o risco de mortalidade em pacientes anúricos;[15, 16] e também é um fator de risco para esclerose peritoneal encapsulante (EPE).[17] Apesar de ser impossível atingir um alvo preciso de remoção de fluido no geral que se aplique a todos os pacientes, o estudo *European Automated Peritoneal Dialysis Outcomes* (EAPOS), que pré-definiu um alvo de ultrafiltração de mais de 750 mL/dia em pacientes anúricos em DP, encontrou que aqueles que falharam em atingir esse alvo tiveram maior mortalidade e menos membranas eficientes.[15] Os pacientes que obtiveram uma remoção total de fluido de menos de 1 litro por dia, devem ter a função de sua membrana avaliada.

Estabelecendo as Causas para a Falência de Ultrafiltração

A falência da membrana em ultrafiltrar necessita ser distinguida de outras causas de remoção inadequada de fluido peritoneal tais como disfunção do cateter, vazamento ou reabsorção excessiva de líquido.[18] A última pode ocorrer, se a pressão da cavidade intraperitoneal for muito alta, suspeitada se a ultrafiltração cair após o aumento do volume de dialisato. Se a dúvida está presente, uma concentração de sódio no dialisato de 125 mmol/L em 1 hora utilizando PET com glicose a 3,86% sugere que a ultrafiltração está preservada.

Existem duas causas principais de falência de ultrafiltração: taxa de transporte de soluto peritoneal rápida (TTSPr) e baixa eficiência de ultrafiltração de membrana ocasionada pela redução da condutância osmótica. Ambas podem existir ao início da DP ou podem ser adquiridas com o tempo na terapia, apesar de ser raro para um paciente o desenvolvimento da redução da condutância osmótica junto também com o transporte rápido.

Falência de Ultrafiltração Relacionada a Taxa de Transporte de Soluto Peritoneal Rápida: Diagnóstico e Manejo

Com um PET de 4 horas, uma razão dialisato-plasma para creatinina maior que a média (0,64) poderia contribuir para uma ultrafiltração ruim. Isso é devido, pois quanto mais rápida a difusão de pequenos solutos através da membrana, mais precoce ocorre dissipação do gradiente osmótico que conduz a ultrafiltração. Ademais, uma vez que o gradiente é perdido, membranas com maior área difusiva reabsorverão fluido mais rapidamente. Em pacientes em DP ambulatorial contínua, TTSPr é associada a aumento de mortalidade,[19] enquanto o inverso é verdadeiro quando a APD é utilizada.[20] Desse modo, tanto teoricamente quanto empiricamente, as trocas curtas utilizadas na prescrição de APD são associadas a melhores desfechos na falência de ultrafiltração associada a TTSPr. A prevenção da reabsorção de fluido durante a troca longa diurna ou noturna também é requerida nesses pacientes, e isso pode ser obtido pelo uso de icodextrina (solução de poliglicose), que também melhora a volemia[21]. Atualmente se sabe que o determinante principal a TTSPr é o aumento da inflamação peritoneal, que é independente da inflamação sistêmica. Apenas a última é preditora independente de mortalidade.

Falência de Ultrafiltração Relacionada à Baixa Condutância Osmótica: Diagnóstico e Manejo

Esse problema deveria ser suspeitado se a despeito do ajuste de prescrição para acomodar a taxa de transporte de soluto peritoneal (TTSP), a falência de ultrafiltração persistir. A condutância osmótica é uma medida de eficiência da membrana peritoneal ao ultrafiltrado para um dado agente osmótico – tipicamente glicose. A condutância osmótica pode ser medida facilmente na prática clínica com o mini-PET duplo,[18] que requer trocas de 1 hora com concentrações de baixa (1,36%) e alta (3,86%) concentração de glicose; uma diferença de menos de 200 mL de ultrafiltração entre as duas trocas é indicativa de baixa condutância osmótica. As duas causas até agora identificadas são a redução da função de aquaporina, possivelmente constitutiva e desse modo presente ao início do tratamento, e a fibrose progressiva da membrana como consequência de injúria de membrana adquirida. Não há tratamento específico, e desse modo o esforço clínico deveria focar na prevenção (próxima seção).

MUDANÇAS NA ESTRUTURA E FUNÇÃO PERITONEAL

É amplamente assumido que alterações na função peritoneal, uma combinação de aumento na TTSP e perda da condutância osmótica são relacionados a alterações estruturais na membrana peritoneal[22]. Assim, há evidências acumuladas de que a exposição contínua aos componentes da solução de diálise os episódios repetidos de peritonite bacteriana são os maiores condutores desse processo (Fig. 97-6). Apesar da relação entre estrutura e função não ter sido completamente definida, o aumento da TTSP provavelmente reflete uma maior área vascular de superfície, enquanto a perda da condutância osmótica requer um mecanismo adicional que possa ser explicado pelas alterações fibróticas progressivas.

Os estudos que quantificaram essas mudanças dentro da zona colágena submesotelial sugerem que há aumento progressivo da espessura com o tempo em DP (Figs. 97-7 e 97-8). As mudanças no leito vascular peritoneal também foram identificadas. Essas incluem mudanças progressivas nas estruturas das paredes de pequenas vênulas variando de espessamente sutil da matriz subendotelial à completa obliteração dos vasos (Fig. 97-9).[23] Em um estudo, a extensão dessas mudanças em um pequeno grupo de pacientes se correlacionou com a perda de ultrafiltração.[24] Por conseguinte, existe evidência crescente que as mudanças ocorrem tanto nos compartimentos intersticial quanto vasculares da membrana peritoneal dialisada.

Prevenindo Injúria de Membrana

Os fatores clínicos principais associados à injúria mais rápida e grave da membrana são a perda precoce da função renal residual, peritonite grave ou recorrente, e o uso mais precoce de soluções contendo glicose mais concentrada (geralmente associada a perda de diurese, mas um fator de risco independente)[25]. As soluções hipertônicas podem induzir injúria devido a toxicidade direta da glicose, produtos de degradação de glicose (PDG) presentes como resultado do processo de esterilização, ou ambos. A prevenção de injúria de membrana deve enfocar todos esses condutores e incluir o seguinte: preservação da função renal residual evitando a depleção de volume e utilizando inibidores da enzima conversora de angiotensina (IECA) e bloqueadores do receptor

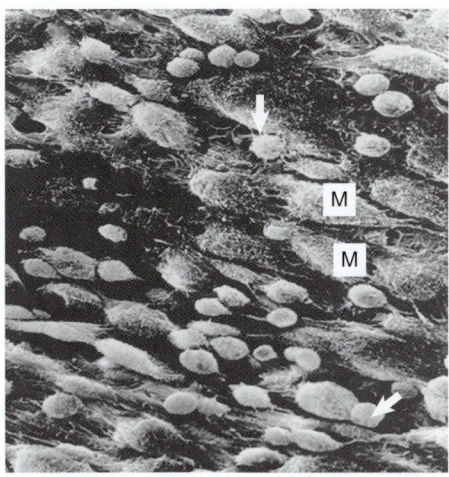

Figura 97-6 Peritonite. Microscopia eletrônica do peritônio de um paciente recebendo diálise peritoneal e que tem peritonite. As pequenas células arredondadas *(setas)* são fagócitos, que estão amplamente distribuídos ao longo das células mesoteliais. *(M)*. (Magnificação × 1800.)

Figura 97-7 Espessamento da membrana peritoneal na diálise peritoneal (DP). A espessura da zona colágena submesotelial da membrana peritoneal em indivíduos normais, em pacientes não dialisados com DRC avançada, pacientes com uremia, em pacientes recebendo hemodiálise (*HD*), e naqueles que receberão DP por diferentes períodos. A espessura da membrana é significativamente aumentada em todos os pacientes urêmicos e em diálise quando comparados a indivíduos normais. A espessura da membrana aumenta significantemente com a duração da DP e é aumentada em pacientes em DP como um grupo quando comparados a pacientes em HD.

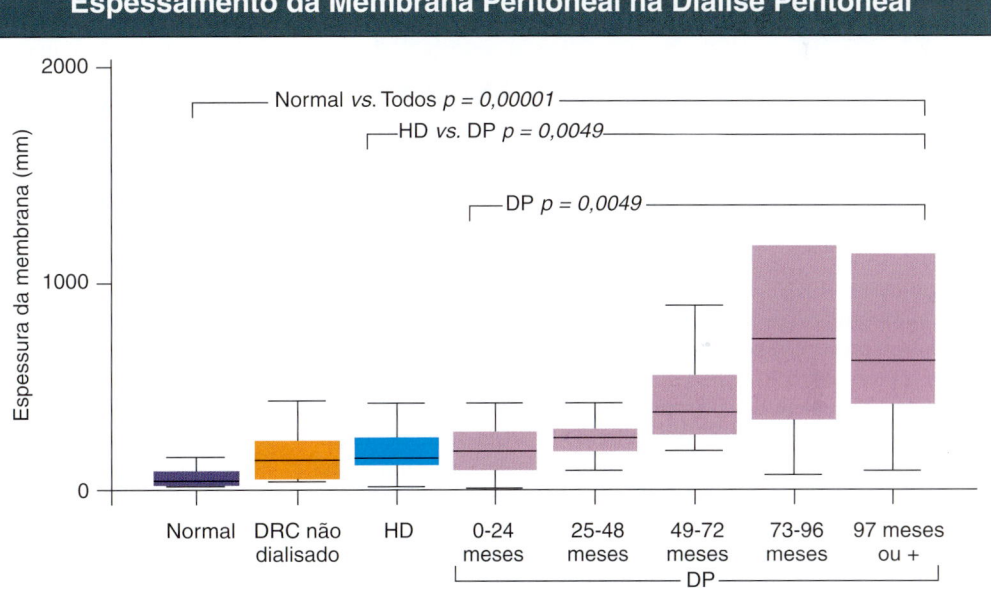

Espessamento da Membrana Peritoneal na Diálise Peritoneal

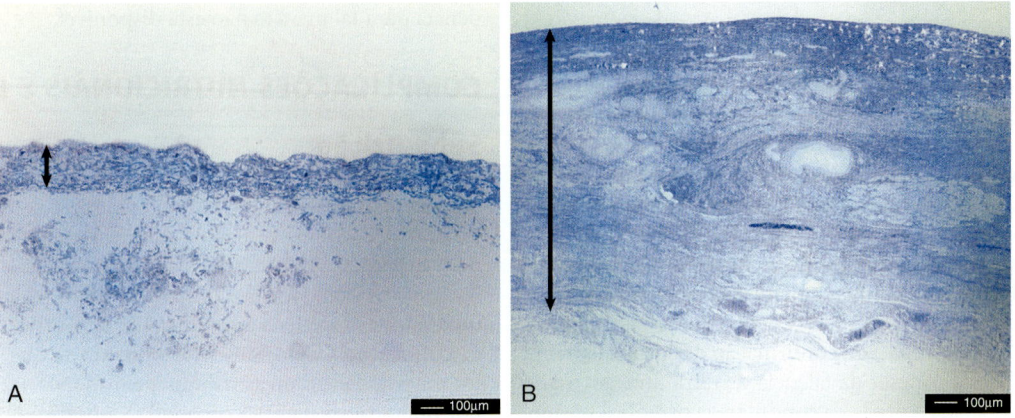

Figura 97-8 Mudanças morfológicas na membrana peritoneal parietal. A, Normal. **B**, Um paciente que está em diálise peritoneal (DP) por 10 anos. Note o espessamento marcado da zona compacta submesotelial *(setas)* (azul de toluidina).

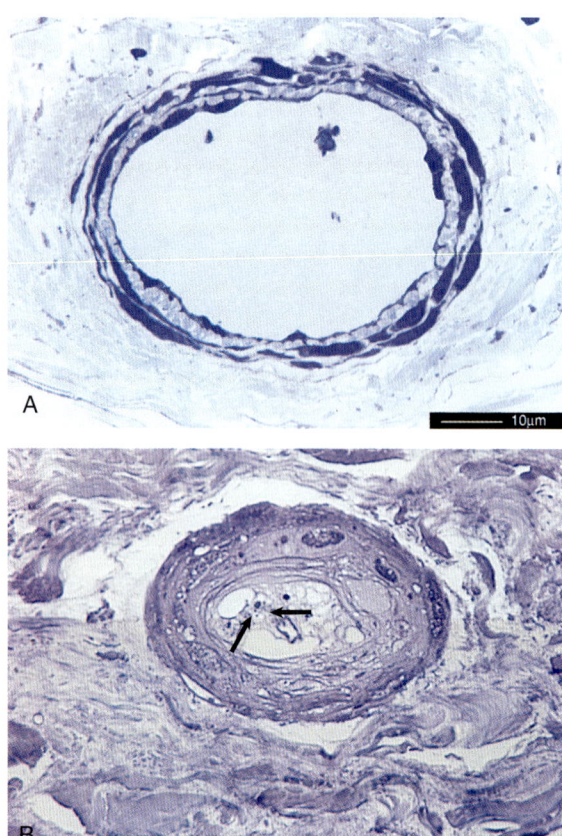

Figura 97-9 Vasos sanguíneos no peritônio parietal: secções transversais de arteríolas peritoneais. A, Normal. **B**, Vasculopatia em um paciente em diálise peritoneal; o lúmen vascular *(setas)* é ocluído por tecido conjuntivo contendo finos grânulos calcíficos.

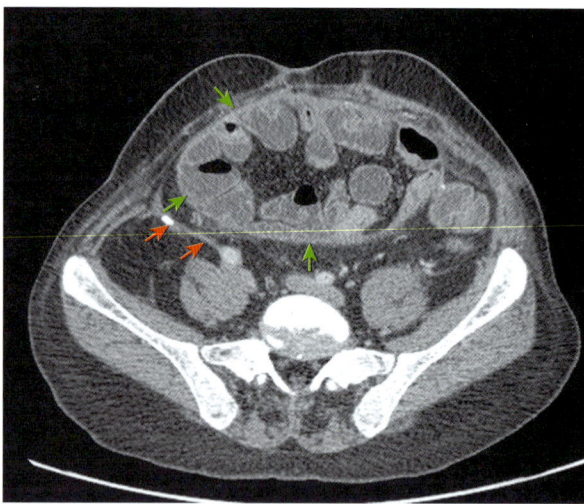

Figura 97-10 Esclerose Peritoneal Encapsulante. TC de abdome de um paciente com esclerose peritoneal encapsulante. A *seta vermelha* indica o peritônio parietal espessado com calcificação; as *setas verdes* indicam o peritônio visceral espessado formando um casulo que contém alças intestinais.

de angiotensina (BRA); uso de diuréticos de alça para manter o volume urinário e retardar o uso de trocas hipertônicas; uso de icodextrina na troca longa; prevenção de peritonite; e uso de soluções de pH neutro e com baixa concentração de PDG[25]. O estudo balANZ mostra que o aumento da TTSP, além dos primeiros 2 anos é prevenido pelo uso de fluido de diálise de ultrabaixa concentração de PDG. Igualmente importante esse estudo demonstrou que a obtenção de menos ultrafiltração precocemente no curso de DP é associada a preservação da função renal residual[26]. Isso apoia a estratégia principal que os clínicos devem adotar na preservação da membrana – uma prescrição para manter ultrafiltração adequada, mas não excessiva, que apenas ocasionará sede e aumento no risco de depleção de volume.

Esclerose Peritoneal Encapsulante

Uma minoria de pacientes em DP desenvolve EPE, situação em que o intestino é envelopado em um casulo espesso de tecido fibroso, que ocasiona obstrução intestinal (Fig. 97-10)[17]. É variável em sua gravidade e pode ser ameaçador à vida, causando morte por desnutrição ou por catástrofe abdominal; com a gestão experiente por um time multidisciplinar, a sobrevida global se compara ao de controles. A definição atual dessa síndrome requer sinais e sintomas clínicos de obstrução intestinal levando a perda ponderal e desnutrição (com ou sem características de inflamação sistêmica) combinada a achados típicos de imagem (TC abdominal) ou confirmação de encapsulamento fibroso na laparotomia. Apesar da falência de ultrafiltração, especialmente quando associada a perda da condutância osmótica ser um fator de risco, existem diferenças importantes, sugerindo que isso é, pelo menos em parte, um processo patológico distinto. É uma doença

predominantemente da membrana visceral do que da membrana parietal, e normalmente está associada a outro fator de risco ou desencadeador (tal como peritonite grave ou suspensão/parada da DP, incluindo para o transplante), e frequentemente tem uma fase inflamatória sistêmica; o material de biópsia mais comumente demonstra inflamação e exsudatos fibrinosos.

O fator de risco único mais comum para EPE é o tempo em DP; com 5 anos a incidência é de 2 a 3%, enquanto com 10 anos, a incidência sobe para 6 a 20%[17]. Existe evidência crescente que o tratamento de maior sucesso é a cirurgia na forma de lise extensiva das adesões e excisão do peritônio, evitando enterotomia, especialmente quando há sintomas obstrutivos.[19] Isso deve ser realizado por um time cirúrgico experiente, que possa obter taxas de cura de 70 a 80%. A nutrição parenteral pode ser utilizada, principalmente como preparo para cirurgia, mas ocasionalmente como solução de longo prazo. Em aproximadamente 50% dos pacientes, os sintomas são menos graves e gradualmente se resolvem. Parece haver um pequeno papel para o rastreio preemptivo por TC de abdome, mas isso é útil para o diagnóstico. Mais comumente, a condição se desenvolve após transferência de DP para HD ou transplante; se a condição se desenvolve enquanto o paciente está em DP, o consenso é que a DP deva ser suspensa para evitar a exposição continuada a soluções de diálise não fisiológicas. Outras estratégias tais como irrigação continuada, drogas tais como tamoxifeno são realizadas na prática, mas uma base de evidência para tal manejo não está disponível.

COMPLICAÇÕES NUTRICIONAIS E METABÓLICAS

Subnutrição

Os inquéritos transversais de pacientes que recebem DP mostram que aproximadamente 40% tem evidência de depleção proteico-calórica leve e 8% grave, julgada pela avaliação global subjetiva do estado nutricional. A desnutrição é um fator de risco adverso para morbidade e mortalidade dos pacientes em DP e geralmente associada a inflamação. A avaliação e manejo da desnutrição são adicionalmente discutidos no Capítulo 87. Recomenda-se que, idealmente, pacientes em DP deveriam consumir pelo menos 1,2 a 1,3 g de proteína por quilograma de peso corporal. Na prática muitos pacientes ingerem apenas aproximadamente 0,8 g/Kg/dia e parecem estar nutricionalmente estáveis. É provável que tenham atingido um curso estável (*steady state*) mas com um menor nitrogênio corporal total ou massa corporal magra.

Os pacientes em diálise peritoneal têm um comportamento alimentar anormal com pequenas refeições, ingestão lentificada e alteração do esvaziamento gástrico quando comparados a indivíduos normais. A cavidade peritoneal cheia pode produzir saciedade precoce, e alguns pacientes se queixam de plenitude prandial. Todavia, estudos têm mostrado que não há diferença real no consumo de alimentos com ou sem dialisato no abdome. Os dialisatos baseados em aminoácidos melhoram o balanço nitrogenado em pacientes desnutridos, mas o benefício nutricional em longo prazo é marginal[27].

Um fator contribuinte óbvio é a perda de proteínas pelo peritônio, cuja média diária é de 8 gramas. Ela é proporcional à área de membrana efetiva e assim é mais acentuada durante peritonite e em pacientes com TTSPr. A hipoalbuminemia resultante exacerba a expansão de fluido extracelular nesses pacientes.[28]

Estado Acidobásico

A correção da acidose é mais bem atingida com o uso de dialisato com maiores níveis de base potencial,[29] porém, se necessário, bicarbonato oral pode ser adicionado. Existe evidência de que a correção da acidose, por qualquer método, para a metade superior da variação da normalidade para o bicarbonato sérico, reduz o catabolismo proteico, resultando em ganho de peso e aumento da circunferência muscular do braço.[30] O uso de dialisato, contendo aminoácidos, pode piorar o estado acidobásico, requerendo monitoramento de perto.

Lípides e Obesidade

A diálise peritoneal resulta em absorção diária significativa de glicose que pode variar de 80 a 200 g/dia, produzindo de 300 a 800 Kcal. O efeito resultante é a tendência para pacientes em CAPD a desenvolver características da síndrome metabólica: obesidade central, hiperglicemia, dislipidemia e hiperinsulinemia; eles podem mesmo desenvolver diabetes franco, apesar de não haver evidência de que isso é mais comum do que nos pacientes em hemodiálise. Esses problemas podem ser reduzidos pelo uso de icodextrina e soluções de aminoácidos no lugar da glicose com melhor controle glicêmico em diabéticos.[31] O monitoramento da glicemia em pacientes diabéticos utilizando icodextrina não deve utilizar fitas de teste por glicose desidrogenase pirroquinolina quinona (GDH-PQQ), pois isso levará a estimativa falsa hiperglicemia e, caso tratadas, risco de hipoglicemia grave. Os benefícios do uso de agentes hipolipemiantes (p. ex., sinvastatina e ezetimibe) vistos na doença renal crônica para prevenir eventos cardiovasculares também se estende a pacientes em DP.[32]

Não obstante, essas preocupações, não há evidência que sugira que a DP devesse ser evitada em pacientes obesos. A vantagem de sobrevida observada na HD e associada a um maior índice de massa corporal não é vista com a DP.[33]

Referências

1. Hagen SM, Lafranca JA, Steyerberg EW, et al. Laparoscopic versus open peritoneal dialysis catheter insertion: A meta-analysis. *PLoS ONE.* 2013;8:e56351.
2. Goh BL, Ganeshadeva Yudisthra M, Lim TO. Establishing learning curve for Tenckhoff catheter insertion by interventional nephrologist using CUSUM analysis: How many procedures and in which situation? *Semin Dial.* 2009; 22:199-203.
3. Figueiredo A, Goh BL, Jenkins S, et al. International Society for Peritoneal Dialysis. Clinical practice guidelines for peritoneal access. *Perit Dial Int.* 2010; 30:424-429.
4. Johnson DW, Wong MG, Cooper BA, et al. Effect of timing of dialysis commencement on clinical outcomes of patients with planned initiation of peritoneal dialysis in the IDEAL trial. *Perit Dial Int.* 2012;32:595-604.
5. Shea M, Hmiel SP, Beck AM. Use of tissue plasminogen activator for thrombolysis in occluded peritoneal dialysis catheters in children. *Adv Perit Dial.* 2001;17:249-252.
6. Povlsen JV, Ivarsen P. How to start the late referred ESRD patient urgently on chronic APD. *Nephrol Dial Transplant.* 2006;21(suppl 2):56-59.
7. Mactier RA, Sprosen TS, Gokal R, et al. Bicarbonate and bicarbonate/lactate peritoneal dialysis solutions for the treatment of infusion pain. *Kidney Int.* 1998;53:1061-1067.
8. Lew SQ. Hemoperitoneum: Bloody peritoneal dialysate in ESRD patients receiving peritoneal dialysis. *Perit Dial Int.* 2007;27:226-233.
9. Piraino B, Bernardini J, Brown E, et al. ISPD position statement on reducing the risks of peritoneal dialysis-related infections. *Perit Dial Int.* 2011;31:614-630.
10. Li PK, Szeto CC, Piraino B, et al. International Society for Peritoneal Dialysis. Peritoneal dialysis-related infections recommendations: 2010 update. *Perit Dial Int.* 2010;30:393-423.
11. Warady BA, Bakkaloglu S, Newland J, et al. Consensus guidelines for the prevention and treatment of catheter-related infections and peritonitis in pediatric patients receiving peritoneal dialysis: 2012 update. *Perit Dial Int.* 2012;32(suppl 2):S32-S86.
12. Xu G, Tu W, Xu C. Mupirocin for preventing exit-site infection and peritonitis in patients undergoing peritoneal dialysis. *Nephrol Dial Transplant.* 2010;25: 587-592.
13. Smit W, van Dijk P, Langedijk MJ, et al. Peritoneal function and assessment of reference values using a 3.86% glucose solution. *Perit Dial Int.* 2003;23:440-449.
14. Davies SJ, Phillips L, Griffiths AM, et al. What really happens to people on long-term peritoneal dialysis? *Kidney Int.* 1998;54:2207-2217.
15. Jansen MA, Termorshuizen F, Korevaar JC, et al. Predictors of survival in anuric peritoneal dialysis patients. *Kidney Int.* 2005;68:1199-1205.
16. Brown EA, Davies SJ, Rutherford P, et al. Survival of functionally anuric patients on automated peritoneal dialysis: The European APD Outcome Study. *J Am Soc Nephrol.* 2003;14:2948-2957.
17. Augustine T, Brown PW, Davies SJ, et al. Encapsulating peritoneal sclerosis: Clinical significance and implications. *Nephron Clin Pract.* 2009;111:c149-c154.
18. van Biesen W, Heimburger O, Krediet R, et al. ERBP working group on peritoneal dialysis. Evaluation of peritoneal membrane characteristics: Clinical advice for prescription management by the ERBP working group. *Nephrol Dial Transplant.* 2010;25:2052-2062.
19. Brimble KS, Walker M, Margetts PJ, et al. Meta-analysis: Peritoneal membrane transport, mortality, and technique failure in peritoneal dialysis. *J Am Soc Nephrol.* 2006;17:2591-2598.
20. Johnson DW, Hawley CM, McDonald SP, et al. Superior survival of high transporters treated with automated versus continuous ambulatory peritoneal dialysis. *Nephrol Dial Transplant.* 2010;25:1973-1979.
21. Davies SJ, Woodrow G, Donovan K, et al. Icodextrin improves the fluid status of peritoneal dialysis patients: Results of a double-blind randomized controlled trial. *J Am Soc Nephrol.* 2003;14:2338-2344.
22. Davies SJ. Longitudinal relationship between solute transport and ultrafiltration capacity in peritoneal dialysis patients. *Kidney Int.* 2004;66:2437-2445.
23. Williams JD, Craig KJ, Topley N, et al. Morphologic changes in the peritoneal membrane of patients with renal disease. *J Am Soc Nephrol.* 2002;13:470-479.
24. Honda K, Nitta K, Horita S, et al. Morphological changes in the peritoneal vasculature of patients on CAPD with ultrafiltration failure. *Nephron.* 1996; 72:171-176.
25. Davies SJ, Mushahar L, Yu Z, Lambie M. Determinants of peritoneal membrane function over time. *Semin Nephrol.* 2011;31:172-182.
26. Johnson DW, Brown FG, Clarke M, et al. Effects of biocompatible versus standard fluid on peritoneal dialysis outcomes. *J Am Soc Nephrol.* 2012;23: 1097-1107.
27. Jones M, Hagen T, Boyle CA, et al. Treatment of malnutrition with 1.1% amino acid peritoneal dialysis solution: results of a multicenter outpatient study. *Am J Kidney Dis.* 1998;32:761-769.
28. John B, Tan BK, Dainty S, et al. Plasma volume, albumin, and fluid status in peritoneal dialysis patients. *Clin J Am Soc Nephrol.* 2010;5:1463-1470.
29. Mujais S. Acid-base profile in patients on PD. *Kidney Int Suppl.* 2003;88: S26-S36.
30. Li FK, Chan LY, Woo JC, et al. A 3-year, prospective, randomized, controlled study on amino acid dialysate in patients on CAPD. *Am J Kidney Dis.* 2003;42: 173-183.
31. Li PK, Culleton BF, Ariza A, et al. Randomized, controlled trial of glucose-sparing peritoneal dialysis in diabetic patients. *J Am Soc Nephrol.* 2013;24: 1889-1900.
32. Baigent C, Landray MJ, Reith C, et al. The effects of lowering LDL cholesterol with simvastatin plus ezetimibe in patients with chronic kidney disease (Study of Heart and Renal Protection): A randomised placebo-controlled trial. *Lancet.* 2011;377:2181-2192.
33. de Mutsert R, Grootendorst DC, Boeschoten EW, et al. Is obesity associated with a survival advantage in patients starting peritoneal dialysis? *Contrib Nephrol.* 2009;163:124-131.
34. Tintillier M, Coche E, Malaise J, Goffin E. Peritoneal dialysis and an inguinal hernia. *Lancet.* 2003;362:1893.

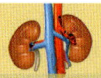

CAPÍTULO 98

Terapias Dialíticas para Intoxicações e Envenenamentos

Nigel S. Kanagasundaram e Andrew Lewington

As intoxicações e envenenamentos, intencionais ou acidentais, são uma emergência médica comum, respondendo por cerca de 140.000 internações por ano no Reino Unido (cerca de 1% de todas as admissões).[1] A maioria dos eventos envolvendo seres humanos, no entanto, não necessita de internação hospitalar; em 2011, nos Estados Unidos, cerca de 70% dos aproximadamente 2,3 milhões de casos foram manejados no local do incidente, em instalações fora do ambiente sanitário.[2] O espectro de agentes tóxicos é amplo, variando desde sobredosagem de medicações comerciais, prescritas ou autoadministradas, até envenenamento por substâncias não farmacológicas ou por drogas recreativas.

O padrão de ingestão de toxinas se alterou ao longo dos anos, mas também varia de acordo com a localização geográfica. Nas sociedades industrializadas, os agentes mais frequentes incluem analgésicos opioides (acetaminofeno, salicilatos), antidepressivos, sedativos e antipsicóticos. A intoxicação por barbitúricos é menos comum atualmente, mas, no passado, constituía uma grande contribuinte. Os pesticidas permanecem uma causa frequente de intoxicação nos países em desenvolvimento.[3]

Alterações da legislação foram instituídas na tentativa de restringir a disponibilidade de potenciais tóxicos; no Reino Unido, por exemplo, o paraquat foi retirado do mercado em julho de 2008, embora exposições ocasionais ainda ocorram, como resultado da existência de produto armazenado residual.[4] Além disso, a nova legislação do Reino Unido, limitando o número de drágeas da embalagem de paracetamol (acetominofeno) em 1998, foi seguida por uma redução significativa no número de óbitos por intoxicação por esta medicação.[5]

Dados dos Estados Unidos indicam uma baixa mortalidade – 1.995 óbitos em 2,3 milhões de episódios em 2011.[2] No entanto, o envenenamento permanece como uma das principais causas de morte entre a população jovem.[3]

Os pilares do manejo incluem medidas de suporte geral, hemodinâmico e respiratório, prevenção de absorção adicional do tóxico (p. ex., com a utilização de carvão ativado por via oral em casos específicos), neutralização da toxicidade (p. ex., administração intravenosa de *N*-acetilcisteína após intoxicação significativa por acetominofeno, ou administração de digoxina imune Fab [Digibind®] para nos casos de intoxicação digitálica) e aumento da eliminação da droga.

A terapia extracorpórea é um método de conseguir a remoção do tóxico, seja por diálise ou por técnica não dialítica, tal como a hemoperfusão. Essas técnicas de eliminação avançadas são necessárias apenas ocasionalmente. Por exemplo, nos Estados Unidos, em 2011, foram registrados cerca de 2.300 pacientes requerendo terapia extracorpórea.[2] Nesse registro, houve predominância da hemodiálise (HD), com apenas 14 pacientes submetidos a hemoperfusão. Tal discrepância pode ser explicada pela maior raridade da intoxicação por teofilina e por barbitúricos – historicamente, as indicações clássicas dessa última técnica.

Muitos aspectos do manejo das intoxicações e envenenamentos, bem como relacionados às terapias extracorpóreas são bem abordados pelos serviços Toxbase no Reino Unido (www.toxbase.org) e American Association of Poison Control Centers (www.aapcc.org). Outros serviços de informação locais e regionais se encontram interligados através do website da European Association of Poisons Centres and Clinical Toxicologists (www.eapcct.org).

MODALIDADES DE TRATAMENTO

Hemodiálise Intermitente e Hemofiltração

A difusão contra um gradiente de concentração, o princípio físico empregado na HD intermitente, permite a rápida remoção dos solutos menores, tal como são os agentes habituais de intoxicação. A depuração pode ser aumentada pelo aumento da eficiência do dialisador (indicado pelo K_oA, coeficiente de área de transferência de massa da ureia) ou da área de superfície da membrana. A remoção de solutos maiores pode ser aprimorada através do aumento do fluxo do dialisador, no caso da HD intermitente (para toxinas > 500 d e até 10.000 d, por exemplo: desferroxamina [deferoxamine] aminoglicosídeos) ou através da conversão para hemofiltração (geralmente contínua, conforme detalhado a seguir). Nessa última técnica, o processo físico de maior volume de convecção e maior tamanho de poros da membrana permite a remoção de toxinas de até cerca de 40,000 d.

Muitos fatores físicos e biológicos determinam se é possível a remoção de determinada toxina pela HD e se a taxa de depuração é realmente terapêutica (Quadro 98-1). Além do peso molecular, outras características físicas relevantes incluem a solubilidade em água e o grau de ligação às proteínas.

Deve-se determinar, individualmente, se a HD contribuirá significativamente para a remoção do tóxico. A diálise terá um impacto limitado se a taxa de remoção da droga for significativamente mais alta por via endógena. Os riscos da terapia (tomando-se em conta, p. ex., transferência de emergência para um centro especializado, acesso vascular, anticoagulação) também devem ser balanceados contra a relevância clínica do ganho na depuração da droga. Se a eliminação endógena for mínima – seja porque tal via é naturalmente limitada ou porque existe uma atenuação da depuração associada ao tóxico (p.ex., presença de insuficiência hepática ou renal), a HD pode ser eficaz. Geralmente, é consenso que, se a terapia extracorpórea pode acrescentar pelo menos 30% à depuração corporal total, sua utilização é justificada. Tal proporção não pode ser calculada com agilidade sem o conhecimento das taxas de depuração endógena e da contribuição esperada da terapia exógena. As características do medicamento podem auxiliar na determinação das taxas de depuração endógena (pelo menos para os produtos farmacêuticos, disponível no website www.medicines.org.uk/emc/), mas podem não interferir no impacto da doença nas rotas endógenas específicas de depuração. A estimativa da depuração de muitos solutos, de diversos pesos moleculares, pode ser obtida a partir da bula do produto. Para a hemofiltração, a estimativa da depuração pode ser obtida pela taxa de ultrafiltração

Ilustração Esquemática do Desenvolvimento do Desequilíbrio Intercompartimental do Soluto

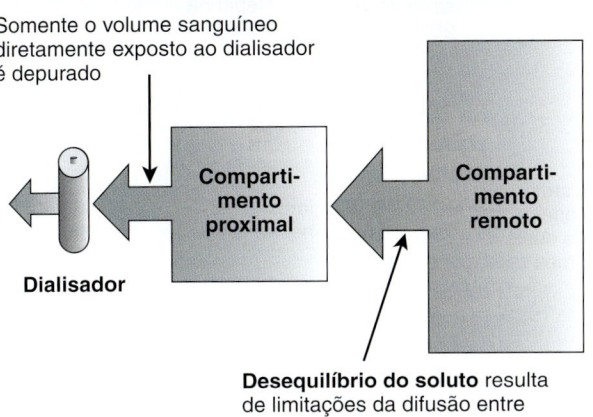

Figura 98-1 Fenômeno de desequilíbrio intercompartimental do soluto. O acesso do dialisador ao tóxico é limitado pelo fenômeno de desequilíbrio, que retém o soluto em compartimentos remotos.

Fatores que Afetam a Remoção dos Tóxicos pela Hemodiálise

Peso molecular
Solubilidade em água
Grau de ligação às proteínas
Significância da remoção dialítica do tóxico *versus* vias de depuração endógena
Volume teórico de distribuição
Grau de compartimentalização do soluto

Quadro 98-1 Fatores afetando a remoção pela hemodiálise. Vide texto para maiores detalhes.

(ver a discussão, adiante, sobre terapias de substituição renal contínua [CRRT]).

A eficácia da remoção do tóxico também é influenciada pelo seu volume teórico de distribuição (V_D). Substâncias restritas à corrente sanguínea apresentarão baixo V_D (aproximadamente 0,07 l/kg de peso corporal); aquelas distribuídas no espaço extracelular, V_D de aproximadamente 0,2 l/kg; e aquelas distribuídas pela água corporal total, aproximadamente 0,6 l/kg. Entretanto, volumes de distribuição mais elevados são encontrados, não raramente, em substâncias com ligação ou sequestro tecidual significantes. Quanto maior o V_D, mais soluto deve ser removido para a obtenção de um nível sanguíneo em particular. O soluto ideal apresentaria, portanto, um baixo volume de distribuição em um compartimento único, homogêneo e diretamente acessível ao processo de diálise. Contudo, conforme demonstrado na Figura 98-1, o soluto frequentemente se distribui através de pelo menos um compartimento corporal remoto, não diretamente acessível durante a HD. Quando existe resistência ao deslocamento do soluto entre os compartimentos acessível e remoto, ocorre o fenômeno do desequilíbrio a cada sessão de diálise, reduzindo-se a eficiência global da remoção. Esse fenômeno pode ser relevante, como no caso da intoxicação por lítio, e se manifesta com um significativo rebote dos níveis sanguíneos após a diálise, uma vez que as concentrações de soluto se reequilibram a partir do compartimento remoto. Pode-se ignorar um rebote a níveis potencialmente tóxicos se a estimativa da eliminação do tóxico for obtida a partir de uma amostra sanguínea obtida imediatamente após a diálise (Fig. 98-2).

Rebote do Soluto a Níveis Tóxicos Pós-Diálise

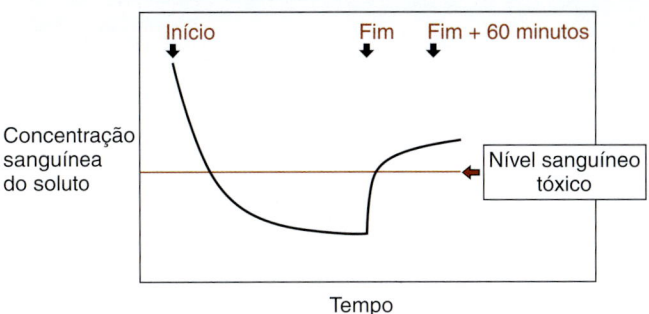

Figura 98-2 Rebote pós-diálise. Concentração decrescente do soluto durante a diálise, com rebote rápido pós-diálise, alcançando níveis tóxicos.

A extensão da sessão de HD para além de 4 horas pode, até certo ponto, melhorar a depuração. Entretanto, a HD intermitente é um processo inerentemente ineficiente, que depende da concentração de soluto apresentada ao dialisador. A maior taxa de remoção de soluto ocorre no início da diálise. Quaisquer ganhos na remoção de solutos serão desproporcionalmente baixos em comparação aos aumentos do tempo de diálise. Uma solução alternativa ou adjuvante é aumentar a frequência das sessões.

A compartimentalização do soluto não contraindica a opção de HD, mas quanto mais próxima a distribuição do modelo de compartimento único, mais fácil se torna a depuração.

Em resumo, a HD intermitente é normalmente uma modalidade de terapia extracorpórea de primeira escolha devido à sua alta disponibilidade, à rápida remoção dos tóxicos e à alta frequência de agentes de intoxicação com baixo peso molecular. O papel de outras modalidades de substituição renal é menos claro devido à escassez de dados publicados.

Diálise Peritoneal

A diálise peritoneal é raramente utilizada no tratamento das intoxicações e envenenamentos devido à sua taxa relativamente lenta de depuração, aos riscos associados à inserção de um cateter de diálise peritoneal aguda, e à ampla disponibilidade das técnicas extracorpóreas (pelo menos no mundo industrializado). Tal modalidade pode ter um papel na abordagem de intoxicações e envenenamento em crianças, pois mesmo a menor depuração pode ser suficiente, considerando-se os menores volumes de distribuição de soluto. Além disso, podem existir questões técnicas que tornem a HD menos satisfatória, especialmente nos pacientes muito jovens.

Terapia de Substituição Renal Contínua

A terapia de substituição renal contínua pode ser indicada nos casos em que a HD intermitente não esteja imediatamente disponível ou quando uma remoção de soluto muito rápida seja comprometida por fenômeno de desequilíbrio intercompartimental significativo. Em relação à depuração de solutos de baixo peso molecular, a hemofiltração contínua e a HD contínua apresentam equivalência cinética similar. A saturação completa do efluente dialisado na HD contínua, devido às suas lentas velocidades de fluxo, proporciona concentrações de soluto de baixo peso molecular semelhantes, tanto no ultrafiltrado da hemofiltração quanto no volume de água plasmático que deixa o dispositivo de fibras capilares. A CRRT resulta em melhor depuração de soluto em longo prazo (ao longo de vários dias), mas não fornece a rapidez de eliminação proporcionada pela HD intermitente, nos casos em que a minimização da exposição ao tóxico é uma

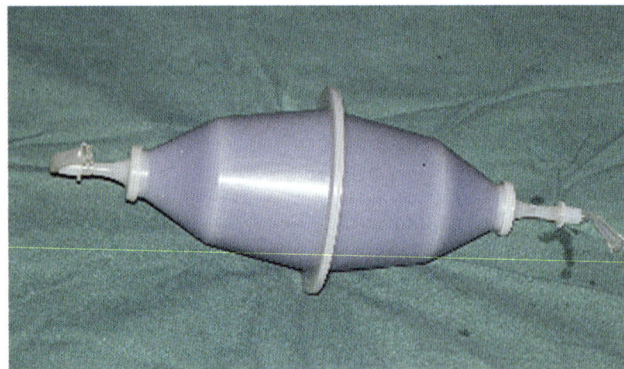

Figura 98-3 Um cartucho de carvão para hemoperfusão.

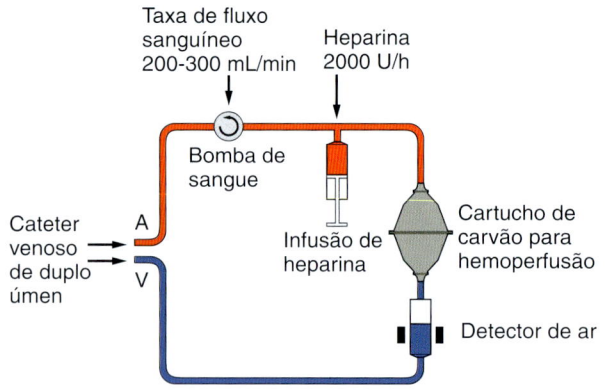

Figura 98-4 Circuito extracorpóreo de hemoperfusão.

alta prioridade. A depuração de solutos de baixo peso molecular pode ser maximizada através da combinação de técnicas, sob a forma de hemodiafiltração contínua. Sempre que logisticamente possível, uma combinação ideal seria o emprego inicial de HD intermitente, para uma rápida redução dos níveis tóxicos, seguido por terapia contínua, para evitar o rebote pós-diálise, quando previsto. Embora combine algumas das vantagens técnicas de ambas as técnicas, o papel das modalidades de híbridos, tais como diálise sustentada de baixa eficiência (SLED), requer maior avaliação.

Embora a depuração de solutos de baixo peso seja semelhante na hemofiltração contínua e na HD contínua, a primeira é preferível, se é necessária a remoção de solutos tóxicos maiores (como descrito anteriormente para HD intermitente).

A terapia de substituição renal também é indicada nos casos de injúria renal aguda (IRA), que pode ser resultado da intoxicação por diversos agentes (p. ex., acetominofeno) e também nos casos de outras complicações da intoxicação, como edema agudo de pulmão, desequilíbrios eletrolíticos e acidobase, hipotermia e hipertermia.

Uma vez que a terapia de substituição renal muitas vezes é indicada para a eliminação de drogas na ausência de disfunção renal verdadeira ou de distúrbios eletrolíticos graves, é necessário um acompanhamento cauteloso das possíveis alterações bioquímicas. A hipocalemia pode ser corrigida ajustando-se a composição do dialisado ou fluido de substituição e por suplementação. A hipofosfatemia pode ser tratada com suplementos padrão. Pelo menos nos casos de HD intermitente, o risco de alcalose metabólica pode ser atenuado utilizando-se uma concentração de bicarbonato do dialisado no limite inferior do intervalo fisiológico, desde que não haja insuficiência renal, acidose metabólica ou risco de desenvolvimento desse distúrbio. Na CRRT, a manipulação da concentração de bicarbonato nos fluidos de substituição ou no dialisato pré-fabricado não é factível; essa é uma outra vantagem da HD intermitente, uma vez que proporciona flexibilidade de concentração de bicarbonato do dialisado na presença de alcalose metabólica grave.

Hemoperfusão

A técnica de hemoperfusão envolve a circulação extracorpórea do sangue através de um cartucho de hemoperfusão (Fig. 98-3) contendo um material adsorvente, tal como carvão ativado ou resina. As partículas de carvão adsorventes são revestidas com polímero para aumentar a biocompatibilidade e diminuir o risco de trombocitopenia. A hemoperfusão remove as substâncias capazes de se ligar ao material adsorvente. É eficaz na remoção de moléculas sem carga, através de ligação competitiva, especialmente moléculas significantemente lipofílicas e ligadas às proteínas. Tal como acontece com HD e hemofiltração, a contribuição provável para a total eliminação do tóxico deve ser estimada antes do início da terapia.

Exceto pelo próprio cartucho e pela falta de dialisado e outros circuitos de fluido de substituição, os artigos descartáveis e de "hardware" são os mesmos utilizados na HD intermitente (Fig. 98-4). A hemoperfusão é muito menos disponível que HD ou hemofiltração, mas pode ser útil na remoção de drogas ligadas a proteínas, não eliminadas de forma eficaz pelas primeiras modalidades.[6]

Protocolos de anticoagulação padrão podem ser insuficientes na hemoperfusão, uma vez que a heparina também é adsorvida. Geralmente, são necessárias maiores doses de ataque e manutenção da heparina não fracionada inicial (p. ex., ≥ 2000 U/h), com os subsequentes ajustes guiados por monitoração regular de tempos de coagulação durante o procedimento. As instruções do fabricante do cartucho devem ser revistas com cautela, porque alguns requerem "priming" específico com solução de dextrose para evitar a hipoglicemia. Outras complicações incluem hipocalcemia, embolização por carvão, leucopenia, trombocitopenia e adsorção de fatores de coagulação.

A saturação do material adsorvente limita a duração do tratamento a cerca de 3 horas por cartucho individual. Este tempo geralmente é adequado para uma redução significativa dos níveis sanguíneos dos tóxicos. A hemoperfusão contínua pode atenuar rebote pós-diálise que pode ocorrer no tratamento intermitente, através da troca de cartuchos a cada 4 horas.

Se um tóxico é removido de forma semelhante por HD intermitente e hemoperfusão, a primeira é preferível, já que também permite controle de fluidos, eletrólitos e outros metabólitos. A terapia combinada hemoperfusão-HD também tem sido utilizada, mas apenas raramente, e o seu papel não é definido.

Outras Modalidades

Há alguns relatos do uso de plasmaférese e MARS ("molecular adsorbent recirculating system") na terapia de intoxicações e envenenamento. Em princípio, ambos podem ser úteis para aqueles tóxicos fortemente ligados às proteínas. A plasmaférese também pode depurar os fragmentos de glóbulos vermelhos e hemoglobina livre que resultam de envenenamento com clorato de sódio ou outros agentes causadores de hemólise.

QUANDO SE DEVE INICIAR A TERAPIA EXTRACORPÓREA?

A terapia extracorpórea deve ser considerada precocemente, assim que se reconhece que a terapia de suporte geral, incluindo a utilização de carvão vegetal ativado e administração de antídotos reconhecidos,

Alguns Tóxicos para os quais a Remoção Extracorpórea Pode Ser Indicada

Hemodiálise	Hemofiltração	Hemoperfusão
Álcoois	Aminoglicosídeos	*Cogumelos Amanita*
Etanol	Deferroxamina	Barbitúricos
Metanol	Edetato de sódio	Carbamazepina
Etilenoglicol	Teofilina	Meprobamato
Isopropanol		Teofilina
β-Bloqueadores		
Atenolol		
Sotalol		
Lítio		
Meprobamato		
Metformina		
Salicilatos		
Teofilina		

Tabela 98-1 Alguns tóxicos para os quais a remoção extracorpórea pode ser indicada.

Critérios Para se Considerar Terapia Extracorpórea para Substâncias Removíveis

Concentrações sanguíneas em nível tóxico (se está definido um limiar de toxicidade)

Manifestações clínicas graves a despeito de suporte clínico ótimo

Possibilidade de ação retardada (p. ex., etilenoglicol, metanol, paraquat)

Distúrbios metabólicos (p. ex., acidose)

Rotas endógenas de depuração prejudicadas (p. ex., insuficiência renal ou hepática)

Quadro 98-2 Critérios para se considerar terapia extracorpórea em intoxicações e envenenamentos.

não será eficaz na remoção de drogas específicas e toxinas, particularmente em um contexto de IRA. As indicações comuns para terapia extracorpórea de remoção de drogas são apresentadas na Tabela 98-1. Os princípios que regem a decisão de iniciar a terapia extracorpórea são mostrados no Quadro 98-2.

TERAPIA EXTRACORPÓREA PARA DROGAS E TÓXICOS ESPECÍFICOS

Álcoois

O etilenoglicol e o metanol podem ser encontrados em anticongelantes, soluções de degelo e fluido de limpeza do para-brisas. A ingestão de quantidades tão pequenas como 1g de metanol ou etilenoglicol por quilograma é potencialmente letal, e resulta em toxicidade significativa. Envenenamento deve ser suspeitado em qualquer paciente que se apresente com náuseas, vômitos, dor abdominal, alterações da consciência, acidose metabólica severa e IRA. Sem tratamento imediato, haverá danos resultantes do nervo óptico, convulsões, coma e, finalmente, óbito. A urina deve ser examinada quanto à presença de cristais em forma de agulhas de mono-hidrato de oxalato de cálcio, patognomônicos da toxicidade por etilenoglicol. A toxicidade resulta do metabolismo do etilenoglicol e metanol pela enzima álcool-desidrogenase nos metabólitos tóxicos ácido glicólico e ácido fórmico, respectivamente. O ácido fórmico causa lesão dos gânglios da base e da retina, resultando em cegueira. O etilenoglicol é metabolizado em ácido glicólico e oxalato, resultando em lesão obstrução e tubular renal. A acidose grave associada facilita a penetração dos metabólitos tóxicos nas células, com lesões adicionais. O envenenamento por etilenoglicol ou metanol resulta em uma acidose metabólica com hiato

aniônico ("*anion gap*") elevado e hiato osmolal plasmático elevado. No entanto, o hiato osmolal não é patognomônico, e pode também ocorrer em casos de sobrecarga de álcool, intoxicação por isopropanol e cetoacidose diabética.

O reconhecimento precoce do envenenamento por etilenoglicol ou metanol é fundamental, permitindo instituição de terapia inibitória da enzima hepática álcool-desidrogenase, através da administração de etanol ou fomepizole. Atualmente, o fomepizole vem substituindo o etanol como terapia de primeira linha;[7,8] é seguro, com mínimos efeitos colaterais e, embora apresente alto custo, pode ser compensado, se comparado ao aumento dos custos relacionados a HD e admissão em unidade de cuidados intensivos se fomepizole não é utilizado.

O fomepizol deve ser prescrito nos casos em que existe uma história clara de ingestão de etilenoglicol e/ou de metanol, um hiato osmolal maior do que 10 (indicando toxicidade significativa) ou um nível sanguíneo de etilenoglicol ou metanol superior a 20 mg/dL. O fomepizol é administrado em dose de ataque de 15 mg/kg por via intravenosa. Tal dose é seguida por administração de 10 mg/kg a cada 12 horas durante quatro doses e, em seguida, 15 mg/kg a cada 12 horas, até que a acidose metabólica tenha sido resolvida e a concentração sérica de etilenoglicol e metanol seja inferior a 20 mg/dL ou abaixo de 10 mg/dL na presença lesões de órgãos alvo. Se o pH sanguíneo é menor que 7,3, indica-se infusão de bicarbonato de sódio de 1 a 2 mEq/kg, para se manter o pH acima de 7,35. Os pacientes que ingeriram metanol devem também receber 50 mg de ácido folínico por via intravenosa a cada 6 horas, para acelerar o metabolismo de ácido fórmico. A administração de 100 mg de tiamina por via intravenosa ou de 50 mg de piridoxina por via intravenosa deve ser considerada em pacientes com mau estado nutricional e intoxicação por etilenoglicol. Se o fomepizol não está disponível, deve-se administrar, por via intravenosa, etanol a 10%, em uma dose de ataque de 800 mg/kg seguida por uma infusão de 80 a 160 mg/kg/h, para alcançar uma concentração sérica de etanol de cerca de 1 a 1,5 g/L. O etanol deve ser administrado até que etilenoglicol e metanol não sejam mais detectáveis na corrente sanguínea.

A instituição de HD é recomendada imediatamente se a ingestão de etilenoglicol ou metanol é confirmada com presença de concentração sérica acima de 50 mg/dL, associada a acidose metabólica grave ou lesão de órgão alvo, como IRA ou distúrbio visual. É importante reconhecer que o fomepizol é removido pela HD. Assim, se a dose de ataque da medicação já tiver sido administrada, deve-se instituir infusão contínua de 1 a 1,5 mg/kg/h durante toda a sessão de HD. Da mesma forma, se o etanol for utilizado como inibidor competitivo da enzima álcool-desidrogenase, a sua dose deve ser duplicada, devido à sua remoção pela HD.

Para uma depuração ótima, o dialisador deve apresentar uma grande área de superfície (> 1,5 m²), e a taxa de fluxo sanguíneo deve ser superior a 300 mL/min. Tampão de bicarbonato deve ser utilizado, e as concentrações séricas de etilenoglicol e metanol devem ser medidas 2 horas após a interrupção do tratamento, observando-se o fenômeno rebote. Deve-se manter o tratamento dialítico até que o pH seja normalizado e a concentração de etilenoglicol ou metanol seja inferior a 25 mg/dL. Assim, para os pacientes que ingeriram grandes quantidades de etilenoglicol e metanol, mais HD pode ser necessária. O tratamento extracorpóreo contínuo é menos eficaz na remoção de etilenoglicol e metanol, mas pode ser utilizado se a HD intermitente não estiver disponível.

β-Bloqueadores

A intoxicação sintomática por β-bloqueadores pode se apresentar dentro de 2 horas após a ingestão da medicação na maioria dos pacientes com bradicardia e hipotensão. A apresentação clínica pode também incluir alterações no estado mental, convulsões, broncoespasmo, hipoglicemia e choque cardiogênico, nos casos graves. Um aumento do risco de toxicidade grave ocorre em doentes que tenham ingerido, de forma concomitante, outros fármacos com ação sobre o sistema cardiovascular. A bradicardia pode ser tratada com administração de atropina em doses de 0,5 a 1 mg, e o broncoespasmo pode ser tratado inicialmente com nebulização com altas doses de salbutamol ou albuterol. Fluidos intravenosos (cristaloides) devem ser administrados para tratar a hipotensão. Hipoglicemia sintomática requer dextrose intravenosa. O carvão ativado deve ser administrado por via oral a todos os pacientes que se apresentem dentro de 1 a 2 horas da ingestão da sobredosagem.

A remoção extracorpórea de β-bloqueadores raramente é necessária, e é indicada apenas para pacientes sem melhoria, apesar da terapia médica máxima. A remoção extracorpórea é eficaz apenas para medicações hidrofílicas e com ligação mínima às proteínas plasmáticas, tais como atenolol, sotalol, nadolol e acebutolol. O propranolol, timolol e o metoprolol não são removidos. A HD intermitente é recomendada para pacientes hemodinamicamente estáveis. A hemodiálise venovenosa contínua (CVVHD) ou a hemodiafiltração venovenosa contínua (CVVHDF) podem ser consideradas em pacientes hemodinamicamente instáveis. Há muito poucos dados sobre a eficácia da remoção de b-bloqueadores utilizando-se hemofiltração venovenosa contínua (HVVC).

Lítio

Os pacientes com intoxicação grave por lítio podem apresentar arritmias, hipotensão, confusão, convulsões ou coma. A HD é recomendada se a concentração sérica de lítio se encontra acima de 4 mEq/L, ou acima de 2,5 mEq/L em pacientes com manifestações do sistema nervoso central. O lítio (peso molecular 74 d) é removido facilmente pela HD, devido ao seu baixo peso molecular e à ligação negligenciável às proteínas plasmáticas. A depuração do lítio pela HD é superior à obtida fisiologicamente a partir dos rins, uma vez que essa última é limitada por reabsorção significante de lítio pelo túbulo proximal. Uma vez que o lítio se equilibra de forma relativamente lenta entre os compartimentos intra e extracelulares, observa-se o fenômeno de rebote das concentrações sanguíneas de lítio após a sessão de HD.[9] Portanto, terapia prolongada[10] ou sessões de diálise mais frequentes podem ser necessárias para minimizar o impacto do desequilíbrio. Níveis séricos de lítio devem ser verificados 6 horas após a conclusão do tratamento, para guiar a terapia adicional. As modalidades contínuas, incluindo CVVHD e CVVH, podem ser vantajosas e têm sido utilizadas com sucesso.[11]

Metformina

A metformina (peso molecular 166 d) é um agente hipoglicemiante da classe das biguanidas, utilizada no tratamento de pacientes com diabetes melito. A metformina atua aumentando a supressão da gliconeogênese pela insulina, reduzindo a gliconeogênese estimulada por glucagon e aumentando a absorção da glicose pelas células musculares e do tecido adiposo. Os pacientes intoxicados por metformina podem se apresentar com taquipneia, náuseas, dor abdominal, taquicardia, hipotensão e, no cenário de IRA, acidose láctica grave. A metformina é normalmente excretada de forma inalterada pelos rins e, por conseguinte, se acumula na presença de disfunção renal. A acidose lática se desenvolve porque a metformina inibe a gliconeogênese hepática a partir do lactato, e promove a conversão de glicose em lactato no intestino delgado. O tratamento clínico envolve a administração intravenosa de bicarbonato de sódio. Em pacientes que não respondem ao tratamento clínico ou que também se apresentem com IRA, a terapia extracorpórea será necessária para se corrigir a acidose. A HD intermitente é eficaz, e mais recentemente tem havido relatos bem-sucedidos da terapia extracorpórea contínua, incluindo CVVH.[12]

Salicilatos

As manifestações clínicas da intoxicação por salicilatos incluem febre, sudorese, zumbido, dor epigástrica, náuseas, vômitos, diarreia, vertigem e borramento visual. Em intoxicações graves, o quadro clínico pode evoluir para depressão do estado mental, edema pulmonar não cardiogênico e óbito. A intoxicação por salicilatos inicialmente produz ativação do centro respiratório, com hiperventilação e alcalose respiratória. Em seguida, ocorre acidose metabólica provocada pelo acúmulo de ácido láctico e de cetoácidos. Portanto, o paciente pode se apresentar com alcalose respiratória ou um distúrbio misto de acidose metabólica e alcalose respiratória. O diagnóstico se baseia na história, apresentação e exame clínico, e é confirmado pelas medidas de níveis sérico de salicilato. Toxicidade moderada ocorre com níveis de salicilato maiores que 50 mg/dL. A ingestão de preparações de salicilato de revestimento entérico podem atrasar os níveis de pico em até 36 horas.

A lavagem gástrica deve ser tentada até 12 horas após a ingestão, se houver proteção da via aérea, e o carvão ativado deve ser administrado por via oral. A hipoglicemia deve ser tratada com dextrose intravenosa.

Um aumento da penetração tecidual do salicilato e da sua toxicidade pode ocorrer com apenas pequenos decréscimos no pH sanguíneo, como um resultado do aumento da concentração de salicilato não ionizado. Deve-se proceder à administração de bicarbonato de sódio por via intravenosa, para se reduzir a penetração tecidual e facilitar a excreção do salicilato através dos rins. O bicarbonato de sódio pode ser administrado em bólus inicial de 1 a 2 mEq de bicarbonato de sódio por kg de peso e, em seguida, como uma infusão de 100 a 150 mEq de bicarbonato de sódio em 1 L de dextrose a 5%, em velocidade titulada para manter um pH urinário acima de 7,5. A infusão de bicarbonato de sódio não deve ser indicada para pacientes oligúricos e em edema pulmonar ou cerebral, devido aos riscos de precipitar sobrecarga adicional de volume e agravar as lesões de órgãos alvo.

A terapia extracorpórea é indicada em pacientes que não respondem ao tratamento médico descrito anteriormente. Também é indicada em pacientes com IRA (impedindo a excreção de salicilato), edema pulmonar ou alteração do estado mental, ou naqueles em que a concentração sérica de salicilato é superior a 100 mg/dL. A HD intermitente oferece vantagem sobre a hemoperfusão devido a sua capacidade de correção mais rápida das alterações eletrolíticas e acidemia associadas. Há poucos dados sobre o uso de CVVH nos casos de envenenamento por salicilato.

Teofilina

A apresentação clínica da intoxicação por teofilina inclui náuseas, vômitos, diarreia, hemorragia gastrointestinal, hipocalemia, convulsões, arritmias e hipotensão. O quadro pode ser agudo ou crônico. Indicações para a remoção extracorpórea da teofilina após intoxicação aguda incluem um nível sérico acima de 80 mg/L ou um nível sérico acima de 60 mg/L em pacientes acima de 65 anos, história de epilepsia, crises convulsivas recorrentes, doença hepática, insuficiência cardíaca ou doença cardíaca isquêmica. Indicações para a remoção extracorpórea após intoxicação crônica incluem um nível de teofilina superior a 40 mg/L em pacientes com mais de 65 anos, ou em qualquer paciente com crise convulsiva ou arritmia. A teofilina é facilmente removida por HD ou hemoperfusão, devido a seu baixo volume de distribuição e sua mínima ligação às proteínas.[13] HD de alta eficiência é mais eficaz na remoção da teofilina que a hemoperfusão, e se associa a menores efeitos colaterais. A CVVH pode ser utilizada, mas requer um período mais sustentado de tratamento.

Valproato

A intoxicação por valproato (peso molecular 144 d) pode se apresentar com características clínicas que incluem ligeira confusão, letargia, náuseas, vômitos, taquicardia, hipotensão, acidose metabólica e distúrbios eletrolíticos (hiponatremia e hipocalcemia). A terapia extracorpórea é raramente indicada para a remoção de valproato, exceto em pacientes com acidose metabólica refratária ou instabilidade hemodinâmica. O valproato é fracamente eliminado, apesar de seu baixo peso molecular e um baixo volume de distribuição, devido a seu elevado grau de ligação às proteínas. No entanto, em níveis séricos acima de 100 mg/dL, os sítios de ligação das proteínas ao valproato se saturam, resultando em presença de droga livre. A HD tem a vantagem sobre hemoperfusão porque não só prontamente depura a droga livre, mas também reverte os distúrbios metabólicos associados.[14] Apesar de existir uma série de relatos de casos detalhando o uso da remoção extracorpórea de valproato, não há evidências claras de melhoria dos resultados clínicos.

Referências

1. Jackson G, Eddleston M. *National Poisons Information Service Annual Report 2011/2012*. United Kingdom: Health Protection Agency; 2012.
2. Bronstein AC, Spyker DA, Cantilena LR Jr, et al. 2011 Annual Report of the American Association of Poison Control Centers' National Poison Data System (NPDS): 29th Annual Report. *Clin Toxicol (Phila)*. 2012;50:911-1164.
3. Bradberry S, Vale A. Epidemiology and clinical presentation. *Clin Med*. 2008;8:86-88.
4. Jackson G, Bateman DN. *National Poisons Information Service Annual Report 2010/2011*. United Kingdom. Health Protection Agency; 2011.
5. Hawton K, Bergen H, Simkin S, et al. Long term effect of reduced pack sizes of paracetamol on poisoning deaths and liver transplant activity in England and Wales: Interrupted time series analyses. *BMJ*. 2013;346:f403.
6. Shalkham AS, Kirrane BM, Hoffman RS, et al. The availability and use of charcoal hemoperfusion in the treatment of poisoned patients. *Am J Kidney Dis*. 2006;48:239-241.
7. Brent J, McMartin K, Phillips S, et al. Fomepizole for the treatment of ethylene glycol poisoning. Methylpyrazole for Toxic Alcohols Study Group. *N Engl J Med*. 1999;340:832-838.
8. Brent J, McMartin K, Phillips S, et al. Fomepizole for the treatment of methanol poisoning. *N Engl J Med*. 2001;344:424-429.
9. Clendeninn NJ, Pond SM, Kaysen G, et al. Potential pitfalls in the evaluation of the usefulness of hemodialysis for the removal of lithium. *J Toxicol Clin Toxicol*. 1982;19:341-352.
10. Jacobsen D, Aasen G, Fredricksen P, Eisenga B. Lithium intoxication: Pharmacokinetics during and after terminated hemodialysis in acute intoxications. *J Toxicol Clin Toxicol*. 1987;25:81-94.
11. Goodman JW, Goldfarb DS. The role of cosntinuous renal replacement therapy in the treatment of poisoning. *Semin Dial*. 2006;19:402-407.
12. Lalau JD, Andrejak M, Morinière P, et al. Hemodialysis in the treatment of lactic acidosis in diabetics treated by metformin: A study of metformin elimination. *Int J Clin Pharmacol Ther Toxicol*. 1989;27:285-288.
13. Benowitz NL, Toffelmire EB. The use of hemodialysis and hemoperfusion in the treatment of theophylline intoxication. *Semin Dial*. 1993;6:243.
14. Bowdle TA, Patel IH, Levy RH, Wilensky AJ. Valproic acid dosage and plasma protein binding and clearance. *Clin Pharmacol Ther*. 1980;28:486.

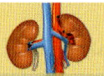

CAPÍTULO 99

Plasmaférese

Jeremy Levy

O papel da plasmaférese (troca de plasma) no manejo das doenças renais se tornou mais claro nos últimos 10 anos, com o crescente número de estudos controlados comparando a troca de plasma terapêutica com outros tratamentos. Apesar disso, em muitas doenças renais a qualidade dos dados publicados permanece inadequada, e o papel preciso da plasmaférese é incerto. A plasmaférese teve o início do seu uso clínico disseminado após relatos precoces de efeitos benéficos na doença de Goodpasture em meados dos anos 1970. Ela é utilizada para remover muitas substâncias de alto peso molecular do plasma, incluindo anticorpos patogênicos, crioglobulinas e lipoproteínas. Novas técnicas têm sido desenvolvidas para permitir a remoção mais seletiva de componentes do plasma, tais como na plasmaférese de dupla filtração, criofiltração e imunoadsorção com ou sem ligantes imobilizados.

TÉCNICAS

A plasmaférese pode ser realizada tanto por separadores de células em centrífugas, ou mais comumente em unidades renais, filtros de plasma de fibra oca e equipamento padrão de hemodiálise (Figs. 99-1 e 99-2). Os dispositivos em centrífuga admitem a retirada de plasma de um recipiente com retorno das células de sangue do paciente de forma sincrônica ou intermitente[1]. Não há limite superior de peso molecular de proteínas removidas por esse método. Os recipientes e circuitos são de uso único e descartável e requerem taxas de fluxo de sangue relativamente baixas (90 a 150 mL/min). Perdas de plaquetas pode ser um problema particular com os dispositivos de centrífuga, e contagens plaquetárias podem diminuir em até 50%. A filtração de plasma em membrana utiliza fibras ocas altamente permeáveis com poros de membrana de 0,2 a 0,5 µm. O plasma passa através da membrana enquanto as células são simultaneamente retornadas ao paciente. Todas as imunoglobulinas atravessarão a membrana (IgG mais eficientemente que IgM); contudo, alguns grandes imunocomplexos e crioglobulinas podem não ser adequadamente removidos, apesar de muitas membranas permitirem o *clearance* de moléculas de até 3 milhões de daltons. Não ocorre perda de plaquetas, mas hemólise pode acontecer, se a pressão transmembrana for muito alta (uma complicação rara). As taxas de fluxo de sangue requeridas são maiores (100 a 300 mL/min); não há incremento na taxa de filtração de plasma em fluxos de sangue mais altos, mas há incremento no risco de hemólise. As membranas utilizadas nos filtros de plasma são polissulfona, polipropileno, diacetato de celulose, polimetacrilato ou poliacrilonitrila[1]. Tem sido sugerido que as propriedades adsortivas da membrana por citocinas e outras biomoléculas pode ser responsável por alguns dos efeitos benéficos da filtração de plasma. Existem relatos ocasionais de reações adversas leves em pacientes que fazem uso de inibidores da enzima conversora de angiotensina (IECA) quando o plasma é filtrado com membranas de etileno vinil álcool ou copolímero acrílico. O reúso de filtros de plasma não é indicado, mas dados de desempenho não indicam uma perda importante da função durante a plasmaférese de rotina. Para os pacientes com falência renal grave, hemodiálise e plasmaférese sequencial podem ser facilmente realizadas com plasmafiltração.

O acesso vascular é normalmente obtido com cateteres venosos centrais padrão, mas se um paciente já possui uma fístula arteriovenosa (AV), então poderá ser utilizada. Todavia, de vez em quando também é possível realizar plasmaférese utilizando acesso venoso periférico através de canulação intravenosa, curtas e de grande calibre, localizadas na fossa antecubital, especialmente com dispositivos de centrífuga uma vez que as taxas de fluxo de sangue requeridas são baixas. Acesso de agulha única utilizando uma fistula AV também é relativamente fácil de acomodar, especialmente para troca de plasma em centrífuga, na qual a remoção do sangue e o seu retorno possam ser assíncronos, mas também para filtração em membrana. A anticoagulação é quase sempre necessária e deve ser cuidadosamente manejada em pacientes com risco de sangramento, por exemplo, aqueles com microangiopatia trombótica (MAT), recente ou em hemorragia pulmonar em atividade, ou uma biópsia renal recente. Em geral, citrato é utilizado para troca de plasma, e heparina para filtração de plasma por membrana; no entanto, o citrato tem vantagens particulares em pacientes com maior risco de sangramento devido a ausência de ação anticoagulante sistêmica[1]. Quando a heparina é utilizada, maiores doses podem ser necessárias do que na hemodiálise como resultado do aumento de perdas durante o procedimento (heparina é ligada às proteínas). Doses em bólus de heparina não fracionada de 2.000 a 5.000 UI são realizadas inicialmente, e após 500 a 2.000 UI/hora. O anticoagulante é administrado pré-filtro.

Ambos os métodos de troca de plasma requerem grandes volumes de substituição de plasma. Uma única plasmaférese reduzirá os níveis de macromoléculas em 60%, e cinco trocas em 5 a 10 dias clareará 90% do total de imunoglobulinas corporais (Fig. 99-3).[1,2] Para a maioria dos pacientes, isso é obtido removendo 50 mL de plasma por quilograma de peso corporal em cada procedimento (aproximadamente 4 litros para uma pessoa de 75 Kg). A plasmaférese diária é provável que seja mais eficaz em depletar rapidamente a carga corporal total tendo em vista a redistribuição de imunoglobulinas dos compartimentos extravasculares, mas não há boa evidência que a intensidade das trocas tenha efeito principal nos desfechos exceto em pacientes com síndrome hemolítico-urêmica (SHU) com marcadores de mal prognóstico (veja discussão posterior). De fato, trocas em dias alternados têm eficácia comprovada nas doenças associadas a anticorpo anticitoplasma de neutrófilos (ANCA). A substituição do plasma com cristaloides é contraindicada devido a necessidade de manter uma pressão oncótica. Os expansores de plasma baseados em gelatinas sintéticas e amidos (Hespan) podem ser utilizados como parte do regime de reposição, mas têm sido reportados como causa de coagulopatia em pacientes com sepse, e têm uma meia-vida mais curta que a albumina humana, que é o fluido de reposição de escolha. A principal desvantagem das soluções de albumina é a ausência dos fatores de coagulação, com o potencial de desenvolvimento de coagulopatia por depleção após plasmaférese. O plasma fresco congelado (PFC) deve ser dado, usualmente em adição a solução de albumina humana, em

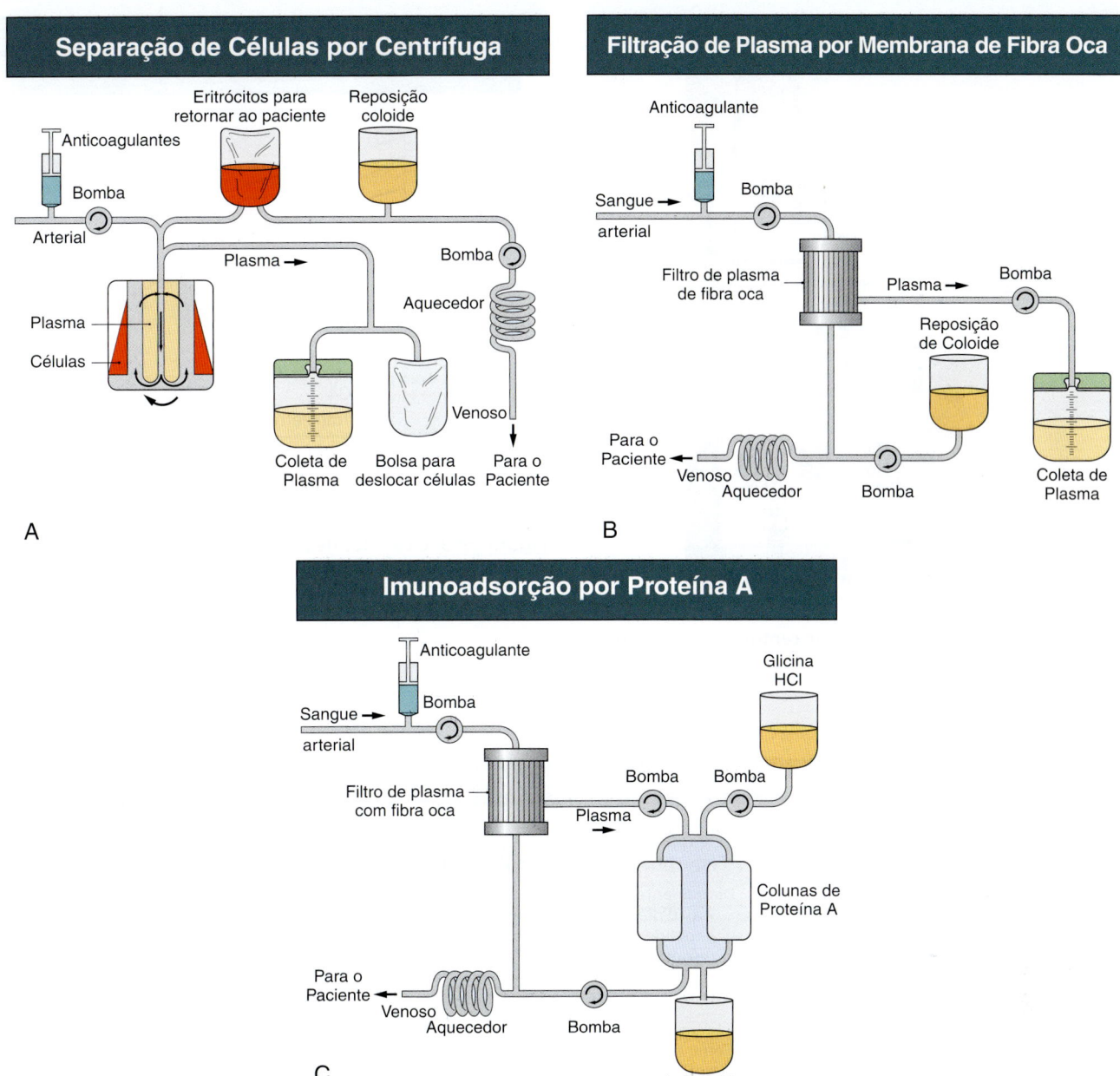

Figura 99-1 Plasmaférese em técnicas de imunoadsorção. As técnicas incluem separação de células por centrífuga **(A)**, filtração de plasma por membrana oca **(B)** e imunoadsorção de proteína A **(C)**.

pacientes com risco particular de sangramento. Se a reposição parcial é com PFC, ela deve ser realizada tardiamente durante a plasmaférese para que seus constituintes não sejam removidos com a continuidade da troca de plasma. Entretanto, quase todas as complicações graves da plasmaférese (hipotensão, anafilaxia, parestesias induzidas por citrato, urticária) têm sido relatadas em pacientes recebendo PFC do que albumina (veja discussão posterior)[1,3]. Os produtos humanos carregam um pequeno risco de transmissão de doenças infecciosas, especialmente virais. Os regimes padronizados de plasmaférese estão sumarizados na tabela 99-1. A solução de albumina humana (4% a 5%) deveria ser utilizada para todas as trocas, exceto em microangiopatia trombóticas (na qual plasma deve ser o componente total), e o PFC deve ser parte da troca quando o risco de sangramento é alto (hemorragia pulmonar em atividade ou em 48 horas de biópsia ou cirurgia). Se os níveis de fibrinogênio decrescerem para abaixo de 1,25 a 1,5 g/L ou o tempo de protrombina é aumentado em 2 a 3 segundos acima do normal, então o PFC deveria ser administrado.

A plasmaférese em dupla-filtração (ou em cascata) utiliza uma membrana de filtração para separar células de plasma e então uma filtração de plasma secundária (tamanho de poro de 0,01 a 0,03 μm) para remover solutos plasmáticos baseados no tamanho molecular. A maioria da albumina é, portanto, retornada ao paciente, junto com proteínas de baixo peso molecular, reduzindo a necessidade de fluidos de reposição. A criofiltração utiliza o mesmo princípio, porém expõe o filtrado a 4° C durante o procedimento, com o objetivo de precipitar crioproteínas. Essas técnicas não estão amplamente disponíveis.

As técnicas de imunoadsorção seletivas e específicas estão crescentemente disponíveis. A imunoadsorção de proteína A tem sido utilizada para remoção de imunoglobulinas isoladamente do plasma, sem a necessidade de fluido de reposição e sem depleção de fatores de coagulação e complemento (Fig. 99-1, *C*). A seletividade da proteína A se liga ao domínio Fc das moléculas de imunoglobulina, e as colunas de imunoadsorção podem ser repetidamente regeneradas. As colunas

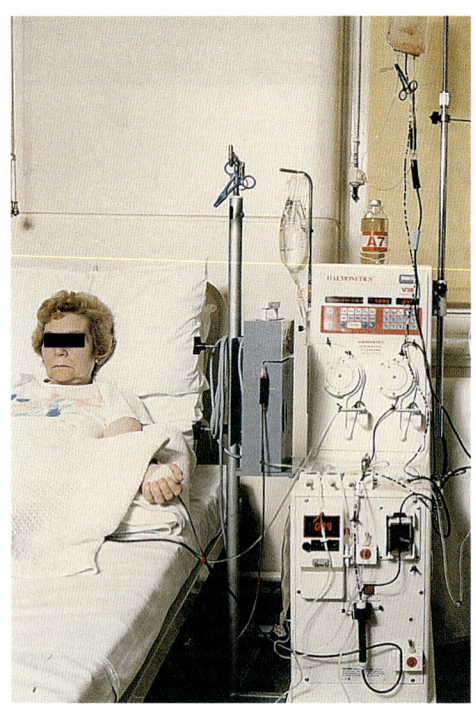

Figura 99-2 Um separador de célula por centrífuga em uso para plasmaférese.

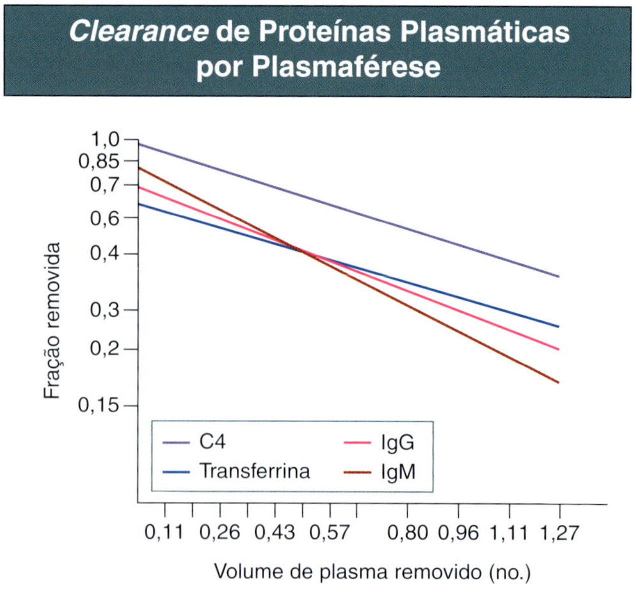

Clearance de Proteínas Plasmáticas por Plasmaférese

Fração removida (eixo y): 1,0 / 0,85 / 0,7 / 0,6 / 0,4 / 0,3 / 0,2 / 0,15

Volume de plasma removido (no.) (eixo x): 0,11 0,26 0,43 0,57 0,80 0,96 1,11 1,27

Legenda:
- C4
- Transferrina
- IgG
- IgM

Figura 99-3 *Clearance* de proteínas plasmáticas por plasmaférese. O *clearance* do compartimento intravascular varia com o volume de plasma trocado e entre as proteínas individuais. *(Modificado da referência 2).*

Regimes para Plasmaférese nas Doenças Renais

Indicação	Doença por Anticorpo AntiMembrana Basal Glomerular (Anti-MBG)	Vasculite de Pequenos Vasos	Crioglobulinemia	GESF Recorrente Após Transplante	SHU/PTT
Duração do Tratamento	Diariamente, por pelo menos 14 dias até anticorpos anti-MBG 20% do basal	Diariamente, 7 a 10 dias dependendo da resposta clínica	Pelo menos 7-10 dias ou até resposta clínica	Diariamente, por pelo menos 10 dias inicialmente, depois continuando menos frequentemente, geralmente por meses	Diariamente por 7-10 dias ou até contagem plaquetária de 80-100 x10^9/L (algumas vezes necessária duas vezes ao dia)
Volume de Troca	50mL/kg cada tratamento	Como na doença anti-MBG	Como na doença anti-MBG	Como na doença anti-MBG	Como na doença anti-MBG
Fluido de Reposição	Albumina Humana a 5% (a não ser que haja risco de sangramento)	Como na doença anti-MBG	Como na doença anti-MBG	Como na doença anti-MBG	Plasma Fresco Congelado (PFC) ou Crioprecipitado pobre em plasma
Adições ao fluido de reposição	20 mL de gluconato de cálcio a 10% (ocasionalmente mais), 3 mL de KCl a 15% se não for dependente de diálise. Heparina 5.000-10.000 UI (a não ser que receba anticoagulação com citrato)	Como na doença anti-MBG	Como na doença anti-MBG	Como na doença anti-MBG	Como na doença anti-MBG (pode necessitar de mais cálcio devido ao aumento do volume de PFC contendo citrato)
Imunossupressão	Veja Cap. 24	Cap. 25	Cap. 21	Cap. 29	Cap. 29
Variações	PFC 5-8 mL/kg como parte do volume de troca se risco de hemorragia (biópsia renal nas últimas 48 horas, hemorragia pulmonar, plaquetopenia < 40 × 10^9/L, fibrinogênio < 1,5 g/L); Imunoadsorção pode ser efetiva	Como na doença anti-MBG Imunoadsorção pode ser efetiva	Como na doença anti-MBG	Como na doença anti-MBG; pode ser necessária reposição de imunoglobulinas, se continuada no longo prazo; imunoadsorção pode ser efetiva	

Tabela 99-1 **Regimes práticos para plasmaférese nas doenças renais.** *GESF*, Glomeruloesclerose segmentar e focal; *HCV*, vírus da hepatite C; *SHU*, síndrome hemolítico-urêmica; *PTT*, púrpura trombocitopênica trombótica.

têm sido utilizadas por 1 ano para um único paciente em até 30 ocasiões; no entanto, a decapagem ácida repetida durante a regeneração reduz a eficácia de ligação de anticorpos. Essa técnica tem sido usada para tratar condições nas quais se pensa que autoanticorpos desempenham papel patogênico chave e, normalmente, no lugar da plasmaférese, tal como doença de Goodpasture, artrite reumatoide, lúpus eritematoso sistêmico ou vasculite sistêmica, e para remover anticorpos antiantígeno leucocitário humano (HLA) ou anti-ABO em receptores de transplante altamente sensibilizados. Em geral, a eficácia relatada tem sido igual à da plasmaférese, apesar de, se usada em longo prazo, a imunoadsorção pode ser muito mais custo-efetiva em pacientes isolados uma vez que não há requerimento para reposição de albumina ou plasma. Os ligantes específicos também têm sido imobilizados em colunas para remoção mais específica de fatores séricos patogênicos potenciais; os ligantes utilizados incluem anti IgG humana, C1q, fenilalanina, aminoácidos hidrofóbicos, receptor de acetilcolina, peptídeos β-adrenorreceptores e oligossacarídeos relacionados a grupos sanguíneos. A imunoadsorção de todas as variedades não é difusamente disponível, pois os custos iniciais das colunas são altos e poucos centros têm muita experiência clínica. Os custos de todas as outras modalidades de plasmaférese são dominados pelos custos de reposição de albumina e plasma; os custos do equipamento não variam muito entre as modalidades, e todas requerem uma equipe de enfermagem treinada e habilitada. A filtração de plasma requer um suporte ou treinamento extra mínimo para a enfermagem de diálise uma vez que o equipamento é muito similar às máquinas normais de hemodiálise.

COMPLICAÇÕES

As taxas de complicações da plasmaférese não são altas.[3] O registro sueco não relatou fatalidades durante 20.485 procedimentos, e a taxa de incidência global de efeitos adversos em média de apenas 4,3% em todas as trocas (0,9% para eventos adversos graves) os quais 27% foram parestesias, 19% hipotensão transitória, 13% urticária e 8% náusea.[4] O registro de aférese canadense coletou dados de 144.432 procedimentos de aférese desde 1981 e relatou eventos adversos ocorrendo em 12% dos procedimentos (predominantemente menores), e em média em 40% de pacientes. Os eventos graves ocorreram em apenas 0,4% dos procedimentos. Três mortes foram provavelmente relacionadas diretamente com o procedimento: uma de injúria pulmonar aguda relacionada a transfusão (TRALI) e duas de complicações de cateteres venosos centrais[5]. Uma taxa de complicação média de 1,4% tem sido reportada em mais de 15.000 tratamentos em pacientes recebendo albumina, e 20% dos pacientes que receberam PFC.[1,3,5,6] Plasmaférese por centrifugação teve um menor risco para eventos adverso do que por filtração.

Outras complicações diretamente atribuíveis à troca de plasma incluem hipocalcemia induzida por citrato (apresentando-se como parestesias e formigamento perioral) e alcalose metabólica induzida por citrato. O citrato é comumente presente no PDC (em até 14% do volume) ou é administrado no circuito extracorpóreo como um anticoagulante; ele se liga ao cálcio livre no plasma. A hipocalcemia sintomática pode ser revertida com a infusão de 10 a 20 mL de gluconato de cálcio a 10% durante cada plasmaférese. Alcalose é rara e ocasionada pelo metabolismo de citrato a bicarbonato e a falência em excretar o último em pacientes com disfunção renal.

A plasmaférese previsivelmente aumenta o risco de sangramento como resultado da depleção de fatores de coagulação em pacientes recebendo albumina como único fluido coloide de reposição. O tempo de protrombina é aumentado em 30%, e o tempo de tromboplastina parcial em 100% após uma única sessão de plasmaférese. Os pacientes com risco de sangramento (hemorragia pulmonar, pós-biópsia e pós-operatório) devem receber PFC (300 a 600 mL) com o fluido de reposição. A hipocalemia diluicional é evitada pela adição de potássio a albumina de reposição. A incidência crescente de infecção secundária a hipogamaglobulinemia não foi confirmada nas séries recentes.[3-6] Sepse relacionada ao acesso intravenoso é a complicação infecciosa mais comum da plasmaférese. Hipotensão pode ocorrer por uma variedade de razões relacionadas ao circuito extracorpóreo, sepse e reações alérgicas, mas também se salina é utilizada para as trocas com redução concomitante na pressão oncótica sérica durante o procedimento. A filtração em cascata pode levar a hemólise (em até 20% dos pacientes), mas raramente necessita de transfusão.

MECANISMOS DE AÇÃO

A plasmaférese remove substâncias de alto peso molecular do plasma, incluindo anticorpos, componentes do complemento, imunocomplexos, endotoxina, lipoproteínas e multímeros de fator de von Willebrand (vWF). A patogenicidade dos autoanticorpos na doença antimembrana basal glomerular (MBG) (Doença de Goodpasture) deu o ímpeto para o desenvolvimento da terapia de troca de plasma, mas atualmente é claro que os anticorpos, apesar de necessários, não são suficientes isoladamente para causar a glomerulonefrite necrotizante (GN) naquela doença. Assim sendo, a plasmaférese pode ter outros benefícios além do *clearance* de autoanticorpos. O *clearance* de anticorpos de pacientes é variável e depende de diversos fatores, incluindo a taxa de equilíbrio de macromoléculas entre o compartimento intravascular e o extravascular. Os anticorpos IgM são retirados mais efetivamente por plasmaférese por centrífuga do que outras classes de imunoglobulinas porque são retidas no compartimento intravascular quase completamente. Um aumento rebote na produção de anticorpos ocorrerá a não ser que haja imunossupressão concomitante para prevenir a nova síntese.

A plasmaférese também tem mostrado remover imunocomplexos, os quais podem ter significância clínica na crioglobulinemia, lúpus eritematoso sistêmico e componentes de complemento e fibrinogênio. Não há boa evidência que a remoção de citocinas tenha qualquer significância clínica. A plasmaférese reduz a viscosidade do plasma, com melhora consequente no fluxo sanguíneo na microvasculatura.

INDICAÇÕES DE PLASMAFÉRESE

A evidência que apoia as indicações específicas da plasmaférese é variável em qualidade. As comparações diretas entre ensaios randomizados e controlados pode ser insatisfatória devido a variações na dose e frequência de plasmaférese e na terapia imunossupressora e adjuvante. A *American Society for Apheresis* – ASFA revisou todas as indicações para plasmaférese em 2010 e sumarizou os dados de ensaios disponíveis[7,8]. Neste capítulo, a evidência de ensaios clínicos randomizados disponíveis é discutida lado a lado com dados observacionais. As indicações são resumidas nas Tabelas 99-2 e 99-3.

Doença por Anticorpo Antimembrana Basal Glomerular (Doença de Goodpasture)

A plasmaférese remove anticorpos anti-MBG muito eficazmente. A maioria dos pacientes pode ser depletado dos anticorpos patogênicos após 7 a 10 trocas de volume de plasma, se a síntese adicional de anticorpos é inibida pelo uso concomitante de ciclofosfamida em corticosteroides. Antes da introdução dessa terapia, a mortalidade da doença de Goodpasture era superior a 90%, e apenas 11% dos pacientes que não eram dependentes de diálise na apresentação sobreviviam com função renal preservada. O uso da plasmaférese melhorou o desfecho consideravelmente: 70% a 90% dos pacientes agora sobrevivem.

Condições para as Quais Existe Evidência Forte de Benefício com Plasmaférese

Indicação	Ensaios Randomizados Controlados (nº de pacientes)	Ensaios Controlados (nº de pacientes)	Séries de Casos (nº de pacientes)	Fluido de Reposição	Comentários
Vasculite ANCA-associada	8 (300)	1 (26)	22 (347)	Albumina não ser que hemorragia pulmonar ou necessidade de prevenir coagulopatia	Benefício provado apenas em pacientes dependentes de diálise. Deve-se considerar trocas diárias em casos fulminantes ou com hemorragia pulmonar.
Doença por anticorpo antimembrana basal glomerular	1 (17)	0	17 (430)	Albumina não ser que hemorragia pulmonar ou necessidade de prevenir coagulopatia	Curso mínimo de 14 dias para remover anticorpos efetivamente. Especialmente benéfico em pacientes pré-diálise não oligúricos. Pacientes com creatinina > 5,5 mg/dL (500 µmol/L) provavelmente não se beneficiam.
Crioglobulinemia	0 (1 utilizando imunoadsorção; 17 pacientes)	0	18 (195)	Albumina	Tratamento de manutenção em longo prazo necessário em alguns pacientes. Garanta o retorno aquecido de sangue nas linhas ou aqueça fluidos de reposição.
Purpura trombocitopênica trombótica	7 (301)	2 (133)	17 (915)	Plasma ou crioprecipitado pobre em plasma	Diariamente. Geralmente com corticosteroides. O único tratamento que melhorou a mortalidade.
Transplante renal ABO-incompatível	0	0	21 (>700)	Albumina ± plasma (compatível com doador e receptor ou AB)	Utilizada no pré-transplante para reduzir títulos de anticorpos e geralmente continuada por poucos dias após cirurgia para permitir transplante de sucesso.
Rejeição de transplante renal mediada por anticorpos	3 (61)	8 (342)	35 (499)	Albumina	Diariamente ou em dias alternados. Significantemente melhor evidência para o benefício emergiu nos últimos 15 anos.
Dessensibilização HLA para transplante (em pacientes altamente sensibilizados)	0	4 (240)	28 (436)	Albumina	Sempre em combinação com imunossupressão e continuado até cross-match negativo. Normalmente cinco trocas de plasma são necessárias para reduzir níveis de anticorpos suficientemente.

Tabela 99-2 Condições para as quais existe evidência forte de benefício da plasmaférese. *ANCA*, anticorpo anticitoplasma de neutrófilos; *HLA*, antígeno leucocitário humano.

Condições para as Quais Existe Alguma Evidência de Benefício da Plasmaférese

Indicação	Ensaios Randomizados Controlados (nº de pacientes)	Ensaios Controlados (nº de pacientes)	Séries de Casos (nº de pacientes)	Fluido de Reposição	Comentários
Síndrome do anticorpo antifosfolípide catastrófica	0	0	6 (60)	Plasma	Deveria ser realizada diariamente. A combinação de plasmaférese ou IGIV, heparina e corticosteroides (de dados de registro) dão os melhores desfechos.
GESF recorrente após transplante	0	2 (19)	43 (117)	Albumina	Geralmente em combinação com ciclofosfamida ou rituximab, pode ser necessário tratamento de manutenção em longo prazo.
Síndrome hemolítico-urêmica atípica	0	0	8 (50)	Plasma ou crioprecipitado pobre em plasma	Troca diária de plasma inicialmente. Eculizumab tem probabilidade de reduzir o uso de plasmaférese no longo prazo.
Mieloma	5 (182)	0	6 (105)	Albumina	Trocas diárias ou em dias alternados por 7-10 sessões. Apesar de ensaio clínico randomizado negativo em 2005, plasmaférese deveria ser considerada se alta carga de cadeia leve, falência renal grave e oligúria persistirem a despeito do manejo conservador.
Glomerulonefrite rapidamente progressiva (pode incluir pacientes com doença ANCA-associada na literatura mais antiga)	7 (196)	0	21 (295)	Albumina	Não há boa evidência de benefício na doença por imunocomplexo por qualquer causa.
Esclerodermia	0	3 (75)	6 (60)	Albumina	Não há boa evidência de benefício, mas alguns pacientes relataram melhora com a tentativa terapêutica de plasmaférese.
Lúpus eritematoso sistêmico (não nefrite)	1 (20)	1 (4)	14 (128)	Albumina	Para cerebrite, PTT-associada ao lúpus, hemólise grave ou hemorragia pulmonar.

Tabela 99-3 Condições para as quais existe alguma evidência de benefício de plasmaférese. *SHUa*, Síndrome hemolítico-urêmica atípica; *GESF*, Glomeruloesclerose segmentar e focal; *IGIV*, imunoglobulina intravenosa.

Contudo, apenas 50% dos sobreviventes mantêm função renal independente de diálise, e não mais do que 10% daqueles que são dependentes de diálise na apresentação. Há apenas um pequeno ensaio controlado de plasmaférese no tratamento da doença de Goodpasture, que utilizou uma baixa intensidade de troca de plasma.[7, 9] Um total de 17 pacientes foi randomizado para receber corticosteroides e ciclofosfamida, com ou sem plasmaférese. Apenas dois dos oito que receberam plasmaférese desenvolveram doença renal estágio terminais (DRET) comparados a seis dos nove que receberam apenas drogas.

Os dados de longo prazo de 71 pacientes com doença de Goodpasture confirmaram o benefício do regime de tratamento que incluiu plasmaférese, uma vez que a maioria dos pacientes com falência renal de leve a moderada mantiveram função renal independente além de 10 a 25 anos,[10] e a recuperação renal foi possível mesmo em alguns dos que tinham doença renal mais grave. A combinação de todos os dados disponíveis publicados de pacientes com doença de Goodpasture mostra que 76% dos pacientes que se apresentaram com creatinina menor que 5,5 a 6,8 mg/dL (500 a 600 μmol/L) manterá a função renal em contraste com 8% daqueles que são dependentes de diálise na apresentação.

Recomendação
Todos os pacientes que se apresentam pré-diálise devem receber plasmaférese intensiva com trocas de 4 litros diárias, inicialmente por 14 dias (regime mostrado na Tabela 99-2). Para os pacientes dependentes de diálise, nós recomendamos plasmaférese com imunossupressão apenas para aqueles que têm biópsia ou evidência clínica de doença de início recente. A hemorragia pulmonar é uma indicação independente de plasmaférese. O tratamento da doença de Goodpasture é discutido adicionalmente no Capítulo 24.

Vasculite de Pequenos Vasos
A maioria dos pacientes com glomerulonefrite rapidamente progressiva (GNRP), outra que não doença anti-MBG, têm vasculite de pequenos vasos com ANCA detectável no seu soro, e há crescente evidência que esses autoanticorpos são patogênicos. A plasmaférese foi inicialmente introduzida nesses pacientes devido à similaridade das modificações histológicas àquelas vistas na doença de Goodpasture, e a suposição de que imunocomplexos poderiam ser essenciais para a patogênese da doença. Vários ensaios de plasmaférese em GNRP não anti-MBG foram relatados.[7, 11] A maioria desses ensaios precoces incluíram pacientes com uma variedade de doenças, utilizaram baixa intensidade de plasmaférese e geralmente excluíram aqueles com oligoanúria. Esses ensaios não mostraram benefício geral de plasmaférese em adição a imunossupressão convencional; no entanto, aqueles pacientes com doença mais grave parecem se beneficiar. Combinando os achados dos ensaios controlados, 31 de 42 (74%) dos pacientes dependentes de diálise tratados com plasmaférese recuperaram a função renal comparados com apenas 8 de 25 (32%) tratados com drogas isoladamente. O ensaio clínico controlado e randomizado mais recente (MEPEX – *Methylprednisolone or Plasma Exchange in severe ANCA-associated vasculitis*) randomizou 137 pacientes com vasculite ANCA-associada e creatinina sérica maior que 5,5 (500 μmol/L) a plasmaférese ou metilprednisolona intravenosa além de corticosteroide oral e ciclofosfamida.[11] Sessenta e nove por cento dos pacientes recuperaram função renal quando tratados com plasmaférese comparados a 49% daqueles que receberam metilprednisolona intravenosa, apesar de essa diferença não ter se mantido em 3 anos. Um ensaio em andamento está examinando o possível benefício da plasmaférese em pacientes com vasculite ANCA-associada menos grave (ensaio PEXIVAS [*Plasma Exchange and Gluccocorticoid Dosing in the Treatment of Anti-Neutrophil Cytoplasm Antibody-Associated Vasculitis*]). Os pacientes com anticorpos tanto anti-MBG como ANCA (chamado paciente duplo positivo) e GNRP não parecem responder bem a plasmaférese e raramente, se assim, recuperam a função renal.[12]

Recomendação
Realizamos plasmaférese em pacientes com vasculite de pequenos vasos que se apresentam com insuficiência renal grave (creatinina sérica > 5,5 mg/dL [aproximadamente 500 μmol/L] ou dependente de diálise) ou hemorragia pulmonar. O regime é mostrado na Tabela 99-2.

Outras Glomerulonefrites Crescênticas
A formação de crescentes é um achado histológico comum em um grande número de padrões de GN, incluindo GN pós-infecciosa, GN associada a endocardite infecciosa, nefropatia por IgA, glomerulonefrite membranoproliferativa (GNMP) e nefropatia membranosa. Tais pacientes eram geralmente incluídos em estudos de tratamento de GNRP, e plasmaférese foi geralmente utilizada no tratamento de um número dessas condições. Mais de 400 pacientes com tais doenças foram tratados com plasmaférese sem boa evidência para qualquer benefício na GN crescêntica não ocasionada por anticorpo anti-MBG ou vasculites.[7, 8] Na nefropatia por IgA crescêntica, existem relatos anedóticos de benefício em curto prazo para pacientes com disfunção renal grave, mas seguimento em longo prazo se mostrou decepcionante.

Recomendação
Reservamos a plasmaférese na nefropatia por IgA e outras GN para pacientes com função renal rapidamente deteriorante e extensos focos de crescentes recentes no exame de biópsia.

Glomeruloesclerose Segmentar e Focal
A plasmaférese e a imunoadsorção de proteína A têm sido utilizadas para tratar pacientes com Glomeruloesclerose segmentar e focal (GESF) primária ou doença recorrente após o transplante. Os resultados têm sido piores na doença primária, pois menos do que 40% dos pacientes atingem remissão parcial ou completa[7, 8, 13] e nós não recomendamos plasmaférese nesse contexto. A plasmaférese para doença recorrente é discutida adicionalmente no Capítulo 108.

Microangiopatias Trombóticas
Tanto na SHU quanto na púrpura trombocitopênica trombótica (PTT), a ativação endotelial leva a MAT, mas por mecanismos distintos. Não há ensaios controlados e randomizados.

Síndrome Hemolítico-Urêmica Associada a Infecção
As infecções que levam a SHU causam diarreia, mais comumente toxinas de Shiga (SHU associada à Stx). O prognóstico geralmente é bom, especialmente na infância. A maioria das crianças se recuperará completamente com cuidado de suporte e manejo de distúrbios eletrolíticos, fluidos e hipertensão. Dois ensaios controlados de infusão de plasma (pelo menos 10 mL/Kg diariamente) na SHU na infância complicada por insuficiência renal dependente de diálise não mostraram benefícios clínicos (determinados por hipertensão, disfunção renal e proteinúria) tanto no seguimento em curto quanto médio prazo[14]. Não houve estudo de plasmaférese na SHU associada à Stx na infância. A plasmaférese e a infusão de plasma não foram sujeitos de qualquer ensaio de SHU associada à Stx na idade adulta, mas observações não controladas sugerem possível benefício.[7, 15] O surto de 2011 de *E.coli* entero-hemorrágica e produtora de Stx O104: H4 na Europa levou a 855 casos confirmados de SHU, mas a despeito da doença grave em muitos pacientes, uma análise retrospectiva de 491 pacientes tratados não suportou qualquer benefício maior da plasmaférese em adição ao suporte de terapia intensiva.[16]

Purpura Trombocitopênica Trombótica
Os pacientes com PTT têm uma protease defeituosa que cliva o vWF (ADAMTS13), uma enzima que normalmente degrada os multímeros

grandes de vWF, tanto devido a uma deficiência hereditária ou a autoanticorpos direcionados contra a protease. O acúmulo de multímeros de vWF leva a ativação plaquetária sistêmica em condições de alto estresse de cisalhamento (a microcirculação) e trombose. O racional para a infusão de plasma e plasmaférese na PTT é desse modo reabastecer a protease que cliva vWF, remover anticorpos contra ela, e remover os multímeros grandes de vWF da circulação. Existem ensaios controlados e randomizados bem desenhados no tratamento da PTT.

O primeiro ensaio controlado, prospectivo, comparou infusão de plasma com plasmaférese (1 a 1,5 volume de plasma pelo menos sete vezes nos primeiros 9 dias).[17] Todos os pacientes receberam aspirina e dipiridamol. Dos pacientes que receberam plasmaférese, 47% tinham plaquetometria que excedia 150×10^9 células/L e nenhuma caraterística neurológica, comparados com apenas 25% daqueles recebendo infusão de plasma nas primeiras 2 semanas. Em 6 meses, a sobrevida foi substancialmente melhor naqueles que receberam plasmaférese (50% *versus* 78%). Séries mais recentes utilizando plasmaférese reportaram taxas de mortalidade tão baixas quanto 15%,[7] e pode haver uma associação de redução da mortalidade precoce com plasmaférese mais intensiva. A disfunção renal não é preditor independente de mau resultado na PTT e não necessita *per se* de mais terapia intensiva, e o curso clínico não se correlaciona com a atividade de ADAMTS13. Febre, idade maior que 40 anos, e hemoglobina abaixo de 9 g/dL têm sido associadas a pior desfecho. Se o PFC ou sua fração de crio sobrenadante é melhor como fluido de reposição permanece incerto.

A púrpura trombocitopênica trombótica também pode ser induzida por drogas, incluindo ticlopidina, clopidogrel, mitomicina C, ciclosporina, tacrolimus, gencitabina e quinina, e a evidência de benefício de plasmaférese nesse contexto é pobre.[7]

Síndrome Hemolítico-Urêmica Atípica

As formas menos comuns de SHU nas quais não há claro pródromo diarreico (SHU atípica) são atualmente conhecidas por serem comumente ocasionadas por mutações, polimorfismos ou desregulação adquirida da via do complemento, especialmente para fator H, fator I e proteína cofator de membrana, levando inibição da ativação de complemento. Outras causas incluem infecções ou drogas que causam ativação plaquetária ou de leucócitos e ativação e consumo de complemento. A ativação direta das células endoteliais também pode ser uma causa. A plasmaférese e infusão de plasma não foram avaliadas em ensaios controlados de SHU atípica, mas séries não controladas sugerem benefício, e diretrizes atuais recomendam o início precoce de plasmaférese com PFC (Cap. 29), para remoção de inibidores potenciais do complemento ou autoanticorpos e para repor os reguladores defeituosos do complemento.[7] A MAT que ocorre após o transplante renal também tem respondido a plasmaférese.

Recomendação

Nós utilizamos plasmaférese em todos os adultos com PTT ou SHU atípica e realizamos todas as trocas com PFC ou crioprecipitado pobre em plasma.

Lúpus Eritematoso Sistêmico

A plasmaférese foi largamente utilizada em pacientes com lúpus. A maioria dos estudos incluíram pacientes com diversos padrões de doença, geralmente com apenas envolvimento renal leve. Um ensaio clínico randomizado, prospectivo, não pode mostrar benefício da plasmaférese sobre imunossupressão convencional para desfechos renal, sorológico ou clínico, tanto em curto como em longo prazo[18]. Entretanto, pacientes com nefrite lúpica crescêntica e aqueles com disfunção renal mais grave (dependência de diálise) foram excluídos. Evidência anedótica sugere que a plasmaférese pode beneficiar pacientes com lúpus sistêmico e GN crescêntica, hemorragia pulmonar, lúpus

cerebral, síndrome de anticorpo antifosfólipide catastrófica, hemólise induzida por anticorpos grave, PTT associado a lúpus, ou lúpus grave não responsivo a drogas convencionais ou em pacientes nos quais a terapia citotóxica foi retirada devido a supressão da medula óssea ou outra toxicidade. A imunoadsorção pode ter mais sucesso nas formas graves de nefrite lúpica. Uma variedade de técnicas tem sido utilizada, incluindo proteína A padrão, e antiabsorção Ig, e também fenilalanina, triptofano e ligantes de sulfato de dextran, todos os quais têm sido relatados por induzir remissão em pacientes com doença grave após falência da terapia convencional.

Recomendação

Reservamos plasmaférese para pacientes com lúpus com falência renal rapidamente progressiva e nefrite lúpica classe IV com crescentes, para pacientes com envolvimento neurológico grave ou hemólise grave, para pacientes com mielossupressão que são inaptos a tolerar ciclofosfamida, e para aqueles com síndrome do anticorpo antifosfolípide catastrófica. O tratamento de lúpus é discutido no Capítulo 26.

Crioglobulinemia

Na crioglobulinemia tipo I, normalmente associada a mieloma ou linfoma, uma imunoglobulina monoclonal causa hiperviscosidade e crioprecipitação. Tais anticorpos são facilmente removidos por plasmaférese, geralmente com benefício clínico imediato. Os agentes citotóxicos são utilizados simultaneamente para inibir produção de paraproteína adicional. Não há ensaios controlados do uso de plasmaférese, porém sintomas são intimamente relacionados à presença de crioimunoglobulinas e, consequentemente, o tratamento com plasmaférese parece efetivo.[7]

Os pacientes com crioglobulinemia tipo II (essencial mista) desenvolvem anticorpo monoclonal (usualmente IgM) com especificidade a uma segunda imunoglobulina, geralmente policlonal. As crioglobulinas tipo II ocorrem mais comumente em associação à infecção pelo vírus da hepatite C e linfoma. Os imunocomplexos resultantes podem se depositar na microcirculação e são particularmente associados a GNMP (Cap. 21). A plasmaférese é efetiva na remoção dos imunocomplexos, apesar de seguimento em longo prazo as crioglobulinas normalmente recorrerem, e o benefício sustentado não foi claramente demonstrado. Todavia, muitos dos achados agudos da crioglobulinemia se resolvem com a plasmaférese, particularmente artralgias, lesões cutâneas e necrose digital, e pacientes com GNRP podem recuperar a função renal. A imunossupressão concomitante com agentes citotóxicos ou, mais comumente agora, rituximab pode prevenir a ressíntese de crioproteínas, apesar de alguns pacientes requererem plasmaférese intermitente em longo prazo para controlar sintomas. O tratamento imunossupressor deve ser utilizado com cuidado em pacientes com crioglobulinemia associada à hepatite C, que também podem responder à terapia antiviral, incluindo interferon e ribavirina. Um único ensaio randomizado e controlado de 17 pacientes com crioglobulinemia associada à hepatite C adicionou aférese por imunoadsorção (com sulfato de dextran) a antivirais e imunossupressão mostrou melhora clínica significativa.[19]

A aférese por criofiltração (na qual um filtro de plasma normal é utilizado para separar plasma que é então resfriado para precipitar crioglobulinas antes de retornar ao paciente) seletivamente remove crioglobulinas, evita grandes volumes de reposição e evita deficiência de fatores de coagulação, mas necessita ser combinado com imunossupressão para prevenir síntese de crioglobulinas adicionais. Poucos centros atualmente realizam essa técnica, especialmente desde a introdução amplamente difundida do rituximab para crioglobulinemia.

Mieloma

A plasmaférese pode ter benefício no mieloma tanto na nefropatia por cilindros quanto na toxicidade renal por cadeia leve, apesar da terapia mais importante ser o início urgente de quimioterapia, especialmente talidomida, lenalidomida ou bortezomib. Dois ensaios controlados pequenos realizados há mais de 15 anos proporcionaram resultados conflituosos[7]. Um ensaio controlado, prospectivo foi reportado no qual 97 pacientes com mieloma e lesão renal aguda progressiva (creatinina > 200 μmol/L [2,3 mg/dL] com um aumento de 50 μmol/L nas últimas 2 semanas a despeito do manejo convencional) foram randomizados a receber plasmaférese (de cinco a sete sessões de 50mL/kg em 10 dias), além da quimioterapia (VAD [vincristina, adriamicina e dexametasona] ou melphalan e prednisona).[20] Esse estudo não mostrou benefício da plasmaférese em mortalidade ou recuperação da função renal. Contudo, os pacientes tinham um amplo grau de disfunção renal e relativamente poucos tiveram biópsia renal para confirmar nefropatia por cilindros. Uma revisão retrospectiva sugeriu que aqueles com mieloma e altas cargas de cadeia leve ou doença renal grave poderiam se beneficiar, se a plasmaférese reduzisse as cadeias leves rapidamente.[21] Um único estudo utilizando bortezomib em pacientes com doença renal e mieloma mostrou melhora significante, mesmo em pacientes com falência renal dependente de diálise, mas sem plasmaférese. Dados promissores precoces sugerem que HD utilizando novas membranas que permitam a remoção de moléculas de alto peso molecular e longas sessões de diálise (6 a 8 horas) podem ser superiores a plasmaférese na remoção de cadeias leves e na melhora da função renal, e um ensaio está em andamento.

Recomendação

Reservamos a plasmaférese no mieloma para pacientes com altas concentrações de cadeia leve e nefropatia por cilindros na biópsia.

Transplante

Rejeição Mediada por Anticorpos

Estudos da década de 1980 sugerem que a combinação de plasmaférese com ciclofosfamida poderia depletar anticorpos circulantes em pacientes com rejeição mediada por anticorpos ou vascular, mas uma revisão de 157 pacientes incluídos em cinco ensaios não pode demonstrar qualquer diferença significativa no desfecho da rejeição vascular aguda em pacientes tratados com ou sem plasmaférese.[7,8] Mais recentemente, pelo menos 11 ensaios, incluindo mais de 300 pacientes com rejeição mediada por anticorpo mais claramente definida, e séries de casos de mais de 500 pacientes, têm sugerido que a plasmaférese, normalmente combinada com imunoglobulina intravenosa (IGIV) e/ou rituximab, mas algumas vezes globulina anti-timócito, pode efetivamente reverter 55% a 100% de tais episódios de rejeição.[7]

Não há dados baseados em evidência convincente de que a plasmaférese tenha qualquer papel no tratamento da rejeição crônica.

Anticorpos Anti-Antígeno Leucocitário Humano

Os pacientes altamente sensibilizados com anticorpos anti-HLA pré--formados têm sido tratados com plasmaférese ou imunoadsorção tanto antes quanto após o transplante para reduzir os níveis de anticorpos citotóxicos, geralmente com IGIV em altas doses.[7] Os pacientes normalmente receberam plasmaférese ou imunoadsorção intensiva antes do transplante para garantir um *cross match* atual negativo imediatamente antes do transplante; alguns receberam plasmaférese e imunoadsorção em longo prazo em combinação com terapia imunossupressora nos meses que precederam o transplante. Os estudos mais recentes mostraram que pacientes com títulos de anticorpo doador específico (DSA) menores que 1:32 geralmente têm esses anticorpos completamente depletados com plasmaférese pré-operatória, permitindo o transplante renal com sucesso. Tais pacientes têm um risco aumentado de rejeição mediada por anticorpos – aproximadamente 40% – mas a despeito disso, sobrevida do enxerto em 1 ano de 90%.

Transplante Renal ABO-Incompatível

A plasmaférese é muito utilizada para remover anticorpos naturais contra grupos sanguíneos anti-A ou anti-B do receptor antes de transplante com doador vivo de um doador ABO incompatível. Vários protocolos estão em uso, porém todos confiam na depleção de anticorpos específicos em 2 a 5 dias antes do transplante pela troca de um único volume de plasma por solução de albumina (adicionalmente a imunossupressão de rotina, algumas vezes incluindo rituximab e IGIV). A plasmaférese é algumas vezes continuada por uma ou duas sessões após o transplante ou se rejeição mediada por anticorpos ocorrer.[22] As taxas de sobrevida do enxerto em um ano de até 85% têm sido relatadas com tais protocolos, apesar de os episódios de rejeição serem mais comuns que os transplantes ABO-compatíveis. Os pacientes com altos títulos de anticorpos crescentemente são atualmente tratados dessa forma. Mais recentemente a imunoadsorção utilizando epítopos oligossacarídeos sintéticos A ou B ligados a Sefarose tem sido desenvolvida. Essas colunas removem especificamente anticorpos anti-A ou anti-B, mas qualquer benefício clínico persiste incerto, e os custos são altos.

Glomeruloesclerose Segmentar e Focal Recorrente

A plasmaférese, plasmaférese de dupla filtração e imunoadsorção de proteína A têm sido todas usadas para tratar a recorrência da síndrome nefrótica após o transplante em pacientes com GESF recorrente.[7,23,24] Um fator circulante incompletamente definido causando aumento da permeabilidade de capilares glomerulares pode ser encontrado na maioria dos pacientes com GESF recorrente. Não há ensaios clínicos randomizados de tratamentos de plasma na GESF recorrente, e a maioria das séries são pequenas. Um estudo demonstrou uma redução de 82% na excreção de proteína urinária em oito pacientes com síndrome nefrótica recorrente durante adsorção de proteínas do plasma; no entanto, o efeito foi transitório e persistiu por menos de 2 meses em sete dos oito pacientes.[23] Outros investigadores obtiveram remissões (completa e parcial) em até 80% dos pacientes, e uma redução significativa da perda do enxerto resultante de doença recorrente comparada a controles históricos.[24] Os regimes de tratamento mais intensivos levaram a mais remissões persistentes. Todas as três modalidades de aférese também têm sido utilizadas profilaticamente em pacientes considerados de alto risco para recorrência, com sucesso variável.

Recomendações

Recomendamos o uso de plasmaférese para pacientes com doença recorrente, inicialmente diária por 7 a 10 dias. Se a proteinúria é revertida com sucesso, pode ser necessário ser continuada menos frequentemente (semanalmente, depois a cada 2 semanas, e posteriormente mensalmente), por 2 ou 3 dias em cada ocasião. O manejo da GESF recorrente é discutido mais à frente no Capítulo 108.

Referências

1. Kaplan AA. Therapeutic Plasma exchange: A technical and operational review. *J Clin Apher*. 2013;28:3-10.
2. Derksen RH, Schuurman HJ, Meyling FH, et al. The efficacy of plasma exchange in the removal of plasma components. *J Lab Clin Med*. 1984;104:346-354.
3. Mokrzycki MH, Balogun RA. Therapeutic apheresis: A review of complications and recommendations for prevention and management. *J Clin Apher*. 2011;26:243-248.
4. Norda R, Stegmayr BG, Swedish Apheresis Group. Therapeutic apheresis in Sweden. *Transfus Apher Sci*. 2003;9:159-166.
5. Rock G, Clark B, Sutton D, et al. The Canadian apheresis registry. *Transfus Apher Sci*. 2003;29:167-177.
6. Stegmayr B, Ptak J, Wikström B, et al. World apheresis registry 2003-2007 data. *Transfus Apher Sci*. 2008;39:247-254.
7. Szczepiorkowski ZW, Winters JL, Bandarenko N, et al. Guidelines on the use of therapeutic apheresis in clinical practice – evidence-based approach from

the Apheresis Applications Committee of the American Society for Apheresis. *J Clin Apher*. 2010;25:83-177.

8. Shaz BW, Linenberger ML, Bandarenko N, et al. Category IV indications for therapeutic apheresis: ASFA fourth special issue. *J Clin Apher*. 2007;22:176-180.

9. Johnson JP, Whitman W, Briggs WA, Wilson CB. Plasmapheresis and immunosuppressive agents in antibasement membrane antibody-induced Goodpasture's syndrome. *Am J Med*. 1978;64:354-359.

10. Levy JB, Turner AN, Rees AJ, Pusey CD. Long term outcome of anti–glomerular basement membrane antibody disease treated with plasma exchange and immunosuppression. *Ann Intern Med*. 2001;134:1033-1042.

11. Jayne DR, Gaskin G, Rasmussen N, et al. Randomized trial of plasma exchange or high-dosage methylprednisolone as adjunctive therapy for severe renal vasculitis. *J Am Soc Nephrol*. 2007;18:2180-2188.

12. Levy JB, Hammad T, Coulthart A, et al. Clinical features and outcome of patients with both ANCA and anti-GBM antibodies. *Kidney Int*. 2004;66: 1535-1540.

13. Bosch T, Wendler T. Extracorporeal plasma exchange in primary and recurrent focal segmental glomerulosclerosis. A review. *Ther Apher*. 2001;5:155-160.

14. Rizzoni G, Claris-Appiani A, Edefonti A, et al. Plasma infusion for hemolytic uremic syndrome in children. *J Pediatr*. 1988;112:284-290.

15. Nguyen TC, Stegmayr B, Busund R, et al. Plasma therapies in thrombotic syndromes. *Int J Artif Organs*. 2005;28:459-465.

16. Kielstein JT, Beutel G, Fleig S, et al. Best supportive care and therapeutic plasma exchange with or without eculizumab in Shiga-toxin-producing *E. coli* O104:H4 induced haemolytic uraemic syndrome: An analysis of the German STEC-HUS registry. *Nephrol Dial Transplant*. 2012;27:3807-3815.

17. Rock GA, Shumak KH, Buskard NA, et al. Comparison of plasma exchange with plasma infusion in the treatment of thrombotic thrombocytopenic purpura. Canadian Apheresis Study Group. *N Engl J Med*. 1991;325:393-397.

18. Korbet SM, Lewis EJ, Schwartz MM, et al. Factors predictive of outcome in severe lupus nephritis. Lupus Nephritis Collaborative Study Group. *Am J Kidney Dis*. 2000;35:904-914.

19. Stefanutti C, Vivenzio A, Di Giacomo S, et al. Immunoadsorption apheresis and immunosuppressive drug therapy in the treatment of complicated HCV-related cryoglobulinemia. *J Clin Apher*. 2009;24:241-246.

20. Clark WF, Stewart AK, Rock GA, et al. Plasma exchange when myeloma presents as acute renal failure. *Ann Intern Med*. 2005;143:777-784.

21. Leung N, Gertz MA, Zeidenrust SR, et al. Improvement of cast nephropathy with plasma exchange depends on the diagnosis and on reduction of serum light chains. *Kidney Int*. 2008;73:1282-1288.

22. Winters JL, Gloor JM, Pineda AA, et al. Plasma exchange conditioning for ABO-incompatible renal transplantation. *J Clin Apheresis*. 2004;19:79-85.

23. Dantal J, Bigot E, Bogers W, et al. Effect of plasma protein adsorption on protein excretion in kidney-transplant recipients with recurrent nephrotic syndrome. *N Engl J Med*. 1994;330:7-14.

24. Moroni G, Gallelli B, Quaglini S, et al. Long-term outcome of renal transplantation in adults with focal segmental glomerulosclerosis. *Transpl Int*. 2010;23:208-216.

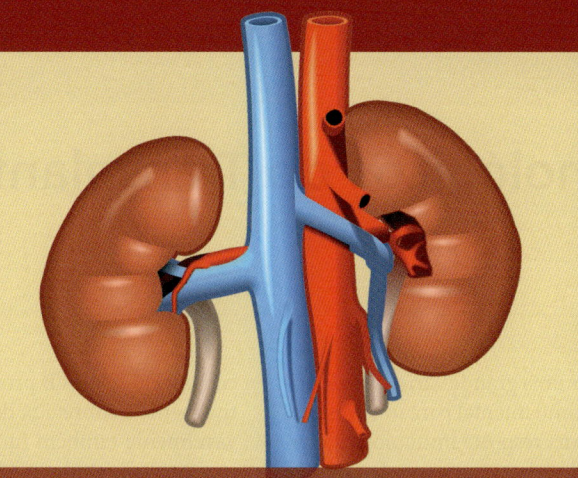

Transplante

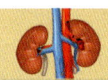

CAPÍTULO 100

Princípios Imunológicos do Transplante Renal

Karl L. Womer

A capacidade das células T de reconhecer uma grande variedade de antígenos estranhos ao nosso organismo é fundamental para uma resposta imunitária eficaz, permitindo assim uma resposta imunológica dirigida e a subsequente eliminação específica deste antígeno. Esta tarefa é realizada através da geração de uma diversidade de células T em um único indivíduo com especificidade para um grande número de potenciais antígenos estranhos, apresentados aos linfócitos T por moléculas (peptídeos) presentes na superfície das células conhecidos como complexo principal de histocompatibilidade (MHC). As variações na estrutura do MHC de indivíduo para indivíduo resultam no aumento da variedade de peptídeos que podem ser apresentados às células T, o que protege a espécie como um todo, assegurando respostas adequadas das células T para um determinado organismo estranho em pelo menos um membro da população. Embora pequenos, esses polimorfismos do MHC são reconhecidos como estranhos pelo receptor do transplante renal entre os indivíduos não geneticamente idênticos, o que induz a respostas aloantigênicas que, na ausência de terapia imunossupressora, resulta em rejeição do enxerto (Quadro 100-1, terminologia relacionada ao enxerto). Neste capítulo, serão revistos os princípios imunológicos básicos relevantes no campo do transplante renal.

LESÃO ISQUEMIA-REPERFUSÃO

A resposta imunológica após o transplante renal ocorre em etapas bem definidas,[1] conforme ilustrado na Figura 100-1. Insultos iniciais ao enxerto durante a extração de órgãos e o posterior implante no receptor são referidas como lesão de isquemia-reperfusão (LIR). A patogênese da LIR envolve elementos endoteliais, bioquímicos, celulares, vasculares e fatores específicos teciduais, tendo na inflamação uma característica em comum.[2] A isquemia aguda provoca danos teciduais e ativação das células endoteliais, que inicia a resposta imune inata ou inespecífica ao antígeno. A imunidade inata ocorre rapidamente, com especificidade limitada e sem mecanismo de memória, e inclui ambos os elementos celulares (neutrófilos, macrófagos, células dendríticas [DCs] e células *natural killer* [NK]) e componentes moleculares (receptores do tipo Toll [TLRs], proteínas do complemento, quimiocinas e citocinas, entre outros).

Os receptores do tipo Tolle são expressos por algumas células, incluindo monócitos e macrófagos, linfócitos, células NK, DCs, neutrófilos e células epiteliais e endoteliais. A ligação dos TLRs às moléculas endógenas denominadas de "padrões moleculares associados a danos" (*danger-associated molecular patterns* [DAMPs]), liberadas pelas células durante a LIR, leva à liberação de citocinas, incluindo o fator de necrose tumoral α (TNF-α) e a interleucina (IL)-6. Estes mediadores pró-inflamatórios induzem a produção da quimiocina CXCL8 (IL-8) por células epiteliais tubulares renais. Esta quimiocina atrai neutrófilos através da ativação dos seus receptores de superfície, o CXCR2. O acúmulo de neutrófilos é o mediador principal da obstrução microvascular e da destruição tecidual local na LIR. Na próxima fase, ocorre a infiltração por monócitos ou macrófagos, provavelmente contribuindo para a extensão da lesão inicial, bem como sua reparação.[3] Esses eventos contribuem para uma função tardia do enxerto e amplificam a fase ou antígeno-específica da imunidade do transplante (via

células T e células B produtoras de anticorpos), que pode afetar negativamente a sobrevida do enxerto no longo prazo. As células NK provavelmente também funcionam como uma ponte entre a imunidade inata e a adquirida na LIR, em parte através de uma comunicação bidirecional entre as células NK e as DCs, que desempenha um papel importante nos mecanismos de ativação e maturação das DCs.[4] Do mesmo modo, a ativação do sistema do complemento desempenha um papel importante na LIR como uma manifestação da imunidade inata e também pode regular a resposta imune adquirida. As células T e B constituem os braços principais da resposta adquirida, mas também desempenham um papel importante na fase aguda e na fase da recuperação pós LIR.[2] Os eventos imunológicos descritos aqui não são específicos aos aloenxertos, uma vez que também ocorrem em enxertos geneticamente idênticos quando expostos a LIR.

APRESENTAÇÃO DO ANTÍGENO

Células Apresentadoras de Antígenos

As células apresentadoras de antígenos (APCs) são células especializadas capazes de ativar as células T. O antígeno sofre endocitose pelas APCs e, em seguida, é apresentado por moléculas do MHC na sua superfície. As células T reconhecem e interagem com o complexo antígeno-MHC para se tornarem ativadas. DCs, macrófagos e células B são considerados "APCs profissionais", embora as DCs sejam as mais potentes apresentadoras de antígenos. A resposta aloimune é iniciada pela ativação das APCs (principalmente DCs) por sistemas de reconhecimento da imunidade inata, como descrito anteriormente. As DCs são células altamente versáteis, e "percebem" se o ambiente indica que o antígeno deve provocar uma resposta imunológica ou, alternativamente, induzir tolerância.[5] No interior do enxerto e nos tecidos circundantes, após o transplante, as DCs do doador ou do receptor tornam-se ativadas e se e deslocam em direção às células T nos órgãos linfoides secundários (OLSs).

O padrão de tráfego das células T virgens é restrito aos OLS, como o baço e os linfonodos, mas também pode ocorrer para estruturas linfoides terciárias, formadas nos tecidos após um processo inflamatório, incluindo o que acontece no aloenxerto.[6] Essas células deixam a circulação sanguínea e se encaminham aos órgãos linfoides, onde passam pela zona de células T e se tornam ativadas, ao encontrar antígenos do doador (aloantígenos) apresentados pelas moléculas MHC nas superfícies das DCs ativadas. Assim, o movimento das DCs e das células T virgens é coordenado para que elas entrem em contato entre si na zona de células T dos OLSs. Este fenômeno parece ser essencial para uma ativação imunológica eficaz.[7] Uma vez ativadas, as células T deixam os OLS através dos vasos linfáticos e atingem a circulação sanguínea e os tecidos periféricos, em última análise, particularmente os locais de inflamação. Por sua vez, as células B são ativadas quando os antígenos se ligam a seus receptores na fronteira entre as zonas de células T e B dos OLSs, onde ocorre a função "auxiliar" das células T.[8]

Células de memória específica aos antígenos podem ser ativadas por outras APCs, como as células endoteliais do enxerto.[9] Os pacientes normalmente não apresentam imunidade preexistente ao aloantígeno, a menos que tenham sido expostos através da gravidez,

Terminologia Relacionada ao Enxerto

Autoenxerto (enxerto autólogo): um enxerto transferido de uma parte do corpo a outra. Exemplos incluem enxertos cutâneos e vasculares. Não ocorre rejeição.

Isoenxerto (enxerto isogênico ou geneticamente idêntico): um enxerto de um membro de uma espécie é transferido a um outro membro da mesma espécie, geneticamente idêntico. Exemplos incluem enxertos entre gêmeos idênticos e entre membros da mesma linhagem consanguínea de roedores. Geralmente não ocorre rejeição.

Aloenxerto (enxerto alogênico): enxerto entre membros não idênticos da mesma espécie. Exemplos incluem enxertos entre seres humanos relacionados não idênticos ou não relacionados e entre membros de diferentes linhagens consanguíneas de roedores. A rejeição ocorre por reação dos linfócitos contra aloantígenos do enxerto (isto é, alorresposta).

Xenoenxertos (enxertos xenogênicos): enxerto entre membros de espécies diferentes. Exemplos incluem enxertos de porco ou babuínos para o homem, e de ratos para camundongos. A rejeição ocorre por reação dos linfócitos contra xenoantígenos do enxerto (isto é, xenorresposta).

Quadro 100-1 Terminologia relacionada ao enxerto

transfusão de sangue ou transplante prévio. No entanto, antígenos microbianos reagem de forma cruzada contra aloantígenos (mimetismo molecular) e podem levar à geração de células de memória específicas através de um processo denominado *imunidade heteróloga*.[10]

Ontogenia das Células T e Especificidade do Complexo Principal de Histocompatibilidade

Os aloenxertos induzem resposta aloimune devido ao reconhecimento des antígenos do enxerto (p. ex., moléculas MHC) pelas células T do receptor. Durante a ontogenia das células T no desenvolvimento embrionário, precursores multipotentes da medula óssea migram para o timo, onde ocorre o rearranjo final do gene que codifica o receptor das células T (TCR), resultando em um compromisso irreversível no sentido da diferenciação para linfócitos T. O rearranjo dos genes do TCR é aleatório, e assegura que exista uma diversidade no repertório das células T suficientemente variado para que seja possível responder ao enorme número de potenciais antígenos estranhos existentes.[11] Este repertório das células T maduras é determinado no timo, por dois processos, as seleções positiva e negativa. A seleção positiva preserva as células T que apresentem um certo grau de afinidade antígeno-específica pelas moléculas de auto-MHC expressas nas células epiteliais tímicas corticais. Este processo assegura que as células T maduras interajam de forma eficaz com o MHC para permitir o reconhecimento de antígenos estranhos apresentados pelo seu próprio MHC. A seleção negativa ocorre por morte apoptótica das células T que se ligam com afinidade excessivamente alta aos peptídeos e MHCs endógenos, impedindo assim a liberação de células T com elevado potencial autoimune.

As células T maduras, expressando seus TCRs clone-específicos, deixam o timo como linfócitos T CD4 ou CD8. Os TCRs das células T CD4+ (também chamadas de *células T auxiliares*) são selecionados para interagir com moléculas MHC classe II, enquanto os TCRs das células T CD8+ (precursores de linfócitos T citotóxicos ou CTL) interagem com moléculas de classe I do MHC. Um princípio fundamental da imunologia é que as células T não reconhecem diretamente proteínas estranhas intactas, mas somente peptídeos apresentados pelos auto-MHC das APCs. No entanto, a variação alélica entre as moléculas de MHC de indivíduo para indivíduo é muito pequena, resultando em semelhanças entre a estrutura do MHC do doador e do receptor. Assim, de forma peculiar no transplante, os TCRs do receptor apresentam uma forte afinidade para as moléculas intactas do MHC do doador, e podem reconhecê-las diretamente. Isso explica, em grande parte, a elevada proporção de células T que respondem

Geração da Resposta Aloimune

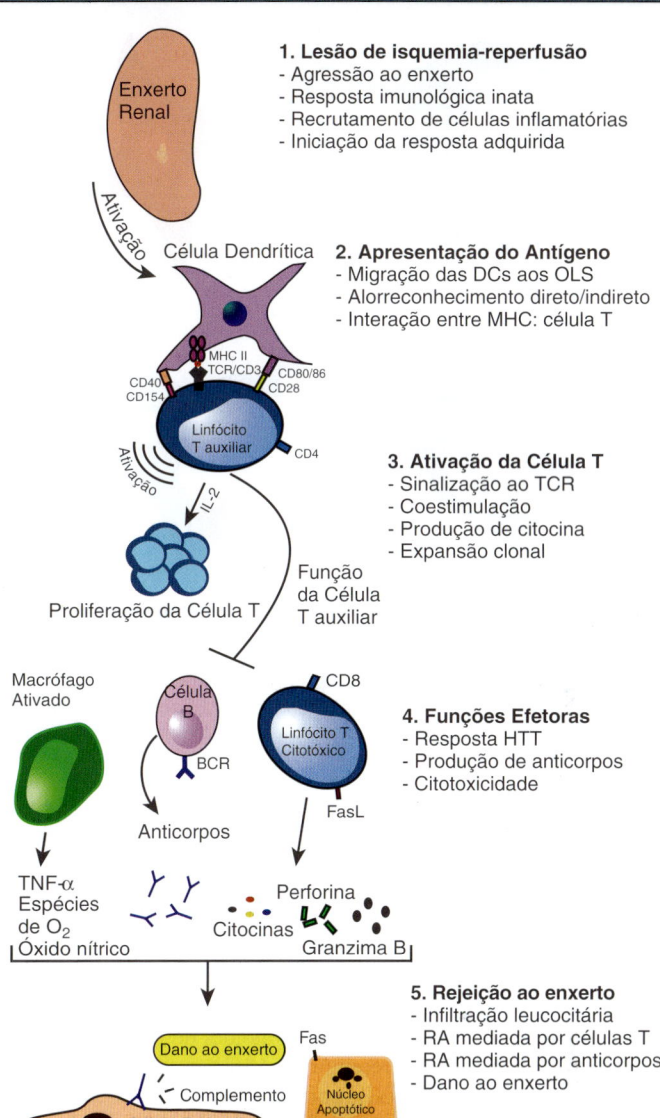

Figura 100-1 Geração da resposta aloimune. A resposta imunológica após o transplante renal representa uma série de estágios bem definidos que resultam na rejeição ao aloenxerto, na ausência de imunossupressão exógena. A agressão ao enxerto após a lesão de isquemia-reperfusão durante a extração e a implantação do órgão ativa a resposta imunológica inata (não específica ao antígeno), que recruta células inflamatórias e inicia a resposta imune adquirida (antígeno-específica). Após a ativação, as células dendríticas (*DCs*) do doador (via direta) ou do receptor (via indireta) migram para os órgãos linfoides secundários (*OLS*), onde apresentam os aloantígenos às células T via moléculas do complexo de histocompatibilidade principal (*MHC*) da superfície celular. Após a sinalização aos receptores (*TCR*) e a coestimulação apropriada, os linfócitos T se tornam ativados, produzem grandes quantidades de citocinas e sofrem expansão clonal. Os linfócitos T CD4+ fornecem auxílio às células B, aos linfócitos T CD8+ e aos macrófagos para a geração de aloanticorpos, citotoxicidade celular e resposta de hipersensibilidade tipo tardia (*HTT*), respectivamente. Tais funções efetoras resultam em destruição do enxerto pela rejeição aguda, que pode ser mediada por células e/ou anticorpos. *RA*, rejeição aguda; *IL-2*, interleucina-2; *TNF-α*, fator de necrose tumoral α.

aos aloantígenos.[12] De fato, apenas 1/10⁵ a 1/10⁶ células T responderão a um determinado antígeno nominal (p. ex., um peptídeo derivado de toxina do tétano ou da hemaglutinina da gripe). No entanto, a frequência de células T responsivas a moléculas exógenas de MHC (aloantígenos) é muito maior (até 5% a 10% de todas as células T).

Apresentação Direta e Indireta de Antígenos

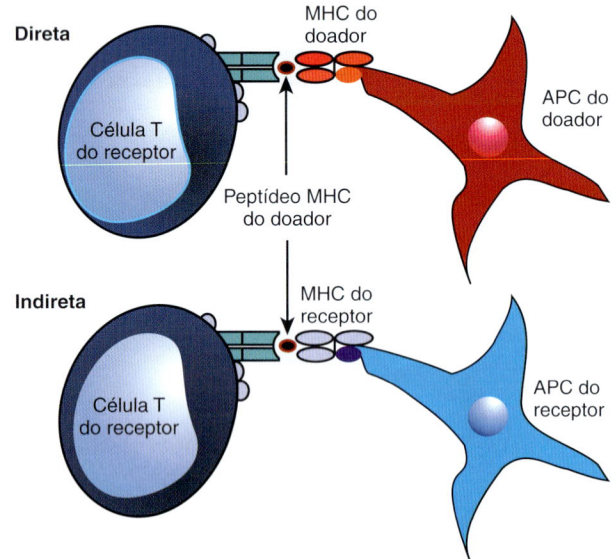

Figura 100-2 Apresentação direta e indireta de antígenos. No alor-reconhecimento direto, o antígeno do doador *(em vermelho)* é apresenta-do aos linfócitos T do receptor conjugado à molécula intacta do complexo principal de histocompatibilidade *(MHC)* do doador, situada na superfície das células apresentadoras de antígeno *(APCs)* do doador. No alorreconhe-cimento indireto, o antígeno do doador é processado por APCs do receptor e apresentado como um peptídeo, conjugado à molécula MHC do receptor.

Vias do Alorreconhecimento

As células T do receptor podem encontrar os aloantígenos pelas vias diretas ou indiretas de alorreconhecimento (Fig. 100-2). Como men-cionado anteriormente, a apresentação direta do antígeno envolve o re-conhecimento de peptídeos de MHC do doador, situados na fenda de moléculas intactas de MHC da superfície celular das APCs do enxer-to, pelas células T do receptor. Através deste mecanismo, as APCs do doador migram do enxerto aos órgãos linfoides do receptor e ativam linfócitos T alorreativos do receptor para iniciar a resposta aloimu-ne. Sugere-se que a via direta seja particularmente ativa precocemente após o transplante, quando um grande número de APCs dos doadores é encontrado no enxerto. Entretanto, a apresentação direta do antíge-no também pode ocorrer mais tarde, quando as células T do receptor reconhecem moléculas intactas do MHC do doador em células do en-xerto (p. ex., no endotélio). A melhor evidência do alorreconhecimento direto é a forte resposta *in vitro* observada na cultura mista de linfócitos (CML), em que linfócitos são cultivados em conjunto com APCs alogê-nicas. As células B também reconhecem antígenos intactos de MHC do doador através de seus receptores de células B (BCR).

O reconhecimento indireto de antígenos é o mecanismo fisiológi-co de apresentação de antígenos exógenos. Estes antígenos são captu-rados pelas APCs, processados intracelularmente e, em seguida, apre-sentados como peptídeos nas moléculas de MHC. Durante o alorreco-nhecimento indireto, as moléculas de MHC do doador são removidas do enxerto e processadas pelas APCs do receptor, e finalmente apre-sentadas como peptídeos para as células T do receptor, conjugadas às moléculas MHC dos receptores.[13] Como as moléculas MHC do doador são continuamente vertidas do enxerto e apresentadas pelas APCs do receptor, o alorreconhecimento indireto pode desempenhar um papel principal na resposta aloimune tardia, incluindo a rejeição crônica. No entanto, a contribuição relativa do alorreconhecimento a aloantígenos direto comparado ao indireto em diferentes momentos após o transplante continua a ser objeto de debate.

Estruturas do MHC Classes I e II

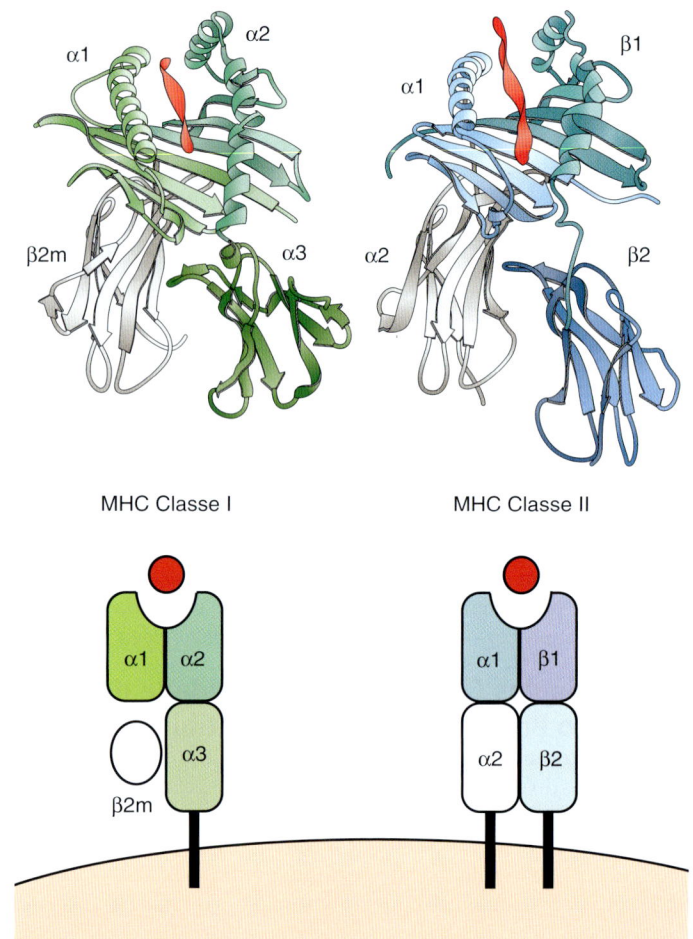

Figura 100-3 Estruturas do complexo principal de histocompatibi-lidade (MHC), classes I e II. MHC classe I é composto por uma cadeia leve dividida em domínios α1, α2 e α3, ligados de forma não covalente à β2-microglobulina *(β2m)*. Cada um dos domínios α1 e α2 formam uma lon-ga a hélice e uma lâmina b, que constituem o "piso" e as "paredes" da fenda de ligação ao peptídeo (peptídeo indicado pela *fita vermelha*). MHC classe II é um dímero, composto por cadeias a e b. Cada cadeia é dividida em dois domínios, sendo que os domínios α1 e β1 foram as duas a hélices e lâminas b que circundam a fenda de ligação ao peptídeo.

Complexo Principal de Histocompatibilidade

As moléculas do MHC de classes I e II estão configuradas para a apre-sentação de antígenos de diversas origens para diferentes propósitos (Fig. 100-3). O sistema de classe I se destina a examinar proteínas ci-tosólicas e detectar células cancerígenas ou patógenos intracelulares, tais como vírus e bactérias intracelulares. As moléculas de classe I são reconhecidas pelas células T CD8 e, assim, proporcionam um me-canismo de vigilância que tem como alvo células infectadas ou ma-lignas para destruição pelas CTL. O sistema de classe II é projetado para examinar proteínas extracelulares capturadas e processadas por APCs. As moléculas de classe II são reconhecidas pelos linfócitos T auxiliares CD4+ e proporcionam a resposta imune a patógenos inva-sores fagocitadas pelas APCs. A apresentação cruzada é um processo pelo qual algumas APCs capturam, processam e apresentam antíge-nos extracelulares em moléculas de classe I para células T CD8+.[14]

Este mecanismo é necessário para a imunidade contra células neoplásicas e vírus que não infectam APCs. As moléculas MHC tam-bém desempenham outras funções importantes, incluindo seleção

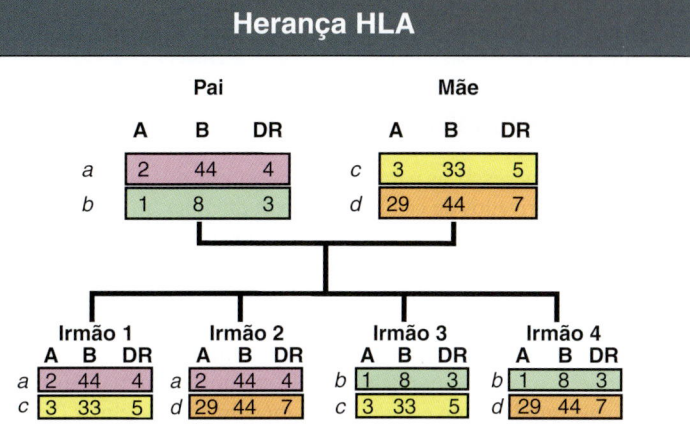

Figura 100-4 Herança dos antígenos leucocitários humanos (HLA). Os antígenos HLAs são herdados e expressos de forma Mendeliana e codominante, em que uma cópia de cada gene HLA, denominada *haplótipo* (p. ex., a, b, c, d), é herdada de cada um dos pais. Busca-se a compatibilidade da classe I (HLA-A e HLA-B) e da classe II (HLA-DR).

positiva e negativa das células T em desenvolvimento, descritas anteriormente, estimulação das células T virgens e de memória, necessária para suas sobrevivências (proliferação homeostática), indução de tolerância e anergia das células T e interação com células NK e outros receptores inibitórios e ativadores.

O *lócus* do gene do MHC (em seres humanos, antígenos leucocitários humanos [HLA]) é o conjunto de 3,5 milhões de pares de bases, localizado no braço curto do cromossoma 6 e dividido em três regiões: a região da classe II, a região da classe III e a região da classe I. Apenas as regiões das classes I e II codificam proteínas envolvidas na apresentação de antígenos. Os principais genes MHC são os genes de classe I (HLA-A, HLA-B e HLA-C) e os genes da classe II (HLA-DP, HLA-DQ e HLA-DR). As proteínas de classe I e II partilham uma semelhança estrutural global, mas são funcionalmente diferentes.[15] A estrutura molecular das proteínas do MHC de classe I e II é apresentada na Figura 100-3.

As proteínas de classe I são expressas em virtualmente todas as células nucleadas, embora a quantidade expressa sofra variações. As proteínas da classe II apresentam uma distribuição celular mais restrita, geralmente limitada às APCs profissionais derivadas da medula óssea, incluindo DCs, células B, macrófagos e células de Langerhans, mas também outras células, como células parenquimatosas e endoteliais renais. A expressão de ambos os antígenos de classe I e II pode ser induzida em uma variedade de células pelo interferon γ (IFN-γ), em sinergia com outras citocinas durante os episódios de rejeição.

Tipo de Antígenos Leucocitários Humanos e Transplante

Os genes do complexo principal de histocompatibilidade de classes I e II são altamente polimórficos nas regiões que codificam a fenda de ligação ao peptídeo. Estes polimorfismos ajudam a assegurar a sobrevivência da espécie, aumentando a variedade de peptídeos que podem ser apresentados às células T. Assim, os polimorfismos do MHC diminuem a chance de encontrar patógenos que induziriam pobres respostas imunes dentro de uma população e, portanto, que poderiam levar ao desaparecimento da espécie.[16] Entretanto, esses mesmos polimorfismos predispõem à rejeição ao aloenxerto, uma vez que as estruturas apresentadoras de antígeno de um indivíduo são consideradas estranhas pelo outro indivíduo não geneticamente idêntico.

Originalmente, os polimorfismos foram definidos por tipagem sorológica do HLA (via anticorpos), utilizando-se soros de mulheres multíparas ou pessoas que haviam transfusões sanguíneas. O desenvolvimento de técnicas de biologia molecular (sequenciamento por reação em cadeia da polimerase [PCR]) permitiu a análise da diversidade da sequência dos alelos HLA em nível de DNA. Por tipagem do DNA, muitos outros polimorfismos (alelos) foram identificados: atualmente, são conhecidos 2.188 para HLA-A, 2862 para HLA-B,

1.746 para HLA-C e 1393 para HLA-DR, com um número crescente de sequências adicionado a cada ano. A fonte mais atualizada para identificação dos alelos HLA pode ser acessada pelo website www.ebi.ac.uk/imgt/hla. Embora as técnicas de PCR permitam uma rápida tipagem da população humana baseada nas sequências de DNA, os métodos sorológicos são ainda muito utilizados para a identificação de antígenos HLA no transplante renal.

Herança Genética dos Antígenos Leucocitários Humanos

Os genes que codificam os antígenos leucocitários humanos são herdados de forma mendeliana codominante, o que significa que uma cópia de cada gene HLA (ou seja, um haplótipo) é herdada de cada um dos pais e expressa como antígenos. A tipagem dos HLAs identifica os alelos específicos carreados por um indivíduo. O termo compatibilização HLA significa a alocação de um rim de um doador a um receptor com o menor número possível de incompatibilidades. No transplante renal, são empregados esforços no sentido de se obter compatibilidade entre genes e proteínas HLA-A, HLA-B e HLA-DR. É previsto que irmãos por parte de pai e mãe tenham chances de 25% de apresentar zero incompatibilidades, de 50% de apresentar incompatibilidade de um haplótipo e 25% de chance de apresentar incompatibilidade de dois haplótipos (Fig. 100-4).

Antígenos de Menor Histocompatibilidade

Os antígenos de histocompatibilidade menor são proteínas normais que apresentam polimorfismos dentro de uma determinada espécie. Mesmo quando um doador e um receptor são idênticos no que diz respeito aos genes do MHC, diferenças de aminoácidos nessas proteínas menores podem levar à rejeição. Antígenos menores são codificados por um grande número de cromossomas e são apresentados apenas como peptídeos conjugados ao MHC do receptor (alorreconhecimento indireto). Os antígenos menores são responsáveis pela necessidade de imunossupressão após o transplante entre gêmeos bivitelinos com compatibilidade HLA. O protótipo dos antígenos de histocompatibilidade menor, antígeno masculino ou antígeno H-Y, é derivado de um grupo de proteínas codificadas no cromossoma Y. A alorresposta a este antígeno é responsável pela rejeição de enxertos de pele de ratos machos em receptoras idênticas fêmeas, e poderiam explicar as observações de menor sobrevida do enxerto em longo prazo no transplante humano homem-para-mulher.

Antígenos MICA (Major histocompatibility complex I-related chain A) são glicoproteínas de superfície com funções relacionadas à imunidade inata. A exposição a MICA durante o transplante alogênico pode induzir à formação de anticorpos.[17] Glicolipidios do grupo sanguíneo ABO expressos em células endoteliais e células vermelhas do sangue são outros antígenos não MHC importantes. Finalmente, as respostas imunológicas a autoantígenos já foram associadas a danos ao aloenxerto.[18]

ATIVAÇÃO DOS LINFÓCITOS T

As células T são necessárias para a rejeição, porque os animais experimentalmente privados de células T, através de mutação ou da manipulação genética, são incapazes de rejeitar aloenxertos. As células T alorreativas podem ser encontradas entre populações de células T virgens e de memória, mas ambas requerem o reconhecimento de moléculas do MHC exógenas para se tornarem ativadas. As reações mediadas por células T virgens apresentam desenvolvimento mais lento do que aquelas mediadas por células T de memória, que podem ser geradas mais rapidamente e com um maior número de células (resposta secundária). Durante a rejeição ao enxerto, as duas populações são ativadas simultaneamente.

Receptor de Células T

Cada célula T carreia cerca de 30.000 moléculas idênticas de receptores de antígeno. Cada receptor consiste em duas cadeias polipeptídicas

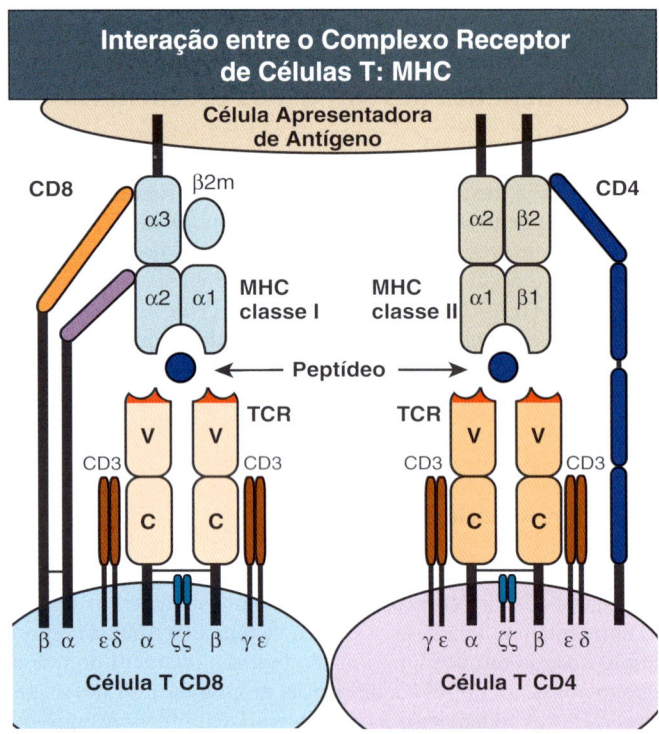

Figura 100-5 **Interação entre o complexo do receptor de células T: complexo principal de histocompatibilidade.** Cada receptor de células T *(TCR)* é composto por uma cadeia α e uma cadeia β, ligadas por ponte dissulfeto. Os heterodímeros α:β são estruturalmente semelhantes ao fragmento Fab de uma molécula de imunoglobulina (Ig) (Fig. 100-7), incluindo regiões constantes *(C)* e variáveis *(V)*. A diversidade do repertório de células T é codificada pelos domínios V das cadeias α e β em três regiões determinantes de complementaridade (CDRs), que formam o sítio de ligação ao antígeno na extremidade final do TCR *(destacado em vermelho)*. O CD8 é um heterodímero α:β ou homodímero α:α ligado por pontes dissulfeto, com cada cadeia contendo um único domínio semelhante à Ig ancorado à membrana por uma cadeia polipeptídica. O CD8 se liga à região conservada do domínio α3 da molécula MHC classe I das células apresentadoras de antígeno (APCs), mas também interage com o domínio α2 do MHC classe I, provavelmente através da cadeia a. O CD4 é formado por quatro domínios semelhantes à Ig, e se liga a uma região conservada no domínio β2 da molécula MHC classe II das APCs. A ativação dos TCRs por antígeno desencadeia uma cascata de sinalização, iniciada pelo complexo de sinalização constituído pelas cadeias γ, ε e δ do CD3, assim como pela cadeia ζ homodimérica. *β2m*, β₂-microglobulina.

diferentes, designadas cadeias α e β do TCR, ligadas por uma ponte dissulfeto. Os genes que codificam as cadeias do TCR são membros da família de supergenes da imunoglobulina (Ig), encontrados em células B, T e NK. Os heterodímeros α:β são estruturalmente muito semelhantes ao fragmento Fab de uma molécula de Ig, e são responsáveis pelo reconhecimento dos antígenos pela maioria das células T (Fig. 100-5). Ao contrário dos receptores de Ig das células B, os TCR não reconhecem antígenos em seu estado nativo, mas somente um complexo de um peptídeo ligado a uma molécula de MHC. Uma minoria de células T possui um receptor alternativo, composto por um heterodímero polipeptídeo diferente (γ:δ), mas estruturalmente semelhante.

Correceptores CD4 e CD8

As células T dividem-se em duas classes principais com diferentes funções efetoras, que são diferenciadas pela expressão das proteínas de superfície celular CD4 e CD8 (Fig. 100-5). Ambos CD4 e CD8 apresentam uma "cauda" citoplasmática que pode se associar a proteínas de sinalização importantes na ativação das células T. A ligação das moléculas CD4 e CD8 ao MHC é necessária para uma resposta imunológica eficaz. Assim, estas moléculas são chamadas *correceptores*.

Ligação do Receptor da Célula T ao Antígeno: Sinal 1

O heterodímero α:β do TCR reconhece e se liga ao complexo peptídeo-MHC[19], mas não é capaz de sinalizar à célula que houve uma ligação ao antígeno. No complexo funcional do receptor, os heterodímeros α:β se associam a um outro complexo de quatro cadeias sinalizadoras (duas ε, uma δ, uma γ), denominadas, em conjunto, *CD3* (Fig. 100-5). A ligação do TCR ao MHC, assim como as outras ligações necessárias, desencadeia o processo de sinalização pelo complexo CD3, resultando em proliferação e diferenciação celular.[20]

Coestimulação da Célula T: Sinal 2

A ligação do complexo TCR-CD3 ao complexo de peptídeo-MHC nas APCs gera um sinal que induz a expansão clonal das células T virgens somente quando ocorre um sinal de coestimulação adequado (sinal 2). As células T CD8 requerem um sinal coestimulador mais intenso, e a sua expansão clonal é auxiliada por células T CD4 + interagindo com a mesma APC (ou seja, desempenhando a função de células T auxiliares). É provável que a coestimulação seja um ponto de verificação desenvolvido pelo sistema imunitário para prevenir a ativação de células T autorreativas que escaparam da seleção negativa no timo. A ligação do antígeno ao TCR na ausência de coestimulação não só não ativa a célula T, mas também conduz a um estado de anergia, em que os linfócitos T se tornam refratários à ativação subsequente, ou mesmo sofrem apoptose (morte celular programada). Assim, a coestimulação remove esta inibição e determina se a célula T prosseguirá com a expansão clonal e o desenvolvimento das funções efetoras. Sabe-se, atualmente, que as moléculas coestimuladoras podem fornecer sinais positivos ou negativos para células T (Fig. 100-6). É a integração de ambos os sinais positivos e negativos coestimuladores, durante e após a ativação inicial das células T, ditada pelos seus padrões de expressão espacial e temporal, que em última análise determina o destino e o estado funcional da resposta dos linfócitos T.[21]

Expansão Clonal e Diferenciação das Células T

Na maioria das vezes, o número de células T reativas contra um determinado antígeno é bastante pequeno. Assim, as respostas imunes eficazes geralmente requerem expansão clonal e diferenciação de células T. Estes processos são em grande parte impulsionados por citocinas, incluindo IL-2, que atua na célula T de maneira autócrina ou por secreção parácrina às células T vizinhas. As células T ativadas produzem a subunidade alfa (CD25) do receptor de IL-2 (IL-2R), produzindo um receptor de sinalização totalmente funcional, composto de subunidades α, β e γ, que é capaz de se ligar à IL-2 com elevada afinidade. Isso,

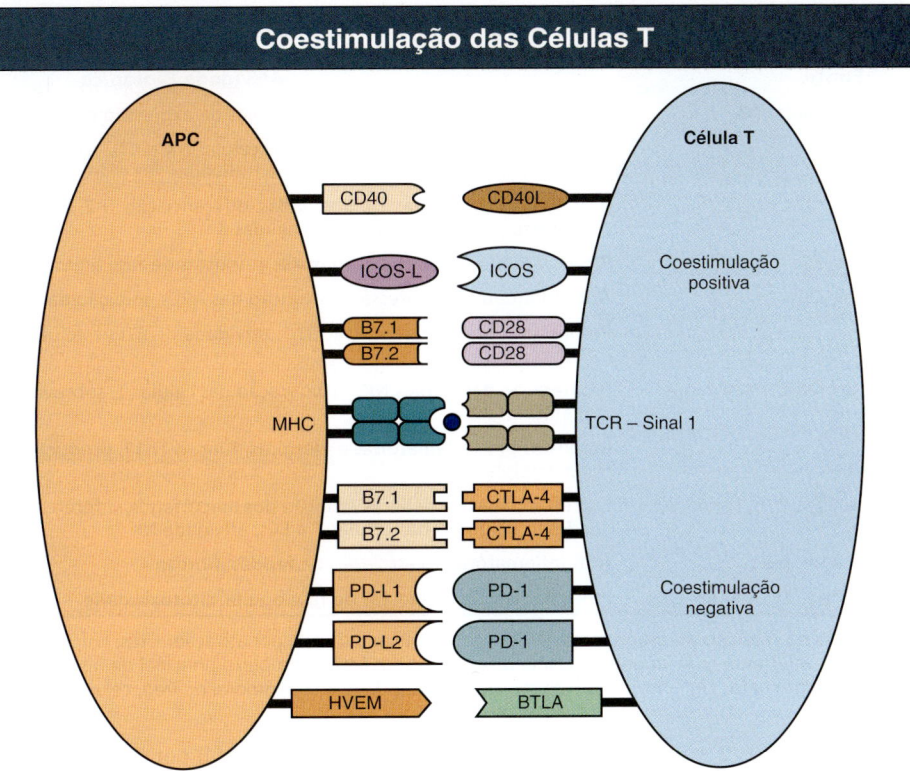

Figura 100-6 Coestimulação das Células T. A ligação do complexo receptor de células T (*TCR*)-CD3 ao complexo peptídeo-MHC de uma célula apresentadora de antígeno (*APC*) fornece um sinal que induz à expansão clonal das células T virgens apenas quando o sinal coestimulador é fornecido apropriadamente (Sinal 2). O CD28 e seus ligantes, B7.1 (CD80) e B7.2 (CD86), são as moléculas coestimuladoras mais bem caracterizadas, e são membros da superfamília das imunoglobulinas (Ig). A ligação do CD28 às moléculas B7 é necessária para a expansão clonal dos linfócitos T CD4+ auxiliares virgens. Uma vez ativadas, as células T expressam níveis elevados de CTLA-4 (CD152). O CTLA-4 possui uma afinidade 10 a 20 vezes maior que o CD28 para as moléculas B7 e, assim, se liga à maior parte ou a todas as moléculas B7, interrompendo efetivamente a fase proliferativa da resposta. O atenuador de linfócitos B e T (BTLA) e molécula de morte programada-1 (PD-1) são duas outras moléculas coestimuladoras da superfamília das Ig que, quando conectadas aos seus ligantes (mediador de entrada do vírus herpes [HVEM] e PD-L1/PD-L2, respectivamente), fornecem sinais inibidores às células T. As células T ativadas expressam algumas proteínas que contribuem para a manutenção ou a modificação do sinal coestimulador, conduzindo à expansão clonal e à diferenciação. A molécula coestimuladora induzível (ICOS) é um homólogo do CD28, mas, ao contrário dessa última, não é expresso constitutivamente em células T virgens. Em vez disso, ICOS é induzida apenas após a ativação das células T. A ligação da ICOS à B7H estimula a proliferação das células T, a produção de citocinas e a sobrevivência celular. Moléculas coestimuladoras da superfamília TNF e TNF-R incluem ligantes do CD40 (CD40L, CD154) nos linfócitos T e o receptor de CD40 nas APCs como as células B, células dendríticas (DC), macrófagos e células endoteliais. A ligação do CD40 ao CD40L, regulada positivamente pela sinalização do CD28, transmite sinais de ativação à célula T, mas também ativa as APC para secreção de moléculas pró-inflamatórias e para expressão das moléculas B7, estimulando a proliferação dos linfócitos T.

por sua vez, inicia uma outra via de sinalização, mediada em parte por uma proteína chamada *alvo da rapamicina em mamíferos* (mTOR). Outras novas proteínas são, então, convertidas, permitindo que a célula progrida da fase G1 para a fase S do ciclo celular, resultando em proliferação. A lista de citocinas envolvidas neste e em processos posteriores é extensa, e continua a crescer. A Tabela 100-1 exemplifica citocinas envolvidas na rejeição ao enxerto, suas fontes e os seus efeitos.

As células T CD4 e CD8 têm papéis diferentes na resposta imune. As células T CD4 são efetoras e reguladoras, e são notáveis por uma alta intensidade de secreção de citocinas. Após a estimulação prolongada, as células T CD4, por vezes, tendem a expressar grupos de várias citocinas, a depender do microambiente, da natureza do antígeno e do tipo e estado de ativação das APCs. Os clones Th1 ("T helper 1") produzem IL-2, IFN-γ e linfotoxina, e os clones Th2 produzem IL-4, IL-5 e IL-10. Com o conhecimento dos efeitos destas citocinas, tornou-se evidente que a subdivisão da produção se relacionava à classificação da função. As citocinas derivadas dos Th1 são fatores de crescimento e maturação de CTL (especialmente IL-2) e macrófagos (particularmente IFN-γ), e as citocinas derivadas dos Th2 agem de forma semelhante nas células B. As células Th2 também medeiam a conversão das células B para produtoras de IgG fixadores de complemento. Nos episódios de rejeição, se encontram, no aloenxerto, níveis elevados de RNAm para ambos os subconjuntos de citocinas, não podendo ser considerada uma resposta

Th1 pura. Células T auxiliares 17 (Th17) são um subconjunto de células T auxiliares estimuladas por TGF-β e uma série de outras citocinas distintas dos clones Th1 e Th2[22], que produzem IL-17, IL-21 e IL-22.[23] É possível que as células Th17 desempenhem um papel-chave nas doenças autoimunes, e o seu papel no transplante encontra-se, atualmente, sob intensa investigação.[24]

Células de Memória

Embora exista um conhecimento limitado de como as células T de memória são geradas ou mantidas, sabe-se que estas células são um componente importante da resposta imunológica a patógenos infecciosos. No transplante, a sensibilização prévia a aloantígenos com formação de células de memória está associada a um risco aumentado de rejeição aguda e perda precoce do enxerto. A formação de memória ao aloantígeno frequentemente ocorre por transfusão sanguínea, gestação e transplante prévio. No entanto, as respostas de memória ao aloantígeno podem se desenvolver secundariamente à reatividade cruzada durante uma resposta à infecção (imunidade heteróloga), mas também por uma proliferação normal em resposta à linfopenia induzida por agentes depletores de leucócitos, utilizados em receptores de transplante.

O princípio de memória imunológica é que a resposta imunitária a um antígeno encontrado previamente é mais rápida e mais eficaz do que a resposta a um novo antígeno. As células de memória parecem

Citocinas Envolvidas na Rejeição ao Aloenxerto

Citocina	Fonte	Atividade Biológica
IL-1	Macrófagos, DCs, ECs, células NK	Pró-inflamatória, expressão de moléculas de expressão nas ECs, função das células NK
IL-2	Células T ativadas	Proliferação das células T, função das células NK e CTL, manutenção das Treg, produção de Ig pelas células B, AICD das células T ativadas
IL-4	Células T ativadas	Proliferação das células T e B ativadas, diferenciação Th2, resposta alergênica, suprarregulação do MHC II nas células B
IL-6	Células T, macrófagos, ECs	Pró-inflamatória e anti-inflamatória, respostas de fase aguda
IL-10	Células T, macrófagos, DCs	Anti-inflamatória, supressão da função das APCs, inibição das células NK
IL-12	Macrófagos, DCs	Pró-inflamatória, diferenciação Th1, atividade de CTLs e células NK, produção de IFN-γ e TNF-α por células T e NK
IL-15	Células epiteliais, estromais, macrófagos	Proliferação das células NK, proliferação das células T, sobrevivência das células T de memória
IL-17	Células T	Respostas pró-inflamatórias e alérgicas, função Th17, produção de citocinas por muitos tipos celulares
IFN-γ	Células Th1 ativadas, CTLs, DCs, células NK	Expressão de MHC pelas EC, função dos macrófagos, diferenciação Th1, supressão Th2, adesão e ligação das células T a ECs, atividade NK
TGF-β	Células T e B, macrófagos, plaquetas	Anti-inflamatória, cicatrização de feridas, fibrose
TNF-α	Macrófagos, células T e B, ECs, células NK	Pró-inflamatória, respostas de fase aguda, citotoxicidade

Tabela 100-1 **Citocinas envolvidas na rejeição ao aloenxerto.** *AICD*, Morte celular induzida por ativação; *CTLs*, linfócitos T citotóxicos; *DCs*, células dendríticas; *ECs*, células endoteliais; *IFN-γ*, interferon-γ; *Ig*, imunoglobulina; *IL*, interleucina; *MHC*, complexo principal de histocompatibilidade; *NK*, natural killer; *TGF-β*, fator transformador de crescimento beta; *Th*, T auxiliares (célula); *TNF-α*, fator de necrose tumoral α; *Treg*, células T regulatórias.

ser mais facilmente ativadas que as células T virgens, com uma menor necessidade de coestimulação e, além disso, parecem produzir mais citocinas. Mais ainda, há um aumento na frequência de células T específicas após exposição a um dado antígeno. Por fim, a exposição ao antígeno conduz a um aperfeiçoamento do repertório de anticorpos, resultando em uma resposta de memória mais eficaz. As células T de memória efetora são especializadas em infiltrar rapidamente tecidos inflamados, já que são capazes de amadurecer rapidamente, se tornando células T efetoras e secretando grandes quantidades de citocinas após re-estimulação. Já as células T de memória central permanecem no interior dos OLS e não produzem citocinas em tão grandes quantidades.[25] Acredita-se que as células de memória persistam após uma resposta imunitária inicial através da expressão dos genes antiapoptóticos *Bcl-2* e *Bcl-xL*, induzidos principalmente por IL-2 e estimulação do CD28, embora a IL-15 também possa sinalizar a favor da sobrevivência celular. A sobrevivência de células de memória em longo prazo é provavelmente um resultado de interações periódicas com complexos auto-MHC-peptídeo nas APCs (isto é, proliferação homeostática).

FUNÇÕES EFETORAS

Uma vez ativadas e expandidas, as células T exercem funções efetoras que resultam na agressão tecidal do enxerto. Embora as células T sejam essenciais para a rejeição aguda ao enxerto, os mecanismos precisos pelos quais eles medeiam a lesão são incertos. As células auxiliares T CD4+ podem liberar numerosas citocinas que afetam a resposta aloimune. Por exemplo, podem promover a hipersensibilidade de tipo tardia (HTT), que envolve a produção de óxido nítrico, de espécies reativas de oxigênio e de TNF-α pelos macrófagos. As citocinas secretadas pelas células T também atuam diretamente sobre as células do parênquima ou indiretamente através de efeitos sobre o endotélio e sobre o influxo vascular. Os TNF-α e TNF-β exercem efeitos citotóxicos locais sobre receptores do enxerto, incluindo células endoteliais (TNF-R1) e células tubulares (TNF-R2). O IFN-γ, a citocina prototípica da resposta Th1, é liberado por ambas as células T CD4 e CD8 durante os episódios de rejeição. O IFN-γ induz a expressão de MHC de classe II no endotélio e expressão de MHC de classe I em células vasculares endoteliais, células epiteliais e células do parênquima do enxerto. O papel preciso

da expressão de classe II por células do doador no enxerto permanece controverso, porque enxertos de rim de ratos que não apresentam antígenos de classe II sofrem rejeição de forma mais vigorosa. Embora o IFN-γ esteja fortemente associado à ocorrência de rejeição, provavelmente apresenta outras funções de sinalização que, na verdade, ajudam a estabilizar o enxerto. A produção de citoquinas pelas células T CD8+ é geralmente menos intensa que pelas células T CD4+; logo, a secreção de citocinas como IL-2 pelas células T CD4+ auxilia a geração de CTL a partir dos seus precursores CD8+. Mesmo as células T CD4+ podem se converter em células T citolíticas, por mecanismos semelhantes aos utilizados por CTL CD8+ (descritos mais tarde). Os linfócitos T CD4+ também estimulam as células B a produzir aloanticorpos. Finalmente, as células T reguladoras (Tregs) podem desempenhar um papel importante na supressão da resposta imune e na manutenção da tolerância.

Diferenciação e Função dos Linfócitos T Citotóxicos

Com raras exceções, praticamente todas as CTLs são linfócitos T CD8+ restritas a MHC classe I. Os CTLs ativados possuem dois mecanismos para eliminar células-alvo, que requerem o contato célula-a-célula.[26] O primeiro mecanismo é através da liberação de grânulos líticos especializados. A perforina e a granzima B são duas proteínas encontradas na maior parte dos grânulos de CTL e células NK. A perforina, assim como os componentes do sistema complemento, tem a capacidade de induzir poros transmembranas. O complexo granzima B-perforina entra na célula através do receptor 6-fosfato de manose. Após a internalização, a perforina permite que a granzima B penetre na célula através da superfície da vesícula e induza morte celular programada por apoptose.[27] Uma terceira proteína citotóxica, a granulisina, também é capaz de induzir a apoptose em células-alvo. O segundo mecanismo ocorre por interação entre Fas/Faz-ligante (FasL). O Fas (CD95) é um membro da família do TNF-R e é o mediador de superfície de uma via que, quando ativada por FasL em CTL ativados, induz apoptose na célula-alvo. Ambas as vias induzem apoptose através da ativação da cascata da caspase nas células-alvo. Tal como anteriormente mencionado, as CTLs CD8+ também liberam várias citocinas que exercem efeitos citotóxicos diretos, incluindo o IFN-γ, TNF-α e TNF-β.[28] Também existem células efetoras T CD4+ que podem mediar a citotoxicidade de classe II restrita aos antígenos menores.

Ativação de Macrófagos

Os macrófagos ativados são mediadores importantes das respostas de HTT, que provocam destruição tecidual localizada. Os macrófagos em repouso devem ser ativados para exercer seus efeitos inflamatórios e citopáticos completos. As células Th1 auxiliam essa ativação pela interação entre CD40L e CD40 nos macrófagos e pela produção de IFN-γ, que sensibiliza os macrófagos a responderem ao próprio IFN-γ. É possível que o TNF-α e o TNF-β associados à membrana de células T possam funcionar como substitutos do CD40L. As células T CD8+ também produzem IFN-γ e podem ativar os macrófagos. A produção de TNF-α, radicais de oxigênio e óxido nítrico pelos macrófagos ativados é importante pelo efeito citopático dessas substâncias. Os macrófagos ativados podem também produzir IL-12, que dirige a diferenciação das células T CD4+ virgens em células efetoras ativadas Th1. A ativação de macrófagos é inibida por citocinas como o fator transformador de crescimento β (TGF-β) e IL-10, muitas das quais são produzidas por células Th2.

Resposta Imune Humoral

Os espaços extracelulares do organismo são protegidos pela resposta imune humoral, em que os anticorpos produzidos por células B provocam a destruição de microrganismos extracelulares e evitam a disseminação de infecções intracelulares. As Ig na superfície das células B ligadas à membrana servem como o receptor de antígeno, e são conhecidas como *receptor de células B* (Fig. 100-7). Ele está associado a moléculas de sinalização não específicas ao antígeno, Igα e Igβ. Igs com a mesma especificidade são, então, secretadas como anticorpos pelas células B diferenciadas (isto é, plasmócitos). As células B desenvolvem-se na medula óssea, e sofrem rearranjo sequencial de segmentos dos genes de Ig para gerar um repertório diverso de

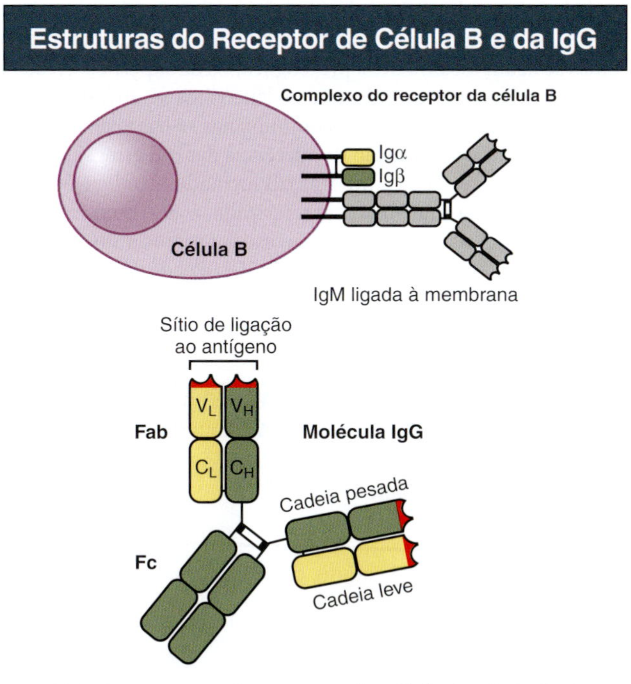

Figura 100-7 **Estruturas do receptor de célula B e da IgG.** O complexo receptor de célula B é formado por uma IgM de membrana ligada à superfície da célula B e por moléculas sinalizadoras não específicas a antígenos, Igα e Igβ. A molécula de IgG é composta de quarto cadeias polipeptídicas, sendo duas cadeias leves idênticas (*L, em amarelo*) e duas cadeias pesadas idênticas (*H, em verde*). Cada uma das quatro cadeias possui uma região variável (*V*) em seu término amino (porção *Fab*), que compõe o sítio de ligação ao antígeno, e uma região constante (*C*, porção *Fc*), que determina seu isotipo. O domínio V contém regiões hipervariáveis que determinam a especificidade ao antígeno, denominadas regiões *determinantes de complementaridade (ressaltados em vermelho).*

receptores de antígenos capazes de interagir com antígenos do microambiente. Em um processo semelhante ao desenvolvimento das células T no timo, as células B imaturas fortemente autorreativas nessa fase são inativadas através de seleção negativa. Em contraste com as células T, novas células B são continuamente produzidas na fase adulta.

A ativação de células B requer a ligação do antígeno ao BCR. Apesar de alguns polissacarídeos e proteínas poliméricas serem capazes de ativar diretamente as células B, a resposta mediada por anticorpos à maioria das proteínas requer a ligação do antígeno ao BCR e a interação das células B com células T auxiliares antígeno-específicas. As células T auxiliares reconhecem fragmentos peptídicos derivados do antígeno que são internalizados e apresentados como complexos peptídeo-MHC de classe II sobre a superfície de células B. As células T auxiliares estimulam as células B através da ligação do CD40L ao CD40 das células B, da interação de outros ligantes da família TNF-TNF-R e da liberação dirigida de citocinas. Embora estas células T auxiliares sejam geralmente do subconjunto Th2, células Th1 também podem participar da ativação das células B. As células B ativadas também fornecem sinais para as células T através de moléculas da família B7, que promovem sua ativação continuada.

A secreção de anticorpos, que se ligam a agentes patogênicos ou aos seus produtos tóxicos, é a principal função efetora de células B na imunidade adquirida. A molécula de anticorpo tem duas funções distintas: ligar-se especificamente a moléculas do agente patogênico que provocou a resposta imunitária e recrutar outras células e moléculas para destruir o patógeno ligado ao anticorpo. As cinco classes principais de anticorpos são IgM, IgD, IgG, IgA e IgE. A IgG é, de longe, a Ig mais abundante, e tem várias subclasses (IgG1, IgG2, IgG3 e IgG4). A molécula de IgG é composta por quatro cadeias de polipeptídeos, compreendendo duas cadeias leves idênticas (L) de 25 kDa e duas cadeias pesadas idênticas (H) de 50 kd, que formam uma estrutura flexível em forma de Y (Fig. 100-7). Cada uma das quatro cadeias tem uma região variável (V) em seu terminal amino (porção Fab), que compõe o sítio de ligação ao antígeno, e uma região constante (C) (porção Fe), que determina o isotipo. As regiões V de um determinado anticorpo contêm segmentos hipervariáveis que determinam a especificidade ao antígeno. Estas formam uma superfície complementar ao antígeno e são denominadas regiões *determinantes de complementaridade* (CDRs).

Após a ativação apropriada e o auxílio das células T, as células B previamente virgens entram em intensa proliferação, secretam IgM e, em seguida, se diferenciam em células B de memória ou plasmócitos secretores de anticorpos. Durante este processo, pode haver alteração do isotipo do anticorpo (de IgM para IgA, IgG ou IgE) em resposta às citocinas liberadas pelas células T auxiliares. Também podem se alterar as propriedades de ligação do anticorpo ao antígeno, por hipermutação somática dos genes da região V. As células T auxiliares ativam seletivamente os mutantes de maior afinidade, resultando em plasmócitos de elevada afinidade e em células B de memória. Os anticorpos podem exercer diferentes funções, uma vez ligados ao seu antígeno alvo. Estas funções incluem fixação do complemento, opsonização da fagocitose pelas de células positivas para receptores Fc (FcR) (incluindo linfócitos B, células NK, macrófagos e neutrófilos), opsonização lítica por células capazes de citotoxicidade dependente de anticorpos (células NK, macrófagos, neutrófilos e eosinófilos) e indução da desgranulação de eosinófilos.

Linfócitos *Natural Killer*

As células *natural killer* são um subconjunto de linfócitos periféricos que compartilham certas características de desenvolvimento e função com os mais numerosos linfócitos T CD8+.[29] Ao contrário das células T ou B, as células NK não possuem um receptor para antígenis de superfície celular e tipicamente clonal distribuído e específico ao antígeno gerado por recombinação genética. Em vez disso, as células NK utilizam uma variedade de receptores que reconhecem a perda de moléculas

HLA de classe I em alvos suscetíveis. As células NK periféricas são maduras, não requerem coestimulação e diferenciação ao contrário das células T e liberam imediatamente grânulos citotóxicos e citocinas inflamatórias, como TNF-α e IFN-γ, ao detectar alvos relevantes. Devido à intensa função citolítica e ao grande potencial de autorreatividade, a atividade das células NK é estreitamente regulada. Mecanismos de ativação incluem citocinas, ligação do anticorpo a receptores Fc, e ligação dos ligantes a receptores de ativação e inibição. O NKG2D é um ativador do receptor expresso em todas as células NK e linfócitos T NK.[4] A presença dos ligantes NKG2D, incluindo o antígeno relacionado ao MHC de classe I, já foi encontrada em enxertos de transplantes de seres humanos com rejeição aguda e necrose tubular aguda. Assim, a presença dos ligantes NKG2D no enxerto pode estimular uma resposta imunitária citolítica celular após o transplante, através da interação com células portadoras de NKG2D, incluindo as células NK. O papel células NK durante a rejeição ainda está sob investigação.[30]

Supressão da Resposta Imune

Para se evitar a expansão massiva e contínua da população linfoide, é importante existir mecanismos para suprimir a resposta imune. Uma vez que a fonte de antígenos é destruída, desaparece o estímulo indutor da ativação e proliferação de linfócitos. No entanto, as células efetoras preexistentes podem causar danos antígeno-específicos aos tecidos, e devem ser desativadas. Vários mecanismos cumprem essa tarefa. Uma vez maduros, as DCs alteram seu perfil de produção de citocinas de IL-12 para IL-10, favorecendo a geração de mecanismos reguladores que suprimem a função de células T efetoras. Como mencionado anteriormente, a indução de CTLA4 após a ativação das células T constitui uma alça reguladora que gera sinais inibitórios às células T, induzindo anergia. Na ausência de produção continuada de citocinas, não são fornecidos aos linfócitos T os fatores de crescimento necessários, e tais células evoluem para morte celular passiva. Finalmente, as células T ativadas sofrem morte celular induzida por ativação (AICD), pela expressão de Fas e FasL em sua superfície. O acoplamento do Fas ao seu ligante desencadeia um sinal de morte que leva à apoptose da célula. Embora a IL-2 seja importante para a expansão clonal de células T, é também essencial para a AICD. Finalmente, Tregs são importantes na manutenção da autotolerância após a remoção das células T efetoras.[31]

REJEIÇÃO AO ALOENXERTO

A rejeição ao aloenxerto é definida como lesão tecidual produzida pelos mecanismos efetores da resposta aloimune, conduzindo à deterioração da função do enxerto.[32] Existem dois tipos de rejeição: rejeição mediada por células T (TCMR) e rejeição mediada por anticorpos (AMR). Ambos os tipos de rejeição podem ocorrer precoce ou tardiamente, apresentar curso fulminante ou indolente, se desenvolver isolada ou concomitantemente e podem compartilhar características patológicas à biópsia renal.[33] Para efeitos didáticos, no presente capítulo, os dois tipos são descritos separadamente.

Recrutamento de Células ao Interstício do Aloenxerto Renal

A rejeição ao aloenxerto é causada por vários elementos celulares do sistema imunológico, incluindo células T, macrófagos, células B, plasmócitos, eosinófilos e neutrófilos. Embora existam várias células alvo no enxerto, as células endoteliais e tubulares são particularmente afetadas por esses mediadores. As células T são os principais efetores e reguladores da resposta aloimune, enquanto os macrófagos são possíveis efetores, mas também auxiliam na remoção de células apoptóticas. As células B e os plasmócitos produzem aloanticorpos e os neutrófilos provavelmente causam danos significativos, particularmente durante a AMR.

Um modelo de três passos foi proposto para explicar a infiltração celular no aloenxerto: marginação, adesão e transmigração. A Tabela 100-2 enumera várias proteínas envolvidas neste processo. O endotélio de vênulas pós-capilares no enxerto serve como ponto de entrada dos leucócitos do receptor a partir da corrente sanguínea. As selectinas são moléculas constitutivas e indutíveis semelhantes à lectina no endotélio que provocam o "rolamento" de leucócitos ao longo da parede do vaso, um processo chamado de *marginação*. Os leucócitos, com seu fluxo retardado pela selectina, ficam em contato mais prolongado com o endotélio. Como resultado, os leucócitos são estimulados pelas quimiocinas, um grupo de moléculas pró-inflamatórias pequenas produzidas pelo tecido inflamado. Tais moléculas são fundamentais para a atração de células em um infiltrado inflamatório. Uma vez secretadas, as quimiocinas se ligam localmente a proteoglicanos da superfície celular nas células endoteliais, permitindo que os leucócitos se ativem durante a marginação. À medida em que as quimiocinas se ligam aos receptores nos leucócitos, ativam a função de aderência das integrinas.

As integrinas são heterodímeros αβ formados por ligação não covalente. A integrina mais bem caracterizada, o antígeno associado à função de leucócitos (LFA-1), é expresso na maioria dos leucócitos. Os ligantes para LFA-1, incluindo as moléculas de adesão intercelular 1 (ICAM-1), ICAM-2 e ICAM-3 (membros da superfamília de genes da Ig), são expressos fracamente no endotélio em repouso, mas

Proteínas envolvidas no recrutamento de linfócitos para o enxerto			
Tipo de proteína	**Nome**	**Ligante**	**Função**
Selectinas	CD62L (selectina-L)	Glicoproteínas siálicas	Rolamento inicial dos leucócitos pelo endotélio
	CD62L (selectina-P)		
	CD62L (selectina-E)		
Quimiocinas	MCP-1/CCL2	CCR2	Recrutamento de monócitos, DCs imaturas, células T e células NK
	MIP-1 α /CCL3	CCR1	Recrutamento de monócitos, DCs imaturas, células T e neutrófilos
	RANTES/CCL5	CCR1, CCR4, CCR5	Recrutamento de monócitos, DCs imaturas, células T, células NK e neutrófilos
	IL-8/CXCL8	CXCR1, CXCR2	Recrutamento de neutrófilos
	MIG/CXCL9	CXCR3	Recrutamento de células T ativadas de memória
	IP-10/CXCl10	CXCR3	Recrutamento de células T ativadas de memória
	Lymphotactin/XCL1	XCR1	Recrutamento de células T
Superfamília das Imunoglobulinas	CD54/ICAM-1	LFA-1	Firme adesão dos leucócitos ao endotélio
	CD102/ICAM-2	LFA-1	Firme adesão dos leucócitos ao endotélio (não tão firme quanto ICAM-1)
	CD50/ICAM-3		Rolamento e firme adesão dos leucócitos ao endotélio
	CD106/VCAM-1	VLA-4	Extravasamento dos leucócitos através do endotélio
	CD31/PECAM-1	CD31	

Tabela 100-2 Proteínas envolvidas no recrutamento de linfócitos para o enxerto. *DCs*, células dendríticas; *ICAM*, Moléculas de Adesão Intercelular; *LFA-1*, Antígeno Associado à Função de Leucócitos; *NK*, natural killer; *PECAM*, molécula de adesão celular endotelial à plaqueta; *VCAM*, molécula de adesão celular vascular; *VLA-4*, Antígeno muito tardio-4

são induzidos por ativação através de citocinas como IL-1 e TNF-α. Do mesmo modo, a ativação de leucócitos por quimiocinas provoca a transição de seu LFA-1 de superfície para um estado de alta afinidade para ICAM, resultando na adesão firme dos leucócitos ao endotélio. Esta adesão contribui para o reconhecimento do antígeno, e através de um processo chamado *haptotaxia*, os leucócitos são induzidos a se mover ao longo da parede do vaso por um gradiente de adesão.

A transmigração é o passo final do processo de infiltração celular no aloenxerto. Rapidamente após ao acoplamento da integrina a seus ligantes, os leucócitos se achatam e, em seguida, passam por diapedese através de lacunas entre as células endoteliais. A secreção de proteases pelos leucócitos degrada a membrana basal, permitindo seu escape a partir do vaso. Uma vez no interstício, a secreção de metaloproteinases permite a digestão da matriz extracelular pelos leucócitos, e seu subsequente deslocamento pelo tecido, através de um gradiente de quimiocinas, um processo denominado *quimiotaxia*. Uma vez confrontadas com o antígeno estranho no aloenxerto, as células T ativadas anteriormente são capazes de liberar citocinas pró-inflamatórias (células T auxiliares) ou eliminar diretamente células estranhas (células T citotóxicas). Um estudo recente em modelos de rejeição ao aloenxerto renal em rato demonstrou que o alorreconhecimento por células T ocorre em locais perivasculares desde o primeiro dia após o alotransplante, e que a lesão parenquimatosa aloimune se inicia no terceiro dia, coincidindo com o surgimento de infiltrados de células T, monócitos, macrófagos e DCs (MMDC). Finalmente, a tubulite e a arterite se desenvolvem ao redor do sétimo dia.[30]

Rejeição Aguda Mediada por Células T

A tubulite, definida por invasão do epitélio tubular por infiltração de células T e células mieloides da série MMDC, é um traço característico da TCMR aguda (Fig. 100-8). Na verdade, a deterioração da função renal durante a TCMR se correlaciona à tubulite e à inflamação arterial (endotelite), esta última muito menos comum. Embora seja consenso que as células T orquestram o processo que resulta em dano ao aloenxerto, não são precisos os mecanismos pelos quais este dano acontece. Como descrito anteriormente, os CTL podem eliminar células-alvo através da liberação de moléculas citotóxicas (perforina,

granzima B e granulisina) ou do acoplamento do Fas de células-alvo ao FasL. Ambos os mecanismos resultam em morte por apoptose da célula-alvo. Estudos de expressão genética em humanos demonstram um aumento de transcritos de RNAm associados a CTL, incluindo granzima B, perforina, FasL e T-bet, um importante fator de transcrição para linfócitos Th1 efetores, durante os episódios de rejeição. Além disso, observam-se que linfócitos expressando RNAm e proteína perforina se encontram intimamente associados às células epiteliais tubulares. Alguns estudos sugerem que a tubulite envolve um subconjunto específico de CTL que expressa a integrina CD103, que se acopla ao seu ligante E-caderina nas células epiteliais, resultando na retenção das células T nos túbulos.

As evidências dos mecanismos de rejeição em transplante de órgãos, no entanto, dependem de modelos *in vivo* em animais. Embora transplantes cardíacos incompatíveis para MHC de classe I demonstrem sobrevivência prolongada em camundongos "nocautes" para perforina, as informações disponíveis sobre nocautes perforina/granzima, Fas/FasL e CD103 indicam que tais vias citolíticas individuais são dispensáveis, uma vez que a rejeição aguda ainda ocorre na presença dessas deficiências em situações de pares totalmente incompatíveis.[34] Esses estudos argumentam contra a citotoxicidade como um mecanismo primário para explicar a lesão das células epiteliais do enxerto. Da mesma forma, as interações entre CD103-E-caderina podem não ser as responsáveis pela tubulite, mas sim refletir a presença de células danificadas que perdem a capacidade de excluir células inflamatórias. Assim, a tubulite não pode ser a causa de deterioração celular tubular, mas sim um sinal do que já ocorreu.

As células T podem mediar a rejeição através de mecanismos diferentes da secreção de citocinas, seja através de efeitos diretos de produtos solúveis ou através da capacidade de ativar macrófagos, organizando uma resposta de HTT. As respostas de HTT envolvem a liberação de espécies reativas de oxigênio, enzimas proteolíticas, eicosanoides e outros produtos. Estes produtos podem atuar diretamente sobre o epitélio tubular e a matriz intersticial ou indiretamente através de efeitos sobre o endotélio e o suprimento vascular.

A endarterite é detectada em uma minoria de amostras de biópsia obtidas por suspeita de TCMR aguda, e frequentemente responde

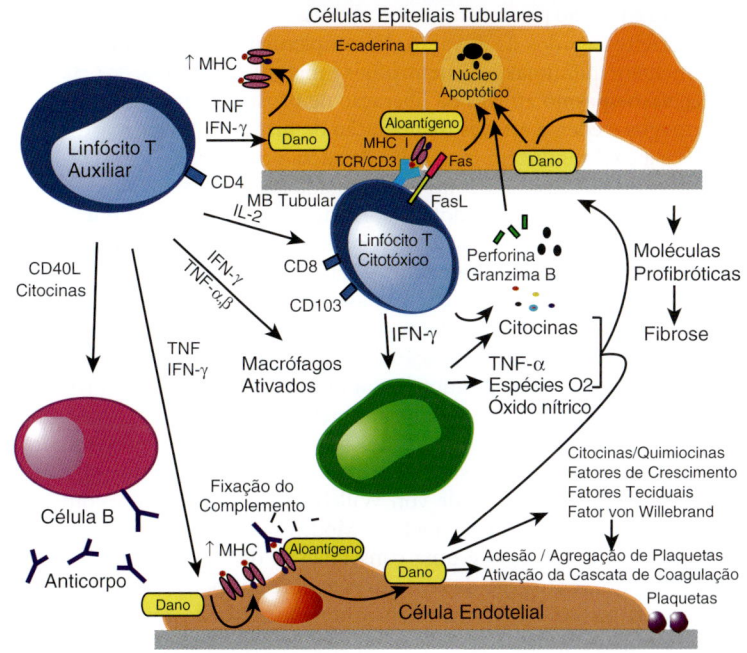

Figura 100-8 Rejeição mediada por células T e por anticorpos. Linfócitos T CD4+ induzem lesão epitelial e endotelial diretamente através da secreção de citocinas, mas também indiretamente por ativação de linfócitos T citotóxicos (CTLs) e macrófagos. CTLs podem causar apoptose ao liberar grânulos citolíticos contendo granzimas e perforina, ou pela exposição do ligante Fas *(FasL)* na superfície celular. Postula-se que a integrina CD103 contribua para a retenção dos linfócitos T nas camadas epiteliais ao se ligar à E-caderina, expressa mais intensamente no néfron distal. Os macrófagos induzem dano tecidual local via secreção de citocinas, espécies reativas de oxigênio e óxido nítrico (resposta de hipersensibilidade tardia). Os linfócitos T CD4+ secretam citocinas, que suprarregulam moléculas do complexo principal de histocompatibilidade *(MHC)* nas células epiteliais e endoteliais. As células T CD4+ auxiliam as células B na produção de anticorpos, via acoplamento do CD40L e produção de citocinas. Anticorpos contra o aloenxerto geralmente são dirigidos às moléculas MHC, e são seguidos pela ativação do sistema complemento. As células endoteliais danificadas secretam fatores que ativam a cascata da coagulação, resultando na formação de microtrombos. A exposição das células tubulares e dos capilares glomerulares à aloimunidade, ao longo do tempo, resulta em fibrose intersticial, atrofia tubular e glomeruloesclerose. *MB*, Membrana basal; *IFN*, interferon; *IL-2*, interleucina-2; *TCR*, receptor da célula T; *TGF*, fator transformador de crescimento; *TNF*, fator de necrose tumoral.

Rejeição Mediada por Células T e por Anticorpos

Células Epiteliais Tubulares

somente a terapia antilinfócitos T, argumentando a favor de um papel patogênico das células T. A endarterite nem sempre é associada à inflamação intersticial, argumentando a favor de uma via de células T distinta da rejeição túbulo-intersticial. A glomerulite é um achado ocasional na TCMR aguda, e as células são normalmente uma mistura de células T e macrófagos. Não se sabe por que o glomérulo se torna um alvo em apenas uma minoria dos pacientes. Tregs CD4+ FOXP3+ se concentram no interior dos túbulos durante a rejeição, embora seu papel durante a TCMR continue a ser debatido.

Rejeição Aguda Mediada por Anticorpos

AMR aguda é reconhecida como uma condição clínico-patológica distinta, e pode ocorrer com ou sem um componente de TCMR (Fig. 100-8). Embora seja, tipicamente, uma resposta a antígenos HLA do doador expresso em células endoteliais, a AMR pode ocorrer contra antígenos não-HLA. Exemplos incluem antígenos dos grupos sanguíneos ABO e os aloantígenos do endotélio, como sugerido pela rara ocorrência de AMR em transplantes de irmãos não idênticos HLA-compatíveis. Autoanticorpos, como antirreceptores tipo 1 da angiotensina II, também podem estar implicados. Observa-se tipicamente acúmulo de neutrófilos e monócitos nos capilares peritubulares e glomerulares, embora o infiltrado possa ser bastante escasso.[35] Tubulite e endarterite geralmente são mínimas, a não ser que também esteja presente um componente de TCMR. Infiltrado de Tregs FOXP3+ são mais raros na AMR que na TCMR,[36] indicando talvez um pior prognóstico. Um subtipo de AMR que pode resultar em perda do enxerto é a rejeição hiperaguda, causada pela presença de anticorpos pré-formados contra HLA do doador em receptores sensibilizados ou de anticorpos contra *loci* incompatíveis do grupo sanguíneo ABO. Atualmente, com o emprego rotineiro da prova cruzada e de protocolos de dessensibilização, este tipo é raramente observado nos centros transplantadores.

Os aloanticorpos são citotóxicos através da sua capacidade de ativar a via clássica sistema complemento parece ser a mais relevante; outras vias não parecem participar da AMR aguda ou crônica. O C4d é um fragmento inativo do C4b, um produto de ativação da via clássica. C4b e C4d contêm um grupo sulfidrila oculto, que forma uma ligação covalente tioéster com proteínas vizinhas ligadas ao tecido após a ativação por Ig e C1. Não foi demonstrado nenhum papel funcional para C4d, mas observa-se que este fragmento permanece nos tecidos por vários dias após o desaparecimento das Ig e do C1. A deposição de C4d é fortemente associada à presença de anticorpos circulantes contra antígenos HLA do doador classe I ou II, e é atualmente o melhor marcador único de fixação do complemento no endotélio por anticorpos circulantes.

Os efeitos agudos da ativação do complemento são bem descritos e incluem quimiotaxia de neutrófilos e macrófagos através de C3a e C5a, vasoespasmo através da liberação de prostaglandina E2 pelos macrófagos e edema através da liberação de histamina pelos mastócitos. C3a e C5a induzem moléculas de adesão endoteliais, várias citocinas e quimiocinas.[37] O complexo de ataque da membrana, C5b-9, provoca a lise de células endoteliais. Aloanticorpos também podem induzir danos celulares através de vias independentes de complemento, por meio do recrutamento de leucócitos com receptores Fc (mais comumente CD16), incluindo as células NK e os macrófagos (citotoxicidade celular dependente de anticorpo). Finalmente, os anticorpos podem, sem a participação de leucócitos ou do sistema complemento, induzir células endoteliais a produzir quimiocinas e promover a rejeição em alguns modelos animais.[38]

Uma característica comum a todos os tipos de AMR é a presença de microtrombos. Como resultado de dano mediado por anticorpos, ocorre a liberação do fator de von Willebrand pelo endotélio, com consequente agregação de plaquetas.[39] Modelos animais indicam que a ativação da coagulação é uma consequência direta da fixação de complemento. A ativação de receptores endoteliais por proteases da coagulação, incluindo a trombina, provoca a secreção de muitas citocinas proinflamatórias.[40]

Rejeição Crônica

A disfunção tardia do enxerto é causada por uma combinação de mecanismos aloimunes (isto é, a rejeição crônica) e mecanismos não imunes, incluindo a hipertensão, a toxicidade por inibidor da calcineurina e a doença recorrente.[41] A rejeição crônica pode ocorrer por mecanismos celulares, humorais ou ambos. Características histológicas sugestivas de rejeição crônica incluem a glomerulopatia do transplante, doença capilar peritubular (ver adiante), arteriopatia do transplante e, menos especificamente, atrofia tubular e fibrose intersticial.

A glomerulopatia do transplante é definida pela duplicação generalizada ou multi-lamelação da membrana basal glomerular (MBG), por vezes acompanhada de expansão mesangial e acumulação de células mononucleares nos capilares glomerulares. A duplicação da MBG pode ser causada por uma série de insultos ao glomérulo do aloenxerto, incluindo doença glomerular por imunocomplexos recorrente ou *de novo* e microangiopatia trombótica. No entanto, acredita-se que a lesão crônica mediada por anticorpos seja predominante, porque a maioria dos casos de glomerulopatia do transplante estão associados à presença de anticorpos circulantes contra antígenos MHC classe II do doador (e, por vezes, antígenos de classe I), e aproximadamente 30% a 50% destes pacientes têm deposição de C4d em capilares peritubulares (PTCs).[42] Acredita-se que a ausência de deposição de C4d no restante dos pacientes represente um envolvimento intermitente dos anticorpos ou a presença de anticorpos dirigidos a antígenos não-MHC que não fixam o complemento.

De forma semelhante à glomerulopatia do transplante, a multilamelação da membrana dos PTCs pode ser demonstrada por microscopia eletrônica (capilaropatia peritubular). Acredita-se que os episódios repetidos de lesão ao endotélio mediada por anticorpos resultam em mecanismos de reparação que se caracterizam pela duplicação da membrana basal. Não se sabe ainda o que provoca a lesão episódica mediada por anticorpos, mas este fenômeno pode se associar aos níveis flutuantes de anticorpos específicos contra o doador, observados em alguns pacientes seguidos ao longo do tempo. O espessamento da neoíntima é observado na rejeição crônica, independentemente da positividade para C4d. Conhecida como *arteriopatia do transplante*, essa lesão é caracterizada histologicamente por espessamento da íntima arterial sem duplicação da lâmina elástica (em contraste com o espessamento fibroelástico observado na hipertensão arterial). Os macrófagos e os linfócitos T, por vezes, pode ser demonstrado no interior da íntima espessada, fornecendo a evidência de atividade imunológica mediada por células.

Apesar de não ser uma alteração específica da rejeição, a fibrose intersticial com atrofia tubular é outra característica histológica importante da rejeição crônica ao aloenxerto. Um possível mecanismo de fibrose é a transição epitélio-mesenquimal (TEM) de células tubulares para miofibroblastos ativados, que migram para o interstício.[43] Etapas desta conversão incluem a perda de adesão célula-célula, a perda da E-caderina, a aquisição de actina-a de músculo liso, a reorganização da actina, o rompimento da membrana basal tubular, a migração de células e a produção de moléculas pró-fibróticas.

Os critérios atuais para o diagnóstico de AMR crônica ativa são as evidências histológicas de lesão crônica (na ausência de outras causas possíveis), comprovação imunopatológica de ação do anticorpo (isto é, coloração positiva para C4d) e evidência de anticorpos circulantes reativos contra o doador. A AMR crônica parece surgir através de uma série de etapas.[35] O primeiro evento comum é a produção de aloanticorpo (fase I), seguida da interação entre anticorpos e aloantígenos, e consequente deposição de C4d em glomérulos e PTCs (fase II), alterações anatomopatológicas (fase III) e, finalmente, disfunção do enxerto (estágio IV). Embora os fatores que promovem a progressão da fase I para a fase IV ainda não estejam completamente compreendidos, tal divisão hipotética fornece uma esquematização útil para o desenvolvimento de investigação clínica com objetivo de intervenção precoce (fases I ou II).

IMUNOTOLERÂNCIA AO TRANSPLANTE

A tolerância ao transplante é um estado caracterizado pela ausência de resposta imunológica do receptor direcionada ao aloenxerto funcionante, na presença de um sistema imunitário inteiramente intacto e na ausência de imunossupressão exógena.[44,45] Tal como acontece com a autotolerância, a tolerância ao transplante é obtida através do controle da reatividade dos linfócitos T por mecanismos centrais e periféricos. A tolerância central envolve mecanismos de deleção tímica, que eliminam as células T com reatividade contra autoantígenos (ou antígenos do doador no caso de tolerância ao transplante), e de seleção positiva de linfócitos T não reativos. Em modelos experimentais de transplante, a tolerância central é obtida por eliminação da população de células T maduras preexistentes por irradiação e/ou agentes citotóxicos, seguido por infusão de células progenitoras hematopoiéticas do doador. Antígenos reconstituídos do doador "reeducam" o timo para eliminar o desenvolvimento de linfócitos T reativos, induzindo um estado de quimerismo, em que coexistem células do doador e do receptor. A tradução desta abordagem experimental para o ambiente clínico, entretanto, requer um timo funcional, o que pode não existir no ser humano adulto.

Os mecanismos periféricos de tolerância incluem a deleção, a anergia e a regulação. Na autotolerância, tais mecanismos impedem que ocorram respostas autoimunes deletérias a partir das células T que escapam da supressão central. Várias estratégias para indução de tolerância periférica ao transplante, com o objetivo de se inibir resposta aloimune, estão em investigação. Incluem o bloqueio coestimulador, a manipulação farmacológica das DCs e a indução de células Tregs antígeno-específicas do doador. Um dos principais obstáculos ao desenvolvimento clínico de tais estratégias é a falta de reprodutibilidade dos testes de monitorização imunológica que detectam a presença ou ausência de tolerância, o que determina a segurança da suspensão da medicação imunossupressora. Embora não seja ainda realidade na prática clínica, progressos científicos no campo da tolerância ao transplante vêm sendo alcançados.[46,47]

Referências

1. Heeger PS, Dinavahi R. Transplant immunology for non-immunologist. *Mt Sinai J Med*. 2012;79:376-387.
2. Huang Y, Rabb H, Womer KL. Ischemia-reperfusion and immediate T cell responses. *Cell Immunol*. 2007;248:4-11.
3. Swaminathan S, Griffin MD. First responders: Understanding monocyte-lineage traffic in the acutely injured kidney. *Kidney Int*. 2008;74:1509-1511.
4. Suarez-Alvarez B, Lopez-Vazquez A, Baltar JM, et al. Potential role of NK-G2D and its ligands in organ transplantation: New target for immunointervention. *Am J Transplant*. 2009;9:251-257.
5. Morelli AE, Thomson AW. Tolerogenic dendritic cells and the quest for transplant tolerance. *Nat Rev Immunol*. 2007;7:610-621.
6. Chalasani G, Dai Z, Konieczny BT, et al. Recall and propagation of allospecific memory T cells independent of secondary lymphoid organs. *Proc Natl Acad Sci U S A*. 2002;99:6175-6180.
7. Lakkis FG, Arakelov A, Konieczny BT, Inoue Y. Immunologic "ignorance" of vascularized organ transplants in the absence of secondary lymphoid tissue. *Nat Med*. 2000;6:686-688.
8. Pape KA, Kouskoff V, Nemazee D, et al. Visualization of the genesis and fate of isotype-switched B cells during a primary immune response. *J Exp Med*. 2003;197:1677-1687.
9. Valujskikh A, Lakkis FG. In remembrance of things past: Memory T cells and transplant rejection. *Immunol Rev*. 2003;196:65-74.
10. Adams AB, Williams MA, Jones TR, et al. Heterologous immunity provides a potent barrier to transplantation tolerance. *J Clin Invest*. 2003;111:1887-1895.
11. Schwartz RS. Shattuck lecture: Diversity of the immune repertoire and immunoregulation. *N Engl J Med*. 2003;348:1017-1026.
12. Hennecke J, Wiley DC. Structure of a complex of the human alpha/beta T cell receptor (TCR) HA1.7, influenza hemagglutinin peptide, and major histocompatibility complex class II molecule, HLA-DR4 (DRA*0101 and DRB1*0401): Insight into TCR cross-restriction and alloreactivity. *J Exp Med*. 2002;195:571-581.
13. Gokmen MR, Lombardi G, Lechler RI. The importance of the indirect pathway of allorecognition in clinical transplantation. *Curr Opin Immunol*. 2008;20:568-574.
14. Bevan MJ. Cross-priming. *Nat Immunol*. 2006;7:363-365.
15. Jones EY. MHC class I and class II structures. *Curr Opin Immunol*. 1997;9:75-79.
16. Gao X, Nelson GW, Karacki P, et al. Effect of a single amino acid change in MHC class I molecules on the rate of progression to AIDS. *N Engl J Med*. 2001;344:1668-1675.
17. Zou Y, Stastny P, Susal C, et al. Antibodies against MICA antigens and kidney-transplant rejection. *N Engl J Med*. 2007;357:1293-1300.
18. Bates RL, Frampton G, Rose ML, Murphy JJ. High diversity of non-human leukocyte antigens in transplant-associated coronary artery disease. *Transplantation*. 2003;75:1347-1350.
19. Reiser JB, Darnault C, Guimezanes A, et al. Crystal structure of a T cell receptor bound to an allogeneic MHC molecule. *Nat Immunol*. 2000;1:291-297.
20. Wange RL, Samelson LE. Complex complexes: Signaling at the TCR. *Immunity*. 1996;5:197-205.
21. Li XC, Rothstein DM, Sayegh MH. Costimulatory pathways in transplantation: Challenges and new developments. *Immunol Rev*. 2009;229:271-293.
22. Wynn TA. T(H)-17: A giant step from T(H)1 and T(H)2. *Nat Immunol*. 2005;6:1069-1070.
23. Ouyang W, Kolls JK, Zheng Y. The biological functions of T helper 17 cell effector cytokines in inflammation. *Immunity*. 2008;28:454-467.
24. Burrell BE, Bishop DK. Th17 cells and transplant acceptance. *Transplantation*. 2010;90:945-948.
25. Willinger T, Freeman T, Hasegawa H, et al. Molecular signatures distinguish human central memory from effector memory CD8 T cell subsets. *J Immunol*. 2005;175:5895-5903.
26. Barry M, Bleackley RC. Cytotoxic T lymphocytes: All roads lead to death. *Nat Rev Immunol*. 2002;2:401-409.
27. Buzza MS, Bird PI. Extracellular granzymes: Current perspectives. *Biol Chem*. 2006;387:827-837.
28. Al-Lamki RS, Wang J, Skepper JN, et al. Expression of tumor necrosis factor receptors in normal kidney and rejecting renal transplants. *Lab Invest*. 2001;81:1503-1515.
29. Young NT. Immunobiology of natural killer lymphocytes in transplantation. *Transplantation*. 2004;78:1-6.
30. Einecke G, Mengel M, Hidalgo L, et al. The early course of kidney allograft rejection: Defining the time when rejection begins. *Am J Transplant*. 2009;9:483-493.
31. Wood KJ, Bushell A, Hester J. Regulatory immune cells in transplantation. *Nat Rev Immunol*. 2012;12:417-430.
32. Ponticelli C. The mechanisms of acute transplant rejection revisited. *J Nephrol*. 2012;25:150-158.
33. Wood KJ, Goto R. Mechanisms of rejection: Current perspectives. *Transplantation*. 2012;93:1-10.
34. Einecke G, Fairhead T, Hidalgo LG, et al. Tubulitis and epithelial cell alterations in mouse kidney transplant rejection are independent of CD103, perforin or granzymes A/B. *Am J Transplant*. 2006;6:2109-2120.
35. Colvin RB. Antibody-mediated renal allograft rejection: Diagnosis and pathogenesis. *J Am Soc Nephrol*. 2007;18:1046-1056.
36. Veronese F, Rotman S, Smith RN, et al. Pathological and clinical correlates of FOXP3+ cells in renal allografts during acute rejection. *Am J Transplant*. 2007;7:914-922.
37. Colvin RB, Smith RN. Antibody-mediated organ-allograft rejection. *Nat Rev Immunol*. 2005;5:807-817.
38. Rahimi S, Qian Z, Layton J, et al. Non-complement- and complement-activating antibodies synergize to cause rejection of cardiac allografts. *Am J Transplant*. 2004;4:326-334.
39. Ota H, Fox-Talbot K, Hu W, et al. Terminal complement components mediate release of von Willebrand factor and adhesion of platelets in arteries of allografts. *Transplantation*. 2005;79:276-281.
40. Camerer E, Huang W, Coughlin SR. Tissue factor- and factor X-dependent activation of protease-activated receptor 2 by factor VIIa. *Proc Natl Acad Sci U S A*. 2000;97:5255-5260.
41. Womer KL, Vella JP, Sayegh MH. Chronic allograft dysfunction: Mechanisms and new approaches to therapy. *Semin Nephrol*. 2000;20:126-147.
42. Sis B, Campbell PM, Mueller T, et al. Transplant glomerulopathy, late antibody-mediated rejection and the ABCD tetrad in kidney allograft biopsies for cause. *Am J Transplant*. 2007;7:1743-1752.
43. Robertson H, Ali S, McDonnell BJ, et al. Chronic renal allograft dysfunction: The role of T cell-mediated tubular epithelial to mesenchymal cell transition. *J Am Soc Nephrol*. 2004;15:390-397.
44. Salama AD, Womer KL, Sayegh MH. Clinical transplantation tolerance: Many rivers to cross. *J Immunol*. 2007;178:5419-5423.
45. Newell KA. Clinical transplantation tolerance. *Semin Immunopathol*. 2011;33:91-104.
46. Fudaba Y, Spitzer TR, Shaffer J, et al. Myeloma responses and tolerance following combined kidney and nonmyeloablative marrow transplantation: *in vivo* and *in vitro* analyses. *Am J Transplant*. 2006;6:2121-2133.
47. Kawai T, Cosimi AB, Spitzer TR, et al. HLA-mismatched renal transplantation without maintenance immunosuppression. *N Engl J Med*. 2008;358:353-361.

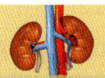

Drogas Imunossupressoras no Transplante Renal

Mabel A. Bodell, Karl L. Womer e Hamid Rabb

O sucesso do transplante renal deve-se em grande parte aos avanços das drogas imunossupressoras que são utilizadas durante as fases de indução, manutenção e para o tratamento de rejeição aguda.[1] A *imunossupressão de manutenção* é um termo geralmente usado para descrever regimes medicamentosos constituídos historicamente de pequenas moléculas que são administrados a receptores clinicamente estáveis de transplante renal. Cada vez mais, a comunidade de nefrologistas e médicos generalistas está se envolvendo no atendimento de receptores de transplante renal. Por outro lado, os cirurgiões do transplante e os nefrologistas, em regime hospitalar, administram os agentes biológicos nos protocolos de indução (antes da fase de manutenção) ou para o tratamento de episódios de rejeição aguda. Este capítulo discutirá os agentes imunossupressores que são comumente utilizados para a prevenção da rejeição aguda no transplante renal, pela maioria dos centros de transplante, com ênfase específica em seus mecanismos biológicos de ação, farmacocinética e perfis de eventos adversos. Estes agentes serão divididos para discussão em drogas de pequenas moléculas e em agentes biológicos.

DROGAS DE MOLÉCULAS-PEQUENAS

Corticosteroides

Os corticosteroides têm sido a pedra angular da imunossupressão no transplante nos últimos 50 anos, tanto como imunossupressão de manutenção como para o tratamento de rejeição aguda.

Mecanismo de ação

Os corticosteroides suprimem a produção de numerosas citocinas e de substâncias vasoativas, incluindo interleucina (IL) – 1, fator de necrose tumoral α (TNF-α), IL-2, complexo principal de histocompatibilidade de classe II, quimiocinas e proteases. Os corticosteroides também causam neutrofilia (muitas vezes com desvio à esquerda), porém, a quimiotaxia e a adesão dos neutrófilos estão inibidas. Eles também afetam as células não hematopoiéticas incluindo células intrarrenais.

Os corticosteroides atuam como agonistas dos receptores de glicocorticoides, mas em doses mais elevadas têm efeitos independentes do receptor. Os receptores de corticosteroide (RCs) pertencem a uma família de fatores ligantes-e reguladores dade transcrição chamados de *receptores nucleares*. Os RCs geralmente estão presentes no citoplasma associados às proteínas de choque térmico (PCT) na forma de complexo inativo. A ligação dos corticosteroides aos CRs dissocia as PCTs dos RCs e forma um complexo ativo corticosteroide-RCs, que migra para o núcleo e dimeriza a sequência de DNA palindrômica em vários genes; esta ação é chamada de *elemento de resposta do corticosteroide*. A ligação de RC na região promotora do gene-alvo pode levar á indução ou a repressão da transcrição do gene (p. ex., de citocinas). Os RCs também exercem seus efeitos através da interação direta com outros fatores de transcrição independente dos ligantes do DNA.

Uma forma chave pela qual os corticosteroides controlam a resposta imune é através da ação sob as proteínas reguladoras dos fatores de transcrição 1 (AP-1) e fator nuclear κB (NF-κB). Usualmente, o NF-κB está presente como um complexo inativo associado a um inibidor do fator nuclear κβ (Iκβ), que pode ser liberado, no entanto pelo Iκβ quinase. Os corticosteroides estimulam o Iκβ que, em seguida, competem com o complexo Iκβ-NFκβ para degradação pela Iκβ quinase. Os corticosteroides também estimulam a lipocortina, que inibe fosfolipase A$_2$, inibindo assim a produção de leucotrienos e prostaglandinas. O completo efeito imunossupressor dos corticosteroides é complexo, refletindo efeitos sobre as citocinas, moléculas de adesão, apoptose e a ativação de células inflamatórias.

Farmacocinética

Os principais corticosteroides utilizados são a prednisona oral (ou prednisolona) e a metilprednisolona intravenosa. Os agentes orais têm boa biodisponibilidade e meia vida curta (60 a 180 minutos), mas longas meias-vidas biológicas (18 a 36 horas). Os corticosteróides são eliminados por conjugação hepática e são excretados pelos rins como metabólitos inativos. A coadministração de enzimas indutoras que metabolizam os corticosteroides (p. ex., a fenitoína e a rifampicina) diminuem a sua meia-vida, ao passo que o uso concomitante de inibidores do P-450 3A4 (p. ex., o cetoconazol) tem o efeito oposto. Já que os níveis de corticosteroides não são rotineiramente monitorados, o ajuste da dose durante a terapia concomitante com estes medicamentos torna-se problemático. Para o tratamento de rejeição aguda, pulsoterapia com 250 a 1.000 mg de metilprednisolona são tipicamente utilizados e não existem evidências de que a doses mais altas sejam mais eficazes.

Efeitos colaterais

Os efeitos colaterais da corticoterapia são comuns e associados a significante morbidade, particularmente catarata, osteoporose e necrose avascular de cabeça de fêmur (Tabela 101-1). Outros efeitos colaterais incluem hipertensão, hiperglicemia, dislipidemia, características cushingoides, distúrbios psiquiátricos, desordens do sono, doença ulcerosa péptica, pancreatite, perfuração colônica, aumento do apetite, ganho de peso, retardo do crescimento e miopatia. O risco de infecção aumenta consideravelmente quando há pulsoterapia prolongada e em altas doses. É interessante notar que os corticosteroides não estão associados ao aumento da incidência de doenças malignas. Os corticosteroides são, geralmente, considerados seguros durante a gestação, no entanto, a supressão adrenal fetal tem sido relatada.

Inibidores de Calcineurina

Os inibidores da calcineurina (ICNs), incluindo ciclosporina e tacrolimo, são pequenas moléculas derivadas de fungos sendo atualmente os pilares dos regimes imunossupressores de manutenção. Existe entre eles uma considerável variabilidade em suas farmacocinéticas, interações e perfis de efeitos colaterais, o que levanta a questão de qual agente a ser utilizado. A ciclosporina é um unodecapeptídeo lipofílico cíclico, com vários aminoácidos *N*-metilados, o que pode explicar a sua resistência a inativação no trato gastrointestinal. O tacrolimo é um antibiótico macrolídeo. Os dois fármacos são altamente solúveis em lípideos.

Efeitos Colaterais Comuns dos Medicamentos Imunossupressores de pequenas moléculas

	Ciclosporina	Tacrolimo	Micofenolato	Azatioprina	Corticoides	Inibidores da mTOR	Leflunomida
Renal	Nefrotoxicidade, ATR tipo 4, HAS, resistência a diurético, hipercalemia, hipomagnesemia, hipofosfatemia	Nefrotoxicidade, ATR tipo 4, HAS, resistência a diurético, hipercalemia, hipomagnesemia, hipofosfatemia			HAS, hipocalemia, resistência a diurético	Efeito sinérgico com os ICNs na nefrotoxicidade, atraso na recuperação da NTA, proteinúria, hipocalemia, HAS	
Gastrointestinal		Diarréia e dor abdominal	Diarreia, náusea, vômitos, gastrite, esofagite, úlcera oral e colônica	Náusea, vômitos, hepatotoxicidade, pancreatite	Úlcera péptica, gastrite, esofagite, perfuração colônica	Diarreia	Náusea, diarreia, hepatite
Hematológico	Microangiopatia Trombótica	Microangiopatia Trombótica	Anemia, leucopenia, plaquetopenia	Anemia, leucopenia, plaquetopenia	Leucocitose policitemia	Microangiopatia trombótica, anemia, trombocitopenia	Anemia, leucopenia
Metabólico	Dislipidemia, hiperuricemia, gota, intolerância à glicose	Diabetes pós-transplante			Dislipidemia, hiperuricemia, hipergicemia, osteoporose, necrose vascular, aumento do apetite e ganho de peso	Dislipidemia	
Cosmético	Hiperplasia gengival, características faciais grosseiras	Alopécia			Hirsutismo, acne, fácies cushingoide, giba	Dificuldade na cicatrização de feridas, úlcera oral	Alopécia
Neuromuscular	Encefalopatia, insônia, miopatia, tremores	Encefalopatia, insônia, miopatia, tremores			Psicose, insônia, miopatia	Distrofia simpática reflexa	
Outros	Edema	Hipertrofia miocárdica	Infecções virais, edema agudo de pulmão em idosos, leucoencefalopatia multifocal progressiva		Catarata	Linfocele, pneumonite intersticial, rash, edema	Rash

Tabela 101-1 Efeitos colaterais comuns dos medicamentos imunossupressores de pequenas moléculas. *NTA,* necrose tubular aguda; *ICNs,* inibidores da calcineurina; *HAS,* hipertensão; *mTOR,* Inibidores do alvo da Rapamicina em mamíferos; *ATR,* acidose tubular renal.

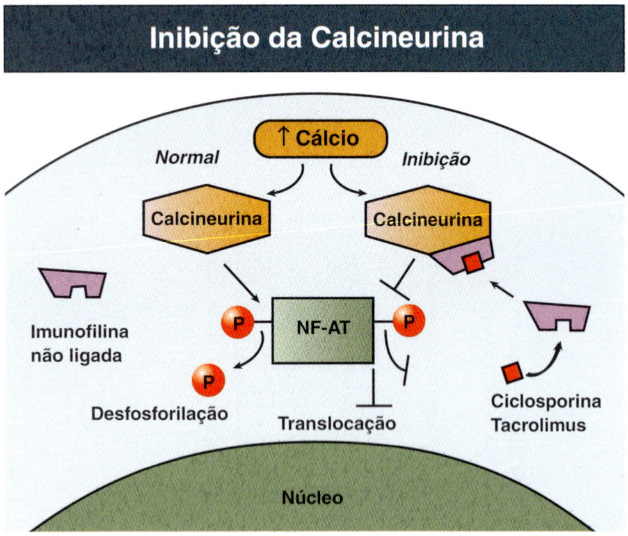

Inibição da Calcineurina

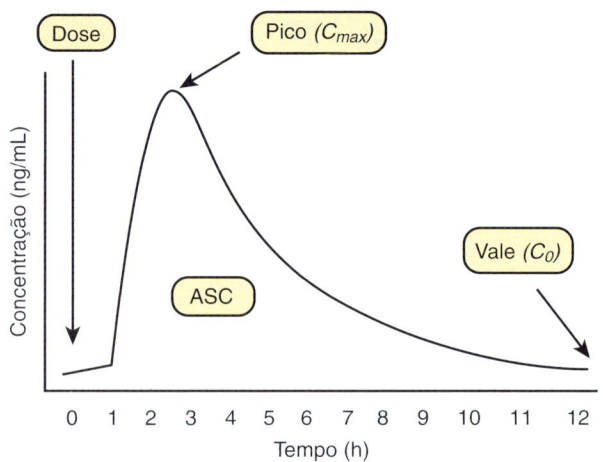

Figura 101-1 Inibidores da calcineurina. Durante a ativação normal das células T, a liberação de cálcio ativa a atividade da calcineurina fosfatase, causando desfosforilação do fator de transcrição, fator nuclear ativador das células T (NFAT) e subsequente translocação para o núcleo. A ciclosporina e o tacrolimus formam um complexo com as imunofilinas (ciclofilina ou proteína ligadora ao FK 12, respectivamente) que se ligam a calcineurina e estericamente inibem a atividade da fosfatase, impedindo desfosforilação e translocação nuclear de NFAT.

Concentrações de uma Droga Durante o Intervalo entre Duas Doses

Figura 101-2 Concentrações de uma droga durante o intervalo entre duas doses. A concentração da droga é menor imediatamente antes do momento em que a droga é tomada (C_0), em seguida, eleva-se a uma concentração de pico em um determinado período de tempo após a dose (C_{max}). A área sob a curva concentração-tempo (ASC) descreve a exposição total ao fármaco durante todo o intervalo de administração.

Mecanismos de ação

Os inibidores de Calcineurina exercem o seu efeito por ligação a proteínas citoplasmáticas chamadas *imunofilinas* (Fig. 101-1). A ciclosporina se liga à ciclofilina, enquanto o tacrolimo liga-se à proteína de ligação FK-12 (FKBP12).[2] Esta ligação aumenta a afinidade à imunofilina e por conseguinte a inibição da calcineurina, que é uma serina ativada da calmodulina fosfatase, importante para desfosforilação de fator nuclear ativador de células T (NFAT) inativo. A translocação nuclear do NFAT desfosforilado (ativo) em associação a outros fatores de transcrição iniciam a cascata de eventos que levam a ativação da célula T (Cap. 100). O complexo FKBP12-tacrolimo ativo inibe a via da calcineurina com maior potência molar do que o correspondente complexo ciclosporina. A ciclosporina e o tacrolimo podem interferir na ativação da calcineurina em outros substratos que não o NFAT, o que provavelmente explica muitos dos efeitos colaterais da inibição da calcineurina.

O tratamento com ICNs também causa suprarregulação de citocinas transformadoras do fator de crescimento β (TGF-β), que tem propriedades imunossupressoras significativas, mas também promove a deposição de matriz proteica e fibrose tissular. Finalmente, estes dois agentes podem também suprimir a resposta imune por vias independentes da calcineurina. Este mecanismo geralmente envolve o bloqueio das vias de sinalização intracelulares específicas de células T. A capacidade destes agentes de interferir nos dois mecanismos distintos de ativação de células T contribui para as suas propriedades imunossupressoras altamente específicas.

Farmacocinética, Monitoração e Interações Medicamentosas

Após uma dose de inibidor de calcineurina, existe uma fase de absorção inicial, durante a qual as concentrações sanguíneas alcançam um pico de concentração máxima (C_{max}).[3] Habitualmente, o C_{max} ocorre durante as 2 a 3 primeiras horas após a dose e corresponde ao momento máximo da inibição da calcineurina. Como resultado do metabolismo, as concentrações da droga tendem a cair (*fase de eliminação*) até a sua concentração mais baixa, o vale, concentração C_0, imediatamente antes da próxima dose. A exposição total da droga durante todo o período a partir de uma dose até que a próxima é a área sob a curva concentração-tempo (ASC; Fig. 101-2). Para os dois ICNs, a maior variabilidade interpacientes e intrapacientes ocorre na fase de absorção e não na fase de eliminação.

A formulação de ciclosporina à base de óleo exige solubilização na bile e é prejudicada pela biodisponibilidade altamente variável e imprevisível. A preparação da microemulsão de ciclosporina (modificada) aumenta a biodisponibilidade e reduz a dependência da secreção biliar. No sangue, a ciclosporina concentra-se principalmente nos eritrócitos (60% de 70%) e leucócitos, com alguma ligação a lipoproteínas e, em menor grau, a outras proteínas plasmáticas. A ciclosporina é metabolizada principalmente pelo CYP3A4, um membro da superfamília do citocromo P-450. A metabolização é principalmente hepática. Grandes variações nas taxas de depuração são explicadas pelas diferenças interindividuais da atividade do CYP3A4 e o grande número de substâncias exógenas e endógenas capazes de alterar a sua função e expressão. Um fator é o produto do gene multidroga resistente 1, a glicoproteína-P, que é expressa no intestino de forma variada e reduz a absorção de vários xenobióticos, via transporte para fora das células do epitélio intestinal, incluindo os ICNs. A meia-vida média de ciclosporina é de cerca de 19 horas, com excreção biliar. Existem formulações genéricas de ciclosporina modificada, que, por não terem farmacocinéticas idênticas, não podem ser facilmente intercambiáveis.

A absorção do tacrolimo, tal qual a de ciclosporina, é altamente variável; a biodisponibilidade varia de 5% a 67%. A absorção não depende da via biliar, no entanto, é influenciada pelo trânsito do trato gastrintestinal e é afetada pela presença ou ausência de alimentos, bem como pelo conteúdo de lípides da dieta. A depuração parece ser mais rápida em crianças, necessitando assim de doses mais elevadas ou mais frequentes. Existem também as diferenças étnicas, sendo que os afro-americanos e latino-americanos necessitam de doses mais elevadas que os caucasianos para atingir níveis terapêuticos equivalentes. Estas diferenças podem ser em parte causadas pela expressão de subtipos alternativos de CYP3A (p. ex., CYP3A5). No sangue, o tacrolimo se distribui principalmente nos eritrócitos, com concentrações no sangue total 10 a 30 vezes maior do que a plasmática.

Diferentemente da ciclosporina, não há ligação com as lipoproteínas. O tacrolimo é 20 a 30 vezes mais potente que a ciclosporina baseada em seu peso molecular. Semelhante a ciclosporina, o metabolismo ocorre através do Sistema CYP3A4, com farmacocinética também afetada pela glicoproteína P intestinal. Os dois ICNs são, geralmente, administrados duas vezes ao dia.

Faz-se necessário a monitoração dos inibidores de calcineurina para garantir a segurança e a adequação, já que há um estreito índice terapêutico, variabilidade das concentrações entre os pacientes após uma dose e potencial interação entre drogas. A ciclosporina e o tacrolimo se ligam a células e componentes plasmáticos no sangue (principalmente lipoproteínas para ciclosporina e albumina no tacrolimo) e, portanto, devem ser analisadas no sangue total. Atualmente são utilizados quatro testes para monitorar as concentrações dos inibidores de calcineurina no sangue: a cromatografia líquida de alta performance (HPLC), radioimunoensaio (RAI) monoclonal, imunoensaio de fluorescência polarizada monoclonal e policlonal e imunoensaio enzimático de multiplicação específica. As concentrações de vale de ciclosporina medidas por HPLC ou RAI são comparáveis porque ambas as técnicas medem apenas as concentrações do composto original. No entanto, estas concentrações são um terço mais baixas quando comparadas às concentrações medidas por meio de técnicas que detectam o composto original e seus metabólitos.

Dada a influência complementar do CYP3A4 e glicoproteína P no perfil farmacocinético dos inibidores de calcineurina, presume-se que as interações entre os ICN-drogas sejam semelhantes. É interessante notar que, drogas que inibem competitivamente a atividade do CYP3A4, como por exemplo, o cetoconazol, normalmente inibem também a Glicoproteína-P e aumentam, assim, a biodisponibilidade e o potencial de toxicidade dos ICNs. Da mesma forma, drogas tais como o fenobarbital que aumentam os níveis de CYP3A4 tendem a suprarregular a Glicoproteína-P, diminuindo a biodisponibilidade global da droga. Neste caso, a probabilidade de rejeição aumenta. Apesar das interações medicamentosas semelhantes, as diferenças étnicas e etárias na farmacocinética dos dois ICNs influenciam o grau e a importância de tais interações. Veja a Tabela 101-2 para as interações mais comuns.

Efeitos colaterais

A ciclosporina e o tacrolimo têm diferenças e semelhanças em seus perfis de toxicidade (Tabela 101-1). Ambos podem causar nefrotoxicidade, hipercalemia, hipomagnesemia e hipofosfatemia (secundária a perda urinária), acidose tubular renal (tipo 4), hipertensão, diabetes e neurotoxicidade. Alguns efeitos colaterais, tais como a hiperplasia gengival, hirsutismo, hipertensão, hiperuricemia e dislipidemia são mais comuns com a ciclosporina, enquanto tremor e intolerância à glicose são mais comuns com tacrolimo. A ciclosporina também pode ser associada a características faciais grosseiras, especialmente em crianças e dor óssea responsiva aos bloqueadores de canal de cálcio. Acredita-se que o Tacrolimus esteja associado à nefropatia pelo BK vírus, especialmente quando combinado ao micofenolato mofetil (MMF).

O problema mais grave e frequente com os inibidores da calcineurina é a nefrotoxicidade, cuja repercussão é evidente em receptores de transplante cardíaco e hepático, no qual altas doses de ICNs estão associadas à progressão para insuficiência renal terminal. A nefrotoxicidade por ICNs é causada tanto pelas alterações hemodinâmicas reversíveis como por componentes estruturais irreversíveis. A vasoconstrição reversível é causada por efeitos vasculares diretos, ativação do sistema renina-angiotensina (RAS), endotelina, tromboxano e do sistema nervoso simpático. Ao longo do tempo, ocorre a lesão renal crônica o que é característica pela hialinose da arteríola aferente e pela fibrose tubulointersticial. Presume-se que estas lesões sejam resultado da vasoconstrição renal prolongada e isquemia. Experimentalmente, a nefropatia crônica induzida pela ciclosporina é

Drogas e Outras Substâncias que Interagem Com os Inibidores da Calcineurina

Aumentam as concentrações sanguíneas (P450-3A4 e/ou Inibidores da Glicoproteína P)	Diminuem as concentrações sanguíneas (P450-3A4 e/ou Indutores da Glicoproteína P)
Cetoconazol	Rifampicina
Fluconazol	Rifabutina
Itraconazol	Fenitoína
Voriconazol	Carbamazepina
Eritromicina	Fenobarbital
Claritromicina	Caspofungina
Diltiazem	Erva-de-São-João
Verapamil	
Nicardipina	
Cimetidina	
Metilprednisolona	
Metronidazol	
Ezetimibe	
Metoclopramida	
Fluvoxamina	
Inibidores de protease	
Lovastatina	
Atorvastatina	
Sinvastatina	
Suco de toranja	
Camomila	
Cereja selvagem	

Tabela 101-2 Drogas e outras substâncias que interagem com os Inibidores da calcineurina.

exacerbada pela restrição de sódio e depleção de volume, o que estimula o RAS e pode ser amenizado pelos bloqueadores da enzima de conversão da angiotensina. A toxicidade da ciclosporina e em menor intensidade do tacrolimo são potencializadas quando combinados ao sirolimo e everolimo. Finalmente, os ICNs em altas doses podem causar microangiopatia trombótica (MAT), provavelmente pela lesão e disfunção direta da célula endotelial.

Micofenolato

O micofenolato mofetil e o micofenolato sódico com revestimento entérico (EC-MPS) são importantes componentes dos regimes imunossupressores e estão associados a alguns dos mais bem-sucedidos resultados no transplante renal.[4] Devido à sua comprovada eficácia e ao seu perfil de efeito colateral aceitável, o MMF tornou-se, de longe, o agente antiproliferativo mais utilizado.

Mecanismos de ação

Os efeitos imunossupressores dos dois agentes são mediados pelo metabólito ativo, o ácido micofenólico (MPA). O micofenolato mofetil, um éster morfolinoetil éster morfolinoetil do MPA, é um inibidor reversível potente da enzima inosina monofosfato desidrogenase (IMPDH), isoforma 2. O EC-MPS é um sal que combina o ácido micofenólico a uma base de sódio. O revestimento de liberação entérica retarda a liberação do MPS, fazendo com que o MPA seja absorvido apenas no intestino delgado em vez de no estômago. O MPA inibe de forma não competitiva a IMPDH, que é a enzima limitante da velocidade na síntese *de novo* da monofosfato de guanosina (GMP). A inibição da IMPDH cria uma deficiência relativa de GMP e um aparente excesso de monofosfato de adenosina (AMP). Os níveis de GMP e AMP controlam a biossíntese *de novo* da purina; portanto, o MPA, por inibição de IMPDH, cria um bloqueio da síntese *de novo* da purina que interfere seletivamente nas respostas proliferativas de células T e B. Alguns outros tipos celulares, incluindo as células epiteliais gastrointestinais, utilizam a via *de novo*. Assim, MPA pode atuar diretamente inibindo a replicação de células epiteliais gastrointestinais, levando à interrupção da absorção de fluidos e a diarreia. Entretanto, a maioria dos outros tipos celulares, incluindo neurônios, depende primariamente de uma via alternativa para a síntese de DNA e divisão celular e são, portanto, relativamente poupados desta toxicidade.

Farmacocinética

O micofenolato mofetil, sendo um pró-fármaco de MPA, é rápida e completamente absorvido no trato gastrointestinal e passa por um processo sistêmico de esterificação para se tornar MPA, a forma ativa. A ingestão de alimentos pode retardar a velocidade de absorção MMF, mas não afeta a absorção final. No entanto, a administração concomitante de antiácidos ou colestiramina diminui a absorção de aproximadamente 20% e 40%, respectivamente. O EC-MPS apresenta biodisponibilidade equivalente e eficácia semelhante ao do MMF apesar de atingir níveis mais elevados com o uso de inibidores da bomba de prótons (IBP). O MPA sofre circulação entero-hepática e a sua concentração plasmática apresenta um pico secundário 6 a 12 horas após administração oral ou intravenosa. A contribuição da circulação entero-hepática para a ASC total do MPA é de 37% (variando de 10% a 61%). A maior parte do MPA é metabolizada pelo fígado através de um processo de fase II de glicuronidação. O maior metabólito do MPA é o glucoronídeo MPA (MPAG), que é farmacologicamente inativo, embora outros dois metabólitos, Acil-MPAG (AcMPAG) e MPA fenil-glucosídeo (glucosídeo-MPA) MPA-fenil-glucosídeo (glucosideo-MPA), sejam também isolados no plasma de pacientes transplantados renais. O AcMPAG demonstrou possuir atividade farmacológica *in vitro* (inibição de IMPDH), assim como efeitos pró-inflamatórios e é potencialmente responsável pela toxicidade gastrointestinal do MPA.

Os metabólitos glicuronídicos são excretados na bile, um processo que mediado pela proteína relacionada com a resistência a múltiplas drogas 2 (MRPR2) e em seguida, sofrem a desglicuronidação para MPA por enzimas que são produzidas pelas bactérias colônicas. O bloqueio da MRPR2 por um inibidor, tal como a ciclosporina, mas não o tacrolimo, diminui a excreção biliar do MPAG e aumenta os níveis plasmáticos de MPAG. Isto, eventualmente, diminui os níveis plasmáticos de MPA porque os metabólitos glicuronídeos não podem ser reabsorvidos como MPA pelo ciclo entero-hepático. Assim, os pacientes tratados com tacrolimo têm maior exposição ao MPA que os pacientes tratados com ciclosporina e é possível que o tacrolimo resulte em uma maior exposição intestinal aos metabólitos de MPA pela maior circulação entero-hepática.[5] A via de eliminação final do metabólito glicuronídeo é renal e, eventualmente, mais de 95% da dose administrada é encontrada na urina, na forma de metabólitos glicuronídeos.

O MMF e EC-MPS são utilizados em um regime de dose fixa, na maior parte dos casos. No entanto, estudos estabeleceram uma forte associação de MPA AUC e os seus efeitos farmacológicos, especificamente a prevenção de rejeição aguda. Além disso, há uma considerável variabilidade interindividual, na ASC do MPA e concentrações mínimas, em pacientes que receberam doses fixas de MMF. Estes dados dão suporte aos recentes esforços em avaliar o papel da monitorização dos níveis terapêuticos sanguíneos a fim de se ajustar o potencial terapêutico de MMF e EC-MPS.

Efeitos colaterais

O micofenolato mofetil e o EC-MPS têm perfis de efeitos adversos semelhantes, incluindo a toxicidade gastrointestinal, a supressão da medula óssea e o aumento de infecções, especialmente as virais (Tabela 101-1). Os distúrbios gastrointestinais incluem úlceras orais, esofagite, gastrite, náusea, vômitos, diarreia e úlceras colônicas. Frequentemente, nos casos de diarreia e leucopenia é necessário redução da dose de MPA, o que pode precipitar rejeição aguda. Uma vez que os metabólitos de MPA parecem desempenhar um papel importante nos distúrbios gastrointestinais associados a MMF, há pouca razão para o revestimento entérico do pró-fármaco reduzir estes sintomas. Na verdade, estudos randomizados e controlados não encontraram dife-

rença significativa nos eventos adversos gastrointestinais entre MMF e EC-MPS.[6,7] O MMF não é rotineiramente utilizado durante a gravidez por causa de sua teratogenicidade em modelos experimentais animais e por relatos clínicos de malformação fetal (embriopatia).

Azatioprina

O uso da azatioprina reduziu drasticamente no transplante renal após a introdução do MMF. A azatioprina é metabolizada no fígado em 6-mercaptopurina e após é convertida no metabólito ativo, o ácido tioinosínico pela hipoxantina guanina fosforibosiltransferase. O alopurinol (um inibidor da xantina) aumenta os níveis de ácido tioinosínico e, por este motivo, as doses de azatioprina devem ser reduzidas a um terço em pacientes que recebem esta medicação. Mais frequentemente, a azatioprina é substituída pelo MMF.

A azatioprina suprime a proliferação de células T e B ativadas e reduz o número de monócitos circulantes por impedir o ciclo celular dos promielócitos na medula óssea. O efeito antiproliferativo é mediado pelos metabólitos da azatioprina, incluindo a 6-mercaptopurina, o ácido 6-tiourico, a 6-etilmercaptopurina e a 6-tioguanina. Estes compostos são incorporados ao DNA replicante e ocorre replicação incompleta. Eles também bloqueiam a via *de novo* da síntese de purinas pela formação do ácido tioinosinico; este efeito confere uma ação específica sobre os linfócitos que carecem de vias de salvação para a síntese de purinas.

O principal efeito colateral da azatioprina é a supressão da medula óssea, levando a leucopenia, trombocitopenia e anemia (Tabela 101-1). O volume corpuscular médio é normalmente aumentado em pacientes que recebem azatioprina e pode ocorrer ocasionalmente aplasia de células vermelhas. Os efeitos colaterais hematológicos estão relacionados à dose e geralmente reversíveis com a redução ou descontinuação temporária da droga. Outros efeitos colaterais comuns são aumento do risco de doença maligna (especialmente neoplasias de pele), hepatotoxicidade, pancreatite e perda de cabelo. Azatioprina é considerada uma droga segura durante a gestação.

Inibidores do alvo da Rapamicina de Mamíferos (mTOR)

Os Inibidores do alvo da rapamicina de mamíferos (mTOR) são inibidores da via de sinalização de prollifração celular com uma potente atividade imunossupressora. O sirolimo, também chamado de Rapamicina, foi o primeiro agente utilizado no transplante e é um macrolídeo derivado de um fungo de solo encontrado na ilha de Páscoa.[8] O everolimo é um análogo da rapamicina com mecanismo de ação, propriedades imunossupressoras e perfil de efeitos colaterais semelhantes. Embora inicialmente tenham sido utilizados em regimes com a intenção de minimizar exposição aos inibidores de calcineurina, os inibidores de mTOR têm sido associados a um conjunto próprio de toxicidades que impediram a sua utilização generalizada.

Mecanismos de ação

O sirolimo tem semelhança estrutural com o tacrolimo e liga-se a imunofilina FKBP12. A afinidade do sirolimo é maior que a do everolimo a FKBP12. Os inibidores da mTOR não inibem a via da calcineurina nem ativam os genes de citocinas dependentes do cálcio, por outro lado, inibem os receptores de citocinas mediadas por transdução de sinal, a proliferação celular e bloqueiam a resposta dos linfócitos a citocinas e fatores de crescimento. O complexo sirolimo-FKBP12 ou everolimo-FKBP12 liga-se com elevada afinidade a uma enzima quinase chamada *alvo da rapamicina de mamíferos* ou mTOR, que é uma serina-treonina-quinase da via da fosfatidilinositol 3-quinase que atua nas vias de coestimulação e nas vias guiadas por citocinas. O mTOR inibe um inibidor (4E-BP1) e ativa uma enzima ribossomal (p70 S6 quinase), ambos importantes na tradução do RNAm em certas proteínas necessárias para a progressão da fase G_1 para a fase S da síntese do DNA. O mTOR foi identificado como o principal controlador do crescimento e da proliferação celular. O complexo sirolimo-FKBP12 inibe as vias de transdução de sinal mediadas por mTOR através do bloqueio das respostas imunes pós-receptor para o sinal 2 coestimulatório durante a transição da fase G_0 para G_1 e para a sinalização de citocinas durante a progressão da fase G_1 do ciclo celular. Há também inibição da proliferação de células T e B dependentes das IL-2 e IL-4 levando a supressão de nova síntese proteica ribossomal e parada do ciclo celular na fase G_1-S. A inibição de respostas mediadas por fatores de crescimento (p. ex., fator basal de crescimento de fibroblastos, fator de crescimento derivado de plaquetas, fator de crescimento endotelial vascular e TGF-β) prejudicam a proliferação de células não imunes, tais como fibroblastos, células endoteliais, hepatócitos e células musculares lisas. Além disso, demonstrou-se que o mTOR contribui em vias de síntese de várias proteínas que podem estar envolvidas na oncogênese.

Farmacocinética

A biodisponibilidade oral do Sirolimo é baixa (10% a 16%), com importante variabilidade intra e interindividual. As concentrações máximas ocorrem aproximadamente 1 a 2 horas após uma dose oral e distribui-se extensamente pelos tecidos, incluindo as células sanguíneas. A biodisponibilidade oral do everolimo é maior que a do sirolimo. As refeições com alto teor de gordura aumentam os níveis de sirolimo enquanto diminuem os de everolimo. Considerando que o sirolimo tem uma meia-vida relativamente longa (aproximadamente 62 horas), é razoável esperar uma semana (cerca de três meias-vidas para atingir o estado de equilíbrio) antes de se iniciar a monitoração das concentrações sanguíneas ou o ajuste de dose. O sirolimo é metabolizado pela isoenzima P-450 3A4 e pelo sistema glicoproteína-P e, portanto, tem interações semelhantes às descritas para os ICNs (Tabela 101-2). Quando o sirolimo ou o everolimo é administrado simultaneamente a ciclosporina, o $C_{máx}$ e ASC para os dois compostos são aumentadas. Portanto, recomenda-se que os inibidores de mTOR e a ciclosporina sejam administrados com quatro horas de intervalo. A depuração de ciclosporina pode ser reduzida durante a terapia concomitante.

Efeitos colaterais

Os inibidores de mTOR têm uma ampla variedade de toxicidade (Tabela 101-1). Os efeitos adversos mais comuns associados ao sirolimo são dose dependente e incluem hiperlipidemia (particularmente a hipertrigliceridemia), trombocitopenia e leucopenia. Outros efeitos colaterais são anemia (especialmente em combinação com MMF), dificuldade na cicatrização de feridas, deiscências, formação de linfocele, úlceras orais, redução nos níveis de testosterona, pneumonite e diarreia. Embora não seja diretamente nefrotóxica, os inibidores de mTOR resultam em lesão no enxerto renal através de diversos mecanismos. Quando é utilizado em combinação com a ciclosporina em dose habitual (e provavelmente também tacrolimo), o sirolimo potencializa a toxicidade induzida pelo ICN. Em pacientes com insuficiência renal, o sirolimo está associado ainda a proteinúria potencialmente reversível ou a agravamento de proteinúria estabelecida. Sirolimo também pode causar atraso na recuperação da necrose tubular aguda. Finalmente, em casos de MAT, há a preocupação que doses mais elevadas de sirolimo possam inibir o crescimento de células endoteliais. Uma incidência reduzida de neoplasias malignas após o transplante renal foi observada em regimes de imunossupressão baseados em sirolimo. Alguns médicos consideram o sirolimo como o agente imunossupressor preferido em pacientes transplantados que desenvolvem tumores malignos, mas esses são dados limitados a receptores de transplante renal com neoplasia de pele. O sirolimo não é rotineiramente utilizado durante a gravidez devido a sua teratogenicidade em modelos animais experimentais, embora gestações bem-sucedidas tenham sido relatadas.

Inibidores da Diidroorotato Desidrogenase

Leflunomida e o seu derivado, FK778, são inibidores da síntese de pirimidina com efeitos imunossupressores e antiproliferativos. Estes agentes inibem a di-hidroorotato desidrogenase que é uma enzima-chave, limitadora da velocidade na síntese *de novo* da pirimidina. Ao contrário dos outros tipos de células, os linfócitos ativados expandem seu *pool* de pirimidina em quase oito vezes durante a proliferação, enquanto o *pool* de purina aumenta duas vezes. Assim, a inibição da dihidroorotato desidrogenase impede o acúmulo de pirimidinas no linfócito o suficiente para promover a síntese de DNA.

Oitenta por cento do comprimido de leflunomida é biodisponível. Após a administração oral, a leflunomida é metabolizada em teriflunomida, que é responsável, essencialmente, por toda a atividade *in vivo* e é monitorizada durante a terapia. A metabolização é hepática e a excreção ocorre na urina e na bile. Devido à sua meia-vida longa (cerca de 2 semanas), a dose de 100 mg a cada 3 a 5 dias é utilizada, geralmente, para atingir o estado de equilíbrio rapidamente. Os efeitos colaterais incluem eventos adversos no trato gastrointestinal, alopécia, supressão da medula óssea, hepatite grave, doença intersticial pulmonar e reações cutâneas graves. O uso de leflunomida não é seguro durante a gestação e, a menos que a paciente receba terapia com colestiramina para eliminação da droga, a gravidez deve ser evitada por dois anos após a interrupção da droga. Embora não esteja aprovado para utilização no transplante renal, a leflunomida foi recentemente liberada para uso na prevenção da rejeição no transplante de órgão sólido com o status de droga orfã, em grande parte, com base na atividade antiviral modesta *in vitro* contra o BK vírus e citomegalovírus. No entanto, a eficácia e a segurança da leflunomida não foram completamente avaliadas em estudos controlados. Além disso, os fabricantes de FK778 descontinuaram o seu desenvolvimento por falta de benefício sobre as opções atuais de drogas para a prevenção da rejeição aguda e o tratamento da nefropatia por BK vírus.

AGENTES BIOLÓGICOS

Os agentes biológicos, sob a forma de anticorpos policlonais e monoclonais, (mAbs) são frequentemente utilizados no transplante renal como terapia de indução ou no tratamento de rejeição. Os anticorpos policlonais são derivados de cavalos ou coelhos; historicamente, os mAbs são de origem murina. No entanto, considerando que proteínas estranhas podem provocar resposta imune, há uma tentativa de substituir os produtos monoclonais murinos por mAbs humanizados ou quiméricos (Fig. 101-3). Os anticorpos humanizados são produzidos por fusão de DNA que codifica a porção do antígeno de ligação ao anticorpo monoclonal do rato, com anticorpo produzido pelo DNA humano. Os hibridomas murinos são então utilizados para expressar este DNA e produzir anticorpos híbridos que não são tão imunogênicos como a variedade murina. Os anticorpos quiméricos usam a mesma estratégia, porém a utilizam em toda a região variável e, assim, são mais imunogênicos que os anticorpos humanizados. Os anticorpos policlonais e os mAbs podem ainda ser divididos em dois grupos: os agentes depletores e os agentes imunomoduladores.

Soros Policlonais Antilinfócitários

Os agentes antilinfocitários policlonais são produzidos por imunização de animais com células linfoides humanas derivadas do timo. Embora a globulina antitimócitos de coelho (ATG) seja atualmente a preparação preferida, historicamente, as preparações de equinos foram muito utilizadas. A maioria dos regimes utiliza administração intravenosa diária de ATG durante 5 a 7 dias como terapia de indução ou para tratamento de rejeição córtico resistente. A globulina antitimócito contém anticorpos que reagem contra uma variedade de alvos, incluindo

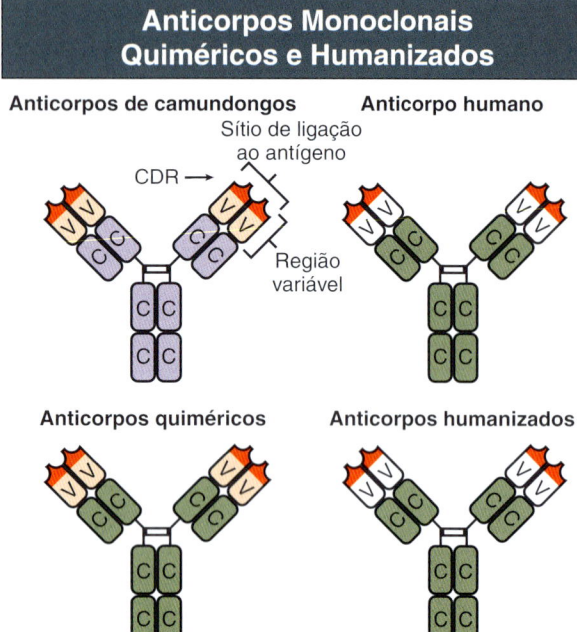

Anticorpos Monoclonais Quiméricos e Humanizados

Anticorpos de camundongos — Anticorpo humano

Figura 101-3 Os anticorpos quiméricos consistem em regiões constantes humanas (C) e em regiões variáveis do camundongo (V). Portanto, um anticorpo quimérico conserva o sítio de ligação ao antígeno do anticorpo do camundongo, mas com menos sequências de aminoácidos estranhas ao sistema imune humano quando comparados a um anticorpo de camundongo padrão. Os anticorpos monoclonais humanizados conservam apenas as partes mínimas necessárias do anticorpo do camundongo para ligação ao antígeno, a região determinante de complementaridade (*CDR, destaque em vermelho*) e, portanto, são ainda menos imunogênicos em um hospedeiro humano.

as células vermelhas do sangue, os neutrófilos, células dendríticas e plaquetas. O ATG liga-se a vários epítopos de superfície das células T e induz rápida linfopenia, através de diversos mecanismos, incluindo a lise celular dependente de complemento, fagocitose célula dependente e apoptose. O ATG é um potente imunossupressor e a contagem de linfócitos B e T pode permanecer deprimida até 24 horas após a administração da medicação. A falta de especificidade associada à imunossupressão acentuada aumenta o risco de infecção e neoplasias malignas. Os agentes policlonais são proteínas xenogênicas e podem induzir inúmeros efeitos colaterais, incluindo febre e calafrios. Após a administração da globulina antitimócito ocorre a ativação e lise de células T, com liberação de TNF-α, interferon-γ (IFN-γ) e outras citocinas e isto pode gerar expressivos efeitos de primeira dose. Menos comumente, o ATG pode induzir a síndrome da doença do soro-like e a síndrome do desconforto respiratório agudo (SDRA).

Anticorpo Monoclonal Anti-CD3 Murino

O OKT3, um anticorpo murino monoclonal IgG2a, que tem como alvo a cadeia ε do complexo CD3-receptor de células T, foi utilizado para o tratamento de rejeição aguda, mas não está mais disponível.

Anticorpo Monoclonal Humanizado Anti-CD52

O Alemtuzumabe é um anticorpo monoclonal IgG1 humanizado contra o CD52, uma glicoproteína presente em células T e B circulantes, monócitos-macrófagos, células NK e granulócitos. Embora seja atualmente aprovado apenas para o tratamento de leucemia linfocítica crônica de células B, o alemtuzumabe tem sido utilizado como um agente de indução no transplante renal, pela sua poderosa propriedade depletora e favorável perfil de custo em comparação com os outros agentes de indução. O tratamento resulta em uma diminuição rápida e efetiva de células linfoides periféricas e centrais e este número de linfócitos pode levar meses para retornar aos níveis pré-transplante.

Os efeitos colaterais do alemtuzumabe incluem reações de primeira dose, neutropenia, anemia e, raramente, pancitopenia e autoimunidade (anemia hemolítica, trombocitopenia e hipertiroidismo, p. ex.). Os riscos de complicações relacionadas a imunodeficiência tais como infecções e neoplasias malignas com o alemtuzumabe ainda não são claras e ensaios clínicos adicionais são necessários para estabelecer a dosagem, segurança e eficácia desta medicação.

Anticorpo Monoclonal Anti-CD25

A subunidade α da IL-2R (CD25) é suprarregulada pela célula T ativada e leva à expressão de IL-2R de alta afinidade, provocando na célula ativada a proliferação. O basiliximabe é um anticorpo monoclonal quimérico com especificidade para CD25; induz imunossupressão relativamente branda e é utilizado como um agente de indução para evitar a rejeição[9,10], mas não para tratar rejeição já estabelecida. Embora o mecanismo de ação exato não esteja completamente compreendido, é claro que a depleção significativa de células T não desempenha papel importante. A saturação da subunidade α da IL – 2R persiste por até 25 a 35 dias após o tratamento com basiliximabe. E, apesar de a saturação ser importante como um determinante das concentrações sanguíneas mínimas, ela não é preditiva de rejeição. Efeitos adversos maiores não foram associados à terapia anti-CD25.

Anticorpo Monoclonal Depletor de Células B Anti-CD20

O rituximabe é um anticorpo monoclonal quimérico modificado que contém cadeias murinas pesadas e leves, de regiões variáveis dirigidas contra o CD20, associado a uma região humana constante de IgG1.[11] O antígeno CD20, que é uma proteína transmembrana, é encontrado em células B maduras e imatura, bem como em células B malignas. O CD20 promove a proliferação e a diferenciação das células B. O rituximabe inibe diretamente a proliferação de células B, induz apoptose e lise por citotoxicidade dependente do complemento, citotoxicidade celular dependente de anticorpos e a ativação das tirosinas quinases, assim como um efeito direto do anticorpo de ligação ao seu CD20 ligante. Após a administração endovenosa da medicação ocorre uma depleção rápida e sustentada de células B circulantes e ligada aos tecidos e a recuperação começa a ocorrer cerca de seis meses após a conclusão do tratamento. Apesar de as células plasmáticas serem, geralmente, CD20 negativas, muitas são de curta sobrevida e precisam ser substituídas a partir de precursores CD20-positivos. Adicionalmente, as células B CD20 positivas podem atuar como células apresentadoras de antígeno secundárias (APCs), melhorando assim a resposta das células T. O rituximabe diminui a produção de células B ativadas, limita produção de anticorpos e a capacidade de apresentação de antígenos, por ter como alvo as células precursoras B CD20.

A maioria dos eventos adversos são relacionados aos efeitos de primeira infusão, tais como febre e calafrio e são geralmente de pouca gravidade. Além disso, estes eventos ocorrem com menor frequência nas infusões subsequentes. Infecções virais foram relatadas, incluindo reativação do vírus da hepatite B e do vírus JC (leucoencefalopatia multifocal progressiva [LMP]), embora não se saiba se estes efeitos são específicos do agente ou reflitam o estado geral de imunossupressão. Alguns pacientes podem desenvolver anticorpos antiquiméricos, mas a sua verdadeira incidência e significado terapêutico são incertos.

O rituximabe é utilizado no transplante renal, em combinação com imunoglobulina intravenosa (IVIG), para tratamento de rejeição mediada por anticorpo e na redução de anticorpos anti-HLA em título elevado em pacientes altamente sensibilizados à espera de um transplante renal.[12] O rituximabe também é utilizado como terapia de indução em pacientes que realizaram terapia de dessenbilização para realização de transplante ABO incompatível e em pacientes com elevado risco de *crossmatch* positivo. Finalmente, o rituximabe é frequentemente utilizado no tratamento de doença linfoproliferativa pós-transplante.

Imunoglobulina Intravenosa

Os produtos da imunoglobulina intravenosa são conhecidos por terem poderoso efeito imunomodulador sobre condições inflamatórias e autoimunes. O modo de ação da IVIG não é compreendido. No transplante renal, o efeito mais importante parece ser uma redução de aloanticorpos através da inibição da produção e aumento do catabolismo de anticorpos circulantes. Mecanismos potenciais adicionais incluem mecanismos de inibição de lesão mediada pelo complemento, inibição da produção de citocinas inflamatórias e neutralização de anticorpos circulantes por anti-idiotipos.

Os efeitos colaterais relacionados à administração de imunoglobulina incluem reações autolimitadas menores, como rubor, calafrios, cefaleia, mialgia e artralgia. Raramente, podem ocorrer reações anafiláticas. Reações tardias incluem dor de cabeça intensa e meningite asséptica, que respondem a analgésicos. Mais recentemente, eventos trombóticos graves foram associados à administração de produtos IVIG. Um motivo de preocupação para receptores de transplante renal é a lesão osmótica do epitélio tubular proximal após a administração de preparações de IVIG contendo sacarose. Esta lesão tubular é autolimitada e pode ser minimizada ou evitada com o uso de preparações livres de sacarose.

Em combinação com a plasmaférese, a IVIG oferece um benefício significativo no tratamento da rejeição mediada por anticorpo e na dessensibilização de receptores *crossmatch* positivo e em pacientes ABO-incompatíveis possibilitando a realização de um transplante bem-sucedido. Sozinho ou em combinação com rituximabe, a IVIG tem sido bem-sucedida na dessensibilização de pacientes altamente sensibilizados que aguardam em lista de espera, aumentando as chances de encontrar um doador compatível.

Belatacept

O bloqueio da coestimulação é uma alternativa para a imunossupressão de receptores de transplante renal. O belatacept, um bloqueador de coestimulação de primeira classe, é uma proteína de fusão que se liga a CD80 e CD86 nas células apresentadoras de antígenos e impede a rejeição do transplante renal. É de uso intravenoso exclusivo. Ele afeta a via do CD28, assim como a via do antígeno 4 de linfócitos T citotóxicos (CTLA-4), sendo que a última é necessária para a função das células T reguladoras (Treg) e na tolerância de tecido transplantado. Os pacientes tratados com belatacept apresentaram uma maior incidência de rejeição aguda durante o primeiro ano de tratamento em comparação aos pacientes tratados com ciclosporina. O belatacept parece ter um melhor perfil de risco metabólico e na preservação da taxa de filtração glomerular. Ele está aprovado apenas para pacientes soropositivos para o Epstein-Barr (EBV) vírus, pelo risco aumentado de doença linfoproliferativa pós-transplante (DLPT), especialmente aquelas que comprometem o sistema nervoso central (SNC), em pacientes EBV-soronegativos.[13] Há também um risco aumentado de leucoencefalopatia multifocal progressiva, uma infecção do SNC muitas vezes progressiva e fatal causadas pelo vírus JC, um poliomavírus. A maioria das reações adversas observadas são anemia, leucopenia e sintomas gastrointestinais, bem como hipocalemia ou hipercalemia. Atualmente, é utilizado nos transplantes renais *de novo* e após conversao de ICNs.

Outros agentes

Outros dois agentes são cada vez mais utilizados no transplante.

Bortezomib

O bortezomib é um agente antineoplásico originalmente aprovado para o uso em discrasias de células plasmáticas, tais como mieloma múltiplo e vários tipos de linfomas. O bortezomib inibe as proteasomas, enzimas complexas que regulam a homeostase proteica. Especificamente, ele inibe reversivelmente a atividade do proteassoma 26s da quimotripsina-like, levando à ativação de cascatas de sinalização, parada do ciclo celular e apoptose. Ele tem como alvo células plasmáticas maduras produtoras de anticorpos de rápida proliferação, mas também interfere na função das células T, interleucinas e na produção de TNF. Ele tem sido utilizado no tratamento da rejeição aguda humoral primária e refratária e em protocolos de dessensibilização para reduzir anticorpos doador específico pré-transplante (DSA).[14] É feita por via intravenosa rápida em um ciclo a cada 21 dias. Cada ciclo consiste em quatro doses. Essa medicação é de metabolização hepática. O uso da droga é limitado pela presença de plaquetopenia e de neuropatia periférica. Os sintomas gastrointestinais são frequentes e é necessária a profilaxia para o vírus do herpes zóster.

Eculizumab

O eculizumab foi originalmente aprovado para uso na hemoglobinúria paroxística noturna. É um anticorpo monoclonal humanizado dirigido contra a fração C5 da proteína do complemento, impedindo a clivagem de C5a em C5b. O bloqueio da formação do C5b inibe a formação subsequente do complexo C5b-9 ou complexo de ataque à membrana (MAC). Posteriormente, começou a ser utilizado o tratamento e a prevenção de síndrome hemolítico urêmica.[15] A utilização do eculizumab no tratamento da rejeição mediada por anticorpo é restrita, pelo seu elevado custo, restringindo o seu uso no aloenxerto com rejeição mediada por anticorpo sem resposta a outras terapias. Previne a citotoxicidade do anticorpo dependente de complemento que ocorre antes que ocorra o clearence de anticorpos por outros agentes. É também utilizado para a prevenção de rejeição mediada por anticorpo em transplantes *crossmatch* positivo e na síndrome do anticorpo antifosfolípide catastrófica. O eculizumab está associado ao aumento da incidência de infecções meningocócicas. Os pacientes devem receber a vacina meningocócica antes da terapia, bem como antibiótico profilaxia.

Referências

1. Samaniego M, Becker BN, Djamali A. Drug insight: Maintenance immunosuppression in kidney transplant recipients. *Nat Clin Pract Nephrol*. 2006;2: 688-699.
2. Ho S, Clipstone N, Timmermann L, et al. The mechanism of action of cyclosporin A and FK506. *Clin Immunol Immunopathol*. 1996;80(Pt 2):S40-S45.
3. Schiff J, Cole E, Cantarovich M. Therapeutic monitoring of calcineurin inhibitors for the nephrologist. *Clin J Am Soc Nephrol*. 2007;2:374-384.
4. Jeong H, Kaplan B. Therapeutic monitoring of mycophenolate mofetil. *Clin J Am Soc Nephrol*. 2007;2:184-191.
5. Heller T, van Gelder T, Budde K, et al. Plasma concentrations of mycophenolic acid acyl glucuronide are not associated with diarrhea in renal transplant recipients. *Am J Transplant*. 2007;7:1822-1831.
6. Budde K, Curtis J, Knoll G, et al. Enteric-coated mycophenolate sodium can be safely administered in maintenance renal transplant patients: Results of a 1-year study. *Am J Transplant*. 2004;4:237-243.
7. Salvadori M, Holzer H, de Mattos A, et al. Enteric-coated mycophenolate sodium is therapeutically equivalent to mycophenolate mofetil in *de novo* renal transplant patients. *Am J Transplant*. 2004;4:231-236.
8. Morath C, Arns W, Schwenger V, et al. Sirolimus in renal transplantation. *Nephrol Dial Transplant*. 2007;22(suppl 8):viii61-viii65.
9. Nashan B, Moore R, Amlot P, et al. Randomised trial of basiliximab versus placebo for control of acute cellular rejection in renal allograft recipients. CHIB 201 International Study Group. *Lancet*. 1997;350:1193-1198.
10. Vincenti F, Kirkman R, Light S, et al. Interleukin-2-receptor blockade with daclizumab to prevent acute rejection in renal transplantation. Daclizumab Triple Therapy Study Group. *N Engl J Med*. 1998;338:161-165.
11. Salama AD, Pusey CD. Drug insight: Rituximab in renal disease and transplantation. *Nat Clin Pract Nephrol*. 2006;2:221-230.
12. Vo AA, Lukovsky M, Toyoda M, et al. Rituximab and intravenous immune globulin for desensitization during renal transplantation. *N Engl J Med*. 2008; 359:242-251.
13. Vincenti F, Larsen CP, Alberu J, et al. Three-year outcomes from BENEFIT, a randomized, active-controlled, parallel-group study in adult kidney transplant recipients. *Am J Transplant*. 2011;12:210-217.
14. Walsh RC, Alloway RR, Girnita AL, Woodle ES. Proteasome inhibitor-based therapy for antibody-mediated rejection. *Kidney Int*. 2012;81:1067-1074.
15. Nürnberger J, Philipp T, Witzke O, et al. Eculizumab for atypical hemolytic-uremic syndrome. *N Engl J Med*. 2009;360(5):542-544.

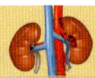

Avaliação e Manejo Pré-Operatório dos Doadores e Receptores de Transplante Renal

William R. Mulley e John Kanellis

O transplante renal fornece resultados em longo prazo superiores em comparação à diálise, tanto em quantidade como em qualidade de vida, embora os benefícios obtidos apresentem variações interindividuais.[1] A melhoria dos resultados juntamente com a escassez de órgãos disponíveis para transplante resulta em uma expansão dos critérios de aceitação dos doadores, e em uma tendência crescente de os centros transplantadores utilizarem rins considerados marginais para doação.[2] Neste capítulo, serão revistas as atuais recomendações para a avaliação e manejo pré-operatório de ambos doador e receptor de transplante renal.

AVALIAÇÃO DO RECEPTOR

Muitas unidades transplantadoras agora aceitam pacientes que foram previamente excluídos do transplante, tais como aqueles com infecção pelo vírus da imunodeficiência humana (HIV), obesidade ou diabetes melito. Isto se deve à disponibilidade de novas opções de tratamento para algumas condições, e a uma maior compreensão do impacto dessas condições na sobrevida do paciente e do enxerto, além da mudança de atitudes da sociedade referentes à igualdade de acesso ao transplante. Algumas contraindicações absolutas ao transplante ainda permanecem (Tabela 102-1), incluindo processos infecciosos ou neoplásicos graves e ativos, evidências de má aderência ao tratamento ou de abuso de drogas e qualquer condição médica que limite, de forma importante, a expectativa de vida (<1 a 2 anos).[3-5]

Considerando-se que a aplicação das diretrizes para a indicação ao transplante pode ser relativamente simples para os pacientes com uma única comorbidade, isto não é tão simples para aqueles com várias condições médicas, pacientes que representam um grupo crescente de potenciais receptores de transplante. A determinação da indicação do transplante em tais pacientes frequentemente exige a contribuição de especialistas de diferentes disciplinas médicas e cirúrgicas, juntamente com outros profissionais da saúde. A decisão final deve ser um acordo entre médico e paciente, após discussão plena e aberta dos prováveis riscos e benefícios, seguida por uma reavaliação regular da indicação enquanto o paciente aguarda o transplante.

Um resumo das diretrizes publicadas por associações nacionais e internacionais de transplante[3-5] é apresentado no Quadro 102-1. O presente capítulo discute alguns dos aspectos mais importantes a se considerar no momento da avaliação do candidato a receptor de transplante.

Doença Cardiovascular
A doença cardiovascular é um problema significativo entre os pacientes com doença renal em estádio terminal (DRET), e uma importante causa de óbito entre os receptores de transplante. Desta forma, a avaliação cardiovascular é crítica na abordagem do candidato a receptor.

Doença Coronariana e Disfunção Ventricular Esquerda
A doença renal crônica (DRC) em si é um importante fator de risco para a doença coronariana. No entanto, a lesão vascular, as características

clínicas e a resposta ao tratamento podem ser bastante diferentes nos pacientes com doença renal em estádio terminal, quando em comparação com a população normal. O papel do rastreamento e da intervenção para a doença coronariana antes do transplante é controverso, e torna-se difícil traçar recomendações definitivas. Entretanto, considerando-se a alta incidência de eventos cardíacos no período peritransplante e sua grande contribuição para a mortalidade pós-transplante, os autores deste capítulo se posicionam a favor de rastreamento e intervenção agressivos em pacientes de risco, evitando-se testes e procedimentos invasivos desnecessários em candidatos de baixo risco. Os pacientes podem ser estratificados em grupos de risco com base na história clínica e no exame físico, no eletrocardiograma de repouso e na radiografia do tórax. Pacientes assintomáticos e sem outros fatores de risco não requerem investigação suplementar, devido a uma incidência muito baixa de eventos coronarianos.[6] Outras investigações são recomendadas, no entanto, para pacientes com resultados anormais ou fatores de risco significativos, tais como eventos cardíacos isquêmicos anteriores, diabetes melito, tabagismo, idade acima de 50 anos, hipertensão arterial, tempo prolongado em diálise (> 2 anos), ou história familiar positiva para doença coronariana.[3-5]

Pacientes sintomáticos devem ser submetidos diretamente à coronarioangiografia; os testes funcionais não invasivos devem ser reservados ao rastreamento em doentes assintomáticos.[7] O ecocardiograma ou a cintilografia de perfusão miocárdica sob esforço físico são os exames não invasivos preferíveis; entretanto, os testes com estresse farmacológico podem ser necessários, se o exercício físico não for possível. Enquanto um resultado normal não exclui a presença de coronariopatia, ambas as modalidades de teste apresentam um valor preditivo negativo para o infarto do miocárdio ou morte cardíaca superior a 96% em pacientes com insuficiência renal.[8] Uma vez que uma coronariopatia significativa é identificada, deve-se instituir o tratamento antes do transplante. O tratamento consiste na abordagem médica, incluindo modificação agressiva dos fatores de risco, angioplastia com implantação de *stent* ou cirurgia de revascularização do miocárdio em pacientes com estenoses significativas.[7] Uma abordagem sugerida é apresentada na Figura 102-1.

Em pacientes com evidência clínica ou radiológica de disfunção ventricular esquerda, está indicada a ecocardiografia transtorácica para avaliação da gravidade e da natureza da disfunção. Deve-se buscar uma causa e tratá-la sempre quando possível. Uma disfunção ventricular esquerda grave pode apresentar melhoria significativa após o transplante; portanto, não constitui em si uma contraindicação absoluta a este procedimento. Entretanto, associa-se a uma redução da sobrevida pós-transplante; assim, em pacientes com outras comorbidades significantes, constitui-se uma contraindicação ao transplante, a menos que, em raros casos, esteja indicado o transplante duplo coração-rim.[3-5]

Doença Cerebrovascular
Pacientes com história recente de ataque isquêmico transitório ou acidente vascular cerebral estão sob maior risco de recorrência precoce

Contraindicações ao Transplante Renal

Contraindicações absolutas atuais ao transplante renal	Contraindicações anteriores ao transplante*
Sepse ativa	Infecção por HIV
Neoplasia atual ativa e não controlada	Hepatites B e C
Psicose não controlada	Obesidade
Dependência ativa a drogas	Transtornos do humor
Condição médica com muito reduzida expectativa de vida (< 1 a 2 anos)	Idade superior a 60 anos
	História prévia de neoplasia
Prova cruzada positiva por CDC para linfócitos T	Incompatibilidade ABO

Tabela 102-1 Contraindicações ao transplante renal. *CDC*, citotoxicidade dependente do complemento; *HIV*, vírus da imunodeficiência humana. * Tais condições são aceitáveis sob determinadas circunstâncias – ver texto.

Checklist de Avaliação do Receptor

História clínica e exame físico
    Causa da insuficiência renal e risco de recorrência
    Sensibilização (transfusão, gravidez, transplante anterior)
    Infecções pregressas e atuais (TBC, hepatite, HIV)
    Imunização (especialmente contra hepatite B)
    Neoplasia
    Risco Cardiovascular (tabagismo, hipertensão, diabetes melito)
    Doença pulmonar e gastrointestinal
    Avaliação do trato genitourinário
    Histórico psiquiátrico e psicológico
    Questões cirúrgicas (peso, vasos ilíacos, abdome, cirurgia anterior)

Investigações laboratoriais e radiológicas
    Sorologia viral (HIV, CMV, EBV, hepatites B e C)
    Testes de função hepática
    Provas do metabolismo ósseo (PTH, cálcio, fosfato)
    Radiografia simples de tórax
    Eletrocardiograma
    Antígeno prostático-específico (para homens com mais de 50 a 60 anos)
    Mamografia ou ultrassonografia de mama (mulheres com mais de 50 anos ou com história familiar de câncer de mama)
    Colpocitológico de Papanicolau (mulheres sexualmente ativas)

Investigação imunológica
    Grupo sanguíneo ABO e tipagem HLA
    Rastreio de anticorpos HLA e anticorpos autorreativos
    Provas cruzadas

Quadro 102-1 Avaliação do receptor. *CMV*, citomegalovírus; *EBV*, vírus Epstein-Barr; *HIV*, vírus da imunodeficiência humana; *HLA*, antígeno leucocitário humano; *PTH*, paratormônio; *TBC*, tuberculose.

após o evento primário; e, uma vez que o acidente vascular cerebral após o transplante está associado a uma taxa elevada de mortalidade,[9] recomenda-se um tempo de espera de 6 meses após o evento. Enquanto isso, modificações agressivas dos fatores de risco devem ser implementadas para limitar-se a probabilidade de novas ocorrências. Não se recomenda rastreamento de rotina para a doença cerebrovascular em pacientes assintomáticos. As evidências sugerem um benefício em prosseguir a investigação em pacientes com sopro carotídeo, e em proceder ao tratamento com endarterectomia carotídea, se uma estenose significativa for encontrada.[10] Os pacientes com doença renal policística sob alto risco de ruptura de aneurisma cerebral, tais como aqueles com história pessoal ou familiar de hemorragia cerebral, devem ser rastreados para a presença de aneurisma cerebral antes do transplante; entretanto, não existem evidências conclusivas para tal procedimento em pacientes sem fatores de risco. O risco de aneurisma cerebral na doença renal policística é discutido no Capítulo 46.

Avaliação e Manejo do Status Cardiovascular dos Candidatos a Receptor de Transplante

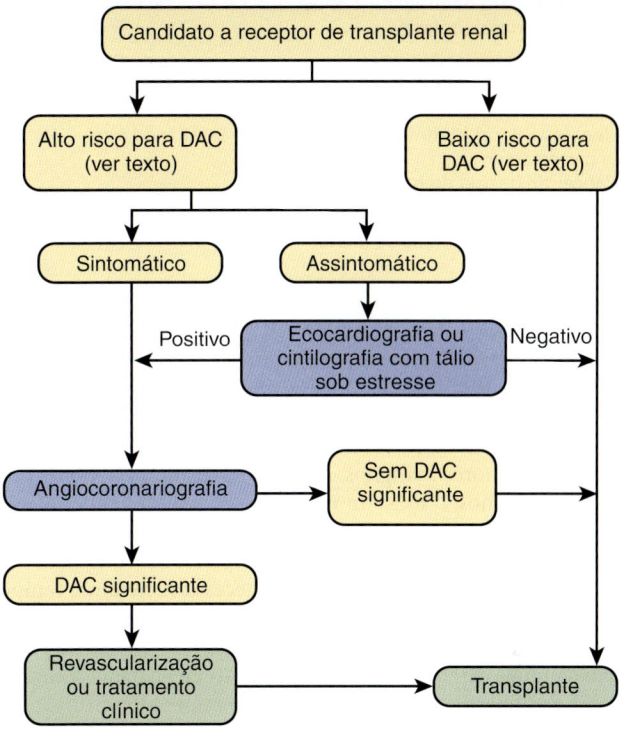

Figura 102-1 Avaliação e manejo da doença arterial coronariana em candidatos a receptor de transplante renal. *DAC*, doença arterial coronariana.

Doença Vascular Periférica

Os pacientes assintomáticos com pulsos femorais e periféricos amplos geralmente não necessitam de uma investigação mais aprofundada. Aqueles com diabetes melito, história de claudicação intermitente ou redução da amplitude dos pulsos requerem um exame de imagem vascular, iniciando-se por ultrassonografia Doppler. A presença de doença significativa envolvendo os vasos ilíacos pode dificultar ou impossibilitar o procedimento cirúrgico do transplante, e pode agravar a isquemia distal no membro inferior. Embora não seja uma contraindicação absoluta ao transplante, a doença vascular periférica está associada a maior mortalidade[11], e deve ser considerada em conjunto com as outras comorbidades do candidato a receptor.

Neoplasia

O câncer é uma das principais causas de óbito em pacientes transplantados renais. Incrementos ulteriores na incidência de doenças malignas são possíveis, com o aumento da sobrevida do enxerto e da aceitação de receptores mais idosos. A incidência de doenças neoplásicas é maior em receptores de transplante em comparação com a população geral.[12] Entretanto, o efeito do transplante ou dos diversos agentes imunossupressores sobre os diferentes tipos de neoplasia não é uniforme.[13] Algumas neoplasias, como o câncer de pele (exceto o melanoma) (61% a 82% em 20 anos) e o linfoma apresentam incidência acentuadamente aumentada entre os receptores de transplante *versus* a população geral; a incidência de outras neoplasias malignas, tais como o câncer de mama e de próstata, não é tão acentuadamente aumentada.[14] Em doentes com uma neoplasia maligna anterior, as diretrizes consideram a probabilidade de recorrência após o transplante (Quadro 102-2). Em geral, quanto maior o intervalo livre de câncer antes do transplante menor o risco de recorrência. Para a

Diretrizes para o Transplante de Pacientes com Neoplasias Malignas Prévias

Tempo de espera habitual de 2 anos
A maioria das neoplasias

Sem tempo de espera necessário
Carcinoma renal incidental
Carcinoma *in situ*
Neoplasia Focal (definida como um tumor localizado sem metástases)
Câncer de bexiga de baixo grau
Câncer de pele basocelular

Tempo de espera de mais de 2 anos
Melanoma
Câncer de mama
Câncer colorretal
Câncer de útero

Quadro 102-2 Diretrizes para o transplante de pacientes com neoplasias malignas prévias.

Testes de Rastreamento para Infecção Oculta

Sorologia de Rotina	Quando Indicados, Testes para as Seguintes Infecções e Condições	Outras Investigações de Rotina
Citomegalovírus	HTLV	Radiografia de tórax
Vírus Epstein-Barr	Herpesvírus humano 8	Urocultura
Hepatite B	Malária	
Hepatite C	Esquistossomose	
HIV	*Strongyloides stercoralis*	
	Trypanosoma cruzi	
	Tuberculose	

Tabela 102-2 Testes de rastreamento para infecção oculta. Rastreamento rotineiro para infecção oculta. *HIV*, vírus da imunodeficiência humana; *HTLV*, vírus linfotrópico-T humano.

maioria dos tumores malignos, recomenda-se um período de observação de 2 a 5 anos.[3-5] Existem várias exceções. Um tempo de espera maior (≥ 5 anos) é recomendado para o câncer de mama com envolvimento ganglionar, melanoma e câncer colorretal em estádio maior que B1 de Dukes; aparentemente, não é necessário nenhum tempo de espera nos casos de câncer de pele (exceto o melanoma), carcinomas *in situ* de bexiga e colo do útero, neoplasia microscópica de próstata de baixo grau, e carcinomas de células renais de pequenas dimensões (<7 cm) descobertos de forma incidental e removidos cirurgicamente. Dada a heterogeneidade das neoplasias malignas, devem-se individualizar os períodos de espera antes do transplante, levando-se em consideração outras comorbidades do paciente.

Apesar de não se justificar um extenso rastreamento de todos os candidatos a receptores de transplante, as diretrizes recomendadas para a população em geral devem ser adotadas em relação às neoplasias de mama, colo do útero, próstata e colorretal. Uma radiografia simples de tórax deve ser realizada como parte da avaliação de rotina. Uma avaliação mais abrangente e direcionada é recomendada em doentes com uma forte história familiar, características clínicas sugestivas ou condições associadas a um risco aumentado de doença maligna, como a realização de exames de imagem renal em pacientes com doença cística adquirida do rim para detecção de um possível carcinoma de células renais.[3,4]

Complicações Infecciosas

Todos os pacientes devem ser rastreados quanto à exposição prévia ao vírus Epstein-Barr e ao citomegalovírus (CMV) para uma correta avaliação do risco de infecção, quer primária ou de reativação. Os resultados obtidos guiarão o uso adequado de agentes antivirais profiláticos. Por exemplo, pacientes com sorologia negativa para CMV-IgG que receberam um rim de um doador CMV-positivo encontram-se sob maior risco de infecção, e podem beneficiar-se de profilaxia prolongada, quando em comparação com a combinação de menor risco, doador CMV-negativo para receptor CMV-negativo (Cap. 105). A investigação de outras infecções deve ser adaptada à localização geográfica; um guia de rastreio é apresentado na Tabela 102-2. A imunização contra a hepatite B deve ser realizada em todos os potenciais receptores. A imunização contra organismos encapsulados (pneumococo, *Haemophilus influenzae*, e meningococo) também deve ser considerada em pacientes sob alto risco de rejeição mediada por anticorpos, especialmente nos casos em que tratamento com esplenectomia ou inibição complementar com eculizumabe são possíveis.

Antes do advento da terapia antirretroviral altamente ativa (HAART), a infecção pelo HIV era considerada uma contraindicação absoluta ao transplante, devido a sobrevida muito baixa do paciente.[15]

Na era HAART, a infecção pelo HIV é considerada uma doença crônica tratável, e o transplante é oferecido aos pacientes HIV-positivos em muitos centros que têm experiência no manejo de infecção pelo HIV e transplante. Resultados de curto e médio prazo sugerem excelentes sobrevidas do paciente e do enxerto em receptores cuidadosamente selecionados.[16] Estudos de longo prazo estão em andamento para explorar ainda mais esses resultados. Os pacientes com contagens de células CD4 acima de 200/mL e carga viral indetectável de forma sustentada e sem doenças definidoras da síndrome da imunodeficiência adquirida (AIDS) podem ser considerados para transplante. Os pacientes com hepatite B podem ser considerados para o transplante renal, se não houver evidências de replicação viral ativa (positividade para DNA do vírus da hepatite B [VHB] ou para antígeno "e" da hepatite B [HBeAg]), doença hepática avançada ou cirrose (tal como determinado por biópsia do fígado) ou carcinoma hepatocelular.[3-5] A imunossupressão pode aumentar a replicação de HBV; assim, o tratamento antes do transplante é indicado em pacientes com doença ativa, e, embora os dados a favor da terapia antiviral profilática após o transplante, com entecavir, por exemplo, sejam escassos, esta prática é comum nos períodos de maior imunossupressão (12 a 24 meses iniciais). Os primeiros estudos sugeriam uma maior mortalidade pós-transplante entre pacientes HBV-positivos *versus* HBV-negativos.[17] O significado destes achados na era atual não é claro, considerando-se que existem opções de tratamento mais eficazes e que apenas os pacientes com doença inativa são submetidos ao transplante. Recomenda-se uma discussão franca, com os candidatos a receptor, sobre os possíveis riscos envolvidos.[3-5]

Os pacientes com hepatite C devem ser avaliados através da mensuração da carga viral e da biópsia hepática. O tratamento deve ser instituído antes do transplante; no entanto, os candidatos que não alcançam o clareamento do vírus ainda podem prosseguir com o transplante, uma vez que a mortalidade neste grupo é menor que entre aqueles que permanecem em diálise.[18] Em alguns centros, pacientes HCV-positivos podem, com consentimento informado, receber um rim de doador HCV-positivo. Um incremento no risco é superado pela redução significativa no tempo em lista de espera. Os pacientes com hepatite B e C deve ser investigados a cada 12 meses para carcinoma hepatocelular por ultrassonografia hepática e alfafetoproteína sérica. Aqueles pacientes com cirrose hepática podem ser considerados para o transplante combinado fígado-rim.

Os pacientes sob alto risco de reativação da tuberculose após o transplante (tuberculose anterior, radiografia de tórax anormal ou resultado positivo do teste tuberculínico; residência em área endêmica) que não tenham sido previamente tratados devem receber isoniazida profilática após o transplante (Cap. 105). Recentemente, ensaios ELISPOT com interferon-γ (IFN-γ) têm sido propostos para substituir ou complementar o teste tuberculínico, porque parecem ser mais sensíveis para a detecção de infecção tuberculosa latente.[19] A necessidade de triagem dos pacientes é determinada pela probabilidade de exposição anterior.

Perda do enxerto anterior causada por nefropatia por poliomavírus (BK) não constitui uma contraindicação para um segundo transplante. A espera pela negativação dos resultados de reação em cadeia da polimerase para BK no sangue e na urina parece ser recomendada,[20] ao passo que o valor da nefrectomia do primeiro enxerto antes do novo transplante não é claro. Recomenda-se uma investigação ativa para recorrência.[5]

Obesidade

O transplante em pacientes obesos (índice de massa corporal [IMC] > 30 kg/m^2) geralmente melhora a sobrevida em comparação aos controles correspondentes em lista de espera, mas são observados resultados inferiores em relação à sobrevida do paciente e do enxerto, função tardia do enxerto, cicatrização de feridas e complicações infecciosas em comparação com pacientes não obesos, particularmente entre aqueles com um IMC superior a 36 kg/m^2.[21] Existem vários resultados em contrário, incluindo uma recente análise multivariada de banco de dados, sugerindo que a obesidade não se associa a pior sobrevida do paciente e do enxerto quando as comorbidades são controladas no modelo de avaliação.[22] No entanto, o paciente com sobrepeso ou obesidade é mais propenso a desenvolver diabetes pós-transplante, o que pode afetar adversamente as sobrevidas do paciente e do enxerto. Os obesos candidatos a transplante devem ser aconselhados a perder peso como um meio de diminuir este risco antes do transplante.

Doença Recorrente

O risco de recorrência da doença precisa ser discutido como parte do processo de consentimento informado, particularmente em relação a certas nefropatias primárias (p. ex., glomeruloesclerose segmentar e focal). A perda do enxerto atribuída a doença recorrente tem aumentado nos últimos anos, mas ainda responde por apenas 5% da dos casos.[23] Os riscos e o manejo da doença recorrente são discutidos no Capítulo 108.

Doença Gastrintestinal

Não se justifica o rastreamento de doença gastrointestinal entre pacientes assintomáticos.[4,5] Pacientes com pancreatite aguda ou crônica ativa não devem ser submetidos a transplante até que estejam livres de sintomas por 12 meses. Pacientes com úlcera péptica ativa devem ser tratados antes do transplante com inibidores da bomba de prótons, e estes agentes devem ser continuados para prevenir ulceração após o transplante. Os pacientes com doença diverticular sintomática requerem colonoscopia e potencial ressecção colônica nos casos graves, antes do transplante, uma vez que eles estão sob maior risco de perfuração quando em uso dos medicamentos imunossupressores.[4] A colecistite sintomática deve ser tratada cirurgicamente antes do transplante, mas a colelitíase assintomática não requer cirurgia pré-transplante porque este procedimento é necessário em menos de 10% dos pacientes, e não se associa a aumento da morbidade ou mortalidade em comparação com a colecistectomia pré-transplante, nem a um efeito deletério sobre função do enxerto renal.[24]

Transtornos do Trato Genitourinário

O rastreio para doenças do trato genitourinário antes do transplante é indicado em doentes com história clínica ou ultrassonografia renal sugestivas de obstrução urinária, especialmente em crianças, em quem os problemas urológicos são uma das principais causas de insuficiência renal em estádio terminal. Uma vez diagnosticada obstrução, a avaliação urológica, que pode incluir cistouretrografia miccional e estudo urodinâmico, está indicada para determinar a melhor abordagem que garanta o esvaziamento da bexiga e que limite as pressões sobre a bexiga após o transplante; medidas podem envolver ampliação vesical, derivação urinária ou autocateterismo.

Deve-se considerar nefrectomia dos rins nativos pré-transplante nos casos de sepse de origem renal recorrente ou persistente, particularmente em um contexto de nefrolitíase. Pode ser necessária a remoção de rins policísticos com dimensões muito aumentadas para acomodar o transplante renal. É controverso se os enxertos anteriores devam ser removidos antes de um novo transplante. A nefrectomia do enxerto é frequentemente realizada nos casos de pacientes com perda muito precoce (<12 meses) e interrupção da imunossupressão [25] com o objetivo de se aliviar os sintomas como dor no enxerto, febre e perda de peso.[26] Outras indicações incluem sepse de foco do próprio enxerto e necessidade de espaço para o novo transplante. No entanto, a menos que haja uma razão convincente para remover o enxerto, geralmente este é deixado em seu lugar. Nestas circunstâncias, o paciente pode necessitar permanecer sob imunossupressão mínima (p. ex., prednisolona, 5 mg/dia) durante 3 a 6 meses, para minimizar a sensibilidade do enxerto e a inflamação. A nefrectomia do enxerto pode se associar a um risco aumentado de sensibilização por antígenos leucocitários humanos (HLA)[25], provavelmente relacionado à perda de mecanismos tolerogênicos dependentes de antígenos[27]; este, entretanto, não é um achado universal. Uma outra vantagem de se manter o transplante anterior em sua posição é a preservação de função renal e diurese residuais.

Doença Pulmonar

Todos os candidatos a receptor devem ser submetidos a uma avaliação inicial, com exame físico e radiografia simples de tórax; testes suplementares, como prova de função pulmonar ou tomografia computadorizada, devem ser reservados para casos selecionados. As diretrizes mais recentes sugerem que pacientes com uma curta expectativa de vida associada à doença pulmonar, como cor pulmonale, asma não controlada e doença pulmonar obstrutiva grave (VEF$_1$ < 25% do previsto ou PO$_2$ < 60 mm Hg [8 kPa] em ar ambiente), ou aqueles dependentes de oxigenioterapia domiciliar devem ser excluídos da lista para transplante.[5] Muitos centros transplantadores exigem a interrupção do tabagismo antes da inscrição, já que os pacientes fumantes apresentam risco aumentado de óbito e perda do enxerto. A cessação do tabagismo demonstra um comportamento de estilo de vida positivo e boa adesão, sugerindo que estes fatores serão otimizados no período pós-transplante.

Questões Psicossociais

Aspectos psicológicos podem ter um grande impacto sobre os resultados do transplante. Os pacientes devem ser avaliados por um profissional de saúde com experiência em julgar a capacidade de consentir e em avaliar o cumprimento com o regime imunossupressor. A aderência ao tratamento é vital para minimizar a perda prematura do enxerto. A previsão do grau de aderência é um desafio, e pode basear-se em elementos pré-transplante, tais como a aderência às prescrições da diálise. Se é pouco provável, a julgar pela avaliação clínica, psiquiátrica, psicológica e social, deve resultar em contraindicação ao transplante.[3-5]

O déficit cognitivo não é uma contraindicação absoluta ao transplante desde que haja suporte apropriado e que os responsáveis legais sejam bem definidos. Os pacientes com doenças psiquiátricas, incluindo depressão, transtorno afetivo bipolar e psicose devem ser submetidos a avaliação psiquiátrica, com o objetivo de avaliar a aptidão ao transplante e de formular um plano terapêutico que acesse os possíveis efeitos adversos das medicações imunossupressoras, tais como os corticosteroides.[3-5] A dependência de drogas e de álcool deve ser abordada com programas de reabilitação, e deve-se demonstrar abstinência antes que o paciente seja inscrito para o transplante.

Presença de Múltiplas Comorbidades

Cada vez mais, pacientes com múltiplas comorbidades são encaminhados para avaliação da sua aptidão para transplante renal, uma vez que os limites de aceitação dos centros transplantadores vêm sendo ampliados. Frequentemente, cada condição em si não constitui uma contraindicação absoluta; no entanto, tomadas em conjunto, podem significar

Reavaliação da Aptidão para Transplante

Reavaliação cardio-vascular a cada 1 a 2 anos a depender de fatores de risco (p. ex. diabetes melito)	Vigilância para neoplasias a depender da idade, sexo e fatores de risco	Reavaliação das comorbidades
Ecocardiografia sob estresse ou cintilografia com tálio Angiografia se indicado (Fig. 102-1)	Antígeno prostático-específico Mamografia Papanicolau Colonoscopia se indicado Exame da pele	Hepatites virais Testes de função hepática Alfafetoproteína Ultrassonografia hepática HIV Contagem CD4 ? Doenças definidoras de AIDS Outros (ver discussão individual por sistema orgânico)

Tabela 102-3 Reavaliação da aptidão para transplante. *AIDS*, Síndrome da imunodeficiência adquirida humana; *HIV*, vírus da imunodeficiência humana.

Classificação dos Doadores DCD

De acordo com a classificação de Maastricht (Kootstra, 2007) (também conhecido como doadores de coração parado)

Não controlado
Categoria I: Morto na chegada ao hospital
Geralmente causa da morte é óbvia (p. ex., trauma craniano grave) e não são realizadas manobras de ressuscitação.

Categoria II: Reanimação sem êxito
O paciente é levado ao setor de emergência e é reanimado, mas isto não é eficaz. Alternativamente, a parada cardíaca ocorre no hospital, mas o paciente é incapaz de ser ressuscitado.

Controlado
Categoria III: Parada cardíaca esperada
Lesão cerebral grave, sem morte cerebral. Normalmente os pacientes são dependentes do ventilador. A parada cardíaca ocorre quando o suporte avançado é removido.

Categoria IV: Parada cardíaca enquanto em morte cerebral
O paciente sofre parada cardíaca após ser declarada morte cerebral. Alternativamente, esta ocorre durante a avaliação diagnóstica da morte cerebral. O paciente não é ou não pode ser reanimado com sucesso.

Categoria V: Parada cardíaca inesperada em um paciente gravemente enfermo
Exemplo: ressuscitação sem sucesso após parada cardíaca inesperada em um paciente sob cuidados intensivos.

Quadro 102-3 Classificação dos doadores após morte cardíaca (DCD).[29]

que o paciente tenha as perspectivas de sobrevivência global significantemente reduzidas. De maneira controversa, algumas sociedades sugerem que os pacientes devam apresentar alta expectativa de sobrevivência em longo prazo – por exemplo, 80% de chance de sobreviver em 5 anos – para ser aceito para o transplante com um doador falecido. Por fim, cálculos de risco foram desenvolvidos, a partir de grandes bancos de dados, para permitir que tais previsões sejam elaboradas.[28]

Reavaliação dos Pacientes em Lista de Espera

Os pacientes podem esperar vários anos em lista antes da realização do transplante. É vital que, quando a oportunidade vier, eles ainda estejam aptos. Recomenda-se uma reavaliação dirigida em intervalos regulares dos pacientes em lista de espera (Tabela 102-3). Medidas gerais, tais como rastreamento de neoplasias (por exemplo, pele, próstata, mama e colo do útero), devem ser mantidas em intervalos regulares, conforme indicado pelas diretrizes. A reavaliação da condição cardíaca é recomendada com base no risco individual. Pacientes diabéticos e/ou outros fatores de alto risco devem ser reavaliados a cada 1-2 anos.[7] O valor da reavaliação de pacientes de baixo risco cardiovascular é questionável, mas, considerando-se que a DRC é um importante fator de risco para doença cardiovascular, parece adequado recomendar a repetição de testes como ecocardiografia ou cintilografia de perfusão miocárdica sob estresse por exercício ou por agentes farmacológicos pelo menos a cada três anos. Os pacientes com condições médicas preexistentes (p. ex., infecção por HIV e hepatite viral) requerem revisões periódicas especializadas, com discussão das novas questões em conjunto com a equipe de transplante. Pacientes com doença vascular periférica, pacientes com ganho de peso ou casos de peritonite enquanto em lista de espera podem exigir reavaliação cirúrgica quanto à aptidão para o transplante. Os doentes devem ser retirados temporariamente da lista de espera nos casos de infecções ou outra condição grave, até que a mesma seja resolvida.

AVALIAÇÃO DOS DOADORES

Os enxertos renais podem ser obtidos a partir de doadores vivos e falecidos.

Doadores Falecidos
Classificação dos Doadores Falecidos
Os doadores falecidos podem ser classificados como doadores em morte encefálica, mas com função cardíaca (doadores em morte encefálica [DBD]) ou doadores após morte cardíaca (doadores em morte cardíaca [DCD]).

Nos últimos anos, a proporção de DCD vem aumentando em muitos países, como resultado de políticas destinadas a maximizar as oportunidades para doação.

Os doadores em morte encefálica podem ainda ser divididos em doadores de critérios padrão e doadores de critérios expandidos. A definição de critérios expandidos é variável; nos Estados Unidos, ela se refere a doadores com idade superior a 60 anos ou entre 50 e 59 anos de idade com dois ou três dos seguintes critérios: história de hipertensão; creatinina sérica no momento da doação elevada (> 1,5 mg/dL ou 130 µmol/L); ou óbito por acidente vascular cerebral. Sob o ponto de vista legal, o termo *doador marginal* é utilizado, de uma forma ampla, para descrever os doadores que estão abaixo do padrão ideal por algum motivo, geralmente pela presença de doença subjacente significativa (hipertensão, diabetes melito, doença vascular, insuficiência renal) ou de idade avançada (mais de 65 anos).

A doação após morte cardíaca pode ocorrer por vários mecanismos. A classificação de Maastricht divide esses tipos de doadores nas categorias controlados e não controlados (Quadro 102-3).[29] Doadores controlados são aqueles que sofrem parada cardíaca após a retirada do suporte avançado de vida ou após a morte encefálica. Os doadores não controlados são aqueles que evoluem a óbito na chegada ao hospital ou que têm uma ressuscitação cardiopulmonar malsucedida. De um ponto de vista prático, a implementação de um sistema que utiliza doadores controlados é mais fácil que a de um que utiliza doadores não controlados. Esta facilidade é em grande parte relacionada a considerações éticas e ao processo de obtenção do consentimento envolvendo parentes do doador.

A sobrevida do transplante com rins de doadores de critério expandido e de algumas categorias de doadores DCD é geralmente inferior à dos rins obtidos a partir de doadores com critérios padrão.[30,31] Muitos sistemas tentam direcionar a alocação destes enxertos para receptores com expectativa de vida abaixo da média da população inscrita em lista, mas as práticas apresentam variações consideráveis entre os países, no que diz respeito a estas questões.

Avaliação do Doador Falecido

Na maioria das vezes, os coordenadores das organizações de procura de órgãos rastreiam potenciais doadores falecidos a partir da notificação originada em unidades de terapia intensiva ou em salas de emergência. Avaliam-se os registros dos pacientes e entrevistam-se os familiares e/ou pessoas próximas sobre aspectos importantes da história clínica. A avaliação tem foco nas condições de saúde em geral (incluindo a história de infecções e neoplasias), na história social (especialmente o uso de drogas e história sexual), e nas evidências laboratoriais de insuficiência renal ou outras doenças (Quadro 102-4). Os pacientes com sepse, hepatite aguda ou infecção por HIV geralmente são excluídos como doadores, assim como aqueles com história de neoplasia. O câncer de pele (exceto o melanoma) não constitui

Checklist de Avaliação do Potencial Doador Falecido

História Médica
    Hipertensão, diabetes melito
    Neoplasias
    Infecções: pregressas e atual (TBC, hepatites, HIV)
    Transfusões
    Trauma
    História cirúrgica
    Internações

História Social
    Uso de drogas intravenosas
    Álcool, tabagismo
    Comportamento sexual
    Tatuagens, acupuntura
    Viagens ao exterior
    Encarceramento

Exame físico
    Pressão arterial
    Semiologia cardiovascular
    Linfadenopatia
    Semiologia abdominal

Exames complementares
    Creatinina sérica
    Urinálise e urocultura
    Testes de função hepática
    Perfil de coagulação, hemograma completo
    Hemocultura
    * Virologia, dependendo da região geográfica: anticorpos contra CMV, EBV, HSV-1 e HSV-2; HHV-6, HHV-7, HHV-8; HCV, HBV (incluindo HBsAg, anti-HBcAg, IgG e IgM), HIV, vírus do Nilo ocidental, vírus da raiva, HTLV-1
    Parasitas, a depender da região geográfica: malária, babesiose, toxoplasmose, doença de Chagas, sífilis
    Fungos em regiões endêmicas: Coccidioides, Histoplasma
    Tuberculose (dependendo da região geográfica)
    Radiografia simples de tórax
    Eletrocardiograma
    Biópsia renal, se houver preocupação com doença renal crônica

Avaliação no centro cirúrgico
    Exame intra-abdominal para detectar neoplasias ocultas
    Aspecto macroscópico dos rins

Quadro 102-4 *Checklist* de avaliação do potencial doador falecido. CMV, citomegalovírus; *EBV*, vírus Epstein-Barr; *HBcAg*, antígeno core do vírus da hepatite B; *HBsAg*, antígeno de superfície do vírus da hepatite B; *HBV*, vírus da hepatite B; *HCV*, vírus da hepatite C; *HHV*, herpesvírus humano; *HIV*, vírus da imunodeficiência humana; *HSV*, herpesvírus simples; *HTLV*, vírus linfotrópico-T humano; *TBC*, tuberculose. *A escolha das investigações virológicas depende dos riscos regionais.

critério de exclusão. Tumores cerebrais primários também não contraindicam a doação, a menos que apresentem alto grau de malignidade ou que o doador tenha sido submetido a quimioterapia, craniotomia ou inserção de derivação cerebral.[32] Em alguns centros, os doadores potencialmente portadores de HBV ou HCV são aceitos somente para receptores com sorologia positiva para esses vírus. O risco de existência de neoplasia maligna desconhecida em um doador é de aproximadamente 1,3%; entretanto, o risco de transmissão de neoplasia maligna por um doador é de cerca de 0,2%.[33]

A avaliação da função renal é determinada por história clínica, urinálise e concentração sérica de creatinina. Em alguns casos, a biópsia renal (muitas vezes realizada no momento da extração do órgão) pode fornecer informações úteis, em particular nos doadores com critérios expandidos.[34] A concentração sérica de creatinina à admissão deve estar dentro ou próxima do intervalo normal (ritmo de filtração glomerular estimado [RFGe] > 60 mL/min), mas a presença de disfunção renal é aceitável se existirem dados indicativos de boa expectativa de recuperação. A detecção de proteinúria (> 0,5 g/ 24 h) pode indicar lesão renal estrutural, e é uma razão válida para o descarte do doador.

A utilização de rins de doadores muito pequenos varia entre os diferentes centros. Os doadores mais jovens que 5 ou 6 anos de idades são geralmente associados a alto risco de fracasso, especialmente por trombose vascular.[35] Por este motivo, alguns centros ocasionalmente realizam o transplante dos dois rins *em bloco*, utilizando a aorta e a veia cava inferior como anastomoses vasculares.[36]

Manutenção do Doador Falecido Antes do Transplante

No doador em morte encefálica, a manutenção da pressão arterial adequada e da oxigenação são importantes para prevenir a lesão renal por isquemia quente. A utilização de agentes vasopressóricos, ressuscitação volêmica e outras estratégias de condicionamento é um assunto complexo, e vem sendo objeto de discussão em vários documentos de orientação (website da Intensive Care Society, www.ics.ac.uk). Nesta categoria de doador, os rins geralmente não estão sujeitos à isquemia quente significativa no processo de obtenção dos órgãos, a menos que o doador sofra instabilidade hemodinâmica prolongada.

Nos casos de DCD, uma vez que a morte é confirmada, é necessária a exposição cirúrgica rápida dos grandes vasos, com resfriamento dos órgãos seguido por rápida extração, ou, alternativamente, resfriamento dos rins *in situ* por inserção de cateteres de perfusão através dos vasos femorais (Cap. 103). Neste último caso, a extração cirúrgica pode ser postergada, para permitir que aconteça um ou mais dos seguintes passos: aconselhamento familiar, avaliação do doador ou transporte de uma área do hospital para outra (p. ex., da unidade de terapia intensiva ou sala de emergência para o centro cirúrgico). DCD está inevitavelmente associada à lesão renal por isquemia quente. Este processo é responsável pela maior ocorrência de função tardia do enxerto observada neste grupo. A necessidade de terapia dialítica após o transplante é de aproximadamente 50%, mas varia entre 30% e 90%, a depender da categoria de Maastricht do doador.[29]

Doadores Vivos

A doação renal em vida é, atualmente, aceita na maioria dos países em função da demanda por órgãos de doadores falecidos – que supera em muito a oferta – e do aparente risco muito baixo de complicação para a maioria dos doadores saudáveis.[37] Além disso, consideram-se os efeitos prejudiciais para o receptor em permanecer em lista de espera e os excelentes resultados obtidos através do uso de doadores vivos.

Os doadores vivos podem ser relacionados, não relacionados, altruístas ou fazer parte de um pareamento de doador ou de um programa de doação em cadeia. Em muitos países com programas de transplante bem estabelecidos, metade ou mais de todos os transplantes são realizados com doadores vivos. No Japão, no Brasil e no

Oriente Médio, mais de 80% dos transplantes têm os doadores vivos como fonte. Os resultados superiores do transplante com doador vivo *versus* doador falecido apoiaram o desenvolvimento de programas de pareamento de doadores vivos ou doador vivo-doador falecido.[38] Na primeira situação, doadores vivos incompatíveis com os seus receptores são trocados entre os receptores. No outro exemplo, o doador vivo doa para a lista de espera em troca de prioridade de transplante para o receptor pretendido na lista.[39]

Em alguns países, existe o comércio de rins de doadores vivos, seja por um sistema organizado pelo estado, seja por livre mercado; esta é uma área de discussão altamente controversa.[40] A Declaração de Istambul sobre o tráfico de órgãos e turismo de transplantes e a Organização Mundial da Saúde condenam a exploração de doadores vivos considerados vulneráveis (pessoas não instruídas, com baixa renda, imigrantes ilegais, prisioneiros e refugiados políticos ou econômicos).[41]

Mais recentemente, muitos centros ampliaram seus critérios de seleção de doadores, para incluir os pacientes que são levemente hipertensos, com excesso de peso ou hiperlipidêmicos ou que apresentam outras anormalidades (como micro-hematúria isolada ou história de litíase renal).[42] Embora a doação pareça segura em curto e médio prazo para a maioria destes pacientes, estudos adequados ainda não foram realizados para se avaliar os efeitos clínicos ou psicológicos em longo prazo.

Morbidade e Mortalidade

A mortalidade relacionada à doação renal é um evento catastrófico e inesperado. Registros de grandes bancos de dados e inquéritos institucionais sugerem que o risco perioperatório de óbito entre os doadores seja de aproximadamente 3 em 10.000.[43] A incidência de complicações maiores e a mortalidade dos doadores parecem ser equivalentes com nefrectomia por via laparoscópica ou aberta. Na cirurgia aberta, os riscos estão relacionados às complicações perioperatórias, incluindo embolia pulmonar, pneumonia e eventos isquêmicos. Na cirurgia laparoscópica, as complicações são em grande parte resultado de eventos catastróficos intraoperatórias ou de hemorragia pós-operatória relacionada à ligadura do pedículo vascular.[43,44]

Em longo prazo, a sobrevida dos doadores parece ser semelhante ao dos controles na população em geral (Fig. 102-2).

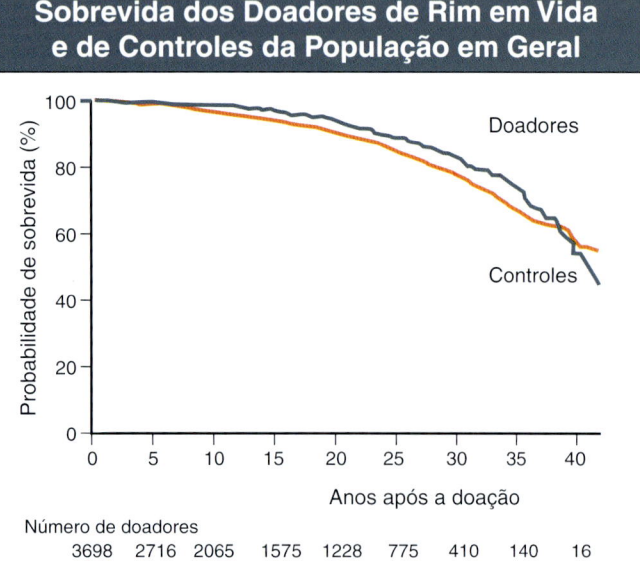

Figura 102-2 Sobrevida dos doadores de rim em vida. A sobrevida dos doadores em vida é semelhante à sobrevida derivada da população em geral. Barras de erro em intervalos de 5 anos indicam os intervalos de confiança 95% para a probabilidade de sobrevida entre doadores de rim. *(Modificado, com permissão, da referência 37.)*

Numerosas séries de casos reportam taxas de complicações operatórias precoces após cirurgia laparoscópica e nefrectomia aberta entre 3% e 38%.[43] Estas séries incluem frequências variáveis de eventos como hemorragia, infecção do sítio cirúrgico, retenção urinária, pneumonia, pneumotórax assintomático ou sintomático, íleo, necessidade de transfusão de hemocomponentes, entre outros. Esta enorme variabilidade está relacionada tanto aos critérios de definição das complicações quanto à precisão dos relatórios.

Relatos de séries de casos indicam que a função física e psicológica de doadores vivos é maior que a norma entre a comunidade. Questões físicas relatadas pelos doadores após a cirurgia frequentemente incluem uma redução temporária da disposição; alguns doadores percebem um tempo mais longo que o previsto para a recuperação completa e dor no local da incisão (após nefrectomia aberta) mais duradoura que o esperado. Fatores psicológicos costumam incluir uma melhoria no relacionamento com o receptor, uma melhoria da autoimagem e frequentemente um efeito positivo sobre a vida do doador. A morbidade psicológica em longo prazo parece ser mínima; entretanto, algumas séries de casos observaram associação à ansiedade, depressão ou outros problemas psicológicos em uma pequena proporção de pacientes.[45,46] Embora a maioria dos doadores reportem uma experiência positiva, um número pequeno, por muitas razões, lamenta a decisão de doar (0% a 5%). A avaliação psicológica antes da doação é extremamente importante, assim como a necessidade de apoio e aconselhamento após a doação. Esta questão é particularmente importante quando o transplante apresenta evolução tão satisfatória quanto o esperado.

Avaliação do Doador Vivo

Vários grupos desenvolveram diretrizes para a avaliação do doador vivo, incluindo o fórum de Amsterdã[47] e as diretrizes de consenso publicadas por vários centros de transplante nos Estados Unidos.[48]

Checklist de Avaliação do Potencial Doador Vivo: História Clínica e Exame Físico

História clínica
- Hipertensão
- Diabetes (incluindo gestacional)
- Infecções
- Neoplasias (incluindo lesões cutâneas)
- Doença vascular
- Litíase renal
- Gota
- Doenças do trato urinário
- História familiar
- Medicamentos (incluindo AINEs, ervas)
- Tabagismo
- Uso de drogas ilícitas e intravenosas
- História sexual
- Vocação, interesses desportivos
- Nível de atividade física, exercício
- Histórico psiquiátrico, fatores psicológicos
- Vontade de doar
- Relacionamento com o receptor

Exame físico
- Pressão arterial
- Peso e altura, IMC
- Articulações, pele
- Neoplasias (incluindo lesões de pele, mama)
- Linfonodos
- Doença vascular
- Coração e pulmões
- Abdome

Quadro 102-5 Checklist de avaliação do potencial doador vivo: história clínica e exame físico. *AINEs*, anti-inflamatórios não esteroidais; *IMC*, índice de massa corporal.

Checklist de Avaliação do Potencial Doador Vivo: Investigação Complementar

Investigações laboratoriais e radiológicas
- Urinálise (sangue, proteína)
- Microscopia e cultura de urina (sangue, organismos)
- Eletrólitos séricos, ureia e creatinina
- Testes de função hepática
- Hemograma completo
- Glicemia em jejum e/ou teste oral de tolerância à glicose
- Lipidograma
- Clearance de creatinina em urina de 24 horas ou TFG medida por iotalamato, depuração por Cr-EDTA ou DTPA, proteinúria em urina de 24 horas ou medidas da excreção de proteínas por outros métodos (p. ex., relação proteína-creatinina)
- Ácido úrico, cálcio, fosfato séricos
- Rastreio viral: sorologia para HBV, HCV, HIV, CMV, EBV
- Triagem de sífilis (RPR)
- Rastreio de TB (PPD)
- Eletrocardiograma
- Radiografia simples de tórax
- Mulheres: papanicolau, mamografia (de acordo com a idade e história familiar)
- Homens: antígeno prostático-específico (de acordo com a idade e história familiar)
- Investigação cardiovascular adicional (se indicadas por idade, história, fatores de risco)
- Teste de estresse
- Ecocardiografia
- Medida ambulatorial da pressão arterial

Imagem Renal (de acordo com a experiência local)
- Angiotomografia computadorizada
- Angiorressonância nuclear magnética
- Angiografia por cateter

Quadro 102-6 *Checklist* de avaliação do potencial doador vivo: investigação complementar. *CMV*, citomegalovírus; *Cr-EDTA*, ácido etilenodiaminotetracético marcado com cromo; *DTPA*, ácido dietilenotriaminopentacético; *EBV*, vírus Epstein-Barr; *TFG*, taxa de filtração glomerular; *HBV*, vírus da hepatite B; *HCV*, vírus da hepatite C; *HIV*, vírus da imunodeficiência humana; PPD, teste derivado da proteína purificada; RPR, teste rápido de plasmina; *TBC*, tuberculose.

TFG Aceitável em Doadores em Vida, por Idade

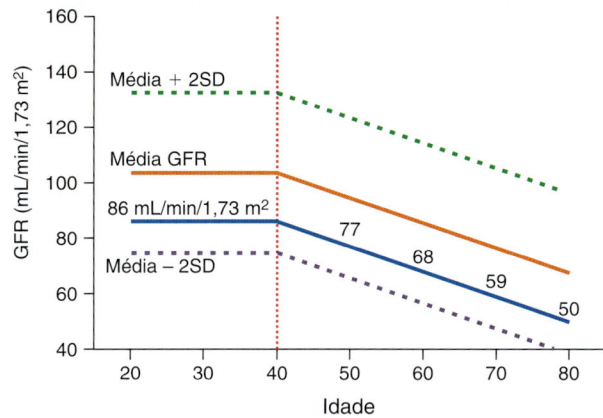

Figura 102-3 **Taxa de filtração glomerular (TFG) aceitável em candidatos a doadores de rim em vida, de acordo com a idade.** Diagrama explicando a TFG mínima aceitável, de acordo com a idade, em candidatos a doadores em vida. A *linha laranja sólida* demonstra a variação com a idade da taxa média de filtração glomerular. As linhas tracejadas exteriores demonstram os limites de + 2 −2 desvios padrão (SD) da população. A TFG é constante até a idade de 40 anos e, posteriormente, declina em um ritmo de 9 mL/min/1,73m^2 por década. O conjunto de referência é baseado em uma análise de dados de 428 doadores de rim em vida que foram submetidos à medida de TFG por ácido etilenodiaminotetracético marcado com crômio-51 (^{51}Cr-EDTA). A linha azul sólida mostra o menor TFG aceitável, de 86 mL/min/1,73 m^2 para jovens adultos e diminuindo para 50 mL/min/1,73 m^2 na idade de 80 anos. Entre os doadores de rim com valores pré-operatórios da TFG acima da linha azul sólida, estima-se que a TFG do rim remanescente ainda será maior que 37,5 mL/min/1,73 m^2 na idade de 80 anos. *(Modificado com permissão das diretrizes britânicas revisadas para doador de rim em vida da British Transplantation Society/Renal Association, disponível em www.bts.org.uk/.)*

Uma visão geral da avaliação habitual do doador é apresentada nos Quadros 102-5 e 102-6. Inclui história clínica completa e exame físico, exames de triagem de sangue e urina, radiografia simples de tórax, eletrocardiograma, teste de esforço cardíaco a depender da idade e da história familiar, e avaliação radiográfica dos rins e vasos sanguíneos. Uma avaliação da anatomia pode ser obtida por angiotomografia computadorizada ou angiografia por ressonância magnética, de acordo com o centro em particular. A realização da arteriografia renal formal, embora informativa, já não é mais necessária, considerando-se o detalhamento anatômico obtido de forma não invasiva com as modernas técnicas radiológicas.

Avaliação da Função Renal

A maioria dos centros transplantadores utiliza um valor de taxa de filtração glomerular (TFG) de 80 mL/min/1,73 m^2, como o limite inferior para a aceitação dos doadores. Considera-se esta uma generalização grosseira, que potencialmente representa um limite muito baixo para o doador mais jovem (p. ex., um indivíduo com idade menor que 40 anos) e muito alto para um doador mais idoso (p. ex., mais que 60 a 65 anos). Por esta razão, uma abordagem alternativa é considerar a TFG específica para idade e aceitar doadores apenas se eles se encontrarem dentro da faixa esperada. Este método tem sido recomendado pela Sociedade Britânica de Transplantes (orientações disponíveis no site www.bts.org.uk) e é apresentado na Figura 102-3. Uma abordagem alternativa utiliza o cálculo da expectativa de vida do doador.[49] Através da utilização destes cálculos, um doador de 30 anos de idade exigiria uma TFG de 123 mL/min/1,73m^2; e a TFG necessária para aceitação de um doador de 70 anos de idade seria de aproximadamente 68 mL/min/1,73m^2.

Hipertensão e Proteinúria no Doador Vivo

A doação pode ser aceitável para alguns indivíduos hipertensos se a pressão arterial estiver bem controlada, a TFG estiver dentro do esperado para doação e idade e se não houver sinais de envolvimento de órgãos-alvo da hipertensão.[47,48] A avaliação da hipertensão deve incluir medidas da pressão arterial em três ocasiões separadas. Níveis elevados limítrofes deverão ser novamente avaliados com monitorização ambulatorial da pressão arterial. Se a pressão arterial elevada é detectada e o potencial doador ainda está sob consideração, devem ser realizadas ecocardiografia (investigando hipertrofia ventricular esquerda), avaliação oftalmológica (à procura de alterações da retinopatia hipertensiva), e avaliação de microalbuminúria (sugerindo lesão renal hipertensiva). O potencial doador deve ser excluído se alguma dessas características estiverem presentes. As diretrizes normalmente excluem aqueles candidatos com excreção de proteínas na urina superior a 300 mg/24 h (com ou sem hipertensão). É nossa opinião que a presença de microalbuminúria (com ou sem hipertensão) também deva levar à exclusão do potencial doador, devido à alta probabilidade de patologia microvascular renal e sistêmica subjacente que isso significa, em particular naqueles com outros fatores de risco cardiovasculares.

A Obesidade e Tolerância à Glicose Anormal no Doador Vivo

Embora muitos centros aceitem doadores vivos obesos, várias questões precisam ser abordadas. Estas incluem o impacto da obesidade sobre as complicações peri-operatórias, a futura evolução da função renal e a saúde cardiovascular. Em um estudo, pacientes obesos (IMC> 30 kg/m²) apresentaram aumento da taxa de proteinúria e insuficiência renal 10 a 20 anos após a nefrectomia.[50] Indivíduos obesos podem, portanto, ser mais propensos ao desenvolvimento de doença renal após a doação, mas esta questão ainda não foi cuidadosamente estudada.

Um futuro risco de desenvolvimento de diabetes melito é uma outra consideração importante. Além de uma cuidadosa avaliação daqueles que estão acima do peso, os candidatos a doadores com glicemia em jejum alterada, história de diabetes gestacional ou um parente de primeiro grau com diabetes devem ser avaliados com um teste oral de tolerância à glucose. Um resultado anormal do teste de tolerância à glicose é uma contraindicação à doação. Os pacientes muitas vezes perdem peso e adotam outras medidas de modificação do estilo de vida (dieta, exercício), levando a uma melhora em seus resultados e eventual aceitação como doadores. É importante que essas modificações de estilo de vida e de fatores de risco sejam mantidas após a doação.

Anomalias Renais no Doador Vivo

Além dos fatores identificados na história clínica (p. ex., litíase anterior, infecções do trato urinário, doenças da próstata), uma variedade de anomalias renais anteriormente não identificadas pode ser encontrada em candidatos a doadores durante a sua avaliação. Estas incluem micro-hematúria, cicatrizes renais (p. ex., distorção polar sugerindo nefropatia de refluxo), anormalidades renovasculares, cistos e massas renais.

A hematúria isolada em um doador em potencial exige a consideração de doença da membrana basal fina, síndrome de Alport (estado de portador em mulheres pode causar anormalidades leves ou moderadas) e nefropatia por IgA, bem como infecção urinária, doença maligna e litíase renal. A micro-hematúria é uma alteração relativamente comum, com micro-hematúria persistente sendo evidente em aproximadamente 3% da população em geral.[51] Entre os possíveis distúrbios, a nefropatia por IgA é geralmente uma contraindicação para a doação em vida, enquanto a doença da membrana basal fina pode não necessariamente o ser.[52] As implicações da presença de depósitos de IgA mesangiais isolados, sem outras manifestações de glomerulonefrite, exigem um estudo mais aprofundado, e a doação deve ser decidida no contexto da história familiar, da função renal absoluta, da presença de doença intersticial e da idade. Se micro-hematúria assintomática persistente isolada é detectada durante a avaliação do doador vivo, deve-se proceder a cistoscopia e citologia urinária, se a hematúria não tiver origem claramente glomerular. A biópsia renal deve ser considerada quando há hematúria glomerular ou na possibilidade de doença familiar (p. ex., síndrome de Alport, nefropatia por IgA), porque isso ajuda o processo de tomada de decisão, ao esclarecer o risco futuro de desenvolvimento de doença renal progressiva no potencial doador.[53]

Potenciais doadores com histórico de litíase bilateral ou recorrente e aqueles com condições sistêmicas associadas a litíase recorrente devem ser excluídos. Um potencial doador assintomático com um único cálculo renal pode ser apto se não exibir um alto risco de recidiva, se o cálculo é menor do que 1,5 cm, e especialmente se o cálculo é potencialmente removível durante o transplante.[47] A avaliação de um doador assintomático com um único episódio anterior de nefrolitíase deve incluir a avaliação de cálcio, creatinina, albumina e níveis de paratormônio no sangue; cistina em amostra de urina isolada; urinálise e urocultura; tomografia computadorizada espiral; análise química do cálculo, se disponível; e mensuração de oxalato, ácido úrico e creatinina em urina de 24 horas.

A presença de doença aterosclerótica vascular renal é uma contraindicação relativa para a doação em vida. Se existente, deve ser unilateral, e o doador deve ser normotenso, com função renal normal.[54]

Deve-se realizar uma investigação cuidadosa para presença de doença coronariana e doença vascular periférica, dada a associação significativa da doença renovascular com aterosclerose em outros territórios. A displasia fibromuscular é encontrada em 2% a 4% dos potenciais doadores. Indivíduos com doença grave e difusa não devem ser aceitos para doação. A idade do doador em potencial também deve ser considerada, uma vez que a evolução em indivíduos com mais de 50 anos é mais previsível e benigna do que em doadores mais jovens.[55]

Neoplasias

História prévia de algumas neoplasias malignas constitui contraindicação para doação em vida. Entre elas estão o melanoma, o câncer testicular, o carcinoma de células renais, dos brônquios e da mama, o coriocarcinoma, a neoplasia maligna hematológica e o mieloma múltiplo.[47] Uma história de malignidade pode ser aceitável para doação se o tratamento prévio da neoplasia maligna não resultar em redução da reserva funcional renal, se não colocar o doador sob risco aumentado de desenvolvimento de nefropatia, e se o tratamento prévio da neoplasia não aumentar o risco operatório da nefrectomia. Uma história de malignidade pode ser aceitável se o câncer específico for curável e se a transmissão do câncer puder ser razoavelmente excluída; pode ser necessária uma consulta com um oncologista. Exemplos de neoplasias consideradas de baixo risco para a transmissão incluem câncer inicial de próstata e bexiga de baixo grau e doenças malignas do colo do útero. O consentimento em receber um transplante renal deve incluir uma discussão com o doador e o receptor sobre o fato de que o risco de transmissão de doenças malignas não pode ser completamente excluído.

Doença Cardiovascular e Pulmonar

A avaliação cardiovascular dos potenciais doadores deve se basear na história clínica, presença de fatores de risco, exame físico e achados eletrocardiográficos. Em determinadas circunstâncias, pode ser necessária a realização de teste de esforço e ecocardiograma sob estresse farmacológico ou exercício. Indivíduos com disfunção miocárdica ou isquemia coronariana estão sob maior risco anestésico e geralmente são excluídos da doação. Contraindicações pulmonares para doação incluem doenças pulmonares crônicas que aumentem significativamente o risco anestésico. Testes de função pulmonar, ecocardiograma, ou estudos do sono podem ser exigidos, se indicados pela história clínica e exame físico. Em todos os casos, os doadores devem parar de fumar pelo menos 8 a 12 semanas antes da cirurgia, para minimizar o risco de pneumonia pós-operatória.

COMPATIBILIDADE E CONSIDERAÇÕES IMUNOLÓGICAS

Compatibilidade de Grupo Sanguíneo

Tradicionalmente, o transplante através de grupos sanguíneos incompatíveis foi evitado devido ao risco de rejeição hiperaguda mediada por anticorpos anti-A ou anti-B pré-formados contra os antígenos de hidratos de carbono dos grupos sanguíneos, expressos por células endoteliais e pelos eritrócitos. Nos últimos anos, o transplante ABO-incompatível tornou-se mais difundido, em grande parte com base em resultados excelentes descritos inicialmente por centros transplantadores japoneses.[56] A "dessensibilização" do receptor pode evitar a rejeição hiperaguda. Este processo envolve a remoção de anticorpos contra isoaglutininas por plasmaférese ou imunoadsorção para atingir títulos alvo de anticorpos anti-isoaglutininas. Muitas vezes se realiza esplenectomia preemptiva ou administração de rituximabe (anticorpo monoclonal anti-CD20); no entanto, a necessidade de tais medidas não é clara.[57] A rejeição é prevista por altos títulos iniciais de anticorpos e por rebote precoce dos títulos após o transplante.[58] Frequentemente institui-se um novo ciclo de plasmaférese ou imunoadsorção após o transplante, sendo que outros centros determinam a necessidade destas terapias preventivamente com base em títulos de anticorpos pós-transplante. Com o uso deste protocolo, a sobrevida do paciente e do enxerto parece ser equivalente à de um transplante ABO-compatível, em curto e médio prazos (até 9 anos).[56] Os resultados de longo prazo são ainda aguardados. Uma visão abrangente e um resumo das abordagens atuais em matéria de transplantes com anticorpos incompatíveis está disponível no website da Sociedade Britânica de Transplantes, www.bts.org.uk.

Antígenos Leucocitários de Compatibilidade Humana

A "tipagem tecidual" do receptor e doador determina sua compatibilidade HLA. Os antígenos HLA são codificados no cromossomo 6, com metade (um haplótipo) herdada de cada um dos pais. Os principais antígenos de histocompatibilidade classe I HLA-A e HLA-B e classe II HLA-DR são rotineiramente determinados, porque se observa que os episódios de rejeição mais comumente resultam de incompatibilidades nestes alelos. Há uma conscientização crescente da importância da resposta imune a outros antígenos HLA, e muitos centros transplantadores atualmente pesquisam a presença de anticorpos

contra HLA-C, HLA-DQ e HLA-DP. A compatibilidade entre os seis antígenos (HLA-A, HLA-B e HLA-DR), confere uma vantagem de sobrevida do enxerto de 10% em 10 anos em comparação com nenhuma compatibilidade, tanto para transplante com doador vivo quanto doador falecido.[59,60] Além da determinação do grau de compatibilidade de HLA, a prova cruzada e o rastreio de anticorpos anti--HLA são realizados para melhor avaliação do risco de rejeição.

Avaliação da Sensibilização contra Antígenos Leucocitários Humanos

Os princípios do rastreio de anticorpos contra antígenos HLA pelo painel de reatividade é demonstrado na Figura 102-4. A presença de anticorpos IgG contra antígenos da classe I (HLA-A e HLA-B) são altamente associados à rejeição aguda e são uma contraindicação ao transplante. Os anticorpos IgM contra antígenos HLA podem também se associar a rejeição, se estiverem presentes no soro atual, mas não no soro histórico; entretanto, eles também podem ser falsamente positivos. O tratamento prévio do soro com ditiotreitol pode remover anticorpos IgM e ajuda na interpretação do teste (Tabela 102-4). Os autoanticorpos (tal como pode ocorrer no lúpus) também podem gerar resultados falso-positivos, e podem ser detectados por absorção prévia com linfócitos autólogos.

A sensibilização aos antígenos HLA geralmente ocorre através de transfusão de sangue, gravidez ou transplante prévio. A presença de anticorpos contra antígenos HLA específicos do doador no receptor pode resultar em rejeição hiperaguda. A prova cruzada de linfócitos do doador com soro do receptor permite a triagem dessa possibilidade. Terasaki *et al.*, foram pioneiros no desenvolvimento da prova cruzada por citotoxicidade dependente do complemento (CDC).[61] Este ensaio determina a presença de anticorpos com relevância clínica ao incorporar linfócitos T ou B do doador com soro do receptor na presença de complemento. A sensibilidade do ensaio pode ser aumentada através da adição de antiglobulina humana. A presença de uma prova cruzada CDC para células T do doador é altamente preditiva de rejeição hiperaguda,[61,62] enquanto a prova cruzada CDC positiva para células B é mais sujeita a resultados falso-positivos, mas deve desencadear uma pesquisa de anticorpos específicos contra doador.[63] A prova cruzada positiva para células T é uma contraindicação absoluta para o transplante.

A prova cruzada por citometria de fluxo é mais sensível que CDC na detecção de anticorpos capazes de se ligar a linfócitos T ou B do doador. A ligação do anticorpo a partir do soro do doador é detectada por citometria de fluxo por meio de sondagem com um anticorpo anti-imunoglobulina marcado com fluoresceína. O valor preditivo para rejeição de uma prova cruzada positiva por citometria de fluxo é menor que por CDC devido à maior sensibilidade do primeiro teste, e este não avalia a capacidade do anticorpo de fixar o complemento. Na maioria dos centros transplantadores, a citometria de fluxo não é

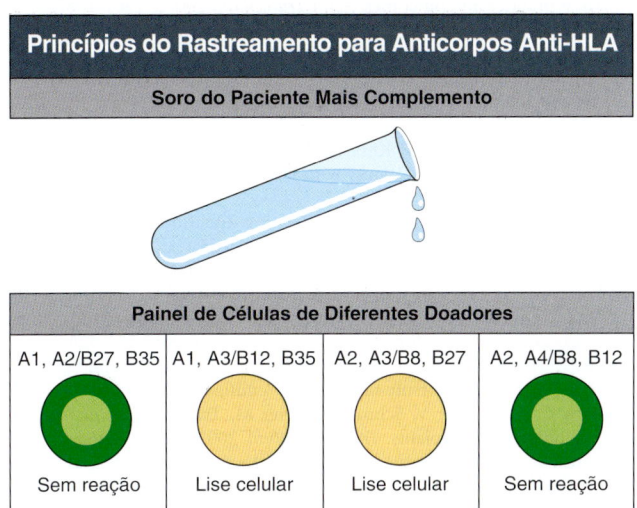

Figura 102-4 **Princípios do rastreamento para anticorpos contra antígenos leucocitários humanos (HLA).** O soro do paciente é testado contra um painel de células com tipagem HLA conhecida. Os antígenos HLA mais comuns na população são representados nestes painéis. Neste exemplo, o antígeno A3 é o único antígeno presente nas duas populações celulares lisadas e ausente nas populações preservadas. Sendo assim, conclui-se que o soro do paciente contém anticorpos anti-HLA A3.

Interpretação do Teste de Prova Cruzada					
	Prova cruzada (procedimento habitual)		Prova cruzada (adição de Ditiotreitol)		
Anticorpo contra classe MHC	**Células T**	**Células B**	**Células T**	**Células B**	**Risco de lesão ao enxerto renal mediada por anticorpos**
IgG contra Classe I	+	+	+	+	Sim
IgM contra Classe I	+	+	−	−	Sim; anticorpos contra classe I podem ser inofensivos, se presentes no soro histórico, mas não no soro atual
IgG contra Classe II	−	+	−	+	Sim
IgM contra Classe II	−	+	−	−	Desconhecido
Autoanticorpos IgM	+	+	−	−	Não

Tabela 102-4 **Interpretação do teste de prova cruzada.** *MHC,* complexo principal de histocompatibilidade.

realizada rotineiramente antes de um transplante com doador falecido, mas é comumente realizada durante a avaliação de doador vivo. Uma prova cruzada positiva por citometria de fluxo (com uma prova cruzada negativa por CDC) não é uma contraindicação absoluta ao transplante; no entanto, pode conduzir a uma alteração do regime imunossupressor (p. ex., o uso de um protocolo de dessensibilização) para diminuir o risco ou gravidade de rejeição mediada por anticorpos.

A determinação da presença de anticorpos anti-HLA no soro do receptor é cada vez mais utilizada como um meio de predição de rejeição. Esta prova cruzada virtual compara a especificidade dos anticorpos identificados *versus* a tipificação HLA do doador prospectivo. Anticorpos anti-HLA específico do doador correlacionam-se a pior sobrevida do enxerto, mesmo no cenário de uma prova cruzada negativa.[64] Os anticorpos podem ser detectados através de testes de reatividade contra um painel de anticorpos, por ensaio de imunoadsorção enzimática ou por técnicas mais sensíveis de esferas revestidas por anticorpos. As esferas são revestidas com um único antígeno HLA, são acrescentas à alíquota de soro do receptor por sondagem com um anticorpo anti-imunoglobulina marcado com fluoresceína. As esferas que se ligam aos anticorpos, portanto, são identificadas por fluorescência. A decisão sobre se deve-se ou não prosseguir com o transplante no contexto desta informação é complexa. As diretrizes para detecção e caracterização de anticorpos clinicamente relevantes em transplantes de órgãos sólidos são resumidas pela British Society of Histocompatibility e British Transplantation Society, e estão disponíveis no website www.bts.org.uk. Um conjunto mais recente de diretrizes também foi publicado após a Consensus Conference on Antibodies in Transplantation, realizada em 2012.[66]

Referências

1. Wolfe RA, Ashby VB, Milford EL, et al. Comparison of mortality in all patients on dialysis, patients on dialysis awaiting transplantation, and recipients of a first cadaveric transplant. *N Engl J Med*. 1999;341:1725-1730.
2. Fritsche L, Vanrenterghem Y, Nordal KP, et al. Practice variations in the evaluation of adult candidates for cadaveric kidney transplantation: A survey of the European Transplant Centers. *Transplantation*. 2000;70:1492-1497.
3. EBPG (European Expert Group on Renal Transplantation); European Renal Association (ERA-EDTA); European Society for Organ Transplantation (ESOT). European Best Practice Guidelines for Renal Transplantation (part 1). *Nephrol Dial Transplant*. 2000;15(suppl 7):1-85.
4. Kasiske BL, Cangro CB, Hariharan S, et al. The evaluation of renal transplantation candidates: Clinical practice guidelines. *Am J Transplant*. 2001; 1(suppl 2):3-95.
5. Knoll G, Cockfield S, Blydt-Hansen T, et al. Canadian Society of Transplantation: Consensus guidelines on eligibility for kidney transplantation. *CMAJ*. 2005;173:S1-S25.
6. Kasiske BL, Malik MA, Herzog CA. Risk-stratified screening for ischemic heart disease in kidney transplant candidates. *Transplantation*. 2005;80: 815-820.
7. Pilmore H. Cardiac assessment for renal transplantation. *Am J Transplant*. 2006;6:659-665.
8. Rabbat CG, Treleaven DJ, Russell JD, et al. Prognostic value of myocardial perfusion studies in patients with end-stage renal disease assessed for kidney or kidney-pancreas transplantation: A meta-analysis. *J Am Soc Nephrol*. 2003; 14:431-439.
9. Oliveras A, Roquer J, Puig JM, et al. Stroke in renal transplant recipients: Epidemiology, predictive risk factors and outcome. *Clin Transplant*. 2003; 17:1-8.
10. Chambers BR, Donnan GA. Carotid endarterectomy for asymptomatic carotid stenosis. *Cochrane Database Syst Rev*. 2005;(4):CD001923.
11. Mäkisalo H, Lepäntalo M, Halme L, et al. Peripheral arterial disease as a predictor of outcome after renal transplantation. *Transpl Int*. 1998;11 (suppl 1):S140-S143.
12. Webster AC, Craig JC, Simpson JM, et al. Identifying high risk groups and quantifying absolute risk of cancer after kidney transplantation: A cohort study of 15,183 recipients. *Am J Transplant*. 2007;7:2140-2151.
13. Buell JF, Gross TG, Woodle ES. Malignancy after transplantation. *Transplantation*. 2005;80:S254-S264.
14. Vajdic CM, McDonald SP, McCredie MR, et al. Cancer incidence before and after kidney transplantation. *JAMA*. 2006;296:2823-2831.
15. Spital A. Should all human immunodeficiency virus–infected patients with end-stage renal disease be excluded from transplantation? The views of U.S. transplant centers. *Transplantation*. 1998;65:1187-1191.
16. Stock P, Barin B, Murphy B, et al. Outcomes of kidney transplantation in HIV-infected recipients. *N Engl J Med*. 2010;363:2004-2014.
17. Fabrizi F, Martin P, Dixit V, et al. HBsAg seropositive status and survival after renal transplantation: Meta-analysis of observational studies. *Am J Transplant*. 2005;5:2913-2921.
18. Pereira BJ, Natov SN, Bouthot BA, et al. Effects of hepatitis C infection and renal transplantation on survival in end-stage renal disease. The New England Organ Bank Hepatitis C Study Group. *Kidney Int*. 1998;53:1374-1381.
19. Kim S, Lee S, Park J. A prospective longitudinal study evaluating the usefulness of a T-cell-based assay for latent tuberculosis infection in kidney transplant recipients. *Am J Transplant*. 2011;11:1927-1935.
20. Geetha D, Sozio S, Ghanta M, et al. Results of repeat renal transplantation after graft loss from BK virus nephropathy. *Transplantation*. 2011;92:781-786.
21. Meier-Kriesche HU, Arndorfer JA, Kaplan B. The impact of body mass index on renal transplant outcomes: A significant independent risk factor for graft failure and patient death. *Transplantation*. 2002;73:70-74.
22. Chang SH, Coates PT, McDonald SP. Effects of body mass index at transplant on outcomes of kidney transplantation. *Transplantation*. 2007;84:981-987.
23. Chadban S. Glomerulonephritis recurrence in the renal graft. *J Am Soc Nephrol*. 2001;12:394-402.
24. Kao LS, Flowers C, Flum DR. Prophylactic cholecystectomy in transplant patients: A decision analysis. *J Gastrointest Surg*. 2005;9:965-972.
25. Johnston O, Rose C, Landsberg D, et al. Nephrectomy after transplant failure: Current practice and outcomes. *Am J Transplant*. 2007;7:1961-1967.
26. Ayus JC, Achinger SG. At the peril of dialysis patients: Ignoring the failed transplant. *Semin Dial*. 2005;18:180-184.
27. Nishinaka H, Nakafusa Y, Hirano T, et al. Graft persistence effectively induces and maintains donor-specific unresponsiveness. *J Surg Res*. 1997;68: 145-152.
28. van Walraven C, Austin P, Knoll G. Predicting potential survival benefit of renal transplantation in patients with chronic kidney disease. *CMAJ*. 2010; 182:666-672.
29. Kootstra G, van Heurn E. Non-heartbeating donation of kidneys for transplantation. *Nat Clin Pract Nephrol*. 2007;3:154-163.
30. Chapman J, Bock A, Dussol B, et al. Follow-up after renal transplantation with organs from donors after cardiac death. *Transpl Int*. 2006;19:715-719.
31. Pascual J, Zamora J, Pirsch JD. A systematic review of kidney transplantation from expanded criteria donors. *Am J Kidney Dis*. 2008;52:553-586.
32. Buell JF, Trofe J, Sethuraman G, et al. Donors with central nervous system malignancies: Are they truly safe? *Transplantation*. 2003;76:340-343.
33. Morath C, Schwenger V, Schmidt J, Zeier M. Transmission of malignancy with solid organ transplants. *Transplantation*. 2005;80:S164-S166.
34. Remuzzi G, Cravedi P, Perna A, et al. Long-term outcome of renal transplantation from older donors. *N Engl J Med*. 2006;354:343-352.
35. Singh A, Stablein D, Tejani A. Risk factors for vascular thrombosis in pediatric renal transplantation: A special report of the North American Pediatric Renal Transplant Cooperative Study. *Transplantation*. 1997;63:1263-1267.
36. Foss A, Gunther A, Line PD, et al. Long-term clinical outcome of paediatric kidneys transplanted to adults. *Nephrol Dial Transplant*. 2008;23:726-729.
37. Ibrahim HN, Foley R, Tan L, et al. Long-term consequences of kidney donation. *N Engl J Med*. 2009;360:459-469.
38. Segev DL, Kucirka LM, Gentry SE, Montgomery RA. Utilization and outcomes of kidney paired donation in the United States. *Transplantation*. 2008;86:502-510.
39. Roth AE, Sönmez T, Unver MU, et al. Utilizing list exchange and nondirected donation through "chain" paired kidney donations. *Am J Transplant*. 2006;6: 2694-2705.
40. Friedman EA, Friedman AL. Payment for donor kidneys: Pros and cons. *Kidney Int*. 2006;69:960-962.
41. The Declaration of Istanbul on organ trafficking and transplant tourism. *Transplantation*. 2008;86:1013-1018.
42. Davis CL, Delmonico FL. Living-donor kidney transplantation: A review of the current practices for the live donor. *J Am Soc Nephrol*. 2005;16:2098-2110.
43. Matas AJ, Bartlett ST, Leichtman AB, Delmonico FL. Morbidity and mortality after living kidney donation, 1999-2001: Survey of United States transplant centers. *Am J Transplant*. 2003;3:830-834.
44. Friedman AL, Peters TG, Jones KW, et al. Fatal and nonfatal hemorrhagic complications of living kidney donation. *Ann Surg*. 2006;243:126-130.
45. Johnson EM, Anderson JK, Jacobs C, et al. Long-term follow-up of living kidney donors: Quality of life after donation. *Transplantation*. 1999;67: 717-721.

46. Minz M, Udgiri N, Sharma A, et al. Prospective psychosocial evaluation of related kidney donors: Indian perspective. *Transplant Proc.* 2005;37:2001-2003.

47. Delmonico F. A Report of the Amsterdam Forum on the Care of the Live Kidney Donor: Data and medical guidelines. *Transplantation.* 2005;79: S53-S66.

48. Bia MJ, Ramos EL, Danovitch GM, et al. Evaluation of living renal donors. The current practice of U.S. transplant centers. *Transplantation.* 1995;60: 322-327.

49. Thiel GT, Nolte C, Tsinalis D. Living kidney donors with isolated medical abnormalities: The SOL-DHR experience. In: Gaston RS, Wadström J, eds. *Living Donor Kidney Transplantation.* London: Taylor & Francis; 2005: 55-74.

50. Praga M, Hernández E, Herrero JC, et al. Influence of obesity on the appearance of proteinuria and renal insufficiency after unilateral nephrectomy. *Kidney Int.* 2000;58:2111-2118.

51. Jaffe JS, Ginsberg PC, Gill R, Harkaway RC. A new diagnostic algorithm for the evaluation of microscopic hematuria. *Urology.* 2001;57:889-894.

52. Ierino FL, Kanellis J. Thin basement membrane nephropathy and renal transplantation. *Semin Nephrol.* 2005;25:184-187.

53. Koushik R, Garvey C, Manivel JC, et al. Persistent, asymptomatic, microscopic hematuria in prospective kidney donors. *Transplantation.* 2005;80: 1425-1429.

54. Zierler RE, Bergelin RO, Davidson RC, et al. A prospective study of disease progression in patients with atherosclerotic renal artery stenosis. *Am J Hypertens.* 1996;9:1055-1061.

55. Indudhara R, Kenney, Bueschen AJ, Burns JR. Live donor nephrectomy in patients with fibromuscular dysplasia of the renal arteries. *J Urol.* 1999;162: 678-681.

56. Takahashi K, Saito K, Takahara S, et al. Excellent long-term outcome of ABO-incompatible living donor kidney transplantation in Japan. *Am J Transplant.* 2004;4:1089-1096.

57. Tobian AA, Shirey RS, Montgomery RA, et al. The critical role of plasmapheresis in ABO-incompatible renal transplantation. *Transfusion.* 2008;48: 2453-2460.

58. Shimmura H, Tanabe K, Ishikawa N, et al. Role of anti-A/B antibody titers in results of ABO-incompatible kidney transplantation. *Transplantation.* 2000;70:1331-1335.

59. Opelz G, Wujciak T, Döhler B, et al. HLA compatibility and organ transplant survival. Collaborative Transplant Study. *Rev Immunogenet.* 1999;1:334-342.

60. Opelz G. Impact of HLA compatibility on survival of kidney transplants from unrelated live donors. *Transplantation.* 1997;64:1473-1475.

61. Patel R, Mickey MR, Terasaki PI. Serotyping for homotransplantation. XVI. Analysis of kidney transplants from unrelated donors. *N Engl J Med.* 1968; 279:501-506.

62. Stegall MD, Gloor J, Winters JL, et al. A comparison of plasmapheresis versus high-dose IVIG desensitization in renal allograft recipients with high levels of donor specific alloantibody. *Am J Transplant.* 2006;6:346-351.

63. Pollinger HS, Stegall MD, Gloor JM, et al. Kidney transplantation in patients with antibodies against donor HLA class II. *Am J Transplant.* 2007;7:857-863.

64. Lefaucheur C, Suberbielle-Boissel C, Hill GS, et al. Clinical relevance of preformed HLA donor-specific antibodies in kidney transplantation. *Am J Transplant.* 2008;8:324-331.

65. Penn I. The effect of immunosuppression on pre-existing cancers. *Transplantation.* 1993;55:742-747.

66. Tait BD, Süsal C, Gebel HM, et al. Consensus guidelines on the testing and clinical management issues associated with HLA and non-HLA antibodies in transplantation. *Transplantation.* 2013;95:19-47.

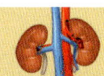

CAPÍTULO 103

Cirurgia do Transplante Renal

Adam D. Barlow e Michael L. Nicholson

FONTES DE RINS PARA TRANSPLANTE

A fonte habitual e mais frequente de rins para transplante é a doação após morte encefálica (ME), anteriormente conhecida como doação de um doador cadáver com o coração batendo. O aumento da discrepância entre a oferta e a necessidade de órgãos para o transplante renal, em nível mundial[1], levou ao aumento da utilização de fontes alternativas de órgãos, incluindo os doadores vivos e os doadores pós-parada cardíaca (DPC), anteriormente conhecidos como doadores com o coração parado. A avaliação e a seleção dos doadores são discutidas no Capítulo 102. Neste capítulo, discutiremos aspectos cirúrgicos da extração e transplante de rins.

DOAÇÃO ANTES DA PARADA CARDÍACA

O potencial doador pós-morte encefálica é mantido em ventilação mecânica em um ambiente de cuidados intensivos até que o óbito tenha sido diagnosticado pelos critérios de morte encefálica,[2] o consentimento para a doação do parente mais próximo tenha sido dado e as aprovações legais e institucionais necessárias tenham sido obtidas.

No centro cirúrgico, o primeiro passo é a canulação da aorta e da veia cava inferior enquanto o coração está batendo. Isso permite a perfusão dos órgãos com solução de preservação fria imediatamente antes da parada cardíaca, minimizando a isquemia quente. As prioridades da equipe de captação de órgãos são influenciadas pela variedade de órgãos sendo doados. A retirada do coração, pulmão e fígado são prioritários sobre a captação do rim, o que pode prolongar significativamente o seu tempo de isquemia. Os rins são removidos em bloco e, tipicamente, a artéria é extraída com um segmento de aorta (*patch* de Carrel), com o máximo comprimento da veia renal e de 10 a 15 centímetros de ureter. O comprimento da veia renal direita pode ser maximizado incluindo a porção inferior da veia cava. É necessário cuidado para não lesar a artéria polar ou outras artérias acessórias, especialmente a artéria polar inferior, que irriga o ureter; a remoção da camada adventícia do ureter também deve ser evitada, porque isso também pode comprometer o suprimento sanguíneo.

Solução de preservação gelada é injetada até que o efluente esteja claro e, em seguida, o enxerto renal é armazenado para o transporte em gelo picado ou em uma máquina de perfusão (veja a discussão sobre preservação renal).

DOAÇÃO APÓS PARADA CARDÍACA

Antes do consenso sobre a definição do protocolo de morte encefálica, os doadores após parada cardíaca eram a principal fonte de órgãos para transplante. Estes doadores encontravam-se na unidade de terapia intensiva pós-traumatismo do crânio encefálico ou após acidentes vasculares cerebrais considerados irrecuperáveis, no entanto, a captação de órgãos só poderia ser realizada após a morte cardiorrespiratória. Isso mudou após a introdução da legislação sobre morte encefálica, muito embora a utilização de doadores de rim após parada

cardíaca tenha aumentado recentemente em resposta à escassez de órgãos adequados para o transplante. Um consenso internacional definiu categorias de doadores após parada cardíaca[3] para facilitar a discussão ética e legal e destacar possíveis diferenças na viabilidade dos órgãos (Quadro 102-3). Rins de doadores após parada cardíaca toleram um período de isquemia quente, que é o período entre a parada cardíaca e o momento no qual a perfusão *in situ* é iniciada. A duração da isquemia correlaciona-se com incidência aumentada de disfunção primária do enxerto, função tardia do enxerto, rejeição aguda, sobrevida do aloenxerto e do paciente. A principal exigência do serviço de procura de órgãos a partir dos doadores após parada cardíaca é garantir uma rápida perfusão *in situ* para limitar a isquemia quente. Isso requer uma equipe prontidão de cirurgiões e de coordenadores de transplantes, com considerável compromisso tanto no sobreaviso como nas questões logísticas.

Doação após parada cardíaca pode ser não controlada (categorias de Maastricht I e II) ou controladas (categorias de Maastricht III a V). Em doadores controlados, a parada cardíaca é esperada, e portanto, é possível reduzir o tempo de isquemia quente a apenas alguns minutos, porque a equipe de retirada está em modo de espera. Uma parada cardíaca em um doador inesperado pode resultar em isquemia quente prolongada. A duração do tempo de isquemia quente reversível que o rim humano pode sustentar é desconhecida, mas os rins de doadores após parada cardíaca com tempo de isquemia quente superior a 60 minutos são considerados por muitos, como de viabilidade marginal.

DOAÇÃO DEPOIS PROTOCOLO DE MORTE CARDÍACA

Centros envolvidos com a doação após a parada cardíaca devem aderir ao protocolo de Maastricht[4], que inclui os seguintes princípios:

- Aprovação pelo comitê de ética médica local
- O diagnóstico da morte feito por médicos que são independentes da equipe do transplante.
- Regra dos dez minutos (após a declaração de morte, o corpo é deixado intacto durante um período de 10 minutos antes da intervenção)
- Rápido resfriamento *in situ* com o uso de um cateter inserido na aorta
- Captação de órgãos por meio de técnicas cirúrgicas padrão

Doadores após Parada Cardíaca não Controlada

Após um período de reanimação sem êxito, a confirmação da morte e respeitada a regra dos dez minutos, massagem cardíaca e ventilação a 100% de oxigênio são recomeçados em uma tentativa de fornecer sangue oxigenado aos rins. Um dispositivo pode ser utilizado na ressuscitação mecânica. É efetuado um resfriamento renal *in situ* colocando um duplo-balão e um cateter de perfusão triplo lúmen na aorta através de uma incisão na artéria femoral (Fig. 103-1), com instilação de solução de preservação. Alternativamente, o doador pode ser

Perfusão *in situ* de Doadores Renais com Coração Parado

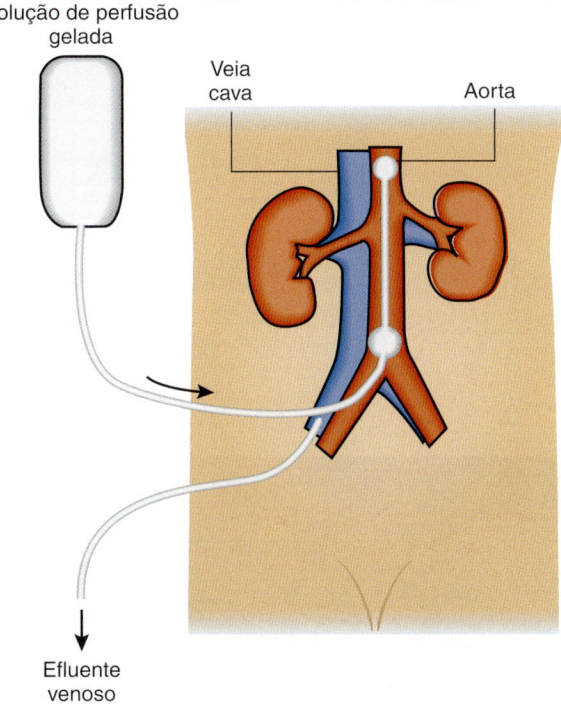

Figura 103-1 Técnica para perfusão *in situ* dos rins após doação pós--parada cardíaca. Um cateter arterial com duplo-balão e duplo lúmen é introduzido na artéria femoral, o balão inferior é inflado ao nível da bifurcação da aorta e o balão superior acima das artérias renais. Solução de perfusão gelada é introduzida e retirada através da veia femoral até que o efluente torne-se claro.

transferido para o centro cirúrgico, logo que a morte ocorrer e o cateter de perfusão de aorta for colocado diretamente por laparotomia, em vez de ser colocado em uma artéria femoral dissecada.

Doadores após parada cardíaca controlada

Para os doadores após parada cardíaca controlada, a equipe de retirada aguarda a parada; após a confirmação da morte, é observada a regra dos dez minutos e, em seguida, o cateter de perfusão é inserido através da artéria femoral. Alternativamente, o paciente pode ser levado para o centro cirúrgico antes da morte cardíaca se o parente mais próximo der o seu consentimento.

RINS DE DOADORES VIVOS

Nos Estados Unidos, em 2011, 32% dos transplantes renais foram de doadores vivos,[5] quando comparada a 40% no Reino Unido.[6] Após um rápido aumento no transplante intervivos no início desta década, as taxas ficaram em equilíbrio. Os esforços em expandir a utilização de doadores vivos são justificados pelo melhor desfecho do receptor de transplante intervivos quando comparados com o uso de rins de doadores falecidos,[7] a chance de realização de transplante preemptivo e a capacidade de planejar o procedimento (permitindo otimização das condições do receptor). A avaliação médica do doador vivo é discutida no Capítulo 102 (Quadros 102-5 e 102-6).

Exames de Imagens Pré-operatórios

O exame de imagem pré-operatório dos doadores vivos confirma a presença de dois rins funcionantes, indica patologias que impeçam

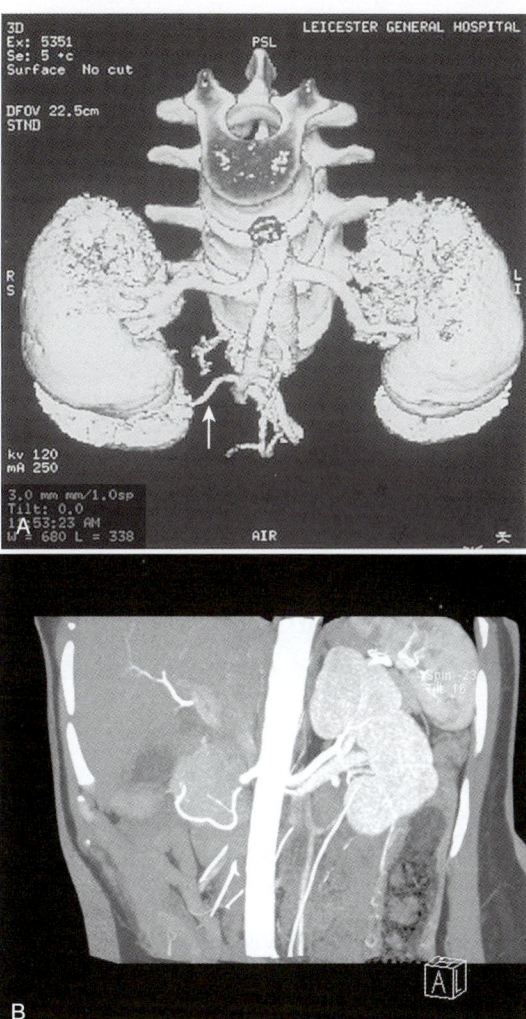

Figura 103-2 Angiotomografia computadorizada pré-operatória de doador vivo. A Uma reconstrução tridimensional de suprimento arterial. Observar a artéria polar inferior do rim direito *(seta)*, que pode fornecer suprimento sanguíneo ao ureter, bem como ao polo inferior do parênquima renal. **B**, Imagem convencional evidenciando artéria e veia únicas em rim esquerdo.

a doação e fornece informações anatômicas necessárias para o planejamento do procedimento. Estes exames assumem importância primordial antes da nefrectomia com acesso reduzido, pelo limitado campo cirúrgico, e possibilita a identificação de potenciais dificuldades como, por exemplo, a avaliação de um sistema vascular complexo. Localização, tamanho e número de veias renais e tributárias devem ser descritas com precisão no pré-operatório. A angiografia associada à urografia excretora é, atualmente, obsoleta. A angiotomografia computadorizada e a angiorressonância nuclear magnética são exames comparáveis[8] para a descrição da artéria renal principal e da anatomia venosa na avaliação pré-operatória de nefrectomia para doação, sendo, no entanto, a angiotomografia computadorizada mais sensível e específica para a avaliação da anatomia vascular, proporcionando uma excelente correlação entre o exame de imagem e os achados cirúrgicos.[9] (Fig. 103-2).

Nefrectomia do Doador Vivo Minimamente Invasiva (laparoscópica)

A nefrectomia do doador vivo tem sido tradicionalmente realizada através de uma incisão aberta, necessitando de um longo período de recuperação. O período de internação prolongado associado às implicações cosméticas de uma grande incisão em flanco podem desencorajar

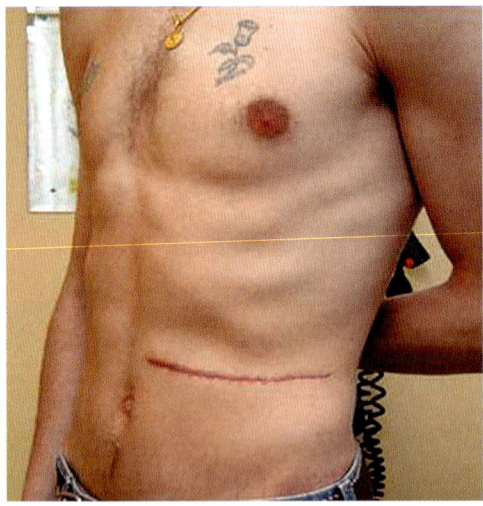

Figura 103-3 Cicatriz em flanco de nefrectomia aberta.

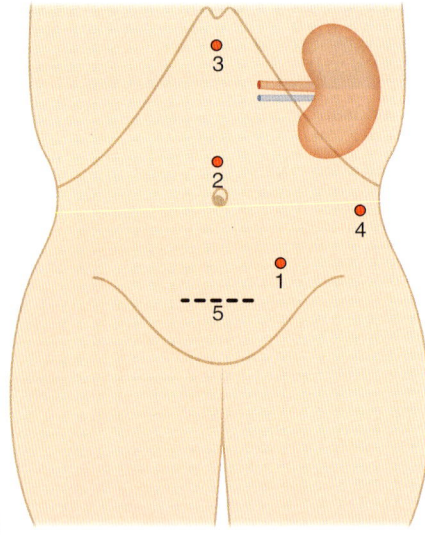

A

Benefícios da Nefrectomia Minimamente Invasiva para Doação

- Menor incisão
- Dor menos intensa
- Menor tempo de permanência intra-hospitalar
- Recuperação mais rápida
- Melhor aspecto estético

Quadro 103-1 Benefícios e implicações cosméticas aos doadores de nefrectomia minimamente invasiva para doação.

potenciais doadores (Fig. 103-3). Visando reduzir essa limitação, houve um movimento em direção à nefrectomia minimamente invasiva, inicialmente realizada por via laparoscópica transperitoneal (nefrectomia do doador vivo por via laparoscópica – NDLap).[10] Quando comparada à nefrectomia aberta, a nefrectomia por via laparoscópica está associada à redução da intensidade e duração da dor no pós-operatório, menor tempo de internação, retorno mais rápido às atividades diárias e laborais e melhor resultado cosmético.[11] (Quadro 103-1). Além disso, o custo global para a sociedade é menor[12] e os escores de qualidade de vida no receptor são mais elevados.[13] O procedimento é, no entanto, tecnicamente mais difícil e há um potencial risco de lesão no parênquima renal, vasos e ureter durante a dissecção. O tempo cirúrgico deste procedimento é maior que a nefrectomia aberta, expondo o enxerto a um tempo de isquemia quente mais prolongado.[11]

Dados retrospectivos sugerem que a nefrectomia minimamente invasiva não só oferece vantagens no pós-operatório para o doador, mas também aumenta o número de transplantes realizados pela diminuição da desmotivação entre os doadores e as estimativas mostram um aumento no número de transplantes que variou de 25% a 100%[14]. A difusão da técnica de nefrectomia de doador vivo por via laparoscópica no início desta década aumentou dramaticamente o número de doadores renais intervivos. No entanto, essa taxa estabilizou nos últimos cinco antos nos Estados Unidos e no Reino Unido, sugerindo que o efeito máximo deste benefício foi atingido. Três abordagens de nefrectomia minimamente invasiva foram descritas: transperitoneal, extraperitoneal e nefrectomia de doador vivo assistida manualmente.

Nefrectomia do Doador por Via Laparoscópica Transperitoneal

É necessária a confecção de quatro vias laparoscópicas e a confecção de pneumoperitônio para a realização deste procedimento. (Fig. 103-4). Após a dissecção laparoscópica, o rim é retirado da cavidade,

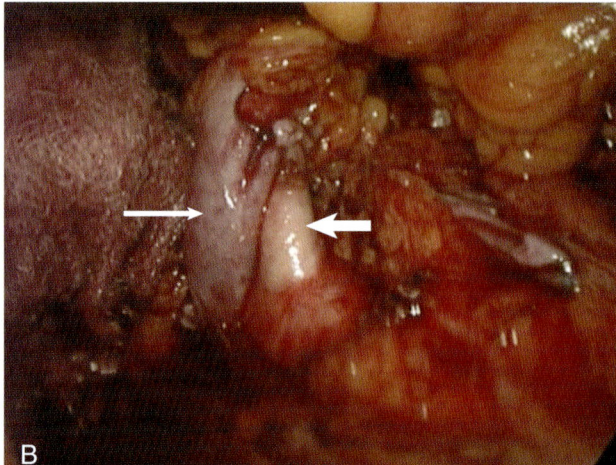

B

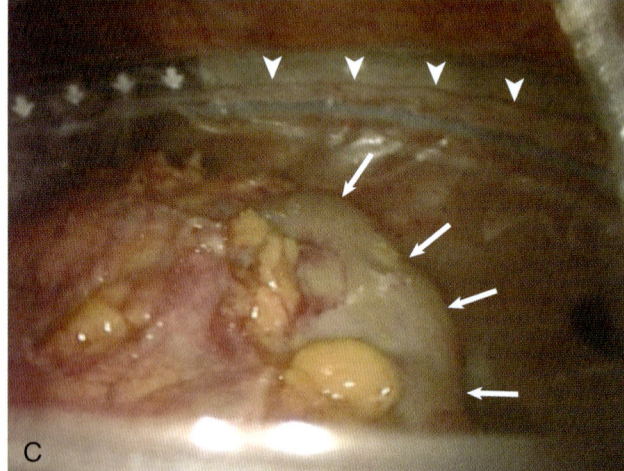

C

Figura 103-4 Técnica para nefrectomia laparoscópica. **A**, Posições das quatro portas laparoscópicas (1 a 4) e a incisão de Pfannenstiel (5) através da qual o rim é removido. **B**, Visão intraoperatória mostrando artéria renal esquerda *(seta curta)* e veia *(seta longa)* preparada para secção. **C**, Visão intraoperatória mostrando o rim *(setas* marcam margem lateral) colocado na bolsa de recuperação endoscópica *(pontas de seta marcam a borda da bolsa).*

por uma bolsa de recuperação endoscópica, através de uma incisão de Pfannenstiel.

Nefrectomia do Doador Vivo Assistida com a Mão

A técnica assistida com a mão permite a percepção tátil e facilita a dissecção, retração e a exposição do rim. Por ser uma técnica mais fácil, segura e eficaz, ela pode ser realizada por cirurgiões com menor experiência em procedimentos videolaparoscópicos. A mão não dominante do cirurgião entra no abdome através de um sistema hermético.

Técnica Operatória Retroperitoneoscópica

A abordagem retroperitoneal evita a lesão peritoneal, expõe a anatomia renal de uma forma diferente e facilita a retirada de vasos em um comprimento maior, em especial no lado direito. A desvantagem desta técnica é que o campo cirúrgico é menor quando comparado à técnica laparoscópica transperitoneal ou a assistida com a mão.

Contraindicações para a Nefrectomia do Doador Minimamente Invasiva

As contraindicações absolutas são semelhantes àquelas da cirurgia aberta. As contraindicações relativas são ditadas por fatores do doador e pela experiência do cirurgião. O doador deve estar apto para anestesia, incluindo o estresse fisiológico do pneumoperitônio. A obesidade é uma contraindicação relativa tanto para a cirurgia aberta quanto para a laparoscópica e a abordagem assistida com a mão pode ser adequada a estes pacientes. O antecedente de cirurgia abdominal prévia é uma contraindicação relativa pelo potencial risco de aderências. Multiplicidade de vasos renais não deve impedir a nefrectomia por via laparoscópica.

Efeito do Pneumoperitônio

A presença de oligúria transitória no perioperatório é secundária à diminuição do fluxo sanguíneo renal e é uma ocorrência frequente durante procedimentos laparoscópicos. Os mecanismos propostos incluem diminuição do débito cardíaco, compressão da veia renal, obstrução ureteral, compressão do parênquima renal e efeitos hormonais sistêmicos. O aumento da pressão intracraniana durante o pneumoperitônio leva à liberação de substâncias vasoconstritoras que diminuem o fluxo sanguíneo renal. A utilização de pressão arterial mais baixa reduz os efeitos adversos do pneumoperitônio sobre a perfusão renal. Na nefrectomia para doação, o fluxo sanguíneo renal diminuído pode comprometer a função inicial do enxerto, agravar os efeitos danosos da isquemia quente e fria e a manipulação cirúrgica do rim. Os transplantes renais realizados com doadores vivos por técnica laparoscópica têm creatinina sérica maior, até um mês pós-transplante, quando comparados a cirurgia aberta, mas depois disso as funções dos enxertos são equivalentes.[15] Os pioneiros da nefrectomia por via laparoscópica utilizavam grandes volumes de cristaloides no pré e no intraoperatório para manter uma adequada perfusão renal na presença de pneumoperitônio. Os autores observaram dois episódios de edema pulmonar unilateral no pulmão dependente (com maior fluxo sanguíneo e melhor ventilado) e nós atualmente recomendamos expansão volêmica com dois litros de cristaloides na noite anterior ao procedimento cirúrgico e no intraoperatório, a utilização de reposição de volume, apenas. Não houve prejuízo na função do enxerto após a instituição desse protocolo.

Função do Enxerto e Rejeição Aguda

Não há evidências consistentes de que a função do enxerto difira entre rins extraídos pela técnica aberta, laparoscópica ou nefrectomia laparoscópica assistida com a mão. A exceção é que as taxas de função retardada do enxerto e rejeição aguda podem ser maiores em receptores pediátricos, especialmente na faixa etária de 0 a 5 anos.

O tempo de isquemia pré-transplante pode, em teoria, tornar o aloenxerto mais imunogênico, já que induz a expressão de antígenos de classe II do complexo principal de histocompatibilidade. No entanto, apesar de a nefrectomia para doação realizada por via laparoscópica apresentar um maior tempo de isquemia quente quando comparada à técnica aberta, não foi evidenciada maior incidência de rejeição aguda ou diferença na gravidade da rejeição, entre as técnicas.

Questões Técnicas

A isquemia ureteral foi mais comum no início da implantação da técnica de nefrectomia por laparoscopia e pode ser evitada se for tomado o cuidado de assegurar que material periureteral o suficiente seja retirado e que a dissecção não ocorra muito perto da pelve renal.

A presença de múltiplas artérias não precisa ser uma barreira para o sucesso da realização de nefrectomia para doação por via laparoscópica. Na nefrectomia aberta, o rim direito é retirado em 20% a 30% dos procedimentos, enquanto na nefrectomia por via laparoscópica, utiliza-se o rim direito em menos de 10% dos casos.[16] Esta atitude reflete a preocupação sobre a segurança do procedimento laparoscópico do lado direito, principalmente nas dificuldades envolvidas na obtenção de um comprimento adequado da veia renal. Argumenta-se que essa prática leva ao compromisso de que o melhor rim permaneça com o doador.

Recuperação Pós-operatória

Após a nefrectomia aberta sem intercorrências, o doador recebe alta hospitalar em 5 a 6 dias e é capaz de retornar ao trabalho em 3 a 6 semanas, embora o retorno às atividades laborais tenha ocorrido duas a três semanas mais tarde na nefrectomia aberta quando comparada a nefrectomia por via laparoscópica.[11] Após nefrectomia laparoscópica, o doador geralmente deixa o hospital em 2 a 4 dias e pode retornar ao trabalho em 3 a 6 semanas.

Escolha da Técnica Operatória do Doador

A escolha do procedimento cirúrgico dependerá da expertise do local dos cirurgiões. Há evidências crescentes que a técnica laparoscópica remove alguns dos desincentivos à doação e essa abordagem deve ser amplamente utilizada no futuro.

PRESERVAÇÃO RENAL

A preservação de órgãos de doadores falecidos é crucial para permitir a alocação e preparação dos receptores e os danos secundários à hipotermia e a reperfusão devem ser minimizados. Há pouca padronização quanto ao tipo de solução de preservação que deve ser utilizada. A solução hiperosmolar de citrato de Marshall e as soluções baseadas em Histidina, Triptofano e Cetoglutarato são as mais populares na Europa e a solução da Universidade de Wisconsin (UW) é a mais comumente utilizada nos Estados Unidos, porque tempo de preservação prolongado é frequentemente necessário.

Os órgãos podem ser preservados por armazenamento a frio (conservado em gelo picado depois de lavagem com solução de preservação) ou por máquina de perfusão pulsátil. Os benefícios propostos pela máquina de perfusão são oriundos da conservação da função aeróbica através do fornecimento de oxigênio e de substratos e da remoção dos produtos finais do metabolismo. Embora a máquina de perfusão venha sendo utilizada por muitos anos, ainda não há consenso sobre a sua superioridade em relação ao armazenamento a frio, nem sobre os melhores parâmetros de perfusão. Estudos randomizados recentes apresentam resultados conflitantes; o estudo U.K. com doadores renais pós-parada cardíaca não mostrou benefício,[17] ao passo que o estudo europeu demonstrou redução da função tardia do enxerto pós-transplante no doador falecido na máquina de perfusão.[18]

Uma nova abordagem para a preservação renal, só recentemente introduzida na prática clínica, é a perfusão normotérmica *ex vivo*. Os resultados iniciais são promissores,[19] mas a técnica precisa ser melhor estudada em ensaios clínicos maiores.

A decisão sobre a utilização de um rim de um doador marginal pode ser apoiada por dados de máquina de perfusão ou da perfusão normotérmica; altas pressões de perfusão estão associadas a disfunção primária do enxerto e a função retardada do enxerto.

PROCEDIMENTO DE TRANSPLANTE RENAL

O rim transplantado é colocado de maneira heterotópica em uma das fossas ilíacas. Os vasos epigástricos inferiores são ligados assim como o ligamento redondo do útero nas pacientes do sexo feminino. Ocasionalmente, a artéria epigástrica inferior pode ser preservada e utilizada para revascularização de pequenas artérias polares. Em pacientes do sexo masculino, o cordão espermático é mobilizado e preservado. O peritônio não deve ser ultrapassado e sim rebatido superiormente para revelar o leito extraperitoneal onde o rim transplantado vai ser colocado. Os vasos ilíacos são, então, mobilizados com o cuidado de ligar meticulosamente todos os vasos linfáticos para reduzir o risco de complicações pós-transplante como a linfocele.

Anastomose Vascular

A anastomose da veia renal com a veia ilíaca externa é terminolateral. A anastomose arterial pode ser realizada terminolateral com a artéria ilíaca externa ou terminoterminal a artéria ilíaca interna dividida (Fig. 103-5). A anastomose terminolateral é tecnicamente mais fácil e é o método habitual utilizado no transplante doador falecido, onde é possível para incluir um *patch* de aorta Carrel com a artéria renal.

Em rins de doadores vivos não é possível incluir um *patch* de Carrel e, ocasionalmente, um rim de doador falecido pode ser fornecido sem um *patch*. Nestas circunstâncias, as opções são anastomosar a artéria renal terminoterminal a artéria ilíaca interna ramificada ou terminolateral com a artéria ilíaca externa. A utilização de um *punch*

aórtico para criar uma arteriotomia circular pode facilitar a última técnica descrita. Para transplante renal com doador vivo, a maioria dos cirurgiões utiliza a artéria ilíaca externa. A experiência dos autores é de que o posicionamento do rim é, habitualmente, mais fácil se a artéria ilíaca interna for utilizada para a anastomose, mas isto aumenta o risco de disfunção erétil e está relacionado ao risco de claudicação da região da nádega.

Após a conclusão das anastomoses vasculares, o rim deve permanecer em uma posição na qual os vasos renais não fiquem dobrados. O rim transplantado pode ser colocado lateralmente na fossa ilíaca em uma bolsa subrectus confeccionada especificamente para este propósito.[20] Neste último caso, os vasos renais correm lateralmente a partir do enxerto renal e isto precisa ser observado durante uma biópsia pós-transplante. Um diagrama operacional da posição do rim e dos vasos é um componente importante da descrição cirúrgica.

Se houver múltiplos vasos renais, o número de anastomoses deve ser minimizado. Isto é conseguido, geralmente, após uma cuidadosa cirurgia de bancada antes da implantação. Se existirem duas ou mais artérias renais, um *patch* de aorta deve uni-las de tal maneira que uma única anastomose arterial seja feita. Se necessário, a artéria ilíaca ou veia safena do receptor é utilizada para facilitar a reconstrução. Ocasionalmente, as artérias polares pequenas são reconhecidas somente após a extração e é particularmente importante reanostomosá-las, especialmente a artéria polar inferior, porque esta pode fornecer suprimento sanguíneo para o ureter. No caso de veias renais duplas, o mais frequente é simplesmente realizar a ligadura da veia menor; as maiores são geralmente suficientes para drenar todo o rim. Se existirem duas veias de mesmo tamanho, as duas devem ser anastomosadas separadamente na veia ilíaca externa.

Drenagem urinária

O método tradicional de anastomose ureteral é a técnica de Leadbetter-Politano, envolvendo uma ureteroneocistostomia transvesical

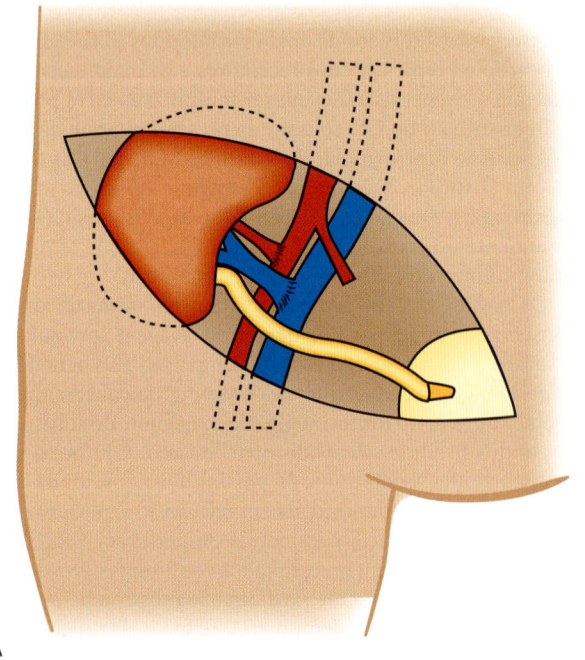

Anastomose Arterial Terminolateral

A

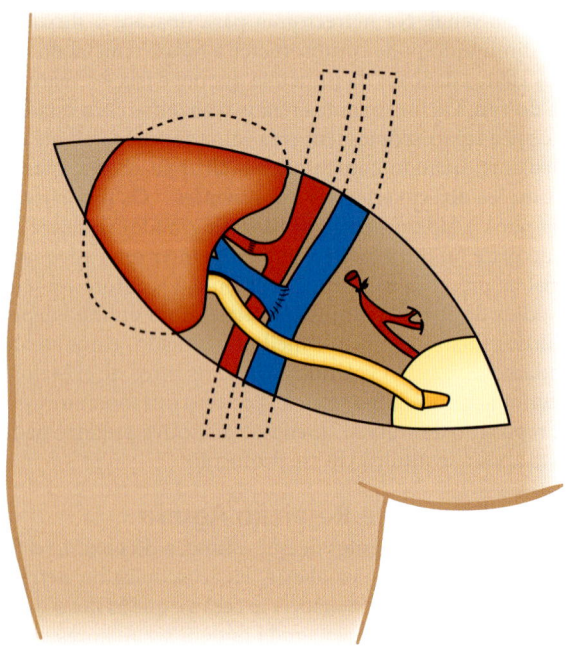

Anastomose Arterial Terminoterminal

B

Figura 103-5 Técnicas vasculares para a anastomose no transplante renal. A, Anastomose terminolateral da artéria ilíaca externa. **B**, Anastomose terminoterminal para a artéria ilíaca interna dividida, adequado para o transplante de dadores vivos em que nenhum *patch* de aorta está disponível.

com a criação de um túnel submucoso antirrefluxo. A região terminal do ureter transplantado é implantada de fora para dentro através de um túnel na submucosa e é suturada à mucosa da bexiga. Atualmente, a maioria dos cirurgiões prefere a tecnicamente mais simples ureteroneocistostomia extravesical *onlay* na qual a extremidade espatulada do ureter é anastomosada à cistostomia e a camada muscular é dividida, em seguida ressuturada sobre o ureter para criar um túnel curto muscular antirrefluxo. O método *onlay* tem a vantagem de ser possível a realização da anastomose com apenas um segmento curto de ureter. Quanto mais curto for o ureter, menor é a probabilidade de haver fornecimento inadequado de sangue para a extremidade distal, reduzindo assim os riscos de fístula ureteral isquêmica ou estenose. Um cateter ureteral temporário duplo-J é habitualmente implantado. Esses cateteres reduzem o impacto de pequenos erros técnicos enquanto o ureter está vazando e reduzem as complicações urológicas maiores para uma incidência de 1,5%.[21] No entanto, eles são uma potencial fonte de infecção urinária, podendo ser obstruídos ou formar crostas por debris, além do risco de migrar ou fragmentar. Antibioticoprofilaxia não se justifica porque há um aumento do risco de infecção por bactérias multirresistentes. Um outro risco é o esquecimento do cateter que não foi removido, o que deve ser sempre considerado em pacientes pós-transplante com dor inexplicável e persistente em trato urinário inferior. Os cateteres de duplo J são habitualmente removidos 4 a 6 semanas após o transplante e este pode ser realizado sem anestesia geral e com o uso de um cistoscópio flexível.

Técnicas Alternativas de Reconstrução do Trato Urinário

O transplante renal é muito comumente realizado em pacientes que têm doenças na bexiga. Em muitos pacientes, é possível tentar anastomosar o ureter transplantado na bexiga na esperança de que a mesma possa ser reabilitada e, se for necessário, utilizar o autocateterismo intermitente. No entanto, alguns pacientes necessitam de derivação urinária com um conduto ileal. Este procedimento deve ser realizado pelo menos 6 semanas antes do transplante, mas pode já existir há anos. Se assim for, um estudo contrastado (condutograma) deve ser realizado antes do transplante para excluir a estenose do conduto, embora isto seja um evento raro. O ideal é implantar o rim transplantado na fossa ilíaca ipsilateral para evitar tensão no ureter e pode ser preferível colocar o rim transplantado deliberadamente de cabeça para baixo, de modo que o ureter tenha um trajeto mais direto para o conduto. Após a revascularização, o peritônio é aberto e o ureter é anastomosado no conduto ao longo de um cateter duplo J. Excelentes resultados a longo prazo foram alcançados com esta técnica.[22]

Drenagem e Fechamento da Ferida

Tanto a loja do transplante renal como o tecido celular subcutâneo podem ser drenados para evitar o acúmulo de secreção serossanguinolenta ou linfa em torno do enxerto, embora muitos cirurgiões não utilizem rotineiramente drenos. A pele é melhor fechada com sutura intradérmica e fio absorvível e, em seguida, coberta com uma fita adesiva transparente, de modo que o ultrassom possa ser realizado precocemente, sem manipulação da ferida. Por esta razão, os grampos de metal nunca são utilizados para a pele.

Evolução Pós-operatória

O receptor deve ser tratado em uma enfermaria geral com precauções padrão, não havendo necessidade de isolamento reverso. O uso de antibioticoprofilaxia deve ser restrito a dose única utilizada na indução anestésica, não havendo benefício em mantê-la no pós-operatório. A profilaxia contra doença tromboembólica pode ser feita na forma de meia elástica de compressão gradual ou de heparina de baixo

peso molecular e deve ser mantida até o momento da alta hospitalar. A dieta e a ingestão de líquidos devem ser iniciadas conforme tolerância do paciente. As drogas imunossupressoras devem ser administradas por via oral, salvo presença de íleo paralítico pós-operatório ou alto débito na sonda nasogástrica, quando devem ser administradas por via endovenosa. Se a recuperação no pós-operatório for rápida, a sonda vesical e os drenos devem ser removidos no quinto dia, estando o receptor apto para receber alta hospitalar entre o sétimo e o décimo dia, após a qual deve receber estreito acompanhamento ambulatorial.

COMPLICAÇÕES CIRÚRGICAS DO TRANSPLANTE RENAL

A incidência de complicações técnicas é pequena, porém significativa e pode ser minimizada evitando lesões renais no momento da retirada. A presença de múltiplos vasos renais, doença aterosclerótica e obesidade no doador, aterosclerose e transplante anterior no receptor aumentam o risco de complicações cirúrgicas. Um algoritmo para ajudar no manejo das complicações no período pós-transplante precoce pode ser encontrado nas Figuras 103-6 e 103-7.

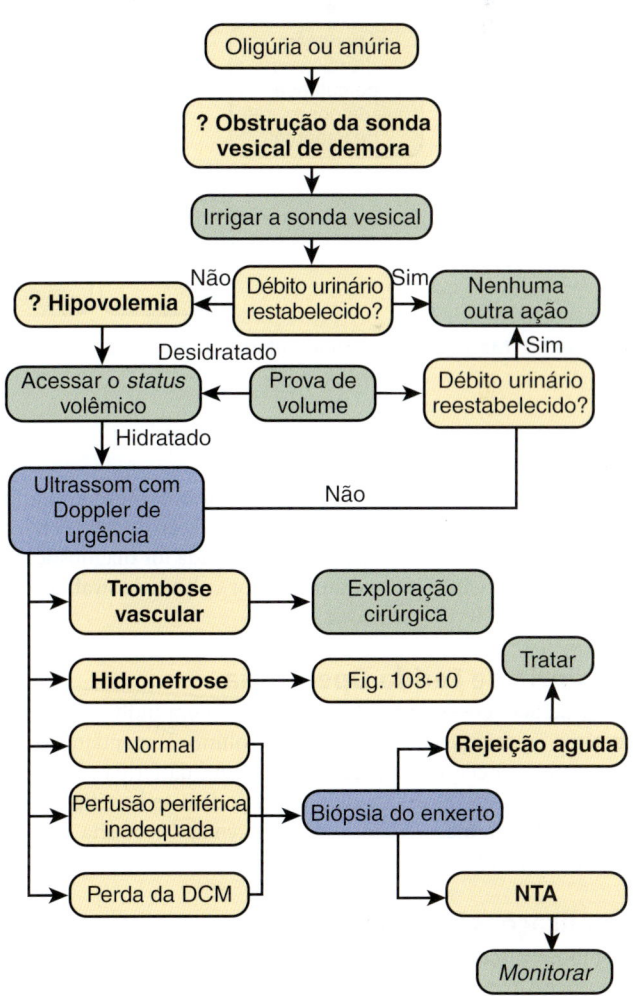

Figura 103-6 Manejo da oligúria ou anúria súbitas no período pós-transplante imediato. *NTA*, necrose tubular aguda; *DCM*, diferenciação corticomedular.

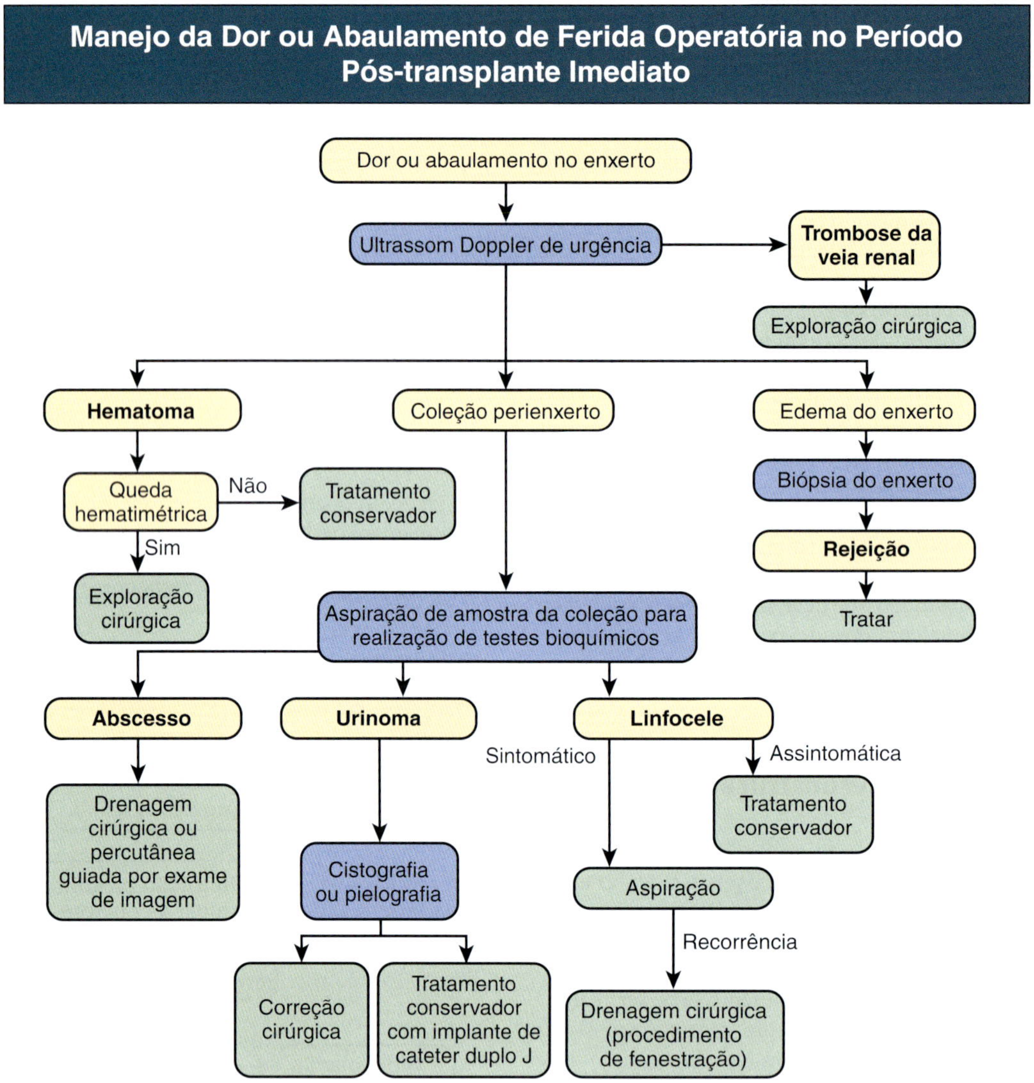

Manejo da Dor ou Abaulamento de Ferida Operatória no Período Pós-transplante Imediato

```
                    Dor ou abaulamento no enxerto

            Ultrassom Doppler de urgência  ──────→  Trombose da
                                                     veia renal

                                                   Exploração cirúrgica

      Hematoma          Coleção perienxerto         Edema do enxerto

                                                   Biópsia do enxerto
     Queda     Não    Tratamento
  hematimétrica  →    conservador                      Rejeição
      │Sim
  Exploração                                            Tratar
   cirúrgica       Aspiração de amostra da coleção para
                   realização de testes bioquímicos

   Abscesso          Urinoma              Linfocele

                              Sintomático        Assintomática

  Drenagem                                      Tratamento
  cirúrgica ou                                  conservador
  percutânea      Cistografia
  guiada por exame ou pielografia   Aspiração
  de imagem
                                         Recorrência
                Correção   Tratamento
                cirúrgica  conservador   Drenagem cirúrgica
                           com implante de (procedimento
                           cateter duplo J  de fenestração)
```

Figura 103-7 **Manejo da dor ou abaulamento de ferida operatória no período pós-transplante imediato.** *Hb*, hemoglobina

Infecção de Ferida Operatória

O uso de antibioticoprofilaxia no pré-operatório, comumente amoxicilina-clavulanato, reduziu a incidência de infecção de ferida operatória para menos de 1%. Se uma infecção de ferida for diagnosticada, o tratamento é com antibióticos, guiados por cultura de swab da ferida e drenagem de coleções, se necessário.

Deiscência de Ferida Operatória

O risco de deiscência de ferida é aumentado em indivíduos obesos, diabéticos e pacientes que receberam sirolimo. É mandatório identificar e tratar qualquer infecção. A ressutura da ferida raramente é justificada. Grandes áreas de deiscência podem se beneficiar com o curativo a vácuo, mas a maioria das deiscências necessita apenas de cuidados frequentes com a ferida.

Complicações Vasculares

A trombose vascular é uma complicação temida e pode causar falência precoce e irreversível do enxerto. Profilaxia perioperatória de rotina com heparina de baixo peso molecular subcutânea deve ser administrada apesar do risco de sangramento e algumas unidades prescrevem, ainda, aspirina nos primeiros meses do pós-operatório.

Sangramento de Vasos do Hilo Renal

É crucial para a detecção precoce de sangramento a observação cuidadosa e frequente do hematócrito e da hemoglobina no pós-operatório. O elevado débito dos drenos pode dar uma indicação precoce da perda sanguínea. Pequenos vasos do hilo renal, não tão evidentes durante a cirurgia, podem iniciar um quadro de sangramento no pós-operatório. Essa forma de perda de sangue pode ser lenta, persistente e grave. Se a condição do paciente permitir, um exame de imagem urgente deve ser realizado para garantir o diagnóstico, mas a melhor estratégia é, geralmente, a exploração cirúrgica de emergência do transplante sob anestesia geral.

Hemorragia na Anastomose

Hemorragia na anastomose é uma ocorrência rara, geralmente causada por um erro da técnica cirúrgica e é mais comum quando há múltiplas artérias ou a utilização de agentes antiplaquetários.[23,24] O paciente pode relatar dor no enxerto no pós-transplante imediato e este sintoma sempre deve ser levado em consideração. Pode haver ainda dor em região dorsal ou no reto causada por um hematoma tenso no retroperitônio ou na pelve. Hemorragia de grande monta pode levar a um colapso do sistema circulatório, com taquicardia e hipotensão. Haverá diminuição hematócrito e da hemoglobina, às vezes para níveis alarmantes. O paciente deverá retornar imediatamente ao centro cirúrgico para reabordagem da cirurgia do transplante.

A hemorragia também pode ocorrer algumas semanas após o transplante, secundário ao desenvolvimento de um aneurisma micótico da artéria renal. No caso raro de um aneurisma micótico roto, é necessária a realização imediata da enxertectomia e ainda assim, a mortalidade é elevada.

Trombose da Artéria Renal

A trombose da artéria renal é um evento raro, ocorrendo em menos de 1% dos transplantes. O resultado habitual é a perda do enxerto renal. A trombose arterial aguda pode ocorrer intraoperatório ou durante os primeiros dias ou semanas pós-transplante. Possíveis causas incluem rejeição hiperaguda, estado pró-coagulante, mas a maioria dos casos ocorre por erro técnico durante a anastomose de vasos pequenos ou ateromatosos.[24] A anastomose vascular bem-sucedida requer que os vasos não estejam sob tensão e que exista uma transição suave entre as duas superfícies endoteliais; as suturas devem ser feitas em todas as camadas das paredes do vaso, de modo que seja evitada a presença de bordos na íntima. A camada adventícia do vaso é trombogênica e deve ser excluída do lúmen da anastomose. O risco de trombose da artéria renal é aumentado na presença de aterosclerose, hipotensão persistente, depleção do volume (p. ex., diarreia, diálise excessiva no pré-operatório) estados pró-trombóticos, incluindo diabetes.

A trombose da artéria renal se apresenta com um quadro clínico de anúria súbita e os diagnósticos diferenciais são obstrução da sonda vesical de demora, desidratação, necrose tubular aguda ou uma complicação urológica. É necessário um alto índice de suspeição para fazer o diagnóstico, particularmente no pós-operatório imediato. O único exame de imagem indicado é o ultrassom Doppler de urgência, mas se houver uma forte suspeita diagnóstica, então deve-se encaminhar o paciente ao centro cirúrgico com o objetivo de identificar e corrigir uma possível causa da trombose. A realidade é que, a menos que a trombose arterial aguda ocorra durante a cirurgia, há pouca chance de salvar o rim transplantado. O transplante renal com trombose aguda deve ser removido para evitar o desenvolvimento de sepse em um enxerto necrótico, uma complicação potencialmente fatal.

Trombose Venosa Renal

A trombose da veia renal é mais comum que a trombose arterial e ocorre em 1% a 6% dos transplantes.[24,25] Embora possa resultar de um erro técnico no momento da cirurgia, a sua causa é geralmente menos certa. A veia renal pode torcer ou dobrar se não for adequadamente colocada após o término das anastomoses vasculares e ureteral. A incidência de trombose da veia renal é maior entre o terceiro e nono dias pós-transplante;[26] o paciente transplantado com boa função inicial do enxerto apresentará redução abrupta do débito urinário, associado à hematúria e dor intensa decorrente do edema e, muito raramente, ruptura do enxerto. O membro inferior ipsilateral também pode edemaciar, se houver envolvimento do sistema venoso ilíaco. A trombose da veia renal também pode ser oculta e é um diagnóstico diferencial de função retardada do enxerto. O ultrassom Doppler do enxerto é o melhor exame de imagem a ser realizado. Em uma trombose de veia renal estabelecida, evidencia-se um enxerto renal aumentado, com hematoma circundante e ausência de perfusão renal. As tromboses de menor grau ou tromboses incipientes podem apresentar ausência de fluxo arterial na diástole. Um achado ainda mais tardio é o fluxo de diástole reversa.

Tal qual acontece com trombose arterial, se há uma forte suspeita diagnóstica de trombose venosa, a melhor opção de tratamento é a reabordagem do transplante de urgência. A anastomose da veia renal pode ser aberta, para permitir a retirada do coágulo e esta anastomose é então fechada e o rim observado. Uma alternativa mais radical é retirar o enxerto renal imediatamente, desfazendo as anastomoses arterial, venosa e do ureter. O rim pode então ser reperfundido com solução de perfusão fria sobre a mesa cirúrgica e mantido em solução de conservação a 4°C. Com esse procedimento, tem-se mais tempo para avaliar a causa da trombose venosa e se o rim permanece viável, dessa forma pode-se então repetir o transplante. O órgão deverá ser descartado se já estiver com sinais de infarto ou se não puder ser adequadamente perfundido com solução de preservação. A exploração cirúrgica de emergência bem-sucedida resultando em adequada função do enxerto em longo prazo é rara. Técnicas radiológicas intervencionistas podem oferecer uma alternativa à cirurgia. Após cateterização seletiva da veia do enxerto renal através da veia femoral ipsilateral, pode-se realizar a trombólise venosa. Esta técnica é particularmente útil quando a trombose venosa renal é tardia e o risco de anticoagulação sistêmica é baixo. A utilização de vários agentes trombolíticos foi relatada, incluindo heparina, uroquinase, estreptoquinase e o ativador do plasminogênio tecidual (t-PA), não havendo, entretanto, consenso sobre qual é o mais apropriado.

Estenose da Artéria Renal do Transplante

A estenose da artéria renal é uma complicação tardia ocorrendo de 3 a 48 meses após o transplante. Nem todas as estenoses têm significado clínico ou funcional, como mostrado em estudos em que todos os enxertos funcionantes foram submetidos a arteriografia.[27] Os fatores que justificam a estenose de artéria renal são aterosclerose do doador e do receptor, fatores associados à técnica cirúrgica e rejeição aguda grave.[28] A apresentação e o manejo da estenose da artéria renal do transplante são discutidos no Capítulo 66.

Linfocele

Coleções linfáticas pequenas e clinicamente insignificantes podem ser evidenciadas por ultrassonografia em até 50% dos transplantes renais.[29] Linfoceles maiores que causam complicações ou necessitam de tratamento ocorrem em 2% a 10% dos pacientes.[30] A linfa perienxerto resulta mais dos vazamentos dos vasos linfáticos em torno do sistema arterial ilíaco do que dos vasos linfáticos do próprio rim transplantado.[31] Portanto, durante a dissecção do sistema arterial ilíaco, todos os vasos linfáticos circundantes devem ser meticulosamente ligados com fios não absorvíveis ou clipes metálicos. Os drenos de sucção de ferida não devem ser removidos no pós-operatório, até que o débito seja menor que 30 mL por dois dias consecutivos. Manter os drenos no local do transplante por várias semanas após o procedimento cirúrgico é seguro, permitindo a redução da drenagem linfática e possibilitando a fibrose progressiva. Apesar do risco teórico de infecção, este não parece ser um problema na prática clínica. Se necessário, o paciente pode receber alta hospitalar com o dreno *in situ*.

Apenas grandes linfoceles (volume> 300 mL) podem comprimir o ureter transplantado levando à disfunção do enxerto renal. O pico de incidência ocorre na sexta semana, mas podem ocorrer coleções linfáticas entre a segunda semana até o sexto mês após o transplante.[29] A maioria das linfoceles são encontradas anteriormente aos vasos ilíacos, entre o transplante e a bexiga (Fig. 103-8). A apresentação característica pode incluir edema na coxa ipsilateral em associação a desconforto suprapúbico e aumento frequência urinária causada pela compressão da bexiga. Outras apresentações clínicas incluem dor no enxerto renal, por vezes, associada à febre, obstrução ureteral com disfunção do enxerto e tromboflebite ipsilateral. No entanto, a maioria das linfoceles é assintomática e apresenta-se como um achado incidental durante uma ecografia que está sendo executada por outra razão. É importante puncionar todas as coleções líquidas perienxerto guiadas por ultrassom para auxiliar no diagnóstico. Os achados macroscópicos são geralmente suficientes para diferenciar linfa infectada da não infectada e a análise

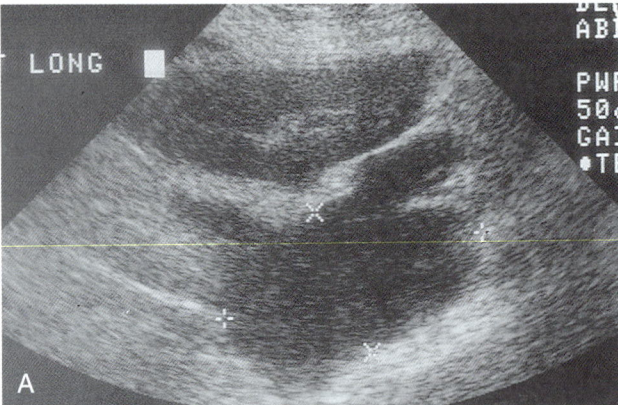

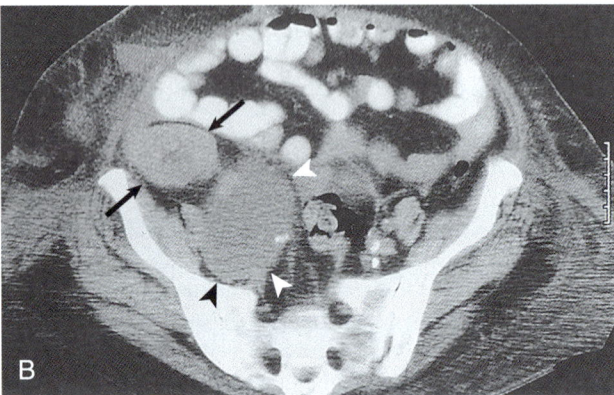

Figura 103-8 **Linfocele pós-transplante. A**, Aspecto ultrassonográfico. Uma grande linfocele anecoica pode ser vista na porção inferior do rim transplantado (marcada por *cruzes*). **B**, Aparência a tomografia computadorizada. Uma linfocele de 5 × 5 cm (ponta de *setas*) abaixo do rim transplantado (*setas*).

bioquímica do fluido permite que se possa excluir a fístula urinária. Se houver programação cirúrgica para correção da linfocele, especialmente se for por via laparoscópica, a tomografia computadorizada ou a ressonância magnética são métodos de imagem essenciais para a investigação. Isto permite a definição precisa da relação entre a linfocele e o ureter transplantado. Se o ureter é bow-strung across na superfície superior da linfocele, ele pode ser lesionado durante um procedimento de fenestração laparoscópica.

Muitas das linfoceles pequenas são assintomáticas e irão se resolver espontaneamente com o decorrer do tempo. Se um procedimento for indicado, o tratamento de primeira linha é a aspiração da linfocele guiada por ultrassom. Se houver recidiva, novas aspirações podem ser realizadas ou um dreno externo pode ser colocado sob orientação do ultrassom. Se estas simples medidas falharem pode ser necessária a drenagem cirúrgica aberta ou por via laparoscópica. Um disco da parede da linfocele de 5 cm de diâmetro é removido para criar uma grande abertura para a cavidade peritoneal, o que permite a reabsorção de linfa através do sistema de drenagem linfática abdominal. Estas fenestrações peritoneais têm a tendência de cicatrizar antes de a linfocele ser completamente reabsorvida, levando à recidiva precoce; um plugue de metal ou omental pode evitar isso.

Complicações urológicas

As complicações do trato urinário são relativamente comuns após o transplante renal, com uma incidência de 5% a 14%.[32] Embora possam ser difíceis de manejar, elas apenas raramente causam a perda do enxerto ou mortalidade. A elevada incidência relativa de problemas urológicos é consequência do escasso fornecimento sanguíneo ao ureter transplantado. Após a extração renal, o único fornecimento de sangue para o ureter que é preservado é derivado da artéria renal perto do hilo do rim, e esta pode ser facilmente danificada durante a extração.

Fístula urinária

As fístulas urinárias ocorrem mais frequentemente devido a necrose isquêmica de qualquer parte do sistema coletor urinário transplantado. O ureter distal tem um fornecimento sanguíneo escasso e, portanto, é o local mais comum. Menos comumente, as fístulas acontecem na pelve renal ou na porção média do ureter e pode ser um resultado de uma lesão direta não reconhecida no momento da extração de órgãos. As fístulas urinárias tendem a ocorrer nos primeiros dias após o transplante, mas podem ter uma apresentação tardia. O quadro clínico habitual é o vazamento de líquido cor de palha da ferida operatória ou aumento do débito dos drenos associado à oligúria. Alternativamente, pode haver a formação de uma coleção perienxerto a partir da urina extravasada. A apresentação clínica nesta situação é um abaulamento doloroso da ferida operatória associado ou não a febre. Em qualquer caso, o fluido extravasado deve ser diferenciado da linfa através da análise bioquímica do mesmo e comparação simultânea com uma amostra sérica. A urina terá níveis de ureia e creatinina acentuadamente mais elevados em comparação com o soro do paciente, ao passo que a linfa terá um perfil bioquímico semelhante.

A presença de uma fístula urinária deve ser confirmada por pielografia anterógrada ou retrógrada. Ambas as técnicas apresentam desafios. A punção anterógrada do sistema pielocaliceal não dilatado é tecnicamente difícil, mas habitualmente possível. A canulação retrógrada do meato ureteral transplantado pode ser tentada com um cistoscópio flexível. Esta também é uma manobra difícil porque o ureter transplantado é implantado na cúpula da bexiga em vez de ser na sua base. Se a fístula urinária está contida como um urinoma, o ultrassom demonstra uma coleção líquida entre o rim transplantado e a bexiga e que pode ser puncionado por agulha ou drenado através da colocação de um cateter percutâneo adequado.

O manejo das fístulas urinárias mudou significativamente nos últimos anos. A prática anterior de reabordagem precoce e reconstrução cirúrgica[33] já não é sempre necessária. Abordagens por meio da radiologia intervencionista oferecem uma alternativa, pelo menos para o tratamento inicial. O objetivo é colocar um cateter ureteral de duplo-J (pigtail) através da região lesionada por meio de uma nefrostomia anterógrada; isto pode permitir a cicatrização da fístula urinária.[34] É improvável, no entanto, que esta técnica seja bem-sucedida, se houver necrose isquêmica extensa do ureter, situação em que a cirurgia ainda tem o seu papel. A reabordagem cirúrgica do transplante renal é simples no pós-operatório imediato, mas, tardiamente, pode ser um considerável desafio por causa do desenvolvimento de uma intensa reação fibrótica perienxerto. A escolha do procedimento cirúrgico para um ureter distal necrosado depende do comprimento restante do ureter viável. Se existe um comprimento suficiente após a excisão da porção necrótica, o ureter transplantado pode simplesmente ser reimplantado na bexiga. Se essa alternativa não for viável, o trato urinário deve ser reconstruído com uso do ureter nativo do paciente. Dependendo do comprimento viável do ureter transplantado, existe a escolha entre anastomosar o ureter nativo no segmento proximal a porção isquêmica do ureter transplantado (uretero ureteroanastomose) ou na pelve renal transplantada (uretero pielo anastomose; A Fig. 103-9). Seja qual for técnica adotada, a anastomose deve ser protegida com cateter duplo-J. Embora estas técnicas requeiram que o ureter nativo seja ligado proximalmente, habitualmente não há necessidade de realizar uma nefrectomia ipsilateral.[35] No pós-operatório, pode ser implantada uma nefrostomia anterógrada *in situ*, de modo que um estudo contrastado possa ser realizado após 7 a 10 dias para confirmar a cicatrização da nova anastomose. Se o receptor foi submetido a

Reconstrução Ureteral Utilizando o Ureter Nativo

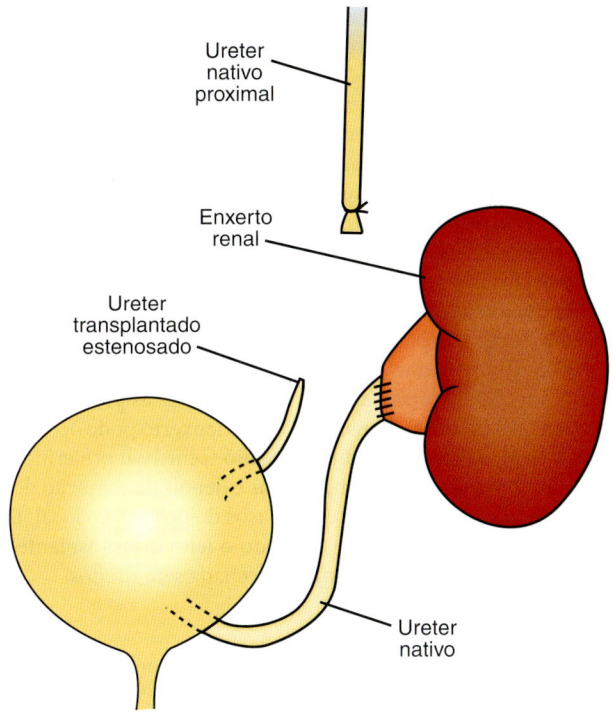

Ureter nativo proximal

Enxerto renal

Ureter transplantado estenosado

Ureter nativo

Figura 103-9 Reconstrução ureteral utilizando o ureter nativo.

uma nefrectomia ipsilateral prévia ou o ureter nativo está muito comprometido para ser utilizado na reconstrução, uma Boari bladder flap pode ser usado para reconstruir o aparelho urinário.

Obstrução ureteral

A obstrução do ureter transplantado pode ocorrer em qualquer momento após o transplante. Deve sempre ser considerada no diagnóstico diferencial da disfunção aguda do enxerto e excluída por ultrassom. O manejo da obstrução ureteral está resumido na Figura 103-10. A obstrução precoce é incomum e sugere erro técnico, como a criação de um túnel submucoso muito estreito na bexiga, torção de um ureter redundante e sutura incorreta durante a anastomose. A obstrução precoce pode também ser causada por um coágulo no ureter, bexiga ou sonda vesical. O sangramento pode ocorrer a partir da anastomose ureterovesical, cistostomia ou após uma biópsia do enxerto renal. A drenagem da bexiga através de uma sonda vesical de demora de três vias é uma prática comum porque as sondas com duas vias têm pequeno diâmetro e são facilmente obstruídas por coágulo.

A obstrução ureteral tardia pode ocorrer na junção vesicoureteral ou na ureteropélvica. A isquemia que não é suficientemente grave para causar necrose pode ser a causa da maioria das obstruções vesicoureterais.[36] O transplante renal invariavelmente causa uma resposta fibrótica importante e esta é a causa mais provável de obstrução na junção pélvicoureteral. É também possível que episódios de rejeição aguda contribuam para a fibrose subsequente.[34] O polioma vírus também pode causar obstrução ureteral tardia por causa da hipertrofia de células epiteliais ureterais combinadas a infiltração de células inflamatórias.

Um ultrassom evidenciará o sistema pielocalicinal dilatado. No entanto, transplantes renais de longa data podem apresentar dilatação

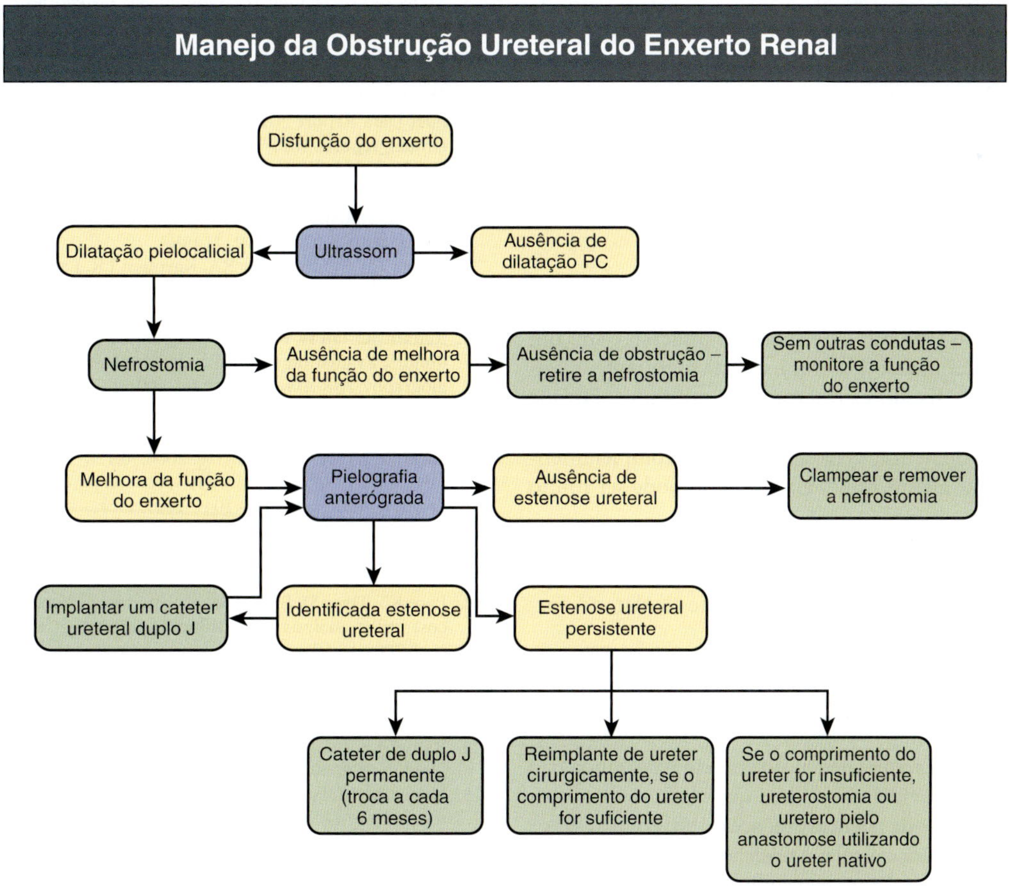

Manejo da Obstrução Ureteral do Enxerto Renal

Disfunção do enxerto

Dilatação pielocalicial — Ultrassom — Ausência de dilatação PC

Nefrostomia — Ausência de melhora da função do enxerto — Ausência de obstrução – retire a nefrostomia — Sem outras condutas – monitore a função do enxerto

Melhora da função do enxerto — Pielografia anterógrada — Ausência de estenose ureteral — Clampear e remover a nefrostomia

Implantar um cateter ureteral duplo J — Identificada estenose ureteral — Estenose ureteral persistente

Cateter de duplo J permanente (troca a cada 6 meses)

Reimplante de ureter cirurgicamente, se o comprimento do ureter for suficiente

Se o comprimento do ureter for insuficiente, ureterostomia ou uretero pielo anastomose utilizando o ureter nativo

Figura 103-10 Manejo da obstrução ureteral do enxerto renal. *PC*, pielocalicinal

pielocalicial acentuada sem sinais de obstrução. Esta é a mais frequente causa de incerteza na avaliação da contribuição da obstrução pielocalicial para a disfunção crônica do enxerto em pacientes com nefropatia crônica comprovada por biópsia. É necessária a realização de investigações aprofundadas para confirmar ou refutar a presença de obstrução e definir sua anatomia. A pielografia retrógrada tem baixa taxa de sucesso por causa da dificuldade de cateterização do meato ureteral transplantado por cistoscopia. Portanto, a nefrostomia percutânea seguida por pielografia anterógrada é a investigação de escolha na suspeita obstrução uretral do enxerto. A nefrostomia é realizada guiada por ultrassom sob a cobertura antibiótica e a sonda de nefrostomia deve ser deixada no local por alguns dias. Se a creatinina sérica diminuir durante este período, a obstrução está confirmada. Se não houver melhora da função renal, obstrução significativa pode ser excluída. Esta simples observação evita a necessidade de um estudo de pressão anterógrada (teste de Whittaker), que pode ser difícil de interpretar em rins transplantados. Após a descompressão externa do rim transplantado por alguns dias, uma pielografia anterógrada deve ser obtido para definir com precisão a anatomia da lesão obstrutiva.

É preferida, habitualmente, a abordagem conservadora para o tratamento de estenoses no enxerto renal.[37] A conduta mais simples é implantar um cateter duplo-J através da estenose por uma nefrostomia percutânea. Isso pode exigir uma dilatação inicial por balão.[38] O cateter pode ser removido após 6 semanas, mas a taxa de restenose é alta. Uma alternativa, a longo prazo, é a troca de cateter duplo J a cada 6 meses. A desvantagem deste método é a alta incidência de infecção do trato urinário, com consequências potencialmente graves para pacientes imunossuprimidos e profilaxia antibiótica em longo prazo é uma precaução sensata. A cirurgia aberta ainda tem espaço no manejo de pacientes com obstrução ureteral. O procedimento cirúrgico a ser realizado depende da topografia da obstrução e do comprimento de ureter transplantado saudável, proximal a obstrução. (vide discussão de fístulas urinárias). Nem todos os casos de obstrução necessitam de intervenção. Quando existe uma obstrução discreta, não associada a infecção do trato urinário e transplante renal tardio, já com nefropatia crônica do enxerto, a melhor conduta pode ser simplesmente a monitoração da função do enxerto renal, reservando a intervenção para uma data posterior, caso seja necessária.

Complicações no leito do Transplante

Durante a dissecção retroperitoneal para o transplante renal, vários nervos podem ser encontrados. Entre eles, encontram-se o nervo cutâneo lateral da coxa, o femoral, o obturador e o sacral. Cada um destes nervos pode ser danificado por tração, particularmente quando os modernos sistemas fixadores externos são utilizados, porque estes podem exercer uma grande pressão sobre os tecidos adjacentes. Pacientes com este tipo de neurapraxia se recuperam completamente, porém, pode demorar alguns meses e a condição pode ser muito incapacitante.

Nos receptores de transplante do sexo masculino, o cordão espermático pode ser mobilizado durante a dissecção para possibilitar o acesso ao espaço retroperitonial. Danos na artéria testicular, no cordão, podem resultar em testicular atrofia.

NEFRECTOMIA DO TRANSPLANTE

O manejo ideal para pacientes com falência do enxerto renal ainda não está claro, com ausência de evidências de boa qualidade. A enxertectomia é mandatória nos casos de falência precoce do enxerto causados por trombose vascular, ruptura capsular e rejeição irreversível. No entanto, o manejo do enxerto renal com nefropatia crônica é desafiador. As opções são nefrectomia do transplante ou manutenção do enxerto

in situ, com ou sem continuação da imunossupressão. A mortalidade por infecção e por doença cardiovascular são mais elevadas em pacientes com falência do enxerto que mantiveram a imunossupressão.[39] No entanto, o desmame e a interrupção da imunossupressão também aumentaram o risco de alossensibilização e enxertectomia.[40]

A manutenção do enxerto *in situ* e sem imunossupressão pode levar a sinais e sintomas tais como dor, febre, hematúria e plaquetopenia e a enxertectomia pode ser necessária, embora o paciente possa também ser tratado inicialmente com corticosteroides.

Historicamente, a enxertectomia foi defendida para remover estimulação antigênica por antígenos leucocitários humanos (HLA), o que pode afetar negativamente na possibilidade de retransplante. No entanto, há evidências de que a enxertectomia, particularmente as do transplante tardio, podem, na verdade, aumentar alossensibilização.[41] Sugere-se que o enxerto funcione como uma "esponja imunológica" absorvendo os anticorpos ou regulando a produção de anticorpos específicos contra o doador.

A enxertectomia precoce é simples, mas após as primeiras semanas do transplante, uma intensa fibrose perienxerto pode ocorrer e isto torna a enxertectomia um difícil desafio técnico. É preferido realizar inicialmente a dissecção subcapsular e depois da remoção do rim, o hilo é suturado deixando parte dos vasos do doador no local. Deve-se realizar hemostasia cuidadosa e todo o leito do transplante deve ser cauterizado. A ferida é geralmente fechada sem drenos.

Referências

1. Koffman G, Gambaro G. Renal transplantation from non–heart-beating donors: A review of the European experience. *J Nephrol.* 2003;16:334-341.
2. Criteria for the diagnosis of brain stem death. Review by a working group convened by the Royal College of Physicians and endorsed by the Conference of Medical Royal Colleges and their Faculties in the United Kingdom. *J R Coll Physicians Lond.* 1995;29:381-382.
3. Kootstra G, Daemen JH, Oomen AP. Categories of non–heart-beating donors. *Transplant Proc.* 1995;27:2893-2894.
4. Daemen JW, Kootstra G, Wijnen RM, et al. Nonheart-beating donors: The Maastricht experience. *Clin Transpl.* 1994;303-316.
5. The Organ Procurement and Transplantation Network. OPTN/SRTR Annual Data Report 2011: Kidney. Available at: http://srtr.transplant.hrsa.gov/annual_reports/2011/flash/01_kidney/index.html#/1/.
6. Statistics and Clinical Audit, NHS Blood and Transplant. Transplant Activity in the UK: Activity Report 2010/2011. Available at: www.organdonation.nhs.uk/statistics/transplant_activity_report/archive_activity_reports/pdf/ukt/activity_report_2010_11.pdf.
7. Ratner LE, Montgomery RA, Kavoussi LR. Laparoscopic live donor nephrectomy: The four year Johns Hopkins University experience. *Nephrol Dial Transplant.* 1999;14:2090-2093.
8. Rankin SC, Jan W, Koffman CG. Noninvasive imaging of living related kidney donors: Evaluation with CT angiography and gadolinium-enhanced MR angiography. *AJR Am J Roentgenol.* 2001;177:349-355.
9. Namasivayam S, Small WC, Kalra MK, et al. Multidetector-row CT angiography for preoperative evaluation of potential laparoscopic renal donors: How accurate are we? *Clin Imaging.* 2006;30:120-126.
10. Ratner LE, Ciseck LJ, Moore RG, et al. Laparoscopic live donor nephrectomy. *Transplantation.* 1995;60:1047-1049.
11. Nanidis TG, Antcliffe D, Kokkinos C, et al. Laparoscopic versus open live donor nephrectomy in renal transplantation: A meta-analysis. *Ann Surg.* 2008;247:58-70.
12. Pace KT, Dyer SJ, Phan V, et al. Laparoscopic v open donor nephrectomy: A cost-utility analysis of the initial experience at a tertiary-care center. *J Endourol.* 2002;16:495-508.
13. Nicholson ML, Elwell R, Kaushik M, et al. Health-related quality of life after living donor nephrectomy: A randomized controlled trial of laparoscopic versus open nephrectomy. *Transplantation.* 2011;91:457-461.
14. Ratner LE, Buell JF, Kuo PC. Laparoscopic donor nephrectomy: Pro. *Transplantation.* 2000;70:1544-1546.
15. Nogueira JM, Jacobs CJ, Harinan A, et al. A single center comparison of long-term outcomes of renal allografts procured laparoscopically versus historical controls procured by the open approach. *Transplant Int.* 2008;21:2908-2915.
16. Brook NR, Nicholson ML. An audit over 2 years' practice of open and laparoscopic live-donor nephrectomy at renal transplant centres in the UK and Ireland. *BJU Int.* 2004;93:1027-1031.

17. Watson CJ, Wells AC, Roberts RJ, et al. Cold machine perfusion versus static cold storage of kidneys donated after cardiac death: A UK multicenter randomized controlled trial. *Am J Trans*. 2010;10:1991.

18. Moers C, Smits JM, Maathuis MJ, et al. Machine perfusion or cold storage in deceased-donor kidney transplantation. *N Engl J Med*. 2009;360:7.

19. Nicholson ML, Hosgood SA. Renal transplantation after ex vivo normothermic perfusion: The first clinical study. *Am J Transplant*. 2013;13:1246-1252.

20. Wheatley TJ, Doughman TM, Veitch PS, Nicholson ML. Subrectus pouch for renal transplantation. *Br J Surg*. 1996;83:419.

21. Wilson CH, Bhatti AA, Rix DA, Manas DM. Routine intraoperative ureteric stenting for kidney transplant recipients. *Cochrane Database Syst Rev*. 2005;(4):CD004925.

22. Abusin K, Rix D, Mohammed M, et al. Long-term adult renal graft outcome after ureteric drainage into an augmented bladder or ileal conduit. *Transplant Int*. 1998;11(suppl 1):S147-S149.

23. Osman Y, Shokeir A, Ali-el-Dein B, et al. Vascular complications after live donor renal transplantation: Study of risk factors and effects on graft and patient survival. *J Urol*. 2003;169:859-862.

24. Hernández D, Rufino M, Armas S, et al. Retrospective analysis of surgical complications following cadaveric kidney transplantation in the modern transplant era. *Nephrol Dial Transplant*. 2006;21:2908-2915.

25. Reuther G, Wanjura D, Bauer H. Acute renal vein thrombosis in renal allografts: Detection with duplex Doppler US. *Radiology*. 1989;170:557-558.

26. Beyga ZT, Kahan BD. Surgical complications of kidney transplantation. *J Nephrol*. 1998;11:137-145.

27. Lacombe M. Arterial stenosis complicating renal allotransplantation in man: A study of 38 cases. *Ann Surg*. 1975;181:283-288.

28. Bruno S, Remuzzi G, Ruggenenti P. Transplant renal artery stenosis. *J Am Soc Nephrol*. 2004;15:134-141.

29. Pollak R, Veremis SA, Maddux MS, Mozes MF. The natural history of and therapy for perirenal fluid collections following renal transplantation. *J Urol*. 1988;140:716-720.

30. Zincke H, Woods JE, Leary FJ, et al. Experience with lymphoceles after renal transplantation. *Surgery*. 1975;77:444-450.

31. Ward K, Klingensmith WC 3rd, Sterioff S, Wagner HN Jr. The origin of lymphoceles following renal transplantation. *Transplantation*. 1978;25:346-347.

32. Mundy AR, Podesta ML, Bewick M, et al. The urological complications of 1000 renal transplants. *Br J Urol*. 1981;53:397-402.

33. Palmer JM, Chatterjee SN. Urologic complications in renal transplantation. *Surg Clin North Am*. 1978;58:305-319.

34. Nicholson ML, Veitch PS, Donnelly PK, Bell PR. Urological complications of renal transplantation: The impact of double J ureteric stents. *Ann R Coll Surg Engl*. 1991;73:316-321.

35. Lord RH, Pepera T, Williams G. Ureteroureterostomy and pyeloureterostomy without native nephrectomy in renal transplantation. *Br J Urol*. 1991;67:349-351.

36. Brook NR, Waller JR, Pattenden CJ, Nicholson ML. Ureteric stenosis after renal transplantation: No effect of acute rejection or immunosuppression. *Transplant Proc*. 2002;34:3007-3008.

37. Goldstein I, Cho SI, Olsson CA. Nephrostomy drainage for renal transplant complications. *J Urol*. 1981;126:159-163.

38. Streem SB, Novick AC, Steinmuller DR, et al. Long-term efficacy of ureteral dilation for transplant ureteral stenosis. *J Urol*. 1988;140:32-35.

39. Smak Gregor PJ, Zietse R, van Saase JL, et al. Immunosuppression should be stopped in patients with renal allograft failure. *Clin Transplant*. 2001;15:397-401.

40. Augustine JJ, Woodside KJ, Padiyar A, et al. Independent of nephrectomy, weaning immunosuppression leads to late sensitization after kidney transplant failure. *Transplantation*. 2012;94:738-743.

41. Sener A, Khakhar AK, Nguan CY, et al. Early but not late allograft nephrectomy reduces allosensitization after transplant failure. *Can Urol Assoc J*. 2011;5:E142-E147.

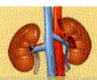

CAPÍTULO 104

Profilaxia e Tratamento da Rejeição ao Aloenxerto Renal

Alexander C. Wiseman e James E. Cooper

A apresentação clínica da resposta imunológica ao enxerto transplantado, denominada *rejeição*, tornou-se aparente em 1960 quando, após o sucesso dos pioneiros transplantes renais em gêmeos idênticos, tentou-se este procedimento entre indivíduos imunologicamente distintos.[1] Onze pacientes foram submetidos à irradiação linfoide para a prevenção da rejeição após o transplante renal de doadores não idênticos. Embora 10 dos 11 indivíduos tenham evoluído a óbito, por infecção generalizada, ilustrando as potenciais consequências de imunossupressão, o único sobrevivente dessa série posteriormente desenvolveu dois episódios de rejeição aguda, ambas abordadas com corticoterapia, com boa resposta e função renal satisfatória. Assim começou o desenvolvimento de agentes imunossupressores que poderiam prevenir e tratar a rejeição, sem induzir efeitos adversos graves e ameaçadores à vida, e a caracterização dos padrões histológicos de lesão que quantificam o tipo e a gravidade da rejeição. A ocorrência de rejeição aguda no primeiro ano após o transplante foi significativamente reduzida, desde uma ocorrência quase universal em épocas anteriores, às atuais taxas de 10% a 15%,[2] principalmente pelo desenvolvimento de novos medicamentos imunossupressores. Embora a incidência de rejeição aguda tenha diminuído significativamente, o manejo da rejeição crônica permanece um desafio, com iniciativas contínuas para melhor definir a natureza da lesão e métodos para prevenir ou reverter este processo (Fig. 104-1). Entretanto, uma vez que há uma mudança de foco para se limitar a toxicidade das medicações imunossupressoras, como nos regimes de suspensão do corticosteroide e inibidores da calcineurina (CNI), e de se aumentar o acesso ao transplante, ao se realizar transplantes sobrepondo as barreiras do grupo sanguíneo e dos antígenos leucocitários humanos (HLA), o manejo da rejeição aguda continua sendo um problema clínico importante.

DEFINIÇÃO

A rejeição (tanto aguda como crônica) é definida por anormalidades histológicas em biópsias do aloenxerto renal. Uma biópsia adequada para análise envolve amostragem de pelo menos 10 glomérulos e duas pequenas artérias sob coloração com hematoxilina-eosina (HE), ácido periódico de Schiff (PAS) ou prata e tricrômio; uma biópsia com sete a nove glomérulos e uma artéria é considerada marginalmente adequada. Quando uma biópsia é realizada por indicação clínica (disfunção renal), dois fragmentos devem ser obtidos, porque as evidências de rejeição apresentam, muitas vezes, distribuição desigual (Fig. 104-2).[3] Não há um consenso sobre o número de fragmentos necessários para biópsias realizadas por indicações não clínicas (p. ex., biópsias protocolares), embora os critérios descritos anteriormente para uma amostragem tecidual adequada sejam preferíveis.

A Classificação do Grupo de Trabalho de Banff para Patologia do Aloenxerto Renal constitui a base da definição histológica de rejeição, é continuamente revisada e atualizada bianualmente. Desenvolvida pela primeira vez em 1993, com um foco principal nos infiltrados inflamatórios agudos mediados por células T para a classificação do grau de rejeição, a mais recente classificação (2007) agora diferencia uma resposta humoral (mediada por anticorpos) da resposta por células T, e distingue adicionalmente uma forma de lesão crônica humoral, previamente incluída no termo "nefropatia crônica do enxerto" (Cap. 107)[4] (Quadro 104-1). Esta condição se baseia na identificação indireta da lesão mediada por anticorpos através de provas de deposição de complemento (C4d). O C4d é um fragmento do C4b gerado pela ativação da via clássica do complemento, a partir da deposição de IgG e IgM formando imunocomplexos com os antígenos. O complexo C4b/C4d forma uma ligação covalente com as proteínas teciduais, tais como as células endoteliais capilares, via grupo sulfidrila, e persiste ligado aos tecidos após a liberação das imunoglobulinas e outros produtos do complemento foram libertados.[5] A coloração para C4d, por imuno-histoquímica ou imunofluorescência, é frequentemente realizada em amostras de biópsia de aloenxerto para auxiliar a identificação do envolvimento de um processo mediado por anticorpos na disfunção do enxerto. Embora existam questões de padronização e confiabilidade da coloração, este teste permanece como um importante marcador de lesão mediada por anticorpos, e deve ser realizado em todas as biópsias cujo resultado possa implicar alguma mudança da imunossupressão.

Rejeição Mediada por Anticorpos

A rejeição aguda mediada por anticorpos (Humoral, AHR) tem frequência estimada em 3% a 10% de todos os transplantes, e está presente em 20% a 30% dos episódios de rejeição aguda,[6] que ocorrem tipicamente dentro das primeiras semanas após o transplante ou em associação a mudança de imunossupressão. Embora os pacientes com aloanticorpos HLA específicos contra doador preeexistentes ("anticorpos específicos contra o doador") estejam sob maior risco para o desenvolvimento da rejeição aguda humoral, é comum a identificação de anticorpos específicos contra o doador *de novo* no momento da disfunção do enxerto. O diagnóstico de rejeição humoral aguda requer (a) evidência de anticorpos circulantes específicos contra o doador, (b) deposição de C4d em capilares peritubulares e (c) evidência de lesão tecidual (Fig. 104-3). Os padrões de lesão associados à rejeição humoral aguda variam desde agressão aguda às células tubulares sugerindo necrose tubular aguda à microangiopatia trombótica (MAT), mas normalmente se apresentam como infiltrados de neutrófilos e/ou em macrófagos nos capilares peritubulares. A coloração positiva para C4d é considerada um marcador sensível para lesão aguda mediada por anticorpo, e este teste deve ser realizado rotineiramente em amostras de biópsia de aloenxerto renal, sempre que este processo estiver incluído no diagnóstico diferencial.

A rejeição mediada por anticorpos crônica ativa vem sendo identificada como uma das principais causas de perda tardia do enxerto,[7,8] e o diagnóstico preciso desta condição tem sido um assunto de crescente interesse. Este processo é provavelmente a consequência de uma resposta aloimune insidiosa e pode resultar em glomerulopatia do transplante e inflamação da microcirculação (Fig. 104-4).

Tratamento para Rejeição Aguda

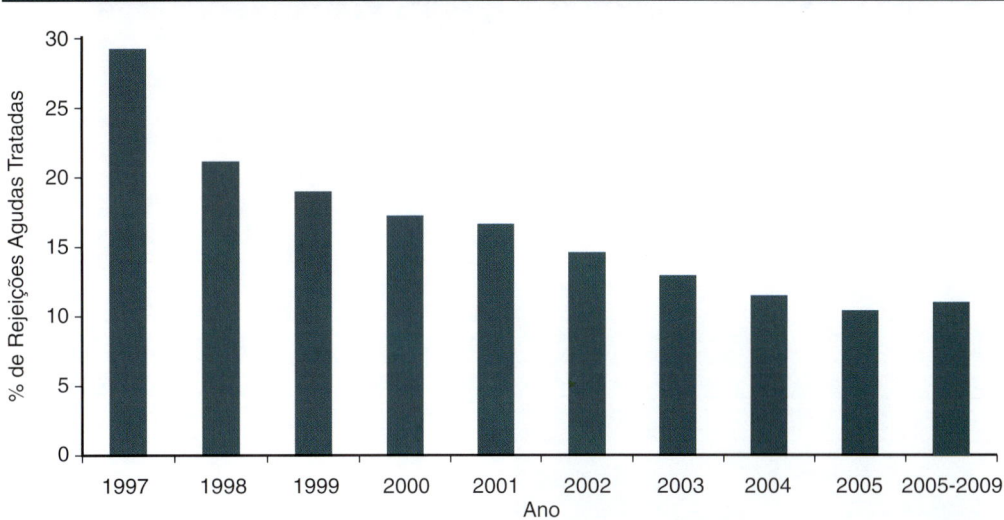

Figura 104-1 Tratamento para rejeição aguda entre todos os pacientes transplantados renais nos Estados Unidos, 1997-2005.

Figura 104-1 Tratamento para rejeição aguda entre todos os pacientes transplantados renais nos Estados Unidos, 1997-2005. (Conforme relatado pelo Scientific Registry of Transplant Recipients, relatórios SRTR de 2007 e 2012.)

Efeito da Localização Amostral no Diagnóstico da Rejeição

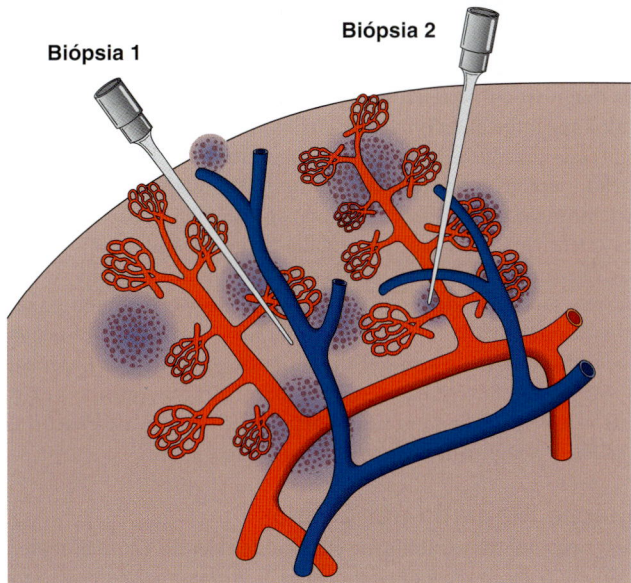

Biópsia 1   Biópsia 2

Figura 104-2 Efeito da localização amostral no diagnóstico da rejeição. A rejeição aguda se inicia como infiltrados focais e desiguais, que se tornam homogêneos apenas em estádios mais avançados. A intensidade dos infiltrados mononucleares observada à biópsia será diferente entre os fragmentos 1 e 2. A obtenção rotineira de dois fragmentos pode auxiliar a minimizar o erro amostral, que pode influenciar a interpretação histológica da rejeição.

Embora a glomerulopatia do transplante seja frequentemente associada a anticorpos circulantes específicos contra doadores e a deposição de C4d, cerca de 30% a 50% dos casos serão identificados na ausência destes marcadores diagnósticos.[9] Este fato sugere que estas lesões possam não ser exclusivamente causadas por uma resposta humoral ou que não apresentem uma relação temporal com o surgimento dos anticorpos específicos contra doadores, que a deposição de Cd4 se relacione a fenômenos tais como anticorpos não fixadores de complemento e/ou que a resposta humoral tenha uma natureza de exacerbações e acalmias.

Classificação de Banff da Rejeição

Mediada por Anticorpos

Aguda

C4d⁺, presença de anticorpos circulantes específicos contra doador e lesão tecidual aguda

I. Semelhante a NTA (inflamação mínima)

II. Inflamação e/ou trombose capilar e/ou glomerular

III.Inflamação arterial

Crônica

C4d⁺, presença de anticorpos circulantes específicos contra doador e lesão tecidual crônica

(1) Duplo contorno glomerular, (2) multilamelação da membrana basal dos capilares peritubulares, (3) atrofia tubular ou fibrose intersticial, e/ou (4) espessamento fibroso arterial.

Mediada por Células T

Aguda

Infiltrado mononuclear intersticial e tubulites e/ou arterite

IA: Infiltrado intersticial afetando > 25% do parênquima, e 4-10 células mononucleares/secção transversal tubular

IB: Infiltrado intersticial afetando > 25% do parênquima e > 10 células mononucleares/secção transversal tubular

IIA: Arterite intimal leve a moderada (0% a 25% da área luminal)

IIB: Arterite intimal grave (> 25% da área luminal)

III: Arterite transmural e/ou necrose fibrinoide da camada muscular média, associado a inflamação linfocitária

Crônica

Fibrose da íntima arterial com infiltração mononuclear nas áreas de fibrose, formação de neoíntima

Borderline

Presença de 10% a 25% de infiltrado intersticial, < 4 células mononucleares/secção transversal tubular

Quadro 104-1 Classificação da rejeição. *NTA*, necrose tubular aguda. (Modificado da referência 4.)

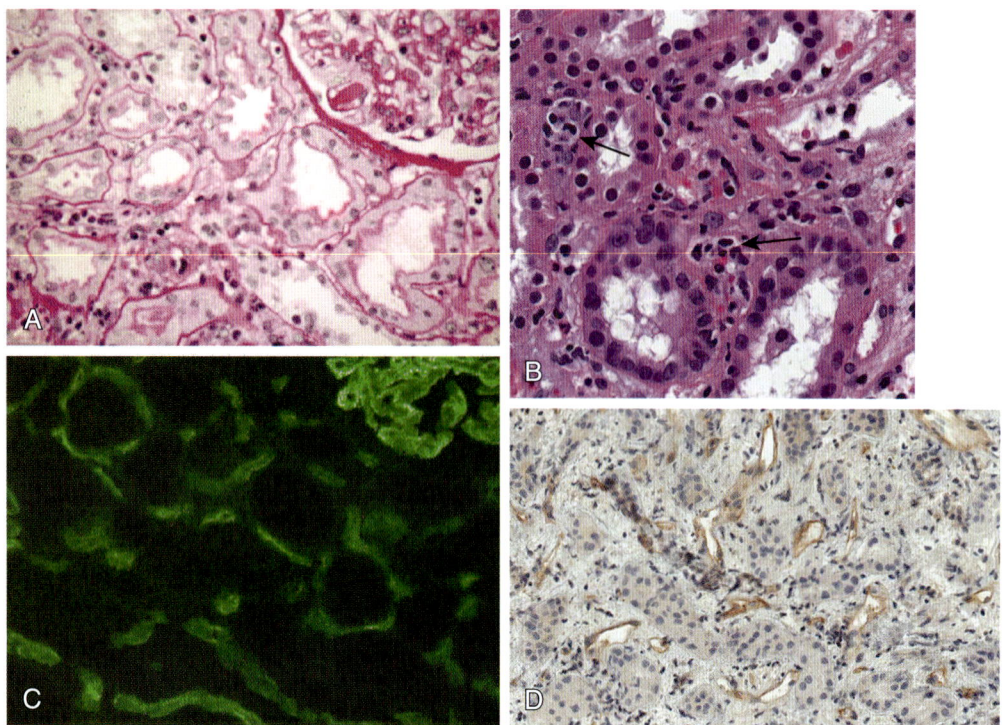

Figura 104-3 Rejeição aguda mediada por anticorpos. A, Capilares glomerulares e peritubulares contêm numerosos linfócitos polimorfonucleares e mononucleares. **B**, Numerosos linfócitos polimorfonucleares são observados em um capilar peritubular (*setas*). Nota-se edema intersticial. (Coloração por ácido periódico Schiff; aumento × 200.) **C**, Imunofluorescência para C4d nos capilares peritubulares (Amostra de tecido fresco congelado; aumento × 250.) **D**, Imuno-histoquímica demonstrando coloração para C4d nos capilares peritubulares (Tecido embebido em parafina; aumento × 480.) (*Da referência 66.*)

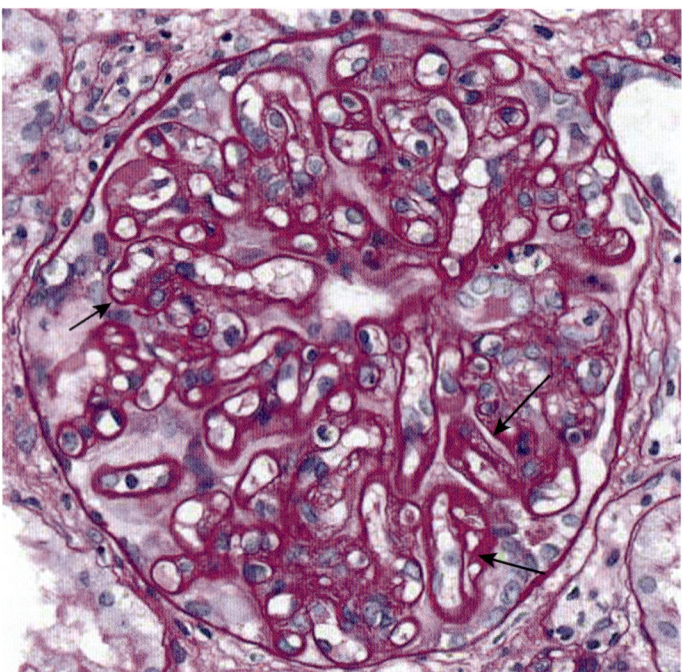

Figura 104-4 Glomerulopatia do transplante. Microscopia ótica, demonstrando as alterações membranoproliferativas típicas, inclusive espessamento e duplicação da membrana basal glomerular (*setas*).

Pela Classificação de Banff atual, os critérios diagnósticos para rejeição humoral crônica requerem (1) evidência de anticorpos específicos contra doadores, (2) deposição de C4d nos capilares peritubulares e (3) evidência de lesão tecidual crônica. As formas de lesão tecidual crônica incluem duplicação da membrana basal glomerular, multi-lamelação da membrana basal dos capilares peritubulares, fibrose da íntima arterial sem elastose e/ou fibrose intersticial com atrofia tubular. Embora a Classificação de Banff ainda reconheça a

deposição difusa de C4d nos capilares peritubulares como um critério diagnóstico de rejeição mediada por anticorpos crônica ativa, estudos recentes questionam a sensibilidade deste teste na detecção da agressão humoral ao enxerto e sugerem que a lesão da microcirculação (capilarite peritubular, glomerulite) seja um indicador mais importante deste processo.[7,10] Estudos moleculares recentes demonstram que a expressão suprarregulada de genes endoteliais em combinação com a presença de anticorpos circulantes específicos contra doadores são marcadores de agressão ao enxerto mediada por anticorpos (denominada *rejeição mediada por anticorpos C4d-negativo*) e um indicador mais sensível de perda de enxerto que a deposição de C4d.[11] Um relatório da reunião de Banff 2011 reconhece a existência de rejeição mediada por anticorpos C4d-negativa e buscou definir critérios diagnósticos para esta condição.[12]

Rejeição Mediada por Células T

A descrição anatomopatológica clássica de rejeição é, atualmente, denominada *rejeição mediada por* células T. A classificação destes episódios (rejeição aguda celular [RAC]) baseia-se na intensidade e na localização dos infiltrados mononucleares. Considerando-se que inflamação intersticial e tubulite frequentemente são observadas imediatamente abaixo da cápsula renal (inflamação subcapsular) em aloenxertos com função renal estável, tais alterações histológicas não são consideradas na interpretação da presença de rejeição nas biópsias de aloenxerto. Quando muito intensa, a inflamação intersticial pode se estender para os túbulos, via lesão da membrana basal tubular (tubulite). O fenótipo destes infiltrados predominante é uma mistura de células T CD4+ e CD8+; entretanto, células B, macrófagos e eosinófilos também podem estar presentes. Menos frequentemente, pode-se observar endarterite (endotelite): as células T e macrófagos se estendem sob o endotélio arterial, um fenômeno que pode ou não ser acompanhado por inflamação intersticial ou tubulite. O encontro de infiltrados inflamatórios intersticiais e tubulites em uma biópsia de aloenxerto renal não é específico para RAC e outras causas, tais como nefropatia viral (vírus BK, menos comumente citomegalovírus [CMV]), pielonefrite ou doença linfoproliferativa pós-transplante devem ser consideradas em conjunto

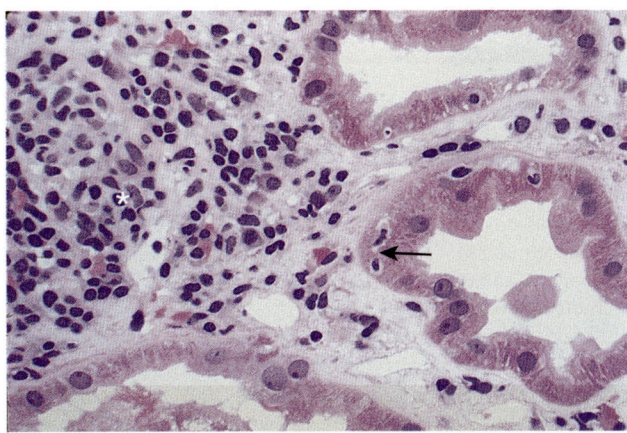

Figura 104-5 **Rejeição aguda celular tipo I.** A rejeição celular tipo I se manifesta como infiltração intersticial por células mononucleares *(asterisco)* com invasão dos túbulos *(seta)*. (Ácido periódico Schifff; aumento x 200.)

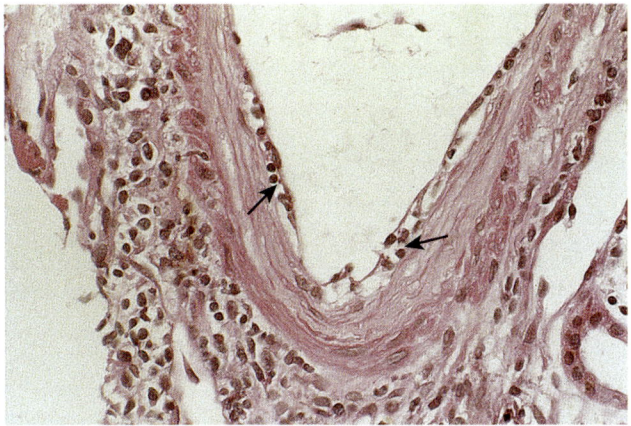

Figura 104-6 **Rejeição aguda celular Tipo II.** A rejeição tipo II, denominada rejeição aguda vascular, se manifesta como endotelite com infiltração por células mononucleares *(setas)* por entre o endotélio arterial (Ácido periódico Schiff; aumento x 200.) *(Cortesia Dra. Agnes Fogo, Vanderbilt University, Nashville, Tennessee.)*

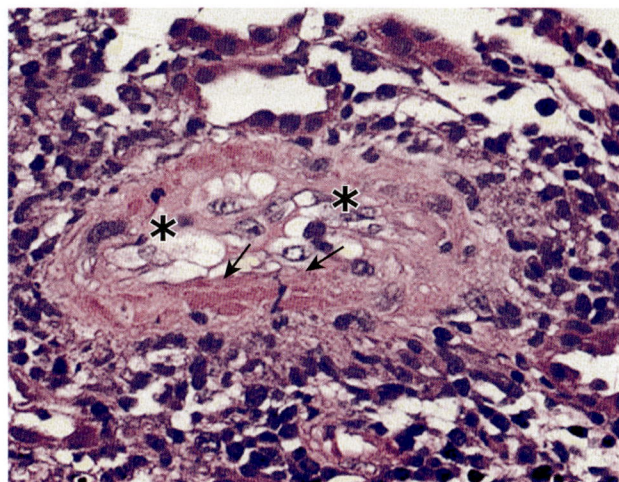

Figura 104-7 **Rejeição aguda celular tipo III.** Grave vasculite de pequenos vasos, com infiltração transmural por células mononucleares, necrose fibrinoide *(setas)* e células endoteliais intensamente edemaciadas *(asteriscos)*. (Ácido periódico Schiff; aumento × 400.) *(Da referência 67.)*

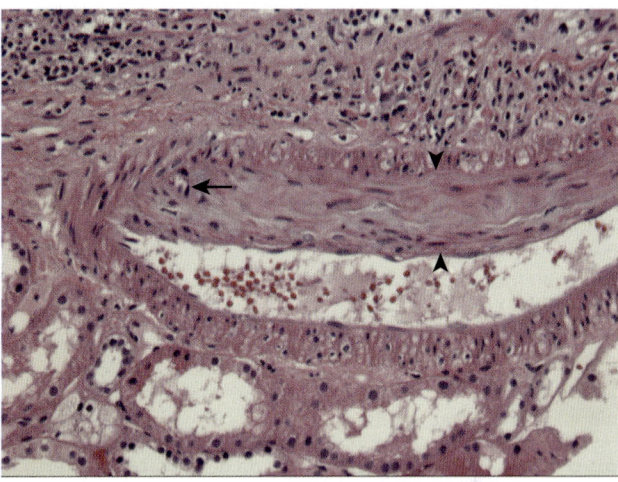

Figura 104-8 **Rejeição mediada por células T crônica e ativa.** Arteriopatia crônica do enxerto, com formação de neoíntima fibrosa *(entre cabeças de seta)* e infiltração por células mononucleares *(seta)*. (Coloração por hematoxilina-eosina; aumento × 200.) *(Microfotografias cedidas por cortesia por Dr. Maxwell Smith, University of Colorado, Denver, Colorado.)*

com a apresentação clínica. Por outro lado, o achado histológico de endotelite é patognomônico de RAC.

A rejeição aguda mediada por células T é histologicamente classificada pelos critérios de Banff com base na presença ou ausência de endotelite, no grau de inflamação intersticial, e na intensidade do infiltrado celular tubular. A RAC tipo I é caracterizada pela ausência de endotelite, com inflamação intersticial em pelo menos 25% do parênquima, e tubulites (tipo IA requer 4-10 células mononucleares/secção transversal tubular, enquanto o tipo IB requer > 10 células mononucleares/corte transversal tubular) (Fig. 104-5). A RAC tipo II é caracterizada por envolvimento vascular ou endotelite (IIA exige arterite intimal de leve a moderada, e IIB requer arterite com pelo menos 25% da área luminal perdida em pelo menos um corte transversal arterial) (Fig. 104-6). A RAC tipo III é caracterizada por inflamação vascular que se estende à camada média ("transmural") e pode ser acompanhada por necrose fibrinoide das células musculares lisas (Fig. 104-7). RAC tipos II e III podem ou não estar associados aos elementos da RAC tipo I; por conseguinte, a descrição anatomopatológica da rejeição não deve ser considerada um processo patogênico contínuo. No entanto, RAC tipos II e III parecem exigir intervenções terapêuticas distintas e possuir diferentes implicações prognósticas da RAC tipo I (vide seções posteriores).

A rejeição mediada pelas células T crônica ativa é um diagnóstico histológico que se refere à fibrose da íntima arterial com evidência de infiltração por células mononucleares e de formação de neoíntima (Fig. 104-8). Este diagnóstico distingue-se da rejeição crônica humoral pela localização da lesão vascular e pela falta de evidências de anticorpos patogênicos, e distingue-se de outros processos não imunológicos que podem levar à fibrose intersticial e vascular pela presença de infiltrado celular persistente dentro dos vasos. Este tópico é coberto com maiores detalhes no Capítulo 107.

Rejeição Borderline

O encontro de infiltrado inflamatório em 10% a 25% do interstício e tubulites com menos de quatro células mononucleares por corte transversal tubular é classificado como rejeição borderline. Esta condição permanece como uma definição patológica com significado clínico incerto. Quando a rejeição borderline é identificada em um contexto de disfunção do enxerto ou juntamente com outros achados como glomerulite, o risco de progressão para rejeição clínica em biópsias subsequentes é aumentado e, por conseguinte, o tratamento pode ser considerado.[13]

Diagnóstico Diferencial da Disfunção do Aloenxerto Renal

Primeira Semana Após o Transplante
Necrose Tubular Aguda
Rejeição hiperaguda ou acelerada
Urológica
 Obstrução
 Fístula urinária
Trombose vascular
 Artéria renal
 Veia renal
Hipovolemia

< 12 Semanas Após o Transplante
Rejeição aguda
Toxicidade pelo inibidor da calcineurina
Hipovolemia
Urológica
 Obstrução
Infecção
 Pielonefrite bacteriana
 Infecções virais
Nefrite intersticial
Doença recorrente

> 12 Semanas Após o Transplante
Rejeição aguda
Hipovolemia
Toxicidade pelo inibidor da calcineurina
Urológica
 Obstrução
Infecção
 Pielonefrite bacteriana
 Infecções virais
Nefropatia crônica do enxerto
Doença recorrente
Estenose da artéria renal
Doença linfoproliferativa pós transplante

Quadro 104-2 Diagnóstico diferencial da disfunção do enxerto renal

MANIFESTAÇÕES CLÍNICAS

A apresentação clínica da rejeição aguda é comum à rejeição por células T e à rejeição mediada por anticorpos. Os pacientes geralmente apresentam-se com um rápido aumento da creatinina sérica, e em casos graves pode haver redução do débito urinário, ganho de peso, febre ou dor à palpação do enxerto. Os achados clínicos são geralmente inespecíficos, e outras causas de disfunção do enxerto são muitas vezes consideradas no momento da apresentação, a depender do risco individual para o desenvolvimento da rejeição aguda (Quadros 104-2 e 104-3). Devido ao aumento do número de pacientes sensibilizados submetidos a transplante, com anticorpos conhecidos específicos contra doador sob protocolos de dessensibilização, e de transplantes ABO-incompatíveis, atualmente cerca de 25% dos episódios de rejeição aguda apresentam algum componente humoral. Na rejeição humoral aguda podem existir características da MAT, com anemia microangiopática e trombocitopenia. Nos casos em que ocorre cianose imediata do enxerto no momento da revascularização (rejeição hiperaguda) ou um abrupto declínio do débito urinário e dor à palpação do enxerto dentro de 3 a 14 dias pós-transplante (rejeição hiperaguda retardada ou acelerada), um anticorpo específico contra o doador está implicado. Normalmente, à biopsia, encontram-se RAC tipo III e hemorragia intersticial.

Fatores de Risco para Rejeição Aguda

Alto risco
Sensibilização (alta porcentagem de anticorpos reativos contra painel)
 Transplante anterior
 Gravidez
 Transfusão
Função tardia do enxerto
 Doador falecido
 Doador com idade avançada
 Tempo de isquemia prolongado
 Doador em morte encefálica
 Doador com disfunção renal aguda
Incompatibilidade HLA
Prova cruzada pré-transplante positiva para células B
Incompatibilidade ABO
Minimização de corticosteroide
Infecção
 Pielonefrite bacteriana
 Citomegalovírus
Receptor adolescente
Receptor afro-americano
Episódio de rejeição anterior

Baixo risco
Zero incompatibilidades HLA
Receptor idoso de doador jovem
Transplante preemptivo
Doador vivo
Primeiro transplante

Quadro 104-3 Fatores de risco para rejeição aguda. *HLA*, antígenos leucocitários humanos.

PROFILAXIA E PREVENÇÃO

Profilaxia

O principal objetivo do manejo do transplante é a prevenção da perda imunológica do enxerto no período inicial após o procedimento. Ao longo do tempo, o risco de rejeição aguda diminui e os objetivos da terapia imunossupressora se alteram em direção a considerações sobre os eventos adversos e os riscos de ocorrência de outros eventos, tais como doenças cardiovasculares e neoplasias. Portanto, a prática clínica atual segue uma estratégia geral de imunossupressão e acompanhamento intensivos nos primeiros meses após o transplante, com uma redução ou alteração do tratamento após o período inicial de maior risco.

Prevenção da Rejeição Aguda Mediada por Células T: Terapia de Indução

O uso de um curso curto de imunossupressão potente no momento do transplante, referido como *terapia de indução*, tornou-se uma estratégia comum para a prevenção da rejeição aguda nos receptores de transplante, incluindo aqueles com maior e menor risco imunológico. De acordo com o Scientific Registry of Transplant Recipients (SRTR), 83% dos receptores de transplante renal receberam alguma terapia de indução nos Estados Unidos, em 2011. Entre os pacientes de maior risco imunológico, como aqueles com sensibilização prévia (presença de anticorpos anti-HLA quantificada pela porcentagem de reatividade contra antígenos HLA comuns, e denominada porcentagem de reatividade de anticorpos contra painel [PRA]), transplante prévio ou raça afro-americana, a terapia de indução é normalmente combinada a doses padrão de imunossupressão para a prevenção da rejeição. Entre aqueles com menor risco (receptores de rim de doador vivo, primeiro transplante), a terapia de indução é frequentemente utilizada como um "reforço" para minimizar a exposição à imunossupressão de manutenção. A consideração da raça como um fator de risco para rejeição foi recentemente questionada em um estudo demonstrando taxas de rejeição aguda semelhantes em europeus africanos versus caucasianos na França.[14] Entretanto, a maioria dos estudos ainda observam um maior risco de rejeição entre os afro-americanos que entre os brancos americanos; assim, a terapia de indução é comumente utilizada nesta primeira população.[15]

Os agentes de indução podem ser classificados como depletores ou não depletores de linfócitos T. Agentes não depletores incluem os anticorpos monoclonais humanizados antirreceptor da interleucina 2 (IL-2Ra) daclizumabe (não mais disponível para uso por retirada pelo fabricante) e seu agente quimérico, basiliximabe. O receptor de IL-2 é um potencial alvo imunossupressor porque está presente nas células T e porque a inibição da sinalização entre IL-2/IL-2R impede a proliferação das células T (Cap. 101). A utilização de IL-2Ra resultou em redução das taxas de rejeição aguda, com efeitos secundários mínimos quando associado a imunossupressão baseada em ciclosporina, e na ausência de micofenolato.[16] É importante observar que estes agentes não foram estudados de forma prospectiva e randomizada em combinação com um regime de manutenção baseada em tacrolimus-micofenolato; por conseguinte, ainda permanecem questões em relação aos benefícios relativos da adição de IL-2Ra a agentes de manutenção mais potentes comumente utilizados.[17]

Os agentes depletadores incluem a globulina antitimócito, o OKT3 e o anticorpo anti-CD52. Ao contrário dos IL-2Ra, nenhum destes agentes foi comparado ao placebo na prevenção da rejeição, e, assim, a sua utilização como agentes de indução é considerada fora de bula, nos Estados Unidos. A globulina antitimócítica é uma preparação de anticorpos policlonais dirigidos contra células T obtida através da imunização de animais com células linfoides humanas derivadas do timo. Uma preparação antitimócitos produzida a partir de fontes equinas demonstrou ser inferior a outros agentes depletores no tratamento da rejeição, e a sua utilização foi reduzida.[18] Atualmente, a preparação linfocítica mais comumente utilizada é a globulina antitimócito derivada de coelho (rATG). O Anti-CD3 (OKT3), um anticorpo monoclonal derivado de ratos dirigido contra a subunidade CD3 do receptor de células T, também produz depleção de células T, mas se associa a uma importante resposta imune inata ao anticorpo externo, com o desenvolvimento de uma síndrome de liberação de citocinas que se manifesta com febre, alterações hemodinâmicas, edema pulmonar e, menos comumente, convulsões. Atualmente, este agente não é mais fabricado. Recentemente, o uso do anticorpo anti-CD52 (alemtuzumab) se tornou mais frequente no transplante renal. Este agente se liga à molécula CD52, um antígeno de significado fisiológico incerto presente em ambas as células B e T, e resulta na depleção de ambas as linhagens linfocitárias. A sua capacidade de induzir linfopenia significativa e prolongada, até 6 a 12 meses após sua administração, levou à sua utilização no tratamento da leucemia linfocítica crônica refratária. Ao contrário de outros agentes depletores, o anti-CD52 é um anticorpo humanizado e, portanto, apresenta menos efeitos colaterais relacionados à infusão que rATG ou OKT3. Estudos iniciais sugerem equivalência a outros agentes depletores na prevenção da rejeição, mas o impacto a longo prazo da linfopenia prolongada sobre o risco de infecção pós-transplante ou doença linfoproliferativa ainda está por ser determinado, e estão pendentes ensaios clínicos comparativos entre os agentes de indução (vide posteriormente).

Embora eficazes na inibição da resposta imune das células T, todos os agentes depletores apresentam ressalvas em relação à segurança em longo prazo. Análises de bancos de dados sugerem um aumento do risco de desenvolvimento de linfoma com a utilização de agentes depletores versus não depletores ou nenhuma terapia de indução,[19-20] uma associação que parece ser dose-dependente. Por esta razão, cursos repetidos ou prolongados de terapia com anticorpos depletores devem ser avaliados considerando-se estes riscos versus o potencial de recuperação ou prolongamento da função do enxerto.

Três ensaios clínicos randomizados e multicêntricos compararam a eficácia de agentes de indução na prevenção de rejeição aguda. Um estudo multicêntrico em pacientes com alto risco para rejeição aguda (definidos como receptores com um risco elevado de função tardia do enxerto, PRA elevado, retransplantes ou incompatibilidades HLA) comparou o emprego do IL-2Ra basiliximab versus rATG, e imunossupressão de manutenção com ciclosporina, micofenolato mofetil (MMF) e prednisona.[21] Aos 12 meses, a taxa de rejeição aguda na coorte basiliximab foi de 26% versus 16% no grupo rATG. Um segundo estudo em pacientes com alto risco para rejeição aguda (definido por PRA elevado, retransplante, ou perda de um transplante renal anterior por rejeição aguda) comparou o IL-2Ra daclizumab versus rATG, com resultados muito semelhantes ao estudo anterior, e maior incidência de rejeição entre os pacientes randomizados para daclizumab (27%) versus rATG (15%) em 1 ano.[22] Assim, entre os pacientes com risco elevado para rejeição, a utilização de rATG proporcionou maior prevenção da rejeição aguda, suportando o seu uso em populações de maior risco imunológico. Finalmente, um estudo clínico comparou indução com anti-CD52 com rATG em pacientes de alto risco (retransplante, PRA elevado ou raça afro-americana) ou com um IL-2Ra em pacientes de baixo risco, seguida por suspensão precoce de corticoides e menutenção com tacrolimo e micofenolato.[23] Em 12 meses, a incidência de rejeição aguda nos grupos de alto risco foi de 10% para anti-CD52 e 13% para rATG, e nos grupos de baixo risco foi de 20% para IL-2Ra e 3% para anti-CD52, sugerindo um benefício terapêutico dos anticorpos anti-CD52 sobre IL-2Ra na população de baixo risco imunológico. Entre 12 e 36 meses, entretanto, a incidência de rejeição aguda nos grupos tratados com anti-CD52 foi superior em ambos os grupos de baixo e de alto risco, sugerindo um aumento retardado (> 12 meses) do risco imunológico, associado à reconstituição imune com a terapia anti-CD52. Esta questão pode ser problemática para os médicos transplantadores que geralmente aderem a protocolos clínicos de monitoramento menos rigoroso em longo prazo (> 12 meses) entre os receptores estáveis. Em resumo, a indicação da terapia de indução em pacientes de baixo risco imunológico não está totalmente esclarecida, e requer estudos prospectivos adicionais, enquanto os pacientes com maior risco imunológico parecem se beneficiar do tratamento depletor de linfócitos. Os regimes posológicos comuns de utilização dos agentes de indução são listados na Tabela 104-1.

Prevenção da Rejeição Aguda Mediada por Anticorpos: Dessensibilização

Pacientes portadores de anticorpos específicos contra doadores ou que possuam grupo sanguíneo incompatível com o doador antes do transplante apresentam um risco quase universal de desenvolver rejeição aguda mediada por anticorpos após o transplante, na ausência de uma intervenção terapêutica pré-transplante. Os protocolos de "dessensibilização" podem permitir o transplante destas combinações doador-receptor. Tais estratégias tipicamente envolvem a remoção de anticorpos pré-formados com plasmaférese e/ou supressão da produção e ação dos anticorpos com imunoglobulina intravenosa (IVIG) ou inibição de células B com rituximabe. Ao longo da última década, vários protocolos de dessensibilização foram adotados por diferentes centros transplantadores, e são geralmente influenciados por fatores como a origem do doador (vivo versus falecido) e a intensidade da reatividade dos anticorpos anti-HLA que se está tentando superar. No caso do transplante com doador vivo, as barreiras de compatibilidade são conhecidas antecipadamente, permitindo a

Agentes Utilizados para Indução e Tratamento da Rejeição Mediada por Células T

Agente	Alvo	Dose (Indução)	Dose (Rejeição)
Metilprednisolona	Células B, células T, macrófagos	500 mg IV no intraoperatório, seguida por redução gradual da dose em 1 a 5 dias	3-5 mg/kg (250-500 mg) IV × 3-5 dias
Basiliximabe	Receptores celulares de IL-2	20 mg IV × 2, nos dias 0 e 4	NA
Daclizumabe	Receptores celulares de IL-2	1-2 mg/kg IV a cada 2 semanas, por 5 doses, após o transplante	NA
OKT3	CD3 nas células T	5 mg IV × 7-14 dias	5 mg IV × 7-14 dias
rATG	Antígenos de superfície nas células T	1-1,5 mg/kg IV × 4-14 dias	1-1,5 mg/kg IV × 7-14 dias
Anti-CD52	CD52 em células T e B	30-60 mg × 1 ou 2, nos dias 0 e 2	Doses idênticas à indução

Tabela 104-1 Agentes utilizados para indução e tratamento da rejeição mediada por células T. *IL*, Interleucina; *IV*, intravenoso; *NA*, não aplicável; *rATG*, globulina antilinfócito derivada do coelho.

Agentes Utilizados para Dessensibilização e Tratamento da Rejeição Mediada por Anticorpos

Tratamento	Mecanismo	Protocolo (Dessensibilização)	Dose (Rejeição Mediada por Anticorpos)
Plasmaférese	Remoção dos anticorpos	Duas a quatro sessões, até XM aceitável, em combinação com IVIG	Duas a cinco sessões, diárias ou em dias alternados, em combinação com IVIG
IVIG	Múltiplo, inibição de anticorpos?	100-200 mg/kg após plasmaférese, até XM aceitável ou 1-2 g/kg mensalmente, até o transplante	100-200 mg/kg após plasmaférese
Rituximabe	Inibição da célula B por anti-CD20	375 g/m² (dia 15) em combinação com IVIG 1-2 g/kg (dias 1 e 30)	375 g/m² com plasmaférese e IVIG
Bortezomibe	Inibição dos plasmócitos	Não estabelecido	1-3 mg/m² × quatro doses em 1-2 semanas, geralmente em combinação com plasmaférese e IVIG
Eculizumabe	Inibição da fração terminal C5 do sistema complemento	Não estabelecido	Para prevenção de rejeição em casos de +XM: 600-1.200 mg semanalmente × 4 e, em seguida, quinzenalmente até redução bem-sucedida da intensidade dos anticorpos
Esplenectomia	Remoção das células B	Não mais utilizado	NA, reservada a casos graves e refratários

Tabela 104-2 Agentes utilizados para Dessensibilização e Tratamento da Rejeição Mediada por Anticorpos. *IVIG*, Imunoglobulina intravenosa; *NA*, não aplicável; *+XM*, prova cruzada positiva.

utilização de plasmaférese seguida por doses baixas (100-200 mg/kg) de IVIG até quando os resultados de prova cruzada desejados sejam obtidos, procedendo-se ao transplante. Nas situações em que a plasmaférese pré-transplante não é viável, tal como em pacientes sensibilizados sem opção de doadores vivos, em lista de espera para rins de doadores falecidos, utilizam-se protocolos que consistem na administração mensal de IVIG em altas doses (1 a 2 g/kg), com ou sem infusões de rituximabe.[24]

As estratégias de dessensibilização proporcionaram a realização de transplante em pacientes sensibilizados que, de outra forma, não teriam esta oportunidade. Em contrapartida, geralmente evoluem com elevadas taxas de rejeição aguda, entre 20% e 70% (a depender de fatores como o protocolo utilizado, o agente de indução empregado e o risco imunológico do paciente). Estes episódios muitas vezes possuem natureza humoral e frequentemente evoluem para lesão crônica mediada por anticorpos.[25-26] Apesar destes obstáculos, a sobrevida do enxerto em curto prazo após a dessensibilização é aceitável,[25] e os resultados sugerem um benefício de sobrevida de oito anos entre pacientes dessensibilizados submetidos a transplante *versus* controles pareados submetidos a diálise em lista de espera.[27] Sendo assim, a terapia de dessensibilização para candidatos a transplante altamente sensibilizados contra antígenos HLA pode ser uma opção razoável, e recomenda-se o encaminhamento dos pacientes com este perfil a um centro transplantador com experiência nesta atividade. Agentes e protocolos de dessensibilização mais comuns estão listados na Tabela 104-2.

Regimes de Imunossupressão nos Estados Unidos, 2011

Agentes de Indução no Momento do Transplante	
IL2-Ra	20,9%
Agentes depletores de células T	58,6%
Regime de Manutenção no Momento da Alta Hospitalar	
TAC/MMF-MPS/Pred	59,3%
CSA/MMF-MPA/Pred	1,9%
Regimes livres de corticoide (qualquer)	29,3%
TAC/MMF-MPA	26,3%
CSA/MMF-MPS	0,5%

Tabela 104-3 Regimes de imunossupressão utilizados nos Estados Unidos, 2011. *CSA*, ciclosporina; *IL2-RA*, inibidor do receptor de interleucina 2 (IL-2); *MMF*, micofenolato mofetil; *MPA*, ácido micofenólico; *MPS*, micofenolato sódico; *Pred*, prednisona; *TAC*, tacrolimo. (Baseado no Relatório Anual da OPTN, 2012.)

Terapia de Manutenção para a Prevenção da Rejeição Aguda

Atualmente, o regime imunossupressor de manutenção mais frequentemente utilizado inclui um CNI, um agente antiproliferativo e corticosteroides. Esta combinação de agentes constitui o padrão contra o qual novas estratégias são comparadas, tais como a suspensão ou a não utilização de corticosteroides e CNI. Nos Estados Unidos, a ciclosporina foi substituída pelo tacrolimo como principal CNI e, em combinação com o agente antiproliferativo MMF, constitui o regime imunossupressor mais comum nos Estados Unidos e na maioria dos países ocidentais (Tabela 104-3); a ciclosporina e a azatioprina permanecem como agentes comumente utilizados em outras partes do mundo.

Inibidores de Calcineurina na Prevenção da Rejeição Aguda

Desde o início dos anos 1980, quando a introdução da ciclosporina resultou em uma redução na incidência de rejeição aguda e melhorias na sobrevida esperada do enxerto,[28] a inibição da calcineurina se tornou pedra angular na imunossupressão de manutenção. O tacrolimo, introduzido pela primeira vez na década de 1990, comparado à ciclosporina em uma série de ensaios clínicos, parece proporcionar uma maior proteção contra a rejeição aguda, mas com um perfil diferente de eventos adversos. Uma metanálise de ensaios clínicos comparando a imunossupressão com ciclosporina *versus* tacrolimo demonstrou uma redução do risco de rejeição aguda de 31%, mas um aumento do risco de desenvolvimento de diabetes de 86%. O tacrolimo também foi associado a uma melhor sobrevida do enxerto (censurada por óbito hazard ratio [HR] 0,56), particularmente sob concentrações abaixo de 10 ng/mL, resultados que não foram demonstrados em estudos individuais.[29]

Agentes Antiproliferativos na Prevenção da Rejeição Aguda

O primeiro agente antiproliferativo utilizado no transplante renal, azatioprina, foi introduzido na década de 1960 e utilizado inicialmente em conjunto com corticosteroides e, mais tarde, com a ciclosporina. Embora o seu desenvolvimento tenha sido crítico para o avanço de alotransplante, a ocorrência de rejeição aguda era bastante comum, com índices de 35% a 40% em vários ensaios clínicos com ciclosporina, azatioprina, prednisona. Novos agentes antiproliferativos surgiram na década de 1990 (MMF) e, posteriormente, os inibidores do alvo da rapamicina em mamíferos (mTOR) sirolimo e everolimo. Estes agentes reduziram, significativamente, a incidência de rejeição aguda.

O micofenolato mofetil, um antagonista da purina que interfere na síntese de DNA nas células que se dividem rapidamente, tais como linfócitos ativados, ganhou popularidade após alguns ensaios clínicos prospectivos multicêntricos que demonstraram redução de aproximadamente 50% na incidência de rejeição aguda em comparação com a azatioprina.[30-31] Uma análise de grande banco de dados sugeriu um efeito benéfico sobre a sobrevida do enxerto com MMF, e que este efeito é independente da ocorrência de rejeição aguda.[32] Uma desvantagem do MMF é a intolerância gastrintestinal (GI), que muitas vezes resulta em redução das doses terapêuticas, com os riscos inerentes de rejeição aguda[33] e perda do enxerto.[34] Um análogo MMF com revestimento entérico, o micofenolato de sódio (CE-MPS), foi desenvolvido mais recentemente, e parece ser "não inferior" ao MMF em termos de eficácia[35], com menos efeitos GI secundários relatados em um estudo aberto.[36]

Assim como o MMF, os inibidores da mTOR, sirolimo e everolimo foram inicialmente testados em ensaios clínicos como um substituto para a azatioprina, e demonstraram redução nas taxas de rejeição aguda semelhantes ao MMF.[37] Os inibidores de mTOR inibem a progressão da fase G_1 para a fase S do ciclo celular, e parecem exercer efeitos antiproliferativos adicionais sobre as células não imunes, o que pode contribuir para um aumento da frequência de eventos adversos (prejuízo à cicatrização de feridas, formação de linfocele, proteinúria, e recuperação mais lenta a partir da função tardia do enxerto), mas também para uma menor incidência de infecções virais e malignidades.[38-39]

Incidência de Rejeição Aguda em Regimes de Imunossupressão Poupadores de Corticoides e de Inibidores da Calcineurina

Considerando-se os avanços na imunossupressão ao longo da última década, as tentativas de se eliminarem os efeitos colaterais indesejáveis da terapia imunossupressora assumiram uma maior importância no manejo dos pacientes. Regimes sem CNI oferecem a expectativa de uma sobrevida prolongada do enxerto, considerando-se a nefrotoxicidade inerente desta classe de medicamentos, enquanto a suspensão dos corticosteroides oferece a possibilidade de se reduzir uma variedade de eventos adversos cosméticos, metabólicos e cardiovasculares secundários, atribuíveis à prednisona.

A suspensão precoce do corticoide (dentro de 7 dias após o transplante) tornou-se cada vez mais popular nos Estados Unidos. Em 2011, mais de 33% de todos os pacientes receberam alta após o transplante sem terapia de manutenção com prednisona. Em geral, os pacientes com menor risco imunológico (baixo PRA, primeiros transplantes) são selecionados,[40-41] e a imunossupressão inclui terapia de indução, CNI e um agente antiproliferativo. A incidência de rejeição aguda em estudos de centro único varia entre 10% e 15%. No maior estudo prospectivo, duplo-cego e multicêntrico de suspensão *versus* manutenção do corticoide publicado até o momento,[42] a redução progressiva e padrão da dose dos corticosteroides ou sua rápida eliminação em 7 dias após o transplante foi comparada, em combinação com terapia de indução, tacrolimo e MMF. A sobrevida do paciente, a sobrevida do enxerto e a depuração da creatinina foram comparáveis aos 5 anos nos dois grupos. O desenvolvimento de fatores de risco cardiovasculares e ganho de peso não foram significantemente diferentes, mas a suspensão de corticosteroides foi associada a menos doença óssea, menos casos novos de diabetes insulinodependentes e trigliceridemia mais baixa. Uma razão de preocupação com a suspensão de corticosteroides foi a maior incidência de rejeição aguda neste grupo (18% *vs.* 11%, P = 0,04), e uma análise *post hoc* sugeriu uma maior taxa de nefropatia crônica do enxerto entre os pacientes que tiveram o corticoide suspenso. É improvável que algum outro estudo seja realizado com este rigor e com acompanhamento por mais de 5 anos; sendo assim, deve-se pesar uma maior incidência de rejeição contra os benefícios potenciais ao se aconselhar os pacientes sobre a suspensão de corticosteroides. Este estudo foi realizado em pacientes de baixo risco imunológico sem a presença de função tardia do enxerto; portanto, as considerações para a suspensão do corticoide possuem melhores evidências entre os pacientes com um menor risco para rejeição (baixo risco imunológico, função imediata do enxerto) ou um alto risco para complicações relacionadas aos corticoides, tais como pacientes com doença óssea ou diabetes melito.

A não utilização dos inibidores da calcineurina foi estudada com terapia dupla (MMF e prednisona) e terapia tripla com dois agentes antiproliferativos (sirolimo, MMF e prednisona), em combinação com a terapia de indução. Em geral, a imunossupressão de manutenção MMF-prednisona não parece ser eficaz na prevenção da rejeição (70% de incidência em um estudo piloto[43]), e embora os estudos não multicêntricos demonstrem incidência de rejeição aguda entre 6% e 13% com terapia com sirolimo-prednisona-MMF,[44-45] um grande estudo multicêntrico utilizando essa combinação,para um alvo de concentrações – de sirolimo entre 4-8 ng/mL, também revelou uma taxa extremamente elevada de rejeição aguda (38%).[46] A não utilização de CNI foi mais bem-sucedida no estudo Belatacept Evaluation of Nephroprotection and Efficacy as First-Line Immunosuppression Trial (BENEFIT), que comparou a utilização do bloqueador de coestimulação belatacepte em duas doses *versus* ciclosporina, com indução com IL-2Ra e manutenção com ácido micofenólico (MPA) e prednisona.[47] Apesar das taxas mais altas de rejeição aguda em 1 ano nos grupos belatacepte (22% e 17% para a maior e menor dose, respectivamente, contra 7% para ciclosporina), a sobrevida do enxerto foi comparável e taxa de filtração glomerular (TFG) medida foi significativamente mais elevada entre aqueles pacientes que receberam belatacepte (65 e 63 mL/min para a maior e menor dose de belatacepte *versus* 50 mL/min para ciclosporina). Estes resultados se mantiveram aos 3 anos de seguimento.[48] São preocupantes, entretanto, as taxas mais altas de doença linfoproliferativa pós-transplante demonstradas em pacientes que receberam belatacepte, principalmente entre aqueles que receberam as dosagens mais altas da medicação e que apresentavam sorologia negativa para vírus Epstein-Barr (EBV) no momento do transplante.

Ao contrário de seu emprego nas estratégias de não utilização completa dos CNI, o uso dos inibidores da mTOR alcançaram um sucesso relativo quando em protocolos de suspensão de CNI[49-50] e de conversão da imunossupressão. Em um estudo, pacientes que receberam CNI, MMF e prednisona foram randomizados para continuação deste regime ou conversão do CNI para sirolimo, em 1-6 meses após o transplante; a incidência de rejeição aguda foi comparável e a função renal foi estatisticamente semelhante aos 2 anos de seguimento.[51] Outro estudo, utilizando uma abordagem semelhante de conversão de CNI para everolimo em 4-5 meses após o transplante, demonstrou incidência equivalente de rejeição aguda (15% em ambos os grupos) e melhoria significativa da taxa de filtração glomerular estimada (eTFG) em 12 meses no grupo conversão (72 mL/min *vs.* 62 mL/min) *versus* grupo continuação de CNI.[52] Uma aceitação mais ampla das estratégias de conversão de CNI para inibidores da mTOR é dificultada por questões relacionadas aos eventos adversos e à tolerabilidade desta medicação, assim como a relutância em se alterar o regime imunossupressor em pacientes receptores de transplante renal completamente estáveis.

As incidências de episódios de rejeição aguda por regime de tratamento imunossupressor, em ensaios clínicos multicêntricos recentes, são demonstradas na Tabela 104-4. Tais índices são frequentemente mais elevados que aqueles reportados por análises de bancos de dados, (Fig. 104-1), devido a um acompanhamento mais rigoroso e à notificação obrigatória dos eventos no contexto de um ensaio clínico.

TRATAMENTO

Rejeição Aguda Mediada por Células T

O tratamento da rejeição aguda mediada por células T é frequentemente dirigido pelas alterações à biópsia e pela resposta clínica à pulsoterapia com corticosteroides. Para aqueles pacientes com disfunção aguda do enxerto e rejeição comprovada por biópsia, o tratamento com metilprednisolona intravenosa, em doses de 3 a 5 mg/kg (250 a 500 mg/d), durante 3 a 5 dias é eficaz se a lesão histológica é tubulointersticial (tipos IA ou IB da classificação de Banff). É importante mencionar que poucos estudos sobre a resposta clínica aos corticosteroides no tratamento de rejeição aguda foram realizados com os regimes modernos de imunossupressão moderna, mas os dados históricos sugerem que 60% a 70% dos pacientes respondem com aumento do débito urinário e redução da creatinina sérica em um prazo de 5 dias. Se não houver resposta inadequada após a pulsoterapia com corticosteroide, ou na presença de envolvimento vascular (tipos IIA ou IIB da Classificação de Banff), recomenda-se a complementação com terapias depletoras dos linfócitos T com doses semelhantes, mas curso de tratamento mais prolongado, em relação às terapias de indução (Tabela 104-1). Na maioria dos estudos, utilizam-se estes agentes em cursos de tratamento de 7-14 dias, mas não existem ensaios clínicos investigando a eficácia de ciclos mais curtos. Para os pacientes que estão sob um regime de manutenção sem tacrolimo, a conversão para esta medicação também pode ser considerada na abordagem de um episódio de rejeição com uma resposta inadequada aos corticosteroides,[53] enquanto para pacientes em regime livre de corticosteroide, recomenda-se a reinstituição da prednisona de manutenção.[54]

Os pacientes que não respondem adequadamente aos corticosteroides devem ser submetidos a terapia com agentes depletores de linfócitos. Uma metanálise de estudos randomizados comparando o uso de terapias com anticorpo monoclonais (OKT3) *versus* policlonais (globulina antilinfócitos, globulina antitimócitos) não observou diferenças na resolução do episódio de rejeição, na prevenção de um episódio posterior ou de perda do enxerto, mas o OKT3 (não mais fabricados) foi relacionado a um risco três vezes maior de eventos adversos como febre, calafrios e mal-estar.[55] Um curso típico de rATG para o tratamento de rejeição aguda mediada por células T consiste em aplicação de doses de 1,5 mg/kg/dia durante 4 a 14 dias, a depender da resposta clínica e contagem absoluta de linfócitos. Novamente, nenhum estudo clínico controlado, até o momento, foi desenhado para comparar um regime de tratamento *versus* outro.

Rejeição Aguda Mediada por Anticorpos

O tratamento de rejeição aguda humoral é indicado na presença da tríade de disfunção aguda do enxerto, deposição de C4d em capilares peritubulares à biópsia, e anticorpos circulantes específicos contra o doador, mas deve também ser considerado em circunstâncias de alto risco (dessensibilização prévia ou história positiva para presença de anticorpo específico contra doador), mesmo se não forem cumpridos todos os três critérios. São escassos os ensaios clínicos randomizados de alta qualidade investigando opções de tratamento para a rejeição humoral aguda,[56] e, atualmente, as estratégias terapêuticas são geralmente ditadas pela experiência de cada centro. Tradicionalmente, o tratamento envolve a remoção da imunoglobulina(s) patogênica(s) por plasmaférese e a inibição ou supressão da produção de anticorpos com IVIG. Em geral, pelo menos cinco sessões de plasmaférese devem ser realizadas, com a administração de uma dose total de IVIG de 1 a 2 g/kg. Uma vez que a IVIG é removida pela plasmaférese, uma estratégia comum é a administração desta medicação, em doses de 100 a 200 mg/kg, depois de cada sessão. Nos casos de rejeição humoral aguda refratária à terapia, pode-se considerar o emprego de rituximabe, apesar de esta droga ter como alvos as células B em uma fase de maturação anterior à linhagem de células plasmáticas produtoras de anticorpos.[57] Por outro lado, bortezomibe, um inibidor de proteassoma que inibe diretamente plasmócitos produtores de anticorpos, foi relatado em uma série de casos de um centro único como uma terapia em potencial para episódios refratários de rejeição mediada por anticorpos, geralmente em combinação com outras opções terapêuticas, tais como a plasmaférese e IVIG.[58] O eculizumabe é um anticorpo monoclonal humanizado que bloqueia a via terminal de ativação do complemento, e vem sendo associado a uma redução significante do risco de rejeição aguda humoral, bem como da subsequente glomerulopatia do transplante em pacientes submetidos a transplante renal com prova cruzada positiva.[59] Finalmente, há relatos de casos de esplenectomia como recurso terapêutico para casos refratários de rejeição humoral aguda.[60] Estas opções são normalmente associadas a terapias alvo contra as células T, tais como os corticosteroides em altas doses e/ou anticorpos depletores, já que, frequentemente, existem evidências histológicas mistas de rejeição por células T, e que a ativação das células T auxiliares pode contribuir para uma resposta aumentada das células B. Os agentes utilizados para o tratamento de rejeição aguda humoral são resumidos na Tabela 104-2.

Rejeição Crônica (Mediada por Células T e/ou por Anticorpos)

A lesão ao enxerto mediada por células T ou por anticorpos, na ausência de características de agressão tecidual aguda, permanece como um dilema terapêutico no transplante renal. Não se demonstrou

Regimes Imunossupressores de Manutenção e Taxas de Incidência de Rejeição Aguda Reportadas em Ensaios Clínicos Multicêntricos e Randomizados.				
Regime	**Indução**	**Dose ou concentração-vale alvo de CNI**	**Dose de antiproliferativo**	**Rejeição aguda em 6 meses**
Baixo risco imunológico				
CSA/AZA/Pred		4,0 mg/kg/dia	1,5-2 mg/kg/dia	36%[26]
CSA/AZA/Pred	IL-2Ra	Não reportado	Não reportado	22%[14]
CSA/MMF/Pred		150-300 ng/mL × 3 meses, 100-300 ng/mL	1 g 2 × dia	24%[40]
CSA/MMF/Pred	IL-2Ra	125-400 ng/mL × 3 meses, 100-300 ng/mL	1 g 2 × dia	12%[54]
TAC/AZA/Pred	OKT3 ou Atgam	5-14 ng/mL	1,5 mg/kg/dia	32%[55]
TAC/MMF/Pred	OKT3 ou Atgam	5-14 ng/mL	1 g 2 × dia	7%[55]
TAC/MMF/Pred	IL-2Ra	7-16 ng/mL × 3 meses, 5-15 ng/mL	1 g 2 × dia	4%[54]
CSA/SRL/Pred		200-350 ng/mL × 1 mês, 200-300 ng/mL × 1 mês, 150-250 ng/mL	2 mg/dia	17%[32]
TAC/SRL/Pred		8-16 ng/ml × 3 meses, 5-15 ng/mL	4-12 ng/mL	13%[56]
Alto risco imunológico				
CSA/SRL/Pred	IL-2Ra ou rATG	200-300 ng/mL 0-14 dias, 150-200 ng/mL	10-15 ng/mL	14%[57]
TAC/SRL/Pred	IL-2Ra ou rATG	10-15 ng/mL 0-14 dias, 5-10 ng/mL	10-15 ng/mL	17%[57]
Protocolos de minimização ou não utilização				
CSA (baixo) /MMF/Pred	IL-2Ra	50-100 ng/mL	1 g 2 × dia	23%[40]
TAC (baixo) /MMF/Pred	IL-2Ra	3-7 ng/mL	1 g 2 × dia	12%[40]
TAC/MMF	IL-2Ra ou rATG	10-20 ng/mL × 3 meses, 5-15 ng/mL	1,5 g 2 × dia × 14 dias, 1 g 2 × dia	9%[36]
SRL/MMF/Pred	IL-2Ra	NA	SRL 4-8 ng/mL, MMF 1 g 2 × dia	38%[40]
Bela/MMF/Pred	IL-2Ra	NA	1 g 2 × dia	22% (MI) 17% (LI)[45]*
CNI → SRL/MMF/Pred	IL-2Ra ou rATG ou OKT3	NA	SRL 5-10 ng/mL, MMF 1-1,5 g 2 × dia	7,4%[49]*
CSA → EVL/MMF/Pred	IL-2Ra	NA	EVL 6-10 ng/mL, MMF 1 g 2 × dia	15%[50]*

Tabela 104-4 **Regimes imunossupressores de manutenção e taxas de incidência de rejeição aguda reportadas, por regime, em ensaios clínicos multicêntricos e randomizados.** A dosagem do agente proliferativo é apresentada como concentrações-vale para o SRL e como dose diária para MMF. A mensuração das concentrações-vale de MMF tem valor limitado. Válido apenas para comparações grosso modo. Ao se comparar a incidência de rejeição aguda entre os vários ensaios clínicos apresentados, é importante ressaltar que a população de estudo e os algoritmos de tratamento podem sofrer variações de acordo com o estudo. *AZA*, azatioprina; *Bela*, belatacepte; *CNI*, inibidor de calcineurina; *CSA*, ciclosporina; *EVL*, everolimo; *IL-2Ra*, anticorpo antirreceptor de interleucina 2 (IL-2); *MMF*, micofenolato mofetil; *NA*, não aplicável; *Pred*, prednisona; *rATG*, globulina antitimócito derivada de coelhos; *SRL*, sirolimo; *TAC*, tacrolimo. * Refere-se à incidência de rejeição aguda em 12 meses de seguimento.

eficácia de nenhuma intervenção específica sobre a reversão da lesão tecidual crônica. Recomenda-se considerar a otimização ou o aumento da intensidade da imunossupressão de manutenção, com conversão da terapia para tacrolimo-MMF ou com aumento das doses destes agentes, se não se identifica nefrotoxicidade por CNI.[61] Entretanto, qualquer intervenção deve ser ponderada em relação ao potencial de risco de se submeter o paciente a um estado de excesso de imunossupressão, e à falta de dados que descrevam o impacto em longo prazo desta intensificação. Este assunto é discutido com maiores detalhes no Capítulo 107.

PROGNÓSTICO

Os episódios de rejeição aguda podem predispor à disfunção crônica do enxerto, com aumento da frequência de alterações histológicas de rejeição crônica e/ou fibrose intersticial e atrofia tubular e redução da sobrevida do enxerto. A resposta clínica à terapia antirrejeição parece ser crucial na determinação do prognóstico, uma vez que a evolução da função renal entre 6 e 12 meses após o transplante apresenta maior valor preditivo da sobrevida do enxerto em longo prazo que a ocorrência de episódios prévios de rejeição aguda.[62] Dois estudos (um

deles reportando a experiência dos Estados Unidos[63] e outro a experiência de Austrália-Nova Zelândia[64]) examinaram os fatores de risco para perda do enxerto após episódios de rejeição aguda. Em geral, um episódio de rejeição aguda mediada por células T que responde à terapia com retorno à função renal próximo à linha de base não se associa a pior sobrevida do enxerto. No entanto, a rejeição vascular, a rejeição tardia (após 3 meses de transplante) e episódios que não respondem com retorno a pelo menos 75% da creatinina sérica basal se associam a piores resultados. Embora as taxas de rejeição aguda tenham diminuído significativamente ao longo da última década, as taxas de sobrevida do enxerto não apresentaram semelhante melhoria; uma explicação para tal observação é que os episódios de rejeição identificados atualmente tendem a ser menos sensíveis à terapia, com um menor número de pacientes que atingem valores de creatinina sérica similares aos valores basais. O prognóstico em longo prazo após episódios de rejeição aguda mediada por anticorpos não foi totalmente definido em análises prospectivas. Entretanto, estudos retrospectivos de centro único sugerem que tais episódios afetem negativamente a sobrevida do enxerto em longo prazo. Do mesmo modo, demonstrou-se que o aparecimento de anticorpos *de novo* contra HLA, em qualquer momento após o transplante, se associam a uma sobrevida do enxerto 5% por ano pior, em comparação com os pacientes que não desenvolvem estes anticorpos.[65] Por esta razão, pacientes que experimentaram episódios de rejeição aguda devem ser rigorosamente monitorados, com otimização da imunossupressão de manutenção. Questões ainda pendentes incluem o valor da imunossupressão escalonada tais como a terapia programada com anticorpos e a indicação de tratamento adicional com IVIG para aqueles sem resposta clínica adequada ou com títulos persistentemente elevados de anticorpos anti-HLA.

RESUMO

A rejeição aguda diminuiu em incidência ao longo do tempo, mas continua sendo uma causa importante de disfunção do enxerto e perda progressiva, particularmente quando são identificadas formas de lesão mediadas por anticorpos. Embora muitos regimes sejam utilizados para tentar minimizar tanto a incidência de rejeição quanto os eventos adversos crônicos dos agentes imunossupressores, sabe-se que a estratégia de manutenção mais eficaz para a prevenção da rejeição é a terapia tríplice com tacrolimo, micofenolato e prednisona. Os pacientes de maior risco imunológico se beneficiam da terapia de indução com agentes depletores de linfócitos. Estratégias alternativas podem ser consideradas nos casos de eventos adversos ou de toxicidade relacionada e, na prática clínica, são possíveis uma miríade de combinações de tratamento (Tab. 104-4). Até que exista um meio preciso de determinar o status da função imunológica, da imunossupressão e da imunidade específica contra o enxerto em um paciente individual, deve-se escolher o melhor regime de tratamento com base em sua potência (minimizando rejeição) e tolerabilidade.

Referências

1. Hamburger J, Vaysse J, Crosnier J, et al. Renal homotransplantation in man after radiation of the recipient. Experience with six patients since 1959. *Am J Med*. 1962;32:854-871.
2. Meier-Kriesche HU, Li S, Gruessner RW, et al. Immunosuppression: Evolution in practice and trends, 1994-2004. *Am J Transplant*. 2006;6:1111-1131.
3. Racusen LC, Solez K, Colvin RB, et al. The Banff 97 working classification of renal allograft pathology. *Kidney Int*. 1999;55:713-723.
4. Solez K, Colvin RB, Racusen LC, et al. Banff 07 classification of renal allograft pathology: Updates and future directions. *Am J Transplant*. 2008;8:753-760.
5. Colvin RB. Antibody-mediated renal allograft rejection: Diagnosis and pathogenesis. *J Am Soc Nephrol*. 2007;18:1046-1056.
6. Watschinger B, Pascual M. Capillary C4d deposition as a marker of humoral immunity in renal allograft rejection. *J Am Soc Nephrol*. 2002;13:2420-2423.
7. Einecke G, Sis B, Reeve J, et al. Antibody-mediated microcirculation injury is the major cause of late kidney transplant failure. *Am J Transplant*. 2009;9:2520-2531.
8. El-Zoghby ZM, Stegall MD, Lager DJ, et al. Identifying specific causes of kidney allograft loss. *Am J Transplant*. 2009;9:527-535.
9. Cosio FG, Gloor JM, Sethi S, Stegall MD. Transplant glomerulopathy. *Am J Transplant*. 2008;8:492-496.
10. Loupy A, Hill GS, Suberbielle C, et al. Significance of C4d Banff scores in early protocol biopsies of kidney transplant recipients with preformed donor-specific antibodies (DSA). *Am J Transplant*. 2011;11:56-65.
11. Sis B, Jhangri GS, Bunnag S, et al. Endothelial gene expression in kidney transplants with alloantibody indicates antibody-mediated damage despite lack of C4d staining. *Am J Transplant*. 2009;9:2312-2323.
12. Mengel M, Sis B, Haas M, et al. Banff 2011 Meeting report: New concepts in antibody-mediated rejection. *Am J Transplant*. 2012;12:563-570.
13. Meehan SM, Siegel CT, Aronson AJ, et al. The relationship of untreated borderline infiltrates by the Banff criteria to acute rejection in renal allograft biopsies. *J Am Soc Nephrol*. 1999;10:1806-1814.
14. Pallet N, Thervet E, Alberti C, et al. Kidney transplant in black recipients: Are African Europeans different from African Americans? *Am J Transplant*. 2005;5:2682-2687.
15. Young CJ, Gaston RS. Renal transplantation in black Americans. *N Engl J Med*. 2000;343:1545-1552.
16. Vincenti F, Kirkman R, Light S, et al. Interleukin-2-receptor blockade with daclizumab to prevent acute rejection in renal transplantation. Daclizumab Triple Therapy Study Group. *N Engl J Med*. 1998;338:161-165.
17. Gralla J, Wiseman AC. The impact of IL2ra induction therapy in kidney transplantation using tacrolimus- and mycophenolate-based immunosuppression. *Transplantation*. 2010;90:639-644.
18. Gaber AO, First MR, Tesi RJ, et al. Results of the double-blind, randomized, multicenter, phase III clinical trial of Thymoglobulin versus Atgam in the treatment of acute graft rejection episodes after renal transplantation. *Transplantation*. 1998;66:29-37.
19. Caillard S, Dharnidharka V, Agodoa L, et al. Posttransplant lymphoproliferative disorders after renal transplantation in the United States in era of modern immunosuppression. *Transplantation*. 2005;80:1233-1243.
20. Kirk AD, Cherikh WS, Ring M, et al. Dissociation of depletional induction and posttransplant lymphoproliferative disease in kidney recipients treated with alemtuzumab. *Am J Transplant*. 2007;7:2619-2625.
21. Brennan DC, Daller JA, Lake KD, et al. Rabbit antithymocyte globulin versus basiliximab in renal transplantation. *N Engl J Med*. 2006;355:1967-1977.
22. Noël C, Abramowicz D, Durand D, et al. Daclizumab versus antithymocyte globulin in high-immunological-risk renal transplant recipients. *J Am Soc Nephrol*. 2009;20:1385-1392.
23. Hanaway MJ, Woodle ES, Mulgaonkar S, et al. Alemtuzumab induction in renal transplantation. *N Engl J Med*. 2011;364:1909-1919.
24. Vo AA, Lukovsky M, Toyoda M, et al. Rituximab and intravenous immune globulin for desensitization during renal transplantation. *N Engl J Med*. 2008; 359:242-251.
25. Marfo K, Lu A, Ling M, Akalin E. Desensitization protocols and their outcome. *Clin J Am Soc Nephrol*. 2011;6:922-936.
26. Gloor JM, Cosio FG, Rea DJ, et al. Histologic findings one year after positive crossmatch or ABO blood group incompatible living donor kidney transplantation. *Am J Transplant*. 2006;6:1841-1847.
27. Montgomery RA, Lonze BE, King KE, et al. Desensitization in HLA-incompatible kidney recipients and survival. *N Engl J Med*. 2011;365: 318-326.
28. Hariharan S, Johnson CP, Bresnahan BA, et al. Improved graft survival after renal transplantation in the United States, 1988 to 1996. *N Engl J Med*. 2000; 342:605-612.
29. Webster AC, Woodroffe RC, Taylor RS, et al. Tacrolimus versus ciclosporin as primary immunosuppression for kidney transplant recipients: Meta-analysis and meta-regression of randomised trial data. *BMJ*. 2005;331:810.
30. Sollinger HW. Mycophenolate mofetil for the prevention of acute rejection in primary cadaveric renal allograft recipients. U.S. Renal Transplant Mycophenolate Mofetil Study Group. *Transplantation*. 1995;60:225-232.
31. The Tricontinental Mycophenolate Mofetil Renal Transplantation Study Group. A blinded, randomized clinical trial of mycophenolate mofetil for the prevention of acute rejection in cadaveric renal transplantation. *Transplantation*. 1996;61:1029-1037.
32. Ojo AO, Meier-Kriesche HU, Hanson JA, et al. Mycophenolate mofetil reduces late renal allograft loss independent of acute rejection. *Transplantation*. 2000;69:2405-2409.
33. Knoll GA, MacDonald I, Khan A, Van Walraven C. Mycophenolate mofetil dose reduction and the risk of acute rejection after renal transplantation. *J Am Soc Nephrol*. 2003;14:2381-2386.
34. Bunnapradist S, Lentine KL, Burroughs TE, et al. Mycophenolate mofetil dose reductions and discontinuations after gastrointestinal complications are associated with renal transplant graft failure. *Transplantation*. 2006;82: 102-107.
35. Salvadori M, Holzer H, de Mattos A, et al. Enteric-coated mycophenolate sodium is therapeutically equivalent to mycophenolate mofetil in de novo renal transplant patients. *Am J Transplant*. 2004;4:231-236.
36. Bolin P, Tanriover B, Zibari GB, et al. Improvement in 3-month patient-reported gastrointestinal symptoms after conversion from mycophenolate mofetil to enteric-coated mycophenolate sodium in renal transplant patients. *Transplantation*. 2007;84:1443-1451.
37. Kahan BD. Efficacy of sirolimus compared with azathioprine for reduction of acute renal allograft rejection: A randomised multicentre study. The Rapamune U.S. Study Group. *Lancet*. 2000;356:194-202.
38. Campistol JM, Eris J, Oberbauer R, et al. Sirolimus therapy after early cyclosporine withdrawal reduces the risk for cancer in adult renal transplantation. *J Am Soc Nephrol*. 2006;17:581-589.
39. Brennan DC, Legendre C, Patel D, et al. Cytomegalovirus incidence between everolimus versus mycophenolate in de novo renal transplants: Pooled analysis of three clinical trials. *Am J Transplant*. 2011;11:2453-2462.
40. Matas AJ, Kandaswamy R, Gillingham KJ, et al. Prednisone-free maintenance immunosuppression—a 5-year experience. *Am J Transplant*. 2005;5: 2473-2478.
41. Kaufman DB, Leventhal JR, Axelrod D, et al. Alemtuzumab induction and prednisone-free maintenance immunotherapy in kidney transplantation: Comparison with basiliximab induction—long-term results. *Am J Transplant*. 2005;5:2539-2548.

42. Woodle ES, First MR, Pirsch J, et al. A prospective, randomized, double-blind, placebo-controlled multicenter trial comparing early (7 day) corticosteroid cessation versus long-term, low-dose corticosteroid therapy. *Ann Surg.* 2008;248:564-577.

43. Asberg A, Midtvedt K, Line PD, et al. Calcineurin inhibitor avoidance with daclizumab, mycophenolate mofetil, and prednisolone in DR-matched *de novo* kidney transplant recipients. *Transplantation.* 2006;82:62-68.

44. Larson TS, Dean PG, Stegall MD, et al. Complete avoidance of calcineurin inhibitors in renal transplantation: a randomized trial comparing sirolimus and tacrolimus. *Am J Transplant.* 2006;6:514-522.

45. Flechner SM, Goldfarb D, Modlin C, et al. Kidney transplantation without calcineurin inhibitor drugs: a prospective, randomized trial of sirolimus versus cyclosporine. *Transplantation.* 2002;74:1070-1076.

46. Ekberg H, Tedesco-Silva H, Demirbas A, et al. Reduced exposure to calcineurin inhibitors in renal transplantation. *N Engl J Med.* 2007;357:2562-2575.

47. Vincenti F, Charpentier B, Vanrenterghem Y, et al. A phase III study of belatacept-based immunosuppression regimens versus cyclosporine in renal transplant recipients (BENEFIT study). *Am J Transplant.* 2010;10:535-546.

48. Vincenti F, Larsen CP, Alberu J, et al. Three-year outcomes from BENEFIT, a randomized, active-controlled, parallel-group study in adult kidney transplant recipients. *Am J Transplant.* 2012;12:210-217.

49. Mota A, Arias M, Taskinen EI, et al. Sirolimus-based therapy following early cyclosporine withdrawal provides significantly improved renal histology and function at 3 years. *Am J Transplant.* 2004;4:953-961.

50. Mulay AV, Hussain N, Fergusson D, Knoll GA. Calcineurin inhibitor withdrawal from sirolimus-based therapy in kidney transplantation: A systematic review of randomized trials. *Am J Transplant.* 2005;5:1748-1756.

51. Weir MR, Mulgaonkar S, Chan L, et al. Mycophenolate mofetil-based immunosuppression with sirolimus in renal transplantation: A randomized, controlled Spare-the-Nephron trial. *Kidney Int.* 2011;79:897-907.

52. Budde K, Becker T, Arns W, et al. Everolimus-based, calcineurin-inhibitor-free regimen in recipients of de-novo kidney transplants: An open-label, randomised, controlled trial. *Lancet.* 2011;377:837-847.

53. Jordan ML, Shapiro R, Vivas CA, et al. FK506 "rescue" for resistant rejection of renal allografts under primary cyclosporine immunosuppression. *Transplantation.* 1994;57:860-865.

54. Humar A, Gillingham K, Kandaswamy R, et al. Steroid avoidance regimens: A comparison of outcomes with maintenance steroids versus continued steroid avoidance in recipients having an acute rejection episode. *Am J Transplant.* 2007;7:1948-1953.

55. Webster AC, Pankhurst T, Rinaldi F, et al. Monoclonal and polyclonal antibody therapy for treating acute rejection in kidney transplant recipients: A systematic review of randomized trial data. *Transplantation.* 2006;81:953-965.

56. Roberts DM, Jiang SH, Chadban SJ. The treatment of acute antibody-mediated rejection in kidney transplant recipients—a systematic review. *Transplantation.* 2012;94:775-783.

57. Faguer S, Kamar N, Guilbeaud-Frugier C, et al. Rituximab therapy for acute humoral rejection after kidney transplantation. *Transplantation.* 2007;83:1277-1280.

58. Walsh RC, Alloway RR, Girnita AL, Woodle ES. Proteasome inhibitor-based therapy for antibody-mediated rejection. *Kidney Int.* 2012;81:1067-1074.

59. Stegall MD, Diwan T, Raghavaiah S, et al. Terminal complement inhibition decreases antibody-mediated rejection in sensitized renal transplant recipients. *Am J Transplant.* 2011;11:2405-2413.

60. Locke JE, Zachary AA, Haas M, et al. The utility of splenectomy as rescue treatment for severe acute antibody mediated rejection. *Am J Transplant.* 2007;7:842-846.

61. Theruvath TP, Saidman SL, Mauiyyedi S, et al. Control of antidonor antibody production with tacrolimus and mycophenolate mofetil in renal allograft recipients with chronic rejection. *Transplantation.* 2001;72:77-83.

62. Hariharan S, McBride MA, Cherikh WS, et al. Post-transplant renal function in the first year predicts long-term kidney transplant survival. *Kidney Int.* 2002;62:311-318.

63. Meier-Kriesche HU, Schold JD, Srinivas TR, Kaplan B. Lack of improvement in renal allograft survival despite a marked decrease in acute rejection rates over the most recent era. *Am J Transplant.* 2004;4:378-383.

64. McDonald S, Russ G, Campbell S, Chadban S. Kidney transplant rejection in Australia and New Zealand: Relationships between rejection and graft outcome. *Am J Transplant.* 2007;7:1201-1208.

65. Terasaki PI, Ozawa M, Castro R. Four-year follow-up of a prospective trial of HLA and MICA antibodies on kidney graft survival. *Am J Transplant.* 2007;7:408-415.

66. Moll S, Pascual M. Humoral rejection of organ allografts. *Am J Tranplant.* 2005;5:2611-2618.

67. Racusen LC, Colvin RB, Solez K, et al. Antibody-mediated rejection criteria—an addition to the Banff 97 classification of renal allograft rejection. *Am J Transplant.* 2003;3:708-714.

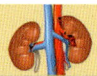

CAPÍTULO 105

Manejo Clínico do Receptor de Transplante Renal: Infecções, Neoplasias Malignas e Doenças Gastrointestinais

Phuong-Thu Pham, Gabriel M. Danovitch e Phuong-Chi T. Pham

Embora as taxas de sobrevida do paciente e do enxerto tenham melhorado significativamente em receptores de transplante de órgãos sólidos, as neoplasias malignas e as complicações infecciosas continuam a afetar negativamente a morbidade e a mortalidade pós-transplante. A profilaxia antimicrobiana reduziu a incidência de infecções previamente comuns, tais como citomegalovírus (CMV) ou *Pneumocystis*, mas patógenos novos ou resistentes surgiram como consequência de antibioticoprofilaxia e exposições nosocomiais. Além disso, as infecções ou malignidades oriundas do doador podem ocorrer como resultado da soroconversão tardia do doador após uma infecção aguda recente, transmissão de infecção através do órgão por não identificação do agente, neoplasia maligna oculta no momento da extração ou a transformação maligna das células do doador. Este capítulo discute as infecções e as neoplasias malignas em receptores de transplante renal. As complicações infecciosas e os eventos adversos das drogas no trato gastrointestinal também serão discutidos.

COMPLICAÇÕES INFECCIOSAS

A infecção após as doenças cardiovasculares são a segunda causa mais comum de óbito com enxerto funcionante em receptores de transplante renal. Os fatores de risco predisponentes incluem imunossupressão, cateteres vesicais ou vasculares, drenos cirúrgicos, leucopenia induzida por drogas e distúrbios metabólicos. As exposições epidemiológicas (viagens para as regiões com patógenos endêmicos), mudanças na flora nosocomial associadas a exposições repetidas a antimicrobianos (resistência antimicrobiana) e melhoria nos métodos de diagnóstico molecular também contribuíram para o surgimento de novas infecções e mudanças na epidemiologia das infecções.[1]

Imunizações Antes e Após o Transplante

Todos os candidatos a transplante renal devem receber imunização para hepatite B, pneumococo e outras imunizações convencionais adequadas para a idade. As recomendações atualizadas para a rotina de imunização para adultos estão disponíveis no website do Centers for Disease Control and Prevention (www.cdc.gov/vaccines/schedules/downcargas/adulto/adulto-schedule.pdf). As vacinas devem ser administradas pelo menos 4 a 6 semanas antes do transplante a fim de se atingir resposta imune adequada e minimizar a possibilidade de infecção oriunda da vacinação por vírus vivo no pós-transplante. Os contactantes domiciliares, contatos próximos e os profissionais de saúde também devem ser imunizados.

Um mínimo de quatro semanas deve transcorrer entre a administração da vacina de vírus vivo e o transplante. As vacinas de agentes e vírus vivos devem ser evitadas após o transplante. Entre elas incluem a vacina tríplice viral MMR (caxumba, rubéola e sarampo), vírus vivo da poliomielite, varíola (vaccínia) (que também é contraindicado para contactantes domiciliares), varicela, febre amarela, adenovírus, febre tifoide oral (Ty21a), bacilo Calmette Guérin (BCG) e a vacina e intranasal para influenza. Além disso, o contato com pessoas que têm varicela ou herpes zóster deve ser evitado até que as lesões estejam sob a forma de crostas e que não existam novas lesões. As imunizações utilizando microrganismos inativados ou mortos, componentes e partes do recombinante são seguras para os receptores de transplante. A hepatite A, hepatite B, pneumococo, *Haemophilus influenzae* tipo b, poliomielite inativada, DPT (difteria, tétano e coqueluche) e *meningocócica* são vacinas permitidas nos receptores de transplante.

A infecção pelo vírus influenza A (H1N1) surgiu como uma importante causa de morbidade e mortalidade na população geral e em pacientes dialíticos. Os pacientes infectados em regime de diálise crônica apresentavam uma taxa de mortalidade 10 vezes maior quando comparados à população geral. Os receptores de transplantes de órgãos sólidos apresentaram maior risco para doença mais grave. Por este motivo, a não ser que a vacinação seja contraindicada, a vacina para influenza (H1N1) deve ser considerada para todos os candidatos em potencial para o transplante renal.

A maioria dos centros reiniciam as vacinações 3 a 6 meses após o transplante. A vacinação antes dos primeiros 3 a 6 meses pós-transplante pode resultar em uma resposta subótima e proteção por causa da pesada imunossupressão. Dados atualmente existentes não mostram evidências conclusivas ligando a vacinação e a disfunção do enxerto.[2] As recomendações para a profilaxia ou vacinação em receptores de transplante que viajam para países onde infecções endêmicas, como a malária estão presentes, devem consultar a referência 3. As imunizações recomendadas antes e após o transplante estão listadas na Tabela 105-1.

Causas Infecciosas

O tipo e a ocorrência de infecções em receptores de transplante de órgãos seguem um "padrão de calendário" (Tabela 105-2).[1]

Infecções Oriundas do Doador

As infecções oriundas do doador permanecem em foco desde o relato de transmissão do vírus da imunodeficiência humana (HIV) e o vírus da hepatite C (HCV) em 2007, a partir de um doador inicialmente soronegativo para quatro receptores de transplante. Outras infecções transmitidas pelo sangue e rins dos doadores incluem infecção viral (vírus da hepatite B [HBV], CMV e vírus BK [BKV], entre outros), parasitárias (malária, *babesia* e *Balamuthia*), bacterianas (bacteremias não diagnosticadas ou pielonefrites) e fungos (espécie *Cândida*).

Nos últimos anos, algumas infecções transmitidas pelo enxerto incluindo o vírus da coriomeningite linfocítica, vírus do Nilo Ocidental, meningite amebiana e o vírus da raiva foram adicionados à lista de infecções virais incomuns. Além disso, a transmissão de organismos comuns, incluindo *Staphylococcus aureus* resistente à meticilina (MRSA), enterococos resistentes à vancomicina (VRE) e espécies de *Candida* resistentes aos imidazólicos ocorrem com elevada frequência, apesar da rotina de quimioprofilaxia cirúrgica para agentes multirresistentes pelo

Imunizações Recomendadas Antes e Após o Transplante		
Vacina	**Antes do transplante**	**Após o Transplante**
Rubéola – caxumba – sarampo	X	–
Difteria-tétano-coqueluche	X	Difteria e tétano[a]
Varicela	X	Contraindicado
Pólio vírus	X	Vacina com vírus inativado[b]
Haemophilus influenza do tipo B	X	X
Influenza	X	X[c]
Pneumococo	X	X[d]
Hepatite B	X	X[e]
Hepatite A	X	X[f]
Papilomavírus Humano	X[g]	–
Neisseria meningitidis	X[h]	X[h]
Zostavax	X[i]	–

Tabela 105-1 Imunizações recomendadas antes e após o transplante. Todos os pacientes que são transplantados há pelo menos um mês devem receber a vacina contra a gripe sazonal.[7] [a]Reforço a cada 10 anos [b]para viajantes para áreas endêmicas (ou seja, algumas partes da Ásia, África). [c]Anualmente. [d] A cada 3-5 anos. [e]Monitoração dos títulos. [f]Para os viajantes para áreas endêmicas. [g]Candidatas a receber transplante renal não gestantes idade 9-26. [h]Recomendado para membros das Forças Armadas; viajantes para áreas de alto risco; pacientes com deficiência da properdina ou componente do complemento terminal; pacientes com asplenia anatômica ou funcional; universitários que vivem no *campus* (American Society of Transplantation Infectious Diseases Guidelines)[3]. [i]Consulte o especialista em transplantes de doenças infecciosas.

surgimento de resistência antimicrobiana tanto em ambiente hospitalar como em ambientes comunitários. Atualmente, a maioria dos centros de captação de órgãos nos Estados Unidos realiza o teste do ácido nucleico (NAT) objetivando serem mais precisos em identificar o vírus do HIV e da hepatite durante o período de janela imunológica. Deve ser mantida a mais alta vigilância para infecções oriundas do doador.

Um Mês Após o Transplante

No primeiro mês pós-transplante, as infecções do receptor e oriundas do doador mais comuns são as infecções bacterianas nosocomiais

e as infecções fúngicas por cândida. As infecções causadas por bactérias multidroga resistentes dependem do centro onde foi realizado o transplante. Estas infecções, incluindo as por bactérias Gram-positivas (MRSA, VRE), betalactamase de espectro estendido (ESBL) bacilos Gram-negativos e bacilos Gram-negativos não fermentadores multirresistentes surgiram como importante causa de morbidade e mortalidade em receptores de transplante de órgão em todo o mundo. O cumprimento rigoroso de medidas de isolamento e lavagem adequada das mãos não deve ser menosprezado.

A maioria das infecções bacterianas durante este período envolvem feridas, cateteres e locais de drenos. A pneumonia aspirativa e as infecções do trato urinário (ITUs) são comuns. U.S. Renal Data System evidenciou uma incidência cumulativa de ITU de 17% durante os primeiros seis meses após o transplante e de 60% em três anos para as mulheres e 47% para os homens. As Infecções específicas para os receptores de transplante renal incluem coleções perinefréticas causadas por linfoceles, hematomas, fístula urinária; cateter vesical de demora; ITU secundária a anormalidades do trato urinário, como a estenose ureteral, refluxo vesico ureteral ou bexiga neurogênica. A maioria das infecções do trato urinário são causadas por bactérias Gram-negativas (*Escherichia coli*, Enterobacteriaceae e Pseudomonas) e bactérias Gram-positivas (Enterococcus). As medidas preventivas para infecções do trato urinário incluem a remoção precoce do cateter vesical e profilaxia com . A profilaxia com sulfametoxazol-trimetoprim ou ciprofloxacino durante os primeiros 3 a 6 meses após o transplante pode reduzir em três vezes o risco de infecções do trato urinário[4] e elimina a urosepse, a menos que anormalidades anatômicas ou funcionais do trato urinário estejam presentes. A técnica cirúrgica asséptica rigorosa e o uso perioperatório de cefalosporina de primeira geração reduzem a incidência de infecção da ferida operatória. Apesar de incomum, a colonização pré-transplante do doador ou receptor por cepas multirresistentes pode representar um fator de risco importante para a infecção por bactérias resistentes a múltiplas drogas no período pós-transplante. As infecções virais são incomuns durante este período, exceto para o vírus herpes simples (HSV).

Um a Seis Meses Após o Transplante

As infecções oportunistas secundárias à imunossupressão são mais comuns do segundo ao sexto mês pós-transplante. As infecções virais, tais como CMV, HSV, o vírus da varicela-zóster (VZV), vírus de Epstein-Barr (EBV), HBV e HCV podem ocorrer a partir da infecção exógena

Período das Infecções		
Primeiro mês após o transplante	**Meses 1 – 6 após o transplante**	**Após 6 meses**
Infecções bacterianas (fontes e sítios) Trato urinário Trato respiratório Cateteres, locais de drenagem Ferida Infecções intra-abdominais* Bacteremia Espécies multidrogas resistentes dependentes do Centro, *Clostridium difficile* Receptores pré-tx colonizados por espécies multidroga resistentes ou infecções não tratadas **Vírus** HSV, outras infecções virais incomuns *Fungos Candida*, espécies de *Candida* resistentes aos imidazólicos (candidato pré-tx colonizado ou oriundo do doador) Organismos transmitidos pelo órgão transplantado	**Infecções oportunistas ou não convencionais** **Viral:** CMV, HHV-6, HHV-7, VHB, VHC, EBV, VZV, influenza, RSV, adenovírus, infecção por BK **Fungos:** *Aspergillus, Cryptococcus,* mucormicose **Bacteriano:** *Nocardia, Listeria,* espécies de Micobacterium, *Legionella,* tuberculose **Parasita:** *Pneumocystis jirovecii, Toxoplasma* e espécies *Strongyloides,* Leishmaniose, *Trypanosoma cruzi*	**Infecções oportunistas tardias:** *Cryptococcus,* retinite ou colite por CMV, VZV, parvovírus B-19, BK vírus, Listeria, tuberculose **Infecções persistentes:** HBV, HCV **Associada à malignidade:** EBV, papilomavírus, HSV, HHV-8 Locais incomuns adquiridos na comunidade (p. ex., abscesso paravertebral)

Tabela 105-2 Período das infecções. Deve ser necessário considerar em certos pacientes infecções geograficamente localizadas, como a malária, leishmaniose, tripanossomíase e estrongiloidíase. *Fontes de infecção específica para receptores de transplante renal incluem coleções líquidas perinefréticas (p. ex., linfoceles, hematomas na ferida, fístulas urinárias), sonda vesical de demora ou alterações anatômicas ou funcionais do trato geniturinário (p. ex., estenose ureteral, refluxo vesicoureteral, bexiga neurogênica). *CMV,* Citomegalovírus; *EBV,* Epstein-Barr vírus; *HBV* vírus da hepatite B; *HCV* vírus da hepatite C; *HHV* herpes vírus humano; *HSV* herpes vírus simplex; *pré-tx*: pré-transplante; *VSR,* vírus sincicial respiratório; *VZV,* vírus varicela-zoster. *(Modificado da referência 59).*

Terapia Profilática Sugerida para Receptores de Transplante Renal

Regime	Comentários
Sulfametoxazol-trimetoprim (SMX-TMP)* (80/400mg) uma cápsula uma vez ao dia por 6 a 12 meses	A sua utilização rotineira reduz ou elimina a incidência de *Pneumocystis jirovecii, Listeria monocytogenes, Nocardia asteroides* e *Toxoplasma gondii.* Em receptores de transplante renal, o TMP-SMX por 6 meses reduz a incidência de infecções do trato urinário em três vezes.
Dapsona[†] > Atovaquona > Pentamidina aerossólica mensal[‡]	Substitui TMP-SMX para pacientes com alergia a sulfa. Considere a adição de fluoroquinolonas ou outros agentes para a atividade antibacteriana.
Nistatina 100.000 unidades/mL, 4 mL após as refeições e antes de dormir *ou* [§]200 mg de fluconazol um comprimido diariamente por 2 meses	Para a profilaxia fúngicas. É necessário acompanhar de perto as concentrações de ciclosporina, tacrolimos e inibidor de mTOR quando iniciar e parar os agentes antifúngicos.
Aciclovir, valganciclovir, ganciclovir	Para profilaxia para CMV, ver Quadro 105-1

Tabela 105-3 Sugestão de terapia profilática para os receptores de transplante renal. *CMV*, Citomegalovírus; *mTOR*, alvo da rapamicina em mamíferos; *ITU*, infecção do trato urinário. As diretrizes do *The Kidney Disease: Improving Global Outcomes (KDIGO) sugerem terapia profilática para ITU por pelo menos 6 meses após o transplante. Para os pacientes que receberam imunossupressão com sirolimo, recomendamos um ano de terapia para pneumonia por *Pneumocystis.* [†]Avaliar a ocorrência de deficiência da enzima glicose 6-fosfato desidrogenase antes do início da terapia. [‡]Em ordem de preferência. [§]Recomendada profilaxia com fluconazol para os receptores de transplante combinado rim-pâncreas ou transplantes de fígado-rim. Considere reinstituir a terapia profilática × 3 meses após episódios de rejeição aguda que requerem intensificação da imunossupressão.

ou reativação de doença latente após o estado de imunossupressão. A reativação ou infecção *de novo* pelo HCV continua a ser uma importante causa de morbidade e mortalidade após o transplante devido à falta de medicamentos antivirais efetivos e ao risco de rejeição aguda do enxerto associada à terapia com interferon. Cursos repetidos de antibioticoterapia e os tratamentos com corticosteroides aumentam o risco de infecções fúngicas, enquanto as infecções virais não só resultam de imunossupressão, podendo diminuir ainda mais a imunidade e aumentar o risco de outras infecções oportunistas. Os seguintes agentes são as causas de infecção oportunista *Pneumocystis jirovecii* (anteriormente chamado *Pneumocystis carinii*), *Aspergillus spp, Listeria monocytogenes, Nocardia spp* e *Toxoplasma gondii.* A profilaxia com sulfametoxazol-trimetoprim (Tabela 105-3 para as opções de tratamento de pacientes com alergia a sulfametoxazol-trimetoprim) elimina ou reduz a incidência de *Pneumocystis*, meningite por *L. monocytogenes*, infecção por *Nocardia spp* e *T. gondii.* Pode-se observar a reativação de infecção latente, tais como *Mycobacterium tuberculosis, Trypanosoma cruzi, Leishmania spp, Strongyloides stercoralis, Cryptococcus neoformans Histoplasma capsulatum,* Coccidioides e *Paracoccidioides spp.* Os vírus respiratórios adquiridos na comunidade continuam a ser um perigo comum nestes grupos de pacientes imunossuprimidos e vulneráveis durante este período de tempo. Clinicamente, os pacientes podem apresentar pneumonia, viremia ou doença tissular invasiva como a hepatite ou cardite.[1] Nas últimas duas décadas, as síndromes clínicas associadas ao poliomavírus surgiram como complicações importantes em receptores de transplante renal (discutidas ainda sob infecção BK).

Seis meses após o transplante

Seis após meses o transplante, o risco de infecção é em grande parte relacionado à imunossupressão crônica de manutenção, a exposição a agentes depletores das células T, função do enxerto e exposições epidemiológicas. Essencialmente, os pacientes podem ser arbitrariamente divididos em três categorias de acordo com os riscos de infecção.

A primeira categoria consiste na maioria dos receptores de transplantes (70% a 80%), que tem boa ou satisfatória função do enxerto, baixas doses relativas de imunossupressores e sem história de infecções virais crônicas. O risco de infecção é semelhante ao da população geral, sendo que os principais agentes infecciosos são os vírus respiratórios adquiridos na comunidade. As infecções oportunistas são incomuns a menos que tenha ocorrido exposição ambiental.

A segunda categoria (aproximadamente 10% dos pacientes) consiste naqueles pacientes com infecção viral crônica incluindo o HBV, HCV, CMV, EBV, BKV ou o papilomavírus. No cenário de imunossupressão, tais infecções virais podem levar ao desenvolvimento de doença hepática progressiva ou cirrose (HBV, HCV), nefropatia pelo polioma, doença linfoproliferativa pós-transplante (EBV) ou carcinoma de células escamosas (papiloma vírus). O uso de alemtuzumabe (um anticorpo monoclonal humanizado contra o CD52 encontrado nas células T e B) foi associado a um risco aumentado de infecção viral invasiva tardia e infecções fúngicas devido ao seu efeito profundo e prolongado sobre a depleção de células T. Novas infecções que ocorrem neste período refletem novas exposições (p. ex., *L. monocytogenes* [imprudências alimentares], Doença de Lyme, malária [os viajantes para áreas endêmicas]).[1]

O terceiro grupo (aproximadamente 10% dos doentes) é constituído por aqueles pacientes que experimentam vários episódios de rejeição e que necessitam de repetidas exposições à imunossupressão pesada. Estes indivíduos são os mais propensos a desenvolver infecções virais crônicas e superinfecção com infecções oportunistas. Os agentes oportunistas são *Pneumocystis, Listeria, Nocardia, Cryptococcus* e micoses geograficamente restritas (coccidioidomicose, histoplasmose, blastomicose e paracoccidioidomicose). Defendemos a profilaxia com antifúngico ao longo da vida em receptores de transplante de alto risco, como aqueles com história de infecção prévia ou aqueles que vivem em áreas endêmicas. A exposição ambiental (principalmente evitar pombos e áreas de construção civil) deve ser minimizada.

MANEJO E TERAPIA PROFILÁTICA PARA ALGUMAS INFECÇÕES SELECIONADAS

A próxima sessão discute importantes infecções selecionadas e a abordagem sugerida para o seu manejo. A terapia profilática sugerida para receptores de transplante renal é mostrada na Tabela 105-3.

Infecção pelo Citomegalovírus

O citomegalovírus pode causar infecção primária em um receptor soronegativo (doador soropositivo, receptor soronegativo), reativação endógena do vírus latente (doador soropositivo ou soronegativo e receptor soropositivo) ou superinfecção com um novo vírus em um receptor soropositivo (doador soropositivo e receptor soropositivo). A infecção por CMV primária é geralmente mais grave do que reativação da infecção ou superinfecção.

Manifestações Clínicas

A infecção por citomegalovírus pode ser assintomática, apresentar-se como uma síndrome mononucleose-like ou doença semelhante à gripe com febre, leucopenia ou trombocitopenia ou ainda uma doença sistêmica grave. Pode ocorrer hepatite, esofagite, gastroenterite com ulceração do cólon, pneumonia, cardite e até mesmo otite. Foi relatada a presença de CMV causando úlcera hemorrágica em segmento duodenal, em pacientes transplantados de pâncreas com drenagem intestinal. Embora seja uma manifestação comum em pacientes portadores da síndrome de imunodeficiência adquirida (SIDA), a corinorretinite por CMV (associada à hemorragia retiniana) raramente acomete pacientes transplantados de órgãos sólidos. No entanto, qualquer órgão pode ser afetado pelo vírus do CMV. As manifestações clínicas ocorrem geralmente 1 a 4 meses após o transplante, exceto a coriorretinite, que ocorre mais tardiamente no curso do transplante. Os resultados dos testes quantitativos de CMV no soro de pacientes com colite ou gastrite invasiva ou ainda com doença neurológica, incluindo coriorretinite são muitas vezes negativos. O diagnóstico em tais pacientes pode ser feito através de testes invasivos e biópsias.

Os Efeitos Imunomoduladores da Infecção pelo Citomegalovírus

A infecção por citomegalovírus está associada à modulação imunológica e desregulação das células T helper e T supressoras. A infecção por CMV pode ser um fator de risco para rejeição aguda e crônica do enxerto, infecção secundária por agentes oportunistas (tais como *Pneumocistose*, *Cândida* e *Aspergillus*), reativação do herpes vírus humano 6 (HHV-6) e HHV-7 e podem favorecer o desenvolvimento da doença linfoproliferativa pós-transplante. A infecção por CMV, também está associada a aceleração da infecção por HCV e ao desenvolvimento de novos casos diabetes pós-transplante.[5]

Fatores de risco para infecção pelo citomegalovírus

A soropositividade do doador e do receptor além do uso de produtos derivados do sangue de doadores CMV soropositivos são fatores de risco bem estabelecidos para a infecção por CMV. Outros fatores associados a um risco aumentado de infecção por CMV incluem a utilização de anticorpos antilinfocitários, cursos repetidos ou prolongados de globulina antitimócito, comorbidades, infecções virais concomitantes por HHV-6 e HHV-7, neutropenia, depleção de células T CD4 + e CD8 específicas contra o CMV e episódios de rejeição aguda. O micofenolato mofetil (MMF) foi associado ao aumento do risco de viremia e doença por CMV em alguns estudos, especialmente em pacientes que receberam mais de 3 g/dia. Embora a relação entre causa e efeito da rejeição do enxerto e infecção por CMV seja uma conjectura, diversos estudos sugerem que um pode aumentar o risco do outro, possivelmente através da liberação citocinas inflamatórias. A prevenção da infecção por CMV, por exemplo, resulta em uma menor incidência de rejeição aguda do enxerto.[6]

Prevenção

A terapia profilática inicia-se no período do pós-operatório imediato. A terapia preemptiva consiste no tratamento dos pacientes que apresentam soroconversão nos testes laboratoriais quantitativos do sangue, tais como o teste da reação em cadeia da polimerase para o DNA do CMV (PCR) ou a antigenemia pp65 durante os períodos de vigilância. O primeiro teste é altamente sensível e específico para a detecção de viremia por CMV. A antigenemia é um teste de fluorescência semiquantitativo em que neutrófilos circulantes são marcados por antígenos precoces não específicos de CMV (pp65). A triagem para o CMV é melhor executada utilizando o método de PCR, embora a antigenemia para CMV ainda seja utilizada em alguns centros. Atualmente, a terapia profilática universal para o CMV é recomendada quando comparada ao tratamento preemptivo após a detecção da viremia por CMV ou antigenemia.[7]

Vários protocolos profiláticos e preemptivos têm sido desenvolvidos. O aciclovir oral fornece uma profilaxia para CMV eficaz apenas em receptores de órgãos de doadores soronegativos. Ganciclovir oral ou intravenoso ou valganciclovir oral fornecem terapia profilática e preemptiva superior contra a infecção primária ou reativação

pelo CMV. Os resultados do estudo IMPACT (Improved Protection Against Cytomegalovirus in Transplant) após dois anos demonstraram que em receptores de alto risco CMV D+/R–, a profilaxia por via oral uma vez ao dia com valganciclovir por 200 dias proporcionou uma redução significativa na incidência de doença por CMV quando comparada a profilaxia com 100 dias uma vez por dia. A profilaxia estendida para 200 dias não aumentou a taxa de doença por CMV resistente ao ganciclovir.[8] Além disso, um modelo de custo efetividade demonstrou que a profilaxia estendida utilizando valganciclovir foi custo-efetivo na redução da incidência de eventos associados a doença por CMV ao longo de um período de 5 e 10 anos.[9]

Os pacientes soronegativos que recebem órgãos de doadores soropositivos com infecção latente apresentam o maior risco para a infecção primária e doença grave por CMV. A doença por CMV de início tardio desenvolve-se após a conclusão da profilaxia com antivirais e ocorre em 15% a 38% dos receptores de transplantes de órgãos sólidos de alto risco D+/R– que receberam três meses de profilaxia para CMV[10] e está associada a uma menor sobrevida do enxerto e do paciente. Em pacientes transplantados renais de alto risco, o estudo IMPACT demonstrou que a doença por CMV desenvolve-se em 36,8% *versus* 16,1% no grupo 100 *versus* 200 dias de profilaxia com valganciclovir, respectivamente, 12 meses após o transplante. Outros fatores de risco sugeridos para a doença por CMV de início tardio incluem rejeição do enxerto, excesso de imunossupressão e falta de imunidade CMV específica.[11] The Kidney Disease Outcomes Quality Initiative (KDOQI) diretriz sugere o uso de ganciclovir oral ou valganciclovir em CMV D+ /R– ou D+ /R+ durante pelo menos 3 meses após o transplante e por 6 semanas após o tratamento com anticorpos depletores de células T. O protocolo de profilaxia para CMV sugerido é apresentado no Quadro 105-1.

Protocolo de Profilaxia Sugerida para o Citomegalovírus (CMV)

Para receptores CMV (–) de um órgão CMV (–)
Aciclovir 400 mg diários (profilaxia para herpes) por 3 meses
PCR para CMV quinzenal por 3 meses

Para receptores CMV (–) de um órgão CMV (+)
Durante o tratamento com anticorpo: DHPG * 5 mg/kg endovenoso
Após tratamento com anticorpo: valganciclovir 900 mg† por 6 meses PO qd
Se nenhum tratamento com anticorpo: valganciclovir 900 mg po QD por 6 meses
PCR para CMV quinzenal por 3 meses

Para receptores CMV (+) de um órgão CMV (–)
Durante o tratamento com anticorpo: DHPG 5 mg/kg endovenoso
Após tratamento com anticorpo: valganciclovir 900 mg† por 6 meses PO qd
Se nenhum tratamento com anticorpo: valganciclovir 900 mg po QD por 6 meses
PCR para CMV quinzenal por 3 meses

Para receptores CMV (+) de um órgão CMV (+)
Durante o tratamento com anticorpo: DHPG 5 mg/kg endovenoso
Após tratamento com anticorpo: valganciclovir 900 mg† por 6 meses PO qd
Se nenhum tratamento com anticorpo: valganciclovir 900 mg po QD por 6 meses
PCR para CMV quinzenal por 3 meses

Quadro 105-1 Protocolo para Profilaxia para Citomegalovírus (CMV) sugerida. Se a sorologia para CMV é desconhecida, dar DHPG intravenosa até que o estado do CMV possa ser determinado. *DHPG, 9-(1,3-Dihidroxi-2- -propoximetil) guanina.* * Necessária correção da dose de acordo com a função renal. †Apesar de baixas doses de valganciclovir 450 mg diária serem utilizadas com sucesso por alguns centros, os dados são insuficientes para utilizar rotineiramente valganciclovir em baixa dose. Tal abordagem pode aumentar o risco de surgimento da doença e do desenvolvimento de resistência em CMV (–) receptor de um órgão de CMV (+).[12a]

Tratamento

As diretrizes do 2010 International Consensus guidelines recomendam o uso de valganciclovir (900 mg por via oral a cada 12 horas, ajustada de acordo com a taxa de filtração glomerular [TFG]), ou ganciclovir intravenoso (5 mg / kg a cada 12 horas, ajustada de acordo com a TFG) para doença por CMV sem gravidade. Para os pacientes com doença grave ou com risco de vida e naqueles em que a absorção se encontra prejudicada ou que são intolerantes a medicação por via oral, o ganciclovir intravenoso deve ser utilizado. A redução da dose do medicamento antiviral por causa do efeito colateral deve ser feita parcimoniosamente para evitar a perda de eficácia. A redução ou suspensão dos derivados do ácido micofenólico, azatioprina (AZA) ou sulfametoxazol-trimetoprim devem ser considerados antes da redução da dose do valganciclovir ou ganciclovir. A leucopenia grave (contagem absoluta de neutrófilos <500 a 1.000/mm^3) pode ser tratada com o fator de estimulação de colônias de granulócitos (G-CSF). O tratamento deve ser continuado até o desaparecimento da viremia diagnosticado por PCR ou antigenemia e não deve ser inferior a duas semanas. A redução da imunossupressão deve ser considerada na doença grave, em respondedores tardios ou não respondedores e naqueles com alta carga viral ou leucopenia. O uso de imunoglobulina anti-CMV no tratamento doença pode ser considerado como terapia adjuvante em indivíduos com hipogamaglobulinemia, em não respondedores a terapia padrão ou em doentes com formas graves da doença, tais como na pneumonite por CMV.[12]

A monitorização laboratorial para o CMV deve ser realizada semanalmente durante o tratamento. Os resultados de pelo menos dois PCRs para CMV realizados com uma semana de intervalo devem ser negativos antes da descontinuação do tratamento. A profilaxia secundária com valganciclovir 900 mg uma vez ao dia, por um a três meses, deve ser considerada. Os estudos que avaliaram os preditores clínicos de recidiva após o tratamento de doença primária por CMV no trato gastrointestinal em receptores de transplante de órgãos sólidos demonstraram que apenas um extenso comprometimento do trato gastrointestinal foi significativamente associado à recidiva do CMV, enquanto a soroconversão, carga viral, duração do tratamento, terapia de manutenção e a evidência endoscópica de resolução da doença gastrointestinal não se traduziu em um menor risco de recidiva do vírus.[11]

O aparecimento de CMV resistente ao ganciclovir foi reportado como sendo o resultado de uma mutação de uma quinase viral (UL97), que impede a fosforilação do ganciclovir para a sua forma ativa. O cidofovir e o foscarnet devem ser reservados para aqueles pacientes com suspeita de cepas resistentes ao ganciclovir devido a sua nefrotoxicidade associada a um potencial efeito sinérgico nefrotóxico com os inibidores da calcineurina (ICNs). No entanto, a mutação no gene *UL54*, que codifica a polimerase do DNA do CMV (um alvo para todos os medicamentos anti-CMV sistêmicos atualmente disponíveis) poderia levar a resistência ao cidofovir ou ao foscarnet ou ainda a resistência cruzada entre o ganciclovir, foscarnet e cidofovir.[10]

Infecção por *Cândida*

As infecções por cândida são comuns em receptores de transplante; A *Candida tropicalis* e a *Candida albicans* são responsáveis por 90% das infecções. Os fatores de risco incluem diabetes, doses elevadas de corticosteroides, antibioticoterapia de amplo espectro, dispositivo no trato urinário e, raramente, candidíase oriunda do doador (estimativa de frequência de 1:1000 em um estudo).[13] Acredita-se que este último seja causado pela contaminação da solução de preservação antes ou no momento da extração dos órgãos, ou contaminação a partir de uma víscera abdominal rota. Quando a cândida é identificada por coloração, cultivada em fluido de preservação ou quando são recuperadas a partir de órgãos de doadores com perfuração intestinal, as culturas devem ser realizadas no sangue, urina e outros locais clinicamente relevantes e deve ser iniciada a terapia antifúngica no receptor.[14] O fluconazol é considerado a droga de escolha para a prevenção ou tratamento de candidíase oriunda do doador.[14]

As infecções superficiais por cândida envolvendo boca ou área interdigital podem ser tratadas com nistatina e clotrimazol tópicos, enquanto as cândidas em ambiente de terapia intensiva exigem terapia antifúngica sistêmica (Cap. 55). Sempre que possível, dispositivos invasivos, como por exemplo, cateteres vesicais, drenos cirúrgicos (como o cateter de nefrostomia percutânea) e cateteres ureterais devem ser removidos. O manejo da candidúria assintomática em pacientes imunossuprimidos é discutido no Capítulo 55. A terapia antifúngica sistêmica está indicada na presença de qualquer hemocultura positiva para espécies de *cândida*.

Infecção por BK vírus

O BK vírus humano é ubíquo, apresenta um pico de incidência de infecção primária em crianças de 2 a 5 anos de idade e uma taxa de soroprevalência superior a 60% a 90% da população adulta em todo o mundo. Após a infecção primária, o BKV preferencialmente permanece latente no trato geniturinário e frequentemente reativa após instituição da imunossupressão. Em receptores de transplante renal, o BKV está associado a uma gama de síndromes clínicas incluindo virúria assintomática com ou sem viremia, estenose e obstrução ureteral, nefrite intersticial e nefropatia por polioma no aloenxerto (BKN). A maioria das séries relatam que de 30% a 40% dos receptores de transplante renal desenvolvem virúria por BK, de 10% a 20% desenvolvem viremia e de 2% a 5% desenvolvem BKN. A maior prevalência de virúria e viremia ocorre 2 a 3 meses e de 3 a 6 meses, respectivamente. O risco para a viremia por polioma aumenta quando a carga viral na urina é superior a 10^4 cópias/mL e a nefropatia por polioma é incomum na ausência de viremia. No entanto, os testes para PCR não são padronizados e a sensibilidade e especificidade dos ensaios pode variar entre centros.

O BKV é uma importante causa de disfunção e perda do enxerto e geralmente apresenta-se através de um aumento assintomático da creatinina sérica durante o primeiro ano pós-transplante. No entanto, a BKN pode ocorrer tão cedo como na primeira semana e até seis anos após o transplante. O diagnóstico é feito por biópsia do enxerto que demonstra inclusões virais do poliomavírus nos núcleos de células tubulares renais e, ocasionalmente, no epitélio parietal glomerular (Fig. 105-1). O infiltrado mononuclear intersticial geralmente associado a muitas células plasmáticas, alterações degenerativas tubulares e tubulite focal podem mimetizar a rejeição aguda (Fig. 105-1). A nefropatia por poliomavírus geralmente está associada a áreas de inflamação tubulointersticial focais e bem delimitadas, correspondendo a focos de infecção viral. As avaliações diagnósticas adicionais incluem a imuno-histoquímica, a hibridação *in situ* ou a microscopia eletrônica. Aproximadamente 50% das biópsias evidenciando a BKN apresentam depósito do antígeno viral contendo imunocomplexos na membrana basal. A infecção por polioma vírus e a rejeição aguda podem ocorrer simultaneamente e a distinção entre ambas ou a coexistência entre elas pode ser um desafio diagnóstico. Na fase tardia da nefropatia por BK vírus, apenas algumas inclusões intranucleares características são vistas e as alterações histopatológicas podem ser indistinguíveis da rejeição crônica ou fibrose intersticial inespecífica e cicatrização, embora a inflamação possa ser mais acentuada na BKN. O sistema de classificação histológica da BKN baseado no grau de inflamação ativa, lesão tubular aguda e cicatrizes tubulointersticiais podem ter significância no prognóstico. Um estudo retrospectivo de centro único demonstrou que entre os parâmetros histológicos individuais, apenas o grau elevado de inflamação intersticial foi um preditor independente de progressão da nefropatia em 3 meses de *follow-up*.[15]

As estratégias de tratamento para viremia por BK com ou sem nefropatia por polioma variam entre os centros. No entanto, a contenção

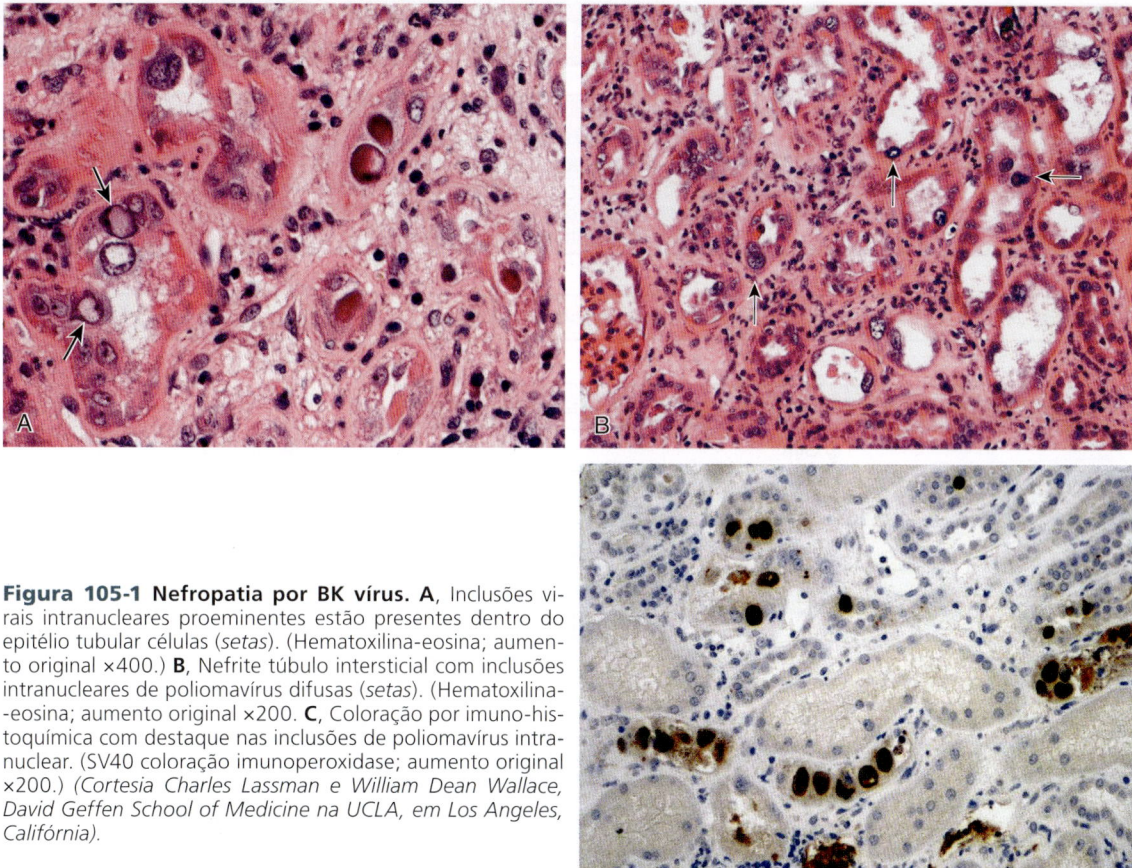

Figura 105-1 Nefropatia por BK vírus. A, Inclusões virais intranucleares proeminentes estão presentes dentro do epitélio tubular células (*setas*). (Hematoxilina-eosina; aumento original ×400.) **B,** Nefrite túbulo intersticial com inclusões intranucleares de poliomavírus difusas (*setas*). (Hematoxilina-eosina; aumento original ×200. **C,** Coloração por imuno-histoquímica com destaque nas inclusões de poliomavírus intranuclear. (SV40 coloração imunoperoxidase; aumento original ×200.) *(Cortesia Charles Lassman e William Dean Wallace, David Geffen School of Medicine na UCLA, em Los Angeles, Califórnia).*

imunológica da replicação do BKV é aceita como o esteio da terapia. As estratégias sugeridas para a redução da imunossupressão incluem redução ou descontinuação dos antimetabólitos (MMF ou AZA), redução criteriosa do inibidor de calcineurina ou corticoterapia.

As análises de registo sugerem que o tacrolimo está associado a um maior risco de reativação do BK quando comparado a ciclosporina A (CSA).[16] O estudo DIRECT (Incidência de Diabetes após o transplante: Monitoração do Neoral C [2] *Versus* o Tacrolimo) (em que os receptores de transplante *de novo* foram randomizados para receber ou CSA ou tacrolimo) demonstrou uma menor incidência de viremia por BK em pacientes tratados com CSA comparados a pacientes tratados com tacrolimos em 1 ano (5% vs. 12%, p <0,12).[17] Estudos *in vitro* sugerem que a ciclosporina pode exercer um efeito antiviral no polioma vírus através da supressão da replicação viral, sendo que este fenômeno não é observado com o tacrolimo.[18] No entanto, nem todos os estudos demonstraram menor incidência de viremia por BK em pacientes que receberam CSA comparados a pacientes tratados com tacrolimo.[19] A UNOS / OPTN (United Network for Organ Sharing) demonstrou uma menor incidência cumulativa em dois anos de BK no tratamento de receptores de transplante renal que receberam tratamento com inibidores do alvo da rapamicina em mamíferos (mTOR) na alta hospitalar, quando comparados aos pacientes em outros regimes sem um inibidor de mTOR (1,74% vs. 3,67%, respectivamente, P <0,001).[16] Os inibidores da mTOR podem promover a diferenciação dos linfócitos T CD8 de memória.[20] No entanto, foi relatada a infecção por BKV em todas as combinações de terapia imunossupressora.

Na doença associada ao BK vírus, refratária, a redução da terapia imunossupressora isoladamente, agentes antivirais, tais como cidofovir, leflunomida, imunoglobulina intravenosa (IVIG) e fluoroquinolonas, têm sido utilizados em pequenas séries de pacientes com sucesso variável. No entanto, em uma revisão sistemática de 40 estudos não houve benefício adicional na sobrevida do enxerto após a adição de cidofovir ou leflunomide associado a redução da terapia imunossupressora para o manejo nefropatia por BK vírus.[21] Embora estudos experimentais sugiram que as preparações de imunoglobulina humana contenham anticorpos neutralizadores de BKV, um estudo de centro único não demonstrou associação entre a resposta de anticorpos e o clareamento viral.[22] Especula-se que a resposta humoral ofereça uma proteção incompleta, porque a secreção de interferon g de células T específicas para o BKV pode ser necessária para a resolução da viremia BK. As fluoroquinolonas inibem a DNA topoisomerase do BKV e a helicase do grande antígeno tumoral de SV40 (antígeno T) e, potencialmente, pode ajudar a prevenir a viremia por BK após o transplante renal.[23] No entanto, a recomendação de rotina para o uso de terapia profilática com fluoroquinolonas no período pós-transplante aguarda resultados de ensaios randomizados, placebo controlados.

Apesar do tratamento, de 30% a 60% dos pacientes com nefropatia por polioma estabelecida evoluem com declínio progressivo e perda da função do enxerto renal. O diagnóstico e intervenção precoces podem melhorar o prognóstico. Portanto, a monitoração intensiva da urina e de soro para BK com PCR e a redução criteriosa da terapia imunossupressora são justificados. O monitoramento do BKV plasmático isolado parece ser custo-efetivo porque a nefropatia por polioma vírus é incomum na ausência de viremia por BK.[24] Uma abordagem preemptiva pró-ativa geralmente leva a resolução da virúria e/ou viremia e interrompe a progressão da viremia por BK para a nefropatia. As recomendações do KDOQI orientam a redução da imunossupressão quando o PCR para o BKV plasmático for persistentemente superior a 10⁴ cópias/mL. No entanto, na nossa opinião a presença de

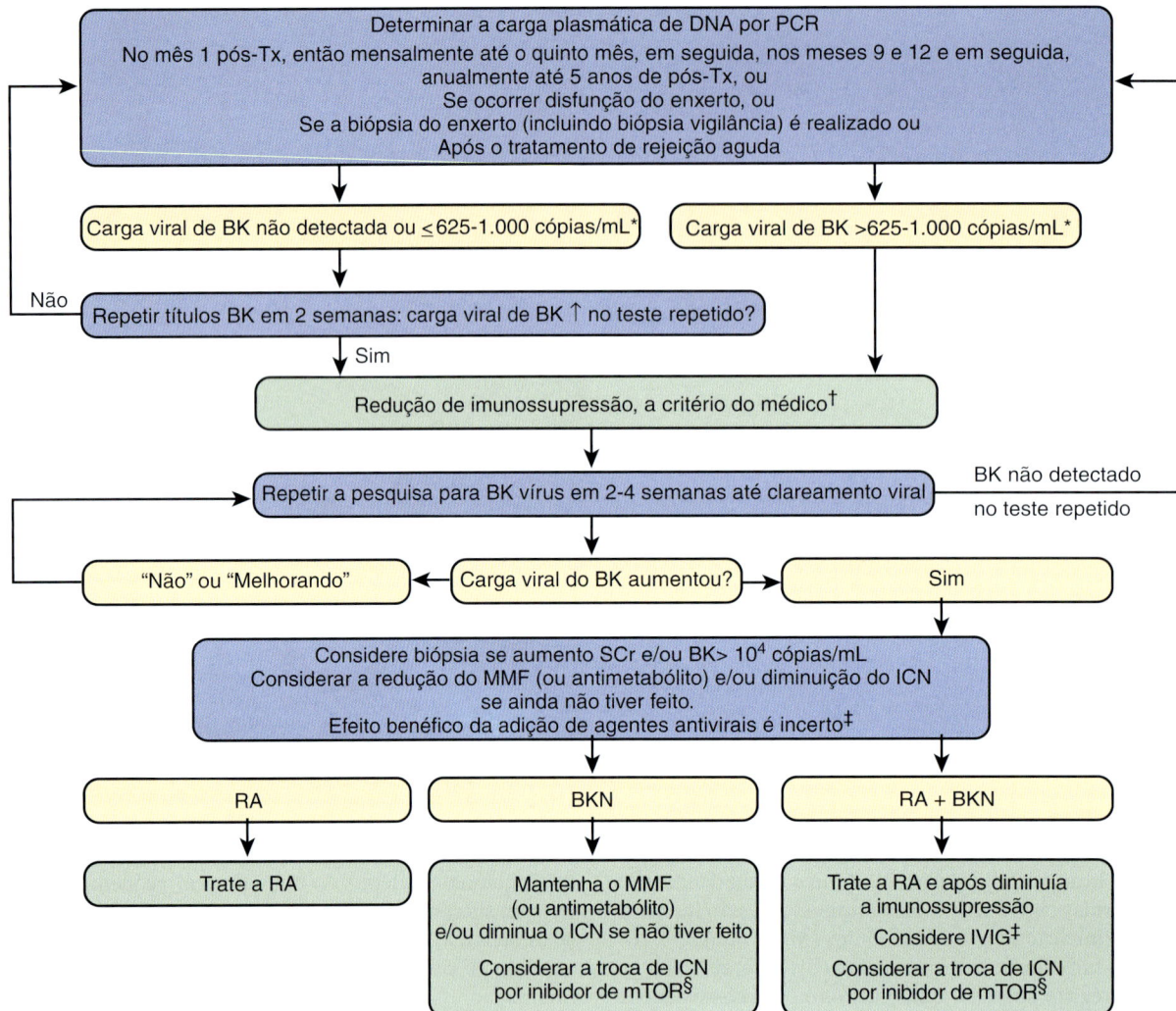

Abordagem sugerida para a triagem e o manejo da nefropatia por BK vírus e síndromes clínicas associadas

Determinar a carga plasmática de DNA por PCR
No mês 1 pós-Tx, então mensalmente até o quinto mês, em seguida, nos meses 9 e 12 e em seguida, anualmente até 5 anos de pós-Tx, ou
Se ocorrer disfunção do enxerto, ou
Se a biópsia do enxerto (incluindo biópsia vigilância) é realizado ou
Após o tratamento de rejeição aguda

Carga viral de BK não detectada ou ≤625-1.000 cópias/mL*

Carga viral de BK >625-1.000 cópias/mL*

Não

Repetir títulos BK em 2 semanas: carga viral de BK ↑ no teste repetido?

Sim

Redução de imunossupressão, a critério do médico†

Repetir a pesquisa para BK vírus em 2-4 semanas até clareamento viral

BK não detectado no teste repetido

"Não" ou "Melhorando"   ←   Carga viral do BK aumentou?   →   Sim

Considere biópsia se aumento SCr e/ou BK> 10⁴ cópias/mL
Considerar a redução do MMF (ou antimetabólito) e/ou diminuição do ICN
se ainda não tiver feito.
Efeito benéfico da adição de agentes antivirais é incerto‡

RA | BKN | RA + BKN

Trate a RA

Mantenha o MMF
(ou antimetabólito)
e/ou diminua o ICN se não tiver feito
Considerar a troca de ICN
por inibidor de mTOR§

Trate a RA e após diminuía
a imunossupressão
Considere IVIG‡
Considerar a troca de ICN
por inibidor de mTOR§

Figura 105-2 **Abordagem sugerida para o rastreio e o manejo do BK vírus (BKV) e as síndromes clínicas associadas.** *Nenhum teste padronizado de PCR para BKV está disponível no momento. Níveis de corte para a detecção viral devem ser baseados em ensaios de PCR utilizados nas instituições individuais. †Prática comum: (1) diminuir ou manter MMF (ou antimetabólito); (2) diminuir MMF + CND por 25% a 50%; (3) diminuir INC. Prática Menos comum: (1) diminuir prednisona ± diminuição ICN; (2) Substituir o tacrolimo para a CSA; (3) Substituir o ICN por um inibidor da mTOR ± diminuição MMF (estudos clínicos em andamento). ‡Ver o texto. §Ausências de recomendações baseadas em evidência. Pode evitar o efeito nefrotóxico de longo prazo da terapia com ICN. Não recomendado em pacientes com proteinúria significativamente elevada (arbitrariamente definidos como ≥ 500 mg/24 h). *RA*, rejeição aguda; *BKN*, nefropatia BK; *ICN*, inibidor da calcineurina; *CSA*, ciclosporina A; *IVIG*, imunoglobulina intravenosa; *MMF*, micofenolato mofetil; *mTOR*, alvo da rapamicina em mamíferos; *PCR*, reação em cadeia da polimerase; *pós-Tx*, pós-transplante; *CrS*, creatinina sérica.

número de cópias crescentes de BKV plasmático em dosagens seriadas justifica a redução da imunossupressão independentemente do número de cópias de BKV, porque a intervenção precoce impede a progressão para a nefropatia por polioma. Os pacientes com BKN comprovada por biópsia e rejeição aguda concomitante devem ser tratados com terapia antirrejeição e posteriormente redução na imunossupressão.[24] Alguns relatos sugerem que a IVIG pode ser eficaz no tratamento de rejeição corticorresistente e seu uso pode ser benéfico em pacientes com rejeição e nefropatia por BKV concomitantes e naqueles com alterações histopatológicas que são indistinguíveis da rejeição. As sugestões das diretrizes para triagem e monitoração pós-transplante para a replicação pelo poliomavírus são mostradas na Figura 105-2.[24] Os pacientes com perda do enxerto resultantes de nefropatia por polioma podem ser submetidos a um retransplante com segurança, mas de preferência após a depuração viral. A vigilância ativa para a reativação por BKV após o transplante é recomendada.

Outras Infecções

A tuberculose (TB) continua a ser uma causa importante de morbidade e mortalidade no transplante de órgão sólido. A incidência entre os receptores de transplante renal é de 20 a 70 vezes maior que a população geral, enquanto a prevalência reflete a prevalência da região específica (p. ex., 13% no subcontinente indiano, incluindo Índia e Paquistão; 2,0% no extremo Oriente, incluindo a China, Tailândia e Taiwan; e 0,07% a 1,7% na Europa Ocidental e América do Norte).[25] Embora a tuberculose geralmente resulte da inalação de bacilos aerotransportados, no contexto da terapia imunossupressora, a TB comumente emerge da reativação de infecções latentes. Consequentemente, todos os potenciais candidatos a transplante renal devem ser submetidos a um teste cutâneo (teste tuberculínico) do derivado proteico purificado (PPD) antes do transplante. Nos últimos anos, a utilização de testes de liberação de interferon-g para o diagnóstico da tuberculose latente é a alternativa preferida quando comparado ao teste cutâneo PPD (www.cdc.gov/mmwr/pdf/rr/rr5905.pdf). O teste de liberação de interferon-g é útil em pacientes vacinados com BCG para distinguir entre reação vacinal *versus* reação ao teste cutâneo PPD. Teste cutâneo positivo, teste de liberação de interferon-g ou história prévia de tuberculose devem levar a uma avaliação mais aprofundada para descartar a doença ativa. É recomendada a profilaxia com isoniazida (INH) por 9 meses nos pacientes que apresentam um teste cutâneo positivo ou teste de liberação de interferon-g. Em pacientes com história conhecida de infecção por tuberculose adequadamente tratada, nós defendemos o uso de profilaxia com isoniazida nos primeiros nove meses após o transplante e durante a intensificação da imunossupressão. Outros grupos, no entanto, sugerem que a profilaxia com isoniazida não é indicada para pacientes cuja tuberculose tenha sido adequadamente tratada. Evidências de infecção ativa por tuberculose (clínicas, radiológicas ou a cultura positiva) contraindicam o transplante. A terapia profilática com INH deve ser considerada nas seguintes situações:

- Candidatos a transplante com história prévia de teste cutâneo tuberculínico positivo ou teste de liberação de interferon-g positivo
- Pacientes com tuberculose sem tratamento adequado
- Paciente com evidência de doença granulomatosa antiga em radiografia de tórax sem tratamento
- Pacientes com antecedente de exposição prolongada a pessoa com tuberculose.
- Receptores de transplante renal em áreas endêmicas[25]
- Doadores com teste tuberculínico ou teste de liberação de interferon-g positivo

Uma causa rara, mas importante de infecção em pacientes transplantados, particularmente aqueles de áreas endêmicas como o Sudeste Asiático, é a estrongiloidíase. Na presença de imunossupressão, uma síndrome de hiperinfecção pode ser observada com pneumonia parasitária e envolvimento gastrointestinal.

DOENÇA GASTROINTESTINAL

As complicações gastrointestinais pós-transplante são comuns. Apenas complicações selecionadas serão discutidas; uma revisão abrangente é fornecida na referência 26.

Complicações Gastrointestinais Relacionadas as Drogas

O micofenolato mofetil provoca efeitos adversos no trato gastrointestinal, incluindo náuseas, vômitos, dispepsia, anorexia, flatulência e diarreia. A redução da dose, a interrupção transitória da droga ou o fracionamento da dose para administração três a quatro vezes por dia geralmente melhora ou elimina os sintomas. A mudança para a formulação com revestimento entérico de MMF (micofenolato de sódio com revestimento [EC-MPS]) pode resultar em menos efeitos colaterais gastrointestinais. Um estudo randomizado, multicêntrico e aberto demonstrou que a mudança de MMF para CE-MPS pode permitir o aumento da dose máxima tolerada do ácido micofenólico e reduzir as complicações gastrointestinais, melhorando a qualidade de vida relacionada ao trato gastrointestinal dos pacientes.[27] A conversão de MMF para EC-MPS deve ser considerada em pacientes com intolerância gastrointestinal associada ao uso de MMF.

A utilização dos inibidores de bomba de prótons (IBP) pode reduzir a dissolução do MMF por aumento do pH gástrico.[28] Em contraste com MMF, o CE-MPS não é absorvido no estômago e a sua biodisponibilidade não é afetada pelos IBPs. A última formulação retarda a liberação do ácido micofenólico. O impacto clínico de tais interações (p. ex., menor exposição ao ácido micofenólico e aumento do risco de rejeição em pacientes que recebem MMF em comparação com os pacientes tratados com MPS-CE) continuam a ser estudados.

O sirolimo pode causar lesões mucocutâneas orais que podem ser confundidas com infecção pelo herpes vírus simples ou CMV, mas apresentam cultura negativa. As úlceras orais relacionadas a drogas geralmente desaparecem após a descontinuação da medicação. O sirolimo, everolimo, tacrolimo e a ciclosporina podem causar diarreia em alguns pacientes.

Infecções

As infecções pós-transplante do trato gastrointestinal podem ter uma causa viral, fúngica ou bacteriana. As infecções virais são mais comumente causadas pelo CMV e HSV; As *Candida albicans* e *Candida tropicalis* são infecções fúngicas oportunistas comuns. A Leucoplasia e doença linfoproliferativa pós-transplante (PTLDs) podem se desenvolver em pacientes com infecção pelo EBV (o PTLD é discutido em uma seção posterior). Os patógenos bacterianos comumente encontrados incluem o *Clostridium difficile* e o *Helicobacter pylori*.

Infecção pelo citomegalovírus

O citomegalovírus pode afetar qualquer segmento do trato gastrointestinal. Os pacientes podem apresentar disfagia, odinofagia, náuseas, vômitos, gastroparesia, dor abdominal, diarreia ou sangramento gastrointestinal. Leucopenia e níveis elevados das transaminases são comuns. Sintomas inexplicáveis e persistentes de náuseas, vômitos ou diarreia, particularmente no período precoce pós-transplante ou durante intensificação da imunossupressão, justificam uma investigação mais aprofundada com endoscopia e colonoscopia e biópsias.

Infecção pelo vírus Herpes Simples

Os resultados da infecção pelo herpes vírus simples principalmente a partir de reativação do vírus endógeno latente, causando infecção clínica dentro dos primeiros um a dois meses após o transplante. Os pacientes geralmente apresentam lesões mucocutâneas orais ou estomatite com ou sem odinofagia e disfagia. A esofagite herpética pode ocorrer em pacientes que receberam doses elevadas de corticoides e globulina antilinfócitos. As lesões mucocutâneas limitadas à cavidade oral são tratadas com aciclovir por via oral; infecções extensas requerem o aciclovir ou o ganciclovir por via intravenosa. Raros casos de hepatite herpética foram relatados. O uso rotineiro de aciclovir profilático no período pós-transplante precoce é recomendado (Tabela 105-3).

Infecções fúngicas

A estomatite e esofagite por *cândida* são comuns durante os primeiros 6 meses após transplante e estão aumentadas em pacientes com leucopenia, imunossupressão grave, diabetes ou infecções concomitantes. A hemorragia ou perfuração com formação de fístulas traqueoesofágica foi descrita. O uso de nistatina profilática oral, "bochechar e engolir" durante o primeiro mês após o transplante é recomendado. A terapia profilática com fluconazol (3 a 6 meses) é justificada em candidatos de alto risco, incluindo receptores de transplante hepático e de transplantes de pâncreas e naqueles que receberam terapia com globulina antitimócitos.

Infecção por *Helicobacter*

A infecção por *Helicobacter pylori* está associada a uma vasta gama de complicações gastrintestinais, incluindo gastrite crônica, úlceras gástricas e duodenais, tecido linfático associado a mucosa (MALT) e o carcinoma gástrico, tanto na população em geral quanto em receptores de transplantes de órgãos sólidos. O tratamento inclui um regime com três drogas consistindo de dois antibióticos e um agente supressor ácido, tal como um bloqueador de H2 ou um inibidor de bomba de prótons. O regime de primeira linha para o tratamento do *H. Pylori* é mostrado na Tabela 105-4. Em receptores de transplante cardíaco ortotópico, terapia tripla de drogas resultou em uma taxa de erradicação menor quando comparados à população em geral, sugerindo que a imunossupressão pode dificultar a erradicação do *H. pylori*. Sintomas dispépticos

Regime de Primeira Linha para o Tratamento de *Helicobacter pylori*, como Recomendado pelo Colégio Americano de Gastroenterologia

Alérgico a penicilina	Regime
Não	Dose padrão de IBP duas vezes por dia (ou omeprazol uma vez ao dia) + claritromicina 500 mg duas vezes por dia + amoxicilina 1000 mg duas vezes ao dia por 10-14 dias
Sim	Dose padrão de IBP duas vezes por dia + claritromicina * 500 mg duas vezes por dia + metronidazol 500 mg duas vezes ao dia durante 10-14 dias
Sim	Bismuto 525 mg quatro vezes por dia por via oral + Metronidazol 250 mg por via oral quatro vezes por dia + tetraciclina 500 mg por via oral quatro vezes ao dia + ranitidina 150 mg por via oral duas vezes por dia (ou dose padrão de IBP uma ou duas vezes por dia) durante 10-14 dias

Tabela 105-4 Regime de primeira linha para o tratamento de *H. pylori*, como recomendado pelo American College of Gastroenterology. *IBP*, Inibidor de bomba de Prótons.* É necessária monitorização das concentrações de tacrolimo, ciclosporina e inibidores da mTOR quando iniciar ou finalizar a claritromicina.

Metanálise de índices de incidência Padrão para as Neoplasias Relacionadas as Infecções em Receptores de Transplante

Neoplasias	Metanálise SIRs
Neoplasias relacionadas ao EBV Linfoma de Hodgkin Linfoma não Hodgkin	3,9 (2,4-6,3)
Neoplasia relacionada ao HHV 8 Sarcoma de Kaposi	208,0 (114-369)
Neoplasias relacionadas ao HPV	
Cérvice (útero)	2,1 (1,2-3,9)
Vulva e vagina	22,8 (15,8-32,7)
Pênis	15,8 (5,8-34,4)
Ânus	4,9 (1,4-17,3)
Cavidade oral e faringe	3,2 (2,4-4,4)
Possível neoplasia associada ao HPV Câncer de pele não melanoma	28,6 (9,4-87,2)

Tabela 105-5 Metanálise de índices de incidência padrão (SIRs) para as neoplasias relacionadas as infecções em receptores de transplante. *EBV*, Epstein-Barr vírus; *VHB*, vírus da hepatite B; *HCV*, vírus da hepatite C; *HHV*, herpes vírus humano; *HPV*, papilomavírus humano. *(Adaptado da referência 29).*

ou de refluxo não explicados devem ser investigados com endoscopia e biópsia para excluir malignidade. O *H. pylori* é atualmente reconhecido como um fator de risco para o linfoma MALT, que pode ocorrer no rim, fígado e em receptores de transplante cardíaco. Em receptores de transplante renal infectados pelo *H. pylori*, o linfoma MALT pode ser menos agressivo que os outros linfomas e a desordem pode ser curada pela erradicação da bactéria.

Desordens colônicas

A diverticulite colônica e as perfurações podem ser fatais e difíceis de diagnosticar após o transplante porque os sintomas podem ser mascarados pela terapia imunossupressora, particularmente no período pós-operatório imediato. A diverticulite complicada por perfuração, formação de abcessos, plastrão ou fístulas tem sido relatada em 1% de receptores de transplante renal e sua incidência pode ser aumentada em pacientes com doença renal policística (PKD).

As perfurações do cólon pós-transplante precoce são em grande parte causadas por doses elevadas de corticosteroides, diverticulite, colite por CMV e isquemia intestinal; as perfurações que ocorrem tardiamente, anos após o transplante, são geralmente causadas por diverticulose ou doença maligna. Os sintomas abdominais podem estar ausentes devido aos efeitos da imunossupressão e podem ser indicados apenas pela presença de taquipneia e taquicardia. A mortalidade após perfuração do cólon é alta. O manejo inclui laparotomia exploradora e identificação da lesão colônica perfurada, terapia antimicrobiana de amplo espectro e minimização da terapia imunossupressora. Apesar de incomum, a presença de dor abdominal e sangramento gastrointestinal com febre e perda de peso não explicadas devem levantar a suspeita de tuberculose do trato gastrointestinal. Os achados endoscópicos característicos incluem úlceras circulares, divertículos pequenos e pólipos sésseis. A presença de granulomas caseosos, BAAR ou ambos confirmam o diagnóstico.

NEOPLASIAS MALIGNAS ASSOCIADAS AO TRANSPLANTE

Os receptores de transplantes de órgãos apresentam risco aumentado para desenvolvimento de neoplasias quando comparados à população em geral. A intensidade e a duração da imunossupressão, bem como a capacidade destes agentes em promover a replicação de vários vírus oncogênicos são importantes fatores de risco. A associação entre o papilomavírus humano (HPV) e carcinoma de vulva e colo do útero, EBV e PTLD, HBV e HCV e carcinoma hepatocelular e HHV-8 e o sarcoma de Kaposi está bem estabelecida. A tabela 105-5 fornece um resumo da incidência das neoplasias relacionados a infecções em receptores de transplante.[29]

As neoplasias de pele *de novo* são os tumores mais comuns na população adulta pós-transplante e ocorre com o aumento do tempo (cânceres de pele são discutidos em uma seção posterior). Entre as neoplasias malignas com exceção da neoplasia de pele, os PTLDs (Doença Linfoproliferativa pós-Transplante) são os tipos mais comuns de tumores pós-transplante, seguido de pulmão, próstata e neoplasias renal.[30] O tempo médio para o diagnóstico de diferentes neoplasias varia com o tipo de órgão envolvido. O sarcoma de Kaposi, PTLD, neoplasia de testículo, intestino delgado e câncer de tireoide ocorrem precocemente após o transplante (definido como menos de 800 dias após o transplante). Um estudo de coorte multicêntrico italiano demonstrou que os receptores de transplante renal apresentam maior risco de desenvolvimento de sarcoma de Kaposi e câncer de pele não melanoma, seguida por linfoma não Hodgkin, neoplasia do colo do útero e tumor de tireoide, quando comparados a uma referência populacional geral equivalente em idade e sexo.[31] As neoplasias mais comuns na população geral, incluindo câncer de mama, cólon, próstata, pulmão, bexiga, estômago e pâncreas, foram encontradas mais frequentemente nos receptores de transplante renal em alguns, mas não todos os estudos.[30-32] As recomendações do KDOQI sugerem um plano de rastreio individualizado para cada receptor de transplante renal, considerando os antecedentes pessoais e familiares, tabagismo, o risco concorrentes para a morte e o desempenho do método de rastreio utilizado. É recomendado, em pacientes com cirrose compensada, a realização anual de uma ultrassonografia hepática e medição da alfafetoproteína. O rastreio de neoplasia de colo do útero, mama, próstata e cólon deve seguir as diretrizes locais para a população geral. A vigilância padrão para neoplasia, adequada para a idade é mostrada na Tabela 105-6. Em pacientes com história de neoplasias malignas preexistentes, o acompanhamento no período pós-transplante é obrigatório. As maiores taxas de recorrência foram observadas no mieloma múltiplo (67%), neoplasia de pele

Recomendações de Rastreio para Vigilância de Neoplasia em Receptores de Transplante Renal

Rastreio	Idade de início	Exames preventivos	Frequência do rastreio
Câncer Colorretal	Risco médio: 50 anos	Colonoscopia ou PSOF + retossigmoidoscopia flexível Colonoscopia	Colonoscopia a cada 10 anos PSOF* - anual Retossigmoidoscopia flexível – a cada 5 anos A cada 5 anos, se um pai ou irmão tiveram câncer colorretal com menos de 60 anos 10 anos antes do indivíduo mais jovem da família portador de câncer A cada 10 anos, se os pais tiverem mais de 60 anos Considere o encaminhamento para a genética médica, se dois ou mais parentes de primeiro grau apresentarem câncer colorretal
Neoplasia de Pele	Autoexame mensal de pele, exame de toda a pele a cada 6-12 meses por médicos dermatologistas qualificados[‡]		
Mulheres			
Câncer de Mama	50-69 anos[†] 40-49 anos Antes dos 30 anos (se a mãe ou irmã apresentaram câncer de mama)	Exame das mamas e mamografia de rastreio Exame das mamas e mamografia de rastreio	A cada 1 ou 2 anos A cada 1 ou 2 anos (se não houver nenhuma evidência para ou contra triagem para essa faixa etária)
Câncer de colo do útero	Após início de atividade sexual	Exame pélvico e Papanicolau	Anual
Homens			
Neoplasia de Próstata	50 anos 40 anos[§]	Toque retal Teste de PSA	Anual Frequência dos ensaios não está estabelecido

Tabela 105-6 **Recomendações de rastreio para vigilância de neoplasia em receptores de transplante renal.** *PSOF*, teste de sangue oculto nas fezes; *PSA*, antígeno prostático específico. *De acordo com as recomendações da American Transplant Society and the European Best Practice Guidelines . [†]The US Preventive Services Task Force (USPSTF) não recomendam rastreio de rotina em indivíduos entre 76 e 85 anos de idade. [‡]O Colégio Americano de Medicina Preventiva recomenda o rastreio regular para indivíduos de alto risco, mas nenhuma para os indivíduos de baixo risco. [§]Recomendado para afro-americanos, pacientes com história familiar de câncer de próstata, pacientes que receberam imunossupressão crônica para o transplante de órgãos. *(baseado na orientação de 2008 da Society, the U.S. Multi-Society Task Force on Colorectal Cancer, and the American College of Radiology[60] e a referência 58).*

não melanoma (53%), carcinomas da bexiga (29%), sarcomas (29%), carcinomas de células renais sintomáticos (27%) e neoplasias de mama (23%).[33] Em uma análise do Israel Penn International Transplant Tumor Registry envolvendo 90 pacientes com história de adenocarcinoma da próstata pré-transplante (77 renal, 10 do coração e 3 em receptores de transplante hepático), foi evidenciado que as recorrências de câncer da próstata foram mais relacionadas com o estágio da doença no momento do diagnóstico inicial. As taxas de recorrência do tumor foram 14%, 16% e 33% para a fase I, II e III da doença, respectivamente (American Joint Committee on Cancer, sistema de estadiamento TNM). Por isso, um maior tempo de espera pode ser necessário para os estágios mais avançado da doença.[34] No entanto, a utilidade do estadiamento clínico na predição de recorrência de câncer de próstata localizado na população em geral tem sido recentemente questionada por especialistas no assunto. As recomendações dos períodos livres de neoplasia em potenciais receptores antes do transplante são listadas no Cap. 102 (Quadro 102-2).

Doença Linfoproliferativa Pós-transplante (DLPT)

A doença linfoproliferativa pós-transplante engloba um amplo espectro de proliferações linfoides que vão desde lesões policlonais reativas até linfomas monoclonais malignos franco. A classificação modificada de 2008 da Organização Mundial da Saúde (OMS) da PTLD pode ser dividida em quatro subtipos, incluindo (1) as lesões precoces, (2) PTLD polimórfica, (3) PTLD monomórfica e (4) PTLD do tipo linfoma de Hodgkin clássico (Quadro 105-2). A maioria dos PTLDs são linfomas não Hodgkin originários da célula B e 80% a 90% são ligados a infecção por EBV. Nos últimos anos, houve um aumento da incidência de PTLD EBV-negativa. PTLD ocorre geralmente no primeiro

Organização Mundial da Saúde (OMS) Classificação de Doença Linfoproliferativa pós Transplante (PTLD)

1. Lesões Precoces
Hiperplasia Plasmacítica
Lesões monocucleose-like

2. PTLD monomórfica

3. PTLD Monomórfica
- Neoplasias de Células B
- Linfoma difuso de Grandes Células B
- Linfoma de Burkit
- Mieloma de células Plasmáticas
- Lesões plasmocitomas Like
- Outras

Neoplasias de células T
- Linfoma periférico de células T, NOS
- Linfoma de células T hepato esplênico
- Outros

4. Linfoma de Hodgkin clássico do tipo PTLD

Quadro 105-2 **Classificação da PTLD.** Pela OMS *NOS*, Sem especificação

ano pós-transplante, embora a incidência cumulativa aumente com o tempo pós-transplante. Em uma análise retrospectiva de dados de registro de 402 receptores de transplantes renal, o PTLD ocorreu em uma média de 18 meses após o transplante. O banco de dados UNOS/OPTN demonstrou de forma similar que a incidência de PTLD pós-transplante ocorreu em média 18,5 meses após o transplante.

A PTLD tardia, ocorrendo mais de 10 anos após o transplante, foi descrita em receptores idosos.[35]

Os fatores de risco para PTLD podem ser classificados de acordo com o tipo de transplante de órgãos, a idade do receptor, tipo e intensidade de imunossupressão, agentes infecciosos e a incompatibilidade dos antígenos leucocitários humanos (HLA).

Fatores de Risco

Tipo de Transplante de Órgãos
A incidência de PTLD varia de acordo com o tipo de órgão transplantado. Ocorre em 1% a 2% dos pacientes após transplante renal, 1% a 4% após o transplante hepático, 2% a 3% após o transplante de pâncreas ou pâncreas-rim simultâneo, 2% a 10% após o transplante de coração, transplante pulmonar e coração-pulmão e até 33% após o transplante multivisceral de intestino delgado. A alta incidência de PTLD no intestino e no transplante multivisceral foi atribuída à utilização de imunossupressão intensa e a quantidade de tecido linfoide oriundo do doador após o transplante de órgãos. Acredita-se que este tecido linfoide atue como um reservatório para os vírus, tais como o EBV.[36]

Idade
A doença linfoproliferativa pós-transplante é a neoplasia maligna mais comum em crianças, enquanto nos adultos é a segunda neoplasia mais frequente seguida do câncer de pele. A maior incidência de PTLD em crianças em comparação com adultos tem sido atribuída ao estado de sorologia negativa para EBV pré-transplante de crianças e a bem descrita associação entre a infecção primária pelo EBV e a PTLD.

Tipo de imunossupressão

Inibidores da calcineurina
A ciclosporina e o tacrolimo podem aumentar o desenvolvimento de PTLD associado ao EBV, por promover a sobrevivência das células B infectadas pelo EBV, presumidamente através da inibição das células transformadas pelo EBV após a apoptose.[37] O tacrolimo tem sido relacionado ao aumento do risco de PTLD em duas a cinco vezes quando comparada a ciclosporina.[38]

Inibidores mTOR
Foi evidenciado que o sirolimo apresenta um forte efeito antiproliferativo em linhagens de células B derivadas de PTLD.[39] Estudos experimentais sugerem que os inibidores de mTOR podem ser benéficos na redução da incidência de PTLD em pacientes de alto risco ou como forma alternativa de imunossupressão em pacientes com PTLD estabelecida.[40,41] No entanto, uma maior incidência de PTLD associada ao uso de regimes contendo sirolimo quando comparado com "não sirolimo" tem também sido descrita. O banco de dados UNOS/OPTN demonstrou que nos receptores EBV(-), a combinação inibidor de mTOR-tacrolimos foi associada a um risco 1,4 vezes maior de PTLD quando comparado com terapia combinada MMF-tacrolimos).[42] A análise de 719 pacientes com PTLD demonstrou que o uso de *novo* de sirolimo foi associado a um risco 1,2 vezes maior de PTLD em receptores de transplante renal EBV (-).[43] Justificam-se os resultados conflitantes entre os estudos envolvendo o sirolimo e o risco de PTLD por haver diferenças metodológicas entre eles e também pela diferença entre a intensidade da terapia de indução e manutenção entre os grupos. Poucos estudos também sugerem que doses elevadas de terapia de manutenção com inibidor de mTOR pode levar a um aumento do risco de PTLD.[44]

Antimetabólitos
O uso de antimetabólitos, tais como azatioprina e MMF não foram consistentemente associados a um risco aumentado de PTLD. Observou-se um menor ou nenhum risco de PTLD.[45]

Agentes de indução
A terapia de indução com muromonab-CD3 (OKT-3) ou globulina antitimócitos tem sido associada a um maior risco de PTLD, enquanto a utilização de terapia de indução com inibidores dos receptores de interleucina (IL) -2 (Daclizumabe e basiliximabe) ou anticorpo anti-CD52 (alemtuzumabe) não estão associados a um risco aumentado desta moléstia.[46] A análise do banco de dados UNOS/OPTN demonstrou que a timoglobulina está associada a um aumento significativo de risco de PTLD, enquanto o alemtuzumabe, basiliximabe e daclizumabe tenderam a um efeito protetor ($P = 0,06$). Neste estudo a terapia de manutenção com um inibidor de mTOR foi inesperada e fortemente associada a PTLD, contrastando com relatos anteriores que sugerem o efeito benéfico do inibidor de mTOR sobre a PTLD devido aos seus efeitos antiproliferativos e antiangiogênicos.[46] Embora tanto o alemtuzumabe como a timoglobulina sejam agentes depletores das células T, foi demonstrado que o primeiro está associado a uma destruição pronunciada de células B. Especula-se que a depleção durante a indução não seja um fator de risco independente para PTLD, no entanto, a seleção das drogas de manutenção para o equilíbrio entre a depleção de células B e T podem ser determinantes mais relevantes de risco para o PTLD. Por outro lado, PTLD agressiva atribuída à indução com alemtuzumab tem sido relatada.[47] Sem dúvida, a intensidade de imunossupressão, desempenha um papel no desenvolvimento da PTLD.

Belatacept
O belatacept é um produto biológico específico não antigênico que bloqueia os sinais coestimuladores das células T, evitando assim a ativação das células T. Estudos clínicos de fase III sugerem que a sua utilização em receptores soronegativos para EBV pré-transplante estão associados a um risco aumentado de PTLD.[48] Assim, o uso de belatacept é contraindicado em receptores de transplante soronegativos ou com sorologia desconhecida para o EBV.

Infecção Viral

Vírus de Epstein-Barr
Durante a infecção primária, o EBV é incorporado aos linfócitos B e permanece latente ao longo da vida. Indivíduos imunocompetentes desenvolvem uma resposta humoral e, mais importante, uma resposta imune de células T citotóxicas EBV-específicas. Receptores de transplante sem contato prévio com o EBV não têm anticorpos específicos contra o vírus que neutralizam os vírions liberados pelas células B infectadas oriundas do doador e células T EBV-específicas para controlar o crescimento das células B infectadas no receptor.[36] Assim, um receptor EBV (-) com um doador EBV (+) tem um maior risco para o desenvolvimento de PTLD.

Citomegalovírus
Antecedente de citomegalovírus e infecção primária por CMV pós-transplante são sugeridos como fatores de risco para PTLD. Estudos em transplante hepático pediátrico demonstraram que as crianças que desenvolveram a infecção primária por CMV apresentaram um risco de 4 a 6 vezes maior de desenvolver PTLD.[49] Especula-se que as citocinas inflamatórias liberadas na presença de uma infecção primária por CMV torna o ambiente mais favorável para a proliferação de EBV.

Vírus da Hepatite C
Considerando que a infecção pelo vírus da hepatite C tem sido associada a um aumento do risco de linfoma entre os indivíduos imunocompetentes, a associação consistente entre o HCV e PTLD em receptores de transplantes de órgãos sólidos não foi demonstrada. Um grande estudo de registro em receptores de transplante não verificou a ligação entre HCV e PTLD. No entanto, o risco de PTLD foi aumentado entre 2,8% dos pacientes com HCV que não receberam terapia imunossupressora. Especula-se que a estimulação antigênica crônica do sistema imune intacto é necessária para o desenvolvimento de linfoproliferação relacionada ao HCV.[50]

Diversos
Outros fatores de risco sugeridos para PTLD incluem poucas compatibilidades no HLA, neoplasias pré-transplante e infecções pelo HHV-8 e símian vírus 40.

Manifestações Clínicas
Pacientes portadores de doença linfoproliferativa pós-transplante podem apresentar sintomas constitucionais como febre, sudorese noturna, queda do estado geral e perda de peso ou sintomas localizados no trato respiratório (infecção ou massa, incluindo comprometimento tonsilar ou ainda o envolvimento gengival), trato gastrointestinal (diarreia, dor abdominal, perfuração, hemorragia, massa) ou sistema nervoso central (SNC) (cefaleia, crises convulsivas ou alteração do nível

de consciência). Outras manifestações clínicas podem incluir linfadenopatia, sintomas relacionados à disfunção do aloenxerto ou de compressão de estruturas adjacentes. O envolvimento extranodal ocorre em mais de dois terços dos pacientes.[51] Em contraste com linfomas da população geral, onde o comprometimento do SNC é raro, na PTLD, o SNC é frequentemente envolvido, ocorrendo em até 25% a 30% dos pacientes e pode ser o único local da doença. O diagnóstico precoce requer um alto índice de suspeição diante do cenário clínico e de achados radiológicos apropriados. Embora a tomografia computadorizada (TC) e ressonância magnética (RNM) sejam as modalidades de imagem mais comumente utilizadas na PTLD, a tomografia com emissão de pósitrons (FDG-PET) com 2-[^{18}F]-*fluoro-2-desoxi-D-glicose*2 é superior aos métodos de imagem convencional para detecção de massas de localização extranodal. É necessário amostra de tecido para um diagnóstico definitivo e subcategorização da PTLD. Embora seja sugerida a medição do DNA de EBV como sendo inestimável no diagnóstico e acompanhamento de PTLD,[52] os estudos clínicos que demonstram a utilidade da monitoração do DNA do EBV no diagnóstico de PTLD em receptores de transplante de órgãos sólidos são escassos.

Tratamento

A redução ou descontinuação da terapia imunossupressora, particularmente ciclosporina, tacrolimo ou o ácido micofenólico, é o tratamento de primeira linha; a prednisona pode ser continuada para evitar a rejeição do enxerto. Embora o sirolimo tenha efeito antiproliferativo, ainda não há provas suficientes que recomendem ou refutem sua utilização como terapia para PTLD. Fatores preditivos sugeridos de uma resposta inadequada à redução da imunossupressão em monoterapia incluem elevação do lactato desidrogenase (DHL), disfunção orgânica no momento do diagnóstico, envolvimento da doença linfoproliferativa em múltiplos órgãos, doença volumosa, estágio avançado e idade avançada.[44]

O rituximabe é um anticorpo monoclonal quimérico com regiões variáveis murinas que tem como alvo o antígeno CD20 e regiões IgG1-k humanas constantes, tem atividade antitumoral contra linfomas de células B que expressam o CD20. Em pacientes que não respondem à manipulação de imunossupressão isolada, o rituximabe foi utilizado com sucesso variável. Os fatores preditivos favoráveis sugeridos para resposta incluem PTLD EBV positivo, um curto intervalo entre o transplante e o diagnóstico de PTLD, um menor número de sítios envolvidos e níveis séricos de DHL normais. A quimioterapia é geralmente utilizada em pacientes refratários à redução da imunossupressão e utilização do rituximabe, naqueles com doença agressiva na apresentação ou naqueles com lesões que não são passíveis de cirurgia. Os regimes de tratamento são semelhantes aos utilizados para tratar linfoma não Hodgkin. Estes incluem o CHOP (ciclofosfamida, adriamicina, vincristina e prednisona), o VAPEC-B (adriamicina, etoposídeo, ciclofosfamida, metotrexate, bleomicina e vincristina) e o PROMACE-CytaBOM. A quimioterapia à base de CHOP com ou sem o rituximabe é o esquema mais amplamente utilizado.[51] Os efeitos adversos da quimioterapia incluem altas taxas de mortalidade relacionados a sepse e toxicidade relacionadas ao tratamento. A ressecção cirúrgica com ou sem radiação local adjuvante tem sido sugerida para a doença localizada. A radiação local tem sido defendida como o tratamento de escolha para PTLD envolvendo o sistema nervoso central.

O aciclovir e o ganciclovir não apresentam benefício comprovado porque a sua atividade é dependente da fosforilação intracelular codificada pela timidina-cinase viral. Os linfomas relacionados ao EBV não expressam a timidina quinase. Uma estratégia de tratamento emergente envolve a adição de butirato de arginina, um derivado de aminoácido que induz a transcrição da timidina quinase do vírus do EBV. Estudos experimentais têm demonstrado que o butirato de arginina torna as células infectadas latentes EBV-imortalizadas mais sensíveis ao ganciclovir.[44] Estão atualmente em curso, ensaios clínicos que avaliam a segurança e eficácia do butirato de arginina em combinação com o ganciclovir em PTLD associada ao EBV ou outras malignidades associadas ao EBV.

Os fatores de mau prognóstico incluem múltiplos sítios envolvidos quando comparados a um único local envolvido, monoclonalidade do tumor, idade avançada, linfomas de grandes células CD 20 negativos, receptor EBV negativo e a utilização de globulina antilinfócito, globulina antitimócito ou OKT3. Outros fatores de mau prognóstico incluem a pontuação 3 ou 4 do status performance da OMS (pontuação de 3 é definida como confinamento a cama ou a cadeira em mais de 50% das horas de vigília e pontuação 4, como completamente dependente), início tardio da doença (definido como o início após o primeiro ano do transplante), enzima LDH elevada, graves disfunções orgânicas e comprometimento do SNC.[50,51] Em receptores de transplante renal com PTLD restrito ao enxerto, a enxertectomia pode melhorar a sobrevida do paciente.

Neoplasias da Pele

As neoplasias de pele são os tumores mais comuns na população adulta pós-transplante *de novo* e pode ocorrer 20 a 30 anos mais precoce em pacientes imunossuprimidos comparado a população geral. O carcinoma basocelular é o tipo mais comum de câncer de pele na população em geral e o carcinoma de células escamosas é cerca de duas vezes mais comum que o carcinoma de células basais nos pacientes transplantados. Contudo, vários tipos de lesões cancerosas diferentes podem ser observados (ou seja, o aparecimento concomitante de carcinoma de células escamosas e carcinoma de células basais). A incidência de neoplasia da pele é 20 vezes maior em áreas foto expostas e sete vezes maior em áreas não expostas ao sol. O sirolimo pode retardar o aparecimento ou reduzir a incidência de neoplasia de pele e outras neoplasias malignas pós-transplante (discutidas no manejo de doenças malignas pós-transplante).

Os fatores de risco para câncer de pele em receptores de transplante imunossuprimidos incluem a cor da pele, carga total de exposição solar, exposição recreacional ao sol (exposição à luz ultravioleta), fatores genéticos, antecedente de uso ou uso atual de azatioprina[53] e duração do seguimento no pós-transplante. Além disso, a imunossupressão combinada a uma maior exposição à luz solar pode induzir alterações malignas em verrugas induzidas pelo papiloma.

Manejo da Terapia Imunossupressora nas Neoplasias Malignas Pós-transplante

Não há consenso sobre o manejo da terapia imunossupressora em pacientes com neoplasias malignas pós-transplante. Em princípio, a redução da dose da imunossupressão melhora vigilância do sistema imune contra as células malignas. No entanto, esta abordagem apresenta o risco de rejeição e perda do enxerto. Não há, porém, estudos sistemáticos que demonstrem que a redução ou retirada imunossupressão pode alterar o curso natural das neoplasias malignas pós-transplante. Em nossa opinião, a troca do inibidor de calcineurina por sirolimo ou a minimização do ICN associado ao sirolimo pode ser uma opção terapêutica viável (o efeito antitumoral do sirolimo é discutido mais tarde). Em pacientes com neoplasia metastática, a manipulação da imunossupressão é provavelmente fútil e o risco de rejeição e perda do enxerto necessitando retornar a terapia dialítica superam o benefício.

Estudos sugerem que agentes imunossupressores apresentam diferentes efeitos o risco de câncer após o transplante. Os efeitos cancerígenos do OKT3, globulina antitimócito, ciclosporina, tacrolimos e AZA foram bem documentados. Em contraste com AZA, foi demonstrado que o MMF tem um efeito antiproliferativo e tem sido sugerido que o mesmo pode ter efeitos protetores para a neoplasia maligna pós-transplante.[54] A análise de mais de 17.000 pacientes adultos com diabetes preexistente indicou uma maior incidência de malignidade em pacientes tratados com azatioprina do que nos doentes tratados com MMF (3,7% vs. 2,2%). No entanto, se MMF é protetora de neoplasias pós-transplante permanece obscura. Mais estudos são necessários. Na clínica prática, o MMF é geralmente interrompido na presença de doenças malignas devido ao risco teórico de excesso de imunossupressão.

Ambos os estudos pré-clínicos e clínicos demonstraram que o sirolimo e o everolimo têm efeitos tumorais antiproliferativos. Os dados do Rapamune Maintenance Regimen Trial de 5 anos de acompanhamento demonstraram uma menor incidência neoplasia de pele e não pele em cinco anos pós-transplante em receptores que recebem sirolimo com retirada de CSA no mês 3 em comparação àqueles que receberam terapia combinada com sirolimos-CSA de combinação.[55] Metanálises recentes de cinco estudos randomizados controlados que consistem em mais de 1.400 receptores de transplante renal demonstraram de forma semelhante que a imunossupressão baseada no sirolimo reduziu significativamente o risco de carcinoma de células escamosas e do carcinoma de células basais.[56] Em um estudo multicêntrico de prevenção secundária envolvendo receptores de transplante renal com pelo menos um carcinoma de células escamosas cutânea prévia, a conversão de ICN para sirolimo foi associado a um menor risco de neoplasias de pele subsequentes. O estudo também demonstrou que quanto mais precoce for a conversão após o diagnóstico inicial de carcinoma de células escamosas, maior será a eficácia.[57] Também foi sugerido que o efeito protetor da rapamicina contra o câncer de pele é resultado da inibição de vários mecanismos envolvidos na carcinogênese da pele induzido por raios ultravioletas. A terapia com sirolimo também está associada ao sucesso clínico e remissão histológica do sarcoma de Kaposi em receptores de transplante renal.[58] O sirolimo parece fornecer resultados satisfatórios em certos tipos de neoplasias após o transplante, no entanto, a sua utilização no manejo de malignidades pós transplante de-órgãos sólidos continua em estudo e deve ser adaptada a cada paciente individualmente. O sirolimo, por outro lado, tem sido cada vez mais utilizado na prevenção secundária do câncer de pele. É nossa prática atual iniciar o sirolimo ou everolimo em conjunto com a redução ou descontinuação dos outros agentes imunossupressores em pacientes com câncer de pele recém-diagnosticados (ou aqueles com antecedente de câncer de pele).

Referências

1. Fishman JA. Infections in immunocompromised hosts in organ transplant recipients: Essentials. *Liver Transpl.* 2011;17:S534-S537.
2. Kumar D, Blumberg EA, Danziger-Isakov L, et al. Influenza vaccination in the organ transplant recipients: Review and Summary recommendations. *Am J Transplant.* 2011;11:2020-2030.
3. Danzinger-Isakov L, Kumar D, AST Infectious Disease Community of Practice. Guidelines for vaccination of solid organ transplant candidates and recipients. *Am J Transplant.* 2009;9(suppl 4):S258-S262.
4. Karuthu S, Blumberg EA. Common infections in kidney transplant recipients. *Clin J Am Soc Nephrol.* 2012;7:2058-2070.
5. Pham PT, Pham PC, Lipshutz GS, Wilkinson AH. New onset diabetes mellitus after solid organ transplantation. *Endocrinol Metab Clin North Am.* 2007;36:873-890.
6. Lowance D, Neumayer HH, Legendre CM, et al. Valacyclovir for the prevention of cytomegalovirus disease after renal transplantation. International Valacyclovir Cytomegalovirus Prophylaxis Transplantation Study Group. *N Engl J Med.* 1999;340:1462-1470.
7. Bia M, Adey DB, Bloom RD, et al. KDOQI US commentary on the 2009 KDIGO clinical practice guidelines for the care of the kidney transplant recipients. *Am J Kidney Dis.* 2010;56:189-218.
8. Chou SW. Cytomegalovirus drug resistance and clinical implications. *Transplant Infect Dis.* 2001;3(suppl 2):20-24.
9. Blumberg EA, Hauser IA, Stanisic S, et al. Prolonged prophylaxis is cost effective in reducing posttransplant CMV disease within the United States. *Transplantation.* 2010;90:1420-1426.
10. Eid A, Razonable RR. New development in the management of CMV infection after solid organ transplantation. *Drugs.* 2010;70:965-981.
11. Eid AJ, Arthurs SK, Deziel PJ, et al. Clinical predictors of relapse after treatment of primary gastrointestinal CMV disease in solid organ transplant recipients. *Am J Transplant.* 2010;10:157-161.
12. Kotton CN, Kumar D, Caliendo AM, et al. Transplantation Society International Consensus Group: International consensus guidelines on the management of cytomegalovirus in solid organ transplantation. *Transplantation.* 2010;89:779.
12a. Kotton CN, Kumar D, Caliendo AM, et al. Updated International Consensus Guidelines on the management of cytomegalovirus in solid-organ transplantation. *Transplantation.* 2013;96:333-360.
13. Albano KL, Bretagne S, Mamzer-Bruneel MF, et al. Evidence that graft-site candidiasis after kidney transplantation is acquired during organ recovery: A multicenter study in France. *Clin Infect Dis.* 2010;50:194-202.
14. Singh N, Huprikar S, Burdette SD, et al. Donor-derived fungal infections in organ transplant recipients: Guidelines of the American Society of Transplantation, infectious diseases community of practice. *Am J Transplant.* 2012;12:2414-2428.
15. Masutini K, Shapiro R, Basu A, et al. The Banff 2009 working proposal for polyomavirus nephropathy: A critical evaluation of its utility as a determinant of clinical outcome. *Am J Transplant.* 2012;12:907-918.
16. Dharnidharka V, Cherikh W, Abbott KC. An OPTN analysis of national registry data on treatment of BK virus allograft nephropathy in the United States. *Transplantation.* 2009;87:1019-1026.
17. Hirsch HH, Vincenti F, Friman S, et al. Prospective study of polyomavirus BK viruria and viremia in de novo renal transplantation comparing cyclosporine and tacrolimus: A multivariate analysis. *Am J Transplant.* 2009;9:337.
18. Accott PD, O'Regan PA, Lee SH, Crocker JF. In vitro effect of cyclosporine A on primary and chronic BK polyoma vitrus infection in Vero E6 cells. *Transpl Infect Dis.* 2008;10:385-390.
19. Hardinger KL, Koch MJ, Bohl DJ, et al. BK-virus and the impact of preemptive immunosuppression reduction: 5-year results. *Am J Transplant.* 2010;10:407-415.
20. Araki K, Turner AP, Shaffer VO, et al. mTOR regulates memory CD8 T-cell differentiation. *Nature.* 2009;460:108-112.
21. Johnston O, Jaswal D, Gill JS. Treatment of polyomavirus infection in kidney transplant recipients: A systematic review. *Transplantation.* 2010;89:1057-1070.
22. Bohl DL, Brennan DC, Ryschkewitsch C, et al. BK virus antibody titers and intensity of infections after renal transplantation. *J Clin Virol.* 2008;43:184-189.
23. Gabardi S, Waikar SS, Martin S, et al. Evaluation of fluoroquinolones for the prevention of BK viremia after renal transplantation. *Clin J Am Soc Nephrol.* 2010;5:1298-1304.
24. Pham PT, Schaenamn J, Pham PC. BK virus screening and management following kidney transplantation: An Update. *J Transplant Technol Res.* 2012; doi:10.4172/2161-0991.1000e119.
25. Currie AC, Knight SR, Morris PJ. Tuberculosis in renal transplant recipients: The evidence for prophylaxis. *Transplantation.* 2010;90:695-704.
26. Hedelman JH, Goral S. Gastrointestinal complications of transplant immunosuppression. *J Am Soc Nephrol.* 2002;13:277-287.
27. Ortega F, Sanchez-Fructuoso A, Cruzado JM, et al. Gastrointestinal quality of life improvement of renal transplant recipients converted from mycophenolate mofetil to enteric-coated mycophenolate sodium drugs or agents: Mycophenolate mofetil and enteric-coated mycophenolate sodium. *Transplantation.* 2011;92(4):426-432.
28. Gabardi S, Olyaei A. Evaluation of potential interaction between mycophenolic acid derivatives and proton pump inhibitors. *Ann Pharmacother.* 2012; 46:1054-1064.
29. Grulich AE, van Leeuwen MT, Falster MO. Incidence of cancers in people with HIV/AIDS compared with immunosuppressed transplant recipients: A meta-analysis. *Lancet.* 2007;370:59-67.
30. Sampaio MS, Cho YW, Qazi Y, et al. Posttransplant malignancies in solid organ recipients: An analysis of the U.S. National Transplant database. *Transplantation.* 2012;94:990-998.
31. Tessari G, Nadi L, Boschiero L, et al. Incidence of primary and second cancers in renal transplant recipients: A multicenter cohort study. *Am J Transplant.* 2013;13:214-221.
32. Kasiske BL, Snyder JJ, Gilbertson DT, Wang C. Cancer after kidney transplantation in the United States. *Am J Transplant.* 2004;4:905-913.
33. Penn I. Evaluation of transplant candidates with pre-existing malignancies. *Ann Transplant.* 1997;2:14-17.
34. Woodles ES, Gupta M, Buell JF, et al. Prostate cancer prior to solid organ transplantation: The Israel Penn International Transplant Tumor Registry experience. *Transplant Proc.* 2005;37:958-959.
35. Khedmat H, Taheri S. Very late onset lymphoproliferative disorder occurring over 10 years post-renal transplantation: PTLD. Int. Survey. *Hematol Oncol Stem Cell Ther.* 2011;4:73-80.

36. Murukesan V, Mukherjee S. Managing post-transplant lymphoproliferative disorders in solid-organ transplant recipients. *Drug.* 2012;72:1631-1643.

37. Beatty PR, Krams SM, Esquivel CO, Martinez OM. Effect of cyclosporine and tacrolimus on the growth of Epstein-Barr virus–transformed B-cell lines. *Transplantation.* 1998;65:1248-1255.

38. Younes BS, McDiarmid SV, Martin MG, et al. The use of immunosuppression on posttransplant lymphoproliferative disease in pediatric liver transplant patients. *Transplantation.* 2000;70:94-99.

39. Nepomuceno RR, Balatoni CE, Natkunam Y, et al. Rapamycin inhibits the interleukin 10 transduction pathway and the growth of Epstein-Barr virus B cell lymphomas. *Cancer Res.* 2003;63:4472-4480.

40. Vounes A, Samad N. Utility of mTOR inhibition in hematologic malignancies. *Oncologist.* 2011;16:730-741.

41. El-Salem M, Raghunath PN, Marzee M, et al. Constitutive activation of mTOR signaling pathway in post-transplant lymphoproliferative disorders. *Lab Invest.* 2007;87:29-39.

42. Sampaio MS, Cho YW, Shah T, et al. Association of immunosuppressive maintenance regimens with posttransplant lymphoproliferative disorder in kidney transplant recipients. *Transplantation.* 2012;93:73-81.

43. Nee R, Hurst FP, Dhamidharka VR. Racial variation in the development of posttransplant lymphoproliferative disorders after renal transplantation. *Transplantation.* 2011;92:190-195.

44. DiNardo CD, Tsai DE. Treatment advances in posttransplant lymphoproliferative disease. *Current Opin Hematol.* 2010;17:368-374.

45. Caillard S, Dharnidharka V, Agodoa L, et al. Posttransplant lymphoproliferative disorders after renal transplantation in the United States in era of modern immunosuppression. *Transplantation.* 2005;80:1233-1243.

46. Kirk AD, Cherikh WS, Ring M, et al. Dissociation of depletional induction and posttransplant lymphoproliferative disease in kidney recipients treated with alemtuzumab. *Am J Transplant.* 2007;7:2619-2625.

47. Muzaffar M, Taj A, Ratnam S. Aggressive posttransplant lymphoproliferative disease in a renal transplant patient treated with alemtuzumab. *Am J Ther.* 2010;17:e230-e233.

48. Vincenti F, Charpentier B, Vanrenterghem Y, et al. A phase III study of belatacept-based immunosuppression regimens versus cyclosporine in renal transplant recipients (BENEFIT study). *Am J Transplant.* 2010;10:535-546.

49. Newell KA, Alonso EM, Kelly SM, et al. Association between liver transplantation for Langerhans cell histiocytosis, rejection, and development of posttransplant lymphoproliferative disease in children. *J Pediatr.* 1997;131(1 Pt 1):98-104.

50. Morton L, Landgren O, Chatterjee N. Hepatitis C virus infection and risk of posttransplant lymphoproliferative disorder among solid organ transplant recipients. *Blood.* 2007;110:4599-4605.

51. LaCasce AS. Post-transplant lymphoproliferative disorders. *Oncologist.* 2006; 11:674-680.

52. Gulley ML, Tang W. Using Epstein-Barr viral load to diagnose, monitor, and diagnose post-transplant lymphoproliferative disorder. *Clin Microbiol Rev.* 2010;23:350-366.

53. Terhorst D, Drecolll U, Stockfleth E, Ulrich C. Organ transplant recipients and skin cancer: Assessment of risk factors with focus on sun exposure. *Br J Derm.* 2009;161(suppl 3):85-89.

54. Ghobrial IM, Habermann TM, Maurer MJ, et al. Prognostic analysis for survival in adult solid organ transplant recipients with post-transplantation lymphoproliferative disorders. *J Clin Oncol.* 2005;23:7574-7582.

55. Campistol JM, Eric J, Oberbauer R, et al. Sirolimus therapy after early cyclosporine withdrawal reduces the risk for cancer in adult renal transplantation. *J Am Soc Nephrol.* 2006;17:581-589.

56. Gu YH, Du JX, Ma ML. Sirolimus and non-melanoma skin cancer prevention after kidney transplantation: A meta-analysis. *Asian Pac J Cancer Prev.* 2012; 13:4335-4339.

57. Euvrard S, Morelan S, Rostaing L, et al. Sirolimus and secondary skin-cancer prevention in kidney transplantation. *N Engl J Med.* 2012;367:329-339.

58. Wong G, Chapman JR. Cancers after renal transplantation. *Transplantation Rev.* 2008;22:141-149.

59. Fishman JA, Rubin RH. Infection in organ transplant recipients. *N Engl J Med.* 1998;338:1741-1751.

60. Levin B, Lieberman D, McFarland B, et al. Screening and surveillance for the early detection of colorectal cancer and adenomatous polyps, 2008: A joint guideline from the American Cancer Society, the US Multi-Society Task Force on Colorectal Cancer and the American College of Radiology. *CA Cancer J Clin.* 2008;58:130-160.

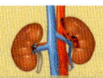

CAPÍTULO 106

Abordagem Clínica do Receptor de Transplante Renal: Doença Cardivascular e Outras Condições

Phuong-Thu Pham, Son Pham, Phuong-Anh Pham e Gabriel M. Danovitch

O tratamento clínico de complicações relacionadas ao transplante é discutido neste Capítulo; as infecções pós-transplante, os distúrbios gastrointestinais e as neoplasias malignas são discutidos no Capítulo 105.

DOENÇA CARDIOVASCULAR

A doença cardiovascular (CV) é a causa mais frequente de óbito com enxerto funcionante. Em um grande estudo multicêntrico internacional, incluindo mais de 23.000 receptores de transplante renal, as incidências cumulativas de doença arterial coronariana (DAC) em 1, 3 e 5 anos após o transplante foram de 3,1%, 5,2% e 7,6%, respectivamente. Dos cerca de 700 eventos coronarianos ocorridos no primeiro ano após o transplante, 49% foram infarto agudo do miocárdio não fatal (IAM) e 13% IAM fatal ou morte súbita.[1] A função renal, estimada pela taxa de filtrado glomerular (eTFG), e a doença CV preexistente foram os fatores de risco mais importantes para um evento CV. Recentemente, uma análise do estudo *Assessment of Lescol in Renal Transplantation* (ALERT) sugeriu um modelo de previsão de eventos CV maiores a partir de sete variáveis, incluindo a idade, doença arterial coronariana prévia, diabetes melito, lipoproteína baixa densidade (LDL), creatinina, número de transplantes prévios e tabagismo.[1a] Embora o transplante renal se associe à melhoria de alguns fatores de risco CV ao restaurar a função renal, este procedimento introduz novos riscos CV, incluindo intolerância à glicose ou diabetes melito, hipertensão e dislipidemia, derivados em parte de medicamentos imunossupressores. Os receptores de transplante renal podem apresentar ambos os fatores de risco CV convencionais e não convencionais (Tabela 106-1).[2]

Fatores de Risco Cardiovascular Convencionais
Hipertensão Pós-Transplante
A hipertensão arterial é um fator de risco para doença cardiovascular e perda do enxerto renal, com uma relação progressiva entre o aumento dos níveis de pressão arterial sistólica e diastólica e a perda do enxerto.[3] Entretanto, ainda não se sabe se a redução agressiva da pressão arterial retarda a progressão para a perda do enxerto de forma mais eficaz que o controle regular da pressão sanguínea. A hipertensão é comum após o transplante e está presente em 50% a 90% dos receptores. A pressão arterial sistólica é maior imediatamente após o transplante e declina durante o primeiro ano. Em um relatório do *Collaborative Transplant Study* (CTS), apenas 8% dos receptores apresentavam pressão arterial sistólica abaixo de 120 mm Hg em 1 ano; 33% situavam-se na faixa denominada pré-hipertensão; 39% apresentavam hipertensão estádio 1; e 20% hipertensão estádio 2, apesar da terapêutica anti-hipertensiva.[3] Os fatores de risco para hipertensão pós-transplante incluem hipertensão preexistente, utilização da ciclosporina (em um grau menor tacrolimo), corticosteroides, má qualidade do órgão do doador, função tardia do enxerto,

lesão crônica do enxerto, índice de massa corporal (IMC) elevado ou ganho de peso excessivo, episódios de rejeição aguda, glomerulonefrite (GN) recorrente ou *de novo* e estenose da artéria renal do enxerto. A ingestão de sódio após o transplante também pode contribuir para a hipertensão entre os pacientes sensíveis ao sal. Em raros pacientes, o excesso de produção de renina proveniente dos rins nativos pode contribuir para a hipertensão pós-transplante. Há relatos de que, em receptores com hipertensão grave refratária ao tratamento clínico, a nefrectomia bilateral foi capaz melhorar o controle da pressão arterial.[4] Recentemente, observou-se benefício da denervação simpática renal em pacientes não transplantados com hipertensão resistente (Cap. 38).[5] Não se sabe ainda, porém, se a denervação simpática dos rins nativos pode melhorar o controle da pressão arterial entre os receptores de transplante renal com hipertensão refratária.

O manejo da hipertensão pós-transplante deve incluir a identificação e o tratamento da causa subjacente, modificações de estilo de vida (Cap. 35) e o tratamento de fatores de risco CV associados. O alvo inicial da pressão arterial é abaixo de 130/80 mm Hg, e em pacientes com proteinúria, abaixo de 125/75 mm Hg. Embora as recomendações do JNC 8 para diabéticos e pacientes com doença renal crônica tenham estabelecido alvos de pressão arterial mais elevados as do JNC 7, não está claro se, no pós-transplante, metas mais elevadas de pressão arterial são benéficas. Embora exista uma escassez de ensaios clínicos controlados sobre a seleção do agente anti-hipertensivo, recomendamos o uso de β-bloqueadores no período perioperatório, uma vez que existem evidências de que estas medicações são capazes de reduzir eventos de DCC em candidatos de risco. No período inicial pós-transplante, os bloqueadores não di-hidropiridínicos dos canais de cálcio (CCBs) e diuréticos são frequentemente utilizados. O primeiro apresenta um efeito benéfico sobre a hemodinâmica intraglomerular, e o último produz eliminação de sal e água em pacientes hipervolêmicos no pós-operatório. Embora um estudo de coorte retrospectivo tenha reportado uma associação inesperada entre o uso de CCBs di-hidropiridínicos e um risco aumentado para doença coronária,[6] os resultados de um outro estudo não identificaram uma associação significativa entre qualquer um dos medicamentos CV (β-bloqueadores, inibidores da enzima conversora da angiotensina [ECA], bloqueadores dos receptores da angiotensina [BRA], diuréticos, CCBs, agentes antiplaquetários, e/ou estatinas) e aumento do risco de ocorrência dos principais eventos cardíacos em 12 meses.[7] Estudos avaliando o efeito de CCBs sobre a função renal igualmente mostram resultados inconclusivos e até mesmo contraditórios. Em pacientes com doença renal crônica (DRC) proteinúrica, o uso de CCBs di-hidropiridínicos se associou a um maior risco de progressão da doença renal e óbito, exceto quando utilizados em combinação com terapia de bloqueio da angiotensina II. No entanto, os resultados de uma metanálise de estudos randomizados e controlados demonstrou que os CCBs se associaram à melhoria da função e redução da perda do enxerto.[8] Os resultados desta análise sugerem que o tratamento com BCCs de 100 pacientes com risco médio de perda de enxerto durante o primeiro

Fatores de Risco Cardiovascular entre Receptores de Transplante Renal

Tradicionais		Não Tradicionais	
Modificáveis / **Não modificáveis**		**Modificáveis (± Potencialmente Modificáveis)**	**Não modificáveis**

Modificáveis	Não modificáveis	Modificáveis (± Potencialmente Modificáveis)	Não modificáveis
Hipertensão	História familiar	Anemia	Rejeição aguda pregressa
Dislipidemia	Diabetes pré-tx	Diabetes de início de novo pós-transplante	Calcificação arterial coronariana
Obesidade	Sexo masculino	Proteinúria	preexistente
Tabagismo	Idade	Citocinas inflamatórias	Doador falecido *versus* doador vivo
	Raça branca	↑ Proteína C reativa	Esplenectomia pré-transplante
	Troponina cardíaca T	Infecção por CMV*	
	História de doença cerebrovascular	Hiperuricemia	
	pré-transplante ou	Função tardia do enxerto†	
	pós-transplante	Má função do enxerto‡	
		Hipertrofia ventricular esquerda§	
		Linfopenia CD4‖	
		Doença linfoproliferativa pós-transplante†	
		Hipoalbuminemia	
		Hiper-homocisteinemia	
		História prévia de neoplasia†	
		Duração da diálise pré-transplante†¶	

Tabela 106-1 Fatores de risco cardiovascular entre receptores de transplante renal. *CMV*, citomegalovírus; *CNI*, inibidores da calcineurina; *Pre-Tx*, pré-transplante.*Rigorosa adesão ao protocolo de vigilância e profilaxia contra CMV em pacientes de alto risco. † Referência 1. ‡ Minimização do CNI a critério do médico assistente. § Intensifique o controle pressórico. ‖ Avalie riscos e benefícios da terapia com anticorpos depletores de células T (dados limitados). ¶ Discuta a opção de transplante com doador vivo com o paciente durante a avaliação pré-transplante.

Potenciais Vantagens e Desvantagens de Diferentes Classes de Agentes Anti-Hipertensivos*

Classe de Medicamentos	Vantagens	Desvantagens
β-bloqueadores	Uso pré-operatório: ↓ incidência de eventos cardiovasculares	↑ Risco de bradicardia quando utilizado em associação a bloqueadores de canal de cálcio não di-hidropiridínicos. Prejudica a percepção de hipoglicemia
Bloqueadores de canais de cálcio	↓ Vasoconstrição renal induzida por CNI† ↑ Concentrações de CNI (pode permitir redução da dose em até 40%)‡	Monoterapia com bloqueadores de canal de cálcio di-hidropiridínicos deve ser utilizada com cautela§
Diuréticos	Benéficos em pacientes com hipervolemia	Hiperuricemia, gota
Inibidores da ECA, BRAs	↓ Proteinúria Potenciais efeitos cardio e renoprotetores Benéficos para pacientes com eritrocitose pós-transplante	Agravamento potencial da anemia
Bloqueadores do receptor de aldosterona	Pode melhorar evolução da doença cardíaca	Hipercalemia grave quando uso em combinação de inibidor da ECA ou BRA em pacientes com má função renal
α₂-bloqueadores	Hipertrofia prostática benigna Bexiga neurogênica	
Vasodilatadores diretos		Taquicardia
α-agonistas centrais		Depressão

Tabela 106-2 Potenciais vantagens e desvantagens de diferentes classes de agentes anti-hipertensivos. *ECA*, Enzima conversora da angiotensina; *BRA*, Bloqueador do receptor da angiotensina; *CNI*, inibidor da calcineurina. *Em geral, não há contraindicação absoluta à utilização de nenhum agente anti-hipertensivo entre os receptores de transplante renal. † BCCs di-hidropiridínicos e não di-hidropiridínicos. ‡ BCCs não di-hidropiridínicos. § Ver texto.

ano (cerca de 10%), em comparação com nenhum tratamento, impediria a perda do enxerto entre três pacientes, independentemente da presença ou ausência de hipertensão. No entanto, a ocorrência de doença cardiovascular e as taxas de mortalidade não foram reportadas. Com base na literatura existente atualmente, não parece haver contraindicação ao uso de CCBs, embora a monoterapia com CCBs di-hidropiridínicos deva ser empregada com precaução (Cap. 80).

Os inibidores da enzima conversora da angiotensina e os BRAs impedem a toxicidade por inibidores da calcineurina (CNI) em modelos experimentais, e são protetores em pacientes com DRC. No entanto, podem causar alterações agudas da função renal e hipercalemia e, portanto, geralmente não são iniciados até que a função do enxerto seja estabilizada. Uma metanálise de 21 estudos randomizados controlados demonstrou que os inibidores da ECA e os BRAs eram capazes de reduzir a proteinúria em receptores de transplante, mas se associavam à redução do hematócrito em 3,5% e da taxa de filtração

glomerular (TFG) em 6 mL/min; não houve dados suficientes para se determinar o efeito dos inibidores da ECA ou BRAs sobre a sobrevida do paciente ou do enxerto.[9] As concentrações séricas de potássio e creatinina devem ser cuidadosamente monitoradas; se houver aumento da creatinina sérica superior a 30%, deve-se considerar o diagnóstico de estenose de artéria renal.

Devido à falta de evidências conclusivas de que uma classe de agentes anti-hipertensivos seja superior a outra no pós-transplante, recomenda-se que o tratamento deve ser individualizado. Potenciais vantagens e desvantagens das diferentes classes de agentes anti-hipertensivos em receptores de transplantes renais são demonstradas na Tabela 106-2.

Dislipidemia Pós-Transplante

A dislipidemia é comum após o transplante, em parte pelo efeito hiperlipêmico de corticosteroides, ciclosporina, tacrolimo, sirolimo e everolimo. O sirolimo e everolimo estão associados aos piores perfis lipídicos, seguido pela ciclosporina, e em menor medida o tacrolimo. Um estudo de centro único demonstrou que os valores médios de colesterol total, colesterol LDL e triglicerídeos (TGs) e a incidência de doença coronariana foram mais altos entre os pacientes que receberam inibidores do alvo da rapamicina em mamíferos (mTOR) em comparação com o grupo tratado com CNI (grupo controle). No entanto, o risco de eventos cardiovasculares não foi significantemente mais alto entre os pacientes que receberam inibidores de mTOR em 4 anos de seguimento.[10] Supõe-se que os efeitos antiproliferativos dos inibidores de mTOR superem os efeitos adversos da hiperlipidemia. O efeito da dislipidemia induzida por inibidores de mTOR sobre o risco de doença CV após o transplante renal ainda não está claro; entretanto, recomenda-se tratamento agressivo para esta condição. Outros fatores etiológicos possíveis para dislipidemia pós-transplante incluem a idade, a dieta hipercalórica, um rápido ganho de peso, a hiperinsulinemia, a hipercolesterolemia preexistente, a disfunção do enxerto, a proteinúria, a predisposição genética, e o uso de β-bloqueadores e diuréticos.

Embora a hiperlipidemia frequentemente apresente melhoria durante os primeiros 6 meses após o transplante, com a redução das doses dos agentes imunossupressores, as metas de colesterol total e LDL, tal como definidas pelas orientações do *National Cholesterol Education Program* (NCEP) (www.nhlbi.nih.gov/about/ncep/index.htm) geralmente não são alcançadas. Assim, geralmente são necessárias intervenções como mudanças de estilo de vida (dieta e exercício) e prescrição de estatinas. Em adição ao seu efeito redutor da lipemia, as estatinas podem oferecer proteção contra a doença cardiovascular através das suas propriedades antiproliferativas e anti-inflamatórias e da capacidade de reduzir, os níveis circulantes de endotelina-1, proteína C-reativa, a pressão arterial sistólica e diastólica e a pressão de pulso.

Os benefícios clínicos da utilização de estatinas na população em geral foram demonstrados em vários grandes ensaios clínicos controlados. Até o momento, houve apenas um estudo prospectivo e randomizado, incluindo receptores de transplante, que comparou estatina (fluvastatina) *versus* placebo – o estudo ALERT. Este estudo demonstrou que o tratamento de receptores de transplante renal com fluvastatina durante um período de 5 a 6 anos reduziu, de forma segura e significante, os níveis de colesterol LDL. A incidência de eventos adversos cardíacos também foi reduzida, embora não significante estatisticamente. No entanto, mais análises demonstraram um efeito benéfico do início precoce da fluvastatina sobre resultado, no sentido da redução dos eventos cardíacos. Os pacientes que receberam a terapia com estatinas nos primeiros quatro anos após o transplante tiveram uma redução de risco de 64% em comparação com 19% para os que receberam a terapia depois de 10 anos. Não foi observado efeito das estatinas sobre a perda do enxerto ou a duplicação da creatinina sérica.[11-12] Apesar de eficácia e segurança bem estabelecidas do uso de estatinas em receptores de transplante, deve-se estar ciente de que o uso destas medicações em conjunto com os CNIs, particularmente a ciclosporina, resulta frequentemente em um aumento acentuado dos níveis sanguíneos das estatinas, e um maior risco de desenvolvimento de miopatia e rabdomiólise.[13] Quando comparada às outras estatinas, a sinvastatina parece ser particularmente propensa a interações medicamentosas, devido a seu extenso metabolismo pelas enzimas do citocromo P450 CYP3A4.

O ezetimibe e a terapia de combinação com estatinas pode resultar em melhoria significante do controle do colesterol devido a seus mecanismos complementares de ação. O ezetimibe bloqueia a absorção intestinal de colesterol proveniente da dieta, e a estatina inibe a síntese hepática de colesterol. Aparentemente, o ezetimibe, em uso isolado ou como terapia adjuvante com estatinas, é seguro e eficaz no tratamento da dislipidemia em pacientes transplantados renais refratários ao tratamento com estatina. Em um estudo de centro único que incluiu 67 pacientes com hiperlipidemia pós-transplante resistente a estatinas, o

tratamento com ezetimibe isoladamente ou com estatina resultou em redução significante do colesterol total e o colesterol LDL em 25% e 34%, respectivamente, durante o primeiro mês de tratamento.[14] Em um outro estudo incluindo 56 receptores de transplante renal, a adição de ezetimibe à terapia com estatinas desacelerou o declínio da função renal, em comparação aos controles.[15] Ainda não foi esclarecido se a terapia de combinação ezetimibe-estatina é superior à terapia isolada com estatina na redução dos fatores de risco da doença CV.

A hipertrigliceridemia grave (nível de TG > 500 mg/dL ou 5,65 mmol/L) pode ocorrer com o uso de sirolimo e everolimo. O manejo inclui a redução da dose das medicações, a adição de um derivado de ácido fíbrico (fibratos) ou de ácido nicotínico, e, em casos refratários, da substituição do sirolimo ou everolimo por micofenolato mofetil (MMF) ou tacrolimo. O painel de especialistas da *National Kidney Foundation* recomenda o gemfibrozil como o fibrato de escolha. No entanto, a prescrição de fibratos deve ser evitada em pacientes com DRC estádio 5. Entre os principais medicamentos derivados do ácido fíbrico (bezafibrato, ciprofibrato, fenofibrato e gemfibrozil), os três primeiros podem resultar em elevação da creatinina sérica entre pacientes tratados com ciclosporina. Embora todos os fibratos em combinação com estatinas sejam associados a elevações da enzima creatinina quinase (CK) com ou sem rabdomiólise ou miopatia evidente, o gemfibrozil parece se relacionar a um maior risco para o desenvolvimento de miopatia quando comparado com bezafibrato ou fenofibrato.[13]

A monoterapia com niacina não parece causar miopatia, mas a sua utilização combinada com lovastatina, pravastatina ou sinvastatina pode estar associada a rabdomiólise. Os fármacos "sequestradores" dos ácidos biliares devem ser utilizados com cautela, devido à sua potencial interferência com a absorção dos CNIs e derivados do ácido micofenólico. A coadministração das substâncias sequestradoras dos ácidos biliares e precursores do ácido micofenólico não é recomendada. Deve-se mencionar também que estudos na população em geral sugerem que os estes medicamentos podem aumentar os níveis de TG. Uma lista mais completa de interações medicamentosas das estatinas e outros agentes hipolipemiantes é fornecida na Referência 13.

As estatinas constituem a terapia de primeira linha para o tratamento da dislipidemia por lipoproteína colesterol não HDL, devido a sua segurança e eficácia bem estabelecidas na prevenção de doença cardiovascular em ensaios randomizados na população em geral. Os fibratos devem ser considerados para aqueles pacientes intolerantes às estatinas, apesar da redução da dose ou apesar da substituição por outra estatina. Atualmente não existem dados que sugerem que a adição de fibratos ao tratamento com estatina seja superior à adição de ácido nicotínico (ou vice-versa) no tratamento da hipertrigliceridemia pós-transplante. Portanto, a escolha de um agente sobre o outro deve levar em consideração os potenciais eventos adversos e as interações medicamentosas.

Para aqueles pacientes com níveis de TG de jejum acima de 1000 mg/dL (11,3 mmol/L), o Adult Treatment Panel (ATP) III recomenda uma dieta com muito baixo teor de gordura (<15% calorias totais) e a utilização de TGs de cadeia média, e óleos de peixe para substituir alguns TGs de cadeia longa.

As orientações sugeridas para o tratamento farmacológico da dislipidemia são resumidas na Figura 106-1.

Diabetes de Início *de novo* após o Transplante

O diabetes melito de início após o transplante (DMPTX) ocorre em 4% a 25% dos receptores de transplante renal. As distintas incidências reportadas são resultado de diferenças na definição, na duração do acompanhamento e da presença ou não de fatores de risco modificáveis e não modificáveis.[16] Os principais fatores de risco incluem origem afro-americana, hispânica ou do sudeste asiático (em comparação com pacientes caucasianos ou asiáticos), obesidade (definida como IMC superior a 30 kg/m²), idade acima de 40 a 45 anos, história familiar de

Diretrizes Sugeridas para o Tratamento da Dislipidemia Pós-Transplante

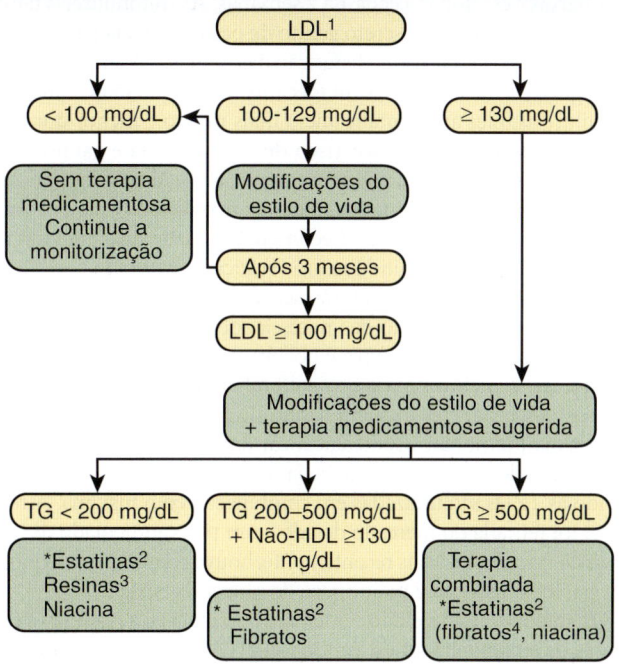

Figura 106-1 Diretrizes sugeridas para o tratamento da dislipidemia pós-transplante. Todos os pacientes devem ser considerados como equivalentes de alto risco para DAC. Alvos: colesterol LDL abaixo de 100 mg/dL (opcional < 70 mg/dL[1]), TGs abaixo de 200 mg/dL, HDL acima de 40 a 50 mg/dL. *Se os alvos de colesterol LDL não forem atingidos com monoterapia com estatina, considere combinação de estatinas e inibidores da absorção de colesterol[5]. [1]Colesterol LDL abaixo de 70 mg/dL é sugerido para pacientes de muito alto risco (diretrizes NCEP, ATP III). [2]As estatinas são as medicações mais eficazes e devem ser os agentes de primeira escolha. Recomenda-se iniciar com doses baixas em pacientes em uso de ciclosporina e tacrolimo. Deve-se monitorar enzimas musculares e hepáticas, especialmente em pacientes que recebem terapia combinada. [3]A administração concomitante de sequestradores de ácidos biliares e ácido micofenólico não é recomendada. [4]Recomenda-se extrema cautela na utilização da combinação estatinas + fibratos. *ATP III*, Adult Treatment Panel III; *DAC*, doença arterial coronariana; *HDL*, lipoproteína de alta densidade; *LDL*, lipoproteína de baixa densidade; *NCEP*, National Cholesterol Education Program; *TG*, triglicérides.

diabetes entre parentes de primeiro grau, intolerância à glicose antes do transplante ou presença de outros componentes da síndrome metabólica, receptores de transplante com doador falecido, infecção pelo vírus da hepatite C, e terapia imunossupressora, incluindo corticosteroides, tacrolimo – e, em menor medida, ciclosporina – e os inibidores da mTOR sirolimo e everolimo (Fig. 106-2).[16] Nem a azatioprina (AZA) nem o MMF possuem efeito diabetogênico.

Outros fatores de risco para o desenvolvimento de DMPTX incluem a presença de certos antígenos leucocitários humanos (HLA, tais como A30, B27 e B42), menor compatibilidade HLA, rejeição aguda prévia, infecção por citomegalovírus (CMV), receptores e doadores do sexo masculino.[16] Alguns estudos sugerem que a doença renal policística está associada a maior risco de ocorrência de diabetes pós-transplante, mas outras análises não confirmam tal achado. Os estudos que avaliaram a associação entre variações genéticas (polimorfismos de nucleotídeo único) e DMPTX foram inconclusivos. Os resultados de um estudo de centro único sugerem que a ocorrência de hiperglicemia *de novo* no pós-operatório imediato seja preditiva de risco futuro de DMPTX.[17]

Manejo do Diabetes *de novo* Pós-transplante

Entre a população não transplantada, o controle glicêmico em pacientes com diabetes melito tipo 2 (DM2) tornou-se cada vez mais complexo e muitas vezes controverso, devido aos riscos e benefícios associados a um controle intensivo e à vasta gama de opções de agentes farmacológicos disponíveis.[18] DM2 e DMPTX são caracterizados por uma deficiência absoluta ou relativa da secreção de insulina associada a intensidade variável de resistência periférica à insulina. Na sua essência, o DMPTX se assemelha ao DM2, e parece plausível abordar o DMPTX de forma passo-a-passo, semelhante ao que é recomendado para os pacientes com DM2.

Abordagem Centrada no Paciente O tratamento geralmente requer uma abordagem multidisciplinar, envolvendo pacientes (e frequentemente os membros da família), coordenadores de transplantes, médicos transplantadores e educadores. Uma abordagem muito útil é aquela em que existe intercâmbio de informações entre profissionais e paciente e decisão em consenso sobre o plano terapêutico.[18]

Concentração-alvo da Hemoglobina A$_{1c}$ As diretrizes da 2011 American Diabetes Association's Standards of Medical Care in Diabetes recomendam redução da hemoglobina A$_{1c}$ (HbA$_{1c}$) abaixo de 7% na maioria dos pacientes, com o objetivo de se reduzir a incidência da

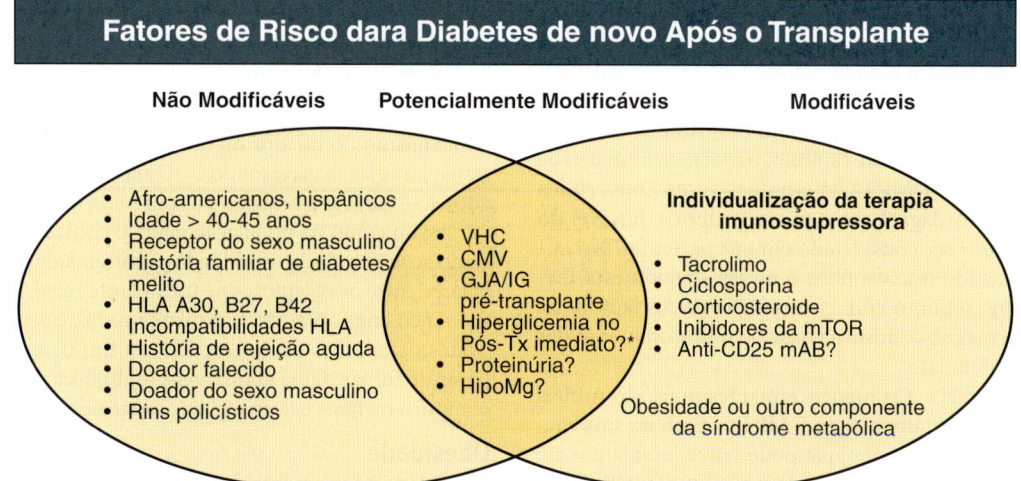

Figura 106-2 Fatores de risco para diabetes de novo após o transplante (DMPTX). *Ver texto. *Anti-CD25 mAB*, anticorpo monoclonal anti-CD25; *CMV*, citomegalovírus; *VHC*, vírus da hepatite C; *HLA*, antígeno leucocitário humano; *HipoMg*, hipomagnesemia; *GJA*, glicemia de jejum alterada; *IG*, intolerância à glicose; *mTOR*, alvo da rapamicina em mamíferos; *Pós-Tx*, pós-transplante; *Pré-Tx*, pré-transplante. (Modificado da referência 16)

doença microvascular. Um controle mais intensivo (HbA$_{1c}$ entre 6% e 6,5%) pode ser considerado para um subconjunto de pacientes com doença de curta duração, longa expectativa de vida e ausência de doença cardiovascular significativa, desde que não ocorra hipoglicemia importante ou outros eventos adversos relacionados ao tratamento.[18] Em relação ao DMPTX, as diretrizes clínicas 2009 Kidney Disease: Improving Global Outcomes (KDIGO) recomendam uma meta de HbA$_{1c}$ entre 7% e 7,5%, evitando-se níveis abaixo de 6%, particularmente nos casos de episódios comuns de hipoglicemia. Em pacientes com diabetes, a utilização de doses baixas de aspirina (75 mg ou 100 mg por dia na Europa, 81 mg por dia nos Estados Unidos) na prevenção primária da doença cardiovascular deve ser individualizada e discutida com o paciente, considerando-se a probabilidade de ocorrência de eventos vasculares isquêmicos *versus* o risco de hemorragias.

Intervenções Terapêuticas

Tratamento não farmacológico   Não existem estudos disponíveis sobre o efeito da modificação do estilo de vida sobre a prevenção ou o retardo na progressão da intolerância à glicose para DMPTX. Um estudo observacional e transversal pequeno demonstrou que níveis mais altos de atividade física se associaram a menor risco de intolerância à glicose e obesidade em receptores de transplante renal. Por outro lado, os indivíduos com atividade física limitada apresentaram, de forma consistente, maiores taxas de intolerância à glicose e obesidade central.[19] Uma vez que um maior IMC pré-transplante se relaciona à resistência à insulina após o transplante, o tratamento da obesidade parece ser um objetivo razoável para intervenção.[20]

Recomendamos promover a modificação do estilo de vida em receptores de transplante renal, incluindo a moderação da ingestão de sódio (< 2.400 mg de sódio por dia) e gordura saturada (< 7% de calorias derivadas de gorduras saturadas, de 2% a 3% de calorias derivadas de ácidos graxos trans), exercício aeróbio regular e redução de peso. Ingestão de carboidratos deve ser limitada a 50% a 60% da ingestão calórica. As diretrizes da American Heart Association para pacientes não transplantados também sugerem a ingestão de pelo menos 25 g de fibras dietéticas por dia, e duas porções de peixe por semana. A definição de metas realistas, como perda de peso de 5% a 10% do peso corporal total e uma abordagem educativa centrada no paciente tem um valor inestimável para se alcançar o sucesso.

A modificação de imunossupressão deve ser considerada em pacientes de alto risco. A redução da dose de corticosteroides melhora significativamente a tolerância à glicose durante o primeiro ano após o transplante. No entanto, qualquer redução da dose deve ser avaliada contra o risco de rejeição aguda. Devem-se individualizar regimes terapêuticos sem corticosteroides ou protocolos de suspensão destas drogas. A conversão da terapia com tacrolimo para ciclosporina em pacientes que falham em atingir o controle glicêmico desejado ou naqueles com diabetes de difícil controle têm obtido resultados variáveis. Na instituição dos autores deste capítulo, os pacientes em uso de tacrolimo que desenvolvem DMPTX são, muitas vezes, convertidos para ciclosporina. Tal abordagem resultou em melhoria variável do controle glicêmico e deve ser considerada em tais pacientes. No entanto, a exposição ao ácido micofenólico é menor quando esta medicação é utilizada em conjunto com ciclosporina *versus* tacrolimo; portanto, pode ser necessário o ajuste da dose ou monitoramento das concentrações de micofenolato.

Tratamento Farmacológico   Os hipoglicemiantes orais são muitas vezes necessários para o tratamento de DMPTX. Embora tais medicações sejam eficazes, a insulinoterapia pode ser requerida em até 40% dos pacientes, em particular no período pós-transplante inicial.

A metformina é o agente preferido para pacientes com excesso de peso, mas está contraindicada em pacientes com TFG inferior a 50 mL/min porque, em tais doentes, pode causar acidose láctica. As sulfonilureias devem ser tituladas lentamente entre os pacientes com taxa de filtração glomerular reduzida ou entre os idosos, devido a um risco aumentado de hipoglicemia. Nestes pacientes, o melhor é começar com doses baixas e escalonar a cada 1 a 2 semanas. As sulfonilureias também podem ser associadas a discreto ganho de peso e falência terapêutica secundária por exacerbação da disfunção das ilhotas.[18] As meglitinidas são secretagogos de insulina com um mecanismo de ação semelhante ao das sulfonilureias. Eles apresentam início mais rápido e menor duração de ação e, aparentemente, menor risco de hipoglicemia e ganho de peso inferior. Estes agentes são, por conseguinte, mais adequados para os pacientes com ingesta alimentar irregular, para os idosos e para os pacientes com má função do enxerto. Recomenda-se a tomada antes das refeições, e a dose deve ser omitida se uma refeição é ignorada.

As tiazolidinedionas (TZD) são sensibilizadores de insulina que podem permitir uma redução das necessidades de insulina. Eles não aumentam o risco de hipoglicemia e podem apresentar um efeito mais duradouro que a metformina ou as sulfonilureias.[18] Os potenciais efeitos adversos destes agentes incluem ganho de peso, edema periférico, anemia, edema pulmonar, insuficiência cardíaca congestiva e um aumento dos riscos de fraturas. A incidência de edema periférico é aumentada quando as TZDs são utilizadas em combinação com insulina. A rosiglitazona foi retirada do mercado devido a um risco aumentado de infarto agudo do miocárdio. Mais recentemente, houve relatos de que a pioglitazona parece se associar a maior risco de câncer da bexiga.[18]

Os análogos do peptídeo semelhante ao glucagon (GLP-1) e os inibidores da enzima dipeptidil peptidase-4 (DDP-4) são incretinomiméticos que amplificam os efeitos do GLP-1 de ocorrência natural. Ao contrário da insulina e da maioria dos outros agentes hipoglicemiantes que causam ganho de peso ou hipoglicemia, os inibidores da GLP-1 e da DDP-4 apresentam efeito favorável ou neutro na redução de peso e não aumentam o risco de hipoglicemia. Questões ainda não resolvidas se relacionam a um possível risco aumentado de pancreatite e câncer pancreático associado ao uso dos agonistas dos receptores de GLP-1.

As recomendações de rotina incluem a mensuração dos níveis de HbA$_{1c}$ trimestralmente e investigação regular das complicações diabéticas, incluindo microalbuminúria, retinopatia, polineuropatia e ulcerações e/ou infecções dos membros inferiores. Deve-se mensurar, anualmente, o perfil lipídico em jejum. Entre os receptores de transplante com múltiplos fatores de risco para doenças CV, a monitorização mais frequente do perfil lipídico deve ser realizada a critério médico. O Quadro 106-1 fornece as diretrizes para o manejo do DMPTX. É importante notar que a HbA$_{1c}$ não pode ser interpretada de forma precisa nos primeiros 3 meses após o transplante, porque a anemia e a má função do enxerto podem interferir diretamente no teste. Hemotransfusões recentes ou o uso de dapsona também podem alterar os níveis de HbA$_{1c}$.

Tabagismo

O tabagismo do doador ou do receptor pode afetar os resultados do transplante de órgãos sólidos.[21] Uma história de tabagismo entre doadores se associa à redução da sobrevida do enxerto e do receptor.[21]

Assim como na população geral, o consumo de cigarros está associado ao aumento da morbidade e mortalidade por doenças cardiovasculares entre os receptores de transplante renal. A cessação do tabagismo cinco anos antes do transplante reduz o risco de óbito em 29%.[22] Todos os esforços devem ser feitos a fim de encorajar os pacientes a parar de fumar. Uma abordagem multifacetada que inclua estratégias comportamentais e farmacológicas parece ser a mais eficaz.

Obesidade

Obesidade no momento do transplante (definido como IMC ≥ 30 kg/m^2) tem prevalência entre 9,5% e 29%, e sua frequência entre receptores de transplante nos Estados Unidos dobrou entre 1987 e 2001. O IMC elevado é um preditor independente de insuficiência cardíaca

Manejo do Diabetes Mellitus *de novo* Após o Transplante

Modificação Dietética
- Referência a nutricionista.
- Para dislipidemia relacionada ao diabetes: dieta pobre em gorduras saturadas e colesterol e rica em carboidratos complexos e fibras.
- As diretrizes da AHA * sugerem limitar a ingesta de colesterol (<200 mg/dia para pacientes com diabetes mellitus); menos de 7% das calorias derivadas de gorduras saturadas; 2% a 3% de calorias derivadas de ácidos graxos trans; 2400 mg ou menos de sódio por dia. Recomenda-se mais de 25 g de fibras dietéticas por dia e duas porções de peixe por semana.

Modificações do Estilo de Vida
- Exercício
- Redução de peso ou evitar ganho de peso excessivo
- Cessação do tabagismo

Ajuste ou Modificação da Terapia Imunossupressora†
- Redução rápida da dose de corticosteroides, regimes livres de esteroides ou suspensão de corticoterapia
- Conversão de tacrolimo para ciclosporina

Terapia Farmacológica
- Hiperglicemia aguda grave (pode indicar internação do paciente)
- Insulinoterapia (considere insulina em infusão contínua quando glicemia ≥ 400 mg/dL)
- Hiperglicemia crônica: alvo de HbA_{1c} entre 7% e 7,5%, não inferior a 6% (ver texto)
- Hipoglicemiantes orais em monoterapia ou em combinação‡ e/ou insulinoterapia
- Considere referência ao especialista se HbA_{1c} permanecer ≥ 9%

Monitoramento de Pacientes com DMPTX
- HbA_{1c} a cada 3 meses
- Triagem para microalbuminúria
- Exame oftalmológico regular
- Cuidados regulares com os pés
- Perfil lipídico em jejum anual
- Tratamento agressivo da dislipidemia e hipertensão

Quadro 106-1 Manejo do diabetes mellitus de novo após o transplante (DMPTX). *American Heart Association. † Os médicos assistentes devem conhecer a história imunológica dos pacientes antes de proceder à manipulação da terapia imunossupressora. ‡ A escolha do agente hipoglicemiante deve ser individualizada (ver texto). *(Modificado da Referência 2.)*

congestiva e fibrilação atrial.[23] O impacto do IMC sobre a mortalidade cardíaca respeita uma curva de risco em forma de U, com riscos ajustados aumentados nos extremos de mais alto e mais baixo IMC, quando comparados com um grupo de referência com IMC entre 22 e 24 (razão de risco [HR] de 1,3 para IMC <20; HR 1,2 para IMC entre 30 e 32; HR 1,4 para IMC> 36).[24]

O manejo da obesidade pós-transplante inclui modificações do estilo de vida e da dieta. A redução da dose ou suspensão dos corticosteroides deve ser contrabalanceada com o risco de rejeição e perda do enxerto renal. Atualmente, não se recomenda a utilização de agentes farmacológicos para redução de peso no período pós-transplante, devido à possibilidade de interações medicamentosas desconhecidas.

Os resultados disponíveis sobre a segurança e eficácia da cirurgia de bypass gástrico pós-transplante ou banda gástrica ajustável na melhoria de comorbidades como hipertensão arterial, diabetes melito e dislipidemia são limitados. Em uma análise da base de dados do United States Renal Data System (USRDS), as taxas de mortalidade em pacientes submetidos à cirurgia de bypass gástrico após o transplante foram mais elevadas em comparação com pacientes sem doença renal submetidos à mesma cirurgia. No entanto, a diferença entre as taxas de mortalidade situou-se dentro de um «limite aceitável» e foi atribuída à má cicatrização de feridas associada ao uso da terapia imunossupressora. Em uma pequena série de cinco pacientes (idade média 40,8 anos; média de IMC 52,2) submetidos a cirurgia

bariátrica laparoscópica após o transplante renal, não houve complicações pós-operatórias e a percentagem de perda de excesso de peso em 2 anos foi de mais de 50%.[25] Com o aperfeiçoamento das técnicas cirúrgicas e dos cuidados pós-operatórios, a opção de cirurgia bariátrica para obesidade mórbida pós-transplante deve ser explorada.

Aspirina e Terapias Antiplaquetárias

A aspirina é amplamente utilizada com o objetivo de reduzir a ocorrência de eventos cardiovasculares em pacientes não transplantados. Entre receptores com enxerto funcionante em 1 ano, o uso de medicamentos antiplaquetários no primeiro ano após o transplante também foi associado a um risco 27% menor de eventos cardíacos maiores em 5 anos.[7]

Fatores Não Convencionais de Risco Cardiovascular
Proteinúria

A proteinúria ocorre em 9% a 40% dos receptores de transplante renal com enxerto funcionante. A proteinúria dos rins nativos normalmente diminui de forma rápida após o transplante, de tal maneira que a piora da proteinúria frequentemente sugere patologia do enxerto. Assim como entre pacientes não transplantados, a proteinúria pós-transplante se relaciona a um aumento do risco de eventos CV, perda do enxerto e mortalidade. Ensaios controlados que avaliem o efeito benéfico do tratamento antiproteinúrico na redução do risco CV em receptores de transplante renal são escassos. Espera-se que um estudo canadense duplo-cego, randomizado e controlado, avaliando o efeito do ramipril *versus* placebo em receptores de transplante renal com proteinúria e eTFG de 20 a 55 mL/min/1,73 m² tenha completado a fase de inclusão no final de 2014. Embora as recomendações rotineiras sobre a utilização de inibidores da ECA ou BRAs para o tratamento da proteinúria após o transplante renal aguardem resultados de ensaios clínicos controlados, estas medicações devem ser consideradas devido aos seus efeitos cardioprotetores e antiproteinúricos bem estabelecidos. As diretrizes clínicas do KDIGO de 2009 recomendam a introdução dos inibidores da ECA ou BRAs como terapia de primeira linha para pacientes com hipertensão e proteinúria documentada ≥ 1 g/dia.

Troponina Cardíaca T

Recentemente, foi proposto que a troponina cardíaca T (cTnT) é capaz de fornecer informações prognósticas na avaliação cardíaca de pacientes com doença renal em estádio terminal (DRET). O aumento dos níveis de cTnT correlaciona-se a óbito por todas as causas e mortalidade cardiovascular em pacientes assintomáticos com insuficiência renal em estádio terminal. Maiores níveis de cTnT no pré-transplante foram associados a aumento do risco de eventos cardiovasculares e óbito pós-transplante de maneira independente de outros fatores de risco cardiovascular. Embora os níveis de cTnT diminuam rapidamente após o transplante, os pacientes sem retorno deste marcador aos valores normais apresentam alto risco de óbito ou de eventos cardíacos.[26] Sendo assim, níveis persistentemente elevados de cTnT no período pré- e pós-transplante podem ser utilizados para definir uma população alvo para a modificação de fatores de risco CV ou programas de intervenção.

ALTERAÇÕES LABORATORIAIS COMUNS

Anemia

No pós-transplante imediato, uma expansão agressiva de volume pode resultar em anemia dilucional. Anemia refratária ou importante exige investigação cuidadosa e exclusão da possibilidade de sangramento cirúrgico pós-operatório, em particular naqueles com uma rápida queda dos níveis de hemoglobina e hematócrito.

Anemia discreta é comum no período pós-transplante inicial, quando normalmente se descontinua a terapia com eritropoietina

(EPO), mas em algumas semanas a meses geralmente ocorre a melhora do quadro. Fatores etiológicos sugeridos para a persistência da anemia pós-transplante incluem deficiência de ferro, má função do enxerto, episódios de rejeição aguda, infecção recente e medicamentos (como AZA, MMF, sirolimo, everolimo, inibidores da ECA e BRAs). A anemia é mais comum entre receptores afro-americanos e do gênero feminino.

A avaliação das reservas de ferro no momento do transplante tem pouco valor, já que a deficiência de ferro não é rara entre a população em diálise. Uma deficiência importante deve ser manejada com administração intravenosa de ferro, conforme tolerância. A utilização de EPO e darbepoetina alfa são eficazes no tratamento da anemia em receptores de transplante renal. Embora as diretrizes 2009 Kidney Disease Outcomes Quality Initiative (KDOQI) recomendem concentrações-alvo de hemoglobina entre 11 e 13 g/dL para pacientes com DRC, grandes estudos em anemia e DRC demonstraram um possível efeito prejudicial de concentrações altas de hemoglobina e doses elevadas de eritropoetina. Além disso, estudos observacionais em receptores de transplante renal sugerem maior mortalidade com níveis de hemoglobina acima de 12,5 g/dL. Embora as recomendações baseadas em evidências aguardem o resultado de grandes ensaios randomizados comparando a eficácia e segurança dos agentes estimulantes de eritropoiese *versus* placebo, parece plausível instituir medidas de manejo da anemia pós-transplante para manter os níveis de hemoglobina no intervalo entre 10 e 12 g/dL.

Anemia refratária ou ausência de melhoria gradual após as primeiras semanas do transplante podem ser causadas por sangramento gastrointestinal oculto, hiperparatiroidismo terciário, condições inflamatórias subjacentes ou infecção por parvovírus B19. Sirolimo, everolimo, AZA, MMF e outros medicamentos comumente utilizados, incluindo inibidores da ECA e BRAs, podem causar ou agravar a anemia. Tal efeito não deve ser menosprezado. Anemia resistente à EPO foi descrita em pacientes que recebem imunossupressão com sirolimo. Em receptores estáveis de transplante renal, a conversão de sirolimo para MMF de revestimento entérico pode auxiliar na resolução da anemia. Embora incomum, a hemólise induzida por drogas ou outras causas deve também ser considerada.

Leucopenia e Trombocitopenia

Leucopenia e trombocitopenia são mais comumente relacionadas a eventos adversos de drogas incluindo AZA, anticorpos depletores de linfócitos, MMF, sirolimo, everolimo, sulfametoxazol-trimetoprim, entre outros. A redução da dose ou a suspensão do agente agressor geralmente corrige tais alterações hematológicas. Leucopenia severa pode ser tratada de forma segura com fator estimulador de granulócitos. Devem-se excluir microangiopatia trombótica (MAT) e infecção por CMV. A infecção pelo parvovírus B19 pode se apresentar com anemia refratária, pancitopenia e MAT. Uma maior incidência de leucopenia foi observada entre receptores de transplante que recebem indução com alemtuzumabe. Outros efeitos adversos hematológicos do alemtuzumabe incluem anemia, linfopenia e trombocitopenia. Na fase pós-comercialização, foram relatados casos de anemia aplástica induzida por alemtuzumabe. O bortezomibe, um inibidor do proteasoma de primeira geração recentemente introduzido para uso clínico no transplante para o tratamento de rejeição mediada por anticorpos e em protocolos de dessensibilização, foi associado a leucopenia e trombocitopenia. O risco de trombocitopenia é maior em pacientes com baixa contagem basal de plaquetas.

Eritrocitose

A eritrocitose pós-transplante (EPT) ocorre em 8% a 25% dos receptores dentro dos primeiros dois anos de transplante. A incidência de EPT parece ter diminuído nos últimos anos, provavelmente devido ao uso mais frequente de inibidores da ECA e BRAs. Fatores de risco para EPT incluem a presença dos rins nativos, gênero masculino, excelente função do enxerto e ausência de episódios de rejeição, concentrações altas de hemoglobina antes do transplante e hipertensão arterial. Alguns estudos também sugeriram tabagismo e diabetes como fatores de risco para EPT. Outros fatores de risco incluem doença renal policística e GN como causa de doença renal em estádio terminal. A estenose da artéria renal do transplante não é associada de forma consistente à ocorrência de EPT. Hormônios e fatores de crescimento são implicados na patogênese da EPT. Estes podem incluir a retroalimentação defeituosa do metabolismo da EPO, a estimulação direta de precursores eritroides pela angiotensina II, anormalidades nos níveis de fatores de crescimento semelhantes à insulina tipo 1 (IGF-1) e suas proteínas ligantes e aumento dos fatores solúveis liberados pelas células-tronco, que estimulam o crescimento das células progenitoras eritroides. Demonstrou-se que tais fatores solúveis se relacionam ao hematócrito e aos valores esperados e observados de EPO em receptores de transplante renal com EPT.[27]

O tratamento geralmente é recomendado quando há concentração de hemoglobina superior a 17 a 18 g/L ou hematócrito maior que 51%-52%, devido ao risco associado de complicações tromboembólicas, hipertensão e cefaleia. A terapia com inibidores da ECA ou BRAs muitas vezes é suficiente, embora ocasionalmente possa ser necessária a realização de flebotomia. Existem relatos de uma associação negativa entre o uso de sirolimo e EPT. Entretanto, a modificação do regime imunossupressor como medida terapêutica para EPT não é realizada na prática clínica.

Hipercalemia

Hipercalemia discreta é comumente encontrada em receptores de transplante renal, particularmente no período pós-transplante inicial, quando os pacientes se encontram em uso de doses mais elevadas de CNI. É frequentemente associada à acidose hiperclorêmica leve, uma apresentação clínica que se assemelha à acidose tubular renal tipo 4. Os mecanismos sugeridos da hipercalemia induzida pelos CNIs incluem hipoaldosteronismo hiporreninêmico, resistência à aldosterona e inibição dos canais secretores de potássio dos ductos coletores corticais. A ciclosporina é capaz de inibir a atividade da bomba Na^+, K^+-ATPase nas células secretoras de K^+ dos túbulos coletores do córtex e da medula externa, consequentemente reduzindo o acúmulo intracelular de K^+ necessário para sua secreção na urina. Tipicamente, observam-se concentrações de potássio entre 5,2 mmol/L e 5,5 mmol/L em pacientes em uso de ciclosporina ou tacrolimo. Concentrações mais elevadas, especialmente na presença de uso concomitante de drogas que possam agravar a hipercalemia, os inibidores da ECA, BRAs e β-bloqueadores, poderão exigir a descontinuação dos CNIs. É necessário cautela quando se prescrevem suplementos de fósforo contendo potássio. Embora o trimetoprim possa causar hipercalemia através de um efeito semelhante à amilorida, o uso rotineiro de doses baixas na terapia profilática com sulfametoxazol-trimetoprim raramente causa hipercalemia severa ou refratária em pacientes transplantados renais. Finalmente, já que a secreção renal eficiente de potássio requeira um fluxo urinário adequado, obstrução urinária também deve ser considerada na presença de hipercalemia. O tratamento da hipercalemia é discutido no Capítulo 9. O poliestirenossulfonato de sódio (Kayexalate*) e os enemas de resina contendo cálcio devem ser evitados no período pós-transplante precoce, pelo risco de dilatação e perfuração do cólon.

Hipocalemia

O uso de sirolimo pode ser associado a hipocalemia. Esta alteração foi relatada em 34% dos pacientes tratados com sirolimo, e em 27% dos casos foi necessária a suplementação de potássio.[28] Um possível mecanismo seria o aumento da secreção tubular de potássio induzida pelo sirolimo.[29] A furosemida é frequentemente utilizada no período inicial pós-transplante, e, portanto, a hipocalemia induzida por diuréticos também não deve ser esquecida.

Hipofosfatemia

A hipofosfatemia é frequentemente encontrada nos primeiros meses após o transplante. Hipercalcemia concomitante sugere hiperparatireoidismo persistente. Na ausência de hipercalcemia, deve-se considerar desnutrição ou síndrome renal perdedora de fosfato. Nos primeiros dias após o transplante, a hipofosfatemia é atribuída a diurese maciça, em particular nos casos de transplante com doador vivo, de reabsorção renal defeituosa de fosfato secundária a lesão isquêmica, glicosúria (resultando em diurese osmótica induzida pela hiperglicemia), depleção de magnésio e uso de corticosteroides – este último atuando através da inibição da reabsorção tubular proximal de fosfato. Existem cada vez mais evidências sugerindo que o fator de crescimento de fibroblastos 23 (FGF-23) desempenha um importante papel no desenvolvimento de hipofosfatemia de início após o transplante, independente dos níveis de paratormônio (PTH). O FGF-23 é um hormônio fosfatúrico e os seus níveis estão aumentados nas fases iniciais da DRC e significativamente elevados em pacientes em diálise. Demonstrou-se que os níveis pré-transplante de FGF-23 constituem o principal preditor da fosfatemia pós-transplante.[30] Em contraste com a hipofosfatemia do período pós-transplante inicial, anormalidades além de 1 ano foram atribuídas principalmente ao hiperparatireoidismo persistente, e não ao aumento dos níveis de FGF-23.

Hipercalcemia

A hipercalcemia é comum após o transplante e geralmente é consequência do hiperparatiroidismo secundário persistente. A hipofosfatemia severa, particularmente em doentes com excelente função do enxerto, pode exacerbar a hipercalcemia através da estimulação da 1α-hidroxilase dos túbulos renais proximais. A regressão das calcificações de tecidos moles, o emprego de corticoterapia em altas doses, e imobilização prolongada são potenciais fatores contribuintes para esta anormalidade. Em cerca de dois terços dos pacientes, a hipercalcemia se resolve espontaneamente dentro de 6 a 12 meses. No entanto, a resolução espontânea ocorre em menos de metade dos pacientes com hipercalcemia prévia ao transplante. O hiperparatireoidismo persistente é atribuído a produção autônoma continuada de PTH pelas glândulas hiperplásticas nodulares, redução da densidade dos receptores de calcitriol e diminuição da expressão dos receptores sensores de cálcio da membrana plasmática, que tornam as células mais resistentes às concentrações fisiológicas de calcitriol e cálcio. Níveis persistentemente elevados de FGF-23 após o transplante podem contribuir para o hiperparatireoidismo através da inibição da atividade da 1α-hidroxilase, levando a baixos níveis de calcitriol. O risco de hiperparatiroidismo persistente é maior tanto maior for o tempo de diálise e a gravidade do hiperparatiroidismo prévio. Hipercalcemia grave, ou hipercalcemia persistente (≥ 12 meses), exige uma avaliação mais aprofundada. A avaliação inicial deve incluir a mensuração do PTH intacto. Estudos de imagem, incluindo ultrassonografia cervical ou cintilografia de paratireoides com sestamibi-[99m]Tecnécio ([99m] Tc) são necessários para determinar se o hiperparatireoidismo clinicamente observado decorre de um adenoma de paratireoide, de hiperplasia glandular ou de uma formação nodular hiperplásica das glândulas paratireoides.

Os primeiros estudos demonstraram que o cinacalcete, uma droga calcimimética, é capaz de reduzir o cálcio sérico em receptores de transplante renal com hiperparatiroidismo hipercalcêmico. No entanto, com o crescente uso desta medicação, foram relatados nefrocalcinose secundária e perda da função do enxerto.[31] A

paratireoidectomia é indicada em pacientes com hiperparatireoidismo terciário ou hipercalcemia severa persistente (> 11,5-12 mg/dL [2,87-3 mmol/L]) por mais de 6 a 12 meses, hipercalcemia sintomática ou progressiva, litíase renal, doença óssea metabólica persistente, disfunção do enxerto renal secundária ao cálcio, calcificação vascular progressiva e calcifilaxia.[32] Em um estudo de coorte retrospectivo envolvendo 83 receptores de transplante renais com hiperparatireoidismo terciário, a paratireoidectomia resultou em calcemia mais baixa (9,28 mg/dL), em comparação com cinacalcet (10,20 mg/dL) (P <0,01) em 6 semanas. A calcemia mais alta pré-tratamento foi maior entre os pacientes tratados com paratireoidectomia *versus* cinacalcet (12,2 *vs.* 11,7 mg/dL, P <0,01). Um quarto do grupo "observacional" apresentou sintomas persistentes de hipercalcemia, em comparação com 7,7% no grupo cinacalcete e 0% no grupo paratiroidectomia (P <0,01).[33] Ainda não está bem estabelecido se os calcimiméticos conferem uma melhor normalização dos parâmetros bioquímicos e evitam a necessidade de paratireoidectomia. Além disso, os clínicos devem permanecer vigilantes para o potencial desenvolvimento de nefrocalcinose associados ao uso de cinacalcete.

Hipomagnesemia

Ciclosporina, tacrolimo e sirolimo podem causar hipomagnesemia por perda urinária de magnésio. Outros fatores contribuintes incluem a terapia com diuréticos de alça, a recuperação da necrose tubular aguda, o estado de poliúria pós-obstrutiva e a acidose tubular renal. A hipomagnesemia pode ser mais comum em diabéticos. Nos primeiros três meses após o transplante, é comum encontrar um nível de magnésio abaixo de 1,5 mg/dL (0,62 mmol/L). A ingestão dietética de magnésio é geralmente insuficiente, e pode ser necessária suplementação de magnésio por via oral em doses elevadas (isto é, 400 a 800 mg de óxido de magnésio, três vezes por dia). A administração de magnésio por via intravenosa deve ser considerada em pacientes com hipomagnesemia grave (<1 mg/dL ou 0,41 mmol/L), particularmente entre aqueles com história prévia de doença arterial coronariana ou arritmias cardíacas, e aqueles em uso de digoxina. O tratamento agressivo de hipomagnesemia reduz a neurotoxicidade induzida por ciclosporina e pode melhorar o controle da pressão arterial.

Testes Anormais da Função Hepática

A elevação das enzimas hepáticas é comum no período pós-transplante inicial, e geralmente é causada por toxicidade a drogas. Agentes potenciais incluem aciclovir, ganciclovir, sulfametoxazol-trimetoprim, ciclosporina, tacrolimo, sirolimo, everolimo, terapia com estatinas e inibidores da bomba de prótons. A ciclosporina e, menos comumente, o tacrolimo, pode causar elevações dose-dependentes, transitórias e autolimitadas dos níveis de transaminases e bilirrubinas secundárias a secreção biliar defeituosa. As alterações das enzimas hepáticas causadas por eventos adversos relacionados a droga em geral se atenuam ou se resolvem após a descontinuação ou a redução da dose.

A elevação persistente ou significante das enzimas hepáticas exige uma avaliação mais aprofundada para se excluir causas infecciosas, incluindo CMV, vírus da hepatite B (VHB) e vírus da hepatite C (VHC). Em pacientes sob alto risco para infecção por CMV primária (soronegativos receptores, doadores soropositivos), pode ocasionalmente ser necessário iniciar a terapia antiviral até que os resultados de laboratório estejam disponíveis, particularmente quando há um alto índice de suspeita clínica (febre, fadiga, mal-estar, gastroenterite, leucopenia ou trombocitopenia). Evidências da reativação pós-transplante do VHB (alanina transaminase (ALT) elevada, hepatite histológica e níveis séricos de DNA > 10[5] cópias/mL) devem ser tratados com lamivudina ou com o mais recente análogo de nucleosídeos, entecavir. Alguns programas rotineiramente indicam profilaxia antiviral a todos os pacientes com antígeno de superfície da hepatite B (HBsAg) positivo no

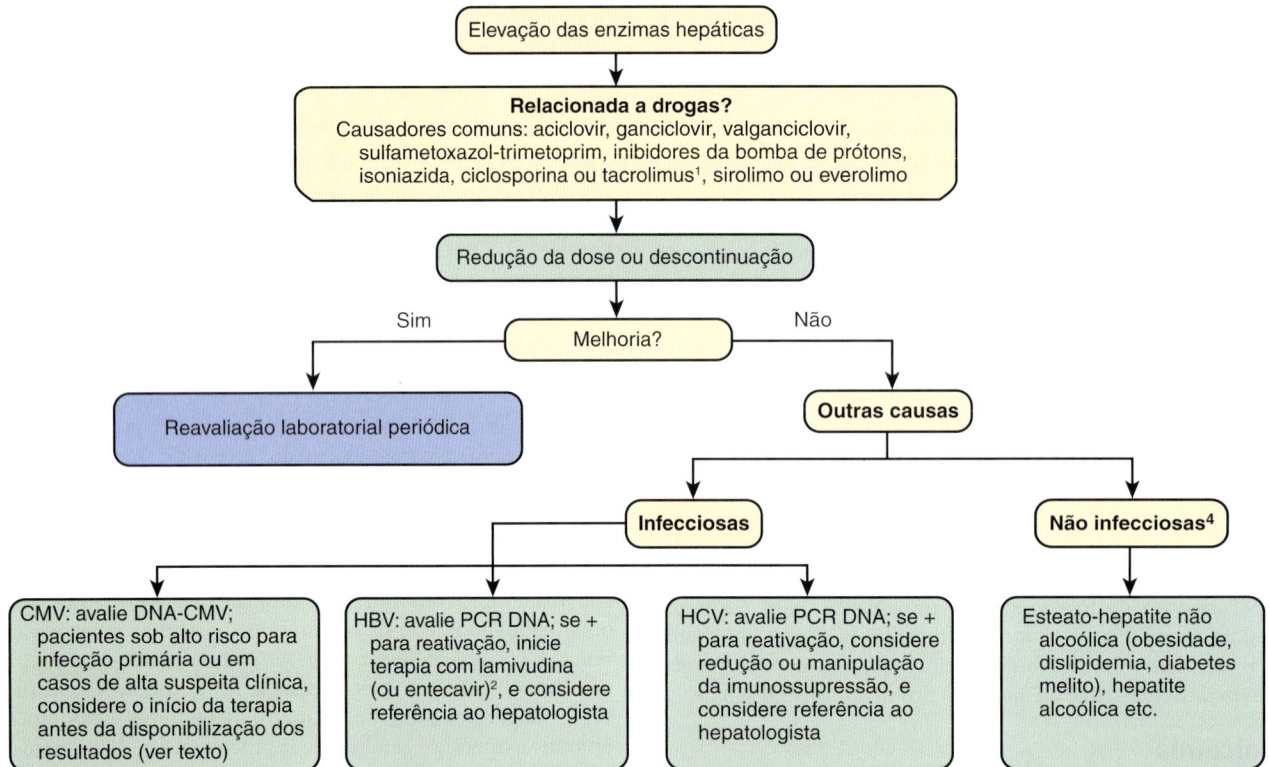

Algoritmo para a Abordagem dos Receptores de Transplante Renal com Elevação das Enzimas Hepáticas

Elevação das enzimas hepáticas

Relacionada a drogas?
Causadores comuns: aciclovir, ganciclovir, valganciclovir, sulfametoxazol-trimetoprim, inibidores da bomba de prótons, isoniazida, ciclosporina ou tacrolimus[1], sirolimo ou everolimo

Redução da dose ou descontinuação

Melhoria?
Sim — Não

Reavaliação laboratorial periódica

Outras causas

Infecciosas

Não infecciosas[4]

CMV: avalie DNA-CMV; pacientes sob alto risco para infecção primária ou em casos de alta suspeita clínica, considere o início da terapia antes da disponibilização dos resultados (ver texto)

HBV: avalie PCR DNA; se + para reativação, inicie terapia com lamivudina (ou entecavir)[2], e considere referência ao hepatologista

HCV: avalie PCR DNA; se + para reativação, considere redução ou manipulação da imunossupressão, e considere referência ao hepatologista

Esteato-hepatite não alcoólica (obesidade, dislipidemia, diabetes melito), hepatite alcoólica etc.

Figura 106-3 Algoritmo para a abordagem dos receptores de transplante renal com elevação das enzimas hepáticas. [1]A ciclosporina e, menos comumente, o tacrolimo, pode causar elevações dose-dependentes, transitórias e autolimitadas dos níveis de transaminases e bilirrubinas secundárias a secreção biliar defeituosa. [2] Alguns programas rotineiramente indicam profilaxia antiviral a todos os pacientes HBsAg positivo no momento do transplante. [3]Atualmente, não existe tratamento eficaz para a hepatite a vírus C entre receptores de transplante renal (ver texto). [4]Avaliação e abordagem semelhantes à população não transplantada. *CMV*, Citomegalovírus; *HBsAg*, antígeno de superfície do vírus da hepatite B; *VHB*, vírus da hepatite B; *VHC*, vírus da hepatite C; PCR, reação em cadeia da polimerase.

momento do transplante. Recomenda-se a instituição da terapia antiviral profilática entre os candidatos com DNA VHB superior a 10^5 cópias/mL e doença hepática ativa, definida por ALT mais de duas vezes o limite superior da normalidade ou hepatite comprovada por biópsia. A supressão da replicação do VHB com análogos de nucleótidos parece ser capaz de melhorar a sobrevida de receptores de transplante renal infectados com VHB.[34] Atualmente, não há tratamento eficaz para a hepatite C crônica em receptores de transplante renal. Embora o tratamento com interferon-a pode resultar no clareamento do RNA do VHC em 25% a 50% dos pacientes, mas uma rápida recaída após a retirada do medicamento é quase universal. De forma mais importante, demonstrou-se que o tratamento com interferon-a se associou a episódios de rejeição aguda e perda do enxerto renal, e, atualmente, não é recomendado de rotina para receptores de transplante renal com infecção por VHC. Seu uso deve ser individualizado a critério do nefrologista do transplante e do hepatologista. Estudos avaliando regimes sem interferon demonstraram resultados promissores. Atualmente, o tratamento da infecção pelo VHC nessa população provavelmente inclui a manipulação da terapia imunossupressora. A experiência adquirida com o transplante de fígado indica que a terapia com corticosteroides e com anticorpos antilinfócitos se associam a maior replicação viral e progressão mais rápida para cirrose. Com base nestas observações, é aconselhável se evitar terapia de indução com anticorpos depletores de linfócitos e minimizar a dose de corticosteroide em receptores de transplante com infecção crônica por VHC. Um algoritmo sugerido para a abordagem de receptores de transplante renal com enzimas hepáticas elevadas é mostrado na Figura 106-3.

METABOLISMO MINERAL ÓSSEO APÓS O TRANSPLANTE

Doença Óssea Pós-Transplante

A doença óssea pós-transplante é uma complicação complexa comum após o transplante renal, devido aos efeitos adversos da imunossupressão – principalmente corticosteroides, hipofosfatemia e distúrbios no eixo FGF-23-PTH-vitamina D. Os corticosteroides atuam sobre o sistema esquelético inibindo diretamente a osteoblastogênese, induzindo a apoptose de osteoblastos e osteócitos e aumentando a reabsorção óssea através da ativação dos osteoclastos. Outros efeitos adversos dos corticosteroides sobre a integridade mecânica do osso incluem a inibição da absorção intestinal de cálcio, o aumento da excreção renal de cálcio e supressão direta da secreção do hormônio gonadal. Baixos níveis plasmáticos de 25-(OH)calcidiol vitamina D também podem contribuir para a doença óssea. Esta alteração é muito comum em receptores de transplante renal, com uma prevalência de deficiência de calcidiol de 30% e insuficiência de 81%. Fatores causais sugeridos incluem deficiência nutricional, má absorção, baixa exposição ao sol e aumento do metabolismo de calcidiol para calcitriol após transplante renal bem-sucedido.

Outros fatores contribuintes para a perda óssea pós-transplante podem incluir osteoporose "esperada" para a idade, acidose metabólica persistente, depleção de fosfato, diabetes melito, hipogonadismo e tabagismo. Modelos animais experimentais sugerem que os CNIs podem contribuir para a perda óssea pós-transplante, estimulando a reabsorção óssea. No entanto, em estudos *in vivo* demonstraram que os CNIs podem aumentar a reabsorção óssea, levando à formação de osso.[35] O sirolimo pode interferir na proliferação e na diferenciação dos osteoblastos, mas, principalmente, inibe a formação de osteoclastos. Um pequeno estudo europeu demonstrou que o sirolimo se relacionou à diminuição do nível de marcadores séricos de reabsorção óssea quando em comparação com pacientes que receberam um regime à base de CNI.[36] Everolimo também pode inibir a reabsorção óssea e prevenir a perda óssea com base em estudos experimentais.[37] Os efeitos de inibidores de mTOR na doença óssea pós-transplante permanecem obscuros.

Osteoporose

O declínio da densidade mineral óssea (DMO) pós-transplante é mais pronunciado nos primeiros 6 meses, e correlaciona-se a uma maior exposição corticosteroide no período pós-transplante inicial. Esta diminuição rápida inicial da DMO geralmente é seguida por uma taxa mais lenta da perda óssea, que reflete as doses cumulativas de corticosteroide. Aparentemente, ocorre redução da DMO em uma taxa média de 5,5% a 19,5% durante os primeiros 6 meses após o transplante, 2,6% a 8,2% entre os 6 e 12 meses e 0,4% a 4,5% em seguida.[38] Existem controvérsias sobre se a perda óssea continua a diminuir, se estabiliza ou até mesmo se reverte após o primeiro ano. Alguns estudos relatam uma diminuição média na densidade mineral óssea de 1,7% ao ano no pós-transplante tardio. Outros autores relatam estabilização dos índices durante o segundo ano, seguida por uma melhoria de 1% a 2% ao ano, posteriormente. Estudos limitados de biópsia óssea em receptores de transplante renal demonstram que a doença óssea de baixo "turnover", incluindo óssea adinâmica e osteomalácia, são comuns.[38] No entanto, são necessários maiores estudos envolvendo biópsias ósseas para melhor avaliar os efeitos combinados da osteodistrofia renal pré-transplante e da doença óssea pós-transplante associada à imunossupressão.

A avaliação de pacientes com perda óssea ou osteoporose baseia-se na mensuração da DMO por absortometria por dupla emissão de Raios-X (DXA). Em receptores de transplante renal com RFGe acima de 30 mL/min/1,73 m², as diretrizes do KDIGO sugerem avaliação da DMO nos primeiros 3 meses após o transplante, se os pacientes recebem corticosteroides ou apresentam fatores de risco da população geral para osteoporose (baixa nível de evidência). Para os pacientes com RFGe superior a 30 mL/min/1,73 m² e baixa DMO nos primeiros 12 meses após o transplante, as diretrizes do KDIGO sugerem considerar tratamento com vitamina D, calcitriol ou alfacalcidol ou bisfosfonatos (baixa qualidade de evidência). Em receptores de transplante com DRC estádio 4 ou 5, as diretrizes do KDIGO não recomendam o rastreamento da DMO de rotina, porque os testes não são capazes de prever o risco de fraturas ao contrário do que ocorre na população geral. Deve-se notar que, na presença concomitante de osteoporose e DRC, os resultados da DXA podem ser completamente enganosos. Por exemplo, doença óssea adinâmica, hiperparatiroidismo leve e osteoporose verdadeira podem produzir o mesmo padrão de DMO, ainda que a abordagem terapêutica seja diferente. Por isso, a DMO deve ser interpretada apenas juntamente com informações clínicas e laboratoriais, e a biópsia óssea deve ser realizada nos casos duvidosos.

Necrose Avascular

A osteonecrose pós-transplante (necrose avascular [NAV]) apresenta uma incidência de 3% a 16%, e afeta mais comumente cabeça e colo do fêmur. A NAV geralmente ocorre nos primeiros anos após o transplante e pode afetar outras articulações, incluindo os joelhos, ombros e, menos comumente, tornozelos, cotovelos e pulsos. Os fatores predisponentes para o desenvolvimento de NAV incluem maior exposição a pulsoterapia com corticosteroide por via intravenosa, baixa massa óssea, hiperparatiroidismo, maior tempo em diálise pré-transplante, ganho de peso excessivo, hiperlipidemia, trombose microvascular e história de trauma local. Estudos em receptores de transplante renal em uso de regime imunossupressor de manutenção livre de corticosteroides demonstraram baixas taxas de NAV em 3 anos de seguimento.[39] Sugere-se que a ciclosporina também se relacione a aumento do risco de osteonecrose, devido ao seu efeito vasoconstritor.

A NAV da cabeça e colo do fêmur inicial comumente se apresenta com dor no quadril ou inguinal, ou dor referida no joelho. Os sintomas podem ser agravados por sobrecarga de peso, mas também podem ser paradoxalmente piores à noite. A ressonância magnética é a técnica mais sensível para a detecção precoce. As radiografias simples são de valor limitado no diagnóstico das fases iniciais. Aconselham-se o uso de muletas para evitar sobrecarga de peso no lado afetado e encaminhamento ao ortopedista. A redução drástica da dose ou a descontinuação dos corticosteroides tem pouco ou nenhum efeito sobre o curso da NAV estabelecida e pode comprometer a função do enxerto.

Prevenção e Manejo Pós-Transplante Doenças Ósseas

O manejo da doença óssea pós-transplante foi amplamente embasado em estudos envolvendo osteoporose pós-menopausa e osteopenia induzida por corticosteroide em situações diferentes do transplante. Estudos limitados em transplante de órgãos sólidos produziram resultados variáveis e contraditórios, em parte por causa da complexa fisiopatologia do metabolismo mineral e ósseo após o transplante, particularmente nos receptores de transplantes renais. No entanto, as medidas de prevenção para minimizar a perda óssea pós-transplante devem ser iniciadas logo após o procedimento. A deambulação precoce e a prática de exercícios físicos devem ser incentivadas. Recomenda-se a suplementação adequada de cálcio (1.000 mg/dia) em pacientes sem hipercalcemia no primeiro ano após o transplante para se prevenir a rápida perda óssea secundária à menor absorção intestinal cálcio induzida por corticoide. As diretrizes KDIGO recomendam a mensuração dos níveis de calcidiol e a correção da insuficiência e da deficiência de vitamina D, da mesma forma que na população geral. Em pacientes sob maior risco de fraturas, deve-se considerar a retirada rápida dos corticoides ou a utilização de protocolos de imunossupressão livres destas medicações, sempre após avaliar os benefícios *versus* o risco de rejeição aguda. Níveis altos de PTH pré-transplante predizem hiperparatiroidismo persistente após o transplante, o que pode contribuir para a perda óssea. Assim, o hiperparatireoidismo preexistente associado à DRC deve ser abordado de acordo com as diretrizes KDOQI.

Em pacientes com hiperparatiroidismo secundário preexistente, hipercalcemia e hipofosfatemia podem se desenvolver após um transplante renal bem-sucedido devido ao efeito combinado de tal alteração hormonal e dos níveis recém-aumentados de calcitriol. O papel contributivo de FGF-23 no desenvolvimento de hipofosfatemia pós-transplante já foi discutido previamente. Geralmente, recomenda-se uma abordagem conservadora, com suplementação de fosfato e supressão do hiperparatireoidismo com cinacalcete. Embora não existam diretrizes definidas, deve-se considerar a suplementação de fosfato em pacientes com níveis abaixo de 1,5 mg/dL (0,5 mmol/L), para se evitar complicações associadas à hipofosfatemia grave (p. ex., rabdomiólise, disfunção ventricular esquerda, fraqueza dos músculos respiratórios, e hemólise). No entanto, não se recomenda reposição agressiva, que pode resultar em hipocalcemia, hiperparatireoidismo persistente, hiperfosfatemia e deficiência de calcitriol, e aumentar o risco de nefrocalcinose e nefropatia aguda.[35] Várias formas de derivados de vitamina D, com ou sem suplementação de cálcio, têm sido utilizados por investigadores independentes com melhoria variável nos parâmetros minerais e ósseos pós-transplante, incluindo cálcio do soro, fósforo, PTH e fosfatase alcalina.[38] Atualmente, o cinacalcete é utilizado "fora das recomendações da bula" pela maioria dos centros dos Estados Unidos para tratar a hipercalcemia associada ao hiperparatireoidismo persistente.

Os bisfosfonatos aumentam a DMO em mulheres na pós-menopausa e em pacientes com osteoporose induzida por corticosteroides, particularmente na coluna lombar e no trocânter. Estudos em receptores de transplante renal demonstram, igualmente, que os bisfosfonatos são capazes de melhorar significantemente a DMO da coluna lombar e do colo do fêmur e de reduzir o risco de fratura.[40] Em uma metanálise de estudos randomizados controlados, o tratamento com bisfosfonatos ou vitamina D reduziu o número de pacientes com fratura (odds ratio [OR] 0,50 [intervalo de confiança (IC) 95%, 0,29-0,83]) e o número de fraturas vertebrais (OR 0,24 [IC 95%, 0,07-0,78]). Também se observou aumento na densidade mineral óssea na coluna lombar (2,98% [IC 95% 1,31-4,64]) e no colo do fêmur (3,05% [IC 95%, 2,16-3,93]). Quando os estudos com bisfosfonatos foram examinados separadamente, houve uma redução do número de pacientes com fraturas (OR 0,53 [IC 95%, 0,30-0,91]), ao passo que não foi observada nenhuma redução significativa na frequência de fraturas vertebrais.[40] No entanto, recentemente, os efeitos benéficos da terapia com bisfosfonatos no período pós-transplante foram questionados. Em um estudo controlado, randomizado e duplo-cego incluindo 129 pacientes transplantados renais com função renal inicial estável, a adição de terapia com ibandronato a um regime utilizando calcitriol 0,25 μg/dia e 500 mg de cálcio duas vezes ao dia não demonstrou diferença significativa na DMO da coluna lombar em 12 meses de seguimento. A DMO da coluna lombar foi maior em ambos os grupos. Houve uma discreta queda na DMO global de 0,5% no fêmur e 1,9% no rádio no grupo placebo.[41] Especula-se que a estabilidade da DMO foi principalmente um resultado da eficácia do calcitriol e do cálcio.

A calcitonina inibe a ação osteoclástica por um sinal direto mediado por receptor. Assim, como observado em relação aos bisfosfonatos, a calcitonina demonstrou ser eficaz em pacientes na pós-menopausa, bem como em pacientes com osteoporose induzida por corticosteroide. No entanto, os efeitos benéficos da calcitonina na perda óssea após o transplante não foram demonstrados de forma consistente. Além disso, verificou-se que a calcitonina não tem efeito benéfico sobre o risco de fratura em receptores de transplante renal.

A teriparatida é um PTH recombinante humano com efeitos anabólicos sobre o esqueleto quando administrado intermitentemente. Em um estudo de centro único, a administração de teriparatida a pacientes transplantados por 6 meses não se relacionou a nenhuma alteração da DMO na coluna lombar ou rádio distal em comparação com o grupo placebo. No entanto, a DMO do colo do fêmur permaneceu estável no grupo tratado com teriparatida, mas foi significativamente reduzida no grupo placebo.[42] Atualmente, não existem dados suficientes para se recomendar o uso de teriparatida em receptores de transplante renal.

Deficiências hormonais também podem contribuir com a perda óssea após o transplante. A deficiência estrogênica ou androgênica pode persistir após o transplante. Estudos limitados demonstraram que a terapia com reposição de estrogênio melhora a DMO em receptores de fígado, pulmão e medula óssea pós-menopausa. Até o momento, não existem estudos para apoiar ou refutar a terapia hormonal a fim de evitar a perda óssea pós-transplante em mulheres na pós-menopausa; portanto, o tratamento deve ser individualizado. A associação entre terapia hormonal e risco CV não deve ser menosprezada. A deficiência de testosterona também tem sido implicada no desenvolvimento de perda óssea e fraturas após o transplante. No entanto, o papel da terapia de substituição hormonal em homens com hipogonadismo não está bem definido. Devido aos seus efeitos colaterais potenciais, incluindo dislipidemia, elevação das enzimas hepáticas, eritrocitose e hipertrofia da próstata, a testosterona deve ser indicada apenas para homens com hipogonadismo verdadeiro.

Em resumo, os análogos de vitamina D e os bisfosfonatos são os agentes mais eficazes para prevenção e tratamento de doenças do metabolismo mineral e ósseo em receptores de transplantes de órgãos sólidos. No entanto, as recentes evidências de falta de efeito benéfico significativo do tratamento com bifosfonatos em comparação com calcitriol e cálcio[41] e o potencial efeito de supressão excessiva dos bisfosfonatos sobre o metabolismo ósseo indicam que a sua utilização após o transplante deva ser individualizada. Na opinião dos autores, a terapia com bisfosfonatos pode ser justificável em indivíduos de alto risco, como pacientes com osteoporose preexistente ou baixa massa óssea global documentada, sob doses elevadas de corticosteroides, com história prévia de fraturas ou mulheres na pós-menopausa. As diretrizes KDIGO 2009 sugerem biópsia óssea para guiar o tratamento, especialmente antes do tratamento com bifosfonatos, devido a elevada incidência de doença óssea adinâmica.

Gota

A hiperuricemia e a gota são comuns entre os receptores de transplante renal com imunossupressão baseada em ciclosporina, com uma prevalência de 30% a 84% e 2% e 28%, respectivamente. Sugere-se que a ciclosporina seja capaz de prejudicar a excreção renal de ácido úrico através da diminuição da taxa de filtração glomerular e do aumento da reabsorção de ácido úrico pelo túbulo proximal. Fatores de risco para o desenvolvimento de hiperuricemia pós-transplante e artrite gotosa incluem níveis anormalmente elevados de ácido úrico pré-transplante, má função do enxerto, obesidade e uso de diuréticos. Em um estudo de coorte retrospectivo, a ciclosporina se associou a um aumento do risco relativo de novos casos de gota em comparação com tacrolimo (HR ajustado 1,25, IC 95% 1,07-1,47).[43] Alimentos ricos em purinas, como a carne e os frutos do mar, e bebidas alcoólicas ricas em purinas, como a cerveja, sabidamente podem aumentar o risco de gota. É interessante notar, no entanto, que vegetais ricos em purinas não se associaram a um risco aumentado desta condição.[44]

A abordagem da crise aguda de gota inclui a aplicação tópica de gelo e o repouso da articulação inflamada. Tratamentos farmacológicos incluem colchicina, aumento da dose de corticosteroides ou anti-inflamatórios não esteroides (AINEs). O uso de AINEs, no entanto, deve ser evitado em pacientes com função do enxerto insatisfatória. Outras opções de tratamento incluem corticosteroides intra-articulares e hormônio adrenocorticotrófico parenteral (ACTH), esta última opção sendo reservada para pacientes com comorbidades como disfunção do enxerto e hemorragia gastrointestinal ou nos casos de artrite gotosa refratários à terapia convencional.

A abordagem da gota crônica é dirigida à redução dos níveis de ácido úrico. O alopurinol, um inibidor da xantina oxidase, deve ser iniciado em doses baixas (100 mg a 200 mg/dia), particularmente na presença de má função do enxerto. Isto se deve ao fato de que a insuficiência renal predispõe à toxicidade grave por alopurinol como um resultado da retenção do metabólito oxipurinol. Em pacientes alérgicos a esta medicação, o febuxostat (um inibidor da xantina oxidase não análogo às purinas) pode ser usado. É administrado em doses de 40 mg ou 80 mg por dia, e não requer ajuste de dose na presença de insuficiência renal. Ambos, alopurinol e febuxostat, devem ser utilizados com precaução em pacientes em uso de AZA, devido à inibição do metabolismo desta última pelos inibidores da xantina oxidase (p. ex., quando usado em combinação com alopurinol ou febuxostat, deve-se considerar redução da dose de AZZ para 25% da dose habitual e acompanhamento com hemograma completo). Como alternativa, deve-se considerar a conversão da terapia de AZA para MMF (não há interação entre MMF e alopurinol ou febuxostat).

A uricase peguilada recombinante, que converte o ácido úrico em um produto mais solúvel, a alantoína, raramente é indicada para reduzir rapidamente os níveis de ácido úrico em pacientes refratários à terapia padrão. Não se sabe se a uricase peguilada recombinante tem algum papel em receptores de transplante renal com gota refratária.

As medidas profiláticas em longo prazo incluem redução ou interrupção do uso de diuréticos, utilização crônica de alopurinol em baixas doses ou terapêutica com febuxostat, modificação da dieta e consideração de uma terapia imunossupressora alternativa. Existem relatos de que a conversão de ciclosporina para tacrolimo possa resultar em resolução de gota poliarticular severa refratária à terapia convencional. Pequenas doses de 0,6 mg/dia de colchicina podem também prevenir ataques de gota recorrentes. No entanto, a colchicina deve ser utilizada com cuidado, especialmente em doentes sob terapia com estatina, pelo risco aumentado de miopatia.

MANEJO AMBULATORIAL

Os autores recomendam visitas ambulatoriais duas a três vezes por semana durante as primeiras duas semanas após o transplante, duas vezes por semana nas próximas 2 semanas e semanalmente no próximo mês. Após os primeiros 2 meses, a frequência de consultas ambulatoriais depende da complexidade da evolução pós-operatória inicial do paciente. Os pacientes com função do enxerto estável e uma evolução pós-operatória sem intercorrências podem retornar ao trabalho e às suas atividades diárias regulares entre 2 a 3 meses após o transplante. Avaliação laboratorial durante o primeiro mês após o transplante deve incluir creatinina sérica e eletrólitos, glicemia de jejum, enzimas hepáticas, concentrações sanguíneas das medicações imunossupressoras e hemograma com plaquetas. O exame de urina (e, se for clinicamente indicado, urocultura e relação proteína-creatinina urinária) também deve ser realizado. Após o primeiro ano pós-transplante, recomenda-se o acompanhamento anual em um centro especializado em transplante.

Referências

1. Israni AK, Snyder JJ, Skeans MA, et al. Predicting coronary heart disease after kidney transplantation: Patient Outcomes in Renal Transplantation (PORT) Study. *Am J Transplant*. 2010;10:338-353.
1a. Soveri I, Holme I, Holdaas H, et al. A cardiovascular risk calculator for renal transplant recipients. *Transplantation*. 2012;94:57-62.
2. Pham PT, Pham PC, Danovitch GM. Cardiovascular disease posttransplant. *Semin Nephrol*. 2007;27:430-444.
3. Opelz G, Wujciak T, Ritz E. Association of chronic kidney graft failure with recipient blood pressure. *Kidney Int*. 1998;53:217-222.
4. Fricke L, Doehn C, Steinhoff J, et al. Treatment of posttransplant hypertension by laparoscopic bilateral nephrectomy? *Transplantation*. 1998;65:1182-1187.
5. Esler MD, Krum H, Schlaich M, et al. Renal sympathetic denervation for treatment of drug-resistant hypertension. *Circulation*. 2012;126:2976-2982.
6. Kasiske BL, Anjum S, Shah R, et al. Hypertension after transplantation. *Am J Kidney Dis*. 2004;43:1071-1081.
7. Pilmore HL, Skeans MA, Snyder JJ, et al. Cardiovascular disease medications after renal transplantation: Results from the Patient Outcomes in Renal Transplantation Study. *Transplantation*. 2011;91:542-551.
8. Cross NB, Webster AC, Masson P. Antihypertensives for kidney transplant recipients: Systematic review and meta-analysis of randomized controlled trials. *Transplantation*. 2009;88:7-18.
9. Hiremath S, Fergusson D, Doucette S, et al. Renin angiotensin system blockade in kidney transplantation: A systematic review of the evidence. *Am J Transplant*. 2007;7:2350-2360.
10. Watorek E, Szynczak M, Boratynska M, et al. Cardiovascular risk in kidney transplant recipients receiving mammalian target of rapamycin inhibitors. *Transplant Proc*. 2011;43:2967-2969.
11. Holdaas H, Fellström B, Jardin AG, et al. Beneficial effects of early initiation of lipid-lowering therapy following renal transplantation. *Nephrol Dial Transplant*. 2005;20:974-980.
12. Fellström B, Holdaas H, Jardine AG, et al. Effects of fluvastatin end points in the Assessment of Lescol in renal transplantation (ALERT) trial. *Kidney Int*. 2004;66:1549-1555.
13. Ballantyne CM, Corsini A, Davidson MH, et al. Risk for myopathy with statin therapy in high-risk patients. *Arch Intern Med*. 2003;163:553-564.
14. Savvidaki E, Koukoulaki M, Benou A, et al. Ezetimibe is effective in the treatment of persistent hyperlipidemia of renal allograft recipients. *Clin Nephrol*. 2011;75:107-112.
15. Türk TR, Voropaeva E, Kohnle M, et al. Ezetimibe treatment in hypercholesterolemic kidney transplant patients is safe and effective and reduces the decline of renal allograft function: A pilot study. *Nephrol Dial Transplant*. 2008;23:369-373.
16. Pham PT, Pham PM, Pham SV, et al. New onset diabetes after transplantation (NODAT): An overview. *Diabetes Metab Syndr Obes*. 2011;4:175-186.
17. Chakkera HA, Knowler WC, Devarapalli Y, et al. Relationship between inpatient hyperglycemia and insulin treatment after kidney transplantation and future new onset diabetes mellitus. *Clin J Am Soc Nephrol*. 2010;5:1669-1675.
18. Inzucchi SE. Clinical practice. Diagnosis of diabetes. *N Engl J Med*. 2012;367:542-550.
19. Orazio L, Hickman I, Armstrong K, et al. Higher levels of physical activity are associated with a lower risk of abnormal glucose intolerance in renal transplant recipients. *J Ren Nutr*. 2009;9:304-313.
20. Chakkera HA, Weil EJ, Pham PT, et al. Can new onset diabetes after transplantation be prevented? *Diabetes Care*. 2013;36:1406-1412.
21. Corbett C, Armstrong MJ, Neuberger J. Tobacco smoking and solid organ transplantation. *Transplantation*. 2012;10:979-987.
22. Kasiske BL, Klinger D. Cigarette smoking in renal transplant recipients. *J Am Soc Nephrol*. 2000;11:753-759.
23. Abbott KC, Reynolds JC, Taylor AJ, Agodoa LY. Hospitalized atrial fibrillation after renal transplantation in the United States. *Am J Transplant*. 2003;3:471-476.
24. Lentine KL, Rocca-Rey LA, Bacchi G, et al. Obesity and cardiac risk after kidney transplantation: Experience at one center and comprehensive literature review. *Transplantation*. 2008;86:303-312.
25. Szmonstein S, Rojas R, Rosenthal RJ. Outcomes of laparoscopic bariatric surgery after renal transplant. *Obes Surg*. 2010;20:383-385.
26. Keddis MT, El-Zoghby ZM, El Ters M, et al. Cardiac troponin T before and after kidney transplantation: Determinants and implications for posttransplant survival. *Am J Transplant*. 2013;13:406-414.
27. Kiykim AA, Genctoy G, Horoz M, et al. Serum stem cell factor level in renal transplant recipients with posttransplant erythrocytosis. *Artif Organs*. 2009; 33:1086-1090.
28. Groth CG, Bäckman L, Morales JM, et al. Sirolimus (rapamycin)-based therapy in human renal transplantation. Similar efficacy and different toxicity compared with cyclosporine. *Transplantation*. 1999;67:1036-1042.
29. Morales JM, Andrés A, Dominguez-Gil B, et al. Tubular function in patients with hypokalemia induced by sirolimus after renal transplantation. *Transplant Proc*. 2003;35:154S.
30. Barros X, Torregrosa JV, Martinez de Osaba MJ, et al. Earlier decrease of FGF-23 and less hypophosphatemia in preemptive kidney transplant recipients. *Transplantation*. 2012;94:830-836.
31. Seikrit C, Mühlfeld A, Groene HJ, Floege J. Renal allograft failure in a hyperparathyroid patient following initiation of a calcimimetic. *Nat Rev Nephrol*. 2011;7:237-241.
32. Pham PC, Pham PT. Parathyroidectomy. In: Nissenson AR, Fine RN, eds. *Handbook of Dialysis Therapy*. 4th ed. Philadelphia: Saunders; 2008:1024-1038.
33. Yang RL, Freeman K, Reinke CE, et al. Tertiary hyperparathyroidism in kidney transplant recipients: characteristics of patients selected for different strategies. *Transplantation*. 2012;94:70-76.
34. Cosconea S, Fontaine H, Méritet JF, et al. Benefits associated with antiviral treatment in kidney allograft recipients with chronic hepatitis B infection. *J Hepatol*. 2012;57:55-60.
35. Alshayeb HM, Josephson MA, Sprague SM. CKD–mineral and bone disorder management in kidney transplant recipients. *Am J Kidney Dis*. 2013;61:310-325.
36. Westenfeld R, Schlieper G, Wöltje M, et al. Impact of sirolimus, tacrolimus and mycophenolate mofetil on osteoclastogenesis—implications for posttransplantation bone disease. *Nephrol Dial Transplant*. 2011;26:4115-4123.
37. Kneissel M, Luong-Nguyen NH, Baptist M, et al. Everolimus suppresses cancellous bone loss, bone resorption, and cathepsin K expression by osteoclasts. *Bone*. 2004;35:1144-1156.
38. Kalantar-Zadeh K, Molnar MZ, Kovesdy CP, et al. Management of mineral and bone disorder after kidney transplantation. *Curr Opin Nephrol Hypertens*. 2012;21:389-403.
39. Khwaja K, Asolati M, Harmon J, et al. Outcome at 3 years with prednisone-free maintenance regimen: A single center experience with 349 kidney transplant recipients. *Am J Transplant*. 2002;4:980-987.
40. Stein EM, Ortiz D, Jin Z, et al. Prevention of fractures after solid organ transplantation: A meta-analysis. *J Clin Endocrinol Metab*. 2011;96:3457-3465.
41. Smerud KT, Dolgos S, Olsen IC, et al. A 1-year randomized, double-blind, placebo-controlled study of intravenous ibandronate on bone loss following renal transplantation. *Am J Transplant*. 2012;12:3316-3325.
42. Cejka D, Beneesch T, Krestan C, et al. Effect of teriparatide on early bone loss after kidney transplantation. *Am J Transplant*. 2008;8:1864-1870.
43. Abbott KC, Kimmel PL, Dharnidharka V, et al. New-onset gout after kidney transplantation: Incidence, risk factors and implications. *Transplantation*. 2005;80:1383-1391.
44. Saag KG, Choi H. Epidemiology, risk factors, lifestyle modification for gout. *Arthritis Res*. 2006;8(suppl 1):S2.

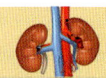

CAPÍTULO 107

Nefropatia Crônica do Enxerto

Christian Morath e Martin Zeier

DEFINIÇÕES E EPIDEMIOLOGIA

O desfecho do transplante renal nos últimos 30 anos tem melhorado de forma constante, com uma taxa de sobrevida do enxerto em um ano de cerca de 94% e de rejeição aguda durante o primeiro ano pós-transplante de 12%.[1] A perda do enxerto por rejeição aguda tem-se tornado um evento raro e ocorre predominantemente em pacientes que estão sensibilizados contra antígenos leucocitários humanos (HLA).[2] Atualmente, a maioria dos enxertos são perdidos por causa de um fenômeno chamado *nefropatia crônica do enxerto*. Anualmente, a incidência de perda do enxerto é de aproximadamente 4% (Fig. 107-1). Apenas uma década atrás, acreditava-se que as causas não imunológicas eram as principais causas de nefropatia crônica e perda do enxerto.[3] No entanto, o nosso entendimento mudou e acredita-se hoje que a principal causa de perda do enxerto são os anticorpos contra o antígeno HLA, respondendo por mais da metade das perdas do enxerto a longo prazo.[4] Com o reconhecimento dos aloanticorpos como o principal fator que contribui para a falência do enxerto, o termo nefropatia crônica do enxerto tem sido substituído por uma terminologia mais específica nos critérios de Banff (Quadro 107-1).[5,6] Um achado anatomopatológico frequente na nefropatia crônica é de atrofia tubular e fibrose intersticial (ver mais tarde a discussão da patologia e a Fig. 107-2), mas esta é uma alteração inespecífica e encontrá-la não implica qualquer causa específica para a nefropatia crônica.

Mesmo considerando que as causas imunológicas sejam as principais responsáveis pela lesão tardia e falência do transplante, as causas não imunológicas ainda representam fatores de risco significativos para a injúria e perda do enxerto (tardia). O enxerto renal pode ainda apresentar lesões significativas preexistentes, limitando a sobrevida do enxerto a longo prazo.[7] Além disso, atrofia tubular e fibrose intersticial podem resultar de danos precoces do aloenxerto como as lesões de isquemia e reperfusão ou a rejeição aguda precoce. A nefrotoxicidade dos inibidores da calcineurina (CNI), recidiva de doenças glomerulares e infecção pelo polioma vírus BK (BKV), além de hipertensão e dislipidemia contribuem para a lesão renal e consequente perda do enxerto em longo prazo.

Apesar de alguns enxertos apresentarem causa bem definida da perda, outros apresentam etiologia multifatorial, evoluindo com a perda gradual de néfrons funcionantes. Os principais contribuintes para a lesão tardia e a perda do enxerto tardio estão resumidas no Quadro 107-2.

PATOGÊNESE: FATORES NÃO IMUNOLÓGICOS

Idade, Gênero e Diferença de Tamanho Entre Doadores e Receptores

A sobrevida do enxerto em longo prazo é reduzida em rins de doadores mais velhos, sendo esse efeito ainda mais pronunciado em doadores falecidos, quando comparados aos receptores de transplante renal de doador vivo.[8] A pior sobrevida do enxerto nestes doadores é atribuída a uma resposta inadequada do órgão à injúria renal, reduzida capacidade em suportar o estresse, habilidade limitada para reparar o dano estrutural e a amplificação de uma lesão resultado de anormalidades estruturais preexistentes.[9]

Um outro mecanismo postulado para um declínio progressivo da função do enxerto é a redução da massa de néfrons resultante de hiperfiltração glomerular e hipertensão.[10] Acredita-se que o descompasso entre o tamanho do rim do doador e o tamanho do receptor esteja relacionado a um insuficiente número de néfrons, que por sua vez leva uma hiperfiltração compensatória.[11] Embora existam dados experimentais que favoreçam esta hipótese, é desconhecida a contribuição do inadequado número de néfrons desencadeando a nefropatia crônica do transplante nestes pacientes.

A sobrevida do enxerto renal é reduzida quando um enxerto feminino é transplantado em receptores masculinos (razão de risco de 1,22). Este resultado não advém apenas de uma reduzida massa renal (*nephron underdosing*), já que efeitos comparáveis são encontrados no transplante cardíaco. Outro mecanismo é a possível diferença na imunogenicidade entres os enxertos de doadores masculinos e femininos.[12,13]

Lesão de Isquemia-Reperfusão e Função Tardia do Enxerto

A sobrevida do enxerto é inferior em receptores de transplante renal com tempos de isquemia prolongados e maior tempo de isquemia fria representa um fator de risco para o desenvolvimento de atrofia tubular e fibrose intersticial 6 meses após o transplante.[14] As lesões de isquemia-reperfusão também podem desencadear lesão imunológica mediada por isquemia e lesão oxidativa resultantes de reperfusão e estão associadas à suprarregulação dos antígenos do complexo principal de histocompatibilidade (MHC), a ativação da resposta imune adaptativa, especialmente das células apresentadoras de antígeno e dos receptores do tipo Toll (TLRs) e liberação de citocinas pró-inflamatórias, podendo levar à rejeição aguda e subsequente atrofia tubular e fibrose intersticial.[15]

A função tardia do enxerto, geralmente definida pela necessidade de diálise na primeira semana após o transplante, é um fator de risco para a atrofia tubular e fibrose intersticial.[16] Há também associações independentes entre função tardia do enxerto e falência tardia do enxerto e entre função tardia do enxerto e falência do enxerto que são mediadas por rejeição aguda. Os principais fatores de risco para a função retardada do enxerto são tempo de isquemia fria prolongada, idade do doador superior a 50 anos e a presença de aloanticorpos HLA.[2]

Nefropatia por BK Vírus

Vírus BK é um poliomavírus endêmico adquirido geralmente durante a infância e que persiste no trato urinário. Embora seja assintomática no hospedeiro imunocompetente, torna-se infectante no paciente imunodeprimido. A viremia pode ser evidenciada em 10% a

Sobrevida do Enxerto para os Receptores de um Primeiro Transplante Renal de Doador Falecido em Diferentes Períodos

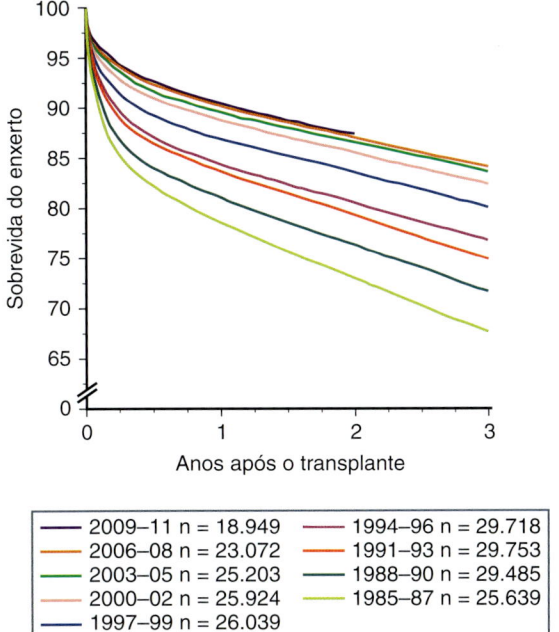

- 2009–11 n = 18.949
- 2006–08 n = 23.072
- 2003–05 n = 25.203
- 2000–02 n = 25.924
- 1997–99 n = 26.039
- 1994–96 n = 29.718
- 1991–93 n = 29.753
- 1988–90 n = 29.485
- 1985–87 n = 25.639

Figura 107-1 Sobrevida do enxerto para os receptores de um primeiro transplante renal de doador falecido de acordo com o ano do transplante. A sobrevida do enxerto tem melhorado de forma constante ao longo dos últimos 25 anos por causa de uma redução na perda do enxerto precoce e tardia. *(Com a permissão do Prof. Gerhard Opelz, Estudo CTS).*

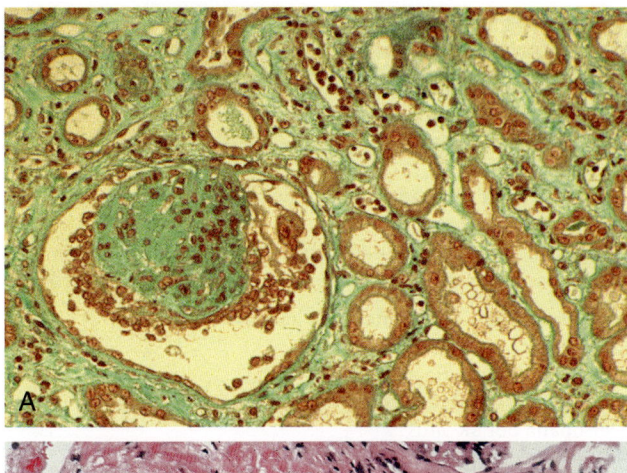

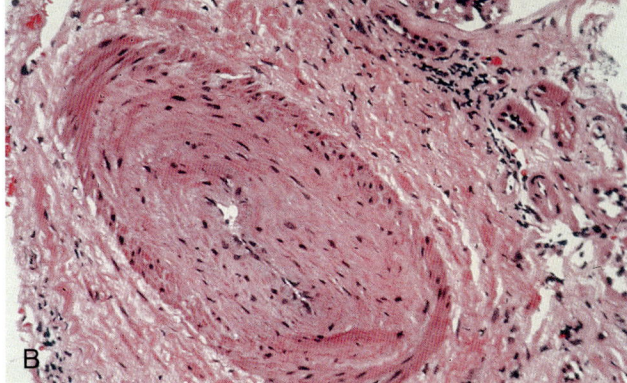

Figura 107-2 Características histológicas da nefropatia crônica do enxerto e fibrose intersticial e atrofia tubular, sem evidência de causas específicas. A, fibrose intersticial e glomeruloesclerose (coloração de tricromo). **B**, a proliferação fibrointimal em uma artéria intrarrenal (coloração PAS).

Classificação de Banff de Patologia do Enxerto Renal

1. Normal

2. Rejeição mediada por anticorpos
- Anticorpos antidoador circulantes documentados, C4d ou alterações histopatológicas no enxerto
- Deposição de C4d sem evidência morfológica de rejeição ativa (C4d+), presença de anticorpos antidoador circulantes, ausência de sinais de rejeição celular mediada por células T aguda ou crônicas ou rejeição mediada por anticorpos

Rejeição aguda mediada por anticorpos
- C4d+, presença de anticorpos circulantes antidoador, evidências morfológicas de lesão aguda do tecido, tais como:
  I. Inflamação mínima NTA-like
  II. Inflamação e/ou tromboses glomerular e capilar
  III. Arterial-v3

Rejeição ativa e crônica mediada por anticorpos
- C4d +, presença de anticorpos circulantes antidoador, evidências morfológicas de lesão do tecido, tais como:
  Presença de duplo contorno glomerular, membrana basal multilaminada, atrofia tubular e fibrose intersticial e/ou espessamento fibroso da íntima.

3. Alterações borderline
- Alterações suspeitas para rejeição aguda mediadas por células T
- Ausência de arterite intimal e focos de tubulite (t1,t2 ou t3 associada a i0 ou i1)

4. Rejeição celular mediadas por células T
Rejeição aguda celular mediada por células T
Tipos
IA	Infiltrado intersticial e tubulite moderada (i2 ou i3 e t2)
IB	Infiltrado intersticial e tubulite severa (i2 ou i3 e t3)
IIA	Arterite intimal leve a moderada (v1)
IIB	Arterite intimal grave (v2)
III	Arterite transmural e/ou necrose fibrinoide e/ou necrose de músculo liso

Rejeição crônica celular ativa mediada por células T
- Arteriopatia crônica do enxerto
- Fibrose arterial associada a infiltrado de células mononucleares em região de fibrose

5. Fibrose intersticial e atrofia tubular sem causa específica (formalmente conhecida como nefropatia crônica do enxerto (NCE)
Grau
  I. fibrose intersticial e atrofia tubular leves (<25% de área cortical)
  II. fibrose intersticial e atrofia tubular moderadas (26% a 50% de área cortical)
  III. Fibrose intersticial e atrofia tubular graves (> 50% de área cortical)

6. Alterações não relacionada a rejeição aguda ou crônica

Quadro 107-1 Classificação de Banff para patologia do enxerto renal (2007 atualizado da classificação de 1997). *NTA*, Necrose tubular aguda, *i*, Inflamação intersticial, *T*, tubulite, *v*, vasculite

Principais Fatores que Contribuíram para Lesão do Enxerto e Perda do Enxerto Tardias

Fatores relacionados ao doador
- Rim de doador falecido (pós-parada cardíaca ou após morte encefálica)
- Idade avançada do doador, doador do sexo feminino
- Doença vascular doador
- Lesão de isquemia-reperfusão e longo tempo de isquemia fria
- Função tardia do enxerto

Riscos relacionados ao receptor (não imunes)
- Obesidade
- Infecção do trato urinário
- Obstrução ureteral do enxerto
- Nefropatia por BK vírus
- Toxicidade do inibidor da calcineurina
- Doença renal recorrente ou glomerulonefrite *de novo*
- Hipertensão, dislipidemia, tabagismo
- Diabetes (preexistente ou pós-transplante)

Riscos relacionados ao receptor (imune)
- Receptor criança ou adolescente, etnia
- Variação das concentrações mínimas de medicação decorrentes de má absorção ou não aderência
- Incompatibilidade Mismatch no HLA, estado de sensibilização preexistente (anticorpos específicos contra o doador HLA)
- Rejeição aguda grave, corticorresistente, rejeição vascular, rejeição mediada por anticorpos ou rejeição tardia
- Formação de anticorpos específicos contra o doador tardio *de novo e rejeição crônica* (rejeição mediada por anticorpos)

Quadro 107-2 **Principais fatores que contribuíram para lesão do enxerto e perda do enxerto tardias.** *DPME*, doação após morte encefálica; *DPMC*, doação após parada cardíaca; *HLA*, antígeno leucocitário humano. *(Modificado da referência 57).*

30% dos pacientes dentro dos primeiros seis meses após o transplante e a nefropatia pelo polioma comprovada por biópsia em 1% a 10% dos pacientes. O BK vírus associado à nefropatia mimetiza o padrão de rejeição celular intersticial, podendo ser diferenciados, no entanto, por imuno-histoquímica através de uma coloração positiva para o antígeno SV40. Se a nefropatia associada ao BK vírus não for tratada, pode evoluir para uma atrofia tubular e fibrose intersticial grave e posterior perda do enxerto na maioria dos pacientes. O principal tratamento é a redução da imunossupressão.[17] O diagnóstico e o manejo de nefropatia por BK vírus serão discutidos no Capítulo 105.

Toxicidade do Inibidor da Calcineurina

A nefrotoxicidade dos inibidores da calcineurina (ICN) afeta todos os compartimentos histológicos do rim transplantado. As lesões crônicas características da ICN incluem hialinose arteriolar medial, fibrose intersticial em faixa, glomerulosclerose global e microcalcificação tubular não relacionada a outras causas, como a necrose tubular e hiperparatireoidismo.[18,19] A arteriolopatia induzida por ICN é caracterizada por depósitos hialinos nodulares na camada média das arteríolas aferentes que podem causar estreitamento da luz vascular.[20,21] Isto é atribuído à transformação eosinofílica e à vacuolização das células musculares lisas com posterior necrose. A hialinose arteriolar é o marcador mais confiável para o diagnóstico de nefrotoxicidade induzida pelos ICN. A confirmação do diagnóstico é feita por exclusão de outras causas, como hialinose do doador (que pode ser detectada no fragmento de biópsia pré-implante), diabetes e nefroesclerose hipertensiva. A fibrose em faixa é subjetivamente definida por uma densa faixa de fibrose cortical e atrofia tubular adjacente ao córtex normal e é tradicionalmente considerada como lesão patognomônica

da nefrotoxicidade por ICN, mas a sua apresentação pode ser vista em qualquer causa de fibrose, especialmente se for resultado de lesão microvascular. É provável que a arteriolopatia associada e o estreitamento do lúmen contribuam para o desenvolvimento de fibrose e atrofia após áreas de infarto dentro de áreas de isquemia. A hipóxia local leva à formação de radicais livres de oxigênio, que promovem a morte celular por apoptose. Além disso, a suprarregulação do fator de transformação de crescimento β (TGF-β) é considerada um importante fator etiológico na toxicidade CNI.[19]

Acreditou-se por muito tempo que a toxicidade por inibidor da calcineurina foi o principal fator que contribuiu para a perda do enxerto tardia. No entanto, houve uma troca de paradigma e hoje acredita-se que a nefrotoxicidade por ICN seja responsável por apenas uma pequena proporção de perdas de enxerto. O estudo de deterioração em longo prazo da função do enxerto renal (Long-Term Deterioration of Kidney Allograft Function [DeKAF]) demonstrou que 70% dos pacientes com diagnóstico histológico primário ou secundário de nefrotoxicidade por ICN tinham evidência da deposição do produto de degradação do complemento C4d e apresentavam anticorpos específicos contra o doador (DSAs) relacionados à nefropatia crônica do enxerto imunomediada em vez de nefropatia induzida por inibidores da calcineurina.[22,23]

Doenças Glomerulares *de novo* e Recorrência

A Glomerulonefrite recorrente (GN) é diagnosticada após a exclusão de doença transmitida pelo doador e da GN *de novo*. Sua importância relativa para a perda do enxerto aumenta à medida que aumenta a sobrevida do transplante.[24] A recorrência de glomerulonefrite deve ser cuidadosamente avaliada em pacientes com diagnóstico prévio de GN, já que é uma ocorrência é relativamente comum e tem implicações para o tratamento e retransplante. O diagnóstico e o manejo da recorrência da doença são discutidos no Capítulo 108.

Fatores de Risco Cardiovasculares

A vasculopatia da lesão crônica do enxerto se assemelha a doença vascular sistêmica, levantando a possibilidade de que os fatores de risco convencionais para a doença cardiovascular podem estar implicados nesta doença. A hipertensão ocorre em cerca de 70% a 90% dos receptores de transplante renal. Em um estudo multicêntrico retrospectivo com 29.751 receptores de transplante renal, a pressão arterial sistólica acima de 180 mm Hg (em comparação com <140 milímetros Hg) em 1 ano esteve associada a uma duplicação do risco de insucesso do enxerto em 7 anos.[25] A elevação da pressão nesses pacientes pode estar relacionada a hipertensão pré-transplante, doença vascular, corticoterapia, a terapia com inibidores de calcineurina ou disfunção do enxerto.

As dislipidemias, incluindo níveis elevados de colesterol total, lipoproteína de baixa densidade, triglicérides e o tabagismo também têm sido associadas à falência tardia do enxerto. Alguns estudos também sugerem que a hiperuricemia, que é comum em pacientes com síndrome metabólica, pode ter um papel na nefropatia crônica de enxerto. O manejo da hipertensão arterial, dislipidemia e outros fatores de risco cardiovascular no receptor de transplante são discutidos no Capítulo 106.

PATOGÊNESE: FATORES IMUNOLÓGICOS

A Rejeição Aguda

A rejeição aguda celular, vascular, corticorresistente, subclínica e a rejeição aguda tardia podem contribuir para a nefropatia crônica do enxerto. A rejeição aguda celular precoce (que ocorre nos primeiros três meses após o transplante) que é adequadamente diagnosticada e tratada em que a creatinina sérica retorna aos valores basais após o tratamento, normalmente não tem impacto na sobrevida do enxerto

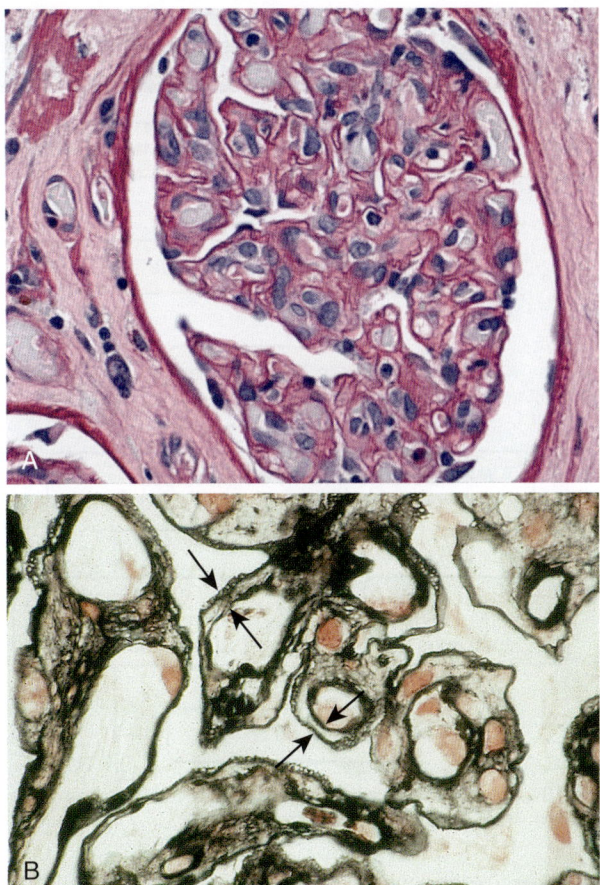

Figura 107-3 Glomerulopatia do transplante: microscopia de luz. **A**, Observe a expansão mesangial e o espessamento da membrana basal glomerular (MBG). **B**, Observe a reduplicação das MBG em alças capilares (*entre setas*).

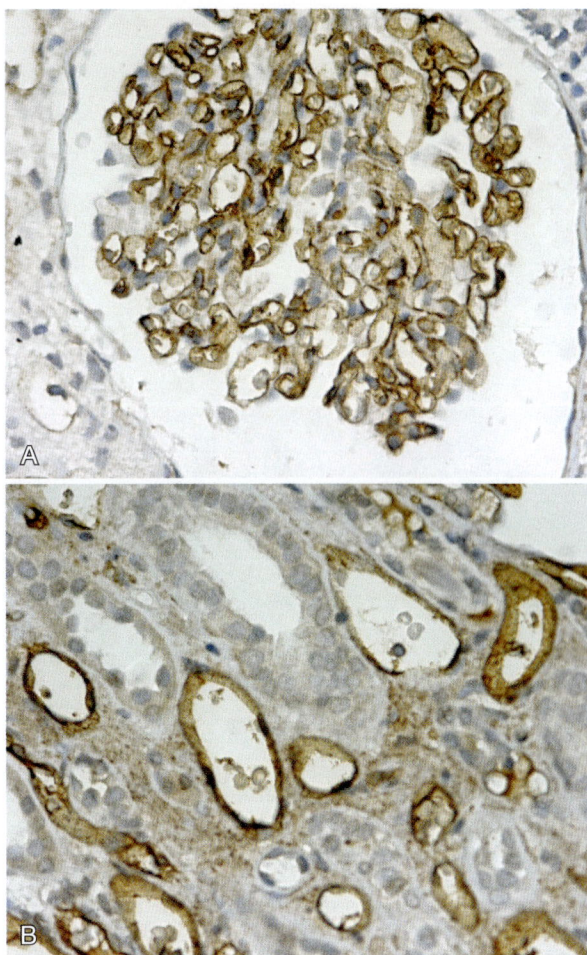

Figura 107-4 Coloração imunoperoxidase para C4d em associação a rejeição crônica mediada por anticorpos. Coloração dos capilares glomerulares **(A)** e coloração circunferencial dos capilares peritubulares **(B)** são típicos.

em longo prazo. No entanto, a rejeição aguda tardia é aquela em que a creatinina sérica não retorna aos valores iniciais e geralmente evoluem para atrofia tubular, fibrose intersticial e/ou dano vascular, contribuindo para a lesão crônica do enxerto. Episódios múltiplos e graves de rejeição aguda celular tardia são preditivos de disfunção crônica do enxerto e têm uma forte associação a perda aguda do enxerto, mais que rejeição aguda celular e vascular precoce.[26] Há alguma evidência de estudos de biópsias protocolares, que rejeição celular subclínica também pode ser um fator importante que contribui para a nefropatia crônica do enxerto, embora não exista consenso quanto a este ponto.[27,28] Além dos efeitos diretos da rejeição celular na função do enxerto, a rejeição aguda pode estar associada ao desenvolvimento de anticorpos específicos contra o doador e subsequente rejeição mediada por anticorpos.[29]

Rejeição Crônica Mediada por Anticorpos

A rejeição crônica mediada por anticorpos é uma das principais causas de perda do enxerto, somadas ao óbito com enxerto funcionante, recorrência da doença renal e atrofia tubular e fibrose intersticial de origem desconhecida.[30]

As alterações histológicas da rejeição mediada por anticorpos (Fig. 107-3 a 107-5), associados à positividade para o produto de degradação do complemento de C4d em capilares peritubulares (Fig. 107-4) e/ou a detecção de anticorpos específicos contra o doador (DSA) circulantes são necessários para o diagnóstico da rejeição do enxerto renal mediada por anticorpos. Na rejeição crônica mediada por anticorpos, o depósito de C4d em capilares peritubulares pode

ser negativo (a rejeição mediada por anticorpos C4d negativo).[6] A rejeição mediada por anticorpos C4d negativa compartilha das mesmas características histológicas e ultraestruturais da rejeição C4d positiva. Atualmente não existem critérios exatos para a definição de rejeição mediada por anticorpos C4d-negativa; no entanto, acredita-se que mais de 50% de todos os episódios de rejeição crônica mediada por anticorpos são negativas para o C4d.

Quando não ocorre a identificação dos antígenos específicos contra o doador (DSA) e, ainda, se eles estiverem presentes em altos títulos e houver a ativação do complemento, há a possibilidade de rejeição hiperaguda ou de rejeição acelerada mediada por anticorpos na fase inicial do transplante renal. A rejeição aguda mediada por anticorpos precoce ocorre em cerca de 1% a 6% dos pacientes; no entanto, este número pode aumentar para 21% a 55% nos pacientes que apresentaram DSA detectável pré-transplante e que receberam terapia de dessensibilização.[31-33] A presença de anticorpos específicos contra o doador fracamente positivo têm sido associada a danos bastante sutis no enxerto, geralmente levando à função retardada do enxerto.[2] O dano imunológico precoce pode se traduzir mais tarde em rejeição crônica, muito provavelmente porque a estrutura do endotélio já não é mais intacta e novos epítopos antigênicos são expressos na superfície do tecido transplantado. Tardiamente após o transplante, a imunossupressão insuficiente pode facilitar o desenvolvimento de DSA *de novo* contra esses novos epítopos resultando em rejeição mediada por anticorpos e nefropatia crônica do órgão transplantado.

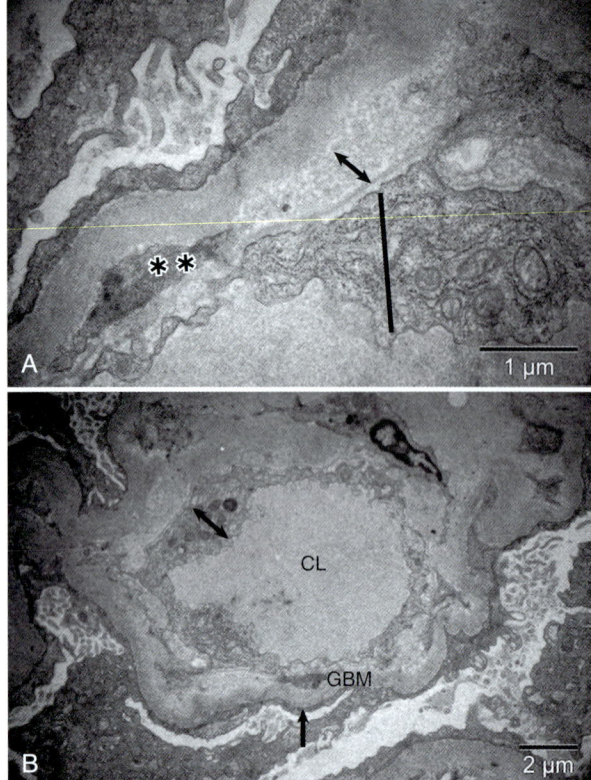

Figura 107-5 Glomerulopatia do transplante: microscopia eletrônica. A, parte de uma alça de capilar glomerular (×24.000) demonstrando interposição mesangial *(asteriscos)*, expansão subendotelial e nova lâmina densa *(seta dupla)* e hipertrofia endotelial *(linha)*. **B**, Uma alça de capilar glomerular completa *(CL)* com membrana basal glomerular *(MBG)* espessada *(seta simples)*, hipertrofia endotelial *(seta dupla)*, expansão do espaço subendotelial e nova lâmina densa *(seta simples)*. A aparente duplicação da membrana basal glomerular é um resultado da interposição mesangial e formação de nova lâmina densa.

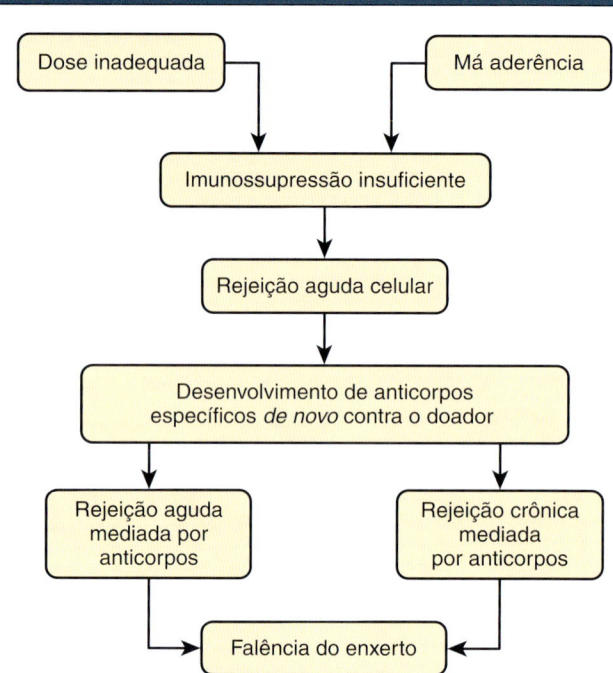

Figura 107-6 Imunossupressão insuficiente contribui para a perda do enxerto. *HLA*, antígeno leucocitário humano.

Os anticorpos específicos contra o doador *de novo* associados à persistência ou o surgimento de DSAs já detectáveis pré-transplante são associados a mau prognóstico do enxerto.

A rejeição crônica mediada por anticorpos é encontrada mais frequentemente em pacientes não aderentes à medicação imunossupressora ou naqueles em que a imunossupressão foi reduzida por outras razões como, por exemplo, infecção recorrente, malignidade ou protocolos de conversão programada de esquemas imunossupressores livres de inibidores de calcineurina ou corticoides.[34-36] Os fatores de risco adicionais para o desenvolvimento de DSA *de novo* e rejeição mediada por anticorpos são incompatibilidade em DR no HLA de classe II entre doador e receptor, episódios prévios de rejeição celular e receptores jovens. Em muitos pacientes com perda do enxerto secundário a rejeição mediada por anticorpos tardia, mesmo quando os aloanticorpos de classe I do HLA são detectáveis, os DSAs de HLA de classe II *de novo* são considerados os principais responsáveis pela rejeição. Em um estudo recente sobre a evolução dos anticorpos HLA após o transplante, os DSAs *de novo* surgiram em uma média 4,6 anos após o transplante e a prevalência de DSA *de novo* após 10 anos foi de 20% naqueles aderentes ao regime imunossupressor quando comparados a 60% em receptores não aderentes.[36] Em outro estudo, os DSAs foram encontrados em 37% dos pacientes que tinham uma indicação de biópsia 7 dias a 31 anos após o transplante.[4] Especialmente os DSAs *de novo*, que representaram 60% de todos os DSAs e que são dirigidos contra antígenos HLA de classe II, foram associados a sobrevida diminuída do enxerto renal.

Outros anticorpos que são discutidos na evolução da rejeição crônica mediada por anticorpos são MHC classe I relacionadas a anticorpos contra a cadeia A (MICA), anticorpos contra o receptor de ativação da angiotensina II tipo 1 e outros anticorpos celulares antiendoteliais.[37,38] O impacto exato destes anticorpos sobre o prognóstico do enxerto renal e de outros órgãos transplantados ainda não é conhecido.

Imunossupressão Insuficiente e a não Aderência à Medicação

O reconhecimento de que aloanticorpos anti HLA são responsáveis por uma grande proporção das perdas tardias do enxerto[38,39] chamou a atenção para o papel de imunossupressão insuficiente e não adesão a terapia imunossupressora como um fator significativo para a perda crônica do enxerto (Fig. 107-6).[34,40]

Uma análise retrospectiva de mais de 25.000 receptores de transplante renal mostrou que a redução ou descontinuação da ciclosporina, tacrolimo ou micofenolato mofetil após o primeiro ano do transplante em pacientes com boa função do enxerto foi associado a uma redução significativa da sobrevida do enxerto renal.[34] Em um estudo recente em que 64% das perdas do enxerto em uma coorte de biópsias com indicação clínica foram atribuíveis a rejeição (mediada por anticorpos), cerca de metade dos pacientes com perda do enxerto associada à rejeição foram classificados como não aderentes.[40]

Os pacientes de alto risco para não aderência são adultos jovens que estão em fase de transição da pediatria para os cuidados de nefrologia adulto. Outros fatores de risco são não adesão prévia, distúrbios psiquiátricos, abuso de substâncias, ausência de apoio socioeconômico e também efeitos adversos da medicação imunossupressora. A imunossupressão insuficiente pode ocorrer também durante a terapia de minimização da imunossupressão (com redução gradual da medicação) ou estudos sem inibidores da calcineurina. Em um estudo recente, 14 dos 61 pacientes (23%) que foram convertidos de ciclosporina para everolimo em 3 a 4,5 meses após o transplante desenvolveram DSA, quando comparados a apenas 7 dos 65 pacientes (11%) que continuaram em ciclosporina.[35] Oito pacientes em uso de everolimo e apenas dois pacientes com ciclosporina desenvolveram rejeição mediada por anticorpos. Portanto, esses grupos de pacientes devem ser rastreados de forma rigorosa para o desenvolvimento de aloanticorpos e disfunção do enxerto mediada por anticorpos.

MANIFESTAÇÕES CLÍNICAS

A avaliação laboratorial de rotina da função do enxerto não facilita o diagnóstico precoce da nefropatia crônica. O aumento da creatinina sérica é um marcador tardio de disfunção do aloenxerto. A redução na taxa de filtração glomerular (TFG) é estimada habitualmente por equações tais como a fórmula da Modificação da Dieta na Doença Renal (MDRD), a fórmula de Nankivell ou a equação da Colaboração Epidemiológica da Doença Renal Crônica (CKD-EPI). No entanto, a perda substancial de néfrons pode ocorrer antes do aumento evidente da creatinina sérica.

A persistência ou piora da proteinúria também é um marcador tardio de lesão crônica do enxerto. A proteinúria pode ser avaliada através da análise da fita da urina, pela relação entre proteína e creatinina em uma amostra isolada de urina ou através da mensuração da proteína em uma urina de 24 horas Proteinúria superior a 1 g/dia ou em níveis nefróticos podem ocorrer na glomerulonefrite *de novo* ou na recorrente ou ainda nas alterações mediadas por anticorpos crônicos graves, como glomerulopatia do transplante (Fig. 107-3 a 107-5). Um diagnóstico definitivo da histologia do aloenxerto pode ser conseguido apenas através da biópsia do enxerto associado a um teste sorológico para aloanticorpos e a exclusão de doenças virais, tais como o BKV e o citomegalovírus (CMV).

PATOLOGIA

A fibrose intersticial crônica e atrofia tubular, que podem ser acompanhadas por alterações vasculares e glomeruloesclerose (Fig. 107-2), representam o caminho final de lesão do néfron e não são específicas para qualquer patologia do enxerto. A atrofia tubular e fibrose intersticial são encontradas na maioria das biópsias de enxerto tardias, seja por dano precoce no enxerto (tais como lesão tubular resultante de uma lesão de isquemia-reperfusão, rejeição subclínica ou até mesmo de lesão preexistente do doador) ou danos tardios no enxerto (nefrotoxicidade por ICN, hipertensão, dislipidemia, recorrência de doença glomerular ou lesão imunológica mediada) ou de origem desconhecida.

A rejeição crônica mediada por anticorpos é caracterizada por alterações estruturais de remodelação da membrana basal glomerular (MBG; a chamada *glomerulopatia do transplante*) e mudanças semelhantes nos capilares peritubulares juntamente com fibrose intersticial, atrofia tubular e espessamento fibroso das artérias (Fig. 107-3 a 107-5). A glomerulopatia do transplante é caracterizada pela duplicação da membrana basal do capilar glomerular e expansão da matriz mesangial, na ausência de depósitos imunes. Além disso, pode ocorrer (mas não necessariamente) uma deposição de C4d em capilares glomerulares e também em capilares peritubulares (Fig. 107-4). Os estudos clínico-patológicos sugerem que a glomerulopatia do transplante é uma manifestação da lesão capilar que ocorre associada à inflamação intersticial, de capilares peritubulares e glomerular, embora possa ocorrer independentemente da fibrose intersticial e atrofia tubular ou ainda da arteriopatia do transplante.[41] Na microscopia eletrônica, há expansão do espaço subendotelial com a deposição de material floculante ou fibrilar, interposição de citoplasma de células mesangiais na lâmina densa e a expansão da matriz mesangial (Fig. 107-5). As anormalidades ultraestruturais características da ativação endotelial ocorrem muito antes da duplicação da membrana basal glomerular e disfunção do enxerto evidente, o que implica que a lesão endotelial é o insulto inicial que resulta na remodelação da MBG.[42] Uma associação entre a glomerulopatia do transplante e a duplicação da membrana basal do capilar peritubular foi bem descrita, o que sugere que o processo resultando em glomerulopatia do transplante envolve todos os leitos de capilares peritubulares e glomerulares.[43,44]

DIAGNÓSTICO E DIAGNÓSTICO DIFERENCIAL

Deve-se realizar um ultrassom quando se identifica a nefropatia crônica do enxerto através de um aumento gradual da creatinina sérica com ou sem proteinúria, a fim de excluir problemas ureterais ou vasculares e para avaliar o índice de resistência ao Doppler. O índice de resistência ao Doppler fornece uma estimativa da complacência intrarrenal (e também sistêmica) e é útil para a avaliação longitudinal no mesmo paciente observando a progressão da lesão vascular.

Aconselha-se a realização da pesquisa de BKV sérico e urinário para todos os receptores de transplante renal com intervalos de três meses, durante os primeiros dois anos após o transplante. A pesquisa de aloanticorpos HLA circulantes também deve ser documentada e pode orientar diagnósticos e tratamentos. Muitos centros realizam rotineiramente a triagem dos aloanticorpos HLA em receptores de enxerto renal estáveis em diferentes momentos pós-transplante para possibilitar o diagnóstico precoce de rejeição mediada por anticorpos. Embora exista um consenso que os aloanticorpos HLA são responsáveis por uma significativa proporção de perdas de enxertos tardia e que os anticorpos HLA no contexto da deterioração da função do enxerto são prejudiciais, o significado de aloanticorpos HLA que são detectados apenas durante exames de rotina permanece incerto.[45,46]

A biópsia do enxerto é necessária para documentar a presença de fibrose intersticial, glomerulopatia do transplante e para procurar outras causas tratáveis de nefropatia crônica do enxerto (Quadro 107-1). O papel da biópsia protocolar na detecção precoce de nefropatia crônica do transplante permanece controverso.

Já que a etiologia da disfunção crônica do enxerto é multifatorial, qualquer diagnóstico específico é feito por combinação de uma biópsia com uma revisão da história prévia do paciente para identificar fatores etiológicos importantes, como por exemplo, a doença preexistente do doador, rejeição prévia, altos títulos de anticorpos anti-HLA, bem como questões não relacionadas a fatores imunológicos, tais como a nefrotoxicidade por inibidor de calcineurina, glomerulonefrite *de novo* ou recorrência da doença renal. A disfunção crônica do enxerto é comum e pode ter diversas causas; no entanto, se não for adequadamente tratada, pode resultar em última instância em lesão renal progressiva, que por sua vez vai curar por cicatrizes e fibrose intersticial. Uma visão geral do diagnóstico diferencial de disfunção crônica do enxerto é apresentada no Quadro 107-2.

MANEJO

Prevenção da Nefropatia do Enxerto Mediada por Anticorpos

A prevenção da nefropatia do transplante mediada por anticorpos deve ser iniciada cedo, na verdade, antes do transplante. As medidas preventivas incluem evitar a sensibilização limitando as transfusões sanguíneas e baixa compatibilidade HLA em transplantes prévios.[47,48] A introdução de eritropoietina (EPO), há mais de 20 anos, levou a uma diminuição dramática da sensibilização do receptor por uma redução significativa nas transfusões de sangue.[48] A sensibilização deve ser evitada, especialmente em pacientes jovens que podem necessitar de um retransplante durante a sua vida. Novas medidas, tais como a

---

Estratégias para Prevenir a Ocorrência de Lesões Crônicas do Enxerto

Evite sensibilização em futuros receptores de órgãos (p. ex., evitar transfusões sanguíneas, evitar pobre correspondência entre o HLA do doador e do receptor durante o primeiro transplante).

Obter tipificação completa e precisa do doador e do receptor e também reconhecimento dos anticorpos específicos contra o doador HLA LAHLA no momento do transplante.

Minimizar a lesão de isquemia-reperfusão (p. ex., curto tempo de isquemia fria).

Evite imunossupressão insuficiente.

Realizar a profilaxia para CMV (primeiros 3 a 6 meses).

Rastreio para BKV após o transplante.

Monitorar aloanticorpos HLA específicos contra o doador após o transplante (pelo menos em pacientes previamente sensibilizados ou durante terapias de minimização de drogas).

Realizar biópsias protocolares para detecção de rejeição subclínica (pelo menos previamente sensibilizados ou durante as terapias de minimização da droga).

Conversar sobre a não adesão.

Quadro 107-3 Estratégias para a prevenção de lesões crônicas do enxerto. *BKV*, vírus BK; *CMV*, citomegalovírus; *HLA*, antígeno leucocitário humano.

Tratamento de Lesão Crônica do Enxerto

Não imune

Tratar a hipertensão (considerar os inibidores da ECA ou BRA) (Cap. 106).

Orientar as modificações do estilo de vida (parar de fumar, controle de lipídios).

Controlar o diabetes.

Prevenir e tratar as infecções do trato urinário (Cap. 105).

Reduzir a toxicidade dos ICN, reduzindo ou substituindo ICN (estando ciente do risco de imunossupressão insuficiente).

Tratar nefropatia pelo BK vírus ao reduzir imunossupressão com ou sem terapia antiviral (Cap. 105).

Imune (Cap. 104)

Diagnosticar e tratar a rejeição aguda celular precoce com corticosteroides ou globulina antitimócito.

Diagnosticar e tratar a rejeição aguda mediada por anticorpo com plasmaférese, imunoadsorção associado ou não a terapia anti-CD20.

Diagnosticar e tratar a rejeição mediada por anticorpos crônica com imunoglobulina intravenosa com ou sem terapia anti-CD20.

Quadro 107-4 Tratamento de lesão crônica do aloenxerto. *ECA*, enzima conversora de angiotensina; *BRA*, bloqueador do receptor da angiotensina; *ICN*, inibidor de calcineurina.

---

compatibilidade para epítopos de anticorpos somados a um conjunto de alelos HLA, pode ainda ajudar a prevenir a sensibilização.

Quando o paciente já está sensibilizado, a lesão do enxerto mediada por anticorpo pode ser melhor prevenida transplantando um órgão na qual o receptor não desenvolveu aloanticorpos anti-HLA. Isto pode ser conseguido pela inclusão de pacientes em programas especiais, como o Eurotransplant Acceptable Mismatch (AM) ou o programa de doação pareada.[49,50] No entanto, a maioria dos pacientes com anticorpos preexistentes anti HLA precisam de dessensibilização combinadas a outras medidas, para serem submetidos a um transplante bem-sucedido (Cap. 104).[51]

Após o transplante, a luz do nosso conhecimento atual, a rejeição crônica mediada por anticorpos é melhor prevenida utilizando a terapia convencional com três drogas, incluindo um inibidor de calcineurina, um agente antiproliferativo (de preferência baseado no ácido micofenólico) e corticosteroide. A terapia de indução, com um antagonista do receptor de interleucina 2 ou globulina antitimócito, deve ser utilizada para prevenir a rejeição aguda celular precoce.

A menos que um paciente esteja propenso à tolerância, a imunossupressão insuficiente e má aderência podem conduzir à rejeição celular e, em seguida, ao desenvolvimento de DSA *de novo*, rejeição mediada por anticorpos e a perda do enxerto. O conhecimento preciso dos anticorpos do paciente antes e após o transplante é um pré--requisito para o diagnóstico precoce da nefropatia do transplante e o tratamento precoce e direcionado para prevenir rejeição mediada por anticorpos e assegurar a sobrevivência do enxerto em longo prazo. Embora atualmente ocorra um debate a respeito da monitoração rotineira de aloanticorpos em todos os receptores de transplante renal, parece haver justificativa nos pacientes de alto risco imunológico, pacientes dessensibilizados, nos pacientes com suspeita de rejeição e durante o tratamento da rejeição mediada por anticorpo, com o objetivo de reconhecer a lesão do enxerto em estágio inicial e impedir a progressão para a rejeição crônica. Os grupos de pacientes que também podem se beneficiar da monitoração dos anticorpos HLA são aqueles submetidos a redução, retirada ou alteração das drogas imunossupressoras, especialmente no contexto de regimes livres de corticoides ou inibidores de calcineurina. As biópsias protocolares podem ajudar na orientação da terapia pós-transplante, pelo menos, em receptores de alto risco, embora a prova definitiva da utilidade de biópsias protocolares ainda não exista.

As estratégias para a prevenção de nefropatia crônica do aloenxerto estão resumidas no Quadro 107-3.

Tratamento da Nefropatia Crônica do Enxerto

Em todos os pacientes com nefropatia crônica do transplante, deve haver um foco no manejo eficaz dos fatores de risco não imunológicos a fim de evitar a progressão para a falência do enxerto.

Embora acredite-se que a redução da pressão arterial para um alvo abaixo de 130/80 possa ser benéfica, o agente preferido para a redução da pressão arterial permanece controverso; em particular, o uso de inibidores da enzima conversora de angiotensina (ECA) e os bloqueadores dos receptores da angiotensina (BRAs) não demonstraram benefício de maneira uniforme.[52,53] Também não há estudos específicos que confirmem os benefícios da redução da proteinúria na nefropatia crônica do transplante, embora por extrapolação de outras doenças progressivas proteinúricas (Cap. 80) exista uma forte evidência na redução da proteinúria através do bloqueio do sistema renina angiotensina e da restrição de sal da dieta.

Um efeito benéfico do tratamento da dislipidemia com estatinas no receptor de transplante também permanece controverso[54-56] e os efeitos adversos das estatinas, tais como rabdomiólise quando utilizados em associação aos inibidores da calcineurina devem ser considerados. O manejo da hipertensão, dislipidemia e outros fatores de risco cardiovasculares no receptor do transplante são discutidos no Capítulo 106.

Quando um diagnóstico é estabelecido, os tratamentos direcionados podem ser iniciados. Estes serão discutidos em outros capítulos e resumidos no Quadro 107-4.

Referências

1. Ekberg H, Tedesco-Silva H, Demirbas A, et al. Reduced exposure to calcineurin inhibitors in renal transplantation. *N Engl J Med.* 2007;357:2562-2575.
2. Süsal C, Döhler B, Sadeghi M, et al. HLA antibodies and the occurrence of early adverse events in the modern era of transplantation: A collaborative transplant study report. *Transplantation.* 2009;87:1367-1371.
3. Nankivell BJ, Borrows RJ, Fung CL, et al. The natural history of chronic allograft nephropathy. *N Engl J Med.* 2003;349:2326-2333.

4. Hidalgo LG, Campbell PM, Sis B, et al. *De novo* donor-specific antibody at the time of kidney transplant biopsy associates with microvascular pathology and late graft failure. *Am J Transplant.* 2009;9:2532-2541.

5. Sis B, Mengel M, Haas M, et al. Banff '09 meeting report: Antibody mediated graft deterioration and implementation of Banff working groups. *Am J Transplant.* 2010;10:464-471.

6. Mengel M, Sis B, Haas M, et al. Banff 2011 meeting report: New concepts in antibody-mediated rejection. *Am J Transplant.* 2012;12:563-570.

7. Bos EM, Leuvenink HG, van Goor H, Ploeg RJ. Kidney grafts from brain dead donors: Inferior quality or opportunity for improvement? *Kidney Int.* 2007;72:797-805.

8. Young A, Kim SJ, Speechley MR, et al. Accepting kidneys from older living donors: Impact on transplant recipient outcomes. *Am J Transplant.* 2011;11:743-750.

9. Kainz A, Perco P, Mayer B, et al. Gene-expression profiles and age of donor kidney biopsies obtained before transplantation distinguish medium term graft function. *Transplantation.* 2007;83:1048-1054.

10. Halloran PF, Melk A, Barth C. Rethinking chronic allograft nephropathy: The concept of accelerated senescence. *J Am Soc Nephrol.* 1999;10:167-181.

11. Saxena AB, Busque S, Arjane P, et al. Preoperative renal volumes as a predictor of graft function in living donor transplantation. *Am J Kidney Dis.* 2004;44:877-885.

12. Gratwohl A, Dohler B, Stern M, Opelz G. H-Y as a minor histocompatibility antigen in kidney transplantation: A retrospective cohort study. *Lancet.* 2008;372:49-53.

13. Zeier M, Dohler B, Opelz G, Ritz E. The effect of donor gender on graft survival. *J Am Soc Nephrol.* 2002;13:2570-2576.

14. Schwarz A, Mengel M, Gwinner W, et al. Risk factors for chronic allograft nephropathy after renal transplantation: A protocol biopsy study. *Kidney Int.* 2005;67:341-348.

15. Kim IK, Bedi DS, Denecke C, et al. Impact of innate and adaptive immunity on rejection and tolerance. *Transplantation.* 2008;86:889-894.

16. Kuypers DR, Chapman JR, O'Connell PJ, et al. Predictors of renal transplant histology at three months. *Transplantation.* 1999;67:1222-1230.

17. Hirsch HH, Randhawa P. BK polyomavirus in solid organ transplantation. *Am J Transplant.* 2013;13(suppl 4):179-188.

18. Nankivell BJ, Borrows RJ, Fung CL, et al. Calcineurin inhibitor nephrotoxicity: Longitudinal assessment by protocol histology. *Transplantation.* 2004;78:557-565.

19. Benigni A, Bruzzi I, Mister M, et al. Nature and mediators of renal lesions in kidney transplant patients given cyclosporine for more than one year. *Kidney Int.* 1999;55:674-685.

20. Antonovych TT, Sabnis SG, Austin HA, et al. Cyclosporine A–induced arteriolopathy. *Transplant Proc.* 1988;20:951-958.

21. Austin HA 3rd, Palestine AG, Sabnis SG, et al. Evolution of ciclosporin nephrotoxicity in patients treated for autoimmune uveitis. *Am J Nephrol.* 1989;9:392-402.

22. Mengel M, Mihatsch M, Halloran PF. Histological characteristics of calcineurin inhibitor toxicity—there is no such thing as specificity! *Am J Transplant.* 2011;11:2549-2550.

23. Gaston RS, Cecka JM, Kasiske BL, et al. Evidence for antibody-mediated injury as a major determinant of late kidney allograft failure. *Transplantation.* 2010;90:68-74.

24. Briganti EM, Russ GR, McNeil JJ, et al. Risk of renal allograft loss from recurrent glomerulonephritis. *N Engl J Med.* 2002;347:103-109.

25. Opelz G, Wujciak T, Ritz E. Association of chronic kidney graft failure with recipient blood pressure. Collaborative transplant study. *Kidney Int.* 1998;53:217-222.

26. Kasiske BL, Kalil RS, Lee HS, Rao KV. Histopathologic findings associated with a chronic, progressive decline in renal allograft function. *Kidney Int.* 1991;40:514-524.

27. Nankivell BJ, Borrows RJ, Fung CL, et al. Natural history, risk factors, and impact of subclinical rejection in kidney transplantation. *Transplantation.* 2004;78:242-249.

28. Rush D, Nickerson P, Gough J, et al. Beneficial effects of treatment of early subclinical rejection: A randomized study. *J Am Soc Nephrol.* 1998;9:2129-2134.

29. Schaefer SM, Susal C, Sommerer C, et al. Current pharmacotherapeutical options for the prevention of kidney transplant rejection. *Expert Opin Pharmacother.* 2013;14:1029-1041.

30. Einecke G, Sis B, Reeve J, et al. Antibody-mediated microcirculation injury is the major cause of late kidney transplant failure. *Am J Transplant.* 2009;9:2520-2531.

31. Amico P, Honger G, Mayr M, et al. Clinical relevance of pretransplant donor-specific HLA antibodies detected by single-antigen flow-beads. *Transplantation.* 2009;87:1681-1688.

32. Gloor JM, Winters JL, Cornell LD, et al. Baseline donor-specific antibody levels and outcomes in positive crossmatch kidney transplantation. *Am J Transplant.* 2010;10:582-589.

33. Lefaucheur C, Loupy A, Hill GS, et al. Preexisting donor-specific HLA antibodies predict outcome in kidney transplantation. *J Am Soc Nephrol.* 2010;21:1398-1406.

34. Opelz G, Dohler B. Effect on kidney graft survival of reducing or discontinuing maintenance immunosuppression after the first year posttransplant. *Transplantation.* 2008;86:371-376.

35. Liefeldt L, Brakemeier S, Glander P, et al. Donor-specific HLA antibodies in a cohort comparing everolimus with cyclosporine after kidney transplantation. *Am J Transplant.* 2012;12:1192-1198.

36. Wiebe C, Gibson IW, Blydt-Hansen TD, et al. Evolution and clinical pathologic correlations of *de novo* donor-specific HLA antibody post kidney transplant. *Am J Transplant.* 2012;12:1157-1167.

37. Zou Y, Stastny P, Süsal C, et al. Antibodies against MICA antigens and kidney-transplant rejection. *N Engl J Med.* 2007;357:1293-1300.

38. Dragun D, Muller DN, Brasen JH, et al. Angiotensin II type 1–receptor activating antibodies in renal-allograft rejection. *N Engl J Med.* 2005;352:558-569.

39. Terasaki PI. Humoral theory of transplantation. *Am J Transplant.* 2003;3:665-673.

40. Sellares J, de Freitas DG, Mengel M, et al. Understanding the causes of kidney transplant failure: The dominant role of antibody-mediated rejection and nonadherence. *Am J Transplant.* 2012;12:388-399.

41. Gloor JM, Sethi S, Stegall MD, et al. Transplant glomerulopathy: Subclinical incidence and association with alloantibody. *Am J Transplant.* 2007;7:2124-2132.

42. Wavamunno MD, O'Connell PJ, Vitalone M, et al. Transplant glomerulopathy: Ultrastructural abnormalities occur early in longitudinal analysis of protocol biopsies. *Am J Transplant.* 2007;7:2757-2768.

43. Ivanyi B. Transplant capillaropathy and transplant glomerulopathy: Ultrastructural markers of chronic renal allograft rejection. *Nephrol Dial Transplant.* 2003;18:655-660.

44. Regele H, Bohmig GA, Habicht A, et al. Capillary deposition of complement split product c4d in renal allografts is associated with basement membrane injury in peritubular and glomerular capillaries: A contribution of humoral immunity to chronic allograft rejection. *J Am Soc Nephrol.* 2002;13:2371-2380.

45. Süsal C, Morath C. Current approaches to the management of highly sensitized kidney transplant patients. *Tissue Antigens.* 2011;77:177-186.

46. Morath C, Opelz G, Zeier M, Süsal C. Prevention of antibody-mediated kidney transplant rejection. *Transpl Int.* 2012;25:633-645.

47. Meier-Kriesche HU, Scornik JC, Susskind B, et al. A lifetime versus a graft life approach redefines the importance of HLA matching in kidney transplant patients. *Transplantation.* 2009;88:23-29.

48. Vella JP, O'Neill D, Atkins N, et al. Sensitization to human leukocyte antigen before and after the introduction of erythropoietin. *Nephrol Dial Transplant.* 1998;13:2027-2032.

49. Claas FH, Rahmel A, Doxiadis II. Enhanced kidney allocation to highly sensitized patients by the acceptable mismatch program. *Transplantation.* 2009;88:447-452.

50. Montgomery RA. Renal transplantation across HLA and ABO antibody barriers: Integrating paired donation into desensitization protocols. *Am J Transplant.* 2010;10:449-457.

51. Morath C, Beimler J, Opelz G, et al. An integrative approach for the transplantation of high-risk sensitized patients. *Transplantation.* 2010;90:645-653.

52. Opelz G, Zeier M, Laux G, et al. No improvement of patient or graft survival in transplant recipients treated with angiotensin-converting enzyme inhibitors or angiotensin II type 1 receptor blockers: A collaborative transplant study report. *J Am Soc Nephrol.* 2006;17:3257-3262.

53. Heinze G, Mitterbauer C, Regele H, et al. Angiotensin-converting enzyme inhibitor or angiotensin II type 1 receptor antagonist therapy is associated with prolonged patient and graft survival after renal transplantation. *J Am Soc Nephrol.* 2006;17:889-899.

54. Wiesbauer F, Heinze G, Mitterbauer C, et al. Statin use is associated with prolonged survival of renal transplant recipients. *J Am Soc Nephrol.* 2008;19:2211-2218.

55. Holdaas H, Fellstrom B, Jardine AG, et al. Effect of fluvastatin on cardiac outcomes in renal transplant recipients: A multicentre, randomised, placebo-controlled trial. *Lancet.* 2003;361:2024-2031.

56. Seron D, Oppenheimer F, Pallardo LM, et al. Fluvastatin in the prevention of renal transplant vasculopathy: Results of a prospective, randomized, double-blind, placebo-controlled trial. *Transplantation.* 2008;86:82-87.

57. Nankivell BJ, Kuypers DRJ. Diagnosis and prevention of chronic kidney allograft loss. *Lancet.* 2011;378:1428-1437.

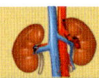

CAPÍTULO 108

Doenças Recorrentes no Transplante Renal

Steven J. Chadban e Tony Kwan

O transplante renal é um tratamento e não a cura. Embora o transplante possa restaurar a função renal, não necessariamente remove a causa da doença renal inicial. As glomerulonefrites (GN) e o diabetes são as duas principais causas de doença renal crônica terminal (DRCT) em todo o mundo, e são as primeiras doenças subjacentes dos pacientes submetidos a transplante renal. Além disso, ambas as doenças podem recidivar após o transplante.

Quanto mais tempo o transplante permanecer *in situ*, mais provável será a ocorrência da recorrência. Devido ao aumento dadas taxas de sobrevida do enxerto nos últimos 30 anos, principalmente em virtude das terapias contra a rejeição que previnem a perda precoce do enxerto, também aumentou a aparente incidência de recorrência.[1] Uma análise dos dados da US Renal Allograft Disease Registry, que examinou a recorrência das GN, demonstrou uma prevalência de 2,8% em 2 anos, 9,8% em 5 anos e 18,5% em 8 anos de acompanhamento após o transplante, sendo que estes pacientes eram duas vezes mais propensos a apresentar falência do enxerto em comparação com aqueles sem recorrência.[2]

A recorrência tem um forte impacto na sobrevida do enxerto e está aparentemente aumentando com o tempo após o transplante. Analisando os dados da Australia and New Zealand Dialysis and Transplant Registry (ANZDATA), que incluem mais de 1.500 pacientes com GN comprovada por biópsia que receberam um transplante renal, a recorrência comprovada por biópsia teve relação de causalidade com a perda do enxerto em 0,5% em 1 ano após o transplante, 3,7% em 5 anos e 8.4% em 10 anos após o transplante[3] (Fig. 108-1). Através deste e outros estudos descobriu-se que a recorrência da doença é a terceira maior causa de falência do enxerto no primeiro ano após o transplante, ao lado de morte com enxerto funcionante e nefropatia crônica do enxerto (NCA), mas substancialmente à frente da rejeição aguda[3] (Fig. 108-1).

A GN *de novo* e o diabetes de início após o transplante (NODAT) também podem acometer o rim transplantado, embora ambas sejam relativamente incomuns. Ambas as condições podem ser difíceis de distinguir da recidiva ou da NCA. Como a recorrência da doença, a prevalência de ambas parece aumentar com o tempo após o transplante. Dada a elevada incidência de NODAT em associação com o aumento generalizado na sobrevida do enxerto,[4] é possível que a nefropatia diabética *de novo*, em particular, possa se tornar um problema clínico importante no futuro. No entanto, os dados atuais sugerem que o maior impacto da NODAT nos primeiros 10 anos após o transplante é o aumento na mortalidade cardiovascular com pouco impacto na falência do enxerto censurada por *óbito*.[5]

DEFINIÇÕES

Exige-se para o diagnóstico da recorrência a demonstração histológica da mesma doença envolvendo tanto os rins nativos quanto os transplantados. Para o diagnóstico de falência do enxerto por recorrência, é necessário que a recorrência seja o fator causal mais importante (outros contribuintes, tais como NCE, podem estar presentes). Nem todos os pacientes com DRCT têm o diagnóstico histológico da doença renal primária, e a maioria dos receptores de transplante não serão submetidos a biópsia especificamente para o diagnóstico de recorrência da doença (que podem exigir análise por imuno-histologia e microscopia eletrônica).[1] Além disso, muitos médicos tendem ao diagnóstico clínico de NCE e evitam *a bió*psia em pacientes com declínio da função do enxerto e proteinúria, então, não se conhece a verdadeira incidência de recorrência da doença e provavelmente é subestimada na literatura até o momento.

Fatores adicionais confundem a evidência disponível. Muitos relatos de recorrência da doença são estudos retrospectivos em centros únicos. O viés de memória e a documentação incompleta, mudanças na prática ao longo do tempo e peculiaridades da população de pacientes e práticas locais limitam a relevância em outras populações. Os relatórios mais consistentes vêm das análises dos grandes bancos de dados de registro da Europa, Estados Unidos e Austrália. Os registros coletam dados de grande número de pacientes, mas estão sujeitos a viés por causa de fatores como as taxas de participação de cada centro, quantidade e tipo de dados coletados, precisão, uniformidade e consistência das informações fornecidas por cada centro e confiabilidade na coleta de dados. *É crucial a informação de c*omo a recorrência foi definida e diagnosticada e quais desfechos foram analisados. Por exemplo, a recorrência da nefropatia por IgA (NIgA) foi 58% em uma série em que todos os receptores foram submetidos a biópsia,[6] e aproximadamente 25% nos casos onde realizou-se a biópsia somente quando tinha indicação clínica.[7] Quando o desfecho analisado foi a perda do enxerto por recorrência da NIgA, o risco de perda do enxerto em 10 anos diminuiu para cerca de 10%.[3] Assim, devem-se considerar todos os fatores tais como a definição de recorrência, os desfechos analisados, o desenho do estudo, a época e a fonte de dados ao se avaliar a literatura publicada.

RECORRÊNCIA DA GLOMERULONEFRITE

Praticamente todas as GN podem recorrer após o transplante, no entanto, a taxa e as consequências da recorrência são muito variáveis. Por exemplo, a recorrência da doença antimembrana basal glomerular (MBG) (doença de Goodpasture) é rara, mas quando ocorre, pode causar rápida perda do enxerto. Em contraste, a recorrência da doença do depósito denso (DDD, antigamente conhecida como *glomerulonefrite* membranoproliferativa tipo II [GNMP]) ocorre em mais de 80% dos pacientes; no entanto, a progressão tende a ser muito lenta e normalmente a sobrevida do enxerto é de mais de 10 anos. Numericamente, a recorrência da glomerulosclerose segmentar e focal (GESF), NIgA e nefropatia membranosa (NM) são as que causam maiores problemas clínicos (Fig. 108-2).

Além do tipo de GN primária, vários fatores influenciam o risco de recorrência. Obviamente o tempo de acompanhamento é importante e relaciona-se à duração da exposição do enxerto aos fatores

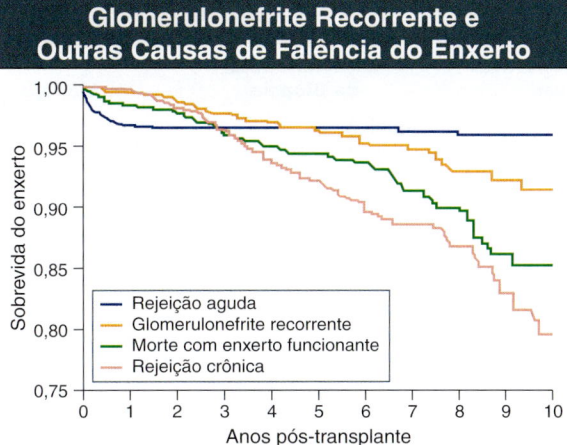

Figura 108-1 Glomerulonefrite recorrente e outras causas de falência do enxerto. Análise de Kaplan-Meier das contribuições relativas da rejeição aguda, glomerulonefrite recorrente, morte e nefropatia crônica do enxerto para a perda do enxerto durante os primeiros 10 anos pós-transplante entre os pacientes submetidos à transplante por DRCT causada pela glomerulonefrite. *(Modificado de referência 3.)*

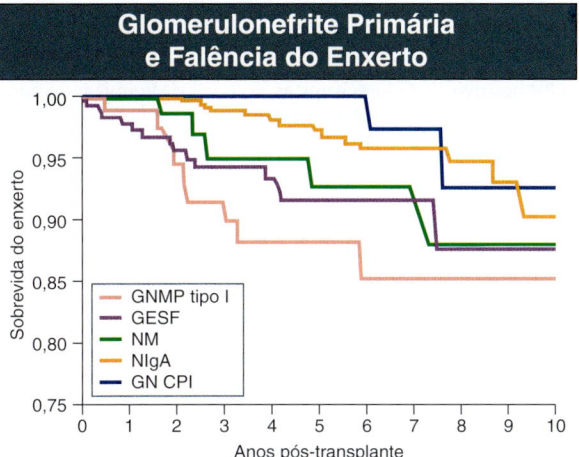

Figura 108-2 Glomerulonefrite primária e falência do enxerto. Análise de Kaplan-Meier do tempo livre da perda do enxerto por recorrência da glomerulonefrite durante os primeiros 10 anos após o transplante renal entre os pacientes com diagnóstico de glomerulonefrite primária. *GESF*, glomeruloesclerose segmentar e focal; *NIgA*, nefropatia por IgA; *NM*, nefropatia membranosa; *GNMP*, glomerulonefrite membranoproliferativa; *GN CPI*, glomerulonefrite crescêntica pauci-imune. *(Modificado de referência 3.)*

nefritogênicos responsáveis pela GN.[1] Em geral, na perda precoce do enxerto por rejeição, a exposição é relativamente curta e raramente desenvolve-se a recorrência. Ao contrário, os enxertos que sobrevivem por tempo prolongado são expostos aos fatores nefritogênicos durante mais tempo e são mais propensos a desenvolver a recorrência da GN. Em concordância com esse conceito, os receptores de transplante de antígeno leucocitário humano (HLA) idênticos raramente apresentam rejeição e têm maior sobrevida do enxerto, mas também alta taxa de recorrência da GN.[8] Em um estudo com receptores HLA--idênticos, a recorrência da GN esteve presente em 36% a 42% dos pacientes nos quais realizou-se a biópsia e resultou em 24% de perda do enxerto, sendo a segunda causa mais frequente de perda de enxerto após a morte neste grupo.[8] Os pacientes que perderam o primeiro enxerto por recorrência da GN também apresentam maior risco de recorrência em um próximo enxerto.

Os tipos de agentes imunossupressores utilizados podem ser importantes, no entanto, dados nesta área são escassos. Levando em consideração os mecanismos imunes envolvidos na patogênese da maioria dos tipos de GN e a eficácia da imunossupressão em tratar vários tipos de GN, é lógico que a imunossupressão deve reduzir a incidência e a gravidade da recorrência após o transplante. A otimização da imunossupressão ao longo dos últimos 40 anos levou à redução nas taxas de rejeição aguda. O impacto nas taxas de perda do enxerto por recorrência da GN também teve impacto positivo, com declínio próximo de 50% ao longo dos últimos 10 anos de acordo com registro ANZDATA.[9]

Os dados do registro United States Renal Data System (USRDS) não demonstraram superioridade de nenhum agente imunossupressor individual sobre os outros em relação à incidência de recorrência.[10] No entanto, existem relatos sugerindo que o regime imunossupressor pode ser importante. Por exemplo, um pequeno estudo retrospectivo demonstrou que a terapia de indução com a globulina antitimócito de coelho associou-se a menor risco de recorrência da NIgA em comparação tanto com anticorpos anti-CD25 quanto com ausência de indução.[11] A suspensão dos corticosteroides também pode levar a um aumento das taxas de recidiva,[12] especialmente nos pacientes com NIgA subjacente, nos quais reportou-se um risco duas vezes maior de perda do enxerto por recorrência da IgAN.[9] Do mesmo modo, nos casos de recorrência de vasculite acometendo o enxerto, a inclusão ou adição de ciclofosfamida aos regimes imunossupressores pode ser útil.[13] O uso do sirolimo também pode resultar em proteinúria e disfunção renal, especialmente nos pacientes com GN subjacente, sugerindo que o sirolimo pode acelerar a lesão glomerular no enxerto.[14] Os efeitos dos imunossupressores individualmente parecem ser específicos para cada doença e ainda há muito a se aprender nesta área.

Relataram-se estratégias para reduzir o risco de recorrência. A nefrectomia bilateral dos rins nativos como um meio de eliminar o estímulo antigênico persistente parece não ser útil; de fato, em um grande estudo retrospectivo em centro único, os pacientes nefrectomizados apresentaram maior incidência de recorrência comparado àqueles com rins nativos *in situ*.[15] Tanto a indução de remissão da doença antes do transplante quanto o tempo prolongado em diálise pré--transplante visando diminuir sua atividade parecem não ser eficazes, exceto no caso da doença anti-MBG em que aguardar o paciente se tornar sorologicamente negativo por 6 meses praticamente elimina o risco de recorrência.[3] Debateu-se durante anos a doação com doadores vivos relacionados, mas em geral parece não ter nenhum impacto no risco de recorrência.[16]

Assim como a GN nos rins nativos, proteinúria, hematúria e deterioração da função renal são as manifestações cardinais da GN recorrente. O padrão de manifestações renais e extrarrenais assemelha-se com frequência à doença do rim nativo, exceto pelo fato de que, em nossa opinião, a taxa de progressão é mais lenta. As alterações extrarrenais da condição primária podem recorrer, como a trombocitopenia e a hemólise na síndrome hemolítico-urêmica (SHU) e a vasculite extrarrenal na recorrência da vasculite associada ao anticorpo anticitoplasma de neutrófilos (ANCA). A sorologia pode ser útil em alguns pacientes, tais como a detecção do anticorpo anti-MBG em pacientes com doença de Goodpasture, mas pode ser inconsistente em outros, tais como aqueles com a recorrência da nefrite lúpica (NL).

O diagnóstico diferencial da GN recorrente é clinicamente importante, pois o tratamento pode variar de acordo com o diagnóstico (Tabela 108-1). A NCE e a nefropatia diabética, recorrente ou *de novo*, ambas podem apresentar-se com disfunção progressiva do enxerto, proteinúria e hipertensão e podem ser clinicamente indistinguíveis da recorrência. Também deve-se considerar a GN *de novo*. Doenças virais do rim, particularmente a nefropatia por BK vírus, são importantes diagnósticos a se considerar, pois uma redução na imunossupressão e terapia antiviral específica podem trazer benefícios. A realização de ultrassom justifica-se para a exclusão de uropatia obstrutiva e tumores envolvendo o enxerto. Finalmente, pode-se ter a coexistência da recorrência com a NCA ou com a toxicidade por

Diagnóstico Diferencial da Glomerulonefrite Recorrente

Diagnóstico	Frequência e Tempo	Características Clínicas	Características Lab.	Características da Biópsia	Manejo
Glomerulonefrite recorrente	Comum; tempo variável, dias a anos	Proteinúria, hematúria, comprometimento renal, hipertensão	Semelhantes à glomerulonefrite primária, sorologias podem ser negativas	Iguais à glomerulonefrite primária[4,5]	Específico para cada doença
Glomerulonefrite *de novo*	Incomum, tempo variável, mas frequentemente mais tarde que a recorrência	Proteinúria, hematúria, comprometimento renal	Específico para cada tipo	Específico para cada tipo[4,5,8]	Estratégias contra a progressão (Cap. 73)
Nefropatia crônica do enxerto	Muito comum; a incidência aumenta com o tempo	Hipertensão, proteinúria, comprometimento renal, exposição aos inibidores de calcineurina		Fibrose tubulointersticial, hialinose arteriolar, glomerulopatia do transplante	Minimizar o inibidor de calcineurina e estratégias contra a progressão (Cap. 73)
Pielonefrite no enxerto	Incomum Frequentemente logo após o transplante	Febre, piúria e comprometimento renal	Culturas de sangue ou urina positivas	Infiltração de neutrófilos	Antibióticos
Nefropatia por BK vírus	Incomum; frequentemente 1 a 5 anos após o transplante	Comprometimento renal, *decoy cells* na urina	PCR positivo para BK no soro	Tubulites com atipia das células tubulares e inclusões, glomérulos normais	Minimizar a imunossupressão e considerar drogas antivirais
Rejeição aguda	Comum; precoce	Comprometimento renal, oligúria	Inespecíficas	Tubulites com ou sem vasculites[15]	Aumentar a imunossupressão
Tumor renal/PTLD	Incomum, raro; precoce ou tardio	Comprometimento renal, massa renal	Anemia, EBV positivo	Células atípicas, mitoses, padrão monoclonal	Minimizar a imunossupressão, considerar quimioterapia

Tabela 108-1 Diagnóstico diferencial da glomerulonefrite recorrente. *EBV*, vírus Epstein-Barr; *PCR*, reação em cadeia da polimerase; *PTLD*, doença linfoproliferativa pós-transplante.

inibidor de calcineurina. Assim, devem-se considerar todas as condições que levam à disfunção crônica do enxerto no diagnóstico diferencial da recorrência (Tabela 108-1 e Cap. 107).

Em todos os pacientes, é necessária a evidência histológica de recorrência. A biópsia pode fornecer o diagnóstico, excluir outras causas que exigem diferentes abordagens terapêuticas e fornecer informações prognósticas importantes relacionadas ao enxerto e também relevantes para qualquer futura consideração de retransplante. A avaliação completa da amostra da biópsia através da microscopia óptica, imuno-histologia e microscopia eletrônica é recomendada e em muitos casos essencial para confirmar a recorrência.[17] A microscopia óptica e a imuno-histologia são necessárias para diferenciar a recorrência da GN *de novo*, rejeição e toxicidade por inibidor da calcineurina. A presença de tubulites deve sugerir rejeição aguda. A NCA pode produzir inflamação intersticial crônica e glomerulopatia do transplante, que pode ser indistinguível da GNMP à microscopia óptica (Fig. 108-3; Cap. 107). A imuno-histologia para definir quais os componentes dos depósitos imunes (imunoglobulinas e componentes do complemento), e a microscopia eletrônica para estabelecer a estrutura da membrana basal e a localização dos depósitos podem esclarecer o diagnóstico.[17] A aparência histológica tipicamente não difere dos padrões da GN dos rins nativos e são ilustrados nos capítulos pertinentes da seção IV. Na Tabela 108-2 resume-se o risco de recorrência em tipos comuns de doença renal.

RECORRÊNCIA DE DOENÇAS GLOMERULARES ESPECÍFICAS

Nefropatia por IgA e Púrpura de Henoch-Schönlein

A nefropatia por IgA é a forma mais comum de GN que leva à DRCT, e os pacientes acometidos frequentemente tornam-se receptores de transplante. A recorrência histológica é frequente e aumenta com o

tempo; encontrou-se recorrência de 58% em um estudo no qual todos os receptores foram submetidos a biópsia protocolar.[6] A recorrência é difícil de prever. Demonstrou-se que as características dos pacientes, o tempo pré-transplante, a glicosilação da IgA sérica e o genótipo da enzima conversora da angiotensina (ECA) não apresentam valor preditivo.[1,6,7] A escolha da imunossupressão após o transplante é controversa. Uma grande análise de registro USRDS sugeriu que as escolhas individuais do imunossupressor não alteraram o risco de perda do enxerto relacionada à recorrência.[10] Em contraste, uma análise retrospectiva recente da ANZDATA com 1.521 transplantados com biópsia de rim nativo comprovando GN, demonstrou que a continuação dos corticosteroides associou-se de forma importante à proteção contra a perda do enxerto por recorrência de NIgA, mas não por outros tipos de GN.[9] Também se sugere, através de dados observacionais, que a indução com globulina antitimócito pode conferir relativa proteção.[11] O transplante com doadores vivos relacionados associa-se a maior risco de recorrência e perda do enxerto em algumas séries, mas não em outras,[3] e não se justifica evitar o transplante com doadores vivos relacionados em pacientes com NIgA.

A manifestação clínica da doença é variável e dependente do tempo. É incomum a perda do enxerto dentro dos primeiros três anos após o transplante (Fig. 108-2), embora possa ocorrer, particularmente, quando a NIgA no rim nativo apresentou-se na forma de GN rapidamente progressiva ou após perda de um enxerto prévio por recorrência.[7] As perspectivas de longo prazo não são de caráter benigno, pois documentou-se perda progressiva do enxerto ao longo do tempo por todos os principais estudos. Em um estudo de registro que incluiu 587 pacientes com NIgA diagnosticada por biópsia, o risco de perda do enxerto por recorrência de NIgA foi de aproximadamente 10% dentro de 10 anos após o transplante,[3] embora um estudo de acompanhamento tenha sugerido que este risco pode ser reduzido

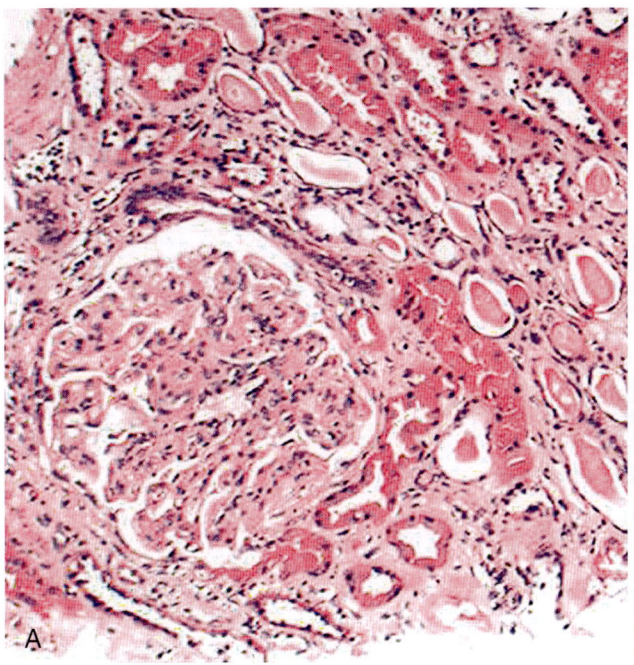
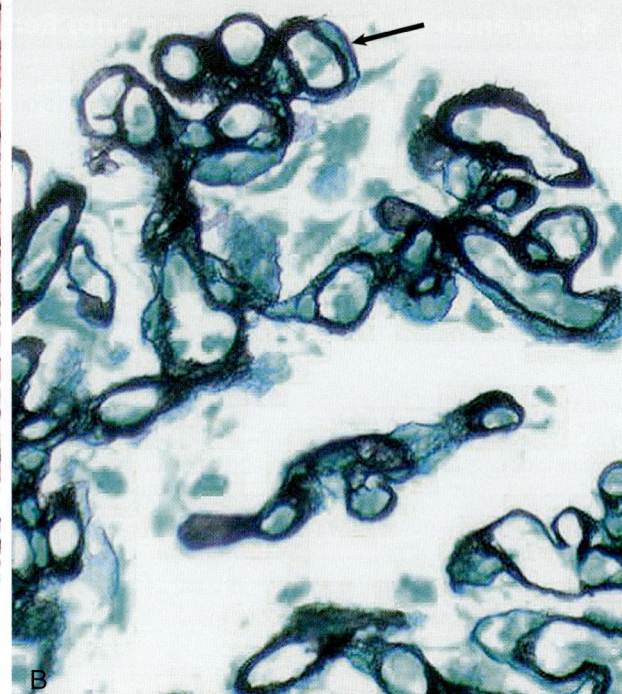
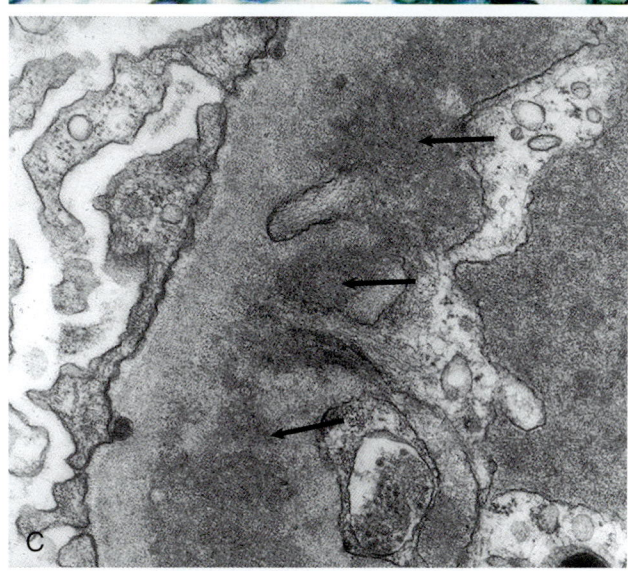

Figura 108-3 Glomerulopatia do transplante e glomerulonefrite membranoproliferativa (GNMP). Amostra de biópsia do transplante de um paciente com doença renal crônica terminal causada por GNMP tipo I idiopática comprovada por biópsia, que recebeu um transplante renal e apresentou redução progressiva da taxa de filtração glomerular com proteinúria de 1,5 g/ dia e hipertensão. **A**, Microscopia óptica. Hipercelularidade glomerular e lobulação em um fundo de inflamação intersticial crônica e fibrose, com cilindros proteicos dentro dos túbulos dilatados. (Hematoxilina-eosina; ×100) **B**, Depósitos subendoteliais e reduplicação da membrana basal *(seta)*. (Prata metanamina; ×400) **C**, Microscopia eletrônica mostrando depósitos elétron-densas subendoteliais (×7500). Também houve depósitos de C3 proeminentes à imunofluorescência (não demonstrado). A microscopia óptica foi, portanto, sugestiva de GNMP recorrente, mas também era consistente com nefropatia crônica do enxerto (NCA) com glomerulopatia do transplante associada à NCE. A imunofluorescência e a microscopia eletrônica (depósitos subendoteliais) confirmaram a recorrência da GNMP. (Compare as figs. 107-3, 107-4 e 107-5.) **(A** e **B** cortesia Dr. Paul McKenzie, Royal Prince Alfred Hospital, em Sydney, na Austrália.)

pela metade atualmente, particularmente quando os corticosteroides são utilizados durante a fase de manutenção.[9]

A recorrência da nefrite de Henoch-Schonlein (PHS) não é tão bem caracterizada, mas parece similar à NIgA em todos os aspectos. Uma análise recente do banco de dados *United Network for Organ Sharing* (UNOS), incluindo 339 pacientes com DRCT causada por PHS que receberam o primeiro enxerto renal, relataram uma frequência de 13,6% de perda do enxerto por recorrência, e não houve diferença na sobrevida do enxerto em 10 anos entre os receptores com doença renal primária por NIgA (58,4%) ou PHS (59,3%).[18]

O tratamento da recorrência da NIgA e da PHS não foi sistematicamente avaliado. Em nossa opinião, é razoável a adição de manutenção com corticosteroides em pacientes livres de corticosteroides com recorrência, apesar de não estar comprovada. A alteração para micofenolato mofetil (MMF), o uso de óleo de peixe, agentes antiplaquetários e amigdalectomia não são recomendados. São apropriadas as medidas não específicas para prolongar a sobrevida renal, tais como o controle rigoroso da pressão arterial, o bloqueio do sistema renina-angiotensina (SRA), assim como evitar nefrotoxicidade.

Nefropatia Membranosa

A identificação recente do receptor da fosfolipase A_2 do tipo M (PLA_2R) como antígeno alvo na NM idiopática[19] estimulou o interesse do uso dos títulos de anticorpos anti-PLA_2R para monitorização da atividade da doença e previsão de recorrência. Os dados são conflitantes até o momento e são necessárias investigações antes de adotar a mensuração do PLA_2R como uma ferramenta clínica no transplante.

Duas questões fundamentais obscurecem nosso conhecimento sobre a recorrência da NM: o pequeno número de pacientes nas séries publicadas e a frequência da NM *de novo* pós-transplante. Relata-se a NM *de novo* em 2% a 15% dos receptores de transplante e tende a ser mais insidiosa e tardia do que a NM recorrente.[20]

A maior série (reunindo centros na Bélgica e França) reportou uma taxa de recorrência de 29% em 30 pacientes aos 3 anos de transplante[21] e perda do enxerto de 38% aos 5 anos e 52% aos 10 anos de acompanhamento. Considera-se a recorrência um evento clínico significativo que causa proteinúria, síndrome nefrótica e perda do

Recorrência da Doença no Transplante Renal e Efeitos na Sobrevida do Enxerto

Doença	Taxa de Recorrência Clínica (%)	Perda do Enxerto na Doença Recorrente (%)
Glomeruloesclerose segmentar e focal primária	20-50 (crianças), 10-15 (adultos)	40-50
Glomerulonefrite membranoproliferativa Tipo I	20-30	30-40
Doença de depósito denso	80	20, geralmente tardia
Síndrome hemolítico-urêmica (SHU)		
SHU Clássica D+	0-13	Incomum
SHU Atípica D–	30-50	55-100
SHU Familiar	57	próximo de 100
Nefropatia por IgA	30-40, aumenta com o acompanhamento prolongado (30%-60% taxa de recorrência histológica)	16-33
Púrpura de Henoch-Schonlein	Rara (apesar de 50% de taxa de recorrência histológica)	rara
Nefropatia membranosa	10-29 (a recorrência histológica pode ser mais comum)	Até 50%
Vasculite sistêmica, incluindo Granulomatose de Wegener e poliangeíte microscópica	10-20	20-50
Doença anti-MBG (doença de Goodpasture)	<5	50
Lúpus eritematoso sistêmico	1-30	Rara
Amiloidose	25	10-20

Tabela 108-2 Doenças recorrentes no transplante renal e efeitos na sobrevida do enxerto renal. *MBG*, membrana basal glomerular.

enxerto em 12% dos receptores no prazo de 10 anos após o transplante.[3] Os fatores clínicos tais como o curso da doença pré-transplante, tempo de diálise, genótipo HLA, origem do enxerto e imunossupressão não são preditores de risco. No entanto, aqueles com uma perda do enxerto prévia causada pela recorrência apresentam alto risco se forem submetidos ao retransplante.[21]

O manejo da NM recorrente baseia-se em relatos e extrapolação dos dados do tratamento da NM no rim nativo. Pequenas séries de casos demonstram algum sucesso com o rituximabe, mas os resultados aguardam a confirmação em um estudo prospectivo. A remissão espontânea parece ser menos comum do que é visto na NM que acomete os rins nativos. Deve-se levar em consideração a exposição cumulativa à terapia imunossupressora, pois estes pacientes podem apresentar maior risco de linfoma. O transplante com doador vivo parece justificado para os primeiros enxertos, mas, em nossa opinião, deve-se evitar nos transplantes subsequentes, caso o primeiro enxerto tenha sido precocemente perdido pela recorrência.

Glomeruloesclerose Segmentar e Focal

A recorrência da glomeruloesclerose segmentar focal ocorre em 20% a 30% dos primeiros transplantes.[22,23] A GESF é um grupo heterogêneo de condições, e aqueles que apresentam as formas familiares ou esporádicas associadas à mutação de proteínas do diafragma da fenda tais como a podocina, aqueles com GESF secundária à doença vascular e aqueles com uma taxa muito lenta de progressão apresentam menor risco considerável. Ao contrário, os pacientes com um curso inicial agressivo (proteinúria grave e insuficiência renal nos primeiros 3 anos de início), os menores de 15 anos, que apresentam hipercelularidade mesangial à biópsia ou que experimentaram recorrência em um enxerto prévio apresentam maior risco.[22,23] Quando o primeiro enxerto foi perdido pela recorrência, a taxa de recorrência é maior do que 75% nos enxertos subsequentes.[24] O transplante com doador vivo relacionado foi implicado como um fator de risco para a recorrência; no entanto, uma grande análise de dados de registro dos EUA (USRDS) refutou esta ideia.[16]

A recorrência ocorre precocemente, tipicamente no primeiro mês pós-transplante, e manifesta-se inicialmente com proteinúria grave seguida por hipertensão e disfunção do enxerto. Os pacientes com recidiva da doença parecem mais suscetíveis a rejeição aguda e lesão renal aguda,[25] bem como a perda do enxerto. Em até 50% dos pacientes, a recorrência associou-se à perda precoce do enxerto,[23] entretanto, em muitos pacientes, o tratamento com plasmaférese parece adiar a perda do enxerto e reduziu a incidência de falência global enxerto[3] (Fig. 108-2).

Uma proteína plasmática circulante de 50 kd que se liga à imunoglobulina, com uma afinidade pela galactose, parece causar a recorrência da GESF.[26] Uma das proteínas pode ser o receptor solúvel da uroquinase plasminogênio ativado (suPAR).[27] As tentativas para utilizar este "fator de permeabilidade" circulante como um guia para o risco de recorrência ainda não trouxeram um teste clinicamente útil. A plasmaférese ou a imunoadsorção tanto por coluna de proteína A quanto anti-IgG remove efetivamente o fator de permeabilidade, pois ele se liga a imunoglobulina e, como resultado, proporciona uma terapia efetiva para muitos pacientes que desenvolvem a recorrência da GESF.[28,29] Embora não submetidos a um estudo randomizado, controlado e prospectivo, várias séries relatam remissão da doença na maioria dos pacientes que recebem tratamento dentro de 2 semanas da recorrência.[23,29] As informações prognósticas são especulativas devido à ausência de ensaios clínicos randomizados e pelo potencial de viés positivo das publicações, no entanto, na nossa avaliação, as taxas de resposta parecem provavelmente exceder 50% quando inicia-se a terapia dentro de 2 semanas da recorrência clínica, com menores taxas de resposta previstas quando a terapia é adiada. Levando em consideração a prolongada sobrevida do enxerto nos pacientes que respondem à terapia, todos os pacientes devem realizar um curso de plasmaférese a menos que existam contraindicações (Cap. 99). A imunossupressão deve incluir um inibidor da calcineurina e também deve-se considerar acrescentar um inibidor da ECA baseado nas evidências de relatos de casos. Uma minoria dos pacientes com resposta incompleta ou recidiva após a suspensão da terapia inicial

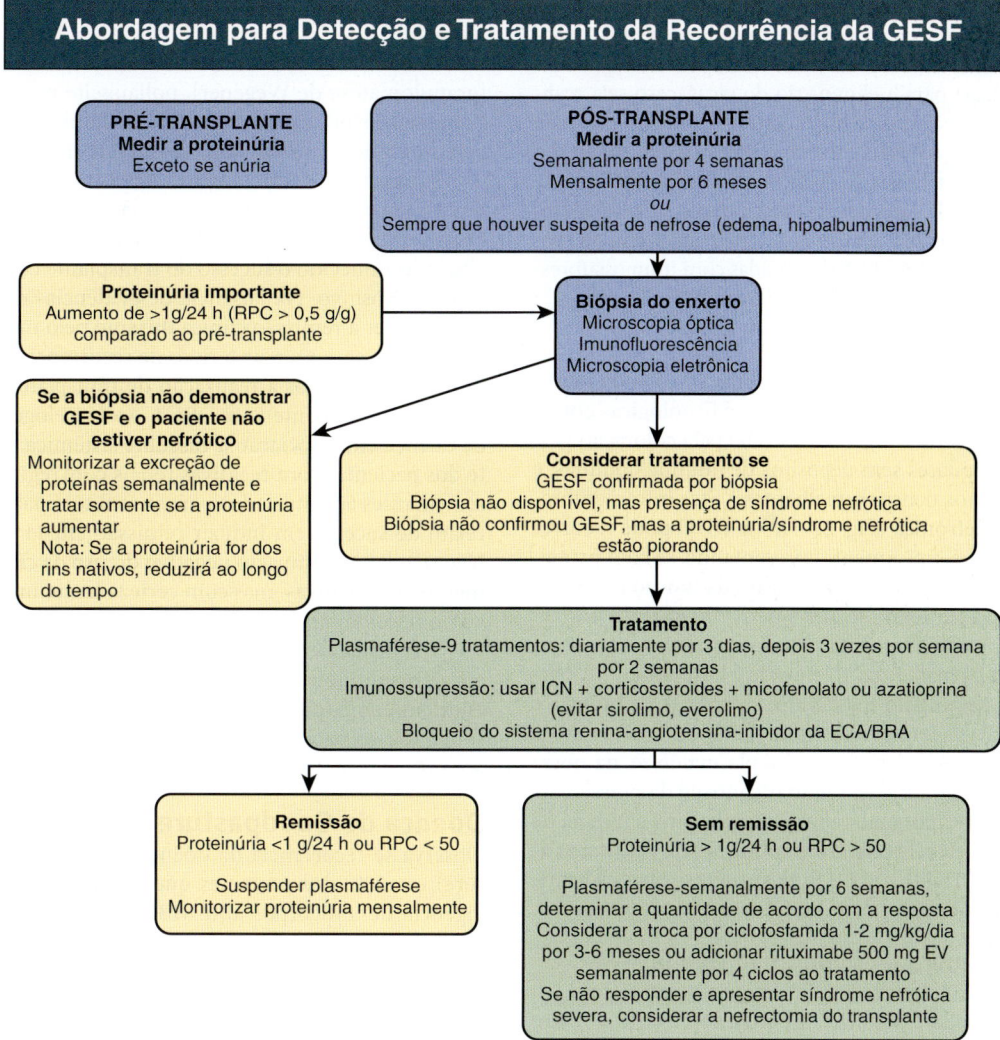

Abordagem para Detecção e Tratamento da Recorrência da GESF

PRÉ-TRANSPLANTE
Medir a proteinúria
Exceto se anúria

PÓS-TRANSPLANTE
Medir a proteinúria
Semanalmente por 4 semanas
Mensalmente por 6 meses
ou
Sempre que houver suspeita de nefrose (edema, hipoalbuminemia)

Proteinúria importante
Aumento de >1g/24 h (RPC > 0,5 g/g)
comparado ao pré-transplante

Biópsia do enxerto
Microscopia óptica
Imunofluorescência
Microscopia eletrônica

Se a biópsia não demonstrar GESF e o paciente não estiver nefrótico
Monitorizar a excreção de proteínas semanalmente e tratar somente se a proteinúria aumentar
Nota: Se a proteinúria for dos rins nativos, reduzirá ao longo do tempo

Considerar tratamento se
GESF confirmada por biópsia
Biópsia não disponível, mas presença de síndrome nefrótica
Biópsia não confirmou GESF, mas a proteinúria/síndrome nefrótica estão piorando

Tratamento
Plasmaférese-9 tratamentos: diariamente por 3 dias, depois 3 vezes por semana por 2 semanas
Imunossupressão: usar ICN + corticosteroides + micofenolato ou azatioprina (evitar sirolimo, everolimo)
Bloqueio do sistema renina-angiotensina-inibidor da ECA/BRA

Remissão
Proteinúria <1 g/24 h ou RPC < 50

Suspender plasmaférese
Monitorizar proteinúria mensalmente

Sem remissão
Proteinúria > 1g/24 h ou RPC > 50

Plasmaférese-semanalmente por 6 semanas, determinar a quantidade de acordo com a resposta
Considerar a troca por ciclofosfamida 1-2 mg/kg/dia por 3-6 meses ou adicionar rituximabe 500 mg EV semanalmente por 4 ciclos ao tratamento
Se não responder e apresentar síndrome nefrótica severa, considerar a nefrectomia do transplante

Figura 108-4 **Abordagem para a detecção e tratamento da recorrência da glomeruloesclerose segmentar e focal (GESF).** As recomendações do autor basearam-se no Davenport.[30] *ECA*, enzima conversora da angiotensina; *BRA*, bloqueador do receptor de angiotensina; *ICN*, inibidor da calcineurina; *RPC*, relação proteína e creatinina na urina, g/g.

necessitarão de sessões de plasmaférese repetidas ou prolongadas[30] ou tratamento concomitante com agentes secundários, tais como rituximabe ou ciclofosfamida.[29,31,32] Para esses pacientes, nós recomendamos um curso de rituximabe, 500 mg semanalmente, durante 4 semanas, em adição à imunossupressão existente e plasmaférese semanal. Não se demonstrou benefício da plasmaférese pré-transplante na prevenção da recorrência no enxerto. A Figura 108-4 mostra a abordagem para o manejo da recorrência da GESF.

A doença de lesões mínimas é uma causa muito menos frequente de DRCT. Relatou-se a recorrência da doença após o transplante, no entanto, não se sabe ao certo se a doença de base não era GESF.

Glomerulonefrite Membranoproliferativa

A GNMP recorrente possui grandes semelhanças clínicas e histológicas com o subgrupo de pacientes com NCE que apresentam glomerulopatia do transplante, e para fazer essa distinção torna-se crucial a avaliação global das amostras de biópsia do transplante (comparar Fig. 108-3 com Fig. 107-4 e Fig. 107-5), assim como o diagnóstico preciso da doença do rim nativo. (Tabela 108-1). Diferente da glomerulopatia do transplante, sugere-se o diagnóstico de GNMP tipo I pela presença de crescentes à microscopia óptica, coloração mais forte para C3 e mais fraca para IgM à imuno-histologia e depósitos eletrondensos subendoteliais à microscopia eletrônica.[17] Distinguir entre estas duas doenças

tem importantes implicações clínicas, particularmente porque a recorrência acarreta um risco maior de recorrência subsequente se o retransplante for considerado. Uma análise retrospectiva de biópsias renais que incluiu 70 pacientes com GNMP sugere que a gravidade das lesões histológicas é preditiva de recorrência.[33]

Glomerulonefrite Membranoproliferativa Tipo I

A glomerulonefrite membranoproliferativa tipo I parece ser mediada pela deposição glomerular de complexos imunes, desencadeada pela exposição a antígenos endógenos ou exógenos (p. ex., vírus da hepatite C [VHC]). Uma vez que o transplante renal não necessariamente remove os antígenos, a recorrência da doença é possível e é vista em 20% a 33% dos receptores de enxerto.[34] Relata-se perda do enxerto em até 40% dos pacientes com recorrência, e o risco de recorrência nos enxertos subsequentes aproxima-se de 80%.[35] É evidente a significativa diversidade geográfica no risco de recorrência, em grande parte ligada à prevalência do VHC, com taxas muito mais elevadas de perda de enxerto por recorrência em áreas onde a maioria dos pacientes com GNMP são VHC positivo, como na Espanha,[34] em comparação com as regiões com baixa prevalência de VHC, como a Austrália.[3] Em algumas séries, mas não em outras, os pacientes que receberam enxertos HLA-idênticos apresentaram maior risco de recorrência.[3]

Nenhuma forma de tratamento é comprovada, e deve-se considerar a causa subjacente da recorrência da GNMP em cada paciente. A prevenção pode ser eficaz na GNMP associada à VHC, pois a terapia com interferon parece ser eficaz para a eliminação do vírus, caso seja realizada enquanto o paciente está em diálise, e isso proporciona proteção substancial contra a viremia do VHC e da recorrência da GNMP após o transplante.[36] Em contraste, a utilização do interferon após o transplante pode precipitar rejeição aguda e deve ser evitada. Outros agentes antivirais, tais como a ribavirina, podem ter um papel, mas aguardam-se provas. Outras formas de GNMP tipo I foram tratadas com imunossupressão ou plasmaférese em pacientes individuais com sucesso.

Doença de Depósito Denso

A doença de depósito denso (anteriormente conhecida como GNMP tipo II) também apresenta semelhanças clínicas e histológicas com a glomerulopatia do transplante. Sugere-se a DDD pela coloração granular de C3 nas alças capilares sem depósitos de imunoglobulinas, e os característicos depósitos densos semelhantes à fitas intramembranosas na microscopia eletrônica (Fig. 22-1),[17] A DDD pode recorrer em 50% a 80% de enxertos, tipicamente apresentando-se com proteinúria, hematúria e perda lentamente progressiva da função renal.[37] O curso da doença tende a ser lento, já que a perda do enxerto por recorrência é vista em aproximadamente 20% dos pacientes, isso geralmente ocorrendo após os primeiros 10 anos de transplante.[3,37] A perda do enxerto associa-se ao sexo masculino, crescentes na biópsia e proteinúria grave.[37] Não se conhece uma terapia específica e, embora tenham sido descritas a imunossupressão e a plasmaférese, na nossa opinião não são terapias garantidas, sendo o controle da pressão arterial e da proteinúria com bloqueio renina-angiotensina a terapia de escolha. Considerando o papel recente das mutações da via alternativa do complemento na DDD (Cap. 22), a plasmaférese ou a administração de eculizumabe podem ser úteis no futuro.

Glomerulonefrite Membranoproliferativa Tipo III

A recorrência da glomerulonefrite membranoproliferativa tipo III, uma doença rara é relatada e resulta em perda do enxerto a longo prazo.[38]

Síndrome Nefrótica Congênita

Existem relatos, em pequenas séries de casos, de recorrência da síndrome nefrítica congênita do tipo finlandês após o transplante com perda do enxerto; no entanto, possivelmente o mecanismo de lesão renal não é o mesmo na doença primária e na recorrência. A causa na doença primária é a mutação do gene *NPHS1*, resultando em ausência completa da nefrina, entretanto, no transplante, ocorre a exposição *de novo* à nefrina. A exposição a um novo antígeno promove o desenvolvimento e deposição de anticorpos que danificam o diafragma da fenda, produzindo um tipo de NM com fusão dos podócitos à microscopia eletrônica e um quadro clínico de proteinúria grave com posterior falência do enxerto. A terapia de resgate com a ciclofosfamida pode ser efetiva.[39]

Vasculite Pauci-Imune Associada ao Anticorpo Anticitoplasma de Neutrófilo

A análise de todas as séries de casos que examinaram a recorrência da vasculite associada ao ANCA, contando com 127 pacientes, esclareceu o comportamento desse grupo de doenças após o transplante.[40] Detectou-se a recorrência da doença após 4 a 89 meses de acompanhamento em 17% dos pacientes; demonstrou-se envolvimento renal em cerca de 60% destas recorrências e 25% de perda do enxerto nestes pacientes. Os parâmetros clínicos não se demonstraram úteis em predizer a recorrência após o transplante. Os seguintes fatores: curso da doença pré-transplante, tempo em diálise, títulos de ANCA no momento do transplante e durante o acompanhamento, padrão citoplasmático (c-ANCA) ou perinuclear (p-ANCA) do ANCA, especificidade do antígeno, subtipo da doença (poliangeíte granulomatosa [granulomatose de Wegener], poliangeíte microscópica ou vasculite limitada ao rim), e origem do doador também não apresentaram impacto significativo sobre as taxas de recorrência.[40]

A prevenção e o tratamento das recorrências não foram analisados prospectivamente. Na maioria dos relatos, os pacientes não receberam um transplante até atingirem a remissão clínica; no entanto, é bem reconhecido o sucesso do transplante com o ANCA persistentemente positivo. Na ausência de evidências concretas, recomendamos manter a remissão clínica durante pelo menos 6 meses antes do transplante para reduzir o risco de recorrência e também para evitar os riscos associados à realização de transplante num paciente debilitado, especialmente se a DRCT ocorreu logo após a apresentação da doença em associação a vasculite sistêmica. Trata-se a maior parte dos pacientes com recidivas renais com regimes de ciclofosfamida semelhantes aos utilizados para vasculite renal em rins nativos, com relato de sucesso em induzir remissão em 11 dos 16 (69%) casos.[40] Não se relatou o impacto negativo do uso da ciclofosfamida no tratamento dos recidivas, mas com certeza inclui um aumento significativo no risco de câncer de bexiga.

O transplante renal nos casos de vasculite associada ao ANCA apresenta diminuição de aproximadamente 50% nas recidivas da doença em comparação aos pacientes que permanecem em diálise, e a sobrevida do paciente e do enxerto após o transplante assemelha-se aos outros receptores de transplante.[40]

Doença de Goodpasture

Observa-se recorrência da doença anti-MBG (doença de Goodpasture) em 50% dos pacientes que recebem um transplante renal em vigência de anticorpos anti-MBG circulantes. Quando se realiza o transplante 6 meses ou mais após o desaparecimento dos anticorpos anti-MBG, a recorrência é rara. A taxa de recorrência clínica é muito baixa quando se posterga o transplante, e desde a implementação desta prática na Austrália, não ocorreram mais perdas de enxertos após o transplante em 47 pacientes acompanhados por até 10 anos.[3] Devem-se tratar os raros episódios de recorrência como nos casos da doença no rim nativo, com corticosteroides, ciclofosfamida e plasmaférese agressiva (Cap. 24).

A recorrência da doença anti-MBG difere da doença anti-MBG *de novo*, a qual é vista em até 15% dos receptores de transplante com síndrome de Alport que desenvolvem anticorpos anti-MBG em resposta à exposição de um novo antígeno (cadeia α do colágeno tipo IV) através do transplante.[41] Isso também é discutido no Capítulo 24.

Nefrite Lúpica

Dependendo dos critérios diagnósticos utilizados, a taxa de recorrência da NL varia entre 2% e 54%.[42,43] Demonstrou-se a recorrência precoce (dias) e tardia (anos) após o transplante, com um tempo médio para a recorrência de aproximadamente 4 anos.[42] Os padrões clínicos e histológicos da recorrência são variáveis, mas a histologia e as manifestações clínicas são caracteristicamente mais benignas que a doença original do paciente. Enquanto a maioria dos pacientes com DRCT causada pelo lúpus apresenta NL proliferativa difusa (classe III ou IV), a lesão mais comumente descrita após o transplante é a NL proliferativa mesangial (classe II), seguida pelas classes III e NL membranosa (classe V).[43] O tempo em diálise e a atividade sorológica antes do transplante não predizem a recorrência, e os títulos de anticorpo antinuclear e os níveis de complemento não são marcadores confiáveis de recorrência da doença. Também não existe qualquer relação consistente entre a recorrência da nefrite lúpica e a atividade extrarrenal após transplante.

O desfecho a longo prazo para pacientes lúpicos após o transplante é controverso, mas parece similar ao da população geral pós-transplante.[42,44] Apesar de recorrência ser uma causa rara de perda do enxerto nos primeiros 10 anos após o transplante, com nenhum relato de perda do enxerto em 86 receptores em uma análise do registro,[3] as perdas tardias do enxerto ocorrem. É evidente que os pacientes com lúpus, particularmente aqueles com anticoagulante lúpico positivo, estão sob maior risco de eventos trombóticos após o transplante, incluindo trombose do enxerto.[45]

O manejo da recorrência da NL não foi sistematicamente estudado; utilizam-se corticosteroides, ciclofosfamida, micofenolato e plasmaférese, com relatos de resultados variáveis. Os pacientes com histórico prévio de trombose ou anticoagulante lúpico positivo devem receber anticoagulação durante o perioperatório e no início do transplante. Relata-se sucesso no retransplante de pacientes que perderam o enxerto por recorrência da doença.[45]

Microangiopatia Trombótica e Síndrome Hemolítico-Urêmica

O diagnóstico da recorrência da microangiopatia trombótica (MAT), incluindo a SHU, não é fácil, pois de 1% a 5% dos receptores de transplante renal apresentam a MAT *de novo*, mais comumente associada ao uso de inibidores da calcineurina (tanto o tacrolimo quanto a ciclosporina apresentam risco similar), sirolimo, OKT3 ou também rejeição aguda vascular. Geralmente observa-se a MAT *de novo* induzida por drogas dentro de 14 dias do início da medicação. Uma metanálise com 10 estudos demonstrou que dos 159 enxertos pertencentes a 127 pacientes, a taxa de recorrência foi de 28% e associou-se fortemente a um desfecho pior: a sobrevida do enxerto em 1 ano foi de 33% para aqueles com recorrência contra 77% dos livres de recorrência (P <.001).[46] O risco de recorrência associa-se claramente à causa subjacente da MAT. A recorrência é rara na SHU associada à shiga-toxina típica da infância, ao passo que a recorrência da SHU atípica é frequente, vista em até 80% dos pacientes, particularmente nas formas hereditárias associadas à mutação dos componentes do complemento ou dos fatores reguladores do complemento.[47]

Nosso conhecimento a respeito da SHU atípica aumentou substancialmente nos últimos anos com a identificação da via alternativa do complemento como tendo papel principal na patogênese. O risco de recorrência da SHU atípica e seu impacto na sobrevida do enxerto dependem da mutação responsável. As mutações nos fatores H e I associam-se a um risco de recorrência de aproximadamente 75%, e mais de 90% dos pacientes que apresentam recorrência cursam com falência do enxerto, tipicamente dentro do primeiro ano.[48] Em contrapartida, as mutações na proteína cofator de membrana associam-se à taxa de recorrência de 20% e taxas de sobrevida significativamente maiores do que os pacientes com mutações no fator H e I.[49] Devido aos riscos variáveis de recorrência associados às mutações nos diferentes componentes do complemento, aconselha-se a todos os pacientes com DRCT causada por SHU atípica que realizem a avaliação genotípica deles e de qualquer potencial dador vivo antes do transplante.[50] Deve-se considerar o transplante combinado de rim e pâncreas em candidatos selecionados com mutações definidas.[51] A recorrência também associa-se a uma idade de início mais avançada, rápida progressão da doença original, transplante precoce, transplante com doador vivo relacionado e com a utilização de inibidores de calcineurina.[46] A recorrência geralmente ocorre dentro dos primeiros 6 meses após o transplante; no entanto, relatam-se casos de recorrências tardias.[46] A apresentação clínica pode ser gradual ou abrupta, com trombocitopenia, hemólise e disfunção renal progressiva.

Enquanto a doença *de novo* pode responder à retirada do agente agressor, o manejo da recorrência da doença é incerto. Nós recomendamos a suspensão de qualquer potencial causador como os inibidores da calcineurina, e caso não seja efetivo em 48 horas, deve-se iniciar a plasmaférese com três trocas de volume de meio de plasma realizadas em 3 dias consecutivos com reposição de plasma fresco congelado. Devido aos relatos de aumento na incidência de rejeição aguda em pacientes com recorrência da doença,[47] como prevenção, deve-se aumentar temporariamente a dose do corticoide após a suspensão do inibidor de calcineurina. Nos pacientes com trombocitopenia ou hemólise em risco de vida, pode ser necessária a realização de nefrectomia do enxerto para estabilidade hematológica. O eculizumabe, um anticorpo monoclonal humanizado contra o fator C5 do complexo de ataque à membrana, vem surgindo como uma terapia eficaz para o tratamento da SHU atípica. Nos relatos de casos, o eculizumabe mostrou-se efetivo tanto no tratamento da recorrência quanto na profilaxia pré-transplante. Estudos multicêntricos de fase II estão em andamento para avaliar a sua eficácia. A plasmaférese pode ser eficaz em pacientes com mutações nos fatores H ou I, bem como naqueles que possuem autoanticorpos contra o factor H. No entanto, pode ser menos eficaz em pacientes com mutações da proteína cofator de membrana ou da trombomodulina, em que as proteínas estão ligadas à membrana. O prognóstico da recorrência da doença é ruim. Mais de 50% dos enxertos são perdidos durante o primeiro ano, e a sobrevida do enxerto além de cinco anos é bastante incomum.[46] Não existem evidências para a suspensão do inibidor de calcineurina na prevenção da recorrência.

Esclerodermia

Existem dados limitados na literatura devido à raridade da esclerodermia. Uma análise de 86 pacientes do registro UNOS que receberam um transplante renal e que tinham esclerodermia como doença de base, de 1987-1997, demonstrou a sobrevida do enxerto de 62% em 1 ano e 47% em 5 anos após o transplante; 24% dos receptores morreram durante o período de observação de 10 anos.[52] Não determinou-se a taxa de recorrência com precisão, no entanto, 21% dos pacientes nos quais as causas foram determinadas apresentaram recorrência, o que é consistente com as taxas de recorrência aceitáveis previamente. Sugere-se, através de uma revisão recente da literatura, que a perda rápida de função renal após o diagnóstico pode ser um preditor de recorrência no enxerto.[53] Ainda não se documentou bem o efeito do transplante sobre as manifestações extrarrenais da esclerodermia e também não se estudou o tratamento da esclerodermia após o transplante; no entanto, a utilização do bloqueio do SRA após o transplante para tratar a hipertensão parece adequado. No geral, o transplante renal parece ser um tratamento adequado para aqueles com esclerodermia e DRCT.

AMILOIDOSE, DOENÇA DE CADEIAS LEVES E GLOMERULOPATIAS FIBRILARES E IMUNOTACTOIDES

Amiloidose

O risco e o impacto da recorrência para os pacientes que se submetem ao transplante devido à amiloidose sistêmica dependem da sua causa. O tratamento da amiloidose AL é principalmente focado no tratamento da discrasia de células plasmáticas subjacente, mais comumente com altas doses de quimioterapia e transplante autólogo ou alogênico de células-tronco da medula óssea. A recorrência após o transplante provavelmente ocorre caso a malignidade não esteja totalmente controlada, mas pode ser responder a quimioterapia adicional. A maior série relatada inclui 25 pacientes que receberam um transplante de rim devido à insuficiência renal induzida por amiloide AL. Dos 25 pacientes, 22 receberam quimioterapia, três alcançaram remissão completa e 13 remissão parcial no momento do transplante renal.[54] A sobrevida do enxerto em cinco e 10 anos foi de 74% e

25%, respectivamente. Documentou-se a recorrência no enxerto por cintilografia com iodo 123 (^{123}I) marcado com componente amiloide P em 28% dos casos com cinco anos após o transplante, embora nenhum enxerto tenha sido perdido pela recorrência. Em cinco pacientes (28%) observou-se a recorrência do mieloma, dos quais três atingiram remissão completa com quimioterapia adicional. A principal causa de falência do enxerto foi a morte de 13 pacientes (52%), mais comumente causadas por sepse. Em cinco pacientes, demonstrou-se o envolvimento cardíaco através do ecocardiograma antes do transplante, sendo que um foi a óbito por insuficiência cardíaca após o transplante. Assim, o transplante parece ser uma opção viável para pacientes com DRCT causada por amiloidose AL, já que se observou pelo menos remissão parcial após a quimioterapia e o comprometimento cardíaco foi pequeno ou nenhum.

A amiloidose secundária (AA) é caracteristicamente uma doença insidiosa, a insuficiência renal é uma complicação relativamente frequente e o transplante renal é efetivo na maior parte dos casos.[54] O risco de recorrência da amiloidose AA depende da capacidade de erradicar a causa da inflamação crônica. Na amiloidose AA, a recorrência resultante de uma infecção crônica é improvável, caso a infecção possa ser erradicada antes do transplante, enquanto as condições tais como a artrite reumatoide podem persistir após o transplante e levar a recorrência da amiloidose no enxerto. Menos de 5% dos pacientes com amiloidose AA associada à febre familiar do mediterrâneo, que podem ser tratados com colchicina após o transplante, apresentam recorrência 10 anos após transplante.[55] Demonstrou-se, através de uma série da Noruega com 62 pacientes transplantados com amiloidose AA, principalmente devido às doenças reumáticas, uma taxa de recorrência de 10% com uma média de 5 anos de acompanhamento, com perda do enxerto por recorrência em apenas dois pacientes. Em geral, as taxas de sobrevida dos pacientes e dos enxertos foram de 65% e 62%, respectivamente, em 5 anos, com a maioria das perdas resultantes de infecção.[56]

Nefropatia de Cadeias Leves

Os pacientes com nefropatia de cadeias leves ocasionalmente recebem transplante e a recorrência é comum; uma série de casos relatou a recorrência em 5 dos 7 pacientes entre 2 e 45 meses após o transplante. Aqueles com recorrência desenvolveram proteinúria, hipertensão e disfunção do enxerto progressiva. Um dos sete pacientes apresentou função do enxerto a longo prazo e um morreu logo após o transplante em decorrência do mieloma.[57] Desse modo, geralmente desaconselha-se o transplante renal para os pacientes com esta doença, a não ser que se realize o transplante de medula óssea em conjunto, como medida curativa da doença subjacente. Utilizaram-se com sucesso o rituximabe e o bortezomibe em pacientes com recorrência da nefropatia de cadeias leves, mas as evidências são insuficientes para recomendar um ou outro agente como um tratamento padrão.

Glomerulopatias Fibrilares e Imunotactoides

Sabe-se que as glomerulopatias fibrilares e imunotactoides recorrem em aproximadamente 50% dos pacientes submetidos a transplante com essa doença subjacente, e apesar do relato de perda precoce do enxerto por recorrência, a diminuição da função do enxerto frequentemente é lenta e não parece ter um impacto nas taxas de sobrevida em 5 anos do enxerto renal.[58]

RECORRÊNCIA DE DOENÇAS METABÓLICAS QUE AFETAM O RIM TRANSPLANTADO

Diabetes Melito

O diabetes melito é a causa mais comum de DRCT na maior parte do mundo; no entanto, esses pacientes submetem-se ao transplante

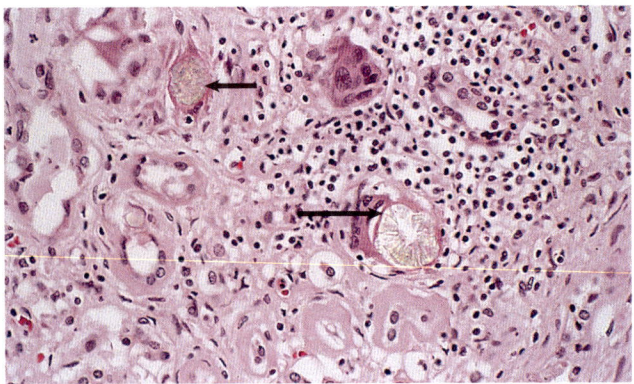

Figura 108-5 Recorrência da hiperoxalúria primária. A microscopia óptica demonstra cristais de oxalato dentro do lúmen tubular *(setas)* com um infiltrado inflamatório intersticial secundário.

com menos frequência do que aqueles com GN devido à maior prevalência e gravidade da comorbidade cardiovascular. Reconhece-se histologicamente e clinicamente bem a recorrência da nefropatia diabética, acomete pelo menos 25% dos receptores em uma média de acompanhamento de 6 anos e com alguns pacientes sendo diagnosticados com 3 anos de transplante.[59] As características clínicas e histológicas são semelhantes à nefropatia diabética dos rins nativos. Não se documentou claramente o risco de perda de enxerto pela recorrência, mas parece ser significativamente menor do que pela GN, provavelmente pelo risco de morte por doença cardiovascular nos pacientes diabéticos. A NODAT também é comum e associa-se à nefropatia do enxerto em uma proporção semelhante de pacientes, manifestando-se normalmente dentro de 5 anos do transplante. Ainda são necessários esclarecimentos a respeito do quanto isso contribui para a perda do enxerto, embora uma análise recente de dados de registro tenha sugerido que o impacto na perda do enxerto é insignificante se comparado ao impacto na morte prematura com enxerto funcionante.[5]

Hiperoxalúria Primária

A hiperoxalúria primária (Cap. 59) é uma doença autossômica recessiva rara causada pela produção hepática deficiente ou ausente de alanina glioxilato aminotransferase, resultando em acúmulo sistêmico de oxalato de cálcio (oxalose). Os rins e os vasos sanguíneos são particularmente afetados. O transplante renal isolado complica-se frequentemente pela hiperoxalúria e consequente recorrência no enxerto e eventualmente perda do enxerto (Fig. 108-5). Em contrapartida, o transplante combinado de fígado-rim corrige o defeito metabólico subjacente e permite uma sobrevida prolongada do enxerto renal. Uma análise da USRDS demonstrou que dos 190 adultos com oxalose que iriam realizar o transplante renal, 134 receberam um transplante renal isolado e 48% deles apresentaram sobrevida do enxerto de 8 anos censurada por óbito. Esta foi inferior aos 56 pacientes que também receberam um fígado (76%) e inferior ao grupo controle com um diagnóstico de GN primária (61%).[60] A remoção agressiva de oxalato residual antes do transplante por diálise e após o transplante pela suplementação com piridoxina e manutenção de elevados volumes de urina, podem também reduzir o risco de dano ao enxerto.

Doença de Fabry

A doença de Fabry resulta de um defeito na enzima lisossomal α-galactosidase A, resultando no acúmulo tecidual de globotriaosilceramida, eventualmente causando DRCT (Cap. 48). Documentou-se a recorrência da doença de Fabry no enxerto; no entanto, a sobrevida do enxerto não parece ser afetada. É provável que o tratamento com a α-galactosidase A recombinante reduza o risco de DRCT e também de recorrência, e isto deve-se tornar amplamente disponível.

RECORRÊNCIA DAS NEFROPATIAS ASSOCIADAS AOS VÍRUS E TUMORES NO RIM TRANSPLANTADO

As doenças renais associadas aos vírus podem recorrer após o transplante. Sabe-se da recorrência da GNMP e da NM associadas ao vírus da hepatite B e C; no entanto, o risco pode ser substancialmente reduzido pela terapia antiviral antes do transplante (Cap. 57).

São relatados casos de retransplante em pacientes que perderam o enxerto por causa da nefropatia pelo BK vírus. Na maior série, documentou-se a recorrência em 1 dos 10 receptores de transplante em um seguimento médio de 3 anos.[61] As medidas para reduzir o risco de recorrência incluíram a espera média de 13 meses para o retransplante e a nefrectomia do enxerto em sete pacientes. Utilizou-se a terapia imunossupressora tripla baseada em inibidores da calcineurina em todos os pacientes, e um paciente com recorrência estabilizou a função do enxerto após redução da imunossupressão.[61] Assim, o retransplante, preferencialmente realizado após o BK vírus não ser mais detectado no soro pela reação de polimerase em cadeia, parece ser seguro e eficaz.

Os pacientes que desenvolvem doença linfoproliferativa pós-transplante e perdem o enxerto como resultado da infiltração direta ou da rejeição após a suspensão da imunossupressão podem realizar um retransplante com segurança e sucesso após um período de recuperação. Em uma série com cinco casos não se relataram recorrências.[62]

Referências

1. Chadban SJ. Glomerulonephritis recurrence in the renal graft. *J Am Soc Nephrol.* 2001;12:394-402.
2. Hariharan S, Adams MB, Brennan DC, Davis CL. Recurrent and *de novo* glomerular disease after renal transplantation: A report from Renal Allograft Disease Registry (RADR). *Transplantation.* 1999;68:635-641.
3. Briganti EM, Russ GR, McNeil J, et al. Risk of renal allograft loss from recurrent glomerulonephritis. *N Engl J Med.* 2002;347:103109.
4. Hariharan S, Johnson CP, Breshahan BA, et al. Improved graft survival after renal transplantation in the United States, 1988 to 1996. *N Engl J Med.* 2000;342:605-612.
5. Cole EH, Johnston O, Rose CL, Gill JS. Impact of acute rejection and new-onset diabetes on long-term transplant graft and patient survival. *Clin J Am Soc Nephrol.* 2008;3:814-821.
6. Odum J, Peh CA, Clarkson AR, et al. Recurrent mesangial IgA nephritis following renal transplantation. *Nephrol Dial Transplant.* 1994;9:309-312.
7. Ohmacht C, Kliem V, Burg M, Nashan B. Recurrent immunoglobulin A nephropathy after renal transplantation: A significant contributor to graft loss. *Transplantation.* 1997;64:1493-1496.
8. Andresdottir MB, Hoitsma AJ, Assmann KJ, et al. The impact of recurrent glomerulonephritis on graft survival in recipients of human histocompatibility leucocyte antigen-identical living related donor grafts. *Transplantation.* 1999;68:623-627.
9. Clayton P, McDonald S, Chadban S. Steroids and recurrent IgA nephropathy after renal transplantation. *Am J Transplant.* 2011;11:1645-1649.
10. Mulay AV, Van Walraven C, Knoll GA. Impact of immunosuppressive medication on the risk of renal allograft failure due to recurrent glomerulonephritis. *Am J Transpl.* 2009;9:1-8.
11. Berthoux F, El Deeb S, Mariat C, et al. Antithymocyte globulin induction therapy and disease recurrence in renal transplant recipients with primary IgA nephropathy. *Transplantation.* 2008;85:1505-1507.
12. Ibrahim H, Rogers T, Casingal V, et al. Graft loss from recurrent glomerulonephritis is not increased with a rapid steroid discontinuation protocol. *Transplantation.* 2006;81:214-219.
13. Nachman PH, Segelmark M, Westman K, Hogan SL. Recurrent ANCA-associated small vessel vasculitis after transplantation: A pooled analysis. *Kidney Int.* 1999;56:1544-1550.
14. Ruiz JC, Campistol JM, Sánchez-Fructuso A, et al. Increase of proteinuria after conversion from calcineurin inhibitor to sirolimus-based treatment in kidney transplant patients with chronic allograft dysfunction. *Nephrol Dial Transplant.* 2006;21:3252-3257.
15. Odorico JS, Knechtle SJ, Rayhill SC, Pirsch JD. The influence of native nephrectomy on the incidence of recurrent disease following renal transplantation for primary glomerulonephritis. *Transplantation.* 1996;61:228-234.
16. Cibrik DM, Kaplan B, Campbell DA, Meier-Kriesche HU. Renal allograft survival in transplant recipients with focal segmental glomerulosclerosis. *Am J Transplant.* 2003;3:64-67.
17. Andresdottir MB, Assmann KJ, Koene RA, Wetzels JF. Immunohistological and ultrastructural differences between recurrent type I membranoproliferative glomerulonephritis and chronic transplant glomerulopathy. *Am J Kidney Dis.* 1998;32:582-588.
18. Samuel JP, Bell CS, Molony DA, Braun MC. Long-term outcome of renal transplantation patients with Henoch-Schönlein purpura. *Clin J Am Soc Nephrol.* 2011;6:2034-2040.
19. Beck LH Jr, Bonegio RGB, Lambeau G, et al. M-type phospholipase A2 receptor as target antigen in idiopathic membranous nephropathy. *N Engl J Med.* 2009;361:11-21.
20. Schwarz A, Krause PH, Offerman G, Keller F. Impact of *de novo* membranous glomerulonephritis on the clinical course after kidney transplantation. *Transplantation.* 1994;58:650-654.
21. Cosyns JP, Couchoud C, Pouteil-Noble C, Squifflet JP. Recurrence of membranous nephropathy after renal transplantation: Probability, outcome and risk factors. *Clin Nephrol.* 1998;50:144-153.
22. Senggutuvan P, Cameron JS, Hartley RB, et al. Recurrence of focal segmental glomerulosclerosis in transplanted kidneys: Analysis of incidence and risk factors in 59 allografts. *Pediatr Nephrol.* 1990;4:21-28.
23. Artero M, Biava C, Amend W, et al. Recurrent focal glomerulosclerosis: Natural history and response to therapy. *Am J Med.* 1992;92:375-383.
24. Stephanian E, Matas AJ, Mauer SM, et al. Recurrence of disease in patients retransplanted for focal segmental glomerulosclerosis. *Transplantation.* 1992;53:755-757.
25. Kim EM, Striegel J, Kim Y, et al. Recurrence of steroid resistant nephrotic syndrome in kidney transplants is associated with increased acute renal failure and acute rejection. *Kidney Int.* 1994;45:1440-1445.
26. Savin VJ, Sharma R, Sharma M, et al. Circulating factor associated with increased glomerular permeability to albumin in recurrent focal segmental glomerulosclerosis. *N Engl J Med.* 1996;334:878-883.
27. Wei C, El Hindi S, Li J, et al. Circulating urokinase receptor as a cause of focal segmental glomerulosclerosis. *Nat Med.* 2011;17:952-960.
28. Dantal J, Godfrin Y, Koll R, et al. Antihuman immunoglobulin affinity immunoadsorption strongly increases proteinuria in patients with relapsing nephrotic syndrome. *J Am Soc Nephrol.* 1998;9:1709-1715.
29. Andresdottir MB, Ajubi N, Croockewit S, Assmann KJ. Recurrent focal glomerulosclerosis: Natural course and treatment with plasma exchange. *Nephrol Dial Transplant.* 1999;14:2650-2656.
30. Davenport RD. Apheresis treatment of recurrent focal segmental glomerulosclerosis after kidney transplantation: Re-analysis of published case-reports and case-series. *J Clin Apher.* 2001;16:175-178.
31. El-Zoghby ZM, Grande JP, Fraile MG, et al. Recurrent idiopathic membranous nephropathy: Early diagnosis by protocol biopsies and treatment with anti-CD20 monoclonal antibodies. *Am J Transplant.* 2009;9:2800-2807.
32. Sprangers B, Lefkowitz GI, Cohen SD, et al. Beneficial effect of rituximab in the treatment of recurrent membranous nephropathy after kidney transplantation. *Clin J Am Soc Nephrol.* 2010;5:790-797.
33. Little MA, Dupont P, Campbell E, et al. Severity of primary MPGN, rather than MPGN type, determines renal survival and post-transplantation recurrence risk. *Kidney Int.* 2006;69:504-511.
34. Cruzado JM, Gil-Vernet S, Ercilla G, et al. Hepatitis C virus–associated membranoproliferative glomerulonephritis in renal allografts. *J Am Soc Nephrol.* 1996;7:2469-2475.
35. Andresdottir MB, Assmann KJ, Hoitsma AJ, Koene RA. Recurrence of type 1 membranoproliferative glomerulonephritis after renal transplantation: Analysis of the incidence, risk factors, and impact on graft survival. *Transplantation.* 1997;63:1628-1633.
36. Kamar N, Toupance O, Buchler M, et al. Evidence that clearance of hepatitis C virus RNA after alpha-interferon therapy in dialysis patients is sustained after renal transplantation. *J Am Soc Nephrol.* 2003;14:2092-2098.
37. Andresdottir MB, Assmann KJ, Hoitsma AJ. Renal transplantation in patients with dense deposit disease: Morphological characteristics of recurrent disease and clinical outcome. *Nephrol Dial Transplant.* 1999;14:1723-1731.
38. Morales JM, Martinez MA, Munoz de Bustillo E. Recurrent type III membranoproliferative glomerulonephritis after kidney transplantation. *Transplantation.* 1997;63:1186-1188.
39. Patrakka J, Ruotsalainen V, Reponen P, et al. Recurrence of nephrotic syndrome in kidney grafts of patients with congenital nephrotic syndrome of the Finnish type: Role of nephrin. *Transplantation.* 2002;73:394-403.
40. Westman KWA, Bygren PG, Olsson H, Ranstam J. Relapse rate, renal survival and cancer morbidity in patients with Wegener's granulomatosis or microscopic polyangiitis with renal involvement. *J Am Soc Nephrol.* 1998;9:842-852.

41. Göbel J, Olbricht CJ, Offner G, et al. Kidney transplantation in Alport's syndrome: Long-term outcome and allograft anti-GBM nephritis. *Clin Nephrol.* 1992;38:299-304.

42. Contreras G, Mattiazzi A, Guerra G, et al. Recurrence of lupus nephritis after kidney transplantation. *J Am Soc Nephrol.* 2010;21:1200-1207.

43. Norby GE, Strøm EH, Midtvedt K, et al. Recurrent lupus nephritis after kidney transplantation: A surveillance biopsy study. *Ann Rheum Dis.* 2010;69: 1484-1487.

44. Moroni G, Tantardini F, Gallelli B, et al. The long-term prognosis of renal transplantation in patients with lupus nephritis. *Am J Kidney Dis.* 2005;45: 903-911.

45. Goss JA, Cole BR, Jendrisak MD, et al. Renal transplantation for systemic lupus erythematosus and recurrent lupus nephritis. A single-center experience and a review of the literature. *Transplantation.* 1991;52:805-810.

46. Ducloux D, Rebibou JM, Semhoun-Ducloux S, Jamali M. Recurrence of hemolytic-uremic syndrome in renal transplant recipients: A meta-analysis. *Transplantation.* 1998;65:1405-1407.

47. Artz MA, Steenbergen EJ, Hoitsma AJ, et al. Renal transplantation in patients with hemolytic uremic syndrome: High rate of recurrence and increased incidence of acute rejections. *Transplantation.* 2003;76:821-826.

48. Bresin E, Daina E, Noris M, et al. Outcome of renal transplantation in patients with non-Shiga toxin-associated hemolytic uremic syndrome: Prognostic significance of genetic background. *Clin J Am Soc Nephrol.* 2006;1:88-99.

49. Sellier-Leclerc A, Fremeaux-Bacchi V, Dragon-Durey M, et al. Differential impact of complement mutations on clinical characteristics in atypical hemolytic uremic syndrome. *J Am Soc Nephrol.* 2007;18:2392-2400.

50. Noris M, Remuzzi G. Managing and preventing atypical haemolytic uremic syndrome recurrence after transplantation. *Curr Opin Nephrol Hypertens.* 2013;22:704-712.

51. Remuzzi G, Ruggenenti P, Codazzi D, et al. Combined kidney and liver transplantation for familial haemolytic uraemic syndrome. *Lancet.* 2002;359:1671-1672.

52. Chang YJ, Spiera H. Renal transplantation in scleroderma. *Medicine (Baltimore).* 1999;78:382-385.

53. Pham PT, Pham PC, Danovitch GM, et al. Predictors and risk factors for recurrent scleroderma renal crisis in the kidney allograft: Case report and review of the literature. *Am J Transplant.* 2005;5:2565-2569.

54. Pinney JH, Lachmann HJ, Sattianayagam PT, et al. Renal transplantation in systemic amyloidosis—importance of amyloid fibril type and precursor protein abundance. *Am J Transplant.* 2013;13:433-441.

55. Sherif AM, Refaie AF, Sobh MA, et al. Long-term outcome of live donor kidney transplantation for renal amyloidosis. *Am J Kidney Dis.* 2003;42: 370-375.

56. Hartmann A, Holdaas H, Fauchald P, et al. Fifteen years experience with renal transplantation in systemic amyloidosis. *Transpl Int.* 1992;5:15-18.

57. Leung N, Lager DJ, Gertz MA, et al. Long-term outcome of renal transplantation in light-chain deposition disease. *Am J Kidney Dis.* 2004;43:147-153.

58. Pronovost PH, Brady HR, Gunning ME, Espinoza O. Clinical features, predictors of disease progression and results of renal transplantation in fibrillary/immunotactoid glomerulopathy. *Nephrol Dial Transplant.* 1996;11: 837-842.

59. Bhalla V, Nast CC, Stollenwerk N, et al. Recurrent and *de novo* diabetic nephropathy in renal allografts. *Transplantation.* 2003;75:66-71.

60. Cibrik DM, Kaplan B, Arndorfer JA, Meier-Kriesche HU. Renal allograft survival in patients with oxalosis. *Transplantation.* 2002;74:707-710.

61. Ramos E, Vincenti F, Lu WX, et al. Retransplantation in patients with graft loss caused by polyoma virus nephropathy. *Transplantation.* 2004;77: 131-133.

62. Birkeland SA, Hamilton-Dutoit S, Bendtzen K. Long-term follow-up of kidney transplant patients with posttransplant lymphoproliferative disorder: Duration of posttransplant lymphoproliferative disorder–induced operational graft tolerance, interleukin-18 course, and results of retransplantation. *Transplantation.* 2003;76:153-158.

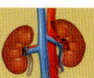

CAPÍTULO 109

Desfechos do Transplante Renal

Jeremy R. Chapman e Deepa Usulumarty

A única justificativa para a realização do transplante renal é a melhoria da sobrevida para os pacientes com doença renal em fase terminal (DRT). Se não houvesse dados objetivos e relevantes a respeito de uma evolução clínica satisfatória em realção ao desfecho clínico do paciente no pós-transplante, poucos considerariam e confiariam nos benefícios de um procedimento que apresenta múltiplos riscos de eventos adversos. Os primeiros pacientes, na década de 1950, foram avaliados quanto aos potenciais benefícios do transplante quando comparados à morte certa pela insuficiência renal terminal, já que neste período não havia terapia dialítica[1]; desta forma, alguma chance de vida era melhor que nenhuma. Os pacientes de hoje enfrentam uma decisão mais complexa, uma vez que há excelentes tratamentos de diálise disponíveis em muitas partes do mundo, além de um melhor entendimento do transplante como alternativa para a terapia renal.

A área de transplante renal é rico em dados e análises sofisticadas, sendo que as avaliações de desfechos clínicos estão cada vez mais disponíveis com objetivo de informar as opções terapêuticas diponíveis aos pacientes. No entanto, diante de um problema clínico em particular, ainda é comum que as evidências clínicas sejam insuficientes para fundamentar uma decisão específica a ser tomada pelos pacientes. As recomendações sobre o transplante foram criadas por uma série de sociedades, entre elas a Kidney Disease: Improving Global Outcomes (KDIGO) que demonstram através dos níveis de evidências que muitas decisões específicas são baseadas apenas em "consenso". Isso enfatiza, no mínimo, que geralmente não há uma resposta certa; mas também proporciona um desafio maior a fim de se provar com dados mais consistentes sobre as suposições que são feitas na prática clínica diária.

Este capítulo analisa as técnicas e os fatores que proporcionam uma melhor avaliação das medidas hoje disponíveis para um desfecho clínico favorável ao se discutir com os pacientes a decisão a respeito da realização do transplante

MÉTODOS DE MEDIDAS E ANÁLISE

Tipos de Análises de Desfecho

Se os resultados de 1.000 indivíduos submetidos ao transplante em diferentes períodos e locais são avaliados, alguns dos pacientes inevitavelmente evoluirão a óbito ao longo dos anos seguintes. Eles podem morrer em decorrência do transplante ou podem sofrer um acidente ou alguma outra intervenção que pode levá-los a óbito. Como isso pode estar relacionado com o sucesso ou falha do transplante? O método convencional consiste em utilizar uma curva de Kaplan-Meier que resulta em uma estimativa atuarial de evolução clínica, como oposição a uma medida real.[2,3] Registram-se os eventos – morte no caso – e o tempo para que este evento ocorra no transplante é mensurado. O método de Kaplan-Meier utiliza o tempo de acompanhamento para cada indivíduo que contribui para a análise resultando em uma melhor estimativa do que vai acontecer a todo o grupo de pacientes e não apenas a um pequeno grupo que chegou a um determinado ponto em um determinado momento. Um exemplo de como tal análise é feita está

evidenciado na Figura 109-1.[4] Quando um grupo de indivíduos está sendo comparado a outro, algumas questões devem ser levadas em consideração, tal como a idade. Por exemplo, se um grupo tinha uma idade média de 30 anos e o outro de 60 anos, as diferentes taxas de mortalidade são explicadas a partir das expectativas que iriam acontecer na população em geral e não na população de pacientes portadores de doença renal crônica. Assim, pode ser importante mostrar os resultados "ajustados", por exemplo, corrigidos para idade e gênero para obter as comparações adequadas entre os resultados em diferentes programas de transplante. A análise multivariada proporciona a oportunidade de ajustar os resultados de todos os fatores que, por conta própria, poderiam afetar o resultado. No exemplo de 1.000 pacientes, pode ser que existam diferenças estatisticamente significantes nas taxas de morte, se o grupo for dividido com base na idade, presença ou ausência de diabetes, gênero ou qual o centro onde os pacientes foram submetidos ao transplante.[5,6] Em uma análise multivariada, é possível avaliar se esses resultados são influenciados pela distribuição particular dos outros. Pode ser que um centro de transplante que parece ter piores resultados realize transplantes principalmente em pacientes idosos e portadores de diabetes, enquanto os outros centros com excelentes resultados selecionem apenas receptores jovens e não diabéticos para o transplante. A análise multivariada pode indicar que ambos os centros provavelmente alcancem os mesmos resultados, se eles realizarem transplantes em pacientes semelhantes.

Análise de Meia-Vida

A análise de meia-vida é um outro tipo de análise que permite extrapolar os resultados além de onde os dados pararam. No exemplo dos 1.000 pacientes, pode ser que ninguém tenha ultrapassado a marca dos 10 anos, contudo os pacientes procuram uma estimativa de quanto tempo pode durar o seu rim. A análise atuarial pode indicar a possibilidade de 80% de duração do transplante em 10 anos, mas não fornece informações sobre o que acontece depois dos 10 anos. Uma análise de meia-vida permite a extrapolação a partir dos dados conhecidos. Existem dois tipos diferentes de cálculo de meia-vida na literatura: a mediana de sobrevida, que é o tempo durante o qual o paciente situado no "meio" da coorte sobreviveu; e a meia-vida condicionada, que é a mediana de sobrevida dos pacientes que sobreviveram um ano ou mais. A Figura109-2 mostra um exemplo da utilização de cálculos de meia-vida, demonstrando a diferença nos resultados relacionados ao antígeno leucocitário humano (HLA) e a compatibilidade entre doador e receptor.[7]

Sobrevida do enxerto

A sobrevida do enxerto pode ser apresentada de duas formas diferentes, validadas de maneira própria , mas produzindo respostas bastante diferentes. Um dos problemas é que muitas análises de sobrevida do enxerto não deixam claro qual está sendo usada. É possível entender o problema utilizando o exemplo de 1.000 pacientes. Suponha que 100 pacientes morreram com o enxerto funcionante e 80 perderam o seu enxerto por rejeição e outras causas. Se incluir a morte como causa de perda do enxerto, 180 dos 1.000 pacientes perderam seus enxertos; se ignorar a morte como uma causa de perda, então, apenas 80 perderam seus enxertos. O último cálculo é mais bem descrito como *sobrevida do enxerto censurada* pela ocorrência de óbito, ao passo que, ao se incluir o óbito na análise, obtém-se a *sobrevida do paciente e do enxerto*. Quando a análise não estiver especificada, os resultados podem ser enganadores ou podem não fazer sentido. Por exemplo, na análise ilustrativa, a sobrevida real do paciente seria de 90% (100 mortes em 1.000 doentes) e a sobrevida do enxerto censurada pelo óbito de 92% (perda de 80 enxertos em 1.000 transplantes), desta forma se poderia concluir que 2% ou 20 rins de alguma forma sobreviveram na ausência do receptor! Ambas as abordagens são, naturalmente, relevantes para diferentes situações – de um lado para entender as causas de falência do enxerto e

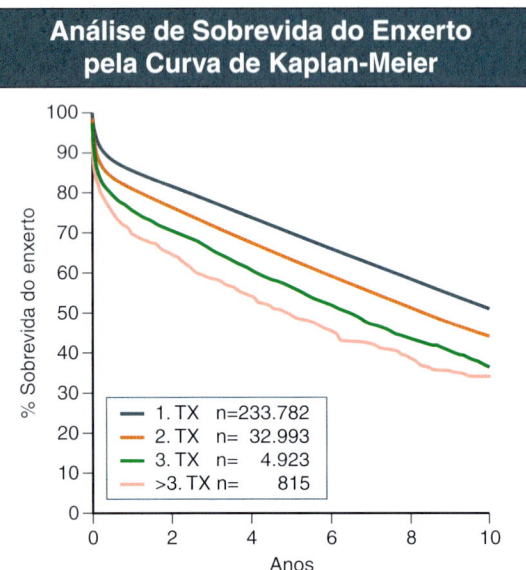

Figura 109-1 **Análise de Kaplan-Meier de sobrevida atuarial do enxerto.** A análise do Estudo colaborativo em Transplante da sobrevida do receptor de transplante renal doador falecido entre 1985 e 2011 estratificado pelo número de enxertos (1, 2, 3 e > 3). *(A partir do Estudo Colaborativo de Transplantes da Universidade de Heidelberg, Departamento de Imunologia de Transplantes. CTS gráficos de resultados. Disponível em www.cts-transplant.org/public/graphics.shtml. Acessado em 07 de janeiro de 2013.)*

separadamente para entender as causas de óbito nos pacientes – devendo haver, no entanto, clareza metodológica.

Ensaios Clínicos Randomizados

Os ensaios clínicos randomizados (ECR) são uma maneira convencional de determinar as diferenças entre duas ou mais terapias e são utilizados no transplante principalmente para avaliar novos produtos farmacêuticos, que necessitam de testes em estudos randomizados antes de serem registrados para o uso na prática clínica. A maioria dos ensaios clínicos randomizados, portanto, compara dois regimes medicamentosos, um com e o outro sem o novo agente. Dois problemas críticos comprometem o valor dos ensaios clínicos randomizados no transplante renal: em primeiro lugar, o número relativamente pequeno de transplantes realizados em um centro único denota que é difícil montar um estudo com poder suficiente para detectar diferenças significativas; e, em segundo lugar, a ausência de marcadores precoces que indiquem desfechos clínicos no longo prazo são escassos. Nos estudos cardiovasculares, por outro lado, é possível randomizar milhares de pacientes e detectar diferenças significativas na evolução clínica, exceto óbito; e em estudos de neoplasias é possível utilizar evidências no curto prazo da resposta do tumor como um marcador para desfechos clínicos no longo prazo. Quando do início da realização do transplante renal, estudos relativamente pequenos poderiam ser muito informativos. Um exemplo de ensaio clínico randomizado da década de 1980 é o Oxford Ciclosporin Trial,[8] que teve poder suficiente para demonstrar uma diferença significativa com menos de 100 pacientes randomizados em cada grupo avaliando a azatioprina associada a prednisolona comparada a ciclosporina. Isso foi possível porque as taxas de sobrevida no grupo controle eram suscetíveis a grandes melhorias – a sobrevida do enxerto e do paciente em cinco anos melhorou em 20% a partir de uma linha basal de 47% para 67% com a introdução da ciclosporina ao esquema imunossupressor. Hoje o resultado de uma terapia de cuidados padrão é tão elevado que o recrutamento de pacientes em número suficiente para detectar diferenças nas sobrevidas do enxerto e do paciente em 1 ou 2 anos não apenas é extremamente caro, além de exigir que os ensaios sejam muito grandes, provavelmente naufragará em pequenas variações aleatórias tais como no aparecimento de complicações cirúrgicas.

Na década de 1990, após a introdução do desfecho composto controlado, os ensaios clínicos randomizados exigiam uma avaliação de

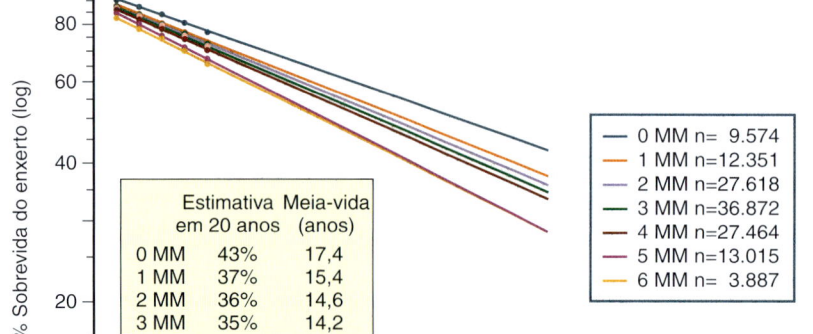

Figura 109-2 **Sobrevida do enxerto por análise de meia-vida.** A análise do Estudo colaborativo em Transplante de sobrevida de um primeiro transplante de doador falecido realizado entre 1985 e 2011 estratificado pelo número de *mismatch* (MM) de antígeno leucocitário humano (HLA) mostrando as estimativas de meia-vida de 20 anos de sobrevida. *(Estudo colaborativo em Transplante da Universidade de Heidelberg, Departamento de Imunologia de Transplantes. Gráficos de desfecho do CTS. Disponível em www.ctstransplant.org/public/graphics.shtml. Acessado em 07 de janeiro de 2013.)*

tamanho de amostra. O desfecho composto é um indicador aceitável de benefício para a U.S. Food and Drug Administration (FDA) e outras autoridades reguladoras para registrar uma droga para uso terapêutico. O desfecho composto inclui a morte do paciente, perda do enxerto, episódios de rejeição aguda e perda de seguimento (o último indicador evidencia de maneira conservadora que os pacientes que perderam o seguimento tiveram falência terapêutica). A análise por intenção de tratamento é, em outras palavras, a análise dos resultados do paciente no grupo de randomização em que ele foi alocado, não importando se ele recebeu ou não o tratamento preconizado. Três estudos importantes que confirmam o benefício do micofenolato de mofetil (MMF) foram realizando utilizando esta abordagem, sendo recrutados em torno de 500 pacientes distribuídos aleatoriamente em três braços do estudo.[9,10]

Avançando mais 10 anos, o maior ensaio clínico randomizado em transplante realizado até esta data (o estudo Symphony[11]) necessitou de mais de 1.500 pacientes a serem randomizados, e ainda assim teve força apenas no desfecho de função renal como marcador de desfecho clínico no longo prazo. Aceita-se atualmente que os ensaios clínicos randomizados no transplante não conseguem ser suficientemente consistentes para detectar diferenças nos desfechos "duros" de sobrevida do paciente e do enxerto e todos devem ter poder nos desfechos compostos e preditores de resultados no longo prazo. Ainda não se determinou que os fatores preditores de curto prazo podem fornecer bons indicadores da evolução clínica no longo prazo. A rejeição aguda celular foi, na década de 1990, uma medida de curto prazo importante para desfechos em longo prazo, mas, atualmente, não é uma medida eficaz pelos regimes imunossupressores utilizados.[12]

Os Estudos de Coorte

Os ensaios clínicos randomizados não são adequados para a resolução de alguns problemas da prática médica. Por exemplo, um estudo de ECR nunca será capaz de testar se uma neoplasia é mais prevalente em pacientes em diálise quando comparados a pacientes após transplante, primeiro porque a randomização para diálise ou transplante é eticamente justificável e segundo porque o número de pacientes necessários para dar robustez para tal estudo seria superior ao número mundial de pessoas transplantadas. No entanto, ainda é importante entender os riscos na transferência de um paciente da diálise para o transplante e, assim, compreender se existe qualquer ação que possa aumentar ou diminuir a mortalidade por neoplasia após o transplante. Um exemplo de uma análise abordando esta pergunta é o estudo australiano de neoplasia, que utiliza os dados do Australia and New Zealand Dialysis and Transplant Registry (ANZDATA) a partir de uma coorte de pacientes que foram inicialmente tratados para doença renal crônica terminal entre 1982 e 2003 e estavam ligados aos dados do Registro Nacional de Câncer.[13] É muito importante assegurar que a seleção da coorte seja adequada para responder a uma questão proposta. Com demasiada frequência, um estudo de coorte é selecionado a partir de uma amostra de conveniência e, portanto, apresenta muitas falhas na sistemática. Uma amostra de conveniência típica é "todos os pacientes sendo seguidos por uma unidade de transplante em particular". A análise torna-se uma avaliação isolada de pacientes que permanecem vivos e em acompanhamento nesta unidade de transplante. A coorte foi distorcida, já que os pacientes que não estão sendo seguidos por morte ou falência do enxerto podem ser cruciais para a análise.

Metanálises

Algumas áreas do transplante apresentam diversos estudos clínicos randomizados e não randomizados para um determinado tipo de intervenção em particular, como por exemplo, o uso de bloqueador de receptor de interleucina 2 (IL-2) para a indução no transplante renal. Já que os estudos apresentaram resultados variáveis, em qual acreditar? Este assunto é abordado por metanálise de estudos disponíveis e é exemplificado pelo trabalho da Cochrane Internacional Collaboration.[14] Um

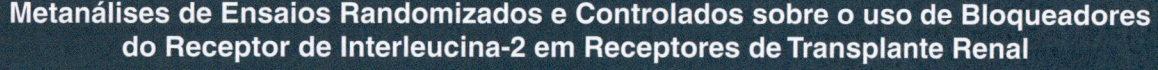
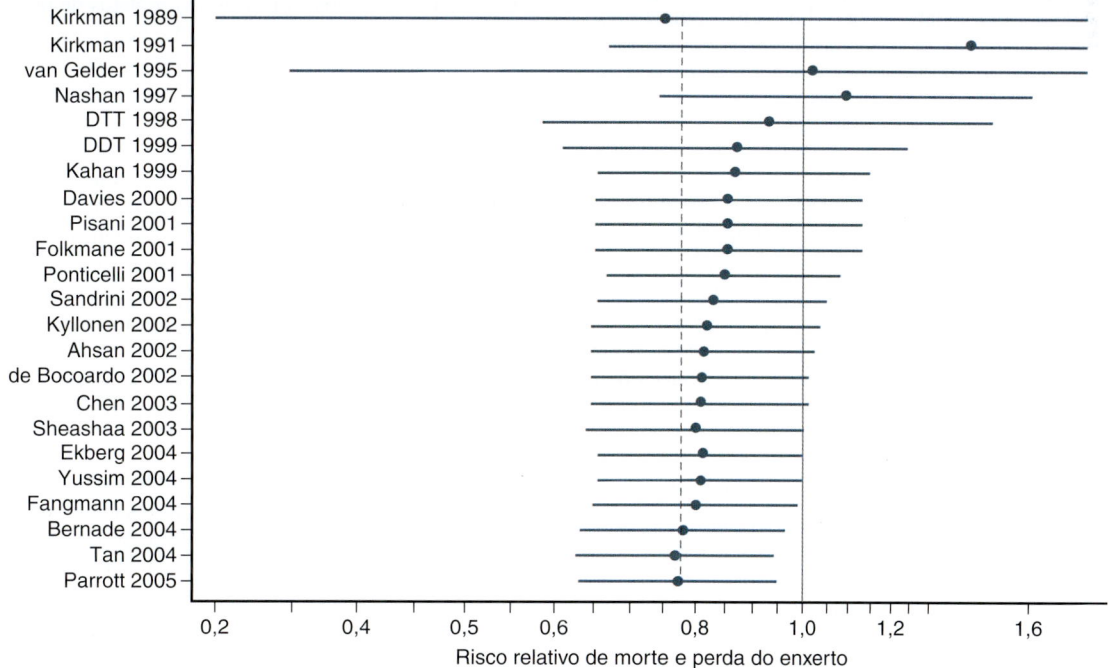

Figura 109-3 Metanálise. Uma metanálise cumulativa mostrando o efeito do aumento do número de ensaios sobre os intervalos de confiança do desfecho (morte e perda do enxerto) nos pacientes que receberam os bloqueadores do receptor de interleucina-2 comparados a placebo em todos os ensaios clínicos randomizados publicados de 1989 a 2005. *(Dados gentilmente cedidos de A. Webster, apresentado no World Transplant Congress, Boston, 2006.)*

exemplo de uma avaliação Cochrane é mostrado na Figura 109-3.[15] Este tipo de análise combina os resultados dos pacientes que foram submetidos às mesmas intervenções em estudos semelhantes, apresentando um maior poder estatístico quando comparado a um estudo individualmente. A metodologia requer a localização de todos os estudos sobre o tema em questão e, especialmente, a identificação de estudos não publicados. O maior problema é o viés de publicação; estudos com resultado positivo para a intervenção são mais propensos a serem publicados que estudos negativos. A pré-inscrição obrigatória de todos os ensaios de uma droga por entidades comerciais em uma base de dados pública, como www.clintrials.gov, é projetada para evitar este viés de publicação e é amplamente aceito atualmente que a não divulgação de dados comerciais pelos patrocinadores dos ensaios clínicos não são cientificamente aceitáveis ou tolerados pelos reguladores.

Relatos de Casos

Um relato de caso pode fornecer informações valiosas sobre os resultados após o transplante? Existem alguns casos de eventos raros em que o conhecimento a partir de um relato de caso se mostra importante. Um exemplo são os relatos iniciais de transmissão do vírus da hepatite B a partir de doadores negativos para o antígeno de superfície B (HBsAg) para receptores de transplante hepático.[16] Os poucos relatos de casos levaram a uma análise de coorte, que por sua vez levou a um entendimento de que o vírus da hepatite B pode ser transmitido a partir de um doador negativo para o HBsAg, mas positivo para anticorpos do vírus da hepatite B no núcleo. A estratégia de vigilância para a segurança das células, tecidos e órgãos de origem humana baseia-se neste conceito – identificar e divulgar os casos raros de modo que os problemas possam ser reconhecidos (ver www.notifylibrary.org).

Opinião do Especialista

O último tipo de análise difundida na literatura do transplante é a opinião de especialistas, gerando por vezes diretrizes da prática clínica. Apenas as grandes questões têm respostas em ensaios clínicos randomizados, metanálises ou estudos de coorte. Nas atividades médicas cotidianas, o clínico é confrontado com questões sem resposta. As evidências disponíveis sobre determinadas questões são classificadas desde boas até inexistentes pelas diretrizes. Um exemplo de um conjunto de diretrizes amplamente disseminada para o receptor de transplante é o KDIGO,[17] que é claro sobre os limitados conhecimentos nesta determinada área. Grande parte das orientações fornecidas sobre como maximizar os resultados para os pacientes é baseado na sabedoria e experiência dos profissionais clínicos e não nos ensaios clínicos randomizados ou outras análises de dados.

Estudos Qualitativos

Algumas questões não são passíveis de serem analisadas a partir de dados quantitativos, mas ainda assim são de grande importância clínica. O que leva os potenciais doadores vivos a decidir doar? O que os médicos consideram mais importante na avaliação dos dadores vivos? Por que uma determinada comunidade não doa órgãos após a morte? Estas questões são passíveis de pesquisa qualitativa e podem ser avaliadas e medidas, não sendo capazes de produzir uma prova relacionada a uma questão em particular, mas sendo capazes de gerar hipóteses a serem testadas. Os estudos qualitativos criam hipóteses sobre comportamentos e atitudes e não assumem que existe uma única realidade a ser descoberta; as pessoas têm opiniões diferentes sobre a doação de órgãos e qualquer sistema de avaliação que tem a expectativa que todos tenham as mesmas perspectivas serão desapontadores. Um guia para a abordagem de estudos qualitativos em transplante foi publicado para auxiliar os cientistas a se familiarizarem a estes estudos.[18]

Tipos de Coleta de Dados

Todas as análises são dependentes da metodologia de coleta e integridade dos dados. É evidente que se os dados inseridos em uma análise são falhos de alguma forma, então a análise vai simplesmente incorporar essas falhas e fornecer resultados falsos. Uma vez que ocorra uma falha na coleta de dados e esta seja escondida em uma análise, é possível e frequente que esta nunca seja identificada e a prática clínica será influenciada com base em uma suposição falsa. Assim, é essencial que o revisor de qualquer análise verifique se os dados foram coletados de uma forma confiável e relevante para a questão. Há muitas maneiras de coletar dados, todas as quais têm a sua utilidade quando aplicada na forma correta.

Registros

A metodologia de registro da coleta de dados varia desde uma forma voluntária a obrigatória e de automático a manual. O preenchimento dos dados está relacionado com a quantidade coletada, a frequência de atualização e os métodos utilizados. Os registros de transplante nacionais, como por exemplo, o registro ANZDATA na Austrália e Nova Zelândia[19] ou o registro de diálise e transplante da Malásia são frequentemente voluntários. Alguns, como o banco de dados UNOS norte-americano (United Network for Organ Sharing), são obrigatórios e há a ameaça de sanções financeiras se houver falha em preencher dados críticos.[20] O maior registro internacional é o Collaborative Transplant Study sediado em Heidelberg, Alemanha, e utiliza a coleta voluntária de dados, de maneira sistemática, em que todos os transplantes em sequência são inseridos no sistema e acompanhados.[4] Os registros de doadores tendem a ser completos, porque os dados são coletados no momento da doação de órgãos como uma parte do processo de doação.[21] Os registos em que a coleta de dados é integrada ao processo que está sendo medido, tais como a coleta de dados realizada diretamente a partir dos prontuários dos pacientes, como em Hong Kong, tendem a ter dados mais confiáveis. Nos Estados Unidos, o registro científico dos receptores de transplante (RCRT) tem a oportunidade de utilizar a conexão entre as bases de dados para aumentar a sua acurácia.[22] Os dados disponíveis no RCRT incluem mortes nos Estados Unidos e sistema de faturamento Medicare realiza o cruzamento de dados para avaliar se um receptor de transplante está sendo cobrado pela diálise – as duas partes são úteis para construir uma visão acurada da sobrevida do enxerto e do paciente.

A presença de dados incompletos durante o acompanhamento é uma falha de muitos registros em transplante e dependem da capacidade dos programas de transplante de seguir e relatar os desfechos dos seus pacientes. Ambos os passos são repletos de possibilidade de fracassos. Muitos pacientes mudam de médico e, assim, perdem o contato com o centro transplantador e, claro, muitos centros de transplante são pressionados por falta de recursos, de modo que a atividade voluntária e não remunerada de completar os dados recebe mínima atenção. Lamentavelmente, os resultados bem-sucedidos podem ser artificialmente inflacionados por centros que assumem que seus pacientes estão vivos e bem, a menos que tenham ouvido falar o oposto: assim, dados ruins aparentemente produzem bons resultados.

Na análise dos registros há a tentativa de obter dados que confirmem que o paciente foi avaliado pelo menos uma vez no último ano e que o enxerto se encontra em funcionamento; na falta desta informação, fica definida a perda de segmento a partir do último contato. Esta técnica produz o máximo benefício a partir dos dados conhecidos sobre qualquer indivíduo, mas não permite que dados incorretos sejam incluídos na análise.

Coleções de Estatísticas Internacionais

As mais úteis coleções estatísticas internacionais são as realizadas pela Organização Mundial da Saúde e publicadas no Global Observatory on Donation and Transplantation (GODT) site (www.transplant-observatory.org). Estes dados são alimentados por todos os governos nacionais e representam provavelmente a melhor estimativa da atividade em transplante global, mas pouco ou nada sobre desfechos está disponível nesta fonte. O GODT permite a análise das relações entre os índices de doação e transplante, por um lado as estatísticas nacionais de saúde e por outro lado as estatísticas financeiras (Fig. 109-4).

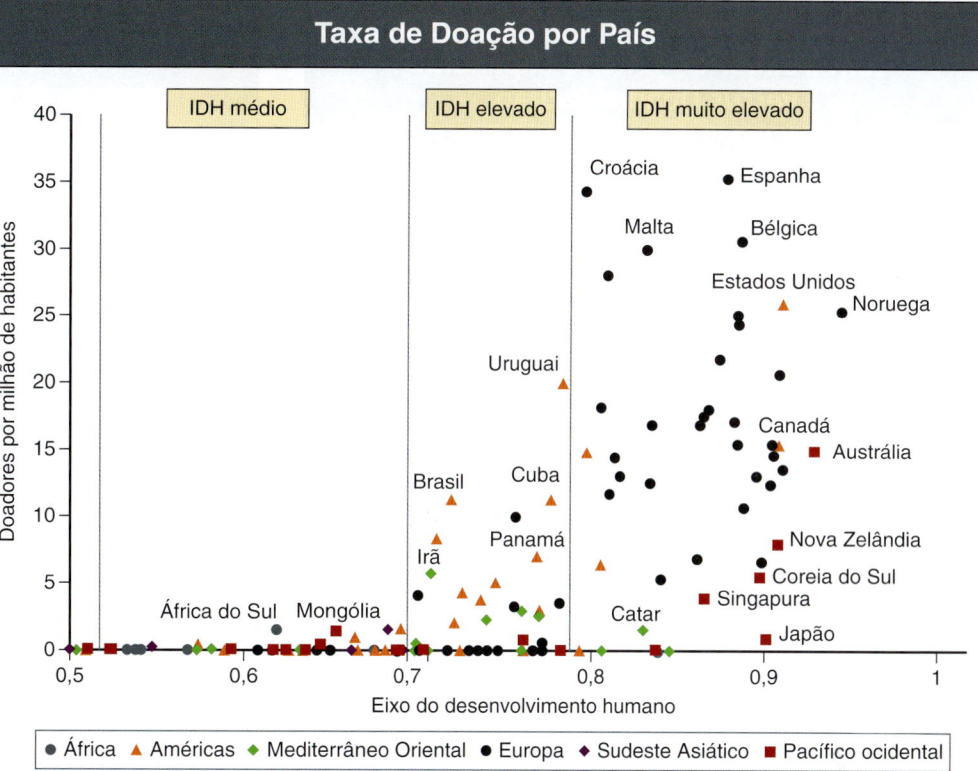

Figura 109-4 As taxas de doação de órgãos por país. A análise, realizada pela Organização Mundial da Saúde (OMS), do número de órgãos doados estratificado pelo Índice de Desenvolvimento Humano (IDH) de cada país *(Dados reproduzidos com a permissão do Observatório Global de Doação e Transplante).*

Ensaios Clínicos Randomizados

As técnicas de gerenciamento dos dados de pesquisas clínicas comercialmente patrocinadas provavelmente fornecem o mais robusto de todos os dados que estão disponíveis, porque a principal fonte de dados é o registro médico dos pacientes, que são utilizados para registrar itens específicos cuidadosamente predefinidos e crucialmente auditados para checar a acurácia. Estes três elementos – fonte primária de dados, informação pré-definida e auditoria – remetem a dados mais confiáveis. Existe, no entanto, uma grande desvantagem: a duração predefinida dos estudos pressupõe que dados relevantes que possam responder pela evolução do pacientes e longo prazo estejam quase sempre ausentes. As mais longas coletas de dados em ensaios clínicos duram apenas cinco anos. Uma exceção, na Austrália, são os casos de dois ensaios clínicos randomizados em que os pacientes foram acompanhados por 20 anos através da utilização do registo ANZDATA.[23,24]

Revisão Estruturada

As revisões estruturadas da literatura são derivadas de livros de referência médica, mecanismos de busca, como o PubMed e Embase. Há também dois bancos de dados específicos do transplante de ensaios clínicos publicados que são o Cochrane Collaboration[14] e a Transplantation Library.[25] Esses bancos de dados contribuem com a maioria das informações de revisões de literatura necessários para metanálises e desenvolvimento de diretrizes, mas busca não automática de publicações em anais e resumos também é necessária para garantir a identificação de dados completo. A última fonte de dados para as questões relacionadas ao registro terapêutico de produtos são as empresas farmacêuticas.

VARIÁVEIS QUE AFETAM OS DESFECHOS NO TRANSPLANTE

Variáveis do Doador Falecido

Os melhores desfechos resultam do transplante renal de doadores adultos jovens do sexo masculino, que tenham o trauma como a

Doadores de critério Expandido e Falência do enxerto

				Idade do doador Entre 50-59 anos	Idade do doador ≥60 anos
Sem comorbidades	–	–	–	1,41	1,9
Uma comorbidade	AVC	–	–	1,61	2,17
	–	HAS	–	1,60	2,16
	–	–	Creat	1,53	2,04
Duas comorbidades	AVC	HAS	–	1,83	2,47
	AVC	–	Creat	1,75	2,37
	–	HAS	Creat	1,75	2,37
Três comorbidades	AVC	HAS	Creat	1,99	2,69

Tabela 109-1 Doadores de critério expandido e falência do enxerto. O risco relativo de falência do enxerto com doadores de critério expandido nos Estados Unidos entre 1999 e 2000. O risco relativo é comparado a falência do enxerto em doadores com idade entre 10 a 39 anos sem fatores adversos: risco relativo = 1,00. O risco relativo aumenta com o crescimento da idade do doador e pela presença de uma ou mais comorbidades: morte por acidente vascular cerebral *(AVC)*, doador com história de hipertensão *(HAS)* ou creatinina final do doador > 1,5 mg/dL *(Creat).*

causa de morte cerebral e sem outros antecedentes médicos. Estes foram os doadores utilizados inicialmente pela maioria dos centros de transplante e que tem se tornado cada vez mais raro, com o aumento da segurança nas rodovias, melhora do cuidado ao politraumatizado e aperfeiçoamento das intervenções neurocirúrgicas. O doador idoso, com antecedentes médicos pregressos, que finalmente morre de um acidente vascular cerebral após muitos anos de hipertensão não controlada tem os órgãos transplantados cautelosamente e relutantemente, geralmente em um receptor mais velho. Uma análise americana demonstrou que estes extremos duplicaram a diferença na

Sobrevida do Paciente após o Transplante com Doador de Critério Expandido *versus* Doador Padrão

Idade do Receptor	DCE		DP	
	1 ano (%)	5 anos (%)	1 ano (%)	5 anos (%)
30-49	96	78	97	85
50-64	89	63	92	75
65+	86	55	89	59

Tabela 109-2 Sobrevida do paciente após o transplante com doador de critério expandido (DCE) e doador padrão (DP). A sobrevida do paciente (percentual) após o transplante de um DCE *versus* um rim padrão no Reino Unido, 1999 e 2000. *(Com base nos dados da referência 26).*

Sobrevida do Enxerto Após o Transplante com Doador Vivo e Falecido

Anos	1	5	10	15	20
Doador vivo	91	75	61	45	35
Doador falecido	81	66	47	33	21

Tabela 109-3 Sobrevida do enxerto após o transplante com doador vivo e falecido. Percentual de sobrevida do enxerto não censurada para o óbito após o transplante com doador vivo e falecido, 1985 a 1989 *(Baseado na referência 19).*

sobrevida do enxerto.[26] Quatro fatores do doador fornecem uma distinção mais clara da evolução clínica: idade do doador, história prévia de hipertensão, a causa da morte sendo cerebrovascular e a função renal no momento da doação. Estes critérios proporcionam uma matriz de risco relativo de falência do enxerto que varia de 1,00 para um intervalo de 10 a 35 anos em um doador sem características adversas a quase três vezes maior risco de fracasso (2,69) de um doador com mais de 60 anos, morte de causa cerebrovascular, antecedentes de hipertensão arterial e creatinina sérica final maior que 1,5 mg/dl. Estes critérios foram agrupados de modo a simplificar a definição de um doador renal provavelmente associado a piores resultados do enxerto como doador de critério expandido (DCE) utilizando um corte de pior resultado de 1,7 vezes; todos os outros doadores são classificados como doadores padrão (DP) (Tabela 109-1).

A sobrevida dos pacientes que receberam enxertos de DCE foi de 91% em 1 ano, quando comparados a 95% para doadores padrão e porque esses rins foram alocados a receptores mais velhos, os resultados não foram diretamente comparáveis. No entanto, após comparação de coortes de pacientes de mesma faixa etária, evidenciou-se uma sobrevida reduzida de pacientes receptores de rins de doadores de critério expandido. (Tabela 109-2). Resultados obtidos em uma análise separada evidenciaram que a depuração média de creatinina seis meses após o transplante reduz de 65 mL/min se o doador tem entre 20 a 25 anos para apenas 35 mL/min para doadores acima de 70 anos.[27]

A política de alocação para os receptores de critério expandido varia nos diversos países mundo. A política de transplante no continente europeu é alocar os doadores mais velhos para os receptores idosos.[28] A política de alocação da Oceania, por outro lado, não distingue as idades dos doadores, mas a recusa da oferta para os receptores mais jovens leva os órgãos a serem aceitos somente para receptores idosos, a menos que uma compatibilidade de HLA entre doador e receptor seja particularmente benéfica ou a presença de uma prova cruzada negativa em um paciente sensibilizado motive um paciente jovem a aceitar uma oferta de doador de critério expandido.[29]

A doação após parada circulatória (doação após morte cardíaca) diferente do diagnóstico de morte encefálica (doação após morte cerebral DME) já responde por até 20% das doações renais em alguns países. É importante determinar o impacto da doação após parada cardíaca nos desfechos de curto e longo prazo. Os dados são reconfortantes porque, apesar de haver um maior retardo da função do enxerto, a sobrevida do enxerto do paciente e a função renal não diferem quando a comparação é feita entre o doador ocorre pós-parada cardíaca com idade inferior a 45 anos a doação ocorre após morte encefálica.[30] O modelo de Markov demonstrou que a combinação de doação pós-morte encefálica e doação após morte cardíaca é economicamente superior a uma simples estratégia focada apenas na doação de rins após morte encefálica.[31]

Comparação do Desfecho de Sobrevida a Longo Prazo, Estratificada por Período, na Austrália e Nova Zelândia Após o Transplante com Doador Vivo e Falecido.

Receptor do primeiro transplante de doador falecido

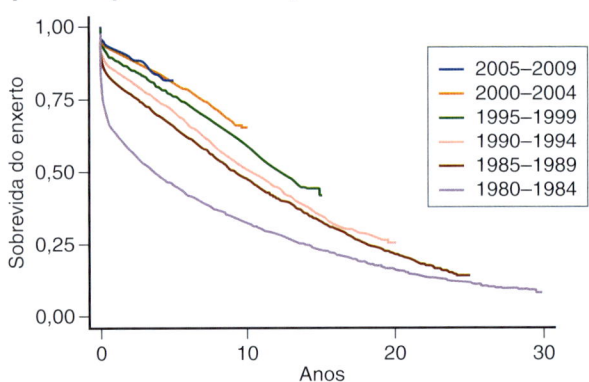

Receptor do primeiro transplante de doador vivo

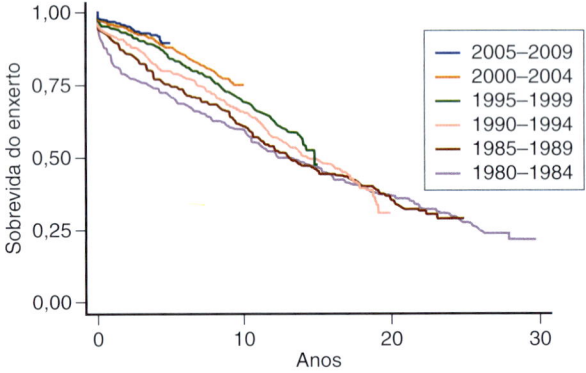

Figura 109-5 Comparação do desfecho de sobrevida a longo prazo, estratificada por período, na Austrália e Nova Zelândia após o transplante com doador vivo e falecido. *(Referência 19)*

Variáveis dos Doadores Vivos

A avaliação do transplante intervivos é dirigida, principalmente, para a segurança do doador garantindo que o risco para o doador seja minimizado tanto quanto possível. A avaliação secundária são os fatores que possam afetar o sucesso no desfecho do receptor. A insuficiência renal, hipertensão grave e diabetes são exemplos de critérios de exclusão utilizados para priorizar a segurança do doador e não os resultados do receptor.[32] A avaliação do doador vivo é discutida no Capítulo 102. Dados acumulados a partir diversos estudos demonstram que o transplante de um rim de doador vivo oferece resultados superiores aos doadores falecidos, embora a razão exata seja, provavelmente, uma combinação de fatores do receptor e do doador incluindo a maior facilidade de realizar o transplante preemptivo com doadores vivos. A análise em longo prazo realizada pela ANZDATA mostra que houve uma vantagem de 10% a favor do doador vivo em 1 ano estendendo-se a uma vantagem de 14% em 20 anos após o transplante (Tabela 109-3 e a Fig. 109-5).[33]

Outras Variáveis do Doador

Outros fatores relacionados ao doador são reconhecidos por afetar os desfechos do receptor e do enxerto no longo e no curto prazo, como aqueles que levam a disfunção primária do enxerto e na determinação da necessidade ou não de diálise no pós-transplante. (Quadro 109-1).

Fatores Relacionados ao Doador que Influenciam na Sobrevida do Enxerto e do Paciente

Doador vivo *versus* falecido
Doador após parada cardíaca comparado a doação após a morte cerebral
Idade do doador elevada
Doador com história pregressa de diabetes ou hipertensão
Causa de óbito do doador – doença cerebrovascular, anoxia prolongada ou afogamento
Sexo feminino comparado ao masculino
Massa renal (razão do peso entre o doador e o receptor)
Histologia (percentual de glomérulos esclerosados)
Não realização da perfusão *ex vivo*
Doenças transmissíveis (infecções, malignidades)
Função renal ruim
Uso de drogas vasoativas antes da doação
Duração final na admissão na Unidade de cuidados intensivos

Quadro 109-1 Fatores do doador que influenciam nos desfechos do receptor e do enxerto. Estes fatores relacionados ao doador são conhecidos por piorar os desfechos do enxerto ou do paciente após o transplante renal.

Variáveis do Receptor

Fatores modificáveis e intrínsecos do receptor afetam os desfechos do enxerto e do paciente. Realizar o transplante sem a necessidade de diálise anterior ou precocemente após o início da terapia renal substitutiva são, em teoria, os fatores mais facilmente modificáveis. A análise do benefício do transplante preemptivo é complexa porque a comparação entre pessoas que recebem transplante preemptivo e aquelas que são submetidas a transplante após a diálise, já que estes têm que sobreviver um tempo suficiente para ser oferecido um órgão para transplante. Apesar destas complexidades do impacto tempo em diálise na análise, existem argumentos econômicos (o custo de evitar a diálise é menor) e vantagem de sobrevida (pacientes com transplante preemptivo têm uma sobrevida de 5% a 10% maior em cinco anos após o transplante). Outro fator importante é a equidade do acesso do receptor preemptivo ao doador falecido e ao vivo. A Figura 109-6 mostra a experiência australiana do acesso ao transplante de doador vivo; as pessoas com um poder socioeconômico elevado têm mais chances de obter um transplante preemptivo e um maior acesso ao transplante com doador vivo.

Os diversos fatores modificáveis e não modificáveis que influenciam os desfechos do transplante são mostrados no Quadro 109-2, e o índice de massa corporal (IMC) ilustrado na Figura 109-7.[34] Na avaliação dos resultados individuais, não há, infelizmente, tabelas simples de análise de risco cardiovascular análogas às que existem para a população geral e as características que mais afetam nos desfechos são a idade do receptor e as comorbidades cardiovasculares.

Efeitos de Imunossupressão nos Desfechos do Transplante

Existem diversos exemplos da utilização da análise de desfechos para determinar terapias imunossupressoras alternativas após o transplante renal.[8-11,35,36] A proliferação de regimes imunossupressores alternativos ainda precisa ser resolvida tal qual os esquemas quimioterápicos em

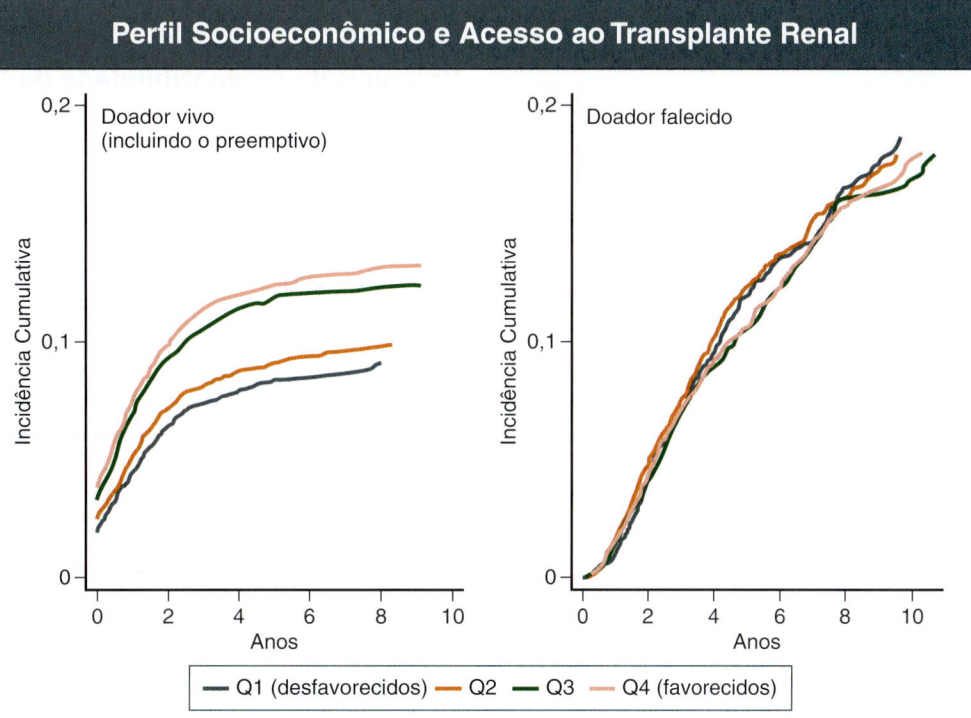

Figura 109-6 Perfil socioeconômico e o acesso ao transplante renal. Acesso ao transplante na Austrália e Nova Zelândia, entre 2000 a 2010, por condição socioeconômica expressa em quatro quartis (*Q1*, mais desfavorecidos, a *Q4*, mais favorecidos). O acesso ao transplante com doador vivo foi mais frequente e mais precoce nos dois grupos socioeconômicos mais elevados (*Q1*, *Q2*); aproximadamente 25% dos transplantes foi preemptivo. Não houve diferença entre os perfis socioeconômicos nos desfechos de doador falecido (não incluído transplantes renais falecidos com receptores preemptivos). *(Referência 19).*

Fatores de Risco do Receptor que Afetam a Sobrevida do Enxerto e do Paciente Após o Transplante Renal

Fatores relacionados ao paciente

Idade

Adultos – Pior prognóstico com o aumento da idade.

Criança – Pior prognóstico em crianças com menos de 7 kg.

Gênero – Melhor prognóstico em doadores homens para receptoras mulheres, presumivelmente pela maior massa renal.

Raça – Piores resultados quando há a comparação entre brancos norte-americanos e os afro-americanos e melhores desfechos entre os asiáticos. Efeitos variáveis em outros países, mas geralmente pior para raças indígenas.

Os anticorpos anti-HLA: Piora do desfecho em receptores hipersensibilizados e as causas são transfusões de sangue anteriores, gestações prévias e transplantes prévios.

Transplantes anteriores: Os resultados são piores a partir do segundo transplante e seus subsequentes.

Doença renal primária: riscos de recorrência dependente da doença primária.

Comorbidades: Pior resultado em receptores portadores de doença cardiovascular, doença respiratória crônica, diabetes melito, hepatite B ou Hepatite C.

Índice de massa corporal: Piores resultados em extremos de IMC: abaixo de 20 e acima de 35 (Fig. 109-7).

Adesão a medicação e ao seguimento: Pior desfecho em pacientes com baixa adesão ao protocolo de seguimento e medicação.

Fatores relacionados ao transplante

Experiência do cirurgião: Piores desfechos com cirurgiões inexperientes.

Anatomia vascular do enxerto e do paciente: Piores resultados com presença de múltiplas veias ou artérias.

Tempo de isquemia quente: Pior desfecho nos tempos de isquemia quentes prolongados.

Tempo de isquemia fria: Pior desfecho nos tempos de isquemia fria prolongados.

Experiência do centro Transplantador e resultados: Os efeitos relacionados ao centro estão mais relacionados aos critérios de seleção de pacientes e doadores e não no conhecimento do centro. No entanto, alguns centros em alguns países produzem resultados piores com base em análise multivariada de todos os fatores relevantes, deixando a experiência do centro influenciar no desfecho.

Concordância HLA: Pior prognóstico quando não há muitas concordâncias.

Anticorpos específicos contra o doador: títulos elevados de anticorpos anti-HLA de classe I e classe II detectados por citotoxicidade e testes de prova de compatibilidade cruzada são associados a rejeição hiperaguda, acelerada e rejeição aguda. Os anticorpos anti-HLA detectados apenas por ensaios de fase sólida, e a depender da titulação, são associados a piores resultados em longo prazo.[42]

Quadro 109-2 Fatores de risco do receptor que afetam a sobrevida do paciente e do enxerto após o transplante renal. Existem variações significativas de alguns destes fatores entre os países. *IMC*, índice de massa corpórea, *HLA*, antígeno leucocitário humano.

que cada estratégia tem sua indicação específica. A terapia imunossupressora padrão atual, contra a qual as comparações devem ser feitas, incluem um inibidor da calcineurina, geralmente o tacrolimo, apesar de alguma relutância da FDA para aceitá-lo em relação à ciclosporina; MMF ou micofenolato de sódio e corticosteroides. A escolha de regimes imunossupressores é discutida mais adiante no Capítulo 104.

Os resultados adversos da imunossupressão, tais como o aumento do risco de câncer[13] e observações de redução do risco de neoplasia com o uso de inibidores do alvo da rapamicina em mamíferos (mTOR),[37] levaram à individualização da terapia para aqueles com um elevado risco de câncer de pele.[38] Este assunto é abordado no Capítulo 105.

Índice de Massa Corporal e Perda do Enxerto

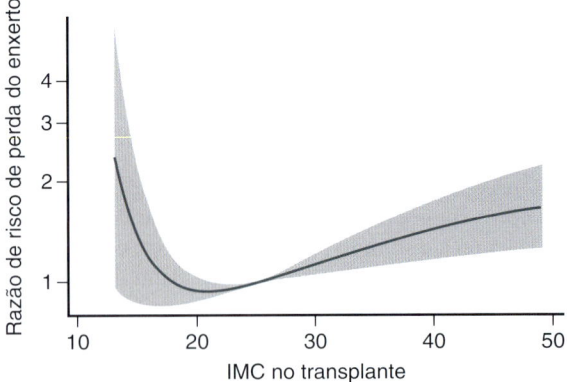

Figura 109-7 **Índice de massa corporal (IMC) e perda do enxerto.** A Análise univariada de perda do enxerto e índice de massa corporal em 5.684 pacientes do ANZDATA de 1991 a 2004. *A linha azul* mostra a razão de risco de perda do enxerto; as áreas sombreadas mostram o intervalo de confiança. A obesidade não está relacionada ao risco cardiovascular (DCV) – a mortalidade foi relacionada a idade, sexo masculino, tabagismo, diabetes DCV e longo tempo em diálise (p<0,001). *(Referência 34)*

Variáveis do Centro de Transplante

A seleção do receptor impacta, em grande parte, nos desfechos dos diferentes centros transplantadores. Nos Estados Unidos, a identificação de centros de baixa performance (aqueles que apresentam resultados estatisticamente piores do que o previsto) é feita através de cartões de relatório do centro. Alguns destes centros permanecem com baixo desempenho e realizam menos transplantes após a identificação de baixa performance, sugerindo que a informação de pior desfecho auxilia os pacientes e os administradores a identificar problemas e evitar o transplante naqueles centros, mas infelizmente o relatório não leva a mudanças de um centro de baixo desempenho para transformá-lo em um centro de alto desempenho.[6,39]

Variáveis da Compatibilidade do Transplante

A correlação entre o antígeno leucocitário humano do doador e do receptor é, talvez, a variável individual mais importante para determinar a sobrevida do paciente, com diferenças de 15% em 5 anos na sobrevida do enxerto, padrão semelhante em diversas análises (Fig. 109-2).[7,40] Após a identificação de anticorpos específicos anti-HLA por meio de ensaios de fase sólida – especialmente aqueles que utilizam a leitura das microesferas por citometria de fluxo *dual-laser*[41] – aumentou a precisão da tipagem e da compatibiidade do HLA. No entanto, a questão crítica que permanece sem análise no longo prazo é: contra quais antígenos de HLA e em que níveis um anticorpo anti-HLA deve ser evitado? Um consenso recente ajudou a definir o que se sabe e o que não se sabe a respeito do HLA, no entanto, ainda não há uniformidade a respeito da compatibilidade HLA e dos critérios da reação cruzada.[42] A dessensibilização de pacientes portadores de anticorpos anti-HLA é uma maneira eficaz de realizar um transplante em pacientes que, de outra forma, não seriam candidatos ao procedimento[43] e é discutido mais adiante no Capítulo 104.

Uma vez impensável, como foi com a realização de transplantes com pacientes portadores de anticorpos anti HLA, o transplante ABO incompatível é possível após a remoção física de anticorpos para baixos níveis no momento do transplante.[44] As evidências apoiam que, uma vez que o enxerto esteja *in situ*, os anticorpos contra o HLA e contra grupos sanguíneos podem ser tolerados, visto que há a persistência da ativação do complemento, porém sem danos patológicos óbvios ao enxerto.[45]

INFORMAR OS RESULTADOS PARA AUXILIAR A DECISÃO DO RECEPTOR

Cada paciente portador de doença renal crônica em estágio terminal deve decidir se deseja iniciar a diálise, receber um transplante ou optar por não ser tratado. Os resultados de cada alternativa são fundamentais para essa decisão e, portanto, é responsabilidade do médico e da equipe assistente assegurar que cada paciente seja devidamente informado para fazer esta escolha. A decisão estende-se para além dos fatos médicos e em muitos países envolvem fatores financeiros e sociais, como, por exemplo, a disponibilidade da terapia. A decisão para cada indivíduo envolve o prognóstico em relação às comorbidades, a disponibilidade de órgãos (para doadores vivos e falecidos) e as terapias dialíticas. As vantagens podem não ser exatamente conforme o previsto. Por exemplo, um adulto de 25 a 35 anos, sem comorbidades, pode apresentar uma boa evolução após o transplante tanto com doador vivo como com falecido, porém este paciente pode também apresentar uma boa evolução em diálise, de forma que o ganho de anos de vida após o transplante pode não ser tanto quanto esperado. Por outro lado, um paciente diabético de 55 anos pode ter um prognóstico ruim após o transplante, mas em diálise será ainda pior e, assim, pode querer procurar os anos de vida adicionais a partir do transplante. Esta questão foi abordada com o uso das bases de dados do UNOS. A análise dos fatores de alocação e do doador relacionada ao prognóstico após o transplante mostra que o maior número de anos de vida ocorre quando um transplante duplo pâncreas-rim simultâneo é realizado em um receptor diabético tipo 1 jovem e que um rim oriundo de um doador padrão transplantado em um receptor idoso resulta em apenas dois a três anos de vida adicionais quando comparados a diálise.[46]

Estas análises incrementam o debate sobre o uso de um rim doado associado ou não a um pâncreas e para quem deve ser oferecido. Os dados de análise e desfecho ajudam a comunidade transplantadora a decidir sobre critérios de alocação e, individualmente, os benefícios da terapia oferecida.

Referências

1. Hume DM, Merrill JP, Miller BF, Thorn GW. Experiences with renal homotransplantation in the human: Report of nine cases. *J Clin Invest*. 1955;34:327-382.
2. Swinscow TDV, Campbell MJ. Survival analysis. In: Swinscow TDV, Campbell MJ, eds. *Statistics at Square One*. London: BMJ Books; 2002:126-134.
3. Kaplan B, Schold J, Meier-Kriesche HU. Overview of large database analysis in renal transplantation. *Am J Transplant*. 2003;3:1052-1056.
4. Opelz G, Döhler B, Ruhenstroth A, et al. The collaborative transplant study registry. *Transplant Rev (Orlando)*. 2013;27:43-45.
5. Katz MH. *Multivariable Analysis*. Cambridge: Cambridge University Press; 1999.
6. Schold JD, Buccini LD, Srinivas TR, et al. The association of center performance evaluations and kidney transplant volume in the United States. *Am J Transplant*. 2013;13:67-75.
7. Opelz G, Döhler B. Effect of human leukocyte antigen compatibility on kidney graft survival: Comparative analysis of two decades. *Transplantation*. 2007;84:137-143.
8. Chapman JR, Harding NGL, Griffiths D, Morris PJ. Reversibility of cyclosporine nephrotoxicity after three months' treatment. *Lancet*. 1985;325:128-130.
9. Halloran P, Mathew T, Tomlanovich S, et al. Mycophenolate mofetil in renal allograft recipients: A pooled efficacy analysis of three randomized, double-blind, clinical studies in prevention of rejection. The International Mycophenolate Mofetil Renal Transplant Study Groups. *Transplantation*. 1997;63:39-47.
10. Mathew TH. Tricontinental Mycophenolate Mofetil Renal Transplantation Study Group. A blinded, long-term, randomized multicenter study of mycophenolate mofetil in cadaveric renal transplantation: Results at three years. *Transplantation*. 1998;65:1450-1454.
11. Ekberg H, Tedesco-Silva H, Demirbas A, et al.; ELITE-Symphony Study. Reduced exposure to calcineurin inhibitors in renal transplantation. *N Engl J Med*. 2007;357:2562-2575.
12. Smith RN, Colvin RB. Chronic alloantibody mediated rejection. *Semin Immunol*. 2012;24:115-121.
13. Vajdic CM, McDonald SP, McCredie MR, et al. Cancer incidence before and after kidney transplantation. *JAMA*. 2006;296:2823-2831.
14. Higgins JPT, Green S, eds. *Cochrane Handbook for Systematic Reviews of Interventions Version 5.1.0*. Updated March 2011. The Cochrane Collaboration. 2011 Available at: www.cochrane-handbook.org.
15. Webster AC, Playford EG, Higgins G, et al. Interleukin 2 receptor antagonists for renal transplant recipients: A meta-analysis of randomized trials. *Transplantation*. 2004;77:166-176.
16. Mahboobi N, Tabatabaei SV, Blum HE, Alavian SM. Renal grafts from anti-hepatitis B core-positive donors: A quantitative review of the literature. *Transpl Infect Dis*. 2012;14:445-451.
17. Kasiske BL, Zeier MG, Chapman JR, Kidney Disease: Improving Global Outcomes, et al. KDIGO clinical practice guideline for the care of kidney transplant recipients: A summary. *Kidney Int*. 2010;77:299-311.
18. Tong A, Chapman JR, Israni A, et al. Qualitative research in organ transplantation: Recent contributions to clinical care and policy. *Am J Transplant*. 2013;13:1390-1399.
19. www.anzdata.org.au/v1/index.html; Accessed January 7, 2013.
20. Cecka JM. The UNOS Scientific Renal Transplant Registry—2000. *Clin Transpl*. 2000;1-18.
21. www.anzdata.org.au/anzod/v1/indexanzod.html; Accessed January 7, 2013.
22. Leppke S, Leighton T, Zaun D, et al. SRTRScientific Registry of Transplant Recipients: Collecting, analyzing, and reporting data on transplantation in the United States. *Transplant Rev (Orlando)*. 2013;27:50-56.
23. Gallagher MP, Hall B, Craig BG, et al. A randomized controlled trial of cyclosporine withdrawal in renal-transplant recipients: 15-Year results. *Transplantation*. 2004;78:1653-1660.
24. Clayton PA1, McDonald SP, Chapman JR, Chadban SJ. Mycophenolate versus azathioprine for kidney transplantation: A 15-year follow-up of a randomized trial. *Transplantation*. 2012;94:152-158.
25. Pengel L, Morris PJ. The transplant library of randomized controlled trials and systematic reviews. *Transplantation*. 2011;92:613-616.
26. Metzger RA, Delmonico FL, Feng S, et al. Expanded criteria donors for kidney transplantation. *Am J Transplant*. 2003;3:115-125.
27. Nyberg SL, Matas AJ, Kremers WK, et al. Improved scoring system to assess adult donors for cadaver renal transplantation. *Am J Transplant*. 2003;3:715-721.
28. Frei U, Noeldeke J, Machold-Fabrizii V, et al. Prospective age-matching in elderly kidney transplant recipients—a 5-year analysis of the Eurotransplant Senior Program. *Am J Transplant*. 2008;8:50-57.
29. Transplantation Society of Australia and New Zealand (TSANZ). *Organ transplantation from deceased donors consensus statement on eligibility criteria and allocation protocols*. 2011 Available at: www.tsanz.com.au/organallocation protocols; Accessed January 7, 2013.
30. Wadei HM, Heckman MG, Rawal B, et al. Comparison of kidney function between donation after cardiac death and donation after brain death kidney transplantation. *Transplantation*. 2013;96:274-281.
31. Snyder RA, Moore DR, Moore DE. More donors or more delayed graft function? A cost-effectiveness analysis of DCD kidney transplantation. *Clin Transplant*. 2013;27:289-296.
32. Delmonico F, Council of the Transplantation Society. A report of the Amsterdam Forum On the Care of the Live Kidney Donor: Data and medical guidelines. *Transplantation*. 2005;79(suppl 6):S53-S66.
33. http://www.anzdata.org.au/anzdata/AnzdataReport/35thReport/2012c08_transplants_v1.pdf (viewed 1.7.2013).
34. Chang SH, Coates PT, McDonald SP. Effects of body mass index at transplant on outcomes of kidney transplantation. *Transplantation*. 2007;84:981-987.
35. Kandaswamy R, Melancon JK, Dunn T, et al. A prospective randomized trial of steroid-free maintenance regimens in kidney transplant recipients—an interim analysis. *Am J Transplant*. 2005;5:1529-1536.
36. Morgan RD, O'Callaghan JM, Knight SR, Morris PJ. Alemtuzumab induction therapy in kidney transplantation: A systematic review and meta-analysis. *Transplantation*. 2012;93:1179-1188.
37. Mathew T, Kreis H, Friend P. Two-year incidence of malignancy in sirolimus-treated renal transplant recipients: Results from five multicenter studies. *Clin Transplant*. 2004;18:446-449.
38. Euvrard S, Morelon E, Rostaing L, et al.; TUMORAPA Study Group. Sirolimus and secondary skin-cancer prevention in kidney transplantation. *N Engl J Med*. 2012;367:329-339.
39. Schold JD, Buccini LD, Heaphy EL, et al. The prognostic value of kidney transplant center report cards. *Am J Transplant*. 2013;13:1703-1712.
40. Kosmoliaptsis V, Sharples LD, Chaudhry A, et al. HLA class I amino acid sequence–based matching after interlocus subtraction and long-term outcome after deceased donor kidney transplantation. *Hum Immunol*. 2010;71:851-856.

41. Lachmann N, Terasaki PI, Budde K, et al. Anti-human leukocyte antigen and donor-specific antibodies detected by luminex posttransplant serve as biomarkers for chronic rejection of renal allografts. *Transplantation*. 2009;87: 1505-1513.

42. Tait BD, Süsal C, Gebel HM, et al. TTS consensus guidelines on the testing and clinical management issues associated with HLA and non-HLA antibodies in transplantation. *Transplantation*. 2013;95:19-47.

43. Montgomery RA, Warren DS, Segev DL, Zachary AA. HLA incompatible renal transplantation. *Curr Opin Organ Transplant*. 2012;17:386-392.

44. Genberg H, Kumlien G, Wennberg L, et al. ABO-incompatible kidney transplantation using antigen-specific immunoadsorption and rituximab: A 3-year follow-up. *Transplantation*. 2008;85:1745-1754.

45. Tanabe T, Ishida H, Horita S, et al. Endothelial chimerism after ABO-incompatible kidney transplantation. *Transplantation*. 2012;93:709-716.

46. Wolfe RA, McCullough KP, Schaubel DE, et al. Calculating life years from transplant (LYFT): Methods for kidney and kidney-pancreas candidates. *Am J Transplant*. 2008;8(4 Pt 2):997-1011.

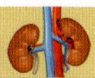

CAPÍTULO 110

Transplante de Pâncreas e Ilhotas Pancreáticas

Jonathan S. Fisher, Jonathan RT Lakey e Christopher L. Marsh

O transplante de pâncreas é realizado para a melhoria do diabetes melito insulinodependente. Inicialmente, eram realizados transplantes de pâncreas apenas entre pacientes diabéticos com doença renal crônica em estádio terminal com indicação de transplante renal; tais pacientes eram submetidos ao transplante simultâneo de pâncreas e rim (SPK). Hoje, o transplante de pâncreas isolado (PTA) e o transplante de pâncreas após transplante renal com doador vivo ou falecido (transplante de pâncreas-pós-rim [PAK]) são cada vez mais comuns. O SPK é responsável por 72% de todos os transplantes de pâncreas em 2010 (Fig. 110-1). Em 2013, nos Estados Unidos, existiam cerca de 3.400 pessoas à espera de um transplante de pâncreas.[1] O Relatório Anual de 2011 da Organ Procurement and Transplantation Network (OPTN) e o Scientific Registry of Transplant Recipients (SRTR) informam que o número de novos inscritos, bem como de órgãos extraídos e transplantados nos Estados Unidos aumentou de forma constante entre 1997 e 2004, mas vem sofrendo um certo declínio desde então.[2] Embora não existam dados tão completos em relação aos transplantes de pâncreas fora dos Estados Unidos, a tendência é semelhante, com um declínio do número de transplantes realizados desde 2007 em outros países. Várias explicações são plausíveis. Novas formulações de insulina e sistemas de administração sob a forma de bombas têm reduzido a necessidade de transplante em alguns pacientes. Os critérios de seleção para os potenciais receptores tornaram-se cada vez mais exigentes à medida em que a idade média dos candidatos vem aumentando e que surgem indicações de transplante em pacientes portadores de diabetes tipo 2. Simultaneamente, ao longo do tempo, observa-se uma tendência a critérios mais restritos para aceitação de doadores. Por último, observa-se um número decrescente de pacientes registrados para transplantes de pâncreas. O número de novas inscrições para SPK subiu de 1.412 em 1997 para 2.007 em 2000, e diminuiu para 1.671 em 2006. Parte dessa redução pode ser o resultado de um aumento no número de pacientes que receberam transplantes de células de ilhota. Os papéis relativos do transplante de pâncreas e de células de ilhotas permanecem controversos.

CRITÉRIOS DE SELEÇÃO DOS PACIENTES PARA TRANSPLANTE DE PÂNCREAS OU DE ILHOTAS

Indicações para Transplante

As indicações para o transplante de pâncreas ou de ilhotas incluem (1) diabetes insulinodependente com complicações associadas (nefropatia, neuropatia e retinopatia) e (2) diabetes com episódios de hipoglicemia não percebida.

Uma série de fatores influenciam a escolha entre o transplante de pâncreas e transplante de ilhotas. Uma vez que o fornecimento de ilhotas suficientes continua a ser um fator limitante, esta modalidade de tratamento é mais apropriada para pacientes com menores necessidades de insulina, geralmente mulheres franzinas. Pacientes maiores (geralmente com requisitos mais elevados de insulina) se beneficiam de forma mais confiável dos transplantes de pâncreas total. O

transplante de ilhotas é realizado via um procedimento radiológico e, portanto, é mais adequado para pacientes que não toleram o estresse cirúrgico, tais como pacientes mais idosos com doença cardíaca coronariana grave.

O transplante de pâncreas ou de ilhotas não é rotineiramente indicado para pacientes com diabetes melito tipo 2, porque o defeito primário nesses casos é a resistência à insulina, não a deficiência de insulina. Pode haver benefício do transplante de pâncreas para pacientes diabéticos tipo 2 que desenvolvam insuficiência de ilhotas após anos de resistência à insulina, ou para aqueles que têm deficiências na função das células beta, tais como o diabetes juvenil de início tardio (MODY, tipos 1 a 6) ou diabetes secundário a mutações no gene do receptor de insulina (p. ex., resistência à insulina tipo A ou síndrome de Rabson-Mendenhall).[3] Uma revisão recente dos registros entre 2000 e 2007 da United Network for Organ Sharing (UNOS) demonstrou, após ajuste para uma variedade de fatores (p. ex., idade, raça, peso, tempo de diálise, doença cardiovascular), não haver diferenças no risco de morte ou perda do enxerto renal ou pancreático de acordo com o tipo de diabetes.[4] A análise sugeriu que os pacientes insulinodependentes com diabetes tipo 2, idade menor que 50 anos e índice de massa corporal (IMC) inferior a 30 kg/m^2 se tornarão independentes de insulina após o transplante de pâncreas. A proporção de transplantes de pâncreas executada em diabéticos tipo 2 aumentou de 2% em 1995 para 7% em 2010.[5]

A maioria dos órgãos para transplante de pâncreas advêm de doadores falecidos. No entanto, estratégias para aumentar a oferta de doadores sugerem pancreatectomia distal laparoscópica do doador vivo, com ou sem nefrectomia laparoscópica simultânea.[6]

Deve ser oferecido um PAK a receptores de transplante renal com doador vivo? Uma análise da base de dados UNOS não revelou nenhuma diferença na sobrevida dos pacientes submetidos a SPK *versus* receptores de PAK após transplante renal com doador vivo em até 8 anos de seguimento.[7] No entanto, um estudo europeu demonstrou melhor sobrevida do paciente em 10 anos (83% em SPK *versus* 70% em transplante renal isolado) e registou uma progressão significativamente menor de doença macrovascular (cerebrovascular, coronariana e vascular periférica) com SPK.[8] Uma revisão do registro UNOS entre 1997 e 2007 dividiu os pacientes com diabetes tipo 1, receptores de transplante renal com doador vivo, em dois grupos: (1) aqueles que, posteriormente, receberam um PAK dentro de um ano do transplante renal (n = 1026) e (2) aqueles que não o fizeram (n = 3528). No final do oitavo ano, os pacientes que receberam um PAK subsequentemente apresentaram sobrevidas do paciente (85% *versus* 75%) e do enxerto renal (75% *versus* 62%) superiores.[9] Portanto, a abordagem em duas fases, com um transplante renal com doador vivo seguido por PAK, poderia ser oferecida aos pacientes que possuem doador de rim e apresentam risco cardiovascular relativamente alto para passar por um procedimento cirúrgico estendido, como o SPK.

O papel do PTA em pacientes com função renal preservada foi recentemente questionado. Um estudo de centro único incluindo 131

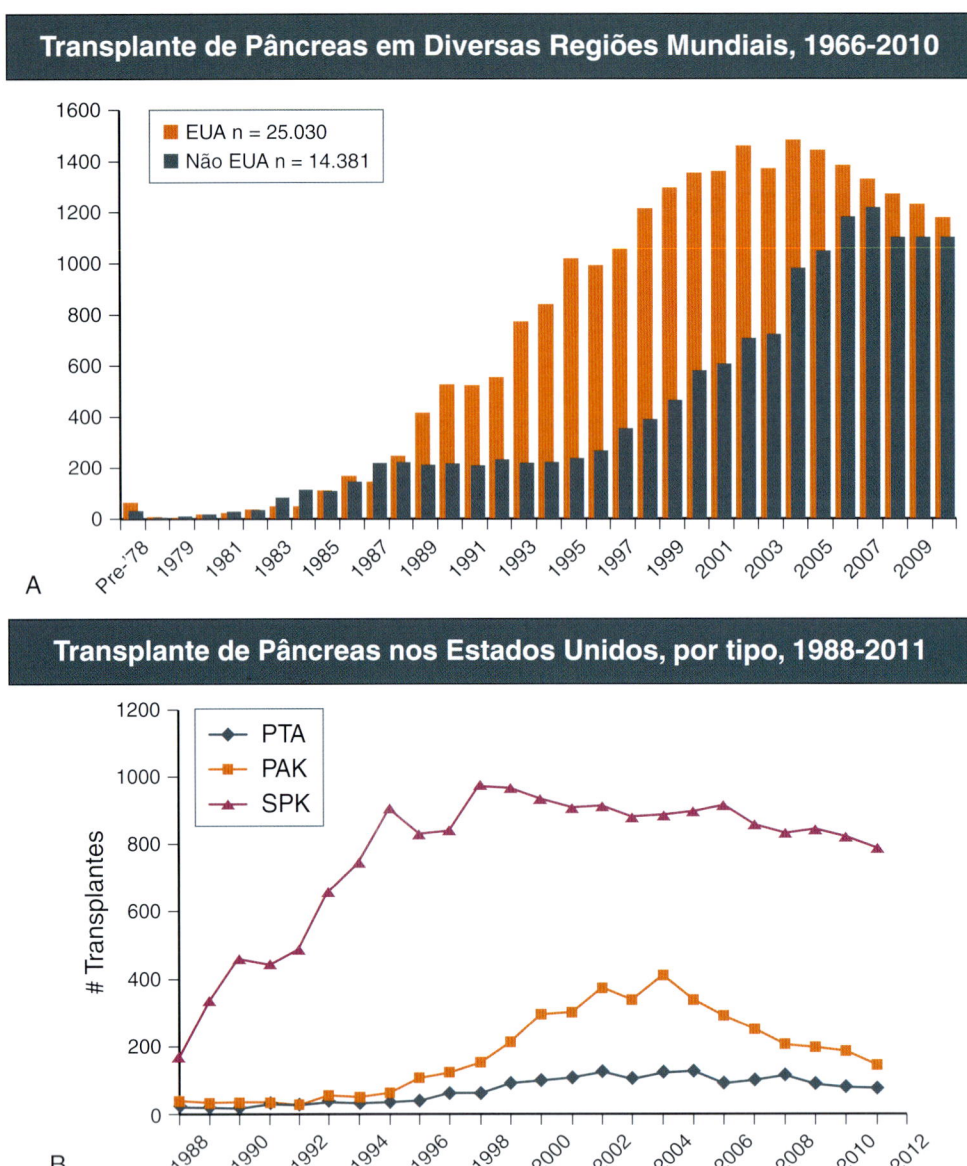

Figura 110-1 Transplante de Pâncreas. A, Número de transplantes pancreáticos em diversas regiões do mundo, 1966 a 2010. **B**, Transplante pancreático nos Estados Unidos por tipo, 1988 a 2011. *PAK*, transplante de pâncreas após transplante renal com doador vivo relacionado ou não relacionado; *PTA*, transplante isolado de pâncreas; *SPK*, transplante simultâneo pâncreas-rim. *(Adaptado da referência 5).*

receptores de PTA demonstrou que este procedimento é um fator de risco independente para o desenvolvimento de insuficiência renal, presumivelmente devido à nefrotoxicidade das medicações imunossupressoras em longo prazo.[10] Uma análise da base de dados UNOS demonstrou pior sobrevida para aqueles pacientes diabéticos, com função renal preservada, receptores de PTA em relação aos pacientes em lista de espera para transplante de pâncreas, sob insulinoterapia convencional.[11] Dados recentes do SRTR indicam taxas de sobrevida do paciente em 1 ano semelhantes para PAK, SPK e PTA (entre 95% e 97%). No entanto, a taxa de sobrevida do paciente em 10 anos foi menor entre os receptores de PAK – 77%, e semelhante entre receptores de SPK e PTA – 82% e 71%, respectivamente. O SPK resultou em melhores taxas de sobrevida de enxerto pancreático, 86% em 1 ano e 52% em 10 anos. As taxas de sobrevida do enxerto para os receptores PAK e PTA foram ligeiramente piores e semelhantes um ao outro, com taxas de 79% e 75%, respectivamente, em 1 ano, e as taxas de 37% e 35%, respectivamente, em 10 anos (Fig. 110-2).[1] Estudos mais aprofundados se justificam, tendo-se em mente que um estudo

prospectivo e randomizado com transplante de pâncreas *versus* terapia conservadora não é prático.

Avaliação Médica

A avaliação clínica do candidato a receptor de transplante pancreático é semelhante à do candidato a receptor de transplante renal isolado (Cap. 102), embora a investigação cardiológica seja mais extensa. Os melhores candidatos para transplante têm idade abaixo de 50 anos e um número limitado de complicações maiores do diabetes, como hipoglicemia não percebida ou neuropatia diabética. Complicações adicionais, como a doença vascular, hipotensão ortostática e gastroparesia grave colocam os pacientes sob maior risco de complicações pós-transplante, mas nenhum desses fatores por si só exclui um paciente da lista. A condição cardiovascular é o fator decisivo para a elegibilidade do candidato, já que as complicações infecciosas, trombóticas e, até muito recentemente, imunológicas, são mais graves no receptor de transplante pancreático, exigindo que o sistema cardiovascular seja capaz de suportar múltiplos e prolongados eventos

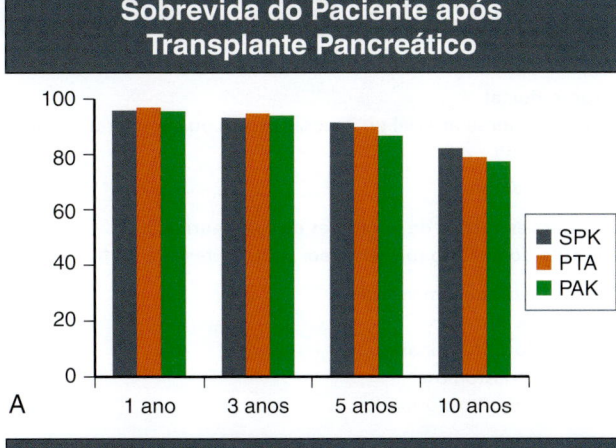

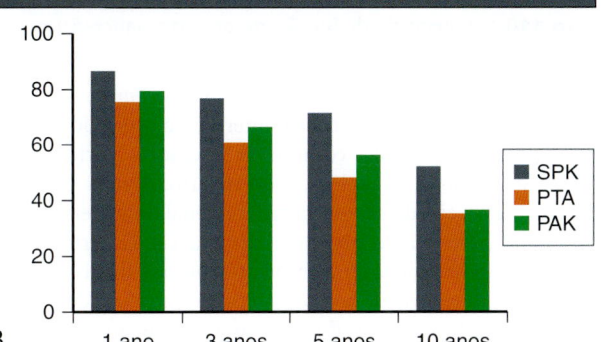

Figura 110-2 Sobrevidas do paciente e do enxerto após transplante pancreático. Sobrevidas não ajustadas, do paciente e do enxerto, em 1, 3 e 5 anos, por tipo. **A**, Sobrevida do paciente. **B**, Sobrevida funcional (independência de insulina) do enxerto pancreático. *PAK*, transplante de pâncreas após transplante renal com doador vivo relacionado ou não relacionado; *PTA*, transplante isolado de pâncreas; *SPK*, transplante simultâneo pâncreas-rim. *(Adaptado da referência 2).*

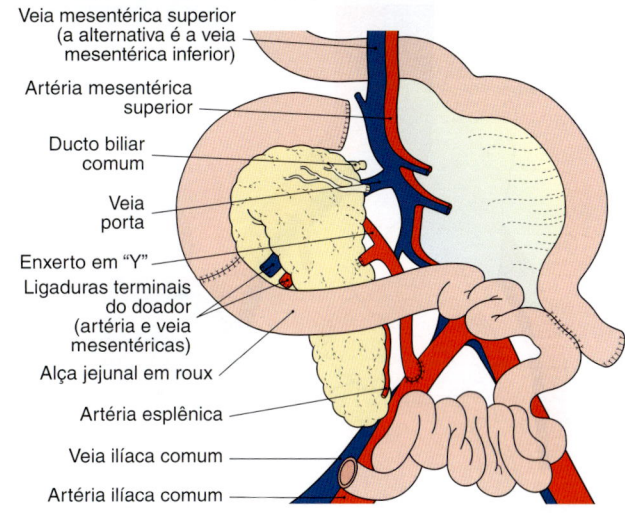

Figura 110-3 Transplante pancreático com drenagem entérica (portal)

hemodinamicamente estressantes. Todos os pacientes requerem avaliação cardíaca não invasiva sob estresse farmacológico, devido às capacidades limitadas de exercício físico. A coronariografia é indicada com base nos resultados dos testes não invasivos ou como primeiro exame entre os pacientes de alto risco, tipicamente aqueles com idade superior a 45 anos, diabetes com duração maior que 25 anos, fumantes de mais de 5 anos-maço e aqueles com um eletrocardiograma anormal. A doença vascular periférica é avaliada pelo exame clínico e por ultrassom com Doppler arterial. Os pacientes com isquemia crítica dos membros inferiores são tipicamente maus candidatos ao transplante pancreático. A avaliação médica para o transplante de ilhotas é semelhante, mas os critérios de exclusão são menos amplos, devido aos riscos cirúrgicos e inflamatórios mais baixos.

Os últimos critérios para o transplante são a compatibilidade entre doador e receptor para grupo sanguíneo ABO e a prova cruzada negativa entre soro do receptor e células T do doador, seja pela metodologia convencional (citotoxicidade dependente de complemento), seja por citometria de fluxo.

TRANSPLANTE DE PÂNCREAS

Sobrevidas do Paciente e do Enxerto

As taxas de sobrevida do paciente e do enxerto no transplante pancreático experimentaram melhorias progressivas, como resultado do

aperfeiçoamento das técnicas cirúrgicas, dos critérios de seleção de doadores e da composição do fluido de conservação, bem como de regimes imunossupressores mais eficazes, apesar de um aumento da proporção de pacientes sob alto risco para má evolução.

Observa-se uma tendência a adoção de critérios mais rígidos na seleção dos doadores. O doador ideal pode ser definido como um indivíduo com idade entre 10 e 40 anos, IMC inferior a 27,5 kg/m^2 e causa de óbito não cerebrovascular.[12] Análise do banco de dados UNOS demonstra que, nos últimos 5 anos, mais de 60% dos doadores tiveram um tempo de isquemia fria inferior a 12 horas.[2]

A solução de preservação de órgãos mais utilizada é a da Universidade de Wisconsin (UW), que se relaciona a maiores índices de função imediata do enxerto pancreático e menor ocorrência de pancreatite. Uma segunda solução de preservação, histidina-triptofano-cetoglutarato (HTK), oferece as vantagens de melhor perfusão tecidual devido à sua menor viscosidade, menor frequência de hipercalemia pós-reperfusão e custo significantemente mais baixo. No entanto, estudos sugerem maior incidência de pancreatite do enxerto e um aumento da taxa de perda do enxerto com HTK, particularmente com tempos maiores de isquemia fria.[13,14] Vêm sendo investigadas abordagens alternativas de preservação, como as que utilizam um método de duas camadas – solução UW ou HTK e uma segunda camada de perfluorocarbono altamente oxigenado – ou a fixação do pâncreas em um sistema de perfusão pulsátil de baixa pressão.

O regime imunossupressor "padrão ouro" atual é a terapia que utiliza indução com anticorpos, tacrolimo, micofenolato mofetil (MMF) e corticosteroides; esta estratégia resultou em um decréscimo de 40% na incidência de rejeição aguda e um aumento na sobrevida do enxerto em 1 ano para acima de 90%. Dados do registro UNOS demonstram que a compatibilidade entre os antígenos leucocitários humanos (HLAs) não tem qualquer efeito sobre a evolução do SPK, enquanto, para PAK e PTA, um efeito benéfico é observado para compatibilidades nos *loci* A e B. As taxas de sobrevida do paciente e do enxerto em 1, 3 e 5 anos, com a aplicação dessas estratégias abordadas acima, são apresentadas na Figura 110-2.[1]

Drenagem Entérica do Transplante Pancreático

A técnica cirúrgica atual recomenda o implante do enxerto pancreático total mais uma porção do duodeno, preservando-se a irrigação

Transplante Pancreático com Drenagem Vesical

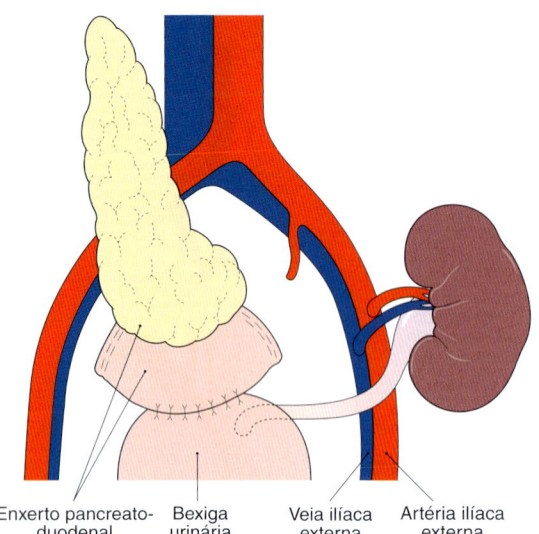

Enxerto pancreato-duodenal | Bexiga urinária | Veia ilíaca externa | Artéria ilíaca externa

Figura 110-4 Transplante pancreático com drenagem vesical. O pâncreas pode ser posicionado intra ou extraperitonealmente.

Porcentagem de Transplantes Pancreáticos com Drenagem Entérica nos EUA, 1988-2011

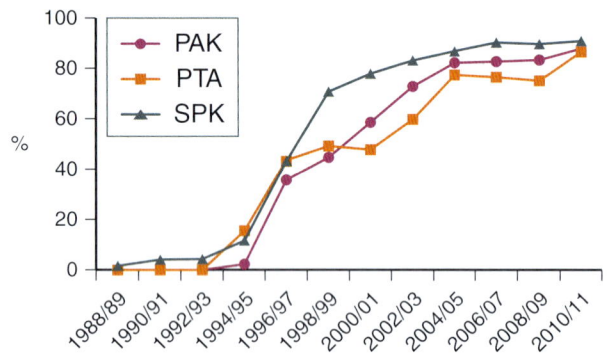

Figura 110-5 Porcentagem de primeiros transplantes pancreáticos nos EUA com drenagem entérica, por categoria de receptor e por era, 1998 a 2011. Observou-se uma modificação em direção à drenagem entérica *versus* drenagem vesical. *PAK*, transplante de pâncreas após transplante renal com doador vivo relacionado ou não relacionado; *PTA*, transplante isolado de pâncreas; *SPK*, transplante simultâneo pâncreas-rim. *(Adaptado da referência 5).*

sanguínea da cabeça do pâncreas e fornecendo uma via de drenagem das secreções exócrinas do enxerto para o intestino delgado (drenagem entérica) ou para a bexiga (Fig. 110-3 e 110-4).[1] De 2004 a 2008, a maioria dos transplantes de pâncreas nos Estados Unidos tiveram derivação entérica (Fig. 110-5).[1] O enxerto pode ser colocado na fossa ilíaca direita assim como um rim, por via intraperitoneal, e anastomosado aos vasos ilíacos comuns, de modo que a insulina secretada entre na circulação sistêmica. O lado direito é preferível, porque os vasos são um pouco mais superficiais e, consequentemente, as anastomoses são de mais fácil execução. No entanto, a construção de uma anastomose venosa com a veia mesentérica superior é uma alternativa, permitindo a secreção mais fisiológica de insulina através da circulação portal. Atualmente, de 15% a 20% dos transplantes com drenagem entérica utilizam drenagem venosa portal. Em qualquer uma das abordagens, um enxerto arterial

Causas de Disfunção do Enxerto Pancreático

Rejeição

Obstrução ductal
Vascular: trombose arterial ou venosa (parcial ou completa), fístula arteriovenosa

Depleção de volume

Concentrações tóxicas de inibidores da calcineurina
Pancreatite do enxerto (preservação, viral, bacteriana ou fúngica)

Nos casos de drenagem vesical
   Pancreatite de refluxo
   Infecção do trato urinário
   Fístula de anastomose
   Obstrução do fluxo urinário

Nos casos de drenagem entérica
   Fístula de anastomose
   Obstrução intestinal

Quadro 110-1 Causas de disfunção do enxerto pancreático.

do doador (normalmente um enxerto em "Y", contendo a artéria ilíaca comum com seus ramos externos e internos) é utilizado como interposição entre a artéria ilíaca comum do receptor e a artéria mesentérica superior e as artérias esplênicas do enxerto. Alguns cirurgiões defendem a reconecção da artéria gastroduodenal do enxerto quando as arcadas pancreaticoduodenais não estão intactas. Enxertos pancreáticos com drenagem venosa para a veia mesentérica superior podem ser implantados anteriormente ao mesentério do intestino delgado ou em posição retroperitoneal, atrás do cólon ascendente, onde a veia mesentérica superior pode ser acessada lateralmente.

Os resultados cirúrgicos não são diferentes, se a drenagem venosa é sistêmica ou portal. Embora a drenagem portal seja considerada mais fisiológica e evite hiperinsulinemia, estes aparentes benefícios não foram confirmados.

Imunossupressão

A maioria dos centros transplantadores utiliza terapia de indução com anticorpos durante as primeiras 1 a 2 semanas após o transplante. O OKT3 foi amplamente substituído pela globulina antitimócito (ATG).[15] Outros centros utilizam um antagonista do receptor de interleucina-2 (basiliximabe) ou, mais recentemente, um anticorpo anti-CD25 (alemtuzumabe).[16,17] A rejeição mediada por anticorpos pode ser mais frequente que a rejeição celular aguda em pacientes que receberam alemtuzumab.[18] A maioria dos centros emprega imunossupressão de manutenção tríplice, com tacrolimo (ou menos comumente ciclosporina), MMF (ou raramente azatioprina), e corticosteroides. Há cada vez mais evidências de sucesso com protocolos de não utilização ou de eliminação rápida dos corticosteroides. Alguns centros substituem o inibidor de calcineurina ou MMF por sirolimo. Com indução de imunossupressão "mais profunda" produzida pelo emprego dos anticorpos mais recentes (particularmente alemtuzumabe), existem relatos de protocolos de imunossupressão limitados a um anticorpo depletor e um único agente adicional.[17,19,20] Felizmente, as taxas de infecção por citomegalovírus (CMV) parecem ser mais baixas em regimes sem corticoide,[17] embora seja observado algum aumento da incidência desta complicação entre pacientes submetidos a terapias com anticorpos depletores.[16]

Monitoramento da Função do Enxerto

As causas de disfunção do enxerto pancreático e o algoritmo de avaliação são demonstrados na Figura 110-6, no Quadro 110-1 e na Tabela 110-1.

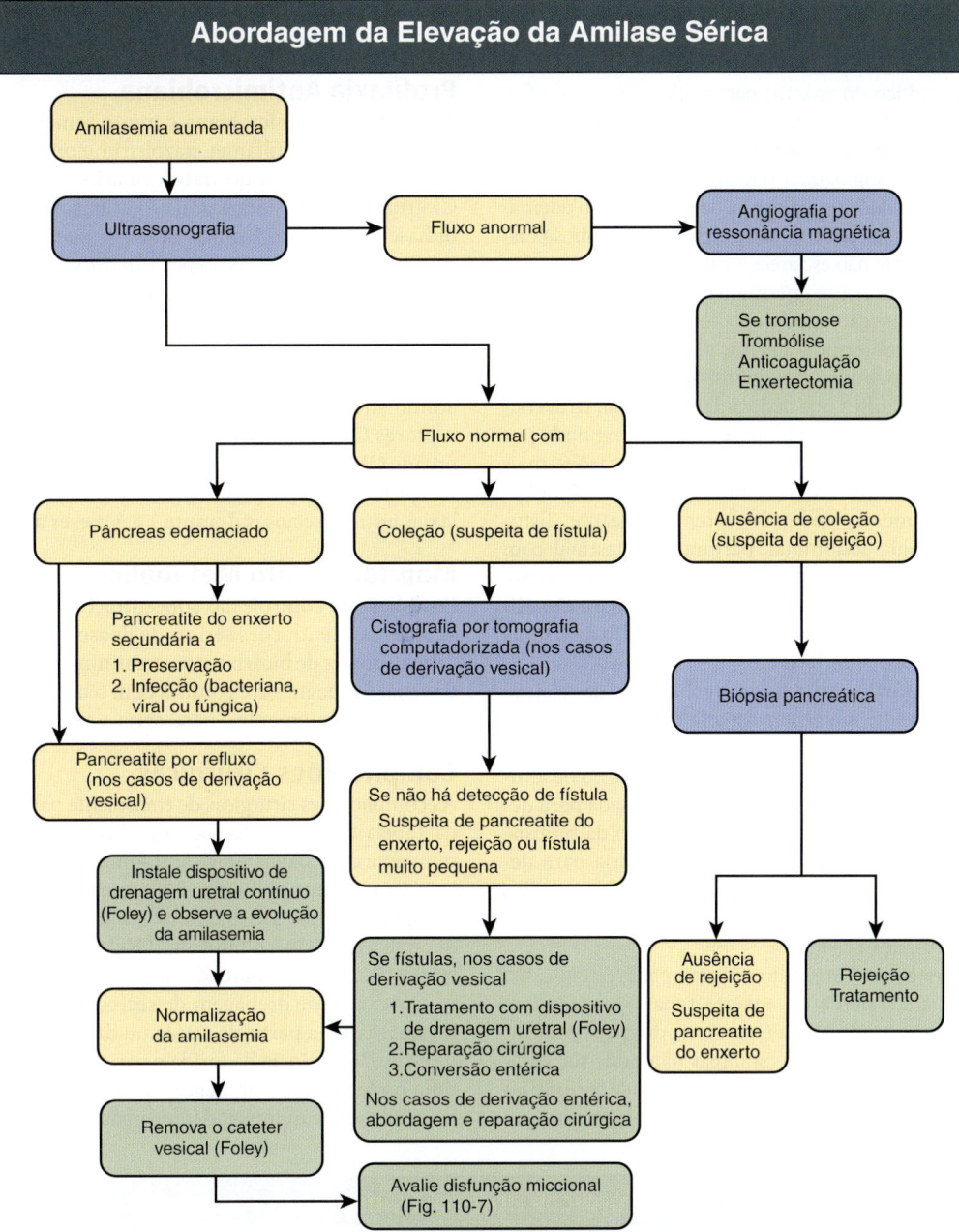

Abordagem da Elevação da Amilase Sérica

- Amilasemia aumentada
- Ultrassonografia → Fluxo anormal → Angiografia por ressonância magnética
  - Se trombose Trombólise Anticoagulação Enxertectomia
- Fluxo normal com
  - Pâncreas edemaciado
    - Pancreatite do enxerto secundária a
      1. Preservação
      2. Infecção (bacteriana, viral ou fúngica)
    - Pancreatite por refluxo (nos casos de derivação vesical)
    - Instale dispositivo de drenagem uretral contínuo (Foley) e observe a evolução da amilasemia
    - Normalização da amilasemia
    - Remova o cateter vesical (Foley)
  - Coleção (suspeita de fístula)
    - Cistografia por tomografia computadorizada (nos casos de derivação vesical)
    - Se não há detecção de fístula Suspeita de pancreatite do enxerto, rejeição ou fístula muito pequena
    - Se fístulas, nos casos de derivação vesical
      1. Tratamento com dispositivo de drenagem uretral (Foley)
      2. Reparação cirúrgica
      3. Conversão entérica
      Nos casos de derivação entérica, abordagem e reparação cirúrgica
    - Avalie disfunção miccional (Fig. 110-7)
  - Ausência de coleção (suspeita de rejeição)
    - Biópsia pancreática
      - Ausência de rejeição Suspeita de pancreatite do enxerto
      - Rejeição Tratamento

Figura 110-6 Abordagem da elevação da amilasemia após transplante de pâncreas

Durante o período perioperatório imediato, utiliza-se insulina intravenosa para diminuir o estresse sobre o pâncreas transplantado, com o objetivo de manter a glicemia entre 100 e 120 mg/dL (5,5-6,6 mmol/L). A glicemia não é um marcador precoce da disfunção pâncreas; sua elevação é observada somente após dano significativo do parênquima. Nos transplantes com drenagem vesical, a excreção urinária de amilase é medida em intervalos de 12 horas e relatados como unidades por hora. Durante as primeiras 1 a 2 semanas após o transplante, a amilasemia pode se encontrar elevada, como resultado de lesão pancreática na preservação. Devem-se observar as tendências em vez de valores absolutos, tendo-se em consideração fatores tais como o tempo de isquemia fria e a intensidade do edema do órgão. Níveis séricos estáveis são geralmente atingidos dentro de 2 semanas após o transplante. Concentrações crescentes de amilase ou lipase indicam lesão do enxerto, e ambos são marcadores moderadamente sensíveis da rejeição do pâncreas. No entanto, outras causas convencionais de

Avaliação da Disfunção do Enxerto Pancreático	
Avaliação	**Teste**
Exames laboratoriais	Amilase sérica, glicemia, tripsinogênio humano aniônico, concentrações de ciclosporina ou tacrolimo, peptídeo C Nos casos de drenagem vesical, amilase urinária e urocultura
Ultrassonografia Doppler	Fluxo sanguíneo pancreático, coleção peripancreática, dilatação do ducto pancreático Nos casos de drenagem vesical, evidências de obstrução à via de saída da bexiga
Tomografia computadorizada com ou sem cistografia	Investigação de fístula ou coleções; é realizada por cistotomografia nos casos de drenagem vesical

Tabela 110-1 Avaliação da disfunção do enxerto pancreático

pancreatite ainda podem estar presentes. Glicemia de jejum e glicemia pós-prandial de 2 horas alteradas são indicadores relativamente tardios, e apenas indicam disfunção, sem revelar a causa.

O exame ultrassonográfico do enxerto pancreático é realizado frequentemente no período pós-transplante inicial, para se descartar trombose vascular. Se o pâncreas não pode ser bem visualizado à ecografia, a ressonância magnética e a angiografia podem fornecer informações úteis. Qualquer estado inflamatório pode produzir um aspecto edemaciado ao exame de imagem; entretanto, fora do âmbito da trombose vascular, a imagiologia geralmente não esclarece a causa da disfunção.

A biópsia do enxerto pancreático permanece como o padrão ouro para o diagnóstico de rejeição aguda ou crônica. Pode ser realizada a intervalos de tempo determinados por protocolo ou por ocasião de disfunção do enxerto, buscando identificar rejeição ou outras causas de lesão pancreática, antes que ocorra dano tecidual irreversível. A abordagem mais factível é uma biópsia percutânea guiada por ultrassom ou tomografia computadorizada. As complicações mais frequentes da biópsia percutânea são hematoma perienxerto ou hematúria transitória. Raramente, podem ocorrer pancreatite, fístula arteriovenosa, hemorragia abdominal, perfuração intestinal com necessidade de abordagem cirúrgica e até mesmo perda do enxerto. Devido aos riscos associados à biópsia, se o quadro clínico é compatível com rejeição aguda, existe a possibilidade de instituição da terapia para rejeição sem confirmação por biópsia.

O tratamento da rejeição do pâncreas é semelhante ao da rejeição ao enxerto renal, e geralmente envolve pulsoterapia com corticosteroides intravenosos ou anticorpos antilinfocitários (Cap. 104).

A resposta ao tratamento é alcançada se ocorre o retorno de amilase e lipase aos valores basais. A imagiologia pode ser usada para demonstrar resolução de edema e inflamação. A repetição da biópsia, geralmente após um intervalo de 2 semanas, é necessária para demonstrar a resolução do processo inflamatório no caso de episódios de rejeição moderados ou graves, e para procurar sinais histológicos de desenvolvimento de rejeição crônica.

Os pacientes com rejeição isolada do enxerto pancreático estão sob risco aumentado para a perda do enxerto renal, suportando a ocorrência da rejeição aguda simultânea na maioria dos pacientes.[21,22] Em SPK ou PAK, quando a biópsia do pâncreas não pode ser realizada de forma segura, uma biópsia do enxerto renal pode ser utilizada como um indicador substituto. Isto deve ser feito, entretanto, em conjunto com as provas laboratoriais, uma vez que a rejeição simultânea ocorre em apenas 70% a 80% dos casos.[23]

Profilaxia Antimicrobiana

A profilaxia antimicrobiana é muito semelhante à de um transplante renal isolado. Sulfametoxazol-trimetoprim é prescrito para a prevenção de infecções do trato urinário e infecção por *Pneumocystis*. Clotrimazol ou nistatina oral são utilizados para a prevenção de candidíase oral; alguns centros utilizam fluconazol para a profilaxia de infecções do trato urinário por *Candida* e infecções por fungos ou leveduras intra-abdominais. O aciclovir por via oral é administrado a pacientes com histórico de infecção por herpes simples e para os pacientes CMV-negativos receptores de órgãos de doadores igualmente CMV-negativos. Por outro lado, valganciclovir ou ganciclovir são administrados durante 3 meses após o transplante para todos os receptores CMV-positivos. Os pacientes CMV-negativos que recebem órgãos CMV-positivos são frequentemente tratados por 6 meses. Os receptores submetidos a tratamento antirrejeição retornam às profilaxias anti-infecciosas durante 1 a 3 meses após essa terapia.

Monitoramento Metabólico

Em adição ao controle das concentrações séricas e urinárias de amilase e das concentrações séricas de lipase, recomenda-se a monitorização dos níveis de bicarbonato, creatinina, potássio e magnésio. A perda renal de magnésio é comum com o uso dos inibidores de calcineurina, e frequentemente é necessária a suplementação oral.

Complicações Cirúrgicas

As complicações cirúrgicas de transplante pancreático são apresentadas na Tabela 110-2. As infecções superficiais e abscessos profundos são comumente de etiologia fúngica. A fonte de contaminação por fungos parece ser o segmento duodenal. Portanto, soluções de antibióticos e antifúngicos tópicos são utilizadas na irrigação do duodeno do doador durante a extração e o implante. Os pacientes geralmente recebem antibioticoterapia e fluconazol durante 24 a 48 horas no pós-operatório.

As causas de drenagem de secreções são seroma, linfocele, fístula pancreática a partir da cauda ou da anastomose com a bexiga ou o intestino, deiscência da ferida e pancreatite pós-preservação. Esta última pode produzir drenagem de uma secreção espessa, amarelo-esbranquiçada, não infectada, formada a partir da digestão enzimática

Complicações Cirúrgicas após o Transplante Pancreático			
Tipo de Complicação	**Apresentação**	**Achados Diagnósticos e Testes**	**Opções de Tratamento**
Abcesso	Febre, eritema, secreção do sítio cirúrgico	Leucocitose, coleção à tomografia computadorizada (TC), secreção purulenta à aspiração	Drenagem aberta ou percutânea
Pancreatite do enxerto	Dor na topografia do enxerto, dor abdominal baixa	Amilasemia elevada, enxerto pancreático aumentado de tamanho	Octreotide ou somatostatina Cateter uretral (Foley) se drenagem vesical
Linfocele	Massa palpável, urgência se compressão vesical	Coleção à tomografia computadorizada, líquido fluido à aspiração	Drenagem aberta ou percutânea
Secreção pela ferida operatória	Debris pancreáticos, ausência de edema	Cultura, TC excluindo abcesso profundo	Cuidados locais
Deiscência	Ferida aberta		Cuidados locais, reabordagem cirúrgica
Fístula arteriovenosa	Hematúria, sangramento abdominal	Ultrassonografia Doppler, angiografia	Embolização, reabordagem cirúrgica
Trombose do enxerto	Glicemia elevada Urina sanguinolenta se drenagem vesical	Amilase sérica e urinária baixas, síndrome da resposta inflamatória sistêmica semelhante a sepse, ultrassonografia ou ressonância magnética	Se parcial, terapia trombolítica ou anticoagulação (alto risco de sangramento), enxertectomia
Fístula pancreática (derivação entérica)	Dor na topografia do enxerto, sepse, peritonite, febre	Leucocitose, coleção à TC	Drenagem e reparação cirúrgica

Tabela 110-2 Complicações cirúrgicas após o transplante pancreático.

do tecido, levando à necrose e saponificação da gordura. A drenagem de secreções é observada mais frequentemente nos implantes extra-peritoneais do pâncreas, e também quando são utilizados doadores obesos. Também está associada a um discreto aumento da amilase-mia e alterações variáveis da glicemia.

Complicações vasculares ocorrem em cerca de 5% dos pacientes, e incluem fístula arteriovenosa a partir de biópsia ou cirurgia, trombose arterial e venosa e, raramente, aneurismas micóticos. O pâncreas é um órgão com baixo fluxo sanguíneo. Anteriormente, as taxas de trombose vascular eram da ordem de 10%; atualmente, são inferiores a 5%. Estra-tégias para redução da frequência dessa complicação incluem a mini-mização das isquemias quente e fria, procedimentos de extração envol-vendo técnica *no-touch*, "sem manipulação", com o uso do duodeno e baço como "alças", e utilização de terapia antiagregante plaquetária pós--operatória com a aspirina. Em procedimentos envolvendo isquemia fria prolongada, um enxerto mais edemaciado ou preocupações com ir-rigação/drenagem insuficientes, frequentemente se utiliza heparina in-travenosa durante os primeiros dias de pós-operatório. A trombose par-cial pode ser resolvida com terapia trombolítica ou anticoagulação ple-na. Tromboses mais extensas requerem intervenção cirúrgica urgente. A trombose total do enxerto, especialmente no período pós-operató-rio imediato, exige sua urgente remoção para evitar o desenvolvimento de sepse ou um estado de hipercoagulabilidade mais difusa, levando a complicações trombóticas vasculares como infarto do miocárdio.

Complicações Não Cirúrgicas

Náuseas e vômitos são comuns e suas causas incluem gastroparesia, obstipação, colelitíase, refluxo esofágico secundário a dismotilidade e esofagite com ou sem doença por CMV. Antieméticos associados a bloqueadores H_2 da histamina ou inibidores da bomba de prótons são normalmente uma terapia eficaz, e são administrados durante 2 a 3 meses após o transplante. Sintomas persistentes podem requerer agentes pró-cinéticos (metoclopramida ou eritromicina). A diarreia pode ser causada por medicamentos imunossupressores, dismotili-dade intestinal intrínseca, intolerância alimentar, infecção por CMV ou por outros agentes. A constipação é tratada com o aumento da in-gestão de líquidos, modificação da dieta, aumento da atividade física, e uso regular de baixas doses de emolientes fecais ou laxantes.

A hipotensão ortostática pode piorar após o transplante, como consequência de repouso prolongado na presença de neuropatia au-tonômica diabética. O tratamento pode incluir dieta de repleção de sal, mineralocorticoide (fludrocortisona) e/ou agonista α-adrenérgico (midodrina).[23]

Drenagem Vesical do Transplante de Pâncreas

Na era inicial do transplante pancreático, em um contexto de terapia imunossupressora menos eficaz e anteriormente à disponibilidade do ultrassom em tempo real e biópsia percutânea, as secreções exócrinas eram drenadas através da anastomose do duodeno do doador à bexi-ga do receptor. Essa técnica de drenagem permite o monitoramento da rejeição pela mensuração da amilase urinária, e também evita riscos associados a enterotomia, como infecção e fistulização. As biópsias são realizadas por via cistoscópica, através da porção duodenal do enxer-to.[24] As desvantagens de drenagem vesical incluem suscetibilidade a de-sidratação, acidose metabólica e frequentes complicações urológicas. A drenagem entérica primária evita tais complicações e é mais fisiológica, mas não permite a monitorização da amilase urinária. Com o avanço das técnicas cirúrgicas, a maior utilização do ultrassom em tempo real e da biópsia por agulha percutânea, os resultados de drenagem entérica agora são semelhantes aos da drenagem vesical.

Indicações Atuais

A drenagem vesical ainda é apropriada quando existe uma história de cirurgia abdominal, na presença de doença de Crohn ou outra

doença do intestino delgado e para pacientes mais idosos com menos reserva cardiovascular. Nestes pacientes, a laparotomia pode ser evi-tada, através de uma incisão menor no quadrante inferior retroperi-toneal, semelhante à utilizada no transplante renal.

Complicações Metabólicas

Com a drenagem vesical, ocorre uma elevada perda urinária de bicar-bonato via secreções exócrinas pancreáticas, exigindo reposições de até 130 mmol/dia. Sem estas medidas, os pacientes podem desenvolver acidose metabólica com náuseas e vômitos, que podem levar a deple-ção de volume, hipotensão (exacerbados por neuropatia autonômica subjacente) e trombose do enxerto. Utiliza-se bicarbonato de sódio por via oral, tipicamente 2 g quatro vezes ao dia. A ingestão de líquidos de-ve ser de 2,5 a 3 l/dia, para acomodar as perdas de fluido pancreático e renal. A aquisição dessa meta é um desafio, já que a distensão abdomi-nal por gastroparesia diabética pode ser exacerbada pela grande inges-tão de líquidos e pelo gás liberado a partir dos comprimidos de bicar-bonato de sódio. Os pacientes incapazes de manter uma ingestão oral adequada podem exigir fluidoterapia intravenosa, incluindo bicarbo-nato de sódio. Em pacientes que requerem reposição intravenosa por mais de 1 mês, deve-se considerar a implantação de um cateter venoso tunelizado ou um cateter totalmente implantado.

Complicações Urológicas

Complicações urológicas são comuns após a drenagem vesical (Tabe-la 110-3).[25] A disfunção vesical pré-transplante secundária a neuro-patia autonômica diabética causa uma bexiga de grande capacidade, com diminuição da sensação de plenitude, aumento do volume de uri-na residual e diminuição das taxas de fluxo urinário. A disfunção é agravada pela ampliação da bexiga pelo segmento duodenal enxer-tado. Estudos urodinâmicos pré-operatórios são anormais em até 43% dos pacientes, mas não são preditivos de complicações urológi-cas pós-transplante, como a pancreatite por refluxo ou as infecções.[26]

A interpretação do exame de urina é dificultada pela drenagem vesical do pâncreas. A urina contém células brancas derivadas da des-camação da mucosa duodenal, que podem resultar em testes positi-vos para esterase leucocitária sem bacteriúria. A excreção de prote-ínas urinárias é da ordem de 1-3 g/dia na maioria dos pacientes e é composta por enzimas pancreáticas, imunoglobulinas, outras globu-linas, albumina e fragmentos proteicos digeridos. A albuminúria, se mensurável na presença da degradação enzimática, pode ser prove-niente do rim transplantado ou dos rins nativos.

Hematuria macroscópica ocorre em até 28% dos receptores de transplante pancreático com drenagem vesical. A hematúria preco-ce está relacionada ao trauma cirúrgico da bexiga ou da mucosa duo-denal nas proximidades da cistoduodenostomia, e geralmente desa-parece com restauração da diurese ou irrigação da bexiga.[24] A irriga-ção contínua da bexiga requer cautela, uma vez que a cistoduodenos-tomia é vulnerável a ruptura se o cateter de drenagem for obstruído. Hematúria tardia, depois de 2 a 4 semanas, pode surgir na presença de sangramento da anastomose, descamação ou ulceração da mucosa duodenal, pancreatite de refluxo, cistite, trombose do enxerto, fístu-las arteriovenosas e, raramente, pseudoaneurismas. A avaliação deve incluir ultrassom, urocultura e cistoscopia. Se o pâncreas parece ser a fonte do sangramento à cistoscopia, pode ser necessária biópsia do enxerto para se determinar a causa exata.

A micro-hematúria deve ser avaliada. Devem-se excluir doença recorrente, glomerulopatia *de novo* ou neoplasias malignas do trato geniturinário.

Infecções do Trato Urinário

Os fatores de risco para infecção do ltrato urinário após o transplante pancreático incluem grande capacidade vesical, esvaziamento incom-pleto da bexiga, pH urinário alto (devido à presença do bicarbonato

Complicações Urológicas em Transplantes Pancreáticos com Derivação Vesical

Complicação	Causa	Apresentação	Avaliação	Opções de Tratamento
Infecção do trato urinário (ITU)	Disfunção miccional secundária ao diabetes (DMD)	Assintomática ou com disúria, febre e sepse	Urocultura; avaliação de resíduo pós-miccional e, se elevado, estudo urodinâmico	Antibioticoterapia guiada por cultura, profilaxia antimicrobiana Mulheres: micção programada e dupla, cateterismo vesical intermitente (CVI) Homens: bloqueadores adrenoceptores-a para auxiliar o esvaziamento vesical, CVI, incisão no colo vesical prostático Se falha terapêutica, conversão entérica: Drenagem por cateter de Foley
Pancreatite por refluxo	DMD	Assintomática ou dor na topografia do enxerto, amilasemia elevada	Verifique amilasemia, cistografia por tomografia computadorizada (TC) para exclusão de fístula ou obstrução ductal	Se DMD: micção programada e dupla, CVI, bloqueadores adrenoceptores-a para auxiliar o esvaziamento vesical Se episódios múltiplos e sintomáticos: incisão no colo vesical prostático ou conversão entérica
Fístula duodenal na cistostomia	Injúria isquêmica ao enxerto duodenal, infecção por citomegalovírus ou outro agente, rejeição, DMD	Dor na topografia do enxerto ou peritonite, amilasemia elevada	Verifique amilasemia, creatinina elevada, fístula à cistografia por TC	Drenagem por cateter de Foley, se pequena Se precoce, abordagem cirúrgica aberta com ressecção e fechamento por planos, avalie DMD após recuperação Se tardia, considere conversão entérica
Uretrite ou síndrome de disúria, disfunção ocasional da uretral ocasional	ITU ou DMD causando ativação das enzimas pancreáticas e digestão da mucosa uretral	Disúria, retenção urinária, hematúria	Verifique resíduo pós-miccional, ITU de baixa contagem de colônias; após recuperação, avalie DMD	Cateter de Foley, analgésicos, tratamento empírico para ITU Se múltiplos e sintomáticos episódios: conversão entérica

Tabela 110-3 Complicações urológicas em transplantes pancreáticos com derivação vesical

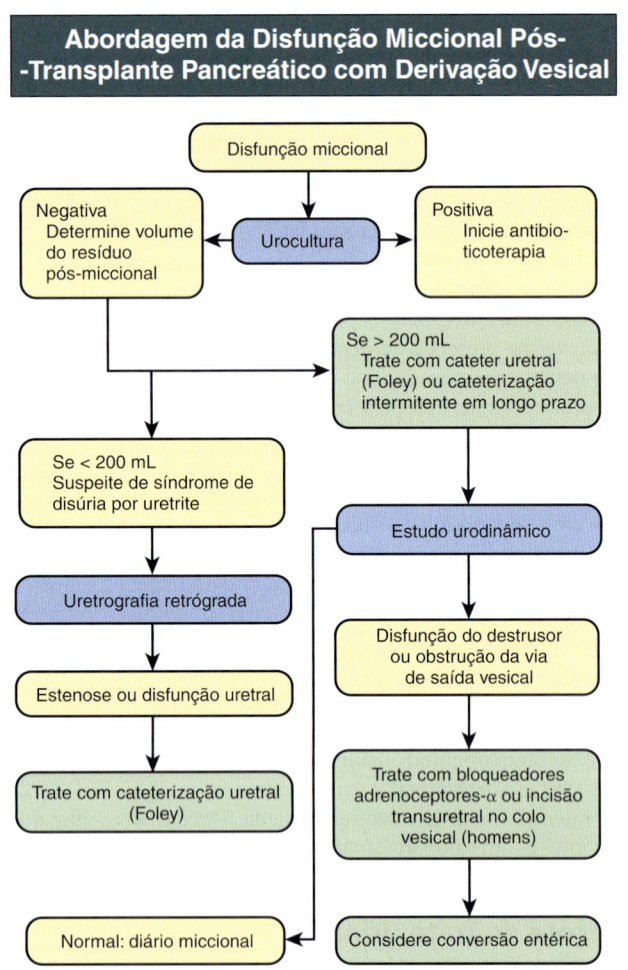

Figura 110-7 Abordagem da disfunção miccional pós-transplante. *(Adaptado da referência 25)*

da secreção exócrina pancreática), irritação da mucosa vesical e uretral por enzimas pancreáticas ativadas com a perda da barreira mucosa, cateterismo vesical prolongado e imunossupressão.[27] A maioria dos centros transplantadores utilizam a profilaxia antibacteriana e antifúngica por via oral, durante 6 a 12 meses ou por tempo indeterminado após o transplante.

Pancreatite por refluxo urinário, causando disfunção do enxerto pancreático, pode se manifestar com dor abdominal perienxerto e febre. Muitas vezes é resultado do mau funcionamento da bexiga, e requer implantação de sonda vesical e demora durante 5 a 7 dias e avaliação posterior das causas de disfunção (Fig. 110-7).

Uma síndrome de uretrite, com disúria, ocorre em 2% a 8% dos receptores de transplante de pâncreas com drenagem vesical, e é causada pela exposição do epitélio urotelial a pró-enzimas pancreáticas ativadas como tripsinogênio, quimotripsinogênio e procarboxipeptidase. As secreções exócrinas pancreáticas são constituídas por bicarbonato, amilase, lipase e pró-enzimas, ativadas pela enteroquinase da borda em escova do enxerto duodenal. O aumento da ativação intravesical das enzimas ocorre na presença de infecções urinárias com baixa contagem de colônias e de estase urinária. Os pacientes desenvolvem dor peniana ou à micção e ulceração glandular, no meato urinário ou vulvar. A ativação enzimática pode ser minimizada pelo tratamento da bacteriúria com baixa contagem, aumento da ingestão de líquidos e micção frequente. Se não se observa melhora do esvaziamento com a utilização de α-bloqueadores, a instalação de drenagem contínua por cateter de Foley durante 7 a 10 dias pode ser eficaz.

Conversão Entérica

A conversão entérica é uma opção para a maioria dos casos de complicações urológicas crônicas associadas ao transplante de pâncreas com derivação vesical. As indicações são ruptura uretral, fístula urinária recorrente, sangramento persistente, infecção urinária crônica, disúria, hipovolemia recorrente e acidose metabólica. As taxas de conversão variam entre 8% e 14%. É ideal um tempo de espera de 6 a 12 meses após o transplante, quando possível, para permitir a monitorização da amilase urinária nos primeiros episódios de rejeição.

Complicações Tardias

As complicações tardias após o transplante pancreático normalmente seguem um de dois padrões. Pode haver uma apresentação aguda da rejeição ao enxerto, semelhante ao observado na disfunção precoce do enxerto. O segundo padrão é mais insidioso; estados inflamatórios crônicos de rejeição, isquemia ou infecção crônica podem levar à perda gradual da função do enxerto. Infelizmente, não existe um teste prático para mensurar pequenos decréscimos da função do enxerto pancreático, assim como a creatinina sérica permite a detecção da disfunção do enxerto renal. Embora sem a sensibilidade necessária, orientam-se os pacientes para que registrem a glicemia 2 horas pós-prandial (mais sensíveis que a glicemia em jejum) semanalmente e relatem tendências ou aumentos repentinos para o médico.

IMPACTO DO TRANSPLANTE PANCREÁTICO SOBRE AS COMPLICAÇÕES DIABÉTICAS

O transplante de pâncreas é realizado com o objetivo de eliminar a necessidade de insulina exógena e o risco de episódios hipoglicêmicos graves, e para interromper ou reverter as consequências da hiperglicemia. Transplantes de pâncreas bem-sucedido resultam em glicemias de jejum e hemoglobina glicada normais, testes de tolerância oral à glicose apenas discretamente alterados.[28]

Hipoglicemia

Embora a hipoglicemia grave seja rara, episódios de hipoglicemia leve podem se desenvolver em pacientes com um enxerto de pâncreas bem funcionante, com imunossupressão basal mínima alcançada, e especialmente entre aqueles pacientes que recuperaram um pouco de peso após o transplante e que são fisicamente ativos. Episódios de hipoglicemia pós-prandial nem sempre são sintomáticos. Estão associados a refeições ricas em carboidratos, ingestão excessiva de cafeína ou álcool, excesso de exercício, e, em alguns casos, anticorpos circulantes anti-insulina. Este não é muitas vezes um problema clínico importante, e normalmente é resolvido ao se evitar refeições ricas em carboidratos.

Um dos grandes benefícios do transplante de pâncreas é a restauração das respostas secretoras de glucagon à hipoglicemia. Em diabéticos tipo 1, a ausência de células beta funcionais dentro das ilhotas elimina a resposta fisiológica normal pela qual a insulina intra-ilhota tonicamente atenua a secreção de glucagon a partir das células alfa. Por conseguinte, os pacientes diabéticos estão sob risco de hipoglicemia prolongada secundária a injeção de insulina, porque existe insuficiência da ação contrarreguladora normal do glucagon sobre o fígado para aumentar a glicogenólise. Apesar de o órgão transplantado ser colocado ectopicamente e não se desenvolver controle vagal, o enxerto apresenta respostas normais do glucagon à hipoglicemia induzida por insulina e resultante contrarregulação da hipoglicemia através do aumento da produção de glicose hepática. Após o transplante de pâncreas, a percepção da ocorrência da hipoglicemia é restaurada, assim como a secreção de adrenalina durante a hipoglicemia induzida por insulina, pelo menos parcialmente.

Hiperglicemia

A hiperglicemia pós-transplante pode ser causada por disfunção do enxerto, secreção inadequada de insulina secundária a altas concentrações de tacrolimo ou, ocasionalmente, ciclosporina, resistência à insulina secundária a corticosteroides, ganho de peso e atividade física inadequada. Embora a utilização do tacrolimo tenha reduzido a ocorrência de rejeição ao enxerto pancreático, esta medicação também é capaz de reduzir a transcrição do gene da insulina. Se as avaliações laboratoriais e de imagem (Tabela 110-1) forem normais, pode-se inferir que a hiperglicemia é o resultado de diminuição da produção de insulina ou mesmo resistência periférica à insulina, que pode ser identificada pela mensuração das taxas de utilização de glicose e glicose/secreção de insulina potenciada por arginina. Na ausência de rejeição ao enxerto, a hiperglicemia pós-transplante deve primeiro ser abordada com intervenção dietética e exercício físico. A insulinoterapia pode ser necessária inicialmente, mas muitas vezes pode ser posteriormente substituída por hipoglicemiantes orais. As sulfonilureias são uma terapia eficaz. A hiperglicemia secundária à rejeição é um evento tardio, e indica dano irreversível ao enxerto. Devido ao aumento do risco de rejeição com a manipulação da imunossupressão, a minimização da dose de tacrolimo ou a conversão para ciclosporina ou sirolimo geralmente não devem ser consideradas até que todas as medidas anteriores tenham sido implementadas e que não se observe resposta.

Complicações Microvasculares

Retinopatia

Em um estudo prospectivo de receptores de SPK com fundoscopia e um seguimento de 45 meses, foi observada redução da necessidade de laserterapia após o transplante, e evolução da retinopatia diabética com estabilização 62% dos pacientes, melhoria em 21% e progressão em 17% dos pacientes.[29] No período pós-operatório, os pacientes podem desenvolver neoproliferação e hemorragia retiniana, nos casos de mau controle glicêmico pré-operatório com normalização rápida da glicemia após o transplante. Os pacientes permanecem sob risco de descolamento de retina quando existe cicatriz secundária à lesão retiniana anterior. A catarata é mais frequente após o transplante.

Neuropatia

As velocidades de condução nervosa sensorial e motora melhoram rapidamente após o transplante pancreático, e depois se estabilizam.[30] Uma recuperação mais acentuada é observada em pacientes não obesos, mais jovens e mais baixos; entre aqueles com melhores amplitudes de potencial de ação iniciais; entre aqueles que não estão sob terapia renal substitutiva e, possivelmente, entre pacientes sob terapia com inibidores da enzima conversora de angiotensina ou bloqueadores dos receptores da angiotensina.[31] A recuperação das amplitudes do potencial de ação é gradual, com uma melhoria contínua até 5 anos após o transplante. A recuperação é mais completa em nível sensorial que em nível motor.

Receptores SPK experimentam melhoria mais acentuada da reatividade autonômica e do esvaziamento gástrico em comparação com receptores diabéticos de transplante renal isolado.[32] Entretanto, a melhoria é improvável se os sintomas autonômicos já são graves no momento do transplante pancreático.

Nefropatia

Inicialmente, a nefropatia diabética é caracterizada por espessamento da membrana basal glomerular e expansão do volume mesangial. Biópsias renais de pacientes diabéticos receptores de SPK ou transplante renal isolado dentro de 2,5 anos do transplante demonstraram espessura da membrana basal glomerular dentro da faixa normal. Após este período, 92% das amostras de biópsia renal dos receptores de transplante duplo rim-pâncreas apresentam espessura normal da membrana basal glomerular, *versus* apenas 35% das amostras de biópsia dos receptores de rim isolado; o volume mesangial relativo era normal em 82% dos receptores de transplante duplo, em comparação com apenas 12% nos receptores de rim isolado.[27] Assim, o transplante simultâneo de pâncreas e rim diminui a ocorrência das alterações da nefropatia diabética, que podem resultar em perda do aloenxerto.[33]

Doença Vascular

O transplante rim-pâncreas bem-sucedido resulta em melhoria significativa no controle da hipertensão em comparação com transplante de rim isolado em pacientes diabéticos tipo 1.[34] A piora da doença vascular periférica foi relatada em receptores de transplantes rim-pâncreas em comparação com o transplante de rim isolado em um estudo[35]; entretanto, outra análise observou prevalência da doença vascular periférica após o transplante pancreático semelhante àquela encontrada em receptores diabéticos de transplante renal isolado que recusaram o transplante pancreático por razões não médicas e em receptores não diabéticos de transplante renal.[36] É encorajador notar que um estudo demonstrou que após um período médio de observação de 10 anos, a progressão de doenças macrovasculares (cerebrovascular, coronariana e vascular periférica) foi significativamente menor em receptores com SPK funcionante *versus* transplante renal isolado.[8]

Um estudo utilizando a avaliação microscópica intravital do leito ungueal e da vasculatura conjuntival encontrou melhoria da vascularização (avaliada por uma redução de diâmetro venular, aumento do número de arteríolas por unidade de área e elevação da capacidade de perfusão) apenas em receptores de transplante duplo pâncreas-rim.[37]

Qualidade de Vida e Aspectos Sociais

O transplante de pâncreas é um evento muito estressante e pode estremecer mesmo as mais fortes relações familiares. Debilidades pré-transplante (diminuição da visão, neuropatia, fraqueza muscular, sintomas ortostáticos) podem ser exacerbadas pela cirurgia e por medicamentos imunossupressores. Os pacientes tabagistas ou alcoolistas e sem suporte familiar apresentam menor sobrevida após o transplante. No entanto, receptores de transplante duplo rim-pâncreas com suporte social e enxertos funcionante relatam melhoria da qualidade de vida global e frequentemente retornam ao trabalho, embora a frequência destes últimos não seja muito diferente da observada entre os pacientes que receberam um transplante de rim isolado.[38] No SPK com doador vivo, os resultados preliminares sugerem um nível mantido de qualidade de vida para os doadores e melhorado para os receptores.[39]

Gravidez após o Transplante de Pâncreas

Dentro de um ano após o transplante, a menstruação e a ovulação retornam ao normal na maioria das mulheres em idade fértil. O registro nacional dos Estados Unidos de gravidez em transplante relatou 62 gestações em 40 pacientes SPK.[40] Os resultados foram 50 nascidos vivos, três abortos terapêutico e 10 abortos espontâneos (uma redução da gestação gemelar) e uma gestação gemelar ectópica. Os resultados para recém-nascidos foram prematuridade (39 de 50), baixo peso ao nascer (32 de 50), outras complicações neonatais (28 de 50), e morte neonatal (1 de 50). Dez pacientes apresentaram episódios de rejeições que resultaram em perda de enxerto, e 58% dos pacientes necessitaram de cesariana. Hipertensão, prematuridade, pré-eclâmpsia e retardo de crescimento foram complicações frequentes, mesmo com boa função renal. O diabetes gestacional apareceu em 3% dos casos.

Todas as gestações entre as receptoras de transplante requerem cuidados obstétricos de alto risco. A opinião consensual é de que a gravidez é segura um ano após o transplante nas seguintes condições: sem episódios de rejeição no ano anterior, com função do enxerto estável, sem infecções ativas que poderiam ter um impacto negativo sobre o feto (p. ex., infecção por CMV) e sem a presença de qualquer medicação teratogênica.[41] O MMF é associado a malformações estruturais, e os pacientes que planejam concepção devem fazer a transição para um outro agente seis semanas antes de tentar engravidar.[42] As concentrações de ciclosporina e tacrolimo muitas vezes se reduzem durante a gravidez e requerem um acompanhamento cuidadoso para se evitar a rejeição. A cesárea não é obrigatória; partos vaginais, no entanto, devem ser monitorados para sinais de ruptura do enxerto duodenal. A idade gestacional média é de 35 ± 2 semanas; o peso médio do recém-nascido é de 2.150 ± 680 g. Não há evidência de que os filhos de receptores de transplante são mais propensos a ter um desenvolvimento anormal.

A gestão de outros problemas médicos não difere daquela entre receptores de transplante de rim isolado (Caps. 101 e 102).

TRANSPLANTE DE ILHOTAS

O transplante de ilhotas, com a sua reduzida carga antigênica, simplicidade técnica e baixa morbidade, tem o potencial de melhorar drasticamente a qualidade de vida dos indivíduos com diabetes tipo 1. A primeira série de alotransplantes ilhota em pacientes diabéticos tipo 1 foi relatada em 1977.[43] Na década de 1990, houve relatos esporádicos de independência de insulina por longos períodos após o procedimento.[44,45] Estudos em autotransplante demonstraram que uma massa crítica de 300.000 IE (equivalentes de ilhotas) poderia restabelecer e manter a independência de insulina além de 2 anos.[46] Até o momento, o maior tempo de independência de insulina após autotransplante foi de mais de 16 anos.[47]

Transplante de Ilhota após Transplante Renal

Os primeiros transplantes de ilhotas alogênicas em pacientes com diabetes tipo 1 foram realizados nas décadas de 1980 e 1990, em pacientes com doença renal em estádio terminal, em estratégias de transplante de ilhota sequencial pós-transplante renal (IAK) ou transplante simultâneo de ilhotas e rim. Uma vez os pacientes transplantados renais já estavam sob regime de imunossupressão, o procedimento de transplante IAK se relacionava a um risco mínimo. No entanto, pode haver desestabilização do rim transplantado e também disfunção das ilhotas, uma vez que a maioria dos protocolos de imunossupressão em transplante renal incluía corticosteroides. Entretanto, observaram-se efeitos benéficos de um melhor controle glicêmico na sobrevida e na função do enxerto renal.[48] Houve melhoria do controle metabólico (nível de hemoglobina A1c [HbA1c] e glicemia de jejum) após o transplante IAK, mesmo em pacientes recebendo corticosteroides em baixas doses. Os eventos adversos observados incluíram derrame pleural e colecistite relacionados ao procedimento.[49]

Dos 237 alotransplantes bem documentados no Collaborative Islet Transplant Registry (CITR) entre 1990 e 2000, menos de 12% dos receptores estavam livres de insulina em um ano após o transplante. As razões para essa taxa de falha terapêutica podem incluir massa subterapêutica de ilhotas implantadas, fracasso na "pega" do enxerto, danos às ilhotas no fígado (local de implantação) por efeitos tóxicos locais diretos dos imunossupressores, imunossupressão ineficaz contra rejeição, recorrência autoimune do diabetes e exaustão funcional das ilhotas. Quatro fatores foram associados à independência de insulina: (1) uma massa de ilhotas implantadas maior que 6.000 EI/kg, (2) tempo de isquemia fria (preservação) inferior a 8 horas, (3) terapia de indução com anticorpos policlonais tais como globulina antilinfócito ou timoglobulina (ATG) e (4) fígado como local de implantação. Os regimes imunossupressores iniciais eram relativamente ineficazes na prevenção da rejeição em comparação com os seus efeitos sobre enxertos de pâncreas vascularizados. A maioria, se não todos os agentes imunossupressores, foi associada a disfunção das células beta e menor revascularização do enxerto.

Até o final de 2009 havia 571 receptores de transplante alogênico de ilhotas, compreendendo ilhotas isoladas (ITA), IAK e transplante simultâneo ilhota-rim (SIK). A aquisição global de independência de insulina foi de 65% no primeiro ano após a infusão de ilhotas (com ou sem reinfusão), e no segundo ano esta taxa aumentou para 75%.

Um maior sucesso na independência de insulina foi relatado em pacientes diabéticos tipo 1 não urêmicos, transplantados com uma média de 800 mil ilhotas, em observância ao protocolo de Edmonton, sob um regime de imunossupressão livre de corticosteroides, com daclizumabe, tacrolimo em baixas doses e sirolimo. Embora o seguimento dessa coorte, desde então, tenha confirmado a produção do

Protocolo Atual do Transplante de Ilhotas

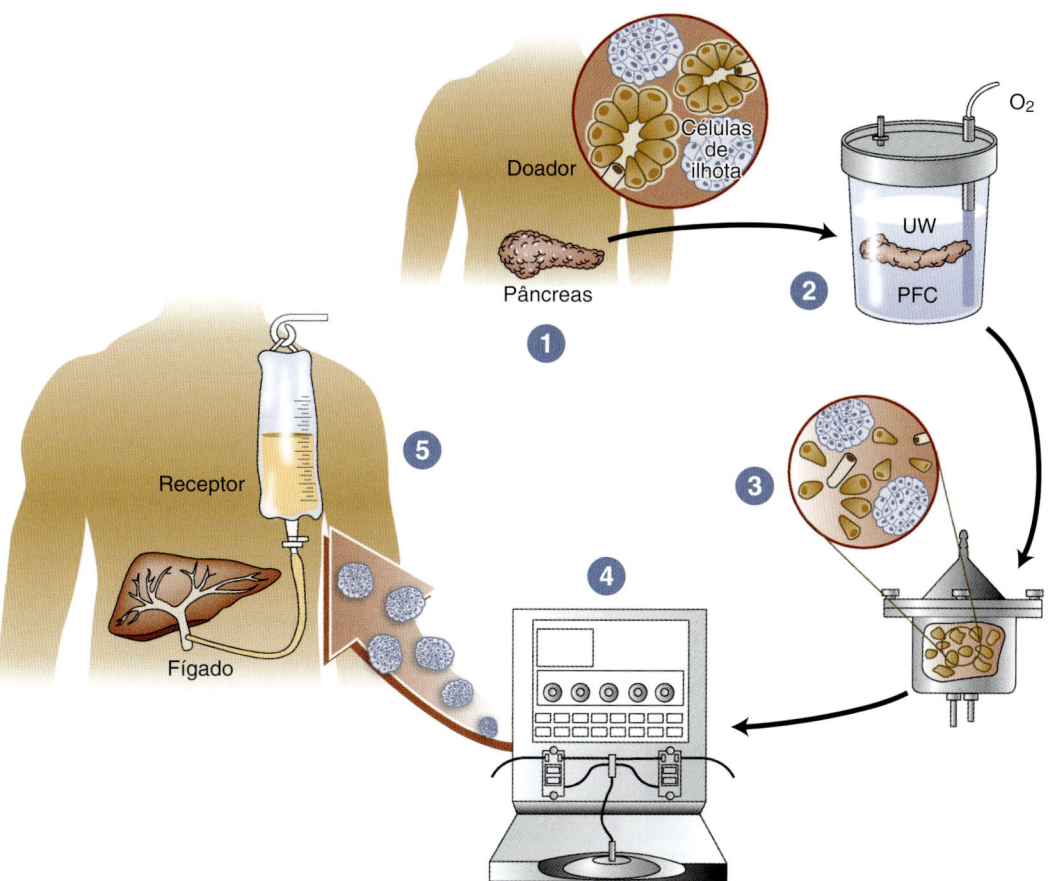

Figura 110-8 **Protocolo atual do transplante de ilhotas.** O pâncreas do doador *(1)* é preservado com um método de duas camadas *(2)*, utilizando-se a solução da Universidade de Wisconsin (UW) sobre uma camada de perfluorocarbono altamente oxigenado (PFC). O pâncreas é distendido com colagenase e colocado em uma câmara de digestão *(3)*. Os elementos exócrinos e endócrinos são purificados por centrifugação *(4)*, e a preparação de ilhotas livre de elementos exócrinos é transplantada por infusão intra-hepática via veia porta *(5)*. *(Modificado da referência 50)*

peptídeo C em longo prazo com uma terapia segura e bem tolerada, a independência de insulina foi mantida em apenas uma minoria dos pacientes.[49] Desde então, há um aumento exponencial na atividade de transplante de ilhotas; mais pacientes com diabetes tipo 1 já receberam transplantes de ilhotas nos últimos 5 anos que em toda a história anterior de 30 anos desse procedimento.

A função parcial do enxerto, com melhoria dos níveis de peptídeo-C em jejum (para 0,3 a 0,5 ng/mL) combinada a insulinoterapia exógena, é suficiente para melhoria dos níveis de HbA1C, do controle glicêmico e para a redução dos episódios de hipoglicemia grave. Tais resultados são ainda melhores quanto maiores os níveis de peptídeo-C.

Técnica do Transplante de Ilhotas

A técnica atual do transplante de ilhotas envolve a obtenção do doador falecido, a preservação do órgão, o isolamento enzimático das ilhotas, sua purificação, e a injeção percutânea de ilhotas estéreis para o fígado através da veia porta, por um cateter colocado sob orientação radiográfica (Fig. 110-8).[50] Embora o acesso percutâneo à veia porta seja relativamente invasivo, todo o processo pode ser realizado ambulatorialmente. Métodos mecânicos e físicos eficazes para selar o trajeto do cateter reduzem o risco de hemorragia pós-procedimento.[51]

Hemorragia relacionada ao procedimento (23%), trombose de ramos segmentares da veia porta (8%) e perfuração da vesícula biliar (3%) são as complicações agudas mais observadas após o transplante de ilhotas.[52]

Existe ainda a necessidade de uma maior disponibilidade de ilhotas, bem como de melhorias no processo de enxertia e preservação. Embora estudos anteriores indiquem que o método de duas camadas para a preservação do pâncreas melhora o resultado do isolamento das ilhotas, nossos dados recentes não demonstraram nenhum efeito benéfico desse método no isolamento de ilhotas ou nos resultados do transplante.[51] A cultura das ilhotas por 24 a 48 horas em meio antioxidante enriquecido tem melhorado a qualidade das preparações de ilhotas e facilitado o seu transporte entre diferentes centros.[52]

Complicações Médicas

Existem complicações do transplante de ilhotas não diretamente relacionadas ao procedimento em si.[48] Alterações compatíveis com esteatose hepática são observadas em 22% dos pacientes que tinham ressonância magnética após o transplante. Úlceras orais ocorrem em 90% dos pacientes, e geralmente respondem a simples medidas antissépticas ou pomada tópica com triancinolona e redução na dose de sirolimo. Diarreia (60%) e acne (52%) são frequentes. Quarenta e três

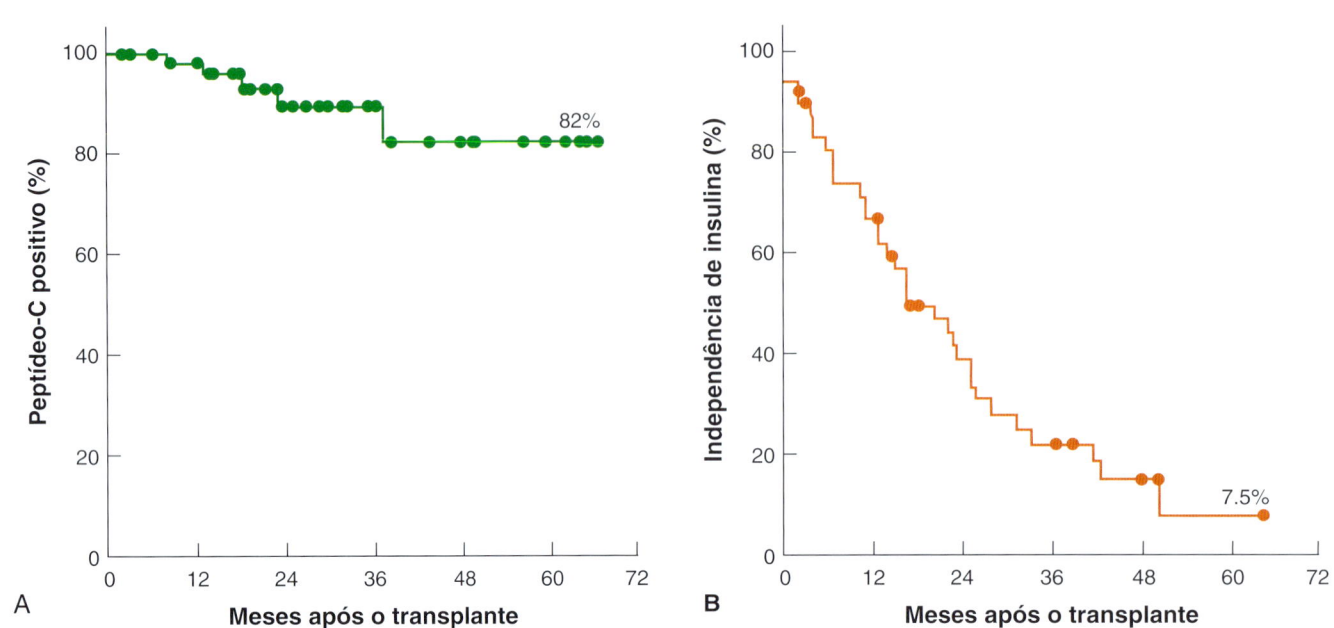

Figura 110-9 Resultados do transplante de ilhotas. A, Persistência da secreção de peptídeo-C ao longo do tempo. As curvas são datadas a partir do período do último transplante. **B**, Persistência da independência de insulina ao longo do tempo. *(Adaptado da referência 48)*

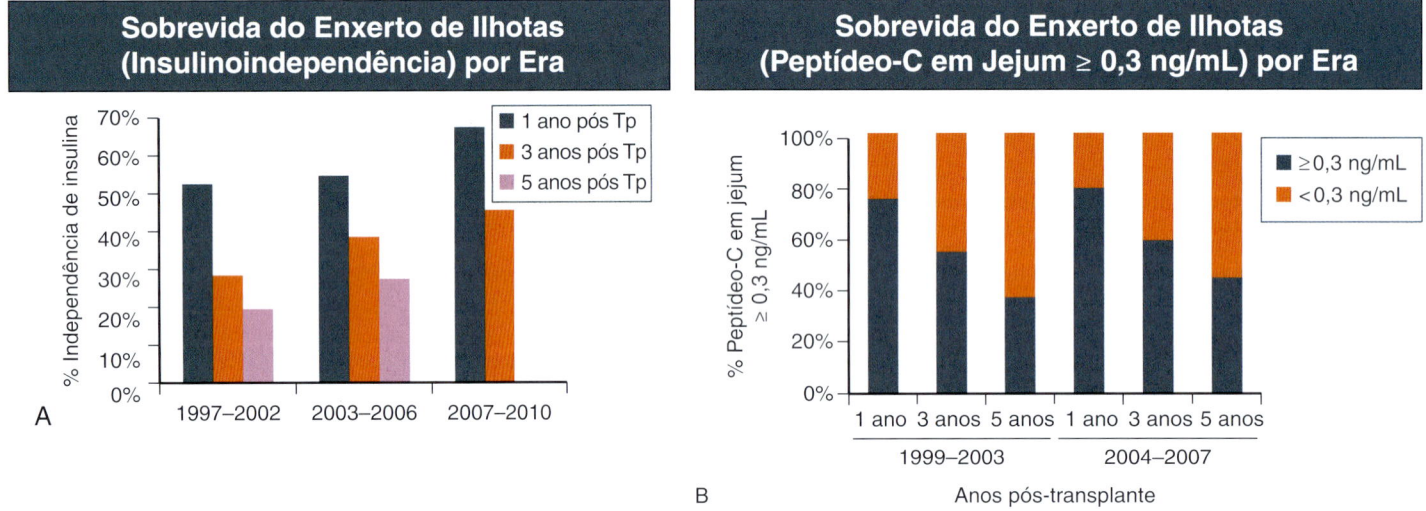

Figura 110-10 Sobrevida do enxerto de ilhotas. A, Taxas de independência de insulina. **B**, Peptídeo-C em jejum em diferentes tempos pós-transplante, em duas diferentes eras. *Tp*, transplante. *(Adaptado da referência 54)*

por cento dos receptores se queixam de edema, grave o suficiente para exigir uma mudança no regime imunossupressor em 12% dos pacientes. A perda de peso é comum.

Em 27 dos 571 receptores das ilhotas em CITR, 29 casos de neoplasia foram diagnosticados. Desses incidentes, 21 (72%) eram benignos e 6 eram malignos.

Controle Glicêmico e Independência de Insulina

O transplante de ilhotas bem-sucedido restabelece os níveis normais de HbA1c, embora a glicemia em jejum tenda a ser ligeiramente elevada, e muitas vezes exista intolerância à glicose. Outra diferença entre os transplantes de pâncreas e de ilhotas bem-sucedidos é que a colocação de ilhotas dentro do fígado resulta na insuficiência da resposta das células beta à hipoglicemia, mesmo que haja a capacidade de resposta a arginina intravenosa. Em uma análise recente, 82% dos 118 receptores de ilhotas em três centros norte-americanos encontravam-se livres de insulina em um ano.[52] No entanto, em cinco anos de acompanhamento em Edmonton,[45] apenas 7,5% mantiveram a independência de insulina, apesar de 82% apresentarem peptídeo-C detectável (Fig. 110-9). A mediana de duração da independência de insulina foi de 15 meses.

Entre 1997 e 2002, a taxa de insulinoindependência em um ano após o transplante de ilhotas era de 51%, diminuindo para 18% em 5 anos após o transplante. A melhoria nos processos de isolamento e transplante de ilhotas resultaram em maiores taxas de independência, para 66% em um ano e 44% em 3 anos após o transplante, para procedimentos realizados entre 2007 e 2010 (Fig. 110-10).[53]

A durabilidade da função do enxerto de ilhotas foi significantemente melhor quando transplantes realizados entre 1999 e 2003 foram comparados àqueles realizados entre 2004 e 2007, com níveis de peptídeo-C em jejum ≥ 0,3 ng/mL em 74% e 35% dos pacientes em um e cinco anos, em comparação com 78% e 43%, respectivamente (Fig. 110-10).[52]

Regimes Imunossupressores

Tacrolimo, ciclosporina e corticosteroides apresentam propriedades diabetogênicas através do aumento da resistência periférica à insulina ou da toxicidade direta às células das ilhotas. A administração por via oral aumenta as concentrações das drogas na veia porta e a possibilidade de lesão significante aos enxertos de ilhota intra-hepáticos. A maioria dos centros transplantadores utiliza protocolos de imunossupressão livres de corticosteroide e poupadores dos inibidores de calcineurina, com diferentes combinações de MMF e sirolimo. O MMF reduz a ocorrência de rejeição precoce ao aloenxerto. Atualmente, vem-se alcançando independência de insulina com enxertos de ilhotas derivadas de doadores pós-parada cardíaca e depois de transplantes sequenciais de rim-ilhota, utilizando-se terapia imunossupressora baseada em sirolimo. A "pega" das ilhotas também pode ser melhorada com a utilização de um regime livre de inibidores de calcineurina com depleção de células T.[48] A terapia anticélulas T com ATG ou OKT3 pode se associar a uma síndrome de liberação de citocinas, que é tóxica para as ilhotas, e agentes de indução mais recentes (como os anticorpos antirreceptor de interleucina-2) podem ser particularmente úteis para minimizar esse fenômeno.

Uma série de novos agentes imunossupressores que oferecem potencial efeito protetor das ilhotas estão em fases iniciais de ensaios clínicos. Estes incluem combinações de agentes biológicos, tais como ATG, rituximabe e alemtuzumabe; novos agentes biológicos anticélulas T – alguns com perspectiva de indução de tolerância baseada em estudos com animais; e agentes que provocam o bloqueio coestimulatório.

Com base em dados do CITR, as maiores taxas de independência de insulina em cinco anos após o transplante, entre 60% e 70%, foram observadas com uma combinação de depleção de células T e antagonismo ao fator de necrose tumoral (TNF), e uma combinação de manutenção que inclui calcineurina e inibidores da inosina monofosfato desidrogenase (IMPDH). Este regime esteve em uso na era 2004-2006 do transplante de ilhotas, levando a melhores taxas de independência de insulina em um e três anos (Fig. 110-10).[54]

Referências

1. U.S. Department of Health and Human Services. Organ procurement and transplantation network. Available at http://optn.transplant.hrsa.gov/data/citing.asp. Accessed April 1, 2013.
2. Organ Procurement and Transplantation Network (OPTN) and Scientific Registry of Transplant Recipients (SRTR). *OPTN/SRTR 2011 Annual Data Report*. Rockville, MD: Department of Health and Human Services, Health Resources and Services Administration, Healthcare Systems Bureau, Division of Transplantation; 2012:47-72.
3. American Diabetes Association. Diagnosis and Classification of Diabetes Mellitus. *Diabetes Care*. 2009;32(suppl 1):S62.
4. Sampaio MS, Hung-Tien K, Bunnapradist S. Outcomes of simultaneous pancreas-kidney transplantation in type 2 diabetic recipients. *Clin J Am Soc Nephrol*. 2011;6:1198-1206.
5. Guressner AC. 2011 Update on pancreas transplantation: Comprehensive trend analysis of 25,000 cases followed up over the course of twenty-four years at the International Pancreas Transplant Registry (IPTR). *Rev Diabet Stud*. 2011;8:6-16.
6. Tan M, Kandaswamy R, Sutherland DE, Gruessner RW. Laparoscopic donor distal pancreatectomy for living donor pancreas and pancreas-kidney transplantation. *Am J Transplant*. 2005;5:1966-1970.
7. Reddy KS, Stabelin D, Taranto S, et al. Long-term survival following simultaneous kidney-pancreas transplantation versus kidney transplantation alone in patients with type 1 diabetes mellitus and renal failure. *Am J Kidney Dis*. 2003;41:464-470.
8. Biesenbach G, Königsrainer A, Gross C, Margreiter R. Progression of macrovascular diseases is reduced in type 1 diabetic patients after more than 5 years successful combined pancreas-kidney transplantation in comparison to kidney transplantation alone. *Transpl Int*. 2005;189:1054-1100.
9. Sampaio MS, Poommipanit N, Cho YW, et al. Transplantation with pancreas after living donor kidney vs. living donor kidney alone in type I diabetes mellitus recipients. *Clin Transplant*. 2010;24:812-820.
10. Scalea JR, Butler CC, Munivenkatappa BR, et al. Pancreas transplant alone as an independent risk factor for the development of renal failure: A retrospective study. *Transplantation*. 2008;86:1789-1794.
11. Venstrom JM, McBride MA, Rother KI, et al. Survival after pancreas transplantation in patients with diabetes and preserved kidney function. *JAMA*. 2003;290:2817-2823.
12. Fridell JA, Rogers J, Stratta RJ. The pancreas allograft donor: Current status, controversies, and challenges for the future. *Clin Transplant*. 2010;24:433-449.
13. Alonso D, Dunn TB, Rigley T, et al. Increased pancreatitis in allografts flushed with histidine-tryptophan-ketoglutarate solution: A cautionary tale. *Am J Transplant*. 2008;8:1942-1945.
14. Stewart ZA, Cameron AM, Singer AL, et al. Histidine-tryptophan-ketoglutarate (HTK) is associated with reduced graft survival in pancreas transplantation. *Am J Transplant*. 2008;8:1-5.
15. Demartines N, Schiesser M, Clavien PA. An evidence-based analysis of simultaneous pancreas-kidney and pancreas transplantation alone. *Am J Transplant*. 2005;5:2668-2697.
16. Burke GW 3rd, Kaufman DB, Millis JM, et al. Prospective randomized trial of the effect of antibody induction in simultaneous pancreas and kidney transplantation: Three-year results. *Transplantation*. 2004;77:1269-1275.
17. Kaufman DB, Levinthal JR, Gallon LG, Parker MA. Alemtuzumab induction and prednisone-free maintenance immunotherapy in simultaneous pancreas-kidney transplantation comparison with rabbit antithymocyte globulin induction—long-term results. *Am J Transplant*. 2006;6:331-339.
18. Pacual J, Pirsch JD, Odorico JS, et al. Alemtuzumab induction and antibody-mediated kidney rejection after simultaneous pancreas-kidney transplantation. *Transplantation*. 2009;87:125-132.
19. Gruessner RW, Kandaswamy R, Humar A, et al. Calcineurin inhibitor– and steroid-free immunosuppression in pancreas-kidney and solitary pancreas transplantation. *Transplantation*. 2005;79:1184-1189.
20. Thai NL, Khan A, Tom K, et al. Alemtuzumab induction and tacrolimus monotherapy in pancreas transplantation: One- and two-year outcomes. *Transplantation*. 2006;82:1621-1624.
21. Kaplan B, West-Thielke P, Herren H, et al. Reported isolated pancreas rejection is associated with poor kidney outcomes in recipients of a simultaneous pancreas kidney transplant. *Transplantation*. 2008;9:1229-1233.
22. Rice JC, Curtis JJ, Laskow DA, Botero-Velez M. Preferential rejection of the kidney in a simultaneous kidney-pancreas transplant. *J Am Soc Nephrol*. 1994;4:1841-1846.
23. Hurst GC, Somerville KT, Alloway RR, et al. Preliminary experience with midodrine in kidney/pancreas transplant patients with orthostatic hypotension. *Clin Transplant*. 2000;14:42-47.
24. Perkins JD, Engen DE, Munn ST, et al. The value of cystoscopically directed biopsy in human pancreaticoduodenal transplantation. *Clin Transplant*. 1989;3:306-315.
25. Kuhr CS, Bakthavatsalam R, Marsh CL. Urologic aspects of kidney-pancreas transplantation. *Urol Clin North Am*. 2001;28:751-758.
26. Taylor RJ, Mays SD, Grothe TJ, Stratta RJ. Correlation of preoperative urodynamic findings to postoperative complications following pancreas transplantation. *J Urol*. 1993;150:1185-1188.
27. Smets YF, van der Pijl JW, van Dissel JT, et al. Infectious disease complications of simultaneous pancreas kidney transplantation. *Nephrol Dial Transplant*. 1997;12:764-771.
28. Robertson RP, Sutherland DE, Kendall DM, et al. Metabolic characterization of long term successful pancreas transplants in type I diabetes. *J Investig Med*. 1996;44:549-555.
29. Koznarová R, Saudek F, Sosna T, et al. Beneficial effect of pancreas and kidney transplantation on advanced diabetic retinopathy. *Cell Transplant*. 2000;9:903-908.
30. Allen RD, Al-Harbi IS, Morris JG, et al. Diabetic neuropathy after pancreas transplantation: Determinants of recovery. *Transplantation*. 1997;63:830-838.
31. Hariharan S, Smith RD, Viero R, First MR. Diabetic neuropathy after renal transplantation. Clinical and pathologic features. *Transplantation*. 1996;62:632-635.

32. Hathaway DK, Abell T, Cardoso S, et al. Improvement in autonomic and gastric function following pancreas-kidney versus kidney-alone transplantation and the correlation with quality of life. *Transplantation*. 1994;57:816-822.

33. Fioretto P, Steffes MW, Sutherland DE, et al. Reversal of lesions of diabetic nephropathy after pancreas transplantation. *N Engl J Med*. 1998;339:69-75.

34. Elliot MD, Kapoor A, Parker MA, et al. Improvement in hypertension in patients with diabetes mellitus after kidney/pancreas transplantation. *Circulation*. 2001;104:563-569.

35. Morrissey PE, Shaffer D, Monaco AP, et al. Peripheral vascular disease after kidney-pancreas transplantation in diabetic patients with end-stage renal disease. *Arch Surg*. 1997;132:358-361.

36. Kausz A, Brunzell J, Marcovina S, et al. Lipid profile and peripheral vascular disease among diabetic patients receiving kidney-pancreas or kidney transplants. *J Am Soc Nephrol*. 1998;9:A680.

37. Cheung AT, Chen PC, Leshchinsky TV, et al. Improvement in conjunctival microangiopathy after simultaneous pancreas-kidney transplants. *Transplant Proc*. 1997;29:660-661.

38. Adang EM, Engel GL, van Hooff JP, Kootstra G. Comparison before and after transplantation of pancreas-kidney and pancreas-kidney with loss of pancreas: A prospective, controlled quality of life study. *Transplantation*. 1996;62:754-758.

39. Sukuzi A, Kenmochi T, Maruyama M, et al. Evaluation of quality of life after simultaneous pancreas and kidney transplantation from living donors using Short Form 36. *Transplant Proc*. 2008;40:2565-2567.

40. Armenti VT, Radomski JS, Moritz MJ, et al. Report from the National Transplantation Pregnancy Registry (NTPR): Outcome of pregnancy after transplantation. *Clin Transpl*. 2005;69-83.

41. Josephson MA, McKay DB. Considerations in the medical management of pregnancy in transplant recipients. *Adv Chronic Kidney Dis*. 2007;14:156-157.

42. EBPG Expert Group on Renal Transplantation. European best practice guidelines for renal transplantation. Section IV. 10: Long-term management of the transplant recipient—pregnancy in renal transplant recipients. *Nephrol Dial Transplant*. 2002;17(suppl 4):50.

43. Najarian JS, Sutherland DE, Matas AJ, et al. Human islet transplantation: A preliminary report. *Transplant Proc*. 1977;9:233-236.

44. Warnock GL, Kneteman NM, Ryan E, et al. Normoglycaemia after transplantation of freshly isolated and cryopreserved pancreatic islets in type 1 (insulin-dependent) diabetes mellitus. *Diabetologia*. 1991;34:55-58.

45. Shapiro AM, Lakey JR, Ryan EA, et al. Islet transplantation in seven patients with type 1 diabetes mellitus using a glucocorticoid-free immunosuppressive regimen. *N Engl J Med*. 2000;343:230-238.

46. Farney AC, Hering BJ, Nelson L, et al. No late failures of intraportal human islet autografts beyond 2 years. *Transplant Proc*. 1998;30:420.

47. Robertson RP. Islet transplantation as a treatment for diabetes—a work in progress. *N Engl J Med*. 2004;350:694-705.

48. Ryan EA, Paty BW, Senior PA, et al. Five-year follow-up after clinical islet transplantation. *Diabetes*. 2005;54:2060-2069.

49. Cure P, Pileggi A, Froud T, et al. Improved metabolic control and quality of life in seven patients with type 1 diabetes following islet after kidney transplantation. *Transplantation*. 2008;85:801-812.

50. Mirbolooki M, Shapiro AMJ, Lakey JRT. A perspective on clinical islet transplantation: Past, present, and developments for future. *Immunol Endocr Metab Agents Med Chem*. 2006;6:191-208.

51. Owen RJ, Ryan EA, O'Kelly K, et al. Percutaneous transhepatic pancreatic islet cell transplantation in type 1 diabetes mellitus: Radiologic aspects. *Radiology*. 2003;229:165-170.

52. Shapiro AM, Ricordi C. Unraveling the secrets of single donor success in islet transplantation. *Am J Transplant*. 2004;4:295-298.

53. Barton FB, Rickels MR, Alejandro R, et al. Improvement in outcome of clinical islet transplantation: 1999-2010. *Diabetes Care*. 2012;35:1436-1445.

54. The CITR Coordinating Center and Investigators. The Collaborative Islet Transplant Registry 2010 Annual Report. Available at: www.citregistry.org/reports/reports.htm.

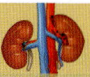

CAPÍTULO 111

Doença Renal no Transplante de Fígado, Coração, Pulmão e Células Hematopoiéticas

Colm C. Magee

Atualmente é bem estabelecido que a doença renal pode complicar todos os tipos de transplante de órgãos sólidos.[1-3] A doença renal pode ocorrer no período que precede o transplante, no pós-operatório imediato ou tardiamente pós-transplante. Em geral, está associada à internação prolongada, maior morbidade, mortalidade mais elevada e a um maior custo. Embora existam fatores específicos relacionados a alguns órgãos (como a alta prevalência de infecção pelo vírus da hepatite C em receptores de transplante hepático) que têm impacto sobre a incidência e gravidade da doença renal, algumas generalizações podem ser feitas.

QUESTÕES GENÉRICAS DA DOENÇA RENAL EM TRANSPLANTE DE ÓRGÃOS SÓLIDOS, NÃO RENAL

Uso da Creatinina Sérica e Equações Derivadas para mensurar a Taxa de Filtração Glomerular

Os candidatos a transplante e receptores geralmente têm baixa massa muscular e baixa geração de creatinina. Assim, uma creatinina sérica moderadamente elevada pode esconder uma doença renal grave. Isto é particularmente relevante no paciente com insuficiência hepática pré-transplante.[3,4] Deve-se medir a taxa de filtração glomerular (TFG) destes pacientes a partir da depuração de creatinina (tenderá a superestimar) ou, preferencialmente, pela depuração do iotalamato (quando disponível). Entre as várias equações utilizadas para avaliar a taxa de filtração glomerular, a equação da Modification of Diet in Renal Disease (MDRD) parece se correlacionar melhor com a verdadeira TFG no período pós-transplante; no entanto, até mesmo essa equação tem precisão limitada em todas as formas de transplante de órgãos sólidos.[4]

Nefrotoxicidade pelos Inibidores da Calcineurina

A introdução do inibidor de calcineurina (ICN) ciclosporina na década de 1980 revolucionou o campo do transplante de órgãos e estas drogas (ciclosporina e tacrolimo) são a pedra angular da terapia imunossupressora em receptores de transplante não renal.[1] No entanto, há pouca dúvida que os ICNs contribuem significativamente para a injúria renal aguda (IRA) e doença renal crônica (DRC) nestes receptores. Especula-se que a nefrotoxicidade pelos ICNs seja mais grave no transplante não renal quando comparado ao transplante renal, porque (1) a dosagem e as concentrações sanguíneas dos ICNs tendem a ser maiores no transplante não renal e (2) a denervação do rim transplantado pode ser um fator protetor contra a injúria precoce do ICN. Os ICNs também exacerbam a hipertensão e o diabetes no pós-transplante, causadores de lesão renal no longo prazo.

Acredita-se que a nefrotoxicidade aguda do ICN seja, principalmente, uma síndrome pré-renal causada pela vasoconstrição da arteríola aferente glomerular (Cap. 101). Em casos mais graves pode ocorrer dano tubular e doença microvascular. No período pós-transplante precoce, a IRA é multifatorial e é difícil quantificar o quanto da toxicidade pelo ICN é responsável pelo problema. Na prática, as doses dos ICNs são, geralmente, temporariamente reduzidas no contexto da IRA. A microangiopatia trombótica (MAT) induzida pelo ICN é rara em receptores de outros tipos de transplante. A nefrotoxicidade crônica pelo ICN resulta, provavelmente, de isquemia renal prolongada e outros efeitos, como a estimulação direta da fibrogênese renal. Tipicamente o paciente é hipertenso (ICN pode piorar hipertensão) e há uma queda constante na TFG, mais acentuada, nos primeiros 6 a 12 meses após o transplante (Fig. 111-1).[5] A fita urinária mostra hematúria mínima ou ausente e proteinúria de leve a moderada. A relação proteína-creatinina urinária ou a coleta de urina em 24 horas confirma o baixo grau de proteinúria. A histologia renal evidencia fibrose intersticial, hialinose arteriolar, arteriosclerose e glomeruloesclerose focal secundária.[6] Podem ocorrer, ainda, alterações sugestivas de MAT crônica.[6] Na prática, as biópsias renais raramente são realizadas a menos que haja achados clínicos característicos de um distúrbio renal diferente da toxicidade pelo inibidor da calcineurina.

Devido à alta prevalência presumida de doença renal crônica associada à toxicidade do inibidor de calcineurina, não é de se estranhar o interesse em protocolos com baixas doses ou livres dos ICNs. Assim como no transplante renal, estes envolvem tipicamente o uso de micofenolato mofetil (MMF) ou os inibidores do alvo da rapamicina em mamíferos (mTOR).[1,3,7] No entanto, existe uma compreensível relutância em prosseguir com tais protocolos porque os ICNs são agentes imunossupressores eficazes e a terapia de substituição de órgãos análogos a diálise não está disponível para receptores de transplante de outros órgãos, caso haja rejeição grave. O MMF tem a vantagem de ser uma droga não nefrotóxica. Os inibidores da mTOR têm diversas desvantagens; eles dificultam a cicatrização de feridas, potencializam a nefrotoxicidade à ciclosporina e às vezes induzem proteinúria. Embora alguns estudos sugeram que o everolimo é melhor tolerado que o sirolimo, as duas drogas apresentam interações nefrotóxicas semelhantes à ciclosporina.[8] As estratégias poupadoras de ICN serão discutidas em mais detalhe posteriormente.

Outra estratégia consiste em utilizar o tacrolimo como o ICN *de novo* ou converter de ciclosporina para tacrolimo, se houver evidência de nefrotoxicidade (a ciclosporina ainda é comumente prescrita como a INC *de novo* em transplantes de coração e pulmão). O racional é que o tacrolimo fornece imunossupressão equivalente ou até melhor em doses e concentrações menos nefrotóxicas que a ciclosporina. Além disso, a ciclosporina é mais associada a hipertensão e dislipidemia (que pode exacerbar a DRC) que o tacrolimo. Por outro lado, ele está mais associado a diabetes melito pós-transplante. Estudos em receptores de transplante de órgão que não o rim apresentam resultados conflitantes sobre qual das drogas é mais nefrotóxica.

A utilidade dos bloqueadores dos canais de cálcio em melhorar a nefrotoxicidade do ICN no transplante renal é controversa e não há

Alterações Individuais na TFG Medida pelo Iotalamato em Pacientes Após o Transplante de Pulmão

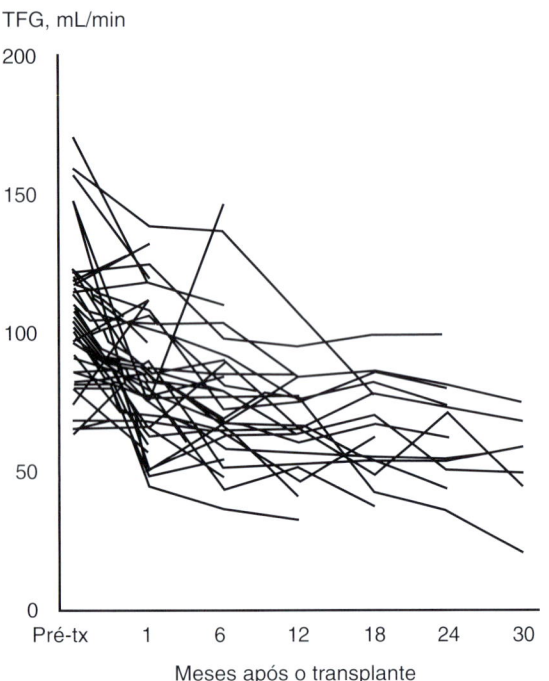

TFG, mL/min

Figura 111-1 Alterações individuais na taxa de filtração glomerular (TFG) medida pelo iotalamato em pacientes após o transplante pulmonar. Notar a variação da TFG antes do transplante e a grande queda na TFG em vários pacientes nos primeiros 6 meses. *Tx*, Transplante. *(Adaptado da referência 5.)*

Vantagens e Desvantagens de Transplantes Simultâneos de Rim e Outro Órgão Sólido

Vantagens	Desvantagens
Potencialmente, melhor função renal em curto e longo prazos	Cirurgia mais complexa tecnicamente e prolongada. Desnecessária quando a IRA é reversível
Doador único – potencial de menor dose cumulativa de imunossupressão (comparado a transplante sequencial de rim)	Priva pacientes com DRET "definitiva" de um transplante renal

Tabela 111-1 Vantagens e desvantagens de transplantes simultâneos de rim e outro órgão. *IRA*, Injúria renal aguda; *DRET*, doença renal estagio terminal.

Causas de Injúria renal aguda (IRA) Após Transplante de Órgãos Sólidos

Pré-Renal	Intrarrenal (NTA)	Pós-Renal
Choque Hipovolêmico (p. ex. diurese agressiva)	Choque prolongado	Raras
Choque cardiogênico (p. ex. disfunção grave do enxerto cardíaco)	Ciclosporina ou tacrolimo	
Choque distributivo (p. ex. sepse)	Aminoglicosídeos, anfotericina	
Ciclosporina ou tacrolimo	Contraste intravenoso	
	Amido hidroxietílico, IVIG	

Tabela 111-2 Causas de IRA após transplante de órgãos sólidos. *NTA*, necrose tubular aguda; *IVIG*, imunoglobulina intravenosa.

evidências de tal benefício no transplante não renal. Estudos experimentais sugerem que os agentes que bloqueiam o sistema renina angiotensina (SRA) podem fornecer proteção contra a hialinose arteriolar e a lesão túbulo-intersticial associada ao uso crônico dos ICNs. O controle da hipertensão *per se* é provavelmente mais importante que o uso de qualquer agente anti-hipertensivo em particular.

Injúria renal aguda no Período Pré-transplante Imediato

A injúria renal aguda pode ocorrer dias ou semanas antes do transplante de fígado, coração ou (menos comumente) o transplante de pulmão. Tipicamente, a causa da IRA é pré-renal (p. ex., hipoperfusão renal ou síndrome hepatorrenal), intrarrenal (necrose tubular aguda isquêmica ou tóxica) ou uma combinação de ambas. A IRA pode ocorrer em um paciente portador de DRC. A creatinina sérica moderadamente elevada pode mascarar uma redução significativa da TFG em pacientes desnutridos com grave insuficiência de um órgão.[3] As incidências de IRA variam muito, podendo modificar de acordo com a definição de IRA utilizada, risco de injúria renal relacionadas a órgãos específicos e a variabilidade dos centros de acordo com o tipo do receptor listado para transplante.

O manejo da IRA incide sobre o tratamento da causa subjacente e o fornecimento de suporte dialítico de acordo com as indicações clássicas. Já que os pacientes estão em estado crítico, a terapia de substituição renal contínua (métodos contínuos) pode ser preferida a hemodiálise intermitente, mas não há estudos randomizados controlados que evidenciem melhores resultados com esta modalidade de terapia de substituição renal neste cenário. Quando ocorre IRA grave ou

prolongada antes do transplante planejado é fundamental estimar o grau de reversibilidade renal, porque a injúria renal presumivelmente irreversível é, geralmente, uma contraindicação para o transplante ou uma indicação para o transplante simultâneo (p. ex., fígado e rim). Esta é uma área de debate permanente no transplante hepático e, em menor grau, no transplante cardíaco e é discutida em detalhe mais adiante. As vantagens e desvantagens do transplante de órgãos duplo simultâneo estão listados na Tabela 111-1.

Embora a biópsia renal seja útil para determinação do grau de reversibilidade, na prática, não é comumente realizada. Isto ocorre frente às dificuldades técnicas enfrentadas ao realizar este procedimento em pacientes críticos, geralmente portadores de coagulopatia, nos quais um sangramento relacionado a biópsia poderia ter consequências catastróficas.

Injúria renal aguda no Período Pós-transplante Precoce

A injúria renal aguda também é comum nos dias ou semanas após o transplante. Isso ocorre por diversos fatores: função renal comprometida pré-transplante, função inicial ruim do órgão transplantado, altas doses de inibidores de calcineurina e outras drogas nefrotóxicas, cirurgia invasiva e altas doses de imunossupressão que predispõe à infecção grave (Tabela 111-2). A IRA se associa a maior mortalidade no pós-operatório imediato.[9-11] Isso reflete a associação de IRA a outras complicações graves e seu efeito direto sobre a mortalidade. Nos sobreviventes, a IRA está associada a um risco aumentado para desenvolver doença renal crônica.[12]

A prevenção ou minimização de IRA pós-transplante envolve a cuidadosa seleção de receptores para o transplante, cuidado perioperatório meticuloso e evitar agentes nefrotóxicos. O manejo da IRA estabelecida consiste no tratamento da causa subjacente e suporte dialítico de acordo com critérios padrão. A hemodiálise intermitente e hemodiálise contínua são igualmente utilizadas. O retardo na introdução ou o uso de doses reduzidas de ICN associado a terapia de indução com anticorpo são por vezes utilizados. O quanto desta estratégia melhora a função renal ainda é motivo de debate.

Doença Renal Crônica

O aumento do número de transplantes de órgãos sólidos realizados no mundo associado a maior sobrevida dos receptores, elevou o número absoluto de pacientes portadores de DRC. No maior e mais abrangente estudo já realizado, a incidência cumulativa de DRC pós-transplante (definido como taxa de infiltração glomerular estimada [eTFG] <30 mL/min 1,73 m^2) em 5 anos variou de 7% a 21% (Fig. 111-2).[12] As variáveis que aumentaram o risco de desenvolvimento de DRC por análise multivariada foram: idade, sexo feminino, etnia branca ou negra (em oposição a asiática), TFG reduzida, diabetes melito, hipertensão, infecção pelo vírus da hepatite C e necessidade de diálise. As seguintes variáveis pós-transplante foram também implicadas: IRA no pós-operatório e uso de ciclosporina (em oposição ao tacrolimus).[12] Esses fatores de risco foram confirmados em outros estudos.

Muitos estudos também confirmaram que, independentemente do órgão transplantado, o desenvolvimento de DRC e especialmente da doença renal crônica em fase terminal (DRCT) prenuncia um mau prognóstico (Fig. 111-3). Receptores de transplante portadores de DRC têm um risco relativo de morte de 4,6 comparados a pacientes sem DRC.[12] O risco é maior em pessoas com doença renal crônica terminal, mas mesmo nos pacientes que não fazem diálise, o risco relativo de morte foi duas vezes maior.[12]

Embora não tenha sido bem estudada, a DRC neste cenário é presumivelmente associada às mesmas complicações que existem nos

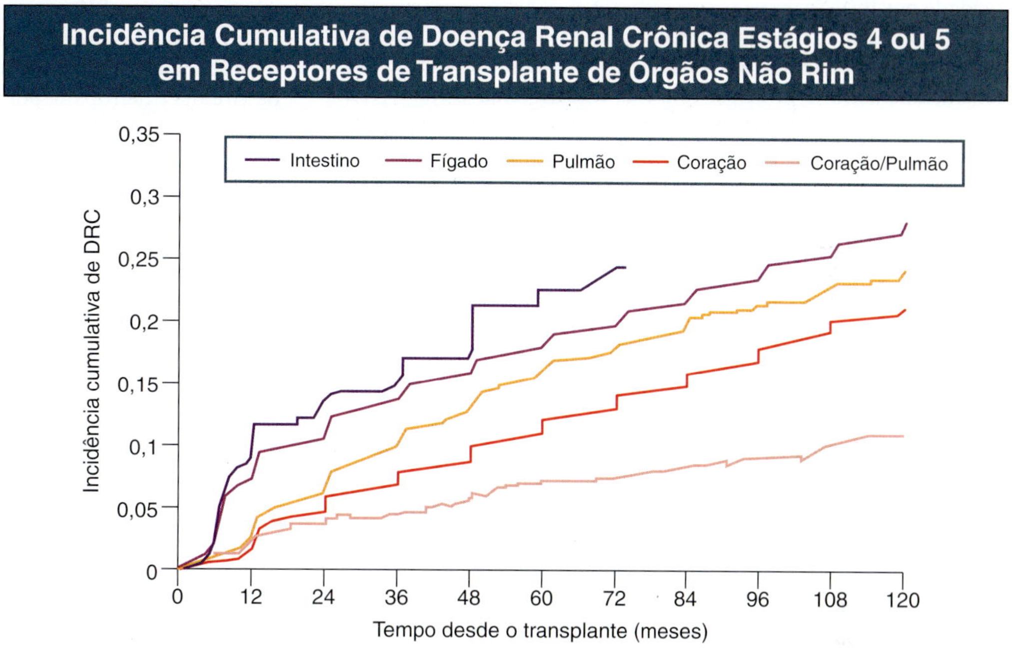

Figura 111-2 Incidência cumulativa de DRC (TFGe <30 mL/min/1,73 m²) após o transplante de vários órgãos sólidos. *DRC*, Doença renal crônica; *TFGe*, taxa de filtração glomerular estimada. *(Adaptada da referência 12.)*

Figura 111-3 Mortalidade associada à DRC estádios 4 e 5 em receptores de transplante de órgãos. *DRC*, Doença renal crônica. *(Dados do Scientific Registry of Transplant Recipients.)*

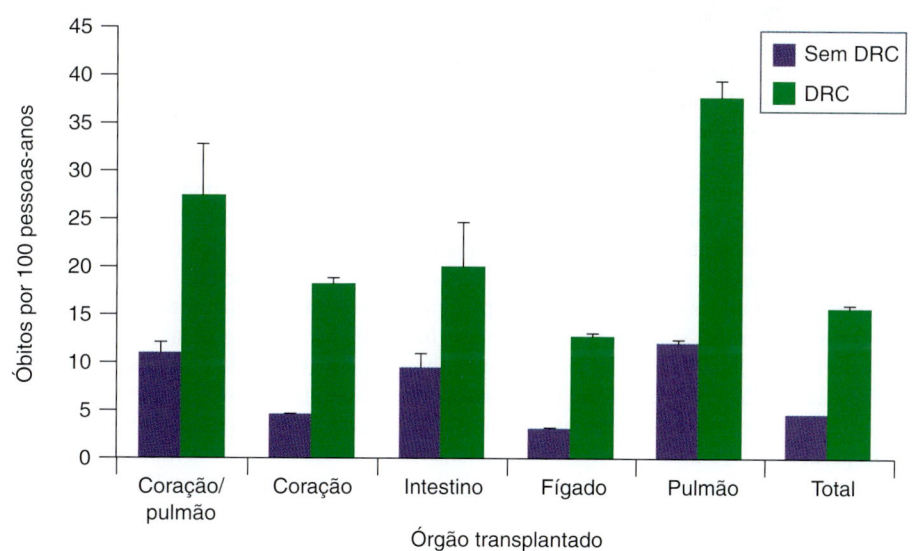

Incidência Cumulativa de Doença Renal Crônica Estágios 4 ou 5 em Receptores de Transplante de Órgãos Não Rim

Mortalidade Associada à Doença Renal Crônica em Receptores de Transplante de Órgãos

pacientes não transplantados, incluindo anemia, hipertensão, sobrecarga de fluidos e doença mineral óssea. No entanto, essas complicações podem ser mais graves em receptores de transplante de outros órgãos, que não o rim, devido a outros fatores de risco. Por exemplo, os imunossupressores antiproliferativos exacerbam a anemia e os corticoides pioram a doença metabólica óssea.

Manejo da Doença Renal Crônica

A equação MDRD (apesar de suas limitações) é útil na identificação DRC nestes pacientes. Deve-se solicitar a avaliação de um nefrologista em todos os pacientes com elevação da creatinina sérica ou queda da taxa de filtração glomerular. A avaliação inicial deve incluir a revisão completa da função renal no período peritransplante e a exposição a drogas potencialmente nefrotóxicas. Deve-se considerar uma biópsia renal se o exame de urina evidenciar proteinúria de moderada a grave, hematúria ou as duas alterações; ela pode ser bastante informativa na identificação de outras doenças renais que não a nefrotoxicidade por ICN.[13]

É importante manter uma estreita relação com a equipe do transplante primário. Quando a toxicidade por inibidor de calcineurina é considerada como a principal causa de doença renal crônica (como ocorre na maioria dos pacientes), deve-se considerar reduzir os ICN nos pacientes de baixo risco imunológico. Para manter uma imunossupressão adequada, pode-se converter o paciente para MMF se o paciente estiver recebendo azatioprina; se o paciente já estiver recebendo MMF, a dose pode ser aumentada. Uma estratégia alternativa (a que sou menos favorável) é substituir o ICN por um inibidor de mTOR; isso não deve ser feito na fase inicial do transplante, pelo efeito adverso destas drogas sobre a cicatrização de feridas. Finalmente, alguns advogam pela mudança de ciclosporina para doses baixas de tacrolimo, embora os dados sejam pouco convincentes. Deve-se observar que a maioria dos estudos a respeito de redução ou suspensão de ICN nesta população são pequenos, têm um seguimento e qualidade limitados.[14]

O manejo geral da DRC não é bem estabelecido em receptores de transplantes de outros órgãos, mas é razoável utilizar as mesmas estratégias utilizadas na população geral portadora de DRC. Desta forma, deve-se manejar a hipertensão, a anemia e o hiperparatiroidismo de acordo com as diretrizes padrão. Estudos experimentais mostram que os inibidores da enzima conversora da angiotensina (ECA) podem ter atividade antifibróticas em receptores de transplante não renal portadores de DRC, porém não existem ensaios clínicos mostrando melhoria dos desfechos renais com inibidores da ECA ou bloqueadores dos receptores da angiotensina, comparados a outros agentes anti-hipertensivos. Na prática, é necessária a modificação de estilo de vida e uso de drogas anti-hipertensivas para atingir o alvo de pressão arterial.

Deve-se planejar, precocemente, o início da terapia renal substitutiva, incluindo transplante renal (se for o caso), em pacientes portadores de DRC grave. A maioria dos pacientes é tratada com hemodiálise, em vez de diálise peritoneal. Em qualquer modalidade de diálise escolhida, a mortalidade é maior comparada a controles pareados não transplantados.[15] No entanto, foram relatados resultados razoáveis com terapia dialítica domiciliar (hemodiálise ou diálise peritoneal).[16] Estudos em andamento sugerem que a escolha da modalidade de diálise deve ser ditada por fatores específicos do paciente.

Existem poucas dúvidas que em pacientes aptos para o procedimento, o transplante renal subsequente é a melhor forma de terapia renal substitutiva. Já que os pacientes já foram submetidos a um transplante, a adição do aloenxerto renal não implica grande aumento da imunossupressão (normalmente, há apenas o aumento no período perioperatório). Quando possível, o transplante renal doador vivo preemptivo é a melhor opção. A mortalidade inicial é maior nos receptores de transplantes de outro órgão que realiza um transplante subsequente comparado àqueles que permanecem em lista de espera

(refletindo as complicações cirúrgicas e a intensificação da imunossupressão) no entanto, a mortalidade em médio e longo prazo é muito menor.[12] O número de pacientes transplantados de outro órgão em lista de espera para o transplante renal aumentou significativamente nos últimos 15 anos nos Estados Unidos.[15]

Prevenção da Doença Renal Crônica

O surgimento da doença renal crônica e sua progressão podem provavelmente ser reduzidos minimizando-se a injúria renal aguda pós-transplante (ver anteriormente) e realizando-se um rigoroso controle da pressão arterial em longo prazo. Claramente, a utilização de esquemas terapêuticos em baixas doses ou livres dos inibidores de calcineurina seria um avanço importante na prevenção de DRC grave. Estudos utilizando indução com anticorpo e corticosteroides, MMF associado a baixa dose de tacrolimo são animadores.[3,17]

Nefropatia BK Vírus

A nefropatia por BK vírus é uma complicação muito temida no transplante renal. Felizmente, apesar da virúria por BK ser ocasionalmente observada no transplante hepático, cardíaco e pulmonar, o risco de viremia e nefropatia por polioma permanece baixo. Isto provavelmente reflete a falta de uma reativação nos rins nativos, tais como a incompatibilidade do antígeno leucocitário humano (HLA) ou inflamação podem provocar no transplante renal. No entanto, a nefropatia por BK vírus deve ser considerada no diagnóstico diferencial de disfunção renal «inexplicável» após o transplante de órgãos, especialmente pela manutenção de protocolos imunossupressores envolvendo MMF combinado a tacrolimo.

Injúria Renal Aguda no Período Pós-Transplante Tardio

A injúria renal aguda grave ocorre ocasionalmente no período após o transplante transplante hepático. As principais causas são mostradas na Tabela 111-2. A rabdomiólise grave foi descrita, especialmente quando as estatinas são prescritas associadas a ciclosporina e um inibidor do sistema citocromo P-450, como por exemplo o diltiazem, cetoconazol e outros agentes antifúngicos à base de azólicos. O tratamento da IRA tardia é feito através do tratamento da causa subjacente e medidas de suporte.

DOENÇA RENAL NO TRANSPLANTE HEPÁTICO

A injúria renal aguda é comum antes do transplante hepático. O uso do sistema de pontuação modelo para a doença hepática terminal (MELD) (mede a gravidade da disfunção hepática e o risco de morte) para orientar na alocação do receptor de transplante hepático de doador falecido utiliza como um dos critérios a elevação da creatinina sérica para aumentar as possibilidades para receber um transplante hepático.[18] As causas mais comuns de IRA antes do transplante hepático são a síndrome hepatorrenal (Cap. 76), necrose tubular aguda ou ambos. A síndrome hepatorrenal prolongada pode causar necrose tubular aguda. A glomerulonefrite (GN) é relativamente comum (cirrose está associada a nefropatia por IgA e hepatite C a glomerulonefrite membranoproliferativa [GNMP]), mas raramente é a causa da doença renal pré-transplante. Prefere-se utilizar a terapia contínua quando é necessária realização de diálise, porque acredita-se que o efeito sobre a pressão intracraniana seja menor nesta modalidade de diálise quando comparado a hemodiálise intermitente.

A injúria renal aguda pós-transplante também é de etiologia multifatorial.[9] Em uma série de casos, 37% dos transplantes hepáticos apresentaram algum grau de IRA e 19% necessitaram de terapia renal substitutiva.[9] A necessidade de diálise associou-se a uma maior mortalidade em 30 dias e após um ano. A IRA pré-transplante associada à síndrome hepatorrenal geralmente, mas nem sempre, melhora após um transplante bem-sucedido.

Doses relativamente baixas de ICNs são tradicionalmente utilizadas no transplante hepático (é menor a preocupação com rejeição comparada aos outros transplantes de órgãos sólidos), porém a doença renal crônica é comum e está associada a maior mortalidade.[12] Outros fatores, além dos ICNs, são causas de DRC. Estes incluem a alta prevalência de infecções virais por hepatite B e C (predispõe a GN) e a alta prevalência de diabetes melito. Os protocolos de minimização ou de suspensão dos ICNs mostraram resultados promissores.[19] O retardo na introdução do tacrolimo após a indução com os bloqueadores do receptor de IL-2 mostraram uma melhor preservação da função renal, com excelente desfecho para o paciente e para o enxerto.[17] O uso *de novo* de sirolimo não é recomendável porque pode estar associado a trombose da artéria hepática; há também preocupações sobre o uso desta medicação no período pós-transplante tardio.

O número e a percentagem de transplantes fígado-rim simultâneos aumentaram nos Estados Unidos nos últimos anos. Em 1998, por exemplo, foram realizados 98 procedimentos; em 2013, 494 (aproximadamente 7,7% do total de transplantes hepáticos).[20] A principal razão para este aumento é que o sistema MELD utiliza a creatinina sérica como fator de alocação priorizando os pacientes com disfunção renal. Apesar de haver benefício de um procedimento combinado para os pacientes com grave doença renal pré-transplante, há a preocupação de que muitos transplantes de fígado-rim simultâneos estejam sendo realizados, privando os «reais» pacientes com insuficiência renal terminal de receber um transplante de doador falecido. A questão principal é de prever quais pacientes apresentarão recuperação significativa da função renal após o transplante hepático isolado. Os fatores complicadores neste cenário são o alto risco da biópsia renal e o uso da creatinina sérica (e equações baseadas nela), que são maus marcadores para estimar a TFG. Os estudos de centro único sugerem que o uso combinado de critérios clínicos e histológicos permitem prever com razoável eficácia quais pacientes se beneficiam do transplante fígado-rim simultâneo.[21,22] Estes centros utilizam a depuração de iotalamato para medir a TFG em pacientes com suspeita de injúria renal aguda. Realiza-se a biópsia renal por via percutânea ou transjugular com moderada taxa de complicação[21,22]; alguns pesquisadores acreditam que há pouco benefício em realizar a biópsia.[3] Um consenso recente gerou as recomendações para os potenciais receptores de transplantes simultâneo fígado-rim (Quadro 111-1).[18] No entanto, estas recomendações foram questionadas.[23]

DOENÇA RENAL NO TRANSPLANTE CARDÍACO

A injúria renal aguda no pré-operatório do transplante cardíaco é comum. No maior estudo realizado, 1% dos receptores de transplantes de coração necessitaram terapia renal substitutiva antes do procedimento.[12] A principal causa de IRA é a hipoperfusão renal decorrente da insuficiência cardíaca congestiva grave. Pode-se utilizar os dispositivos de assistência ventricular como ponte para o transplante cardíaco e, neste contexto, podem melhorar a função renal. Existem evidências emergentes que a congestão venosa se associa à presença de IRA, embora ainda aguardem comprovação. Em alguns pacientes, pode haver um componente de lesão renal crônica causada pela doença renovascular, hipertensão ou ateroembolismo.

A IRA no pós-operatório da cirurgia cardíaca também é comum. Além das causas contempladas na Tabela 111-2, outros fatores importantes após o procedimento de transplante cardíaco são o clampeamento aórtico prolongado, grandes variações de volume intravascular e disfunção ventricular do enxerto prolongada. Está bem estabelecido que a DRC é uma complicação importante e frequente no médio e longo prazo (Fig. 111-2). A incidência cumulativa de DRC em estágio 4 ou 5 em receptores de transplante cardíaco é de 11% em 5 anos, inferior a incidência no transplante intestinal, hepático e pulmonar.[12] A principal causa de DRC após o transplante cardíaco é a toxicidade pelo ICN. Vários estudos têm demonstrado que disfunção renal precoce ou tardia são fatores de risco para o óbito após o transplante cardíaco; além disso, os receptores de transplante cardíaco em diálise têm pior sobrevida comparados aos outros pacientes com insuficiência renal terminal.[24,25]

Alguns estudos avaliaram as terapias de minimização ou de suspensão dos ICNs em portadores de DRC após o transplante cardíaco. A maioria destes estudos são pequenos e de centro único e evidenciaram melhora na TFG sem efeitos adversos sobre o aloenxerto.[26,27] No entanto, esses estudos são em pacientes de baixo risco imunológico e sem seguimento no longo prazo. Um relatório recente alertou para as altas taxas de rejeição após a mudança de estratégia imunossupressora para terapias com corticoide e MMF.[28] Outro estudo piloto mostrou desfechos preocupantes em um protocolo *de novo* livre de ICN,[29] demonstrando que tal estratégia não deve ser recomendada.

Assim como ocorre no transplante hepático, existe a dúvida se o paciente se beneficiará do transplante cardíaco isolado ou o transplante combinado coração-rim. A preocupação nesta situação é, novamente, se há possibilidade de reversão da insuficiência renal espontaneamente após o transplante. O número absoluto dos transplantes duplos é baixo, mas crescente nos Estados Unidos (71 em 2012, equivalente a 3,3% do total de transplantes de coração).[20] Alguns centros relataram bons resultados.[30] No entanto, uma análise recente encontrou que o transplante simultâneo coração-rim (em oposição ao de coração isolado) beneficia apenas receptores de baixo risco com TFG inferior a 33 mL/min.[31] Ainda não existem recomendações a respeito. É razoável limitar o transplante combinado a pacientes com gravidade da doença renal semelhante ao mostrado no Quadro 111-1.

DOENÇA RENAL NO TRANSPLANTE PULMONAR

A injúria renal aguda no pré-operatório do transplante pulmonar é menos grave e frequente, como evidenciado pelo fato de apenas 0,1% dos receptores de transplante de pulmão necessitarem de diálise antes do transplante.[12] A DRC pode existir antes do transplante, no entanto, é causada pelo diabetes melito ou elevada exposição aos aminoglicosídeos (principalmente em pacientes com fibrose cística). A IRA após o transplante pulmonar é frequente; em uma série de casos, 56% dos pacientes apresentaram, pelo menos, duplicação da creatinina sérica, nas primeiras duas semanas após o transplante.[11] Uma análise recente da United Network for Organ Sharing (UNOS) evidenciou que 5,5% dos pacientes necessitaram de terapia renal substitutiva após o transplante pulmonar; a sobrevida deste grupo em curto e longo prazo foi drasticamente reduzida.[32]

A injúria renal aguda pode ocorrer por razões habituais mostrados na Tabela 111-2, mas fatores específicos para o transplante de

---

Indicações Recomendadas Para Transplante Simultâneo Rim-Fígado em Pacientes Listados para Transplante Hepático

- DRC com TFG menor ou igual a 30 mL/min
- IRA ou SHR com creatinina igual ou maior a 2 mg/dL (176 mmol/L) e diálise por 8 semanas ou mais
- DRC com biópsia mostrando mais de 30% de glomeruloesclerose ou 30% de fibrose intersticial

Quadro 111-1 Indicações recomendadas para transplante simultâneo rim-fígado em pacientes listados para transplante hepático. *IRA*, Injúria renal aguda; *DRC*, doença renal crônica; *TFG*, taxa de filtração glomerular; *SHR*, síndrome hepatorrenal. (*Adaptado da referência 18*).

pulmão são importantes. Em primeiro lugar, prescreve-se medicações que proporcionam diurese excessiva para minimizar qualquer edema pulmonar no enxerto.[11] Em segundo lugar, agentes antimicrobianos nefrotóxicos, como por exemplo o aminoglicosídeo e a anfotericina são necessários para tratar infecções graves ou resistentes.[11,33] Foi descrito em receptores de transplante pulmonar a nefropatia aguda por oxalato que pode levar à insuficiência renal irreversível.[33] A patogênese envolve a hiperabsorção intestinal de oxalato devido a absorção prejudicada de ácidos graxos e alteração da flora intestinal. Embora seja rara, esta "nova doença", enfatiza a importância da manutenção de um amplo diagnóstico diferencial para qualquer doença renal ocorrendo após o transplante de órgãos sólidos e a utilidade da realização de uma biópsia renal quando o quadro clínico é incomum.

A principal causa de DRC pós-transplante é a nefrotoxicidade por ICN, como ocorre nas outras formas de DRC pós-transplante.[33] No transplante de pulmão, as concentrações sanguíneas dos ICN tendem a ser mais elevadas pelo risco aumentado de rejeição nestes pacientes. Um pequeno número de estudos demonstrou melhora da taxa de filtração glomerular após redução da concentração dos inibidores de calcineurina, no entanto, necessita-se de mais dados antes desta informação se transformar em uma recomendação. É prudente utilizar o micofenolato como terceira droga, se houver a redução do ICN em vez de usar os inibidores da mTOR, pelo risco de pneumonite associado a este grupo de medicações. Não se recomenda o uso de novo de inibidores da mTOR pelo risco de deiscência da anastomose brônquica.

É interessante perceber que os pacientes com hipertensão pulmonar apresentam uma menor TFG imediatamente antes do transplante que aqueles com outros diagnósticos, mas apresentam uma queda menos intensa da taxa de filtração glomerular após o transplante.[5] Isso reflete os efeitos adversos da hipertensão pulmonar sobre a perfusão renal e a reversão destes efeitos após o transplante pulmonar bem-sucedido. O transplante simultâneo pulmão-rim raramente é executado.[20]

DOENÇA RENAL NO TRANSPLANTE DE CÉLULAS HEMATOPOIÉTICAS

O objetivo geral do transplante de células hematopoiéticas (TCH) é permitir a administração de altas doses de rádio e quimioterapia que destroem a medula óssea (idealmente curativo) e em seguida o enxerto de células-tronco e células progenitoras para a recuperação da medula.[34,35] Mais comumente, utiliza-se o TCH para tratar neoplasias hematológicas, mas existem outras indicações como por exemplo certos tipos de câncer não hematológicos, doenças genéticas graves (imunodeficiências) e doenças autoimunes graves.[36] Realiza-se a coleta das células-tronco e as células progenitoras a partir do sangue periférico, medula óssea ou sangue do cordão umbilical. O transplante de células hematopoiéticas convencional mieloablativo utiliza regimes intensivos envolvendo altas doses de quimioterapia e radioterapia para eliminar as células neoplásicas e a medula óssea; a infusão das células-tronco reconstitui o sistema hematopoiético. O TCH mieloablativo alogênico utiliza células-tronco de um doador; já o TCH mieloablativo autólogo utiliza células próprias do paciente. Não se utilizam regimes mieloablativos em pacientes idosos ou gravemente enfermos; desenvolveram-se esquemas não mieloablativos ou "de intensidade reduzida" para permitir o transplante de medula óssea alogênico em tais pacientes. Em ambas as formas de TCH alogênicos, a doença do enxerto versus hospedeiro (DEVH) aguda ou crônica são problemáticas; os ICN geralmente são prescritos para prevenir e tratar essa complicação. Os três principais órgãos-alvo da DEVH são o fígado, o trato gastrintestinal e a pele.

Anualmente, realizam-se milhares de TCH em todo o mundo.[36] Reconhece-se agora que a IRA e a DRC são complicações frequentes do TCH e associam-se a uma maior mortalidade precoce e tardia. Os tipos de TCH e as suas complicações renais associadas são mostradas na Tabela 111-3.

Injúria Renal Aguda após o Transplante de Células Hematopoéticas

A injúria renal aguda é frequente após o TCH, mas a sua incidência e gravidade dependem do tipo de TCH (e da definição de IRA utilizada nas séries relatadas). É mais frequente após o TCH mieloablativo alogênico, reflexo da propensão deste regime em causar imunossupressão profunda (risco associado de sepse grave) e danos hepáticos (risco associado de síndrome hepatorrenal; ver mais adiante); além disso, os ICNs são rotineiramente prescritos nos primeiros cem dias após o transplante. A IRA grave é menos frequente após o TCH não mieloablativo (apesar dos pacientes serem mais idosos e às vezes mais

Três Modalidades de Transplante de Células Hematopoiéticas e as complicações Renais Associadas			
	Mieloablativa alogênica	**Mieloablativa autóloga**	**Não mieloablativa alogênica**
Doenças tratadas	Diversas leucemias, LNH, síndromes mielodisplásicas	Linfoma, mieloma múltiplo	Semelhante ao mieloablativo alogênico
Uso em pacientes com mais de 60 anos	Raro	Ocasional	Frequente
Comorbidades permitidas antes do TCH	Mínima	Mínima	Mínima
Intensidade do regime de condicionamento	Elevado	Elevado	Baixo
DEVH após o TCH	Frequente	Ausente	Frequente
Uso rotineiro de ICNs	Sim	Não	Sim
Incidência de IRA	Muito frequente; às vezes, grave	Frequente	Frequente; raramente grave
Causas de IRA	Síndrome de obstrução hepática sinusoidal, choque, drogas nefrotóxicas, ICNs	Choque, drogas nefrotóxicas, ocasionalmente síndrome da obstrução hepática sinusoidal	ICNs
Incidência de DRC	Frequente	Frequente (menos grave que o tipo mieloablativo alogênico	Formas moderadas são frequentes
Causas de DRC	IRA irreversível, MAT, ICN, DEVH	IRA irreversível	DRC moderada pré-transplante, IRA irreversível, ICNs e DEVH

Tabela 111-3 Três modalidades de transplante de células hematopoiéticas e as complicações renais associadas. *IRA*, injúria renal aguda; *DRC*, doença renal crônica; *ICNs*, inibidores da calcineurina; *DEVH*, doença do enxerto versus hospedeiro; *LNH*, linfoma não Hodgkin; *MAT*, microangiopatia trombótica.

Causas de Doença Renal de Acordo com o Tempo Após o Transplante de Células Hematopoiéticas		
Imediato (muito raro)	**Precoce (IRA nos primeiros 3 meses)**	**Tardio**
Síndrome de lise tumoral Toxicidade a infusão de células-tronco	Pré-renal Hipovolemia Toxicidade ao ICN Intrarrenal Isquêmico e/ou tóxico NTA (choque, aminoglicosídeos, anfotericina e etc.) Pós-renal Cistite hemorrágica	Microangiopatia trombótica Toxicidade ao ICN Nefropatia membranosa ou outra doença glomerular Recorrência da doença original que afeta os rins (mieloma) ?DEVH

Tabela 111-4 Causas de doença renal de acordo com o tempo após o transplante de células hematopoiéticas (TCH). *IRA* injúria renal aguda; *NTA*, necrose tubular aguda; *ICN*, inibidor da calcineurina; *DEVH*, doença enxerto-*versus*-hospedeiro. * Pode causar IRA tardia também. *(Adaptado da referência 37).*

doentes), devido ao período mais curto de pancitopenia e escassez de doença obstrutiva sinusoidal hepática como uma complicação pós-transplante. A principal causa de IRA neste contexto é, provavelmente, a toxicidade pelos ICNs; IRA grave com necessidade de diálise é relativamente rara.[37] O TCH mieloablativo autólogo tem uma incidência intermediária de IRA. Independente da forma de TCH, se houver a necessidade de diálise por IRA grave, o prognóstico é geralmente ruim (mortalidade precoce > 70%).[38,39] Felizmente, as taxas de IRA estão diminuindo; isto relaciona-se às múltiplas melhorias no atendimento peritransplante.[40]

É útil considerar as causas de IRA de acordo com o período após o transplante. (Tabela 111-4).[34] Dentro das primeiras semanas após o TCH mieloablativo, quando o regime de condicionamento causa pancitopenia, mucosite do trato gastrointestinal e danos hepáticos, os receptores apresentam alto risco de diversas formas de IRA. Estes incluem síndrome pré-renal causada pela síndrome hepatorrenal (ver adiante) e hipovolemia (induzida por vômitos, diarreia ou sangramento). A neutropenia predispõe ao choque séptico. A exposição a agentes nefrotóxicos, como por exemplo a anfotericina, aminoglicosídeos, contraste intravenoso e os inibidores da calcineurina são relativamente frequentes e podem precipitar necrose tubular aguda. A uropatia obstrutiva é muito mais rara e pode ser causada por cistite hemorrágica grave ou infecção fúngica do sistema coletor. As causas de cistite hemorrágica são as altas doses de ciclofosfamida e infecções virais (adenovírus ou vírus BK). A nefropatia pelo BK vírus e a nefropatia pelo adenovírus foram descritas, mas parecem ser raras.

Síndrome da Obstrução Hepática Sinusoidal

A síndrome obstrutiva sinusoidal hepática (SOS), também conhecida como doença veno-oclusiva hepática, é uma das causas mais comuns de IRA grave após o transplante de células hematopoiéticas mieloablativo, particularmente nos TCH alogênicos. (Quadros 111-3 e 111-4). Acredita-se que a fisiopatologia envolva os danos no endotélio de vênulas hepáticas e subsequente trombose venular, hipertensão sinusoidal e portal causada pela radioterapia e quimioterapia. Os fatores de risco para o desenvolvimento da SOS incluem TCH alogênico, idade avançada, sexo feminino, doença hepática preexistente, uso de ciclofosfamida ou busulfano no regime de condicionamento e a exposição ao metotrexato, progesterona ou drogas antimicrobianas (infecção).[38]

Clinicamente, a apresentação da SOS é como síndrome hepatorrenal. Frequentemente existe um fator precipitante, tais como a sepse. A SOS geralmente ocorre durante os primeiros 30 dias após o TCH. Os sinais e sintomas iniciais são ganho de peso, edema, ascite, dor e

hipersensibilidade em quadrante superior direito, icterícia e alteração da função hepática. Depois ocorre a diminuição do débito urinário, sódio urinário reduzido e elevação da creatinina sérica.[38,41] A gravidade da doença é variável. Nos casos leves e moderados, podem ser necessários restrição hidrossalina, estímulo a diurese e analgesia e, eventualmente, a síndrome se resolve. A SOS grave complicada por insuficiência hepática e renal (e frequentemente insuficiência respiratória) apresenta uma mortalidade de aproximadamente 100%. O diagnóstico diferencial é a DEVH aguda hepática, septicemia, colestase medicamentosa, colelitíase e efeitos hepatotóxicos da nutrição parenteral. O diagnóstico de SOS é geralmente baseado nos achados clínicos e laboratoriais típicos. Na ocasião, realiza-se a biópsia hepática para confirmar o diagnóstico.

Estratégias atuais para prevenir a SOS incluem evitar fatores predisponentes quando possível e utilizar ácido ursodesoxicólico ou baixas doses de heparina. Os trombolíticos foram testados para o tratamento de doença venoclusiva (DOV) grave; não é de se estranhar que a hemorragia grave limita o seu uso. A terapia mais encorajadora até o momento é o defibrotide, um oligonucleotídeo com efeitos fibrinolíticos e antitrombóticos no endotélio microvascular e, aparentemente, com poucos efeitos adversos sistêmicos.[42] O defibrotide também apresenta resultados encorajadores como agente preventivo.[43]

Manejo da Injúria Renal Aguda após o Transplante de Células Hematopoiéticas

A avaliação do paciente transplantado de medula óssea deve ser semelhante à avaliação de qualquer paciente com IRA adquirida em ambiente hospitalar, mas focado na possível contribuição da síndrome hepatorrenal para o quadro clínico. O diagnóstico de neoplasia do paciente, o regime de condicionamento e o tipo de TCH devem ser cuidadosamente revistos. Quando possível, a exposição a drogas nefrotóxicas deve ser minimizada (p. ex., alternativas eficazes a anfotericina agora são disponíveis). Caso as concentrações séricas dos ICNs estejam elevadas, deve-se considerar reduzir a dose. Nenhum estudo controlado e randomizado comparou hemodiálise intermitente *versus* terapias contínuas neste cenário. Independente da modalidade utilizada, o prognóstico dos pacientes que desenvolvem IRA grave após o TCH é ruim. As terapias contínuas oferecem algumas potenciais vantagens. Na síndrome hepatorrenal, há evidências de que esta modalidade está associada a uma menor pressão intracraniana. Além disso, a infusão diária obrigatória de fluidos nesses pacientes é frequentemente elevada e o controle volêmico é mais facilmente controlado por uma técnica contínua. O acesso vascular pode ser problemático devido à trombocitopenia e neutropenia predispondo a sangramentos e infecção, respectivamente.

Doença Renal Crônica Depois do Transplante de células hematopoiéticas

A doença renal crônica é uma importante complicação em longo prazo do TCH, particularmente o alogênico.[35] As taxas relatadas variam amplamente; em uma avaliação, a incidência acumulativa após o transplante foi de 18% a 66%.[35] Como os receptores de TCH estão vivendo mais, a DRC pode tornar-se mais prevalente, similarmente à situação dos transplantes de órgãos sólidos descritos anteriormente. Acredita-se que a DEVH não afeta os rins diretamente. No entanto, há evidências de que a DEVH que acompanha um estado inflamatório pode causar doença glomerular (ver mais adiante); alguns acreditam que também podem desempenhar um papel na patogênese da DRC.[35] As causas de DRC são listadas na Tabela 111-4.

Microangiopatia Trombótica

A microangiopatia trombótica (MAT) renal subaguda ou crônica é provavelmente a causa mais comum de DRC (particularmente DRC

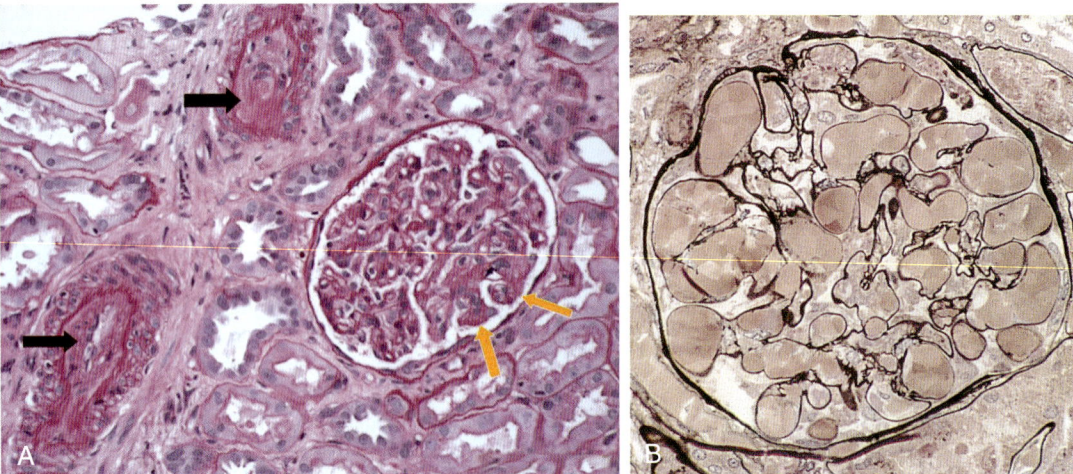

Figura 111-4 Microangiopatia trombótica após o transplante de células hematopoiéticas (TCH). A amostra de biópsia renal de um paciente submetido a TCH alogênico e evoluindo com insuficiência renal subaguda 12 meses após o procedimento. **A** coloração de ácido periódico de Schiff (PAS) mostra oclusão de duas pequenas artérias por tecido conjuntivo subintimal e endotélio edemaciado *(setas pretas)*. Nos glomérulos evidenciam-se paredes capilares espessadas com "duplo contorno", oclusão segmentar e colapso dos capilares *(setas laranja)*. **B**, mesangiólise grave em um paciente portador microangiopatia trombótica (MAT após TCH). Observe as alças capilares aneurismáticas e a falta de células mesangiais ou matriz. (**A**, *cortesia Dr. H. Rennke, Harvard Medical School, Boston, Massachusetts.*)

grave) após o TCH,[44,45] embora isso tenha sido contestado.[35] Normalmente manifesta-se inicialmente 4 a 12 meses após o transplante. As características clínicas são elevação lenta da creatinina sérica, hipertensão e anemia desproporcionada (Cap. 29). O exame da fita urinária mostra proteinúria e hematúria variáveis. No entanto, alguns pacientes têm uma apresentação fulminante (tal como uma síndrome nefrótica grave). Uma revisão cuidadosa de resultados de testes laboratoriais anteriores mostra evidências de MAT de baixo grau: elevação da desidrogenase láctica persistente ou intermitente, haptoglobina sérica baixa, queda de plaquetas, queda hematimétrica e, às vezes, presença de esquizócitos. Um resumo dos critérios diagnósticos (e suas limitações) é fornecido na referência 45. Deve-se perceber que os clássicos achados laboratoriais de MAT nem sempre se encontram presentes (ou foram registrados).[44] O exame de imagem renal é geralmente normal. A biópsia renal raramente é necessária a menos que a apresentação seja atípica, já que o resultado da biópsia geralmente não altera significativamente o manejo da doença e a biópsia traz riscos aumentados em doentes plaquetopênicos e portadores de outras morbidades. O exame histopatológico evidencia tipicamente microtrombos em arteríolas e capilares glomerulares, mesangiólise, duplicação glomerular da membrana basal e lesão tubular com fibrose intersticial (Fig. 111-4).[44] Acredita-se que a principal causa de MAT após o TCH seja o dano endotelial e túbulo intersticial direto pelo esquema de rádio e quimioterapia condicionado (particularmente o componente da radioterapia).[45] O tecido renal tem um *turnover* lento comparado às células da mucosa e, portanto, manifestam os danos da quimioradioterapia mais tardiamente. Outros fatores, tais como infecção, DEVH inibidores de calcineurina e a ativação do sistema renina angiotensina podem desempenhar um papel facilitador (Fig. 111-5).[34,45] Acredita-se que a deficiência de ADAMTS13 não seja a causa primária na maioria dos pacientes.[45] O tratamento de MAT renal após o TCH é principalmente de suporte (ver mais adiante). A prevenção envolve a blindagem renal (danos de irradiação) e evitar outras drogas nefrotóxicas no momento do condicionamento.

Nefrotoxicidade pelos Inibidores da calcineurina e Sirolimo

Os inibidores da calcineurina são rotineiramente prescritos após o TCH alogênico para prevenir e tratar a DEVH. O uso em longo prazo

dos ICNs contribui, muito provavelmente para a DRC, como descrito anteriormente para o transplante de órgãos sólidos. No entanto, já que se interrompe o ICN 3 a 6 meses após o transplante (a menos haja uma DEVH em curso), a sua contribuição para a DRC é geralmente limitada. A contribuição dos ICNs para a insuficiência renal crônica secundária a MAT não é clara. A MAT pode ocorrer em pacientes que não estão recebendo inibidores de calcineurina.[46] Existe uma elevada incidência de MAT quando o sirolimo associa-se aos ICNs, mas esta alteração é potencialmente.[47]

Doença glomerular

Descreveu-se a síndrome nefrótica após o transplante de células hematopoiéticas autólogo e alogênico. No TCH alogênico, parece estar fortemente associado à presença de DEVH e responde a mais imunossupressão. A nefropatia membranosa *de novo* é o achado mais comum em biópsia; a doença por lesão mínima também foi observada.[48] Doenças hematológicas de origem (tal como mieloma) podem desenvolver doença renal.

Manejo do Transplante de Células Hematopoiéticas Relacionadas a Insuficiência Renal Crônica

É essencial a análise cuidadosa da história pré e pós-TCH do paciente. Deve-se atentar para o seguinte: Tipo de TCH e regime de condicionamento (em especial, se houve irradiação total do corpo e qual dose foi utilizada) e o grau de exposição a drogas nefrotóxicas. O exame clínico evidencia frequentemente hipertensão, hipervolemia e DHVH cutânea. Os resultados dos testes laboratoriais devem ser revistos cuidadosamente e testes devem ser repetidos para avaliar MAT; as características laboratoriais de MAT são intermitentes e não são floridas. Hematúria e proteinúria em exame da fita urinária sugerem MAT, mas não são específicos para esta condição. A ultrassonografia renal é utilizada para excluir causas pós-renais e outros exames de imagem são geralmente desnecessários. Como discutido anteriormente, raramente indica-se a biópsia renal.

O tratamento geral é recomendado para qualquer paciente portador de DRC. Deve-se garantir o controle agressivo da hipertensão. Para o paciente com MAT, a plasmaférese não é benéfica.[49] As evidências sobre o uso de drogas que bloqueiam o sistema renina angiotensina são limitadas neste cenário, mas a sua utilização parece

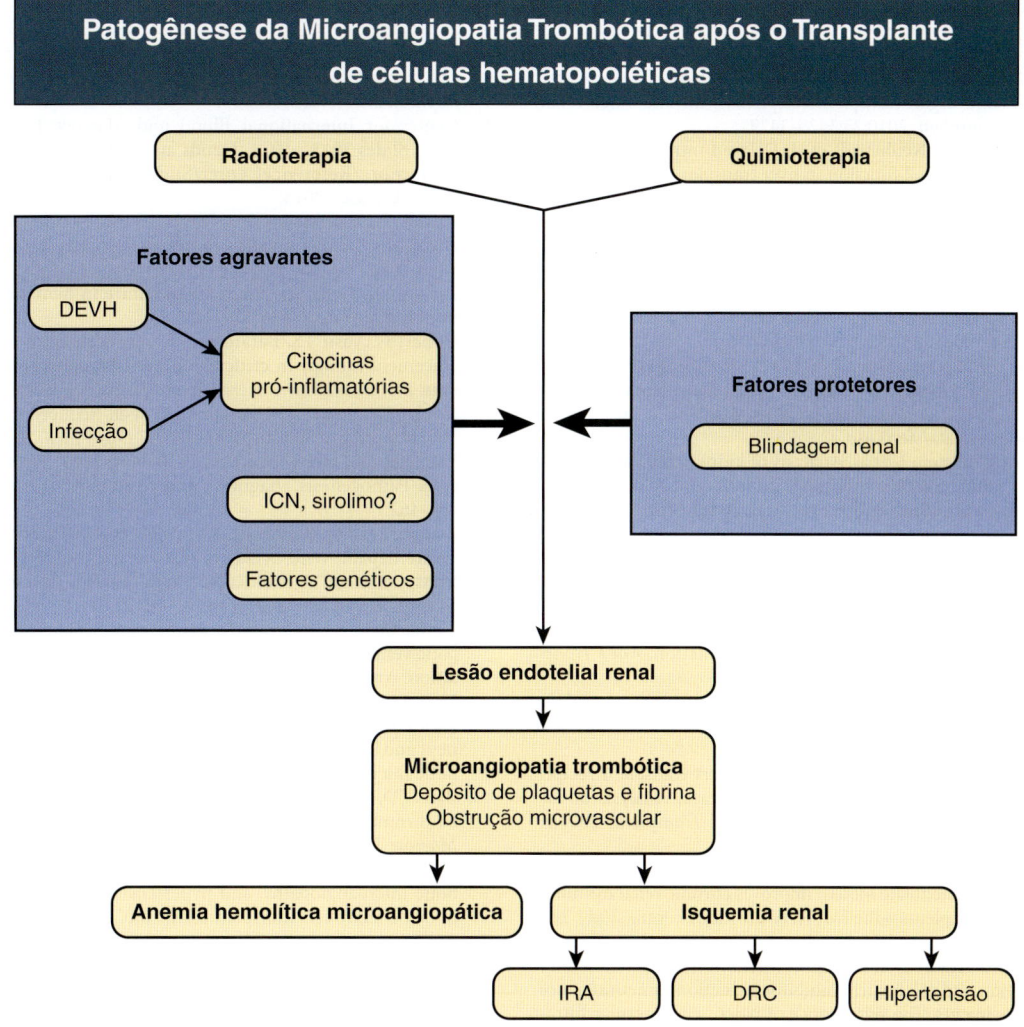

Figura 111-5 Suposta patogênese da microangiopatia trombótica renal após o transplante de células hematopoiéticas (TCH). *IRA*, injúria renal aguda; *DRC*, doença renal crônica; *ICN*, inibidor da calcineurina; *DEVH*, doença enxerto-*versus*-hospedeiro. *(Adaptado da referência 34).*

ser razoável.[50] As doses dos ICNs devem ser minimizadas até concentrações consideradas seguras para o manejo do TCH. A substituição dos ICN pelos bloqueadores do receptor de interleucina-2 na DEVH pode melhorar a disfunção renal, mas esta terapêutica ainda é experimental.[51] Um subgrupo de pacientes progredirá para insuficiência renal terminal e, em geral, estes pacientes têm uma sobrevida pior em diálise do que os controles não transplantados.[46] A possibilidade de transplante renal deve ser avaliada com cuidado e caso-a-caso. Nesta situação, o doador de células tronco alogênico pode doar um rim; o maior benefício dessa abordagem é o estado de tolerância ao aloenxerto e, consequentemente, pouca ou nenhuma imunossupressão é necessária.[52] Se esta opção não está disponível e o paciente recebe um transplante de rim convencional, baixas doses de imunossupressão são prescritas porque o receptor de TCH não apresenta a imunidade normal e apresenta um grande risco de infecção. Relataram-se bons resultados após o transplante renal em pacientes cuidadosamente selecionados.[52,53]

Referências

1. Magee C, Pascual M. The growing problem of chronic renal failure after transplantation of a nonrenal organ. *N Engl J Med.* 2003;349:994-996.
2. Clajus C, Hanke N, Gottlieb J, et al. Renal comorbidity after solid organ and stem cell transplantation. *Am J Transplant.* 2012;12:1691-1699.
3. Bloom RD, Reese PP. Chronic kidney disease after nonrenal solid-organ transplantation. *J Am Soc Nephrol.* 2007;18:3031-3041.
4. Poggio ED, Batty DS, Flechner SM. Evaluation of renal function in transplantation. *Transplantation.* 2007;84:131-136.
5. Navis G, Broekroelofs J, Mannes GP, et al. Renal hemodynamics after lung transplantation. A prospective study. *Transplantation.* 1996;61:1600-1605.
6. Schwarz A, Haller H, Schmitt R, et al. Biopsy-diagnosed renal disease in patients after transplantation of other organs and tissues. *Am J Transplant.* 2010;10:2017-2025.
7. Flechner SM, Kobashigawa J, Klintmalm G. Calcineurin inhibitor-sparing regimens in solid organ transplantation: Focus on improving renal function and nephrotoxicity. *Clin Transplant.* 2008;22:1-15.
8. Eisen HJ, Tuzcu EM, Dorent R, et al. Everolimus for the prevention of allograft rejection and vasculopathy in cardiac-transplant recipients. *N Engl J Med.* 2003;349:847-858.
9. O'Riordan A, Wong V, McQuillan R, et al. Acute renal disease, as defined by the RIFLE criteria, post-liver transplantation. *Am J Transplant.* 2007;7:168-176.
10. De Santo LS, Romano G, Amarelli C, et al. Implications of acute kidney injury after heart transplantation: What a surgeon should know. *Eur J Cardiothorac Surg.* 2011;40:1355-1361, discussion 1361.
11. Rocha PN, Rocha AT, Palmer SM, et al. Acute renal failure after lung transplantation: Incidence, predictors and impact on perioperative morbidity and mortality. *Am J Transplant.* 2005;5:1469-1476.
12. Ojo AO, Held PJ, Port FK, et al. Chronic renal failure after transplantation of a nonrenal organ. *N Engl J Med.* 2003;349:931-940.
13. Kubal C, Cockwell P, Gunson B, et al. Chronic kidney disease after nonrenal solid organ transplantation: A histological assessment and utility of chronic allograft damage index scoring. *Transplantation.* 2012;93:406-411.
14. Penninga L, Wettergren A, Chan AW, et al. Calcineurin inhibitor minimisation versus continuation of calcineurin inhibitor treatment for liver transplant recipients. *Cochrane Database Syst Rev.* 2012;(3):CD008852.

15. Srinivas TR, Stephany BR, Budev M, et al. An emerging population: Kidney transplant candidates who are placed on the waiting list after liver, heart, and lung transplantation. *Clin J Am Soc Nephrol.* 2010;5:1881-1886.

16. Cornelis T, Rioux JP, Bargman JM, Chan CT. Home dialysis is a successful strategy in nonrenal solid organ transplant recipients with end-stage renal disease. *Nephrol Dial Transplant.* 2010;25:3425-3429.

17. Neuberger JM, Mamelok RD, Neuhaus P, et al. Delayed introduction of reduced-dose tacrolimus, and renal function in liver transplantation: The "ReSpECT" study. *Am J Transplant.* 2009;9:327-336.

18. Eason JD, Gonwa TA, Davis CL, et al. Proceedings of Consensus Conference on Simultaneous Liver Kidney Transplantation (SLK). *Am J Transplant.* 2008; 8:2243-2251.

19. Schmeding M, Kiessling A, Neuhaus R, et al. Mycophenolate mofetil monotherapy in liver transplantation: 5-Year follow-up of a prospective randomized trial. *Transplantation.* 2011;92:923-929.

20. U.S. Department of Health and Human Services, Health Resources and Services Administration, Organ Procurement and Transplantation Network (OPTN). OPTN/SRTR Annual Report. 2013. Available at http://optn .transplant.hrsa.gov/latestData/step2.asp.

21. Tanriover B, Mejia A, Weinstein J, et al. Analysis of kidney function and biopsy results in liver failure patients with renal dysfunction: A new look to combined liver kidney allocation in the post-MELD era. *Transplantation.* 2008;86:1548-1553.

22. Wadei HM, Geiger XJ, Cortese C, et al. Kidney allocation to liver transplant candidates with renal failure of undetermined etiology: Role of percutaneous renal biopsy. *Am J Transplant.* 2008;8:2618-2626.

23. Ruebner R, Goldberg D, Abt PL, et al. Risk of end-stage renal disease among liver transplant recipients with pretransplant renal dysfunction. *Am J Transplant.* 2012;12:2958-2965.

24. Villar E, Boissonnat P, Sebbag L, et al. Poor prognosis of heart transplant patients with end-stage renal failure. *Nephrol Dial Transplant.* 2007;22: 1383-1389.

25. Alam A, Badovinac K, Ivis F, et al. The outcome of heart transplant recipients following the development of end-stage renal disease: Analysis of the Canadian Organ Replacement Register (CORR). *Am J Transplant.* 2007;7: 461-465.

26. Angermann CE, Störk S, Costard-Jäckle A, et al. Reduction of cyclosporine after introduction of mycophenolate mofetil improves chronic renal dysfunction in heart transplant recipients—the IMPROVED multi-centre study. *Eur Heart J.* 2004;25:1626-1634.

27. Arora S, Gude E, Sigurdardottir V, et al. Improvement in renal function after everolimus introduction and calcineurin inhibitor reduction in maintenance thoracic transplant recipients: The significance of baseline glomerular filtration rate. *J Heart Lung Transplant.* 2012;31:259-265.

28. Groetzner J, Kaczmarek I, Schirmer J, et al. Calcineurin inhibitor withdrawal and conversion to mycophenolate mofetil and steroids in cardiac transplant recipients with chronic renal failure: A word of caution. *Clin Transplant.* 2008;22:587-593.

29. Leet AS, Bergin PJ, Richardson M, et al. Outcomes following *de novo* CNI-free immunosuppression after heart transplantation: A single-center experience. *Am J Transplant.* 2009;9:140-148.

30. Kebschull L, Schleicher C, Palmes D, et al. Renal graft outcome in combined heart-kidney transplantation compared to kidney transplantation alone: A single-center, matched-control study. *Thorac Cardiovasc Surg.* 2012;60:57-63.

31. Russo MJ, Rana A, Chen JM, et al. Pretransplantation patient characteristics and survival following combined heart and kidney transplantation: An analysis of the United Network for Organ Sharing Database. *Arch Surg.* 2009; 144:241-246.

32. George TJ, Arnaoutakis GJ, Beaty CA, et al. Acute kidney injury increases mortality after lung transplantation. *Ann Thorac Surg.* 2012;94:185-192.

33. Lefaucheur C, Nochy D, Amrein C, et al. Renal histopathological lesions after lung transplantation in patients with cystic fibrosis. *Am J Transplant.* 2008;8: 1901-1910.

34. Humphreys BD, Soiffer RJ, Magee CC. Renal failure associated with cancer and its treatment: An update. *J Am Soc Nephrol.* 2005;16:151-161.

35. Hingorani S. Chronic kidney disease in long-term survivors of hematopoietic cell transplantation: Epidemiology, pathogenesis, and treatment. *J Am Soc Nephrol.* 2006;17:1995-2005.

36. Center for International Blood and Marrow Transplant Research: Summary Slides 2013—HCT Trends and Survival Data. Available at http://www .cibmtr.org/ReferenceCenter/SlidesReports/SummarySlides/pages/index .aspx; Accessed 2014.

37. Parikh CR, Sandmaier BM, Storb RF, et al. Acute renal failure after nonmyeloablative hematopoietic cell transplantation. *J Am Soc Nephrol.* 2004;15: 1868-1876.

38. Parikh CR, Coca SG. Acute renal failure in hematopoietic cell transplantation. *Kidney Int.* 2006;69:430-435.

39. Gilbert C, Vasu TS, Baram M. Use of mechanical ventilation and renal replacement therapy in critically ill hematopoietic stem cell transplant recipients. *Biol Blood Marrow Transplant.* 2013;19:321-324.

40. Gooley TA, Chien JW, Pergam SA, et al. Reduced mortality after allogeneic hematopoietic-cell transplantation. *N Engl J Med.* 2010;363:2091-2101.

41. Wadleigh M, Ho V, Momtaz P, Richardson P. Hepatic veno-occlusive disease: Pathogenesis, diagnosis and treatment. *Curr Opin Hematol.* 2003;10: 451-462.

42. Richardson PG, Soiffer RJ, Antin JH, et al. Defibrotide for the treatment of severe hepatic veno-occlusive disease and multiorgan failure after stem cell transplantation: A multicenter, randomized, dose-finding trial. *Biol Blood Marrow Transplant.* 2010;16:1005-1017.

43. Corbacioglu S, Cesaro S, Faraci M, et al. Defibrotide for prophylaxis of hepatic veno-occlusive disease in paediatric haemopoietic stem-cell transplantation: An open-label, phase 3, randomised controlled trial. *Lancet.* 2012;379: 1301-1309.

44. Laskin BL, Goebel J, Davies SM, Jodele S. Small vessels, big trouble in the kidneys and beyond: hematopoietic stem cell transplantation–associated thrombotic microangiopathy. *Blood.* 2011;118:1452-1462.

45. Batts ED, Lazarus HM. Diagnosis and treatment of transplantation-associated thrombotic microangiopathy: Real progress or are we still waiting? *Bone Marrow Transplant.* 2007;40:709-719.

46. Glezerman IG, Jhaveri KD, Watson TH, et al. Chronic kidney disease, thrombotic microangiopathy, and hypertension following T cell–depleted hematopoietic stem cell transplantation. *Biol Blood Marrow Transplant.* 2010;16: 976-984.

47. Cutler C, Henry NL, Magee C, et al. Sirolimus and thrombotic microangiopathy after allogeneic hematopoietic stem cell transplantation. *Biol Blood Marrow Transplant.* 2005;11:551-557.

48. Niscola P, Tendas A, Luo XD, et al. The management of membranous glomerulopathy in allogeneic stem cells transplantation: Updated literature. *Cardiovasc Hematol Agents Med Chem.* 2013;11:67-76.

49. George JN, Li X, McMinn JR, et al. Thrombotic thrombocytopenic purpura–hemolytic uremic syndrome following allogeneic HPC transplantation: A diagnostic dilemma. *Transfusion.* 2004;44:294-304.

50. Cohen EP, Bedi M, Irving AA, et al. Mitigation of late renal and pulmonary injury after hematopoietic stem cell transplantation. *Int J Radiat Oncol Biol Phys.* 2012;83:292-296.

51. Wolff D, Wilhelm S, Hahn J, et al. Replacement of calcineurin inhibitors with daclizumab in patients with transplantation-associated microangiopathy or renal insufficiency associated with graft-versus-host disease. *Bone Marrow Transplant.* 2006;38:445-451.

52. Butcher JA, Hariharan S, Adams MB, et al. Renal transplantation for end-stage renal disease following bone marrow transplantation: A report of six cases, with and without immunosuppression. *Clin Transplant.* 1999;13: 330-335.

53. Koenecke C, Hertenstein B, Schetelig J, et al. Solid organ transplantation after allogeneic hematopoietic stem cell transplantation: A retrospective, multicenter study of the EBMT. *Am J Transplant.* 2010;10:1897-1906.

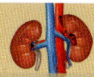

Os números de página seguidos de *f* indicam figuras; de *t* indicam tabelas; e de *q* indicam quadros.

ClinicalKey®
Lead with answers.

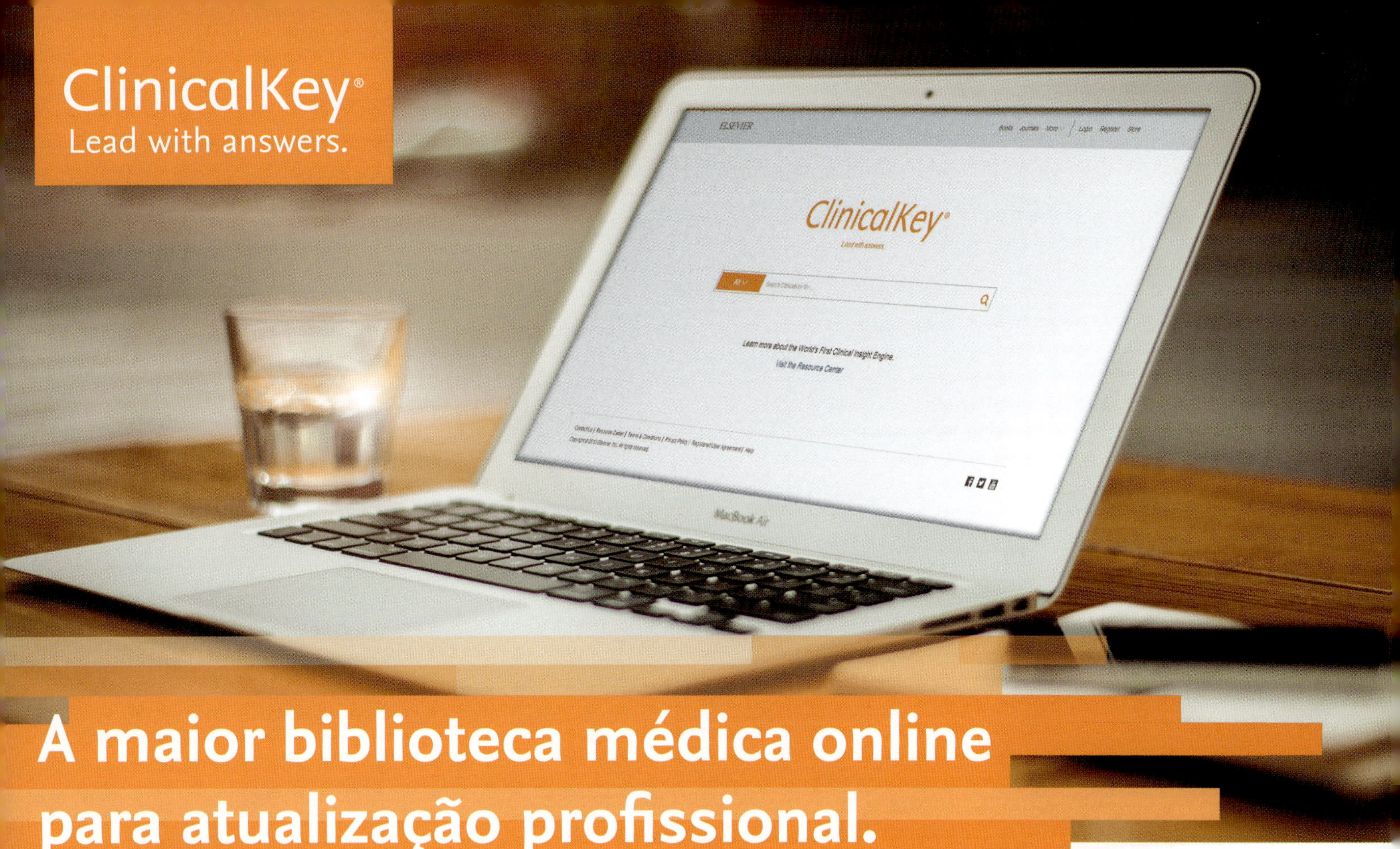

A maior biblioteca médica online para atualização profissional.

ClinicalKey é a única fonte de busca clínica que oferece a informação mais confiável, atualizada e abrangente, a qualquer hora, e em qualquer lugar.

A maior base de dados clínica

Mais de 1.000 e-books para download, 600 periódicos, 2.900 monografias sobre drogas, 17.000 vídeos de procedimentos, 2.000.000 de imagens e muito mais.

Buscas mais rápidas

Design que facilita a navegação e ferramentas que salvam o histórico de buscas, capturam e exportam imagens para uso em aulas e palestras.

A melhor tomada de decisão

Informações rápidas e precisas baseadas em evidências para o cuidado à beira do leito, Guidelines, MEDLINE indexado por completo, ensaios clínicos e muito mais.

Experimente. Acesse: www.elsevier.com.br/clinicalkey

Empowering Knowledge

ELSEVIER